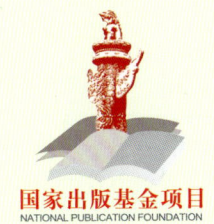

国家重大出版工程项目
"十二五"国家重点图书

中国药用植物志

主　编　艾铁民

副主编　张树仁　杨秀伟　杜力军　严铸云

《中国药用植物志》编委会

主　　　任　洪德元　王文采　孙汉董

执 行 主 任　艾铁民

委　　　员　（以姓氏笔画为序）
　　　　　　　万德光　王印政　朱相云　刘启新　刘培贵
　　　　　　　江纪武　严铸云　杜力军　李安仁　杨秀伟
　　　　　　　张文生　张树仁　张奠湘　陈艺林　周富荣
　　　　　　　诚静容　胡启明　黄璐琦　彭　华　路安民

总 审 定 人　王文采　洪德元　孙汉董　万德光　江纪武
　　　　　　　马金凯　钱瑞琴

主 编 助 理　张英涛　杨雁芳　靳淑英　杨东辉　佟　巍
　　　　　　　冯学锋

副主编助理　于胜祥　徐　崀　雷　帆　李爱莉

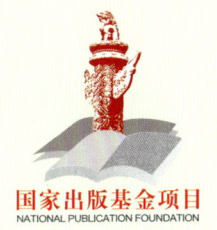

国家重大出版工程项目
"十二五"国家重点图书

中国药用植物志

第十卷

被子植物门
双子叶植物纲

忍冬科 败酱科 川续断科 桔梗科 草海桐科 花柱草科 菊科

本 卷 主 编　陈艺林
本卷副主编　杨秀伟　余林中　崔　征
本卷审定人　艾铁民　谭宁华　马金凯　万德光　张　继

北京大学医学出版社

ZHONGGUO YAOYONG ZHIWUZHI (DISHIJUAN)

图书在版编目（CIP）数据

中国药用植物志. 第10卷 / 艾铁民主编；陈艺林分卷主编.
—北京：北京大学医学出版社，2014.3
国家重大出版工程项目　"十二五"国家重点图书
ISBN 978-7-5659-0561-2

Ⅰ. ①中… Ⅱ. ①艾… ②陈… Ⅲ. ①药用植物－植物志－中国 Ⅳ. ①Q949.95

中国版本图书馆CIP数据核字（2013）第062720号

中国药用植物志（第十卷）

主　　编：	艾铁民
副 主 编：	张树仁　杨秀伟　杜力军　严铸云
本卷主编：	陈艺林
本卷副主编：	杨秀伟　余林中　崔征
出版发行：	北京大学医学出版社（电话：010-82802230）
地　　址：	（100191）北京市海淀区学院路38号 北京大学医学部院内
网　　址：	http://www.pumpress.com.cn
E - mail：	booksale@bjmu.edu.cn
印　　刷：	北京圣彩虹制版印刷技术有限公司
经　　销：	新华书店
策划编辑：	暴海燕　安林
责任编辑：	罗德刚　　责任校对：金彤文　　责任印制：张京生
开　　本：	889 mm ×1194 mm　1/16　印张：86.5　字数：2730千字
版　　次：	2014年3月第1版　2014年3月第1次印刷
书　　号：	ISBN 978-7-5659-0561-2
定　　价：	695.00元

版权所有，违者必究

（凡属质量问题请与本社发行部联系退换）

MEDICINAL FLORA OF CHINA

Editor-in-Chief
Ai Tiemin

Deputy Editors-in-Chief
Zhang Shuren   Yang Xiuwei
Du Lijun   Yan Zhuyun

MEDICINAL FLORA OF CHINA

Volume 10

ANGIOSPERMAE
DICOTYLEDONEAE

Caprifoliaceae   Valerianaceae   Dipsacaceae
Campanulaceae   Goodeniaceae
Stylidiaceae   Compositae

Volume Editor

Chen Yilin

Volume Deputy Editors

Yang Xiuwei   Yu Linzhong   Cui Zheng

Volume Reviewers

Ai Tiemin   Tan Ninghua   Ma Jinkai
Wan Deguang   Zhang Ji

Peking University Medical Press

《中国药用植物志》第十卷编写人员

忍冬科	分类：李爱花（中国科学院昆明植物研究所） 化学：杨秀伟（北京大学药学院）王迎（北京大学药学院） 　　　杨鑫宝（北京中医药大学） 药理：王国全　赵杰　余林中（南方医科大学） 注评：代英辉　崔征（沈阳药科大学）
败酱科	分类：潘开玉（中国科学院植物研究所） 化学：杨秀伟（北京大学药学院）王迎（北京大学药学院） 　　　杨鑫宝（北京中医药大学） 药理：赵杰　余林中（南方医科大学） 注评：崔征（沈阳药科大学）
川续断科	分类：艾铁民　佟巍（北京大学药学院） 化学：杨秀伟（北京大学药学院） 药理：赵杰　余林中（南方医科大学） 注评：崔征（沈阳药科大学）
桔梗科	分类：潘开玉（中国科学院植物研究所） 化学：杨秀伟（北京大学药学院）王迎（北京大学药学院） 　　　杨鑫宝（北京中医药大学） 药理：王丽　赵杰　余林中（南方医科大学） 注评：崔征（沈阳药科大学）
草海桐科 花柱草科 菊科	分类：陈艺林　靳淑英（中国科学院植物研究所） 化学：杨秀伟　李珂珂　张庆英（北京大学药学院） 　　　杨鑫宝（北京中医药大学）刘春卉（中国标准化研究院） 　　　王珊　张力勤　张晓晶　李玮　王付荣　姚春梅　冉丽　张梁 　　　王亚君　孙文爽　李彦　赵爱红　张友波（北京大学药学院） 　　　张英涛（北京大学药学院） 药理：方芳　王丽　王国全　赵杰　余林中（南方医科大学） 注评：王东　刘东春　代英辉　崔征（沈阳药科大学）

凡　例

一、《中国药用植物志》编写的定位是介绍中国药用植物资源和准确鉴定药用植物的种类（亚种、变种和变型）的工具书，同时反映各种药用植物的现代化学、药理和药材等方面的研究成果和资料，因此编写项目的设定和要求、给出的图像和图版、引证的文献均符合上述目的。

二、全书收载有文献记载的中国药用植物约 12 000 余种（包括种下分类群），分 13 卷出版，其中前 12 卷为正篇，每卷收载 1000 种左右，每卷后附有该卷收录的药用植物中文名与拉丁名索引；第 13 卷附篇名为《中国药用植物志词汇》，汇编了本志收录的药用植物相关学科的专业词汇，兼作综合索引，内容包括全书收载的药用植物中文名称索引、拉丁名称索引、英文名称索引、中拉英名称互译、化学成分的中英文名称互译及其原植物来源等，使其既可作为阅读药用植物的科技文献工具书使用，又可方便查到正篇中词汇的出处。

三、收载的种类主要为高等植物，亦收集了重要的药用藻类、真菌与地衣。高等植物科的顺序排列：苔藓类采用陈邦杰（1972）的顺序；蕨类植物采用秦仁昌分类系统（1978）；裸子植物采用郑万钧分类系统（1978）；被子植物采用恩格勒分类系统（1964）（个别科有调整）。低等植物中药用种类较少，依照《中国中药资源志要》（1994）顺序排列，科特征和属、种检索表从略。

四、高等植物每个科下为总论，主要包括三部分内容。第一部分介绍科的简要特征，其中还包括本科植物世界分布的属和种的数目、在我国分布的属和种的数目以及在国内分布的药用属和种的数目；第二部分概括性叙述该科特征性化学成分和主要活性成分及其作用；第三部分为国内本科具有药用种类的属的分属检索表。

五、对每个属，简要记述属的形态特征，综述属的特征性化学成分和活性成分（或部位），重要的结构类型给出化学结构式，同时扼要地介绍本属植物相同或近似的药理作用。属的记述后给出该属药用植物分种检索表。

六、药用植物种的记述分重点记述、一般记述两种形式，常用的药用植物作重点记述。

七、每种药用植物的记载内容包括：中文名（除正名外还应包括别名、地方习用名或民族药名）、拉丁学名（除正名外还应引证基名和药学文献中常用的异名。正名后引用以该学名发表的原始文献，写法参照《中国植物志》，异名的原文献略去）、英文名、习性形态、分布与生境、药用部位、功效应用、化学成分、药理作用、毒性及不良反应、注评和参考文献等项，或其中几项。为了方便鉴定，给出该植物墨线图，并在能收集到的情况下给出原植物和原药材的照片。

八、中文正名一般采用《中国植物志》或《中华人民共和国药典》（2010 年版）的所载名为正名，用黑体字排印。别名用白体字排印，一般不超过 5 个，个别使用地区广泛的药用植物，别名有可能超过 5 个。

九、按照国际植物命名法规，选用合法的拉丁学名作为原植物的正名（用黑体字），异名用斜体字排印。异名注意选用基名和在药学文献中常见的名称，如大花红景天 **Rhodiola crenulata** (Hook. f. et Thomson) H. Ohba in J. Jap. Bot. 51:386.1976. ——*Sedum crenulatam* Hook. f. et Thomson, *Rhondiola* *euryphylla* (Frod.) S.H. Fu.。

十、植物形态：依据药用植物重要性，对药用植物的形态特征分别作重点描述或一般描述，突出其药用部分的特征，记载了花期、果期，并给出该植物的分布与生境。

十一、药用部位：指该植物供药用的部分。主要的药用部位在前，其余按根、茎、叶、花、果实、种子的顺序排列，其他相关项目（如化学成分、药理作用）的记述也遵照此原则编写。

十二、功效应用项下一般分为两部分，前一部分依据传统医学文献记载，如平肝阳、利小便、消浮肿、吞酸嘈杂、痞闷胀痛；后一部分采用现代医学临床应用，如对高血压、肾炎、胃溃疡的治疗，使两两对照，目的为中西医应用和研究药用植物（药材）起到一些桥梁和借鉴作用。资料不完备的可阙如某一部分。

十三、化学成分：按药用部位分别给出目前已知的化学成分类型及主要化学成分的中英文名称，尽可能全面地体现药用植物的化学组成。对于每一个化学成分均给出常用的英文名及恰当的中文译名，英文名的选择以俗名为主，尽可能避免采用系统名；中文译名的选择除按传统及重要工具书收载的名称外，还对现有的不恰当译名进行了调整，同时对部分成分按其英文名新拟了中文译名，并在该成分名称核心词根的右上角以"▲"角标的形式进行标注。上述中文译名的调整与拟定均遵从了以下主要原则：①尽量准确反映该成分被首次发现的原植物及其结构类型。②尽量采用词根直译，少用音译，避免一名多用。

十四、药理作用、毒性：扼要介绍相关的离体、细胞及动物药理学研究获得的主要结果及结论，并以动宾形式进行标题式概括，如抗炎作用、抗菌作用、抗病毒作用等；有相关毒理学研究的记述于毒性及不良反应项下。

十五、注评：主要论述与该种药用植物直接关联的药材品种问题，包括国家药典的收载情况和正品、代用品、地区习惯用药、伪品、误用品等问题，还包括国家保护种类的等级、新资源、新分布以及民族用药等必要说明的内容。

十六、植物分类学和注评的主要参考文献简列如下：《中国植物志》（第1-80卷，1959—2004）；《中国高等植物图鉴》（第1-5册，补编1-2册，1972—1983）；《中国种子植物科属词典》（1982）；《Flora of China》（1994—2013）；《A Dictionary of the Flowering Plants & Ferns》（1973）；《中国珍稀濒危保护植物》（1989）；《中华人民共和国药典》（1963，1977，1985，1990，1995，2000，2005，2010）；《中国中药资源志要》（1994）；《新华本草纲要》（第1-3册，1988—1990）；《全国中草药汇编》（上、下册，1976，1978）；《中药大辞典》（上、下册，1977）；《中华本草》（1994）；《药用植物辞典》（2005）；《台湾药用植物志》（第1-3卷，1978）；《中国民族药志要》（2005）。

十七、化学成分与药理作用及毒性的参考文献列于每种的后面，为节省篇幅略去了期刊文献的标题以及第一作者以后的作者名称，同时对英文期刊采用了标准缩写（斜体字部分）。

十八、编写分工：每卷前按分工列出所有参与本卷编写的人员并附作者单位，既表示作者对编写部分的负责，也便于读者与作者的交流。

目 录

忍冬科 CAPRIFOLIACEAE

1. 接骨木属 Sambucus L.

1. 血满草 **Sambucus adnata** Wall. ex DC. ·············· 4
2. 接骨草 **Sambucus chinensis** Lindl. ·············· 5
3. 接骨木 **Sambucus williamsii** Hance ·············· 7
4. 西伯利亚接骨木 **Sambucus sibirica** Nakai ·············· 9

2. 荚蒾属 Viburnum L.

1. 绣球荚蒾 **Viburnum macrocephalum** Fortune ·············· 14
2. 陕西荚蒾 **Viburnum schensianum** Maxim. ·············· 16
3. 蒙古荚蒾 **Viburnum mongolicum** (Pall.) Rehder ·············· 17
4. 烟管荚蒾 **Viburnum utile** Hemsl. ·············· 18
5. 金佛山荚蒾 **Viburnum chinshanense** Graebn. ·············· 19
6. 皱叶荚蒾 **Viburnum rhytidophyllum** Hemsl. ·············· 20
7. 显脉荚蒾 **Viburnum nervosum** D. Don ·············· 21
8. 合轴荚蒾 **Viburnum sympodiale** Graebn. ·············· 22
9. 球核荚蒾 **Viburnum propinquum** Hemsl. ·············· 23
10. 粉团 **Viburnum plicatum** Thunb. ·············· 24
11. 红荚蒾 **Viburnum erubescens** Wall. ·············· 25
12. 台东荚蒾 **Viburnum taitoense** Hayata ·············· 26
13. 少花荚蒾 **Viburnum oliganthum** Batalin ·············· 27
14. 珊瑚树 **Viburnum odoratissimum** Ker Gawl. ·············· 27
15. 巴东荚蒾 **Viburnum henryi** Hemsl. ·············· 31
16. 短序荚蒾 **Viburnum brachybotryum** Hemsl. ·············· 32
17. 伞房荚蒾 **Viburnum corymbiflorum** P. S. Hsu et S. C. Hsu ·············· 32
18. 鳞斑荚蒾 **Viburnum punctatum** Buch.-Ham. ex D. Don ·············· 33
19. 水红木 **Viburnum cylindricum** Buch.-Ham. ex D. Don ·············· 33
20. 三叶荚蒾 **Viburnum ternatum** Rehder ·············· 35
21. 厚绒荚蒾 **Viburnum inopinatum** Craib ·············· 35
22. 淡黄荚蒾 **Viburnum lutescens** Blume ·············· 35
23. 海南荚蒾 **Viburnum hainanense** Merr. et Chun ·············· 36
24. 常绿荚蒾 **Viburnum sempervirens** K. Koch ·············· 37
25. 臭荚蒾 **Viburnum foetidum** Wall. ·············· 38
26. 披针叶荚蒾 **Viburnum lancifolium** P. S. Hsu ·············· 39

27. 茶荚蒾 **Viburnum setigerum** Hance ... 40
28. 桦叶荚蒾 **Viburnum betulifolium** Batalin ... 41
29. 黑果荚蒾 **Viburnum melanocarpum** P. S. Hsu ... 42
30. 台中荚蒾 **Viburnum formosanum** Hayata ... 43
31. 宜昌荚蒾 **Viburnum erosum** Thunb. ... 43
32. 荚蒾 **Viburnum dilatatum** Thunb. ... 44
33. 吕宋荚蒾 **Viburnum luzonicum** Rolfe ... 47
34. 南方荚蒾 **Viburnum fordiae** Hance ... 47
35. 朝鲜荚蒾 **Viburnum koreanum** Nakai ... 48
36. 鸡树条荚蒾 **Viburnum opulus** L. var. **calvescens** (Rehder) H. Hara ... 49

3. 莛子藨属 Triosteum L.

1. 穿心莛子藨 **Triosteum himalayanum** Wall. ... 50
2. 莛子藨 **Triosteum pinnatifidum** Maxim. ... 51

4. 毛核木属 Symphoricarpos Duham

1. 毛核木 **Symphoricarpos sinensis** Rehder ... 52

5. 六道木属 Abelia R. Br.

1. 糯米条 **Abelia chinensis** R. Br. ... 54
2. 二翅六道木 **Abelia macrotera** (Graebn. et Buchw.) Rehder ... 54
3. 通梗花 **Abelia engleriana** (Graebn.) Rehder ... 55
4. 小叶六道木 **Abelia parvifolia** Hemsl. ... 55
5. 六道木 **Abelia biflora** Turcz. ... 56
6. 南方六道木 **Abelia dielsii** (Graebn.) Rehder ... 57

6. 双盾木属 Dipelta Maxim.

1. 双盾木 **Dipelta floribunda** Maxim. ... 58
2. 云南双盾木 **Dipelta yunnanensis** Franch. ... 59

7. 锦带花属 Weigela Thunb.

1. 锦带花 **Weigela florida** (Bunge) A. DC. ... 60
2. 半边月 **Weigela japonica** Thunb. var. **sinica** (Rehder) L. H. Bailey ... 61

8. 鬼吹箫属 Leycesteria Wall.

1. 鬼吹箫 **Leycesteria formosa** Wall. ... 62

9. 忍冬属 Lonicera L.

1. 越桔叶忍冬 **Lonicera myrtillus** Hook. f. et Thomson ... 68
2. 察瓦龙忍冬 **Lonicera tomentella** Hook. f. et Thomson var. **tsarongensis** W. W. Sm. ... 68
3. 岩生忍冬 **Lonicera rupicola** Hook. f. et Thoms. ... 68
4. 唐古特忍冬 **Lonicera tangutica** Maxim. ... 70
5. 毛药忍冬 **Lonicera serreana** Hand.-Mazz. ... 71

6. 小叶忍冬 **Lonicera microphylla** Willd. ex Roem. et Schult. ……………………………… 72
7. 华西忍冬 **Lonicera webbiana** Wall. ex DC. ……………………………………………… 73
8. 下江忍冬 **Lonicera modesta** Rehder ……………………………………………………… 73
9. 柳叶忍冬 **Lonicera lanceolata** Wall. ………………………………………………………… 74
10. 华北忍冬 **Lonicera tatarinowii** Maxim. ………………………………………………… 75
11. 蕊被忍冬 **Lonicera gynochlamydea** Hemsl. …………………………………………… 76
12. 女贞叶忍冬 **Lonicera ligustrina** Wall. ………………………………………………… 76
13. 蕊帽忍冬 **Lonicera pileata** Oliv. ………………………………………………………… 77
14. 蓝果忍冬 **Lonicera caerulea** L. …………………………………………………………… 78
15. 刚毛忍冬 **Lonicera hispida** Pall. ex Roem. et Schult. ………………………………… 81
16. 苦糖果 **Lonicera fragrantissima** Lindl. et Paxton subsp. **standishii** (Carr.) P. S. Hsu et H. J. Wang …… 81
17. 新疆忍冬 **Lonicera tatarica** L. …………………………………………………………… 82
18. 金花忍冬 **Lonicera chrysantha** Turcz. ………………………………………………… 83
19. 金银忍冬 **Lonicera maackii** (Rupr.) Maxim. …………………………………………… 84
20. 毛花忍冬 **Lonicera trichosantha** Bureau et Franch. …………………………………… 86
21. 长距忍冬 **Lonicera calcarata** Hemsl. …………………………………………………… 87
22. 葡匐忍冬 **Lonicera crassifolia** Batalin …………………………………………………… 88
23. 华南忍冬 **Lonicera confusa** (Sweet) DC. ……………………………………………… 88
24. 忍冬 **Lonicera japonica** Thunb. ………………………………………………………… 90
25. 淡红忍冬 **Lonicera acuminata** Wall. …………………………………………………… 95
26. 毛萼忍冬 **Lonicera trichosepala** (Rehder) Hsu ………………………………………… 96
27. 短柄忍冬 **Lonicera pampaninii** H. Lév. ………………………………………………… 96
28. 锈毛忍冬 **Lonicera ferruginea** Rehder ………………………………………………… 97
29. 菰腺忍冬 **Lonicera hypoglauca** Miq. …………………………………………………… 98
30. 黄褐毛忍冬 **Lonicera fulvotomentosa** P. S. Hsu et S. C. Cheng ……………………… 99
31. 大花忍冬 **Lonicera macrantha** (D. Don) Spreng. ……………………………………… 100
32. 长花忍冬 **Lonicera longiflora** (Lindl.) DC. …………………………………………… 102
33. 水忍冬 **Lonicera dasystyla** Rehder ……………………………………………………… 102
34. 大果忍冬 **Lonicera hildebrandiana** Collett et Hemsl. ………………………………… 103
35. 西南忍冬 **Lonicera bournei** Hemsl. …………………………………………………… 104
36. 皱叶忍冬 **Lonicera rhytidophylla** Hand.-Mazz. ……………………………………… 105
37. 灰毡毛忍冬 **Lonicera macranthoides** Hand.-Mazz. ………………………………… 105
38. 细毡毛忍冬 **Lonicera similis** Hemsl. ………………………………………………… 107
39. 盘叶忍冬 **Lonicera tragophylla** Hemsl. ……………………………………………… 109

败酱科 VALERIANACEAE

1. 甘松属 Nardostachys DC.

1. 甘松 **Nardostachys jatamansi** (D. Don) DC. …………………………………………… 113

2. 败酱属 Patrinia Juss.

1. 墓头回 **Patrinia heterophylla** Bunge …………………………………………………… 120
2. 少蕊败酱 **Patrinia monandra** C. B. Clarke …………………………………………… 122

3. 岩败酱 **Patrinia rupestris** (Pall.) Dufr. ……………………………………………………… 123
4. 败酱 **Patrinia scabiosifolia** Fisch. ex Trevir. …………………………………………… 124
5. 糙叶败酱 **Patrinia scabra** Bunge ………………………………………………………… 128
6. 西伯利亚败酱 **Patrinia sibirica** (L.) Juss. ……………………………………………… 130
7. 秀苞败酱 **Patrinia speciosa** Hand.-Mazz. ……………………………………………… 131
8. 攀倒甑 **Patrinia villosa** (Thunb.) Juss. ………………………………………………… 131

3. 缬草属 **Valeriana** L.

1. 黑水缬草 **Valeriana amurensis** P. Smirn. ex Kom. …………………………………… 136
2. 髯毛缬草 **Valeriana barbulata** Diels …………………………………………………… 137
3. 瑞香缬草 **Valeriana daphniflora** Hand.-Mazz. ………………………………………… 138
4. 新疆缬草 **Valeriana fedtschenkoi** Coincy …………………………………………… 138
5. 柔垂缬草 **Valeriana flaccidissima** Maxim. …………………………………………… 139
6. 长序缬草 **Valeriana hardwickii** Wall. ………………………………………………… 140
7. 蜘蛛香 **Valeriana jatamansi** Jones ………………………………………………………… 141
8. 缬草 **Valeriana officinalis** L. ……………………………………………………………… 144
9. 小缬草 **Valeriana tangutica** Batalin ……………………………………………………… 148

川续断科 DIPSACACEAE

1. 双参属 **Triplostegia** Wall. ex DC.

1. 大花双参 **Triplostegia grandiflora** Gagnep. …………………………………………… 151
2. 双参 **Triplostegia glandulifera** Wall. ex DC. ……………………………………………… 151

2. 刺续断属 **Morina** L.

1. 刺参 **Morina nepalensis** D. Don ………………………………………………………… 154
2. 圆萼刺参 **Morina chinensis** Diels ex Grüning, Pax et K. Hoffm. ………………… 156
3. 青海刺参 **Morina kokonorica** Hao ……………………………………………………… 157

3. 川续断属 **Dipsacus** L.

1. 拉毛果 **Dipsacus sativus** (L.) Honck. …………………………………………………… 161
2. 日本续断 **Dipsacus japonicus** Miq. …………………………………………………… 162
3. 川续断 **Dipsacus asperoides** C. Y. Cheng et T. M. Ai ………………………………… 163
4. 深紫续断 **Dipsacus atropurpureus** C. Y. Cheng et Z. T. Yin ………………………… 167
5. 大头续断 **Dipsacus chinensis** Batalin …………………………………………………… 168
6. 丽江续断 **Dipsacus lijiangensis** T. M. Ai et H. B. Chen ……………………………… 169

4. 翼首花属 **Pterocephalus** Vaill. ex Adans.

1. 匙叶翼首花 **Pterocephalus hookeri** (C. B. Clarke) Diels ……………………………… 169
2. 裂叶翼首花 **Pterocephalus bretschneideri** (Batalin) E. Pritz. ………………………… 171

5. 蓝盆花属 **Scabiosa** L.

1. 高山蓝盆花 **Scabiosa alpestris** Kar. et Kir. …………………………………………… 173

2. 阿尔泰蓝盆花 **Scabiosa austroaltaica** Bobrov · 174
3. 黄盆花 **Scabiosa ochroleuca** L. · 175
4. 紫盆花 **Scabiosa atropurpurea** L. · 176
5. 窄叶蓝盆花 **Scabiosa comosa** Fisch. ex Roem. et Schult. · 177
6. 华北蓝盆花 **Scabiosa tschiliensis** Grüning · 178
7. 日本蓝盆花 **Scabiosa japonica** Miq. · 179

桔梗科 CAMPANULACEAE

1. 蓝钟花属 Cyananthus Wall. ex Benth.

1. 美丽蓝钟花 **Cyananthus formosus** Diels · 182
2. 灰毛蓝钟花 **Cyananthus incanus** Hook. f. et Thomson · 182
3. 黄钟花 **Cyananthus flavus** C. Marquand · 183
4. 长花蓝钟花 **Cyananthus longiflorus** Franch. · 183
5. 丽江蓝钟花 **Cyananthus lichiangensis** W. W. Sm. · 184
6. 束花蓝钟花 **Cyananthus fasciculatus** C. Marquand · 184
7. 胀萼蓝钟花 **Cyananthus inflatus** Hook. f. et Thomson · 184

2. 党参属 Codonopsis Wall.

1. 羊乳 **Codonopsis lanceolata** (Siebold et Zucc.) Trautv. · 189
2. 雀斑党参 **Codonopsis ussuriensis** (Rupr. et Maxim.) Hemsl. · 192
3. 党参 **Codonopsis pilosula** (Franch.) Nannf. · 193
4. 小花党参 **Codonopsis micrantha** Chipp · 201
5. 球花党参 **Codonopsis subglobosa** W. W. Sm. · 201
6. 大叶党参 **Codonopsis affinis** Hook. f. et Thomson · 202
7. 三角叶党参 **Codonopsis deltoidea** Chipp · 203
8. 川鄂党参 **Codonopsis henryi** Oliv. · 204
9. 管花党参 **Codonopsis tubulosa** Kom. · 204
10. 大萼党参 **Codonopsis benthamii** Hook. f. et Thomson · 205
11. 藏南党参 **Codonopsis subsimplex** Hook. f. et Thomson · 205
12. 抽葶党参 **Codonopsis subscaposa** Kom. · 206
13. 珠鸡斑党参 **Codonopsis meleagris** Diels · 207
14. 紫花党参 **Codonopsis purpurea** Wall. · 208
15. 贡山党参 **Codonopsis gombalana** C. Y. Wu · 208
16. 新疆党参 **Codonopsis clematidea** (Schrenk) C. B. Clarke · 208
17. 管钟党参 **Codonopsis bulleyana** Forrest ex Diels · 210
18. 臭党参 **Codonopsis foetens** Hook. f. et Thomson · 211
19. 脉花党参 **Codonopsis nervosa** (Chipp) Nannf. · 211
20. 灰毛党参 **Codonopsis canescens** Nannf. · 212
21. 银背叶党参 **Codonopsis argentea** P. C. Tsoong · 213
22. 光叶党参 **Codonopsis cardiophylla** Diels ex Kom. · 214
23. 绿花党参 **Codonopsis viridiflora** Maxim. · 214
24. 秦岭党参 **Codonopsis tsinlingensis** Pax et K. Hoffm. · 215

25. 绿钟党参 **Codonopsis chlorocodon** C. Y. Wu ⋯⋯ 215
26. 鸡蛋参 **Codonopsis convolvulacea** Kurz ⋯⋯ 215
27. 毛叶鸡蛋参 **Codonopsis hirsuta** (Hand.-Mazz.) D. Y. Hong et L. M. Ma ⋯⋯ 217
28. 松叶鸡蛋参 **Codonopsis graminifolia** H. Lév. ⋯⋯ 218
29. 心叶珠子参 **Codonopsis efilamentosa** W. W. Sm. ⋯⋯ 218

3. 金钱豹属 Campanumoea Blume

1. 金钱豹 **Campanumoea javanica** Blume ⋯⋯ 219

4. 轮钟花属 Cyclocodon Griff. ex Hook. f. et Thomson

1. 轮钟花 **Cyclocodon lancifolius** (Roxb.) Kurz ⋯⋯ 220

5. 桔梗属 Platycodon A. DC

1. 桔梗 **Platycodon grandiflorus** (Jacq.) A. DC. ⋯⋯ 221

6. 蓝花参属 Wahlenbergia Schrad. ex Roth

1. 蓝花参 **Wahlenbergia marginata** (Thunb.) A. DC. ⋯⋯ 226

7. 风铃草属 Campanula L.

1. 紫斑风铃草 **Campanula punctata** Lam. ⋯⋯ 228
2. 北疆风铃草 **Campanula glomerata** L. ⋯⋯ 229
3. 西南风铃草 **Campanula pallida** Wall. ⋯⋯ 231
4. 灰毛风铃草 **Campanula cana** Wall. ⋯⋯ 232
5. 新疆风铃草 **Campanula albertii** Trautv. ⋯⋯ 233
6. 流石风铃草 **Campanula crenulata** Franch. ⋯⋯ 233
7. 钻裂风铃草 **Campanula aristata** Wall. ⋯⋯ 234

8. 沙参属 Adenophora Fisch.

1. 荠苨 **Adenophora trachelioides** Maxim. ⋯⋯ 238
2. 薄叶荠苨 **Adenophora remotiflora** (Siebold et Zucc.) Miq. ⋯⋯ 239
3. 秦岭沙参 **Adenophora petiolata** Pax et K. Hoffm. ⋯⋯ 240
4. 多毛沙参 **Adenophora rupincola** Hemsl. ⋯⋯ 243
5. 短花盘沙参 **Adenophora brevidiscifera** D. Y. Hong ⋯⋯ 243
6. 湖北沙参 **Adenophora longipedicellata** D. Y. Hong ⋯⋯ 244
7. 新疆沙参 **Adenophora liliifolia** (L.) Besser ⋯⋯ 244
8. 天山沙参 **Adenophora lamarkii** Fisch. ⋯⋯ 244
9. 沙参 **Adenophora stricta** Miq. ⋯⋯ 245
10. 中华沙参 **Adenophora sinensis** A. DC. ⋯⋯ 248
11. 石沙参 **Adenophora polyantha** Nakai ⋯⋯ 249
12. 松叶沙参 **Adenophora pinifolia** Kitag. ⋯⋯ 250
13. 小花沙参 **Adenophora micrantha** D. Y. Hong ⋯⋯ 251
14. 沼沙参 **Adenophora palustris** Kom. ⋯⋯ 251
15. 喜马拉雅沙参 **Adenophora himalayana** Feer ⋯⋯ 252

16. 狭叶沙参 **Adenophora gmelinii** (Spreng.) Fisch. ············ 253
17. 泡沙参 **Adenophora potaninii** Korsh. ············ 254
18. 锯齿沙参 **Adenophora tricuspidata** (Fisch. ex Roem. et Schult.) A. DC. ············ 255
19. 聚叶沙参 **Adenophora wilsonii** Nannf. ············ 256
20. 扫帚沙参 **Adenophora stenophylla** Hemsl. ············ 257
21. 狭长花沙参 **Adenophora elata** Nannf. ············ 257
22. 云南沙参 **Adenophora khasiana** (Hook. f. et Thomson) Collett et Hemsl. ············ 258
23. 甘孜沙参 **Adenophora jasionifolia** Franch. ············ 258
24. 天蓝沙参 **Adenophora coelestis** Diels ············ 259
25. 台湾沙参 **Adenophora morrisonensis** Hayata ············ 259
26. 宁夏沙参 **Adenophora ningxianica** D. Y. Hong ············ 260
27. 长白沙参 **Adenophora pereskiifolia** (Fisch. ex Roem. et Schult.) G. Don ············ 260
28. 展枝沙参 **Adenophora divaricata** Franch. et Sav. ············ 261
29. 雾灵沙参 **Adenophora wulingshanica** D. Y. Hong ············ 262
30. 长柱沙参 **Adenophora stenanthina** (Ledeb.) Kitag. ············ 263
31. 川藏沙参 **Adenophora liliifolioides** Pax et K. Hoffm. ············ 263
32. 丝裂沙参 **Adenophora capillaris** Hemsl. ············ 264
33. 轮叶沙参 **Adenophora tetraphylla** (Thunb.) Fisch. ············ 266

9. 牧根草属 **Asyneuma** Griseb. et Schenk

1. 球果牧根草 **Asyneuma chinense** D. Y. Hong ············ 267
2. 长果牧根草 **Asyneuma fulgens** (Wall.) Briq. ············ 268

10. 袋果草属 **Peracarpa** Hook. f. et Thomson

1. 袋果草 **Peracarpa carnosa** (Wall.) Hook. f. et Thomson ············ 269

11. 同钟花属 **Homocodon** D. Y. Hong

1. 同钟花 **Homocodon brevipes** (Hemsl.) D. Y. Hong ············ 270

12. 半边莲属 **Lobelia** L.

1. 卵叶半边莲 **Lobelia zeylanica** L. ············ 272
2. 假半边莲 **Lobelia alsinoides** Lam. subsp. **hancei** (Hara) Lammers ············ 273
3. 半边莲 **Lobelia chinensis** Lour. ············ 274
4. 山梗菜 **Lobelia sessilifolia** Lamb. ············ 277
5. 线萼山梗菜 **Lobelia melliana** E. Wimm. ············ 278
6. 毛萼山梗菜 **Lobelia pleotricha** Diels ············ 279
7. 塔花山梗菜 **Lobelia pyramidalis** Wall. ············ 280
8. 西南山梗菜 **Lobelia seguinii** H. Lév. et Vaniot ············ 281
9. 密毛山梗菜 **Lobelia clavata** E. Wimm. ············ 281
10. 苞叶山梗菜 **Lobelia foliiformis** T. J. Zhang et D. Y. Hong ············ 282
11. 狭叶山梗菜 **Lobelia colorata** Wall. ············ 282
12. 大理山梗菜 **Lobelia taliensis** Diels ············ 283
13. 江南山梗菜 **Lobelia davidii** Franch. ············ 284

14. 铜锤玉带草 Lobelia angulata G. Forst. ··· 284
15. 山紫锤草 Lobelia montana Reinw. ex Blume ··· 285

草海桐科 GOODENIACEAE

1. 草海桐属 Scaevola L.

1. 草海桐 Scaevola sericea Vahl ··· 286

2. 离根香属 Calogyne R. Br.

1. 离根香 Calogyne pilosa R. Br. ··· 287

花柱草科 STYLIDIACEAE

1. 花柱草属 Stylidium Sw. ex Willd.

1. 花柱草 Stylidium uliginosum Sw. ··· 289

菊科 COMPOSITAE

1. 都丽菊属 Ethulia L.

1. 都丽菊 Ethulia conyzoides L. ··· 301

2. 斑鸠菊属 Vernonia Schreb.

1. 驱虫斑鸠菊 Vernonia anthelmintica (L.) Willd. ··· 304
2. 南漳斑鸠菊 Vernonia nantcianensis (Pamp.) Hand.-Mazz. ··· 306
3. 夜香牛 Vernonia cinerea (L.) Less. ··· 306
4. 咸虾花 Vernonia patula (Dryand.) Merr. ··· 309
5. 柳叶斑鸠菊 Vernonia saligna (Wall.) DC. ··· 310
6. 糙叶斑鸠菊 Vernonia aspera (Roxb.) Buch.-Ham. ··· 311
7. 折苞斑鸠菊 Vernonia spirei Gandog. ··· 311
8. 刺苞斑鸠菊 Vernonia squarrosa (D. Don) Less. ··· 312
9. 茄叶斑鸠菊 Vernonia solanifolia Benth. ··· 312
10. 大叶斑鸠菊 Vernonia volkameriifolia DC. ··· 313
11. 滇缅斑鸠菊 Vernonia parishii Hook. f. ··· 314
12. 斑鸠菊 Vernonia esculenta Hemsl. ··· 314
13. 展枝斑鸠菊 Vernonia extensa (Wall.) DC. ··· 315
14. 毒根斑鸠菊 Vernonia cumingiana Benth. ··· 315
15. 喜斑鸠菊 Vernonia blanda (Wall.) DC. ··· 317
16. 广西斑鸠菊 Vernonia chingiana Hand.-Mazz. ··· 317

3. 凋缨菊属 Camchaya Gagnep.

1. 凋缨菊 Camchaya loloana Kerr ··· 318

4. 地胆草属 Elephantopus L.

1. 地胆草 Elephantopus scaber L. ··· 320

2. 白花地胆草 **Elephantopus tomentosus** L. ········ 322

5. 甜叶菊属 **Stevia** Cav.

1. 甜叶菊 **Stevia rebaudiana** (Bertoni) Hemsl. ········ 324

6. 假泽兰属 **Mikania** Willd.

1. 假泽兰 **Mikania cordata** (Burm. f.) B. L. Rob. ········ 325

7. 下田菊属 **Adenostemma** J. R. et G. Forst.

1. 下田菊 **Adenostemma lavenia** (L.) Kuntze ········ 328

8. 香泽兰属 **Chromolaena** DC.

1. 飞机草 **Chromolaena odorata** (L.) R. M. King et H. Rob. ········ 330

9. 藿香蓟属 **Ageratum** L.

1. 熊耳草 **Ageratum houstonianum** Mill. ········ 333
2. 藿香蓟 **Ageratum conyzoides** L. ········ 335

10. 泽兰属 **Eupatorium** L.

1. 佩兰 **Eupatorium fortunei** Turcz. ········ 339
2. 大麻叶泽兰 **Eupatorium cannabinum** L. ········ 342
3. 林泽兰 **Eupatorium lindleyanum** DC. ········ 343
4. 南川泽兰 **Eupatorium nanchuanense** Y. Ling et C. Shih ········ 345
5. 台湾泽兰 **Eupatorium formosanum** Hayata ········ 346
6. 多须公 **Eupatorium chinense** L. ········ 347
7. 异叶泽兰 **Eupatorium heterophyllum** DC. ········ 348
8. 白头婆 **Eupatorium japonicum** Thunb. ········ 349

11. 紫茎泽兰属 **Ageratina** Spach

1. 紫茎泽兰 **Ageratina adenophora** (Spreng.) R. M. King et H. Rob. ········ 351

12. 一枝黄花属 **Solidago** L.

1. 加拿大一枝黄花 **Solidago canadensis** L. ········ 353
2. 钝苞一枝黄花 **Solidago pacifica** Juz. ········ 356
3. 一枝黄花 **Solidago decurrens** Lour. ········ 356
4. 毛果一枝黄花 **Solidago virgaurea** L. ········ 358

13. 鱼眼草属 **Dichrocephala** L' Hér. ex DC.

1. 菊叶鱼眼草 **Dichrocephala chrysanthemifolia** (Blume) DC. ········ 360
2. 鱼眼草 **Dichrocephala integrifolia** (L.) Kuntze ········ 361
3. 小鱼眼草 **Dichrocephala benthamii** C. B. Clarke ········ 362

14. 杯菊属 **Cyathocline** Cass.

1. 杯菊 **Cyathocline purpurea** (Buch.-Ham. ex D. Don) Kuntze ········ 363

15. 田基黄属 Grangea Adans.

1. 田基黄 **Grangea maderaspatana** (L.) Poir. ········· 365

16. 秋分草属 Rhynchospermum Reinw.

1. 秋分草 **Rhynchospermum verticillatum** Reinw. ········· 368

17. 粘冠草属 Myriactis Less.

1. 圆舌粘冠草 **Myriactis nepalensis** Less. ········· 369
2. 羽裂粘冠草 **Myriactis delavayi** Gagnep. ········· 369

18. 雏菊属 Bellis L.

1. 雏菊 **Bellis perennis** L. ········· 371

19. 裸菀属 Miyamayomena Kitam.

1. 裸菀 **Miyamayomena piccolii** (Hook. f.) Kitam. ········· 373

20. 马兰属 Kalimeris Cass.

1. 马兰 **Kalimeris indica** (L.) Sch. Bip. ········· 374
2. 毡毛马兰 **Kalimeris shimadai** (Kitam.) Kitam. ········· 376
3. 全叶马兰 **Kalimeris integrifolia** Turcz. ex DC. ········· 377
4. 裂叶马兰 **Kalimeris incisa** (Fisch.) DC. ········· 378
5. 山马兰 **Kalimeris lautureana** (Debeaux) Kitam. ········· 379
6. 蒙古马兰 **Kalimeris mongolica** (Franch.) Kitam. ········· 380

21. 翠菊属 Callistephus Cass.

1. 翠菊 **Callistephus chinensis** (L.) Nees ········· 381

22. 狗娃花属 Heteropappus Less.

1. 阿尔泰狗娃花 **Heteropappus altaicus** (Willd.) Novopokr. ········· 383
2. 青藏狗娃花 **Heteropappus boweri** (Hemsl.) Grierson ········· 386
3. 圆齿狗娃花 **Heteropappus crenatifolius** (Hand.-Mazz.) Grierson ········· 386
4. 狗娃花 **Heteropappus hispidus** (Thunb.) Less. ········· 387
5. 鞑靼狗娃花 **Heteropappus tataricus** (Lindl.) Tamamsch. ········· 388

23. 东风菜属 Doellingeria Nees

1. 东风菜 **Doellingeria scabra** (Thunb.) Nees ········· 390
2. 短冠东风菜 **Doellingeria marchandii** (H. Lév.) Y. Ling ········· 392

24. 女菀属 Turczaninovia DC.

1. 女菀 **Turczaninovia fastigiata** (Fisch.) DC. ········· 392

25. 紫菀属 Aster L.

1. 紫菀 **Aster tataricus** L. ········· 396

2. 圆苞紫菀 **Aster maackii** Regel ⋯⋯ 398
3. 耳叶紫菀 **Aster auriculatus** Franch. ⋯⋯ 399
4. 圆耳紫菀 **Aster sphaerotus** Ling ⋯⋯ 401
5. 琴叶紫菀 **Aster panduratus** Nees ex Walp. ⋯⋯ 401
6. 密毛紫菀 **Aster vestitus** Franch. ⋯⋯ 402
7. 灰枝紫菀 **Aster poliothamnus** Diels ⋯⋯ 403
8. 褐毛紫菀 **Aster fuscescens** Bureau et Franch. ⋯⋯ 404
9. 甘川紫菀 **Aster smithianus** Hand.-Mazz. ⋯⋯ 405
10. 三脉紫菀 **Aster ageratoides** Turcz. ⋯⋯ 406
11. 翼柄紫菀 **Aster alatipes** Hemsl. ⋯⋯ 409
12. 小舌紫菀 **Aster albescens** (DC.) Hand.-Mazz. ⋯⋯ 410
13. 陀螺紫菀 **Aster turbinatus** S. Moore ⋯⋯ 411
14. 白舌紫菀 **Aster baccharoides** (Benth.) Steetz ⋯⋯ 412
15. 短舌紫菀 **Aster sampsonii** (Hance.) Hemsl. ⋯⋯ 413
16. 厚棉紫菀 **Aster prainii** (Drumm.) Y. L. Chen ⋯⋯ 413
17. 高山紫菀 **Aster alpinus** L. ⋯⋯ 414
18. 石生紫菀 **Aster oreophilus** Franch. ⋯⋯ 415
19. 东俄洛紫菀 **Aster tongolensis** Franch. ⋯⋯ 416
20. 缘毛紫菀 **Aster souliei** Franch. ⋯⋯ 417
21. 星舌紫菀 **Aster asteroides** (DC.) Kuntze ⋯⋯ 418
22. 柔软紫菀 **Aster flaccidus** Bunge ⋯⋯ 418
23. 重冠紫菀 **Aster diplostephioides** (DC.) C. B. Clarke ⋯⋯ 420
24. 云南紫菀 **Aster yunnanensis** Franch. ⋯⋯ 421
25. 狭苞紫菀 **Aster farreri** W. W. Sm. et Jeffrey ⋯⋯ 422
26. 狗舌紫菀 **Aster senecioides** Franch. ⋯⋯ 422
27. 巴塘紫菀 **Aster batangensis** Bureau et Franch. ⋯⋯ 423

26. 紫菀木属 **Asterothamnus** Novopokr.

1. 中亚紫菀木 **Asterothamnus centraliasiaticus** Novopokr. ⋯⋯ 424

27. 毛冠菊属 **Nannoglottis** Maxim.

1. 狭舌毛冠菊 **Nannoglottis gynura** (C. Winkl.) Ling et Y. L. Chen ⋯⋯ 425

28. 飞蓬属 **Erigeron** L.

1. 山飞蓬 **Erigeron komarovii** Botsch. ⋯⋯ 427
2. 短葶飞蓬 **Erigeron breviscapus** (Vaniot) Hand.-Mazz. ⋯⋯ 428
3. 多舌飞蓬 **Erigeron multiradiatus** (Lindl.) Benth. ⋯⋯ 432
4. 密叶飞蓬 **Erigeron multifolius** Hand.-Mazz. ⋯⋯ 433
5. 一年蓬 **Erigeron annuus** (L.) Pers. ⋯⋯ 434
6. 飞蓬 **Erigeron acer** L. ⋯⋯ 436
7. 长茎飞蓬 **Erigeron elongatus** Ledeb. ⋯⋯ 437

29. 小舌菊属 Microglossa DC.

1. 小舌菊 **Microglossa pyrifolia** (Lamk.) Kuntze ·············· 438

30. 白酒草属 Conyza Less.

1. 熊胆草 **Conyza blinii** H. Lév. ·············· 441
2. 粘毛白酒草 **Conyza leucantha** (D. Don) Ludlow et Raven ·············· 443
3. 白酒草 **Conyza japonica** (Thunb.) Less. ·············· 443
4. 小蓬草 **Conyza canadensis** (L.) Cronquist ·············· 444
5. 苏门白酒草 **Conyza sumatrensis** (Retz.) E. Walker ·············· 446
6. 香丝草 **Conyza bonariensis** (L.) Cronquist ·············· 448

31. 葶菊属 Cavea W. W. Sm. et J. Small

1. 葶菊 **Cavea tanguensis** (J. R. Drumm.) W. W. Sm. et J. Small ·············· 450

32. 艾纳香属 Blumea DC.

1. 东风草 **Blumea megacephala** (Randeria) Chang et Tseng ·············· 452
2. 假东风草 **Blumea riparia** (Blume) DC. ·············· 453
3. 裂苞艾纳香 **Blumea martiniana** Vaniot ·············· 454
4. 千头艾纳香 **Blumea lanceolaria** (Roxb.) Druce ·············· 455
5. 艾纳香 **Blumea balsamifera** (L.) DC. ·············· 456
6. 馥芳艾纳香 **Blumea aromatica** DC. ·············· 459
7. 台北艾纳香 **Blumea formosana** Kitam. ·············· 459
8. 密花艾纳香 **Blumea densiflora** DC. ·············· 460
9. 戟叶艾纳香 **Blumea sagittata** Gagnep. ·············· 461
10. 柔毛艾纳香 **Blumea axillaris** (Lam.) DC. ·············· 461
11. 见霜黄 **Blumea lacera** (Burm. f.) DC. ·············· 462
12. 毛毡草 **Blumea hieracifolia** (D. Don) DC. ·············· 463
13. 拟毛毡草 **Blumea sericans** (Kurz) Hook. f. ·············· 464
14. 七星明 **Blumea clarkei** Hook. f. ·············· 465
15. 长圆叶艾纳香 **Blumea oblongifolia** Kitam. ·············· 466
16. 节节红 **Blumea fistulosa** (Roxb.) Kurz ·············· 466
17. 六耳铃 **Blumea sinuata** (Lour.) Merr. ·············· 467

33. 六棱菊属 Laggera Sch. Bip. ex Hochst.

1. 六棱菊 **Laggera alata** (D. Don) Sch. Bip. ex Oliv. ·············· 469
2. 翼齿六棱菊 **Laggera crispata** (Vahl) Hepper & Wood ·············· 471

34. 阔苞菊属 Pluchea Cass.

1. 阔苞菊 **Pluchea indica** (L.) Less. ·············· 474
2. 长叶阔苞菊 **Pluchea eupatorioides** Kurz ·············· 476

35. 球菊属 Epaltes Cass.

1. 球菊 **Epaltes australis** Less. ·············· 477

36. 戴星草属 Sphaeranthus L.

1. 戴星草 **Sphaeranthus africanus** L. ·· 478
2. 绒毛戴星草 **Sphaeranthus indicus** L. ··· 479
3. 非洲戴星草 **Sphaeranthus senegalensis** DC. ·· 481

37. 蝶须属 Antennaria Gaertn.

1. 蝶须 **Antennaria dioica** (L.) Gaertn. ·· 481

38. 火绒草属 Leontopodium R. Br.

1. 鼠麴火绒草 **Leontopodium forrestianum** Hand.-Mazz. ··· 484
2. 香芸火绒草 **Leontopodium haplophylloides** Hand.-Mazz. ·· 485
3. 坚杆火绒草 **Leontopodium franchetii** Beauverd ··· 486
4. 毛香火绒草 **Leontopodium stracheyi** (Hook. f.) C. B. Clarke ex Hemsl. ···························· 487
5. 艾叶火绒草 **Leontopodium artemisiifolium** (H. Lév.) Beauverd ·· 487
6. 戟叶火绒草 **Leontopodium dedekensii** (Bureau et Franch.) Beauverd ································ 488
7. 华火绒草 **Leontopodium sinense** Hemsl. ·· 488
8. 薄雪火绒草 **Leontopodium japonicum** Miq. ··· 489
9. 川西火绒草 **Leontopodium wilsonii** Beauverd ··· 490
10. 钻叶火绒草 **Leontopodium subulatum** (Franch.) Beauverd ··· 491
11. 松毛火绒草 **Leontopodium andersonii** C. B. Clarke ··· 492
12. 矮火绒草 **Leontopodium nanum** (Hook. f. et Thomson) Hand.-Mazz. ······························· 493
13. 短星火绒草 **Leontopodium brachyactis** Gand. ··· 494
14. 弱小火绒草 **Leontopodium pusillum** (Beauverd) Hand.-Mazz. ··· 494
15. 美头火绒草 **Leontopodium calocephalum** (Franch.) Beauverd. ······································· 495
16. 长叶火绒草 **Leontopodium junpeianum** Kitam. ··· 496
17. 黄白火绒草 **Leontopodium ochroleucum** Beauverd ··· 497
18. 团球火绒草 **Leontopodium conglobatum** (Turcz.) Hand.-Mazz. ······································ 498
19. 山野火绒草 **Leontopodium campestre** (Ledeb.) Hand.-Mazz. ··· 498
20. 火绒草 **Leontopodium leontopodioides** (Willd.) Beauverd ·· 499

39. 香青属 Anaphalis DC.

1. 尼泊尔香青 **Anaphalis nepalensis** (Spreng.) Hand.-Mazz. ··· 503
2. 淡黄香青 **Anaphalis flavescens** Hand.-Mazz. ··· 504
3. 铃铃香青 **Anaphalis hancockii** Maxim. ·· 505
4. 旋叶香青 **Anaphalis contorta** (D. Don) Hook. f. ··· 506
5. 珠光香青 **Anaphalis margaritacea** (L.) Benth. et Hook. f. ·· 507
6. 粘毛香青 **Anaphalis bulleyana** (Jeffrey) C. C. Chang ··· 508
7. 蛛毛香青 **Anaphalis busua** (Buck.-Ham.) DC. ·· 509
8. 宽翅香青 **Anaphalis latialata** Ling et Y. L. Chen ··· 510
9. 萌条香青 **Anaphalis surculosa** (Hand.-Mazz.) Hand.-Mazz. ··· 511
10. 二色香青 **Anaphalis bicolor** (Franch.) Diels ··· 511
11. 香青 **Anaphalis sinica** Hance ··· 512
12. 黄腺香青 **Anaphalis aureopunctata** Lingelsh. et Borza ·· 514

13. 乳白香青 **Anaphalis lactea** Maxim. ········ 514
14. 蜀西香青 **Anaphalis souliei** Diels ········ 516
15. 纤枝香青 **Anaphalis gracilis** Hand.-Mazz. ········ 517

40. 鼠麴草属 **Gnaphalium** L.

1. 宽叶鼠麴草 **Gnaphalium adnatum** (Wall. ex DC.) Kitam. ········ 519
2. 鼠麴草 **Gnaphalium affine** D. Don ········ 520
3. 秋鼠麴草 **Gnaphalium hypoleucum** DC. ········ 522
4. 湿生鼠麴草 **Gnaphalium tranzschelii** Kirp. ········ 522
5. 贝加尔鼠麴草 **Gnaphalium baicalense** Kirp. ········ 523
6. 天山鼠麴草 **Gnaphalium kasachstanicum** Kirp. ········ 524
7. 东北鼠麴草 **Gnaphalium mandshuricum** Kirp. ········ 525
8. 细叶鼠麴草 **Gnaphalium japonicum** Thunb. ········ 525
9. 林地鼠麴草 **Gnaphalium sylvaticum** L. ········ 526
10. 匙叶鼠麴草 **Gnaphalium pensylvanicum** Willd. ········ 527
11. 多茎鼠麴草 **Gnaphalium polycaulon** Pers. ········ 527
12. 平卧鼠麴草 **Gnaphalium supinum** L. ········ 528

41. 拟蜡菊属 **Helichrysum** Mill.

1. 沙生蜡菊 **Helichrysum arenarium** (L.) Moench ········ 529

42. 旋覆花属 **Inula** L.

1. 羊眼花 **Inula rhizocephala** Schrenk ········ 533
2. 土木香 **Inula helenium** L. ········ 534
3. 总状土木香 **Inula racemosa** Hook. f. ········ 536
4. 蓼子朴 **Inula salsoloides** (Turcz.) Ostenf. ········ 537
5. 锈毛旋覆花 **Inula hookeri** C. B. Clarke ········ 538
6. 柳叶旋覆花 **Inula salicina** L. ········ 539
7. 水朝阳旋覆花 **Inula helianthus-aquatilis** C. Y. Wu ex Y. Ling ········ 540
8. 湖北旋覆花 **Inula hupehensis** (Y. Ling) Y. Ling ········ 542
9. 里海旋覆花 **Inula caspica** Blume ········ 544
10. 线叶旋覆花 **Inula linariifolia** Turcz. ········ 545
11. 欧亚旋覆花 **Inula britannica** L. ········ 546
12. 旋覆花 **Inula japonica** Thunb. ········ 549

43. 羊耳菊属 **Duhaldea** DC.

1. 显脉旋覆花 **Duhaldea nervosa** (Wall. ex DC.) Anderb. ········ 552
2. 翼茎羊耳菊 **Duhaldea pterocaula** (Franch.) Anderb. ········ 553
3. 羊耳菊 **Duhaldea cappa** (Buch.-Ham.ex D. Don) Pruski et Anderb. ········ 554

44. 苇谷草属 **Pentanema** Cass.

1. 苇谷草 **Pentanema indicum** (L.) Y. Ling ········ 556

45. 蚤草属 Pulicaria Gaertn.

1. 蚤草 **Pulicaria vulgaris** Gaertn. ······558
2. 臭蚤草 **Pulicaria insignis** Drumm. ex Dunn ······559
3. 金仙草 **Pulicaria chrysantha** (Diels) Y. Ling ······560
4. 止痢蚤草 **Pulicaria dysenterica** (L.) Gaertn. ······561

46. 天名精属 Carpesium L.

1. 大花金挖耳 **Carpesium macrocephalum** Franch. et Sav. ······564
2. 烟管头草 **Carpesium cernuum** L. ······566
3. 尼泊尔天名精 **Carpesium nepalense** Less. ······568
4. 高原天名精 **Carpesium lipskyi** C. Winkl. ······569
5. 暗花金挖耳 **Carpesium triste** Maxim. ······570
6. 金挖耳 **Carpesium divaricatum** Siebold et Zucc. ······572
7. 小花金挖耳 **Carpesium minum** Hemsl. ······573
8. 贵州天名精 **Carpesium faberi** C. Winkl. ······574
9. 粗齿天名精 **Carpesium trachelifolium** Less. ······575
10. 长叶天名精 **Carpesium longifolium** F. H. Chen et C. M. Hu ······576
11. 天名精 **Carpesium abrotanoides** L. ······577

47. 和尚菜属 Adenocaulon Hook.

1. 和尚菜 **Adenocaulon himalaicum** Edgew. ······579

48. 山黄菊属 Anisopappus Hook. et Arn.

1. 山黄菊 **Anisopappus chinensis** Hook. et Arn. ······581

49. 虾须草属 Sheareria S. Moore

1. 虾须草 **Sheareria nana** S. Moore ······582

50. 苍耳属 Xanthium L.

1. 苍耳 **Xanthium sibiricum** Patrin ex Widder ······583
2. 蒙古苍耳 **Xanthium mongolicum** Kitag. ······586
3. 刺苍耳 **Xanthium spinosum** L. ······586

51. 银胶菊属 Parthenium L.

1. 银胶菊 **Parthenium hysterophorus** L. ······588

52. 百日菊属 Zinnia L.

1. 百日菊 **Zinnia elegans** Jacq. ······590

53. 豨莶属 Sigesbeckia L.

1. 豨莶 **Sigesbeckia orientalis** L. ······592
2. 毛梗豨莶 **Sigesbeckia glabrescens** (Makino) Makino ······596
3. 腺梗豨莶 **Sigesbeckia pubescens** (Makino) Makino ······597

54. 鳢肠属 Eclipta L.

1. 鳢肠 **Eclipta prostrata** (L.) L. ········· 601

55. 百能葳属 Blainvillea Cass.

1. 百能葳 **Blainvillea acmella** (L.) Philipson ········· 604

56. 蟛蜞菊属 Wedelia Jacq.

1. 孪花蟛蜞菊 **Wedelia biflora** (L.) DC. ········· 607
2. 麻叶蟛蜞菊 **Wedelia urticifolia** DC. ········· 608
3. 山蟛蜞菊 **Wedelia wallichii** Less. ········· 608
4. 卤地菊 **Wedelia prostrata** Hemsl. ········· 609
5. 蟛蜞菊 **Wedelia chinensis** (Osbeck) Merr. ········· 610

57. 肿柄菊属 Tithonia Desf. ex Juss.

1. 肿柄菊 **Tithonia diversifolia** (Hemsl.) A. Gray ········· 613

58. 向日葵属 Helianthus L.

1. 向日葵 **Helianthus annuus** L. ········· 617
2. 菊芋 **Helianthus tuberosus** L. ········· 622

59. 金钮扣属 Acmella Rich. (*Spilanthes* Jacq.)

1. 金钮扣 **Acmella paniculata** (Wall. ex DC.) R. K. Jansen ········· 624
2. 美形金钮扣 **Acmella calva** (DC.) R. K. Jansen ········· 625

60. 金腰箭属 Synedrella Gaertn.

1. 金腰箭 **Synedrella nodiflora** (L.) Gaertn. ········· 626

61. 金鸡菊属 Coreopsis L.

1. 两色金鸡菊 **Coreopsis tinctoria** Nutt. ········· 627
2. 剑叶金鸡菊 **Coreopsis lanceolata** L. ········· 629

62. 大丽花属 Dahlia Cav.

1. 大丽花 **Dahlia pinnata** Cav. ········· 630

63. 秋英属 Cosmos Cav.

1. 秋英 **Cosmos bipinnatus** Cav. ········· 632

64. 鬼针草属 Bidens L.

1. 柳叶鬼针草 **Bidens cernua** L. ········· 634
2. 大狼杷草 **Bidens frondosa** L. ········· 635
3. 狼杷草 **Bidens tripartita** L. ········· 637
4. 羽叶鬼针草 **Bidens maximowicziana** Oett. ········· 638
5. 小花鬼针草 **Bidens parviflora** Willd. ········· 639

6. 鬼针草 **Bidens pilosa** L. ·············642
7. 金盏银盘 **Bidens biternata** (Lour.) Merr. et Sherff ·············647
8. 婆婆针 **Bidens bipinnata** L. ·············649

65. 鹿角草属 **Glossocardia** Cass.

1. 鹿角草 **Glossocardia bidens** (Retz.) Veldkamp ·············652

66. 牛膝菊属 **Galinsoga** Ruiz et Pav.

1. 牛膝菊 **Galinsoga parviflora** Cav. ·············653

67. 万寿菊属 **Tagetes** L.

1. 孔雀草 **Tagetes patula** L. ·············655
2. 万寿菊 **Tagetes erecta** L. ·············656

68. 堆心菊属 **Helenium** L.

1. 堆心菊 **Helenium autumnale** L. ·············658

69. 果香菊属 **Chamaemelum** Mill.

1. 果香菊 **Chamaemelum nobile** (L.) All. ·············660

70. 蓍属 **Achillea** L.

1. 蓍 **Achillea millefolium** L. ·············662
2. 亚洲蓍 **Achillea asiatica** Serg. ·············665
3. 高山蓍 **Achillea alpina** L. ·············666
4. 短瓣蓍 **Achillea ptarmicoides** Maxim. ·············667
5. 云南蓍 **Achillea wilsoniana** (Heimerl ex Hand.-Mazz.) Heimerl ·············668
6. 齿叶蓍 **Achillea acuminata** (Ledeb.) Sch. Bip. ·············669

71. 茼蒿属 **Glebionis** Cass.

1. 蒿子杆 **Glebionis carinatum** (Schousb.) Tzvelev ·············671
2. 茼蒿 **Glebionis coronaria** (L.) Cass. ex Spach ·············672
3. 南茼蒿 **Glebionis segetum** (L.) Fourr. ·············673

72. 小滨菊属 **Leucanthemella** Tzvelev

1. 小滨菊 **Leucanthemella linearis** (Matsum.) Tzvelev ·············674

73. 母菊属 **Matricaria** L.

1. 母菊 **Matricaria recutita** L. ·············676
2. 同花母菊 **Matricaria matricarioides** (Less.) Porter ex Britton ·············677

74. 菊属 **Chrysanthemum** L.

1. 毛华菊 **Chrysanthemum vestitum** (Hemsl.) Stapf ·············680
2. 野菊 **Chrysanthemum indicum** L. ·············680
3. 小红菊 **Chrysanthemum chanetii** H. Lév. ·············684

4. 楔叶菊 **Chrysanthemum naktongense** Nakai ··· 685
5. 菊花 **Chrysanthemum morifolium** Ramat. ··· 686
6. 甘菊 **Chrysanthemum lavandulifolium** (Fisch. ex Trautv.) Makino ··· 690
7. 紫花野菊 **Chrysanthemum zawadskii** Herbich ··· 692
8. 委陵菊 **Chrysanthemum potentilloides** Hand.-Mazz. ··· 693
9. 蒙菊 **Chrysanthemum mongolicum** Y. Ling ··· 694

75. 太行菊属 Opisthopappus C. Shih

1. 太行菊 **Opisthopappus taihangensis** (Y. Ling) C. Shih ··· 695

76. 菊蒿属 Tanacetum L.

1. 菊蒿 **Tanacetum vulgare** L. ··· 696

77. 匹菊属 Pyrethrum Zinn.

1. 除虫菊 **Pyrethrum cinerariifolium** Trevir. ··· 700
2. 短舌匹菊 **Pyrethrum parthenium** (L.) Sm. ··· 702
3. 红花除虫菊 **Pyrethrum coccineum** (Willd.) Vorosch. ··· 705
4. 川西小黄菊 **Pyrethrum tatsienense** (Bureau et Franch.) Y. Ling ex C. Shih ··· 705

78. 扁芒菊属 Allardia Decne.

1. 西藏扁芒菊 **Allardia glabra** Decne. ··· 706

79. 女蒿属 Hippolytia Poljakov

1. 川滇女蒿 **Hippolytia delavayi** (Franch. ex W. W. Sm.) C. Shih ··· 707
2. 垫状女蒿 **Hippolytia kennedyi** (Dunn) Y. Ling ··· 708

80. 小甘菊属 Cancrinia Kar. et Kir.

1. 灌木小甘菊 **Cancrinia maximowiczii** C. Winkl. ··· 710
2. 小甘菊 **Cancrinia discoidea** (Ledeb.) Poljakov ex Tzvelev ··· 710
3. 毛果小甘菊 **Cancrinia lasiocarpa** C. Winkl. ··· 711

81. 亚菊属 Ajania Poljakov

1. 柳叶亚菊 **Ajania salicifolia** (Mattf. ex Rehder et kobuski) Poljakov ··· 712
2. 栎叶亚菊 **Ajania quercifolia** (W. W. Sm.) Y. Ling et C. Shih ··· 713
3. 异叶亚菊 **Ajania variifolia** (C. C. Chang) Tzvelev ··· 713
4. 多花亚菊 **Ajania myriantha** (Franch.) Y. Ling ex C. Shih ··· 714
5. 细叶亚菊 **Ajania tenuifolia** (Jacquem. ex DC.) Tzvelev ··· 715
6. 束伞亚菊 **Ajania parviflora** (Grüning) Y. Ling ··· 716
7. 蓍状亚菊 **Ajania achilloides** (Turcz.) Poljakov ex Grubov ··· 717

82. 线叶菊属 Filifolium Kitam.

1. 线叶菊 **Filifolium sibiricum** (L.) Kitam. ··· 717

83. 蒿属 Artemisia L.

1. 大籽蒿 **Artemisia sieversiana** Ehrh. ex Willd. ················ 726
2. 碱蒿 **Artemisia anethifolia** Weber ex Stechm. ················ 728
3. 莳萝蒿 **Artemisia anethoides** Mattf. ················ 728
4. 白山蒿 **Artemisia lagocephala** (Fisch. ex Besser) DC. ················ 729
5. 岩蒿 **Artemisia rupestris** L. ················ 730
6. 中亚苦蒿 **Artemisia absinthium** L. ················ 731
7. 冷蒿 **Artemisia frigida** Willd. ················ 733
8. 海州蒿 **Artemisia fauriei** Nakai ················ 735
9. 伊朗蒿 **Artemisia persica** Boiss. ················ 736
10. 白莲蒿 **Artemisia sacrorum** Ledeb. ················ 737
11. 毛莲蒿 **Artemisia vestita** Wall. ex Besser ················ 739
12. 细裂叶莲蒿 **Artemisia gmelinii** Weber ex Stechm. ················ 740
13. 裂叶蒿 **Artemisia tanacetifolia** L. ················ 741
14. 臭蒿 **Artemisia hedinii** Ostenf. ················ 742
15. 青蒿 **Artemisia carvifolia** Buch.-Ham. ex Roxb. ················ 743
16. 黄花蒿 **Artemisia annua** L. ················ 745
17. 湿地蒿 **Artemisia tournefortiana** Rchb. ················ 750
18. 山蒿 **Artemisia brachyloba** Franch. ················ 751
19. 东北丝裂蒿 **Artemisia adamsii** Besser ················ 751
20. 湘赣艾 **Artemisia gilvescens** Miq. ················ 752
21. 艾 **Artemisia argyi** H. Lév. et Vaniot ················ 753
22. 野艾蒿 **Artemisia lavandulifolia** DC. ················ 757
23. 矮蒿 **Artemisia lancea** Vaniot ················ 758
24. 柳叶蒿 **Artemisia integrifolia** L. ················ 759
25. 菴蕳 **Artemisia keiskeana** Miq. ················ 760
26. 球花蒿 **Artemisia smithii** Mattf. ················ 761
27. 歧茎蒿 **Artemisia igniaria** Maxim. ················ 761
28. 小球花蒿 **Artemisia moorcroftiana** Wall. ex DC. ················ 762
29. 东方蒿 **Artemisia orientalihengduangensis** Y. Ling et Y. R. Ling ················ 763
30. 川藏蒿 **Artemisia tainingensis** Hand.-Mazz. ················ 764
31. 北艾 **Artemisia vulgaris** L. ················ 764
32. 秦岭蒿 **Artemisia qinlingensis** Y. Ling et Y. R. Ling ················ 765
33. 灰苞蒿 **Artemisia roxburghiana** Wall. ex Besser ················ 766
34. 蒙古蒿 **Artemisia mongolica** (Fisch. ex Besser) Nakai ················ 767
35. 白叶蒿 **Artemisia leucophylla** (Turcz. ex Besser) C. B. Clarke ················ 769
36. 辽东蒿 **Artemisia verbenacea** (Kom.) Kitag. ················ 769
37. 蒌蒿 **Artemisia selengensis** Turcz. ex Besser ················ 770
38. 五月艾 **Artemisia indica** Willd. ················ 772
39. 魁蒿 **Artemisia princeps** Pamp. ················ 773
40. 阴地蒿 **Artemisia sylvatica** Maxim. ················ 774
41. 甘青蒿 **Artemisia tangutica** Pamp. ················ 776

42. 多花蒿 **Artemisia myriantha** Wall. ex Besser ⋯⋯ 777
43. 粘毛蒿 **Artemisia mattfeldii** Pamp. ⋯⋯ 778
44. 暗绿蒿 **Artemisia atrovirens** Hand.-Mazz. ⋯⋯ 778
45. 奇蒿 **Artemisia anomala** S. Moore ⋯⋯ 779
46. 侧蒿 **Artemisia deversa** Diels ⋯⋯ 781
47. 白苞蒿 **Artemisia lactiflora** Wall. ex DC. ⋯⋯ 782
48. 峨眉蒿 **Artemisia emeiensis** Y. R. Ling ⋯⋯ 783
49. 龙蒿 **Artemisia dracunculus** L. ⋯⋯ 783
50. 盐蒿 **Artemisia halodendron** Turcz. ex Besser ⋯⋯ 785
51. 圆头蒿 **Artemisia sphaerocephala** Krasch. ⋯⋯ 786
52. 藏沙蒿 **Artemisia wellbyi** Hemsl. et H. Pearson ⋯⋯ 787
53. 黑沙蒿 **Artemisia ordosica** Krasch. ⋯⋯ 788
54. 小亮苞蒿 **Artemisia mairei** H. Lév. ⋯⋯ 788
55. 茵陈蒿 **Artemisia capillaris** Thunb. ⋯⋯ 789
56. 猪毛蒿 **Artemisia scoparia** Waldst. et Kit. ⋯⋯ 793
57. 纤杆蒿 **Artemisia demissa** Krasch. ⋯⋯ 795
58. 直茎蒿 **Artemisia edgeworthii** N. P. Balakr. ⋯⋯ 796
59. 牡蒿 **Artemisia japonica** Thunb. ⋯⋯ 796
60. 滨海牡蒿 **Artemisia littoricola** Kitam. ⋯⋯ 798
61. 东北牡蒿 **Artemisia manshurica** (Kom.) Kom. ⋯⋯ 798
62. 西南牡蒿 **Artemisia parviflora** Buch.-Ham. ex Roxb. ⋯⋯ 799
63. 狭叶牡蒿 **Artemisia angustissima** Nakai ⋯⋯ 800
64. 南牡蒿 **Artemisia eriopoda** Bunge ⋯⋯ 800
65. 沙蒿 **Artemisia desertorum** Spreng. ⋯⋯ 801
66. 牛尾蒿 **Artemisia dubia** Wall. ex Besser ⋯⋯ 803
67. 错那蒿 **Artemisia conaensis** Y. Ling et Y. R. Ling ⋯⋯ 805

84. 绢蒿属 **Seriphidium** (Besser ex W. Hook.) Poljakov

1. 伊犁绢蒿 **Seriphidium transiliense** (Poljakov) Poljakov ⋯⋯ 806
2. 东北蛔蒿 **Seriphidium finitum** (Kitag.) Y. Ling et Y. R. Ling ⋯⋯ 807
3. 短叶绢蒿 **Seriphidium brevifolium** (Wall. ex DC.) Y. Ling et Y. R. Ling ⋯⋯ 808
4. 蛔蒿 **Seriphidium cinum** (Berg ex Poljakov) Poljakov ⋯⋯ 808
5. 小针裂叶绢蒿 **Seriphidium amoenum** (Poljakov) Poljakov ⋯⋯ 809
6. 白茎绢蒿 **Seriphidium terrae-albae** (Krasch.) Poljakov ⋯⋯ 809
7. 三裂叶绢蒿 **Seriphidium junceum** (Kar. et Kir.) Poljakov ⋯⋯ 810

85. 栉叶蒿属 **Neopallasia** Poljakov

1. 栉叶蒿 **Neopallasia pectinata** (Pall.) Poljakov ⋯⋯ 811

86. 芙蓉菊属 **Crossostephium** Less.

1. 芙蓉菊 **Crossostephium chinense** (L.) Makino ⋯⋯ 812

87. 石胡荽属 Centipeda Lour.

1. 石胡荽 **Centipeda minima** (L.) A. Braun et Asch. ·········· 814

88. 裸柱菊属 Soliva Ruiz et Pav.

1. 裸柱菊 **Soliva anthemifolia** (Juss.) Sweet ·········· 817

89. 多榔菊属 Doronicum L.

1. 阿尔泰多榔菊 **Doronicum altaicum** Pall. ·········· 818
2. 狭舌多榔菊 **Doronicum stenoglossum** Maxim. ·········· 819

90. 大吴风草属 Farfugium Lindl.

1. 大吴风草 **Farfugium japonicum** (L.) Kitam. ·········· 820

91. 橐吾属 Ligularia Cass.

1. 齿叶橐吾 **Ligularia dentata** (A. Gray) H. Hara ·········· 826
2. 大头橐吾 **Ligularia japonica** (Thunb.) Less. ·········· 828
3. 鹿蹄橐吾 **Ligularia hodgsonii** Hook. f. ·········· 829
4. 隐舌橐吾 **Ligularia franchetiana** (H. Lév.) Hand.-Mazz. ·········· 831
5. 刚毛橐吾 **Ligularia achyrotricha** (Diels) Y. Ling ·········· 831
6. 黄毛橐吾 **Ligularia xanthotricha** (Grüning) Y. Ling ·········· 833
7. 大黄橐吾 **Ligularia duciformis** (C. Winkl.) Hand.-Mazz. ·········· 833
8. 莲叶橐吾 **Ligularia nelumbifolia** (Bureau et Franch.) Hand.-Mazz. ·········· 836
9. 褐毛橐吾 **Ligularia purdomii** (Turrill) Chitt. ·········· 837
10. 牛蒡叶橐吾 **Ligularia lapathifolia** (Franch.) Hand.-Mazz. ·········· 838
11. 东俄洛橐吾 **Ligularia tongolensis** (Franch.) Hand.-Mazz. ·········· 839
12. 藏橐吾 **Ligularia rumicifolia** (J. R. Drumm.) S. W. Liu ·········· 841
13. 准噶尔橐吾 **Ligularia songarica** (Fisch.) Y. Ling ·········· 842
14. 塔序橐吾 **Ligularia thyrsoidea** (Ledeb.) DC. ·········· 843
15. 天山橐吾 **Ligularia narynensis** (C. Winkl.) O. Fedtsch et B. Fedtsch ·········· 844
16. 棉毛橐吾 **Ligularia vellerea** (Franch.) Hand.-Mazz. ·········· 845
17. 橐吾 **Ligularia sibirica** (L.) Cass. ·········· 846
18. 川鄂橐吾 **Ligularia wilsoniana** (Hemsl.) Greenm. ·········· 848
19. 细茎橐吾 **Ligularia hookeri** (C. B. Clarke) Hand.-Mazz. ·········· 848
20. 贵州橐吾 **Ligularia leveillei** (Vaniot) Hand.-Mazz. ·········· 849
21. 蹄叶橐吾 **Ligularia fischeri** (Ledeb.) Turcz. ·········· 850
22. 离舌橐吾 **Ligularia veitchiana** (Hemsl.) Greenm. ·········· 852
23. 宽戟橐吾 **Ligularia latihastata** (W. W. Sm.) Hand.-Mazz. ·········· 855
24. 掌叶橐吾 **Ligularia przewalskii** (Maxim.) Diels ·········· 855
25. 窄头橐吾 **Ligularia stenocephala** (Maxim.) Matsum. et Koidz. ·········· 857
26. 矢叶橐吾 **Ligularia fargesii** (Franch.) Diels ·········· 859
27. 狭苞橐吾 **Ligularia intermedia** Nakai ·········· 860
28. 复序橐吾 **Ligularia jaluensis** Kom. ·········· 862
29. 洱源橐吾 **Ligularia lankongensis** (Franch.) Hand.-Mazz. ·········· 863

30. 宽舌橐吾 **Ligularia platyglossa** (Franch.) Hand.-Mazz. ········ 864
31. 苍山橐吾 **Ligularia tsangchanensis** (Franch.) Hand.-Mazz. ········ 865
32. 箭叶橐吾 **Ligularia sagitta** (Maxim.) Mattf. ex Rehder et kobuski ········ 866
33. 长白山橐吾 **Ligularia jamesii** (Hemsl.) Kom. ········ 868
34. 全缘橐吾 **Ligularia mongolica** (Turcz.) DC. ········ 869
35. 大叶橐吾 **Ligularia macrophylla** (Ledeb.) DC. ········ 870
36. 异叶橐吾 **Ligularia heterophylla** Rupr. ········ 872
37. 网脉橐吾 **Ligularia dictyoneura** (Franch.) Hand.-Mazz. ········ 872
38. 阿勒泰橐吾 **Ligularia altaica** DC. ········ 874
39. 帕米尔橐吾 **Ligularia alpigena** Pojark. ········ 874
40. 黄帚橐吾 **Ligularia virgaurea** (Maxim.) Mattf. ex Rehder et kobuski ········ 875

92. 垂头菊属 Cremanthodium Benth.

1. 长柱垂头菊 **Cremanthodium rhodocephalum** Diels ········ 878
2. 喜马拉雅垂头菊 **Cremanthodium decaisnei** C. B. Clarke ········ 879
3. 狭舌垂头菊 **Cremanthodium stenoglossum** Y. Ling et S. W. Liu ········ 880
4. 矮垂头菊 **Cremanthodium humile** Maxim. ········ 880
5. 盘花垂头菊 **Cremanthodium discoideum** Maxim. ········ 881
6. 箭叶垂头菊 **Cremanthodium sagittifolium** Y. Ling et Y. L. Chen ex S. W. Liu ········ 883
7. 壮观垂头菊 **Cremanthodium nobile** (Franch.) Diels ex H. Lév. ········ 884
8. 尼泊尔垂头菊 **Cremanthodium nepalense** Kitam. ········ 885
9. 车前状垂头菊 **Cremanthodium ellisii** (Hook. f.) Kitam. ········ 885
10. 条叶垂头菊 **Cremanthodium lineare** Maxim. ········ 887
11. 狭叶垂头菊 **Cremanthodium angustifolium** W. W. Sm. ········ 888
12. 褐毛垂头菊 **Cremanthodium brunneopilosum** S. W. Liu ········ 889
13. 膜苞垂头菊 **Cremanthodium stenactinium** Diels ········ 889

93. 华蟹甲属 Sinacalia H. Rob. et Brettel

1. 双花华蟹甲 **Sinacalia davidii** (Franch.) H. Koyama ········ 891
2. 华蟹甲 **Sinacalia tangutica** (Maxim.) B. Nord. ········ 892

94. 蟹甲草属 Parasenecio W. W. Sm. et J. Small

1. 三角叶蟹甲草 **Parasenecio deltophyllus** (Maxim.) Y. L. Chen ········ 895
2. 山尖子 **Parasenecio hastatus** (L.) H. Koyama ········ 895
3. 耳叶蟹甲草 **Parasenecio auriculatus** (DC.) H. Koyama ········ 896
4. 耳翼蟹甲草 **Parasenecio otopteryx** (Hand.-Mazz.) Y. L. Chen ········ 897
5. 两似蟹甲草 **Parasenecio ambiguus** (Y. Ling) Y. L. Chen ········ 898
6. 兔儿风蟹甲草 **Parasenecio ainsliiflorus** (Franch.) Y. L. Chen ········ 899
7. 矢镞叶蟹甲草 **Parasenecio rubescens** (S. Moore) Y. L. Chen ········ 900
8. 阔柄蟹甲草 **Parasenecio latipes** (Franch.) Y. L. Chen ········ 901
9. 深山蟹甲草 **Parasenecio profundorum** (Dunn) Y. L. Chen ········ 901
10. 蛛毛蟹甲草 **Parasenecio roborowskii** (Maxim.) Y. L. Chen ········ 902
11. 白头蟹甲草 **Parasenecio leucocephalus** (Franch.) Y. L. Chen ········ 903

12. 珠芽蟹甲草 Parasenecio bulbiferoides (Hand.-Mazz.) Y. L. Chen ⋯⋯ 904
13. 蜂斗菜状蟹甲草 Parasenecio petasitoides (H. Lév.) Y. L. Chen ⋯⋯ 905
14. 翠雀叶蟹甲草 Parasenecio delphiniphyllus (H. Lév.) Y. L. Chen ⋯⋯ 906
15. 掌裂蟹甲草 Parasenecio palmatisectus (Jeffrey) Y. L. Chen ⋯⋯ 907

95. 兔儿伞属 Syneilesis Maxim.

1. 兔儿伞 Syneilesis aconitifolia (Bunge) Maxim. ⋯⋯ 908

96. 款冬属 Tussilago L.

1. 款冬 Tussilago farfara L. ⋯⋯ 909

97. 蜂斗菜属 Petasites Mill.

1. 毛裂蜂斗菜 Petasites tricholobus Franch. ⋯⋯ 914
2. 蜂斗菜 Petasites japonicus (Siebold et Zucc.) Maxim. ⋯⋯ 915

98. 蒲儿根属 Sinosenecio B. Nord.

1. 毛柄蒲儿根 Sinosenecio eriopodus C. Jeffrey et Y. L. Chen ⋯⋯ 920
2. 单头蒲儿根 Sinosenecio hederifolius (Dümmer) B. Nord. ⋯⋯ 920
3. 川鄂蒲儿根 Sinosenecio dryas (Dunn) C. Jeffrey et Y. L. Chen ⋯⋯ 921
4. 革叶蒲儿根 Sinosenecio subcoriaceus C. Jeffrey et Y. L. Chen ⋯⋯ 921
5. 滇黔蒲儿根 Sinosenecio bodinieri (Vaniot) B. Nord. ⋯⋯ 922
6. 耳柄蒲儿根 Sinosenecio euosmus (Hand.-Mazz.) B. Nord. ⋯⋯ 923
7. 广西蒲儿根 Sinosenecio guangxiensis C. Jeffrey et Y. L. Chen ⋯⋯ 923
8. 匍枝蒲儿根 Sinosenecio globigerus (C. C. Chang) B. Nord. ⋯⋯ 924
9. 蒲儿根 Sinosenecio oldhamianus (Maxim.) B. Nord. ⋯⋯ 924

99. 狗舌草属 Tephroseris (Rchb.) Rchb.

1. 长白狗舌草 Tephroseris phaeantha (Nakai) C. Jeffrey et Y. L. Chen ⋯⋯ 925
2. 狗舌草 Tephroseris kirilowii (Turcz. ex DC.) Holub ⋯⋯ 926
3. 橙舌狗舌草 Tephroseris rufa (Hand.-Mazz.) B. Nord. ⋯⋯ 928
4. 红轮狗舌草 Tephroseris flammea (Turcz. ex DC.) Holub ⋯⋯ 929

100. 合耳菊属 Synotis (C. B. Clarke) C. Jeffrey et Y. L. Chen

1. 滇东合耳菊 Synotis duclouxii (Dunn) C. Jeffrey et Y. L. Chen ⋯⋯ 930
2. 密花合耳菊 Synotis cappa (Buch.-Ham. ex D. Don) C. Jeffrey et Y. L Chen ⋯⋯ 931
3. 锯叶合耳菊 Synotis nagensium (C. B. Clarke) C. Jeffrey et Y. L. Chen ⋯⋯ 932
4. 三舌合耳菊 Synotis triligulata (Buch.-Ham. ex D. Don) C. Jeffrey et Y. L. Chen ⋯⋯ 933
5. 红缨合耳菊 Synotis erythropappa (Bureau et Franch.) C. Jeffrey et Y. L. Chen ⋯⋯ 933

101. 藤菊属 Cissampelopsis (DC.) Miq.

1. 藤菊 Cissampelopsis volubilis (Blume) Miq. ⋯⋯ 934
2. 岩穴藤菊 Cissampelopsis spelaeicola (Vaniot) C. Jeffrey et Y. L. Chen ⋯⋯ 935

102. 千里光属 Senecio L.

1. 麻叶千里光 Senecio cannabifolius Less. ··· 939
2. 林荫千里光 Senecio nemorensis L. ·· 941
3. 纤花千里光 Senecio graciliflorus DC. ··· 943
4. 天山千里光 Senecio thianschanicus Regel et Schmalh. ·· 944
5. 峨眉千里光 Senecio faberi Hemsl. ·· 945
6. 钝叶千里光 Senecio obtusatus Wall. ex DC. ··· 946
7. 菊状千里光 Senecio laetus Edgew. ·· 946
8. 裸茎千里光 Senecio nudicaulis Buch.-Ham. ex D. Don ·· 948
9. 额河千里光 Senecio argunensis Turcz. ··· 948
10. 新疆千里光 Senecio jacobaea L. ··· 950
11. 糙叶千里光 Senecio asperifolius Franch. ·· 951
12. 岩生千里光 Senecio wightii (DC.) Benth. ex C. B. Clarke ·· 951
13. 闽粤千里光 Senecio stauntonii DC. ·· 952
14. 千里光 Senecio scandens Buch.-Ham. ex D. Don ·· 953
15. 欧洲千里光 Senecio vulgaris L. ·· 956
16. 田野千里光 Senecio oryzetorum Diels ·· 957
17. 散生千里光 Senecio exul Hance ··· 957

103. 野茼蒿属 Crassocephalum Moench.

1. 野茼蒿 Crassocephalum crepidioides (Benth.) S. Moore ··· 958

104. 菊芹属 Erechtites Raf.

1. 梁子菜 Erechtites hieraciifolius (L.) Raf. ex DC ·· 959

105. 菊三七属 Gynura Cass.

1. 狗头七 Gynura pseudochina (L.) DC. ·· 962
2. 菊三七 Gynura japonica (Thunb.) Juel ·· 962
3. 木耳菜 Gynura cusimbua (D. Don) S. Moore ·· 965
4. 红凤菜 Gynura bicolor (Willd.) DC. ·· 965
5. 尼泊尔菊三七 Gynura nepalensis DC. ·· 967
6. 白子菜 Gynura divaricata (L.) DC. ·· 967
7. 平卧菊三七 Gynura procumbens (Lour.) Merr. ·· 969

106. 一点红属 Emilia Cass.

1. 绒缨菊 Emilia coccinea (Sims) G. Don ·· 970
2. 一点红 Emilia sonchifolia (L.) DC. ·· 971
3. 小一点红 Emilia prenanthoidea DC. ·· 972

107. 瓜叶菊属 Pericallis D. Don

1. 瓜叶菊 Pericallis hybrida B. Nord. ·· 973

108. 金盏花属 Calendula L.

1. 金盏花 Calendula officinalis L. ········· 975

109. 蓝刺头属 Echinops L.

1. 砂蓝刺头 Echinops gmelinii Turcz. ········· 980
2. 丝毛蓝刺头 Echinops nanus Bunge ········· 981
3. 硬叶蓝刺头 Echinops ritro L. ········· 981
4. 华东蓝刺头 Echinops grijsii Hance ········· 982
5. 驴欺口 Echinops daviricus Fish. ex Hornem. ········· 985
6. 薄叶蓝刺头 Echinops tricholepis Schrenk ex Fisch. et C. A. Mey ········· 986
7. 蓝刺头 Echinops sphaerocephalus L. ········· 986
8. 全缘叶蓝刺头 Echinops integrifolius Kar. et Kir. ········· 987

110. 苍术属 Atractylodes DC.

1. 朝鲜苍术 Atractylodes koreana (Nakai) Kitam. ········· 989
2. 苍术 Atractylodes lancea (Thunb.) DC. ········· 990
3. 白术 Atractylodes macrocephala Koidz. ········· 994
4. 关苍术 Atractylodes japonica Koidz. ex kitam ········· 999

111. 苓菊属 Jurinea Cass.

1. 多花苓菊 Jurinea multiflora (L.) B. Fedtsch. ········· 1003
2. 蒙疆苓菊 Jurinea mongolica Maxim. ········· 1003

112. 风毛菊属 Saussurea DC.

1. 星状雪兔子 Saussurea stella Maxim. ········· 1009
2. 草甸雪兔子 Saussurea thoroldii Hemsl. ········· 1010
3. 拉萨雪兔子 Saussurea kingii C. E. C. Fisch. ········· 1011
4. 云状雪兔子 Saussurea aster Hemsl. ········· 1011
5. 羌塘雪兔子 Saussurea wellbyi Hemsl. ········· 1012
6. 鼠麴雪兔子 Saussurea gnaphalodes (Royle ex DC.) Sch. Bip. ········· 1013
7. 槲叶雪兔子 Saussurea quercifolia W. W. Sm. ········· 1014
8. 羽裂雪兔子 Saussurea leucoma Diels ········· 1015
9. 小果雪兔子 Saussurea simpsoniana (Fielding et Gardner) Lipsch. ········· 1016
10. 三指雪兔子 Saussurea tridactyla Sch. Bip. ex Hook. f. ········· 1017
11. 绵头雪兔子 Saussurea laniceps Hand.-Mazz. ········· 1018
12. 水母雪兔子 Saussurea medusa Maxim. ········· 1019
13. 雪兔子 Saussurea gossypiphora D. Don ········· 1021
14. 草地风毛菊 Saussurea amara (L.) DC. ········· 1022
15. 风毛菊 Saussurea japonica (Thunb.) DC. ········· 1023
16. 美花风毛菊 Saussurea pulchella (Fisch.) Fisch. ········· 1024
17. 尖头风毛菊 Saussurea malitiosa Maxim. ········· 1026
18. 云木香 Saussurea costus (Falc.) Lipsch. ········· 1026
19. 三角叶风毛菊 Saussurea deltoidea (DC.) Sch. Bip. ········· 1029

20. 叶头风毛菊 **Saussurea peguensis** C. B. Clarke ·· 1030
21. 革叶风毛菊 **Saussurea poochlamys** Hand.-Mazz. ·· 1031
22. 奇形风毛菊 **Saussurea fastuosa** (Decne.) Sch. Bip. ·· 1031
23. 重齿风毛菊 **Saussurea katochaete** Maxim. ··· 1032
24. 盐地风毛菊 **Saussurea salsa** (Pall.) Spreng. ·· 1033
25. 川陕风毛菊 **Saussurea licentiana** Hand.-Mazz. ·· 1033
26. 长梗风毛菊 **Saussurea dolichopoda** Diels ··· 1034
27. 多头风毛菊 **Saussurea polycephala** Hand.-Mazz. ··· 1035
28. 鸢尾叶风毛菊 **Saussurea romuleifolia** Franch. ··· 1036
29. 异色风毛菊 **Saussurea brunneopilosa** Hand.-Mazz. ·· 1036
30. 禾叶风毛菊 **Saussurea graminea** Dunn ·· 1037
31. 林生风毛菊 **Saussurea sylvatica** Maxim. ·· 1038
32. 蒲公英叶风毛菊 **Saussurea taraxacifolia** (Lindl. ex Royle) Wall. ex DC. ······································ 1039
33. 薄苞风毛菊 **Saussurea leptolepis** Hand.-Mazz. ··· 1039
34. 东俄洛风毛菊 **Saussurea pachyneura** Franch. ··· 1040
35. 弯齿风毛菊 **Saussurea przewalskii** Maxim. ·· 1041
36. 沙生风毛菊 **Saussurea arenaria** Maxim. ·· 1041
37. 川藏风毛菊 **Saussurea stoliczkae** C. B. Clarke ··· 1043
38. 狮牙草状风毛菊 **Saussurea leontodontoides** (DC.) Sch. Bip. ··· 1043
39. 破血丹 **Saussurea acrophila** Diels ·· 1043
40. 杨叶风毛菊 **Saussurea populifolia** Hemsl. ··· 1044
41. 蒙古风毛菊 **Saussurea mongolica** (Franch.) Franch. ··· 1045
42. 心叶风毛菊 **Saussurea cordifolia** Hemsl. ··· 1046
43. 少花风毛菊 **Saussurea oligantha** Franch. ·· 1047
44. 乌苏里风毛菊 **Saussurea ussuriensis** Maxim. ··· 1049
45. 松林风毛菊 **Saussurea pinetorum** Hand.-Mazz. ·· 1049
46. 大坪风毛菊 **Saussurea chetchozensis** Franch. ··· 1050
47. 耳叶风毛菊 **Saussurea neofranchetii** Lipsch. ··· 1051
48. 大耳叶风毛菊 **Saussurea macrota** Franch. ··· 1052
49. 棉头风毛菊 **Saussurea eriocephala** Franch. ··· 1053
50. 川西风毛菊 **Saussurea dzeurensis** Franch. ··· 1054
51. 翼柄风毛菊 **Saussurea alatipes** Hemsl. ··· 1054
52. 长毛风毛菊 **Saussurea hieracioides** Hook. f. ·· 1054
53. 柳叶菜风毛菊 **Saussurea epilobioides** Maxim. ··· 1055
54. 龙江风毛菊 **Saussurea amurensis** Turcz. ·· 1056
55. 唐古特雪莲 **Saussurea tangutica** Maxim. ··· 1057
56. 红柄雪莲 **Saussurea erubescens** Lipsch. ·· 1058
57. 苞叶雪莲 **Saussurea obvallata** (DC.) Edgew. ··· 1059
58. 毡毛雪莲 **Saussurea velutina** W. W. Sm. ·· 1060
59. 长叶雪莲 **Saussurea longifolia** Franch. ·· 1061
60. 球花雪莲 **Saussurea globosa** F. H. Chen ·· 1061
61. 雪莲花 **Saussurea involucrata** (Kar. et Kir.) Sch. Bip. ·· 1062
62. 紫苞雪莲 **Saussurea iodostegia** Hance ··· 1066

63. 钝苞雪莲 **Saussurea nigrescens** Maxim. ⋯⋯⋯⋯⋯⋯⋯⋯⋯⋯⋯⋯⋯⋯⋯⋯⋯⋯⋯⋯⋯⋯⋯⋯ 1067
64. 褐花雪莲 **Saussurea phaeantha** Maxim. ⋯⋯⋯⋯⋯⋯⋯⋯⋯⋯⋯⋯⋯⋯⋯⋯⋯⋯⋯⋯⋯⋯⋯⋯ 1067

113. 牛蒡属 Arctium L.

1. 牛蒡 **Arctium lappa** L. ⋯⋯⋯⋯⋯⋯⋯⋯⋯⋯⋯⋯⋯⋯⋯⋯⋯⋯⋯⋯⋯⋯⋯⋯⋯⋯⋯⋯⋯⋯⋯⋯⋯⋯ 1070
2. 毛头牛蒡 **Arctium tomentosum** Mill. ⋯⋯⋯⋯⋯⋯⋯⋯⋯⋯⋯⋯⋯⋯⋯⋯⋯⋯⋯⋯⋯⋯⋯⋯⋯⋯⋯⋯ 1074

114. 顶羽菊属 Acroptilon Cass.

1. 顶羽菊 **Acroptilon repens** (L.) DC. ⋯⋯⋯⋯⋯⋯⋯⋯⋯⋯⋯⋯⋯⋯⋯⋯⋯⋯⋯⋯⋯⋯⋯⋯⋯⋯⋯⋯⋯ 1077

115. 黄缨菊属 Xanthopappus C. G. A. Winkl.

1. 黄缨菊 **Xanthopappus subacaulis** C. Winkl. ⋯⋯⋯⋯⋯⋯⋯⋯⋯⋯⋯⋯⋯⋯⋯⋯⋯⋯⋯⋯⋯⋯⋯⋯⋯ 1078

116. 蝟菊属 Olgaea Iljin

1. 蝟菊 **Olgaea lomonosowii** (Trautv.) Iljin ⋯⋯⋯⋯⋯⋯⋯⋯⋯⋯⋯⋯⋯⋯⋯⋯⋯⋯⋯⋯⋯⋯⋯⋯⋯⋯ 1080
2. 火媒草 **Olgaea leucophylla** (Turcz.) Iljin ⋯⋯⋯⋯⋯⋯⋯⋯⋯⋯⋯⋯⋯⋯⋯⋯⋯⋯⋯⋯⋯⋯⋯⋯⋯⋯ 1080
3. 刺疙瘩 **Olgaea tangutica** Iljin ⋯⋯⋯⋯⋯⋯⋯⋯⋯⋯⋯⋯⋯⋯⋯⋯⋯⋯⋯⋯⋯⋯⋯⋯⋯⋯⋯⋯⋯⋯⋯⋯ 1081

117. 菜蓟属 Cynara L.

1. 菜蓟 **Cynara scolymus** L. ⋯⋯⋯⋯⋯⋯⋯⋯⋯⋯⋯⋯⋯⋯⋯⋯⋯⋯⋯⋯⋯⋯⋯⋯⋯⋯⋯⋯⋯⋯⋯⋯⋯⋯ 1082
2. 刺苞菜蓟 **Cynara cardunculus** L. ⋯⋯⋯⋯⋯⋯⋯⋯⋯⋯⋯⋯⋯⋯⋯⋯⋯⋯⋯⋯⋯⋯⋯⋯⋯⋯⋯⋯⋯⋯ 1085

118. 蓟属 Cirsium Mill.

1. 魁蓟 **Cirsium leo** Nakai et Kitag. ⋯⋯⋯⋯⋯⋯⋯⋯⋯⋯⋯⋯⋯⋯⋯⋯⋯⋯⋯⋯⋯⋯⋯⋯⋯⋯⋯⋯⋯⋯⋯ 1087
2. 葵花大蓟 **Cirsium souliei** (Franch.) Mattf. ex Rehder et Kobuski ⋯⋯⋯⋯⋯⋯⋯⋯⋯⋯⋯ 1088
3. 块蓟 **Cirsium salicifolium** (Kitag.) C. Shih ⋯⋯⋯⋯⋯⋯⋯⋯⋯⋯⋯⋯⋯⋯⋯⋯⋯⋯⋯⋯⋯⋯⋯⋯ 1089
4. 绒背蓟 **Cirsium vlassovianum** Fisch. ex DC. ⋯⋯⋯⋯⋯⋯⋯⋯⋯⋯⋯⋯⋯⋯⋯⋯⋯⋯⋯⋯⋯⋯⋯ 1089
5. 蓟 **Cirsium japonicum** DC. ⋯⋯⋯⋯⋯⋯⋯⋯⋯⋯⋯⋯⋯⋯⋯⋯⋯⋯⋯⋯⋯⋯⋯⋯⋯⋯⋯⋯⋯⋯⋯⋯⋯ 1090
6. 莲座蓟 **Cirsium esculentum** (Siev.) C. A. Mey. ⋯⋯⋯⋯⋯⋯⋯⋯⋯⋯⋯⋯⋯⋯⋯⋯⋯⋯⋯⋯⋯ 1093
7. 野蓟 **Cirsium maackii** Maxim. ⋯⋯⋯⋯⋯⋯⋯⋯⋯⋯⋯⋯⋯⋯⋯⋯⋯⋯⋯⋯⋯⋯⋯⋯⋯⋯⋯⋯⋯⋯⋯ 1094
8. 总序蓟 **Cirsium racemiforme** Ling et C. Shih ⋯⋯⋯⋯⋯⋯⋯⋯⋯⋯⋯⋯⋯⋯⋯⋯⋯⋯⋯⋯⋯⋯ 1095
9. 烟管蓟 **Cirsium pendulum** Fisch. ex DC. ⋯⋯⋯⋯⋯⋯⋯⋯⋯⋯⋯⋯⋯⋯⋯⋯⋯⋯⋯⋯⋯⋯⋯⋯⋯ 1096
10. 贡山蓟 **Cirsium eriophoroides** (Hook. f.) Petr. ⋯⋯⋯⋯⋯⋯⋯⋯⋯⋯⋯⋯⋯⋯⋯⋯⋯⋯⋯⋯⋯ 1097
11. 两面刺 **Cirsium chlorolepis** Petr. ex Hand.-Mazz. ⋯⋯⋯⋯⋯⋯⋯⋯⋯⋯⋯⋯⋯⋯⋯⋯⋯⋯⋯ 1098
12. 灰蓟 **Cirsium griseum** H. Lév. ⋯⋯⋯⋯⋯⋯⋯⋯⋯⋯⋯⋯⋯⋯⋯⋯⋯⋯⋯⋯⋯⋯⋯⋯⋯⋯⋯⋯⋯⋯ 1099
13. 绿蓟 **Cirsium chinense** Gardner et Champ. ⋯⋯⋯⋯⋯⋯⋯⋯⋯⋯⋯⋯⋯⋯⋯⋯⋯⋯⋯⋯⋯⋯⋯ 1099
14. 线叶蓟 **Cirsium lineare** (Thunb.) Sch. Bip. ⋯⋯⋯⋯⋯⋯⋯⋯⋯⋯⋯⋯⋯⋯⋯⋯⋯⋯⋯⋯⋯⋯⋯ 1100
15. 刺儿菜 **Cirsium setosum** (Willd.) M. Bieb. ⋯⋯⋯⋯⋯⋯⋯⋯⋯⋯⋯⋯⋯⋯⋯⋯⋯⋯⋯⋯⋯⋯⋯ 1101
16. 阿尔泰蓟 **Cirsium incanum** (S. G. Gmel.) Fisch. ex M. Bieb. ⋯⋯⋯⋯⋯⋯⋯⋯⋯⋯⋯⋯ 1103

119. 泥胡菜属 Hemistepta Bunge

1. 泥胡菜 **Hemistepta lyrata** (Bunge) Bunge ⋯⋯⋯⋯⋯⋯⋯⋯⋯⋯⋯⋯⋯⋯⋯⋯⋯⋯⋯⋯⋯⋯⋯⋯ 1103

120. 大翅蓟属 Onopordum L.

1. 大翅蓟 **Onopordum acanthium** L. ······ 1105

121. 川木香属 Dolomiaea DC.

1. 越巂川木香 **Dolomiaea denticulata** (Y. Ling) C. Shih ······ 1107
2. 膜缘川木香 **Dolomiaea forrestii** (Diels) C. Shih ······ 1107
3. 川木香 **Dolomiaea souliei** (Franch.) C. Shih ······ 1108
4. 厚叶川木香 **Dolomiaea berardioidea** (Franch.) C. Shih ······ 1110
5. 菜木香 **Dolomiaea edulis** (Franch.) C. Shih ······ 1111

122. 重羽菊属 Diplazoptilon Y. Ling

1. 重羽菊 **Diplazoptilon picridifolium** (Hand.-Mazz.) Y. Ling ······ 1112

123. 飞廉属 Carduus L.

1. 飞廉 **Carduus nutans** L. ······ 1113
2. 丝毛飞廉 **Carduus crispus** L. ······ 1114
3. 节毛飞廉 **Carduus acanthoides** L. ······ 1116

124. 水飞蓟属 Silybum Adans

1. 水飞蓟 **Silybum marianum** (L.) Gaertn. ······ 1117

125. 麻花头属 Serratula L.

1. 华麻花头 **Serratula chinensis** S. Moore ······ 1121
2. 缢苞麻花头 **Serratula strangulata** Iljin ······ 1122
3. 麻花头 **Serratula centauroides** L. ······ 1123
4. 伪泥胡菜 **Serratula coronata** L. ······ 1123

126. 山牛蒡属 Synurus L.

1. 山牛蒡 **Synurus deltoides** (Aiton) Nakai ······ 1125

127. 漏芦属 Stemmacantha Cass.

1. 漏芦 **Stemmacantha uniflora** (L.) Dittrich ······ 1127
2. 鹿草 **Stemmacantha carthamoides** (Willd.) Dittrich ······ 1130

128. 红花属 Carthamus L.

1. 红花 **Carthamus tinctorius** L. ······ 1132

129. 矢车菊属 Centaurea L.

1. 矢车菊 **Centaurea cyanus** L. ······ 1140
2. 欧亚矢车菊 **Centaurea ruthenica** Lam. ······ 1142

130. 白菊木属 Gochnatia (Kuncz.) A. L. Cabrera

1. 白菊木 **Gochnatia decora** (Kurz) Cabrera ······ 1143

131. 帚菊属 Pertya Sch. Bip.

1. 两色帚菊 **Pertya discolor** Rehder ··· 1144

132. 兔儿风属 Ainsliaea DC.

1. 心叶兔儿风 **Ainsliaea bonatii** Beauverd ·· 1146
2. 杏香兔儿风 **Ainsliaea fragrans** Champ. ex Benth. ·· 1147
3. 红脉兔儿风 **Ainsliaea rubrinervis** C. C. Chang ··· 1149
4. 宽叶兔儿风 **Ainsliaea latifolia** (D. Don) Sch. Bip. ·· 1149
5. 长穗兔儿风 **Ainsliaea henryi** Diels ··· 1150
6. 细穗兔儿风 **Ainsliaea spicata** Vaniot ·· 1151
7. 云南兔儿风 **Ainsliaea yunnanensis** Franch. ·· 1152
8. 秀丽兔儿风 **Ainsliaea elegans** Hemsl. ··· 1153
9. 红背兔儿风 **Ainsliaea rubrifolia** Franch. ··· 1153
10. 灯台兔儿风 **Ainsliaea macroclinidioides** Hayata ·· 1154
11. 粗齿兔儿风 **Ainsliaea grossedentata** Franch. ·· 1155
12. 纤枝兔儿风 **Ainsliaea gracilis** Franch. ·· 1155
13. 华南兔儿风 **Ainsliaea walkeri** Hook. f. ··· 1156
14. 光叶兔儿风 **Ainsliaea glabra** Hemsl. ··· 1156
15. 穆坪兔儿风 **Ainsliaea lancifolia** Franch. ·· 1157
16. 腋花兔儿风 **Ainsliaea pertyoides** Franch. ··· 1157

133. 大丁草属 Leibnitzia Cass.

1. 大丁草 **Leibnitzia anandria** (L.) Turcz. ·· 1159

134. 火石花属 Gerbera Cass.

1. 白背火石花 **Gerbera nivea** (DC.) Sch. Bip. ·· 1160
2. 火石花 **Gerbera delavayi** Franch. ·· 1161

135. 兔耳一枝箭属 Piloselloides (Less.) C. Jeffrey

1. 兔耳一枝箭 **Piloselloides hirsuta** (Forssk.) C. Jeffrey ex Cufod. ·· 1163

136. 菊苣属 Cichorium L.

1. 菊苣 **Cichorium intybus** L. ··· 1165
2. 腺毛菊苣 **Cichorium glandulosum** Boiss. et A. Huet ·· 1168

137. 鸦葱属 Scorzonera L.

1. 拐轴鸦葱 **Scorzonera divaricata** Turcz. ·· 1172
2. 帚状鸦葱 **Scorzonera pseudodivaricata** Lipsch. ··· 1172
3. 毛梗鸦葱 **Scorzonera radiata** Fisch. ··· 1173
4. 小鸦葱 **Scorzonera subacaulis** (Regel) Lipsch. ·· 1174
5. 桃叶鸦葱 **Scorzonera sinensis** Lipsch. et Krasch. ··· 1175
6. 鸦葱 **Scorzonera austriaca** Willd. ·· 1176
7. 东北鸦葱 **Scorzonera manshurica** Nakai ··· 1177

8. 华北鸦葱 **Scorzonera albicaulis** Bunge ··· 1178
9. 北疆鸦葱 **Scorzonera iliensis** Krasch. ··· 1179
10. 准噶尔鸦葱 **Scorzonera songarica** (Kar. et Kir.) Lipsch. et Vassilcz. ······································ 1180
11. 蒙古鸦葱 **Scorzonera mongolica** Maxim. ·· 1180
12. 剑叶鸦葱 **Scorzonera ensifolia** M. Bieb. ·· 1181

138. 婆罗门参属 **Tragopogon** L.

1. 婆罗门参 **Tragopogon pratensis** L. ·· 1182
2. 黄花婆罗门参 **Tragopogon orientalis** L. ·· 1183
3. 蒜叶婆罗门参 **Tragopogon porrifolius** L. ·· 1184
4. 膜缘婆罗门参 **Tragopogon marginifolius** Pavlov ··· 1185

139. 猫儿菊属 **Achyrophorus** Scop.

1. 猫儿菊 **Achyrophorus ciliatus** (Thunb.) Sch. Bip. ·· 1186

140. 毛连菜属 **Picris** L.

1. 毛连菜 **Picris hieracioides** L. ·· 1187
2. 滇苦菜 **Picris divaricata** Vaniot ·· 1190

141. 苦苣菜属 **Sonchus** L.

1. 花叶滇苦菜 **Sonchus asper** (L.) Hill ·· 1191
2. 苦苣菜 **Sonchus oleraceus** L. ··· 1192
3. 苣荬菜 **Sonchus arvensis** L. ··· 1195
4. 沼生苦苣菜 **Sonchus palustris** L. ··· 1197
5. 长裂苦苣菜 **Sonchus brachyotus** DC. ··· 1197
6. 短裂苦苣菜 **Sonchus uliginosus** M. Bieb. ··· 1199

142. 山莴苣属 **Lagedium** Soják

1. 山莴苣 **Lagedium sibiricum** (L.) Soják ··· 1200

143. 乳苣属 **Mulgedium** Cass.

1. 乳苣 **Mulgedium tataricum** (L.) DC. ··· 1201

144. 厚喙菊属 **Dubyaea** DC.

1. 紫花厚喙菊 **Dubyaea atropurpurea** Stebbins ··· 1203

145. 山柳菊属 **Hieracium** L.

1. 山柳菊 **Hieracium umbellatum** L. ·· 1204
2. 全光菊 **Hieracium hololeion** Maxim. ·· 1205

146. 还阳参属 **Crepis** L.

1. 藏滇还阳参 **Crepis elongata** Babc. ··· 1206
2. 北方还阳参 **Crepis crocea** (Lam.) Babc. ··· 1207

3. 芜菁还阳参 **Crepis napifera** (Franch.) Babc. ……… 1208
4. 果山还阳参 **Crepis bodinieri** H. Lév. ……… 1209
5. 万丈深 **Crepis phoenix** Dunn ……… 1209
6. 还阳参 **Crepis rigescens** Diels ……… 1210
7. 绿茎还阳参 **Crepis lignea** (Vaniot) Babc. ……… 1211
8. 弯茎还阳参 **Crepis flexuosa** (Ledeb.) C. B. Clarke ……… 1211

147. 黄鹌菜属 **Youngia** Cass.

1. 碱黄鹌菜 **Youngia stenoma** (Turcz.) Ledeb. ……… 1213
2. 细叶黄鹌菜 **Youngia tenuifolia** (Willd.) Babc. et Stebbins ……… 1213
3. 叉枝黄鹌菜 **Youngia tenuicaulis** (Babc. et Stebbins) Czerep. ……… 1214
4. 川西黄鹌菜 **Youngia prattii** (Babc.) Babc. et Stebbins ……… 1215
5. 异叶黄鹌菜 **Youngia heterophylla** (Hemsl.) Babc. et Stebbins ……… 1215
6. 黄鹌菜 **Youngia japonica** (L.) DC. ……… 1216
7. 红果黄鹌菜 **Youngia erythrocarpa** (Vaniot) Babc. et Stebbins ……… 1218

148. 栓果菊属 **Launaea** Cass.

1. 光茎栓果菊 **Launaea acaulis** (Roxb.) Babc. ex Kerr ……… 1219

149. 花佩菊属 **Faberia** Sch. Bip.

1. 花佩菊 **Faberia sinensis** Hemsl. ……… 1219

150. 假福王草属 **Paraprenanthes** Chang ex Shih

1. 林生假福王草 **Paraprenanthes sylvicola** C. Shih ……… 1220
2. 假福王草 **Paraprenanthes sororia** (Miq.) C. Shih ……… 1221

151. 绢毛菊属 **Soroseris** Stebbins

1. 空桶参 **Soroseris erysimoides** (Hand.-Mazz.) C. Shih ……… 1222
2. 绢毛菊 **Soroseris glomerata** (Decne.) Stebbins ……… 1223
3. 金沙绢毛菊 **Soroseris gillii** (S. Moore) Stebbins ……… 1224
4. 皱叶绢毛菊 **Soroseris hookeriana** Stebbins ……… 1225

152. 合头菊属 **Syncalathium** Lipsch.

1. 合头菊 **Syncalathium kawaguchii** (Kitam.) Y. Ling ……… 1226

153. 肉菊属 **Stebbinsia** Lipsch.

1. 肉菊 **Stebbinsia umbrella** (Franch.) Lipsch. ……… 1227

154. 稻槎菜属 **Lapsana** L.

1. 稻槎菜 **Lapsana apogonoides** Maxim. ……… 1228

155. 紫菊属 **Notoseris** C. Shih

1. 多裂紫菊 **Notoseris henryi** (Dunn) C. Shih ……… 1229

156. 翅果菊属 Pterocypsela C. Shih

1. 高大翅果菊 Pterocypsela elata (Hemsl.) C. Shih ··· 1231
2. 毛脉翅果菊 Pterocypsela raddeana (Maxim.) C. Shih ··· 1232
3. 翼柄翅果菊 Pterocypsela triangulata (Maxim.) C. Shih ··· 1233
4. 翅果菊 Pterocypsela indica (L.) C. Shih ··· 1234
5. 多裂翅果菊 Pterocypsela laciniata (Houtt.) C. Shih ··· 1235
6. 台湾翅果菊 Pterocypsela formosana (Maxim.) C. Shih ··· 1236

157. 莴苣属 Lactuca L.

1. 莴苣 Lactuca sativa L. ··· 1237
2. 野莴苣 Lactuca serriola L. ··· 1239

158. 苦荬菜属 Ixeris Cass.

1. 剪刀股 Ixeris japonica (Burm. f.) Nakai ··· 1240
2. 苦荬菜 Ixeris polycephala Cass. ··· 1241

159. 小苦荬属 Ixeridium (A. Gray) Tzvelev

1. 丝叶小苦荬 Ixeridium graminifolium (Ledeb.) Tzvelev ··· 1243
2. 中华小苦荬 Ixeridium chinense (Thunb.) Tzvelev ··· 1243
3. 窄叶小苦荬 Ixeridium gramineum (Fisch.) Tzvelev ··· 1245
4. 抱茎小苦荬 Ixeridium sonchifolium (Maxim.) C. Shih ··· 1246
5. 细叶小苦荬 Ixeridium gracile (DC.) C. Shih ··· 1247
6. 褐冠小苦荬 Ixeridium laevigatum (Blume) C. Shih ··· 1248
7. 小苦荬 Ixeridium dentatum (Thunb.) Tzvelev ··· 1248

160. 沙苦荬属 Chorisis DC.

1. 沙苦荬菜 Chorisis repens (L.) DC. ··· 1250

161. 黄瓜菜属 Paraixeris Nakai

1. 黄瓜菜 Paraixeris denticulata (Houtt.) Nakai ··· 1251
2. 心叶黄瓜菜 Paraixeris humifusa (Dunn) C. Shih ··· 1251
3. 尖裂黄瓜菜 Paraixeris serotina (Maxim.) Tzvelev ··· 1252

162. 毛鳞菊属 Chaetoseris C. Shih

1. 蓝花毛鳞菊 Chaetoseris cyanea (D. Don) C. Shih ··· 1253

163. 蒲公英属 Taraxacum F. H. Wigg.

1. 紫花蒲公英 Taraxacum lilacinum Schischk. ··· 1256
2. 白缘蒲公英 Taraxacum platypecidum Diels ··· 1256
3. 大头蒲公英 Taraxacum calanthodium Dahlst. ··· 1257
4. 川甘蒲公英 Taraxacum lugubre Dahlst. ··· 1258
5. 东北蒲公英 Taraxacum ohwianum Kitam. ··· 1259
6. 阴山蒲公英 Taraxacum antungense Kitag. ··· 1260

7. 藏蒲公英 **Taraxacum tibetanum** Hand.-Mazz. ········· 1260
8. 灰果蒲公英 **Taraxacum maurocarpum** Dahlst. ········· 1261
9. 白花蒲公英 **Taraxacum leucanthum** (Ledeb.) Ledeb. ········· 1261
10. 芥叶蒲公英 **Taraxacum brassicifolium** Kitag. ········· 1262
11. 斑叶蒲公英 **Taraxacum variegatum** Kitag. ········· 1263
12. 蒲公英 **Taraxacum mongolicum** Hand.-Mazz. ········· 1263
13. 朝鲜蒲公英 **Taraxacum coreanum** Nakai ········· 1267
14. 窄苞蒲公英 **Taraxacum bessarabicum** (Hornem.) Hand.-Mazz. ········· 1268
15. 堆叶蒲公英 **Taraxacum compactum** Schischk. ········· 1268
16. 华蒲公英 **Taraxacum borealisinense** Kitam. ········· 1269
17. 多裂蒲公英 **Taraxacum dissectum** (Ledeb.) Ledeb. ········· 1269
18. 光苞蒲公英 **Taraxacum lamprolepis** Kitag. ········· 1270
19. 异苞蒲公英 **Taraxacum heterolepis** Nakai et Koidz. ex Kitag. ········· 1271

药用植物中文名索引 ········· 1272
药用植物拉丁名索引 ········· 1300
《中国药用植物志》科名分卷索引 ········· 1327

忍冬科 CAPRIFOLIACEAE

灌木或藤本，稀小乔木或草本；茎枝常有宽大的髓。单叶，少有奇数羽状复叶，对生，稀轮生，基部有时合生；无或很少有托叶。花两性，辐射对称或两侧对称，通常排列为小聚伞花序，稀为轮伞花序，很少退化为单花，或由此等花序再组成各种花序，有时花序外围的花为不孕花或很少有退化为腺体；花萼与子房合生，(2) 4–5 裂，在萼檐下方大都横缢，萼檐具或深或浅的齿或呈环状而具不明显的齿，萼裂片果时常增大；花冠上位，连合，冠筒或长或短，有时基部具袋囊，冠檐 4–5 裂，裂片等大，或为唇形而上唇具 4 裂片，裂片在花蕾中大都覆瓦状排列；雄蕊 4–5，着生于花冠筒部，与花冠裂片互生，花药分离，背着，2 室，纵裂，花丝有时在花蕾中反折或弯曲；子房下位，2–5 (–8) 室，每室具 1 至多数胚珠；花柱单一，顶生，伸长或极短，柱头头状。果为肉质浆果或核果，瘦果状核果，稀为蒴果，具 1 至多数种子。种子种皮骨质，胚乳丰富，有时嚼烂状，胚直，通常小而线形，子叶卵圆形或长圆形。

约含 18 属，380 余种，主要分布于北半球温带，尤以东亚的中国、日本至喜马拉雅地区及北美东部最为丰富。我国有 12 属，200 余种；药用 9 属，113 种。

本科药用植物化学成分类型多样，主要有苯丙素、环烯醚萜、三萜皂苷、黄酮和木脂素等类成分，环烯醚萜类和黄酮类化合物为本科药用植物的特征性化学成分。

分属检索表

1. 花柱极短或几缺；花冠辐射对称；叶有或无托叶。
  2. 奇数羽状复叶；花药外向；果实具 2–3 (–5) 核 ·· **1. 接骨木属 Sambucus**
  2. 单叶；花药内向；果实仅具 1 核 ··· **2. 荚蒾属 Viburnum**
1. 花柱细长；花冠通常两侧对称；叶无托叶。
  3. 草本，具有由多年生匍匐根状茎上长出的一年生茎 ······························· **3. 莛子藨属 Triosteum**
  3. 乔木、灌木或小灌木至藤本，有时为匍匐矮小灌木但均为木质。
    4. 果实为开裂成 2 片的蒴果 ··· **7. 锦带花属 Weigela**
    4. 果实绝不为开裂的蒴果。
      5. 果实为浆果，具多数种子；子房各室均能育。
        6. 花对生或生于穗状聚伞花序的每节；相邻两花的萼筒各自分离；直立灌木，小枝中空 ··· **8. 鬼吹箫属 Leycesteria**
        6. 花每两朵同生于同一总梗的顶端；相邻两花的萼筒多少合生，如不合生，则必为藤本而花集合成头状或轮状，花序下托以合生的大型苞片 ·· **9. 忍冬属 Lonicera**
      5. 果实为干燥的瘦果状核果，仅具 1 种子，或为浆果状核果而具 1–2 核；子房室一部分不育。
        7. 萼筒上贴生有翅状小苞片；果实具宿存增大的翅状苞片和小苞片 ········· **6. 双盾木属 Dipelta**
        7. 萼筒上无翅状小苞片；果实不具宿存增大的翅状苞片和小苞片。
          8. 果实为浆果状核果，具 2 核，核面密被柔毛 ·························· **4. 毛核木属 Symphoricarpos**
          8. 果实为干燥的瘦果状核果 ·· **5. 六道木属 Abelia**

1. 接骨木属 Sambucus L.

多年生草本至落叶灌木或乔木；枝条粗壮，具粗大髓部；冬芽具数对外鳞片。叶对生，间或有轮生，奇数羽状复叶，小叶边缘具锯齿，托叶叶状或缺或退化成腺体。聚伞房圆锥花序顶生，有时宽大而扩展呈复伞形，具梗或无梗；苞片及小苞片细小。花小，萼筒短，萼齿细小，5枚；花冠白色或黄白色，辐状，冠筒短，花冠裂片5，卵形至卵状披针形；雄蕊5，与花冠裂片互生；花柱极短或几缺，柱头3–5裂，子房3–5室。果为浆果状核果，红色、红黄色、黑色或紫黑色，具核2–3颗；核三棱形至卵形或椭圆形，淡褐色，略有皱纹或小瘤状突起。

本属约20种，广布于南、北两半球的温带和亚热带。我国连栽培的在内有五六种，从南到北广布；该属药用植物4种。

分种检索表

1. 多年生高大草本；嫩枝具棱条；聚伞花序平散，伞形。
　　2. 全为两性花；小叶在轴上具退化成瓶状的托叶，顶生小叶片下沿，常与第一对侧生小叶联合；根红色…………………………………………………………………………………………………… **1. 血满草 S. adnata**
　　2. 具杯形不孕性花；小叶在叶轴上不具退化的托叶，侧生小叶片中部以下和基部有1–2对腺齿；根非红色…………………………………………………………………………………………… **2. 接骨草 S. chinensis**
1. 灌木或小乔木；枝具明显的皮孔；聚伞花序圆锥形。
　　3. 小叶柄、小叶片下面及叶轴均光滑无毛 ……………………………………… **3. 接骨木 S. williamsii**
　　3. 小叶柄、小叶片下面基部脉上及叶轴均长硬毛 ……………………………… **4. 西伯利亚接骨木 S. sibirica**

接骨木属植物作为药用多具有抗骨质疏松等作用，其活性成分以木脂素类化合物为主。研究表明，(-)-二氢去氢双松柏醇[(-)-dihydrodehydroconiferyl alcohol，**1**]、(-)-松脂酚[(-)-pinoresinol，**2**]、醉鱼草醇G (buddlenol G，**3**)、丁香醛(syringaldehyde，**4**)可同时促进大鼠类成骨细胞UMR106的增殖和分化。

白桦脂醇(betulin，**5**)、白桦脂酸(betulinic acid，**6**)、香草醛(vanillin，**7**)、落叶松脂醇(lariciresinol，**8**)、(-)-丁香树脂酚[(-)-syringaresinol，**9**]、接骨木醇▲A (sambucunol A，**10**)、1,2-二(4-羟基-3-甲氧基苯)-1,3-丙二醇[1,2-bis(4-hydroxy-3-methoxyphenyl)-1,3-propanediol，**11**]可促进细胞增殖。

白桦脂醇、(-)-赤式-1-(4-羟基-3-甲氧基苯)-2-[4-(3-羟丙基)-2-甲氧基苯氧基]-1,3-丙二醇{(-)-*erythro*-1-(4-hydroxy-3-methoxyphenyl)-2-[4-(3-hydroxypropanyl)-2-methoxyphenoxy]-1,3-propanediol，**12**}、(-)-苏式-1-(4-羟基-3-甲氧基苯)-2-[4-(3-羟丙基)-2-甲氧基苯氧基]-1,3-丙二醇{(-)-*threo*-1-(4-hydroxy-3-methoxyphenyl)-2-[4-(3-hydroxypropanyl)-2-methoxyphenoxy]-1,3-propanediol，**13**}、对羟基苯甲酸(*p*-hydroxybenzoic acid，**14**)、原儿茶酸(protocatechuic acid，**15**)、天师酸(tianshic acid，**16**)、天师酸甲酯(tianshic acid methyl ester，**17**)可促进细胞碱性磷酸酶的活性。

本属植物多具有镇痛、抗炎、促进骨折愈合作用，部分植物还具有免疫调节、降血脂、保肝利胆、抗病原微生物、益智、增强耐缺氧能力等作用。该类植物的抗肿瘤、抗氧化、抗骨质疏松活性为近年研究的热点。

1. 血满草　大血草、血莽草（云南种子植物名录）

Sambucus adnata Wall. ex DC., Prodr. 4: 322. 1830.（英 Herb of Adnate Elder）

　　直立草本，高 0.5–2 m；根状茎折断后具红色汁液。奇数羽状复叶，对生；小叶 (3) 5–9 枚，有柄至具短柄，但最上一对小叶片基部常相互合生，有时还和顶生小叶相连，小叶片披针形，叶轴上常有杯形腺体；托叶小，线形。圆锥花序顶生，伞房形，各级序轴与花梗无毛或多少被微糙毛，全部为两性花，不具杯状腺体的不孕花；花小，萼筒杯状，长约 2 mm，无毛，萼齿三角形，长约 0.5 mm，具缘毛；花冠白色或淡黄色，辐状，冠筒长约 1 mm，裂片卵形，长约 2 mm，先端锐尖，反曲；雄蕊 5，等长于花冠裂片而互生，开展；花柱短。果红色，具宿存萼片；核 2–3 颗，卵形或椭圆形，表面略有皱纹。花期 5–8 月，果期 8–10 月。

分布与生境　产于陕西、宁夏、甘肃、青海、四川、贵州、云南及西藏东南部。生于海拔 1600–3600 m 的林下、沟边、灌丛、山谷、高山草地。印度、尼泊尔也有。

药用部位　根及全草。

功效应用　祛风，利水，活血，通络。用于风湿痹痛，风疹瘙痒，腰腿疼痛，跌打损伤，骨折。现代亦用于急慢性肾炎。

化学成分　全草含三萜类：齐墩果酸(oleanolic acid)[1]，熊果酸(ursolic acid)[1-2]；木脂素类：落叶松脂醇(lariciresinol)[2]；黄酮类：5,7,3',4'-四羟基黄酮-3-O-吡喃鼠李糖基-(1→6)-吡喃葡萄糖苷[5,7,3',4'-tetramethoxyflavone-3-O-rhamnopyranosyl-(1→6)-glucopyranoside][2]；芳香类：对羟基苯甲酸(p-hydroxybenzoic acid)，3,5-二甲氧基-4-羟基苯基-1-O-β-D-吡喃葡萄糖苷(3,5-dimethoxy-4-hydroxyphenyl-1-O-β-D-glucopyranoside)[1]，1-(3-羟基-4-甲氧基苯基)-1',2'-乙二醇[1-(3-hydroxy-4-methoxyphenyl)-1',2'-ethanediol]，1-(3,4,5-三甲氧基苯基)-1',2'-乙二醇[1-(3,4,5-trimethoxyphenyl)-1',2'-ethanediol][2]。

药理作用　镇痛作用：血满草水提物和乙醇提物灌胃，均能降低醋酸致小鼠扭体反应次数，提高热刺激痛阈[1]。

　　抗炎作用：血满草水提物和醇提物灌胃，对二甲苯致小鼠耳廓肿胀均有抑制作用[1]。

　　抗真菌作用：血满草水提液体外对红色毛癣菌、石膏样毛癣菌、羊毛样小孢子菌均有抑制作用[2]。

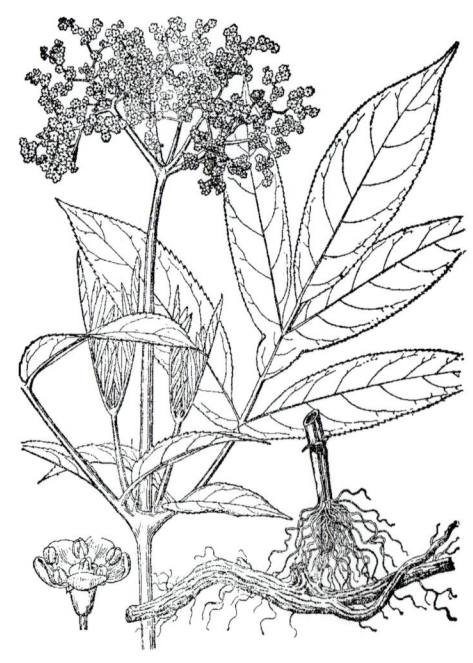

血满草 Sambucus adnata Wall. ex DC.
引自《中国高等植物图鉴》

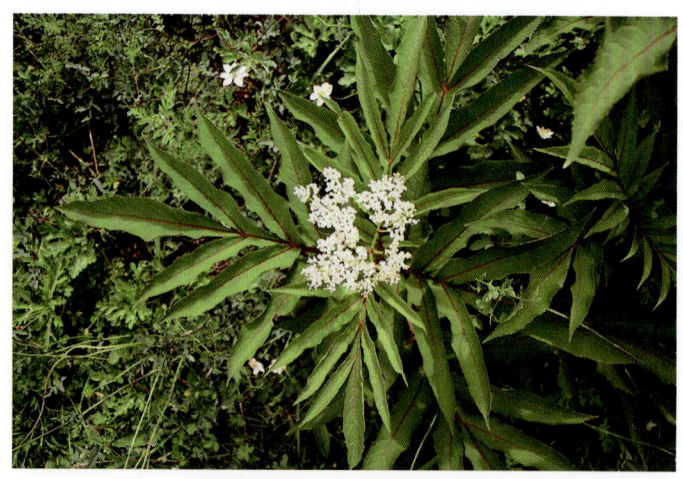

血满草 Sambucus adnata Wall. ex DC.
摄影：张英涛

忍冬科 CAPRIFOLIACEAE

注评 本种为云南药品标准（1996）和藏药标准（1979）收载"血满草"的基源植物，药用其干燥全草及根。藏族、傈僳族、拉祜族、彝族、佤族、白族、傣族、德昂族、景颇族和基诺族也药用本种，除基诺族用根治肝炎和小儿麻痹后遗症外，其余各族用全草外用治疮疖、神经性皮炎、小儿湿疹，内服治跌打损伤、风湿性关节炎，根治水肿。

化学成分参考文献

[1] 沈笑媛，等. 天然产物研究与开发，2006, 18(2): 249-250.

[2] 唐柳怡，等. 中药材，2007, 30(5): 549-551.

药理作用及毒性参考文献

[1] 王文静，等. 中药药理与临床，2010, 26(5): 82-84.

[2] 许冰，等. 临床皮肤科杂志，1987, (4): 9-13.

2. 接骨草　陆英（神农本草经、植物名实图考），臭根草、赶山虎（中国高等植物图鉴），蒴藋（名医别录）

Sambucus chinensis Lindl. in Trans. Hort. Soc. London 6: 297. 1826.（英 **China Elder**）

高大草本至半灌木，高达 2 m；一年生茎具条棱，髓心白色，根状茎折断后无红色汁液。奇数羽状复叶，对生；小叶 (3) 5-9 枚，小叶片披针形，叶轴上常有杯形腺体；托叶小，线形或呈腺体突起。圆锥花序顶生，伞房形，具由不孕花变成的黄色杯状腺体；苞片和小苞片线形至线状披针形，花萼筒杯状，长约 1.5 mm，萼齿三角形，长约 0.5 mm；花冠白色，辐状，冠筒长约 1 mm，花冠裂片卵形，长约 2 mm，先端锐尖，反曲；雄蕊 5，等长于花冠裂片而与之互生，开展；花柱短。果红色；核 2-3 颗，卵形，表面有小瘤状突起。花期 5-8 月，果期 9-10 月。

分布与生境　产于陕西、甘肃、青海、江苏、安徽、浙江、江西、湖北、湖南、福建、台湾、广东、广西、四川、贵州、云南、西藏。生于海拔 300-2600 m 的山坡、林下、沟边和草丛中。印度东北部、泰国、老挝、柬埔寨、越南至日本也有。

药用部位　全草或根、果实。

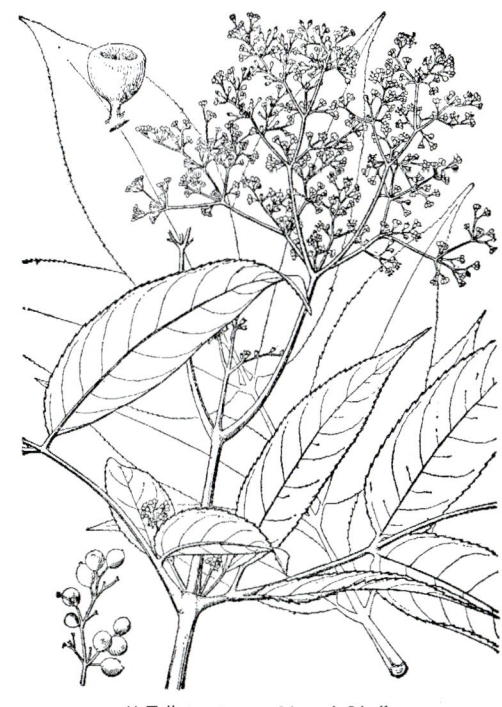

接骨草 Sambucus chinensis Lindl.
引自《中国高等植物图鉴》

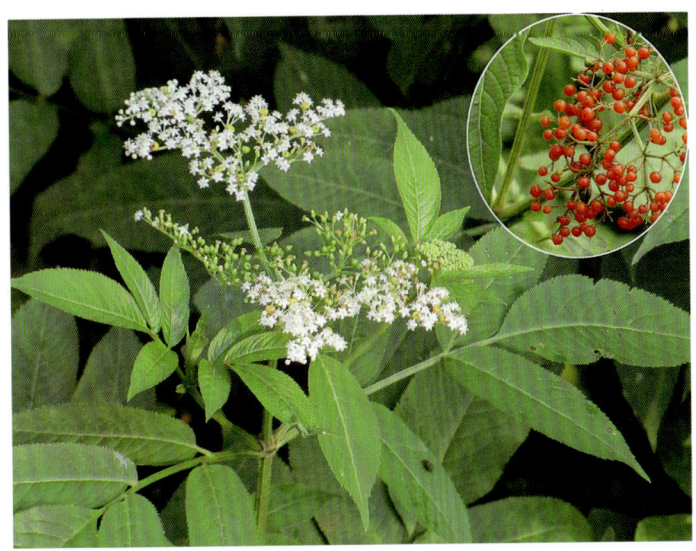

接骨草 Sambucus chinensis Lindl.
摄影：梁同军

功效应用 根：祛风，利湿，活血，散瘀，止血。用于风湿痹痛，头风，腰腿疼痛，水肿，淋证，白带，跌打损伤，骨折，癥瘕痞块，咯血，吐血，风疹瘙痒，疖肿。茎叶：祛风，利湿，舒筋，活血。用于风湿痹痛，腰腿疼痛，水肿，黄疸，跌打损伤，产后恶露不下，风疹瘙痒，丹毒，疖肿。果实：外用蚀疣。

化学成分 叶含三萜类：熊果酸(ursolic acid)，α-香树脂醇棕榈酸酯(α-amyrin palmitate)[1]；甾体类：β-谷甾醇，豆甾醇，菜油甾醇[1]。

全草含黄酮类：山奈酚-3-O-β-D-(6-O-乙酰吡喃葡萄糖基)-7-O-β-D-吡喃葡萄糖苷[kaempferol-3-O-β-D-(6-O-acetylglucopyranosyl)-7-O-β-D-glucopyranoside]，山奈酚-3-O-β-D-吡喃葡萄糖基-7-O-β-D-吡喃葡萄糖苷[kaempferol-3-O-β-D-glucopyranosyl-7-O-β-D-glucopyranoside][2]；三萜类：齐墩果酸(oleanolic acid)，熊果酸[2]；甾体类：β-谷甾醇[2]；挥发油：1-甲氧基-4-(2-烯丙基)苯，3-甲基丁酸等[3]。

药理作用 镇痛作用：接骨草的醇提物和水提物灌胃，可提高小鼠热刺激痛阈，降低醋酸致小鼠扭体反应次数[1]。

抗炎免疫作用：接骨草醇提物和水提物灌胃，均能抑制二甲苯致小鼠耳肿胀[1]。接骨草乙醇提取物经大孔树脂纯化后30%乙醇洗脱液灌胃，能增加小鼠单核-巨噬细胞吞噬功能，增加血清中碳粒廓清速率，提高肝脾网状内皮系统吞噬指数，提高肝脾脏器系数[2]。

保肝作用：接骨草75%乙醇提取物及乙醇提取物经乙酸乙酯萃取部分灌胃，对CCl_4致小鼠急性肝损伤均有保护作用；乙醇提取物经大孔树脂纯化后30%乙醇洗脱液灌胃，对CCl_4致小鼠急性肝损伤、ConA所致小鼠急性肝损伤、D半乳糖胺盐酸盐(D-GalN)致大鼠急性肝损伤有保护作用[2-3]。从接骨草中分离得到的化合物熊果酸灌胃，对分别以CCl_4、D-GalN和卡介苗与脂多糖(BCG-LPS)致小鼠肝损伤有保护作用[4]。

利胆作用：熊果酸十二指肠给药，对麻醉正常大鼠和异硫氰酸苯酯(APIT)胆汁淤积性肝炎模型大鼠均有促进胆汁分泌、促进胆红素排泄作用[5]。

抗肿瘤作用：熊果酸对P-388和L-1210白血病细胞、A-549人肺腺癌细胞有细胞毒作用[6]。

毒性及不良反应 接骨草水提物给小鼠灌胃和腹腔注射的LD_{50}分别为820 g/kg和119 g/kg。熊果酸给小鼠灌胃和腹腔注射的LD_{50}分别为8.33 g/kg和0.64 mg/kg[7]。

注评 本种为部颁中药材标准（1992年版）、浙江中药材标准（2000）收载"陆英"，广西中药材标准（1990）收载"走马风"的基源植物，药用其干燥全草，药材又名"蒴藋"；其果实入药称"陆英果实"，根入药称"陆英根"。傣族、瑶族、壮族、仡佬族、傈僳族和苗族也药用，主要用途同功效应用项。

化学成分参考文献

[1] Inoue T, et al. *Chem Pharm Bull*, 1969, 17(1): 124-127.

[2] 廖琼峰，等. 中药材，2006, 29(9): 916-918.

[3] 蒋道松，等. 中药材，2003, 26(2): 102-103.

药理作用及毒性参考文献

[1] 王文静，等. 华西药学杂志，2011, 26(3): 247-249.

[2] 杨威，等. 沈阳药科大学学报，2006, 23(8): 524-527.

[3] 朱少璇，等. 中药材，2008, 31(8): 1216-1219.

[4] 熊筱娟，等. 中草药，2005, 36(8): 1207-1209.

[5] 熊筱娟，等. 中医药学报，2003, 31(4): 54-55.

[6] Lee KH, et al. *Planta Med*, 1988, 54(4): 308.

[7] 熊筱娟，等. 宜春医专学报，2001, 13(1): 54.

3. 接骨木　木蒴藋（唐本草），铁骨散（植物名实图考），九节风（中国经济植物志），公道老（华北）

Sambucus williamsii Hance in Ann. Sci. Nat., Bot., sér. 4 5: 217. 1866.（英 **Williams Elder**）

3a. 接骨木（模式变种）

Sambucus williamsii Hance var. **williamsii**

落叶灌木或小乔木，高 2–8 m；树皮暗灰色。奇数羽状复叶，对生；小叶 3–11 枚，通常卵形至长圆状披针形，长 3–15 cm，叶片揉碎后有臭味，具短柄，顶生小叶柄长达 2 cm；托叶小，线形或呈腺体突起。圆锥花序由聚伞花序组成，顶生，长 5–11 cm，具总梗；花小而密集，萼筒杯状，长约 1 mm，萼齿 5，三角状披针形，稍短于萼筒；花冠白色至淡黄色，辐状，裂片 5，反曲，长约 2 mm；雄蕊 5，等长或稍短于花冠裂片而与之互生，开展；花柱短，柱头 3 裂。果红色，少数黑紫色，具宿存萼片；核 2–3 颗，压扁状椭圆形，略有皱纹。花期 3–4 月，果期 4–5 月。

分布与生境　除新疆、西藏、青海以外，全国各地有分布。生于海拔 540–1600 m 的山坡、灌丛、沟边。欧洲、朝鲜、日本也有。

药用部位　全株。

功效应用　根：祛风除湿，舒筋活络，利水消肿。用于风湿痹痛，痰饮，黄疸，跌打损伤，骨折肿痛，烫伤。现代亦用于急、慢性肾炎。茎枝：祛风除湿，活血，止血。用于风湿痹痛，风疹，跌打损伤，骨折肿痛。外用治创伤出血。现代亦用于痛风，大骨节病，急、慢性肾炎。叶：活血，舒筋，止痛，利湿。用于跌打损伤，骨折，风湿痹痛。现代亦用于痛风，脚气，水火烫伤。花：发汗，利水。用于风热感冒，小便不利。

化学成分　茎含三萜类：熊果酸(ursolic acid)，α-香树脂醇(α-amyrin)[1-2]，齐墩果酸(oleanolic acid)，白桦脂醇(betulin)，白桦脂酸(betulinic acid)[2]；倍半萜类：1β,4α,13-三羟基桉叶烷-11(12)-烯[1β,4α,13-trihydroxyeudesm-11(12)-ene][3]；酚酸类：香草醛(vanillin)，香草乙酮(acetovanillone)，松柏醛(coniferyl aldehyde)，丁香醛(syringaldehyde)，对羟基苯甲酸(p-hydroxybenzoic acid)，对羟基肉桂酸(p-hydroxycinnamic acid)，原儿茶酸(protocatechuic acid)[4]；木脂素类：接骨木醇▲(sambucunol) A、B，醉鱼草醇G (buddlenol G)，(-)-丁香树脂酚[(-)-syringaresinol]，1,2-二(4-羟基-3-甲氧基苯)-1,3-丙二醇[1,2-bis(4-hydroxy-3-methoxyphenyl)-1,3-propanediol]，(-)-松脂酚[(-)-pinoresinol]，(-)-赤式-1-(4-羟基-3-甲氧基苯基)-2-[4-(3-羟丙基)-2-甲氧基苯氧基]-1,3-丙二醇{(-)-*erythro*-1-(4-hydroxy-3-methoxyphenyl)-2-

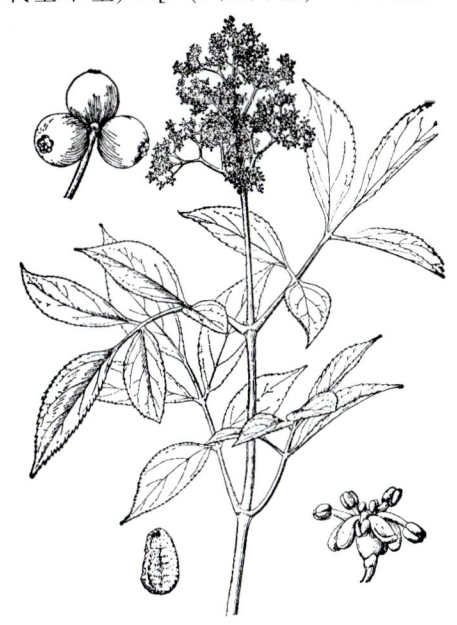

接骨木 **Sambucus williamsii** Hance var. **williamsii**
引自《中国高等植物图鉴》

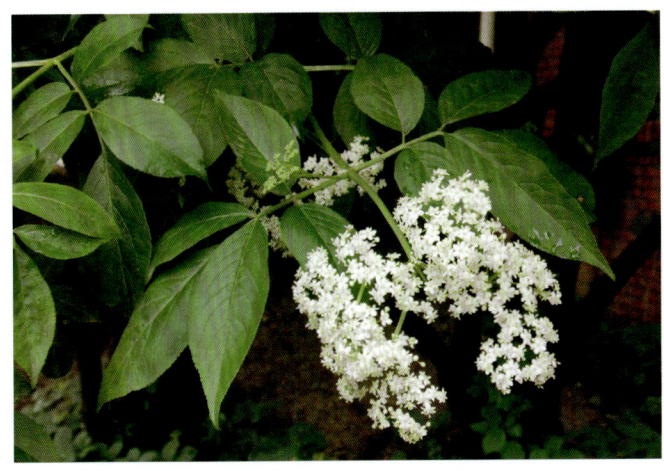

接骨木 **Sambucus williamsii** Hance var. **williamsii**
摄影：张英涛

[4-(3-hydroxypropanyl)-2-methoxyphenoxy]-1,3-propanediol}，(-)-苏式-1-(4-羟基-3-甲氧基苯基)-2-[4-(3-羟丙基)-2-甲氧基苯氧基]-1,3-丙二醇{(-)-*threo*-1-(4-hydroxy-3-methoxyphenyl)-2-[4-(3-hydroxypropanyl)-2-methoxyphenoxy]-1,3-propanediol}，(-)-二氢去氢双松柏醇[(-)-dihydrodehydrodiconiferyl alcohol]，(-)-落叶松脂醇[(-)-lariciresinol][5]，裂榄木脂素▲(burselignan)，南烛木树脂醇(lyoniresinol)，5-甲氧基异落叶松脂醇(5-methoxy-isolariciresinol)，赤式-愈创木烷基丙三醇-*β*-O-4'-芥子醇醚(*erythro*-guaiacylglycerol-*β*-O-4'-sinapyl ether)，1-(4'-羟基-3'-甲氧基苯基)-2-[4''-(3-羟基丙烷)-2'',6''-二甲氧基苯基]丙烷-1,3-二醇 {1-(4'-hydroxy-3'-methoxyphenyl)-2-[4''-(3-hydroxypropyl)-2'',6''-dimethoxyphenoxy]propane-1,3-diol}，异落叶松脂醇(isolariciresinol)，环橄榄树脂素(cycloolivil)[6]；甾体类：β-谷甾醇[1]，胡萝卜苷[1-2]，豆甾醇[2]；其他类：三十酸，羽扇豆醇-3-棕榈酸酯(lupeol-3-palmitate)[1]，脂肪酸类：天师酸(tianshic acid)，天师酸甲酯(tianshic acid methyl ester)[3]。

药理作用 抗惊厥作用：接骨木根水提醇沉液皮下注射或腹腔注射，可对抗士的宁或咖啡因诱发的惊厥反应[1]。

益智作用：接骨木果实油灌胃，对小鼠东莨菪碱所致记忆获得性障碍、氯霉素所致记忆巩固障碍及乙醇所致记忆再现障碍均有改善作用[2]。

镇痛作用：接骨木根水提醇沉液皮下注射或灌胃，能提高小鼠热刺激痛阈，减少醋酸致小鼠扭体反应[1,3]。

抗炎作用：接骨木根皮水提液灌胃，可抑制二甲苯致小鼠耳肿胀、蛋清致大鼠足肿胀[3]。接骨木根水提醇沉液灌胃可抑制角叉菜胶致大鼠足肿胀；腹腔注射能抑制右旋糖酐致大鼠足肿胀，皮下注射可抑制醋酸致小鼠腹腔毛细血管通透性增高[1]。

调免疫节作用：接骨木果实油灌胃，能刺激正常小鼠外周血淋巴细胞转化；对抗环磷酰胺对淋巴细胞转化的抑制作用[4]。

增强耐缺氧作用：接骨木果油腹腔注射，可提高小鼠常压耐缺氧能力[5]。

降血脂作用：接骨木果油灌胃，可降低正常大鼠、高脂血症小鼠和鸡的血清总胆固醇、三酰甘油、低密度脂蛋白及动脉硬化指数，增加高密度脂蛋白及高密度脂蛋白/总胆固醇的比值[5-6]。

抗肿瘤作用：接骨木果油和接骨木提取物灌胃，可抑制荷S_{180}实体瘤和H_{22}肝癌实体瘤模型小鼠瘤体生长，延长小鼠生存时间[7]。

抗氧化作用：接骨木茎总黄酮体外具有清除 DPPH 自由基活性[8]。

促进骨折愈合、抗骨质疏松作用：接骨木茎枝乙醇提取物灌胃，可使去卵巢大鼠血清碱性磷酸酶 (ALP) 活性降低，尿钙排出量减少，胫骨近端骨密度增加，骨小梁增加，骨小梁间隙减小，大鼠股骨生物力学性能加强；能够促进股骨干髓端 I 型胶原蛋白的 mRNA 表达和蛋白表达水平，促进大鼠 UMR106 类成骨细胞的增殖和碱性磷酸酶活性[9]。接骨木茎枝 60% 乙醇提取物分离到酚酸类化合物丁香醛、香草醛、松柏醛、原儿茶酸和三萜苷元类化合物白桦脂醇、白桦脂酸有促进 UMR106 细胞的增殖和分化作用，其中白桦醇、对羟基苯甲酸、原儿茶酸可促进细胞碱性磷酸酶活性[10-11]。

毒性及不良反应 接骨木油小鼠灌胃，LD_{50}大于 50 ml/kg[5]。接骨木水提物小鼠静脉注射LD_{50}为 (1.9 ± 0.32) g/kg[1]。

注评 本种为中国药典（2010 年版附录Ⅲ）、部颁药品标准·蒙药（1998 年版）、贵州（1988）和内蒙古（1986）中药材标准收载"接骨木"，以及上海中药材标准（1994）收载"扦扦活"的基源植物，药用其干燥带叶茎枝；其叶、花、根或根皮亦供药用，分别称"接骨木叶"、"接骨木花"、"接骨木根"。其变种毛接骨木 S. williamsii Hance var. miquelii (Nakai) Y. C. Tang 在不同地区也作"接骨木"使用。哈尼族、壮族、水族、苗族、达斡尔族、土家族、瑶族、布依族和侗族也药用，除壮族用根、叶治疯狗咬伤外，其他民族的主要用途同功效应用项。

化学成分参考文献

[1] 郭学敏，等. 中草药，1998, 29(11): 727-729.
[2] 杨序娟，等. 沈阳药科大学学报，2005, 22(6): 449-452,457.
[3] Yang XJ, et al. *Chem Pharm Bull*, 2006, 54(5): 676-678.
[4] 杨序娟，等. 中草药，2005, 36(11): 1604-1607.
[5] Yang XJ, et al. *J Asian Nat Prod Res*, 2007, 9(7): 583-591.
[6] 欧阳富，等. 中国中药杂志，2009, 34(10): 1225-1227.

药理作用及毒性参考文献

[1] 吴春福，等. 中药材，1992, 15(1): 35-37.
[2] 沈刚哲，等. 中国中医药科技，2000, 7(2): 103-104.
[3] 董培良，等. 中医药学报，2008, 36(5): 18-20.
[4] 王秋雨，等. 辽宁大学学报(自然科学版)，1995, 22(增刊): 105-107.
[5] 刘铮，等. 沈阳科大学学报，1995, 12(2): 127-129.
[6] 胡荣，等. 北华大学学报(自然科学版)，2000, 1(3): 218-221.
[7] 李炫万，等. 中国中医药科技，2000, 7(2): 103.
[8] 李安林，等. 中国食品添加剂，2010, 5(4): 113-116.
[9] 解芳. 接骨木提取物抗骨质疏松作用及作用机理研究[学位论文]. 沈阳：沈阳药科大学，2005.
[10] 杨序娟，等. 沈阳药科大学学报，2005, 22(6): 449-452,457.
[11] 杨序娟，等. 中草药，2005, 36(11): 1604-1607.

3b. 毛接骨木

Sambucus williamsii Hance var. ***miquelii*** (Nakai) Y. C. Tang in Fl. Reipubl. Popularis Sin. 72: 11. 1988.——*S. buergeriana* Blume, *S. sieboldiana* (Miq.) Blume var. *miquelii* (Nakai) Hara（英 **Hairy Elder**）

羽状复叶有小叶片(1-) 2-3对，小叶片主脉及侧脉基部被明显的黄白色长硬毛，小叶柄、叶轴及幼枝亦被黄色长硬毛；花序轴除被短柔毛外还夹杂长硬毛。

分布与生境 产于黑龙江、吉林、辽宁和内蒙古。生于海拔1000-1400 m的松林和桦木林中及山坡岩缝、林缘。

药用部位 茎枝、根或根皮、叶或花。

功效应用 同接骨木。

化学成分 叶含黄酮类：槲皮素(quercetin)，山奈酚(kaempferol)[1]；三萜类：熊果酸(ursolic acid)，齐墩果酸(oleanolic acid)，β-香树脂醇棕榈酸酯(β-amyrin palmitate)，α-香树脂醇棕榈酸酯(α-amyrin palmitate)[1]；甾体类：β-谷甾醇，菜油甾醇[1]；其他：蔗糖，硝酸钾(potassium nitrate)[1]。

注评 本种为"马尿烧"的基源植物，药用其根、枝叶。在不同地区也作"接骨木"使用。

化学成分参考文献

[1] Inoue T, et al. *Yakugaku Zasshi*, 1973, 93(11): 1530-1533.

4. 西伯利亚接骨木

Sambucus sibirica Nakai in Bot. Mag. (Tokyo) 40: 478. 1926.（英 **Siberian Elder**）

落叶灌木，高2-4 m，分枝稠密；树皮淡红褐色，纵条裂，具椭圆形皮孔；髓部浅褐色；嫩枝具白色乳头状突起。羽状复叶通常有2对小叶，叶轴和小叶柄有黄色长硬毛，小叶片卵状披针形或披针形，长5-14 cm，宽1.6-5.5 cm，顶端长渐尖，边缘具不规则锐齿，基部心形，两侧不等，上面绿色，背面苍白色，沿中脉具长硬毛；托叶腺状。圆锥形聚伞花序直立。长3.5-5 cm；总花梗被乳头状突起；花冠淡绿色或淡黄色，裂片长圆形，雄蕊赭黄色，果实鲜红色。果期7-8月。

分布与生境 产于新疆。生于石质山坡和河边岩石缝。西伯利亚和阿尔泰也有分布。

药用部位 根皮及嫩枝。

功效应用 祛风通络，活血止痛。用于风湿痹痛，跌打损伤。

化学成分 果实含黄酮类：矢车菊素-3-*O*-(2″-*O*-木糖基葡萄糖苷)-5-*O*-葡萄糖苷[cyanidin-3-*O*-(2″-*O*-

xylosylglucoside)-5-*O*-glucoside]，矢车菊素-3-*O*-(2"-*O*-木糖基-6"-*O*-Z-对香豆酰葡萄糖苷)-5-*O*-葡萄糖苷[cyanidin-3-*O*-(2"-*O*-xylosyl-6"-*O*-Z-*p*-coumaroylglucoside)-5-*O*-glucoside]，矢车菊素-3-*O*-(2"-*O*-木糖基-6"-*O*-E-对香豆酰葡萄糖苷)-5-*O*-葡萄糖苷[cyanidin-3-*O*-(2"-*O*-xylosyl-6"-*O*-E-*p*-coumaroylglucoside)-5-*O*-glucoside][1]。

化学成分参考文献

[1] Jordheim M, et al. *Biochem Syst Ecol*, 2007, 35(3): 153-159.

2. 荚蒾属 Viburnum L.

灌木或乔木，有时带蔓性，落叶或常绿，常被簇状毛。单叶，对生或稀 3 枚轮生；托叶有或无，或在同一个体上兼可存在或缺失。花序为由小聚伞花序集合而成的复伞形、圆锥形、有时近似伞房状圆锥形的混合花序，很少紧缩成簇状，有时周围或全部具白色大型的不孕花；花辐射对称，萼齿 5，花冠辐状、钟状、漏斗状或高脚碟状，5 裂；雄蕊 5；子房 1 室，花柱极短，柱头浅 3 裂；胚珠 1 颗，自子房顶端下垂。果实为浆果状核果，顶端具宿存的萼齿及花柱；核多扁平，少有球形、卵状球形或椭圆状球形，内含 1 颗种子；胚直，胚乳坚实或嚼烂状。

约 200 种，分布于北半球温带和亚热带地区，尤其是亚洲及南美洲。我国约有 80 种，广布于各省区，尤以西南部种类最多，药用植物 36 种。

分种检索表

1. 冬芽裸露；植物体被簇状毛，无鳞片；果实成熟时由红色转为黑色。
    2. 花序有总梗；果核有 2 条背沟和 (1–) 3 条腹沟，或有时背沟退化不明显；胚乳坚实。
        3. 叶临冬凋落，通常边缘有齿。
            4. 花序有大型的不孕花·· 1. 绣球荚蒾 V. macrocephalum
            4. 花序全由两性花组成，无大型的不孕花。
                5. 花冠辐状，筒比裂片短·· 2. 陕西荚蒾 V. schensianum
                5. 花冠筒状钟形，筒比裂片长·· 3. 蒙古荚蒾 V. mongolicum
        3. 叶大多常绿，全缘或有时具不明显的疏浅齿，侧脉通常近叶缘时互相网结而非直达齿端。
            6. 萼筒无毛；叶长 2–6 cm，上面小脉不凹陷·· 4. 烟管荚蒾 V. utile
            6. 萼筒多少被簇状毛；叶长 5–25 cm。
                7. 叶披针状长圆形至狭长圆形，通常 5–15 cm，宽 1.5–4.5 cm，厚纸质，上面侧脉或有时连同小脉略凹陷，但不为极度皱纹状；叶柄长 1–2 cm；花冠外面疏被簇状毛·· 5. 金佛山荚蒾 V. chinshanense
                7. 叶卵状披针形至卵状长圆形，通常长 8–25 cm，宽 2.5–8 cm，革质，上面各脉均深凹陷，呈现极度的皱纹状；叶柄长 1.5–4 cm；花冠外面几无毛·· 6. 皱叶荚蒾 V. rhytidophyllum
    2. 花序无总梗；果核有 1 条背沟和 1 条深腹沟；胚乳深嚼烂状。
        8. 花序无大型的不孕花·· 7. 显脉荚蒾 V. nervosum
        8. 花序周围有大型的不孕花·· 8. 合轴荚蒾 V. sympodiale
1. 冬芽有 1–2 对（很少 3 对或多对）鳞片；如为裸露，则芽、幼枝、叶下面、花序、萼、花冠及果实均被鳞片状毛。
    9. 果核圆形、卵圆形或椭圆形，有 1 条极细的线状浅腹沟或无沟，决不带压扁状；花序复伞形式；果实成熟时蓝黑色或由蓝色转为黑色；叶常绿，无毛或近无毛·· 9. 球核荚蒾 V. propinquum
    9. 果核如为椭圆形则果核具 1 上宽下窄的深腹沟，或花序不如上述；果实成熟时红色，或由红色转为酱黑色，少有黄色。

10. 冬芽有 1-2 对分离的鳞片；叶柄顶端或叶片基部无腺体。

  11. 花序复伞形或伞形，有大型的不孕花；果核腹面有 1 上宽下窄的沟，沟上端及背面下半部中央各有 1 明显隆起的脊 ·· 10. **粉团 V. plicatum**

  11. 花序各种，无大型不孕花；果核通常不如上述。

    12. 花序由穗状或总状花序组成的圆锥花序，或因圆锥花序的主轴缩短而近似伞房式，很少花序紧缩成近簇状；果核通常浑圆或稍扁，具 1 上宽下窄的深腹沟。

      13. 花冠漏斗形或高脚碟形，很少辐状钟形，裂片短于筒。

        14. 雄蕊着生于花冠筒内的不同高度；花先于叶或与叶同时开放；叶纸质。

        14. 雄蕊着生于花冠筒顶端；花于叶后（极少与叶同时）开放；叶纸质至革质。

          15. 叶的侧脉大部分直达齿端；叶纸质 ································· 11. **红荚蒾 V. erubescens**

          15. 叶的侧脉大部分在近叶缘时互相网结；叶纸质、厚纸质至革质。

            16. 叶边缘有尖或钝的锯齿，齿顶不向内或向前弯 ················ 12. **台东荚蒾 V. taitoense**

            16. 叶边缘有尖锯齿，齿顶通常向内或向前弯 ···················· 13. **少花荚蒾 V. oliganthum**

      13. 花冠辐状，裂片长于筒。

        17. 圆锥花序尖塔形；如因花序轴稍缩短而花序近似伞房式，则叶下面脉腋有趾蹼状小孔。

          18. 叶的侧脉至少一部分直达齿端；花序无毛或近无毛 ·············· 15. **巴东荚蒾 V. henryi**

          18. 叶的侧脉近叶缘时弯拱而互相网结，不直达齿端。

            19. 萼和花冠均无毛；果序卵圆形或卵状椭圆形，顶端常多少骤然收缩而带圆形，因而有肩 ··· 14. **珊瑚树 V. odoratissimum**

            19. 萼和花冠或至少萼外面被簇状短毛；果核卵圆形或长卵圆形，顶端常渐尖而无肩，未熟果实常疏生簇状毛 ··· 16. **短序荚蒾 V. brachybotryum**

        17. 圆锥花序因花序轴不充分伸长而呈圆顶的，外观近似伞房式 ··· 17. **伞房荚蒾 V. corymbiflorum**

    12. 花序复伞式或稀可为由伞形花序组成的尖塔形圆锥花序；果核通常扁有浅的背、腹沟，有时沟退化而不明显，很少无沟或在腹面深陷如杓状。

      20. 冬芽有 1 对鳞片，极少裸露。

        21. 冬芽裸露；芽、幼枝、叶下面、花序和花冠外面均被铁锈色、圆状鳞片状毛 ·· 18. **鳞斑荚蒾 V. punctatum**

        21. 冬芽有 1 对鳞片；植物体无上述鳞片状毛。

          22. 花冠钟状，裂片短而直立；叶下面有带红色或黄色腺点（腺点有时扁化而类似鳞片）··· 19. **水红木 V. cylindricum**

          22. 花冠辐状。

            23. 叶全缘或有时顶端有少数大牙齿，基部中脉两侧常有大形腺斑；雄蕊远高出于花冠，花丝在蕾褶叠。

              24. 叶通常 3 枚轮生；托叶 2 枚；花序无或近于无总花梗 ········ 20. **三叶荚蒾 V. ternatum**

              24. 叶对生；托叶不存在或早落；花序有总花梗 ················ 21. **厚绒荚蒾 V. inopinatum**

            23. 叶边缘除基部外有牙齿或锯齿，基部两侧无腺斑；雄蕊稍长于花冠，花丝在蕾中不褶叠 ·· 22. **淡黄荚蒾 V. lutescens**

      20. 冬芽有 2 对鳞片。

        25. 叶的侧脉 2-4 对，基部 1 对作离基或近离基三出脉状；如侧脉 5-6 对，则叶革质或近革质；或叶纸质或厚纸质而下面在放大镜下同时可见具金黄色和红褐色两种腺点。

          26. 幼枝四方形。

27. 萼筒被簇状毛；叶近革质 ·· 23. 海南荚蒾 **V. hainanense**
27. 萼筒无毛；叶革质 ·· 24. 常绿荚蒾 **V. sempervirens**
26. 幼枝圆柱状，纵有棱角亦不为四方形 ·· 25. 臭荚蒾 **V. foetidum**
25. 叶的侧脉 5 对以上，羽状，很少类似离基三出脉；叶纸质、厚纸质或薄革质下面无腺点或有颜色纯一的腺点。
   28. 果核背面凸起，腹面四周升高，中部凹陷，形状如杓；叶长圆状披针形至披针形或条状披针形，长 9–19 cm；幼枝四方形 ······················· 26. 披针叶荚蒾 **V. lancifolium**
   28. 果核通常带扁形，有时可因两侧边缘向腹面反卷而纵向凹陷，但不为杓状。
      29. 花冠外面无毛，极少蕾时有毛而花开后变秃净。
         30. 花序或果序下垂；幼枝多少有棱角；芽及叶干后变黑色或浅灰黑色 ·· 27. 茶荚蒾 **V. setigerum**
         30. 花序或果序不下垂。
            31. 总花梗的第一级辐射枝通常 7 出；花生于第 (3–) 4–5 (–6) 级辐射枝上；果实成熟时红色 ·································· 28. 桦叶荚蒾 **V. betulifolium**
            31. 总花梗的第一级辐射枝通常 5 出；花生于第 2–4 级辐射枝上。
               32. 果核多少呈浅杓状，果实成熟时酱黑色 ············ 29. 黑果荚蒾 **V. melanocarpum**
               32. 果核不为浅杓状。
                  33. 叶柄不具托叶 ··· 30. 台中荚蒾 **V. formosanum**
                  33. 叶柄有托叶 ··· 31. 宜昌荚蒾 **V. erosum**
      29. 花冠外面被疏或密的簇状短毛。
         34. 叶下面在放大镜下有黄色或近无色的透亮腺点，或有时腺点呈鳞片状，更或为不明显的暗色 ··· 32. 荚蒾 **V. dilatatum**
         34. 叶下面无腺点。
            35. 叶上面有腺点；总花梗极短或几无，很少可长达 1.5 cm ······················· 33. 吕宋荚蒾 **V. luzonicum**
            35. 叶上面无腺点；总花梗明显或罕有极短 ···················· 34. 南方荚蒾 **V. fordiae**
10. 冬芽为 2 对合生的鳞片所包围；叶 3 (2–4) 裂；叶柄顶端或叶片基部有 2–4 个明显的腺体。
   36. 花序无大型的不孕花；叶 2–3 (–4) 裂；叶柄最长不超过 2.5 cm ············ 35. 朝鲜荚蒾 **V. koreanum**
   36. 花序周围有大型的不孕花；叶通常 3 裂或有时小枝上部同时存在不裂的叶；叶柄长 2–4 cm ·· 36. 鸡树条荚蒾 **V. opulus** var. **calvescens**

二萜类化合物是荚蒾属植物的主要化学成分。迄今为止，已从荚蒾属植物中分离得到了近百种二萜类化合物。荚蒾宁 (vibsanin) 型的二萜类化合物被认为是罕见的天然产物，只在荚蒾属植物中发现过。代表性化合物有荚蒾宁 (vibsanin) A-I (**1-9**)、K-M (**10-12**)、O (**13**)，醛醇荚蒾宁 (aldovibsanin) A (**14**)、B (**15**)、C (**16**)，呋喃荚蒾宁 (furanovibsanin) A (**17**)、B (**18**)、C (**19**)、D (**20**)、E (**21**)、F (**22**)、G (**23**)，新荚蒾宁 (neovibsanin) A (**24**)、B (**25**)，螺环荚蒾宁 A (spirovibsanin A，**26**)，荚蒾散醇 (vibsanol) A (**27**)、B (**28**) 等。其中，荚蒾宁 C、5- 表荚蒾宁 C (5-epivibsanin C，**29**) 和 5- 表 - 荚蒾宁 H (5epi-vibsanin H，**30**) 对 KB 细胞增殖有中等程度的抑制活性；而 **27** 则对 NUGC 胃癌细胞的增殖有明显的抑制作用。

忍冬科 CAPRIFOLIACEAE

环烯醚萜类成分亦是荚蒾属植物的主要成分。其中，吕宋荚蒾醛▲ (luzonial) A (**31**)、B (**32**)，吕宋荚蒾二醛 (luzonidid) A (**33**)、B (**34**) 及其苷元吕宋荚蒾萜▲ (luzonoid) A (**35**)、B (**36**)、C (**37**)、D (**38**)、E (**39**) 对 HeLa S3 细胞增殖有一定的抑制作用。

本属植物荚蒾有抑制细菌生长、抗肿瘤作用；鸡树条荚蒾有止咳、抑制细菌生长、抗肿瘤作用。

1. 绣球荚蒾　绣球花、绣球（广群芳谱），木绣球（拉汉种子植物名称），八仙花、紫阳花（南京）

Viburnum macrocephalum Fortune in J. Hort. Soc. London 2: 244. 1847.（英 **Eight Immortals flower**）

1a. 绣球荚蒾（模式变型）

Viburnum macrocephalum Fortune f. **macrocephalum**

落叶或常绿灌木，高 1–4 m；当年生小枝被垢屑状星状毛；老枝灰褐色或黑色，枝条展开；冬芽裸

忍冬科 CAPRIFOLIACEAE

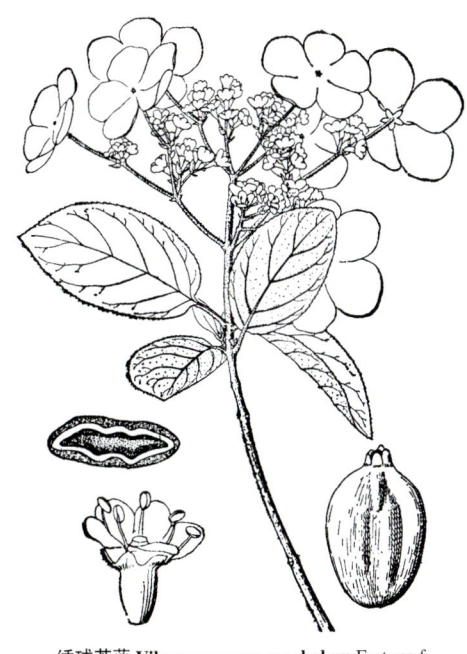

绣球荚蒾 Viburnum macrocephalum Fortune f. macrocephalum
引自《中国高等植物图鉴》

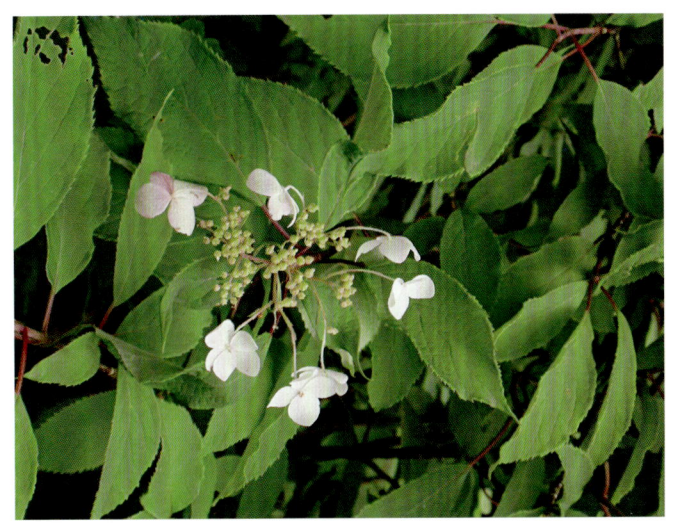

绣球荚蒾 Viburnum macrocephalum Fortune f. macrocephalum
摄影：张英涛

露。叶纸质，叶柄长 1–2 cm，密被星状毛；叶片卵形、椭圆形或卵状长圆形，长 3–8 cm，宽 2–4 cm，先端钝或微尖，基部近圆形，边缘具细锯齿，表面深绿色，疏被星状毛，脉上毛较密，背部密被星状毛，侧脉 5–6 对，近叶缘处网结。复伞形花序，生于侧生小枝先端，直径 10–12 cm，密被星状毛，全部由白色大型不孕花组成；总花梗长 1.5–4 cm，第一级辐射枝 4–5 条，花生于 3–4 级辐射枝上；萼筒无毛，长约 2 mm，具 5 细齿；花冠辐状，檐部裂片倒卵形或近圆形，先端近圆形，大小不等；雌雄通常不发育。花期 4–5 月。

分布与生境　产于江苏、浙江、江西和河北等省均见有栽培。

药用部位　茎。

功效应用　祛湿止痒。用于疥癣，湿疮。

化学成分　地上部分含环烯醚萜苷类：败酱苷▲(patrinoside)，7-桂皮酰败酱苷▲(7-cinnamoyl-patrinoside)，7-对香豆酰败酱苷▲(7-*p*-coumaroyl-patrinoside)[1]；酚苷类：对羟基肉桂醇-β-D-吡喃葡萄糖苷(*p*-hydroxycinnamyl-β-D-glucopyranoside)[1]。

注评　本种为"木绣球茎"的基源植物，药用其茎。

化学成分参考文献

[1] Tomassini L, et al. *Nat Prod Commun*, 2008, 3(6): 845-846.

1b. 琼花（变型）　八仙花（花镜），聚八仙（洪武郡志），蝴蝶花（拉汉种子植物名称）

Viburnum macrocephalum Fortune f. **keteleeri** (Carrière) Rehder in Bibl. Cult. Trees and Shrubs 603. 1949.（英 **Wild Chinese Viburnum**）

聚伞花序仅周围具大型的不孕花，花冠直径 3–4.2 cm，裂片倒卵形或近圆形，顶端常凹缺；可孕花的萼齿卵形，长约 1 mm，花冠白色，辐状，直径 7–10 mm，裂片宽卵形，长约 2.5 mm，筒部长约 1.5 mm，雄蕊稍高出花冠，花药近圆形，长约 1 mm。果实红色而后变黑色，椭圆形，长约 12 mm；核扁，长圆形至宽椭圆形，长 10–12 mm，直径 6–8 mm，有 2 条浅背沟和 3 条浅腹沟。花期 4 月，果熟期9-10月。

分布与生境 产于江苏南部、安徽西部、浙江、江西西北部、湖北西部及湖南南部。生于丘陵、山坡林下或灌丛中。

药用部位 茎。

功效应用 祛湿止痒。用于疥癣，湿疮。

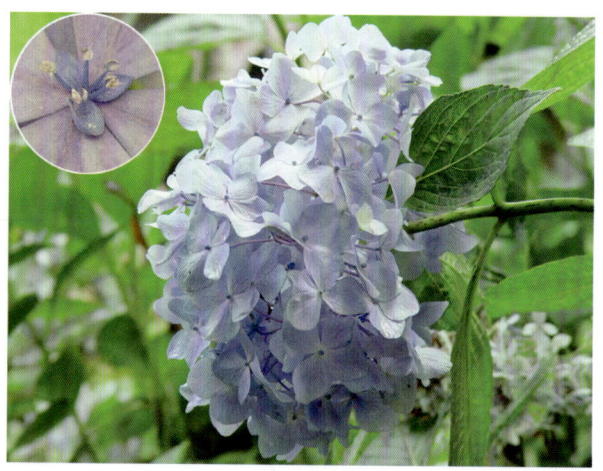

琼花 Viburnum macrocephalum Fortune f. keteleeri (Carrière) Rehder
摄影：张英涛

2. 陕西荚蒾　土栾树（救荒本草），鸡骨头、冬栾条（陇海沿线树产目录）

Viburnum schensianum Maxim. in Bull. Acad. Sci. Saint-Pétersbourg. 26 (3): 480. 1880.
（英 **Shaanxi Viburnum**）

落叶灌木，高达 3 m；幼枝、叶下面、叶柄及花序均被由黄白色簇状毛组成的绒毛；芽常被带锈褐色簇状毛。叶纸质，长 3-6 (-8) cm，初时上面疏被叉状或簇状短毛；叶柄长 7-15 mm。聚伞花序，总花梗长 1-7 cm 或很短，第一级辐射枝 3-5 条，花大部生于第三级分枝上；萼筒圆筒形，长 3.5-4 mm，宽约 1.5 mm，无毛，萼齿卵形，长约 1 cm，顶钝；花冠白色，辐状，直径约 6 mm，无毛，筒部长约 1 mm，裂片圆卵形，长约 2 mm，雄蕊与花冠等长或略较长，花药圆形，直径约 1 mm。果实红而后变黑色；核卵圆形，背部龟背状凸起而无沟或有 2 条不明显的沟，腹部有三条沟。花期 5-7 月，果熟期 8-9 月。

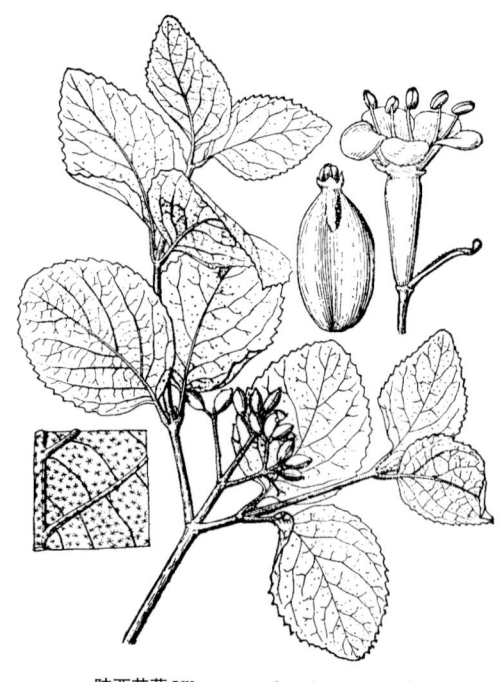

陕西荚蒾 Viburnum schensianum Maxim.
引自《中国高等植物图鉴》

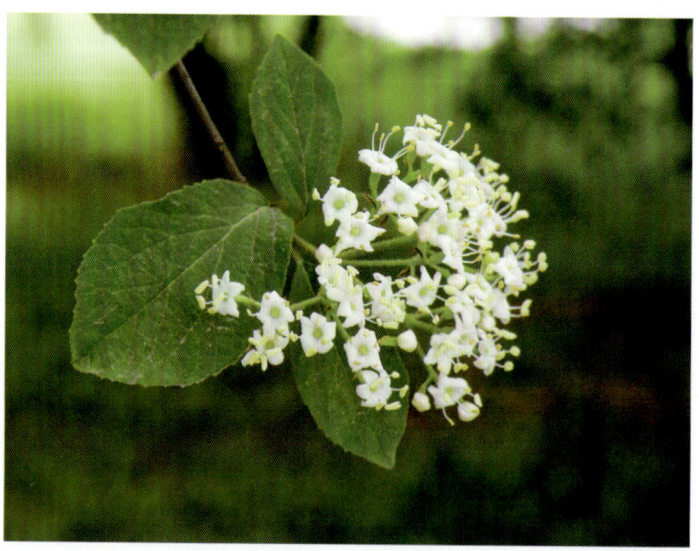

陕西荚蒾 Viburnum schensianum Maxim.
摄影：朱仁斌

分布与生境 产于河北（内丘）、山西、陕西南部、甘肃东南部至南部、山东（济南）、江苏南部、河南、湖北和四川北部（松潘）。生于山谷混交林和松林下或山坡灌丛中，海拔 700–2200 m。

药用部位 全株、果实。

功效应用 全株：消食，活血。用于瘀血肿痛，消化不良。果实：清热解毒，祛瘀。用于痈肿疮疡，跌打损伤，瘀血肿痛。

3. 蒙古荚蒾　蒙古绣球花（中国树木分类学），土连树（陇海沿线树产目录）

Viburnum mongolicum (Pall.) Rehder in Trees and Shrubs 2(2): 111. 1908.（英 **Korean Viburnum**）

落叶灌木，高达 2 m；幼枝、叶下面、叶柄和花序均被簇状短毛，2 年生小枝黄白色，浑圆无毛。叶纸质，宽卵形至近圆形，长 2.5–5 (–6) cm，上面被簇状或叉状毛，叶柄长 4–10 mm。聚伞花序具少数花，总花梗长 5–15 mm，第一级辐射枝 5 条或较少，花大部生于第一辐射枝上；萼筒长圆筒形，长 3–5 mm，无毛，萼齿波状；花冠淡黄白色，筒状钟形，无毛，筒长 5–7 mm，直径约 3 mm，裂片长约 1.5 mm；雄蕊约与花冠等长，花药长圆形。果实红色而后变黑色；核扁，有 2 条浅背沟和 3 条浅腹沟。花期 5 月，果熟期 9 月。

分布与生境 产于内蒙古中南部、河北（内丘）、山西、陕西、宁夏南部、甘肃南部及青海东北部。生于山坡疏林下或河滩地，海拔 800–2400 m。俄罗斯西伯利亚东部和蒙古也有。

药用部位 根、叶、果实。

功效应用 根、叶：祛风除湿，活血通经。用于风湿痹痛，跌打损伤。果实：清热解毒，破瘀通经，健脾。

化学成分 全草含三萜类：$3\beta,12\beta$-二羟基-25,26,27-三降达玛-22-烯-24,20-内酯($3\beta,12\beta$-dihydroxy-25,26,27-trinordammara-22-en-24,20-olide)，$3\beta,12\beta$-二羟基-24α-甲氧基-25,26,27-三降达玛-20,24-环氧物($3\beta,12\beta$-dihydroxy-24α-methoxy-25,26,27-trinordammara-20,24-epoxy)，3β-O-乙酰基-12β-羟基-23,24,25,26,27-五降达玛-20-酮(3β-O-acetyl-12β-hydroxy-23,24,25,26,27-hexanordammarane-20-one)，12β-O-乙酰基-15α-羟基-17β-甲氧基-3-酮基-20,21,22-23,24,25,26,27-八降达玛烷(12β-O-acetyl-15α-hydroxy-17β-methoxy-3-oxo-20,21,22-23,24,25,26,27-octanordammanrane)，12β-O-乙酰基-$15\alpha,17\beta$-二羟基-3-酮基-20,21,22-23,24,25,26,27-八降达玛烷(12β-O-acetyl-$15\alpha,17\beta$-dihydroxy-3-oxo-20,21,22-23,24,25,26,27-octanordammanrane)，$12\beta,15\alpha$-二羟基-3-酮基-17-en-20,21,22-23,24,25,26,27-八降达玛烷($12\beta,15\alpha$-dihydroxy-3-oxo-17-en-20,21,22-23,24,25,26,27-octanordammanrane)，12β-羟基-3-酮基-24α-甲氧基-25,26,27-三降达玛-20,24-环氧(12β-hydroxy-3-oxo-24α-methoxy-25,26,27-trinordammara-20,24-epoxy)，$3\beta,12\beta$-二羟基-23,24,25,26,27-五降达玛-20-酮($3\beta,12\beta$-dihydroxy-23,24,25,26,27-hexanordammarane-20-one)[1]。

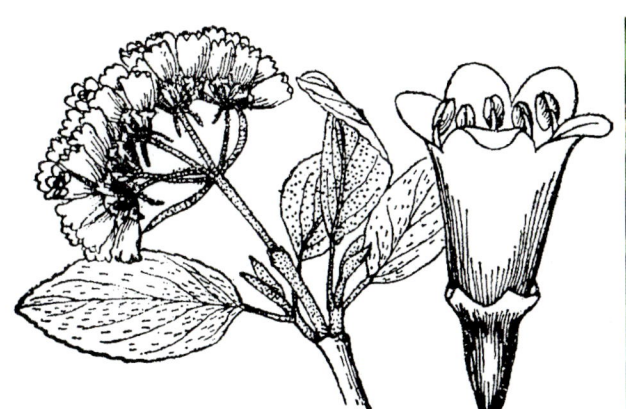

蒙古荚蒾 Viburnum mongolicum (Pall.) Rehder
娄凤鸣　绘

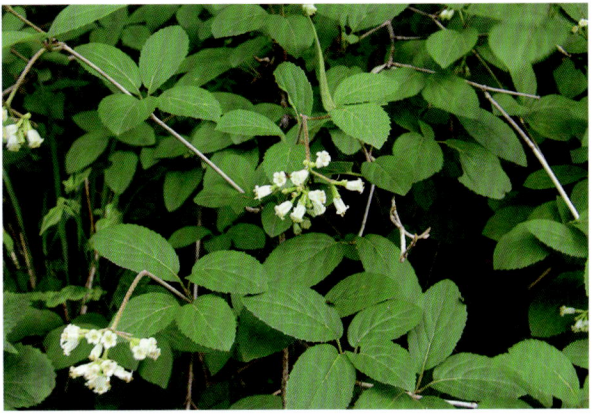

蒙古荚蒾 Viburnum mongolicum (Pall.) Rehder
摄影：张英涛

化学成分参考文献

[1] Wang XH, et al. *Molecules*, 2013, 18: 1405-1417.

4. 烟管荚蒾

Viburnum utile Hemsl. in J. Linn. Soc., Bot. 23(156): 356-357 1888.（英 **Useful Viburnum**）

常绿灌木，高达 2 m；叶下面、叶柄和花序均被由灰白色簇状毛组成的细绒毛。叶革质，长 2–8.5 cm，顶端圆至稍钝，基部圆形，边稍内卷；叶柄长 5–15 mm。聚伞花序第一级辐射枝通常 5 条，花通常生于第一至第三级辐射枝上；萼筒筒状，长约 2 mm，无毛，萼齿卵状三角形，长约 0.5 mm，无毛或具少数簇状缘毛；花冠白色，花蕾时带淡红色，辐状，直径 6–7 mm，无毛，裂片圆卵形，长约 2 mm，与筒等长或略较长；雄蕊与花冠裂片几等长，花药近圆形，直径约 1 mm；花柱与萼齿近与等长。果实红色，后变黑色；核稍扁，椭圆形或倒卵形，有 2 条极浅背沟和 3 条腹沟。花期 3–4 月，果熟期 8 月。

分布与生境　产于陕西西南部、湖北西部、湖南西部至北部、四川及贵州东北部。生于山坡林缘或灌丛中，海拔 500–1800 m。

药用部位　根、叶、花。

功效应用　根：利湿，解毒，活血，通络。用于痢疾，脱肛，痔疮下血，白带，风湿痹痛，跌打损伤，痈疽，湿疮。叶：止血，接骨。用于外伤出血，骨折。花：解毒，活血。用于疔疮，跌打损伤。

注评　本种为"羊屎条根"的基源植物，药用其根；其花、叶均可药用，分别称"羊屎条花"、"羊屎条叶"。水族也药用其根、叶，治痔疮。

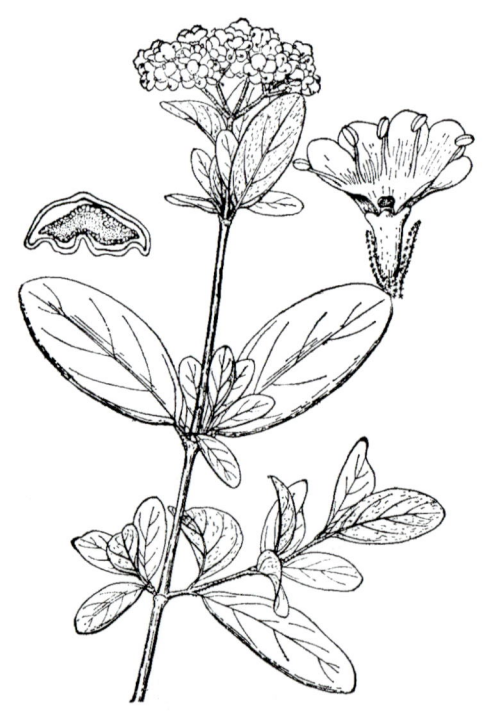

烟管荚蒾 **Viburnum utile** Hemsl.
引自《中国高等植物图鉴》

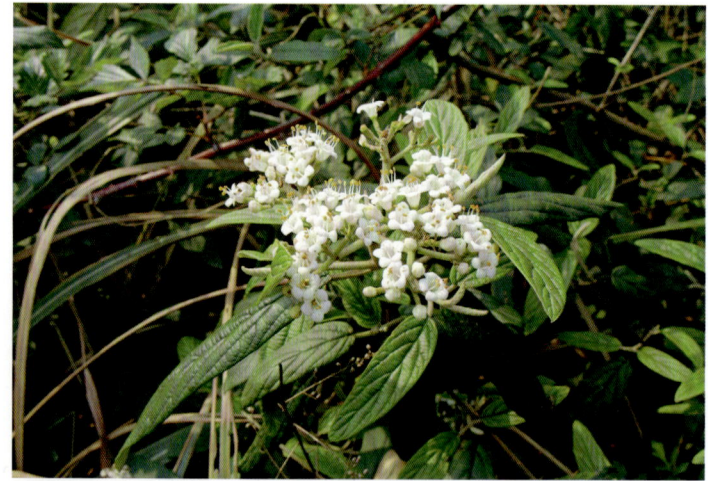

烟管荚蒾 **Viburnum utile** Hemsl.
摄影：林茂祥

5. 金佛山荚蒾　雀儿屎树（夹江），黑桃子（南充），金山荚蒾（拉汉种子植物名称），贵州荚蒾（植物分类学报）

Viburnum chinshanense Graebn. in Bot. Jahrb. Syst. 29(5): 585. 1901（英 Chinshan Viburnum）

　　常绿灌木或小乔木，高 1.5–3 m；幼枝、叶片背面、叶柄及花序被灰白或黄白色簇状绒毛。叶片纸质至厚纸质，披针状长圆形至狭长圆形，长 3–15 cm，叶柄长 1–2 cm。花序聚伞状复伞形，总梗长约 2.5 cm，第一级辐射枝 5 条，常呈四棱形；苞片和小苞片线状披针形，长达 6 mm，密被簇状绒毛，脱落；花着生于第二至第四级辐射枝上；萼筒多少被簇状毛；花冠长约 5 mm，白色，外面疏被簇状毛，裂片短于冠筒；雄蕊略高出花冠。核果红色而后变紫黑色；核扁，腹具 3、背具 2 沟。花期 4–5 月，果期 7 月。

分布与生境　产于陕西、甘肃、四川、贵州及云南东部（罗平）。生于山坡疏林下或灌丛中，海拔 100–1900 m。

药用部位　全株、果实。

功效应用　全株：活血，通络。用于风湿痹痛，跌打损伤。果实：清热解毒，活血通经。用于热毒疮疡，跌打损伤。

化学成分　地上部分含环烯醚萜苷类：败酱苷▲(patrinoside)，2'-乙酰败酱苷▲(2'-acetylpatrinoside)，10,2'-二乙酰败酱苷▲(10,2'-diacetylpatrinoside)，2'-乙酰二氢吊钟柳次苷▲(2'-acetyldihydropenstemide)，10-羟基臭蚁二醛葡萄糖苷(10-hydroxyiridodial glucoside)，2'-反式-对香豆酰二氢吊钟柳次苷▲(2'-p-coumaroyl-dihydropenstemide)[1]；酚苷类：玫瑰红景天林素▲(rosarin)[1]；黄酮类：穗花杉双黄酮(amentoflavone)[1]。

化学成分参考文献

[1] Tomassini L, et al. *Nat Prod Res*, 2006, 20(8): 697-700.

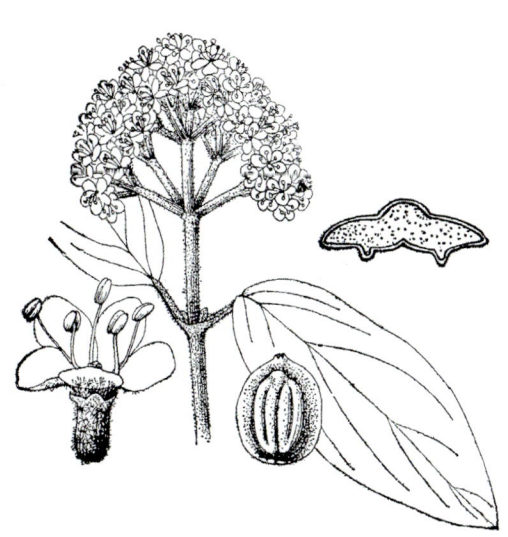

金佛山荚蒾 Viburnum chinshanense Graebn.
娄凤鸣 张荣生 绘

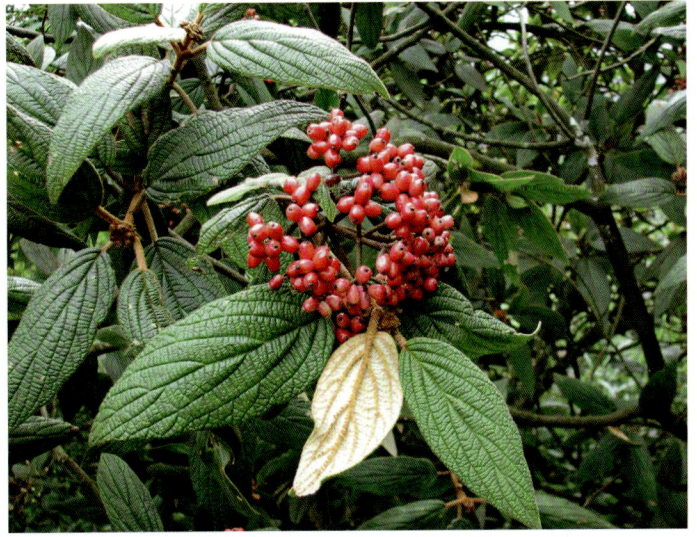

金佛山荚蒾 Viburnum chinshanense Graebn.
摄影：张军

6. 皱叶荚蒾 枇杷叶荚蒾（中国高等植物图鉴），野枇杷

Viburnum rhytidophyllum Hemsl. in J. Linn. Soc., Bot. 23(156): 355. 1888.（英 Leather-leaved Viburnum）

常绿灌木或小乔木，高达 4 m；幼枝、芽、叶下面、叶柄及花序均被由黄白色、黄褐色或红褐色簇状毛组成的厚绒毛。叶革质，卵状长圆形至卵状披针形，长 8–25 cm，叶柄粗壮，长 1.5–4 cm。聚伞花序稠密，总花梗粗壮，长 1.5–7 cm，第一级辐射枝通常 7 条，四角状，花生于第三级辐射枝上，无柄；萼筒筒状钟形，长 2–3 mm，被由黄白色簇状毛组成的绒毛，长 2–3 mm，萼齿微小，宽三角状卵形，长 0.5–1 mm；花冠白色，辐射，直径 5–7 mm，几无毛，裂片圆卵形，长 2–3 mm，略长于筒；雄蕊高出花冠，花药宽椭圆形，长约 1 mm。果实红色，后变黑色；核宽椭圆形，有 2 条背沟和 3 条腹沟。花期 4–5 月，果熟期 9–10 月。

分布与生境　产于陕西南部、湖北西部、四川东部和东南部及贵州。生长在海拔 950–1700 m 的山坡、路边、沟旁或林缘。

药用部位　根、枝、叶。

功效应用　清热解毒，祛风除湿，活血止血。用于热毒疮疡，风湿痹痛，跌打损伤。

化学成分　茎皮含环烯醚萜苷类：7,10,2'-三乙酰败酱苷▲(7,10,2'-triacetylpatrinoside)，7-对香豆酰败酱苷▲(7-*p*-coumaroylpatrinoside)，10-乙酰败酱苷▲(10-acetylpatrinoside)，十瓣闪星花苷▲(decapetaloside)[1]。

叶含黄酮类：芹菜素(apigenin)，木犀草素(luteolin)，槲皮素(quercetin)，芦丁(rutin)，穗花杉双黄酮(amentoflavone)，槲皮素-3,7-*O*-二葡萄糖苷(quercetin-3,7-*O*-diglucoside)，木犀草素-7-*O*-葡萄糖苷(luteolin-7-*O*-glucoside)，芹菜素-7-*O*-β-D-吡喃葡萄糖苷(apigenin-7-*O*-β-D-glucopyranoside)[2]。

花含生物碱类：荚蒾宁碱▲(viburnine)[3]；三萜类：熊果酸(ursolic acid)[3]；黄酮类：儿茶素(catechin)[3]；酚苷类：巴东荚蒾苷▲(henryoside)，水杨苷(salicin)，熊果苷(arbutin)[3]。

注评　本种为"山枇杷"的基源植物，药用其根、枝、叶。冬青科植物山枇杷 Ilex franchetiana Loes. 的果实，也称"山枇杷"，二者系不同的药材，不应混用。

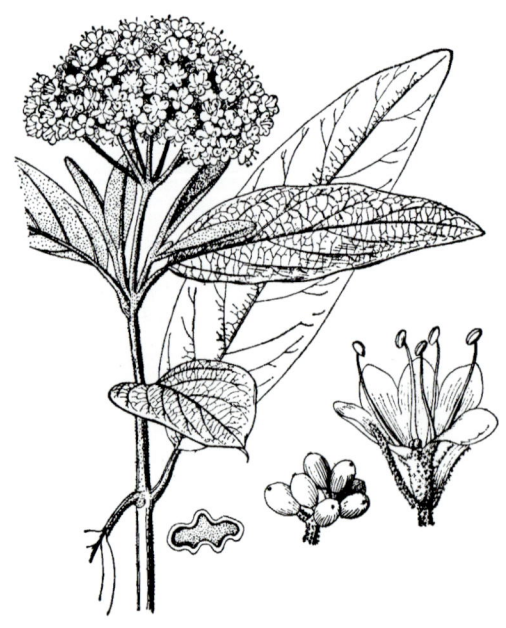

皱叶荚蒾 Viburnum rhytidophyllum Hemsl.
引自《中国高等植物图鉴》

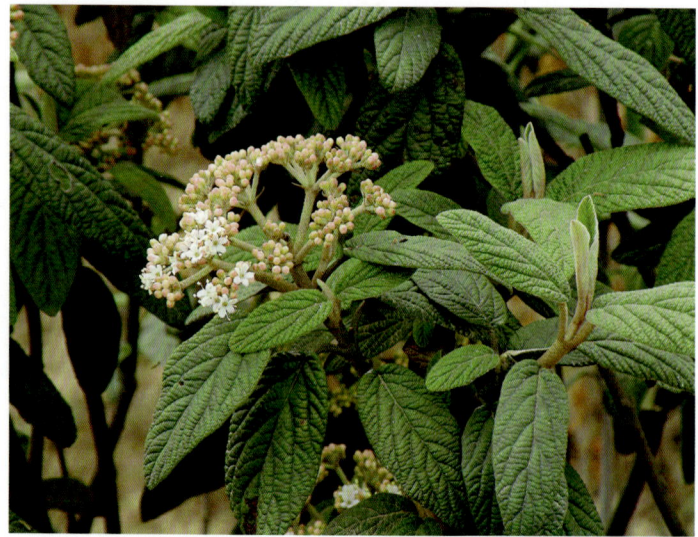

皱叶荚蒾 Viburnum rhytidophyllum Hemsl.
摄影：朱仁斌

忍冬科 CAPRIFOLIACEAE

化学成分参考文献

[1] Tomassini L, et al. *Phytochemistry*, 1997，44(4): 751-753.

[2] Pelissier Y, et al. *Trav Soc Pharm Mont*, 1979, 39(3): 175-178.

[3] Abdallah OM, et al. *Bull Pharm Sci, Assiut Uni*, 1995, 18(1): 39-43.

7. 显脉荚蒾　心叶荚蒾（拉汉种子植物名称）

Viburnum nervosum D. Don, Prodr. Fl. Nepal. 141. 1825.（英 **Veined Viburnum**）

落叶灌木或小乔木，高达 5 m；幼枝、叶下面中脉和侧脉上、叶柄和花序均疏被鳞片状或糠秕状簇状毛。叶纸质，卵形至长圆状卵形，长 9–18 cm；叶柄粗壮，长 2–5.5 cm，有或无托叶。聚伞花序与叶同时开放，直径 5–15 cm，无大型的不孕花，连同萼筒均有红褐色小腺体，第一级辐射枝 5–7 条，花生于第二至第三级辐射枝上；萼筒筒状钟形，长约 1.5 mm，无毛，萼齿卵形，被少数簇状毛；花冠白色或带微红，裂片长为筒的 2 倍，卵状长圆形；雄蕊花丝长约 1 mm，花药紫色；花柱略高出萼齿。果实先红色后变黑色；核扁，两缘内弯，有 1 条浅背沟和 1 条深腹沟。花期 4–6 月，果熟期 9–10 月。

分布与生境　产于湖南南部（天堂山），广西东北部（临桂），四川西部和西南部，云南西北部（南达景东）、西部和东北部及西藏南部至东南部。生于山顶或山坡林中或林缘灌丛中，冷杉下常见，海拔 (1800–) 2100–4500 m。印度、尼泊尔、不丹、缅甸北部和越南北部也有。

药用部位　根、叶。

功效应用　祛风除湿，活血。用于风湿痹痛，跌打损伤。

化学成分　根含三萜类：α-香树脂醇(α-amyrin)，β-香树脂醇(β-amyrin)，熊果酸(ursolic acid)，2α-羟基熊果酸(2α-hydroxyursolic acid)，齐墩果酸(oleanolic acid)[1]；黄酮类：槲皮素(quercetin)[1]；香豆素类：东莨菪内酯(scopoletin)[1]，岩白菜素(bergenin)[2]；甾体类：β-谷甾醇[1]；其他类：正二十六醇，正十六醇[1]。

注评　本种为"心叶荚蒾根"的基源植物，药用其根。

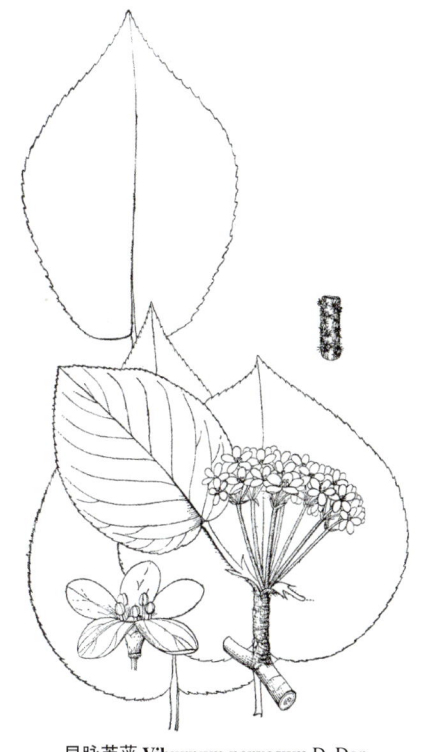

显脉荚蒾 Viburnum nervosum D. Don
张荣生　绘

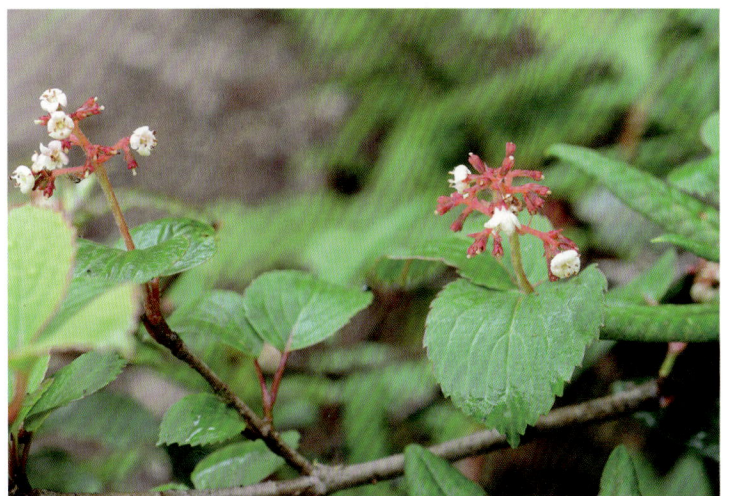

显脉荚蒾 Viburnum nervosum D. Don
摄影：陈又生

化学成分参考文献

[1] Jain MP, et al. *Ind J Pharm Sci*, 1978, 40(2): 63-64.
[2] Khosa RL, et al. *Ind J Pharm Sci*, 1979, 41(3): 120-121.

8. 合轴荚蒾　白糯米条子（湖北）

Viburnum sympodiale Graebn. in Bot. Jahrb. Syst. 29(5): 587. 1901.（英 **Sympodial Viburnum**）

落叶灌木至小乔木，高达 5 m；幼枝具灰黄褐色糠秕簇状毛，2 年生枝平滑，棕褐色，合轴生长；冬芽无鳞片。叶片纸质，椭圆状卵形至近圆形。花序聚伞状复伞形，边缘有大型不孕花，无总梗，被灰黄褐色糠秕状小簇毛，第一级辐射枝常 5 条；苞片和小苞片线状倒披针形，长约 3 mm，外被毛，内无毛；花着生于第三至第四级辐射枝上，芳香，萼筒柱状，长约 2 mm，萼齿 5，长卵形，长约 0.7 mm，有簇状毛；可孕花花冠白色，辐状，雄蕊 5，着生于花冠基部，长不及花冠之半；不孕花花冠与可孕花花冠同色。核果红色而后变紫黑色；核扁，背具 1 浅槽，腹具 1 深沟。花期 4-5 月，果期 8-9 月。

分布与生境　产于陕西南部、甘肃南部、安徽南部、浙江、江西、福建北部、台湾、湖北西部、湖南、广东北部、广西东北部、四川东部至西部、贵州及云南东南部、北部和西北部。生于海拔 1800-2000 m 的山顶杂木苔藓林或竹丛中。

药用部位　根、茎。

功效应用　清热解毒，消积。用于感冒、风湿、淋巴结炎、食积。外用于疮毒。

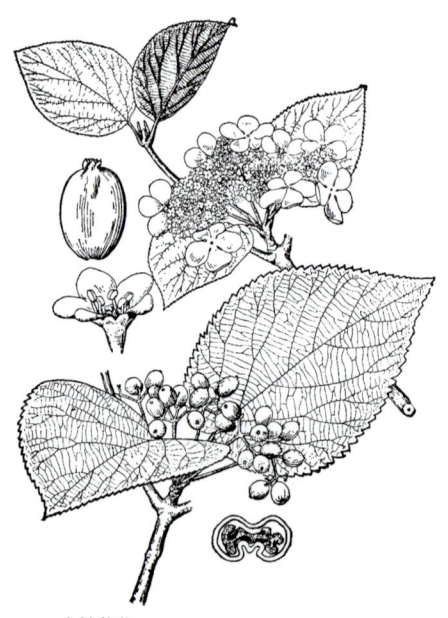

合轴荚蒾 Viburnum sympodiale Graebn.
引自《中国高等植物图鉴》

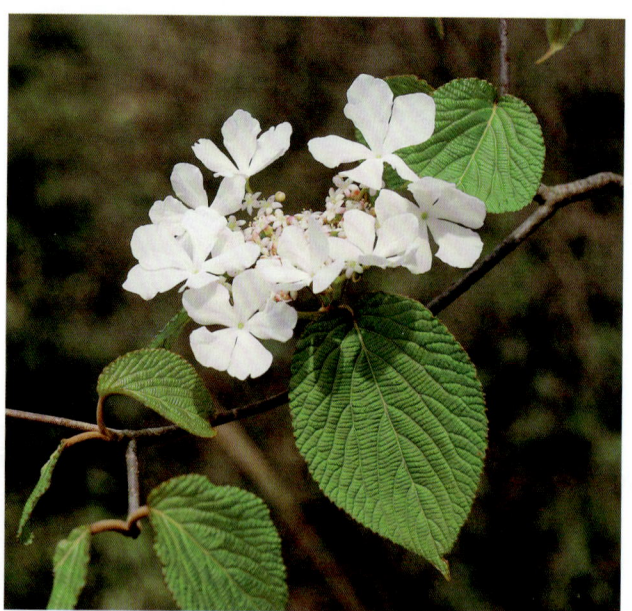

合轴荚蒾 Viburnum sympodiale Graebn.
摄影：周喜乐

9. 球核荚蒾 兴山绣球（中国树木分类学），臭药

Viburnum propinquum Hemsl. in J. Linn. Soc., Bot. 23: 355. 1888.（英 **Xingshan Viburnum**）

常绿灌木，高可达 4 m；小枝无毛，略具棱，常带红褐色，老枝灰褐色，疏生明显突起的皮孔。叶片革质，卵形至椭圆状长圆形，叶柄长 1–2 cm，无毛。花序聚伞状复伞形，无毛，具总梗，第一级辐射枝通常 7 条，总梗及辐射枝带紫红色；花甚小，着生于第三至第四级辐射枝上，花萼无毛，筒倒锥形，长约 0.7 mm，萼檐具卵状圆形钝头小齿，约与萼筒等长；花冠绿白色，辐状，长约 2.5 mm，外面无毛，内面基部被长毛，裂片约与筒等长；雄蕊 5，着生于花冠基部，与花冠相等或稍超过。核果蓝色至蓝黑色；核球形，无沟或几无沟。花期 4–5 月，果熟期 9–10 月。

分布与生境 产于陕西西南部、甘肃南部、浙江南部、江西北部、福建北部、台湾、湖北西部、湖南西北部和西南部、广东北部、广西东北部直线北部、四川东北部至东南部、贵州及云南东北部。生于海拔 920 m 的石灰岩山顶灌丛中。菲律宾吕宋也有分布。

药用部位 根皮、叶、全株。

功效应用 祛瘀，止血，接骨。用于跌打损伤，筋伤骨折，外伤出血。

化学成分 茎叶含黄酮类：4,2',4'-三羟基二氢查耳酮(4,2',4'-trihydroxydihydrochalcone)，4,2',4'-三羟基二氢查耳酮-2'-O-β-D-葡萄糖苷(4,2',4'-trihydroxydihydrochalcone-2'-O-β-D-glucoside)，3,4,2',4'-四羟基-反式-查耳酮(3,4,2',4'-tetrahydroxy-*trans*-chalcone)，3,4,2',4'-四羟基-反式-查耳酮-2'-O-β-D-葡萄糖苷(3,4,2',4'-tetrahydroxy-*trans*-chalcone-2'-O-β-D-glucoside)，(+)-二氢槲皮素[(+)-dihydroquercetin]，槲皮素(quercetin)，圣草酚(eriodictyol)[1]；三萜类：蒲公英赛醇(taraxerol)，熊果酸(ursolic acid)，3β,28-二羟基-12-熊果烯(3β,28-dihydroxy-12-ursene)[1]；木脂素类：($7\alpha H$,$8\alpha' H$)-4,4',8α,9-四羟基-3,3'-二甲氧基-7,9'-环氧木脂素[($7\alpha H$,$8\alpha' H$)-4,4',8α,9-tetrahydroxy-3,3'-dimethoxy-7,9'-epoxylignan][1]；甾体类：β-谷甾醇，豆甾醇，胡萝卜苷[1]。

注评 本种为"六股筋"的基源植物，药用其叶、全株或根皮。

化学成分参考文献

[1] Wang XY, et al. *Planta Med*, 2009, 75(11): 1262-1265.

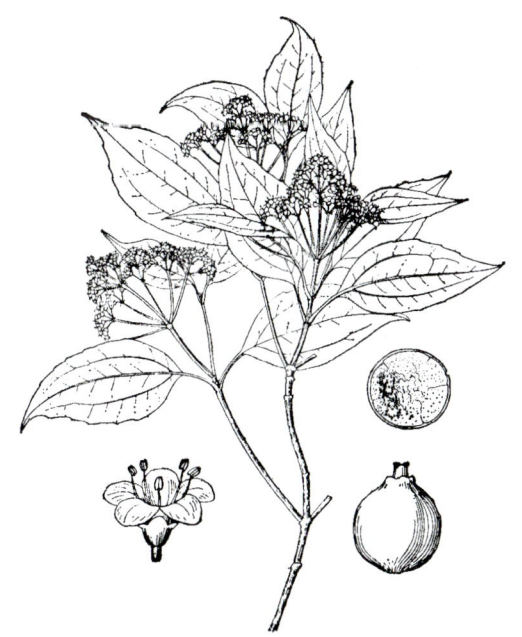

球核荚蒾 Viburnum propinquum Hemsl.
引自《中国高等植物图鉴》

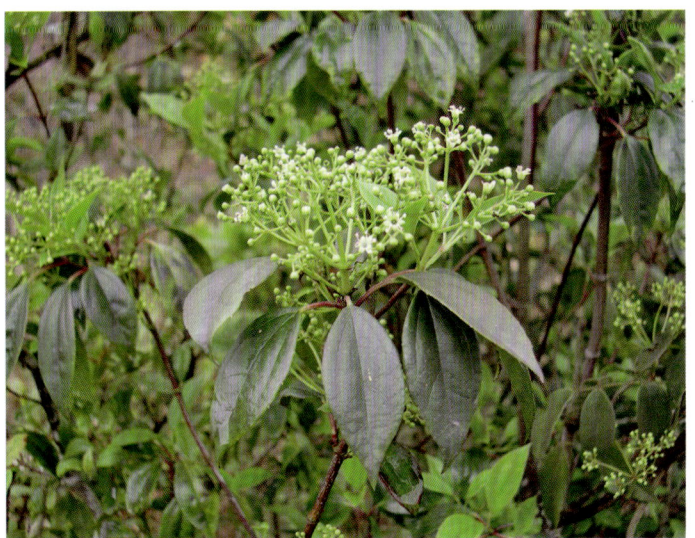

球核荚蒾 Viburnum propinquum Hemsl.
摄影：何顺志

10. 粉团　雪球荚蒾（中国高等植物图鉴），蝴蝶树（拉汉种子植物名称）

Viburnum plicatum Thunb. in Trans. Linn. Soc. London. 2: 332. 1794.（英 **Snowball Arrowwood**）

10a. 粉团（模式变种）

Viburnum plicatum Thunb. var. **plicatum**

落叶灌木，高达 3 m；小枝、叶柄、叶片两面至少沿脉上以及花序被簇状毛。叶片膜质至近纸质，宽卵形、圆状倒卵形或倒卵形，少数近圆形，长 4–10 cm，宽 (2–) 3–6 cm，叶柄长 1–2 cm，腹面具槽。花序聚伞状复伞形，通常顶生于具 1 对叶的侧生小枝上，球形，直径 4–8 cm，全部由大型的不孕花组成，第一级辐射枝 6–8 条。花多生于第二级辐射枝上；花萼无毛或多少有毛；花冠白色，直径 1.5–3 cm，(4–) 5 裂，大小常不相等，雌雄蕊均不发育。花期 4–5 月，不结果实。

分布与生境　产于湖北西部和贵州中部，各地常有栽培。日本也有。

药用部位　根、枝条。

功效应用　清热解毒，健脾消积。用于疮疡，小儿疳积。

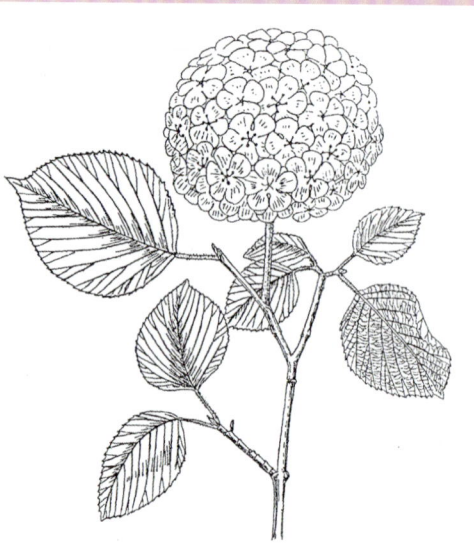

粉团 Viburnum plicatum Thunb. var. **plicatum**
引自《山东植物志》

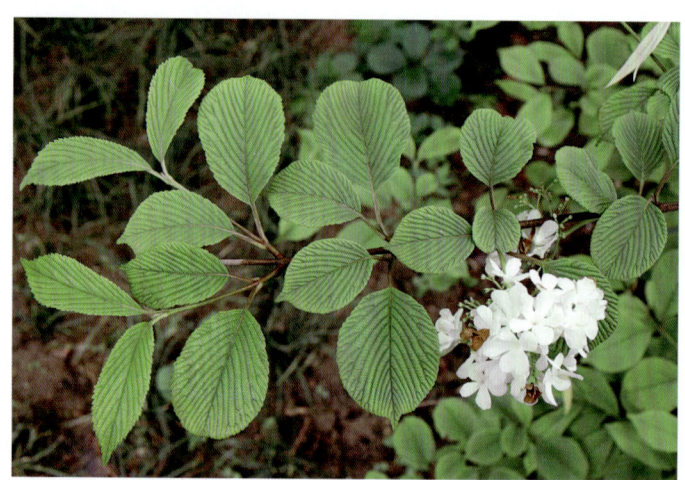

粉团 Viburnum plicatum Thunb. var. **plicatum**
摄影：张英涛

10b. 蝴蝶戏珠花（变种）　蝴蝶树（典籍便览），蝴蝶荚蒾（中国高等植物图鉴），苦酸汤（贵州剑河），绣球花（四川）

Viburnum plicatum Thunb. var. **tomentosum** Miq. in Ann. Mus. Bot. Lugduno-Batavi 2: 266.1866.（英 **Tomentose Japanese Snowbell**）

与粉团不同之处主要为叶片宽卵形至长圆状卵形，有时椭圆状倒卵形，少有倒卵形，两端有时渐尖。聚伞状复伞形花序直径达 4–10 cm，外围有 4–6 朵大型的黄白色不孕花，花冠直径可达 4 cm，不整齐 4–5 裂，中央的可孕花直径约 3 mm，白色至乳白色，辐状，稍具香气，雄蕊长，多少超出花冠。核果先红而后变黑；核扁，有 1 条上宽下窄的腹沟，沟上端及背面中下半部中央各具 1 明显隆起的脊。花期 4–5 月，果期 8–9 月。

分布与生境　产于陕西南部、安徽南部和西部、浙江、江西、福建、台湾、河南、湖北、湖南、广东北部、广西东北部、四川、贵州及云南。生于海拔240–1800 m 的山坡或山谷混交林及沟谷旁灌丛中，各地常见栽培。日本及朝鲜南部也有。

药用部位　根或枝条。

功效应用　清热解毒，健脾消积，祛风止痛。用于疮疡，小儿疳积，风热感冒，风湿痹痛。现代亦用于淋巴结炎。

化学成分　叶含环烯醚萜类：7-O-巴豆酰裂环马钱醇(7-O-tigloylsecologanol)，7-O-巴豆酰裂环马钱苷酸(7-O-tigloylsecologanolic acid)[1]；酚苷类：3'-O-[(2S)-2-甲基丁酰]鄂西香茶菜苷{3'-O-[(2S)-2-methylbutanoyl]henryoside}[1]；单萜类：(R)-α-松油醇-β-D-葡萄糖苷[(R)-α-terpinyl-β-D-glucoside][1]；黄酮类：槲皮素-3-O-芸香糖苷(quercetin-3-O-rutinoside)，槲皮素-3-O-刺槐二糖苷(quercetin-3-O-robinobioside)，山奈酚-3-O-芸香糖苷(kaempferol-3-O-rutinoside)，山奈酚-3-O-刺槐二糖苷(kaempferol-3-O-robinobioside)[1]；木脂素类：(7S,8R)-二氢去氢双松柏醇-9-O-β-D-吡喃葡萄糖苷[(7S,8R)-dihydrodehydrodiconiferyl alcohol-9-O-β-D-glucopyranoside]，(7R,8S)-二氢去氢二松柏醇-9-O-β-D-吡喃葡萄糖苷[(7R,8S)-dihydrodehydrodiconiferyl alcohol-9-O-β-D-glucopyranoside][1]。

注评　本种为"蝴蝶树"的基源植物，药用其根或枝条。

化学成分参考文献

[1] Machida K, et al. *Helv Chim Acta*, 2010, 93(2): 290-297.

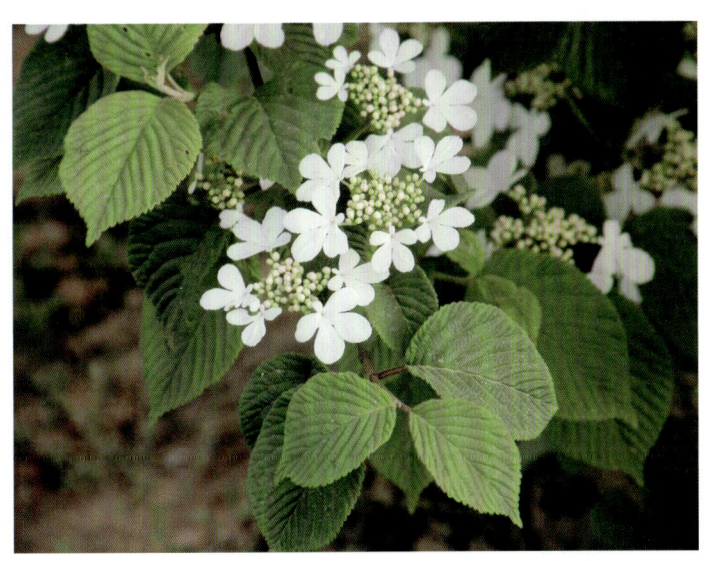

蝴蝶戏珠花 **Viburnum plicatum** Thunb. var. **tomentosum** Miq.
摄影：朱仁斌

11. 红荚蒾　淡红荚蒾（中国高等植物图鉴）

Viburnum erubescens Wall. in Pl. Asiat. Rar. 2: 29, pl. 134. 1831.（英 **Reddish Viburnum**）

11a. 红荚蒾（模式变种）

Viburnum erubescens Wall. var. **erubescens**

落叶灌木或小乔木，高达 6 m。叶纸质，椭圆形、长圆状披针形至狭长圆形，稀卵状心形或略带倒卵形，长 6–11 cm，侧脉 4–6 对，叶柄 1–2.5 cm，被簇状毛或无毛。圆锥花序生于具 1 对叶的短枝之顶，通常下垂，被簇状短毛或近无毛，总花梗长 2–6 cm，花无梗或有短梗，生于序轴的第一至第三级分枝上；萼筒筒状，长 2.5–3 mm，通常无毛，有时具红褐色微腺，萼齿卵状三角形，长约 1 mm，顶钝，无毛或被簇状微毛；花冠白色或淡红色，高脚碟状，筒长 5–6 mm，裂片开展，长 2–3 mm，顶端圆；雄蕊生于花冠筒顶端，花丝极短，花药黄白色，微外露；花柱高出萼齿。果实紫红色后转黑色；核扁，有 1 条宽广深腹沟，腹面上半部有 1 条隆起的脊。花期 4–6 月，果熟期 8 月。

分布与生境 产于西藏东南部，生于针阔叶混交林中，海拔 (1500–) 2400–3000 m。印度西北部、尼泊尔、不丹及缅甸北部也有分布。

药用部位 根。

功效应用 清热解毒，凉血，止血。用血热吐血、衄血。

化学成分 全株含三萜类：常春藤酸(hederagenic acid)，β-香树脂醇(β-amyrin)，齐墩果酮酸(oleanonic acid)，齐墩果酸(oleanolic acid)，2α-羟基熊果酸(2α-hydroxyursolic acid)[1]；其他类：三十三烷，β-谷甾醇[1]。

化学成分参考文献

[1] Agarwal SK, et al. *Phytochemistry*, 1974, 13(3): 666-668.

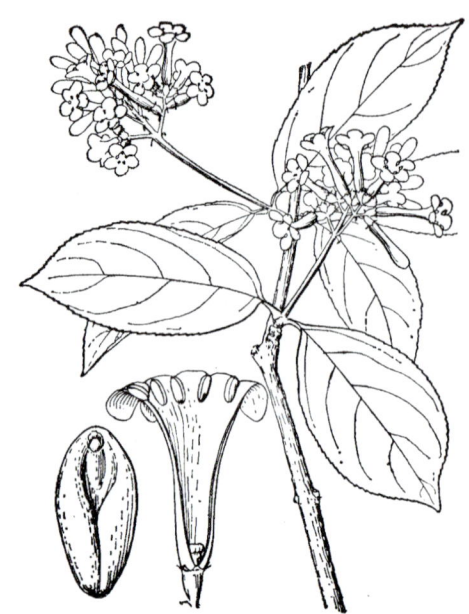

红荚蒾 Viburnum erubescens Wall. var. erubescens
引自《中国高等植物图鉴》

11b. 紫药红荚蒾（变种）

Viburnum erubescens Wall. var. **prattii** (Graebn.) Rehder in Pl. Wilson. 1(1): 107. 1911.

（英 **Purple-anther Viburnum**）

叶倒卵形、倒卵状椭圆形至长圆形或狭长圆形，长 2–14 cm，侧脉 7–9 对，脉腋常集聚簇状毛。花药堇紫色。

分布与生境 产于陕西（秦岭）、甘肃南部、湖北西部、四川、贵州东北部和东南部、云南东北部和西北部及广西东北部。生于山谷溪涧旁密林中或林缘，海拔 1400–3500 m。

药用部位 根、根皮。

功效应用 止咳化痰，止痢，止血。用于咳嗽，赤白痢疾。

12. 台东荚蒾 四季青（广西），雪里藏珠

Viburnum taitoense Hayata in J. Coll. Sci. Imp. Univ. Tokyo 30(1): 136-137. 1911. （英 **Taitung Viburnum**）

灌木，高达 2 m；幼枝、芽、叶下面脉上、叶柄及花序被疏或密的簇状微柔毛；枝及小枝灰白色，具明显凸起的皮孔，当年小枝紫褐色，有棱，2 年生小枝灰黄色，老枝灰黑色。叶厚纸质或革质，长圆形、长圆状披针形或倒卵状长圆形，叶柄长 6–15 mm。圆锥花序顶生，具少数花，总花梗纤细，长约 2 cm；萼筒筒状钟形，长约 2 mm，宽约 1 mm，无毛或疏被簇状微毛，萼齿三角形，长、宽各约 1 mm，顶钝，具微缘毛；花冠白色，漏斗状，直径约 6 mm，筒长 5–9 mm，直径 1.5–2 mm，裂片近圆形，长约 3 mm；雄蕊内藏，花丝极短，花药长圆形，长约 1 mm；花柱细长，远超出萼齿，柱头头状。果实红色；核多少呈不规则的六角形，有 1 条封闭式管形深腹沟。

分布与生境 产于台湾东部、湖南南部和广西北部。生于多石灌丛中或山谷溪涧旁。

药用部位 根、叶。

功效应用 根：活血调经，止痛。用于产后血瘀腹痛，痛经。叶：祛瘀止痛，通便。用于跌打损伤，便秘。

注评 本种为"对叶油麻根"和"对叶油麻叶"的基源植物，前者为其干燥根，后者为其叶。苗族也药用其全株，治跌打损伤、风湿疼痛、脱肛。

13. 少花荚蒾 野红枣（四川屏山）

Viburnum oliganthum Batalin in Trudy Imp. S.-Peterburgsk. Bot. Sada 13: 372. 1894.（英 **Oligoflorous Viburnum**）

灌木或小乔木，高 2-6 m；幼枝黄褐色，初被稀疏星毛，后变无毛，老枝暗褐色，无毛。叶片近革质至革质，倒披针形至长圆形，长 5-10 cm，叶柄长 0.5-1.5 cm，腹面具槽，无毛，常带红色。聚伞状圆锥花序长 2.5-10 cm，略被毛，总梗紫红色；苞片和小苞片线状披针形，长 2-8 mm，具中脉，被缘毛；花着生于序轴的第一至第二级分枝上；萼筒长 2.5 mm，无毛，萼檐具 5 齿，齿三角形，锐尖，边缘膜质；花冠白色或淡红色，漏斗状，冠筒筒状，长约 9 mm；雄蕊 5，着生于花冠喉部，不超出花冠裂片，花丝极短，花药紫红色。核果红色而后变黑色；核有 1 条深腹沟。花期 4-6 月，果期 7-8 月。

分布与生境　产于湖北西部、四川东部和东南部至西南部、贵州东北部和西部、云南东北部及西藏（朋曲），生于多石灌丛中或山谷溪涧旁。

药用部位　根。

功效应用　祛风除湿。用于风湿痹痛。

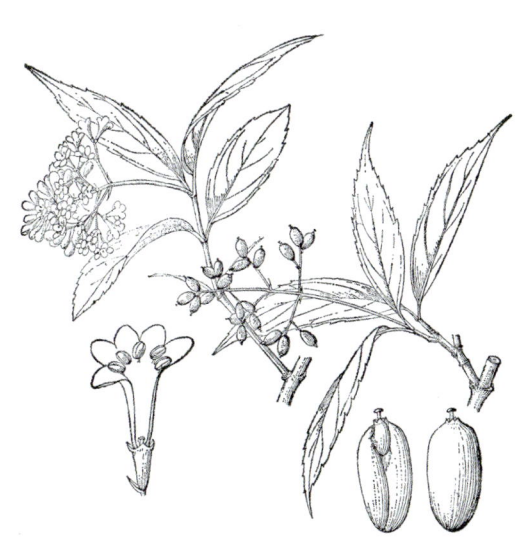

少花荚蒾 Viburnum oliganthum Batalin
张荣生 绘

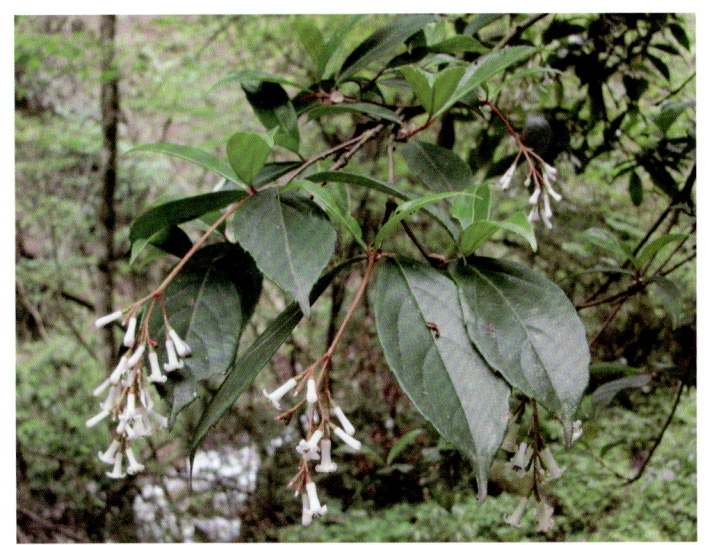

少花荚蒾 Viburnum oliganthum Batalin
摄影：朱大海

14. 珊瑚树 早禾树（广东惠阳、广州），沙糖木（云南）

Viburnum odoratissimum Ker Gawl. in Bot. Reg. 6: pl. 456. 1820.（英 **Sweet Viburnum**）

14a. 珊瑚树（模式变种）

Viburnum odoratissimum Ker Gawl. var. **odoratissimum**

常绿灌木或小乔木，高 2-15 m。叶片革质，椭圆形至长圆形或长圆状倒卵形，有时倒卵状圆形或近圆形，先端短突尖至渐尖而钝头，有时钝形至近圆形或略凹入，基部楔形至宽楔形而常常多少下延，很少圆形，边缘在叶片 1/2-1/3 以上疏生小凸齿或在花枝上之叶片可全缘或近全缘，侧脉每边 5-6 条；叶柄长 1-2（3）cm，疏生簇状毛至近无毛。聚伞状圆锥花序顶生或侧生于具叶的短枝上，长 5-13.5 cm，宽 4-7 cm，具梗；苞片和小苞片长不足 1 cm，宽不足 2 mm，早落；花芳香，通常生于序轴的第二至第三级分枝上，无毛；萼筒长约 1.5 mm，萼檐具 5 浅钝齿；花冠白色至黄白色，辐状，冠筒长不超过 2 mm，花冠裂片长 2-2.5（3）mm，反折；雄蕊 5，着生于冠筒喉部，与花冠裂片等长；花柱常较粗短，柱头头状，常不超出花萼。核果先红后黑；核有1深腹沟。花期 (11–12) 2–3 (5) 月，果期 4–6 月。

分布与生境 产于福建东南部、湖南南部、广东、海南和广西。生于山谷密林中溪涧旁荫蔽处、疏林中向阳地或平地灌丛中，海拔 200–1300 m。也常有栽培。印度东部、缅甸北部、泰国和越南也有。

药用部位 叶、树皮及根。

功效应用 祛风除湿，舒筋通络。用于感冒，风湿痹痛，跌打损伤，骨折。

化学成分 小枝含萜类：α-香树脂醇十七酸酯(α-amyrin margarate)，莫顿无花果烯醇▲十七酸酯(moretenyl margarate)，莫顿无花果烯醇▲棕榈酸酯(moretenyl palmitate)，熊果酸(ursolic acid)，荚蒾宁K (vibsanin K)[1]。

叶含二萜类：荚蒾宁(vibsanin) A、B、C、D、E、F[2]、I、L，14-羟基荚蒾宁F (14-hydroxyvibsanin F)，14R,15-环氧荚蒾宁C (14R,15-epoxyvibsanin C)，14S,15-环氧荚蒾宁C (14S,15-epoxyvibsanin C)[3]，醛荚蒾宁(aldovibsanin) A、B，7-表醛荚蒾宁(7-epialdovibsanin A)[4]。

叶和花含二萜类：荚蒾宁(vibsanin) B[5]、C[6]、E[5]、G、H、M[6]，荚蒾散醇(vibsanol) A、B，6β-羟基羽扇豆烷-20(29)-烯-3-氧合-27,28-二酸[6β-hydroxylup-20(29)-en-3-oxo-27,28-dioic acid]，6α-羟基羽扇豆烷-20(29)-烯-3-酮基-27,28-二酸[6α-hydroxy-lup-20(29)-en-3-oxo-27,28-dioic acid]，6α-羟基羽扇豆烷-20(29)-烯-3-酮基-28-酸[6α-hydroxylup-20(29)-en-3-oxo-28-oic acid][5]，醛荚蒾宁 B、C，5-表荚蒾宁G (5-epivibsanin G)，5-表荚蒾宁H (5-epivibsanin H)，18-O-甲基荚蒾宁G (18-O-methylvibsanin G)[6]。

全草含苯丙素类：绿原酸(chlorogenic acid)[7]；黄酮类：槲皮素(quercetin)，芦丁(rutin)[7]；有机酸类：琥珀酸(succinic acid)[7]。

注评 本种为"早禾树"的基源植物，药用其叶、树皮、根。壮族也药用其根，治骨折。

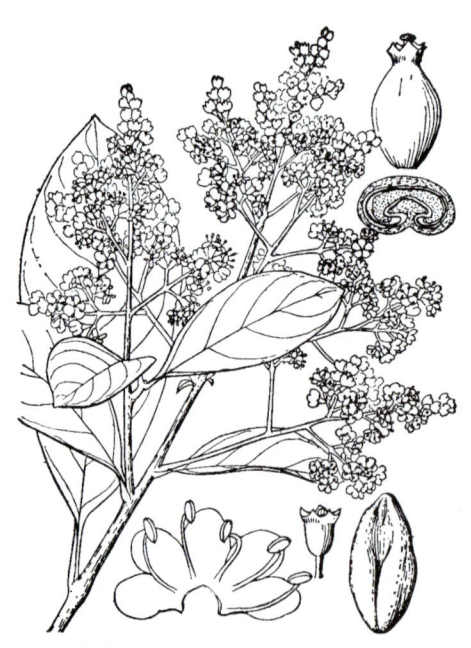

珊瑚树 Viburnum odoratissimum Ker Gawl. var. **odoratissimum**
引自《中国高等植物图鉴》

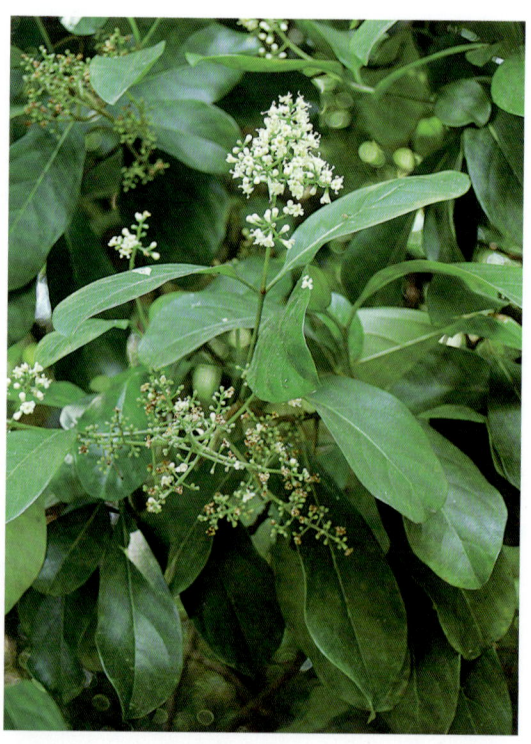

珊瑚树 Viburnum odoratissimum Ker Gawl. var. **odoratissimum**
摄影：李泽贤

化学成分参考文献

[1] Shen YC, et al. *J Chin Chem Soc*, 2003, 50(2): 297-302.

[2] Kawazu K. *Agric Biol Chem*, 1980, 44(6): 1367-1372.

[3] Kubo M, et al. *Chem Pharm Bull*, 2001, 49(2): 242-245.

[4] Kubo M, et al. *Chem Pharm Bull*, 1999, 47(2): 295-296.

[5] Shen YC, et al. *J Nat Prod*, 2002, 65(7): 1052-1055.

[6] Shen YC, et al. *J Nat Prod*, 2004, 67(1): 74-77.

[7] 苏竟驰. 植物学报，1983, 25(1): 91-92.

14b. 日本珊瑚树（变种） 泡花荚蒾，法国冬青（上海、杭州）

Viburnum odoratissimum Ker Gawl. var. **awabuki** (K. Koch) Zabel ex Rumpler in Ⅲ. Gartenbau-Lex. ed. 3, 877. 1902.——*V. awabuki* K. Koch.（英 **Japan Arrowwood**）

与珊瑚树不同的主要为叶倒卵状长圆形至长圆形，很少倒卵形，顶端钝或急狭而钝头，基部宽锲形，边缘常有较规则的波状浅状锯齿，侧脉 6-8 对。圆锥花序通常生于具两对叶的幼枝顶，长 9-15 cm，直径 8-13 cm；花冠筒长 3.5-4 mm，裂片长 2-3 mm；花柱较细，长约 1 mm，柱头常超出萼齿。果核通常倒卵圆形至倒卵状椭圆形，长 6-7 mm。花期 5-6 月，果熟期 9-10 月。

分布与生境 产于浙江（普陀、舟山）和台湾。长江下游各地常见栽培。日本、朝鲜南部也有分布。

药用部位 根、树皮。

功效应用 祛风除湿。用于风湿痹痛。叶用作毒鱼剂。

化学成分 木材含倍半萜类：日本珊瑚树醇▲(awabukinol), 4-过氧氢日本珊瑚树醇▲(4-hydroperoxyawabukinol), 3-过氧氢日本珊瑚树醇▲(3-hydroperoxyawabukinol)[1]；三萜类：$3\beta,28$-羟基-12-齐墩果烯-1-酮($3\beta,28$-dihydroxy-12-oleanene-1-one), $3\beta,28$-羟基-12-齐墩果烯-11-酮($3\beta,28$-dihydroxy-12-oleanene-11-one), 13,28-环氧-11-齐墩果烯-3-酮(13,28-epoxy-11-oleanene-3-one)[2]；木脂素类：荚蒾散醇(vibsanol)[3-4], 9'-O-甲基荚蒾散醇(9'-O-methylvibsanol), 二氢去氢双松柏醇(dihydrodehydrodiconiferyl alcohol)[3]。

树皮含三萜类：ψ-蒲公英萜醇▲乙酸酯(ψ-taraxasterol acetate)[5]；黄酮类：儿茶素(catechin), 表儿茶素(epicatechin)[5]；其他类：β-谷甾醇，琥珀酸，β-甲基苹果酸(β-methylmalic acid)。

叶含二萜类：荚蒾宁(vibsanin) A[6]、B、C[6-7]、D、E[6,8]、F[6]、G、H、K[9]，新荚蒾宁(neovibsanin) A、B[10]、C[11]、D、G[12]、H、I[13]、J、K、P[14]，3-羟基荚蒾宁E (3-hydroxyvibsanin E)[8]，18-O-甲基荚蒾宁K (18-O-methylvibsanin K)，15,18-二-O-甲基荚蒾宁H (15,18-di-O-methylvibsanin H)[9]，7-表新荚蒾

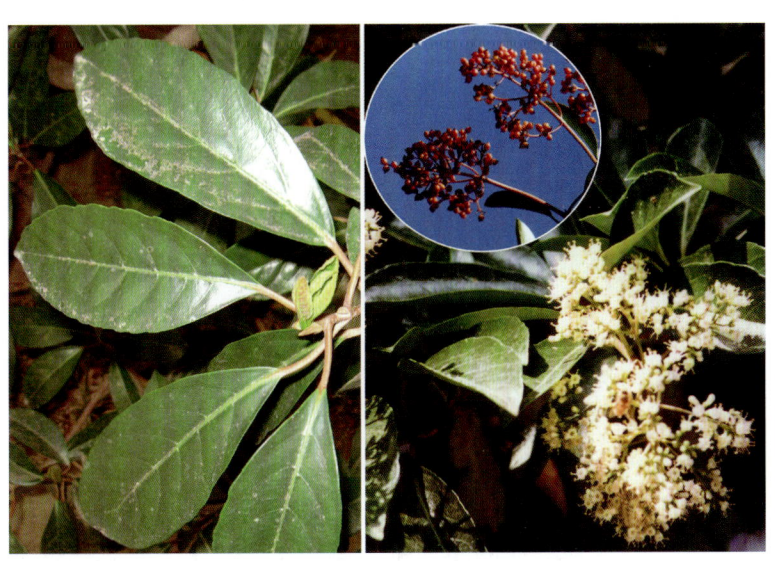

日本珊瑚树 *Viburnum odoratissimum* Ker Gawl. var. *awabuki* (K. Koch) Zabel ex Rumpler
摄影：徐克学 童毅华

宁D (7-epineovibsanin D)、15-O-甲基新荚蒾宁F (15-O-methylneovibsanin F)、14-表-15-O-甲基新荚蒾宁F (14-epi-15-O-methylneovibsanin F)、15-O-甲基-18-氧代新荚蒾宁F (15-O-methyl-18-oxoneovibsanin F)、2-O-甲基新荚蒾宁H (2-O-methylneovibsanin H)、2-O-甲基新荚蒾宁I (2-O-methylneovibsanin I)、14-表新荚蒾宁G (14-epineovibsanin G)[12]、螺环荚蒾宁A (spirovibsanin A)[15]、5-表荚蒾宁(5-epivibsanin) C、E、H、K、18-O-甲基-5-表荚蒾宁K (18-O-methyl-5-epivibsanin K)[16]、呋喃荚蒾宁(furanovibsanin) A、B、C、D、E、F、G、3-O-甲基呋喃荚蒾宁A (3-O-methylfuranovibsanin A)、7-表呋喃荚蒾宁B (7-epifuranovibsanin B)[17]、环荚蒾宁A (cyclovibsanin A)、15-O-甲基环荚蒾宁(15-O-methylcyclovibsanin) A、B、3-羟基-15-O-甲基环荚蒾宁A (3-hydroxy-15-O-methylcyclovibsanin A)[18]；三萜类：熊果酸(ursolic acid)、6-羟基羽扇豆-20(29)烯-3-酮基-28-酸[6-hydroxylup-20(29)-en-3-one-28-oic acid]、羽扇豆-20(29)烯-3-酮基-28-酸[lup-20(29)-en-3-one-28-oic acid][7]；黄酮类：山奈酚-3-O-β-D-吡喃葡萄糖基-(1 2)-β-D-半乳糖苷[kaempferol-3-O-β-D-glucopyranosyl-(1→2)-β-D-galactoside]、山奈酚-3-槐糖苷(kaempferol-3-sophoroside)、山奈酚-鼠李糖基-(1→6)-3-O-β-D-吡喃葡萄糖苷[kaempferol-rhamnosyl-(1→6)-3-O-β-D-glucopyranoside]、黄芪苷(astragalin)、异槲皮苷(isoquercitrin)、芦丁(rutin)、槲皮素-3-O-β-D-吡喃葡萄糖基-(1→2)-β-D-半乳糖苷[quercetin-3-O-β-D-glucopyranosyl-(1→2)-β-D-galactoside]、槲皮素-3-槐糖苷(quercetin-3-sophoroside)[19]；木脂素类：7R,8S-二氢去氢双松柏醇-4-O-β-D-吡喃葡萄糖苷(7R,8S-dihydrodehydrodiconferyl alcohol-4-O-β-D-glucopyranoside)、7S,8R-二氢去氢双松柏醇-4-O-β-D-吡喃葡萄糖苷(7S,8R-dihydrodehydrodiconferyl alcohol-4-O-β-D-glucopyranoside)[20]；香豆素类：东莨菪苷(scopolin; scopoloside)、2',6'-二-O-乙酰东莨菪苷(2',6'-di-O-acetylscopolin)、3',6'-二-O-乙酰东莨菪苷(3',6'-di-O-acetylscopolin)、6'-O-乙酰东莨菪苷(6'-O-acetylscopolin)、2'-O-乙酰东莨菪苷(2'-O-acetylscopolin)[7]；其他类：多氯化联苯(polychlorinated biphenyls)[21]。

叶和嫩枝含二萜类：荚蒾宁O (vibsanin O)[22]。

全株含三萜类：6β-羟基-3,20-二氧代-30-去甲羽扇烷-28-酸(6β-hydroxy-3,20-dioxo-30-norlupane-28-oic acid)、3,4-裂环羽扇豆烷-4,20-二羟基-3,28-二酸-3-羧酸甲酯(3,4-secolup-4,20-dihydroxy-3,28-dioic acid-3-oic acid methyl ester)[23]；环烯醚萜类：马钱苷(loganin; loganoside)[24]；苯丙素类：丁香苷(syringin)、红景天苷(salidroside)、木犀苷F (osmanthuside F)、4-[1,3-二羟基-2-[4-(3-羟丙基)-2-甲氧基苯氧基]丙基]-2-甲氧基苯基-β-D-吡喃葡萄糖苷{4-[1,3-dihydroxy-2-[4-(3-hydroxypropyl)-2-methoxyphenoxy]propyl]-2-methoxyphenyl-β-D-glucopyranoside}、3-羟基-1-(4-羟基-3-甲氧基苯基)-2-[4-(3-羟丙基)-2-甲氧基苯氧基]丙烷-β-D-吡喃葡萄糖苷{3-hydroxy-1-(4-hydroxy-3-methoxyphenyl)-2-[4-(3-hydroxypropyl)-2-methoxyphenoxy]propyl-β-D-glucopyranoside}、3-[4-[(1R,2R)-2-羟基-2-(4-羟基-3-甲氧基苯基)-1-(羟甲基)乙氧基]-3-甲氧基苯基]丙烷-β-D-吡喃葡萄糖苷{3-[4-[(1R,2R)-2-hydroxy-2-(4-hydroxy-3-methoxyphenyl)-1-hydroxymethyl-ethoxy]-3-methoxyphenyl]propyl-β-D-glucopyranoside}[24]；碱基类：腺苷(adenosine)、尿苷(uridine)[24]；酚酸类：原儿茶酸(protocatechuic acid)[24]；酯类：绿原酸甲酯(methyl chlorogenate)、L-苹果酸二甲酯(L-malic acid dimethyl ester)、甲氧基琥珀酸-4-甲酯(methoxybutanedioic acid-4-methyl ester)[24]；糖苷类：异直蒴苔苷(tachioside)、直蒴苔苷(isotachioside)[24]。

化学成分参考文献

[1] Fukuyama Y, et al. *Phytochemistry*, 1996, 42(3): 741-746.

[2] Kagawa M, et al. *Phytochemistry*, 1998, 47(6): 1101-1105.

[3] Fukuyama Y, et al. *Chem Pharm Bull*, 1996, 44(7): 1418-1420.

[4] Sakai A, et al. *Heterocycles*, 2000, 52(2): 643-659.

[5] Iwagawa T, et al. *Kagoshima Daigaku Rigakubu Kiyo, Sugaku, Butsurigaku, Kagaku*, 1975, 8: 65-69.

[6] Kawazu K. Int. *Symp Chem Nat Prod*, 1978, 11(2): 101-103.

[7] Kuroyanagi M, et al. *Chem Pharm Bull*, 1986, 34(10): 4012-4017.

[8] Fukuyama Y, et al. *J Nat Prod*, 1999, 62(2): 337-339.

[9] Minami H, et al. *Chem Pharm Bull*, 1998, 46(8): 1194-1198.

[10] Fukuyama Y, et al. *Tetrahedron Lett*, 1996, 37(37): 6767-6770.

[11] Kubo M, et al. *Tetrahedron Lett*, 1999, 40(34): 6261-6265.

[12] Fukuyama Y, et al. *Chem Pharm Bull*, 2005, 53(1): 72-80.

[13] Fukuyama Y, et al. *Chem Pharm Bull*, 1998, 46(3): 545-547.

[14] Kubo M, et al. *Heterocycles*, 2009, 77(1): 539-546.

[15] Kubo M, et al. *Tetrahedron Lett*, 2001, 42(6): 1081-1083.

[16] Fukuyama Y, et al. *Chem Pharm Bull*, 2002, 50(3): 368-371.

[17] Fukuyama Y, et al. *Tetrahedron*, 2002, 58(50): 10033-10041.

[18] Fukuyama Y, et al. *Lett Org Chem*, 2004, 1(2): 189-193.

[19] Kikuchi M, et al. *Nat Med*, 1995, 49(2): 219.

[20] Matsuda N, et al. *Chem Pharm Bull*, 1996, 44(5): 1122-1123.

[21] Yoshida Y, et al. *Osaka-furitsu Koshu Eisei Kenkyusho Kenkyu Hokoku, Shokuhin Eisei-hen*, 1979, 9: 51-52.

[22] Duh CY, et al. *Tetrahedron Lett*, 2003, 44(52): 9321-9322.

[23] El-Gamal AA. *Nat Prod Res*, 2008, 22(3): 191-197.

[24] Sato H, et al. *J Nat Med*, 1996, 50(6): 426.

15. 巴东荚蒾

Viburnum henryi Hemsl. in J. Linn. Soc., Bot. 23: 363. 1888.（英 **Henry Viburnum**）

灌木或小乔木，常绿或常半绿，高达 7 m，全株无毛或近无毛。冬芽有 1 对外被黄色簇状毛的鳞片。叶革质，倒卵状长圆形至长圆形，长 6-10 (-13) cm，侧脉 5-7 对，脉腋有趾蹼状小孔和少数集簇状毛；叶柄长 1-2 cm。圆锥花序顶生，总花梗纤细；苞片和小苞片条状披针形，绿白色；花芳香，生于序轴的第二至第三级分枝上；萼筒筒状至倒圆锥筒状，长约 2 mm，萼檐波状或具宽三角形的齿，长约 1 mm；花冠白色，辐状，筒长约 1 mm；雄蕊与花冠裂片等长或略超出；花柱与萼齿几等长，柱头状。果实红色，后变紫黑色；核稍偏，有一条深腹沟，背沟常不存。花期 6 月，果熟期 8-10 月。

分布与生境 产于陕西南部，浙江南部，江西西部（武功山），福建北部，湖北西部，广西东北部至西北部，四川东部、东南部至西南部及贵州东南部。生于山谷密林中或湿润草坡上，海拔 900-2600 m。

药用部位 根、枝、叶。

功效应用 清热解毒。用于小儿鹅口疮。

化学成分 叶含酚苷类：巴东荚蒾苷▲(henryoside)，3"-O-苯甲酰巴东荚蒾苷▲(3"-O-benzoylhenryoside)[1]。

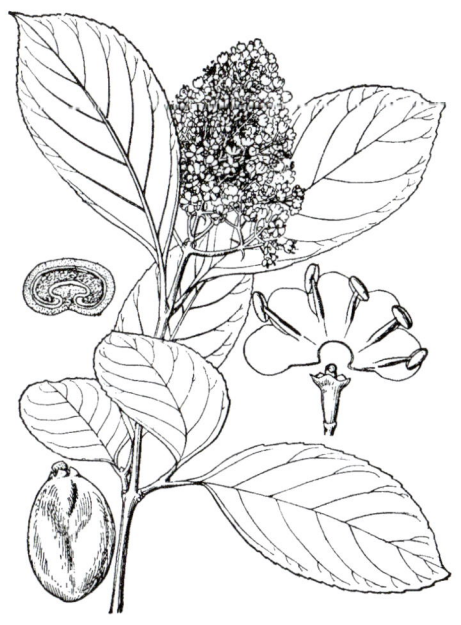

巴东荚蒾 Viburnum henryi Hemsl.
引自《中国高等植物图鉴》

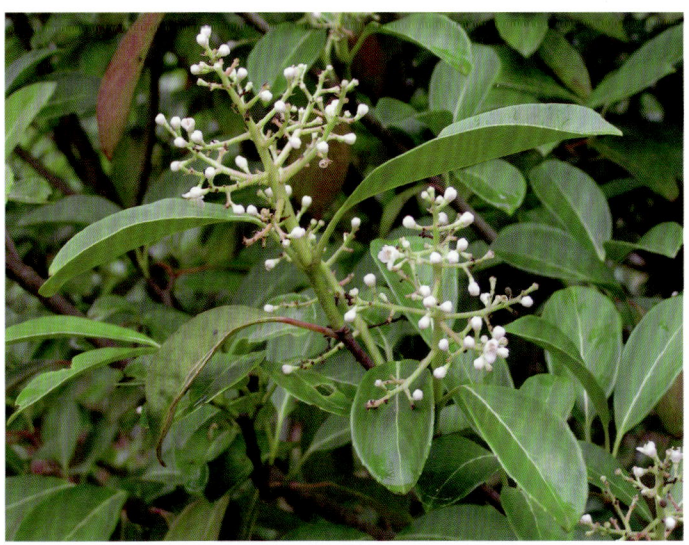

巴东荚蒾 Viburnum henryi Hemsl.
摄影：高贤明

化学成分参考文献

[1] Rosendal S, et al. *Phytochemistry*, 1979, 18(5): 904-906.

16. 短序荚蒾 短球荚蒾（拉汉种子植物名称），球花荚蒾（植物分类学报）

Viburnum brachybotryum Hemsl. in J. Linn. Soc., Bot. 23: 349-350. 1888.（英 **Short-racemed Viburnum**）

常绿灌木或小乔木，高 3-8 m；枝条浅褐色，疏生皮孔，无毛。叶片薄革质至革质，倒卵形至狭椭圆形，长 7-20 cm；叶柄长 1-3 cm，腹面具槽，无毛。圆锥花序通常尖塔形，顶生或为假腋生状，苞片和小苞片通常披针形，长达 2 mm，果时常仍存在；花多生于序轴的第二至第三级分枝上，有短梗或几无梗；花萼密被簇状短毛，萼筒长 2 mm，萼檐具 5 齿，齿卵形，长近 2 mm，先端卵形。花冠白色，辐状，直径 4-6 mm，外面通常被稀疏簇状短毛，冠筒长不超过 1 mm，裂片长约为冠筒的 2 倍；雄蕊 5，略超出或明显低于花冠。核果熟时红黄色或红色；核有 1 条深腹沟。花期 10 月至翌年 4 月，果期 3-10 月。

分布与生境 产于江西、湖北北部、湖南西部和西北部、广西西北部至东北部和东南部、四川、贵州及云南东南部至西南部。生于山谷密林或山坡灌丛中，海拔 (400-) 600-1900 m。

药用部位 根、叶、花。

功效应用 根：清热解毒，祛风除湿。用于风湿关节痛，跌打损伤。叶：用于皮肤瘙痒、体癣。花：用于风热咳嗽。

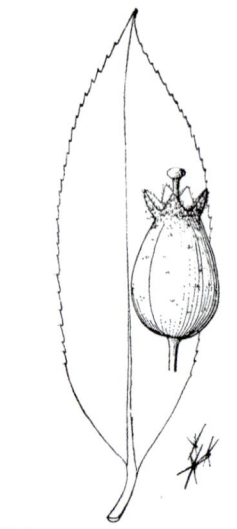

短序荚蒾 *Viburnum brachybotryum* Hemsl.
张荣生 绘

17. 伞房荚蒾 雷公子（广西龙胜）

Viburnum corymbiflorum P. S. Hsu et S. C. Hsu in Acta Phytotax. Sin. 11(1): 73, pl. 12. 1966.（英 **Corymbose Viburnum**）

小乔木，高达 5 m；幼枝及枝条灰黄色且无毛；冬芽具 2 芽鳞。叶片坚纸质，长圆形或长圆状披针形，长 6-13 cm；侧脉每边 4-6 条；叶柄长约 1 cm，腹面具槽，无毛。聚伞状圆锥花序顶生，近似伞房形，疏被簇状毛，总梗长 2-4.5 cm；苞片和小苞片线形，长约 7 mm；花芳香，着生于第三级分枝上，无毛；萼筒圆柱形，长约 2 mm，萼齿椭圆状卵形，长约 1 mm，先端钝；花冠白色，辐状，直径 8 mm，冠筒长约 7 mm，花冠裂片长圆形，长约 3.5 mm，先端圆形；雄蕊短于花冠，长 1.5 mm；花柱粗，倒锥形，超出花萼，柱头头状。核果红色；核倒卵形，腹面具深沟。花期 4-5 月，果期 6-7 月。

分布与生境 产于浙江南部、江西西南部、福建北部、湖北（咸丰）、湖南西北部和西南部、广东北部（仁化）、广西、四川东南部至重庆西南部（南川）、贵州等北部和中部及云南东南部。生于山谷和山坡密林或灌丛中湿润地，海拔 1000-1800 m。

药用部位 根、叶、种子。

功效应用 清热解毒。用于痈肿疮疡。

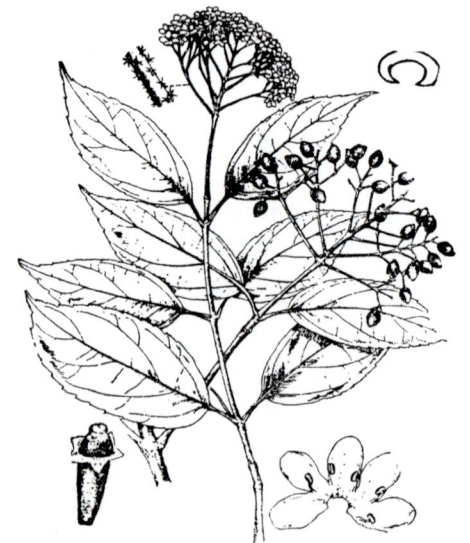

伞房荚蒾 *Viburnum corymbiflorum* P. S. Hsu et S. C. Hsu
引自《浙江植物志》

18. 鳞斑荚蒾　点叶荚蒾（中国高等植物图鉴），大青藤（云南嵩明）

Viburnum punctatum Buch.-Ham. ex D. Don, Prodr. Fl. Nepal. 142. 1825.
（英 **Variegated-leaved Viburnum**）

常绿小乔木，高 6-9 m。芽、幼枝、叶片下面、花序、花萼、花冠及核果均密被常为铁锈色圆形的小鳞片；冬芽无芽鳞。叶片革质，长圆状椭圆形，长 5-18 cm，叶柄长 1-1.5 cm，腹面具槽，被鳞片。花序聚伞状复伞形，直径 7-10 cm，无或有短总梗，第一级辐射枝 4-6 条；苞片和小苞片宽卵形，长约 2 mm，先端钝形；花芳香，着生于第三至第四级辐射枝上；萼筒长约 2 mm，萼檐具 5 浅圆齿，齿长约 0.5 mm；花冠白色，辐状，长 2.5-3 mm，花冠裂片长于冠筒；雄蕊 5，等于或超出花冠；花柱略超出花萼。核果红色而后变黑色；核扁，背具 2、腹具 3 浅槽。花期 3-4 月，果期 5-10 月。

分布与生境　产于四川西南部、贵州中部、云南。生于海拔 700-1900 m 的山谷、山坡或河岸的林缘、林内或灌丛中；印度、尼泊尔、不丹、缅甸北部、泰国、越南、柬埔寨和印度尼西亚（苏门答腊）也有。

药用部位　根、叶。

功效应用　活血通络。用于风湿痹痛。

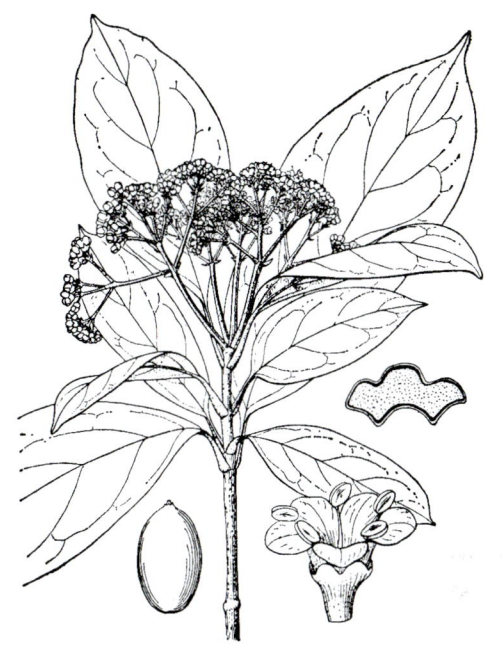

鳞斑荚蒾 **Viburnum punctatum** Buch.-Ham. ex D. Don
引自《中国高等植物图鉴》

19. 水红木　羊脆骨（中药大辞典），灰色树，粉果叶，睡眠果，大路通

Viburnum cylindricum Buch.-Ham. ex D. Don, Prodr. Fl. Nepal. 142. 1825.（英 **Tube-flowered Viburnum**）

常绿灌木至小乔木，高可达 15 m；幼枝被微毛，老枝红褐色，变无毛，疏生皮孔；冬芽有 1 对芽鳞，芽鳞具腺点。叶片坚纸质至革质，揉之出现白色斑痕，椭圆形至卵状长圆形，侧脉每边约 3-5 (8) 条；叶柄长 1-5 cm，腹面具槽，略被微柔毛至无毛。花序聚伞状近伞房形或复伞形，被微毛至仅有微小腺点，总梗长 2.5-4.5 cm，第一级辐射枝通常 7 条；花通常着生于第三级辐射枝上；萼筒长约 1.5 mm，具细小腺点，萼檐具不明显的 5 齿；花冠白色或带粉红色，筒状钟形，长 4-6 mm，花冠裂片长约 1 mm，直伸；雄蕊 5，伸出花冠长约 3 mm。核果先红后紫黑；核扁，背具 2、腹具 1 浅槽。花期 6-7 月，果期 8-10 月。

分布与生境　产于甘肃（文县），湖北西部，湖南西部，广东北部、广西西部至东部，四川西部、西南部至东北部，贵州，云南及西藏东南部。生于海拔 1120-3200 m 的阳坡常绿阔叶林或灌丛中。巴基斯坦、印度、尼泊尔、不丹、缅甸北部、泰国北部、越南中部至北部以及印度尼西亚（爪哇）也有。

药用部位　根、叶、花。

功效应用　根：祛风除湿，活血通络，解毒。用于风湿痹痛。现代亦用于胃痛，肝炎，肺炎，支气管炎，尿路感染，跌打损伤。叶：利湿，解毒，活血。用于赤白痢疾，泄泻，疝气，痛经，跌打损伤，痈肿疮毒，烫伤。现代亦用于尿路感染，体癣，口腔炎。花：润肺止咳。用于肺燥咳嗽。

化学成分　叶含三萜类：水红木酮▲(cylindrictone) A、B、C、D、E、F，3β-羟基-六去甲达玛烷-20-酮 (3β-hydroxy-hexanordammaran-20-one)，3α-羟基-八去甲达玛-12-烯-17-酮 (3α-hydroxy-octanordammar-12-en-17-one)，棒槌瓜苷元▲B (neoalsogenin B)[1]；黄酮类：穗花杉双黄酮 (amentoflavone)，芹菜素 (apigenin)[2]。

茎叶含酚苷类：巴东荚蒾苷▲(henryoside)，2'-O-乙酰巴东荚蒾苷▲(2'-O-acetylhenryoside)，2',3'-二-O-乙酰巴东荚蒾苷▲(2',3'-di-O-acetylhenryoside)，2',6'-二-O-乙酰巴东荚蒾苷▲(2',6'-di-O-acetylhenryoside)，2',3',6'-三-O-乙酰巴东荚蒾苷▲(2',3',6'-tri-O-acetylhenryoside)，2',3',4',6'-四-O-乙酰巴东荚蒾苷▲(2',3',4',6'-tetra-O-acetylhenryoside)，2-(2,3-二-O-乙酰基-β-D-吡喃葡萄糖氧基)-6-羟基苯甲酸{2-[(2,3-di-O-acetyl-β-D-glucopyranosyl)oxy]-6-hydroxybenzoic acid}，6-羟基-2-(2,3,4,6-四-O-乙酰基-β-D-吡喃葡萄糖氧基)苯甲酸{6-hydroxy-2-[(2,3,4,6-tetra-O-acetyl-β-D-glucopyranosyl)oxy]benzoic acid}，水杨酰水杨苷(salicyloyl-salicin)[3]；酚酸及其衍生物类：3,5-二羟基苯甲酸(3,5-dihydroxybenzoic acid)，4-羟基苯甲酸(4-hydroxybenzoic acid)，3,4-二甲基苯甲酸(3,4-dimethylbenzoic acid)，3,5-二羟基苯甲酸甲酯(3,5-dihydroxybenzoic acid methyl ester)，没食子酸(gallic acid)[3]；香豆素类：香豆素(coumarin)，伞形花内酯(umbelliferone; umbelliferon)，七叶树内酯(aesculetin)[3]；黄酮类：3,7,3',4'-四羟基黄酮(3,7,3',4'-tetrahydroxyflavone)，芹菜素(apigenin)[3]；三萜类：环氧泽泻烯(alismoxide)，2,3-齐墩果-12-烯-2,3-二醇(2,3-olean-12-en-2,3-diol)，齐墩果-12-烯-2,3,22-三醇(olean-12-en-2,3,22-triol)，3,22-二羟基齐墩果-12-烯-25-醛(3,22-dihydroxyolean-12-en-25-al)，6-羟基-3-氧代齐墩果-12-烯-28-酸(6-hydroxy-3-oxoolean-12-en-28-oic acid)，白桦脂木酸(betulinic acid)，马尼拉榄香脂二醇(maniladiol)，山楂酸(crategolic acid)，乳香脂二烯酸▲(masticadienic acid)，小果珍珠花苷元▲(ovalifoliogenin)，熊果杨梅酮▲(ursomyricerone)，钝盖赤桉酸▲(camaldulensic acid)[3]；木脂素类：(+)-利卡灵A[(+)-licarin A][3]。

地上部分含酚类：新绿原酸甲酯(neochlorogenic acid methyl ester)，隐绿原酸甲酯(cryptochlorogenic acid methyl ester)，绿原酸甲酯(chlorogenic acid methyl ester)[4]；酚苷类：白茅素(cylindrin) A、B，异直蒴苔苷(tachioside)，丁香酸-4-β-D-吡喃葡萄糖苷(syringic acid-4-β-D-glucopyranoside)，间苯三酚-1-O-β-D-葡萄糖苷(phloroglucinol-1-O-β-D-glucoside)，4-羟基-2,6-二甲氧基苯酚-1-O-β-D-葡萄糖苷(4-hydroxy-2,6-dimethoxyphenol-1-O-β-D-glucoside)，4-羟基-3-甲氧基苯酚-1-O-β-D-葡萄糖苷(4-hydroxy-3-methoxyphenol-1-O-β-D-glucoside)，1-β-D-葡萄糖氧基-2-(3-甲氧基-4-羟基苯基)丙烷-1,3-二醇[1-β-D-glucosyloxy-2-(3-methoxy-4-hydroxyphenyl)propane-1,3-diol]，1-β-D-吡喃葡萄糖氧基-3-甲氧基-5-羟基苯(1-β-D-glucopyranosyloxy-3-methoxy-5-hydroxybenzene)[5]。

全株含环烯醚萜类：(+)-相对-(1R,3S,4R,5R,8R,9R)-1,3,4,5,8,9-六氢-8-羟基-3-甲氧基-2H-1a,2-二氧杂环戊[cd]茚烯-4-羧酸甲酯[methyl (+)-rel-(1R,3S,4R,5R,8R,9R)-1,3,4,5,8,9-hexahydro-8-hydroxy-3-methoxy-2H-1a,2-dioxacyclopent[cd]indene-4-carboxylate]，(+)-相对-(1R,3S,4S,5R,8R,9R)-1,3,4,5,8,9-六氢-8-羟基-3-甲氧基-2H-1a,2-二氧杂环戊[cd]茚烯-4-羧酸甲酯[methyl (+)-rel-(1R,3S,4S,5R,8R,9R)-1,3,4,5,8,9-hexahydro-8-hydroxy-3-methoxy-2H-1a,2-dioxacyclopent[cd]indene-4-carboxylate]，栀子明▲(garjasmin)，α-栀子二醇▲(α-gardiol)，β-栀子二醇▲(β-gardiol)[6]；三萜类：羽扇豆醇乙酸酯(lupenyl acetate)，羽扇豆醇(lupeol)，古柯二醇(erythrodiol)，齐墩果酸(oleanolic acid)，熊果酸(ursolic acid)[6]；甾体类：β-谷甾醇，胡萝卜苷，麦角甾烷-7,22-二烯-3β-醇(ergosta-7,22-dien-3β-ol)[6]；其他类：4-甲基苯酚(4-methylphenol)，槲皮素(quercetin)，(+)-儿茶素[(+)-catechin][6]；氨基酸类：谷氨酸，赖氨酸，甘氨酸，丙氨酸等[7]；维生素类：V_C，V_{PP}，V_{B_1}，V_{B_2}等[7]；矿物元素：Ca，K，Mg等[7]。

注评 本种为"吊白叶"的基源植物，药用其叶、根或花，分别为水红木叶、水红木根和水红木花。彝族、佤族、拉祜族、傈僳族、景颇族、基诺族和傣族也药用，除景颇族用根皮治神经衰弱，基诺族用根治肝炎、咳嗽、支气管炎外，其余各民族主要用途同功效应用项。

化学成分参考文献

[1] Tu L, et al. *Helv Chim Acta*, 2008, 91(8): 1578-1587.

[2] Khan NA, et al. *J Sci Res*, 1983, 5(1): 27-30.

[3] Tu L, et al. *Helv Chim Acta*, 2009, 92(7): 1324-1332.

[4] Zhu XD, et al. *Helv Chim Acta*, 2005, 88(2): 339-342.

[5] 朱向东，等. 云南植物研究, 2006, 28(1): 91-94.

[6] Chen XZ, et al. *Helv Chim Acta*, 2008, 91(6): 1072-1076.

[7] 李昉. 青岛科技大学学报(自然科学版), 2007, 28(2): 115-116,151.

20. 三叶荚蒾 三出叶荚蒾（拉汉种子植物名录），六六股筋（重庆彭水）
Viburnum ternatum Rehder in Sargent, Trees and Shrubs 2: 37, t. 117. 1907.（英 **Trifoliate Viburnum**）

灌木或小乔木，高达 6 m；当年生小枝具有带黄色贴向簇状短柔毛，老枝灰褐色，变无毛，疏生栓质长圆形皮孔。叶 3 枚轮生，在较细弱枝上有时对生；叶片膜质或坚纸质。花序聚伞状复伞形，无或几无总梗，第一级辐射枝 5-10 条；苞片及小苞片线状披针形，长达 3 mm，具缘毛，早落；花着生于第四至第六级辐射枝上；萼筒倒锥形，长不及 1 mm，无毛，萼齿微小或有时消失，具小缘毛；花冠白色，辐状钟形，花冠裂片与冠筒等长；雄蕊 5，远超出花冠；花柱宽锥形，柱头超出萼齿。核果红色；核扁，背具 2、腹具 1 沟。花期 6-7 月，果期 9 月。

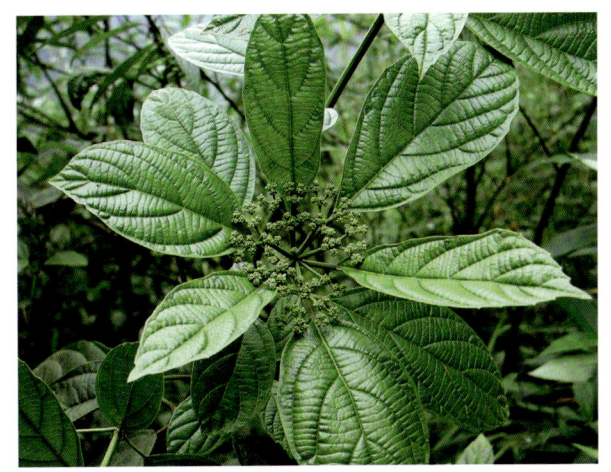

三叶荚蒾 Viburnum ternatum Rehder
摄影：陈彬

分布与生境 产于湖北西南部、湖南西北部、四川东南部至西部、贵州及云南东北部。生于海拔 1020-1040 m 的山谷阔叶林内。

药用部位 根、叶。

功效应用 舒筋通络，止痛。用于腰腿疼痛。

21. 厚绒荚蒾 猪脚杆树（云南西畴），六股筋（云南富宁），毛叶荚蒾（中国高等植物图鉴），特异荚蒾（拉汉种子植物名称）

Viburnum inopinatum Craib in Bull. Misc. Inform. Kew 1911(10): 385. 1911.（英 **Unexpected Viburnum**）

常绿灌木或小乔木，高可达 10 m；幼枝、叶片下面、叶柄和花序均被黄白色或黄褐色簇状厚绒毛。叶片近革质，叶面初时或以后至少沿中脉被黄褐色簇状绒毛，背面近基部两侧有 1 至数个大形腺体。花序为聚伞状，有或很少无总梗，第一级辐射枝 5-7 条；苞片和小苞片线形，长约 5 mm，外被簇状绒毛；花芳香，着生在第三至第五级辐射枝上；萼筒长约 1.5 mm，萼齿微小，两者密被黄色簇状长柔毛，钟形或辐形，直径约 3.5 mm；花冠筒长约 1.5 mm，花冠裂片长 1.25 mm，宽不及 1.5 mm；雄蕊在芽中折叠，长 5-7 mm。核果红色，多少被黄褐色叉状毛或簇状毛；核扁，背具 2、腹具 3 浅槽。花期 4-5 月，果期 6-10 月。

分布与生境 产于广西西南部和云南东南部至西南部。生于山坡密林中，海拔 700-1400 m。缅甸、老挝、泰国和越南东部也有。

药用部位 叶。

功效应用 祛风除湿。用于风湿痹痛。

22. 淡黄荚蒾 黄荚蒾（海南植物志），旱禾子树

Viburnum lutescens Blume in Bijdr. Fl. Ned. Ind. 13: 655-656. 1826.（英 **Pale-yellow Viburnum**）

常绿灌木，高可达 11 m；当年小枝疏被簇状短毛，后变无毛；2 年生小枝灰白色、黄色或红褐色，圆筒状；枝浅褐色或深褐色。芽鳞被褐色簇状短毛，叶亚革质，宽椭圆形至长圆状倒卵形，长 7-15 cm，侧脉 5-6 对，叶柄长 1-2 cm，无毛。聚伞花序复伞形式，被簇状短毛，总花梗长 2-5 cm，第一级辐射枝 4-6 条，通常 5 条，长短不一；花芳香；萼筒倒圆锥形，长约 1.5 mm，无毛，萼齿三角状卵形，顶钝，略短于萼筒；花冠白色，辐状，直径约 5 mm，筒长约 1.5 mm，裂片宽卵形，顶钝形，长约等于筒，开展；雄蕊稍超出花冠，长约 3 mm；核有 1 条宽广腹沟和 2 条背沟。花期 2-4 月，果熟期 10-12 月。

分布与生境 产于广东和广西。生于海拔 180-1000 m。中南半岛、缅甸、马来半岛及印度尼西亚、爪哇、苏门答腊和加里曼丹也有。
药用部位 叶。
功效应用 活血，祛风除湿。用于跌打损伤，风湿痹痛。
注评 本种为"罗盖木"的基源植物，药用其叶。

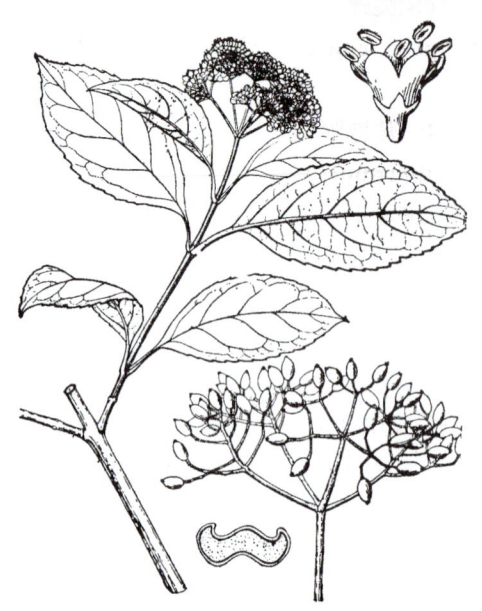

淡黄荚蒾 Viburnum lutescens Blume
引自《中国高等植物图鉴》

23. 海南荚蒾

Viburnum hainanense Merr. et Chun in Sunyatsenia 5: 193. 1940.（英 **Hainan Viburnum**）

常绿灌木，高 1.5-3 m；当年生小枝被黄褐色星状绒毛和散生细微腺点，2 年生枝紫褐色或灰褐色，无毛。叶近革质，椭圆形，两面无毛或背面中脉和侧脉上被疏或密的星状毛，并有细微黑色或栗褐色腺点（在放大镜下可见），有 3 条基出脉。聚伞花序平顶，3 至多歧，顶生；总花梗长 4-10 mm 或极短；苞片及小苞片线形，被缘毛，早落；花芳香，有短花梗；萼管长约 1 mm，被疏毛，裂片极短，阔卵形，略被缘毛；花冠白色，辐状，冠管长约 1 mm，裂片近圆形，反折，长约等于冠管；花丝长 2.5-3 mm；花柱圆锥状，柱头头状。核果熟时红色，呈压扁状，有宿存的萼；核扁圆形，一面凹陷，另一面凸起。花期 4-7 月；果熟期 8-12 月。

分布与生境 产于广东南部、海南和广西南部。生于海拔 600-1400 m 的灌丛或林中。越南也有。
药用部位 根、叶。
功效应用 祛风除湿，活血，解毒。用于风湿痹痛，跌打损伤，痢疾。现代亦用于尿路感染，蛇伤，蛔虫病。
注评 本种为"油炸木"的基源植物，药用其根、叶。

海南荚蒾 Viburnum hainanense Merr. et Chun
引自《海南植物志》

24. 常绿荚蒾　坚荚树（救荒本草），咸鱼汁树（广东），冬红果

Viburnum sempervirens K. Koch in Hort. Dendr. 300. 1853.（英 Evergreen Viburnum）

24a. 常绿荚蒾（模式变种）

Viburnum sempervirens K. Koch var. **sempervirens**

常绿灌木，高可达 4 m；当年小枝淡黄色或灰黄色，2 年生小枝紫褐色或灰褐色。叶革质，椭圆状至倒披针形，长 4-16 cm，上面有光泽，下面全面有微细褐色腺点，中脉及侧脉常有疏状毛，侧脉 3-4 (-5) 对，最下一对伸长而多少呈离状 3 出脉状；叶柄带红紫色，长 5-15 mm。复伞形式或聚伞花序顶生，有红褐色腺点，第一级辐射枝 (4-) 5 条，中间者最短，花生于第三至第四级辐射枝上，有短梗或无梗；萼筒筒状倒圆锥形，长约 1 mm，萼齿宽卵形，顶钝形，比萼筒短；花冠白色，辐状，直径约 4 mm，长约 2 mm，裂片近圆形，约与筒等长；雄蕊稍超出花冠，花药宽椭圆形；花柱稍高出萼齿。果实红；核扁圆形，腹面深凹陷，背面凸起，其形如杓，直径 3-5 mm。花期 5 月，果期 10-12 月。

分布与生境　产于江西南部、广东和广西南部。生于山谷密林或疏林中，溪涧旁或丘陵地灌丛中，海拔 100-1800 m。

药用部位　根、叶。

功效应用　活血祛瘀，止痛。用于跌打损伤，瘀血肿痛。

注评　本种为"白花坚荚树"的基源植物，药用其叶。傣族也药用其茎、叶，治腰痛、血尿、尿痛、脱肛。

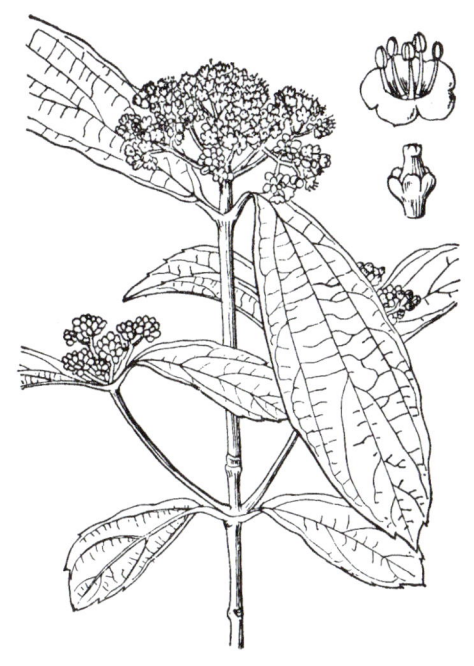

常绿荚蒾 Viburnum sempervirens K. Koch var. sempervirens
引自《中国高等植物图鉴》

24b. 具毛常绿荚蒾（变种）　毛枝坚荚树

Viburnum sempervirens K. Koch var. **trichophorum** Hand.-Mazz. in Beih. Bot. Centralbl. 56(2): 465, Abt. B. 1937.（英 Hairy Evergreen Viburnum）

幼枝、叶柄和花序均被簇状短毛，有时还夹杂简单长毛。叶顶端具较明显的锯齿，侧脉 5-6 对。果实较大，核长约 7 mm，直径约 6 mm，背面略凸起，负面略呈鹅毛扇状弯拱而不明显凹陷。

分布与生境　产于浙江、江西、福建、湖南南部、广东、广西北部、重庆（北碚）、贵州（遵义、贵定、榕江）及云南（双江、西畴）。

药用部位　茎、叶、根。

功效应用　止血，止痛。用于腰痛，尿血，尿痛，脱肛。

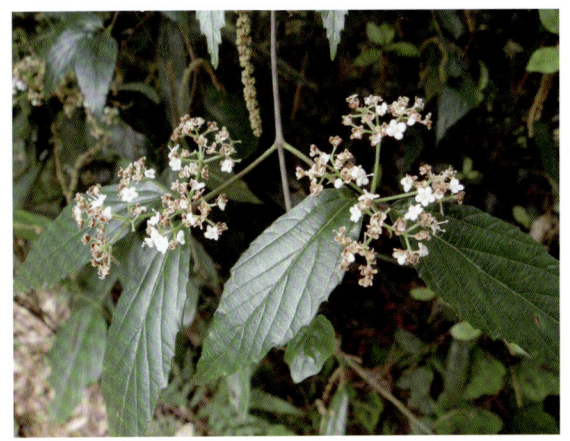

具毛常绿荚蒾 Viburnum sempervirens K. Koch var. trichophorum Hand.-Mazz.
摄影：陈世品

25. 臭荚蒾　碎米果（云南）

Viburnum foetidum Wall. in Pl. Asiat. Rar. 1: 49, pl. 61 1830.（英 Foetid Viburnum）

25a. 臭荚蒾（模式变种）

Viburnum foetidum Wall. var. **foetidum**

常绿灌木，高 1-3 m；幼枝密被黄褐色簇状短柔毛，老枝红褐色，无毛。叶片坚纸质或近革质，长圆状菱形，基部 3 脉，侧脉每边 2-4 条；叶柄长 0.5-1 cm，腹面具槽，密被黄褐色簇状短柔毛。花序聚伞状复伞形，顶生，密被黄褐色簇状短柔毛，总梗极短或几无，第一级辐射枝 5-7 条；苞片和小苞片线状长圆形至匙状长圆形，长约 1.5 mm，被簇状毛；花着生于第二至第三级辐射枝上；萼筒长约 1 mm，萼檐 5 齿，齿微小，三角形，无毛；花冠白色，近无毛，辐状，长约 1.5 mm，冠筒长约 0.5 mm，裂片圆形，长于冠筒；雄蕊 5，略超出花冠。核果红色；核扁，背具 2、腹具 3 槽。花期 5-8 月，果期 8-10 月。

分布与生境　产于西藏南部。生于海拔 1600-2500 m 的阳坡疏林中。印度东北部、孟加拉、缅甸、老挝也有。

药用部位　叶、果实。

功效应用　叶：解毒，接骨。用于脓肿，骨折。果实：清热解毒，止咳。用于头痛，咳嗽，牙痛，跌打损伤。现代亦用于荨麻疹，肺炎。

注评　本种为"冷饭果"的基源植物，药用其叶和果。

25b. 珍珠荚蒾（变种）　珍珠花（植物名实图考），冷饭子（贵州），糯米果（云南）

Viburnum foetidum Wall. var. **ceanothoides** (C. H. Wright) Hand.-Mazz., Symb. Sin. 7: 1038. 1936.（英 Pearl Viburnum）

植株直立或攀援状；枝披散，侧生小枝较短。叶较密，倒卵状椭圆形至倒卵形，长 2-5 cm，顶端急尖或圆形，基部楔形，边缘中部以上具少数不规则、圆或钝的粗牙齿或缺刻，很少近全缘，下面常散生棕色腺点，脉腋集聚簇状毛，侧脉 2-3 对。总花梗长 1-2.5 (-8) cm。花期 4-6 (-10) 月，果熟期 9-12 月。

分布与生境　产于四川西南部、贵州西部和云南东北部至西部和西南部。生于山坡密林或灌丛中，海拔 900-2600 m。

药用部位　根、叶、果实。

功效应用　根：解毒，止血，止泻。用于痢疾，崩漏。现代亦用于先兆流产，荨麻疹，肠炎。叶：消肿止痛，敛疮生肌。用于骨折，疖肿，跌打损伤。果实：解表，清热，解毒，止咳。用于风热感冒，咳嗽，头痛，口疮，吐血，衄血。

注评　本种为"山五味子"的基源植物，药用其根、叶、果、树皮。

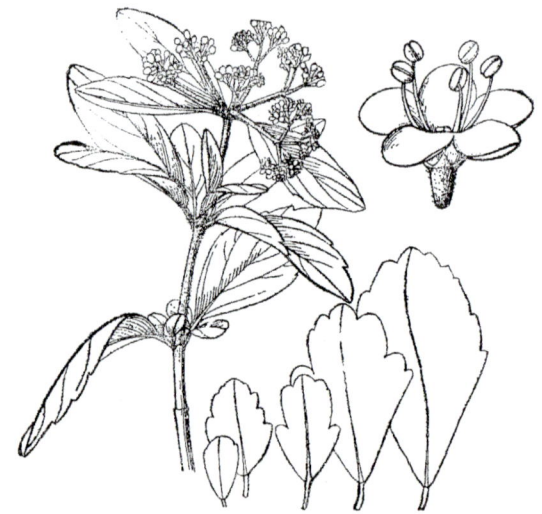

珍珠荚蒾 Viburnum foetidum Wall. var. ceanothoides
(C. H. Wright) Hand.-Mazz.
张荣生　绘

25c. 直角荚蒾（变种）　狭叶荚蒾（台湾植物志），山羊柿子

Viburnum foetidum Wall. var. **rectangulatum** (Graebn.) Rehder in Sargent, Trees and Shrubs 2: 114. 1908.（英 Rectangulate Viburnum）

植株直立或攀援状；枝披散，侧生小枝甚长而呈蜿蜒状，常与主枝呈直角或近直角开展。叶厚纸

忍冬科 CAPRIFOLIACEAE

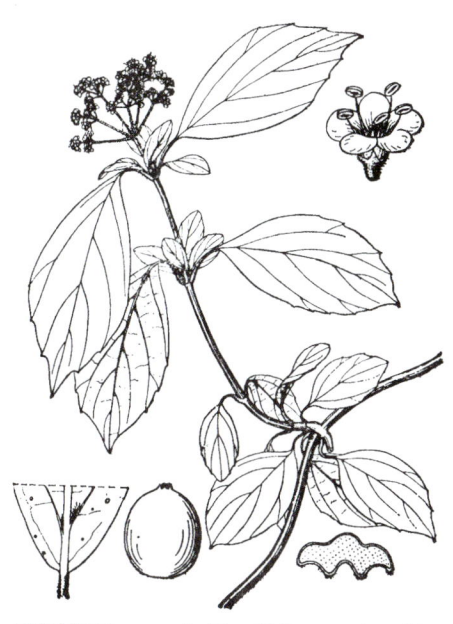

直角荚蒾 Viburnum foetidum Wall. var. rectangulatum (Graebn.) Rehder
引自《中国高等植物图鉴》

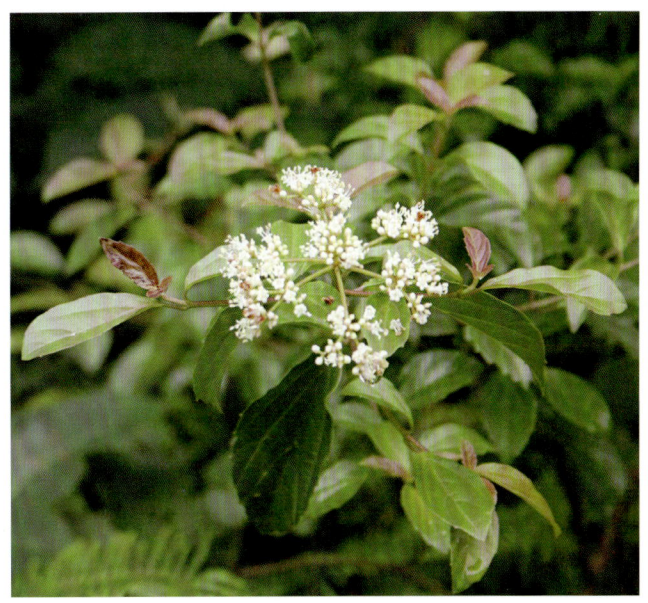

直角荚蒾 Viburnum foetidum Wall. var. rectangulatum (Graebn.) Rehder
摄影：易守开

质至薄革质，卵形、菱状卵形，椭圆形至长圆状披针形，长 3–10 cm，全缘或中部以上具少数不规则浅齿，下面偶有棕色小腺点侧脉直达齿端或边缘前互相网结，基部一对较长而常作离基 3 出脉状。总花梗通常极短或几缺，很少长达 2 cm；第一级辐射枝通常 5 条。花期 5–7 月，果熟期 10–12 月。

分布与生境　产于陕西西南部、江西、台湾、湖北西部、湖南、广东北部、广西北部、四川、贵州、云南及西藏东南部。生于海拔 600–2400 m 的山坡灌丛中。

药用部位　根。

功效应用　清热解毒，止痛止泻。用于痢疾，腹泻，牙痛，火眼，喉痛。

注评　本种彝族药用，叶的功用同桦叶荚蒾 Viburnum betulifolium Batalin。

26. 披针叶荚蒾　猪母柴、六角藤（浙江），沙罗树

Viburnum lancifolium P. S. Hsu in Acta Phytotax. Sin. 11(1): 81, pl. 16. 1966.

（英 **Lanceolate-leaved Viburnum**）

常绿灌木，高约 2 m。幼枝、叶下面、叶柄、花序和萼筒外面均有红褐色微细腺点；当年小枝四角状，连同叶、叶柄、花序、萼筒及萼裂片边缘均被黄褐色簇状毛，或夹生叉状或简单短毛或长毛，2 年生小枝浅紫褐色，圆柱形。叶纸质，长圆状披针形至披针形，长 9–19 (–27) cm；叶柄长 8–25 mm；托叶不存。复伞形式聚伞花序顶生，总花梗纤细；花生于第三至第四级辐射枝上；萼筒筒状，长约 1 mm，萼齿宽卵形或三角状宽卵形，顶钝，长约为筒之半，略有小睫毛；花冠白色，辐状，直径约 4 mm，无毛，裂片圆卵形，宽约 1.8 mm，略长于筒；雄蕊略超出花冠，花药宽椭圆形；柱头头状，浅 3 裂。果实红色；核扁，常带方形，腹面凹陷，有 2 条浅沟，背面凸起而无沟。花期 5 月，果熟期 10–11 月。

分布与生境　产于浙江西南部、江西东部和南部及福建西北部。生于海拔山坡疏林中、林缘及灌丛中，有时亦见于竹林中，海拔 200–500 m。

药用部位　根。

功效应用　清热解毒。用于疮疡肿毒，无名肿毒。

化学成分　根含木脂素类：(+)-松脂酚[(+)-pinoresinol]，4,4'-二羟基-3,3'-二甲氧基-9-乙氧基-9,9'-环氧木脂素(4,4'-dihydroxy-3,3'-dimethoxy-9-ethoxy-9,9'-epoxylignan)[1]；大柱香波龙烷类：火筒树苷▲(leeaoside)，

(6S,9R)-催吐萝芙木醇[(6S,9R)-vomifoliol][1]；黄酮类：穗花杉双黄酮(amentoflavone)，3,5,7,3',5'-五羟基二氢黄酮(3,5,7,3',5'-pentahydroxydihydroflavone)，槲皮素-3-O-$β$-吡喃葡萄糖苷(quercetin-3-O-$β$-glucopyranoside)，金圣草酚-7-O-$β$-D-吡喃葡萄糖苷(chrysoeriol-7-O-$β$-D-glucopyranoside)[1]，反式-云杉新苷(trans-piceid)[1]；酚苷类：荚蒾子苷B (jiamizioside B)，毛果枳椇苷A (hovetrichoside A)[1]；苯丙素类：(R)-1-O-($β$-D-吡喃葡萄糖基)-2-[2-甲氧基-4-羟基丙基-苯氧基]-丙烷-3-醇{(R)-1-O-($β$-D-glucopyranosyl)-2-[2-methoxy-4-hydroxypropyl-phenoxyl]-propan-3-ol}[1]；甾体类：$β$-谷甾醇，豆甾醇[1]。

注评 本种为"猪母柴根"的基源植物，药用其根。

化学成分参考文献

[1] Mo JX, et al. Biochem System Ecol, 2011, 39(4-6): 857-860.

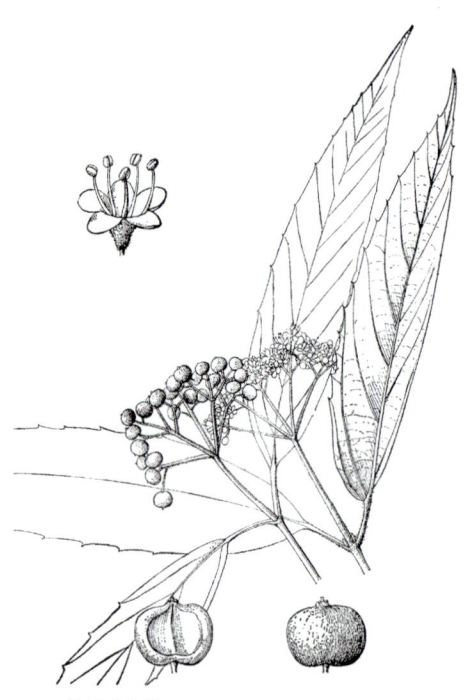

披针叶荚蒾 Viburnum lancifolium P. S. Hsu
张荣生 绘

27. 茶荚蒾　鸡公柴（植物名实图考），汤饭子（中国高等植物图鉴），水茶子

Viburnum setigerum Hance in J. Bot. 20(237): 261. 1882.（英 **TeaViburnum**）

落叶灌木，高达4 m；当年小枝多少有棱角，无毛，2年生小枝灰色。冬芽无毛，被1对为芽体长的1/3–1/2的鳞片。叶纸质，卵状长圆形至椭圆状卵形，长7–15 cm，侧脉6–8对；叶柄长1–1.5(–2.5) cm，有少数长伏毛或近无毛。复伞形式聚伞花序无毛或稍被长伏毛，有极小红褐色腺点，直径2.5–5 cm，常弯垂，总花梗长1–3.5 cm，第一级辐射枝通常5条，花生于第三级辐射枝上，有或无梗，芳香；萼筒长约1.5 mm，无毛和腺点，萼齿卵形，长约2.5 mm，比筒长；雄蕊与花冠几等长，花药圆形，极小；花柱不超出萼齿。果实红色；核扁，腹面扁平或略凹陷。花期4–5月，果熟期9–10月。

分布与生境 产于江苏南部、安徽南部和西部、浙江、江西、福建北部、台湾、广东北部、广西东部、湖南、贵州、云南、四川东部、湖北西部及陕西南部。生于山谷溪涧旁疏林或山坡灌丛中，海拔(200–) 800–1650 m。

药用部位 根、果实。

功效应用 根：活血通经，止血。用于跌打损伤，瘀血肿痛，肺痈。果实：健脾。用于脾胃虚弱。

化学成分 根含三萜类：蒲公英赛醇(taraxerol)，蒲公英赛醇棕榈酸酯(taraxerol palmitate)，$β$-白檀酮($β$-amyrone)，齐墩果酸(oleanolic acid)[1]；黄酮类：槲皮素(quercetin)[1]；甾体类：$β$-谷甾醇棕榈酸酯($β$-sitosterol palmitate)，$β$-谷甾醇，胡萝卜苷[1]；脂肪酸类：棕榈酸[1]。

注评 本种为"鸡公柴"的基源植物，药用其根。

化学成分参考文献

[1] Mo JX, et al. 中国实验方剂学杂志，2011, 17(18): 104-106.

忍冬科 CAPRIFOLIACEAE

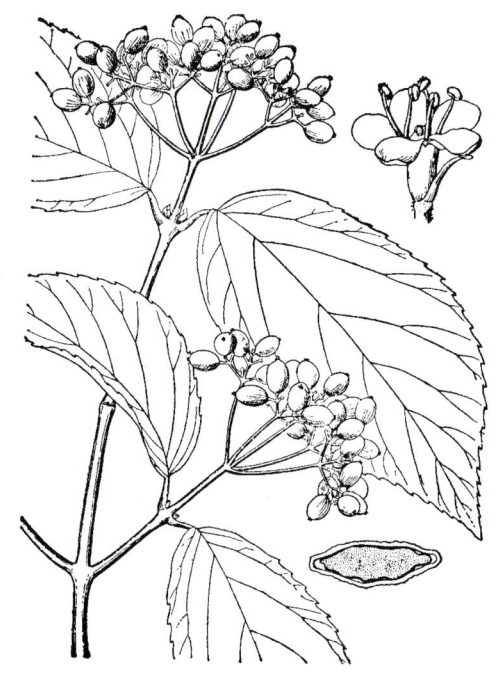

茶荚蒾 Viburnum setigerum Hance
引自《中国高等植物图鉴》

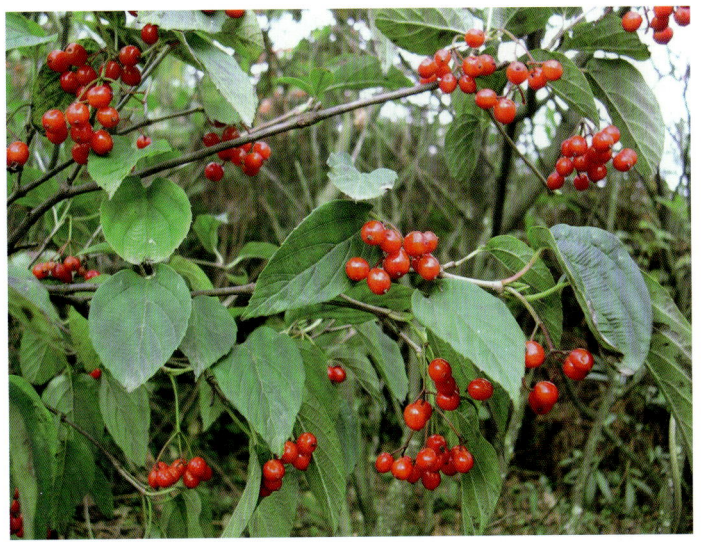

茶荚蒾 Viburnum setigerum Hance
摄影：何顺志

28. 桦叶荚蒾　山杞子、对节子（四川峨眉），糯米条（陕西），高粱花（全国中草药汇编）

Viburnum betulifolium Batalin in Trudy Imp. S.-Peterburgsk. Bot. Sada 13(2): 371. 1894.

（英 **Birch-leaf Viburnum**）

落叶灌木或小乔木，高 2–7 m；小枝紫褐色或黑紫色，散生皮孔，无毛或初时略被毛；冬芽具芽鳞。叶近纸质，通常卵形至宽倒卵形，长 3.5–12 cm，宽 3–9 cm，叶面除中脉有时可被少数短毛外无毛，背面中脉及侧脉有少数伏毛，脉腋常多少有黄褐色簇聚毛，全面有或无腺点。花序聚伞状复伞形，近无毛至密被簇状毛，总梗长 0.6–2.5 cm，第一级辐射枝通常 7 条；花多着生于第四级；萼筒长约 1.5 mm，无毛至密生簇状毛，具腺或否，萼檐具 5 微齿；花冠白色，辐状，长约 3 mm，外无毛，花冠裂片圆形；雄蕊 5，超出花冠。核果近球形，红色；核扁，背具 2、腹具 1 浅槽。花期 6–7 月，果期 9–10 月。

分布与生境　产于陕西南部、甘肃南部、四川（康定以东，松潘以南）、贵州西部（毕节）、云南北部和西藏东南部。生于海拔 1750–2700 (–3500) m 的山坡沟边或谷地的杂林中。

药用部位　根。

功效应用　调经，涩精。用于月经不调、遗精、滑精、白浊、带下、口臭。

化学成分　树皮含环烯醚萜苷：10-羟基臭蚁二醛葡萄糖苷(10-hydroxyiridodial glucoside)。

叶含环烯醚萜苷：桦叶荚蒾苷(viburnalloside)[1]。

注评　本种彝族药用，彝族名"素素"，叶外用治骨折、疮疡、肿痛、跌打伤、杨梅疮、疥疮、荨麻疹。同属植物直角荚蒾 Viburnum foetidum Wall. var. rectangulatum (Graebn.) Rehder 功用相同。

化学成分参考文献

[1] Jensen SR, et al. *Phytochemistry*, 1985, 24(3): 487-489.

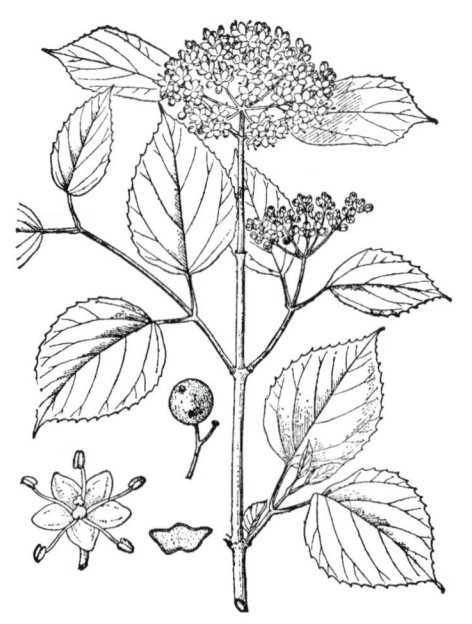

桦叶荚蒾 Viburnum betulifolium Batalin
引自《中国高等植物图鉴》

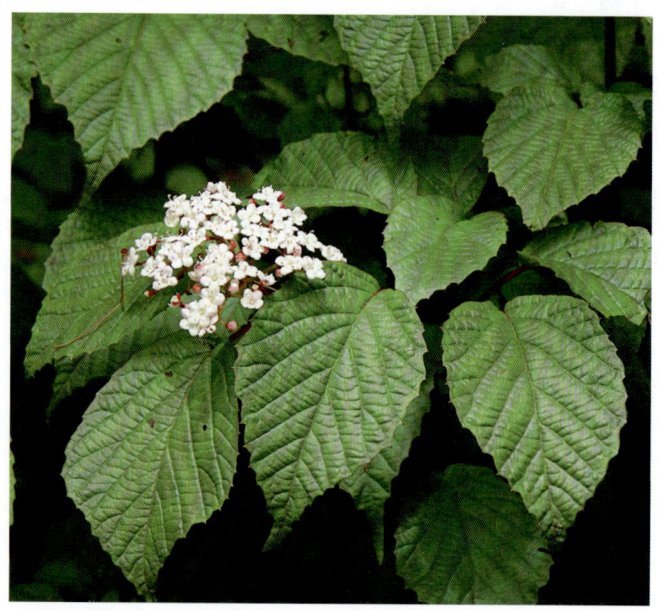

桦叶荚蒾 Viburnum betulifolium Batalin
摄影：张英涛

29. 黑果荚蒾

Viburnum melanocarpum P. S. Hsu in Chen et al., Observ. Fl. Hwangshan. 181, pl. 9. 1965
（英 **Melanocarpous Viburnum**）

落叶灌木，高达 3.5 m；当年小枝浅灰黑色，连同叶柄和花序均疏被带黄色簇状短毛，2 年生小枝变红褐色而无毛。冬芽长约 6 mm，密被黄白色细短毛。叶纸质，倒卵形，长 6-12 cm。复伞形式聚伞花序生于短枝之顶，散生微细腺点，总花梗纤细，长 1.5-3 cm，第一级辐射枝通常 5 条，花生于第二至第三级辐射枝上；萼筒筒状倒圆锥形，长约 1.5 mm，被少数簇状微毛或无毛，具红褐色微细腺点，萼齿宽卵形，顶钝；花冠白色，辐状，直径约 5 mm，无毛，裂片宽卵形，略长于筒；雄蕊高出或略短于花冠；柱头头状，超出萼齿。果实暗紫红色转为酱黑色；核扁，多少呈浅勺状，腹面中央有 1 条纵向隆起的脊。花期 4-5 月，果熟期 9-10 月。

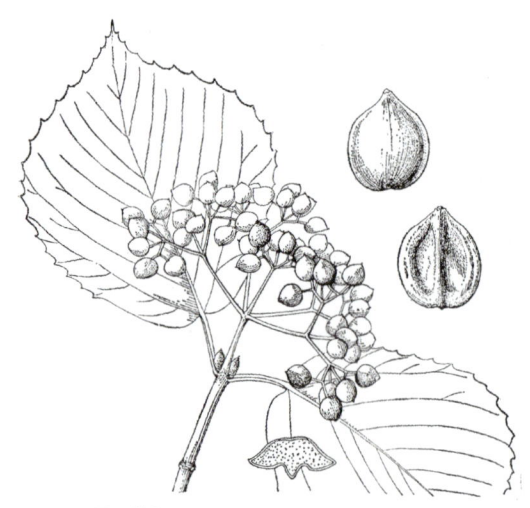

黑果荚蒾 Viburnum melanocarpum P. S. Hsu
张荣生　绘

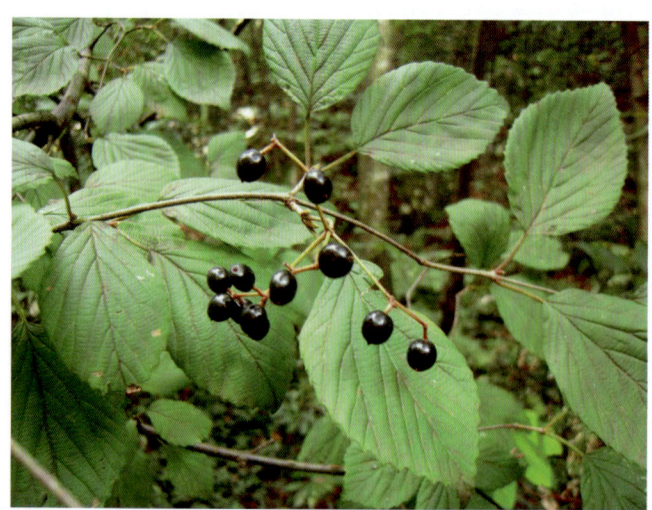

黑果荚蒾 Viburnum melanocarpum P. S. Hsu
摄影：梁同军

分布与生境　产于江苏南部、安徽南部和西部、浙江东北和西北部、江西（庐山）及河南（鸡公山）。生于山地林中或山谷溪涧旁灌丛中，海拔 1000 m。
药用部位　根状茎、果实。
功效应用　根状茎：清热解毒，健脾。果实：用于无名肿毒，外伤出血。

30. 台中荚蒾　台湾荚蒾，红子荚蒾

Viburnum formosanum Hayata in J. Coll. Sci. Imp. Univ. Tokyo 30(1) (Mat. Fl. Formos.): 132. 1911.——*V. luzonicum* Rolfe var. *formosanum* (Hance) Rehder.（英 **Taiwan Viburnum**）

灌木；当年小枝有多数棱角，无毛，2 年生小枝灰黑色，圆柱形，散生圆形皮孔。叶厚纸质，卵形，长 4-7 cm，侧脉 7-8 对；叶柄长 5-15 mm，被少数简单长毛；无托叶。复伞形式聚伞花序生于侧生短枝之顶，直径 3-4 cm，薄被簇状短毛，萼齿宽卵形，长约 0.5 mm，有微缘毛；花冠白色，辐状，直径约 4.5 mm，无毛，裂片倒卵形，长约 1.5 mm，比筒长，边缘微啮蚀状；雄蕊与花冠等长或略较长，花药椭圆状圆形，长为花柱的 1/4；柱头头状。果实红色，核扁，有 2 条浅背沟和 3 条浅腹沟。
分布与生境　产于台湾中部玉山。
药用部位　根及茎。
功效应用　祛风除湿，壮阳，解毒。用于伤风，梦遗。现代亦用于小儿发育不良。

31. 宜昌荚蒾　野绣球（植物名实图考），糯米条子（陕西、湖北），对节木（四川）

Viburnum erosum Thunb. in Fl. Jap. 124. 1784.——*Viburnum ichangense* Rehder.（英 **Erose Viburnum**）

灌木至小乔木，高达 3 m；幼枝和叶柄密被簇状毛和柔毛，冬芽小而有毛，具 2 对外鳞片。叶片纸质，卵形至卵状披针形，侧脉每边 6-9 条。花序聚伞状复伞形，直径 2-4 cm，有毛，有总梗，第一级辐射枝 5 条；苞片和小苞片线形，长 4-5 mm；花生于第二至第三级辐射枝上；萼筒长约 1.5 mm，萼齿 5，微小，两者均密生簇状毛；花冠白色，长约 3 mm，无毛，辐状，裂片稍长于冠筒；雄蕊 5，稍短于或等长于花冠。核果红色；核扁，背具 2、腹具 3 浅槽。花期 4-5 月，果期 6-9 月。
分布与生境　产于山东、江苏南部、安徽南部和西部、浙江、江西、福建、台湾、广东北部、广西北部、湖南、贵州、云南、四川、湖北、河南及陕西南部。生于海拔 1120-2300 m 的山坡疏林或阔叶林下。
药用部位　根、叶。
功效应用　根：祛风除湿。用于风湿痹痛。叶：解毒，祛湿，止痒。现代用于口腔炎，足癣，湿疹。
化学成分　根含黄酮类：槲皮素-3-*O*-β-吡喃葡萄糖苷(quercetin-3-*O*-β-glucopyranoside)，槲皮素-3-*O*-α-吡喃鼠李糖苷(quercetin-3-*O*-α-rhamnopyranoside)[1]；单萜类：芍药苷(paeoniflorin)[1]；木脂素类：大果山胡椒素▲(praderin)，柳叶柴胡醇▲(busaliol)，槲皮草莓醇▲(luteoforol)，马尾松苷▲C (massionianoside C)，(+)-南烛木树脂醇-9'-*O*-β-葡萄糖苷[(+)-lyoniresinol-9'-*O*-β-glucoside][1]；甾体类：β-谷甾醇，豆甾醇；酚苷类：水杨苷(salicin)，熊果苷(arbutin)[1]。

化学成分参考文献

[1] Wu B, et al. *Biochem Syst Ecol*, 2008, 36(10): 817-819.

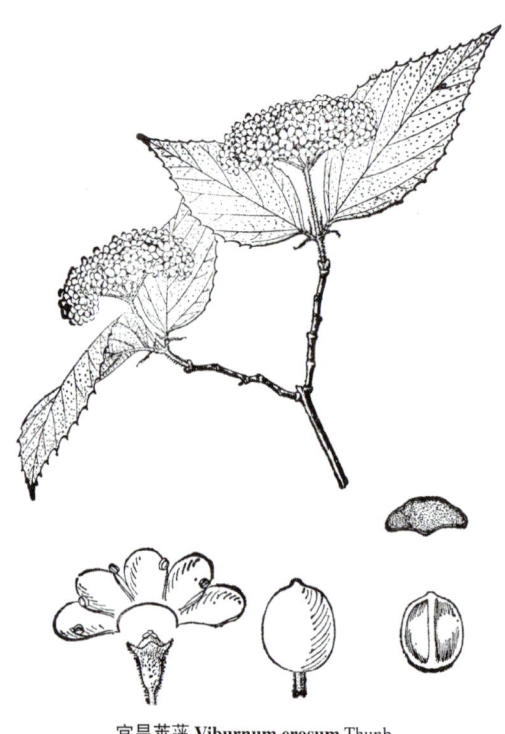

宜昌荚蒾 **Viburnum erosum** Thunb.
引自《中国高等植物图鉴》

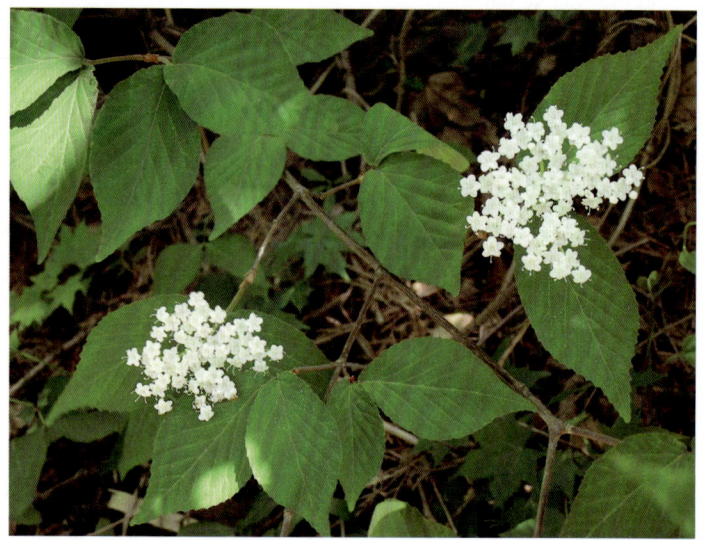

宜昌荚蒾 **Viburnum erosum** Thunb.
摄影：刘冰

32. 荚蒾 酸梅子（江苏），野花绣球（安徽），乌酸木（广西）

Viburnum dilatatum Thunb. in Fl. Jap. 124. 1784.（英 **Linden Viburnum**）

落叶灌木，高 1.5-3 m；当年小枝连同芽、叶柄和花序均密被土黄色或黄绿色开展的小刚毛状粗毛及簇状短毛，2 年生小枝暗紫褐色，被疏毛或几无毛，有凸起是垫状物。叶纸质，倒卵形，长 3-13 cm，叶柄长 5-15 mm；无托叶。复伞形式聚伞花序稠密，生于具 1 对叶的短枝之顶，总花梗长 1-3 cm，第一级辐射枝 5 条，花生于第三至第四级辐射枝上，萼和花冠外面均有簇状糙毛；萼筒狭筒状，长约 1 mm，有暗红色微细腺点，萼齿卵形；花冠白色，辐状，直径约 5 mm，裂片圆卵形；雄蕊明显超出花冠，花药小；花柱超出萼齿。果实红色；核扁，有 3 条浅腹沟和 2 条浅背沟。花期 5-6 月，果熟期 9-11 月。

分布与生境 产于河北南部、陕西南部、江苏、安徽、浙江、江西、福建、台湾、河南南部、湖北、湖南、广东北部、广西北部、四川、贵州及云南（保山）。生于山坡和山谷疏林下，林缘及山脚灌丛中，海拔 100-1000 m。日本和朝鲜也有。

药用部位 根、枝叶。

功效应用 根：活血祛瘀，消肿，解毒。用于跌打损伤，牙痛。现代亦用于淋巴结炎。枝叶：疏风解表，清热解毒，活血。用于风热感冒，疔疮发热，跌打损伤，骨折。

化学成分 根含酚苷类：6-羟基巴东荚蒾苷▲(6-hydroxyhenryoside)[1]；苯丙素类：新绿原酸(neochlorogenic acid)[1]；甾体类：胡萝卜苷[1]。

叶含三萜类：熊果酸(ursolic acid)[2]，荚蒾醇▲(viburnol) A、B、C、D、E[3-4]、F、G、H、I、J、K[5-6]，荚蒾二烯酮▲B_1 甲酯 (viburnudienone B_1 methyl ester)、荚蒾二烯酮▲B_2 甲酯 (viburnudienone B_2 methyl ester)、荚蒾二烯酮▲(viburnudienone) H_1、H_2，荚蒾烯酮▲B_1 甲酯 (viburnenone B_1 methyl ester)、荚蒾烯酮▲B_2 甲基酯 (viburnenone B_2 methyl ester)[7]；苯丙素类：红景天苷(salidroside)，对羟基苯基-6-*O*-反式-咖啡酰基-*β*-D-葡萄糖苷(*p*-hydroxyphenyl-6-*O*-*trans*-caffeoyl-*β*-D-glucoside)，对羟基苯基-6-*O*-反式-咖啡酰基-*β*-D-阿洛糖苷(*p*-hydroxyphenyl-6-*O*-*trans*-caffeoyl-*β*-D-alloside)[8]，隐绿原酸

忍冬科 CAPRIFOLIACEAE

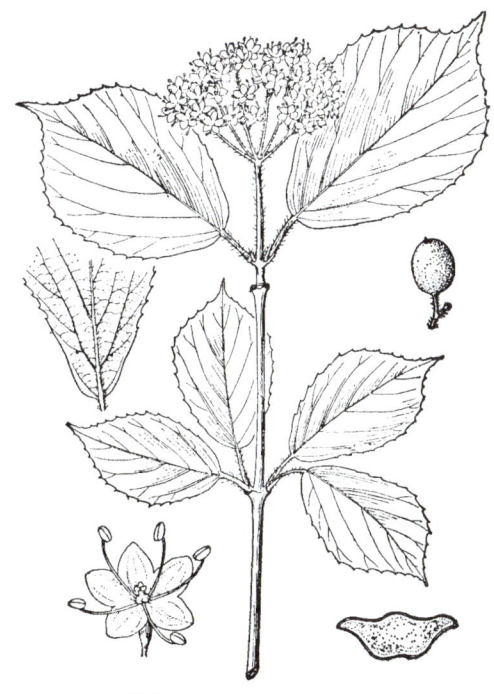

荚蒾 **Viburnum dilatatum** Thunb.
引自《中国高等植物图鉴》

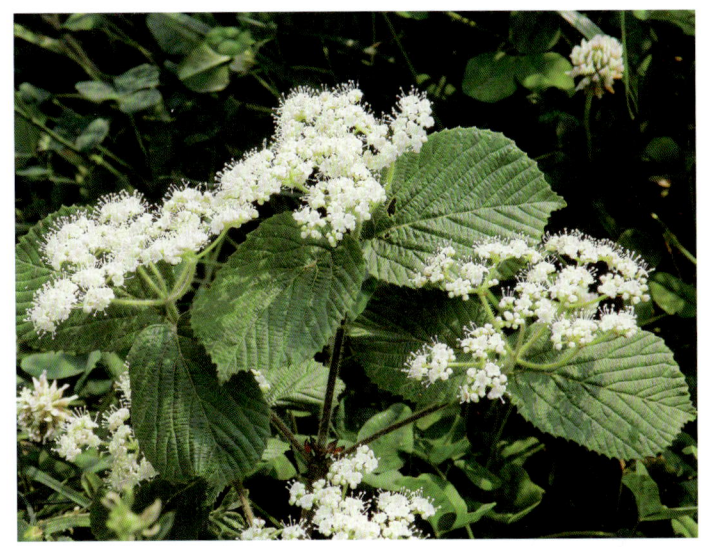

荚蒾 **Viburnum dilatatum** Thunb.
摄影：朱仁斌

(cryptochlorogenic acid)，新绿原酸，4-O-咖啡酰奎宁酸甲酯(4-O-caffeoylquinic acid methyl ester)，5-O-咖啡酰奎宁酸甲酯(5-O-caffeoylquinic acid methyl ester)，4-香豆酰奎宁酸(4-coumaroylquinic acid)，南烛木糖苷(lyoniside)，裸柄吊钟花苷▲(nudiposide)，3-羟基-2-[2-羟基-4-(3-羟丙基)苯氧基]-1-(4-羟基-3-甲氧基苯基)丙基-β-D-吡喃葡萄糖苷{3-hydroxy-2-[2-hydroxy-4-(3-hydroxypropyl)phenoxy]-1-(4-hydroxy-3-methoxyphenyl)propyl-β-D-glucopyranoside}[9]，2,3,4-三羟基丁基-6-O-反式-咖啡酰基-β-吡喃葡萄糖苷(2,3,4-trihydroxybutyl-6-O-trans-caffeoyl-β-glucopyranoside)，2,3,4,5-四羟基丁基-6-O-反式-咖啡酰基-β-吡喃葡萄糖苷(2,3,4,5-tetrahydroxyhexyl-6-O-trans-caffeoyl-β-glucopyranoside)[10]，反式-阿魏酸(trans-ferulic acid)，顺式-阿魏酸(cis-ferulic acid)，反式-对香豆酸甲酯(trans-p-coumaroyl methyl ester)[11]；黄酮类：槲皮素-3-O-β-D-呋喃葡萄糖苷(quercetin-3-O-β-D-glucofuranoside)[2]；香豆素类：伞形花内酯(umbelliferone)[11]；酚/酚苷/芳香酸类：对羟基苯基-β-D-阿洛糖苷(p-hydroxyphenyl-β-D-alloside)[2]，4-烯丙基-2-甲氧基苯基-6-O-β-D-芹糖基-(1→6)-β-D-葡萄糖苷[4-allyl-2-methoxyphenyl-6-O-β-D-apiosyl-(1→6)-β-D-glucoside]，假绣球素▲(furcatin)，熊果苷(arbutin)[8]，藜芦酸(veratric acid)，对羟基苯甲酸(p-hydroxybenzoic acid)，对羟基苯甲醛(p-hydroxybenzaldehyde)，对甲氧基苯甲酸(p-methoxybenzoic acid)[11]；单萜类：(3R,6R,7E)-3-羟基-4,7-大柱香波龙二烯-9-酮[(3R,6R,7E)-3-hydroxy-4,7-megastigmadien-9-one]，(6R,7E)-4,7-大柱香波龙二烯-3,9-二酮[(6R,7E)-4,7-megastigmadien-3,9-dione]，(6S,7E)-6-羟基-4,7-大柱香波龙二烯-3,9-二酮[(6S,7E)-6-hydroxy-4,7-megastigmadien-3,9-dione]，(3S,7E)-3-羟基-5,7-大柱香波龙二烯-9-酮[(3S,7E)-3-hydroxy-5,7-megastigmadien-9-one]，(3S,5R,6S,7E)-5,6-环氧-3-羟基-7-大柱香波龙烯-9-酮[(3S,5R,6S,7E)-5,6-epoxy-3-hydroxy-7-megastigmene-9-one]，(3S,5R,7E,8R)-3,5-二羟基-6,7-大柱香波龙二烯-9-酮[(3S,5R,7E,8R)-3,5-dihydroxy-6,7-megastigmadien-9-one]，(-)-黑麦草内酯[(-)-loliolide]，(+)-异黑麦草内酯[(+)-isololiolide][11]；甾体/螺内酯类：荚蒾螺内酯(dilaspirolactone)，荚蒾螺甾二酮A (viburdilaspirolactone A)，荚蒾螺甾二酮B (viburdilaspirolactone B)[2]，β-谷甾醇，胡萝卜苷[2]；其他类：1-(2-呋喃)-2-(4-甲氧基苯基)-乙酮[1-(2-furanyl)-2-(4-methoxyphenyl)-ethanone]，β-(4-羟基苯基)-γ-氧代-2-呋喃丁酸[β-(4-hydroxyphenyl)-γ-oxo-2-furanbutanoic acid]，β-(4-甲氧基苯基)-γ-氧代-2-呋喃丁酸甲酯[β-(4-methoxyphenyl)-γ-oxo-2-furanbutanoic acid methyl ester]，β-(4-

甲氧基苯基)-γ-氧代-2-呋喃丁酸乙酯[β-(4-methoxyphenyl)-γ-oxo-2-furanbutanoic acid ethyl ester][2]，环己烷羧酸(cyclohexanecarboxylic acid)[9]。

花含挥发油：苯甲醇(benzyl alcohol)，苯乙醇(phenethyl alcohol)，α-松油烯醇(α-terpineol)，顺式-3-己烯-1-醇(cis-3-hexen-1-ol)，L-芳樟醇(L-linalool)，水杨酸甲酯(methyl salicylate)[12]。

果实含黄酮类：槲皮素(quercetin)[13-16]，山奈酚(kaempferol)[13]，矢车菊素-3-接骨木二糖苷(cyanidin-3-sambubioside)，矢车菊素-3-葡萄糖苷(cyanidin-3-glucoside)[14-15]，槲皮素-3-β-吡喃葡萄糖苷(quercetin-3-β-glucopyranoside)[16]；苯丙素类：5-O-咖啡酰基-4-甲氧基奎宁酸(5-O-caffeoyl-4-methoxylquinic acid)，绿原酸(chlorogenic acid)[14]，5-O-咖啡酰奎宁酸(5-O-caffeoylquinic acid)[15-16]，4-甲氧基绿原酸(4-methoxychlorogenic acid)[15]，(1R,3R,4S,5R)-3-[(2E)-3-(3,4-二羟基苯基)-1-氧代-2-丙烯氧基]-1,5-二羟基-4-甲氧基-环己烷羧酸{(1R,3R,4S,5R)-3-[(2E)-3-(3,4-dihydroxyphenyl)-1-oxo-2-propenyloxy]-1,5-dihydroxy-4-methoxy-cyclohexanecarboxylic acid}[16]；三萜类：熊果酸(ursolic acid)，马斯里酸(maslinic acid)[13]；有机酸类：异戊酸，己酸，羊脂酸(caprylic acid)，苯甲酸，硬脂酸，咖啡酸，丁烯二酸，柠檬酸[13]；氨基酸类：精氨酸(arginine)，天门冬氨酸(aspartic acid)，脯氨酸(proline)，甘氨酸(glycine)，丙氨酸(alanine)，缬氨酸(valine)，异亮氨酸(isoleucine)，酪氨酸(tyrosine)，苯丙氨酸(phenylalanine)[13]；糖类：果糖，葡萄糖，蔗糖[13]；酚苷类：荚蒾子苷(jiamizioside) A、B、C、D，对羟基苯甲酰熊果苷(p-hydroxybenzoyl arbutin)[16]。

药理作用 抗肿瘤作用：荚蒾甲醇提取物体外对人体表皮样瘤鼻咽癌(KB)细胞具有抑制作用[1]。

抗细菌作用：荚蒾水煎剂体外对金黄色葡萄球菌、炭疽杆菌、白喉杆菌、乙型链球菌、绿脓杆菌均有抑制作用[2]。

注评 本种为"荚蒾"的基源植物，药用其茎和叶。畲族也药用其根或叶，主要用途同功效应用项。

化学成分参考文献

[1] Lu D, et al. *Nat Prod Comm*, 2009, 4(7): 945-946.

[2] Iwagawa T, et al. *Phytochemistry*, 1984, 23(10): 2299-2301.

[3] Machida K, et al. *Tetrahedron Lett*, 1996, 37(24): 4157-4160.

[4] Machida K, et al. *Chem Pharm Bull*, 1997, 45(10): 1589-1592.

[5] Machida K, et al. *Tetrahedron Lett*, 1997, 38(4): 571-574.

[6] Machida K, et al. *Chem Pharm Bull*, 1997, 45(12): 1928-1931.

[7] Machida K, et al. *Chem Pharm Bull*, 1999, 47(5): 692-694.

[8] Machida K, et al. *Phytochemistry*, 1991, 30(6): 2013-2014.

[9] Machida K, et al. *Phytochemistry*, 1992, 31(10): 3654-3656.

[10] Machida K, et al. *Ann Rep Tohoku College Pharm*, 1992, 39: 61-67.

[11] Machida, K, et al. *Phytochemistry*, 1996, 41(5): 1333-1336.

[12] Kurihara T, et al. *Yakugaku Zasshi*, 1975, 95(9): 1098-1102.

[13] Kurihara T, et al. *Ann Rep Tohoku College Pharm*, 1977, 24: 123-127.

[14] Kim MY, et al. *J Food Comp Anal*, 2005, 18(8): 789-802.

[15] Iwai, K. *Recent Pro Med Plants*, 2009, 23: 121-140.

[16] Wu B, et al. *Helv Chim Acta*, 2008, 91(10): 1863-1870.

药理作用及毒性参考文献

[1] Machida K, et al. *Phytochemistry*, 1991, 30(6): 2013-2015.

[2] Iwagawa T, et al. *Phytochemistry*, 1984, 23(10): 2299-2231.

33. 吕宋荚蒾 细叶火柴枝树（广东），罗盖叶（广西），牛伴木（广西），福州荚蒾（拉汉种子植物名录）

Viburnum luzonicum Rolfe in J. Linn. Soc., Bot. 21(135): 310-311 1884.（英 **Luzon Viburnum**）

落叶灌木，高 2-3 m；幼枝、芽、叶柄、花序及花萼均多少被黄褐色或淡黄褐色簇状毛。叶片纸质或近厚纸质，椭圆状卵形，长 2.5-8 cm，侧脉每边 5-7 条；叶柄长 3-10 mm。花序聚伞状复伞形，总梗无至长达 1.5 cm，第一级辐射枝 5 条；花生于第三级至第四级辐射枝上；花萼长 1.5 mm，萼齿三角形，微小；花冠白色，长约 2.5 mm，辐状，外面有疏生，花冠裂片长于冠筒；雄蕊 5，短于或稍长于花冠；花柱长于花萼，连柱头长 1 mm。核果红色；核扁，背具 3、腹具 2 浅槽。花期 5-6 月，果期 8-10 月。

分布与生境 产于浙江南部、江西东南部、福建、台湾、广东、广西和云南（富宁），生于海拔 400-500 m 的山坡林内；中南半岛、菲律宾至马来西亚（马六甲）也有。

药用部位 枝、叶。

功效应用 祛风除湿，活血。用于风湿痹痛，跌打损伤。

化学成分 叶含环烯醚萜类：吕宋荚蒾醛▲(luzonial) A、B，吕宋荚蒾二醛▲(luzonidial) A、B[1]，吕宋荚醚萜苷▲(luzonoside) A、B、C、D，吕宋荚醚萜▲(luzonoid) A、B、C、D、E、F、G[2]。

吕宋荚蒾 Viburnum luzonicum Rolfe
引自《中国植物志》

化学成分参考文献

[1] Fukuyama Y, et al. *Chem Pharm Bull*, 2005, 53(1): 125-127.

[2] Fukuyama Y, et al. *J Nat Prod*, 2004, 67(11): 1833-1838.

34. 南方荚蒾 酸闷木、小雷公子、猫屎果（广西），酸汤泡（湖南）

Viburnum fordiae Hance in J. Bot. 21: 321. 1883.——*V. sargentii* Koehne.（英 **Southern Viburnum**）

落叶灌木，高 1-3 m；小枝、芽、叶柄及花序均密被黄褐色、暗黄色至暗褐色簇状绒毛。叶片膜状坚纸质至膜质，卵形，叶柄长 5-12 mm，密被簇状绒毛，托叶缺。花序聚伞状复伞形，顶生，直径 4-7 cm，密被簇状绒毛，有梗，总梗长 0.1-3.5 cm，第一级辐射枝 5 条；花着生于第三至第四级辐射枝上；花萼外被簇状毛，萼筒长约 1 mm，萼齿 5，三角形，长约 0.3 mm；花冠白色，长约 2.5 mm，外疏被簇状毛，辐状，裂片长于冠筒；雄蕊 5，近等于或超出花冠。核果红色；核扁，背具 1、腹具 2 浅槽。花期 4-5 月，果期 9-10 月。

分布与生境 产于安徽南部、浙江南部、江西西部至南部、福建、湖南东南部至西南部、广东、广西、贵州（湄潭、册亨）及云南（富宁）。生于山谷灌丛中或平原旷野，海拔数十米至 1300 m。

药用部位 根、茎。

功效应用 疏风解表，活血祛瘀，清热解毒。用于风热感冒，月经不调，风湿痹痛，跌打损伤，疮疖，湿疹。现代亦用于淋巴结炎。

化学成分 叶含酚及其苷类：南方荚蒾苷▲(fordioside)，水杨苷(salicin)，土大黄苷元(rhapontigenin)，八角枫木脂苷▲D (alangilignoside D)[1]。

化学成分参考文献

[1] Wu B, et al. *Lett Org Chem*, 2008, 5(4): 324-327.

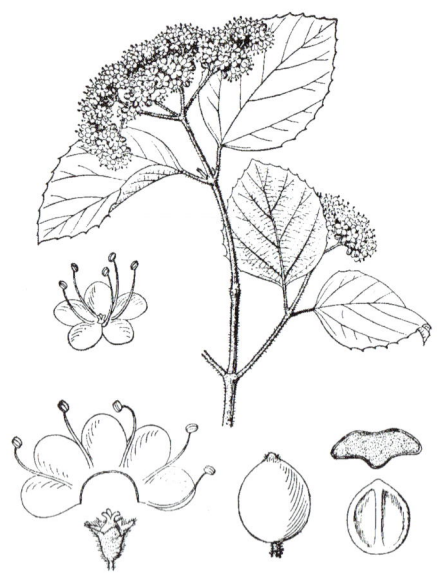

南方荚蒾 Viburnum fordiae Hance
引自《中国高等植物图鉴》

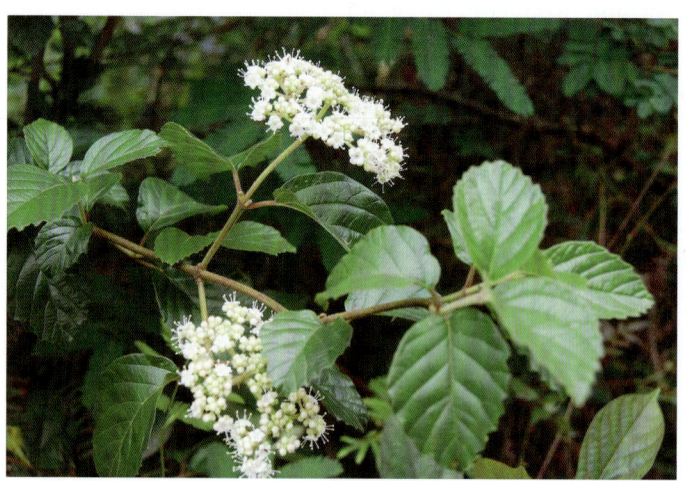

南方荚蒾 Viburnum fordiae Hance
摄影：李泽贤

35. 朝鲜荚蒾

Viburnum koreanum Nakai in Tent. Capr. Jap. 42. 1921.（英 **Korean Viburnum**）

落叶灌木，高 1-2 m；幼枝绿褐色，后变灰褐色，无毛。冬芽有 1 对合生的外鳞片。叶纸质，近圆形，长 6-13 cm，枝条顶端的叶有时不裂，具掌状 3-5 出脉，叶柄长 0.5-2 (-2.5) cm，初时疏被柔毛，后变无毛，基部有 2 钻形托叶，复伞形式或聚伞花序生于具 1 对叶的短枝之顶，直径 2-4 cm，有 5-30 朵花，总花梗纤细，长 1.5-4 cm，第一级辐射枝 5-7 条，花直接生其上，花梗甚短；萼齿三角形，长约 0.6 mm，无毛；花冠乳白色，辐状，直径 6-8 mm；雄蕊极短，花药黄白色。果实黄红色或暗红色；核卵状，有 1 条宽腹沟和 2 条浅背沟。

分布与生境 产于吉林长白山。生于针叶林中或林缘，海拔约 1400 m。朝鲜中部和北部与日本北部也有。

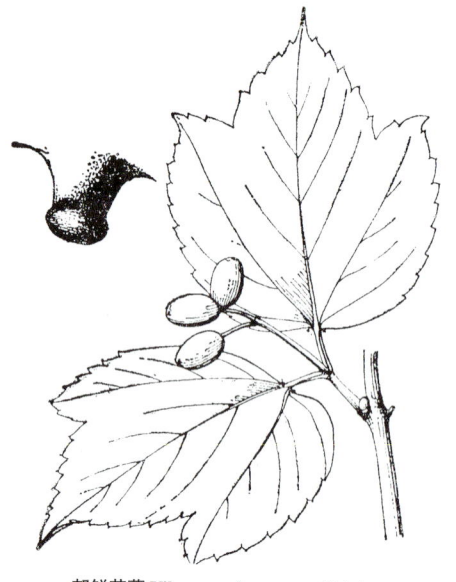

朝鲜荚蒾 Viburnum koreanum Nakai
张荣生 绘

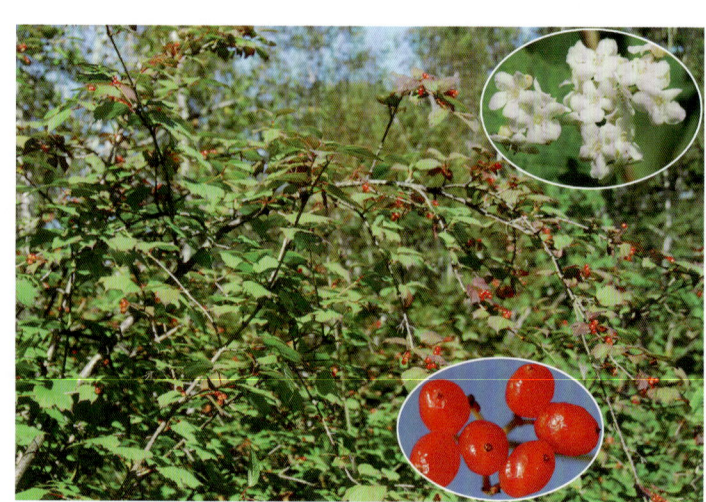

朝鲜荚蒾 Viburnum koreanum Nakai
摄影：周繇

药用部位 嫩枝、叶、果实。

功效应用 祛风止痒，舒筋活络。用于风湿痹痛，皮肤瘙痒。

36. 鸡树条荚蒾　天目琼花（中国树木分类学）

Viburnum opulus L. var. **calvescens** (Rehder) H. Hara in J. Coll. Sci. Imp. Univ. Tokyo 6: 385.1956.——*Viburnum sargentii* Koehne（英 **Sargent Viburnum**）

树皮厚而多少呈木栓质。小枝、叶柄和总花梗均无毛。叶下面仅脉腋集聚簇状毛或有时脉上亦有少数长伏毛。花药紫红色。

分布与生境　产于东北、河北北部、山西、陕西南部、甘肃南部、河南西部、山东、安徽南部和西部、浙江西北部、江西（黄龙山）、湖北和四川。生于溪谷边疏林下或灌丛中，海拔1000–1650 m。日本、朝鲜和俄罗斯（西伯利亚东南部）也有。

药用部位　嫩枝叶、果实。

功效应用　嫩枝叶：舒筋活络，活血消肿，止痒。用于腰腿疼痛，跌打损伤，疮疖，疥癣，皮肤瘙痒。果实：止咳。用于咳嗽。

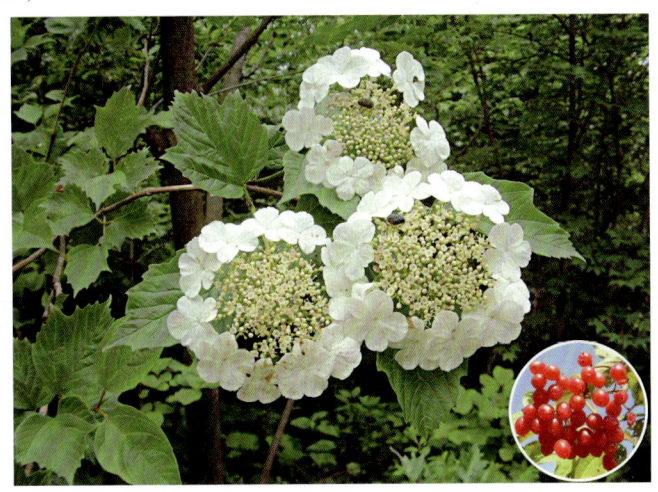

鸡树条荚蒾 Viburnum opulus L. var. calvescens (Rehder) H. Hara
摄影：于俊林

化学成分　树皮含环烯醚萜类：7,10-二乙酰氧基桦叶荚蒾苷(7,10-diacetyloxyviburnalloside)，7,10,4',6'-四乙酰氧基桦叶荚蒾苷(7,10,4',6'-tetraacetyloxyviburnalloside)，7-乙酰氧基桦叶荚蒾苷(7-acetyloxyviburnalloside)[1]，分枝荚蒾苷▲A (furcatoside A)；木脂素类：9'-O-甲基荚蒾散醇(9'-O-methylvibsanol)，落叶松脂醇(lariciresinol)[2]；黄酮类：(+)-儿茶素[(+)-catechin]，(+)-表儿茶素[(+)-epicatechin][2]。

果实含酚酸类：绿原酸(chlorogenic acid)，新绿原酸(neochlorogenic acid)，咖啡酸(caffeic acid)，对香豆酸(p-coumaric acid)[3]；挥发油：棕榈酸，6,9-十五碳二烯(6,9-pentadecadien)，十八酸，二十八烷等[4]。

地上部分含环烯醚萜类：7,10,2'-三乙酰悬垂荚蒾内酯▲(7,10,2'-triacetylsuspensolide F)，地中海荚蒾苷▲(viburtinoside) Ⅳ、Ⅴ[5]；黄酮类：(+)-表儿茶素[5]。

全株含黄酮类：槲皮素(quercetin)，山奈酚(kaempferol)，槲皮素-3-鼠李糖苷(quercetin-3-rhamnoside)，槲皮素-3,7-二葡萄糖苷(quercetin-3,7-diglucoside)，山奈酚-3-葡萄糖苷(kaempferol-3-glucoside)，山奈酚-3,7-二葡萄糖苷(kaempferol-3,7-diglucoside)，矢车菊素-3-木糖基葡萄糖苷(cyanidin-3-xylosylglucoside)[6]；苯丙素类：绿原酸，新绿原酸，香豆酸(coumaric acid)，咖啡酸，羟基肉桂酸[6]；香豆素类：东莨菪内酯(scopoletin)，伞形花内酯(umbelliferone)，七叶树内酯(aesculetin)，七叶树苷(esculin)[6]；三萜类：熊果酸(ursolic acid)，齐墩果酸(oleanolic acid)[6]；糖类：D-葡萄糖(D-glucose)，D-阿拉伯糖(D-arabinose)，D-木糖(D-xylose)；有机酸类：苯甲酸，琥珀酸，没食子酸，甲酸，乙酸，苹果酸，山梨酸；其他类：β-谷甾醇，熊果苷(arbutin)，左旋-抗坏血酸，1,4-苯二酚，α-胡萝卜素(α-carotene)，β-胡萝卜素(β-carotene)[6]。

药理作用　止咳作用：鸡树条荚蒾果实水提液灌胃，对浓氨水喷雾法致咳小鼠有止咳作用[1]。

抗细菌作用：鸡树条荚蒾果实水提液和醇提液体外对金黄色葡萄球菌、枯草芽孢杆菌、大肠埃希菌、普通变形杆菌均具有抑制作用[2]。

抗肿瘤作用：鸡树条荚蒾醇提物体外对人癌细胞 Ho3342 有抑制作用[3]。

注评　本种为"鸡树条"的基源植物，药用其嫩枝叶；果实称"鸡树条果"。

化学成分参考文献

[1] Kaminskaya AV, et al. *Khim Prir Soedin*, 1994, (5): 684-685.
[2] Bae KE, et al. *Molecules*, 2010, 15: 4599-4609.
[3] Kaminskaya AV, et al. *Khim Prir Soedin*, 1994, (5): 677.
[4] 裴毅，等．中草药，2006, 37(9): 1320-1321.
[5] Tomassini L, et al. *Nat Prod Res*, 2005, 19(7): 667-671.
[6] Kaminskaya AV, et al. *Rastitel'nye Resursy*, 1994, 30(3): 60-63.

药理作用及毒性参考文献

[1] 李彦冰，等．中医药信息，2002, 19(4): 60-62.
[2] 弥春霞，等．安徽农业科学，2010, 38(22): 11767-11768,11782.
[3] Bae KE, et al. *Molecules*, 2010, 15(7): 4599-4609.

3. 莛子藨属 Triosteum L.

多年生草本。茎自根状茎生出，直立，不分枝。叶对生，无柄，相对叶基部合生连成一体而茎贯穿其中，叶片倒卵形、倒卵状椭圆形至倒卵状长圆形，全缘或波状至羽状分裂。穗状花序顶生或腋生，由3-5个轮伞花序组成，每个轮伞花序通常具6花，由2个对生无梗的聚伞花序所组成；苞片明显，小苞片微小。花黄绿色至灰黄色，萼筒卵状球形，萼齿5，微小或长，叶状，宿存；花冠狭漏斗形，基部一侧肿胀呈囊状，裂片5，不等大，钝形，覆瓦状排列；雄蕊5，着生于花冠筒上，内藏，花药线形；子房5室，花柱丝状，内藏，柱头头状，3-5裂。核果2-3，稀4-5室；核2-3，长圆形，具棱，厚壳质，胚乳肉质，胚微小。

约6种，分布于喜马拉雅山区经我国西北、华中及东北，远至日本及大西洋北美。我国有3种，见于东北、华北、西北至西南；药用植物2种。

分种检索表

1. 叶全缘，基部成对相连，茎贯穿其中 ··· 1. 穿心莛子藨 T. himalayanum
1. 叶羽状深裂，基部不相连 ·· 2. 莛子藨 T. pinnatifidum

1. 穿心莛子藨 五转七，大对月草，钻子七（陕西）

Triosteum himalayanum Wall. in Fl. Ind., ed. 1820 2: 180-181. 1824.（英 **Himalayan Horsegentian**）

多年生草本。茎高40-60 cm，自木质化的根状茎生出，基部具褐色鳞片，下部无叶，中部以上具叶。叶5-7对，对生，相对之叶基部合生，茎贯穿其中，叶片纸质，倒卵状椭圆形，长6-20 cm，全缘，具刺刚毛。穗状花序顶生，可由多至5轮的6花轮伞花序组成；苞片卵形，长约5 mm，先端锐尖，具刺刚毛，小苞片微小，钻形，长约1 mm；萼筒长约1.5 mm，有腺毛和刺刚毛，萼齿5，微小；花冠长约1.4 cm，淡绿或黄绿，喉部带紫色，外有腺毛，筒长约6 mm，基部具囊，裂片二唇形，上4下1；雄蕊5，短于花冠；花柱等于或略短于雄蕊，柱头头状。核果红色或白色，有腺毛和刺刚毛；核3颗。花期6-7月，果期8-9月。

分布与生境　产于西藏、四川、湖北、陕西和云南。生于海拔1800-4100 m的山坡或山谷的云、冷杉林下、灌丛中或高山草地上。印度、尼泊尔也有。

药用部位　全株。

功效应用　利水消肿，活血调经。用于水肿，小便不利，月经不调，劳伤疼痛。

化学成分　全草含环烯醚萜类：穿心莛子藨醚萜▲(triohima) A、B、C[1]。

注评　本种为"五转七"的基源植物，药用其全草。纳西族也使用，主要用途同功效应用项。

忍冬科 CAPRIFOLIACEAE

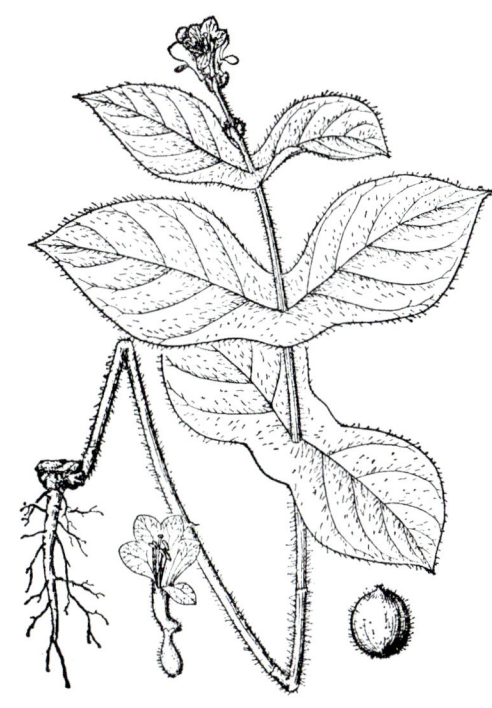

穿心莛子藨 Triosteum himalayanum Wall.
引自《中国高等植物图鉴》

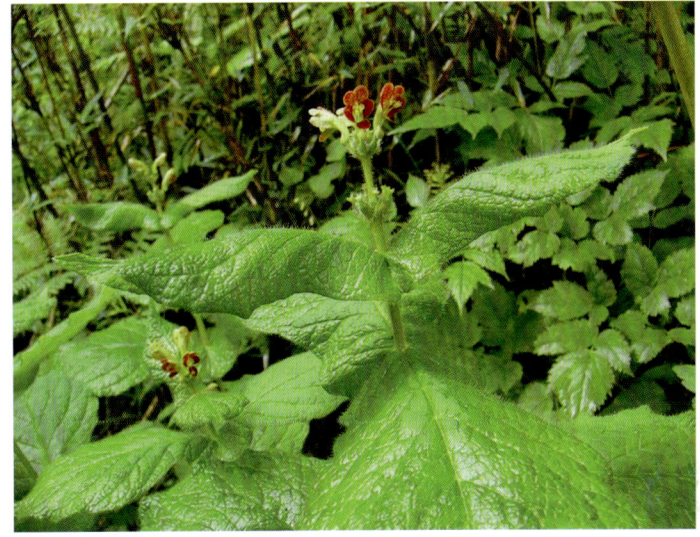

穿心莛子藨 Triosteum himalayanum Wall.
摄影：何海

化学成分参考文献

[1] Li ZM, et al. *Tetrahedron Lett*, 2009, 50(28): 4132-4134.

2. 莛子藨　天王七、四大天王、鸡爪七、白果七（陕西）

Triosteum pinnatifidum Maxim. in Bull. Acad. Imp. Sci. Saint-Pétersbourg 27: 476. 1881.

（英 **Featherycleft Horsegentian**）

多年生草本；茎开花时顶部生分枝1对，高达60 cm，具条纹，被白色刚毛及腺毛，中空，具白色的髓部。叶羽状深裂，基部楔形至宽楔形，近无柄，轮廓倒卵形，长8-20 cm，宽6-18 cm，裂片1-3对，无锯齿，顶端渐尖，上面散生刚毛，沿脉及边缘毛较密，背面黄白色。聚伞花序对生，各具3朵花，无总花梗；萼筒被刚毛和腺毛，萼裂片三角形，长3 mm；花冠黄绿色，狭钟状，长1 cm，筒基部弯曲，一侧膨大成浅囊，被腺毛，裂片圆而短，内面有带紫色斑点；雄蕊着生于花冠筒中部以下，花丝短，花柱基部被长柔毛，柱头楔状头形。果实肉质，具3条槽，冠以宿存的萼齿；核3枚，扁，亮黑色，腹面具2条槽。花期5-6月，果熟期8-9月。

分布与生境　产于河北、山西、陕西、宁夏、甘肃、青海、河南、湖北和四川。生于海拔1800-2900 m的山坡暗针叶林下和沟边向阳处。日本也有。

药用部位　根、果实、叶。

功效应用　根：祛风除湿，行气活血，消食。用于风湿痹痛，劳伤，跌打损伤，月经不调，食积。叶：止血生肌。外用于刀伤出血。果实：调经止带。用于月经不调，白带过多。

化学成分　根含环烯醚萜类：穿心莛子藨醚萜▲(triohima) A、B、C[1]，乌檀醛▲(naucledal)，大花花闭木苷▲(grandifloroside)，獐牙菜苷(sweroside)，马钱苷(loganin; loganoside)，沃格花闭木苷▲(vogeloside)，裂环马钱苷二甲基乙缩醛(secologanin dimethyl acetal)，(*E*)-醛裂马钱苷[(*E*)-aldosecologanin][1]。

注评　本种为"天王七"的基源植物，药用其根；叶、成熟果实亦供药用，分别称"天王七叶"、"天王七果实"。

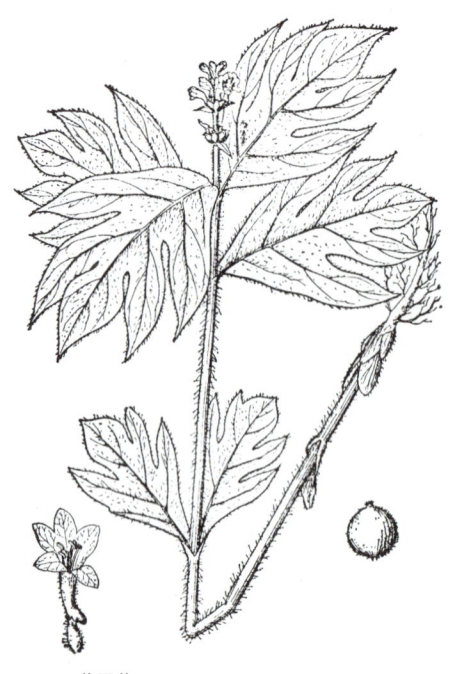

莲子藨 Triosteum pinnatifidum Maxim.
引自《中国高等植物图鉴》

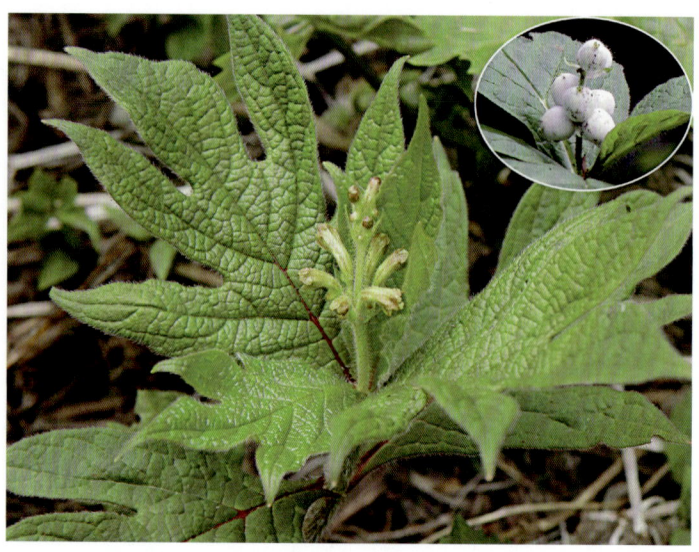

莲子藨 Triosteum pinnatifidum Maxim.
摄影：朱仁斌

化学成分参考文献

[1] Chai X, et al. *Biochem Syst Ecol*, 2010, 38(2): 210-212.

4. 毛核木属 Symphoricarpos Duham

落叶直立或有时伏地灌木；冬芽具2对外鳞片。单叶，对生，全缘或有时在粗壮枝上者为浅裂，具短柄，无托叶。花簇生或单生于侧枝顶端叶腋成穗状花序；花萼杯状，萼檐具4-5齿；花冠淡红或白色，钟形、漏斗形或高脚碟形，裂片4-5，基部有浅囊；雄蕊4-5枚，着生于花冠筒上，内藏或稍伸出；花柱纤细，柱头头状；子房4室，2室含数枚不育胚珠，另2室各仅具1枚悬垂的胚珠。浆果状核果球形、卵形或椭圆形，白色、红色或黑色；核2枚，卵形或稍扁；种子具胚乳，胚小。

约16种，其中约15种产于北美洲至墨西哥。我国仅产1种，星散分布于中部和西南部。药用植物1种。

1. 毛核木　雪莓（中国树木分类学），雪果（中国种子植物科属词典）

Symphoricarpos sinensis Rehder in Pl. Wilson. 1: 117. 1911.（英 **Red Snowberry**）

直立灌木，高0.5-2.5 m；幼枝红棕色，纤细，老枝干皮条状剥落。叶片菱形至卵形，长1-3 cm，两面无毛；叶柄圆柱形，长1-2 mm。花无柄，单生于钻形短小子房的苞片腋内，6-12花组成顶生穗状花序，总梗细长，长0.5-2 cm，下部苞片有时叶状且较长；萼筒长约2.5 mm，萼齿5，卵状披针形，长约1 mm，先端锐尖；花冠白色，宽钟形，长5-7 mm，裂片卵形，稍短于冠筒；雄蕊5，着生于花冠近中部，等长或稍伸出花冠；花柱无毛，柱头头状。核果卵形，顶有1小喙，蓝黑色，具白霜，有2核，密被柔毛。花期7-9月，果期9-11月。

分布与生境　产于陕西、甘肃南部、湖北西部、四川东部、云南北部、广西。生于海拔610-2200 m的山坡灌木丛中。

药用部位　全株。

功效应用　清热解毒。用于痈肿疮疡。

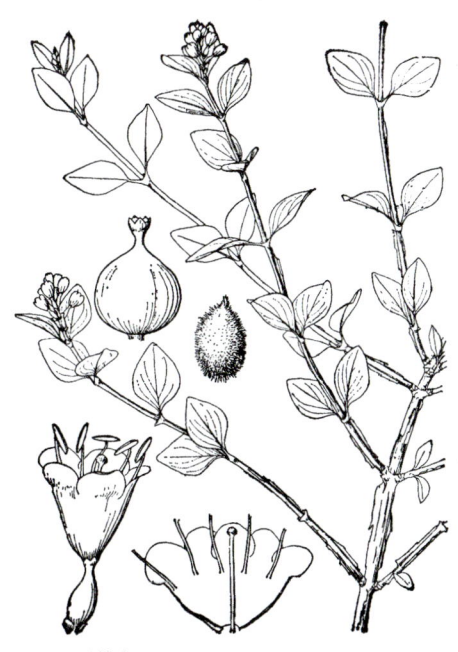

毛核木 *Symphoricarpos sinensis* Rehder
引自《中国高等植物图鉴》

5. 六道木属 Abelia R. Br.

落叶稀常绿直立灌木；小枝纤细；冬芽小，卵球形，有数对外鳞片。叶对生，稀3叶轮生，具短柄，全缘或具齿，无托叶。花1或2朵生于腋生或顶生的总花梗上，有时为顶生圆锥花序或成簇，也有聚伞花序或伞房花序；苞片2至4枚；萼筒狭长，长圆形，萼片2至5枚，花后增大而宿存；花冠漏斗形而冠筒圆柱形，至钟形或钟状漏斗形，白色或玫瑰红色，整齐或略作二唇形，4或5裂；雄蕊4枚，等长或2强，着生于冠筒中部或基部；子房3室，2室不育，仅1室具1枚胚珠发育成种子。果为薄革质瘦果状核果，狭长，长圆形，顶端具宿存而增大的萼片；种子1枚，近圆柱形，种皮膜质。

约20种，分布于中国、日本、中亚和墨西哥。我国约有9种，大多分布于中部和西南部，东南和北部较少见；药用植物6种。

分种检索表

1. 叶基部不扩大亦不联合；枝节不膨大；花冠钟形或钟状漏斗形。
  2. 由多花聚合成的聚伞花序生于小枝上部叶腋；萼裂片5枚；雄蕊和柱头明显地伸出花冠筒外…… 1. 糯米条 A. chinensis
  2. 花单生于侧枝顶部叶腋；雄蕊和柱头几不伸出花冠筒外。
    3. 侧生或顶生于短枝上的总花梗具2-4花；花无柄；幼枝无毛或被短柔毛。
      4. 叶较大，长3-8 cm，卵形，基部钝；幼枝光滑无毛………………… 2. 二翅六道木 A. macrotera
      4. 叶较小，长1.5-4 cm，长圆形或近菱形，基部渐狭；幼枝被短柔毛………… 3. 通梗花 A. engleriana
    3. 侧生、具苞的总花梗上具1-2花；幼枝除被短柔毛外尚夹杂糙硬毛；叶片边缘内卷……… 4. 小叶六道木 A. parvifolia
1. 叶柄基部扩大并联合；枝节膨大；花冠漏斗形，筒部圆柱形；雄蕊和花柱不伸出花冠外。
  5. 无总花梗；花单生于叶腋………………………………………………………………… 5. 六道木 A. biflora
  5. 具总花梗，每个花序具2朵花………………………………………………………… 6. 南方六道木 A. dielsii

1. 糯米条 茶条树、山柳树（湖南），大叶白马骨（浙江），白花树（广西富川）

Abelia chinensis R. Br. in Narr. Journey China 376. 1818.（英 **Chinese Abelia**）

多年生草本。茎高40-60 cm，自木质化的根状茎生出，基部具褐色鳞片，下部无叶，中部以上具叶。叶5-7对，对生，相对之叶基部合生，茎贯穿其中，叶片纸质，倒卵状椭圆形，长6-20 cm。穗状花序顶生，长5-10 cm，可由多至5轮的6花轮伞花序组成；苞片卵形，长约5 mm，先端锐尖，具刺刚毛，小苞片微小，钻形，长约1 mm；萼筒长约1.5 mm，有腺毛和刺刚毛，萼齿5，微小；花冠长约1.4 cm，淡绿或黄绿，喉部带紫色，外有腺毛，筒长约6 mm，基部具囊，裂片二唇形，上4下1；雄蕊5，短于花冠；花柱等于或略短于雄蕊，柱头头状。核果红色或白色，有腺毛和刺刚毛；核3颗。花期6-7月，果期8-9月。

分布与生境 产于长江以南各省区，浙江、江西、福建、台湾、湖北、湖南、广东、广西、四川、贵州、云南。生于海拔710-1500 m的山地。

药用部位 枝、叶。

功效应用 清热解毒，凉血止血。用于湿热痢疾，痈疽疮疖，衄血、咳血、吐血，便血，跌打损伤。

化学成分 地上部分含环烯醚萜苷类：林生续断苷▲ (sylvestroside) Ⅰ、Ⅱ、Ⅲ，条裂续断苷▲ Ⅱ (laciniatoside Ⅱ)，7-O-乙酰条裂续断苷▲ Ⅳ (7-O-acetyllaciniatoside Ⅳ)，7-O-乙酰条裂续断苷▲ Ⅴ (7-O-acetyllaciniatoside Ⅴ)，7-O-乙酰六道木醚萜苷▲B (7-O-acetylabelioside B)[1]。

注评 本种为"糯米条"的基源植物，药用其枝叶。

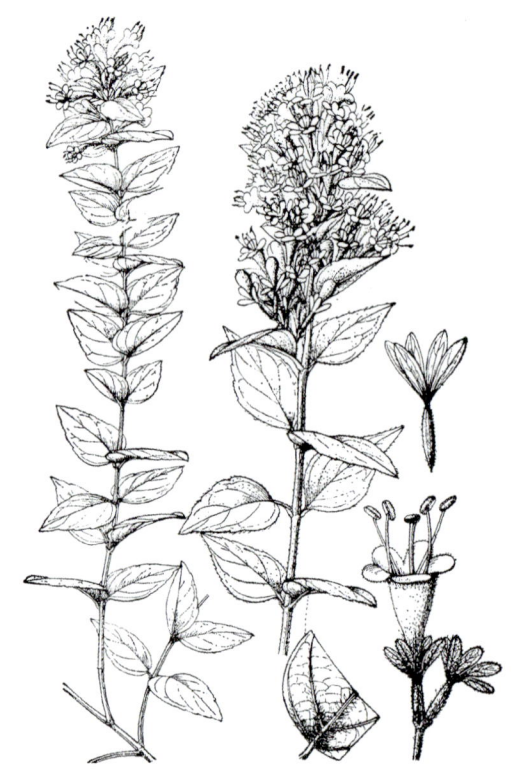

糯米条 Abelia chinensis R. Br.
张荣生 绘

化学成分参考文献

[1] Tomassini L, et al. *J Nat Prod*, 2000, 63(7): 998-999.

2. 二翅六道木 空心树、假拉药藤（湖北），紫荆桠（四川）

Abelia macrotera (Graebn. et Buchw.) Rehder in Pl. Wilson. 1: 126. 1911.（英 **Twowing Abelia**）

落叶灌木，高1-2 m；幼枝红褐色，光滑。叶卵形，长3-8 cm。聚伞花序常由未伸展的带叶花枝所构成，含数朵花，生于小枝顶端或上部叶腋；花大，长2.5-5 cm；苞片红色，披针形；小苞片3枚，卵形，疏被长柔毛；萼筒被短柔毛，萼裂片2枚，长1-1.5 cm，长圆形或狭椭圆形，长为花冠筒的1/3；花冠浅紫红色，漏斗状，长3-4 cm，外面被短柔毛，内面喉部有长柔毛，裂片5，略呈二唇形，上唇2裂，下唇3裂，筒基部具浅囊；雄蕊4枚，2强，花丝着生于花冠筒中部；花柱与花冠筒等长，柱头头状。果实被短柔毛，冠以2枚宿存而略增大的萼裂片。花期5-6月，果熟期8-10月。

分布与生境 产于陕西、河南、湖北、湖南、四川、贵州、云南。生于海拔950-1000 m的路边灌丛、溪边林下等处。

药用部位 根、枝、叶。

功效应用 祛风湿，解热毒，清热燥湿，理气止痛。用于风湿痹痛，跌打损伤，牙痛，高热，火眼，疮疡。

忍冬科 CAPRIFOLIACEAE

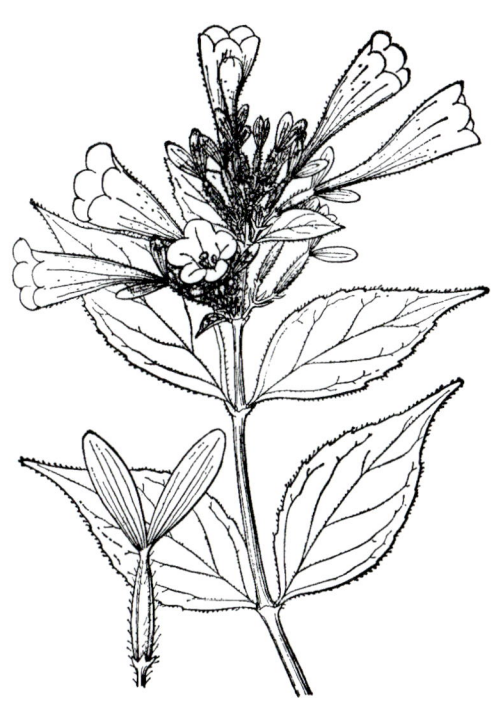

二翅六道木 Abelia macrotera (Graebn. et Buchw.) Rehder
引自《中国高等植物图鉴》

3. 通梗花 短枝六道木（中国高等植物图鉴）

Abelia engleriana (Graebn.) Rehder in Pl. Wilson. 1: 120. 1911.（英 **Engler Abelia**）

落叶灌木，高 1-2 m；幼枝红褐色，被短柔毛，老枝树皮条裂脱落。叶圆卵形至披针形，长 1.5-4 cm，两面疏被柔毛，下面基部叶脉密被白色长柔毛；叶柄长 2-4 mm。花生于侧生短枝顶端叶腋，由未伸长的带叶花枝构成聚伞花序状；萼筒细长，萼檐 2 裂，裂片椭圆形，长约 1 cm，与萼筒等长；花冠红色，狭钟形，5 裂，稍呈二唇形，上唇 3 裂，下唇 2 裂，筒基部两侧不等，具浅囊；雄蕊 4 枚，着生于花冠筒中部，花药长柱形，花丝白色；花柱与雄蕊等长，柱头头状，稍伸出花冠喉部。果实长圆柱形，冠以 2 枚宿存萼裂片。花期 5-6 月，果熟期 8-9 月。

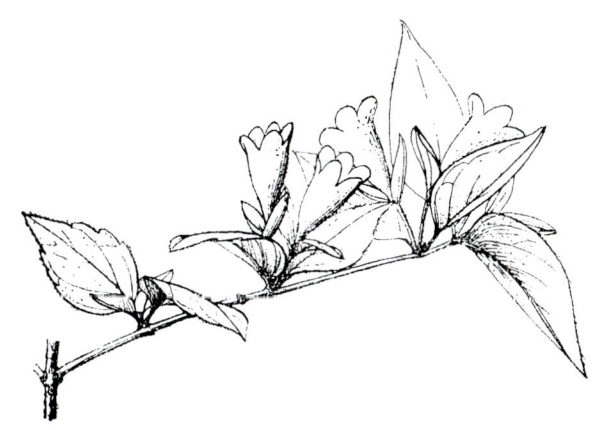

通梗花 Abelia engleriana (Graebn.) Rehder
张荣生 绘

分布与生境 产于陕西、甘肃、河南、广西、四川、贵州、云南。生于 520-1640 m 的沟边、灌丛、山坡林下或林缘。

药用部位 果实、花、根。

功效应用 根：理气止痛，清热燥湿。用于牙痛，发热，目赤。花、果实：祛风湿，解热毒。用于风湿痹痛，疮疡。

注评 本种为"紫荆丫"的基源植物，药用其果实或花。

4. 小叶六道木 鸡壳肚花、鸡肚子、棵棵兜（四川），福建六道木（中国高等植物图鉴）

Abelia parvifolia Hemsl. in J. Linn. Soc., Bot. 23: 358. 1888.（英 **Littleleaf Abelia**）

落叶灌木，高 0.5-2.5 m；茎灰褐色，干皮纵裂，幼枝红褐色，被短柔毛夹杂糙硬毛。叶对生，有时

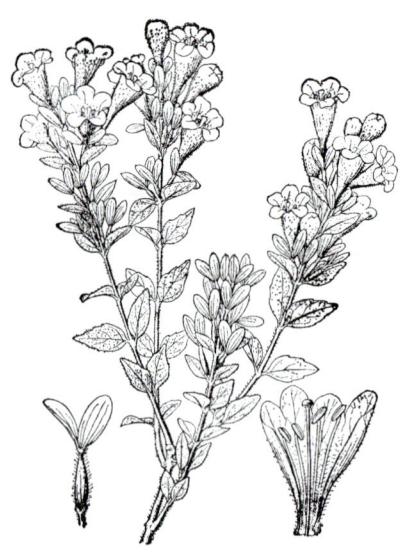

小叶六道木 Abelia parvifolia Hemsl.
引自《中国高等植物图鉴》

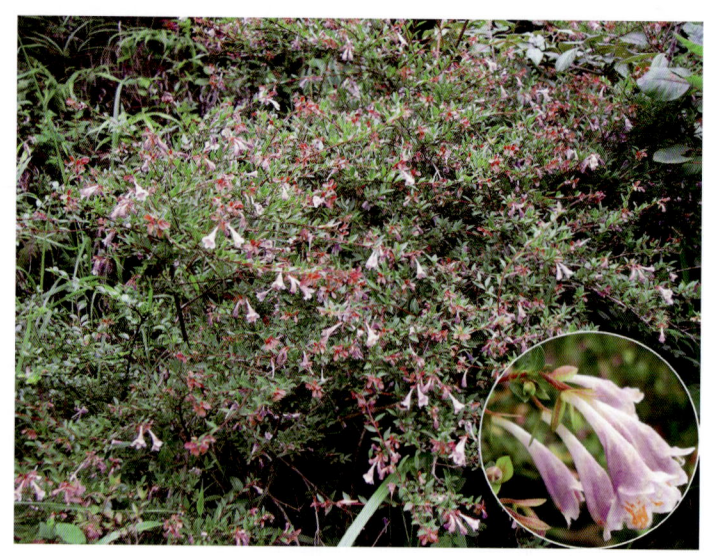

小叶六道木 Abelia parvifolia Hemsl.
摄影：何顺志

3叶轮生，纸质至近革质，卵形，长 1–3 cm，两面疏被糙毛和腺毛，背面沿中脉基部两侧密被白色长柔毛；叶柄长 1.5–2.5 mm，腹凹背凸，毛被同幼枝。花 1–2 朵，生于小枝上部叶腋；萼筒长 5–7 mm，被短柔毛，裂片 2，偶有 3，花冠粉红至紫红色，狭钟形，长 2.5–3 cm，外被短柔毛和腺毛，冠筒基部具浅囊，冠檐 5 裂；雄蕊 4，2 强，1 对着生于冠筒基部，1 对着生于冠筒中部，内藏，花丝疏被柔毛；花柱超出雄蕊但短于花冠裂片。果冠以宿存且略增大的 2 萼裂片。花期 4–8 月，果熟期 10–12 月。

分布与生境　产于陕西、甘肃、福建、湖北、四川、贵州、云南等省。生于山坡草地、灌丛、林缘、路旁等地，海拔 (1300) 2000–2600 m。

药用部位　根、枝、叶。

功效应用　祛风除湿，清热解毒，理气止痛。用于风湿痹痛，痈疽，高热，牙痛，失眠。

注评　本种为"紫荆桠"的基源植物，药用其根、枝、叶。

5. 六道木　六条木（顺天府志），神仙菜、神仙叶子、鸡骨头（陕西）

Abelia biflora Turcz. in Bull. Soc. Imp. Naturalistes Moscou 10(7): 152. 1837.（英 **Six lines wood**）

落叶灌木，高 1–3 m；幼枝被倒生硬毛，老枝无毛。叶长圆形至长圆状披针形，长 2–6 cm；叶柄长 2–4 mm，基部膨大且成对相连，被硬毛。花单生于小枝上叶脉，无总花梗；花梗长 5–10 mm，被硬毛；小苞片三齿状，齿 1 长 2 短，花后不落；萼筒圆柱形，疏生短硬毛，萼齿 4 枚，长约 1 cm；花冠白色、淡黄色或带浅红色，狭漏斗形或高脚蝶形，外面被短柔毛，杂有倒向硬毛，4 裂，筒为裂片长的 3 倍，内密生硬毛；雄蕊 4 枚，2 强，着生于花冠筒中部，内藏，花药长卵圆形，花柱长约 1 cm，柱头头状。果实具硬毛，冠以 4 枚宿存而略增大的萼裂片；种子圆柱形，具肉质胚乳。早春开花，8–9 月结果。

分布与生境　产于辽宁、河北、山西等省。生于海拔 1000–2000 m 的山坡灌丛、林下及沟边。

药用部位　果实。

功效应用　祛风除湿，解毒消肿。用于风湿痹痛，疮疡。

注评　本种为"六道木"的基源植物，药用其果实。苗族也药用，果实治风湿筋骨疼痛，痈毒红肿。

忍冬科 CAPRIFOLIACEAE

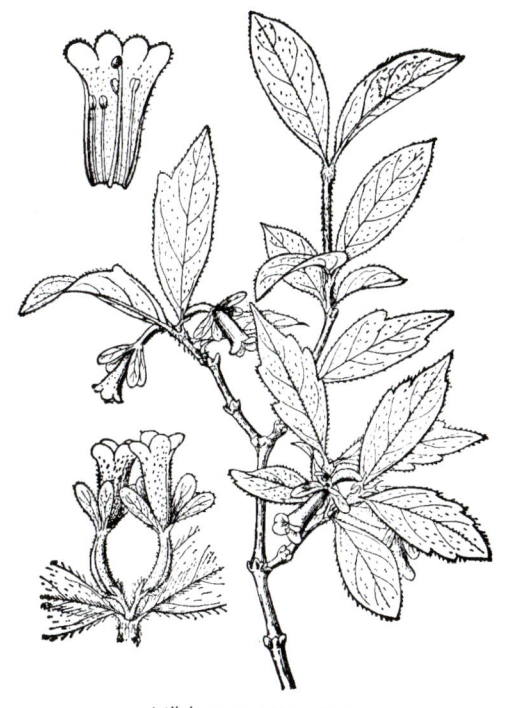

六道木 Abelia biflora Turcz.
引自《中国高等植物图鉴》

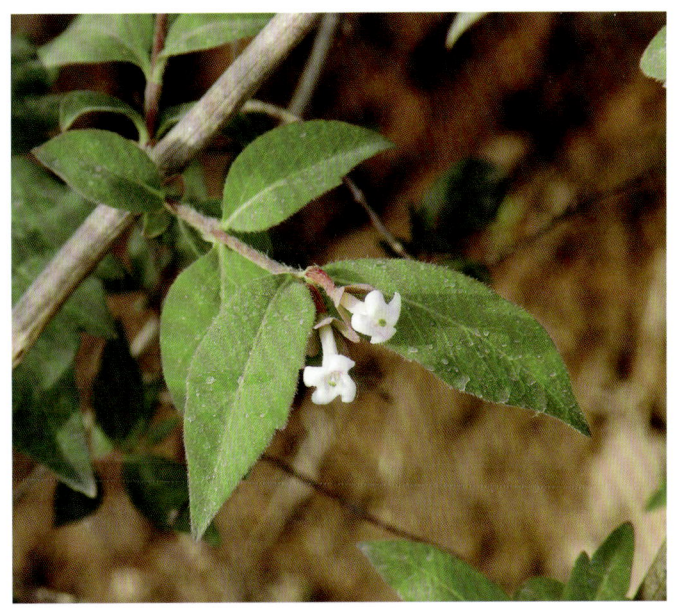

六道木 Abelia biflora Turcz.
摄影：朱仁斌

6. 南方六道木　太白六道木（中国树木分类学）

Abelia dielsii (Graebn.) Rehder in Pl. Wilson. 1: 128. 1911.（英 **Diels Abelia**）

　　落叶灌木，高 1.5-3 m；老枝浅灰色，幼枝红褐色。叶对生，叶片纸质，卵形至披针形，长 2-9 cm；叶柄长 3-7 mm，基部联合膨大，疏被糙毛。花 2 朵分别生于侧枝上部叶腋；总花梗长 3-12 mm；花梗极短或近无；花萼略被糙毛或近无毛，萼裂片 4，卵状披针形，长 1 cm，几与萼筒等长；花冠白色至淡黄色，长 1.2 cm，漏斗形，冠筒圆柱形，冠檐 4 浅裂，裂片圆形；雄蕊 4，内藏；花柱略超出雄蕊但不伸出花冠。果有时弯曲，外具数棱条，冠以宿存而略增大的 4 萼片。花期 5-6 月，果期 7-9 (10) 月。

分布与生境　产于河北、山西、陕西、宁夏南部、甘肃东南部、安徽、浙江、江西、福建、河南、湖北、四川、贵州、云南、西藏等省区。生于海拔 800-3700 m 的山坡灌丛、路边林下及草地。

药用部位　果实。

功效应用　祛风除湿。用于风湿痹痛。

注评　本种为"红丝线"的基源植物，药用其果实。

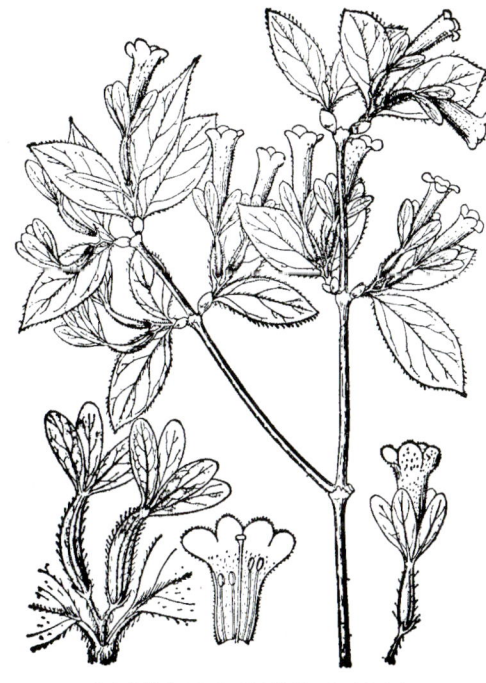

南方六道木 Abelia dielsii (Graebn.) Rehder
引自《中国高等植物图鉴》

6. 双盾木属 Dipelta Maxim.

落叶直立灌木；幼枝被短柔毛；冬芽具数对尖顶的鳞片，无毛。叶对生，具短柄，全缘或有小齿，无托叶。花1朵或由4-6朵组成带叶的伞房状聚伞花序，腋生于侧枝顶端；苞片2枚，小苞片4枚，前者生于总梗上，早落，后者不等大，交互对生，2枚较大的紧贴萼筒；花萼裂片5，线形至披针形；花冠筒状钟形，冠檐略为二唇形；雄蕊4枚，2强，内藏，花药2室，室平行；花柱细，略短于花冠，柱头头状；子房4室，2室各具1能育胚珠，另2室具数枚不育胚珠。蒴果包藏于宿存增大的小苞片内，瓣裂；种子小而扁，具脊。

我国特有属，有3种，分布于我国西南部，北至陕西、甘肃，东至湖北、湖南西部和广西东部。药用植物2种。

分种检索表

1. 花冠筒的狭长部分远伸出萼齿外；萼檐几裂至基部，萼齿条形，开花时全为苞片所覆盖；果期增大的苞片盾形 ··· 1. 双盾木 D. floribunda
1. 花冠筒的狭长部分稍被包于萼齿中；萼檐裂至2/3处，萼齿针形，开花时不为苞片所覆盖；果期增大的苞片肾形 ··· 2. 云南双盾木 D. yunnanensis

1. 双盾木 双楯（中国树木分类学）

Dipelta floribunda Maxim. in Bull. Acad. Imp. Sci. Saint-Pétersbourg 24: 51. 1877.（英 **Rosy Dipelta**）

落叶灌木或小乔木，高达6 m；树皮剥落。叶卵状披针形或卵形，长4-10 cm，与主脉均被白色柔毛；叶柄长6-14 mm。聚伞花序簇生于侧生短枝顶端叶腋，花梗纤细，长约1 cm；2对小苞片形状、大小不等；萼筒疏被硬毛，萼齿条形，等长，长6-7 mm，具腺毛，坚硬而宿存；花冠粉红色，长3-4 cm，高脚碟形，稍呈二唇形，裂片圆形至长圆形，长约5 mm，下唇喉部橘黄色；花柱丝状，无毛。果实具棱角，连同萼齿为宿存而增大的小苞片所包被。花期4-7月，果熟期8-9月。

分布与生境　产于陕西、甘肃、湖北、湖南、广西、四川等地。生于650-2200 m的杂木林下或灌丛中。
药用部位　根。
功效应用　发表透疹，解毒，止痒。用于瘾疹，丹毒，湿热身痒。

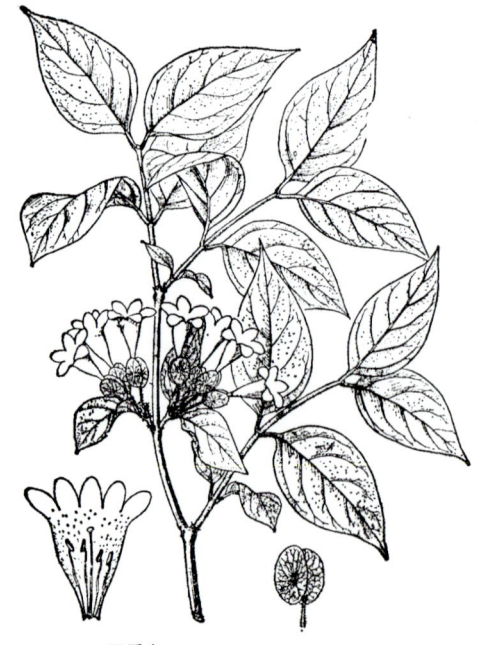

双盾木 Dipelta floribunda Maxim.
引自《中国高等植物图鉴》

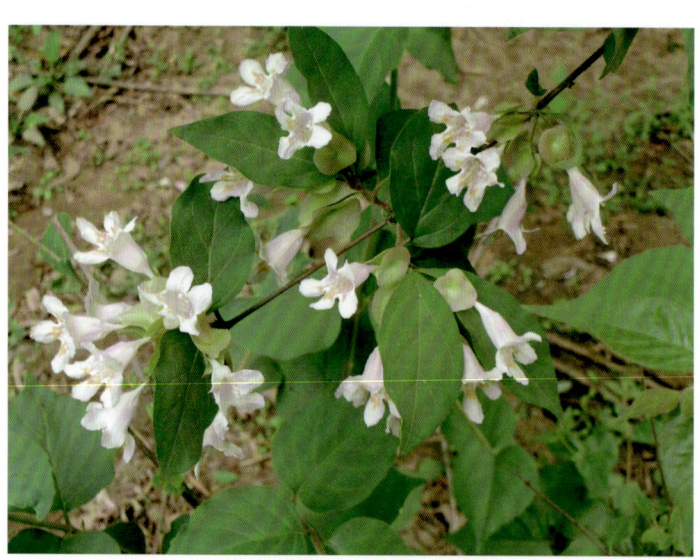

双盾木 Dipelta floribunda Maxim.
摄影：陈又生

忍冬科 CAPRIFOLIACEAE

2. 云南双盾木　云南双楯（中国树木分类学），垂枝双楯（中药大辞典）

Dipelta yunnanensis Franch. in Rev. Hort. 11: 246, f. 62. 1891.（英 **Yunnan Dipelta**）

　　落叶灌木，高达 4 m；幼枝被短柔毛，老枝皮层片状剥落。叶片椭圆形至宽披针形，长 5–12 cm；叶柄长 3–5 mm，红褐色，腹面具槽，被白柔毛。伞房状聚伞花序 1–4 花，生于短枝顶部叶腋；花梗纤细，被白柔毛；小苞片 4 枚，2 枚较小，不相等，2 枚较大，耳状肾形；萼筒密被柔毛，萼檐 5 裂至中部，裂片披针形，长 4–5 mm；花冠白色至粉红色，略带紫色，钟形，长 2–4 cm，喉部橘黄色，具柔毛，上部裂片 5，开展；雄蕊 4 枚，2 强；花柱细，超出雄蕊，柱头头状。果被柔毛，卵形，具宿存而增大的 4 枚小苞片；种子扁，外面具脊。花期 5–6 月，果期 6–11 月。

分布与生境　产于陕西、甘肃、湖北、四川、贵州和云南等地。生于 880–2400 m 的杂木林下或灌丛中。

药用部位　根。

功效应用　发表透疹，解毒，止痒。用于麻疹，痘毒，湿热身痒，穿踝风。

注评　本种为"鸡骨柴"的基源植物，药用其根。傈僳族也药用，根治疗麻疹、痘毒、湿热身痒。

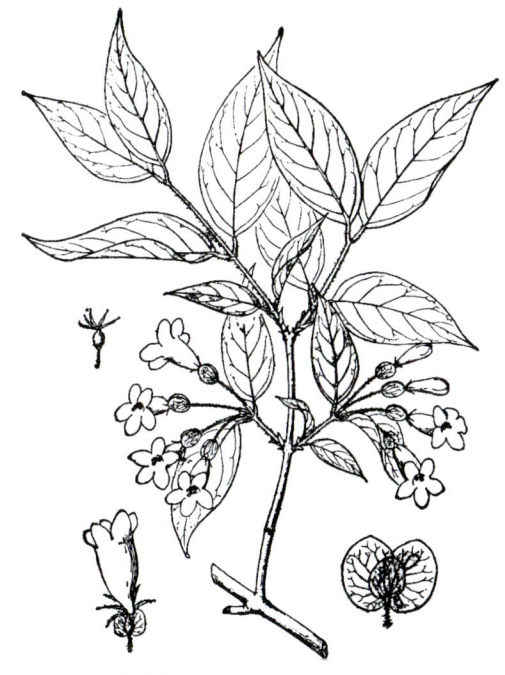

云南双盾木 Dipelta yunnanensis Franch.
引自《中国高等植物图鉴》

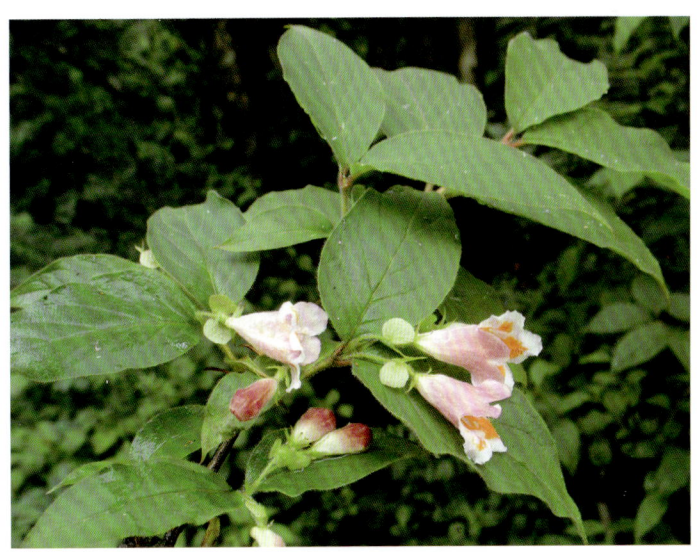

云南双盾木 Dipelta yunnanensis Franch.
摄影：李策宏

7. 锦带花属 Weigela Thunb.

　　落叶灌木或小乔木；枝有坚固的髓心，常具 2 列毛；冬芽被数枚尖顶鳞片。单叶对生，边缘有锯齿，具柄，很少无柄；无托叶。花较大，1 或数朵组成腋生或顶生聚伞花序；萼筒长柱形，花萼裂片 5，基部联合或完全分离；花冠白色，粉红色，紫色或带深红色，钟形或管状，5 裂，稍不整齐或近于辐射对称，冠筒长于裂片；雄蕊 5，短于花冠；花柱细长，有时外露，柱头头状；子房下位，伸长为 2 室，胚珠多数。蒴果圆柱形，革质或木质，两瓣裂，先端有喙，中具 1 中轴；种子小而多数，有棱角。

　　约 12 种，分布于东亚及北美。我国有 2 种，栽培 1–2 种。药用植物 2 种。

分种检索表

1. 萼檐裂至中部，萼齿披针形；种子无翅 ·· **1. 锦带花 W. florida**

1. 萼檐裂至基部，萼齿条形；种子多少具翅 ·················· 2. 半边月 **W. japonica** var. **sinica**

本属植物锦带花水提物和醇提物有一定抗细菌作用。

1. 锦带花　锦带、海仙（植物名实图考），连萼锦带花（中国北部植物图志），山脂麻（河北），空枝子（山东）

Weigela florida (Bunge) A. DC. in Ann. Sci. Nat., Bot., sér. 2, 11: 241, 1839.（英 **Oldfashioned Weigela**）

落叶灌木，高达 1–3 m；幼枝稍四方形，有 2 列短柔毛。芽顶端尖，具 3–4 对鳞片，常光滑。叶长圆形，边缘有锯齿，上面疏生短柔毛，脉上毛较密，下面密生短柔毛或绒毛，具短柄或无柄。花单生或成聚伞花序生于侧生短枝的叶腋或枝顶；萼筒长圆柱形，疏被柔毛，萼齿长约 1 cm，深达萼檐中部；花冠紫红色或玫瑰红色，长 3–4 cm，直径 2 cm，外面疏生柔毛裂片不整齐，开展，内面浅红色；花丝短于花冠，花药黄色；子房上部的腺体黄绿色，花柱细长，柱头 2 裂。果实长 1.5–2.5 cm，顶部有短柄状喙，疏生柔毛；种子无翅。花期 4–6 月。

分布与生境　产于黑龙江、吉林、辽宁、内蒙古、山西、陕西、河南、山东北部、江苏北部等地。生于 100–1450 m 的杂木林下或灌丛中。俄罗斯、朝鲜、日本也有。

药用部位　花。

功效应用　活血止痛。用于瘀血肿痛。

化学成分　叶含黄酮类：槲皮素-3-*O*-葡萄糖苷(quercetin-3-*O*-glucoside)，槲皮素-3-*O*-鼠李葡萄糖苷(quercetin-3-*O*-rhamnoglucoside)[1]。

花含黄酮类：芹菜素(apigenin)，芹菜素-7-*O*-β-D-吡喃葡萄糖苷(apigenin-7-*O*-β-D-glucopyranoside)，槲皮素-3-*O*-葡萄糖苷(quercetin-3-*O*-glucoside)，芹菜素-7-*O*-鼠李葡萄糖苷(apigenin-7-*O*-rhamnoglucoside)，木犀草素-7-*O*-葡萄糖苷(luteolin-7-*O*-glucoside)，矢车菊素-3-*O*-葡萄糖苷(cyanidin-3-*O*-glucoside)[1]。

药理作用　抗细菌作用：锦带花水提物和醇提物对金黄色葡萄球菌、绿脓杆菌、乙型链球菌及痢疾杆菌等均有抑制作用[1]。

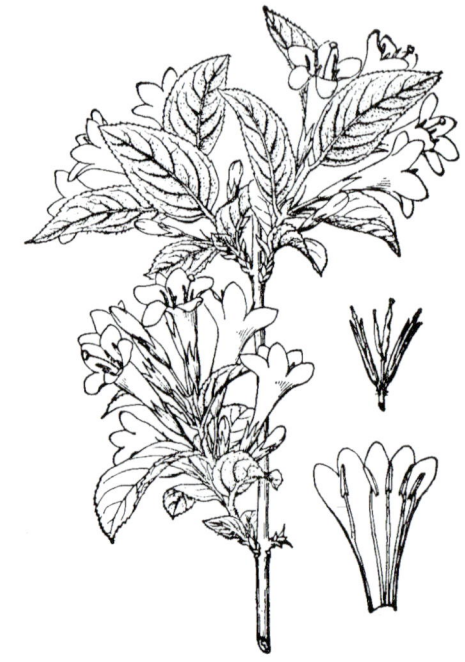

锦带花 **Weigela florida** (Bunge) A. DC.
引自《中国高等植物图鉴》

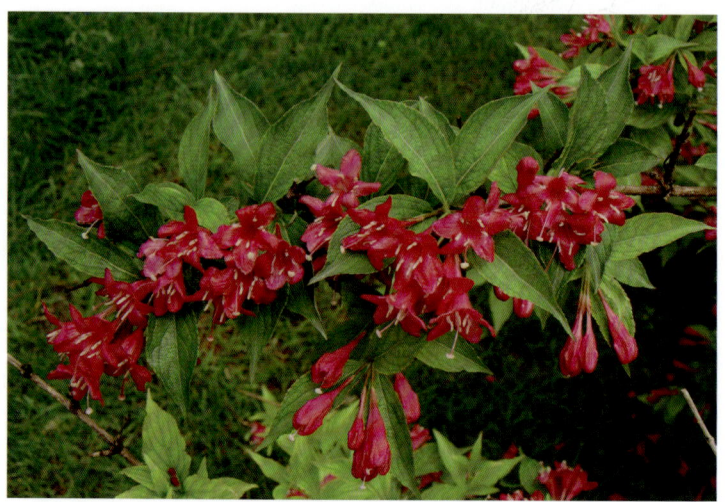

锦带花 **Weigela florida** (Bunge) A. DC.
摄影：张英涛

忍冬科 CAPRIFOLIACEAE

化学成分参考文献

[1] Chang CS, et al. *J Plant Res*, 1997, 110(1098): 275-281.

药理作用及毒性参考文献

[1] 高松，等. 甘肃医药，2009, 36 (10): 1759-1760.

2. 半边月 水马桑（中国高等植物图鉴），白马桑（湖北、四川），鸡骨柴（浙江），麻布柴（江西）

Weigela japonica Thunb. var. **sinica** (Rehder) L. H. Bailey in Gentes Herb. 2(1): 49. 1929.

（英 **Japanese Weigela**）

　　落叶灌木，高达 6 m。叶长卵形至卵状椭圆形，长 5-15 cm，宽 3-8 cm，上面深绿色，疏生短柔毛，脉上毛较密，下面浅绿色，密生短柔毛；叶柄长 8-12 mm，有柔毛。单花或具 3 朵花的聚伞花序生于短枝的叶腋或顶端；萼筒长 10-12 mm，萼齿条形，深达萼檐基部，长 5-10 mm，被柔毛；花冠白色或淡红色，花开后逐渐变红色，漏斗状钟形，外面疏被短柔毛或近无毛，筒基部呈狭筒形，中部以上突然扩大，裂片开展，近整齐，无毛；花丝白色，花药黄褐色；花柱细长，柱头盘形，伸出花冠外。果实顶端有短柄状喙，疏生柔毛；种子具狭翅。花期 4-5 月。

分布与生境　产于安徽、浙江、江西、福建、湖北、湖南、广东、广西、四川、贵州。生于 450-1800 m 的山坡林下、山顶灌丛和沟边等地。

药用部位　根、枝、叶。

功效应用　根：益气健脾。用于食少气虚，脾胃虚弱，消化不良。枝、叶：清热解毒。用于痈疽，疮疖。

注评　本种为"水马桑"的基源植物，药用其根；叶亦药用，称"水马桑枝叶"。土家族也药用其根、枝、叶，治疗疮、痈疽。

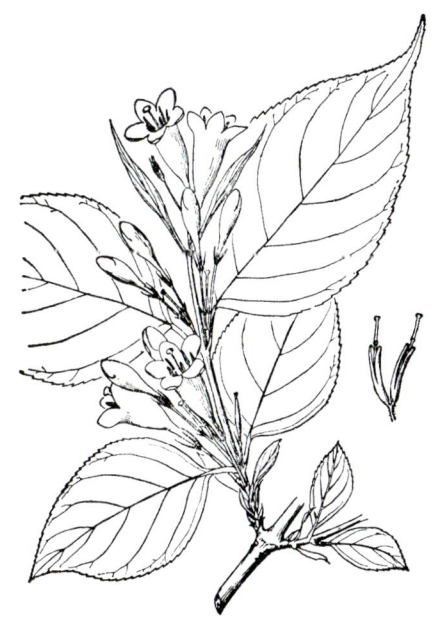

半边月 Weigela japonica Thunb. var. sinica (Rehder) L. H. Bailey
引自《中国高等植物图鉴》

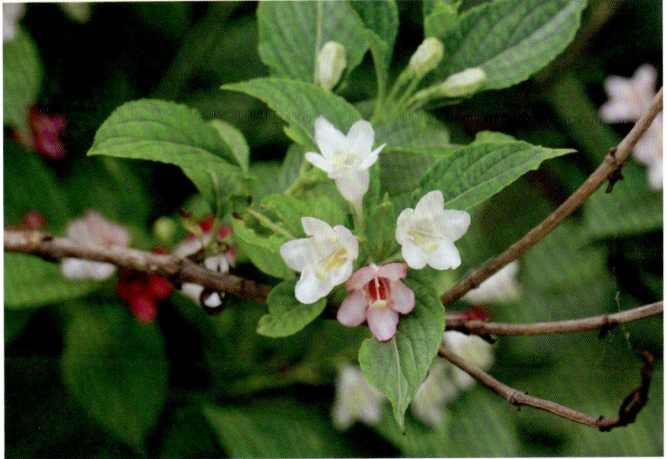

半边月 Weigela japonica Thunb. var. sinica (Rehder) L. H. Bailey
摄影：陈彬

8. 鬼吹箫属 Leycesteria Wall.

落叶灌木或半灌木；枝通常空心。叶对生，具柄，全缘或具齿，有或无托叶。穗状轮伞花序或头状花序，顶生或腋生，直立或下垂，每轮具2-6花，常具明显的叶状苞片。萼筒与子房愈合，花萼裂片5，大小不相等或近相等；花冠白色，粉红色，或带紫色，有时橘黄色，漏斗形，基部具浅囊，冠檐5裂，裂片近整齐；雄蕊5，着生于花冠喉部，稍短于至略超出于花冠；花柱细长，柱头头状，超出于雄蕊，子房下位，5-8 (10)室，中轴胎座，胚珠多数，每室2列。浆果椭圆形或近球形，具宿存萼裂片；种子小而多数，种皮厚壳质，光亮。

约8种，分布于喜马拉雅山脉至缅甸和我国西南部。我国有6种，分布于西藏、云南、四川和贵州。1种药用。

1. 鬼吹箫 野芦柴、梅叶竹（云南），夜吹箫（全国中草药汇编），来色木（植物学名词审查本），云通（西藏）

Leycesteria formosa Wall. in Fl. Ind., ed. 2: 182. 1824.（英 **Showy Himalaya-honeysuckle**）

1a. 鬼吹箫（模式变种）

Leycesteria formosa Wall. var. **formosa**

半木质落叶灌木，高1-3 m或以上；枝空心，外有纵条纹，略被短柔毛，全体常有疏或密的紫色短腺毛。叶片纸质，卵状披针形至卵形。穗状花序顶生或腋生，下垂，每节具6花，系由2个对生、无总梗的聚伞花序所组成，总梗长0.8-3 cm，被短柔毛；苞片叶状，小苞片披针形，长不及1 mm，密被毛；萼筒圆柱形，密被糙毛和腺毛，萼裂片5，长1-5 mm，通常2长3短；花冠白色或粉红色，有时带紫色，长1.2-1.8 cm，基部具5个浅囊，囊内生蜜腺，花冠裂5，整齐；雄蕊5，着生于花冠喉部，等高于花冠裂片；花柱稍伸出花冠，柱头圆盾形；子房5室。果红色，后变紫黑色，具宿存萼裂片；种子小而多数，淡褐色，具光泽。

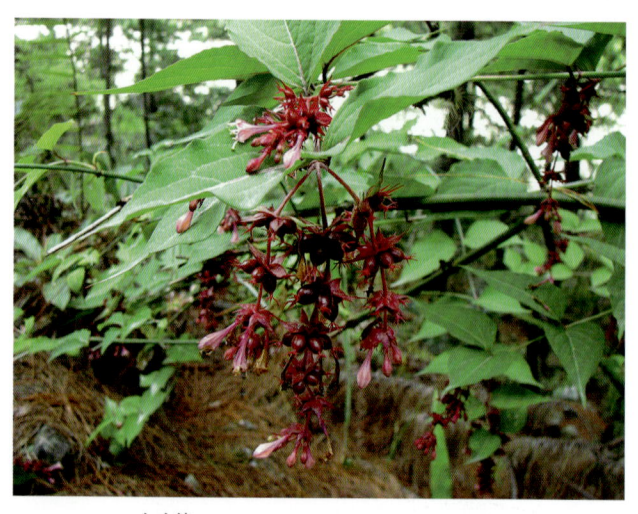

鬼吹箫 Leycesteria formosa Wall. var. formosa
摄影：毛岭峰

分布与生境 产于贵州西部和西南部、西藏南部至东南部。生于海拔1400-3300 m的山坡、山谷溪沟边、河边、林下或林缘灌丛中；印度、尼泊尔和缅甸也有。

药用部位 全株。

功效应用 清热利湿，活血止血。用于湿热黄疸，风湿痹痛，哮喘，月经不调，外伤出血，骨折。现代还用于膀胱炎。

化学成分 茎含黄酮类：穗花杉双黄酮(amentoflavone)，竹柏双黄酮A (podocarpusflavone A)[1]。

叶含黄酮类：木犀草苷(luteoloside)[2]，木犀草素-5-葡萄糖苷(luteolin-5-glucoside)[3]。

注评 本种为云南药品标准（1974、1990）收载"大追风"的基源植物，药用其全株；其茎叶或根入药，称"空心木"。彝族、傈僳族也药用，全株治膀胱炎、水肿、支气管哮喘、风湿、痔疮、食积腹胀、肝炎、瘫痪、外伤出血、骨折。

忍冬科 CAPRIFOLIACEAE

化学成分参考文献

[1] Lobstein, A. *Pharmazie*, 2002, 57(6): 431-432.

[2] Plouvier V, et al. *Sci Nat*, 1970, 270(11): 1526-1528.

[3] Glennie C, et al. *Phytochemistry*, 1971, 10(6): 1325-1329.

1b. 狭萼鬼吹箫（变种） 鬼炮仗（云南昆明），水橡子（云南丽江），叉活活（云南丽江纳西族语），小泡桐、鬼吹哨（全国中草药汇编）

Leycesteria formosa Wall. var. **stenosepala** Rehder in Pl. Wilson. 1: 312. 1912.（英 **Narrow-sepal Honeysuckle**）

与鬼吹箫不同在于花序通常顶生，稀腋生；花萼裂片较长，长4-9 mm，常4长1短，或3长2短，或近等长，如为4-5 mm，则绝不为2长3短。

分布与生境 产于四川西南部、云南西北部、中部至东部及西藏东南部和南部。生于海拔1600-3500 m的山坡、山谷溪沟边、河边、林下或林缘灌丛中。

药用部位 全株。

功效应用 清热利湿，活血止血。用于湿热黄疸，风湿痹痛，哮喘，月经不调，外伤出血，骨折。现代还用于膀胱炎。

注评 本种为"空心木"的基源植物之一，药用其茎叶或根。纳西族也药用，全株治膀胱炎、风湿、痔疮等。

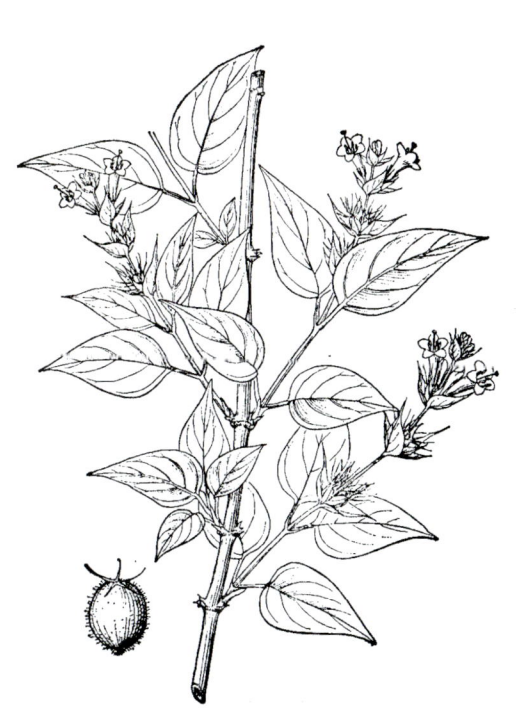

狭萼鬼吹箫 Leycesteria formosa Wall. var. stenosepala Rehder
引自《中国高等植物图鉴》

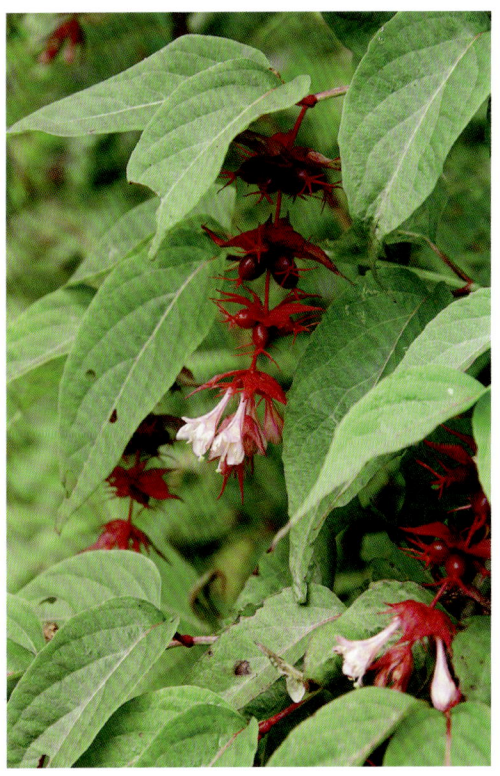

狭萼鬼吹箫 Leycesteria formosa Wall. var. stenosepala Rehder
摄影：张英涛

9. 忍冬属 Lonicera L.

灌木或乔木，有时带蔓性，落叶或常绿，常被簇状毛；冬芽裸露或有芽鳞。单叶，对生或稀 3 枚轮生；托叶有或无，或在同一个体上兼可存在或缺失。花序为由小聚伞花序集合而成的复伞形、圆锥形、有时近似伞房状圆锥形的混合花序，很少紧缩成簇状，有时周围或全部具白色大型的不孕花；花辐射对称，萼齿 5，花冠辐状、钟状、漏斗状或高脚碟状，5 裂；雄蕊 5；子房 1 室，花柱极短，柱头 3 浅裂；胚珠 1 颗，自子房顶端下垂。果实为浆果状核果，顶端具宿存的萼齿及花柱；核多扁平，少有球形、卵状球形或椭圆状球形，内含 1 颗种子；胚直，胚乳坚实或嚼烂状。

约 200 种，分布于北半球温带和亚热带地区，尤其是亚洲及南美洲。我国约有 80 种，广布于各省区，尤以西南部种类最多。该属药用植物 39 种。

分种检索表

1. 花双生于总花梗之顶，很少双花之一不发育而总花梗仅有 1 朵花；对生二叶的基部不相连成盘状。
  2. 直立灌木，很少枝匍匐，但绝非缠绕；如匍匐灌木，则叶膜质而非革质。
    3. 小枝具白色、密实的髓。
      4. 花冠筒基部非一侧肿大或具袋囊，筒长超过 5 枚相等或近相等（不为唇形）的裂片。
        5. 叶全部对生；萼齿卵形至卵状三角形或扁圆形，如为披针形或钻形，则花冠常 4 裂。
          6. 柱头内藏 ·· 1. 越桔叶忍冬 L. myrtillus
          6. 柱头高出花冠筒 ·· 2. 察瓦龙忍冬 L. tomentella var. tsarongensis
        5. 叶通常 3 (–4) 枚轮生，或兼有对生的；萼齿为狭或宽的披针形；花冠 5 裂 ······························
          ·· 3. 岩生忍冬 L. rupicola
      4. 花冠筒基部多少一侧肿大或有明显的袋囊。
        7. 冬芽有数对至多对外芽鳞；小苞片分离或连合，有时缺失，如合生成杯状，则外面不具腺毛。
          8. 萼檐无下延的帽边状凸起。
            9. 花冠具 5 枚近于相等的裂片；如花冠唇形，则冬芽不具 4 棱角，内芽鳞在幼枝伸长时亦不增大和反折。
              10. 花冠 5 裂片近相等，或略不等大，但绝不为唇形，比花冠筒短。
                11. 花药内藏或至多达花冠筒口缘 ···································· 4. 唐古特忍冬 L. tangutica
                11. 花药顶端或整个超出花冠筒，有时高出花冠裂片 ········· 5. 毛药忍冬 L. serreana
              10. 花冠唇形，唇瓣与花冠筒几等长 ·· 6. 小叶忍冬 L. microphylla
            9. 花冠唇形；冬芽具 4 棱角，否则内芽鳞在幼枝伸长时增大且常反折。
              12. 冬芽不具 4 棱角，内芽鳞在幼枝伸长时增大且常反折 ······· 7. 华西忍冬 L. webbiana
              12. 冬芽具 4 棱角，内芽鳞在小枝伸长后不十分增大。
                13. 总花梗（或果梗）通常与叶柄等长或略较长；果实红色或黑色 ···············
                  ·· 8. 下江忍冬 L. modesta
                13. 总花梗（或果梗）明显地比叶柄长；果实黑色。
                  14. 双花的相邻两萼筒分离或合生至中部 ·················· 9. 柳叶忍冬 L. lanceolata
                  14. 双花的相邻两萼筒合生至中部以上 ···················· 10. 华北忍冬 L. tatarinowii
          8. 萼檐有下延的帽边状突起。
            15. 叶纸质，长 5–10 (–13.5) cm，卵状披针形至条状披针形，顶端长渐尖，具锐尖头，下面近基部中脉两侧常密生白色长柔毛 ·· 11. 蕊被忍冬 L. gynochlamydea
            15. 叶纸质、薄革质或革质，较短，长 1–6 (–15) cm，近圆形至披针形或条状披针形，顶端钝或圆，很少锐尖，下面中脉两侧无长柔毛。

16. 叶上面中脉凹陷或至少低平而不凸起，基部通常圆形至宽楔形··
　　　　·· 12. 女贞叶忍冬 L. ligustrina
　　16. 叶上面中脉明显凸起，基部通常楔形·· 13. 蕊帽忍冬 L. pileata
7. 冬芽仅具 1 对外芽鳞；如有多对外芽鳞，则小苞片合成杯状，外面有多数腺毛。
　　17. 小苞片合生成坛状壳斗或杯状，完全或部分包围双花的相邻两萼筒···
　　　　·· 14. 蓝果忍冬 L. caerulea
　　17. 小苞片不如上述。
　　　　18. 冬芽有 1 对合成帽状、有纵褶皱的外鳞片·· 15. 刚毛忍冬 L. hispida
　　　　18. 冬芽有数对分离、交互对生的鳞片，有时最下一对与芽体等长，将其余鳞片盖没，但无纵
　　　　　　褶皱··· 16. 苦糖果 L. fragrantissima subsp. standishii
3. 小枝具黑褐色的髓，后因髓消失而变中空。
　　19. 小苞片分离，长为萼筒的 1/4–1/2；总花梗通常长 1 cm 以上，远超过叶柄。
　　　　20. 冬芽小，卵圆形，通常有 2–3 (–4) 对鳞片，鳞片边缘无毛或具短睫毛；萼筒秃净···············
　　　　　　·· 17. 新疆忍冬 L. tatarica
　　　　20. 冬芽大，卵状披针形，有 5–6 对外鳞，鳞片边缘密生白色长睫毛；萼筒具腺，有时被疏柔毛······
　　　　　　·· 18. 金花忍冬 L. chrysantha
　　19. 小苞片基部多少联合，长为萼筒的 1/2 至几相等，顶端多少截状；总花梗长不到 1 cm，很少超过
　　　　叶柄。
　　　　21. 萼檐有 5 齿，齿宽三角形或披针形，顶端尖································ 19. 金银忍冬 L. maackii
　　　　21. 萼檐全裂为两半或仅一侧撕裂，具极短的三角形齿··············· 20. 毛花忍冬 L. trichosantha
2. 缠绕灌木；如为匍匐灌木，则叶革质。
　　22. 花冠筒有长距，双花的相邻两筒合生；果实红色·· 21. 长距忍冬 L. calcarata
　　22. 花冠筒无距，双花的相邻两萼筒分离；果实黑色或蓝黑色。
　　　　23. 匍匐灌木；叶革质，顶端钝至圆形，有时具小凸尖，或微凹缺············· 22. 匍匐忍冬 L. crassifolia
　　　　23. 缠绕藤本。
　　　　　　24. 叶下面无毛或被疏或密的糙毛、短柔毛或短糙毛，但不密集成毡毛，毛之间有空隙（在放大镜
　　　　　　　　下可见）。
　　　　　　　　25. 花冠唇瓣长至少为花冠筒的 2/5。
　　　　　　　　　　26. 萼筒密被短柔毛··· 23. 华南忍冬 L. confusa
　　　　　　　　　　26. 萼筒无毛。
　　　　　　　　　　　　27. 苞片大，叶状，卵形，长达 3 cm；总花梗明显；幼枝密被开展的直糙毛······················
　　　　　　　　　　　　　　·· 24. 忍冬 L. japonica
　　　　　　　　　　　　27. 苞片小，非叶状；如为叶状，则总花梗极短或几缺。
　　　　　　　　　　　　　　28. 苞片略短于萼筒或超过。
　　　　　　　　　　　　　　　　29. 花冠长 3 cm 以下。
　　　　　　　　　　　　　　　　　　30. 总花梗长 5 mm 以上；萼齿无毛或仅有缘毛；花柱至少中部以下有毛················
　　　　　　　　　　　　　　　　　　　　·· 25. 淡红忍冬 L. acuminata
　　　　　　　　　　　　　　　　　　30. 总花梗较短，通常 5 mm 以下，有时几缺；萼齿外面和边缘都有毛。
　　　　　　　　　　　　　　　　　　　　31. 花柱全部有密毛；萼齿条状披针形或条形············ 26. 毛萼忍冬 L. trichosepala
　　　　　　　　　　　　　　　　　　　　31. 花柱完全无毛。
　　　　　　　　　　　　　　　　　　　　　　32. 苞片长远超过萼齿，有时呈叶状；总花梗极短或几无；叶柄长 5 mm 以下；
　　　　　　　　　　　　　　　　　　　　　　　　叶两面通常仅中脉有短糙毛；萼齿近三角形······27. 短柄忍冬 L. pampaninii
　　　　　　　　　　　　　　　　　　　　　　32. 苞片与萼齿几等长；总花梗和叶柄都较长；叶两面密被铁锈色糙毛；萼齿

　　　　　条形·· **28. 锈毛忍冬 L. ferruginea**
　29. 花冠较长，长 3–14 cm。
　　　33. 叶下面有无柄或具极短的橘黄色或橘红色蘑菇状腺；幼枝密被灰黄色或灰白色
　　　　　短柔毛·· **29. 菰腺忍冬 L. hypoglauca**
　　　33. 叶下面无腺或具有柄的腺毛而非蘑菇状腺。
　　　　　34. 幼枝和叶下面多少有毛。
　　　　　　　35. 幼枝和叶下面密被开展的黄褐色毡毛状弯糙毛，毛长不超过 2 mm·············
　　　　　　　　　·· **30. 黄褐毛忍冬 L. fulvotomentosa**
　　　　　　　35. 幼枝除密被短柔毛外，还有开展的黄褐色长糙毛，毛长 2 mm 以上···············
　　　　　　　　　··· **31. 大花忍冬 L. macrantha**
　　　　　34. 植物体几乎完全无毛·· **32. 长花忍冬 L. longiflora**
　28. 苞片极小，三角形，长 1–2 mm，远比萼筒为短。
　　　36. 叶纸质；小枝、叶柄和总花梗均密被白色微柔毛；花冠长 2–3.5 cm···················
　　　　　··· **33. 水忍冬 L. dasystyla**
　　　36. 叶革质，无毛；花冠较长，长 8–12 cm·············· **34. 大果忍冬 L. hildebrandiana**
25. 花冠唇瓣极短，长约为花冠筒的 1/8 ···························· **35. 西南忍冬 L. bournei**
24. 叶或至少幼叶下面被毡毛，毛之间无空隙。
　37. 幼枝密被绒状或薄绒状短柔毛或短糙伏毛而无开展的长糙毛，毛长不超过 2 mm。
　　　38. 幼枝、叶柄和花序的毛被呈黄褐色或灰黄褐色；叶下面网脉不隆起，不呈蜂窝状············
　　　　　··· **36. 皱叶忍冬 L. rhytidophylla**
　　　38. 植物体的毛被通常呈灰白色；叶上面网脉不凹陷，下面因网脉明显隆起而呈蜂窝状············
　　　　　··· **37. 灰毡毛忍冬 L. macranthoides**
　37. 幼枝除密被短柔毛外，还有开展的淡黄褐色长糙毛，毛长超过 2 mm，或幼枝近无毛············
　　　　·· **38. 细毡毛忍冬 L. similis**
1. 花单生，每 3–6 朵成 1 轮，1 至数轮生于小枝顶，有总花梗或无；花序下的 1–2 对叶基部相连成盘状，很
　少分离··· **39. 盘叶忍冬 L. tragophylla**

　　本属药用植物主要具有抗菌、抗病毒、抗炎等作用，有效成分为咖啡酸(caffeic acid，**1**)、绿原酸(chlorogenic acid；3-*O*-caffeoylquinic acid，**2**)、4-*O*-咖啡酰奎宁酸(4-*O*-caffeoylquinic acid，**3**)、5-*O*-咖啡酰奎宁酸(5-*O*-caffeoylquinic acid，**4**)、1,5-二-*O*-咖啡酰奎宁酸(1,5-di-*O*-caffeoylquinic acid，**5**)、3,4-二-*O*-咖啡酰奎宁酸(3,4-di-*O*-caffeoylquinic acid，**6**)、3,5-二-*O*-咖啡酰奎宁酸(3,5-di-*O*-caffeoylquinic acid，**7**)、4,5-二-*O*-咖啡酰奎宁酸(4,5-di-*O*-caffeoylquinic acid，**8**)、5-*O*-阿魏酰奎宁酸(5-*O*-feruloylquinic acid，**9**)，及其甲酯、乙酯、丁酯等成分；并且这类成分具有利胆作用，能够促进大鼠胆汁分泌；其中 **1** 和 **2** 还有止血作用。

忍冬科 CAPRIFOLIACEAE

caffeoyl=

2 R$_1$=R$_3$=R$_4$=H, R$_2$=caffeoyl
3 R$_1$=R$_2$=R$_4$=H, R$_3$=caffeoyl
4 R$_1$=R$_2$=R$_3$=H, R$_4$=caffeoyl
5 R$_1$=R$_4$=caffeoyl, R$_2$=R$_3$=H
6 R$_2$=R$_3$=caffeoyl, R$_1$=R$_4$=H
7 R$_2$=R$_4$=caffeoyl, R$_1$=R$_3$=H
8 R$_3$=R$_4$=caffeoyl, R$_1$=R$_2$=H

本属药用植物还含有多种环烯醚萜类化合物，具有不同的生理活性，如马钱苷 (loganin，**10**)，裂环马钱苷 (secologanin，**11**)，莫罗忍冬苷 (morroniside，**12**)，獐牙菜苷 (sweroside，**13**) 等都是具有典型结构的环烯醚萜类，其衍生物在忍冬属植物中广泛分布。蓝果忍冬苷▲ (caeruleoside) A (**14**)、B (**15**) 等亦是特征性的成分。

本属药用植物中的黄酮、三萜皂苷等类成分亦是活性成分，具有抗菌、抗炎等多种药理作用。

本属植物多具有抗病原微生物、抗炎、解热及抗毒素作用，部分植物还具有免疫调节、调节血脂血糖、抗动脉粥样氧化、抗肿瘤、抗氧化、抗应激及抗生育等作用。

1. 越桔叶忍冬 越桔忍冬

Lonicera myrtillus Hook. f. et Thomson in J. Linn. Soc., Bot. 2: 168. 1858.（英 **Wineberry-leaved Honeysuckle**）

坚硬小灌木，高 0.3–1 m；树干皮灰褐色，条状剥落；枝条常伏地，红褐色，略被微柔毛。叶对生，叶片纸质，倒卵形至长圆形，长 0.7–1.5 cm，两面无毛；叶柄长约 1 mm，无毛。总花梗长 2–5 mm；苞片超出萼筒很多，小苞片联合成杯形，通常与子房近等长，无毛；相邻 2 萼筒合生至近顶部，长约 2 mm，萼齿长约 1 mm，与萼筒均无毛；花冠白色或粉红色，筒状钟形，长 6–8 mm，外面无毛，内面有柔毛，裂片 5，几相等，长为冠筒 1/3–1/2；雄蕊 5，内藏；花柱长为冠筒之半，无毛。果橘红色；种子淡褐色。花期 6–8 月，果期 9–10 月。

分布与生境　产于四川西南部、云南西部、西北部至北部和西藏南部至东南部。生于桦木林内、灌丛中或河谷石滩地，海拔 2700–4150 m。阿富汗至缅甸北部也有。

药用部位　果实。

功效应用　养血安神，活血调经。用于血虚，月经不调。

注评　本种藏族药用，果实治疗心脏病，月经不调。

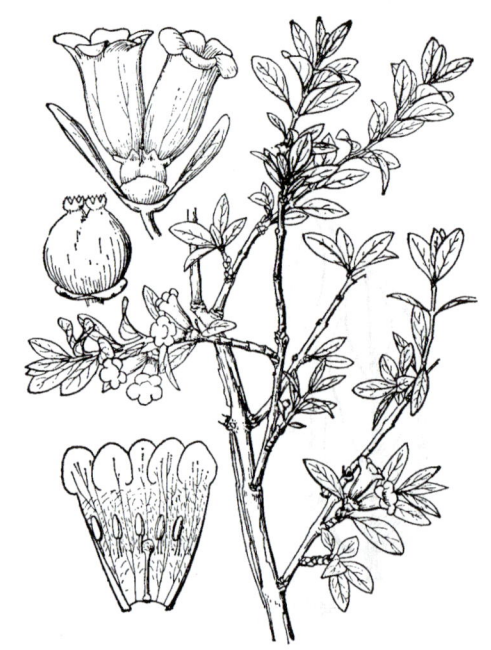

越桔叶忍冬 Lonicera myrtillus Hook. f. et Thomson
引自《中国高等植物图鉴》

2. 察瓦龙忍冬

Lonicera tomentella Hook. f. et Thomson var. **tsarongensis** W. W. Sm. in Notes Roy. Bot. Gard. Edinburgh 8: 168. 1921.（英 **Tsarong Honeysuckle**）

直立灌木，高约 1 m；树干皮灰褐色，条状剥落；小枝纤细，红棕色，被微柔毛。叶对生，叶片坚纸质，卵形至长圆形，长 1–2 cm；叶柄长 1–2 mm，被短柔毛。总花梗长 3–7 mm，被短柔毛；苞片与叶同形，超出萼筒很多，小苞片联合成杯形，顶具圆裂片，长略超出萼筒之半，无毛或近无毛；相邻 2 萼筒离生，无毛，长约 2 mm，萼齿长约 1 mm，无毛；花冠黄白色，筒状漏斗形，外面无毛或近无毛，内面有毛，裂片 5，几相等，长为冠筒 1/5–1/4；雄蕊 5，花药顶端与柱头均高达花药裂片基部；花柱无毛。果紫黑色或黑色；种子褐色。花期 9 月，果期 10 月。

分布与生境　产于云南、西藏。生于山坡或沟边灌丛中，海拔 2000–3900 m。

药用部位　果实、种子、枝叶。

功效应用　果实及种子：清热化湿，解毒，明目。藏医用于治疗培根病，肺病，眼病。枝叶：清热解毒。用于痈肿疮毒，痢疾。现代亦用于肺炎。

3. 岩生忍冬 西藏忍冬（拉汉种子植物名称）

Lonicera rupicola Hook. f. et Thoms. in J. Linn. Soc., Bot. 2: 168. 1858.——*L. thibetica* Bur. et Franch.（英 **Cliff Honeysuckle**）

3a. 岩生忍冬（模式变种）

Lonicera rupicola Hook. f. et Thoms. var. **rupicola**

低矮直立灌木，高 0.3–1.5 m；树干皮灰黑色，条状剥落；小枝纤细，有时伸长而平卧。叶 3–4 枚轮生，或兼有对生，叶片纸质，长圆状披针形至线状披针形，长 0.5–2.5 cm，叶背面有灰白色毡

忍冬科 CAPRIFOLIACEAE

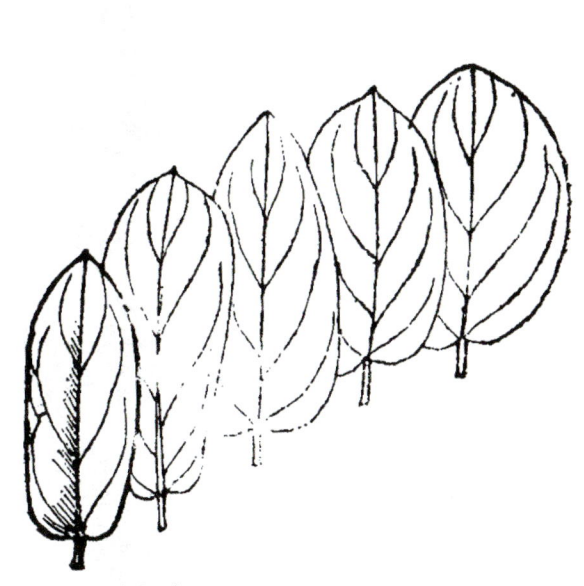

岩生忍冬 **Lonicera rupicola** Hook. f. et Thoms.
var. **rupicola**
闫翠兰 绘

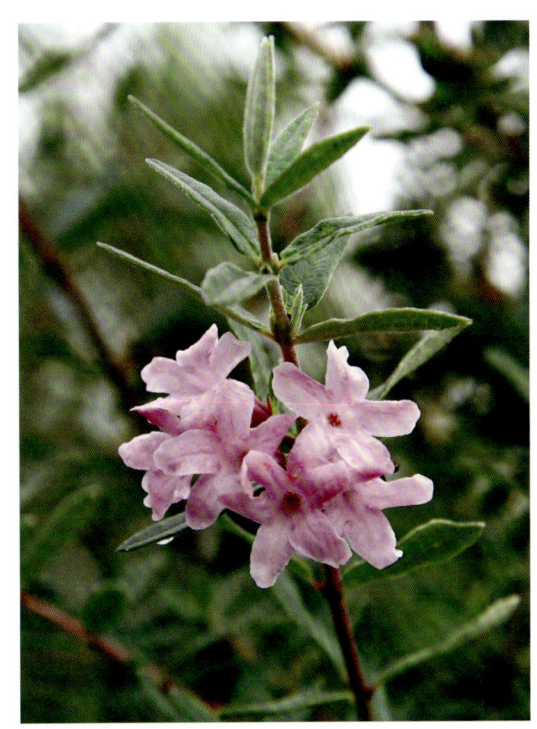

岩生忍冬 **Lonicera rupicola** Hook. f. et Thoms.
var. **rupicola**
摄影：张英涛

毛；叶柄长 1.3 mm，被柔毛。总梗长 1-4 mm，具花 2 朵；苞片叶状，线状披针形至线形，边缘微被毛，稍超出萼齿，小苞片连合或有时完全分离，与萼筒等长或仅为萼筒的 1/2；相邻 2 萼筒分离，长约 2 mm，无毛，萼齿狭披针形，具缘毛，长约 3 mm；花冠筒状钟形，长 0.9-1.5 cm，粉红至淡紫色，芳香，外面被微毛，内面有柔毛，裂片 5，几等长，长为冠筒 1/3-1/2；雄蕊 5，内藏；花柱长为冠筒之半，无毛。果红色；种子淡褐色。花期 5-8 月，果期 8-10 月。

分布与生境 产于宁夏南部、甘肃（临潭）、青海东南部、四川西部、云南西北部及西藏东部至西南部。生于山坡灌丛中，海拔 2700-4200 m。

药用部位 花蕾、枝叶、果实及种子。

功效应用 花蕾：温中止痛。用于胃脘痛。枝叶：解热抗菌。用于肺炎，痢疾，疔疮肿毒。果实及种子：用于肺病，眼病，培根病。

3b. 红花岩生忍冬 红花忍冬（华北经济植物志要）

Lonicera rupicola Hook. f. et Thoms. var. **syringantha** (Maxim.) Zabel in Handb. Laubh.-Ben. 462. 1903.——*L. syringantha* Maxim. （英 **Redflower Honeysuckle**）

叶下面无毛或疏生短柔毛。

分布与生境 产于宁夏南部、甘肃西北部至南部、青海东部、四川西南部至西北部、云南西北部及西藏（林芝、错那）。生于山坡灌丛中、林缘或河漫滩，海拔 2000-4600 m。

药用部位 枝。

功效应用 清热解毒，消肿。用于痈肿疔疮。

化学成分 地上部分含三萜类：熊果酸(ursolic acid)，常春藤皂苷元(hederagenin)，葳岩仙皂苷C (cauloside C)，木通皂苷(akebiasaponin) D、F[1]；黄酮类：木犀草素(luteolin)，木犀草素-7-*O*-β-D-葡萄糖苷(luteolin-7-*O*-β-D-glucoside)，香叶木素-7-*O*-β-D-葡萄糖苷(diosmetin-7-*O*-β-D-glucoside)，香叶木素(diosmetin)，柏木双黄酮(cupressuflavone)[2]，山奈酚-3-*O*-β-D-葡萄糖苷(kaempferol-3-*O*-β-D-glucoside)；

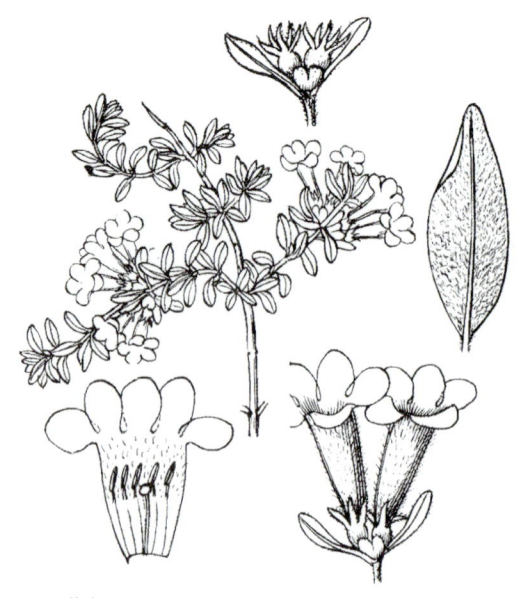

红花岩生忍冬 Lonicera rupicola Hook. f. et Thoms. var. syringantha (Maxim.) Zabel
张荣生　绘

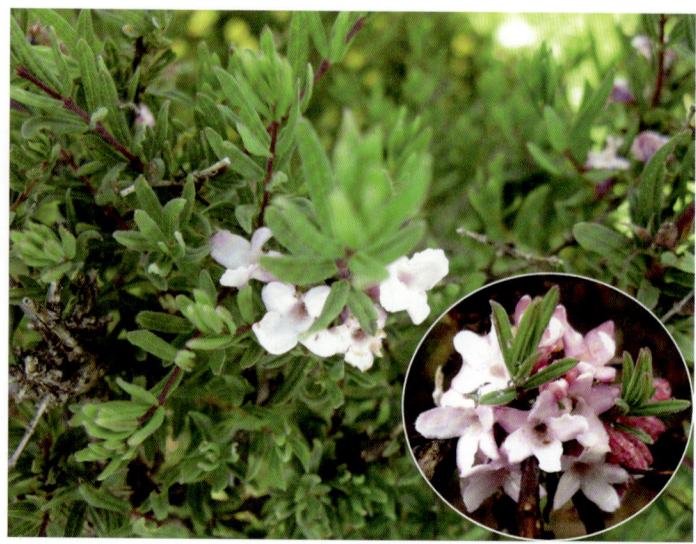

红花岩生忍冬 Lonicera rupicola Hook. f. et Thoms. var. syringantha (Maxim.) Zabel
摄影：张伟

香豆素类：东莨菪内酯(scopoletin)，七叶树内酯(aesculetin)，东莨菪苷(scopolin; scopoloside)；甾体类：β-谷甾醇，豆甾醇；其他类：丁香苷(syringin)，正二十九烷，葡萄糖[3]。

注评　本种为藏族药用，茎枝用于强心、消炎。

化学成分参考文献

[1] 钱正明, 等. 林产化学与工业, 2006, 26(4): 23-25.

[2] 钱正明, 等. 林产化学与工业, 2006, 26(3): 6-8.

[3] 钱正明, 等. 中国药学杂志, 2007, 42(15): 1132-1134.

4. 唐古特忍冬　陇塞忍冬（中国高等植物图鉴），裤裆花（湖北）

Lonicera tangutica Maxim. in Bull. Acad. Imp. Sci. Saint-Pétersbourg 24: 48. 1878.

（英 Blush Honeysuckle）

落叶小灌木，高达 4 m；树干皮纤维状剥落；2 年生小枝淡褐色，纤细，开展，幼时光滑或具 2 列小糙毛；冬芽具 2-4 对外鳞片。叶对生，叶片薄纸质或纸质，倒卵形至椭圆形，长 1-6 cm，两面被毛；叶柄长 2-3 mm，被毛。总花梗通常细长，被毛，生于幼枝下方叶腋；苞片钻形，稍短于至略超过萼齿，小苞片缺；相邻 2 萼筒 2/3 以上至全部合生，长达 4 mm，无毛，萼檐长 1 mm，齿浅波状至截平，有时具缘毛；花冠筒状漏斗形，白色或黄白色，染红晕；雄蕊 5，着生于花冠筒中部，内藏或至多达花冠裂片基部；花柱外露，无毛或中下部被柔毛。果红色；种子淡褐色。花期 5-6 月，果熟期 7-8 月。

分布与生境　产于甘肃、青海、宁夏、陕西、湖北、四川、云南西北部以及西藏。生于林下或灌丛中，海拔 3200-3900 m。

药用部位　根及根皮、花蕾。

功效应用　清热解毒，截疟。用于痈肿疔疮，疟疾。

忍冬科 CAPRIFOLIACEAE

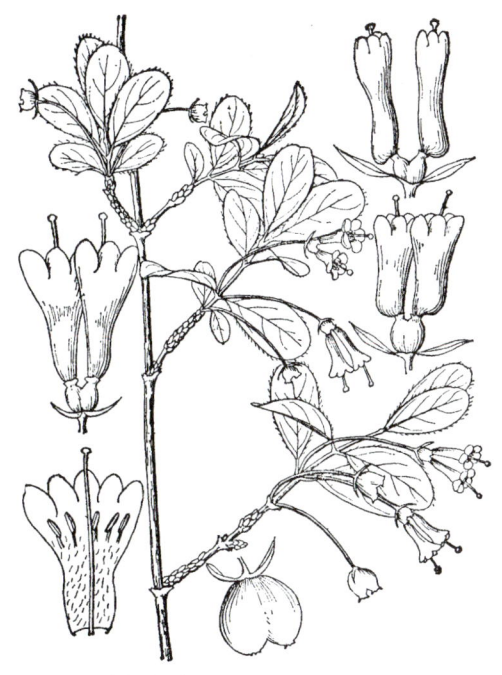

唐古特忍冬 **Lonicera tangutica** Maxim.
引自《中国高等植物图鉴》

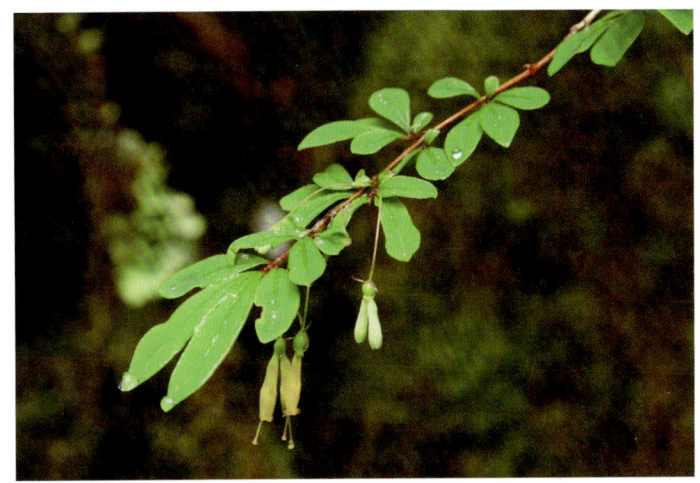

唐古特忍冬 **Lonicera tangutica** Maxim.
摄影：张英涛

5. 毛药忍冬

Lonicera serreana Hand.-Mazz. in Oësterr. Bot. Z. 83: 234. 1934.（英 **Hairy-anthered Honeysuckle**）

落叶灌木，高达 3 (-4) m，除萼筒外几全体被短柔毛；当年小枝紫褐色，老枝灰色。叶纸质，倒卵形至倒披针形，长 1-4.5 cm；叶柄短，长 1-3 mm。总花梗单生于幼枝下方叶腋，稍弯垂，长 5-20 mm；苞片卵形，与萼筒几等长或稍较长；小苞片 2 枚或无，圆卵形至半圆形，长为萼筒的 1/3-2/3；相邻两萼筒 1/2 至全部合生，长 2-2.5 mm，无毛，萼檐杯状，长为萼筒的 1/2-3/5，萼齿短小，不整齐波状；花冠筒状漏斗形，基部稍一侧肿大或具浅囊，裂片卵形，直立，长 1.5-2.5 mm；花药与花冠裂片等长或稍超出；花柱伸出。果实红色；种子淡褐色，有 4 条纵棱。花期 6 月中旬 -8 月上旬，果熟期 8-9 月。

分布与生境　产于河北西北部至西南部、山西北部至西南部、陕西中部至南部、宁夏南部、甘肃东南部和南部、河南西部和东南部及四川北部。生于山坡、山谷或山顶灌丛或林中，海拔 800-2800 m。

药用部位　花。

功效应用　清热解毒，截疟。用于疮疡肿毒，疟疾。

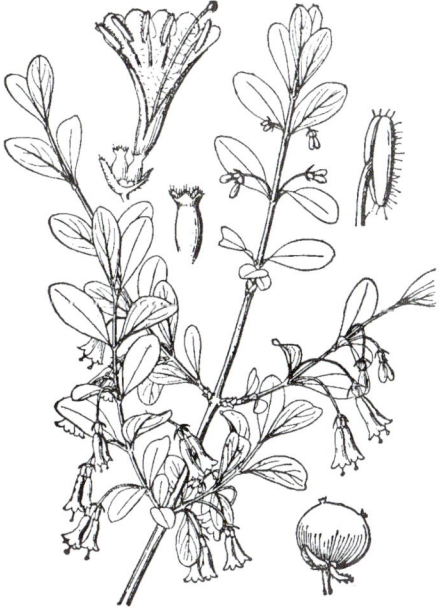

毛药忍冬 **Lonicera serreana** Hand.-Mazz.
引自《中国高等植物图鉴》

6. 小叶忍冬 麻配（内蒙古），吉吉格 - 那布其特 - 达邻 - 哈力苏（蒙语）

Lonicera microphylla Willd. ex Roem. et Schult. in Syst. Veg. 5: 258. 1819.（英 **Small-leaved Honeysuckle**）

落叶灌木，高达 2 (–3) m；幼枝无毛或被短柔毛；老枝灰黑色。叶纸质，倒卵形至倒披针形，长 5–22 mm，叶柄很短。总花梗成对生于幼枝下部叶腋，长 5–12 mm，稍弯曲或下垂；苞片钻形，长略超过萼檐或达萼筒的 2 倍；相邻两萼筒几乎全部合生，无毛，萼檐浅短，环状或浅波状，齿不明显；花冠黄色或白色，长 7–14 mm，外面疏生短糙毛或无毛，唇形，唇瓣长约等于基部一侧具囊的花冠筒，上唇裂片直立，长圆形，下唇反曲；雄蕊着生于唇瓣基部，与花柱均稍伸出，花丝有极疏短糙毛，花柱有密或疏的糙毛。果实红色或橙黄色。花期 5–6 (–7) 月，果熟期 7–8 (–9) 月。

分布与生境　产于内蒙古南部和东南部、河北西部、山西（关帝山）、宁夏中部和南部、甘肃中部、青海北部和东北部、新疆北部和东北部及西藏东部。生于干旱多石山坡、草地或灌丛中及河谷疏林下或林缘，海拔 1100–3600 (–4500) m。阿富汗、印度西北部、蒙古、俄罗斯（中亚和西伯利亚东部）也有。

药用部位　枝叶、花蕾。

功效应用　清热解毒，强心消肿，固齿。用于痈肿疮毒。

化学成分　叶含黄酮类：木犀草素(luteolin)，槲皮素(quercetin)，5,7,3',4'-四羟基黄酮-7-O-β-D-呋喃半乳糖苷(5,7,3,4-tetrahydroxyflavone-7-O-β-D-galactofuranoside)，木犀草素半乳糖苷(luteolin-galactoside)；酚酸类：香草酸(vanillic acid)，对羟基苯甲酸(p-hydroxybenzoic acid)，原儿茶酸(protocatechuic acid)，对香豆酸(p-coumaric acid)[1]。

果实含糖苷类：矢车菊素-3-芸香糖苷(cyanidin-3-rutinoside)[2]。

药理作用　抗炎作用：小叶忍冬果实水提液灌胃，对二甲苯诱导的小鼠耳肿胀、2,4,6- 三硝基氯苯诱导的小鼠接触性皮炎以及绵羊红细胞诱导的小鼠足肿胀均有抑制作用[1]。

增加巨噬细胞吞噬功能作用：小叶忍冬果实水提液体外能提高小鼠腹腔巨噬细胞吞噬功能，诱导巨噬细胞分泌 IL-1 及 TNF-α，并促进细胞因子 TNF-α mRNA 和 IFN-γ mRNA 的表达[2]。

抗细菌作用：小叶忍冬叶水提液体外对金黄色葡萄球菌、白色葡萄球菌、变形杆菌、志贺痢疾杆菌、甲型溶血性链球菌、绿脓杆菌、脑膜炎双球菌、大肠埃希菌有抑制作用[3]。

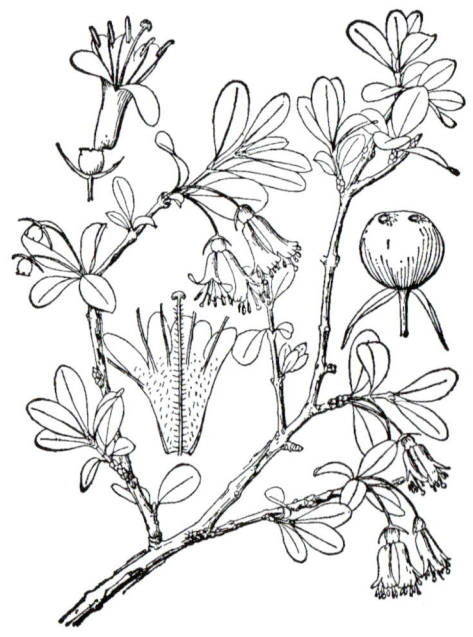

小叶忍冬 Lonicera microphylla Willd. ex Roem. et Schult.
引自《中国高等植物图鉴》

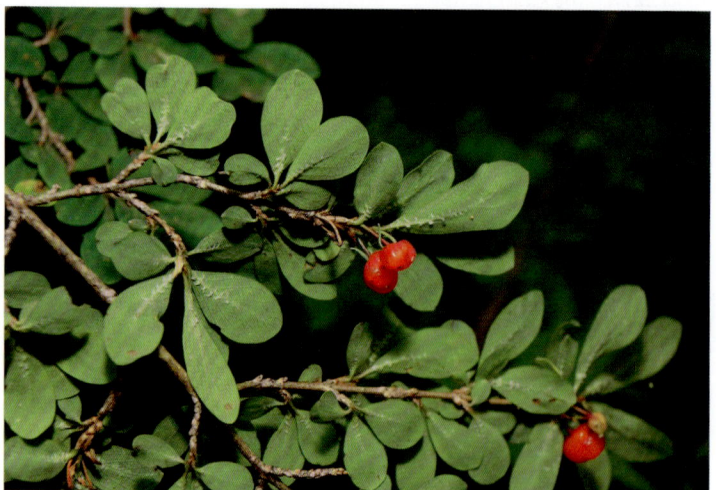

小叶忍冬 Lonicera microphylla Willd. ex Roem. et Schult.
摄影：陈彬

化学成分参考文献

[1] Chumbalov TK, et al. *Khim Prir Soedin*, 1978, (4): 522.

[2] Sobolevskaya KA, et al. *Fenol'nye Soedin Ikh Fiziol Svoistva, Mater Vses Simp Fenol'nym Soedin*, 2nd. 1973, 79-81.

药理作用及毒性参考文献

[1] 刘忠，等. 西藏科技，2004, 16(12): 41-42.

[2] 王聚乐，等. 中国中药杂志，2006, 32(1): 145-149.

[3] 任茜，等. 国土与自然资源研究，1991, (2): 68-70.

7. 华西忍冬　裂叶忍冬（拉汉种子植物名称）

Lonicera webbiana Wall. ex DC., Prodr. 4: 336. 1830.——*L. tatsienensis* Franch.（英 **Webb Honeysuckle**）

落叶灌木，高 1-5 m；老枝干皮灰白至灰褐色，幼枝无毛或散生红色腺毛。叶对生，叶片纸质，卵状披针形至卵状椭圆形，长 4-18 cm，边缘具缘毛，两面生糙毛及腺毛；叶柄长 5-15 mm；苞片线形，等长于或稍长于萼筒，小苞片卵状披针形，长约为萼筒之半，与苞片同被腺状微柔毛；相邻 2 萼筒分离，长约 3 mm，萼檐长不及 1 mm，具 5 齿，齿细小，三角形，具缘毛；花冠紫红色或绛红色，稀白色，有时黄色带红晕，长 1-1.2 cm，外面有细伏毛，间杂有腺点，二唇形，筒部短于裂片，筒基部较细，向上突然扩张而具浅囊；雄蕊 5，与花柱约等长达花冠裂片，花丝与花柱下部生柔毛。果先红后变黑色；种子有细凹点。花期 5-6 月，果熟期 9 月。

分布与生境　产于山西（五台山）、陕西南部、宁夏南部（隆德、泾源）、甘肃南部、青海东部、江西（贵溪）、湖北西部、四川东北和西部、云南西北部及西藏（东部和吉隆）。生于山坡或山谷的阔叶林、针阔混交林以及针叶林内、灌丛中或草地上，海拔 3050-3750 m。欧洲东南部、阿富汗、克什米尔地区至不丹也有。

药用部位　花蕾。

功效应用　清热解毒。用于风热感冒，咽喉肿痛。

化学成分　果实含胡萝卜素类：紫杉黄素(rhodoxanthin)，忍冬黄素▲(loniceraxanthin)，裂叶忍冬黄素▲(webbiaxanthin)[1]。

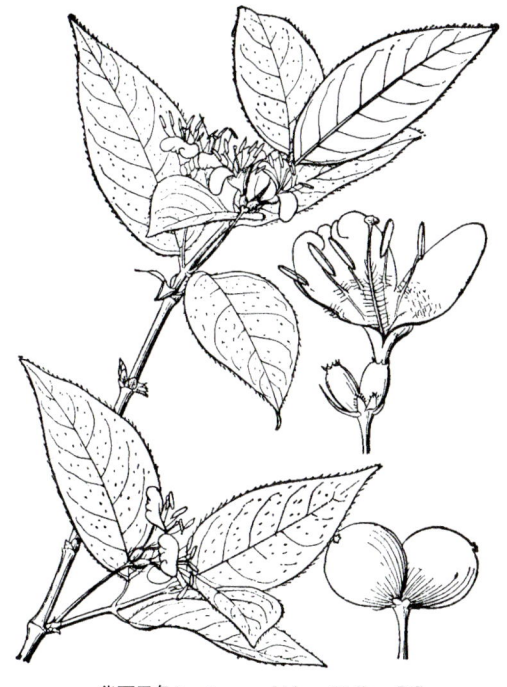

华西忍冬 Lonicera webbiana Wall. ex DC.
引自《中国高等植物图鉴》

化学成分参考文献

[1] Rahman AK, et al. *Zeitschrift für Naturforschung, Teil C: Biochemie, Biophysik, Biologie, Virologie*, 1973, 28(7-8): 434-436.

8. 下江忍冬　素忍冬（黄山植物研究），吉利子树（浙江天目山），山钢盒（浙江天台）

Lonicera modesta Rehder in Sargent, Trees and Shrubs 2: 49. 1907.（英 **Moderate Honeysuckle**）

落叶灌木，高达 2 m，幼枝、叶柄和总花梗密被短柔毛；冬芽外鳞片约 5 对。叶厚纸质，菱状椭圆形至宽卵形，长 2-8 cm，有短缘毛。总花梗长 1-2.5 mm；苞片钻形，超过萼筒而短于萼齿，有缘毛及疏腺；杯状小苞长约萼筒的 1/3，有缘毛及疏腺；相邻两萼筒合生至 1/2-2/3，上部具腺，萼齿条状披针形，长 2-2.5 mm，外面有疏柔毛，具缘毛及疏腺；花冠白色，基部微红，后变黄色，唇形，长 10-12 mm；雄蕊长短不等，花丝基部有毛，花柱长约等于唇瓣，全有毛。相邻两果实儿全部合生，由

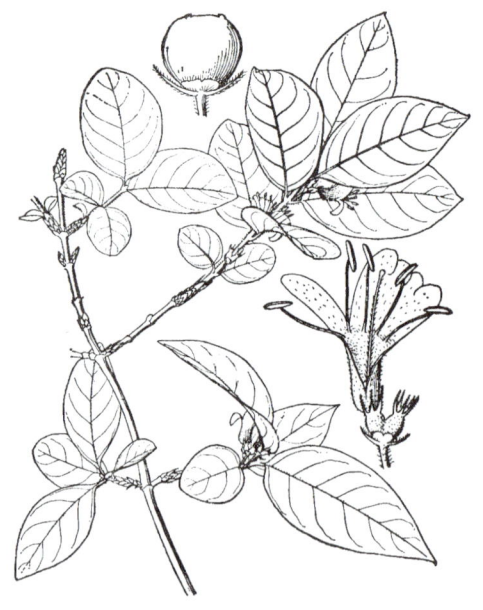

下江忍冬 Lonicera modesta Rehder
引自《中国高等植物图鉴》

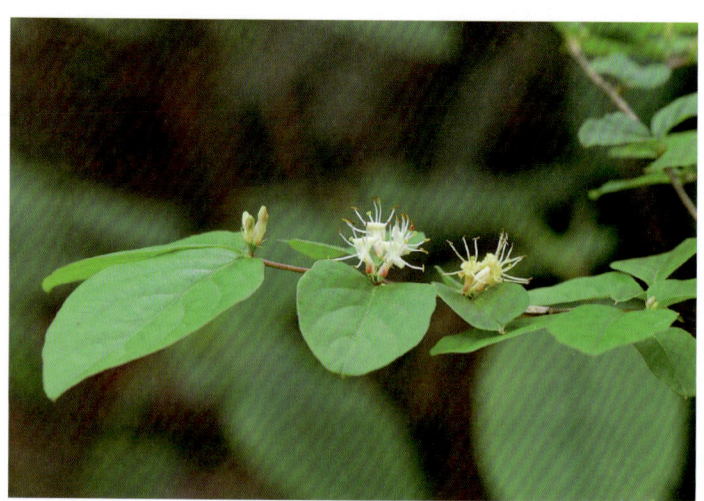

下江忍冬 Lonicera modesta Rehder
摄影：葛斌杰

橘红色转为红色；种子 1-2 颗，稍扁，具沟纹，表面颗粒状粗糙。花期 5 月，果熟期 9-10 月。

分布与生境　产于安徽南部、浙江、江西北部和东部、湖北东部及湖南东部。生于杂木林下或灌丛中，海拔 500-1300 m。

药用部位　茎、叶、花蕾。

功效应用　清热解毒，活血止痛。用于痈肿疮毒，风湿痹痛。

9. 柳叶忍冬

Lonicera lanceolata Wall. in Fl. Ind., ed. 2: 177.1824.（英 **Willow-leaved Honeysuckle**）

直立灌木，高 1-4 m；老枝干皮灰白至灰褐色，纤维状剥落，幼枝密被微柔毛及腺毛。叶对生，纸质，卵形至卵状披针形，长 3-8 cm，两面多少被微柔毛及腺毛；叶柄长 6-7 mm。总花梗长 1-1.5 cm；苞片线形，长约为萼筒之半，被微毛，相邻两花的小苞片合生，长为萼筒之半或稍短于萼筒；相邻

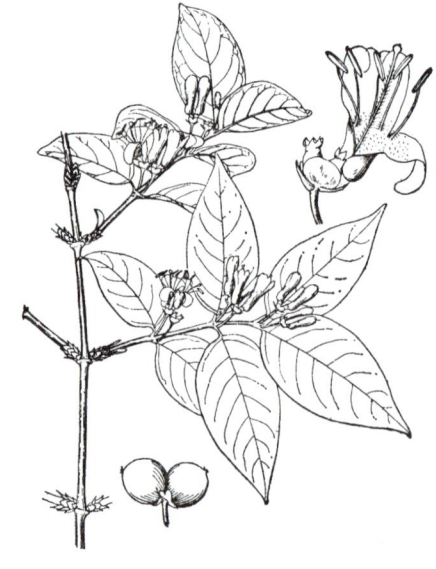

柳叶忍冬 Lonicera lanceolata Wall.
引自《中国高等植物图鉴》

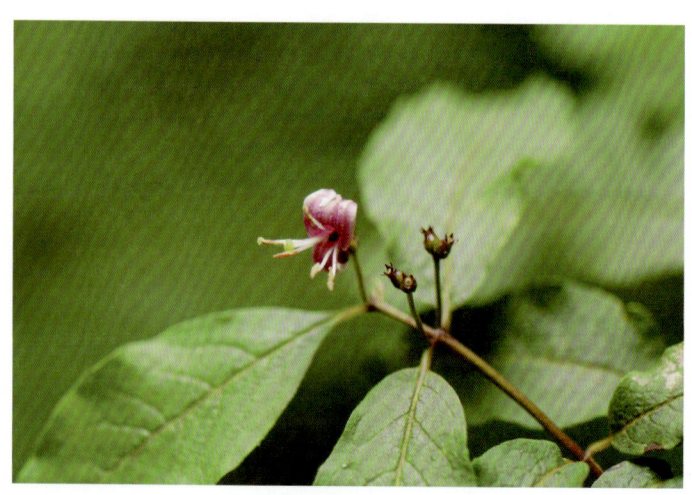

柳叶忍冬 Lonicera lanceolata Wall.
摄影：何海

2 萼筒分离，有腺毛，萼檐具齿，齿三角形，有腺缘毛；花冠淡青紫色至紫红色，外面有微毛，二唇形，冠筒约为唇瓣的1/2，基部一侧明显具囊，内面具柔毛，唇瓣反转，露出雄蕊和花柱；雄蕊5，与唇瓣等长，花丝有毛；花柱与雄蕊等长，有柔毛，柱头头状。果黑色；种子黄褐色，表面颗粒状粗糙。花期6月，果期8-9月。

分布与生境　产于四川东部和西部、云南东北部至西北和西南部及西藏东部和南部。生于高山灌丛、针阔叶混交林、冷杉或云杉林下，以及火烧迹地等处，海拔2700-3700 m。印度、尼泊尔、不丹也有。

药用部位　花蕾。

功效应用　清热解毒。用于温病发热，热毒血痢，痈肿疔疮，喉痹。现代用于多种感染性疾病。

注评　本种藏族药用，果实治疗心悸，月经不调，缺乳。

10. 华北忍冬　花蕉树（辽宁）

Lonicera tatarinowii Maxim. in Mém. Acad. Imp. Sci. Saint Pétersbourg (Sér. 7) 9: 138. 1859.

（英 **Tatarian Honeysuckle**）

落叶灌木，高达2 m；幼枝、叶柄和总花梗均无毛。叶长圆形，长3-7 cm，叶柄长2-5 mm。总花梗纤细；苞片三角状披针形，长约为萼筒之半，无毛；杯状小苞长为萼筒的1/5-1/3，有缘毛；相邻两萼筒合生至中部以上，很少完全分离，长约2 mm，无毛，萼齿三角状披针形，不等形，比萼筒短；花冠黑紫色，唇形，长约1 cm，筒长为唇瓣的1/2，基部一侧稍肿大，内面有柔毛，上唇两侧裂深达全长的1/2，中裂较短，下唇舌状；雄蕊生于花冠喉部，约与唇瓣等长，花丝无毛或仅基部有柔毛；子房2-3室，花柱有短毛。果实红色；种子表面颗粒状而粗糙。花期5-6月，果熟期8-9月。

分布与生境　产于辽宁东部和西南部（宁城）、河北西北部和山东东部（青岛崂山、牟平昆嵛山）。生于山坡杂木林或灌丛中。海拔400-1750 m。

药用部位　嫩枝、花蕾。

功效应用　祛风湿，通经络。用于风湿痹痛。

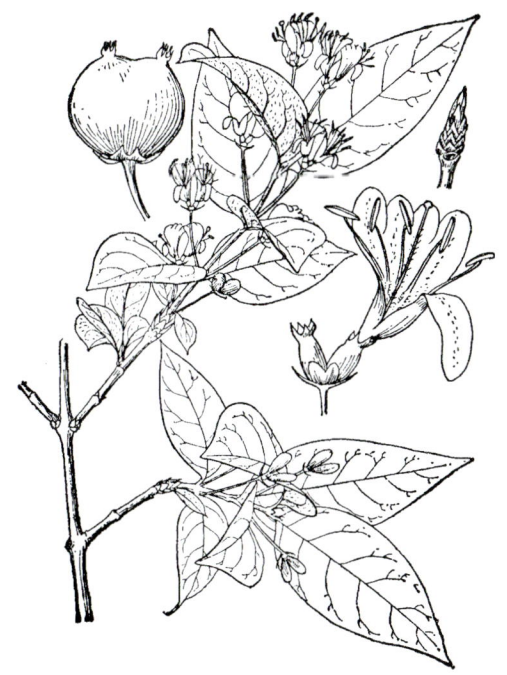

华北忍冬 Lonicera tatarinowii Maxim.
引自《中国高等植物图鉴》

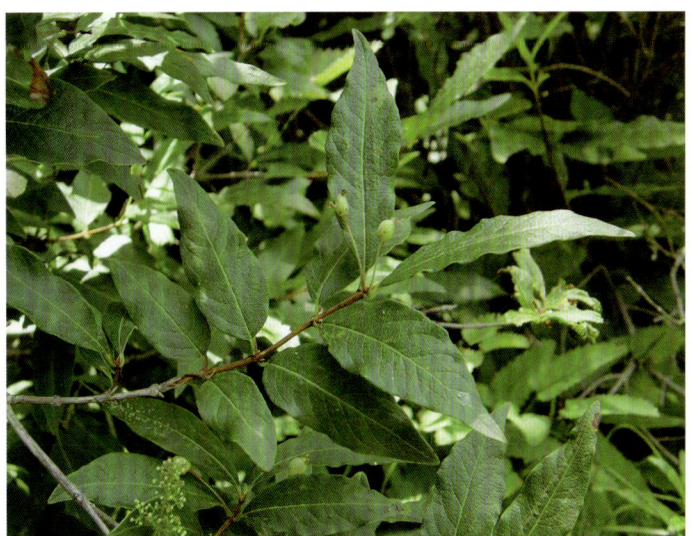

华北忍冬 Lonicera tatarinowii Maxim.
摄影：刘冰

11. 蕊被忍冬　腺背忍冬（安徽）

Lonicera gynochlamydea Hemsl. in J. Linn. Soc., Bot. 23: 362. 1888.（英 **Bilabiate Honeysuckle**）

落叶灌木，高达 2 m；幼枝常带紫褐色，有疏柔毛，后变无毛。叶纸质，卵形至卵状披针形，稀椭圆形，长 4–12 cm，上面疏生短糙伏毛或无毛，下面散生短刚伏毛或近无毛；叶柄长 4–7 mm，有疏毛。总花梗长 1–2.5 cm，无毛或有疏毛；苞片钻形，长约萼筒的 1/3；杯状 2 小苞极小；相邻两萼筒连和至半，果时全部连合，萼齿甚小而不显著，宽三角形，顶尖；花冠紫红色，唇形，长约 1 cm，外面无毛，筒有囊肿，内面有密毛，唇瓣比花冠筒长，上唇裂片短，下唇细长舌状；雄蕊略长于唇瓣，无毛；花柱全被毛。果实红色；种子淡黄褐色，表面颗粒状而粗糙。花期 6–7 月，果熟期 8–9 月。

分布与生境　产于陕西和甘肃的南部、安徽南部（贵池）、湖北西部、湖南西北部（桑植）、四川北部（平武）至东部和东南部及贵州东部部和西部（毕节）。生于沟谷的灌丛中或林中，海拔 1200–1900（–3000）m。

药用部位　花蕾。

功效应用　清热解毒，止痢，截疟。用于上呼吸道感染，乳腺炎，急性结膜炎，便血，肿毒，痢疾，疟疾。

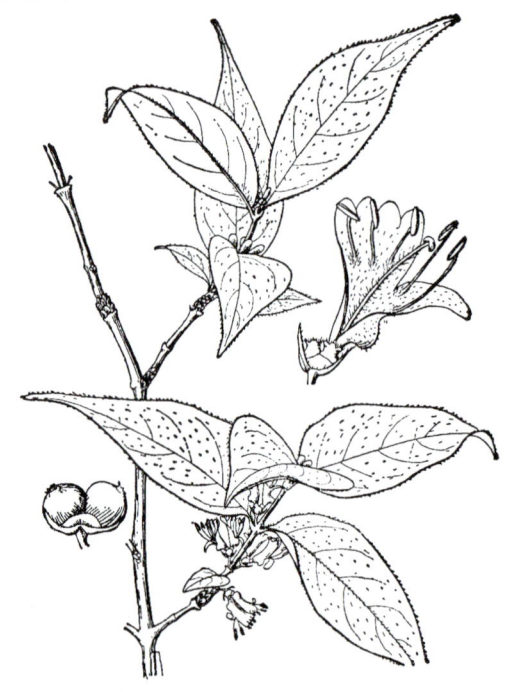

蕊被忍冬 Lonicera gynochlamydea Hemsl.
引自《中国高等植物图鉴》

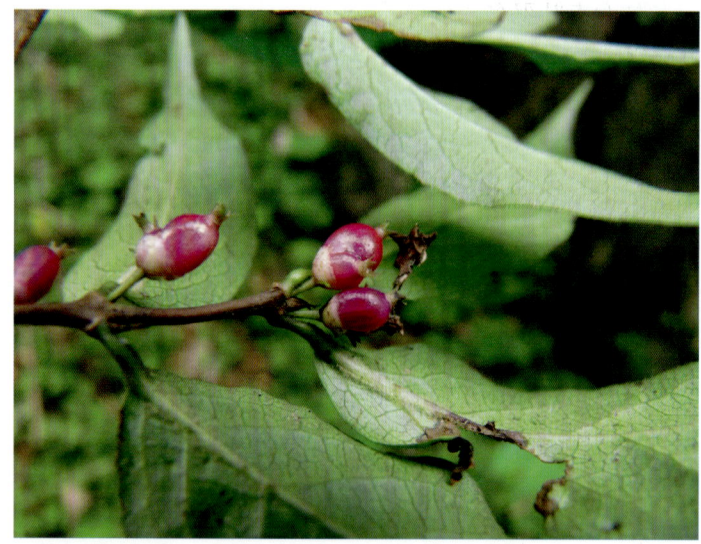

蕊被忍冬 Lonicera gynochlamydea Hemsl.
摄影：李进宇

12. 女贞叶忍冬

Lonicera ligustrina Wall. in Fl. Ind., ed. 2: 179. 1824（英 **Privet-leaved Honeysuckle**）

12a. 女贞叶忍冬（模式亚种）

Lonicera ligustrina Wall. subsp. **ligustrina**

常绿或半常绿灌木，高 0.5–3 m；老枝干皮灰褐色，条状剥落，幼枝黄褐色，密被短糙毛；冬芽具 4 棱角。叶对生，叶片坚纸质或薄革质，卵形至卵状披针形，长 1–8 cm，宽 0.7–1.3 cm，先端渐尖或长渐尖，叶面亮绿色，沿中脉密被短糙毛，背面淡绿色，无毛；叶柄极短，略被短糙毛或无毛。总花梗极短，密被短糙毛，腋生；苞片钻形，密被短糙毛，近等长于萼筒，小苞片合生成杯状壳斗，包围 2 分离的萼筒；萼筒长约 1 mm，萼齿小而尖，长约 0.5 mm，具糙缘毛；花冠白色至粉红色，漏斗

忍冬科 CAPRIFOLIACEAE

形，长 8-12 mm；雄蕊 5，与花柱略伸出；花柱下部疏被糙毛。果紫红至紫黑色；种子浅黄褐色，光滑。花期 5-6 月，果期 9-10 月。

分布与生境 产于湖北西南部、湖南西北部（龙山）、广西西北部（凌云）、四川、贵州及云南。生于林内或灌丛中，海拔 1500-1900 m。尼泊尔、印度及孟加拉也有。

药用部位 花蕾、藤茎。

功效应用 清热解毒，舒筋通络。用于咽喉肿痛，风湿痹痛，疮疡。

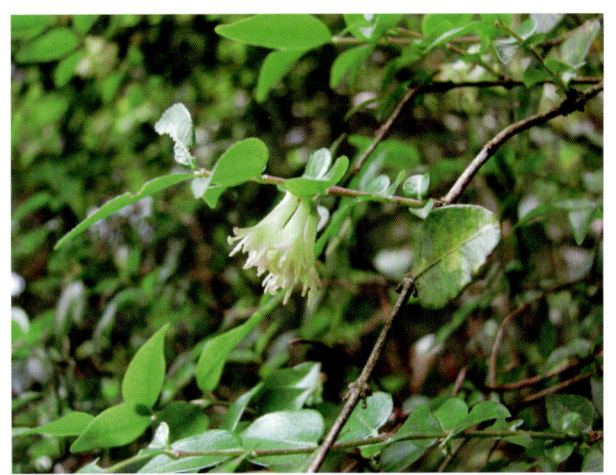

女贞叶忍冬 Lonicera ligustrina Wall. subsp. ligustrina
摄影：易思荣

12b. 亮叶忍冬（亚种） 云南蕊帽忍冬（中国高等植物图鉴），铁楂子（四川宝兴）

Lonicera ligustrina Wall. subsp. **yunnanensis** (Franch.) P. S. Hsu et H. J. Wang in Acta Phytotax. Sin.17(4): 77. 1979.（英 **Yunnan Honeysuckle**）

与女贞叶忍冬不同在于叶片近圆形、卵形或长圆形，较小，长 0.4-1.5 cm，先端圆或钝，叶面中脉无毛或有少数微糙毛；花较小，花冠长 (4) 5-6.5 mm。

分布与生境 产于陕西西南部、甘肃南部（文县、武都）、四川北部至西南部和云南东南部（富宁）、东北部至西北部，生于山坡林内或灌丛中，海拔 (1000-) 1400-3400 m。

药用部位 花蕾。

功效应用 清热解毒，截疟。用于温病发热，痈肿疔疮，疟疾。

13. 蕊帽忍冬 白地木瓜（湖北）

Lonicera pileata Oliv. in Hooker's Icon. Pl. 16(4): pl. 1585. 1887.（英 **Privet Honeysuckle**）

常绿或半常绿灌木，高达 1.5 m；老枝干皮浅灰色，条状剥落。叶对生，叶片薄革质或革质，叶形变异大，通常卵形、长圆状披针形，长 1-3.5 (6.5) cm；叶柄极短，长 1-2 mm。总花梗极短，长约 1 mm，密被短糙毛，腋生；苞片钻形，约等长于萼筒，小苞片合生成杯状壳斗，包围 2 分离的萼筒；萼筒长约 1.5 mm，萼齿小而钝，具糙缘毛；花冠白色，漏斗形，长 6-8 mm，外面被短糙毛和腺毛，冠筒基部具浅囊，内面有柔毛，裂片为冠筒的 1/4-1/3；雄蕊 5，与花柱略伸出；花柱下部疏被糙毛。果透明蓝紫色；种子淡黄褐色，光滑。花期 4-6 月，果熟期 9-10 月。

分布与生境 产于陕西南部、湖北西部、湖南（桑植）、广东（乳源）、广西（隆林）、四川、贵州、云南。生于常绿阔叶林内，海拔 (350-) 600-1700 (-2200) m。

药用部位 花蕾、藤茎、叶。

功效应用 清热解毒，截疟。用于热毒疮疡，疟疾。

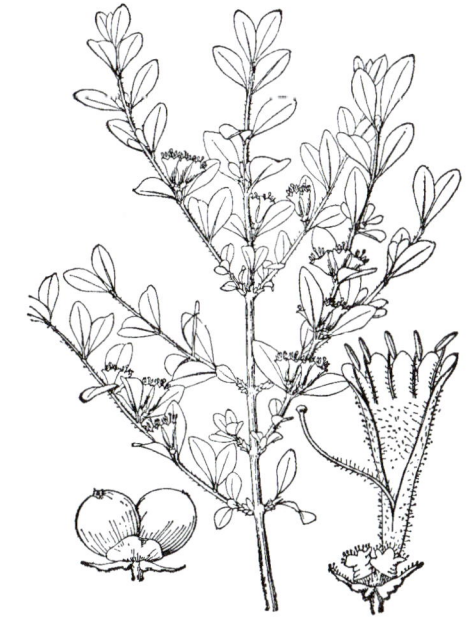

蕊帽忍冬 Lonicera pileata Oliv.
引自《中国高等植物图鉴》

14. 蓝果忍冬

Lonicera caerulea L. in Sp. Pl. 174. 1753.（英 **Deep-blue Honeysuckle**）

14a. 蓝果忍冬（模式变种）

Lonicera caerulea L. var. **caerulea**

落叶灌木；幼枝和叶柄无毛或被散生短糙毛；冬芽有1对船形外鳞片。叶宽卵形或倒卵形，厚纸质，长1.5–5 cm，无毛或沿中脉有疏硬毛。小苞片合生成一坛状壳斗，完全包被相邻两萼筒，花冠黄色，筒状漏斗形，稍不整齐，长9.5–11 (–13) mm，筒比裂片长2倍；花药与花冠等长。复果蓝黑色。

分布与生境　产于四川西部、西藏东南部及云南。生于岩坡灌丛中或林缘，海拔3500–4250 m。

药用部位　花蕾。

功效应用　清热解毒。用于腹胀，血痢。

化学成分　叶含环烯醚萜苷类：蓝果忍冬苷▲(caeruleoside) A、B[1]、C[2]。

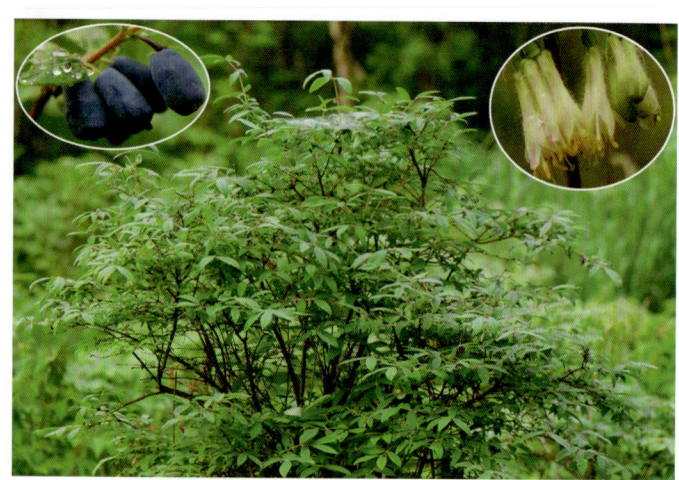

蓝果忍冬 Lonicera caerulea L. var. caerulea
摄影：周繇

果实含糖苷类：矢车菊素-3-葡萄糖苷(cyanidin-3-glucoside)[3-5]，矢车菊素-3-芸香糖苷(cyanidin-3-rutinoside)，矢车菊素-3,5-二葡萄糖苷(cyanidin-3,5-diglucoside)[4-5]，矢车菊素-3-龙胆二糖苷(cyanidin-3-gentiobioside)[4]，芍药素-3-葡萄糖苷(paeonidin-3-glucoside)，芍药素-3-芸香糖苷(paeonidin-3-rutinoside)，芍药素-3,5-二葡萄糖苷(paeonidin-3,5-diglucoside)，飞燕草素-3-葡萄糖苷(delphinidin-3-glucoside)，飞燕草素-3-芸香糖苷(delphinidin-3-rutinoside)，天竺葵素-3-葡萄糖苷(pelargonidin-3-glucoside)，天竺葵素-3,5-二葡萄糖苷(pelargonidin-3,5-diglucoside)，天竺葵素-3-芸香糖苷(pelargonidin-3-rutinoside)，槲皮素(quercetin)，槲皮素-3-葡萄糖苷(quercetin-3-glucoside)，槲皮素-3-芸香糖苷(quercetin-3-rutinoside)；有机酸类：表儿茶酸(epicatechin acid)，原儿茶酸(protocatechuic acid)，龙胆酸(gentisic acid)，鞣花酸(ellagic acid)，阿魏酸(ferulic acid)，咖啡酸(caffeic acid)，绿原酸(chlorogenic acid)，香豆酸(coumaric acid)[5]，柠檬酸(citric acid)，苹果酸(malic acid)，琥珀酸(succinic acid)，草酸(oxalic acid)；糖类：葡萄糖，果糖，半乳糖，蔗糖，鼠李糖；有机醇类：山梨醇，肌醇[6]；环烯醚萜苷类：7-氧代马钱苷(7-ketologanin)[7]；酯类：苹果酸连二甲酯(citric acid *sym*-dimethyl ester)，苹果酸连二正丁酯(citric acid-*sym*-di-*n*-butyl ester)[8]，苹果酸-1-正丁酯(citric acid-1-*n*-butyl ester)[8-9]，苹果酸-1-正丁基-4-甲酯(citric acid-1-*n*-butyl-4-methyl ester)，苹果酸-1-正丁基-4-甲酯(citric acid-1-*n*-butyl-4-methyl ester)，苹果酸-1,5-二正丁酯(citric acid-1,5-di-*n*-butyl ester)，苹果酸-1,1'-二正丁酯(citric acid-1,1'-di-*n*-butyl ester)，苹果酸-1,5-二正丁基-1'-甲酯(citric acid-1,5-di-*n*-butyl-1'-methyl ester)，苹果酸-1,1'-二正丁基-5-甲酯(citric acid-1,1'-di-*n*-butyl-5-methyl ester)，苹果酸-1-正丁酯(citric acid-1-*n*-butyl ester)，苹果酸-1'-正丁酯(citric acid-1'-*n*-butyl ester)，苹果酸-1'-正丁基-1,5-二甲酯(citric acid-1'-*n*-butyl-1,5-dimethyl ester)，苹果酸-1-正丁基-5,1'-二甲酯(citric acid-1-*n*-butyl-5,1'-dimethyl ester)[9]，十二酸乙酯等[10]；挥发油：正十五烷，十六烷，十七烷等[10]。

化学成分参考文献

[1] Machida K, et al. *Phytochemistry*, 1995, 39(1): 111-114.

[2] Machida K, et al. *Phytochemistry*, 1995, 40(2): 603-604.

[3] 马自超，等. 南京林业大学学报，1987, (4): 67-71.

[4] Terahara N, et al. *Nippon Kasei Gakkaishi*, 1993, 44(3):

197-201.

[5] Palikova I, et al. *J Agric Food Chem*, 2008, 56(24): 11883-11889.

[6] Azin L, et al. *A Rastitel'nye Resursy*, 1987, 23(3): 449-454.

[7] Anikina EV, et al. *Khimiya Prirodnykh Soedinenii*, 1988, (4): 598-599.

[8] Anikina EV, et al. *Khim Prir Soedin*, 1988, (4): 599-600.

[9] Vereshchagin AL, et al. *Khim Prir Soedin*, 1989, (3): 338-342.

[10] 吴信子，等. 延边大学学报（自然科学版），1999, 25(2): 94-96.

14b. 阿尔泰忍冬（变种）

Lonicera caerulea L. var. **altaica** Pall. in Fl. Ross. 1: 58, t. 37. 1789.（英 **Altai Honeysuckle**）

当年小枝常有横出的污白色、长短两种细直毛（短毛肉眼可以见到），有时夹杂带褐色长糙毛，上年小枝变秃净。花冠筒比裂片长 2-3 倍。雄蕊较短，仅花药微露出花冠。复果近圆形或椭圆形。果熟期 7 月。

分布与生境 产于新疆。生于落叶松下或针叶林带山沟灌丛中，海拔 1500-2500 (-3500) m。俄罗斯中亚地区和西伯利亚地区及蒙古也有。

药用部位 花蕾。

功效应用 清热解毒。用于腹胀，血痢。

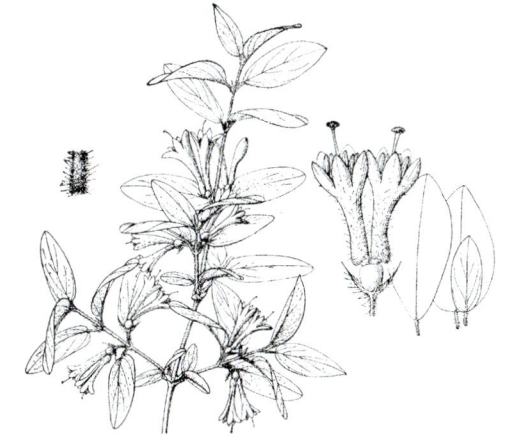

阿尔泰忍冬 Lonicera caerulea L. var. altaica Pall.
张荣生 绘

14c. 蓝靛果（变种） 云南蕊帽忍冬（中国高等植物图鉴），铁楂子（四川宝兴）

Lonicera caerulea L. var. **edulis** Turcz. ex Herd. in Bull. Soc. Imp. Naturalistes Moscou 37: 205, 207, pl. 3, f. 1-2a. 1864.（英 **Edible Honeysuckle**）

幼枝有长、短两种硬直糙毛或刚毛，老枝棕色，枝节部常有大形盘状的托叶，茎犹如贯穿其中。冬芽叉开，叶长卵形，长 2-10 cm，两面疏生短硬毛，下面中脉毛较密且近水平开展，有时几无毛。总花梗长 2-10 mm；苞片条形，长为萼筒的 2-3 倍；花冠长 1-1.3 cm，外面有柔毛，基部具浅囊，筒比裂片长 1.5-2 倍；花丝上部伸出花冠外；花柱无毛，伸出。复果蓝黑色，稍被白粉。花期 5-6 月，果熟期 8-9 月。

分布与生境 产于黑龙江、吉林、辽宁、内蒙古、河北、陕西、宁夏、甘肃南部、青海、四川北部及云南西北部。生于落叶林下或林缘荫处灌丛中，海拔 2600-3500 m。朝鲜、日本、俄罗斯也有。

药用部位 果实。

功效应用 清热解毒，消肿。用于疔疮，乳痈，肠痈，丹毒，湿热痢疾。

化学成分 果实含氨基酸类：谷氨酸，天门冬氨酸，亮氨酸等；蛋白质类；糖类；维生素类：V_{B_2}，V_{PP} 等[1]。

药理作用 降血脂作用：蓝靛果乙醇提取物、乙酸乙酯萃取物灌胃，可降低高脂血症大鼠血清胆固醇、三酰甘油和低密度脂蛋白含量，升高高密度脂蛋白水平[1-2]。蓝靛果果汁灌胃，对蛋黄乳剂腹腔注射致高脂血症模型家兔有降低血脂作用[3]。蓝靛果花色苷灌胃，可降低高脂血症大鼠血脂水平，提高抗动脉硬化指数 (AAI)，使肝 LPS、HL、LPL、SOD 和 GSH-Px 活性增强，MDA 的生成量减少[4]。

保肝作用：蓝靛果水提取物灌胃，对四氯化碳 (CCl_4) 致肝损伤模型小鼠有保护作用，可使肝细胞中溶酶体数量减少，酸性磷酸酶和谷草转氨酶活性降低[4-5]。

抗胃溃疡作用：蓝靛果乙酸乙酯提取物灌胃，对小鼠水浸应激性胃溃疡模型和消炎痛型胃溃疡模

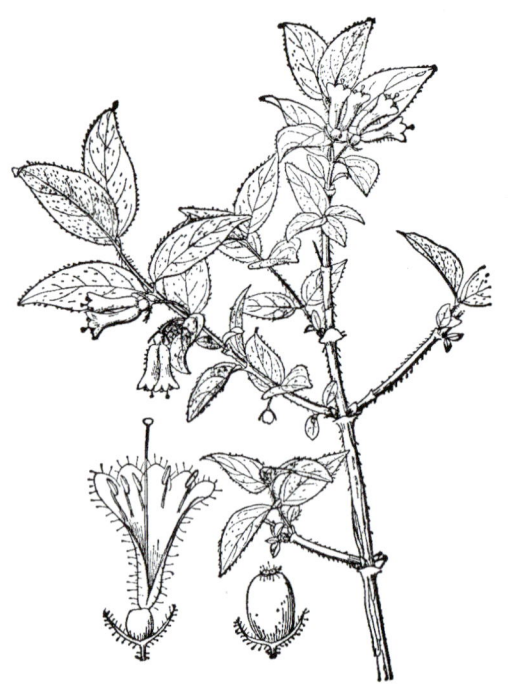

蓝靛果 Lonicera caerulea L. var. edulis Turcz. ex Herd.
引自《中国高等植物图鉴》

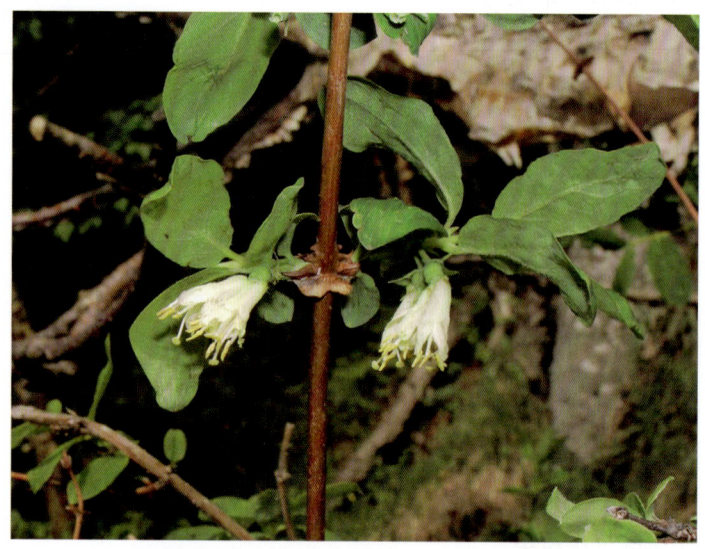

蓝靛果 Lonicera caerulea L. var. edulis Turcz. ex Herd.
摄影：刘冰

型、大鼠幽门结扎胃溃疡模型、大鼠乙醇损伤型胃溃疡模型和 Okabe 乙酸烧灼法胃溃疡模型均有抗溃疡作用，能增高 Okabe 乙酸烧灼法溃疡大鼠胃组织 NO 及 NOS 的含量，降低 ET 的含量[6-7]。

抗细菌作用：发酵蓝靛果汁体外对金黄色葡萄球菌、表皮葡萄球菌、大肠埃希菌、伤寒沙门菌、甲型副伤寒沙门菌、宋内志贺菌、鲍氏志贺菌、痢疾志贺菌、绿脓假单胞杆菌、变形杆菌均有抑菌作用[8]。

抗肿瘤作用：蓝靛果乙酸乙酯萃取物灌胃，对小鼠 S_{180} 实体瘤和肝癌 H_{22} 实体瘤有抑制作用[9-10]。

抗应激作用：蓝靛果水提取物灌胃，对常压缺氧和减压缺氧小鼠有保护作用，能减轻异丙肾上腺素所致的心肌耗氧量增加，延长亚硝酸钠致小鼠死亡时间[11]。蓝靛果水提物灌胃，可延长小鼠游泳与爬杆时间[12]。蓝靛果果汁灌胃，可延长小鼠在高温水槽中的游泳时间；提高小鼠在寒冷及缺氧环境中的存活率[13]。

抗氧化作用：蓝靛果乙醇提取物对 DPPH·、·OH、O_2^-· 有清除作用，并能抗猪油、抗脂质过氧化反应[14]。

其他作用：蓝靛果果汁灌胃，对环磷酰胺、氟尿嘧啶致小鼠白细胞降低、体重降低有对抗作用，可延长小鼠生存时间[15]。

注评 本种为"蓝靛果"的基源植物，药用其果实。

化学成分参考文献

[1] 哈斯巴根，等. 植物资源与环境学报，2006, 15(2): 77-78.

药理作用及毒性参考文献

[1] 崔鹤松，等. 现代预防医学，2010, 37(18): 3440-3441.

[2] 金光，等. 延边大学医学学报，2004, 27(2): 109-111.

[3] 李佳，等. 地方病通报，2009, 24(1): 14-19.

[4] 焦岩，等. 中国食品学报，2010, 10(2): 52-59.

[5] 金政，等. 延边大学医学学报，2001, 24(3): 191-193.

[6] 王宏涛，等. 江宁中医药大学学报，2007, 9(1): 153-154.

[7] 王宏涛, 等. 辽宁中医杂志, 2007, 34(3): 360-361.
[8] 姚月梅, 等. 中国微生态学杂志, 2002, 4(4): 216-220.
[9] 杨恩月, 等. 延边大学医学学报, 2005, 28(3): 171-173.
[10] 杨恩月, 等. 延边大学医学学报, 2005, 28(2): 104-107.
[11] 韩京振, 等. 中国中医药科技, 2002, 9(1): 45-47.
[12] 金政, 等. 延边大学医学学报, 2001, 24(1): 16-17.
[13] 邱绍婕, 等. 哈尔滨医药, 2001, 21(1): 20.
[14] 杨玲, 等. 食品工业科技, 2009, 30(12): 162-164.
[15] 邱绍婕, 等. 哈尔滨医药, 2002, 22(5): 44-45.

15. 刚毛忍冬 刺毛忍冬（中国北部植物图志），刺毛金银花（图鉴）

Lonicera hispida Pall. ex Roem. et Schult. in Syst. Veg. 5: 258. 1819.（英 **Hispid Honeysuckle**）

落叶灌木，高 0.8–3 m；树干灰褐色；幼枝带紫红色，与叶柄和总花梗均被刚毛、短柔毛和腺毛，老时渐变无毛；冬芽长达 1.5 cm，具 2 枚连合成帽状有纵褶皱的外鳞片。叶对生，叶片纸质或厚纸质，两面均被刚毛和粗毛；叶柄长 0.2–1 cm，毛被同幼枝。花下垂，成对着生于长 0.5–2 cm 的总花梗上；苞片宽卵形；相邻 2 萼筒分离，长约 3 mm，具腺毛和刺刚毛，萼檐环状，长不及 1 mm；花冠白色或淡黄色，长 1.5–3 cm，漏斗形，近整齐，冠筒基部具囊，花冠裂片短于冠筒；雄蕊 5，与花冠裂片等长；花柱外露。果先橘黄色后变红色，具刺毛和腺毛；种子扁平，淡褐色。花期 5–7 月，果期 7–9 月。

分布与生境 产于河北西部、山西、陕西南部、宁夏南部（泾源、隆德）、甘肃中部至南部、青海东部、新疆北部、四川西部、云南西北部及西藏东部和南部。生于山坡河旁岩石边向阳处、林内、高山草坡上、林缘或路旁阴湿处，海拔 3000–4730 m；蒙古、中亚、土耳其至印度北部也有。

药用部位 嫩枝、叶、花蕾、果实。

功效应用 嫩枝、叶：清热解毒，舒筋通络。用于风湿痹痛。花蕾：清热解毒。用于疔疮疖肿。果实：清肝明目。用于目赤肿痛。

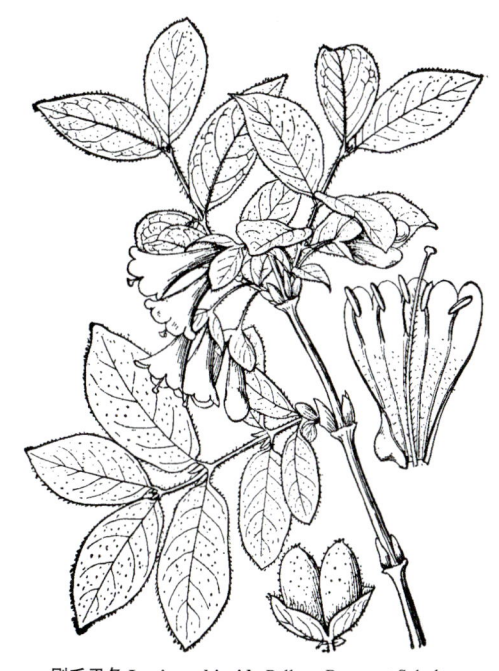

刚毛忍冬 Lonicera hispida Pall. ex Roem. et Schult.
引自《中国高等植物图鉴》

16. 苦糖果 神仙豆腐、苦竹泡、驴奶果（陕西），滕杷树（安徽），羊尿泡（四川），狗蛋子（山东烟台）

Lonicera fragrantissima Lindl. et Paxton subsp. **standishii** (Carr.) P. S. Hsu et H. J. Wang in Acta Phytotax. Sinica 22(1): 27. 1984.——*L. pseudoproterantha* Pamp.（英 **Standish Honeysuckle**）

半常绿灌木，高 0.5–2 m；树干皮暗灰色，常作条状剥落；幼枝黄褐色，被倒生刚毛，间夹杂着小腺毛和小疣状突起。叶对生，叶片坚纸质，卵状长圆形至披针形，长 3–8 cm。总花梗长 5–10 mm，被倒生刚毛；苞片线状披针形，被微柔毛，具缘毛，小苞片不存在；相邻 2 花的萼筒连合至中部，长约 2.5 mm，无毛，萼檐环状；花冠白色，长约 1.5 cm，外被倒生刚毛和糙毛，内被柔毛，冠筒基部浅囊状，冠檐二唇形；雄蕊 5，较裂片短；花柱超出雄蕊之上。果红色，部分合生。花期 1–4 月，果期 4–6 月。

分布与生境 产于陕西和甘肃南部，山东北部，安徽南部和西部，浙江（定海、杭州、天目山），江西（修水），河南，湖北西部和东南部，湖南（慈利），四川西部、东部和东南部及贵州北部和西部（威宁）。生于山坡阔叶林下，海拔约 2000 m。

药用部位 根、嫩枝、叶。

功效应用 祛风除湿，清热，止痛。用于风湿痹痛，疔疮疖肿。

药理作用 抗细菌作用：苦糖果叶水提液体外对金黄色葡萄球菌、白色葡萄球菌、大肠埃希菌、绿脓杆菌、变形杆菌、痢疾志贺菌、福氏痢疾杆菌、宋内痢疾杆菌均有抑制作用[1]。

注评 本种为"大金银花"的基源植物，药用其茎、叶和根。

药理作用及毒性参考文献

[1] 任茜，等. 国土与自然资源研究，1991, 10(2): 68-70.

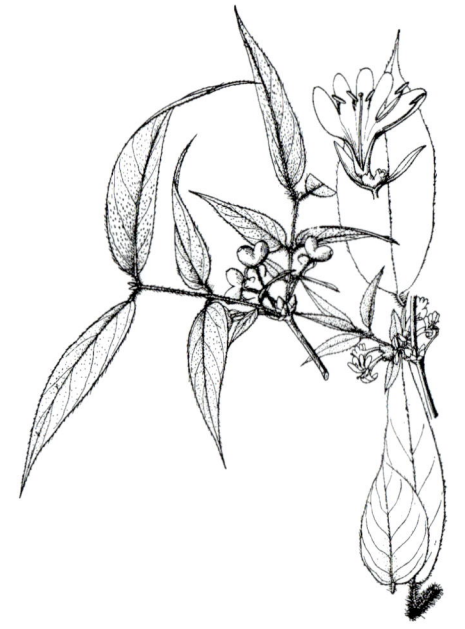

苦糖果 Lonicera fragrantissima Lindl. et Paxton subsp. **standishii** (Carr.) P. S. Hsu et H. J. Wang
张荣生 绘

17. 新疆忍冬 桃色忍冬（东北木本植物图志）
Lonicera tatarica L. in Sp. Pl. 173. 1753（英 **Tatarian Honeysuckle**）

17a. 新疆忍冬（模式变种）

Lonicera tatarica L. var. **tatarica**

落叶灌木，高达 3 m，全体近于无毛。冬芽小，约 4 对鳞片。叶纸质，卵形或卵状长圆形，长 2-5 cm；叶柄长 2-5 mm。总花梗纤细，长 1-2 cm；苞片条状披针形，长与萼筒相近或较短；小苞片分离，近圆形，长为萼筒的 1/3-1/2；相邻两萼筒分离，长约 2 mm，萼檐具三角形或卵形小齿；花冠粉红色或白色，唇形，基部长有浅囊，上唇两侧裂深达唇瓣基部，开展，中裂较浅；雄蕊和花柱稍短于花冠，花柱被短柔毛。果实红色，双果之一常不发育。花期 5-6 月，果熟期 7-8 月。

分布与生境 产于新疆北部。生于石质山坡或山沟的林缘和灌丛中，海拔 900-1600 m。俄罗斯欧洲部分至西伯利亚地区也有。

药用部位 花蕾。

功效应用 清热解毒，活血通络。用于痈肿疮毒，风湿痹痛。

化学成分 叶含环烯醚萜苷类：裂环马钱苷(secologanin)[1]。

化学成分参考文献

[1] Hermans-Lokkerbol A, et al. *Planta Med*, 1987, 53(6): 546-548.

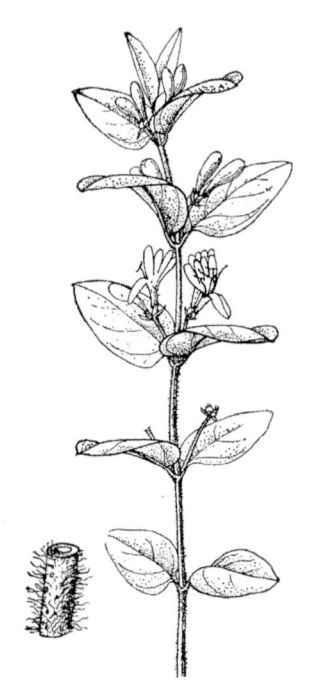

新疆忍冬 Lonicera tatarica L. var. **tatarica**
引自《中国高等植物图鉴》

17b. 小花忍冬（变种）

Lonicera tatarica L. var. **micrantha** Trautv. in Bull. Soc. Imp. Naturalistes Moscou 39(1): 331.1866.——*L. micrantha* Trautv. et Regel.（英 **Smallflower Honeysuckle**）

全体多少呈粉绿色；幼枝、叶柄和总花梗被密或熟的短柔毛和开展的微糙毛，并散生无柄微腺。叶两面被白色短柔毛，下面毛较密。苞片和小苞片外面被疏柔毛和无柄微腺，边具睫毛；萼齿有睫毛；花冠黄白色，外被微柔毛或几无毛，筒长约等于唇瓣，基部一侧不明显的隆起或有浅囊。花期5月。

分布与生境 产于新疆伊犁自治州（巩留、新源）。生于河岸沙滩上，海拔700-860 m。俄罗斯也有。

药用部位 花蕾。

功效应用 清热解毒，活血通络。用于痈肿疮毒，风湿痹痛。

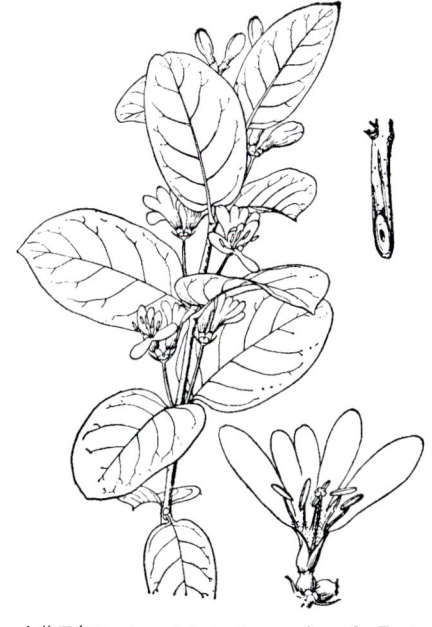

小花忍冬 Lonicera tatarica L. var. micrantha Trautv.
张荣生 绘

18. 金花忍冬 黄花忍冬（东北木本植物图志）

Lonicera chrysantha Turcz. in Bull. Soc. Imp. Naturalistes Moscou 11: 93. 1838.（英 **Coralline Honeysuckle**）

落叶灌木，高达4 m；幼枝、叶柄和总花梗常被开展的直糙毛、微糙毛和腺毛。冬芽鳞片5-6对，外面疏生柔毛，有白色长睫毛。叶纸质，菱状卵形至卵状披针形。总花梗细；苞片条形或狭条状披针形，长2.5 (-8) mm，长高出萼筒；小苞片分离，卵状长圆形至近圆形，长为萼筒的1/3-2/3；相邻两萼筒分离，长2-2.5 mm，常无毛而具腺，萼齿圆卵形或卵形；花冠先白色后变黄色，外面疏生短糙毛，唇形，唇瓣长2-3倍于筒，筒内有短柔毛，基部有1深囊或有时囊不明显；雄蕊和花柱短于花冠；花柱全被短柔毛。果实红色。花期5-6月，果熟期7-9月。

分布与生境 产于黑龙江南部、吉林东北、辽宁南部、内蒙古南部、河北、山西、陕西、宁夏和甘肃的南部、青海东部、山东（泰山）、江西（庐山）、河南西部、湖北（武当山）、重庆（巫山）及四川北部。生于沟谷、林下或林缘灌丛中，海拔250-2000 (3000) m。朝鲜北部和俄罗斯也有。

药用部位 花蕾、嫩枝、叶。

功效应用 清热解毒，消肿。用于疔疮疖肿。

化学成分 叶含环烯醚萜苷类：金花忍冬素(chrysathain)，马钱苷(loganin; loganoside)，裂环马钱苷(secologanin)，裂环马钱苷二甲基乙缩醛(secologanin dimethyl acetal)，8-表金银花苷(8-epikingiside)，7α-莫罗忍冬苷(7α-morroniside)，7β-莫罗忍冬苷(7β-morroniside)，瓶子草素(sarracenin)，沃格花闭木苷▲(vogeloside)，7-表沃格花闭木苷▲(7-epivogeloside)[1]。

花含苯丙素类：绿原酸(chlorogenic acid)[2]。

地上部分含黄酮类：圣草酚(eriodictyol)，5,7-二羟基色原酮-7-O-β-D-葡萄糖苷(5,7-dihydroxychromone-7-O-β-D-glucoside)，芒花苷(miscanthoside)，木犀草素(luteolin)，木犀草素-7-O-β-D-葡萄糖苷(luteolin-7-O-β-D-glucoside)，芹菜素(apigenin)[3]，大波斯菊苷(cosmosiin)，五裂益母草

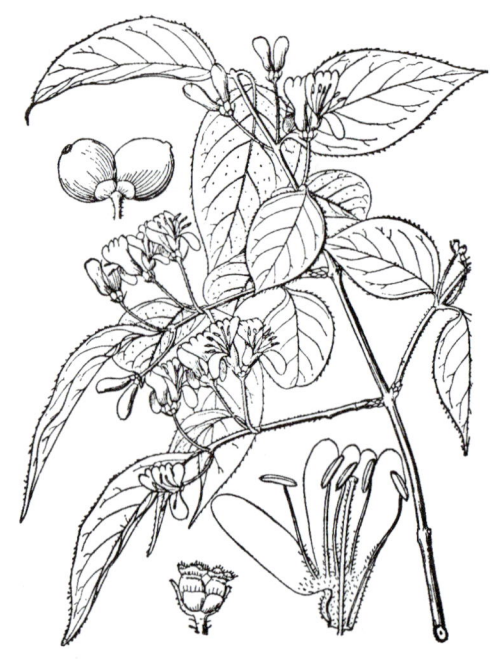

金花忍冬 Lonicera chrysantha Turcz.
引自《中国高等植物图鉴》

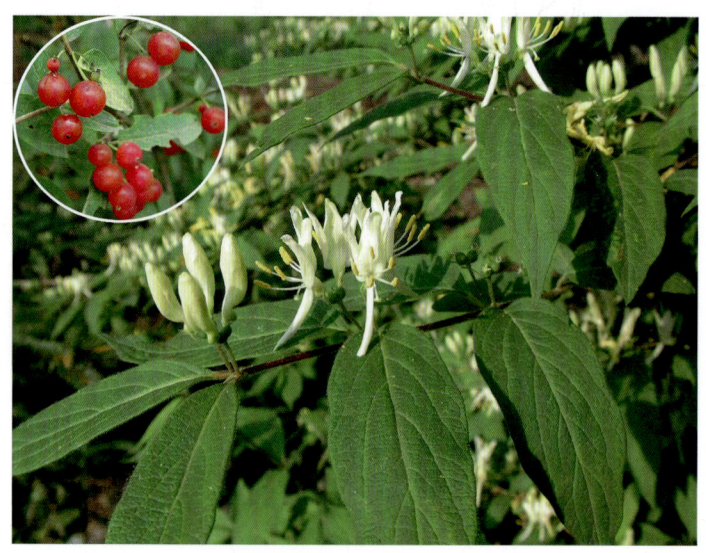

金花忍冬 Lonicera chrysantha Turcz.
摄影：于俊林

苷[4](quinqueloside)，穗花杉双黄酮(amentoflavone)，柏木双黄酮(cupressuflavone)，槲皮素(quercetin)；苯丙素类：绿原酸；甾体类：胡萝卜苷[4]。

药理作用 抗细菌作用：金花忍冬茎、叶甲醇提取物体外对金黄色葡萄球菌、大肠埃希菌、枯草芽孢杆菌有抑制作用[1]。金花忍冬花、叶、果实的乙酸乙酯提取物、花的正丁醇提取物、果实的水提物对金黄色葡萄球菌有抑制作用；叶片和花的正丁醇提取物对薏苡弯孢叶斑病菌有抑制作用[2]。

注评 本种为"黄花忍冬"的基源植物，药用其花。

化学成分参考文献

[1] Wang YL, et al. *J Chem Res*, 2003, (10): 676-677.

[2] 于加平，等. 北方园艺，2009, (2): 88-89.

[3] 张体灯，等. 中国药学杂志，2006, 41(10): 741-743.

[4] 姜艳，等. 林产化学与工业，2008, 28(6): 58-60.

药理作用及毒性参考文献

[1] 胡彦武，等. 时珍国医国药，2010, 21(12): 3205-3206.

[2] 肖凤艳，等. 北方园艺，2011, (13): 177-179.

19. 金银忍冬　鸡骨头树（全国中草药汇编），马尿树（云南），金银木（山东），鸡骨头（四川）、王八骨头（东北通称）

Lonicera maackii (Rupr.) Maxim. in Prim. Fl. Amur.: 136. 1859.（英 **Amur Honeysuckle**）

落叶灌木，高 1.5-4 m；树干皮暗灰色，不规则纵裂；小枝中空，幼时被短柔毛；冬芽小，鳞片达 5 对以上。叶对生，叶片纸质或薄纸质，卵状椭圆形至卵状披针形，长 3-6.5 cm。总花梗腋生，被腺毛，短于叶柄；苞片、小苞片和萼檐外面均被小柔毛和腺毛，苞片线形至叶状，长于萼筒，小苞片合生成对，略短于萼筒或与其几乎等长；相邻 2 萼筒分离，萼檐钟状，5 齿，具缘毛；花冠先白色后转黄色，外面被柔毛，二唇形，唇瓣长为萼筒的 2-3 倍；雄蕊 5，与花柱均短于花冠。果熟时暗红色，

忍冬科 CAPRIFOLIACEAE

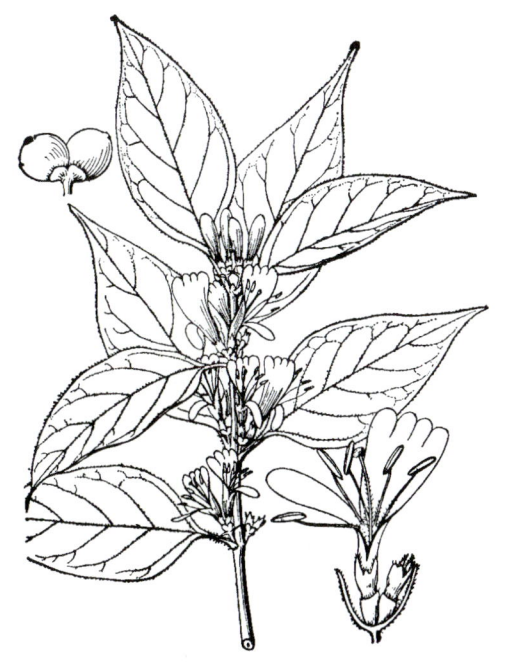

金银忍冬 Lonicera maackii (Rupr.) Maxim.
引自《中国高等植物图鉴》

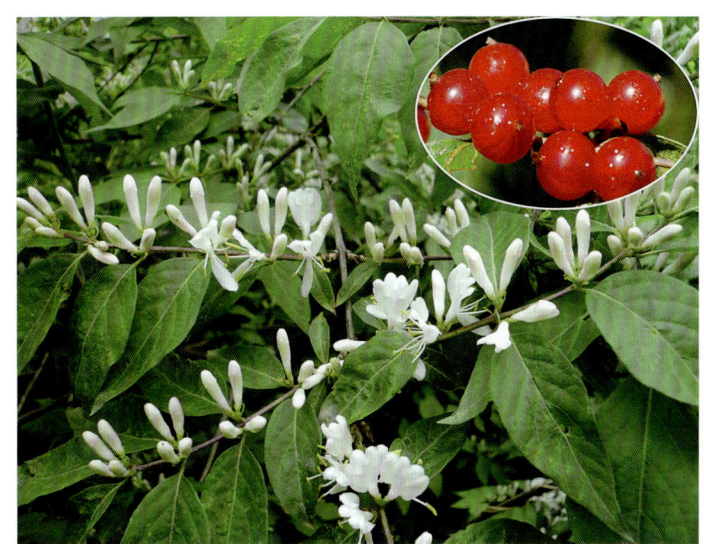

金银忍冬 Lonicera maackii (Rupr.) Maxim.
摄影：于俊林 周繇

半透明；种子椭圆形，具细凹点。花期 3–5 月，果期 7–9 月。

分布与生境　产于黑龙江、吉林、辽宁、陕西、甘肃、四川、贵州、西藏及云南等地。生于开阔山沟路边向阳处或疏林林缘和灌丛中，海拔 1300–2800 m。朝鲜、日本及俄罗斯远东地区也有。

药用部位　根、茎叶、花。

功效应用　清热解毒，截疟。用于温病发热，痈肿疔疮，疟疾。

化学成分　叶含黄酮类：六羟基穗花杉双黄酮(hexahydroxyamentoflavone)，芹菜素(apigenin)，柚皮素(naringenin)，单-O-甲基穗花杉双黄酮(mono-O-methylamentoflavone)，二-O-甲基穗花杉双黄酮(di-O-methylamentoflavone)，三-O-甲基穗花杉双黄酮(tri-O-methylamentoflavone)[1]，飞燕草素-3-葡萄糖苷(delphinidin-3-glucoside)，矢车菊素-3-(2″-木糖基葡萄糖苷)-5-葡萄糖苷[cyanidin-3-(2″-xylosyl-glucoside)-5-glucoside][2]，木犀草素(luteolin)，芹菜素-7-O-β-D-吡喃葡萄糖苷(apigenin-7-O-β-D-glucopyranoside)，木犀草素-7-葡萄糖苷(luteolin-7-glucoside)；苯丙素类：绿原酸(chlorogenic acid)[3]。

果实含三萜类：齐墩果酸(oleanolic acid)，3β-羟基齐墩果-12-烯-27-酸(3β-hydroxyolean-12-en-27-oic acid)，熊果酸乙酯(ursolic acid ethyl ester)，3β-羟基齐墩果-12-烯-27-羧酸乙酯(3β-hydroxyolean-12-en-27-oic acid ethyl ester)，4-表常春藤皂苷元(4-epihederagenin)，常春藤皂苷元(hederagenin)，古柯二醇(erythrodiol)，熊果醇(uvaol)；甾体类：β-谷甾醇，胡萝卜苷，豆甾醇；其他类：1,3-二羟基丙基-(9Z,12Z)-十八-9,12-二烯酸酯[1,3-dihydroxylpropyl-(9Z,12Z)-octadeca-9,12-dienate]，1,3-二羟基丙基-(9E,12E)-十八碳-9,12-二烯酸酯[1,3-dihydroxylpropyl-(9E,12E)-octadeca-9,12-dienate]，3,7-二甲基-3,8-二氢辛烯(3,7-dimethyl-3,8-dihydrooctene)，(E)-2,6-二甲基辛烷-2,7-二烯-1-醇[(E)-2,6-dimethylocta-2,7-dien-1-ol]，1-乙酰基-2-甲基-5-(2-乙烯基环氧乙烷-2-基)-戊烷酯[1-acetyl-2-methyl-5-(2-vinyloxiran-2-yl)-pentan ester]，软脂酸甘油酯(tripalmitin)[4]。

全草含蛋白质，氨基酸，维生素等[5]。

药理作用　解热作用：金银忍冬花水煎液、口服液、注射液对角叉菜胶、三联菌疫苗所致的发热有不同程度的抑制作用[1]。

抗炎作用：金银忍冬水煎液和口服液灌胃对蛋清、角叉菜胶、二甲苯所致足肿胀均有抑制作用[1]。

抗菌作用：金银忍冬花、叶提取的黄酮、绿原酸对金黄色葡萄球菌、白色葡萄球菌、变形杆菌、绿脓杆菌和鼠伤寒杆菌有抑制作用[2]。

毒性及不良反应 金银忍冬花水煎液给小鼠灌胃，LD_{50} 在 30 g/kg 以上[3]。

注评 本种为"金银忍冬"的基源植物，药用其茎、叶及花。白族也药用，茎叶治肾炎、膀胱炎、便血、小便不畅。

化学成分参考文献

[1] Sultana S, et al. *J Indian Chem Soc*, 1984, 61(8): 730.

[2] Jordheim M, et al. *Biochem Syst Ecol*, 2007, 35(3): 153-159.

[3] Cipollini D, et al. *J Chem Ecol*, 2008, 34(2): 144-152.

[4] 王玉莉，等. 天然产物研究与开发，2007, 19(1): 51-54.

[5] 李昉. 化学与生物工程，2007, 24(1): 77-78.

药理作用及毒性参考文献

[1] 刘柏青，等. 吉林中医药，1992, (3): 41-42.

[2] 任茜，等. 国土与自然资源研究，1991, (2): 68-70.

[3] 邢绍周，等. 黑龙江医学，1981, (6): 17-20.

20. 毛花忍冬

Lonicera trichosantha Bureau et Franch. in J. Bot. (Morot). 5: 48. 1891. （英 **Slender Honeysuckle**）

20a. 毛花忍冬（模式变种）

Lonicera trichosantha Bureau et Franch. var. **trichosantha**

灌木，高 1–3 (5) m；树干皮灰褐色，条状剥落；冬芽大，具 4 对外芽鳞，密被柔毛。叶对生，叶片通常长圆形至倒卵状长圆形，长 1.5–9 cm，先端钝而常具突尖或短尖至锐尖，基部宽楔形至圆形，侧脉每

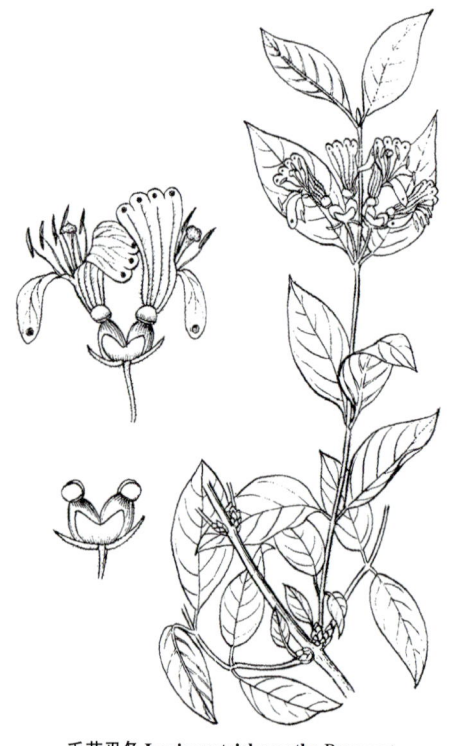

毛花忍冬 Lonicera trichosantha Bureau et Franch. var. **trichosantha**
闫翠兰 绘

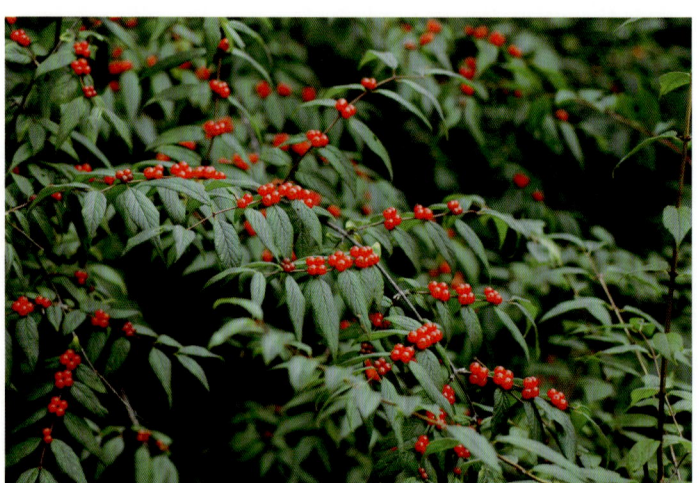

毛花忍冬 Lonicera trichosantha Bureau et Franch. var. **trichosantha**
摄影：何海

忍冬科 CAPRIFOLIACEAE

边约 7 条，叶柄长 3-8（15）mm，有柔毛。总花梗短于叶柄，有微毛或近无毛；苞片披针形，长 3 mm，无毛，小苞片基部合生，长为萼筒的 1/2-3/4，干膜质，无毛；相邻 2 花的萼筒分离，长 2.5-3 mm，无毛，萼檐长约 2 mm，干膜质，具不明显浅齿，常一侧裂至基部；花冠黄色，长约 1.5 cm；雄蕊 5，内藏，花丝基部具柔毛；花柱不伸出，全部有柔毛，柱头头状。果橙红色；种子卵球形，具细凹点。花期 6-8 月，果熟期 9-10 月。

分布与生境　产于陕西南部、甘肃南部、四川西部、云南西北部和西藏东部。生于林下、林缘、河边或田边的灌丛中，海拔 2700-4100 m。

药用部位　花蕾。

功效应用　清热解毒，活血通络。用于痈肿疮毒，风湿痹痛。

20b. 长叶毛花忍冬（变种）　干萼忍冬（中国高等植物图鉴）

Lonicera trichosantha Bur. et Franch. var. **xerocalyx** (Diels) P. S. Hsu et H. J. Wang in Acta Phytotax. Sin. 22(1): 29. 1984.（英 **Long-Leaved Slender Honeysuckle**）

叶长圆状披针形至披针形，很少卵状披针形或卵状长圆形，长 4-10 cm，顶端长渐尖至短渐尖。

分布与生境　产于甘肃南部（舟曲）、四川西部和云南西北部。生于沟谷水旁、林下、林缘灌丛中或阳坡草地上，海拔 2400-4600 m。

药用部位　花蕾、枝条。

功效应用　清热解毒。用于风热感冒，咽喉肿痛。

21. 长距忍冬　距花忍冬（中国高等植物图鉴）

Lonicera calcarata Hemsl. in Bot. Mag. 27: t. 2632. 1900.（英 **Spurred-flowered Honeysuckle**）

藤本，高达 4 m；花枝中空，皮棕褐色，无毛。叶对生，叶片坚纸质至近革质，卵形至披针形，长 5-15 cm，两面无毛，或花枝下部的先出叶两面被锈色腺毛；营养枝上相对 2 叶柄基部扩大合生成杯状。总花梗腋生，长 1.5-3 cm，无毛，顶具 2 枚叶状苞片；苞片卵形，无毛，小苞片合生，长等于萼筒，无毛；相邻 2 萼筒合生，长达 3 mm，无毛，萼檐环状，长约 1 mm；花冠先白色后转黄色，二

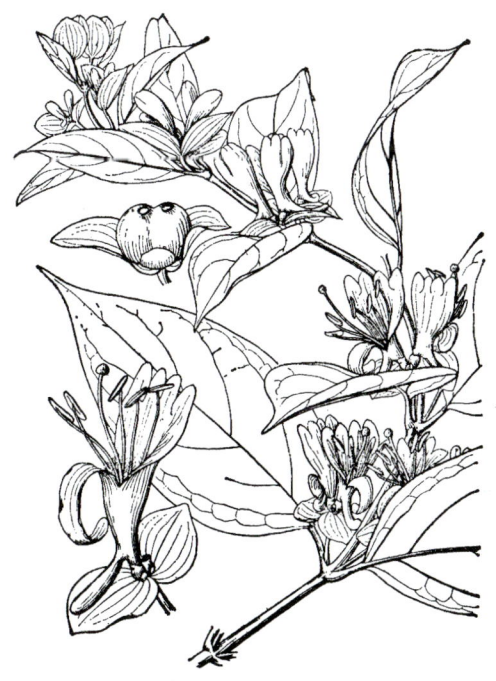

长距忍冬 Lonicera calcarata Hemsl.
引自《中国高等植物图鉴》

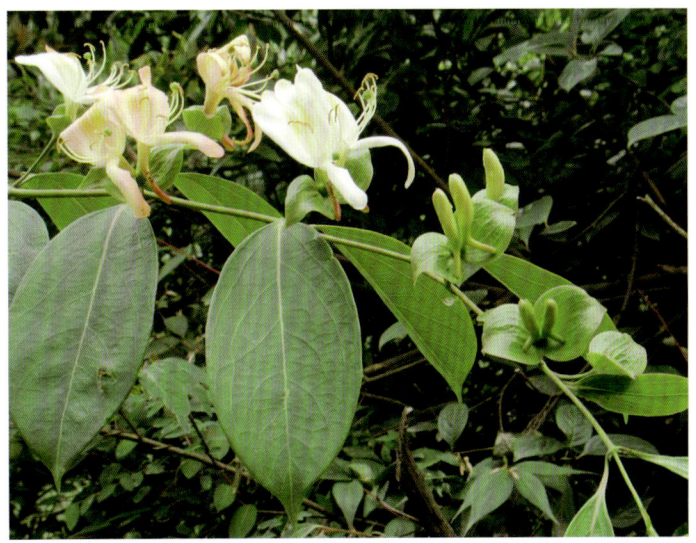

长距忍冬 Lonicera calcarata Hemsl.
摄影：李策宏

唇形，唇瓣略长于冠筒；雄蕊5，几不超过上唇；花柱外露。果2个完全合生成扁球形，下托以宿存的苞片和小苞片，红色；种子红棕色，具疣点。花期4–6月，果期7–9月。

分布与生境 产于四川西南部、贵州西南部、西藏（墨脱）和广西（那坡）。生于林下或溪沟灌丛中，海拔1200–2500 m。

药用部位 花蕾、嫩枝。

功效应用 清热解毒。用于风热感冒，目赤，热毒血痢，乳腺炎，急性结膜炎，疖肿。

22. 匍匐忍冬

Lonicera crassifolia Batalin in Trudy Imp. S.-Peterburgsk. Bot. Sada 12(1): 172-173. 1872.（英 **Thick-leaved Honeysuckle**）

匍匐或近直立灌木；树干皮灰褐色，条状剥落；小枝红褐色，密被污黄色伏毛状微柔毛；芽小，芽鳞疏被柔毛。叶对生，叶片革质，椭圆形或卵状椭圆形，长1.5–3 cm；叶柄长3–6 mm，毛被同幼枝。总花梗长5–15 mm；苞片钻形，短于萼筒，具缘毛，小苞片长约1 mm；相邻2萼筒分离，无毛，萼檐长约1 mm，具5齿，齿三角形，锐尖，具缘毛；花冠淡白黄色，管状漏斗形，二唇形，唇瓣长约为冠筒的1/2，反卷；雄蕊5，内藏，花丝被柔毛；花柱在开花时外露，被柔毛，柱头头状。花期6月。

分布与生境 产于湖北西南部、湖南西北部、四川东南部和西南部、贵州西部和北部及云南（麻栗坡）。生于山坡林下，海拔1900–2100 m。

药用部位 花蕾、嫩枝。

功效应用 祛风除湿，通络止痛。用于风湿痹痛。

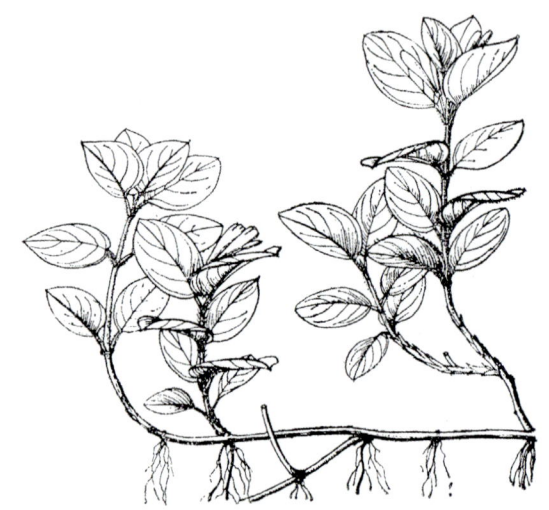

匍匐忍冬 Lonicera crassifolia Batalin
张荣生 绘

23. 华南忍冬 山银花（广东汕头、海南），大金银花、山金银花（广西），土银花、左转藤（广东），土花、黄鳝花（广东云浮），土忍冬（广州、广西）

Lonicera confusa (Sweet) DC., Prodr. 4: 333. 1830.（英 **Wild Honeysuckle**）

半常绿藤本；幼枝、叶柄、总花梗、苞片、小苞片和萼筒均密被灰黄色卷曲短柔毛，并疏生微腺毛；小枝淡红褐色或近褐色。叶纸质，卵形至卵状长圆形，长3–6 (–7) cm。花有香味，双花腋生或于小枝或侧生短枝顶集合成具2–4节的短总状花序，有明显的总苞叶；总花梗长2–8 mm；苞片披针形，长1–2 mm；小苞片圆卵形或卵形，有缘毛；萼筒被短糙毛；萼齿外密被短柔毛；花冠白色，后变黄色，唇形，筒直或有时稍弯曲，唇瓣略短于筒；雄蕊和花柱均伸出，比唇瓣稍长，花丝无毛。果实黑色。花期4–5月，有时9–10月开第二次花，果熟期10月。

分布与生境 产于广东、海南和广西。生于丘陵地的山坡、杂木林和灌丛中及平原旷野路旁或河边，海拔最高达800 m。越南北部和尼泊尔也有。

药用部位 花、茎枝、果实。

功效应用 茎枝：清热解毒，通络。用于温病发热，疔疮疖肿，热毒血痢，风湿痹痛。花：清热解毒，疏散风热。用于疔疮疖肿，喉痹，丹毒，热毒血痢，风热感冒，温病发热。果实：清热化湿。用于肠风，赤痢。

化学成分 花蕾含皂苷类：灰毡毛忍冬苷▲(macranthoside) A、B，天蓝续断苷▲B (dipsacoside B)，灰毡毛忍冬皂苷(macranthoidin) A、B，常春藤皂苷元-28-O-β-D-吡喃葡萄糖基-(6→1)-O-β-D-吡喃葡萄

忍冬科 CAPRIFOLIACEAE

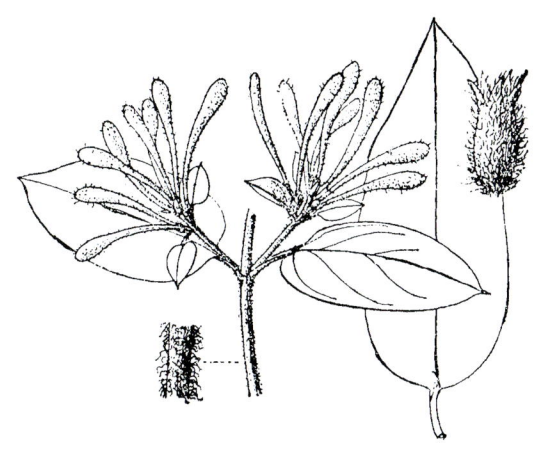

华南忍冬 Lonicera confusa (Sweet) DC.
张荣生 绘

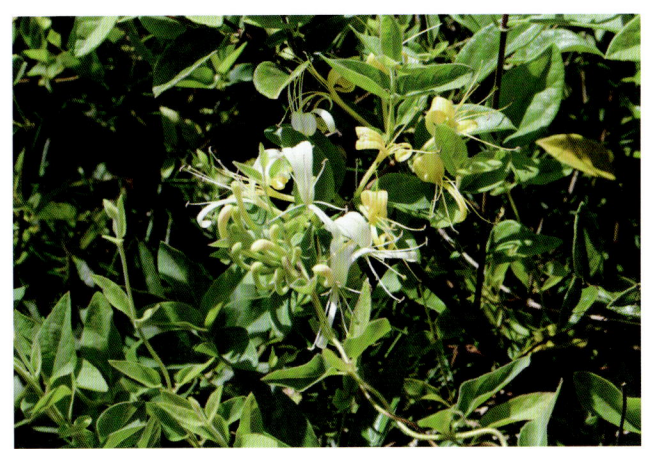

华南忍冬 Lonicera confusa (Sweet) DC.
摄影：王祝年

糖基酯苷[hederagenin-28-O-β-D-glucopyranosyl-(6→1)-O-β-D-glucopyranosyl ester]，常春藤皂苷元-3-O-α-L-吡喃阿拉伯糖基-(2 →1)-O-α-L-吡喃鼠李糖苷[hederagenin-3-O-α-L-arabinopyranosyl-(2→1)-O-α-L-rhamnopyranoside][1]；黄酮类：木犀草素(luteolin)，小麦黄素(tricin)，小麦黄素-7-O-β-D-葡萄糖苷(tricin-7-O-β-D-glucopyranoside)，金圣草酚-7-O-新橙皮糖苷(chrysoeriol-7-O-neohesperidoside)，小麦黄素-7-O-新橙皮糖苷(tricin-7-O-neohesperidoside)[2]，芦丁(rutin)，木犀草素-7-O-β-D-半乳糖苷(luteolin-7-O-β-D-galactoside)，槲皮素(quercetin)[2-3]，忍冬苷(lonicerin)[3]；酚酸类：绿原酸(chlorogenic acid)[3-4]，咖啡酸(caffeic acid)，绿原酸甲酯(methyl chlorogenate)，5-O-咖啡酰奎宁酸丁酯(5-O-caffeoylquinic acid butyl ester)[4]；其他类：β-谷甾醇，三十四烷[3]。

药理作用 解热作用：华南忍冬花水提液灌胃，可抑制皮下注射 10% 新鲜啤酒酵母混悬液所致的大鼠发热[1]。

抗炎作用：华南忍冬花水提液灌胃，能抑制巴豆油致小鼠耳肿胀[1]。

止血作用：华南忍冬花水提液灌胃，可缩短小鼠剪尾出血时间[1]。

抗细菌作用：华南忍冬根、茎水提物体外对白色葡萄球菌有抑制作用；叶水提物对白色葡萄球菌、金黄色葡萄球菌、大肠埃希菌有抑制作用[2]；花水提物对金黄色葡萄球菌、甲型溶血性链球菌、肺炎双球菌、大肠埃希菌、伤寒杆菌、福氏痢疾杆菌有抑制作用[1-2]。

抗氧化作用：华南忍冬花乙醇提取物可清除 DPPH 自由基，具有抗氧化活性[3]。

注评 本种为中国药典（2005、2010 年版）收载"山银花"，中国药典（1977、1985、1990、1995、2000 年版）、内蒙古药材标准（1986）和新疆药品标准（1980）收载"金银花"的基源植物之一，药用其干燥花蕾或带初开的花；其干燥叶称"土银花叶"。其余品种情况参见灰毡毛忍冬 Lonicera macranthoides Hand.-Mazz.。土家族也药用，花或全草治疗伤寒发热等。

化学成分参考文献

[1] 柴兴云，等. 中国天然药物，2004, 2(2): 83-87.

[2] 柴兴云，等. 中国药科大学学报，2004, 35(4): 299-302.

[3] 柴兴云，等. 中国中药杂志，2004, 29(9): 865-866,867.

[4] 柴兴云，等. 中国天然药物，2004, 2(6): 339-340.

药理作用及毒性参考文献

[1] 李佺，等. 中药材，1999, 22(1): 37-39.

[2] 赵成，等. 安徽医药，2006, 10(8): 584-585.

[3] 谢学明，等. 中药药理与临床，2006, 22(1): 48-50.

24. 忍冬　忍冬花（唐本草），金银花（本草纲目），金银藤（云南）

Lonicera japonica Thunb. in Fl. Jap. 89. 1784.（英 **Japanese Honeysuckle**）

半常绿木质藤本，多分枝；茎皮作条状剥落，枝中空。叶片纸质，卵形至卵状披针形，长 3–8 cm；叶柄长 4–8 mm，被毛。花双生于小枝上部叶腋，总花梗与叶柄等长或稍短，密被短柔毛和腺毛；苞片叶状，两面均被毛或稀无毛，为萼筒的 1/2–2/3，缘毛明显；相邻 2 萼筒分离，长约 2 mm，无毛，萼齿近三角形，外面和边缘都有毛，齿端被长毛；花冠先白色，有时基部向阳面略带红色，后转黄色，长 3–4 cm，二唇形，上唇具 4 裂片且直立，下唇反转，约与冠筒等长或稍短；雄蕊 5，与花柱均伸出花冠。果离生，熟时蓝黑色；种子卵圆形，两侧有浅横沟纹，中间脊状突起。花期 4–6 月，果熟期 10–11 月。

分布与生境　除黑龙江、内蒙古、宁夏、青海、新疆、海南和西藏无自然生长外，全国各省均有分布。生于山坡灌丛或疏林中、乱石堆、山边路旁及村庄篱笆边，海拔最高达 1500 m。日本和朝鲜也有。

药用部位　茎叶、花、果。

功效应用　茎叶：清热解毒，疏风通络。用于温病发热，热毒血痢，痈肿疮疡，风湿热痹。花：清热解毒，疏散风热。用于痈肿疔疮，喉痹，丹毒，热毒血痢，风热感冒，温病发热。果：清热化湿。用于肠风，赤痢。

化学成分　根含苯丙素类：绿原酸(chlorogenic acid)[1]。

茎含苯丙素类：绿原酸[1]，咖啡酸(caffeic acid)[2]，忍冬苯丙素醇▲(lonicerinol)，(-)-表松脂酚[(-)-epipinoresinol]，(-)-松脂酚[(-)-pinoresinol]，9α-羟基松脂酚(9α-hydroxypinoresinol)，7R,8S-二氢去氢双松柏醇(7R,8S-dihydrodehydrodiconiferyl alcohol)，(±)-新橄榄脂素[(±)-neo-olivil]，(+)-异落叶松脂醇[(+)-isolariciresinol]，3-甲氧基-8,4'-氧代新木脂素-3',4,7,9,9'-五醇(3-methoxy-8,4'-oxyneoligna-3',4,7,9,9'-pentol)，(-)-松脂酚-4-O-葡萄糖苷[(-)-pinoresinol-4-O-glucoside][3]；黄酮类：忍冬苷(lonicerin)，野漆树苷(rhoifolin; rhoifoloside)，槲皮素(quercetin)，芹菜素(apigenin)，木犀草素-7-O-β-D-吡喃葡萄糖苷(luteolin-7-O-β-D-glucopyranoside)，异鼠李素-7-O-β-D-吡喃葡萄糖苷(isorhamnetin-7-O-β-D-glucopyranoside)，香叶木素-7-O-β-D-吡喃葡萄糖苷(diosmetin-7-O-β-D-glucopyranoside)，大风子素D (hydnocarpin D)[2]，木犀草素(luteolin)[2,4]；环烯醚萜类：马钱苷(loganin; loganoside)[4]；香豆素类：七叶树内酯(esculetin)[2]；酚酸类：原儿茶酸(protocatechuic acid)[2]。

叶含苯丙素类：绿原酸[1,5]，5-O-咖啡酰奎宁酸甲酯(5-O-caffeoylquinic acid methyl ester)，1,3-二-O-咖啡酰奎宁酸(1,3-di-O-caffeoylquinic acid)，3,4-二-O-咖啡酰奎宁酸(3,4-di-O-caffeoylquinic acid)，3,4-二-O-咖啡酰奎宁酸甲酯(3,4-di-O-caffeoylquinic acid methyl ester)[5]，咖啡酸甲酯(methyl caffeate)[6]；黄酮类：木犀草素-7-鼠李糖基葡萄糖苷(luteolin-7-rhamnoglucoside)[7-8]，木犀草素-7-O-β-D-吡喃葡萄糖苷[7,9]，小麦黄素(tricin)，5,7,4'-三羟基-8-甲氧基黄酮(5,7,4'-trihydroxy-8-methoxyflavone)，山柰酚-7-O-β-D-吡喃葡萄糖苷(kaempferol-7-O-β-D-glucopyranoside)，芹菜素-7-O-β-D-吡喃葡萄糖苷(apigenin-7-O-β-D-glucopyranoside)，香叶木素-7-O-β-D-吡喃葡萄糖苷，木犀草素[9]，忍冬苷，大风子素，金连木黄酮(ochnaflavone)，金连木黄酮-7-O-β-D-吡喃葡萄糖苷(ochnaflavone-7-O-β-D-glucopyranoside)[10]，金连木黄酮-7''-O-β-D-吡喃葡萄糖苷(ochnaflavone-7''-O-β-D-glucopyranoside)[11]，忍冬黄酮▲(loniflavone)，3'-O-甲基忍冬黄酮▲(3'-O-methylloniflavone)[12]；酚酸类：香草酸(vanillic acid)；生物碱类：喜树次碱(venoterpine)[6]。

茎叶含环烯醚萜苷类：L-苯基丙氨酰裂环马钱苷(L-phenylalaninosecologanin)，6'-O-(7α-O-羟基獐牙菜基马钱苷[6'-O-(7α-O-hydroxyswerosyl)-loganin]，7-O-(4-O-β-D-吡喃葡萄糖基-3-甲氧基苯甲酰)裂环马钱子酸[7-O-(4-O-β-D-glucopyranosyl-3-methoxybenzoyl)secologanolic acid]，(Z)-醛裂马钱苷[(Z)-aldosecologanin]，(E)-醛裂马钱苷[(E)-aldosecologanin][13]。

花蕾含环烯醚萜类：马钱苷[14-17]，7-表马钱苷(7-epiloganin)[14]，8-表马钱苷(8-epiloganin)[15]，裂环马钱苷(secologanin)[15-16]，裂环马钱苷二甲基乙缩醛(secologanin dimethyl acetal)[15,17-18]，裂环马

钱苷二丁基乙缩醛(secologanin dibutyl acetal)[16]，獐牙菜苷(sweroside)[14-16,19-20]，7-表沃格花闭木苷▲(7-epivogeloside)[14-15,17-20]，沃格花闭木苷▲(vogeloside)[15,19-20]，莫罗忍冬苷(morroniside)，高山忍冬苷▲(kingiside)，忍冬缩醛苷▲(loniceracetalide) A、B[15]，7-O-丁基裂环马钱酸(7-O-butylsecologanic acid)[16]，裂环氧化马钱苷(secoxyloganin)[14,18-19,21]，(E)-醛醇裂环马钱苷[18-19]，7-去氢马钱苷(7-dehydrologanin)，二甲基裂环马钱苷酸(dimethylsecologanoside)[18]，裂环马钱苷酸(secologanoside)，裂环马钱酸(secologanic acid)[19]，去氢莫罗忍冬苷(dehydromorroniside)[22]；苯丙素类：绿原酸[20,23-26]，咖啡酸[14,23-25,27]，绿原酸甲酯(chlorogenic acid methyl ester)[23-24]，3,5-双咖啡酰奎宁酸(3,5-dicaffeoylquinic acid)，3,5-二咖啡酰奎宁酸甲酯(3,5-dicaffeoylquinic acid methyl ester)[23,28]，4,5-二咖啡酰奎宁酸(4,5-dicaffeoylquinic acid)[23]，3,5-二-咖啡酰奎宁酸丁酯(3,5-di-caffeoylquinic acid butyl ester)，3-O-咖啡酰奎宁酸甲酯(3-O-caffeoylquinic acid methyl ester)，反式-3-O-咖啡酰奎宁酸(trans-3-O-caffeoylquinic acid)[28]；黄酮类：野漆树苷，黄槲寄生苷B (flavoyadorinin B)[23]，槲皮素，苜蓿素，芹菜素，刺槐素(acacetin)，槲皮素-3'-O-甲醚(quercetin-3'-O-methyl ether)[24]，槲皮素-3-O-β-D-吡喃葡萄糖苷(quercetin-3-O-β-D-glucopyranoside)[23,26-27,29]，木犀草素-7-O-β-D-吡喃葡萄糖苷[23,27,29]，木犀草素[23,27,30]，金圣草酚-7-O-β-D-吡喃葡萄糖苷(chrysoeriol-7-O-β-D-glucopyranoside)，异鼠李素-3-O-β-D-吡喃葡萄糖苷(isorhamnetin-3-O-β-D-glucopyranoside)，山奈酚-3-O-β-D-吡喃葡萄糖苷(kaempferol-3-O-β-D-glucopyranoside)[27]，金圣草酚(chrysoeriol)[27,31]，木犀草素-7-O-α-D-吡喃葡萄糖苷(luteolin-7-O-α-D-glucoside)，金丝桃苷(hyperoside)[29]，大风子素[31]，伞花耳草素(corymbosin)，5-羟基-3',4',7-三甲氧基黄酮(5-hydroxy-3',4',7-trimethoxyflavone)[32]；三萜及其皂苷类：忍冬苦苷(loniceroside) A[20,33]、B[20,33-35]、C、D、E[20]，常春藤皂苷元-3-O-α-L-吡喃阿拉伯糖苷(hederagenin-3-O-α-L-arabinopyranoside)，齐墩果酸-28-O-α-L-吡喃鼠李糖基-(1→2)-[β-D-吡喃木糖基-(1→6)]-β-D-吡喃葡萄糖基乙酯{oleanolic acid-28-O-α-L-rhamnopyranosyl-(1→2)-[β-D-xylopyranosyl-(1→6)]-β-D-glucopyranosyl ester}[27]，天蓝续断苷▲(dipsacoside) A、B，灰毡毛忍冬皂苷(macranthoidin) A[34]、B[34-35]，3-O-α-L-吡喃鼠李糖基-(1→2)-α-L-吡喃阿拉伯糖基常春藤皂苷元-28-O-β-D-吡喃木糖基-(1→6)-β-D-吡喃葡萄糖基酯苷[3-O-α-L-rhamnopyranosyl-(1→2)-α-L-arabinopyranosylhederagenin-28-O-β-D-xylopyranosyl-(1→6)-β-D-glucopyranosyl ester][34-35]，野甘草酸(dulcioic acid)[36]；生物碱及含氮类：尿嘧啶(uracil)[18]，忍冬碱苷▲(lonijaposide) A、B、C[37]；甾体类：β-谷甾醇[18,22,26,38]，胡萝卜苷[18,38]，豆甾醇，豆甾醇-D-葡萄糖苷(stigmasteryl-D-glucoside)[38]；其他类：对羟基苯甲酸(p-hydroxybenzoic acid)[14]，D-甘露醇(D-mannitol)，1-O-β-D-吡喃葡萄糖基-(2S,3S,4R,8E/Z)-2-[(2R)-2-羟基二十二碳酰氨]-8-十八烯-1,3,4-三醇[1-O-β-D-glucopyranosyl-(2S,3S,4R,8E/Z)-2-[(2R)-2-hydroxydocosanoyl)amino]-8-octadecene-1,3,4-triol]，1-O-β-D-吡喃葡萄糖基-(2S,3S,4R,8E/Z)-2-[(2R)-2-羟基二十三碳酰氨]-8-十八烯-1,3,4-三醇[1-O-β-D-glucopyranosyl-(2S,3S,4R,8E/Z)-2-[(2R)-2-hydroxytricosanoylamino]-8-octadecene-1,3,4-triol]，1-O-β-D-吡喃葡萄糖基-(2S,3S,4R,8E/Z)-2-[(2R)-2-羟基二十四碳酰氨]-8-十八烯-1,3,4-三醇[1-O-β-D-glucopyranosyl-(2S,3S,4R,8E/Z)-2-[(2R)-2-hydroxytetracosanoylamino]-8-octadecene-1,3,4-triol]，1-O-β-D-吡喃葡萄糖基-(2S,3S,4R,8E/Z)-2-[(2R)-2-羟基二十五碳酰氨]-8-十八烯-1,3,4-三醇[1-O-β-D-glucopyranosyl-(2S,3S,4R,8E/Z)-2-[(2R)-2-hydroxypentacosanoylamino]-8-octadecene-1,3,4-triol][18]，蔗糖[18,32]，原儿茶酸[23,25,27]，阿魏酸(ferulic acid)，2E-3-乙氧基丙烯酸(2E-3-ethoxyacrylic acid)，2-(2-O-丙烯基)-乙醛[2-(2-O-propenyl)- acetaldehyde]，二十五醇(pentacosanol)[25]，5-羟甲基-2-糠醛(5-hydroxymethyl-2-furfural)[27]，内消旋-肌醇(meso-inositol)[30]，肉豆蔻酸(myristic acid)[32]，银杏醇(ginnol)[38]，(2E,6S)-8-[α-L-吡喃阿拉伯糖基-(1″→6′)-β-D-吡喃葡萄糖氧基]-2,6-二甲基辛-2-烯醇-1,2″-内酯{(2E,6S)-8-[α-L-arabinopyranosyl-(1″→6′)-β-D-glucopyranosyloxy]-2,6-dimethyloct-2-eno-1,2″-lactone}，苯乙醇-β-D-吡喃木糖基-(1″→6′)-β-D-吡喃葡萄糖苷[benzyl alcohol-β-D-xylopyranosyl-(1″→6′)-β-D-glucopyranoside][39]；挥发油：棕榈酸(palmitic acid)，棕榈酸甲酯(methyl palmitate)，亚麻酸(linolenic acid)，亚油酸(linoleic acid)，芳樟醇(linalool)等[40-44]；微量元素[11]。

叶和花含三萜皂苷类：常春藤皂苷元-3-O-α-L-吡喃鼠李糖基-(1→2)-β-D-吡喃木糖苷[hederagenin-3-O-α-L-rhamnopyranosyl-(1→2)-β-D-xylopyranoside]，常春藤皂苷元-3-O-α-L-吡喃阿拉伯糖苷(hederagenin-3-O-α-L-arabinopyranoside)，常春藤皂苷元-3-O-α-L-吡喃鼠李糖基-(1→2)-α-L-吡喃阿拉伯

糖苷[hederagenin-3-O-α-L-rhamnopyranosyl-(1→2)-α-L-arabinopyranoside]；脂肪酸：亚麻酸甲酯(methyl linoleate)，亚油酸甲酯(methyl linoleate)；其他类：十八烷，二十一烷[42]。

浆果含类胡萝卜素：植物荧光烯▲(phytofluene)，β-胡萝卜素(β-carotene)，ξ-胡萝卜素(ξ-carotene)，γ-胡萝卜素(γ-carotene)，番茄烯(lycopene)，隐黄素(cryptoxanthine)，玉米黄素(zeaxanthin)，堇金黄素▲(auroxanthin)[45]。

地上部分含环烯醚萜类：裂环马钱苷半缩醛内酯；黄酮类：忍冬苷，香叶木素-7-O-β-D-吡喃葡萄糖苷[46]，大风子素，槲皮素，野漆树苷，金连木黄酮，金连木黄酮-4'-O-甲醚(ochnaflavone-4'-O-methylether)，黄芪苷(astragalin)，异槲皮素(isoquercetin)[47]；三萜皂苷类：忍冬苦苷A[48-49]、B[48]、C[49]，天蓝续断苷▲A、B，葳岩仙皂苷(cauloside) A、C，木通皂苷(akebia saponin) D、F、PE，3β-O-(2-O-β-D-吡喃葡萄糖基-α-L-吡喃阿拉伯糖基)-齐墩果-12-烯-28-酸-6-O-β-D-吡喃葡萄糖基-β-D-吡喃葡萄糖酯苷[3β-O-(2-O-β-D-glucopyranosyl-α-L-arabinopyranosyl)-olean-12-en-28-oic acid-6-O-β-D-glucopyranosyl-β-D-glucopyranosyl ester]，3β-O-α-L-吡喃阿拉伯糖基-齐墩果-12-烯-28-酸-6-O-β-D-吡喃葡萄糖基-β-D-吡喃葡萄糖基酯苷[3β-O-α-L-arabinopyranosyl-olean-12-en-28-oic acid-6-O-β-D-glucopyranosyl-β-D-glucopyranosyl ester]，(4α)-3β-O-(2-O-α-L-吡喃鼠李糖基-α-L-吡喃阿拉伯糖基)-23-羟基齐墩果-12-烯-28-酸-β-D-吡喃葡萄糖基酯苷[(4α)-3β-O-(2-O-α-L-rhamnopyranosyl-α-L-arabinopyranosyl)-23-hydroxyolean-12-en-28-oic acid-β-D-glucopyranosyl ester]，3β-O-(2-O-α-L-吡喃鼠李糖基-α-L-吡喃阿拉伯糖基)-23-羟基齐墩果-12-烯-28-酸-6-O-β-D-吡喃葡萄糖基-β-D-吡喃葡萄糖基酯苷[3β-O-(2-O-α-L-rhamnopyranosyl-α-L-arabinopyranosyl)-olean-12-en-28-oic acid-6-O-β-D-glucopyranosyl-β-D-glucopyranosyl ester]，(4α)-3β-O-(2-O-α-L-吡喃鼠李糖基-α-L-吡喃阿拉伯糖基)-23-羟基齐墩果-12-烯-28-酸-6-O-(6-O-乙酰基-β-D-吡喃葡萄糖基)-β-D-吡喃葡萄糖基酯苷[(4α)-3β-O-(2-O-α-L-rhamnopyranosyl-α-L-arabinopyranosyl)-23-hydroxyolean-12-en-28-oic acid-6-O-(6-O-acetyl-β-D-glucopyranosyl)-β-D-glucopyranosyl ester][50]。

药理作用 解热作用：忍冬花水提液灌胃，能抑制皮下注射酵母菌所致的大鼠发热[1-2]。忍冬花注射液静脉注射，对静脉注射IL-1β致家兔发热有解热作用，可逆转IL-1β引起的温度敏感神经元放电频率的改变，抑制视前区–下丘脑前部组织中前列腺素受体EP3的表达[3-4]。

抗炎作用：忍冬花水提液灌胃，可抑制巴豆油致小鼠耳肿胀[1]；抑制角叉菜胶所致的大鼠足肿胀，降低大鼠角叉菜胶致炎足炎性渗出液中丙二醛(MDA)、前列腺素(PGE$_2$)、组胺和5-羟色胺(5-HT)含量[5]。忍冬花丁醇提取物灌胃，可抑制花生四烯酸或巴豆致小鼠耳肿胀、角叉菜胶致小鼠足肿胀；抑制大鼠佐剂性关节炎和棉球致肉芽肿的形成[6]。

调节免疫作用：忍冬花水提物灌胃，可提高小鼠腹腔巨噬细胞的吞噬功能，增加脾细胞溶血空斑(PFC)数目及促进淋巴细胞的转化[7]。忍冬花多糖灌胃，对小鼠DNCB致迟发型超敏反应有抑制作用，对环磷酰胺致免疫低下小鼠有升高血清溶血素和胸腺指数作用[8]。

止血作用：忍冬花水提液灌胃，能缩短小鼠剪尾出血时间[9]。

抗血小板聚集作用：忍冬花中有机酸类化合物有抗ADP诱导的血小板聚集作用，绿原酸的同分异构体(2个)、咖啡酸、异绿原酸类(3个) IC$_{50}$分别为0.0286、1.707、2.411、0.026、0.328、0.539 mg/ml[10]。

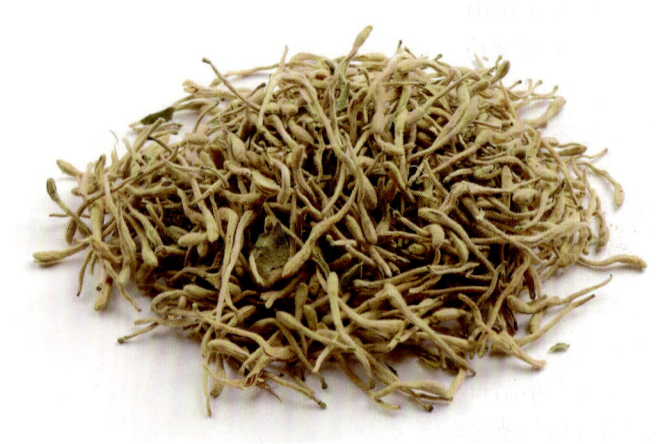

金银花 Lonicerae japonicae Flos
摄影：王海

降血脂作用：忍冬花水提液灌胃，能降低高血脂模型小鼠血清胆固醇及动脉样硬化指数，提高高密度脂蛋白-胆固醇含量[11]。

降血糖作用：金忍冬花水提液灌胃，对四氧嘧啶致小鼠血糖升高有抑制作用[11]。

保肝作用：忍冬花水提物灌胃，对对乙酰氨基酚所致小鼠急性肝损伤有保护作用[12]。忍冬花总黄酮灌胃，对卡介苗联合脂多糖致小鼠免疫性肝损伤有保护作用，能提高肝、脾脏器指数，改善肝组织学改变，降低肝匀浆中 NO、iNOS 的水平，降低 TNF-α 在肝中的表达[13]。

抗生育作用：忍冬花醇提物给孕期犬静脉滴注有抗早孕作用；对孕期 3 个月的猴羊膜给忍冬花醇提物也有抗早孕作用；小鼠腹腔注射忍冬花醇提物，可使早孕小鼠外周血孕酮浓度降低，终止小鼠早、中、晚期妊娠[14-15]。

抗菌作用：忍冬藤水浸液体外对白色葡萄球菌有抑制作用[16]。忍冬叶甲醇提取物体外对金黄色葡萄球菌、大肠埃希菌有抑制作用[17]；水提取物体外对金黄色葡萄球菌 ATCC25923、大肠埃希菌 ATCC25922、金黄色葡萄球菌临床分离株、葡萄球菌临床分离株、白色念珠菌临床分离株有不同程度的抑制作用[18]。忍冬花水提液、总黄酮等体外对金黄色葡萄球菌、甲型溶血性链球菌、绿脓杆菌、脑膜炎双球菌、大肠埃希菌、短小芽孢菌、枯草芽孢杆菌、肺炎双球菌、表皮葡萄球菌、乙型链球菌、科代葡萄球菌、洋葱假单孢杆菌、无乳链球菌、化脓链球菌、铜绿假单胞菌、痢疾志贺菌、白色念珠菌、铁锈色小芽孢癣菌、星形奴卡菌等有不同程度抑制作用[18-22]。水提取物肌肉注射，对感染肺炎球菌、金黄色葡萄球菌小鼠有保护作用[1]。忍冬花水提液灌胃，对肠道去污染小鼠感染绿脓杆菌 P29 株 R 质粒具有消除作用[23]。

抗病毒作用：忍冬花水提取物体外对呼吸道合胞病毒、柯萨奇病毒、艾柯病毒和猴免疫缺陷病毒有抑制作用[24-26]。忍冬花水提醇沉液外用，能抑制接种人疱疹病毒Ⅰ型 (HSV-1HS-1) 的豚鼠皮肤感染；水提醇沉液体外能抑制人疱疹病毒Ⅰ型 (HSV-1F, HSV-1HS-1) 的增殖[27]。忍冬花醇提取物体外有抗腺病毒、甲型流感病毒 FM1 株的作用[28-29]。忍冬花中分离得到的木犀草素、木犀草苷、10 种环烯醚萜苷类成分、13 个咖啡酰奎宁酸类化合物体外有抗呼吸道合胞病毒、副流感 3 型病毒的作用[30-32]。

抗肿瘤作用：忍冬藤醇提取物体外对人肿瘤细胞 Raji 细胞有抑制作用，腹腔注射对荷 S_{180} 小鼠有抑瘤作用[33]。

抗氧化作用：忍冬花提取物腹腔注射，能抑制烫伤小鼠中性粒细胞释放溶酶体酶[34]。忍冬花水提液、正丁醇部位、乙酸乙酯部位体外对 $O_2^-\cdot$、$\cdot OH$、H_2O_2 有清除作用[35-36]。忍冬花总黄酮对 Fenton 体系产生的 $\cdot OH$ 有清除作用[37]。

毒性及不良反应　忍冬花水煎剂小鼠灌胃的 LD_{50} 为 (72.95 ± 0.040) g/kg[38]。

注评　本种为历版中国药典收载"金银花"的基源植物，药用其干燥花蕾或带初开的花；其干燥茎枝为中国药典（2010 年版）收载的"忍冬藤"。干燥花蕾蒸馏液称"金银花露"，果实称"金银花子"。中国药典（1977、1985、1990、1995、2000 年版）曾将同属植物菰腺忍冬 L. hypoglauca Miq.、华南忍冬 L. confusa (Sweet) DC. 和水忍冬 L. dasystyla Rehder 等 3 种也作"金银花"的法定基源，实际上这 3 种为现代新拓展的品种，不能视为传统的正品。忍冬（药用茎叶）始载《名医别录》，"金银花"之名始见《本草纲目》，明代开始药用花。"金银花"主产于山东、河南、四川等地，主要为栽培品。此外，同属植物灰毡毛忍冬 L. macranthoides Hand.-Mazz.、菰腺忍冬（红腺忍冬）L. hypoglauca Miq.、华南忍冬 L. confusa (Sweet) DC.、黄褐毛忍冬 L. fulvotomentosa P. S. Hsu et S. C. Cheng、细毡毛忍冬 L. similis Hemsl.、大花忍冬 L. macrantha (D. Don) Spreng.、盘叶忍冬 L. tragophylla Hemsl. 等的花蕾也作"金银花"入药，可视为地区习用品；中国药典（2005、2010 年版）将前 4 种作为"山银花"收载，这些品种和传统品种的同质性值得进一步研究。

化学成分参考文献

[1] 张永庆，等．中国药学杂志，1991, 26(3): 145-147.
[2] 张聪，等．中国中药杂志，2009, 34(23): 3051-3053.
[3] Yean MH, et al. *Nat Prod Sci*, 2010, 16(1): 15-19.
[4] 赵娜夏，等．中草药，2007, 38(12): 1774-1776.
[5] 马俊利，等．中国中药杂志，2009, 34(18): 2346-2348.
[6] Kunitomo J, et al. *Shoyakugaku Zasshi*, 1983, 37(3): 294-296.
[7] 姜洪芳，等．安徽农业科学，2008, 36(27): 11795,11797.
[8] Nakaoki T, et al. *Yakugaku Zasshi*, 1961, 81: 558-559.
[9] 马俊利，等．沈阳药科大学学报，2010, 27(1): 37-39.
[10] 马俊利，等．沈阳药科大学学报，2009, 26(11): 868-870,895.
[11] 马俊利，等．中国药物化学杂志，2009, 19(1): 63-64.
[12] Kumar N, et al. *Phytochemistry*, 2005, 66(23): 2740-2744.
[13] Machida K, et al. *Chem Pharm Bull*, 2002, 50(8): 1041-1044.
[14] 李会军，等．林产化学与工业，2005, 25(3): 29-32.
[15] Kakuda R, et al. *Phytochemistry*, 2000, 55(8): 879-881.
[16] Tomassini L, et al. *J Nat Prod*, 1995, 58(11): 1756-1758.
[17] Kawai H, et al. *Chem Pharm Bull*, 1988, 36(9): 3664-3666.
[18] Lee EJ, et al. *Nat Prod Sci*, 2010, 16(1): 32-38.
[19] 毕跃峰，等．中草药，2008), 39(1): 18-21.
[20] Lin LM, et al. *J Asian Nat Prod Res*, 2008, 10(10): 925-929.
[21] Mehrotra R, et al. *J Nat Prod*, 1988, 51(2): 319-321.
[22] 李会军，等．中国天然药物，2003, 1(3): 132-133.
[23] Lee EJ, et al. *Food Chem*, 2010, 120(1): 134-139.
[24] Phan MG, et al. *Tap Chi Hoa Hoc*, 2005, 43(4): 489-493,502.
[25] 毕跃峰，等．郑州大学学报（理学版），2007, 39(2): 184-186.
[26] 刘佳川，等．渤海大学学报（自然科学版），2006, 27(2): 109-110.
[27] Choi CW, et al. *Arch Pharm Res*, 2007, 30(1): 1-7.
[28] Peng LY, et al. *Fitoterapia*, 2000, 71(6): 713-715.
[29] 高玉敏，等．中草药，1995, 26(11): 568-9,617.
[30] Nakaoki T, et al. *Yakugaku Zasshi*, 1949, 69: 320-321.
[31] Kim Y, et al. *Soul Taehakkyo Yakhak Nonmunjip*, 1997, 22: 43-54.
[32] 黄丽瑛，等．中草药，1996, 27(11): 645-647.
[33] 娄红祥，等．中草药，1996), 27(4): 195-199.
[34] 陈昌祥，等．云南植物研究，2000, 22(2): 201-208.
[35] Teng RW, et al. *Chin Chem Lett*, 2000, 11(4): 337-340.
[36] Phan MG, et al. *Tap Chi Hoa Hoc*, 2003, 41(1): 108-109.
[37] Song W, et al. *J Nat Prod*, 2008, 71(5): 922-925.
[38] Sim KS, et al. *Soul Taehakkyo Yakhak Nonmunjip*, 1979, 4: 79-89.
[39] Kakuda R, et al. *Nat Med*, 2000, 54(6): 314-317.
[40] 王振中，等．中草药，2008, 39(5): 672-674.
[41] 苏香萍，等．时珍国医国药，2007, 18(11): 2643-2644.
[42] Kumar N, et al. *Nat Prod Commun*, 2007, 2(6): 633-636.
[43] 张玲，等．中国药学杂志，1995, 30(11): 651-653.
[44] Schlotzhauer WS, et al. *J Agric Food Chem*, 1996, 44(1): 206-209.
[45] Goodwin TW. *Biochem J*, 1952, 51: 458-463.
[46] Son KH, et al. *Saengyak Hakhoechi*, 1994, 25(1): 24-27.
[47] Son KH, et al. *Arch Pharm Res*, 1992, 15(4): 365-370.
[48] Son KH, et al. *Phytochemistry*, 1994, 35(4): 1005-1008.
[49] Kwak WJ, et al. *Chem Pharm Bull*, 2003, 51(3): 333-335.
[50] Kawai H, et al. *Chem Pharm Bull*, 1988, 36(12): 4769-4775.

药理作用及毒性参考文献

[1] 李佺，等．中药材，1999, 22(1): 37-39.
[2] 雷志钧，等．湖南中医学院学报，2005, 25(5): 14-15.
[3] 谢新华，等．时珍国医国药，2009, 20(3): 691-692.
[4] 谢新华，等．时珍国医国药，2007, 18(9): 2071-2073.
[5] 崔晓燕，等．中国药房，2007, 18(24): 1861-1863.
[6] Lee SJ, et al. *Phytother Res*, 1998, 12(6): 445-447.
[7] 王妍，等．牡丹江医学院学报，2010, 31(2): 49-50.
[8] 殷洪梅，等．中国中药杂志，2010, 35(4): 453-455.
[9] 黄艳英，等．中药材，1994, 23(1): 37-39.
[10] 樊宏伟，等．中药药理与临床，2007, 23(3): 33-36.
[11] 潘竞锵，等．广州医药，1998, 29(3): 59-61.
[12] 王东升，等．医药工业，2011, 30(8): 1010-1012.
[13] 胡成穆，等．安徽医药，2008, 12(4): 295-297.
[14] 曹采苹，等．医药工业，1986, 17(3): 115-117.
[15] 曹采苹，等．医药工业，1986, 17(7): 319-321.
[16] 宋广运，等．中草药，1985, 16(5): 220337-38.
[17] 梅林．药物研究，2007, 16(3): 5-7.
[18] 毛理纳，等．中医药学刊，2004, 22(12): 2203.
[19] 王清，等．中国医药导刊，2008, 10(9): 1428-1430.
[20] 管仲莹，等．中国现代医生，2009, 47(15): 150-153.

[21] 唐敏，等．中国药房，2008, 19(30): 2321-2323.
[22] 曹仁烈，等．中华皮肤科杂志，1957, (4): 286.
[23] 王云，等．白求恩医科大学学报，2000, 26(2): 139-140.
[24] 李美玉．热带医学杂志，2010, 10(4): 420-422.
[25] 董杰德，等．山东中医学院学报，1993, 17(4): 46-48.
[26] 关崇芬，等．中国中西医结合杂志，1993, 13(3): 162-163.
[27] 王志洁，等．中国中医基础医学杂志，2003, 9(7): 39-44.
[28] 潘罂罂，等．中国中医药信息杂志，2007, 14(6): 37-38.
[29] 李永梅，等．华西药学杂志，2001, 16(5): 327-329.
[30] 马双成，等．药物分析杂志，2006, 26(4): 426-430.
[31] 马双成，等．药物分析杂志，2006, 26(8): 1039-1042.
[32] 马双成，等．药物分析杂志，2005, 25(7): 751-755.
[33] 李丽萍，等．中药新药与临床药理，2000, 11(5): 274-276.
[34] 罗中华，等．解放军医学杂志，1994, 19(4): 271-273.
[35] 李会军，等．中国药科大学学报，2002, 33(6): 496-498.
[36] 龙盛京，等．中草药，1999, 30(1): 40-42.
[37] 沈玲玲，等．时珍国医国药，2011, 22(5): 1169-1171.
[38] 雷志钧，等．中成药，2006, 28(5): 759-761.

25. 淡红忍冬　野金银花（云南大理），肚子银花（云南丽江、大姚），巴东忍冬（中国高等植物图鉴），肚子银花（四川）

Lonicera acuminata Wall. in Fl. Ind., ed. 2: 176. 1824.（英 **Acuminate-leaved Honeysuckle**）

　　落叶或半常绿木质藤本；枝中空，幼枝红褐色，通常被土黄色糙毛，很少无毛。叶对生，叶片薄革质至革质，长圆形至线状披针形，长 4–8.5 cm。总花梗集生于小枝顶端常作近伞房状花序，或单生于小枝上部叶腋，被土黄色糙毛，稀无毛；苞片钻形，比萼筒短或较长，小苞片宽卵形或卵形，具缘毛，长为萼筒 1/3–2/5；相邻 2 萼筒分离，长 2–3 mm，无毛或略被微毛，萼齿具缘毛；花冠黄白色并略带深紫色，筒状漏斗形，二唇形，上唇直立，具 4 裂片，下唇反卷，囊部密生腺；雄蕊 5，与花柱外露；柱头和花柱下部均被糙毛。果蓝黑色；种子两面中部有 1 条脊状突起。花期 6–7 月，果熟期 10–11 月。

分布与生境　产于陕西、甘肃、安徽、浙江、江西、福建、台湾、湖北、湖南西部、广东、广西、四川、贵州、云南及西藏。生于山坡和山谷的林中、林间空旷地或灌丛中，海拔 (500–) 1000–3200 m。喜马拉雅山东部、缅甸、印度尼西亚的爪哇岛和巴厘岛、菲律宾也有。

药用部位　花蕾、茎、枝。

功效应用　清热解毒，通络。用于暑热感冒，咽喉肿痛，风热咳喘，泄泻，疮疡，丹毒。

化学成分　花蕾含苯丙素类：绿原酸(chlorogenic acid)[1]；挥发油：棕榈酸、亚油酸、二十一烷等[2]。

药理作用　抗细菌作用：淡红忍冬花水煎剂体外对金黄色葡萄球菌、溶血性链球菌、肺炎球菌、卡他球菌、表皮葡萄球菌、大肠埃希菌、福氏志贺菌均有抑菌作用[1-2]。

注评　本种为四川中药材标准（1987，2010）收载"金银花"的基源植物之一，药用其干燥花蕾或带初开的花。傣族、佤族、傈僳族、纳西族、白族、阿昌族和瑶族也药用，主要用途同功效应用项。

化学成分参考文献
[1] 魏云，等．中国中药杂志，1999, 24(6): 340-341.
[2] 苟占平，等．时珍国医国药，2008, 19(2): 417-418.

药理作用及毒性参考文献
[1] 苟占平，等．时珍国医国药，2008, 19(3): 724-725.
[2] 蔡宏亚，等．临床和实验医学杂志，2007, 9(6): 154-155.

26. 毛萼忍冬

Lonicera trichosepala (Rehder) Hsu in Acta Phytotax. Sin. 11: 202, t. 30. 1966.

（英 **Hairy-sepaled Honeysuckle**）

藤本；幼枝、叶柄和总花梗均密被开展的黄褐色糙毛。叶纸质，三角状卵形至长圆状披针形，长达 5.5 cm，老叶下面稍粉白色，中脉和侧脉疏生糙伏毛；叶柄长 2-5 mm。萼筒无毛或近无毛，萼齿条状披针形，外被短糙伏毛，有缘毛；花冠淡紫色或白色，长约 2 cm，外面密生倒糙伏毛；花药长 2-3 mm，为花丝长的 1/3；花柱全密被短糙伏毛。其他同淡红忍冬 L. acuminata Wall.。花期 6-7 月，果熟期 10 月。

分布与生境　产于安徽南部、浙江（天目山、天台山）、江西西北部和湖南（南岳）。生于山坡林中或灌木林中，海拔 400-1500 m。

药用部位　花蕾、藤茎。

功效应用　花蕾：清热解毒。用于温病发热，咽喉肿痛，斑疹丹毒，疮疖疔痈，肠炎，菌痢，急性胃炎。藤茎：清热解毒，通络。用于痈肿疮毒，湿热痹痛，筋骨酸痛。

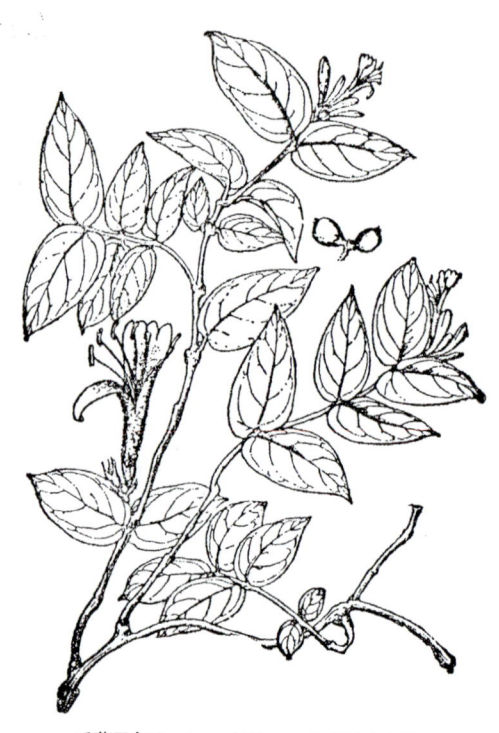

毛萼忍冬 Lonicera trichosepala (Rehder) Hsu
引自《浙江植物志》

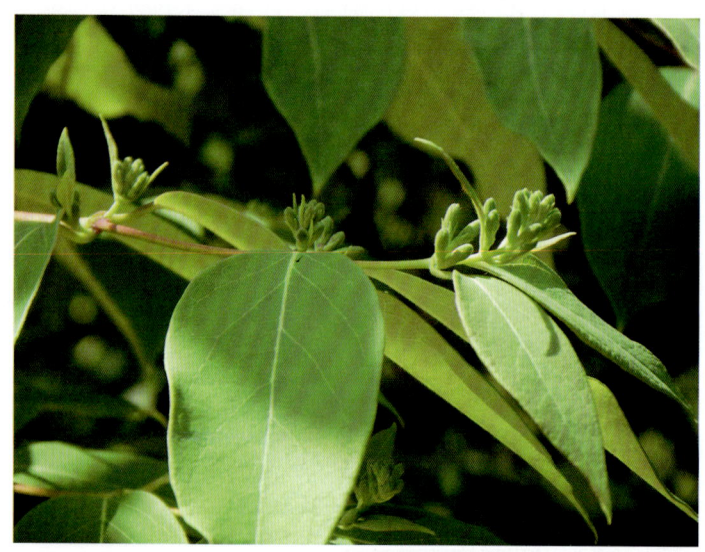

毛萼忍冬 Lonicera trichosepala (Rehder) Hsu
摄影：南程慧

27. 短柄忍冬　贵州忍冬（中国高等植物图鉴），小金银花（湖南、贵州），山银花（安徽）

Lonicera pampaninii H. Lév. in Repert. Spec. Nov. Regni Veg. 10(243-247): 145 1911.

（英 **Pampainin Honeysuckle**）

藤本；老枝干皮棕褐色或灰白色，不规则条状剥落；幼枝密被黄褐色短糙毛。叶对生，叶片近革质，长圆状披针形至卵状披针形，长 3-10 cm。总花梗极短，双花数对集生于幼枝顶端或单生于幼枝上部叶腋；苞片长 5-15 mm，被毛，小苞片卵形，长约为萼筒的 1/2-2/3，被短糙毛；相邻 2 萼筒分离，萼筒长不及 2 mm，无毛，萼齿卵状三角形至长三角形，与苞片和小苞片均被毛；花冠白色，基部略带红色，后转黄色，二唇形，上唇具 4 裂片，下唇反转；雄蕊 5，与花柱伸出；花柱无毛。果蓝黑色至黑色；种子压扁，中部有脊状突起。花期 5-6 月，果熟期 10-11 月。

分布与生境　产于安徽、浙江、江西、福建、湖北、湖南、广东、广西、四川、贵州、云南。生于林下和灌丛中，海拔 150-750 (-1400) m。

药用部位　花。

功效应用　清热解毒，舒筋通络，止血，截疟。用于热毒疮疡，风湿痹痛，衄血，吐血，疟疾。

注评　本种苗族作"金银花"使用。

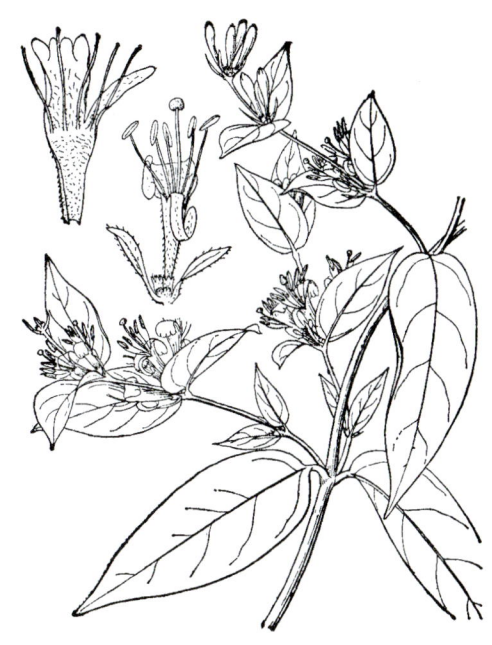

短柄忍冬 Lonicera pampaninii H. Lév.
引自《中国高等植物图鉴》

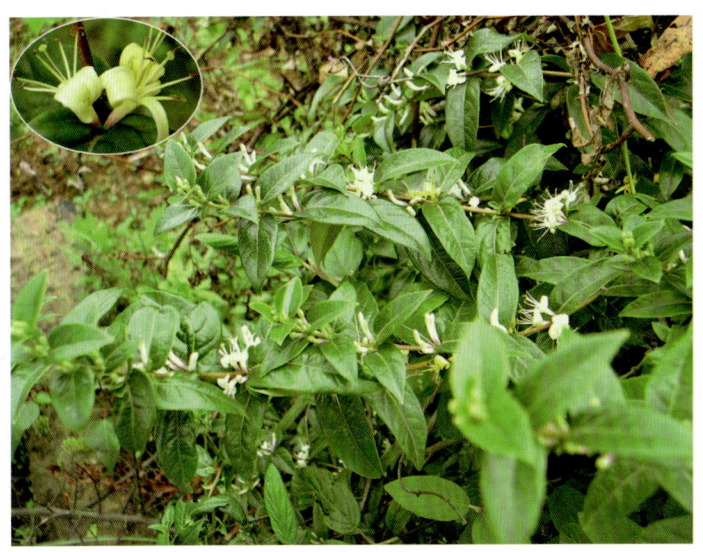

短柄忍冬 Lonicera pampaninii H. Lév.
摄影：何顺志

28. 锈毛忍冬　老虎合藤（广东从化）

Lonicera ferruginea Rehder in Sargent, Trees and Shrubs 42, pl. 22. 1902.（英 **Ferruginous Honeysuckle**）

木质藤本；老枝暗褐色，干皮条状剥落；幼枝、叶柄、叶两面及总花梗各部分几乎均被锈色糙毛并夹杂腺毛。叶对生，叶片厚纸质，长圆状卵形或卵形，长 5-11 cm。双花 1 至多对，组成腋生于小枝上方的小总状花序；总花梗长仅 1-7 mm；苞片线形，与萼筒等长或略超出，小苞片长约 1 mm，均被锈色糙毛；相邻 2 萼筒分离，萼筒长 2 mm，有小糙毛或无毛，萼齿长 1 mm，有小糙毛；花冠先白色后转黄色，长 1.8-2.8 cm，外面密被锈色糙毛，二唇形，上唇具 4 裂片，下唇反转，唇瓣长为冠筒的 1/2；雄蕊 5，外露；花柱外露。果黑色；种子卵圆形压扁，中部有凹槽及脊状突起。花期 4-5 月，果期 9 月。

分布与生境　产于江西（黎川）、福建、广东（从化）、广西（隆林、那坡）、四川（雷波、峨边）、贵州及云南西南部至西部和东南部。生于疏林或灌丛中，海拔 950-1600 (1980) m。

药用部位　花蕾、嫩枝。

功效应用　花蕾：清热解毒，利尿消炎，祛风除湿。用于膀胱热甚，小便淋漓，涩痛黄赤，尿血，尿中夹沙石，风湿痹

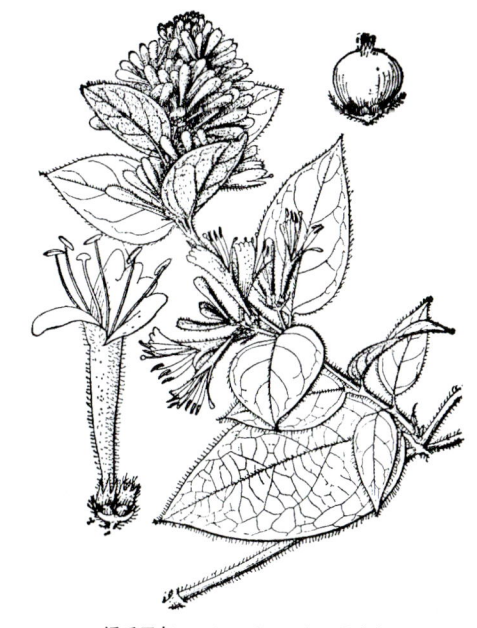

锈毛忍冬 Lonicera ferruginea Rehder
引自《中国高等植物图鉴》

痛，肢体红肿疼痛，关节活动不利。嫩枝：清热解毒，舒筋活络。

29. 菰腺忍冬 红线忍冬（中国高等植物图鉴），大银花（湖南新化），狗牙花（广西），大叶金银花（江西安福），山银花（广东鼎湖山）

Lonicera hypoglauca Miq. in Ann. Mus. Bot. Lugduno-Batavi 2: 270. 1866.（英 **Glaucous-dorsal Honeysuckle**）

29a. 菰腺忍冬（模式亚种）

Lonicera hypoglauca Miq. subsp. **hypoglauca**

木质藤本；幼枝被淡黄褐色短柔毛。叶对生，叶片坚纸质至薄革质，卵形至卵状长圆形，长 3–10 cm；叶柄长 0.5–1.2 cm，毛被同幼枝。双花的总花梗单生或有时多对集生，短于叶柄或有时较长，被淡黄褐色短柔毛；苞片钻状披针形，长 3.5–4 mm，被短柔毛，小苞片圆状卵形，长 1 mm，有缘毛；相邻 2 萼筒分离，长约 2 mm，无毛，萼齿长三角形，有缘毛；花冠长 3–4.5 cm，外面有稀疏柔毛和腺毛，二唇形，唇瓣短于冠筒；雄蕊 5，花丝无毛，与花柱均外露；花柱无毛，柱头头状。果近熟时黑色，有时具白粉；种子椭圆形，中部有凹槽及脊状突起。花期 4–5 月，果熟期 9–10 月。

分布与生境 产于安徽南部，浙江，江西，福建，台湾北部和中部，湖北西部至南部，广东（南部除外），广西，四川东北和东南部，贵州北部、东南部至西南部及云南西北部至南部。生于疏林或灌丛中，海拔 950–1600（1980）m。日本也有。

药用部位 花、嫩枝。

功效应用 嫩枝：清热解毒，通络。用于温病发热，疔疮疖肿，热毒血痢，风湿痹痛。花：清热解毒，疏散风热。用于疔疮疖肿，喉痹，丹毒，热毒血痢，风热感冒，温病发热。

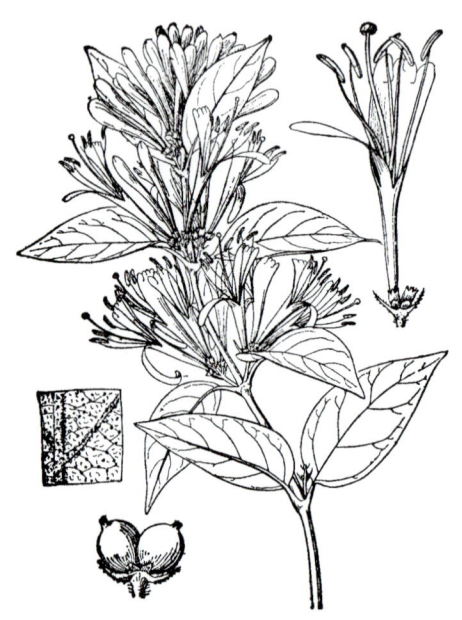

菰腺忍冬 Lonicera hypoglauca Miq. subsp. **hypoglauca**
引自《中国高等植物图鉴》

化学成分 茎含香豆素类：东莨菪内酯(scopoletin)[1]；皂苷类：灰毡毛忍冬皂苷(macranthoidin) A、B、地榆皂苷Ⅱ(ziyuglycoside Ⅱ)[1]；苯丙素类：绿原酸[1]；环烯醚萜苷类：马钱苷(loganin; loganoside)，獐牙菜苷(sweroside)，裂环氧化马钱苷(secoxyloganin)，沃格花闭木苷▲(vogeloside)，裂环马钱苷(secologanin)[2]；甾体类：β-谷甾醇，胡萝卜苷[1]。

花蕾含苯丙素类：绿原酸[3]；挥发油类：棕榈酸，亚油酸等[4]。

药理作用 解热作用：菰腺忍冬花水提液灌胃，可抑制皮下注射 10% 新鲜啤酒酵母混悬液所致的大鼠发热[1]。

抗炎作用：菰腺忍冬花水提液灌胃，对巴豆油混合致炎剂致小鼠耳廓肿胀有抑制作用[1]。

止血作用：菰腺忍冬花水提液灌胃，可缩短小鼠剪尾出血时间[1]。

抗细菌作用：菰腺忍冬花水提取物体外对金黄色葡萄球菌、白色葡萄球菌、变形杆菌、痢疾志贺菌、甲型溶血性链球菌、绿脓杆菌、脑膜炎双球菌、大肠埃希菌均有抑制作用[1-3]。

抗氧化作用：菰腺忍冬花不同溶剂提取物（水，乙酸乙酯和正丁醇）在邻苯三酚 - 鲁米诺 - 碳酸缓冲液 (pH 10.2)、邻菲罗啉 $-Cu^{2+}-$ 抗坏血酸 $-H_2O_2$ 和 H_2O_2- 鲁米诺 - 碳酸缓冲液 (pH 9.5) 三个活性氧的发光体系中，对 $O_2^-\cdot$、$\cdot OH$ 和 H_2O_2 均具有清除作用[4]；菰腺忍冬花黄酮提取物体外有对油脂抗氧化作用[5]。

注评 本种为中国药典（2005、2010 年版）收载"山银花"、中国药典（2000 年版）收载"金银花"的基源植物之一，药用干燥花蕾或带初开的花；湖南、广东、广西等地将本种的干燥花蕾作"金银花"

忍冬科 CAPRIFOLIACEAE

使用，商品情况参见灰毡毛忍冬 Lonicera macranthoides Hand.-Mazz.。傣族、侗族、瑶族、壮族和土家族等也药用，主要用途同功效应用项。

化学成分参考文献
[1] 贺清辉，等. 中国天然药物，2006, 4(5): 385-386.
[2] 贺清辉，等. 中国药学杂志，2006, 41(9): 656-658.
[3] 魏云，等. 中国中药杂志，1999, 24(6): 340-341.
[4] 苟占平，等. 中国现代应用药学杂志，2005, 22(6): 475-476.

药理作用及毒性参考文献
[1] 李佺，等. 中药材，1999, 22(1): 37-39.
[2] 任茜，等. 国土与自然资源研究，1991, (2)68-70.
[3] 苟占平，等. 时珍国医国药，2008, 19(3): 724-725.
[4] 李会军，等. 中国药科大学学报，2002, 33(6)496-498.
[5] 王柳萍，等. 广西医科大学学报，2010, 27(5)681-683.

29b. 净花菰腺忍冬（亚种）

Lonicera hypoglauca Miq. subsp. **nudiflora** P. S. Hsu et H. J. Wang in Acta. Phytotax. Sin. 17(4): 81. 1979.（英 **Glabrous Honeysuckle**）

与菰腺忍冬不同在于花冠无毛或仅冠筒外面有少数倒生微伏毛而无腺毛。

分布与生境　产于广东北部和西部、广西、贵州西南部及云南东南部至西部和西南部。生于灌丛或疏林中，海拔 1200–1800 m。

药用部位　花蕾、嫩枝。

功效应用　嫩枝：清热解毒，通络。用于咽喉肿痛，风湿痹痛。花蕾：清热解毒，疏散风热。用于风热感冒，咽喉肿痛，风热咳喘，泄泻，疮疡，丹毒。

30. 黄褐毛忍冬

Lonicera fulvotomentosa P. S. Hsu et S. C. Cheng in Acta. Phytotax. Sin. 17(4): 80.f.8. 1979.（英 **Reddish-tomentose Honeysuckle**）

木质藤本；老枝暗褐色，干皮条状剥落；幼枝、叶柄、叶背及总花梗各部分均被黄褐色绒状弯糙毛，毛长不超过 2 mm。叶对生，叶片厚纸质，卵形至椭圆形，长 4.5-8 cm；双花 1 至多对在小枝顶端组成小圆锥花序；总花梗长 1–5 mm，基部有 1 对较寻常者远较小的叶；苞片线形，远超出花萼，长约为花萼长的 1 倍，与小苞片均密被黄褐色糙毛，小苞片圆状卵形或卵形；相邻 2 萼筒分离，萼筒长 2 mm，无毛，萼齿比萼筒略长；花冠外面有糙毛，冠檐二唇形，上唇具 4 裂片，下唇反转，唇瓣长为冠筒的 1/2；雄蕊 5，外露；花柱外露。成熟果未见。花期 4–5 月。

分布与生境　产于广西西部和南部、湖南西南部和南部、广西东北部、四川（达县）及贵州在中部和南部。生于山坡河边，海拔约 850 m。

药用部位　花蕾。

功效应用　清热解毒，疏散风热。用于疔疮疖肿，喉痹，丹毒，热毒血痢，风热感冒，温病发热。

化学成分　花蕾含皂苷类：黄褐毛忍冬皂苷甲(fulvotomentoside A)[1-2]，α-常春藤皂苷(α-hederin)，无患子皂苷B (sapindoside B)[1]，黄褐毛忍冬皂苷乙(fulvotomentoside B)[2]；有机酸类：灰毡毛忍冬素F (macranthoin F)，4,5-二-O-双咖啡酰奎宁酸甲酯(4,5-di-O-caffeoylquinic acid methyl ester)，3,4-二-O-咖啡酰奎宁酸(3,4-di-O-caffeoylquinic acid)，4,5-双-O-双咖啡酰奎宁酸(4,5-di-O-caffeoylquinic acid)，绿原酸(chlorogenic acid)[3]，咖啡酸(caffeic acid)[4]；挥发油：芳樟醇(linalool)，牻牛儿醇(geraniol)，α-松油醇(α-terpineol)，β-苯基乙醇(β-phenylethanol)，cis-芳樟醇氧化物(cis-linalool oxide)，trans-芳樟醇氧化物(trans-linalool oxide)，丁香酚(eugenol)，香茅醇(citronelol)[4]。

药理作用 抗炎作用：黄褐毛忍冬花水提物灌胃，对卵清蛋白致敏的 ALB/c 小鼠肠道黏膜炎症有对抗作用[1]。黄褐毛忍冬总皂苷对角叉菜胶致大鼠足肿胀和小鼠巴豆油致耳肿胀均有抑制作用[2]。

保肝作用：黄褐毛忍冬花总皂苷灌胃，能降低 CCl_4、对乙酰氨基酚及 D-半乳糖胺等所致急慢性肝损伤模型小鼠血清 ALT 及三酰甘油含量，减轻肝病理损伤[3-5]。黄褐毛忍冬花总皂苷灌胃，对镉所致的小鼠急性肝损伤有保护作用，其作用机制为诱导肝合成大量的金属硫基蛋白 (MT)，使之结合于细胞浆中，减少镉在核、线粒体、微粒体及细胞浆中高分子蛋白中的分布，由此减轻镉对肝细胞的毒性[6]。

抗过敏作用：黄褐毛忍冬花水提物灌胃，可抑制卵清蛋白介导的小鼠同种热不稳定性 PCA 反应和小鼠足垫迟发型超敏反应 (DTH)，缓解过敏小鼠小肠炎症及肥大细胞聚集和脱颗粒现象，提高固有层完整肥大细胞比率，减轻过敏小鼠肠道组胺释放，降低过敏小鼠体内 IL-4、OVA-sIgE 水平及 IL-4/IFN-γ 比值，抑制 PLNMC 中 IL-12 mRNA 表达[7-8]。黄褐毛忍冬花总皂苷皮下注射，对卵清蛋白 (OVA) 致敏小鼠有抗过敏作用，能抑制过敏小鼠腹泻发生，减轻肥大细胞聚集和脱颗粒，降低 OVA 特异性 IgE 水平，缓解 OVA 介导的足垫肿胀反应，减轻小肠绒毛炎症，还可诱导 OVA 致敏小鼠脾中 $CD4^+CD25^+Foxp3^+$ T 细胞，纠正其体内 Th_1/Th_2 失衡状态[9-10]。

抗氧化作用：黄褐毛忍冬花不同溶剂提取物（水、乙酸乙酯和正丁醇）体外对 $O_2^-·$、$·OH$ 和 H_2O_2 均有清除作用[11]。

注评 本种为中国药典（2010 年版）收载"山银花"、贵州中药材质量标准（1988）、收载"金银花"的基源植物之一，药用其干燥花蕾或带初开的花。商品情况参见灰毡毛忍冬 Lonicera macranthoides Hand.-Mazz.。

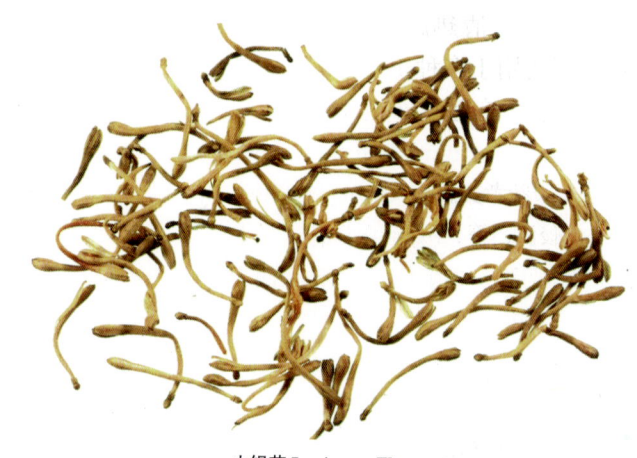

山银花 Lonicerae Flos
摄影：张继

化学成分参考文献

[1] 茅青，等. 药学学报，1989, 24(4): 269-274.

[2] 汤丹，等. 高等学校化学学报，2008, 29(3): 551-553.

[3] 汤丹，等. 中国药学杂志，2007, 42(20): 1537-1539.

[4] 郭艳文，等. 药物分析杂志，1990, 10(1): 2-5.

药理作用及毒性参考文献

[1] 李斐，等. 临床儿科杂志，2007, 25(7): 585-589.

[2] 刘杰，等. 中国药理学报，1988, 9(5): 395-396.

[3] 时京珍，等. 中药药理与临床，1990, 6(1): 33-34.

[4] 时京珍，等. 中国中药杂志，1999, 24(6): 363-364.

[5] 时京珍，等. 药学学报，1995, 30(4): 311-314.

[6] 刘亚平，等. 中国药理学报，1992, 13(3): 213-217.

[7] 李斐，等. 重庆医科大学学报，2004, 29(3): 288-291.

[8] 李斐，等. 中华儿科杂志，2005, 43(11): 852-857.

[9] 白枫，等. 第四军医大学学报，2008, 29(15): 1395-1398.

[10] 白枫，等. 第四军医大学学报，2008, 29(21): 1944-1947.

[11] 李会军，等. 中国药科大学学报，2002, 33(6): 496-498.

31. 大花忍冬　大花金银花（广西），大金银花（上海）

Lonicera macrantha (D. Don) Spreng. in Syst. Veg. 4(2): 82. 1827.（英 **Large Flower Honeysuckle**）

31a. 大花忍冬（模式变种）

Lonicera macrantha (D. Don) Spreng. var. **macrantha**

半常绿木质藤本；老枝红褐色，小枝褐色至暗红色，幼时密被浅黄色或金黄色开展的糙毛和腺毛。

叶对生，叶片厚纸质，披针形至长圆状披针形，长 4–12 cm。双花腋生，常多个密集于小枝顶端成伞房状花序，总花梗被糙毛；苞片钻状披针形，与小苞片均有糙毛和腺毛；萼筒长约 2 mm，萼齿狭三角形，与萼筒近等长，顶端具长毛；花冠二唇形，上唇具 4 裂片，下唇反转，唇瓣长为冠筒的 1/3–1/2；雄蕊 5，花丝无毛，与花柱均稍露出花冠外。果黑色；种子卵圆形中部有凹槽及脊状突起。花期 4–5 月，果熟期 9 月。

分布与生境　产于浙江、江西、福建、台湾、湖南、广东、广西、重庆、贵州、云南和西藏（墨脱）。生于谷地或路旁，海拔 1200–1400 m。尼泊尔、不丹、印度北部至缅甸和越南也有。

药用部位　茎叶、花蕾。

功效应用　清热解毒。用于温病发热，热毒血痢，痈肿疔疮，喉痹。现代用于多种感染性疾病。

化学成分　花蕾含苯丙素类：绿原酸(chlorogenic acid)[1]。

化学成分参考文献

[1] 邢俊波，等．中国药学杂志，2003, 38(1): 19-21．

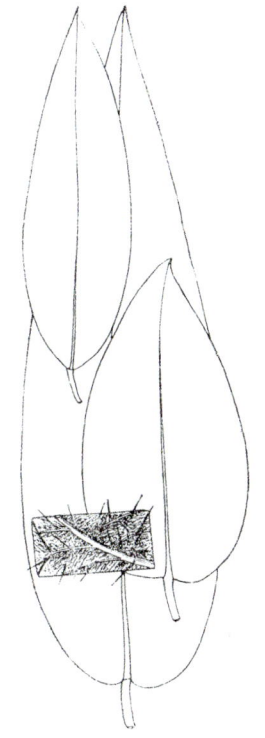

大花忍冬 Lonicera macrantha (D. Don) Spreng. var. **macrantha**
引自《中国高等植物图鉴》

31b. 异毛忍冬（变种）　鸢子银花（四川）

Lonicera macrantha (D. Don) Spreng. var. **heterotricha** P. S. Hsu et H. J. Wang in Acta.Phytotax. Sinica 17(4): 81. 1979.（英 **Diverse haired Honeysuckle**）

与大花忍冬不同在于叶背不仅被糙毛，还被由稠密的小糙毛组成的毡毛。

分布与生境　产于浙江南部、江西西部、福建（南平）、湖南西南部、广西、四川东北部和东南部、贵州及云南东南部和西部。生于路旁山箐溪沟或灌丛中，海拔 2050–2200 m。

药用部位　花蕾、全株。

功效应用　花蕾：清热解毒。用于咽喉肿痛，风热感冒，乳痈，泄泻，目赤肿痛，疮疡痈肿。全株：镇惊祛风，清热解毒。用于小儿惊风，痈肿疮毒。

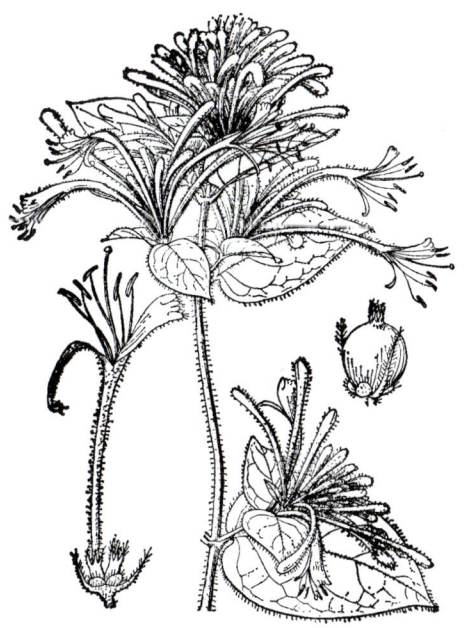

异毛忍冬 Lonicera macrantha (D. Don) Spreng. var. **heterotricha** P. S. Hsu et H. J. Wang
张荣生　绘

32. 长花忍冬

Lonicera longiflora (Lindl.) DC., Prodr. 4: 331. 1830.（英 **Long-flowered Honeysuckle**）

木质藤本；老枝棕褐色，干皮条状剥落，小枝红褐色，无毛。叶对生，叶片纸质，卵状长圆形至卵状披针形，长 4–8.5 cm。双花腋生，常多个密集于小枝梢端成伞房花序，总花梗长 4–7 mm，略被微柔毛；苞片钻状披针形，长约 5 mm，有毛，小苞片卵形至近圆形，长约为萼筒 1/3，无毛或略具缘毛；相邻 2 萼筒分离，无毛，萼齿三角形，长约 1 mm，先端锐尖，具缘毛；花冠黄色或淡黄色，长 4.5–7 cm，外面疏被小硬毛和腺毛，冠筒细长，冠檐二唇形，上唇具 4 裂片，与下唇均反转，唇瓣长约为冠筒 1/4；雄蕊 5，与花柱均伸出花冠之外，花丝无毛。成熟果未见。花期 6 月。

分布与生境 产于广东南部、海南和云南（马关）。生于干燥林内，海拔 1100 m。

药用部位 茎叶、花蕾。

功效应用 茎叶：清热解毒，疏风通络。用于温病发热，热毒血痢，痈肿疮疡，风湿热痹，关节红肿热痛。花蕾：清热解毒，疏散风热。用于痈肿疔疮，喉痹，丹毒，热毒血痢，风热感冒，温病发热。

注评 本种的干燥花蕾或带初开的花在广东等地混作"金银花"使用。

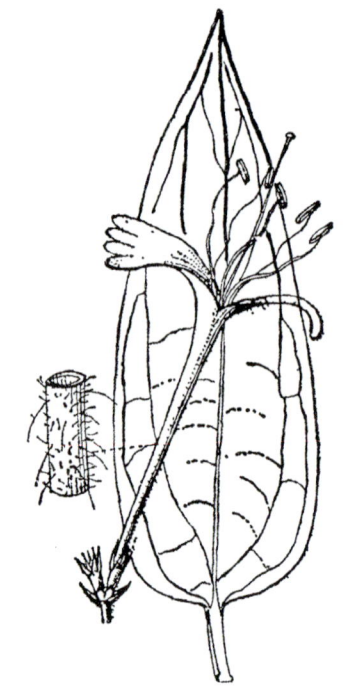

长花忍冬 Lonicera longiflora (Lindl.) DC.
张荣生 绘

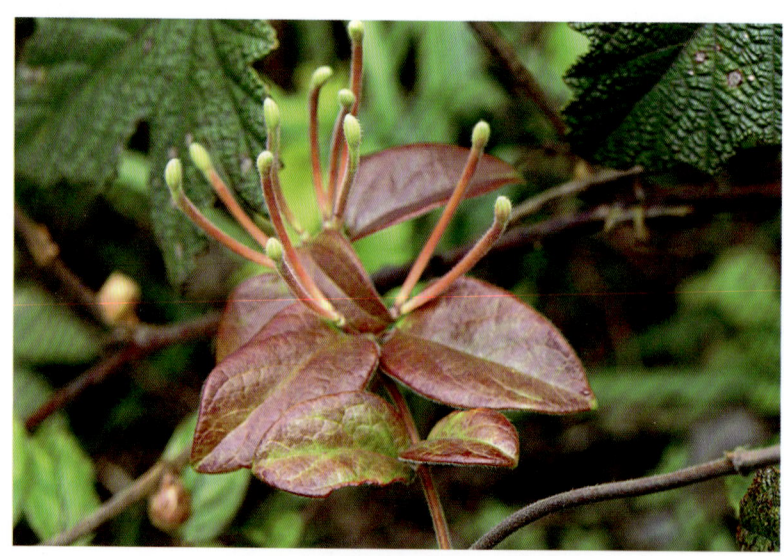

长花忍冬 Lonicera longiflora (Lindl.) DC.
摄影：郑希龙

33. 水忍冬　毛柱金银花（广西植物名录），水银花（广西横县、都安）

Lonicera dasystyla Rehder in Rep. (Annual) Missouri Bot. Gard. 14: 158-159, t. 4, f. 1-3. 1903.（英 **Rough-styled Honeysuckle**）

木质藤本；老枝棕褐色，干皮条状剥落，小枝红褐色，无毛。叶对生，叶片纸质，卵状长圆形至卵状披针形，长 4–8.5 cm。双花腋生，常多个密集于小枝梢端成伞房花序，总花梗长 4–7 mm，略被微柔毛；苞片钻状披针形，长约 5 mm，有毛，小苞片卵形至近圆形，长约为萼筒的 1/3，无毛或略具缘毛；相邻 2 萼筒分离，萼筒长约 3 mm，无毛，萼齿三长约 1 mm，具缘毛；花冠黄色或淡黄色，冠筒细长，冠檐二唇形，上唇具 4 裂片，与下唇均反转，唇瓣长约为冠筒的 1/4；雄蕊 5，与花柱均伸出花冠之外，花丝无毛。成熟果未见。花期 6 月。

分布与生境 产于广东（肇庆鼎湖山）、广西。生于水边灌丛中，海拔 300 m 以下。越南也有。

药用部位 花蕾、嫩枝、叶。

功效应用 清热解毒，疏散风热。用于温病发热，风湿痹痛，热毒血痢，痈肿疔疮，喉痹。现代用于多种感染性疾病。

化学成分 花蕾含苯丙素类：绿原酸(chlorogenic acid)[1]；三萜皂苷类：3-*O*-β-D-吡喃木糖基-(1→3)-*O*-α-L-吡喃鼠李糖基-(1→2)-*O*-α-L-吡喃阿拉伯糖基常春藤皂苷元-28-*O*-β-D-吡喃葡萄糖基-(1→6)-*O*-(3-*O*-咖啡酰基)-β-D-吡喃葡萄糖基酯苷[3-*O*-β-D-xylopyranosyl-(1→3)-*O*-α-L-rhamnopyranosyl-(1→2)-*O*-α-L-arabinopyranosyl-hederagenin-28-*O*-β-D-glucopyranosyl-(1→6)-*O*-(3-*O*-caffeoyl)-β-D-glucopyranosyl ester]，灰毡毛忍冬皂苷A (macranthoidin A)，天蓝续断苷▲B (dipsacoside B)，常春藤皂苷元-3-*O*-α-L-吡喃鼠李糖基-(1→2)-*O*-α-L-吡喃阿拉伯糖苷[hederagenin-3-*O*-α-L-rhamnopyranosyl-(1→2)-*O*-α-L-arabinopyranoside][2]。

地上部分含黄酮类：木犀草素(luteolin)，槲皮素(quercetin)，山柰酚-3-*O*-β-D-吡喃葡萄糖苷(kaempferol-3-*O*-β-D-glucopyranoside)，异鼠李素-3-*O*-β-D-吡喃葡萄糖苷(isorhamnetin-3-*O*-β-D-glucopyranoside)；环烯醚萜类：马钱苷(loganin; loganoside)，獐牙菜苷(sweroside)，裂环氧化马钱苷(secoxyloganin)，大花花闭木苷▲(grandifloroside)[3]。

注评 本种为中国药典（1997、1985、1990、1995、2000版）收载"金银花"的基源植物之一，药用其干燥花蕾或带初开的花。商品情况参见忍冬 L. japonica Thunb.。

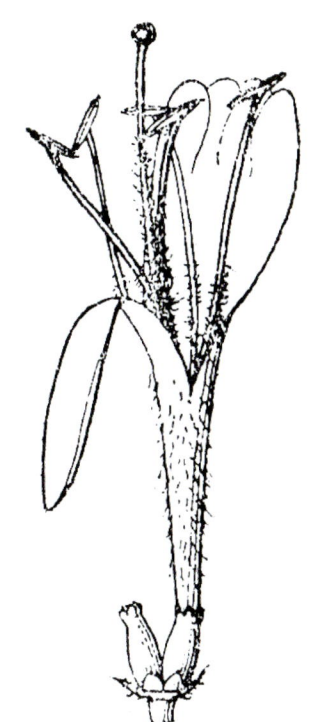

水忍冬 Lonicera dasystyla Rehder
张荣生 绘

化学成分参考文献

[1] 蒋受军，等. 广西医科大学学报，2002, 19(5): 695-696.

[2] Luo YJ, et al. *Chin J Nat Med*, 2009, 7(6): 405-408.

[3] 秦素娟，等. 中国药学杂志，2008, 43(9): 662-664.

34. 大果忍冬

Lonicera hildebrandiana Collett et Hemsl. in J. Linn. Soc., Bot. 28: 64. pl. 11. 1891.（英 **Hildebrand Honeysuckle**）

木质藤本；老枝黄褐或淡黄褐色，具疣状突起，干皮纵裂，小枝红褐色，粗壮，无毛。叶对生，叶片近革质至革质，宽卵状长圆形至长圆形，长 7–15 cm；叶柄粗壮，无毛。双花于小枝上腋生，总花梗长 3–10 mm，无毛；苞片长 1–2 mm，远比萼筒短，无毛，小苞片无毛；相邻 2 萼筒分离，萼筒长 5–6 mm，圆筒形，无毛，萼檐长约 2 mm，先端具 5 微齿；花冠白色，后转黄色，长 9–12 cm，外面无毛，冠筒粗大，冠檐二唇形，上唇具 4 裂片，与下唇均反转，唇瓣约为冠筒的 1/3–1/2；雄蕊 5，与花柱均伸出花冠之外。果黑色。花期 3–4 月，果期 7–8 月。

分布与生境 产于广西（那坡）、云南东南部至西南部。生于山坡或谷地林内，海拔 1070–1820 (2300) m。印度、孟加拉国、缅甸、泰国也有。

药用部位 根、嫩枝、叶。

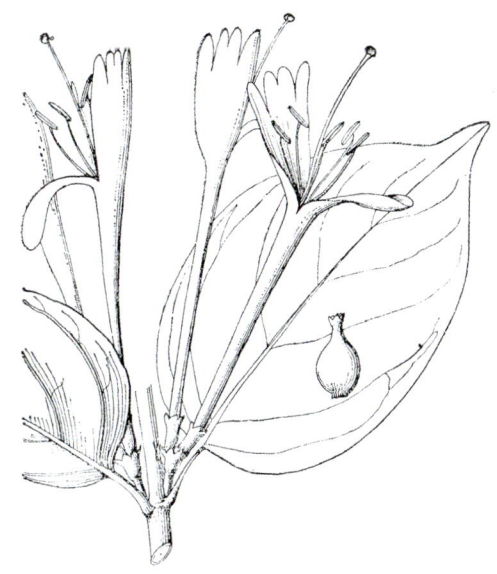

大果忍冬 Lonicera hildebrandiana Collett et Hemsl.
张荣生 绘

功效应用 活血散瘀，通络止痛。用于跌打损伤，创伤，各种血肿。

35. 西南忍冬　金银花（峨山）

Lonicera bournei Hemsl. in J. Linn. Soc., Bot. 23(156): 360 1888.（英 **Bourne Honeysuckle**）

攀援藤本或灌木，高达 2.5 m；老枝黄褐或褐色，干皮条状剥落，小枝褐色或红褐色，纤细，密被短黄毛。叶对生，叶片近革质，心状卵形至卵状长圆形，长 1.5–7.5 cm。双花于小枝上腋生，总花梗长 1–5 mm，密被短黄毛；苞片长约 2 mm，有细毛，小苞片长约 0.7 mm，具缘毛；相邻 2 萼筒分离，萼筒圆筒形，长约 2 mm，无毛，萼檐长约 0.7 mm，萼齿长约 0.5 mm，先端钝，具细缘毛；花冠白色，后转黄色，长约 4.5 cm，冠筒纤细，冠檐二唇形，唇瓣极短，长约为冠筒的 1/8，上唇具 4 裂片，与下唇反转；雄蕊 5，与花柱几不伸出，无毛。果红色；种子卵圆形，压扁，两面中间脊状突起。花期 2–3 月，果期 4 月。

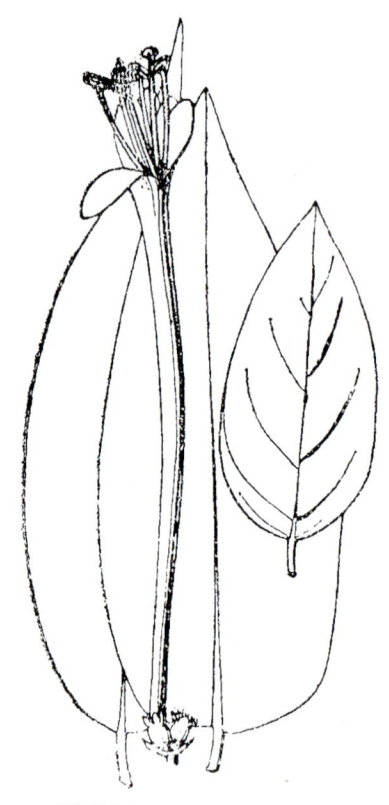

西南忍冬 **Lonicera bournei** Hemsl.
张荣生　绘

分布与生境　产于广西（隆林）、云南东部至西南部。生于路旁疏林中或林缘阳处，海拔 (780–) 1430–2000 m。缅甸、老挝也有。

药用部位　花。

功效应用　清热解毒。用于温病发热，热毒血痢，痈肿疔疮，喉痹。现代用于多种感染性疾病。

化学成分　花蕾含苯丙素类：绿原酸乙酯(chlorogenic ethyl ester)[1-2]，新绿原酸(neochlorogenic acid)，绿原酸(chlorogenic acid)，5-O-咖啡酰奎宁酸甲酯(methyl 5-O-caffeoylquinate)，5-O-咖啡酰奎宁酸乙酯(ethyl 5-O-caffeoylquinate)，3-O-咖啡酰奎宁酸甲酯(methyl 3-O-caffeoylquinate)，4-O-咖啡酰奎宁酸甲酯(methyl 4-O-caffeoylquinate)，4-O-咖啡酰奎宁酸乙酯(ethyl 4-O-caffeoylquinate)，5-O-阿魏酰奎宁酸甲酯(methyl 5-O-feruloylquinate)，4,5-二-O-咖啡酰奎宁酸甲酯(methyl 4,5-di-O-caffeoylquinate)，4,5-二-O-咖啡酰奎宁酸乙酯(ethyl 4,5-di-O-caffeoylquinate)，3,5-二-O-咖啡酰奎宁酸甲酯(methyl 3,5-di-O-caffeoylquinate)，3,5-二-O-咖啡酰奎宁酸乙酯(ethyl 3,5-di-O-caffeoylquinate)，3,4-二-O-咖啡酰奎宁酸甲酯(methyl 3,4-di-O-caffeoylquinate)，咖啡酸(caffeic acid)，咖啡酸甲酯(methyl caffeate)[3]；香豆素类：6,7-二羟基香豆素(6,7-dihydroxycoumarin)[3]；三萜及其皂苷类：齐墩果酸(oleanolic acid)[2]，西南忍冬苷(bourneioside) A、B，丝瓜皂苷E (lucyoside E)，常春藤苷Ⅰ (hederoside Ⅰ)[4]；其他类；β-谷甾醇[2]，肌肉肌醇(*myo*-inositol)[3]，双(5-甲酰糠醛基)醚[bis(5-formylfurfuryl)ether][3,5]，5-羟甲基糠醛(5-hydroxymethyl-2-furaldehyde)[5]。

化学成分参考文献

[1] 相婷，等.波谱学杂志，1997, 14(5): 387-391.

[2] 相婷，等.中国药物化学杂志，1998, 8(1): 44-45,48.

[3] Xiang T, et al. *Planta Med*, 2001, 67(4): 322-325.

[4] Xiang T, et al. *Phytochemistry*, 2000, 54(8): 795-799.

[5] 相婷，等.中国药物化学杂志，1999, 9(1): 48-49.

36. 皱叶忍冬 大山花（广西），土银花、左转藤（云南）
Lonicera rhytidophylla Hand.-Mazz., Symb. Sin. 7(4): 1049-1050, pl. 16, f.8 1936.——*L. reticulata* Champ.（英 **Wrinkled-leaved Honeysuckle**）

常绿藤本，幼枝、叶柄和花序均被由短糙毛组成的黄褐色毡毛。叶革质，宽椭圆形至长圆形，长 3-10 cm，上面叶脉显著凹陷而呈皱纹状，除中脉外几无毛，下面有由短柔毛组成的白色毡毛；叶柄长 8-15 mm。双花成腋生小伞房花序，或在枝端组成圆锥状花序；苞片条状披针形，与萼筒等长或稍超过，连同小苞片和萼齿均密生短糙毛和缘毛；小苞片狭卵形至圆卵形，比萼筒短或近等长；萼筒约 2 mm，无毛或有时少有短糙毛，粉蓝色，萼齿钻形，长 2 mm，顶稍尖；花冠白色，后变黄色，唇形，上唇直立，下唇反折，雄蕊稍超出花冠，花丝无毛或内有一行稀疏白毛；花柱伸出，无毛，柱头粗大。果实蓝黑色。花期 6-7 月，果熟期 10-11 月。

分布与生境 产于江西西南部、福建中北部和中南部、湖南南部、广东及广西东北部。生于山地灌丛或林中，海拔 400-1100 m。

药用部位 根、嫩枝、花蕾。

功效应用 根：舒筋活络。用于丹毒，疗疮疖肿。嫩枝：用于风湿关节痛，骨结核，肺病，水肿，乳痈。花蕾：清热解毒。用于风热感冒，咽喉肿痛，疮疡肿毒。

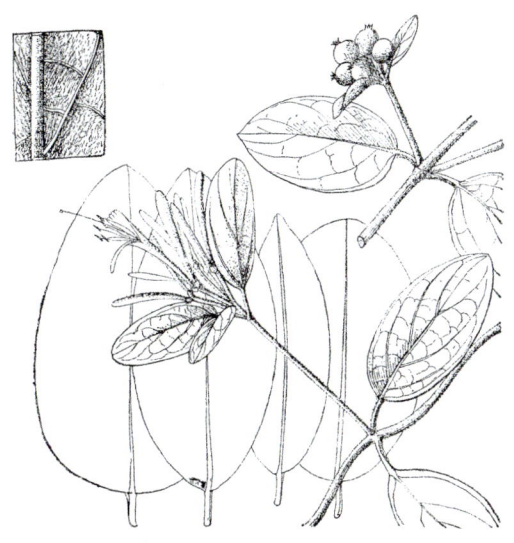

皱叶忍冬 Lonicera rhytidophylla Hand.-Mazz.
张荣生 绘

37. 灰毡毛忍冬 拟大花忍冬，大金银花（湖南新宁），左转藤（江西遂川）
Lonicera macranthoides Hand.-Mazz., Symb. Sin. 7: 1050. 1936.（英 **Macrofloral Honeysuckle**）

藤本；幼枝或其顶梢及其总花梗有薄绒状短糙伏毛，有时兼具微腺毛。叶革质，卵形至宽披针形，长 6-14 cm，有薄绒状短糙毛，有时具开展长糙毛。花有香味，双花常密集于小枝梢呈圆锥状花序；总花梗长 0.5-3 mm；苞片披针形或条状披针形，连同萼齿外面均有细毡毛或短缘毛；小薄片长约为萼筒之半，有短糙缘毛；萼筒长有蓝白色粉，长近 2 mm，萼齿三角形，长 1 mm，比萼筒稍短；花冠白色，后变黄色，唇形，筒纤细上唇裂片卵形，基部具耳，两侧裂片裂隙深达 1/2，中裂片长为侧裂片之半，下唇条状倒披针形，反卷；雄蕊生于花冠筒顶端，连同花柱均伸出而无毛。果实黑色，常有蓝白色粉。

分布与生境 产于安徽南部、浙江、江西、福建西北部、湖北西南部、湖南南部至西部、广东（翁源）、广西东北部、四川东南部及贵州东部和西北部。生长于海拔 500-1800 m 的地区，一般生长在山坡、山顶混交林内、山谷溪旁或灌丛中。

药用部位 花。

功效应用 清热解毒，疏散风热。用于痈肿疔疮，喉痹，丹毒，热毒血痢，风热感冒，温病发热。

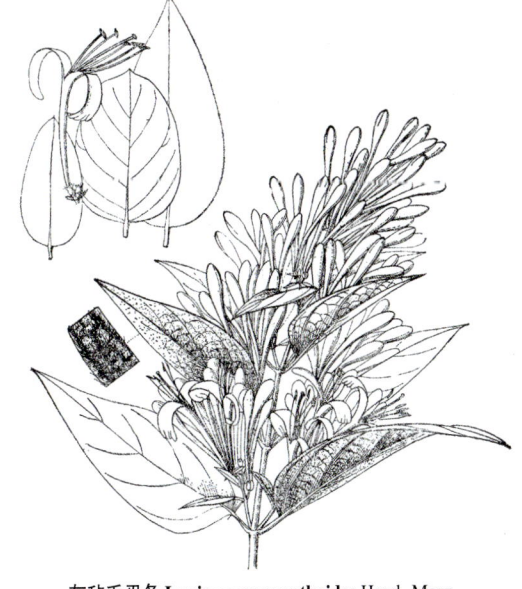

灰毡毛忍冬 Lonicera macranthoides Hand.-Mazz.
张荣生 绘

化学成分　花蕾含皂苷类：灰毡毛忍冬皂苷(macranthoidin) A[1-4]、B[1-2,4-5]，天蓝续断苷▲B (dipsacoside B)[1-3]，灰毡毛忍冬苷▲(macranthoside) A、B[2,4]，常春藤皂苷元-28-O-β-D-吡喃葡萄糖基-(1→6)-β-D-吡喃葡萄糖基酯苷{hederagenin-28-O-[β-D-glucopyranosyl-(1→6)-β-D-glucopyranosyl]ester}，常春藤皂苷元-3-O-α-L-吡喃鼠李糖基-(1→2)-α-L-吡喃阿拉伯糖苷{hederagenin-3-O-[α-L-rhamnopyranosyl-(1→2)-α-L-arabinopyranoside]}，常春藤皂苷元-3-O-α-L-吡喃阿拉伯糖基-28-O-β-D-吡喃葡萄糖基-(1→6)-β-D-吡喃葡萄糖基酯苷{hederagenin-3-O-α-L-arabinopyranosyl-28-O-[β-D-glucopyranosyl-(1→6)-β-D-glucopyranosyl]ester}[2]，白头翁皂苷B (pulsatilla saponin B)，α-常春藤皂苷(α-hederin)，续断皂苷▲A (dipsacus saponin A)，葳岩仙皂苷C (cauloside C)[3]，木通皂苷D (akebia saponin D)[4]，齐墩果酸-28-O-β-D-吡喃葡萄糖基-(1→6)-O-β-D-吡喃葡萄糖基酯苷[oleanolic acid-28-O-β-D-glucopyranosyl-(1→6)-O-β-D-glycopyranosyl ester][6]，常春藤皂苷元-3-O-β-D-吡喃葡萄糖基-(1→3)-α-L-吡喃鼠李糖基-(1→2)-α-L-吡喃阿拉伯糖基-28-O-β-D-吡喃葡萄糖基酯苷[hederagenin-3-O-β-D-glucopyranosyl-(1→3)-α-L-rhamnopyranosyl-(1→2)-α-L-arabinopyranosyl-28-O-β-D-glucopyranoside][7]，拟大花忍冬素皂苷(lonimacranthoide) Ⅱ、Ⅲ，3-[(O-β-D-吡喃葡萄糖基-(1→3)-O-α-L-吡喃鼠李糖基-(1→2)-α-L-吡喃阿拉伯糖氧基]-齐墩果酸-28-O-(6-O-β-D-吡喃葡萄糖基-β-D-吡喃葡萄糖基)酯苷{3-[(O-β-D-glucopyranosyl-(1→3)-O-α-L-rhamnopyranosyl-(1→2)-α-L-arabinopyranosyl)-oxy]-oleanolic acid-(6-O-β-D-glucopyranosyl-β-D-glucopyranosyl) ester}[8]；黄酮类：木犀草素-7-O-β-D-葡萄糖苷(luteolin-7-O-β-D-glucopyranoside)[2]，山奈酚-3-O-β-D-葡萄糖苷(kaempferol-3-O-β-D-glucopyranoside)[2,6]，异鼠李素-3-O-β-D-葡萄糖苷(isorhamnetin-3-O-β-D-glucoside)[6]，芦丁(rutin)[2,7]，槲皮素-3-O-β-D-葡萄糖苷(quercetin-3-O-β-D-glucoside)[6-7,10]，金圣草酚-7-O-β-D-吡喃葡萄糖苷(chrysoeriol-7-O-β-D-glucopyranoside)，小麦黄素-7-O-β-D-吡喃葡萄糖苷(tricin-7-O-β-D-glucopyranoside)[7]，小麦黄素-7-O-β-D-葡萄糖苷(tricin-7-O-β-D-glucopyranoside)，木犀草素-7-O-β-D-半乳糖苷(luteolin-7-O-β-D-galactoside)[10]；苯丙素类：绿原酸(chlorogenic acid)，绿原酸甲酯(methyl chlorogenate)[7]，灰毡毛忍冬素(macranthoin) F、G[9]，1-O-咖啡酰奎宁酸(1-O-caffeoylquinic acid)，4-O-咖啡酰奎宁酸(4-O-caffeoylquinic acid)，5-O-咖啡酰奎宁酸丁酯(5-O-caffeoylquinic acid butyl ester)[10]；单萜苷类：(2E,6E)-3,7-二甲基-8-羟基辛二烯-1-O-β-D-葡萄糖苷[(2E,6E)-3,7-dimethyl-8-hydroxyoctadien-1-O-β-D-glucoside][6]；香豆素苷类：东莨菪苷(scopolin; scopoloside)，茵芋苷(skimmin)[6]；三萜类：熊果酸(ursolic acid)[11]；甾体类：β-谷甾醇[10-11]，β-胡萝卜苷[11]；其他类：肌醇(inositol)，十九醇，葡萄糖[10]，银杏醇(ginnol)，3-辛烷基-3-癸烷基二十二醇(3-decyl-3-octyldocosan-1-ol)，三十烷，三十醇，棕榈酸，3-壬烷基-3-十二烷基二十二醇(3-dodecyl-3-nonyldocosan-1-ol)[11]。

药理作用　解热作用：灰毡毛忍冬花水提物灌胃，对皮下注射啤酒酵母菌所致的发热模型大鼠有解热作用[1]，对百白破三联菌苗制备的家兔发热模型有解热作用[2]。

抗炎作用：灰毡毛忍冬花水提液灌胃，能抑制二甲苯所致的小鼠耳肿胀和角叉菜胶所致的大鼠足跖肿胀[2]。

抗动脉粥样硬化作用：灰毡毛忍冬花黄酮类成分给apoE敲除小鼠灌胃，可减少主动脉血管内膜粥样硬化斑块的形成。灰毡毛忍冬花乙醇提取物经乙酸乙酯、石油醚和正丁醇萃取所得的四类成分体外均能降低荷脂细胞内胆固醇含量[3]。

保肝作用：灰毡毛忍冬花水提物、总皂苷、总次苷、二十九醇皮下注射，对四氯化碳、D-氨基半乳糖造成的大鼠、小鼠急慢性肝损伤有保护作用[4]。

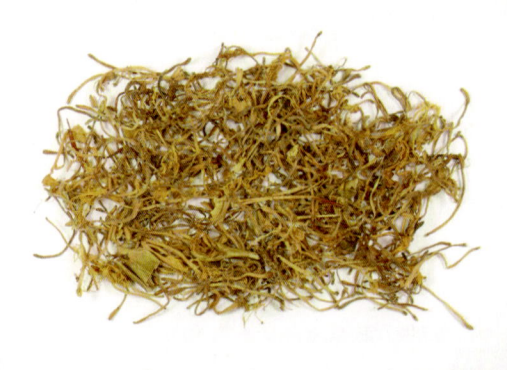

山银花 Lonicerae Flos
摄影：钟国跃

抗细菌作用：灰毡毛忍冬花水提物灌胃，可降低腹腔注射金黄色葡萄球菌小鼠的死亡率；水提取物体外对金黄色葡萄球菌、大肠埃希菌、伤寒杆菌、痢疾志贺菌、变形杆菌、乙型链球菌有抑制作用[5-6]。

抗病毒作用：灰毡毛忍冬花醇提取液、水提取液、水超声提取液体外能增强新生儿肾细胞抗腺病毒感染的能力[7]。

抗肿瘤作用：灰毡毛忍冬苷 B 对人结肠癌细胞 HepG2、人肝癌细胞 B16、小鼠黑色素瘤细胞和结肠癌细胞 LOVO、人白血病细胞 HL-60 有抑制作用[8-9]。

抗氧化作用：灰毡毛忍冬花不同溶剂提取物（水、乙酸乙酯和正丁醇）体外对 $O_2^- \cdot$、$\cdot OH$ 和 H_2O_2 均具有清除作用[10]。绿原酸体外对羟自由基具有清除能力，对 Fe^{3+} 具有还原作用[11]。

毒性及不良反应 灰毡毛忍冬花水煎液小鼠灌胃给药 LD_{50} 为 73.95 g/kg[2]。

注评 本种为中国药典（2005、2010 年版）收载"山银花"，贵州（1988）、四川（1980、1987）、湖南（1993）、浙江（2000）中药材标准收载"金银花"和四川中药材标准（2010）收载"川银花"的基源植物之一，药用其干燥花蕾或带初开的花。同属植物菰腺忍冬 L. hypoglauca Miq.、华南忍冬 L. confusa (Sweet) DC. 和黄褐毛忍冬 L. fulvotomentosa P. S. Hsu et S. C. Cheng 也为中国药典（2010 年版）收载"山银花"的基源植物。

化学成分参考文献

[1] 茅青，等. 药学学报，1993, 28(4): 273-281.
[2] 陈君，等. 中国天然药物，2006, 4(5): 347-351.
[3] Chen Y, et al. *Chem Nat Comp*, 2008, 44(1): 39-43.
[4] 贾晓东，等. 中草药，2007, 38(10): 1452-1455.
[5] Chen M, et al. *Chin Chem Lett*, 1990, 1(3): 219-220.
[6] 陈雨，等. 中草药，2008, 39(6): 823-825.
[7] 贾晓东，等. 中草药，2008, 39(11): 1635-1636,1720.
[8] Chen Y, et al. *Chem Nat Comp*, 2009, 45(4): 514-518.
[9] 陈敏，等. 药学学报，1994, 29(8): 617-620.
[10] 许小方，等. 中国天然药物，2006, 4(1): 45-48.
[11] 贾晓东，等. 中药材，2008, 31(7): 988-990.

药理作用及毒性参考文献

[1] 雷志钧，等. 湖南中医学院学报，2005, 25(5): 14-15.
[2] 刘华，等. 海峡药学，2008, 20(9): 28-31.
[3] 李荣，等. 中国现代应用药学，2011, 28(2): 93-96.
[4] 时京珍，等. 中国中药杂志，1999, 24(6): 363.
[5] 潘清平，等. 中医药学刊，2004, 22(2): 243-244.
[6] 雷志钧，等. 中医药导报，2005, 11(9). 8-9.
[7] 李永梅，等. 华西药学杂志，2001, 16(5): 327-329.
[8] Wang J, et al. *Food Chem Toxicol*, 2009, 47(7): 1716-1721.
[9] 管福琴，等. 天然产物研究与开发，2010, 22: 765-768.
[10] 李会军，等. 中国药科大学学报，2002, 33(6): 496-498.
[11] 张伟敏，等. 食品科学，2008, 29(3): 109-112.

38. 细毡毛忍冬　细苞忍冬（拉汉种子植物名称），岩银花（四川），吊子银花、大金银花（中国高等植物图鉴），细绒忍冬（云南中药名录）

Lonicera similis Hemsl. in J. Linn. Soc., Bot. 23(156): 366 1888.——*L. similis* Hemsl. var. *delavayi* (Franch.) Rehder.（英 Slender-bracted Honeysuckle）

38a. 细毡毛忍冬（模式变种）

Lonicera similis Hemsl. var. **similis**

落叶藤本；幼枝、叶柄和总花梗均被淡黄褐色、展开的长糙毛和短柔毛，并疏生腺毛，或全然无毛。叶纸质，卵形至卵状披针形，长 3–13.5 cm，上面初时中脉有糙伏毛，后变无毛，下面被由细短柔毛组成的灰白色或灰黄色细毡毛，脉上有长糙毛或无毛，老叶毛变稀而网脉明显凸起；双花单生于叶腋或少数集生枝端成总状花序；苞片、小苞片和萼齿均有疏糙毛及缘毛或无毛；苞片长约 2 (–4.5) mm；小

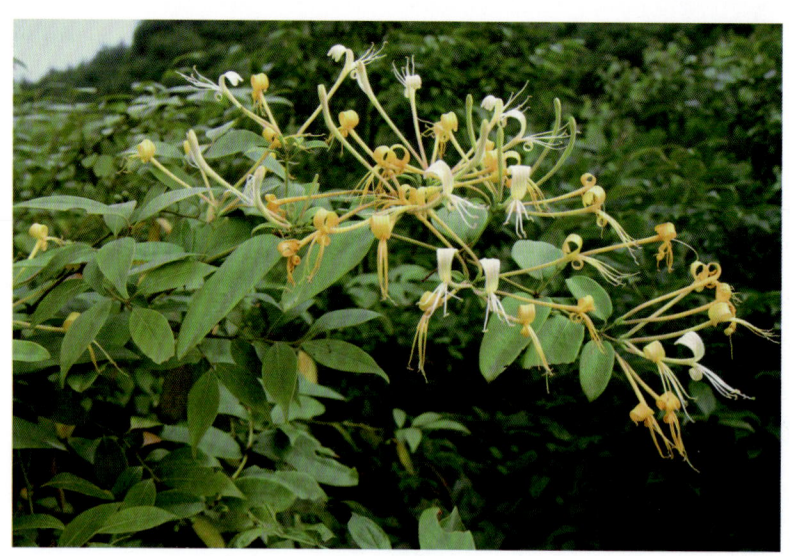

细毡毛忍冬 Lonicera similis Hemsl. var. similis
摄影：何顺志

苞片长约为萼筒的 1/3；萼筒长 2 (–3) mm，无毛，萼齿近三角形，长约达 1 mm，宽近相等；花冠长 4–6 cm，唇形，筒细，长 3–3.6 cm，超过唇瓣；雄蕊与花冠几等长，花丝长约 2 cm，无毛；花柱稍超出花冠，无毛。果实蓝黑色；种子卵圆形或长圆形，有浅的横沟纹，两面中部各有 1 棱。

分布与生境　产于陕西、甘肃、浙江、福建、湖北、广西、四川、贵州和云南。生于山谷溪旁或向阳山坡灌丛或林中，海拔 550–1600 m。缅甸也有。

药用部位　花、枝、叶。

功效应用　清热解毒。用于温病发热，热毒血痢，痈肿疔疮，喉痹。现代用于多种感染性疾病。

化学成分　花蕾含苯丙素类：咖啡酸(caffeic acid)，3,5-O-二咖啡酰奎宁酸(3,5-O-dicaffeoylquinic acid)，绿原酸(chlorogenic acid)；黄酮类：木犀草素(luteolin)，槲皮素(quercetin)；甾体类：β-谷甾醇[1]；挥发油：芳樟醇(linalool)，环氧芳樟醇(epoxylinalol)，α-松油醇(α-terpineol)，cis-3-己烯醇(cis-3-hexenol)，cis-3-己烯醇巴豆酸酯(cis-3-hexenyltiglate)，牻牛儿醇(geraniol)，氧化芳樟醇(linalool oxide)，法尼醇(farnesol)，cis-茉莉酮(cis-jasmone)，E,E-α-金合欢烯(E,E-α-farnesene)，大牻牛儿烯D (germacrene D)，橙花醇(nerol)[2]，棕榈酸[1,3]，6,10,14-三甲基-2-十五烷酮(6,10,14-trimethyl-2-pentadecanone)，丙酸，3,7-二甲基-1,6-辛二烯-3-醇(3,7-dimethyl-1,6-octadien-3-ol)，十四酸，雪松醇(cedrol)，正十二酸，2,6-辛二烯醛沉香醇丙酸酯(2,6-octadienallinalylpropanoate)，(Z,Z)-9,12-十八碳二烯酸[(Z,Z)-9,12-octadecadienoic acid]，二十三烷，硬脂酸等[3]。

药理作用　解热作用：细毡毛忍冬花水提液灌胃，对百白破三联菌苗制备的家兔发热模型有解热作用[1]。

抗炎作用：细毡毛忍冬花水提液灌胃，能抑制二甲苯致小鼠耳肿胀和角叉菜胶致大鼠足跖肿胀[1]。

抗细菌作用：细毡毛忍冬叶、花水提液体外对金黄色葡萄球菌、白色葡萄球菌、嗜血性链球菌、大肠埃希菌、痢疾杆菌、绿脓杆菌、伤寒杆菌、副伤寒杆菌甲、副伤寒杆菌乙、变形杆菌、志贺痢疾杆菌、卡他球菌均有抑制作用[2-3]。

抗病毒作用：细毡毛忍冬花醇提取液、水提取液、水超声提取液均能增强体外细胞抗腺病毒感染的能力[4]。

抗氧化作用：细毡毛忍冬花不同溶剂提取物（水、乙酸乙酯和正丁醇）体外对 $O_2^- \cdot$、$\cdot OH$ 和 H_2O_2 均具有清除作用[5]。

毒性及不良反应　细毡毛忍冬花水煎液小鼠灌胃 LD_{50} 为 68.17 g/kg[1]。

注评 本种为湖南（1993）、贵州（1988）、四川（1987）中药材标准收载"金银花"的基源植物之一，药用其干燥花蕾及初开的花。

化学成分参考文献

[1] 李永梅，等.中国中药杂志，2001, 26(1): 45-47.

[2] 刘家欣，等.分析科学学报，1999, 15(1): 66-69.

[3] 王天志，等.中药材，1999, 22(11): 574-576.

药理作用及毒性参考文献

[1] 刘华，等.海峡药学，2008, 20(9): 28-34.

[2] 任茜，等.国土与自然资源研究，1991, (3): 68-70.

[3] 苟占平，等.时珍国医国药，2008, 19(3): 724-725.

[4] 李永梅，等.华西药学杂，2001, 16(5): 327-329.

[5] 李会军，等.中国药科大学学报，2002, 33(6): 496-498.

38b. 峨眉忍冬（变种）

Lonicera similis Hemsl. var. **omeiensis** P. S. Hsu et H. J. Wang in Acta Phytotax. Sin. 17(4): 82.f.10. 1979.（英 **Emei Honeysuckle**）

叶下面除密被由短柔毛组成的细毡毛外，还夹杂长柔毛和腺毛。花冠较短，长 1.5–3 cm，唇瓣与筒及等长。

分布与生境 产于四川西南部、北部、东北部和东部。生于山沟或山坡灌丛中，海拔 400–1700 m。

药用部位 花蕾。

功效应用 清热解毒，疏散风热。用于痈肿疔疮，热毒血痢，风热感冒，温病发热。

化学成分 花蕾含苯丙素类：绿原酸(chlorogenic acid)[1]。

药理作用 抗细菌作用：峨眉忍冬花水煎剂体外对金黄色葡萄球菌、卡他球菌、肺炎球菌、表皮葡萄球菌、福氏志贺菌、大肠埃希菌均有抑制作用[1]。

注评 本种为贵州中药材质量标准（1988）收载"金银花"的基源植物之一，药用其干燥花蕾及初开的花；枝叶入药又称"大金银花"。

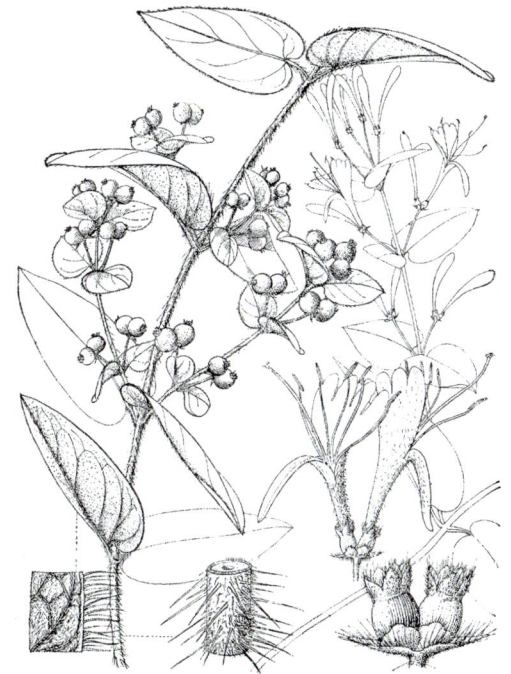

峨眉忍冬 Lonicera similis Hemsl. var. omeiensis P. S. Hsu et H. J. Wang
张荣生 绘

化学成分参考文献

[1] 魏云，等.中国中药杂志，1999, 24(6): 340-341.

药理作用及毒性参考文献

[1] 苟占平，等.时珍国医国药，2008, 19(3): 724-725.

39. 盘叶忍冬　大叶银花（河南），叶藏花（陇南沿线树产目录），杜银花、土银花（四川峨嵋）

Lonicera tragophylla Hemsl. in J. Linn. Soc., Bot. 23(156): 367 1888.（英 **Chinese Honeysuckle**）

落叶藤木；幼枝无毛。叶纸质，长圆形或卵状长圆形，长 4–12 cm，顶端钝或稍尖，基部楔形，下面粉绿色，被短糙毛或至少中脉下部两侧密生横出的淡黄色髯毛状短糙毛，很少无毛，中脉基部有时带紫红色，花序下方 1–2 对叶连合成近圆形或圆卵形的盘，盘两端通常钝形或具短尖头。由 3 朵花组成的聚伞花序密集，成头状花序生小枝顶端；萼筒壶形，长约 3 mm，萼齿小；花冠长 5–9 cm，唇形，筒稍弓弯，长 2–3 倍于唇瓣，内面疏生柔毛；雄蕊着生于唇瓣基部，长约与唇瓣等，无毛；花柱伸出，无毛。果实熟时深红色。花期6-7月，果熟期9-10月。

分布与生境　产于河北西南部、山西南部、陕西中部至南部、宁夏和甘肃的南部、安徽西部和南部、浙江西北部和南部（龙泉）、河南西北部、湖北西部和东部（罗田）、四川及贵州北部。生于林下、灌丛中或河滩旁岩缝中，海拔 (700–) 1000–2000 (3000) m。

药用部位　花蕾及带叶嫩枝。

功效应用　清热解毒，活血通络，消炎止痛。用于感冒，痈肿疮毒，风湿痹痛。现代用于各种感染。

药理作用　镇痛作用：盘叶忍冬花水提液灌胃，能提高小鼠对热刺激痛阈，延长醋酸扭体法试验小鼠扭体反应潜伏期，降低扭体次数[1]。

抗炎作用：盘叶忍冬花水提液灌胃，可抑制醋酸致小鼠腹腔毛细血管通透性增加[2]。

抗细菌作用：盘叶忍冬叶及花蕾水提液均对金黄色葡萄球菌、白色葡萄球菌、变形杆菌、志贺痢疾杆菌、乙型链球菌、大肠埃希菌、伤寒杆菌有抑制作用[3-4]。

毒性及不良反应　盘叶忍冬叶水提物小鼠灌胃 LD_{50} 为 86.6 g/kg[5]。

注评　本种的干燥花蕾及初开的花在甘肃和四川峨眉地区称"土银花"，混作"金银花"药用。

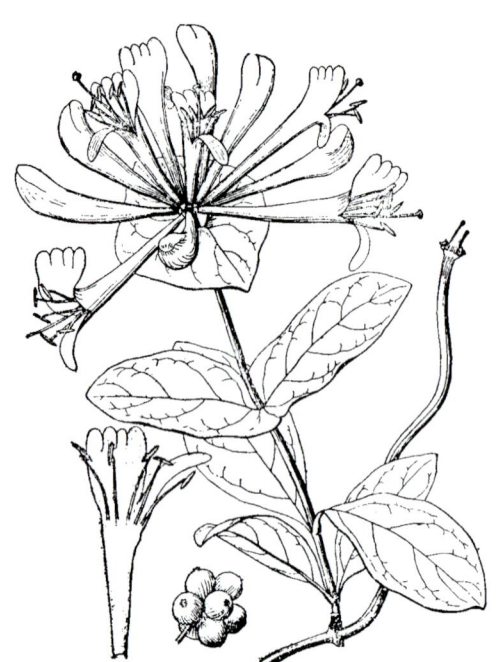

盘叶忍冬 Lonicera tragophylla Hemsl.
引自《中国高等植物图鉴》

药理作用及毒性参考文献

[1] 李雪萍，等．卫生职业教育，2010, 28 (8): 139-140.

[2] 李雪萍，等．甘肃医药，2009, 28 (6): 421-422.

[3] 任茜，等．国土与自然资源研究，1991, 16 (2): 68-70.

[4] 郭朝晖，等．时珍国医国药，2005, 16 (12): 1258-1259.

[5] 杨莉芬，等．甘肃医药，2009, 28 (1): 33-34.

败酱科 VALERIANACEAE

2年生或多年生草本，稀灌木；根状茎或根常有陈腐气味、浓烈香气或强烈松脂气味。叶对生，稀全部基生，单叶，全缘至羽状深裂或羽状分裂，边缘常具锯齿；基生叶与茎生叶、茎上部叶与下部叶常不同形，无托叶。花序为二歧或单歧聚伞花序组成的顶生密集的伞房花序，具总苞片。花小，两性，稀单性，具小苞片；花萼各式退化，形态多样，有时成不明显的齿，最后多达20个内卷的齿状裂片，并组成环状，围绕花冠基部，果时常稍增大，成刺毛状、羽毛状、冠毛状；花冠合生，钟状或狭漏斗形，黄色、淡黄色、白色、粉红色或淡紫色，整齐至不整齐，有时二唇形，筒基部一侧囊状；檐部 (3-) 5裂；雄蕊3，有时4枚（在甘松属和败酱属的一些种中），稀1或2，着生于花冠筒上，花药丁字着生，具4个花粉囊，纵裂；子房下位，3室，仅1室发育，花柱单一，柱头全缘或分裂，胚珠单生，倒垂。果为瘦果，有时成翅果状，顶端具羽毛状宿存的萼。种子1颗，无胚乳，胚直立。

本科12属，约300种；多分布于北温带，少分布于亚热带或寒带。我国有3属，约34种，其中18种可药用。

化学成分类型多样，主要有环烯醚萜类、三萜类、倍半萜类、黄酮类等。其中，萜类、黄酮和异戊酸为各属所共有。萜类化合物的类型、黄酮及其苷类的类型和种类又有很大的差异而成为各个属的主要化学分类依据，根据这些化合物基本骨架形成的各种化学成分的异同，既能使各属种之间相互区别，又能将它们紧密相联。

分属检索表

1. 雄蕊3，稀4枚；花萼裂片多达20，开花时内卷，果期伸长并外展，成冠毛状··············3. **缬草属 Valeriana**
1. 雄蕊4，极少退化至1-3；萼齿5，果时不成冠毛状。
   2. 小苞片在果时不增大成翅果状；根状茎具纤维状的老叶残存；叶全缘··············1. **甘松属 Nardostachys**
   2. 小苞片在果时常增大成翅状；根状茎无纤维状的老叶残存；叶分裂或不裂；边缘齿状··············
   ··············2. **败酱属 Patrinia**

1. 甘松属 Nardostachys DC.

多年生草本；根状茎粗短，直立或斜升，密被纤维状或片状老叶，顶端着生莲座状叶。丛生叶匙形或线状倒披针形，顶端钝渐尖或圆，基部渐狭而为柄，全缘，主脉3-5，平行；茎生叶2-3对，披针形。顶生聚伞花序密集成头状；总苞2-3对，每花有苞片1、小苞片2；花萼5齿裂，果实常增大；花冠紫红色、钟状，筒下部一侧膨大成囊状，檐部5裂；雄蕊4；子房下位，3室，其中1室发育为瘦果。

本属共2种，分布于喜马拉雅山区。我国产1种，分布于西南部山区，可药用。

本属植物中含有萜类、黄酮类、香豆素类和木脂素类等主要化学成分。植物及其提取物具有镇静、抗癫痫、抗惊厥、抗抑郁、抗帕金森病、抗心律失常、抗心肌缺血、保护心肌细胞、降血压等药理活性。

主要化学成分为倍半萜类化合物，本属特有的结构有甘松香酮 (kanshone) A-G (**1~7**)，甘松新酮 (nardosinone, **8**)，异甘松新酮 (isonardosinone, **9**)，二苯甲酰甘松香酮 G (dibenzoylkanshone G, **10**)，甘松新酮二醇 (nardosinonediol, **11**)，甘松醇 (nardostachnol, **12**)，甘松香醇 A (narchinol A, **13**)，甘松根酮 (gansongone, **14**)，德比酮 (debilon, **15**)，匙叶甘松醇 (jatamol) A(16)、B (**17**)，匙叶甘松酮

(jatamansone,**18**),甘松烯醛▲(nardal,**19**),甘松定▲(nardin,**20**),甘松呋喃(nardofuran,**21**),甘松醛(nardosaldehyde,**22**),甘松氧化物(nardoxide,**23**),甘松过氧化物(nardoperoxide,**24**),异甘松过氧化物(isonardoperoxide,**25**),甘松愈创木酮(nardoguaianone) A-K (**27~36**),甘松素▲(nardostachysin,**37**)等。

其中，**8** 具有细胞生长抑制作用，能显著提高神经生长因子 (NGF) 介导的 PC12D 细胞神经样分化，亦可提高 PC12D 细胞中双丁酰环腺苷酸和十字孢碱促神经生长作用，并呈浓度相关性。其作为第一个双丁酰环腺苷酸和十字孢碱的增强剂，可作为研究 NGF 及促神经生长物质的药理学工具药。**1**、**8**、**11** 对腹水瘤 P-388 细胞都显示出细胞毒活性，提示可能有抗肿瘤活性。**2** 在 0.01–1 mg/L 浓度显示出弱的抗肝毒活性。**24**、**25** 对恶性疟原虫有抗疟活性，半数有效浓度 (EC_{50}) 分别为 1.5×10^{-6} mol/L 和 6.0×10^{-7} mol/L；后者活性与奎宁 (EC_{50} 为 1.1×10^{-7} mol/L) 相当。

本属植物还含有特征性的香豆素类化合物，如匙叶甘松西醇 (jatamansinol，**38**)，匙叶甘松素 (jatamansin，**39**)，当归素 (angelicin，**40**)，山芹醇 (oroselol，**41**) 等。

甘松提取物对小肠、大肠、子宫、支气管等离体平滑肌器官有拮抗组胺、5-羟色胺及乙酰胆碱的作用，还能拮抗氯化钡引起的痉挛，故有直接降低张力、抑制收缩的作用。

甘松还具有镇静、降压、抗心律失常、抗细菌等作用。甘松的保肝及抗脑缺血活性、抗心律失常作用为近年研究的热点。

1. 甘松（中国高等植物图鉴） 帮贝（藏语），香松（中药志），甘松香（开宝本草），宽叶甘松（开宝本草），匙叶甘松（中国中药资源志要）

Nardostachys jatamansi (D. Don) DC., Prodr. 4: 624. 1830.——*Patrinia jatamansi* D. Don, *Nardostachys grandiflora* DC., *N. chinensis* Batal.（英 **Chinese Nardostachys**）

根状茎木质、粗短，下面有粗长主根。叶丛生，长匙形或线状倒披针形，长 3–25 cm，宽 0.5–2.5 cm，主脉 3，平行，无毛或微被毛，全缘；叶柄与叶片近等长。花茎高 5–50 cm，茎生叶 2 或 3 对，下部的椭圆形至倒卵形，基部下延成叶柄，上部的倒披针形至披针形，有时具疏齿；无柄。头状聚伞花序，顶生，直径 1.5–2 cm，花后主轴及侧轴略伸长；总苞片 4–6，披针形，苞片 1，窄卵形至卵形，与花近等长；小苞片 2，较小。花萼 5 齿裂，裂片半圆形至三角状披针形，果时常增大，常具缘毛；花冠紫红色、钟形，长 4.5–9 mm，裂片 5，宽卵形至长圆形，长 2–3.8 mm；雄蕊 4，与花冠裂片近等长，花丝具毛；花柱与雄蕊近等长，柱头头状。瘦果倒卵形，长 3–4 mm，全部或仅上部被白色硬毛至全无毛；宿萼不等 5 裂，裂片三角形至卵形，长 1.5–2.5 mm，顶端渐尖，稀锐尖，具明显的网脉，被毛。花期 6 月下旬至 8 月，果期 8–9 月。

分布与生境 产于甘肃东南部、青海南部、四川西南部、云南北部、西藏。生于海拔 2600–5000 m 的高山灌丛或草甸。也分布于印度、尼泊尔和不丹。

药用部位 根状茎及根。

功效应用 理气止痛，开郁醒脾；外用祛湿消肿。用于脘腹胀满，食欲不振，呕吐；外治牙痛，脚气肿毒。

化学成分 根含香豆素类：山芹醇(oroselol)[1]，匙叶甘松西醇▲(jatamansinol)，匙叶甘松素(jatamansin)[1-2]，当归素(angelicin)[2]；倍半萜类：β-桉叶醇(β-eudesmol)，榄香醇(elemol)[2]，匙叶甘松酮▲(jatamansone)[3]，白菖烯(calarene)，马兜铃烯(aristolene)，甘松薁醇(nardol)[4]，缬草酮(valeranone)[4-5]，

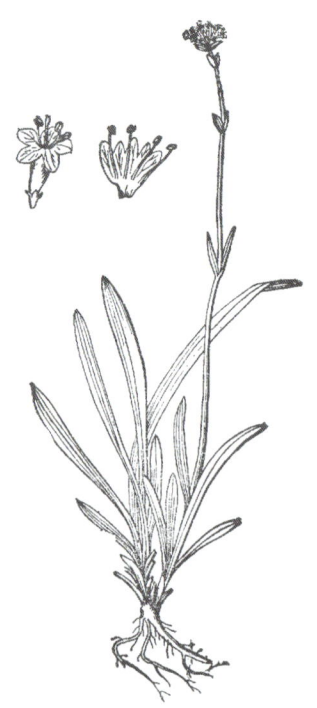

甘松 Nardostachys jatamansi (D. Don) DC.
引自《中国高等植物图鉴》

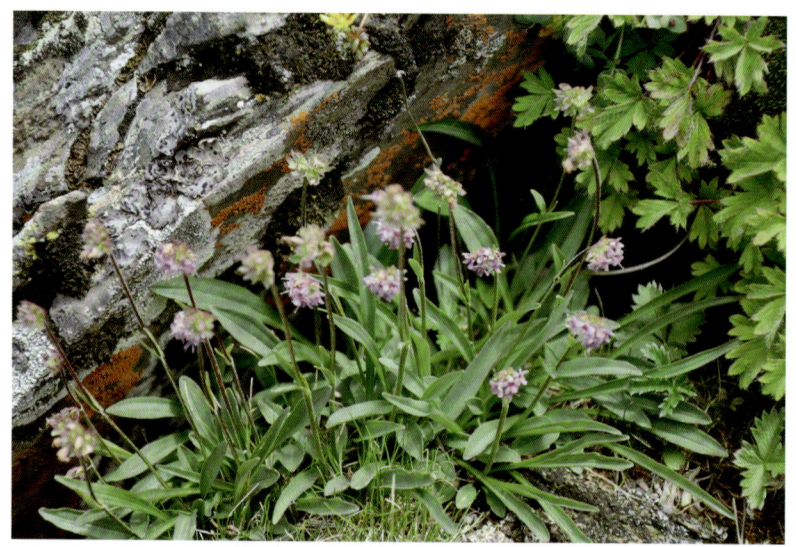

甘松 Nardostachys jatamansi (D. Don) DC.
摄影：王聚乐

螺甘松醇▲(spirojatomol)[5], 广藿香醇(patchouli alcohol)[5-6], 去甲西车烷酮▲(norseychelanone), 西车烯(seychellene), α-广藿香烯(α-patchoulene), β-广藿香烯(β-patchoulene)[6], 甘松酮(nardostachone), 优达烯(eudalene)[7], Δ1,10-马兜铃烯-2-酮(Δ1,10-aristolen-2-one), 1,8,9,10-四去氢马兜铃-2-酮(1,8,9,10-tetradehydroaristolan-2-one), 甘松新酮(nardosinone), β-香堇酮(β-ionone)[8]; 单萜类: α-蒎烯(α-pinene), β-蒎烯(β-pinene), Δ3-蒈烯(Δ3-carene)[2]; 木脂类: 苏里南肉豆蔻素▲(virolin), (+)-松脂酚[(+)-pinoresinol], (+)-1-羟基松脂酚[(+)-1-hydroxypinoresinol], 赤式-1-(3,4-二甲氧基苯基)-2-(2-甲氧基-4(E)-丙烯基苯氧基)-丙烷-1-醇[erythro-1-(3,4-dimethoxyphenyl)-2-(2-methoxy-4(E)-propenylphenoxy)-propan-1-ol], 赤式-1-(4-羟基-3-甲氧基苯基)-2-(2-甲氧基-4(E)-丙烯基苯氧基)-丙烷-1-醇[erythro-1-(4-hydroxy-3-methoxyphenyl)-2-(2-methoxy-4(E)-propenylphenoxy)-propan-1-ol][9]。

根状茎含倍半萜类: 甘松素▲(nardostachysin)[10], 甘松醇, α-芹子烯(α-selinene), β-石竹烯(β-caryophyllene), α-古芸烯(α-gurjunene), γ-古芸烯(γ-gurjunene), α-葎草烯(α-humulene), 荜澄茄油醇(cubebol)[11], 甘松定▲(nardin)[12-13], 甘松烯醛▲(nardal)[13]; 香豆素类: 2',2'-二甲基-3'-甲氧基-3',4'-二氢吡喃香豆素(2',2'-dimethyl-3'-methoxy-3',4'-dihydropyranocoumarin)[12]; 脂肪醇、酯类: 7-二十九醇(7-nonacosanol), 5-三十一醇(5-hentriacontanol), 正二十六醇丙酸酯(n-hexacosanylpropaneate), 二十七醇戊酸酯(heptacosanyl pentanoate), 甘松醇二十二酸酯▲(nardostachyldocosanoate), 甘松醇环己酸酯▲(nardostachyl cyclohexanyl ester), 甘松醇庚酸酯▲(nardostachyl heptanoate), 甘松醇癸烯酸酯▲(nardostachyl decenoate), 甘松醇戊酸酯▲(nardostachyl pentanoate), 甘松酮醇▲(nardostachysol); 甾体类: β-谷甾醇[14]。

根及根状茎含倍半萜类: 缬草酮[15], 匙叶甘松酸(jatamanshic acid)[16], 西车烯(seychellene), 西车烷(seychellane)[17], 匙叶甘松醇▲(jatamol) A、B[18], 甘松香酮(kanshone) A[19-22]、B[1,23]、C[24-25]、D、E[24-25]、F[26]、G[23,26], 甘松新酮(nardosinone)[21-23,24,27-31], 德比酮(debilon)[20-21,27,32-33], 去氧合甘松香醇A (desoxonarchinol A)[20,28], 甘松新酮二醇(nardosinonediol)[20,22,25,28,29], 甘松根醇(gansongol)[21-22,27], 甘松根酮(gansongone)[23,29], 异甘松新酮(isonardosinone)[25,28], 甘松呋喃(nardofuran)[25], 二苯甲酰甘松香酮G(dibenzoylkanshone G)[26], 甘松愈创木酮

(nardoguaianone) A、B、C、D[32]、E、F、G、H、I[34]、J、K[26]，甘松新酮A(nardosinone A)[27]，甘松香醇A(narchinol A)[28,35]，甘松醇(nardostachnol)[29,36-37]，缬草酮(valeranone)[31]，Δ9,10-马兜铃烯(Δ9,10-aristolene)[31,37-39]，白菖烯(calarene)[31,37,39-40]，二氢甘松香醇A (dihydro-narchinol A)[35]，1,2,9,10-四去氢马兜铃烷(1,2,9,10-tetradehydroaristolane)[36]，1,2,9,10-四去氢马兜铃烯(1,2,9,10-tetradehydroaristolene)[35]，β-橄榄烯(β-maaliene)[37,39]，β-广藿香烯(β-patchoulene)[38]，广藿香醇(patchouli alcohol)[38-39]，Δ1,10-马兜铃烯-2-酮(Δ1,10-aristolen-2-one)[40-41]，1,8,9,10-四去氢马兜铃-2-酮(1,8,9,10-tetradehydroaristolan-2-one)[41]，甘松环氧化物(nardonoxide)[42]，甘松醛(nardosaldehyde)[43]，11-桉叶烯-2,4α-二醇(eudesm-11-en-2,4α-diol)[44]，甘松氧化物(nardoxide)，甘松过氧化物(nardoperoxide)，异甘松过氧化物(isonardoperoxide)[45]；二萜类：10-异丙基-2,2,6-三甲基-2,3,4,5-四氢萘[1,8-bc]氧辛-5,11-二醇(10-isopropyl-2,2,6-trimethyl-2,3,4,5-tetrahydronaphtha[1,8-bc]oxocine-5,11-diol)[21]，丹参酮ⅡA (tanshinone ⅡA)，隐丹参酮(cryptotanshinone)[27]；单萜类：6-羟基-7-(羟甲基)-4-亚甲基六氢环戊[c]吡喃-1(3H)-酮[6-hydroxy-7-(hydroxymethyl)-4-methylenehexahydrocyclopenta[c]pyran-1(3H)-one][21]；三萜类：熊果酸(ursolie acid)[22,46]，齐墩果酸(oleanolic acid)[22-23,29]；环烯醚萜类：甘松二酯(nardostachin)[46]；香豆素类：匙叶甘松西醇▲(jatamansinol)[40]；黄酮类：蒙花苷(acaciin)[22]，刺槐素(acacetin)，柚皮素(naringenin)[23]，柚皮素-4',7-二甲醚(naringenin-4',7-dimethyl ether)[27]；甾体类：β-谷甾醇[22,27,29]；其他类：二十八醇[22]，(+)-1-羟基松脂素[(+)-1-hydroxypinore-sinol][27]，β-D-吡喃葡萄糖乙酯苷(ethyl-β-D-glucopyranoside)[29]。

药理作用　镇静催眠作用：甘松根醇提物灌胃，能新增大鼠脑中主要单胺类类递质和GABA水平[1]。甘松己烷提取物吸入，可使小鼠的自发运动减少[2]。

抗癫痫作用：甘松根醇提物灌胃，能抗大鼠癫痫发作，协同苯妥英钠的抗癫痫作用[3]。

抗惊厥作用：甘松根水提物灌胃，能对抗氟哌啶醇诱发的大鼠惊厥，抑制大鼠脑中硫代巴比妥酸反应物(TBARS)生成、GSH含量下降、过氧化氢酶、SOD活性降低[4]。

抗抑郁作用：甘松醇提物灌胃，能降低悬尾应激、强迫游泳实验致抑郁模型小鼠脑中MAO-A、MAO-B活性，新增单胺水平，产生抗抑郁作用[5]。

抗震颤麻痹作用：甘松水提物灌胃，能改善氟哌啶醇诱导的大鼠全身僵直帕金森样症状，其机制可能与新增大鼠脑中谷胱甘肽酶、过氧化氢酶和SOD活性有关[6]。甘松根醇提取物灌胃，能抑制6-羟多巴胺诱导帕金森症模型大鼠纹状体中酪氨酸羟化酶免疫反应活性降低，改善帕金森症状[7]。

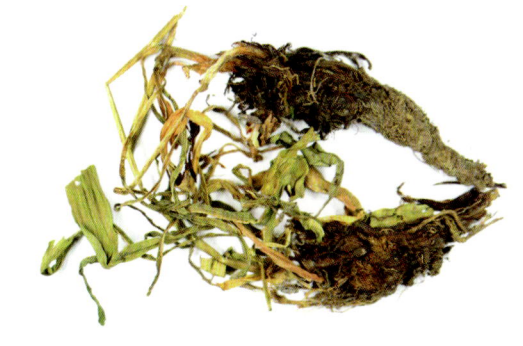

甘松 Nardostachyos Radix et Rhizoma
摄影：钟国跃

益智作用：甘松醇提物灌胃，能提高幼鼠学习记忆能力，改善安定和东莨菪碱诱导的小鼠和老龄小鼠的记忆障碍[8]。

抗炎作用：甘松根水提物灌胃，能抑制脂多糖诱导的小鼠内毒素休克，抑制炎症因子IL-1β、IL-6、TNF-α和IFN-α/β的产生，其机制可能与抑制促分裂素原活化蛋白激酶(MAPKs)激活、下调干扰素调节因子(IRF-1、IRF-1) mRNA表达有关[9]。甘松水提物灌胃，可以拮抗雨蛙肽诱发的小鼠急性胰腺炎和肺损伤，降低血清淀粉酶和脂肪酶含量，抑制炎症细胞因子表达[10]。

降压作用：甘松新酮给高血压大鼠灌胃，有降压作用[11]。

强心作用：甘松根状茎醇提物灌胃，能抑制阿霉素诱导大鼠慢性心肌损伤保护心脏，其机制与抗氧化作用有关[12]。

抗心律失常作用：甘松挥发油有抗心律失常作用[13]。甘松石油醚提取物、乙酸乙酯提取物灌胃，均能对抗氯仿、氯化钡诱发的小鼠心律失常[14]。甘松水提物、醇提物灌胃，能拮抗氯化钡诱发的大鼠心律失常、氯仿或肾上腺素诱发的家兔心律失常[15]。甘松挥发油心外膜局部浸润给药、气道吸入给药均可延长大鼠心肌有效不应期[16]。甘松挥发油能抑制离体大鼠心室肌细胞Ito，使I-V曲线下移，使失活曲线明显左移，使心室肌细胞复极化减慢[17]。

增强耐缺氧能力：甘松提取物腹腔注射，能增强小鼠常压耐缺氧能力[18]。

兴奋胃肠平滑肌作用：甘松提取物（水提物+挥发油）灌胃，能促进小鼠小肠推进运动[19]。

抗脑缺血作用：甘松灌胃，能减轻大脑中动脉急性闭塞模型大鼠脑缺血再灌注损伤，减少神经细胞死亡[20]。

抗溃疡作用：甘松醇提物灌胃，能减轻水浸束缚法致应激性胃溃疡大鼠胃溃疡发生率；抑制大脑中 LPO、NO 水平升高、过氧化氢酶活性降低、肾和脾重量新增、肾上腺皮质层中抗坏血酸水平降低[21]。甘松提取物(水提物或水提物+挥发油)灌胃，能对抗甲醛灌胃引起的大鼠胃炎、胃溃疡[22]。

保肝作用：甘松醇提物灌胃，可改善硫代乙酰胺诱导的大鼠肝损伤，抑制血清转氨酶和碱性磷酸酶水平升高；预给药后能提高大鼠对硫代乙酰胺的 LD_{90}[23]。甘松己烷提取物、乙醇提取物均有对抗铁诱导大鼠肝脂质过氧化作用[24]。

降血糖作用：甘松水提物腹腔注射，能对抗链脲霉素诱导的小鼠高血糖，其机制可能与抑制 NF-κB 激活有关。甘松水提物体外能抑制白细胞介素 1β 和干扰素 γ 诱导的胰岛 β 细胞凋亡，抑制诱导型 NOS 表达和 NO 产生[25]。

抗菌作用：甘松挥发油体外对伤寒沙门菌、副伤寒沙门菌有抑制作用[26]。甘松体外对结核杆菌有抑制作用[27]。甘松根和根状茎挥发油体外对白色念珠菌有抑制作用[28]。

抗疟作用：甘松过氧化物、异甘松过氧化物对恶性疟原虫有抗疟活性[29]。

抗氧化作用：甘松水提物体外对羟基自由基有清除作用[30]。甘松多糖体外对超氧阴离子自由基、羟自由基有清除作用[31]。甘松挥发油体外对 DPPH 自由基有清除作用，在 β-胡萝卜素漂白实验、铁离子还原/抗氧化能力测定中 (FRAP) 具有抗氧化作用[28]。

抗肿瘤作用：甘松过氧化物、异甘松过氧化物对 FM3A、KB 细胞有细胞毒活性[29]。去氧合甘松香醇 A、甘松新酮、德比酮、甘松新酮二醇和甘松香酮 A 对 P-388 细胞有细胞毒活性[32]。

其他作用：甘松糖苷通过激活丝裂原活化蛋白激酶 (mitogen-activated protein kinase, MAPK) 信号系统诱导 PC12 细胞神经元分化[33]。甘松新酮体外能放大上游神经生长因子受体介导的 MAPK 信号通路，对神经生长因子介导的 PC12D 细胞轴突生长有增强作用[34]。甘松新酮、去氧合甘松香醇 A、甘松香酮 B、甘松香醇 B 和甘松香醇 C 能抑制脂多糖刺激 RAW 264.7 细胞 NO 产生[35]。甘松甲醇萃取物体外能抑制小鼠黑素瘤细胞 B16F10 黑色素合成、抑制酪氨酸酶活性[36]。甘松醇提物体外对乙酰胆碱酯酶有抑制作用[37]。

注评　本种为中国药典（1977、1985、1990、1995、2000、2005 年版）和藏药标准（1979）收载"甘松"的两种基源植物之一，中文名为"匙叶甘松"，药用其干燥根及根状茎。"甘松"原称"甘松香"，始载于唐《本草拾遗》，"甘松"一名始见于元代《汤液本草》，历代本草著作多以"甘松香"记载，现多以"甘松"为正名。日本沿用我国本草中的名称"甘松香"，用作镇痛、镇静、健胃药。主产于西藏、四川，均为野生。藏族用于治疗寒湿内阻、心腹胀痛、白脉病、陈热病、中毒热病等。本种的干燥根状茎为印度药物"jatamansi"。

化学成分参考文献

[1] Shanbhag SN, et al. *Tetrahedron*, 1964, 20(11): 2605-2615.

[2] Shanbhag SN, et al. *Tetrahedron*, 1965, 21(12): 3591-3597.

[3] Seshadri TR, et al. *Phytochemistry*, 1967, 6(3): 445-446.

[4] Sastry SD, et al. *Tetrahedron Lett*, 1966, (10): 1035-1042.

[5] Bagchi A, et al. *Tetrahedron*, 1990, 46(5): 1523-1530.

[6] Ruecker G, et al. *Phytochemistry*, 1976, 15(1): 224.

[7] Sastry SD, et al. *Tetrahedron*, 1967, 23(5):2491-2493.

[8] Ruecker G. *Planta Med*, 1969, 17(1): 32-34.

[9] Bagchi A, et al. *Planta Med*, 1991, 57(1): 96-97.

[10] Chatterjee A, et al. *J Nat Prod*, 2000, 63(11): 1531-1533.

[11] Mahalwal VS, et al. *J Essent Oil-Bearing Plant*, 2002, 5(2): 83-89.

[12] Chatterjee A, et al. *Indian J Chem*, 2005, 44B(2): 430-433.

[13] Rao G. *Indian J Chem*, 2008, 47B(1): 163-165.

[14] Singh V, et al. *J Saudi Chem Soc*, 2003, 7(1): 119-128.
[15] Hoerster H, et al. *Phytochemistry*, 1977, 16(7): 1070-1071.
[16] Chaudhry GR, et al. *J Sci Indust Res*, 1951, 10B: 48.
[17] Maheshwari ML, et al. *Indian J Chem*, 1974, 12(11): 1221-1222.
[18] Bagchi A, et al. *Planta Med*, 1991, 57(3): 282-283.
[19] Bagchi A, et al. *Phytochemistry*, 1988, 27(4): 119-120.
[20] Itokawa H, et al. *Chem Pharm Bull*, 1993, 41(6): 1183-1184.
[21] Zhang Y, et al. *J Nat Prod*, 2005, 68(7): 1131-1133.
[22] 张旭，等. 中药材，2007, 30(1): 38-41.
[23] 张毅，等. 中草药，2007, 38(6): 823-825.
[24] Bagchi A, et al. *Phytochemistry*, 1988, 27(9): 2877-2879.
[25] Bagchi A, et al. *Phytochemistry*, 1988, 27(11): 3667-3669.
[26] Tanitsu M, et al. *Phytochemistry*, 2002, 59(8): 845-849.
[27] 张毅，等. 中草药，2006, 37(2): 181-183.
[28] Ruecker G, et al. *Phytochemistry*, 1974, 13(9): 1907-1909.
[29] Shide L, et al. *Planta Med*, 1987, 53(6): 556-558.
[30] Schulte KE, et al. *Tetrahedron Lett*, 1965, (35): 3083-3084.
[31] Schulte KE, et al. *Planta Med*, 1967, 15(3): 274-281.
[32] Takaya Y, et al. *Tetrahedron*, 2000, 56(39): 7673-7678.
[33] Ruecker G. *Planta Med*, 1971, 19(1): 16-18.
[34] Takaya Y, et al. *Tetrahedron*, 2000, 56(39): 7679-7683.
[35] Hikino H, et al. *Phytochemistry*, 1972, 11(6):2097-2099.
[36] Ruecker G, et al. *Justus Liebigs Annalen der Chemie*, 1971, 748: 214-217.
[37] 孙汉董，等. 云南植物研究，1980, 2(2): 213-223.
[38] Ruecker G, et al. *Planta Med*, 1972, 21(1): 1-4.
[39] Tanaka K, et al. *J Nat Med*, 2008, 62(1): 112-116.
[40] 韩泳平，等. 中药材，2000, 23(1): 34-35.
[41] Ruecker G. *Justus Liebigs Annalen der Chemie*, 1968, 717: 221-224.
[42] Shide L, et al. *Planta Med*, 1987, 53(4): 332-334.
[43] 罗仕德，等. 天然产物研究与开发，1997, 9(4): 7-9.
[44] Masuyama K, et al. *Phytochemistry*, 1993, 34(2): 567-568.
[45] Takaya Y, et al. *Tetrahedron Lett*, 1998, 39(11): 1361-1364.
[46] Bagchi A, et al. *Planta Med*, 1988, 54(1): 87-88.

药理作用及毒性参考文献

[1] Prabhu V, et al. *Planta Med*, 1994, 60(2): 114-117.
[2] 竹元裕明，等. 国际中医中药杂志，2006, 28(2): 113.
[3] Rao VS, et al. *J Ethnopharmacol*, 2005, 102(3): 351-356.
[4] Rasheed AS, et al. *Int J Gen Med*, 2010, 3: 127-36.
[5] Dhingra D, et al. *Indian J Exp Biol*, 2008, 46(4): 212-218.
[6] Rasheed AS, et al. *Int J Gen Med*, 2010, 3: 127-136.
[7] Ahmad M, et al. *Pharmacol Biochem Behav*, 2006, 83(1): 150-160.
[8] Joshi H, et al. *J Med Food*, 2006, 9 (1): 113-118.
[9] Bae GS, et al. *J Nat Med*, 2011, 65(1): 63-72.
[10] Bae GS, et al. *Pancreas*, 2010, 39(4): 520-529.
[11] 王筠默. 国外医学·中医中药分册，1979, (4):2.
[12] Subashini R, et al. *J Pharm Pharmacol*, 2006, 58 (2): 257-262.
[13] Arora RB, et al. Indian *J Med Res*, 1956, 44(2): 259-269.
[14] 崔志斌，等. 西南民族大学学报·自然科学版，2008, 34(3): 504-506.
[15] 马传庚，等. 安徽医学院学报，1980, 15: 9.
[16] 葛郁芝，等. 中国心血管病研究，2008, 6(5): 373-376.
[17] 胡朗吉，等. 时珍国医国药，2009, 20(8): 1843-1845.
[18] 张文高，等. 山东中医学院学报（增刊），1983: 55.
[19] 何跃，等. 成都中医药大学学报，2008, 30(4): 38-39, 41.
[20] Salim S, et al. *Pharmacol Biochem Behav*, 2003, 74(2): 481-486.
[21] Lyle N, et al. *Indian J Biochem Biophys*, 2009, 46(1): 93.
[22] 何跃，等. 实用医院临床杂志，2011, 8(1): 27-29.
[23] Ali S, et al. *J Ethnopharmacol*, 2000, 71(3): 359-363.
[24] Tripathi Y B, et al. *Indian J Exp Biol*, 1996, 34(11): 1150-1151.
[25] Song MY, et al. *World J Gastroenterol*, 2010, 16(26): 3249-3257.
[26] Gupta SS, et al. *J Indian Med Assoc*, 1961, 37: 223-225.
[27] 朱烨，等. 上海中医药杂志，1965, 4: 18.
[28] Wang J, et al. *Molecules*, 2010, 15(9): 6411-6422.
[29] Takaya Y, et al. *Tetrahedron Lett*, 1998, 39(11): 1361.
[30] 楚刚辉，等. 中国现代中药，2011, 13(3): 19-21.
[31] 张苏阳，等. 华西药学杂志，2009, 24 (2): 145-146.
[32] Itokawa H, et al. *Chem pharm Bull*, 1993, 41(6): 1183-1184.
[33] Liu JH, et al. *Biol Pharm Bull*, 2005, 28(4): 768-771.
[34] Li P, et al. *Neurosci Lett*, 1999, 273(1): 53-56.
[35] Hwang JS, et al. *Bioorg Med Chem Lett*, 2012, 22(1): 706-708.
[36] Jang JY, et al. *J Ethnopharmacol*, 2011, 137(3): 1207-1214.
[37] Mukherjee PK, et al. *Phytother Res*, 2007, 21(12): 1142-1145.

2. 败酱属 Patrinia Juss.

地下根状茎有强烈腐臭。基生叶丛生，茎生叶对生，常一回或二回奇数羽状分裂或全裂，或不分裂。花序为伞房花序或圆锥花序，具叶状总苞片；花梗下具小苞片；花萼宿存，5 裂，浅波状、明显齿状，卵形或卵状三角形；花冠钟形或漏斗状，黄色或淡黄色，冠筒基部一侧常膨大呈囊肿，檐部 5 裂，蜜囊上端一裂片较大；雄蕊 4，着生于花冠筒基部，花丝不等长，近蜜囊 2 枚较长，下部被长柔毛；子房下位，3 室，胚珠 1，悬垂，花柱单一，柱头头状或盾状。果为瘦果，仅一室发育，内有种子 1 枚；果苞翅状，通常具 2–3 条主脉，网脉明显；种子扁椭圆形，胚直立，无胚乳。

约 20 种，产于亚洲东部至中部和北美洲西北部。我国有 11 种，全国各地均产，8 种药用。

分种检索表

1. 瘦果小苞片不成翅状；花序梗仅近轴面密被白色长硬毛；花冠黄色··············4. 败酱 P. scabiosifolia
1. 瘦果小苞片膨大成翅状；花序梗全部或仅两面密被白色毛；花冠黄色、淡黄色或白色。
  2. 翅状瘦果小苞片具 2 条主脉，稀为 3 条主脉。
    3. 花序梗被短硬毛，毛长不超过 0.4 mm；茎生叶常羽状分裂，稀全缘。
      4. 叶薄，纸质，叶片顶端锐尖至渐尖；花冠长 3–4.5 mm，宽 3.5–4 mm；小苞片果期长 5.5–6.2 mm，宽 4.5–5.5 mm··············1. 墓头回 P. heterophylla
      4. 叶坚硬、革质，叶片顶端钝圆；花冠长 6.5–9 mm，宽 5–7 mm；小苞片果期长 7–9 mm，宽 5–7 mm··············5. 糙叶败酱 P. scabra
    3. 花序梗被长硬毛，毛长 1 mm；茎生叶常不分裂，或有时具 1–3 对侧裂片。
      5. 花冠黄色或淡黄色，极少白色；檐部直径 2–4 mm；雄蕊 1–4 枚··············2. 少蕊败酱 P. monandra
      5. 花冠白色；檐部直径 3.5–5 mm；雄蕊 4 枚··············8. 攀倒甑 P. villosa
  2. 翅状瘦果小苞片常具 3 条主脉，稀 2 条或更多。
    6. 花序梗被糙毛··············3. 岩败酱 P. rupestris
    6. 花序梗被长硬毛。
      7. 根状茎粗壮；基生叶倒卵状披针形，有时全缘、羽状分裂或具齿状裂片··············6. 西伯利亚败酱 P. sibirica
      7. 根状茎常细长，基生叶长圆状倒披针形，全部羽状分裂··············7. 秀苞败酱 P. speciosa

败酱属植物主要含有三萜皂苷类化合物，其次是环烯醚萜类、香豆素类和黄酮类，此外尚含有挥发油和有机酸等。

以齐墩果酸 (oleanolic acid，**1**)、常春藤皂苷元 (hederagenin，**2**) 和熊果酸 (ursolic acid，**3**) 三类苷元及其皂苷为代表的三萜皂苷类化合物具有广泛的抗菌、抗病毒等生物活性。

败酱科 VALERIANACEAE

环烯醚萜类化合物，如败酱苷▲ (patrinoside, **4**)，糙叶败酱苷▲ (patriscabroside) Ⅰ (**5**)、Ⅱ (**6**)、Ⅲ (**7**)，异糙叶败酱苷▲ (isopatriscabroside) Ⅰ (**8**)、Ⅱ (**9**)，糙叶败酱醇▲ (patriscabrol, **10**)，7-酮马钱苷 (7-ketologanin, **11**)，高缬草醛▲ (homobaldrinal, **12**)，岩败酱环烯醚萜素▲ (rupesin) A (**13**)、B (**14**)、C (**15**)、D (**16**)、E (**17**)，黄花败酱醚萜▲ (patriscadoid) Ⅰ (**18**)、Ⅱ (**19**)，马钱苷 (loganin, **20**)，莫罗忍冬苷 (morroniside, **21**)，白花败酱苷 (villoside, **22**)，白花败酱醇 (villosol, **23**)，白花败酱醇苷 (villosolside, **24**) 等具有多种生理活性而受到重视。总环烯醚萜苷元能显著提高小鼠胸腺指数和脾指数及 ConA 诱导的脾淋巴细胞增殖，促进小鼠的血清溶血素水平，提高小鼠 NK 细胞活性及腹腔巨噬细胞的吞噬活性。因此提高机体的免疫功能可能是总环烯醚萜苷元抑制肿瘤生长的机制之一。其中，糙叶败酱环烯醚萜苷元 PS-Ⅰ (**25**) 是抗肿瘤作用的活性成分之一，可显著抑制人前列腺癌细胞株 DU145 和 PC3 生长，并且呈时间、剂量相关性。

倍半萜败酱烯 (patrinene，**26**) 和异败酱烯 (isopatrinene，**27**) 占挥发油含量的 2/3，被认为是本属植物镇静作用的主要有效成分，其机制是直接作用于中枢。

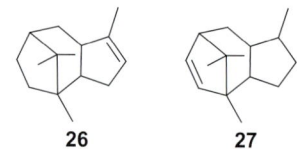

药材或药材的提取物具有镇静、抗肿瘤、抗菌、抗病毒、保肝利胆、增强免疫力、调节循环系统功能等广泛的作用。

本属植物多数具有镇静催眠、抗病原微生物、抗肿瘤等作用，主要活性成分为皂苷类、环烯醚萜及其苷类。本属植物的抗肿瘤作用为近年研究的热点。

1. 墓头回（植物名实图考） 异叶败酱、窄叶败酱（中国高等植物图鉴），追风箭、摆子草（河北承德），箭头风（广西中药志）

Patrinia heterophylla Bunge in Mém. Acad. Imp. Sci. St.-Pétersbourg Divers Savans 2: 109. 1833.——*P. angustifolia* Hemsl., *P. heterophylla* Bunge subsp. *angustifolia* (Hemsl.) H. J. Wang.（英 **Diversifolius Patrinia**）

茎直立，高 15-100 cm；被倒生微糙伏毛。基生叶丛生，长 3-8 cm，边缘圆齿状或糙齿状缺刻，不分裂或羽状分裂至全裂，具 1-4 (-5) 对侧裂片；茎下部叶羽状全裂，2-6 对，卵形或宽卵形，长 7-9 cm，宽 5-6 cm，中部叶常具 1-2 对侧裂片，顶生裂片最大。花序伞房状；萼裂片圆波状、卵形或卵状三角形至卵状长圆形，长 0.1-0.3 mm；花冠钟形，筒长 1.8-2.4 mm，上部宽 1.5-2 mm，基部一侧具浅囊肿，裂片卵形或卵状椭圆形，长 0.8-1.8 mm，宽约 1.6 mm；雄蕊伸出，花丝 2 长 2 短，花药长圆形；子房倒卵形或长圆形，花柱稍弯曲，柱头盾状或截头状。瘦果长圆形或倒卵形，顶端平截，翅状果苞干膜质，倒卵形、倒卵状长圆形或倒卵状椭圆形，稀椭圆形，顶端钝圆，有时极浅 3 裂，或仅一侧有 1 浅裂，长 5.5-6.2 mm，宽 4.5-5.5 mm，具 2 主脉，稀 3 主脉。花期 7-9 月，果期 8-10 月。

分布与生境 产于辽宁东部和西部、内蒙古南部、青海东部、河北、山西、山东、河南、陕西、宁夏南部、甘肃南部、四川、湖北、湖南、江西、安徽及浙江。生于海拔 100-2600 m 的山坡草坡、疏林中及路旁。

药用部位 根或全草。

功效应用 燥湿止带，收敛止血，清热解毒。用于赤白带下，崩漏，泄泻，痢疾，黄疸，疟疾，肠痈，疮疡肿毒，跌打损伤。现代亦用于子宫颈癌，胃癌。

化学成分 根及根状茎含三萜类：齐墩果酸(oleanolic acid)，齐墩果酸-3-*O*-β-D-吡喃葡萄糖基-(1→4)-α-L-吡喃阿拉伯糖苷[oleanolic acid-3-*O*-β-D-glucopyranosyl-(1→4)-α-L-arabinopyranoside]，齐墩果酸-3-*O*-β-D-吡喃葡萄糖基-(1→3)-α-L-D-吡喃鼠李糖基-(1→2)-α-L-吡喃阿拉伯糖苷[oleanolic acid-3-*O*-β-D-glucopyranosyl-(1→3)-α-L-rhamnopyranosyl-(1→2)-α-L-arabinopyranoside][1]；挥发油：石竹烯

墓头回 **Patrinia heterophylla** Bunge
张荣生 绘

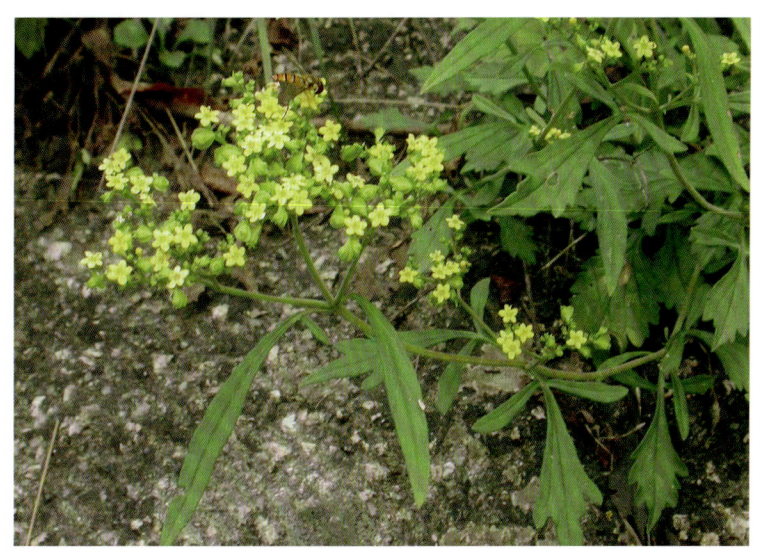

墓头回 Patrinia heterophylla Bunge
摄影：刘宗才

(caryophyllene)，9-十八碳烯酸(9-octadecenoic acid)，9,12-十八碳二烯酸甲酯(9,12-octadecadienoic acid methyl ester)等[2]。

地上部分含黄酮类：金丝桃苷(hyperin)，异槲皮苷(isoquercitrin)[3]。

全草含三萜类：无羁萜(friedelin)，齐墩果酸，熊果酸(ursolic acid)，常春藤皂苷元(hederagenin)，海棠果醇(canophyllol)，齐墩果酸-3-O-α-L-吡喃阿拉伯糖苷(oleanolic acid-3-O-α-L-arabinopyranoside)，α-香树脂醇(α-amyrin)，β-香树脂醇(β-amyrin)[4]；甾体类：β-谷甾醇，胡萝卜苷[4]。

药理作用 镇静催眠作用：墓头回根和根状茎提取的挥发油灌胃，能增加阈下剂量戊巴比妥钠所诱导小鼠的睡眠动物数；延长阈上剂量戊巴比妥钠所诱导小鼠的睡眠时间[1]。

抗肿瘤作用：墓头回水提醇沉液灌胃，能抑制荷 U14 宫颈癌小鼠实体瘤的生长；降低小鼠血清中 VEGF 的含量；延长腹水瘤 U14 小鼠存活时间[2-4]。墓头回总苷灌胃，能诱导人大肠癌 HT-29 裸鼠移植瘤细胞的凋亡，其机制可能与促进移植瘤 caspase-3 表达及增大 Bax/Bcl-2 表达比率有关[5]。墓头回总苷灌胃，能降低艾氏腹水型腹水癌(EAC)小鼠单位体积肉瘤细胞浓度，减少腹水量；延长荷 S_{180} 肉瘤小鼠的存活时间，提高小鼠单核吞噬细胞功能[6]。墓头回多糖灌胃，能抑制 U14 荷瘤小鼠肿瘤生长，诱导肿瘤细胞凋亡[7]。墓头回经醇提和大孔树脂梯度洗脱法制成的粗提物对体外培养的人慢性粒细胞白血病 K_{562} 细胞的增殖有抑制作用，能诱导其凋亡[8]。墓头回中的常春藤皂苷元在较低浓度下能抑制人早幼粒白血病细胞 HL-60 增殖；较高浓度对 HL-60 细胞具有致死作用，对 HL-60 细胞的 G_1 期阻滞和凋亡诱导作用可能是其实现增殖抑制和致死作用的主要途径[9]。

体内过程 墓头回根和根状茎提取的挥发油灌胃，能提高小鼠肝匀浆中细胞色素 P450 含量[1]。

注评 本种为上海（1994）、北京（1998）、甘肃（1991）、河南（1991）、新疆（1980）、山东（2002）等中药材标准收载"墓头回"的基源植物，药用其干燥根状茎和根。

化学成分参考文献

[1] 雷海民，等. 中国药学杂志，1997, 32(5): 271-273.

[2] 曹艳萍. 化学研究与应用，2006, 18(11): 1357-1359.

[3] 雷海民，等. 西北药学杂志，1995, 10(4): 154-156.

[4] 丁兰，等. 西北师范大学学报（自然科学版），2007, 43(3): 62-65.

药理作用及毒性参考文献

[1] 马越美，等. 中西医结合杂志，1987, 7(11): 671.
[2] 蒋秋燕，等. 广西医科大学学报，2009, 26(1): 77-78.
[3] 钟璐，等. 辽宁中医药大学学报，2010, 12(4): 84-86.
[4] 蒋秋燕，等. 中国中医药信息杂志，2008, 15(10): 25-26.
[5] 陈金秀，等. 中国医院药学杂志，2007, 27(2): 159-161.
[6] 陈金秀. 中医研究，2006, 19(2): 17-19.
[7] Lu WZ, et al. *Pharm Biol*, 2010, 48 (9): 1012-1017.
[8] 程卫东，等. 北京中医药大学学报，2007, 30(1): 51-53.
[9] 丁兰，等. 西北师范大学学报（自然科学版），2009, 45(1): 88-93.

2. 少蕊败酱（中国植物志） 单蕊败酱（中国高等植物图鉴），斑花败酱、大斑花败酱（中国中药资源志要），山芥花（河北），蚧头草（四川峨眉山），白升麻（贵州）

Patrinia monandra C. B. Clarke in Hook. f., Fl. Brit. India 3: 210. 1881.——*P. formosana* Kitam., *P. monandra* C. B. Clarke var. *formosana* (Kitam.) H. J. Wang, *P. monandra* C. B. Clarke var. *sinensis* Batalin, *P. punctiflora* P. S. Hsu et H. J. Wang, *P. punctiflora* P. S. Hsu et H. J. Wang var. *robusta* P. S. Hsu et H. J. Wang（英 **Onestamened Patrinia**）

茎粗壮，高达 1.5-2.2 m。基生叶和茎下部叶开花时常枯萎凋落；叶片长圆形，长 4-14.5 cm，宽 2-9.5 cm，不分裂或大头羽状深裂，下部有 1-2 (-3) 对侧生裂片，边缘具粗圆齿或钝齿，两面疏被短毛。伞房状花序顶生及腋生，宽达 20-25 cm，花序梗及花梗密被长糙毛；总苞叶线状披针形或披针形，长 8.5 cm，不分裂，顶端尾状渐尖，或有时羽状 3-5 裂，顶生裂片披针状卵形；花萼小，5 齿状；花冠漏斗形，淡黄色，稀白色，筒长 1.2-1.8 mm，宽 1.4-1.8 mm，檐部宽 2-4 mm，裂片卵形、宽卵形，长 0.6-1.8 mm，宽 1-1.2 mm；雄蕊 1-4 枚，常 1 枚最长，伸出花冠外，花丝长 1.5-3.3 mm；子房倒卵形，长 0.8-1.8 mm，花柱长 1.7-2.8 mm，柱头头状或盾状。瘦果卵圆形，果苞薄膜质，近圆形至宽卵形，长 5-7.2 mm，宽 5-8 mm，具 2 条主脉，稀 3 条，顶端常 3 裂。花期 8-9 月，果期 9-10 月。

分布与生境 产于辽宁东南部、河北、山东、河南、陕西、甘肃南部、江苏、安徽、浙江、福建、江西、台湾、湖北、湖南、广东、广西、四川、贵州、云南。生于海拔 100-3100 m 的草坡、灌丛、林缘及路旁。

药用部位 全草。

功效应用 清热解毒，消肿排脓，止血止痛。用于肠痈，泄泻，目赤，痈肿疔疮，产后瘀血腹痛。现代亦用于肝炎。

注评 本种的根状茎和根或全草部分地区混作"败酱草"或"败酱"使用，参见败酱 Patrinia scabiosifolia Fisch. ex Trevir.。

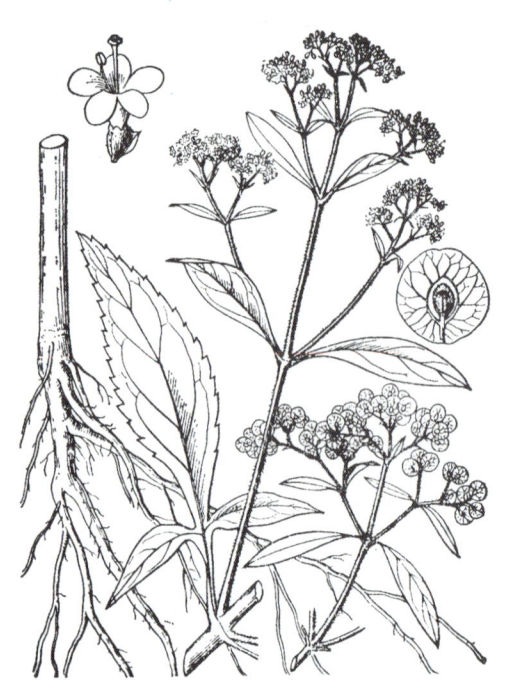

少蕊败酱 Patrinia monandra C. B. Clarke
引自《中国高等植物图鉴》

败酱科 VALERIANACEAE

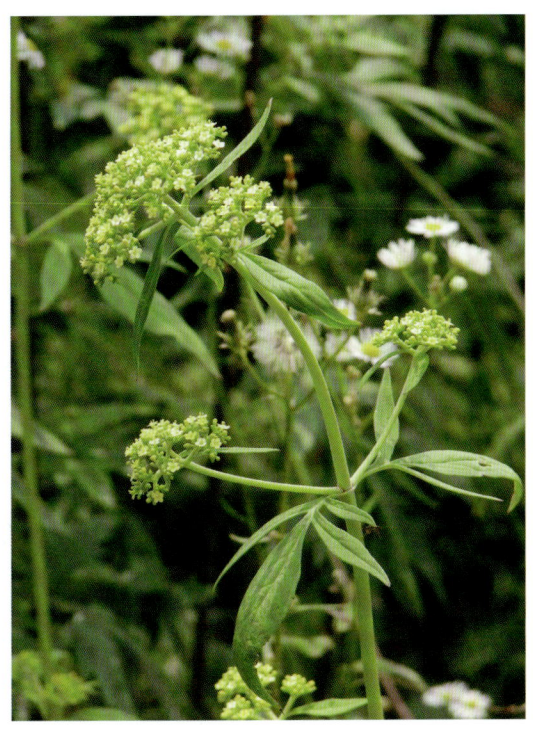

少蕊败酱 Patrinia monandra C. B. Clarke
摄影：张金龙

3. 岩败酱（中国高等植物图鉴）

Patrinia rupestris (Pall.) Dufr.——*Valeriana rupestris* Pall.（英 **Cliff Patrinia**）

茎高 20–100 m，丛生，具糙毛。基生叶倒卵状长圆形、长圆形、卵形或倒卵形，长 2–7 cm，宽 1–2.5 cm，羽状浅裂、深裂至全裂或不分裂而有缺刻状钝齿；茎生叶长圆形或椭圆形，长 3–7 cm，羽状深裂至全裂，常具 3–6 对侧生裂片、裂片线形、长圆状披针形或线状披针形，具缺刻状钝齿或全缘，顶生裂片与侧生裂片同形或较宽大，常 3 全裂。伞房状聚伞花序具 3–7 级对生分枝，最下分枝总苞叶羽状全裂，上部分枝总苞叶较小；花冠黄色，漏斗状钟形，长 2.5–4 mm，筒基部一侧有浅的囊肿，裂片长圆形、卵状椭圆形、卵状长圆形、卵形或卵圆形，长 1.2–2 mm，宽 1–1.5 mm；花药长圆形，近蜜囊 2 花丝下部有柔毛，另 2 花丝无毛；花柱长，柱头盾头状。瘦果倒卵圆柱状，长 2.4–2.6 mm，宽 1.5–1.8 mm，果柄与下面的小苞片贴生；果苞常具 3 条主脉。花期 6–9 月，果期 8–10 月下旬。

分布与生境 产于黑龙江东部、吉林东部、辽宁、内蒙古东北部、河北、山西、河南、陕西、宁夏、甘肃南部、重庆。生于海拔 200–2500 m 的山坡、草甸及林缘。也分布于蒙古、俄罗斯的远东及西伯利亚地区。

药用部位 全草、根。

功效应用 全草：清热解毒，活血排脓。用于肠炎，痢疾，泄泻，黄疸，肠痈，阑尾炎。根：镇静。用于神经衰弱，可代缬草用。

化学成分 根含环烯醚萜类：岩败酱环烯醚萜素▲(rupesin) A[1-2]、B[1]、C[1-2]、D、E，7-酮基马钱苷 (7-ketologanin)，白花败酱醇(villosol)，糙叶败酱醇▲(patriscabrol)，糙叶败酱苷▲Ⅱ (patriscabroside Ⅱ)，3-糙叶败酱醇▲(3-patriscabrol)，瓶子草素(sarracenin)[1]，岩败酱素▲B (patrirupin B)，异缬草三酯 (isovaltrate)，11-乙氧基毛莨苹醛▲(11-ethoxyviburtinal)，高缬草醛▲(homobaldrinal)；三萜类：岩败酱素▲A (patrirupin A)，3-氧代-齐墩果酸(3-oxo-oleanolic acid)，熊果酸(ursolic acid)，α-香树脂醇(α-amyrin)；甾体类：麦角甾醇(ergosterol)，麦角甾-6,22-二烯-3β,5α,8α-三醇(ergost-6,22-diene-3β,5α,8α-triol)，β-谷甾醇，胡萝卜苷；黄酮类：3',4',5,7-四羟基黄烷酮(3',4',5,7-tetrahydroxyflavanone)，1-羟基-5-甲氧基咄

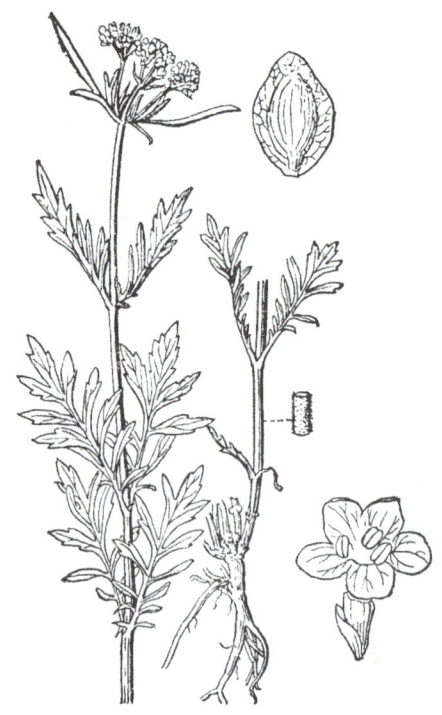

岩败酱 **Patrinia rupestris** (Pall.) Dufr.
引自《中国高等植物图鉴》

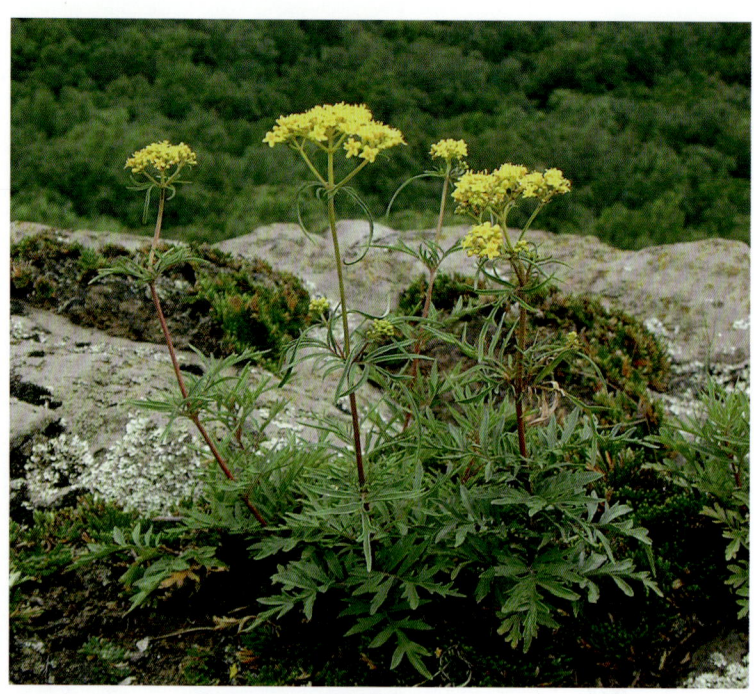

岩败酱 **Patrinia rupestris** (Pall.) Dufr.
摄影：于俊林

烯-9-酮(1-hydroxy-5-methoxyxanthen-9-one)[3]。

根和根状茎含挥发油：9,12-十八碳二烯酸(9,12-octadecadienoic acid)，反式石竹烯(*trans-caryophyllene*)，α-古芸烯(α-gurjunen)，葎草烯(humulene)等[4]。

药理作用　抗细菌作用：岩败酱水煎液体外对金黄色葡萄球菌、白色葡萄球菌有抑制作用[1]。岩败酱环烯醚萜对枯草杆菌、大肠埃希菌、金黄色葡萄球菌有抑制作用[2]。

注评　本种的全草在黑龙江、吉林等地作"败酱草"，系"败酱"的地区习用品，参见败酱 Patrinia scabiosifolia Fisch. ex Trevir.。

化学成分参考文献

[1] Yang XP, et al. *Chem Biodiv*, 2006, 3(7): 762-770.
[2] Yang, XP, et al. *Chin Chem Lett*, 2006, 17(3): 337-340.
[3] Yang, XP, et al. *J Chin Chem Soc* (Taiwan), 2007, 54(2): 459-463.
[4] 张文蘅，等. 中药材，1999, 22(8): 403-404.

药理作用及毒性参考文献

[1] 答自文，等. 陕西中医，1991, 12(2): 88.
[2] Yang XP, et al. *Chem Biodiv*, 2006,3(7): 762-770.

4. 败酱（中国植物志）　黄花龙牙（植物名实图考），黄花苦菜（浙江西天目山），苦菜（江西、湖北），山芝麻（山东蒙山），野黄花、野芹（黑龙江）

Patrinia scabiosifolia Fisch. ex Trevir. in Ind. Sem. Hort. Bot. Vratisl. App. 2: 2. 1820.——*Fedia scabiosifolia* Fisch., *Patrinia hispida* Bunge, *P. serratulifolia* (Trev.) Fisch. ex DC.（英 **Dahurian Patrinia**）

茎直立，高 30–100 (–200) cm。基生叶丛生，卵形、椭圆形或椭圆状披针形，长 (1.8–) 3–10.5 cm，宽 1.2–3 cm，不分裂或羽状分裂或全裂，边缘具粗锯齿，具缘毛；叶柄长 3–12 cm；茎生叶对生，宽卵形至披针形，长 5–15 cm，常羽状深裂或全裂，具 2–3 (–5) 对侧裂片，顶生裂片卵形、椭圆形或椭圆状披针形，具粗锯齿。大型伞房花序，顶生，具 5–6 (–7) 级分枝；花序梗上方一侧被开展白色糙

败酱科 VALERIANACEAE

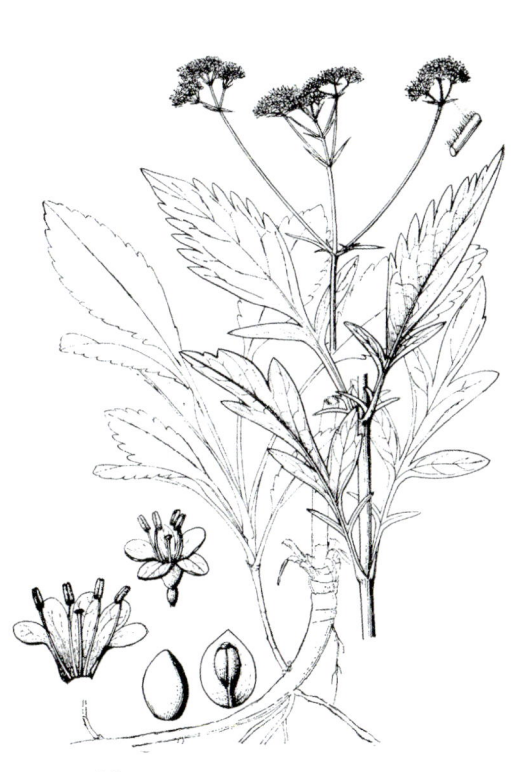

败酱 Patrinia scabiosifolia Fisch. ex Trevir.
张荣生 绘

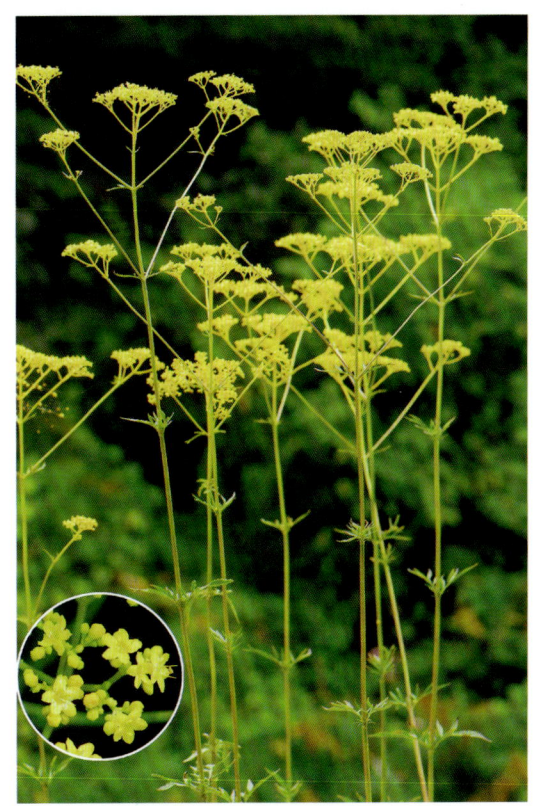

败酱 Patrinia scabiosifolia Fisch. ex Trevir.
摄影：周繇

毛；总苞线形，甚小；苞片小；花小，萼齿不明显；花冠钟形，黄色，筒长 1.5 mm，内面具白色长柔毛，裂片卵形，长 1.5 mm，宽 1–1.3 mm；雄蕊 4，近蜜囊的 2 枚长 3.5 mm，下部被柔毛，另 2 枚长 2.7 mm，无毛；子房椭圆状长圆形，花柱长 2.5 mm，柱头盾状或截头状。瘦果长圆形，长 3–4 mm，具 3 棱，种子椭圆形、扁平。花期 6–9 月，果期 9–10 月。

分布与生境　除宁夏、青海、新疆、西藏和海南外，全国各地均有分布。常生于海拔 (50–) 400–2600 m 的山坡林下、林缘或灌丛中以及路边、田埂边的草丛中。也分布于俄罗斯的远东及西伯利亚地区、蒙古、朝鲜和日本。

药用部位　根及根状茎、全草。

功效应用　清热解毒，活血，排脓。用于肠痈，肺痈，痈肿疔疮，阑尾炎，肠炎，痢疾，泄泻，肝炎，眼结膜炎，产后瘀滞腹痛，赤白带下，痈肿疔疮，疥癣。

化学成分　根和根状茎含三萜及其皂苷类：齐墩果酸(oleanolic acid)，常春藤皂苷元(hederagenin)，黄花败酱皂苷(scabioside) A、B、C[1]、D、E、F、G[2]，齐墩果酸-3-O-α-L-吡喃阿拉伯糖苷(oleanolic acid-3-O-α-L-arabinopyranoside)，常春藤皂苷元-3-O-(2'-O-乙酰基-α-L-吡喃阿拉伯糖苷)[hederagenin-3-O-(2'-O-acetyl-α-L-arabinopyranoside)][3]，α-常春藤皂苷(α-hederin)[4]，β-常春藤皂苷(β-hederin)[4-5]，续断皂苷Ⅵ (dipsacus saponin Ⅵ; asperosaponin Ⅵ)，3-O-α-L-吡喃阿拉伯糖基常春藤皂苷元-28-O-β-D-吡喃葡萄糖-(1→6)-β-D-吡喃葡萄糖基酯苷-2'-乙酸酯[3-O-α-L-arabinopyranosylhederagenin-28-O-β-D-glucopyranosyl-(1→6)-β-D-glucopyranoside-2'-acetate]，齐墩果酸-3-O-β-D-吡喃葡萄糖氧基-(1→3)-α-L-吡喃鼠李糖基-(1→2)-α-L-吡喃阿拉伯糖苷[oleanolic acid-3-O-β-D-glucopyranoxyl-(1→3)-α-L-rhamnopyranosyl-(1→2)-α-L-arabinopyranoside]，3-O-β-D-吡喃葡萄糖氧基-(1→3)-α-L-吡喃鼠李糖基-(1→2)-α-L-吡喃阿拉伯糖基齐墩果酸-28-O-β-D-吡喃葡萄糖基-(1→6)-β-D-吡喃葡萄糖基酯苷[3-O-β-D-glucopyranoxyl-(1→3)-α-L-rhamnopyranosyl-(1→2)-α-L-arabinopyranosyloleanolic acid-28-O-β-D-glucopyranosyl-(1→6)-β-D-glucopyranoside][6-7]，常春藤皂苷元-28-O-β-D-吡喃葡萄糖基-(1→6)-β-D-吡喃葡萄糖基酯苷[28-O-β-D-glucopyranosyl-(1→6)-β-D-glucopyranosylhederagenin ester][8]，巨头刺草皂苷D (giganteaside D)[9-10]，齐墩果酸-28-O-β-D-吡喃葡萄糖基酯苷(oleanolic acid-28-O-β-D-glucopyranoside)，常春藤皂苷元-3-O-β-(2'-乙酰基)-吡喃阿拉伯糖苷[hederagenin-3-O-β-(2'-acetyl)-arabinopyranoside]，常春藤皂苷元-3-O-α-L-吡喃阿拉伯糖基-(1→3)-β-D-吡喃木糖苷[hederagenin-3-O-α-L-arabinopyranosyl-(1→3)-β-D-xylopyranoside][10]，齐墩果酮酸(oleanonic acid)[11]，3-O-(2'-O-乙酰基)-α-L-吡喃阿拉伯糖基常春藤皂苷元-28-O-β-D-吡喃葡萄糖基-(1→6)-β-D-吡喃葡萄糖基酯苷[3-O-(2'-O-acetyl)-α-L-arabinopyransylhederagenin-28-O-β-D-glucopyranosyl-(1→6)-O-β-glucopyranosyl ester][12]，齐墩果酸-3-O-β-D-吡喃葡萄糖基-(1→3)-α-L-吡喃鼠李糖基-(1→2)-β-D-吡喃木糖苷[oleanolic acid-3-O-β-D-glucopyranosyl-(1→3)-α-L-rhamnopyranosyl-(1→2)-β-D-xylopyranoside][13]，败酱萜内酯▲A (patrinolide A)[14]，常春藤皂苷元-3-O-β-D-吡喃葡萄糖基-(1→3')-(2'-O-乙酰基)-α-L-吡喃阿拉伯糖苷[hederagenin-3-O-β-D-glucopyranosyl-(1→3')-(2'-O-acetyl)-α-L-arabinopyranoside][15]，败酱苷▲(patrinoside) A_1、B_1、C_1、D_1、E、F、G、H、J、K、L、M[16]；香豆素类：东莨菪内酯(scopoletin)，七叶树内酯(esculetin)[4]；倍半萜类：败酱烯(patrinene)，异败酱烯(isopatrinene)[17]；环烯醚萜类：黄花败酱醚萜▲(patriscadoid) Ⅰ、Ⅱ[18]；甾体类：胡萝卜苷[1,3]，菜油甾醇-D-葡萄糖苷(campesterol D-glucoside)[3]；挥发油：石竹烯(caryophyllene)，油酸乙酯(ethyl oleate)，十八碳烯酸，十四酸等[19]。

种子含三萜皂苷类：硫酰败酱苷▲(sulfapatrinoside) Ⅰ、Ⅱ[20]，巴拉圭茶皂苷(matesaponin) J_1、J_2，β-常春藤皂苷，愈创木皂苷▲N (guaianin N)，败酱糖苷(patriniaglycoside) B-Ⅰ、B-Ⅱ[21]；脂肪酸类：羊油酸(caproic acid)，羊脂酸(caprylic acid)，月桂酸(lauric acid)，羊蜡酸(capric acid)，肉豆蔻酸(myristic acid)，花生酸(arachidic acid)，棕榈油酸(palmitoleic acid)，棕榈酸，硬脂酸，油酸，亚油酸，亚麻酸，丁酸[22]。

地上部分含黄酮类：芦丁(rutin)；三萜及其皂苷类：α-常春藤皂苷，常春藤皂苷元，刺楸皂苷 B (kalopanax saponin B)，23-羟基熊果酸(23-hydroxyursolic acid)[23]，败酱属皂苷▲H_3 (patrinia saponin H_3)[24]。

全草含环烯醚萜类：败酱苷▲(patrinoside)[25]；三萜类：齐墩果酸，2α-羟基齐墩果酸(2α-hydroxyoleanolic acid)，2α-羟基熊果酸(2α-hydroxyursolic acid)，准噶尔蓝盆花苷▲A (songoroside A)[26]，齐墩果酸-3-O-β-D-吡喃葡萄糖基-(1→3)-α-L-吡喃阿拉伯糖苷[3-O-β-D-glucopyranosyl-(1→3)-α-L-arabinopyranosyloleanolic acid][27]，异柱五加皂苷A (sieboldianoside A)，原皂苷元▲CP_3 (prosapogenin CP_3)，无患子皂苷A (sapindoside A)，常春藤皂苷C (hederasaponin C)，巨头刺草皂苷D (giganteaside D)，3-O-β-D-吡喃木糖基-(1→3)-α-L-吡喃鼠李糖基-(1→2)-α-L-吡喃阿拉伯糖基齐墩果酸-28-O-β-D-吡喃葡萄糖基酯苷[3-O-β-D-xylopyranosyl-(1→3)-α-L-rhamnopyranosyl-(1→2)-α-L-arabinopyranosyl-oleanolic acid-28-O-β-D-glucopyranosyl ester][28]；香豆素类：东莨菪内酯(scopoletin)[26]；甾体类：β-谷甾醇，β-胡萝卜苷[26]；其他类：3,4-二羟基苯甲酸(3,4-dihydroxybenzoic acid)[26]。

药理作用 镇静催眠作用：败酱醇提物用乙酸乙酯和正丁醇萃取，萃取物灌胃均能减少小鼠自主活动。败酱醇提物、正丁醇萃取物灌胃，均能延长阈上剂量戊巴比妥钠诱导小鼠的睡眠时间[1]。败酱挥发油灌胃，能提高阈下剂量戊巴比妥钠小鼠的动物入睡率，延长阈上剂量戊巴比妥钠所诱导小鼠的睡眠时间[2]。

抗炎作用：败酱甲醇提取物灌胃，能改善右旋糖酐硫酸钠诱导的小鼠溃疡性结肠炎，减轻结肠水肿、黏膜损伤，抑制炎症介质 TNF-α、IL-1β、IL-6 和 NO 的过度释放[3]。败酱水提物给八肽胆囊收缩素致急性胰腺炎模型大鼠灌胃，能降低胰腺重量/体重值、血清淀粉酶和脂肪酶含量，增加胰腺热休克蛋白 Hsp60、Hsp72 含量，抑制血清炎症细胞因子 TNF-α、IL-1β 和 IL-6 的过度释放[4]。败酱乙酸乙酯萃取物能抑制 LPS 刺激 RAW 264.7 细胞 NO、IL-6 产生，抑制 iNOS 和 COX-2 蛋白表达，其机制可能与阻断 NF-κB p65 激活有关[5]。

抑制平滑肌作用：败酱皂苷元能抑制乙酰胆碱和组胺引起的小鼠和豚鼠离体回肠的收缩，降低家兔离体回肠张力[6]。

抗细菌作用：败酱水煎液体外对金黄色葡萄球菌、白色葡萄球菌、变形杆菌有抑制作用[7]。

抗肿瘤作用：败酱根提取物灌胃、根的甲醇洗脱物硅胶柱层析所得H部分腹腔注射，均能抑制荷S_{180}肉瘤小鼠的瘤体生长[8]。败酱总皂苷灌胃，能延长荷S_{180}腹水癌小鼠的生存时间[9]。败酱乙醇提取物体外能抑制骨髓瘤细胞U266增殖，其机制可能与抑制STAT 3信号转导通路，下调细胞周期蛋白D_1、Bcl-2表达有关[10]。败酱乙酸乙酯提取物体外能诱导人乳腺癌细胞MCF-7凋亡，使抗凋亡基因Bcl-2/Bcl-X(L)表达下调[11]。

毒性及不良反应　败酱皂苷给小鼠灌胃LD_{50}为2 g/kg，皮下注射LD_{50}为350 mg/kg，腹腔注射LD_{50}为555 mg/kg，静脉注射LD_{50}为595 mg/kg。败酱皂苷元给小鼠灌胃LD_{50}>500 mg/kg，皮下注射LD_{50}为234 mg/kg，腹腔注射LD_{50}为182 mg/kg，静脉注射LD_{50}为143 mg/kg[6]。

注评　本种为中国药典（1977、2010年版附录Ⅲ）、四川（1987）、湖南（1993）、贵州（1988）、山东（2002）、新疆（1980）和河南中药材标准（1993)收载"败酱草"的基源植物之一，药用其干燥全草；"败酱"始载《神农本草经》，古今品种复杂，异物同名品很多，谢宗万考证认为本种和攀倒甄（白花败酱）Patrinia villosa (Thunb.) Juss. 的全草为"败酱草"的正品；古代的药用部位多为根状茎及根，目前北方习用根状茎及根，南方习用全草。"败酱草"或"败酱"的商品来源较复杂，分为"败酱草"、"北败酱"和"苏败酱"三类："苏败酱"为十字花科植物菥蓂 Thlaspi arvense L. 的干燥带果全草，在黑龙江、江苏、上海、安徽、浙江、湖北、江西、湖南、贵州、福建、广东等地作"败酱草"使用。"北败酱"为菊科植物小苦荬属 (Ixeridium) 和苦苣菜属 (Sonchus) 等多种植物的干燥全草，在西北、华北地区和两广等地作"败酱草"使用；其中苣荬菜 Sonchus arvensis Linn. 为中国药典（2010年版附录Ⅲ）和甘肃中药材标准（1995）收载的"北败酱"，长裂苦苣菜 Sonchus brachyotus DC. 为甘肃（1995）和北京（1998）中药材标准收载的"北败酱"或"北败酱草"，苦苣菜 Sonchus oleraceus L. 为甘肃中药材标准（1995）收载的"北败酱"等；小苦荬属植物中华小苦荬 Ixeridium chinense (Thunb.) Tzvelev 为山东中药材标准（1995）收载的"北败酱草"、辽宁药品标准（1980）收载的"菊败酱"、吉林药品标准（1977）收载的"北败酱"，以及丝叶小苦荬 Ixeridium graminifolium (Ledeb.) Tzvelev、窄叶小苦荬 Ixeridium gramineum (Fisch.) Tzvelev、抱茎小苦荬 Ixeridium sonchifolium (Maxim.) C. Shih 和苦荬菜 Ixeris polycephala Cass. 的干燥全草。此外，同属植物糙叶败酱 Patrinia scabra Bunge 和墓头回 Patrinia heterophylla Bunge 等多种植物的干燥根状茎与根，有时带地上部分，在华北地区作败酱草使用。韩国韩药（生药）规格集收载的"败酱"为本种的根。侗族用全草主治罗给冻亚（红痢）、朗鸟罗给（小儿腹泻）；傣族用全草治小儿头癣；壮族用根治黄疸性肝炎、疔疮疖肿、蛇咬伤；彝族用全草治疗精神分裂症。

化学成分参考文献

[1] Bukharov VG, et al. *Khim Prir Soedin*, 1970, 6(1): 69-74.

[2] Bukharov VG, et al. *Khim Prir Soedin*, 1970, 6(2): 211-214.

[3] Woo WS, et al. *Phytochemistry*, 1983, 22(4): 1045-1047.

[4] Choi JS, et al. *Arch Pharm Res*, 1984, 7(2): 121-126.

[5] 杨波，等. 黑龙江医药科学，1998, 21(5): 31-32.

[6] Woo WS, et al. *Saengyak Hakhoechi*, 1986, 16(4): 248-252.

[7] Choi JS, et al. *Planta Med*, 1987, 53(1): 62-65.

[8] 杨波，等. 中药材，1998, 21(10): 513-514.

[9] 杨波，等. 中药材，1999, 22(4): 189-190.

[10] 杨东辉，等. 中国中药杂志，2000, 25(1): 39-41.

[11] 杨波，等. 中药材，1999, 22(1): 23-24.

[12] 杨波，等. 黑龙江医药科学，1999, 22(6): 19-20.

[13] 杨波，等. 中草药，2000, 31(1): 1-2.

[14] Yang MY, et al. *Arch Pharm Res*, 2001, 24(5): 416-417.

[15] 杨波，等. 中草药，2002, 33(8): 685-687.

[16] Sidorovich TN. *Aptechnoe Delo*, 1966, 15(6): 38-42.

[17] 北京医学院药学系中草药化学师资进修班黄花败酱专题组，等. 北京医学院学报，1976, (1): 17-22.

[18] Choi EJ, et al. *Bull Korean Chem Soc*, 2009, 30(6): 1407-1409.

[19] 杨波，等. 时珍国医国药，2007, 18(11): 2706-2707.

[20] Inada A, et al. *Chem Pharm Bull*, 1988, 36(11): 4269-4274.

[21] Nakanishi T, et al. *Chem Pharm Bull*, 1993, 41(1): 183-186.

[22] Fursa NS, et al. *Farmatsevtichnii Zhurnal*, 1984, (3): 69-70.

[23] Kim YH, et al. *Saengyak Hakhoechi*, 1997, 28(2): 93-98.

[24] Kang SS, et al. *J Nat Prod*, 1997, 60(10): 1060-1062.

[25] Taguchi H, et al. *Chem Pharm Bull*, 1974, 22(8): 1935-1937.

[26] 李延芳，等. 中国药科大学学报, 2002, 33(2): 101-103.

[27] 姜泓，等. 中草药, 2003, 34(11): 978-980.

[28] 李延芳，等. 华西药学杂志, 2007, 22(5): 483-486.

药理作用及毒性参考文献

[1] 徐泽民，等. 浙江中西医结合杂志, 2007, 17(6): 347-348.

[2] 北京医学院药学系中草药化学组, 等. 神经精神疾病杂志, 1979, 1(1): 4-7.

[3] Cho EJ, et al. *J Ethnopharmacol*, 2011, 136(3): 428-435.

[4] Seo SW, et al. *World J Gastroenterol*, 2006, 12(7): 1110-1104.

[5] Lee EJ, et al. *Immunopharmacol Immunotoxicol*, 2011, PMID: 21854107

[6] Shigefumi, et al. 生药学杂志, 1980, 64(1): 200.

[7] 答自文，等. 陕西中医, 1991, 12(2): 88.

[8] 毛金军，等. 黑龙江医药, 2004, 27(5): 35.

[9] 沈德凤，等. 黑龙江医药, 2007, 30(3): 35.

[10] Peng J, et al. *Mol Med Report*, 2011, 4(2): 313-318.

[11] Chiu LC, et al. *J Ethnopharmacol*, 2006, 105(1-2): 263-268.

5. 糙叶败酱（中国高等植物图鉴） 山败酱（通称）

Patrinia scabra Bunge, Fl. Mong.-Chin. Dec. 1: 20. t. 1. 1835.——*P. rupestris* (Pall.) Dufr. subsp. *scabra* (Bunge) H. J. Wang, *Valeriana rupestris* Pall.（英 **Scabrous Patrinia**）

茎高 30–60 cm，几条丛生，密被糙毛。基生叶倒披针形，羽状深裂，具 2–4 对裂片；茎生叶披针状卵形，长 4–10 cm，宽 1–2 cm，革质，两面被糙毛，羽状深裂至羽状浅裂，具 1–5 对侧裂片，裂片全缘。花序具 3 或 4 级分枝，轴被硬毛；总苞线形，全缘或具 2 或 3 裂片；花萼小；花冠黄色，长 6.5–9 mm，筒部筒状；檐部 5 裂，直径 5–7 mm；雄蕊 4，伸出花冠外。瘦果圆柱形，贴生小苞片宽卵形或圆状长圆形，长 7–9 mm，宽 5–7 mm，顶端圆形或微 3 裂。花期 7–8 月，果期 8–9 月。

分布与生境 产于吉林西部、辽宁西部、内蒙古东南部、河北、山西北部、河南西部及陕西等省。生于海拔 300–1700 m 的草坡及林缘。

药用部位 根或全草。

功效应用 燥湿止带，收敛止血，清热解毒。用于赤白带下，崩漏，泄泻，痢疾，黄疸，疟疾，肠痈，疮疡肿毒，跌打损伤。现代亦用于子宫颈癌，胃癌。

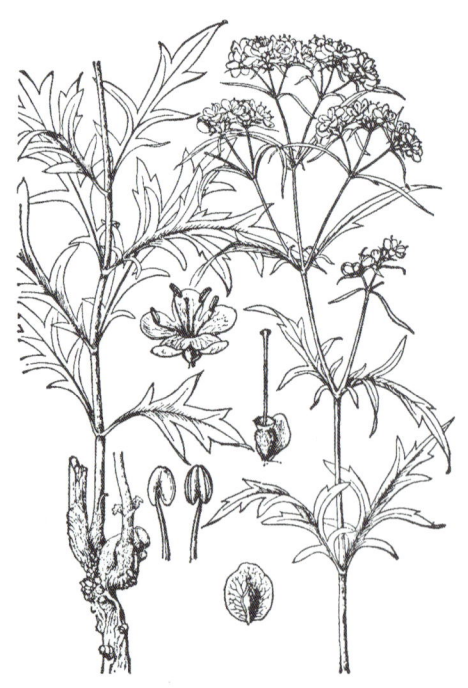

糙叶败酱 Patrinia scabra Bunge
引自《中国高等植物图鉴》

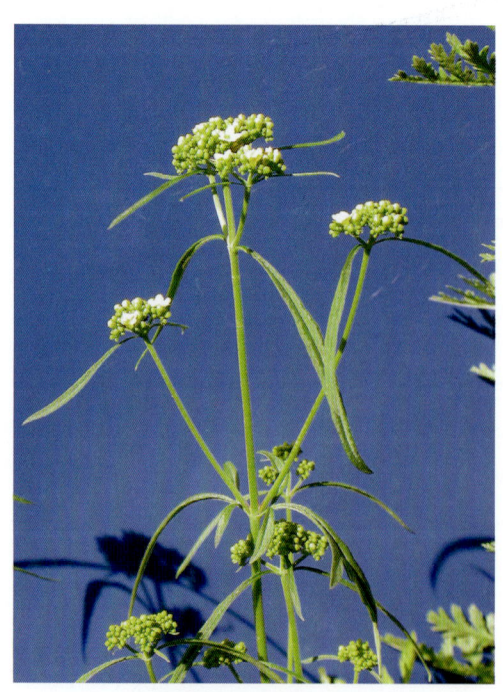

糙叶败酱 Patrinia scabra Bunge
摄影：张英涛

化学成分 根含环烯醚萜类：糙叶败酱醇▲(patriscabrol)，异糙叶败酱醇▲(isopatriscabrol)，糙叶败酱苷▲(patriscabroside) Ⅰ、Ⅱ、Ⅲ，异糙叶败酱苷▲(isopatriscabroside) Ⅰ、Ⅱ[1]，败酱烯苷▲(patrinioside)[2]，6-羟基-7-甲基六氢环戊烷[c]吡喃-3-酮(6-hydroxy-7-methylhexahydrocyclopenta[c]pyran-3-one)，3-甲基丁酸-7-羟基-7-羟甲基-4-(3-甲基-丁酰氧甲基)-6-氧代-1,6,7,7a-四氢环戊烷[c]吡喃-1-酯{3-methylbutyric acid-7-hydroxy-7-hydroxymethyl-4-(3-methyl-butyryloxymethyl)-6-oxo-1,6,7,7a-tetra-hydrocyclopenta[c]pyran-1-yl ester}[3]，1,3-二甲氧基-7-羟甲基-4-(3-甲基-丁酰氧甲基)-1-氢化环戊烷-4,7-二烯[c]吡喃-6-酮{1,3-dimethyloxy-7-hydroxymethyl-4-(3-methyl-butyryloxymethyl)-1-hydrocyclopenta-4,7-diene[c]pyran-6-one}，1,3-二甲氧基-7-羟甲基-4-甲氧基甲基-1-氢化环戊-4,7-二烯[c]吡喃-6-酮(1,3-dimethyloxy-7-hydroxymethyl-4-methyloxymethyl-1-hydrocyclopenta-4,7-diene[c]pyran-6-one)[4]；生物碱类：糙叶败酱碱(patriscabratine)[5-6]；三萜类：齐墩果酸(oleanolic acid)[6]；木脂素类：落叶松脂醇(lariciresinol)[7-8]，丁香树脂酚(syringaresinol)[7]，4-[1-乙氧基-1-(4'-羟基-3'-甲氧基)苯基]甲基-2-(4-羟基-3-甲氧基)苯基-3-羟甲基四氢呋喃{4-[1-ethoxy-1-(4'-hydroxy-3'-methoxy)benzyl]methyl-2-(4-hydroxy-3-methoxy)benzyl-3-hydroxymethyl-tetrahydrofuran}，异落叶松脂醇(isolariciresinol)，去甲络石糖苷(nortracheloside)[8]；黄酮类：槲皮素(quercetin)[6-7]，山奈酚(kaempferol)，5,7-二羟基黄酮(5,7-dihydroxyflavone)[9]；香豆素类：东莨菪内酯(scopoletin)[7]；甾体类：β-谷甾醇，胡萝卜苷[9]；其他类：十六酸 α-单甘油酯(hexadecylic acid α-monoglyceride)[6]，阿魏酸(ferulic acid)[7]；多糖类[10]。

根和根状茎含木脂素类：松脂酚-4,4'-二-O-β-D-吡喃葡萄糖苷(pinoresinol-4,4'-di-O-β-D-glucopyranoside)，罗汉松脂酚-4,4'-二-O-β-D-吡喃葡萄糖苷(matairesinol-4,4'-di-O-β-D-glucopyranoside)，落叶松脂醇-4'-O-β-D-吡喃葡萄糖苷(lariciresinol-4'-O-β-D-glucopyranoside)，落叶松脂醇-4-O-β-D-吡喃葡萄糖苷(lariciresinol-4-O-β-D-glucopyranoside)[11]；挥发油：石竹烯(caryophyllene)，α-葎草烯(α-humulene)[12-13]，α-古芸烯(α-gurjunene)，β-古芸烯(β-gurjunene)，十六烷[12]，(-)-δ-杜松醇[(-)-δ-cadinol]，β-芹子烯(β-selinene)，3,7,11-三甲基-1,3,6,10-十二烷四烯(3,7,11-trimethyl-1,3,6,10-dodecatetraene)等[13]。

药理作用 镇静催眠作用：糙叶败酱根和根状茎提取的挥发油灌胃，能延长阈上剂量戊巴比妥钠诱导小鼠的睡眠时间[1]。

抗炎作用：糙叶败酱醇提物灌胃，能抑制醋酸所致的小鼠毛细血管通透性增加[2]。

调节免疫作用：糙叶败酱醇提物给小鼠灌胃，能提高腹腔巨噬细胞吞噬指数及碳粒廓清指数，使外周血中 T 淋巴细胞百分比和淋巴细胞转化率提高，降低小鼠血清抗绵羊红细胞抗体凝集效价和鸡红细胞混悬液致敏的小鼠溶血素含量[3]。糙叶败酱总环烯醚萜苷元灌胃，能提高小鼠胸腺指数、脾指数及 ConA 诱导的脾淋巴细胞增殖，促进小鼠的血清溶血素水平，提高小鼠 NK 细胞活性及腹腔巨噬细胞的吞噬活性[4]。糙叶败酱水提物经 D101 大孔吸附树脂柱层析得到的分离物腹腔注射，能使 S_{180} 荷瘤小鼠红细胞 C3b 受体花环率和红细胞肿瘤细胞花环率升高，红细胞免疫复合物花环率降低，红细胞膜 CD35 和 CD44s 数量增加；促进血清 Th1 型细胞因子 IL-2、IFN-γ 的产生，抑制 Th2 细胞因子 IL-6 和 IL-10 分泌[5-6]。

收缩外周血管作用：糙叶败酱醇提物对大鼠和蟾蜍离体下肢血管平滑肌均有收缩作用[2]。

调节血液系统作用：糙叶败酱醇提物灌胃，能抑制 5-氟尿嘧啶致大鼠、小鼠血小板减少；腹腔注射可促进家兔血小板聚集[2]。糙叶败酱水提物体外可促进脐血基质细胞的生长，诱导其分泌粒系祖细胞集落刺激因子 GM-CSF、TPO、IL-3、IL-6[7-8]。

抗肿瘤作用：糙叶败酱醇提物灌胃，能抑制 S_{180} 荷瘤小鼠生长，减少腹水量和腹水内瘤细胞数量[9]。糙叶败酱水提物经 D101 大孔吸附树脂柱层析得到的分离物腹腔注射，能延长 S_{180} 荷瘤小鼠生存时间[2]。糙叶败酱多糖灌胃，能抑制 U14 荷瘤小鼠瘤体生长，其机制可能与使细胞阻滞于 G0/G1 期、上调 p53 和 Bax 表达有关[10]。总环烯醚萜苷元 PS-I、BJ3401 灌胃，可抑制荷结肠癌细胞 C26 小鼠肿瘤生长。PS-I 体外能抑制 C26 细胞、人前列腺癌细胞 DU145 和 PC3 的增殖[11-12]。BJ3401 体外能抑制 C26 细胞的增殖[11]。糙叶败酱根提取的挥发油体外对卵巢癌细胞 HO-8910 和肝癌细胞 Bel-7402 有细胞毒性[13]。

糙叶败酱总木脂素、总皂苷体外能抑制肿瘤细胞 SPCA-1、HepG2、K562 增殖；糙叶败酱粗多糖体外对 SPCA-1 细胞的增殖有抑制作用[14]。

注评　本种为北京（1998）、甘肃（1991）、山东（2002）、新疆（1980）和河南（1991）等中药材标准收载"墓头回"的基源植物之一，药用其干燥根状茎及根。

化学成分参考文献

[1] Kouno I, et al. *Phytochemistry*, 1994, 37(2): 467-462.
[2] Kouno I, et al. *Phytochemistry*, 1995, 40(5): 1567-1568.
[3] Yang GJ, et al. *J Asian Nat Prod Res*, 2004, 6(4): 277-280.
[4] Liu RH, et al. *Nat Prod Res*, 2006, 20(9): 866-870.
[5] Gu ZB, et al. *Chin Chem Lett*, 2002, 13(10): 957-958.
[6] 顾正兵，等. 药学学报，2002, 37(11): 867-869.
[7] 顾正兵，等. 中药材，2002, 25(3): 178-179.
[8] 李廷钊，等. 药学学报，2003, 38(7): 520-522.
[9] 顾正兵，等. 中草药，2002, 33(9): 781-782.
[10] 杨建萍，等. 中草药，1996, 27(11): 660-661.
[11] 李廷钊，等. 中草药，2005, 36(3): 338-340.
[12] 田珍，等. 中国药学杂志，1989, 24(2): 78-79.
[13] 何福江，等. 药物分析杂志，1991, 11(2): 67-70.

药理作用及毒性参考文献

[1] 齐治，等. 天然产物研究与开发，1989, 1(1): 82.
[2] 党月兰，等. 兰州医学院学报，1990, 16(4): 197-200.
[3] 党月兰，等. 兰州医学院学报，1997, 23(3): 25-26.
[4] 储智勇，等. 中药材，2008, 31(6): 882-885.
[5] 王学习，等. 中国中西医结合杂志，2007, 27(8): 732-735.
[6] 陈建华，等. 中药材，2008, 31(11): 1689-1691.
[7] 赵丽，等. 中草药，2001, 32(1): 56-58.
[8] 马海珍，等. 兰州大学学报，2008, 34(2): 8-10.
[9] 王荫棠，等. 兰州医学院学报，1988, 1: 11-14.
[10] Lu WZ, et al. *Am J Chin Med*, 2009, 37(5): 933-944.
[11] 毛俊琴，等. 药学实践杂志，2007, 25(1): 10-12.
[12] 李铁军，等. 解放军药学学报，2004, 20(2): 101-102.
[13] Sun H, et al. *Chem Biodivers*, 2005, 2(10): 1351-1357.
[14] 陈茹，等. 四川中医，2007, 25(5): 14-17.

6. 西伯利亚败酱（中国高等植物图鉴）

Patrinia sibirica (L.) Juss. in Ann. Mus. Natl. Hist. Nat. 10: 311. 1807.——*Valeriana sibirica* L., *V. ruthenica* Willd.（英 **Siberian Patrinia**）

主根粗壮，直径达 1.5 cm。茎粗壮，高达 5–25 cm，茎上无叶，或有时仅中部具 1 对小叶，叶全部基生或近基生，莲座状，基部下延成 2–5 cm 长的柄。花序伞房状，宽 1.5–4 cm，总苞片长 1–3 cm、羽状分裂；花萼裂片多样，长 0.2–1.8 mm；花冠黄色、钟状漏斗形。瘦果狭卵形，2 不育室无毛或仅上部被短硬毛，1 能育室边缘及下部密被短硬毛，宿存小苞片具 3 或 4 条脉，倒卵形、倒卵状长圆形或卵圆形。花期 5–6 月，果期 6–7 月。

分布与生境　产于黑龙江、内蒙古。生于海拔 1700 m 以下的林下、林缘、高山草甸及河岸岩石上。也分布于日本、蒙古及俄罗斯的远东地区至欧洲部分。

药用部位　全草。

功效应用　行气解郁，活血，止带。用于月经不调，赤白带下。

化学成分　根含三萜皂苷：西伯利亚败酱烯苷▲(sibiroside) A、B、C[1]。

全草含黄酮类：山奈酚(kaempferol)，槲皮素(quercetin)，芦丁(rutin)；酚酸类：咖啡酸(caffeic acid)，绿原酸(chlorogenic acid)[2]。

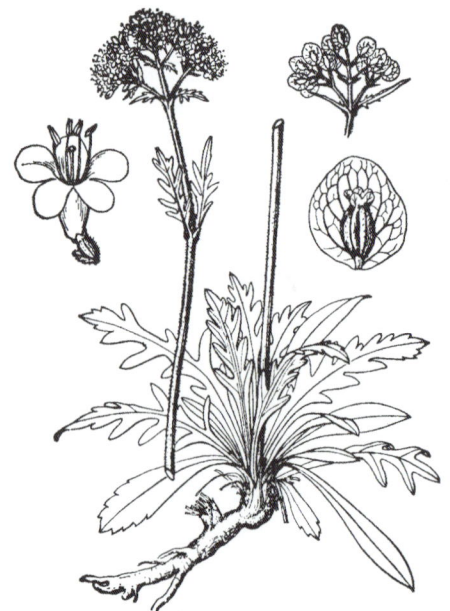

西伯利亚败酱 Patrinia sibirica (L.) Juss.
引自《中国高等植物图鉴》

败酱科 VALERIANACEAE

化学成分参考文献

[1] Bukharov VG, et al. *Khim Prir Soedin*, 1970, 6(1): 60-64.
[2] Larchenko VA, et al. *Khim Prir Soedin*, 1979, (6): 852-853.

7. 秀苞败酱（中国高等植物图鉴）

Patrinia speciosa Hand.-Mazz., Pl. Nov. Sinenses 3, f. 24. 1924.（英 **Showy Patrinia**）

根状茎细长。茎单生，不分枝或有时分枝，高 8-30 cm。无茎生叶或仅具 1 对茎生叶。基生叶莲座状，叶片倒披针状长圆形或椭圆状卵形，长 3-10 cm，宽 2-3 cm，羽状深裂；裂片 3-5 对，卵形或披针状卵形边缘具粗齿，顶生 1 枚较大。伞房状花序具 3 级分枝，宽 3-10 cm；花冠钟状，黄色。瘦果小苞片具 3 脉，稀 4 或 5 脉，顶端 3 裂，有时仅 1 侧具 2 裂片。花期 6 月下旬至 9 月，果期 9-10 月。

分布与生境　产于云南西北部（香格里拉）、西藏东南部（波密、墨脱、察隅）。生于海拔 3100-4100 m 的岩坡、沙质山坡、多石草坡及山坡灌丛中。

药用部位　全草。

功效应用　清热解毒，活血排脓。用于黄疸性肝炎，蛇咬伤，肠痈，肺痈，痈肿，痢疾，产后瘀滞腹痛。

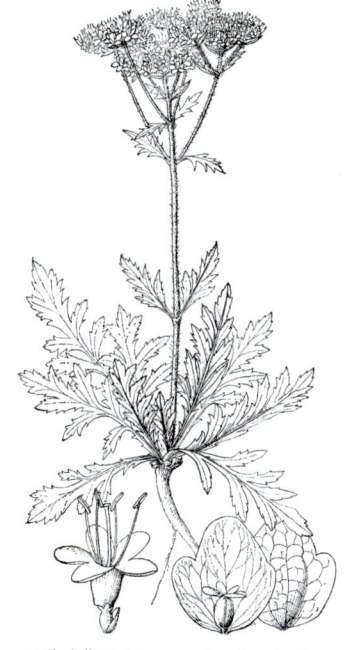

秀苞败酱 Patrinia speciosa Hand.-Mazz.
张荣生　绘

8. 攀倒甑（本草图经、植物名实图考）　白花败酱（中国高等植物图鉴），毛败酱（台湾植物志），败酱（浙江药用植物志），苦斋（福建闽西、江西遂川、重庆长寿），胭脂麻（四川泸县）

Patrinia villosa (Thunb.) Juss., Ann. Mus. Natl. Hist. Nat. 10: 311. 1807.——*Valeriana villosa* Thunb., *Patrinia dielsii* Graebn., *P. ovata* Bunge, *P. sinensis* (H. Lév.) Koidz., *P. villosa* (Thunb.) Juss. var. *sinensis* H. Lév.（英 **Whiteflower Patrinia**）

茎高 50-120 cm；密被 2 列硬白色粗毛。基生叶丛生，叶片卵形、宽卵形或卵状披针形至长圆状披针形，长 4-25 cm，宽 2-18 cm，边缘具粗钝齿，不分裂或大头羽状深裂，常有 1-2（有时 3-4）对侧生裂片；茎生叶对生，与基生叶同形。聚伞花序组成顶生圆锥花序或伞房花序，分枝达 5-6 级；总苞卵状披针形至线状披针形或线形，全缘；萼齿小，长 0.3-0.5 mm；花冠钟形，白色，5 深裂，裂片不等形，卵形、卵状长圆形或卵状椭圆形，长 0.7 mm，宽 1.1-1.8 mm，筒长 1.5-2.6 mm，宽 1.7-2.3 mm；雄蕊伸出；花柱较雄蕊稍短。瘦果倒卵形，与宿存苞片贴生；果苞倒卵形、卵形、倒卵状长圆形或椭圆形，长 2.8-6.5 mm，宽 2.5-8 mm，不分裂或微 3 裂，具主脉 2 条。花期 8-10 月，果期 9-11 月。

分布与生境　产于河南、安徽、江苏、浙江、福建、台湾、江西、湖北、湖南、广东、广西、四川、重庆、贵州。生于海拔 50-2000 m 的山地林下、林缘或灌丛中、草丛中。也分布于日本。

药用部位　根状茎或全草。

功效应用　清热解毒，活血排脓。用于肝炎，目赤肿痛，泄泻，肠痈，肺痈，痈肿，痢疾，产后瘀滞腹痛。

化学成分　地下部分含环烯醚萜类：白花败酱苷(villoside)，马钱苷(loganin; loganoside)，莫罗忍冬苷(morroniside)[1]。

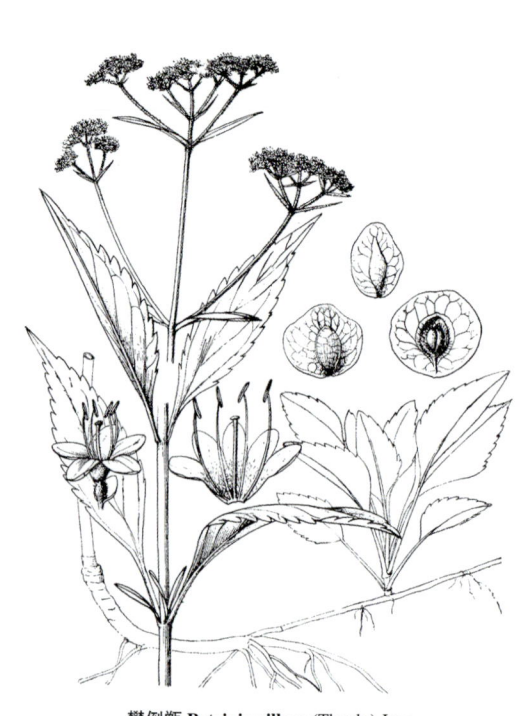

攀倒甑 Patrinia villosa (Thunb.) Juss.
张荣生 绘

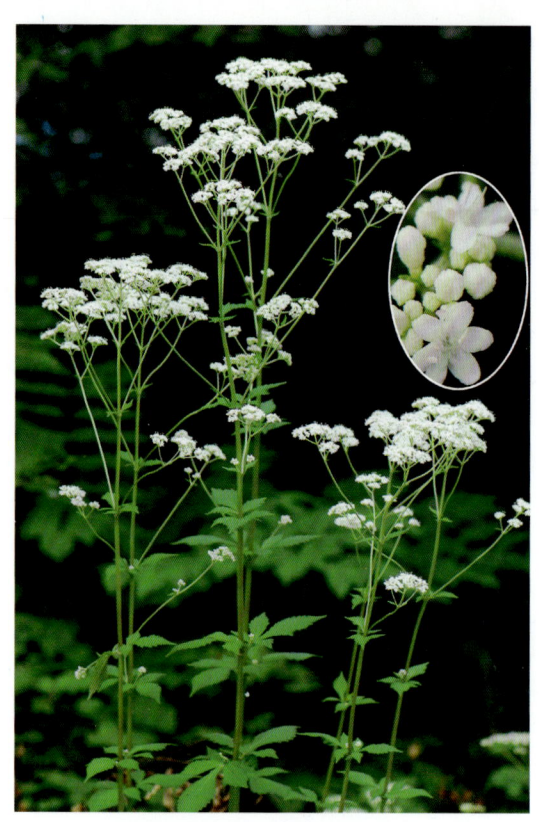

攀倒甑 Patrinia villosa (Thunb.) Juss.
摄影：周鉴

叶含黄酮类：甘草发根菌查耳酮▲B (licoagrochalcone B)，(2S)-5,7,2',6'-四羟基-6,8-二异戊烯基黄烷酮[(2S)-5,7,2',6'-tetrahydroxy-6,8-di-(γ,γ-dimethylallyl)-flavanone]，(2S)-5,7,2',6'-四羟基-6-薰衣草酯基-黄烷酮[(2S)-5,7,2',6'-tetrahydroxy-6-lavandulylated flavanone]，(2S)-5,7,2',6'-四羟基-4'-薰衣草酯基黄烷酮[(2S)-5,7,2',6'-tetrahydroxy-4'-lavandulylated flavanone]，(2S)-5,2',6'-三羟基-2'',2''-二甲基吡喃-[5'',6'': 6,7]黄烷酮[(2S)-5,2',6'-trihydroxy-2'',2''-dimethylpyrano-[5'',6'': 6,7]-flavanone]，(2S,3''S)-5,2',6'-三羟基-3''-异戊烯基-2'',2''-二甲基-3'',4''-二氢吡喃-[5'',6'': 6,7]黄烷酮[(2S,3''S)-5,2',6'-trihydroxy-3''-γ,γ-dimethylallyl-2'',2''-dimethyl-3'',4''-dihydropyrano-[5'',6'': 6,7]-flavanone][2]。

茎叶含挥发油：2-甲基-5-乙基呋喃(2-ethyl-5-methylfuran)，己二硫醚(hexyl disulfide)，正己硫醇(1-hexanethiol)，紫苏醛(perillaldehyde)，紫苏醇(perilla alcohol)，葎草烷-1,6-二烯-3-醇(humulane-1,6-dien-3-ol)，(Z,E)-α-金合欢烯[(Z,E)-α-farnesene]，反式石竹烯(trans-caryophyllene)，亚麻酸甲酯(linolenic acid methyl ester)，邻苯二甲酰二异丁酯(phthalic acid diisobutyl ester)，(-)-樟脑[(-)-camphor]，α-雪松醇(α-cedrol)，邻苯二甲酰单-2-乙基酯[phthalic acid mono-(2-ethylhexyl)ester]，龙脑(borneol)，6-氨基异喹啉(6-aminoisoquinoline)等[3]。

种子含黄酮类：黄白花败酱烯苷▲(flavovilloside)，山奈酚-3-O-β-鼠李三糖苷(kaempferol-3-O-β-rhamninoside)；萜类：3β-羟基齐墩果酸-23-硫酸酯(3β-hydroxyoleanolic acid-23-sulfate)，3β-羟基熊果酸-23-硫酸酯(3β-hydroxyursolic acid-23-sulfate)，硫酰败酱苷▲(sulfapatrinoside) Ⅰ、Ⅱ[4]。

全草含环烯醚萜类：白花败酱醇(villosol)，白花败酱醇苷(villosolside)[5]，败酱阿洛糖苷▲(patrinalloside)[6]；黄酮类：山奈酚-3-O-β-D-吡喃葡萄糖苷(kaempferol-3-O-β-D-glucopyranoside)，山奈酚-3-O-β-D-吡喃葡萄糖苷-(6→1)-α-L-鼠李糖苷(kaempferol-3-O-β-D-glucopyranoside-(6→1)-α-L-rhamnoside)[6]，异荭草素(isoorientin)，异牡荆素(isovitexin)[7]，四翅槐醇▲I (tetrapterol I)[8]，5,7,2',6'-四羟基-6,8-二异戊烯基-黄烷酮[5,7,2',6'-tetrahydroxy-6,8-di-(γ,γ-dimethylallyl)-

flavanone][8-10]，树紫藤醇▲B (bolusanthol B)[8,10-11]，(2S)-5,7,2',6'-四羟基-6-薰衣草酯基-黄烷酮[9-10,12]，芹菜素(apigenin)，3'-异戊烯基芹菜素(3'-prenylapigenin)[10]，白花败酱黄素▲(villosin) A、B[11]，茅果豆素▲(orotinin)[10,12-13]，木犀草素(luteolin)[10,14]，槲皮素(quercetin)[10,14-15]，(2S)-5,2',6'-三羟基-2'',2''-二甲基吡喃-[5'',6'': 6,7]黄烷酮[12]，茅果豆素▲-5-甲醚(orotinin-5-methyl ether)[12-13]，甘草发根菌查耳酮B[13]，5-羟基-7,3',4'-三甲氧基黄酮(5-hydroxyl-7,3',4'-trimethoxyflavone)，5-羟基-7,4'-二甲氧基黄酮(5-hydroxyl-7,4'-dimethoxyflavone)，8-C-葡萄糖基樱黄素(8-C-glucosylprunetin)[14]，芦丁(rutin)[15]；三萜类：熊果酸(ursolic acid)[6,15]，齐墩果酸(oleanolic acid)[16]；甾体类：β-谷甾醇[6,15-16]，β-胡萝卜苷[15-16]，7β-羟基谷甾醇(7β-hydroxysitosterol)，豆甾醇[16]；苯丙素类：阿魏酸(ferulic acid)[15]；脂肪醇/酸类：三十二碳酸，三十二醇，棕榈酸[16]。

药理作用 镇静催眠作用：攀倒甑水提物腹腔注射，能抑制小鼠自发活动；缩短阈下剂量和阈上剂量戊巴比妥钠诱导小鼠的开始入睡时间，延长睡眠持续时间[1]。

增强耐缺氧能力：攀倒甑水提物腹腔注射，能延长常压耐缺氧条件下小鼠的存活时间；延长脑缺氧小鼠的存活时间[2]。

抗细菌作用：攀倒甑水煎液体外对金黄色葡萄球菌、白色葡萄球菌、志贺痢疾杆菌有抑制作用[3]。

抗肿瘤作用：攀倒甑皂苷灌胃，能抑制U14荷瘤小鼠瘤体生长，其机制可能与使肿瘤细胞阻滞于G0/G1期，诱导细胞凋亡，下调增殖细胞核抗原(PCNA)、p53和Bcl-2表达有关[4]。攀倒甑黄酮体外对A549、BEL-7402、SGC-7901、MCF-7、HT-29、K562细胞有抑制作用[5]。

抗氧化作用：攀倒甑水提醇沉液能抑制离体大鼠肝MDA生成[6]。攀倒甑挥发油的CO_2超临界萃取物体外对DPPH自由基、ABTS自由基有清除作用[7]。

其他作用：攀倒甑甲醇提取物灌胃，有抑制P物质诱发大鼠瘙痒的作用[8]。攀倒甑水提物体外能激活局部黏着斑激酶，促进人脐静脉内皮细胞(HUVECs)增殖迁移、毛细血管新生。攀倒甑水提物的乙酸乙酯萃取部位肌肉注射，能抑制结扎切除股动脉和静脉致下肢缺血模型小鼠的肢体坏死，促进血管新生；乙酸乙酯萃取部位还能促进小鼠主动脉环血管新生[9]。

注评 本种为中国药典（1977、2010年版附录Ⅲ）、四川（1987）、湖南（1993）、贵州（1988）、山东（2002）、新疆（1980）和河南（1991）等中药材标准收载"败酱草"的基源植物之一，药用其干燥全草。其历史和商品情况参见败酱 Patrinia scabiosifolia Fisch. ex Trevir.。

化学成分参考文献

[1] Taguchi H, et al. *Yakugaku Zasshi*, 1973, 93(5): 607-611.

[2] Peng JY, et al. *J Chromatogr A*, 2006, 1115(1-2): 103-111.

[3] 刘信平，等. 安徽农业科学, 2008, 36(2): 410,593.

[4] Inada A, et al. *Shoyakugaku Zasshi*, 1993, 47(3): 301-304.

[5] 徐成俊，等. 药学学报，1985, 20(9): 652-657.

[6] 黄龙，等. 中药材，2007, 30(4): 415-417.

[7] Peng JY, et al. *J Chromatogr A*, 2005, 1074(1-2): 111-115.

[8] Peng JY, et al. *J Chromatogr A*, 2005, 1092(2): 235-240.

[9] Peng JY, et al. *Chin Chem Lett*, 2006, 17(2): 218-220.

[10] 彭金咏，等. 药学学报，2006, 41(3): 236-240.

[11] Peng JY, et al. *Chin Chem Lett*, 2006, 17(4): 485-488.

[12] 彭金咏，等. 分析化学，2006, 34(7): 983-986.

[13] Peng JY, et al. *J Chromatogr A*, 2006, 1102(1-2): 44-50.

[14] 彭金咏，等. 中国中药杂志，2006, 31(2): 128-130.

[15] 李娜，等. 中药材，2008, 31(1): 51-53.

[16] 彭金咏，等. 中药材，2005, 28(10): 883-884.

药理作用及毒性参考文献

[1] 钟星明，等. 中国临床康复，2004, 8(30): 6688-6689.

[2] 万国兰，等. 时珍国医国药，2008, 19(5): 1130-1131.

[3] 答自文，等. 陕西中医，1991, 12(2): 87-88.

[4] Zhang T, et al. *Phytother Res*, 2008, 22(5): 640-645.

[5] Peng J, et al. *J Chromatogr A*, 2006, 1115(1-2): 103-111.

[6] 蒋惠娣，等. 中药材，1997, 20(12): 624-626.

[7] Xie Ying, et al. *J Pharm Biomed Anal*, 2008, 48(3): 796-801.

[8] Tohda C, et al. *Biol Pharm Bull*, 2000, 23(5): 599-601.

[9] Jeon J, et al. *Microvasc Res*, 2010, 80(3): 303-309.

3. 缬草属 Valeriana L.

多年生草本。根状茎有或无明显的节间；无主根，鬚根纤维状，多丛生。基生叶莲座状，具长柄，不分裂；茎生叶对生，羽状分裂或少为不裂。聚伞花序聚合成顶生伞房花序或圆锥花序；总苞片和苞片小全缘，稀分裂。花两性，稀杂性；花萼小、筒短，檐部内卷，开花时不明显，果期伸直成 5–15 枚羽毛状裂片；花冠小，筒在 1 侧近基部突出成囊状，檐部 5 裂；雄蕊 3，稀 4 枚，着生于花冠筒上；子房 3 室，仅 1 室发育，具 1 枚下垂胚珠。瘦果扁平，前面具 3 脉，后面 1 脉，顶端有羽毛状花萼宿存。

约 200 种，产于欧亚大陆、南美及北美南部。我国约 22 种，9 种药用。

分种检索表

1. 叶不分裂，或至少下部 2–3 对茎生叶不分裂。
   2. 根状茎粗壮，直径 0.5–1.5 cm；叶基部心形，长 2–14 cm，宽 3–10 cm ·················· 7. 蜘蛛香 **V. jatamansi**
   2. 根状茎纤细，直径小于 0.5 cm；叶基部不为心形。
      3. 不分裂的叶具锯齿；茎生叶常 3 裂，稀大头羽状分裂 ·················· 2. 髯毛缬草 **V. barbulata**
      3. 不分裂的叶全缘；茎生叶常大头羽状分裂。
         4. 植株高 10–35 cm；叶裂片具疏锯齿 ·················· 4. 新疆缬草 **V. fedtschenkoi**
         4. 植株高 5–15 cm；叶裂片全缘 ·················· 9. 小缬草 **V. tangutica**
1. 叶全部分裂，稀下部 1–2 对茎生叶不分裂。
   5. 根状茎长 2–8 cm，具明显的节间；根纤细，不丛生；花序疏散，开花时成几个疏散的伞房状花序 ·················· 5. 柔垂缬草 **V. flaccidissima**
   5. 根状茎极短，无明显节间；根丛生；花序密集，或疏散，开花时成几个疏离的伞房状花序。
      6. 花序疏散，开花时成几个疏离的伞房状花序；花冠白色，长 1.5–2.5 (–3.5) mm；瘦果长 2–3 mm ·················· 6. 长序缬草 **V. hardwickii**
      6. 花序密集，开花时成单个伞房状花序；花冠淡红色、紫红色，稀白色，长 3–6 mm；瘦果长 3–5 mm。
         7. 叶常大头羽状分裂，具 1–4 对裂片，顶生裂片明显大于侧生裂片 ·················· 3. 瑞香缬草 **V. daphniflora**
         7. 叶羽状深裂，具 4–11 对裂片，顶生裂片不大于或稍大于侧生裂片。
            8. 植株上部及花序分枝均被绵毛 ·················· 1. 黑水缬草 **V. amurensis**
            8. 植株不具绵毛 ·················· 8. 缬草 **V. officinalis**

缬草属植物我国主要分布于从东北到西南的广大地区，多数可作药用，根和根状茎是主要药用部位。该属植物在中国和欧洲具有悠久的药用历史，欧洲在 16 和 17 世纪时除用作香料外，更多地用作镇静药和解痉药，以治疗如癫痫、歇斯底里症等精神紊乱性疾病、剧烈咳嗽、便秘等。1983 年，《欧洲药典》收载缬草 (V. officinalis) 为镇静药；缬草的有效成分在德国和荷兰已经成为商品上市；前西德于 1988 年上市的商品名为 Valmane 的为缬草酯混合物，标准配比为缬草三酯 (valtrate) 15%，二氢异缬草三酯 (didrovaltrate) 80%，乙酰缬草三酯 (acevaltrate) 5%。20 世纪 50 年代末至 60 年代中期，缬草属药用植物的研究主要集中于挥发油。自 1966 年从缬草中分离得到 3 个缬草酯类化合物后，对该属植物活性成分的研究十分活跃；20 世纪 70 年代初至 80 年代末，对缬草酯类成分的结构及药理活性进行了比较深入的研究，评价其有效性和安全性。我国在 20 世纪 80 年代主要致力于其心血管作用的研究，发现缬草乙醇提取物对冠心病、心绞痛等具有一定的疗效。90 年代后，对其抗抑郁活性及镇静作用机制进行了初步探索。

缬草属植物除均含有挥发油外，化学成分主要集中于单萜、倍半萜、木脂素、生物碱、黄酮等类成分。缬草属植物镇静催眠活性成分主要集中在环烯醚萜和倍半萜类化合物，亦是本属植物的特征性成分。如缬草三酯 (valtrate, **1**) 对小鼠和大鼠均显示出镇静、安定活性，增加和延长巴比妥的睡眠作用及时间，并具有改善适应能力的作用，对猫也显示安定作用。缬草烯酸 (valerenic acid，**2**) 则显著抑制代谢率，故可能通过调节 GABA 受体功能起到镇静催眠作用。**1**、二氢异缬草三酯 (didrovaltrate，**3**) 和缬草醛 (baldrinal，**4**) 均具有细胞毒作用，抗肿瘤活性研究表明缬草环烯醚萜类物质具有显著的细胞毒与抗肿瘤作用等生物活性，如乙酰缬草三酯 (acevaltrate，**5**)，高二氢异缬草三酯 (homodihydroisovaltrate，**6**)，异缬草三酯 (isovaltrate，**7**)，高缬草三酯 (homovaltrate，**8**)，二高缬草三酯 (dihomovaltrate，**9**)，1-高乙酰缬草三酯 (1-homoacevaltrate，**10**)，1-高异乙酰缬草三酯 (1-homoisoacevaltrate，**11**)，11-高羟基二氢缬草三酯 (11-homohydroxydihydrovaltrate，**12**) 等。某些研究结果表明缬草属植物所含有的缬草三酯类化合物及倍半萜类化合物具有发展成新型抗抑郁和镇静药物的潜力。

本属植物多数具有镇静催眠、抗抑郁、抗惊厥作用。主要活性成分为挥发油、环烯醚萜类、黄酮类成分。该属植物的抗抑郁作用为近年研究的热点。

1. 黑水缬草（中国高等植物图鉴） 拔地麻（黑龙江）

Valeriana amurensis P. Smirn. ex Kom., Izv. Bot. Sada Akad. Nauk SSSR. 30: 214. 1932.——*V. officinalis* L. var. *incisa* Nakai ex Mori, *V. amurensis* P. Smirn. ex Kom. f. *leiocarpa* Hara（英 **Amur Valeriana**）

植株高 80–150 cm。根状茎极短，无明显节间；根丛生，直径 1–2 mm。茎直立，不分枝，被短硬毛，上部及花序梗被绵毛。茎生叶羽状深裂，长 9–12 cm，宽 4–10 cm；裂片 7–11，卵形至卵状披针形，两面被柔毛。花序梗、花梗、总苞片及苞片均被绵毛；花冠淡红色，漏斗状，长 3–5 mm。瘦果狭三角状卵形，长约 3 mm，被硬毛。花期 6–7 月，果期 7–8 月。

分布与生境 产于黑龙江和吉林。生于山坡草甸或落叶松和桦木林下。也分布于朝鲜及俄罗斯远东地区。

药用部位 根及根状茎。

功效应用 安心神，祛风湿，行气血，止痛。用于心神不安，心悸失眠，癫狂，脏躁，风湿痹痛，脘腹胀痛，痛经，经闭，跌打损伤。

化学成分 根含环烯醚萜类：缬草三酯(valtrate; valepotriate)[1]。

根及根状茎含挥发油：龙脑乙酸酯，龙脑，樟脑等[2]。

地上部分含黄酮类：芹菜素-7-*O*-β-D-吡喃葡萄糖苷(apigenin-7-*O*-β-D-glucopyranoside)，芹菜素(apigenin)，木犀草素(luteolin)，香叶木素(diosmetin)，刺槐素(acacetin)，山柰酚(kaempferol)，槲皮素(quercetin)[1]；环烯醚萜类：缬草三酯[1]；苯丙素类：绿原酸(chlorogenic acid)，咖啡酸(caffeic acid)[1]；酚酸类：对羟基苯甲酸(*p*-hydroxybenzoic acid)[1]。

药理作用 镇静催眠作用：黑水缬草挥发油灌胃，能抑制小鼠的自主活动；与戊巴比妥钠有协同催眠作用，能提高阈下剂量戊巴比妥钠小鼠的入睡率，延长阈上剂量戊巴比妥钠小鼠睡眠时间；延长大鼠睡眠周期中的慢波睡眠Ⅱ期和快动眼睡眠期两个时相[1]。

抗惊厥作用：黑水缬草挥发油灌胃，能延长硫代氨基脲诱发小鼠惊厥的潜伏期[1]。

益智作用：黑水缬草95% 乙醇提取物用石油醚萃取，将萃取后的水层再通过大孔吸附树脂柱，用 95% 乙醇、50% 乙醇依次洗脱，洗脱物灌胃，能提高半乳糖促老化与反复结扎双侧颈总动脉致脑缺血及大鼠侧脑室一次性注射 Aβ1-40 造成复合型老年痴呆模型大鼠在 Morris 水迷宫中的学习记忆能力；50% 乙醇洗脱物能抑制大鼠脑内神经元炎性反应、抑制神经元细胞内 β-APP 和 Aβ1-40 阳性细胞过表达，阻止其聚集脑内形成老年斑和神经纤维缠结，抑制 Caspase-3 的活化而减少神经元细胞的凋亡[2-4]。

镇痛作用：黑水缬草挥发油灌胃，能抑制醋酸引起的小鼠扭体反应[1]。

注评 本种的根及根状茎作"缬草"使用，参见缬草 *Valeriana officinalis* L.。藏族用根及根状茎或全草治肺脓肿、关节疼痛、疮疖溃烂等；蒙古族治疗心悸、癔病、癫痫等。韩国以本种的根作韩药"吉草根"，用于安神、镇静、祛风等。

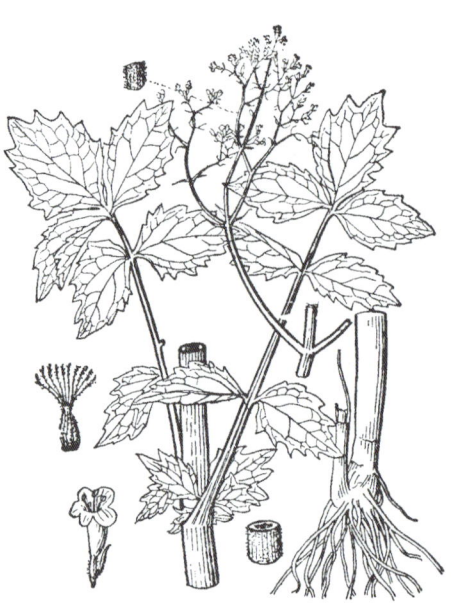

黑水缬草 Valeriana amurensis P. Smirn. ex Kom.
引自《中国高等植物图鉴》

化学成分参考文献

[1] Fursa NS. *Khim Prir Soedin*, 1979, (3): 407.

[2] 明东升，等. 中成药，1994, 16(1): 41-42.

药理作用及毒性参考文献

[1] 吴军凯，等. 中药材，2007, 30(8): 977-980.

[2] 左月明，等. 中药新药与临床药理，2010, 21(1): 15-18.

[3] 张忠立，等. 中药材，2010, 33(4): 581-583.

[4] 左月明，等. 中药材，2010, 33(2): 233-236.

2. 髯毛缬草（中国植物志） 通经草（云南），细须缬草（云南中药名录）

Valeriana barbulata Diels in Notes Roy. Bot. Gard. Edinburgh 5(25). 1912.——*V. barbulata* Diels var. *gymnostoma* Hand.-Mazz.（英 **Beard Valeriana**）

细小草本，高 5–15 cm；根状茎极短而节间不明显。根丛生，纤细，直径不及 1 mm。茎直立，单生，不分枝。茎生叶 5–8 对，下部 2 或 3 对常不分裂，叶片宽卵形至椭圆形，长 0.5–1.6 cm，宽 0.5–1 cm，具浅齿，柄长 1–3.5 cm；上部 3–5 对，常 3 裂，稀大头羽状分裂，具 5 裂片，侧裂片很小，顶生 1 枚卵状圆形或宽椭圆形，长 0.8–2 cm，宽 0.5–1.2 cm，边缘具睫毛，柄长 1–1.2 cm。聚伞花序聚集成头状，直径 1.5 cm；总苞片和苞片线状披针形；花冠粉红色，长 2.5–4 mm；裂片宽椭圆形，长 0.7–1.5 mm，无毛或喉部被柔毛；雌雄蕊均等长。瘦果窄卵形或椭圆形，长 2.5–3 mm，有毛或无毛。花期 7–9 月，果期 8–9 月。

分布与生境 产于四川西南部、云南西北部、西藏东南部。生于海拔 3000–4600 m 的高山草甸及石砾堆上。

药用部位 全草。

功效应用 活血通经。用于月经不调，风湿关节炎。

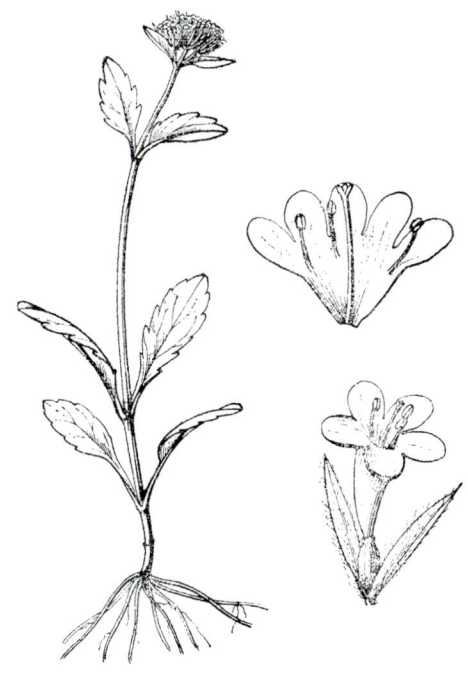

髯毛缬草 Valeriana barbulata Diels
张荣生 绘

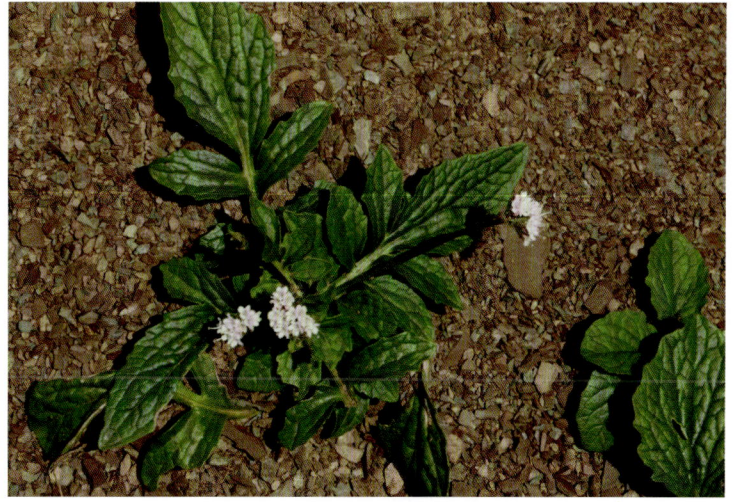

髯毛缬草 Valeriana barbulata Diels
摄影：朱鑫鑫

3. 瑞香缬草（中国高等植物图鉴）

Valeriana daphniflora Hand.-Mazz. in Acta Horti Gothob. 9: 179. 1934.——*V. delavayi* Franch.
（英 **Daphneflower Valeriana**）

植株高 15-40 cm；根状茎极短，无明显节与节间；根簇生，3-5 条，直径 1.5-2 mm；茎纤细直立，不分枝。茎基部叶圆形至宽椭圆形，长 1-2 cm，宽 1-1.5 cm，不裂，全缘或稍有不规则疏齿；茎中上部叶卵形，长 1.5-2 cm，宽 0.8-1 cm，羽状分裂，裂片 3-7，具不规则齿，顶生裂片大，菱形或椭圆形，长 1-1.2 cm，宽 0.4-0.6 cm，侧裂片线状椭圆形至线形，聚伞花序组成伞房花序，开花时直径 1.5-2.5 cm，果时直径可达 5 cm；总苞片与苞片线形，苞片与果近等长。花冠粉红色，筒状，上部不膨大，长 4.5-6 mm，常为花冠裂片长度的 4-6 倍；雌雄蕊均伸出花冠筒外。果卵状椭圆形，长 1.5-2 mm，宽 1.0 mm，有时被疏柔毛。花期 8 月，果期 9 月。

分布与生境 产于四川西南部、云南西北部、西藏。生于海拔 2600-3000 m 的山坡草丛中。

药用部位 根状茎、全草。

功效应用 根状茎：安神，理气止痛。用于失眠多梦，脘腹胀痛。全草：活血调经。用于月经不调。

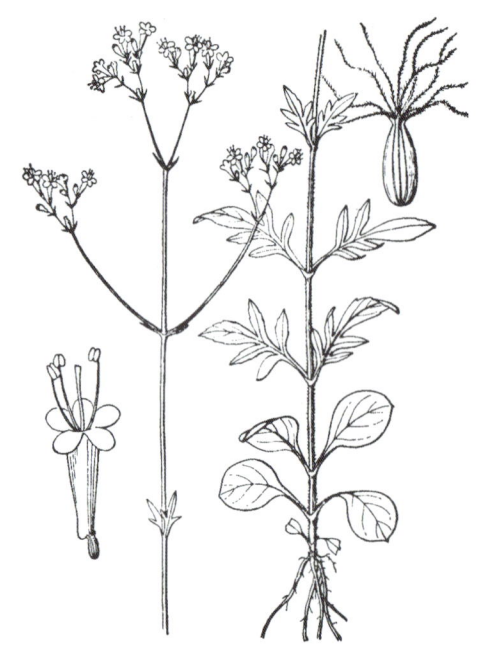

瑞香缬草 Valeriana daphniflora Hand.-Mazz.
引自《中国高等植物图鉴》

4. 新疆缬草（中国高等植物图鉴）

Valeriana fedtschenkoi Coincy, Ecl. Pl. Hisp. 15. 1895.——*V. turczaninovii* L. C. Chiu.
（英 **Fedtschenko Valeriana**）

植株高 10-35 cm，近无毛。基生叶 1-2 对，叶片卵状圆形，长 1-2.5 cm，宽 1-2 cm，不分裂；茎生叶 2 或 3 对，叶片倒卵状长圆形，长约 4 cm，宽 2-4 cm，大头羽状分裂，裂片 3-5，边缘具疏锯齿。

分布与生境 产于新疆。生于海拔 2300-3900 m 的林下及高山草甸。也分布于阿富汗、哈萨克斯坦、吉尔吉斯斯坦及巴基斯坦北部。

药用部位 根。

功效应用 镇静安神。用于心神不安，失眠多梦。

化学成分 地下部分含挥发油：龙脑异缬草酸酯(bornyl isovalerate)，樟烯(camphene)，龙脑(borneol)，α-蒎烯(α-pinene)，柠檬烯(limonene)，桃金娘烯醇(myrtenol)等[1]。

花和叶含黄酮类：木犀草素-7-O-β-D-葡萄糖苷(luteolin-7-O-β-D-glucoside)，香叶木素-7-O-β-D-葡萄糖苷(diosmetin-7-O-β-D-glucoside)等[2]。

化学成分参考文献

[1] Sharipova BA, et al. *Rastitel'nye Resursy*, 1986, 22(2): 237-238.

[2] Trzhetsinskii SD, et al. *Khim Prir Soedin*, 1982, (2): 255.

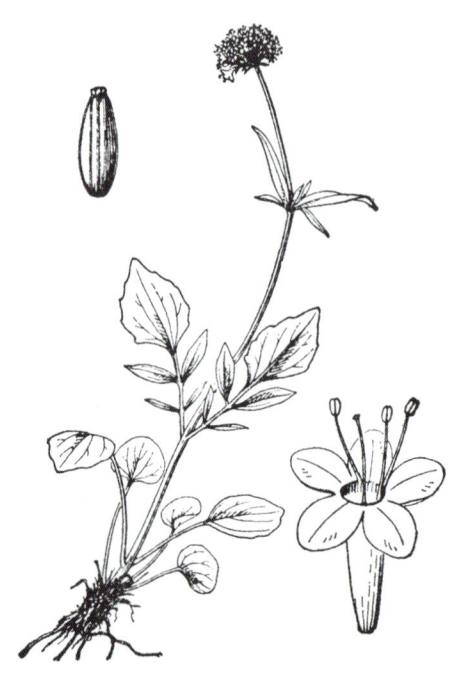

新疆缬草 Valeriana fedtschenkoi Coincy
引自《中国高等植物图鉴》

5. 柔垂缬草（中国高等植物图鉴） 小蜘蛛香（湖北），水臭草、岩边香（贵州）

Valeriana flaccidissima Maxim. in Bull. Acad. Imp. Sci. Saint-Pétersbourg 12: 228. 1867.——*V. faberi* Graebn., *V. nokozanensis* Yamam.（英 **Flaccid Valeriana**）

植株高 20-28 cm，根状茎长 2-8 cm。根细长，直径不超过 0.5 mm；具多条匍匐茎，茎上具有柄的心形叶片。茎直立，不分枝，无毛。基生叶心形，边缘具圆锯齿或全缘，顶端钝圆；茎生叶卵形，无毛或仅脉上叶腋处被柔毛，羽状 3-7 深裂，顶生裂片卵形，或披针形，长 2-4 cm，宽 1-2 cm；侧裂片与顶生裂片相似而小。花序为聚伞花序组成的大型而稀疏的圆锥花序，或主茎及分枝都有的顶生聚伞圆锥花序；总苞片及苞片线形至线状披针形，小苞片与瘦果等长或稍长。花冠淡红色，稀白色，长 2.5-3.5 mm，裂片长圆形至卵状长圆形，比花冠筒短；雌雄蕊常伸出花冠外。瘦果窄卵形，长约 3 mm，无毛，稀被白色短硬毛。花期 4-6 月，果期 5-8 月。

分布与生境 产于河南东南部、陕西、甘肃东南部、安徽、湖北西部、湖南、台湾、四川、重庆、贵州、云南。生于海拔 400-3600 m 的林缘、草地及溪边。也分布于日本。

药用部位 全草、根。

功效应用 祛风，散寒，除湿，消食。用于外感风寒，风湿痹痛，食积腹胀。

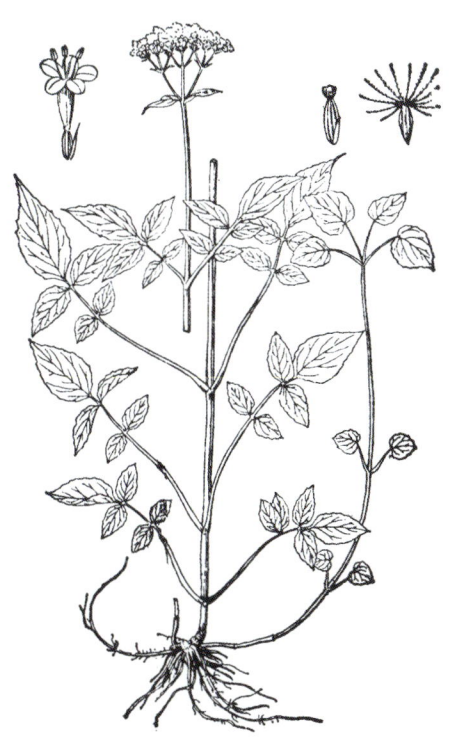

柔垂缬草 Valeriana flaccidissima Maxim.
引自《中国高等植物图鉴》

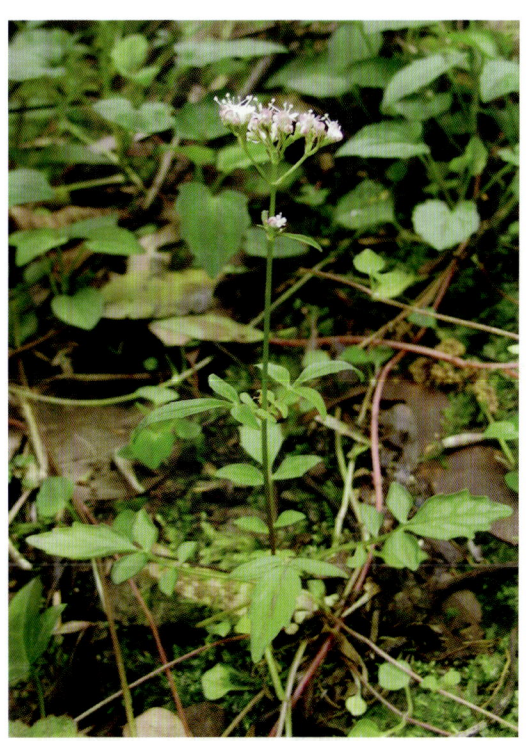

柔垂缬草 Valeriana flaccidissima Maxim.
摄影：林茂祥

6. 长序缬草（中国高等植物图鉴） 阔叶缬草（广西），老君须（四川），蛇头细辛、小蜘蛛香（贵州），岩参（云南），西南缬草（中药大辞典）

Valeriana hardwickii Wall. in Roxb., Fl. Ind., ed. 1820, 1: 166. 1820.——*V. hardwickii* Wall. var. *arnottiana* Wight, *V. hardwickii* Wall. var. *hoffmeisteri* Klotzsch, *V. hardwickii* Wall. var. *leiocarpa* Miq., *V. rosthornii* Graebn., *V. helictes* Graebn.（英 **Hardwick Valeriana**）

大草本，高 60–150 cm。根细长，直径约 1 mm，具多条匍匐茎。茎直立，下部常被短硬毛，向上除节部外无毛。基生叶具长柄，柄长达 9 cm，叶片多为羽状全裂或浅裂，稀心形，不裂；顶生裂片比侧生裂片大，卵形或卵状披针形，长 3.5–7 cm，宽 1.5–3 cm，边缘具齿或全缘；侧裂片 2–3 对；茎生叶与基生叶相似，全部叶多少被短硬毛。极大的圆锥状聚伞花序于主茎顶生或主茎与分枝均着生。总苞片与苞片三角状卵形，全缘或具钝齿；花小，白色，花冠长 1.5–2.5 (–3.5) mm，漏斗状，裂片卵形，常为花冠长 1/2；雌雄蕊常与花冠等长或稍伸出。果序极度延展，成熟时长达 50–70 cm。瘦果宽卵形至卵形，长 2–3 mm，宽 1–1.2 mm，常被白色短硬毛，稀近无毛。花期 6–8 月，果期 7–10 月。

分布与生境 产于湖北西南部、湖南西部、江西、广西、四川、重庆、贵州、云南、西藏。生于海拔 1000–3500 m 的草坡、林缘或林下、溪边。也分布于不丹、印度、印度尼西亚、缅甸、老挝、巴基斯坦、尼泊尔及泰国。

药用部位 根或全草。

功效应用 安神镇静，活血调经，祛风利湿，健脾消积。用于心神不安，月经不调，痛经，经闭，风湿痹痛，小便不利，小儿疳积，跌打损伤，脉管炎。

化学成分 根和根状茎含挥发油：环氧倍半侧柏烯(epoxysesquithujene)，α-蒎烯(α-pinene)，β-蒎烯(β-pinene)，γ-松油烯(γ-terpinene)，龙脑乙酸酯(bornyl acetate)等[1]。

药理作用 解痉作用：长序缬草根状茎水-甲醇提取物抑制离体家兔空肠自发性收缩和 K^+ 所致的收缩，其机制可能与阻滞钙通道有关[1]。

止泻作用：长序缬草根状茎水-甲醇提取物灌胃，能对抗蓖麻油所致的小鼠腹泻[1]。

抗氧化作用：长序缬草挥发油体外对 DPPH 自由基有清除作用，在铁离子还原/抗氧化能力测定

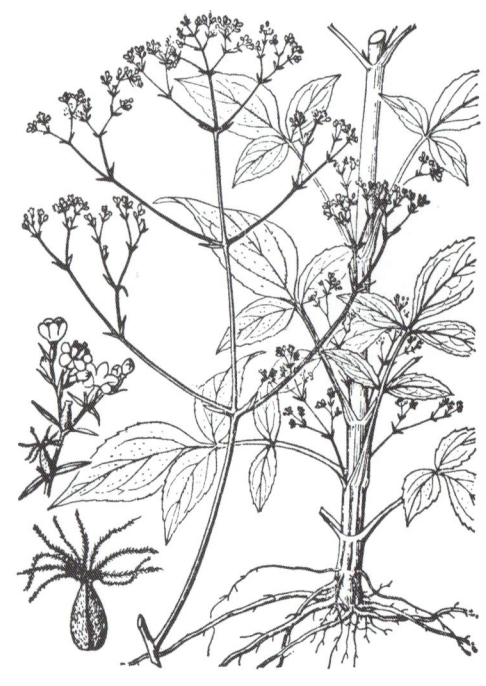

长序缬草 Valeriana hardwickii Wall.
引自《中国高等植物图鉴》

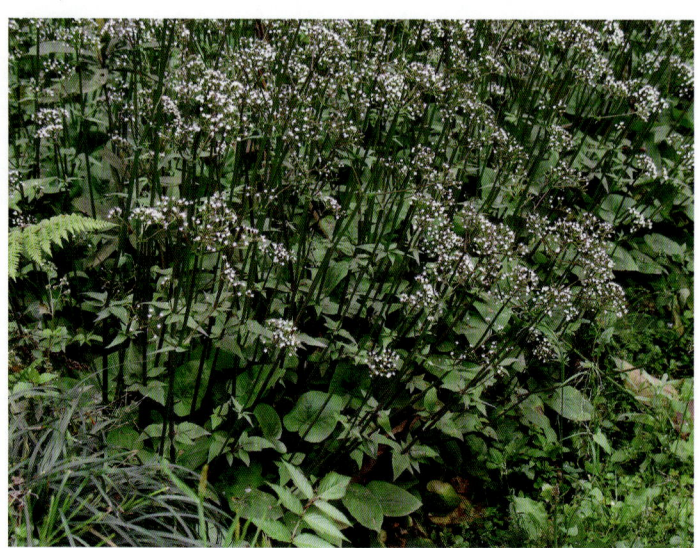

长序缬草 Valeriana hardwickii Wall.
摄影：李策宏

中 (FRAP) 具有抗氧化作用 [2]。

注评 本种的根及根状茎作"缬草"使用，参见缬草 Valeriana officinalis L.。傈僳族、彝族、藏族、白药族、佤族和土家族也药用，主要用途同功效应用项。

化学成分参考文献

[1] Mathela CS, et al. *Fitoterapia*, 2007, 78(4): 279-282.

药理作用及毒性参考文献

[1] Bashir S, et al. *Evid Based Complement Alternat Med*, 2011, 2011: 304960.

[2] Das J, et al. *Nat Prod Commun*, 2011, 6(1): 129-132.

7. 蜘蛛香（本草纲目拾遗） 马蹄香（中国经济植物志），大救驾（陕西、四川），老君须（陕西），九转香（贵州），心叶缬草（陕西中药名录）

Valeriana jatamansi Jones, Asiat. Res. 2: 416. 1790.——*V. wallichii* DC., *V. harmsii* Graebn., *V. mairei* Briq.（英 **Jatamans Valeriana**）

植株高 20-70 cm；根状茎短，粗壮，直径 0.5-2 cm，节密。基生叶莲座状，叶片心形至卵状心形，长 2-14 cm，宽 3-10 cm，不分裂，边缘具疏浅波齿，被短硬毛或有时无毛，叶柄长为叶片的 2-3 倍；茎生叶比基生叶小，2 或 3 对，下部的心状圆形，近无柄，上部的常羽裂，无柄。顶生伞房状聚伞花序，苞片和小苞片长钻形，中肋明显，最上部的小苞片常与果实等长。花白色或淡红色，杂性；雌花小，长 1.5 mm，不育花药着生于极短的花丝上，位于花冠喉部；雄蕊伸出花冠外，柱头深 3 裂；两性花较大，长 3-4 mm，雌雄蕊与花冠等长。瘦果窄卵形，两面被毛。花期 5-7 月，果期 6-9 月。

分布与生境 产于河南、陕西、湖南、湖北、四川、贵州、云南、西藏。生于海拔 2500 m 以下的山顶草地、林中或溪边。也分布于印度。

药用部位 根状茎、根或全草。

功效应用 理气和中，散寒除湿，活血消肿。用于脘腹胀痛，呕吐泄泻，小儿疳积，风寒湿痹，脚气

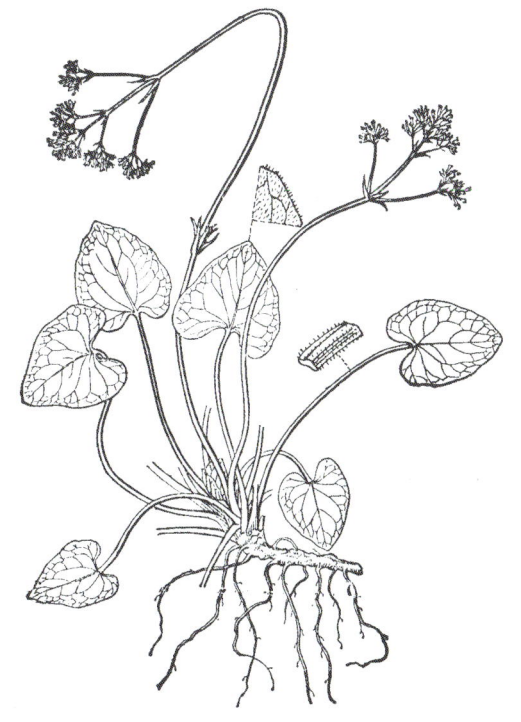

蜘蛛香 **Valeriana jatamansi** Jones
引自《中国高等植物图鉴》

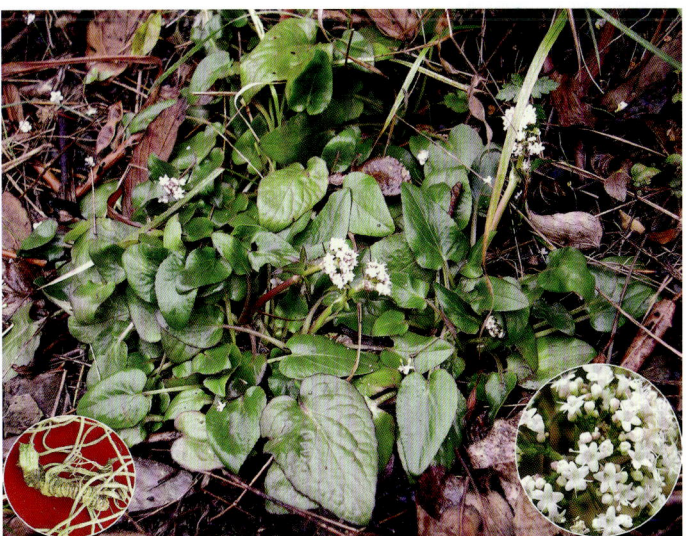

蜘蛛香 **Valeriana jatamansi** Jones
摄影：何顺志

水肿，月经不调，跌打损伤，疮疖。

化学成分　根含倍半萜类：蜘蛛香内酯▲(valerilactone) A、B，蜂斗菜内酯(bakkenolide)B、H[1]；环烯醚萜类：缬香环烯醚酯▲(valeriandoid) A、B、C，氯化缬草三酯(chlorovaltrate)，异缬草三酯异戊酰氧基醇(isovaltrate isovaleroyloxyhydrin)，(1R,3R,5R,7S,8R,9S)-1,5-二羟基-3,8-环氧氯化缬草三酯[(1R,3R,5R,7S,8R,9S)-1,5-dihydroxy-3,8-epoxyvalechlorine][2-3]，蜘蛛香环烯醚萜缬草三酯(jatamanvaltrate) N、O，岩败酱环烯醚萜素▲B (rupesin B)，高缬草醛▲(homobaldrinal)[4]，缬草环烯醚萜三酯▲(valeriotriate) A、B[5]，11-甲氧基毛莨迷醛▲(11-methoxyviburtinal)[4,6]，缬草醛(baldrinal)[4,6-7]，缬草环烯醚萜四酯▲A (valeriotetrate A)[8]，异戊酰氧基羟基二氢缬草三酯(isovaleroxyhydroxydihydrovaltrate)，缬草苦苷(valerosidate)[7-8]；苯丙素类：扁核木脂酚-4-O-$β$-D-葡萄糖苷(prinsepiol-4-O-$β$-D-glucoside)，松柏苷(coniferin)[6]；甾体类：胡萝卜苷，$β$-谷甾醇[8]；有机酸类：二十六酸[6]；挥发油：$α$-蒎烯($α$-pinene)，柠檬烯(limonene)，1,8-桉叶素(1,8-cineole)，对聚伞花素(p-cymene)，龙脑乙酸酯(borneol acetate)，龙脑(borneol)，橙花叔醇(nerolidol)，橄榄醇(maaliol)等[9]。

根状茎含倍半萜类：缬草三酯(valtrate; valepotriate)[10]；挥发油：柠檬醛(citral)，异戊酸(isovaleric acid)，$β$-广藿香烯($β$-patchoulene)，广藿香醇(patchouli alcohol)，3-甲基缬草酸(3-methylvaleric acid)，龙脑，4,8a-二甲基-6-异丙烯基-1,2,3,5,6,7,8,8a-八氢化萘-2-醇(4,8a-dimethyl-6-isopropenyl-1,2,3,5,6,7,8,8a-octahydronaphthalen-2-ol)，4,8a-二甲基-6-异丙烯基-1-萘烷酮(4,8a-dimethyl-6-isopropenyl-1-naphthanone)[11]；微量元素类：Zn，Cu，Co等[12]。

根和根状茎含环烯醚萜类：缬草三酯(valtrate; valepotriate)[13-15]，乙酰缬草三酯(acevaltrate)[13-14]，二氢异缬草三酯(didrovaltrate; dihydroisovaltrate)，高二氢异缬草三酯(homodihydroisovaltrate)，异缬草三酯(isovaltrate)，高缬草三酯(homovaltrate)，二高缬草三酯(dihomovaltrate)，AHD-缬草三酯(AHD-valtrate)，1-高乙酰缬草三酯(1-homoacevaltrate)，1-高异乙酰缬草三酯(1-homo-isoacevaltrate)，11-高羟基二氢缬草三酯(11-homohydroxydihydrovaltrate)，10-乙酰氧基-1-高缬草三酯(10-acetoxy-1-homovaltrate)[14]；倍半萜类：缬草倍半萜烷▲(valeriananoid) A、B、C[16]；黄酮类：刺槐素-7-O-$β$-槐糖苷(acacetin-7-O-$β$-sophoroside)，刺槐素-7-O-(6″-O-$α$-L-吡喃鼠李糖)-$β$-槐糖苷[acacetin-7-O-(6″-O-$α$-L-rhamnopyranosyl)-$β$-sophoroside]，槲皮素(quercetin)，芦丁(rutin)，蒙花苷(linarin)，山奈酚(kaempferol)，黄芪苷(astragalin)，陆地棉苷(hirsutrin)，大波斯菊苷(cosmosiin)，椴树素(tilianin)，烟花苷(nicotifiorin)[17]；甾体类：胡萝卜苷，$β$-谷甾醇[17]；有机酸、醇类：反式-咖啡酸($trans$-caffeic acid)，反式-对香豆酸($trans$-p-coumaric acid)，正二十二酸，正十九醇[17]；挥发油[18-21]。

全草含环烯醚萜类：蜘蛛香环烯醚萜缬草三酯(jatamanvaltrate) A、B、C、D、E、F、G、H、I、J、K、L、M，缬草三酯，二氢缬草三酯，乙酰缬草三酯，IVHD-缬草三酯，5-羟基二氢缬草三酯(5-hydroxydidrovaltrate)，缬草环烯醚萜三酯A、B[22]，蜘蛛香环烯醚萜素▲(jatamanin) A、B、C、D、E、F、G、H、I、J、K、L、M，糙叶败酱醇▲(patriscabrol)，岩败酱环烯醚萜素▲E (rupesin E)，长花排草酮▲(longiflorone)，(4R,4aR,7S,7aR)-八氢-4,7-二甲基-环戊烷[c]吡喃{(4R,4aR,7S,7aR)-octahydro-4,7-dimethyl-cyclopenta[c]pyran}，2R-2$α$,4a$β$,5$α$,7$β$,7a$β$,8S*-六氢-7a,8-二甲基-2,5-亚甲基环戊烷-1,3-二噁英-7-醇(2R-2$α$,4a$β$,5$α$,7$β$,7a$β$,8S*-hexahydro-7a,8-dimethyl-2,5-methanocyclopenta-1,3-dioxin-7-ol)，2S-2$α$,4a$β$,5$α$,7$β$,7a$β$,8R*-六氢-7a,8-二甲基-2,5-亚甲基环戊烷-1,3-二噁英-7-醇(2S-2$α$,4a$β$,5$α$,7$β$,7a$β$,8R*-hexahydro-7a,8-dimethyl-2,5-methanocyclopenta-1,3-dioxin-7-ol)[20]；木脂素类：(+)-9'-异戊酰氧基落叶松脂醇[(+)-9'-isovaleroxylariciresinol]，(+)-松脂酚[(+)-pinoresinol]，(+)-环橄榄脂素[(+)-cycloolivil]，落叶松脂醇(lariciresinol)，松脂酚甲醚(pinoresinol methyl ether)，(+)-丁香树脂酚[(+)-syringaresinol]，(+)-桉皮树脂醇[(+)-medioresinol]，(+)-乙酰氧基松脂酚[(+)-acetoxypinoresinol]，(+)-1-羟基松脂酚[(+)-1-hydroxypinoresinol]，(+)-5'-羟基松脂酚[(+)-5'-hydroxypinoresinol]，扁核木脂酚(prinsepiol)，川木香醇(vladinol) A、B，4,4a$β$,5$β$,6,7$α$,7a-六氢-4-甲氧基-7a$β$-甲基-8-亚甲基-2$α$,5-亚甲基环戊烷-间-二噁英-7-醇(4,4a$β$,5$β$,6,7$α$,7a-hexahydro-4-methoxy-7a$β$-methyl-8-methylene-2$α$,5-methanocyclopenta-m-dioxin-7-ol)[23]。

药理作用 镇静催眠作用：蜘蛛香水提物灌胃或腹腔注射、蜘蛛香环烯醚萜类成分灌胃，均能抑制小鼠的自发活动；提高阈下剂量戊巴比妥钠诱导小鼠入睡动物数；延长阈上剂量戊巴比妥钠诱导小鼠睡眠时间[1-2]。

抗焦虑作用：蜘蛛香乙醇提取物灌胃，可提高大鼠在高架十字迷宫中的开臂次数比例和开臂时间比例，抑制脑组织神经递质 5-HT、NE 和 DA 的释放[3]。缬草素灌胃，能增加大鼠在开臂内运动时间和次数百分率，提高大鼠在开场中央区的次数，其机制可能与调节下丘脑 – 垂体 – 肾上腺轴功能有关[4]。

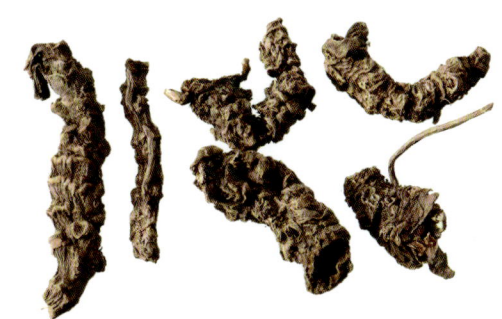

蜘蛛香 Valerianae jatamansi Rhizoma et Radix
摄影：张继

抗惊厥作用：蜘蛛香水提物腹腔注射，能对抗硫代氨基脲诱发的小鼠惊厥；延长印防己毒素诱发小鼠惊厥的潜伏期[1]。蜘蛛香环烯醚萜类成分灌胃，均能延长戊四氮、士的宁和异烟肼诱发小鼠惊厥的潜伏期，降低戊四氮、士的宁引起的小鼠惊厥死亡率[2]。

镇痛作用：蜘蛛香水提物灌胃或腹腔注射，能减少醋酸致小鼠扭体反应的次数[1]。蜘蛛香环烯醚萜类成分灌胃，能抑制甲醛致小鼠足跖疼痛[2]。

抑制平滑肌作用：蜘蛛香环烯醚萜灌胃，有减缓小鼠胃排空和小肠推进作用；能抑制利血平导致的小鼠胃肠运动亢进；改善慢性应激致肠易激综合征大鼠模型的胃肠功能，降低内脏敏感性，减少排便次数，其机制可能与调节从胃肠到中枢的 5-HT 水平有关[5]。

保肝作用：蜘蛛香根状茎乙醇提取物灌胃，对硫化乙酰胺诱导的大鼠肝硬化有保护作用，能抑制肝细胞过度增殖[6]。

抗前列腺增生作用：蜘蛛香总缬草素灌胃，能抑制丙酸睾酮诱导大鼠、小鼠前列腺增生，其作用机制与抑制 5α- 还原酶活性、阻断睾酮的合成有关[7]。

抗氧化作用：蜘蛛香挥发油体外对 DPPH 自由基有清除作用，在铁离子还原 / 抗氧化能力测定中 (FRAP) 具有抗氧化作用[8]。

细胞毒作用：蜘蛛香环烯醚萜、缬草三酯体外对 A549、PC-3M、HCT-8、Bel7402 细胞有细胞毒作用[9]。

其他作用：蜘蛛香内酯 A、B 和蜂斗菜内酯 H 体外可抑制甲基 - 苯基吡啶离子 (MPP+) 诱导的人多巴胺神经母细胞瘤细胞 (SH-SY5Y) 凋亡[10]。

毒性及不良反应 蜘蛛香水提物给小鼠腹腔注射 LD_{50} 为 22.05 g/kg[1]。

注评 本种为中国药典（1977、2010 年版）、上海（1994）、贵州（1988）和四川（1987、2010）中药材标准收载"蜘蛛香"的基源植物，药用其干燥根状茎及根。缬草 Valeriana officinalis L. 的根状茎及根也作"蜘蛛香"使用。苗族、彝族、阿昌族、白族、傣族、布朗族、哈尼族、景颇族、傈僳族、纳西族、怒族、佤族、壮族、拉祜族、水族、崩龙族、布依族、侗族和维吾尔族也药用，主要用途同功效应用项。

化学成分参考文献

[1] Xu J, et al. *Fitoterapia*, 2011, 82(6): 849-853.

[2] Xu J, et al. *Fitoterapia*, 2011, 82(7): 1133-1136.

[3] Lin S, et al. *J Nat Prod*, 2010, 73(10): 1723-1726.

[4] Xu J, et al. *J Asian Nat Prod Res*, 2012, 14(1): 1-6.

[5] Yu LL, et al. *Helv Chim Acta*, 2005, 88(5): 1059-1062.

[6] Chen YG, et al. *Arch Pharm Res*, 2005, 28(10): 1161-1163.

[7] 陈业高，等 . 云南化工，2005, 32(5): 13-16.

[8] Yu LL, et al. *Pharmazie*, 2006, 61(5): 486-488.

[9] 王宗玉，等 . 云南植物研究，1980, 2(1): 58-61.

[10] Singh S. *J Nepal Chem Soc*, 1993, 12: 6-8.

[11] 余爱农，香料香精化妆品，2002, (6): 14-15,29.

[12] 张虹，等 . 云南民族大学学报 (自然科学版)，2010, 19(2): 135-136.

[13] 张人伟，等 . 云南植物研究，1986, 8(1): 107-108.

[14] Tang YP, et al. *J Nat Prod*, 2002, 65(12): 1949-1952.
[15] Hoelzl J, et al. *Planta Med*, 1975, 27(2): 133-139.
[16] Ming DS, et al. *Tetrahedron Lett*, 1997, 38(29): 5205-5208.
[17] Tang YP, et al. *J Asian Nat Prod Res*, 2003, 5(4): 257-261.
[18] 明东升，等 . 中成药，1994, 16(1): 41-42.
[19] 杨再波，等 . 中国药学杂志，2006, 41(1): 74-75.
[20] 王海来，等 . 中国中药杂志，2007, 32(24): 2667-2670.
[21] 吴彩霞，等 . 中国药业，2008, 17(11): 16-18.
[22] Lin S, et al. *J Nat Prod*, 2009, 72(4): 650-655.
[23] Lin S, et al. *J Nat Prod*, 2010, 73(4): 632-638.

药理作用及毒性参考文献

[1] 曹斌，等 . 中国中药杂志，1994, 19(1): 40-42.
[2] 彭佳 . 蜘蛛香环烯醚萜类成分中枢抑制作用研究 [学位论文]. 成都：西南交通大学，2009.
[3] 闫智勇，等 . 中药药理与临床，2008, 24(3): 67-69.
[4] 王延丽，等 . 中国药理学通报，2011, 27(4): 501-504.
[5] 闫心丽 . 蜘蛛香环烯醚萜对肠易激综合症的治疗作用与机理探讨 [学位论文]. 北京：北京中医药大学，2009.
[6] Prasad R, et al. *Methods Find Exp Clin Pharmacol*, 2010, 32(10): 713-719.
[7] 肖丹 . 蜘蛛香提取物抗良性前列腺增生的作用与机理研究 [学位论文]. 成都：成都中医药大学学位论文，2005.
[8] Das J, *Nat Prod Commun*, 2011, 6(1): 129-132.
[9] Lin S, et al. *J Nat Prod*, 2009, 72(4): 650-655.
[10] Xu J, et al. *Fitoterapia*, 2011, 82(6): 849-853.

8. 缬草（中国高等植物图鉴） 拔地麻、媳妇菜（东北），香草（河北、甘肃），珍珠香、满山香（陕西），大救驾、小救驾（陕西、四川），满坡香、五里香（湖南）

Valeriana officinalis L., Sp. Pl. 1: 31. 1753.——*V. alternifolia* Bunge., *V. chinensis* Kreyer ex Kom., *V. coreana* Briq., *V. fauriei* Briq., *V. nipponica* Nakai ex Kitag., *V. officinalis* L. var. *latifolia* Briq., *V. stubendorfii* Kreyer ex Kom.（英 **Common Valeriana**）

多年生高大草本，高达 100–150 cm。根状茎粗短呈头状；根簇生；直径 1–2 mm；具匍匐茎。茎直立，不分枝，被短硬毛，上部及花序梗被绵毛。茎生叶卵形至宽卵形，长 5–15 cm，宽 3–8 cm，羽状深裂，裂片 7–15，披针形或线形，两面无毛，或多少被短硬毛，基部下延，全缘或有疏锯齿，顶生裂片与侧生裂片形态大小都相似。花序大型，主茎及分枝顶端均为聚伞花序组成的伞房花序，果时疏散；最下部的总苞片及苞片均叶状，中部以上为线状披针形，小苞片中央纸质，两侧膜质，长椭圆状

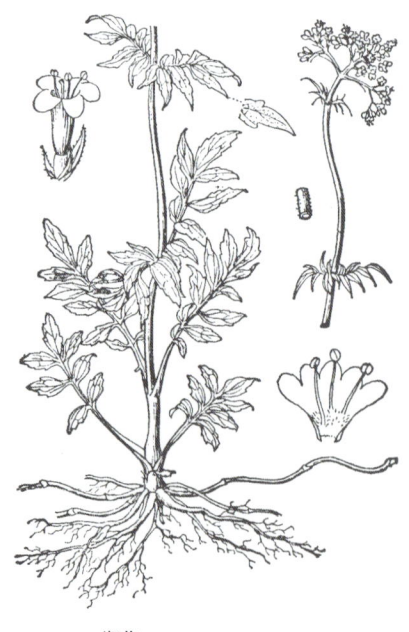

缬草 **Valeriana officinalis** L.
引自《中国高等植物图鉴》

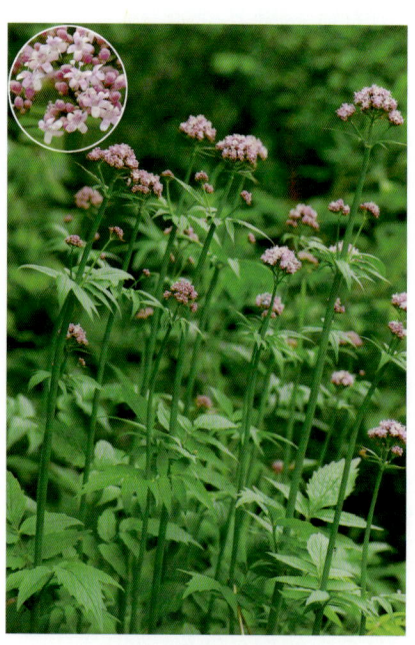

缬草 **Valeriana officinalis** L.
摄影：周繇

长圆形、倒披针形或线状披针形，顶端芒状突尖，边缘被粗缘毛。花冠淡紫红色或白色，长 4–6 mm，裂片椭圆形；雄蕊 3，雌雄蕊约与花冠等长。瘦果长卵形，长约 4–5 mm，基部近平截，无毛或两面被柔毛。花期 5–7 月，果期 6–10 月。

分布与生境 产于我国东北至西南的广大地区。生于海拔 2500–4000 m 的山坡草地、林下、沟边。也分布于日本、俄罗斯及欧洲。

药用部位 根及根状茎。

功效应用 安心神，祛风湿，行气血，止痛。用于心神不安，心悸失眠，癫狂，脏躁，风湿痹痛，脘腹胀痛，痛经，经闭，跌打损伤。

化学成分 根含环烯醚萜类：缬草单酯A (monovalerianester A)，败酱草苷A (kanokoside A)[1]，缬草三酯（valtrate; valepotriate），乙酰缬草三酯(acevaltrate)，二氢异缬草三酯(didrovaltrate; dihydroisovaltrate)，异戊酰氧基羟基二氢缬草三酯(isovaleroxyhydroxydihydrovaltrate)[2-3]，伏尔缬草三酯▲(volvaltrate) A[3]、B[3-4]，蜘蛛香环烯醚萜缬草三酯(jatamanvaltrate) B、C，缬草环烯醚萜三酯▲B (valeriotriate B)[3]；倍半萜类：缬草新萜醇(orivalerianol)，鳞盖红菇醇(rulepidol)[1]，缬草烯酸(valerenic acid)[1-3,5-7]，羟基缬草烯酸(hydroxyvalerenic acid)[2,5]，E-(-)-3β,4β-环氧缬草烯醛[E-(-)-3β,4β-epoxyvalerenal]，E-(-)-3β,4β-环氧缬草烯醇乙酸酯[E-(-)-3β,4β-epoxyvalerenyl acetate]，乙酰缬草烯醇酸(acetylvalerenolic acid)，(2E)-2-甲基-3-[(1aS,3aR,4R,7S,7aS)-八氢-1a,4-二甲基茚并[1,7a-b]环氧乙烷-7-基]-2-丙烯醛{(2E)-2-methyl-3-[(1aS,3aR,4R,7S,7aS)-octahydro-1a,4-dimethylindeno[1,7a-b]oxiren-7-yl]-2-propenal}，2-甲基-3-[(1aS,3aR,4R,7S,7aS)-八氢-1a,4-二甲基茚并[1,7a-b]环氧乙烷-7-基]-2-丙烯醛 1-醇-1-乙酸酯{2-methyl-3-[(1aS,3aR,4R,7S,7aS)-octahydro-1a,4-dimethylindeno[1,7a-b]oxiren-7-yl]-2-propen-1-ol-1-acetate}，单去甲缬草烯酮▲(mononorvalerenone)[3]，缬草烯醛(valerenal)，乙酰氧基缬草烯酸(acetoxyvalerenic acid)，缬草烯醇己酸酯(valerenylhexanoate)，缬草烯醇戊酸酯(valerenylvalerate)，E-缬草烯醇乙酸酯(E-valernyl acetate)，Z-缬草烯醇异戊酸酯(Z-valerenylisovalerate)，E-缬草烯醇异戊酸酯(E-valerenylisovalerate)[5]，Z-缬草烯醇乙酸酯(Z-valernyl acetate)，缬草烯醇(valerenol)[5,8]，(-)-3β,4β-环氧缬草烯酸[(-)-3β,4β-epoxyvalerenic acid][6]，乙酰氧基缬草酮(acetoxyvaleranone)[7]，(-)-太平洋柳珊瑚醇▲[(-)-pacifigorgiol][8]，日缬草酮(faurinone)[9]；木脂素类：松脂酚(pinoresinol)[1,10]，8-羟基松脂酚 4-O-β-D葡萄糖苷(8-hydroxypinoresinol-4-O-β-D-glucoside)，扁核木脂酚-4-O-β-D-葡萄糖苷(prinsepiol-4-O-β-D-glucoside)[1]，扁核木脂酚(prinsepiol)，(+)-1-羟基松脂酚[(+)-1-hydroxypinoresinol]，(+)-松脂酚-β-D-葡萄糖苷[(+)-pinoresinol-β-D-glucoside][10]；甾体类：β-谷甾醇[1]，穿贝海绵甾醇▲-3-O-β-D-吡喃葡萄糖苷(clionasterol-3-O-β-D-glucopyranoside)，6'-O-(14-甲基十五烷酰-β-D-葡萄糖基-γ-谷甾醇[6'-O-(14-methylpentadecanoyl)-β-D-glucosyl-clionasterol]，6'-O-十六烷酰-β-D-葡萄糖基-γ-谷甾醇(6'-O-hexadecanoyl-β-D-glucosyl-clionasterol)，6'-O-(8E,11E)-8,11-十八烷二烯酰-β-D-葡萄糖基-γ-谷甾醇[6'-O-(8E,11E)-8,11-octadecadienoyl-β-D-glucosylclionasterol][11]；生物碱类：缬草碱(valerianine)[12]，猕猴桃碱(actinidine)[13]，(S)-6,7-二氢-2-对羟基苯乙基-4,7-二甲基-5H-2-吡啶[(S)-6,7-dihydro-2-(p-hydroxyphenethyl)-4,7-dimethyl-5H-2-pyrindinium]，6,7-二氢-4-羟甲基-2-对羟基苯乙基-7-甲基-5H-2-吡啶[6,7-dihydro-4-(hydroxymethyl)-2-(p-hydroxyphenethyl)-7-methyl-5H-2-pyrindinium][14]；有机酸类：二十二酸[1]，十六酸[6]；挥发油：异戊酸(isovaleric acid)，龙脑乙酸酯(bornyl acetate)[11]，δ-榄香烯(δ-elemene)，β-榄香烯(β-elemene)，大牻牛儿烯(germacrene) B、D，双环大牻牛儿烯(bicyclogermacrene)，2-表-反式-β-石竹烯(2-epi-$trans$-β-caryophyllene)，γ-榄香烯(γ-elemene)，α-衣兰烯(α-ylangene)，α-可巴烯(α-copaene)，β-石竹烯(β-caryophyllene)，别香橙烯(alloaromadendrene)，匙叶桉油烯醇(spathulenol)，δ-杜松烯(δ-cadinene)，泽泻醇(alismol)[15]。

根状茎含倍半萜类：缬草烯酸，羟基缬草烯酸，乙酰缬草烯醇酸[16]。

地下部分含倍半萜类：乙酰缬草烯醇酸，缬草烯醛[17]，缬草烯酸[17-18]，缬草酮(valeranone)[19]；三萜类：熊果酸(ursolic acid)；木脂素类：4,4',8,8'-四羟基-3,3'-二甲氧基-二苯基双四氢呋喃(4,4',8,8'-tetrahydroxy-

3,3'-dimethoxyl-dibenzyl-ditetrahydrofuran）；甾体类：β-谷甾醇[18]；生物碱类：猕猴桃碱[20-21]，萘甲基酮(naphthyridyl methylketone)[21]；挥发油：萘烯(naphthalene)，亚油酸，桃金娘烯醇乙酸酯(myrtenyl acetate)[18]，β-石竹烯(β-caryophyhene)[18-19]，莰烯(camphene)[19,22]，龙脑乙酸酯[19,22-24]，3-崖柏烯(3-thujene)，β-蒎烯(β-pinene)，桧醇(sabinol)[22]，1-丙基-3丙烯基金刚烷[23]，龙脑(borneol)[24]等。

药理作用 镇静睡眠作用：缬草醇提物灌胃，能减少小鼠的自主活动次数；增加阈下剂量戊巴比妥钠诱导的小鼠入睡动物数；延长阈上剂量戊巴比妥钠小鼠的睡眠时间[1]。缬草挥发油灌胃，能增加水合氯醛、阈下剂量戊巴比妥钠诱导小鼠的入睡动物数[2]。

抗焦虑作用：缬草根水提物、缬草酸灌胃，均能提高大鼠在高架十字迷宫中的开臂次数比例和开臂时间比例，减轻焦虑行为[3]。

抗抑郁作用：缬草CO_2超临界萃取物给慢性应激致抑郁大鼠灌胃，能促进糖水摄取量、大脑海马5-HT水平、CA3区海马神经元数量恢复性增加到正常大鼠的水平；促进海马齿状回神经干细胞增殖[4-5]。

抗癫痫作用：缬草挥发油腹腔注射，能抑制戊四氮致癫痫大鼠海马内谷氨酸含量升高，γ-氨基丁酸含量降低[6]。

抗惊厥作用：缬草水提物腹腔注射，能对抗低频率电刺激大鼠大脑颞叶杏仁核所致的大鼠惊厥，其机制可能与腺苷的激活有关[7]。缬草挥发油给小鼠灌胃，能对抗戊四氮引起的阵挛性惊厥、电刺激引起的小鼠强直性惊厥、延长硫代氨基脲引起惊厥的潜伏期[2]。

抗震颤麻痹作用：缬草水提物灌胃，可改善利血平诱导的大鼠咀嚼障碍[8]。缬草水提物体外能抑制鱼藤酮诱导人神经母细胞瘤SH-SY5Y细胞的凋亡[9]。

抗心律失常作用：缬草水提物灌胃，能推迟乌头碱致大鼠室性早搏、心室纤颤发生时间；降低氯仿致小鼠室颤发生率[10]。缬草醇提物灌胃，能对抗乙酰胆碱-氯化钙诱发的小鼠房颤、氯仿致小鼠心室纤颤；对抗结扎左冠状动脉前降支诱发的大鼠早期缺血性心律失常[11]。缬草醇提物的水萃取部位、缬草油灌胃，能降低氯仿致小鼠心室纤颤发生率[12]。缬草单萜氧化物能抑制单个兔心室肌细胞钠通道、L-型钙通道，使I_{Na}、L-型钙通道的电流–电压曲线上移，减慢钠通道灭活后的恢复过程；使钙电流失活曲线左移[13-14]。扁核木脂酚-4-O-β-D-葡萄糖苷对体外培养的转基因kvl.5细胞IK_{ur}电流有抑制作用[15]。

扩张冠状血管作用：缬草醇提物股静脉注射，能扩张麻醉猫冠状血管、增加冠脉流量。缬草醇提物能扩张离体家兔冠状血管、增加冠脉流量[16]。

抗心肌缺血作用：缬草挥发油肌肉注射，能缩小结扎冠状动脉左室支致急性心肌缺血模型家兔的梗死范围。缬草挥发油静脉注射，能对抗垂体后叶素引起的大鼠心肌缺血[17]。缬草萜烯类物质腹腔注射，能减轻手术结扎冠状动脉致家兔心肌缺血再灌注损伤[18]。

增强耐缺氧能力：缬草挥发油腹腔注射，能延长常压急性缺氧条件下小鼠的存活时间[17]。

改善微循环作用：缬草挥发油静脉注射，能改善垂体后叶素致家兔球结膜微循环障碍[17]。

抗脑缺血作用：缬草挥发油灌胃，能增加小鼠脑组织微循环灌流；拮抗去甲肾上腺素所致的小鼠急性脑缺血，改善脑细胞供血不足[19]。

抑制平滑肌作用：缬草三酯给正丁酸钠致肠易激综合征模型大鼠灌胃，能抑制结肠运动张力的升高，使结肠蠕动波和收缩频率减弱[20]。缬草挥发油、总环烯醚萜、总有机酸均能抑制乙酰胆碱所致的大鼠胃离体平滑肌收缩[21]。

抗肺损伤作用：缬草波春和缬草挥发油的混合物灌胃，可以减轻博莱霉素诱导的大鼠肺泡炎及肺纤维化，其机制可能与降低TGF-β_1表达有关[22]。缬草挥发油静脉注射，能减轻肾上腺素引起的小鼠肺水肿[17]。

利胆、溶石作用：缬草提取物（挥发油+缬草三酯）十二指肠给药，能抑制氯乙酰胆碱诱发的犬胆囊内压升高；抑制盐酸吗啡诱发的家兔胆总管、Oddi括约肌痉挛，增加胆汁流量。缬草提取物（挥发油＋缬草三酯）灌胃对家兔胆囊植入的结石有溶石作用，并能抑制胆囊炎症[23-24]。

改善肾功能作用：缬草油灌胃，能降低高胆固醇血症大鼠血脂、尿蛋白，改善足细胞超微结构损伤，减少损伤足细胞数量，下调肾小球内 Desmin 蛋白和 mRNA 表达[25]。缬草挥发油灌胃，能延缓单侧肾切除合并阿霉素注射致肾衰竭大鼠模型肾功能恶化，其机制可能是通过抗过氧化作用，减少氧自由基的生成、降低 TGF-β_1 的水平、减少纤维连接蛋白等细胞外基质的合成等途径来改善肾功能[26]。缬草油给高糖高脂饮食、链脲佐菌素造模的 II 型糖尿病大鼠灌胃，能抑制尿微白蛋白排泄率、血清尿素氮、血肌酐升高，改善肾损害，其机制与降低血脂、调节肾内氧自由基代谢、抑制肾皮质内 PKC 的激活有关[27-28]。

抑制子宫平滑肌作用：缬草醇提物、水提物、缬草三酯均能拮抗乙酰胆碱、肾上腺素、组胺致离体的人未孕子宫平滑肌收缩[29]。

抗真菌作用：缬草根和根状茎挥发油体外对白色念珠菌有抑制作用[30]。

抗肿瘤作用：环烯醚萜酯灌胃，能抑制 S_{180} 荷瘤小鼠的肿瘤生长，延长腹水型 EAC 小鼠的生存时间。缬草环烯醚萜苷与环烯醚萜酯体外均对 K_{562}、HL_{60}、U_{937}、HepG2 和 HeLa 细胞有细胞毒作用[31]。缬草三酯体外可诱导胃癌细胞 MKN45 凋亡[32]。

抗氧化作用：缬草乙醚、醋酸乙酯（1∶1）提取得到的提取物体外对 DPPH 自由基、羟自由基、超氧阴离子有抑制作用[33]。挥发油体外对 DPPH 自由基有清除作用，在 β- 胡萝卜素漂白实验、铁离子还原 / 抗氧化能力测定中 (FRAP) 具有抗氧化作用[30]。

抑制酶活性作用：缬草醇提物体外对人肝微粒体葡萄糖醛酸基转移酶 1A4、1A6 和 1A9 有抑制作用[34]。

其他作用：缬草地上部分水提物、甲醇提取物腹腔注射，均能减轻吗啡依赖小鼠纳洛酮催瘾后的戒断症状[35]。

毒性及不良反应 缬草挥发油给小鼠灌胃 LD_{50} 为 7.14 ml/kg[2]。缬草三酯给小鼠灌胃 LD_{50} 为 1650 mg/kg，腹腔注射 LD_{50} 为 450 mg/kg[36]。缬草经乙醇、甲醇、水、氯仿依次提取所得的提取物 V_{3d} 给小鼠腹腔注射 LD_{50} 为 4760 mg/kg，静脉注射 LD_{50} 为 2950 mg/kg[11]。

注评 本种为甘肃中药材质量标准（1991）收载"缬草"的基源植物，药用其干燥根及根状茎。同属植物黑水缬草 V. amurensis P. Smirn. ex Kom. 和长序缬草 V. hardwickii Wall. 等的干燥根及根状茎，亦可作"缬草"使用。韩国称本种的根为韩药"吉草根"，用于安神、镇静、祛风、解痉等；日本药局方收载的"吉草根"为日本北海道栽培的北缬草 Valeriana fauriei Briq.（已并入本种）的根及根状茎。藏族用本种的根及根状茎治疗口蹄疫、疮疖溃烂等；蒙古族用于粘瘟疫、毒热、肿瘤等；维吾尔族用于高血压、心脏病、瘫痪等。

化学成分参考文献

[1] Zhou Y, et al. *Chin J Nat Med*, 2009, 7(4): 270-273.

[2] Circosta C, et al. *J Ethnopharmacol*, 2007, 112(2): 361-367.

[3] Wang PC, et al. *J Nat Prod*, 2009, 72(9): 1682-1685.

[4] Lin S, et al. *J Nat Prod*, 2010, 73(10): 1723-1726.

[5] Bos R, et al. *Phytochemistry*, 1986, 25(1): 133-135.

[6] Dharmaratne HR, et al. *Planta Med*, 2002, 68(7): 661-662.

[7] Safaralie A, et al. *J Chromatogr A*, 2008, 1180(1-2): 159-164.

[8] Bos R, et al. *Phytochemistry*, 1986, 25(5): 1234-1235.

[9] Bos R, et al. *Phytochemistry*, 1983, 22(6): 1505-1506.

[10] Bodesheim U, et al. *Pharmazie*, 1997, 52(5): 386-391.

[11] Pullela SV, et al. *Planta Med*, 2005, 71(10): 960-961.

[12] Franck B, et al. *Angewandte Chem*, 1970, 9(11): 891.

[13] Wahlberg KTK. *Tetrahedron Lett*, 1966, (4): 445-448.

[14] Torssell K, et al. *Acta Chem Scandinavica*, 1967, 21(1): 53-62.

[15] Paul C, et al. *Phytochemistry*, 2001, 57(2): 307-313.

[16] Boyadzhiev L, et al. *Pharmazie*, 2004, 59(9): 727-728.

[17] Jacobo-Herrera NJ, et al. *Phytother Res*, 2006, 20(10): 917-919.

[18] 姜霞，等. 中药材，2007, 30(11): 1391-1393.

[19] 薛存宽，等. 中草药，2003, 34(9): 779-781.

[20] Buckova A, et al. *Acta Facultatis Pharm Univer Comenian*, 1977, 31: 29-37.
[21] Janot MM, et al. *Annal Pharm Francaises*, 1979, 37(9-10): 413-420.

药理作用及毒性参考文献

[1] 陶涛，等．中药材，2004, 27(3): 208-209.
[2] 徐红，等．药物分析杂志，1997, (6): 399-400.
[3] Murphy K, et al. *Phytomedicine*, 2010, 17(8-9): 674-678.
[4] 唐久余，等．中山大学学报（医学科学版），2008, 29(5): 541-545.
[5] 唐久余，等．中西医结合学报，2008, 6(3): 283-287.
[6] 吴波，等．中华中医药学刊，2008, 26(11): 2476-2477.
[7] Rezvani ME, et al. *J Ethnopharmacol*, 2010, 127(2): 313.
[8] Pereira RP, et al. *J Neural Transm*, 2011, PMID: 21476069.
[9] de Oliveria DM, et al. *Neurochem Res*, 2009, 34(2): 215-220.
[10] 文莉，等．中国医院药学杂志，2009, 29(3): 191-194.
[11] 贾健宁，等．广西中医学院学报，1999, 16(1): 40-42.
[12] 段雪云，等．中国药师，2009, 12(7): 842-844.
[13] 黄峥嵘，等．中国心脏起搏与心电生理杂志，2004, 18(3): 212-214.
[14] 黄峥嵘，等．中国心脏起搏与心电生理杂志，2005, 19(6): 493-496.
[15] 段雪心．缬草抗心律失常作用的药效物质及作用机理研究 [学位论文]．武汉：湖北中医学院，2009.
[16] 张宝恒，等．药学学报，1982, 17(5): 382-384.
[17] 薛存宽，等．医学研究杂志，1988, 17(2): 43-48.
[18] 尹虹，等．微循环学杂志，2000, 10(1): 12-14.
[19] 李颖，等．放射学实践，2003, 19(2): 133-134.

[22] 吴筑平，等．中国药学杂志，1999, 34(11): 733-734.
[23] 邓雪华，等．医药导报，2009, 28(11): 1408-1410.
[24] 明东升，等．中成药，1994, 16(1): 41-42.

[20] 王洋翀子，等．中国老年学杂志，2009, 29(2): 437-439.
[21] 薛存宽，等．现代中西医结合杂志，2003, 12(9): 912-914.
[22] 陈素美，等．医药导报，2008, 27(11): 1295-1297.
[23] 薛存宽．深圳中西医结合杂志，1999, 9(6): 6-8.
[24] 叶建明，等．临床消化病杂志，2002, 14(1): 25-27.
[25] 司晓芸，等．医药导报，2009, 18(9): 1117-1120.
[26] 石明，等．中国中西医结合肾病杂志，2002, 3(11): 627-628.
[27] 陈玲，等．中国现代医学杂志，2003, 13(17): 32-35.
[28] 陈玲，等．中华肾脏病杂志，2003, 19(3): 168-172.
[29] Occhiuto F, et al. *J Pharm Pharmacol*, 2009, 61(2): 251-256.
[30] Wang J, et al. *Molecules*, 2010, 15(9): 6411-6422.
[31] 薛存宽，等．现代中西医结合杂志，2005, 14(15): 1969-1972.
[32] 叶建明，等．胃肠病学和肝病学杂志，2004, 13(6): 619-621.
[33] 黄凌，等．时珍国医国药，2009, 20(9): 2214-2216.
[35] Mohamed ME, et al. *Drug Metab Dispos*, 2011, PMID: 21632963.
[36] Sharifzadeh M, et al. *Addict Biol*, 2006, 11(2): 145-151.
[37] Petkov V, et al. *Comparative Med East and West*, 1978, 6(2): 123-130.

9. 小缬草（中国高等植物图鉴） 香毛草、小香草（全国中草药汇编），知呗（藏语）

Valeriana tangutica Batalin in Trudy Imp. S.-Peterburgsk. Bot. Sada 13: 375. 1894.（英 **Tangut Valeriana**）

细弱小草本，高 10-20 cm，全株无毛。根状茎斜升，长 0.5-2 cm，顶端包有膜质纤维状老叶鞘；根细，直径约 0.5 mm。茎直立，单生。基生叶和茎下部叶具长柄，柄长达 5 cm，叶片宽卵形或长圆状卵形，长 1-4 cm，宽 1-1.5 cm，全缘或大头羽裂；茎中部叶大头羽状分裂，裂片全缘，顶生裂片圆形或长圆形，长宽约 1 cm，全缘，侧裂片 1-2 对，椭圆形或线状椭圆形，两端钝圆；茎上部叶羽状 3-7 深裂，裂片线状披针形，全缘。聚伞花序组成半球形的伞房花序，顶生，直径 1-2 cm；总苞片和苞片披针形，边缘膜质；花冠白色、红色，有时淡紫红色，漏斗状，长 5-6 mm，裂片倒卵形，与筒近等长，雌雄蕊近等长，伸出花冠外。瘦果卵圆状椭圆形，无毛。花期 6-7 月，果期 7-8 月。

分布与生境 产于内蒙古西南部、宁夏西北部、甘肃、青海北部及东北部。生于海拔 2000—3900 m 的高山草甸及林中。

药用部位 带根全草。

功效应用 止咳,止血,散瘀,止痛。用于功能性子宫出血,产后阴道出血,咳嗽,咳血,吐血,衄血,崩漏下血,风湿痹痛,骨折。

化学成分 全草含倍半萜类:乙氧基缬草醇(ethoxyvalerianol),缬草酮(valeranone),芹子烷-4,7(11)-二烯[selina-4,7(11)-diene],芹子烯(selinene)[1]。

化学成分参考文献

[1] Qi HY, et al. *J Asian Nat Prod Res*, 2009, 11(1): 33-37.

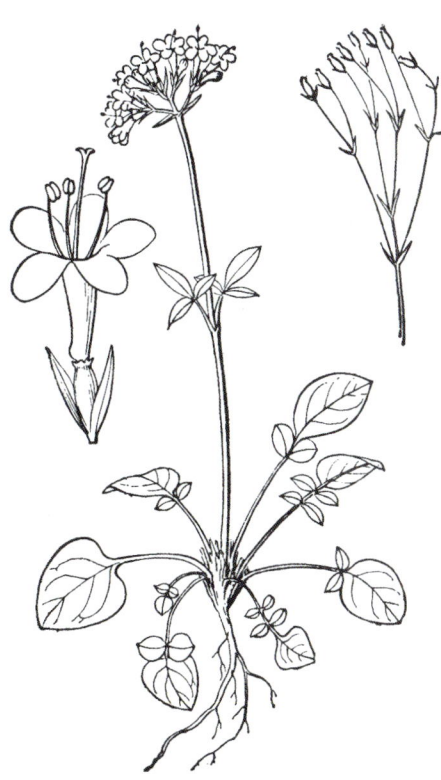

小缬草 Valeriana tangutica Batalin
引自《中国高等植物图鉴》

川续断科 DIPSACACEAE

1年生、2年生或多年生草本，稀为灌木。茎光滑，或有毛或细刺。叶对生，稀轮生，全缘，有齿缺或羽状深裂。花两性，排成头状密伞花序或穗状间断的轮伞花序，或疏生聚伞圆锥花序；花同形，或边花与中央花异形；花序基部有总苞片，花序轴上有多数苞片，每苞片腋生一花；花萼上位，杯状或筒状或分裂成冠毛状；花冠筒状，4–5裂，裂片常稍不等大；雄蕊4，稀2，花丝分离，着生于花冠筒上与裂片互生；子房下位，包围于杯状或囊状小总苞内，1室，胚珠倒生，悬垂于室顶，花柱细长，柱头单一或2裂。连萼瘦果，包围于增大的小总苞中。

本科约有10属160余种，主要分布于欧洲地中海、亚洲北温带及非洲热带地区。我国有5属，约40种，其中药用植物为21种，主要分布于东北、华北、西北、西南及台湾等地。

本科药用植物主要含环烯醚萜苷、三萜皂苷、黄酮和挥发油等类型化合物，马钱苷 (loganin)、马钱酸 (loganic acid)、獐牙菜苷 (sweroside) 和茶茱萸苷 (cantleyoside) 是该科植物化学分类的特征性成分。一些种类所含成分在增强机体免疫功能、抗氧化、抗炎、镇静等方面显示了较好的活性。

分属检索表

1. 花排成疏生聚伞圆锥花序，较小，近辐射对称；小总苞2层，4裂，合生或囊状 ······ **1. 双参属 Triplostegia**
1. 头状花序或轮伞花序。
  2. 轮伞花序间断成穗状或紧缩成假头状花序；花冠二唇形；叶缘、总苞片边缘、小总苞、花萼均具有细长齿刺；瘦果和小总苞分离 ······ **2. 刺续断属 Morina**
  2. 头状花序；植物体具刺或无刺；萼膜质或刚毛状；小总苞萼状，常具冠部。
    3. 植物体具刺；头状花序成球状或长椭圆形；花近辐射对称；小总苞通常无明显冠檐 ······ **3. 川续断属 Dipsacus**
    3. 植物体不具刺，小总苞多少有冠檐。
      4. 花萼至少8裂或多裂，裂片羽毛状或针刺状，脱落 ······ **4. 翼首花属 Pterocephalus**
      4. 花萼5裂，裂片针刺状，宿存 ······ **5. 蓝盆花属 Scabiosa**

1. 双参属 Triplostegia Wall. ex DC.

多年生草本，具腺毛，主根常二歧纺锤状。叶对生，具柄，有齿或羽状分裂。花排成二歧疏松聚伞圆锥花序；花小，有2层小总苞，外层4裂，仅在基部合生，内层囊状，具8肋；花萼细小；花冠漏斗状，裂片5，近相等；雄蕊4，着生花冠管上部；子房下位，3室，仅1室发育，具1枚下垂胚珠。瘦果，包于宿存的小总苞之内。

本属仅2种，分布于印度、尼泊尔、不丹、缅甸、马来西亚及我国西南（云南、西藏、四川）、西北（陕西、甘肃）、湖北及台湾，均为药用植物。

分种检索表

1. 叶片倒卵形至倒卵状披针形，较厚，近无柄；花大，长1–1.2 cm；外层小总苞顶端无曲钩 ······ **1. 大花双参 T. grandiflora**
1. 叶片倒卵状披针形，较薄，具柄；花较小，长仅2–5 mm；外层小总苞顶端多具曲钩 ······ **2. 双参 T. glandulifera**

本属植物双参具有降血糖、抗应激作用。

1. 大花双参（中国高等植物图鉴） 青羊参（云南丽江），大花囊苞花（中药大辞典）

Triplostegia grandiflora Gagnep. in Bull. Soc. Bot. France 47: 333-334. 1900.
（英 **Large Flower Triplostegia**）

多年生草本，高 20-45 cm。主根红棕色，常二歧，呈 2 根并列状生长，稍肥厚，略呈纺锤形，长 3-4 cm，直径约 0.5 cm。茎纤细；单一，微四棱形，具沟，被白色长柔毛和糙毛，杂有腺毛。叶对生，基部相连；基生叶倒卵形至倒卵状披针形，长 3-8 cm，先端圆，基部渐窄，2-3 对羽状深裂或浅裂，中裂片大，宽椭圆形，两侧裂片渐小或呈牙齿状，两面被短毛；茎生叶与基生叶同形，向上渐小，渐无柄。花排成疏松顶生二歧聚伞圆锥花序，第 1-2 次分枝细长，密被白色平展毛和腺毛，分枝处各有一对苞片，苞片条形，有浅齿或全缘；花具短梗，梗长 2-3 mm；外层小总苞萼状，4 裂、裂片披针形，密被黑色腺毛，内层小总苞囊状，具有 8 棱；花萼细小，花冠白色带粉红色，细筒状漏斗形，长 1-1.2 cm，外被白色柔毛，顶端 5 裂；雄蕊 4，着生花冠管上部，稍伸出；子房下位，包于囊状小总苞之内。瘦果，包于宿存的小总苞之内，外层小总苞顶端直尖，无钩曲。

分布与生境 产于云南、贵州、四川。生于海拔 2000-3000 m 的山谷林下、林缘、草坡。

药用部位 根。

功效应用 益肾补气，活血调经。用于肾虚腰痛，遗精，阳痿，月经不调，不孕，闭经。

化学成分 根含三萜皂苷类：大花双参皂苷(triploside) A、B、C[1]、D、E、F、G[2]；环烯醚萜苷类：大花双参苷A (triplostoside A)，甲基马钱苷(methylloganin)，马钱酸(loganic acid)，獐芽菜苷(sweroside)[3]；甾体类：胡萝卜苷[3]。

注评 本种为"双参"的基源植物之一，药用其干燥根。彝族称"肚拉"，根用于治崩漏带下、不孕症、解乌头中毒等；傈僳族用治风湿关节痛、不孕症等。

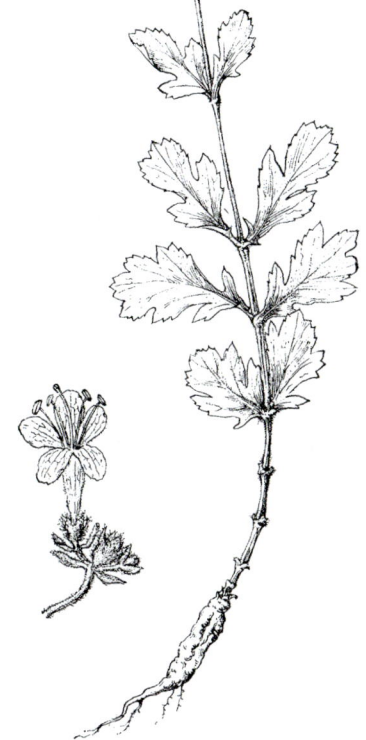

大花双参 Triplostegia grandiflora Gagnep.
宗维城 绘

化学成分参考文献

[1] Ma WG, et al. *Phytochemistry*, 1991, 30(10): 3401-3404.

[2] Ma WG, et al. *Phytochemistry*, 1992, 31(4): 1343-1347.

[3] 马伟光，等. 云南植物研究，1992, 14(1): 92-96.

2. 双参（中国高等植物图鉴） 肚拉（四川），对对参（四川、云南），土败酱（昆明），一支蒿（四川、西昌）

Triplostegia glandulifera Wall. ex DC. in Mém. Soc. Linn. Paris 4: 642. 1830.（英 **Common Triplostegia**）

多年生草本，高 20-60 cm。主根常为 2 枝并列，稍肉质，近纺锤形，长 3-5 cm，直径 2-3 cm，棕褐色。基生叶和茎生叶同形，叶片倒卵状披针形，连柄长 3-8 cm，2-3 对羽状中裂，中央裂片较大，两侧裂片疏离，渐小，基部下延，裂片边缘具锯齿，两面疏被渐脱白毛；茎上部叶渐小，浅裂，无柄。花在茎顶端排成疏松窄长圆形聚伞圆锥花序；各分枝处有条状苞片一对；花具短梗，果时长达 1 mm；小总苞 2 层，外层的 4 裂，长约 1.5-2 mm，外面密被紫色腺毛，内层的囊状，长 2 mm，具 8 条肋棱；花萼长约 0.3 mm，具 5 微齿；花冠白色或粉红色，短漏斗状，长约 2-5 mm，5 裂；雄蕊 4，稍伸出花冠之外；子房下位，包于囊状的小总苞之内。瘦果，包藏于内层囊状小总苞内，外层小总苞裂片顶端向内钩曲。

分布与生境 产于云南、西藏、四川、陕西南部、甘肃南部及台湾玉山。生于海拔1500~4000 m的林下、溪边、山坡草地、草甸及林缘路边。尼泊尔、不丹、印度、缅甸、东马来西亚和巴布亚新几内亚的高山也有。

药用部位 根。

功效应用 补气壮阳，养心止血。用于体虚头晕，虚劳久咳，脾虚食积，肾虚腰痛，带下，阳痿，不孕。现代用于风湿性心脏病，外伤出血。

药理作用 降血糖作用：双参甲醇提取物灌胃，能降低葡萄糖性高血糖小鼠、肾上腺素性高血糖小鼠的血糖水平；降低四氧嘧啶致糖尿病模型小鼠的血糖水平，减少动物的饮水量和进食量[1]。

抗应激作用：双参甲醇提取物灌胃，能延长小鼠在缺氧、高温、低温环境中的存活时间；延长小鼠负重游泳的持续时间[2]。

注评 本种为"双参"的基源植物之一，药用其干燥根。彝族称"肚拉"，根用于治崩漏带下、不孕症、解乌头中毒等。

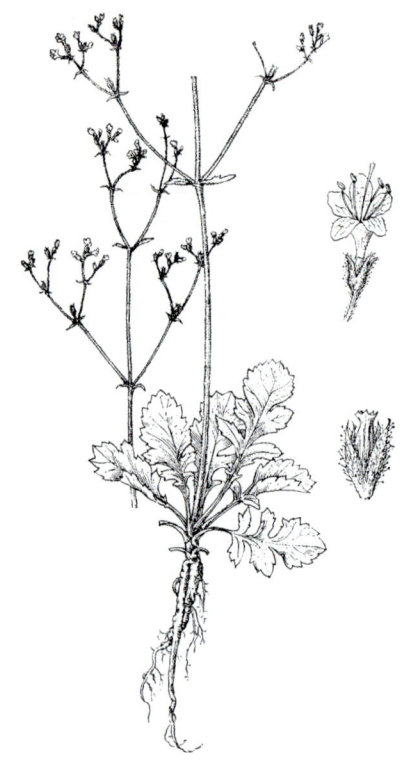

双参 **Triplostegia glandulifera** Wall. ex DC.
宗维城 绘

药理作用及毒性参考文献

[1] 刘晓波，等. 云南中医中药杂志，2008, 29(5): 49-50.   [2] 刘晓波，等. 现代医药卫生，2008, 24(9): 1265-1266.

2. 刺续断属 Morina L.

多年生草本，根常粗壮，有分枝。茎单一。叶对生或轮生，边缘常具刺。花密集成顶生的假头状花序或轮伞花序；花位于钟形的小总苞内，小总苞边缘具刺齿；萼筒口部斜切状，有齿刺，或浅钟状，露出小总苞之外；花冠管状或漏斗状，常弯曲，裂片5，微二唇形或近于辐射对称；雄蕊4，2强或能育，雌蕊2；子房下位，包于小总苞之内。瘦果褐色，柱状，有皱纹或小瘤。

约17种，主要分布于南亚山地，西达欧洲地中海东部，东达我国西藏、云南、四川、青海、甘肃一带。我国有4种2变种，其中3种2变种为药用植物。

分种检索表

1. 茎生叶对生；长圆状披针形，基部鞘状抱茎，边缘有疏硬刺毛；假头状花序（即1-2节轮伞花序）顶生；花冠长2-3.2 cm，显著伸出萼筒之外，萼筒口部斜切，具3-5刺齿；雄蕊4，2强··· **1. 刺参 M. nepalensis**
1. 茎生叶轮生，长条形或倒披针形，基部下延抱茎，边缘有波状裂片，其上具硬刺；花序具6-9节轮伞花序；花冠长6-8 mm，不伸出花萼裂片之外；萼2裂；能育雄蕊2。
  2. 叶浅裂，不达中脉；花萼短，长8-10 mm，萼裂片再2裂成4小裂片，小裂片卵形，先端圆钝·· **2. 圆萼刺参 M. chinensis**
  2. 叶深裂，几达中脉；花萼长，长10-12 (-15) mm，萼裂片再2裂或3裂成4-5 (-6)小裂片，小裂片长卵形至卵状披针形，先端常具刺尖 ··· **3. 青海刺参 M. kokonorica**

已有研究表明本属药用植物主要含芳香类和三萜类化合物；前者主要为木脂素和苯丙素等类型化合物。从圆萼刺参 (M. chinensis) 根分离得到的刺参木脂醇▲(morinol) A (**1**)、B (**2**) 结构较新颖，为倍半木脂素。从圆萼刺参和青海刺参 (M. kokonorica) 皆得到了刺参木脂醇 G (**3**)，可能在属的分类上具有一定意义。苯丙素类的刺参素▲(morinin) D (**4**)、F (**5**)、H (**6**)、I (**7**) 在化学结构上亦各有其特征性。刺参素 A ~ F 为同一系列化合物，刺参素 H ~ K 为同一系列化合物，后一系列为苯丙醇的长链脂肪酸酯。**1** 和 **2** 对人末梢血单核细胞的细胞因子 (TNF-α、IL-2、IL-4、IFN-γ) 生成具有抑制作用，且 **2** 的作用强于 **1**。

1. 刺参（中国高等植物图鉴） 刺续断（中国植物志），细叶刺参（西藏常用中草药）

Morina nepalensis D. Don, Prodr. Fl. Nepal. 161. 1825.（英 **Common Morina**）

1a. 刺参（模式变种）

Morina nepalensis D. Don var. **nepalensis**

多年生草本，有粗短直立具枯叶鞘的根状茎，主根粗长稍肉质。叶丛生，叶片长圆状披针形，长 6-15 cm，宽 0.5-1.5 cm，边缘有疏硬刺毛，侧脉 1-2 对与主脉平行，基部渐窄抱茎，无明显柄。花茎由叶丛侧旁生出，高 20-50 cm，叶 2-4 对，短披针形，边缘多刺毛，基部合生成长鞘。聚伞花序密集成假头状，顶生及少数腋生；苞片卵形至宽卵形；小苞片梭状披针形，均具刺；小总苞杯状，长 8-10 mm，达花萼的 1/2 以下，先端平截，具短刺毛；花萼斜裂，中间 3 齿，两侧下部具 2 长齿；花冠紫红色，筒状，稍弯，被毛，长约 3 cm，直径 8 mm，檐部 5 裂，裂片长 3-4 mm，先端凹陷；雄蕊 4，2 强，花丝短，着生于喉部一侧。子房下位，光滑。瘦果褐色，卵状柱形，长 4-6 mm，包于长漏斗状膜质小总苞内，苞缘刺毛细短。花期 6-8 月，果期 7-9 月。

分布与生境 产于西藏东部及中部、四川西部、云南西北部、甘肃（舟曲）。生于海拔 2000-4000 m 的山坡草地。印度、尼泊尔也有。

药用部位 根、全草。

功效应用 和胃止痛，消肿排脓。用于胃脘疼痛，疮痈肿痛，创伤溃脓。

注评 本种白族和藏族药用，用全草主治神经官能症、消化不良等多种疾病。

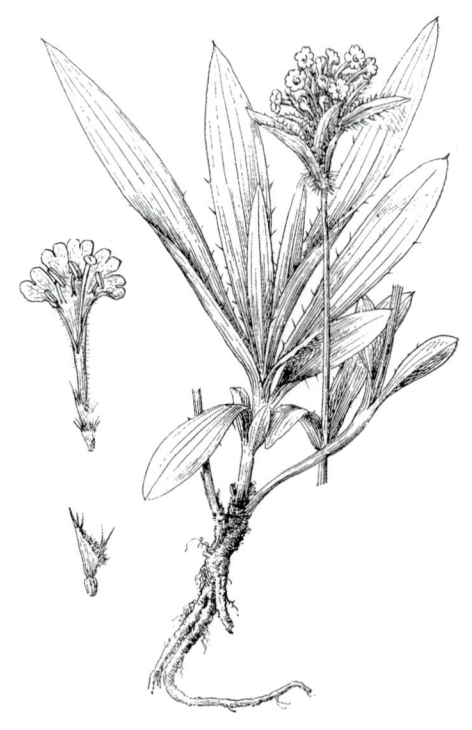

刺参 Morina nepalensis D. Don var. nepalensis
宗维城 绘

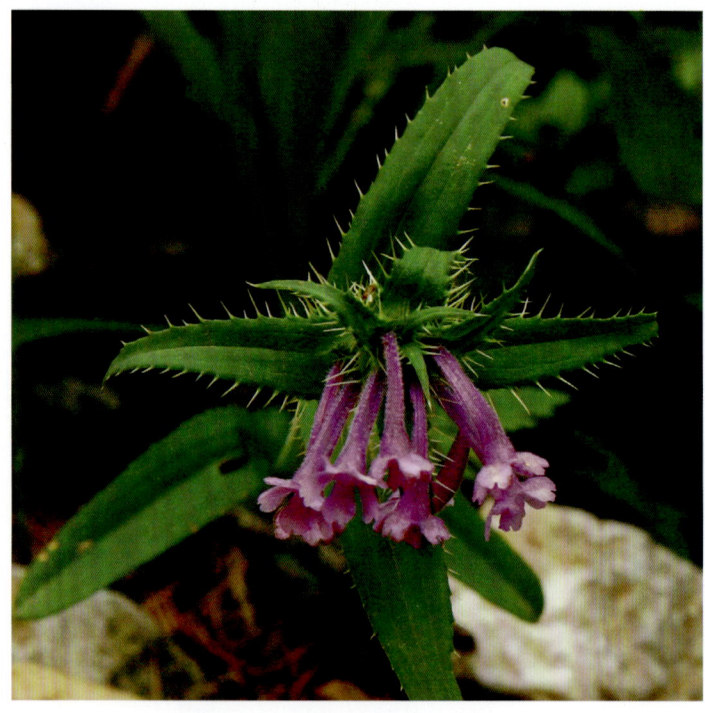

刺参 Morina nepalensis D. Don var. nepalensis
摄影：张英涛

1b. 白花刺参（变种）（中国高等植物图鉴）

Morina nepalensis D. Don var. **alba** (Hand.-Mazz.) Y. C. Tang ex C. H. Hsing in Fl. Reipubl. Popularis Sin. 73(1): 51. 1986.——*M. alba* Hand.-Mazz.（英 **Whiteflower Morina**）

植株较矮小，高 10-40 cm。叶片较狭，宽 5-9 mm。花冠白色，裂片长 3 mm。

分布与生境　产于西藏东部及中部、云南西部及北部、四川西部及中部、青海南部和甘肃东南部。生于海拔 3000-4000 m 的山坡草甸或树下。

药用部位　根、全草。

功效应用　滋补，健胃，催吐，消肿。用于体虚，贫血，关节疼痛，腰痛，肿瘤，胃痛；外用于疮痈肿痛。

化学成分　全草含皂苷类：刺参苷(monepaloside) A、B[1]、C、D、E、F[2]、G、H、I、J[3]、K[4-5]、L[4]、通泉草皂苷▲(mazusaponin) I [4]、II [2]；黄酮类：刺参黄素苷(monepalin) A、B[6-7]，刺酸模素(rumarin)，槲皮素-3-O-β-D-吡喃半乳糖苷(quercetin-3-O-β-D-galactopyranoside)，槲皮素-3-O-β-D-吡喃葡萄糖苷(quercetin-3-O-β-D-glucopyranoside)，芹菜素-4'-O-β-D-吡喃葡萄糖苷(apigenin-4'-O-β-D-glucopyranoside)[7]；苯丙素类：3-O-咖啡酰奎宁酸(3-O-caffeoylquinic acid)，3,5-O-二咖啡酰奎宁酸(3,5-O-dicaffeoyl-quinic acid)，3,4-O-二咖啡酰奎宁酸(3,4-O-dicaffeoylquinic acid)，4,5-O-二咖啡酰奎宁酸(4,5-O-dicaffeoylquinic acid)[8]。

注评　本种为部颁药品标准·藏药（1995）收载"刺参"（藏药名：部江才嘎保）的基源植物之一，药用其干燥地上部分；标准收载为其异名 *M. alba* Hand.-Mazz.。藏族用地上部分治关节痛、小便失禁、腰痛、眩晕及口眼歪斜；外用治疮疖、化脓性创伤、肿瘤。

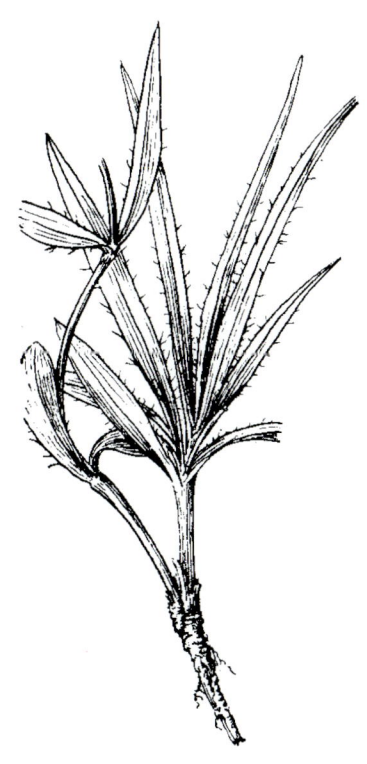

白花刺参 Morina nepalensis D. Don var. alba
(Hand.-Mazz.) Y. C. Tang ex C. H. Hsing
宗维城　绘

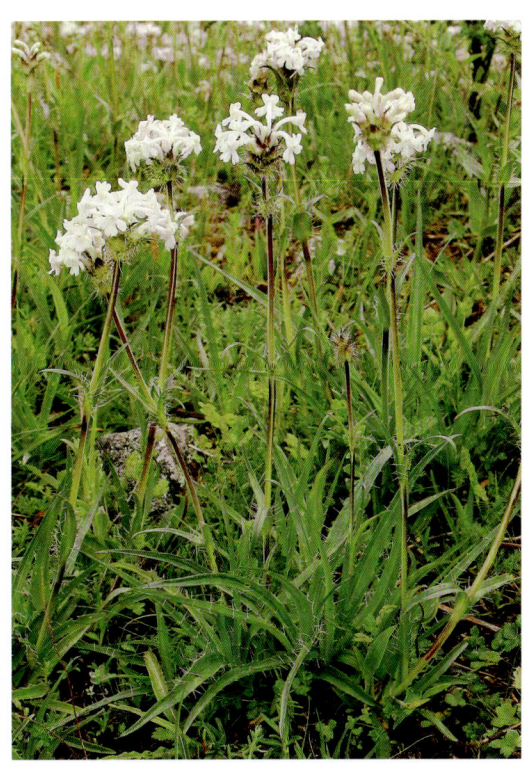

白花刺参 Morina nepalensis D. Don var. alba
(Hand.-Mazz.) Y. C. Tang ex C. H. Hsing
摄影：张英涛

化学成分参考文献

[1] 滕荣伟, 等. 有机化学, 2002, 22(8): 560-564.
[2] Teng RW, et al. *Magn Reson Chem*, 2002, 40(9): 603-608.
[3] Teng RW, et al. *J Asian Nat Prod Res*, 2003, 5(2): 75-82.
[4] Teng RW, et al. *Acta Bot Sin*, 2003, 45(1): 122-126.
[5] Teng RW, et al. *Chin Chem Lett*, 2002, 13(3): 251-252.
[6] Teng RW, et al. *Fitoterapia*, 2002, 73(1): 95-96.
[7] Teng RW, et al. *Magn Reson Chem*, 2002, 40(6): 415-420.
[8] 滕荣伟, 等. 波谱学杂志, 2002, 19(2): 167-174.

1c. 大花刺参（变种）（中国高等植物图鉴） 刺参（云南大理），白仙茅（云南）

Morina nepalensis D. Don var. **delavayi** (Franch.) C. H. Hsing in Fl. Reipubl. Popularis Sin. 73(1): 51,53. 1986. ——*M. delavayi* Franch., *M. bulleyana* G. Forrest et Diels（英 **Largeflower Morina**）

花较大，花冠直径1.2-1.5 cm；花冠管直立，近光滑，花冠裂片长椭圆形，长5-6 mm，先端微凹；子房被毛。

分布与生境 产于四川西南部和云南西北部。生于海拔3000-4000 m的山坡草甸。

药用部位 根。

功效应用 健脾益气，补肾壮阳，安神，强筋骨，续折伤。用于消化不良，血虚，失眠，肺虚咳嗽，子宫脱垂，白带过多，阳痿。外用于跌打损伤，骨折。

注评 本种为云南药品标准（1974、1996）收载"刺参"的基源植物之一，药用其干燥根；标准收载其异名细叶刺参 *M. delavayi* Franch. 和刺参 *M. bulleyana* G. Forrest et Diels。彝族、傈僳族用根治神经官能症、贫血、肺虚咳嗽、哮喘、骨折、跌打损伤；藏族用全草治不消化症、培根病。

2. 圆萼刺参（中国高等植物图鉴） 摩苓草（青藏高原药物图鉴），息才尔（藏名）

Morina chinensis Diels ex Grüning, Pax et K. Hoffm. in Repert. Spec. Nov. Regni Veg. Beih. 12: 497. 1922.（英 **Chinese Morina**）

多年生草本，高15-70 cm。根粗壮，褐色。茎直立，常带紫红色，有纵棱，棱上被柔毛。基生叶6-8，簇生，线形披针形，长10-25 cm，宽1-2 cm，较坚硬，先端渐尖，基部下延抱茎，边缘羽状缺刻成三角形裂齿，裂齿上具1-9硬刺，中脉明显。花茎自基生叶丛中抽出，茎生叶4片轮生，与基生叶同形，向上渐小，无柄，4叶基部合拢抱茎。轮伞花序顶生，6-9节，紧密穗状，花后各轮疏离；总苞片叶状，苞片4片1轮，长卵形，顶端长渐尖，长2.5-3.5 cm，边缘具硬刺；小总苞钟形，长1-1.4 cm，边缘有10条以上的硬刺，长短不等；花萼钟形，长8-10 mm，2深裂，裂片顶端2浅裂成卵形裂片，先端圆钝；花冠小，二唇形，短于花萼，长6-7 mm，上唇2裂，下唇3裂；雄蕊2，无花丝，不育2雄蕊存在或否；子房下位，花柱稍长于雄蕊，柱头头状。瘦果长圆形，长2-3 mm，褐色，具宿存萼，包于小总苞基部。花期7-8月，果期9月。

分布与生境 产于甘肃中部、青海南部、四川西部及内蒙古西部。生于海拔2800-4300 m的山坡草地或灌丛中。

药用部位 全草、果实。

功效应用 祛风湿，补肝肾，消痈肿。用于风湿痹痛，腰膝酸痛，眩晕，小便频数，疮痈肿痛。

化学成分 根含木脂素类：刺参木脂醇▲(morinol) A、B[1-2]、C、D、E、F、G、H、I、J、K、L，松脂酚(pinoresinol)、落叶松脂醇(lariciresinol)[2]；苯丙素类：刺参素▲(morinin) A、B、C、D、E、F、G[3]、H、I、J、K[4]、L、M、N、O、P[5]，4-O-甲基-(E)-松柏醇[4-O-methyl-(E)-coniferyl alcohol]，4-O-甲基肉桂醇(4-O-methylcinnamyl alcohol)，4-O-甲基肉桂醇甲醚(4-O-methylcinnamyl methyl ether)，4-O-甲基肉桂醇乙酸酯(4-O-methylcinnamyl acetate)[3]，3,4-二甲氧基肉桂醇甲醚(3,4-dimethoxycinnamyl methyl ether)，对甲氧基肉桂醛(p-methoxycinnamaldehyde)[5]；芳香类：对甲氧基苯甲醛(p-methoxybenzaldehyde)[3]。

全草含三萜类：积雪草酸(asiatic acid)，熊果酸(ursolic acid)，6α,23-二羟基熊果酸(6α,23-

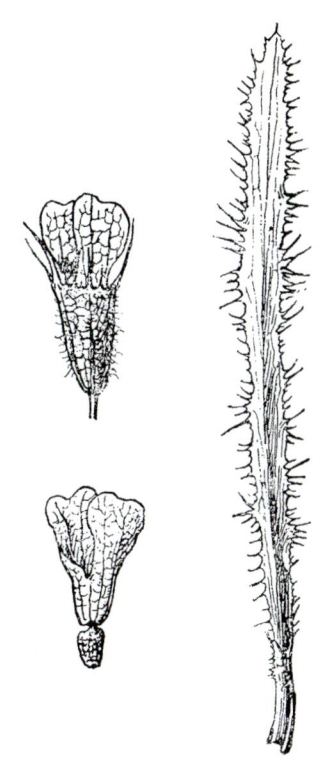

圆萼刺参 **Morina chinensis** Diels ex Grüning, Pax et K. Hoffm.
宗维城 绘

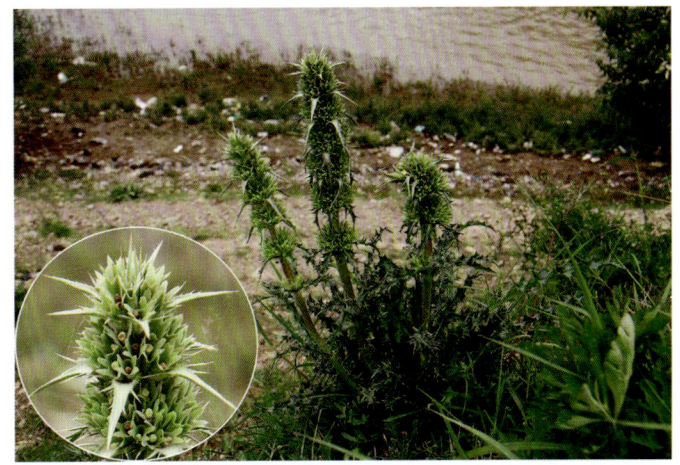

圆萼刺参 **Morina chinensis** Diels ex Grüning, Pax et K. Hoffm.
摄影：张英涛

dihydroxyursolic acid)[6]；黄酮类：芦丁(rutin)；其他类：4-O-α-D-呋喃阿洛酮糖-α-D-吡喃葡萄糖(4-O-α-D-furanoallulosyl-α-D-pyranoglucose)，芥子醇(sinapyl alcohol)，胡萝卜苷，葡萄糖[6]。

注评 本种为部颁药品标准·藏药（1995）收载"刺参"（藏药名：部江才嘎保）的基源植物之一，药用其干燥地上部分。藏族用地上部分治关节痛、小便失禁、腰痛、眩晕及口眼歪斜；外用治疮疖、化脓性创伤、肿瘤。

化学成分参考文献

[1] Su BN, et al. *Chem Lett*, 1999, (12): 1315-1316.

[2] Su BN, et al. *Tetrahedron*, 1999, 55(51): 14571-14586.

[3] Su BN, et al. *J Nat Prod*, 1999, 62(10): 1363-1366.

[4] Su BN, et al. *J Nat Prod*, 1999, 62(9): 1325-1327.

[5] Su BN, et al. *Chem Pharm Bull*, 1999, 47(11): 1569-1572.

[6] 张国林，等. 天然产物研究与开发，1997, 9(4): 10-13.

3. 青海刺参（西藏植物志） 小花刺参（中国高等植物图鉴）

Morina kokonorica Hao in Repert. Spec. Nov. Regni Veg. 40(1031-1039): 215. 1936. ——*Morina parviflora* Kar. et Kir.（英 **Qinghai Morina**）

多年生草本，高 20-80 cm。根肉质，粗壮，长 40 cm，直径达 2.5 cm。茎单一，稀具 2 或 3 分枝，基部多残存褐色纤维状残叶。基生叶 5-6，簇生，线状披针形，长 7-20 cm，宽 1-1.5 cm，先端渐尖，基部渐窄成柄，边缘具深波状齿，齿裂片近三角形，裂至近中脉处，边缘上有 3-7 硬刺，中脉明显；茎生叶似基生叶，长披针形，常 4 叶轮生，2-3 轮，向上渐小，基部抱茎。轮伞花序顶生，6-8节；每轮有总苞片 4，总苞片长卵形，近革质，长 2-3 cm，渐尖，边缘具多数黄色硬刺；小总苞钟状，藏于总苞内，长 1.2-1.5 cm，先端具 10 条以上的硬刺，刺长短不等；萼杯状，长 0.8-1.5 cm，2 深裂，每裂片再 2 或 3 裂，裂片长圆状披针形，先端常具刺尖；花冠二唇形，5 裂，深绿色、白色至黄白色，外被倒向微毛，长 6-8 mm，较花萼为短；雄蕊 4，能育雄蕊 2，插生于花冠管上部，花丝短且有柔

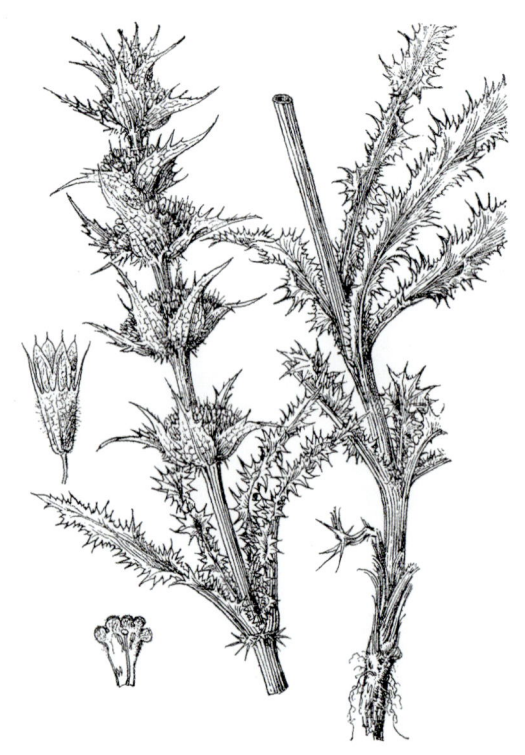

青海刺参 Morina kokonorica Hao
宗维城 绘

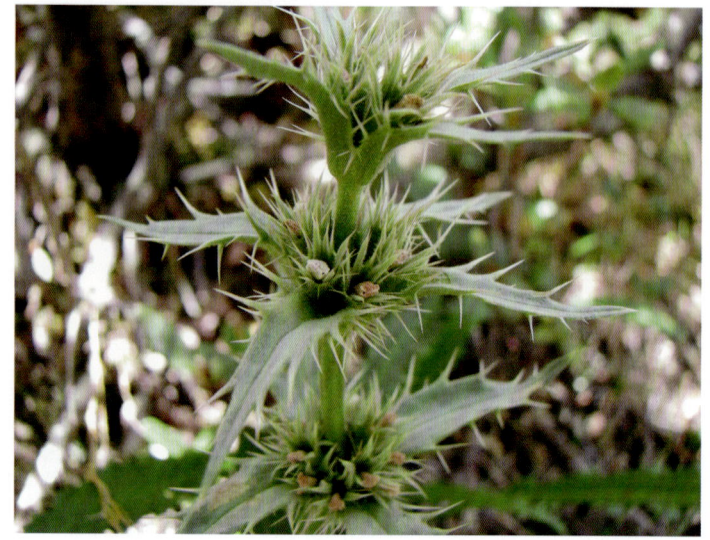

青海刺参 Morina kokonorica Hao
摄影：易思荣

毛，不育雄蕊 2，位于近花冠管基部；花柱不露出花冠之外，较雄蕊稍长，柱头头状。瘦果褐色，圆柱形，近光滑，长 6–7 mm，具棱，顶端斜截形。花期 6–8 月，果期 8–9 月。

分布与生境　产于甘肃南部、青海、四川西北部和西藏东部及中部。生于海拔 3000–4500 m 的砂石质山坡、山谷、草地和河滩上。

药用部位　全草。

功效应用　和胃止痛，消肿排脓。用于胃脘疼痛，疮痈肿痛，创伤溃脓。

化学成分　全草含木脂素类：(1R,2R,4E)-1,5-二(3,4-二甲氧基苯基)-2-(甲氧基甲基)戊-4-烯-1-醇[(1R,2R,4E)-1,5-bis(3,4-dimethoxyphenyl)-2-(methoxymethyl)pent-4-en-1-ol]，1,1'-[(1E,4R,5R)-5-甲氧基-4-(甲氧基甲基)戊-1-烯-1,5-二基]二(3,4-二甲氧基苯){1,1'-[(1E,4R,5R)-5-methoxy-4-(methoxymethyl)pent-1-ene-1,5-diyl]bis (3,4-dimethoxybenzene)}，刺参木脂醇▲G (morinol G)，(+)-松脂酚[(+)-pinoresinol]，(-)-落叶松脂醇[(-)-lariciresinol]，蛇菰宁▲(balanophonin)[1]；三萜类：(6α,11α)-6-(2-O-乙酰基-α-L-吡喃阿拉伯糖氧基)-3-氧代蒲公英萜-20-烯-11,28-二乙酸酯{(6α,11α)-6-[(2-O-acetyl-α-L-arabinopyranosyl)oxy]-3-oxotaraxast-20-ene-11,28-diyl diacetate}，(6α,11α)-6-(2-O-乙酰基-β-D-吡喃木糖氧基)-3-氧代蒲公英萜-20-烯-11,28-二乙酸酯{(6α,11α)-6-[(2-O-acetyl-β-D-xylopyranosyl)oxy]-3-oxotaraxast-20-ene-11,28-diyl diacetate}，熊果醛(ursolaldehydel)，3β-羟基熊果-11-烯-28,13β-内酯(3β-hydroxyurs-11-en-28,13β-olide)[1]。

注评　本种为部颁药品标准·藏药（1995）收载"刺参"（藏药名：部江才嘎保）的基源植物之一，药用其干燥地上部分。藏族用地上部分治关节痛、小便失禁、腰痛、眩晕及口眼歪斜；外用治疮疖、化脓性创伤、肿瘤。

化学成分参考文献

[1] Zhu Y, et al. *Helv Chim Acta*, 2009, 92(3): 536-545.

3. 川续断属 Dipsacus L.

2 年生或多年生草本，有刺或有刚毛。茎直立。叶对生。头状花序下面有总苞片，每花具一小苞片，小苞片质硬，先端具刺或刚毛状；小总苞囊状，具 4 棱，包围子房，仅下部与子房壁贴生；花萼浅杯状，具 4 棱；花冠漏斗形，4 裂，裂片近相等或稍呈二唇形；雄蕊 4，全发育；花柱丝状，柱头斜形或侧生。瘦果包于小总苞之内，成熟时花萼常脱落。

本属约 30 余种，主要分布于亚洲、欧洲及热带非洲。我国有 16 种 2 变种，其中 2 种为栽培种。我国药用植物约 6 种。

分种检索表

1. 2 年生草本，茎生叶全缘或波状；头状花序长椭圆形；小苞片短于花或近相等，顶端具钩状喙尖；栽培 ·· 1. 拉毛果 D. sativus
1. 多年生草本，茎生叶 3-5 裂或羽状裂；头状花序球形或卵圆形；野生。
   2. 茎生叶常 3-5 裂或羽状裂；头状花序直径小于 4 cm。
      3. 叶面疏被白色短刺毛或近无毛，背面光滑无毛；花冠深紫色，花冠管长 6-8 mm，小苞片长方倒卵形，长 6-8 mm，顶端喙尖长 1-2 mm，喙尖两侧无毛或仅基部被白色短毛 ·· 4. 深紫续断 D. atropurpureus
      3. 叶面被白色刺毛或疏被乳突状刺毛，背面沿脉被钩刺和白色刺毛。
         4. 茎棱上具较密的钩刺，叶面被白色刺毛，背面脉上具疏钩刺，无乳突状刺毛；花常为浅紫红色，花冠漏斗状，花冠管基部的细管明显，长 5-8 mm ·· 2. 日本续断 D. japonicus
         4. 茎棱上疏具下弯的粗硬刺；叶面密被白色刺毛或乳突状刺毛，背面脉上密被刺毛；花白色或黄白色，花冠管窄漏斗状，长 9-11 mm ·· 3. 川续断 D. asperoides
   2. 植物密被钩刺和黄白色刺毛，叶羽状全裂；头状花序大，直径在 4 cm 以上。
      5. 植株高 1-2 m；茎生叶散生茎上，叶裂片较大；小苞片片部长 12-15 mm，顶端喙尖直伸 ·· 5. 大头续断 D. chinensis
      5. 植株高 0.4-1 m；茎生叶集生在茎下部，叶裂片较小；小苞片较短，片部长 8-10 mm，顶部喙尖常下弯 ·· 6. 丽江续断 D. lijiangensis

本属药用植物主要含三萜皂苷类化合物，多数为常春藤皂苷元，少数为齐墩果酸皂苷元；连接的糖基主要有葡萄糖、木糖、阿拉伯糖、鼠李糖和半乳糖；糖基与苷元的连接既有单糖链，亦有双糖链，且多在苷元的 3 位或 28 位成苷。共有化学成分为环烯醚萜类的马钱酸 (loganic acid，**1**)，马钱苷 (loganin，**2**)、獐牙菜苷 (sweroside，**3**)、茶茱萸苷 (cantleyoside，**4**) 和大花双参苷 A (triplostoside A，**5**) 等，**4** 和 **5** 为环烯醚萜苷母核结合一个裂环环烯醚萜苷，**5** 是 **4** 的二甲基乙缩醛 (cantleyoside dimethylacetal)。从川续断亦分离得到了结构新颖的二聚环烯醚萜苷类的续断环烯醚萜苷 (dipsanoside) E (**6**)、F (**7**)、G (**8**)，以及四聚环烯醚萜苷类的续断环烯醚萜苷 (dipsanoside) A (**9**)、B (**10**)。**2** 和 **3** 对电刺激所致豚鼠回肠收缩具有抑制作用；**4** 有抗菌作用。

160

本属植物川续断具有益智、抗炎镇痛、调节免疫、抗氧化、促进骨损伤愈合、抗骨质疏松等作用。主要活性成分为三萜皂苷类、生物碱类。川续断的益智活性为近年研究的热点。

1. 拉毛果（华北经济植物志要）

Dipsacus sativus (L.) Honck. in Verz. Gew. Teutschl. 1: 374. 1872.（英 Cuctirating Teasel）

2年生草本，高 1.5–2 m。茎粗壮，中空，具7–8棱，棱上具刺。基生叶具柄，叶片长倒卵形，长 30–50 cm；茎生叶对生，基部抱茎，呈杯状，叶片披针形或广披针形，全缘或波状。头状花序长椭圆形，长 11 cm，直径 4.5–5 cm，总苞片线状披针形，具疏刺；小苞片长卵形，长 8–11 mm，顶端具钩状喙尖，小苞片短于花或与花近等长；小总苞囊状，长 4–8 mm，包围子房；花萼盘状，4裂，裂片被毛；花冠白色，部分略带紫色，漏斗形，长 8–12 mm，4裂，裂片不等大；雄蕊4；子房下位。瘦果楔形卵圆形，褐色。花期4–5月，果期6–7月。

分布与生境 本种原栽培于欧洲。我国于1919年自日本引种，现浙江东部余姚、慈溪等县均大量栽培。

药用部位 果实。

功效应用 补肾，活血，止痛。用于肾虚腰痛，遗精，带下病，痈疡金疮。

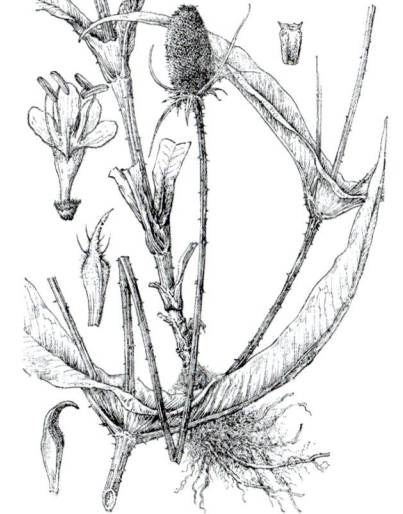

拉毛果 Dipsacus sativus (L.) Honck.
宗维城 绘

化学成分 叶含黄酮类：异牡荆素(isovitexin)，芹菜素-7-O-β-D-葡萄糖苷(apigenin-7-O-β-D-glucopyranoside)，异荭草素(isoorientin)，木犀草素-7-O-β-D-葡萄糖苷(luteolin-7-O-β-D-glucopyranoside)，肥皂草苷(saponarin)；甾体类：β-胡萝卜苷。

注评 本种原产于欧洲，我国浙江有栽培；果实入药称"巨胜子"。

化学成分参考文献

[1] 杨春荣，等. 中国药学杂志, 2010, 45(8): 578-580.

2. 日本续断（中国植物志） 巨胜（安徽），小血转（贵州），刺梅球（浙江），北续断（祁州药志），续断（中国高等植物图鉴）

Dipsacus japonicus Miq. in Verslagen Meded. Afd. Natuurk. Kon. Akad. Wetensch., ser. 2, 2: 83. 1867.
（英 **Japanese Teasel**）

多年生草本，高 1 m 以上。主根长圆锥状，黄褐色，木质。茎中空，具 4–6 棱，棱上有倒钩刺。基生叶长椭圆形，不裂或 3 裂，有长柄；茎生叶对生，倒卵状椭圆形或长圆形，基部楔形，先端渐尖，长 8–20 cm，宽 3–8 cm，常 3–5 裂，中央裂片最大，两侧裂片较小，边缘有锯齿或近全缘，两面被疏白毛，背脉和叶柄均有钩刺。头序花序顶生，圆球形，直径 1.5–3.2 cm；总苞片线形，具白色刺毛；小苞片长倒卵形，长 9–11 mm，顶端喙尖长 5–7 mm，两侧有白色长刺毛；花萼盘状，4 裂较浅，被白色柔毛；花冠管紫红色，漏斗状，长 5–8 mm，基部成短筒，内外均被毛；雄蕊 4，稍伸出花冠外；子房下位，包于囊状的小总苞内，小总苞具四棱。瘦果长圆楔形，稍露出小总苞之外。花期 8–9 月，果期 9–11 月。

生境与分布 中国除黑龙江、吉林、新疆、西藏、台湾、广东和海南外，其他各省都有分布。生于山坡、路旁和草坡。朝鲜、日本也有分布。

药用部位 果实。

功效应用 滋养调补，有乌发黑发之功效。

化学成分 根含三萜及其皂苷类：日本续断皂苷 (japondipsaponin) E_1[1-2]、E_2[3-4]，木通皂苷 (akebia saponin) D、X、XII[5]；环烯醚萜类：大花双参苷A (triplostoside A)，马钱苷酸，马钱苷，香茶菜萸苷，獐牙菜苷[6]；生物碱类：5-氧代脯氨酸甲酯 (proline 5-oxo-methyl ester)[5]。

注评 本种为中国药典（1963 年版）收载"续断"的基源植物之一，药用其干燥根，因在市场调查中未曾发现其根进入药材之中，1977 年版以后各版药典不再收入其根为续断的原植物；其干燥成熟果实为北京中药材标准（1998）收载的"巨胜子"。

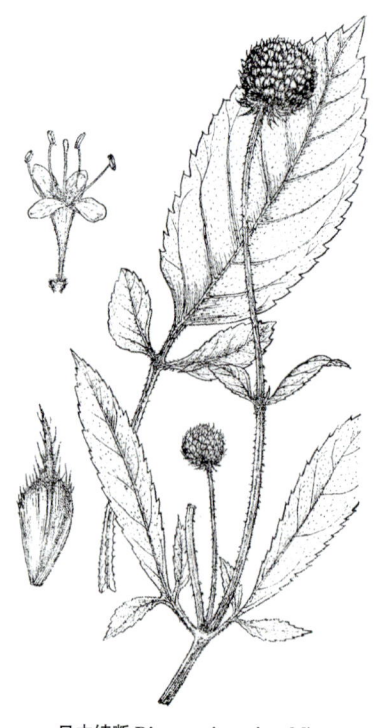

日本续断 Dipsacus japonicus Miq.
宗维城 绘

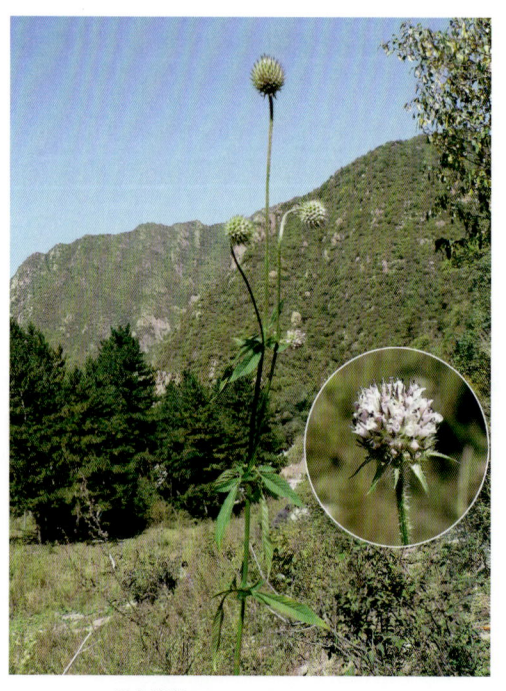

日本续断 Dipsacus japonicus Miq.
摄影：艾铁民

化学成分参考文献

[1] 魏峰，等. 药学学报，1995, 30(11): 831-837.
[2] 缪振春，等. 有机化学，2000, 20(1): 81-87.
[3] 魏峰，等. 沈阳药科大学，1998, 15(2): 120-124.
[4] 缪振春，等. 植物学报，2000, 42(4): 421-426.
[5] Trinh TT, et al. *Tap Chi Hoa Hoc*, 2002, 40(3): 13-19.
[6] Trinh TT, et al. *Tap Chi Hoa Hoc*, 1999, 37(2): 64-69.

3. 川续断（本草纲目） 续断（湖北），和尚头（云南、贵州），鼓锤草（云南），山萝卜（云南），川断（四川）

Dipsacus asperoides C. Y. Cheng et T. M. Ai in Acta Phytotax. Sin. 23(4): 304-305. 1985.——*Dipsacus asper* Wall.（英 **Asper-like Teasel**）

多年生草本，高达 2 m。主根 1 条或在根状茎上生出数条，圆柱形，黄褐色，稍肉质。茎中空，具 6-8 条棱，棱上有倒钩刺。基生叶稀疏丛生，有长柄，叶片羽状琴裂，长 15-25 cm，宽 5-20 cm，顶端裂片大，卵形，长达 15 cm，两侧裂片小，3-4 对，倒卵形或匙形；茎生叶对生，中裂片披针形，长达 12 cm，两侧裂片 2-4 对；上部茎生叶披针形，不裂或基部 3 裂。头状花序球形，直径 2-3 cm，总花梗长 20-55 cm；总苞片 5-7 枚，披针形或线形；小苞片倒卵形，长 7-11 mm，先端稍平截，被短柔毛，喙尖长 3-4 mm，两侧有白色长刺毛，稀被短毛；小总苞四棱倒卵柱状；花萼四方皿状，长约 1 mm，不裂或 4 浅裂至 4 深裂，外被短毛；花冠淡黄色或白色，窄漏斗状，长 9-11 mm，顶端 4 裂，1 裂片稍大，外被短柔毛；雄蕊 4，着生花冠管上，明显伸出花冠；花柱短于雄蕊，子房下位，包于小总苞内。瘦果长倒卵柱状，长约 4 mm，仅顶端露于小总苞之外。花期 7-9 月，果期 9-11 月。

分布与生境 产于湖北、湖南、江西、广西、云南、贵州、四川和西藏等省区。生于海拔 600-2800 m 的沟边、草丛、林缘和田野路旁。

药用部位 根。

功效应用 补肝肾，强筋骨，续折伤，止崩漏。用于肝肾不足，腰膝酸软，风湿痹痛，跌扑损伤，筋伤骨折，崩漏，胎漏。酒续断多用于风湿痹痛，跌扑损伤，筋伤骨折。盐续断多用于腰膝酸软。

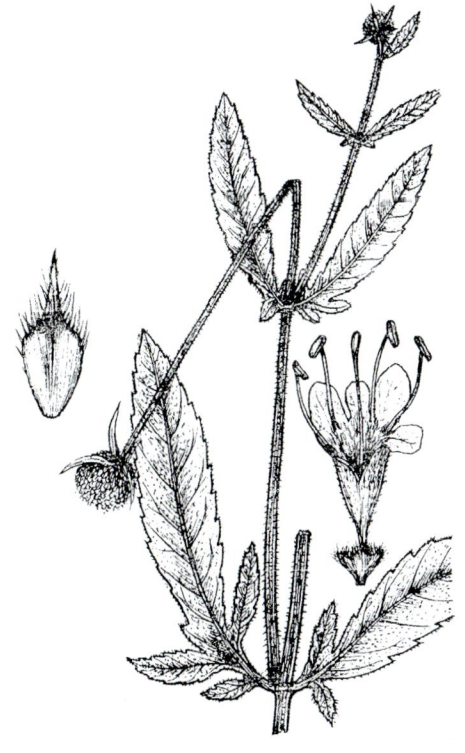

川续断 Dipsacus asperoides C. Y. Cheng et T. M. Ai
宗维城 绘

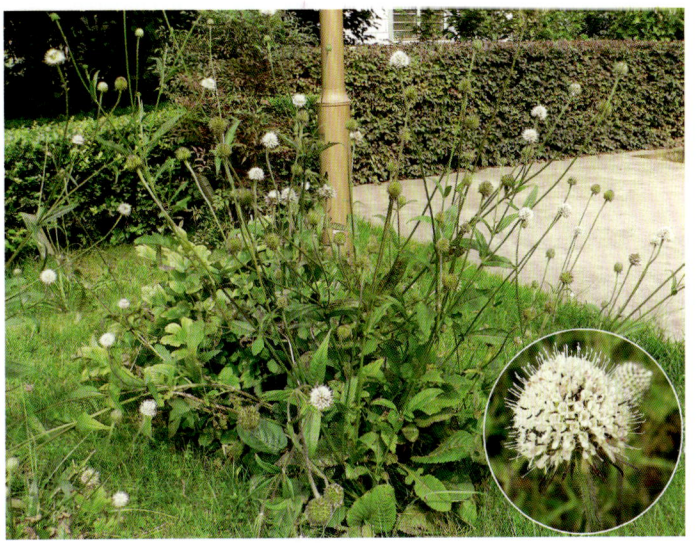

川续断 Dipsacus asperoides C. Y. Cheng et T. M. Ai
摄影：艾铁民

化学成分 根含三萜及其皂苷类：常春藤皂苷元(hederagenin)[1-2]，齐墩果酸(oleanolic acid)[3]，续断皂苷▲(dipsacus saponin) A[1]、B、C[4]、J、K[5]，木通皂苷PA (akebia saponin PA)[6-7]，木通皂苷D (akebia saponin D; leiyemudanoside A; asperosaponin VI)[7-8]，川续断皂苷▲(asperosaponin) A、B、C[9]、E {3-O-[β-D-glucopyranosyl-(1→4)][α-L-rhamnopyranosyl-(1→3)]-β-D-glucopyranosyl-(1→3)-α-L-rhamnopyranosyl-(1→2)-α-L-arabinopyranosyl-hederagenin}[7,10]，F {3-O-[β-D-xylopyranosyl-(1→4)-β-D-glucopyranosyl-(1→4)][α-L-rhamnopyranosyl-(1→3)]-β-D-galactopyranosyl-(1→3)-α-L-rhamnopyranosyl-(1→2)-α-L-arabinopyranosyl-hederagenin}[7]，G{3-O-[β-D-glucopyranosyl-(1→4)][α-L-rhamnopyranosyl-(1→3)]-β-D-glucopyranosyl-(1→3)-α-L-rhamnopyranosyl-(1→2)-α-L-arabinopyranosyl-hederagenin-28-O-β-D-glucopyranosyl-(1→6)-β-D-glucopyranosyl ester}[7,10]，H$_1$ {3-O-[β-D-xylopyranosyl-(1→4)-β-D-glucopyranosyl-(1→4)][α-L-rhamnopyranosyl-(1→3)]-β-D-galactopyranosyl-(1→3)-α-L-rhamnopyranosyl-(1→2)-α-L-arabinopyranosyl-hederagenin-28-O-β-D-glucopyranosyl-(1→6)-β-D-glucopyranoside；akebia saponin X}[7,9]、H$_2$ {3β-O-[β-D-xylopyranosyl-(1→4)-β-D-glucopyranosyl-(1→4)][α-L-rhamnopyranosyl-(1→3)]-O-β-D-glucopyranosyl-(1→3)-O-α-L-rhamnopyranosyl-(1→2)-O-α-L-arabinopyranosyl-hederagenin-28-O-β-D-glucopyranosyl-(1→6)-O-β-D-glucopyranosyl ester}[7,11]、X {3β-O-[(β-D-xylopyranosyl-(1→4)-β-D-glucopyranosyl-(1→4)][α-L-rhamnopyranosyl-(1→3)]-O-β-D-glucopyranosyl-(1→4)-O-α-L-rhamnopyranosyl-(1→2)-O-α-L-arabinopyranosyl-hederagenin-28-O-β-D-glucopyranosyl-(1→6)-O-β-D-glucopyranosyl ester}[12]，白头翁皂苷B (pulsatilla saponin B)，灰毡毛忍冬皂苷A (macranthoidin A)，3-O-α-L-吡喃鼠李糖基-(1→3)-O-β-D-吡喃葡萄糖基-(1→3)-O-α-L-吡喃鼠李糖基-(1→2)-O-α-L-吡喃阿拉伯糖基常春藤皂苷元-28-O-β-吡喃葡萄糖基-(1→6)-O-β-D-吡喃葡萄糖酯苷[3-O-α-L-rhamnopyranosyl-(1→3)-O-β-D-glucopyranosyl-(1→3)-O-α-L-rhamnopyranosyl-(1→2)-O-α-L-arabinopyranosyl-hederagenin-28-O-β-glucopyranosyl-(1→6)-O-β-D-glucopyranosyl ester][6]，3-O-(4-O-乙酰基-α-L-吡喃阿拉伯糖基)-常春藤皂苷元-28-O-β-D-吡喃葡萄糖基-(1→6)-β-D-吡喃葡萄糖酯苷[3-O-(4-O-acetyl-α-L-arabinopyranosyl)-hederagenin-28-O-β-D-glucopyranosyl-(1→6)-O-β-D-glucopyranosyl ester]，3-O-α-L-吡喃阿拉伯糖基齐墩果酸-28-O-β-D-吡喃葡萄糖基-(1→6)-O-β-D-吡喃葡萄糖酯苷(3-O-α-L-arabinopyranosyloleanolic acid-28-O-β-D-glucopyranosyl-(1→6)-O-β-D-glucopyranoside)[8]，3-O-[β-D-吡喃木糖基-(1→4)-β-D-吡喃葡萄糖基-(1→4)][α-L-吡喃鼠李糖基-(1→3)]-β-D-吡喃葡萄糖基-(1→3)-α-L-吡喃鼠李糖基-(1→2)-α-L-吡喃阿拉伯糖基-齐墩果酸-28-O-β-D-吡喃葡萄糖基-(1→6)-β-D-吡喃葡萄糖酯苷{3-O-[β-D-xylopyranosyl-(1→4)-β-D-glucopyranosyl-(1→4)][α-L-rhamnopyranosyl-(1→3)]-O-β-D-glucopyranosyl-(1→3)-O-α-L-rhamnopyranosyl-(1→2)-O-α-L-arabinopyranosyl-oleanolic acid-28-O-β-D-glucopyranosyl-(1→6)-O-β-D-glucopyranosyl ester}[10]，3-O-[β-D-吡喃木糖基-(1→4)-β-D-吡喃葡萄糖基-(1→4)][α-L-吡喃鼠李糖基-(1→3)]-β-D-吡喃葡萄糖基-(1→3)-O-α-L-吡喃鼠李糖基-(1→2)-O-α-L-吡喃阿拉伯糖基-常春藤皂苷元{3-O-[β-D-xylopyranosyl-(1→4)-β-D-glucopyranosyl-(1→4)][α-L-rhamnopyranosyl-(1→3)]-O-β-D-glucopyranosyl-(1→3)-O-α-L-rhamnopyranosyl-(1→2)-O-α-L-arabinopyranosyl-hederagenin}[11,13]，3-O-[β-D-吡喃木糖基-(1→4)-β-D-吡喃葡萄糖基-(1→4)][α-L-吡喃鼠李糖基-(1→3)]-O-β-D-吡喃葡萄糖基-(1→3)-O-α-L-吡喃鼠李糖基-(1→2)-O-α-L-吡喃阿拉伯糖基-常春藤皂苷元-28-O-β-D-吡喃葡萄糖酯苷{3-O-[β-D-xylopyranosyl-(1→4)-β-D-glucopyranosyl-(1→4)][α-L-rhamnopyranosyl-(1→3)]-O-β-D-glucopyranosyl-(1→3)-O-α-L-rhamnopyranosyl-(1→2)-O-α-L-arabinopyranosyl-hederagenin-28-O-β-D-glucopyranosyl ester}[13]，木通皂苷Ⅻ (akebia saponin Ⅻ)[14]；环烯醚萜类：理先蒂环烯醚萜苷▲(lisianthioside)，大花双参苷A (triplostoside A)，3'-O-β-D-吡喃葡萄糖基獐牙菜苷(3'-O-β-D-glucopyranosylsweroside)，6'-O-β-D-呋喃芹糖基獐牙菜苷(6'-O-β-D-apiofuranosylsweroside)[3]，茶荼黄苷(cantleyoside)，马钱酸(loganic acid)，马钱苷(loganin; loganoside)，獐牙菜苷(sweroside)，马钱酸-6'-O-β-D-葡萄糖苷(loganic acid-6'-O-β-D-glucoside)[15]，续断环烯醚萜苷▲(dipsanoside) A、B[16]、C、D、E、F、G[3]，林生续断苷▲Ⅲ (sylvestroside Ⅲ)[17]，马钱酸乙酯(loganic acid ethyl ester)[18]；酚酸类：2'-O-咖啡酰基-D-葡萄糖酯苷

(2'-O-caffeoyl-D-glucopyranoside ester)，2,6-二羟基肉桂酸(2,6-dihydroxycinnamic acid)，香草酸(vanillic acid)，咖啡酰奎宁酸(caffeoylquinic acid)[3]，咖啡酸(caffeic acid)[3,18]，绿原酸(chlorogenic acid)，丁香树脂酚-4',4"-O-双-β-葡萄糖苷(syringaresinol-4',4"-O-bis-β-glucoside)[18]；生物碱类：坎特莱因碱(cantleyine)，喜树次碱(venoterpine)[19]；挥发油：莳萝艾菊酮(carvotanaceton)等；多糖类：DAP-2、DAP-3、DAP-4I-1a、DAP-4I-1b、DAP-4IIa-1[21]；其他类：十二酸、二十五酸[1]，β-谷甾醇，胡萝卜苷，蔗糖[8]。

药理作用　益智作用：川续断经石油醚、乙醇、水三步提取所得的总提取物灌胃，能延长铝诱导Alzheimer病模型大鼠在一次避暗回避试验中受电击的潜伏期，减少受电击的次数，其机制可能是通过抑制和清除大脑皮质的β淀粉样蛋白(β-AP)沉积和抗细胞过氧化作用而实现的[1]。川续断注射液腹腔注射，能延长氟哌啶醇诱导衰老的雄性大鼠在动物电跳台行为学试验中的跳台潜伏时间，减少错误次数[2]。川续断正丁醇提取物、水提物灌胃，能提高D-半乳糖致Alzheimer病小鼠在Y型迷宫中正确到达目的地的次数，缩短到达目的地的潜伏期[3]。川续断总皂苷体外能抑制β-AP诱导的神经元细胞损伤，抑制细胞乳酸脱氢酶释放，降低MDA水平[4]。

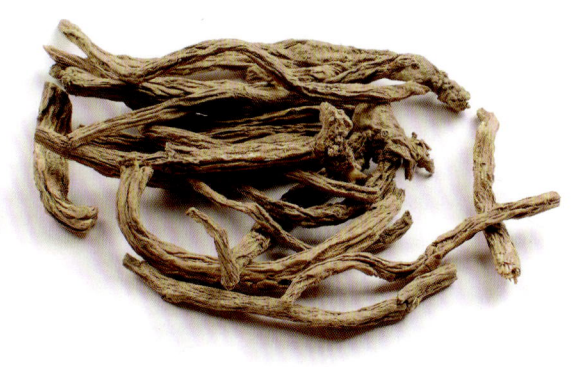

续断 Dipsaci Radix
摄影：王海

镇痛作用：川续断水煎液给小鼠灌胃，能抑制醋酸引起的扭体反应；延长热刺激甩尾反应潜伏期；提高压尾痛反应痛阈[5]。

抗炎作用：川续断、酒炙川续断水煎液灌胃，均能抑制二甲苯所致的小鼠耳肿胀[6]；川续断水煎液给小鼠灌胃，能抑制角叉菜胶、弗氏完全佐剂致足跖肿胀及滤纸片所致的肉芽组织增生[5]。川续断根水提物灌胃，能对抗胶原诱导的小鼠风湿性关节炎，降低血清IgG2a抗体、PGE$_2$、TNF-α、IL-1β和IL-6水平[7]。川续断醇提物灌胃，能抑制蛋清致大鼠足肿胀、二甲苯致小鼠耳肿胀、醋酸致小鼠腹腔毛细血管通透性增加和滤纸所致的小鼠肉芽组织增生[8]。

增强免疫作用：川续断醇提物灌胃，能促进鸡红细胞混悬液致敏小鼠血清IgM抗体生成，增强小鼠单核巨噬细胞的吞噬系数[8]。

抗过敏作用：川续断醇提物灌胃，能抑制DNCB诱发的小鼠迟发型超敏反应[8]。

抗凝血作用：酒炙、盐炙川续断水煎液灌胃，均能延长小鼠凝血时间[6]。

性激素样作用：川续断粉的CMC-Na溶液灌胃，能增加性未成熟小鼠子宫重量系数[9]。

抗细菌作用：川续断挥发油体外对金黄色葡萄球菌有抑制作用[10]。

抑制子宫平滑肌作用：川续断总生物碱十二指肠给药，能抑制妊娠大鼠子宫平滑肌自发收缩活动，降低其收缩幅度和张力；拮抗催产素诱发的子宫平滑肌收缩幅度和张力的增加[11]。川续断总生物碱及挥发油均能降低妊娠大鼠离体子宫的收缩幅度，对未孕或妊娠小鼠离体子宫皆有抑制收缩作用[12]。

抗氧化作用：川续断正丁醇提取物、水提物灌胃，均能提高D-半乳糖致Alzheimer病小鼠脑组织SOD活性，降低脑组织和外周血中MDA含量[3]。川续断醇提物灌胃，能增强大鼠血清SOD活力，降低小鼠肝匀浆LPO含量，增强小鼠GSH-Px活力[8]。川续断注射液腹腔注射，能提高氟哌啶醇诱导衰老的大鼠血、肝、肾、海马、大脑皮质SOD、GSH-Px的含量[13]。

延缓衰老作用：川续断水煎液喂饲家蚕，能使生存时限延长；身长、体重增加缓慢[14]。

促进骨折愈合、抗骨质疏松作用：川续断水煎液、总皂苷粗提取物灌胃均具有促进大鼠后腿膝盖骨损伤愈合作用[15]。川续断水煎醇沉液灌胃，能改善去卵巢大鼠桡骨骨折愈合骨痂的生物力学性能，促进骨折愈合；抑制双侧去卵巢致骨质疏松模型大鼠骨量减少，改善骨结构；抑制骨吸收与骨形成，降低骨高转换率[16-17]。川续断水煎液体外能促进小鼠成骨细胞 MC3T3-E1 增殖[18]；乙醇萃取物体外能促进正常成人成骨细胞增殖[19]。

毒性及不良反应　川续断水煎液给小鼠灌胃，LD_{50} 为 48.15 g/kg[6]。

注评　本种为历版中国药典收载"续断"的基源植物，药用其干燥根。经查证中国药典（1963、1977、1985 年版）和其他文献以 Dipsacus asper Wall. ex DC. 收载"续断"基源，实为印度产的同属植物，与我国传统使用情况不符，本种应为传统使用"续断"的正品。中国药典（1990、1995、2000、2005 年版）收载本种，而中国药典（2010 年版）依据《中国高等植物》改为 Dipsacus asper Wall. ex Henry。究竟为哪种，有必要再深入一步研究。"续断"始载《神农本草经》，历代本草均有记载，沿用至今。"续断"的品种问题比较复杂，难波恒雄、谢宗万先生已有考证，韩国韩药（生药）规格集收载的"续断"为唇形科植物糙苏 Phlomis umbrosa Turcz. 的根，也是我国唐代"续断"品种之一，现四川地区称"柴续断"；日本"和续断"涉及菊科蓟属 (Cirsium) 10 余种植物的干燥根。此外，日本续断 Dipsacus japonicus Miq. 的根部分地区已不混作"续断"使用。阿昌族、景颇族、白族、苗族、彝族、傈僳族、傣族、德昂族、拉祜族、侗族和土家族也药用，除白族还用其叶治肝热目赤、草乌中毒外，其他各族的主要用途与功效应用相同。

化学成分参考文献

[1] 杨尚军，等 . 中草药，1996, 27(11): 653.
[2] Jung KY, et al. *Arch Pharm Res*, 1993, 16(1): 32-35.
[3] Tian XY, et al. *Chem Pharm Bull*, 2007, 55(12): 1677-1681.
[4] Jung KY, et al. *J Nat Prod*, 1993, 56(11): 1912-1916.
[5] Liu JJ, et al. *J Asian Nat Prod Res*, 2011, 13(9): 851-860.
[6] 杨尚军，等 . 中国药科大学学报，1993, 24(5): 276-280.
[7] 魏峰，等 . 药学学报，1994, 29(7): 511-518.
[8] 张永文，等 . 药学学报，1991, 26(9): 676-681.
[9] Ji De, et al. *Fitoterapia*, 2012, 83(5): 843-848.
[10] 张永文，等 . 药学学报，1993, 28(5): 358-363.
[11] 张永文，等 . 药学学报，1992, 27(12): 912-917.
[12] 侯建，等 . 发明专利申请 . CN 101675934 A 20100324.
[13] 杨尚军，等 . 中国药科大学学报，1993, 24(5): 272-275.
[14] 缪振春，等 . 波谱学杂志，1999, 16(1): 45-52.
[15] Tomita H, et al. *Phytochemistry*, 1996, 42(1): 239-240.
[16] Tian XY, et al. *Org Lett*, 2006, 8(10): 2179-2182.
[17] 魏峰，等 . 中草药，1996, 27(5): 265-266.
[18] Ji D, et al. *Molecules*, 2012, 17: 1419-1424.
[19] 杨尚军，等 . 中国药科大学学报，1993, 24(5): 281-282.
[20] 吴知行，等 . 中国药科大学学报，1994, 25(4): 202-204.
[21] Zhang YW, et al. *Planta Med*, 1997, 63(5): 393-399.

药理作用及毒性参考文献

[1] 钱亦华，等 . 中国老年学杂志，2002, 22(1): 44-46.
[2] 艾明仙 . 中国老年学杂志，2007, 27(6): 1044-1046.
[3] 何雪心，等 . 中国药师，2005, 8(3): 185-187.
[4] Qian YH, et al. *Anat Sci Int*, 2002, 77: 196-200.
[5] 张小丽，等 . 中华中医药学刊，2008, 26(11): 2386-2396.
[6] 陈旭，等 . 中成药，2001, 23(11): 799-801.
[7] Jung HW, et al. *J Ethnopharmacol*, 2012, 139(1): 98-103.
[8] 王一涛，等 . 中药药理与临床，1996, (3): 20-23.
[9] 张艳青，等 . 医药导报，2009, 28(11): 1402-1404.
[10] 吴知行，等 . 中国药科大学学报，1994, 25(4): 202-204.
[11] 龚晓健，等 . 中国药科大学学报，1997, 29(6): 459-461.
[12] 龚小健，等 . 中国药科大学学报，1995, 26(2): 115-118.
[13] 刘杰书 . 中国组织工程研究与临床康复，2007, 11(25): 4923-4926.
[14] 雷志群 . 浙江中医学院学报，1997, 21(2): 39.
[15] 纪顺心，等 . 中草药，1997, 28(2): 98-99.
[16] 卿茂盛，等 . 中国医学物理学杂志，2002, 19(3): 159-160.
[17] 陈小砖，等 . 中医正骨，2004, 16(5): 7-9.
[18] 宋钦兰，等 . 山东中医药大学学报，2007, 31(4): 332-333.
[19] 郭昭庆，等 . 中华骨科杂志，1998, 18(2): 84-87.

4. 深紫续断（植物分类学报） 卢汉、陆评（重庆）

Dipsacus atropurpureus C. Y. Cheng et Z. T. Yin in Acta Phytotax. Sin. 23(4): 302-303. 1985.
（英 **Durkpurple Teasel**）

多年生草本，高可达 1.2 m。主根圆锥状，具多数须根，黄褐色，稍肉质。茎、叶略似川续断，但叶先端常窄尖。花序头状球形，直径 2-2.5 cm，总花梗长达 30 cm，总苞片 7-8 片，披针形，长 8-25 mm；小苞片长方倒卵形，长 6-8 mm，先端平截，被短缘毛，喙尖短，长仅 1-2 mm；小总苞倒卵柱状，长 2.5-3 mm，顶端 4 裂，裂片较长，先端急尖；花萼四棱浅皿状，萼内和先端被柔毛，萼外几无毛；花冠深紫色，花冠管长 6-7 mm，外被短柔毛，顶端 4 裂，1 裂片稍大；雄蕊 4，花丝扁平，着生花冠管上部，明显伸出花冠管；花柱短于雄蕊，与花冠等长或稍长，子房下位，包于小总苞之内。瘦果四棱柱状，长 3-4 mm。

分布与生境 产于重庆东部地区。生于沟边草丛、田野荒坡上。模式标本采自重庆南川金佛山。

药用部位 根。

功效应用 活血止痛，消肿生肌，续筋接骨。用于跌打损伤，骨折肿痛。

注评 本种为重庆特有的药用植物，药用其根。

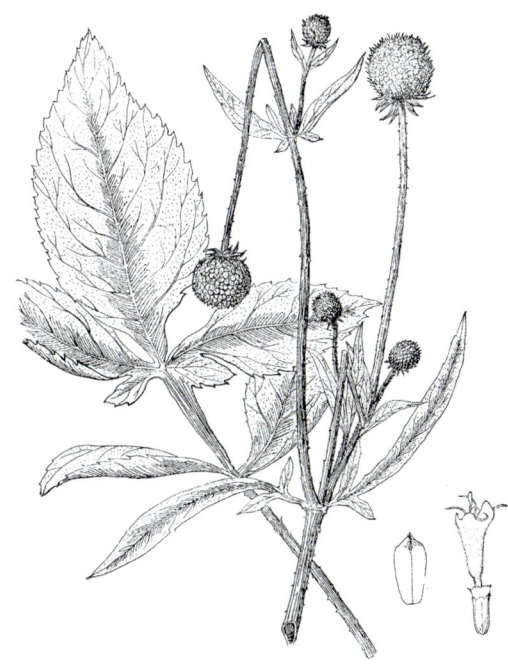

深紫续断 Dipsacus atropurpureus C. Y. Cheng et Z. T. Yin
郭以良 绘

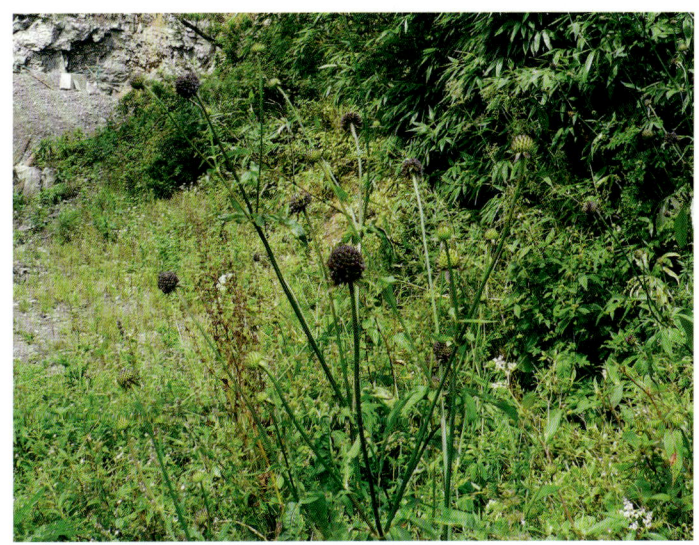

深紫续断 Dipsacus atropurpureus C. Y. Cheng et Z. T. Yin
摄影：艾铁民

5. 大头续断（中国高等植物图鉴）

Dipsacus chinensis Batalin in Trudy Imp. S.-Peterburgsk. Bot. Sada 13(2): 377. 1894.（英 **Chinese Teasel**）

多年生草本，高 1–2 m。主根粗壮，外皮红褐色。茎中空，具 8 纵棱，棱上具疏刺。叶对生，具柄，向上渐短；叶片宽披针形，长达 25 cm，宽 7 cm，成 3–8 琴裂，顶端裂片大，卵形，两面被黄色粗毛。头状花序圆球形，单独顶生或三出，直径 4–4.9 cm，总花梗粗壮，长达 23 cm；总苞片 6–8，线形，被黄白色粗毛；小苞片披针形或倒卵状披针形，长 14–15 mm，先端喙尖粗壮，长 8–9 mm，两侧被刺毛和柔毛；花萼皿状，长约 2 mm，外被长毛；花冠白色，漏斗状，长 5–6 mm，4 裂，1 裂片稍大；雄蕊 4，与柱头均伸出花冠外；子房下位，包于杯状小总苞内，小总苞长卵圆柱状，长 5–8 mm。瘦果窄椭圆形，被白色柔毛，顶端外露。花期 7–8 月，果期 9–10 月。

分布与生境 产于云南、四川、西藏和青海等省区。生于 2300–3900m 的林下、沟边及草坡地。

药用部位 果实（巨胜子）。

功效应用 补肾活血，化瘀止痛。用于肾虚腰痛，遗精，崩漏，痈疡，金疮。

化学成分 根含三萜类：$11\alpha,12\alpha$-环氧-$2,6\beta,13$-三羟基-3-酮基-24-去甲熊果-1,4-二烯-28-羧酸-γ-内酯（$11\alpha,12\alpha$-epoxy-$2,6\beta,13$-trihydroxy-3-oxo-24-norursa-1,4-dien-28-oic acid-γ-lactone），$11\alpha,12\alpha$-环氧-$3,6\beta,13$-三羟基-2-酮基-24-去甲熊果-3-烯-28-羧酸-γ-内酯（$11\alpha,12\alpha$-epoxy-$3,6\beta,13$-trihydroxy-2-oxo-24-norurs-3-en-28-oic acid-γ-lactone）[1]。

化学成分参考文献

[1] Saito Y, et al. *Chem Lett*, 2012, 41(4): 372-373.

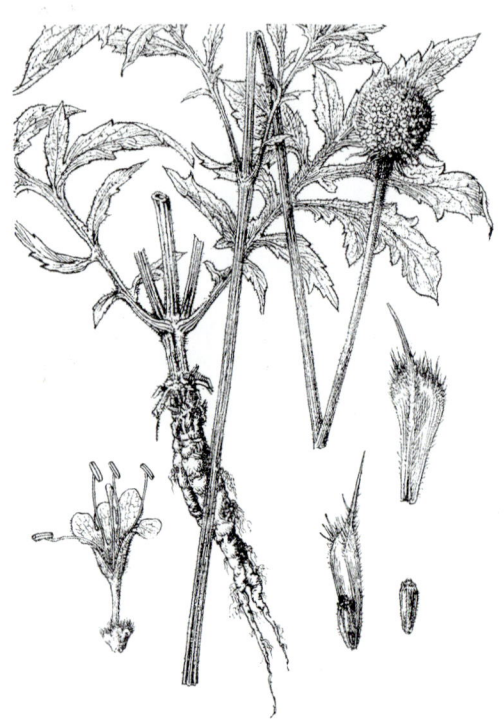

大头续断 Dipsacus chinensis Batalin
宗维城 绘

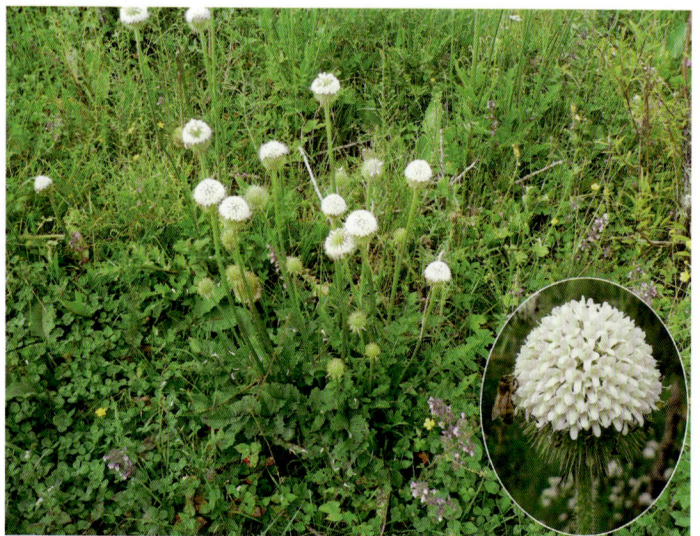

大头续断 Dipsacus chinensis Batalin
摄影：艾铁民

川续断科 DIPSACACEAE

6. 丽江续断（植物研究） 独根续断（云南丽江）

Dipsacus lijiangensis T. M. Ai et H. B. Chen in Bull. Bot. Res., Harbin 10(3): 9. 1990.（英 **Lijiang Teasel**）

多年生草本，植株较小，高 40-100 cm。主根粗壮，长圆锥形，棕色，次生根不发达。茎较短而中空，具 8-10 条纵棱，棱上具坚硬皮刺。叶两面被黄白色乳突状粗硬毛；基生叶丛生，叶柄特长，叶片椭圆形或倒卵状披针形，长 9-12 cm，宽 1.5-3 cm，先端渐尖，边缘有锯齿；茎生叶 2-4 对，无柄或具短柄，靠近茎基部集生，叶片长圆状披针形，长 6-20 cm，宽 2-7 cm，羽状深裂或浅裂，边缘具不规则圆齿。头状花序球形，卵形或倒卵形；花序梗伸长，单一或自基部 3 出；总苞片线状披针形，边缘及中肋具刺毛；小苞片长圆倒卵形，长 8-10 mm，宽约 5 mm，先端喙尖长 5-9 mm，粗硬，常下弯，两侧具刚毛和柔毛。花萼杯状，具 4 棱，长约 1.5 mm，顶端具稀疏白色睫毛；花冠白色，长漏斗形，长 10-12 mm，先端 4 裂，1 裂片较大；雄蕊 4，着生于花冠管中上部，伸出花冠之外；花柱短于雄蕊，子房下位。瘦果四棱倒卵状，长 4-5 mm，藏于小总苞内，顶端外露。花期 7-8 月，果期 9-10 月。

分布与生境 产于云南（丽江、镇康）。生于海拔 2900-3500 m 的草坡、河边。

药用部位 根。

功效应用 补肝肾，强筋骨，续折伤，止崩漏。用于肝肾不足，腰膝酸软，风湿痹痛，跌扑损伤，筋伤骨折，崩漏，胎漏。

注评 当地纳西族医生认为此种药效比较显著。

4. 翼首花属 Pterocephalus Vaill. ex Adans.

多年生草本，有时亚灌木状。叶常基生成莲座状，全缘或羽状 3 裂至全裂。头状花序单生花序上，具多数花，下面围以二轮总苞，线形或卵状长椭圆形；每花常具一厚膜质苞片，顶端无刺且不作刚毛状；小总苞筒状，包围子房，但与子房壁不贴生；花萼分裂 8 至 20 余条刚毛状或羽毛状；花冠筒状具有 4-5 裂片，两侧对称；雄蕊 4，稀 2-3，伸出花冠之外；子房下位。瘦果平滑或具肋棱，包藏于宿存的小总苞之内，并冠以由花萼分裂而成的冠毛。

约 25 种，产于地中海地区至亚洲中部及非洲热带。我国 2 种，产于云南、四川、西藏。我国的 2 种都为药用植物。

分种检索表

1. 叶全缘或少数狭裂片；头序花序球形；萼裂片约 20，羽毛状，灰白色；花冠通常 5 裂 ·· 1. 匙叶翼首花 P. hookeri
1. 叶 1-2 回羽状深裂至全裂；头序花序扁球形；花萼裂片 8-10，刚毛状，棕褐色；花冠 4 裂 ·· 2. 裂叶翼首花 P. bretschneideri

本属药用植物主要含皂苷类化合物，苷元为齐墩果酸；连接的糖基主要有葡萄糖、木糖和鼠李糖；糖基与苷元的连接既有单糖链，亦有双糖链，且多在苷元的 3 位或 28 位成苷。共有化学成分为环烯醚萜类的马钱苷 (loganin)；从裂叶翼首花 (P. bretschneideri) 分离鉴定出茶茱萸苷 (cantleyoside)。

本属植物匙叶翼首花具有抗炎、镇痛、调节免疫等作用，主要活性成分为皂苷类。该植物的抗炎活性为近年研究的热点。

1. 匙叶翼首花（中国高等植物图鉴） 翼首草（西藏），邦子毒乌（藏语），土苦参（云南）

Pterocephalus hookeri (C. B. Clarke) Diels in Bot. Jahrb. Syst. 29(5): 601. 1901.（英 **Hooker Winghead**）

多年生无茎草本，高 30-50 cm，全株被白色柔毛。宿根粗壮，木质化，近圆锥形。叶全部基生，匙形或条状匙形，长 5-18 cm，顶端圆钝或急尖，基部渐狭成翅状柄，全缘或一面羽状深裂，两面被

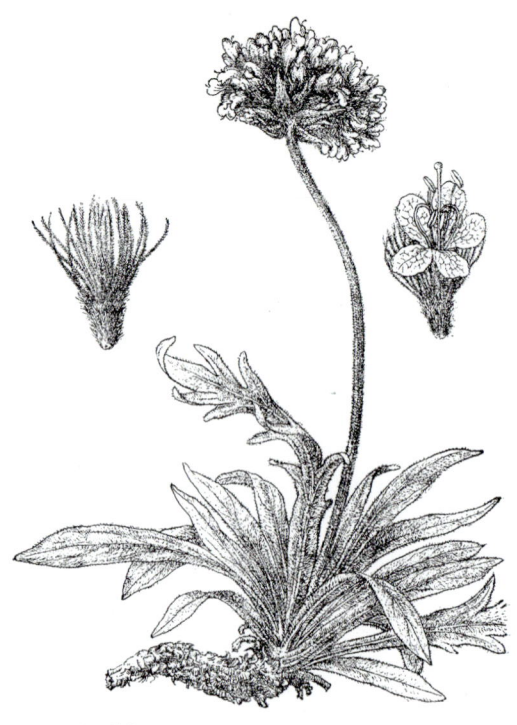
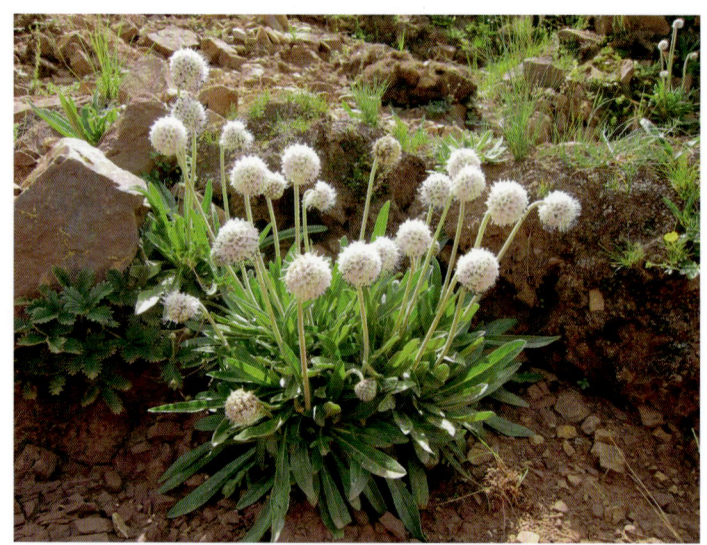

匙叶翼首花 Pterocephalus hookeri (C. B. Clarke) Diels
宗维城 绘

匙叶翼首花 Pterocephalus hookeri (C. B. Clarke) Diels
摄影：陈又生

疏毛。花葶从叶丛抽出，高 10-40 cm，无叶；头状花序单生茎顶，球形，直径 3-4 cm；总苞片长卵形，被柔毛，边缘有长缘毛，苞片条状匙形，长 10-12 mm，基部有细爪；小总苞筒状，长 4-5 mm，顶端略开张，具波状齿牙，外被白色硬糙毛；花萼全裂，成 20 余条柔软羽毛状毛；花冠白色至淡紫色，筒状漏斗状，长 10-15 mm，外被长柔毛，先端 5 浅裂，最上的裂片较大，最下一对较小；雄蕊 4，稍伸出花冠管外；子房下位，包于小总苞内。瘦果倒卵形，长 3-5 mm，淡棕色，具 8 条纵棱，疏生贴伏毛，顶端有 20 条宿萼，羽毛状。花、果期 6-9 月。

分布与生境　产于云南、四川、西藏东部和青海南部。生于海拔 1800-4800 m 的山坡草地、高山草甸及耕地附近。不丹、印度也有。

药用部位　带根全草。

功效应用　清热解毒，祛风除湿，止痛。用于外感发热，泄泻，痢疾，风湿痹痛，痈疮疔毒。

化学成分　全草含三萜及其皂苷类：匙叶翼首花苷(hookeroside) A、B、C、D[1]，准噶尔蓝盆花苷▲A (songoroside A)，熊果酸，齐墩果酸[2]；环烯醚萜类：马钱苷(loganin; loganoside)[2]；其他类：软脂酸，β-谷甾醇，β-龙胆二糖[2]。

药理作用　镇痛作用：匙叶翼首花叶水提物、醇提物灌胃，均能降低醋酸致小鼠扭体反应的次数、提高热板实验小鼠的痛阈[1]。

抗炎作用：匙叶翼首花全草提取物灌胃，能抑制角叉菜胶致大鼠胸腔渗出液增多、弗氏完全佐剂引起的大鼠关节炎，其抗关节炎机制可能与降低大鼠血清皮质醇水平，抑制血清 NO 水平升高，降低滑膜细胞分泌 TNF-α、IL-1、PGE_2 的水平有关[2]。匙叶翼首花全草提取物、正丁醇提取物灌胃，可抑制蛋清致大鼠足肿胀、大鼠棉球肉芽肿增生、二甲苯致小鼠耳肿胀、醋酸致小鼠腹腔毛细血管通透性增加[2-3]。

调节免疫作用：匙叶翼首花全草提取物灌胃，能降低小鼠碳粒吞噬活性，抑制网状内皮系统吞噬功能[1]。

其他作用：匙叶翼首花总皂苷体外能抑制人肿瘤细胞 SGC-7901、HepG2、AGS、MBA-MD-231 增殖[4]。

注评 本种为中国药典（1977、2010年版）、部颁药品标准·藏药（1995）和青海药品标准（1976）收载"翼首草"的基源植物，药用其干燥全草。藏族用于感冒发烧及各种传染病所引起的热症。

化学成分参考文献

[1] Tian J, et al. *Phytochemistry*, 1993, 32(6): 1535-1538.

[2] 田军, 等. 天然产物研究与开发, 2000, 12(1): 35-38.

药理作用及毒性参考文献

[1] Zhang L, et al. *J Ethnopharmacol*, 2009, 123(3): 510-514.

[2] 沈芃. 藏药翼首草抗类风湿性关节炎作用与机理探讨[学位论文]. 成都：成都中医药大学, 2002.

[3] 关昕璐, 等. 北京中医药大学学报, 2004, 27(2): 71.

[4] 雷旭东, 等. 时珍国医国药, 2011, (6): 1518-1519.

2. 裂叶翼首花（中国高等植物图鉴） 岩七（四川），哀诺期（彝语）

Pterocephalus bretschneideri (Batalin) E. Pritz. in Bot. Jahrb. Syst. 29(5): 601. 1901.（英 **Lobedleaf winghead**）

多年生草本，高30 cm，疏被卷伏毛。根圆柱状，顶端多头，每头生一叶丛。叶基生成莲座状，矩圆状披针形或倒披针形，长5-20 cm，1-2回羽状深裂至全裂，裂片条形或矩圆状条形；叶柄长3-10 cm。花葶高约30 cm，无叶；头状花序扁球形，单生花葶顶端，直径2.5-3 cm；总苞片条形，疏被短柔毛；苞片小，线状倒披针形，褐色，长约4-6 mm；小总苞椭圆状倒卵形，长4-5 mm，密被白色糙毛，顶端膜质，牙齿状；花萼全裂为8-10条棕褐色刚毛状毛，粗糙，长10-12 mm；花冠淡粉色至紫红色，筒状，长约12 mm，裂片4，最上一片稍大；雄蕊4，伸出花冠甚多；子房下位，包于小总苞之内。瘦果椭圆形，长4 mm，先端渐狭成喙状，具8条脉纹，疏被柔毛，宿存萼刚毛状棕褐色。花期7-8月，果期9-10月。

分布与生境 产于云南、四川和西藏东部。生于海拔1600-3400 m的山地岩石缝中或林下草坡上。

药用部位 根、全草。

功效应用 疏风清热，活血止痛。用于外感风热，发热头痛，咳嗽，咽喉肿痛，跌打损伤，骨折。

化学成分 根含三萜及其皂苷类：裂叶翼首花皂苷(bretschnoside) A、B[1]，齐墩果酸，齐墩果酸甲酯，3-酮基齐墩果酸(3-oxo-oleanolic acid)，齐墩果酸葡萄糖苷(oleanolic glucoside)，古柯二醇(erythrodiol)[2]；环烯醚萜类：马钱苷，香茶菜黄苷(cantleyoside)；其他类：咖啡酸，硬脂酸，β-谷甾醇，胡萝卜苷[2]。

注评 本种彝族用其根治跌打损伤、食积不化。身体虚弱者和孕妇忌服。

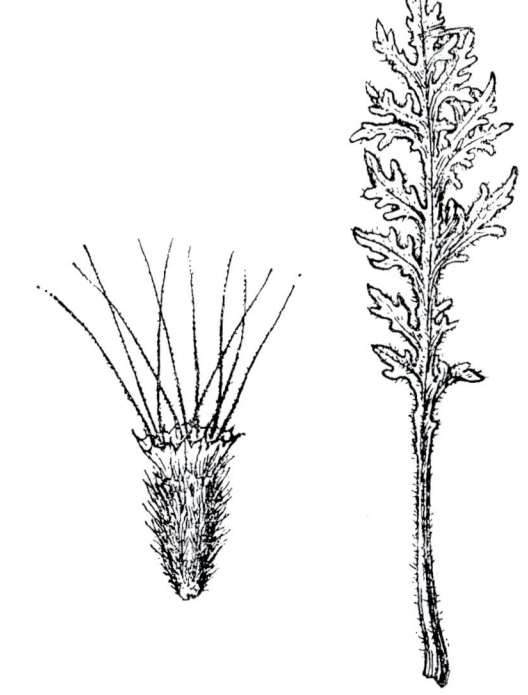

裂叶翼首花 *Pterocephalus bretschneideri* (Batalin) E. Pritz.
宗维城 绘

化学成分参考文献

[1] Tian J, et al. *Phytochemistry*, 1993, 32(6): 1539-1542.

[2] 田军, 等. 云南植物研究, 1995, 17(1): 108-110.

5. 蓝盆花属 Scabiosa L.

一年生或多年生草本。叶对生,叶片羽状半裂或全裂,稀全缘。头状花序顶生,扁球形或卵形至卵状圆锥形,具长梗,或在上部聚伞状分枝;总苞片1-2列,草质;花托上具小苞片,苞片线形披针形,具1脉,背部常成龙骨状;小总苞宽漏斗形或方柱形,上部常裂成2-8窝孔,末端成膜质的冠,冠钟状或辐射状,边缘具牙齿;花萼盘状,萼齿5,刺毛状,宿存;花冠筒状,蓝色、紫白色、黄色或白色,4-5裂,边缘花二唇形,通常较大而呈放射状,中央花通常筒状,裂片近相等;雄蕊4,很少2;子房下位,1室。瘦果藏于小总苞内,顶端冠宿存萼刺。

约100种,产于欧洲、亚洲、非洲南部和西部,主产于地中海地区。我国有9种2变种,产于东北、华北、西北及台湾等地,药用植物7种。

分种检索表

1. 小总苞筒状,具沟、肋或仅上部具孔和槽。
   2. 小总苞具8条肋;花黄色,花序在结果时长圆形;果脱落后花托成纺锤形;基生叶不分裂或2-4对羽裂;茎生叶1-2回羽状深裂至全裂·················· 3. **黄盆花 S. ochroleuca**
   2. 小总苞下部近圆形,无肋,上部具孔和槽或不明显,膜质冠直伸或反卷。
      3. 小总苞基部近圆形,具纵肋,管部孔穴通常不明显,膜质冠短,浅碟状,边缘皱,反卷,脉弯拱;叶羽状深裂;花冠黑紫色;头状花序直径4-5 cm;一年生草本·················· 4. **紫盆花 S. atropurpurea**
      3. 小总苞下部圆形,无肋棱,上部具沟孔,具8纵孔;头状花序直径3-4 cm;多年生草本或亚灌木。
         4. 基生叶叶柄较叶片长,叶片披针形,不分裂;茎生叶1-3对,第2-3对叶常羽状深裂;花冠玫瑰色或淡紫色·················· 1. **高山蓝盆花 S. alpestris**
         4. 基生叶叶柄较叶片为短,叶片羽状深裂,裂片披针形或线形,具缺刻,长5-20 mm,宽2-3 mm;通常不具茎生叶;花冠蓝紫色·················· 2. **阿尔泰蓝盆花 S. austroaltaica**
1. 小总苞四方柱状,无明显沟,具8条肋,其中4条明显,4条中间的较细;叶片羽状深裂至全裂,裂片线形或披针形。
   5. 叶裂片线形,宽1-1.5 mm·················· 5. **窄叶蓝盆花 S. comosa**
   5. 叶裂片披针形,宽2-4 mm。
      6. 叶裂片先端渐尖·················· 6. **华北蓝盆花 S. tschiliensis**
      6. 叶裂片先端急尖或钝·················· 7. **日本蓝盆花 S. japonica**

本属药用植物主要含三萜皂苷等类型化合物,亦含有环烯醚萜苷、芳香性化合物等。从华北蓝盆花 (S. tschiliensis) 全草分离得到三萜皂苷类的蓝盆花皂苷▲(scabiosaponin) A (**1**)、B (**2**)、C (**3**)、D (**4**)、E (**5**)、F (**6**)、G (**7**)、H (**8**)、I (**9**)、J (**10**)、K (**11**) 和匙叶翼首花苷 (hookeroside) A (**12**)、B (**13**),所有这些化合物在苷元的28位结合龙胆二糖基成酯苷键合。在离体实验中,**5**、**6**、**7**、**9**、**12**、**13** 对胰脂肪酶呈现较强的抑制作用。从紫盆花 (S. atropurpurea) 的叶和窄叶蓝盆花 (S. comosa) 的花都分离得到了野漆树苷 (rhoifoloside; rhoifolin,**14**),从窄叶蓝盆花的花分离得到其苷元芹菜素 (apigenin,**15**) 对ADP诱导的家兔血小板凝聚有抑制作用。从日本蓝盆花的根分离得到了本科植物的特征性成分獐牙菜苷 (sweroside)、马钱苷 (loganin) 和茶茱萸苷 (cantleyoside)。**12** 和 **13** 亦曾从本科翼首花属匙叶翼首花 (P. hookeri) 全草中分离得到,提示其亲缘关系。

川续断科 DIPSACACEAE

	R₁	R₂	R₃
1	glc(1→4)Xyl	H	OH
2	Xyl(1→4)glc(1→4)Xyl	H	OH
3	glc(1→4)Xyl	H	O-glc
4	H	H	O-glc
5	Xyl	OH	H
6	glc	OH	H
7	glc(1→4)glc	OH	H
12	glc(1→4)Xyl	OH	H
13	Xyl(1→4)glc(1→4)Xyl	OH	H

	R₁	R₂	R₃
8	CH₃	H	glc(1→4)glc
9	CH₃	H	glc
10	H	CH₃	glc
11	H	CH₃	glc(1→4)Xyl

本属植物窄叶蓝盆花具有解热、抗炎、保肝、抗氧化等作用；华北蓝盆花体外对胰脂肪酶有抑制作用。主要活性成分为黄酮、皂苷类成分。

1. 高山蓝盆花（中国植物志）

Scabiosa alpestris Kar. et Kir. in Bull. Soc. Imp. Naturalistes Moscou 15: 536. 1842（英 **Alpine Scabious**）

多年生草本。根木质，2-3 (5) 头，黑褐色。茎高 20-50 cm，具 2-3 (4) 节。基生叶和茎下部的第一对叶通常不分裂，叶片披针形，连柄长 10-12 (15) cm，两面近光滑或微被短柔毛，边缘具白色长硬毛，全缘，先端渐尖，基部渐狭成细长的柄；叶柄和叶片近等长或稍长；茎生叶 1-3 对，对生，第 2-3 对叶羽状深裂，侧裂片线状披针形，顶裂片大，披针形，长 4-7 cm，光滑，边缘及下面被白色长硬毛。总花梗长约 10 cm，头状花序在总梗顶端单生，直径 3-4 cm；总苞片线状披针形，长 12-15 mm，密被白色粗硬毛；小总苞长 8-10 mm，下部圆形，具白色柔毛，膜质冠长 5-6 mm，具 16-18 条脉，边缘具波状牙齿；萼刺刚毛5条，棕褐色，成放射状，长出膜冠1-3 mm；花冠玫瑰紫色，外被皱卷绒毛，裂片5，不等大，近二唇形；雄蕊4，外伸，花药黄色；花柱紫红色，柱头头状，伸出花冠。花期5-8月，果期8-9月。

分布与生境　产于新疆。生于高山山坡草地上，海拔达3000 m。中亚吉尔吉斯斯坦、哈萨克斯坦也有分布。

药用部位　根。

功效应用　祛风散寒，止咳，降血压。用于风寒咳嗽，高血压。

化学成分　花、叶含黄酮类：槲皮素葡萄糖苷(quercetin glycoside)，山奈酚葡萄糖苷(kaempferol glycoside)，异鼠李素葡萄糖苷(isorhamnetin glycoside)，木犀草素葡萄糖苷(luteolin glycoside)[1]。

化学成分参考文献

[1] Atalykova FM. et al. *Seriya Biologicheskaya*, 1981, (4): 4-8.

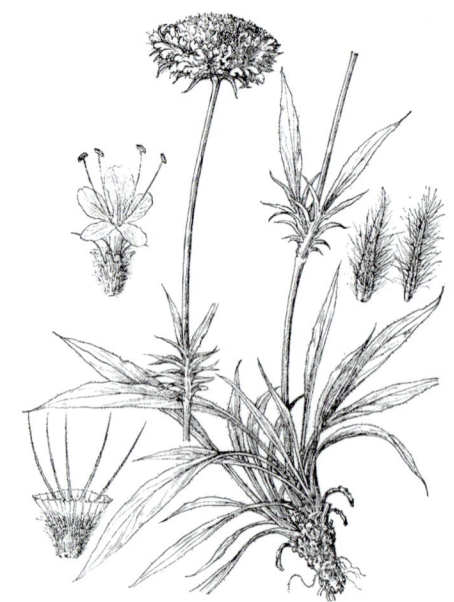

高山蓝盆花 Scabiosa alpestris Kar. et Kir.
宗维城　绘

2. 阿尔泰蓝盆花（中国植物志）

Scabiosa austroaltaica Bobrov in Fl. URSS. 24: 457. 1957.（英 **Altai Scabious**）

多年生草本或亚灌木，高20-60 cm。根粗壮，木质，具数分枝。茎多数，直立。叶多基生，椭圆形，长5-10 cm，叶柄长1-2 cm，叶片羽状深裂；茎生叶较小，两面被短柔毛，沿脉具糙毛，羽状深裂，裂片披针形，长5-20 mm，宽2-3 mm，有时再裂。头状花序球形，果期直径1.5-2 cm；总苞片3-5，长卵形，向上渐窄，为边花长的1/3-1/2，密被短毛；小苞片窄披针形，上1/3处成龙骨状，下部线形，被短柔毛；小总苞长3-4 mm，上部具窝孔，基部密生白色糙硬毛，膜冠长2-3 mm；萼刺刚毛状，5条；花冠蓝紫色，外面被伏生毛，边花长达15 mm，近二唇形，中央花长6-8 mm。花期6-7月，果期8月。

分布与生境　生于新疆阿尔泰山亚高山至高山草甸、针叶林阳坡，海拔2000-2500 m；额尔齐斯河流域（布尔津）也产。中亚各国也有分布。

药用部位　根。

功效应用　祛风，止咳，降血压。用于风寒咳嗽，高血压。

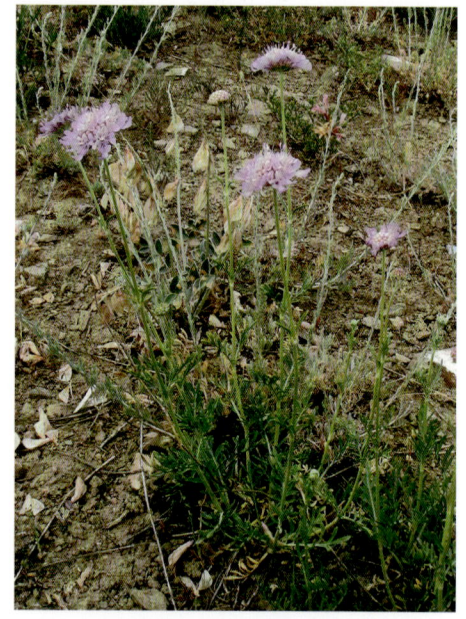

阿尔泰蓝盆花 Scabiosa austroaltaica Bobrov
摄影：贾晓光

3. 黄盆花（中国高等植物图鉴）

Scabiosa ochroleuca L., Sp. Pl. 1: 101. 1753.（英 **Creamy Scabious**）

多年生草本，高 25–80 cm。主根稍圆锥形，顶端常有丛生分枝。茎单一至数枝，基部被渐脱倒生伏毛。基生叶披针形，长 5–10 cm，2–4 对羽裂，稀顶裂宽大或不裂，裂片疏离，窄椭圆形；叶柄长 2–5 cm；茎生叶 1–2 回羽状深裂至全裂，裂片 3–7 对。裂片不等大，窄条形，下部叶有柄，上部叶渐无柄。头状花序顶生，扁球形，花时直径约 2 cm，总花梗长 8–15 cm，多少被毛；总苞片短于花序；小苞片倒披针形，边缘有浅裂，下部渐窄成柄状；小总苞黄白色，筒部具 8 条纵长突起圆棱，檐部约为筒部之半；边花稍大或与中央花近等大；花萼裂片 5，刺毛状，长达花冠之半；花冠淡黄色或鲜黄色，细长筒状漏斗形，裂片 5，不等大；雄蕊 4，伸出花冠管外；子房下位，包藏于小总苞之内。瘦果椭圆形，长约 2.5 mm，宿存萼刺长 7 mm，果落后的花托呈纺锤形长 1–1.5 cm，直径 4 mm，蜂窝状，密生短柔毛。花期 7–8 月，果期 8–9 月。

分布与生境 产于新疆，生于海拔 1300–2200 m 的山地草原、针叶林阳坡、灌丛、河谷。欧洲中部至巴尔干半岛北部、俄罗斯西伯利亚和蒙古均有分布。

药用部位 根。

功效应用 祛风散寒，止咳，降血压。用于风寒咳嗽，高血压。

化学成分 根含三萜皂苷类：皂苷苷元为齐墩果酸[1]。

花含黄酮类：木犀草素-7-*O*-β-D-吡喃葡萄糖苷(luteolin-7-*O*-β-D-glucopyranoside)，槲皮素-7-*O*-β-D-吡喃葡萄糖苷(quercetin-7-*O*-β-D-glucopyranoside)，5,3-二羟基-4-甲氧基-7-芸香糖苷(5,3-dihydroxy-4-methoxy-7-rutinoside)[1-2]；苯丙素类：咖啡酸(caffeic acid)，绿原酸(chlorogenic acid)[3-4]。

地上部分含黄酮类：槲皮素-β-D-吡喃葡萄糖苷-3β-L-呋喃阿拉伯糖苷(quercetin-β-D-glucopyranoside-3β-L-arabinofuranoside)[5]。

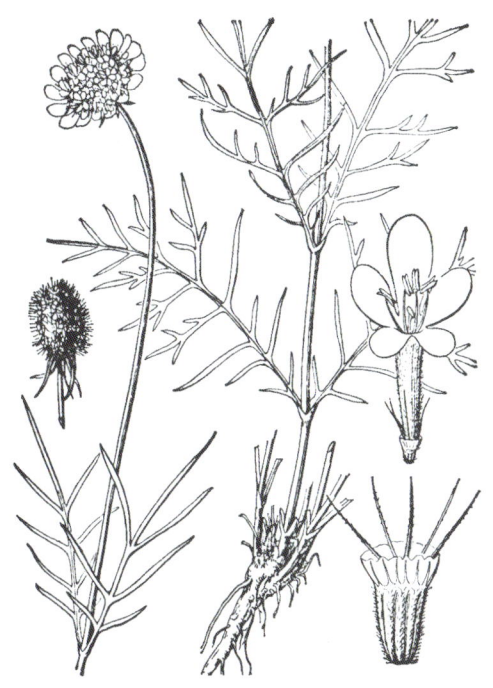

黄盆花 Scabiosa ochroleuca L.
引自《中国高等植物图鉴》

化学成分参考文献

[1] Zemtsova GN. *Tr Vses S'ezda Farm*, 1st, 1967: 302-304.

[2] Zemtsova GN. *Farmatsiya*, 1968, 17(5): 44-46.

[3] Bandyukova VA, et al. *Khim Prir Soedin*, 1970, 6(3): 388.

[4] Zemtsova GN. *Aktual'nye Voprosy Farmatsii*, 1974, 2: 82-83.

[5] Zemtsova GN, et al. *Khimiko-Farmatsevticheskii Zhurnal*, 1968, 2(12): 29-32.

4. 紫盆花（中国高等植物图鉴） 松虫草（中国植物志）

Scabiosa atropurpurea L., Sp. Pl. 1: 100. 1753.（英 **Sweet Scabious**）

一年生草本，高 20-70 cm。茎多分枝。基生叶长圆状匙形，不裂或琴裂，有粗齿，具长柄；茎生叶对生，叶片长圆形，长 5-12 cm，宽 3-7 cm，3-4 对羽状深裂至全裂，裂片倒披针形，中央裂片常较大，边缘深齿裂；叶柄长约 1 cm，叶向上渐无柄。头状花序单生分枝顶端，圆头状，直径 4-5 cm；总苞片 2 层，12-14 片，披针形；小总苞筒状，长约 6 mm，下半部较窄，上半部扩大成花篮状，具 8 条纵肋，顶端分为 8 个圆裂片，裂片边缘棱状，中央膜质；花芳香；5 萼刺黑棕色；花冠紫黑色、淡红色或白色，筒部漏斗形，长约 10 mm，边花大，裂片 5，不等大；雄蕊 4，与花冠近等长；子房包于小总苞之内，花柱伸出花冠外。果序长卵形或长圆形，长 4.5 cm，宽 3.5 cm（连萼刺）。花期 6-7 月。

分布与生境 原产于南欧。全国各地庭院有栽培。

药用部位 根。

功效应用 祛风透疹。用于麻疹透发不畅。

化学成分 叶含黄酮类：野漆树苷(rhoifolin; rhoifoloside)[1]。

化学成分参考文献

[1] Plouvier V. Comptes Rendus des Seances de l' Academie des Sciences, Serie D: Sciences Naturelles, 1970, 270(22): 2710-2713.

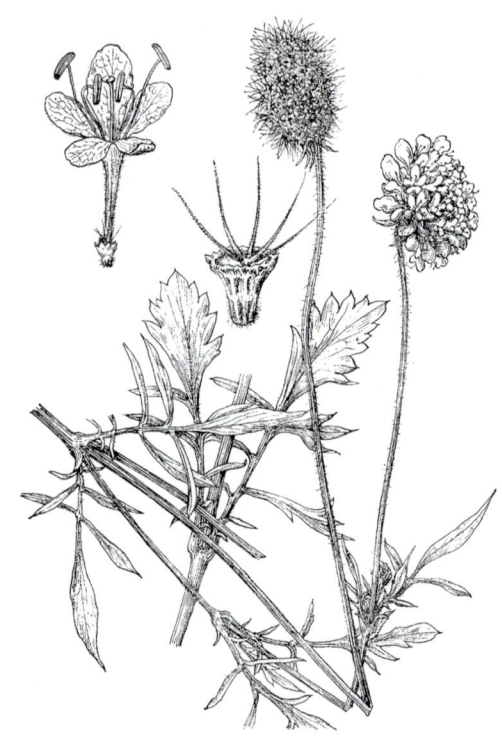

紫盆花 Scabiosa atropurpurea L.
宗维城 绘

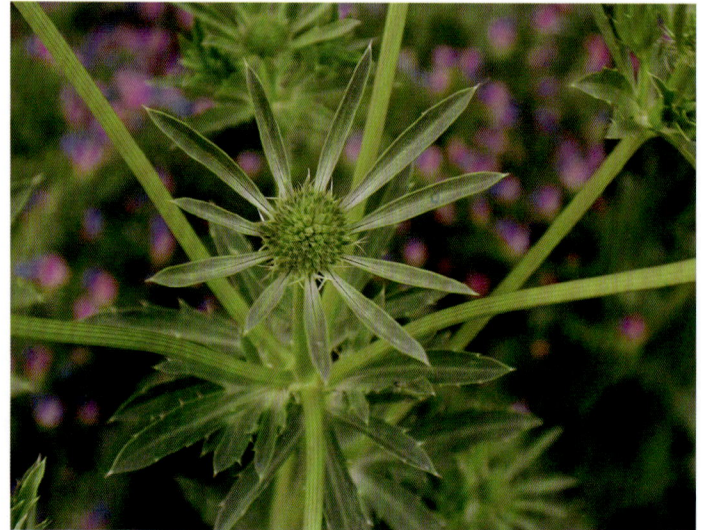

紫盆花 Scabiosa atropurpurea L.
摄影：林秦文

5. 窄叶蓝盆花（中国高等植物图鉴） 蒙古山萝卜（内蒙古），细叶山萝卜（东北）

Scabiosa comosa Fisch. ex Roem. et Schult., Syst. Veg. 3: 84. 1818.（英 **Narrowleaf Scabious**）

多年生草本，高 30–80 cm。根单一或 2–3 头。茎数枝，黄白色或带紫色，被短毛。基生叶成丛，窄椭圆形，长 6–10 cm，宽 1–2 cm，羽状全裂，稀为齿裂，裂片线形，宽 1–1.5 mm；叶柄长 3–6 cm；茎生叶对生，长 8–15 cm，宽 4–5 cm，1–2 回羽状全裂，裂片线形，宽 1–1.5 mm；具长 1–1.2 cm 的短柄或无柄。头状花序三出顶生，花时直径 3–3.5 cm，半球形；总苞片 6–10 片，钻状条形；小总苞方柱形，长 2.5–3 mm（不连檐部），具 8 条肋棱，4 棱明显，中棱较细弱，顶端有 8 凹穴，冠檐膜质；花萼 5 裂，细长针状，长 2.5–3 mm；花冠蓝紫色，外密生短柔毛；边花花冠唇形，长达 2 cm，上唇 2 裂，下唇 3 裂，中裂片较长；中央花冠较小，筒状，长 4–6 mm，5 裂，裂片近等长；雄蕊 4，伸出花冠外；子房包于小总苞内，花柱外伸。瘦果长圆形，长约 3 mm，顶端冠以宿存的萼刺。花期 7–8 月，果期 9 月。

分布与生境 产于黑龙江、吉林、辽宁、河北北部、内蒙古。生于干燥砂质地、砂质、干山坡及草原，海拔 500–1600 m。俄罗斯和蒙古也有分布。

药用部位 花。

功效应用 清热泻火，利湿，止咳。用于肺热咳嗽，肝火头痛，目赤，湿热黄疸。

化学成分 花含黄酮类：芹菜素(apigenin)，大波斯菊苷(cosmosiin)，野漆树苷(rhoifolin; rhoifoloside)，木犀草素-7-*O*-葡萄糖苷(glucoluteolin)[1]，木犀草素(luteolin)，木犀草素-4'-甲醚(luteolin-4'-methyl ether)[2]；三萜类：熊果酸(ursolic acid)[1]；酚酸类：肉桂酸(cinnamic acid)，3-*O*-咖啡酰奎宁酸(3-*O*-caffeoylquinic acid)，5-*O*-咖啡酰奎宁酸(5-*O*-caffeoylquinic acid)[2]；其他类：葡萄糖[1]。

地上部分含香豆素类：香豆素(coumarin)，佛手内酯(bergapten)，伞形戊烯内酯(umbelliprenin)[3-4]。

药理作用 催眠作用：窄叶蓝盆花总黄酮腹腔注射，能协同戊巴比妥钠和水合氯醛对小鼠的催眠作用[1]。

解热作用：窄叶蓝盆花总黄酮、花青素肌肉注射，均可抑制大肠埃希菌内毒素致家兔体温升高[2]。总黄酮静脉注射，对静脉注射伤寒副伤寒甲乙三联菌致发热家兔有解热作用[1]。

抗炎作用：窄叶蓝盆花总黄酮腹腔注射，能对抗巴豆油致小鼠耳肿胀[1]。

增强免疫作用：窄叶蓝盆花提取物灌胃，能促进兔红细胞溶液致敏小鼠血清溶血素生成，增强小

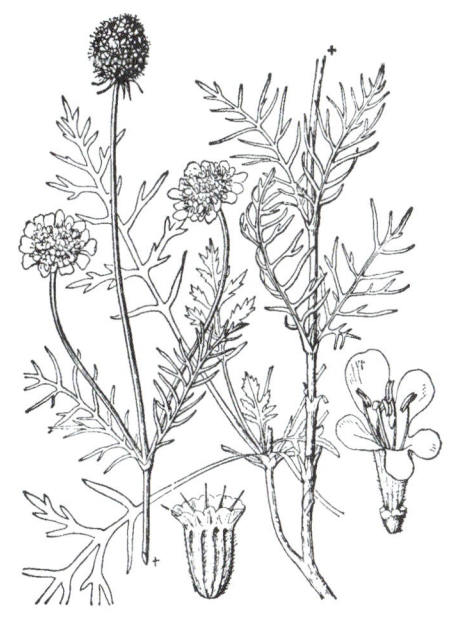

窄叶蓝盆花 **Scabiosa comosa** Fisch. ex Roem. et Schult.
引自《中国高等植物图鉴》

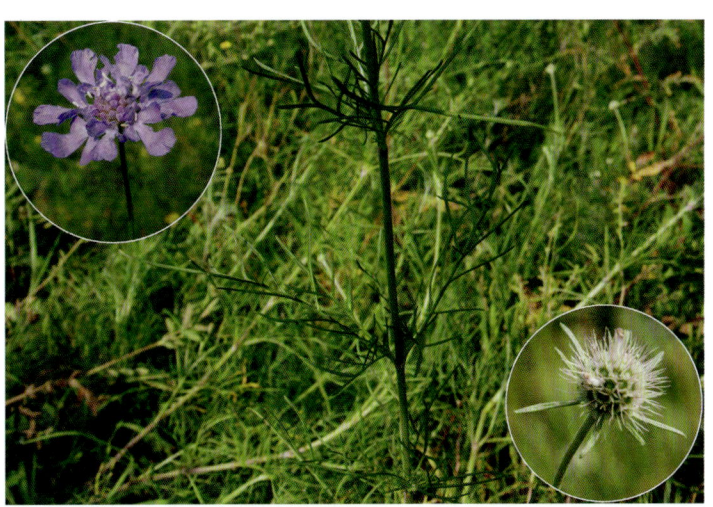

窄叶蓝盆花 **Scabiosa comosa** Fisch. ex Roem. et Schult.
摄影：于俊林

鼠单核巨噬细胞的吞噬百分率和吞噬系数[3]。

保肝作用：窄叶蓝盆花总黄酮灌胃，能抑制尾静脉注射卡介苗和脂多糖致肝损伤小鼠血清 ALT、AST 升高，减轻肝细胞损伤[3]。窄叶蓝盆花水煎液灌胃，可提高痤疮丙酸杆菌和脂多糖诱导的急性肝损伤小鼠的生存率、对抗 CCl_4、D- 氨基乳糖合并 LPS 诱导的肝损伤，抑制小鼠血清 ALT、AST 升高；抑制 TP、ALB 降低，减轻肝细胞损伤[4]。

抗氧化作用：窄叶兰盆花黄酮类物质在 VB_2-Met-NBT 体系中对 $O_2^- \cdot$ 有抑制和清除作用；在 Vit C-copper-cyt C 体系中，对羟自由基有抑制和清除作用；在 Fe^{2+}/H_2O_2 体系中能抑制 MDA 生成[5]。

毒性及不良反应 窄叶蓝盆花总黄酮大鼠静脉注射 LD_{50} 为 1456 mg/kg[1]。

注评 本种为部颁药品标准·蒙药（1998）收载"蓝盆花"的基源植物之一，药用其干燥花序；蒙古族用于肺热、肝阳上亢、上火引起的咽哑。

化学成分参考文献

[1] 王乃利，等. 中草药，1989, 20(6): 247-8, 243.
[2] Rezanova OI, et al. *Rastitel'nye Resursy*, 1974, 10(3): 379-382.
[3] Dargaeva TD, et al. *Rastitel'nye Resursy*, 1977, 13(1): 78-80.
[4] Dargaeva TD, et al. *Khim Prir Soedin*, 1976, (3): 387.

药理作用及毒性参考文献

[1] 白音夫，等. 内蒙古药学，1987, 6(1): 43.
[2] 王景田，等. 中药通报，1986, 11(8): 52.
[3] 白音夫，等. 中国民族医药杂志，2007, 4: 44.
[4] 奇锦峰，等. 内蒙古医学院学报，1994, 16(2): 82-86.
[5] 乌日娜，等. 时珍国医国药，1999, 10(1): 23-24.

6. 华北蓝盆花（中国高等植物图鉴） 山萝卜（中国植物志）

Scabiosa tschiliensis Grüning in Repert. Spec. Nov. Regni Veg. 12(325-330): 311. 1913.

（英 **North China Scabious**）

多年生草本，高 30–80 cm。根粗壮，木质。茎由基部分枝。基生叶簇生，连叶柄长 10–15 cm，叶片卵状披针形或窄卵形，有疏钝锯齿或浅裂片，偶深裂；叶柄长 4–10 cm，较叶片为长；茎生叶对生，羽状深裂至全裂，侧裂片披针形，长 1.5–2.5 cm，宽 3–4 mm，先端渐尖，顶裂片卵状披针形或宽披针形，长 5–6 cm，宽 0.5–1 cm，叶柄由下部叶到上部叶渐短至无柄。头状花序扁球形，在茎顶成三出聚伞排列，直径 3–5 cm；总苞片、小苞片均为窄披针形，较花稍短；小总苞略成 4 方柱形，每面有不显著的中棱 1 条，被白毛，顶端有干膜质冠檐，檐下在中棱和边棱间常有 8 个浅穴；萼 5 裂，刺毛状，基部五角星状；花冠蓝紫色；边花较大，二唇形，上唇 2 裂，下唇 3 裂，中裂片长达 1 cm；中央花筒状，裂片 5，3 大 2 小；雄蕊 4，伸出花冠；下位子房包藏于小总苞内。果序椭圆形或近圆形；瘦果顶端的萼针由冠檐外伸。

分布与生境 产于黑龙江、吉林、辽宁、内蒙古、河北、山西、陕西、甘肃东部、宁夏南部（固原）。生于海拔 300–1500 m 的山坡草地或砂质山坡上。

药用部位 根、花序。

功效应用 清热泻火。用于肺热咳嗽，肝火头痛，目赤。

化学成分 全草含三萜皂苷类：蓝盆花皂苷▲(scabiosaponin) A、B、C、D、E、F、G、H、I、J、K，匙叶翼首花苷(hookeroside) A、B[1]。

药理作用 抑制酶活性作用：华北蓝盆花三萜皂苷体外对胰脂肪酶有抑制作用[1]。

注评 本种为部颁药品标准·蒙药（1998）收载"蓝盆花"的基源植物之一，药用其干燥花序；蒙古族用于肺热、肝阳上亢、上火引起的咽哑。

川续断科 DIPSACACEAE

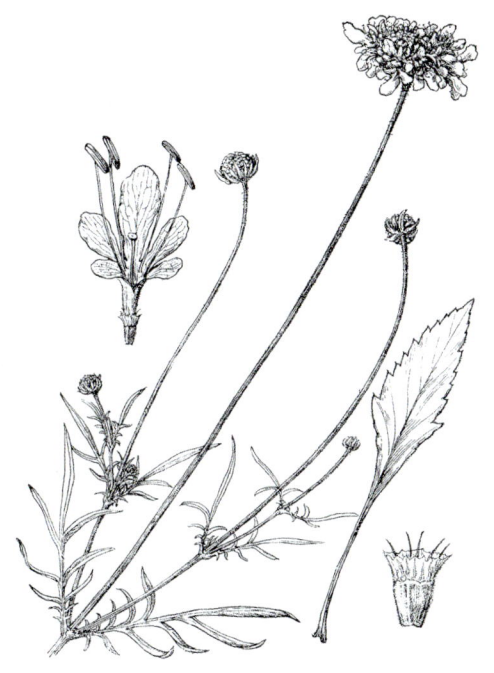

华北蓝盆花 Scabiosa tschiliensis Grüning
宗维城 绘

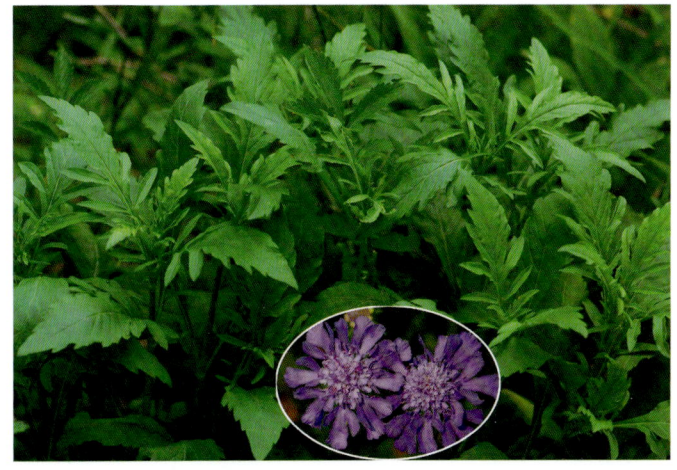

华北蓝盆花 Scabiosa tschiliensis Grüning
摄影：周繇

化学成分参考文献

[1] Zheng Q, et al. *J Nat Prod*, 2004, 67(4): 604-613.

药理作用及毒性参考文献

[1] Zheng Q, et al. *J Nat Prod*, 2004, 67(4): 604-613.

7. 日本蓝盆花（中国植物志） 山萝卜（江苏）

Scabiosa japonica Miq. in Ann. Mus. Bot. Lugduno-Batavum 3: 114. 1867.（英 **Japanese Scabious**）

2年生或多年生草本，高 30-80 cm。茎直立，多分枝，被伏毛。基生叶丛生，长 5-12 cm，叶片椭圆形，大头羽裂，顶裂片倒卵形，两侧裂片披针形；茎生叶对生，具柄，羽状深裂，裂片线形，全缘，先端急尖。头状花序具长梗，梗长 10-15 cm，花时稍扁球形，直径 2.5-5 cm，果时球形，直径约 1.5 cm；总苞苞片及小苞片线状披针形，被伏毛；花萼 5 裂，裂片针刺状；花冠蓝紫色；边花较大，唇形，上唇较短，2 裂，下唇较大，3 裂，中裂片比侧裂片长；中央花冠较小，5 裂，裂片近等大；雄蕊 4；下位子房包藏于小总苞之内。瘦果小，包藏于小总苞之内，外面被白毛，具 8 条肋棱；顶端有 5 条宿存萼刺。花期 5-9 月，果期 9-10 月。

分布与生境 产于我国东北（辽宁植物志），各地庭院有栽种。野生生于海拔 1300 m 以上的山顶草甸。日本和朝鲜也有分布。

药用部位 根。

功效应用 清热泻火。用于肺热咳嗽，肝火头痛。

化学成分 根含环烯醚萜苷类：獐牙菜苷(sweroside)，马钱苷(loganin; loganoside)，香荚莱萸苷(cantleyoside)[1]。

化学成分参考文献

[1] Endo T, et al. *Yakugaku Zasshi*, 1976, 96(2): 246-248.

桔梗科 CAMPANULACEAE

一年生或多年生草本，具根状茎，或具茎基，有时茎基具横走分枝，有时具地下块根。稀少为灌木。多数种类具乳汁管。叶为单叶，互生，少对生或轮生。花常集成聚伞花序，有时为假总状花序，或集成圆锥花序，或缩成头状花序，有时花单生。花两性，稀单性或雌雄异株，大多 5 数，辐射对称或两侧对称。花萼 5 裂，筒部与子房贴生，或 5 全裂，完全不与子房贴生，裂片镊合状排列，常宿存。花冠为合瓣的，5 浅裂或深裂至基部而使裂片成花瓣状，整齐，或后方纵裂至基部，使花冠两侧对称；裂片在花蕾中镊合状，极少覆瓦状。雄蕊 5 枚，通常与花冠分离，或贴生于花冠筒下部，彼此分离，或借花丝基部的长绒毛黏合成筒，或花药联合而花丝分离，或完全联合；花丝基部常扩大成片状，无毛或边缘密生绒毛；花药内向，在两侧对称的花中，花药常不等大，常有两个或多个花药具顶生刚毛。花盘上位，分离或为筒状（或环状），或无花盘。子房下位，或半上位，少完全上位，2-5 (6) 室；花柱单一，常在柱头下有毛，柱头 2-5 (6) 裂；胚珠多数；中轴胎座。果通常为蒴果，顶端瓣裂或在侧面孔裂，或盖裂，或为不规则撕裂的干果，少为浆果。种子多数，胚直，具胚乳。

全科有 70 属，大约 2000 种。世界广布，但主产地为温带和亚热带。我国 15 属 161 种，主要产于西南地区，其中 99 种可药用。

化学成分类型多样，主要有萜、甾体、黄酮、生物碱和炔等类成分，但本科药用植物普遍含有皂苷类化合物，多为齐墩果酸型五环三萜皂苷。

分属检索表

1. 花冠两侧对称；雄蕊合生；子房 2 室；花序为总状花序·················· **12. 半边莲属 Lobelia**
1. 花冠辐射对称；雄蕊离生，稀与花丝上的毛联合；子房 (2–) 5 (–6 或 –10) 室；花序为多个聚伞花序组成的圆锥花序、假总状花序。
   2. 子房对花萼和花冠两者而言均为上位；花常单朵顶生；花萼通常被褐色或黑色毛·················· **1. 蓝钟花属 Cyananthus**
   2. 子房下位，或至少对花冠而言是下位、半下位；花单生或集成花序；花萼无毛或被其他毛。
      3. 果为浆果；子房和果实顶端近于平截形。
         4. 草质藤本；花萼裂片卵状三角形或卵状披针形，全缘·················· **3. 金钱豹属 Campanumoea**
         4. 直立草本；花萼裂片线形或线状披针形，有齿，稀全缘·················· **4. 轮钟花属 Cyclocodon**
      3. 果为蒴果或干果；子房和果实顶端锥状。
         5. 蒴果在上位部分室背开裂；子房下位或仅对花冠而言为下位或半位。
            6. 柱头裂片卵形或圆形；花萼裂片和花冠裂片有时插生于不同位置；花常单生；茎直立，蔓生，攀援或缠绕·················· **2. 党参属 Codonopsis**
            6. 柱头裂片线形；花萼裂片和花冠裂片插生于同一位置；花为聚伞花序成疏散的圆锥花序；茎直立或上升。
               7. 叶轮生或对生，稀互生；子房和蒴果 5 室；蒴果裂瓣与宿存花萼裂片对生·················· **5. 桔梗属 Platycodon**
               7. 叶互生；子房和蒴果 2-5 室；蒴果裂瓣与宿存花萼裂片互生·················· **6. 蓝花参属 Wahlenbergia**
         5. 蒴果在下位部分孔裂，或为干果，在下位部分撕裂。
            8. 果为干果，果皮薄，膜质，不规则撕裂；一年生或多年生草本，根细，不为胡萝卜状。
               9. 花单朵腋生，具长梗；多年生，根状茎末端成块状；种皮平滑·················· **10. 袋果草属 Peracarpa**

9. 花 1–3 朵簇生于很短的分枝上，无梗；一年生，平卧；种皮网状 ⋯⋯ **11. 同钟花属 Homocodon**
8. 果为蒴果，在下位部分孔裂；多为多年生具根为胡萝卜状的草本；稀一年生。
　　10. 花冠深裂至基部，花冠裂片呈花瓣状 ⋯⋯⋯⋯⋯⋯⋯⋯⋯⋯⋯⋯⋯⋯ **9. 牧根草属 Asyneuma**
　　10. 花冠浅裂，钟状。
　　　　11. 花盘无；蒴果在上部、中部或基部孔裂 ⋯⋯⋯⋯⋯⋯⋯⋯⋯⋯ **7. 风铃草属 Campanula**
　　　　11. 花盘环状或筒状；蒴果在基部孔裂 ⋯⋯⋯⋯⋯⋯⋯⋯⋯⋯⋯⋯ **8. 沙参属 Adenophora**

1. 蓝钟花属 Cyananthus Wall. ex Benth.

矮小草本，多年生或一年生。叶互生或有时花梗下有 4–5 枚叶聚集而呈轮生状，全缘、具齿或分裂，常被柔毛。单花顶生，少有 3–5 朵集生或排成总状花序；花有梗或几无梗。花萼筒状或筒状钟形，5 裂，稀 4 裂；花冠筒状钟形，蓝色、紫蓝色或黄色乃至白色，裂片 (3–) 5 枚；雄蕊 5，稀 4，花期常聚药于子房顶部；子房上位，圆锥状，多为 5 室，稀 4 或 3 室。果为蒴果，顶端瓣裂。种子多数，棕红色至棕黑色。

全属约 19 种。分布于喜马拉雅山及横断山地区。我国有 17 种，分布于西藏、云南、四川、甘肃和青海等省区，7 种药用。

分种检索表

1. 多年生草本；茎基粗壮，顶端密被淡色膜质鳞片。
　　2. 花几朵于同一茎上，组成总状花序；叶片卵状披针形，下面密被绢状毛，边缘明显反卷 ⋯⋯⋯⋯⋯⋯⋯⋯⋯⋯⋯⋯⋯⋯⋯⋯⋯⋯⋯⋯⋯⋯⋯⋯⋯⋯⋯⋯⋯⋯⋯⋯ **4. 长花蓝钟花 C. longiflorus**
　　2. 花单生；叶片菱形，扇形、匙形或卵形，稀披针形，极少被绢状毛；边缘不反卷，或稍反卷。
　　　　3. 叶片匙形至菱形，长 (2–) 2.5–4.8 (–5.5) mm，基部宽楔形或近截形；叶柄长 3–10 mm ⋯⋯⋯⋯⋯⋯⋯⋯⋯⋯⋯⋯⋯⋯⋯⋯⋯⋯⋯⋯⋯⋯⋯⋯⋯⋯⋯⋯⋯⋯⋯⋯⋯ **1. 美丽蓝钟花 C. formosus**
　　　　3. 叶片常匙形、椭圆形、卵形或倒卵状披针形，长 (3–) 4.5–16 mm，基部楔形或圆形，渐狭成短柄或近无柄。
　　　　　　4. 叶无柄；叶片宽卵形，或倒卵状披针形，基部圆形；花冠黄色或白色 ⋯⋯⋯⋯ **3. 黄钟花 C. flavus**
　　　　　　4. 叶具短柄；叶片椭圆形、狭椭圆形或倒披针形，基部楔形；花冠蓝色或蓝紫色 ⋯⋯⋯⋯⋯⋯⋯⋯⋯⋯⋯⋯⋯⋯⋯⋯⋯⋯⋯⋯⋯⋯⋯⋯⋯⋯⋯⋯⋯⋯⋯⋯⋯⋯ **2. 灰毛蓝钟花 C. incanus**
1. 一年生草本；茎纤细，无鳞片或有少数鳞片。
　　5. 植株一般高不逾 25 cm；花萼被刚毛，毛基部膨大呈黑色瘤状凸起；花萼裂片倒卵状长圆形，最宽处在中部以上或中部；花冠淡黄色 ⋯⋯⋯⋯⋯⋯⋯⋯⋯⋯⋯⋯⋯⋯⋯⋯⋯ **5. 丽江蓝钟花 C. lichiangensis**
　　5. 植株一般高于 25 cm；花萼被柔毛，裂片线形或三角形；花冠蓝色。
　　　　6. 叶无毛或仅有少数短柔毛；花萼明显小，宽不逾 4 mm，疏生柔毛，裂片线形 ⋯⋯⋯⋯⋯⋯⋯⋯⋯⋯⋯⋯⋯⋯⋯⋯⋯⋯⋯⋯⋯⋯⋯⋯⋯⋯⋯⋯⋯⋯⋯⋯⋯⋯⋯ **6. 束花蓝钟花 C. fasciculatus**
　　　　6. 叶被毛；花通常单生于枝顶；花萼宽大，宽逾 4 mm，被毛较密，裂片三角形 ⋯⋯⋯⋯⋯⋯⋯⋯⋯⋯⋯⋯⋯⋯⋯⋯⋯⋯⋯⋯⋯⋯⋯⋯⋯⋯⋯⋯⋯⋯⋯⋯⋯⋯⋯ **7. 胀萼蓝钟花 C. inflatus**

1. 美丽蓝钟花（中国高等植物图鉴） 奶浆果（云南），中甸蓝钟花（中国植物志）

Cyananthus formosus Diels in Notes Roy. Bot. Gard. Edinburgh 5: 172. 1912.——*C. chungdianensis* C. Y. Wu（英 **Beautiful Bluebellflower**）

多年生草本。根胡萝卜状，直径达 10 cm。茎分枝细，多条并生，长 10–20 cm。叶互生，茎上部的较大，花下 4 或 5 枚聚集而呈轮生状；叶片匙形至菱状扇形，长 4–9 mm，宽 2–6 mm，上面疏被白色硬毛或无毛，下面密集，叶缘反卷，基部宽楔形，或几乎平截形；柄长 3–10 mm。花单生于主茎和分枝的顶端；花萼筒状钟形，筒长 8–12 mm，外面密生淡褐色柔毛，裂片狭三角形，长约 5 mm，宽 2–3 mm，内外均生柔毛；花冠深蓝色或紫蓝色，长约 3 cm，内面喉部密生长柔毛，裂片为筒部长的 1/2–1/3，顶端背部常生一簇柔毛；子房约与花萼筒等长，花柱达花冠喉部，柱头 5 裂。花期 8–9 月。

分布与生境 产于四川西南部（木里）及云南西北部（丽江、鹤庆、香格里拉）。生于海拔 2800–4100 m 的山地草坡、林间沙地和林边碎石地上。

药用部位 根。

功效应用 利水消肿，缓泻。用于水肿，腹水，便秘。

注评 本种藏族药用，全草治黄水病。

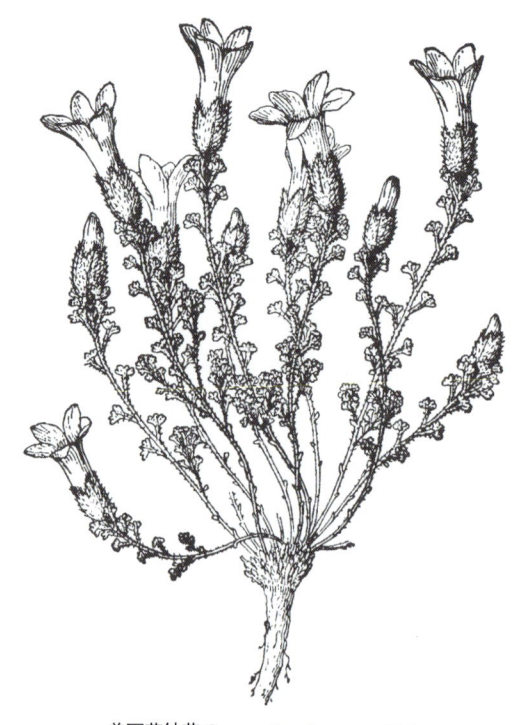

美丽蓝钟花 Cyananthus formosus Diels
引自《中国高等植物图鉴》

2. 灰毛蓝钟花（中国植物志） 矮小蓝钟花、川西蓝钟花、蔓茎蓝钟花（中国植物志），小白棉、草补药（云南丽江）

Cyananthus incanus Hook. f. et Thomson in J. Proc. Linn. Soc., Bot. 2: 20. 1857.——*C. incanus* Hook. f. et Thomson var. *parvus* C. Marquand, *C. incanus* Hook. f. et Thomson var. *decumbens* Y. S. Lian, *C. dolichosceles* C. Marquand（英 **Hoary Bluebellflower**）

多年生草本。茎基粗壮，多分枝，顶部具宿存的卵状披针形鳞片。茎多条并生，不分枝或下部分枝，被灰白色短柔毛。叶互生，仅花下 4 或 5 枚聚集呈轮生状；叶片卵状椭圆形，至线状椭圆形，长 4–12 mm，宽 1.5–4 mm，两面均被短柔毛，边缘反卷，有波状浅齿或近全缘，基部楔形，有短柄。花单生主茎和分枝的顶端，花梗长 0.4–1.3 cm，被柔毛；花萼短筒状，花期稍下窄上宽，果期下宽上窄，密被黄褐色短硬毛至无毛，筒长 5–8 mm，裂片三角形，长 2–3 mm，略超过宽，内面密被白色硬毛；花冠蓝紫色或深蓝色，为花萼长的 2.5–3 倍，外面无毛，内面喉部密被

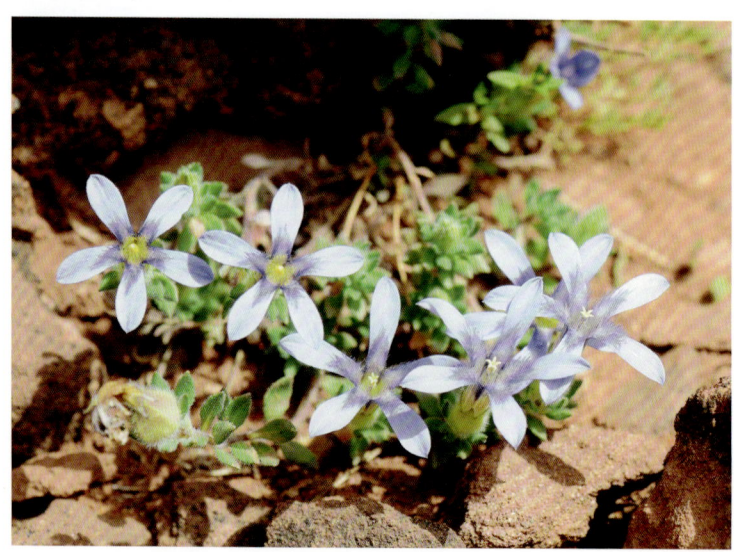

灰毛蓝钟花 Cyananthus incanus Hook. f. et Thomson
摄影：陈又生

柔毛，裂片倒卵状长圆形，约占花冠长的 2/5；子房在花期约与萼筒等长，花柱长达花冠喉部。蒴果超

出花萼，5室，长10-13 mm。种子长圆状，淡褐色。花期8-9月，果期9-10月。

分布与生境 产于青海南部、四川西部、云南西北部及西藏东部。生于海拔2700-5300 m的高山草地、灌丛草地、林下、路边及河滩草地。

药用部位 全草。

功效应用 健脾益气。用于脾肺气虚，气短乏力，食少便溏，小儿泄泻。

注评 本种藏族药用，全草治黄水病。

3. 黄钟花（中国植物志）

Cyananthus flavus C. Marquand in Bull. Misc. Inform. Kew 1924: 247. 1924.——*C. flavus* C. Marquand var. *glaber* C. Y. Wu（英 **Yellow Bluebellflower**）

多年生草本。茎基粗壮，顶部具宿存的鳞片。茎数条并生，长7-12 cm。叶互生，花下4或5枚叶聚集呈轮生状；叶片宽卵圆形，长5 mm，宽3-8 mm，边缘反卷，全缘。花单生于茎顶端，无毛或疏生短毛；花萼短筒状，筒长宽近相等，8-10 mm，无毛，裂片三角形，长宽均约3 mm，内面被柔毛；花冠黄色或淡黄色，长2.5-2.7 cm，外面无毛，内面喉部密被白色柔毛，裂片倒卵状长圆形或倒卵状椭圆形，长1.4-1.6 cm，宽5-7 mm，顶端常被几根锈色柔毛；花柱超出花冠筒。花期7-8月。

分布与生境 产于云南西北部（丽江、香格里拉）。生于海拔3100-3600 m的山坡草地。

药用部位 全草。

功效应用 消食，解毒。用于消化不良，食物中毒。

4. 长花蓝钟花（中国植物志） 总花蓝钟花（中国植物志），银叶蓝钟花（云南），补草根、小白棉、马鬃参（中国中药资源志要）

Cyananthus longiflorus Franch. in J. Bot. (Morot) 1: 280. 1887.——*C. argenteus* C. Marquand（英 **Longflower Bluebellflower**）

多年生草本。茎基粗壮而木质化，顶部具少数卵状鳞片，鳞片长约2 mm。茎近直立，木质化，高15-30 cm，多分枝，密被灰白色绒毛。叶互生，花下或分枝顶端常聚集成簇，叶片椭圆形或卵状椭圆形，长0.5-1 cm，宽2-3 mm，边缘强烈反卷，全缘，上面疏生短柔毛或渐无毛，下面密被银灰色绢状毛。花单生于茎和分枝顶端；花萼筒状，筒长约1 cm，宽6-8 mm，外面密被褐黄色长柔毛，裂片披针形，长5-7 mm，宽约3 mm，内外均被毛；花冠长筒状钟形，紫蓝色或蓝紫色，长3.5-5 cm，内面喉部密被柔毛，裂片倒卵状长圆形，长为花冠长的1/3-1/2，顶端常簇生数根刚毛；花柱几乎伸达花冠喉部。蒴果成熟后略长于花萼。种子长圆状，长约1.3 mm。花期7-9月。

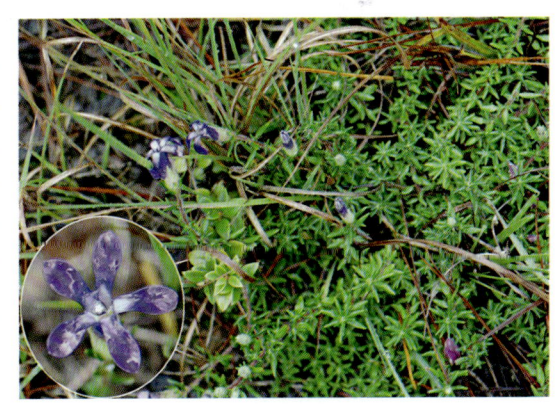

长花蓝钟花 *Cyananthus longiflorus* Franch.
摄影：洪德元

分布与生境 产于云南西部和西北部。生于海拔2700-3200 m的松林下沙地或石灰质高山牧场上。

药用部位 根、全草。

功效应用 健脾消食，祛风除湿，舒筋活络。用于脾胃虚弱，脘腹胀满，倦怠无力，小儿乳毒，腹泻，风湿痹痛，筋骨拘挛，跌打损伤。

5. 丽江蓝钟花（中国植物志） 丽江黄钟花（中国高等植物图鉴）

Cyananthus lichiangensis W. W. Sm. in Notes Roy. Bot. Gard. Edinburgh 8: 109. 1913.

（英 Lijiang Bluebellflower）

一年生草本。茎数条并生，高 10-25 cm，无毛。花单生于主茎和分枝顶端；花萼筒状，筒长 8-10 mm，宽 6-8 mm，外面被红棕色刚毛，毛基部膨大，常呈黑色疣状凸起，裂片倒卵状长圆形，为筒长的 1/3，外面疏生红棕色细刚毛，内面贴生红棕色细柔毛，花冠淡黄色或绿黄色，有时具蓝色或紫色条纹，筒状钟形，为萼筒长的 2 倍，内面近喉部密生柔毛，裂片长圆形，占花冠长的 1/3-1/4。蒴果成熟后超出花萼。种子长圆状，两头钝，长约 1 mm。花期 8 月。

分布与生境　产于四川西南部、云南北部。生于海拔 3000-4100 m 的山坡草地或林缘草丛中。

药用部位　全草。

功效应用　消食，解毒。用于消化不良，食物中毒。

注评　本种藏族药用，全草治消化不良、食物中毒。

6. 束花蓝钟花（中国高等植物图鉴）

Cyananthus fasciculatus C. Marquand in Bull. Misc. Inform. Kew 1924: 247. 1924.

（英 Fasciculate Bluebellflower）

一年生草本，高 30-100 cm。茎细而近木质，多分枝，无毛或疏生微柔毛，分枝长而开展。叶互生，稀疏，花下数枚聚集呈轮生状，叶柄纤细，长 5-10 mm，无毛或生疏柔毛。叶片心形或三角状卵形，薄纸质，长 4-16 mm，宽 4-15 mm，上面稀疏短硬毛，下面无毛，全缘或微波状，顶端圆钝，基部浅心形或楔形，花 3-5 朵二歧式集生于枝顶，花梗长 2-4 mm，纤细，无毛；花萼筒状，下宽上窄，底部浑圆，长 5-7 mm，宽 3-5 mm，被褐黄色长柔毛，裂片常 5 枚，有时分枝下部花为 4 枚，线形，被睫毛，花冠淡蓝色，筒状钟形，长 14-17 mm，内面近喉部生柔毛，裂片常 5 枚，稀 4 枚，倒卵状长圆形，长约 5 mm，宽 2-3 mm，子房约与萼筒等长，花柱伸出花冠筒。果实成熟后超出花萼。种子椭圆状，长约 0.5 mm。花期 9-10 月。

分布与生境　产于四川西部（理县、木里、盐边、盐源）、云南北部（昆明、丽江、禄劝、香格里拉）。生于海拔 1900-4900 m 的高山草甸、灌丛或草坡中。

药用部位　全草。

功效应用　息风止痉。用于小儿惊风。

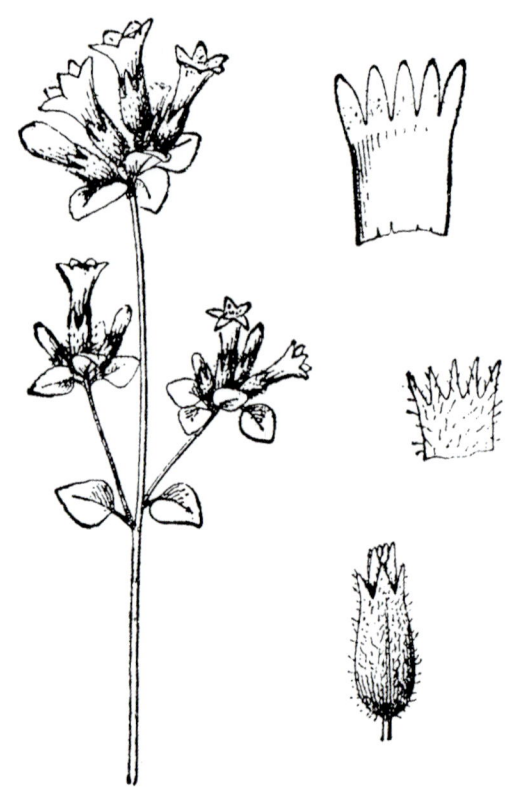

束花蓝钟花 Cyananthus fasciculatus C. Marquand
吴彰桦　绘

7. 胀萼蓝钟花（中国高等植物图鉴）

Cyananthus inflatus Hook. f. et Thomson in J. Proc. Linn. Soc., Bot. 2: 21. 1858.

（英 Inflatus Bluebeellflower）

一年生草本，高达 80 cm。茎直立或上升，稀具分枝，被疏柔毛。叶互生，花下 3 或 4 枚聚集呈轮生状，叶片菱形、圆状菱形，长 5-15 mm，宽 3-10 mm，全缘或有不明显的钝齿，两面具柔毛，顶端钝，基部圆形或楔形，柄细，长 2-6 mm。花通常单生于茎和分枝顶端，花梗长 2-5 mm，纤细，被褐色硬毛，花萼坛状，长 8-12 mm，花后下部显著膨大，外面密生锈色柔毛，裂片 5，披针状三角形，为萼筒长的 1/4-2/5，两面被锈色硬毛，花冠淡蓝色，筒状钟形，约比花萼长 1 倍，内面喉部密生柔毛，裂片 5，倒卵状长圆形，约占花冠总长的 1/3；子房略短于花萼，花柱伸达近花冠喉部。蒴果卵圆状，成熟后超出花萼，顶端 5 裂。种子棕红色，椭圆状，两端钝，长约 0.5 mm。花期 8-9 月。

分布与生境 产于贵州西部、四川西部、云南北部、西藏东南部（错那、米林、亚东）。生于海拔 1900-4900 m 的山坡灌丛、草坡和草甸中。也分布于不丹、尼泊尔和印度。

药用部位 全草、根。

功效应用 全草：清热息风，祛风止痛。用于小儿惊风，风湿痹痛。根：利水消肿。

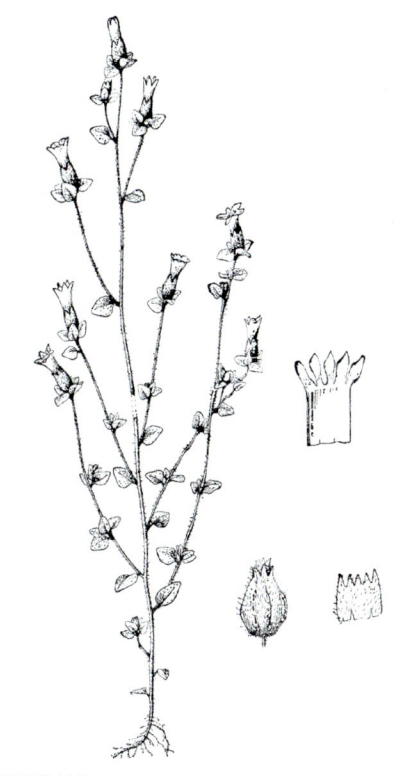

胀萼蓝钟花 Cyananthus inflatus Hook. f. et Thomson
吴彰桦 绘

2. 党参属 Codonopsis Wall.

多年生草本。根粗壮，呈圆柱状、圆锥状、纺锤状、块状卵形、球状或念珠状，肉质或木质。茎直立或缠绕、攀援、倾斜、上升或平卧。叶互生、对生、簇生或假轮生。花单生于茎与枝顶端，与叶柄相对，较少生于叶腋，有时呈花葶状。花萼 5 裂，筒部与子房贴生至子房下部、中部或至顶端，筒部常有 10 条明显辐射脉，花冠宽钟状、钟状、漏斗状、管状钟形或管状，5 浅裂或 5 全裂而呈辐状，红紫色、蓝紫色、蓝白色、黄绿色或绿色；雄蕊 5，花丝基部常扩大，花药底着，直立，长圆形；子房下位，常 3 室，花柱无毛或有毛，柱头常 3 裂。果为蒴果，具宿存的花萼裂片，成熟后顶端室背 3 瓣裂。种子椭圆状、长圆状或卵状，细小。

全属约 45 种，分布于亚洲东部和中部。我国约有 42 种（21 种特有种），全国均产，但主产于西南各省区，29 种药用。

分种检索表

1. 花冠多为宽钟状、管状钟形或管状，5 浅裂；蒴果下半部近于半球状，上位部分长而较尖；根多较细长，常呈胡萝卜状或纺锤状（仅雀斑党参为块状）。
  2. 茎缠绕，不为直立，亦非花葶状或攀援状。
    3. 叶 3-4 枚簇生于短侧枝末端呈假轮生状。
      4. 根通常纺锤状；种子有翼，无光泽 ·· 1. 羊乳 C. lanceolata
      4. 根通常块状；种子无翼，有光泽 ·· 2. 雀斑党参 C. ussuriensis
    3. 叶互生或对生，无 3-4 枚叶片簇生于短侧枝末端呈假轮生状。
      5. 花冠管状，上下等粗；花萼裂片边缘具齿；叶片常三角形，有深刻粗大齿 ··
         ·· 7. 三角叶党参 C. deltoidea
      5. 花冠钟状或管状钟形；花萼裂片全缘；叶常非三角形；全缘至具浅齿。

6. 茎下部叶基部深心形至浅心形，极少为平截形或圆钝。
　　7. 花萼贴生至子房中部，裂片间湾缺尖狭。
　　　　8. 花较小，花冠直径 1.5 cm 以下，长不及 1 cm，通常较花萼裂片短或近于相等·················
　　　　　　·· 4. **小花党参 C. micrantha**
　　　　8. 花较大，花冠直径 1.7 cm 以上，长在 1.5 cm 以上，通常较花萼裂片长。
　　　　　　9. 叶片较大，长可达 6.5 cm，宽可达 5 cm；花冠较大，直径约 2.5 cm ··············
　　　　　　　　·· 3a. **党参 C. pilosula** subsp. **pilosula**
　　　　　　9. 叶片较小，长约 3 cm；宽 2.5 cm 以下；花冠较小，直径 2 cm 以下 ···············
　　　　　　　　·· 3b. **闪毛党参 C. pilosula** subsp. **handeliana**
　　7. 花萼贴生至子房顶端，裂片间湾缺宽钝。
　　　　10. 叶片较小，长宽 3 cm 以下；花萼有刺毛，裂片卵圆形或菱状卵形，具锯齿及刺毛；花冠
　　　　　　球状钟形，黄色，顶端带深红紫色 ··· 5. **球花党参 C. subglobosa**
　　　　10. 叶片较大，长宽远在 3 cm 以上；花萼筒部微被毛，裂片狭长圆形或披针形，近全缘，无
　　　　　　刺毛；花冠宽钟状，黄绿色，有紫斑 ·· 6. **大叶党参 C. affinis**
6. 茎下部叶基部楔形或较圆钝，仅偶尔呈心形。
　　11. 花萼仅贴生于子房最下部，子房对花萼而言几乎为全上位 ································
　　　　·· 3c. **川党参 C. pilosula** subsp. **tangshen**
　　11. 花萼贴生至子房中部，子房对花萼而言半下位；萼裂片常反折 ············· 8. **川鄂党参 C. henryi**
2. 茎不缠绕，通常直立，花葶状，有时攀援或蔓生状。
　12. 茎不分枝或分枝，但茎下部无多数形状如长羽状复叶而常不育的分枝。
　　　13. 花冠管状或管状钟形；花丝有刺毛；茎多攀援状或蔓生状。
　　　　　14. 叶柄较短，长 5 mm 以下；花萼裂片宽卵形，长 1.2 cm，宽约 8 mm，长不及花冠长的一半 ······
　　　　　　　·· 9. **管花党参 C. tubulosa**
　　　　　14. 叶柄较长，长 1 cm 以上；花萼裂片卵形或三角状卵形，长 1.3–2.0 (2.5) cm，宽 0.5–1.2 (1.5) cm，
　　　　　　　通常超过花冠长的一半 ··· 10. **大萼党参 C. benthamii**
　　　13. 花冠宽钟状；花丝无刺毛；茎多直立或花葶状，少蔓状。
　　　　　15. 主茎上叶均匀分布，非花葶状。
　　　　　　　16. 叶对生；全体无毛 ··· 14. **紫花党参 C. purpurea**
　　　　　　　16. 叶互生。
　　　　　　　　　17. 植株多少被毛；花冠长 2 cm 以下；花萼裂片卵状披针形或卵形，长 1.3–1.6 cm，宽
　　　　　　　　　　 6–8.5 mm ··· 11. **藏南党参 C. subsimplex**
　　　　　　　　　17. 植株无毛；花冠长 3.5 cm 以上；花萼裂片狭披针形，长 1.8–2 cm，宽 2–3 mm ·········
　　　　　　　　　　 ··· 15. **贡山党参 C. gombalana**
　　　　　15. 主茎呈花葶状，叶集中于茎下部。
　　　　　　　18. 叶具长柄，长 2–7 cm，叶片较大，长 2–13 cm，宽 1.5–5 cm；花葶上着花 1–4 朵；花萼裂片
　　　　　　　　 细小，长 5–7 mm，宽约 3 mm，其间湾缺宽钝；花冠较小，直径 1.5 cm 以下···············
　　　　　　　　 ··· 12. **抽葶党参 C. subscaposa**
　　　　　　　18. 叶具短柄，长 1 cm 以下，叶片较小，长 5–8 cm，宽 1.5–3 cm；花葶上着花 1–2 朵；花萼裂
　　　　　　　　 片宽大，长 8–12 mm，宽 4–6 mm，其间湾缺较窄；花冠较大，直径可达 3 cm ·············
　　　　　　　　 ··· 13. **珠鸡斑党参 C. meleagris**
　12. 主茎基部有多数状如羽状复叶而常不育的分枝，主茎直立或上升。
　　　19. 叶脉不明晰，叶缘不反卷。
　　　　　20. 花冠管状钟形 ·· 17. **管钟党参 C. bulleyana**

20. 花冠宽钟状。
　21. 主茎上叶片较多而大；花萼裂片较短，长仅 8 mm；花冠内外明显被毛·················
　　　·· 21. 银背叶党参 C. argentea
　21. 主茎上叶较少而小；花冠无毛或仅外面的上端被毛。
　　22. 茎分枝多，近木质；植株密被白毛，使植株呈灰色；花萼外面密被白色长硬毛；花冠长一
　　　　般不过 2 cm；叶片较小，长宽在 1.5 cm × 1 cm 以下·················· 20. 灰毛党参 C. canescens
　　22. 茎分枝较少，近草质；植株疏被毛；花萼外面无毛或仅裂片疏生短毛；花冠长 2 cm 以上；
　　　　叶片常较大，长宽可超过 1.5 cm × 1 cm。
　　　23. 主茎上常具多花；花萼裂片大，长 1.5–2 cm，仅顶端被短毛··································
　　　　·· 16. 新疆党参 C. clematidea
　　　23. 主茎上仅单花，少具多花的；花萼裂片小，不过 1 cm，或较大而常卷叠，外面均被毛。
　　　　24. 叶片小，长仅 5–8 mm；茎上几无毛；花萼裂片长 6–8 mm，宽 4–5.5 mm，两边向侧
　　　　　　后卷叠·· 18. 臭党参 C. foetens
　　　　24. 叶片大，长在 10 mm 以上；茎上多毛；花萼裂片长 7–20 mm，宽 2–7 mm，边缘不卷
　　　　　　叠·· 19. 脉花党参 C. nervosa
　19. 叶脉突出明显，被毛稍散乱，边缘向背面反卷。
　　25. 叶片近于全缘；花各部分完全无毛························ 22. 光叶党参 C. cardiophylla
　　25. 叶片边缘具波状钝齿；花多少被毛。
　　　26. 花大，直径 2.5 cm 以上，带紫色························ 24. 秦岭党参 C. tsinlingensis
　　　26. 花小，直径 2 cm 以下，黄绿色。
　　　　27. 花萼裂片较大，长 1.2–1.5 cm，宽 6–7 mm，其间湾缺尖狭········ 23. 绿花党参 C. viridiflora
　　　　27. 花萼裂片较小，长 5–7 mm，宽 2–3 mm，其间湾缺宽钝········ 25. 绿钟党参 C. chlorocodon
1. 花冠多为全裂，裂片辐射状，少为钟状而深裂；蒴果下位部分为倒长圆锥状，上位部分则较短而平钝；根
　多较粗短，常呈块状、卵状或球状。
　28. 叶部分聚集在茎上，多数于下部着生；茎长不超过 1 m，直立或仅顶端缠绕。
　　29. 茎及叶片下面被硬毛，叶片卵形，有锯齿································ 27. 毛叶鸡蛋参 C. hirsuta
　　29. 茎及叶无毛；叶片线形或针状，稀披针形或卵形···················· 28. 松叶鸡蛋参 C. graminifolia
　28. 叶在茎上均匀分布；茎常较长，长超过 1 m，缠绕。
　　30. 叶卵状披针形至线状披针形；基部浅心形、截形至楔形；近无柄至具短柄，柄长不足 1.2 cm·········
　　　·· 26. 鸡蛋参 C. convolvulacea
　　30. 叶片心状卵形至心状披针形，基部心形；柄长 1.2–6 cm·············· 29. 心叶珠子参 C. efilamentosa

　　本属药用植物主要含有内酯、苷、生物碱、多炔、多糖等类活性成分。其中香豆素等内酯类
化合物中，补骨脂素 (psoralen, **1**) 具有光敏、抗癌、止血和抗菌活性；白术内酯Ⅲ (atractylenolide
Ⅲ; codonolactone, **2**) 具有明显的抗炎活性；当归素 (angelicin, **3**) 具中枢抑制、解痉、光敏活
性等作用。

糖苷类成分党参苷 (tangshenoside) Ⅰ (**4**)、Ⅱ (**5**)、Ⅲ (**6**)、Ⅳ (**7**)、Ⅴ (**8**)、Ⅵ (**9**)，多炔类成分山梗菜炔苷▲(lobetyolin，**10**)，山梗菜炔苷宁▲(lobetyolinin，**11**)[2]，山梗菜炔醇▲(lobetyol，**12**) 等为党参属常见成分。

党参总碱能够改善东莨菪碱引起的记忆障碍，并能对抗小鼠脑内乙酰胆碱浓度下降及胆碱乙酰化酶活性的降低，其主要特征性成分包括党参碱 (codonopsine，**13**)，党参次碱 (codonopsinine，**14**)，党参酸 (codopiloic acid，**15**) 等。

桔梗科 CAMPANULACEAE

党参多糖(COP)具有增强小鼠体力和非特异性免疫、抗疲劳、抗缺氧、抗应激和抗衰老等功能，对正常细胞无毒副作用，主要用于增强免疫作用。

本属植物多具有调节机体免疫功能、调节胃肠运动及保护胃黏膜的作用；部分植物具有益智、神经细胞保护、抗脑缺血及心肌缺血、降血脂血糖、抗肿瘤、抗应激、抗氧化与延缓衰老及抗炎镇痛等作用。其主要活性成分为皂苷类、多糖类。

1. 羊乳（中国植物志） 奶参（山东、福建、湖南、广东），四叶参（江苏、安徽、贵州），羊奶参（河南、江西），山海螺（本草纲目拾遗），羊奶（中国中药资源志要）

Codonopsis lanceolata (Siebold et Zucc.) Trautv. in Trudy Imp. S.-Peterburgsk. Bot. Sada 6: 46. 1879.——*Campanumoea lanceolata* Siebold et Zucc., *Glossocomia hortensis* Rupr., *G. lanceolata* Regel.

（英 **Lance Asiabell**）

植株全体无毛。根常胡萝卜状，长10-20 cm，直径1-6 cm。茎缠绕，长约1 m以上，黄绿而微带紫色，具分枝。主茎上叶互生，披针形或狭菱状卵形，长0.8-1.4 cm，宽3-7 mm；在小枝顶端通常2-4叶簇生，稀对生或轮生，叶片菱状卵形、狭卵形或椭圆形，长3-10 cm，宽1.3-4.5 cm，顶端尖或钝，基部渐狭，全缘或有疏波状锯齿，叶脉明显，叶柄长1-5 mm。花单生或缠绕在分枝顶端，花梗长1-9 cm，花萼贴生至子房中部，筒部半球状，裂片卵状三角形，长1.3-3 cm，宽0.5-1 cm，全缘；花冠宽钟状，长2-4 cm，直径2-3.5 cm，浅裂，裂片三角状，长0.5-1 cm，黄绿色或乳白色，具紫色斑；花丝钻状，基部微扩大，长约4-6 mm；子房下位。蒴果下部半球状，上部有喙，直径2-2.5 cm。种子多数，卵形，有翅。花果期7-8月。

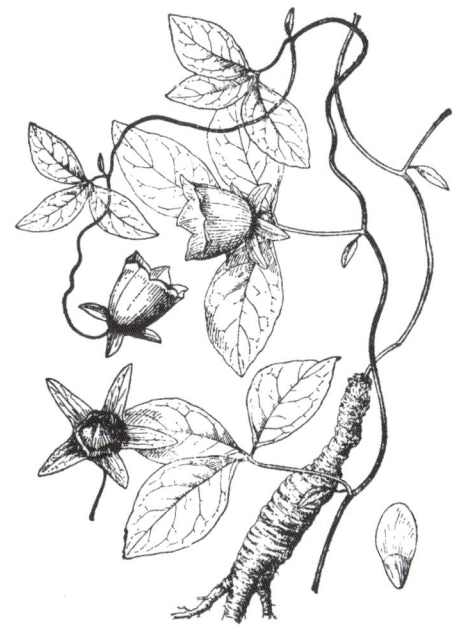

羊乳 Codonopsis lanceolata (Siebold et Zucc.) Trautv.
引自《中国高等植物图鉴》

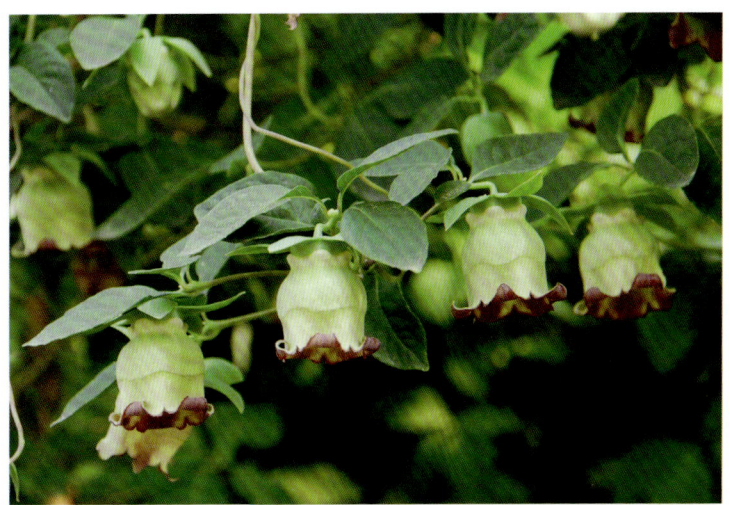

羊乳 Codonopsis lanceolata (Siebold et Zucc.) Trautv.
摄影：徐晔春

分布与生境 产于东北、华北、华东和中南各省区。生于山地灌木林下沟边阴湿地区或阔叶林内。也分布于俄罗斯远东地区、朝鲜、日本。

药用部位 根。

功效应用 益气养阴，解毒，消肿排脓，通乳。用于神疲乏力，肺痈，乳痈，肠痈，疮疖肿毒，瘰疬，产后缺乳，白带，毒蛇咬伤。

化学成分 根含三萜类：齐墩果酸(oleanolic acid)，刺囊酸(echinocystic acid)[1-2]，阔叶合欢萜酸(albigenic acid)[3-4]，环木菠萝烯醇(cycloartenol)[5]，羊乳皂苷(codonoside A) A[6-8]、B、C[6]，蒲公英赛酮(taraxerone)，蒲公英赛醇(taraxerol)[9]，轮叶党参苷▲(codonolaside)[10-11]，轮叶党参苷▲(codonolaside) Ⅰ、Ⅱ[11-12]、Ⅲ[11]，刺囊酸-3-O-β-D-吡喃葡萄糖醛酸甲酯苷(echinocystic acid-3-O-β-D-methylpyranglycuronate)[2]，羊奶参苷▲ (lancemaside) A、B、C、D、E、F、G[8]，臭瓜苷▲A (foetidissimoside A)，紫菀皂苷Hb (aster saponin Hb)[13]，墨旱莲皂苷▲XIII (eclalbasaponin XIII)，刺囊酸-3-O-β-D-吡喃葡萄糖醛酸苷(echinocystic acid-3-O-β-D-glucuronopyranoside)[11]，羊乳苷(codonoposide)[14]；苯丙素类：甲基丁香苷(methylsyringin)[2]，丁香苷(syringin)[2,8]，党参苷(tangshenoside) Ⅰ、Ⅱ[8]，丁香树脂酚(syringaresinol)[15]；黄酮类：鸢尾苷(tectoridin)[15]；生物碱类：腺苷(adenosine)[16]，N⁹-甲酰哈尔满(N⁹-formylharman)，1-甲氧甲酰咔啉(1-carbomethoxy-carboline)，多年黑麦草碱(perlolyrine)，去甲哈尔满(norharman)[17]；甾体类：α-菠菜甾醇(α-spinasterol)[1,9]，Δ⁷-豆甾烯醇(Δ⁷-stigmastenol)[1]，Δ⁷-豆甾烯醇-β-D-葡萄糖苷(Δ⁷-stigmastenol-β-D-glucoside)，α-菠菜甾醇-β-D-葡萄糖苷(α-spinasterol-β-D-glucoside)，豆甾醇-β-D-葡萄糖苷(stigmasterol-β-D-glucoside)[9]；其他类：马来酸(maleic acid)，二十六酸甲酯(methyl hexacosanoate)，二十九烷，二十一醇二十四碳酸酯(heneicosanol tetracosanoate)，四十四酸甲酯(methyl tetratetracontanoate)[9]，莽草酸(shikimic acid)，琥珀酸(succinic acid)[15]；氨基酸类[18]；挥发油类：己醛(hexanal)，反式-2-己醛(trans-2-hexenal)，己醇(1-hexanol)等[19]；炔类：山梗菜炔苷(lobetyolin)[20]；单糖类[21]。

茎含炔类：山梗菜炔苷▲[20]。

叶含炔类：山梗菜炔苷▲[20]；黄酮类：木犀草素-7-O-β-D-吡喃葡萄糖苷(luteolin-7-O-β-D-glucopyranoside)，木犀草素-5-O-β-D-吡喃葡萄糖苷(luteolin-5-O-β-D-glucopyranoside)，木犀草素(luteolin)[22]。

注：羊乳苷经完全酸水解得到皂苷元刺囊酸(echinocystic acid)，部分酸水解得到次皂苷刺囊酸-3-O-β-D-吡喃葡萄糖醛酸苷(echinocystic acid-3-O-β-D-glucuronopyranoside)和刺囊酸-3-O-β-D-吡喃木糖基-(1→3)-β-D-吡喃葡萄糖醛酸苷[echinocystic acid-3-O-β-D-xylopyranosyl-(1→3)-β-D-glucuronopyranoside][13]。

药理作用 镇静催眠作用：羊乳提取物腹腔注射，能延长阈上剂量戊巴比妥钠所诱导小鼠的睡眠时间，增加阈下剂量戊巴比妥钠所诱导小鼠的睡眠动物数，对小鼠自主活动有抑制作用[1]。

抗惊厥作用：羊乳提取物腹腔注射，可延长士的宁和咖啡因诱发的小鼠惊厥死亡时间[1]。

益智作用：羊乳提取物腹腔注射，对记忆获得、记忆再现以及记忆巩固三个记忆阶段均有促进作用，使记忆障碍得到改善[1]。羊乳提取物灌胃，可降低水迷宫实验中老年性小鼠的出错潜伏期，减少犯错次数[2]。

镇痛作用：羊乳提取物腹腔注射，可抑制热刺激和醋酸引起的小鼠疼痛[1]。

抗炎作用：羊乳轮叶党参苷Ⅲ能抑制二甲苯所致的小鼠耳肿胀[3]，轮叶党参苷Ⅰ和Ⅱ能抑制抗角叉菜胶所致的大鼠足肿胀[4]。羊乳提取物灌胃，可抑制LPS诱导的小鼠炎症反应；在体内和体外均可抑制促炎性细胞因子TNF-α、IL-1β的生成[5]。羊乳内的主要成分羊奶参苷▲A灌胃，可抑制TNBS诱导的小鼠结肠炎，抑制结肠缩短，增加结肠内IL-1β、IL-6以及TNF-α的表达[6]。

增强免疫作用：羊乳甲醇提取物的丁醇萃取部分体外可促使类巨噬细胞RAW264.7中粒细胞巨噬细胞集落刺激因子(GM-CSF)的表达，促小鼠脾细胞增殖[7]。羊乳醇提水溶部分体外可拮抗丝裂霉素所致淋巴细胞免疫力下降及增殖抑制[8-9]。

降血脂作用：羊乳乙醇提取物灌胃，可降低高脂饲料喂养大鼠可诱导型一氧化氮合酶活性，降低血清三酰甘油含量，升高一氧化氮水平、内皮型一氧化氮合酶活性及肝总脂解酶、肝脂酶、脂蛋白脂酶活性[10-11]。

抗血栓作用：羊乳乙醇提取物灌胃，可降低大鼠血浆溶血磷脂酸和磷脂酸的水平；降低气虚型血瘀证模型大鼠的全血黏度、血浆黏度，降低红细胞聚集指数，加快红细胞电泳时间[12-13]。

保肝作用：羊乳水提物拌入饲料给药，可减少酒精性脂肪肝大鼠的肝胆固醇和三酰甘油蓄积，抑制 TNF-α、LXR-α、SREBP-1c、HMGR 和 LDLR 基因的表达下降，降低炎症细胞表达、脂肪酸含量并加强胆固醇代谢[14]。羊乳乙醇提取物及水提醇沉物灌胃，均可降低乙醇性肝损伤小鼠三酰甘油、丙二醛的含量，增加肝超氧化物歧化酶、谷胱甘肽过氧化物酶活性及硒的含量[15-16]。羊乳皂苷可对抗水浸应激造成的肝损伤[17]。

抗肿瘤作用：羊乳多糖灌胃，可抑制 S_{180} 荷瘤小鼠瘤体的生长[18]。羊乳苷次皂苷刺囊酸 -3-O-β-D- 吡喃木糖基 -(1→3)-β-D- 吡喃葡萄糖醛酸苷可体外诱导人白血病细胞 HL-60 凋亡[19]。羊乳水煎液正丁醇萃取部分体外可抑制人结肠癌细胞 HT-29 增长[20]。

抗突变作用：羊乳总皂苷灌胃，可对抗环磷酰胺诱发的小鼠骨髓嗜多染红细胞微核抑制；体外可抑制环磷酰胺对大鼠淋巴细胞 DNA 损伤；抑制 TA98 和 TA100 的回复突变[21]。

调节生殖系统的作用：羊乳水提物灌胃，可促进小鼠精子生成，改善其性行为障碍[22]。

抗应激作用：羊乳乙醇提取物灌胃，可延长小鼠负重游泳时间；使大鼠比目鱼肌单收缩的潜伏期缩短、最大收缩幅度增强、1/2 舒张时间延长，使强直收缩的潜伏期缩短、最大收缩幅度、疲劳指数增强；使大鼠比目鱼肌的 SOD 活性增强、MDA 值下降[23]。羊乳乙醇提取物灌胃，可延长小鼠的常压耐缺氧时间[13]。

抗氧化作用：羊乳水提物灌胃，可降低大鼠和小鼠红细胞和脑组织中的过氧化脂质含量，增强 SOD 的活性[2]。羊乳提取物灌胃，可提高环磷酰胺致免疫功能低下小鼠肝肾 SOD 的活性，降低 MDA 的含量[24]。

细胞毒作用：羊乳苷皂苷元刺囊酸和次皂苷刺囊酸 -3-O-β-D- 吡喃葡萄糖醛酸苷具有细胞毒作用[25]。

注评 本种为中国药典（1977 年版）及北京市中药材标准（1998）收载"四叶参"的基源植物，药用其干燥根，药材又称"山海螺"。

化学成分参考文献

[1] Yang HS, et al. *Yakhak Hoechi,* 1975, 19(3): 209-212.

[2] 梁志敏，等 . 中国中药杂志，2007, 32(13): 1363-1364.

[3] Han BH, et al. *Yakhak Hoechi,* 1976, 20(3): 145-148.

[4] Han BH, et al. *Soul Taehakkyo Saengyak Yonguso Opjukjip,* 1976, 15: 79-82.

[5] Chung BS, et al. *Saengyak Hakhoechi,* 1977, 8(2): 49-53.

[6] Alad'ina NG, et al. *Khim Prir Soedin,* 1988, (1): 137-138.

[7] Jon JG, et al. *Choson Minjujuui Inmin Konghwaguk Kwahagwon Tongbo,* 2004, (1): 53-56.

[8] Ushijima M, et al. *Chem Pharm Bull,* 2008, 56(3): 308-314.

[9] 任启生，等 . 中草药，2005, 36(12): 1773-1775.

[10] Yuan Z, et al. *Chin Chem Lett,* 2006, 17(11): 1460-1462.

[11] Xu LP, et al. *Planta Med,* 2008, 74(11): 1412-1415.

[12] Li JP, et al. *Pharmazie,* 2007, 62(6): 463-466.

[13] Ichikawa M. *J Nat Med,* 2009, 63(1): 52-57.

[14] Lee KT, et al. *J Agric Food Chem,* 2002, 50(15): 4190-4193.

[15] 毛士龙，等 . 天然产物研究与开发，2000, 12(1): 1-3.

[16] Li CY, et al. *J Chromatogr A,* 2009, 1216(11): 2124-2129.

[17] Chang YK, et al. *Yakhak Hoechi,* 1986, 30(1): 1-7.

[18] 徐勤，等 . 广西科学，2008, 15(2): 176-177,180.

[19] Park JY, et al. *Han'guk Nonghwa Hakhoechi,* 1989, 32(4): 338-343.

[20] 孙庆文，等 . 华西药学杂志，2009, 24(3): 290-292.

[21] 刘中煜，等 . 中国中药杂志，1983, 8(2): 16-17.

[22] Whan WK, et al. *Saengyak Hakhoechi,* 1994, 25(3): 204-208.

药理作用及毒性参考文献

[1] 徐惠波，等. 特产研究，1991, (1): 49-51.
[2] Han C, et al. *Zhong Yao Cai*, 1999, 22(3): 136-138.
[3] Xu LP, et al. *Planta Med*, 2008, 74(11): 1412-1415.
[4] Li JP, et al. *Pharmazie*, 2007, 62(6): 463-466.
[5] Joh EH, et al. *J Cell Biochem*, 2010, 111(4): 865-871.
[6] Eun-Ha Joh, et al. *Int J Colorectal Dis*, 2010, 25(5): 545-551.
[7] Byeon SE, et al. *J Ethnopharmacol*, 2009, 123(1): 185-189.
[8] 张兆强，等. 中国公共卫生，2005, 21(4): 467.
[9] 张兆强，等. 济宁医学院学报，2004, 27(4): 9-10.
[10] 韩春姬，等. 吉林大学学报（医学版），2005, 31(4): 564-566.
[11] 王冬明，等. 延边大学医学学报，2003, 26(4): 253-255.
[12] 吕立勋，等. 中国老年学杂志，2010, 30(7): 2015-2016.
[13] 徐勤，等. 广西医学，2008, 30(12): 1834-1837.
[14] Cho K, et al. *J Med Food*, 2009, 12(6): 1293-1301.
[15] 张亮，等. 中国组织工程研究与临床康复，2007, 11(29): 5742-5744.
[16] 刘智，等. 环境与职业医学，2004, 21(5): 401-402.
[17] Kim MH, et al. *Arch Pharm Res*, 2009, 32(10): 1441-1446.
[18] 韩春姬，等. 延边大学医学学报，2000, 23(4): 249-250.
[19] Lee KW, et al. *Biol Pharm Bull*, 2005, 28(5): 854-859.
[20] Wang L, et al. *Food Chem Toxicol*, 2011, 49: 149-154.
[21] 韩春姬，等. 环境与职业医学，2004, 21(5): 397-400.
[22] 牛岛光保，等. 国外医学·中医中药分册，2002, 24(3): 189-190.
[23] 李美子. 时珍国医国药，2010, 21(1): 227-229.
[24] 崔明勋，等. 时珍国医国药，2011, 22(1): 253-254.
[25] Lee KT, et al. *J Agric Food Chem*, 2002, 50(15): 4190-4193.

2. 雀斑党参（中国高等植物图鉴）

Codonopsis ussuriensis (Rupr. et Maxim.) Hemsl. in J. Linn. Soc., Bot. 26: 6. 1889.——*Glossocomia ussuriensis* Rupr. et Maxim.（英 **Ussuri Asiabell**）

根粗壮，块状或长圆状，直径 1-3 cm，灰黄色。茎缠绕、纤细，具多数分枝。主茎上叶互生，披针形或菱状卵形；侧枝顶端 3-5 叶，丛生、假轮生。花单生于细弱侧枝顶端；萼筒与子房贴生至中部，半球状；花冠钟状，长 2-3 cm，直径 1.5-2.5 cm，暗紫色或污紫色。蒴果下半部球状，上部有喙。种子卵形，无翅。花期 7-8 月。

分布与生境 产于黑龙江东部、吉林东部。生于海拔约 800 m 的山谷及水浸草坡，特别是砂质土壤上。也分布于日本、朝鲜及俄罗斯的远东地区。

药用部位 根。

功效应用 健脾益气，润肺止咳，生津下乳。用于脾胃虚弱，食少便溏，肺虚咳喘，乳汁不足。

化学成分 根含苯丙素类：4-(3-乙氧基-1-丙烯基)-2,6-二甲氧基苯基-β-D-吡喃葡萄糖苷[4-(3-ethoxy-1-propenyl)-2,6-dimethoxyphenyl-β-D-glucopyranoside][1]，丁香苷(syringin)，雀斑党参苷▲Ⅰ(ussurienoside Ⅰ)；三萜类：蒲公英赛醇(taraxerol)[2]，羊乳皂苷B(codonoside B)，刺囊酸(echinocystic acid)[3]；其他类：维生素E[4]。

化学成分参考文献

[1] Lee IR, et al. *Arch Pharm Res*, 1990, 13(4): 365-366.
[2] Lee IR, et al. *Arch Pharm Res*, 1992, 15(4): 289-291.
[3] Gorovoi PG, et al. *Rastitel'nye Resursy*, 1991, 27(3): 91-93.
[4] Anetai M, et al. *Hokkaidoritsu Eisei Kenkyushoho*, 1996, 46: 34-39.

桔梗科 CAMPANULACEAE

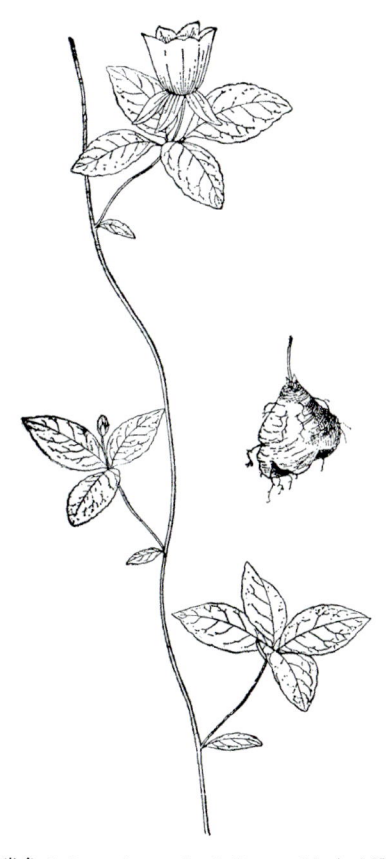

雀斑党参 Codonopsis ussuriensis (Rupr. et Maxim.) Hemsl.
蔡淑琴 绘

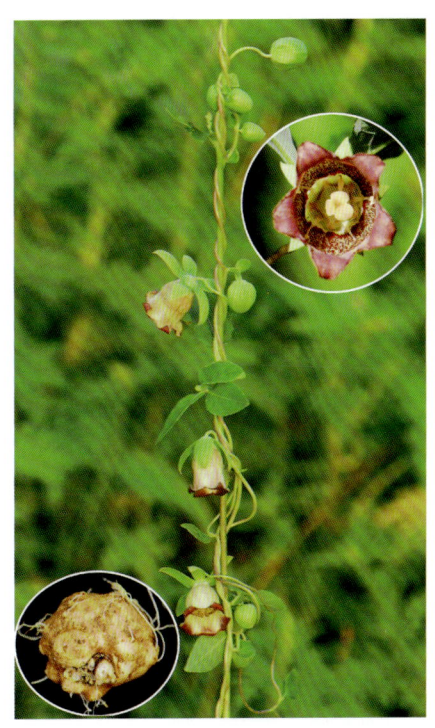

雀斑党参 Codonopsis ussuriensis (Rupr. et Maxim.) Hemsl.
摄影：周繇

3. 党参（本草经） 素花党参（中国植物志），凤党（陕西），西党、晶党（四川），台参、仙草根（中国高等植物图鉴）

Codonopsis pilosula (Franch.) Nannf. in Acta Horti Gothob. 5: 29. 1930.—— *C. silvestris* Kom., *C. modesta* Nannf., *C. pilosula* (Franch.) Nannf. var. *modesta* (Nannf.) L. D. Shen, *Campanumoea pilosula* Franch.
（英 **Common Asiabell**）

3a. 党参（模式亚种）

Codonopsis pilosula (Franch.) Nannf. subsp. **pilosula**

根胡萝卜状、纺锤状或纺锤状圆柱形，常分枝，长 15-30 cm，直径 1-3 cm。茎缠绕，长 1-2 m，有多数分枝，侧枝长 15-50 cm，小枝叶 1-5 cm，不育。主茎及侧枝上叶的互生，在小枝上的近于对生，叶片卵形或狭卵形，长 1-6.5 cm，宽 0.8-5 cm，边缘具波状钝锯齿，两面疏或密地被贴伏的长硬毛或柔毛，稀无毛，叶柄长 0.5-2.5 cm 有疏短刺毛。花单生于枝顶；花萼与子房分离，对子房为上位，筒部半球状，裂片宽披针形或狭长圆形，长 1.4-1.8 cm，宽 6-8 mm，顶端钝或微尖，其间湾缺尖狭；花冠宽钟状，长 2-2.3 cm，直径 1.8-2.5 cm，黄绿色，内面具紫斑，浅裂，裂片正三角形，全缘；花丝基部微扩大，长约 5 mm，无毛，花药长圆形，长 5-6 mm；柱头有白色刺毛。蒴果下部半球状，上部圆锥状。种子多数，卵形，无翅，无毛。花果期 7-10 月。

分布与生境 产于东北、河北、内蒙古、山西、山东、河南、陕西、甘肃东部、宁夏、青海东部、四川北部、云南西北部。生于海拔 900-2900 m 的山地林边及灌丛中。也分布于朝鲜、蒙古和俄罗斯远东地区。

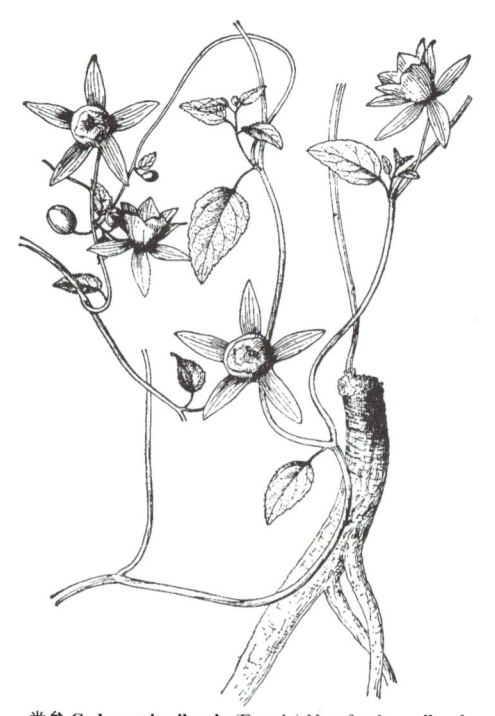

党参 Codonopsis pilosula (Franch.) Nannf. subsp. pilosula
引自《中国高等植物图鉴》

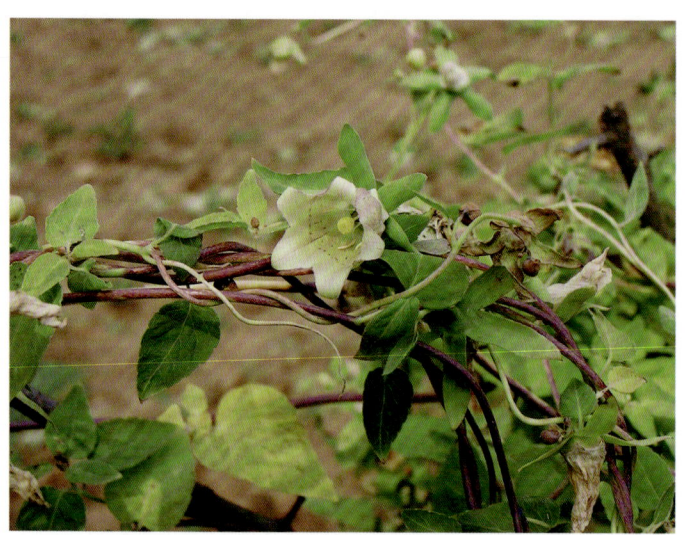

党参 Codonopsis pilosula (Franch.) Nannf. subsp. pilosula
摄影：刘冰

药用部位 根。

功效应用 补中益气，健脾益肺，养血生津，祛痰止咳。用于脾肺气虚，食少倦怠，咳嗽虚喘，气血不足，面色萎黄，心悸气短，津伤口渴，自汗，内热消渴，白血病，佝偻病。

化学成分 根含生物碱类：5-羟基-2-吡啶甲醇(5-hydroxy-2-pyridinemethanol)，烟酸(nicotinic acid)[1]，色氨酸(tryptophan)，尿嘧啶(uracil)[2]，党参酸(codopiloic acid)[3]，多年黑麦草碱(perlolyrine)[4-5]，管花党参碱▲A (codotubulosine A)，腺苷(adenosine)[6]；多炔类：山梗菜炔苷▲(lobetyolin)[2,7]，山梗菜炔苷宁▲(lobetyolinin)[2]，山梗菜炔醇▲(lobetyol)[8]，十四烷-4E,12E-二烯-8,10-二炔-1,6,7-三醇-6-O-β-D-葡萄糖苷(tetradeca-4E,12E-di-ene-8,10-diyne-1,6,7-triol-6-O-β-D-glucoside)，十四烷-4E,12E-二烯-8,10-二炔-1,6,7-三醇(tetradeca-4E,12E-diene-8,10-diyne-1,6,7-triol)[9]；香豆素类：补骨脂素(psoralen)，当归素(angelicin)[10]；倍半萜类：白术内酯(atractylenolide) Ⅱ[1]、Ⅲ[1,3-4,10]；苯丙素类：丁香醛(syringaldehyde)[1]，丁香苷(syringin)[1-2]，3',4',5,9,9'-五羟基-5-4,7'-环氧木脂素(3',4',5,9,9'-pentahydroxy-5-4,7'-epoxylignan)[2]；三萜类：蒲公英赛醇(taraxerol)，蒲公英赛醇乙酸酯(taraxeryl acetate)[11-13]，欧洲桤木烯醇▲(glutinol)，14α-蒲公英赛烷-3-酮(14α-taraxeran-3-one)[11]，无羁萜(friedelin)[12-13]；甾体类：α-菠菜甾酮(α-spinasterone)[11,14]，δ-菠菜甾醇(δ-spinasterol)，δ-菠菜甾醇葡萄糖苷(δ-spinasterol-glucoside)，Δ^7-豆甾烯醇(Δ^7-stigmastenol)，Δ^7-豆甾烯醇葡萄糖苷(Δ^7-stigmastenol glucoside)[13,15]；环烯醚萜类：京尼平苷(geniposide)[2]；蒽醌类：大黄素(emodin)[2]；有机酸类：香草酸(vanillic acid)，2-糠酸(2-furancarboxylic acid)[1]，琥珀酸[10]，亚油酸，棕榈酸，油酸，亚麻酸，硬脂酸[16]；醇/醛酯类：5-羟甲基-2-糠醛(5-hydroxymethyl-2-furaldehyde)[1,6,8,17]，二-(2-乙基己基)邻苯二甲酸酯[bis-(2-ethylhexyl)phthalate][8]，5-甲氧基甲基-2-糠醛(5-methoxymethyl-2-furaldehyde)[17]；糖苷类：正己基 β-D-吡喃葡萄糖苷(n-hexyl-β-D-glucopyranoside)[1-2]，乙基 α-D-呋喃果糖苷(ethyl α-D-fructofuranoside)[1]，正丁醇-β-D-果糖苷(butyl-β-D-fructofurnanoside)[2]；单糖类[18]；多糖类[19-20]。

茎、叶含多炔类：山梗菜炔苷▲[7]。

花粉含脂肪酸类：亚麻酸(linolenic acid)等[21]；黏多糖类：CPA-CPE[22]。

药理作用 镇静催眠作用：党参乙酸乙酯提取物和水提取物灌胃，均可延长戊巴比妥钠引起的小鼠睡眠时间[1]。党参多糖腹腔注射，可减少小鼠自主活动次数，协同戊巴比妥钠、水合氯醛的中枢抑制作用[2]。

抗惊厥作用：党参水提醇沉液腹腔注射，可对抗硝酸士的宁、戊四氮以及电刺激引起的小鼠惊厥反应[3]。

镇痛作用：党参多糖腹腔注射，可减少醋酸所致小鼠扭体次数[2]。

益智作用：党参水煎剂灌胃，可分别改善苯基异丙腺苷、东莨菪碱、乙醇所致小鼠学习记忆障碍[4-7]。党参正丁醇提取物灌胃，能改善东莨菪碱、环己酰亚

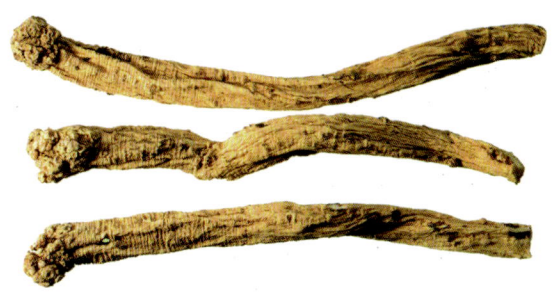

党参 Codonopsis Radix
摄影：张继

胺和乙醇引起的小鼠学习记忆障碍和戊巴比妥钠引起的小鼠定向辨别障碍[8]。党参皂苷类成分LRI-1尾静脉注射，可以改善脑缺血再灌注损伤模型大鼠的学习记忆功能，减轻大鼠海马CA1区神经细胞的坏死或凋亡[9]。党参多糖灌胃，对铅中毒小鼠记忆障碍有改善作用[10]。党参多糖灌胃，可缩短东莨菪碱所致记忆获得障碍模型小鼠的触电潜伏期，提高记忆空间能力，缩短寻觅平台的潜伏期；延长亚硝酸钠所致记忆巩固障碍模型和乙醇所致记忆再现障碍模型小鼠的记忆潜伏期，减少错误次数[11]。党参注射液腹腔注射，可抑制氟哌啶醇致痴呆症模型大鼠的学习记忆能力下降[12]。

保护神经细胞作用：党参总皂苷和党参皂苷类成分L1灌胃，对缺氧缺糖再给氧诱导的大鼠大脑皮质细胞损伤有保护作用[13]，党参皂苷类成分L1灌胃对缺血再灌注后大鼠皮层神经细胞的坏死和凋亡过程有抑制作用[14]。党参多糖灌胃，对大鼠神经干细胞硫代硫酸钠损伤有保护作用[15]。

解热、降温作用：党参多糖腹腔注射，可降低正常小鼠体温，抑制啤酒酵母致大鼠发热[2]。

抗炎作用：党参石油醚提取物灌胃，可对抗二甲苯致小鼠耳肿胀[1]。

调节免疫作用：党参水煎液腹腔注射，可增强小鼠巨噬细胞特异性吞噬活性[16]。党参乙醇-水提取液灌胃，可增强环磷酰胺致免疫受抑状态小鼠淋巴细胞转化、抗体形成细胞的功能，提高血凝抗体滴度的水平[17]。党参多糖灌胃，对铅中毒小鼠免疫功能低下有改善作用[13]。党参多糖灌胃，可增强正常小鼠抗体生成，恢复免疫受抑小鼠血清抗体水平及脾细胞分泌抗体能力[18-19]。党参多糖腹腔注射，可提高小鼠巨噬细胞吞噬指数与碳粒廓清和胸腺细胞E-花环形成率，对二硝基氯苯诱发的小鼠迟发型超敏反应有抑制作用[20-21]。党参多糖体外对有丝分裂素诱导的人胎脾及鼠脾淋巴细胞增殖有促进作用[22]。

调节心血管系统的作用：党参水提醇沉液灌胃，可改善正常小鼠及运动后小鼠心肌的能量代谢，提高糖原、琥珀酸脱氢酶(SDH)、乳酸脱氢酶(LDH)含量，改善运动后小鼠心肌代谢，提高酶的活性，增强心肌线粒体功能，解除运动性心肌疲劳[23-24]。党参水煎剂对兔离体胸主动脉血管肌条有舒张作用[25]。党参液对缺血再灌注大鼠离体心脏有保护作用，可改善心肌的收缩和舒张功能，促进心输出量、冠脉流量、每搏输出量及心率的恢复，提高SOD活性，降低MDA含量，减少肌酸激酶释放[26]。党参水煎液腹腔注射，对垂体后叶素致大鼠实验性心肌缺血有保护作用[27]。

抗脑缺血作用：党参浸提液灌胃，可改善缺血再灌注脑缺血模型大鼠的脑细胞能量代谢，具有脑保护作用[28]。党参总皂苷灌胃，可抑制右侧大脑中动脉阻塞的局灶性脑缺血模型大鼠大脑缺血周边区的TNF-α、IL-1β、COX-2、NOS3及NOS2的mRNA表达，对大鼠局灶性脑缺血性损伤有保护作用[29]。党参总皂苷体外可对抗缺氧缺糖再给氧诱导大鼠星形胶质细胞损伤[30]。党参皂苷L1体外对缺血再灌注损伤后神经细胞的坏死和凋亡均有抑制作用[31]。

降血脂作用：党参灌胃，可降低高脂饲料引起的家兔血脂升高[32]。党参总皂苷灌胃，可降低高脂乳剂致高脂血症模型大鼠血清总胆固醇、三酰甘油、低密度脂蛋白胆固醇含量，提高NO和高密度脂蛋白胆固醇含量[33]。

调节血液系统的影响：对溶血性血虚模型小鼠，能显著升高外周血Hb，并能促进^{60}Co-γ射线照射

后小鼠内源性脾结节生成[34]。党参水溶性提取物灌胃,可抑制ADP诱导的大鼠血小板聚集[35];党参注射液静脉注射,可抑制家兔体外血栓形成,减少血细胞比容,降低红细胞电泳值和血液黏度[36];体外对ADP诱导的兔血小板聚集有抑制作用和解聚作用[37]。

改善肺功能作用:党参水提物灌胃,能减轻油酸型大鼠呼吸窘迫综合征的呼吸困难症状,减轻肺部病变,纠正低氧血症,改善肺的通气和换气功能[38]。

抗胃损伤和抗溃疡作用:党参水煎液、正丁醇中性提取物灌胃,对大鼠应激性、幽门结扎性、消炎痛和阿司匹林实验性胃溃疡均有预防作用[39-40]。党参正丁醇中性提取物灌胃,可对抗消炎痛、阿司匹林引起的大鼠胃部黏膜PGE_2和氨基己糖含量下降,抑制大鼠基础胃酸分泌[40]。党参水煎液灌胃,可增加兔胃窦及十二指肠黏膜组织生长抑素浓度,对消化性溃疡有预防作用[41]。党参水煎液可抑制脾虚大鼠壁细胞胃泌素刺激后Ca^{2+}快速升高,恢复和逆转脾虚状态下的病理变化[42-43]。党参水煎液灌胃能刺激犬胃泌素的释放,使血中胃泌素升高,有益于营养胃肠黏膜[44]。党参乙醇提取物的水溶性部分灌胃,对无水乙醇、盐酸、氢氧化钠所致大鼠胃黏膜损伤有保护作用[45]。党参提取物十二指肠给药,可提高幽门结扎大鼠胃壁结合黏液含量,抑制胃酸与胃液分泌,降低胃液分泌量、总酸度和总酸排出量[46-47]。党参提取物灌胃,可提高正常大鼠胃组织内PGE_2的含量,降低PHI_2和TXA_2的含量[47]。党参山梗菜炔苷灌胃,可抑制乙醇致大鼠胃溃疡损伤[49]。

调整胃肠运动作用:党参水煎液灌胃,使正常小鼠胃排空减弱,拮抗阿托品造成的胃排空延缓作用,调节小鼠在体胃运动[50];使正常小鼠小肠炭末推进作用加快,拮抗阿托品和去甲肾上腺素引起的小肠推进抑制[51]。党参水煎醇沉液灌胃,可对抗束缚水浸应激型溃疡模型大鼠胃电基本节律紊乱,抑制胃运动加强;党参正丁醇提取物腹腔注射,可减缓束缚水浸应激型溃疡模型大鼠胃排空[52]。党参水提物可增大大鼠离体结肠头端环形肌肌条的收缩幅度[53]。党参煎剂能使豚鼠和兔离体肠紧张性升高,收缩加强,并能拮抗5-HT引起的肠挛缩[54-56]。党参水煎液对离体豚鼠回肠呈抑制或兴奋两种作用,并不同程度地拮抗Ach、5-HT、组胺和氯化钡所致的肠挛缩[57]。党参提取液皮下注射,可减慢小鼠胃肠内容物的推进速度;体外对抗肾上腺素引起的兔小肠肠管松弛和乙酰胆碱引起的肠管痉挛以及收缩运动幅值降低[58]。党参水煎液灌胃,可抑制小鼠在体肠推进运动及离体兔肠自律性运动[59]。党参提取物体外可促进小肠隐窝细胞(IEC-6)增殖[60]。

保肝作用:党参无水乙醇提取物灌胃对腹腔注射CCl_4所致小鼠肝损伤有抑制作用[61]。

降血糖作用:党参多糖灌胃,可降低四氧嘧啶引起的高血糖小鼠的血糖,升高胰岛素水平,增强糖尿病小鼠的胰岛素敏感性[62],调节糖尿病小鼠血脂代谢,抑制糖异生,促进糖原合成,改善胰岛素抵抗[63]。

抗肿瘤作用:党参皂苷灌胃,对小鼠荷P388、EC、Hep瘤株有抑制作用[64]。党参粗多糖灌胃,可延长腹腔荷S_{180}腹水瘤细胞小鼠的生存时间[65]。

抗突变作用:党参水煎液灌胃,可对抗2-AF诱导的TA100和敌克松诱导的TA98突变,降低CP诱导的小鼠骨髓多染红细胞微核率,所含抗诱变成分既能抗基因突变又能抗染色体畸变[66]。

抗应激作用:党参水提液灌胃,可延长小鼠游泳时间[67];党参水煎液可延长小鼠耐缺氧时间,延长小鼠低温游泳时的存活时间[68]。党参注射液腹腔注射,可延长小鼠常压耐缺氧时间,抑制异丙肾上腺素、氰化物、亚硝酸钠致组织细胞缺氧,延长结扎两侧颈总动脉小鼠存活时间[69]。党参多糖灌胃,可增加小鼠负重游泳时间;腹腔注射,可延长常压缺氧小鼠存活时间[70]。

抗氧化及延缓衰老作用:党参多糖及党参水提物灌胃,能对抗D-半乳糖致衰老模型小鼠免疫器官的退化,清除羟自由基和超氧阴离子以及抗脂质过氧化[71-72]。党参水提沉液腹腔注射,可增强氟哌啶醇诱导老化大鼠模型血、肝、肾、海马、脑皮质中SOD和GSH-Px表达[73]。党参醇提取液对超氧阴离子自由基、羟自由基、DPPH自由基有清除作用[74-76]。党参总皂苷灌胃,可降低小鼠血清MDA含量,提高SOD和GSH-Px活性,有抗氧化作用[77]。党参注射液腹腔注射,可上调氟哌啶醇致获得性记忆缺失模型大鼠抗氧化酶表达作用,能抵抗氧自由基损伤[78]。

抗辐射作用：党参水煎液灌胃，对 X 射线一次性全身照射小鼠骨髓细胞染色体有辐射防护作用[79]。

其他作用：党参水提液自由饮用，可促进小鼠食欲，增加小鼠体重及脾湿重[68]。党参总生物碱体外可增强神经生长因子诱导的 PC12 细胞突起延伸[80]。党参多糖体外可促进双歧杆菌生长[81]。

毒性及不良反应 党参注射液小鼠腹腔注射 LD_{50} 为 (79.21 ± 3.60) g 生药 /kg[82]。党参碱小鼠腹腔注射的 LD_{50} 为 666–778 mg/kg[83]。党参多糖给小鼠腹腔注射 LD_{50} 为 (2.06 ± 0.028) g/kg[2]。党参水煎液给小鼠灌胃和腹腔注射的 LD_{50} 分别为 44.5g 与 29.2 g 生药 /kg；正丁醇提取物给小鼠腹腔注射和静脉注射的 LD_{50} 分别为 7.6 g/kg 和 1.7 g/kg[84]。

注评 本种为历版中国药典收载"党参"的基源植物之一，药用其干燥根；中国药典（1963、1977、1985 年版）收载"党参"的唯一基源植物，也是清·吴仪洛《本草从新》首载"党参"的基源植物。中国药典（1990、1995、2000、2005、2010 年版）收载的"党参"除本种外，尚有同属植物素花党参 C. pilosula (Franch.) Nannf. var. modesta (Nannf.) L. D. Shen（已并入本种）和川党参 C. tangshen Oliv. 的根。其商品规格名称繁多，常分为"西党"、"条党"、"东党"、"潞党" 4 种。主要有：①西党：原植物为素花党参，主产于甘肃、陕西、四川北部，栽培或野生。因产地、加工方法、形态特征不同，又分"防党"、"纹党"、"野党"、"晶党"、"阶党"。山西潞安太原等地产老而大者，根横纹多而紧密，似防风样，习称"纹党"；甘肃文县产者，横纹多而紧密，称"纹党"，其条大、纹好者称"晶党"，其条小、纹差者习称"阶党"；甘肃、陕西、四川等野生者表面粗糙，"狮子盘头"大，糖分少，称"野党"。②条党：原植物为川党参，主产于湖北、重庆、陕西，栽培或野生。因产地不同，又分"板党"、"庙党"、"八仙党"、"汉中党"、"巫山党"。湖北恩施板桥镇产者习称"板党"；根条粗长者，称"单支党"或"八仙党"，质优；药材根头部无"狮子盘头芦"而条小者，称"泥鳅头"，即《本草纲目拾遗》中记载的"川党"。③东党：原植物为党参，主产于东北三省，野生，根条较短粗。④潞党：原植物为素花党参，原产于山西潞安州，现大部分省区有引种栽培。同属植物管花党参 C. tubulosa Kom.、球花党参 C. subglobosa W. W. Sm.、灰毛党参 C. canescens Nannf.、新疆党参 C. clematidea (Schrenk) C. B. Clarke、脉花党参 C. nervosa (Chipp) Nannf.、绿花党参 C. viridiflora Maxim. 和秦岭党参 C. tsinlingensis Pax et K. Hoffm. 等 10 余种植物的根在不同的地区作"党参"药用，功效类同"党参"，多自产自销，是有待研究和开发的药用资源。此外，商品药材中有以同科植物金钱豹 Campanumoea javanica Blume、小花金钱豹 C. javanica Blume subsp. japonica (Makino) D. Y. Hong 和羊乳 Codonopsis lanceolata (Siebold et Zucc.) Trautv.，伞形科植物迷果芹 Sphallerocarpus gracilis (Besser ex Trevir.) Koso-Pol. 和防风 Saposhnikovia divaricata (Turcz.) Schischk. 的栽培品及石竹科植物石生蝇子草 Silene tatarinowii Regel 等的根冒充"党参"的情况，应视为伪品。

化学成分参考文献

[1] Wang ZT, et al. *Shoyakugaku Zasshi*, 1988, 42(4): 339-342.

[2] 贺庆，等. 中国药学杂志，2006, 41(1): 10-12.

[3] 王惠康，等. 中草药，1991, 22(5): 195-197.

[4] Liu T, et al. *J Chromatogr*, 1989, 477(2): 458-462.

[5] Liu T, et al. *Planta Med*, 1988, 54(5): 472-473.

[6] Li CY, et al. *J Chromatogr A*, 2009, 1216(11): 2124-2129.

[7] 孙庆文，等. 华西药学杂志，2009, 24(3): 290-292.

[8] Trinh TT, et al. *Tap Chi Hoa Hoc*, 2003, 41(4): 119-123.

[9] Noerr H, et al. *Planta Med*, 1994, 60(5): 494-495.

[10] 朱恩圆，等. 中国药科大学学报，2001, 32(2): 94-95.

[11] Trinh TT, et al. *Tap Chi Hoa Hoc*, 2008, 46(4): 515-520.

[12] Kim YH, et al. *Yakhak Hoechi*, 1984, 28(3): 179-183.

[13] Wong MP, et al. *Planta Med*, 1983, 49(1): 60.

[14] Lee IR, et al. *Yakhak Hoechi*, 1979, 23(1): 57-61.

[15] Lee IR, et al. *Saengyak Hakhoechi*, 1982, 13(3): 129-131.

[16] 陈克克，等. 光谱实验室，2009, 26(6): 1560-1563.

[17] Lee IR, et al. *Yakhak Hoechi*, 1978, 22(1): 1-7.

[18] 刘中煜，等. 中国中药杂志，1983, 8(2): 16-17.

[19] Zhang YJ, et al. *Fitoterapia*, 2010, 81(3): 157-161.

[20] Sun YX. *Chem Biodiv*, 2009, 6(6): 890-896.

[21] 丁小丽，等. 江西农业学报，2007, 19(5): 123-124.

[22] Liu ZZ, et al. *Chin Chem Lett*, 1991, 2(1): 15-16.

药理作用及毒性参考文献

[1] 金凤华，等．中药材，2009, 32(1): 112-114.
[2] 孙玉，等．吉林中医药，1989, (5): 36-37.
[3] 王开贞，等．中药通报，1986, 11(3): 49-50.
[4] 王丽娟，等．中药药理与临床，2007, 23(1): 45-46.
[5] 姚娴，等．中药药理与临床，2001, 17(1): 16-17.
[6] 王红，等．中药药理与临床，1993, (1): 34-37.
[7] 黄涛，等．华南国防医学杂志，2007, 21(2): 10-12,27.
[8] 张丽慧，等．中国药理学通报，1996, 12(3): 272-274.
[9] 武耀光．党参成分对大鼠脑缺血再灌注损伤的保护作用研究[学位论文]．北京：北京中医药大学，2005.
[10] 陈亚丹．党参多糖对铅中毒小鼠记忆障碍及免疫功能低下的影响[学位论文]．长春：吉林大学药学院，2009.
[11] 张振东，等．山地农业生物学报，2010, 29(3): 242-245.
[12] 黄丽亚．陕西中医，2006, 27(12): 1584-1586.
[13] 张壮，等．中国临床康复，2006, 10(27): 28-31.
[14] 张壮，等．中国中医基础医学杂志，2005, 11(5): 341-344.
[15] 武冰峰，等．时珍国医国药，2008, 19(2): 280-281.
[16] 梁从云，等．中医药学报，1995, 6: 45-46.
[17] 毛学礼，等．中西医结合杂志，1985, 5(12): 739-741.
[18] 杨光，等．中药药理与临床，2005, 21(4): 39.
[19] 张汝学，等．兰州医学院学报，1993, 19(1): 14-17.
[20] 张兆林，等．兰州医学院学报，1988, (45): 14-15.
[21] 王惠艳，等．中国药理学通报，1989, 5(6): 376-379.
[22] 吴敏，等．中国中西医结合杂志，1996（基础理论研究特辑）: 249-251.
[23] 林谦，等．中国中医药科技，1994, 1(3): 14-18.
[24] 孙常义，等．吉林工业大学学报，1998, 28(4): 81-84.
[25] 李丹明，等．甘肃中医学院学报，2000, 17(2): 15-17.
[26] 郭自强，等．北京中医药大学学报，1995, 18(5): 39-42.
[27] 张晓丹，等．中草药，2003, 34(11): 1018-1020.
[28] 陈健，等．中国老年学杂志，2003, 23(5): 298-300.
[29] 龚其海，等．中国新药与临床杂志，2011, 30(5): 339-342.
[30] 闫彦芳，等．北京中医药大学学报，2006, 29(12): 826-829.
[31] 张壮，等．中国中医基础医学杂志，2005, 11(5): 341-344.
[32] 许振荣，等．广东医药学院学报，1985, 1(2): 22-24.
[33] 聂松柳，等．安徽中医学院学报，2002, 21(4): 40-42.
[34] 张晓君，等．中药新药与临床药理，2003, 14(3): 174-176.
[35] 徐西，等．中药药理与临床，1988, 4(4): 32.
[36] 王开贞，等．中药通报，1988, 13(12): 47.
[37] 宋剑南，等．中药通报，1984, 9(4): 38.
[38] 白娟，等．甘肃中医学院学报，1994, 11(1): 50-52.
[39] 刘海鹏，等．中国临床药理学与治疗学杂志，1997, 2(2): 92-94.
[40] 韩朴生，等．中药药理与临床，1990, 6(1): 19-23.
[41] 陈少夫，等．中国医科大学学报，2002, 31(3): 164-165.
[42] 隋峰，等．中药药理与临床，2005. 21(3): 3-5.
[43] 隋峰，等．中药药理与临床，2005. 21(4): 1-2.
[44] 陈少夫，等．中国中药杂志，1998, 23(5): 299-320.
[45] 刘良，等．中药药理与临床，1989, 5(3): 11-14.
[46] 刘良，等．中药药理与临床，1990, 6(2): 11-14, 40.
[47] 刘良，等．中药药理与临床，1990, 6(4): 20-23.
[48] 刘良，等．中药药理与临床，1990, 6(3): 9-11.
[49] 宋丹，等．中国中医急症，2008, 17(7): 963-964, 986.
[50] 郑天珍，等．兰州医学院学报，2000, 26(4): 1-2.
[51] 郑天珍，等．甘肃中医学院学报，2001, 18(1): 19-20.
[52] 侯家玉，等．中西医结合杂志，1989, 9(1): 31-32.
[53] 刘克敬，等．山东大学学报（医学版），2003, 41(1): 34-36.
[54] 遵义医学院急腹症研究组．新医药学杂志，1974, (12): 39.
[55] 吴培，等．中药通报，中药理论增刊，1986, (6): 147.
[56] 王毓钟，等．江苏中医杂志，1983, (3): 58.
[57] 刘干中，等．中西医结合杂志，1983, 3(2): 114.
[58] 傅定中，等．广州中医学院学报，1993, 10(1): 16-18.
[59] 熊元君，等．中药药理与临床，2000, 16(2): 15.
[60] 陈蔚文，等．中国药理学通报，2002, 18(4): 444-447.
[61] 崔兴日，等．延边大学医学学报，2004, 27(4): 262-264.
[62] 傅盼盼，等．时珍国医国药，2008, 19(10): 2414-2416.
[63] 傅盼盼．党参多糖降血糖作用及其机制的研究[学位论文]．长春：吉林大学药学院，2008.
[64] 王俊淇，等．中兽医医药杂志，1999, (1): 11-12
[65] 李瑞燕，等．长治医学院学报，2011, 25(2): 94-96.
[66] 余素贞，等．癌变·畸变·突变，1994, 6(2): 31-35.
[67] 张天红，等，时珍国医国药，2001, 12(6): 488-489.
[68] 佟欣，等．哈尔滨商业大学学报（自然科学版），2003, 19(5): 514-516.
[69] 王开贞，等．中药通报，1986, 11(8): 53,55.
[70] 王峥涛，等．植物资源与环境，1992, 1(3): 10-14.
[71] 许爱霞，等．中国现代应用药学杂志，2006, 23(8): 729-731.
[72] 王敏，等．湖北中医杂志，2004, 26(7): 6-7.
[73] 黄丽亚．陕西中医，2006, 27(12): 1584-1586.
[74] 万红．中国误诊学杂志，2008, 8(32): 7821-7823.

[75] 赵艳红. 中国现代医生, 2008, 46(17): 33-35.
[76] 段琦梅, 等. 西北植物学报, 2010, 30(10): 2123-2127.
[77] 孙耀贵, 等. 中兽医医药杂志, 2010, 29(3): 37-39.
[78] 黄丽亚, 等. 中国老年学杂志, 2006, 26(1): 70-71.
[79] 张帆, 等. 中药药理与临床, 2010, 26(5): 96-97.
[80] 刘建辉, 等. 中国药理学报（英文版）, 2003, 24(9): 913-917.
[81] 王广, 等. 中国微生态学杂志, 2010, 22(3): 199-201.
[82] 王世民. 山西医药, 1973, (9): 22, 28, 56.
[83] 王世民, 等. 山西中医, 1989, 5(1): 37.
[84] 刘干中, 等. 中国药理学通报, 1985, 1(1): 33-36.

3b. 闪毛党参（四川植物志）　小叶党参（四川）

Codonopsis pilosula (Franch.) Nannf. subsp. **handeliana** (Nannf.) D. Y. Hong et L. M. Ma in Fl. Sichuanica 10: 532. 1992.——*C. handeliana* Nannf., *C. pilosula* (Franch.) Nannf. var. *handeliana* (Nannf.) L. D. Shen（英 **Handel Asiabell**）

与模式亚种不同在于本亚种叶片较小，长 1–3 cm，宽 0.8–2.5 cm，两面常被硬毛；花萼裂片长 1.5–2 cm；花冠长 2–2.8 cm，宽约 2 cm。花期 7–9 月，果期 9–10 月。

分布与生境　产于四川西南部、云南西北部。生于海拔 2300–3600 m 的山地草坡及灌丛中。

药用部位　根。

功效应用　健脾补肺，益气生津。用于脾胃虚弱，食少便溏，四肢乏力，肺虚喘咳，气短自汗。

3c. 川党参（中国高等植物图鉴）　板党、东党参（湖北），巫山党、单支党、条党（重庆）

Codonopsis pilosula (Franch.) Nannf. subsp. **tangshen** (Oliv.) D. Y. Hong in Novon. 20(4): 423. 2010.——*Codonopsis tangshen* Oliv.（英 **Szechuan Asiabell**）

与模式亚种的主要区别在于：花萼几乎与子房完全分离，半下位，萼筒与子房近贴生或仅上部 1.5 mm 处贴生，子房对花冠为半下位。花果期 7–10 月。

分布与生境　产于陕西南部、湖北西部、湖南西北部、四川东北部、重庆、贵州北部。生于海拔 900–2300 m 的山地林边灌丛中。有大量栽培。

药用部位　根。

功效应用　健脾益肺，养血生津。用于脾肺气虚，食少倦怠，咳嗽虚喘，气血不足，面色萎黄，心悸气短，津伤口渴，内热消渴。

化学成分　根含生物碱类：管花党参碱▲A (codotubulosine A)[1]，腺苷(adenosine)[1-2]，党参吡咯盐(codonopyrrolidium) A、B[2]；苯丙素及苷类：(Z)-2-O-β-吡喃葡萄糖基-3-苯丙烯酸[(Z)-2-O-β-glucopyranosyl-3-phenylpropenoic acid][2]，丁香苷(syringin)[3]，党参苷(tangshenoside) I[3-4]、II[3]、III[4-5]、IV[5]、V、VI[4]，(2E)-2-己烯-2-O-β-D-吡喃葡萄糖基-β-D-吡喃葡萄糖苷[(2E)-2-hexenyl-2-O-β-D-glucopyranosyl-β-D-glucopyranoside]，(E)-2-己烯-6-O-α-L-吡喃阿拉伯糖基-β-D-吡喃葡萄糖苷[(E)-2-hexenyl-6-O-α-L-arabinopyranosyl-β-D-glucopyranoside]，正己基-O-β-D-吡喃葡萄糖基-(1″→6′)-β-D-吡喃葡萄糖苷[n-hexyl-O-β-D-glucopyranosyl-(1″→6′)-β-D-glucopyranoside]，己基-2-O-β-D-吡喃葡萄糖基-β-D-吡喃葡萄糖苷(hexyl-2-O-β-D-glucopyranosyl-β-D-glucopyranoside)[5]；三萜类：羊乳皂苷(codonoside) A、B[2]，无羁萜(friedelin)[2,6-7]，蒲公英赛醇(taraxerol)，蒲公英赛醇乙酸酯(taraxeryl acetate)[6-7]；甾体类：豆甾醇(stigmasterol)[6]，δ-菠菜甾醇(δ-spinasterol)，δ-菠菜甾醇葡萄糖苷(δ-spinasterol glucoside)[7]；多炔类：山梗菜炔苷▲(lobetyolin)[2,8]，山梗菜炔醇▲(lobetyol)[2]，2-羟基-1-(5-羟基-1-戊烯基)-7-壬烯-3,5-二炔-β-D-吡喃葡萄糖苷[2-hydroxy-1-(5-hydroxy-1-pentenyl)-7-nonene-3,5-diynyl-β-D-glucopyranoside][5]；其他类：5-羟甲基-2-糠醛(5-hydroxymethyl-2-furaldehyde)[1,7]，木犀草素(luteolin)，5,6,9-三羟基-十八碳-7-烯酸(5,6,9-trihydroxy-octadec-7-enoic acid)[2]，香草酸(vanillic acid)，9,10,13,-三羟基-(E)-11-十八烯酸[9,10,13-trihydroxy-(E)-11-octa-decenoic acid]，(6R,7R)-E,E-十四烷-4,12-二烯-8,10-二烯-1,6,7-三醇[(6R,7R)-E,E-tetradeca-4,12-diene-8,10-diene-1,6,7-triol][7]；单糖类[9]；多糖类：党参多糖(COP)[10]。

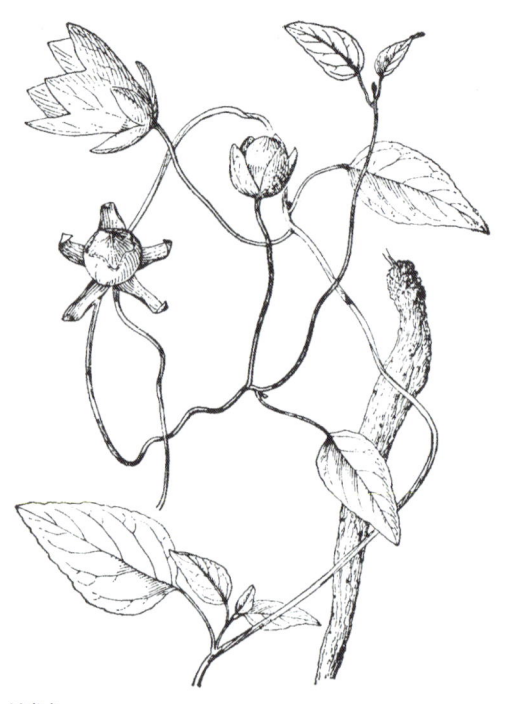

川党参 Codonopsis pilosula (Franch.) Nannf. subsp. **tangshen** (Oliv.) D. Y. Hong
引自《中国高等植物图鉴》

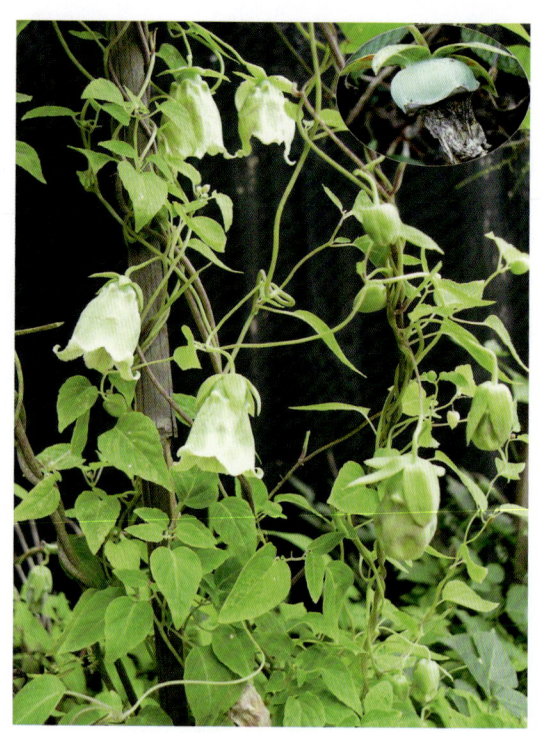

川党参 Codonopsis pilosula (Franch.) Nannf. subsp. **tangshen** (Oliv.) D. Y. Hong
摄影：孙庆文

药理作用 增强耐缺氧作用：川党参水煎液灌胃和腹腔注射，均能延长常压缺氧条件下小鼠存活时间[1]。

注评 本种为中国药典（1990、1995、2000、2005、2010年版）收载"党参"的基源植物之一，药用其干燥根；四川中药材标准（1987）曾以"川党参"之名收载。其商品和地方习用品情况参见党参 Codonopsis pilosula (Franch.) Nannf.。藏族也药用，根用于治风湿痹症、麻风病、皮肤病等。

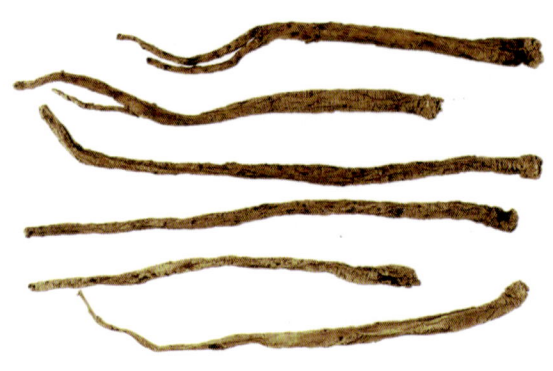

党参 Codonopsis Radix
摄影：张继

化学成分参考文献

[1] Li CY, et al. *J Chromatogr, A*, 2009, 1216(11): 2124-2129.

[2] Tsai TH, et al. *Chem Pharm Bull*, 2008, 56(11): 1546-1550.

[3] Mizutani K, et al. *Chem Pharm Bull*, 1988, 36(7): 2726-2729.

[4] Song D, et al. *Helv Chim Acta*, 2008, 91(10): 1984-1988.

[5] Yuda M, et al. *Phytochemistry*, 1990, 29(6): 1989-1993.

[6] 刘曦，等. 药物分析杂志，1989, 9(4): 227-230.

[7] 王建忠，等. 天然产物研究与开发，1996, 8(2): 8-12.

[8] 孙庆文，等. 华西药学杂志，2009, 24(3): 290-292.

[9] 刘中煜，等. 中国中药杂志，1983, 8(2): 16-17.

[10] 韩凤梅，等. 中国药学杂志，2005, 40(18): 1381-1383.

药理作用及毒性参考文献

[1] 王铮涛，等. 植物资源与环境，1992, 1(3): 10-14.

4. 小花党参（中国高等植物图鉴） 野党参（湖南），细条党参（四川），臭党参（云南），土党参（植物名实图考）

Codonopsis micrantha Chipp in J. Linn. Soc., Bot. 38: 382. 1908.——*Campanumoea violifolia* H. Lév.
（英 **Smallflower Asiabell**）

根长圆柱状，弯曲，分枝较少，长 20-30 cm，直径 0.5-1 cm。茎缠绕，长超过 1 m，有分枝，黄绿色或绿色。叶互生或在分枝上对生，叶片卵形至宽卵形，长 2-5.5 cm，宽 2.4-4 cm，顶端钝或急尖，基部深心形，边缘具圆齿或锯齿，叶柄长 2-5 cm。花腋生或与叶对生，花梗长 1-2.5 cm，无毛。花萼筒仅贴生至子房中部，半球状，裂片三角状披针形，长 1-1.4 cm，宽 4-5 mm，顶端急尖，无毛或微有缘毛，湾缺尖狭；花冠钟状，长约 8 mm，直径 7-9 mm，白色，无毛或具缘毛，5 裂几近中部，裂片三角形；花丝基部微扩大，长 3 mm，花药长约 2 mm；子房下位。蒴果下部半扁球状，上部圆锥状并有尖喙，直径 8-10 mm。种子卵状，具短尾，长约 1 mm，宽约 0.5 mm。花果期 7-10 月。

分布与生境 产于四川西南部、云南北部。生于海拔 1300-2600 m 间的山地灌丛或阳山坡林下草丛中。

药用部位 根。

功效应用 健脾补肺，益气生津。用于脾胃虚弱，食少便溏，四肢乏力，肺虚喘咳，气短自汗。

化学成分 根、茎、叶含炔类：山梗菜炔苷(lobetyolin)[1]。

注评 本种的根在四川、云南及西藏等个别地区混作"党参"使用，应注意其别。

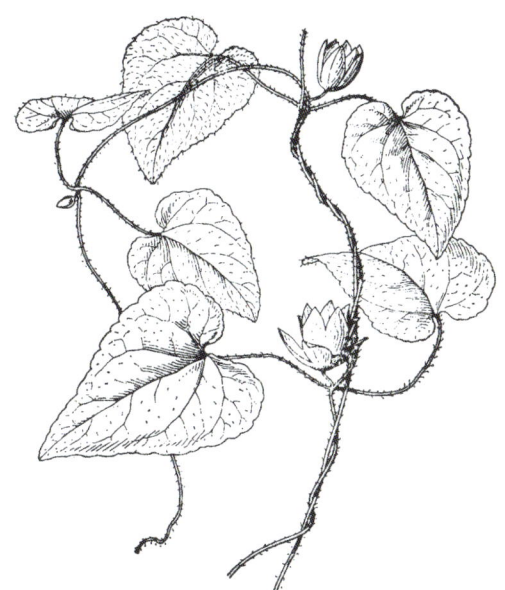

小花党参 Codonopsis micrantha Chipp
引自《中国高等植物图鉴》

化学成分参考文献

[1] 孙庆文，等. 华西药学杂志，2009, 24(3): 290-292.

5. 球花党参（中国高等植物图鉴） 甘孜党、蛇头党、南路蛇头党（四川），臭参（云南）

Codonopsis subglobosa W. W. Sm. in Notes Roy. Bot. Gard. Edinburgh 8: 108. 1913.
（英 **Globoseflower Asiabell**）

根纺锤状，胡萝卜状或圆柱状，少分枝。茎缠绕，长约 2 m，直径 3-4 mm，有分枝，疏生白色硬毛。叶在主茎及侧枝上的互生，在小枝上的近于对生，叶柄长 0.5-2 cm，有白色硬毛；叶片宽卵形，卵形至狭卵形，长 0.5-3 cm，宽 0.5-2.5 cm，顶端钝或急尖，基部浅心形，边缘微波状或具浅钝圆锯齿，两面疏生硬毛或短硬毛。花单生于小枝顶端或与叶柄对生，花梗被硬毛；萼筒贴生至于房顶端，半球状，有 10 条明显辐射脉，脉上疏生白色刺毛，裂片彼此远隔，近圆形或菱状卵形，长 0.9-1.3 cm，宽 6-8 mm，边缘具细齿或睫毛，常微反卷，背面被白色硬毛，稀无毛；花冠球状钟形，长 2-2.5 cm，直径 2.5 cm，淡黄绿色，顶端带深红紫色，裂片宽三角形，花丝基部微扩大，花药椭圆状，长约 5 mm。蒴果下部半球状，上部圆锥状或有尖喙。种子椭圆状或卵状，无翼。花果期 7-10 月。

分布与生境 产于四川西部、云南西北部。生于海拔 2500-3500 m 的山地草坡多石砾处或沟边灌丛中。

药用部位 根。

功效应用 健脾补肺，益气生津。用于脾胃虚弱，食少便溏，四肢乏力，肺虚喘咳，气短自汗。

化学成分 根含倍半萜类：白术内酯Ⅲ (atractylenolide Ⅲ)[1]。

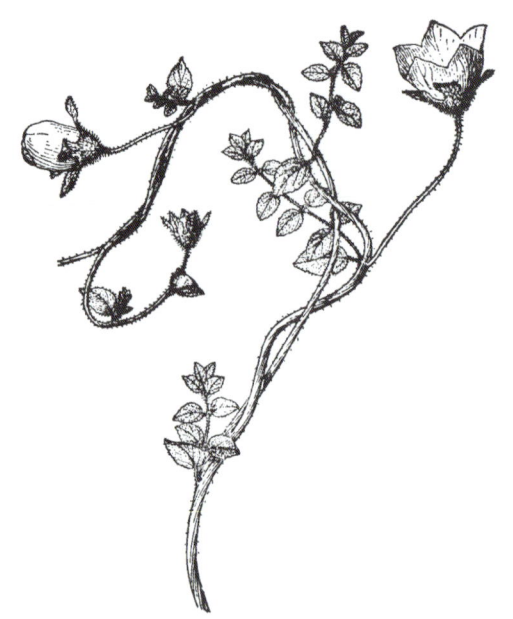

球花党参 Codonopsis subglobosa W. W. Sm.
引自《中国高等植物图鉴》

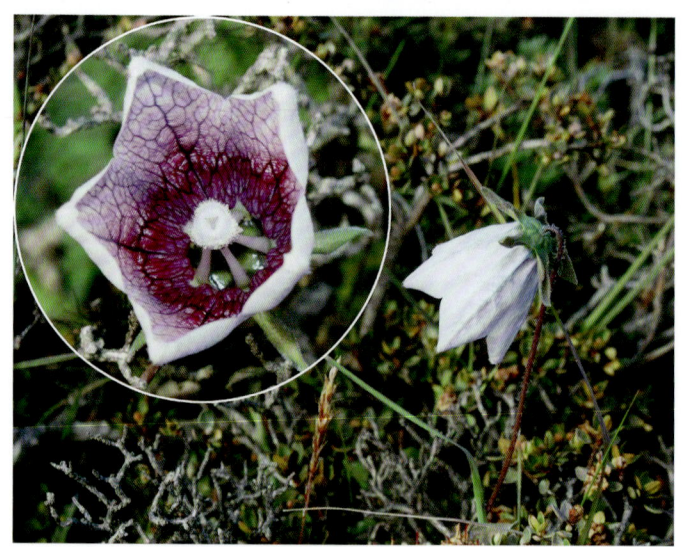

球花党参 Codonopsis subglobosa W. W. Sm.
摄影：刘冰

药理作用　增强耐缺氧能力：球花党参水煎液灌胃和腹腔注射，均能延长常压缺氧条件下小鼠存活时间[1]。

注评　本种为四川中药材标准（1987、2010）收载"党参"的基源植物之一，药用其干燥根。白族也药用，主要用途同功效应用项。

化学成分参考文献

[1] 王峥涛，等. 中国药科大学学报，1992，23(1): 48-50.

药理作用及毒性参考文献

[1] 王铮涛，等. 植物资源与环境，1992，1(3): 10-14.

6. 大叶党参（中国植物志）　近缘党参（植物分类学报）

Codonopsis affinis Hook. f. et Thomson in J. Linn. Soc., Bot. 2: 12. 1858.（英 **Bigleaf Asiabell**）

　　根肥大，纺锤状，具分枝。茎缠绕；长 2 m 以上，直径 3-4 mm，有多数分枝。叶在主茎及侧枝上的互生，在小枝上的近于对生，叶柄长 1-6 cm，被白色短硬毛；叶片卵形或卵状长圆形，长 2.5-15 cm，宽 1-9 cm，顶端短渐尖，基部深心形，浅心形或略圆钝，边缘波状，或具浅钝圆齿或近于全缘。萼筒贴生至子房顶端，筒部半球状，有 10 条不甚明显的辐射脉，裂片远隔。花冠宽钟状，长 1.3-2 cm，直径 1-1.6 cm，中下部黄绿色，上部紫红色。蒴果半球形或下部近球形，上部圆锥状。种子无翅。花果期 7-10 月。

分布与生境　产于我国西藏南部（聂拉木）。生于海拔 2300-3200 m 的山地林下。也分布于印度北部、尼泊尔、不丹和缅甸。

药用部位　根。

功效应用　滋补健脾，和胃，利水。用于感冒，肾炎，脾虚食少，水肿。

桔梗科 CAMPANULACEAE

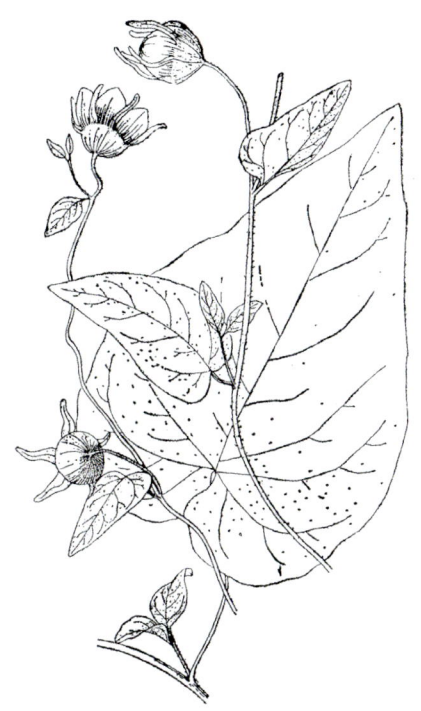

大叶党参 Codonopsis affinis Hook. f. et Thomson
沈联德 蔡淑琴 绘

7. 三角叶党参（中国高等植物图鉴） 土党参、泡参（四川），白党参（云南）

Codonopsis deltoidea Chipp in J. Linn. Soc., Bot. 38: 387. 1908.（英 **Deltoid Asiabell**）

根圆锥状或圆柱状，具分枝，长15-30 cm，直径1-1.4 cm。茎缠绕，长约1 m，直径3-4 mm，主茎明显，长不超过5 cm，具叶，不育或顶端着花。叶互生或对生，叶柄长0.2-8 cm，被柔毛或硬毛；叶片三角状卵形或宽卵形，小枝上的为卵形至狭卵形，长3-9.5 cm，宽4-10 cm；顶端渐尖，基部浅心形、截形、圆形或宽楔形，边缘具粗钝锯齿，两面疏生短柔毛或硬毛。花单生于主茎、侧枝和小枝顶端，有时集成聚伞花序；花梗长不过2 cm，被柔毛；萼筒贴生至子房中部，半球状，无毛，裂片卵形，长11-13 mm，宽5-7 mm，顶端急尖，边缘瘤状锯齿，常具缘毛；花冠筒状，长2-2.5 cm，直径1-1.5 cm，淡黄绿色而有紫色脉纹，浅裂，裂片三角形；花丝基部微扩大，长约6 mm，无毛，花药长3 mm。蒴果下部近于半球状，上部短圆锥状。种子卵形，无翼。花果期7-10月。

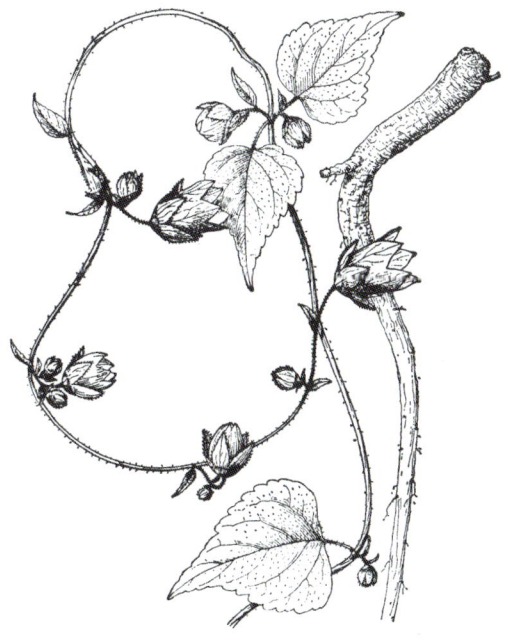

三角叶党参 Codonopsis deltoidea Chipp
引自《中国高等植物图鉴》

分布与生境 产于四川西部（峨眉）、云南西北部（丽江）。生于海拔1800-2800 m的山地林边及灌丛中。
药用部位 根。
功效应用 健脾补肺，益气生津。用于脾胃虚弱，食少便溏，四肢乏力，肺虚喘咳，气短自汗。
注评 本种的根在四川、甘肃等的个别地区混作"党参"使用，应注意区别。

8. 川鄂党参（中国高等植物图鉴） 阿家蓼（贵州苗语）

Codonopsis henryi Oliv. in Hook., Icon. Pl. 20: t. 1967. 1891.（英 **Henry Asiabell**）

茎缠绕，分枝短，长不超过 3 cm，具 2–4 叶，不育或顶端着花。主茎上叶互生，分枝上叶近对生；柄长 0.2–2 cm，被短柔毛；叶片长卵状披针形或披针形，长 3–15 cm，宽 1–7 cm，边缘具锯齿。花单生于侧枝顶端，花梗极短，长约 1 cm，被短柔毛；萼贴生至子房中部，筒部半球状，被短柔毛或渐变无毛，裂片三角形，长 6–10 mm，宽 3–7 mm，被短柔毛和缘毛，顶端反折；花冠钟状或筒状钟形，长 1.5–3 cm。蒴果直径约 1.5 cm。花果期 7–9 月。

分布与生境　产于湖北西部、四川北部、重庆。生于海拔 2300–3800 m 的林缘及灌丛中。

药用部位　根。

功效应用　健脾补肺，益气生津。用于脾胃虚弱，食少便溏，四肢乏力，肺虚喘咳，气短自汗。

注评　本种的根在重庆、湖北等的个别地区混作"党参"使用，应注意区别。

9. 管花党参（中国高等植物图鉴） 西昌党参、白党、甜党（四川），牛尾党参（云南永胜），理党参（云南大理）

Codonopsis tubulosa Kom. in Trudy Imp. S.-Peterburgsk. Bot. Sada 29: 112. t. 2. f. 3, 1908.——*C. pilosa* Chipp, *C. accrescenticalyx* H. Lév., *C. macrocalyx* Diels var. *coerulescens* Hand.-Mazz.（英 **Tubularflower Asiabell**）

根不分枝或中部以下分枝。茎缠绕、蔓生，长 50–75 cm，主茎明显，有分枝，侧枝及小枝具叶，不育或顶端着花。叶对生或在茎顶互生；叶柄极短，长 1–5 mm，被柔毛；叶片卵形、披针形，长 3–12 cm，宽 1–6 cm，边缘具细锯齿或近于全缘，上面疏生短柔毛，下面被密或疏的短柔毛。花顶生，花梗长 1–6 cm，被柔毛；萼筒贴生至子房中部，半球状，密被长柔毛，裂片长卵形、卵形至宽卵状三角形，具缘毛，长 10–18 mm，宽 5.5–14 mm，边缘具波状锯齿；花冠筒状，长 2–3.7 cm，直径 0.5–1.6 cm，黄绿色，基部常紫色，无毛，浅裂，裂片三角形，顶端尖；花丝基部扩大，被缘毛，长 10 mm，花药长 3–5 mm，药隔密被柔毛。蒴果下部半球状，上部圆锥状，长 15–22 mm，宽 10–13 mm。种子卵状，无翅。花果期 7–10 月。

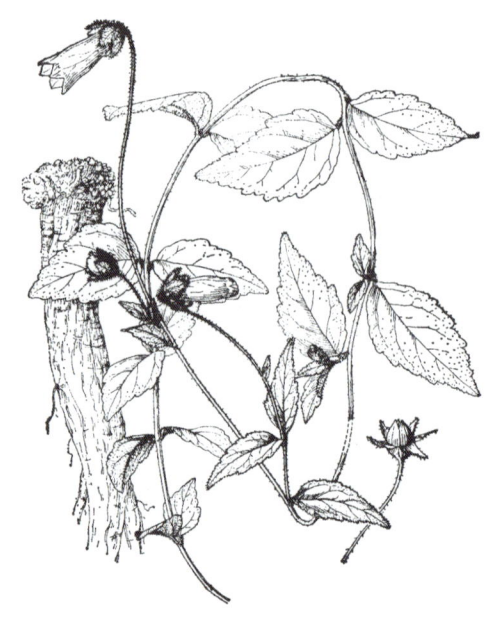

管花党参 Codonopsis tubulosa Kom.
引自《中国高等植物图鉴》

分布与生境　产于四川西南部、贵州西部（纳雍、盘县）、云南（蒙自、大理、兰坪）。生于海拔 1900–3000 m 的山地灌木林下及草丛中。也分布于缅甸北部。

药用部位　根。

功效应用　健脾补肺，益气生津。用于脾胃虚弱，食少便溏，四肢乏力，肺虚喘咳，气短自汗。

化学成分　根含生物碱类：管花党参碱▲(codotubulosine) A、B，腺苷(adenosine)[1]；炔类：山梗菜炔苷▲(lobetyolin)等[2]；单糖类[3]。

药理作用　增强耐缺氧能力：管花党参水煎液腹腔注射，能延长常压缺氧条件下小鼠的存活时间[1]。

抗疲劳作用：管花党参水煎液灌胃，能增加小鼠负重游泳时间[1]。

注评　本种为四川中药材标准（1987、2010）、云南药品标准（1974）收载"党参"的基源植物，药用其干燥根。

化学成分参考文献

[1] Li CY, et al. *J Chromatogr A*, 2009, 1216(11): 2124-2129.

[2] 孙庆文，等 . 时珍国医国药，2007, 18(8): 1931-1932.

[3] 刘中煜，等 . 中国中药杂志，1983, 8(2): 16-17.

药理作用及毒性参考文献

[1] 王铮涛，等 . 植物资源与环境，1992, 1(3): 10-14.

10. 大萼党参（中国高等植物图鉴） 线党（四川）

Codonopsis benthamii Hook. f. et Thomson in J. Proc. Linn. Soc., Bot. 2: 14. 1857.——*C. macrocalyx* Diels.

（英 **Bigcalyx Asiabell**）

茎直立，攀援状，或蔓生。叶互生或在侧枝上近于对生；叶片宽卵形、三角状卵形、卵形或卵状披针形，长 3-10.5 cm，宽 1.5-7 cm，不规则羽状深裂至浅裂或边缘具粗钝锯齿、浅波状锯齿或偶近全缘。萼筒贴生至子房中部，具 10 条明显辐射脉，近无毛或被疏柔毛，裂片卵形，长 1.3-2.5 cm，宽 0.5-1.5 cm，两面近于无毛；花冠筒状，长 2-4 cm，直径 1.5-2 cm，黄绿色，基部微带褐红色，无毛，浅裂，裂片三角形，顶端急尖；雄蕊被柔毛，花丝基部微扩大，长 0.6-1 cm，花药长 5-6 mm。种子卵状，无翅。花果期 7-10 月。

分布与生境 产于四川西部（宝兴、木里）、云南西北部、西藏东南部（芒康、亚东、察隅）。生于海拔 2800-3700 m 的山地草坡、沟边、林边或灌丛中。也分布于不丹、印度北部及缅甸北部。

药用部位 根。

功效应用 健脾补肺，益气生津。用于脾胃虚弱，食少便溏，四肢乏力，肺虚喘咳，气短自汗。

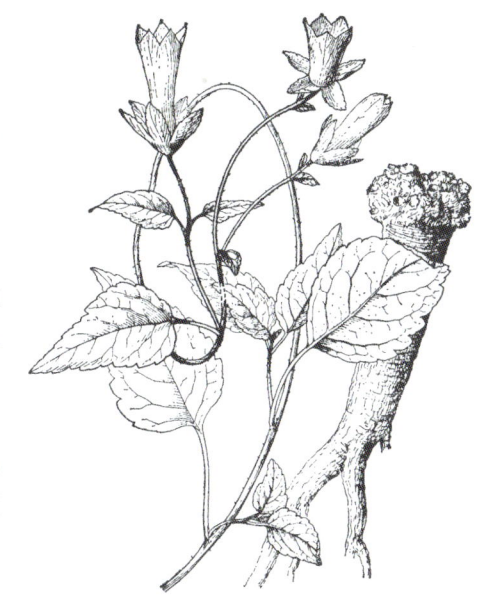

大萼党参 Codonopsis benthamii Hook. f. et Thomson
引自《中国高等植物图鉴》

11. 藏南党参（中国植物志） 近单一党参（植物分类学报）

Codonopsis subsimplex Hook. f. et Thomson in J. Proc. Linn. Soc., Bot. 2: 16. 1857.

（英 **South Tibet Asiabell**）

根胡萝卜状，长 15-35 cm，直径 0.5-1.5 cm。茎直立，长 35-70 cm，直径 2-3 mm，近无毛或疏生白色长柔毛。花萼裂片卵状披针形或卵形，长 13-16 mm，宽 6-8.5 mm，边缘具锯齿，疏生缘毛；花冠筒状钟形，长 1.5-2 cm，直径 1.5-2 cm，淡黄绿色，或浅蓝色，无毛，浅裂，裂片卵状三角形；花丝长 2-3 mm，无毛。蒴果直径 8-10 mm，喙长 4-6 mm。种子椭圆状，无翅。花期 7-8 月，果期 9-10 月。

分布与生境 产于西藏南部（亚东和米林）。生于海拔 1220-4000 m 的山地林下或灌丛中。也分布于尼泊尔、印度北部和不丹。

药用部位 根。

功效应用 补中益气，和胃生津。用于脾胃虚弱，气短自汗。

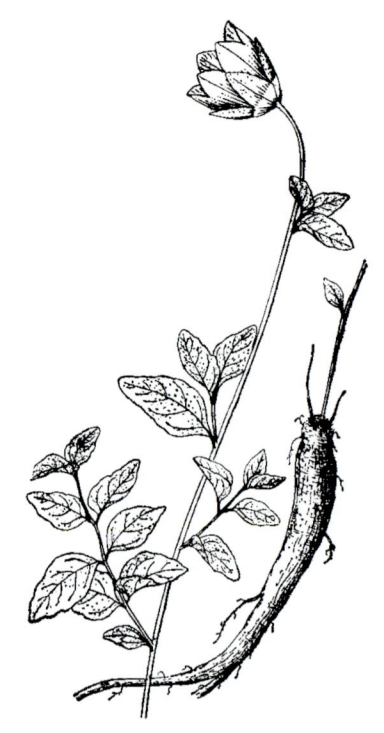

藏南党参 Codonopsis subsimplex Hook. f. et Thomson
沈联德 蔡淑琴 绘

12. 抽葶党参（云南热带亚热带植物区系研究报告） 党参、野党参、康南党（四川）

Codonopsis subscaposa Kom. in Trudy Imp. S.-Peterburgsk. Bot. Sada 29: 114. 1908.（英 **Subscapose Asiabell**）

根胡萝卜状，长 15-20 cm，直径 0.5-1 cm。茎直立，不分枝或下部叶腋处有短细分枝，高 40-100 cm，初被疏毛，后渐变无毛。叶在主茎上的互生，在侧枝上的对生；叶柄长 2-10 cm，疏生柔毛；叶片卵形、线状椭圆形或披针形，顶端急尖或钝，基部楔形，边缘疏生锯齿或圆齿稀近全缘，长 2-13 cm，宽 1.5-7.5 cm，上面被疏短硬毛，下面近无毛或脉上疏生柔毛。花顶生或腋生，常 1-4 朵着生于茎顶端。具长梗；花萼贴生至子房中部，筒部半球状，疏生柔毛，裂片间湾缺宽钝，裂片窄三角形，长 5-7 mm，宽 2-3 mm，顶端急尖，多少波状或稀全缘；花冠宽钟状，长 1.5-3 cm，直径 2-4 cm，黄色有网状红紫色脉或红紫色有黄色斑点，内外无毛或裂片顶端略有疏柔毛；雄蕊无毛，花丝基部微扩大，长约 7 mm。蒴果下部半球状，上部圆锥状。种子卵状，无翅。花果期 7-10 月。

分布与生境 产于四川西部、云南西北部。生于海拔 2500-4300 m 的山地草坡或疏林中。

药用部位 根。

功效应用 健脾补肺，益气生津。用于脾胃虚弱，食少便溏，四肢乏力，肺虚喘咳，气短自汗。

注评 本种的根在其产地混作"党参"使用，应注意区别。

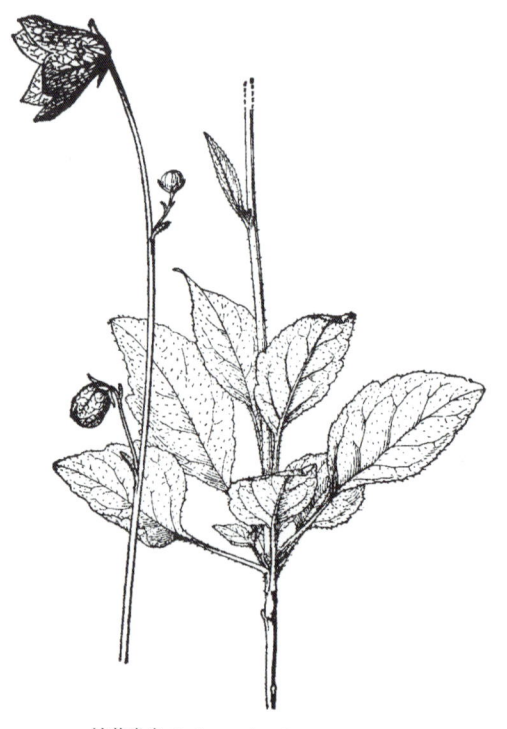

抽葶党参 Codonopsis subscaposa Kom.
引自《中国高等植物图鉴》

桔梗科 CAMPANULACEAE

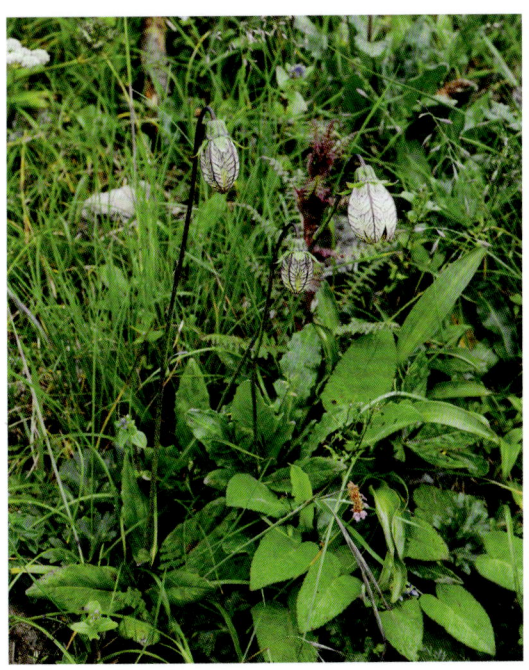
抽葶党参 Codonopsis subscaposa Kom.
摄影：陈又生

13. 珠鸡斑党参（中国高等植物图鉴）

Codonopsis meleagris Diels in Notes Roy. Bot. Gard. Edinburgh 5: 172. 1912.（英 **Guineafow Asiabell**）

本种与抽葶党参 (Codonopsis subscaposa Kom.) 很相似，区别在于叶无柄，或柄极短，长不足 1 cm，叶片长椭圆形或披针形，长 5-8 cm，宽 1.5-3 cm。主茎具 1-2 花；萼片卵形或卵状三角形，长 8-12 mm，宽 4-6 mm，裂片间湾缺狭窄；花较大，宽钟状，直径达 3 cm。花果期 7-10 月。

分布与生境 产于云南西北部（丽江、香格里拉）。生于海拔 3000-4000 m 的山地草坡或疏林中。

药用部位 根。

功效应用 健脾补肺，益气生津。用于脾胃虚弱，食少便溏，四肢乏力，肺虚喘咳，气短自汗。

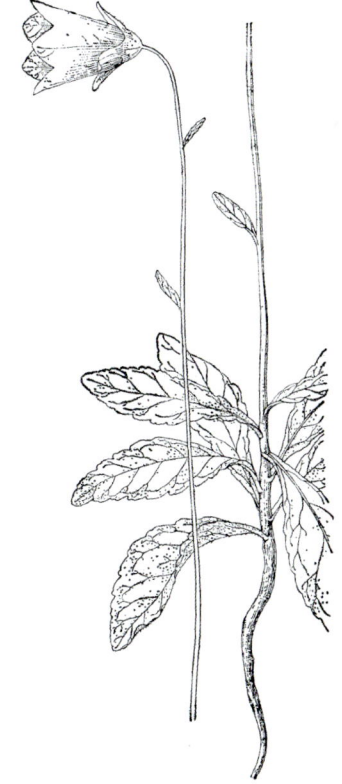
珠鸡斑党参 Codonopsis meleagris Diels
蔡淑琴 绘

14. 紫花党参（中国高等植物图鉴） 岩人参（云南大理）

Codonopsis purpurea Wall. in Roxb., Fl. Ind., ed. 1820, 2: 105. 1824.——*Campanula purpurea* (Wall.) Spreng., *Wahlenbergia purpurea* A. DC.（英 **Purpleflower Asiabell**）

植株全体无毛。根纺锤状，从主轴分出3或4个。茎直立，稀攀援状，少分枝，长30-80 cm。叶对生或顶端的有时互生，叶柄短，长1-10 mm；叶片卵形或披针形，长2-10 cm，宽1.5-4 cm，顶端急尖或钝，基部圆形或楔形，边缘近全缘或微波状。花顶生，或与顶端叶片相对生；萼筒贴生至子房顶端，半球状，倒三角形，裂片间湾缺尖狭，裂片三角状卵形，长1-2 cm，宽6-10 mm，顶端急尖，全缘，花冠阔钟状或漏斗状钟形，长2-3.5 cm，直径3-4 cm，暗红紫色，5裂至中部，裂片三角形；花丝基部微扩大，长约6 mm。蒴果下部半球状，上部短锥状，长2-3 cm，直径1.5-2.0 cm，裂瓣长5-8 mm。种子长圆状，有狭翅。花果期9-10月。

分布与生境 产于云南西部（景东）、西藏南部（聂拉木）。生于海拔2000-3300 m的山地草丛及灌丛中或附生于林内树干上。也分布于印度北部及尼泊尔。

药用部位 全草。

功效应用 止血，镇痛。用于内外伤出血，疼痛。

注评 本种为"岩人参"的基源植物，药用其全草。

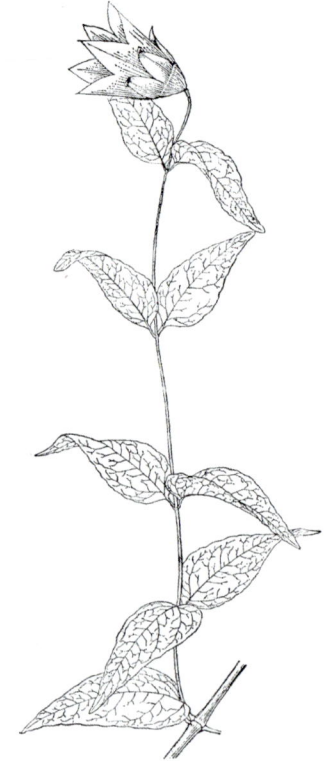

紫花党参 *Codonopsis purpurea* Wall.
蔡淑琴 绘

15. 贡山党参（云南热带亚热带植物区系研究报告）

Codonopsis gombalana C. Y. Wu, Fl. Rep. Trop. Subtrop. Yunnan 1: 81, pl. 17. 1965.（英 **Gongshan Asiabell**）

茎直立或上升，高50-160 cm，主茎上叶不为萼状排列，互生，分枝上叶近对生；叶片椭圆形至长披针形，长1.5-6.5 cm，宽0.3-1.8 cm，全缘。花单朵顶生或具数花；萼筒几乎完全不贴于子房上，或仅贴生至子房中部，半球状，裂片狭披针形，长1.8-2.0 cm，宽2-3 mm，全缘；花冠筒状钟形，长达4.5 cm，直径约4 cm，黄绿色而有紫色花脉，浅裂，裂片宽三角形，长宽约1.6 cm，顶端急尖，全缘；花丝基部微扩大，长1.3 cm。种子无翅。花果期7-10月。

分布与生境 产于云南西北部（贡山）。生于海拔3160 m左右的山地灌丛及竹箐中。

药用部位 全草。

功效应用 健脾益气。用于气虚乏力，多汗。

注评 本种为云南特有药用植物，全株用于滋补强壮。

16. 新疆党参（中国高等植物图鉴）

Codonopsis clematidea (Schrenk) C. B. Clarke in Hook. f., Fl. Brit. India 3: 433. 1881.——*Wahlenbergia clematidea* Schrenk, *Glossocomia clematidea* Fisch.（英 **Clematis Asiabell**）

根纺锤状圆柱形，长25-45 cm，直径达1-3 cm。茎1至数支，直立或上升，基部有较多的分枝，高达50-100 cm，无毛。主茎上的叶小而互生，分枝上的叶对生，似羽状；叶片卵形，卵状长圆形，宽披针形或披针形，长1-2.8（5.2）cm，宽0.8-1.5（3.2）cm，全缘，密被短柔毛。花单生于茎及分枝的顶端；萼筒贴生至子房中部，半球状，无毛；裂片卵形、椭圆形或卵状披针形，顶端急尖，全缘，长1.5–2 cm，宽6–8 mm，蓝灰色，无毛或具缘毛；花冠宽钟状，长约2.8 cm，直径约2.6 cm，淡蓝色，具深蓝色花脉，内面常有紫斑，无毛；花丝无毛。宿存萼裂片向外反卷。蒴果下部半球状，上部圆锥状。种子狭椭圆状，无翅，两端钝。花果期7–10月。

分布与生境 产于我国新疆及西藏西部。生于海拔1500–4600 m的山地林中、河谷及山溪附近。也分布于印度、巴基斯坦、阿富汗、哈萨克斯坦、吉尔吉斯斯坦及塔吉克斯坦。

药用部位 根。

功效应用 健脾补肺，益气生津。用于脾胃虚弱，气血两亏，食少便溏，四肢乏力，肺虚喘咳，气短自汗。

化学成分 根含生物碱类：党参碱(codonopsine)[1]，腺苷(adenosine)[2]。

叶含生物碱类：党参碱等[1]。

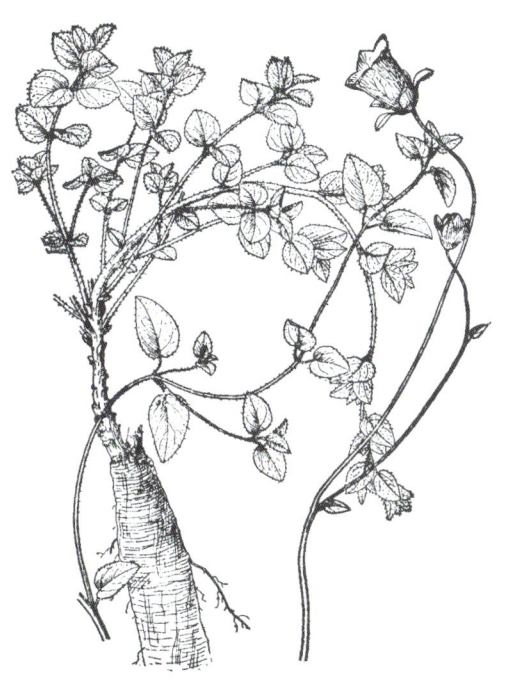

新疆党参 Codonopsis clematidea (Schrenk) C. B. Clarke
引自《中国高等植物图鉴》

地上部分含生物碱类：党参碱[3]，党参次碱(codonopsinine)[4]，(+)-党参碱[(+)-codonopsine][5]；黄酮类：木犀草素(luteolin)，芹菜素(apigenin)[5-6]，菜蓟苷(cynaroside)，木犀草素-7-芸香糖苷(luteolin-7-rutinoside)，芹菜素-7-O-β-D-吡喃葡萄糖苷(apigenin-7-O-β-D-glucopyranoside)，木犀草素-7-半乳糖苷(luteolin-7-galactoside)[6]；三萜类：蒲公英赛醇乙酸酯(taraxeryl acetate)，3β-乙酰氧基齐墩果烷-12-酮(3β-acetoxyoleanan-12-one)，臭瓜苷▲A (foetidissimoside A)，黑果茜草萜B (rubiprasin B)；苯丙素类：落叶松脂醇(lariciresinol)；苷类：(6R,9R)-3-氧代-α-紫罗兰醇-9-O-β-D-吡喃葡萄糖苷[(6R,9R)-3-oxo-α-ionol-9-O-β-D-glucopyranoside]，(E)-2-己烯基-6-O-α-L-吡喃阿拉伯糖基-β-D-吡喃葡萄糖苷[(E)-2-hexenyl-6-O-α-L-arabinopyranosyl-β-D-glucopyranoside]，3,4-二(4-羟基-3-甲氧基苯基)-1,6-己二醇[3,4-bis(4-hydroxy-3-methoxyphenyl)-1,6-hexanediol]，山梗菜炔苷▲(lobetyolin)等[5]。

药理作用 调节免疫作用：新疆党参多糖灌胃，可增强小鼠腹腔巨噬细胞对中性红的吞噬能力[1]。适当剂量的新疆党参多糖体外可促进小鼠淋巴细胞增殖，激活免疫细胞，提高机体免疫功能，而高浓度反而促进淋巴细胞的凋亡或者抑制淋巴细胞增殖[2]。

抑制平滑肌作用：新疆党参水煎液灌胃，可使脾虚小鼠体重增加，抑制小鼠在体肠推进运动；对离体兔肠自律性运动亦有抑制作用[3]。

抗肿瘤作用：新疆党参多糖灌胃，可增加荷瘤小鼠脾指数，降低环磷酰胺的免疫损伤作用，可通过调节机体的免疫功能来抑制肿瘤生长[1]。

抗氧化作用：新疆党参水煎液和多糖灌胃，可使小鼠脑SOD活性增加，减少MDA的生成；体外均有清除超氧阴离子的作用[4-5]。

注评 本种的根在新疆、西藏等地混作"党参"使用，其根呈梭状，无"狮子盘头状"，可以区别。藏族也药用其根，治疗风湿痹症、麻风病等。

化学成分参考文献

[1] Aripova SF, et al. *Khim Prir Soedin*, 1996, (4): 580-582.

[2] Li CY, et al. *J Chromatogr A*, 2009, 1216(11): 2124-2129.

[3] Matkhalikova SF, et al. *Khim Prir Soedin*, 1969, 5(1): 30-32.

[4] Matkhalikova SF, et al. *Khim Prir Soedin*, 1969, 5(6): 607.

[5] Ishida S, et al. *J Nat Med*, 2008, 62(2): 236-238.

[6] Dzhumyrko SF, et al. *Khim Prir Soedin*, 1974, (6): 792-793.

药理作用及毒性参考文献

[1] 宫存杞. 新疆党参多糖的抗肿瘤作用研究 [学位论文]. 石河子：石河子大学医学院，2007.
[2] 李艳，等. 中成药，2005, 27(7): 839-840.
[3] 熊元君，等. 中药药理与临床，2000, 16(2): 15.
[4] 陈敏，等. 中草药，2000, 31(4): 280-281.
[5] 熊元君，等. 新疆中医药，2000, 18(3): 13.

17. 管钟党参（中国高等植物图鉴）

Codonopsis bulleyana Forrest ex Diels in Notes Roy. Bot. Gard. Edinburgh 5: 171. 1912.——*Cyananthus mairei* H. Lév.（英 **Bulley Asiabell**）

根胡萝卜状，长 15–30 cm，直径达 2 cm，主茎直立或上升，长 25–55 cm，下部被毛较密，侧枝集生于主茎下部，具叶，不育，长 1–10 cm，密被柔毛。叶在主茎上的互生，在侧枝上近于对生，密被柔毛；叶片心形、宽卵形或卵形，长宽可达 1.8 cm × 1.4 cm，两面被白色短硬毛。花单生茎顶；花梗长 4–8 cm，被长柔毛；萼筒贴生至子房中部，半球状，近无毛；裂片卵形，两侧微反卷，长 0.8–1.3 cm，宽 5–7 mm；花冠下部 1/2 或 1/3 管状，上部突然扩展呈截平状，长 2.2–2.8 cm，浅裂，裂片边缘及顶端内卷，筒部直径 1–1.2 cm，檐部直径 2–2.8 cm，浅蓝色，筒部有紫晕，无毛；蒴果下部半球状，上部圆锥状而有尖喙，长约 2.4 cm，直径约 1.5 cm，宿存萼裂片反卷。种子椭圆状，无翅。花果期 7–10 月。

分布与生境 产于四川西南部、云南北部、西藏东南部。生于海拔 3300–4200 m 的山地草坡及灌丛中。

药用部位 根。

功效应用 健脾补肺，养血，生津。用于脾胃虚弱，食少便溏，肺虚喘咳，心悸，消渴，自汗，脱肛，子宫脱垂，风湿麻木，跌打损伤。

化学成分 根含黄酮、香豆素、挥发油、糖、氨基酸、蛋白质、生物碱、有机酸、鞣质、酚类、树脂、皂苷等[1]；微量元素：Zn、Fe、Cu、Mn、K 等[2-3]；维生素类：维生素B[4]等。

药理作用 增强免疫功能作用：管钟党参浸膏灌胃，可提高小鼠腹腔巨噬细胞的吞噬功能和淋巴细胞转化率[1]。

抗贫血作用：管钟党参浸膏灌胃，可促进失血性血虚小鼠的 Hb、RBC、WBC、IgG 恢复[1]。

兴奋胃肠平滑肌作用：管钟党参浸膏灌胃，对小鼠小肠推进运动有兴奋作用，具有加强胃肠蠕动的功能[1]。

增强耐缺氧抗疲劳作用：管钟党参浸膏灌胃，能延长小鼠常压耐缺氧和游泳时间，提高耐缺氧、抗疲劳能力[1]。

注评 本种的根在四川、云南及西藏等地混作"党参"使用，应注意区别。

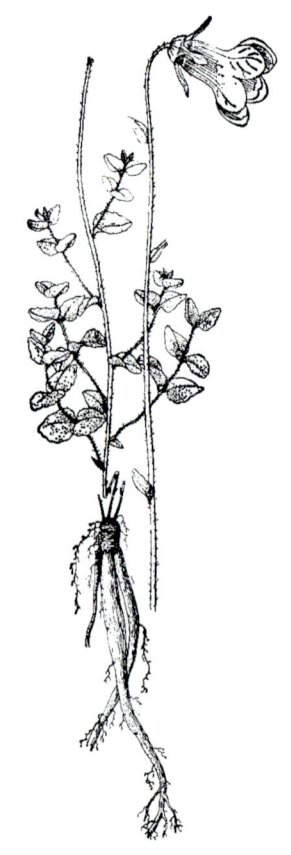

管钟党参 Codonopsis bulleyana Forrest ex Diels
蔡淑琴 绘

化学成分参考文献

[1] 李树帜，等. 云南中医学院学报，1994, 17(4): 17-20.
[2] 李映苓，等. 昆明医学院学报，1996, 17(3): 57-58.
[3] 段琼芬，等. 云南民族学院学报，2002, 11(3): 159-161.
[4] 段琼芬，等. 中国林副特产，2002, (2): 57-58.

药理作用及毒性参考文献

[1] 杨若丽，等. 云南中医学院学报，1999, 22(3): 4-7.

18. 臭党参（中国植物志）

Codonopsis foetens Hook. f. et Thomson in J. Proc. Linn. Soc., Bot. 2: 16. 1857.（英 **Fetid Asiabell**）

茎上升，纤细或稍粗壮，高 20-40 cm，被极长柔毛至近无毛。叶片小，心形或心状卵形，全缘，长 5-9 mm，宽 5-7 mm，两面密被白色长硬毛。花单朵顶生于主茎上。花萼无毛或有极稀疏的白色柔毛，裂片卵状长圆形或卵状披针形，长 6-8 mm，宽 4-5.5 mm，全缘或具瘤状锯齿，两边向侧后卷叠，密被短硬毛；花冠钟状或宽钟状，淡蓝色或淡紫色，脉处暗紫色，长 1.8-3 cm，裂片近于圆形，长 5-7 mm；花丝无毛。蒴果长 15-20 cm。花期 7-9 月，果期 9-10 月。

分布与生境　产于我国西藏南部（亚东、错那、林芝、波密）。生于海拔 3900-5000 m 的高山灌丛或石缝中。也分布于尼泊尔、印度北部。

药用部位　根。

功效应用　补中益气，祛痰止咳，生津。用于脾胃虚弱，肺虚咳喘。

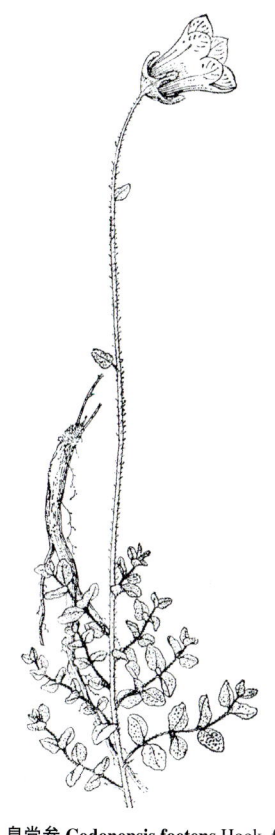

臭党参 **Codonopsis foetens** Hook. f. et Thomson
蔡淑琴　绘

19. 脉花党参（中国高等植物图鉴）　柴党参（中国高等植物图鉴），大花党参（中国植物志），紫党、臭党（四川）

Codonopsis nervosa (Chipp) Nannf. in Acta Horti Gothob. 5: 26, pl. 13, f. b. 1929.——*C. ovata* Benth. var. *nervosa* Chipp, *C. macrantha* Nannf., *C. nervosa* (Chipp) Nannf. subsp. *macrantha* (Nannf.) D. Y. Hong et L. M. Ma, *C. nervosa* (Chipp) Nannf. var. *macrantha* (Nannf.) L. D. Shen（英 **Nerved Asiabell**）

根胡萝卜状，长 15-25 cm，直径 1-2 cm。主茎直立或上升，能育，高 20-30 cm，疏生白色柔毛；分枝排列于茎下部，叶长 1-10 cm，不育，密被白色柔毛。叶片宽心形、心形或卵形，长 1-1.5 cm，宽 1-1.5 cm。花单朵，极稀数朵，着生于茎顶端；萼筒贴生至子房中部，筒部半球形，无毛或稀被白色短硬毛，裂片，卵状披针形，长 7-20 mm，宽 2-7 mm，全缘，两面及边缘密被白色短硬毛，或至基部渐趋于无毛；花冠球状钟形，淡蓝色，内面基部常有红紫色斑，长 2-4.5 cm，直径 2.5-3 cm，裂片三角状圆形；雄蕊无毛，花丝长约 5 mm。蒴果下部半球状，上部圆锥状。种子椭圆状，无翅。花期 7-9 月，果期 9-10 月。

分布与生境　产于青海南部、四川西部、云南西北部、西藏东部及东南部。生于海拔 3300-4500 m 的山坡草地、草甸、林缘及灌丛中。

药用部位　根。

功效应用　健脾补肺，益气生津。用于脾胃虚弱，气血两亏，食少便溏，四肢乏力，肺虚喘咳，气短自汗。

化学成分　地上部分含挥发油：十六酸(hexadecanoic acid)，9,12,15-十八碳三烯醛(9,12,15-octadecatrienal)，亚油酸(linoleic acid)，肉豆蔻酸(tetradecanoic acid)，橄香醇(elemol)等[1]。

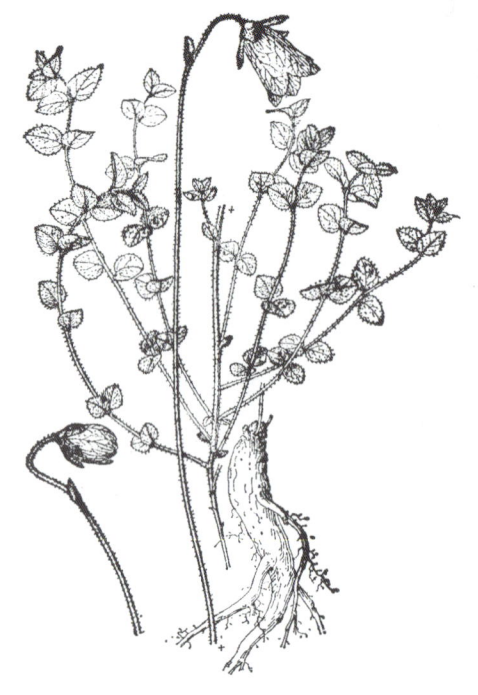

脉花党参 Codonopsis nervosa (Chipp) Nannf.
引自《中国高等植物图鉴》

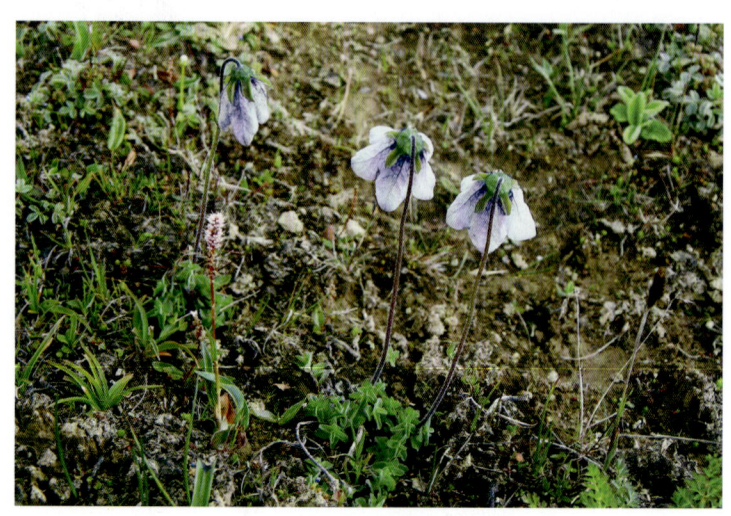

脉花党参 Codonopsis nervosa (Chipp) Nannf.
摄影：张英涛

注评 本种的根在四川、甘肃、青海及西藏等地的个别地区混作"党参"使用，应注意区别。

化学成分参考文献

[1] 范强，等. 陕西农业科学，2009, (5): 56-57, 165.

20. 灰毛党参（中国高等植物图鉴）

Codonopsis canescens Nannf., Svensk. Bot. Tidskr. 34: 386. 1940.（英 **Greyhair Asiabell**）

根胡萝卜状，长 20–30 cm，直径 1–2.5 cm。主茎 1 或从根状茎发出几个分枝，直立或上升，高 25–80 cm，中部分枝不育，具叶，密被灰白色柔毛。叶在主茎上的互生，在侧枝上的近于对生；叶片卵形、宽卵形或近心形，长 1–1.5 cm，宽 0.5–1 cm，全缘，两面密被白色柔毛。花生于主茎及上部分枝的顶端；萼筒贴生至子房中部，半球状，具 10 条脉，密被白色短柔毛，卵状披针形，顶端急尖或微钝，全缘或微皱缩呈波状，长 5–6 mm，宽 2–3 mm，两面密被白色短柔毛；花冠宽钟状，长 1.5–1.8 cm，直径 2–2.5 cm，淡蓝色或蓝白色，内面基部具脉纹，裂片三角形，顶端及外侧被柔毛；花丝极短，长 2–2.5 mm。蒴果长 1–1.3 cm，直径约 1 cm。种子无翅。花期 7–9 月，果期 9–10 月。

分布与生境 产于青海南部（囊谦、玉树）、四川西北部、西藏东部（江达、贡觉）。生于海拔 3000–4200 m 的山地草坡、河滩多石或向阳干旱地。

药用部位 根。

功效应用 健脾补肺，益气生津，消炎散肿。用于脾胃虚弱，食少便溏，四肢乏力，肺虚喘咳，气短自汗，脱肛，子宫脱垂，风湿关节炎，疮疖痈肿，麻风，脚气病，癞病。

化学成分 根含倍半萜类：白术内酯Ⅲ (atractylenolide Ⅲ)[1]。

注评 本种的根在四川、青海和西藏等地混作"党参"入药，习称"北路蛇头党参"。

化学成分参考文献

[1] 王峥涛，等. 中国药科大学学报，1992, 23(1): 48-50.

桔梗科 CAMPANULACEAE

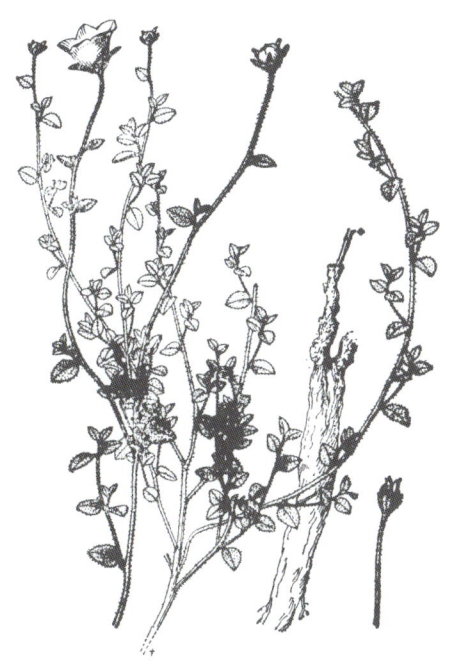

灰毛党参 Codonopsis canescens Nannf.
引自《中国高等植物图鉴》

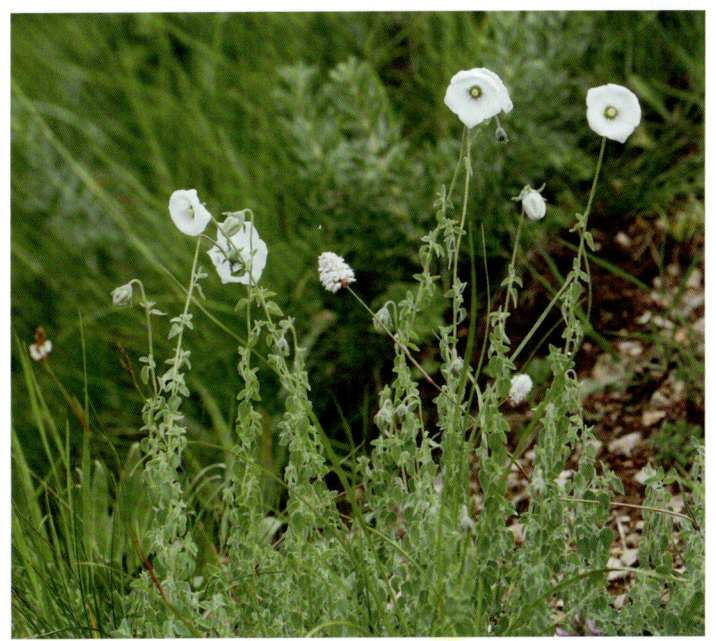

灰毛党参 Codonopsis canescens Nannf.
摄影：朱鑫鑫

21. 银背叶党参（中国高等植物图鉴）

Codonopsis argentea P. C. Tsoong in Contr. Inst. Bot. Nat. Acad. Peiping 3(3): 92. pl. 11. 1935.

（英 **Argent Asiabell**）

茎直立或上升，长达 30 cm，分枝具花，有密集叶片。叶片宽卵形或长圆状卵形，长 0.7-2 cm，宽 0.2-1.2 cm，顶端稍钝，基部心形，边缘波状或近全缘，微反卷，上面被平伏茸毛，下面密被白色茸毛。花多数，着生于主茎顶端及侧枝顶端；花梗被浅棕黄色绒毛；花萼贴生至子房中部，筒部半球状；裂片三角状卵形或卵状披针形，近全缘，反卷，长约 8 mm，宽约 4 mm，被棕黄色绒毛；花冠钟状，长约 2.2 cm，直径 2-2.5 cm，淡蓝色，浅裂，裂片圆形，两面被刺毛；花丝长约 6 mm，花药长 4-5 mm。果实和种子未见。

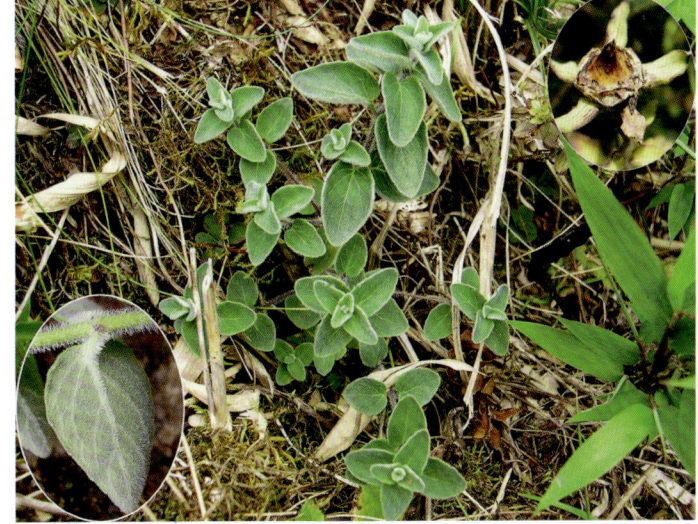

银背叶党参 Codonopsis argentea P. C. Tsoong
摄影：孙庆文

分布与生境　产于贵州梵净山。

药用部位　根。

功效应用　健脾益气，生津，止渴。用于脾虚食少，气血不足，泄泻，脱肛，肺虚咳嗽，口渴。

化学成分　根、茎、叶含炔醇类：山梗菜炔苷(lobetyolin)[1]。

化学成分参考文献

[1] 孙庆文，等. 华西药学杂志，2009, 24(3): 290-292.

22. 光叶党参（中国高等植物图鉴） 小人参（贵州梵净山），臭参、高山党参（云南），大头党参（全国中草药汇编）

Codonopsis cardiophylla Diels ex Kom. in Trudy Imp. S.-Peterburgsk. Bot. Sada 29: 117. 1908.（英 **Glabrousleaf Asiabell**）

根胡萝卜状，长 10-15 cm，直径 1-1.5 cm。主茎上升或近于直立，高 20-60 cm，茎下部的细分枝而不育，上部的可育，长 10-17 cm。叶片卵形或披针形，顶端钝；长 1-3 cm，宽 0.5-2.5 cm，上面近无毛，下面疏被短毛，全缘，反卷。花顶生于主茎及上部分枝；萼筒贴生至子房中部，半球状；裂片卵披针形或近三角形，长 0.9-1.2 cm，宽 4-5.5 mm，顶端钝，全缘，脉纹明显；花冠宽钟状，长 2-3.2 cm，直径 2.5-3 cm，淡蓝白色，筒内有红紫色或褐红色斑点，裂片卵形，长 10-11 mm，宽 10-12 mm，被柔毛；雄蕊无毛，花丝长 6-7 mm。蒴果下部半球状，上部圆锥状，直径 8-10 mm。种子椭圆状，无翅，长 1-1.5 mm。花果期 7-10 月。

分布与生境 产于山西南部、陕西南部、湖北西部。生于海拔 2000-2900 m 的山地草坡及石崖上。

药用部位 根。

功效应用 健脾补肺，益气生津。用于脾胃虚弱，食少便溏，四肢乏力，肺虚喘咳，气短自汗。

注评 本种的根在湖北、山西及陕西等地的个别地区混作"党参"使用，应注意区别。

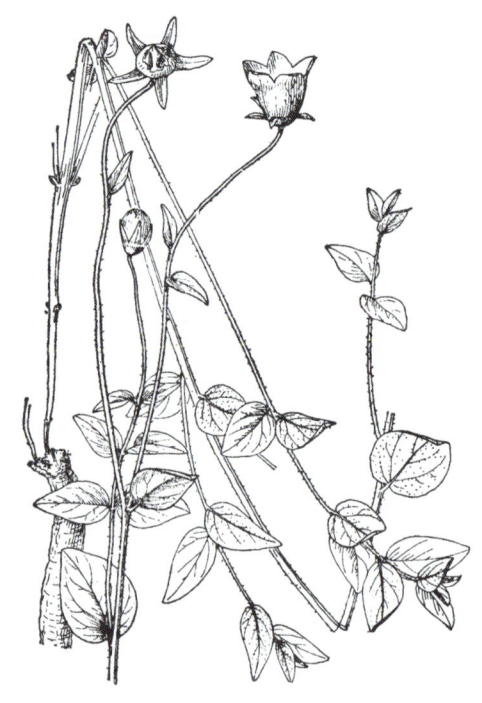

光叶党参 Codonopsis cardiophylla Diels ex Kom.
引自《中国高等植物图鉴》

23. 绿花党参（中国高等植物图鉴） 二色党参（中国植物志）

Codonopsis viridiflora Maxim. in Bull. Acad. Imp. Sci. Saint-Petersbourg 27: 496. 1881.——*C. bicolor* Nannf.（英 **Greenflower Asiabell**）

根胡萝卜状，高 30-70 cm。主茎近直立，分枝纤细，着生于茎下部的不育。叶片宽卵形、卵形、长圆形或披针形，长 1.5-3.5 (-5) cm，宽 1.3-3 cm，边缘具波状浅齿，两面被短硬毛。花 1-3 朵，着生于主茎及分枝顶端；萼筒贴生至子房中部，半球状，长约 3 mm，裂片卵形至长圆状披针形，长 10-15 mm，宽 6-8 mm，边缘疏具波状浅齿，顶端疏生硬毛及缘毛；花冠钟状，长 1.7-2.5 cm，直径 2-3 cm，黄绿色，基部微带紫色，无毛，裂片三角形，长 8-10 mm，宽 9-11 mm；雄蕊无毛，花丝长约 5 mm。蒴果直径 1.5 cm。种子椭圆状，无翅。花果期 7-10 月。

分布与生境 产于陕西（太白山）、甘肃东南部、宁夏南部（泾源）、青海东部、四川西部、云南西北部及西藏东部。生于海拔 3000-4000 m 的高山草甸及林缘。

药用部位 根。

功效应用 健脾补肺，益气生津。用于脾胃虚弱，食少便溏，四肢乏力，肺虚喘咳，气短自汗。

注评 本种的根在四川、青海、甘肃、宁夏及陕西等地的个别地区混作"党参"使用，应注意区别。

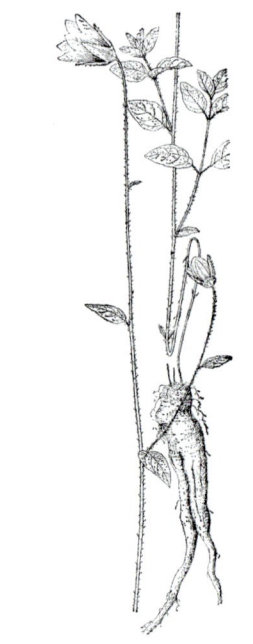

绿花党参 Codonopsis viridiflora Maxim.
蔡淑琴 绘

桔梗科 CAMPANULACEAE

24. 秦岭党参（中国高等植物图鉴） 大头党参（陕西眉县）

Codonopsis tsinlingensis Pax et K. Hoffm. in Repert. Spec. Nov. Regni Veg. Beih. 12: 500. 1922.
（英 **Tsinling Asiabell**）

本种与绿花党参 C. viridiflora 很相似，不同在于萼筒被硬毛或沿脉被硬毛，稀无毛，裂片长不超过 10 mm，全缘，外面被短硬毛；花冠淡紫色，内面被长柔毛和紫色斑点。

分布与生境 产于陕西（太白县）。生于海拔 2700-3600 m 的高山灌丛或山坡草丛中。
药用部位 根。
功效应用 补中益气，生津止渴。用于脾胃虚弱，食少泄泻，气血虚弱，贫血。
化学成分 根含单糖类[1]。
注评 本种的根在陕西个别地区混作"党参"使用，应注意其别。

化学成分参考文献

[1] 刘中煜，等. 中国中药杂志，1983, 8(2): 16-17.

25. 绿钟党参（云南热带亚热带植物区系研究报告）

Codonopsis chlorocodon C. Y. Wu, Fl. Rep. Trop. Subtrop. Yunnan 1: 82, pl. 30, f. 2. 1965.
（英 **Green Asiabell**）

根胡萝卜状，长可达 20 cm 以上。茎直立，高 60-100 cm，下部具多条带叶而不孕的分枝。叶在主茎上的互生，分枝上的叶对生，全部无柄或具长达 1 cm 的柄，叶片三角状卵形至披针形，全缘或疏生钝齿，长 1-2.5 cm，宽 0.5-2 cm，两面疏被短的硬毛，基部浅心形至圆形，边缘全缘或具圆齿，反卷。花单朵顶生，但茎上部的分枝上也生有 1-2 朵花。花萼贴生于子房中部，筒部半球状，裂片小，彼此远离，狭三角状披针形，长 4-6 mm，宽 2-3 mm，全缘或上部有小齿；花冠淡黄绿色，筒状钟形，长 15-18 mm。蒴果直径约 1 cm，下部钝或稍尖。种子椭圆状，无翅，长 1.5 mm。花期 7-8 月，果期 9 月。

分布与生境 产于四川西南部、云南西北部。生于海拔 2700-3700 m 的向阳山坡草丛中或疏灌丛中。
药用部位 根。
功效应用 健脾补肺，益气生津。用于脾胃虚弱，食少便溏，四肢乏力，肺虚喘咳，气短自汗。

26. 鸡蛋参（中国高等植物图鉴） 白地瓜（贵州），金线吊葫芦（贵州、云南），补血草、牛尾参（云南中草药），金线壶芦（植物名实图考）

Codonopsis convolvulacea Kurz, J. Bot. 11: 195. 1873.（英 **Convolvulate Adiabell**）

26a. 鸡蛋参（模式亚种）

Codonopsis convolvulacea Kurz subsp. **convolvulacea**

根块状，近于卵球状或卵状，长 2.5-5 cm，直径 1-1.5 cm。茎缠绕，有少数分枝，长可达 1 m，无毛。叶互生或有时对生，均匀分布于茎上；叶片披针形至线状，长 2-10 cm，宽 0.4-3.5 cm，基部楔形、圆钝、顶端钝、急尖或渐尖，全缘。花单生于主茎及分枝顶端；花梗长 2-12 cm，无毛；萼筒贴生至子房顶端，倒长圆锥状，长 3-7 mm，直径 4-10 mm，裂片狭三角状披针形，全缘，长 0.4-1.1 cm，宽 1-5 mm，无毛；花冠辐状，淡蓝色或蓝紫色，5 裂至近基部，裂片椭圆形，长 2.5-3.5 cm，宽 0.6-1.2 cm；花丝基部宽大，内密被长柔毛，长 1-2 mm，花药长 4-5 mm。蒴果上位部分短圆锥状，裂瓣长约 4 mm，下位部分倒圆锥状，长 1-1.6 cm，直径 8 mm，有 10 条棱，无毛。种子长圆状，无翅。花果期 7-10 月。

分布与生境 产于云南南部。生于海拔 1000-1800 m 的草坡及灌丛中。

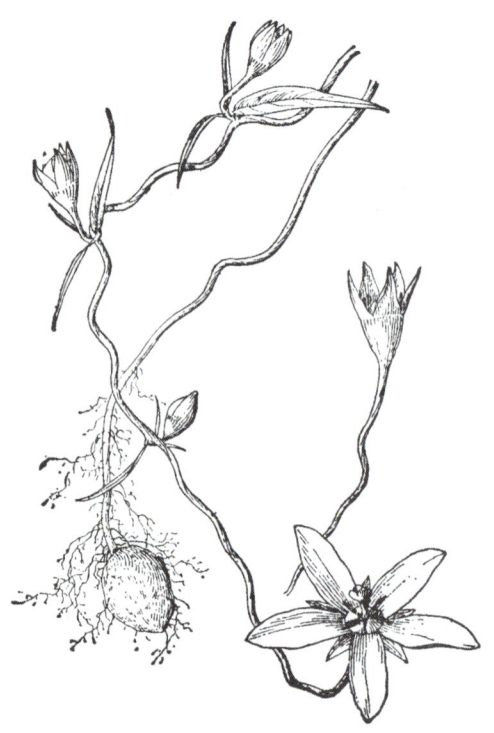

鸡蛋参 Codonopsis convolvulacea Kurz subsp. convolvulacea
引自《中国高等植物图鉴》

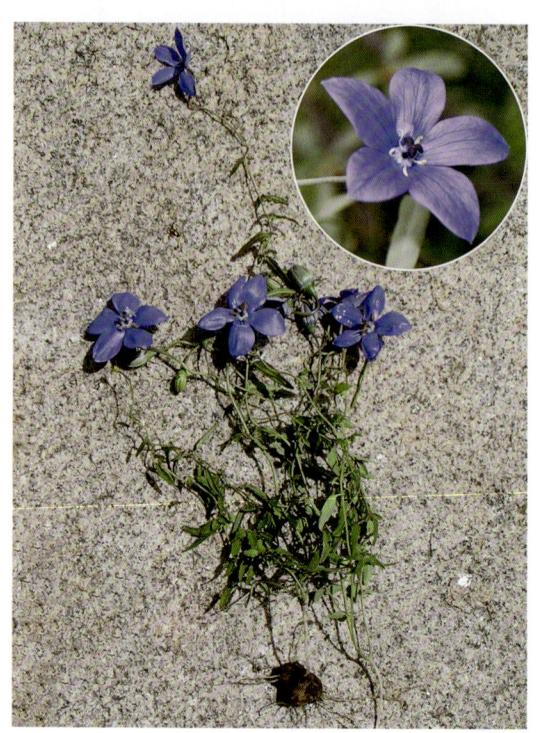

鸡蛋参 Codonopsis convolvulacea Kurz subsp. convolvulacea
摄影：王聚乐

药用部位 块根。

功效应用 益气养血，润肺止咳。用于血虚，自汗，乳汁稀少，肺虚咳嗽，疝气。

化学成分 根含三萜类：无羁萜(friedelin)，β-香树脂醇乙酸酯(β-amyrin acetate)，羽扇豆醇乙酸酯(lupeol acetate)[1]；甾体类：豆甾醇(stigmastanol)，α-菠菜甾醇(α-spinasterol)，α-菠菜甾酮(α-spinasterone)[1]，Δ^7-豆甾烯醇-β-D-(6'-二十碳烯酰吡喃葡萄糖苷)[Δ^7-stigmastenyl-β-D-(6'-eicosenyl-glucopyranoside)]，3α-豆甾醇-β-D-(6'-软脂酰吡喃葡萄糖苷)[3α-stigmastanyl-β-D-(6'-palmitylglucopyranoside)]，Δ^7-豆甾烯醇-β-D-(6'-软脂酰吡喃葡萄糖苷)[Δ^7-stigmastenyl-β-D-(6'-palmitylglucopyranoside)]，α-菠菜甾醇-β-D-(6'-软脂酰吡喃葡萄糖苷)[α-spinasteryl-β-D-(6'-palmitylglucopyranoside)][2]；其他类：(2E)-2-乙基-2-二十九烯醛[(2E)-2-ethyl-2-nonacosenal]，1,2-丙二醇双十七酸甲酯(methyl-1,2-ethyl-diheptaecanotate)，二十五烷[1]；纤维素、蛋白质、氨基酸、维生素等[3]。

茎叶含炔类：山梗菜炔苷(lobetyolin)[4]。

注评 本种部颁药品标准·藏药（1995年版）收载"鸡蛋参"的基源植物，药用其干燥根；藏药名"尼哇"，块根用于感冒、咳嗽、扁桃体炎、胸痛、食欲不振、营养不良。苗族和苦聪人也药用，苗族用全草治膀胱结石，苦聪人用块根治头痛、头晕。

化学成分参考文献

[1] 陈巧鸿，等. 中草药，2000, 31(2): 84-86.

[2] 陈巧鸿，等. 华西药学杂志，2001, 16(4): 245-247.

[3] 钟惠民，等. 云南大学学报（自然科学版），2002, 24(6): 457-458,468.

[4] 孙庆文，等. 华西药学杂志，2009, 24(3): 290-292.

桔梗科 CAMPANULACEAE

26b. 珠子参（中国植物志） 直立鸡蛋参（中国植物志），鸡腰参（中国中药资源志要），珠儿参、白地瓜（贵州），大金线吊葫芦（云南）

Codonopsis convolvulacea Kurz subsp. **forrestii** (Diels) D. Y. Hong et L. M. Ma in Fl. Sichuanica 10: 546. 1992.——*C. forrestii* Diels, *C. convolvulacea* Kurz var. *forrestii* (Diels) Ballard, *C. forrestii* Diels var. *hirsuta* P. C. Tsoong et L. D. Shen, *C. convolvulacea* Kurz var. *limprichtii* (Lingelsh. et Borza) Anthony, *C. limprichtii* Lingelsh. et Borza（英 **Forrest Asiabell**）

本亚种与模式亚种的主要区别在于叶较大，卵状披针形至线状披针形，长 2–10 cm，宽 0.4–3.5 cm，纸质，全缘或具锯齿，基部浅心形、平截至楔形；叶柄长达 1.2 cm。

分布与生境 产于四川西南部、贵州（普安）、云南中北部。生于海拔 1800–3000 m 的山地灌丛中。

药用部位 块根。

功效应用 健脾补肺，补肾壮阳，止咳，止血，生肌。用于肾虚，肺虚咳嗽，外伤出血。

化学成分 块根、茎叶含炔类：山梗菜炔苷(lobetyolin)[1]。

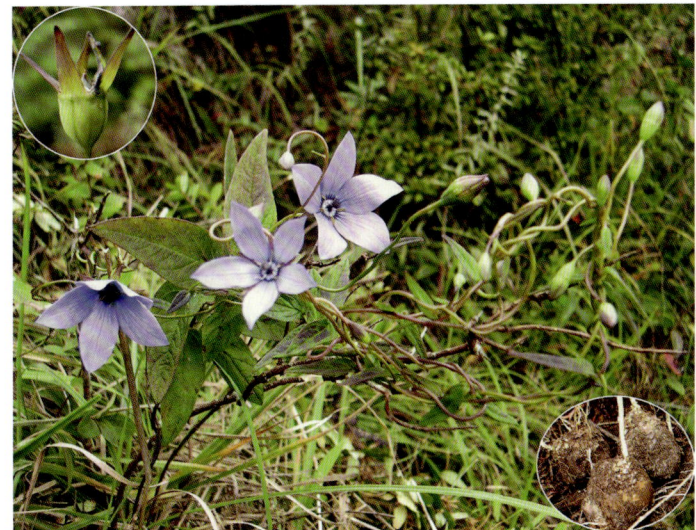

珠子参 *Codonopsis convolvulacea* Kurz subsp. **Forrestii** (Diels) D. Y. Hong et L. M. Ma
摄影：孙庆文

注评 本种为"珠子参"的基源植物，药用其根。藏族也药用，藏族名"聂哇"，用其根治疗感冒；苗族用全草治膀胱结石。

化学成分参考文献

[1] 孙庆文，等. 华西药学杂志，2009, 24(3): 290-292.

26c. 薄叶鸡蛋参（中国植物志） 辐冠党参（中国高等植物图鉴）

Codonopsis convolvulacea Kurz subsp. **vinciflora** (Kom.) D. Y. Hong in Fl. Xizangica, 4: 582. 1985.——*C. vinciflora* Kom., *C. convolvulacea* Kurz var. *vinciflora* (Kom.) L. D. Shen（英 **Thinleaf Asiabell**）

本亚种与模式亚种的主要区别是：叶柄明显，长 3–12 mm；叶片卵状披针形至线状披针形，长 2–10 cm，宽 0.4–3 cm，薄、膜质，边缘具锯齿，稀全缘；脉细而明显。

分布与生境 产于四川西南部、云南西北部、西藏中部及东南部。生于海拔 2600–4600 m 的阳坡灌丛中。

药用部位 块根。

功效应用 健脾益气，润肺止咳，生津。用于血虚，自汗，肺虚咳嗽。

27. 毛叶鸡蛋参（中国植物志） 兰花参、土党参、獭头参（云南保山）

Codonopsis hirsuta (Hand.-Mazz.) D. Y. Hong et L. M. Ma in Fl. Sichuanica 10: 546. 1992.——*C. convolvulacea* Kurz var. *hirsuta* (Hand.-Mazz.) Nannf., *C. limprichtii* Lingelsh. et Borza var. *hirsuta* Hand.-Mazz.（英 **Hirsuteleaf Asiabell**）

根卵状球形，直径 1–2 cm。茎高达 1 m，仅上部缠绕，被硬毛，稀近无毛。茎生叶对生或互生；叶片集生于茎下部，卵形或狭长圆形，长 1.5–5 cm，宽 0.3–1.6 cm，上面无毛，或疏被硬毛，下面密被硬毛，稀近无毛。花单朵顶生；花萼无毛；花冠 5 裂至近基部，淡蓝色或蓝紫色，裂片椭圆形，长

1-3.5 cm，宽 0.5-1.6 cm；花丝基部膨大，边缘被长柔毛。蒴果下部倒圆锥状。花期 9 月。

分布与生境 产于四川西南部（稻城、会理、木里、盐源）、云南西北部（大理、洱源、鹤庆、丽江）。生于海拔 2400-3100 m 的开旷草坡及灌丛中。

药用部位 根。

功效应用 益气养血，润肺止咳。用于血虚，自汗，乳汁稀少，肺虚咳嗽，疝气。

28. 松叶鸡蛋参（中国植物志） 松叶党参（中国高等植物图鉴）

Codonopsis graminifolia H. Lév., Cat. Pl. Yun-nan, 24. 1915.——*C. convolvulacea* Kurz var. *pinifolia* (Hand.-Mazz.) Nannf., *C. limprichtii* Lingelsh. et Borza var. *pinifolia* Hand.-Mazz.（英 **Pineleaf Asiabell**）

植株全体无毛。根卵状或长圆状，直径 0.8-1.5 cm。茎高达 1 m，仅上部缠绕，有时近直立，不分枝或分枝。茎生叶互生，常集生于茎上部，无柄，线形至线状披针形，长 2-10.5 cm，宽 0.1-1 cm，顶端渐尖，全缘，常向侧面反折。花单朵顶生；萼筒贴生于子房顶端，倒圆锥状；裂片长三角形，长 4-10 mm，宽 2-3 mm，全缘；花冠蓝色或紫色，5 裂至近基部，裂片椭圆形，长 0.8-2.6 cm，宽 0.4-1.2 cm；花丝基部膨大，边缘密被白色长柔毛，花药长约 3 mm。蒴果下部倒圆锥状，直径约 6 mm，上部短圆锥状。种子多数，褐黄色。花期 7-9 月，果期 9-10 月。

分布与生境 产于四川西南部、贵州（威宁）、云南北部。生于海拔 1500-3300 m 的草地及松林下。

药用部位 块根。

功效应用 清肺化痰，益气养阴。用于肺热咳嗽，阴虚咳嗽，气阴不足，贫血，疝气。

注评 本种为藏族用药，块状根用于治疗感冒。

29. 心叶珠子参（中国植物志） 缺花丝党参（植物分类学报）

Codonopsis efilamentosa W. W. Sm. in Notes Roy. Bot. Gard. Edinburgh 7: 107. 1913.——*C. convolvulacea* Kurz var. *efilamentosa* (W. W. Sm.) L. D. Shen（英 **Cordateleaf Asiabell**）

本种与鸡蛋参 (C. convolvulacea subsp. convolvulacea) 很相似，不同点在于本种主茎上叶片心状卵形至心状披针形，长 3-9 cm，宽 2-8 cm，基部心形；叶柄长 1.2-6 cm。花期 7-9 月，果期 9-10 月。

分布与生境 产于云南西北部（鹤庆、兰平、丽江）。生于海拔约 2800 m 的山地林缘及灌丛中。

药用部位 根。

功效应用 补肾壮阳。用于肾阳虚损。

3. 金钱豹属 Campanumoea Blume

茎直立或缠绕。叶常对生，少互生。花单朵腋生或顶生，或与叶对生，或在枝顶集成有 3 朵花的聚伞花序。花 4-7 数。花萼筒与子房不同程度贴生，或完全分离；花冠上位，具明显的筒部，檐部 5(6) 裂；雄蕊 5 枚，花丝有或无毛；子房完全下位，或仅对花冠而言为下位，而对花萼为下位、半下位或上位，3-6 室；柱头 3-6 裂。果为浆果，球状，顶端平截。种子多数。

全属 2 种，分布于亚洲热带亚热带地区：从不丹、印度东部至日本、巴布亚新几内亚。我国 2 种全产，1 种可药用。

桔梗科 CAMPANULACEAE

1. 金钱豹（植物名实图考） 土人参（广东），土党参（广东、广西、云南），算盘果、野党参果（中国植物志），奶参（广东、四川）

Campanumoea javanica Blume, Bijdr. Fl. Ned. Ind. 727. 1826.——*Codonopsis javanica* (Blume) Hook. f. et Thomson（英 **Java Campanumoea**）

1a. 金钱豹（模式亚种）

Campanumoea javanica Blume subsp. **javanica**——*C. cordata* (Hassk.) Miq., *C. labordei* H. Lév., *Codonopsis cordata* Hassk., *Codonopsis cordifolia* Kom.（英 **Grandiflowered Campanumoea**）

多年生缠绕藤本，根粗厚，胡萝卜状。茎无毛，多分枝。叶对生，极少互生，具长柄，叶片心形或心状卵形，长 3–11 cm，宽 2–9 cm，无毛或有时背面疏被长毛，边缘有浅锯齿，极少全缘。花单朵生叶腋，无毛；花萼与子房分离，5 裂至近基部，裂片披针形至卵状披针形，长 1–1.8 cm；花冠上位，长 1.8–3 cm，白色或黄绿色，内面紫色，钟状，裂至中部；雄蕊 5 枚；柱头 4–5 裂，子房和蒴果 5 室。浆果黑紫色或紫红色，球状，直径 1.2–2 cm。种子不规则，常为短柱状，表面有网状纹饰。花果期 5–11 月。

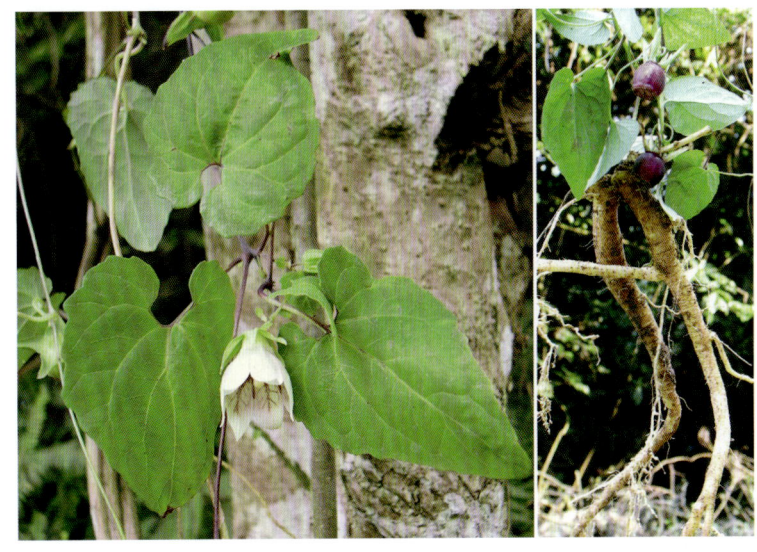

金钱豹 Campanumoea javanica Blume subsp. javanica
摄影：孙庆文 王祝年

分布与生境 产于广东、广西、海南、贵州西南部、云南及台湾。生于海拔约 2600 m 的林中草地或灌丛中攀援。也分布于不丹、印度东部至印度尼西亚、缅甸及泰国。

药用部位 根。

功效应用 健脾益气，止咳，下乳。用于虚劳内伤，气虚乏力，心悸，多汗，脾虚泄泻，白带，乳汁稀少，小儿疳积，遗尿，气虚咳嗽。

化学成分 根含苯丙素苷类：党参苷I(tangshenoside I)，丁香苷(syringin)[1]；黄酮类：5-羟基-4',6,7-三甲氧基黄酮(5-hydroxy-4',6,7-trimethoxyflavone)，5-羟基-4',7-二甲氧基黄酮(5-hydroxy-4',7-dimethoxyflavone)[1]；三萜类：蒲公英赛醇乙酸酯(taraxerol acetate)，无羁萜(friedelin)[1]；生物碱类：腺苷(adenosine)[2]；炔苷类：山梗菜炔苷(lobetyolin)等[3]。

注评 本种为中国药典（1977 年版）和贵州中药材质量标准（1988）收载"土党参"的基源植物之一，药用其干燥根。

化学成分参考文献

[1] 张占军，等 . 中草药，2005, 36(8): 1144-1146.

[2] Li CY, et al. *J Chromatogr A*, 2009, 1216(11): 2124-2129.

[3] 孙庆文，等 . 时珍国医国药，2009, 20(1): 120-121.

1b. 小花金钱豹（亚种） 土党参（浙江、江西、福建、湖北、广西），奶参（福建、四川），奶浆根（贵州），浮萍参（四川）

Campanumoea javanica Blume subsp. **japonica** (Makino) D. Y. Hong in Fl. Reipubl. Popularis Sin. 73(2): 71. 1983.——*C. javanica* Blume var. *japonica* Makino, *C. japonica* Maxim., *C. maximowiczii* Honda, *Codonopsis javanica* (Blume) Hook. f. et Thomson subsp. *japonica* (Makino) Lammers（英 **Java Campanumoea**）

与金钱豹的区别在于花较小，长 1-1.3 cm；浆果直径 1-1.5 cm。

分布与生境 产于甘肃东南部、安徽、浙江、台湾、福建、湖北西部、湖南、江西、广东北部、广西、贵州北部、四川。生于海拔约 2600 m 的林中草地或灌丛中。也分布于日本。

药用部位 根。

功效应用 健脾益气，止咳，下乳。用于虚劳内伤，气虚乏力，心悸，多汗，脾虚泄泻，白带，乳汁稀少，小儿疳积，遗尿，气虚咳嗽。

注评 本种为中国药典（1977年版）和贵州中药材质量标准（1988）收载"土党参"的基源植物之一，药用其干燥根。

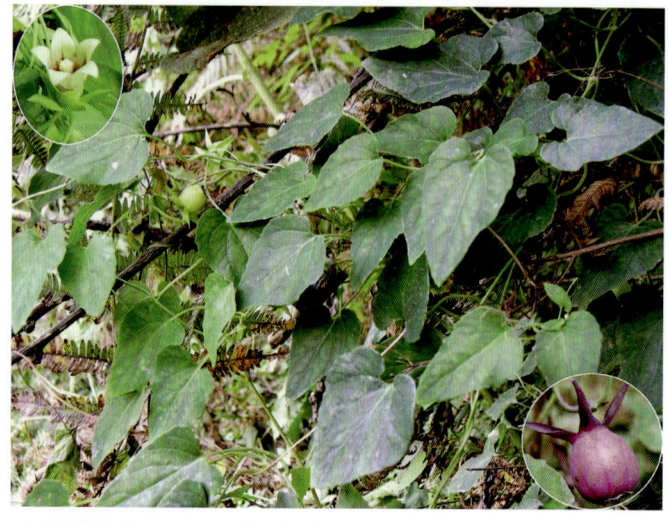

小花金钱豹 Campanumoea javanica Blume subsp. *japonica* (Makino) D. Y. Hong
摄影：孙庆文

4. 轮钟花属 Cyclocodon Griff. ex Hook. f. et Thomson

多年生或一年生草本。叶对生。花单朵顶生或腋生，或成 2 歧聚伞花序；小苞片有或无。花萼部分贴生于子房或与子房完全分离；花萼裂片 4-6 枚，近全缘至枝状。花冠上位，筒状，4-6 裂。雄蕊 4-6；花丝下部扩大。子房 3-6 室；柱头 3-6 裂。果为浆果。种子极多，近于球状。

本属 3 种，从印度到琉球群岛、菲律宾、巴布亚新几内亚也有分布。中国 3 种均产。1 种供药用。

1. 轮钟花（植物分类学报） 肉算盘（中国植物志），长叶轮钟草（中国中药资源志要），土党参、山荸荠（贵州），红果参（贵州草药）

Cyclocodon lancifolius (Roxb.) Kurz in Flora 55: 303. 1872.——*Campanula lancifolia* Roxb., *Campanumoea lancifolia* (Roxb.) Merr.（英 **Longleaf Cyclocodon**）

茎直立或斜上升，无毛，高达 3 m，多分枝。叶对生，稀 3 叶轮生，具短柄；叶片卵形，卵状披针形至披针形，长 6-15 cm，宽 1-5 cm，边缘具锯齿、细锯齿或圆齿。花常单朵，顶生或腋生，稀为 3 朵的聚伞花序；小苞片丝状；花萼贴生至子房下部，裂片 (4-) 5 (-7) 枚，丝状或线形，边缘齿状分枝；花冠白色或淡红色，筒状钟形，长 7-12 mm，5 或 6 裂至中部，裂片卵形至卵状三角形；雄蕊 5-6 枚，花丝与花药等长，基部膨大成片状，边缘具缘毛；花柱无毛或被毛；柱头 (4-) 5 (-6) 裂；子房 (4-) 5 (-6) 室。浆果球状，紫黑色，直径 5-10 mm。花果期 7-11 月。

分布与生境 产于湖北西南部、湖南西部和南部、福建南部、江西南部及台湾、广东、广西、海南、四川、重庆、贵州、云南东南部。生于海拔 1500 m 以下的林中、灌丛中及草地。也分布于柬埔寨、印度北部（锡金）、琉球群岛、老挝、缅甸及越南。

药用部位 根。

功效应用 健脾益气，祛痰，止血。用于气虚乏力，跌打损伤，肺虚咳嗽，吐血，崩漏，瘰疬，疝气。

桔梗科 CAMPANULACEAE

5. 桔梗属 Platycodon A. DC

多年生草本，有白色乳汁。根胡萝卜状。茎直立。叶轮生至互生。花萼 5 裂；花冠宽漏斗状钟形，5 裂；雄蕊 5 枚，离生，花丝基部扩大成片状，且在扩大部分被毛；无花盘；子房半下位，5 室，柱头 5 裂，裂片狭窄，线形。蒴果在顶端（花萼裂片和花冠着生位置之上）室背 5 裂，裂片带着隔膜。种子多数，黑色，一端斜截，一端急尖，侧面有一条棱。

单种属，产于亚洲东部。

本属植物桔梗有镇咳祛痰、抗炎及解热镇痛作用，对中枢神经系统有抑制作用，有保肝利胆及促进胰液分泌作用，还有调节免疫功能及抗肿瘤、抗氧化、降血糖等作用。其主要活性成分为皂苷类。

1. 桔梗（中国植物志） 道拉基（延边），铃铛花（山东），苦菜根（河北），土人参（江苏），鸡把腿（贵州）

Platycodon grandiflorus (Jacq.) A. DC., Monogr. Campan. 125. 1830.——*P. grandiflorus* (Jacq.) A. DC. var. *glaucus* Siebold et Zucc., *P. glaucus* Nakai, *P. chinensis* Lindl. et Paxton, *P. autumnalis* Decaisne, *Campanula grandiflorus* Jacq., *C. glauca* Thunb.（英 **Balloonflower**）

茎高 20–120 cm，通常无毛，偶密被短毛，不分枝，极少上部分枝。叶片卵形、卵状椭圆形至披针形，长 2–7 cm，宽 0.5–3.5 cm，基部宽楔形至圆钝，顶端急尖，边缘具细锯齿。花单朵顶生，或数朵集成假总状花序，或有花序分枝而集成圆锥花序，花萼筒部半圆球状或圆球状倒锥形，被白粉，裂片三角形或狭三角形，有时齿状；花冠大，长 1.5–4.0 cm，蓝色或紫色。蒴果球状，或球状倒圆锥形，或倒卵状，长 1–2.5 cm。花期 7–9 月，果期 8–10 月。

分布与生境 产于东北，华北、华东、华中各省以及陕西、广东、广西（北部）、四川（平武、凉山以

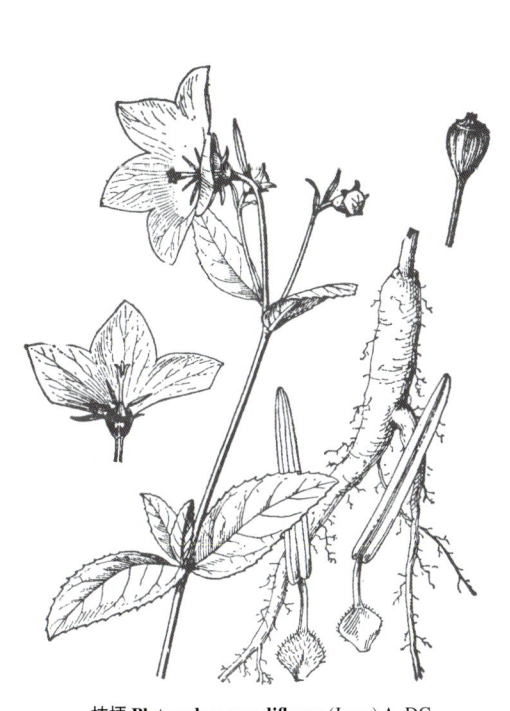

桔梗 Platycodon grandiflorus (Jacq.) A. DC.
引自《中国高等植物图鉴》

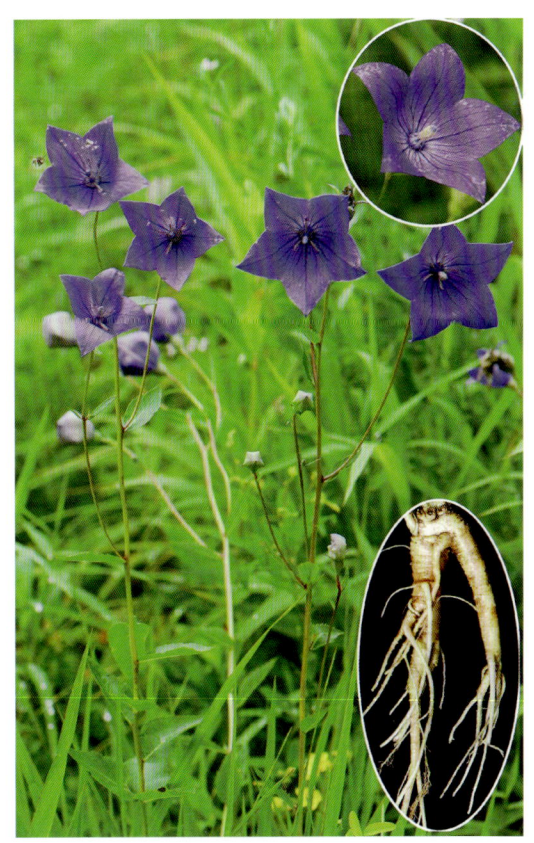

桔梗 Platycodon grandiflorus (Jacq.) A. DC.
摄影：周繇

东)、重庆、贵州、云南东南部(蒙自、砚山、文山)。生于海拔2000 m以下的阳处草丛、灌丛中，少生于林下。也分布于朝鲜、日本、俄罗斯的远东和东西伯利亚地区的东南部。

药用部位　根。

功效应用　宣肺，利咽，祛痰，排脓。用于咳嗽痰多，胸闷不畅，咽痛喑哑，肺痈吐脓。

化学成分　根含三萜及其皂苷类：桔梗皂苷元(platycodigenin)[1-6]，3-O-β-D-吡喃葡萄糖基桔梗皂苷元(3-O-β-D-glucopyranosylplatycodigenin)[7-9]，3-O-β-D-吡喃葡萄糖基桔梗皂苷元甲酯(3-O-β-D-glucopyranosylplatycodigenin methyl ester)[9]，桔梗酸(platycogenic acid) A、B、C[10]，3-O-β-D-吡喃葡萄糖基-16-氧代-桔梗皂苷元-28-O-β-D-呋喃芹糖基-(1→3)-β-D-吡喃木糖基-(1→4)-α-L-吡喃鼠李糖基-(1→2)-α-L-吡喃阿拉伯糖基酯苷[3-O-β-D-glucopyranosyl-16-oxo-platycodigenin-28-O-β-D-apiofuranosyl-(1→3)-β-D-xylopyranosyl-(1→4)-α-L-rhamnopyranosyl-(1→2)-α-L-arabinopyranosyl ester][11]，桔梗皂苷(platycodin)A、C[12-14]、D[11,13,15-16]，D$_2$[13-16]，D$_3$[13-17]，V[13]，去芹糖基桔梗皂苷(deapioplatycodin) D[8-9,13-15,18-19]、D$_3$[8,13-15,18]，去芹糖基桔梗苷酸A内酯(deapioplatyconic acid A lactone)[9]，桔梗苷酸A内酯(platyconic acid A lactone)[13]，2"-O-乙酰远志皂苷(2"-O-acetyl-polygalacin) D、D$_2$，3"-O-乙酰远志皂苷(3"-O-acetylpolygalacin) D、D$_2$[13-14]，桔梗苷酸A (platyconic acid A)[16]，原皂苷元(prosapogenin) I[20]，桔梗色素(platyconin)[21]，桔梗糖苷(platycoside) A[8,14,18]、B、C[14,22]、D[23]、E[11,15-17,23]、F[8,22,24]、G$_1$[11,16-17,19,24-25]、G$_2$、G$_3$[17]、H、I、J、K、L[22]、M$_1$[9,18,25]、M$_2$[18,25]、M$_3$[9,18,25]，桔梗苷▲(platycodoside) C[26-27]、E、G$_1$[9]，远志皂苷(polygalacin) D[13-14,18-19,30]、D$_2$[13-15]，远志酸(polygalacic acid)[1,6]，远志酸-3-O-β-D-海带多糖苷(polygalacic acid-3-O-β-D-laminaribioside)[28]，远志酸-3-O-β-D-吡喃葡萄糖苷(polygalacic acid-3-O-β-D-glucopyranoside)[18,28]，远志酸-3-O-β-D-吡喃葡萄糖-(1→3)-β-D-吡喃葡萄糖苷[polygalacic acid 3-O-β-D-glucopyranosyl-(1→3)-β-D-glucopyranoside]，2β,3β,16α,23,24-五羟基齐墩果-12-烯-28-酸-3-O-β-D-吡喃葡萄糖苷(2β,3β,16α,23,24-pentahydroxyolean-12-ene-28-oic acid-3-O-β-D-glucopyranoside)[18]，3-O-β-D-吡喃葡萄糖基-2β,3β,16α,23,24-五羟基齐墩果-28(13)-内酯[3-O-β-D-glucopyranosyl-2β,3β,16α,23,24-pentahydroxyoleanane-28(13)-lactone]，3-O-β-D-吡喃葡萄糖基-(1→3)-β-D-吡喃葡萄糖基-2β,12α,16α,23α-四羟基齐墩果烷-28(13)-内酯[3-O-β-D-glucopyranosyl-(1→3)-β-D-glucopyranosyl-2β,12α,16α,23α-tetrahydroxyoleanane-28(13)-lactone][29]，齐墩果酸(oleanolic acid)，无羁萜醇(friedelinol)，白桦脂醇(betulin)[30]；黄酮类：略水苏素▲(negletein)[30]；甾体类：α-菠菜甾醇(α-spinasterol)，α-菠菜甾醇-3-O-β-D-吡喃葡萄糖苷(α-spinasterol-3-O-β-D-glucopyranoside)[18,30]，β-谷甾醇，胡萝卜苷，Δ^7-豆甾烯醇(stigmasta-7-dien-3β-ol)[30]；其他类：正二十四酸，正二十六酸，正二十八酸，α-棕榈酸单甘油酯(α-monopalmitin)[18]；微量元素：K，Mg，Ca，Mn，Fe，Cu，Zn等[31]；挥发油类：正壬醛(n-nonanal)，trans-2-己烯醇(trans-2-hexenol)等[32]。

茎含微量元素：Ca等；单糖类：葡萄糖等；氨基酸类：谷氨酸(glutamic acid)，精氨酸(arginine)等；脂肪酸类：油酸(oleic acid)，亚油酸(linoleic acid)等[33]。

叶含微量元素：Ca等；单糖类：果糖等；氨基酸类：谷氨酸等；脂肪酸类：油酸，亚油酸等[33]。

花含黄酮类：芹菜素(apigenin)，芹菜素-7-O-β-D-吡喃葡萄糖苷(apigenin-7-O-β-D-glucopyranoside)，芹菜素-7-O-(6"-O-乙酰基)-β-D-葡萄糖苷[apigenin-7-O-(6"-O-acetyl)-β-D-glucoside]，木犀草素(luteolin)，木犀草素-7-O-(6"-O-乙酰基)-β-D-葡萄糖苷[luteolin-7-O-(6"-O-acetyl)-β-D-glucoside]，异鼠李素-3-O-新橙皮糖苷(isorhamnetin-3-O-neohesperidoside)；苯丙素类：绿原酸甲酯(chlorogenic acid methyl ester)，4-O-咖啡酰奎宁酸(4-O-caffeoylquinic acid)，咖啡酸-4-O-β-D-吡喃葡萄糖苷(caffeic acid-4-O-β-D-glucopyranoside)[34]，飞燕草素-3-双咖啡酰芸香糖基-5-葡萄糖苷(delphinidin-3-dicaffeoylrutinosyl-5-glucoside)[35]；多炔类：山梗菜炔苷(lobetyolin)，心叶山梗菜炔苷▲C (cordifolioidyne C)；三萜类：异多花独尾草烯醇乙酸酯(isomultiflorenyl acetate)；甾体类：胡萝卜苷，α-菠菜甾醇[34]。

地上部分含黄酮类：芹菜素，芹菜素-7-O-β-D-葡萄糖苷，木犀草素，木犀草素-7-O-β-D-葡萄糖苷[luteolin-7-O-β-D-glucoside]；酚酸类：3,4-二甲氧基肉桂酸(3,4-dimethoxycinnamic acid)，咖啡酸(caffeic acid)、绿原酸(chlorogenic acid)、阿魏酸(ferulic acid)、异阿魏酸(isoferulic acid)、高香草酸(homovanillic acid)、α-雷琐酸(α-resorcylic acid)、间香豆酸(m-coumaric acid)、对香豆酸(p-coumaric acid)、对羟基苯甲酸(p-hydroxybenzoic acid)、2-羟基-4-甲氧基苯甲酸(2-hydroxy-4-methoxybenzoic acid)、2,3-二羟基苯甲酸(2,3-dihydroxybenzoic acid)[36]。

药理作用 镇静催眠作用：桔梗总皂苷灌胃，可使小鼠自主活动次数减少，延长戊巴比妥钠引起的小鼠睡眠时间[1-2]。

解热作用：桔梗总皂苷灌胃，可抑制鸡蛋清引起的大鼠足肿胀，抑制新鲜啤酒酵母皮下注射引起的大鼠肛温上升[1-2]。

镇痛作用：桔梗皂苷 D 腹腔内、脑室内和鞘内注射，均对小鼠甩尾、扭体和福尔马林实验有抗伤害性作用[3]。桔梗总皂苷灌胃，可提高热板法实验小鼠痛阈，减少醋酸法实验中小鼠扭体次数[1-2]。

抗炎作用：桔梗皂苷灌胃，可抑制大鼠鹿角菜胶急性炎症和棉球肉芽肿慢性炎症、大鼠佐剂性关节炎；抑制过敏性休克小鼠毛细血管通透性[4-6]。桔梗皂苷 D 灌胃，可降低改良的熏烟+浓氨水致慢性支气管炎模型小鼠肺组织、BALF 白细胞总数及中性粒细胞数目，提高淋巴细胞及巨噬细胞比例[4]。桔梗皂苷体外对磷脂酶 A_2 有抑制作用[7]。桔梗皂苷 D 和 D_3 均能抑制 LPS 所致炎症模型大鼠 NO 产生，增加 TNF-α 的分泌[8]。

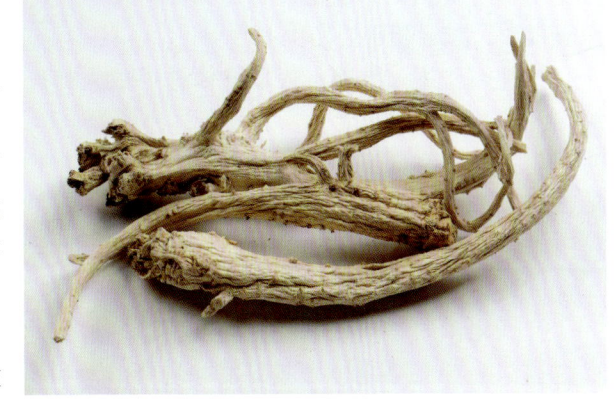

桔梗 Platycodonis Radix
摄影：王海

免疫调节作用：桔梗水提取物体外能刺激小鼠腹膜巨噬细胞增生、提高噬菌能力[9]。桔梗皂苷 D_2 能够引起 Th_1 及 Th_2 细胞的免疫应答，增强机体免疫能力[10]。

调节心血管系统的影响：桔梗皂苷给麻醉犬动脉注射，能降低后肢血管和冠状动脉的阻力，增加其血流量[11-12]；给大鼠静脉注射，可见暂时性血压下降，心率减慢和呼吸抑制，随着剂量增大持续时间延长。桔梗皂苷能使离体豚鼠心房收缩力减弱，心率减慢，但能对抗 Ach 引起的心房抑制[11]。

降血脂作用：桔梗醇提物灌胃，可降低链脲菌素致糖尿病模型小鼠血清 TC、TG、LDL-C 含量，提高 HDL-C 含量[13]。桔梗皂苷能降低高脂血症大鼠血清和肝中的脂质含量[14]。桔梗皂苷灌胃，可调节高脂饲料饲喂致高血脂模型大鼠血清三酰甘油、总胆固醇、低密度脂蛋白胆固醇、高密度脂蛋白胆固醇、载脂蛋白 A 和载脂蛋白 B 水平，有降血脂作用[15]。

镇咳祛痰作用：桔梗根、根皮、须根、茎、叶、花、果的醇提物和总皂苷给小鼠灌胃，均可增加酚红祛痰实验中酚红排出[1,16]。桔梗水煎剂灌胃，可促进祛痰实验中小鼠呼吸道酚红排泌，减少浓氨水或枸橼酸喷雾法刺激引起的小鼠咳嗽次数[17-18]。桔梗总皂苷灌胃，对氢氧化铵喷雾法镇咳实验的小鼠模型具有镇咳作用，促进祛痰实验中小鼠呼吸道酚红排泌，减少组胺或枸橼酸喷雾法刺激引起的豚鼠咳嗽次数[1,4]。桔梗皂苷 D 和 D_3 鼻腔喷雾法吸入给药，可使大鼠和金仓鼠气管上皮细胞黏蛋白的分泌量增加[19]。

抗溃疡作用：桔梗皂苷灌胃，有抑制大鼠胃液分泌和抗消化性溃疡作用[20]；抑制大鼠幽门结扎型胃溃疡模型的胃液分泌；对抗醋酸所致的大鼠慢性溃疡[21-22]。

利胆作用：桔梗水煎液灌胃，可使大鼠胆汁分泌量增加[23]。

促进胰腺分泌作用：16-氧代-桔梗皂苷 D 灌胃，能刺激大鼠胰腺分泌，同时血清缩胆囊素(CCK)浓度增加；体外可抑制胰脂肪酶活性[24-25]。

保肝作用：桔梗水提物灌胃，能减轻四氯化碳诱导小鼠肝毒性[13]；减轻四氯化碳所致的大鼠肝纤维化[26]；减轻对乙酰氨基酚引起的大鼠肝损伤[27]，对异烟肼和利福平合用所致小鼠肝损伤具有保护作用[28]。桔梗皂苷提取物灌胃，对过氧化叔丁醇造成的小鼠肝毒性有对抗作用[29]，可通过阻断 CYP2E1

介导的乙醇生物活性和对自由基的清除作用,抑制乙醇诱导的小鼠肝损伤[30]。桔梗总皂苷灌胃,可改善2型糖尿病大鼠肝功能[31]。桔梗皂苷腹腔注射,可预防D-氨基半乳糖/内毒素诱导的小鼠暴发性肝衰竭[32]。

降血糖作用:桔梗醇提物灌胃,可抑制链尿霉素致糖尿病模型小鼠的血糖升高[33]。桔梗水提醇沉液灌胃和体外实验,均可抑制α-葡萄糖苷酶活性,对葡萄糖耐量缺损小鼠餐后各时段血糖升高均有改善作用[34];灌胃时,还可改善链脲霉素致糖尿病模型大鼠糖耐量水平,升高血清胰岛素水平和胰岛素敏感指数,减轻胰腺损伤程度[35]。

抗肿瘤作用:桔梗水提取物体外可致人肺癌细胞A549生长抑制和凋亡,抑制黑色素瘤B16-F10对细胞外基质的黏附能力,并可在体内增强自然杀伤细胞的活性,抑制肿瘤肺部转移,延长小鼠生存时间[36-37]。桔梗石油醚提取物、桔梗总皂苷体外可抑制人癌细胞HT-29、HRT-18和HepG2活性[38-39]。桔梗皂苷D体外可抑制肝癌Bel7402、胃癌BGC823、乳腺癌MCF7、人结肠癌Caco-2、人急性早幼粒白血病细胞HL-60、人白血病细胞U937、卵巢癌细胞SKOV3细胞株的生长[25,40-43]。

抗突变作用:桔梗水煎液灌胃,可抑制丝裂霉素诱发的小鼠微核率升高[44]。

抗氧化作用:桔梗皂苷能降低四丁基过氧化物所致的肝氧化损伤;体外清除DPPH和过氧化物自由基[27]。桔梗多糖体外具有清除羟自由基和超氧阴离子自由基的能力[45]。桔梗皂苷D灌胃,可升高改良熏烟法致小鼠肺组织中SOD活力,降低LPO、NO及NOS浓度,对机体氧化损伤有改善作用[46]。

其他作用:桔梗总水提取物、桔梗总皂苷、桔梗菊糖、桔梗乙醚相、桔梗水相、桔梗皂苷A、C、D、V体外均可抑制酪氨酸酶活性[47]。桔梗水提液体外可拮抗LPS诱导的腹腔巨噬细胞NO释放量增加[48]。

毒性及不良反应 小鼠灌服桔梗煎剂的LD_{50}为24 g/kg。兔灌服桔梗煎剂40 g/kg,于24小时内5只全部死亡,当剂量为20 g/kg时,则全部存活[49]。桔梗皂苷灌胃给药,小鼠和大鼠的LD_{50}分别为420 mg/kg和大于800 mg/kg,腹腔注射时LD_{50}分别为22.3 mg/kg与14.1 mg/kg,豚鼠腹腔给药的LD_{50}为23.1 mg/kg[50]。1年生、2年生桔梗及野生桔梗水煎液及桔梗皂苷均有溶血作用,溶血指数分别为1:375、1:450、1:500及1:10000[51-52]。特殊毒理研究表明,桔梗热水提取物及冷冻真空干燥物,可使组氨酸缺陷型鼠伤寒沙门菌TA98及TA100回变菌落数增多,同时对小鼠微核实验及染色体畸变实验呈阳性结果[53]。

注评 本种为历版中国药典、新疆药品标准(1980)和内蒙古蒙药材标准(1986)收载"桔梗"的基源植物,药用其干燥根。"桔梗"始载《神农本草经》,入药有2000余年的历史。商品习惯分为"南桔梗"与"北桔梗",前者主为华东、华中、西北等地的栽培品,后者主为东北、华北等地的野生或栽培品。市售商品中发现有"南沙参"或石竹科植物长蕊石头花 Gypsophila oldhamiana Miq. 的根切成片混入"桔梗"饮片中,应注意鉴别。蒙古族、侗族、壮族、瑶族也药用本种,主要用途同功效应用项;朝鲜族还药用白花桔梗 Platycodon grandiflorus (Jacq.) A. DC. var. albus Stubenrauch. 的根,称"白桔梗",治疗妇女产后体虚、风痹等。

化学成分参考文献

[1] Akiyama T, et al. *Chem Pharm Bull*, 1968, 16(11): 2300-2303.

[2] Akiyama T, et al. *Tetrahedron Lett*, 1968, (53): 5577-5580.

[3] Tuzimoto M, et al. *Bull Agric Chem Soc Japan*, 1940, 16: 107-108.

[4] Tuzimoto M, et al. *Nippon Nogei Kagaku Kaishi*, 1939, 15: 857-861.

[5] Akiyama T, et al. *Chem Pharm Bull*, 1972, 20(9): 1952-1956.

[6] Akiyama T, et al. *Chem Pharm Bull*, 1972, 20(9): 1945-1951.

[7] Akiyama T, et al. *Chem Pharm Bull*, 1972, 20(9): 1957-1961.

[8] 付文卫, 等. 中国药物化学杂志, 2005, 15(5): 297-301.

[9] 李凌军, 等. 中国中药杂志, 2006, 31(18): 1506-1509.

[10] Kubota T, et al. *J Chem Soc, Sec D: Chem Comm*, 1969,

(22): 1313-1314.

[11] Li W, et al. *Chin Chem Lett*, 2007, 18(3): 306-308.

[12] Konishi T, et al. *Chem Pharm Bull*, 1978, 26(2): 668-670.

[13] Ishii H, et al. *Chem Soc, Perkin Transact 1: Org Bio-Org Chem*, 1984, (4): 661-668.

[14] Nikaido T, et al. *Nat Med*, 1998, 52(1): 54-59.

[15] Kim YS, et al. *Planta Med*, 2005, 71(6): 566-568.

[16] Choi YH, et al. *Molecules*, 2008, 13(11): 2871-2879.

[17] He ZD, et al. *Tetrahedron*, 2005, 61(8): 2211-2215.

[18] Fu WW, et al. *J Nat Med*, 2006, 60(1): 68-72.

[19] Fu WW, et al. *J Asian Nat Prod Res*, 2007, 9(1): 35-40.

[20] Ishii H, et al. *J Chem Soc, Perkin Transact 1: Org Bio-Org Chem*, 1981, (7): 1928-1933.

[21] Goto T, et al. *Tetrahedron Lett*, 1983, 24(21): 2181-2184.

[22] Fu WW, et al. *Chem Pharm Bull*, 2006, 54(4): 557-560.

[23] Nikaido T, et al. *Chem Pharm Bull*, 1999, 47(6): 903-904.

[24] Mitsunaga K, et al. *Nat Med*, 2000, 54(3): 148-150.

[25] Fu WW, et al. *Chem Pharm Bull*, 2006, 54(9): 1285-1287.

[26] Elyakov GB, et al. *Tetrahedron Lett*, 1972, (35): 3651-3652.

[27] Elyakov GB, et al. *Seriya Biologicheskikh Nauk*, 1970, (3): 148-151.

[28] 付文卫，等. 药学学报，2006, 41(4): 358-360.

[29] Zhang L, et al. *Molecules*, 2007, 12(4): 832-841.

[30] 贾正，等. 药学与临床研究，2009, 17(3): 202-203.

[31] 薛国庆，等. 光谱学与光谱分析，2007, 27(6): 1231-1234.

[32] Chung JH, et al. *Han'guk Nonghwa Hakhoechi*, 1996, 39(6): 517-520.

[33] Jeong,CH, et al. *Han'guk Sikp'um Yongyang Kwahak Hoechi*, 2006, 35(5): 511-515.

[34] Jang DS, et al. *Arch Pharm Res*, 2010, 33(6): 875-880.

[35] Saito N, et al. *Phytochemistry*, 1971, 10(2): 445-447.

[36] Mazol I, et al. *Acta Polon Pharm*, 2004, 61(3): 203-208.

药理作用及毒性参考文献

[1] 张树臣，等. 特产研究，1985, 1: 19-21.

[2] 张树臣，等. 中草药，1984, 2: 37.

[3] Choi SS, et al. *Planta Med*, 2002, 68(9): 794-798.

[4] 孙茬苒，等. 中药药理与临床，2010, 26(4): 27-29.

[5] 高木敬次郎，等. 药学杂志，1972, 92(8): 961.

[6] 高木敬次郎，等. 代谢，1973, 10(5): 474.

[7] 齐云，等. 中药药理与临床，2006, 22(5): 19-21.

[8] Wang CH, et al. *Int Immunopharmacol*, 2004, (4): 1039-1049.

[9] Choi CY, et al. *Cancer Lett*, 2001, 166(1): 17-25.

[10] Xie Y, et al. *Int Immunopharmacol*, 2008, 8(8): 1143-1150.

[11] 高木敬次郎，等. 药学杂志（日），1972, 92(8): 969.

[12] Takagi K, et al. *Jap J Pharmacol*, 1974, 23(5): 709.

[13] Lee KJ, et al. *Food Chem Toxicol*, 2002, (40): 517-525.

[14] Kim KS, et al. *J Nutr Sci Vitaminol (Tokyo)*, 1995, 41(4): 485-491.

[15] 吴敬涛，等. 济南大学学报（自然科学版），2010, 24(1): 68-70.

[16] 赵耕先，等. 中药材，1989, 12(1): 38-39.

[17] 张金艳，等. 中国实验方剂学杂志，2010, 16(18): 173-175.

[18] 高铁祥，等. 现代中西医结合杂志，2001, 10(16): 1525-1526.

[19] Shin C Y, et al. *Planta Med*, 2002, 68(3): 221-225.

[20] 高木敬次郎. 代谢（日），1973, 10(5): 474.

[21] Takagi K, et al. *C A*, 1975, 82: 261d.

[22] Kawashima K, et al. *Chem Pharm Bull*, 1972, 20(4): 755.

[23] 刘萍，等. 中国药业，2008, 17(13): 5-6.

[24] Arai I, et al. *Planta Med*, 1997, 63(5): 419-424.

[25] 李伟. 桔梗皂苷类化学成分及药理活性研究[学位论文]. 长春：吉林农业大学中药材学院，2007.

[26] Lee KJ, et al. *Arch Pharm Res*, 2004(12): 1238-1244.

[27] Lee KJ, et al. *Toxicol Lett*, 2004, 147(3): 271-282.

[28] 张瑶纡，等. 天津医科大学学报，2010, 16(4): 577-579.

[29] Lee KJ, et al. *Cancer Lett*, 2001, 174 (1): 73-81.

[30] Khanal T, et al. *Food Chem Toxicol*, 2009, 47(3): 530-535.

[31] 栾海燕，等. 黑龙江医药科学，2009, 32(3): 52.

[32] 冯陆冰，等. 河北医药，2008, 30(11): 1674-1675.

[33] 郑杰，等. 食品科学，2006, 27(7): 236-239.

[34] 陈美娟，等. 中药药理与临床，2009, 25(6): 60-62.

[35] 陈美娟，等. 中药药理与临床，2010, 26(1): 52-55.

[36] Park DI, et al. *Pharmacol Res*, 2005, 51(5): 437-443.

[37] Lee KJ, et al. *Food Chem Toxicol*, 2006, 44(11): 1890-1896.

[38] Lee JY, et al. *J Ethnopharmacol*, 2004, 93: 409-415.

[39] Kim JY, et al. *Food Chem Toxicol*, 2008, 46(12): 3753-3758.

[40] 杜慧琴. 中药桔梗化学成分及其抗肿瘤活性研究[学位论文]. 沈阳：沈阳药科大学，2005.

[41] Shin DY, et al. *Biomed Pharmacother*, 2009, 63(2): 86-94.

[42] Yu JS, et al. *J Med Food*, 2010, 13(2): 298-305.
[43] Hu Q, et al. *Am J Chin Med*, 2009, 38(2): 373-386.
[44] 狄艳琴, 等. 中国药物警戒, 2010, 7(11): 644-645.
[45] 张莲姬, 等. 食品与机械, 2008, 24(3): 60-63.
[46] 陈尘, 等. 中国中医药科技, 2010, 17(4): 323-324.
[47] 弓晓杰, 等. 中药材, 2004, 27(4): 257-259.
[48] 嵇扬, 等. 中医药研究, 2000, 16(5): 43-45.
[49] 周文正, 等. 药学通报, 1979, 14(5): 202.
[50] 高木敬次郎, 等. 药学杂志（日）, 1972, 92(8): 951.
[51] 高铁祥, 等. 中医药研究, 2001, 17(5): 44.
[52] 赵守顺, 等. 华东药学院学报, 1956, (1): 37.
[53] Yin XJ, et al. *Mutat Res*, 1991, 260(1): 73.

6. 蓝花参属 Wahlenbergia Schrad. ex Roth

一年生或多年生草本，少为亚灌木。叶互生，稀对生。花与叶对生，集成疏散的圆锥花序。花萼贴生至子房顶端，2-5 裂（国产种 5 裂）；花冠钟状，3-5 浅裂，稀裂至近基部（国产种 5 裂过半）；雄蕊与花冠分离，花丝基部扩大，花药长圆状；子房下位，2-5 室，柱头 2-5 裂，裂片窄。蒴果 2-5 室，在宿存的花萼以上的顶端部分 2-5 室背开裂（国产种 3 室 3 瓣裂）。种子多数。

约 100 种，主产于南半球，几个种产于热带，我国仅有 1 种，可药用。

1. 蓝花参（中国植物志） 木空菜（广西），娃儿菜（广东），牛奶草（中国植物志），土参（滇南本草）

Wahlenbergia marginata (Thunb.) A. DC., Monogr. Campan. 143. 1830.——*Campanula marginata* Thunb. （英 **Marginate Rockbell**）

多年生草本。根细长，细胡萝卜状，直径可达 4 mm，长约 10 cm。茎自基部多分枝，直立或上升，长 10-40 cm，无毛或下部疏生长硬毛。叶互生，常在茎下部密集，下部的匙形、倒披针形或椭圆形，上部的线状披针形或椭圆形，长 1-3 cm，宽 2-8 mm，边缘波状或具疏锯齿或全缘。花梗细而伸直，长可达 15 cm，花萼无毛，筒部倒卵状圆锥形，裂片三角状钻形；花冠钟状，蓝色，长 5-8 mm，分裂达 2/3，裂片倒卵状长圆形。蒴果倒圆锥状或倒卵状圆锥形，有 10 条不甚明显的肋，长 5-7 mm，

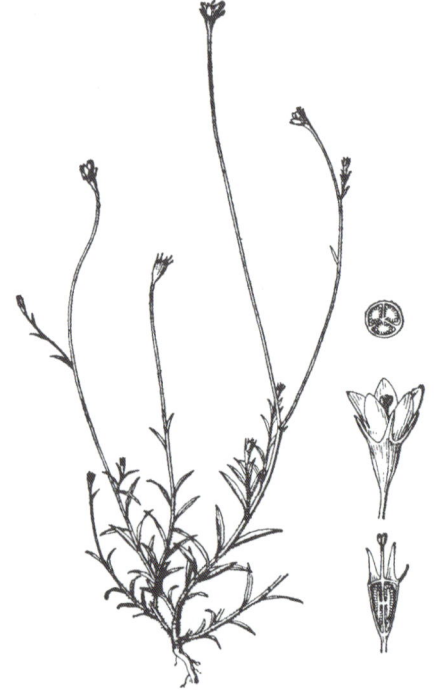

蓝花参 Wahlenbergia marginata (Thunb.) A. DC.
引自《中国高等植物图鉴》

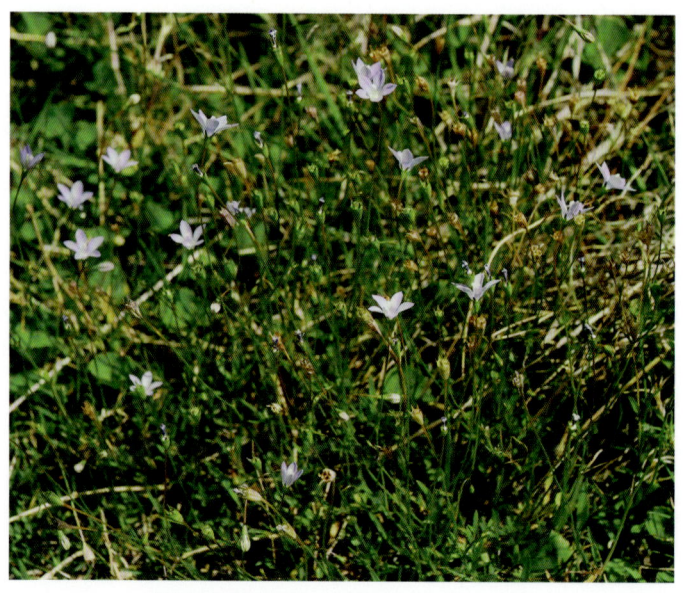

蓝花参 Wahlenbergia marginata (Thunb.) A. DC.
摄影：翟俊文

直径约 3 mm。花果期 2-5 月。

分布与生境　产于江苏、安徽、浙江、福建、台湾、江西、湖北、湖南、广东、广西、四川、重庆、贵州及云南。生于低海拔的田边、路边和荒地中，有时山坡或沟边，在云南可达海拔 2800 m 的地方。也分布于亚洲热带、亚热带。

药用部位　根或全草。

功效应用　健脾益气，祛痰止咳，止血，截疟。用于虚劳，自汗，盗汗，小儿疳积，白带，感冒，咳嗽，衄血，疟疾，瘰疬。

化学成分　根含三萜类：羽扇豆烯酮(lupenone)[1]；甾体类：β-谷甾醇，胡萝卜苷[1]；糖类：蔗糖，葡萄糖[1]；其他类：9,12-十八碳二烯酸甲酯(methyl 9,12-octadecadienoate)[1]。

全草含苯丙素类：蓝花参酚苷▲(wahlenbergioside)[2]，去甲丁香苷(demethylsyringin)，蓝花参诺苷▲(wahlenoside) A、B、C，去甲大柱香波龙烷葡萄糖苷(normegastigmane glycoside)[3]；炔苷类：山梗菜炔苷(lobetyolin)[2]；香堇酮类似物：长春花苷(roseoside)，6-差向异构长春花苷(6-epimeric roseoside)，3,5,5-三甲基-4-(2-β-D-吡喃葡萄糖氧基)-乙基-环己-2-烯-1-酮[3,5,5-trimethyl-4-(2-β-D-glucopyranosyloxy)-ethyl-cyclohexa-2-en-1-one]，布卢竹柏醇▲C-O-β-D-吡喃葡萄糖苷(blumenyl C-O-β-D-glucopyranoside)，(+)-3-氧代-α-香堇醇-O-β-D-吡喃葡萄糖苷[(+)-3-oxo-α-ionyl-O-β-D-glucopyranoside]，(-)-3-氧代-α-香堇醇-O-β-D-吡喃葡萄糖苷[(-)-3-oxo-α-ionyl-O-β-D-glucopyranoside][3]。

注评　本种为中国药典（1977 年版）和云南药品标准（1996）收载"蓝花参"的基源植物，药用其根或全草。苗族、畲族和傈僳族也药用其全草，苗族用于小儿疳积，畲族用于百日咳、颈淋巴结核等，傈僳族用于疟疾、高血压等。

化学成分参考文献

[1] 张宗平, 等. 兰州大学学报（自然科学版）, 1987, 23(4): 159-160.

[2] Ma WG, et al. *Phytochemistry*, 1997, 45(2): 411-415.

[3] Tan RX, et al. *Phytochemistry*, 1998, 48(7): 1245-1250.

7. 风铃草属 Campanula L.

多数为多年生草本，稀为一年生草本。根状茎细长而横走，或短粗，肉质。叶互生，基生叶成莲座状。花单朵顶生，或为聚伞花序集成圆锥花序，或为数朵花组成的头状花序。花萼与子房贴生，裂片 5 枚，有时裂片间有附属物。花冠钟状、漏斗状或管状钟形，5 裂；雄蕊离生，极少花药不同程度地相互黏合，花丝基部扩大成片状，花药长棒状；柱头 3-5 裂，裂片反卷或螺旋状卷曲。无花盘。子房下位，3-5 室。蒴果 3-5 室，具宿存的萼裂片，孔裂。种子多数，椭圆状，平滑。

全属 200 多种，几乎全在北温带，多数种类产于欧亚大陆北部，少数在北美。我国近 20 种，主产于西南山区，少数种类产于北方，个别种也产于广东、广西和湖北西部，7 种药用。

分种检索表

1. 蒴果在基部孔裂；茎多花，花单生或集成各式花序，茎上多叶，叶在茎上均匀分布；基生叶在花期通常枯萎；花萼和花冠外面被毛，极少无毛的。
   2. 花萼裂片之间有一个卵形而反折的附属物，其边缘有刺毛；花大，长 3-6.5 cm，白色而具紫斑··· 1. **紫斑风铃草 C. punctata**
   2. 花萼裂片间无附属物；花冠长不逾 2.5 cm；花小，长 0.8-2.5 cm，紫色、蓝紫色、蓝色。
      3. 花 2 至数朵簇生在总苞片腋间，成无总梗的头状花序，在茎顶多个头状花序又组成复头状花序；叶片大，长超过 4 cm，可达 17 cm；下部茎生叶具长柄；花萼片钻形··················2. **北疆风铃草 C. glomerata**
      3. 花单生或成疏散的花序，非簇生；叶通常小，最大长达 6 cm；茎下部叶具翅状柄。

4. 花萼裂片钻状三角形至狭三角形，极少有齿；叶背面密被毡毛；茎通常多支发自一条根上，常铺散成丛，少上升·· **4. 灰毛风铃草 C. cana**

4. 花萼裂片狭三角形至近于正三角形，有或无齿；叶背面常疏或密地被刚毛，少被毡毛；茎常单条或少数几条发自一根上，直立或上升·· **3. 西南风铃草 C. pallida**

1. 蒴果在侧面中部以上至顶端孔裂；花单朵生茎顶，或数朵顶生于主茎及分枝上；茎生叶多数集中于近基部，茎上部如有叶则为条形；基生叶花期宿存；花萼和花冠外面无毛。

5. 花萼裂片几乎丝状，比花冠长或近等长，个别为花冠半长；蒴果在最顶端开裂；茎不分枝·· **7. 钻裂风铃草 C. aristata**

5. 花萼裂片钻形、钻状三角形或线形，比花冠短得多，蒴果在中偏上部孔裂；茎分枝或不分枝。

6. 基生叶不成莲座状，匙形或椭圆形；茎生叶多枚，线形，长过 2 cm；蒴果大，椭圆状，长 1.2–1.6 cm；植株具横走而细长的根状茎··· **5. 新疆风铃草 C. albertii**

6. 基生叶多数，成莲座状；卵形或心形或肾形；茎生叶线形；蒴果一般较小；植株无横走根状茎··· **6. 流石风铃草 C. crenulata**

1. 紫斑风铃草（东北植物检索表） 独叶灵（黑龙江），灯笼花、吊钟花（中国植物志）

Campanula punctata Lam., Encycl. 1: 586. 1785.（英 **Spotted Bellflower**）

多年生草本，全体被刚毛，具细长而横走的根状茎。茎直立，粗壮，高 20–100 cm，通常在上部分枝。基生叶具长柄，叶片心状卵形；下部茎生叶具翅状柄，上部的无柄，三角状卵形至披针形，边缘具不整齐钝齿。花顶生于主茎及分枝顶端，下垂，花萼裂片长三角形，裂片间有一个卵形至卵状披针形而反折的附属物，边缘有芒状长刺毛；花冠白色，带紫斑，筒状钟形，长 3–6.5 cm，裂片有睫毛。蒴果半球状倒锥形，脉很明显。种子灰褐色，长圆状，稍扁，长约 1 mm。花期 6–9 月。

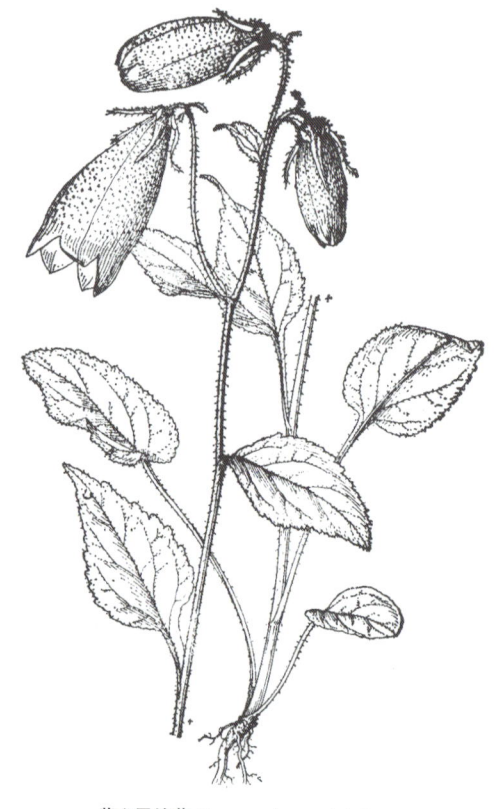

紫斑风铃草 Campanula punctata Lam.
引自《中国高等植物图鉴》

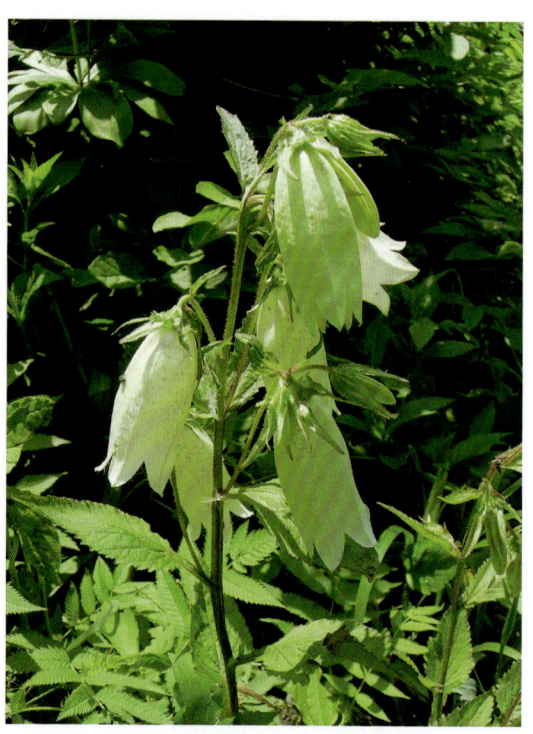

紫斑风铃草 Campanula punctata Lam.
摄影：于俊林

分布与生境 产于东北、华北、河南、陕西、甘肃东部、湖北西部、重庆北部、四川东北部。生于海拔2300 m 以下的山地林中、灌丛及草地。也分布于朝鲜、日本和俄罗斯远东地区。

药用部位 根、全草。

功效应用 根：清热解毒，祛风除湿，止痛，平喘。全草：用于咽喉痛，头痛，难产。

化学成分 根含萜类：风铃草素(campanulin)[1]。

叶含黄酮类：山奈酚-3-O-β-D-吡喃葡萄糖苷(kaempferol-3-O-β-D-glucopyranoside)，槲皮素-3-O-β-D-吡喃葡萄糖苷(quercetin-3-O-β-D-glucopyranoside)[2]。

化学成分参考文献

[1] Murakami S. *Acta Phytochim*, 1944, 14: 101-108.

[2] Hashiba K, et al. *Biochem Syst Ecol*, 2006, 34(12): 854-861.

2. 北疆风铃草（东北植物检索表）

Campanula glomerata L., Sp. Pl. 235. 1753.（英 **Danesbood Clustered Bellflower**）

2a. 北疆风铃草（模式亚种）

Campanula glomerata L. subsp. **glomerata**（英 **North Sinkiang Bellflower**）

多年生草本。茎直立，高 20–85 cm。茎生下部叶具长柄，长卵形至心状卵形；上部的无柄，椭圆形、长卵形至卵状披针形，全部叶边缘有尖锯齿。花数朵集成头状花序，并由多个头状花序集成复头状花序，稀单生头状花序；每朵花下有一枚大小不等的苞片，在头状花序中间的花先开，苞片最小。花萼裂片钻形；花冠紫色、蓝紫色或蓝色，管状钟形，长 1.5–2.5 cm，分裂至中部。蒴果倒卵状圆锥形。种子狭长圆状，长 1–1.5 mm。花期 7–9 月，果期 9–10 月。

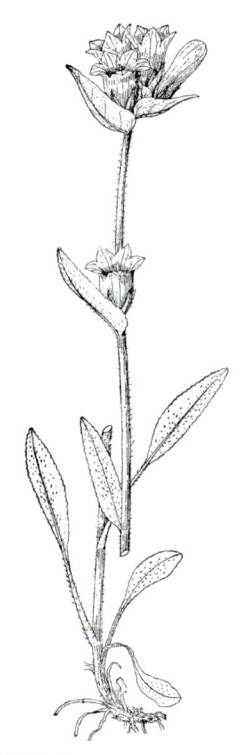

北疆风铃草 Campanula glomerata L. subsp. **glomerata**
王金凤 绘

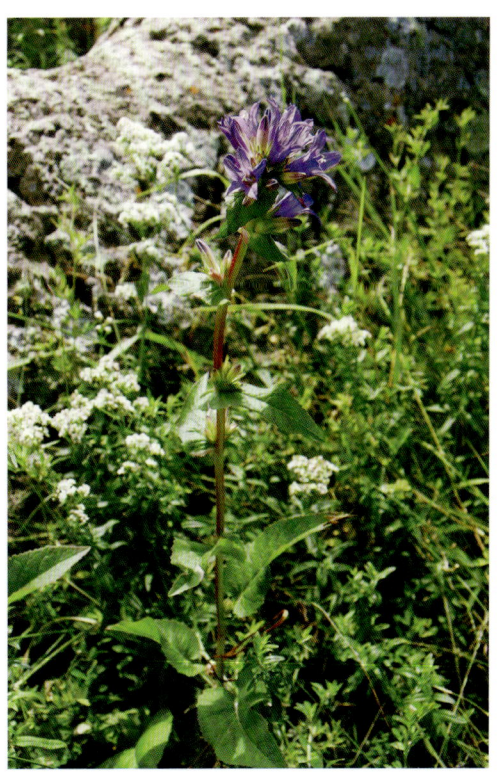

北疆风铃草 Campanula glomerata L. subsp. **glomerata**
摄影：张英涛

分布与生境 产于新疆天山以及北地区。生于海拔 1300–2600 m 的山谷草地、草原、亚高山草甸。也分布于欧洲至俄罗斯中亚和西西伯利亚。

药用部位 全草。

功效应用 清热解毒，止痛。用于咽喉肿痛，头痛。

化学成分 地上部分含炔类：(*E*,*E*)-9-(四氢吡喃-2-基)-2,8-壬二烯-4,6-二炔-1-醇[(*E*,*E*)-9-(tetrahydropyran-2-yl)-2,8-nonadiene-4,6-diyn-1-ol]，(*E*)-9-(四氢吡喃-2-基)-8-壬烯-4,6-二炔-1-醇[(*E*)-9-(tetrahydropyran-2-yl)-8-nonene-4,6-diyn-1-ol]，(*E*,*E*)-9-(四氢-2*H*-吡喃-2-基)-2,8-壬二烯-4,6-二炔醛[(*E*,*E*)-9-(tetrahydro-2*H*-pyran-2-yl)-2,8-nonadiene-4,6-diynal]，(*E*,*E*)-9-(四氢-2*H*-吡喃-2-基)-2,8-壬二烯-4,6-二炔-1-醇[(*E*,*E*)-9-(tetrahydro-2*H*-pyran-2-yl)-2,8-nonadiene-4,6-diyn-1-ol]，(*E*)-2-(1-丁烯-3-炔基)四氢-2*H*-吡喃[(*E*)-2-(1-buten-3-ynyl)tetrahydro-2*H*-pyran][1]；黄酮类：槲皮素(quercetin)，槲皮素-7-*O*-β-D-吡喃葡萄糖苷(quercetin-7-*O*-β-D-glucopyranoside)，槲皮素-3-*O*-β-D-吡喃半乳糖苷(quercetin-3-*O*-β-D-galactopyranoside)[2-3]，槲皮素-3-*O*-β-D-吡喃葡萄糖苷(quercetin-3-*O*-β-D-glucopyranoside)，槲皮素-3-*O*-β-D-吡喃葡萄糖醛酸苷(quercetin-3-*O*-β-D-glucuronopyranoside)，山奈酚-3-*O*-β-D-吡喃半乳糖苷(kaempferol-3-*O*-β-D-galactopyranoside)，异鼠李素(isorhamnetin)，异鼠李素-3-*O*-β-D-葡萄糖醛酸苷(isorhamnetin-3-*O*-β-D-glucuronide)，异鼠李素-3-*O*-β-D-吡喃半乳糖苷(isorhamnetin-3-*O*-β-D-galactopyranoside)，异鼠李素-3-*O*-β-D-吡喃葡萄糖苷(isorhamnetin-3-*O*-β-D-glucopyranoside)[2]，风铃草苷▲(campanuloside)[3]，异鼠李素-3-*O*-洋槐二糖苷(isorhamnetin-3-*O*-robinobioside)，异鼠李素-3-*O*-芸香糖苷(isorhamnetin-3-*O*-rutinoside)，生物槲皮素(bioquercetin)，芦丁(rutin)[4]；酚酸类：绿原酸(chlorogenic acid)，肉桂酸(cinnamic acid)[2]。

化学成分参考文献

[1] Bentley RK, et al. *J Chem Soc*, 1969, (5): 830-832.

[2] Teslov LS, et al. *Khim Prir Soedin*, 1974, (3): 395.

[3] Teslov LS, et al. *Khim Prir Soedin*, 1975, 11(2): 134-136.

[4] Teslov LS, et al. *Rastitel'nye Resursy*, 1974, 10(3): 371-375.

2b. 聚花风铃草

Campanula glomerata L. subsp. **speciosa** (Spreng.) Domin, Preslia 13:222.1936. ——*C. cephalotes* (Fisch. ex Schrank), *C. glomerata* L. subsp. *cephalotes* (Fisch. ex Schrank) D. Y. Hong（英 **Danesbood Clustered Bellflower**）

茎高 40–130 cm，有时上部具分枝，茎和叶近无毛，或疏被白色硬毛，或密被白色长柔毛。除多个单生头状花序外，还具有顶生复头状花序；叶片长 7–15 cm，宽 1.7–7 cm。有别于模式亚种。

分布与生境 产于黑龙江、吉林、辽宁东部、内蒙古东北部。生于草地及灌木丛中。也分布于日本、朝鲜、蒙古、俄罗斯的远东及西伯利亚西南部。

药用部位 全草。

功效应用 清热解毒，止痛。用于咽喉肿痛，头痛。

化学成分 全草含黄酮类：鼠李素(rhamnetin)，鼠李素-3-*O*-β-D-吡喃半乳糖苷(rhamnetin-3-*O*-β-D-galactopyranoside)[1]，鼠李素-3-*O*-β-D-吡喃葡萄糖苷(rhamnetin-3-*O*-β-D-glucopyranoside)，槲皮素-3-*O*-β-D-吡喃葡萄糖苷(quercetin-3-*O*-β-D-glucopyranoside)[2]；多元醇类：内消旋-肌醇(*meso*-inositol)，2-乙酰内消旋肌醇(2-acetyl-*meso*-inositol)[3]。

桔梗科 CAMPANULACEAE

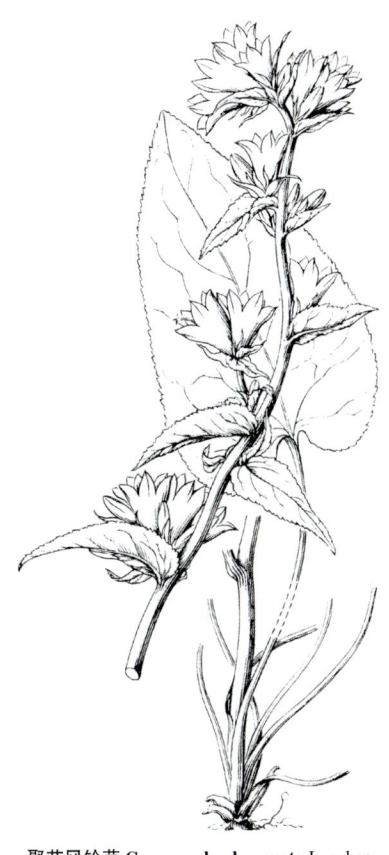

聚花风铃草 Campanula glomerata L. subsp. speciosa (Spreng.) Domin
张海燕 绘

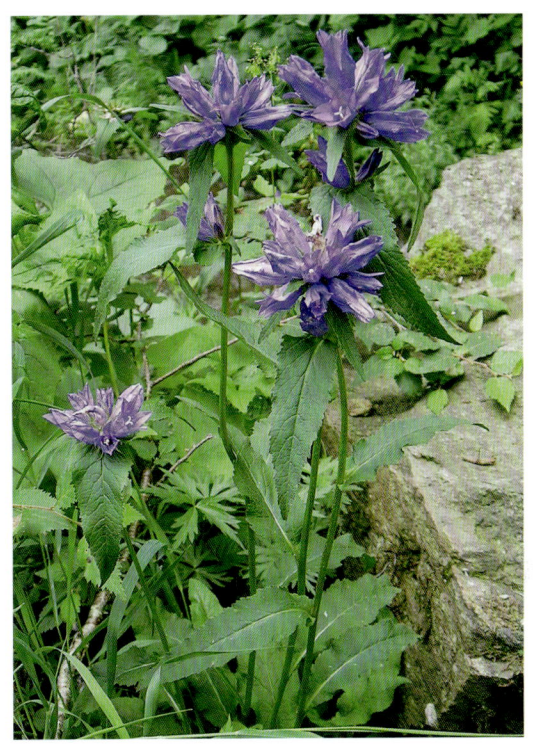

聚花风铃草 Campanula glomerata L. subsp. speciosa (Spreng.) Domin
摄影：于俊林

化学成分参考文献

[1] Teslov LS, et al. *Khim Prir Soedin*, 1972, (3): 392.

[2] Teslov LS, et al. *Khim Prir Soedin*, 1973, 9(3): 435.

[3] Teslov LS, et al. *Khim Prir Soedin*, 1972, (5): 662-663.

3. 西南风铃草（中国高等植物图鉴） 岩兰花、土沙参（中国植物志），土人参（贵州），蓝花石参、鸡肉参（云南、四川）

Campanula pallida Wall. Asiat. Res. 13:375. 1820.——*C. colorata* Will., *C. microcarpa* C. Y. Wu
（英 **Coloured Bellflower**）

根胡萝卜状。茎单生，少2支，更少为数支丛生基上，上升或直立，高达60 cm，被开展的硬毛。茎下部的叶具翅状柄，上部的无柄，椭圆形、菱状椭圆形或长圆形，顶端急尖或钝，边缘有疏锯齿或近全缘，长1-4 cm，宽0.5-1.5 cm，上面被贴伏刚毛，下面仅叶脉有刚毛或密被硬毛。花下垂，顶生于茎及枝上，有时组成聚伞花序；萼筒部倒圆锥状，被粗刚毛，裂片三角形至三角状钻形，长3-7 mm，宽1-5 mm，全缘或有细齿，背面仅脉上被刚毛或全面被刚毛；花冠紫色或蓝紫色或蓝色，管状钟形，长8-15 mm，分裂达1/3-1/2；花柱长不及花冠长的2/3，内藏于花冠筒内。蒴果倒圆锥状。种子长圆状，稍扁。花期5-9月。

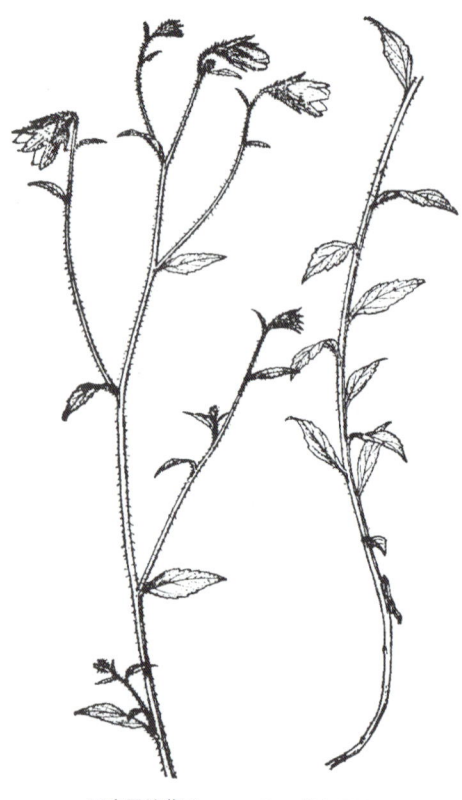

西南风铃草 Campanula pallida Wall.
引自《中国高等植物图鉴》

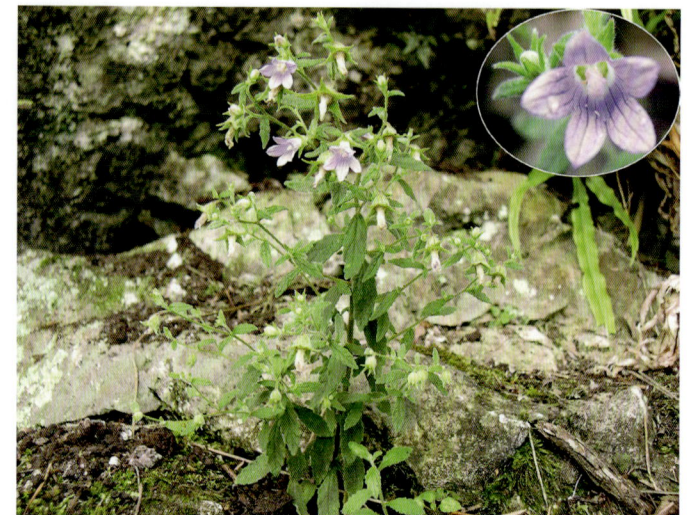

西南风铃草 Campanula pallida Wall.
摄影：何顺志

分布与生境　产于四川西部、贵州西部、云南、西藏南部。生于海拔 1000-4000 m 的山坡草地和疏林下。也分布于阿富汗、老挝、尼泊尔、印度、缅甸、不丹、巴基斯坦、泰国。

药用部位　根。

功效应用　祛风除湿，补虚，止血。用于风湿痹痛，虚劳，咯血。

注评　本种为"岩兰花根"或"蓝花石参"的基源植物，药用其根。

4. 灰毛风铃草（中国植物志）　着色风铃草（云南）

Campanula cana Wall. in Roxb., Fl. Ind. 2: 101. 1824.——*C. aprica* Nannf., *C. tortuosa* C. Y. Wu
（英 **Grayhairy Bellflower**）

　　本种与西南风铃草 C. pallida 关系极近，不同为本种茎很多支从一个根上发出，或茎基部木质化，从老茎下部发出很多当年生茎，植株通常铺散成丛，少上升；叶较小，长 0.8-3 cm，背面密被白色毡毛；花萼筒部密被细长硬毛，裂片狭三角形，宽仅 1-2.5 mm。花果期 5-11 月。

分布与生境　产于四川西南部、贵州西北部、云南北部、西藏东南部及南部。生于海拔 1000-3200 m 的石灰岩石上。也分布于印度北部、尼泊尔、不丹。

药用部位　根。

功效应用　补虚弱，养血。用于血虚生风。

注评　本种傈僳族药用其根和茎，治疗小儿疳积、老年劳损。

5. 新疆风铃草（中国植物志）

Campanula albertii Trautv. in Trudy Imp. S.-Peterburgsk. Bot. Sada 6: 83. 1879.（英 **Albert Bellflower**）

植株无毛。横走根状茎细长。茎丛生，直立，高 20–50 cm，顶生单花或数朵花。基生叶匙形或椭圆形，基部渐狭成长柄，边缘有圆齿；茎生叶无柄，宽线形，长 2 cm 以上。花萼筒部倒圆锥状，长约 4 mm，裂片钻形，长约 7 mm；花冠紫色，漏斗状，分裂至一半，长 1.5–2 cm。蒴果椭圆状，长 1.2–1.6 cm，直径约 5 mm。种子椭圆状，长约 1 mm，棕黄色。花期 6–7 月。

分布与生境 产于我国新疆北部（奇台、富蕴、清河、托里、塔城、昭苏）。生于海拔 1100–2500 m 的山坡阴处、林中空地或干旱草地上。也分布于哈萨克斯坦。

药用部位 全草。

功效应用 清热解毒，止痛。用于咽喉肿痛，头痛。

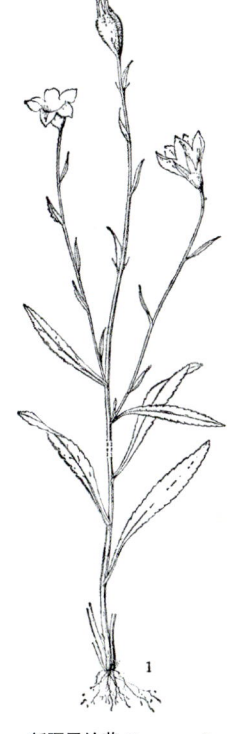

新疆风铃草 Campanula albertiii Trautv.
张泰利 绘

6. 流石风铃草（中国高等植物图鉴） 补肺参（云南丽江）

Campanula crenulata Franch. in J. Bot. (Morot) 9: 365. 1895.（英 **Crenulate Bellflower**）

根胡萝卜状。茎 2–5 丛生，上升，无毛，高 10–30 cm，常不分枝，少分枝。基生叶多枚，常排成莲座状，具长柄，叶片肾形、心形至卵圆形，长 7–16 mm，宽 6–12 mm，边缘具圆齿，通常无毛，有时上面被疏毛，下部茎生叶匙形或卵形，具 1–3 cm 长的叶柄，茎上部的渐变为宽线形。花单朵顶生，在有分枝时，也顶生于分枝上，下垂或平展，各处无毛；萼筒部倒圆锥状，基部急尖，裂片钻状三角形，长 4–8 mm，边缘有 2–3 对瘤状小齿；花冠蓝色、蓝紫色或深紫红色，钟状，长 13–26 mm，分裂达 1/3。蒴果倒卵状长圆形，长达 12 mm。花期 7–9 月。

分布与生境 产于四川西南部（木里）、云南西北部（维西、中甸、丽江、鹤庆）。生于海拔 2600–4200 m 的石上、石缝及草地中。

药用部位 根。

功效应用 补虚弱，止咳，化痰。用于肺痈，咳嗽，食欲不振，泄泻，崩漏。

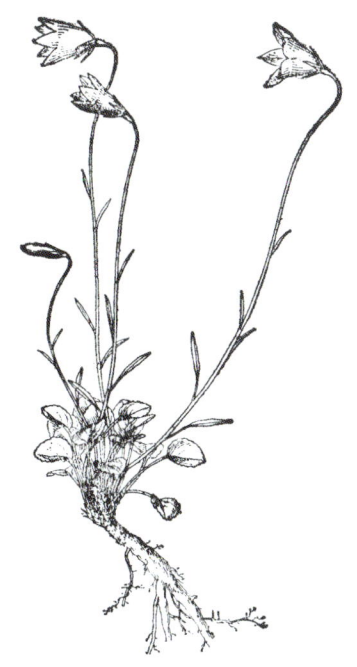

流石风铃草 Campanula crenulata Franch.
引自《中国高等植物图鉴》

7. 钻裂风铃草（中国高等植物图鉴） 针叶风铃草（云南热带亚热带植物区系研究报告），矮风铃草（中国高等植物图鉴）

Campanula aristata Wall. in Roxb., Fl. Ind. 2: 98. 1824.——*C. cylindrica* (Pax et K. Hoffm.) Nannf.（英 **Aristate Bellflower**）

根胡萝卜状。茎通常 2 至数支丛生，直立，高 10-50 cm。基生叶卵状圆形至卵状椭圆形，具长柄；茎中下部叶披针形至宽线形，具长柄，中上部叶线形，无柄，长 (1.5) 2-7 cm，全缘或有疏齿，全部叶无毛。萼筒部狭长，长 0.5-1.5 cm，直径约 1.5 mm，裂片丝状，长 (3) 7-18 (-25) mm，通常比花冠长，稀较短，花冠蓝色或蓝紫色，长 7-15 mm。蒴果圆柱状，下部略细些，长 2-4 cm，直径约 3 mm。种子长椭圆状，棕黄色，长约 0.7 mm。花期 6-8 月。

分布与生境 产于陕西（太白山）、甘肃南部（夏河）、青海南部（杂多、囊谦、海晏、天峻）、四川西部和西北部、云南西北部（德钦）、西藏。生于海拔 3500-5000 m 的草丛及灌丛中。也分布于阿富汗、不丹、印度、尼泊尔、巴基斯坦。

药用部位 全草、根。

功效应用 全草：清热解毒。用于咽喉肿痛。根：补虚弱。用于体虚劳损。

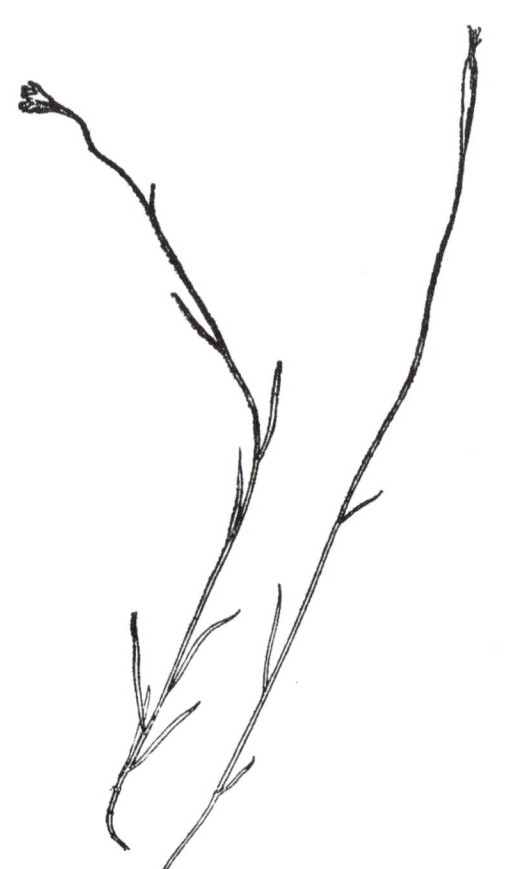

钻裂风铃草 Campanula aristata Wall.
引自《中国高等植物图鉴》

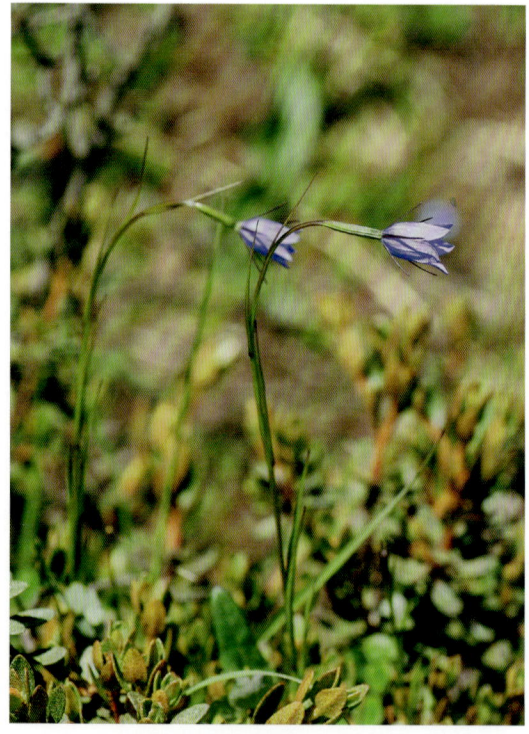

钻裂风铃草 Campanula aristata Wall.
摄影：刘军

8. 沙参属 Adenophora Fisch.

多年生草本。根胡萝卜状。根状茎极短，有时具短分枝，有时具长而横走的分枝。茎直立或上升。叶大多互生，稀叶轮生。花序为聚伞花序组成的总状花序（顶生花先开）、圆锥状花序、大型复圆锥状花序。萼筒部的形状各式：圆球状、倒卵状、倒卵状圆锥形、倒圆锥状，裂片 5 枚，全缘或具齿；花冠钟状、漏斗状、漏斗状钟形或几乎为筒状，紫色或蓝色，5 浅裂至深裂达中部；雄蕊 5，花丝下部扩大成片状，片状体边缘密生长绒毛，锒合状排列，围成筒状，包着花盘；花药细长；花盘筒状，稀环状；柱头 3 裂，裂片狭长而卷曲，子房下位，3 室，胚珠多数。蒴果在基部 3 孔裂。种子椭圆状，具一条狭棱。

约 45 种，产于欧亚大陆温带地区，主产于亚洲东部地区。我国约 38 种（22 种特有种），约 33 种可供药用。

分种检索表

1. 花盘筒状、短筒状或环状，高 0.5-4 (-8) mm，直径 (0.5-) 1.5-3 mm；花冠较大，钟状、宽钟状，稀漏斗状钟形或筒状钟形，直径 1.3-4 cm，口部不收缩，花柱长不超过花冠长的 1⅓ 倍，通常与花冠等长或稍伸出。
  2. 植株常有横走的茎基分枝，其上互生的膜质鳞片；花柱不长于花冠；花盘常为环状，高不足 1 mm，少为筒状，长达 3.5 mm；花萼裂片边缘有瘤状齿或细齿，少全缘。
    3. 花冠深裂，裂片长为花冠全长的 2/5-1/2；茎生叶多集中于茎下半部；花单朵或少数几朵。
      4. 茎生叶仅 1-2 枚，最基部的具长柄而叶片心形；花萼裂片全缘；花盘极短，像一根细线围成的一个环 ································· **5. 短花盘沙参 A. brevidiscifera**
      4. 茎生叶多枚而无柄或近无柄；花萼裂片具瘤状齿；花盘高 0.5-1 mm ······ **23. 甘孜沙参 A. jasionifolia**
    3. 花冠浅裂，裂片至多占全长的 1/3；茎生叶均匀分布或集中于茎中下部；花常多数。
      5. 花盘筒状或短筒状，长 1.2-3.5 mm；花梗较短 ································· **24. 天蓝沙参 A. coelestis**
      5. 花盘环状，高不足 1 mm；花梗细长，长 1.5-3 cm ························ **25. 台湾沙参 A. morrisonensis**
  2. 植株通常无横走的茎基分枝；无上述特征的结合。
    6. 花盘大，高 3-8 mm，直径 (1.5) 2-3 mm；花单朵或少数几朵；茎生叶常为披针形、狭椭圆形，稀线形；根常细弱 ································· **15. 喜马拉雅沙参 A. himalayana**
    6. 无上述特征的结合。
      7. 茎生叶轮生，或多少轮生至对生（长白沙参的叶轮生，部分轮生及完全互生兼有之，但其花柱多少伸出花冠，花萼裂片全缘）；花柱伸出或不伸出花冠；花盘高 0.8-2.5 mm。
        8. 花萼裂片有齿；花冠管状钟形，长 18-25 mm；花柱稍短于花冠 ································· **29. 雾灵沙参 A. wulingshanica**
        8. 花萼裂片全缘；花冠钟状，长 13-20 mm；花柱伸出花冠或否。
          9. 茎生叶通常仅部分轮生，多少错开，少数仅部分对生至完全互生；叶片椭圆状卵形、狭椭圆形、披针形至线状椭圆形，锯齿内弯或具细长锯齿；花序分枝不轮生；花萼裂片披针形，长 3-6 mm；花盘高 0.5-1.5 mm ································· **27. 长白沙参 A. pereskiifolia**
          9. 茎生叶完全轮生，极少有个别叶稍错开的，叶片菱状卵形至菱状圆形，具不内弯锯齿；花序分枝常部分轮生；花萼裂片椭圆状披针形，长 5-10 mm；花盘高 1.8-2.5 mm ································· **28. 展枝沙参 A. divaricata**
      7. 茎生叶完全互生。
        10. 茎生叶至少下部的具或长或短叶柄，极少近无柄的；花萼筒部决不为圆球状，裂片全缘（如有齿则不管叶子有或无柄，均不在此项）而常宽大，卵形至披针形，极少为线状披针形，

宽 (1) 1.5–4 mm。

11. 茎生叶全部具明显的叶柄，叶基部心形或圆钝，不下延或下延很短；花萼裂片顶端稍钝。

  12. 茎生叶基部全为心形，叶片纸质；花萼筒部至少在花期为倒三角状圆锥形·· 1. 荠苨 **A. trachelioides**

  12. 茎生叶基部圆钝至宽楔形，或仅茎下部的叶有时浅心形，叶片薄，膜质；花萼筒部倒卵状或倒卵状圆锥形··· 2. 薄叶荠苨 **A. remotiflora**

11. 茎生叶在茎上部的无柄或仅有楔状短柄，叶基部常楔状下延；花萼裂片顶端急尖至渐尖。

  13. 花萼裂片卵形至长卵形，最宽处在中下部，通常多少重叠，宽 1.5–4 mm；花盘多数有毛，少无毛，花柱与花冠等长；花序分枝粗壮，几乎平展或弓曲向上··· 3b. 杏叶沙参 **A. petiolata** subsp. **hunanensis**

  13. 花萼裂片较窄，卵状披针形至线状披针形，宽 1–2 (3) mm，决不重叠；花盘无毛；花柱明显伸出或不伸出花冠。

    14. 花冠长 20–27 mm，较深裂，裂片长 8–11 mm；花柱与花冠近等长；花盘高 1.8–2.1 mm··· 3a. 秦岭沙参 **A. petiolata** subsp. **petiolata**

    14. 花冠长不过 18 mm，较浅裂，裂片长不过 5 mm；花柱明显伸出花冠；花盘高不过 1.5 mm。

      15. 叶通常两面疏生短硬毛，极少近无毛的，长 7–13 cm，宽 1.5–3 cm；花萼常被毛，仅个别无毛，裂片披针形至线状披针形，宽 1–2 mm；花冠长约 17 mm·· 4. 多毛沙参 **A. rupincola**

      15. 叶无毛，长 3–8 cm，宽 0.5–2 cm；花萼无毛，极个别有粒状毛，裂片线状披针形，宽 1 mm；花冠长 13–15 mm··· 10. 中华沙参 **A. sinensis**

10. 茎生叶无柄，仅个别种（如 A. stricta）的少数植株下部有极短而带翅的叶柄，如明显有柄则花萼裂片具齿；花萼筒部圆球状或否，通常裂片狭窄，披针形或更窄，较少宽的，宽者则具齿或浅裂。

  16. 花萼裂片宽，卵形或卵状披针形，顶端稍钝或急尖，有清晰的网脉，边缘具齿或浅裂；花柱稍长于花冠··· 14. 沼沙参 **A. palustris**

  16. 花萼裂片窄，或宽而不为卵形至卵状披针形，顶端渐尖，背面不具清晰网脉。

    17. 花萼裂片宽，卵状三角形，下部彼此重叠，每一个又常向侧后反叠，有两对长齿；蒴果近于球状；花柱比花冠短··· 18. 锯齿沙参 **A. tricuspidata**

    17. 花萼裂片窄，彼此决不重叠，也不向侧后反叠，有或无齿。

      18. 花萼裂片全缘。

        19. 花萼裂片长钻形，基部最宽，长 (4) 6–14 mm，筒部圆球状而无毛或倒卵状、倒卵状圆锥形而常被毛；花盘短，高 0.5–2 (2.5) mm；花柱与花冠近等长。

          20. 花萼筒部圆球状，无毛；花梗长，常长于 1.5 cm；茎生叶至少下部的具短柄··· 6. 湖北沙参 **A. longipedicellata**

          20. 花萼筒部倒卵状或倒卵状圆锥形，常有毛；花梗短，长不过 1cm；茎生叶无柄，或偶有极不明显的叶柄··· 9. 沙参 **A. stricta**

        19. 花萼裂片三角状披针形至线状披针形，长 2–6 mm，如超过 6 mm，则筒部绝非圆球状，无毛；花盘较长或短，高 0.8–4 mm；花柱明显伸出花冠或否。

          21. 茎生叶卵形至披针形，具规则锯齿或具内弯的锯齿；花冠长 13–18 mm；花盘高 1.5–2.5 mm·· 8. 天山沙参 **A. lamarkii**

          21. 茎生叶线形而全缘或宽而疏生锯齿，甚至刺状锐齿；花冠长 13–28 mm；花盘高 1.3–4 mm。

22. 花萼裂片短小，长 2–2.5 mm，宽不足 1 mm；花冠小，长 13–14 mm；花柱明显伸出花冠；蒴果短小，卵球状，长 4 mm，直径 3.5 mm。

23. 茎生叶针状，宽约 0.8 mm；花冠长 18–19 mm··········12. **松叶沙参 A. pinifolia**

23. 茎生叶椭圆形至宽线形，宽 3–10 mm，花冠长 12–14 mm···13. **小花沙参 A. micrantha**

22. 花萼裂片较大，长 3 mm 以上，宽过 1 mm；花冠长 14–28 mm；花柱内藏或稍伸出花冠；蒴果椭圆状，长在 6 mm 以上。

24. 茎生叶卵形至披针形，少为披针状线形，个别为近于圆形，边缘疏生尖锐锯齿或刺状齿；花萼常被毛，有时在筒部被粒状毛，极少近无毛的；花柱多数稍长于花冠，少近等长···11. **石沙参 A. polyantha**

24. 茎生叶常线形而全缘或宽而疏生锯齿；花萼无毛；花柱稍短于花冠··16. **狭叶沙参 A. gmelinii**

18. 花萼裂片边缘有齿。

25. 茎丛生，常多分枝，扫帚状；茎生叶针状至长椭圆状线形；花冠长 10–13 mm；花盘短，长 1–1.5 mm；蒴果细长，椭圆状，直径仅 2–3.5 mm···20. **扫帚沙参 A. stenophylla**

25. 体态非上述；花冠一般较大；蒴果较粗（仅个别种的蒴果也和对立项一样细长）。

26. 花单朵顶生或仅数朵集成假总状花序，极少为狭圆锥状花序；花冠长 2–3.4 cm，狭钟状···21. **狭长花沙参 A. elata**

26. 花多朵至极多数，成假总状花序或通常为圆锥状花序；花冠钟状至宽钟状，极少长于 2.4 cm。

27. 花盘短，几乎环状，长不到 1.2 mm；花柱多少伸出花冠至伸出部分达 5 mm。

28. 茎生叶在花期密集于茎中部，下部的早枯萎，具楔状短柄，无毛，线状椭圆形或披针形···19. **聚叶沙参 A. wilsonii**

28. 茎生叶均匀分布于茎上，常无柄，多少被毛，卵圆形至长卵形或倒卵形···22. **云南沙参 A. khasiana**

27. 花盘通常较长，长 1.5 mm 以上，极少较短；花柱一般与花冠近等长，也有长于花冠的，但没有短花盘与长花柱的结合。

29. 茎生叶有明显叶柄，至少茎下部的叶如此···17b. **多歧沙参 A. potaninii** subsp. **wawreana**

29. 茎生叶无柄，极个别有楔状短柄。

30. 茎绝大多数密生短硬毛；叶两面被毛，边缘具 2 至数个粗大齿；花盘被毛···17a. **泡沙参 A. potaninii** subsp. **potaninii**

30. 茎无毛或被细柔毛；叶多无毛，稀被毛，边缘具多数锯齿；花盘无毛。

31. 茎单支，少 2–3 支丛生；蒴果宽椭圆状，直径超过 3 mm；花萼裂片长 5–7 mm··7. **新疆沙参 A. liliifolia**

31. 茎多支丛生；蒴果长椭圆状，直径仅 3 mm；花萼裂片短小，长仅 2–4 (6) mm··26. **宁夏沙参 A. ningxianica**

1. 花盘细长，高 2–7 mm，直径一般不超过 1 mm，长远超过直径；花冠细小，近于筒状，口部稍收缢，长一般为 10 mm 左右，个别花达到 18 mm；花柱强烈伸出花冠，通常为花冠长的 2 倍，至少为花冠长的 1⅓ 倍；花萼裂片狭小，毛发状或钻形。

32. 叶轮生，花序分枝也常轮生；花盘较短，长 2–4 mm··················33. **轮叶沙参 A. tetraphylla**

32. 叶和花序分枝全部互生；花盘长 (2) 3–7 mm。

33. 花萼裂片毛发状 ··· 32. **丝裂沙参 A. capillaris**
33. 花萼裂片钻形。
　　34. 茎生叶被糙毛，叶缘具刺状齿或全缘；花冠长 10–17 mm ··············· 30. **长柱沙参 A. stenanthina**
　　34. 茎生叶被长毛或无毛，叶缘具锯齿或全缘；花冠长 8–12 mm··············· 31. **川藏沙参 A. liliifolioides**

本属药用植物主要含有三萜类成分，如蒲公英赛酮 (taraxerone，**1**)，羽扇豆烯酮 (lupenone，**2**)，无羁萜 (friedelin，**3**) 等，此类成分及其衍生物被认为是本属药用植物祛痰、免疫、强心及抗真菌等作用的物质基础。

[化学结构式 1, 2, 3]

1. 荠苨（名医别录、本草纲目）　心叶沙参、杏叶菜、老母鸡肉（中国植物志），梅参（浙江），甜桔梗（本草纲目）

Adenophora trachelioides Maxim., Prim. Fl. Amur. 186. 1859.（英 **Apricotleaf Ladybell**）

1a. 荠苨（模式亚种）

Adenophora trachelioides Maxim. subsp. **trachelioides**

茎单生，高 40–120 cm，直径可达 1 cm，无毛，常多少之字形曲折，有时具分枝。茎生叶，互生，叶柄长 2–6 cm；叶片心形或三角状卵形，长 3–13 cm，宽 2–8 cm，基部心形至截平，顶端钝至短渐尖，边缘为单锯齿或重锯齿，无毛。花序分枝长而平展，组成大圆锥花序，或分枝短而组成狭圆锥花序。萼筒倒圆锥状三角形，无毛，裂片椭圆形或披针形，长 6–13 mm，宽 2.5–4 mm，全缘，花冠钟状，蓝色、蓝紫色或白色，长 2–2.5 cm，裂片宽三角状圆形，长 5–7 mm，顶端急尖；花盘筒状，长 2–3 mm，无毛；花柱与花冠近等长。蒴果卵状圆锥形，长 7 mm，直径 5 mm。种子黄棕色，两端黑色，长钜圆状，稍扁，长 0.8–1.5 mm。花期 7–9 月，果期 8–9 月。

分布与生境　产于吉林、辽宁、内蒙古、河北、山东、江苏北部、安徽、浙江。生于海拔 2400 m 以下的山坡草地及林缘。

药用部位　根。

功效应用　润肺化痰，清热解毒。用于肺燥咳嗽，咽喉肿痛，疔痈疮毒，消渴。

化学成分　根含三萜类：羽扇豆烯酮(lupenone)[1]；甾体类：棕榈酰-β-谷甾醇(palmityl-β-sitosterol)，β-谷甾醇[1]；多糖类[2]。

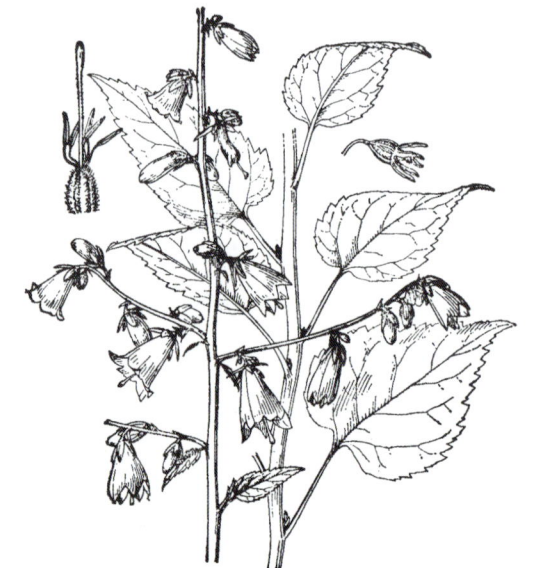

荠苨 Adenophora trachelioides Maxim. subsp. **trachelioides**
引自《中国高等植物图鉴》

注评 本种为"荠苨"的基源植物，药用其干燥根。部分地区也混作"南沙参"药用。

化学成分参考文献

[1] 屠鹏飞，等．中草药，1993, 24(3): 128-130.
[2] 屠鹏飞，等．中草药，1992, 23(7): 355-356.

1b. 苏南荠苨（中国植物志）

Adenophora trachelioides Maxim. subsp. **giangsuensis** D. Y. Hong in Fl. Reipub. Popul. Sin. 73(2): 186. 1983.（英 **South Kiangsu Ladybell**）

本亚种与模式亚种的区别，主要在于茎和叶常密被白色硬毛，叶背面常呈灰白色；花萼和花盘常被白毛，稀无毛。花冠淡紫色。

分布与生境 产于江苏南部（南京、镇江、太湖）。生于山坡，低海拔。
药用部位 根。
功效应用 清热，化痰，解毒。用于疔疮肿毒，咳嗽。
化学成分 根含三萜类：羽扇豆烯酮(lupenone)；甾体类：棕榈酰-β-谷甾醇(palmityl-β-sitosterol)，β-谷甾醇[1]；多糖类[2]。

化学成分参考文献

[1] 屠鹏飞，等．中草药，1993, 24(3): 128-130.
[2] 屠鹏飞，等．中草药，1992, 23(7): 355-356.

2. 薄叶荠苨（中国高等植物图鉴）

Adenophora remotiflora (Siebold et Zucc.) Miq. in Ann. Mus. Bot. Lugduno-Batavi 2: 193. 1866.——*A. remotiflora* (Siebold et Zucc.) Miq. f. *longifolia* Kom., *Campanula remotiflora* Siebold et Zucc.（英 **Scatteredflower Ladybell**）

茎不分枝，高 40-100 cm，无毛。叶片膜质，卵形至卵状披针形，稀卵状圆形，长 5-13 cm，宽 2-7 cm，无毛，基部多为平截形、圆钝至宽楔形，极少在茎基部的叶为心形，顶端渐尖，膜质。聚伞花序，由数朵花组成，但常为单花；整个花序呈假总状或狭圆锥状。花萼无毛，萼筒部倒卵状或倒卵状圆锥形，裂片披针形，长 7-12 mm，宽 1.5-2 mm，全缘；花冠蓝色，钟状，长 2-3.5 cm，裂片长 7-12 mm，花盘圆筒状，长 2.5-3 mm，直径约 1 mm。蒴果倒卵形，长 5-8 mm，宽 4-7 mm。种子狭长圆形，稍弯曲，长约 1 mm。花期 7-8 月，果期 8-9 月。

分布与生境 产于黑龙江（尚志、宁安）、吉林（蛟河、抚松以东各地）、辽宁（桓仁、宽甸、本溪）。生于海拔 1700 m 以下的林缘、林下或草地中。也分布于朝鲜、日本和俄罗斯的远东地区。
药用部位 根。
功效应用 清热解毒，化痰。用于疮疡，咽喉肿痛，咳嗽。
化学成分 根含三萜类：羽扇豆烯酮(lupenone)；甾体类：棕榈酰-β-谷甾醇(palmityl-β-sitosterol)，β-谷甾醇[1]；多糖类[2]。

种子含脂肪酸类：棕榈酸、硬脂酸、油酸、亚油酸、亚麻酸等；氨基酸类：γ-氨基丁酸(γ-aminobutyric acid)等；无机元素类：Cu，Zn，Mn等[3]。

药理作用 抗肿瘤作用：薄叶荠苨叶的乙醇提取物预先给接种结肠 26-M3.1 癌细胞的肺转移小鼠静脉注射，可抑制肺癌细胞转移。醇提物体外有抗 B16BL6 和结肠癌细胞 26-M3.1 活性[1]。

抗氧化作用：薄叶荠苨叶的乙醇提取物体外可清除 DPPH 自由基和·OH 自由基[1]。

注评 本种的干燥根产区混作"荠苨"药用。

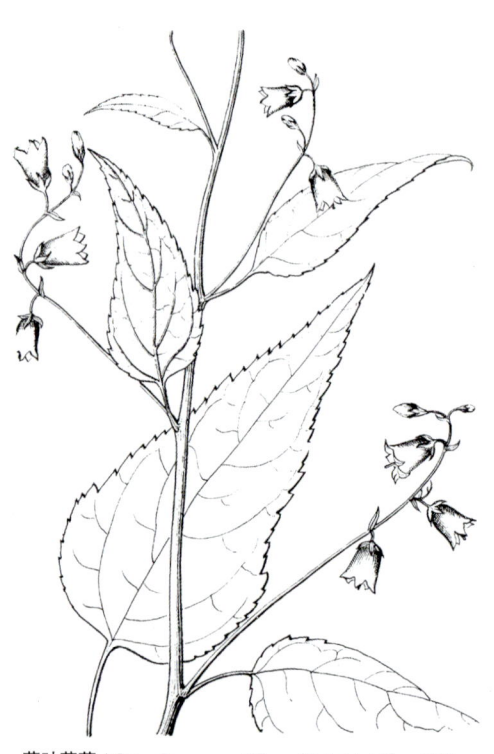

薄叶荠苨 Adenophora remotiflora (Siebold et Zucc.) Miq.
田虹 绘

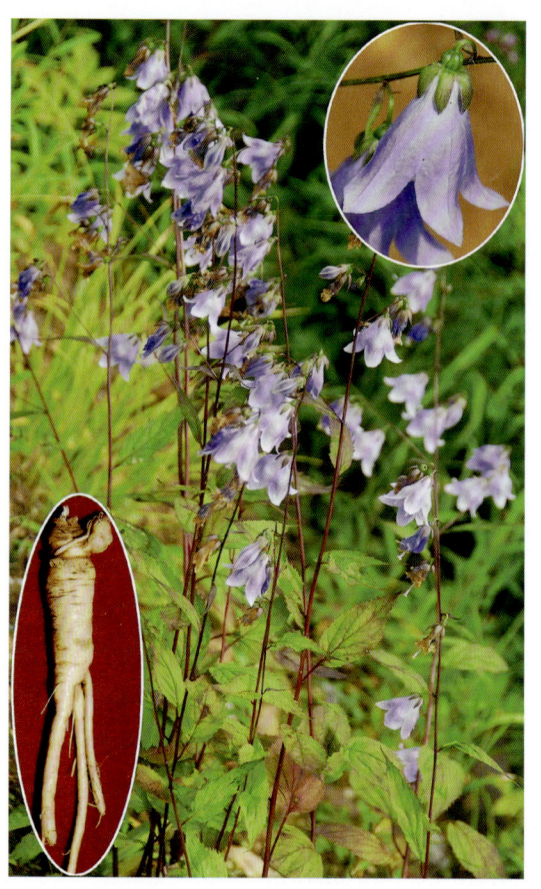

薄叶荠苨 Adenophora remotiflora (Siebold et Zucc.) Miq.
摄影：周䍩

化学成分参考文献

[1] 屠鹏飞，等. 中草药, 1993, 24(3): 128-130.

[2] 屠鹏飞，等. 中草药, 1992, 23(7): 355-356.

[3] 赵淑春，等. 食品科学, 1994, 172(4): 47-49.

药理作用及毒性参考文献

[1] Kim AJ, et al. *Nutr Res Pract*, 2010, 4(1): 30-35.

3. 秦岭沙参（中国高等植物图鉴）

Adenophora petiolata Pax et K. Hoffm. in Repert. Spec. Nov. Regni Veg. Beih. 12: 499. 1922.（英 **Chinling Ladybell**）

3a. 秦岭沙参（模式亚种）

Adenophora petiolata Pax et K. Hoffm. subsp. **petiolata**

茎高 60-120 cm，不分枝。茎生叶全部具长柄，柄长可达 8 cm；叶片卵形，最下部的有时为楔状卵形，长 4-10 cm，宽 2-5 cm，顶端短渐尖，稀长渐尖，边缘具粗锯齿。花序分枝长而疏散，形成大的圆锥花序，或极短而仅具 2-3 朵花，甚至单花，形成极狭窄的圆锥花序或假总状花序，无毛。萼筒部在花期为倒圆锥状或倒卵状圆锥形，裂片卵状披针形至线状披针形，长 4-9 mm，宽 1.5-2 (3) mm，基部不重叠；花冠钟状，蓝色、浅蓝色或白色，长 2-2.7 cm，裂片卵状三角形，长 8-11 mm，宽 7-9 mm，长大于宽，花盘短筒状，高 1.8-2.1 mm；花柱与花冠近等长。蒴果卵状椭圆形，长 8 mm，直径 4-6 mm。种子，长 1-1.5 mm。花期 7-8 月，果期 9-10 月。

分布与生境 产于山西南部（芮城、阳城、沁县、蒲县）、陕西（秦岭）、河南（卢氏县、嵩县）、甘肃（成县、华亭）。生于海拔 (1000) 1700-2300 m 的林下或山坡路边。

药用部位 根。

功效应用 养阴润肺，止咳祛痰。用于肺热燥咳，虚劳久咳，口干咽痛，消渴，下乳，虚火牙痛。

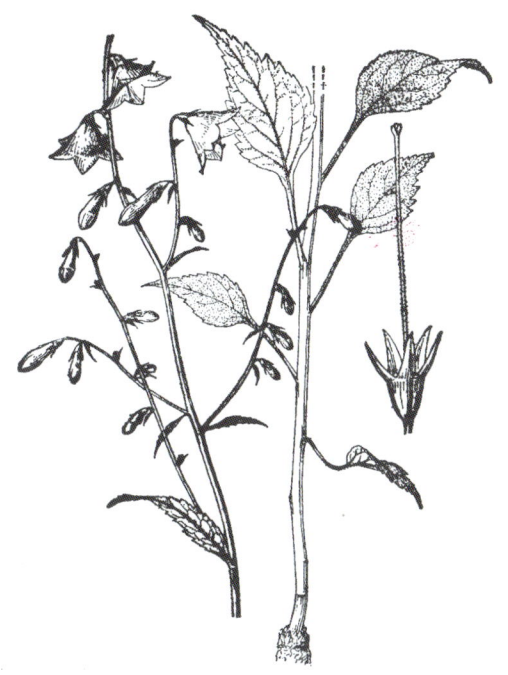

秦岭沙参 Adenophora petiKolata Pax et K. Hoffm. subsp. petiolata
引自《中国高等植物图鉴》

3b. 杏叶沙参（救荒本草） 宽裂沙参（中国高等植物图鉴）

Adenophora petiolata Pax et K. Hoffm. subsp. **hunanensis** (Nannf.) D. Y. Hong et S. Ge in Novon 20(4): 427. 2010.——*A. hunanensis* Nannf.（英 **Hunan Ladybell**）

与模式亚种的区别：茎生叶多具柄，至少茎下部叶具柄，稀近无柄，柄长达 2.5 cm；花序分枝及花各部均被短糙毛；花萼裂片卵形至卵状披针形，宽 2-4 mm，中部最宽，基部多少相互重叠；花冠长 1.5-2 cm，裂片三角状卵形，长 5-7 mm；花盘高 1.5-2.5 mm，被毛。花期 7-9 月。

分布与生境 产于河北南部（磁县）、山西南部（芮城、阳城、晋城、陵川）、陕西（铜川以南）、河南西部、湖北、湖南、重庆（城口、巫溪、奉节、秀山）、贵州（凯里）、广东（连南、乳源、仁化）、江西西部、广西（阳朔、兴安、临川）。生于海拔 2000 m 以下的山坡草地和林缘草地。

药用部位 根。

功效应用 清热养阴，润肺化痰，益胃生津。用于阴虚咳嗽，喉痹，津伤，口渴。

化学成分 根含三萜类：羽扇豆烯酮(lupenone)；甾体类：棕榈酰-β-谷甾醇(palmityl-β-sitosterol)，β-谷甾醇[1]；多糖类[2]；微量元素：Ca、K、Mg、Si、Fe、P等[3]；氨基酸类[4]。

药理作用 调节免疫作用：杏叶沙参水煎剂腹腔注射，能使小鼠末梢血中淋巴细胞数和 T 细胞数增高；使小鼠腹腔巨噬细胞吞噬百分率增高；抑制脾功能从

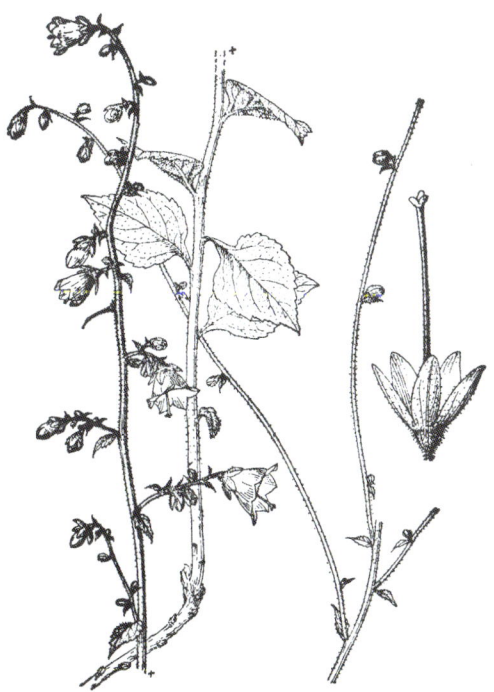

杏叶沙参 Adenophora petiolata Pax et K. Hoffm. subsp. Hunanensis (Nannf.) D. Y. Hong et S. Ge
引自《中国高等植物图鉴》

而抑制体液免疫[1]。

镇咳祛痰作用：杏叶沙参乙醇提取物灌胃，可延长氨水引咳法造成的模型小鼠咳嗽潜伏期；在祛痰实验中可增加小鼠呼吸道酚红排泌[2]。

强心作用：1% 杏叶沙参浸剂有增强离体蟾蜍心脏的作用[3]。

抗真菌作用：杏叶沙参水浸液体外对奥杜盎小芽孢癣菌、羊毛状小芽孢癣菌有抑制作用[3]。

注评 本种的干燥根在产地混作"南沙参"药用，应注意区别。

化学成分参考文献

[1] 屠鹏飞，等 . 中草药，1993, 24(3): 128-130.

[2] 屠鹏飞，等 . 中草药，1992, 23(7): 355-356.

[3] 黄勇其，等 . 微量元素与健康研究，2002, 19(1): 34-35.

[4] 黄勇其，等 . 中国药业，2002, 11(4): 62.

药理作用及毒性参考文献

[1] 黄晓洁，等 . 沈阳药学院学报，1991, 8(3): 204-206.

[2] 屠鹏飞，等 . 中草药，1995, 26(1): 22-23.

[3] 辛晓明，等 . 中国实用医药，2008, 3(28): 188-189.

3c. 华东杏叶沙参（中国植物志）

Adenophora petiolata Pax et K.Hoffm. subsp. **huadungensis** (D. Y. Hong) D. Y. Hong et S. Ge in Novon 20(4): 427. 2010.——*A. hunanensis* Nannf. subsp. *huadungensis* D. Y. Hong（英 **Huadung Ladybell**）

与模式亚种的主要区别在于茎生叶近无柄或仅茎下部的叶有很短的柄，极少叶柄长达 1.5 cm。花萼裂片卵形至卵状披针形，较窄，相互重叠，宽 1.5–2.5 mm；花冠裂片三角状卵形，长 5–7 mm；花盘高 (0.5) 1–1.5 (2) mm，多数无毛。

分布与生境 产于安徽（黄山、九华山）、江苏（溧阳、南京）、浙江（龙泉、天目山）、福建西部（连城、永安）、江西东部（包括庐山）。生于海拔 1900 m 以下的山坡草地或林下草丛中。

药用部位 根。

功效应用 清热养阴，润肺化痰，益胃生津。用于阴虚咳嗽，喉痹，津伤，口渴。

化学成分 根含三萜类：羽扇豆烯酮 (lupenone)；甾体类：棕榈酰-β-谷甾醇 (palmityl-β-sitosterol)，β-谷甾醇[1]；多糖类[2]。

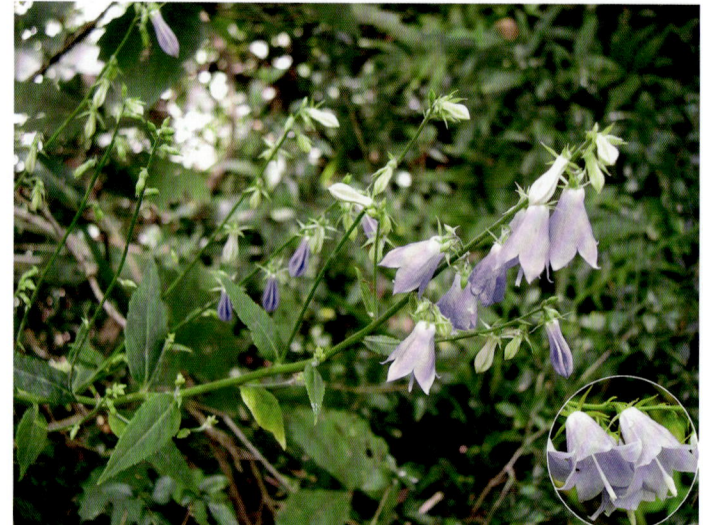

华东杏叶沙参 Adenophora petiolata Pax et K. Hoffm. subsp. **huadungensis** (D. Y. Hong) D. Y. Hong et S. Ge
摄影：何顺志

药理作用 镇咳祛痰作用：华东杏叶沙参乙醇提取物灌胃，可延长氨水引咳法造成的模型小鼠咳嗽潜伏期；在祛痰实验中可增加小鼠呼吸道酚红排泌[1]。

注评 本种的干燥根在产地混作"南沙参"药用，应注意区别。

化学成分参考文献

[1] 屠鹏飞，等 . 中草药，1993, 24(3): 128-130.

[2] 屠鹏飞，等 . 中草药，1992, 23(7): 355-356.

药理作用及毒性参考文献

[1] 屠鹏飞，等 . 中草药，1995, 26(1): 22-23.

桔梗科 CAMPANULACEAE

4. 多毛沙参（中国高等植物图鉴）

Adenophora rupincola Hemsl. in J. Linn. Soc., Bot. 26: 13. 1889.——*A. pubescens* Hemsl.
（英 **Manyhairy Ladybell**）

茎高 70-150 cm，不分枝或有时向上近主轴具细分枝，通常被糙毛，少近无毛。下部茎生叶具柄，上部的无柄，叶片卵状披针形，长 7-13 cm，宽 1.5-3 cm；基部楔状渐狭成带翅的柄，顶端渐尖，边缘具锯齿，常两面疏生短硬毛，极少近无毛。花序具分枝，组成圆锥花序，花序轴、花梗、花萼密被柔毛或短硬毛；花梗短而粗壮，长约 5 mm，有时细长；萼筒倒卵状圆锥形，裂片披针形至线状披针形，长 5-8 mm，宽 1-2 mm，通常不反折；花冠钟状，蓝紫色或紫色，长约 17 mm，裂片三角形，长 5 mm；花盘环状至短筒状，高 0.5-1.5 mm，无毛；花柱长 20-22 mm，明显伸出花冠。果未见。花期 7-10 月。

分布与生境 产于湖北西部、湖南西北部。生于海拔 1500 m 以下的山沟或山坡草丛中。

药用部位 根。

功效应用 清热养阴，祛痰，止咳。用于阴虚咳嗽，肺燥咳嗽。

化学成分 根含微量元素：Ca、K、Mg、Si、Fe、P等[1]；氨基酸类[2]。

化学成分参考文献

[1] 黄勇其，等. 微量元素与健康研究，2002, 19(1): 34-35.　　[2] 黄勇其，等. 中国药业，2002, 11(4): 62.

5. 短花盘沙参（中国植物志）

Adenophora brevidiscifera D. Y. Hong in Fl. Reipubl. Popularis Sin. 73(2): 182. 1983.
（英 **Short-disk Ladybell**）

茎上升，细弱，高 35 cm，不分枝，下部密生硬毛，上部无毛。茎生叶互生，叶片心状卵形，仅 2-4 枚，下面一枚在茎的近基部，具长 2 cm 的叶柄，上面一枚线形，长不及 1 cm，无柄。聚伞花序仅 2-3 支，疏离，每支仅顶端一朵花发育；花萼无毛，筒部倒卵状，裂片狭钻形，长 3 mm，宽约 0.5 mm，顶端锐尖或渐尖，全缘；花冠狭钟状，长 1.8 cm；深裂至中部，裂片长卵状椭圆形，宽 4 mm，顶端急尖；花盘环状，高不及 0.5 mm；花柱长约 12 mm，蒴果长圆形或倒卵圆形，长 5-7 mm，宽 3-4 mm。花期 8 月，果期 9 月。

分布与生境 产于四川西南部（盐源）。生于海拔 2700-3000 m 的云南松林下。

药用部位 根。

功效应用 清肺化痰，益气养阴。用于肺热咳嗽，阴虚咳嗽，气阴不足。

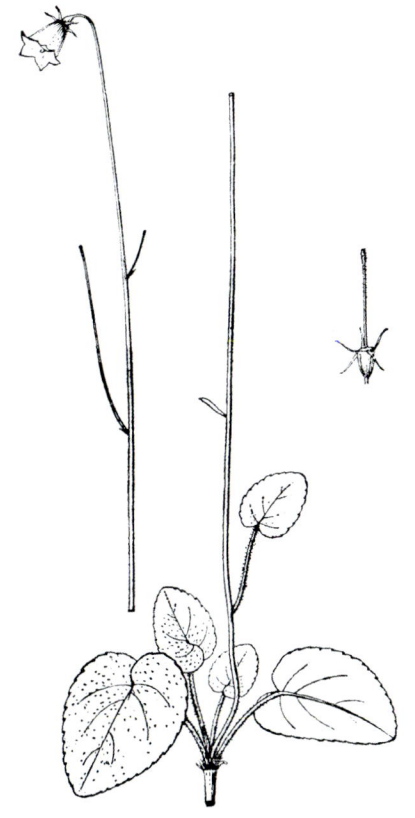

短花盘沙参 Adenophora brevidiscifera D. Y. Hong
吴彰桦　绘

6. 湖北沙参（中国高等植物图鉴）

Adenophora longipedicellata D. Y. Hong in Fl. Reipubl. Popularis Sin. 73(2): 185. 1983.（英 **Long-pedicel Ladybell**）

茎高 1–3 m，不分枝或具长达 70 cm 的细长分枝，无毛。茎生叶至少下部的具柄，叶片卵状椭圆形至披针形，长 7–12 cm，宽 2–5 cm。花序具细长分枝，组成疏散的大圆锥花序；花梗长 1.5–3 cm；花萼完全无毛，筒部圆球状，裂片钻状披针形，长 8–14 mm，花冠钟状，白色、紫色或淡蓝色，长 19–21 mm，裂片三角形，长仅 5–6 mm；花盘环状，高 1 mm 或更短，无毛；花柱长 21 mm，几乎与花冠等长或稍稍伸出。花期 8–10 月。

分布与生境　产于湖北西部（来凤）、贵州（习水）、四川（汉源、峨眉山、雅安、二郎山、宝兴、灌县）、重庆（奉节、南川）。生于海拔 2400 m 以下的山坡草地、灌木丛中和峭壁缝里。

药用部位　根。

功效应用　清热养阴，祛痰，止咳。用于阴虚咳嗽。

化学成分　根含三萜类：羽扇豆烯酮(lupenone)；甾体类：棕榈酰-β-谷甾醇(palmityl-β-sitosterol)，β-谷甾醇[1]；多糖类[2]。

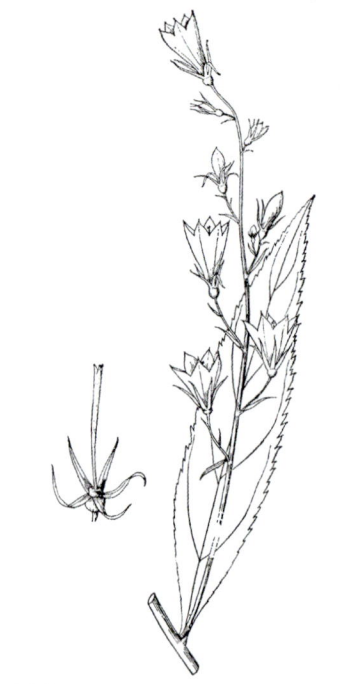

湖北沙参 Adenophora longipedicellata D. Y. Hong
路桂兰　绘

化学成分参考文献

[1] 屠鹏飞，等. 中草药，1993, 24(3): 128-130.

[2] 屠鹏飞，等. 中草药，1992, 23(7): 355-356.

7. 新疆沙参（中国植物志）

Adenophora liliifolia (L.) Besser, Enum. Pl. Volh. 90. 1822.——*Campanula liliifolia* L.（英 **Lilyleaf Ladybell**）

茎高 50–150 cm，无毛。茎生叶披针形至卵形，常茎下部的叶基部渐狭延成短柄，上部的无柄，边缘具粗齿，长 5–8 cm，宽 1–5 cm。花序有分枝，组成圆锥花序，或数朵花集成假总状花序。花萼完全无毛，筒部倒卵状或倒锥状，裂片狭三角状钻形，长 5–7 mm，常有小齿，有时全缘；花冠钟状，蓝色或淡蓝色，长约 1.2–2.2 cm，裂片卵形，长为花冠的 1/3，顶端锐尖；花盘短筒状，高 1.5–2.5 mm，无毛。花期 7–8 月。

分布与生境　产于新疆西北部。生于山地林中及灌丛中。也分布于奥地利、瑞士、德国、意大利北部、哈萨克斯坦、罗马尼亚、波兰、保加利亚、波斯利亚-黑山共和国及俄罗斯向东至西伯利亚地区。

药用部位　根。

功效应用　养阴清肺，生津，止血。用于阴虚咳嗽，咳血。

8. 天山沙参（中国植物志）

Adenophora lamarkii Fisch. in Mém. Soc. Imp. Naturalistes Moscou 6: 168. 1823.（英 **Lamark Ladybell**）

茎高 30–100 cm，不分枝，无毛。茎生叶卵状披针形，长 2.5–7 cm，宽 0.5–3 cm，顶端急尖，边缘具粗齿，两面无毛，稀下面被短毛。花几朵组成假总状或 2–4 朵组成圆锥状。花梗短，长不足 1 cm；花萼无毛，筒部倒卵状或倒圆锥状，裂片披针形，长约 4 mm，花冠漏斗状钟形，蓝色，长 1.5–2 (3) cm，裂片卵状急尖，花盘筒状，高 1–2.5 mm，无毛，花柱与花冠近等长。花期 7–8 月。

分布与生境 产于我国新疆北部（温泉、托里、阜康）。生于山地林缘或林中。也分布于哈萨克斯坦、蒙古北部和俄罗斯西伯利亚南部。

药用部位 根。

功效应用 养阴生津，润肺止咳。用于阴虚，肺燥咳嗽。

化学成分 根含三萜类：羽扇豆烯酮(lupenone)；甾体类：棕榈酰-β-谷甾醇(palmityl-β-sitosterol)，β-谷甾醇[1]；多糖类[2]。

化学成分参考文献

[1] 屠鹏飞，等. 中草药，1993, 24(3): 128-130.
[2] 屠鹏飞，等. 中草药，1992, 23(7): 355-356.

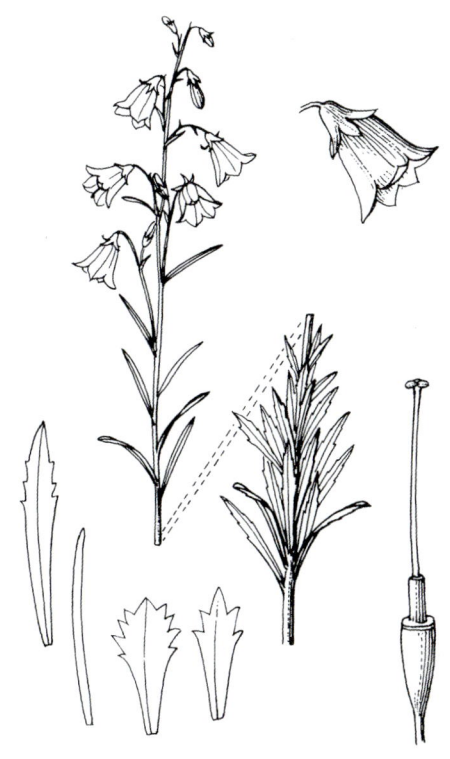

天山沙参 Adenophora lamarkii Fisch.
张荣生 绘

9. 沙参（神农本草经） 龙须沙参、沙獭子（江苏），白沙参（湖南），杏叶沙参（本草纲目），泡参（中国植物志）

Adenophora stricta Miq. in Ann. Mus. Bot. Lugduno-Batavi 2: 192. 1866.——*A. rotundifolia* H. Lév.（英 **Upright Ladybell**）

9a. 沙参（模式亚种）

Adenophora stricta Miq. subsp. **stricta**

茎高 40-80 cm，不分枝，常被短硬毛或长柔毛。基生叶心形；茎生叶无柄，或仅下部的叶有极短而带翅的柄；叶片椭圆形或狭卵形，长 3-11 cm，宽 1.5-5 cm，基部楔形，顶端急尖或短渐尖，两面疏生短毛或长硬毛，或近于无毛。花序常不分枝而成假总状花序，或有短分枝而成极狭的圆锥花序，极少具长分枝而为圆锥花序的。花梗极短，长不足 5 mm，花萼常被短柔毛或粒状毛，稀无毛，筒部常倒卵状，稀倒卵状圆锥形，裂片多为钻形，稀线状披针形，全缘，长 6-8 mm，宽 1-1.5 mm，花冠宽钟状，蓝色或紫色，无毛或外面脉上被硬毛，长 1.5-2.3 cm，裂片长为全长的 1/3，三角状卵形，花盘短筒状，高 1-1.8 mm，无毛；花柱略长于花冠，稀较短。蒴果椭圆状球形，稀椭圆状，长 6-10 mm。种子棕黄色，稍扁，长约 1.5 mm。花期 8-10 月。

分布与生境 产于河南东南部、安徽、江苏（句容、南京）、浙江、福建、江西、湖南。生于低山草丛中和岩石缝中。也分布于日本。

药用部位 根。

功效应用 养阴清肺，益胃生津，化痰，益气。用于肺热燥咳，阴虚劳嗽，干咳痰黏，胃阴不足，食少呕吐，气阴不足，烦热口干，头痛，带下病。

化学成分 根含三萜类：蒲公英赛酮(taraxerone)[1]，羽扇豆烯酮(lupenone)[2]；甾体类：棕榈酰-β-谷甾醇(palmityl-β-sitosterol)[2]，β-谷甾醇[1-2]，胡萝卜苷；酸类：二十八酸[1]；多糖类[3]；氨基酸类[4]；挥发

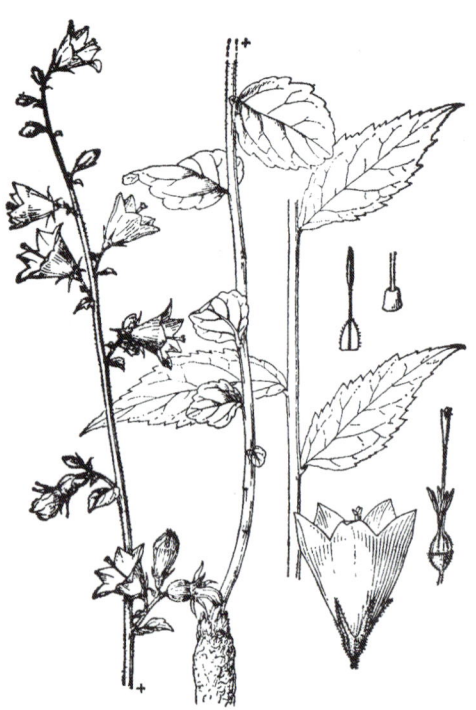

沙参 Adenophora stricta Miq. subsp. stricta
引自《中国高等植物图鉴》

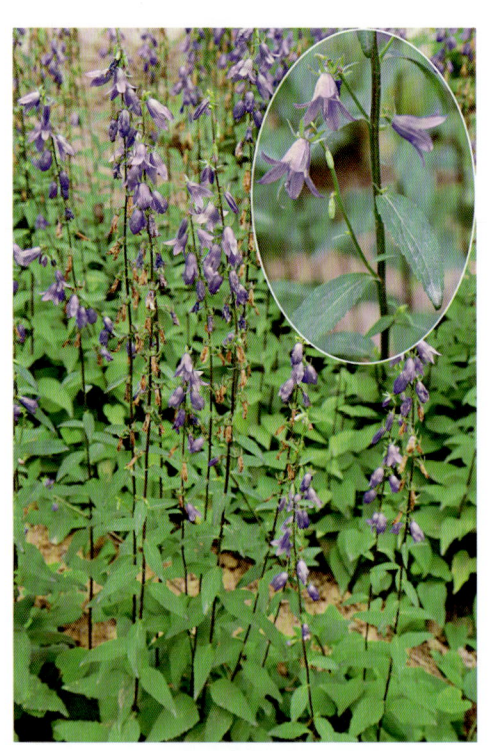

沙参 Adenophora stricta Miq. subsp. stricta
摄影：张英涛

油：反油酸甲酯，芥酸，十五酸等[5]。

药理作用 调节免疫作用：沙参多糖及水提物灌胃，可增加小鼠碳粒廓清指数及吞噬指数，增强单核巨噬细胞的吞噬功能；增强二硝基氟苯诱导的小鼠迟发型变态反应。沙参多糖灌胃，能增加小鼠胸腺和脾的重量，水提物能增加胸腺重量[1]。

镇咳祛痰作用：沙参乙醇提取物、乙酸乙酯提取物灌胃，均对豚鼠枸橼酸引咳具有对抗作用[1-2]，其中乙酸乙酯提取物还可促进小鼠呼吸道酚红排泌[1]。

注评 本种为历版中国药典和新疆药品标准（1980）收载"南沙参"的基源植物之一，药用其干燥根；同属植物轮叶沙参 A. tetraphylla (Thunb.) Fisch. 的根也同等药用。"南沙参"原名"沙参"，始载于《神农本草经》，"南沙参"之名始载于《本草纲目拾遗》，沿用至今。商品药材主产于湖北、四川、贵州、陕西、甘肃等地，多为野生品。沙参属植物中凡主根粗壮者在产地常混作"南沙参"

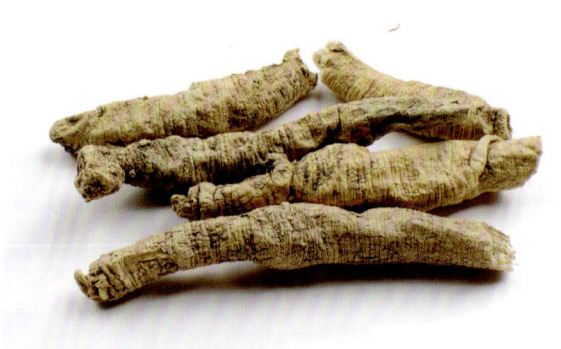

南沙参 Adenophorae Radix
摄影：王海

入药，可谓地区习用品，主要有杏叶沙参 A. petiolata Pax et K. Hoffm. subsp. hunanensis (Nannf.) D. Y. Hong et S. Ge、华东杏叶沙参 A. petiolata Pax et K. Hoffm. subsp. huadungensis (D. Y. Hong) D. Y. Hong et S. Ge、泡沙参 A. potaninii Korsh. subsp. potaninii、荠苨 A. trachelioides Maxim. subsp. trachelioides、川藏沙参 A. liliifolioides Pax et K. Hoffm.、天蓝沙参 A. coelestis Diels、云南沙参 A. khasiana (Hook. f. et Thomson) Collett et Hemsl. 和长白沙参 A. pereskiifolia (Fisch. ex Roem. et Schult.) G. Don 等。日本使用的"沙参"除本种外，还使用当地产日本三叶沙参 A. triphylla (Thunb.) A. DC. var. japonica (Regel.) Hara 的根，作镇咳、祛痰、强壮药；韩国韩药（生药）规格集收载"沙参"为日本轮叶沙参的根。

化学成分参考文献

[1] 江佩芬，等．中国中药杂志，1990, 15(8): 486-487.

[2] 屠鹏飞，等．中草药，1993, 24(3): 128-130.

[3] 屠鹏飞，等．中草药，1992, 23(7): 355-356.

[4] 巢建国，等．南京中医药大学学报，1998, 14(5): 288.

[5] 高茜，等．精细化工中间体，2008, 38(6): 66-69.

药理作用及毒性参考文献

[1] 龚晓健，等．中国现代应用药学杂志，2000, 17(4): 258-260.

[2] 屠鹏飞，等．中草药，1995, 26(1): 22-23.

9b. 无柄沙参（中国植物志） 泡参（陕西镇平）

Adenophora stricta Miq. subsp. **sessilifolia** D. Y. Hong in Fl. Reipubl. Popularis Sin., 73(2): 185. 1983.——*A. stricta* Miq. subsp. *henanica* P. F. Tu et G. J. Xu（英 **Sessile Ladybell**）

与模式亚种的主要区别在于茎、叶被短毛。花萼多被短硬毛或粒状毛，稀无毛；花冠外面无毛或仅顶端脉上有几根硬毛。

分布与生境 产于河南西部、陕西南部及甘肃东南部、湖南西部、广西、四川南部（布托、普格、美姑、冕宁）、重庆（巫山、巫溪、城口、合川、南川）、贵州、云南东北部（镇雄）。生于海拔600–2000 m的草地或林缘草地中。

药用部位 根。

功效应用 养阴清肺，化痰，益气。用于肺热咳嗽，口燥咽干，干咳黏痰，气阴不足。

化学成分 根含三萜类：羽扇豆烯酮(lupenone)[1-2]，无柄沙参酸-3-*O*-异戊酸酯(sessilifolic acid-3-*O*-isovalerate)[1]；甾体类：甘蔗甾醇(ikushusterol)，24-亚甲基环木菠萝烯醇(24-methylenecycloartenol)，*β*-谷甾醇十五酸酯(*β*-sitosteryl pentadecanate)，*β*-胡萝卜苷[1]，*β*-谷甾醇棕榈酸酯(*β*-sitosteryl palmitate)，*β*-谷甾醇[1-2]；多糖类[3]；微量元素类：Ca、K、Mg、Si、Fe、P等[4]；氨基酸类[5]。

药理作用 镇咳祛痰作用：无柄沙参乙醇提取物灌胃，可延长氨水引咳法造成的模型小鼠咳嗽潜伏期，可增加祛痰实验中小鼠呼吸道排出的酚红浓度[1]。

注评 本种为甘肃中药材质量标准（1996）收载"泡沙参"的基源植物之一，药用其干燥根。

化学成分参考文献

[1] Tu PF, et al. *Shoyakugaku Zasshi*, 1990, 44(2): 98-100.

[2] 屠鹏飞，等．中草药，1993, 24(3): 128-130.

[3] 屠鹏飞，等．中草药，1992, 23(7): 355-356.

[4] 黄勇其，等．微量元素与健康研究，2002, 19(1): 34-35.

[5] 黄勇其，等．中国药业，2002, 11(4): 62.

药理作用及毒性参考文献

[1] 屠鹏飞，等．中草药，1995, 26(1): 22-23.

9c. 昆明沙参（中国植物志） 罗兰参（云南）

Adenophora stricta Miq. subsp. **confusa** (Nannf.) D. Y. Hong, Fl. Reipubl. Popularis Sin. 73(2): 105. 1983.——*A. confusa* Nannf.（英 **Kunming Ladybell**）

与前一亚种的区别仅仅在于本亚种的茎被短硬毛；叶无毛，或被疏长柔毛。

分布与生境 产于云南（西畴、砚山、屏边、蒙自、昆明、大理、碧江、维西）。生于海拔1000–3200 m的开旷山坡或林内。

药用部位 根。

功效应用 清热养阴，润肺化痰，益胃生津。用于阴虚咳嗽，喉痹，津伤，口渴。

注评 本种为云南特有药用植物。

9d. 川西沙参（中国高等植物图鉴）

Adenophora stricta Miq. subsp. **aurita** (Franch.) D. Y. Hong et S. Ge in Novon 20(4): 427. 2010.——*Adenophora aurita* Franch.（英 **West sichuan Ladybell**）

与模式亚种的区别仅在于花萼裂片稍宽，宽 1-1.8 mm；花冠长 2-2.5 cm；花盘高 1.8-2.5 mm，无毛。

分布与生境　产于四川西北部。生于海拔 2100-3250 m 的山坡草地、林缘或灌丛中。

药用部位　根。

功效应用　养阴清肺，益胃生津，化痰。用于肺热燥咳，阴虚劳嗽，胃阴不足，气阴不足。

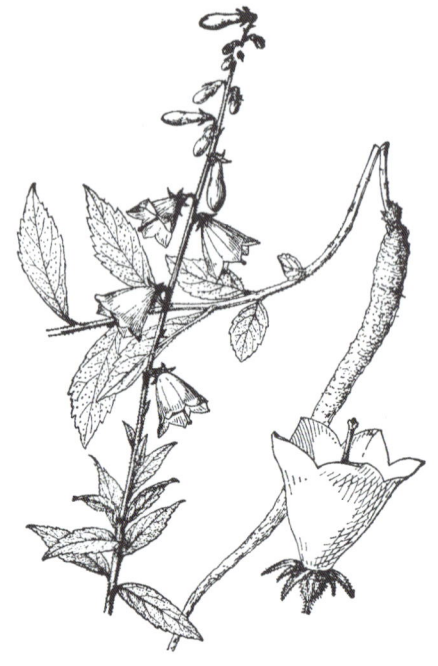

川西沙参 Adenophora stricta Miq. subsp. Aurita (Franch.) D. Y. Hong et S. Ge
引自《中国高等植物图鉴》

10. 中华沙参（中国高等植物图鉴）

Adenophora sinensis A. DC., Monogr. Campan. 354, t. 4, 1. 1830.（英 **Chinese Ladybell**）

茎高 20-100 cm，无毛或疏生糙毛。基生叶卵圆形，基部圆钝，向叶柄下延；茎生叶互生，下部的具长至 2.5 cm 的叶柄，上部的无柄或具短柄；叶片长椭圆形至狭披针形，长 3-8 cm，宽 0.5-2 cm，两面无毛。花序组成狭圆锥花序；萼筒球状，稀球状倒卵形，裂片线状披针形或钻形，长 5-7 mm，宽 1-2 mm；花冠钟状，紫色或紫蓝色，长 13-15 mm，花盘短筒状，高 1-1.5 mm。蒴果椭圆状球形或圆球状，长 6-7 mm，直径约 5 mm。种子椭圆状，长 1.8 mm。花期 8-10 月。

分布与生境　产于安徽南部（祁门）、福建（建宁）、江西（玉山、广丰、遂川、铅山）、湖南（湘英山）、广东北部（连南）。生于海拔 1200 m 以下的河边草丛或灌丛中。

药用部位　根。

功效应用　清热养阴，祛痰，止咳。用于阴虚咳嗽，肺燥咳嗽。

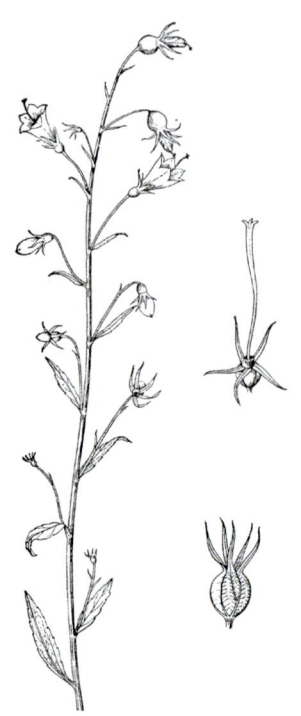

中华沙参 Adenophora sinensis A. DC.
路桂兰　绘

11. 石沙参（中国高等植物图鉴）

Adenophora polyantha Nakai in Bot. Mag. (Tokyo) 23: 188. 1909.（英 **Manyflower Ladybell**）

11a. 石沙参（模式亚种）

Adenophora polyantha Nakai subsp. **polyantha**——*A. polyantha* Nakai var. *glabricalyx* Kitag.（英 **Calyxglabrous Ladybell**）

本亚种与另一亚种毛萼石沙参 (*A. polyantha* subsp. *scabricalyx* (Kitag.) J. Z. Qiu et D. Y. Hong) 的主要区别在于茎和叶均无毛，或被短柔毛；花萼裂片多无毛，或疏被短硬毛；蒴果 5–7 mm。花果期 8–10 月。

分布与生境　产于辽宁东部。生于海拔 2000 m 以下的阳坡草地上。也分布于朝鲜西北部。

药用部位　根。

功效应用　清热养阴，止咳祛痰，益胃生津。用于肺热咳嗽，虚劳久咳，咽喉痛，胃阴虚。

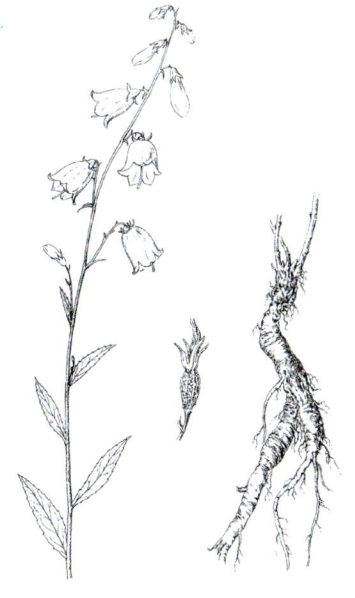

石沙参 Adenophora polyantha Nakai subsp. polyantha
张桂芝　绘

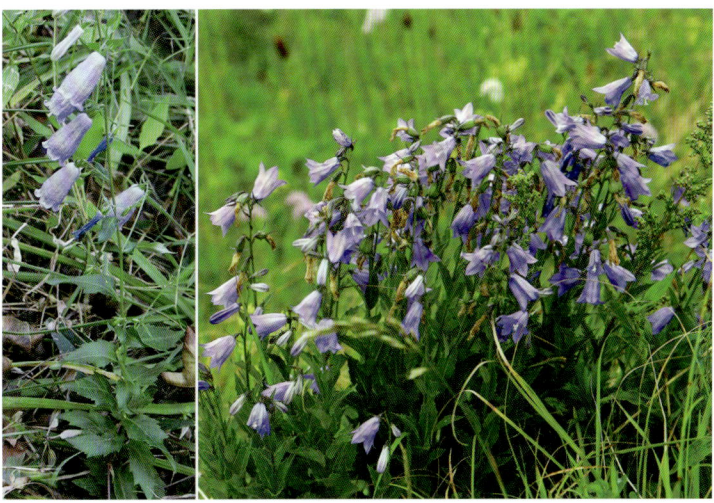

石沙参 Adenophora polyantha Nakai subsp. polyantha
摄影：汪远　刘冰

11b. 毛萼石沙参（亚种）　哈丹—好恩好—其其格（蒙语），糙萼沙参（中药大辞典），西峰沙参（药用植物辞典）

Adenophora polyantha Nakai subsp. **scabricalyx** (Kitag.) J. Z. Qiu et D. Y. Hong in Acta Phytotax. Sin. 31: 39. 1993.——*A. polyantha* Nakai var. *scabricalyx* Kitag., *A. xifengensis* (P. F. Tu et Y. S. Zhou) P. F. Tu et Y. S. Zhou, *A. stenanthina* (Ledeb.) Kitag. subsp. *xifengensis* P. F. Tu et Y. S. Zhou（英 **Manyflower Ladybell**）

茎 1 至数支发自一条茎基上，常不分枝，高 20–100 cm，被短硬毛。基生叶心状肾形，边缘具不规则粗锯齿；茎生叶卵形至披针形，稀披针状线形，疏生短硬毛，长 2–10 cm，宽 0.5–2.5 cm。花序常不分枝而成假总状花序，或有短的分枝而组成狭圆锥花序；花长不超过 1 cm；花萼通常各式被毛，筒部倒圆锥状，裂片狭三角状披针形，长 3.5–6 mm，宽 1.5–2 mm，花冠钟状，紫色或深蓝色，喉部常稍稍收缢，长 14–22 mm，裂片短，不超过全长的 1/4，反折；花盘筒状，高 (2) 2.5–4 mm，常疏被细柔毛；花柱稍伸出花冠，或与花冠近等长。蒴果卵状椭圆形，长 6–12 mm，直径约 5 mm。种子，卵状椭圆形，稍扁，长 1.2 mm。花期 8–10 月。

分布与生境 产于辽宁西部（凌源）、河北、内蒙古东南部、山东、河南、陕西北部（黄龙山、宜君）、甘肃（镇原、西峰）、宁夏南部（固原）、江苏（盱眙、常州）、安徽（六安、桐城）、江西。生于海拔 2000 m 以下的阳坡开旷草地。也分布于朝鲜。

药用部位 根。

功效应用 清热养阴，润肺化痰，益胃生津。用于阴虚咳嗽，喉痹，津伤，口渴。

化学成分 根含三萜类：蒲公英赛酮(taraxerone)[1]，羽扇豆烯酮(lupenone)[2]，异蒲公英赛酮(isotaraxerone)[3]；甾体类：棕榈酰-β-谷甾醇(palmityl-β-sitosterol)[2]，β-谷甾醇[1-2]，胡萝卜苷[1]；多糖类[4]。

药理作用 镇咳祛痰作用：石沙参乙醇提取物灌胃，可延长氨水引咳法造成的模型小鼠咳嗽潜伏期；在祛痰实验中可增加小鼠呼吸道酚红排泌[1]。

注评 本种的干燥根在产地混作"南沙参"药用，应注意区别。

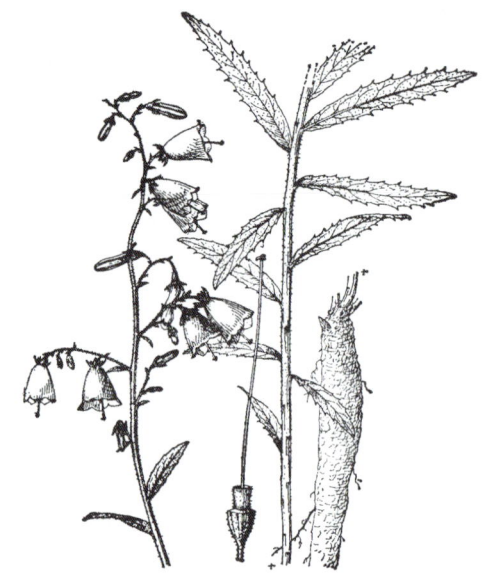

毛萼石沙参 Adenophora polyantha Nakai subsp. scabricalyx (Kitag.) J. Z. Qiu et D. Y. Hong
引自《中国高等植物图鉴》

化学成分参考文献

[1] 张仲平，等. 中草药，1991, 22(1): 9-10.

[2] 屠鹏飞，等. 中草药，1993, 24(3): 128-130.

[3] 张仲平，等. 中药材，1998, 21(5): 238-239.

[4] 屠鹏飞，等. 中草药，1992, 23(7): 355-356.

药理作用及毒性参考文献

[1] 屠鹏飞，等. 中草药，1995, 26(1): 22-23.

12. 松叶沙参（植物分类学报）

Adenophora pinifolia Kitag., Rep. First Sci. Exped. Manchoukuo, Sect. 4, 2: 110. 1935.（英 **Pineleaved Ladybell**）

根粗，长圆筒状。茎垂直向上。茎生叶密集，无柄，狭细，稍带肉质，长约 5 cm，宽约 0.8 cm，顶端钝，稍具短尖头，全缘。圆锥状花序；花萼无毛，筒部倒圆锥状，长约 2.5 mm，裂片钻形，长 1.5–2 mm，全缘；花冠钟状，长 18–19 mm，裂片短，长 2–4 mm，基部宽 6–7 mm；花盘无毛，高约 4.5 mm；花柱与花冠等长。蒴果倒圆锥状。花期 8–9 月。

分布与生境 产于辽宁（大连、黑山、大房身）。生于开旷的草坡。

药用部位 根。

功效应用 清肺止咳，益胃生津。用于肺热咳嗽，咽干舌燥，胃阴虚。

13. 小花沙参（中国植物志）

Adenophora micrantha D. Y. Hong in Fl. Reipubl. Popularis Sin. 73(2): 185. 1983.——*A. suolunensis* P. F. Tu et X. F. Zhao（英 **Littleflower Ladybell**）

本种最接近于狭叶沙参 A. gmelinii 和扫帚沙参 A. stenophylla。花冠小，长 12-14 mm；花萼裂片小而短，狭三角状钻形，长 2-2.5 mm，宽不及 1 mm；蒴果卵球形；花柱长 16 mm，伸出花冠外；茎密被倒生短硬毛；叶缘皱波状，不同于狭叶沙参。以萼裂片全缘；花柱明显伸出花冠外，花盘长，2.5-3 mm；蒴果短粗，长约 4 mm，直径约 3.5 mm；茎不分枝；叶缘皱波状，不同于扫帚沙参。但在叶形状和被毛方面，又与长柱沙参 A. stenanthina subsp. stenanthina 相似，但花冠钟状，花柱稍伸出花冠；花盘粗筒状；雄蕊远短于花冠，又分明不同。花期 7-8 月。

分布与生境　产于内蒙古（科尔沁右翼前旗、科尔沁右翼中旗、扎赉特旗、扎鲁特旗）。生于草地或多石山坡。

药用部位　根。

功效应用　养阴清肺，化痰，益气。用于阴虚咳嗽，气阴不足。

化学成分　根含三萜类：羽扇豆烯酮(lupenone)；甾体类：棕榈酰-β-谷甾醇(palmityl-β-sitosterol)，β-谷甾醇[1]；多糖类[2]。

化学成分参考文献

[1] 屠鹏飞，等. 中草药，1993, 24(3): 128-130.

[2] 屠鹏飞，等. 中草药，1992, 23(7): 355-356.

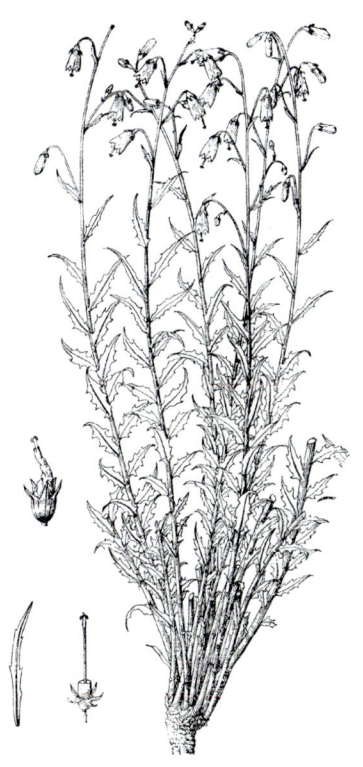

小花沙参 Adenophora micrantha D. Y. Hong
王金凤　绘

14. 沼沙参（东北植物检索表）

Adenophora palustris Kom. in Trudy Imp. S.-Peterburgsk. Bot. Sada 18: 426. 1901.（英 **Marshy Ladybell**）

茎叶无毛，茎直立，高约 1 m，不分枝。茎生叶互生，密集无柄；叶片长圆形或卵状圆形，长 5-7 cm，宽 1.5-3 cm，顶端急尖或圆形，边缘有圆齿或不规则锯齿。数朵花，组成假总状花序。花萼无毛，裂片卵状披针形，有清晰网脉，边缘浅裂或有齿；花冠宽钟状，长约 2 cm；花盘高 4 mm，直径 1.5 mm，无毛；花柱稍伸出花冠。蒴果倒卵状，长 7-8 mm，直径 4-6 mm。花果期 8 月。

分布与生境　产于吉林东部。也分布于朝鲜北部。

药用部位　根。

功效应用　清热养阴，祛痰，止咳。用于阴虚咳嗽。

化学成分　根含三萜类：羽扇豆烯酮(lupenone)，24-亚甲基环木菠萝醇(24-methylene cycloartanol)；甾体类：β-谷甾醇[1]。

化学成分参考文献

[1] 杨秀伟，等. 中药材，1993, 16(7): 31-32.

15. 喜马拉雅沙参（中国高等植物图鉴） 川北沙参（药用植物辞典）

Adenophora himalayana Feer in Bot. Jahrb. Syst. 12: 618. 1890.——*A. smithii* Nannf.（英 **Himalayan Ladybell**）

15a. 喜马拉雅沙参（模式亚种）

Adenophora himalayana Feer subsp. **himalayana**

根细，常稍稍加粗，直径达 1 cm。茎常数支从茎基发出，不分枝，通常无毛，稀被倒生短硬毛或硬毛，高 15–60 cm。基生叶心形或近三角状卵形；茎生叶卵状披针形、狭椭圆形至线形，长 3–12 cm，宽 0.1–1.5 cm，无柄或有时茎下部的叶具短柄，全缘至疏生不规则尖锯齿，无毛或极少数有毛；单花顶生或数朵花排成假总状花序，决不成圆锥花序；花萼无毛，筒部倒圆锥状或倒卵状圆锥形，裂片钻形，长 5–10 mm，宽 1–1.5 (2) mm；花冠钟状，蓝色或蓝紫色，长 17–22 mm，卵状三角形，裂片 4–7 mm；花盘粗筒状，高 3–8 mm，直径 2–3 mm；花柱与花冠近等长或略伸出花冠。蒴果倒卵状长圆形，长 5–10 mm，直径 4–7 mm。花期 7–9 月，果期 8–9 月。

分布与生境　产于甘肃中部、青海（囊谦、杂多、门源、湟源）、新疆（天山、叶城、乌恰）、四川西北部、西藏。生于海拔 3000–4700 m 的高山草地或灌丛下。在新疆，生于海拔 1200–3000 m 的北坡或山沟草地、灌丛下、林下、林缘或石缝中。也分布于印度、尼泊尔、巴基斯坦、吉尔吉斯斯坦、哈萨克斯坦、塔吉克斯坦。

药用部位　根。

功效应用　清肺化痰，生津。用于阴虚咳嗽，津伤，口渴。

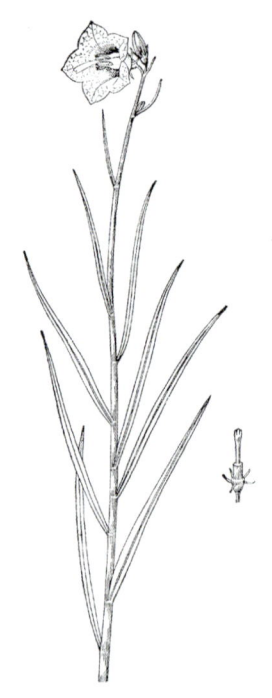

喜马拉雅沙参 Adenophora himalayana Feer subsp. himalayana
王金凤　绘

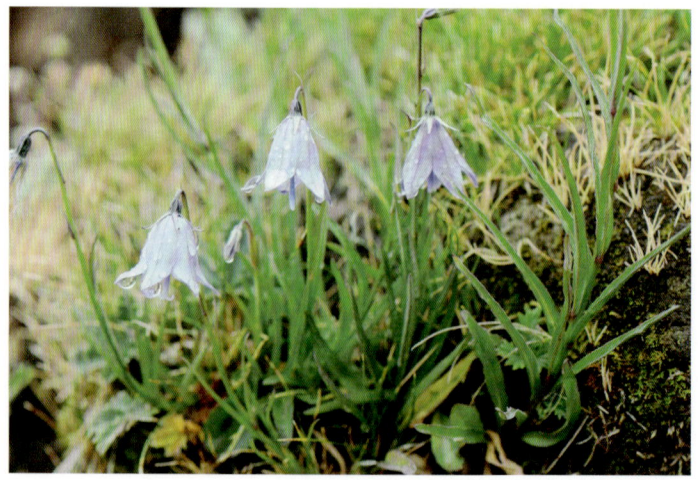

喜马拉雅沙参 Adenophora himalayana Feer subsp. himalayana
摄影：陈又生

15b. 高山沙参（中国高等植物图鉴）

Adenophora himalayana Feer subsp. **alpina** (Nannf.) D. Y. Hong, Fl. Reipubl. Popularis Sin. 73(2): 132. 1983.——*A. alpina* Nannf., *A. tsinlingensis* Pax et K. Hoffm.（英 **Alpine Ladybell**）

与模式亚种的区别在于叶片卵形至卵状披针形，宽达 2.5 cm，稀狭窄，宽线形，下面常疏生短硬毛。萼裂片边缘常具瘤状小齿，稀全缘；花盘直径 1.5–2.5 mm；花柱不伸出花冠外。

分布与生境 产于陕西（秦岭）、甘肃东南部（莲花山）、四川西北部（刷经寺、松潘、平武）。生于海拔 2500–4200 m 的草地或林缘草地中。

药用部位 根。

功效应用 清热养阴，补肺固肾，祛痰止咳。用于阴虚咳嗽。

16. 狭叶沙参（东北植物检索表） 柳叶沙参、厚叶沙参（中国植物志）

Adenophora gmelinii (Spreng.) Fisch. in Mém. Soc. Imp. Naturalistes Moscou 6: 167. 1823.——*Campanula gmelinii* Spreng., *A. pachyphylla* Kitag.（英 **Gmelin Ladybell**）

根细长，长达 40 cm。茎单生或数支从一条根发生，不分枝，无毛，稀被短硬毛，高达 80 cm。基生叶多变，浅心形、三角形或菱状卵形，具粗圆齿；茎生叶多数为线形，全缘，无柄，稀披针状卵形，长 4–9 cm，宽 2–13 mm，具锯齿，无毛。聚伞花序全为单花而组成假总状花序，或下部的有几朵花，组成很狭窄的圆锥花序，有时甚至单花顶生于主茎上。花萼无毛，稀被糙毛，筒部倒卵状长圆形，裂片线状披针形，长 4.5–6 mm，宽 1–1.6 mm；花冠宽钟状，蓝色或淡紫色，长 16–28 mm，裂片卵状三角形，长 6–8 mm，稀正三角形，长仅 4 mm；花盘筒状，高 1.3–3.5 mm；花柱稍短于花冠，稀近等长。蒴果椭圆状，长 8–13 mm，直径 4–7 mm。种子椭圆状，长 1.8 mm。花期 7–9 月，果期 8–10 月。

分布与生境 产于黑龙江（安达）、吉林（扶余、乾安以西）、辽宁（彰武）、内蒙古、山西、河北（康保、围场、张北）。生于海拔 1800 m 以下的山坡草甸、灌丛中。也分布于蒙古东部、俄罗斯西伯利亚东南部。

药用部位 根。

功效应用 清热养阴，润肺化痰，益胃生津。用于阴虚咳嗽，喉痹，津伤，口渴。

化学成分 根含三萜类：羽扇豆烯酮(lupenone)；甾体类：棕榈酰-β-谷甾醇(palmityl-β-sitosterol)，β-谷甾醇[1]；多糖类[2]。

注评 本种的干燥根蒙古族作"南沙参"药用，应注意区别。

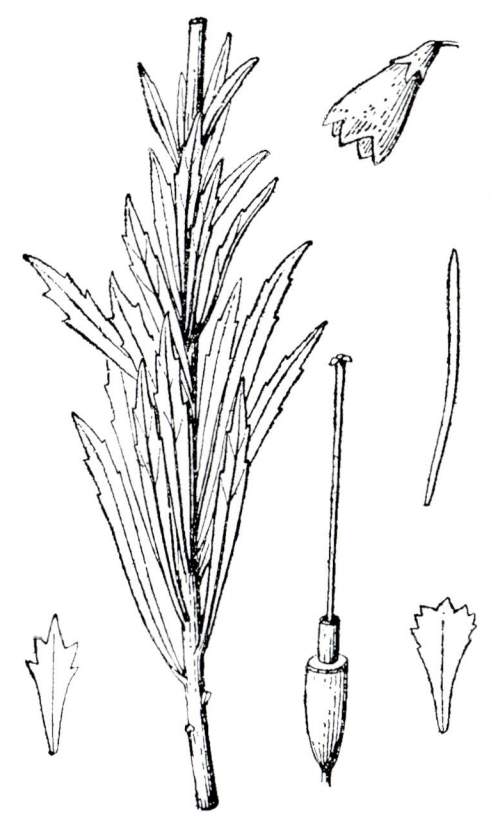

狭叶沙参 Adenophora gmelinii (Spreng.) Fisch.
吴彰桦 绘

化学成分参考文献

[1] 屠鹏飞，等．中草药，1993, 24(3): 128-130.

[2] 屠鹏飞，等．中草药，1992, 23(7): 355-356.

17. 泡沙参（中国高等植物图鉴） 灯笼花、泡参（中国植物志），灯花草、奶腥菜花、山沙参（四川中药志），长叶沙参（药用植物辞典）

Adenophora potaninii Korsh. in Mém. Acad. Imp. Sci. Saint Pétersbourg, Sér. 7, 42(2): 39. 1894.——*A. bockiana* Diels.（英 **Potanin Ladybell**）

17a. 泡沙参（模式亚种）

Adenophora potaninii Korsh. subsp. **potaninii**

茎高 30-100 cm，不分枝，常单支发自一条茎基上。茎生叶无柄，稀有短柄，叶片倒卵形、卵状椭圆形或长圆形，稀线状椭圆形或线形，长 2-7 cm，宽 0.5-3 cm，每边具 2 至数个粗大齿，两面被短硬毛。花序通常在基部有分枝，组成圆锥花序，也有时仅数朵花，集成假总状花序；花梗短，长不逾 1 cm；花萼无毛，筒部倒卵状或球状倒卵形，裂片狭三角状钻形，长 3-7 mm，边缘有 1-4 对细长齿；花冠钟状，紫色、蓝色或蓝紫色，稀白色，长 1.5-2.5 cm，裂片卵状三角形，长 5-8 mm，花盘筒状，高 2-2.6 (-3) mm，顶端被毛。蒴果球状椭圆形或椭圆状，长 7-11 mm，直径 4-5 mm。种子椭圆状，有一条翅状棱，长 1.4 mm。花期 7-10 月。果期 10-11 月。

分布与生境　产于山西西南部、陕西北部、甘肃东南部、宁夏（固原、泾源）、青海东部、四川西北部。生于海拔 1000-3200 m 以下的阳坡草地，少生于灌丛或林下。

药用部位　根。

功效应用　清热养阴，润肺止咳，祛痰。用于肺虚久咳，咳嗽痰喘。

泡沙参 Adenophora potaninii Korsh. subsp. potaninii
引自《中国高等植物图鉴》

化学成分　根含三萜类：羽扇豆烯酮(lupenone)[1]；甾体类：棕榈酰-β-谷甾醇(palmityl-β-sitosterol)，β-谷甾醇[1]；多糖类[2]：AP-1，AP-3[3]。

药理作用　镇咳祛痰作用：泡沙参乙醇提取物灌胃，可延长氨水引咳法造成的模型小鼠咳嗽潜伏期，减少咳嗽次数；在祛痰实验中可增加小鼠呼吸道酚红排泌[1]。

抗氧化作用：泡沙参多糖在体外对 $O_2^-\cdot$、$\cdot OH$ 有清除作用[2]。泡沙参多糖 APK_5 体外可清除 DPPH 自由基[3]。

延缓衰老作用：泡沙参多糖给老龄小鼠灌胃，能降低小鼠肝、脑脂褐素含量，提高血清中睾酮的含量；增加小鼠的尾皮收缩率；降低肝、脑中 β 型单胺氧化酶的活性，有抗衰老效应，其机制与抑制老龄小鼠血清中丙二醛的生成、提高其红细胞中超氧化物歧化酶及全血中谷胱甘肽过氧化物酶的活性有关[2]。

抗辐射作用：泡沙参多糖灌胃，可抑制受 ^{60}Co γ 射线照射的小鼠血清中脂质过氧化产物丙二醛含量升高，使全血中谷胱甘肽过氧化物酶活性升高，起到抗辐射的作用[4]。

注评　本种为甘肃中药材质量标准（1996）收载"泡沙参"的基源植物之一，药用其干燥根。同属植物无柄沙参 A. stricta Miq. subsp. sessilifolia D. Y. Hong 的根同等药用。

化学成分参考文献

[1] 屠鹏飞, 等. 中草药, 1993, 24(3): 128-130.

[2] 屠鹏飞, 等. 中草药, 1992, 23(7): 355-356.

[3] 陈谦, 等. 中药材, 2002, 25(1): 25-26.

药理作用及毒性参考文献

[1] 屠鹏飞, 等. 中草药, 1995, 26(1): 22-23.
[2] 孙亚捷, 等. 中国药师, 2005, 8(9): 713-715.
[3] 陈战国, 等. 陕西师范大学学报(自然科学版), 2010, 38(6): 45-48.
[4] 葛明珠, 等. 中华放射医学与防护杂志, 1996, 16(2): 123-125.

17b. 多岐沙参（东北植物检索表） 阴山沙参（药用植物辞典）

Adenophora potaninii Korsh. subsp. **wawreana** (Zahlbr.) S. Ge et D. Y. Hong in J. Syst. Evol. 48 (6): 452. 2010.——*A. wawreana* Zahlbr., *A. wawreana* Zahlbr. var. *lancifolia* Y. Z. Zhao, *A. biformifolia* Y. Z. Zhao（英 **Wawre Ladybell**）

本亚种与模式亚种的主要区别在于茎生叶除线形的以外均有叶柄；花冠狭钟状；花柱明显伸出花冠。

分布与生境 产于辽宁西南部、河北（北至围场）、内蒙古东南部（呼和浩特、卓资、凉城）、山西（五寨、交城、运城以东）、河南（嵩山）。生于海拔2000 m以下的阴坡草丛或灌木林中，或生于疏林下，多生于砾石中或岩石缝中。

药用部位 根。

功效应用 清热养阴，润肺化痰，益胃生津。用于肺结核潮热，阴虚咳嗽，喉痹，津伤，口渴，缺乳，咽喉肿痛，虚火牙痛。

化学成分 根含三萜类：羽扇豆烯酮(lupenone)[1-2]，无羁萜(friedelin)，羽扇豆醇乙酸酯(lupeol acetate)，α-香树脂醇乙酸酯(α-amyrin acetate)[2]；甾类：棕榈酰-β-谷甾醇(palmityl-β-sitosterol)[1]，β-谷甾醇[1-2]，胡萝卜苷，β-谷甾醇十六酸酯(β-sitosteryl hexadecanoate)，β-谷甾醇十八酸酯(β-sitosteryl octadecanoate)，甘蔗甾醇(ikshusterol)[2]；多糖类[3]。

注评 本种的干燥根蒙古族作"南沙参"药用。

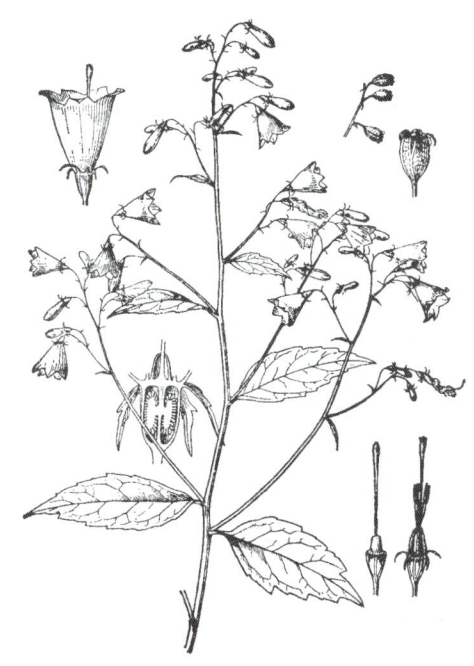

多岐沙参 Adenophora potaninii Korsh. subsp. wawreana (Zahlbr.) S. Ge et D. Y. Hong
引自《中国高等植物图鉴》

化学成分参考文献

[1] 屠鹏飞, 等. 中草药, 1993, 24(3): 128-130.
[2] 赵奎君, 等. 中草药, 2001, 32(11): 964-966.
[3] 屠鹏飞, 等. 中草药, 1992, 23(7): 355-356.

18. 锯齿沙参（东北植物检索表）

Adenophora tricuspidata (Fisch. ex Roem. et Schult.) A. DC., Monogr. Campan. 355. 1830.——*Campanula tricuspidata* Fisch. ex Roem. et Schult.（英 **Serrate Ladybell**）

茎单生，少两支发自一条根上，不分枝，高70-100 cm，无毛。茎生叶互生，无柄，无毛，狭椭圆形至卵状椭圆形，长4-8 cm，宽1-2 cm。花序分枝极短，长2-3 cm，具2至数朵花，组成狭窄的圆锥花序；花萼无毛，筒部球状卵形或球状倒圆锥形，裂片卵状三角形，下部宽而重叠，常向侧后反叠；花冠宽钟状，蓝色、蓝紫色或紫蓝色，长1.2-2 cm，裂片卵状三角形，长为花冠全长的1/3；花盘短筒状，高1-2 mm，无毛，花柱比花冠短。蒴果近于球状。花期7-9月。

分布与生境 产于黑龙江（嫩江、伊春、萝北）、内蒙古（锡林郭勒盟、西乌珠穆沁旗）。生于湿草甸、桦木林下或向阳草坡。也分布于俄罗斯西伯利亚东部及远东地区。

药用部位 根。

功效应用 润肺化痰，止咳。用于肺燥咳嗽。

化学成分 根含三萜类：羽扇豆烯酮(lupenone)；甾体类：棕榈酰-β-谷甾醇(palmityl-β-sitosterol)，β-谷甾醇[1]；多糖类[2]。

注评 本种的干燥根蒙古族作"南沙参"药用。

化学成分参考文献

[1] 屠鹏飞，等. 中草药, 1993, 24(3): 128-130.

[2] 屠鹏飞，等. 中草药, 1992, 23(7): 355-356.

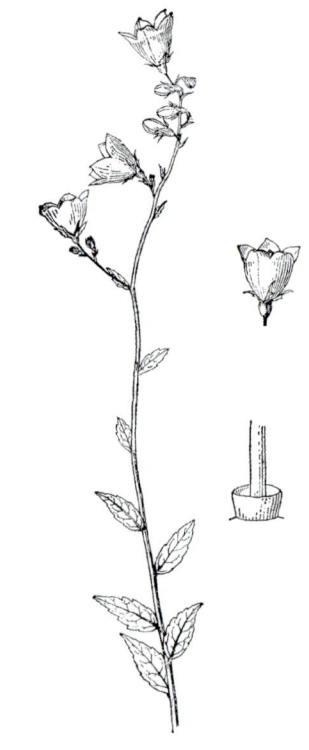

锯齿沙参 Adenophora tricuspidata (Fisch. ex Roem. et Schult.) A. DC.
冯晋庸 绘

19. 聚叶沙参（中国植物志） 妇奶参（湖北）

Adenophora wilsonii Nannf. in Hand.-Mazz., Symb. Sin. 7: 1075. 1936.（英 **Wilson Ladybell**）

茎直立，常2至数支自一条根上发出，不分枝，或上部分枝，高25-80 cm，无毛，花期下部叶枯萎，中部聚生多数叶。叶线状椭圆形或披针形，长4-10 cm，宽0.5-1.2 cm，厚纸质，基部长楔状，下延成短柄，边缘具锯齿或波状齿，两面无毛。花序圆锥状，花序分枝长或短；花梗短，长达1 cm；花萼无毛，筒部倒卵状或倒卵状圆锥形，稀球状倒卵形，裂片钻形或线状披针形，长5-7 mm，宽1 mm，边缘具1-2对瘤状小齿；花冠漏斗状钟形，紫色或蓝紫色，长15-20 mm，裂片卵状三角形，占花冠全长的1/3；花盘环状或短筒状，长不过1.2 mm，无毛，花柱长20-25 mm，伸出花冠约5 mm。蒴果球状椭圆形，长7-8 mm，直径4-5 mm。花期8-10月，果期9-10月。

分布与生境 产于陕西（南郑）、甘肃（康县）、湖北西部（神农架、鹤峰）、重庆（城口）、四川（天全、剑阁、峨眉山）、贵州（仁怀）。生于海拔1600 m以下的灌丛中或沟边岩石上。

药用部位 根。

功效应用 润肺化痰，益胃生津，下乳。用于阴虚咳嗽，津伤，口渴，产后缺乳。

化学成分 根含微量元素：Ca、K、Mg、Si、Fe、P等[1]；氨基酸类[2]。

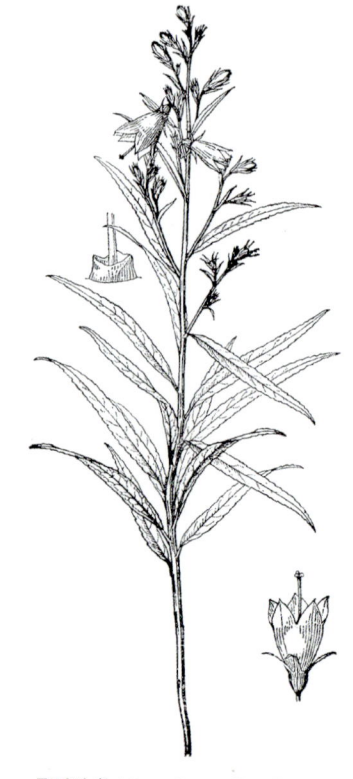

聚叶沙参 Adenophora wilsonii Nannf.
冯晋庸 绘

化学成分参考文献

[1] 黄勇其，等. 微量元素与健康研究，2002, 19(1): 34-35.　　[2] 黄勇其，等. 中国药业，2002, 11(4): 62.

20. 扫帚沙参（中国植物志） 细叶沙参（东北植物检索表），蒙古沙参（东北植物检索表）

Adenophora stenophylla Hemsl. in J. Linn. Soc., Bot. 26: 10. 1889.（英 **Narrowleaf Ladybell**）

茎通常多支发自根上，高 25-50 cm，基生叶卵状圆形；茎生叶互生，针状至线状长圆形，长约 6 cm，宽至 5 mm。花序分枝纤细，组成狭圆锥花序，稀数朵花集成假总状花序；花萼无毛，筒部长圆状倒卵形，裂片钻状，长 3-4 mm，全缘或有 1-2 对瘤状小齿；花冠钟状，蓝色或紫蓝色，长 10-13 mm，裂片卵状三角形，长 3-3.5 mm；花盘筒状，高 1-1.5 mm。蒴果长 4-8 mm。种子有条带翅的棱，长 1 mm。花期 7-9 月，果期 9 月。

分布与生境　产于黑龙江（安达）、吉林西部、内蒙古（扎鲁特旗）。生于干草地。

药用部位　根。

功效应用　清热养阴，祛痰，止咳。用于阴虚咳嗽，肺燥咳嗽。

化学成分　根含三萜类：羽扇豆烯酮(lupenone)；甾体类：棕榈酰-β-谷甾醇(palmityl-β-sitosterol)，β-谷甾醇[1]；多糖类[2]。

注评　本种的干燥根蒙古族作"南沙参"药用。

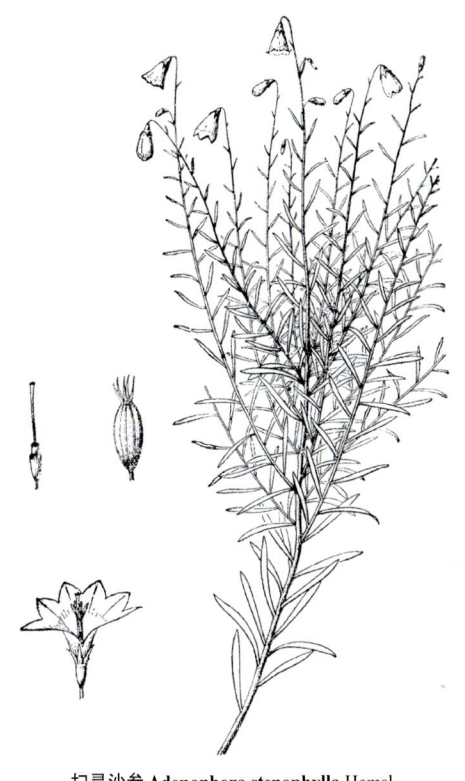

扫帚沙参 *Adenophora stenophylla* Hemsl.
吴彰桦　绘

化学成分参考文献

[1] 屠鹏飞，等. 中草药，1993, 24(3): 128-130.

[2] 屠鹏飞，等. 中草药，1992, 23(7): 355-356.

21. 狭长花沙参（中国植物志） 沙参（中国高等植物图鉴）

Adenophora elata Nannf. in Acta Horti Gothob. 5: 16. pl. 5, fig. a, 1929.（英 **Tall Ladybell**）

茎叶无毛。茎单生，不分枝，高 20-120 cm。茎生叶互生或对生，无柄，稀有带翅柄，卵形、卵状披针形至线状披针形或倒披针形，长 2-8 cm，宽 0.5-2.5 cm，边缘具钝齿或尖锯齿。花仅数朵，集成假总状花序，稀单朵顶生，极少有花序分枝而集成狭圆锥状花序；花梗通常不足 1 cm；花萼无毛，裂片三角状钻形至狭钻形，长 5-10 mm，宽至 1 mm，边缘有 1-2 对小齿，稀全缘；花冠狭钟状或筒状钟形，稀钟状，紫蓝色，长 2-3.5 cm，裂片近三角形，长 6-10 mm；花盘高 1.6-2.8 mm，无毛。蒴果，长 10-14 mm，直径 5-7 mm。种

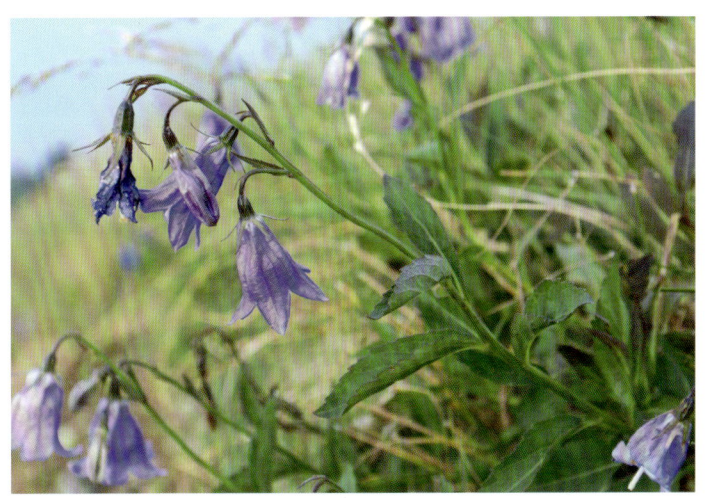

狭长花沙参 *Adenophora elata* Nannf.
摄影：刘冰

子长 1.5 mm。花期 7-9 月，果期 9 月。

分布与生境　产于北京（百花山）、河北西部、内蒙古东南部（卓资）、山西（五台山）。生于海拔 1700-3000 m 的山坡草地中。

药用部位　根。

功效应用　清热养阴，润肺，祛痰，止咳。用于阴虚咳嗽。

22. 云南沙参（中国高等植物图鉴）　泡参（云南），玫花沙参、重齿沙参、变白沙参、两型沙参（中国植物志）

Adenophora khasiana (Hook. f. et Thomson) Collett et Hemsl. in J. Linn. Soc., Bot. 28: 80. 1890.——*A. bulleyana* Diels, *A. dimorphophylla* C. Y. Wu, p. p., *A. diplodonta* Diels, *Campanula khasiana* Hook. f. et Thomson（英 **Khasia Ladybell**）

茎常单支，稀两支，高可达 1 m，不分枝，常被白色硬毛。茎生叶无柄，近无柄，或具长达 2 cm 的柄，叶片卵圆形、卵形、长卵形或倒卵形，长 3-9 cm，宽 1.5-6.5 cm，顶端常急尖，基部楔状渐狭成短柄，边缘具不规则重锯齿或单锯齿，上面疏生糙毛，下面密被硬毛或仅叶脉上被硬毛。花序分枝短，组成狭圆锥状花序或无分枝，数朵花组成假总状花序。花梗短，花萼无毛或密被短硬毛，筒部球状倒卵形，裂片钻形，长 5-7 mm，宽 1-1.5 mm，边缘有 1-3 对小齿；花冠狭漏斗状钟形，蓝色或淡紫色，长 10-24 mm，裂片长为花冠的 1/3；花盘短筒状，长不超过 1 mm；花柱比花冠稍长，或明显伸出。幼果球状或倒卵状球形。花期 8-10 月。

分布与生境　产于四川西南部（普格、木里、布拖）、云南、西藏（错那）。生于海拔 1000-2800 m 的杂木林、灌丛或草丛中。也分布于印度东部及缅甸。

药用部位　根。

功效应用　清热养阴，润肺化痰，益胃生津。用于阴虚咳嗽，喉痹，津伤，口渴。

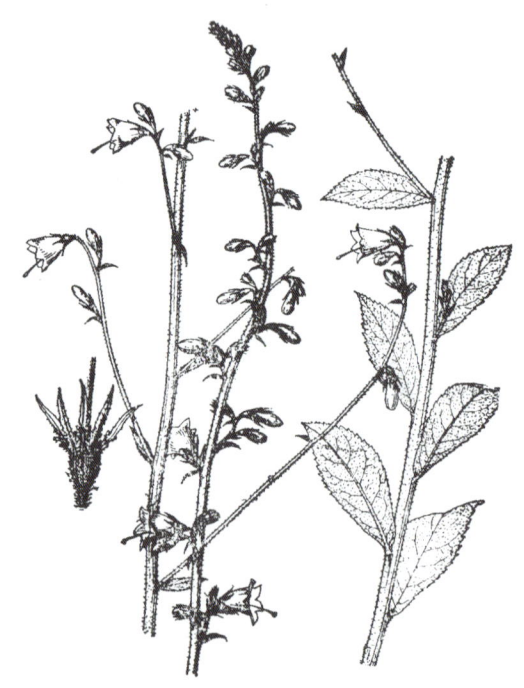

云南沙参 Adenophora khasiana (Hook. f. et Thomson) Collett et Hemsl.
引自《中国高等植物图鉴》

23. 甘孜沙参（中国高等植物图鉴）　阿墩沙参、小钟沙参（中国植物志），保科参（云南）

Adenophora jasionifolia Franch. in J. Bot. (Morot) 9: 365. 1895.——*A. forrestii* Diels., *A. atuntzensis* C. Y. Wu, *A. microcodon* C. Y. Wu, *A. pumila* P. C. Tsoong（英 **Jasioneleaf Ladybell**）

茎 2 至多支发自根上，稀单生，上升，高 15-60 cm，疏柔毛。茎生叶卵状圆形、椭圆形、披针形至线状披针形，长 2-8 cm，宽 0.3-1.8 cm，全缘或具圆齿或锯齿。花单朵顶生，或几朵集成假总状花序；裂片狭三角状钻形，常灰色，长 5-8 (10) mm，远离，不反折，边缘有多对瘤状小齿；花冠漏斗状，钟状或宽钟状，蓝色或紫蓝色，长 15-22 mm，分裂达 2/5-1/2，裂片三角状卵圆形；花盘环状，高 0.5-1 mm。蒴果椭圆状，长 8-11 mm。花期 7-8 月，果期 9 月。

分布与生境　产于四川西部、云南西北部（德钦、中甸）、西藏东部（贡觉、江达）。生于海拔 (3000) 3500-4700 m 的草地或林缘草丛中。

药用部位　根。

功效应用　养阴生津，润肺止咳。用于阴虚，肺燥咳嗽。

24. 天蓝沙参（云南热带亚热带植物区系研究报告） 滇川沙参、富民沙参、两型沙参、萝卜根沙参（中国植物志），巨花沙参（中国高等植物图鉴）

Adenophora coelestis Diels in Notes Roy. Bot. Gard. Edinburgh 5: 173. 1912.——*A. megalantha* Diels., *A. dimorphophylla* C. Y. Wu, p. p., *A. raphanorrhiza* C. Y. Wu（英 **Skyblue Ladybell**）

茎单支或两支发自茎基上，不分枝，高 50–80 cm。茎生叶卵状菱形、倒卵形、卵形至线状披针形，长 2–10 cm，宽 0.5–3 cm，边缘为不规则粗锯齿。花仅数朵在茎顶端集成假总状花序，或花序分枝仅在顶端着生 1 至少数几朵花；花萼裂片狭三角状钻形，长 8–20 mm，宽 1–1.5 (2) mm，边缘有 1 至多对小齿；花冠钟状，蓝色或蓝紫色，长 1.5–4 cm，裂片卵状三角形，长为花冠全长的 1/3；花盘长 1.2–3.5 mm；花柱比花冠短。花期 8–10 月。

分布与生境 产于四川西南部、云南。生于海拔 1200–4000 m 的林下、林缘、林间空地或草地中。
药用部位 根。
功效应用 养阴清肺，化痰，生津。用于肺热咳嗽，津伤，口渴。
化学成分 根含三萜类：羽扇豆烯酮(lupenone)；甾体类：棕榈酰-β-谷甾醇(palmityl-β-sitosterol)，β-谷甾醇[1]；多糖类[2]。

化学成分参考文献

[1] 屠鹏飞，等．中草药，1993, 24(3): 128-130.　　　　[2] 屠鹏飞，等．中草药，1992, 23(7): 355-356.

25. 台湾沙参（中国高等植物图鉴） 玉山沙参（台湾）

Adenophora morrisonensis Hayata in J. Coll. Sci. Imp. Univ. Tokyo 30(1): 165. 1911.（英 **Taiwan Ladybell**）

茎单生或数支发自茎基上，不分枝或有时中部分枝，高 10–30 cm，无毛或疏生硬毛。基生叶卵状三角形，基部近于平截形；茎生叶互生，无柄，下部的叶有长达 1 cm 的叶柄，线状披针形至椭圆形，长 3–8 cm，宽 0.4–2.5 cm，边缘具锯齿或三角状锯齿，两面无毛或被疏柔毛。花单朵顶生或数朵集成假总状花序，或有花序分枝而集成假总状圆锥状花序。花梗长 1.5–3 cm，花萼无毛，筒部倒卵状圆锥形，裂片长钻形，长 10–15 mm，基部宽 1–1.5 mm，边缘有多对细齿；花冠大，钟状，紫色，长 2.8–3.5 cm，裂片三角形，长为花冠的 1/3；花盘环状，高不足 1 mm；花柱比花冠短。蒴果球状椭圆形，长 1 cm，直径 6 mm。种子椭圆状，长约 1.3 mm。花期 7–9 月，果期 10–11 月。

分布与生境 产于台湾。生于海拔 2300–3000 m 的高山灌丛及林缘。
药用部位 根。
功效应用 养阴清肺，化痰，益气。用于阴虚咳嗽，气阴不足。

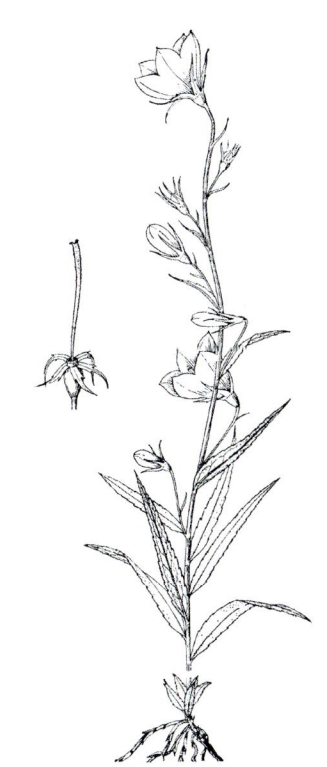

台湾沙参 Adenophora morrisonensis Hayata
路桂兰 绘

26. 宁夏沙参（中国植物志）

Adenophora ningxianica D. Y. Hong in Novon 9(1): 46. 1999.（英 **Ningsia Ladybell**）

茎直立，高 30-50 cm，不分枝，无毛。茎生叶互生，披针形、稀卵状披针形或线形，长 2-5 cm，两面无毛，边缘有锯齿或不规则长锯齿。花序无分枝，仅数朵花集成假总状花序，或有细长分枝，集成大的圆锥花序；花梗长 0.5-1.5 cm；花萼无毛，裂片钻形或钻状披针形，长 2-(4) 6 mm，宽不足 1 mm；花冠狭钟状，蓝色或蓝紫色，长 14-16 mm，裂片卵状三角形，长 3.5 mm；花盘筒状，长 2-2.5 mm，无毛，花柱稍长于花冠。蒴果长椭圆状，直径 3 mm。花期 7-8 月，果期 9 月。

分布与生境　产于内蒙古（伊盟千里山）、宁夏（贺兰山）、甘肃（兰州）。生于海拔 1600-2400 m 的山坡阴处、沟谷灌丛或岩石缝中。

药用部位　根。

功效应用　清热养阴，祛痰，止咳。用于阴虚咳嗽。

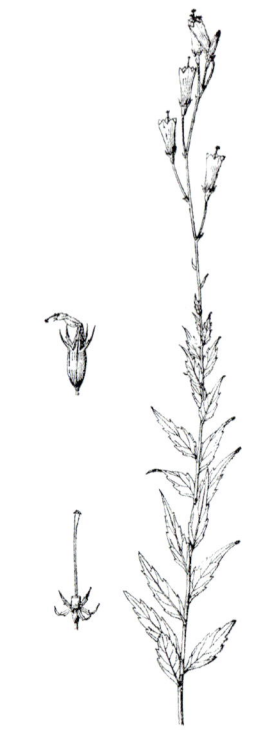

宁夏沙参 Adenophora ningxianica D. Y. Hong
王金凤　绘

27. 长白沙参（东北植物检索表）　额鲁存奈 – 哄 – 呼其其格（蒙语），阔叶沙参（中药大辞典）

Adenophora pereskiifolia (Fisch. ex Roem. et Schult.) G. Don in Loudon, Hort. Brit. 74. 1830.——*Campanula pereskiifolia* Fisch. ex Roem. et Schult.（英 **Changpai Mountains Ladybell**）

根短而分叉。茎单生，高可达 1 m，不分枝。茎生叶部分 3-5 枚轮生，其余部分叶近轮生、近互生，稀全部叶完全互生的；叶片椭圆形、稀卵形，更少为披针形至狭披针形，长 6-16 cm，宽 1.5-4 cm，顶端短渐尖至长渐尖，基部楔状渐狭，边缘具稍内弯的锯齿。花序狭金字塔状，分枝（聚伞花序）互生，短而直上，长不超过 10 cm，有时仅数朵花集成假总状花序；花萼裂片披针形至线状披针形，长 3-6 mm，宽 0.8-1.5 mm，全缘；花冠漏斗状钟形，蓝紫色或蓝色，长 13-18 mm，裂片宽三角形，长 4 mm，基部宽 6 mm；花盘环状至短筒状，高 0.5-1.5 mm；花柱长 15-22 mm，伸出花冠外。蒴果卵状椭圆形，长约 8 mm。种子长 2 mm。花期 7-8 月，果期 8-9 月。

分布与生境　产于黑龙江、吉林（临江、敦化以东）。生于海拔 1000 m 以下的林缘、林下草地或草甸中。也分布于朝鲜、日本、蒙古东部及俄罗斯西伯利亚和远东地区。

药用部位　根。

功效应用　清热养阴，润肺化痰，益胃生津。用于阴虚咳嗽，喉痹，津伤，口渴。

化学成分　根含三萜类：羽扇豆烯酮(lupenone)[1-2]，24-亚甲基环木菠萝醇(24-methylene cycloartanol)[2]；甾体类：β-谷甾醇[1-2]，棕榈酰-β-谷甾醇(palmityl-β-sitosterol)[1]，甘蔗甾醇(ikshusterol)[2]；多糖类[3]。

地下部分含糖类：果糖，蔗糖等[4]。

注评　本种的干燥根在产地混作"南沙参"药用，应注意区别。

桔梗科 CAMPANULACEAE

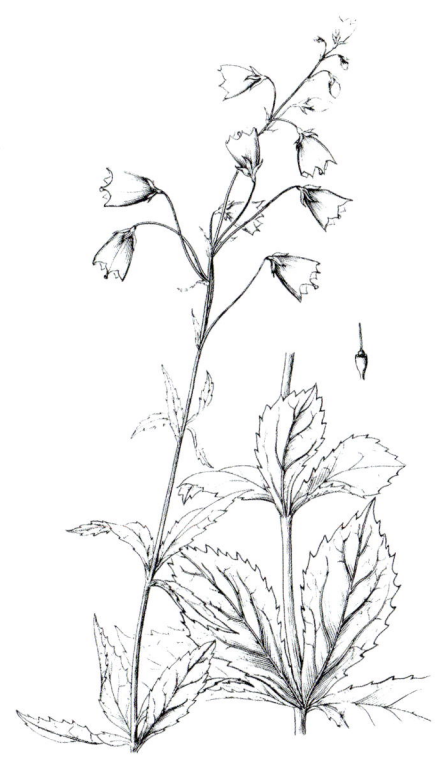

长白沙参 Adenophora pereskiifolia (Fisch. ex Roem. et Schult.) G. Don
田虹 绘

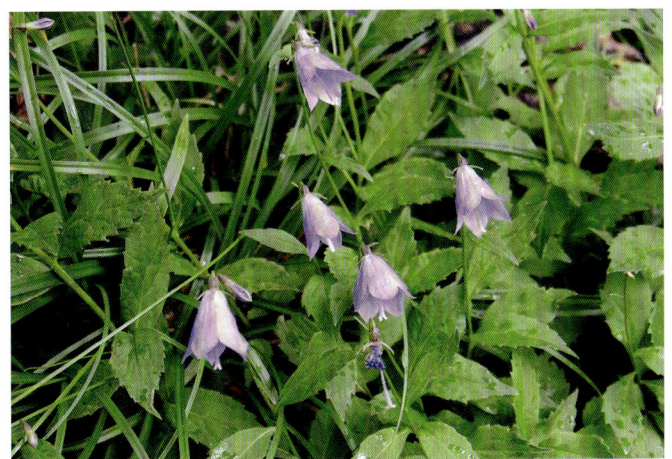

长白沙参 Adenophora pereskiifolia (Fisch. ex Roem. et Schult.) G. Don
摄影：徐晔春

化学成分参考文献

[1] 屠鹏飞，等．中草药，1993, 24(3): 128-130.

[2] 杨秀伟，等．中药材，1993, 16(7): 31-32.

[3] 屠鹏飞，等．中草药，1992, 23(7): 355-356.

[4] Blinova MP, et al. *Rastitel'nye Resursy*, 2007, 43(4): 95-101.

28. 展枝沙参（中国高等植物图鉴） 萨日伯格日-哄呼-其其格（蒙古语）

Adenophora divaricata Franch. et Sav., Enum. Pl. Jap. 2: 423. 1879.（英 **Spreadingbranch Ladybell**）

茎单生，不分枝，高达 1 m。茎生叶全部为 3-5 枚轮生，无柄；叶片菱状卵形、椭圆形或卵状披针形，长 3.5-11 cm，宽 1.5-6 cm，顶端钝、急尖至短渐尖，边缘具粗锯齿。花序分枝 1 至多条，全部轮生，稀部分轮生或互生，极少全部互生，组成大型圆锥花序；萼筒倒圆锥状或倒卵状圆锥形，裂片披针形或椭圆状披针形，长 5-10 mm，宽 1.5-2.5 mm，中部最宽，约 3 mm，全缘；花冠钟状，蓝色或淡紫色，长 1.6-2.5 cm，裂片约为花冠长的 2/5，三角状圆形，无毛；花盘筒状，高 1.8-2.5 mm；花柱与花冠近等长，或伸出花冠外。蒴果倒卵状球形，长 5-7 mm，直径 4-6 m。种子椭圆形，长约 2 mm。花期 7-9 月，果期 9-10 月。

分布与生境 产于黑龙江（黑河以东）、吉林（长春、九台以东）、辽宁、山西（五台山）、北京、河北（易县以北）、山东（昆嵛山）。生于海拔 400-1800 m 的林下、灌丛中和草地中。也分布于朝鲜、日本、俄罗斯远东地区。

药用部位 根。

功效应用 清热润肺，止咳化痰，益胃生津。用于肺热咳嗽，热病口干，饮食不振。

化学成分 根含三萜类：羽扇豆烯酮(lupenone)；甾体类：棕榈酰-β-谷甾醇(palmityl-β-sitosterol)，β-谷甾醇[1]；多糖类[2]。

注评 本种的干燥根蒙古族作"南沙参"药用，应注意区别。

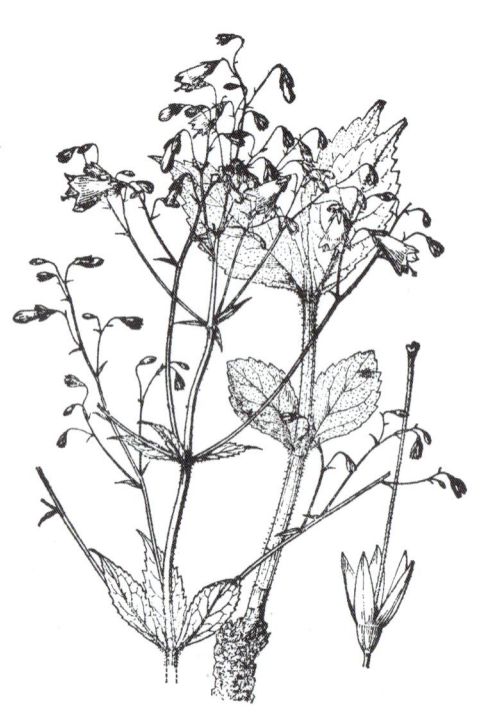

展枝沙参 Adenophora divaricata Franch. et Sav.
引自《中国高等植物图鉴》

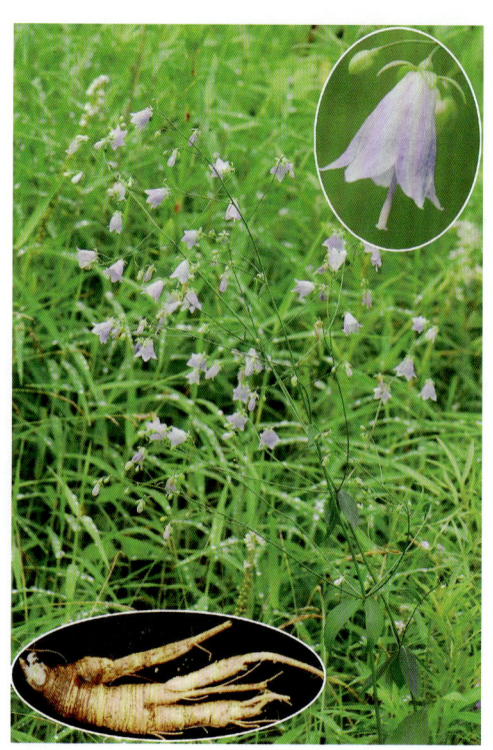

展枝沙参 Adenophora divaricata Franch. et Sav.
摄影：周繇

化学成分参考文献

[1] 屠鹏飞，等. 中草药，1993, 24(3): 128-130.

[2] 屠鹏飞，等. 中草药，1992, 23(7): 355-356.

29. 雾灵沙参（中国植物志）

Adenophora wulingshanica D. Y. Hong in Fl. Reipubl. Popularis Sin. 73(2): 187. 1983.
（英 **Wuling Mountain Ladybell**）

茎单生或两条发自根上，不分枝，高 50-120 m，无毛或被稀少的硬毛。叶 3-4 枚轮生，或有时稍错开，有短柄；叶片卵形、椭圆形或椭圆状线形，长 5-13 cm，宽 0.4-4.5 cm，边缘具规则或不规则锯齿或牙齿，无毛或两面脉上疏生硬毛。花序常有分枝，组成圆锥花序，花序分枝有时近于轮生；花梗短，长不足 1 cm; 花萼无毛，筒部狭长，椭圆状或倒卵状圆锥形，裂片丝状钻形，长 5-10 mm，宽不足 1 mm，边缘有 1-2 对小齿；花冠管状钟形，蓝色或紫蓝色，长 18-25 mm，裂片卵状三角形，长约 6 mm；花盘短筒状，上部较细，长 0.8-1.5 mm，无毛；花柱稍短于花冠。蒴果长圆状，长 10 mm，直径 4-5 mm。种子橙黄色，椭圆状，长 1.5 mm。花期 8-9 月，果期 9-10 月。

分布与生境　产于北京东北部（密云）。生于海拔 1200-1700 m 的石灰岩山沟灌丛或草地中，少数生于路边林下。

药用部位　根。

功效应用　润肺化痰，止咳。用于肺燥咳嗽。

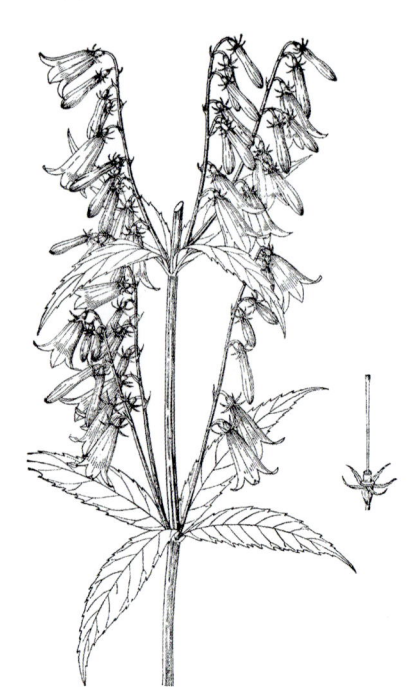

雾灵沙参 Adenophora wulingshanica D. Y. Hong
王金凤　绘

30. 长柱沙参（中国高等植物图鉴） 乌日图—套古日朝格图—哄呼—其其格（蒙语），锡林沙参（药用植物辞典）

Adenophora stenanthina (Ledeb.) Kitag., Rep. Inst. Sc. Research Manchoukuo 3(App. I): 418. 1939.——*Campanula stenanthina* Ledeb., *A. stenanthina* (Ledeb.) Kitag. subsp. *angustilanceifolia* Y. Z. Zhao（英 **Longstyle Ladybell**）

茎常数支丛生，高 40-120 cm，有时上部有分枝，常被倒生糙毛。基生叶心形，边缘有深刻而不规则的锯齿，茎生叶丝状至宽椒圆形或卵形，长 2-10 cm，宽 1-12 mm，全缘或边缘有疏离的刺状尖齿，两面被糙毛。花序无分枝，呈假总状花序或有分枝而集成圆锥花序；花萼无毛，筒部倒卵状或倒卵状长圆形，裂片钻形，长 1.5-3 mm，全缘；花冠细，近筒状，长 10-13 mm，直径 5-8 mm，浅蓝色、蓝色、蓝紫色或紫色；裂片长 2-3 mm；雄蕊与花冠近等长，花盘细筒状，高 2-7 mm；花柱比花冠长 7-10 mm。蒴果椭圆状，长 7-9 mm，直径 3-5 mm。花期 7-9 月，果期 8-9 月。

分布与生境 产于吉林西部（镇赉）、内蒙古、河北（康保、张北、龙关）、山西（南至离山、太谷）、陕西（横山、靖远、吴旗、安塞）、宁夏（盐池、固原）、甘肃（会宁）。生于海拔 1800 m 以下的砂地、草滩、山坡草地及耕地边。也分布于蒙古、俄罗斯西伯利亚南部和远东地区。

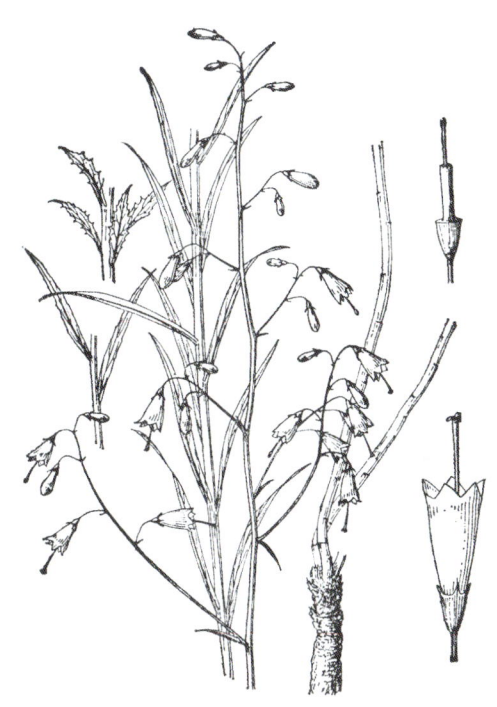

长柱沙参 **Adenophora stenanthina** (Ledeb.) Kitag.
引自《中国高等植物图鉴》

药用部位 根。

功效应用 清热养阴，止咳，生津。用于阴虚，肺燥咳嗽。

化学成分 根含三萜类：羽扇豆烯酮(lupenone)；甾体类：棕榈酰-β-谷甾醇(palmityl-β-sitosterol)，β-谷甾醇[1]；多糖类[2]。

化学成分参考文献

[1] 屠鹏飞，等．中草药，1993, 24(3): 128-130.

[2] 屠鹏飞，等．中草药，1992, 23(7): 355-356.

31. 川藏沙参（中国高等植物图鉴） 陆维多杰咸巴（藏语）

Adenophora liliifolioides Pax et K. Hoffm. in Repert. Spec. Nov. Regni Veg. Beih. 12: 499. 1922.——*A. gracilis* Nannf.（英 **Lilyleaf-like Ladybell**）

茎常单生，不分枝，高 30-100 cm，直径达 3 mm，通常被长硬毛，少无毛的。基生叶心形，具长柄，边缘有粗锯齿；茎生叶卵形、披针形至线形，边缘具疏齿或全缘，长 2-11 cm，宽 0.4-3 cm，背面常有硬毛，稀无毛。花序常有短分枝，组成狭圆锥花序，有时全株仅数朵花；花萼无毛，筒部圆球状，裂片钻形，基部宽近 1 mm，长 (2) 3-5 (6) mm，全缘，极少具瘤状齿；花冠细小，近于筒状或筒状钟形，蓝色、紫蓝色或淡紫色，极少白色，长 8-12 mm；花盘细筒状，高 3-6.5 mm，通常无毛；花柱长 15-17 mm。蒴果卵状或长卵状，长 6-8 mm，直径 3-4 mm。花期 7-9 月，果期 9-10 月。

分布与生境 产于陕西（秦岭）、甘肃（夏河、临洮）、四川西北部、西藏（加查、米林、林芝、波密、索县、比如、昌都、江达、察隅）。生于海拔 2400-4600 m 的草地、灌丛和乱石中。

药用部位 根。

功效应用 清热养阴，润肺化痰，益胃生津。用于阴虚咳嗽，喉痹，津伤，口渴。

化学成分 根含三萜类：羽扇豆烯酮(lupenone)；甾体类：棕榈酰-β-谷甾醇(palmityl-β-sitosterol)，β-谷甾醇[1]；多糖类[2]。

药理作用 镇咳祛痰作用：川藏沙参乙醇提取物灌胃，可延长氨水引咳法造成的模型小鼠咳嗽潜伏期，减少咳嗽次数；在祛痰实验中可增加小鼠呼吸道酚红排泌[1]。

注评 本种的干燥根在产地混作"南沙参"药用，应注意区别。藏族也药用，藏族名"勒多道吉曼巴"；其全草治疗疫疠、脑出血、神经痛等症。

化学成分参考文献

[1] 屠鹏飞，等. 中草药，1993, 24(3): 128-130.

[2] 屠鹏飞，等. 中草药，1992, 23(7): 355-356.

药理作用及毒性参考文献

[1] 屠鹏飞，等. 中草药，1995, 26(1): 22-23.

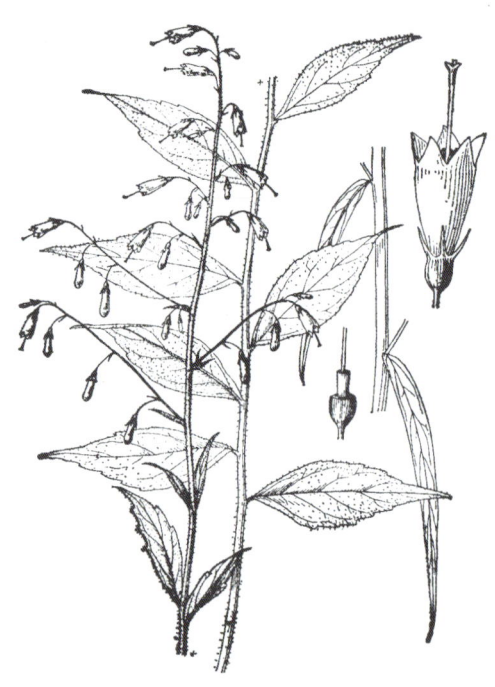

川藏沙参 Adenophora liliifolioides Pax et Hoffm.
引自《中国高等植物图鉴》

32. 丝裂沙参（中国高等植物图鉴） 泡参（湖北、贵州），线齿沙参（四川），毛鸡脚（贵州），龙胆草（中国植物志）

Adenophora capillaris Hemsl. in J. Linn. Soc., Bot. 26: 10. 1889.——*A. longisepala* P. C. Tsoong（英 **Threedlobe Ladybell**）

32a. 丝裂沙参（模式亚种）

Adenophora capillaris Hemsl. subsp. **capillaris**

茎单生，高达 1 m，无毛。茎生叶卵状披针形，顶端渐尖，边缘具锯齿，无毛，长 3–19 cm，宽 0.5–4.5 cm。花序具长分枝，常组成大而疏散的圆锥花序，花序梗和花梗常纤细如丝；花萼筒部球状，稀卵状，裂片毛发状，全缘，有时有 1 至数个瘤状小齿，长 (3) 6–9 mm，稀达 20 mm；花冠细，近筒状，长 10–14 mm，稀达 17 mm，白色、淡蓝色或淡紫色，裂片狭三角形，长 3–4 mm；花盘细筒状，高 2–5 mm，常无毛；花柱长 20–25 mm。蒴果多为球状，极少为卵状，长 4–9 mm，直径 4–5 mm。花期 7–10 月，果期 8–10 月。

分布与生境 产于陕西（秦岭以南）、湖北西部（鹤峰、巴东、神农架）、四川（向西至布拖、康定、越西）、贵州（纳雍、毕节）。生于海拔 1400–2800 m 的林下、林缘或草地中。

药用部位 根。

功效应用 清热养阴，润肺化痰，益胃生津。用于阴虚咳嗽，喉痹，津伤，口渴。

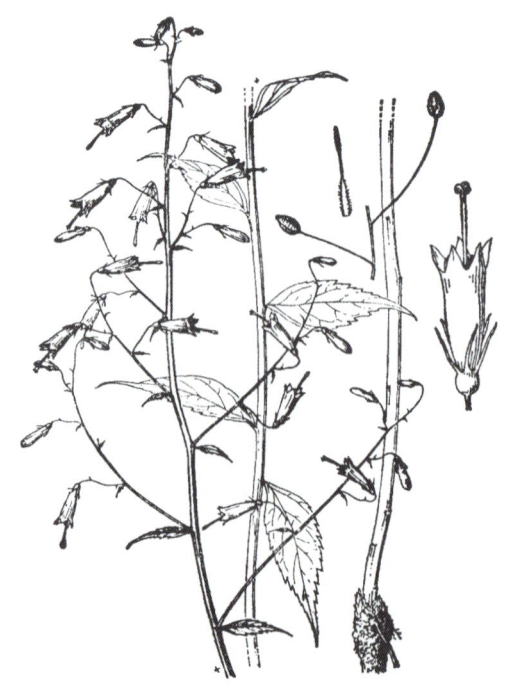

丝裂沙参 Adenophora capillaris Hemsl. subsp. **capillaris**
引自《中国高等植物图鉴》

桔梗科 CAMPANULACEAE

化学成分　根含三萜类：羽扇豆烯酮(lupenone)；甾体类：棕榈酰-β-谷甾醇(palmityl-β-sitosterol)，β-谷甾醇[1]；多糖类[2]。

注评　本种的干燥根在产地混作"南沙参"，重庆巴东又混作"桔梗"药用，应注意区别。

化学成分参考文献

[1] 屠鹏飞，等．中草药，1993, 24(3): 128-130.

[2] 屠鹏飞，等．中草药，1992, 23(7): 355-356.

32b. 细萼沙参（中国植物志）　壶花沙参（云南热带亚热带植物区系研究报告）

Adenophora capillaris Hemsl. subsp. **leptosepala** (Diels) D. Y. Hong in Fl. Reipubl. Popularis Sin. 73(2): 136. 1983.——*A. leptosepala* Diels, *A. urceolata* C. Y. Wu（英 **Thinsepal Ladybell**）

与模式亚种的主要区别在于茎叶大多数多少被毛；花萼裂片长 (4) 9-14 mm，多数有小齿；花冠较大，长 13-18 mm；蒴果球状或卵状。花期 8-10 月，果期 9-10 月。

分布与生境　产于四川（木里）、云南西部。生于海拔 2000-3600 m 的林下、林缘草地及草丛中。也分布于缅甸。

药用部位　根。

功效应用　养阴清肺，祛痰，止咳，益气。用于肺热咳嗽，阴虚劳嗽。

32c. 细叶沙参（救荒本草）　紫沙参（中国高等植物图鉴），宝日-哄呼-其其格（蒙语）

Adenophora capillaris Hemsl. subsp. **paniculata** (Nannf.) D. Y. Hong et S. Ge in Novon 20(4): 426. 2010.——*A. paniculata* Nannf.（英 **Paniculate Ladybell**）

与模式亚种的主要区别在于茎无毛，或有时被毛；叶片线形至宽椭圆形，宽 0.2-7.5 cm，常无毛，有时上面疏生短硬毛，下面疏生长硬毛；花萼裂片长 (2-) 3-5 (-7) mm，全缘；花冠长 10-14 mm。蒴果卵状至卵状长圆形，长 7-9 mm，宽 3-5 mm。花期 6-9 月，果期 8-10 月。

分布与生境　产于河北（北至龙关、雾灵山）、内蒙古东南部、山西、山东（泰山）、河南西部（卢氏、栾川、嵩县、伊阳）、陕西（秦岭）。生于海拔 1100-2800 m 的山坡草地。

药用部位　根。

功效应用　清热养阴，润肺化痰，益胃生津。用于急慢性气管炎，阴虚咳嗽，喉痹，津伤，口渴。

注评　本种的干燥根在产地混作"南沙参"药用，应注意区别。

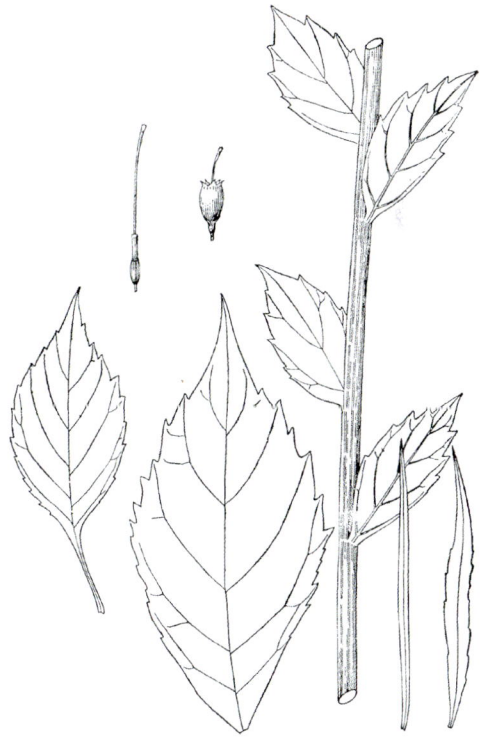

细叶沙参 Adenophora capillaris Hemsl. subsp. **paniculata** (Nannf.) D. Y. Hong et S. Ge
王金凤　绘

33. 轮叶沙参（东北植物检索表） 四叶沙参（安徽），南沙参（中国植物志），铃儿草、桔参（黑龙江），塔拉音—哄呼—其其格（蒙语）

Adenophora tetraphylla (Thunb.) Fisch. in Mém. Soc. Imp. Naturalistes Moscou 6: 167. 1823.——*Campanula tetraphylla* Thunb.（英 **Fourleaf Ladybell**）

茎高大，可达 1.5 m，不分枝，无毛，稀被毛。茎生叶 3-6 枚轮生，无柄或有不明显叶柄；叶片卵状圆形至线状披针形，长 2-14 cm，边缘有锯齿，两面疏生短柔毛。花序狭圆锥状，花序分枝（聚伞花序）大多轮生，细长或很短，具数朵花或单花；花萼无毛，筒部倒圆锥状，裂片钻状，长 1-2.5 (-4) mm，全缘，花冠筒状细钟形，口部稍缢缩，蓝色或蓝紫色，长 7-11 mm，裂片短，三角形，长 2 mm；花盘细管状，高 2-4 mm；花柱长约 20 mm。蒴果球状圆锥形或卵圆状圆锥形，长 5-7 mm，直径 4-5 mm。种子黄棕色，长圆状圆锥形，稍扁，长 1 mm。花期 7-11 月，果期 9-11 月。

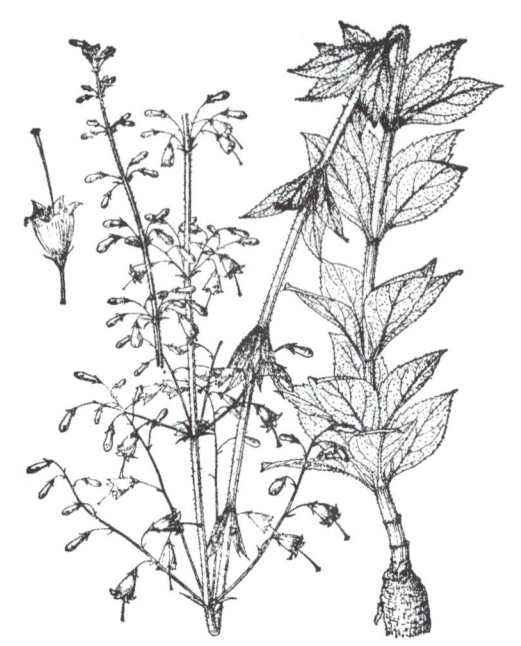

轮叶沙参 Adenophora tetraphylla (Thunb.) Fisch.
引自《中国高等植物图鉴》

分布与生境 产于东北、内蒙古东部、河北、山西（灵空山）、山东（牟平）、河南、安徽、江苏、浙江、江西、台湾、福建、湖南、广东北部、广西、四川（峨边、峨眉山）、贵州（兴仁、安龙、普安、毕节）、云南（砚山）。生于草地和灌丛中，在南方可至海拔 2000 m 的地方。也分布于越南北部、朝鲜、日本、俄罗斯的远东及西伯利亚东部。

药用部位 根。

功效应用 养阴清肺，益胃生津，化痰，益气。用于肺热燥咳，阴虚劳嗽，干咳痰黏，胃阴不足，食少呕吐，气阴不足，烦热口干。

化学成分 根含酚苷类：丁香酚苷(syringinoside)，沙参苷▲(shashenoside) Ⅰ、Ⅱ、Ⅲ[1]；三萜类：羽扇豆烯酮(lupenone)[2-3]，24-亚甲基环木菠萝醇(24-methylene cycloartanol)[2]；甾体类：胡萝卜苷[1]，β-谷甾醇[2-3]，甘蔗甾醇(ikshusterol)[2]，棕榈酰-β-谷甾醇(palmityl-β-sitosterol)[3]；有机酸、酯类：亚油酸(linoleic acid)，硬脂酸甲酯(methyl stearate)[1]；微量元素：Ca、K、Mg、Si、Fe、P 等[4]；氨基酸类[5]；多糖类[6]。

药理作用 镇咳祛痰作用：轮叶沙参乙醇提取物灌胃，可延长氨水引咳法造成的模型小鼠咳嗽潜伏期；在祛痰实验中可增加小鼠呼吸道酚红排泌[1]。

抗细菌作用：轮叶沙参乙酸乙酯提取物、乙醇提取物及水提物体外均对金黄色葡萄球菌、绿脓杆菌有抑制作用[2]。

抗辐射作用：轮叶沙参多糖灌胃，可提高 $^{60}Co\gamma$ 射线照射小鼠白细胞总数、血小板总数，抑制 $^{60}Co\gamma$ 射线诱发的睾丸染色体畸变、精子畸形和骨髓细胞微核率，减轻睾丸组织萎缩和损伤，对亚慢性受照小鼠雄性生殖细胞辐射损伤有保护作用[3]。

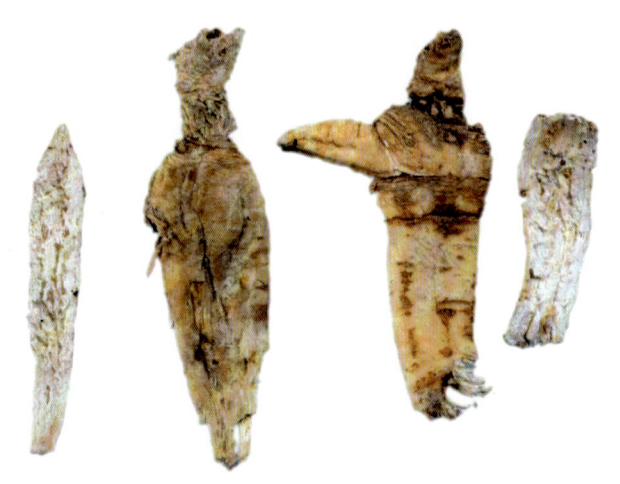

南沙参 Adenophorae Radix
摄影：张继

注评 本种为历版中国药典收载"南沙参"的基源植物之一，药用其干燥根；云南药品标准（1996）以"沙参"之名收载。"南沙参"的习用品较多，详见沙参 Adenophora stricta Miq. subsp. stricta。蒙古族也药用其根，用于治疗牛皮癣、关节炎、痛风症等。

化学成分参考文献

[1] Kuang HX, et al. *Chem Pharm Bull*, 1991, 39(9): 2440-2442.

[2] 杨秀伟，等 . 中药材，1993, 16(7): 31-32.

[3] 屠鹏飞，等 . 中草药，1993, 24(3): 128-130.

[4] 黄勇其，等 . 微量元素与健康研究，2002, 19(1): 34-35.

[5] 黄勇其，等 . 中国药业，2002, 11(4): 62.

[6] 屠鹏飞，等 . 中草药，1992, 23(7): 355-356.

药理作用及毒性参考文献

[1] 屠鹏飞，等 . 中草药，1995, 26(1): 22-23.

[2] 胡定慧，等 . 时珍国医国药，2007, 18(3): 594-595.

[3] 梁莉，等 . 中药药理与临床，2003, 19(3): 10-11.

9. 牧根草属 Asyneuma Griseb. et Schenk

多年生草本，根胡萝卜状。茎粗壮，叶互生。花具短梗，几朵簇生于总苞片腋内，集成有间隔的长穗状花序，穗状花序单生或有时复出；花梗基部有一对线形的小苞片；花萼5裂，裂片线形（至少国产种）。花冠5裂至基部，呈离瓣花状，裂片线形；雄蕊先熟，5枚，花丝基部扩大，边缘密生绒毛。子房下位，3室，花柱几乎与花冠等长，柱头3裂，裂片线形，反卷。蒴果在中偏上处3孔裂。种子卵状椭圆形或卵状长圆形，有或无棱。

全属近20种，分布于欧亚温带，主产于地中海地区。我国有3种，产于西南和东北，2种药用。

分种检索表

1. 子房和蒴果倒长卵状圆锥形，基部急尖或渐尖；茎无毛或仅下部疏生毛；花萼裂片不反卷 ··· **2. 长果牧根草 A. fulgens**

1. 子房和蒴果球状，基部平钝，下部比上部宽；茎被疏或密的毛；花萼裂片常在花期反卷 ··· **1. 球果牧根草 A. chinense**

1. 球果牧根草（中国植物志） 止咳草、咳嗽草、土沙参（广西），鸡肉参、喉节草（云南）

Asyneuma chinense D. Y. Hong in Fl. Reip Popul. Sin. 73(2): 188. 1983.（英 **Chinese Asyneuma**）

根胡萝卜状，肉质。茎单生，少有多支丛生的，直立，通常不分枝，高 40–100 cm，或多或少被长硬毛。叶近无柄，或茎下部叶有长达 3 cm 的叶柄，叶片卵形、卵状披针形、披针形或椭圆形，长 2.5–8 cm，宽 0.7–3.5 cm，边缘具锯齿，两面多少被白色硬毛。穗状花序少花，有时仅每个总苞片腋间有花 1–4 朵，总苞片有时被毛；花萼无毛，稀被硬毛，筒部球状，裂片长 7–10 mm，稍长于花冠，开花后常反卷；花冠紫色或鲜蓝色；花柱稍短于花冠。蒴果球状，基部平截形，甚至凹陷，下部最宽，有 3 条纵而宽的沟槽，长宽均为 4 mm。种子卵状长圆形，稍扁，有一条棱，棕黄色，长 0.5 mm。花果期 6–9 月。

分布与生境 产于湖北西部、广西、四川西南部、贵州、云南。生于海拔 3000 m 以下的山坡草地、林缘、林中。

药用部位 根。

功效应用 健脾益气，润肺止咳。用于体虚自汗，乳汁不足，脾胃虚弱，咳嗽，咯血。

注评 本种阿昌族药用其根，治疗肺结核、糖尿病腹水。

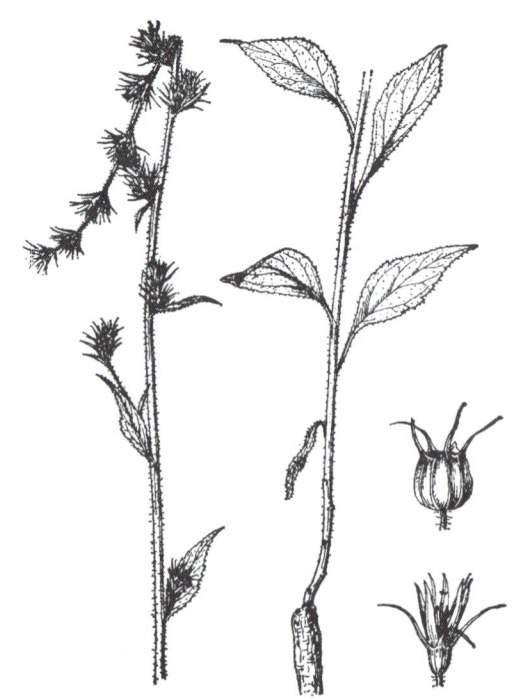

球果牧根草 **Asyneuma chinense** D. Y. Hong
引自《中国高等植物图鉴》

2. 长果牧根草（中国植物志） 西南牧根草（中国高等植物图鉴）

Asyneuma fulgens (Wall.) Briq. in Candollea, 4: 334. 1931.——*Campanula fulgens* Wall.（英 **Longfruit Asyneuma**）

茎高大而粗壮，高 30–100 cm，通常无毛，有时下部疏生硬毛。叶全部近无柄，或茎下部的叶有长达 2 cm 的叶柄，卵状披针形、披针形或椭圆形，长 5–7 cm，宽 1–3 cm。花数朵簇生总苞片腋间，形成的穗状花序远距离间隔，有时间隔长达 10 cm。萼筒部倒长卵状圆锥形，长远超过宽，基部尖狭；花冠蓝色或紫色，裂片与花萼裂片等长或稍超出，不反卷；花柱远短于花冠。花期 7 月。

分布与生境 产于我国西藏南部（吉隆、亚东、察隅）。生于海拔 1800–3000 m 的山谷林缘或山沟草地中。也分布于尼泊尔、印度东北部及斯里兰卡。

药用部位 根。

功效应用 健脾益气，滋补。用于体虚自汗，体弱。

注评 本种哈尼族药用其根，治疗肺虚咳嗽、肺热咳嗽。

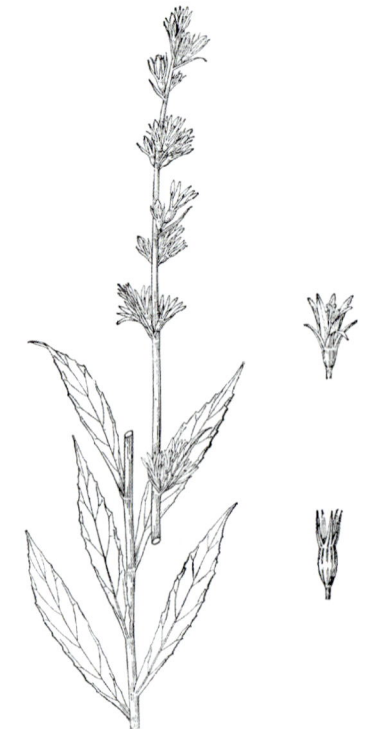

长果牧根草 **Asyneuma fulgens** (Wall.) Briq.
王金凤 张春芳 绘

桔梗科 CAMPANULACEAE

10. 袋果草属 Peracarpa Hook. f. et Thomson

多年生草本，具细长根状茎，根状茎上具鳞片和芽，末端有块根。叶互生。花单生叶腋，具细长的花梗；花萼完全上位，5 裂；花冠漏斗状钟形，5 裂至中部或略过半；雄蕊与花冠分离，花丝有缘毛，基部扩大成狭三角形，花药狭长；子房下位，3 室，花柱上部有细毛，柱头 3 裂，裂片狭长而反卷。果为干果，3 室或其中 1 室退化而为 2 室，不裂或有时基部不规则撕裂。种子数颗至数十颗，椭圆状，平滑。

约 3 种，分布于喜马拉雅山至菲律宾和俄罗斯的远东地区。我国 1 种，可药用。

1. 袋果草（中国高等植物图鉴） 肉荚草（云南）

Peracarpa carnosa (Wall.) Hook. f. et Thomson in J. Linn. Soc., Bot. 2: 26. 1858.——*Campanula carnosa* Wall.（英 **Fleshy Peracarp**）

纤细草本，茎肉质，直径约 1 mm 或不及 1 mm，长 5–15 cm，无毛。叶多集中于茎上部，具长 3–15 mm 的叶柄，叶片膜质或薄纸质，卵圆形或圆形，基部平钝或浅心形，顶端圆钝或多少急尖，长 8–25 mm，宽 7–20 mm，两面无毛或上面疏生贴伏的短硬毛，边缘波状，湾缺处有短刺；茎下部的叶疏离而较小。花梗细长而常伸直，长可达 6 cm，有时短至 1 cm；花萼无毛，筒部倒卵状圆锥形，裂片三角形至线状披针形；花冠白色或紫蓝色，裂片线状椭圆形。果倒卵状，长 4–5 mm。种子棕褐色，长 1.7 mm。花期 3–5 月，果期 4–11 月。

分布与生境 产于江苏南部、浙江（杭州）、台湾（太平山）、湖北（神农架）、重庆（金佛山）、四川（峨边、峨眉山、宝兴）、贵州（凯里）、云南（维西、腾冲、景东、沧源）、西藏（亚东）。生于海拔

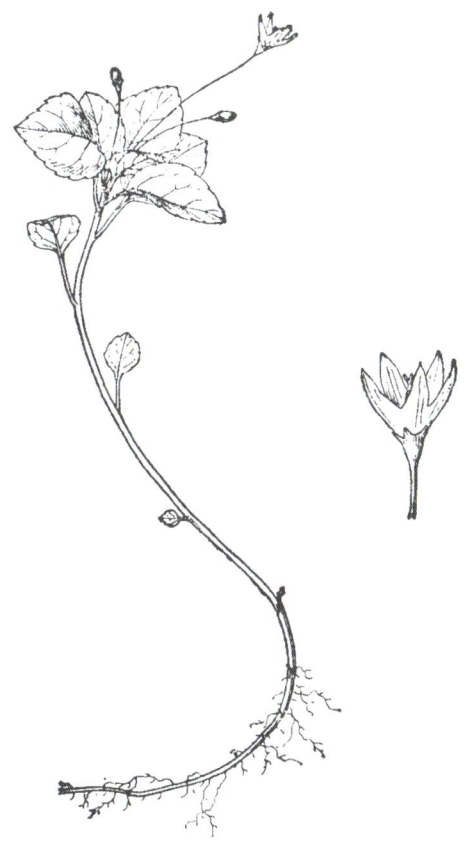

袋果草 Peracarpa carnosa (Wall.) Hook. f. et Thomson
引自《中国高等植物图鉴》

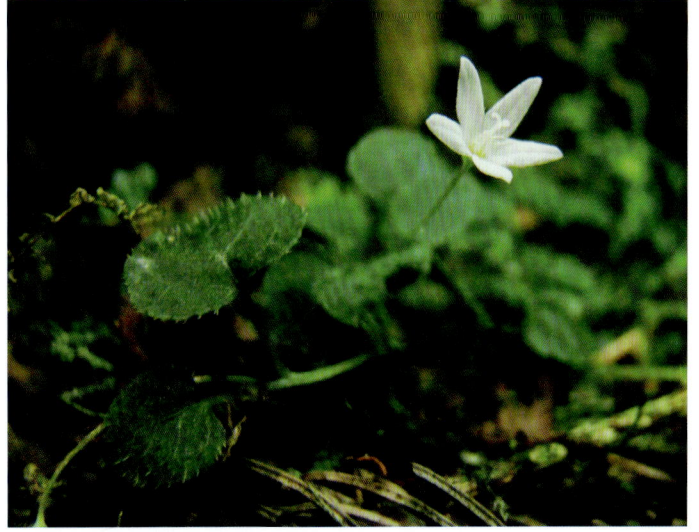

袋果草 Peracarpa carnosa (Wall.) Hook. f. et Thomson
摄影：李小杰

3000 m 以下的林下及沟边潮湿岩石上。也分布于尼泊尔、不丹、克什米尔地区、印度东部、泰国、菲律宾、日本和俄罗斯远东地区。

药用部位 全草。

功效应用 祛风，止痛。用于筋骨疼痛，小儿惊风。

11. 同钟花属 Homocodon D. Y. Hong

一年生草本。茎平卧，叶互生。花小，无梗，1 或 2 朵生于极端缩短的侧生分枝上。花萼上位，5 裂，裂片具齿；花冠管状钟形，5 裂；雄蕊 5 枚，与花冠分离，各自也分离，最基部稍扩大，疏生缘毛；子房下位，3 室，花柱长，柱头 3 裂，裂片线形，反卷曲。果为干果，在基部不规则撕裂，或不规则孔裂。种子椭圆状，无棱，有浅的网状纹饰。

本属 2 种，我国特有，产于四川、云南、贵州，1 种药用。

1. 同钟花（中国植物志） 扭子菜（贵州），小三楞草（云南腾冲），白异钟花（四川、贵州），异钟花（中国种子植物科属辞典）

Homocodon brevipes (Hemsl.) D. Y. Hong in Acta Phytotax. Sin. 18(4): 474. pl. 1, f. 7-10. 1980.——*Wahlenbergia brevipes* Hemsl., *Heterocodon brevipes* (Hemsl.) Hand.-Mazz. et Nannf.（英 **Shortpedicel Homocodon**）

一年生匍匐草本，全体无毛，无地下根状茎。茎细长，长达 50 cm，有 3 条纵翅，主茎腋间有极短的分枝，并有几片叶子，似簇生。叶互生，具长 2-9 mm 的叶柄，叶片三角状圆形或卵状圆形，基部近于平截形，顶端急尖，长宽 7-12 mm，边缘具尖锯齿。花无梗，全长仅 5 mm；花萼筒部卵状，长 1-1.5 mm，裂片狭三角形，长 2 mm，有一对狭长齿；花冠白色、淡蓝色或淡紫色，管状钟形，长 3.5 mm，深裂略过半，裂片线状长圆形；花丝长 1 mm，花药狭长；花柱与花冠近等长。果实卵圆状，长 2.5 mm，果皮薄，有种子数颗。种子棕褐色，长 0.7 mm。花果期 4-8 月。

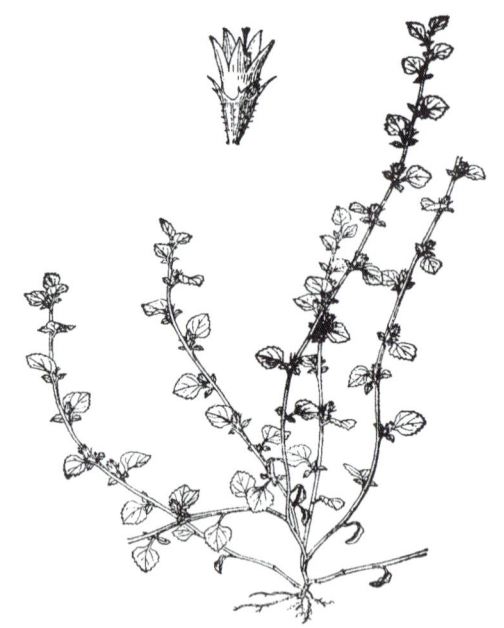

同钟花 Homocodon brevipes (Hemsl.) D. Y. Hong
引自《中国高等植物图鉴》

分布与生境 产于四川西部、贵州西南部、云南（澜沧、凤庆、景东、大理、昆明、马关、西畴、嵩明、镇雄）。生于海拔 1000-2900 m 的沟边、林下、灌丛及山坡草地中。

药用部位 全草。

功效应用 清热，止咳。用于肺热咳嗽，发热，口舌糜烂。

12. 半边莲属 Lobelia L.

草本，有时下部木质化，有的种灌木状。叶互生。花单生叶腋（苞腋），或总状花序顶生，或组成圆锥花序。花两性，稀单性；萼筒与子房贴生，裂片全缘或有小齿，果期宿存；花冠两侧对称，背面通常纵裂至基部或近基部，檐部二唇形或近二唇形，稀裂片平展在下方（前方），上唇裂片 2，下唇裂片 3，雄蕊筒包围花柱，花药管多灰蓝色，顶端或仅下方 2 枚顶端生髯毛；柱头 2 裂，授粉面上生柔毛；子房下位、半下位，2室，胎座半球状，胚珠多数。蒴果顶端2裂。种子多数，长圆状或三棱状，有时具翅，表面平滑或有蜂窝状网纹、条纹和瘤状突起。

约350余种。分布于热带和亚热带地区，特别是非洲和美洲，少数种延伸到温带。我国有24种，除山梗菜 (L. sessilifolia) 外，均产于长江流域以南各省区，15种药用。

分种检索表

1. 果为蒴果。
  2. 矮小草本，茎纤细，平卧或直立；花冠裂片近等宽。
    3. 花冠裂片平展于下方，呈一个平面，裂片近同形；茎平卧，节上生根 ················ **3. 半边莲 L. chinensis**
    3. 花冠二唇形，上唇2裂片明显小；茎直立或平卧。
      4. 茎平卧，节上生根；叶大，长1–5.4 cm，宽0.8–3.2 cm，叶柄长3–12 mm ··· **1. 卵叶半边莲 L. zeylanica**
      4. 茎直立或上升，节上不生根或仅基部的节上生根；叶较小，长0.4–2.2 cm，宽0.2–0.7 cm，几无柄 ··· **2. 假半边莲 L. alsinoides** subsp. **hancei**
  2. 粗壮草本或亚灌木；花冠近二唇形，上唇裂片线形，下唇裂片圆形至卵状披针形。
    5. 叶无柄，在茎的中上部密生，披针形至线状披针形，长2.5–5.5 cm，宽3–16 mm ··· **4. 山梗菜 L. sessilifolia**
    5. 叶有柄或无柄，但茎生叶均匀排列。
      6. 多年生草本；茎不分枝；总状花序，花朝向多个方向 ················ **5. 线萼山梗菜 L. melliana**
      6. 半灌木；茎分枝或不分枝；常为圆锥花序，花偏向于花序轴一侧。
        7. 茎、叶、花梗均密被毡毛；花萼裂片长11–15 mm ················ **9. 密毛山梗菜 L. clavata**
        7. 茎、叶、花梗均无毛或被短硬毛；花萼裂片无毛、被硬毛或糙毛，较长或较短。
          8. 花萼筒密被硬毛；茎常不分枝；花序总状 ················ **6. 毛萼山梗菜 L. pleotricha**
          8. 花萼筒无毛或被糙毛；茎分枝或不分枝；花序总状或圆锥状。
            9. 花萼裂片长于11 mm，全缘或具不明显锯齿。
              10. 花萼裂片具不明显锯齿；种子表面具浅条状纹饰 ················ **10. 苞叶山梗菜 L. foliiformis**
              10. 花萼裂片全缘；种子表面具蜂窝状或条状纹饰。
                11. 蒴果球状；花萼筒背面被白色硬毛；种子表面具条状纹饰 ··· **7. 塔花山梗菜 L. pyramidalis**
                11. 蒴果长圆状，长大于宽；种子表面具蜂窝状纹饰 ················ **8. 西南山梗菜 L. seguinii**
            9. 花萼裂片短于11 mm，偶尔长于11 mm，边缘具锯齿。
              12. 花冠长12–19 mm；茎、花梗、花萼均无毛 ················ **11. 狭叶山梗菜 L. colorata**
              12. 花冠长21–30 mm，花梗多少被短硬毛；花萼被糙毛。
                13. 叶短于8 cm；花较少，排成总状；茎无毛；花萼筒长圆状 ··· **12. 大理山梗菜 L. taliensis**
                13. 叶长于8.5 cm；花序上花密集；茎被短硬毛；花萼筒球状 ··· **13. 江南山梗菜 L. davidii**
1. 果为浆果。
  14. 平卧草本；叶两面疏被短柔毛；花萼裂片长3–4 mm，边缘具2–3枚小齿 ··· **14. 铜锤玉带草 L. angulata**
  14. 直立草本；叶无毛；花萼裂片长7–10 mm，边缘具腺状齿 ················ **15. 山紫锤草 L. montana**

本属药用植物主要含有生物碱、黄酮、萜、甾体等类型化合物，其中生物碱类化合物是其主要的活性成分，包括山梗菜碱（lobeline，1）、山梗菜醇碱（lobelanidine，2）、去甲山梗菜酮碱（norlobelanine，3）、半边莲酮碱(lelobanonoline，4)、去甲山梗菜醇碱（norlobelanidine，5）、去甲半边莲碱(norlelobanidine，6）、山梗菜碱酸▲(lobelinic acid，7）、山梗菜酮碱（lobelanine，8) 等。

山梗菜碱（lobeline，1）有利尿作用，但尿中排泄的氯化物量不增加，甚至减少，副作用较多。小剂量的半边莲碱可兴奋呼吸，随剂量增加其作用可延长 5 小时左右，但剂量过大可引起呼吸麻痹、血压下降以致死亡，其作用机制主要为通过刺激颈动脉体化学感受器、反射性兴奋呼吸中枢。半边莲碱肌内注射有呼吸兴奋作用，吸入则能使支气管扩张，对吗啡所致的呼吸抑制有较好的兴奋作用，对乌拉坦和水合氯醛则作用较差。口服半边莲碱有抑制食欲的作用。总之，半边莲碱对自主神经节、肾上腺髓质、延脑各中枢、神经肌肉接头以及颈动脉体和主动脉体的化学感受器都有先兴奋后抑制的作用，其作用与烟碱相似，但强度较弱。

本属植物半边莲对神经细胞具有保护作用，可以缓解高血脂动物的血管内皮的持续损伤，降低血脂，保护血管；还具有不同程度的抗菌、抗病毒及抗肿瘤作用；山梗菜具有抗血小板聚集作用。主要活性成分为生物碱类。

1. 卵叶半边莲　半边旗（广东），大花半边莲（中国中药资源志要），大叶肉半边莲（云南）

Lobelia zeylanica L., Sp. Pl. 2: 932. 1753.——*L. succulenta* Blume, *L. zeylanica* L. var. *lobbiana* (Hook. f. et Thomson) Y. S. Lian, *L. succulenta* Blume var. *lobbiana* (Hook. f. et Thomson) E. Wimm., *L. lobbiana* Hook. f. et Thomson（英 **Fleshy Lobelia**）

一年生草本。茎平卧，长 10–60 cm，下部的节上生根。叶螺旋状互生，柄长 3–12 mm，短柔毛；叶片三角状卵形或卵形，长 1–5.4 cm，宽 0.8–3.2 cm。花单生叶腋；花梗长 1–1.5 cm，被疏短柔毛；花萼钟状，长 2–5 mm；被短柔毛；花冠紫色、淡紫或白色，二唇形，长 5–15 mm，上唇裂片倒卵状长圆形，下唇裂片宽椭圆形；花丝在 2/3 处以上连合成筒，5 枚花药顶端均被髯毛；子房下位。蒴果倒锥状至长圆状，长 5–7 mm，宽 2–4 mm。种子三棱状，红褐色。全年均可开花结果。

分布与生境　产于福建、台湾、广东、广西、云南。生于海拔 1500 (–2000) m 以下的水田边或山谷沟边等阴湿处。

药用部位 全草。

功效应用 清热解毒，散结。用于疮疡，白喉，瘰疬，毒蛇咬伤。现代还用于血吸虫病。

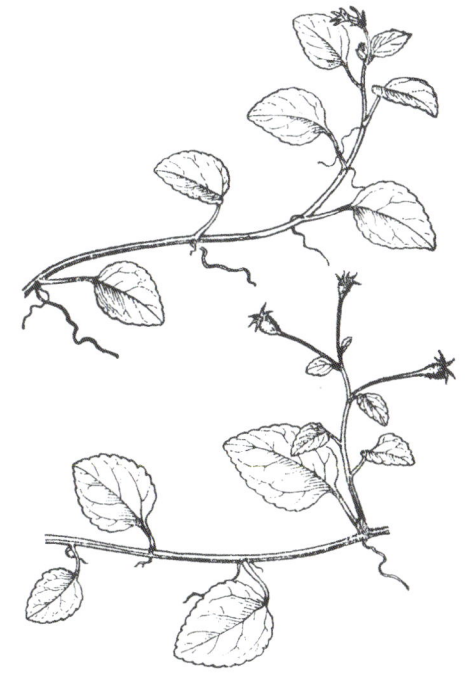

卵叶半边莲 Lobelia zeylanica L.
引自《中国高等植物图鉴》

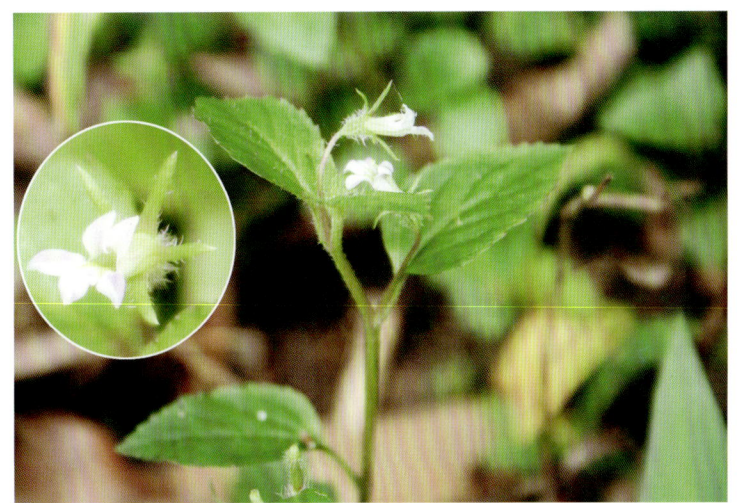

卵叶半边莲 Lobelia zeylanica L.
摄影：王祝年

2. 假半边莲（中国高等植物图鉴） 紫菀莲（广西南宁）

Lobelia alsinoides Lam. subsp. **hancei** (Hara) Lammers in Bot. Bull. Acad. Sin. 33: 286. 1992.——*L. hancei* Hara（英 **Hance Lobelia**）

直立草本，高 5-30 cm。叶螺旋状排列，互生，下部的卵形，上部的卵状披针形，长 4-22 mm，宽 2-7 mm，花 2-15 朵，在茎的上部呈稀疏的总状花序；花萼筒钟状，长约 2 mm，无毛，裂片钻状线形，长约 2 mm，全缘；花冠蓝色、紫蓝色或白色，二唇形，长约 8 mm，雄蕊除基部外连合成筒，花丝筒部无毛，花药管长约 1 mm，无毛或背部被疏柔毛，花药顶端全部被髯毛。蒴果倒卵状球形，长 3-4 mm。种子棕红色，具 3 棱，长约 0.4 mm。花果期 4-9 月。

与模式亚种短柄半边莲 L. alsinoides Lam. subsp. alsinoides 的主要区别在于叶卵形至卵状披针形，长大于宽，边缘具稀疏不明显的齿。

分布与生境 产于台湾、广东、广西、云南及西藏。生于海拔 800 m 以下的林下湿地、草地及路旁。

药用部位 全草。

功效应用 清热解毒。用于毒蛇咬伤。

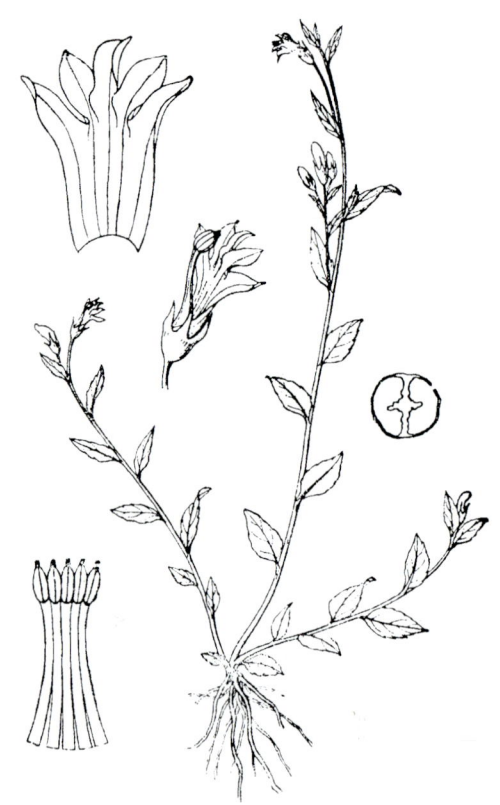

假半边莲 Lobelia alsinoides Lam. subsp. hancei (Hara) Lammers
张泰利 绘

3. 半边莲（中国高等植物图鉴） 细米草（浙江、广东），小急解锁（江西、湖南、广东、广西），奶浆草（福建），长虫草（河南），疳积草（湖南）

Lobelia chinensis Lour., Fl. Cochinch. 2: 514. 1790.（英 **Chinese Lobelia**）

多年生草本。茎细弱，匍匐，节上生根，分枝直立，高 6–15 cm，无毛。叶互生，无柄或近无柄，椭圆状披针形至线形，长 8–25 cm，宽 2–6 cm，顶端急尖，基部圆形至宽楔形，全缘或顶部有明显的锯齿，无毛。花通常 1 朵，生分枝的上部叶腋；花梗细，长 1.2–2.5 (3.5) cm；花萼筒倒长锥状，基部渐细而与花梗无明显区分，长 3–5 mm，无毛，裂片披针形，约与萼筒等长，全缘或下部有 1 对小齿；花冠粉红色或白色，长 10–15 mm，背面裂至基部，喉部以下生白色柔毛，裂片全部平展于下方，2 侧裂片披针形，较长，中间 3 枚裂片椭圆状披针形，较短；雄蕊长约 8 mm，花丝中部以上连合，花丝筒无毛，未连合部分的花丝侧面被柔毛，花药管长约 2 mm，背部无毛或疏生柔毛。蒴果倒锥状，长约 6 mm。种子椭圆状，稍扁压，近肉色。花果期 5–10 月。

分布与生境　产于长江中、下游及以南各省区。生于水田边、沟边及潮湿草地上。也分布于日本、印度及泰国。

药用部位　带根全草。

功效应用　清热解毒，利水消肿。用于痈肿疔疮，蛇虫咬伤，臌胀水肿，湿热黄疸，湿疹湿疮。

化学成分　全草含酚苷类：水杨苷(salicin)[1]；黄酮类：5-羟基-4'-甲氧基黄酮-7-O-芸香糖苷(5-hydroxy-4'-methoxyflavone-7-O-rutinoside)[2]，香叶木素(diosmetin)[2-4]，芹菜素(apigenin)，木犀草素(luteolin)，金圣草酚(chrysoeriol)，橙皮苷(hesperidin)，木犀草素-7-O-β-D-葡萄糖苷(luteolin-7-O-β-D-glucoside)，芹菜素-7-O-β-D-吡喃葡萄糖苷(apigenin-7-O-β-D-glucopyranoside)，蒙花苷(linarin)，香叶木苷(diosmin)[3-4]；香豆素类：5,7-二甲氧基香豆素(5,7-dimethoxycoumarin)，6-羟基-7-甲氧基香豆素(6-hydroxy-7-methoxycoumarin)[2]，5,7-二甲氧基-8-羟基香豆素(5,7-dimethoxy-8-hydroxycoumarin)[3]；

桔梗科 CAMPANULACEAE

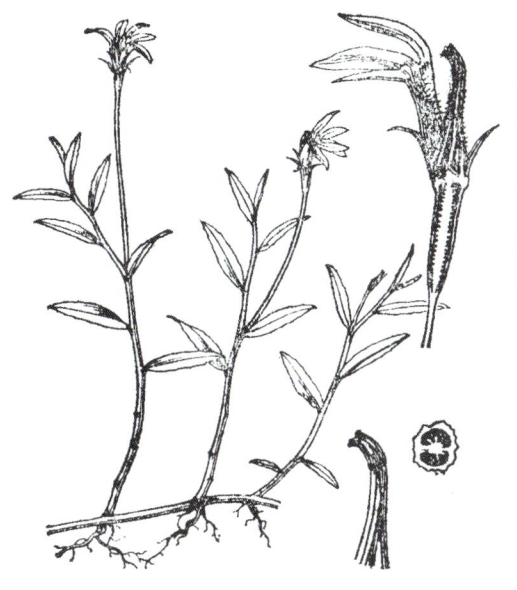

半边莲 Lobelia chinensis Lour.
引自《中国高等植物图鉴》

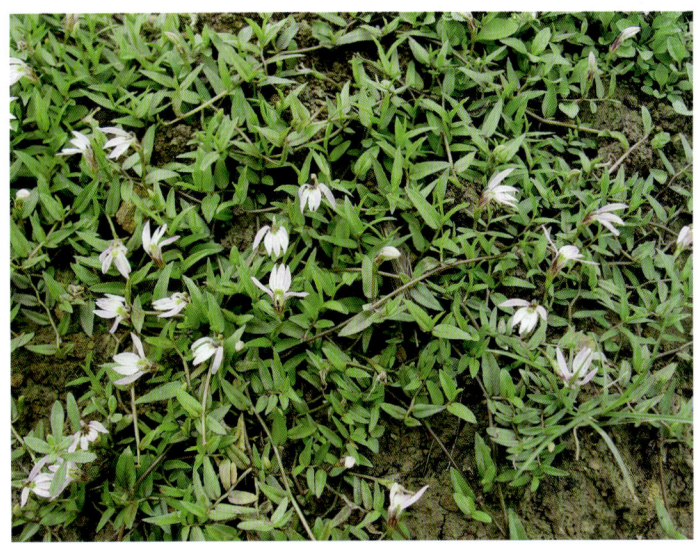

半边莲 Lobelia chinensis Lour.
摄影：何顺志

生物碱类：腺苷(adenosine)[1]，半边莲胺▲(radicamine) A、B[5]；多炔类：山梗菜炔苷(lobetyolin)，山梗菜炔苷宁▲(lobetyolinin)[6]；有机酸类：棕榈酸(palmitinic acid)，三十二酸(lacceroic acid)，硬脂酸(stearic acid)；甾体类：β-谷甾醇，胡萝卜苷[3]；三萜类：泽泻醇F-24-乙酸酯(alisol F-24-acetate)[7]；糖苷类：正丁基-β-D-吡喃果糖苷(n-butyl-β-D-fructopyranoside)[1-2]，正丁基-β-D-呋喃果糖苷(n-butyl-β-D-fructofuranoside)，正丁基-α-D-呋喃果糖苷(n-butyl-α-D-fructofuranoside)，正丁基-α-D-吡喃果糖苷(n-butyl-α-D-fructopyranoside)[1]；其他类：24-亚甲基环木菠萝醇(24-methylenecycloartanol)，环桉烯醇(cycloeucalenol)，植醇(phytol)，植物烯醛(phytenal)，β-香树脂醇(β-amyrin)，5-羟甲基糠醛(5-hydroxymethylfuraldehyde)[1]，两面刺呋喃醛▲(cirsiumaldehyde)，5-羟甲基-2-糠醛(5-hydroxymethyl-2-furaldehyde)[2]。

带根全草含黄酮类：槲皮素(quercetin)，芦丁(rutin)，木犀草素，芹菜素，橙皮苷，槲皮素-3-O-α-L-鼠李糖苷(quercetin-3-O-α-L-rhamnoside)，槲皮素-7-O-α-L-鼠李糖苷(quercetin-7-O-α-L-rhamnoside)，槲皮素-3-O-β-D-葡萄糖苷(quercetin-3-O-D-glucoside)，穗花杉双黄酮(amentoflavone)，柚皮素(naringenin)，橙皮素(hesperetin)，楔叶泽兰素(eupafolin)[8]；香豆素类：5,7-二甲氧基香豆素，异东莨菪内酯(isoscopoletin)，东莨菪内酯(scopoletin)[8]。

药理作用 保护神经元作用：半边莲水煎液灌胃对胶原酶Ⅶ诱导大鼠脑出血模型神经细胞损伤具有保护作用[1]。

调节血管作用：半边莲乙醇提取物灌胃使高脂血症大鼠模型内皮细胞内皮素合成及释放减少，并可促进内皮源一氧化氮合酶的合成[2]，缓解高脂血症大鼠血管内皮的持续损伤[3]，抑制高脂血症大鼠动脉平滑肌细胞增殖[4]；体外抑制内皮素1所诱导的大鼠主动脉平滑肌细胞增殖[5]。半边莲生物碱灌胃能抑制肾性高血压大鼠胶原表达、降低肾素活性，防止肾性高血压所致的血管病变和逆转血管重

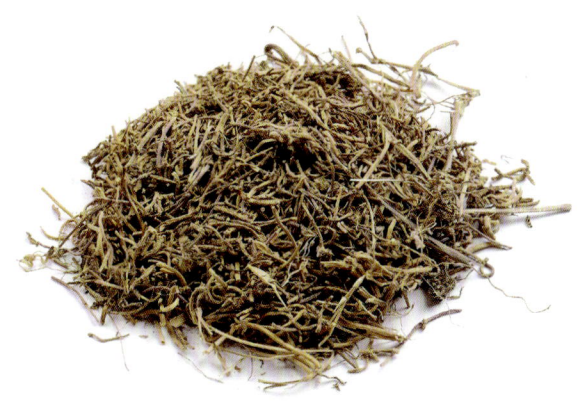

半边莲 Lobeliae chinensis Herba
摄影：王海

塑[6-7]。半边莲生物碱体外能抑制内皮素诱导的人血管内皮细胞释放纤溶酶原激活物抑制物-1，对内皮素诱导损伤的人血管内皮细胞具有保护作用[8]，抑制内皮素-1诱导的人脐动脉平滑肌细胞增殖[9]。

兴奋呼吸作用：半边莲煎剂和其生物碱制剂静脉注射，对麻醉犬有呼吸兴奋作用，其作用为剂量依赖性的，剂量过大时则引起呼吸麻痹而死亡。切除窦神经或摘除颈动脉体后，则可基本消除注射半边莲制剂所致的呼吸兴奋作用，说明其作用机制主要是通过刺激颈动脉体化学感受器，反射性地兴奋呼吸中枢[10]。

利胆作用：半边莲水煎醇沉制剂静脉注射，可增加犬胆汁流量，胆汁中固形物、胆酸盐和胆红素的浓度都有所降低[12-13]。

抗菌作用：半边莲水提物体外对金黄色葡萄球菌、大肠埃希菌、绿脓杆菌、变形杆菌、枯草杆菌、痢疾杆菌、伤寒杆菌、白念珠菌具有抑制作用[14]。

抗病毒作用：半边莲甲醇提取物灌胃，可减轻皮下注射单纯疱疹病毒-1的小鼠的疱疹；体外降低单纯疱疹病毒-1的滴定度[15]。

抗肿瘤作用：半边莲生物碱体外对胃癌细胞BG-38有抑制作用[16]。半边莲水煎液可提高体外培养的人肝癌细胞HepG2胞内游离钙离子浓度，诱导癌细胞凋亡[17]。半边莲煎剂灌胃，可抑制小鼠H22型肝癌细胞生长，原癌基因C-erbB-2表达下降，抑癌基因p53表达水平升高[18]。

利尿作用：麻醉犬静脉注射半边莲浸剂或半边莲总生物碱，正常大鼠灌服浸剂有利尿作用，且尿中氯化物的排泄量增多[10,19-20]。

解毒作用：半边莲煎剂以及从中分离出的琥珀酸钠、延胡索酸钠、对羟基苯甲酸钠分别于注射蛇毒前半小时口服，或于注射蛇毒同时皮下注射，均对注射最小全致死量眼镜蛇毒的小鼠有保护作用。但若于注射蛇毒25 min后再给药，则无保护作用[20]。

毒性及不良反应 半边莲水煎剂给小鼠静脉注射的LD_{50}为(6.10 ± 0.26) g(生药)/kg。死亡前有呼吸兴奋、狂躁不安等现象，继之发生抽搐，一般在5 min内死亡。浸剂给大鼠灌胃的LD_{50}为(75.1 ± 13.1) g(生药)/kg[19]。

注评 本种为中国药典（1985、1990、1995、2000、2005、2010年版）收载"半边莲"的基源植物，药用其干燥全草。"半边莲"始载于明·兰茂《滇南本草》，主产于安徽、浙江、江苏等省，野生或栽培均有。景颇族、阿昌族、畲族、苗族、侗族、德昂族等少数民族也药用本种，全草治疗毒蛇咬伤、肝硬化腹水、晚期血吸虫病腹水、乳腺炎、毒蕈中毒等。

化学成分参考文献

[1] 邓可众，等. 中草药，2009, 40(8): 1198-1201.

[2] 韩景兰，等. 中国中药杂志，2009, 34(17): 2200-2202.

[3] 姜艳艳，等. 中国中药杂志，2009, 34(3): 294-297.

[4] 姜艳艳，等. 北京中医药大学学报，2009, 32(1): 59-61.

[5] Shibano M, et al. *Chem Pharm Bull*, 2001, 49(10): 1362-1365.

[6] 乔春峰，等. 中国中药杂志，2006, 31(9): 744-746.

[7] Wang XB, et al. *Acta Crystallographica, Sect E: Struct Report Online*, 2007, E63(10): o4110.

[8] 王培培，等. 中草药，2013, 44(7): 794-797.

药理作用及毒性参考文献

[1] 于君，等. 中医药学刊，2006, 24(10): 1910-1912.

[2] 陈融，等. 山东大学学报(医学版)，2005, 43(1): 41-47.

[3] 李瑞峰，等. 中国动脉硬化杂志，2002, 10(1): 19-22.

[4] 李瑞峰，等. 中国中西医结合杂志，2003, 23(S1): 11-14.

[5] 王婧婧，等. 中国动脉硬化杂志，2006, 14(2): 107-110.

[6] 张晓玲. 半边莲生物碱对肾性高血压大鼠内皮素和血管重塑影响的实验研究[学位论文]. 济南：山东大学，2007.

[7] 张晓玲，等. 中国病理生理杂志，2008, 24(6): 1074-1077.

[8] 范秀珍，等. 山东大学学报(医学版)，2005, 43(10): 898-901.

[9] 王婧婧，等. 中国病理生理杂志，2006, 22(1): 26-30.

[10] 冯高闳，等. 中华医学杂志，1958, 44(11): 1047.

[11] 湖南医学院附属第一医院，等. 中西医结合治疗急腹症资料汇编(湖南省卫生局). 1977：167.

[12] 刘恕，等. 中国现代医学杂志，1995, 5(3): 1-2, 9.

[13] 高尚进，等 . 川北医学院学报，2008, 23(5): 466-468.
[14] Kuo YC, et al. Antiviral Res, 2008, 80(2): 206-212.
[15] 粟君，等 . 西华师范大学学报（自然科学版），2007, 28(4): 311-313, 332.
[16] 高冬，等 . 福建中医学院学报，2006, 16(6): 32-49.
[17] 邵金华，等 . 中国临床药学杂志，2010, 19(6): 372-375.
[18] 邢文镕，等 . 中华医学杂志，1958, 44(2): 137.
[19] 饶受人，等 . 上海第一医学院学报，1958, (1): 59.
[20] 湖南医药工业研究所六室 . 中草药通讯，1977, (2): 34.

4. 山梗菜（中国高等植物图鉴） 半边莲（通称），红雪柳、对节白（云南），水白菜（江西草药手册），水苋菜、节节花（湖南药物志）

Lobelia sessilifolia Lamb. in Trans. Linn. Soc. London 10: 260. 1811.（英 **Sessile Lobelia**）

多年生草本，高 60-120 cm。茎圆柱状，通常不分枝，无毛。叶互生，无柄；叶片宽披针形至线状披针形，长 2.5-5.5 (7) cm，宽 3-16 mm，边缘有细锯齿，两面无毛。总状花序顶生，长 8-35 cm，无毛；苞片叶状；花梗长 5-12 mm；花萼筒漏斗状钟形，长约 4 mm，无毛，裂片三角状披针形，长 5-7 mm，宽约 2 mm，全缘，无毛；花冠蓝紫色，长 2.5-3 (3.5) cm，近二唇形，外面无毛，内面生长柔毛，上唇 2 裂片长匙形，长 1.5-2 cm，宽 3-4 mm，下唇裂片椭圆形，长约 1.5 cm，宽 4-5 mm，裂片边缘密生睫毛；雄蕊在基部以上连合成筒。花丝筒无毛，花药管长 3-4 mm，花药接合线上密被柔毛，仅下方 2 枚花药顶端被笔毛状髯毛。蒴果倒卵状，长 8-10 mm。种子近半圆状，一边厚，一边薄，棕红色，长约 1.5 mm。花果期 7-9 月。

分布与生境　产于东北、河北、山东、安徽、浙江、台湾、湖南、广西北部、四川、云南西北部。生于海拔 900-3000 m 的湿草甸。也分布于日本、朝鲜、俄罗斯的西伯利亚和远东地区。

药用部位　根或带根全草。

功效应用　祛痰止咳，利水消肿，清热解毒。用于感冒发热，咳嗽，腹水，水肿，痈疽，蛇伤，蜂螫。

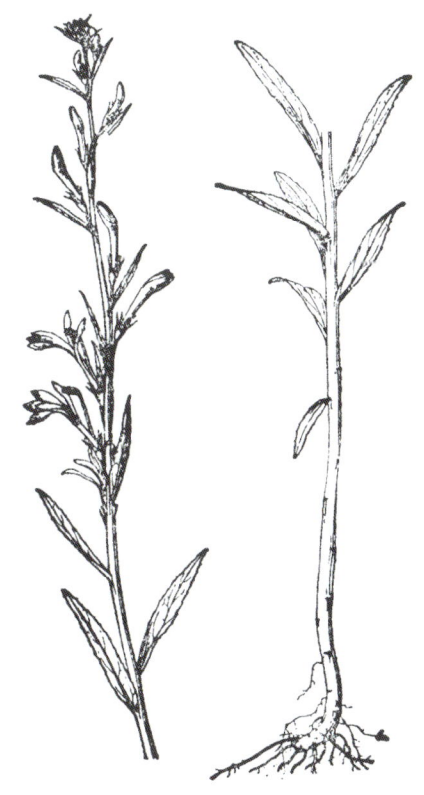

山梗菜 Lobelia sessilifolia Lamb.
引自《中国高等植物图鉴》

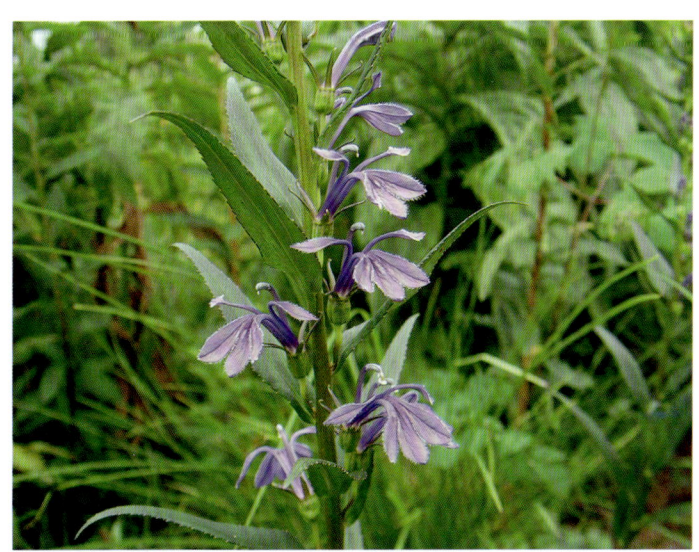

山梗菜 Lobelia sessilifolia Lamb.
摄影：于俊林

有小毒。

化学成分　根含生物碱类：山梗菜碱(lobeline)的类似物[1-2]；叶绿素(chlorophyll) A、B；炔类：山梗菜炔苷(lobetyolin)，山梗菜炔醇▲(lobetyol)，山梗菜炔苷宁▲(lobetyolinin)[3]。

全草含生物碱类：去甲山梗菜酮碱(norlobelanine)，8,10-二乙基山梗二酮(8,10-diethyllobelidione)[4]；三萜类：熊果酸(ursolic acid)，乙酰熊果酸甲酯(acetylursolic acid methyl ester)；其他类：蜂花酸(melissic acid)，二十九烷[5]，山梗菜聚糖(sessilifolan)[5-6]，7-O-β-D-吡喃葡萄糖基-α-高野芫霉素(7-O-β-D-glucopyranosyl-α-homonojirimycin)[7]。

药理作用　兴奋中枢作用：山梗菜碱能兴奋颈动脉体和主动脉体化学感受器（N 受体），反射性兴奋呼吸中枢，使呼吸加深加快。剂量较大时可直接兴奋呼吸中枢，兴奋延脑迷走中枢（使心率减慢）和呕吐中枢[1]。

抗震颤麻痹作用：山梗菜碱对 1-甲基-4-苯基-1,2,3,6-四氢吡啶(MPTP)诱导的小鼠帕金森病有治疗作用，改善滚筒实验和游泳实验中小鼠运动障碍[2-3]。山梗菜碱可改善 6-羟基多巴胺(6-OHDA)诱导的偏侧鼠帕金森病运动障碍[4]。山梗菜生物碱洛贝林腹腔注射，可降低 6-OHDA 损伤大鼠对阿扑吗啡的敏感性；体外可抑制多巴胺转运蛋白的转运活性，重新分布多巴胺在细胞内外浓度[5]。

抗血小板聚集作用：山梗菜碱对 ADP、胶原和凝血酶诱导的血小板聚集有抑制作用[6]。

其他作用：山梗菜生物碱洛贝林体外可提高多药耐药结肠癌 Caco-2 及白血病 CEM/ADR5000 细胞、人结肠癌多药耐药细胞株 HCT-8/VCR、人乳腺癌多药耐药细胞株 MCF-7/ADM 对耐药药物的敏感性，对其耐药性有逆转作用[7-9]。

注评　本种为"山梗菜"的基源植物，药用其根或带根全草。蒙古族也药用其带根全草，主治咳嗽气喘、肝硬化腹水、胃癌、直肠癌等。

化学成分参考文献

[1] Kubota S, et al. *Folia Pharmacol*, 1929, 9(1): 23.
[2] Kalashnikov VP. *Farmatsiya*, 1939, (2-3): 24-30.
[3] Ishimaru K, et al. *Phytochemistry*, 1994, 35(2): 365-369.
[4] 王秀丽, 等. 中国中药杂志, 2008, 33(13): 1572-1574.
[5] Sasaki T, et al. *Yakugaku Zasshi*, 1961, 81: 1626-1628.
[6] Sasaki T, et al. *Yakugaku Zasshi*, 1962, 82: 1520-1522.
[7] Ikeda K, et al. *Carbohydr Res*, 2000, 323(1-4): 73-80.

药理作用及毒性参考文献

[1] 江苏新药学院. 中药大辞典. 上海：上海科学技术出版社, 1977: 196.
[2] 栗超跃, 等. 江苏医药, 2008, 34(6): 629-630.
[3] 栗超跃, 等. 中国实用神经疾病杂志, 2007, 10(7): 55-56.
[4] 栗超跃, 等. 医学信息（手术学分册）, 2007, 20(3): 244-246.
[5] 栗超跃, 等. 中华神经外科疾病研究杂志, 2007, 6(3): 247-249.
[6] Gadd R E A, et al. *C A*, 1972, 77: 14168n.
[7] Ma Y, et al. *Phytomedicine*, 2008, 15(9): 754-758.
[8] 吴敏. 洛贝林逆转结肠癌细胞株 HCT-8/VCR 多药耐药的实验研究[学位论文]. 长沙：中南大学医学, 2009.
[9] 陈嘉, 等. 中南大学学报（医学版）, 2009, 34(8): 738-743.

5. 线萼山梗菜（中国植物志）　韶关大将军、东南山梗菜（中国植物志），大种半边莲（福建、江西）

Lobelia melliana E. Wimm. in Anz. Akad. Wiss. Wien, Math.-Nat. 61: 111. 1925.（英 **Mell Lobelia**）

多年生草本，高 80–150 cm。叶片镰状卵形至镰状披针形，长 6–15 cm，宽 1.5–4 cm。花稀疏，朝向各方；花萼筒半椭圆状，长 3–4 mm，无毛，裂片窄线形，长 13–21 mm，宽不足 1 mm，全缘；花冠淡红色，长 12–17 mm，檐部近二唇形，上唇裂片线状披针形，与花冠等长，下唇裂片披针状椭圆形，约为花冠筒长的 2/3；雄蕊基部密被柔毛，基部以上连合成筒，花丝筒无毛，花药管长约 4 mm，蒴果近球形，上举，直径 5–6 mm，无毛。花果期 8–10 月。

分布与生境　产于广东、福建、江西南部及西部、湖南（宜章）、湖北（巴东、秭归）、江苏、浙江（龙泉）。生于海拔1000 m以下的沟谷、道路旁、水沟边或林中潮湿地。

药用部位　全草。

功效应用　宣肺化痰，清热解毒，利水消肿。用于支气管炎，咳嗽痰多，肝硬化腹水，水肿，乳蛾，疮疡，毒蛇咬伤，蜂螫。有小毒。

注评　本种畲族药用，根、叶、花、全草治疗血栓性脉管炎、毒蛇咬伤。

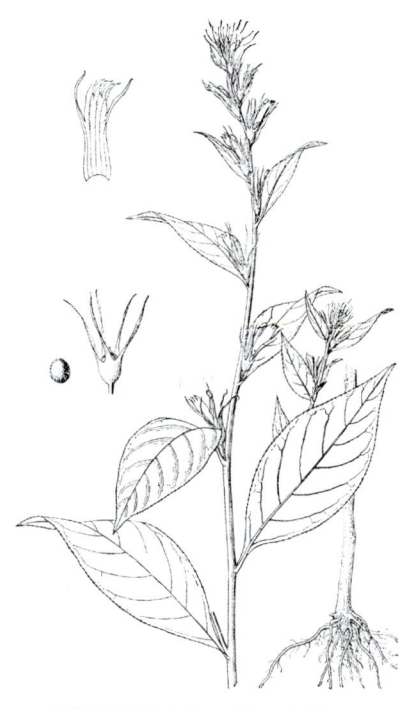
线萼山梗菜 Lobelia melliana E. Wimm.
张泰利　绘

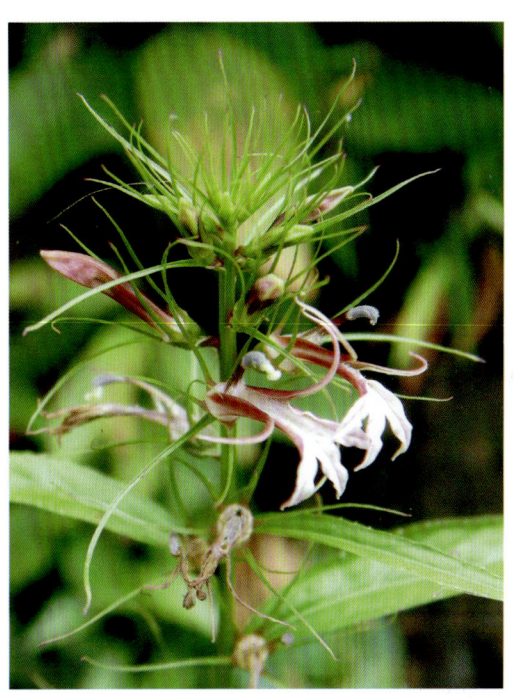
线萼山梗菜 Lobelia melliana E. Wimm.
摄影：徐晔春

6. 毛萼山梗菜（中国植物志）　毛萼大将军、毛瓣山梗菜、少花山梗菜（中国植物志）

Lobelia pleotricha Diels in Notes Roy. Bot. Gard. Edinburgh 5: 170, 1912.——*L. pleotricha* Diels var. *handelii* (E. Wimm.) C. Y. Wu, *L. handelii* E. Wimm., *L. pleotricha* Diels var. *cacumiflora* Y. S. Lian

（英 **Hairycalyx Lobelia**）

多年生草本，高60-80 cm。叶互生，叶片椭圆状披针形，长6-10 (12) cm，宽2-3.5 cm，两面密被短柔毛。花单生于茎上部苞片腋间，形成总状花序，花序长10-30 cm，花较少；苞片叶状，下部的比花长数倍，顶部的有时较花短；花梗长5-13 mm，密被柔毛；花萼筒短长圆状，密被柔毛，长宽近相等，4-6 mm，裂片线状披针形，长6-14 mm，宽1-1.5 mm，密被柔毛，边缘具稀疏腺齿和睫毛，果期常反折；花冠紫红色至蓝紫色，长约2 cm，裂片中肋和边缘被睫毛，上唇裂片线形，稍上升，下唇裂片卵状披针形，外展；花丝筒无毛或疏生短毛，花药管长约5 mm，背部疏被柔毛，仅下方2枚花药顶端生笔毛状髯毛。蒴果短柱状，长7-8 mm，底部平截。种子椭圆状，稍压扁。花果期8-10月。

分布与生境　产于云南西部、西藏（墨脱）。生于海拔2000-3600 m的山坡草地、灌丛或竹林边缘。也分布于缅甸北部。

药用部位　根或全草。

功效应用　根：补虚。用于久病体虚，虚劳。全草：用于疟疾。

注评　本种为"强威生草"的基源植物，药用其根。

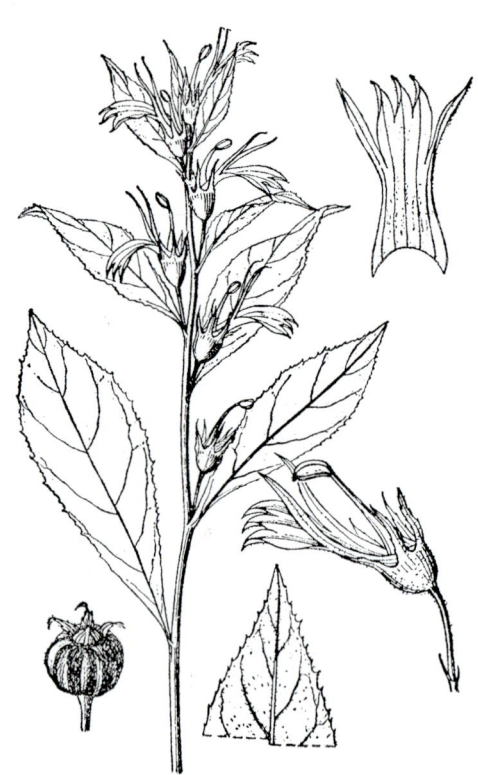

毛萼山梗菜 Lobelia pleotricha Diels
张泰利 绘

7. 塔花山梗菜（中国植物志） 铁栏杆（全国中草药汇编）

Lobelia pyramidalis Wall. in Act. Soc. Asiat. 13: 376. 1820.——*L. wallichiana* Hook. f. et Thomson（英 **Pyramidal Lobelia**）

灌木状草本，高 1-2.5 m。茎无毛。叶长圆形至长圆状，披针形，长 13-25 cm，宽 2.5-4 cm，两面无毛。总状花序形成圆锥状花序，花序轴无毛或有小刺毛，花极密集，朝向花梗一侧；花萼筒短长圆状，长 5-7 mm，宽 4-6 mm，裂片披针状线形，长 (12) 14-25 (30) mm，宽 1-3 mm，全缘；花冠白色、粉红色或带蓝色，长 2.5-3 cm，冠筒内密生柔毛，上唇裂片线形，约占花冠长的 2/3；花丝筒无毛，花药管长约 5 mm，在连合线上密生长柔毛，下方 2 枚花药顶端生笔毛状髯毛。蒴果近球状，直径 6-8 mm，无毛。花果期 1-5 月。

分布与生境 产于云南、贵州西南部、广西西部和西藏。生于海拔 1900 m 以下的山坡草地、灌丛和路旁。也分布于尼泊尔、不丹、印度、柬埔寨、老挝、缅甸、泰国及越南。

药用部位 全草。

功效应用 清热解毒，消肿，杀虫。用于痈疽、肠痈、皮肤瘙痒，杀臭虫、虱子。

化学成分 全草含生物碱类：山梗菜碱(lobeline)，山梗菜碱酸▲(lobelinic acid)[1]。

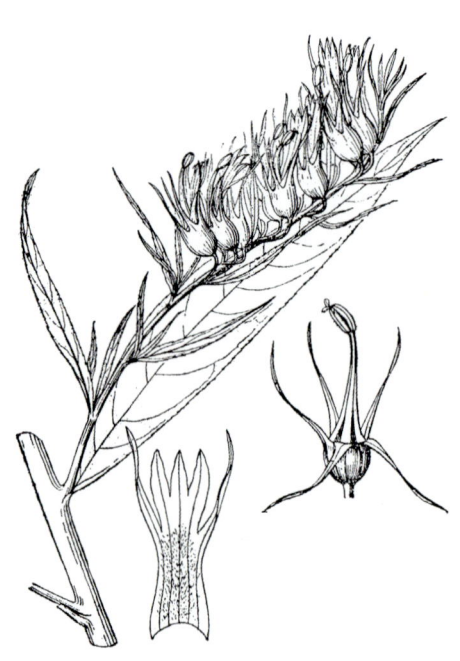

塔花山梗菜 Lobelia pyramidalis Wall.
张泰利 绘

桔梗科 CAMPANULACEAE

化学成分参考文献

[1] Jain GC, et al. *Madhya Bharati Pt.* Ⅱ, Sect. A, 1960, 9(9): 29-32.

8. 西南山梗菜（中国高等植物图鉴） 野烟、野叶子烟（湖北、贵州、云南），大将军（云南），破天菜（广西田林、西林），红雪柳（中国植物志）

Lobelia seguinii H. Lév. et Vaniot in Repert. Spec. Nov. Regni Veg. 12: 186. 1913.（英 Seguin Lobelia）

半灌木状草本，高 1–2.5 (5) m。茎多分枝，无毛。叶狭长圆形至披针形，长 6–25 cm，宽 1.2–4 cm，边缘有重锯齿或锯齿，两面无毛。总状花序生主茎和分枝的顶端，花较密集，偏向花序轴一侧；花梗长 5–8 mm，顶端具 2 枚线状小苞片；花萼筒倒卵状长圆形至倒锥状，长 5–8 mm，无毛，裂片披针状线形，长 (8) 16–20 (25) mm，宽 1.5–2 mm，全缘，无毛；花冠紫红色、紫蓝色或淡蓝色，长 2.5–3 (3.5) cm，内面喉部以下密生柔毛，上唇裂片长线形，宽约 1 mm，为花冠长的 2/3，下唇裂片披针形，约为花冠长的一半，外展；雄蕊连合成筒，花丝筒约与花冠筒等长，除基部外无毛，花药管长 5–7 mm，基部具数丛短毛，下方 2 花药顶端生笔毛状髯毛。蒴果长圆状，长 1–1.2 cm，宽 5–7 mm，无毛。种子长圆状，表面有蜂窝状纹饰。花果期 8–10 月。

分布与生境 产于湖北（巴东、秭归）、广西西部、四川西南部、重庆（奉节、巫山、巫溪）、贵州（安龙、册亨）、云南。生于海拔 500–3000 m 的山坡草地、林边和路旁。

药用部位 根、全草。

功效应用 祛风，活血，清热解毒。用于风湿疼痛，跌打损伤，痈肿疔疮，痄腮，乳蛾，蛇虫咬伤。有大毒。

注评 本种为广西中药材标准（1990）收载"破天草"的基源植物，药用其干燥全草；其根入药称"野烟"，有剧毒，外用，忌内服。彝族、拉祜族、哈尼族、傈僳族也药用，主要用途同功效应用项。

西南山梗菜 Lobelia seguinii H. Lév. et Vaniot
引自《中国高等植物图鉴》

9. 密毛山梗菜（中国植物志） 白毛大将军、大将军（云南），彪蚌法（西双版纳傣语）

Lobelia clavata E. Wimm. in Repert. Spec. Nov. Regni Veg. 38: 78. 1935.（英 Clavate Lobelia）

半灌木状草本，高 1.5–2 m。主根粗壮，侧根纤维状。茎分枝多，密被毡毛。叶倒卵状椭圆形至长圆状椭圆形，长 15–20 (28) cm，宽 3–5 (8) cm，两面被短毡毛。总状花序多个集成圆锥花序，花密集，偏向一侧而上举；苞片披针状线形，长 1–1.5 cm，花萼筒半球状，密被短毡毛，裂片披针状线形，长 11–15 mm，宽 1–1.5 mm，全缘；花冠白色，长 2–2.5 (3.2) cm，外面被短毡毛，内面生较长柔毛，近二唇形，上唇裂片线形，约占花冠长的 2/3，下唇裂片卵状披针形，为花冠长的 1/3；雄蕊在基部以上连合成筒，花丝筒密被短柔毛，花药管长 5–6 mm，在花药连合线上密生长柔毛，下方 2 枚花药顶端生笔毛状髯毛。蒴果近球状或长圆状，长 6–9 mm，密被短柔毛。种子长圆状。花果期 12–4 月。

分布与生境 产于贵州西南部和云南南部。生于海拔 1900 m 以下的山坡草地、林下或路旁。也分布于缅甸。

药用部位 根、叶或全草。

功效应用 清热解毒，祛风止痛，杀虫。用于痄腮，痧症，蛇虫咬伤，痈肿，风湿痹痛，跌打损伤。有毒。

化学成分 全草含萜类：齐墩果酸(oleanolic acid)，β-香树脂醇(β-amyrin)，β-香树脂醇棕榈酸酯((β-amyrin palmitate)[1]；甾体类：β-谷甾醇(β-sitosterol)，豆甾醇(stigmasterol)[1]。

注评 本种为"大将军"的基源植物之一，药用其根、叶或全草，有毒，应在医生指导下使用。佤族、傣族、拉祜族、傈僳族、布朗族、基诺族等也药用，主要用途同功效应用项。

化学成分参考文献

[1] 杨靖华，等. 中草药，2000, 31(12): 898, 943.

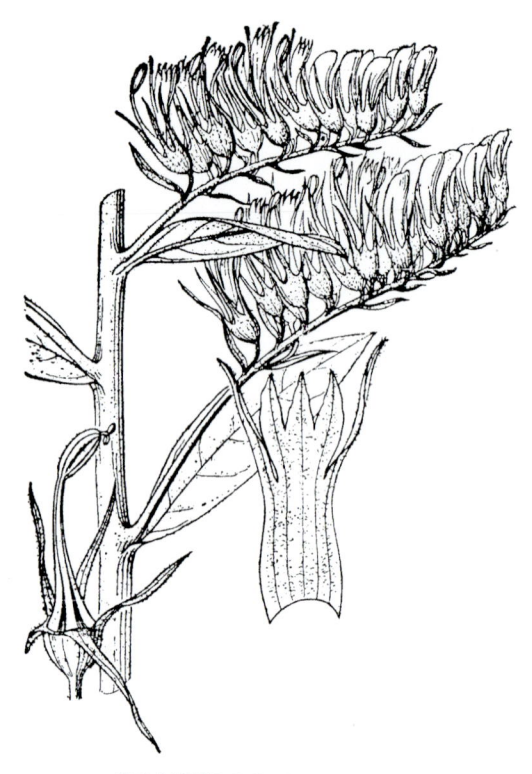

密毛山梗菜 **Lobelia clavata** E. Wimm.
张泰利 绘

10. 苞叶山梗菜（植物分类学报） 破天菜（云南）

Lobelia foliiformis T. J. Zhang et D. Y. Hong in Acta. Phytotax. Sin. 30: 155. 1992.（英 **Bractferous Lobelia**）

半灌木，高1-2 m，具分枝，无毛。叶片长圆形至宽披针形，长达25 cm，宽约3.5 cm。总状花序顶生，花密集，长5-20 cm；苞片线状披针形，全缘，2小苞片于萼筒基部，叶状，长6-12 mm，边缘具线毛状细锯齿；萼筒倒圆锥状，长约6 mm，裂片线形，长12-16 mm，边缘具细锯齿；花冠蓝紫色或紫红色，长2-3 cm，上唇裂片长1.7 cm，下唇裂片卵状披针形，长约8 mm。蒴果长圆形。种子椭圆形，黑褐色，外面具细条状纹饰。花果期8月。

分布与生境 产于云南（大理）。生于海拔2300-3000 m的向阳山坡。

药用部位 全草。

功效应用 清热解毒，利水消肿。用于痈肿疔疮，水肿。

11. 狭叶山梗菜（中国植物志） 红根一枝花（云南种子植物名录），长萼狭叶山梗菜、思茅山梗菜（中国植物志）

Lobelia colorata Wall., Pl. Asiat. Rar. 2: 42. 1831.——*L. colorata* Wall. var. *baculus* E. Wimm., *L. colorata* Wall. var. *dsolinhoensis* E. Wimm.（英 **Narrowleaf Lobelia**）

多年生草本，高30-100 cm。茎圆柱状，直立，不分枝。叶椭圆形、长圆状椭圆形至线状披针形，长4-6 (11) cm，宽0.5-1.5 (2) cm，顶端钝圆而中脉延伸成突尖，基部渐狭，边缘有细密小齿。总状花序顶生，长15-30 cm，花稀疏。苞片披针形至线形；花梗长4-7 mm，无毛或疏生极小刺毛，中部以下生小苞片2枚；萼筒半椭圆状，长2-3 (4) mm，无毛，裂片线形，长5-12 mm，宽约1 mm，边缘有腺齿2-4对；花冠紫蓝色或天蓝色，极少白色，无毛，长(12) 16-19 mm，上唇裂片线形，长约11 mm，下唇裂片卵状长圆形，长约4 mm；花丝筒无毛，长7-9 mm，花药管长约5 mm，下方2枚花药顶端生笔毛状髯毛。蒴果卵状球形，直径4-6 mm。种子椭圆状，稍压扁。花果期9-10月。

分布与生境 产于云南。生于海拔1000-3000 m的沟谷灌丛或潮湿草地上。

药用部位 全草。

功效应用 清热解毒，祛风止痛，散瘀消肿。用于肝硬化腹水，痰涌喘咳，感冒头痛，胃痛，跌打损伤，腰痛。有毒。

注评 本种为"大将军"的基源植物之一，药用其根、叶或全草，有毒，应在医生指导下使用。也可作兽药治疗牛、马劳伤。

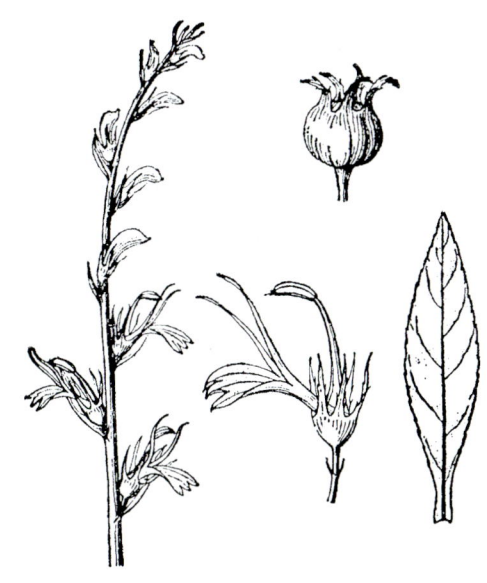

狭叶山梗菜 Lobelia colorata Wall.
张泰利 绘

12. 大理山梗菜（中国植物志） 大理大将军、红雪柳（云南），紫燕草（中药大辞典）

Lobelia taliensis Diels in Notes Roy. Bot. Gard. Edinburgh 5: 170. 1912.——*L. hybrida* C. Y. Wu（英 **Tali Lobelia**）

多年生草本，高50-80 (120) cm。茎直立，无毛。叶匙形、倒卵状长圆形至倒卵状披针形或椭圆形，长3.5-8 cm，宽1.6-2 (3) cm，边缘具细小腺齿，两面无毛。总状花序顶生，花稀疏；萼筒长圆状，长3-4 mm，被短柔毛，裂片披针状线形，长9-12 cm，边缘具腺状齿；花冠淡蓝色或玫瑰色，长24-30 mm，上唇裂片线形，长约15 mm，下唇裂片披针状长圆形，长约8 mm；花丝筒长约11 mm，

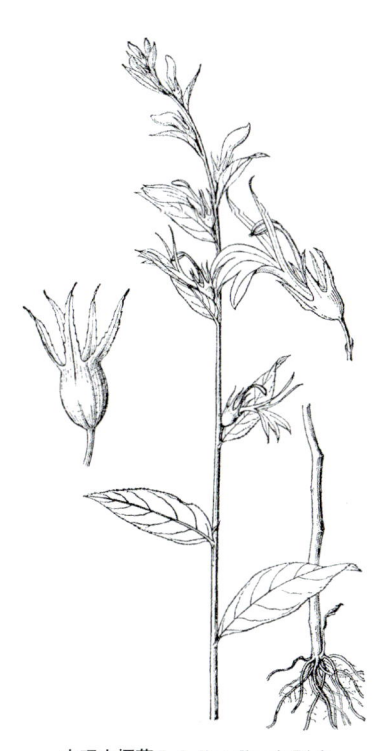

大理山梗菜 Lobelia taliensis Diels
张泰利 绘

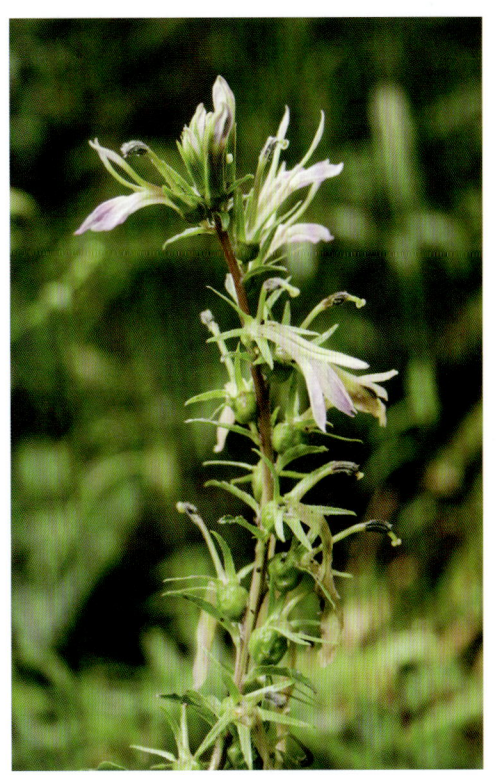

大理山梗菜 Lobelia taliensis Diels
摄影：沐先运

无毛，花药管长约 6 mm，下方 2 枚花药顶端生髯毛。蒴果长圆状，长约 6 mm。种子椭圆状。花果期 8-10 月。

分布与生境　产于云南（大理、漾濞、鹤庆）。生于海拔 1600-2600 m 的山坡草地上。

药用部位　全草。

功效应用　止血，接骨，截疟。用于刀伤，骨折，疟疾。有小毒。

注评　本种为"紫燕草"的基源植物，药用其全草。佤族也药用，其根治感冒、胃肠炎、蛇蜂咬伤。

13. 江南山梗菜（中国高等植物图鉴）　穿耳草、偏秆草（重庆），苦草、节节花（中国植物志）

Lobelia davidii Franch., Nouv. Arch. Mus. Hist. Nat. ser. 2. 6: 82. 1883.——*L. davidii* Franch. var. *kwangsiensis* (E. Wimm.) Y. S. Lian, *L. davidii* Franch. var. *sichuanensis* Y. S. Lian, *L. erectiuscula* Hara, *L. kwangsiensis* E. Wimm., *L. tibetica* W. L. Zheng（英 **David Lobelia**）

本种与狭叶山梗菜的主要区别在于茎被短糙毛或密柔毛，稀近无毛；花梗被短硬毛；萼筒球状，被糙毛，花冠长 21-30 mm；花序上的花排列密集，长 20-50 cm；叶片长超过 8.5 cm，萼筒球状，基部截形而不同于大理山梗菜 L. taliensis Diels。花果期 8-10 月。

分布与生境　产于安徽、浙江、福建、台湾、江西、湖北、湖南、广西、广东、四川、重庆、贵州、云南、西藏（错那、亚东）。生于海拔 4000 m 以下的山地林边及溪流处。

药用部位　全草或根。

功效应用　宣肺化痰，清热解毒，利水消肿。用于咳嗽痰多，水肿，疮疡，下肢溃疡，蛇虫咬伤。有小毒。

化学成分　全草含生物碱类：半边莲酮碱(lelobanonoline)，去甲山梗菜醇碱(norlobelanidine)，山梗菜醇碱(lobelanidine)，去甲山梗菜酮碱(norlobelanine)[1-2]，去甲半边莲碱(norlelobanidine)[2]；三萜类：β-香树脂醇(β-amyrin)，β-香树脂醇棕榈酸酯(β-amyrin palmitate)[1-2]；甾体类：β-谷甾醇[1-2]。

注评　本种为"江南山梗菜"的基源植物，药用其根，有小毒，应在医生指导下使用。苗族也药用其全草，治心脏病、小儿麻疹、皮肤瘙痒。

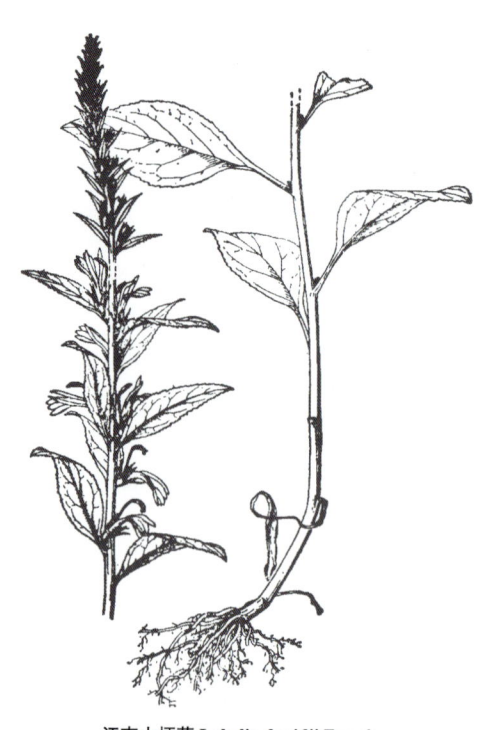

江南山梗菜 Lobelia davidii Franch.
引自《中国高等植物图鉴》

化学成分参考文献

[1] Zhang MZ, et al. *Phytochemistry*, 1990, 29(4): 1353-1354.

[2] 张明哲，等. 植物学报，1992, 34(1): 58-61.

14. 铜锤玉带草（中国植物志）　金钱草（湖南），铜锤草（广西、云南），骂补神（广西三江侗语），乌金钟（广西融水苗语），小铜锤（四川、贵州）

Lobelia angulata G. Forst., Fl. Ins. Austr. 58. 1786.——*L. nummularia* Lam., *L. begoniifolia* Wall., *L. begoniifolia* (Wall.) Lindl., *Pratia nummularia* (Lam.) A. Br. et Asch., *P. angulata* (G. Forster) Hook. f.（英 **Common Pratia**）

多年生草本。茎平卧，长 12-55 cm，被开展的柔毛。叶片卵状圆形、心形或卵形，长 0.8-2.5 cm，宽 0.6-2.5 cm，两面疏生短柔毛。花单生叶腋；萼筒坛状，长 3-4 mm，宽 2-3 mm，无毛，裂片线状披针形，伸直，长 3-4 mm，每边生 2 或 3 枚小齿：花冠紫红色、淡紫色、绿色或黄白色，长

6–10 mm，裂片 5，上唇 2 裂片线状披针形，下唇裂片披针形；花药管长约 1 mm，背部被柔毛，下方 2 枚花药顶端生髯毛。果为浆果，椭圆状球形，长 1–1.3 cm。种子近球状，表面具小疣突。整年可开花结果。

分布与生境　产于华东、华南、西南及湖北、湖南、台湾。生于田边、路旁以及丘陵、低山草坡或疏林中的潮湿地。也分布于印度、尼泊尔、缅甸、不丹、柬埔寨、老挝、日本、泰国、越南、印度尼西亚、马来西亚、菲律宾及巴布亚新几内亚。

药用部位　全草或果实。

功效应用　祛风除湿，活血散瘀，解毒，固精，接骨，生肌。用于风湿痹痛，跌打损伤，乳痈，月经不调，遗精，白带，疝气，无名肿毒，骨折，刀伤。

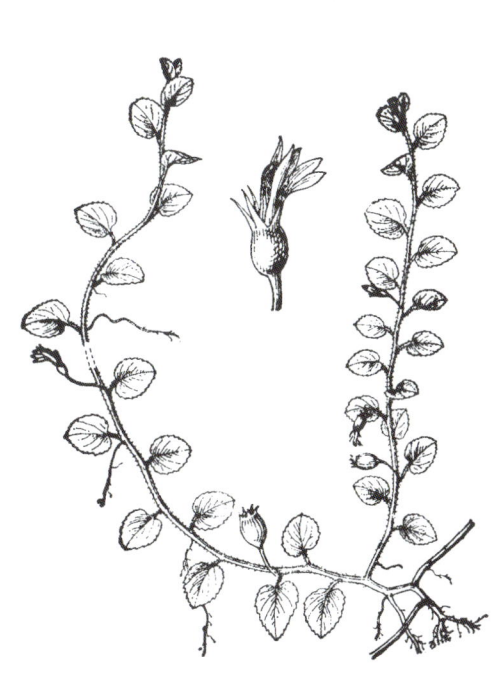

铜锤玉带草 Lobelia angulata G. Forst.
引自《中国高等植物图鉴》

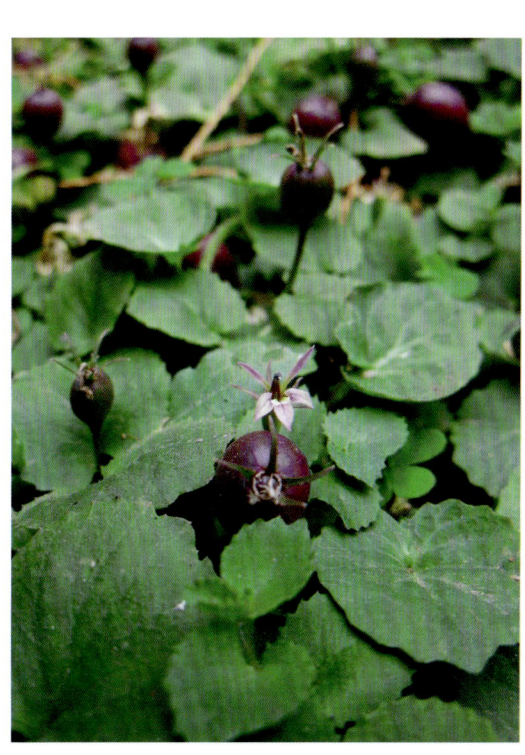

铜锤玉带草 Lobelia angulata G. Forst.
摄影：张伟

15. 山紫锤草（中国高等植物图鉴）

Lobelia montana Reinw. ex Blume, Bijdr. Fl. Ned. Ind. 728. 1826.——*Pratia montana* (Reinw. ex Blume) Hassk.（英 **Montane Lobelia**）

　　本种与铜锤玉带草的主要区别在于茎直立，叶均无毛；叶片边缘具腺状齿；花萼裂片线形，长 7–10 mm，全缘，弓曲或反折。花期 7–8 月。

分布与生境　产于云南、西藏。生于海拔 1300–2600 m 的山谷潮湿、林下及林缘。也分布于印度、尼泊尔、泰国、越南、柬埔寨及马来西亚。

药用部位　全草。

功效应用　清热解毒。用于疮疡痈肿。

草海桐科 GOODENIACEAE

草本小灌木或藤本。植株有毛或无毛。叶腋常具簇毛。花序为聚伞花序，具苞片，或花单生或成总状花序。花两性，两侧对称，5基数（心皮退化为2）。花萼合萼，筒部几全部贴生于子房上，裂片通常发育。花冠合瓣，裂片分离，两边有膜质翅。雄蕊5枚，无毛，花药基部着生，分离，稀成一管，2室，纵向开裂。无花盘。子房下位；花柱柱状，单一或顶端2-3裂；柱头为一个杯状的集药杯围绕，杯的口缘常有缘毛；胚珠多数至1个，中轴着生或基底着生。果为蒴果或核果，花萼宿存。

约300种，14个属，我国有2属，3种，2种药用。

分属检索表

1. 灌木或藤本；果为核果 ·· 1. 草海桐属 Scaevola
1. 草本；果为蒴果 ·· 2. 离根香属 Calogyne

1. 草海桐属 Scaevola L.

灌木或亚灌木。叶互生或对生。腋生聚伞花序或单生，有对生苞片和小苞片。花萼筒部与子房贴生，檐部成环状杯，具5齿，或5裂。花冠两侧对称，檐部5裂片几相等，子房2室或1室，柱头2裂。核果常为肉质，内果皮坚硬，每室具1颗种子。

约80种，大部分产于澳大利亚，我国南部沿海有2种，1种入药。

本属植物草海桐具有体外抗病毒作用。

1. 草海桐（中国植物志） 大网梢（广西钦州）

Scaevola sericea Vahl, Symb. Bot. 2: 37. 1791.（英 **Sea Lettuce**）

直立或铺散灌木，或为小乔木，高达7 m。枝直径达1 cm，通常无毛，但叶腋密生一簇白色髯毛。叶螺旋状排列，大部分集中于分枝顶端，无柄或具短柄，匙形至倒卵形，长10-22 cm，宽4-8 cm，基部楔形，全缘，或边缘波状，无毛或背面有疏柔毛。腋生聚伞花序，长1.5-3 cm。苞片和小苞片小，腋间有一簇长髯毛；花萼无毛，筒部倒卵状，裂片条状披针形，长2.5 mm；花冠白色或淡黄色，长约2 cm，筒部细长，外面无毛，内面密被白色长毛，檐部开展，裂片披针形，有膜质翅，边缘疏生缘毛。核果卵球形，分为两爿，2室，每室有1颗种子。花果期4-12月。

分布与生境 产于台湾、福建、广东、广西，生于海边砂地上或海岸峭壁上。琉球、东南亚、马达加斯加、大洋洲热带、密克罗尼西亚及夏威夷也有分布。

药用部位 叶。

功效应用 通络止痛，解毒。用于扭伤，风湿痹痛，皮肤病，对人类免疫缺陷病毒有一定的抑制作用。

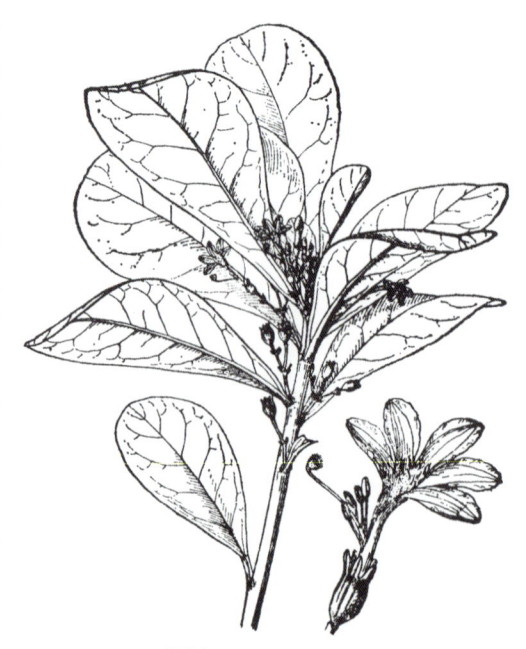

草海桐 Scaevola sericea Vahl
引自《中国高等植物图鉴》

草海桐科 GOODENIACEAE

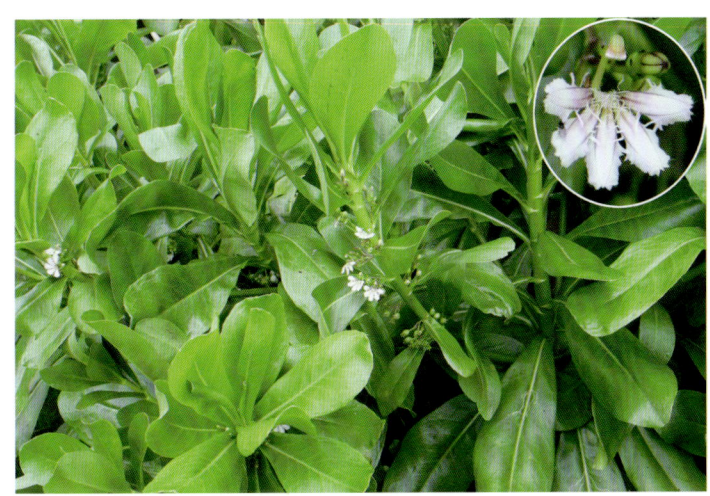

草海桐 Scaevola sericea Vahl
摄影：王祝年

药理作用　抗病毒作用：草海桐叶乙腈萃取物体外对 1 型、2 型单纯疱疹病毒和水泡性口炎病毒有抑制作用[1]。

药理作用及毒性参考文献

[1] Locher CP, et al. *J Ethnopharmacol*, 1995, 49(1): 23-32.

2. 离根香属 Calogyne R. Br.

　　一年生草本，直立或铺散。叶互生。花单生叶腋，无苞片和小苞片。花萼筒部与子房贴生，檐部 5 裂。花冠后方开裂过半，裂片每边具宽翅，后方 2 枚具不对称的翅。雄蕊 5 枚，离生。子房下位，不完全 2 室，胚珠多数。花柱有 2-3 分枝。柱头基部的集粉杯浅 2 裂，口缘密生刷状毛。蒴果与隔膜平行地开裂。

　　本属 5-6 种，主产于澳大利亚，1 种也产于东南亚，另 1 种产于越南、柬埔寨和老挝。我国南方产 1 种，可药用。

1. 离根香（中国植物志）　肉桂草（中国植物志）

Calogyne pilosa R. Br., Prodr. 579. 1810.（英 **Pilose Calogyne**）

　　一年生草本，直立。茎有分枝，或多分枝丛生，高 5-15 cm。茎纤细，下部无毛，上部疏生硬毛。基生叶多数。叶片长椭圆形至条状长椭圆形，长 2-5 cm，宽 3-6 mm，边缘疏生三角状锯齿，仅边缘及背面主脉被长硬毛；叶柄长至 1.5 cm；下部茎生叶叶片同型较小，叶柄较短；上部茎生叶同型，叶片更小，无柄。花单生叶腋，每片茎生叶的叶腋都生花，有时侧生分枝短而多数，几成总状花序。花梗长，纤细，或极短，长 2-8 mm，疏生长硬毛；花萼筒部离被长硬毛，裂片条状披针形，长约 4 mm；花冠外面紫色，带有亮棕色，内面黄色，有橙色斑点，长 8 mm；雄蕊长 3 mm，花药顶端有短尖。蒴果卵球状。花果期 11 月至翌年 3 月。

分布与生境　产于福建厦门，为福建特有药用植物（中国中药资源志要）；生于海拔 100 m 以下的稻田及干旱的稀树草地上。也分布于菲律宾、印度尼西亚、巴布亚新几内亚、澳大利亚北部。

药用部位　全草。

功效应用　祛风散寒，行气活血，解毒。用于风寒痹痛，胃脘痛，腹痛，跌打损伤，毒蛇咬伤。

注评　本种为"离根香"的基源植物，药用其全草。

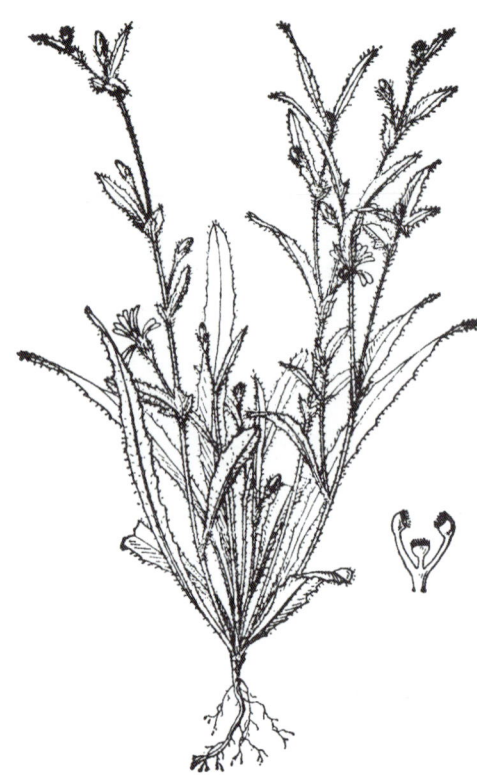

离根香 **Calogyne pilosa** R. Br.
引自《中国高等植物图鉴》

花柱草科 STYLIDIACEAE

　　草本或小灌木，有时为藓状。单叶互生，小，常呈禾叶状，无托叶，基生，或基生集成莲座状。花序为总状花序或聚伞花序，或疏穗状花序。花两性或单性，两侧对称，花萼和花冠5数；花萼为合萼时，筒部与子房贴生，檐部长2-5枚裂片，覆瓦状排列。花冠明显，合瓣，5(6)裂。雄蕊先熟，虫媒传粉；雄蕊2枚，生于两侧，与花柱连合成合蕊柱；花药外向。子房下位，胚珠多数。蒴果，种子很小，种皮薄。

　　有4或5属，除花柱草属(Stylidium)外，全部分布于澳大利亚、新西兰及南美南部的麦哲伦海峡地区。我国仅有花柱草属，2种。1种药用。

1. 花柱草属 Stylidium Sw. ex Willd.

　　一年生或多年生草本，常有腺毛。单叶小，互生，茎生或基生排成莲座状，全缘。聚伞花序或总状花序，或疏穗状花序，顶生；两性花，两侧对称；花萼5裂；花冠不规则，5裂，常有副花冠；雄蕊位于花两侧，完全与花柱联合成一根通常伸出花冠而膝曲的合蕊柱，花药无柄，子房2室或部分1室，胚珠多数。蒴果细长，2片瓣裂。种子小。

　　全属约有120种，除8种外，都限于澳大利亚。我国产2种，1种药用。

1. 花柱草（中国植物志） 红口锁（广西北流），滴丝草（海南植物志）

Stylidium uliginosum Sw. in Ges. Naturf. Freunde Berlin Mag. Neuesten Entdeck. Gesammten Naturk. 1: 52. t. 2. f.4. 1807.（英 **Marshy Stylidium**）

　　一年生草本，高5-13 cm。茎1-3，无叶，不分枝或两叉状分枝，上部疏生短腺毛。叶全部基生，呈莲座状，叶片卵形至倒卵形，长5-8 mm，全缘，顶端圆钝或浑圆，无毛，叶脉不明显，上部叶对生，极小，披针形，长约1 mm。花序长疏穗状花序；花小，无梗；苞片卵形，极小；花萼筒部狭长，疏生腺毛，裂片小；花冠白色，筒部短，前方一枚裂片极小，卵形，反折成唇形，其余4枚向后开展，最后方2枚较长，顶端2裂，基部有附属物；合蕊柱伸出。蒴果细柱状，长约8 mm。纵裂为2果爿。花期：冬季。

分布与生境　产于海南，生于丘陵溪边湿草地。也分布于印度、斯里兰卡和澳大利亚的昆士兰州。

药用部位　全草。

功效应用　清热解毒，利咽。用于咽喉肿痛。

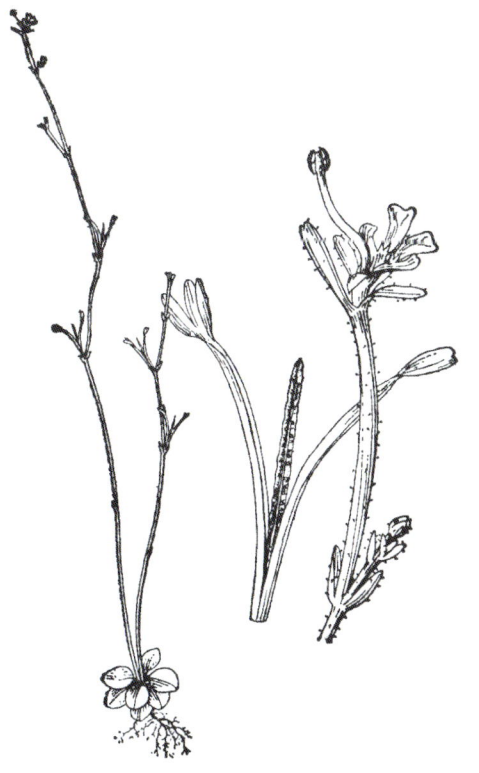

花柱草 Stylidium uliginosum Sw.
引自《中国高等植物图鉴》

菊科 COMPOSITAE

草本、亚灌木或灌木，稀为乔木。有时有乳汁管或树脂道。叶通常互生，稀对生或轮生，全缘或具齿或分裂，无托叶，或叶柄基部扩大成托叶状；花两性或单性，极少有单性异株，整齐或左右对称，五基数，少数或多数密集成头状花序或为短穗状花序，为1层或多层总苞片组成的总苞所围绕，头状花序单生或数个至多数排列成总状、聚伞状、伞房状或圆锥状；花序托平或凸起，具窝孔或无窝孔，无毛或有毛；具托片或无托片；萼片不发育，通常形成鳞片状、刚毛状或毛状的冠毛，花冠常辐射对称，管状，或左右对称，两唇形，或舌状；头状花序盘状或辐射状，有同形的小花，全部为管状花或舌状花，或有异形小花，即外围为雌花，舌状，中央为两性的管状花，雄蕊4-5个，着生于花冠管上，花药内向，合生成筒状，基部钝，锐尖，戟形或具尾；花柱上端两裂，花柱分枝上端有附器或无附器，子房下位，合生心皮2枚，1室，具1个直立的胚珠，果为瘦果，种子无胚乳，具2个，稀1个子叶。

菊科是种子植物中最大的科，全世界约有1000余属，25 000-30 000种，除南极大陆外，分布几遍及全世界，热带较少。我国约有240属，近3000种，是我国种子植物最大的科，其中药用植物共有163属750种1亚种41变种和1变型。

菊科按照头状花序中小花的构造和植物有无乳汁等性状划分为两亚科及12族，为了便于分类检索，特将其亚科及分族和分属的检索表分列如下。

本科植物的一个重要特征是菊糖完全代替了淀粉作为多聚糖贮存，化学成分类型多样，某些族含有生物碱。大约有1000种以上的菊科植物含有不同类型的乙烯化合物，特别是含10、13和14-18个碳原子的乙烯化合物，此为本科植物化学分类学中有价值的分类特征。另外，本科植物中有350余种倍半萜内酯，但在紫菀族、金盏花族及寻菊木族缺乏这类次生代谢产物。

分亚科及分族检索表

1. 头状花序全部为同形的管状花，或有异形的小花，中央花非舌状；植物无乳汁（Ⅰ.**管状花亚科 Carduoideae**）。
    2. 花药的基部钝或微尖。
        3. 花柱分枝圆柱形，上端有棒槌状或稍扁而钝的附器；头状花序盘状，有同形的管状花；叶通常对生···族 2. **泽兰族 Eupatorieae**
        3. 花柱分枝上端非棒槌状，或稍扁而钝；头状花序辐射状，边缘常有舌状花，或盘状而无舌状花。
            4. 花柱分枝通常一面平一面凸形，上端有尖或三角形附器，有时上端钝；叶互生···族 3. **紫菀族 Astereae**
            4. 花柱分枝通常截形，无或有尖或三角形附器，有时分枝钻形。
                5. 冠毛不存在，或鳞片状、芒状，或冠状。
                    6. 总苞片叶质。
                        7. 花序托通常有托片；头状花序通常辐射状，极少冠状；叶通常对生···族 5. **向日葵族 Heliantheae**
                        7. 花序托无托片；头状花序辐射状；叶互生··族 6. **堆心菊族 Helenieae**
                    6. 总苞片全部或边缘干膜质；头状花序盘状或辐射状··················族 7. **春黄菊族 Anthemideae**
                5. 冠毛通常毛状；头状花序辐射状或盘状；叶互生················族 8. **千里光族 Senecioneae**
    2. 花药基部锐尖，戟形或尾形；叶互生。
        8. 花柱分枝细长，圆柱形钻形，先端渐尖，无附器；头状花序盘状，有同形的管状花···················

·· 族 1. 斑鸠菊族 Vernonieae
  8. 花柱分枝非细长钻形；头状花序盘状，无舌状花，或辐射状而有舌状花。
    9. 花柱先端无被毛的节；分枝先端截形，无附器，或有三角形附器。
      10. 头状花序的管状花浅裂，不作二唇状。
        11. 冠毛通常毛状，有时无冠毛；头状花序盘状，或辐射状而边缘有舌状花················
          ·· 族 4. 旋覆花族 Inuleae
        11. 冠毛不存在；头状花序辐射状·· 族 9. 金盏花族 Calenduleae
      10. 头状花序盘状或辐射状；花冠不规则深裂，或作二唇形，或边缘的花舌状·············
        ·· 族 11. 帚菊木族 Mutisieae
    9. 花柱先端有稍膨大而被毛的节，节以上分枝或不分枝；头状花序有同形管状花，有时有不结果实的
       辐射状花·· 族 10. 菜蓟族 Cynareae
  1. 头状花序全部为舌状花；舌片顶端 5 齿裂；花柱分枝细长线形，无附器；叶互生；植物通常有乳汁（Ⅱ.
     舌状花亚科 Cichorioideae）·· 族 12. 菊苣族 Lactuceae

族 1. 斑鸠菊族 Vernonieae

1. 头状花序分散，各有多数小花。
  2. 瘦果有 4–5，稀有 6 个高起的肋；上端截形且有五角形厚质的环，无冠毛··············· 1. 都丽菊属 Ethulia
  2. 瘦果有 10 纵肋，或有 4–5 棱。
    3. 冠毛有多数毛，宿存，外层冠毛有时膜片状··· 2. 斑鸠菊属 Vernonia
    3. 冠毛有 1–10 个易脱落或部分脱落的毛，或无冠毛····································· 3. 凋缨菊属 Camchaya
1. 头状花序密集成第二次复头状花序，各有 1 至少数小花；瘦果有 10 纵肋，冠毛 1 层···············
   ·· 4. 地胆草属 Elephantopus

族 2. 泽兰族 Eupatorieae

1. 头状花序各有总苞片和小花 4 枚，稀 5–6 枚。
  2. 总苞片 5–6 枚，近等长；头状花序具 4–6 枚小花；直立草本······························· 5. 甜叶菊属 Stevia
  2. 总苞片 4 枚，稍不等长；头状花序具 4 枚小花；攀援草本······························· 6. 假泽兰属 Mikania
1. 头状花序的总苞片和小花数目不等，如小花 4 枚，则总苞片更多数。
  3. 总苞片分离，基部无关节；冠毛 3–5，棒槌状，基部结合成环状··························· 7. 下田菊属 Adenostemma
  3. 总苞片覆瓦状或近覆瓦状，有时分离，基部常有关节。
    4. 总苞片全部脱落，留下裸露的花序托，全年不开展··································· 8. 香泽兰属 Chromolaena
    4. 至少基部的总苞片宿存；总苞片成熟时通常开展。
      5. 冠毛膜片状或芒状，稀无冠毛；花序托有托片······································· 9. 藿香蓟属 Ageratum
      5. 冠毛细毛状；花序托无托片。
        6. 冠毛宿存；瘦果成熟时随果脱落；花柱基部被柔毛······························· 10. 泽兰属 Eupatorium
        6. 冠毛易断落；瘦果成熟时与果分离；花柱基部无毛······························· 11. 紫茎泽兰属 Ageratina

族 3. 紫菀族 Astereae

1. 头状花序辐射状，舌状花黄色；冠毛有多数长毛··· 12. 一枝黄花属 Solidago
1. 头状花序辐射状，舌状花白色、红色或紫色，或者头状花序盘状，无舌状花。
  2. 头状花序小，盘状，有 2 至多层管状雌花，花冠上端 2–4 裂；无冠毛或冠毛齿状或短毛状。
    3. 花序托球形；瘦果顶端无细裂或具齿环；通常为直立草本。
      4. 花序托上端平；瘦果有厚边缘··· 13. 鱼眼草属 Dichrocephala

　　　　4. 花序托上端凸；瘦果无厚边缘 ·· 14. 杯菊属 Cyathocline
　　　3. 花序托圆锥形或凸起；瘦果上端平，有细裂或具齿的环；通常为匍匐草本 ········ 15. 田基黄属 Grangea
　2. 头状花序较大，辐射状，有舌状雌花，或盘状而有细筒状雌花。
　　5. 头状花序有开展的舌状雌花，或有时无雌花。
　　　6. 瘦果有喙，或上端窄或微尖，上端有黏质的环；雌花常 2 至多层。
　　　　7. 全部瘦果有喙，冠毛不存在，或有 1-5 凋落的毛 ·················· 16. 秋分草属 Rhynchospermum
　　　　7. 瘦果微尖或有短喙，无冠毛 ··· 17. 粘冠草属 Myriactis
　　　6. 瘦果无喙，扁，雌花通常 1 层。
　　　　8. 冠毛不存在；总苞片大，近等长 ··· 18. 雏菊属 Bellis
　　　　8. 冠毛有长或短毛，或膜片状，或瘦果顶端狭环状而无冠毛。
　　　　　9. 冠毛极短，膜片状或芒状或狭环状。
　　　　　　10. 瘦果顶端有狭环状边缘而无冠毛 ··· 19. 裸菀属 Miyamayomena
　　　　　　10. 瘦果顶端有糙毛状或膜片状短冠毛 ··· 20. 马兰属 Kalimeris
　　　　　9. 冠毛长，毛状，有或无外层膜片。
　　　　　　11. 总苞片外层叶状，大，内层膜质或干膜质，冠状；一年生草本 ········ 21. 翠菊属 Callistephus
　　　　　　11. 总苞片外层非叶状，冠毛 1 层或多层，有时兼有外层膜片。
　　　　　　　12. 总苞片多层，覆瓦状，叶质或边缘干膜质，或 2 层，近等长；舌状花常 1 层；花柱分枝顶端披针形。
　　　　　　　　13. 管状花花冠左右对称，1 裂片较长；舌状花的冠毛毛状、膜片状，或无冠毛 ··············
　　　　　　　　　　·· 22. 狗娃花属 Heteropappus
　　　　　　　　13. 管状花花冠中轴对称，5 裂片等长；舌状花和管状花的冠毛均为糙毛状。
　　　　　　　　　14. 瘦果圆柱形，两端稍狭，除边肋外两面各有 2 细肋；冠毛有多数毛 ·······················
　　　　　　　　　　·· 23. 东风菜属 Doellingeria
　　　　　　　　　14. 瘦果长圆形或卵圆形，稍扁。
　　　　　　　　　　15. 瘦果边缘有细肋，两面无肋，被长密毛 ······························ 24. 女菀属 Turczaninovia
　　　　　　　　　　15. 瘦果边缘有肋，两面有或无肋，被疏或密毛。
　　　　　　　　　　　16. 花柱分枝附片披针形；瘦果被疏毛或腺 ······························· 25. 紫菀属 Aster
　　　　　　　　　　　16. 花柱分枝附片三角形；瘦果被贴毛；亚灌木 ·········· 26. 紫菀木属 Asterothamnus
　　　　　　　12. 总苞片 2-3 层，狭窄，等长；花柱分枝短三角形；雌花 1 或多层。
　　　　　　　　17. 头状花序有三型花，外围雌花 2-3 层，外层为舌状，内层细管状；中央两性花管状，不结实 ·· 27. 毛冠菊属 Nannoglottis
　　　　　　　　17. 头状花序仅有二型花，稀有三型花，两性花和雌花异色，紫白或橙色，两性花结果实 ··· 28. 飞蓬属 Erigeron
　　5. 头状花序有细管状雌花，有时雌花花冠有直立的小舌片；或雌花无花冠，但无明显开展的舌状花；雌花常多层；冠毛毛状。
　　　18. 瘦果圆柱形，具 5 棱；总苞片多层，干膜质。攀援半灌木 ············· 29. 小舌菊属 Microglossa
　　　18. 瘦果长圆形，压扁，有 2-5 棱，直立草本 ···································· 30. 白酒草属 Conyza

族 4. 旋覆花族 Inuleae

1. 雌花花冠细管状或丝状；头状花序盘状，有异形小花；雌雄同株，或有同形小花而雌雄异株或近异株；雌花花柱较花冠长。
　2. 总苞片草质、干质或厚质；花托无托片，有托毛；两性花花柱分枝钝，丝状，或不分枝；草本或亚灌木。

菊科 COMPOSITAE

3. 头状花序分散，不紧密结合或复头状花序。
    4. 瘦果长 5–6 mm，冠毛有红褐色糙毛；头状花序单生茎端，有异形小花或同形小花；总苞片厚质 ··· 31. 葶菊属 Cavea
    4. 瘦果小，冠毛细或无冠毛；头状花序排成伞房状或圆锥状花序，有异形小花。
        5. 冠毛细毛状。
            6. 总苞片狭窄，线状披针形或披针形，一年生或多年生草本或基部稍木质。
                7. 花药基部有尾，结合，总苞片草质 ··· 32. 艾纳香属 Blumea
                7. 花药基部钝或有小尖头，无毛，花药结合；总苞片常硬质 ·············· 33. 六棱菊属 Laggera
            6. 总苞片宽阔，卵圆形至披针形，干质，稀膜质；花药基部有毛；亚灌木或灌木 ··· 34. 阔苞菊属 Pluchea
        5. 无冠毛；直立或铺散草本；花药有尾；总苞片干质 ··· 35. 球菊属 Epaltes
    3. 头状花序紧密结合成球状或圆柱状复头状花序，各有 1 或少数两性花及少数雄花；无冠毛 ··· 36. 戴星草属 Sphaeranthus
2. 总苞片干膜质，或膜质透明，有时内层开展成辐射状；草本，通常被密绵毛；稀无毛。
    8. 两性花不结果实；两性花花柱不分枝或浅裂，或有短分枝；头状花序有多层雌花和少数两性花，或仅有两性花或雌花。
        9. 冠毛基部结合成环状；头状花序多少密集，伞房状排列，稀单生。
            10. 雌雄异株；头状花序通常伞房状排列，外围无开展的苞叶群；两性花冠毛顶部扁；总苞片干膜质 ··· 37. 蝶须属 Antennaria
            10. 雌雄同株或异株；头状花序单性或有雌花和两性不育花，伞房状密集排列，稀单生；外围常有开展的星状苞叶群；两性花冠毛通常上端稍粗厚；总苞片边缘膜质 ·· 38. 火绒草属 Leontopodium
        9. 冠毛基部分离，分散脱落；头状花序伞房状，稀穗状排列，有雌花和较少的两性不育花或仅有两性不育花，近雌雄异株 ··· 39. 香青属 Anaphalis
    8. 两性花全部或大部结果实；两性花花柱有分枝；冠毛基部分离或结合。
        11. 头状花序有雄花和两性花；总苞片黄色或褐色或无色，通常不开展，雌花多层；草本或稀亚灌木 ··· 40. 鼠麴草属 Gnaphalium
        11. 头状花序仅有两性花，或外层兼有少数雄花；总苞片白色或各色瓣状附片，紧压或疏松，或放射状开展 ··· 41. 拟蜡菊属 Helichrysum
1. 雌花花冠舌状或管状；头状花序辐射状或盘状，有异形小花，或仅有同形的两性化；雌雄同株；总苞片草质或革质，有时叶状，雌花花柱短于花冠；两性花花柱有线状分枝。
    12. 花托无托片；两性花花柱分枝顶端较宽；圆形。
        13. 有冠毛。
            14. 冠毛全部毛状。
                15. 小花全部有冠毛；冠毛近等长，有多数细毛；瘦果有肋或无肋。
                    16. 舌状花 2–3 层；舌片长 18–25 mm，花药附片圆形至尖 ················ 42. 旋覆花属 Inula
                    16. 舌状花 1 层，舌片 1–15 mm；花药附片截形 ···································· 43. 羊耳菊属 Duhaldea
                15. 舌状花无冠毛或有少许冠毛；冠毛有少数或多数细长；瘦果无肋 ········· 44. 苇谷草属 Pentanema
            14. 冠毛 2 层，内层毛状，外层短，膜片状；总苞片草质；头状花序辐射状而有舌状花 ··· 45. 蚤草属 Pulicaria
        13. 无冠毛；头状花序盘状；雌花花冠管状。
            17. 两性花和雌花均结果实；小花多数；瘦果有纵肋，上部狭窄成喙状，有腺 ·········· 46. 天名精属 Carpesium

17. 两性花 7–18，不结果实；雌花 7–11，结果实；瘦果无纵肋，下部狭窄，有腺 ································· 47. 和尚菜属 Adenocaulon
12. 花托有托片；两性花花柱分枝顶端圆形或截形；草本；头状花序辐射状；总苞片外层草质，瘦果圆柱状，无棱；冠毛的膜片分离，有 3–5 芒或无芒 ································· 48. 山黄菊属 Anisopappus

族 5. 向日葵族 Heliantheae

1. 花托无托片或雌花以内（花托中央）无托片；头状花序小，有异形小花，两性花不结实；雌花 2–4，两性花 1–3；瘦果有 3 锐棱，一年生草本 ································· 49. 虾须草属 Sheareria
1. 花托有托片。
    2. 头状花序单性，具同形花，雌花无花冠，花药分离或贴合；花托在两性花间有毛状托片；雄头状花序总状或穗状排列；雌头状花序无柄，内层总苞片结合成瓠果状，具喙和多数钩刺 ································· 50. 苍耳属 Xanthium
    2. 头状花序有异形花，雌雄同株，雌花花冠舌状或管状，或无雌花；花药贴合。
        3. 两性花不结实；花柱不分枝；花托托片膜质，瘦果背面扁压，腹面有棱；草本或亚灌木 ································· 51. 银胶菊属 Parthenium
        3. 两性花通常结果；花柱有分枝；花托托片膜质或干膜质，常折叠，或平或内凹。
            4. 舌状花无或有短管，宿存于瘦果，随果脱落，头状花序有异形花，单生；瘦果有 1–3 芒 ································· 52. 百日菊属 Zinnia
            4. 舌状花不宿存于瘦果上；头状花序有异形花，辐射状或盘状；舌状花结果实或无性，或仅有同形的两性花。
                5. 冠毛无或芒状，或具倒刺芒状，或小鳞片状。
                    6. 瘦果全部肥厚，或舌状花瘦果有 3 棱，管状花瘦果侧面扁压。
                        7. 瘦果为内层总苞片（或外层托片）包裹，无冠毛；外层总苞片 5，开展，有腺体，叶对生 ································· 53. 豨莶属 Sigesbeckia
                        7. 内层总苞片平，不包裹瘦果。
                            8. 托片平，狭长；舌片小，近 2 层；无冠毛或有 2 短芒；叶对生 ············ 54. 鳢肠属 Eclipta
                            8. 托片内凹或对折，多少包裹小花。
                                9. 两性花的瘦果有 4–5 棱，或侧面扁压。
                                    10. 头状花序有结果实的舌状花。
                                        11. 冠毛有 2–5 宿存不等长的芒，基本结合成环状或杯状，雌花花冠有短舌片或管状；头状花序小，有或近无花序梗 ················· 55. 百能葳属 Blainvillea
                                        11. 冠毛不存在，或鳞片状，或有 1–2 凋落的短芒，基部结合成环状或杯状；头状花序有花序梗 ················· 56. 蟛蜞菊属 Wedelia
                                    10. 头状花序有不育或无性的舌状花。
                                        12. 冠毛有凋落或宿存的小鳞片；头状花序大；花序梗棒槌状 ································· 57. 肿柄菊属 Tithonia
                                        12. 冠毛有凋落的芒，无宿存的鳞片；头状花序大，花序梗非棒槌状 ································· 58. 向日葵属 Helianthus
                                9. 两性花的瘦果有锐或翅状的棱，或侧面扁压；冠毛有 2–3 细芒，或无冠毛；花托球状或圆柱状；叶对生 ················· 59. 金钮扣属 Acmella
                    6. 瘦果多少背面扁压。
                        13. 冠毛鳞片状，或芒状而无倒刺，或无冠毛；叶对生。
                            14. 总苞片分离，外层叶质，几等长，内层较短，与托片同形；舌状花瘦果边缘具撕裂状的

　　　　翅，翅上端有 2 芒···60. 金腰箭属 **Synedrella**
　14. 总苞片 2 层，外层小，少数，内层膜质，近等长，基部或下部结合；冠毛有 2-4 芒或鳞片或无冠毛。
　　　15. 花柱分枝顶端笔状或截形，有或无短附器；瘦果边缘有翅或有缘毛，或无毛，有 2 短芒，或上端有毛或无冠毛；舌状花黄褐色或黄色，根非块状··61. 金鸡菊属 **Coreopsis**
　　　15. 花柱分枝顶端有具毛的附器；瘦果无翅，无冠毛；舌状花白色、红色或紫色；根块状···62. 大丽花属 **Dahlia**
　13. 冠毛为宿存尖锐而具倒刺的芒；叶对生或上部互生。
　　　16. 花柱分枝有短附器；瘦果有 2-4 芒。
　　　　　17. 瘦果上端有喙；舌状花红色或紫色·····························63. 秋英属 **Cosmos**
　　　　　17. 瘦果上端狭窄，无喙；舌状花黄色或白色或不存在··············64. 鬼针草属 **Bidens**
　　　16. 花柱分枝有长线形附器；瘦果有 2 芒·····················65. 鹿角草属 **Glossocardia**
5. 冠毛有多数的鳞片，全缘或继形，全部或一部有短芒；总苞片 1-2 层，4-5 个，薄质，近等长··66. 牛膝菊属 **Galinsoga**

族 6. 堆心菊族 Helenieae

1. 总苞片 1 层，常结合，等长，冠毛具 5-6 芒的鳞片；叶对生（归化及栽培）··········67. 万寿菊属 **Tagetes**
1. 总苞片 1-2 或少数层，分离；冠毛有 5-8 鳞片，叶互生，基部下延，花托凸起，球形或近卵形（栽培，原产于北美）···68. 堆心菊属 **Helenium**

族 7. 春黄菊族 Anthemideae

1. 花托有托片。
　2. 头状花序大，单生枝端，总苞径 7-15 mm。瘦果具 3 肋，无冠状冠毛·········69. 果香菊属 **Chamaemelum**
　2. 头状花序小，在茎枝端排成伞房花序；总苞径 2-7 mm。瘦果无肋或具肋······················70. 蓍属 **Achillea**
1. 花托无托毛或有托毛，但绝无托片。
　3. 头状花序大或较大，边缘雌花舌状或向舌状花转化，中央盘花两性，管状。
　　4. 瘦果有翅肋；边花瘦果 2-3 翅肋；盘花瘦果 1-2 翅肋，无冠状冠毛················71. 茼蒿属 **Glebiomis**
　　4. 全部瘦果无翅肋。
　　　5. 瘦果无冠状冠毛或无真正冠状冠毛，即果肋常在瘦果顶端伸延成钝形冠齿。
　　　　6. 果肋在瘦果顶端伸延成钝形冠齿，无冠状毛··············72. 小滨菊属 **Leucanthemella**
　　　　6. 瘦果果肋在瘦果顶端不形成冠齿。
　　　　　7. 一年生草本；瘦果压扁，背面突起，腹面有 3-5 条白色细肋···············73. 母菊属 **Matricaria**
　　　　　7. 多年生草本；瘦果圆柱形，有 5-8 条细肋··························74. 菊属 **Chrysanthemum**
　　　5. 瘦果有冠状冠毛，冠状冠毛浅裂、深裂或全裂至基部，或有毛状冠毛，基部扁平扩大，或冠毛芒片状或鞘状。
　　　　8. 冠状冠毛芒片状，大小及长短不等，着生瘦果背面顶端边缘，瘦果腹面顶端边缘裸露，无芒片，叶羽状或二回羽状分裂··75. 太行菊属 **Opisthopappus**
　　　　8. 冠状冠毛绝非鞘状或芒片状；冠缘浅裂、深裂或全裂至基部，或冠状冠毛无毛状，基部扁平，扩大。
　　　　　9. 冠状冠毛毛状，冠缘浅裂、深裂或全裂至基部。
　　　　　　10. 总苞钟状；总苞片硬草质；舌状花舌片短或向雌性管状花转化，黄色···76. 菊蒿属 **Tanacetum**

10. 总苞浅盘状；总苞片草质，舌状花舌片长，白色或红色，稀黄色或橘黄色。如为黄色或橘黄色，则头状花序单生茎端·· 77. 匹菊属 Pyrethrum
9. 冠状冠毛毛状，但基部扁平扩大，常连合成束，冠毛束与果肋数目相等或近相等··· 78. 扁芒菊属 Allardia
3. 头状花序小，边缘花雌性或无性，花冠管状、细管状或无管状花冠，中央小花两性，管状，或头状花序全部为两性，管状。
　11. 头状花序全部小花为两性，管状。
　　12. 瘦果顶端无冠状冠毛。
　　　13. 头状花序多数或少数，在茎枝端排成束状伞房花序、伞房花序或团伞花序·· 79. 女蒿属 Hippolytia
　　　13. 头状花序排成穗状、总状或圆锥状花序，具同型的两性花，结实；总苞片 4-7 层··· 84. 绢蒿属 Seriphidium
　　12. 瘦果顶端有冠状冠毛。
　　　14. 头状花序单生茎端·· 77. 匹菊属 Pyrethrum
　　　14. 头状花序在茎枝端排成伞房状或单生枝端，植株有多数或少数头状花序。
　　　　15. 1 年生草本。瘦果压扁，背面突起，无肋，腹面有 3-5 条细肋············· 73. 母菊属 Matricaria
　　　　15. 2 年生或多年生草本，或小半灌木；瘦果 3，棱状圆柱形，有 5-6 条椭圆状突起的纵肋·· 80. 小甘菊属 Cancrinia
　11. 头状花序边缘花雌性，或雌雄蕊退化为无性，花冠管状或细管状，或无管状花冠。
　　16. 边缘雌花 1 层。
　　　17. 头状花序在茎枝顶端排成伞房花序或束状伞房花序。
　　　　18. 瘦果有 5-7 条椭圆状突起的纵肋，顶端有冠状冠毛·················· 76. 菊蒿属 Tanacetum
　　　　18. 瘦果有 2-6 条脉纹或钝棱，顶端无冠状冠毛。
　　　　　19. 全部小花结实；瘦果圆柱状，下部窄，有 4-6 条脉纹，顶端平 ············ 81. 亚菊属 Ajania
　　　　　19. 中央两性花不育；瘦果略压扁，倒卵形，果肋在瘦果顶端稍伸延，顶端不平整··· 82. 线叶菊属 Filifolium
　　　17. 头状花序排成穗状、狭圆锥状或总状花序。
　　　　20. 瘦果无冠状冠毛。
　　　　　21. 边缘小花雌性，中央花两性或雄性；瘦果密集花托上；雌花冠顶端 2-4 齿裂·· 83. 蒿属 Artemisia
　　　　　21. 边缘小花部分雌性，部分两性，结实；中央花两性，不育；瘦果 1 圈，排列于花托下部或基部，雌花花冠顶端截平或 2-3 微凹············ 85. 栉叶蒿属 Neopallasia
　　　　20. 瘦果顶端有冠状冠毛，半灌木·· 86. 芙蓉菊属 Crossostephium
　　16. 边缘雌花多层。
　　　22. 边缘雌花有管状花冠；瘦果四棱形，有毛·································· 87. 石胡荽属 Centipeda
　　　22. 边缘雌花无花冠或花冠成齿芒状；瘦果压扁，顶端有长柔毛········· 88. 裸柱菊属 Soliva

族 8. 千里光族 Senecioneae

1. 总苞片 2 层，草质，稀草质；花药基部钝或具小耳，颈部圆柱形或锥形，基部边缘无增大细胞，药室内壁细胞增厚，两极，分散或辐射状排列。
　2. 花药颈部圆柱形或倒锥形，药室内壁细胞壁增厚两极排列；柱头区汇合或连接。
　　3. 总苞片 2 层，同形，草质··· 89. 多榔菊属 Doronicum
　　3. 总苞片 1 层，草质、软骨质或革质，如外层存在，则大小形状与内层不同。

4. 内层小花两性，花非早熟。
 5. 叶基部具鞘；瘦果无喙。
  6. 叶边缘内卷；瘦果被密毛 ·· 90. 大吴风草属 Farfugium
  6. 叶边缘外卷；瘦果无毛。
   7. 总苞圆柱形或倒锥形 ·· 91. 橐吾属 Ligularia
   7. 总苞宽钟状或半球形 ·· 92. 垂头菊属 Cremanthodium
 5. 叶基部无叶鞘；瘦果具喙或无喙。
  8. 头状花序辐射状，有舌状花，根状茎膨大成块根状 ·· 93. 华蟹甲属 Sinacalia
  8. 头状花序盘状，具同形的两性花；根状茎不膨大成块根状。
   9. 子叶 2，基生叶幼时非伞状下垂 ··· 94. 蟹甲草属 Parasenecio
   9. 子叶 1，基生叶幼时伞状下垂 ··· 95. 兔儿伞属 Syneilesis
4. 内层小花雌性；花早熟。
 10. 花雌雄同株；花序梗具 1 头状花序 ··· 96. 款冬属 Tussilago
 10. 花近雌雄异株；花序梗具数个头状花序 ·· 97. 蜂斗菜属 Petasites
2. 花药颈部圆柱形，狭窄，边缘基部细胞不增大；花药室内壁细胞壁增厚两极、分散或辐射状排列；柱头区汇合，连接或分离。
 11. 叶具掌状脉；药室内壁细胞壁增厚两极或散生排列，稀辐射状排列；总苞有时具外苞片 ·· 98. 蒲儿根属 Sinosenecio
 11. 叶具羽状脉；药室内壁细胞壁增厚辐射状排列；总苞无外苞片 ······························ 99. 狗舌草属 Tephroseris
1. 总苞片 1 层，软骨质，边缘膜质；花药基部尾状或箭状，花药颈部栏杆柱状，倒卵状或倒梨状，基部边缘细胞增大，药室内壁细胞壁通常辐射状，稀分散排列；柱头区通常分离，稀汇合或连接。
 12. 花药基部具尾状耳。
  13. 植株直立或近攀援，无卷缠叶柄 ·· 100. 合耳菊属 Synotis
  13. 攀援植物，叶柄基部增粗卷缠 ··· 101. 藤菊属 Cissampelopsis
 12. 花药基部钝或箭状。
  14. 总苞具外苞片。
   15. 花柱分枝外弯，顶端无钻状长乳头状毛的附器。
    16. 边缘雌性小花辐射状，或无边缘小花。
     17. 花柱分枝顶端无合并的乳头状毛的附器 ·· 102. 千里光属 Senecio
     17. 花柱分枝顶端具合并的乳头状片的附器 ··································· 103. 野茼蒿属 Crassocephalum
    16. 边缘小花雌性，丝状 ··· 104. 菊芹属 Erechtites
   15. 花柱分枝直立，顶端具钻状乳头状毛的长附器 ·· 105. 菊三七属 Gynura
  14. 总苞无外苞片。
   18. 花柱分枝顶端有短锥形的附器；头状花序有同形的两性管状花 ···························· 106. 一点红属 Emilia
   18. 花柱分枝顶端截形，有画笔状毛；头状花序通常有舌状花 ······························· 107. 瓜叶菊属 Pericallis

族 9. 金盏花族 Calenduleae

1. 头状花序辐射状，雌花舌状，结果实；两性花管状，不结果实；花药基部有尾；瘦果大，两端向内卷曲，无冠毛 ·· 108. 金盏花属 Calendula

族 10. 菜蓟族 Cynareae

1. 每个头状花序有 1 花，头状花序在茎端密集成球形或卵状复头状花序 ·································· 109. 蓝刺头属 Echinops
1. 每个头状花序有数个或多数小花，头状花序不密集成复头状花序。

2. 瘦果基底着生面，着生面平或稍偏斜。
　　3. 瘦果被密毛，顶端无缘；头状花序为羽状分裂的苞叶所包围，雌雄异株 ……… 110. **苍术属 Atractylodes**
　　3. 瘦果无毛，顶端有齿状果缘。
　　　　4. 花丝无毛或有微小乳突，稀有腺点。
　　　　　　5. 花托有稠密的托毛或托片，托毛或托片均宿存，稀无托片（风毛菊属的一些种）。
　　　　　　　　6. 花托有稠密的托片。
　　　　　　　　　　7. 冠毛刚毛锯齿状，其中常有 2-4 条超长的冠毛刚毛 …………………… 111. **苓菊属 Jurinea**
　　　　　　　　　　7. 冠毛刚毛长羽毛状或至少内层冠毛刚毛羽毛状。
　　　　　　　　　　　　8. 冠毛多层，同型，全部冠毛刚毛羽毛状，基部不连合成环，宿存于瘦果上 ………………
　　　　　　　　　　　　　　……………………………………………………………………… 111. **苓菊属 Jurinea**
　　　　　　　　　　　　8. 冠毛两层，异型，外层刚毛极短糙毛状，分散脱落，内层冠毛刚毛长，长羽毛状，基部
　　　　　　　　　　　　　　连合成环，整体脱落 ……………………………………………… 112. **风毛菊属 Saussurea**
　　　　　　　　6. 花托有稠密或稀疏托毛。
　　　　　　　　　　9. 冠毛刚毛锯齿状、糙毛状或短羽毛状。
　　　　　　　　　　　　10. 全部冠毛基部不连合成环，易分散脱落。
　　　　　　　　　　　　　　11. 总苞片顶端有钩刺 ………………………………………………… 113. **牛蒡属 Arctium**
　　　　　　　　　　　　　　11. 总苞片顶端有干膜质透明的附属物 ………………………… 114. **顶羽菊属 Acroptilon**
　　　　　　　　　　　　10. 全部冠毛刚毛基部连合成环，整体脱落。
　　　　　　　　　　　　　　12. 无茎莲座状草本；小花花冠黄色，花柱分枝极短，冠毛刚毛全部等长 ………………
　　　　　　　　　　　　　　　　…………………………………………………………… 115. **黄缨菊属 Xanthopappus**
　　　　　　　　　　　　　　12. 高大草本，小花花冠紫色或白色，花柱分枝细长，冠毛刚毛不等长，向内层渐长 ……
　　　　　　　　　　　　　　　　……………………………………………………………………… 116. **蝟菊属 Olgaea**
　　　　　　　　　　9. 冠毛刚毛长羽毛状或至少外层刚毛长羽毛状。
　　　　　　　　　　　　13. 冠毛多层，同型，全部冠毛刚毛羽毛状，总苞片顶端无鸡冠状附属物。
　　　　　　　　　　　　　　14. 花托肉质；栽培植物，总苞片宽厚，革质 ……………………… 117. **菜蓟属 Cynara**
　　　　　　　　　　　　　　14. 花托非肉质；野生植物，总苞片通常有刺 …………………… 118. **蓟属 Cirsium**
　　　　　　　　　　　　13. 冠毛两层，异型，外层冠毛刚毛长羽毛状，内层 3-9 条膜片状，总苞片顶端有紫红色鸡
　　　　　　　　　　　　　　冠状突起 ……………………………………………………………… 119. **泥胡菜属 Hemistepta**
　　　　　　5. 花托蜂窝状，窝缘有易脱落的硬膜质突起。
　　　　　　　　15. 冠毛刚毛糙毛状。
　　　　　　　　　　16. 冠毛中有 1 (2-3) 根超长的刚毛；茎有翼 ……………………………… 120. **大翅蓟属 Onopordum**
　　　　　　　　　　16. 冠毛中无超长的冠毛刚毛；多年生莲座状草本，如植株有茎，则无茎翼 ………………
　　　　　　　　　　　　………………………………………………………………………… 121. **川木香属 Dolomiaea**
　　　　　　　　15. 冠毛刚毛羽毛状等长，无超长的冠毛刚毛 ………………………… 122. **重羽菊属 Diplazoptilon**
　　　　4. 花丝有毛或有稠密的乳突或乳突状毛。
　　　　　　17. 全部冠毛糙毛状，向内层渐长，最内层最长，花丝分离；茎有翼，叶无白色花斑 ………………
　　　　　　　　………………………………………………………………………………………… 123. **飞廉属 Carduus**
　　　　　　17. 全部冠毛刚毛状，向中层或内层渐长，冠毛边缘锯齿状；花丝以下部黏合，茎无翼；叶有白色
　　　　　　　　花斑 ………………………………………………………………………………… 124. **水飞蓟属 Silybum**
2. 瘦果着生面侧生。
　　18. 头状花序同型，全部小花两性。
　　　　19. 瘦果有冠毛，全部冠毛刚毛毛状，边缘锯齿状或糙毛状，头状花序不为苞叶包围。
　　　　　　20. 冠毛基部不连合成环，不脱落或分散脱落，总苞片顶端无膜质附属物 ………………………

································· 125. 麻花头属 Serratula
20. 冠毛基部连合成环，整体脱落。
21. 总苞片顶端渐尖，无褐色膜质附属物；花药基附属黏成并包围花丝 ·····················
··· 126. 山牛蒡属 Synurus
21. 总苞片顶端圆形，有浅褐色膜质附属物；花药基部附属分离 ········ 127. 漏芦属 Stemmacantha
19. 全部冠毛刚毛膜片状或无冠毛；头状花序为外围苞叶包围·············· 128. 红花属 Carthamus
18. 头状花序异型，边花雌性，雄蕊发育不全，或边花无性，无雄蕊，亦无雌蕊，中央小花两性。
22. 瘦果有冠毛，冠毛刚毛多层，向内渐长，最内层最长············· 125. 麻花头属 Serratula
22. 冠毛多层，2 列，内层冠毛最短，或无冠毛······················· 129. 矢车菊属 Centaurea

族 11. 帚菊木族 Mutisieae

1. 头状花序少数至多数，具同型小花，冠毛糙毛状、羽毛状或刚毛状。
  2. 头状花序排成顶生密集聚伞花序或团集聚伞花序 ·················· 130. 白菊木属 Gochnatia
  2. 头状花序排成疏团集聚伞状、伞房状、穗状圆锥状花序或单生。
    3. 冠毛糙毛状刚毛；通常为灌木·· 131. 帚菊属 Pertya
    3. 冠毛羽毛状或有时无冠毛，通常为多年生草本····················· 132. 兔儿风属 Ainsliaea
1. 头状花序单生，具多数异型小花，冠毛刚毛状。
  4. 雌花 1 层，花冠舌状或管状，二唇形。
    5. 植株具明显春秋二型，雌花花冠春型舌状或管状，秋型的仅为管状 ········· 133. 大丁草属 Leibnitzia
    5. 植株无春秋二型；雌花花冠舌状；舌片明显 ························· 134 火石花属 Gerbera
  4. 雌花 2 层，外层雌花舌状，内层雌花管状二唇形·············· 135. 兔耳一枝箭属 Piloselloides

族 12. 菊苣族 Lactuceae

1. 冠毛刚毛膜片状或短毛单毛状或无冠毛。
  2. 瘦果倒卵形或椭圆形，具 3-5 棱，冠毛刚毛膜片状；舌状花蓝色 ········ 136. 菊苣属 Cichorium
  2. 瘦果椭圆状披针形，压扁，具 12-20 条细肋，顶端无冠毛，舌状花黄色 ········· 154. 稻槎菜属 Lapsana
1. 冠毛刚毛羽毛状或单毛状或糙毛状。
  3. 冠毛刚毛羽毛状。
    4. 花托有膜片状托毛，托毛长于瘦果 ······················ 139. 猫儿菊属 Achyrophorus
    4. 花托无托毛。
      5. 冠毛刚毛羽枝不相互交错；瘦果有横皱纹；植株通常被锚状刺毛·············· 140. 毛连菜属 Picris
      5. 冠毛刚毛彼此交错在一起；瘦果无皱纹；植株无锚状刺毛。
        6. 总苞片多层，向内层渐长；冠毛白色或褐色···················· 137. 鸦葱属 Scorzonera
        6. 总苞片 1 层，等长；冠毛污白色或黄色，基部连合成环，整体脱落 ·····················
·· 138. 婆罗门参属 Tragopogon
  3. 冠毛刚毛单毛状或糙毛状。
    7. 瘦果有瘤状、鳞片状或短刺状突起，具长喙；头状花序单生于花葶上；叶全部根生 ················
··· 163. 蒲公英属 Taraxacum
    7. 瘦果无瘤状或鳞片状突起，无喙或有喙；头状花序较多数；叶互生。
      8. 冠毛刚毛柔软，纤细，相互纠缠；头状花序常有舌状花 80 枚以上 ········· 141. 苦苣菜属 Sonchus
      8. 冠毛刚毛细而坚挺，不相互纠缠；头状花序含少数小花。
        9. 瘦果顶端无喙或瘦果向顶端渐狭成极短的喙状物。
          10. 头状花序具多数舌状小花，至少 7 枚以上。

11. 瘦果灰色，边缘加宽加厚成厚翅 ··· 142. 山莴苣属 Lagedium
11. 瘦果绝不为灰色，边缘不呈翅状。
　　12. 舌状小花黄色。
　　　　13. 肉质植物；叶紫红色 ··· 153. 肉菊属 Stebbinsia
　　　　13. 非肉质植物；叶绿色。
　　　　　　14. 总苞片覆瓦状，向内渐长或全部总苞片近等长。
　　　　　　　　15. 瘦果具不等形纵肋；花柱分枝略扁 ················· 144. 厚喙菊属 Dubyaea
　　　　　　　　15. 瘦果具等形纵肋；花柱分枝圆柱形 ··················· 145. 山柳菊属 Hieracium
　　　　　　16. 总苞片不呈覆瓦状排列，外层及最外层最短，内层及最内层最长。
　　　　　　　　16. 瘦果顶端有收缢。
　　　　　　　　　　17. 瘦果圆柱形或纺锤形，具等形纵肋 ················· 146. 还阳参属 Crepis
　　　　　　　　　　17. 瘦果压扁，具不等形纵肋 ··························· 147. 黄鹌菜属 Youngia
　　　　　　　　16. 瘦果顶端无收缢，有 4-6 条纵肋 ························· 148. 栓果菊属 Launaea
　　12. 舌状小花紫色或蓝色。
　　　　18. 葶状或近葶状草本；叶几为基生，厚革质或薄革质 ············· 149. 花佩菊属 Faberia
　　　　18. 非葶状草本，有明显的茎生叶。
　　　　　　19. 总苞片覆瓦状排列 ··· 144. 厚喙菊属 Dubyaea
　　　　　　19. 全部总苞片不呈覆瓦状排列，外层及最外层总苞片最小，内层及最内层总苞片最长 ··· 150. 假福王草属 Paraprenanthes
10. 头状花序含少数舌状小花，舌状小花 5-7 枚。
　　20. 舌状小花黄色。
　　　　21. 头状花序密集成团伞状花序或长圆柱状花序。
　　　　　　22. 瘦果微压扁，有多条 (17-30) 细肋 ······················· 151. 绢毛菊属 Soroseris
　　　　　　22. 瘦果压扁，每面有 1-2 条细脉纹 ······················· 152. 合头菊属 Syncalathium
　　　　21. 头状花序在茎枝端排成伞房花序 ····························· 144. 厚喙菊属 Dubyaea
　　20. 舌状小花紫红色或白色。
　　　　23. 高大草本；头状花序多数，在茎枝端排成伞房花序，伞房状圆锥花序或圆锥花序；瘦果每面有多数高起的纵肋 ··· 155. 紫菊属 Notoseris
　　　　23. 低矮草本；头状花序多数，密集成复头状花序，生于基生叶的莲座状叶丛中 ··· 152. 合头菊属 Syncalathium
9. 瘦果顶端有喙。
　　24. 冠毛同形，毛状。
　　　　25. 舌状小花黄色。
　　　　　　26. 头状花序果期卵球形；总苞片质地厚；瘦果边缘加宽成厚翅 ··· 156. 翅果菊属 Pterocypsela
　　　　　　26. 头状花序果期不为球形；总苞片质地薄；瘦果边缘不加宽成厚翅。
　　　　　　　　27. 瘦果顶端急尖成细丝状喙。
　　　　　　　　　　28. 喙长于或等于或极少短于瘦果本体 ············· 157. 莴苣属 Lactuca
　　　　　　　　　　28. 喙必是短于瘦果本体。
　　　　　　　　　　　　29. 瘦果有 10 条高起的尖翅肋 ··············· 158. 苦荬菜属 Ixeris
　　　　　　　　　　　　29. 瘦果有 9-12 条高起的钝纵肋 ············· 159. 小苦荬属 Ixeridium
　　　　　　　　27. 瘦果顶端急尖成粗喙。
　　　　　　　　　　30. 匍匐草本；叶 3-5 掌状浅裂或深裂 ············· 160. 沙苦荬属 Chorisis

菊科 COMPOSITAE

　　30. 直立草本；叶绝不为掌状分裂 ·· 161. 黄瓜菜属 **Paraixeris**
25. 舌状小花紫红色或蓝紫色。
　　31. 果喙不为细丝状或极少为细丝状 ·· 143. 乳苣属 **Mulgedium**
　　31. 果喙必是细丝状 ·· 157. 莴苣属 **Lactuca**
24. 冠毛异形，外层极短，糙毛状，或退化而无或几无外层短冠毛。内层长，糙毛状，瘦果边缘加宽加厚，成厚肋状 ·· 162. 毛鳞菊属 **Chaetoseris**

1. 都丽菊属 Ethulia L.

　　一年生或稀多年生草本。叶互生，卵状披针形至线形。头状花序小，排成伞房状。总苞钟状或半球形；总苞片多层，近叶质，边缘干膜质，外层较短，全部小花，管状，粉色或紫色，稀白色，管部细，檐部钟状，5齿裂；花药顶端尖，基部钝或具圆形小耳；花柱分枝钻形。瘦果长圆状倒锥形，具2至6条明显的肋，上端具厚环，肋间具腺点，稀被疏毛，无冠毛。

　　19种，分布于热带非洲和亚洲热带地区。我国有1种，产于云南和台湾，药用。

1. 都丽菊（中国植物志）

Ethulia conyzoides L., Sp. Pl. 836. 1753. ——*E. angustifolia* Bojer ex DC.（英 **Common Ethulia**）

　　一年生草本。茎直立，高40–100 cm，下部紫色，被短柔毛或近无毛，上部分枝。基部叶花期凋落，中部叶长圆形或长圆状披针形，长6–9 cm，宽1.5–2.5 cm，顶端尖或急尖，边缘具小锯齿，侧脉7–8条，两面有腺点。头状花序小，排成疏伞房状。总苞半球形，宽5–7 mm；总苞片4–5层，近等长，卵形或长圆状披针形，长3 mm，外层和中层被短柔毛和腺点。小花淡紫色，长约2 mm，有腺点。瘦果近倒锥形，具4–5条高起的肋，肋间有腺点，顶端有厚质的环，无冠毛。花期4–5月。

分布与生境　产于云南南部和台湾，生于海拔600–1400 m的池塘、稻田边。印度、中南半岛和非洲热带地区广泛分布。

药用部位　全草。

功效应用　疏风解表。用于风邪袭表。

化学成分　地上部分含香豆素类：5'-表-异都丽菊香豆素▲(5'-epi-isoethuliacoumarin) A、B，都丽菊香豆素▲(ethuliacoumarin)，环都丽菊香豆素▲(cycloethuliacoumarin)，4-羟基-5-甲基-香豆素-4-*O*-β-D-吡喃葡萄糖苷(4-hydroxy-5-methyl-coumarin-4-*O*-β-D-glucopyranoside)[1]，异都丽菊香豆素▲(isoethuliacoumarin) A、B、C[2]，螺环都丽菊香豆素▲(spiroethuliacoumarin)[3]，双香豆素(dicumarol)[4]，5-甲基香豆素葡萄糖苷(5-methylcoumarin glucoside)[5]，都丽菊酮(ethuliconyzone)[6]，5-甲基香豆素(5-methylcoumarin)[7]，4'-乙烯基-3',4'-二氢-5-羟基-4,4',10'-三甲基-螺旋[呋喃-2(5*H*), 2'-[2*H*,5*H*]吡喃[3,2-c][1]苯并吡喃]-5'-酮{4'-ethenyl-3',4'-dihydro-5-hydroxy-4,4',10'-trimethyl-spiro[furan-2(5*H*),2'-[2*H*,5*H*]

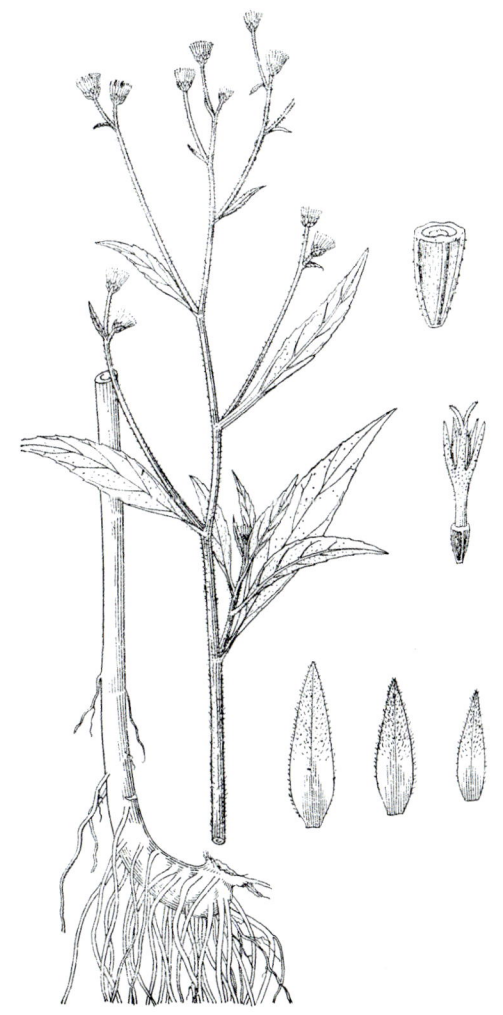

都丽菊 Ethulia conyzoides L.
王金凤　绘

pyrano[3,2-c][1]benzopyran]-5'-one}，3-(4-乙烯基-3,4-二氢-4,10-二甲基-5-氧代-2H,5H-吡喃[3,2-c][1]苯并吡喃-2-基)-2-甲基-2-丙烯酸{3-(4-ethenyl-3,4-dihydro-4,10-dimethyl-5-oxo-2H,5H-pyrano[3,2-c][1] benzopyran-2-yl)-2-methyl-2-propenoic acid}，4'-乙烯基-3',4'-二氢-4,4',10'-三甲基-螺旋[呋喃-2(5H),2'-[2H,5H]吡喃[3,2-c][1]苯并吡喃]-5,5'-二酮{4'-ethenyl-3',4'-dihydro-4,4',10'-trimethyl-spiro[furan-2(5H),2'-[2H,5H] pyrano[3,2-c][1]benzopyran]-5,5'-dione}，4'-乙烯基-3',4'-二氢-5-羟基-4,4',10'-三甲基-螺旋[呋喃-2(5H),2'-[2H,5H]吡喃[3,2-c][1]苯并吡喃]-5'-酮{4'-ethenyl-3',4'-dihydro-5-hydroxy-4,4',10'-trimethyl-spiro[furan-2(5H),2'-[2H,5H]pyrano[3,2-c][1]benzopyran]-5'-one}，4'-乙烯基-3',4'-二氢-5-羟基-4,4',10'-三甲基-螺旋[呋喃-2(5H),2'-[2H,5H]吡喃[3,2-c][1]苯并吡喃]-5'-酮{4'-ethenyl-3',4'-dihydro-5-hydroxy-4,4',10'-trimethyl-spiro[furan-2(5H),2'-[2H,5H]pyrano[3,2-c][1]benzopyran]-5'-one}，4'-乙烯基-3',4'-二氢-5-羟基-4,4',10'-三甲基-螺旋[呋喃-2(5H),2'-[2H,5H]吡喃[3,2-c][1]苯并吡喃]-5'-酮{4'-ethenyl-3',4'-dihydro-5-hydroxy-4,4',10'-trimethyl-spiro[furan-2(5H),2'-[2H,5H]pyrano[3,2-c][1]benzopyran]-5'-one}，3-(4-乙烯基-3,4-二氢-4,10-二甲基-5-氧代-2H,5H-吡喃[3,2-c][1]苯并吡喃-2-基)-2-甲基-2-丙烯酸{3-(4-ethenyl-3,4-dihydro-4,10-dimethyl-5-oxo-2H,5H-pyrano[3,2-c][1]benzopyran-2-yl)-2-methyl-2-propenoic acid}，3-(4-乙烯基-3,4-二氢-4,10-二甲基-5-oxo-2H,5H-吡喃[3,2-c][1]苯并吡喃-2-基)-2-甲基-2-丙烯酸{3-(4-ethenyl-3,4-dihydro-4,10-dimethyl-5-oxo-2H,5H-pyrano[3,2-c][1]benzopyran-2-yl)-2-methyl-2-propenoic acid}，3-(4-乙烯基-3,4-二氢-4,10-二甲基-5-oxo-2H,5H-吡喃[3,2-c][1]苯并吡喃-2-基)-2-甲基-2-丙烯酸{3-(4-ethenyl-3,4-dihydro-4,10-dimethyl-5-oxo-2H,5H-pyrano[3,2-c][1]benzopyran-2-yl)-2-methyl-2-propenoic acid}，4'-乙烯基-3',4'-二氢-4,4',10'-三甲基-螺旋[呋喃-2(5H),2'-[2H,5H]吡喃[3,2-c][1]苯并吡喃]-5,5'-二酮{4'-ethenyl-3',4'-dihydro-4,4',10'-trimethyl-spiro[furan-2(5H),2'-[2H,5H]pyrano[3,2-c][1]benzopyran]-5,5'-dione}[8]，2-(1,2-二羟基-2-甲基丙基)-4-乙烯基-3,4-二氢-2-羟基-4,10-二甲基-2H,5H-吡喃[3,2-c][1]苯并吡喃-5-酮{2-(1,2-dihydroxy-2-methylpropyl)-4-ethenyl-3,4-dihydro-2-hydroxy-4,10-dimethyl-2H,5H-pyrano[3,2-c][1]benzopyran-5-one}[9]；黄酮类：芹菜素，芹菜素-7-O-β-D-葡萄糖苷，木犀草素，木犀草素-7-O-β-D-葡萄糖苷[10]；单萜类：都丽菊苯酮(ethuliaconyzophenone)[1]；三萜类：α-香树脂醇，羽扇豆醇[10]；甾体类：β-谷甾醇[10]。

化学成分参考文献

[1] Mahmoud AA, et al. *Phytochemistry*, 1998, 48(3): 543-546.

[2] Balbaa SI, et al. *Phytochemistry*, 1980, 19(7): 1519-1522.

[3] Mahmound AA, et al. *Tetrahedron Lett*, 1994, 35(35): 6517-6520.

[4] Kady MM, et al. *Planta Med*, 1992, 58(4): 334-337.

[5] Mahmoud ZF, et al. *Phytochemistry*, 1980, 19(9): 2029-2030.

[6] Balbaa SI, et al. *Phytochemistry*, 1980, 19(7): 1519-1522.

[7] Mahmoud ZF, et al. *Phytochemistry*, 1980, 19(9): 2029-2030.

[8] Shukla VS, et al. *Phytochemistry*, 1982, 21(7): 1725-1731.

[9] Bohlmann F, et al. *Phytochemistry*, 1981, 20(1): 177.

[10] Balbaa SI, et al. *Fitoterapia*, 1981, 52(2): 75-76.

2. 斑鸠菊属 Vernonia Schreb.

草本、灌木或乔木，稀藤本。叶互生，稀对生，全缘或具齿，羽状脉，稀近基三出脉，两面或下面常具腺点。头状花序小或中等，多数或较多数，排成圆锥状、伞房状或聚伞状，稀单生，具同形两性花，小花少数至多数，全部结实。总苞钟状、长圆状圆柱形、卵形或近圆球形；总苞片数层至多层，覆瓦状，草质或革质；花序托平，无毛或具短毛。小花粉红色或淡紫色，少有白色，花冠管状，常具腺，上端具5裂，花药基部箭形或钝，具小耳；花柱分枝细，钻形。瘦果多样，具棱或具肋，无毛或具毛，常具腺；冠毛通常2层，稀1层，外层极短，刚毛状或鳞片状，内层糙毛状，脱落或宿存。

约500种，分布于美洲、非洲和亚洲热带和温带地区，我国有27种，分布于西南、华南及东南沿海各省区。16种药用。

分种检索表

1. 草本。
   2. 一年生草本。
      3. 头状花序少数，径1.5–2 mm。叶膜质，叶柄长1–1.5 cm，具狭翅。总苞片3层，近等长，叶质，先端具异色附属物，果期反折 ············ **1. 驱虫斑鸠菊 V. anthelmintica**
      3. 头状花序较小，径6–15 mm。叶纸质，叶柄长0.5–1.5 cm，无翅。总苞片4–6层，不等长，先端无附属物。
         4. 头状花序径12–15 mm。叶顶端长渐尖，中部以上边缘具锯齿，侧脉5–6对。瘦果长4 mm，具10肋，被微毛 ············ **2. 南漳斑鸠菊 V. nantcianensis**
         4. 头状花序径6–8 (10) mm，瘦果无肋或4–5棱。
            5. 头状花序较多数；排成伞房状圆锥花序；具19–23小花。瘦果无肋，被短毛，冠毛2层 ············ **3. 夜香牛 V. cinerea**
            5. 头状花序2–3，生枝顶或成对着生；具40个以上小花。瘦果4–5棱，无毛，冠毛1层，易脱落 ············ **4. 咸虾花 V. patula**
   2. 多年生直立草本。
      6. 头状花序小，径5–8 mm，通常6–8排成顶生伞房状花序，具6–12个小花。瘦果无毛，冠毛白色 ············ **5. 柳叶斑鸠菊 V. saligna**
      6. 头状花序较大，径12–25 mm，2–3 (–5) 排成圆锥状伞房花序或单生茎端，在上部叶腋排成总状。
         7. 头状花序径12–15 mm，排成圆锥状伞房花序，约有30小花。叶厚纸质，被短糙毛。花序梗短或近无梗；冠毛污白色或红色 ············ **6. 糙叶斑鸠菊 V. aspera**
         7. 头状花序径15–25 mm，单生茎端和上部叶腋、排成总状。
            8. 头状花序径15–20 mm；花序梗长3–9 mm。总苞片先端具长3–5 mm的硬尖，常反折。瘦果被贴生短毛和腺点 ············ **7. 折苞斑鸠菊 V. spirei**
            8. 头状花序径20–25 mm；花序梗极短或无；总苞片钻形，先端具硬刺尖，不反折；瘦果被绢毛和腺点 ············ **8. 刺苞斑鸠菊 V. squarrosa**
1. 木本。
   9. 乔木、小乔木或直立灌木。叶具齿或全缘。
      10. 总苞杯状或半球形，径4–7 mm；总苞片卵形，顶端极钝，背面被短绒毛。小花10个。瘦果4–5棱，无毛 ············ **9. 茄叶斑鸠菊 V. solanifolia**
      10. 总苞狭钟形或近圆柱形，径5–7 mm；总苞片先端渐尖，稀急尖，紫色，背面被柔毛；瘦果具8–10肋，被微毛和腺。
         11. 叶片大，倒卵形或倒卵状楔形，叶柄短宽或扩大成鞘。

12. 叶深波状或具粗齿，侧脉 12–17 对，上面无毛或沿脉被疏柔毛，背面被柔毛，叶柄扩大成鞘。总苞狭钟形，径 4–6 mm，背面淡褐色或先端紫色，被黄褐色绒毛 ··· 10. 大叶斑鸠菊 V. volkameriifolia

12. 叶具疏齿，稀近全缘，侧脉 7–12 对，上面被疏绒毛，背面密被黄褐色绒毛，叶柄无鞘。总苞钟形，径 6–10 mm，背面紫色，被白色柔毛 ······················· 11. 滇缅斑鸠菊 V. parishii

11. 叶片较小，长圆状披针形或狭椭圆形，先端长渐尖或渐尖；瘦果具 3 肋或无肋；总苞非钟形。

13. 头状花序径 2–3 (4) mm，具 5–6 个小花。总苞倒锥形，基部尖；总苞片背面被灰色绒毛。瘦果无肋 ··· 12. 斑鸠菊 V. esculenta

13. 头状花序径 4–5 mm，具 8–10 个小花。总苞圆柱形；总苞片绿色或上端红紫色，背面及边缘被短柔毛或近无毛，瘦果具 10 肋，被微毛 ························· 13. 展枝斑鸠菊 V. extensa

9. 攀援灌木或藤本。

14. 头状花序较多数或数个排成顶生或腋生圆锥状花序；花序托被锈色柔毛；冠毛红色或红褐色，枝被锈褐色绒毛 ··· 14. 毒根斑鸠菊 V. cumingiana

14. 头状花序通常 3–5 个，排成具叶的小圆锥花序或单生于上部叶腋，总状排列；花托无毛，枝被疏短毛或变无毛。

15. 头状花序小，径 7–8 mm，3–5 个排成小圆锥花序。小花淡红紫色。瘦果长 3–3.5 mm，具 10 条肋，被微毛和腺；叶近革质，全缘 ··························· 15. 喜斑鸠菊 V. blanda

15. 头状花序大，径 20 mm，单生于叶腋，总状排列。小花白色。瘦果长 7–9 mm，具 7 条肋，无毛。叶革质，边缘常反卷，上部边缘具疏细齿 ··········· 16. 广西斑鸠菊 V. chingiana

本属药用植物普遍含有倍半萜类化合物，是其特征性化学成分，并具有某些生物学活性，如斑鸠菊内酯 (vernolide) A (**1**)、B (**2**)、C (**3**)、D (**4**)，8α- 巴豆酰氧基硬毛钩藤内酯 -13-O- 乙酸酯 (8α-tigloyloxyhirsutinolide-13-O-acetate，**5**)，8α-(4- 羟基异丁烯酰氧基) 硬毛钩藤内酯 -13-O- 乙酸酯 [8α-(4-hydroxymethacryloyloxy)hirsutinolide-13-O-acetate，**6**]。**1** 对人类肿瘤细胞系 KB、DLD-1、NCI-661、HeLa 细胞有较强的细胞毒活性，ED_{50} 分别为 0.02、0.05、0.53、0.04 μg/ml，而 **2** 对 KB、NCI-661、HeLa 肿瘤细胞的增殖仅有中等程度的细胞毒活性，ED_{50} 分别为 3.78、5.88、6.42 μg/ml。**4**、**5**、**6** 对耐氯喹疟原虫 (*Plasmodium falciparum*) W$_2$ 株具有抑制作用。

1: R=OH
2: R=OAc

3

4: R=CH$_2$OH
5: R=CH$_3$

6

本属植物驱虫斑鸠菊具有抗肿瘤和调节免疫作用。夜香牛具有解热、镇痛、抗炎、抑菌及抗氧化作用。

1. 驱虫斑鸠菊（中国植物志） 印度山茴香（中国植物志），艾特司拉力（新疆）

Vernonia anthelmintica (L.) Willd., Sp. Pl. 3: 1634. 1804.——*Conyza anthelmintica* L.
（英 **Anthelmintis Ironweed**）

一年生草本。茎直立，高达 60 cm，上部多分枝，被腺状柔毛。叶卵状披针形或披针形，长 6–15 cm，宽 1.5–4.5 cm，顶端尖或渐尖，基部渐狭成长 1 cm 的叶柄，具粗或锐锯齿，侧脉 8 对或更多，两面被短柔毛，下面有腺点。头状花序较大，径 15–20 mm，排成疏伞房状，花序梗长 5–15 cm，具线形苞片，被密短柔毛和腺点，总苞半球形；总苞片约 3 层，近等长，外层线形，叶质，被柔毛和腺点，中层长圆形，尖，内层膜质，结果后全部反折。小花 40–50 个淡紫色，全部结实，花冠管状，长 9–10 mm，檐部具 5 裂片；瘦果近圆锥形，具 10 条肋，被微毛，肋间有腺点；冠毛 2 层，外层极短，膜片状，内层糙毛状易脱落。花期 9 月至翌年 2 月。

分布与生境 产于云南西部、新疆和田，生于海拔 1000 m 的荒地或路旁。也分布于缅甸、老挝、马来西亚、印度、尼泊尔、阿富汗和斯里兰卡。

药用部位 全草、果实。

功效应用 祛风，活血，杀虫，解毒。用于白癜风，蛔虫病，蛲虫病，疮疖肿毒。

化学成分 种子含黄酮类：斑鸠菊酸(vernolic acid)，斑鸠菊大苦素(vernodalin)，斑鸠菊醇(vernodalol)，紫铆素(butein)，3,4,2,4,5-五羟基-6-甲氧基-2-查耳酮(3,4,2,4,5-pentahydroxy-6-methoxy-2-methyl-chalcone)，对羟基苯甲酰斑鸠菊黄烷苷(*p*-hydroxybenzoyl-vemovan)，斑鸠菊黄烷苷(vernovan)[1]，

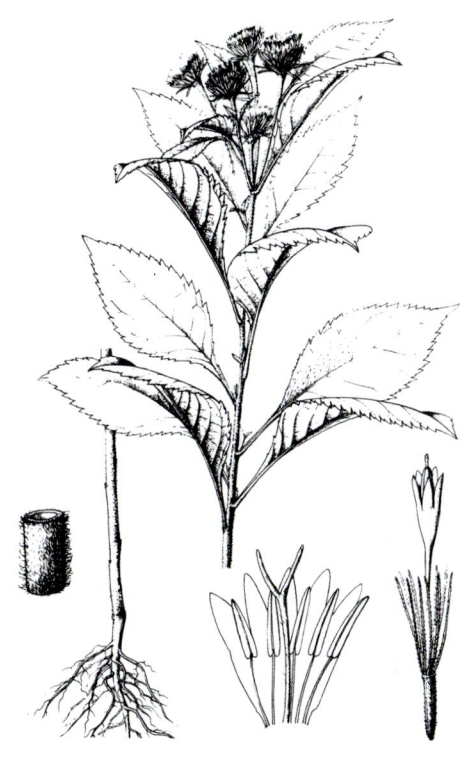

驱虫斑鸠菊 Vernonia anthelmintica (L.) Willd.
张荣生 绘

2',3,4,4'-四羟基查耳酮(2',3,4,4'-tetrahydroxychalcone)，6-羟基芹菜素(6-hydroxyapigenin)，漆黄素(butin)[2]；三萜类：β-香树脂醇(β-amyrin)[1]；甾体类：胡萝卜苷，豆甾醇[1]，冠影掌烯醇(lophenol)，Δ^5-麦角甾醇(Δ^5-ergostenol)，24ξ-乙基胆甾醇(24ξ-ethylcholestanol)，7-去氢菜油甾醇(7-dehydrocampestanol)，燕麦甾醇(avenasterol)，Δ^7-绿玉树醇(Δ^7-tirucallol)[3]。

药理作用 调节免疫作用：驱虫斑鸠菊注射剂腹腔注射，可抑制 BALB/c 小鼠体内 T、B 淋巴细胞的增殖、血清总抗体和抗原特异性抗体的含量及 CD19B 细胞亚类的表达[1]。

抗肿瘤作用：驱虫斑鸠菊种子氯仿和丙酮提取物体外均可抑制人恶性黑色素瘤细胞株 A375、小鼠黑色素瘤 B16 细胞、人乳腺癌细胞 BCF-7、人胃癌细胞 BGC-823、人肝癌细胞 HepG2 的增殖[2]。

其他作用：驱虫斑鸠菊注射液体外可激活酪氨酸酶活性，增强 B-16 鼠黑素瘤细胞增殖，提高酪氨酸酶和黑色素合成能力[3]，增强人黑素瘤细胞 A375 酪氨酸酶活性和黑色素合成能力[4]。驱虫斑鸠菊种子水煎剂脱脂所得母液、母液乙酸乙酯萃取物及萃取后所剩物质，体外均可增强 B-16 鼠黑素瘤细胞增殖，提高酪氨酸酶和黑色素合成能力[5]。

注评 本种为部颁药品标准·维吾尔药（1999）收载"驱虫斑鸠菊"的基源植物，药用干燥果实。维吾尔族用果实主治白癜风、蛔虫、蛲虫；印度则用其作驱虫药。

化学成分参考文献

[1] 吴剑飞，等. 化学学报，1991,49(10): 1018-1022.

[2] Tian GL, et al. *J Chromatogr A*, 2004,1049(1-2): 219-222.

[3] Akihisa T, et al. *Phytochemistry*, 1992,31(5): 1759-1763.

药理作用及毒性参考文献

[1] 邓瑞春，等. 生物技术通讯，2002,13 (3): 183-186.

[2] 李红健，等. 新疆中医药，2006,24 (6): 12-14.

[3] 邓瑞春，等. 氨基酸和生物资源，2002,24 (1): 31-32.

[4] 邓瑞春，等. 中国中西医结合杂志，2002,22: 197-199.

[5] 姚莉，等. 新疆医科大学学报，2010,33 (10): 1191-1193.

2. 南漳斑鸠菊（中国植物志） 狗仔草（湖北）

Vernonia nantcianensis (Pamp.) Hand.-Mazz. in Notizbl. Bot. Gart. Mus. Berl.-Dahl. 13: 608. 1937.——*V. bracteata* Wall. ex C. B. Clarke var. *nantcianensis* Pamp., *V. silhetensis* (DC.) Hand.-Mazz. var. *nantcianensis* (Pamp.) Hand.-Mazz.（英 **Nanchang Iroweed**）

一年生草本。高 50-80 (100) cm，茎直立，有分枝，被疏短糙毛和无柄腺毛，稀近无毛。叶薄纸质，卵状或披针状椭圆形，长 3-10 cm，宽 1-4 cm，顶端长渐尖，基部楔状狭长 0.5-1.5 cm 的叶柄，中部或中部以上具疏锯齿，侧脉 5-7 对，上面被疏贴生短糙毛，下面沿脉被短柔毛和腺点。头状花序较大，在枝端和叶腋单生，径 1.3-1.5 cm；花序梗被密短柔毛和腺毛。总苞宽钟形，径 12-15 mm；总苞片 5-6 层，卵形至卵状长圆形，上部及边缘紫红色，锐尖，短于花盘，背面被密柔毛；小花多数，粉紫色，长 12 mm，裂片线状披针形，有腺点。瘦果圆柱形，长 4 mm，具 10 条肋，被微毛；冠毛淡黄褐色，2 层，外层短，易脱落，内层糙毛状，长 7-8 mm。花果期 8-10 月。

分布与生境　产于湖北西部、四川东南至西南部、河南、安徽，生于海拔 700-1950 m 的山坡、林缘。

药用部位　全草。

功效应用　解毒。用于毒蛇咬伤。

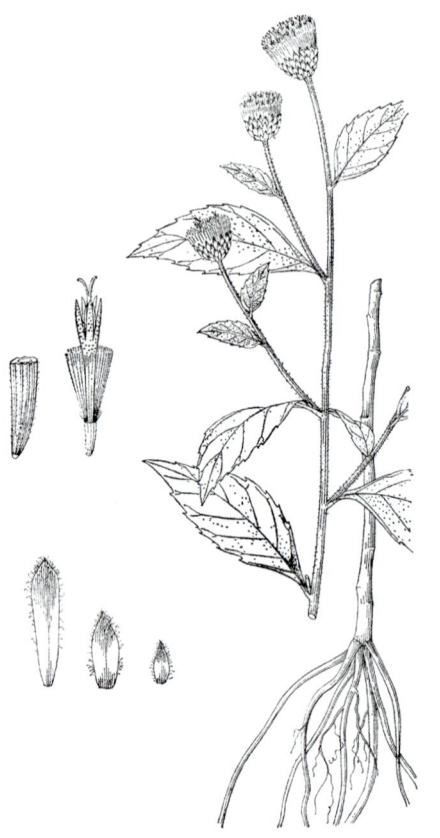

南漳斑鸠菊 Vernonia nantcianensis (Pamp.) Hand.-Mazz.
王金凤　绘

3. 夜香牛（中国植物志） 红花一枝香（广东），清山虎、假咸虾（海南中草药），四眼草（梧州），天红草（广西北海）

Vernonia cinerea (L.) Less. in Linnaea 4: 291. 1829.——*Conyza cinerea* L., *Vernonia abbreviata* (Wall.) DC.（英 **Ashycoloured Iroweed**）

一年生或稀多年生草本。高 20-100 cm，根多少木质；茎直立，上部分枝，被灰色贴生短柔毛，具腺。叶菱状卵形、长圆形或卵形，长 3-6.5 cm，宽 1.5-3 cm，尖或稍钝，基部楔状狭成具翅的柄，具疏锯齿或波状，侧脉 4-5 对，上面被疏短毛，下面被灰白色或淡黄色，短柔毛，两面均有腺点，上部狭长圆状披针形至线形，无或具短柄。头状花序多数，径 6-8 mm，排成伞房状圆锥花序；花序梗 5-15 mm，被密短柔毛。总苞钟状，径 6-8 mm；总苞片 4 层，背面被短柔毛和腺，外层线形，内层线状披针形，刺尖。花淡红紫色，裂片线状披针形，被微毛及腺点。瘦果圆柱形，长约 3 mm，密被微毛和腺点；冠毛白色，2 层，外层短，内层糙毛状，长 4-5 mm。花果期全年。

分布与生境　产于浙江、江西、福建、湖北、湖南、广东、广西、海南、贵州、云南、四川、台湾、西藏等省区。生于海拔 (300) 900-1800 m 的山坡、旷野、荒地、田边、路旁。

药用部位　全草。

功效应用　祛风解表，舒筋通络。用于感冒，黄疸，疟疾，咽喉肿痛，牙痛，风火赤眼，风湿痹痛，腰肌劳损，跌打损伤。

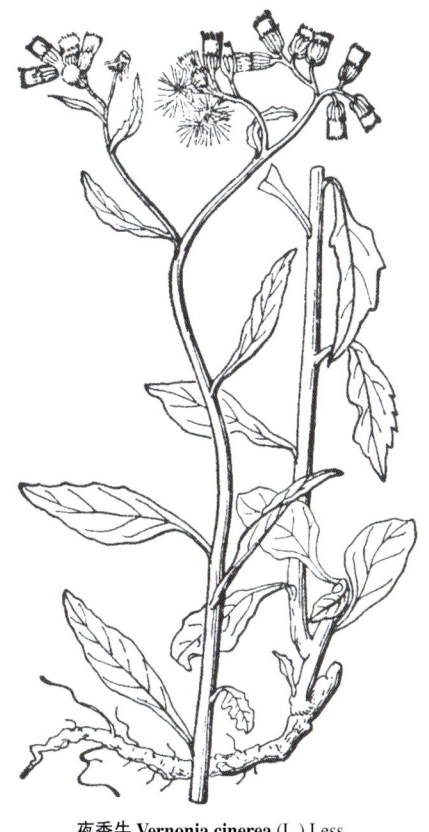
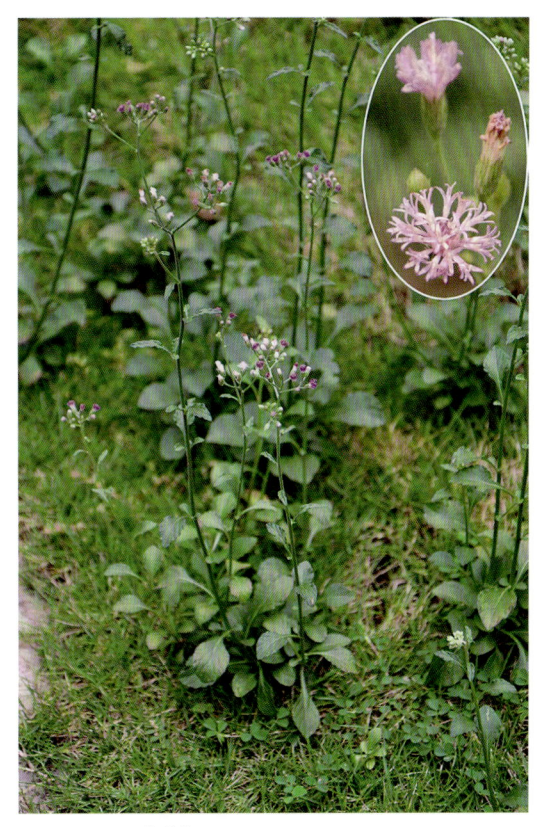

夜香牛 **Vernonia cinerea** (L.) Less.
引自《中国高等植物图鉴》

夜香牛 **Vernonia cinerea** (L.) Less.
摄影：王祝年

化学成分 根含三萜类：羽扇豆醇乙酸酯(lupeol acetate)，3β-乙酰氧基熊果烷-19-烯(3β-acetoxyurs-19-ene)[1]，24-羟基蒲公英萜烷-14-烯(24-hydroxytaraxer-14-ene)[2]，α-香树脂醇(α-amyrin)，β-香树脂醇(β-amyrin)，α-香树脂醇乙酸酯(α-amyrin acetate)，β-香树脂醇乙酸酯(β-amyrin acetate)，δ-香树脂醇乙酸酯(δ-amyrin acetate)，3β-乙酰氧基熊果-13(18)-烯(3β-acetoxyurs-13(18)-ene)[3]；甾体类：菜油甾醇(campesterol)，α-菠菜甾醇(α-spinasterol)[2]，β-谷甾醇，豆甾醇[4]。

茎含倍半萜类：斑鸠菊内酯(vernolide) A、B[5]。

地上部分含倍半萜类：灰青斑鸠菊内酯E (glaucolide E)，19-羟基灰青斑鸠菊内酯(19-hydroxyglaucolide)，8α-(4-羟基异丁烯酰氧基)硬毛钩藤内酯-13-O-乙酸酯[8α-(4-hydroxymethacryloyloxy)hirsutinolide-13-O-acetate]，8α-巴豆酰氧基硬毛钩藤内酯-13-O-乙酸酯(8α-tigloyloxyhirsutinolide-13-O-acetate)，8α-(4-羟基巴豆酰氧基)硬毛钩藤内酯-13-O-乙酸酯[8α-(4-hydroxytigloyloxy)hirsutinolide-13-O-acetate]，8α-(4-羟基异丁烯酰氧基)-10α-羟基硬毛钩藤内酯-13-O-乙酸酯[8α-(4-hydroxy-methacryloyloxy)-10α-hydroxyhirsutinolide-13-O-acetate]，8α-(4-羟基巴豆酰氧基)-10α-羟基硬毛钩藤内酯-13-O-乙酸酯[8α-(4-hydroxytigloyloxy)-10α-hydroxy-hirsutinolide-13-O-acetate]，夜香牛内酯▲-8-O-(4-羟基异丁烯酸酯)[vernocinolide-8-O-(4-hydroxymethacrylate)]，闪毛菊内酯▲-8-O-巴豆酸酯(stilpnotomentolide-8-O-tiglate)[6]；三萜类：β-香树脂醇乙酸酯(β-amyrin acetate)，羽扇豆醇乙酸酯(lupeol acetate)，β-香树脂醇苯甲酸酯(β-amyrin benzoate)，羽扇豆醇(lupeol)[7]；黄酮类：木犀草素-7-β-D-吡喃葡萄糖苷(luteolin-7-β-D-glucopyranoside)，槲皮素，木犀草素，山奈酚(kaempferol)，槲皮素-3-O-甲醚(quercetin-3-O-methyl ether)[8]；甾体类：β-谷甾醇，豆甾醇，α-菠菜甾醇(α-spinasterol)[7]。

花含黄酮类：木犀草素(luteolin)，木犀草素-7-O-β-D-吡喃葡萄糖苷(luteolin-7-O-β-D-glucopyranoside)，异荭草素(isoorientin)，金圣草酚(chrysoeriol)[9]。

全草含倍半萜类：夜香牛内酯▲A (vernocinolide A)，8α-[4-羟基巴豆酰氧基]硬毛钩藤内酯-13-O-乙酸酯{8α-[4-hydroxytigloyloxy]hirsutinolide-13-O-acetate}，8α-(2-甲基丙烯酰氧基)-硬毛钩藤内酯-13-O-乙酸酯[8α-(2-methylacryloyloxy)-hirsutinolide-13-O-acetate]，8α-(2-甲基丙烯酰氧基)-硬毛钩藤内酯[8α-(2-methyl-acryloyloxy)-hirsutinolide]，8α-[2-甲基丙烯酰氧基]-1β,4βH-环氧-13-O-乙酸酯-10βH-大牻牛儿烷-5E,7(11)-二烯-12,6-内酯{8α-[2-methylacryloyloxy)-1β,4βH-epoxy-13-O-acetate-10βH-germacra-5E,7(11)-dien-12,6-olide}，2-甲基-2-丙烯酸-(4R,6R,7S,10R,11E)-2,4,5,6,7,8,9,10-八氢-3-羟甲基-7-甲氧基-6,10-二甲基-2-氧代-7,10-环氧环癸烷[b]呋喃-4-酯[2-methyl-2-propenoic acid-(4R,6R,7S,10R,11E)-2,4,5,6,7,8,9,10-octahydro-3-hydroxymethyl-7-methoxy-6,10-dimethyl-2-oxo-7,10-epoxycyclodeca[b]furan-4-ylester]，2-羟甲基-2-丁烯酸-(4S,6R,7S,10R)-3-[(乙酰氧基)甲基]-2,4,5,6,7,8,9,10-八氢-6,7-二羟基-6,10-二甲基-2-氧代-7,10-环氧(11E)-环癸烷[b]呋喃-4-酯[2-hydroxymethyl-2-butenoic acid-(4S,6R,7S,10R)-3-[(acetyloxy)methyl]-2,4,5,6,7,8,9,10-octahydro-6,7-dihydroxy-6,10-dimethyl-2-oxo-7,10-epoxy(11E)-cyclodeca[b]furan-4-ylester]，2-甲基-2-丁烯酸-(4S,6R,7S,10R,11E)-2,4,5,6,7,8,9,10-八氢-7-羟基-3-羟甲基-6,10-二甲基-2-氧代-7,10-环氧环癸烷[b]呋喃-4-酯[2-methyl-2-butenoic acid-(4S,6R,7S,10R,11E)-2,4,5,6,7,8,9,10-octahydro-7-hydroxy-3-hydroxymethyl-6,10-dimethyl-2-oxo-7,10-epoxycyclodeca[b]furan-4-ylester][10]，斑鸠菊内酯(vernolide) A、B[10-11]、C、D，8α-巴豆酰氧基硬毛钩藤内酯-13-O-乙酸酯(8α-tigloyloxyhirsutinolide-13-O-acetate)，8α-环氧丙烯酰氧基硬毛钩藤内酯-13-O-乙酸酯(8α-epoxymethacryloyloxy-hirsutinolide-13-O-acetate)，8α-巴豆酰氧基硬毛钩藤内酯(8α-tigloyloxyhirsutinolide)，硬毛钩藤内酯-13-O-乙酸酯(hirsutinolide-13-O-acetate)，垂果菊素▲D (piptocarphin D)，8α-(4-羟基丙烯酰氧基)-硬毛钩藤内酯-13-O-乙酸酯[8α-(4-hydroxymethacryloyloxy)-hirsutinolide-13-O-acetate][11]。

药理作用 镇痛作用：夜香牛氯仿、甲醇和乙醚提取物灌胃，可降低冰醋酸引起的小鼠扭体次数[1]。

解热作用：夜香牛氯仿、甲醇和乙醚提取物灌胃，可抑制啤酒酵母引起的大鼠体温升高[1]。

抗炎作用：夜香牛甲醇提取物灌胃，可抑制角叉菜胶致大鼠足肿胀和棉球肉芽肿[2]。

抑菌作用：夜香牛苯提取物体外可以抑制枯草杆菌、金黄色葡萄球菌、表皮葡萄球菌、藤黄微球菌、肺炎杆菌、伤寒杆菌、痢疾杆菌[3]。

抗氧化作用：夜香牛甲醇提取物体外在Fenton反应中具有清除羟自由基的作用[4]。

注评 本种为"伤寒草"的基源植物，药用其干燥全草，根入药称"伤寒草根"。彝族、佤族也药用，主要用途同功效应用项；侗族还用其根治疗风湿。

化学成分参考文献

[1] Misra TN, et al. *Planta Med*, 1993, 59(5): 458-460.

[2] Misra TN, et al. *J Nat Prod*, 1984, 47(5): 865-867.

[3] Misra TN, et al. *J Nat Prod*, 1984, 47(2): 368-372.

[4] Misra TN, et al. *Phytochemistry*, 1984, 23(2): 415-417.

[5] Kuo YH, et al. *Chem Pharm Bull*, 2003, 51(4): 425-426.

[6] Jakupovic J, et al. *Phytochemistry*, 1986, 25(6): 1359-1364.

[7] Rao KV, et al. *J Ind Chem Soc*, 1962, 39: 749-752.

[8] Wagner H, et al. *Phytochemistry*, 1972, 11(10): 3086-3087.

[9] Gunasingh CBG, et al. *Ind J Pharm Sci*, 1981, 43(3): 114.

[10] Chen X, et al. *Nat Prod Res*, 2006, 20(2): 125-129.

[11] Chea A, et al. *Chem Pharm Bull*, 2006, 54(10): 1437-1439.

药理作用及毒性参考文献

[1] E.O.lwalewa, et al. *J Ethnopharmacol*, 2003, 86(2, 3): 229-234.

[2] Mazumder UK, et al. *Phytomedicine*, 2003, 10(2-3): 185-188.

[3] Gupta M, et al. .*Fitoterapia*, 2003, 74 (1,2): 148-150.

[4] Kumar PP, et al. *Immunopharmacol Immunotoxicol*, 2009, 31(1): 94-102.

菊科 COMPOSITAE

4. 咸虾花（中国植物志） 大叶咸虾花（广州），狗子菜（海南），展叶斑鸠菊（广西），牛鞭子草（云南），蜻蜓饭、蜂仔草（福建）

Vernonia patula (Dryand.) Merr. in Philipp. J. Sci. 3: 439. 1908.——*Conyza patula* Dryand., *Vernonia chinensis* Less.（英 **Helfspreading Ironweed**）

一年生草本。高 30-90 cm，茎直立，多分枝，枝圆柱形，具条纹，被灰色短柔毛，具腺，基部和下部叶花期凋落，中部叶卵形或卵状椭圆形，稀近圆形，长 2-9 cm，宽 1-5 cm，钝或稍尖，基部宽楔形，具圆齿状齿，波状或近全缘，侧脉 4-5 对，上面被疏短毛或近无毛，下面被绢状柔毛，具腺点。头状花序 2-3 个，在枝端排成宽圆锥状或伞房状花序，径 8-10 mm；花序梗长 2-25 mm，密被绢状长柔毛。总苞扁球形，径 8-10 mm；总苞片 4-5 层，披针形，向外渐短，最外层开展，长 3-4 mm，刺状渐尖，近革质，被绢状柔毛，杂有腺体，中内层长圆状披针形，具微毛和腺点。瘦果近圆柱形，4-5 棱，长 1-1.5 mm，无毛，具腺点，冠毛白色，1 层，糙毛状，长 2-3 mm，易脱落。花果期 7 月至翌年 5 月。

分布与生境 产于云南、贵州、广东、广西、海南、福建、台湾。生于海拔 (100)160-800 m 的草地、荒地、田边、路旁。也分布于印度、中南半岛、菲律宾、印度尼西亚。

药用部位 全草。

功效应用 疏风清热，利湿解毒，散瘀消肿。用于感冒发热，疟疾，头痛，泄泻，痢疾，风湿痹痛，湿疹，荨麻疹，疮疖，乳痈，瘰疬，跌打损伤，月经不调。

化学成分 全草含三萜类：鲍尔山油柑烯醇▲乙酸酯(bauerenyl acetate)，无羁萜(friedelin)，表无羁萜醇(epifriedelinol; epifriedelanol)，20(30)-蒲公英烯-3β,21α-二醇[20(30)-taraxastene-3β,21α-diol][1]；甾体类：豆甾醇，α-菠菜甾醇(α-spinasterol)，豆甾醇-3-*O*-葡萄糖苷(stigmasterol-3-*O*-glucoside)[2]；黄酮类：芹菜素，芹菜素-7-*O*-β-D-吡喃葡萄糖苷(apigenin-7-*O*-β-D-glucopyranoside)，木犀草素，木犀草素-7-*O*-葡萄糖苷(luteolin-7-*O*-glucoside)[3]。

注评 本种为广西中药材标准（1990）收载"咸虾花"的基源植物，药用其干燥全草。

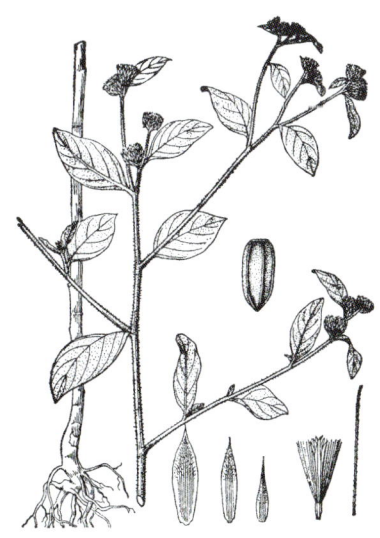

咸虾花 Vernonia patula (Dryand.) Merr.
引自《中国高等植物图鉴》

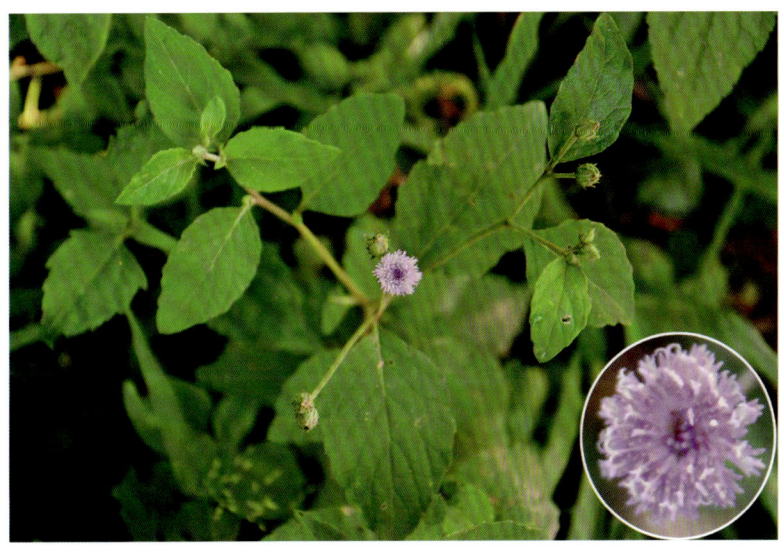

咸虾花 Vernonia patula (Dryand.) Merr.
摄影：王祝年

化学成分参考文献

[1] 梁侨丽, 等. 中国中药杂志, 2003,28(3): 235-237.

[2] 梁侨丽, 等. 南京中医药大学学报, 2008,24(3): 192-193.

[3] Ku YR, et al. *Yaowu Shipin Fenxi*, 2002,10(3): 139-142.

5. 柳叶斑鸠菊（中国高等植物图鉴、中国植物志） 白头升麻、白龙须（思茅），牙金药（广西北流）

Vernonia saligna (Wall.) DC., Prodr. 5: 33. 1836.——*Conyza saligna* Wall., *Vernonia martinii* Vaniot
（英 **Willowleaf Ironweed**）

多年生草本。高 60–100 cm，基本木质，枝圆柱形，具条纹，被疏短柔毛或近无毛，具腺。叶硬纸质，椭圆状长圆形或倒披针形，长 5–10 cm，宽 1–5 cm，顶端渐尖或急尖，基部楔形，边缘具疏锯齿，侧脉 7–8 对，两面被糙短毛和腺点，叶柄极短或近无。头状花序多数，径 5–8 mm，通常 6–8 个排成伞房状花序；花序梗长 5–8 mm；被密短毛和腺点。总苞狭钟形，径约 6 mm；总苞片 4–5 层，干膜质，卵形或长圆形，全部或上部红紫色，钝或有小尖，背面被疏绒毛状缘毛。小花淡红紫色，长 6–7 mm，裂片披针形，具腺点。瘦果长圆形，长约 2 mm，具 10 条肋，无毛，肋间具腺点；冠毛淡白色，1 层，糙毛状，长约 7 mm。花果期 9 月至翌年 2 月。

分布与生境 产于云南西南至东南部、贵州、广西、广东。生于海拔 500–1600 (–2100) m 的灌丛或疏林中。也分布于印度、尼泊尔、孟加拉、缅甸、越南、泰国。

药用部位 全草、叶、根。

功效应用 叶：疏风，清热，退烧。用于发散风寒，头身疼痛，高热不退。根：用于催产堕胎，外用治麻风，牛皮癣。全草：治疟疾。

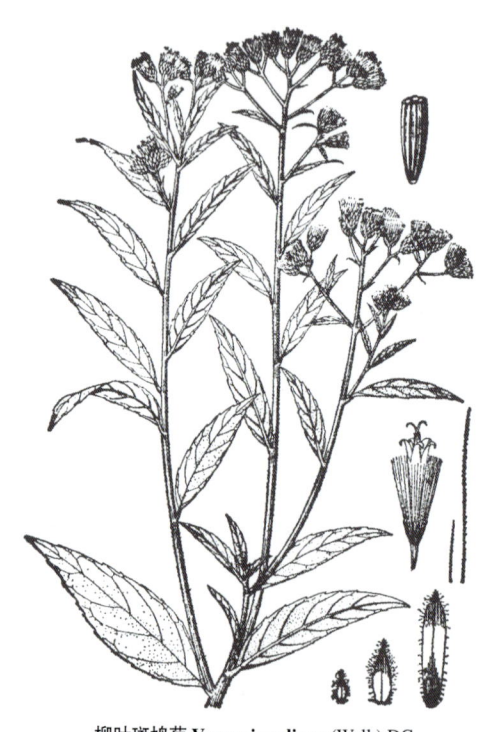

柳叶斑鸠菊 Vernonia saligna (Wall.) DC.
引自《中国高等植物图鉴》

化学成分 全草含二萜类：巴塔哥尼酸(patagonic acid)；三萜类：圆叶苔内酯▲C (jamesoniellide C)，无羁萜(friedelin)，羽扇豆醇棕榈酸酯(lupeol palmitate)，羽扇豆-18,20(29)-二烯-3β-乙酸酯[lup-18,20(29)-dien-3β-actate]，羽扇豆-20(29)-烯-3β-O-D-葡萄糖苷[lup-20(29)-en-3β-O-D-glucoside]，β-香树脂醇棕榈酸酯(β-amyrin palmitate)，α-香树脂醇乙酸酯(α-amyrin acetate)，α-香树脂醇(α-amyrin)，β-香树脂醇(β-amyrin)[1]；黄酮类：半齿泽兰素(eupatorin)，6-羟基山奈酚-7-O-β-D-葡萄糖苷(6-hydroxykaempferol-7-O-β-D-glucoside)，女贞泽兰素▲-3-O-β-D-葡萄糖苷(eupalitin-3-O-β-D-glucoside)，3,3',4',6,7-五羟基黄酮-5-O-β-D-吡喃葡萄糖苷(3,3',4',6,7-pentahydroxyflavone-5-O-β-D-glucopyranoside)，8,3'-二羟基-5,6,7,4'-四甲氧基黄酮(8,3'-dihydroxy-5,6,7,4'-tetramethoxyflavone)[2]。

化学成分参考文献

[1] 黄悦, 等. 应用与环境生物学报, 2004,10(1): 51-52.

[2] Huang Y, et al. *Zeitschrift für Naturforschung C: J Biosci*, 2003, 58(5/6): 347-350.

菊科 COMPOSITAE

6. 糙叶斑鸠菊（海南植物志） 六月雪（海南），黑升麻（贵州）

Vernonia aspera (Roxb.) Buch.-Ham. in Trans. Linn. Soc. 14: 219. 1824.——*Eupatorium asperum* Roxb., *Vernonia roxburghii* Less.（英 **Roughleaf Ironweed**）

多年生草本。高 12 m，茎坚硬，基部木质，不分枝，少有分枝，具纹条，被黄褐色短糙毛，叶厚纸质，侧枝针形或倒卵状披针形，长 5-12 cm，宽 1.5-4.5 cm，渐尖或短尖，基部狭楔形，边缘有锐锯齿，下部边缘锯齿不明显，侧脉 7-10 对，上面被粗短糙毛，下面被糙短毛，两面均有腺点；叶柄极短或近无毛。头状花序较大，径 1-1.5 cm，(2) 3-5 个，排成圆锥状伞房花序；花序梗短或近无。总苞钟状，径达 15 mm，总苞片 5-6 层，卵形、长圆形至线形，长 3-12 cm，顶端紫红色，具硬小尖头，背面被疏柔毛或多少脱毛。小花淡红紫色，长 7-8 mm，具 10 条肋，被短柔毛；冠毛污白色或变红色，外层极短，内层糙毛状，8-9 mm。花果期 10 月至翌年 3 月。

分布与生境 产于云南西南至南部、贵州、海南。生于海拔 900-2000 m 的开旷山坡等地或路旁。

药用部位 根、茎叶。

功效应用 根：发表散寒，凉血，败毒。用于风寒感冒，人工流产。叶：祛风解表，益气健脾。用于风寒感冒，头痛，咳嗽，疟疾，气虚食少。

注评 本种为"黑升麻"的基源植物，药用其干燥根。佤族也药用，主要用途同功效应用项。

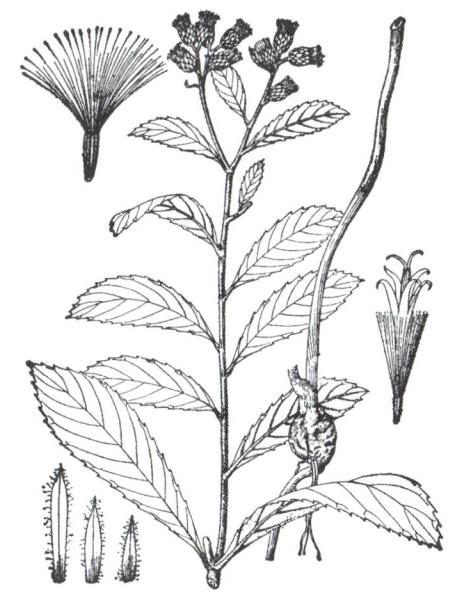

糙叶斑鸠菊 Vernonia aspera (Roxb.) Buch.-Ham. 引自《中国高等植物图鉴》

7. 折苞斑鸠菊（中国植物志） 金沙斑鸠菊（云南），六月雪（广西药用植物名录）

Vernonia spirei Gandog. in Bull. Soc. Bot. France 54: 194. 1907.——*V. stibaliae* Hand.-Mazz.（英 **Spire's Ironweed**）

多年生草本。高 40-80 cm，茎坚硬，分枝，稀不分枝，被锈褐色短柔毛。叶硬质，椭圆状倒卵形或长圆状披针形，长 5-12 cm，宽 2.5-4 cm，顶端尖或渐尖，基部楔形，边缘具疏细锯齿，侧脉 5-7 对，上面粗糙，被短硬毛，下面或沿脉被短柔毛和腺点；叶柄长 3-5 mm，被柔毛。头状花序较大，径 1.5-2 cm，单生茎端和上部叶腋，排成总状；花序梗长 3-9 cm，被密锈褐色柔毛。总苞圆锥状或近球形，径 15-20 mm；总苞片约 6 层，绿色或上部红紫色，外层钻形，短，中层卵状长圆形，顶端具长 3-5 mm 反折的硬尖，背面被黄褐色长柔毛，内层线形，顶端红紫色，边缘干膜质。花多数，淡红紫色，长 9-10 mm，裂片线状披针形，具腺。瘦果圆柱形，长约 4 mm，具 10 条肋，肋间被微毛和腺点；冠毛淡黄色，外层短，内层糙毛状，长约 8 mm。花果期 8-11 月。

分布与生境 产于云南西南至东南部、贵州和广西。生于海拔 1000-2400 m 的山坡草地、灌丛或林缘。

药用部位 根、叶。

功效应用 截疟。用于疟疾。

化学成分 全草含挥发油：麝香草酚甲氧基亚甲基醚，麝香草酚甲醚，石竹烯，芳樟醇，香芹酚，环氧石竹烯等[1]。

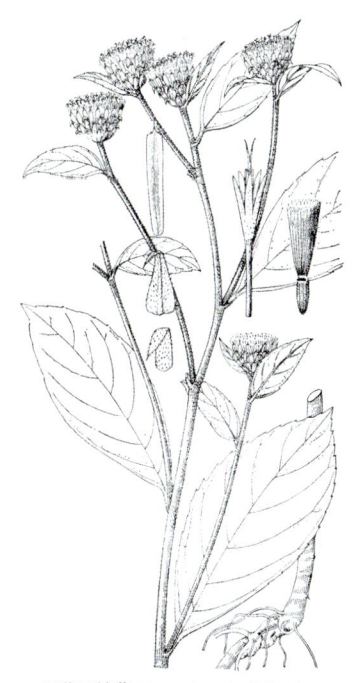

折苞斑鸠菊 Vernonia spirei Gandog.
王金凤 绘

化学成分参考文献

[1] 王军，等. 中草药，2006, 37(5): 674-676.

8. 刺苞斑鸠菊（中国植物志） 圆柱斑鸠菊、白脚威灵仙、紫花地丁、剪子草、黑继参（云南）

Vernonia squarrosa (D. Don) Less. in Linnaea 6(4): 627. 1831.——*Acilepis squarrosa* D. Don, *Vernonia teres* Wall. ex DC., *V. squarrosa* (D. Don) Less. var. *orientalis* Kitam.（英 **Squarrous Ironweed**）

多年生草本。高 15-35 cm，茎坚硬，不分枝，粗糙，被褐色贴生短柔毛和腺。叶硬质，倒卵形、椭圆状倒卵形或长圆状披针形，长 5-8 cm，宽 1.5-2.5 cm，顶端短尖或钝，基部稍狭或近圆形，具细锯齿，侧脉 6 对，网脉明显，上面被粗乳头状突起或短糙毛，下面被贴疏短柔毛和腺点。头状花序大，径 2-2.5 cm，单生茎端和上部叶腋，无或具短花序梗。总苞倒锥状，径约 15 mm；总苞片极多数，6 层，外层钻形或钻状披针形，中层长圆状披针形，具硬刺尖，背面被蛛丝状绒毛，具腺，内层近线形，具干膜质边缘。小花红紫色或紫色，长 13-14 mm，裂片线形，顶端具腺。瘦果圆柱形，具 10 肋，被密绢毛和腺点；冠毛污白色或淡黄色，外层短，内层糙毛状，长 8-9 mm。花期 9-11 月。

分布与生境 产于云南中部至东南部，生于海拔 1200-1900 m 的山坡草地或灌丛中。也分布于印度、尼泊尔、不丹、缅甸、柬埔寨、泰国。

药用部位 根。

功效应用 健脾消食，除湿，止痛。用于消化不良，风湿痹痛，偏头痛，疮疖。

注评 本种为"箭刀草"的基源植物，药用其根。彝族用其根治疗食管癌、胃癌，其茎及根中的幼虫治疗疮疡溃烂、湿疹干疮；佤族治疗疟疾、感冒咳嗽。

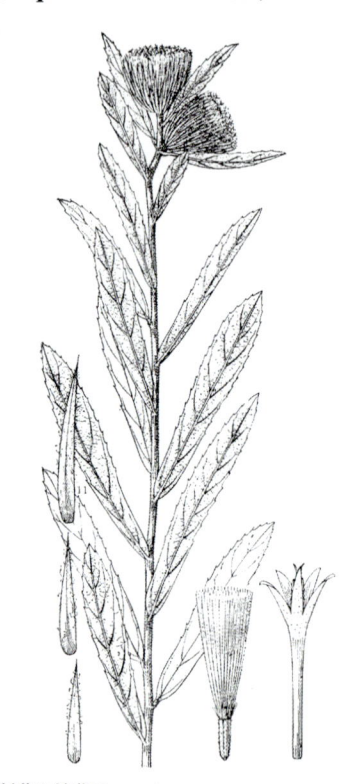

刺苞斑鸠菊 Vernonia squarrosa (D. Don) Less.
王金凤 绘

9. 茄叶斑鸠菊（中国植物志） 大过山龙（海南），斑鸠菊、咸虾花、斑鸠木（广西），白花毛桃（广东）

Vernonia solanifolia Benth. in London J. Bot. 1: 486. 1842.——*V. fortunei* Sch. Bip.（英 **Nightshadeleaf Ironweed**）

灌木或小乔木。高 8-12 m，枝圆柱形，被黄褐色或淡黄色密绒毛。叶卵形或卵状长圆形，长 6-16 cm，宽 4-9 cm，顶端钝或短尖，基部圆形或近心形或有时截形，全缘，浅波状或具疏钝齿，侧脉 7-9 对，上面粗糙，被贴生硬短毛，有腺点，下面被淡黄色绒毛；叶柄粗壮，长 1-2.5 cm，被密绒毛。头状花序小，径 5-6 mm，多数，在茎枝端排成宽复伞房花序；花序梗被密绒毛。总苞半球形，径 4-5 mm；总苞片 4-5 层，卵形、椭圆形或长圆形，长 2-6 cm，极钝，背面被短绒毛。小花粉红色或淡紫色，长 6 mm，具 5 裂片，外面有腺，瘦果 4-5 棱，无毛；冠毛 2 层，淡黄色，外层极短，内层糙毛状，长 8 mm。花期 11 月至翌年 4 月。

分布与生境 产于广东、广西、福建、海南和云南。生于海拔 500-1000 m 的山谷疏林中或攀援于乔木。也分布于印度、缅甸、越南、老挝、柬埔寨。

药用部位 根、叶、全草。

功效应用 润肺止咳，祛风止痒。用于咽喉肿痛，咳嗽，咳血，风湿痹痛，外伤出血，皮肤瘙痒。现

菊科 COMPOSITAE

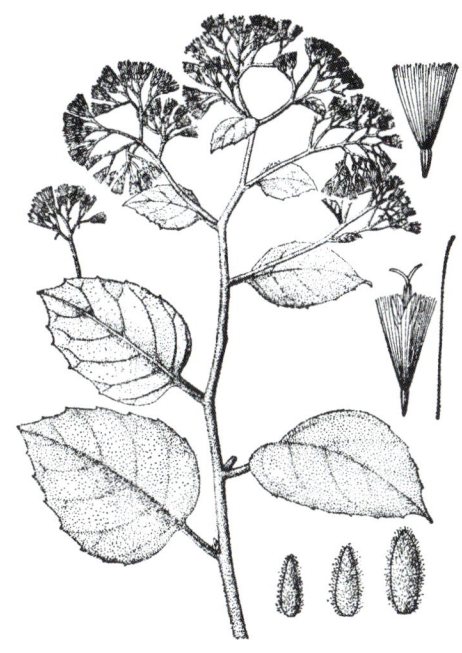

茄叶斑鸠菊 Vernonia solanifolia Benth.
引自《中国高等植物图鉴》

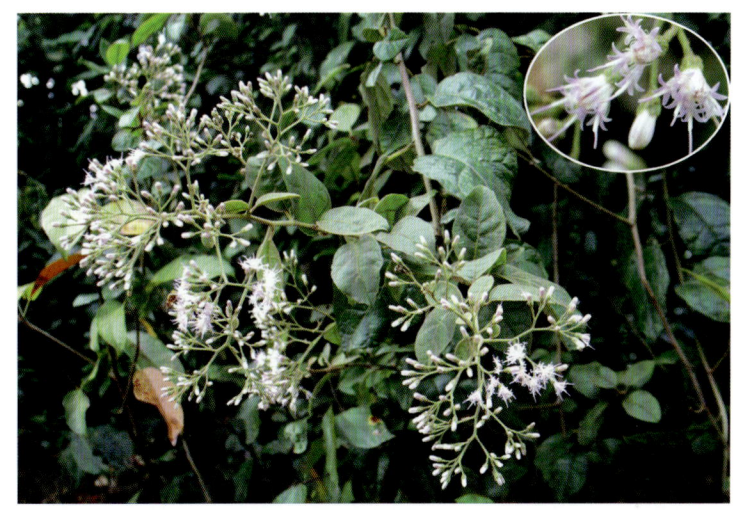

茄叶斑鸠菊 Vernonia solanifolia Benth.
摄影：王祝年

代亦用于肺结核，支气管炎，胃肠炎。

注评　本种傈僳族用根治咽喉肿痛、肺结核咳嗽、支气管炎；叶治外伤出血。

10. 大叶斑鸠菊（中国高等植物图鉴、中国植物志）　大叶鸡菊花（云南）

Vernonia volkameriifolia DC., Prodr. 5: 32. 1836.——*Conyza volkameriifolia* Wall.
（英 **Largeleaf Ironweed**）

小乔木。高 5-8 m，枝粗壮，被淡黄褐色绒毛。叶大，具短柄，倒卵形或倒卵状楔形，稀长圆状倒披针形，长 15-40 cm，宽 4-15 cm，顶端短尖或钝，基部楔状渐狭，深波状或具疏粗齿，稀全缘，侧脉 12-17 对，上面无毛或仅中脉被柔毛，下面沿脉被柔毛，具腺点，叶柄长 10-18 mm，基部常扩大或鞘状，被绒毛。头状花序多数，径 5-8 mm，在茎极端排成长 20-30 cm 的复圆锥花序；花序轴被黄褐色绒毛，无或有花序梗。总苞圆柱状钟形，宽 5-6 mm；总苞片约 5 层，卵形或卵状长圆形，淡褐色或上端紫色，长 5-6 mm，外层短而钝，背面被柔毛或后脱落。小花淡红色或红紫色，长 7-8 mm，裂片顶端有腺点。瘦果圆柱状，具 10 肋，具腺和微毛；冠毛污白色，外层短，内层糙毛状，3-4 mm。花期 10 月至翌年 4 月。

分布与生境　产于云南、贵州、广西和西藏。生于海拔 800-1600 m 的山谷灌丛或杂木林中。也分布于印度、尼泊尔、不丹、缅甸、泰国、越南、老挝。

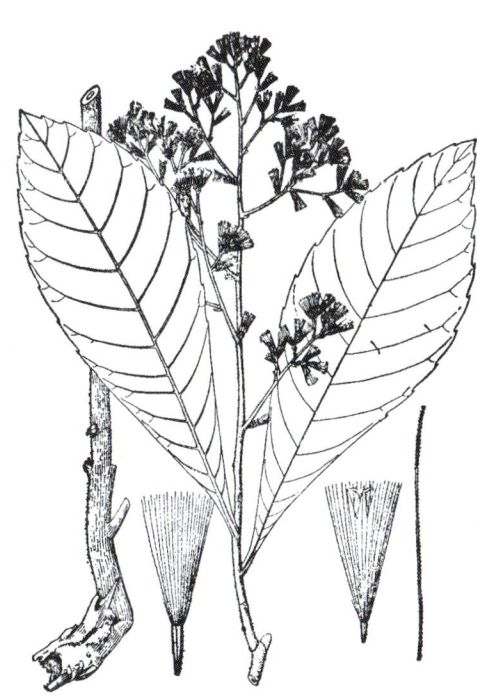

大叶斑鸠菊 Vernonia volkameriifolia DC.
引自《中国高等植物图鉴》

药用部位 根及全草。

功效应用 祛风，利湿，通淋，活络。用于风热感冒，风湿痹痛，血淋，石淋，跌打损伤。

化学成分 全草含三萜类：羽扇豆醇乙酸酯(lupeol acetate)，无羁萜(friedelin)，表无羁萜醇(epifriedelinol; epifriedelanol)，α-香树脂醇(α-amyrin)，α-香树脂醇乙酸酯(α-amyrin acetate)[1]；甾体类：β-谷甾醇[1]。

注评 本种为"大叶鸡菊花"的基源植物，药用其根皮或茎、叶。傣族、景颇族、德昂族也药用，主要用途同功效应用项。

化学成分参考文献

[1] 白亦莉，等. 中草药，1985, 16(12): 530-532.

11. 滇缅斑鸠菊（中国植物志） 大发散、镇心丸、大红花远志（云南思茅），野辣烟（云南文山），应刀绿（耿昌）

Vernonia parishii Hook. f., Fl. Brit. India 3: 240. 1881.——*V. volkameriifolia* DC. var. *lanata* S. Y. Hu（英 **Parish's Ironweed**）

灌木或小乔木。高 1-3 m，枝圆柱形，密被黄褐色绒毛。叶互生，倒卵形或倒披针形，长 10-35 cm，宽 4-15 cm，先端钝或短尖，基部楔形，边缘具疏钝齿，稀近全缘，上面沿脉被疏绒毛，下面被黄褐色绒毛，侧脉 7-12 对，两面均有腺毛。头状花序多数，径 5-8 mm，在茎顶端或上部叶腋排成长达 20 cm 或更长的复圆锥花序；花序梗长 2-5 mm，被密绒毛。总苞狭钟形，宽 5-7 mm；总苞片 5-6 层，外层卵形，长约 1 mm，中层长圆形，内层卵状长圆形，长 5-8 mm，全部总苞片背面紫色，被白色长柔毛。小花管状，淡紫红色，长 6-8 mm，裂片线状披针形，具腺点；冠毛白色，2 层，外层极短，内层糙毛状，长 6-7 mm。花果期 11 月至翌年 5 月。

分布与生境 产于云南西部至东南部。生于海拔 560-1680 m 的灌丛、林下或草坡。也分布于缅甸、老挝、泰国。

药用部位 根。

功效应用 疏风清热，养心补虚。用于感冒发热，心慌心悸，风湿痹痛。现代亦用于肝炎。

注评 本种为"大发散"的基源植物，药用其根。傣族、布朗族、基诺族也药用，主要用途同功效应用项。

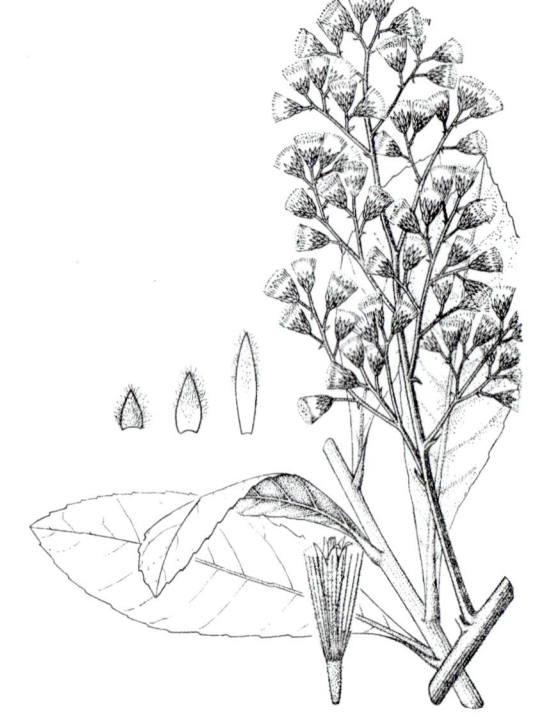

滇缅斑鸠菊 Vernonia parishii Hook. f.
张泰利 绘

12. 斑鸠菊（中国植物志） 鸡菊花、大藤菊（广西），火烧叶、火炭树（云南），聋耳朵树（云南药用植物名录）

Vernonia esculenta Hemsl. in J. Linn. Soc., Bot. 23: 401. 1888.——*V. papillosa* Franch.（英 **Edible Ironweed**）

灌木或小乔木。高 1-8 m，枝灰绿色，密被灰色或灰褐色绒毛。叶互生，长圆披针形或披针形，长 10-23 cm，宽 3-8 cm，顶端尖或渐尖，基部楔形，具疏尖齿，波状或全缘，上面密被乳突，沿脉被灰色绒毛，下面密被灰色绒毛，两面均有腺点，侧脉 9-13 对；叶柄长 0.5-2 cm，被灰色绒毛。头状花序多数，径 2-4 mm，在枝端或上部叶腋排成宽复圆锥花序；花序梗密被绒毛。总苞倒锥形，径 2-3 mm，基部尖，总苞片 3-4 层，卵形、卵状长圆形或长圆形。全部总苞片尖，背面暗绿色，被灰色短柔毛。小花淡红紫色，长约 7 mm，裂片线状披针形，外面具腺点。瘦果淡黄褐色，长 3 mm，被疏短柔毛和腺点；冠毛白色或污白色，2 层，外层极短，内层糙毛状，长 6-7 mm。花果期 7 月至翌年 1 月。

分布与生境 产于四川西部、西南部、云南中部至西北部、贵州及广西。生于海拔 1000-2700 m 的山坡林下、林缘。

药用部位 根、叶。

功效应用 清热解毒，生肌敛疮。用于肠痈，疮疖，火烫伤。

注评 本种为"斑鸠菊"的基源植物，药用其根或叶。彝族用其根状茎治疗风湿痹痛；拉祜族用全草治疗风热感冒、头痛、疟疾。

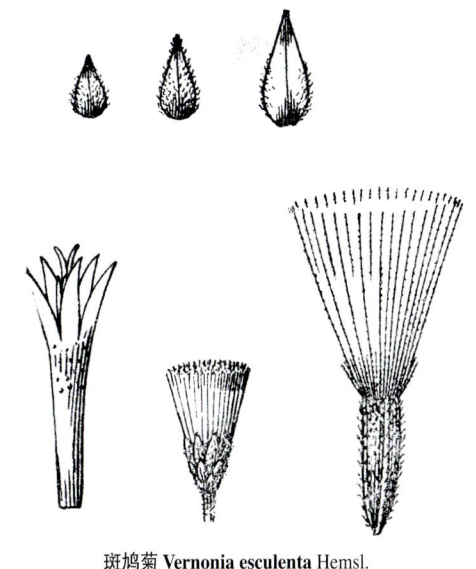

斑鸠菊 Vernonia esculenta Hemsl.
王金凤 绘

13. 展枝斑鸠菊（中国植物志） 棒头斑鸠菊、茄叶一枝蒿、小黑升麻（云南）

Vernonia extensa (Wall.) DC., Prodr. 5: 33. 1836.——*Conyza extensa* Wall., *Vernonia subarborea* Vaniot, *V. cylindriceps* auct. non C. B. Clarke（英 **Extense Ironweed**）

灌木或亚灌木。高 2-3 m，枝开展，小枝和花序被淡黄色密短毛和腺。叶薄质或近膜质，长圆形或长圆状披针形，长 9-23 cm，宽 3-7.5 cm，渐尖，基部楔形，边缘具锐锯齿，侧脉 9-10 对，上面被贴生糙短毛，后脱毛，下面密被短柔毛，具腺点；叶柄 5-10 mm，被密短柔毛。头状花序多数，径 4-5 mm，在茎枝端排成多分枝的伞房花序，花序梗具 1-2 个小苞片，被黄色短柔毛及腺点。总苞圆柱形，径 4-5 mm；总苞片约 5 层，卵状长圆形或长圆形，顶端钝，背面及边缘被短柔毛，顶端具腺点。小花白色或淡红色，被腺状微毛，裂片披针形，外面具腺点。瘦果圆柱形，长 4 mm，具 10 条肋，被微毛和腺点；冠毛淡红色，外层短，内层糙毛状，长 8-10 mm。花果期 10 月至翌年 3 月。

分布与生境 产于云南东南至西南部、贵州。生于海拔 1200-2100 m 的山坡路旁、林下或灌丛中。也分布于尼泊尔、不丹、印度。

药用部位 全草。

功效应用 清热解毒。用于疟腮，牙痛，疮疖，火烫伤。

化学成分 茎皮含甾体类：展枝斑鸠菊苦素VE-1[($3\beta, 5\alpha, 16\alpha, 21S, 22R, 23S, 24R, 28R$)-16-acetyloxy-21,23:22,28-diepoxy-21,24-dihydroxystigmasta-7,9(11)-dien-3-yl-β-D-glucopyranoside]，展枝斑鸠菊苦素VE-2[22,28-epoxy-3-β-D-glucopyranosyloxy-23,24,28-trihydroxy-γ-lactone-($3\beta,5\alpha,22R,23S,28R$)-stigmasta-7,9(11)-dien-21-oic acid][1]。

化学成分参考文献

[1] Ponglux D, et al. *Chem Pharm Bull*, 1992, 40(2): 553-555.

14. 毒根斑鸠菊（中国植物志） 过山龙、大木菊（广西），发痧藤（广东），蔓斑鸠菊（广州），细脉斑鸠菊（中国植物志）

Vernonia cumingiana Benth. in Hooker's J. Bot. Kew Gard. Misc. 4: 232. 1825.——*V. andersonii* auct. non C. B. Clarke : Forbes et Hemsl., *V. scandens* sensu Merr.（英 **Poisonousroot Ironweed**）

攀援灌木或藤本。长 3-12 m，枝锈色或棕褐色绒毛。叶厚纸质，卵状长圆形、长圆状椭圆形或

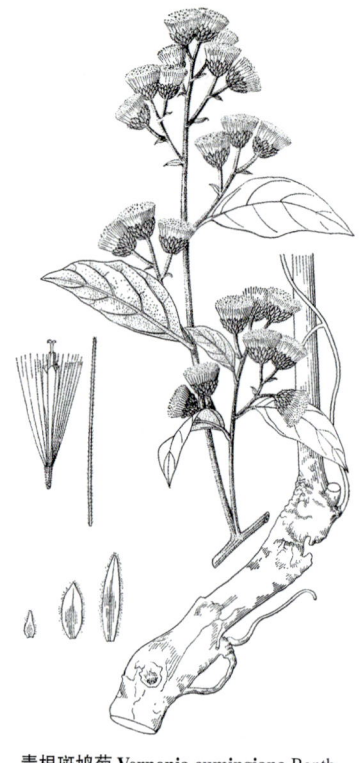

毒根斑鸠菊 Vernonia cumingiana Benth.
王金凤 绘

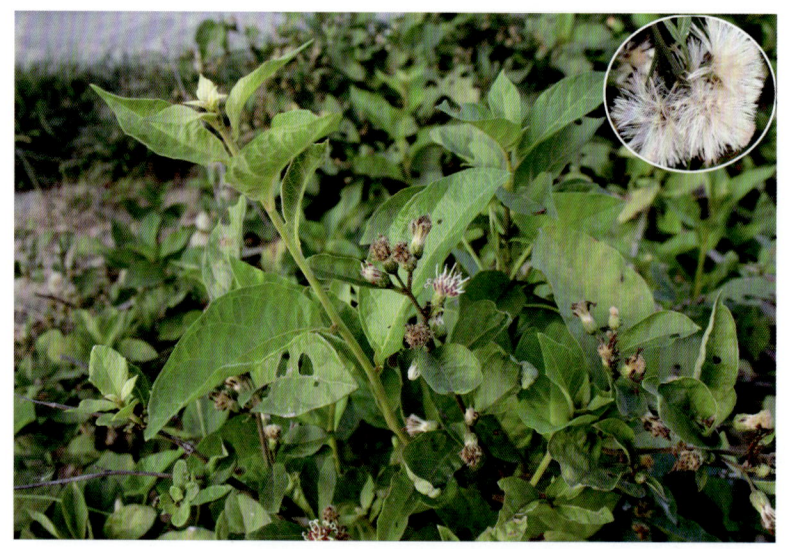

毒根斑鸠菊 Vernonia cumingiana Benth.
摄影：王祝年

长圆状披针形，长 7–21 cm，宽 3–8 cm，顶端尖或渐尖，基部楔形或近圆形，全缘或具疏线齿，侧脉 5–7 对，上面除中脉和侧脉外，无毛或近无毛，下面被密锈色绒毛，两面均有腺点；叶柄密被棕色绒毛。头状花序多数，径 8–10 mm，在枝端或上部叶腋排成圆锥花序；花序梗具 1–2 个线形小苞片，被密锈褐色绒毛。总苞宽钟形，径 6–8 mm；总苞片 5 层，卵形至长圆形，钝或稍尖，背面被锈色短绒毛。花淡红或红紫色，裂片线状披针形，先端具腺。瘦果圆柱形，长 4–4.5 mm，具 10 条肋，被微毛；冠毛红褐色，外层易脱落，内层糙毛状，长 8–10 mm。花期 10 月至翌年 4 月。

分布与生境 产于云南、四川、贵州、广东、广西、福建、海南和台湾。生于海拔 300–1500 m 的林下灌丛，常攀援乔木上。也分布于印度、缅甸、越南、老挝、泰国、马来西亚。

药用部位 全草、根、茎。

功效应用 祛风解表，舒筋通络。用于感冒，疟疾，咽喉肿痛，牙痛，风火赤眼，风湿痹痛，腰肌劳损，跌打损伤。

化学成分 根含甾体类：斑鸠菊苷G (vernonioside G)，展枝斑鸠菊苦素VE-1，豆甾醇葡萄糖苷，胡萝卜苷，β-谷甾醇，豆甾醇[1]；三萜类：熊果酸(ursolic acid)，24-亚甲基羊毛甾-9(11)-烯-3β-醇乙酸酯 [24-methylenelanost-9(11)-en-3β-ol acetate][1]。

茎含甾体类：斑鸠菊苷(vernonioside) S[2]、S_1、S_2、S_3[3]，毒根斑鸠菊苷(vernocuminoside) A、B、C、D、E、F、G[4]；其他类：斑鸠菊醚(vernoniether S)[2]。

注评 本种为"发痧藤"的基源植物，药用其藤茎和根。

化学成分参考文献

[1] Liu QH et al. *J Integr Plant Biol*, 2005, 47(8): 1016-1020.

[2] Suo MR, et al. *Chin Chem Lett*, 2008, 19(2): 180-182.

[3] Suo MR, et al. *Magn Reson Chem*, 2009, 47(2): 179-183.

[4] Liu J, et al. *Steroids*, 2009, 74(1): 51-61.

菊科 COMPOSITAE

15. 喜斑鸠菊（中国植物志）

Vernonia blanda (Wall.) DC., Prodr. 5: 32. 1836.——*Conyza blanda* Wall.（英 **Roughleaf Ironweed**）

藤本。高达 3 m，被褐色短柔毛及腺点，稀近无毛。叶近草质，椭圆形或卵状椭圆形，稀卵状长圆形，长 4.5–12 cm，宽 2–5 cm，全缘，侧脉 4–5 对，上面无毛，下面沿脉被短柔毛，具腺点。头状花序多数，径 7–8 mm，在茎端和上部叶腋排成小圆锥花序，花序梗密被褐色短柔毛。总苞狭钟形，径 5–7 mm；总苞片 5–6 层，黄绿色，卵形或长圆状披针形，边缘及顶端被缘毛，背面具 3 条暗褐色的脉，无毛；花淡紫色，长 7–8 mm，裂片披针形，具腺点。瘦果长 3–4 mm，具 10 条肋，被微毛和腺点；冠毛淡红色，长 3 mm。花果期 10 月至翌年 3 月。

分布与生境　产于云南西南部至东南部、广西及西藏。生于海拔 500–1000 m 的灌丛或林下。印度、缅甸、越南、老挝、泰国、马来西亚也有。

药用部位　根。

功效应用　清热解毒，利湿，止痛。用于感冒发热，头痛，咽喉肿痛，风湿痹痛，泄泻，慢性肝炎。

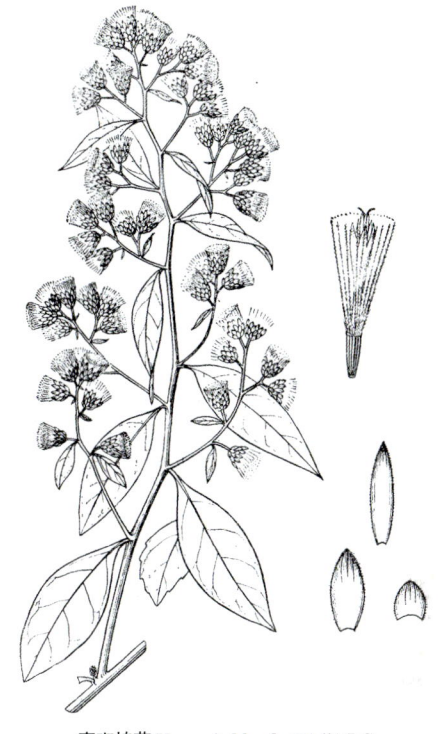

喜斑鸠菊 Vernonia blanda (Wall.) DC.
张泰利　绘

16. 广西斑鸠菊（广西植物名录、中国植物志）　棠菊（广西），大阳关（广西药用植物名录）

Vernonia chingiana Hand.-Mazz. in Sinensia 7: 622. 1936.（英 **Ching's Ironweed**）

攀援灌木。高 1.5–3 m，幼枝被短柔毛，老枝栗褐色，变无毛。叶革质，倒卵状长圆形或长椭圆状长圆形，长 4–14 cm，宽 1.5–6.5 cm，顶端尖或渐尖，基部楔形，全缘或前端边缘具疏细齿，常反卷，上面无毛，有光泽，下面被贴生短毛，侧脉 4–5 对，叶脉在下面明显突起。头状花序 3–6 个，在侧枝顶端排成密总状花序；花序梗具数个叶状小苞片，被密短柔毛。总苞宽钟状，径 15–20 mm；总苞片约 5 层，硬质，先端钝，约与花盘等长，外层卵形，内层近披针形或长圆形，长 8–10 mm，具狭膜质边缘；全部总苞片边缘有缘毛。小花多数，白色，裂片披针形，尖，常反折。瘦果圆柱形，长 7–9 mm，具 7 条肋，无毛；冠毛黄褐色，2 层，外层短，易脱落，内层糙毛状，长 12 mm。果期 11 月。

分布与生境　产于广西。生于海拔 400–600 m 的石山疏林或岩石上、灌丛中。

药用部位　根、叶。

功效应用　清热解毒，镇痉熄风。用于小儿惊风，疮疡，目赤肿痛。

注评　本种为"大阳关"的基源植物，药用其根、叶。

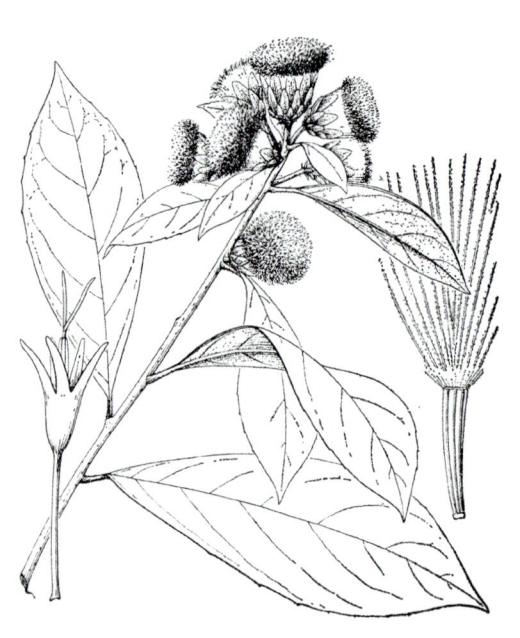

广西斑鸠菊 Vernonia chingiana Hand.-Mazz.
吴彰桦 绘

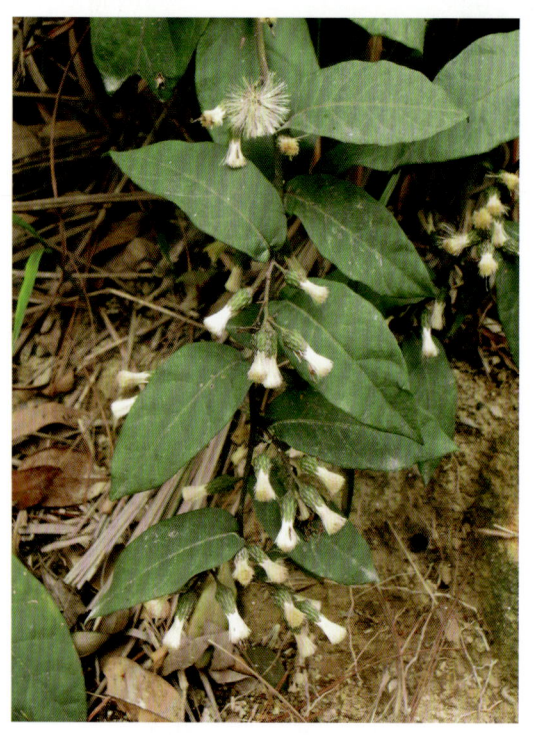

广西斑鸠菊 Vernonia chingiana Hand.-Mazz.
摄影：陈又生

3. 凋缨菊属 Camchaya Gagnep.

一年生直立草本。叶互生，具柄，边缘波状或具锯齿，羽状脉。头状花序有多数同形的两性花，单生茎枝顶端或上部叶腋，稀排列成伞房状。总苞钟状或半球形；总苞片多层，覆瓦状，极不等长，花托平，具窝孔。花紫色或淡紫色，花冠管状，檐部具5个三角形或线状披针形裂片，外面有腺毛，花药顶端三角形，基部具钝耳，花柱分枝线形，渐尖，被短微毛。瘦果倒卵形或长圆状卵形，稍扁，顶端圆形，具10条纵肋，无毛；冠毛1-10条，易脱落或无冠毛。

本属7种，分布于中南半岛，我国有1种，产于云南广西南部，药用。

1. 凋缨菊（中国植物志） 偻偻菊（云南）

Camchaya loloana Kerr in Bull. Misc. Inform. Kew 1935(5): 327. 1935.——*Vernonia loloana* Dunn ex Kerr
（英 **Common Camchaya**）

茎直立。高50-80 cm，具条棱，有分枝，被贴生短毛和腺毛。叶纸质，下部叶披针形，长5-6 cm，宽2-2.5 cm，顶端短尖或渐尖，基部渐狭成短柄，边缘波状或具浅齿，侧脉7-9对，两面被白色贴生短硬毛和腺点，上部叶较小，卵形，顶端钝，基部圆形。头状花序较大，单生枝端或上部叶腋，径10 mm；花序梗密被贴生短硬毛。总苞半球形；总苞片多层，外层披针形，顶端长渐尖，边缘有睫毛，背面贴生硬短毛和腺点，长3-7 mm，最内层长圆状披针形，长8 mm，锐尖，背面被疏短毛和腺点。花紫色，长约5 mm，裂片三角形。瘦果倒卵形，具10肋，无毛；冠毛极少数，易脱落。花果期8-12月。

分布与生境 产于云南南部广西（防城）。生于海拔600-1600 m的林下或灌丛中。泰国、越南有分布。
药用部位 全草。
功效应用 清热解毒。用于疮疡痈肿。

菊科 COMPOSITAE

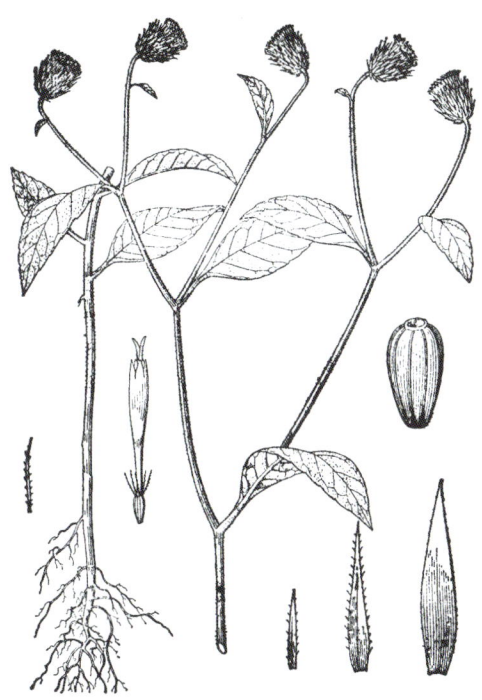

凋缨菊 Camchaya loloana Kerr
引自《中国高等植物图鉴》

化学成分　地上部分含倍半萜类：凋缨菊内酯▲(loloanolide) A、B，1-*O*-乙酰凋缨菊内酯▲(1-*O*-acetylloloanolide B)[1]；三萜类：白桦脂醇(betulin)，羽扇豆醇(lupenol)[1]；苯丙素类：咖啡酸(caffeic acid)[1]；甾体类：β-谷甾醇，胡萝卜苷[1]。

化学成分参考文献

[1] Li CS, et al. Helv Chim Acta, 2011, 94(1): 105-110.

4. 地胆草属 Elephantopus L.

　　多年生草本。叶互生，无柄或具短柄，全缘或具锯齿，稀羽状浅裂，羽状脉。头状花序多数，密集成球状复头状花序，基部被数个叶状苞片包围；花序梗坚硬，在茎枝端单生或排成伞房状，具数个小花。总苞圆柱形或长圆形，稍扁；总苞片2层，覆瓦状，交互对生，长圆形，急尖或具小刺尖，外层较内层短，花托小。花两性，结实，花冠管状，上端5裂，一侧通常深裂，花药短尖，基部具钝耳，花柱分枝丝状，顶端钻形。瘦果长圆形，具10条肋，被短柔毛；冠毛1层，具5条硬刚毛，基部宽扁，稀退化成鳞片状的冠。

　　约30种，分布于热带，主要在南美洲，少数分布于热带非洲、亚洲和大洋洲。我国有2种，均为药用。

分种检索表

1. 茎多少二歧分枝，被贴生长硬毛。叶大部基生，基部叶花期生存，茎叶小，匙形或披针叶匙形。花淡紫红色或淡红色 ·· **1. 地胆草 E. scaber**
1. 茎多分枝，被开展长柔毛。叶散生茎上，基部叶花期凋萎，茎叶长圆状倒卵形或椭圆形。花白色 ··· **2. 白花地胆草 E. tomentosus**

本属药用植物主要含有倍半萜类，如地胆草内酯(scabertopin，**1**)，去氧地胆草素(deoxyelephantopin，**2**)，异去氧地胆草素(isodeoxyelephantopin，**3**)，异地胆草内酯(isoscabertopin，**4**)，地胆头素▲(elescaberin，**5**)，这些化合物皆具有抗肿瘤活性。其中 **1** 和 **3** 能抑制 SMMC-7721 细胞增殖，IC_{50} 分别为 29.27 和 9.54 μmol/L，抑制 HeLa 细胞生长的 IC_{50} 分别为 22.19 和 25.39 μmol/L，抑制人结肠腺癌 Caco-2 细胞生长的 IC_{50} 分别为 35.99 和 25.76 μmol/L。

本属植物多具有抗炎、抗细菌及保肝作用。

1. 地胆草（中国植物志） 磨地胆（广州），鹿耳草（海南），苦地胆（本草纲目拾遗），草鞋底（岭南采药录），草鞋根（广西百色中草药），地胆头（广州植物志）

Elephantopus scaber L., Sp. Pl. 814. 1753.——*Scabiosa cochinchinensis* Lour.（英 **Scabrous Elephentfoot**）

茎直立。高 20–60 cm，常多少二歧分枝，密被白色贴生长硬毛。基部叶莲座状，花期生存，匙形或倒披针状匙形，长 5–18 cm，宽 2–4 cm，顶端圆钝或具短尖，基部狭或宽短柄，边缘有圆齿状齿，茎叶小，倒披针形或长圆状披针形，上面被长糙毛，下面被密长硬毛和腺点。头状花序多数，在茎枝端密集成球状复头状花序，基部被 3 个叶状苞片包围，苞片宽卵形或长圆形，被长糙毛和腺点。总苞狭，径 2 mm；总苞片长圆状披针形，渐尖具刺尖，被短糙毛和腺点。花 4 个，淡紫色或粉红色。瘦果长圆状线形，具棱，被短柔毛；冠毛污白色，具 5 稀 6 条硬刚毛，长 4–5 mm。花期 7–11 月。

分布与生境 产于浙江、江西、福建、台湾、湖南、广东、广西、海南、贵州和云南等省区，生于海拔 480–1750 m 的林缘、灌丛、山坡草地。也分布于美洲、非洲、亚洲各热带地区。

药用部位 全草、根。

功效应用 清热，凉血，解毒，利湿。用于感冒发热，湿热黄疸，月经不调，白带异常，疮疖，湿疹，虫蛇咬伤。现代亦用于咽喉炎，扁桃体炎，眼结膜炎，肾炎水肿。

化学成分 叶含挥发油，主要成分为十六酸，十八碳二烯酸，正十四烷，正十五烷，正十六烷，正十七烷，正十八烷，四甲基十六碳烯醇(tetramethylhexadecenol)[1]。

全草含倍半萜类：地胆草内酯(scabertopin)[2]，异去氧地胆草素(isodeoxyelephantopin)，去氧地胆草素(deoxyelephantopin)，地胆头素▲(elescaberin)[3]，异地胆草内酯(isoscabertopin)[4]，17,19-二氢去氧地胆草素(17,19-dihydrodeoxyelephantopin)，异-17,19-二氢去氧地胆草素(iso-17,19-dihydrodeoxyelephantopin)[5]，去酰菜蓟苦素(deacylcynaropicrin)，葡萄糖中美菊素C (glucozaluzanin C)，还阳参苷E (crepiside E)[6]，11,13-二氢去氧地胆草素(11,13-dihydrodeoxyelephantopin)[7]；三萜类：无羁萜(friedelin)，表无羁萜醇(epifriedelinol; epifriedelanol)，羽扇豆醇，羽扇豆醇乙酸酯，熊果酸，熊果-12-烯-3β-十七酸酯(ursa-12-en-3β-heptadecanoate)，白桦脂酸(betulinic acid)，30-羟基羽扇豆醇(30-hydroxylupeol)[8]；黄酮类：小麦黄素(tricin)，香叶木素(diosmetin)，木犀草素，木犀草素-7-O-β-葡萄糖苷[9]；有机酸类：十六酸乙酯(ethyl

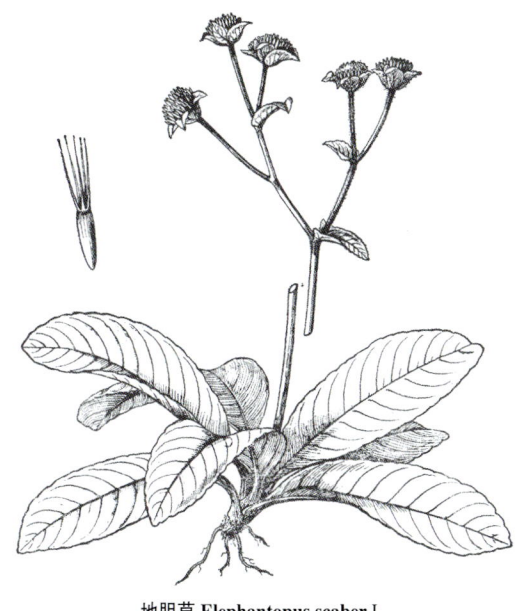

地胆草 Elephantopus scaber L.
引自《中国高等植物图鉴》

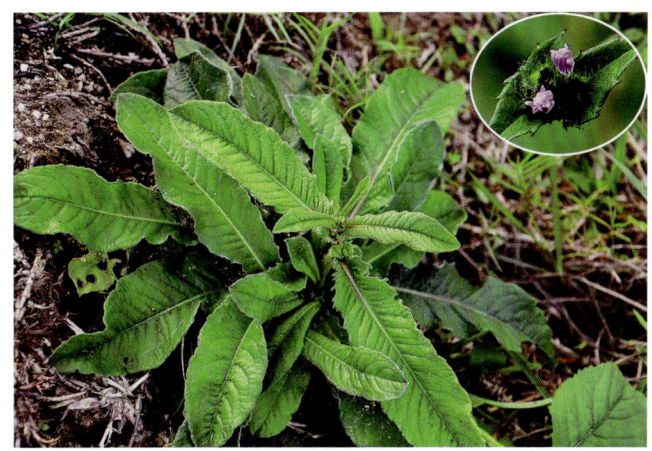

地胆草 Elephantopus scaber L.
摄影：王祝年

hexadecanoate)，9,12-十八二烯酸乙酯(ethyl-9,12-octadecadienoate)，(Z)-9-十八烯酸乙酯[ethyl-(Z)-9-octadecenoate]，十八酸乙酯(ethyl-octadecanoate)[5]；肽类：橙黄胡椒酰胺(aurantiamide)，橙黄胡椒酰胺乙酸酯(aurantiamide acetate)[10]；甾体类：豆甾醇，豆甾醇葡萄糖苷[5]，22-羟基-胆甾-2,6,23-三烯-26-酸-δ-内酯(22-hydroxy-cholesta-2,6,23-trien-26-oic acid-δ-lactone)[11]；醇类：三十醇，三十二醇[12]；挥发油[13]。

药理作用 解热作用：地胆草水提物、乙醇提取物腹腔注射，可抑制酿酒酵母菌引起的大鼠发热[1]。

抗炎作用：地胆草醇提液灌胃，能抑制二甲苯致小鼠耳肿胀[1]；地胆草水提物和乙醇提取物灌胃，对蛋清及甲醛致大鼠足肿胀有抑制作用[2]；地胆草水提物灌胃，对二甲苯致小鼠耳廓肿胀、角叉菜胶致大鼠足肿胀及棉球肉芽肿均有抑制作用[3]。

降血压作用：地胆草水提物及乙醇提取物静脉给药，可降低正常大鼠血压，减缓心率[1]。

抑制平滑肌作用：地胆草水提取物灌胃，可减少小鼠肠蠕动时间，减少蠕动次数，而乙醇提取物灌胃则增加小鼠肠蠕动时间[1]。

保肝作用：地胆草水提物、乙醇提取物腹腔注射，可对抗四氯化碳、D-半乳糖胺和醋胺酚造成的急性肝损伤，抑制肝内转氨酶释放[4-6]。

抗细菌作用：地胆草水提物体外对金黄色葡萄球菌、大肠埃希菌、绿脓杆菌、溶血性乙型链球菌、藤黄八叠球菌和肺炎双球菌有抑菌作用[3]。

抗肿瘤作用：地胆草乙醇提取物体外可抑制鼻咽癌细胞 CNE 的增殖[7]。地胆草提取物倍半萜内酯化合物地胆草内酯和异去氧地胆草素体外对 SMMC-7721、HeLa 和 Caco-2 三种肿瘤细胞增殖有抑制作用[8]。

毒性及不良反应 地胆草水煎液灌胃 LD_{50} 为 6 g/kg 以上，腹腔注射 LD_{50} 为 2 g/kg 以上[1]。

注评 本种为中国药典（1977年版）、中国药典（2010年版）附录Ⅲ收载"地胆草"的基源植物，药用其干燥全草。德昂族、阿昌族、苗族、傣族、拉祜族、侗族、崩龙族、哈尼族、基诺族、黎族、佤族、壮族、傈僳族、景颇族和苦聪族也药用其全草或根，除基诺族用全草治白内障、眼结膜炎，景颇族用全草治疟疾外，其余民族主要用途同功效应用项。

化学成分参考文献

[1] Wang L, et al. *Chem Nat Comp*, 2005, 41(5): 491-493.

[2] 梁侨丽，等 . 天然产物研究与开发 ,2008, 20(3): 436-439.

[3] Liang QL, et al. *J Asian Nat Prod Res*, 2008, 10(5): 403-407.

[4] Xu G, et al. *Experimental Oncol*, 2006, 28(2): 106-109.

[5] Than NN, et al. *Zeitschrift für Naturforschung, B: Chem Sci*, 2005, 60(2): 200-204.

[6] Hisham A, et al. *Planta Med*, 1992, 58(5): 474-475.

[7] De Silva LB, et al. *Phytochemistry*, 1982, 21(5): 1173-1175.

[8] 梁侨丽，等 . 中国药学杂志，2007, 42(7): 494-496.

[9] 郭峰，等 . 中草药，2002, 33(4): 303-304.

[10] 梁侨丽，等 . 中国药科大学学报，2002, 33(3): 178-180.

[11] Daisy P, et al. *Phytomed*, 2009, 16(2-3): 252-257.

[12] Sim KY, et al. *Phytochemistry*, 1969, 8(5): 933-934.

[13] Wang L, et al. *Zeitschrift für Naturforschung, C: J Biosci*, 2004, 59(5/6): 327-329.

药理作用及毒性参考文献

[1] Poli A, et al. *J Ethnopharmacol*, 1992, 37 (1): 71-76

[2] 宋振玉，等 . 药学学报，1963,10 (12): 708-711.

[3] 何昌国，等 . 中国中医药科技，2008, 15(3): 191-192.

[4] Lin CC, et al. *Am J Chin Med*, 1991, (19): 41-50.

[5] Lin CC, et al. *J Ethnopharmacol*, 1995, 45 (2): 113-123

[6] Ohta S, et al. *Yakugaku Zasshi*, 1993, 113 (12): 870-880.

[7] 梁侨丽，等 . 天然产物研究与开发，2008, (20)436-439.

[8] 吴霞，等 . 中成药，2010, 32(12): 2160-2163.

2. 白花地胆草（中国植物志） 牛舌草（海南），白毛地胆草（贵州中药名录），毛地胆草、高地胆草（全国中草药汇编）

Elephantopus tomentosus L., Sp. Pl. 814. 1753.——*E. mollis* Kunth（英 **Tomentose Elephantfoot**）

茎直立。高 80-100 cm 或更高，多分枝，被白色开展长柔毛，具腺点。叶疏生于茎上，基部叶花期凋萎，下部叶长圆状倒卵形，长 8-20 cm，宽 3-5 cm，基部狭长具翅的柄，稍抱茎，上部叶椭圆形或长圆状椭圆形，较小，近无柄或具短柄，全部叶具锯齿，稀近全缘，上面具疣状突起，被短柔毛，下面被密长柔毛和腺点。头状花序 12-20 个，在茎枝端密集成团球状复头状花序，基部有 3 个卵状心形叶状苞片，具细长花序梗，疏伞房状排列。总苞片长圆形，径 1.5-2 mm；总苞片绿色，外层 4，披针状长圆形，4-5 mm，内层 4，椭圆状长圆形，具 3 脉，被短毛和腺点。花白色，无毛。瘦果长圆状线形，具 10 肋，被短柔毛；冠毛污白色，具 5 条硬刚毛。花期 8 月至翌年 5 月。

分布与生境 产于福建、台湾和广东沿海地区，各热带地区广泛分布，生于旷野、路边或灌丛中。

药用部位 全草。

功效应用 清热，凉血，解毒，利湿。用于感冒发热，湿热黄疸，月经不调，白带异常，疮疖，湿疹，虫蛇咬伤。现代亦用于咽喉炎，扁桃体炎，眼结膜炎，肾炎水肿。

化学成分 叶含倍半萜类：二氢地胆草素(dihydroelephanttopin)[1]。

全草含倍半萜类：白花地胆草内酯(tomenphantopin) A、B[2]、C、D[3]、E、F[4]、H[5]，白花地胆草素(tomenphantin) A、B[6]，2,5-环氧-2β-羟基-4α-甲氧基-8α-(2-甲基丙烯酰氧基)-10(14),11(13)-大根香叶二烯-12,6α-内酯[2,5-epoxy-2β-hydroxy-4α-methoxy-8α-(2-methylpropenoyloxy)-

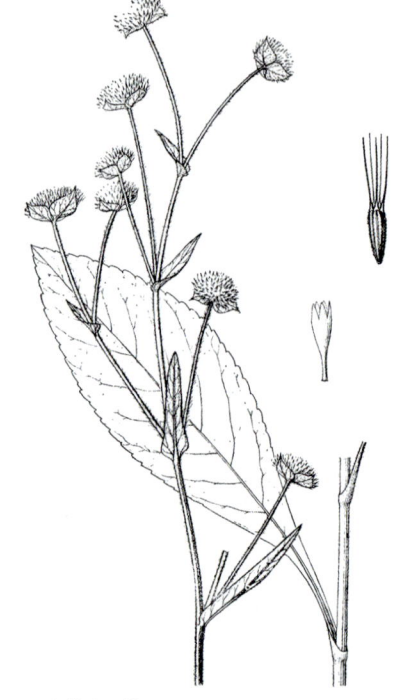

白花地胆草 Elephantopus tomentosus L.
张泰利 绘

10(14),11(13)-germacradien-12,6α-olide]，2-去乙氧基-2-甲氧基白花地胆草林素▲(2-deethoxy-2-methoxyphantomolin)，滇姜花三醇▲(hedytriol)[3]，2β-甲氧基-2-去乙氧基-8-O-去酰白花地胆草林素▲-8-O-巴豆酸酯(2β-methoxy-2-deethoxy-8-O-deacylphantomolin-8-O-tiglinate)，2-去乙氧基-2-羟基白花地胆草林素▲(2-deethoxy-2-hydroxyphantomolin)[5]，白花地胆草亭(molephantin)[3,7]，白花地胆草宁素▲(molephantinin)，白花地胆草林素▲(phantomolin)[7]；三萜类：β-香树脂醇乙酸酯(β-amyrin acetate)，羽扇豆醇乙酸酯(lupeol acetate)[7]，表无羁萜(epifriedelanol)[7-8]，羽扇豆醇(lupeol)，桦木酸(betulinic acid)，熊果酸(ursolic acid)，29-醛基羽扇豆醇(29-oxo-lupeol)[8]；生物碱类：3-甲酰吲哚(3-formylindole)[8]；苯丙素类：阿魏酸(ferulic acid)[8]；呫酮类：6-去氧异巴西红厚壳素(6-deoxyisojacreubin)[8]；甾体类：豆甾醇(stigmasterol)[7]；脂肪酸类：半夏酸(pinellic acid)[8]。

药理作用　保肝作用：白花地胆草水和乙醇提取物腹腔注射，可对抗四氯化碳，D-半乳糖胺和醋胺酚造成的急性肝损伤[1-3]。

抗炎作用：白花地胆草水提物灌胃，对蛋清致大鼠足肿胀有抑制作用[4]。

抗细菌作用：白花地胆草提取物体外对金黄色葡萄球菌、大肠埃希菌和致龋链球菌有抑制作用[5-6]。

抗肿瘤作用：白花地胆草提取物白花地胆草亭、白花地胆草宁素、白花地胆草林素，对人鼻咽癌KB细胞、鼠肿瘤细胞系W256肉瘤、P388白血病细胞均有抑制作用[7]。

化学成分参考文献

[1] Rustaiyan A, et al. Revista Latinoamericana de Quimica, 1978, 9(4): 200-201.
[2] Hayashi T, et al. Phytochemistry, 1987, 26(4): 1065-1068.
[3] Mei WL, et al. Phytochem Lett, 2012, 5(4): 800-803.
[4] Wang B, et al. Chin J Chem, 2012, 30(6): 1320-1322.
[5] Wang B, et al. J Asian Nat Prod Res, 2012, 14(7): 700-703.
[6] Hayashi T, et al. J Nat Prod, 1999, 62(2): 302-304.
[7] Lee KH, et al. J Pharm Sci, 1980, 69(9): 1050-1056.
[8] 王蓓，等. 热带亚热带植物学报，2012, 20(4): 413-417.

药理作用及毒性参考文献

[1] Lin CC, et al. *Am J Chin Med*, 1991, (19): 41-50.
[2] Lin CC, et al. *J Ethnopharmacol*, 1995, 45 (2): 113-123.
[3] Ohta S, et al. *Yakugaku Zasshi*, 1993, 113 (12): 870-880.
[4] 宋振玉，等. 药学学报，1963, 10 (12): 708-711.
[5] Chen CP, et al. *J Ethnopharmacol*, 1989, (27): 285-295.
[6] Sim KY, et al. *Phytochemistry*, 1969, (8): 933-934.
[7] Lee K H, et al. *Abs Chin Med*, 1987, (1): 606-625.

5. 甜叶菊属 Stevia Cav.

一年生或多年生草本。叶通常对生，全缘至有齿，稀深裂，被短柔毛和腺点。头状花序数个，排成疏或密伞房花序，具同型小花。总苞圆柱形；总苞片5-6枚，近等长；花序托平，花冠白色至紫色，钟状或漏斗状，外面被腺点或微毛，花柱先端有附尖，基部钝，花药分枝丝形，被长乳头状毛。瘦果线形，有腺点或刚毛，稀无毛；冠毛为鳞片状的冠。

约235种，分布于西南美洲，墨西哥、中南美洲及阿根廷。我国1种，引种栽培。

本属植物甜叶菊常作为药品辅料和矫味剂使用，甜菊苷为甜叶菊中所含有的主要甜味成分，具有降压、利尿、抗心律失常等作用。

1. 甜叶菊（秦岭植物志）

Stevia rebaudiana (Bertoni) Hemsl. in Hooker's Icon. Pl. 9(1): Pl. 2816.——*Eupatorium rebaudianum* Bertoni（英 **Rebaudian Stevia**）

多年生草本。茎粗壮，下部木质，高 60-100 cm，上部多分枝。叶倒卵形、匙状披针形或披针形，长 2-11 cm，宽 1.5-4 cm，先端钝圆形，基部渐狭下延，下部全缘，上部边缘有钝圆齿，两面被短柔毛。头状花序多数，排成疏伞房花序，具 4-6 小花；总苞片 5，披针形，外面被微毛，与小花等长，花冠白色，5 裂，有腺毛，花药基部钝圆；花柱分枝外露，反卷。瘦果小，略纺锤形，具肋，被腺毛；冠毛淡黄色，较花冠短。花果期 7-11 月。

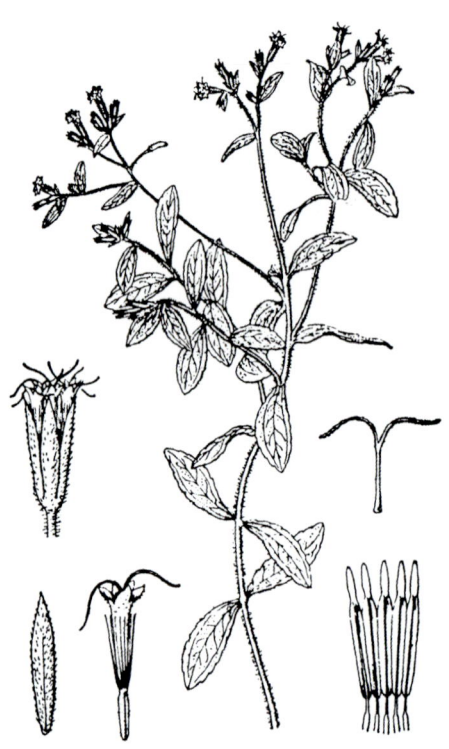

甜叶菊 Stevia rebaudiana (Bertoni) Hemsl.
钱存源 绘

分布与生境 原产于巴拉圭。我国目前已有 27 个省区引种栽培，是一种无毒的天然甜味剂，被广泛用于医药、食品和饮料的添加剂。

药用部位 叶、全草。

功效应用 生津止渴，平肝。用于消渴。现代亦用于高血压。

化学成分 叶含香豆素类：东莨菪内酯(scopoletin)，伞形花内酯(umbellferone)；黄酮类：扁蓄苷(avicularin)，多穗蓼苷▲(polystachoside)；酚酸类：咖啡酸，氯原酸[1]；二萜类：甜叶菊素(sterebin) A、B、C、D、E、F、G、H[2]、I、J、K、L、M、N[3]，甜叶菊苷(stevioside)，瑞宝甜菊苷▲(rebaudioside) A、B、C、D、E、F，甜叶苷▲(dulcoside) A、B[4]，简尼泽兰醇(jhanol)，旋覆澳泽兰素▲(austroinulin)[5]；挥发油类：匙叶桉油烯醇(spathulenol)，石竹烯氧化物(caryophyllene oxide)，β-石竹烯(β-caryophyllene)，β-蒎烯(β-pinene)[6]。

花含二萜类：甜叶菊苷，瑞宝甜菊苷▲A，简尼泽兰醇，旋覆澳泽兰素▲，6-*O*-乙酰旋覆澳泽兰素▲(6-*O*-acetylaustroinulin)，7-*O*-乙酰旋覆澳泽兰素▲(7-*O*-acetylaustroinulin)[7]。

全草含二萜类：甜叶菊苷，甜菊二糖苷(steriolbioside)，瑞宝甜菊苷▲A、B、C、D、E，甜叶苷▲A[8]，瑞宝甜菊苷▲F酸(rebaudioside F acid)[9]；黄酮类：木犀草素-7-*O*-β-D-葡萄糖苷(luteolin-7-*O*-β-D-glucoside)，槲皮苷，槲皮素-3-*O*-[4'''-*O*-反式-咖啡酰基-α-L-吡喃鼠李糖基-(1→6)-β-D-吡喃半乳糖苷]{quercetin-3-*O*-[4'''-*O*-*trans*-caffeoyl-α-L-rhamnopyranosyl-(1→6)-β-D-galacopyranoside]}[10]，芹菜素-4'-*O*-β-D-吡喃葡萄糖苷(apigenin-4'-*O*-β-D-glucopyranoside)，番泻叶山柰苷(kaempferin)，异槲皮素(isoquercetin)，槲皮素-3-*O*-阿拉伯糖苷(quercetin-3-*O*-arabinoside)，矢车菊黄素(centaureidin)[11]，大波斯菊苷(cosmosiin)[11]；酚酸类：4,5-二-*O*-咖啡酰奎宁酸(4,5-di-*O*-caffeoyl quinic acid)[12]；甾体类：β-谷甾醇，豆甾醇[13]，菜油甾醇[14]。

药理作用 抗心律失常作用：甜菊苷静脉注射，可降低氯化钡诱发的清醒家兔室性心律失常的发生率和死亡率，缩短心律失常的持续时间；静脉注射，可提高哇巴因致麻醉豚鼠的室性早搏、心室颤动和死亡剂量[1]。

降血压作用：甜菊苷静脉注射，对清醒及麻醉自发性高血压大鼠和麻醉犬均可降低收缩压和舒张压[2]，可降低急性肾性高血压犬的血压[3]。

降血糖作用：甜菊苷灌胃，可降低四氧嘧啶所致糖尿病小鼠的血糖[4]。

利尿作用：甜叶菊粗提物静脉注射，可抑制大鼠近曲小管对钠的重吸收，促进尿钠排泄和利尿作用[5]。

注评　本种为中国药典（2010年版 附录Ⅲ）、湖南（1993）、北京（1998）和浙江（2000）中药材标准收载"甜叶菊"的基源植物，药用其干燥叶。

化学成分参考文献

[1] Komissarenko NF, et al. *Rastitel'nye Resursy*, 1994, 30(1-2): 53-64.
[2] Oshima Y, et al. *Phytochemistry*, 1988, 27(2): 624-626.
[3] McGarvey BD, et al. *J Nat Prod*, 2003, 66(10): 1395-1398.
[4] Kobayashi M, et al. *Phytochemistry*, 1977, 16(9): 1405-1408.
[5] Sholichin M, et al. *Phytochemistry*, 1980, 19(2), 326-327.
[6] Starratt AN, et al. *Phytochemistry*, 2002, 59(4): 367-370.
[7] Darise M, et al. *Agric Biol Chem*, 1983, 47(1): 133-135.
[8] Fernandes LM, et al. *Acta Scientiarum*, 2001, 23(6): 1369-1374.
[9] Cioni PL, et al. *Journal of Essential Oil Research*, 2006, 18(1): 76-79.
[10] 李军，等．药物分析杂志，2009, 29(4): 536-539.
[11] Rajbhandari A, et al. *J Nat Prod*, 1983, 46(2): 194-195.
[12] Putieva ZM, et al. *Khim Prir Soedin*, 1997, 33(4): 494-495.
[13] Dacome AS, et al. *Process Biochemistry*, 2005, 40(11): 3587-3594.
[14] D'Agostino M, et al. *Bollettino-Societa Italiana di Biologia Sperimentale*, 1984, 60(12): 2237-2240.

药理作用及毒性参考文献

[1] 夏敬民，等．西北药学杂志，1996, 11(1): 21-22.
[2] 夏敬民，等．医药导报，2000, 19(3): 205-206.
[3] 丁一上，等．实用心脑肺血管病杂志，1994, 2(3): 4-6.
[4] 曹芳，等．中国药物与临床，2009, 9(2): 127.
[5] Melis MS, et al. *Phytomedicine*, 1999, 6(4): 247-250.

6. 假泽兰属 Mikania Willd.

通常为木质藤本。有时为直立多年生草本或灌木，多分枝，无毛或疏短柔毛。叶对生或轮生，无柄至具长叶柄，叶片狭线形至宽卵形，基部狭至心形，膜质至草质。头状花序多数排成聚伞状至伞房状或聚伞状圆锥花序；无花序梗或具短梗。总苞钟状或狭钟形；总苞片4枚，近等长，不呈覆瓦状，宿存，花序托平，无托片，小花4。花冠白色或粉色，辐射对称，管部细，檐部钟状，无毛至被柔毛或具腺点，裂片宽三角形至狭长圆形；花药基部钝，顶端具附片；花柱分枝狭线形，顶端不扩大，密被乳突。瘦果六棱圆柱形，具4–10条肋，无毛或具腺点或小刚毛；冠毛多数，糙毛状，宿存。

约430种，分布于泛热带，主要以中、南美洲最多，中国有2种，其中1种药用。

1. 假泽兰（中国植物志）　米甘草（云南），粪箕藤（海南）。

Mikania cordata (Burm. f.) B. L. Rob., Contr. Gray Herb. 104: 65. 1934.—*Eupatorium cordatum* Burm. f.
（英 **Cordate Mikania**）

攀援草本。茎细，多分枝，被疏短柔毛或近无毛。中部叶具长柄；叶片三角形，长4–10 cm，宽2–7 cm，两面被疏短柔毛，花期变无毛，基部心形，边缘全缘或具波状圆齿，上部叶渐小，具短叶柄，三角形或披针形，基部截形或楔形。头状花序多数，排成顶生伞房状或复伞房状花序；花序梗细，被柔毛或无毛，具线状披针形的小苞叶。总苞狭椭圆形。花冠白色，长3.5–5 mm，管部细，檐部钟形，被疏微毛。瘦果狭椭圆形，具4肋，有腺点，冠毛污白色或淡红色；糙毛状。花果期8–11月。

分布与生境　原产于中南美洲、云南、海南、台湾有分布。生于海拔100–1700 m的灌丛、林中。也分布于柬埔寨、印度尼西亚、老挝、越南、新几内亚、菲律宾。

药用部位　全草。

功效应用　活血祛瘀。用于筋伤骨折。

化学成分　根含黄酮类：薇甘菊黄素(mikanin)[1-2]；三萜类：无羁萜(friedelin)，表无羁萜醇(epifriedelinol;

epifriedelanol)[2]；有机酸类：富马酸(fumaric acid)[2]；甾体类：豆甾醇(stigmasterol)[2]；糖类：葡萄糖，果糖[2]。

茎叶含倍半萜类：二氢薇甘菊内酯(dihydromikanolide)[2]；有机酸类：富马酸[1]。

叶含倍半萜类：二氢薇甘菊内酯，大牻牛儿内酯(germacranolide)，薇甘菊内酯(mikanolide)，去氧薇甘菊内酯(deoxymikanolide)，攀援假泽兰内酯▲(scandenolide)，11β-羟基-13-氯化薇甘菊内酯(11β-hydroxy-13-chloromikanolide)，3β-羟基去氧薇甘菊内酯(3β-hydroxydeoxymikanolide)，6α-羟基假泽兰内酯▲(6α-hydroxycordatolide)，假泽兰内酯(cordatolide)[3]；黄酮类：孔雀草素▲-3-O-β-D-6''-对香豆酰葡萄糖苷[patuletin-3-O-β-D-6''-(p-coumaroyl)glucoside]，薇甘菊黄素-3-O-硫酸钙(calcium mikanin-3-O-sulfate)，女贞泽兰素▲-3-O-硫酸酯(eupalitin-3-O-sulfate)，3'-去羟-女贞泽兰素▲-3-O-β-D-葡萄糖苷(eupalitin-3-O-β-D-glucoside)，6-甲氧基山奈酚-3-O-β-D-葡萄糖苷(6-methoxykaempferol-3-O-β-D-glucoside)，印度荆芥素▲(nepetin)，山奈酚-3-O-α-L-鼠李糖苷(kaempferol-3-O-α-L-rhamnoside)[4]；挥发油：主要成分为α-蒎烯(α-pinene)，大牻牛儿烯D (germacrene D)，β-蒎烯(β-pinene)，α-侧柏烯(α-thujene)[5]；以及α-荜澄茄烯(α-cubebene)，石竹烯氧化物(caryophyllene oxide)，α-没药醇(α-bisabolol)，姜黄烯(curcumene)，可巴烯(copaene)，α-花侧柏烯(α-cedrene)[6]。

花含挥发油：主要成分为β-蒎烯，α-荜澄茄油萜，姜黄烯，石竹烯，α-香柑烯(α-bergamotene)，β-石竹烯(β-caryophyllene)，姜烯(zingiberene)[6]。

全草含倍半萜类：去氧薇甘菊内酯，薇甘菊内酯，氢薇甘菊内酯，攀援甘菊内酯[7]；甾体类：豆甾醇(stigmasterol)，β-谷甾醇[7]；生物碱[8]。

药理作用 镇静作用：假泽兰甲醇提取物腹腔注射，可减少小鼠的自发性活动，降低平均运动量；增加戊巴比妥诱导的小鼠睡眠时间，减少Y-迷宫和回避实验中小鼠探索行为[1]。

解热作用：假泽兰根甲醇提取物腹腔注射，可降低正常小鼠体温，对酵母菌引起的大鼠发热有解热作用[1-2]。

镇痛作用：假泽兰粗提物及其成分去氧薇甘菊内酯灌胃，可对抗小鼠醋酸扭体反应[3]。

抗炎作用：假泽兰的倍半萜内酯成分可抑制炎症大鼠离体白细胞中的白三烯B、5-HETE及血小板激活因子的形成[4]。假泽兰根甲醇提取物腹腔注射，可对抗角叉菜胶致大鼠足肿胀、植入棉球诱发的大鼠肉芽肿、弗氏佐剂诱发的大鼠关节炎和甲醛诱导的关节炎，抑制松节油和尿酸单钠引起的小鼠足肿胀[1-2]。

抗溃疡作用：假泽兰叶的乙醇提取物、生物碱成分给大鼠给药，均可对抗双氯芬酸钠致大鼠胃肠溃疡[5-6]。灌胃给药，可对抗水浸应激、乙醇、阿司匹林、苯基丁氮酮致大鼠胃溃疡[7]。假泽兰根甲醇提取物可抑制乙酰水杨酸致大鼠胃溃疡，减轻5-羟色胺和消炎痛致大鼠胃溃疡，减少类固醇诱发的大鼠溃疡数目和溃疡指数，减轻组胺所致大鼠十二指肠溃疡[8]。

保肝作用：假泽兰根提取物灌胃，可促进四氯化碳致肝损伤小鼠的肝蛋白质合成，改善其肝功能[9]。

抗菌作用：假泽兰粗提物有抗微生物和抗真菌的作用[10]。

抗肿瘤作用：假泽兰灌胃，可促进大鼠肝内解毒酶的活性以降低化学致癌物质致肝癌的活性[11]。

注评 本种苗族药用其全草，用于接骨、接筋。

化学成分参考文献

[1] Kiang AK, et al. *J Chem Soc*, 1965, 6371-6374.

[2] Kiang A K, et al. *Phytochemistry*, 1968, 7(6), 1035-1037.

[3] Aguinaldo A, et al. *Phytochemistry*, 1995, 38(6): 1441-1443.

[4] Aguinaldo AM, et al. *Biochem System Ecol*, 2003, 31(6): 665-668.

[5] Bedi G, et al. *Journal of Essential Oil Research*, 2003, 15(3): 198-199.

[6] Chowdhury JU, et al. *Indian Perfumer*, 2007, 51(3): 56-59.

[7] Ahmed M, et al. *Fitoterapia*, 2001, 72(8): 919-921.
[8] Mosaddik M, et al. *J Pharm Pharmacol*, 2000, 52(9): 1157-1162.

药理作用及毒性参考文献

[1] Bhattacharya S, et al. *Planta Med*, 1988, 54(6): 183-187.
[2] Bhattacharya S, et al. *Planta Med*, 1989, 55(7): 646.
[3] M. Ahmed, et al. *Fitoterapia*, 2001, 72: 919-921.
[4] Ysrael MC, et al. *Planta Med*, 1990, 56(3): 268-270.
[5] Mosaddik MA, et al. *J Pharm Pharmacol*, 2000, 52(9): 1157-1162.
[6] Rabin Kumar Paul, et al. *Fitoterapia*, 2000, 71: 701-703.
[7] Bishayee A, et al. *Planta Med*, 1994, 60(2): 110-113.
[8] Pal S, et al. *Phytother Res*, 1988, 4: 180-182.
[9] Mandal PK, et al. *Ital J Biochem*, 1992, 41(6): 345-351.
[10] 第7届亚洲药用植物、香料及其他天然产物学术会议论文摘要选. 国外医药·植物药分册, 1992, 7(4): 170.
[11] Bishayee A, et al. *Cancer Lett*, 1994, 81(2): 193-200.

7. 下田菊属 Adenostemma J. R. et G. Forst.

一年生草本，被腺毛或无毛。叶对生，三出脉，边缘有锯齿。头状花序中等或小，多数或少数，在假轴分枝顶端排成伞房状或伞房状圆锥花序。总苞钟状或半球形；总苞片革质，2层，近等长，分离或全长结合，花托扁平，无托毛，全部为结实的两性花。花冠白色，管状，檐部钟状，具5裂齿；花药顶端截形，无附片，基部钝，近截形，花柱分枝细长，顶端钝，无附器。瘦果三角状圆柱形，通常具3-5棱，有腺点或乳突；冠毛3-5枚，棒状，果期分叉，基部结合成短环状。

24种，主要分布于热带美洲、亚洲和非洲。我国有1种及2变种，全部药用。

本属药用植物下田菊(A. lavenia)含贝壳杉烷(kaurane)型二萜类化合物，如下田菊酸(adenostemmoic acid) A (**1**)、B (**2**)、C (**3**)、下田菊苷(adenostemmoside) A (**4**)、B (**5**)、C (**6**)，对映-11α-羟基-15-氧代贝壳杉-16-烯-19-羧酸(*ent*-11α-hydroxy-15-oxokaur-16-en-19-oic acid，**7**)等。其中，**5**和**7**对L-5178有细胞毒活性，并能延长小鼠的生存时间。另外，本属药用植物还含有较丰富的挥发油。

1 R_1=H R_2=H
4 R_1=glc R_2=CH_3CO

2 R_1=H R_2=OH
5 R_1=glc R_2=OH
7 R_1=H R_2=H

3 R=H
6 R=glc

1. 下田菊（中国高等植物图鉴） 猪耳朵叶（云南），汗苏麻（贵州），水胡椒（江西），胎盘草（云南药用植物名录），见肝消（广西）

Adenostemma lavenia (L.) Kuntze, Revis. Gen Pl. 1: 304. 1891.——*Verbesina lavenia* L.（英 Common Adenostemma）

1a. 下田菊（模式变种）

Adenostemma lavenia (L.) Kuntze var. **lavenia**

茎直立，高 30–100 cm，坚硬，通常上部叉状分枝，被白色柔毛，下部无毛。叶疏生，基部叶花期生存或凋萎，中部叶大，叶柄具狭翅，长 0.5–4 cm，叶片椭圆状披针形至椭圆形或菱状椭圆形，长 4–12 cm，宽 2–5 cm，两面被疏短柔毛或变无毛，基部宽或狭楔形，边缘具锯齿，顶端尖或钝，上部和下部叶较小，具短叶柄。头状花序少数，稀多数，排成疏或密伞状或圆锥花序；花序梗被灰白色或锈色短柔毛。总苞半球形，长 4–5 mm，宽 6–8 mm，果期宽达 10 mm；总苞片 2 层，绿色，近等长，狭椭圆形，绿色，近膜质，外层大部合生，被白色疏柔毛。花冠被黏腺毛。瘦果黑褐色，倒披针形，长 4 mm，具腺点，冠毛棒状，基部结合或环，被黄棕色黏质腺。花果期 8–10 月。

分布与生境 产于江苏、浙江、安徽、福建、台湾、广东、广西、江西、陕西、河南、湖南、湖北、贵州、海南、云南和西藏。生于海拔 400–2300 m 的路旁、水边、山坡林缘或灌丛中。也分布于印度、中南半岛、菲律宾、朝鲜、日本、澳大利亚。

药用部位 全草。

功效应用 清热解毒，祛风除湿。用于感冒发热，肺热咳嗽，咽喉肿痛，风湿热痹，乳痈，痈肿疮疖，毒蛇咬伤，湿热黄疸。

化学成分 全草含二萜类：下田菊酸(adenostemmoic acid) A、B、C、D、E、F、G[1]，下田菊苷(adenostemmoside) A、B、C、D、E、F、G，圆锥花序甜叶菊苷▲(paniculoside) Ⅱ、Ⅲ[1]，对映-11α-羟基-15α-乙酰氧基贝壳杉-16-烯-19-酸(*ent*-11α-hydroxy-15α-acetoxykaur-16-en-19-oic acid)，对映-11α,15α-二羟基贝壳

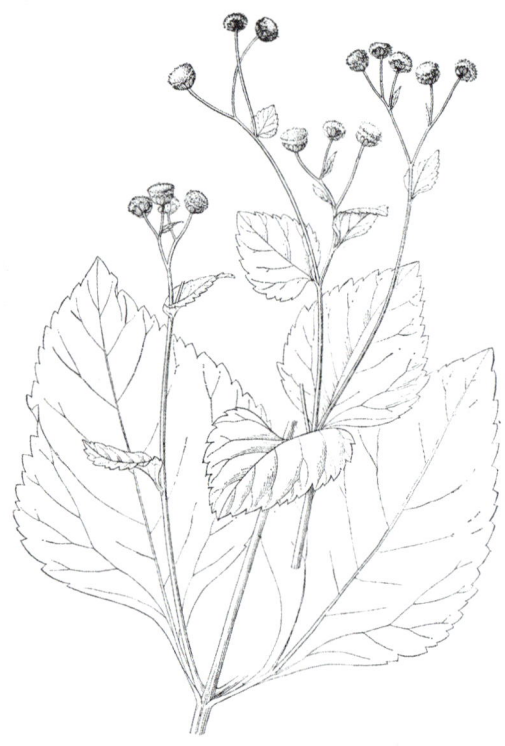

下田菊 Adenostemma lavenia (L.) Kuntze var. lavenia
引自《中国高等植物图鉴》

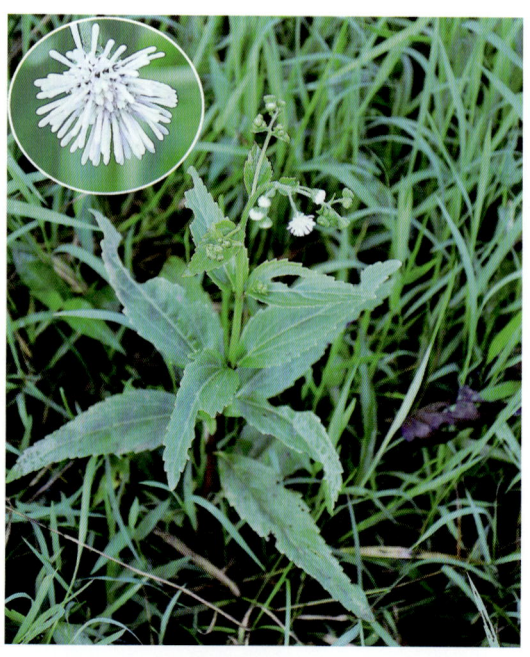

下田菊 Adenostemma lavenia (L.) Kuntze var. lavenia
摄影：王祝年

杉-16-烯-19-酸(ent-11α,15α-dihydroxykaur-16-en-19-oic acid)，对映-11α-羟基-15-氧代贝壳杉-16-烯-19-酸(ent-11α-hydroxy-15-oxokaur-16-en-19-oic acid)[1-2] (16R)-对映-11α-羟基-15-氧代贝壳杉-19-酸[(16R)-ent-11α-hydroxy-15-oxokauran-19-oic acid][2]；挥发油[3]等。

注评　本种为"风气草"或"下田菊"的基源植物，药用其全草。拉祜族、彝族、傣族、仫佬族、壮族、佤族、苗族和土家族也药用，主要用途同功效应用项。

化学成分参考文献

[1] Shimizu S, et al. *Chem Pharm Bull*, 1990, 38(5): 1308-1312.

[2] Cheng PC, et al. *J Nat Prod*, 1979, 42(2): 183-186.

[3] 杨永利，等. 热带亚热带植物学报，2007, 15(4): 355-358.

1b. 宽叶下田菊（变种）（中国植物志）　重皮冲（四川）

Adenostemma lavenia (L.) Kuntze var. **latifolium** (D. Don) Hand.-Mazz., Symb. Sin. 7: 1086. 1936.——*A. latifolium* D. Don.（英 **Broadleaf Adenostemma**）

叶宽卵形或心形，边缘具缺刻，锯齿或全锯齿。瘦果密被小瘤。与模式变种相区别。

分布与生境　产于福建、台湾、广东、广西、湖北、湖南、四川、云南、西藏等地。生于海拔 500-2300 m 的林下林缘、河边湿地、水旁及灌丛中。也分布于印度、日本、朝鲜、中南半岛。

药用部位　全草。

功效应用　清热解毒，祛风除湿。用于感冒发热，肺热咳嗽，咽喉肿痛，风湿热痹，乳痈，痈肿疮疖，毒蛇咬伤，湿热黄疸。

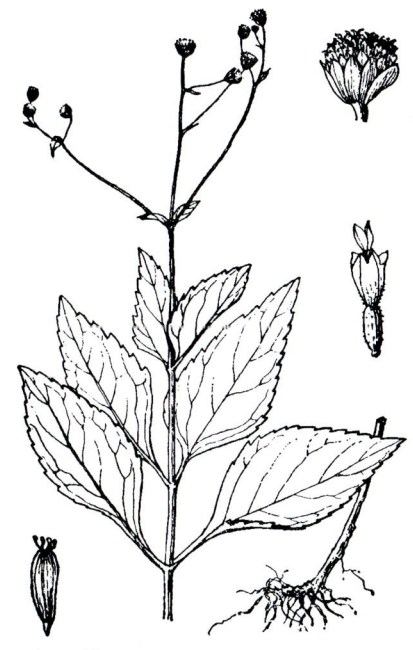

宽叶下田菊 Adenostemma lavenia (L.) Kuntze var. latifolium (D. Don) Hand.-Mazz
张泰利　绘

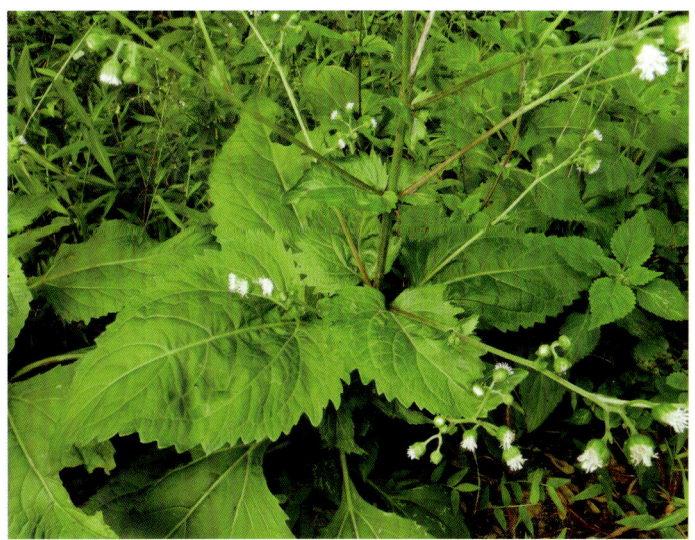

宽叶下田菊 Adenostemma lavenia (L.) Kuntze var. latifolium (D. Don) Hand.-Mazz
摄影：张芬耀

1c. 小花下田菊（变种）（中国植物志）

Adenostemma lavenia (L.) Kuntze var. **parviflorum** (Blume) Hochr. in Candollea 5: 298. 1934.——*Lavenia parviflora* Blume（英 **Smallflower Adenostemma**）

叶椭圆状披针形、菱状椭圆形或椭圆形，厚质。头状花序小。总苞宽 5–7 mm。瘦果小，密被小瘤。

分布与生境 产于江西、湖北和海南。生境同模式变种。

药用部位 全草。

功效应用 清热解毒，祛风除湿。用于感冒发热，肺热咳嗽，咽喉肿痛，风湿热痹，乳痈，痈肿疮疖，毒蛇咬伤，湿热黄疸。

8. 香泽兰属 Chromolaena DC.

直立或稍攀援多年生草本或亚灌木。叶对生，稀互生或轮生，叶片卵形或三角形至椭圆形，有时线形，近全缘至分裂，具明显或不明显 3 出脉或近基 3 出脉，无或有叶柄。头状花序多数至少数，排成伞房状圆锥花序或灯台状，稀单生。总苞圆柱形；总苞片 18–25 枚，4–5 层，不等长，卵形至披针形，顶端具色，花序托平至稍凸起，无毛，有时有托片，小花 6–75 个，两性，结实。花冠白色、蓝色、淡紫色或紫色，圆筒形，具 5 裂，裂片长圆形或卵形，外面被短腺毛；花药圆柱形，基部钝，花柱分枝线形，被长乳头突。瘦果圆柱形，具 3 (–5) 纵肋，肋上被细刚毛，具明显短果柄；冠毛 1 层，约 40，刚毛状，宿存，顶端不明显增粗。

约 165 种。分布于新世界热带和亚热带地区，1 种为泛热带杂草。中国有 1 外来种，药用。

本类植物飞机草具有抗炎、抗细菌、抗氧化、抗肿瘤等作用，其抗肿瘤活性为这几年的研究热点。

1. 飞机草（中国植物志） 香泽兰、民国草（云南）

Chromolaena odorata (L.) R. M. King et H. Rob., Phytologia 20(3): 204. 1970.——*Eupatorium odoratum* L.（英 **Fragrant Eupatorium**）

多年生草本。根状茎粗壮。茎直立，高 1–3 m，具条纹，分枝粗壮，常对生，开展成平行，密被黄褐色绒毛或短柔毛。叶对生，叶柄长 1–2 cm，叶片卵形、三角形或卵状三角形，长 4–10 cm，宽 1.5–5 cm，两面粗糙，被长柔毛和红褐色腺点。基生 3 出脉，顶端尖，基部截形或浅心形，边缘具粗而不规则的圆齿或全缘，或一边具锯齿，一边具一粗齿。头状花序径 4–5 mm，具 20 小花，多数或数个排成伞房状或复伞房状花序；花序梗密被短柔毛。总苞圆柱形；总苞片 4 层，覆瓦状，外层卵形，被柔毛，中、内层长圆形，渐尖。花冠白色或粉色。瘦果黑褐色，具 5 肋，无腺点，肋间被贴生细毛；冠毛黄白色，1 层，刚毛状，宿存。花果期 4–12 月。

分布与生境 原产于墨西哥。是一繁殖力极强的恶性杂草，现在云南、广西、福建和海南已为归化。生于海拔 1100 m 以下的多种生境中。在亚洲热带广泛分布。

药用部位 全草。

功效应用 祛瘀消肿，截疟，止血，杀虫。用于疟疾，跌打肿痛，外伤出血，疮疡肿毒。

化学成分 根含生物碱类：1,2-去氢吡咯里西啶(1,2-dehydropyrrolizidine)[1]；三萜类：齐墩果酸(oleanolic acid)，牛油树醇乙酸酯(butyrospermol acetate)[2]；甾体类：海绵甾醇▲(poriferasterol)[2]；蒽醌类：大黄酚(chrysophanol)，大黄素甲醚(physcion)[2]；其他类：十八烷，棕榈酸，双(2-乙基己基)邻苯二甲酸酯[bis(2-ethylhexyl)phthalate][2]。

茎含黄酮类：5,2'-二羟基-7,5'-二甲氧基黄烷酮(5,2'-dihydroxy-7,5'-dimethoxyflavanone)[3]；挥发油：主要成分是萜类化合物，如 E-石竹烯，δ-杜松烯，α-可巴烯，石竹烯氧化物，大牻牛儿烯，α-荜草烯[4]。

叶含黄酮类：5,2'-二羟基-7,5'-二甲氧基黄烷酮[3]，3-羟基-5,6,7,3',4'-五甲氧基黄酮(3-hydroxy-5,6,7,3',4'-pentamethoxyflavone)[5]，鼠李素(rhamnetin)，异樱花素(isosakuranetin)，刺槐素(acacetin)，山奈素(kaempferide)，5,4'-二羟基-7-甲氧基黄烷酮(5,4'-dihydroxy-7-methoxyflavanone)，山奈酚-7-甲醚(kaempferol-7-methyl ether)，柽柳素(tamarixetin)，5,6,7,4'-四甲氧基黄酮(5,6,7,4'-tetramethoxyflavone)，5,7-二羟基-3',4'-二甲氧基黄酮(5,7-dihydroxy-3',4'-dimethoxyflavone)，香橙素-7-甲醚(aromadendrin-7-methyl ether)，庭荠叶香科酮▲(alysifolinone)，艾纳香素B (blumeatin B)，3,5,7-三羟基-4'-甲氧基黄烷酮(3,5,7-trihydroxy-4'-methoxyflavanone)，4,2'-二羟基-4',5',6'-三甲氧基查耳酮(4,2'-dihydroxy-4',5',6'-trimethoxychalcone)，8-羟基-6,7,4'-三甲氧基黄烷酮(8-hydroxy-6,7,4'-trimethoxyflavanone)，3'-羟基-6,7,8,4'-四甲氧基黄烷酮(3'-hydroxy-6,7,8,4'-tetramethoxyflavanone)[6]，芳香膜菊素(odoratin)[7]；甾体类：α-谷甾醇，β-谷甾醇，γ-谷甾醇[8]；挥发油[4]；醇类：二十六醇[8]，三元醇(trihydric alcohol)[9]；有机酸类：茴香酸(anisic acid)[9]。

花含黄酮类：异樱花素，桃苷元(persicogenin)，5,6,7,4'-四甲氧基黄烷酮(5,6,7,4'-tetramethoxyflavanone)，4'-羟基-5,6,7-三甲氧基黄烷酮 (4'-hydroxy-5,6,7-trimethoxyflavanone)，芳香膜菊素，4,2'-二羟基-4',5',6'-三甲氧基查耳酮，刺槐素，木犀草素(luteolin)[10]；生物碱类：仰卧天芥菜碱(supinine)，7-当归酰倒千里光裂碱(7-angeloylretronecine)，9-当归酰倒千里光裂碱(9-angeloylretronecine)，翅果草碱▲(rinderine)，中美紫草碱(intermedine)，3'-乙酰翅果草碱▲(3'-acetylrinderine)[11]；脂肪酸类：肉豆蔻酸(myristic acid)，棕榈酸，亚油酸，亚麻酸[12]。

地上部分含黄酮类：5,7-二羟基-6,4'-二甲氧基黄烷酮 (5,7-dihydroxy-6,4'-dimethoxyflavanone)，异樱花素，刺槐素，商陆素(ombuin)，樱花素(sakuranetin)，芹菜素-7,4'-二甲醚(apigenin-7,4'-dimethyl ether)，桃苷元，樱花素-4'-甲醚(sakuranetin-4'-methyl ether)，香橙素-7-甲醚(aromadendrin-7-methyl ether)，7,4'-二甲基香橙素(7,4'-dimethylaromadendrin)，芳香膜菊素，圣草酚-7,3',4'-三甲醚(eriodictyol-7,3',4'-trimethylether)，5-羟基-6,7,4'-三甲氧基黄烷酮(5-hydroxy-6,7,4'-trimethoxyflavanone)，二氢山奈素(dihydrokaempferide)，庭荠叶香科酮▲[13]，槲皮素-7,4'-二甲醚(quercetin-7,4'-dimethylether)，圣草酚-7,4'-二甲醚(eriodictyol-7,4'-dimethylether)[14]，鼠李素，槲皮素，木犀草素，山奈酚，芹菜素，柽柳素，山奈酚-3-甲醚[15]，五桠果素(dillenetin)，柳穿鱼黄素(pectolinarigenin)，山奈酚-4'-甲醚(kaempferol-4'-methyl ether)[16]，柚皮素-4'-甲醚(naringenin-4'-methylether)[17]，4,2'-二羟基-4',5',6'-三甲氧基查耳酮[18]，5,6,7,4'-四甲氧基黄烷酮(5,6,7,4'-tetramethoxyflavanone)，4'-羟基-5,6,7-三甲氧基黄烷酮 (4'-hydroxy-5,6,7-trimethoxyflavanone)[19]，山奈素(kaempferide)[20]，异樱花素-7-甲醚(isosakuranetin-7-methylether)，5,4'-二羟基-7,3'-二甲氧基黄酮(5,4'-dihydroxy-7,3'-dimethoxyflavone)[21]，三裂鼠尾草素(salvigenin)[22]；三萜类：环氧羽扇豆醇(epoxylupeol)，羽扇豆醇，β-香树脂醇[22]；挥发油：主要成分为前佳节烯(pregeijerene)，大牻牛儿烯D (germacrene D)，α-蒎烯(α-pinene)，β-石竹烯(β-caryophyllene)，驴食草烯酮▲(vestitenone)，β-蒎烯(β-pinene)，δ-杜松烯(δ-cadinene)，吉枝木烯(geijerene)，异愈创木醇(bulnesol)，反式-罗勒烯 (trans-ocimene)[23]；甾体类：β-谷甾醇，胡萝卜苷[16]，豆甾醇[17]；脂肪酸类：三十二酸[16]。

全草含黄酮类：三裂鼠尾草素[24]，6'-羟基-2',3',4,4'-四甲氧基查耳酮 (6'-hydroxy-2',3',4,4'-tetramethoxychalcone)[25]；三萜类：羽扇豆醇，β-香树脂醇[24]。

药理作用 抗炎作用：飞机草水提物灌胃，对角叉菜胶致大鼠足肿胀、甲醛致大鼠急性关节炎和棉球植入性大鼠肉芽肿有抑制作用[1]。

抗细菌作用：飞机草提取物体外对绿脓杆菌和粪链球菌有抑制作用[2]。

抗肿瘤作用：飞机草提取物、木犀草素对人小细胞肺癌细胞 NCI-H187 有细胞毒作用[3]。

抗氧化作用：飞机草三氯甲烷提取物体外可抑制脂质过氧化，清除 DHHP 自由基[4]。飞机草提取物可抑制亚黄碱氧化酶和过氧化氢致人皮肤成纤维细胞和角蛋白细胞的脂质过氧化[5]。

化学成分参考文献

[1] Thoden TC, et al. *J Nematol*, 2007, 9(3): 343-349.
[2] Amatya S, et al. *Zeitschrift für Naturforschung*, B, 2005, 60(9): 1006-1011.
[3] Hai MA, et al. *J Bangladesh Chem Soc*, 1995, 8(2): 139-142.
[4] 凌冰，等. 天然产物研究与开发，2003, 15(3): 183-187.
[5] Wollenweber E, et al. *Biochem Syst Ecol*, 1996, 24(5): 479-480.
[6] Ohtsuki T, et al. *Heterocycles*, 2009, 77(2): 1379-1388.
[7] Bose PK, et al. *Transactions of the Bose Research Institute (Calcutta)*, 1974, 37(1-2): 25-30.
[8] Ahmad M, et al. *Scientific Researches (Dacca)*, 1967, 4(2-3): 154-1577.
[9] Ahmad M. *Scientific Researches* (Dacca), 1969, 6(1-2): 37-41.
[10] Suksamrarn A, et al. *Arch Pharm Res*, 2004, 27(5): 507-511.
[11] Biller A, et al. *Phytochemistry*, 1994, 35(3): 615-619.
[12] Baruah RN, et al. *Ind J Nat Prod*, 1993, 9(1): 17-18.
[13] Pisutthanan N, et al. *Nat Prod Res, Part A*, 2006, 20(13): 1192-1198.
[14] Pisutthanan N, et al. *Chiang Mai J Sci*, 2005, 32(2): 139-148.
[15] 袁经权，等. 中药材，2007, 30(6): 657-660.
[16] 袁经权，等. 中草药，2005, 36(12): 1771-1773.
[17] 丁智慧，等. 天然产物研究与开发，2001, 13(5): 22-24.
[18] Nguyen TDT, et al. *Tap Chi Hoa Hoc*, 1993, 31(2): 79-80.
[19] Hai MA, et al. *J Bangladesh Chem Soc*, 1991, 4(1): 47-49.
[20] Metwally AM, et al. *Planta Med*, 1981, 42(4): 403-405.
[21] Arene EO, et al. *Lloydia*, 1978, 41(2): 186-189.
[22] Talapatra SK, et al. *Ind J Chem*, 1977, 15B(9): 806-807.
[23] Pisutthanan N, et al. *Nat Prod Res, Part A*, 2006, 20(6): 636-640.
[24] Talapatra SK, et al. *Phytochemistry*, 1974, 13(1): 284-285.
[25] Bose PK, et al. *Phytochemistry*, 1973, 12(3): 667-668.

药理作用及毒性参考文献

[1] Owoyele VB, et al. *Inflammopharmacology*, 2005, 13(5): 479-484.
[2] Irobi ON, et al. *J Ethnopharmacol*, 1992, 37(1): 81-83.
[3] Suksamrarn A, et al. *Arch Pharm Res*, 2004, 27(5): 507-511.
[4] Srinivasa Rao K, et al. *Food Chem Toxicol*, 2010, 48(1): 729-732.
[5] Thang Phan Toan, et al. *Burns*, 2001, 27(1): 319-327.

9. 藿香蓟属 Ageratum L.

一年生至多年生草本或亚灌木。叶对生或有时互生，叶片椭圆形或披针形至三角形或卵形，全缘或具齿。头状花序小，具多数同型的小花，在茎枝端排成聚伞或近聚伞状，有时近伞形花序。总苞钟状；总苞片2-3层，革质，等长或近等长，披针形，边缘干膜质，花序托锥形，无或有托片。花冠白色、黄色或淡黄色，漏斗状，具5裂片，外面被乳头状毛，花药基部钝，颈部圆柱形，花柱分枝线形，通常密被乳头状毛。瘦果具4-5肋；冠毛5-6，扁，有时芒状或鳞片状或分离或连合成短冠。

约40种，分布于中美洲和南美洲，我国有2种，均为药用。

分种检索表

1. 叶基部心形或截形。总苞片狭披针形，长渐尖，全缘，外面被具柄的腺毛和长毛 ·· **1. 熊耳草 A. houstonianum**
1. 叶基部钝或宽楔形。总苞片宽，长圆形或披针状长圆形，顶端尖，无毛，边缘栉齿状或具缘毛，无毛和腺点 ·· **2. 藿香蓟 A. conyzoides**

菊科 COMPOSITAE

藿香蓟属药用植物全草含挥发油，其中色烯类，如早熟素(precocene) I (**1**)和 II (**2**)以及倍半萜类，如β-石竹烯(β-caryophyllene)，为其挥发油的主要组成成分。除挥发油外藿香蓟属植物亦含黄酮类化合物，该属植物黄酮类化合物的重要特点是多甲氧基取代，如破坏草素▲(eupalestin，**3**)，5,6,7,3',4',5'-六甲氧基黄酮(5,6,7,3',4',5'-hexamethoxyflavone, **4**)等。另外该属植物还含有吡咯里西啶类生物碱，如石松胺(lycopsamine，**5**)。生物活性研究表明其挥发油和黄酮具有抗菌、杀虫等活性，为其主要的化感活性物质(allelochemical)。

1 R=H
2 R=OCH₃

3 R₁=R₂=R₃=R₄=R₅=OCH₃ R₆,R₇=OCH₂O
4 R₁=R₂=R₃=R₅=R₆=R₇=OCH₃ R₄=H

5

本属植物藿香蓟有解热镇痛、抗炎、抗溃疡、抗细菌、抗氧化等作用；藿香蓟、熊耳草有抗肿瘤作用。主要有效成分为黄酮类化合物和挥发油。

1. 熊耳草（中国植物志、中国高等植物图鉴）

Ageratum houstonianum Mill. Gard. Dict. (ed 8) no. 2. 1768.——*A. mexicanum* Sims
（英 **Mexican Ageratum**）

一年生草本。高 30–70 (–100) cm；茎直立，不分枝或自中部或下部分枝，紫红色、绿色或麦秆黄色，被白色绒毛或薄绵毛。叶宽卵形或三角状卵形，中部茎叶长 2–6 cm，宽 1.5–3.5 cm 或长宽相等，上部叶较小，具 3 出脉或不明显的 5 脉，两面被疏或密白色柔毛，基部心形或截形，边缘具圆齿状锯齿，顶端圆形或急尖，上部叶和分枝上的叶柄被开展的白色绒毛。头状花序 5–15 或更多，排或伞房状圆锥花序；花序梗密被柔毛或尘状柔毛。总苞钟状；总苞片 2–3 层，狭披针形，长 4–5 mm，外面被腺状柔毛，全缘，顶端长渐尖。花冠管状，淡紫色，裂片被柔毛。瘦果黑色，5 棱；冠毛膜片状，5 裂，分离，顶端芒状渐尖。花果期全年。

分布与生境 产于福建、台湾、安徽、广东、广西、贵州、海南、江苏、河北、山东、四川、云南丽江均有栽培或逸生。生于海拔 100–1500 m 的山坡、路边草地。也分布于印度、中南半岛、非洲。
药用部位 全草。
功效应用 清热解毒，祛风，消炎，止血。用于风热感冒，咽喉肿痛，刀伤，疮疖。外用于中耳炎。
化学成分 根含苯并呋喃类：藿香酮▲(ageratone)，1-[5-羟基-2-[1-羟甲基乙烯基]-6-苯并呋喃]-乙酮 {1-[5-hydroxy-2-(1-hydroxymethyl ethenyl)-6-benzofuranyl]-ethanone}，1-[5-羟基-2-(1-甲基乙烯基)-6-苯并呋喃]-乙酮{1-[5-hydroxy-2-(1-methyl-ethenyl)-6-benzofuranyl]-ethanone}，1-[2-[7-乙酰基-1-[(乙酰氧基)甲基]-1,2,3,4-四氢-8-羟基-4-亚甲基-1-二苯并呋喃]-5-羟基-6-苯并呋喃]-乙酮{1-[2-[7-acetyl-1-[(acetyloxy)methyl]-1,2,3,4-tetrahydro-8-hydroxy-4-methylene-1-dibenzofuranyl]-5-hydroxy-6-benzofuranyl]-ethanone}，1-[2-[7-乙酰基-1,4-二[(乙酰氧基)甲基]-1,2,3,4-四氢-4,8-二羟基-1-二苯并呋喃]-5-羟基-6-苯并呋喃]-乙酮{1-[2-[7-acetyl-1,4-bis[(acetyloxy)methyl]-1,2,3,4-tetrahydro-4,8-dihydroxy-1-dibenzofuranyl]-5-hydroxy-6-benzofuranyl]-ethanone}[1]，5-羟基-6-乙酰基-2-(1'-甲基-2'-(2"-甲基-丁酰基)-乙基)-苯并呋喃{5-hydroxy-6-acetyl-2-(1'-methyl-2'-(2"-methyl-butanoyl)-ethyl)-benzofuran}[2]。

地上部分含黄酮类：熊耳草素▲(agehoustin) A、B[3]、C、D[4]、E、F、G[5]，破坏草素▲(eupalestin)，伞房藿香蓟素C (agecorynin C)，光泽钓樟素二甲醚(lucidin dimethyl ether)[3]，5,6,7,3',4',5'-六甲氧基黄酮 (5,6,7,3',4',5'-hexamethoxyflavone)[5]。

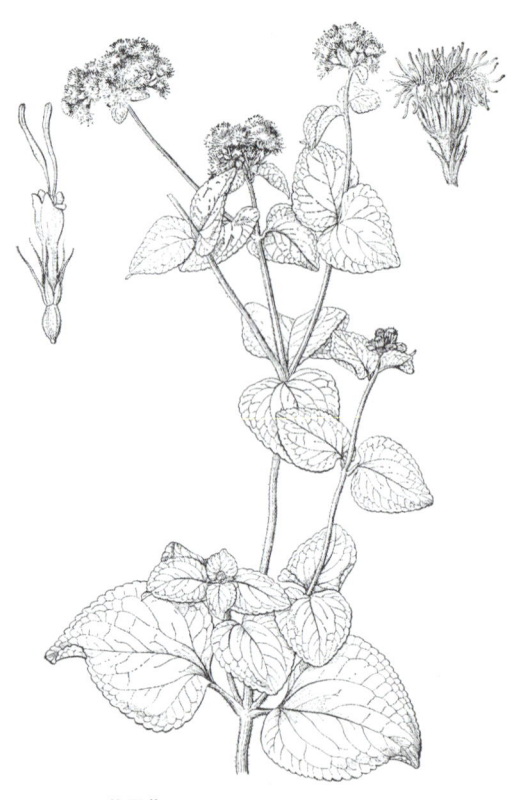

熊耳草 Ageratum houstonianum Mill.
引自《中国植物志》

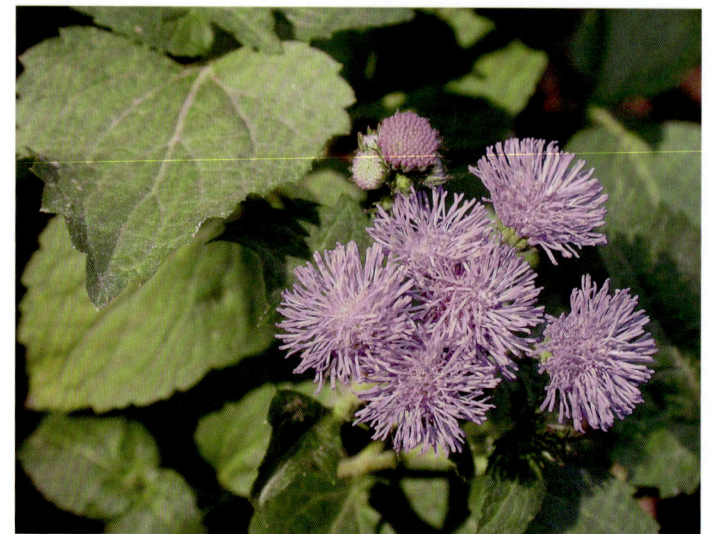

熊耳草 Ageratum houstonianum Mill.
摄影：张英涛

全草含苯并呋喃类：藿香酮，二氢藿香酮▲(dihydroageratone)[6]；吡咯里西啶类生物碱：石松胺(lycopsamine)，逆熊耳草碱▲(retrohoustine)，异逆熊耳草碱▲(isoretrohoustine)，日熊耳草碱▲(heliohoustine)[7]；挥发油：主要成分为早熟素(precocene) I、II，β-石竹烯(β-caryophyllene)[8]等。

药理作用 抗菌作用：熊耳草精油体外对玫瑰红红球菌有对抗作用[1]。

杀螨作用：熊耳草叶精油体外有杀螨虫作用[2]。

抗肿瘤作用：熊耳草提取物中的黄酮类化合物熊耳草素 A、熊耳草素 B 和光泽钓樟素二甲醚体外均对恒河猴肾细胞 LLC-MK2 和大鼠神经胶质瘤细胞 C6 的细胞生长有抑制作用[3]。

化学成分参考文献

[1] Breuer M, et al. *Phytochemistry*, 1987, 26(11): 3055-3057.
[2] Siebertz R, et al. *Phytochemistry*, 1988, 27(12): 3996-3997.
[3] Quijano L, et al. *Phytochemistry*, 1982, 21(12): 2965-2967.
[4] Quijano L, et al. *Phytochemistry*, 1985, 24(5): 1085-1088.
[5] Quijano L, et al. *Phytochemistry*, 1987, 26(7): 2075-2078.
[6] Anthonsen T, et al. *Acta Chem Scand*, 1970, 24(2): 721-722.
[7] Wiedenfeld H, et al. *Phytochemistry*, 2001, 57(8): 1269-1271.
[8] Chandra S, et al. *J Essent Oil Res*, 1996, 8(2): 129-134.

药理作用及毒性参考文献

[1] Kurade NP, et al. *Pharm Biol*, 2010, 48(5): 539-544.
[2] Tedonkeng Pamo E, et al. *Vet Parasitol*, 2005, 128(3-4): 319-323.
[3] Sanche I, et al. *Phytother Res*, 2001, 15(4): 290-293.

菊科 COMPOSITAE

2. 藿香蓟（中国植物志） 胜红蓟（中国高等植物图鉴），白花臭草（广东），毛麝香（海南），绿升麻（贵州），油贴贴果（云南）。

Ageratum conyzoides L., Sp. Pl. 839. 1753.（英 **Tropic Ageratum**）

一年生草本。高 50-100 cm，茎粗壮，不分枝或自中部分枝，茎枝淡红色或上部绿色，被白色尘状短柔毛或被密开展的长绒毛。叶柄长 1-3 cm，被密开展的长柔毛，中部叶卵形，椭圆形或长圆形，长 3-8 cm，宽 2-5 cm，上部叶渐小，长圆形，有时全部叶小，两面被疏白色短柔毛，具黄色腺点，基生 3 脉或不明显的 5 脉，顶端急尖，基部钝或宽楔形，边缘具圆齿状锯齿。头状花序小，4-14 排成顶生伞房花序；花序梗被尘状短柔毛。总苞钟状或半球形；总苞片 2 层，长圆形或披针状长圆形，长 3-4 mm，无毛，边缘撕裂。花冠无毛，顶端被尘状微毛，紫色。瘦果黑色，5 棱，被疏小刺状毛；冠毛鳞片状，具 5 芒状渐尖，长 1.5-3 mm。花果期全年。

分布与生境 产于安徽、福建、广东、广西、贵州、海南、河南、江西、陕西、四川、云南、台湾、湖北、浙江。生于海拔 90-2800 m 的山谷、林缘、河边草、田边，栽培和归化，浙江仅有栽培。

药用部位 全草。

功效应用 清热解毒，止血，止痛。用于感冒发热，咽喉肿痛，口舌生疮，咯血，衄血，崩漏，脘腹疼痛，风湿痹痛，跌打损伤，外伤出血，痈肿疮毒，湿疹瘙痒。

化学成分 茎含黄酮类：5,7,2',4'-四羟基-6,3'-二-(3,3-二甲基烯丙基)-异黄酮 5-O-α-L-吡喃鼠李糖基-(1→4)-α-L-吡喃鼠李糖苷[5,7,2',4'-tetrahydroxy-6,3'-di-(3,3-dimethylallyl)-isoflavone-5-O-α-L-rhamnopyranosyl-(1→4)-α-L-rhamnopyranoside][1]。

叶含黄酮类：5,6,7,8,3',4',5'-七甲氧基黄酮(5,6,7,8,3',4',5'-heptamethoxyflavone)，5,6,7,8,3'-五甲氧基-4',5'-亚甲二氧基黄酮(5,6,7,8,3'-pentamethoxy-4',5'-methylenedioxyflavone)[2]，槲皮素(quercertin)，山柰酚(kaempferol)[3]；香豆素类：香豆素(coumarin)[2,4]；有机酸类：富马酸(fumaric acid)，咖啡酸(caffeic acid)[3]。

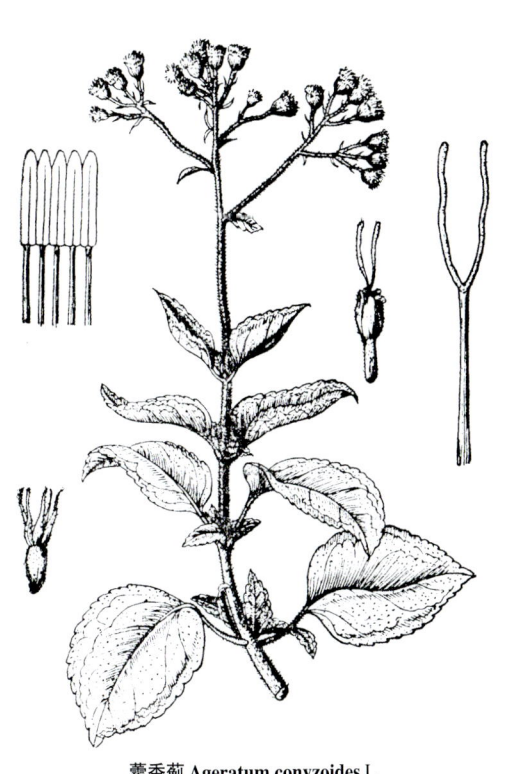

藿香蓟 Ageratum conyzoides L.
王鸿青 绘

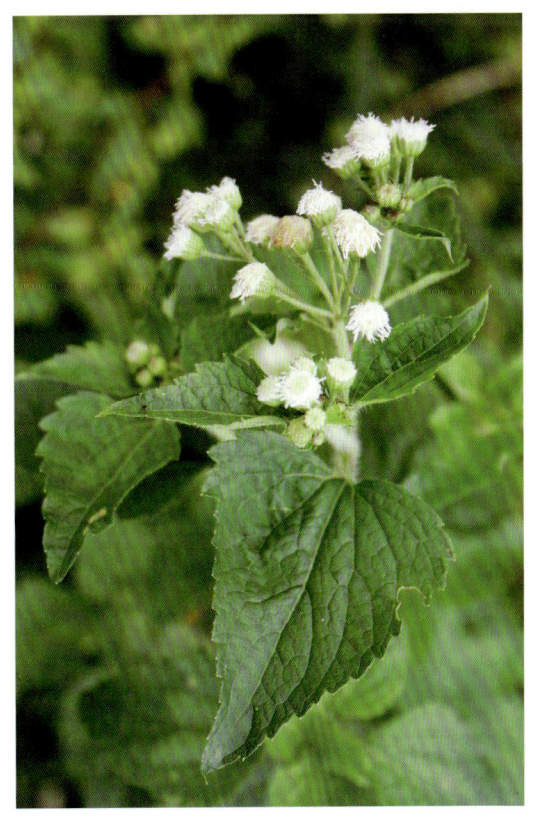

藿香蓟 Ageratum conyzoides L.
摄影：王祝年

嫩芽含色烯类：早熟素(precocene)Ⅱ[5]。

地上部分含黄酮类：5,6,7,3',4',5'-六甲氧基黄酮(5,6,7,3',4',5'-hexamethoxyflavone)[6-8]，甜橙素(sinensetin)，川陈皮素(nobiletin)[7,9]，5'-甲氧基川陈皮素(5'-methoxynobiletin)，破坏草素▲(eupalestin)[6-7,9]，5,6,7,3'-四甲氧基-4',5'-亚甲二氧基黄酮(5,6,7,3'-tetramethoxy-3',4'-methylenedioxyflavone)，5,6,7,3',4',5'-六甲氧基-8-羟基-黄酮(5,6,7,3',4',5'-hexamethoxy-8-hydroxyflavone)[6,9]，5,6,7,3',4',5'-六甲氧基-8-羟基黄酮-8-O-α-鼠李糖苷(5,6,7,3',4',5'-hexamethoxy-8-hydroxyflavone 8-O-α-rhamnoside)[6]，钓樟黄酮B (linderoflavone B)[6-7,9]，胜红蓟黄酮(ageconyflavone) A、B、C，5,6,7,5'-四甲氧基-3',4'-亚甲二氧基黄酮(5,6,7,5'-tetramethoxy-3',4'-methylenedioxyflavone)，5,6,7,8,3'-五甲氧基-4'-羟基黄酮(5,6,7,8,3'-pentamethoxy-4'-hydroxyflavone)，5,6,7,8,3',5'-六甲氧基-4'-羟基黄酮(5,6,7,8,3',5'-hexamethoxy-4'-hydroxyflavone)[7]，山柰酚-3-鼠李葡萄糖苷(kaempferol-3-rhamnoglucoside)，山柰酚-3,7-二葡萄糖苷(kaempferol-3,7-diglucoside)，槲皮素(quercetin)[10]；色烯类：早熟素Ⅰ、Ⅱ，加州脆枝菊素▲(encecaline)，灰毛脆枝菊素▲(encecanescin)，6-(1-甲氧乙基)-7-甲氧基-2,2-二甲基色烯[6-(1-methoxyethyl)-7-methoxy-2,2-dimethylchromene]，6-(1-羟乙基)-7-甲氧基-2,2-二甲基色烯[6-(1-hydroxyethyl)-7-methoxy-2,2-dimethylchromene]，6-(1-乙氧乙基)-7-甲氧基-2,2-二甲基色烯[6-(1-ethoxyethyl)-7-methoxy-2,2-dimethylchromene]，6-乙烯基-7-甲氧基-2,2-二甲基色烯(6-vinyl-7-methoxy-2,2-dimethylchromene)，6-当归酰氧基-7-甲氧基-2,2-二甲基色烯(6-angeloyloxyl-7-methoxy-2,2-dimethylchromene)[11]，2,2-二甲基色烯-7-O-β-吡喃葡萄糖苷(2,2-dimethylchromene-7-O-β-glucopyranoside)[12]；木脂素：(+)-芝麻素[(+)-sesamin][11]。

全草含生物碱：石松胺(lycopsamine)，刺凌德草碱(echinatine)[13]；苯丙酰胺类：橙黄胡椒酰胺乙酸酯(aurantiamide acetate)[14]。

全草含挥发油：早熟素Ⅰ、Ⅱ[15-17]，2-(1'-氧代-2'-甲基丙基)-2-甲基-6,7-二甲氧基色烯[2-(1'-oxo-2'-methylpropyl)-2-methyl-6,7-dimethoxychromene][15]；色酮及二氢色酮类：3-(2'-甲基丙基)-2-甲基-6,8-二甲氧基色烯-4-酮[3-(2'-methylpropyl)-2-methyl-6,8-dimethoxychrom-4-one]，2-(2'-甲基丙-2'-烯基)-2-甲基-6,7-二甲氧基色烷-4-酮[2-(2'-methylprop-2'-enyl)-2-methyl-6,7-dimethoxychroman-4-one][15]；单萜类：葑基乙酸酯(fenchyl acetate)[16]；倍半萜类：β-石竹烯(β-caryophyllene)[16-17]，3,3-二甲基-5-叔-丁基茚酮(3,3-dimethyl-5-tert-butylindone)，γ-甜没药烯(γ-bisabolene)[16]；苯并呋喃类：2-(2'-甲基乙基)-5,6-二甲氧基苯并呋喃[2-(2'-methylethyl)-5,6-dimethoxybenzofuran][15]等。

药理作用 解热作用：藿香蓟精油灌胃，对注射酵母致热大鼠有解热作用[1]。

镇痛作用：藿香蓟精油灌胃，可减轻小鼠甩尾和扭体实验中的疼痛反应[1]。

抗炎作用：藿香蓟70%乙醇提取物中水溶性部分腹腔注射，可减轻角叉菜胶引起的大鼠足肿胀，抑制组胺引起的大鼠毛细血管通透性增加；皮下注射可抑制腹腔注射或皮下气囊注射角叉菜胶引起的大鼠中性粒细胞的迁移[2]。藿香蓟水醇提取物灌胃，可抑制大鼠棉球肉芽肿[3]。藿香蓟石油醚和正丁醇提取部位灌胃，对二甲苯致小鼠耳肿胀有抑制作用[4]。

调节心脏电生理作用：藿香蓟的乙醇提取物 (AgCE) 可以改变离体豚鼠心脏的心电图及心房搏动速率。AgCE作用于房室结，降低房室的传导性，引起PR间期延长，降低心房搏动速率，延长A-H时间，同时AgCE也能抑制窦房结，导致心率减慢。其抑制房室结和窦房结的机制相同，即可抑制舒张期自律细胞的 Ca^{2+} 和 Na^+ 缓慢内流[5]。

解痉作用：藿香蓟70%乙醇提取物中水溶性部分能够在体外对大鼠平滑肌直接产生松弛作用，使去极化后的空肠对 Ca^{2+} 的敏感度下降，可能通过阻断 Ca^{2+} 通道和（或）抑制cAMP磷酸二酯酶等不同途径产生解痉作用[6]。

抗溃疡作用：藿香蓟乙醇提取物灌胃，可对抗异丁苯丙酸、冷刺激和乙醇诱导的大鼠胃溃疡[7]。

降血糖作用：藿香蓟叶水提物灌胃，可降低正常大鼠以及链脲霉素诱导的糖尿病大鼠的血糖水平[8]。

抗细菌作用：藿香蓟精油体外有抗金黄色葡萄球菌和枯草杆菌活性[9]。藿香蓟依次用石油醚、乙酸乙酯、正丁醇和水提取，不同极性提取物对乙型溶血性链球菌、肺炎链球菌有抑制作用[4]。

抗寄生虫作用：藿香蓟粗提物体外有抗锥体虫和抗原虫作用[10]。藿香蓟精油体外有抗曼氏血吸虫成虫的作用[11]。

抗肿瘤作用：藿香蓟乙醇提取物、石油醚提取物、乙酸乙酯提取物、丁醇提取物以及水提物对以下肿瘤细胞有抑制作用：人肺癌细胞 A-549、人结肠癌细胞 HT-29、人胃癌细胞 SGC-7901、人胶质瘤细胞 U-251、人乳腺癌细胞 MDA-MB-231、人前列腺癌细胞 DU-145、人肝癌细胞 BEL-7402 以及鼠白细胞瘤 P-388[12]。藿香蓟乙酸乙酯提取物对人非小细胞肺癌 A-549、小鼠白血病癌细胞株 P-388 具有细胞毒性[12]。

抗氧化作用：藿香蓟精油和甲醇提取物可对抗 FRAP 和 DPPH 实验中的脂质过氧化[9]。藿香蓟乙酸乙酯提取物中的山柰酚可体外清除 DPPH·自由基[12]。

抗辐射作用：藿香蓟 95% 乙醇提取物，能减弱 γ 射线照射后小鼠的放射病症状，延长小鼠存活时间[13]。

促进创伤愈合作用：藿香蓟甲醇提取物外敷，可使大鼠创伤处皮肤炎症细胞减少，使瘢痕处纤维化增多、成纤维细胞减少[14]。

注评 本种为"胜红蓟"的基源植物，药用其干燥全草。景颇族、彝族、哈尼族、京族、傣族、毛南族、瑶族、壮族、侗族、德昂族和基诺族也药用，根、嫩叶及全草的主要用途同功效应用项。

化学成分参考文献

[1] Yadava RN, et al. *Fitoterapia*, 1999, 70(5): 475-477.

[2] Moreira MD, et al. *Pest Manag Sci*, 2007, 63(6): 615-621.

[3] Nair AGR, et al. *Indian J Pharm*, 1977, 39(5): 108-109.

[4] Widodo GP, et al. *Int J Pharmacol*, 2008, 4(1): 56-59.

[5] Iqbal MCM, et al. *Phytoparasitica*, 2004, 32(2): 119-126.

[6] 胡飞，等. 应用生态学报, 2002, 13(9): 1166-1168.

[7] Vyas A V, et al. *Phytochemistry*, 1986, 25(11): 2625-2627.

[8] Horie T, et al. *Phytochemistry*, 1993, 32(4): 1076-1077.

[9] Gonzalez AG, et al. *Phytochemistry*, 1991, 30(4): 1269-1271.

[10] Gill S, et al. *Acta Pol Pharm*, 1978, 35(2): 241-243.

[11] Gonzalez AG, et al. *Phytochemistry*, 1991, 30(4): 1137-1139.

[12] Ahmed AA, et al. *Planta Med*, 1999, 65(2): 171-172.

[13] Wiedenfeld, H, et al. *Planta Med*, 1991, 57(6): 578-579.

[14] Sur, N, et al. *J Indian Chem Soc*, 1997, 74(3): 249.

[15] Pari, K, et al. *Phytochemistry*, 1998, 49(5): 1385-1388.

[16] Kong, C, et al. *J Chem Ecol*, 1999, 25(10): 2347-2356.

[17] Martins, A P, et al. *J Essent Oil Res*, 2005, 17(3): 239-242.

药理作用及毒性参考文献

[1] Abena A A, et al. *Phytother Res*, 1996, 10: S164-S165.

[2] Magalhaes J F G, et al. *Phytother Res*, 1997, 11(3): 183-188.

[3] Moura AC, et al. *Phytomedicine*, 2005, 12(1-2): 138-142.

[4] 廖华军，等. 中华中医药学刊, 2010, 28(1): 185-186.

[5] Garcia EA, et al. *Phytother Res*, 1999, 13(2): 172-174.

[6] Silva MJ, et al. *Phytother Res*, 2000, 14(2): 130-132.

[7] Shirwaikar A, et al. *J Ethnopharmacol*, 2003, 86(1): 117-121.

[8] Nyunaï N, et al. *Afr J Tradit Complement Altern Med*, 2009, 6(2): 123-130.

[9] Patil RP, et al. *J Sci Food Agric*, 2010, 90(4): 608-614.

[10] Harel D, et al. *J Ethnopharmacol*, 2011, 137(1): 620-625.

[11] de Melo NI, et al. *Molecules*, 2011, 16(1): 762-773.

[12] Adebayo AH, et al. *Phcog Mag*, 2010, 6(21): 62-66.

[13] Jagetia G C, et al. *J Pharm Pharmacol*, 2003, 55(8): 1151-1158.

[14] Oladejo OW, et al. *Afr J Med Med Sci*, 2003, 32(2): 193-196.

10. 泽兰属 Eupatorium L.

一年生至多年生草本。叶对生或轮生，上部叶近对生至互生，叶片线形至卵形，三角形或三裂，具锯齿至近全缘。头状花序小或中等大，在茎枝端排成伞房状或塔状圆锥花序。总苞长圆形、卵形或钟形；总苞片 10–20，近覆瓦状，2–5 层，有时内层脱落；花序托平或稍凸起，无托片。小花 3–23；花冠白色、紫色或粉红色，狭漏斗形或收缩基部的管部，檐部宽钟状，外面具腺点，稀被少数毛，裂片 5；花药基部钝；花柱分枝线形至稍宽或扁平，被乳突。瘦果棱状，具 5 肋；冠毛刚毛状，25–40 条，宿存。

本属 45 种。分布于欧亚、北美洲。中国有 12 种，其中 8 种及 1 变种药用。

分种检索表

1. 叶两面无毛，无腺点，稀下面被极疏短毛，通常三裂，裂片狭椭圆形或倒披针形 ··· 1. 佩兰 E. fortunei
1. 叶两面被疏或密短柔毛、长柔毛或绒毛，两面或至少下面有腺点。瘦果被短柔毛或无毛。
  2. 总苞片顶端急尖。
    3. 叶基生 3 出脉 ··· 2. 大麻叶泽兰 E. cannabinum
    3. 叶羽状脉 ··· 3. 林泽兰 E. lindleyanum
  2. 总苞片顶端钝或圆形。
    4. 瘦果仅在上部或顶端被疏短微毛。叶通常三全裂，中裂片大 ········· 4. 南川泽兰 E. nanchuanense
    4. 瘦果无毛和无腺点或有疏腺点。叶羽状脉。
      5. 瘦果无毛和无腺点，茎叶三深裂或三浅裂 ········· 5. 台湾泽兰 E. formosanum
      5. 瘦果有腺点。
        6. 叶不分裂，卵形、宽卵形或长圆形，无柄或有极短的叶柄 (2–4 mm) ········· 6. 多须公 E. chinense
        6. 叶分裂，裂片长椭圆形或披针形或不分裂，基部楔形，有长 1–2 cm 的叶柄。
          7. 叶两面被白色短绒毛，下面沿脉绒毛更密，边缘锯齿缺刻状 ········· 7. 异叶泽兰 E. heterophyllum
          7. 叶两面粗涩，被疏短柔毛，边缘有细尖齿 ········· 8. 白头婆 E. japonicum

本属药用植物主要含倍半萜类化合物，如从多须公 (E. chinense) 中分离得到的具有细胞毒作用的多须公内酯 (eupachinilide) A (**1**)、E (**2**)、F (**3**)、I (**4**)，对 HL-60 细胞增殖抑制作用的 IC_{50} 分别为 10.8、1.3、0.97、0.94 μg/ml，对 BEL-7402 细胞增殖抑制作用的 IC_{50} 分别为 72.2、18.0、3.7、3.6 μg/ml。从佩兰 (E. fortunei) 中分离得到的单萜类化合物如 (1R,2S,3R,4R,6S)-对薄荷-1,2,3,6-四醇 [(1R,2S,3R,4R,6S)-p-menthane-1,2,3,6-tetrol，**5**]，(1R,2R,3R,4S,6S)-对薄荷-1,2,3,6-四醇 [(1R,2R,3R,4S,6S)-p-menthane-1,2,3,6-tetrol，**6**]，9-羟基麝香草酚-3-O-当归酸酯 (9-hydroxythymol-3-O-angelate，**7**) 对肿瘤细胞 SMMC-7721、HL-60、LO2 增殖亦有细胞毒活性。本属药用植物还含有黄酮、生物碱和挥发油等类化合物。

菊科 COMPOSITAE

本属植物多具有镇咳祛痰作用，部分植物具有抗炎、抗菌、保肝、抗氧化及调节胃肠功能等作用。主要活性成分有生物碱、挥发油等。

1. 佩兰（种子植物名称、中国植物志） 兰草（植物名实图考），三叶泽兰、大泽兰（四川），山泽兰（广西），香草（本草纲目），野泽兰（云南）

Eupatorium fortunei Turcz. in Bull. Soc. Imp. Naturalistes Moscou 24(1): 170. 1851.——*E. caespitosum* Miq., *E. chinense* L. var. *tripartitum* Miq., *E. stoechadosmum* Hance（英 **Fortune's Eupatorium**）

多年生草本。高 40-100 cm。茎直立、少分枝或上部具花序枝。花序及花序梗被疏短柔毛。中部叶较大，三全裂或三深裂，顶裂片大，狭椭圆形、椭圆状披针形或倒披针形，长 5-10 cm，宽 1.5-2.5 cm，顶端渐尖，侧裂片与顶裂片同形，较小，上部叶常不分裂，披针形或椭圆形，全部叶两面无毛、无腺点，羽状脉，边缘具粗齿或不规则细齿，基部叶花期枯萎。头状花序多数，排成顶生复伞房花序；花序径 3-6 (-10) cm。总苞钟形；总苞片 2-3 层，覆瓦状，外层短，卵状披针形，中、内层渐尖，狭椭圆形，紫红色，无毛和腺点。花冠白色或淡红色，无腺点。瘦果黑褐色，椭圆形，具 5 棱，无毛和腺点；冠毛白色，长约 5 mm。花果期 7-11 月。

分布与生境 产于山东、江苏、浙江、江西、福建、湖北、湖南、广东、广西、贵州、四川、云南。通常栽培，稀野生，生于海拔 2000 m 的路边灌丛、山沟路旁。也分布于日本、朝鲜。

药用部位 茎叶。

功效应用 芳香化湿，醒脾开胃，发表解暑。用于湿浊中阻，脘痞呕恶，口中甜腻，口臭，多涎，暑湿表证，湿温初起，发热倦怠，胸闷不舒。

化学成分 地上部分含酚类：8,9-去氢麝香草酚-3-O-巴豆酸酯(8,9-dehydrothymol-3-O-tiglate)，9-乙酰氧基-8,10-去氢麝香草酚-3-O-巴豆酸酯(9-acetoxy-8,10-dehydrothymol-3-O-tiglate)，9-乙酰氧基麝香草酚-3-O-巴豆酸酯(9-acetoxythymol-3-O-tiglate)，9-羟基-8,10-环氧麝香草酚-3-O-巴豆酸酯(9-hydroxy-8,10-epoxythymol-3-O-tiglate)，9-乙酰氧基-8,10-环氧-6-羟基麝香草酚-3-O-当归酸酯(9-acetoxy-8,10-epoxy-6-hydroxythymol-3-O-angelate)，7-乙酰氧基-8-羟基-9-异丁酰氧基麝香草酚(7-acetoxy-8-hydroxy-9-isobutyryloxythymol)，8-甲氧基-9-羟基麝香草酚(8-methoxy-9-hydroxythymol)，3-O-异丁酰基-8-甲氧基-9-羟基麝香草酚(3-O-isobutyryl-8-methoxy-9-hydroxythymol)，8-甲氧基-9-羟基麝香草酚-3-O-巴豆酸酯(8-methoxy-9-hydroxythymol-3-O-tiglate)，3-O-(3-甲基-2-丁烯酰基)-8-甲氧基-9-羟基麝香草酚[3-O-(3-methyl-2-butenoyl)-8-methoxy-9-hydroxythymol]，8-甲氧基-9-O-当归酰麝香草酚(8-methoxy-9-O-angeloylthymol)，8-甲氧基-9-O-异丁酰麝香草酚(8-methoxy-9-O-isobutyrylthymol)，8-甲氧基-9-O-(2-甲基丁酰氧基)麝香草酚[8-methoxy-9-O-(2-methylbutyryloxy)thymol]，8-羟基-9-O-当归酰基-10-O-乙酰麝香草酚(8-hydroxy-9-O-angeloyl-10-O-acetylthymol)，8,10-二羟基-9-O-乙酰基-3-O-当归酰麝香草

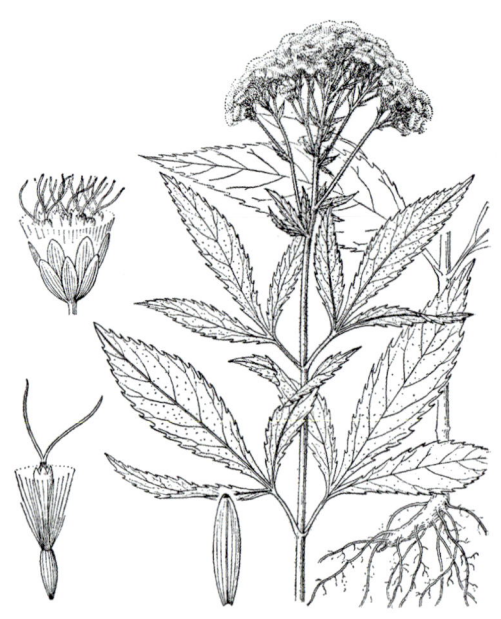

佩兰 Eupatorium fortunei Turcz.
张泰利 绘

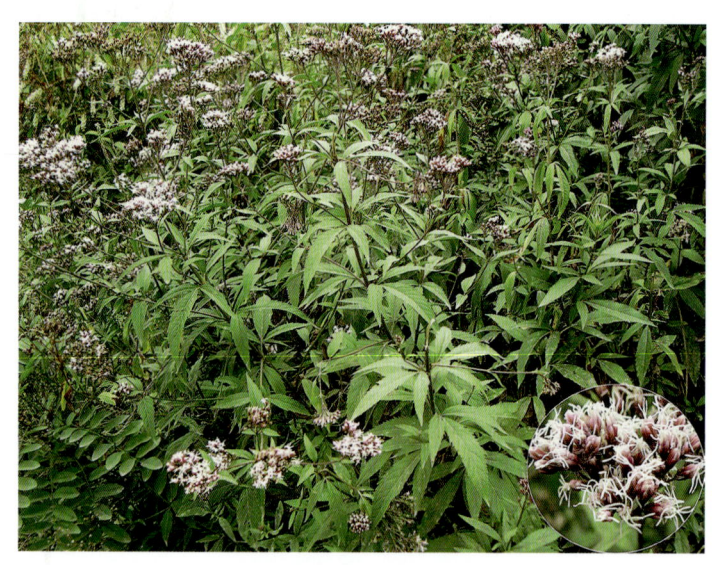

佩兰 Eupatorium fortunei Turcz.
摄影：何顺志

酚(8,10-dihydroxy-9-O-acetyl-3-O-angeloylthymol)，2-(1'-羟基-2'-氧代丙基)-5-甲基苯酚[2-(1'-hydroxy-2'-oxopropyl)-5-methylphenol]，麝香草酚甲醚(thymol methyl ether)，麝香草酚-3-O-巴豆酸酯(thymol-3-O-tiglate)，麝香草酚-3-O-(2-甲基丙酸酯)[thymol-3-O-(2-methylpropionate)]，8,9-去氢麝香草酚-3-O-(2-甲基丙酸酯)[8,9-dehydrothymol-3-O-(2-methylpropionate)]，9-羟基麝香草酚(9-hydroxythymol)，9-羟基-8,10-去氢麝香草酚(9-hydroxy-8,10-dehydrothymol)，8,9-二羟基麝香草酚(8,9-dihydroxythymol)，9-乙酰氧基-8,10-环氧麝香草酚-3-O-巴豆酸酯(9-acetoxy-8,10-epoxythymol-3-O-tiglate)，百里香氢醌二甲醚(hydrothymoquinone dimethylether)[1]；单萜类：(3S,4S)-3-羟基-对薄荷-1-烯-6-酮[(3S,4S)-3-hydroxy-p-menth-1-ene-6-one][1]；倍半萜类：石竹烯氧化物(caryophyllene oxide)[1]；挥发油：主要成分为 2H-1-苯并吡喃-2-酮(2H-1-benzopyran-2-one)，麝香草酚(thymol)，2,4,5,6,7,8-六羟基-1,4,9,9-四甲基-3H-3a,7-桥亚甲基薁(2,4,5,6,7,8-hexahydro-1,4,9,9-tetramethyl-3H-3a,7-methano azulene)，石竹烯氧化物(caryophyllene oxide)，1-甲基-4-(甲基 2 基)-苯酚[1-methyl-4-(1-methylethyl)-phenol]，1,1a,4,5,6,7,7b,8-八氢-1,1,7,7a-四甲基-2H-环丙基[a]萘-2-酮(1,1a,4,5,6,7,7b-octahydro-1,1,7,7a-tetramethyl-2H-cyclopropa[a]naphtha)[2]。

全草含苯并呋喃类：3β,6-二甲基-2,3-二氢苯并呋喃-2α-醇(3β,6-dimethyl-2,3-dihydrobenzofuran-2α-ol)，3β,6-二甲基-2,3-二氢苯并呋喃-2β-醇(3β,6-dimethyl-2,3-dihydrobenzofuran-2β-ol)，3β,6-二甲基-2,3-二氢苯并呋喃-2β-O-β-D-吡喃葡萄糖苷(3β,6-dimethyl-2,3-dihydrobenzofuran-2β-O-β-D-glucopyranoside)，3β,6-二甲基-2,3-二氢苯并呋喃-2α-乙酸酯(3β,6-dimethyl-2,3-dihydrobenzofuran-2α-yl acetate)，3β,6-二甲基-2,3-二氢苯并呋喃-2β-乙酸酯(3β,6-dimethyl-2,3-dihydrobenzofuran-2β-yl acetate)[3]；单萜类：9-羟基麝香草酚-3-O-当归酸酯(9-hydroxythymol-3-O-angelate)，丙酮基麝香草酚-8,9-二醛(acetone thymol-8,9-diyl ketal)，8-甲氧基-9-羟基麝香草酚-3-O-当归酸酯(8-methoxy-9-hydroxythymol-3-O-angelate)，麝香草酚(thymol)，7-羟基麝香草酚(7-hydroxythymol)，9-羟基麝香草酚(9-hydroxythymol)，8,9-二羟基麝香草酚(8,9-dihydroxythymol)[4]，7-羟基麝香草酚-3-O-β-D-吡喃葡萄糖苷(7-hydroxythymol-3-O-β-D-glucoside)[5]，(1R,2S,3R,4R,6S)-对薄荷-1,2,3,6-四醇[(1R,2S,3R,4R,6S)-p-menthane-1,2,3,6-tetrol]，(1R,2R,3R,4S,6S)-对薄荷-1,2,3,6-四醇[(1R,2R,3R,4S,6S)-p-menthane-1,2,3,6-tetrol][4,6]；倍半萜类：5,7-表桉叶-4(15)-烯-1β,6β-二醇[5,7-epieudesm-4(15)-ene-1β,6β-diol]，鳞鹧鸪花醇▲(voleneol)，桉叶-4(14)-烯-1β,5α-二醇[eudesm-4(14)-ene-1β,5α-diol]，丁香烷二醇(clovanediol)，石竹-1β,9β-二醇[(1β,9β)-caryolane-1β,9β-diol][4]；三萜类：

环鸦片烯醇棕榈酸酯(cyclolaudenyl palmitate)，(3β,20R)-20-羟基羊毛甾-25-烯-3-棕榈酸酯[(3β,20R)-20-hydroxylanost-25-en-3-yl palmitate]，环木菠萝-25-烯-3β,24S-二醇[cycloart-25-ene-3β,24S-diol][4]，β-香树脂醇棕榈酸酯，β-香树脂醇乙酸酯，蒲公英赛醇棕榈酸酯，蒲公英赛醇乙酸酯，蒲公英赛醇[7]；黄酮类：芦丁[5]；有机酸类：4-(1-羟基-1-甲基乙基)苯甲酸[4-(1-hydroxy-1-methylethyl)benzoic acid][4]，草木犀酸葡萄糖苷(melilotic acid glucoside)，3-(2'-O-β-D-吡喃葡萄糖氧基)苯基丙酸甲酯[3-(2'-O-β-D-glucopy-ranosyloxy) phenylpropionic acid methyl ester][5]，棕榈酸[7]；生物碱类：内消旋-三羟基哌啶(meso-trihydroxy piperidine)，3α,4β,5α-三羟基哌啶(3α,4β,5α-trihydroxypiperidine)，3β,4β,5α-三羟基哌啶(3β,4β,5α-trihydroxy-piperidine)[8]，仰卧天芥菜碱(supinine)，翅果草碱▲(rinderine)，7-乙酰翅果草碱▲(7-acetylrinderine)[9]；甾体类：豆甾醇，β-谷甾醇[7]；其他类：(3S,5R,8R)-3,5-二羟基大柱香波龙-6,7-二烯-9-酮[(3S,5R,8R)-3,5-dihydroxymegastigma-6,7-dien-9-one]，7,11,15-三甲基-3-异亚丙基-十六烷-1,2-二醇(7,11,15-trimethyl-3-methylidene-hexadecane-1,2-diol)[4]，(3S,4S,6R)-对薄荷-1-烯-3,6-二醇-6-O-β-D-吡喃葡萄糖苷[(3S,4S,6R)-p-menth-1-ene-3,6-diol-6-O-β-D-glucopyranoside][5]，二十八醇(octacosanol)[7]，对聚伞花素(p-cymene)[10]。

药理作用 抗炎作用：佩兰挥发油灌胃，对巴豆油引起的小鼠耳肿胀有抑制作用[1]。

助消化作用：佩兰挥发油可增加大鼠离体胃肠平滑肌张力，促进胃蠕动，加速排空[2]；佩兰挥发油体外增强唾液淀粉酶活性[1]。

祛痰作用：酚红排泌法实验证明，佩兰挥发油及对聚散花素给小鼠灌胃，有祛痰作用[3]。

抗细菌作用：佩兰挥发油体外对大肠埃希菌、枯草杆菌、四联球菌和金黄色葡萄球菌有抑菌活性[4]。

抗肿瘤作用：佩兰总生物碱体外对 HeL 细胞有抑制作用，腹腔注射总生物碱可延长腹水型 S_{180} 肉瘤小鼠生存时间，腹腔注射或皮下注射总生物碱与环磷酰胺合用有协同作用[5]。

佩兰 Eupatorii herba
摄影：钟国跃

毒性及不良反应 鲜佩兰挥发油小鼠灌胃 LD_{50} 为 $(3.018 ± 0.047)$ ml/kg，干佩兰挥发油小鼠灌胃 LD_{50} 为 $(2.703 ± 0.039)$ ml/kg[1]。

注评 本种为中国药典（1977、1985、1990、1995、2000、2005、2010 年版）和新疆药品标准（1980）收载"佩兰"的基源植物，药用其干燥地上部分。"佩兰"原名"兰草"，始载《神农本草经》，谢宗万考证，古代"兰草"即今之"佩兰"。主产于江苏、河北、山东，野生或栽培。其花亦供药用，称"千金花"。同属多种植物的全草，在全国不同地区混作"佩兰"用，如大麻叶泽兰 Eupatorium cannabinum L. 的全草西藏地区混作佩兰使用，可视为地区习用品。德昂族、傈僳族、侗族、景颇族、傣族、阿昌族、苗族、土家族和基诺族也药用，除德昂族、基诺族、景颇族和侗族用全草治疗跌打损伤、月经不调、水肿外，其余民族用全草的主要用途同功效应用项。

化学成分参考文献

[1] Tori M, et al. *J Nat Prod*, 2001, 64(8): 1048-1051.

[2] 朱凤妹，等. 食品科学，2008, 29(7): 389-391.

[3] Jiang HX, et al. *Nat Prod Res*, Part A: Structure and Synthesis, 2008, 22(11): 937-941.

[4] Jiang HX, et al. *Helv Chim Acta*, 2006, 89(3): 558-566.

[5] Uemura Y, et al. *Nat Med*, 2005, 59(5): 249.

[6] Jiang HX, et al. *Chin Chem Lett*, 2005, 16(9): 1217-1219.

[7] Lai CF, et al. *Taiwan Yaoxue Zazhi*, 1978, 30(2): 103-113.

[8] Sekioka T, et al. *Nat Med*, 1995, 49(3): 332-335.

[9] Liu K, et al. *Phytochemistry*, 1992, 31(7): 2573-2574.

[10] 蔡定国，等. 中药通报，1983, 8(6): 30-31.

药理作用及毒性参考文献

[1] 孙绍美，等 . 西北药学杂志，1995, 10(1): 24-26.
[2] 李伟，等 . 兰州医学院学报，2000, 26(4): 3-4.
[3] 蔡定国，等 . 中药通报，1983, 8(6): 30-31.
[4] 刘杰，等 . 河北农业科学，2011, 15(3): 150-154.
[5] 李美丽，等 . 癌症，1993, 12(3): 203-206.

2. 大麻叶泽兰（中国植物志）

Eupatorium cannabinum L., Sp. Pl. 838, 1753.——*E. nodiflorum* Wall.（英 **Hemp Eupatorium**）

多年生草本。高 50–150 cm，茎直立，不分枝或仅在顶端具伞房状花序分枝，被短柔毛，花序枝和花序梗上毛更密。叶具短叶柄；中下部叶三全裂，中央裂片尖，椭圆形或狭披针形，长 6–11 cm，宽 2–3 cm，基部楔形或宽楔形，顶端渐尖或长渐尖；侧生裂片与中裂片同形，上部叶渐小，三全裂或不分裂，下部茎叶花期脱落，全部叶粗涩，较厚，被疏短柔毛和腺点，下面及沿脉毛较密，侧脉 5–6 对，边缘具锯齿。头状花序多数，排成顶生复伞房花序，具 3–7 小花。总苞钟状，总苞片 2–3 层，外层短，卵状披针形，被短柔毛，中、内层较长，具膜质边缘，顶端紫色、花冠紫红色，粉红色或淡白色，外面被黄色腺点。瘦果黑褐色，圆柱形，具 5 肋，具黄色腺点；冠毛白色。

分布与生境　产于江苏、浙江和台湾。可能为引种归化的种。生于山顶、草地或竹林中。俄罗斯、北非洲和欧洲广泛分布。

药用部位　全草。

功效应用　清暑，辟秽，化湿。用于夏季伤暑，发热头痛，脘痞不饥，口苦。

化学成分　根含挥发油[1]。

叶含黄酮类：粗毛豚草素(hispidulin)，柳穿鱼黄素(pectolinarigenin)，楔叶泽兰素(eupafolin)，矢车菊黄素(centaureidin)，棕矢车菊素(jaceosidin)，圣丁素▲(santin)[2]；挥发油[3]。

花含挥发油[3]。

地上部分含倍半萜类：泽兰苦素(eupatoriopicrin)，突柄裂菊素A (eminensin A)[4]，去氢白叶蒿定▲(dehydroleucodin)，3β-过氧大麻叶泽兰内酯▲(3β-peroxyeucannabinolide)[5]，土木香内酯(alantolactone)，异土木香内酯(isoalantolactone)，二氢土木香内酯(dihydroalantolactone)，二氢异土木香内酯(dihydroisoalantolactone)[6]；黄酮类：粗毛豚草素，楔叶泽兰素，黄芪苷(astragalin)，金丝桃苷(hyperoside)，异槲皮苷，芦丁，山奈酚-3-芸香糖苷[7]；生物碱类：刺凌德草碱(echinatine)，仰卧天芥菜碱(supinine)[8]；三萜类：达玛二烯醇乙酸酯(dammaradienyl acetate)[9]，蒲公英赛醇[9]；甾体类：豆甾醇[9]，大麻叶泽兰素(eucanbin)[10]。

药理作用　保肝作用：大麻叶泽兰水提液灌胃，对 CCl_4 导致的大鼠急性肝损伤有保护作用[1]。

抗炎作用：从大麻叶泽兰分离的粗毛豚草素具有抗炎作用[2]。

注评　本种的全草西藏地区作"佩兰"使用，参见佩兰 Eupatorium fortunei Turcz.。傈僳族用于治疗跌打肿痛、外伤出血、疮疡肿毒。

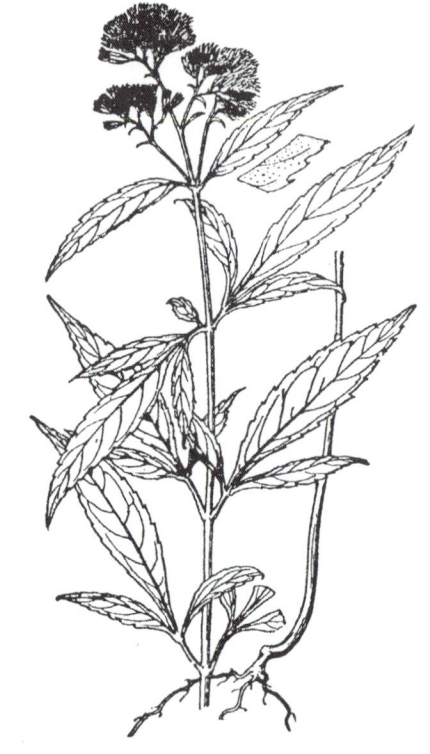

大麻叶泽兰 Eupatorium cannabinum L.
引自《浙江植物志》

化学成分参考文献

[1] Paolini J, et al. *Phytochem Anal*, 2007, 18(3): 235-244.

[2] Stevens JF, et al. *Biochem Syst Ecol*, 1995, 23(4): 451-452.

[3] Judzentiene A. *Journal of Essential Oil Research*, 2007, 19(5): 403-406.

[4] Rucker G, et al. *J Ind Institute Sci*, 2001, 81(3): 333-334.

[5] Rucker G, et al. *Nat Tox*, 1997, 5(6): 223-227.

[6] Kotov AG, et al. *Khim Prir Soedin*, 1990, (3): 411-412.

[7] Elema ET, et al. *Pharmaceutisch Weekblad, Scientific Edition*, 1989, 11(5): 161-164.

[8] Pedersen E. *Phytochemistry*, 1975, 14(9): 2086-2087.

[9] Talapatra SK, et al. *Austral J Chem*, 1974, 27(5): 1137-1142.

[10] Serkerov SV, et al. *Chem Nat Comp*, 2009, 45(3): 374-376.

药理作用及毒性参考文献

[1] Lexa A, et al. *Planta Med*, 1989, 55(2): 127-132.

[2] Chen JJ, et al. *J Nat Prod*, 2011, 74(5): 1021-1027.

3. 林泽兰（中国植物志） 尖佩兰（江苏苏州、贵州），白鼓钉（江西、贵州），野马追（江苏淮阴），升麻、土升麻、秤杆升麻（贵州），佩兰（西藏常用中草药、江苏苏州、湖南），毛泽兰（内蒙古植物志、北京），轮叶泽兰

Eupatorium lindleyanum DC., Prodr. 5: 180. 1836.——*E. kirilowi* Turcz., *E. lindleyanum* DC. f. *aureoreticulatum* Makino（英 **Lindley's Eupatorium**）

多年生草本。高 30–150 cm，茎直立，常自基部分枝或不分枝或具伞房状花序枝，密被白色长柔毛或短柔毛。下部叶花期脱落；中部茎叶椭圆状披针形或线状披针形，长 3–12 cm，宽 0.5–3 cm，不分裂或三全裂，质厚，两面粗糙被白色长或短糙毛和黄色腺点，上面和沿脉的毛密，下面有黄色腺点，基生 3 出脉，基部楔形，顶端尖，向上部叶渐小，全部茎叶基生 3 脉，边缘具深或浅齿，无柄或近无柄。头状花序多数，排成顶生密伞房花序或大复伞房花序，花序径达 20 cm，花序及花序梗密被白色短柔毛。总苞钟状，具 5 小花；总苞片 3 层，覆瓦状，外层短，披针形或宽披针形，中、内部长 5–6 mm，椭圆形或椭圆状披针形，顶端急尖。花冠白色、粉红色或淡紫色，被疏黄色腺点。瘦果黑褐色，椭圆形，具 5 肋；冠毛白色，与花冠等长或较长。花果期 5–12 月。

分布与生境 除新疆外，全国均有分布。生于海拔 200–2600 m 的阴湿处、森林和草地。也分布于日本、朝鲜、俄罗斯、菲律宾。

药用部位 根、茎叶。

功效应用 清肺止咳，化痰平喘，平肝。用于支气管炎，咳嗽痰喘，高血压病。

化学成分 花蕾含挥发油[1]。

地上部分含倍半萜类：野马追内酯(eupalinolide) A、B、C、D、E，3β-乙酰氧基-8β-(4'-羟基巴豆酰氧基)-14-羟基木香内酯[3β-acetoxy-8β-(4'-hydroxytigloyloxy)-14-hydroxycostunolide][2]；黄酮类：芦丁[3]，棕矢车菊素(jaceosidin)，山奈酚，槲皮素，黄芪苷(astragalin)，三叶豆苷(trifolin)，金丝桃苷(hyperoside)[4]；有机酸类：咖啡酸[3]，十六酸[5]；三萜类：蒲公英萜醇棕榈酸酯，蒲公英萜醇乙酸酯，ψ-蒲公英萜醇[3]；甾体类：β-谷甾醇，胡萝卜苷[5]；其他类：腺苷[3]。

全草含倍半萜类：林泽兰内酯(eupalinilide) K[6]、L[6]、M[7]，林泽兰宁(eupalinin) A、B、C、D[8]；黄酮类：山奈酚，槲皮素，芦丁，金丝桃苷[9]；三萜类：蒲公英赛醇乙酸酯，齐墩果烷乙酸酯[9]；甾体类：β-谷甾醇[9]；苯并呋喃类：泽兰素(euparin)[9]；烷烃类：正三十二烷，正三十六烷[9]。

药理作用 抗炎作用：林泽兰水提液灌胃，对油酸致大鼠急性肺损伤有保护作用，能降低急性肺损伤大鼠 BALF 中渗出细胞数、蛋白含量、肺系数、肺含水量和肺血管通透性，减少肺组织炎症因子 TNF-α、IL-6、IL-8 和 MDA 含量，升高血氧分压 (PaO$_2$) 及 SOD 活性[1-2]。

扩张血管作用：林泽兰水提液体外对去氧肾上腺素、KCl 和 CaCl$_2$ 诱发的血管平滑收缩呈抑制作

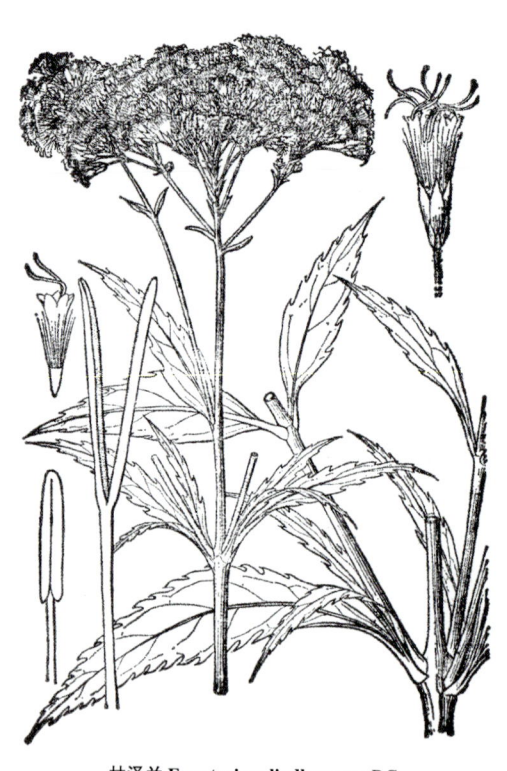

林泽兰 Eupatorium lindleyanum DC.
引自《中国高等植物图鉴》

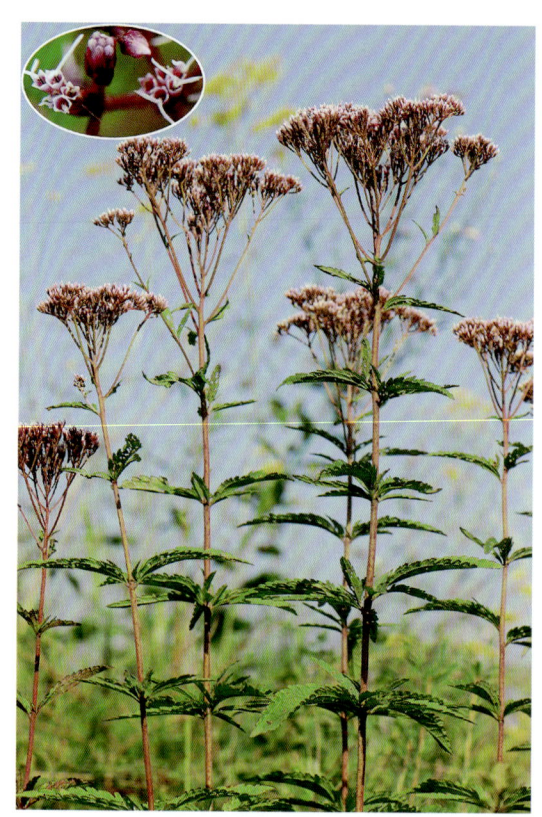

林泽兰 Eupatorium lindleyanum DC.
摄影：周繇

用，其扩血管的作用与抑制外钙内流和内钙释放相关[3]。

降血脂作用：林泽兰水提液和总黄酮灌胃，能降低实验性高脂血症大鼠、小鼠血清胆固醇、三酰甘油及 LDL-C 水平，并升高 HDL-C[4-5]。

抑制平滑肌作用：林泽兰水提液体外对豚鼠离体气管平滑肌的静息张力和乙酰胆碱、组胺、氯化钙、氯化钾、氯化钡所致的收缩都有抑制作用[6]。

镇咳祛痰作用：林泽兰提取液（醇提煮沸法浓缩）灌胃，对氨雾法和枸橼酸致咳小鼠、豚鼠有止咳作用，可延长咳嗽潜伏期，减少咳嗽次数；林泽兰 80% 乙醇提取石油醚萃取部位灌胃，对氨雾法致咳小鼠具有止咳作用；小鼠酚红排泌法试验表明，林泽兰水提液及醇提石油醚萃取部分、三氯甲烷萃取及乙酸乙酯萃取部位均有祛痰作用[7-8]。

平喘作用：林泽兰提取液（醇提煮沸法浓缩）和乙醇提取石油醚萃取部位灌胃，均能缓解雾化氯乙酰胆碱和磷酸组胺混合液所致的豚鼠哮喘症状，延长哮喘潜伏期[7-8]。

抗细菌作用：林泽兰醇提水煮浓缩液体外对金黄色葡萄球菌、大肠埃希菌、铜绿假单胞菌、表皮葡萄球菌、腐生葡萄球菌、中间型葡萄球菌、肺炎链球菌、肺炎克雷伯菌和白色念珠菌有抑制作用[7]。

抗氧化作用：林泽兰类黄酮体外对 2,2- 二苯基 -1- 苦肼基自由基有清除活性[9]。林泽兰口服，对高脂血症大鼠有抗氧化和降低血黏度作用，血清中 SOD 活力升高，MDA 含量降低，NO 含量升高[10]。

毒性及不良反应 林泽兰提取液（醇提煮沸法浓缩）给小鼠灌胃，LD_{50} 为 225.6 g 生药 /kg[11]。

注评 本种为中国药典（1977、2010 年版）和江苏中药材标准（1989）收载"野马追"的基源植物，药用其干燥地上部分；其根入药，称"秤杆升麻"。傣族用根治小儿抽风，全草治小儿头部痒疮。

化学成分参考文献

[1] 陈健,等. 分析科学学报, 2006, 22(4): 485-486.
[2] Yang NY, et al. *J Asian Nat Prod Res*, 2007, 9(4): 339-345.
[3] 杨念云,等. 中国天然药物, 2005, 3(4): 224-227.
[4] 钱士辉,等. 中国中药杂志, 2004, 29(1): 50-52.
[5] 杨念云,等. 中国药科大学学报, 2003, 34(3): 220-221.
[6] Huo J, et al. *J Integr Plant Biol*, 2006, 48(4): 473-477.
[7] Ye G, et al. *Biochem Syst Ecol*, 2008, 36(9): 741-744.
[8] Ito K, et al. *Chem Lett*, 1979, (12): 1469-1472.
[9] 肖晶,等. 中草药, 2004, 35(8): 855-856.

药理作用及毒性参考文献

[1] 杨辉,等. 中国药业, 2010, 19(9): 5-6.
[2] 江舟,等. 中国药房, 2007, 18(27): 2094-2095.
[3] 江涛,等. 中药药理与临床, 2007, 23(5): 124-125.
[4] 周远大,等. 中国药房, 2007, 18(31): 178-179.
[5] 陈万一,等. 第三军医大学学报, 2007, 31(16): 1589-1591.
[6] 唐春萍,等. 中药药理与临床, 2002, 18(6): 30-32.
[7] 周远大,等. 中国药房, 2007, 12(12): 716-718.
[8] 罗宇慧,等. 江苏中医药, 2008, 40(8): 55-57.
[9] 王乃馨,等. 中国食品添加剂, 2010, 12(6): 84-88.
[10] 王柯静,等. 中药药理与临床, 2009, 25(2): 80-82.
[11] 周远大,等. 中国药房, 2005, 16(2): 94-96.

4. 南川泽兰（中国植物志）

Eupatorium nanchuanense Y. Ling et C. Shih in Fl. Reipubl. Popularis Sin. 74: 354. 1985.

（英 **Nanchuan Eupatorium**）

多年生草本。高 30-120 cm；茎直立，淡褐色，分枝斜升。茎枝被白色短柔毛；花序梗毛较密，叶不规则对生，上面深绿色，下面色淡；中部茎叶三全裂；中柄长约 1 cm，中裂片大，椭圆形或披针状椭圆形，长 6-8 cm，基部楔形，羽状深裂，顶端尾状渐尖，基部裂片较大；侧生裂片较小，长 3-5 cm，椭圆形或披针状椭圆形；羽状浅裂或半裂，缺刻状齿；上部叶三全裂或不规则三全裂，侧裂片大小不等；中裂片边缘疏缺刻状锯齿或不分裂，基部叶花期枯萎，全部叶两面被疏贴生白色短毛和黄色腺点。瘦果黑褐色，椭圆形，具 6 棱，顶端被疏微毛；冠毛白色。花果期 6-7 月。

分布与生境 产于重庆南川、云南（大关）。生于海拔 1200-1700 m 的山坡。

药用部位 根。

功效应用 清虚热，消疳积。用于阴虚潮热，小儿疳积。

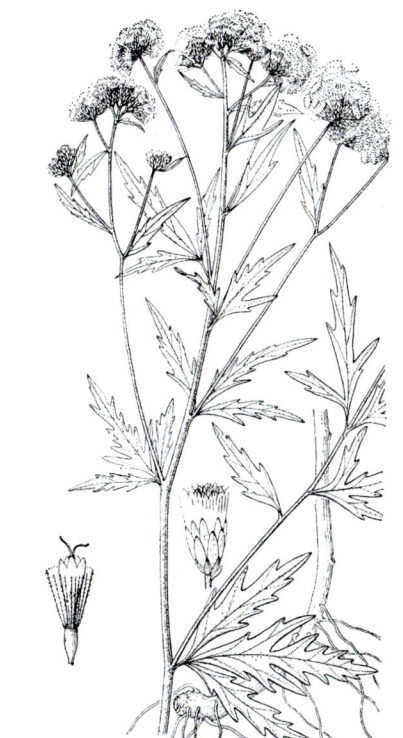

南川泽兰 **Eupatorium nanchuanense** Y. Ling et C. Shih
张泰利 绘

5. 台湾泽兰（中国植物志）

Eupatorium formosanum Hayata, in J. Coll. Sci. Imp. Univ. Tokyo 25: 122. 1908.——*E. cannabinum* L. subsp. *asiaticum* Kitam., *E. formosanum* Hayata var. *quasitripartitum* (Hayata) Kitam., *E. quasitripartitum* Hayata（英 **Taiwan Agrimony**）

多年生草本。高约 2 m，茎直立簇生，枝斜升，花序枝细，伞房状，茎枝被密锈色短柔毛，后变无毛，灰褐色。中部茎叶三深裂；中裂大，裂片披针形，长 10–15 cm，宽 2.5–3 cm，基部楔形，顶端渐尖；侧裂片小，披针形，上部叶渐小，下部叶不分裂，卵形或宽卵形，上面被疏短糙毛，下面有多数黄色腺点，及沿脉被密贴生短柔毛，侧脉 5–7 对，头状花序多数，排成顶生伞房花序，径 8–11 cm。总苞钟状，长约 5 mm；总苞片 3 层，外层椭圆形，长 1–1.5 mm，中、内层较长，狭椭圆形，长约 5 mm；全部总苞片顶端钝，无毛，无腺点，花冠白色。瘦果黑褐色，具 5 棱，无毛，无腺点；冠毛污白色。花果期 7–9 月。

分布与生境　产于台湾。生于海拔 800–2600 m 的林下。日本、菲律宾也有分布。

药用部位　全草。

功效应用　消炎，解热，消积滞，利肠胃，止痢，抗癌。用于肿毒，吐血，跌打损伤，产前水肿，神经痛，肺病发热，经闭，疔疮，感冒，腹痛，霍乱，风湿痛。

化学成分　地上部分含倍半萜类：台湾泽兰内酯(eupaformonin)[1]，泽兰内酯(eupatolide)[2]，台湾泽兰宁▲(eupaformosanin)[3]；酚类：9-O-当归酰基-8,10-去氢麝香草酚(9-O-angeloyl-8,10-dehydrothymol)，9-(3-甲基丁酰基)-8,10-去氢麝香草酚[9-(3-methylbutanoyl)-8,10-dehydrothymol]，1-(2-羟基-4-甲基苯基)丙烷-1,2-二酮[1-(2-hydroxy-4-methylphenyl)propan-1,2-dione]，9-乙酰氧基-8,10-环氧麝香草酚-3-O-巴豆酸酯(9-acetoxy-8,10-epoxythymol-3-O-tiglate)，9-乙酰氧基-8,10-去氢麝香草酚-3-O-巴豆酸酯(9-acetoxy-8,10-dehydrothymol-3-O-tiglate)，9-乙酰氧基-3-O-巴豆酸酯(9-acetoxythymol-3-O-tiglate)，9-羟基-8,10-去氢麝香草酚(9-hydroxy-8,10-dehydrothymol)，9-异丁酰氧基-8,10-去氢麝香草酚(9-isobutyryloxy-8,10-dehydrothymol)，8-甲氧基-9-O-异丁酰麝香草酚(8-methoxy-9-O-isobutyrylthymol)，8-甲氧基-9-O-当归酰麝香草酚(8-methoxy-9-O-angeloylthymol)，10-乙酰氧基-8-羟基-9-O-当归酰麝香草酚(10-acetoxy-8-hydroxy-9-O-angeloylthymol)，3',4',4a',9a'-四氢-6',7'-二甲基螺环[苯并呋喃-3(2H),2'-吡喃-[2,3-b]苯并呋喃]-2,4a'-二醇{3',4',4a',9a'-tetrahydro-6',7'-dimethylspiro[benzofuran-3(2H),2'-pyrano-[2,3-b]benzofuran]-2,4a'-diol}，1-(2-羟基-4-羟甲基苯基)乙烷-1-酮[1-(2-hydroxy-4-hydroxymethylphenyl)ethan-1-one][4]；苯并呋喃类：泽兰苯并呋喃(eupatobenzofuran)，2-羟基-2,6-二甲基苯并呋喃-3(2H)-酮[2-hydroxy-2,6-dimethylbenzofuran-3(2H)-one]，泽兰素(euparin)[4]；二苯基丁烷类：霍夫菊毒素▲Ⅱ (hofmeisterin Ⅱ)[4]；香豆素类：香豆素(coumarin)[4]；三萜类：蒲公英萜醇▲乙酸酯(taraxasterol acetate)[4]；甾体类：豆甾醇(stigmasterol)，β-谷甾醇[4]。

药理作用　抗炎作用：9-乙酰氧基-8,10-环氧麝香草酚-3-O-巴豆酸酯、9-乙酰氧基-8,10-去氢麝香草酚-3-O-巴豆酸酯、9-乙酰氧基-3-O-巴豆酸酯、8-甲氧基-9-O-异丁酰麝香草酚、10-乙酰氧基-8-羟基-9-O-当归酰麝香草酚和 1-(2-羟基-4-羟甲基苯基)乙烷-1-酮等对甲酰-L-蛋氨酰-L-亮氨酰-L-苯丙氨酸(formyl-L-methionyl-L-leucyl-L-phenylalanine, fMLP) 及细胞松弛素 B (CB; cytochalasin B) 诱导的人中性粒细胞超氧阴离子的产生具有抑制作用，其 $IC_{50} \leq 18.4$ μmol/L[1]。9-(3-甲基丁酰基)-8,10-去氢麝香草酚、泽兰苯并呋喃、9-异丁酰氧基-8,10-去氢麝香草酚、10-乙酰氧基-8-羟基-9-O-当归酰麝香草酚和 1-(2-羟基-4-羟甲基苯基)乙烷-1-酮对 fMLP/CB 诱导的人中性粒细胞弹性蛋白酶(elastase) 释放具有抑制作用，其 $IC_{50} \leq 18.3$ μmol/L[1]。

抗肿瘤作用：台湾泽兰内酯对白血病细胞增殖具有抑制活性[2]。

菊科 COMPOSITAE

化学成分参考文献

[1] Lee KH, et al. *Phytochemistry*, 1977, 16(7): 1068-1070.

[2] McPhail AT, et al. *J Chem Soc, Perkin Transactions 2:Phys Org Chem*, 1975, (15): 1798-1801.

[3] Lee KH, et al. *Phytochemistry*, 1977, 16(7): 1068-1070.

[4] Chen JJ, et al. *J Nat Prod*, 2011, 74(5): 1021-1027.

药理作用及毒性参考文献

[1] Chen JJ, et al. *J Nat Prod*, 2011, 74(5): 1021-1027.

[2] Lee KH, et al. *Phytochemistry*, 1977, 16(7): 1068-1070.

6. 多须公（中国植物志） 华泽兰（中国高等植物图鉴），土牛膝（广东），白花泽兰（江西草药），六月雪、白头翁（广东、广西），木泽兰（贵州）

Eupatorium chinense L., Sp. Pl. 837. 1753.——*E. reevesii* Wall., *E. crenatifolium* Hand.-Mazz.
（英 **Chinese Eupatorium**）

多年生草本；高 70-100 cm，或小灌木或亚灌木，多分枝，茎常紫红色，上部分枝伞房状，茎枝被白色柔毛，花序枝及花序梗毛更密。叶无柄或近无柄；中部茎叶卵形或宽卵形，稀卵状披针形，长 4.5-10 cm，宽 3-5 cm；基部圆形，顶端渐尖或钝，羽状脉，两面粗糙，被白色短柔毛及黄色腺点，下面及沿脉毛较密，基部叶花期枯萎，边缘有规则的圆锯齿。头状花序多数，排成顶生大型疏复伞房花序，花序径 20-30 cm，总苞钟形；总苞片 3 层，覆瓦状，外层短，卵形或披针状卵形，外面被短柔毛及疏腺点，中、内层较长，椭圆形或椭圆状披针形，有腺点，花冠白色、粉红色或红紫色，具 5 肋，有腺点；冠毛白色。花果期 6-11 月。

分布与生境 产于安徽、江苏、浙江、福建、河南、陕西、甘肃、湖北、湖南、广东、广西、海南、云南、贵州、四川、台湾。生于海拔 800-1900 m 的林缘、林下、灌丛或山坡草地。

药用部位 根、茎叶。

功效应用 根：清热，利咽，凉血，祛瘀，解毒，消肿。用于咽喉肿痛，白喉，吐血，血淋，赤白下痢，跌打损伤，痈肿疮毒，毒蛇咬伤，水火烫伤。茎叶：清热，解毒，疏肝，活血。用于风热感冒，胸胁胀痛，跌打损伤，痈肿疮毒，毒蛇咬伤。有毒。

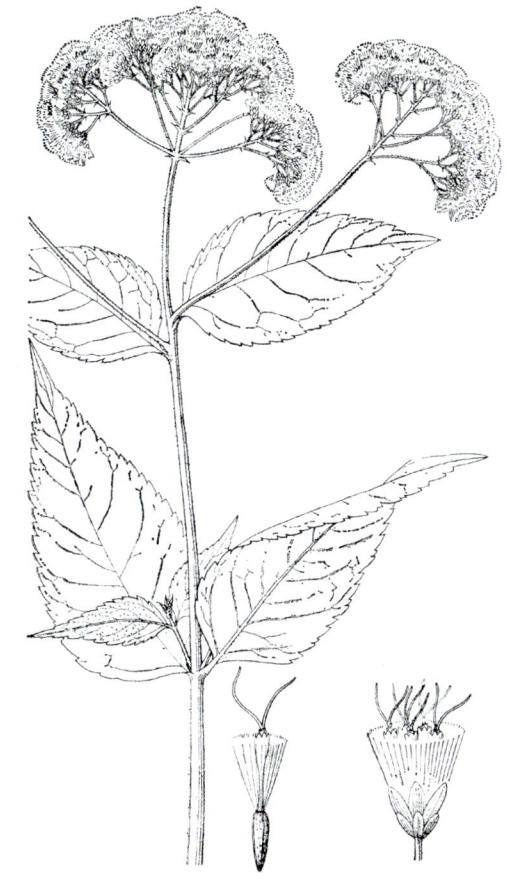

多须公 Eupatorium chinense L.
张泰利 绘

化学成分 地上部分含三萜类：α-香树脂醇，α-香树脂醇乙酸酯，表无羁萜醇(epifriedelinol; epifriedelanol)，无羁萜(friedelin)[1]；有机酸类：棕榈酸[1]，蒲公英赛醇棕榈酸酯；甾体类：β-谷甾醇[1][2]；香豆素类：香豆素(coumarin)[3]；烯烃类：角鲨烯(squalene)，甲基河岸泽兰色烯▲A (methylripariochromene A)[2]。

全草含倍半萜类：华泽兰新内酯▲(eupatochinilide) Ⅰ、Ⅱ、Ⅲ、Ⅳ、Ⅴ、Ⅵ、Ⅶ，林泽兰内酯 B▲(eupalinilide B)，泽兰内酯宁素▲(euponin)[4]，毛叶向日葵素▲(mollisorin) A[4]、B[5]，3-去乙酰林泽兰宁 A (3-deacetyleupalinin A)，雪叶向日葵素▲B (niveusin B)，8β-(4'-乙酰氧基-巴豆酰氧基)-3β-羟基-6Hβ,7Hα-大牻牛儿-1(10)E,4E,11(13)-三烯-6,12-内酯[8β-(4'-acetoxy-tiglyloxy)-3β-hydroxy-6Hβ,7Hα-germacra-1(10)E,4E,11(13)-trien-6,12-olide][4]，华泽兰内酯(eupachinilide) A、B、C、D、E、F、G、H、I、J，白头婆

素D (eupachifolin D)，巴德来金眼菊素▲B (budlein B)，2α-羟基泽兰内酯(2α-hydroxyeupatolide)，锯齿泽兰内酯(eupaserrin)，8β-(4'-羟基巴豆酰氧基)-2β-羟基-1αH,5αH,6βH,7αH-愈创木-3,10(14),11(13)-三烯-6,12-内酯[8β-(4'-hydroxy-tiglyloxy)-2β-hydroxy-1αH,5αH,6βH,7αH-guai-3,10(14),11(13)-trien-6,12-olide][5]，林泽兰宁A (eupalinin A)[6]。

注评 本种为广西中药材标准（1996）收载"广东土牛膝"的基源植物，药用其干燥根；江西中药材标准（1996）收载的"华佩兰"为其干燥全草。瑶族全草外用治毒蛇咬伤、浮肿。

化学成分参考文献

[1] 于德泉，等. 中草药, 1983, 14(3): 100-102.

[2] Gopalakrishnan M, et al. *J Ind Chem Soc*, 1990, 67(11): 930.

[3] Le VH, et al. *Tap Chi Duoc Hoc*, 2003, (6): 12-13.

[4] Yang SP, et al. *Chin J Chem*, 2005, 23(11): 1530-1536.

[5] Yang SP, et al. *J Nat Prod*, 2004, 67(4): 638-643.

[6] Itoh T, et al. *Bioorg Med Chem*, 2008, 16(2): 721-731.

7. 异叶泽兰（中国植物志） 红升麻（云南），红梗草（滇南本草），泽兰、接骨草（云南中草药），大泽兰（四川常用中草药）

Eupatorium heterophyllum DC., Prodr. 5: 180. 1836.——*E. wallichii* DC. var. *heterophyllum* (DC.) Diels（英 **Heterophyllous Eupatorium**）

多年生草本。高 1–2 m，或小灌木状。茎直立，分枝斜升，被白色或污白色短柔毛。花序分枝及花序梗毛较密。中部茎叶较大，三全裂，深裂、浅裂或半裂；总叶柄长 0.5–1 cm，中裂片大，长椭圆形或披针形，长 7–10 cm，宽 2–3.5 cm，基部楔形，顶端渐尖，侧裂片与中裂片同形，较小，有时中部或全部茎叶不分裂，长圆形、长椭圆状披针形或卵形，两面被密黄色腺点，上面粗糙，被白色短柔毛，下面被密绒毛；3–7 对，边缘有深缺刻状圆钝齿；基部叶花期枯萎。头状花序多数，排成顶生复伞房花序；花序径达 25 cm。总苞钟状；总苞片 3 层，外层短，卵形或宽卵形，背面被疏短柔毛，中、内层长椭圆形，全部苞片紫红色，顶端圆钝。花冠白色或微红色，被疏腺点。瘦果黑褐色，长椭圆状，具 5 棱，被腺点，无毛；冠毛白色。花果期 8–10 月。

分布与生境 产于安徽、甘肃、陕西和西南部（四川、云南、贵州、西藏）。生于海拔 1700–3000 m 的林下、林缘草地及河谷。

药用部位 全草、根、叶。

功效应用 根：解表散热。用于感冒发热，头痛。全草：活血调经，活血止痛，除湿利水。用于月经不调，经闭，癥瘕，腹痛，产后恶露不行，水肿，跌打损伤，骨折。叶：用于刀伤。

化学成分 根含噻吩类：1-(3-羟基-5-丙炔基-2-噻吩基)-乙酮[1-(3-hydroxy-5-propyl-2-thienyl)-ethanone]，2-乙酰基-5-(丙基-1-炔基)-噻吩-3-O-β-D-葡萄糖苷[2-acetyl-5-(prop-1-ynyl)-thiophene-3-O-β-D-glucoside][1]；苯并呋喃类：泽兰素(euparin)，二氢泽兰素(dihydroeuparin)，泽兰酮▲(euparone)，(2S-反式)-1-[2,3-二氢-6-羟基-3-甲氧基-2-(1-甲基乙烯基)-5-苯并呋喃]-乙酮{(2S-trans)-1-[2,3-dihydro-6-hydroxy-3-methoxy-2-(1-methylethenyl)-5-benzofuranyl]-ethanone}，1-[6-羟基-2-(1-羟甲基乙烯基)-5-苯并呋喃]-乙酮{1-[6-hydroxy-2-[1-(hydroxymethyl)ethenyl]-5-benzofuranyl]-ethanone}，(2S-反式)-1-[2,3-二氢-3,6-二羟基-2-(1-甲基乙烯基)-5-苯并呋喃]-乙酮{(2S-trans)-1-[2,3-dihydro-3,6-dihydroxy-2-(1-methylethenyl)-5-benzofuranyl]-

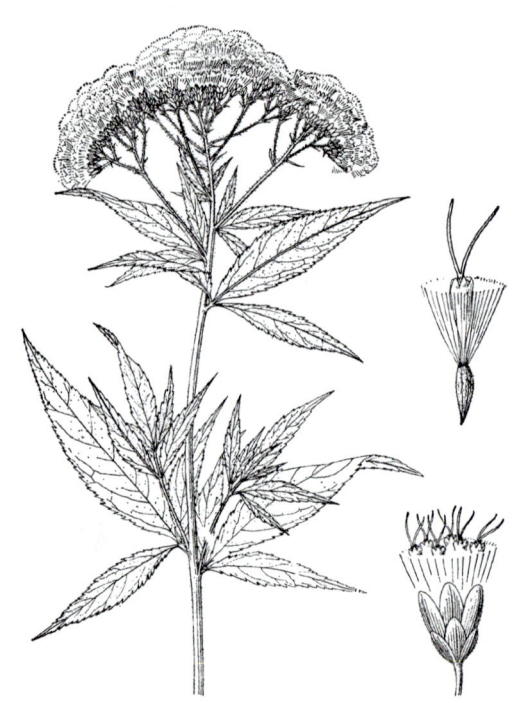

异叶泽兰 Eupatorium heterophyllum DC.
张泰利 绘

ethanone}，1-[2-(1,2-二羟基-1-甲基乙基)-6-羟基-5-苯并呋喃]-乙酮{1-[2-(1,2-dihydroxy-1-methylethyl)-6-hydroxy-5-benzofuranyl]-ethanone}，1-[5-羟基-2-(1-甲基乙烯基)-4-苯并呋喃]-乙酮{1-[5-hydroxy-2-(1-methylethenyl)-4-benzofuranyl]-ethanone}，1-[4-羟基-3-甲氧基-5-(3-甲基-3-丁烯-1-炔-1-基)苯基]-乙酮{1-[4-hydroxy-3-methoxy-5-(3-methyl-3-buten-1-yn-1-yl)phenyl]-ethanone}，1-[3,4-二甲氧基-5-(3-甲基-3-丁烯-1-炔-1-基)苯基]-乙酮{1-[3,4-dimethoxy-5-(3-methyl-3-buten-1-yn-1-yl)phenyl]-ethanone}，(-)-1-[6-羟基-2-(2-羟基-1-甲氧基-1-甲基乙基)-5-苯并呋喃]-乙酮{(-)-1-[6-hydroxy-2-(2-hydroxy-1-methoxy-1-methylethyl)-5-benzofuranyl]-ethanone}[1]；丁烯酸衍生物类：1-(3,3-二甲基环氧乙基)-7-羟基-3,7-二甲基-3,5,8-壬三烯基-2-甲基-2-丁酸酯[1-(3,3-dimethyloxiranyl)-7-hydroxy-3,7-dimethyl-3,5,8-nonatrienyl-2-methyl-2-butenoic acid ester]，(2Z)-相对-(-)-(2R,3S)-5-乙酰基-2,3-二氢-7-甲氧基-2-(1-甲基乙烯基)-3-苯并呋喃-2-甲基-2-丁烯酸酯{(2Z)-rel-(-)-(2R,3S)-5-acetyl-2,3-dihydro-7-methoxy-2-(1-methylethenyl)-3-benzofuranyl-2-methyl-2-butenoic acid ester}[1]。

注评 本种为"红梗草"的基源植物，药用其全草。苗族、壮族、景颇族、彝族也药用，全草主要用于治跌打肿痛、风湿骨痛、骨折。

化学成分参考文献

[1] Saito Y, et al. *Nat Prod Commun*, 2011, 6(3): 361-366.

8. 白头婆（中国植物志） 泽兰（中国高等植物图鉴），孩儿菊（福建、湖南），六月雪（江西、海南），麻婆娘（湖北），秤杆草（四川常用中草药），单叶佩兰（浙江）

Eupatorium japonicum Thunb., Fl. Jap. 307. 1784.——*E. fortunei* Turcz. var. *simplicifolium* (Makino) Nakai, *E. chinense* L. var. *simplicifolium* (Makino) Kitam.（英 **Japanese Eupatorium**）

8a. 白头婆（模式变种）

Eupatorium japonicum Thunb. var. **japonicum**

多年生草本。高50–200 cm，茎直立，不分枝或仅上部有伞房状分枝，被白色短柔毛。叶柄长1–2 cm，中部茎叶椭圆形、卵状长椭圆形或披针形，长6–20 cm，宽2–6.5 cm，基部宽或狭楔形，顶端渐尖，侧脉7对，上部及下部渐小，基部叶花期枯萎，两面粗糙，被长或短柔毛和黄色腺点，边缘有粗或黑粗锯齿。头状花序在茎枝端排成密伞房花序；花序径3–6 cm，稀有大复伞房花序，径达20 cm。总苞钟状，具5个小花；总苞片3层，外层披针形，中、内层渐长，长椭圆形或椭圆状披针形，绿色或带紫红色，顶端钝或圆形。花冠白色或粉红色，被黄色腺点。瘦果淡黑褐色，椭圆形，具5棱，被腺点，无毛；冠毛白色。花果期6–11月。

分布与生境 产于东北、山东、山西、陕西、河南、江苏、浙江、湖南、湖北、安徽、福建、江西、广东、四川、云南、贵州。生于海拔800–2000 m的山坡草地、林下、湿地和水边。也分布于日本、朝鲜。

药用部位 全草或根。

功效应用 祛暑发表，化湿和中，理气活血，解毒。用于夏伤暑湿，发热头痛，胸闷腹胀，消化不良，咳嗽，月经不调，跌打损伤，痈肿，蛇咬伤。现代亦用于胃肠炎，咽喉炎，扁桃体炎。

化学成分 根含苯并呋喃类：泽兰素(euparin)[1]。

叶含倍半萜类：泽兰内酯宁素▲(euponin)[2]；香豆素类：香豆素[2]；醌类：麝香草氢醌(thymohydroquinone)[3]。

全草含挥发油：主要成分为β-石竹烯(β-caryophyllene)，α-水芹烯(α-phellandrene)，大牻牛儿烯D(germacrene D)，β-倍半水芹烯(β-sesquiphellandrene)，香豆素(coumarin)，α-葎草烯(α-humulene)，对聚伞花素(p-cymene)，β-毕橙茄油烯(β-cubebene)，麝香草酚甲醚(thymol methyl ether)[4]。

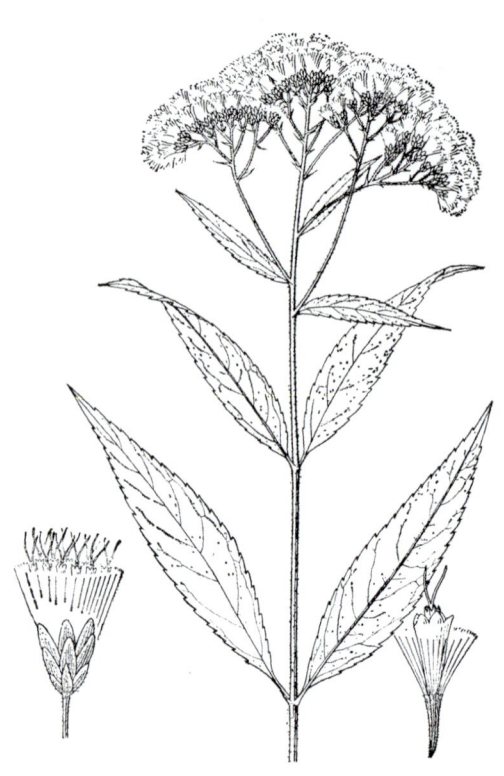

白头婆 Eupatorium japonicum Thunb. var. japonicum
张泰利 绘

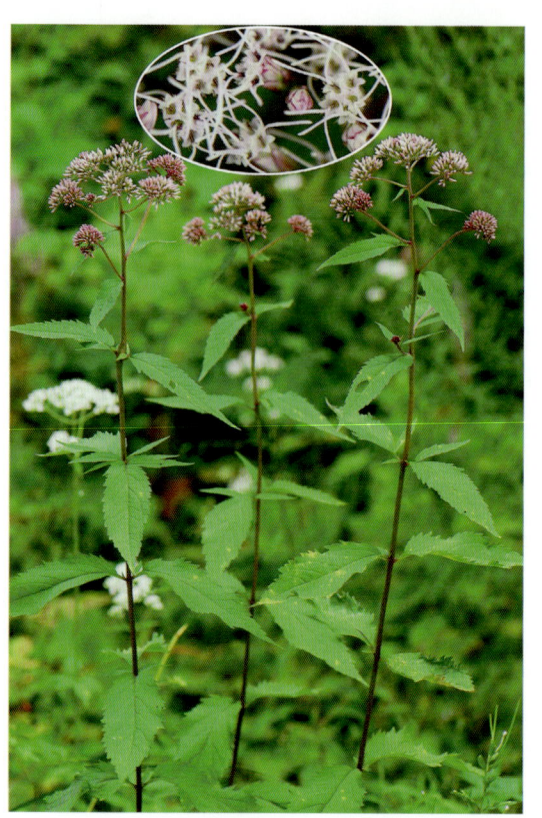

白头婆 Eupatorium japonicum Thunb. var. japonicum
摄影：周䋫

注评 本种为"秤杆草"的基源植物，药用其全草或根。佤族、彝族、傈僳族、侗族、苗族、仡佬族、瑶族、壮族、傣族和拉祜族也药用，除拉祜族用全株治感冒、高热、小儿惊风、乳腺炎、麻疹，彝族用全草治寒湿内积、喘咳胸痛、咽喉肿痛、疹发不透、肛肠脱垂、鼻痔潮红外，其余民族用全草的主要用途同功效应用项。

化学成分参考文献

[1] Nakaoki T, et al. *Yakugaku Zasshi*, 1958, 78: 557-558.

[2] Nakajima S, et al. *Agric Biol Chem*, 1980, 44(12): 2893-2899.

[3] Shimada H, et al. *Yakugaku Zasshi*, 1957, 77: 1246-1247.

[4] 杨再波，等. 中国药学杂志，2008, 43(15): 1188-1190.

8b. 白头婆三裂变种（中国植物志） 三裂叶白头婆（云南植物志）

Eupatorium japonicum Thunb. var. **tripartitum** Makino in Bot. Mag. (Tokyo) 23: 142, 1909.——*E. fortunei* Turcz. var. *triparticum* (Makino) Nakai（英 **Tripartite Japanese Eupatorium**）

叶三全裂，中裂大，椭圆形或椭圆状披针形，与模式变种不同。

分布与生境 产于安徽、江西、四川。生于海拔 1650–2900 m 的林下、林缘、灌丛和草坡。

药用部位 茎、叶。

功效应用 活血通络，清热解毒，健胃消食。用于痈肿疮疡，食积腹胀。

11. 紫茎泽兰属 Ageratina Spach

多年生草本或亚灌木。叶对生，稀互生，椭圆形至三角形，通常具锯齿或圆齿，具腺点。头状花序少至多数，排成伞房花序。总苞钟形；总苞片2层，近等长，非覆瓦状或近覆瓦状，具2肋或不明显具肋，花序托稍凹，无毛或具毛，小花10至多数。花药圆柱形，基部钝，花柱基部常扩大，花柱分枝线形，具乳头状毛，通常具腺点。瘦果圆柱形或纺锤形，具刚毛或腺点，冠毛1层，糙毛状，通常易脱落。

约265种，分布于南北美洲，以中、南美洲最为集中，我国有1外来种，在云南已归化逸为野生，药用。

1. 紫茎泽兰（云南植物名录） 解放草、马鹿草、破坏草、黑头草、大泽兰（云南）

Ageratina adenophora (Spreng.) R. M. King et H. Rob, Phytologia 10: 211. 1970.——*Eupatorium adenophorum* Spreng., *E. coeleslinum* auct. non L.（英 **Grandulee Ageratina**）

多年生草本或亚灌木。高30–90 cm，茎直立，紫红色，枝对生，被白色或锈色腺状柔毛，上部及花序梗毛更密，下部花期变无毛。叶对生，具长柄，叶柄三角状卵形或菱状卵形，长4–10 cm，宽2–7 cm，先端急尖至渐尖，基部楔形或微心形，边缘具圆锥齿，基出3脉，两面疏生短腺毛，沿脉毛更密。头状花序径4–6 mm，具40–50个小花，多数排成顶生伞房花序或复伞房花序。总苞宽钟形；总苞片2层，近等长，线形或线状披针形，顶端渐尖，背面具2条纵肋，被疏短腺毛，花序托稍凸起，无毛，花白色或淡紫色。瘦果黑褐色，狭椭圆形，具5肋，无毛及腺点；冠毛白色，刚毛状，与花冠等长，基部连合。花果期2–5月。

分布与生境 原产于墨西哥，在我国广西、贵州和云南已归化。生于海拔900–2200 m的山坡路边、湿地。美洲、太平洋岛屿、中南半岛、菲律宾、印度尼西亚、澳大利亚广泛生长。

药用部位 全草。

功效应用 全草：清热解毒，活血调经。用于感冒发热，月经失调，跌打损伤，疟疾，脱肛；外用治稻田皮炎，疔疮，脚气，无名肿毒。

化学成分 花含挥发油，主要成分为：紫穗槐-4,7-二烯-11-醇(amorpha-4,7-dien-11-ol)，紫穗槐-4,7(11)-二烯[amorpha-4,7(11)-diene]，5,8-环氧紫槐穗-3,7(11)-二烯[5,8-epoxyamorpha-3,7(11)-diene]，紫穗槐-4-烯-3,8-二酮(amorph-4-en-3,8-dione)，紫茎泽兰萜酮▲(eupatorenone)，克拉文洛醇▲(kolavelool)，克拉文醇(kolavenol)，α-蒎烯(α-pinene)，β-蒎烯(β-pinene)，龙脑(borneol)，龙脑乙酸酯(bornyl acetate)，芳樟醇(linalool)，樟烯(camphene)，柠檬烯(limonene)，反式-石竹烯(trans-caryophyllene)，α-水芹烯(α-phellandrene)，对聚伞花素(p-cymene)，橙花醇乙酸酯(neryl acetate)，α-桉叶醇(α-eudesmol)，α-杜松醇(α-cadinol)，(Z)-茉莉酮[(Z)-jasmone]，百里香醌(thymoquinone)，α-没药醇(α-bisabolol)，2-蒈烯(2-carene)，对聚伞花素-8-醇(p-cymen-8-ol)，顺式-香芹醇(cis-carveol)，橙花醇异丁酸酯(neryl-isobutyrate)，橙花醇-3-甲基丁酸酯(neryl-3-methylbutyrate)，β-波旁老鹳草烯(β-bourbonene)，百里香酚-异丁酸酯(thymol-isobutyrate)，匙叶桉油烯醇(spathulenol)，10-表-γ-桉叶醇(10-epi-γ-eudesmol)，β-没药醇(β-bisabolol)，β-反式-香柑油烯(β-trans-bergamotene)，去甲氧基加州脆枝菊素▲(desmethoxyencecalin)，加州脆枝菊素▲(encecalin)，大牻牛儿烯D (germacrene D)，双环大牻牛儿烯(bicyclogermacrene)，γ-姜黄烯(γ-curcumene)，β-榄香醇(β-elemol)，橙花醇-2-甲基丁酸酯(neryl-2-methylbutyrate)，倍半香桧烯(sesquisabinene)，顺式-倍半香桧烯水合物(cis-sesquisabinene hydrate)，反式-倍半香桧烯水合物(trans-sesquisabinene hydrate)，姜烯醇(zingiberenol)，异百里香醇-异丁酸酯(isothymol isobutyrate)，外向-异樟醇乙酸酯 (exo-isocamphanyl acetate)，8,9-去氢百里香醇(8,9-dehydrothymol)，8,9-去氢百里香醇-异丁酸酯(8,9-dehydrothymol-isobutyrate)[1]。

地上部分含单萜类：(-)-(1R*,2S,*4R*,5S*)-3,3-二甲基-5-羟基双环[2,2,1]庚-2-甲醇{(-)-(1R*,2S,*4R*,5S*)-3,3-dimethyl-5-hydroxybicyclo[2,2,1]hept-2-ylmethanol}，5 - 外羟基龙脑 (5-exohydroxyborneol)[2]；倍半萜类：(-)-(5S*,6S*,7S*,9R*,10S*)-7-羟基-5,7-表二氧代杜松-3-烯-2-酮[(-)-(5S*,6S*,7S*,9R*,10S*)-7-hydroxy-5,7-epidioxycadinan-3-ene-2-one]，(+)-(5S*,6R*,9R*,10S*)-5,6-二羟基杜松-3-烯-2,7-二酮[(+)-(5S*,6R*,9R*,

10*S*)-5,6-dihydroxycadinan-3-ene-2,7-dione]，7-羟基-7,12-表二氧代杜松-3,6(11)-烯-2-酮 [7-hydroxy-7,12-epidioxycadinan-3,6(11)-dien-2-one]，杜松-3-烯-6,7-二醇(cadinan-3-ene-6,7-diol)，9β-羟基紫茎泽兰酮▲(9β-hydroxyageraphorone)，9-氧代紫茎泽兰酮▲(9-oxoageraphorone)，2-去氧-2-乙酰氧基-9-氧代紫茎泽兰酮▲(2-deoxo-2-acetyloxy-9-oxoageraphorone)，2-乙酰氧基-3,4,6,11-四氢杜松烷(2-acetyloxy-3,4,6,11-tetradehydrocadinan)，去氢白菖烯-3,7-二醇(calamenene-3,7-diol)[2]，9-氧代-10,11-去氢紫茎泽兰酮▲(9-oxo-10,11-dehydroageraphorone)[3]；挥发油：GC-MS法鉴定78个化合物，单萜类占32.1%，倍半萜类占44.3%；主要成分为：对聚伞花素(11.6%)；其他成分包括：α-松油醇(α-terpineol)，γ-松油烯(γ-terpinene)，牻牛儿基丙烯酸酯(geranyl propionate)，牻牛儿醇(geraniol)，牻牛儿基正丁酸酯(geranyl n-butyrate)，牻牛儿基异戊酸酯(geranyl isovalerate)，樟烯水合物(camphene hydrate)，α-姜烯(α-zingiberene)，α-花侧柏烯(α-cedrene)，蓝桉醇(globulol)，甲基蒌叶酚(methyl chavicol)，反式-杜松醇(trans-sabinol)，β-没药烯(β-bisabolene)，香芹酚(carvacrol)，3-对薄荷烯(3-p-menthene)，对薄荷-1,5-二烯-8-醇(p-mentha-1,5-dien-8-ol)，β-花侧柏烯(β-cedrene)，γ-桉叶醇(γ-eudesmol)，绿花白千层醇(viridiflorol)，对聚伞花素-7-醇(p-cymen-7-ol)，蒿酮(artemisia ketone)，萜品油烯(terpinolene)，麝香草酚甲醚(thymyl methyl ether)，松香草醇乙酸酯(pinocarvyl acetate)，间聚伞花素(m-cymenene)，反式-香草醇乙酸酯(trans-carvyl acetate)，石竹烯氧化物(caryophyllene oxide)，顺式-蔷薇氧化物(cis-rose oxide)，顺式-橙花叔醇(cis-nerolidol)，马鞭草烯(verbenene)，α-新车轴草烯(α-neoclovene)，间聚伞花素-8-醇(m-cymen-8-ol)，表-α-杜松醇(epi-α-cadinol)，松香芹醇(pinocarveol)，香芹醇甲醚(carvacryl methyl ether)，表-α-木萝醇(epi-α-muurolol)，α-葎草烯(α-humulene)，β-萜品醇乙酸酯(β-terpinyl acetate)，(*Z*)-γ-甜没药烯[(*Z*)-γ-bisabolene]，反式-α-香柑油烯(trans-α-bergamotene)，顺式-α-香柑油烯(cis-α-bergamotene)，顺式-柠檬烯氧化物(cis-limonene oxide)，α-依兰烯(α-ylangene)，10-表-γ-桉叶醇(10-epi-γ-eudesmol)，顺式-香桧烯水合物(cis-sabinene hydrate)，1,3,8-对薄荷三烯(1,3,8-p-menthatriene)，反式-β-金合欢烯(trans-β-farnesene)，顺式-β-金合欢烯(cis-β-farnesene)，β-倍半水芹烯(β-sesquiphellandrene)，δ-榄香烯(δ-elemene)，双环大牻牛儿烯(bicyclogermacrene)，β-岩兰草烯(β-vetivenene)，γ-姜黄烯(γ-curcumene)，顺式-对薄荷-2-烯-1-醇(cis-p-menth-2-en-1-ol)，杜松-1,4-二烯(cadina-1,4-diene)，1,7-二-表-α-花侧柏烯(1,7-di-epi-α-cedrene)，β-古芸烯(β-gurjunene)，表-α-没药醇(epi-α-bisabolol)，去氢-1,8-桉叶素(dehydro-1,8-cineole)，α-蒎烯，β-蒎烯，内向-龙脑乙酸酯(endo-bornyl acetate)，芳樟醇，樟烯，反式-石竹烯，麝香草酚，柠檬烯，α-水芹烯，龙脑，匙叶桉油烯醇，大牻牛儿烯D，橙花醇乙酸酯[4]。

药理作用 致敏作用：紫茎泽兰花粉水提液腹腔注射对小鼠具有致敏作用[1]。

毒性及不良反应 紫茎泽兰醇提物对孕鼠具有胚胎毒性和母体毒性[2]。紫茎泽兰醇提取的9-羰基-10,11-去氢泽兰酮灌胃，对小鼠具有肝细胞毒性；紫茎泽兰醇提取物灌胃，对大鼠具有肝细胞毒性[3-4]。紫茎泽兰干粉和醇提物灌胃，对小鼠肝、肾、肺、心脏和脾都有不同程度的病理损害；对家兔眼和皮肤具有刺激作用；醇提物小鼠灌胃 LD_{50} > 5000 mg/kg[5-7]。

化学成分参考文献

[1] Weyerstahl P, et al. *Flavour and Fragrance Journal*, 1997, 12(6): 387-396.

[2] Zhao X, et al. *J Agric Food Chem*, 2009, 57(2): 478-482.

[3] Bhardwaj R, et al. *J Biochem Mol Toxicol*, 2001, 15(5): 279-286.

[4] Pala-Paul J, et al. *J Chromatogr A*, 2002, 947(2): 327-331.

药理作用及毒性参考文献

[1] 方润琪，等. 云南医药，2004, 25(6): 466-467.

[2] 李厚勇，等. 中国公共卫生，2011, 27(12): 1593-1594.

[3] Oelrichs PB, et al. *J Nat Toxins*, 1995, 3(5): 350-354.

[4] Kaushala V, et al. *Toxicon*, 2001, 3(5): 615-619.

[5] 高平，等. 四川动物，2005, 24(1): 87-89.

[6] 董强，等. 西北大学学报(自然科学版)，2011, 41(3): 470-472.

[7] 李厚勇，等. 毒理学杂志，2010, 24(4): 334-335.

12. 一枝黄花属 Solidago L.

多年生草本，少有亚灌木。叶互生，通常具锯齿状齿。头状花序小，辐射状；在茎上部排成塔状或穗状圆锥花序。总苞狭钟形或椭圆形；总苞片多层，覆瓦状；花序托小，蜂窝状，小花黄色，稀白色，舌状花1层，舌片短，管状花管状，具5齿裂，全部结实，花药基部钝；花柱分枝扁平，具披针形的附片。瘦果长圆状倒卵形，无毛或被微毛；冠毛多数，细毛状，1–2层。

全属约150种，分布于北美洲，少数也分布于欧亚和南美洲。我国有4种及1变种，均为药用。

分种检索表

1. 头状花序，直径3 mm以下；花序枝单面着生，常弯曲 ·················· **1. 加拿大一枝黄花 S. canadensis**
1. 头状花序大，直径6–10 mm，花序枝直立，周面着生的总状或圆锥花序，有时密集成复头状花序。
   2. 总苞片顶端圆形或圆钝 ··· **2. 钝苞一枝黄花 S. pacifica**
   2. 总苞片顶端长渐尖或急尖。
      3. 头状花序较小，径6–9 mm，长6–8 mm；叶质地较厚 ············ **3. 一枝黄花 S. decurrens**
      3. 头状花序较大，径约10 mm，长10–12 mm；叶质地薄 ············ **4. 毛果一枝黄花 S. virgaurea**

本属药用植物以含萜类化合物为主，比较有特性的是二萜类化合物，如一枝黄花内酯(solidagolactone) Ⅱ (**1**)、Ⅲ (**2**)、Ⅴ (**3**)、Ⅶ (**4**)，3,4-二氢-3,4-环氧一枝黄花内酯Ⅲ (3,4-dihydro-3,4-epoxy-solidagolactone Ⅲ, **5**)，2β-羟基一枝黄花内酯Ⅴ (2β-hydoxysolidagolactone V, **6**)，3,4-二氢-3-氧代-一枝黄花内酯Ⅱ (3,4-dihydro-3-oxo-solidagolactone Ⅱ, **7**)，3,4-二氢-3-氧代一枝黄花内酯Ⅲ (3,4-dihydro-3-oxo-solidagolactone Ⅲ, **8**)，结构变化多样。此外，还含有倍半萜、三萜和黄酮等类型化合物。

1: R=Angeloyl
2: R=Tigloyl
3
4: R=Angeloyl
5: R=Tigloyl
6
7: R=Angeloyl
8: R=Tigloyl

1. 加拿大一枝黄花（中国植物志） 金棒草（中国植物志）

Solidago canadensis L., Sp. Pl. 879. 1753.（英 **Canadian Goldenrod**）

多年生草本，根状茎粗壮，横走。茎直立，高达2.5 m，不分枝或上部少分枝，上部被绒毛。茎中、下部叶具柄，线状披针形或披针形，长8–12 cm，宽1–2 cm，基部狭楔状，下延成翅，先端长渐尖，边缘具细尖锯齿，两面无毛，上面叶渐小，无柄，长椭圆状披针形。头状花序极小，长4–6 mm，多数，生于弯曲的花序枝一侧，排成狭圆锥花序。总苞筒状钟形，长3–4 mm，先端钝或稍尖，背面被短柔毛，中、内层狭披针形，长3 mm，先端渐尖，被缘毛。舌状花黄色，管状花长4 mm，上端5齿裂。瘦果圆柱形，被疏柔毛，冠毛白色，糙毛状。花果期8–10月。

分布与生境　原产于北美。在我国的公园及植物园广泛引种栽培，供观赏。

药用部位　全草。

功效应用　清热解毒，疏风清热，消肿止痛，利尿。用于风热感冒头痛，咽喉肿痛，肺热咳嗽，百日咳，咳血，疮疡肿毒，蛇虫咬伤，外伤出血，手足癣，小便不利。

化学成分　根含二萜类：13Z-7α-乙酰氧基克拉文酸(13Z-7α-acetoxylkolavenic acid)，(-)-克拉文醇[(-)-kolavenol]，(-)-一枝黄花酸[(-)-solidagonic acid]，对映-3E-13-克罗烷二烯-15-酸(*ent*-3E-13-

clerodadien-15-oic acid)，6-当归酰氧基克拉文酸(6-angeloyloxykolavenic acid)，6-巴豆酰氧基克拉文酸(6-tigloyloxykolavenic acid)，一枝黄花内酯(solidagolactone)[1]；炔类：(2E,8Z)-10-[(2Z)-2-甲基-1-氧代-2-丁烯酰氧基]-2,8-癸二烯-4,6-二炔酸甲酯{(2E,8Z)-10-[(2Z)-2-methyl-1-oxo-2-butenyloxy]-2,8-decadiene-4,6-diynoic acid methyl ester}，顺式-2-癸烯-4,6,8-三炔酸甲酯{cis-2-decene-4,6,8-triynoic acid methyl ester}，去氢母菊炔内酯{dehydromatricaria lactone}，(2Z,8Z)-10-[(2Z)-2-甲基-1-氧代-2-丁烯酰氧基]-2,8-癸二烯-4,6-二炔酸甲酯{(2Z,8Z)-10-[(2Z)-2-methyl-1-oxo-2-butenyloxy]-2,8-decadiene-4,6-diynoic acid methyl ester}，(2Z,8Z)-10-[(2E)-2-甲基-1-氧代-2-丁烯酰氧基]-2,8-癸二烯-4,6-二炔酸甲酯{(2Z,8Z)-10-[(2E)-2-methyl-1-oxo-2-butenyloxy]-2,8-decadiene-4,6-diynoic acid methyl ester}[1]；挥发油：主要成分为麝香草酚(thymol)，α-可巴烯(α-copaene)，香芹酚(carvacrol)[2]。

根和茎含三萜类：3β-(3R-乙酰氧基十六烷酰氧基)-羽扇豆-20(29)-烯[3β-(3R-acetoxyhexadecanoyloxy)-lup-20(29)-ene]，3β-(3-氧代十六烷酰氧基)-羽扇豆-20(29)-烯[3β-(3-ketohexadecanoyloxy)-lup-20(29)-ene]，3β-(3R-乙酰氧基十六烷酰氧基)-29-去甲-羽扇豆-20-酮[3β-(3R-acetoxyhexadecanoyloxy)-29-nor-lupan-20-one]，3β-(3-十六烷酰氧基)-29-去甲-羽扇豆-20-酮[3β-(3-hexadecanoyloxy)-29-nor-lupan-20-one]，羽扇豆醇(lupeol)，羽扇豆醇乙酸酯(lupeyl acetate)，α-香树脂醇乙酸酯(α-amyrin acetate)，熊果酸(ursolic acid)，环木菠萝烯醇(cycloartenol)，环木菠萝烯醇棕榈酸酯(cycloartenyl palmitate)[3]；甾体类：豆甾醇(stigmasterol)[3]。

叶含挥发油：主要成分为δ-榄香烯(δ-elemene)，β-榄香烯(β-elemene)，β-石竹烯(β-caryophyllene)，α-葎草烯(α-humulene)，δ-芹子烯(δ-selinene)，大牻牛儿烯D (germacrene D)，喇叭烯氧化物Ⅱ(ledene oxide-Ⅱ)[4]。

花含二萜类：加拿大一枝黄花内酯(solicanolide)[5]，6β-当归酰克拉文酸(6β-angeloyloxykolavenic acid)，6β-巴豆酰克拉文酸(6β-tigloyloxykolavenic acid)[6]，一枝黄花二萜烯酮(solidagenone)，表一枝黄花二萜烯酮醚(epi-solidagenone ether)[7]；黄酮类：槲皮素(quercetin)[5]；苯丙素类：3-O-咖啡酰奎宁酸(3-O-caffeoylquinic acid)，新绿原酸(neochlorogenic acid)，5-O-咖啡酰奎宁酸(5-O-caffeoylquinic acid)，绿原酸(chlorogenic acid)，4,5-二-O-咖啡酰奎宁酸(4,5-di-O-caffeoylquinic acid)，3,5-二-O-咖啡酰奎宁酸(3,5-di-O-caffeoylquinic acid)，3,4-二-O-咖啡酰奎宁酸(3,4-di-O-caffeoylquinic acid)[5]。

地上部分含三萜皂苷类：3β-[(O-α-L-吡喃阿拉伯糖基-(1→3)-O-α-L-吡喃阿拉伯糖基-(1→4)-O-[α-L-吡喃鼠李糖基-(1→3)-α-L-吡喃阿拉伯糖基-(1→3)]-O-α-L-吡喃鼠李糖基-(1→3)-O-[O-β-D-吡喃葡萄糖基-(1→4)-α-L-吡喃鼠李糖基-(1→2)]-O-α-L-吡喃鼠李糖基-(1→3)-β-D-吡喃葡萄糖基)氧基]-2β,23-二羟基-齐墩果酸{3β-[(O-α-L-arabinopyranosyl-(1→3)-O-α-L-arabinopyranosyl-(1→4)-O-[α-L-rhamnopyranosyl-(1→3)-α-L-arabinopyranosyl-(1→3)]-O-α-L-rhamnopyranosyl-(1→3)-O-[O-β-D-glucopyranosyl-(1→4)-α-L-rhamnopyranosyl-(1→2)]-O-α-L-rhamnopyranosyl-(1→3)-β-D-glucopyranosyl)oxy]-2β,23-dihydroxy-oleanolic acid}[8]，加拿大一枝黄花皂苷(canadensissaponin) Ⅰ、Ⅱ、Ⅲ、Ⅳ、Ⅴ、Ⅵ、Ⅶ、Ⅷ[10]；黄酮类：2'-羟基-4',6'-二-O-β-D-吡喃葡萄糖基-丁酰酚酮(2'-hydroxy-4',6'-di-O-β-D-glucopyranosyl-butyrrophenone)[11]，3-O-(β-D-吡喃葡萄糖苷-6''-乙酰基)-异鼠李素[3-O-(β-D-glucopyranoside-6''-acetyl)-isorhamnetin]，3-O-(β-D-吡喃葡萄糖苷-6''-乙酰基)-槲皮素[3-O-(β-D-glucopyranoside-6''-acetyl)-quercetin]，异鼠李素-3-O-β-D-吡喃葡萄糖苷(isorhamnetin-3-O-β-D-glucopyranoside)[12]，槲皮素(quercetin)，山奈酚(kaempferol)，芦丁(rutin)，异鼠李素(isorhamnetin)，异鼠李素-3-葡萄糖基鼠李糖苷(isorhamentin-3-glucorhamnoside)[13]，异槲皮苷(isoquercitrin)[14]；倍半萜类：(-)-大牻牛儿烯D[(-)-germacrene D]，6-表-β-荜澄茄烯(6-epi-β-cubebene)，6-表-α-荜澄茄烯(6-epi-α-cubebene)[15]。

全草含二萜类：3β,4α-二羟基-6β-当归酰-13Z-烯-15,16-克罗烷内酯(3β,4α-diol-6β-angeloxy-cleroda-13Z-en-15,16-olide)，3β,4α-二羟基-6β-巴豆酰氧基-13Z-烯-15,16-克罗烷内酯(3β,4α-diol-6β-tigloyoxy-cleroda-13Z-en-15,16-olide)[16]；生物碱类：3-甲酰吲哚(3-formylindole)[16]；黄酮类：山奈酚，槲皮素[16-17]，3-甲氧基槲皮素(3-methoxyquercetin)，槲皮素-3-O-β-D-吡喃葡萄糖苷(quercetin-3-O-β-D-glucopyranoside)，山奈酚-3-O-α-L-鼠李糖苷(kaempferol-3-O-α-L-rhamnoside)，槲皮素-3-O-α-L-鼠李糖苷(quercetin-3-O-α-L-rhamnoside)，芦丁，山奈酚-3-O-β-D-葡萄糖苷(kaempferol-3-O-β-D-glucoside)，山奈酚-3-O-芸香糖苷(kaempferol-3-O-rutinnoside)[17]；酚酸类：2-羟基-6-甲氧基苯甲酸(2-hydroxy-6-methoxybenzoic acid)[16]；甾体类：α-菠菜甾醇(α-spinasterol)[16]；生物碱类：白藓碱-7-β-D-甘露糖苷(dictamnine-7-β-D-mannopyranoside)，8-甲氧基白藓碱-7-β-D-甘露糖苷(8-methoxydictamnine-7-β-D-mannopyranoside)[18]；挥发油：主要成分为(+)-大拢牛儿烯D [(+)-germacrene D]，α-蒎烯(α-pinene)，柠檬烯(limonene)[19]；微量元素：Ca、Mg、P、Fe、Mn、Ni、Cu、Zn、Se、Cr、Hg、Pb，其中Ca、Cr、Mn、Zn、Pb、Ni含量较高[20]。

药理作用 镇痛作用：加拿大一枝黄花醇提物灌胃，能提高小鼠热板实验痛阈；延长醋酸致小鼠扭体反应的潜伏期，减少扭体次数[1-2]。

抗炎作用：加拿大一枝黄花醇提物灌胃，能抑制二甲苯所致的小鼠耳肿胀[1]。

祛痰镇咳作用：加拿大一枝黄花醇提物灌胃，能延长氨水引咳小鼠的咳嗽潜伏期，减少咳嗽次数；增加小鼠气管的酚红排泌量[2]。

抗细菌作用：加拿大一枝黄花水提物体外对鼠伤寒沙门菌、大肠埃希菌有抑制作用[3]。甲醇提取物的乙酸乙酯萃取部位体外对大肠埃希菌、沙门菌、志贺菌、枯草芽孢杆菌有抑制作用；正丁醇萃取部位对志贺菌、金黄色葡萄球菌有抑制作用[4]。挥发油体外对大肠埃希菌和枯草芽孢杆菌有抑制作用[5]。加拿大一枝黄花水提物体外对乳酸链球菌有抑制作用[3]。

抗肿瘤作用：加拿大一枝黄花花序乙酸乙酯提取物酸性成分腹腔注射，能抑制 S_{180} 小鼠和EAC腹水瘤小鼠瘤体生长[6]。二萜成分 6β-当归酰克拉文酸和 6β-巴豆酰克拉文酸体外能抑制SMMC7721、Bcap37、K562、SPC-A1细胞增殖[7]。加拿大一枝黄花内酯体外对细胞A549、DLD-1、WS1有细胞毒作用[8]。

抗氧化作用：加拿大一枝黄花根的甲醇提取物体外对DPPH自由基、超氧阴离子、羟自由基有清除作用[9]。黄酮类成分槲皮素对DPPH自由基有清除作用[10]。

其他作用：加拿大一枝黄花醇提物、芦丁、槲皮苷体外能增加肝癌 HepG2 细胞的谷胱苷肽-S-转移酶活性；槲皮素能抑制谷胱苷肽-S-转移酶(GST)活性[11]。羽扇豆烷三萜类化合物(lupane triterpenoids)体外具有抑制 DNA 聚合酶 β 裂解的作用[12]。

化学成分参考文献

[1] Lu TS, et al. *Phytochemistry*, 1993, 32(6): 1483-1488.

[2] Mishra D, et al. *J Basic Clin Pharm*, 2010, 1(3): 187-190.

[3] Chaturvedula VS, et al. *Bioorg Med Chem*, 2004, 12(23): 6271-6275.

[4] Zhu XW, et al. *Journal of Essential Oil Research*, 2009, 21(4): 354-356.

[5] Bradette-Hebert ME. *Chem Pharm Bull*, 2008, 56(1): 82-84.

[6] 刘晓月，等. 浙江大学学报(理学版)，2007, 34(6): 661-664.

[7] Anthonsen T, et al. *Tetrahedron*, 1969, 25(10): 2233-2239.

[8] Hiller K, et al. *Pharmazie*, 1987, 42(9): 622-625.

[9] Reznicek G, et al. *Phytochemistry*, 1991, 30(5): 1629-1633.

[10] Reznicek G, et al. *Planta Med*, 1992, 58(1): 94-98.

[11] Zhang JS, et al. *Fitoterapia*, 2007, 78(1): 69-71.

[12] Batyuk VS, et al. *Rastitel'nye Resursy*, 1988, 24(1): 92-99.

[13] Batyuk VS, et al. *Khim Prir Soedin*, 1969, (2): 121-122

[14] Batyuk VS, et al. *Khim Prir Soedin*, 1968, 4(6): 381-382.

[15] Kasali A, et al. *Phytochemistry*, 2002, 59(8): 805-810.

[16] 马腾，等. 食品与药品，2011, 13(3), 104-107.

[17] 王开金，等. 中国药学杂志，2006, 41(7): 493-497.

[18] Li YK, et al. *Helv Chim Acta*, 2009, 92(5): 928-931.

[19] 王开金，等. 植物资源与环境，2006, 15(1): 34-36.

[20] 杨立业，等. 质谱学报，2010, 31(2): 94-97.

药理作用及毒性参考文献

[1] 许金国，等. 辽宁中医药大学学报，2011, 13(12): 72-73.

[2] 聂玉晓，等. 时珍国医国药，2008, 19(4): 818-820.

[3] Frey FM, et al. *BMC Complement Altern Med*, 2010, 6(10): 64.

[4] 郭婕，等. 湖北农业科学，2009, 48(9): 2154-2157.

[5] 张劲松，等. 复旦学报（自然科学版），2006, 45(3): 412-416.

[6] 朱宏科，等. 浙江大学学报（理学版），2007, 34 (4): 451-454.

[7] 刘晓月，等. 浙江大学学报（理学版），2007, 34 (6): 661-664.

[8] Bradette-Hébert ME, et al. *Chem Pharm Bull (Tokyo)*, 2008, 56(1): 82-84.

[9] McCune LM, et al. *J Ethnopharmacol*, 2002, 82(2-3): 197-205.

[10] 王开金，等. 中国药学杂志，2006, 41(7): 493-497.

[11] Apáti P, et al. *J Pharm Pharmacol*, 2006, 58(2): 251-256.

[12] Chaturvedula VS, et al. *Bioorg Med Chem*, 2004, 12(23): 6271-6275.

2. 钝苞一枝黄花（中国植物志） 朝鲜一枝黄花（中国高等植物图鉴）

Solidago pacifica Juz. in Fl. URSS 25: 576. 1959.——*S. virgaurea* L. subsp. *coreana* Kitag., *S. virgaurea* L. var. *coreana* Nakai（英 **Pacific Goldenrod**）

多年生草本，根状茎粗壮。茎直立，高达 1 m，不分枝。叶长椭圆形或披针形，下部茎叶具狭翅的长叶柄，上部茎叶渐小，全部叶两面无毛或有时被疏缘毛。头状花序较小，长 7-12 mm，多数排成顶生的伞房状花序，长达 35 cm；总苞片 3-4 层，长 4-6 mm，长椭圆形或倒披针形，顶端圆形或圆钝。舌状花长达 5 mm。瘦果长 2 mm，无毛。花果期 8-10 月。

分布与生境 产于河北、辽宁、吉林、黑龙江。生于山坡草地、林缘或林下。也分布于日本、俄罗斯远东地区。

药用部位 全草。

功效应用 清热解毒，止血。用于感冒发热，咽喉肿痛，痈肿疔毒，乳痈，咯血，尿血，崩漏。现代亦用于支气管炎，肺炎，肾炎。

注评 本种为"朝鲜一枝黄花"的基源植物，药用其干燥全草。

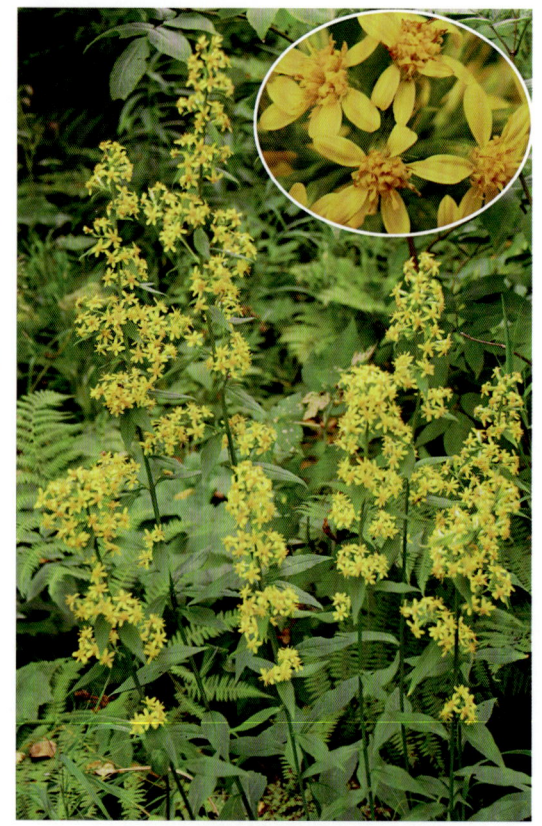

钝苞一枝黄花 Solidago pacifica Juz.
摄影：周繇

3. 一枝黄花（植物名实图考、中国植物志） 满山黄（江苏、浙江），百根草（福建），一支箭（湖南、江西），黄花草、六叶七星剑、蛇头黄（广东、广西），黄花一条香（福州）

Solidago decurrens Lour., Fl. Cochinch. 501. 1790.——*S. virgaurea* L. var. *leiocarpa* (Benth.) A. Gray, *S. virgaurea* L. var. *pubescens* (Wall.) C. B. Clarke（英 **Common Goldenrod**）

多年生草本，高 (9-) 35-100 cm，茎直立，草生或稀簇生，不分枝或中部以上分枝，中部茎叶椭圆形，卵形或宽披针形，长 2-5 cm，宽 1-1.5 cm，基部楔形，渐狭，有具翅的柄，中部以上边缘有细齿或全缘，上部叶渐小，下部叶与中部叶同形；叶柄长 2-4 cm，叶质较厚，两面被短柔毛或下面无

菊科 COMPOSITAE

毛。头状花序较小，长 6–8 mm，宽 6–9 mm，多数，排成顶生总状花序或伞房圆锥花序，有时密集成复头状花序；总苞片 4–6 层，披针形或狭披针形，顶端急尖或渐尖，中、内层长 5–6 mm。舌状花舌片椭圆形，长 6 mm。瘦果无毛，稀顶端被疏柔毛。花果期 4–11 月。

分布与生境　产于江苏、浙江、安徽、江西、湖北、湖南、广东、广西、四川、贵州、云南、陕西南部、山东、台湾、海南等地。生于海拔 500–2850 m 的林端、林下、灌丛及山坡草地。

药用部位　全草。

功效应用　疏风散热，解毒消肿。用于风热感冒，头痛，咽喉肿痛，肺热咳嗽，黄疸，泄泻，热淋，痈肿疮疖，毒蛇咬伤。

化学成分　叶含挥发油：δ-榄香烯(δ-elemene)，β-榄香烯(β-elemene)，β-石竹烯(β-caryophyllene)，α-葎草烯(α-humulene)，δ-芹子烯(δ-selinene)，大牻牛儿烯 D (germacrene D)等[1]。

全草含三萜类：古柯二醇(erythrodiol)，熊果醇(uvaol)，β-香树脂醇乙酸酯(β-amyrin acetate)[2]；黄酮类：山奈酚(kaempferol)，槲皮素(quercetin)[2]；芳香类：苄基-2,6-二甲氧基苯甲酸酯(benzyl-2,6-dimethoxybenzoate)，反式-肉桂酸，茴香酸(o-anisic acid)，水杨酸[2]，2,3,6-三甲氧基苯甲酸-2-甲氧基苯基甲酯[2,3,6-trimethoxybenzoic acid-(2-methoxyphenyl)methyl ester]，2,6-二甲氧基苯甲酸-(2-甲氧基苯基)甲酯[2,6-dimethoxybenzoic acid-(2-methoxyphenyl)methyl ester]，2-甲基-2-丁烯酸-3-[4-(乙酰氧基)-3-甲氧基苯基]-2-丙烯酯{2-methyl-2-butenoic acid-3-[4-(acetyloxy)-3-methoxyphenyl]-2-propenyl ester}，2-甲基-2-丁烯酸-3-(4-乙酰氧基-3,5-二甲氧基苯基)-2-丙烯酯{2-methyl-2-butenoic acid-3-[4-(acetyloxy)-3,5-dimethoxyphenyl]-2-propenyl ester}[3]；炔类：顺式,顺式-母菊炔甲酯(cis,cis-matricaria methyl ester)，2E,8Z-母菊炔酯[2E,8Z-matricaria ester][3]；甾体类：α-菠菜甾醇(α-spinasterol)，β-谷甾醇[2]。

药理作用　平喘作用：一枝黄花煎剂灌胃，能够缓解家兔氨引发气管炎的喘息症状[1]。

对心血管系统作用：一枝黄花总皂苷静脉注射，能降低麻醉兔血压[2]。滴加一枝黄花总皂苷能抑制蟾蜍心肌收缩力，滴加一枝黄花总黄酮在短暂抑制蟾蜍心肌收缩力后又逐渐增强心肌收缩力，两者都能使心率减慢[3]。

抗胃损伤作用：一枝黄花水煎剂、总皂苷及总黄酮腹腔注射，可减轻消炎痛所致大鼠胃黏膜损伤[4-5]。

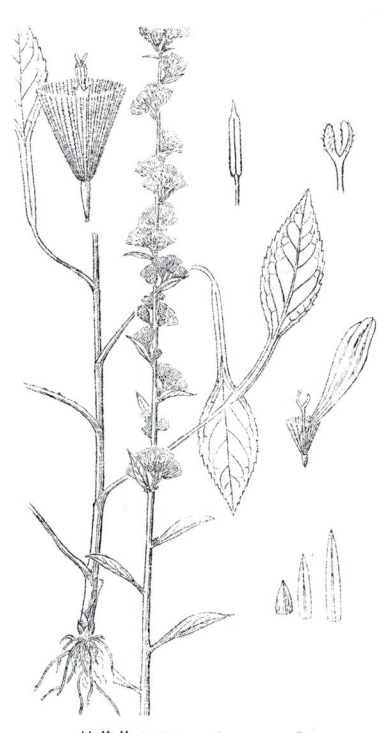

一枝黄花 Solidago decurrens Lour.
谢华 绘

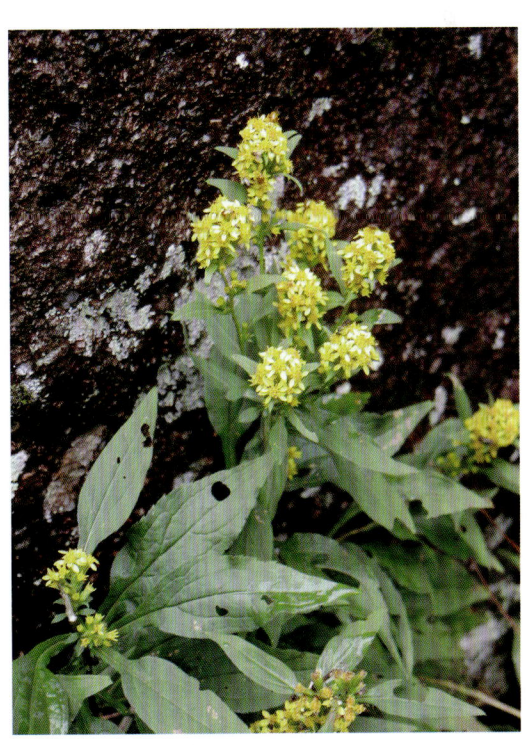

一枝黄花 Solidago decurrens Lour.
摄影：陈彬

对胃肠道平滑肌作用：一枝黄花总黄酮、总皂苷灌胃，均可抑制小鼠小肠炭末推进率；一枝黄花总黄酮能抑制大鼠离体回肠平滑肌收缩活动性[6]。一枝黄花水煎剂灌胃，可提高小鼠小肠炭末推进率和大鼠离体回肠平滑肌的收缩活动性[7]。

抗细菌作用：一枝黄花总黄酮体外对金黄色葡萄球菌、枯草杆菌、大肠埃希菌、福志贺菌、伤寒沙门菌、奇异变形杆菌、铜绿假单胞菌均有抑制作用[8]。

利尿作用：一枝黄花水煎剂、总黄酮和总皂苷静脉注射，均可增加家兔的排尿量，使单位容积尿液中的 Na^+、K^+ 排出量减少[9]。

注评　本种为中国药典（1977、2010年版）、贵州（1988）和上海（1994）中药材标准收载"一枝黄花"的基源植物，药用其干燥全草。同属植物毛果一枝黄花寡毛变种 Solidago virgaurea L. var. dahurica Kitag. 在东北混作"一枝黄花"药用。侗族、瑶族、壮族、苗族、景颇族、德昂族、畲族也药用本种全草，主要用途同功效应用项。

化学成分参考文献

[1] Zhu XW, et al. *J Essent Oil Res*, 2009, 21(4): 354-356.

[2] 薛晓霞，等 . 中草药，2008, 39(2): 182-184.

[3] Bohlmann F, et al. *Phytochemistry*, 1981, 20(11): 2601-2602.

药理作用及毒性参考文献

[1] 江西宜春地区人民医院 . 新中医，1972, (4): 18.

[2] 李晓岚，等 . 时珍国医国药，2010, 21(3): 552-553.

[3] 李晓岚，等 . 陕西中医，2009, 30(11): 1558-1559.

[4] 裘名宜，等 . 时珍国医国药，2005, 16(12): 1267.

[5] 刘素鹏，等 . 时珍国医国药，2011, 22(3): 645.

[6] 刘素鹏，等 . 陕西中医，2009, 30(7): 926-927.

[7] 刘素鹏，等 . 时珍国医国药，2006, 17(11): 2151-2152.

[8] 杨婧，等 . 四川中医，2009, 27(9): 50-52.

[9] 刘素鹏，等 . 四川中医，2009, 27(5): 22-24.

4. 毛果一枝黄花（中国植物志）　新疆一枝黄花（新疆）

Solidago virgaurea L., Sp. Pl. 880. 1753.（英 **European Goldenrod, Woundwart**）

4a. 毛果一枝黄花（模式变种）

Solidago virgaurea L. var. **virgaurea**

多年生草本，高15–100 cm，根状茎平卧或斜升。茎直立，不分枝或上部有花序分枝，上部被疏短柔毛。中部茎叶椭圆形、长椭圆形或披针形，长5–17 cm，宽2–3 cm，下部叶与中部叶同形，向上叶渐小，两面无毛或沿脉被疏短柔毛，基部渐狭，下延成翅，下部的叶柄与叶片等长，边缘具粗或细锯齿。头状花序多数，排成顶生长圆锥花序，圆锥花序长可达30 cm，或排成长10–12 cm的总状花序，稀密集成复头状花序。头状花序较大，长10–12 mm，宽10 mm。总苞钟状；总苞片4–6层，披针形，长5–6 mm。边缘狭膜质，先端渐尖。舌状花黄色。瘦果，具纵棱，被疏短柔毛；冠毛白色。花果期6–9月。

分布与生境　产于新疆阿尔泰山及天山。生于海拔1200–2600 m的林缘、林下或灌丛中。俄罗斯、蒙古及欧洲广泛分布。

药用部位　全草或根。

功效应用　疏散风热，解毒消肿。用于风热感冒，咽喉肿痛，口腔炎，小便涩痛，肾炎，膀胱炎，痈肿疔毒，跌打损伤。

化学成分　叶含挥发油：δ-榄香烯(δ-elemene)，β-榄香烯(β-elemene)，β-石竹烯(β-caryophyllene)，α-葎草烯(α-humulene)，δ-芹子烯(δ-selinene)，大牻牛儿烯D (germacrene D)[1]；其他类：丽春花青苷(mecocyanine)，儿茶酚酶(catecholase)[2]。

花含三萜类：毛果一枝黄花皂苷元(virgaureagenin) A、B、C、D、E、F、G、H[3]。

地上部分含二萜类：一枝黄花内酯(solidagolactone) Ⅱ、Ⅲ、Ⅴ、Ⅶ，3,4-二氢-3,4-环氧-一枝黄花内酯Ⅲ(3,4-dihydro-3,4-epoxy-solidagolactone Ⅲ)，2α-羟基一枝黄花内酯(2α-hydoxysolidagolactone) Ⅱ、2α-羟基一枝黄花内酯Ⅲ，2β-羟基一枝黄花内酯Ⅴ(2β-hydoxysolidagolactone Ⅴ)，3,4-二氢-3β,4α-二羟基一枝黄花内酯(3,4-dihydro-3β,4α-dihydoxysolidagolactone) Ⅱ、Ⅲ，3,4-二氢-3-氧代-一枝黄花内酯(3,4-dihydro-3-oxo-solidagolactone)Ⅱ、Ⅲ[4]；倍半萜类：桉叶烷-4(14),11-二烯-1β-醇[eudesma-4(14),11-dien-1β-ol][5]；三萜及其皂苷类：齐墩果酸(oleanolic acid)，β-香树脂醇-3-乙酸酯(β-amyrin-3-acetate)[5]，一枝黄花皂苷(solidagosaponin) ⅩⅧ、ⅩⅣ，毛果一枝黄花皂苷(virgaureasaponin) D、E[6]、1、2，加拿大一枝黄花皂苷(canadensissaponin) 1、2、3、4[7]；黄酮类：陆地棉苷(hirsutrin)，金丝桃苷(hyperin)，芹菜素-7-O-β-D-吡喃葡萄糖苷(apigenin-7-O-β-D-glucopyranoside)[8]，黄芪苷(astragalin)，山柰酚-3-O-芸香糖苷(kaempferol-3-O-rutinoside)，异鼠李素-3-O-芸香糖苷(isorhamnetin-3-O-rutinoside)[9]；苯丙素类：绿原酸(chlorogenic acid)，阿魏酸(ferulic acid)[8]，(-)-3,5-二咖啡酰奎宁酸[(-)-3,5-dicaffeoylquinic acid]，3,5-二咖啡酰奎宁酸甲酯(methyl 3,5-dicaffeoylquinate)[5]。

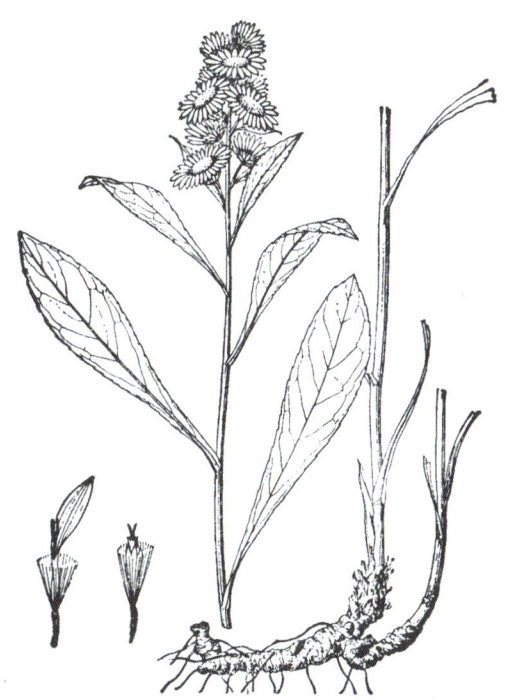

毛果一枝黄花 Solidago virgaurea L. var. virgaurea
引自《中国高等植物图鉴》

全草含三萜类：古柯二醇(erythrodiol)[10]；苯丙素类：邻羟基肉桂酸内酯(o-hydroxycinnamic acid lactone)[11]；香豆素类：东莨菪内酯(scopoletin)，秦皮定(fraxidin)[11]；黄酮类：槲皮素[11]；其他类：生育醌(tocopherol; tocoquinone)[10]，水杨酸，水杨苷(salicoside)，水杨酰尿酸(salicyluric acid)，龙胆酸(gentisic acid)[11]，葡萄糖，半乳糖，木糖[12]。

药理作用 抗炎作用：毛果一枝黄花水提物或醇提取物灌胃，均可抑制角叉菜胶致大鼠足肿胀及佐剂诱导的大鼠足跖关节炎[1]。

抗菌作用：毛果一枝黄花乙醇及甲醇粗提物体外对枯草杆菌、短小杆菌、奇异变形杆菌、普通变形杆菌、藤黄细球菌、绿脓杆菌、金黄色葡萄球菌、表皮葡萄球菌、大肠埃希菌、黑曲霉菌有抑制作用[2]。

抗肿瘤作用：毛果一枝黄花水提取物经葡聚糖凝胶G-100分离得到的部分腹腔或皮下注射，均能抑制腹腔注射大鼠前列腺细胞株(AT6.1)的重症联合免疫缺陷模型小鼠的肿瘤生长[3]。

利尿作用：毛果一枝黄花黄酮类提取物灌胃，可增加大鼠尿量，而排钠、钾量减少[4]。

注评 本种为"新疆一枝黄花"的基源植物，药用其干燥全草或根。本种的变种毛果一枝黄花寡毛变种 Solidago virgaurea L. var. dahurica Kitag. 亦混同药用。侗族、畲族、壮族、土家族也药用其全草，主要用途同功效应用项。

化学成分参考文献

[1] Zhu XW, et al. *J Essent Oil Res*, 2009, 21(4): 354-356.

[2] Bjorkman O, et al. *Physiol Plant*, 1960, 13: 582-594.

[3] Hiller K, et al. *Pharm*, 1975, 30(3): 188-190.

[4] Goswami A, et al. *Phytochemistry*, 1984, 23(4): 837-841.

[5] Choi SZ, et al. *Arch Pharm Res*, 2004, 27(2): 164-168.

[6] Bader G, et al. *Plant Med*, 1995, 61(2): 158-161.

[7] Hiller K, et al. *Pharm*, 1991, 46(6): 405-408.

[8] Ivancheva S, et al. *Farmatsiya*, 1997, 44(1): 17-19.

[9] Pietta P, et al. *J Chromatogr*, 1991, 558(1): 296-301.

[10] Sung JH, et al. *Arch Pharm Res*, 1999, 22(6): 633-637.

[11] Von KS, et al. *Arzneimittel-Forschung*, 1996, 46(8): 809-814.

[12] Pychenkova PA, et al. *Khim Prir Soedin*, 1986, (3): 368-369.

药理作用及毒性参考文献

[1] El-Ghazaly M, et al. *Arzneimitteforschunq*, 1992, 42(3): 333-336.

[2] Thiem B, et al. *Fitoterapia*, 2002, 73(6): 514-516.

[3] Gross SC, et al. *Nutr Cancer*, 2002, 43(1): 76-81.

[4] Chodera A, et al. *Acta Pol Pharm*, 1991, 48(5-6): 35-37.

4b. 毛果一枝黄花寡毛变种（中国植物志） 兴安一枝黄花（东北药用植物志）

Solidago virgaurea L. var. **dahurica** Kitag. in Rep. Inst. Sci. Res. Manchoukuo 1: 297. 1937.——*S. dahurica* (Kitag.) Kitag. ex Juz.（英 **Dahurian Goldenrod**）

本变种仅以瘦果中部以上或顶端被短柔毛与模式变种相区别。

分布与生境 产于黑龙江、吉林、辽宁、内蒙古、河北、山西、新疆等省区。生于林缘、林下、灌丛或山坡。也分布于中亚各国、俄罗斯（西伯利亚）。

药用部位 全草或根。

功效应用 疏散风热，解毒消肿。用于风热感冒，咽喉肿痛，口腔炎，小便涩痛，肾炎，膀胱炎，痈肿疔毒，跌打损伤。

注评 本种全草或根在东北地区混作"一枝黄花"药用，亦混作"新疆一枝黄花"使用。蒙古族也药用全草，主要用途同功效应用项。

13. 鱼眼草属 Dichrocephala L' Hér. ex DC.

一年生草本。叶互生或大头羽状分裂。头状花序小，异型，球状或长圆状。在茎枝顶端排成小圆锥花序或总状花序，少有单生。总苞小；总苞片近2层，花序托突起，球形或倒圆锥形，顶端平或尖，无托片。全部小花管状，结实，边缘花多层，雌性，花冠短漏斗形，线形、卵状或坛状，顶端2-3齿或3-4齿。花药顶端具附片，基部楔形，有尾。花柱分枝短扁，上部有披针形附片。瘦果压扁，边缘脉状加厚。无冠毛或两性花，瘦果有1-2粗短的刚毛状冠毛。

全属4-5种，分布于亚洲、非洲及大洋洲热带地区。我国有3种，均可药用。

分种检索表

1. 雌花花冠短漏斗状；总苞片外面被稀疏短柔毛，花序托极高起，匙状倒圆锥形，顶端尖。瘦果长5-6 mm·· 1. 菊叶鱼眼草 **D. chrysanthemifolia**
1. 雌花花冠线形，卵状或坛状。总苞片外面无毛，花序托高起，顶端平。
  2. 雌花花冠细，线形；叶大头羽状分裂，基部渐狭或具翼的柄，柄长1-3.5 cm·· 2. 鱼眼草 **D. integrifolia**
  2. 雌花花冠卵状或坛状；叶通常羽裂，少有大头羽裂，无叶柄，基部扩大，圆耳状抱茎·· 3. 小鱼眼草 **D. benthamii**

本属植物小鱼眼草有抗菌、抗氧化等作用。

1. 菊叶鱼眼草（中国植物志） 鱼眼草（云南曲靖），辣菜（贵州），小馒头草、蛆头草、鸡眼草（云南）。

Dichrocephala chrysanthemifolia (Blume) DC. in Arch. Bot. (Paris), 2: 518. 1833.——*Cotula chrysanthemifolia* Blume（英 **Chrysanthemileaf Dichrocephala**）

一年生草本，多分枝，被白色短绒毛或糙毛。叶长圆形或倒卵形，长3-5 cm，宽0.8-2 cm，羽状深裂，侧裂片2-3对，中裂片较大，花序下部的叶线形，全缘或有1-2对尖齿，基部扩大，圆耳状抱茎，两面被白色柔毛，下面及沿脉毛较密。头状花序球形或长圆形，单生叶腋，近总状排列；花序梗果期伸长，长达5 cm，外围雌花多层，花冠紫色，短漏斗形，长0.7 mm，上部3-5齿裂，中央小花少数，管状，长约1 mm。瘦果长5-6 mm，无冠毛或两性花瘦果顶端有1-2个细毛状冠毛。

分布与生境 产于云南、西藏。生于海拔2900 m的山坡草丛中。也分布于热带非洲、印度、尼泊尔、不丹和印度尼西亚（爪哇）。

药用部位 全草。

功效应用 清热解毒，祛风，明目。用于小儿消化不良，小儿感冒发烧，风热咳嗽，痢疾，疟疾，带下，夜盲，疮疡。现代亦用于肺炎、肝炎。

注评 本种为"鱼眼草"的基源植物之一，药用其全草。彝族、佤族和基诺族也药用，用全草治目赤肿痛、云翳胬肉、口舌糜烂、乳痈淋漓、肝胆湿热、肠痈泻痢、浊白带下、外阴瘙痒等。

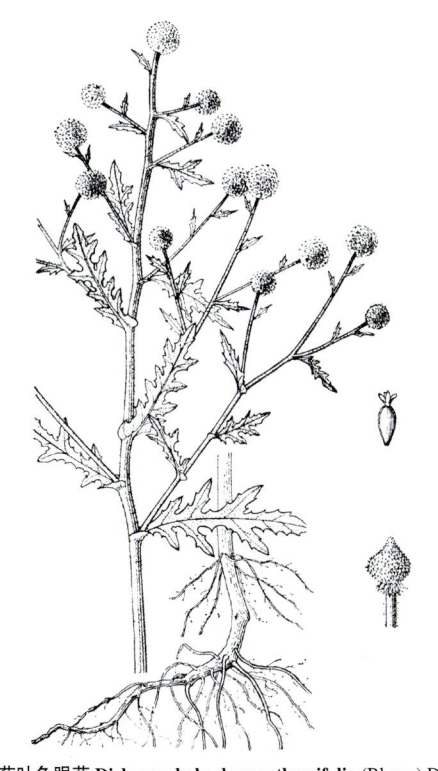

菊叶鱼眼草 Dichrocephala chrysanthemifolia (Blume) DC.
张泰利 绘

2. 鱼眼草（滇南本草、中国植物志） 胡椒草（贵州），地苋菜（云南），泥鳞菜（福建），白头菜（广西）

Dichrocephala integrifolia (L.) Kuntze, Revis. Gen. Pl. 1: 133. 1891.——*Hippa integrifolia* L., *Dichrocephala auriculata* (Thunb.) Druce（英 **Auriculate Dichrocephala**）

一年生草本，高12-50 cm，被白色长或短柔毛。叶卵形、椭圆形或披针形，中部茎叶长3-12 cm，宽2-4.5 cm，大头羽状分裂，顶裂片宽大，达4.5 cm，侧裂片1-2对；叶柄长1-3.5 cm，有翼。向上或向下的叶渐小，基部叶常不裂。全部叶边缘具重粗齿或缺刻状，两面被疏短柔毛。头状花序小，球形，多数，排成顶生伞房花序或伞房状圆锥花序。外围雌花多层，花冠极细，线形，长0.5 mm，中央小花少数，顶端4-5齿。瘦果压扁，倒披针形，边缘脉状加厚。花果期全年。

分布与生境 产于湖北、湖南、江西、福建、广东、广西、海南、陕西、云南、四川、贵州、西藏及台湾。生于海拔200-2000 m的山坡林下、荒地、田边或小沟边。也分布于亚洲和非洲热带。

药用部位 全草。

功效应用 活血调经，解毒消肿。用于喉炎，头痛，月经不调，扭伤肿痛，疔毒，毒蛇咬伤。

化学成分 叶和花含挥发油：主要成分为倍半萜类和大牻牛儿烯D(germacrene)[1]。

地上部分含倍半萜类：鱼眼草内酯▲(dichrocepholide) A、B、C、D、E，银胶菊素(parthenin)[2]；黄酮类：山奈酚-3-O-葡萄糖苷，3,5,4'-三羟基-6,7,3'-三甲氧基黄酮，6-甲氧基-3-O-甲基山奈酚，槲皮万寿菊素-3,7-二甲醚(quercetagetin 3,7-dimethylether)[2]。

注评 本种为"蚯疽草"的基源植物，药用其全草或叶。佤族、拉祜族、苗族、高山族和傈僳族也药用其全草，除高山族治疗胸伤痛外，其他民族用全草治小儿感冒高热、肺炎、尿路感染、口腔溃疡、子宫炎、子宫脱垂、肝炎、疔疮、皮肤感染等。

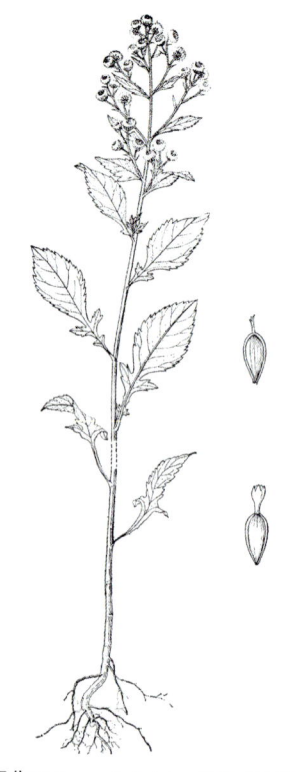

鱼眼草 Dichrocephala integrifolia (L.) Kuntze
张泰利 绘

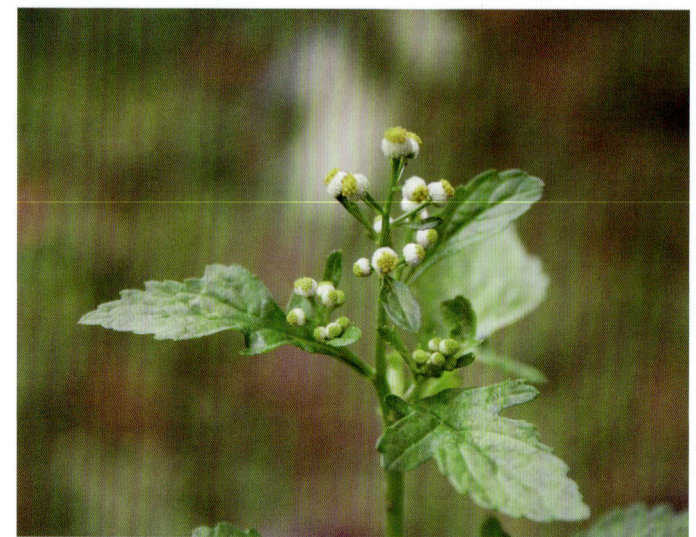

鱼眼草 Dichrocephala integrifolia (L.) Kuntze
摄影：王祝年

化学成分参考文献

[1] Kuiate JR, et al. *Flavour and Fragrance Journal*, 1999, 14(6): 419-420.

[2] Morikawa T, et al. *Tetrahedron*, 2006, 62(26): 6435-6442.

3. 小鱼眼草（中国植物志） 鼓钉草（滇南本草），翳子草（贵州），地胡椒（云南），鸡眼菊（广西乐业）

Dichrocephala benthamii C. B. Clarke, Compos. Ind. 36. 1876.——*D. bodinieri* Vaniot（英 **Bentham's Dichrocephala**）

　　一年生草本，高 15-35 cm，单生或簇生，多分枝，被白色长或短柔毛。叶倒卵形、匙形或圆形，中部茎叶长 3-6 cm，宽 1.5-3 cm，羽裂或大头羽裂，侧裂片 1-3 对，向下渐收缩，基部扩大，耳状抱茎。自中部向上或向下的叶渐小，匙形或宽匙形，长 2-2.5 cm，宽约 1 cm，两面被白色疏或宽短毛，稀脱毛或近无毛。头状花序小，扁球形，少数至多数；排成顶生伞房花序或圆锥状伞房花序，外围雌花多层，白色，花冠卵形或坛状，长 0.5-0.7 mm，顶端 2-3 个微齿，中央两性花少数，绿色，具 4-5 齿裂。瘦果压扁，倒披针形，边缘脉状加厚。无冠毛或两性花的瘦果顶端有 1-2 条细毛状冠毛。花果期全年。

分布与生境　产于湖北、甘肃、广西、贵州、云南、四川及西藏。生于海拔 1350-3600 m 的山坡草地、河边溪旁或田边荒地。也分布于印度。

药用部位　全草。

功效应用　清热解毒，祛风明目，温中散寒，行气止痛。用于小儿消化不良，小儿感冒发烧，风热咳嗽，病后虚弱，月经不调，泄泻，乳腺炎，跌打损伤，痢疾，疟疾，带下，夜盲，疮疡。现代亦用于肺炎，肝炎。

药理作用　抗细菌作用：小鱼眼草挥发油体外对黄色葡萄球菌、大肠埃希菌、绿脓杆菌和枯草杆菌有抑菌作用[1]。

菊科 COMPOSITAE

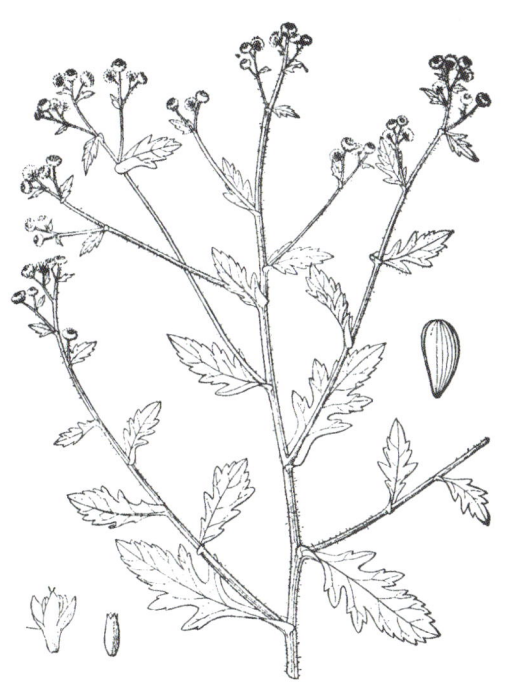

小鱼眼草 Dichrocephala benthamii C. B. Clarke
引自《中国高等植物图鉴》

注评　本种为"鱼眼草"的基源植物之一，药用其全草。彝族、傣族、佤族、纳西族、德昂族、景颇族、拉祜族和苗族也药用全草，彝族用全草治毒蛇咬伤，疮疡溃后生蛆；佤族用全草治疗尿路感染、口腔溃疡、子宫炎、疔疮、皮肤感染；纳西族、德昂族、景颇族和拉祜族用全草治肝炎、小儿惊风、感冒发热、跌打损伤；苗族用全草治小儿消化不良。

药理作用及毒性参考文献

[1] 何骞，等. 贵州大学学报（自然科学版），2007, 24(5): 547-550.

14. 杯菊属 Cyathocline Cass.

　　一年生或多年生草本。叶互生，羽状浅裂或羽状全裂。头状花序小，异型，盘状，在茎枝端排成伞房状圆锥花序，稀近总状。花序托杯状或漏斗状，中央凹陷，边缘突起，无托片。总苞半球形；总苞片近2层，稍不等，披针形，边缘膜质。外围雌花多层，花冠线形，白色，顶端2齿裂，花柱分枝短。中央两性花不育，管状，5齿裂。花药基部截形；花柱不分枝或稍二叉分枝。瘦果小，长圆形，扁，边缘不加厚。无冠毛。

　　本属3种，分布于亚洲热带地区。我国有1种，药用。

　　本属植物杯菊体外具有抗肿瘤细胞增殖、细胞毒作用，主要活性成分为倍半萜内酯类化合物。

1. 杯菊（中国植物志）　小艾（广西），红蒿枝、小红蒿（云南）

Cyathocline purpurea (Buch.-Ham. ex D. Don) Kuntze, Rev. Gen. Pl. 333. 1891.——*Tanacetum purpureum* Buch.-Ham. ex D. Don, *Cyathocline lyrata* Cass.（英 **Purple Cyathocline**）

　　一年生草本，高10–15 cm。茎直立，通常自基部分枝，茎枝红紫色或带红色，被黏质长柔毛。中部叶卵形、倒卵形或倒卵状长圆形，二回羽状分裂，全裂或半裂，侧裂片对生或偏斜或一侧裂片呈栉齿状，羽轴常有不规则的栉齿，二回裂片三角形，全缘或有尖齿，上部或向下部叶渐小，下面沿羽轴及侧脉被短柔毛。全部叶无柄，基部耳状抱茎。头状花序小，多数或少数，排成顶生伞房状或圆锥状伞房花序；花序径1–2.5 cm，花序梗被黏质长柔毛。总苞半球形；总苞片2层，近等长，边缘膜质，有缘毛，雌花花冠线形，红紫色，顶端2齿裂，两性花管状。瘦果长圆形，无冠毛。花果期近全年。

分布与生境 产于广西、贵州、四川和云南。生于海拔150–2600 m 的山坡林下草地、村边路旁或田边、水旁。也分布于印度。

药用部位 全草。

功效应用 清利湿热，解毒利咽，凉血止血。用于感冒发热，支气管炎，肺炎，中暑，膀胱炎，湿热泻痢，小便淋痛，咽喉肿痛，吐血，衄血。

化学成分 全草含倍半萜类：9β-乙酰木香内酯(9β-acetoxycostunolide)，9β-乙酰小白菊内酯(9β-acetoxyparthenolide)，短舌匹菊素(santamarin; santamarine)[1]，[3aS-(3aα,4α,4aα,7aβ,9aβ)]-十氢-4-羟基-3,5,8-三亚甲基-薁[6,5-b]呋喃-2(3H)-酮{[3aS-(3aα,4α,4aα,7aβ,9aβ)]-decahydro-4-hydroxy-3,5,8-tris-(methylene)-azuleno[6,5-b]furan-2(3H)-one}[2]，异狭叶依瓦菊素(isoivangustin)[3]；挥发油[4]。

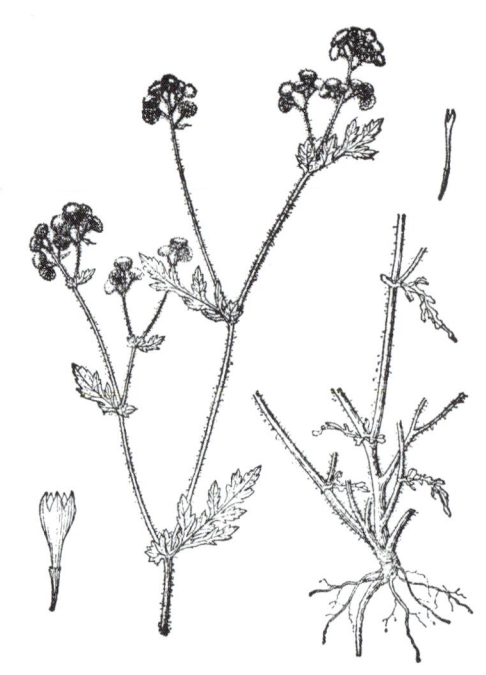

杯菊 Cyathocline purpurea (Buch.-Ham. ex D. Don) Kuntze
引自《中国高等植物图鉴》

药理作用 抗肠寄生虫作用：杯菊地上部分提取的挥发油体外对环毛蚓、有钩绦虫、羊仰口线虫、哥伦比亚结节线虫有驱虫活性[1]。

抗肿瘤作用：杯菊倍半萜内酯短舌匹菊素灌胃，能抑制小鼠移植性肉瘤 S180、小鼠移植性肝癌 H22 的瘤体生长。短舌匹菊素体外能抑制人肝癌细胞 (SMMC7721)、人喉癌细胞 (HEP-2)、人早幼粒白血病 (HL-60)、黑人 Burkitt 淋巴瘤 (Raji)、人卵巢癌细胞 (COC 1)、人皮肤黑色素瘤细胞 (A375)、人红白血病细胞 (K562) 的增殖，对 DNA 拓扑异构酶活性的抑制可能是其作用机制之一[2]。

细胞毒作用：短舌匹菊素，9β-乙酰木香内酯和 9β-乙酰银胶菊内酯体外对癌细胞 KB、MCF-7、CCRF-CEM、L1210、LS174T 均有细胞毒活性[3]。

注评 本种为"红蒿枝"的基源植物，药用其全草。彝族用根治衄血吐血、口舌糜烂、白浊湿淋等症。

化学成分参考文献

[1] 李祖强，等．高等学校化学学报，2006, 27(5): 859-862.

[2] Pradhan P, et al. *Spectroscopy Lett*, 1993, 26(6): 997-1004.

[3] Nagasampagi BA, et al. *Phytochemistry*, 1981, 20(8): 2034-2036.

[4] 李祖强，等．云南植物研究，2003, 25(4): 480-482.

药理作用及毒性参考文献

[1] Shrivastava R. *Indian J Pharm Sci*, 1979, 41(6): 228-233.

[2] 张雁丽，等．中国药理学通报，2007, 23(10): 1370-1374.

[3] 李祖强，等．高等学校化学学报，2006, 27(5): 859-862.

15. 田基黄属 Grangea Adans.

一年生或多年生草本。叶互生，长圆状卵形至匙形，大头羽状浅裂或有锯齿状齿。头状花序中等或较小，有异形小花，通常单生或伞房状排列，盘状。总苞宽钟状；总苞片2-3层，草质，不等长，内层苞片顶端膜质。花序托多少突起，半球形或圆锥状。小花黄色，外围小花1至多层，雌性，窄管状；中央小花两性，全部结实，4-5齿裂。花药基部钝，全缘；花柱分枝扁，截形，钝或有三角形的附片。瘦果椭圆状倒卵形，稍扁，被柔毛。冠毛少数，基部连合，鳞片状或毛状冠毛。

10种，分布于亚洲和非洲热带地区。中国1种，产于华南及西南，药用。

本属植物田基黄具有镇痛、性激素样作用。黄酮为主要活性成分之一。

1. 田基黄（中国植物志） 荔枝草（中国种子植物科属辞典）

Grangea maderaspatana (L.) Poir. in Lam., Encycl. Suppl. 3: 825. 1812.——*Artemisia maderaspatana* L.（英 **Maderas Grangea**）

一年生草本，高 (5)10-30 cm，茎纤细，常铺展分枝，被长柔毛或下部花期脱毛。叶倒卵形、倒披针形或匙形，长 3.5-7.5 cm，宽 1.5-2.5 cm，基生叶有时长达 10 cm，宽 4 cm，无柄，基部常耳状抱茎，提琴状半裂或大头羽状分裂，顶裂片大，倒卵形或近圆形，具锯齿，侧裂片 2-5 对，上部叶渐小，两面被短柔毛和棕色腺点。头状花序球状，单生茎枝顶端。总苞宽钟形；总苞片 2-3 层，外层披针形，有撕裂状缘毛，内层倒披针形或倒卵形，顶端钝，基部具爪，雌花 2-6 层，花冠线形，长约 1 mm，顶端有 3-4 齿裂，两性花短钟状，长 1.5 mm，裂片 5，卵状三角形，外面有棕色腺点。瘦果扁，边缘明显加厚，被腺点，顶端截形，环状加厚。环缘有鳞片状或齿状撕裂的冠毛。花果期 3-8 月。

分布与生境 产于广东、海南、广西、云南南部及台湾。生于海拔 20-1000 m 的荒地、河边沙滩、水边、疏林及灌丛中。也分布于印度、尼泊尔、巴基斯坦、西斯里兰卡、中南半岛、马来西亚、印度尼西亚（爪哇）、巽他群岛、西非、几内亚、尼日利亚。

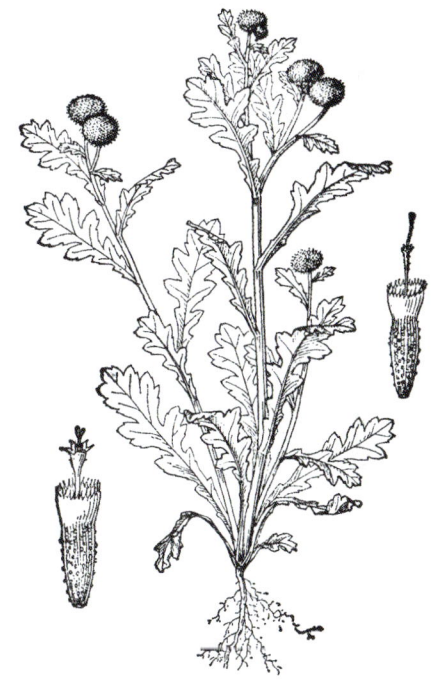

田基黄 Grangea maderaspatana (L.) Poir.
引自《中国高等植物图鉴》

药用部位 全草。

功效应用 清热解毒，镇痉，调经。用于热毒疮疡，肺痈，胃脘痛，耳痛，止咳，月经不调。

化学成分 地上部分含黄酮类：九里香醇▲(murrayanol)[1]，5-羟基-3,6,7,3',4',5'-六甲氧基黄酮(5-hydroxy-3,6,7,3',4',5'-hexamethoxyflavone)[1-3]，5,3'-二羟基-3,6,7,4',5'-五甲氧基黄酮(5,3'-dihydroxy-3,6,7,4',5'-pentamethoxyflavone)[1-2]；倍半萜类：α-石竹烯(α-caryophyllene)[3]；二萜类：(-)-哈威豆酸▲[(-)-hardwickiic acid][2-4]，去甲哈威豆酸▲(norhardwickiic acid)，劲直假莲酸(strictic acid)，去甲劲直假莲酸▲(norstrictic acid)，2α-乙酰氧基哈威豆酸▲(2α-acetoxyhardwickiic acid)[2-3]，[4aS-(4aα,5α,6α,8aβ)]-5-[2-(3-呋喃)乙基]-4a,5,6,7,8,8a-六氢-5,6,8a-三甲基-1-萘羧酸{[4aS-(4aα,5α,6α,8aβ)]-5-[2-(3-furanyl)ethyl]-4a,5,6,7,8,8a-hexahydro-5,6,8a-trimethyl-1-naphthalene carboxylic acid}，石胡荽酸▲(centipedaic acid)，巴塔哥尼亚酸▲(patagonic acid)，(4aR,5S,6R,8aR)-5-[2-(2,5-二氢-5-甲氧基-2-氧代呋喃-3-基)乙基]-3,4,4a,5,6,7,8,8a-八氢-5,6,8a-三甲基萘-1-酸{(4aR,5S,6R,8aR)-5-[2-(2,5-dihydro-5-methoxy-2-oxofuran-3-yl)ethyl]-3,4,4a,5,6,7,8,8a-octahydro-5,6,8a-trimethylnaphthalene-1-carboxylic acid}，5-[2-(2,5-二氢-5-甲氧基-2-氧

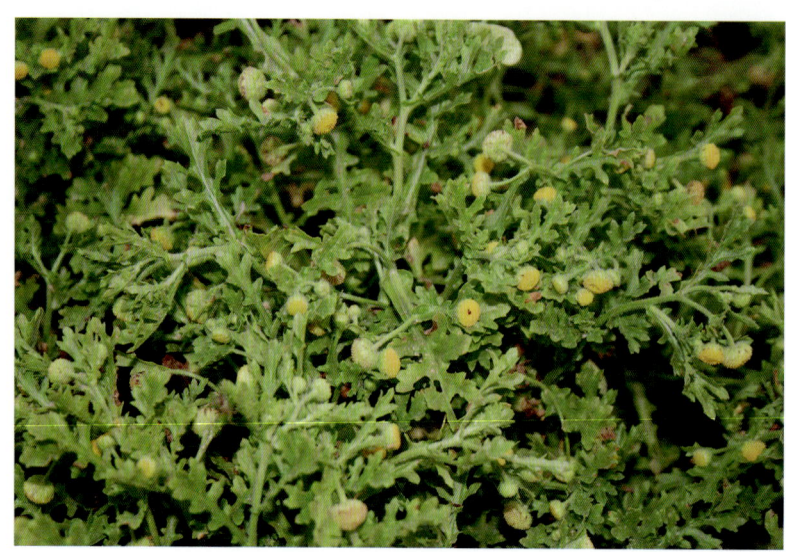

田基黄 Grangea maderaspatana (L.) Poir.
摄影：王祝年

代-3-呋喃基)乙基]-4a,5,6,7,8,8a-六氢-5,6,8a-三甲基-1-萘羧酸{5-[2-(2,5-dihydro-5-methoxy-2-oxo-3-furanyl)ethyl]-4a,5,6,7,8,8a-hexahydro-5,6,8a-trimethyl-1-naphthalenecarboxylic acid}，6-[2-(2,5-二氢-5-甲氧基-2-氧代-3-呋喃基)乙基]-6,7-二甲基-10-亚甲基-1,3-环癸二烯-1-酸{6-[2-(2,5-dihydro-5-methoxy-2-oxo-3-furanyl)ethyl]-6,7-dimethyl-10-methylene-1,3-cyclodecadiene-1-carboxylic acid}，[4aS-(4aα,5β,6α,8aα)]-5-[2-(3-呋喃基)乙基]-4a,5,6,7,8,8a-六氢-5,6,8a-三甲基-1-萘酸{[4aS-(4aα,5β,6α,8aα)]-5-[2-(3-furanyl)ethyl]-4a,5,6,7,8,8a-hexahydro-5,6,8a-trimethyl-1-naphthalenecarboxylic acid}[2]，[4aR-(4aα,5α,6β,8aβ)]-5-[2-(3-呋喃基)乙基]-4a,5,6,7,8,8a-六氢-5,6,8a-三甲基-1-萘羧酸{[4aR-(4aα,5α,6β,8aβ)]-5-[2-(3-furanyl)ethyl]-4a,5,6,7,8,8a-hexahy-dro-5,6,8a-trimethyl-1-naphthalenecarboxylic acid}[4]，15-羟基-16-氧代-15,16H-哈威豆酸▲(15-hydroxy-16-oxo-15,16H-hardwickiic acid)，15-羟基-16-氧代-15,16H-哈威豆酸▲甲酯(15-hydroxy-16-oxo-15,16H-hardwickiic acid methyl ester)[5]，半日花烷-13(E)-烯-8α,15-二醇[labda-13(E)-en-8α,15-diol][6]，15-甲氧基-16-酮基-15,16H-劲直假莲酸(15-methoxy-16-oxo-15,16H-strictic acid)，15-甲氧基-16-酮基-巢菊酸▲(15-methoxy-16-oxo-nidoresedic acid)，15-甲氧基-16-酮基-15,16H-哈威豆酸▲(15-methoxy-16-oxo-15,16H-hardwickiic)，16-酮基-15,16H-哈威豆酸▲(16-oxo-15,16H-hardwickiic acid)，10-表-巢菊酸▲(10-epi-nidoresedic acid)[3]；三萜类：羽扇豆醇(lupeol)[2-3]；酰胺类：伞形香青酰胺(anabellamide)[2]；酚酸类：对水杨酸(p-salicylic acid)[2-3]；炔类：3,8-二羟基十五碳-1,9,14-三烯-4,6-二炔(3,8-dihydroxypentadeca-1,9,14-trien-4,6-diyne)，8-乙酰氧基-3-羟基十五碳-1,9,14-三烯-4,6-二炔(8-acetoxy-3-hydroxypentadeca-1,9,14-trien-4,6-diyne)[2-3]；其他类：植醇(phytol)[2-3]。

　　全草含黄酮类：6-羟基-3',4',5'-三甲氧基黄酮(6-hydroxy-3',4',5'-trimethoxyflavone)，6-羟基-2',4',5'-三甲氧基黄酮(6-hydroxy-2',4',5'-trimethoxyflavone)，7,2',4'-三甲氧基黄酮(7,2',4'-trimethoxyflavone)[7]。倍半萜类：4-O-乙酰基-3-O-当归酰阔苞菊烯醇(4-O-acetyl-3-O-angeloylplucheinol)，3-O-当归酰阔苞菊烯醇(3-O-angeloylplucheinol)[8]，2Z-2-甲基-(1S,2R,4aR,8aR)-1-(乙酰氧基)-1,2,3,4,4a,5,6,8a-八氢-7-(1-过氧氢-1-甲基乙基)-1,4a-二甲基-6-酮基-2-丁烯酸萘酚酯[(2Z)-2-methyl-(1S,2R,4aR,8aR)-1-acetyloxy-1,2,3,4,4a,5,6,8a-octahydro-7-(1-hydroperoxy-1-methylethyl)-1,4a-dimethyl-6-oxo-2-butenoic acid-naphthalenylester]，2Z-2-甲基-(1S,2R,4aR,8aR)-1-(乙酰氧基)十氢-1,4a-二甲基-7-(1-甲基亚乙基)-6-酮基-2-丁烯酸萘酚酯[(2Z)-2-methyl-(1S,2R,4aR,8aR)-1-(acetyloxy)decahydro-1,4a-dimethyl-7-(1-methylethylidene)-6-oxo-2-butenoic acid naphthalenylester][9]，7α-羟基左旋耳叶苔内酯(7α-hydroxyfrullanolide)，左旋耳叶苔内酯(frullanolide)，田基黄内酯▲(grangolide)[10]；二萜类：劲直假莲酸(strictic acid)[11]；三萜类：蒲公英萜醇▲(taraxasterol)，蒲公英萜醇乙酸酯(taraxasteryl acetate)[9]；甾体类：豆甾醇(stigmasterol)[9]，菠菜甾醇(chondrillasterol)，菠菜甾

酮(chondrillasterone)[12]。

药理作用　镇痛作用：田基黄甲醇提取物灌胃，可减少醋酸扭体试验模型小鼠扭体次数[1]。

性激素样作用：田基黄黄酮肌肉注射，对切除卵巢的小鼠具有增加子宫和阴道湿重的雌激素样作用[2]。

化学成分参考文献

[1] Krishna V, et al. *J Med Arom Plant Sci*, 2001, 23(4): 609-611.
[2] Singh P, et al. *J Ind Chem Soc*, 1990, 67(7): 596-597.
[3] Singh P, et al. *Phytochemistry*, 1988, 27(5): 1537-1539.
[4] Pandey UC, et al. *Phytochemistry*, 1984, 23(2): 391-397.
[5] Krishna V, et al. *Phytochemistry*, 1999, 52(7): 1341-1343.
[6] Rojatkar SR, et al. *Phytochemistry*, 1994, 37(4): 1213-1214.
[7] Rao V, et al. *Asian J Chem*, 2009, 21(2): 1552-1558.
[8] Do QV, et al. *Tap Chi Hoa Hoc*, 2007, 45(4): 452-455.
[9] Do QV, et al. *Tap Chi Hoa Hoc*, 2006, 44(2): 204-207.
[10] Ruangrungsi N, et al. *J Nat Prod*, 1989, 52(1): 130-134.
[11] Iyer CS, et al. *Ind J Chem Sect B: Organic Chemistry Including Medicinal Chemistry*, 1979, 18B(6): 529-531.
[12] Iyer CS, et al. *Phytochemistry*, 1978, 17(11): 2036-2037.

药理作用及毒性参考文献

[1] Ahmed M, et al. *Fitoterapia*, 2001, 72(5): 553-554.
[2] Jain S, et al. *Phytother Res*, 1993, 7: 381-383.

16. 秋分草属 **Rhynchospermum** Reinw.

多年生草本，被柔毛。叶互生。头状花序小，有异形小花，单生于叶腋或分枝顶端，排成总状或近穗状或圆锥花序，无或有短花序梗。总苞钟状或半球形；总苞片2–3层，覆瓦状，稍不等长，边缘膜质。花序托平，无托毛。外围有2–3层，雌花；中央有多数两性花，均结实，雌花舌状，白色，两性花管状，黄色，檐部钟状，有5稀4齿裂。花药基部钝，全缘，花柱分枝短，扁平，有短附片。瘦果倒卵形，压扁，边缘脉状加厚，顶端具喙，冠毛少数，易脱落或无冠毛。

1种，分布于东亚和东南亚。我国1种。

本属药用植物秋分草 (R. verticillatum) 的全草含二萜类化合物秋分草素▲(rhynchosperin) A (**1**)、B (**2**)、C (**3**) 和秋分草苷▲A (rhynchospermoside A，**4**) 等。

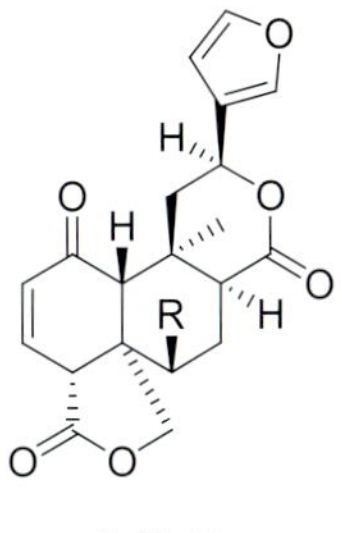

1: R=H
2: R=OH
3 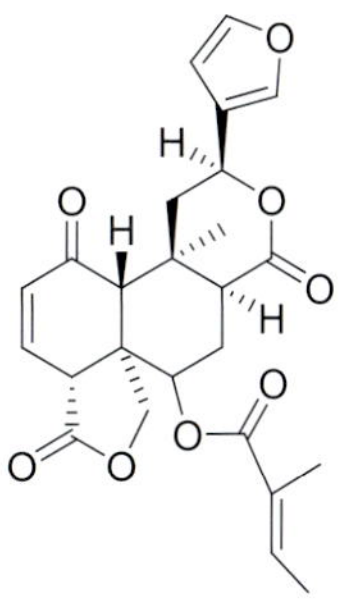
4

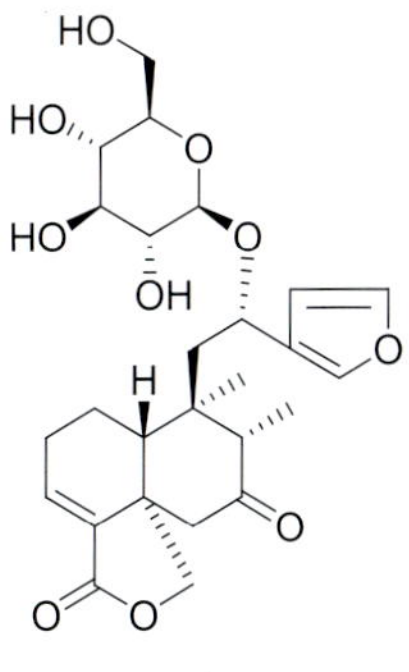

1. 秋分草（中国植物志） 大鱼鳅串、白鱼鳅草、调羹草（全国中草药汇编）

Rhynchospermum verticillatum Reinw. in Blume, Fl. Nederl. Ind. 902. 1825.（英 **Verticillate Rhynchospermum**）

多年生草本，高 25-100 cm。茎坚硬，单生或少数，簇生，直立，中上部叉状分枝或有时有总状花序分枝，被尘状微柔毛，基部叶花期脱落，稀生存，下部叶倒披针形、长椭圆状倒披针形或长椭圆形，稀匙形，长 4.5-14 cm，宽 2.5-4 cm，顶端急尖，基部楔形渐狭成具翼的叶柄，中部以上边缘有波状圆锯齿，中部叶披针形，有短柄，全缘或具波状圆齿，上部叶渐少，全缘或有尖齿，两面被疏贴生短柔毛。头状花序单生分枝顶端或叶腋，近总状排列，有短花序梗。总苞宽钟状；总苞片稍不等，边缘膜质，撕裂，外层卵状椭圆形，内层狭长椭圆形，雌花长 1.2 mm，被腺点，管状花外面被腺点。雌花瘦果压扁，具喙，较长，边缘脉状加厚，被腺点，管状花瘦果喙短或无喙，冠毛纤细，易脱落。花果期 8-11 月。

分布与生境 产于江西、湖北、湖南、广东、广西、浙江、福建、台湾、贵州、四川、云南、甘肃、陕西、河边及西藏。生于海拔 400-2500 m 的沟边水旁、林缘、林下阴湿处。也分布于印度、不丹、缅甸、马来西亚和日本。

药用部位 全草。

功效应用 清利湿热，利水消肿。用于湿热带下。现代亦用于急、慢性肝炎，肝硬化腹水。

化学成分 全草含二萜类：秋分草素▲(rhynchosperin) A、B、C，秋分草苷▲(rhynchospermoside) A、B[1]。

注评 本种为"大鱼鳅串"的基源植物，药用其干燥全草。

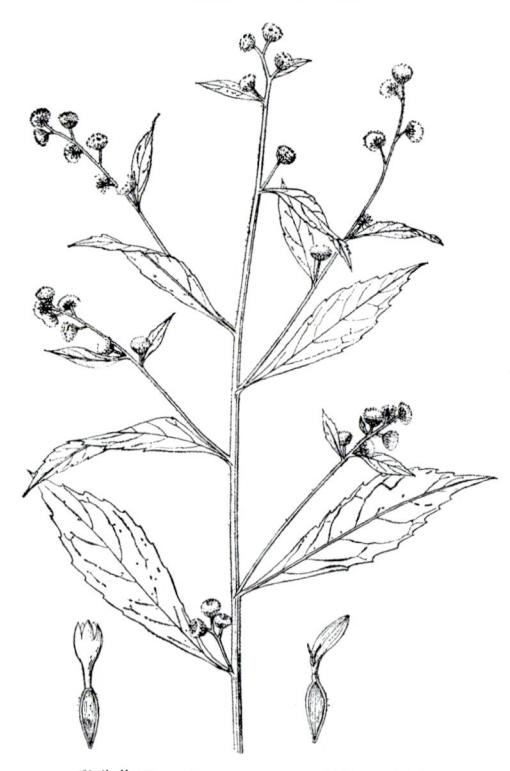

秋分草 Rhynchospermum verticillatum Reinw.
张泰利 绘

化学成分参考文献

[1] Seto M, et al. *Phytochemistry*, 1987, 26(12): 3289-3292.

17. 粘冠草属 Myriactis Less.

一年生或多年生草本。叶互生。头状花序小，异型，单生或排成疏伞房状花序，具长花序梗。总苞半球形；总苞片 2 层。花序托突起，半圆球形或匙状球形，无托片，边缘雌花 2-4 层，舌状，白色至淡紫色，中央两性花管状，檐部狭钟形，顶端 4-5 齿裂。花药基部钝；花柱分枝扁平，顶端有披针形附片，小花全部结实。瘦果稍扁，长圆状倒卵形，具短喙或无喙，无冠毛，顶端有黏质分泌物。

约 12 种，分布于南亚和东南亚至新几内亚。1 种产于南美洲。我国有 5 种，2 种药用。

分种检索表

1. 叶不分裂，有时下部叶浅裂或深裂，雌花多层，舌片圆形或近圆形，顶端圆形···
···1. 圆舌粘冠草 **M. nepalensis**
1. 叶羽状深裂，雌花舌片线形，顶端尖···2. 羽裂粘冠草 **M. delavayi**

菊科 COMPOSITAE

1. 圆舌粘冠草（中国高等植物图鉴、中国植物志） 杜果菜、油头草、山羊梅（云南），尼泊尔千星菊（云南种子植物名录），无喙齿冠草（中国高等植物图鉴）

Myriactis nepalensis Less. in Linnaea 6: 128. 1831.——*Dichrocephala leveillei* Vaniot（英 **Nepal Myriactis**）

多年生草本，高 30–100 cm。茎单生，有分枝，无毛或仅接头状花序处被疏短毛或糠秕状毛。中部叶长椭圆形或卵状长椭圆形，长 4–10 cm，宽 2.5–4.5 cm，边缘具粗锯齿或圆锯齿，下部下延成具翅的叶柄，基部扩大贴茎，基生叶及下部叶较大，有时浅裂或深裂，侧裂片 1–2 对，叶柄长达 10 cm，上部叶渐小，长椭圆形至披针形，无柄，基部扩大贴茎或耳状抱茎，下面沿脉被疏短柔毛。头状花序球形或半球形，径 1–1.5 cm，单生茎枝端，排成疏伞房状或伞房状圆锥花序。总苞片 2–3 层，近等长，外面被微毛。舌状花多层，舌片圆形，顶端圆形或微凹；管状花檐部宽钟状，具 4 齿裂。瘦果狭长圆形或倒披针状长圆形，扁，边缘脉状加厚，顶端有黏质分泌物。花果期 4–11 月。

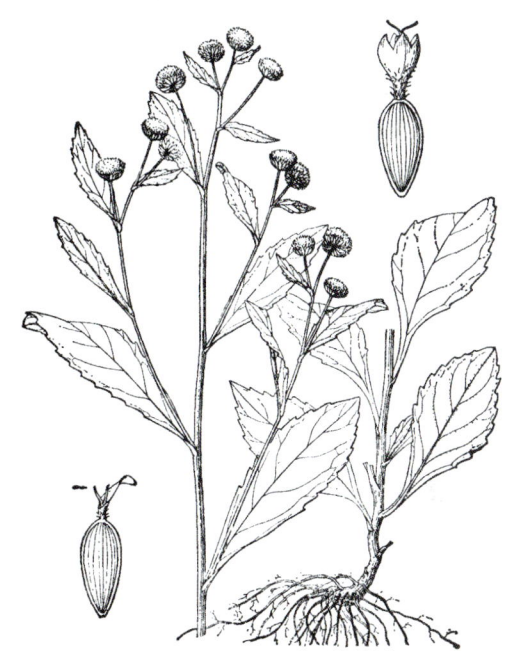

圆舌粘冠草 Myriactis nepalensis Less.
引自《中国高等植物图鉴》

分布与生境 产于江西、湖北、湖南、广东、广西、四川、贵州、云南、西藏。生于海拔 1250–3400 m 的山坡林缘、林下、灌丛、草地或水沟边。也分布于印度、巴基斯坦、尼泊尔、越南。

药用部位 全草、根。

功效应用 清热解毒，透疹，止痛。现代用于痢疾，肠炎，中耳炎，麻疹，牙痛，关节肿痛。

2. 羽裂粘冠草（中国植物志） 牙痛草、羽裂千星菊（云南）

Myriactis delavayi Gagnep. in Bull. Soc. Bot. France 68: 122. 1912.（英 **Delavay's Myriactis**）

多年生草本，高 18–50 cm。茎直立，自中部分枝，分枝开展或无分枝而近葶状，无毛或仅上部有疏糠秕状扁毛，中部叶披针形或长披针形，长 4–7 cm，宽 2.5–3.5 cm，羽状深裂，侧裂片 2 或 1 对，顶裂片大，椭圆形或长椭圆形，边缘有羽裂状锯齿，上部叶长披针形或长椭圆形至线形，羽状浅裂或半裂，全部叶沿柄下延成狭翅，基部扩大，贴茎，两面无毛或仅沿脉有疏糠秕状短毛。头状花序半球形，少数在茎枝端排成疏伞房状或疏总状花序；花序梗无毛；总苞片 2–3 层，近等长，线状披针形，长 3–4 mm，外层稍短，外面有时被尘状柔毛。舌状花 2–3 层，舌片线形，顶端尖，无齿裂；管状花宽钟状，5 齿裂。瘦果压扁，倒披针形，边缘脉状加厚，顶端有短喙，喙部有黏质分泌物。花果期 8–9 月。

分布与生境 产于四川、云南。生于海拔 2400–3100 m 的山坡草地或林下。

药用部位 全草。

功效应用 清热泻火。用于牙龈肿痛。

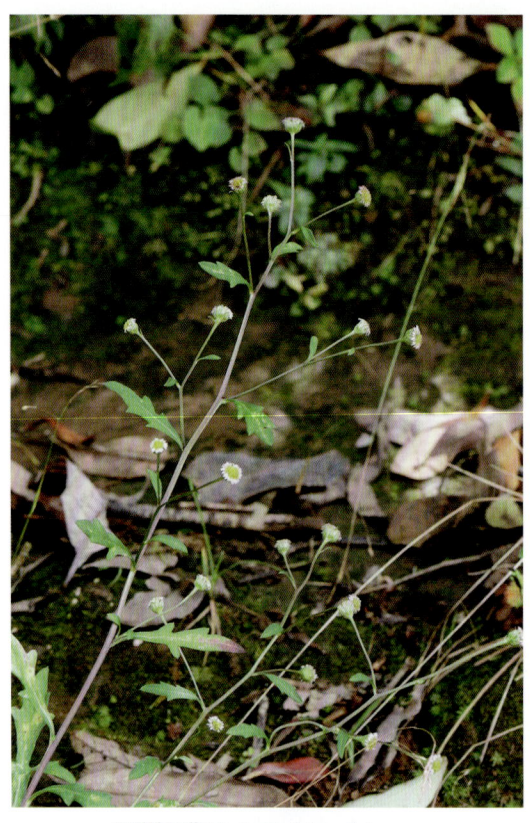

羽裂粘冠草 **Myriactis delavayi** Gagnep.
摄影：陈又生

18. 雏菊属 Bellis L.

一年生或多年生草本，葶状丛生或有分枝。叶互生或全部基生，全缘或有波状齿。头状花序单生，有异型小花，辐射状。总苞半球形或宽钟形；总苞片2层，近等长，椭圆形，草质，顶端稍钝，外面被毛，花序托凸起或圆锥形，无托片。外围雌花1层，舌状花舌片白色或浅红色，开展，中央两性花多数，管状，黄色，花药基部钝；花柱分枝短、扁，三角形。瘦果扁，倒卵形，有边脉，无冠毛。

8种，分布于欧洲和北美洲。我国习见栽培1种，可药用。

本属药用植物主要含有三萜皂苷类化合物，其母核为齐墩果烷型的五环三萜，28位成酯连双糖或三糖，如雏菊苷▲(perennisoside) Ⅰ (**1**)、Ⅱ (**2**)、Ⅲ (**3**)、Ⅳ (**4**)、Ⅴ (**5**)、Ⅵ (**6**)、Ⅶ (**7**) 等，其中 **1** 和 **2** 对血中三酰甘油水平升高具有抑制活性；本属药用植物的黄酮类化合物主要是母核为芹菜素和异鼠李素的苷，如异鼠李素 -3-O-β-D- 吡喃葡萄糖苷 (isorhamnetin-3-O-β-D-glucopyranoside，**8**)，异鼠李素 -3-O-β-D- 吡喃葡萄糖醛酸苷 (isorhamnetin-3-O-β-D-glucuronopyranoside，**9**)，异鼠李素 -3-O- 芸香糖苷 (isorhamnetin-3-O-rutinoside，**10**)，异鼠李素 -3-O- 刺槐二糖苷 (isorhamnetin-3-O-robinobioside，**11**) 等。

菊科 COMPOSITAE

	R_1	R_2	R_3	R_4	R_5
1	H	Ac	Rha	Glc	Ac
2	H	Ac	Rha	Gal	Ac
3	Glc	H	Rha	Glc	Ac
4	Glc	H	Rha	Gal	Ac
5	Glc	Ac	Rha	Glc	H
6	Glc	Ac	Rha	Gal	H
7	Glc	Ac	Rha	Gal	Ac

	R_1	R_2
8	Glc	CH_3
9	GlcA	CH_3
10	Rha-(1-6)-Glc	CH_3
11	Rha-(1-6)-Gal	CH_3

Glc: β-D-glucopyranosyl
Rha: α-L-rhamnopyranosyl
Gal: β-D-galactopyranosyl
GlcA: β-D-glucuronopyranosyl

本属植物雏菊有抗细菌和抗氧化作用，主要活性成分为挥发油等。

1. 雏菊（中国植物志）

Bellis perennis L., Sp. Pl. ed. 1: 886. 1753.（英 **English Daisy**）

多年生或一年生草本，高约 10 cm。叶基生莲座状，匙形或卵状匙形，顶端钝，基部渐狭或具宽翅的叶柄，边缘具钝齿或波状，常被密柔毛或糙毛。头状花序单生，径 2.5–3.5 cm，花序梗被柔毛，稀近无毛。总苞半球形或宽钟形；总苞片近 2 层，稍不等长，长椭圆形，顶端钝，外面被柔毛，边缘狭膜质。舌状花 1 层，舌片白色或带粉红色，全缘或具 2–3 小齿，管状花多数，黄色，两性。瘦果倒卵形，长 0.5 mm，边缘稍增厚，无冠毛。

分布与生境 原产于欧洲。在我国各地庭院常栽培，供观赏和药用。

药用部位 叶、花序。

功效应用 叶：止血，消肿。用于损伤肿痛，出血。花序：止咳祛痰。用于咳嗽气喘。

化学成分 花含三萜皂苷类：雏菊皂苷▲(perennisaponin) A、B、C、D、E、F，雏菊苷▲(perennisoside) Ⅰ、Ⅱ、Ⅲ、Ⅳ、Ⅴ、Ⅵ、Ⅶ[1]，雏菊属皂苷▲(bellissaponin) BS_1、BS_2、BS_3、BS_4、BS_5、BS_6、BS_7、BS_8、BS_9[1-3]、BA_1、BA_2[4]，林地雏菊皂苷▲C_{12} (besysaponin C_{12})，雏菊双糖链苷▲A (bellidioside A)，巴塘紫菀皂苷▲D (asterbatanoside D)，伯氏雏菊苷▲B_2 (bernardioside B_2)[1]，雏菊属苷▲(belliside) A、B、C、D、E、F[2]；黄酮类：芹菜素，芹菜素-7-O-β-D-吡喃葡萄糖苷(apigenin-7-O-β-D-glucopyranoside)，芹菜素-7-O-β-D-吡喃葡萄糖醛酸苷(apigenin-7-O-β-D-glucuronopyranoside)，芹菜素-7-O-β-D-吡喃葡萄糖醛酸苷甲酯(apigenin-7-O-β-D-glucuronopyranoside methyl ester)，芦丁，异鼠李素-3-O-β-D-吡喃葡萄糖苷(isorhamnetin-3-O-β-D-glucopyranoside)，异鼠李素-3-O-β-D-吡喃葡萄糖醛酸苷(isorhamnetin-3-O-β-D-glucuronopyranoside)，

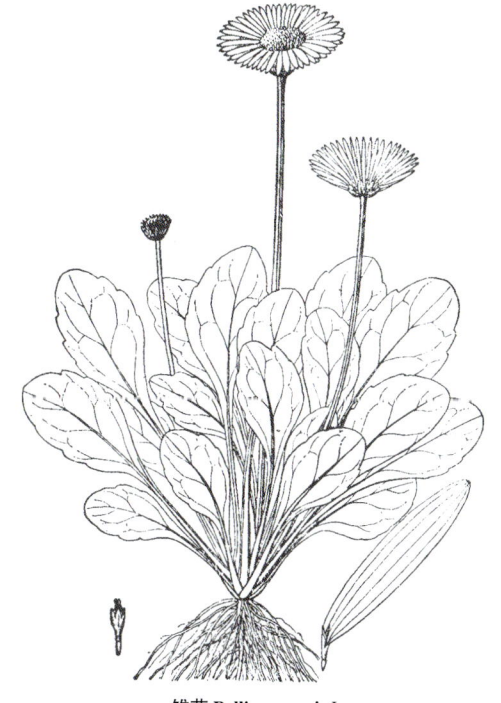

雏菊 Bellis perennis L.
引自《中国高等植物图鉴》

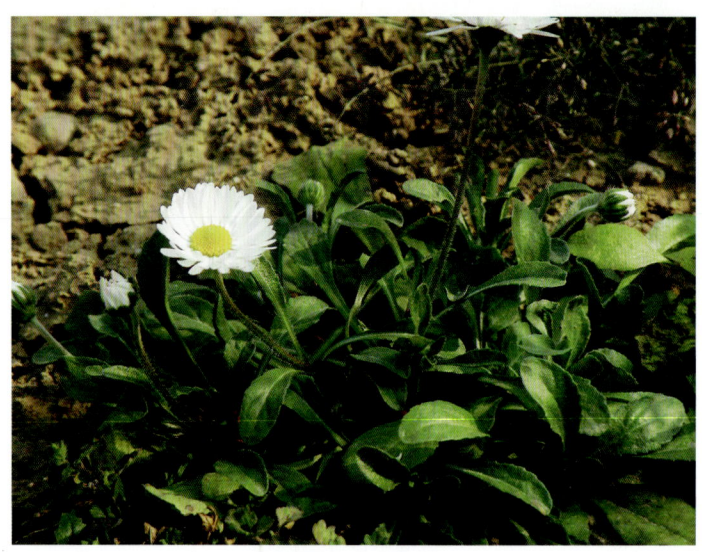

雏菊 Bellis perennis L.
摄影：朱仁斌

异鼠李素-3-O-芸香糖苷(isorhamnetin-3-O-rutinoside)，异鼠李素-3-O-刺槐二糖苷(isorhamnetin-3-O-robinobioside)[1]，槲皮素，异鼠李素，山奈酚[5]，异鼠李素-3-O-β-D-吡喃半乳糖苷(isorhamnetin-3-O-β-D-galactopyranoside)，异鼠李素-3-O-β-D-(6″-乙酰基)-吡喃半乳糖苷[isorhamnetin-3-O-β-D-(6″-acetyl)-galactopyranoside]，山奈酚-3-O-β-D-吡喃葡萄糖苷(kaempferol-3-O-β-D-glucopyranoside)[6]，芹菜素-7-O-(6″-E-咖啡酰基)-β-D-葡萄糖苷[apigenin-7-O-(6″-E-caffeoyl)-β-D-glucoside]，芹菜素-7-O-β-D-甲基葡萄糖醛酸苷(apigenin-7-O-β-D-methylglucuronide)[7]，矢车菊素-3-O-[4″-O-(丙二酰基)-2″-O-(β-D-葡萄糖醛酸基)]-β-D-吡喃葡萄糖苷{cyanidin-3-O-[4″-O-(malonyl)-2″-O-(β-D-glucuronyl)]-β-D-glucopyranoside}，矢车菊素-3-O-[2″-O-(β-D-葡萄糖醛酸基)]-β-D-吡喃葡萄糖苷{cyanidin-3-O-[2″-O-(β-D-glucuronyl)]-β-D-glucopyranoside}，矢车菊素-O-[6″-O-(丙二酰基)-2″-O-(β-D-葡萄糖醛酸基)]-β-D-吡喃葡萄糖苷{cyanidin-3-O-[6″-O-(malonyl)-2″-O-(β-D-glucuronyl)]-β-D-glucopyranoside}[8]；糖苷类：甲基丁香酯-4-O-β-D-吡喃葡萄糖苷(methyl syringate-4-O-β-D-glucopyranoside)，(Z)-3-己烯-β-D-吡喃葡萄糖苷[(Z)-3-hexenyl-β-D-glucopyranoside][1]。

叶和花含挥发油，主要为聚乙炔类[9]。

药理作用　抗细菌作用：雏菊叶、花精油中的聚乙炔类化合物十碳-4,6-二炔酸(deca-4,6-diynoic acid)体外对金黄色葡萄球菌、枯草芽孢杆菌、藤黄微球菌有抑制作用，十碳-4,6-二炔-1,10-二酸(deca-4,6-diyne-1,10-dioic acid)体外对大肠埃希菌、绿脓杆菌、醋酸钙不动杆菌有抑制作用[1]。

抗氧化作用：雏菊地上部分水提物具有清除 DPPH 自由基和抗亚油酸氧化的活性[2]。

化学成分参考文献

[1] Yoshikawa M, et al. *Chem Pharm Bull*, 2008, 56(4): 559-568.
[2] Li W, et al. *Tetrahedron*, 2005, 61(11): 2921-2929.
[3] Glensk M, et al. *Sci Pharm*, 2001, 69(1): 69-73.
[4] Schoepke T, et al. *Phytochemistry*, 1991, 30(2): 627-631.
[5] Nazaruk J, et al. *Acta Poloniae Pharmaceutica*, 2001, 58(5): 401-404.
[6] Gudej J, et al. *Fitoterapia*, 2001, 72(7): 839-840.
[7] Gudej J, et al. *Acta Poloniae Pharmaceutica*, 1997, 54(3): 233-235.
[8] Toki K, et al. *Phytochemistry*, 1991, 30(11): 3769-3771.
[9] Avato P, et al. *Phytochemistry*, 1995, 40(1): 141-147.

药理作用及毒性参考文献

[1] Avato P, et al. *Planta Med*, 1997, 63(6): 503-507.
[2] Kavalcioğlu N, et al. *Nat Prod Commun*, 2010, 5(1): 147-50.

19. 裸菀属 Miyamayomena Kitam.

多年生草本。叶互生，全缘或有疏齿。头状花序单生或排成伞房花序，辐射状，雌花1或2层，两性花多数，均结实。总苞半球形或宽钟状；总苞片2至多层，近等长或外层渐短，疏覆瓦状，外层草质，内层边缘宽膜质。花序托圆锥形，蜂窝状，无托片。雌花舌状，舌片白色或蓝紫色，全缘或有齿。两性花管状，黄色，檐部钟状，有5裂片，花药基部钝，全缘；花柱分枝有三角形或披针形附片。瘦果扁，长圆状倒卵形，具数肋，无冠毛。

6种，分布于中国、朝鲜及日本。中国有4种，1种药用。

1. 裸菀（中国植物志）

Miyamayomena piccolii (Hook. f.) Kitam., Acta Phytotax Geobot. 33: 409. 1982.——*Aster picolii* Hook. f., *Gymnaster picolii* (Hook. f.) Kitam.（英 **Piccol Gymnaster**）

茎直立，高60-120 cm，被糙状毛及腺状微毛，上部分枝。叶长圆状倒披针形，长7-9 cm，宽0.5-1.8 cm，基部渐狭，无柄或有短柄，边缘有疏粗锯齿，两面均被疏糙柔毛或上面近无毛。头状花序径2-2.5 cm，排成伞房状，总苞陀螺半球形，长7-8 mm，基部有叶状小苞片；总苞片约5层，外层草质，卵状长圆形，上部常反折，内层窄长圆形或倒披针形，边缘宽膜质，有缘毛，舌状花蓝紫色，长约1.5 cm，管状花黄色，长5-6 mm。瘦果倒卵形，扁，有边肋，无毛，顶端具窄环状边缘，无冠毛。花果期8-10月。

分布与生境 产于河南、山西、陕西、贵州和四川。生于海拔950-1700 m的山坡草地。《中国中药资源志要》一书载"云南称白虎草"可能是误定，云南无分布。
药用部位 根、花序。
功效应用 清热泻火，解毒。用于牙龈肿痛。

20. 马兰属 Kalimeris Cass.

多年生草本。叶互生，全缘或有齿或羽状分裂。头状花序较小，单生或排成疏伞房花序，辐射状，外围雌花1-2层，中央有多数两性花，全部结实。总苞半球形；总苞片2-3层，近等长或外层较短，覆瓦状，草质，边缘膜质或革质，花序托凸起或圆锥形，蜂窝状，雌花舌状，舌片白色或紫色，顶端有细齿或全缘，两性花钟状，有5裂片；花药基部钝；花柱分枝附片三角形或披针形。瘦果倒卵形，扁，边缘具肋，两面无肋或一面有肋，无毛或有微毛，冠毛极短或膜片状，分离或基部连合成环状。

10种，分布于亚洲南部及东部、喜马拉雅地区及俄罗斯（西伯利亚地区）。我国有8种，6种及1变种药用。

分种检索表

1. 总苞片上部草质，顶端稍尖。瘦果小，长1.5-2.5 mm，上部有腺及短毛；冠毛长0.1-0.5 mm。
  2. 叶倒卵状长圆形或倒披针形，有齿或羽状裂片，但上部叶常全缘。
    3. 叶质较薄，被疏微毛或近无毛。瘦果长1.5-2 mm。叶形多变异····················· 1. 马兰 **K. indica**
    3. 叶质较厚，被毡状密短毛，叶有1-2对齿或近全缘。瘦果长2.5-2.7 mm；冠毛长0.3 mm··· 2. 毡毛马兰 **K. shimadai**
  2. 叶线状披针形或长圆形，全缘，两面被粉状密短毛。瘦果长1.8-2 mm；冠毛长0.3-0.5··· 3. 全叶马兰 **K. integrifolia**
1. 总苞片近革质，边缘膜质，上部稍绿色或红紫色，顶端圆形或钝。瘦果长2.5-3.5 mm，被长疏毛；冠毛0.7-1.5 mm，稀2 mm。

4. 总苞较小，径 10–12 mm；总苞片较小，长 4–5 mm；叶有缺刻状齿或间有羽状披针形尖裂片 ·· 4. 裂叶马兰 K. incisa

4. 总苞较大，径 10–15 mm；总苞片较宽大，长 5–7 mm，宽 2–3 mm。
   5. 叶全缘或羽状浅裂或疏浅齿，质地较厚 ··· 5. 山马兰 K. lautureana
   5. 叶羽状中裂，质地较薄 ·· 6. 蒙古马兰 K. mongolica

本属植物多具有抗炎、镇痛作用。马兰具有抗菌、抗氧化作用，全叶马兰尚具有镇咳、抗惊厥作用。

1. 马兰（本草纲目） 马兰头（救荒本草），鸡儿肠（云南药用植物名录，误用名），蓑衣莲（云南中草药），鱼鳅串（草本便方），泥鳅串（陕西、湖北、广西、四川、贵州、云南），田边菊（江苏、福建、广东），路边菊（江苏、福建、广东、广西）

Kalimeris indica (L.) Sch. Bip., Syst. Verz. 1854-55.——*Aster indicus* L.（英 Indian Kalimeris）

1a. 马兰（模式变种）

Kalimeris indica (L.) Sch. Bip. var. **indica**

根状茎有匍枝。茎直立，高 30–70 cm，有分枝，上部被短毛。基部叶花期枯萎，茎叶倒披针形或倒卵状长圆形，长 3–6 (10) cm，宽 0.8–2 (5) cm，顶端钝或尖，基部渐狭成具翅长柄，边缘中部以上具有小尖头的钝或尖齿或有羽状裂片，上部中小，全缘，无柄，叶较薄，两面有疏微毛或近无毛，边缘及下面沿脉有短粗毛。头状花序单生枝端，排成疏伞房状。总苞半球形，径 6–9 mm；总苞片 2–3 层，外层倒披针形，内层倒披针状长圆形，上部草质，被疏短毛，边缘膜质。舌状花 15–20 个，舌片浅紫色，长 10 mm；管状花长 3.5 mm，管部被短毛。瘦果倒卵状长圆形，极扁，长 1.5–2 mm，褐色，边缘有厚肋，上部被腺及短柔毛。冠毛长 0.1–0.8 mm。花果期 5–10 月。

分布与生境 产于黑龙江、吉林、山西、陕西、山东、宁夏、辽宁、江苏、安徽、浙江、福建、台湾、江西、河北、河南、湖北、湖南、广东、广西、海南、四川、贵州、云南。生于海拔 500–3000 m 的林下、灌丛中、山坡草地、田边路边或水沟边。也分布于朝鲜、日本、中南半岛至印度。

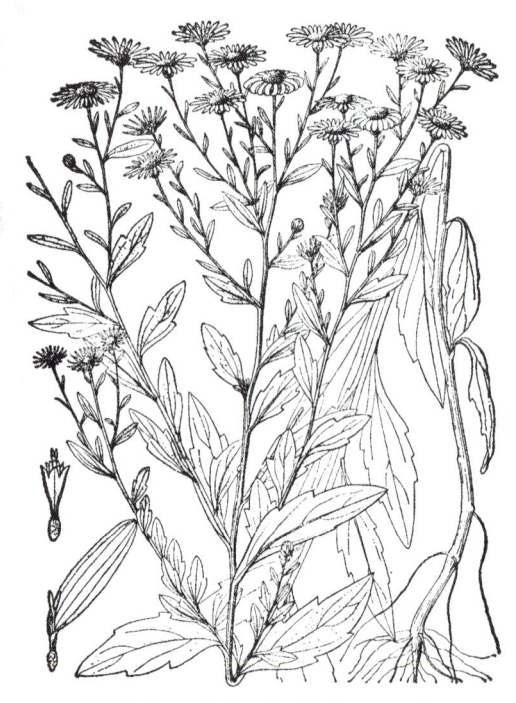

马兰 **Kalimeris indica** (L.) Sch. Bip. var. **indica**
引自《中国高等植物图鉴》

药用部位 全草、根。

功效应用 凉血止血，清热利湿，解毒消肿。用于吐血、衄血、血痢、崩漏、创伤出血、黄疸、水肿、淋浊、感冒、咳嗽、咽痛喉痹、痔疮、痈肿、丹毒、小儿疳积。

化学成分 全草含倍半萜类：γ-榄香烯(γ-elemene)等[1]；三萜类：无羁萜醇(friedelanol)，无羁萜(friedelin; friedelanone)，达玛二烯醇乙酸酯(dammaradienyl acetate)[2]；其他类：月桂酸，脱镁叶绿甲酯酸(methyl phaeophorbide)[2]，3,7-二甲基-1,3,7-辛三烯(3,7- dimethyl-1,3,7-octatriene)[2]，1-*O*-(9Z,12Z,15Z-十八碳三烯酰基)-2-*O*-十六碳酰甘油[1-*O*-(9Z,12Z,15Z-octadecatrienoyl)-2-*O*-hexadecanoylglycerol]，1-*O*-(9Z,12Z,15Z-十八碳三烯酰基)-2-*O*-十六碳酰-3-*O*-α-(6-磺基吡喃异鼠李糖基)甘油[1-*O*-(9Z,12Z,15Z-octadecatrienoyl)-2-*O*-hexadecanoyl-3-*O*-α-(6-sulfoquinovopyranosyl)glycerol]，1-*O*-(9Z,12Z,15Z-十八碳

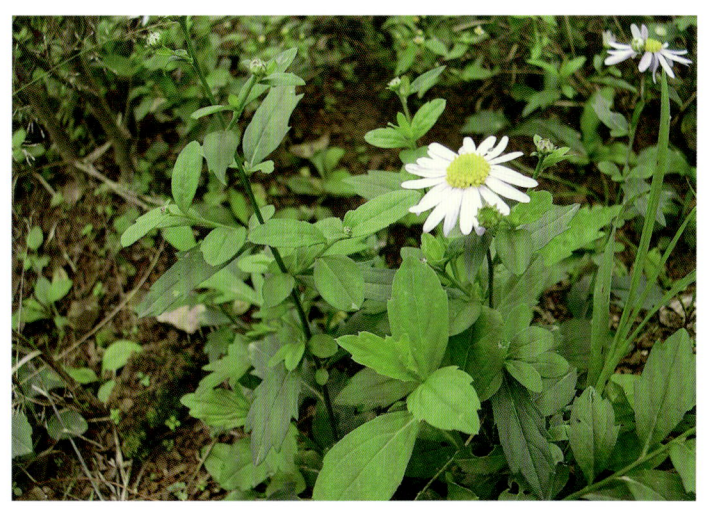

马兰 Kalimeris indica (L.) Sch. Bip. var. **indica**
摄影：何顺志

三烯酰基)-2-*O*-十六碳酰-3-*O*-[α-D-吡喃半乳糖基(1→6)-*O*-β-D-吡喃半乳糖基]甘油{1-*O*-(9Z,12Z,15Z-octadecatrienoyl)-2-*O*-hexadecanoyl-3-*O*-[α-D-galactopyranosyl(1→6)-*O*-β-D-galactopyranosyl]glycerol}[3]，琥珀酸(succinic acid)，1-*O*-十六酸甘油酯(glycerol monopalmitate)，原儿茶酸(protocatechuic acid)，尿嘧啶(uracil)，丁香酸(syringic acid)，原儿茶酸甲酯(protocatechuic acid methyl ester)，七叶内酯(esculetin)，苜蓿酸(medicagenic acid)[4]。

药理作用　镇痛作用：马兰干浸膏灌胃，可以抑制醋酸引起小鼠的扭体反应，增加小鼠在热板实验中的痛阈值[1]。

抗炎作用：马兰提取物灌胃，可以抑制二甲苯致小鼠耳肿胀、醋酸致小鼠毛细血管通透性的增高、角叉菜胶所致大鼠足肿胀[3]。

兴奋子宫作用：马兰95%乙醇提取物和50%乙醇提取物对大鼠和小鼠离体子宫平滑肌有兴奋作用，可加快收缩频率、提高收缩张力和子宫活力，并呈量效关系[2]。

抗细菌作用：马兰中所含的琥珀酸和丁香酸体外可以抑制枯草杆菌[4]。

抗氧化作用：马兰水提物、醇提物体外具有清除DPPH自由基、羟自由基、超氧阴离子自由基和H_2O_2的能力[5]。

注评　本种为中国药典（1977年版）、贵州中药材标准（1988）和中国药典（2010年版附录Ⅲ）中收载"马兰草"的基源植物，药用其干燥全草；其干燥或新鲜根状茎为上海中药材标准（1994）收载的"马兰根"。彝族、水族、苗族、傈僳族、侗族、土家族和仡佬族也药用其全草，主要用途同功效应用项。

化学成分参考文献

[1] 马英姿，等. 经济林研究，2002, 20(2): 69-70.

[2] 林材，等. 中国药学杂志，2006, 41(4): 251-253.

[3] Fan GJ, et al. *Phytochem Lett*, 2008, 1(4): 207-210.

[4] 许文清，等. 中国中药杂志，2010, 35(23): 3172-3174.

药理作用及毒性参考文献

[1] 姚晓伟，等. 海峡药学，2010, 22(2): 34-35.

[2] 姚晓伟，等. 陕西中医，2010, 31(11): 1559-1560.

[3] 唐祖年，等. 时珍国医国药，2010, 21(9): 2294-2295.

[4] Xu W, et al. *Display Settings*, 2010, 35(23): 3172-3174.

[5] 吕丽爽，等. 食品科学，2010, 31(13): 122-126.

1b. 狭苞马兰（变种）（中国植物志） 路边草（湖北），多型马兰（湖北中药名录），窄叶鸡儿肠（中药大辞典），狭叶马兰、路边草（陕西中草药）

Kalimeris indica (L.) Sch. Bip. var. **stenolepis** (Hand.-Mazz.) Kitam. in J. Jap. Bot. 19: 340. 1943.——*Asteromoea indica* var. *stenolepis* Hand.-Mazz.（英 **Narrowbract Indian Kalimeris**）

本变种与模式变种的区别在于叶线状披针形至狭披针形，顶端渐尖，下部和中部有浅齿。总苞片披针形，顶端尖。

分布与生境　产于江苏、浙江、安徽、福建、江西、湖北、湖南、广东、四川东部、陕西南部。生境与模式变种相同。

药用部位　全草。

功效应用　健脾利湿，解毒，止血。用于小儿疳积，腹泻，痢疾，蛇伤，外伤出血。

注评　本种为"路边草"的基源植物，药用其全草阴干或鲜品。

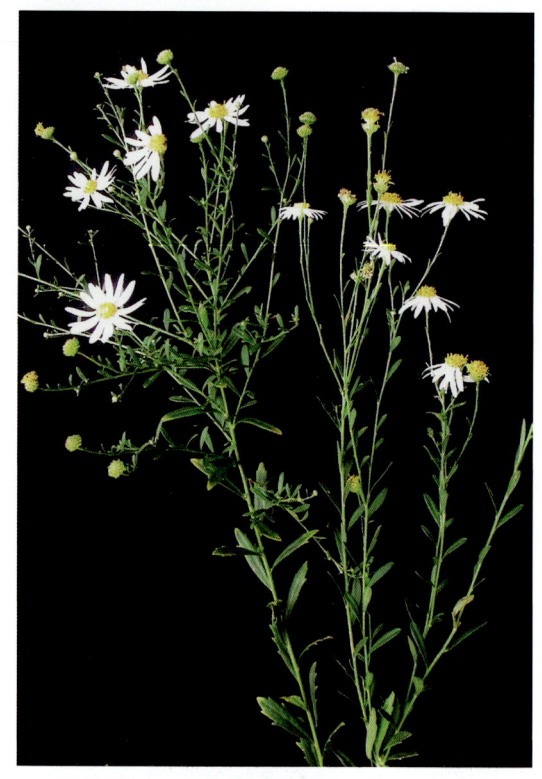

狭苞马兰 **Kalimeris indica** (L.) Sch. Bip. var. **stenolepis** (Hand.-Mazz.) Kitam.
摄影：徐克学

2. 毡毛马兰（中国植物志） 岛田鸡儿肠（江苏南部种子植物手册）

Kalimeris shimadai (Kitam.) Kitam. in Acta Phytotax. Geobot. 6: 50. 1937.——*Asteromoea shimadai* Kitam.（英 **Taiwan Kalimeris**）

多年生草本，高约 70 cm。茎多分枝，被密短粗毛，下部叶花期枯萎，中部叶倒卵形、倒披针形或椭圆形，长 2.5–4 cm，宽 1.2–2 cm，基部渐狭，近无柄，中部以上有 1–2 对浅齿或全缘，上部叶渐小，倒披针形或线形；叶质厚，两面被毡状密毛，下面沿脉及边缘被密糙毛。头状花序径 2–2.5 cm，单生枝端，排成疏伞房状。总苞半球形，径 0.8–1 cm；总苞片 3 层，外层狭长圆形，长 2–3 mm，上部草质，内层倒披针状长圆形，顶端圆形，草质，边缘膜质，全部背面被密毛，有缘毛。舌状花约 10 余个，舌片浅紫色，长 11–12 mm；管状花长 4–4.5 mm，管部有毛。瘦果倒卵圆形，极扁，长 2.5–2.7 mm，灰褐色，边缘有肋，被短贴毛；冠毛膜片状，锈褐色，长 0.3 mm，近等长。

分布与生境　产于江苏、安徽、浙江、福建、台湾、江西、湖北及湖南。生于海拔 100 m 的林缘、草坡、溪岸。

药用部位　全草。

功效应用　清热解毒，利水，凉血止血。用于感冒发热，咽喉肿痛，疮疖肿毒，血热吐血、衄血。

菊科 COMPOSITAE

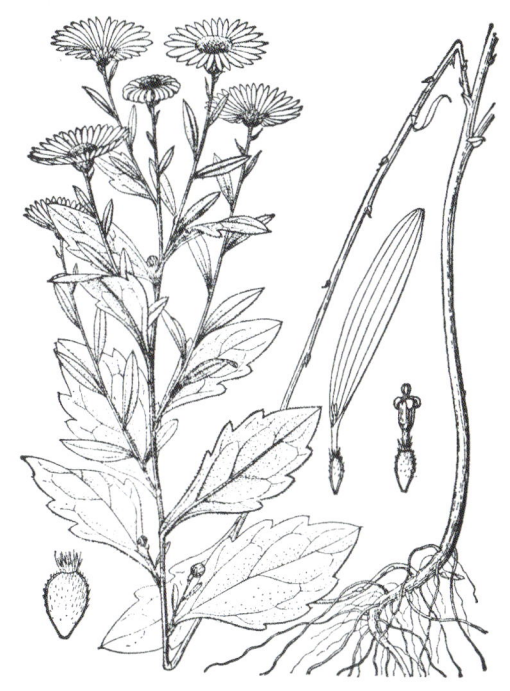

毡毛马兰 Kalimeris shimadai (Kitam.) Kitam.
引自《中国高等植物图鉴》

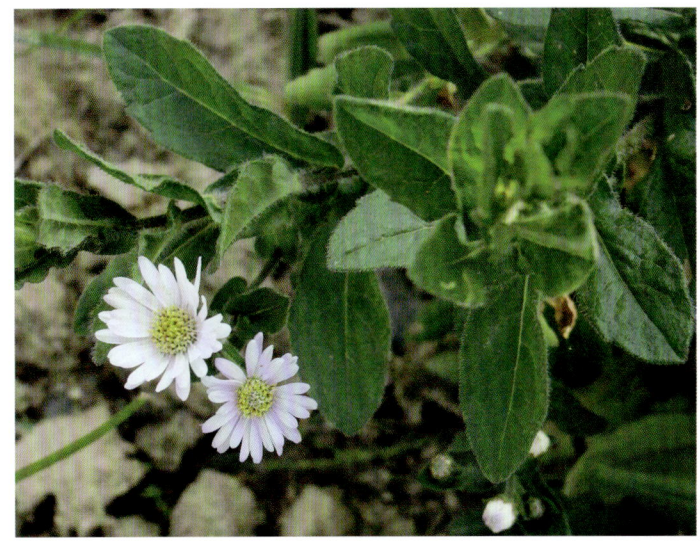

毡毛马兰 Kalimeris shimadai (Kitam.) Kitam.
摄影：杨成梓

3. 全叶马兰（中国植物志） 黄花三草、野白菊（湖北），全叶鸡儿肠（江苏南部种子植物手册）

Kalimeris integrifolia Turcz. ex DC., Prodr. 5: 259. 1836.——*Asteromoea pekinensis* Hance, *Aster integrifolius* Franch.（英 **Integrifolious Kalimeris**）

多年生草本，高 30-70 (150) cm。茎直立，单生或数个丛生，被细硬毛，中部以上帚状分枝；下部叶花期枯萎；中部叶密集，线状披针形、倒披针形或长圆形，长 2.5-4 cm，宽 0.4-0.6 cm，顶端钝或渐尖，基部渐狭，无柄，边缘稍反卷；上部叶较小，全部叶下面灰绿色，两面密被粉状短绒毛。头状花序单生枝端，排成疏伞房状。总苞半球形，径 7-8 mm；总苞片 3 层，外层近线形，内层长圆状披针形，上部草质，被短粗毛及腺点。舌状花 20 余个，舌片淡紫色，长 11 mm；管状花长 3 mm，管部有毛。瘦果倒卵形，长 1.8-2 mm，浅褐色，扁，有边肋或一面有肋，而呈三棱形，上端有微毛及腺；冠毛带褐色，长 0.3-0.5 mm，不等长，易脱落。花果期 6-11 月。

分布与生境 产于黑龙江、吉林、辽宁、内蒙古、河北、山西、河南、山东、江苏、安徽、浙江、福建、江西、湖北、湖南、陕西、四川、甘肃、宁夏。生于海拔 1000 m 的山坡、林缘、灌丛、路旁。日本、朝鲜、俄罗斯（西伯利亚东部）也有分布。

药用部位 全草、花序。

功效应用 全草：清热解毒，止咳。用于感冒发热，咳嗽，咽痛。花序：清热明目。用于眼病。

药理作用 抗惊厥作用：全叶马兰乙醇提取物皮下注射，可对抗皮下注射 25% 的苯甲酸钠咖啡因和电刺激引起的小鼠惊厥[1]。

镇痛作用：全叶马兰乙醇提取物灌胃，可加强哌替啶的镇痛作用[2]。

抗炎作用：全叶马兰乙醇提取物灌胃，能对抗新鲜鸡蛋清致大鼠足肿胀和二甲苯致小鼠耳肿胀[2]。

镇咳作用：全叶马兰全草乙醇提取物腹腔注射，可抑制氨雾刺激所引起小鼠、豚鼠的咳嗽反应[3]。

注评 本种蒙古族用全草治传染性肝炎、胃及十二指肠溃疡、痢疾等。

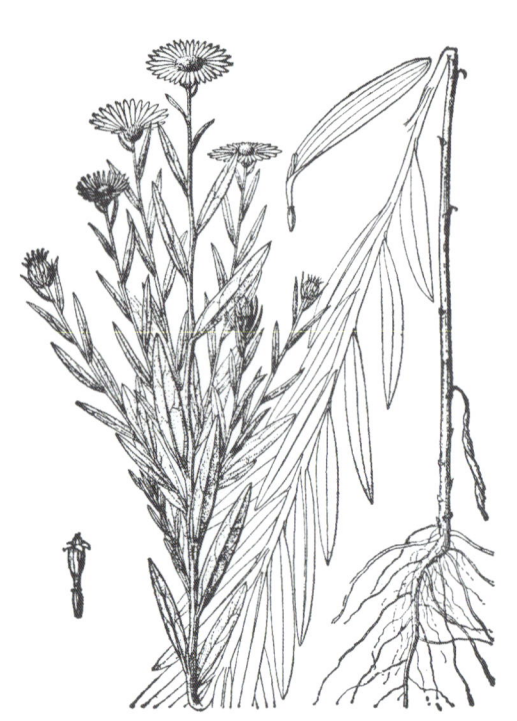

全叶马兰 Kalimeris integrifolia Turcz. ex DC.
引自《中国高等植物图鉴》

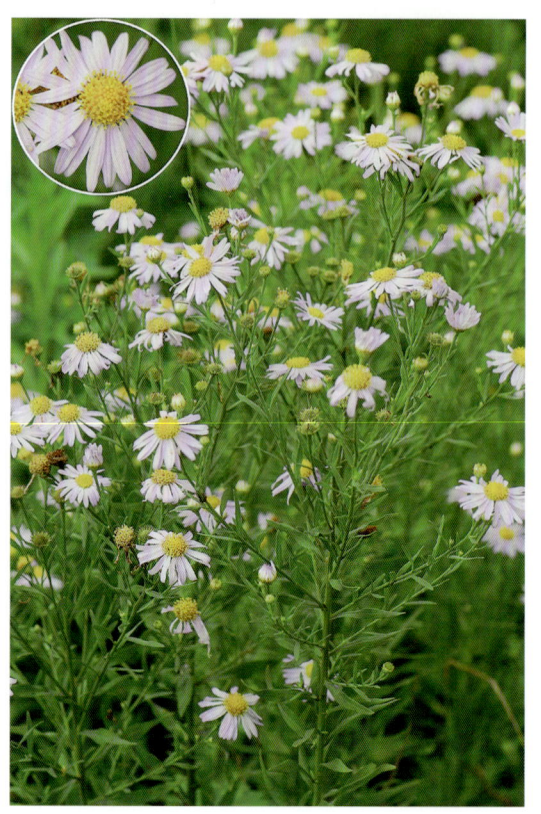

全叶马兰 Kalimeris integrifolia Turcz. ex DC.
摄影：周繇

药理作用及毒性参考文献

[1] 徐庆荣，等. 中药材，1991, 14(7): 41-43.

[2] 徐庆荣，等. 中国现代应用药学，2002, 19(3): 199-201.

[3] 石乐鸣，等. 中药材，1990, 13(11): 36-37.

4. 裂叶马兰（中国植物志）

Kalimeris incisa (Fisch.) DC., Prodr. 5: 258. 1836.——*Aster incisus* Fisch.（英 **Incised Kalimeris**）

多年生草本，高 60-100 cm。茎无毛或被向上的白色短毛，上部分枝。叶纸质，下部叶在花期枯萎，中部叶长椭圆状披针形或披针形，长 6-10 (15) cm，宽 1.2-2.5 (4.5) cm，基部渐狭，无柄，疏缺刻状锯齿或有羽状披针形裂片，上部分枝的叶小，线状披针形，全缘。头状花序径 2.5-3.5 cm，单生枝端，排成伞房状。总苞半球形，径 10-12 mm；总苞片 3 层，外层较短，长椭圆状披针形，长 3-4 mm，急尖，两层长 4-5 mm，被微毛，边缘膜质。舌状花淡蓝紫色，舌片长 1.5-1.8 mm；管状花长约 3-4 mm。瘦果倒卵形，扁，具边肋，有时 3 肋，而呈三棱形，被短毛；冠毛淡红色，长 0.5-1.2 mm。花果期 7-9 月。

分布与生境　产于黑龙江、吉林、辽宁及内蒙古东南部。生于海拔 70-2000 m 的山坡草地、灌丛、林间空地及湿草地。朝鲜、日本、俄罗斯东西伯利亚也有分布。

药用部位　全草。

功效应用　清热利湿，消食。用于小便不利，消化不良。

菊科 COMPOSITAE

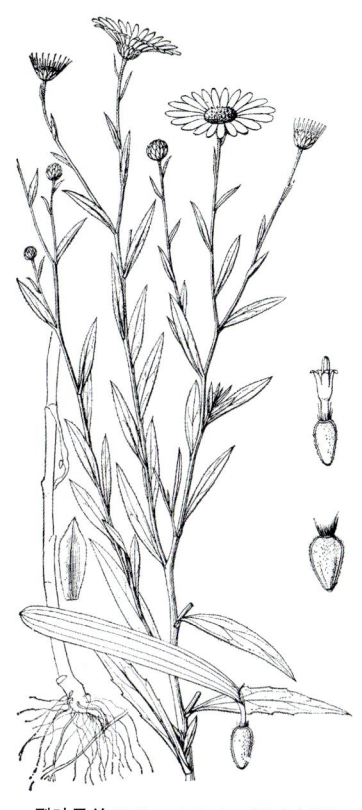

裂叶马兰 Kalimeris incisa (Fisch.) DC.
刘春荣 绘

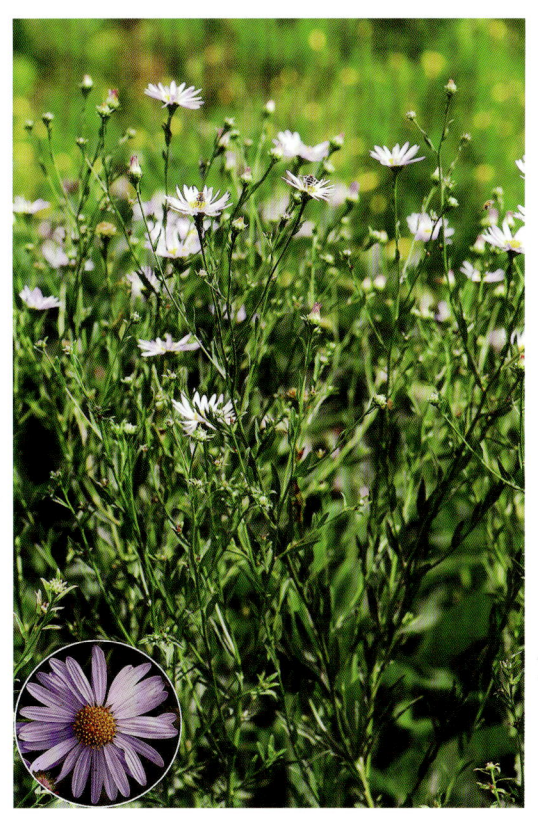

裂叶马兰 Kalimeris incisa (Fisch.) DC.
摄影：周繇

5. 山马兰（中国植物志） 山鸡儿肠（东北植物检索表）

Kalimeris lautureana (Debeaux) Kitam. in Acta Phytotax. Geobot. 6: 22. 1937.——*Boltonia lautureana* Debeaux（英 Mountain Kalimeris）

多年生草本，高 50-100 cm。茎单生或 2-3 个簇生，被白色向上的糙毛，上部分枝。叶厚或近革质，下部叶花期枯萎；中部叶披针形或长圆状披针形，长 3-6 (9) cm，宽 0.5-2 (4) cm，基部渐狭，无柄，有疏齿或羽状浅裂，分枝上叶线状披针形，两面疏生短糙毛或无毛，边缘有短糙毛。头状花序单生枝端，排成伞房状，径 2-3.5 cm。总苞半球形，径 10-14 mm；总苞片 3 层，外层较短，长椭圆形，内层倒披针状长椭圆形，长 5-6 mm，顶端钝，边缘有膜质继状边缘。舌状花淡蓝色，长 1.5-2 cm；管状花长约 4 mm。瘦果倒卵形，长 3 (4) mm，扁平，疏短毛，有边肋或稀有 3 肋，呈三棱形；冠毛淡红色，长 0.5-1 mm。花果期 8-10 月。

分布与生境 产于黑龙江、吉林、辽宁、河北、山西、河南、山东及江苏西南部。生于海拔 80-9500 m 的山坡草原及灌丛中。

药用部位 根、全草。

功效应用 清热解毒，止血。用于感冒发热，咳嗽，疮疖肿毒，乳痈，外伤出血。现代用于急性咽炎，扁桃体炎，传染性肝炎，消化性溃疡。

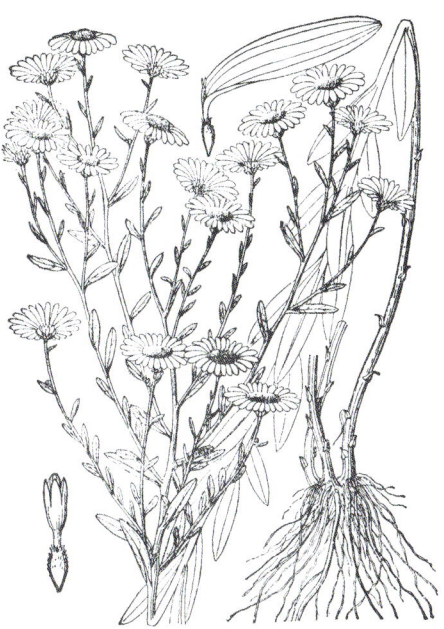

山马兰 **Kalimeris lautureana** (Debeaux) Kitam.
引自《中国高等植物图鉴》

6. 蒙古马兰（中国植物志） 北方马兰（中国高等植物图鉴、陕西中药名录），羽叶马兰、刘寄妈（四川）

Kalimeris mongolica (Franch.) Kitam. in Acta Phytotax. Geobot. 6: 21. 1937.——*Aster mongolicus* Franch., *Asteromoea mongolica* (Franch.) Kitam.（英 **Mongolian Kalimeris**）

多年生草本，高 60–100 cm。茎被向上的糙伏毛，上部分枝。叶纸质或近膜质，下部叶花期枯萎；中、下部叶倒披针形或狭长圆形，长 5–9 cm，宽 2–4 cm，羽状中裂，两面疏生短硬毛或近无毛，边缘毛较密；裂片线状长圆形，全缘，上部分枝的叶较小，线状披针形，长 1–2 cm。头状花序单生于枝端，径 2.5–3.5 cm。总苞半球形，径 1–1.5 cm；总苞片 3 层，无毛，椭圆形至倒卵形，长 5–7 mm，顶端钝，边缘白色或紫红色膜质，缞状。舌状花淡蓝紫色或白色，舌状花瘦果冠毛长约 0.5 mm；管状花瘦果冠毛长 1–1.5 mm。花果期 7–9 月。

分布与生境 产于吉林、辽宁、内蒙古、河北、山西、山东、河南、陕西、陕西、宁夏、甘肃及四川西北部。生于海拔 1300 m 以下的山坡、灌丛、林下、河滩及沼泽地。

药用部位 根、全草。

功效应用 清热解毒，利湿，凉血止血。用于感冒发热，咳嗽，咽喉肿痛，泄泻，痢疾，水肿，疮疖肿毒，外伤出血。

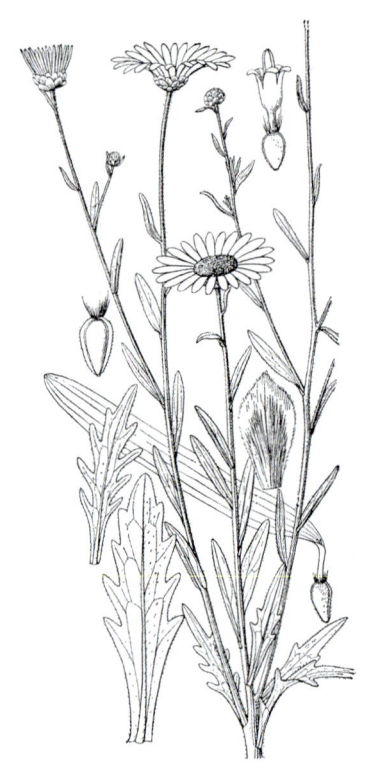

蒙古马兰 Kalimeris mongolica (Franch.) Kitam.
刘春荣　绘

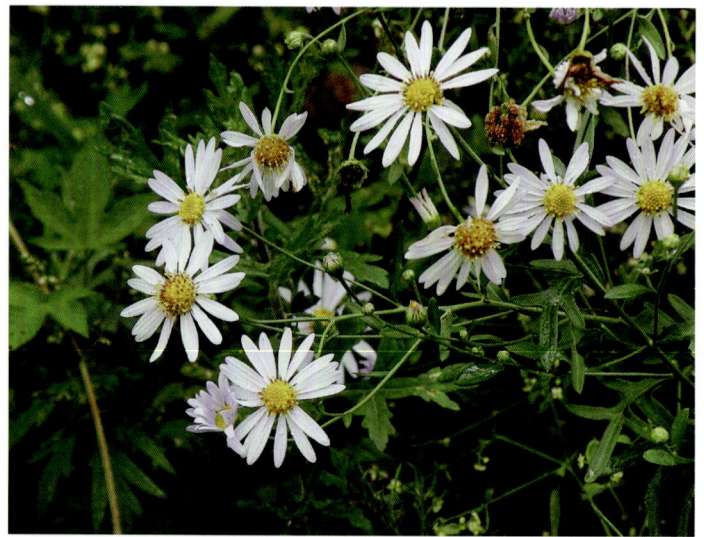

蒙古马兰 Kalimeris mongolica (Franch.) Kitam.
摄影：朱仁斌

21. 翠菊属 Callistephus Cass.

一年生草本。叶互生，有粗齿或浅裂。头状花序大，有异形花，单生枝顶端。总苞半球形；总苞片3层，覆瓦状，外层大，草质或叶质，叶状，内层膜质或干膜质。花序托平，蜂窝状，有时有短托片，边花1-2层，雌性，中央有多数两性花，全部结实；雌花花冠舌状，红紫色，舌片全缘或具2齿；管状花5齿裂。花药基部钝；花柱分枝压扁，附片三角状披针形。瘦果椭圆状披针形，稍扁，有多数纵棱，冠毛2层，外层冠状，内层长，糙毛状，易脱落。

我国特有的单种属。药用。

1. 翠菊（中国植物志） 五月菊（云南），江西腊（中国植物志）

Callistephus chinensis (L.) Nees in Gen. Sp. Aster. 222. 1833.——*Aster chinensis* L.（英 **Common China-Aster**）

一年生草本，高达1 m，茎直立，有纵棱，被白色糙毛，分枝或不分枝。下部叶花期脱落或生存，中部叶卵形、菱状卵形或匙形，稀近圆形，长2.5-6 cm，宽2-4 cm，顶端渐尖，基部截形、楔形或圆形，有不规则的粗齿，两面被疏短硬毛、叶柄长2-4 cm，具狭翅，上部叶渐小，菱状披针形、长椭圆形或倒披针形，边缘有1-2锯齿，有时线形，全缘。头状花序单生茎枝顶端，径6-8 cm；花序梗长。总苞半球形，宽2-5 cm；总苞片3层，近等长，外层叶质，长圆状披针形或匙形，长1-2.4 cm，宽2-4 mm，顶端钝，边缘有长睫毛，中、内层膜质。雌花1层，栽培品种多层，红色、淡红色、蓝色、蓝紫色或白色。舌片长2.5-3.5 cm；管状花黄色。瘦果长椭圆状倒披针形，中上部被柔毛；冠毛白色。易脱落。花果期5-10月。

分布与生境 产于吉林、辽宁、内蒙古、河北、山西、山东、四川、云南。生于海拔300-2700 m的山坡荒地、草丛、水边或疏林中。国内各花园、植物园、庭院广泛栽培，供观赏。

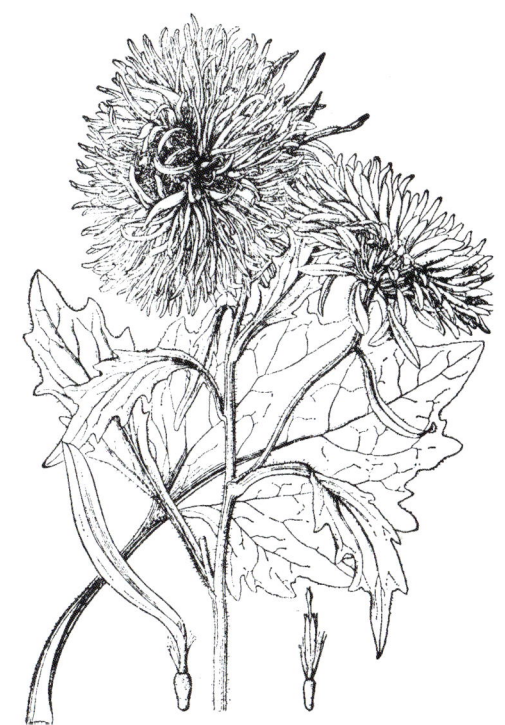

翠菊 Callistephus chinensis (L.) Nees
引自《中国高等植物图鉴》

药用部位 花序及叶。

功效应用 花序：清热凉血。用于血热吐血、衄血、感冒、头痛。叶：外用于疔疮、烂疮。

化学成分 花序含黄酮类：芹菜素，大波斯菊苷(cosmosiin)[1]。

种子含脂肪酸类：反式-3-十六碳烯酸(*trans*-3-hexadecenoic acid)，反式-3-十八碳烯酸(*trans*-3-octadecenoic acid)，棕榈酸，硬脂酸，油酸(oleinic acid)，亚油酸(linoleic acid)，亚麻酸(linolenic acid)[2]。

注评 本种蒙古族药用，称"米日严—乌达巴拉"，花治瘟疫、流感、头痛、"发症"、疔疮、毒热、猩红热、麻疹不透。

化学成分参考文献

[1] Bogacheva NG, et al. *Khim Prir Soedin*, 1971, 7(3): 375.

[2] Kannan R, et al. *Journal of the Oil Technologists' Association of India*, 1969, 1(1): 2-7.

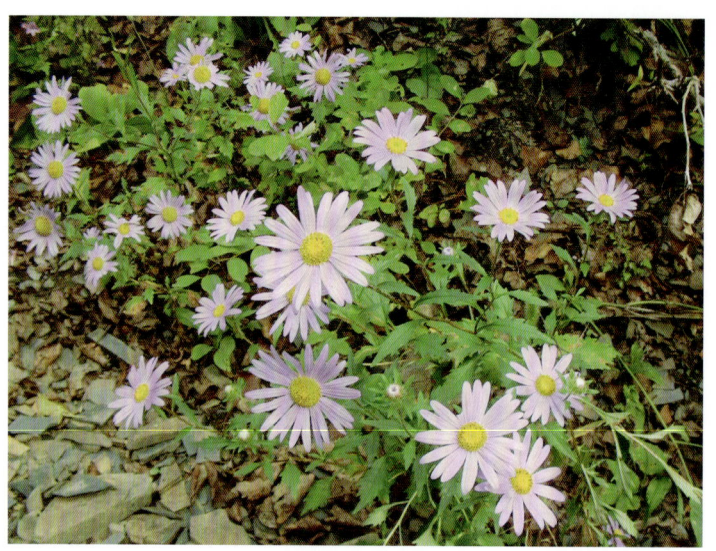

翠菊 **Callistephus chinensis** (L.) Nees
摄影：于俊林

22. 狗娃花属 Heteropappus Less.

一、二年或多年生草本。叶互生，全缘或有疏齿。头状花序单生或排成疏伞房花序，辐射状或盘状。边缘小花 1 层，雌花白色、蓝色或紫色；中央小花，两性，黄色，管状，有不等长的 5 裂片，两侧对称，其中 1 裂片较长；花药基部钝，全缘；花柱分枝附片三角形。瘦果倒卵形，扁，被绢毛，有较厚的边肋，冠毛同形，有近等长的细糙毛或异形，而在雌花的冠毛极短，或冠状或有时无冠毛。

约 20 种，分布于中亚和东亚。我国有 12 种，5 种及 2 变种药用。

分种检索表

1. 多年生草本，全部小花有同形的冠毛。
    2. 植株较高大，非垫状，无圆柱状直根，被上弯或开展的毛 ·················· 1. 阿尔泰狗娃花 **H. altaicus**
    2. 植株低矮，垫状，有肥厚的圆柱状直根，被密白色硬毛 ····················· 2. 青藏狗娃花 **H. boweri**
1. 一年或二年生草本；小花有同形冠毛或外围小花有短冠毛或无冠毛。
    3. 舌状花仅有短冠毛。
        4. 舌状花瘦果冠毛少数或极短，而非膜片状；茎生叶倒披针形、长圆形或匙形，有圆齿···················
        ·· 3. 圆齿狗娃花 **H. crenatifolius**
        4. 舌状花瘦果冠毛为膜片状；茎生叶长圆状披针形至线形，全缘 ···················· 4. 狗娃花 **H. hispidus**
    3. 舌状花有长冠毛 ··· 5. 鞑靼狗娃花 **H. tataricus**

本属药用植物主要含有二萜类成分，如 12α-(2-甲基丁酰氧基)哈威豆酸▲[12α-(2-methyl-butyryloxy) hardwickiic acid，**1**)]，车桑子酸内酯(hautriwaic acid lactone，**2**)，12α-羟基车桑子酸-19-内酯(12α-hydroxyhautriwaic acid-19-lactone，**3**)，7α,12α-二羟基车桑子酸-19-内酯(7α,12α-dihydroxyhautriwaic acid-19-lactone，**4**)，12α-(2-甲基丁酰氧基)劲直假莲酸[12α-2-(methylbutyryloxy) strictic acid，**5**]；齐墩果烷型三萜类：如狗娃花皂苷▲(heteropappussaponin) 5 (**6**)、7 (**7**)、8 (**8**)。

菊科 COMPOSITAE

1. 阿尔泰狗娃花（中国植物志） 阿尔泰紫菀（中国高等植物图鉴），紫菀（新疆中草药）

Heteropappus altaicus (Willd.) Novopokr., Herb. Fl. Ross. 56: n. 2769. 1922.——*Aster altaicus* Willd.
（英 **Altai Heteropappus**）

1a. 阿尔泰狗娃花（模式变种）

Heteropappus altaicus (Willd.) Novopokr. var. **altaicus**

多年生草本。茎直立，高 20–60 (100) cm，被上弯或开展的毛，上部常有腺，有分枝，基部叶花期枯萎，下部叶线形、长圆状披针形或倒披针形，长 2.5–10 cm，宽 0.7–1.5 cm，全缘或有浅齿，上部叶渐小，线形，两面或下面被粗毛，常有腺点。头状花序，径 2–3.5 cm，单生或排成伞房状。总苞半球形，径 0.8–1.8 cm；总苞片 2–3 层，长圆状披针形或线形，顶端渐尖，外面被毛，常有腺点，边缘膜质。舌状花约 20 个，舌片浅蓝色，长圆状线形，长 10–15 mm；管状花长 5–6 mm，裂片不等，被疏微毛。瘦果倒卵状长圆形，被绢毛，冠毛污白色或红褐色，糙毛状。花果期 5–9 月。

分布与生境　产于黑龙江、吉林、辽宁、内蒙古、河北、山西、陕西、河南、湖北、四川、甘肃、宁夏、青海、西藏及新疆。生于海拔 4000 m 以下的平原、草地，荒漠及干旱山地。也分布于中亚、蒙古及俄罗斯（西伯利亚）。

药用部位　全草、根、花序。

功效应用　根：化痰止咳，润肺。用于咳嗽气喘，阴虚咳血。花序或全草：清热泻火，降压，排脓。用于高血压病，外感发热，疱疹疮疖。

化学成分　花含二萜类：阿尔泰狗娃花酸▲(heteraltaic acid)[1]；黄酮类：芹菜素(apigenin)，山柰酚(kaempferol)，槲皮素(quercetin)，芹菜素-7-O-β-D-吡喃葡萄糖苷(apigenin-7-O-β-D-glucopyranoside)[2]；甾体类：豆甾醇，β-谷甾醇，胡萝卜苷[2]。

地上部分含倍半萜类：β-石竹烯-1β,10α-环氧化物(β-caryophyllene-1β,10α-epoxide)，金合欢醇(farnesol)，大牻牛儿烯D(germacrene D)[3]；二萜类：(-)-哈威豆酸▲[(-)-hardwickiic acid]，12α-(2-甲基丁酰氧基)-哈威豆酸▲[12α-(2-methylbutyryloxy)-hardwickiic acid]，车桑子酸内酯(hautriwaic acid lactone)，12α-羟基车桑子酸-19-内酯(12α-hydroxy-hautriwaic acid-19-lactone)，7α,12α-二羟基车桑子酸-19-内酯(7α,12α-dihydroxy-hautriwaic acid-19-lactone)，车桑子酸(hautriwaic acid)，12α-(2-甲基丁酰氧基)-劲直假莲酸[12α-2-(methylbutyryloxy)-strictic acid]，(2E,6E,10E)-12-羟基-6,10-二甲基-2-(4-甲基-3-戊烯-1-基)-2,6,10-十二碳三烯酸[(2E,6E,10E)-12-hydroxy-6,10-dimethyl-2-(4-methyl-3-penten-1-yl)-2,6,10-dodecatrienoic acid]，1-乙酰氧基-11-甲酯基-3,7,15-三甲基-十六碳-(2E,6E,10E),14-四烯[1-acetoxy-11-carbomethoxy-3,7,15-trimethyl-hexadeca-(2E,6E,10E),14-tetraene][3]；三萜类：狗娃花皂苷▲(heteropappussaponin) 5、7、8[4]，远志酸糖苷(glycosides of polygalacic acid)[5]；黄酮类：5-O-去甲川陈皮素(5-O-desmethylnobiletin)[3]，异鼠李素-3-O-芸香糖苷(isorhamnetin-3-O-rutinoside)，芦丁(rutin)，烟花苷(nicotiflorin)[6]。

全草含挥发油：十五烯，石竹烯(caryophyllene)，α-榄香烯(α-elemene)等[7]；倍半萜类：4α,7β-

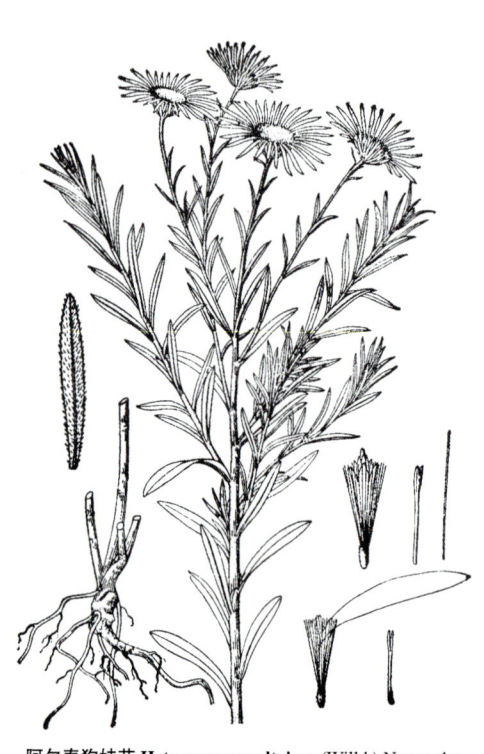

阿尔泰狗娃花 Heteropappus altaicus (Willd.) Novopokr. var. altaicus
引自《中国高等植物图鉴》

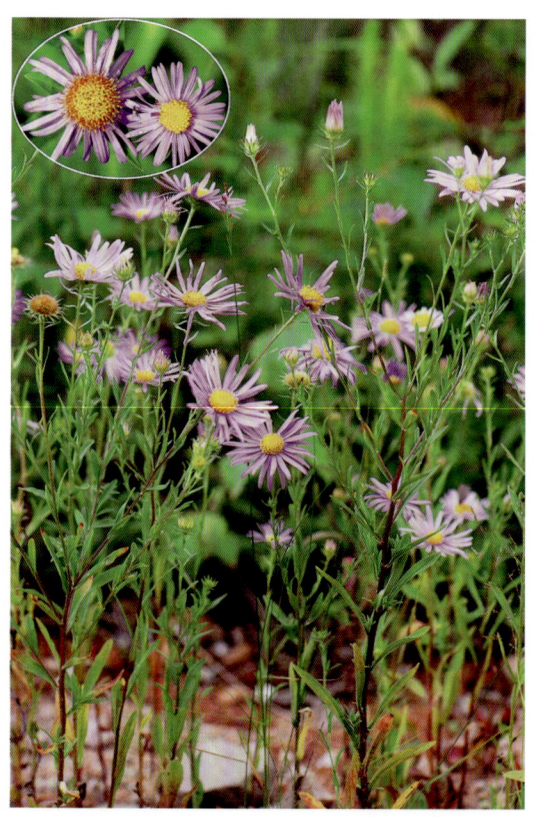

阿尔泰狗娃花 Heteropappus altaicus (Willd.) Novopokr. var. altaicus
摄影：周繇

二羟基-10βH-愈创木-5-烯-1β,8β-内氧化物(4α,7β-dihydroxy-10βH-guai-5-en-1β,8β-endoxide)[8]，1β-甲氧基石竹-9-酮(1β-methoxycaryol-9-one)，(-)-匙叶桉油烯醇[(-)-spathulenol][9]；苯并呋喃类：6-乙酰基-5-羟基-2α-乙丙烯-3β-甲氧基-2,3-二氢苯并呋喃(6-acetyl-5-hydroxy-2α-isopropenyl-3β-methoxy-2,3-dihydrobenzofuran)[9]；二萜类：反式-植醇(trans-phytol)[9]；三萜类：无羁萜(friedelin)，表无羁萜醇(epifriedelanol)[9]；甾体类：β-谷甾醇，豆甾醇(stigmasterol)，豆甾醇-3-O-β-D-葡萄糖苷(stigmasterol-3-O-β-D-glucoside)[9]。

药理作用 抗真菌作用：从阿尔泰狗娃花地上部分分离出的远志酸糖苷对白色念珠菌、克柔假丝酵母菌、热带假丝酵母菌等念珠菌属体外有抑制作用[1]。

注评 本种为部颁药品标准·蒙药（1998年版）和内蒙古蒙药材标准（1986）收载"阿尔泰狗娃花"的基源植物，药用其干燥头状花序；蒙古族用于治瘟疫、血热、毒热。其花或全草入药，称"阿尔泰紫菀"。

化学成分参考文献

[1] Liu QH, et al. *Chin Chem Lett*, 2005, 16(7): 921-924.
[2] 刘清华，等. 中草药, 2005, 36(3): 340-341.
[3] Bohlmann F, et al. *Phytochemistry*, 1985, 24(5): 1027-1030.
[4] Bader G, et al. *Pharmazie*, 1994, 49(2-3): 209-212.
[5] Bader G, et al. *Pharmazie*, 2000, 55(1): 72-74.
[6] Bader G, et al. *Planta Med*, 1993, 59(3):284-285.
[7] 董岩，等. 理化检验（化学分册）, 2010, (4): 376-378.
[8] Han YF, et al. *Molecules*, 2011, 16: 518-522.
[9] Huang H, et al. *Nat Prod Res*, 2013, 27(4-5): 350-355.

药理作用及毒性参考文献

[1] Bader G, et al. *Pharmazie*, 2000, 55(1): 72-74.

1b. 狗娃花千叶变种（中国植物志） 多叶狗娃花（秦岭植物志）

Heteropappus altaicus (Willd.) Novopokr. var. **millefolius** (Vaniot) W. Wang, Clav. Pl. Chin. Bor.-Orient. 377. 1959.——*Aster millefolius* Vaniot, *A. altaicus* Willd. var. *millefolius* (Vaniot) Hand.-Mazz.

（英 **Millifolious Altai Heteropappus**）

本变种与模式变种的区别在于茎多分枝。叶密集，狭披针形或线状披针形。头状花序多数，单生或2–3个，呈伞房状，总苞径0.5–0.8 cm，舌片长5–6 mm。

分布与生境 产于内蒙古、甘肃、陕西、山西、河北、辽宁、黑龙江等省区。生于海拔1000 m以下的石质或黄土山坡、谷地。

药用部位 全草、花序。

功效应用 清热泻火，排脓。用于外感发热，肝胆火旺，疱疹疮疖。

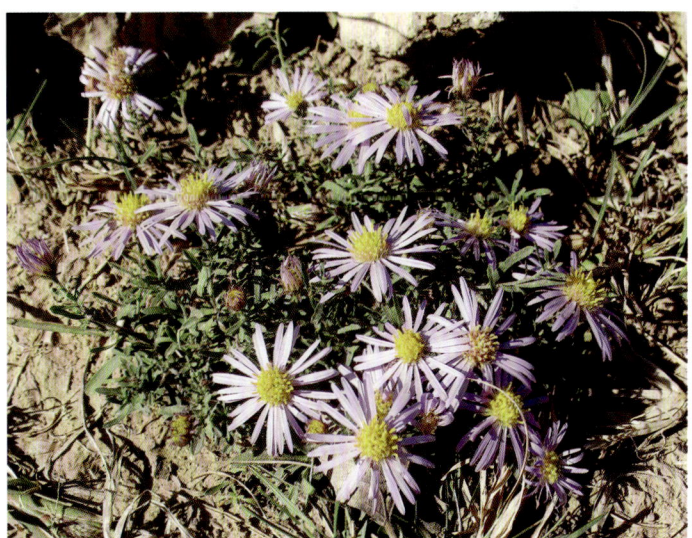

狗娃花千叶变种 **Heteropappus altaicus** (Willd.) Novopokr. var. **millefolius** (Vaniot) W. Wang
摄影：石硕

1c. 粗毛狗娃花（变种）（中国植物志）

Heteropappus altaicus (Willd.) Novopokr. var. **hirsutus** (Hand.-Mazz.) Ling, Fl. Reipubl. Popularis Sin. 74: 116. 1985.——*Aster altaicus* Willd. var. *hirsutus* Hand.-Mazz.（英 **Hirsute Altai Heteropappus**）

本变种与模式变种的区别在于茎特别上部及总苞片被开展的长 1 mm 或更长的粗毛。

分布与生境　产于云南西北部及四川西部。生于海拔 2200–3500 m 的开旷山坡和草地。

药用部位　花序。

功效应用　润肺止咳，杀虫。用于感冒，咳嗽，咽喉肿痛，痧症，蛇虫咬伤。

2. 青藏狗娃花（中国植物志）

Heteropappus boweri (Hemsl.) Grierson in Notes Roy. Bot. Gard. Edinburgh 26: 155. 1964.——*Aster bowerii* Hemsl.（英 **Bower's Heteropappus**）

二年或多年生草本，低矮，垫状，有肥厚的圆柱状直根。茎高 2.5–7 cm，单生或 3–6 个簇生于根颈上，不分枝或有 1–2 个分枝，被白色的密硬毛，上部常有腺。基部叶密集，线状匙形，长达 3 cm，宽约 0.4 cm，顶端尖或钝，下部叶线形或线状匙形，长 1.2–2.5 cm，宽 0.1–0.2 cm，基部宽大，抱茎，上部叶线形，质厚，全缘或边缘皱缩，两面密被长粗毛或上面近无毛。头状花序单生茎枝端，径 2.5–3 cm。总苞半球形；总苞片 2–3 层，线形或线状披针形，被腺或密毛，外层草质，内层边缘狭膜质，舌状花约 50 个，舌片蓝紫色，长 9–13 mm；管状花长 4.5–6 mm。瘦果倒卵形，被细毛；冠毛污白色，长 4 mm。花果期 7–8 月。

分布与生境　产于西藏、青海及甘肃西部。生于海拔 5000–5200 m 的高山山砾石沙地。

药用部位　花序。

功效应用　清热解毒。用于痈肿疮疖。

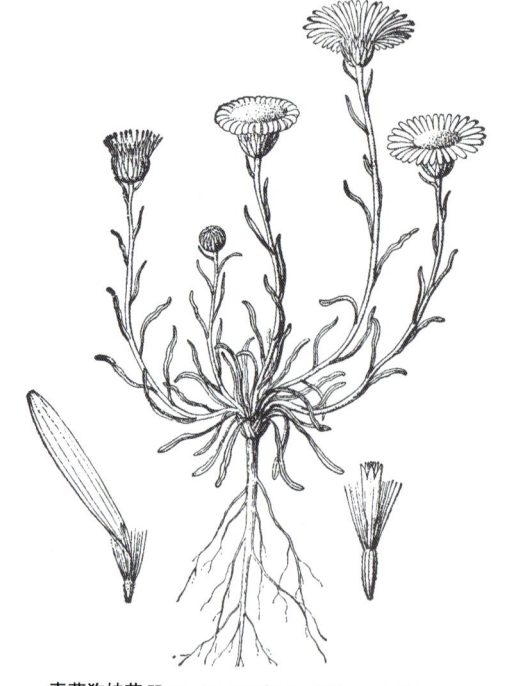

青藏狗娃花 Heteropappus boweri (Hemsl.) Grierson
引自《中国高等植物图鉴》

3. 圆齿狗娃花（中国植物志）　路旁菊（西藏常用中草药），田边菊、野菊花（青海），其半（藏语）

Heteropappus crenatifolius (Hand.-Mazz.) Grierson in Notes Roy. Bot. Gard. Edinburgh 26: 152. 1964.——*Aster crenatifolius* Hand.-Mazz.（英 **Crenateleaf Heteropappus**）

一年或二年生草本，高 10–60 cm，上部或自下部分枝，密被开展长毛，上部有腺。基部叶花期枯萎，莲座状，下部叶倒披针形，长圆形或匙形，长 2–10 cm，基部渐狭成细柄或有翅长柄，全缘或有圆齿，中部叶基部稍狭成近圆形，全缘，无柄，上部叶线形，两面被伏粗毛，常有腺。头状花序径 2–2.5 cm。总苞半球形，径 1–1.5 cm；总苞片 2–3 层，线形或线状披针形，外层草质，被密腺毛及细毛，内层边缘膜质。舌状花 35–40 个，舌片蓝紫色或红白色，长 8–12 mm；管状花长 4.2 mm。瘦果倒卵形，长 2–2.8 mm；被疏绢毛；冠毛黄褐色，短于花冠，舌状花冠毛较少。花果期 5–10 月。

分布与生境　产于陕西、甘肃、宁夏、青海、西藏、四川、云南。生于海拔 1900–3900 m 的开旷山坡草地、田边、路边。也分布于尼泊尔。

药用部位　全草。

功效应用　清热解毒，凉血，消肿止痛，止咳。用于感冒咳嗽，咽痛，蛇伤，疔疮红肿热痛。

注评　本种为"路旁菊"的基源植物，药用其全草。藏族用花序治痧症、蛇咬伤等。

菊科 COMPOSITAE

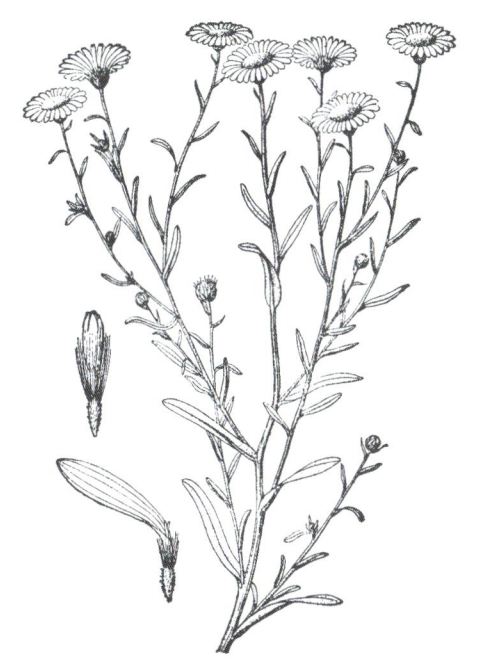

圆齿狗娃花 Heteropappus crenatifolius (Hand.-Mazz.) Grierson
引自《中国高等植物图鉴》

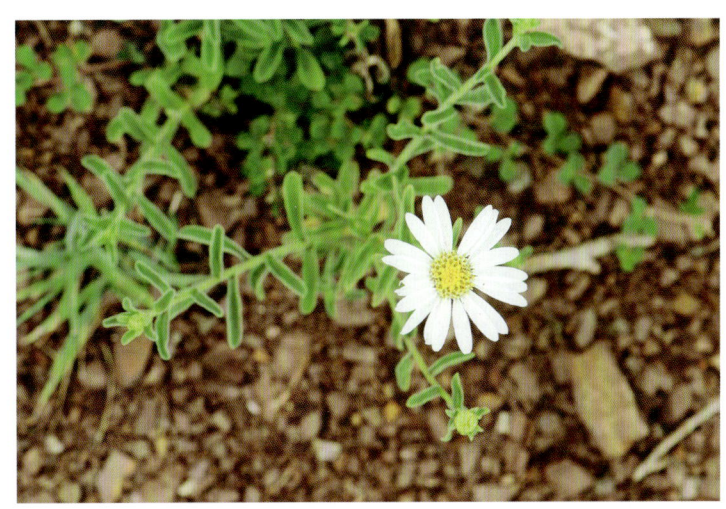

圆齿狗娃花 Heteropappus crenatifolius (Hand.-Mazz.) Grierson
摄影：陈又生

4. 狗娃花（中国植物志） 狗喳花（安徽），三十六样风（广西武鸣），布荣黑（蒙语）

Heteropappus hispidus (Thunb.) Less., Syn. Comp. 189. 1832.——*Aster hispidus* Thunb.（英 **Hispid Heteropappus**）

一年或二年生草本，高达50-150 cm，被粗毛，下部常脱毛，有分枝，基部及下部叶花期枯萎，倒卵形，长4-13 cm，基部渐窄成长柄，全缘或有疏齿，中部叶长圆状披针形或线形，长3-7 cm，全缘，上部叶线形，两面被疏毛或无毛，边缘被糙毛。头状花序单生枝端，排成伞房状。总苞半球形，径1-2 cm；总苞片2层，线状披针形，草质，或内层菱状披针形，边缘膜质，背面及边缘有粗毛，常有腺点。舌状花约30余个，舌片浅红色或白色，线状长圆形，长12-20 mm；管状花长5-7 mm。瘦果倒卵形，扁，有细边肋，被密毛；冠毛在舌状花极短，白色，膜片状或部分红色；管状花冠毛糙毛状，带红色，与花冠近等长。花果期7-9月。

分布与生境 产于吉林、辽宁、内蒙古、河北、山西、河南、安徽、浙江、江西、福建、湖南、湖北、甘肃、四川及宁夏、台湾。生于海拔2400 m以下的荒地、路边、林缘或草地。也分布于朝鲜、日本、蒙古、俄罗斯（西伯利亚及远东地区）。

药用部位 根、全草。

功效应用 根：清热解毒，消肿。用于痈肿疮疡，蛇伤。全草：用于小儿慢惊风。

化学成分 种子含脂肪酸类：棕榈酸，硬脂酸，(9Z)-9-十八碳烯酸[(9Z)-9-octadecenoic acid]，正十二酸(dodecanoic acid)，(9Z)-9-十六碳烯酸[(9Z)-9-hexadecenoic acid]，α-亚麻酸(α-linolenic acid)[1]。

注评 本种为"狗娃花"的基源植物，药用其根。

化学成分参考文献

[1] Tsevegsuren N, et al. *J High Resolut Chromatogr*, 2000, 23(5): 360-366.

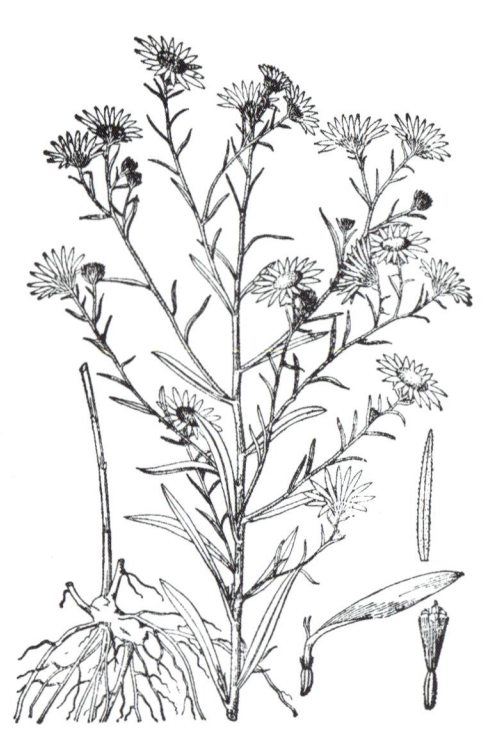

狗娃花 Heteropappus hispidus (Thunb.) Less.
引自《中国高等植物图鉴》

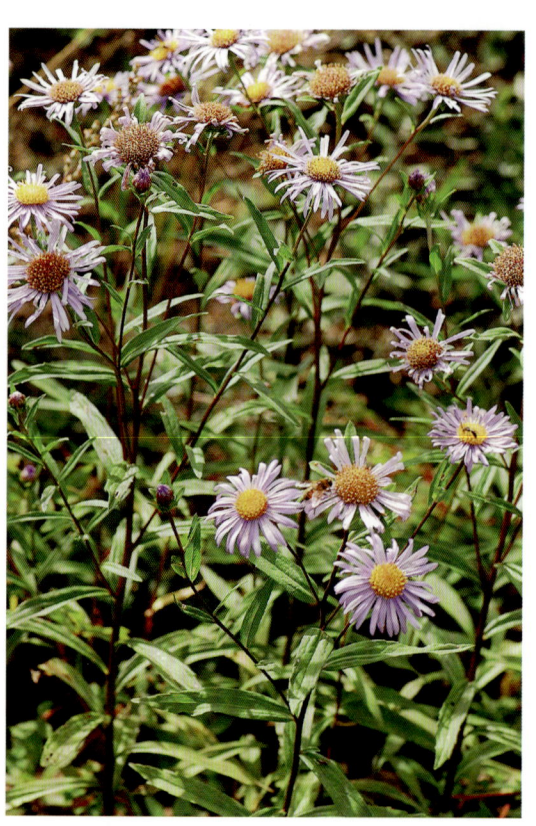

狗娃花 Heteropappus hispidus (Thunb.) Less.
摄影：周繇

5. 鞑靼狗娃花（中国植物志） 细枝狗娃花（内蒙古植物志）

Heteropappus tataricus (Lindl.) Tamamsch., Fl. URSS 25: 71. 1959.——*Calimeris tatarica* Lindl. ex DC., *Calistephus biennis* Lindl. ex DC., *Heteropappus meyendorffii* Kom. var. *tataricus* Ling et Wang（英 **Tatar Heteropappus**）

二年生草本，高 20-40 cm，茎直立，通常单生或 2-3 簇生，上部多分枝，被白色向上开展的疏柔毛，下部叶花期枯萎。叶线形或长圆状线形，长 2-5 cm，宽 2-5 mm，两面被贴生柔毛或上面较少，无腺，近花序处的叶小，呈苞片状。头状花序单生或数个排成伞房状，径 2.5-3.5 cm。总苞半球形，径 1.5-2 cm；总苞片绿色，外层线形，内层披针形，背面疏生长柔毛及腺。舌状花长约 5.5 mm。瘦果倒卵形，被柔毛；冠毛淡红褐色，长 3-3.5 mm。

分布与生境 产于东北及华北。生于海拔 400-1600 m 的林下沙丘或河岸沙地。

药用部位 花序。

功效应用 清热解毒，消肿。用于痈肿疮疡。

菊科 COMPOSITAE

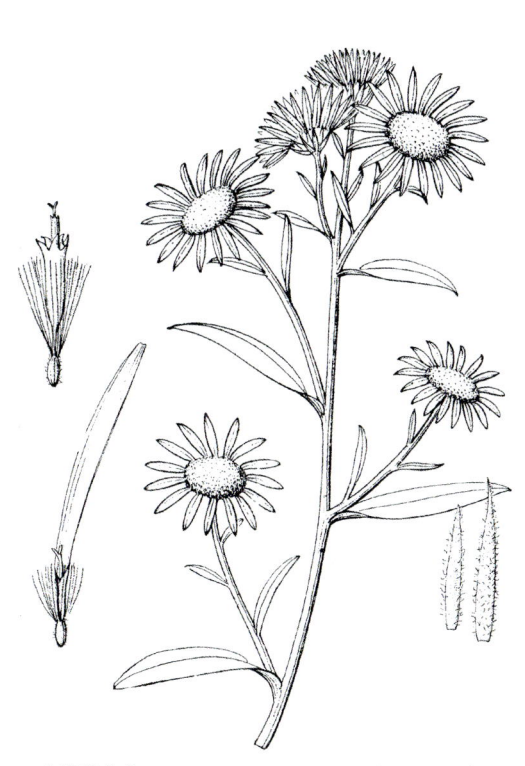

鞑靼狗娃花 Heteropappus tataricus (Lindl.) Tamamsch.
田虹 绘

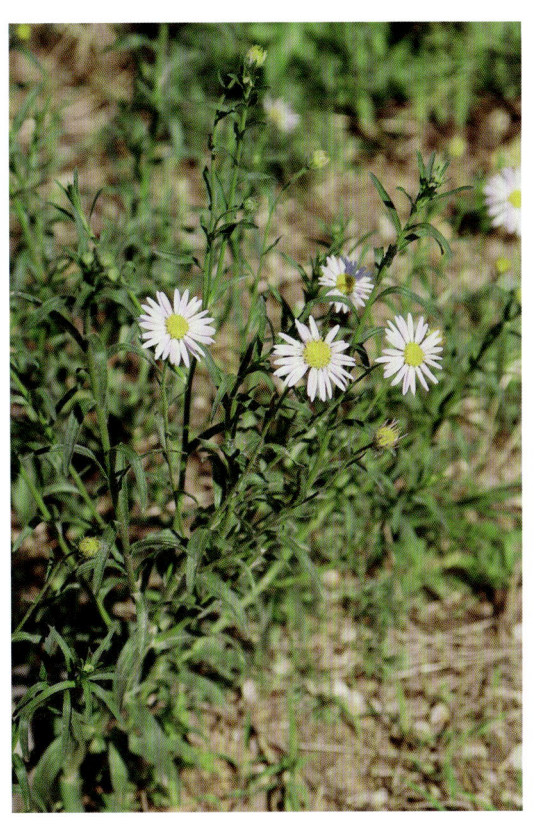

鞑靼狗娃花 Heteropappus tataricus (Lindl.) Tamamsch.
摄影：王龙远

23. 东风菜属 Doellingeria Nees

多年生草本，茎直立。叶互生或稀对生，椭圆状卵形，具锯齿，稀近全缘。头状花序具异形花，外围雌花1层，辐射状，中央两性花多数，排成伞房状。总苞半球形或宽钟形；总苞片2-3层，覆瓦状或近等长，线状披针形，叶质边缘干膜质，花序托稍凸起，窝孔全缘或多少撕裂；雌花舌状，舌片白色，长圆状披针形，顶端具细齿；两性花管状，黄色，上部钟状，有5裂片；花药基部钝；花柱分枝附片三角形或披针形。瘦果圆柱形，具5肋，无毛或被短毛；冠毛2层，内层多数，糙毛状，顶端增粗。

约7种。分布于东亚和北美。我国产2种，均为药用。

分种检索表

1. 总苞片不等长，上部狭，草质，边缘宽膜质；冠毛多数，稍不等长，与管状花花冠等长。瘦果无毛，中部以上的叶常具楔形宽翅的柄·· 1. 东风菜 D. scabra
1. 总苞片近等长，有时外层稍短，草质，仅内层边缘膜质；冠毛少数，不等长，长不超出管状花花冠管部，瘦果有毛；中部叶的叶柄无翅·· 2. 短冠东风菜 D. marchandii

本属植物东风菜具有抗肿瘤、抗病毒和免疫调节等作用。主要活性成分为皂苷类化合物。

1. 东风菜（开宝本草、中国植物志） 山哈芦（安徽），小叶青（浙江），疙瘩药（贵州），盘龙草（湖南），土田七（广西）

Doellingeria scabra (Thunb.) Nees, Gen. Sp. Aster. 183. 1833.——*Aster scaber* Thunb.（英 **Scabrous Doellingeria**）

茎高 1.5 cm，上部分枝，被微毛。基部叶花期枯萎，叶心形，长 9–15 cm，宽 6–15 cm，有具小尖头的齿，顶端尖，基部急狭成长 10–15 cm 的叶柄，中部叶卵状三角形，基部圆或截平，有具翅短柄，上部叶长圆状披针形或线形，两面微糙毛。头状花序径 1.8–2.4 cm，排成圆锥状伞房花序。总苞半球形，宽 4–5 mm；总苞片 3 层，不等长，无毛，被微毛，舌状花约 10 枚，舌片白色，长 11–15 mm；管状花黄色，长 5.5 mm，裂片线状披针形。瘦果倒卵形或椭圆形，除边脉外，一面具 2 脉，另一面有 1–2 脉，无毛；冠毛污黄白色，长 3.5–4 mm，有多数微糙毛。花果期 6–10 月。

分布与生境 产于东北、华北、华中、东部至南部各省。生于山谷坡地、草地或灌丛中，海拔 75–2400 m。也分布于朝鲜、日本、俄罗斯（西伯利亚）。

药用部位 根、全草。

功效应用 清热解毒，明目，利咽。用于肝炎，风热感冒，头痛目眩，目赤肿痛，咽喉肿痛，咯血，跌打损伤，痈肿疔疮，蛇伤。

化学成分 根含倍半萜类：$4\alpha,10\beta$-香橙烷二醇($4\alpha,10\beta$-aromadendranediol)，对映-4β-羟基-10α-甲氧基香橙烷(ent-4β-hydroxy-10α-methoxyaromadendrane)，$(1aR,4S,4aS,7R,7aS,7bR)$-十氢-4-甲氧基-1,1,4,7-四甲基-$1H$-环丙[e]薁-7-醇{$(1aR,4S,4aS,7R,7aS,7bR)$-decahydro-4-methoxy-1,1,4,7-tetramethyl-$1H$-cycloprop[e]azulen-7-ol}，$(1R,3aS,4R,8aS)$-1,2,3,3a,4,5,6,8a-八氢-4-甲氧基-1,4-二甲基-7-(1-甲基乙基)-1-薁醇{$(1R,3aS,4R,8aS)$-1,2,3,3a,4,5,6,8a-octahydro-4-methoxy-1,4-dimethyl-7-(1-methylethyl)-1-azulenol}，$(1S,3aR,4R,8aS)$-1,2,3,3a,4,5,6,8a-八氢-4-甲氧基-1,4-二甲基-7-(1-甲基乙基)-1-薁醇{$(1S,3aR,4R,8aS)$-1,2,3,3a,4,5,6,8a-octahydro-4-methoxy-1,4-dime-thyl-7-(1-methylethyl)-1-azulenol}，愈创木烷二醇(guaianediol)[1]；单萜类：反式-对薄荷-$1\alpha,2\beta,8$-三醇-8-O-β-D-(3',6'-二当归酰氧基)-吡喃葡萄糖苷[trans-p-menthane-$1\alpha,2\beta,8$-triol-8-O-β-D-(3',6'-diangeloyloxy)-glucopyranoside]，反式-对薄荷-$1\alpha,2\beta,8$-三醇-8-O-β-D-(3'-当归酰氧基-6'-异丁氧基)-吡喃葡萄糖苷[trans-p-menthane-$1\alpha,2\beta,8$-triol-8-O-β-D-(3'-angeloyloxy-6'-isobutyloxy)-glucopyranoside][2]；二萜类：南大戟内

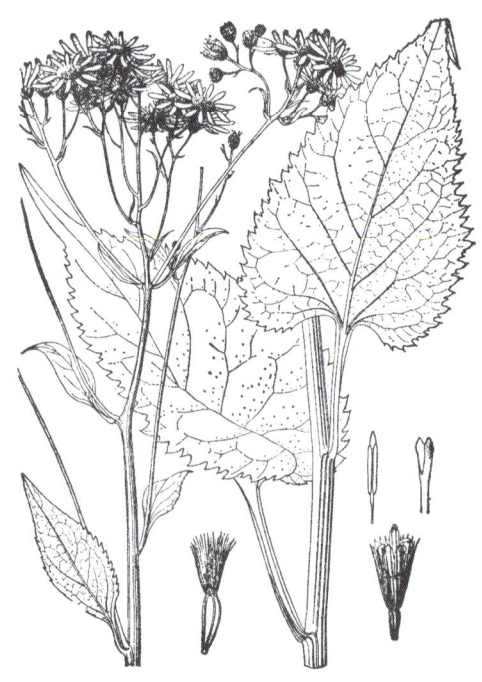

东风菜 Doellingeria scabra (Thunb.) Nees
引自《中国高等植物图鉴》

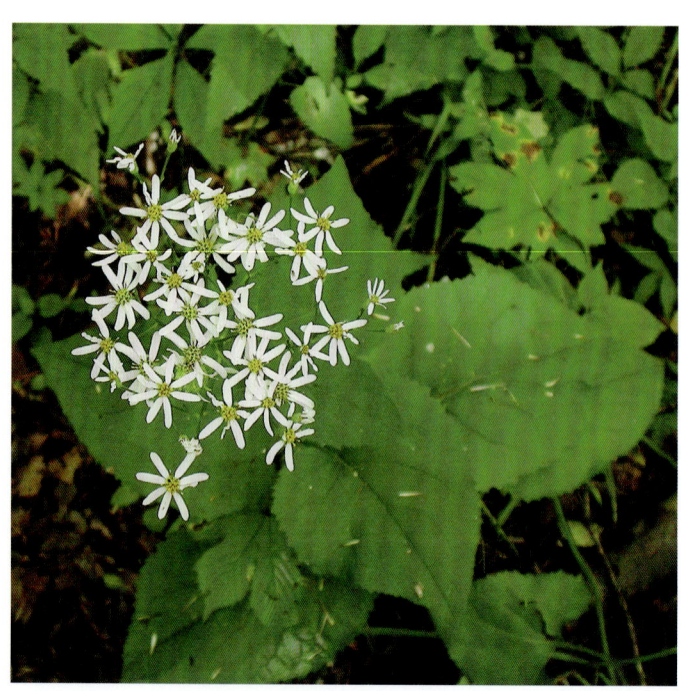

东风菜 Doellingeria scabra (Thunb.) Nees
摄影：张金龙

酯B (jolkinolide B)[3]；三萜及其皂苷类：3-氧代-16α-羟基-齐墩果-12-烯-28-酸(3-oxo-16α-hydroxy-olean-12-en-28-oic acid)[4]，东风菜苷▲ (scaberoside) A_1、A_2、A_3、A_4[5]、B_1、B_2、B_3、B_4、B_5、B_6[6]，紫菀皂苷(aster saponin) Ha、Hb，臭瓜苷▲A (foetidissimoside A)[5]；甾体类：β-谷甾醇，胡萝卜苷，α-菠菜甾醇，α-菠菜甾醇-3-O-β-D-葡萄糖苷，麦角甾-6,22-二烯-3β,5α,8α-三醇(ergost-6,22-dien-3β,5α,8α-triol)[7]。

地上部分含苯丙素类：3,5-O-二咖啡酰粘奎宁酸(3,5-O-dicaffeoyl-muco-quinic acid)，(-)-3,5-O-二咖啡酰奎宁酸[(-)-3,5-O-dicaffeoylquinic acid]，(-)-4,5-O-二咖啡酰奎宁酸[(-)-4,5-O-dicaffeoylquinic acid]，(-)-5-O-咖啡酰奎宁酸[(-)-5-O-caffeoylquinic acid][8]。

药理作用　保护神经细胞作用：东风菜根甲醇提取物的正丁醇萃取部分对红藻氨酸氧化引起的小鼠脑细胞损伤有保护效应[1]。奎宁酸衍生物能降低淀粉样蛋白Aβ诱导的PC12细胞毒性，促进PC12细胞神经元突起生长[2-3]。

调节免疫作用：东风菜根总皂苷及东风菜苷B_5、A_3灌胃，可促进小鼠脾淋巴细胞产生IL-2；增加脾空斑形成细胞的反应，对抗体形成细胞有刺激作用；体外能增强ConA对淋巴细胞的刺激作用，对免疫细胞有调节作用[4]。东风菜根部总皂苷灌胃，能增加肝癌HAC荷瘤小鼠炭粒廓清速率、吞噬活性α值和T淋巴细胞总数及其亚群的百分率[5]。

抗艾滋病毒作用：3,5-O-二咖啡酰奎宁酸衍生物对人体免疫缺陷病毒-1 (HIV-1)整合酶有抑制作用[6]。

抗肿瘤作用：东风菜总皂苷灌胃，可抑制小鼠S_{180}和HAC实体瘤的生长，延长肝癌腹水型荷瘤小鼠的生存时间[7]。

其他作用：东风菜水和乙醇提取物给小鼠灌胃，对静脉注射内皮素-1 (ET-1)和蛇毒S6b有一定的拮抗作用，可延长致死亡时间[8]。

注评　本种为"东风菜"的基源植物，药用其全草；其根亦供药用，称"东风菜根"。蒙古族、瑶族、壮族和苗族也药用，蒙古族用全草治感冒头痛、咽喉肿痛、目赤肿痛、风湿痹痛、跌打损伤、毒蛇咬伤；瑶族、壮族和苗族用于治疗急慢性支气管，壮族还用于治不孕症。

化学成分参考文献

[1] Bai SP, et al. *J Chem Res*, 2007, (5): 310-312.

[2] Bai SP, et al. *Chin Chem Lett*, 2009, 20(2): 184-186.

[3] Bai SP, et al. *Acta Crystallographica, Section E: Structure Reports Online*, 2005, E61(9): o2853-o2855.

[4] Bai SP, et al. *Chin Chem Lett*, 2004, 15(11): 1303-1305.

[5] Nagao T, et al. *Chem Pharm Bull*, 1991, 39(7): 1719-1725.

[6] Nagao T, et al. *Chem Pharm Bull*, 1991, 39(7): 1699-1703.

[7] 白苏萍，等. 新疆医学院学报，2005, 22(3): 185-187.

[8] Kwon HC, et al. *Chem Pharm Bull*, 2000, 48(11): 1796-1798.

药理作用及毒性参考文献

[1] Sok D E, et al. *J Agric Food Chem*, 2003, 51: 4570-4575.

[2] Hur J Y, et al. *Biol Pham Bull*, 2001, 24(8): 921-924.

[3] Soh Y, et al. *Biol Pham Bull*, 2003, 26(6): 803-9807.

[4] 肖洪彬，等. 中医药学报，1997, (6): 57-58.

[5] 匡海学，等. 中医药学报，1998, (3): 54-55.

[6] Kwon HC, et al. *Chem Pharm Bull*, 2000, 48(11): 1796-1798.

[7] 张腾，等. 中医药信息，1998, (4): 53-53.

[8] 王峰，等. 中国中药杂志，1997, 22(10): 620-622.

2. 短冠东风菜（中国植物志） 白花菜、土白前（广西），白仙草（浙江），菊花暗消（云南）

Doellingeria marchandii (H. Lév.) Y. Ling, Fl. Reipubl. Popularis. Sin. 74: 130. 1985.——*Aster marchandii* H. Lév.（英 **Marchand's Doellingeria**）

茎直立，高达 1.3 m，上部被短柔毛，自下部起分枝。下部叶花期枯萎，叶心形，长 7–10 cm，宽 7–10 cm，有具小尖头的锯齿，顶端尖或近圆形，基部急狭成长达 17 cm 的柄；中部叶渐小，宽卵形，基部近平截，叶柄较短，上部叶小，卵形，基部常楔形，有下延成翅状的短柄，叶质厚，上面被疏短糙毛。头状花序径 2.5–4 cm，排成疏散圆锥状伞房花序；花序梗有长圆形或线状披针形苞叶。总苞宽钟状，径 6–7 mm；总苞片约 3 层，近等长，草质，近无毛，内层边缘窄膜质，有缘毛。舌状花，舌片白色，长 0.9–1.1 cm，长圆状线形；管状花黄色，长 6–7 mm，无毛。瘦果倒卵形或长椭圆形，被糙伏毛；冠毛褐色，少数，长不超过管状花的管部。

分布与生境 产于江苏、浙江、福建、江西、湖北、湖南、广东、广西、贵州、四川和云南。生于海拔 500–1100 m 的山谷、水边、田边、路旁。

药用部位 全草、根。

功效应用 清热解毒，明目，利咽。用于肝炎，风热感冒，头痛目眩，目赤肿痛，咽喉肿痛，咯血，跌打损伤，痈肿疔疮，蛇伤。

注评 本种彝族用根治疗感冒咳嗽、慢性支气管炎。

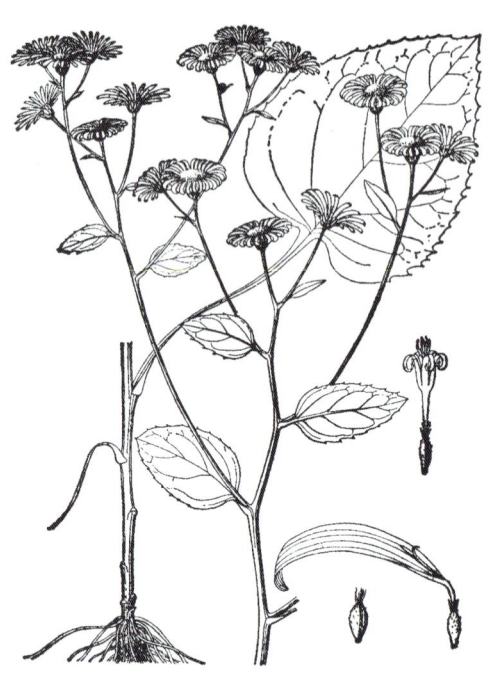

短冠东风菜 Doellingeria marchandii (H. Lév.) Y. Ling
引自《中国高等植物图鉴》

24. 女菀属 Turczaninovia DC.

多年生草本，茎被柔毛。叶互生，线形至披针形，全缘，下部叶花期枯萎；中部以上叶渐小，披针形或线形，上面无毛，下面被密毛及腺点，边缘有糙毛，稍反卷，中脉及 3 出脉。头状花序径 5–7 mm，多数，密集成复伞房状花序；花序梗具苞叶。总苞筒状或钟状，长 3–4 mm；总苞片 3–4 层，被密毛，外层短，长圆形，内层倒披针状长圆形，花序托稍凸起，蜂窝状窝孔撕裂。外围小花，舌状，舌片白色，椭圆形，先端有 2–3 小齿或近全缘；中央小花管状，黄色，有 5 裂片，花药基部钝，花柱分枝附片三角形。瘦果椭圆状倒卵形，稍扁，边缘有细肋，密被柔毛；冠毛多数，糙毛状。

单种属，分布于东亚。

1. 女菀（中国植物志） 白菀、织女菀（名医别录）

Turczaninovia fastigiata (Fisch.) DC., Prodr. 5: 238. 1836.——*Aster fastigiatus* Fisch.（英 **Common Turczaninovia**）

本种形态特征与属相同。花果期 8–10 月。

分布与生境 产于辽宁、内蒙古、河北、山西、河南、山东、江苏、安徽、浙江、福建、江西、湖南、湖北、四川东部及陕西。生于海拔 50–150 m 的荒地、山坡或路边。也分布于日本、朝鲜、俄罗斯。

药用部位 根或全草。

功效应用 温肺化痰，健脾利湿。用于咳嗽痰多，泄泻，痢疾，小便短涩。

注评 本种为"女菀"的基源植物，药用其干燥全草或根。

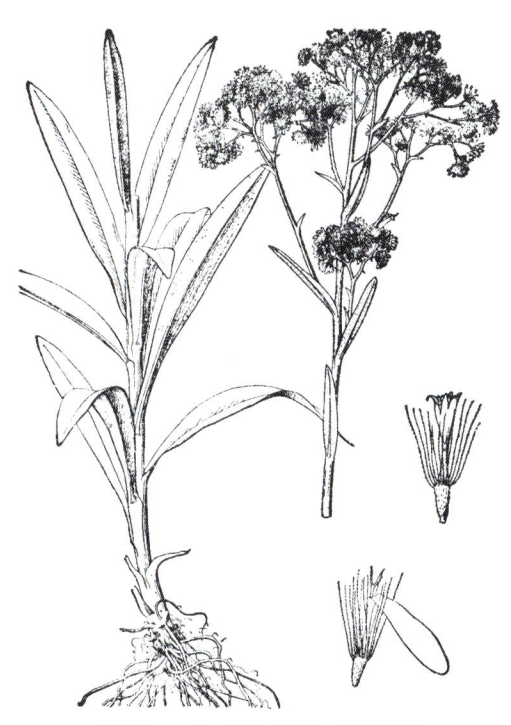

女菀 Turczaninovia fastigiata (Fisch.) DC.
引自《中国高等植物图鉴》

25. 紫菀属 Aster L.

多年生草本，亚灌木或灌木。叶互生，全缘或有齿。头状花序单生或排成伞房状圆锥花序，通常辐射状，极少盘状，舌片白色、粉红色、紫色或蓝紫色，管状花通常黄色或顶端紫褐色，常有 5 等形裂片；花药基部钝，全缘；花柱分枝附片披针形或三角形，尖或渐尖。瘦果倒卵状长圆形，通常稍扁或两面稍凸，常被柔毛或具腺；冠毛多数，近等长，糙毛状，稀 2 层，外层短被鳞片状的刚毛。

约 250 种，分布于亚洲、欧洲及北美洲。我国约有 100 种，其中 27 种及 8 变种 1 变型药用。

分种检索表

1. 总苞片 3 至多层，稀 2 层，覆瓦状。外层渐短，稀与内层等长，冠毛 1 层稀 2 层，外层短毛状，稀膜片状。头状花序多数或少数排成伞房状，稀单生茎端。
  2. 总苞片上部或外层草质，边缘有时膜质。
    3. 冠毛与管状花花冠管部等长或几达裂片基部；舌状花常无冠毛 ··················· 9. 甘川紫菀 A. smithianus
    3. 冠毛与管状花花冠多少等长。
      4. 冠毛红褐色，基部稍黄色；总苞片近等长，先端长尖；多年生草本 ········· 8. 褐毛紫菀 A. fuscescens
      4. 冠毛白色或稍红色，稀稍红褐色；总苞片外层渐短，稀近等长，先端钝或稍尖。
        5. 总苞径 1–2.5 cm；总苞片先端尖或圆，边缘常红紫色；多年生草本。
          6. 叶有 6–10 对羽状脉；总苞片先端尖 ·································· 1. 紫菀 A. tataricus
          6. 叶有离基 3 出脉；总苞片先端圆形 ································ 2. 圆苞紫菀 A. maackii
        5. 总苞径 0.5–1 (1.5) cm；总苞片先端尖，渐尖或钝，有时带紫红色。
          7. 瘦果被疏短柔毛；多年生草本。
            8. 总苞长 5 mm，径 6–8 mm，外层被腺及短毛；叶有腺，两面被密毛，下面沿脉及边缘被长毛 ·································· 5. 琴叶紫菀 A. panduratus

8. 总苞片 6-10 mm，径 6-10 mm。
　　9. 叶质薄，不在茎中部密集；下部叶花期枯萎，叶下面及总苞片具腺并被密糙毛，沿脉及边缘有长粗毛·· 3. **耳叶紫菀 A. auriculatus**
　　9. 叶质厚，密集于茎中部，下面无腺，仅沿脉及边缘被长毛·· 4. **圆耳紫菀 A. sphaerotus**
7. 瘦果密被绢毛。
　　10. 多年生草本；茎和叶下面被卷曲长密毛；叶有离基 3 出脉及 3-4 对侧脉；总苞片上部或全部草质 ·· 6. **密毛紫菀 A. vestitus**
　　10. 丛生亚灌木；叶两面及总苞片被短糙毛或长柔毛和腺点；羽状脉，侧脉不明显；总苞片全部或上部草质 ··· 7. **灰枝紫菀 A. poliothamnus**
2. 总苞片干膜质或厚干膜质或上部草质。
　11. 总苞片 2-4 (-5) 层膜质或干膜质，有时先端或外层草质；管状花檐部有浅裂片。
　　12. 灌木；头状花序在茎枝端排成复伞房状或伞房状；叶全缘，下面被蛛丝状毛或茸毛··· 12. **小舌紫菀 A. albescens**
　　12. 草本；茎下部有时木质，基部和下部叶多少宽大；头状花序多数，在茎枝端排成伞房状或伞房圆锥状；总苞片 (2) 3-5 层；叶卵圆形、披针形或心形，有离基 3 或 5 出脉。
　　　13. 叶宽卵圆形或长圆状披针形，有离基 3 出脉；总苞径 4 mm ··············· 10. **三脉紫菀 A. ageratoides**
　　　13. 叶圆形或近心形，具窄翅长柄，3-4 对羽状脉；总苞茎 5 mm；总苞片 3 层，长圆形或线状披针形··· 11. **翼柄紫菀 A. alatipes**
　11. 总苞片 4-7 层，干膜质或厚膜质，先端常褐色而非草质；管状花檐部常有深裂片；总苞倒锥形。
　　14. 总苞片线状披针形，先端渐尖，边缘膜质；总苞片 4-5 mm；冠毛白色··· 15. **短舌紫菀 A. sampsonii**
　　14. 总苞片卵圆形或长圆形，先端钝或尖，厚干膜质。
　　　15. 头状花序径 2-4 cm；总苞径 1-1.8 cm，总苞片质厚，背面近无毛；中部叶基部有抱茎的圆形小耳 ·· 13. **陀螺紫菀 A. turbinatus**
　　　15. 头状花序径 0.8-2 cm；总苞径 5-8 mm；总苞片质较薄，背面被短密毛，中部叶基部渐狭或骤窄 ··· 14. **白舌紫菀 A. baccharoides**
1. 总苞片 2-3 层，等长或外层稍短，非覆瓦状；冠毛 1 或 2 层，外层短毛状或膜片状；头状花序单生茎端，稀伞房状排列；总苞片全部或上部草质，边缘有时膜质。
　16. 总苞片草质或下部革质，有时边缘窄或宽膜质。
　　17. 冠毛 1 层，稀 2 层，糙毛状或外层有少数短毛或短膜片。
　　　18. 总苞片与茎叶均被白色厚密长绵毛；冠毛与管状花等长；花冠檐部及裂片被白色长节毛，花药基部有小尖头··· 16. **厚棉紫菀 A. prainii**
　　　18. 总苞片被短毛，腺毛或薄绵毛，稀无毛；花药基部钝或圆形。
　　　　19. 冠毛白色或稍红褐色，与管状花花冠等长，外层常有较短的毛。
　　　　　20. 总苞径 1.5-2 cm；总苞片匙状披针形或线形，稀匙形；头状花序单生茎端·· 17. **高山紫菀 A. alpinus**
　　　　　20. 总苞径 1-1.2 cm；总苞片匙状圆形或舌形；头状花序 3-30 个以上排成伞房状 ·· 18. **石生紫菀 A. oreophilus**
　　　　19. 冠毛紫褐色，长于管状花花冠管部。
　　　　　21. 根状茎细，常有细匍枝；叶两面及总苞片被密粗毛 ··············· 19. **东俄洛紫菀 A. tongolensis**
　　　　　21. 根状茎粗壮，叶两面及总苞片近无毛或沿脉被疏毛，有白色长缘毛 ··· 20. **缘毛紫菀 A. souliei**

17. 冠毛2层，内层与管状花花冠等长，白色或稍带红色，外层短膜片状。
    22. 舌状花舌片线状披针形；茎基部无纤维状枯叶残片。
        23. 植株有莱菔状块根；总苞径0.7–1.5 cm，管状花橙黄色，裂片有黑色或无色腺毛⋯⋯⋯⋯⋯⋯⋯⋯⋯⋯⋯⋯⋯⋯⋯⋯⋯⋯⋯⋯⋯⋯⋯⋯⋯⋯⋯⋯⋯⋯⋯⋯⋯⋯⋯ 21. **星舌紫菀 A. asteroides**
        23. 植株有长根状茎；总苞径1.5–3 cm；管状花花冠黄色，裂片有黑色或无色腺毛⋯⋯⋯⋯⋯⋯⋯⋯⋯⋯⋯⋯⋯⋯⋯⋯⋯⋯⋯⋯⋯⋯⋯⋯⋯⋯⋯⋯⋯⋯⋯⋯⋯⋯⋯ 22. **柔软紫菀 A. flaccidus**
    22. 舌状花舌片线形；茎基部为纤维状枯叶残片所包围。
        24. 总苞片宽1–1.5 mm，先端渐细尖，外层被长节毛，无腺，内层几无毛；叶窄，茎上部被密卷毛和疏柔毛；管状花花冠上部黄色，与冠毛等长⋯⋯⋯⋯⋯⋯⋯⋯⋯ 25. **狭苞紫菀 A. farreri**
        24. 总苞片宽0.8–5 mm，先端尖或渐尖。
            25. 总苞片被黑色腺毛，基部被长柔毛，宽1–3 mm；茎下部被柔毛，上部被腺毛，管状花黄色，开放前上端紫褐色⋯⋯⋯⋯⋯⋯⋯⋯⋯⋯⋯⋯⋯⋯ 23. **重冠紫菀 A. diplostephioides**
            25. 总苞片被白色长毛，有时有腺点；管状花冠上部黄色⋯⋯⋯⋯⋯⋯ 24. **云南紫菀 A. yunnanensis**
16. 总苞片边缘宽膜质，冠毛2层，内层糙毛状，与管状花花冠等长，外层短毛状或膜片状。
    26. 总苞片线状或倒卵状长圆形；头状花序2–8个，排成伞房状；多年生草本⋯⋯⋯ 26. **狗舌紫菀 A. senecioides**
    26. 总苞片线状披针形；头状花序单生茎顶；亚灌木⋯⋯⋯⋯⋯⋯⋯⋯⋯⋯⋯⋯ 27. **巴塘紫菀 A. batangensis**

本属药用植物主要含三萜及其皂苷类化合物，如紫菀酮 (shionone，**1**)，无羁萜 (friedelin，**2**)，表无羁萜醇 (epifriedelinol，**3**) 存在于本属多种植物中，皂苷类化合物多为齐墩果烷型三萜皂苷。**1** 在本属植物化学分类上具有重要意义。生物活性研究表明给小鼠分别按 100、300 mg/kg 剂量灌胃 **1**，300 mg/kg 剂量灌胃 **3**，均显示明显的镇咳作用。从紫菀 (A. tataricus) 中分离得到一系列肽类化合物，如紫菀寡肽素 (astin) A (**4**)、B (**5**)、C (**6**)，每天分别按 0.5、0.5、5 mg/kg 剂量连续 5 天腹腔注射给予小鼠，三个剂量组对移植性肉瘤 S_{180} 细胞株增殖有抑制作用，抑制率分别为 40%、26%、45%；**6** 还对肿瘤细胞系 L1210、P388、KB 细胞株增殖有中等强度的抑制作用，IC_{50} 分别为 15、7、14 μg/ml。此外，本属药用植物还含有二萜、倍半萜及黄酮等类型化合物。

本属植物多具有祛痰镇咳、解热、抗炎、抗菌、抗肿瘤、抗氧化等作用，主要有效成分为紫菀酮、紫菀皂苷等成分。

1. 紫菀（本草经） 青牛舌头花（河北土名），青菀（吴普本草），驴耳朵菜（辽宁），小瓣子（安徽），紫菁（名医别录）

Aster tataricus L. f., Suppl. Pl. 373. 1781.（英 **Tatarian Aster**）

多年生草本，高 40–50 cm，茎粗壮，被疏粗毛。基部叶花期枯萎，长圆状或椭圆状匙形，基部渐狭成长柄，长 20–50 cm，宽 3–13 cm，顶端尖或渐尖，边缘有具小尖头圆齿或浅齿，下部叶匙状长圆形，基部渐狭或急狭成具宽翅的柄，全缘或有浅齿。上部叶小，厚纸质，上面被糙毛，下面被短粗毛，侧脉 5–10 对。头状花序径 2.5–4.5 cm，多数排成复伞房状；花序梗有线形苞叶。总苞半球形，径 1–2.5 cm；总苞片 3 层，覆瓦状，线形或线状披针形，先端尖或圆形，被密毛，边缘宽膜质，带紫红色。舌状花约 20 个，舌片蓝紫色，长 15–17 mm；管状花黄色，长 6–7 mm。瘦果倒卵状长圆形，上部被疏粗毛；冠毛污白色或带红色，长 6 mm。花果期 7–10 月。

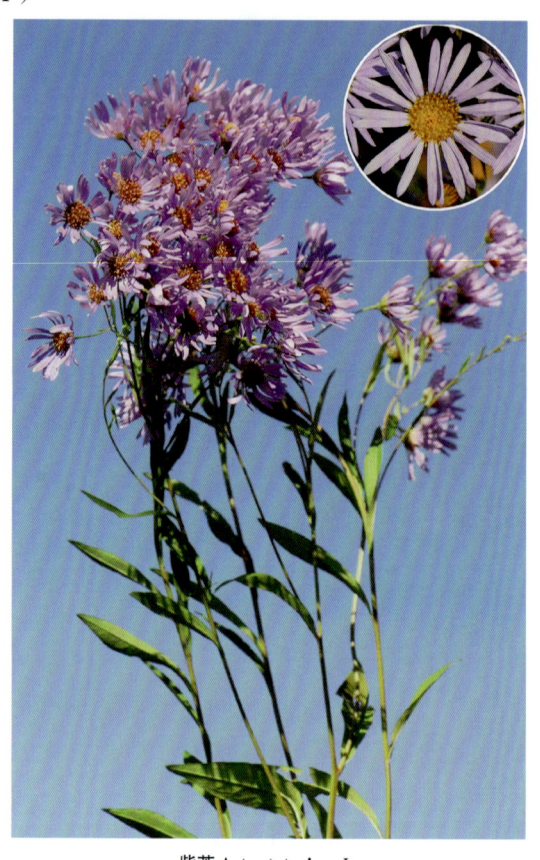

紫菀 Aster tataricus L.
摄影：周繇

分布与生境 产于黑龙江、吉林、辽宁、内蒙古、河北、山东、山西、河南、陕西、甘肃。生于海拔 400–2000 m 的山坡等地或沼泽。也分布于朝鲜、日本及俄罗斯西伯利亚地区。

药用部位 根及根状茎。

功效应用 润肺下气，消痰止咳。用于痰多咳喘，肺结核，新久咳嗽，劳嗽咳血，小便不利。

化学成分 根状茎含单萜类：紫菀醇苷▲(shionoside) A、B[1]、C[2]；三萜及其皂苷类：紫菀酮(shionone)，无羁萜(friedelin)，表无羁萜醇(epifriedelinol; epifriedelanol)，蒲公英赛醇(taxerol)[3]，表紫菀醇(epishionol)[4]，紫菀萜酮▲(astertarone) A[5]、B[6]，无羁萜-3-烯(friedel-3-ene)[7]，β-香树脂醇(β-amyrin)[8]，α-香树脂醇(α-amyrin)，羽扇豆醇(lupeol)，环木菠萝烯醇(cycloartenol)，24-亚甲基环木菠萝醇(24-methylenecycloartanol)，绿玉树烷▲-7,24-二烯醇(tirucalla-7,24-dienol)，达玛二烯醇(dammaradienol)，蒲公英萜醇▲(taraxasterol)[9]，紫菀皂苷(aster saponin) A、B、C、D[10]、E、F[11]、G[12]、Ha、Hb、Hc、Hd，臭瓜苷▲A (foetidissimoside A)[13]；香豆素类：东莨菪内酯(scopoletin)[8]；蒽醌类：大黄酚(chrysophanol)，大黄素(emodin)，大黄素甲醚(physcion)，芦荟大黄素(aloe-emodin)[14]，1,7-二羟基-6-甲基蒽醌(1,7-dihydroxy-6-methyl anthraquinone)[15]；黄酮类：芹菜素，橙皮苷(hesperidin)，山奈酚-3-O-β-D-吡喃葡萄糖苷(kaempferol-3-O-β-D-glucopyranoside)，芹菜素-7-O-β-D-吡喃葡萄糖苷(apigenin-7-O-β-D-glucopyranoside)[14]，槲皮素(quercetin)，山奈酚(kaempferol)[15]；有机酸类：对羟基肉桂酸十六烷酯(p-hydroxycinnamic acid hexadecyl ester)，毛叶菊酸▲(lachnophyllic acid)[3]，苯甲酸(benzoic acid)，对羟基苯甲酸(p-hydroxybenzoic acid)，咖啡酸(caffeic acid)，阿魏酸二十六烷酯(ferulic acid hexacosyl ester)，3-O-阿魏酰奎宁酸甲酯[16]；木脂素类：(+)-异落叶松脂素-9-O-β-D-吡喃葡萄糖苷[17]；肽类：橙黄胡椒酰胺乙酸酯(aurantiamide acetate)[18]，环氯素(cyclochlorotine)[19]，紫菀寡肽林素▲(asterin) A[19]、B[20]、C[21]，紫菀寡肽素▲(astin) A、B、C[22]、D、E[23]、F、G、H[24]、I[25]、J[26]，紫菀寡肽宁素▲(asternin) A、B、C[27]、D、E、F[28]；甾体类：β-谷甾醇，豆甾醇[3]，胡萝卜苷[29]，菠菜甾酮(spinasterone)[30]；苯并呋喃类：11-羟基-10,11-二氢泽兰素(11-hydroxy-10,11-dihydroeuparin)[3]；根含炔醇及酯类：毛叶醇▲(lachnophyllol)，(2E)-2-癸烯-4,6-二炔-9Z,12Z-十八烷二烯酸酯[(2E)-2-decene-4,6-diynyl-(9Z,12Z)-octadecadienoic acid ester][31]；挥发油，主要成分为 1-乙酰基-E-2-烯-4,6-癸二炔[32]。

药理作用 抗炎作用：紫菀醇提物灌胃，可抑制醋酸致小鼠腹腔毛细血管通透性增高，拮抗氨水致小鼠急性气道炎症，抑制氨水刺激后 BALF 中白细胞数目的增加；体外实验中，可促进 LPS 刺激的 RAW264.7 细胞释放 NO[1]。

调节免疫作用：紫菀根提取物紫菀寡肽素 C 灌胃，可降低小鼠血清中的 TNF-α、IL-4 以及 IL-17 的含量，诱导活化的 T 细胞凋亡[2]。

祛痰作用：紫菀水煎剂、根和根状茎挥发油、紫菀酮、表无羁萜醇灌胃，都可增加小鼠呼吸道酚红排泌[3-4]。

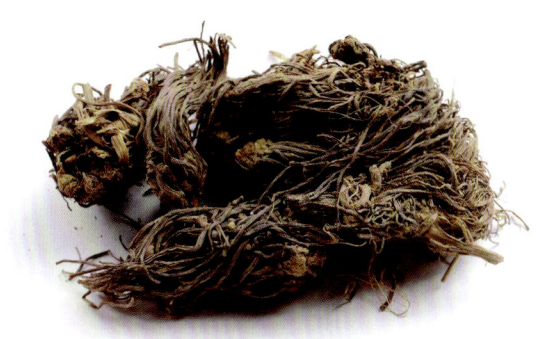

紫菀 Asteris Radix et rhizoma
摄影：王海

镇咳作用：紫菀根和根状茎水煎剂、紫菀酮、表无羁萜醇灌胃，均对氨水引咳法模型小鼠有镇咳作用；蜜炙紫菀根和根状茎水煎剂灌胃，均可延长二氧化硫引咳法模型小鼠咳嗽潜伏期、减少咳嗽次数[3,5]。

抗菌作用：紫菀醇浸剂体外对口腔中常见专性厌氧菌脆弱类杆菌、多形类杆菌、产黑素类杆菌、消化链球菌、韦荣球菌具有杀菌活性，水浸剂对韦荣球菌有杀菌活性[6]。

抗肿瘤作用：紫菀水提物、正丁醇提取物中的紫菀寡肽素 A、B 灌胃，对荷 S_{180} 小鼠肿瘤有抑制作用[7-8]。

抗氧化作用：紫菀丙酮提取物萃取成分可体外抑制 2,2-偶氮二甲脒二氢氯化物致大鼠红细胞溶血。槲皮素和山柰酚可抑制大鼠红细胞溶血、脂质过氧化、超氧化物自由基的产生；东莨菪内酯和大黄素可抑制脂质过氧化和超氧化物自由基的产生；橙黄胡椒酰胺乙酸酯、1,7-二羟基-6-甲基蒽醌可抑制超氧化物自由基的产生[9]。

其他作用：紫菀提取物体外可修复对乙酰氨基酚引起的 HEK293 细胞损伤[4]。

毒性及不良反应 紫菀皂苷有溶血作用。小鼠灌胃，紫菀挥发油的最小致死量约为 333 g 生药/kg[10]。紫菀毒性部位 Fr2 灌胃，小鼠 LD_{50} 为 0.052 g/kg，单次给药 LD_0 剂量下可引起小鼠肝轻微损伤，LD_{100} 剂量下可引起显著的急性肝损伤，并导致死亡[11]。

注评 本种为历版中国药典收载"紫菀"的基源植物，药用其干燥根和根状茎。"紫菀"始载《神农本草经》，以后历代本草均有记载，沿用至今。商品主要来自安徽、河北的栽培品，前者习称"亳紫菀"，后者称"祁紫菀"。"紫菀"商品来源复杂，同属植物缘毛紫菀 Aster souliei Franch.、重冠紫菀 A. diplostephioides (DC.) C. B. Clarke 和柔软紫菀 A. flaccidus Bunge 等的根及根状茎，在西藏和西北地区混作紫菀药用，可视为地区习用品。此外，贵州药材标准（1988）收载"紫菀"和四川药材标准（1987、2010）收载"川紫菀"为橐吾属植物鹿蹄橐吾 Ligularia hodgsonii Hook.、狭苞橐吾 L. intermedia Nakai、宽戟橐吾 L. latihastata (W. W. Sm.) Hand.-Mazz. 和川鄂橐吾 L. wilsoniana (Hemsl.) Greenm. 等的干燥根和根状茎，甘肃（1995）和吉林（1977）药品标准收载"山紫菀"为蹄叶橐吾 L. fischeri (Ledeb.) Turcz.、掌叶橐吾 L. przewalskii (Maxim.) Diels 和箭叶橐吾 L. sagitta (Maxim.) Mattf. ex Rehder et Kobuski 等的根和根状茎，云南药品标准（1996）收载"滇紫菀"为鹿蹄橐吾 L. hodgsonii Hook. f. 的根和根状茎；已知有 30 多种橐吾属植物在民间药用，但部分种的根和根状茎含有大量的吡咯里西啶类生物碱，具肝、肺、肾毒性，值得重视。

化学成分参考文献

[1] Nagao T, et al. *Chem Pharm Bull*, 1988, 36(2): 571-577.

[2] 程东亮，等. 植物学报，1993, 35(4): 311-313.

[3] 金晶，等. 中国现代中药，2008, 10(6): 20-22.

[4] Kikuchi T, et al. *Chem Pharm Bull*, 1980, 28(7): 2014-2023.

[5] Kikuchi T, et al. *Chem Pharm Bull*, 1998, 46(11): 1824-1826.

[6] Kikuchi T, et al. *Chem Pharm Bull*, 1999, 47(8): 1161-1163.

[7] 卢艳花，等 . 中国药科大学学报，1998, 29(2): 97-99.
[8] 卢艳花，等 . 中草药，2002, 33(1): 17-18.
[9] Kikuchi T, et al. *Phytochemistry*, 1996, 43(6): 1255-1260.
[10] Nagao T, et al. *Chem Pharm Bull*, 1989, 37(8): 1977-1983.
[11] Nagao T, et al. *Chem Pharm Bull*, 1990, 38(3): 783-785.
[12] Cheng DL, et al. *Phytochemistry*, 1994, 35(1): 173-176.
[13] Tanaka R, et al. *Chem Pharm Bull*, 1990, 38(5): 1153-1157.
[14] 刘可越，等 . 中草药，2007, 38(12): 1793-1795.
[15] Ng TB, et al. *Comp Biochem Physiol C Toxicol Pharmacol*, 2003, 136(2): 109-115.
[16] 王国艳，等 . 中国中药杂志，2003, 28(10): 946-948.
[17] 高金海，等 . 波谱学杂志，1994, 11(4): 391-397.
[18] Wang ZT, et al. *J Chin Pharm Sci*, 1999, 8(3): 171-172.
[19] Kosemura S, et al. *Tetrahedron Lett*, 1993, 34(8): 1291-1294.
[20] Chen DL, et al. *Chin Chem Lett*, 1993, 4(7): 605-608.
[21] 邵宇，等 . 高等学校化学学报，1993, 14(11): 1551-1552.
[22] Morits H, et al. *Tetrahedron*, 1995, 51(4): 1121-1132.
[23] Morits H, et al. *Chem Lett*, 1993, (11): 1877-1880.
[24] Morits H, et al. *Heterocycles*, 1994, 38(10): 2247-2252.
[25] Morits H, et al. *Chem Lett*, 1994, (11): 2009-2010.
[26] Morits H, et al. *Chem Pharm Bull*, 1995, 43(2): 271-273.
[27] Cheng DL, et al. *Phytochemistry*, 1994, 36(4): 945-948.
[28] Cheng DL, et al. *Phytochemistry*, 1996, 41(1): 225-227.
[29] 王国艳，等 . 中草药，2003, 34(10): 875-876.
[30] Akihisa T, et al. *Chem Pharm Bull*, 1999, 47(8): 1161-1163.
[31] Tori M, et al. *Spectroscopy*, 2001, 15(2): 119-123.
[32] 杨滨，等 . 中国中药杂志，2008, 33(3): 281-283.

药理作用及毒性参考文献

[1] 李聪，等 . 中国临床药理学与治疗学，2009, 14(2): 155-159.
[2] Yan Shen, et al. *Biochem Pharmacol*, 2011, 82(3): 260-268.
[3] 卢艳花，等 . 中草药，1999, 30(5): 360-362.
[4] 杨滨，等 . 中国中药杂志；2008, 33(3): 281-283.
[5] 周日贵，等 . 湖南中医药导报，2000, 6(4): 56.
[6] 吕礼，等 . 浙江医科大学学报，1990, 19(5): 221,234.
[7] 贺志安，等 . 新乡医学院学报，2006, 23(4): 332-334.
[8] Morita H, et al. *Chem Pharm Bull*, 1993, 41(5): 992-993.
[10] 李茁，等 . 沈阳药学院学报，1987, 4(2): 136.
[11] 王蕾，等 . 时珍国医国药，2010, 21(10): 2526-2528.

2. 圆苞紫菀（东北植物检索表、中国植物志）

Aster maackii Regel in Mém. Acad. Imp. Sci. Saint Pétersbourg (Sér. 7) 4: 81, t. 4, f. 6-8, 1861.（英 **Maack's Aster**）

多年生草本，高 40–85 cm，茎粗壮，被糙毛，上部常分枝。茎中部叶长椭圆状披针形，长 4–11 cm，宽 0.7–2 cm，基部渐狭，无柄或有短柄，边缘有小尖头状浅齿，上部叶长圆状披针形，全缘，纸质，两面被糙毛，离基 3 出脉。头状花序径 3.5–4.5 cm，2 或少数排成疏伞房状，有时单生；花序梗长 2–8 cm，有长圆形或卵圆形苞叶。总苞半球形，径 1.2–2 cm；总苞片 3 层，长圆形或线状长圆形，先端圆形，外层长 3–4 mm，上部草质，内层长达 8 mm，上端紫红色，下部草质，边缘膜质，舌状花 20 余个，舌片紫红色，长圆状披针形，长 15–18 mm；管状花黄色，长约 6 mm。瘦果倒卵圆形，被密毛；冠毛白色，与管状花近等长，糙毛状。花果期 7–10 月。

分布与生境 产于黑龙江、吉林、辽宁、内蒙古及宁夏南部。生于海拔 900–1000 m 的阴湿地、林缘及沼泽。也分布于日本、朝鲜及俄罗斯远东地区。

药用部位 全草。

功效应用 祛风止痛。用于风湿痹痛，牙痛。

菊科 COMPOSITAE

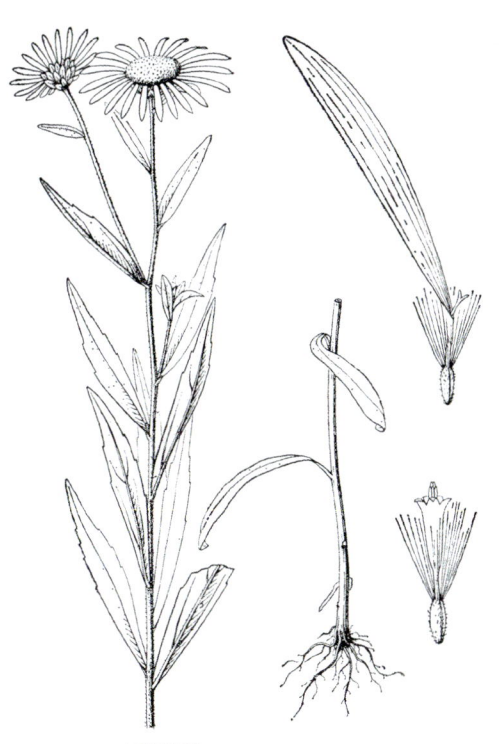

圆苞紫菀 Aster maackii Regel
吴彰桦 绘

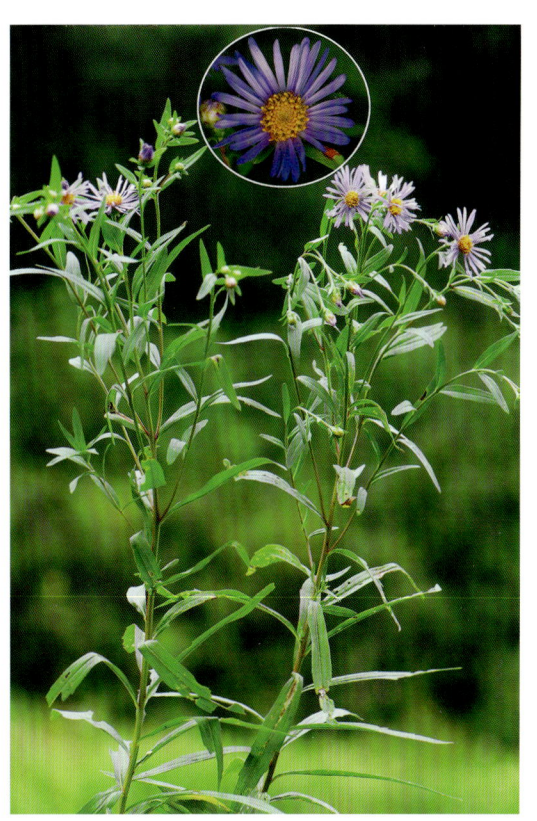

圆苞紫菀 Aster maackii Regel
摄影：周繇

3. 耳叶紫菀（中国高等植物图鉴） 银钱菊（云南），蓑衣莲（云南玉溪中草药），毛叶子、散药（贵州）

Aster auriculatus Franch. in J. Bot. (Morot) 10: 379. 1896.（英 **Auriculate leaf Aster**）

多年生草本，高 40-70 cm，茎单生，稀丛生，上部分枝，被开展长粗毛，常有腺。下部叶花期枯萎，倒卵圆形或长圆形，基部渐狭；中部叶长圆形或狭椭圆形，长 3-6 cm，宽 0.5-1.2 cm，基部扩大或圆形抱茎的耳，中部以上边缘有浅齿或圆齿，稀近全缘，上部叶线状披针形或长圆形，上面或两面被密粗毛，下面有腺及粗毛。头状花序径 2-2.5 cm，在茎枝端排成圆锥伞房状或伞房状；花序梗长 1-8 cm，有线形苞片。总苞半球形，径 6-8 mm；总苞片 3 层，线状披针形，近草质，长 6-8 mm，外层上部草质，有密腺，杂有糙毛，内层边缘膜质，常撕裂，舌状花约 30 个，舌片白色，长 8-10 mm；管状花长 5 mm。瘦果狭倒卵圆形，长 3 mm，被疏短毛；冠毛 1 层，白色或稍红色，糙毛状。花果期 4-8 月。

分布与生境 产于河南、陕西、甘肃、四川、贵州、广西、云南及西藏东南部。生于海拔 1500-3000 m 的林下、灌丛或草地。

药用部位 根、全草。

功效应用 根：发散风寒，止咳平喘。用于风寒感冒，

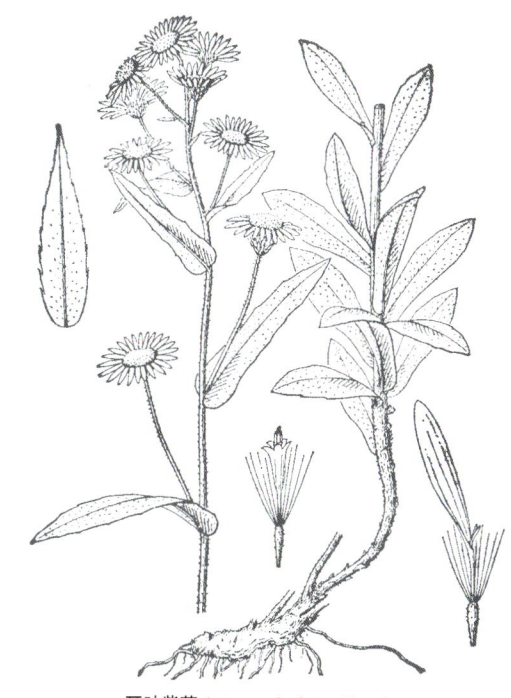

耳叶紫菀 Aster auriculatus Franch.
引自《中国高等植物图鉴》

咳嗽，哮喘。全草：解毒消肿。用于蛇伤。

化学成分　根含三萜及其皂苷类：刺囊酸(echinocystic acid)，刺囊酸-3-O-β-D-吡喃葡萄糖醛酸苷(echinocystic acid-3-O-β-D-glucuronopyranoside)，3-O-β-D-吡喃葡萄糖醛酸基-16α-羟基-齐墩果烷-12-烯-28-酸-28-O-α-L-吡喃阿拉伯糖基-(1→4)-α-L-吡喃鼠李糖基-(1→2)-β-D-吡喃木糖基-(1→3)-β-D-吡喃木糖基-(1→3)-α-L-吡喃阿拉伯糖基酯苷[3-O-β-D-glucuronyl-16α-hydroxy-olean-12-en-28-oic acid-28-O-α-L-arabinopyranosyl-(1→4)-α-L-rhamnopyranosyl-(1→2)-β-D-xylopyranosyl-(1→3)-β-D-xylopyranosyl-(1→3)-α-L-arabinopyranoside]，3-O-β-D-吡喃葡萄糖醛酸基-16α-羟基齐墩果酸-28-O-β-D-吡喃木糖基-(1→3)-α-L-吡喃阿拉伯糖基-(1→4)-β-D-呋喃芹糖基-(1→3)-α-L-吡喃鼠李糖基(1→2)-β-D-吡喃木糖基酯苷甲酯[3-O-β-D-glucuronyl-16α-hydroxy-oleanolic acid-28-O-β-D-xylopyranosyl-(1→3)-α-L-arabinopyranosyl-(1→4)-β-D-apiofuranosyl-(1→3)-α-L-rhmnopyranosyl-(1→2)-β-D-xylopyranoside methyl ester][1]，耳叶紫菀皂苷▲(auriculatusaponin) A、B、C[2]、D、E、F，东风菜苷▲B_6甲酯(scaberoside B_6 methyl ester)[3]，3-O-β-吡喃葡萄糖醛酸基-齐墩果酸-28-O-α-吡喃鼠李糖基-(1→2)-α-吡喃阿拉伯糖基酯苷[3-O-β-glucuronyl-oleanolic acid-28-O-α-rhamnopyranosyl-(1→2)-α-arabinopyranosyl ester][2]，耳叶紫菀酮▲(auriculatone)[4]，紫菀酮(shionone)，表无羁萜醇(epifriedelinol; epifriedelanol)，无羁萜烷-7-酮(friedelan-7-one)[5]，齐墩果酸(oleanolic acid)，无羁萜醇(friedelinol)[6]；二萜类：耳叶紫菀苷▲(auriculatoside) A、B[7]；倍半萜类：耳叶紫菀苷▲C (auriculatoside C)，3β-羟基-4(15),10(14),11(13)-愈创木三烯-12,6-内酯-8α-O-β-D-吡喃葡萄糖苷[3β-hydroxy-4(15),10(14),11(13)-guaiatrien-12,6-olide-8α-O-β-D-glucopyranoside][7]；单萜类：龙胆苦苷(gentiopicroside)[7]；木脂素类：赤式-1-(4-O-β-D-吡喃葡萄糖基-3,5-二甲氧基苯基)-2-丁香树脂酚氧基-丙烷-1,3-二醇[erythro-1-(4-O-β-D-glucopyranosyl-3,5-dimethoxyphenyl)-2-syringaresinoxyl-propane-1,3-diol]，(-)-丁香树脂酚-4-O-β-D-吡喃葡萄糖苷[(-)-syringaresinol-4-O-β-D-glucopyranoside][8]；炔糖苷类：8E-癸烯-4,6-二炔-1-O-β-D-吡喃葡萄糖基-(1″→2′)-β-D-吡喃葡萄糖苷(8E-decaene-4,6-diyn-1-O-β-D-glucopyranosyl-(1″→2′)-β-D-glucopyranoside)，8E-癸烯-4,6-二炔-1-O-β-D-呋喃芹糖基-(1″→6′)-β-D-吡喃葡萄糖苷(8E-decaene-4,6-diyn-1-O-β-D-apiofuranosyl-(1″→6′)-β-D-glucopyranoside)，8E-癸烯-4,6-二炔-1-O-β-D-吡喃葡萄糖苷(8E-decaene-4,6-diyn-1-O-β-D-glucopyranoside)，2E-癸烯-4,6-二炔-1-O-β-D-吡喃葡萄糖苷(2E-decaene-4,6-diyn-1-O-β-D-glucopyranoside)[8]。

药理作用　抗溃疡作用：耳叶紫菀根总皂苷可抑制小鼠幽门结扎性溃疡[1]。

注评　本种傈僳族药用，用全草治感冒、哮喘、慢性支气管炎。

化学成分参考文献

[1] Wang CZ, et al. *Studies in Plant Science*, 1999, 6: 151-162.

[2] Wang CZ, et al. *Planta Med*, 1998, 64(1): 50-53.

[3] Wang CZ, et al. *J Asian Nat Prod Res*, 1998, 1(1): 1-14.

[4] 高诚伟，等. 高等学校化学学报，1994, 15(4): 521-523.

[5] 高诚伟，等. 中药通报，1987, 12(9): 548-550.

[6] 高诚伟，等. 中药通报，1987, 12(9): 36-38.

[7] Wang CZ, et al. *Phytochemistry*, 1997, 45(7): 1483-1487.

[8] Wang CZ, et al. *Phytochemistry*, 1998, 48(4): 711-717.

药理作用及毒性参考文献

[1] Wang CZ, et al. *Planta Med*, 1998, 64(1): 50-53.

菊科 COMPOSITAE

4. 圆耳紫菀（中国植物志）
Aster sphaerotus Ling, Fl. Reipubl. Popularis Sin. 74: 145. 1985.——*Erigeron panduratus* Chang（英 **Roundear Aster**）

多年生草本，有细长匍枝，高达 40 cm，被开展长毛，中部有密集的叶。下部叶花期枯萎，卵状长圆形，急狭成具翅的长柄；中部叶圆形或琴形，长 3–4.5 cm，宽 1–2 cm，下部近全缘，向基部扩大成圆形抱茎的耳，中部以上有浅或粗齿，顶端钝或稍尖，上部叶较小，卵圆形或卵状披针形，基部宽，抱茎；质较厚，上面和下面沿脉及边缘被长毛，无腺毛，侧脉 4–5 对。头状花序少数（3 个），径达 3 cm，排成伞房状；花序梗长 2–4 cm，有线状披针形或线形苞片。总苞半球形，径约 10 mm；总苞片 3 (4) 层，外层线形或倒披针状线形，长 3–4 mm，下部革质，上部或中部草质，被短柔毛。舌状花 30 余个，舌片浅紫色，长约 15 mm，管状花长 4 mm；子房狭长圆形，两面各有 1 脉，被细柔毛；冠毛 1 层，白色，糙毛状。

分布与生境 产于广西西部。生于海拔 2700 m 的山地林下。

药用部位 全草。

功效应用 化痰止咳，止痛。用于咳嗽痰多，胃脘痛。

5. 琴叶紫菀（中国高等植物图鉴、中国植物志） 福氏紫菀、岗边菊（全国中草药汇编），大风草（安徽），鱼鳅串（贵州）
Aster panduratus Nees ex Walp. in Nov. Acta Cur. 19, Suppl. 1: 258. 1843.——*A. fordii* Hemsl.（英 **Fiddle leaf Aster**）

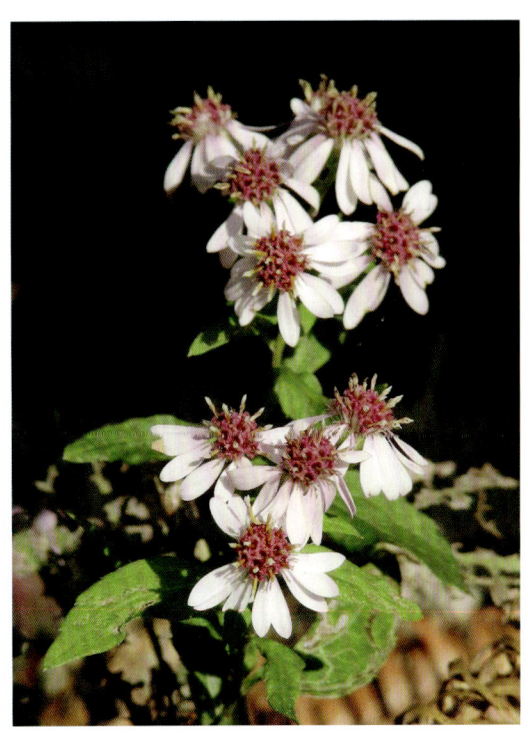

琴叶紫菀 Aster panduratus Nees ex Walp.
摄影：张金龙

多年生草本，高 50–100 cm，单生或丛生，被开展的长粗毛，常有腺，上部分枝，叶密集，下部叶花期枯萎或生存，匙状长圆形，长达 12 cm，基部渐狭成长柄，中部叶长圆状匙形，长 4–9 cm，宽 1.5–2.5 cm，基部扩大成心形或有圆耳，半抱茎，全缘或有疏齿，上部叶渐小，卵状长圆形，基部心形抱茎，全缘，稍厚，两面被贴生长毛和密短毛，有腺，下面沿脉及边缘有长毛。头状花序径 2–2.5 cm，单生或排成疏伞房状；花序梗长达 5 cm，有线状披针形或卵形苞叶。总苞半球形，径 6–8 mm；总苞片 3 层，长圆状披针形，外层草质，被密短毛及腺。舌状花约 30 个，舌片浅紫色，长 8 mm；管状花长约 4 mm，管部被密短毛。瘦果卵状长圆形，两面有肋，被柔毛；冠毛白色或稍红色，与花冠等长，糙毛状。花果期 2–10 月。

分布与生境 产于安徽、江苏、浙江、福建、河南、江西、湖北、湖南、广东、广西、贵州及四川。生于海拔 100–1400 m 的山坡、灌丛、草地、溪边路旁。

药用部位 全草。

功效应用 温肺止咳，散寒止痛。用于肺寒咳喘，胃脘冷痛。

6. 密毛紫菀（中国植物志） 烧蓝花（云南）

Aster vestitus Franch. in J. Bot. (Morot) 10: 373. 1896.——*A. mairei* H. Lév.（英 **Dense hair Aster**）

多年生草本，高 50-100 cm，单生或丛生，上部分枝，被卷曲或开展长密毛，上部杂有腺毛。叶密集，下部叶花期枯萎，中部叶长圆状披针形，长 4-11 cm，宽 1-2.3 cm，基部楔形或近圆形，无柄，全缘或上部有 2-3 对浅锯齿，上部叶小，线状披针形、长圆形或卵形，密被腺毛，下面被卷或开展长毛，离基 3 出脉及侧脉 3-4 对。头状花序径 2-3 cm，少数至多数排成复伞房状；花序梗 1-5 cm。总苞半球形，径 8-10 mm；总苞片 3 层，长 4.5-5.5 mm，外层上部或全部草质，下部草质，被腺和密毛，内层狭披针形，渐尖，下部及边缘干膜质，有腺和缘毛。舌状花 20-30 个，舌片白色或浅紫红色，长 10-12 mm；管状花黄色，长 4.5 mm。瘦果倒卵形，扁，西面各有 1 肋，被白色绢毛，有时有腺。冠毛 1 层，污白色或稍红色，糙毛状。花果期 9-12 月。

分布与生境 产于云南西北和北部、四川西南部及西藏南部。生于海拔 2200-3200 m 的林缘、草坡、溪旁或沙地。也分布于不丹、印度及缅甸。

药用部位 全草。

功效应用 祛风除湿，行气止痛。用于风寒感冒，风湿痹痛，胃脘痛。

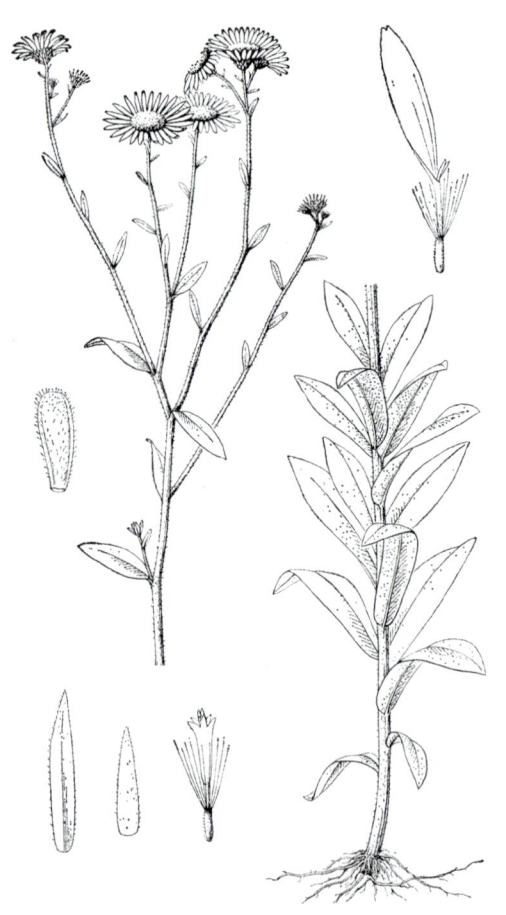

密毛紫菀 Aster vestitus Franch.
吴彰桦 绘

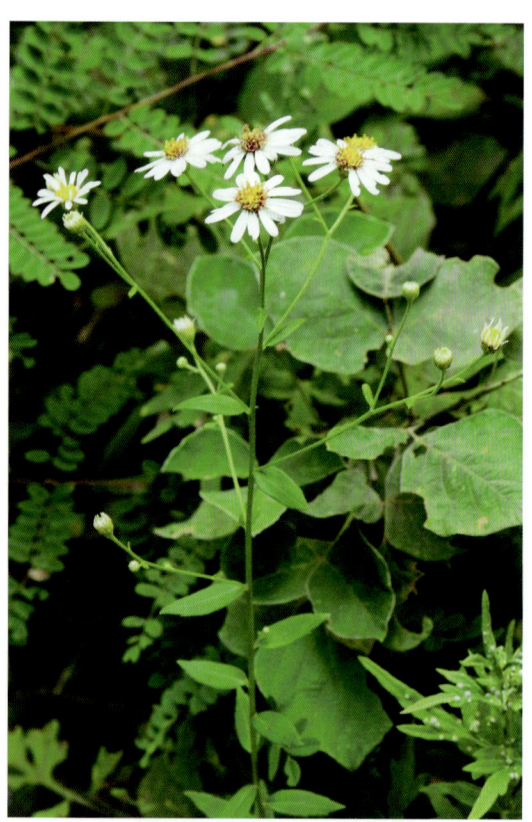

密毛紫菀 Aster vestitus Franch.
摄影：陈又生

7. 灰枝紫菀（中国植物志） 灰木紫菀（青海），漏枪（青海藏语）

Aster poliothamnus Diels in Repert. Spec. Nov. Regni Veg. Beih. 12: 503. 1922.（英 Greybranch Aster）

丛生亚灌木，高 40–100 cm，茎多分枝，帚状，被密糙毛，有腺，中部叶长圆形或线状长圆形，长 1–2 (3) cm，宽 0.2–0.5 cm，全缘，基部稍窄或骤，边缘平或稍反卷，上部叶椭圆形，上面被短糙毛，下面被柔毛，有腺点，羽状脉，侧脉不明显。头状花序密集成伞房状或单生；花序梗细，有疏生苞叶。总苞宽钟状，径 5–7 mm；总苞片 4–5 层，外层卵圆形或长圆状披针形，全部或上部草质，外面或沿中脉密被柔毛和腺点，内层长达 7 mm，近革质，上部草质，有缘毛。舌状花 10–20 个，淡紫色，舌片长圆形；管状花黄色，长 5–6 mm。瘦果长圆形，一面具肋，被白色绢毛；冠毛 1 层，污白色，有微糙毛。花果期 6–10 月。

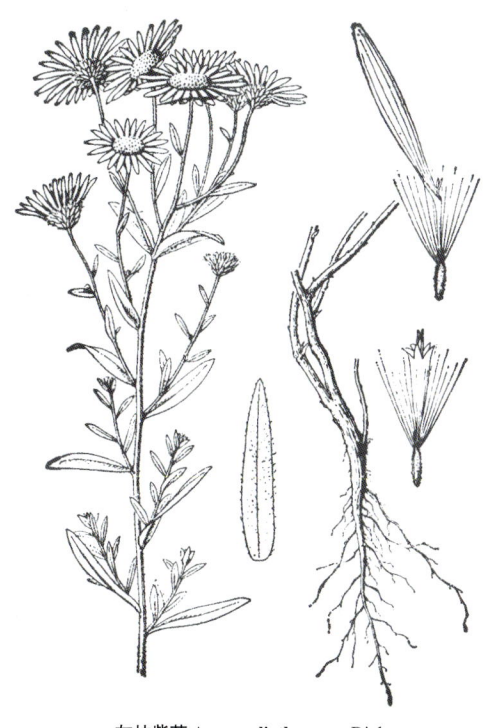

灰枝紫菀 Aster poliothamnus Diels
引自《中国高等植物图鉴》

分布与生境 产于甘肃南部、青海、四川及西藏东南部。生于海拔 1800–3300 m 的山坡或溪旁。

药用部位 全草。

功效应用 清热，止咳，平肝。用于感冒发热咳嗽，咽痛，蛇咬伤。现代亦用于高血压。

化学成分 根含三萜及其皂苷类：3-O-α-L-吡喃阿拉伯糖基-(1→3)-β-D-吡喃葡萄糖醛酸基赞哈木酸-28-O-α-L-吡喃鼠李糖基-(1→2)-α-L-吡喃阿拉伯糖基酯苷[3-O-α-L-arabinopyranosyl-(1→3)-β-D-glucopyranuronosylzanhic acid-28-O-α-L-rhamnopyranosyl-(1→2)-α-L-arabinopyranoside][1]，β-香树脂醇(β-amyrin)，3β-羟基-20,24-二烯达玛烷(3β-hydroxy-20,24-diendammarane)，表无羁萜醇(epifriedelinol; epifriedelanol)[2]，无羁萜(friedelin)，紫菀酮(shionone)，α-香树脂醇，古柯二醇(erythrodiol)，表紫菀醇(epishionol)[3]；甾体类：β-谷甾醇，豆甾醇，胡萝卜苷，菠甾醇[2]，α-菠菜甾醇-β-D-吡喃葡萄糖苷(α-spinasterol-β-D-glucopyranoside)[3]。

花及花序含挥发油：主要成分为 1a,2,3,4,4a,5,6,7b-八氢-1,1,4,7-四甲基-1H-环丙薁，大牻牛儿烯D，匙叶桉油烯醇，1-甲基-5-亚甲基-8-(1-甲基乙基)-1,6-环癸二烯，(1S)-2,6,6-三甲基-双环[3.1.1]-2-庚烯，2,2-二亚甲基-二环[2.2.1]庚烷，(+)-萜品醇，1,2,3,4,4a,7,8,8a-八氢-1,6-二甲基-4-(1-甲基乙基)-1-萘酚[4]。

注评 本种为部颁药品标准·藏药（1995 年版）收载"灰枝紫菀"（藏药名：露琼）的基源植物，药用其干燥花，用于瘟病时疫、培根病、脉热。

化学成分参考文献

[1] 张嘉岷，等. 中国中药杂志, 2002, 27(5): 361-363.

[2] 张嘉明，等. 中国中药杂志, 1997, 22(2): 103-104.

[3] He L, et al. *Planta Med*, 2006, 58(4): 389.

[4] 涂永勤，等. 华西药学杂志, 2006, 21(5): 445-447.

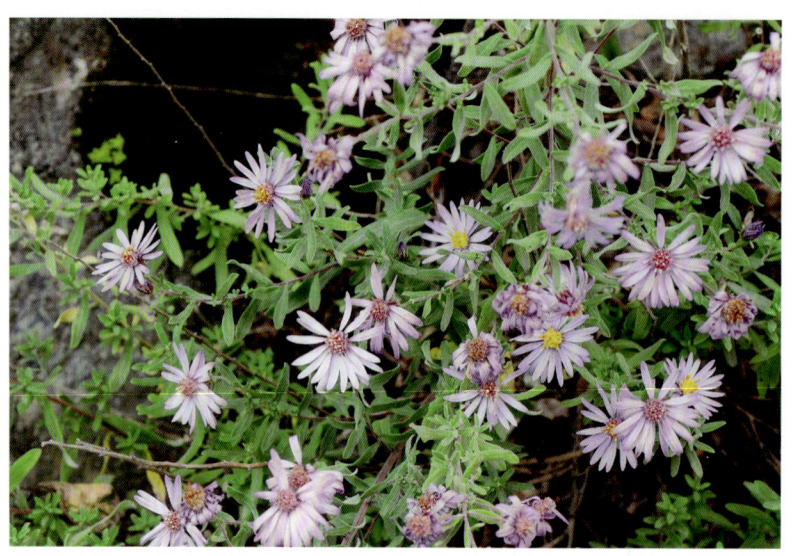

灰枝紫菀 Aster poliothamnus Diels
摄影：陈又生

8. 褐毛紫菀（中国植物志）

Aster fuscescens Bureau et Franch. in J. Bot. (Morot) 5: 49. 1891.（英 **Brownhair Aster**）

多年生草本，高 15-60 cm，被柔毛和具柄腺毛。上部分枝。基部叶花期常枯萎。下部叶宽卵圆形，长 5-12 cm，宽 2.5-10 cm，基部圆形或心形，顶端钝或急尖，边缘有疏或密锯齿，中部及上部叶卵圆形或披针形，有短柄或无柄，近纸质或草质，上面被疏伏毛，下面有疏柔毛或两面近无毛，沿脉有长毛；侧脉 4-7 对。头状花序径约 3 cm，排成伞房状；花序梗有线形或长圆状披针形苞叶。总苞半球形，径 10-15 mm；总苞片 2-3 层，近等长或外层稍短，线状披针形，长 6-10 cm，被密腺毛或近无毛，内层基部草质，边缘稍膜质，有缘毛。舌状花 20-25 个，舌片蓝紫色，长 8-13 (19) mm；管状花黄色或橙色，长 5-7.5 mm。瘦果倒卵圆形，稍扁，两面各有 1 肋，被腺和短毛；冠毛 1 层，红褐色，基部稍黄色，长 5-7.5 mm，近等长和少数极短毛。花果期 7-12 月。

分布与生境 产于四川、云南和西藏东南部。生于海拔 2000-4200 m 的高山及亚高山草坡、灌丛边缘石砾地。缅甸也有分布。

药用部位 根、花序。

功效应用 根：润肺化痰，止咳。用于肺燥咳嗽。花序：清瘟病时疫热。用于癣症，解痉挛。

注评 本种藏族药用；用花清热、止痛，全草治各种炎症。

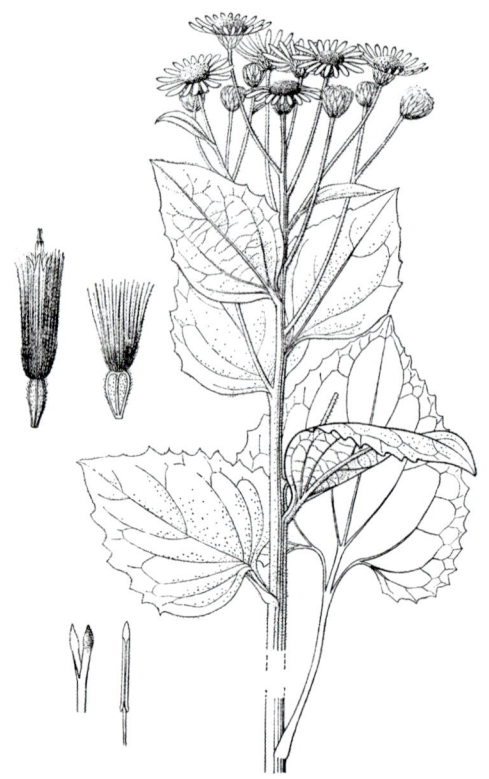

褐毛紫菀 Aster fuscescens Bureau et Franch.
刘春荣 绘

9. 甘川紫菀（中国植物志）

Aster smithianus Hand.-Mazz. in Acta Horti Gothob. 12: 216. 1938.（英 **Smith's Aster**）

　　木质草本或亚灌木，高 60–100 cm，多分枝，被多少贴伏微柔毛，下部叶花期枯萎，中部叶狭卵圆形或披针形，长 5–10 cm，宽 1–2 cm，基部狭或近圆形，全缘或中上部有浅锯齿，上部叶渐小，卵圆形或线状披针形，两面被密贴伏微柔毛，下面有腺点，离基 3 出脉，2–4 对侧脉。头状花序多数，径 1.5–2.5 cm，排成伞房状；花序梗长达 4 cm，有渐转为总苞片的苞叶。总苞半球形，径 6–9 mm；总苞片 2–3 层，外层长圆状或匙状线形，长约 3.5 mm，顶端钝或尖，草质，密被微柔毛，内层卵圆状披针形，下部草质，长 4.5–5 mm，上部被密微毛，有短缘毛。舌状花药 30 个，舌片白色或浅紫红色，长 6–10 mm；管状花长约 4 mm。瘦果倒卵形，稍扁，一面有肋，被密伏毛；冠毛白色或稍红色，约与花冠管部等长；舌状花常无冠毛。花果期 8–10 月。

分布与生境　产于甘肃南部、陕西、四川西部及云南西北部。生于海拔 1350–3400 m 的山坡草地和石砾河岸。

药用部位　全草。

功效应用　宣肺，化痰，止咳。用于咳嗽痰多，支气管炎。

化学成分　全草含二萜类：甘川紫菀苷▲A (smithoside A)[1]；三萜类：甘川紫菀苷▲B (smithoside B)[1]；黄酮类：芹菜素，芹菜素-7-O-β-D-吡喃葡萄糖苷(apigenin-7-O-β-D-glucopyranoside)[2]；环烯醚萜类：8-乙酰山栀苷甲酯(8-acetylshanzhiside methyl ester)，山栀苷甲酯(shanzhiside methyl ester)[2]；甾体类：β-胡萝卜苷，洋丁香酚苷(acteoside)[2]。

注评　本种藏族药用，其带花枝叶治肝胆诸热，骨折。

化学成分参考文献

[1] Guo SJ, et al. *Chem Res Chin Univ*, 2005, 21(5): 531-535.

[2] 郭守军，等. 中草药，2005, 36(9): 1299-1301.

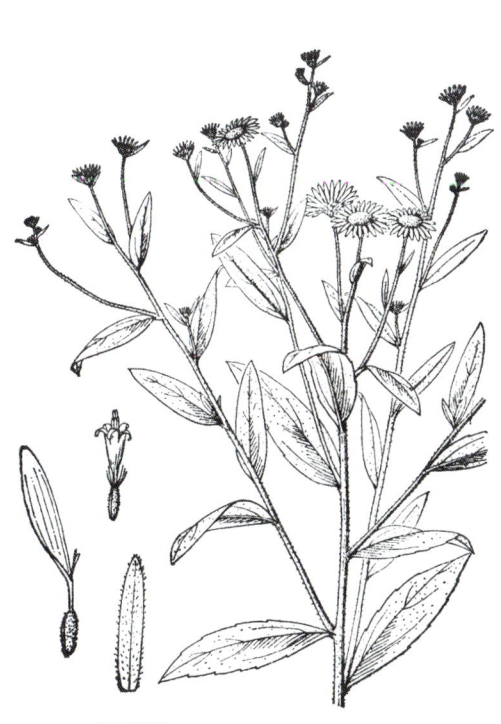

甘川紫菀 Aster smithianus Hand.-Mazz.
引自《中国高等植物图鉴》

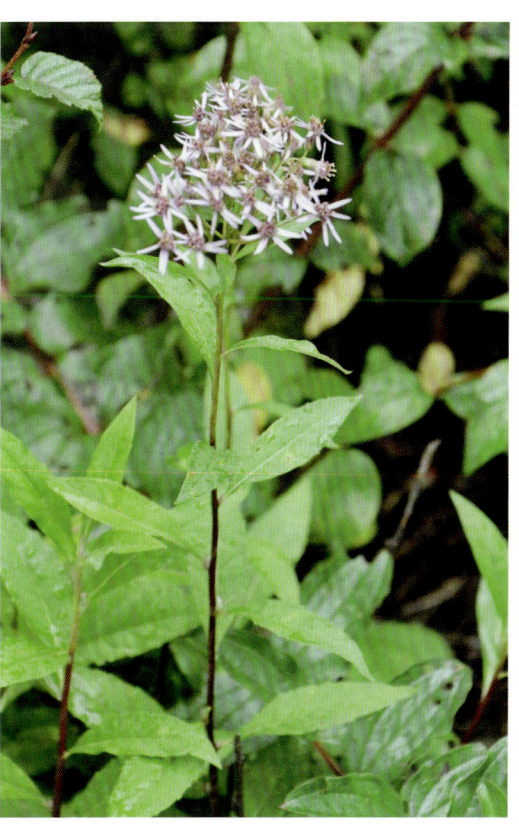

甘川紫菀 Aster smithianus Hand.-Mazz.
摄影：王聚乐

10. 三脉紫菀（中国植物志） 野白菊花（植物名实图考），山白菊（贵州），三褶脉紫菀（中国高等植物图鉴），小野菊（河南中草药），鸡儿肠（内蒙古草药），红管药（安徽）

Aster ageratoides Turcz. in Bull. Soc. Imp. Naturalistes Moscou 17: 154. 1837.——*A. trinervis* D. Don subsp. *ageratoides* (Turcz.) Grierson, *A. ageratoides* Turcz. subsp. *ageratoides* Grierson（英 **Threevein Aster**）

10a. 三脉紫菀（模式变种）

Aster ageratoides Turcz. var. **ageratoides**

多年生草本，高 40–100 cm，被柔毛或粗毛，有分枝。下部叶花期枯萎，宽卵圆形，急狭成长柄，中部叶椭圆形或长圆状披针形，长 5–15 cm，宽 1–5 cm，中部以上急狭成楔形，具宽翅的柄，顶端渐尖，边缘有 3–7 对锯齿，上部叶渐小，有浅齿或全缘，上面被短糙毛，下面被短柔毛，常有腺点或两面被短绒毛，沿脉有粗毛，离基 3 出脉，侧脉 3–4 对。头状花序径 1.5–2 cm，排成伞房状或圆锥伞房状；花序梗长 0.5–3 cm。总苞倒锥形或半球形，径 4–10 cm；总苞片 3 层，覆瓦状，线状长圆形，下部近革质或干膜质，外层长达 2 mm，内层长 4 mm，有缘毛。舌状花 10 余个。舌片线状长圆形，长达 11 mm，紫色、浅红色或白色；管状花长 4–5.5 mm。瘦果倒卵状长圆形，长 2–2.5 mm，有边肋，一面具肋被短毛；冠毛红褐色或污白色，长 3–4 mm。

分布与生境 广泛产于东北、北部、东部、南部至西部、西南部及西藏南部。生于海拔 100–3550 m 的林下、林缘、灌丛及山谷湿地。也分布于朝鲜、日本、亚洲东北部、喜马拉雅南部。

药用部位 带根全草。

功效应用 清热解毒，祛痰止咳，凉血止血。用于感冒发热，咽喉肿痛，热淋，吐血，衄血，痈肿疔毒，蛇虫咬伤。现代亦用于扁桃体炎，支气管炎，肝炎，肠炎，痢疾。

化学成分 地上部分含三萜及其皂苷类：无羁萜醇(friedelinol)，表无羁萜醇(epifriedelinol; epifriedelanol)，紫菀酮(shionone)[1]，三脉紫菀皂苷▲A (asterageratoidesoside A)，东风菜苷▲B_6 (scaberoside B_6)[2]；二萜类：16β-羟基-17-乙酰氧基-左旋-贝壳杉-19-酸[16β-hydroxy-17-acetoxy-(-)-kaurane-19-oic acid][2]，榛叶巴豆呋喃▲(crotocorylifuran)[3]，16β,17-二羟基-(-)-贝壳杉-19-酸-β-D-吡

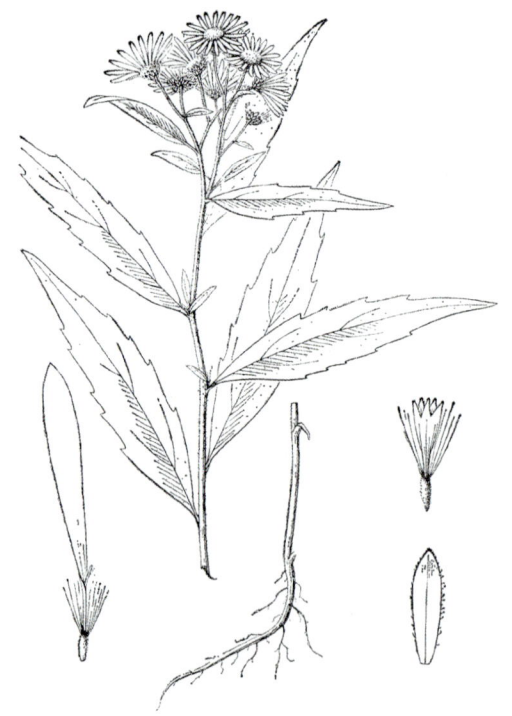

三脉紫菀 Aster ageratoides Turcz. var. ageratoides
吴彰桦 绘

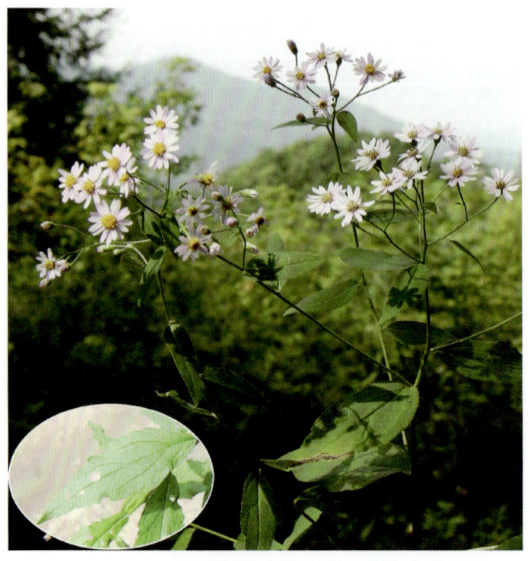

三脉紫菀 Aster ageratoides Turcz. var. ageratoides
摄影：于俊林

菊科 COMPOSITAE

喃葡萄糖基酯苷[16β,17-dihydroxy-(-)-kauran-19-oic acid-β-D-glucopyranosyl ester][4]，16β-羟基-17-乙酰氧基-(-)-贝壳杉-19-酸-β-D-吡喃葡萄糖基酯苷[16β-hydroxy-17-acetoxy-(-)-kauran-19-oic acid-β-D-glucopyranosylester][5]；倍半萜类：日本刺参萜酮(oplopanone)[3]；黄酮类：芸香苷(rutoside)[2]；甾体类：豆甾-5-烯-3β-O-β-D-吡喃葡萄糖苷(stigmast-5-en-3β-O-β-D-glucopyranoside)[2]。

药理作用 解热作用：三脉紫菀蒸馏液静脉注射、水煎剂灌胃，均可抑制耳静脉注射三联疫苗（百日咳、白喉及破伤风疫苗）和肌肉注射曲酒酵母液引起的兔体温升高[1]。

注评 本种为"山白菊"的基源植物，药用其带根全草。本种全草为蒙古族、瑶族、傈僳族也药用，除瑶族用全草治急性肠炎外，其余民族的主要用途同功效应用项。

化学成分参考文献

[1] 潘宣，等. 中草药，1996, 27(1): 55-56.

[2] Guo SJ, et al. *Pharmazie*, 1998, 53(7): 481-485.

[3] Ahmed AA, et al. *Pharmazie*, 2002, 57(8): 567-569.

[4] 程东亮，等. 植物学报，1994, 36(6): 483-485.

[5] Cheng DL, et al. *Phytochemistry*, 1993, 33(5): 1181-1183.

药理作用及毒性参考文献

[1] 钱永龄，等. 泸州医学院学报，1983, 1: 6-9.

10b. 毛枝紫菀（变种）（中国植物志） 银紫胡、大紫胡（贵州），毛枝山白菊（云南种子植物名录），三脉紫菀毛枝变种（中国植物志），青箭柱草（贵州草药），毛蕊马兰（全国中草药汇编）

Aster ageratoides Turcz. var. **lasiocladus** (Hayata) Hand.-Mazz. in Acta Hort. Gothob. 12: 215. 1938.——*A. lasiocladus* Hayata（英 **Hairybranch Aster**）

本变种与模式变种的主要区别在于茎被黄褐色或灰色密绒毛，上面被密糙毛或两面被密绒毛；总苞片厚质，被密绒毛，舌状花白色。

分布与生境 产于福建、江西、安徽、湖南、贵州、广西、广东、海南、台湾、云南东南部。生境与模式变种同。

药用部位 全草。

功效应用 清热解毒，祛痰止咳，凉血止血。用于感冒发热，热淋，吐血，衄血，痈肿疔毒，蛇虫咬伤。现代亦用于扁桃体炎，支气管炎，肝炎，肠炎，痢疾。

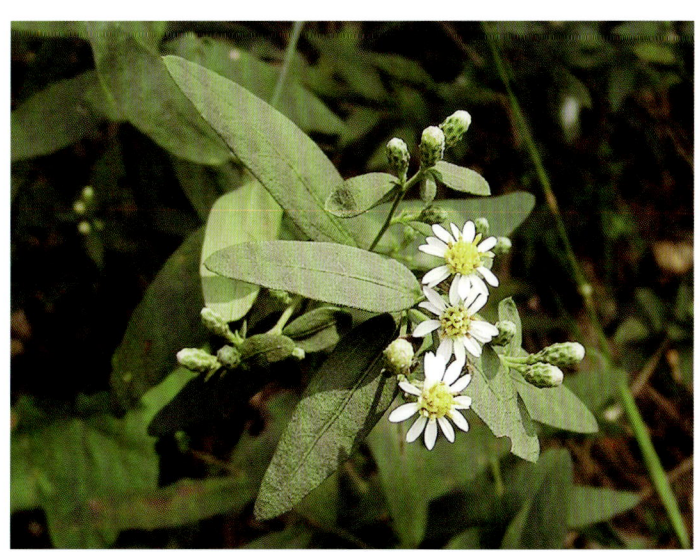

毛枝紫菀 **Aster ageratoides** Turcz. var. **lasiocladus** (Hayata) Hand.-Mazz.
摄影：陈世品

10c. 微糙紫菀（变种）（中国植物志） 三脉紫菀微糙变种（中国植物志），微糙山白菊（云南种子植物名录），山白菊（广西藤县），野粉团儿（湖南），鸡儿肠、野耳肠（救荒本草），马兰（江苏种子植物手册）

Aster ageratoides Turcz. var. **scaberulus** (Miq.) Ling in Fl. Reipubl. Popularis Sin. 74: 162. 1985.——*A. scaberulus* Miq.（英 **Scabrous Threevein Aster**）

本变种与模式变种的主要区别在于叶卵圆形或卵圆状披针形，有浅齿，下面密被短柔毛，有较密腺点；总苞片有毛及缘毛，顶端紫红色。

分布与生境 产于江苏、安徽、浙江、江西、湖北、湖南、四川、贵州、广西、广东及云南。生境同模式变种。越南也有分布。

药用部位 全草。

功效应用 清热解毒，祛痰止咳，凉血止血。用于感冒发热，热淋，吐血，衄血，痈肿疔毒，蛇虫咬伤。现代亦用于扁桃体炎，支气管炎，肝炎，肠炎，痢疾。

10d. 卵叶紫菀（变种）（中国植物志） 三脉紫菀卵叶变种（中国植物志），山白菊（浙江）

Aster ageratoides Turcz. var. **oophyllus** Ling in Fl. Reipubl. Popularis Sin. 74: 161. 1985.——*A. ageratoides* Turcz. var. *ovatus* Hand.-Mazz.（英 **Ovate Threevein Aster**）

本变种与模式变种的主要区别在于叶卵圆形及卵圆状披针形，有浅锯齿，基部渐狭成短柄，质稍厚，上面被糙毛，下面被疏毛；总苞片顶端稍红色，舌状花浅红色或白色。

分布与生境 产于陕西、湖北、四川、云南等省。生境与模式变种相同。

药用部位 根、全草。

功效应用 清热解毒，凉血止血。用于感冒发热，吐血，衄血。

化学成分 根含三萜类：表无羁萜醇(epifriedelinol; epifriedelanol)，无羁萜(friedelin)[1]，$2\beta,3\beta,16\alpha$-三羟基-12-烯-23α-醛基-降齐墩果烷($2\beta,3\beta,16\alpha$-trihydroxy-12-en-23α-al-nor-olean)[2]，紫菀酮-19E,21-二烯-3β-醇[shiona-19(E),21-dien-3β-ol]，紫菀酮-22(29)-烯-3β,21-二醇[shiona-22(29)-ene-3β,21-diol]，紫菀酮-21-烯-3β-醇(shiona-21-en-3β-ol)[3]；甾体类：菠甾醇(spinasterol)[1]，α-谷甾醇，24R-豆甾烷-7,22E-二烯-3α-醇[24R-stigmast-7,22(E)-diene-3α-ol][2]，24R-豆甾烷-7,22E-二烯-3β-醇[24R-stigmast-7,22(E)-diene-3β-ol][3]，β-谷甾醇，豆甾醇-β-D-葡萄糖苷(stigmasterol-β-D-glucoside)[4]；脂肪酸类：三十二酸[1]，1,3-二亚油酸甘油酯(glycerin 1,3-dilinoleate)[2]。

化学成分参考文献

[1] 席荣英，等. 中草药，2003, 34(9): 785-786.

[2] 周跃，等. 新乡医学院学报，2006, 23(2): 125-127.

[3] Yan FL, et al. *J Chin Chem Soc*, 2007, 54(5): 1321-1324.

[4] 周跃，等. 新乡医学院学报，2003, 20(6): 393-395.

10e. 异叶紫菀（变种）（中国植物志） 三脉紫菀异叶变种（中国植物志），玉米托子花（河北），异叶山白菊（云南种子植物名称）

Aster ageratoides Turcz. var. **heterophyllus** Maxim. in Mém. Acad. Imp. Sci. Saint-Pétersbourg, Sér. 6, Sci. Math., Seconde Pt. Sci. Nat. 9: 144. 1859.（英 **Heterophyllous Aster**）

本变种与模式变种的主要区别在于茎多分枝，中部叶长圆状披针形，有粗锯齿，枝部叶小，全缘；总苞片较狭，上部绿色，常有褐色尖头。

分布与生境 产于河北、山西、陕西、甘肃、河南、湖北西部、四川、云南北部。生境与模式变种相同。

药用部位 根。

功效应用 清热解毒，祛痰止咳，凉血止血。用于感冒发热，热淋，吐血，衄血，痈肿疔毒，蛇虫咬伤。现代亦用于扁桃体炎，支气管炎，肝炎，肠炎，痢疾。

菊科 COMPOSITAE

注评　本种为中国药典（1977年版）收载"红管药"的基源植物之一，药用其干燥全草。

10f. 宽伞紫菀（变种）（中国植物志）　三脉紫菀宽伞变种（中国植物志），红管药（湖北）

Aster ageratoides Turcz. var. **laticorymbus** Hand.-Mazz. in Acta Horti Gothob. 12: 214. 1938.（英 **Broad-Conymbe Threevein Aster**）

本变种与模式变种的主要区别在于茎多分枝，中部叶长圆状披针形或卵状披针形，具7-9对锯齿，枝部叶小，卵圆形或披针形，全缘或有齿；总苞片较狭，上部绿色，舌状花白色。

分布与生境　产于陕西、湖北、湖南、江西、福建、安徽、广东、广西、贵州、四川等省。生境与模式变种相同。

药用部位　全草。

功效应用　清热解毒，祛痰止咳，凉血止血。用于感冒发热，热淋，吐血，衄血，痈肿疔毒，蛇虫咬伤。现代亦用于扁桃体炎，支气管炎，肝炎，肠炎，痢疾。

注评　本种为中国药典（1977年版）收载"红管药"的基源植物之一，药用其干燥全草。

10g. 小花紫菀（变种）（中国植物志）　三脉紫菀小花变种（中国植物志），山白菊、野鸡尾巴（湖北）

Aster ageratoides Turcz. var. **micranthus** Ling in Fl. Reipubl. Popularis Sin. 74: 356. 1985.（英 **Small flower threevein Aster**）

本变种与模式变种的主要区别在于叶线状披针形，薄纸质，有疏浅齿或近全缘；头状花序小，总苞片 3-4 mm，径 4-5 mm，质薄，舌状花线形，白色。

分布与生境　产于四川东部至西。生于林下和灌丛中。

药用部位　全草。

功效应用　清热解毒，祛风。用于风热感冒，咽喉肿痛。

11. 翼柄紫菀（中国植物志）　伏花（鄂西草药名录），九灵光、红柴胡、大柴胡（湖北）

Aster alatipes Hemsl. in J. Linn. Soc., Bot. 23: 407. 1888.（英 **Earpetiole Aster**）

多年生草本，高 50-100 cm，单生或少数丛生，被开展粗毛，上部分枝。下部叶常圆形或稍心形，长达 3.5 cm，宽 1.5-2 cm，基部急狭成具翅的长柄，中部叶卵圆披针形，长 5-10 cm，宽 2-4 cm，急狭成长 1.5-2 cm 具翅的柄，上部边缘有 7-10 对疏锯齿，上部叶小，有具翅的短柄，上面密被短糙毛；下面被短毛，稍有腺点，侧脉 3-4 对。头状花序径 1.5 cm，排成伞房状；花序梗被密伏毛。总苞半球形，径 5 mm；总苞片 3 层，外层长圆形，长 1.5 mm，被短毛，内层线状披针形，长 4 mm，顶端绿色，宽膜质。舌状花 10 余个，舌片浅紫色，长 9 mm；管状花，长约 4 mm。瘦果长圆形，长 2.5-3 mm，稍扁，一面有肋，被短毛；冠毛污白色或浅红色，糙毛状，与管状花近等长。花果期 7-10 月。

分布与生境　产于安徽、河南、湖北西部、四川东部和陕西南部。生于海拔 800-1600 m 的低山沟谷、阴地或溪岸。

药用部位　全草。

功效应用　清热，活血，止渴。用于感冒发热，津伤口渴。

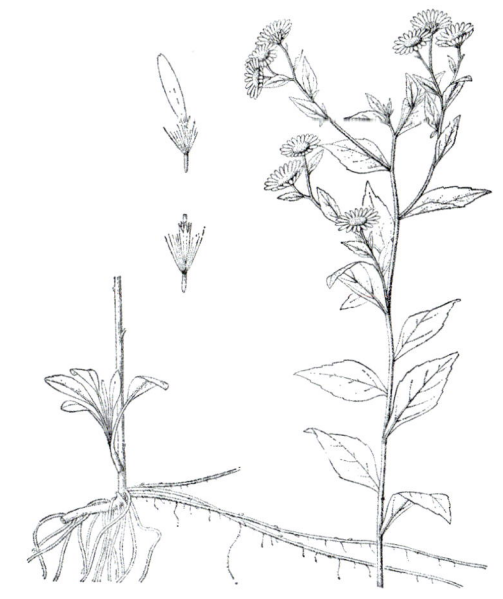

翼柄紫菀 Aster alatipes Hemsl.
吴彰桦　绘

12. 小舌紫菀（中国植物志） 白背紫菀（云南种子植物名录）

Aster albescens (DC.) Hand.-Mazz. in Acta Horti Gothob. 12: 205. 1938.——*Amphirhapis albescens* DC.（英 Small ligulate Aster）

灌木，高 30-180 cm，多分枝，当年枝被白色柔毛和具柄腺毛。叶卵形、椭圆形、长圆形或披针形，长 3-17 cm，宽 1-3 (7) cm；全缘或有浅齿，上部叶披针形，叶下面被白色或灰色蛛丝状或平贴绒毛，常有腺点或沿脉有粗毛。头状花序径 5-7 mm，在茎枝端排成复伞房状；花序梗有钻形苞叶。总苞倒锥形，径 4-7 mm；总苞片 3-4 层，覆瓦状，被疏毛或近无毛，外层窄披针形，内层线状披针形，先端常带红色，边缘窄膜质或基部稍革质。舌状片 15-30 个，舌片白色、浅红色或紫红色，长 4-5 mm；管状花，长 4.5-5.5 mm，有腺；冠毛 1 层，污白色，后变为红褐色，糙毛状。瘦果长圆形，有 4-6 肋，被白色绢毛。花果期 6-10 月。

分布与生境 产于甘肃、陕西、河南、湖北、四川、贵州、云南及西藏南部。生于海拔 500-4100 m 的林下和灌丛中。也分布于缅甸、印度、尼泊尔、不丹及喜马拉雅西部。

药用部位 全草。

功效应用 解毒，消肿，止咳。用于痈肿疮疡，肺热咳嗽。

化学成分 根含三萜类：无羁萜(friedelin)，D-无羁萜齐墩果-14-烯-3-醇(D-friedoolean-14-en-3-ol)[1]；三萜皂苷类：小舌紫菀苷▲A (albesoside A)，(2β,3β,4α)-3-β-D-吡喃葡萄糖氧基-2-羟基-齐墩果-12-烯-23,28-二羧酸-28-*O*-β-D-吡喃木糖基-(1→4)-6-*O*-α-L-吡喃鼠李糖基-(1→2)-α-L-吡喃阿拉伯糖基酯苷[(2β,3β,4α)-3-β-D-glucopyranosyloxy-2-hydroxy-olean-12-en-23,28-dioic acid-28-*O*-β-D-xylopyranosyl-(1→4)-6-*O*-α-L-rhamnopyranosyl-(1→2)-α-L-arabinopyranosyl) ester]，(2β,3β,4α)-3-β-D-吡喃葡萄糖氧基-2-羟基齐墩果-12-烯-23,28-二羧酸-28-[2-*O*-(α-L-鼠李糖基)-α-L-吡喃阿拉伯糖基]-酯苷[(2β,3β,4α)-3-β-D-glucopyranosyloxy-2-hydroxy-olean-12-en-23,28-dioic acid-28-[2-*O*-(α-L-rhamnopyranosyl)-α-L-arabinopyranosyl]ester][2]；二萜类：缘毛紫菀二醇▲(soulidiol)[2]；甾体类：豆甾，豆甾-7,22-二烯-3β-棕榈酸酯(stigma-7,22-diene-3β-palmitate)[1]。

注评 本种藏族药用，其花治瘟病时疫、培根病、脉热。

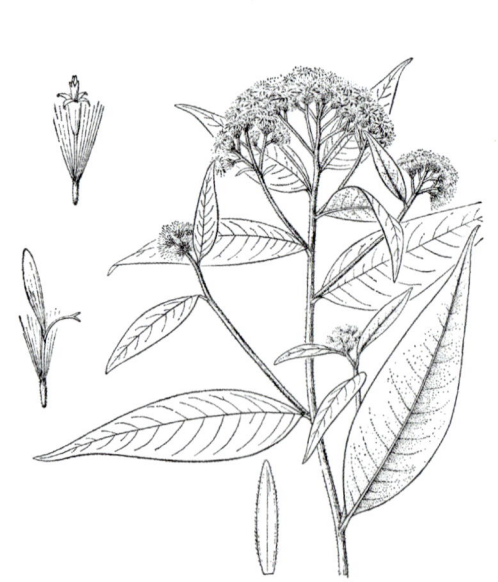

小舌紫菀 Aster albescens (DC.) Hand.-Mazz.
吴彰桦 绘

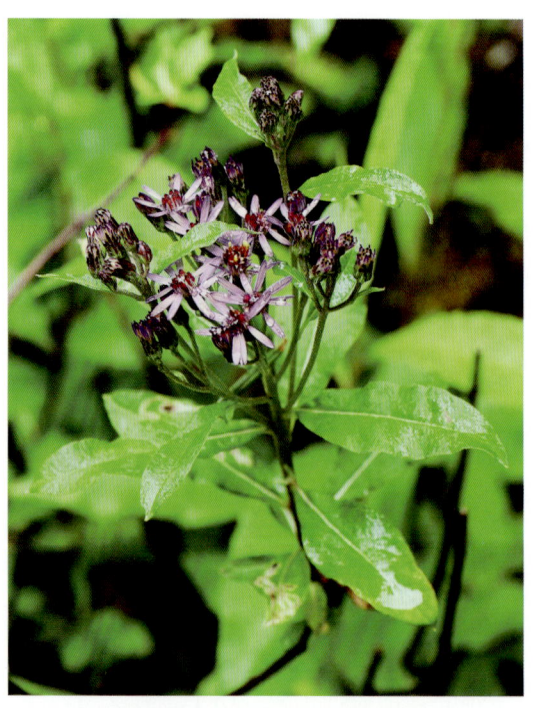

小舌紫菀 Aster albescens (DC.) Hand.-Mazz.
摄影：陈又生

菊科 COMPOSITAE

化学成分参考文献

[1] 何兰，等．中国中药杂志，1996, 21(8): 483-484.

[2] Cheng JK, et al. *Ind J Chem*, 2000, 39B(8): 638-642.

13. 陀螺紫菀（中国高等植物图鉴） 一枝香（安徽、浙江），百条根（浙江俗名），单头紫菀（江苏南部种子植物手册），喉头草（浙江）

Aster turbinatus S. Moore in J. Bot. n. s, 7: 132. 1878.（英 **Turbinate Aster**）

13a. 陀螺紫菀（模式变种）

Aster turbinatus S. Moore var. **turbinatus**

多年生草本，高 60-100 cm，被糙毛，叶较密集，下部叶花期常枯萎，卵圆形或卵圆披针形，长 4-10 cm，宽 3-7 cm，基部截形或圆形，渐狭成具宽翅的柄，中部叶无柄，长圆形或椭圆状披针形，长 3-12 (15) cm，宽 1-3 cm，有浅齿，基部有抱茎的圆形小耳，上部叶渐小，卵圆形或披针形，厚纸质，两面被短糙毛，下面沿脉有长糙毛，具离基 3 出脉及 2-3 对侧脉。头状花序径 2-4 cm，单生或 2-3 个簇生上部叶腋；花序梗有密集而渐变为总苞片的苞叶。总苞倒锥形，径 10-18 mm；总苞片约 5 层，覆瓦状，厚干膜质，背面近无毛，边缘膜质，有缘毛，外层卵形，内层长圆状线形，长 10 mm，顶端圆形，舌状花约 20 个，舌片蓝紫色，长达 14 mm，管状花长 6.5 mm。瘦果倒卵状长圆形，长 3 mm，两面具肋，被密粗毛；冠毛白色，糙毛状。花果期 10-11 月。

分布与生境　产于江苏、安徽、浙江、福建和江西。生于海拔 200-800 m 的山谷、溪岸或林荫地。

药用部位　全草、根。

功效应用　根：清热解毒。用于喉蛾，乳痈，小儿疳积，消化不良。全草：清热解毒，止痢。用于感冒发热，痢疾。

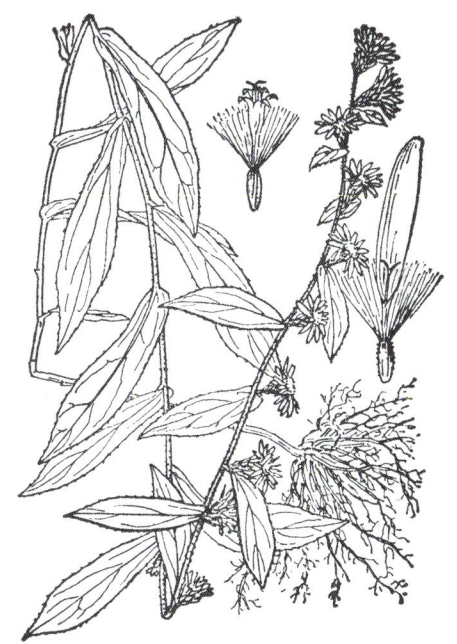

陀螺紫菀 Aster turbinatus S. Moore var. turbinatus
引自《中国高等植物图鉴》

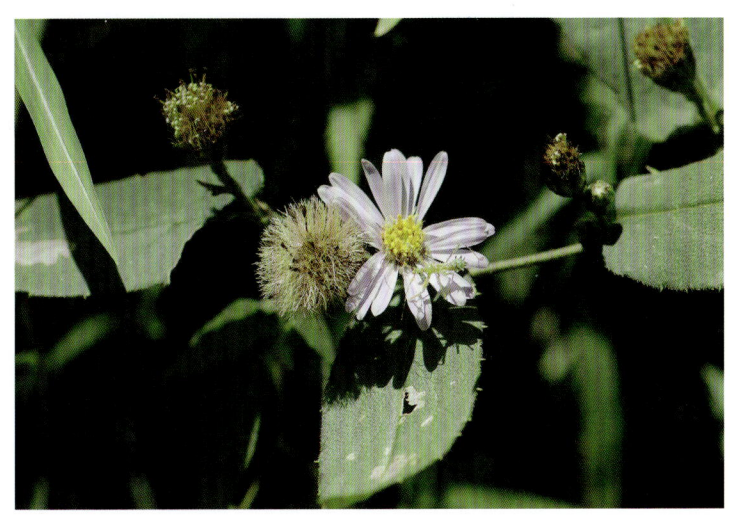

陀螺紫菀 Aster turbinatus S. Moore var. turbinatus
摄影：黄洁

13b. 仙白草（变种）（浙江俗名、中国植物志）

Aster turbinatus S. Moore var. **chekiangensis** C. Ling ex Ling in Fl. Reipubl. Popularis Sin. 74: 359. 1985.（英 Zhejiang turbinate Aster）

本变种与模式变种的主要区别在于下部叶中部以下收缩成柄状，基部深耳状抱茎；茎上部多分枝；头状花序径较小，舌状花舌片小，白色。花果期同模式变种。

分布与生境 产于浙江（仙居、云和、兰溪、杭州、四明山、海宁和瓯江）。生于海拔172 m的山坡疏林下、灌丛或草丛中。

药用部位 根及全草。

功效应用 清热解毒。用于毒蛇咬伤。

注评 本种为"单头紫菀"的基源植物，药用其全草。

14. 白舌紫菀（中国植物志）

Aster baccharoides (Benth.) Steetz in Seem., Bot. Voy. Herald 385. 1856.——*Diplopappus baccharoides* Benth.（英 White ligulate Aster）

木质草本或亚灌木。高50-100 cm，茎直立，多分枝，灰褐色，被多少卷曲的密短毛；下部叶匙状长圆状，长达10 cm，宽1.8 cm，上部有疏齿；中部叶长圆形或长圆状披针形，长2-5.5 cm，宽0.5-1.5 cm，基部渐狭，无柄或有短柄，全缘或上部有疏锯齿，上部叶渐小，近全缘，上面被短糙毛，下面被短毛或有腺点，侧脉3-4对。头状花序径1.5-2 cm，排成圆锥伞房状或在短枝上单生；花序梗短；苞片极小。总苞倒锥形，长5-7 mm；总苞片4-7层，外层卵形，内层长圆状披针形，背面或上部被密毛，边缘干膜质，有缘毛。舌状花10余个，舌片白色，长5 mm；管状花长6 mm。瘦果窄长圆形，稍扁，有时两面具肋，被密毛；冠毛1层，白色，长约6 mm。花果期7-11月。

分布与生境 产于浙江、福建、江西、湖南、广东及广西。生于海拔50-900 m的山坡路旁、草地和

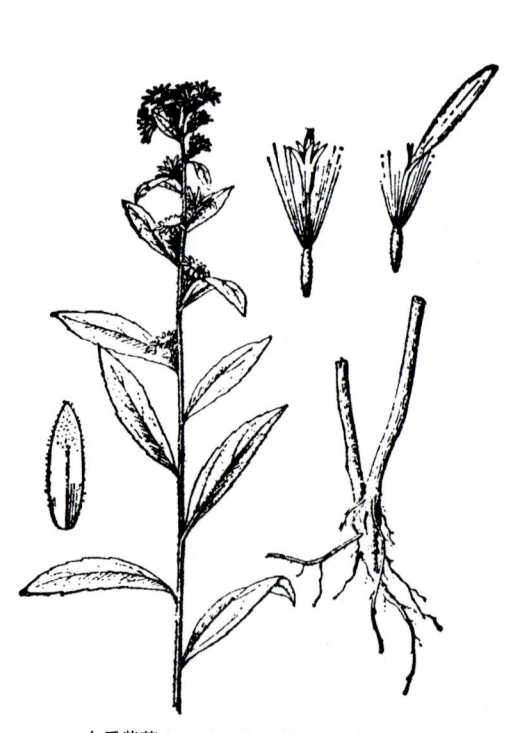

白舌紫菀 Aster baccharoides (Benth.) Steetz
吴彰桦 绘

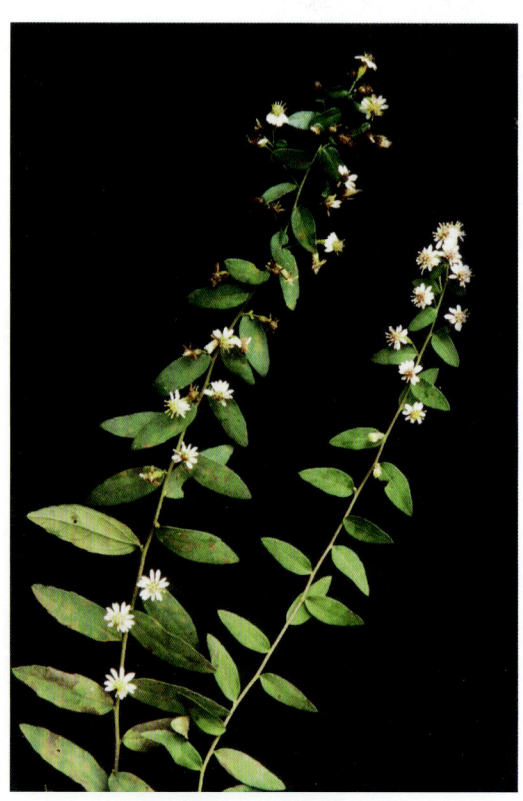

白舌紫菀 Aster baccharoides (Benth.) Steetz
摄影：徐克学

沙地。

药用部位 全草及根。

功效应用 清热解毒，止血生肌。用于感冒发热，外伤出血。

化学成分 茎含三萜类：无羁萜(friedelin)，表无羁萜醇(epifriedelinol; epifriedelanol)，紫菀酮(shionone)[1]。

叶含三萜类：β-香树脂醇乙酸酯(β-amyrenyl acetate)，β-香树脂醇(β-amyrin)，α-菠甾醇(α-spinasterol)[1]。

注评 本种为江西中药材标准（1996）收载"白舌紫菀"的基源植物，药用其干燥全株。

化学成分参考文献

[1] Hui WH, et al. *Phytochemistry*, 1971, 10(4): 903-904.

15. 短舌紫菀（中国植物志） 接骨草（广西宁明），小儿还魂草（贵州），黑根紫菀（全国中草药汇编），桑氏紫菀（广州植物志）

Aster sampsonii (Hance.) Hemsl. in J. Linn. Soc., Bot. 23: 415. 1888.——*Heteropappus sampsonii* Hance.（英 **Sampson's Aster**）

多年生草本，高 50–80 cm，被糙毛，中上部有帚状分枝，下部叶匙状长圆形，长 2.5–7 cm，宽 0.5–2 cm，基部渐狭成长柄，顶端钝，边缘有疏锯齿，中部叶椭圆形，长 3–4 cm，无柄或有短柄，全缘或有 1–2 对锯齿，上部叶线形，上面被短糙毛，下面被短毛和腺点，有离基 3 出脉及侧脉。头状花序径 0.8–1.5 cm，排成疏伞房状；花序梗长 1–4.5 cm，有转变为总苞片的钻形苞叶。总苞圆锥形，径 5–8 mm；总苞片 4 层，覆瓦状，线状披针形，外层长 2–3 mm，被密短毛，内层长达 5 mm，边缘膜质，有缘毛。舌状花 10 余个，舌片白色或浅红色，长 4 mm；管状花长 3.2 mm。瘦果长圆形，稍扁，一面有肋被短毛；冠毛白色 1 层，稍短于花冠，糙毛状。花果期 7–10 月。

分布与生境 产于广东北部、湖南南部及西南部、江西、福建、广西。生于海拔 138–800 m 的山坡草地及灌丛中。

药用部位 根及全草。

功效应用 理气活血，消积，止汗。用于小儿疳积，气虚自汗，月经不调。

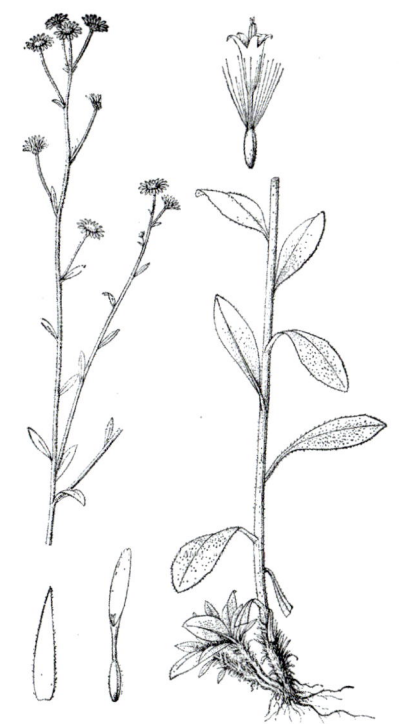

短舌紫菀 Aster sampsonii (Hance.) Hemsl.
吴彰桦 绘

16. 厚棉紫菀（中国植物志） 棉毛紫菀（青海高原药物图鉴），江松美多（青海藏语）

Aster prainii (Drumm.) Y. L. Chen in Proceed. Symp. Qinghai-Xizang Plat. 2: 1314. 1981.——*Chlamydites prainii* Drumm.（英 **Thickly woolly Aster**）

多年生草本，根状茎横走或斜升，多分枝，被厚绵毛，匍枝细长，有丛生的茎及莲座状叶丛，茎高 4–10 cm，不分枝，被长达 3 mm 的密绵毛，基部有枯叶柄围裹。下部叶与莲座状叶匙形或线匙形，长 1–5 cm，宽 0.4–0.8 cm，基部渐狭成长柄，具不明显 3 出脉，中部叶长圆状匙形或匙形，长达 3 cm，上部叶线形，常围裹总苞。头状花序径 4.5 cm，单生茎端。总苞宽钟形，径 2.5 cm；总苞片 3 层，外层长圆状披针形，长 1.2 cm，外面被厚绵毛，内层线状披针形，长 8–9 mm，仅上部有绵毛，舌状花 40 余个，舌片深蓝色，长 10–16 mm；管状花橙色，管部长 2 mm，上部或仅裂片被长达 1.4 mm 的密毛；花药基部有小尖。瘦果狭长圆形，扁，两面各有 1 肋，被密绢毛；冠毛污白色或带红褐色，有多数近等长和外层较短的糙毛。花果期 8–9 月。

分布与生境 产于四川、西藏南部。生于海拔 5100–5400 m 的山坡或流石滩上。不丹也有分布。

药用部位 全草。

功效应用 清热解毒。用于发热神昏，热毒疮疡，乳痈、肺痈、肠痈。

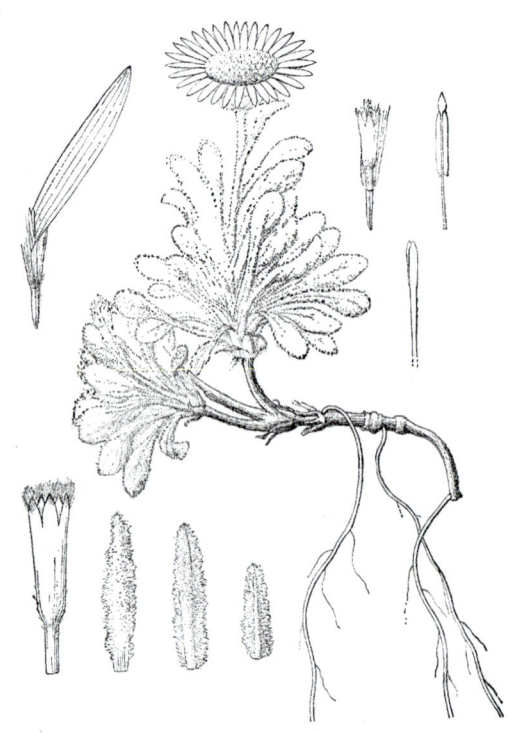

厚棉紫菀 Aster prainii (Drumm.) Y. L. Chen
刘春荣 绘

17. 高山紫菀（中国植物志） 高岭紫菀（内蒙古植物志）

Aster alpinus L., Sp. Pl. 872, 1753.——Aster pulchellus Willd.（英 **Alpine Aster**）

多年生草本，茎直立，高 10–35 cm，不分枝，基部被枯叶残片，被密或疏毛，下部叶花期生存，匙形或线状长圆形，长 1–10 cm，宽 0.4–1.5 cm，渐狭成具翅的柄，全缘，顶端圆形或稍尖，中部叶长圆状披针形或近线形，下部渐狭，无柄，上部叶窄小，被柔毛或稍有腺点。头状花序单生茎端，径 3–3.5 (5) cm；总苞片 2–4 层，匙状披针形或线形，稀匙形，等长或外层稍短，宽 1.5–3 mm，上部或外层全部草质，下面近革质，内层边缘膜质，顶端圆形或钝，边缘常紫红色，长 6–8 mm，被柔毛，舌状花 35–40 个，舌片紫色或浅红色，长 10–16 mm；管状花，长 5.5–6 mm。瘦果长圆形，长 3 mm，被密绢毛；冠毛白色，长约 5.5 mm，糙毛状，外层极短。花果期 6–9 月。

分布与生境 产于吉林、黑龙江、内蒙古、河北、山西、陕西、青海及新疆。生于海拔 540–4000 m 的亚高山草甸、草原、山地。也分布于亚洲北部至欧洲。

药用部位 花序。

功效应用 散寒，止咳。用于外感风寒，头痛，咳嗽。现代亦用于结膜炎。

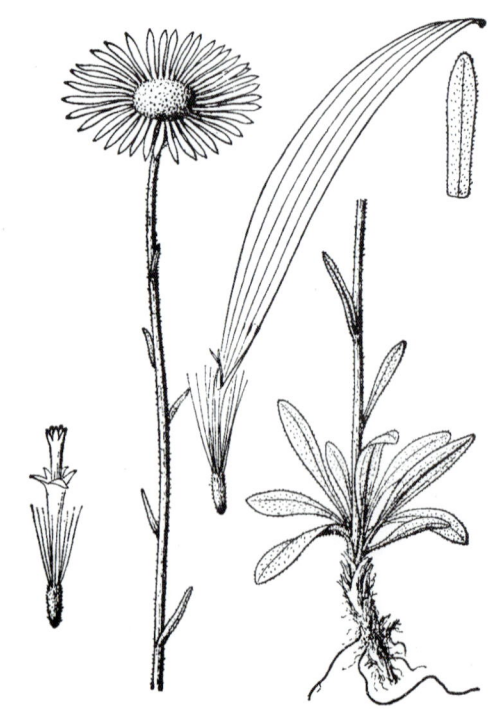

高山紫菀 Aster alpinus L.
引自《中国高等植物图鉴》

化学成分　种子油含脂肪酸类：反式-3-十六碳烯酸(*trans*-3-hexadecenoic acid)，反式-3-十八碳烯酸(*trans*-3-octadecenoic acid)，反式-3-*cis*-9-十八碳二烯酸(*trans*-3-*cis*-9-octadecadienoic acid)，顺式-9,10-环氧-顺式-12-十八碳烯酸(*cis*-9,10-epoxy-*cis*-12-octadecenoic acid)等[1]。

地上部分含三萜类：达玛二烯酮(dammadienone)，达玛二烯乙酸酯(dammaradienyl acetate)[2]。

注评　本种蒙古族用药，其花序治瘟疫、流感、头痛、"发症"、疔疮、毒热、猩红热、麻疹不透。

化学成分参考文献

[1] Morris LJ, et al. *Lipids*, 1968, 3(1): 91-95.

[2] Bohlmann F, et al. *Phytochemistry*, 1985, 24(3): 608-610.

18. 石生紫菀（中国植物志）　菊花暗消（云南），野冬菊（昆明），肋痛苦（丽江），毛脉一枝蒿、肺痛草（云南）

Aster oreophilus Franch. in J. Bot. (Morot) 10: 378, 1896.（英 **Stony living Aster**）

多年生草本，高 20-60 cm，中部以上有分枝，被开展的长粗毛，基部被枯叶残片。莲座状叶匙形，长 4-8 cm，宽 0.6-1.5 cm，下部渐狭成具翅长柄，全缘或有疏齿。下部叶花期生存或枯萎，匙状长圆形，长 4-8 cm，顶端钝或近圆形，中部及上部叶较小，线状或披针状长圆形，基部半抱茎，全缘，稍厚，两面被短糙毛，中脉及近基生 3 出脉，头状花序径 2.5-3.5 cm，排成伞房状，稀单生茎端；花序梗被长密毛。总苞径 10-12 mm；总苞片约 3 层，外层较短或近等长，匙状长圆形或舌形，长 5-7 mm，被密长毛，内层上部草质，下部厚膜质，舌状花约 30 或更多，舌片蓝紫色，长 12 mm，管状花长 4-5 mm。瘦果倒卵形，稍扁，一面具肋，被绢毛；冠毛带红色或污白色，糙毛状。花果期 8-10 月。

分布与生境　产于四川、云南和贵州及西藏。生于海拔 2300-4000 m 的针叶林下、坡地。

药用部位　花序。

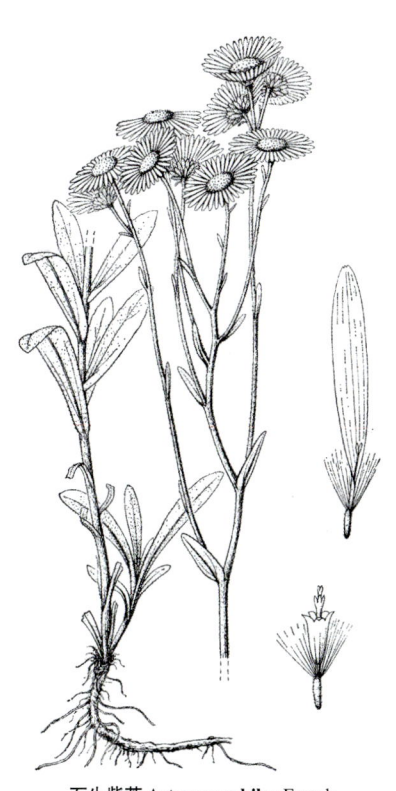

石生紫菀 Aster oreophilus Franch.
吴彰桦 绘

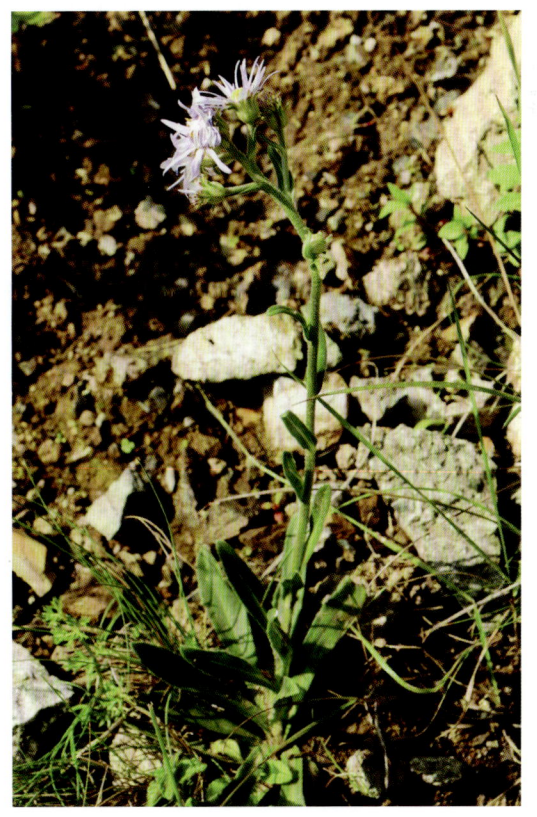

石生紫菀 Aster oreophilus Franch.
摄影：陈又生

功效应用 清热解毒，消肿止痛。用于目赤肿痛，咽喉疼痛，牙痛。现代亦用于口腔炎。

注评 本种为"野东菊"的基源植物，药用其干燥花序。哈尼族、彝族也药用，主要用途同功效应用项。

19. 东俄洛紫菀（中国植物志） 紫菀（四川甘孜）

Aster tongolensis Franch. in J. Bot. (Morot) 10: 376. 1895.（英 **Tongol Aster**）

多年生草本，高 14–42 cm，常有细匍枝，茎直立或与莲座状叶丛丛生，被长毛，不分枝；基部叶和莲座状叶长圆状匙形或匙形，长 4–12 cm，宽 0.5–1.8 cm，渐狭成具翅基部半抱茎的柄，顶端钝或圆形，全缘或上部有浅齿，下部叶长圆状或线状披针形，无柄，半抱茎；中、上部叶小，长 1–4 cm，两面被长粗毛，侧脉及离基 3 出脉明显。头状花序在茎（或枝）端单生，径 3–5 (6.5) cm。总苞径 0.8–1.2 cm；总苞片 2–3 层，近等长或外层稍短，长圆状线形，长 8 mm，顶端尖，被密毛，下部革质。舌状花 30–60 个，管部有微毛，舌片蓝色或浅红色，长 15–30 mm；管状花长 4–5 mm，外面被疏毛。瘦果倒卵圆形，被短毛；冠毛 1 层，紫褐色，长于花冠管部，糙毛状。花果期 6–9 月。

分布与生境 产于甘肃南部、青海、四川西部至西南部及云南西北部及西藏。生于海拔 2800–4000 m 的亚高山、林下、水边或草地。

药用部位 根、花序。

功效应用 清热利湿，消肿解毒。用于湿热黄疸，疮疡痈肿。

化学成分 根含二萜类：$16\beta,17$-二羟基贝壳杉-18-酸($16\beta,17$-dihydroxykauran-18-oic acid)，16β-羟基-17-乙酰氧基贝壳杉-18-酸(16β-hydroxy-17-acetoxykauran-18-oic acid)，$16\beta,17$-二羟基贝壳杉-18-酸-18-O-D-吡喃葡萄糖苷($16\beta,17$-dihydroxykauran-18-oic acid-18-O-D-glucopyranoside)，16β-

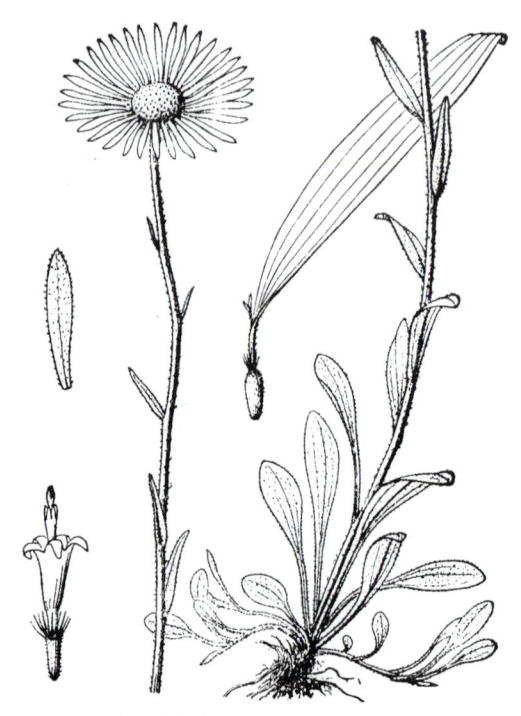

东俄洛紫菀 Aster tongolensis Franch.
引自《中国高等植物图鉴》

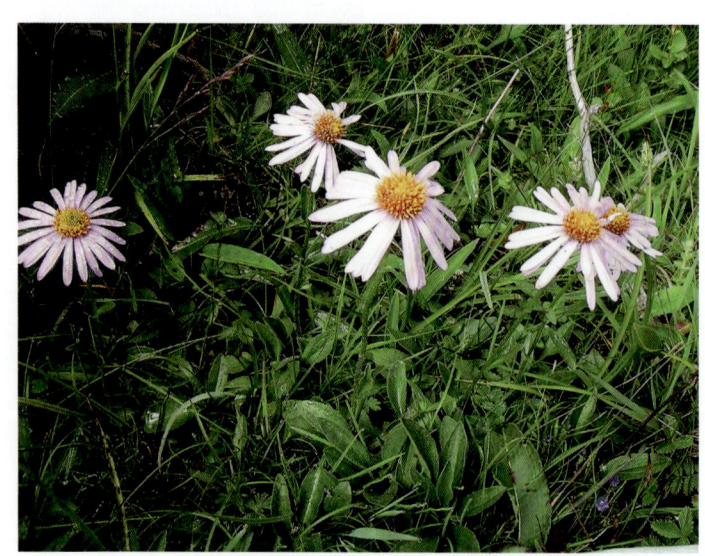

东俄洛紫菀 Aster tongolensis Franch.
摄影：陈又生

羟基-17-乙酰氧基贝壳杉-18-酸-18-O-D-吡喃葡萄糖苷(16β-hydroxy-17-acetoxykauran-18-oic acid 18-O-D-glucopyranoside)[1]，(4R,5S,8S,9S,10,13R)-16,17-二羟基贝壳杉-19-酸-β-D-葡萄糖酯苷[(4R,5S,8S,9S,10,13R)-16,17-dihydroxykauran-19-oic acid-β-D-glucopyranosyl ester][2]；三萜类：α-香树脂醇(α-amyrin)，β-香树脂醇(β-amyrin)，紫菀酮(shionone)[1]；甾体类：β-谷甾醇[1]。

注评 本种藏族药用，其花治癣症，清瘟病时疫热，解痉挛。

化学成分参考文献

[1] Tan RX, et al. *J Nat Prod*, 1993, 56(11): 1917-1922.

[2] Tan RX, et al. *Magn Reson Chem*, 1995, 33(9): 749-54.

20. 缘毛紫菀（中国植物志） 西藏紫菀（全国中草药汇编），紫菀、青菀（西藏常用中草药）

Aster souliei Franch. in J. Bot. (Morot) 10: 3902. 1896.——*Aster limitareus* W. W. Sm.（英 **Soulie's Aster**）

多年生草本，高 5-45 cm，茎单生或与莲座状叶丛丛生，不分枝，被疏或密长粗毛。莲座状叶与基部叶倒卵圆形、长圆状匙形或倒披针形，长 2-7 (11) cm，下部渐狭成具宽翅抱茎的柄，顶端钝或尖，全缘，上部叶长圆状线形，长 1.5-3 cm，两面被疏毛或近无毛或上面近边缘和下面沿脉被疏毛，有白色缘毛和离基 3 出脉。头状花序单生茎端，径 3-4 (6) cm。总苞径 0.8-1.5 (2) cm；总苞片约 3 层，近等长或外层稍短，线状或匙状长圆形，上部草质，下部革质，沿中脉有毛或有缘毛。舌状花 30-50 个，舌片蓝紫色，长 12-23 mm；管状花，长 3.5-5 mm，瘦果卵圆形，稍扁，被密粗毛；冠毛 1 层，紫褐色，糙毛状。花果期 5-9 月。

分布与生境 产于甘肃、青海、四川、云南及西藏东南部。生于海拔 2700-4000 m 的高山林缘、灌丛及山坡草地。也分布于不丹及缅甸。

药用部位 根状茎及花序。

功效应用 清热解毒，止咳化痰。用于温疫热毒，咳嗽气喘，咳吐脓血。

化学成分 地上部分含三萜皂苷类：克里木常春藤苷▲G_3(tauroside G_3)，臭瓜苷▲A (foetidissimoside A)，山白菊皂苷▲A (asteratoidesoside A)，东风菜苷▲A_4 (scaberoside A_4)[1]；二萜及其苷类：缘毛紫菀二醇▲(soulidiol)[2]，缘

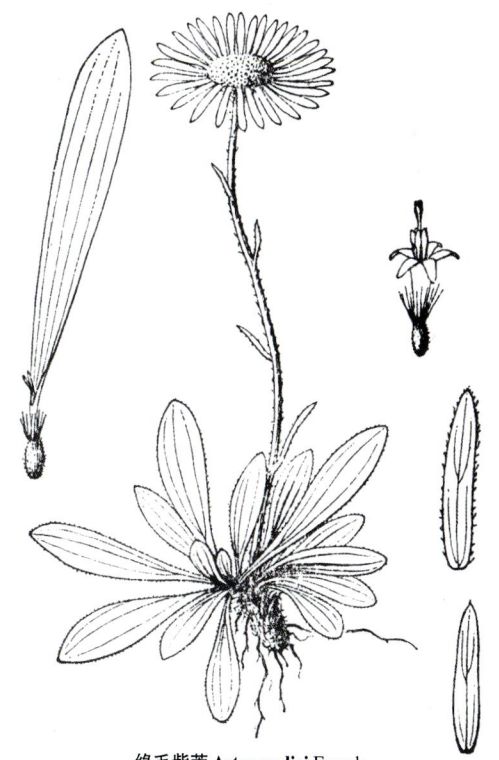

缘毛紫菀 Aster souliei Franch.
引自《中国高等植物图鉴》

毛紫菀苷▲(soulidioside)[3]，18,19-二羟基-5α,10β-新克罗烷二烯-丁烯酸内酯(18,19-dihydroxy-5α,10β-neoclerodadiene butenolide)，18-O-β-D-吡喃葡萄糖基-19-羟基新克罗烷二烯-丁烯酸内酯(18-O-β-D-glucopyranosyl-19-hydroxyneoclerodadiene butenolide)[4]；黄酮类：芹菜素，芦丁，橙皮素-7-O-芸香糖苷(hesperetin-7-O-rutinoside)[5]；有机酸酯类：飞蓬苷(erigeroside)[5]；甾体类：β-谷甾醇，β-胡萝卜苷[4]，α-菠菜甾醇(α-spinasterol)[6]；酚酸类：水杨酸(salicylic acid)[6]。

注评 本种为部颁药品标准·藏药（1995 年版）和藏药标准（1979）收载"藏紫菀"（藏药名：美多路梅）的基源植物，药用其干燥花序；用于瘟疫病、中毒症、支气管炎、咳嗽气喘、咳吐脓血。维吾尔族用根温肺润肺、止咳化痰、降气平喘、利尿。

化学成分参考文献

[1] 郭守军, 等. 西北植物学报, 2007, 27(11): 2314-2319.
[2] Zhang YH, et al. *J Chin Pharm Sci*, 2004, 13(4): 285-287.
[3] Guo SJ, et al. *Ind J Chem*, 1997, 36B(4): 339-342.
[4] 崔书亚, 等. 天然产物研究与开发, 2003, 15(2): 122-123.
[5] 郭守军, 等. 中国药学杂志, 2006, 41(18): 1376-1378.
[6] 程战立, 等. 食品与药品, 2009, 11(1): 33-35.

21. 星舌紫菀（中国植物志） 块根紫菀（青海中药名录）

Aster asteroides (DC.) Kuntze, Revis. Gen. Pl. 1: 315. 1891.——*Heterochaeta asteroides* DC.（英 **Startongue Aster**）

多年生草本，根状茎短，有数个簇生莱菔状块根。茎单生，高 2-15 (-10) cm，被开展的长毛和紫色腺毛。基部叶花期生存，倒卵圆形或长圆形，长 1-4 cm，宽 0.4-0.8 (1.7) cm，基部渐狭成短柄，近全缘，少有细齿，中部叶长圆形或长圆状匙形，钝或渐尖，无柄，上部叶线形，上面被疏或密长毛，下面仅沿脉有毛，有长缘毛和离基 3 出脉。头状花序单生茎端，径 2-3.5 cm。总苞径 0.7-1.5 cm；总苞片 2-3 层，近等长，线状披针形，长 5.5-7 mm，顶端细尖，紫绿色，背面及边缘被紫褐色密毛。舌状花 30-60 个，舌片蓝紫色，长 10-20 mm；管状花橙黄色，裂片有黑色或无色腺毛。瘦果长圆形，被疏毛或绢毛；冠毛 3 层，外层极短，膜片状，内层白色或污白色，糙毛状。花果期 6-8 月。

分布与生境 产于四川西部、西南部、甘肃、青海东部、云南西北部及西藏中部和南部。生于海拔 3200-3500 m 的高山灌丛、草地或冰碛岛上。也分布于尼泊尔、印度、不丹。

药用部位 花序。

功效应用 清热，平肝。用于感冒发热。现代亦用于高血压。

注评 本种藏族药用，用花序治支气管炎、咳吐脓血。

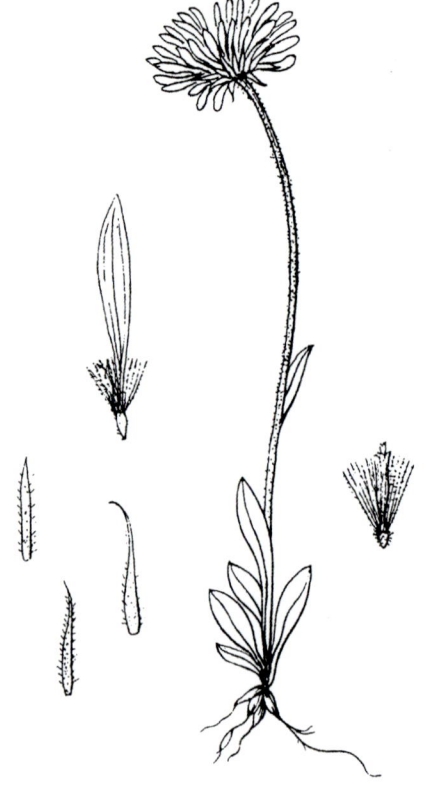

星舌紫菀 *Aster asteroides* (DC.) Kuntze
王颖 绘

22. 柔软紫菀（中国高等植物图鉴） 太白菊（全国中草药汇编），肺经草（陕西），紫菀、紫菀千花（西藏常用中草药），羊眼花（甘肃中草药手册）

Aster flaccidus Bunge in Mém. Acad. Imp. Sci. Saint Pétersbourg (Sér. 7) 2: 599. 1835.——*A. heterochaeta* Benth. ex C. B. Clarke（英 **Flaccid Aster**）

22a. 柔软紫菀（模式变型）

Aster flaccidus Bunge f. **flaccidus**

多年生草本，根状茎细长，有时有匍枝，茎高达 30 (40) cm，被长柔毛，上部杂有具柄腺毛，下部叶密集，稀有浅齿。茎生叶 3-4 个，长圆形或长圆披针形，长 3-7 cm，宽 0.3-2 cm，基部常半抱茎；上部叶小，线形，两面被密长毛或近无毛或有腺，离基 3 出脉。头状花序单生，径 3.5-5 (7) cm。总苞径 1.5-2 cm，被白色长柔毛或有腺毛；总苞片 2 层，线状披针形，近等长，尖或渐尖，内层边缘狭膜质，舌状花 40-60 个，舌片紫色或浅红色，长 13-25 (30) mm；管状花，长 5.5-6.5 mm。瘦果

菊科 COMPOSITAE

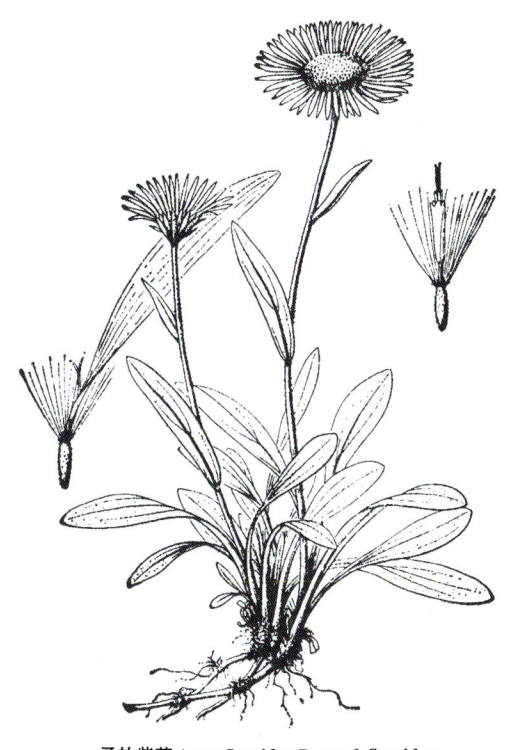

柔软紫菀 Aster flaccidus Bunge f. flaccidus
引自《中国高等植物图鉴》

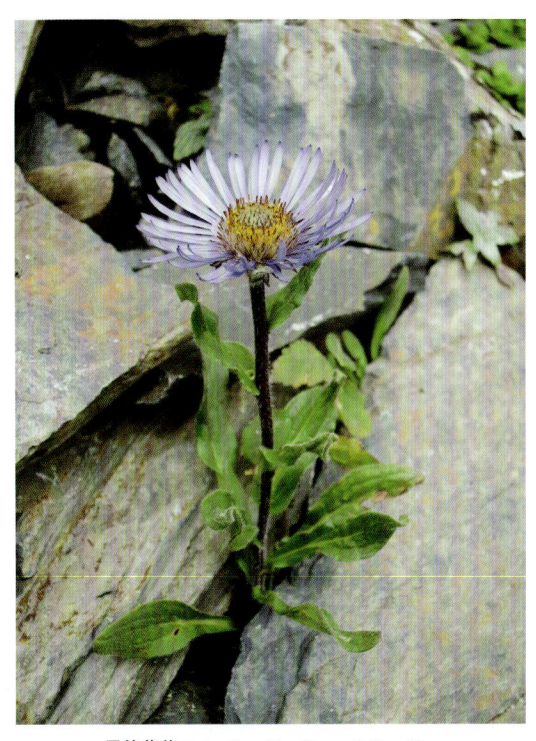

柔软紫菀 Aster flaccidus Bunge f. flaccidus
摄影：陈又生

长圆形，有2肋，被疏贴毛；冠毛2层，白色，外层短，膜片状，长1.5 mm，内层糙毛状。花果期 6–11月。

分布与生境 产于河北、山西、河南、陕西、甘肃、青海、新疆、西藏、云南西北部及四川。生于海拔 2000–5200 m 的亚高山和高山草地、灌丛或石砾地。也分布于印度、巴基斯坦、不丹、尼泊尔、伊朗、阿富汗、中亚、蒙古及俄罗斯西伯利亚东部。

药用部位 全草。

功效应用 清热，止咳，明目。用于肺热咳嗽，肺痈，肺结核，百日咳，目疾。

化学成分 地上部分含单萜类：维科菊二醇▲-2-O-β-D-吡喃葡萄糖苷(vicodiol-2-O-β-D-glucopyranoside)[1]；倍半萜类：日本刺参萜酮-10-O-β-D-吡喃葡萄糖苷(oplopanone-10-O-β-D-glucopyranoside)[1]；木脂素类：丁香树脂酚(syringaresinol)，落叶松脂醇-9-O-β-D-吡喃葡萄糖苷(lariciresinol-9-O-β-D-glucopyranoside)，阿拉善马先蒿苷▲(alaschanioside) A、D，白藓苷▲A (dictamnoside A)[1]；甾体类：α-菠菜甾醇[1]。

注评 本种为藏药标准（1979）收载"藏紫菀"的基源植物，药用其干燥花序；治癣症，清瘟病时疫热，解痉挛。全草入药称"太白菊"。

化学成分参考文献

[1] Gan LS, et al. *J Asian Nat Prod Res*, 2006, 8(7): 589-594.

22b. 柔软紫菀灰毛变型（中国植物志） 灰毛柔软紫菀（云南种子植物名录）

Aster flaccidus Bunge f. **griseo-barbatus** Grierson in Notes Roy. Bot. Gard. Edinburgh 26: 131. 1964.——*A. flaccidus* Bunge f. *atropurpureus* Onno.（英 **Grey barbate flaccide Aster**）

本变型与模式变型的主要区别在于茎上部及总苞被紫褐色或灰褐色毛。

分布与生境 产于西藏南部及东南部及云南西北部。生于海拔 3200–4870 m 的高山草地及石砾地。也分布于印度东北部、不丹。

药用部位 花序及全草。

功效应用 全草：清热解毒，祛痰止咳。用于肺痈，肺结核，风热咳嗽，百日咳。花序：清热，解毒，排脓。用于感冒发热，食物中毒。

注评 本种为藏药标准（1979）收载"柔软紫菀（藏语：美多漏梅）"的基源植物，药用其干燥花序。花序用于支气管炎、咳嗽气喘、咳吐脓血、小便短赤等症。

23. 重冠紫菀（中国植物志） 太阳花（丽江土名），紫菀（西藏常用叶草药），寒风参（云南），美多类（四川），漏孟（青海藏语）

Aster diplostephioides (DC.) C. B. Clarke, Compos. Ind. 45. 1876.——*Heterochaeta diplostephioides* DC.（英 **Doublecorolle Aster**）

多年生草本，根状茎粗壮，有顶生茎或莲座状叶丛，高 16-45 cm，下部为枯叶；残存的纤维状鞘围裹，被卷曲或开展柔毛，上部被具柄腺毛，不分枝。下部叶与莲座状叶长圆状匙形或倒披针形，渐狭成细长或具狭翅基部宽鞘状的叶柄，连叶柄长 6-16 (22) cm，全缘；中部叶长圆状或线状披针形，上部渐小，上面近无毛，下面沿脉和边缘有疏长毛。头状花序单生，径 6-9 cm，总苞半球形，径 2-2.5 cm；总苞片 2 层，线状披针形，长 15 mm，外层草质，背面被较密黑色腺毛，基部被长柔毛，内层边缘有时窄膜质。舌状花常 2 层，约 80-100 个，舌片蓝色或蓝紫色，线形，长 20-30 mm；管状花黄色，开放前上端紫褐色。瘦果倒卵圆形，被黄色腺点及疏贴毛；冠毛 2 层，外层膜片状，极短，内层污白色，糙毛状与花冠等长。花果期 7-12 月。

分布与生境 产于甘肃、青海、四川西至西南部、云南西北部及西藏南部及东南部。生于海拔 2700-4600 m 的草地或灌丛中。也分布于印度、尼泊尔、不丹及巴基斯坦。

药用部位 根及花序。

功效应用 清热解毒，止咳化痰。用于咳嗽痰多。

注评 本种在新疆地区混作"紫菀"使用。藏族用其花及花序治食物中毒、疮疖、癣症。

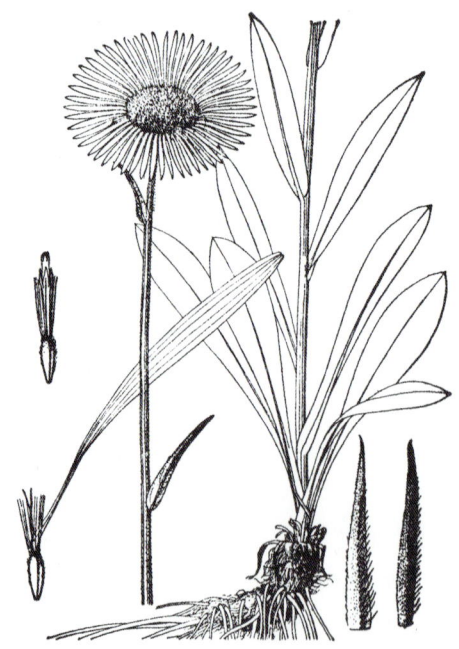

重冠紫菀 Aster diplostephioides (DC.) C. B. Clarke
引自《中国高等植物图鉴》

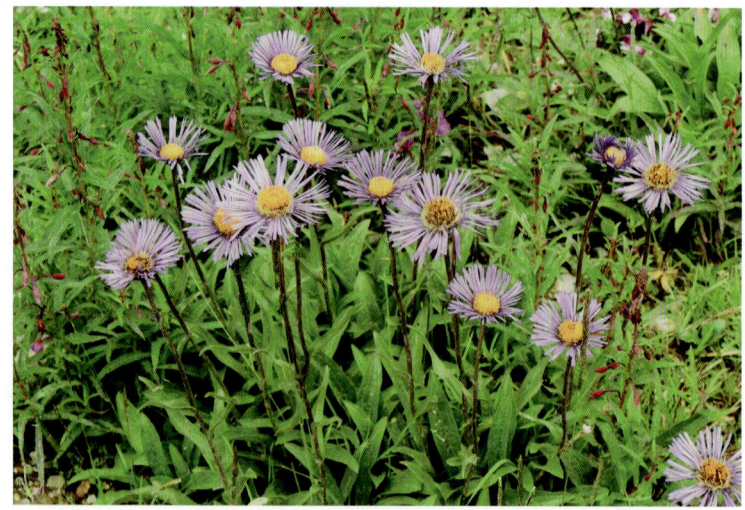

重冠紫菀 Aster diplostephioides (DC.) C. B. Clarke
摄影：陈又生

24. 云南紫菀（中国植物志）

Aster yunnanensis Franch. in J. Bot. (Morot) 10: 375. 1896.（英 **Yunnan Aster**）

多年生草本，高 30-70 cm，单生或与莲座状叶丛丛生。茎下部为枯叶残存纤维状鞘包围，被开展成上部卷曲的短柔毛，上部杂有具柄腺毛。不分枝或中部以上有 2-3 花枝，下部叶及莲座状叶长圆形、倒披针状或匙状长圆形，长 7-15 cm，宽 1.5-3 cm；具柄或下部叶无柄，全缘或有疏齿，中部叶长圆形，基部圆心形或有圆耳，半抱茎，长 10-18 cm，上部叶卵圆形或线形，上面被疏毛，有腺。头状花序径 4-8.5 cm，单生茎枝端。总苞半球形，径 1.5-2.5 cm；总苞片 2 层，卵状披针形，宽 3-4 (5) mm，下部被白色长柔毛，上部被疏毛和腺毛，边缘窄膜质。舌状花 60-120 个，舌片蓝色或浅蓝色，长 20-30 mm；管状花长约 7 mm。瘦果长圆形，被绢毛，上部有腺点，有 4 肋；冠毛 2 层，外层极短膜片状，内层糙毛状，长 6-7 mm。花果期 7-10 月。

分布与生境　产于甘肃、青海、四川、云南及西藏。生于海拔 2500-4500 m 的草地或林缘。

药用部位　根、花序。

功效应用　根：温肺消炎，止咳平喘，下气降逆。花序：清热解毒，平肝。用于感冒发热。现代亦用于高血压。

化学成分　根含三萜及其皂苷类：云南紫菀皂苷▲(asteryunnanoside) A、B、C、D、E、F、G、H、I[1-5]，阿江榄仁酸(arjunolic acid)，$(2\beta,3\beta,4\alpha)$-2,3,23-三乙酰氧基齐墩果-12-烯-28-酸[$(2\beta,3\beta,4\alpha)$-2,3,23-triacetyloxyolean-12-en-28-oic acid][1]，$(2\beta,3\beta,4\alpha)$-3-β-D-葡萄糖氧基-2,23-二羟基齐墩果-12-烯-28-羧酸甲酯[$(2\beta,3\beta,4\alpha)$-3-β-D-glucopyranosyloxy-2,23-dihydroxyolean-12-en-28-oic acid methyl ester]，$(2\beta,3\beta,4\alpha)$-2,3,23-三羟基齐墩果-12-烯-28-羧酸甲酯[$(2\beta,3\beta,4\alpha)$-2,3,23-trihydroxy-olean-12-en-28-oic acid methyl ester][2]，北点地梅苷▲A甲酯(androseptoside A methyl ester)[3]，紫菀皂苷▲(astersaponin) Ha、Hb、Hc，臭瓜苷▲A (foetidissimoside A)，刺囊酸甲酯(echinocystic acid methyl ester)，3-β-D-葡萄糖氧基-16-羟基齐墩果-12-烯-28-羧酸甲酯(3-β-D-glucopyranosyloxy-16-hydroxyolean-12-en-28-oic acid methyl ester)[4]，马斯里酸甲酯(maslinic acid methyl ester)[6]。

注评　本种藏族药用，其花治癣症，清瘟病时疫热，解痉挛。

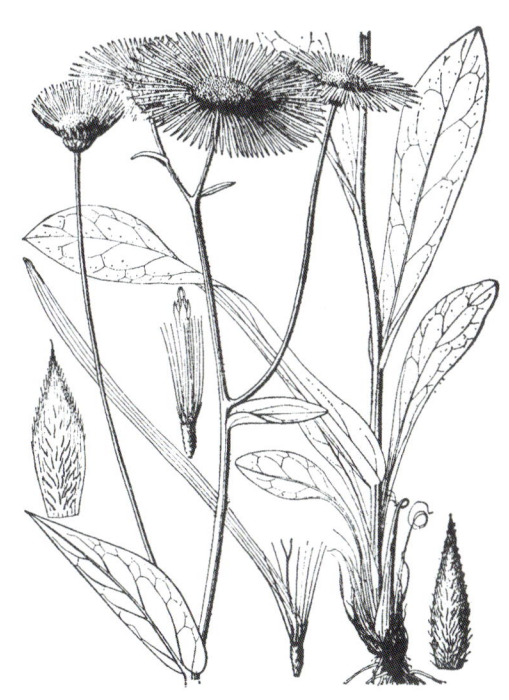

云南紫菀 Aster yunnanensis Franch.
引自《中国高等植物图鉴》

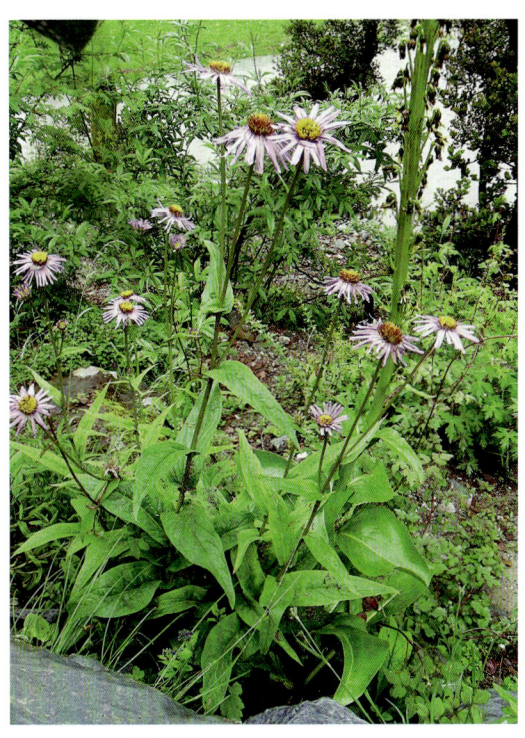

云南紫菀 Aster yunnanensis Franch.
摄影：陈又生

化学成分参考文献

[1] Shao Y, et al. *Phytochemistry*, 1995, 38(6): 1487-1492.

[2] Shao Y, et al. *Chin Chem Lett*, 1994, 5(9): 761-764.

[3] Shao Y, et al. *Planta Med*, 1995, 61(5): 446-449.

[4] Shao Y, et al. *J Nat Prod*, 1995, 58(6): 837-842.

[5] Shao Y, et al. *Phytochemistry*, 1995, 38(3): 675-680.

[6] Shao Y, et al. *Nat Prod Lett*, 1995, 6(2): 87-93.

25. 狭苞紫菀（中国植物志） 羊眼草（甘肃南部），线叶紫菀（甘肃中药名录）

Aster farreri W. W. Sm. et Jeffrey in Notes Roy. Bot. Gard. Edinburgh 9: 78. 1926.（英 **Farrer's Aster**）

多年生草本，高 30-60 cm，基部为枯叶残存纤维状鞘包围，单生或与莲座状叶丛丛生。下部叶及莲座状叶窄匙形，长 5-22 cm，宽 1.2-2.2 cm，下部渐窄成长柄，全缘或有疏齿；中部叶线状披针形，长 7-13 cm，基部半抱茎；上部叶线形，两面被疏长伏毛，下面沿脉和边缘被长毛。头状花序单生茎端，径 5-8 cm。总苞半球形，径 2-2.4 cm；总苞片约 2 层，近等长，线形，宽 1-1.5 mm，外层被长毛，草质，内层几无毛，边缘窄膜质，舌状花约 100 个，舌片紫蓝色，长 2-3 cm；管状花，上部黄色，被疏毛；冠毛 2 层，外层极短，膜片状，内层白色或污白色，糙毛状与花冠等长。瘦果长圆形，一面有肋，被短粗毛。花果期 7-9 月。

分布与生境 产于甘肃、青海、河北、山西和四川北部。生于海拔 3200-3400 m 的高山草地或向阳山坡。

药用部位 根及全草。

功效应用 清热解毒，排脓，利水，止血。用于痈肿疮疡，小便不利。

化学成分 根含三萜及甾醇类：无羁齐墩果烷-7-酮 (friedoolean-7-one)，β-谷甾醇，豆甾醇[1]，表无羁萜醇(epifriedelinol; epifriedelanol)[2]；单萜类：3,6-二羟甲基-4,5-二羟基-2E-烯-辛酸[3,6-dihydroxymethyl-4,5-dihydroxy-2E-ene-octanic acid][3]；黄酮类：槲皮素，芦丁，山奈酚[1]，洋芹素，芸香苷(rutoside)，高良姜素(galangin)[2]。

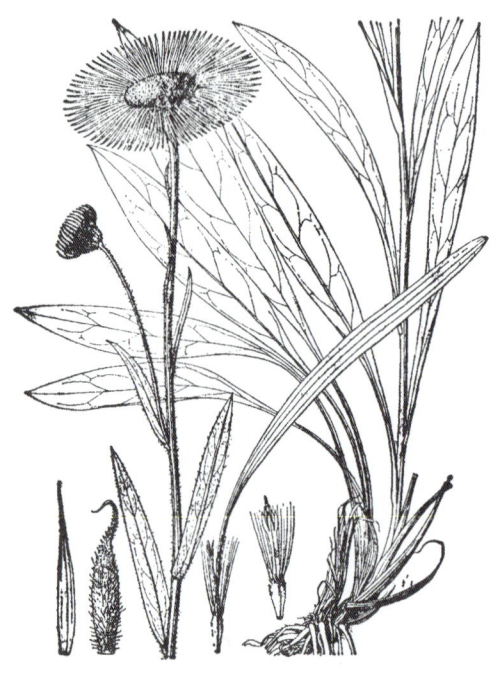

狭苞紫菀 Aster farreri W. W. Sm. et Jeffrey
引自《中国高等植物图鉴》

化学成分参考文献

[1] 何兰，等. 中草药，1996, 27(3): 142.

[2] 张惠迪，等. 兰州大学学报（自然科学版），1992, (1): 68-71.

[3] 王明安，等. 高等学校化学学报，1994, 15(4): 543-544.

26. 狗舌紫菀（中国植物志）

Aster senecioides Franch. in J. Bot. (Morot) 10: 381. 1896.（英 **Groundsel-like Aster**）

多年生草本，高 16-50 cm，被开展的长粗毛，上部有花枝，叶疏生，基部叶较小，花期生存，椭圆形或长圆状匙形，长 5-18 cm，宽 1.4-4 cm，下部渐狭成具翅短柄，顶端钝或近圆形，边缘有浅齿，中、上部叶长圆形至线形，长 2-6 cm，基部半抱茎，有疏齿或全缘，叶质厚，两面或上面被密糙毛，下面沿脉有密长毛，侧脉 4-6 对。头状花序径 2-3 cm，2-6 有时 8 个，伞房状；花序梗有线形或线状披针形苞叶。总苞半球形，径 1-1.5 cm；总苞片 2-3 层，线状至倒卵状长圆形，尖或渐尖，外层长 7-10 mm，背面被粗毛；内层长 10-11 mm，无毛或仅沿叶脉和顶部有毛，边缘宽膜质。舌状花约 20 个，舌片淡紫色，长 12-14 mm；管状花，长 5-6 mm。瘦果长圆形，稍扁，长 3-3.5 mm，背面有 2-3

菊科 COMPOSITAE

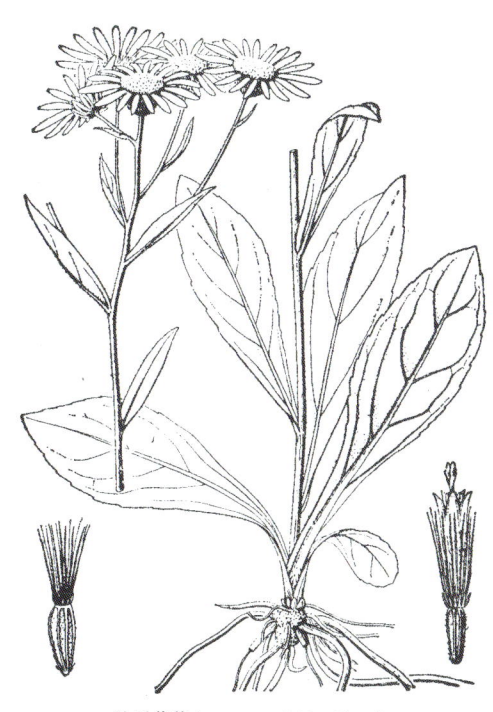

狗舌紫菀 Aster senecioides Franch.
引自《中国高等植物图鉴》

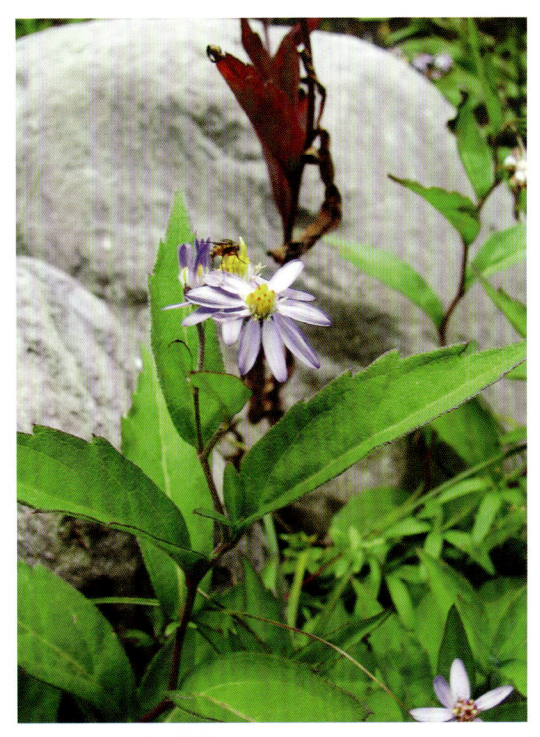

狗舌紫菀 Aster senecioides Franch.
摄影：毛岭峰

肋，内面 1-2 肋，被腺点；冠毛 2 层，外层极短，毛状稀膜片状，内层浅红褐色，长 5 mm，糙毛状。花果期 8-10 月。

分布与生境　产于四川西南部和云南西北部。生于海拔 2100-3000 m 的山谷坡地、林下或山顶石砾地。

药用部位　根、全草。

功效应用　祛风除湿，散寒止痛。用于风寒感冒，风湿痹痛，胃脘疼痛，疮疡久溃不敛。

注评　本种彝族药用，全草或根主治头晕头昏、久病体虚、风湿、胃病、感冒、月经不调、疮疡溃肿。

27. 巴塘紫菀（中国植物志）

Aster batangensis Bureau et Franch. in J. Bot. (Morot) 5: 50. 1891.（英 **Batang Aster**）

亚灌木，根状茎，多分枝，有密集枯叶残片，枝端有密集丛生的基出条和花茎。基出条有密集的叶和顶生的莲座状叶丛；叶匙形或线状匙形，长 1.5-8 cm，宽 0.3-1 cm，下部渐狭长具翅的柄，顶端圆形或微凹或有小尖头，花茎纤细，被短柔毛，下部叶线状匙形或线形，长 1.5-3.5 cm，宽 0.2-0.7 cm，上部叶小，苞叶状，质较厚，两面被短柔毛，有缘毛。头状花序单生，径 3-4.5 cm。总苞半球形，径 10-15 mm；总苞片约 2 层，近等长，线状披针形，外层草质，背面有腺及短毛，内层上部草质，边缘宽膜质。舌状花 15-20 个，舌片紫色，长 12-22 mm；管状花长约 5 mm。瘦果长圆形，稍扁，一面有 1-2 肋，另一面有 1 肋或无肋，被密粗毛；冠毛 2 层，白色或稍红色，外层有少数极短白毛，内层长达 5 mm，糙毛状。花果期 5-10 月。

分布与生境　产于四川西至西南部、云南西北部及西藏东部。生于海拔 3400-4400 m 的林下和灌丛边缘、开旷草地或石砾地。

药用部位　根、全草。

功效应用　清热解毒，止痛。用于疔疮，肿毒，多种疼痛。

化学成分　根含三萜及其皂苷类：巴塘紫菀皂苷▲(asterbatanoside) A、B、C、D、E、F、G、H、I、J、K[1-4]，澳洲栗苷元▲(bayogenin)，3-O-β-D-吡喃葡萄糖基澳洲栗苷元▲(3-O-β-D-glucopyranosylbayogenin

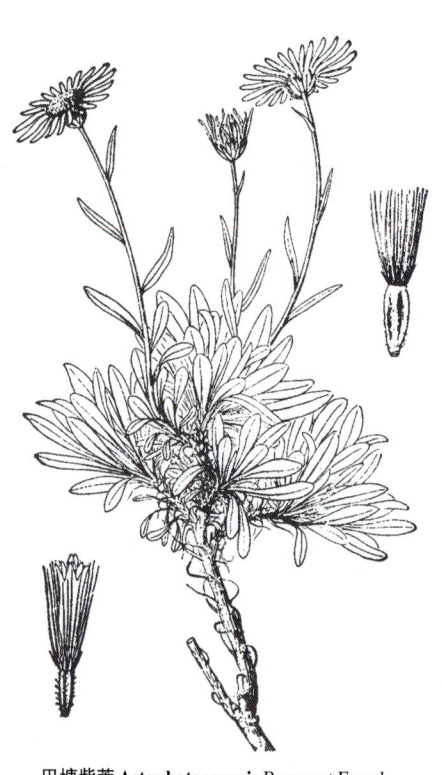

巴塘紫菀 Aster batangensis Bureau et Franch.
引自《中国高等植物图鉴》

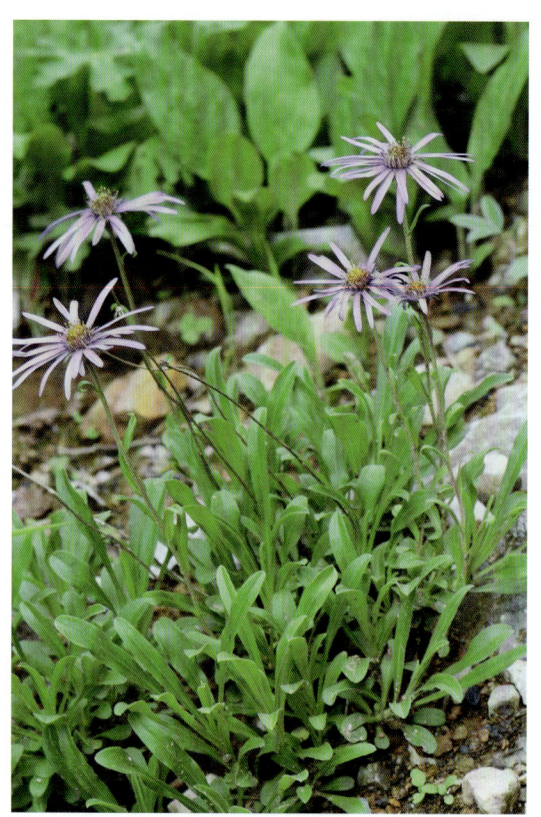

巴塘紫菀 Aster batangensis Bureau et Franch.
摄影：陈又生

methyl ester)[2]。

注评 本种藏族药用，用花序治炭疽病、疔疮、肿毒。

化学成分参考文献

[1] Shao Y, et al. *Phytochemistry*, 1996, 41(6): 1593-1598.

[2] Shao Y, et al. *Planta Med*, 1995, 61(3): 246-249.

[3] Shao Y, et al. *Phytochemistry*, 1995, 39(4): 875-881.

[4] Shao Y, et al. *Phytochemistry*, 1995, 38(4): 927-933.

26. 紫菀木属 Asterothamnus Novopokr.

亚灌木，被白色或灰白色蛛丝状绒毛，多分枝。叶小或较小，近草质，边缘常反卷，具1脉。头状花序单生或3-5排成伞房状，有异形小花或仅有管状花。总苞宽倒卵形或近半球形；总苞片3层，草质，覆瓦状，边缘宽膜质，花序托平，窝孔边缘具不规则的齿，花全部结实，雌花舌状，淡紫色或淡蓝色，两性花管状，黄色或紫色，有5裂片；花药基部钝，顶端有披针形附片；花柱分枝顶端附片短三角形，被微毛。瘦果椭圆状长圆形，被丝状长柔毛，三棱形，冠毛白色，糙毛状，2层，外层较短，内层与花冠等长，顶端增粗。

约7种，分布于中亚、蒙古和中国。我国有5种，2变种。1种药用。

1. 中亚紫菀木（中国植物志）

Asterothamnus centraliasiaticus Novopokr. in Bot. Mater. Gerb. Bot. Inst. Komarova Akad. Nauk SSSR 13: 337. 1950.（英 Central Asian Asterothamnus）

多枝亚灌木，高达40 cm，被蛛丝状绒毛。茎簇生，下部多分枝。叶较密集，长圆状线形或线形，

长 (0.8) 1.2–1.5 cm。头状花序长 0.8–1 cm，宽约 1 cm，在茎枝顶端排成伞房状。花序梗较粗。总苞倒卵形，长 6–7 mm；总苞片 3–4 层，外层卵圆形或披针形，内层长圆形，先端渐尖或稍钝，紫红色，背面中脉紫红色或褐色，边缘宽膜质。舌状花淡紫色；两性花黄色。瘦果长圆形，稍扁，被白色长伏毛；冠毛白色，糙毛状，与花冠等长。花果期 7–9 月。

分布与生境 产于青海、甘肃、宁夏、内蒙古和新疆。生于海拔 150–3150 m 的草原或荒漠地区。蒙古南部也有分布。

药用部位 全草、花序。

功效应用 清热解毒。用于疮疡痈肿。

化学成分 叶含挥发油，主要成分为 β-蒎烯 (β-pinene)，香桧烯 (sabinene)，α-蒎烯 (α-pinene)，(Z)-β-罗勒烯 [(Z)-β-ocimene]，(E)-β-罗勒烯 [(E)-β-ocimene]，β-水芹烯 (β-phellandrene) 等[1]。

种子油富含脂肪酸类[2]。

全草含三萜类：无羁萜 (friedelin)，无羁萜醇 (friedelanol)，羽扇豆醇乙酸酯 (lupeol acetate)，澳洲栗苷元 3-葡萄糖苷 (bayogenin 3-glucoside)[3]；黄酮类：槲皮素，槲皮素-3-O-β-D-半乳糖苷 (quercetin-3-O-β-D-galactoside)[3]；香豆素类：东莨菪内酯-7-O-β-D-吡喃葡萄糖苷 (scopoletin-7-O-β-D-glucopyranoside)[3]；有机酸类：4-阿魏酰奎宁酸 (4-feruloylquinic acid)[3]；甾体类：菠甾醇-3-葡萄糖苷，β-谷甾醇[3]。

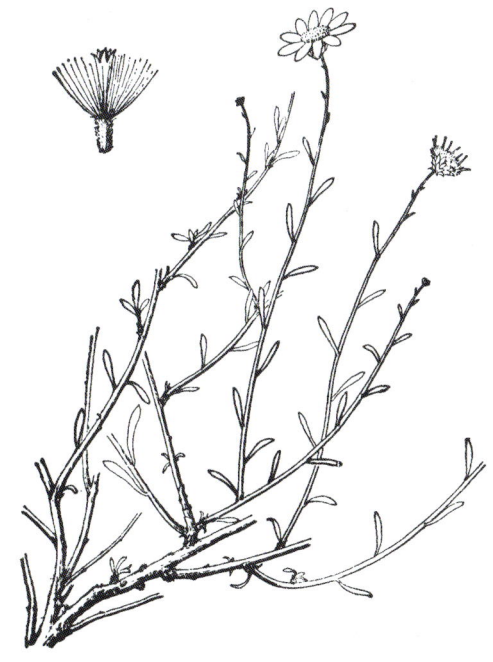

中亚紫菀木 Asterothamnus centraliasiaticus Novopokr.
引自《中国高等植物图鉴》

化学成分参考文献

[1] Shatar S, et al. *J Essent Oil Res*, 1998, 10(6): 654-656.

[2] Tsevegsuren N, et al. *Journal of High Resolution Chromatography*, 2000, 23(5): 360-366.

[3] 王恒山，等. 兰州大学学报 (自然科学版), 2000, 36(1): 88-91.

27. 毛冠菊属 Nannoglottis Maxim.

多年生草本或亚灌木。叶互生，具柄，中上部茎叶无柄，常沿茎下延成翅状。头状花序多数或少数，在茎枝端排成圆锥状、总状或伞房状花序，稀单生，具三型小花，外围 2–3 层或稀较多层雌花，结实，中央有多数两性花，不结实。总苞半球形或杯状；总苞片 2–4 层，草质，线状披针形或线形，顶端尖，内层边缘稍膜质；花序托平或稍凸起，无托片。外层雌花舌状，内层的花冠丝状，顶端截形，短于花柱，外面被微毛，中央两性花管状，先端与齿裂管部被微毛；花药基部钝；花柱分枝稍扁，披针形，密被毛。瘦果长圆形，具数肋，被密短毛；冠毛在雌花一层多数，两性花少数，不等长。

约 10 种，分布于我国及喜马拉雅地区，我国均产，1 种药用。

1. 狭舌毛冠菊（中国高等植物图鉴）

Nannoglottis gynura (C. Winkl.) Ling et Y. L. Chen in Acta Phytotax. Sin. 10(1): 97. 1965.——*Senecio Synura* C. Winkl.（英 **Narrowligule Nannoglottis**）

多年生草本，高 10–60 cm，茎直立，被腺毛或近无毛。茎叶长圆形或卵状长圆形，长 9–13 cm，宽 3.5–6 cm，顶端渐尖或钝，基部渐窄成具翅的短柄，边缘具不规则的齿，下面被腺毛。头状花序径

1.5–2 cm，(5–) 10–27 个排成较密的圆锥聚伞花序。总苞半球形或钟状，径 3–3.5 cm；总苞片 3–4 层，线状披针形，不等长，外层较短，外层雌花舌状，舌片线状长圆形，长 10–16 mm，较内层雌花丝状，长约 3 mm；中央有多数不育的两性花，管状，黄色，裂片先端具腺毛。瘦果长圆形，具 10 条纵肋，被微毛。冠毛白色或污白色，较多数刚毛状。花果期 7–8 月。

分布与生境 产于四川、青海和西藏。生于海拔 3500–4000 m 的云杉林下或灌丛草坡。

药用部位 全草。

功效应用 清热解毒。用于痈肿疮疡。

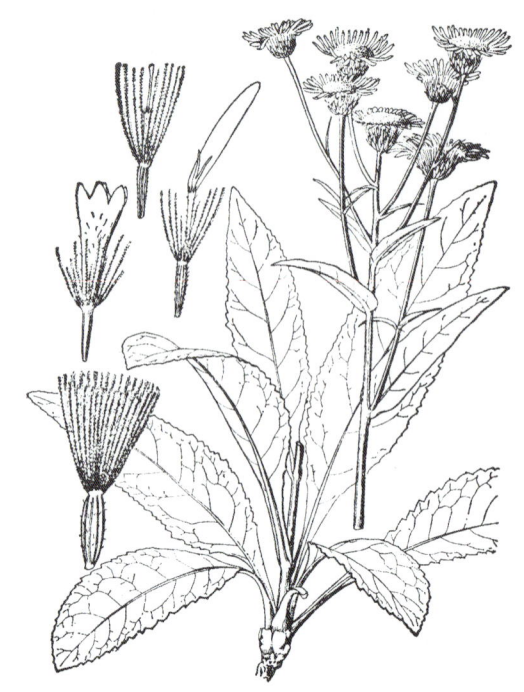

狭舌毛冠菊 **Nannoglottis gynura** (C. Winkl.) Ling et Y. L. Chen
引自《中国高等植物图鉴》

28. 飞蓬属 Erigeron L.

　　一年生或多年生草本，稀亚灌木。叶互生，全缘或具锯齿。头状花序辐射状，单生或数个排成总状、伞房状或圆锥花序。总苞半球形；总苞片数层，薄质或草质，边缘和顶端干膜质，狭长（通常宽 0.45–0.6 mm）近等长或外层较短，超出或短于花盘，花托平或稍凸起。雌花多层，舌状或内层无舌片，舌片狭小（长不超过 10 mm，宽不超过 1 mm)，紫色或白色，稀金黄色，两性花管状，黄色，具 5 裂片。花药基部钝，具卵状披针形附片；花柱分枝附片短，宽三角形。瘦果长圆状披针形，扁，被疏或密短毛；冠毛 2 层，外层与内层同形或异形，细刚毛状，离生或基部稍连合，外层极短成鳞片状膜片小冠。

　　约 200 种，分布于欧、亚大陆及南北美洲。少数也分布于非洲和大洋洲。中国有 35 种，7 种药用。

分种检索表

1. 头状花序具二型花；雌花全部舌状。
　　2. 舌状花和管状花冠毛同形，2 层，外层极短，内层刚毛状，多年生草本。
　　　　3. 总苞片与花盘等长或稍长于花盘。
　　　　　　4. 茎生叶多数疏生茎上，倒披针形至线形。总苞片被疏长节毛，无腺点 ············1. 山飞蓬 **E. komarovii**
　　　　　　4. 茎生叶少数，密集于基部，狭长圆状披针形或匙形。总苞片被密或疏短硬毛，杂有具柄腺毛 ········
　　　　　　··2. 短葶飞蓬 **E. breviscapus**
　　　　3. 总苞片明显长于花盘；两性花花冠裂片顶端紫色。
　　　　　　5. 头状花序大，径 3–4 cm；总苞片被疏长毛，上端密被具柄腺毛；舌状花紫色或淡红色 ·················
　　　　　　··3. 多舌飞蓬 **E. multiradiatus**
　　　　　　5. 花状花序较小，径 2–3 cm；总苞片被长节毛，杂有贴生短毛，而无腺毛，舌状花白色，干时内卷成管状 ···4. 密叶飞蓬 **E. multifolius**
　　2. 雌花和两性花冠毛异形；雌花冠毛极短，由膜质鳞片结合成环状小冠，两性花冠毛 2 层，外层短鳞片

菊科 COMPOSITAE

状，内层 10-15 条，刚毛一或二年生草本·· 5. 一年蓬 E. annuus
1. 头状花序有三型花；雌花二型，外层舌状，较内层细管状，两性花花冠管状。
　6. 茎和总苞绿色，稀淡紫色；总苞片被密或较密的长毛；头状花多数，排成圆锥状或总状花序···············
　　··· 6. 飞蓬 E. acer
　6. 茎和总苞通常紫色，稀绿色；总苞片密被具柄腺毛，杂有贴生短毛和开展的疏长毛；头状花序较少数，
　　排成伞房状圆锥花序 ·· 7. 长茎飞蓬 E. elongatus

　　本属药用植物主要含有酚性化合物，包括黄酮、咖啡酰奎宁酸酯、木脂素等，黄酮类化合物是其作用于心血管系统的有效成分之一，尤其是灯盏花乙素 (scutellarin；高黄芩苷)，高黄芩素 -7-O-β-D-葡萄糖醛酸甲酯 (scutellarein-7-O-β-D-glucuronide methyl ester) 等。
　　本属植物短葶飞蓬具有改善微循环障碍、抗心肌缺血、抗脑缺血的作用，并具有抗凝血、改善肾功能、保肝、抗氧化等广泛的药理活性。一年蓬亦有扩张冠脉、抗细菌作用。多舌飞蓬具有抗炎、镇痛作用。

1. 山飞蓬（东北植物检索表、中国植物志）

Erigeron komarovii Botsch. in Bot. Mater. Gerb. Bot. Inst. Acad. Nauk SSSR 16: 391. 1954.——*E. consanguineus* Kitam. et Hara ex Kitam.（英 **Komarov's Fleabane**）

　　多年生草本，高 10-30 cm。茎直立，不分枝，被疏展的长节毛，上部毛较密，杂有头状具柄腺毛，茎部叶密集，莲座状，倒卵形、匙形或倒披针形，长 2-10 cm，宽 0.3-1.6 cm，全缘或有时有疏小尖头，顶端钝，基部渐狭成具翅的长柄，两面和边缘被疏长节毛，稀近无毛，中部和上部叶披针形或线状披针形，无柄，长 1-4 cm，宽 0.1-0.9 cm。头状花序径 2-4 cm，单生。总苞半球形；总苞片 3 层，线状披针形，与花盘等长或稍长，长 6-10 mm，宽 0.8-1.6 mm，背面被长节毛。雌花 2 层，舌状，长 8-14 mm，舌片淡紫色，稀白色；两性花管状，长 2-2.2 mm，瘦果倒披针形，扁，被密贴短

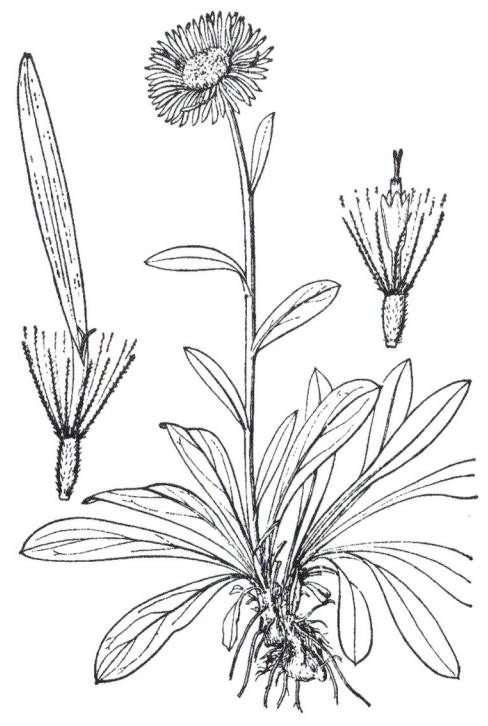

山飞蓬 Erigeron komarovii Botsch.
引自《中国高等植物图鉴》

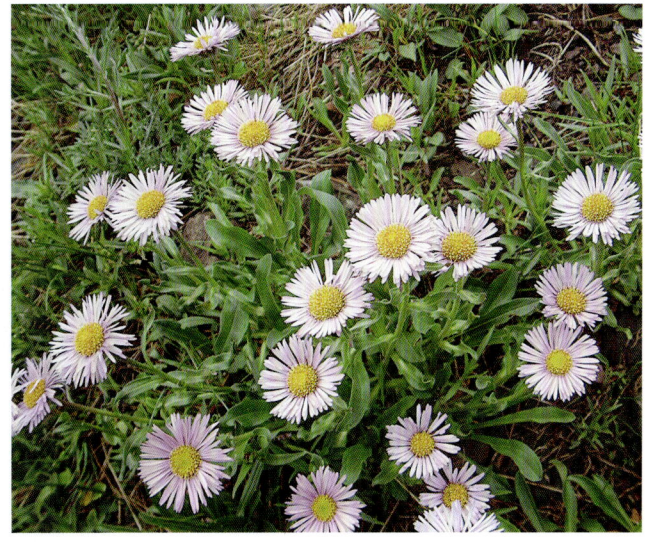

山飞蓬 Erigeron komarovii Botsch.
摄影：于俊林

毛；冠毛污白色；刚毛状，外层极短，内层 2.5-4 mm。花果期 7-9 月。

分布与生境　产于吉林。生于海拔 1700-2600 m 的高山草地、苔原或林缘。日本、俄罗斯（东西伯利亚和勘察加地区）也有分布。

药用部位　全草。

功效应用　解表散寒，舒筋通络。用于外感风寒，肢体疼痛。

2. 短葶飞蓬（中国植物志）　灯盏花（滇南本草），灯盏细辛（云南、贵州），地顶草、地朝阳（云南），土细辛（昆明），方陷药（贵州）

Erigeron breviscapus (Vaniot) Hand.-Mazz., Symb. Sin. 7: 1093. 1936.——*Aster breviscapus* Vaniot, *Erigeron dielsii* H. Lév., *Erigeron praecox* Vierh. et Hand.-Mazz.（英 **Shortscape Fleabane**）

多年生草本，高 5-30 cm，茎数个或单生，直立葶状，不分枝，稀有 2-4 个分枝，被疏或较密短硬毛，杂有贴生短毛和具柄腺毛。基部叶密集，莲座状，花期生存，倒卵状披针形或匙形，长 1.5-11 cm，宽 0.5-2.5 cm，全缘，顶端钝圆，基部渐狭成具翅的柄，3 条脉，两面被硬毛，杂有不明显的腺毛，稀近无毛。茎叶 2-4，无柄，狭长圆状披针形或狭披针形，长 1-4 cm，基部半抱茎，上部叶渐小，线形。头状花序单生，径 2-2.8 cm。总苞半球形；总苞片 3 层，线状披针形，长于花盘或与花盘等长，背面被短硬毛、短贴毛和具柄腺毛，舌状花 3 层，长 10-12 mm，舌片蓝色或粉紫色，平；管状花黄色，长 3.5-4 mm。瘦果狭长圆形，扁，背面具 1 肋，被密短毛；冠毛淡褐色，刚毛状，外层极短，内层长约 4 mm。花果期 3-10 月。

分布与生境　产于湖南、广西、贵州、四川、云南及西藏等省区。常生于海拔 1200-3500 m 的中山和亚高山、山坡草地或林缘。

药用部位　全草。

功效应用　活血通络，止痛，祛风散寒。用于中风偏瘫，胸痹心痛，风湿痹痛，跌打损伤，头痛，牙痛。

化学成分　地上部分含黄酮类：5,4'-二羟基黄酮-7-*O*-β-D-吡喃葡萄糖醛酸丁酯(5,4'-dihydroxyflavone-

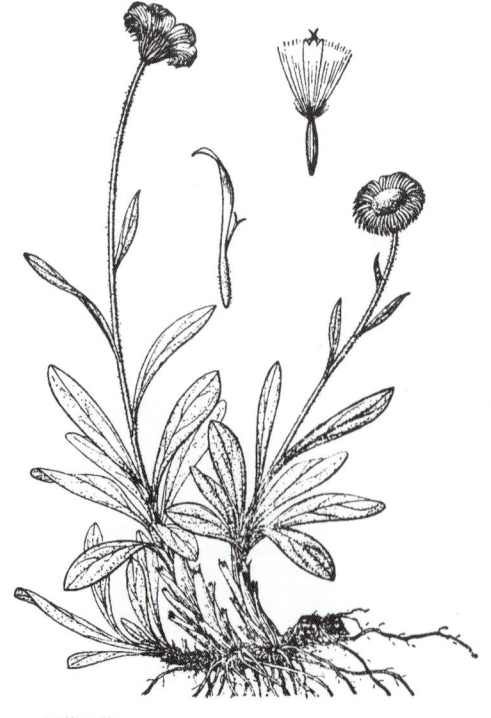

短葶飞蓬 Erigeron breviscapus (Vaniot) Hand.-Mazz.
引自《中国高等植物图鉴》

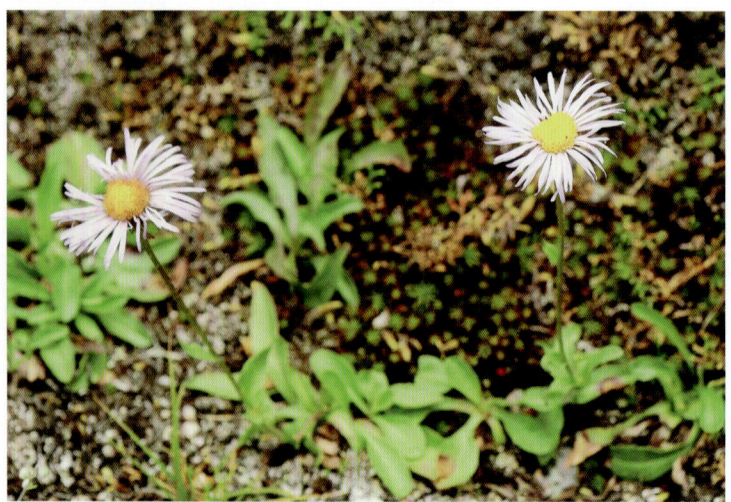

短葶飞蓬 Erigeron breviscapus (Vaniot) Hand.-Mazz.
摄影：陈又生

7-*O*-β-D-pyranglycuronate butylester)[1]；有机酸类：3,5-二甲氧基苯甲酸-4-*O*-β-D-吡喃葡萄糖苷(3,5-dimethoxybenzene carbonic acid 4-*O*-β-D-glucopyranoside)[1]。

全草含黄酮类：槲皮素，芹菜素，高黄芩苷(scutellarin；scutellarin B；灯盏花乙素；野黄芩苷)[2]，高黄芩素-7-*O*-β-D-葡萄糖醛酸甲酯(scutellarein-7-*O*-β-D-glucuronide methyl ester)[3]，1-羟基-2,3,5-三甲氧基𠮿酮(1-hydroxy-2,3,5-trimethoxyxanthone)[4]，山奈酚，木犀草素[5]，5,6,4'-三羟基黄酮-7-*O*-β-D-葡萄糖醛酸乙酯，芹菜素-7-*O*-β-D-葡萄糖醛酸苷(apigenin 7-*O*-β-D-glucuronide；scutellarin A；灯盏花甲素)，芹菜素-7-*O*-β-D-葡萄糖苷[6]，3,5,6,4'-四羟基-7-甲氧基黄酮，3,5,6,7,4'-五羟基黄酮，5,7,4'-三羟基黄烷酮[7]，5,6,4'-三羟基黄酮-7-*O*-β-D-吡喃半乳糖醛酸苷(5,6,4'-trihydroxyflavone-7-*O*-β-D-galactopyranosiduronic acid)，高黄芩苷甲酯(scutellarin methyl ester)，黄芩素-7-*O*-β-D-吡喃葡萄糖苷(baicalein-7-*O*-β-D-glucopyranoside)[8]，圣草酚(eriodictyol)[9]；有机酸类：咖啡酸，3-*O*-咖啡酰奎宁酸[2]，5-*O*-咖啡酰奎宁酸甲酯，4-*O*-咖啡酰奎宁酸甲酯[10]，对羟基苯甲酸，3,4-二羟基苯甲酸[5]，3,5-*O*-二咖啡酰基-1-*O*-甲基奎宁酸甲酯，5-*O*-咖啡酰奎宁酸丁酯[11]，1*R*,3*R*-二羟基-4*S*,5*R*-二咖啡酰环己烷甲酸甲酯(1*R*,3*R*-dihydroxy-4*S*,5*R*-dicaffeoyloxycyclohexane carboxylic acid methyl ester)，1,4-二羟基-3*R*,5*R*-二咖啡酰环己烷甲酸甲酯(1,4-dihydroxy-3*R*,5*R*-dicaffeoyloxycyclohexane carboxylic acid methyl ester)[12]，苯基丙烯酸(phenyl acrylic acid)，咖啡酸甲酯，对甲氧基苯基-丙烯酸[13]，3,5-二甲氧基-4-羟基苯甲酸，3,5-二甲氧基-4-羟基苯甲酸-7-*O*-β-D-葡萄糖苷[14]，飞蓬酯A (erigoster A)，3,5-二咖啡酰奎宁酸，灰毡毛忍冬素(macranthoin) F、G，3,4-二咖啡酰奎宁酸，焦袂康酸(pyromeconic acid)，琥珀酸酐(succinic anhydride)[9]，咖啡酸乙酯[15]；香豆素类：东莨菪内酯(scopoletin)[2]，东莨菪苷(scopolin；scopoloside)[3]，6-甲氧基香豆素-7-β-D-葡萄糖苷(6-methoxycoumarin-7-*O*-β-D-pyranglycoside)，七叶树苷(esculin)[14]，异东莨菪内酯(isoscopoletin)[15]；木脂素类：丁香树脂酚-*O*-β-D-吡喃葡萄糖苷(syringaresinol-*O*-β-D-glucopyranoside)[3]；糖苷类：飞蓬苷(erigeroside)[2]，灯盏花苷(erigeside) A、B、D，淫羊藿次苷B₂(icariside B₂)，布卢竹柏醇▲*C*-葡萄糖苷(blumenol *C*-glucoside)[3]，1-(2'-γ-吡喃酮)-6-咖啡酰基-α-D-吡喃葡萄糖苷[1-(2'-γ-pyranone)-6-caffeoyl-α-D-pyranoglucose][4]；苯丙素类：灯盏花苷(erigeside) Ⅰ、Ⅱ[3]；倍半萜类：灯盏花苷E (erigeside E)[16]；三萜类：无羁萜(friedelin)，表无羁萜醇(epifriedelinol；epifriedelanol)[9]；甾体类：豆甾醇，豆甾醇葡萄糖苷[9]；炔类：(2*Z*,8*Z*)-母菊炔酸甲酯[(2*Z*,8*Z*)-matricaria acid methyl ester][17]。

药理作用　益智作用：短葶飞蓬提取物灯盏花素（由灯盏花乙素和灯盏花甲素组成的混合物，以灯盏花乙素为主）腹腔注射，对东莨菪碱所致小鼠学习获得障碍有抑制作用，能减轻乙醇所致的记忆再现障碍[1]。灯盏花素灌胃，可增加老年大鼠脑、肝、肾血流量，改善脑供血及脑衰老性组织学改变，神经递质多巴胺水平有所恢复，提高学习和记忆能力[2]。

镇痛作用：短葶飞蓬口服液灌胃，对乙酸引起的小鼠扭体反应有抑制作用[3]。

抗炎作用：短葶飞蓬口服液灌胃，对大鼠佐剂性关节炎有抑制作用，对大鼠组胺及5-HT引起的毛细血管通透性增高有抑制作用[3]。

抗心肌缺血作用：灯盏花素灌胃，对异丙肾上腺素诱导沙土鼠急性心肌缺血有保护作用[34]。灯盏花素静脉注射，对结扎麻醉犬左冠状动脉前降支所致的心肌缺血具有改善作用，可降低麻醉犬冠脉结扎所致ST段升高，减少血清中CK、LDH的释放，减小心肌梗死范围[5]。短葶飞蓬总黄酮静脉注射，能减轻异丙肾上腺素诱发的大鼠心肌缺血性损伤[6]。灯盏花素的主要活性成分高黄芩苷单体给结扎冠状动脉左前降支的大鼠（腹腔）及犬（静脉）注射，能够降低心肌梗死面积，抑制梗死区心肌细胞的凋亡，降低左冠状动脉前降支结扎后犬心外膜电图抬高的ST段[7]。

抗心律失常作用：灯盏花素腹腔注射，对氯化钡所致大鼠心律失常有预防作用，能推迟心律失常发生的时间[8]。灯盏花素静脉注射，有抗肾上腺素致大鼠心律失常作用[9]。灯盏花素注射液腹腔注射，对大鼠心肌缺血再灌注心律失常有保护作用，可降低再灌注心律失常的发生率，缩短心律失常持续时间，降低ST段的抬高程度，可减少血中LDH和心肌中MDA的含量，保护心肌SOD活性[10]。灯盏花素可阻断豚鼠单一心室肌细胞膜上钙离子通道，使钙内流减少，从而产生抗心律失常作用[11]。

扩张血管作用：短葶飞蓬黄酮在狗离体脑血管实验中能降低大脑中动脉的张力，对抗 5-HT 收缩基底动脉的作用以及 15-甲基前列腺素 $F_{2\alpha}$ 收缩大脑中动脉的作用[12]。灯盏花素能对抗去氧肾上腺素及氯化钡引起的离体大鼠主动脉平滑肌环的收缩[13]。灯盏花素静脉注射，可改善由高分子右旋糖酐引起的家兔大脑微循环障碍、豚鼠软脑膜及大鼠肠系膜微循环障碍[14]。

抗脑缺血作用：灯盏花注射液腹腔注射，能减小鼠脑缺血后脑梗死面积，减轻脑缺血后神经功能缺损，减少缺血边缘区神经细胞凋亡数量，减缓缺血区神经元损害，具有脑保护作用[15]。灯盏花素注射液静脉注射，对大鼠脑缺血再灌注损伤具有保护作用，可降低全血黏度、血细胞比容和血沉，拮抗缺血脑组织脑含水量和 MDA 含量的增加，提高脑组织总抗氧化能力（T-AOC）和 SOD、GSH-Px 活性，保护 Na^+,K^+-ATP 酶活性[16]。灯盏花注射液腹腔注射，对新生鼠缺氧缺血脑损伤有保护作用，可上调 Bcl-2 表达、抑制 Bax 表达，减轻缺氧缺血引起的神经元凋亡及迟发性神经元死亡[17]。灯盏花素腹腔注射，对沙土鼠脑缺血再灌注损伤具有保护作用，能降低缺血后脑组织钙含量，减少海马 CA I 区神经元的死亡数量，增加神经元的密度[18]。

增强耐缺氧能力：短葶飞蓬浸膏灌胃，能增加小鼠耐常压缺氧的能力[19]。

降血压作用：灯盏细辛注射液腹腔注射，可降低原发性高血压大鼠血压[20]。短葶飞蓬总黄酮静脉注射，能降低麻醉大鼠血压[6]。

抗凝血、抗血栓作用：灯盏花素灌胃，能减轻主动脉血栓模型家兔血小板的聚集和 5-HT 释放，对血栓形成有抑制作用；能延长小鼠凝血时间（CT）、凝血酶原时间（PT）[21-22]。灯盏细辛注射液静脉注射，对急性心肌缺血犬能抑制缺血后血小板聚集、TXB_2 和 TXB_2/6-酮-$PGF_{1\alpha}$ 比值的增高[23]。灯盏花素体外可抑制血小板第 3 因子（PF_3）活性，缩短优球蛋白溶解时间（ELT）[22]。

抗胃溃疡作用：灯盏花素灌胃，对乙酸及吲哚美辛所致的大鼠胃溃疡有抑制作用[24-25]。

保肝作用：短葶飞蓬水提液灌胃，对四氯化碳致大鼠实验性肝纤维化具有预防和治疗作用[26]。灯盏花注射液腹腔注射，可减轻四氯化碳致急性肝损伤大鼠肝的炎症反应、减轻转氨酶代谢异常及蛋白代谢的异常程度，抑制肝纤维化[27]。灯盏花素注射液对缺血再灌注肝损伤小鼠有保护作用，可恢复小鼠肠缺血再灌注肝损伤模型肝 SQD 活性和 MDA 含量，降低缺血再灌注肝损伤小鼠血清 ALT 的活性[28]。

对呼吸系统的作用：灯盏花注射液腹腔注射，能减轻博来霉素诱导的大鼠肺纤维化[29]。灯盏细辛注射液腹腔注射，对大鼠肺缺血-再灌注损伤有防治作用，可抑制 NF-κB 活化，减少中性粒细胞浸润[30]。灯盏花素肺部给药，能够减轻 LPS 致大鼠急性肺损伤[31]。灯盏花素灌胃，可预防慢性低氧致大鼠肺动脉高压的形成及肺动脉管壁胶原的生成和沉积[32]。

改善肾功能作用：灯盏花水提物灌胃可改善自发性高血压大鼠肾组织损伤，改善肾功能[33]。灯盏细辛注射液腹腔注射，对行 5/6 肾切除大鼠有改善肾功能不全的作用，可使肾组织 TNF-α 下降和 SOD 活性升高[34]。灯盏花素腹腔注射，对大鼠肾缺血再灌注中过氧化物酶体的损伤有保护作用，使缺血再灌注肾组织 SOD、GSH-Px、CAT 活力升高，MDA 含量下降[35]。

抗氧化作用：灯盏花素体外对自由基引起的细胞膜脂质过氧化损伤有保护作用，对黄嘌呤-黄嘌呤氧化酶系统、H_2O_2 及 UV 照射三种方法引起的细胞膜硫代巴比妥酸反应物（TBARS）生成增加均有抑制作用[36]。灯盏花素给脑缺血再灌注模型大鼠灌胃，能降低脑含水量和 MDA 含

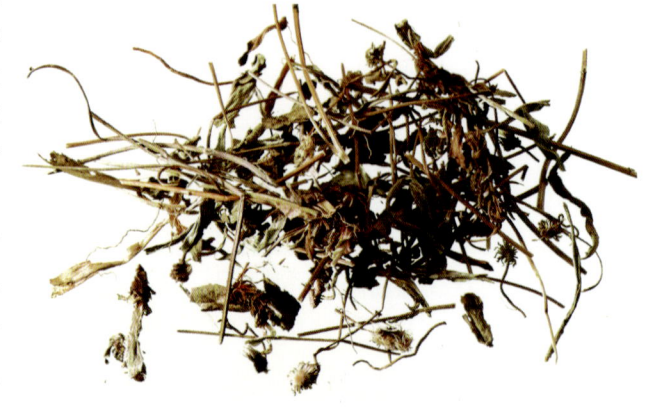

灯盏细辛 Erigerontis Herba
摄影：张继

量，提高 SOD、CAT 和 GSH-Px 活性，保护 Na^+,K^+-ATP 酶活性，通过抑制脂质过氧化反应，减轻自由基对脑组织的损害[37]。

其他作用：灯盏花素体外能抑制血管平滑肌细胞的增殖生长[38]。

毒性及不良反应 短葶飞蓬水提液小鼠腹腔注射 LD_{50} 为 $(13.14 ± 5.42)$ g/kg，静脉注射 LD_{50} 为 $(10.02 ± 1.55)$ g/kg[19]。

注评 本种为中国药典（1977、2005、2010 年版）和云南药品标准（1996）收载"灯盏细辛"的基源植物，药用其干燥全草；药材也称"灯盏花"。本种也为提取灯盏花素（breviscapine）的原料。苗族、壮族、白族、彝族、傈僳族、藏族、景颇族和德昂族也药用，除藏族用花治头痛、眼痛，彝族景颇族和德昂族用根治牙痛、胃痛、风湿疼痛外，其余民族用全草的主要用途同功效应用项。

化学成分参考文献

[1] 张卫东，等．中国中药杂志，2001, 26(10): 689-690.

[2] 张静，等．中国药学杂志，2006, 41(22): 1695-1697.

[3] Chen B, et al. *Acta Bot Sin*, 2002, 44(3): 344-348.

[4] 张卫东，等．中草药，2001, 32(7): 577-579.

[5] 黄洪波，等．沈阳药科大学学报，2001, 18(4): 266-267, 293.

[6] 张卫东，等．中国药学杂志，2001, 36(4): 233-235.

[7] 张卫东，等．中国中药杂志，2000, 25(9): 536-538.

[8] 张卫东，等．中草药，2000, 31(8): 565-566.

[9] 岳建民，等．植物学报，2000, 42(3): 311-315.

[10] 张卫东，等．中国药学杂志，2002, 37(8): 579-582.

[11] 张卫东，等．药学学报，2001, 36(5): 360-363.

[12] Zhang WD, et al. *J Asian Nat Prod Res*, 2000, 2(4): 283-288.

[13] 张卫东，等．中国医药工业杂志，2000, 31(8): 347-348.

[14] 张卫东，等．中国药学杂志，2000, 35(8): 514-516.

[15] 张卫东，等．中国医药工业杂志，1998, 29(11): 498-500.

[16] Chen B, et al. *Nat Prod Res*, 2003, 17(1): 37-40.

[17] Luo LH, et al. *Biol Pharm Bull*, 2009, 32(6): 1091-1094.

药理作用及毒性参考文献

[1] 王丽娟，等．齐齐哈尔药学院学报，1998, 19(4): 269-270.

[2] 丁钰熊，等．中成药，1996, 18(7): 46-48.

[3] 王永发，等．云南中医中药杂志，2000, 21(5): 36-38.

[4] 雷秀玲，等．昆明医学院学报，2002, 23(2): 21-23.

[5] 张松，等．中药药理与临床，2004, 20(2): 13-14.

[6] 李玲，等．昆明医学院学报，1995, 16(3): 45-48.

[7] 林莉莉，等．药物研究，2010, 11(13): 12-13.

[8] 王丽娟，等．齐齐哈尔药学院学报，2000, 21(1): 1-3.

[9] 邱丽萍，等．齐齐哈尔医学院学报，2002, 23(8): 845-846.

[10] 刘晓健，等．中药药理与临床，2008, 24(1): 33-34.

[11] 王丽娟，等．中国现代应用药学，2000, 17(4): 272-274.

[12] 胡国钧，等．中成药，1985, 7(1): 26-28.

[13] 陈一岳，等．中药新药与临床药理，1994, 5(2): 15-18.

[14] 李麟仙，等．云南中医杂志，1986, 7(5): 5-9.

[15] 王雪松，等．中成药，2002, 24(12): 947-950.

[16] 韦佳，等．中药药理与临床，2005, 21(4): 20-22.

[17] 武变瑛，等．河北大学学报（自然科学版），2010, 30(3): 289-295.

[18] 郭泽云，等．云南中医中药杂志，2000, 21(1): 34-35.

[19] 王锦平，等．中成药研究，1985, 24(12): 25-26.

[20] 周建中，等．中国中西医结合杂志，2002, 22(2): 122-125.

[21] 王兆钺，等．中国中西医结合杂志，1989, 9(1): 26-29.

[22] 王影，等．中药材，2003, 26(9): 656-658.

[23] 盛净，等．中华心血管病杂志，1995, 23(1): 53-55.

[24] 王丽娟，等．齐齐哈尔药学院学报，1999, 20(4): 317-318.

[25] 林宇，等．齐齐哈尔药学院学报，2001, 22(1): 1.

[26] 白绢，等．中国中医药信息杂志，2000, 7(5): 34-35.

[27] 张转，等．数理医药学杂志，2001, 14(3): 268-270.

[28] 张转，等．高原医学，2001, 20(5): 286-288.

[29] 谢于鹏，等．中国现代应用药学杂志，2008, 25(3): 179-180.

[30] 陈柏梁，等．中国病理生理杂志，2008, 24(6): 1218-1221.

[31] 董彦琴，等．昆明医学院学报，2007, 28(6): 1-5.

[32] 陈少贤，等．上海医学，2002, 25(6): 363-365.

[33] 周建中，等．临床心血管病杂志，2001,17(6): 270-271.
[34] 任丽薇，等．中华中医药学刊，2009, 27(11): 2275-2277.
[35] 石少慧，等．军医进修学院学报，2006, 27(6): 438-439.
[36] 陈小夏，等．中药药理与临床，2001,17(2): 5-6.
[37] 陈小夏，等．广东药学院学报，1997,13(2): 90-93.
[38] 庞荣清，等．中国动脉硬化杂志，2004, 12(4): 395-399.

3. 多舌飞蓬（中国植物志） 多叶飞蓬（中国高等植物图鉴）

Erigeron multiradiatus (Lindl.) Benth., Gen. Pl. 2: 281. 1873.——*Stenactis multiradiatus* Lindl. ex DC., *Erigeron multiradiatus* (Lindl.) Benth. var. *platyphyllus* Franch. et H. Lév.（英 **Manyray Fleabane**）

多年生草本。茎数个或单生，高 20-60 cm，有分枝，稀不分枝，上部被较密短硬毛，杂有贴生短毛和具柄腺毛，基部叶密集，莲座状，在花期常枯萎，长圆状倒披针形或倒披针形，长 5-15 cm，宽 0.7-1.5 cm，全缘或有数齿，基部渐狭成长柄，具 3-5 脉，两面被疏短硬毛和具柄腺毛，中部和上部叶无柄，卵状披针形或长圆状披针形，稀狭披针形，长 4-6 cm，全缘，稀有疏齿，基部扩大，半抱茎，最上部叶极小，线形，长 1-2 cm，头状花序径 3-4 cm 或更大，2 至数个排成伞房状或单生茎枝端。总苞半球形；总苞 3 层，超出花盘，线状披针形，宽约 1 mm，渐尖，上端或全部紫色，背面被疏长节毛和具柄腺毛，舌状花 3 层，舌片开展，紫色，长 14-17 mm，干时不卷成管；管状花黄色，长 4-4.5 mm。瘦果长圆形，扁压，背面具 1 肋，被短毛；冠毛 2 层，污白色或淡褐色刚毛状，外层极短，内层长 4 mm。花果期 7-9 月。

分布与生境 产于四川、云南、西藏。生于海拔 2500-4600 m 的山坡等地或林缘。也分布于阿富汗、印度、尼泊尔、不丹。

药用部位 全草。

功效应用 解表散寒，消食。用于外感风寒，食欲不振。

化学成分 全草含黄酮类：山柰酚，芹菜素，异鼠李素，汉黄芩素，槲皮素，3,5-二甲氧基-3',4': 2'',3''-二

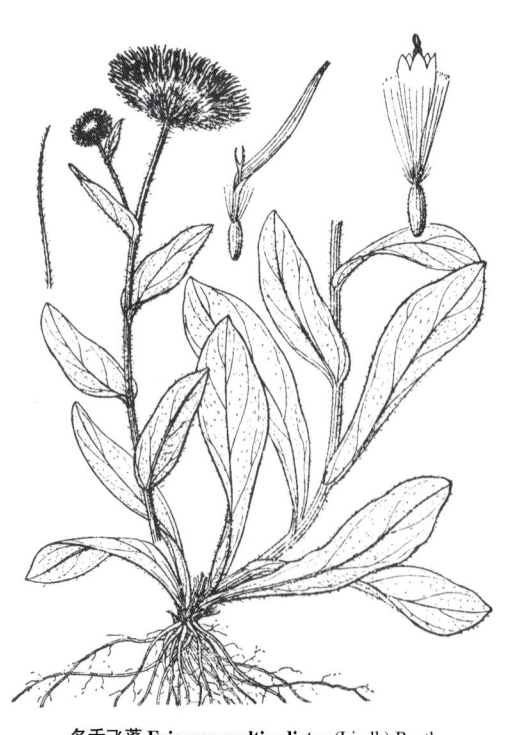

多舌飞蓬 Erigeron multiradiatus (Lindl.) Benth.
引自《中国高等植物图鉴》

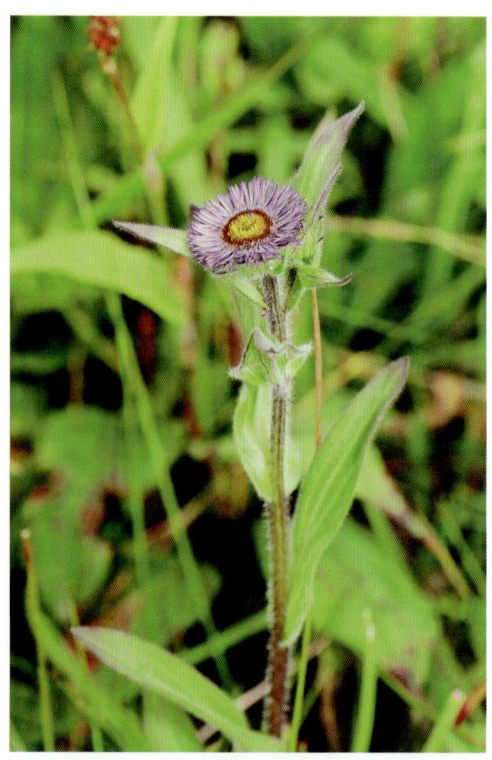

多舌飞蓬 Erigeron multiradiatus (Lindl.) Benth.
摄影：陈又生

氢呋喃并查尔酮，1-羟基-2,3,5-三甲氧基𠮾酮[1]，芹菜素，芹菜素-7-O-$β$-D-葡萄糖醛酸甲酯，山柰酚-7-O-$α$-L-鼠李糖苷，山柰酚-3-O-$β$-D-葡萄糖苷-7-O-$α$-L-鼠李糖苷[2]，异槲皮素，高黄芩苷(scutellarin；野黄芩苷；灯盏花乙素)，车前苷(plantaginin)[3]，木犀草素，高黄芩苷-7-O-$β$-D-葡萄糖苷(scutellarein-7-O-$β$-D-glucoside)[4]，芹菜素-7-O-$β$-D-葡萄糖醛酸苷[5]；三萜类：刺囊酸(echinocystic acid)[2]；有机酸类：焦袂康酸(pyromeconic acid)，对羟基苯甲酸，香草酸[6]；香豆素类：东莨菪内酯[6]；甾体类：$β$-谷甾醇[1]，豆甾醇葡萄糖苷[2]；蒽醌类：大黄素(emodin)[1]；苯丙素苷类：6'-O-咖啡酰飞蓬苷(6'-O-caffeylerigeroside)[3]。

药理作用 镇痛作用：多舌飞蓬提取物(EM1、EM2和EM3)灌胃，可减少冰醋酸所致的小鼠扭体次数和甲醛所致的足痛反应[1]。

抗炎作用：多舌飞蓬提取物(EM1、EM2和EM3)灌胃，均能减轻二甲苯诱导的小鼠耳廓肿胀以及角叉菜胶诱导的小鼠足肿胀[1]。高黄芩苷体外对高糖导致的人血管内皮细胞(ECV304)血管炎性反应有对抗作用；对小鼠灌胃也具有同样作用[2]。

毒性及不良反应 小鼠灌胃给药，EM1的LD_{50}为137.24 g生药/kg；EM2的LD_{50}为287.60 g生药/kg[1]。

注评 民间用作治疗脑血管疾病和脑偏瘫后遗症药物短葶飞蓬（灯盏花）的代用品。

化学成分参考文献

[1] 王建刚，等. 华西药学杂志，2008, 23(3): 255-257.

[2] 李波，等. 中草药，1999, 30(8): 561-562, 594.

[3] Zhang YJ, et al. *Studies in Plant Science*, 1999, 6: 300-301.

[4] 张印俊，等. 中草药，1998, 29(12): 798-800.

[5] Zhang ZF, et al. *J Biomed Biotechnol*, 2009, 875629.

[6] 张印俊，等. 药学学报，1998, 33(11): 836-838.

药理作用及毒性参考文献

[1] 张志锋，等. 中草药，2009, 40(10): 1612-1614.

[2] Luo Pei, et al. *Yakugaku Zasshi*, 2008, 128(9): 1293-1299.

4. 密叶飞蓬（中国植物志） 牙痛药（贵州），多叶飞蓬（中国高等植物图鉴）

Erigeron multifolius Hand.-Mazz. in Notizbl. Bot. Gart. Berlin-Dahlem 13: 627. 1937.

（英 **Manyleaf Fleabane**）

多年生草本，高9–25 cm，茎单生或数个，不分枝或少有分枝，被密长柔毛或贴生短毛，多少杂有腺毛，具密或较密近等长的叶，基部叶花期常枯萎，匙形或倒披针形，全缘或稀具疏齿，下部叶长圆形或倒披针状长圆形，长3–7 cm，宽0.5–0.7 cm，全缘或具1–2个小齿，基部渐狭成具窄翅的柄，中部和上部叶无柄，长圆状线形或线状披针形，长2–6 cm，宽0.6–1 cm，基部半抱茎，两面和边缘被疏长毛和短贴毛。头状花序单生或2–4，排成伞房状，径2–3 cm。总苞半球形，总苞片3层，超出花盘或与花盘等长，线状披针形，被长节毛，杂有短贴毛，无腺毛，雌花舌状，舌片白色，干时内卷成管状，两性花管状，黄色，裂片淡紫色。瘦果长圆形，压扁，被疏短毛；冠毛2层，淡黄色，刚毛状，外层极短，内层长约5 mm。花果期6–8月。

分布与生境 产于云南西北部及西藏东南部。生于海拔2800–4100 m的高山及亚高山草地或林缘。

药用部位 全草。

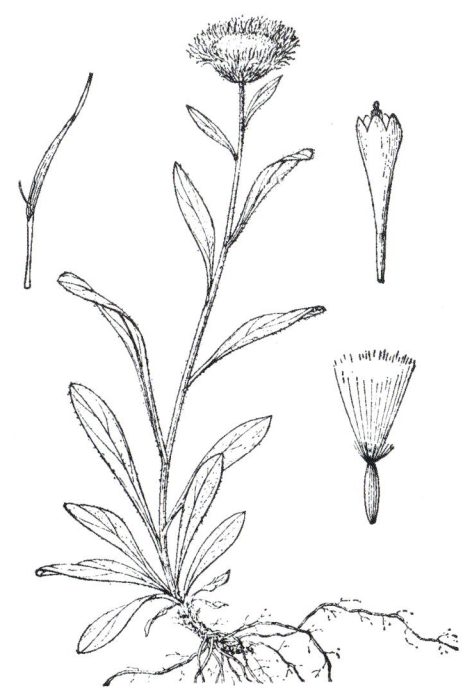

密叶飞蓬 **Erigeron multifolius** Hand.-Mazz.
引自《中国高等植物图鉴》

功效应用 活血化瘀，健脾消积。用于小儿疳积，牙痛，齿衄，瘫痪，咳嗽，疥疮。

注评 本种的全草白族、彝族药用，主要用于治疗痢疾、肝炎、胆囊炎、消化不良等。

5. 一年蓬（中国植物志） 千层塔（江西），治疟草、野蒿（江苏），牙肿消、牙根消（南京），茵陈蒿（云南药用植物名录），千脖草（浙江民产常用草药），女菀（中国药用植物志）

Erigeron annuus (L.) Pers., Syn. Pl. 2: 43. 1807.——*Aster annuus* L., *Stenactis annua* Cass.（英 **Annual Fleabane**）

一年生或二年草本，高 30-100 cm。茎上部分枝，下部被开展的长硬毛，上部被较密上弯的短毛。基部叶花期枯萎，长圆形或宽卵形，稀近圆形，长 4-17 cm，宽 1.5-4 cm，基部狭成具翅的长柄，边缘具粗齿，中部和上部叶较小，长圆状披针形或披针形，最上部叶线形，两面被疏短硬毛或有时近无毛。头状花序数个或多数排成疏圆锥花序，径 10-15 mm，总苞半球形；总苞片 3 层，披针形，近等长或外层稍短，背面被疏长节毛和腺毛，舌状花 2 层，长 6-8 mm，舌片平展，白色或有时淡天蓝色，线形；管状花黄色。瘦果披针形，扁，被疏贴毛；冠毛异形，舌状花冠毛极短，膜片状，连成小冠；管状花的冠毛 2 层，外层鳞片状，内层刚毛状，10-15 条，长约 2 mm。花期 6-9 月。

分布与生境 原产于北美洲，在我国已驯化，广泛分布于东北、华北、华中、华东及西南。常生于海拔 200-1200 m 的路边旷野或山坡荒地。

药用部位 根及全草。

功效应用 消食止泻，清热解毒，截疟。用于消化不良，疟疾，毒蛇咬伤。现代亦用于胃肠炎，肝炎，齿龈炎。

化学成分 根含黄酮类：大豆苷元(daidzein)，芹菜素，芹菜素-7-O-β-D-葡萄糖醛酸苷[1]；三萜类：西米杜鹃醇(simiarenol)[1]；甾体类：β-谷甾醇，胡萝卜苷[1]；其他类：3-羟基-4-吡喃酮(3-hydroxy-pyran-4-one)[1]。

茎含有机酸类：3,5-二氧咖啡酰表奎宁酸(3,5-di-O-caffeoyl-epiquinic acid)[2]。

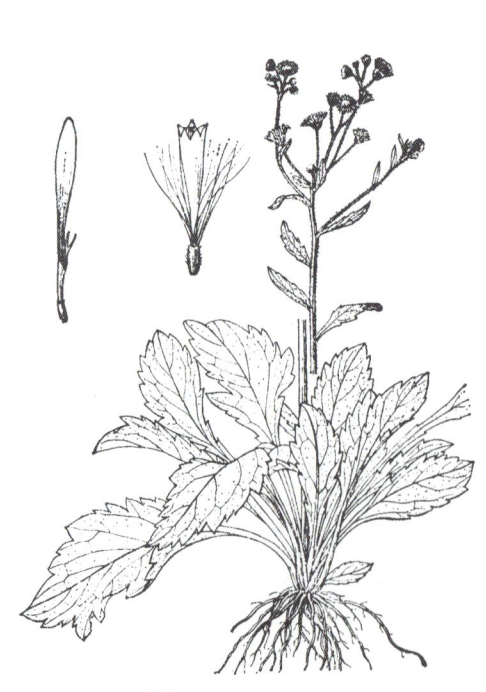

一年蓬 Erigeron annuus (L.) Pers.
引自《中国高等植物图鉴》

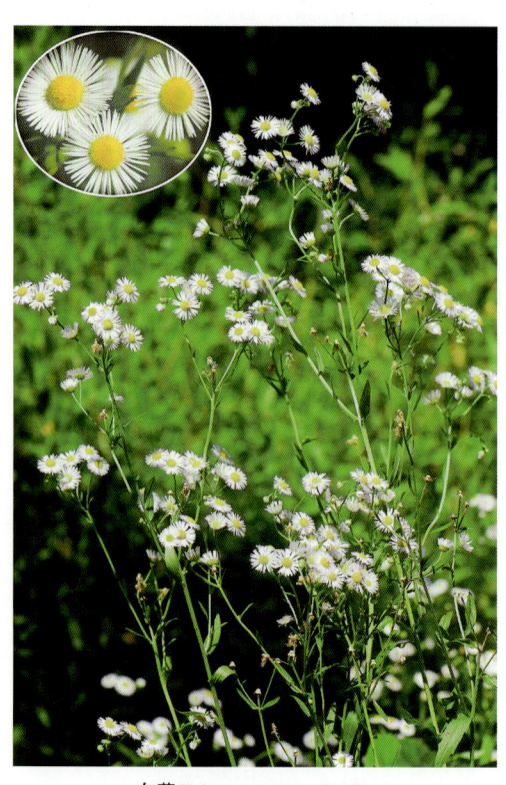

一年蓬 Erigeron annuus (L.) Pers.
摄影：周繇

叶含有机酸类：3,5-二氧咖啡酰表奎宁酸[2]，3'-O-咖啡酰飞蓬苷(3'-O-caffeylerigeroside)[3]。

花含有机酸类：咖啡酸，4-羟基苯甲酸，4-甲氧基苯甲酸，原儿茶酸(protocatechuic acid)，3,6-二氧阿魏酰蔗糖(3,6-di-O-feruloylsucrose)，3,5-二氧咖啡酰奎宁酸甲酯[4]，(5-丁基-3-氧代-2,3-二氢呋喃-2-基)-乙酸[(5-butyl-3-oxo-2,3-dihydrofuran-2-yl)-acetic acid]，4-羟基肉桂酸(4-hydroxycinnamic acid)，3,4-二羟基肉桂酸甲酯(3,4-dihydroxycinnamic acid methyl ester)[5]；黄酮类：飞蓬黄烷酮(erigeroflavanone)，槲皮素，木犀草素，山柰酚，芹菜素，黄芪苷(astragalin)，槲皮苷，芹菜素-7-O-β-D-葡萄糖醛酸苷，芹菜素-7-O-β-D-葡萄糖醛酸苷甲酯[6]；苯丙素类：丁香酚-O-β-D-吡喃葡萄糖苷(eugenol-O-β-D-glucopyranoside)[4]；其他类：3-羟基-4-吡喃酮(3-hydroxypyran-4-one)，飞蓬苷(erigeroside)[6]。

地上部分含黄酮类：槲皮素，木犀草素，芹菜素，柽柳素(tamarixetin)，香茶菜苷▲(nodosin)[7]，对映-3,5,7,2',5'-五羟基黄烷(ent-3,5,7,2',5'-pentahydroxyflavan)[8]，芹菜素-7-O-β-D-葡萄糖醛酸苷乙酯，5,7,4'-三羟基黄烷酮[9]；三萜类：无羁萜(friedelin)，羽扇豆醇，白桦脂酸(betulinic acid)，齐墩果酸，熊果酸，齐墩果-12-烯-3β,23,28-三醇(olean-12-ene-3β,23,28-triol)[8]，29-(β-D-吡喃葡萄糖氧基)-3,23-二羟基齐墩果-12-烯-28-酸[29-(β-D-glucopyranosyloxy)-3,23-dihydroxy-olean-12-en-28-oic acid][9]，齐墩果-12-烯-3β,23-丙叉基-28-醇(3β,23,28-trihydroxy-12-oleanene acetonide)，齐墩果-12-烯-3β-醇(olean-12-ene-3β-ol)[10]；倍半萜类：1β,5α-二羟基桉叶-4(15)-烯[1β,5α-dihydroxyeudesma-4(15)-ene]，1β,7α-二羟基桉叶-4(15)-烯[1β,7α-dihydroxyeudesma-4(15)-ene][11]，1β,4β-二羟基桉叶烷-11-烯(1β,4β-dihydroxyeudesman-11-ene)，(1R,5S,6S,7S,10R)-1β,6α-二羟基桉叶-4-酮[(1R,5S,6S,7S,10R)-1β,6α-dihydroxyeudesman-4-one]，1β-D-吡喃葡萄糖氧基-6α-羟基桉叶烷-4(15)-烯[1β-D-glucopyranosyloxy-6α-hydroxyeudesman-4(15)-ene]，桉叶-4(15),7-二烯-1β-醇[eudesma-4(15),7-dien-1β-ol]，桉叶-4(15)-烯-1β,6α-二醇[eudesm-4(15)-ene-1β,6α-diol]，红轮千里光二萜素▲A (flammein A)，柠条醇A (carainterol A)，甜莎草醇▲C (cyperusol C)[12]，(7R*)-对凹顶藻-4(15)-烯-1β,7-二醇[(7R*)-opposit-4(15)-ene-1β,7-diol]，11-甲氧基对凹顶藻-4(15)-烯-1β-醇[11-methoxyopposit-4(15)-en-1β-ol]，10α-羟基杜松-4-烯-15-醛(10α-hydroxycadin-4-en-15-al)，15-甲氧基异胡萝卜-3-烯-1β,5α-二醇(15-methoxyisodauc-3-ene-1β,5α-diol)[13]；木脂素类：丁香树脂酚-O-β-D-吡喃葡萄糖苷(syringaresinol-O-β-D-glucopyranoside)[9]；酚类：异香草醛(isovanillin)[7]，香草乙酮(acetovanillone)，2,4-二羟基苯乙酮(2,4-dihydroxyacetophenone)，松柏醛(conifer aldehyde)[8]；甾体类：β-谷甾醇[8]，豆甾-5-烯-3β,7α-醇(stigmast-5-ene-3β,7α-ol)，豆甾-4-烯-3β,6α-醇(stigmast-4-ene-3β,6α-ol)，豆甾-7,24-二烯-3β-醇(stigmast-7,24-dien-3β-ol)[10]；其他类：飞蓬酚苷A (erigearide A)[7]，3-羟基-吡喃-4-酮(3-hydroxy-pyran-4-one)，3-(β-D-吡喃半乳糖氧基)-4H-吡喃-4-酮[3-(β-D-galactopyranosyloxy)-4H-pyran-4-one]，灯盏花苷D (erigeside D)，3-[[6-O-[(9Z,12Z,15Z)-1-氧代-9,12,15-十八碳三烯基]-β-D-吡喃葡萄糖]氧基]-4H-吡喃-4-酮{3-[[6-O-[(9Z,12Z,15Z)-1-oxo-9,12,15-octadecatrienyl]-β-D-glucopyranosyl]oxy]-4H-pyran-4-one}，去氢二松柏醇-β-D-葡萄糖苷六乙酸酯(dehydrodiconiferyl alcohol-4-β-D-glucoside hexaacetate)[9]，飞蓬烯酮(erigerenone) A、B、C[14]。

全草含黄酮类：芹菜素，槲皮素-3-O-葡萄糖苷[15]，槲皮素，芹菜素-5,4'-二甲醚，7-羟基-5,4'-二甲氧基黄酮，芹菜素-7-O-β-D-葡萄糖醛酸苷[16]；苯丙素类：咖啡酸[15]；其他类：3-羟基-4-吡喃酮(3-hydroxy-pyran-4-one)，3-甲氧基-4-吡喃酮(3-methoxy-pyran-4-one)，2-溴-3-羟基-4H-吡喃-4-酮(2-bromo-3-hydroxy-4H-pyran-4-one)[17]；挥发油：主要成分为β-莰烯(β-camphene)，β-广藿香烯(β-patchoulene)，β-蒎烯(β-pinene)等[18]。

药理作用 扩张冠脉作用：一年蓬黄酮体外可抑制15-甲基前列腺素$F_{2\alpha}$引起的猪冠状动脉收缩状态[1]。

抗细菌作用：一年蓬水提物体外对金黄色葡萄球菌、大肠埃希菌、表皮葡萄球菌和伤寒沙门菌均具有抑制作用；挥发油对金黄色葡萄球菌、大肠埃希菌有抑制作用[2-3]。

注评 本种为"一年蓬"的基源植物，药用其全草及根。苗族、土家族也药用，苗族用全草及根治消化不良、肠炎腹泻、传染性肝炎、淋巴结炎、血尿；土家族用全草治牙龋肿痛、乳腺炎、腹泻。

化学成分参考文献

[1] Yoo NH, et al. *Han'guk Eungyong Sangmyong Hwahakhoeji*, 2008, 51(4): 305-308.
[2] Jang DS, et al. *Biol Pharm Bull*, 2010, 33(2): 329-333.
[3] Hashidoko Y. *Biosci Biotechnol Biochem*, 1995, 59(5): 886-890.
[4] Jang DS, et al. *Arch Pharm Res*, 2008, 31(7): 900-904.
[5] Oh H, et al. *Phytochemistry*, 2002, 61(2): 175-179.
[6] Yoo NH, et al. *J Nat Prod*, 2008, 71(4): 713-715.
[7] Yang SC, et al. *Chin Chem Lett*, 2008, 19(10): 1231-1233.
[8] Abd El-Razek, et al. *Chin Pharm J*, 2006, 58(2-6): 95-104.
[9] Li X, et al. *Pharmazie*, 2006, 61(5): 474-477.
[10] 李新，等. 西北植物学报，2004, 24(11): 2096-2099.
[11] Li X, et al. *Chin Chem Lett*, 2005, 16(1): 61-63.
[12] Li X, et al. *Planta Med*, 2005, 71(3): 268-272.
[13] Iijima T, et al. *Chem Pharm Bull*, 2003, 51(5): 545-549.
[14] Iijima T, et al. *Chem Pharm Bull*, 2003, 51(7): 894-896.
[15] Lee HJ, et al. *Biotechnol Bioprocess Engineering*, 2006, 11(1): 13-18.
[16] Imai K, et al. *Yakugaku Zasshi*, 1953, 73: 131-134.
[17] Imai K, et al. *Yakugaku Zasshi*, 1953, 73: 128-131.
[18] 徐琅，等. 时珍国医国药，2009, 20(5): 1171-1172.

药理作用及毒性参考文献

[1] 郭继贤，等. 上海医科大学学报，1988. 15(3): 195-202.
[2] 徐琅，等. 时珍国医国药，2009. 20(5): 1171-1172.
[3] 万永红，等. 生物学杂志，1999. 16(2): 31-32.

6. 飞蓬（东北植物检索表）

Erigeron acer L., Sp. Pl. 863. 1753.——*Trimorphea vulgaris* Cass., *Erigeron kamtschaticus* DC. var. *hirsutus* Ling（英 **Acer Fleabane**）

二年生草本，高 5–60 cm，茎直，上部有分枝，被开展的长硬毛，杂有疏短毛，花序下部常被具柄腺毛或稀近无毛，基部叶花期常生存，倒披针形，长 1.5–10 cm，宽 0.3–3.2 cm，基部渐狭成长柄，全缘或具 1 至数个小尖齿，中、上部叶披针形，无柄，长 0.5–8 cm，最上部叶极小，线形，两面被较密的开展硬毛。头状花序多数，排成密或疏圆锥花序，11–21 mm。总苞半球形；总苞片 3 层，线状披针形，背面被开展的长硬毛，杂有具柄腺毛，外层短于内层的 1/2，外层雌花舌状，舌片淡红紫色，较内层的细管状，无色；管状花黄色，管部上端被微毛；裂片无毛。瘦果长圆状披针形，扁，被疏微毛；冠毛 2 层，白色，刚毛状，外层极短，内层长 5–4 mm。花果期 7–9 月。

分布与生境　产于新疆、内蒙古、黑龙江、吉林、辽宁、山西、河北、河南、陕西、甘肃、青海、宁夏、四川、云南、西藏等省区。生于海拔 700–3500 m 的山坡、草地、牧场或林缘。也分布于中亚、俄罗斯（高加索、西伯利亚）、蒙古、日本及北美。

药用部位　全草、花序、种子。

功效应用　全草：祛风利湿，散瘀消肿。用于风湿痹痛。花序：用于发热性疾病。种子：用于血性腹泻、胃炎、皮疹、疥疮。

化学成分　地上部分含黄酮类：槲皮素，4'-羟基汉黄芩素-7-O-β-D-葡萄糖醛酸葡萄糖苷(4'-hydroxywogonin-7-O-β-D-glucuronic acid glycoside)[1]；三萜类：β-香树脂醇，α-香树脂醇[1]；苯丙素类：咖啡酸[1]。

全草含倍半萜类：匙叶桉油烯醇(espatulenol)，$4\alpha,7\alpha$-香橙烷二醇($4\alpha,7\alpha$-aromadendranediol)，$4\beta,10\beta$-二羟基香橙($4\beta,10\beta$-dihydroxyaromadendrane)，$4\beta,10\alpha$-二羟基香橙($4\beta,10\alpha$-dihydroxyaromadendrane)，别香橙-$4\alpha,10\beta$-二醇(alloaromadendrane-$4\alpha,10\beta$-diol)，十氢-1,1,2',2',7-五甲基-螺旋[4H-环丙[e]薁-4,4'-[1,3]二氧戊环]-7-醇{decahydro-1,1,2',2',7-pentamethyl-spiro[4H-cycloprop[e]azulene-4,4'-[1,3]dioxolan-7-ol}，($1S$)-1-[2-[($1R,4aR,8aR$)-十氢-5,5,8a-三甲基-2-亚甲基-1-萘]乙基]-1-甲基-2-丙烯-1-基-4-乙酸酯-α-L-吡喃阿拉伯糖苷{($1S$)-1-[2-[($1R,4aR,8aR$)-decahydro-5,5,8a-trimethyl-2-methylene-1-naphthalenyl]ethyl]-1-methyl-2-propen-1-yl-4-acetate-α-L-arabinopyranoside}[2]；三萜类：无羁萜(friedelin)，表无羁萜醇[2]；黄酮类：芹

菊科 COMPOSITAE

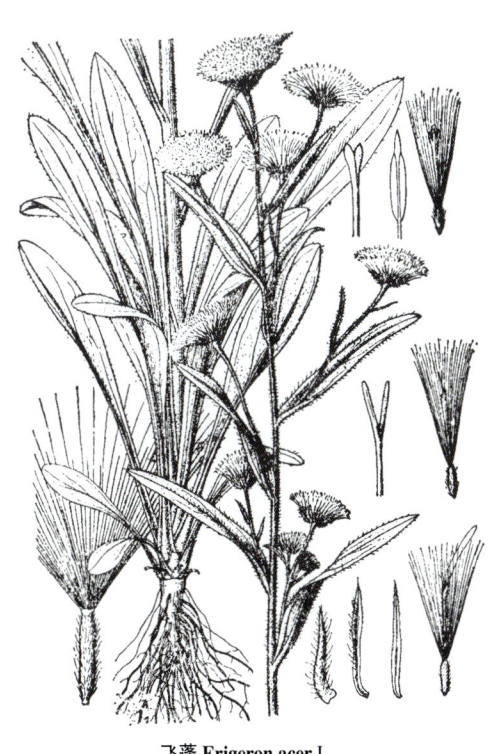

飞蓬 Erigeron acer L.
引自《中国高等植物图鉴》

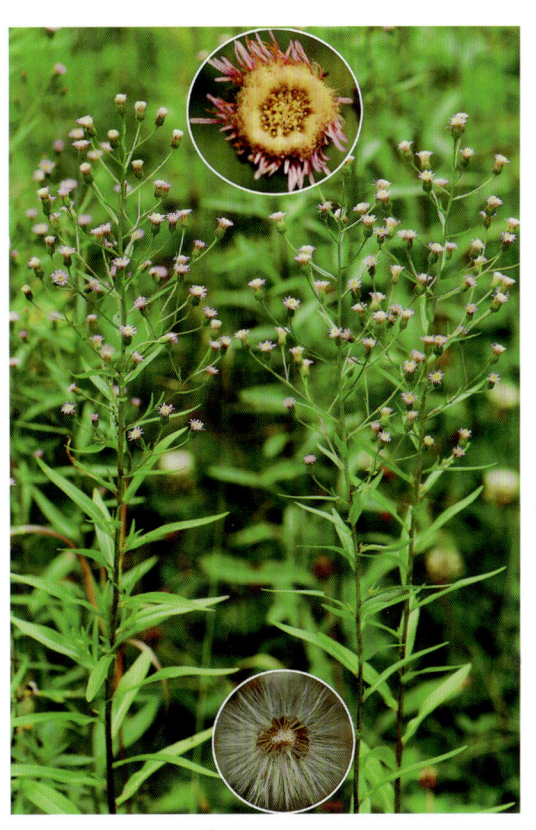

飞蓬 Erigeron acer L.
摄影：周繇

菜素[2]；甾体类：β-谷甾醇，豆甾烷-7,22-二烯-3β-醇[2]；其他类：飞蓬苷(erigeroside)[2]，飞蓬呋内酯(erigeracerin) A、B[3]。

注评 本种蒙古族用全草治疗外感发热、胃炎、皮疹、疥疮等。

化学成分参考文献

[1] 严铭铭，等. 中药材, 2008, 31(9): 1334-1336.

[2] Wu G, et al. *Pharmazie*, 2007, 62(4): 312-315.

[3] Wu G, et al. *Chem Res Chin Univ*, 2006, 22(1): 33-35.

7. 长茎飞蓬（中国植物志） 灯盏花、白带冉（云南、甘肃），紫茎飞蓬（中国高等植物图鉴、内蒙古植物志），紫茎蓬（东北植物检索表），红蓝地花（云南中草药）

Erigeron elongatus Ledeb., Icon. Pl. Ross. 1: 9. t. 31. 1829.（英 **Longstem Fleabane**）

二年生或多年生草本，高 10-50 cm，茎直立，上部分枝，紫色，密被贴短毛，杂有开展的长硬毛。头状花序下仅有具柄腺毛及开展的长硬毛。叶质较硬，绿色或叶柄紫色，全缘，两面无毛，边缘有长睫毛。基部叶莲座状，花期常枯萎，下部叶倒披针形或长圆形，长 1-10 cm，宽 0.1-1.1 cm，基部狭成长柄，中、上部叶无柄，长圆形或披针形，长 0.5-7 cm。头状花序少数，生于伸长的小枝顶端，排成伞房状或伞房状圆锥花序，径 1.2-2.2 cm，总苞半球形；总苞片 3 层，短于花盘，线状披针形，背面密被具柄腺毛或有时杂有疏开展长毛，外层雌花舌状，长 6-8 mm，舌片淡红色或淡紫色，较内层细管状，无色；两性花管状，黄色，裂片暗紫色。瘦果长圆状披针形，扁，被短毛；冠毛白色，2 层，刚毛状，外层极短，内层长 4.5-6 mm。花果期 7-9 月。

分布与生境 产于黑龙江、吉林、内蒙古、河北、山西、甘肃、宁夏、湖北、四川、新疆及西藏。生于海拔 1900-2600 m 的山坡草地、沟边、林缘。也分布于中亚、俄罗斯（西伯利亚）、欧洲、蒙古及

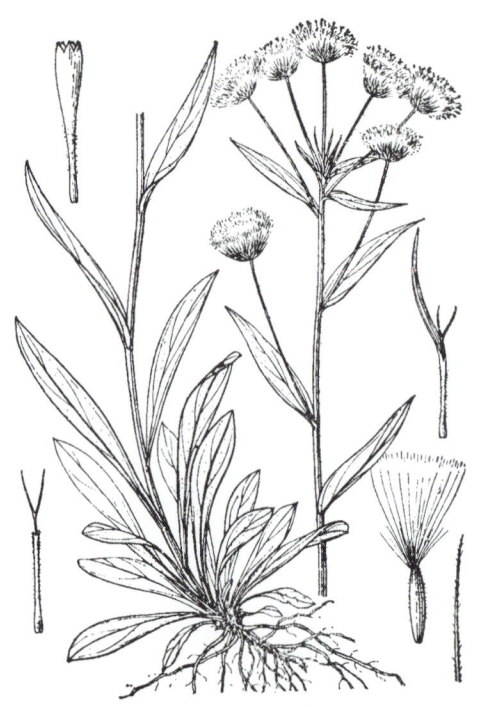

长茎飞蓬 Erigeron elongatus Ledeb.
引自《中国高等植物图鉴》

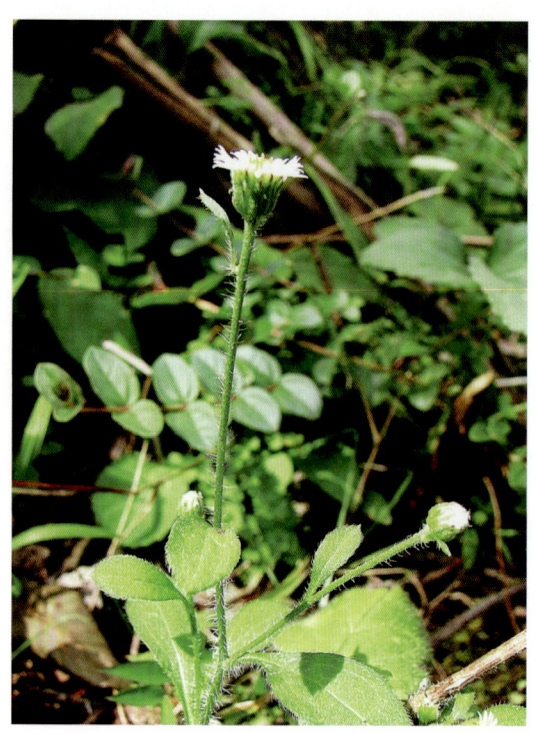

长茎飞蓬 Erigeron elongatus Ledeb.
摄影：毛岭峰

朝鲜。

药用部位　全草。

功效应用　解毒，消肿，活血，燥湿。现代用于结核型、瘤型麻风、视物模糊。

注评　本种为"红蓝地花"的基源植物，药用其全草。

29. 小舌菊属 Microglossa DC.

灌木或亚灌木，通常为攀援藤本。叶互生，卵形或披针形，全缘或具不明显的锯齿。头状花序较小，多数，排成密伞房状圆锥花序，辐射状。总苞钟状；总苞片多层，覆瓦状，干膜质，长圆状披针形或线形，顶端稍钝，外层较短，花序托平或稍凸，无托毛。小花全部结实。雌花多数，舌状，舌片丝状，白色，短于花柱；两性花少数，管状，黄色，具3-5齿裂；花药顶端尖，基部钝，全缘；花柱分枝扁，长披针形。瘦果长椭圆状倒卵形，被短柔毛；冠毛1-2层，糙毛状，多少等长。

10种，分布于亚洲和非洲热带地区。中国1种，产于华南、西南及台湾，药用。

1. 小舌菊（中国植物志）　梨叶小舌菊、九里明（广西），过山龙（海南）

Microglossa pyrifolia (Lamk.) Kuntze in Revis. Gen. Pl. 1: 353. 1891.——*Conyza pyrifolia* Lam.（英 **Pearleaf Microglossa**）

亚灌木，高70-150 cm，茎攀援状，叉状分枝，被腺状短柔毛。叶卵形或卵状长圆形，长5-10 cm，宽2.5-4 cm，顶端渐尖，基部楔状圆形，边缘具疏小齿或近全缘，上面被疏短柔毛，下面被锈色短柔毛和腺点，叶柄7-13 mm，被短柔毛。头状花序多数，径5-6 mm，排列成顶生复伞房花序；花序梗常有披针形小苞片。总苞钟状；总苞片5层，干膜质，外层卵状披针形，顶端钝，被短柔毛，中、内层披针形至线形，具透明的边缘，雌花多数，丝状，舌片极小；两性花2-3个，管状，5齿裂。瘦果椭圆形，稍扁，边缘脉状，两面具1肋，被微毛，冠毛浅红色，糙毛状，长约4 mm。花果期

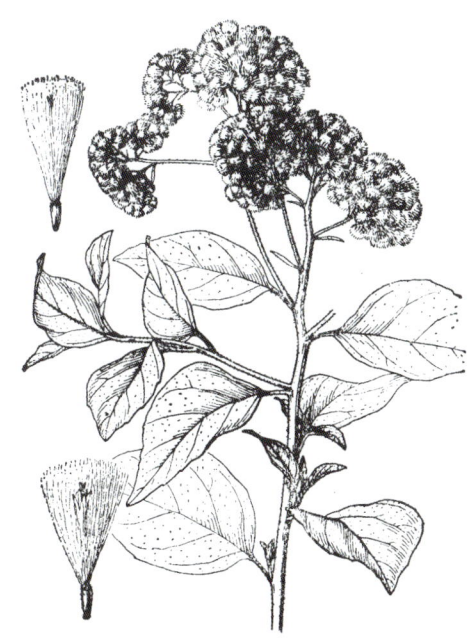

小舌菊 **Microglossa pyrifolia** (Lamk.) Kuntze
引自《中国高等植物图鉴》

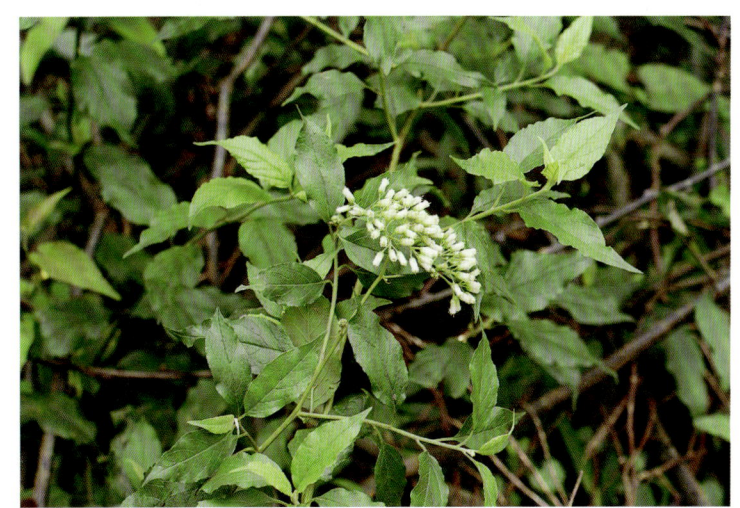

小舌菊 **Microglossa pyrifolia** (Lamk.) Kuntze
摄影：王祝年

1-8月。

分布与生境　产于广东、广西、海南、云南、贵州。也分布于印度、不丹、缅甸、越南、老挝、柬埔寨、泰国、马来西亚、菲律宾及印度尼西亚。

药用部位　全草。

功效应用　清热解毒，消肿生肌，明目。用于痈肿疮疡，疮疖，溃疡，创口久不愈合，目赤肿痛，羞明流泪。

化学成分　根含苯并呋喃类：2-(5-乙酰基-2,3-二氢苯并[β]呋喃-2-丙烯酸甲酯{methyl 2-(5-acetyl-2,3-dihydrobenzo[β]furan-2-yl)propenoate}，2-(6-乙酰基-5-羟基-2,3-二氢苯并呋喃-2-丙烯酸甲酯[methyl 2-(6-acetyl-5-hydroxy-2,3-dihydrobenzofuran-2-yl)propenoate]，6-乙酰基-5-羟基-2-(1-羟基-2-丙烯基)-3-甲氧基-2,3-二氢苯并呋喃[6-acetyl-5-hydroxy-2-(1-hydroxy-2-propenyl)-3-methoxy-2,3-dihydrobenzofuran][1]；三萜类：3β-乙酰氧基-25-羟基达玛-20,23-二烯(3β-acetoxy-25-hydroxydammara-20,23-diene)，3β-乙酰氧基-24-氧代-达玛-20,25-二烯(3β-acetoxy-24-oxo-dammara-20,25-diene)，17β-羟基-3,16-二酮-28-去甲齐墩果-12-烯(17β-hydroxy-3,16-dioxo-28-norolean-12-ene)，17β-羟基-3,11,16-三氧代-28-去甲齐墩果-12-烯(17β-hydroxy-3,11,16-trioxo-28-norolean-12-ene)[1]。

叶含挥发油：(E)-β-金合欢烯[(E)-β-farnesene]，β-石竹烯(β-caryophyllene)[2]；酚类：6"-乙酰海金鸡菊苷▲(6"-acetylmaritimein)，4",6"-二乙酰海金鸡菊苷▲(4",6"-diacetylmaritimein)[3]；其他类：3-β-D-吡喃葡萄糖基-1-羟基-6(E)-十四烯-8,10,12-三炔[3-β-D-glucopyranosyl-1-hydroxy-6(E)-tetradecene-8,10,12-triyne]，(E)-1-羟甲基-2-十二烯-4,6,8,10-四炔-β-D-吡喃葡萄糖苷[(E)-1-(hydroxymethyl)-2-dodecene-4,6,8,10-tetraynyl-β-D-glucopyranoside]，(4E)-1-羟甲基-4-十二烯-6,8,10-三炔-β-D-吡喃葡萄糖苷[(4E)-1-(hydroxymethyl)-4-dodecene-6,8,10-triynyl-β-D-glucopyranoside]，1-羟甲基-2,4,6,8,10-十二碳五炔-β-D-吡喃葡萄糖苷[1-(hydroxymethyl)-2,4,6,8,10-dodecapentaynyl-β-D-glucopyranoside][4]。

化学成分参考文献

[1] Schmidt TJ, et al. *Planta Med*, 2003, 69(3): 258-264.
[2] Kuiate JR, et al. *Flavour and Fragrance Journal*, 1999, 14(2): 82-84.
[3] Ruecker G, et al. *Planta Med*, 1994, 60(3): 288-289.
[4] Ruecker G, et al. *Planta Med*, 1992, 58(3): 266-269.

30. 白酒草属 Conyza Less.

一年生或二年生草本，稀灌木或小乔木。叶互生，全缘或具齿或羽状分裂。头状花序异形，通常多数排成伞房状或圆锥花序，稀单生，盘状或稀具短辐射状。总苞半球形至圆柱形；总苞片 3-4 层或不明显 2-3 层，披针形或线状披针形，草质，具膜质边缘，花序托半球形，具窝孔或有锯屑状缘毛；花全部结实，雌花丝状，无舌或具短舌片，常短于花柱，或舌片短于管部，不超出冠毛；两性花少数，管状，5 齿裂；花药基部钝；花柱分枝具披针形至三角形附器。瘦果卵状长圆形，扁，被短微毛或杂有腺点；冠毛多数，细易碎的刚毛。

约 60 种，分布于热带和亚热带地区。我国有 10 种，1 变种，6 种药用。

分种检索表

1. 雌花花冠丝状，无舌片，顶端被微毛；叶较宽。
    2. 叶羽状深裂，裂片 3-6 对；头状花序径 10-15 mm，排成狭圆锥花序，被开展的长节毛和短腺毛·· 1. **熊胆草 C. blinii**
    2. 叶具圆齿，粗锯齿；头状花序径 7-11 mm，密集成近圆球状花序。
        3. 植株被黏质、腺状短柔毛，茎叶具短柄，基部不抱茎；头状花序径 7 mm，雌花花冠短于花柱的 1/5 ··· 2. **粘毛白酒草 C. leucantha**
        3. 植株被长柔毛或短糙毛；茎叶无柄，基部半抱茎；头状花序径 11 mm，雌花花冠短于花柱的 1/2 ··· 3. **白酒草 C. japonica**
1. 雌花花冠舌状，舌片小，叶狭，披针状线形至线形。
    4. 植株绿色，被疏长硬毛；叶两面及边缘被硬长毛；头状花序小，径 3-4 mm ········ 4. **小蓬草 C. canadensis**
    4. 植株灰绿色，被贴生短毛和疏长毛；叶两面被灰白色短糙毛；头状花序较大，径 5-10 mm。
        5. 茎粗壮，高 80-150 cm；茎叶狭倒披针形或宽线形；头状花序多数，排成大而长的圆状花序；总苞长约 4 mm；冠毛黄褐色·· 5. **苏门白酒草 C. sumatrensis**
        5. 茎细，高 30-50 cm，茎叶线形或狭披针形；头状花序较多，排成总状或总状圆锥花序；总苞长达约 5 mm；冠毛红褐色·· 6. **香丝草 C. bonariensis**

本属药用植物主要含三萜及其皂苷类化合物，如从熊胆草 (C. blinii) 中分得的白酒草皂苷▲(conyzasaponin) D (**1**)、E (**2**)、F (**3**)、H (**4**)，其中 **1** 和 **3** 结构中的糖链部分含有两个芹糖基，是天然产物中十分罕见的，并且两者对肿瘤细胞 HL-60 具有细胞毒活性。黄酮类化合物广泛存在于本属药用植物中，如得自香丝草 (C. bonariensis) 的化合物高唐素 -8-O- 葡萄糖醛酸苷 (takakin-8-O-glucuronide, **5**)，具有抑制黄嘌呤氧化酶活性的作用。此外，本属药用植物还含有萜类化合物，如从熊胆草中分得的苦蒿素 (blinin, **6**)，具有抗溃疡作用。

本属植物多数植物具有抗炎、抗菌作用。主要活性成分为三萜及其皂苷、黄酮类化合物。

1. 熊胆草（中国植物志） 苦蒿尖、苦龙胆（滇南草本），苦蒿、鱼胆草、金龙胆草（四川），劲直假蓬（云南中草药选），矮脚苦蒿（昆明中草药），苦蒿（中国高等植物图鉴）

Conyza blinii H. Lév. in Repert. Spec. Nov. Regni Veg. Beih. 8: 451. 1910.——*C. pinnatifida* Franch., *C. dunniana* H. Lév.（英 **Blin's Conyza**）

一年生草本，高 60-100 cm，分枝或不分枝，被白色开展的长节毛和密短腺毛。叶密集，花期枯萎；中部和上部叶卵形或卵状长圆形，长 4-10 cm，宽 2.5-4 cm，无柄，全部叶羽状深裂，裂片 4-6 对，线形或线状披针形，全缘或具齿，两面被白色长节毛和密短腺毛。头状花序径 10-15 mm，少数至多数排成狭圆锥花序，花序梗密被开展的长节毛及腺毛。总苞半球状钟形；总苞片 3-4 层，外层较短，内层长 6-7 mm，先端紫红色，全部总苞片线形，背面被长毛及短腺毛，雌花花冠丝状，疏生微毛；两性花花冠具 5 裂片。瘦果长圆形，压扁，两面被微毛；冠毛污白色，糙毛状，略长于花冠。花果期 5-11 月。

分布与生境 产于四川、贵州、云南。生于海拔 1800-2600 m 的山坡草地荒地、路边灌丛中。

药用部位 全草或地上部分。

功效应用 清热解毒，泻火，祛痰止咳，平喘，止血。用于疮疡，牙痛，目赤，疮疡，湿疹，痢疾，疟疾，鼻出血，便血，崩漏，外伤出血。现代亦用于慢性支气管炎，扁桃体炎，咽喉炎，中耳炎，口腔炎，肾炎，黄疸型肝炎，眼结膜炎。

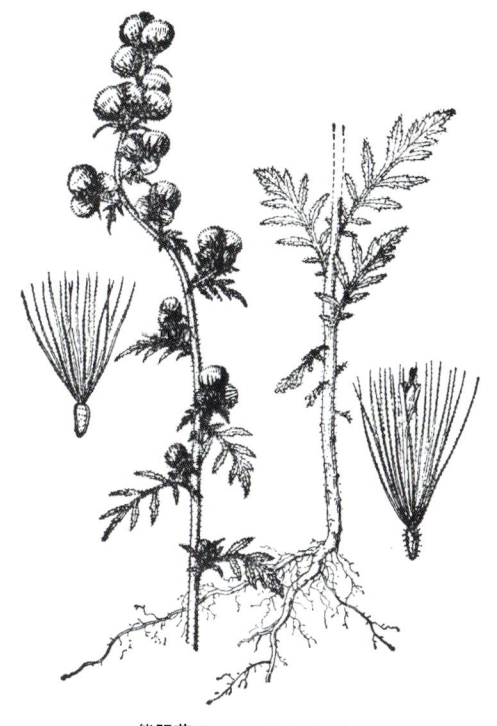

熊胆草 Conyza blinii H. Lév.
引自《中国高等植物图鉴》

化学成分 地上部分含二萜类：*E*-8α,15-二羟基-15-(3*S*-羟基-十八烷酰基-13-半日花烯-8-*O*-α-L-吡喃阿拉伯糖苷[*E*-8α,15-dihydroxy-15-(3*S*-hydroxy-octadecanoyl)-13-labdene-8-*O*-α-L-arabinopyranoside][1]，14,15-

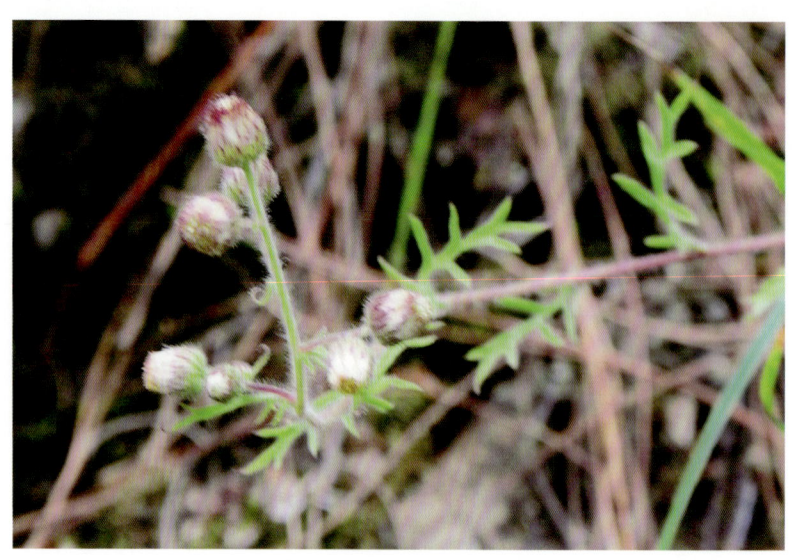

熊胆草 Conyza blinii H. Lév.
摄影：陈又生

二降半日花烷-13-酮-8-O-α-L-吡喃阿拉伯糖苷(14,15-dinor-labdan-13-one-8-O-α-L-arabinopyranoside)[2]，苦蒿素(blinin)，白酒草内酯▲(conyzalactone)[3]，熊胆草苷▲(blinoside) A、B，熊胆草苷▲A-15-O-(3″R-羟基)十八酸酯[blinoside A-15-O-(3″R-hydroxy)octadecanoate]，$8\alpha,15,16$-三羟基-13-烯半日花烯($8\alpha,15,16$-trihydroxy-13-labdene)[4]，19-去乙酰白酒草内酯▲(19-deacetylconyzalactone)[5]；三萜皂苷类：白酒草皂苷▲(conyzasaponin) A、B、C[6]、D、E、F[7]、G[6]、H[7]、I、J、K、L、M、N、O、P、Q[8]；三萜类：β-香树脂醇，α-香树脂醇，无羁萜(friedelin)，β-香树烯酮(β-amyrenone)，无羁萜醇(friedelinol)[3]；黄酮类：槲皮素，芦丁，山奈酚，圣草酚，槲皮素-3-O-葡萄糖苷，槲皮素-3,4'-二甲醚，5,8-二羟基-7,3',4'-三甲氧基黄酮(5,8-dihydroxy-7,3',4'-trimethoxyflavone)[9]；有机酸类：3R-羟基十八酸(3R-hydroxyoctadecanoic acid)[2]，咖啡酸，丁香酸[10]；甾体类：α-菠甾醇[10]，胡萝卜苷[11]；其他类：4-丙酰基-2,6-二甲氧基苯基-β-D-吡喃葡萄糖苷(4-propionyl-2,6-dimethoxyphenyl-β-D-glucopyranoside)[5]，三十醇[10]。

全草含黄酮类：5,8,3',4'-四羟基-7-甲氧基黄酮(5,8,3',4'-tetrahydroxy-7-methoxyflavone)，5,8,4'-三羟基-7,3'-二甲氧基黄酮(5,8,4'-trihydroxy-7,3'-dimethoxyflavone)，5,7-二羟基-3,3',4'-三甲氧基黄酮(5,7-dihydroxy-3,3',4'-trimethoxyflavone)，5,7-二羟基-3,8,4'-三甲氧基黄酮(5,7-dihydroxy-3,8,4'-trimethoxyflavone)[12]；甾体类：菠甾醇，β-谷甾醇[12]；二萜类：苦蒿素[12]；有机酸类：正二十六酸[12]。

药理作用 抗溃疡作用：苦蒿素灌胃，能减少幽门结扎胃溃疡模型大鼠胃溃疡面积，降低胃黏膜组织MDA水平[1]。

注评 本种为中国药典（1977、2010年版）收载"金龙胆草"的基源植物，药用其干燥地上部分。彝族用全草治肾炎、黄疸型肝炎等。

化学成分参考文献

[1] Chen L, et al. *Chem Res Chin Univ*, 2009, 25(4): 458-460.

[2] Su YF, et al. *Nat Prod Res, Part A*, 2008, 22(6): 521-524.

[3] 苏艳芳，等. 中草药，2001, 32(12): 1067-1068.

[4] Su YF, et al. *Heterocycles*, 2002, 56(1-2): 265-271.

[5] Su YF, et al. *J Asian Nat Prod Res*, 2001, 3(3): 229-233.

[6] Su YF, et al. *J Nat Prod*, 2001, 64(1): 32-36.

[7] Su YF, et al. *Tetrahedron*, 2001, 57(31): 6721-6726.

[8] Su YF, et al. *J Nat Prod*, 2003, 66(12): 1593-1599.

[9] 苏艳芳，等. 中草药，2001, 32(6): 496-497.

[10] Xu LP, et al. *Heterocycles*, 1999, 51(3): 605-609.

[11] 徐丽萍，等. 中国中药杂志，1998, 23(9): 552-553.

[12] 苏艳芳，等. 中草药，2007, 38(3): 332-334.

菊科 COMPOSITAE

药理作用及毒性参考文献

[1] 苏艳芳，等. 中草药，2007, 38(3): 330-332.

2. 粘毛白酒草（中国高等植物图鉴） 白花白酒草、粘毛假蓬（中国高等植物图鉴），假蓬（海南植物志）

Conyza leucantha (D. Don) Ludlow et Raven in Kew Bull. 17(1): 71. 1963.——*Erigeron leucanthum* D. Don.（英 **White flower Conyza**）

一年生草本，高 60–120 cm，茎直立，被密尘状短腺毛。中部茎叶椭圆状长圆形或长圆状披针形，长 7–14 cm，宽 2–3 cm，有短柄，边缘有具小尖头锯齿，侧脉 4–6 对，两面被腺状柔毛，上部叶长圆状披针形，上部叶长 3.5 cm，近无毛，全缘有细齿。头状花序径 7 mm，排成宽圆锥花序；花序梗密被腺状柔毛。总苞钟状，径 7 mm；总苞片 3 层，外层线状披针形，外面被腺状柔毛，内层稍短，干膜质，顶端渐尖，常紫色。花白色，雌花花冠丝状，顶端撕裂，短于花柱的 1/5；两性花 6–9 个，上部膨大，管部上部有疏微毛。瘦果长圆形，边缘腺状，被微毛；冠毛 1 层，淡红色，刚毛状，长 3.5–4.5 mm，基部连合成环，易脱落。花果期 9–12 月。

分布与生境 产于福建、台湾、海南、广东、广西、贵州、云南。生于海拔 1000–1800 m 的开旷山坡，荒地，路旁和田边。也分布于印度、尼泊尔、不丹、泰国、老挝、柬埔寨、越南、马来西亚、缅甸、印度尼西亚、菲律宾及澳大利亚。

药用部位 全草。

功效应用 清热解毒，消肿止痛。用于痈肿疮毒，咽喉肿痛。

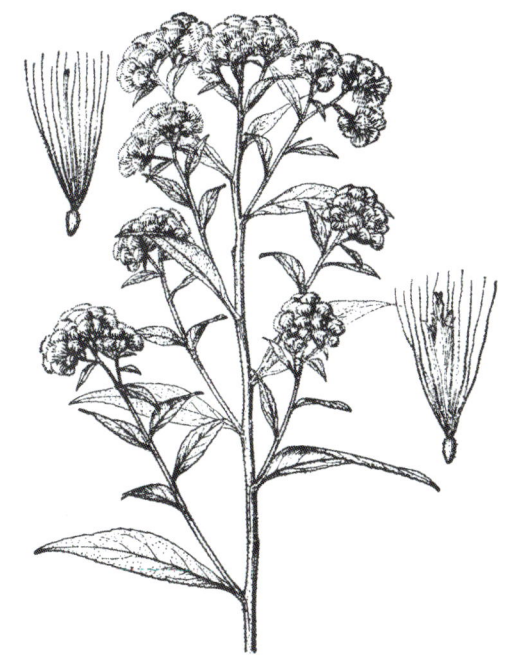

粘毛白酒草 *Conyza leucantha* (D. Don) Ludlow et Raven
引自《中国高等植物图鉴》

3. 白酒草（中国植物志） 假蓬（广西），小白酒草、酒药草、银钮、刀口药（玉溪中草药）

Conyza japonica (Thunb.) Less., Syn. Comp. 204. 1832.——*Erigeron japonicum* Thunb.（英 **Japanese Conyza**）

一年生或二年生草本，高 (15) 20–50 cm，分枝或不分枝，被白色开展的长柔毛或短糙毛。下部茎叶倒卵形或匙形，长 6–7 cm，宽 0.8–3 cm，先端圆钝，基部楔形，下延成具宽翅的长柄，中部以上叶狭长圆形、长圆状披针形或倒披针形，长 3.5–8 cm，宽 0.5–2 cm，无柄，基部圆，半抱茎，顶端钝，边缘有小尖齿，上部叶渐小，披针形或线状披针形，两面被贴生长柔毛，边缘有粗齿成小尖。头状花序径 9–12 mm，多数，排成顶生球状或伞房花序；花序梗被密长柔毛。总苞半球形；总苞片 3–4 层，外层较短，卵状披针形，内层线状披针形，长 4–5 mm，顶端尖或渐尖，被长柔毛，干时常反折；雌花极多数，丝状，顶端被微毛，短于花柱的 1/2；两性花少数，裂片卵形，顶端被微毛。瘦果长圆形，扁，有微毛；冠毛污白色或稍红色，糙毛状，长 4.5 mm。花果期几全年。

分布与生境 产于浙江、福建、台湾、江西、湖南、广东、广西、甘肃、四川、贵州、云南和西藏。生于海拔 700–2500 m 的田边、山坡草地或林缘。也分布于阿富汗、印度、不丹、巴基斯坦、缅甸、泰国、越南、马来西亚和日本。

药用部位 全草、根。

功效应用 清热，止痛，祛风，化痰。用于肺炎，咽喉肿痛，小儿惊风。

化学成分 地上部分含二萜类：劲直假莲酸(strictic acid)，对映-2β-羟基-15,16-环氧-3,13(16),14-克罗三

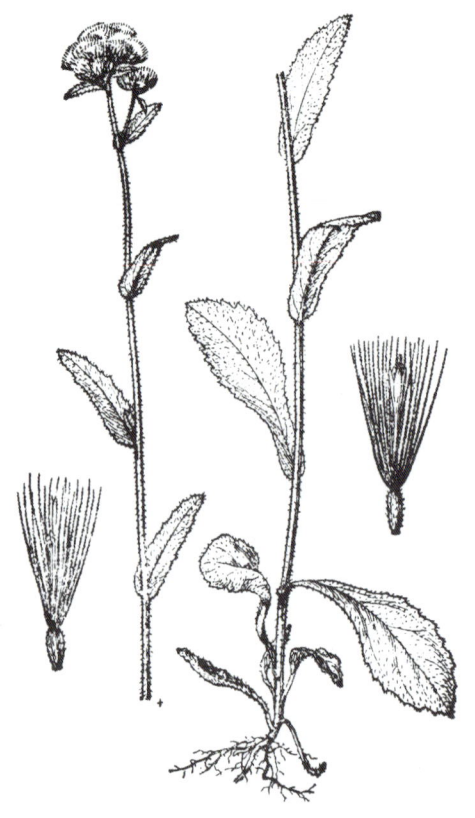

白酒草 Conyza japonica (Thunb.) Less.
引自《中国高等植物图鉴》

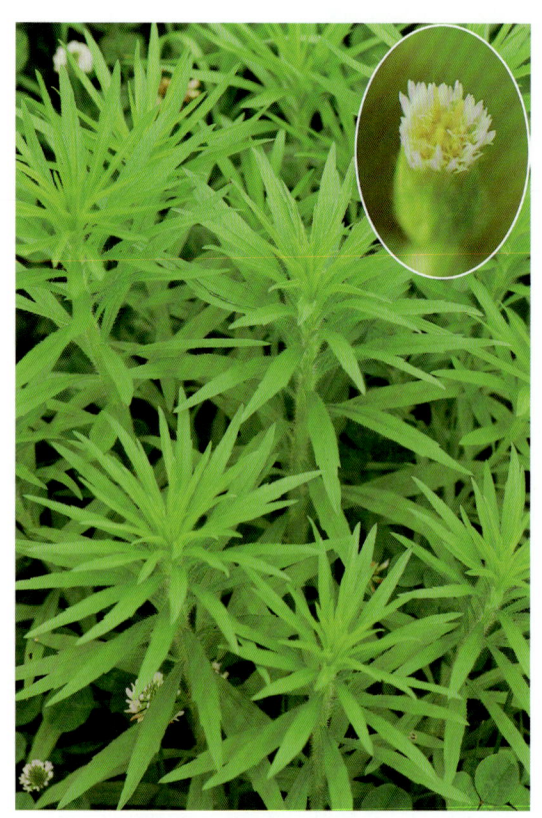

白酒草 Conyza japonica (Thunb.) Less.
摄影：周繇

烯-18-酸[ent-2β-hydroxy-15,16-epoxy-3,13(16),14-cleroda-trien-18-oic acid][1]；黄酮类：5,7-二羟基-3,8,4'-三甲氧基黄酮(5,7-dihydroxy-3,8,4'-trimethoxyflavone)[1]。

注评 本种彝族用全草治疗喉炎、牙周炎、扁桃体炎、肋膜炎、湿疹等，傈僳族用根治疗胸膜炎、肺炎等。

化学成分参考文献

[1] Pandey UC, et al. *Phytochemistry*, 1984, 23(2): 391-397.

4. 小蓬草（中国植物志） 小蓬、加拿大蓬、小飞蓬、苦蒿（云南），绒线草（中草药），白蒿（药学通报）

Conyza canadensis (L.) Cronquist in Bull. Torrey Bot. Club. 70: 632. 1943. ——*Erigeron canadensis* L.
（英 Canadian Horseweed）

一年生草本，高 30-80 (100) cm。茎直立，上部茎分枝，被白色长硬毛。叶密集，下部叶倒披针形或线状披针形，长 6-10 cm，宽 0.2-1 cm，顶端渐尖，基部渐窄成柄，具疏锯齿或全缘，中、上部叶线状披针形或线形，近无柄，两面或仅上面被疏硬毛，边缘被上弯硬缘毛。头状花序多数，径 3-4 mm，排成顶生多分枝圆锥花序；花序梗细。总苞近圆柱状；总苞片 2-3 层，线状披针形或线形，外层短于内层之半，背面被疏毛，内层边缘干膜质。雌花多数舌状，白色，舌片小线形；两性花淡黄色，顶端具4-5 齿裂。瘦果线状披针形，被贴生微毛；冠毛污白色，糙毛状。花果期 3-9 月。

分布与生境 原产于北美洲。现在我国南北各省区均有分布。生于海拔 100-1400 m 的旷野、荒地、田边路边，为常见杂草。

药用部位 全草。

功效应用 清热利湿，散瘀消肿。用于风湿痹痛，跌打损伤，疮疖肿痛，外伤出血。现代亦用于痢疾，中耳炎，眼结膜炎，肠炎，肝炎，胆囊炎，牛皮癣。

化学成分 根含二氢吡喃酮类：小蓬草吡喃酮(conyzapyranone) A、B[1]；炔类：4Z,8Z-母菊炔▲-γ-内酯(4Z,8Z-matricaria-γ-lactone)，4E,8Z-母菊炔▲-γ-内酯(4E,8Z-matricaria-γ-lactone)[1]；脂肪酸类：9,12,13-三羟基-10(E)-十八碳烯酸[9,12,13-trihydroxy-10(E)-octadecenoic acid][1]；三萜类：无羁萜(friedelin)，表无羁萜醇(epifriedelanol)，西米杜鹃醇(simiarenol)，蒲公英赛醇(taraxerol)[1]；黄酮类：芹菜素(apigenin)[1]；甾体类：菠甾醇(spinasterol)，豆甾醇(stigmasterol)，β-谷甾醇[1]。

茎和叶含有机酸类：香草酸(vanillic acid)，丁香酸(syringic acid)[2]。

地上部分含倍半萜类：β-檀香烯(β-santalene)，β-花侧柏烯(β-himachalene)，花侧柏烯(cuparene)，α-姜黄烯(α-curcumene)，γ-杜松烯(γ-cadinene)[3]；挥发油类：主要成分为(E)-β-金合欢烯[(E)-β-farnesene]，匙叶桉油烯醇(spathulenol)，柠檬烯(limonene)[4]。

全草含三萜类：无羁萜，无羁萜醇(friedelinol)，16β,20β-二羟基蒲公英赛-3-O-棕榈酸酯(16β,20β-dihydroxytaraxastane-3-O-palmitate ester)[5]，3β-古柯二醇(3β-erythrodiol)，3β-羟基齐墩果-12-烯-28-羧酸(3β-hydroxyolean-12-en-28-oic acid)[6]；单萜类：8R,9R-二羟基母菊炔▲甲酯(8R,9R-dihydroxymatricarine methyl ester)，母菊炔▲甲酯(matricarine methyl ester)，香芹烯醇(carvenol)[5]；有机酸类：庚酸(heptanoic acid)，9-羟基-10Z,12E-十八碳二烯酸(9-hydroxy-10Z,12E-octadecadienoic acid)，9,12,13-三羟基-10E-十八碳烯酸(9,12,13-trihydroxy-10E-octadecenoic acid)[5]，3,5-二羟基苯甲酸，对羟基苯甲酸，3,5-二甲氧基苯甲酸[6]；鞘脂类：N-[3E-2-羟基-1-羟甲基-3-十六烯]-己酰胺{N-[3E-2-hydroxy-1-hydroxymethyl-3-hexadecen-1-yl]-hexanamide}，N-[5E,8E-1-[(β-D-吡喃葡萄糖氧基)甲基]-2,4-二羟基-5,8-二十六碳二烯]-十五酰胺{N-[5E,8E-1-[(β-D-glucopyranosyloxy)methyl]-2,4-dihydroxy-5,8-hexacosadienyl]-pentadecanamide}，N-[5E,8E-2,4-二羟基-1-羟甲基-5,8-二十六碳二烯]-十五酰胺{N-[5E,8E-2,4-dihydroxy-1-hydroxymethyl-5,8-hexacosadienyl]-pentadecanamide}[6]，N-(8E-2,4-二羟基-1-羟甲基-8-二十六碳烯)-十五酰胺[N-(8E-2,4-dihydroxy-1-hydroxymethyl-8-hexacosenyl)-pentadecanamide]，N-{8E-1-[(β-D-吡喃葡萄糖氧基)甲基]-2,4-

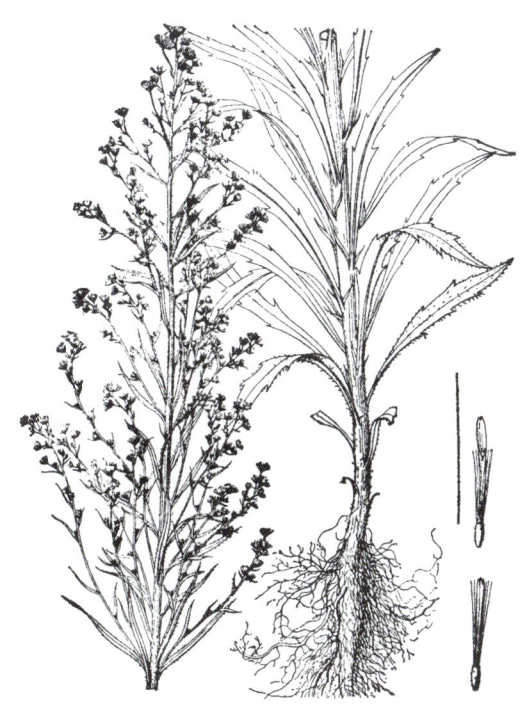

小蓬草 Conyza canadensis (L.) Cronquist
引自《中国高等植物图鉴》

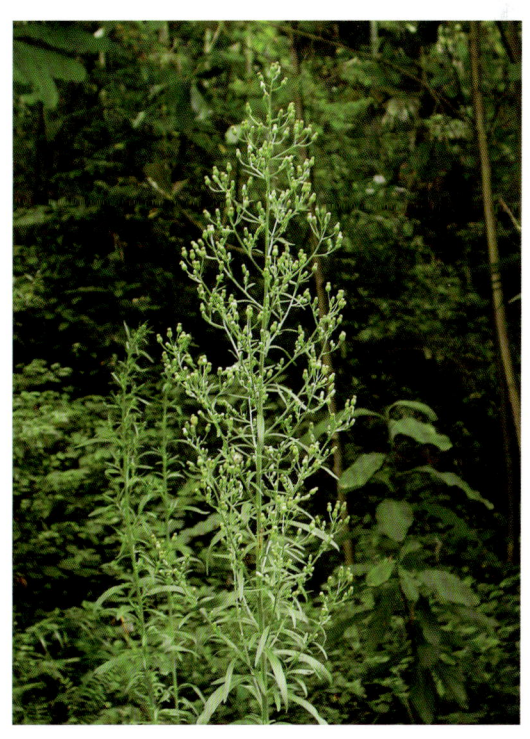

小蓬草 Conyza canadensis (L.) Cronquist
摄影：林秦文

二羟基-8-二十六碳烯}-十五酰胺{N-[8E-1-[(β-D-glucopyranosyloxy)methyl]-2,4-dihydroxy-8-hexacosenyl]-pentadeca-namide}[7]；甾体类：β-谷甾醇、α-菠甾醇[5]、豆甾醇、β-谷甾醇-3-O-β-D-葡萄糖苷[7]；生物碱类：哈尔明碱(harmine)[7]；二萜类：小蓬草萜内酯▲(conyzolide)[8]、小蓬草黄酮▲(conyzoflavone)[8]。

药理作用 抗炎作用：小蓬草地上部分石油醚提取物、乙醇提取物灌胃，对角叉菜胶和甲醛所致的大鼠足肿胀有抑制作用[1]。

扩张冠状血管作用：小蓬草全草总黄酮水溶性部位可抑制 15-甲基前列腺素 F2α 对猪离体冠状动脉的收缩作用[2]。

抗血小板聚集作用：小蓬草多糖体外能拮抗 ADP、胶原诱导的血小板聚集[3-4]。

抗细菌作用：小蓬草中提取的小蓬草萜内酯▲与小蓬草黄酮▲体外对大肠埃希菌、铜绿假单胞菌、金黄色葡萄球菌有抑制作用[5]。小蓬草花挥发油体外对大肠埃希菌、金黄色葡萄球菌、巨大芽孢杆菌有抑制作用[6]。

抗真菌作用：小蓬草中提取的小蓬草萜内酯▲与小蓬草黄酮▲体外对长梭形毛癣菌、白色念珠菌、光滑球念珠菌有抑制作用[5]。

抗肿瘤作用：小蓬草中提取的小蓬草吡喃酮 A、B 及 4Z,8Z-母菊炔▲-γ-内酯、4E,8Z-母菊炔▲-γ-内酯、表无羁萜醇、芹菜素、菠甾醇在体外能抑制 HeLa、A431、MCF-7 细胞增殖[7]。

抗氧化作用：小蓬草多糖体外能抑制过氧化亚硝酸阴离子介导血小板蛋白内的硝化反应，减少超氧离子自由基的生成[3]。

其他作用：小蓬草吡喃酮 B、4E,8Z-母菊炔▲-γ-内酯及菠甾醇在体外能抑制人胚胎成纤维细胞 MRC-5 的增殖[7]。

化学成分参考文献

[1] Csupor-Löffler, et al. *Planta Med*, 2011, 77(11): 1183-1188.

[2] 王京祥，等.药学通报，1983, 18(2): 91-92.

[3] Lenfeld J, et al. *Pharmazie*, 1986, 41(4): 268-269.

[4] Rustaiyan A, et al. *J Essent Oil Res*, 2004, 16(6): 579-581.

[5] Xie WD, et al. *Arch Pharm Res*, 2007, 30(5): 547-551.

[6] Mukhtar N, et al. *Chem Pharm Bull*, 2002, 50(12): 1558-1560.

[7] Mukhtar N, et al. *Phytochemistry*, 2002, 61(8): 1005-1008.

[8] Shakirullah M, et al. *J Enzyme Inhib Med Chem*, 2011, 26(4): 468-471.

药理作用及毒性参考文献

[1] Lenfeld J, et al. *Pharmazie*, 1986, 41(4): 268-269.

[2] 郭济贤，等.上海医科大学学报，1988, 15(3): 195.

[3] Olas B, et al. *Platelets*, 2006, 17(6): 354-360.

[4] Saluk-Juszczak J, et al. *Gen Physiol Biophys*, 2007, 26(2): 150-152.

[5] Shakirullah M, et al. *J Enzyme Inhib Med Chem*, 2011, 26(4): 468-471.

[6] 原玲芳，等.江苏农业科学，2010, (4): 295-296.

[7] Csupor-Löffler B, et al. *Planta Med*, 2011, 77(11): 1183-1188.

5. 苏门白酒草（中国植物志） 茵陈蒿、野蒿（云南蒙自），泽蒿（云南景洪），茵陈（云南屏边），竹叶艾（广西）

Conyza sumatrensis (Retz.) E. Walker in J. Jap. Bot. 46(3): 72. 1971.——*Erigeron sumatrensis* Retz.（英 **Sumatra Conyza**）

一年生或二年生草本，高 50–150 cm，茎直立，被密灰白色上弯的短糙毛，杂有开展的疏柔毛。叶密集，基部叶花期凋落，下部叶倒披针形或披针形，长 6–10 cm，宽 1–3 cm，顶端渐尖，基部渐狭成具翅的柄，边缘每侧有 4–8 个粗齿，上部叶渐小，狭披针形或近线形，无柄，具齿或全缘，两面密被灰白色短糙毛。头状花序多数，径 5–8 (10) mm，排成顶生大型的圆锥花序；花序梗长 3–5 mm。总苞卵状圆柱形，径 3–4 mm；总苞片 3 层，线状披针形或线形，渐尖，背面被糙短毛，外层短于内层之半，内层长约 4 mm，边缘干膜质。雌花多数，长 4–4.5 mm，舌片淡黄色或淡紫色，极短，丝状；两性花 6–11 个，淡黄色，上端 5 齿裂。瘦果线状披针形，被贴生微毛；冠毛 1 层，污白色，糙毛状，长 3.5–4.5 mm。花果期几全年。

分布与生境 原产于南美洲。现分布于我国浙江、江西、福建、台湾、广东、广西、海南、贵州、云南、四川、西藏。常生于山坡草地、旷野、路旁，是常见杂草。全世界热带和亚热带地区广泛分布。

药用部位 全草。

功效应用 化痰止咳，舒经通络，止血。用于咳嗽痰多，风湿痹痛，胸满胁痛，崩漏，子宫出血。

化学成分 叶含挥发油[1]。

全草含黄酮类：芹菜素-7-O-β-D-吡喃葡萄糖醛酸苷-6''-乙酸酯(apigenin-7-O-β-D-glucuronopyranoside-6''-acetate)，芹菜素-7-O-β-D-吡喃葡萄糖醛酸苷(apigenin-7-O-β-D-glucuronopyranoside)，金圣草酚-7-β-D-吡喃葡萄糖醛酸苷-6''-乙酸酯(chrysoeriol-7-O-β-D-glucuronopyranoside-6''-acetate)，金圣草酚-7-O-β-D-葡萄糖苷(chrysoeriol-7-O-β-D-glucoside)，4'-羟基汉黄芩素(4'-hydroxywogonin)，刺槐素-7-O-芸香糖苷(acacetin-7-O-rutinoside)，金圣草酚(chrysoeriol)[2]，木犀草素，芹菜素，高黄芩苷(scutellarin)，木犀草素-7-O-β-D-吡喃葡萄糖醛酸苷-6''-甲酯(luteolin-7-O-β-D-glucuronopyranoside-6''-methyl ester)，槲皮素-3-O-β-D-吡喃葡萄糖苷(quercetin-3-O-β-D-glucopyranoside)，金圣草酚-7-O-β-D-吡喃葡萄糖醛酸苷(chrysoeriol-7-O-β-D-glucuronopyranoside)，木犀草素-7-O-β-D-吡喃葡萄糖醛酸苷(luteolin-7-O-β-D-glucuronopyranoside)，高黄芩素-7-O-β-D-葡萄糖醛酸苷-6''-甲酯(scutellarein-7-O-β-D-glucuronide-6''-methyl ester)，高黄芩素-7-O-β-D-吡喃葡萄糖苷(scutellarein-7-O-β-D-glucopyranoside)[3]；有机酸类：天师酸(tianshic acid)[2]，丁香酸-β-D-吡喃葡萄糖酯(syringic acid-β-D-glucopyranosylester)，焦袂康酸-3-O-[6'-O-(4-羟基苯甲酰基)]-β-D-吡喃葡萄糖苷{pyromeconic acid-3-O-[6'-O-(4-hydroxylbenzoyl)]-β-D-glucopyranoside}[3]；甾体类：菠甾醇，菠甾醇-3-O-β-D-葡萄糖苷(spinasterol-3-O-β-D-glucoside)，菠甾

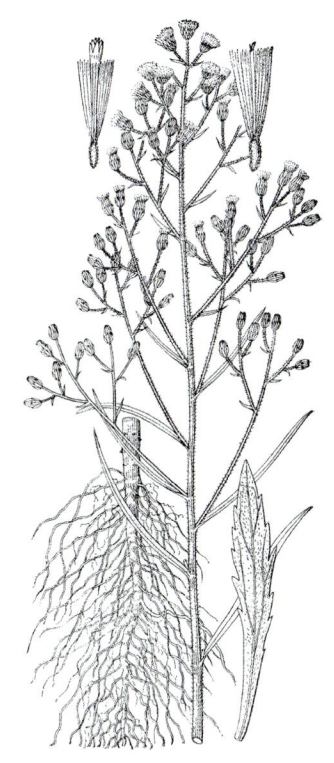

苏门白酒草 Conyza sumatrensis (Retz.) E. Walker
王金凤 绘

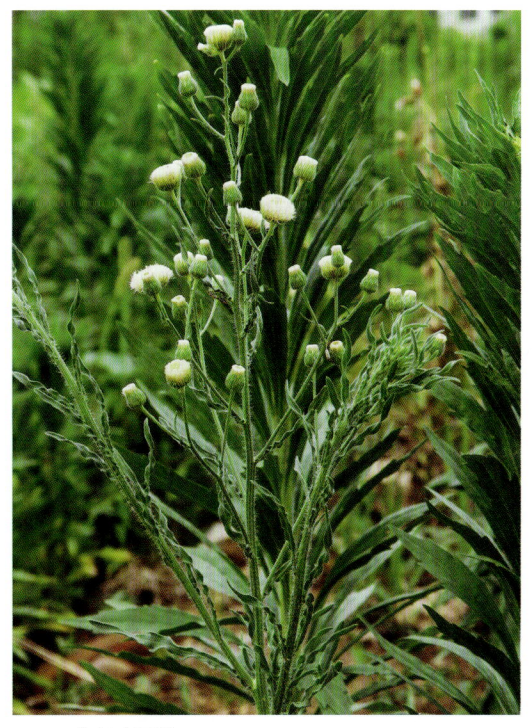

苏门白酒草 Conyza sumatrensis (Retz.) E. Walker
摄影：朱仁斌

醇-3-O-β-D-葡萄糖苷-6'-O-棕榈酸酯(spinasterol-3-O-β-D-glucoside-6'-O-palmitate)[2]；酰胺类：(2'R)-2'-羟基二十二烷酰胺基-(2S,3S,4R,8E)-8,9-二去氢植物鞘氨醇[(2'R)-2'-hydroxydocosanosylamino-(2S,3S,4R,8E)-8,9-didehydrosphingosine][2]。

药理作用　镇痛作用：苏门白酒草水提物灌胃，能抑制小鼠甲醛舔足反应和醋酸扭体反应；提高小鼠对热板实验的痛阈；延长大鼠对尾部热水浸泡刺激的反应时间[1]。

抗炎作用：苏门白酒草水提物灌胃，能抑制角叉菜胶所致的大鼠足肿胀[1]。

化学成分参考文献

[1] Machado SMF, et al. *J Essent Oil Res*, 1995, 7(1): 83-84.

[2] 解笑瑜，等. 中草药, 2009, 40(11): 1715-1719.

[3] Chai X, et al. *Biochem Syst Ecol*, 2008, 36(3): 216-218.

药理作用及毒性参考文献

[1] Asongalem EA, et al. *J Ethnopharmacol*, 2004, 91(2-3): 301-308.

6. 香丝草（中国植物志）　野塘蒿（广西），灰绿白酒草（秦岭植物志），小白菊（云南永胜），小山艾（安徽），火药草（四川），小加蓬（海南）

Conyza bonariensis (L.) Cronquist in Bull. Torrey Bot. Club. 70: 632. 1943. ——*Erigeron bonariensis* L., *E. crispus* Pourr., *E. linifolius* Willd.（英 **Bona Conyza**）

一年生或二年生草本。茎直立或斜升，高 20–50 cm，密被贴生短毛，杂有开展的疏长柔毛。叶密集，基部叶花期枯萎，下部叶倒披针形或长圆状披针形，长 3–5 cm，宽 0.3–1 cm，顶端尖，基部狭成长柄，具粗齿或羽状浅裂，中、上部叶狭披针形至线形，长 3–7 cm，宽 0.3–0.5 cm；无柄或具短柄，全缘或具齿，两面被密贴生短糙毛。头状花序径 8–10 mm，多数，排成顶生总状或总状圆锥花序。总苞椭圆

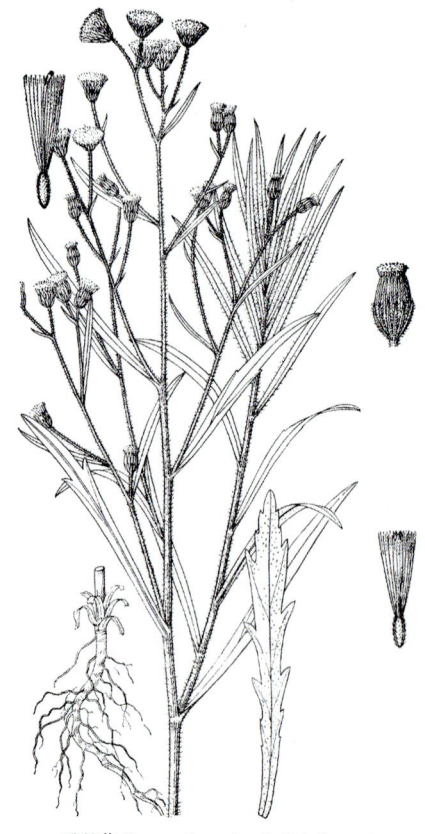

香丝草 Conyza bonariensis (L.) Cronquist
王金凤　绘

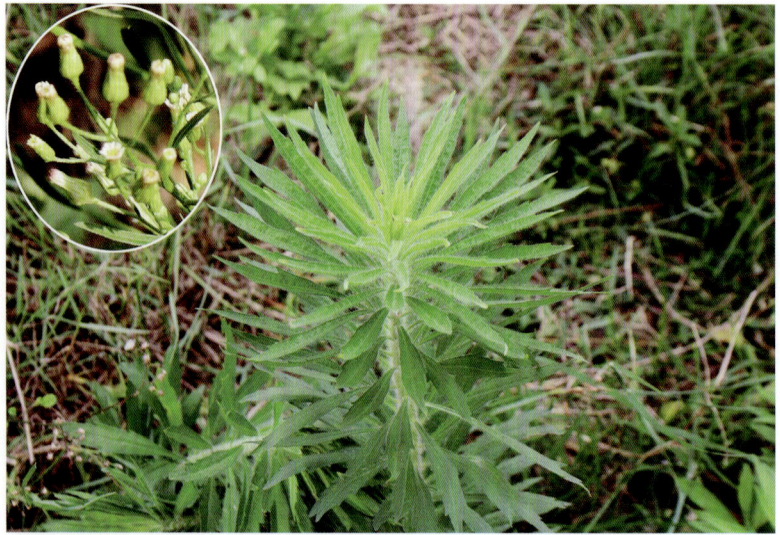

香丝草 Conyza bonariensis (L.) Cronquist
摄影：王祝年

状卵形，长约 5 mm；总苞片 2-3 层，线形，被密灰白色短糙毛，外层短于内层之半，内层长 4 mm，边缘干膜质。雌花多层，白色，细管状，舌片或顶端 3-4 个细齿；两性花淡黄色，上端 5 齿裂。瘦果线状披针形，被疏短毛；冠毛淡红褐色，长约 4 mm。花果期 4-10 月。

分布与生境 原产于南美洲。我国中部、东部、南部至西南部各省区。生于海拔 70-2160 m 的荒地、田边和路边，为常见杂草。

药用部位 全草。

功效应用 清热解毒，祛风除湿，止痛，止血，缓下。用于感冒，疟疾，风湿痹痛，疮疡痈肿，大便燥结，外伤出血。

化学成分 根、茎、叶、花含挥发油，其主要成分为：母菊林素▲甲酯(matricarine methyl ester)，泪柏醇(manool)，柠檬烯(limonene)，香芹酮(carvone)[1]。

地上部分含聚乙炔类：顺式-毛叶菊酯(cis-lachnophyllum ester)[2]；黄酮类：芹菜素，金圣草酚(chrysoeriol)，木犀草素，刺槐素(acacetin)，槲皮素-3-葡萄糖苷[3]，高唐素-8-O-葡萄糖醛酸苷(takakin-8-O-glucuronide)[4]，槲皮素，木犀草素-7-O-葡萄糖苷，木犀草素-7-芸香糖苷，槲皮素-3-O-半乳糖苷，槲皮苷，孔雀草苷▲(patulitrin)[5]；倍半萜类：(1R,5E,7S)-4,10-二亚甲基-7-(1-甲基乙基)-5-环癸烯-1-醇[(1R,5E,7S)-4,10-bis(methylene)-7-(1-methylethyl)-5-cyclodecen-1-ol][2]，二氢豚草素(damsin)，3-羟基二氢豚草素(3-hydroxydamsin)，豚草素(ambrosin)，芳香膜菊素(odoratin)，冠裸穗豚草素(coronopilin)，蓝喉豚草素(cumanin)[5]；三萜类：香树脂醇[4]；单萜类：8-羟基-6,7-二氢沉香醇-8-O-吡喃葡萄糖苷(8-hydroxy-6,7-dihydrolinalool-8-O-glucopyranoside)[4]；有机酸类：咖啡酸，绿原酸，新绿原酸，1,4-二咖啡酰奎宁酸，3,5-二咖啡酰奎宁酸，4,5-二咖啡酰奎宁酸，3,4-二咖啡酰奎宁酸[3]，丁香酸，3-羟基-5-甲氧基苯甲酸[4]；香豆素类：东莨菪内酯[3]；苯丙素类：丁香酚-4-O-吡喃葡萄糖苷(eugenol-4-O-glucopyranoside)[4]；甾体类：β-谷甾醇，胡萝卜苷[4]；其他类：2,4-癸二烯-6-炔-4-内酯(2,4-decadiene-6-yn-4-olide)，4-甲氧基-5-(2-氧代己基)-2(5H)-呋喃酮[4-methoxy-5-(2-oxohexyl)-2(5H)-furanone][2]；酰胺类：香丝草苷▲(bonaroside)[4]；其他类：4-羟基吡啶-3-酸-4-O-吡喃葡萄糖苷(4-hydroxypyridin-3-carboxylic acid-4-O-glucopyranoside)[4]。

药理作用 抗炎作用：香丝草挥发油灌胃，对脂多糖诱发的小鼠胸膜炎有抑制作用，能抑制胸腔液中白细胞迁移；抑制 NO、γ-干扰素、IL-4 生成[1]。

抗细菌作用：香丝草挥发油体外对金黄色葡萄球菌、蜡样杆菌、枯草杆菌、大肠埃希菌、绿脓杆菌、伤寒杆菌、副伤寒杆菌、分枝杆菌均有抑制作用[2]。

抗真菌作用：香丝草挥发油体外对白色念珠菌有抑制作用[2]。

抗氧化作用：丁香酸和高唐素-8-O-葡萄糖醛酸苷体外能抑制黄嘌呤氧化酶[3]。

注评 本种为"野塘蒿"的基源植物，药用其全草。

化学成分参考文献

[1] Barbosa LCA, et al. *Flavour and Fragrance Journal*, 2005, 20(1): 39-41.

[2] Francisco Sanz J, et al. *Liebigs Annalen der Chemie*, 1991, (4): 399-400.

[3] Ferraro GE, et al. *Revista Latinoamericana de Quimica*, 1988, 19(3-4): 141-143.

[4] Kong LD, et al. *Phytochemistry*, 2001, 58(4): 645-651.

[5] Fusco Maria del R, et al. *Acta Farmaceutica Bonaerense*, 1999, 18(4): 295-298.

药理作用及毒性参考文献

[1] Souza MC, et al. *Pharmazie*, 2003, 58(8): 582-586.

[2] Metwally AM, et al. *Planta Med*, 1973, 23(3): 281-285.

[3] Kong LD, et al. *Phytochemistry*, 2001, 58(4): 645-651.

31. 葳菊属 Cavea W. W. Sm. et J. Small

多年生草本。根状茎粗厚，有分枝。茎直立，不分枝。单生或簇生。叶倒披针形，通常基部叶具柄，茎生叶近无柄，互生。头状花序近球状，单生茎端，径 (2-) 3-3.5 cm，盘状。总苞半球形或宽钟状；总苞片 4-5 层，长圆状披针形，外层较短，叶质，内层近革质，边缘近干膜质，背面和边缘被腺毛。小花紫色，100-200；外围小花雌性，多层，结实，中央小花两性或雄性，20-30，或雌雄异株，全部为雌花或不育两性花。不育两性花花冠无毛，下部管状，上部钟状，具 5 披针形裂片，花药上端有附片；花柱不分枝，顶端锥状，冠毛紫色，1 层，雌花细管状，外面有伏毛，顶端 3-4 细裂；花柱较花冠短，2 深裂。冠毛紫色，长 50 个以上有细齿的刚毛。瘦果长圆形或狭倒卵形。冠毛 2 层，宿存。

单种属，分布于喜马拉雅山区、中国。

1. 葳菊（中国植物科属检索表、中国植物志、中国高等植物图鉴）　嘎（西藏）

Cavea tanguensis (J. R. Drumm.) W. W. Sm. et J. Small in Trans. Bot. Soc. Edinburgh 27: 119. pl. 5, 1917.——*Saussurea tanguensis* J. R. Drumm.（英 **Tangut Cavea**）

多年生草本。根状茎粗厚，木质，长达 10 cm。茎基部常具枯萎叶的残片。有花茎和莲座状叶丛。花茎直立或斜升，高 20-26 cm，被褐色腺毛。基部叶簇生，长达 12 cm，下部渐狭成长柄。茎叶少数至 10 余个，卵状披针形至长圆状匙形，长 3-6 cm，宽 0.3-1.2 cm，边缘有浅齿，顶端急或钝，被短腺毛，或上面近无毛，上部叶渐小，长圆状披针形，稍尖，顶部叶近轮生，并变成苞叶状。头状花序单生茎端，近球形，径约 3-3.5 cm。总苞半球形；总苞片 4-5 层，长圆状披针形，渐尖，外层较短，叶质，内层革质，边缘近干膜质，外面和边缘被腺毛。小花紫色，极多数 100-200 个，两性花长约 7 mm，不育，裂片披针形；雌花细管状，顶端 3-4 细裂，子房被密毛。瘦果稍四角形，被绢状密毛；冠毛紫色，糙毛状。花果期 5-9 月。

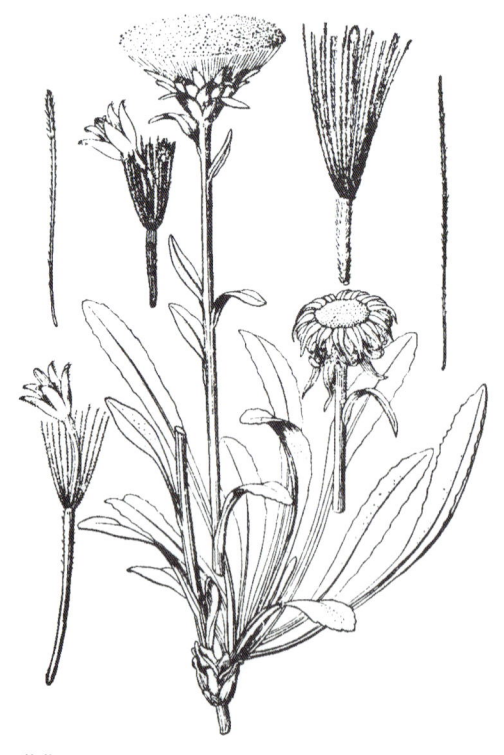

葳菊 Cavea tanguensis (J. R. Drumm.) W. W. Sm. et J. Small
引自《中国高等植物图鉴》

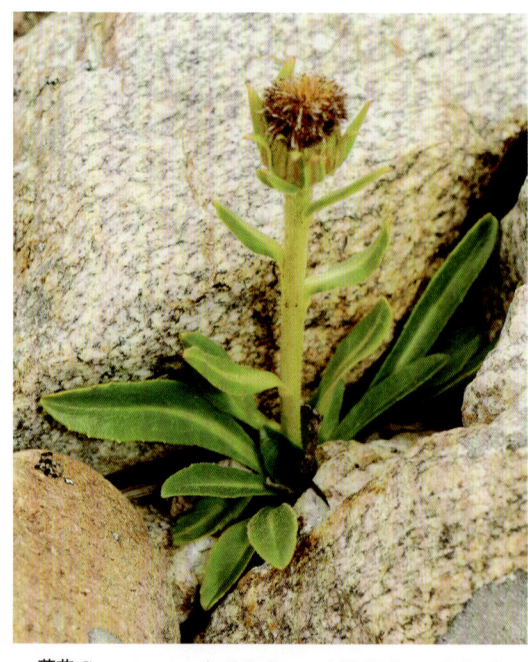

葳菊 Cavea tanguensis (J. R. Drumm.) W. W. Sm. et J. Small
摄影：陈又生

分布与生境 产于西藏、四川西部（康定、贡嘎山一带）。生于海拔 3900-5300 m 的高山砾石坡地、干燥沙地和河谷灌丛中。也分布于印度、不丹。

药用部位 全草。

功效应用 清肝，息风。用于肝阳头痛。

32. 艾纳香属 Blumea DC.

　　一年生或多年生草本，亚灌木或藤本，常有香气。茎被毛。叶互生，无柄，具柄或沿茎下延成茎翅，边缘有细齿、粗齿、重锯齿，或琴状、羽状分裂，稀全缘。头状花序腋生和顶生，排成长圆形或塔状圆锥花序，稀成球形或穗状圆锥花序，盘状，有多数异形小花，外围雌花多层，黄色或紫红色，能育；两性花能育或不完全发育。总苞半球形、圆柱形或钟状；总苞片多层，覆瓦状，绿色或紫红色，外层极短，边缘干膜质，被毛，内层具膜质边缘，被疏毛或无毛；花序托平或稍凸起，稀稍凹，蜂窝状或有泡状突起。雌花细管状，2-4 齿裂；两性花管状，檐部 5 (6) 浅裂，花药基部戟形，有长尖或芒状尾部；花柱分枝扁或近丝状。瘦果圆柱形或近纺锤形；冠毛 1 层，糙毛状。

　　约 50 种，分布于热带亚洲、非洲和澳大利亚。我国有 30 种，17 种药用。

分种检索表

1. 外层总苞片卵形或卵状长圆形；花序托密被柔毛；冠毛白色。
　2. 头状花序径 1.5-2 cm；通常 1-8 腋生或排成疏圆锥状；总苞半球形；花序托径 8-11 mm ··· **1. 东风草 B. megacephala**
　2. 头状花序径 5-8 mm；通常腋生或排成密圆锥状；总苞钟状；花序托径 2-3 mm ··· **2. 假东风草 B. riparia**
1. 外层总苞片线形至线状披针形或长圆形；如为卵状披针形或长圆状披针形；冠毛非白色；花序托不被密毛。
　3. 冠毛红褐色、棕红色、黄褐色、污黄色或黄色。
　　4. 叶基部圆形或尖；雌花花冠 2-4 等裂。
　　　5. 叶边缘具细或粗齿，稀有羽状齿裂。
　　　　6. 茎、叶及花序轴被白色绵毛 ·· **3. 裂苞艾纳香 B. martiniana**
　　　　6. 茎、叶及花序轴被柔毛或绒毛，但不被绵毛。
　　　　　7. 外层总苞片卵状披针形；叶上面有泡状突起，干时变黑 ············· **4. 千头艾纳香 B. lanceolaria**
　　　　　7. 外层总苞片长圆形、线形或线状披针形；叶上面无泡状突起；干时不变黑色。
　　　　　　8. 叶基部常有 1-5 对戟形或长圆形的叶状附属物；叶下面和总苞片背面被密毛而无腺体 ········ ·· **5. 艾纳香 B. balsamifera**
　　　　　　8. 叶基部无叶状附属物，叶下面和总苞片背面被毛，杂有腺体。
　　　　　　　9. 叶基部渐狭，边缘有粗或粗细相间的锯齿 ································· **6. 馥芳艾纳香 B. aromatica**
　　　　　　　9. 叶基部长渐狭，边缘有细齿或小尖 ·· **7. 台北艾纳香 B. formosana**
　　　5. 叶羽状浅或深裂；裂片大，具向上的细齿 ································· **8. 密花艾纳香 B. densiflora**
　　4. 叶基部戟形；雌花花冠顶端呈二唇形 ··· **9. 戟叶艾纳香 B. sagittata**
　3. 冠毛白色。
　　10. 叶不分裂，边缘仅有粗锯齿、细齿或重齿。
　　　11. 花序托无毛。
　　　　12. 瘦果近有角至平滑。
　　　　　13. 冠毛紫红色 ·· **10. 柔毛艾纳香 B. axillaris**
　　　　　13. 冠毛黄色 ·· **11. 见霜黄 B. lacera**

12. 瘦果有明显的纵棱。
　　14. 叶主要茎生，椭圆形或长椭圆形，边缘有规则的硬尖齿；总苞片顶端紫红色·· 12. 毛毡草 B. hieracifolia
　　14. 叶主要基生；倒卵状匙形或倒卵状长圆形，边缘有不规则的密细齿或重齿；总苞片绿色或内层顶端麦秆黄色·· 13. 拟毛毡草 B. sericans
11. 花序托被毛。
　　15. 头状花序径 8-12 mm；茎绿色，被短绒毛或疏毛。
　　　　16. 叶边缘有规则的尖锯齿；头状花序无梗或有 2-3 mm 的短梗，排成狭而紧密的圆锥花序；最内层总苞片宽达 1 mm，顶端短尖·· 14. 七星明 B. clarkei
　　　　16. 叶边缘具重锯齿；头状花序常具长达 1 cm 的梗，排成开展的圆锥花序；最内层总苞片宽约 0.5 mm，顶端尾状渐尖·· 15. 长圆叶艾纳香 B. oblongifolia
　　15. 头状花序径 3-6 mm；茎紫红色，上部被柔毛或绒毛·· 16. 节节红 B. fistulosa
10. 叶琴状分裂，顶裂片大，卵形或卵状长圆形，侧裂片 2-3 对·· 17. 六耳铃 B. sinuata

本属药用植物主要含黄酮类化合物，如艾纳香素 (blumeatin，**1**)，艾纳香素 (blumeatin) A (**2**)、B (**3**) 等，**1** 对肝损伤有保护作用，体外能促进人及大鼠血小板聚集反应；倍半萜类化合物，如艾纳香内酯 (blumealactone) A (**4**)、B (**5**)、C (**6**)，均具有抑制吉田肉瘤 (yoshida sarcoma) 腹水瘤细胞增殖的作用。

本属植物艾纳香有保肝、抗凝血、抗真菌、抗肿瘤和抗氧化等作用，其活性成分主要为艾纳香素和黄酮类。见霜黄、六耳铃还有抗病毒作用。

1. 东风草（广东中国植物志） 大头艾纳香（中国高等植物图鉴），白花九里明（全国中草药汇编），黄帽顶（广东乐昌），九里明（广西），青钓鱼杆（云南），秃毛土艾（海南植物志）

Blumea megacephala (Randeria) Chang et Tseng in Acta Phytotax. Sin. 12(3): 310. 1974.——*B. riparia* (Blume) DC. var. *megacephala* Randeria（英 **Largehead Blumea**）

多年生亚灌木或攀援灌木，茎木质，无毛或花序轴及嫩枝上被疏柔毛。茎叶厚，长圆形，长 9-11 cm，宽 2.5-4 cm，边缘有疏细齿或具小尖齿，上面被疏短柔毛或后脱毛，顶端短尖，基部钝至楔形，侧脉 5-6 对。头状花序半球形，径 1.5-2 cm，排成顶生和腋生疏圆锥花序。总苞片 3-4 层，具明显紫色尖头，外层长苞片较短，卵形至线状披针形，被密多细胞毛，内层线状披针形，被缘毛。花序托平，径 6-7 mm，具白色多细胞毛。花黄色，雌花细管状，具 3-4 齿裂，两性花，具 5 三角形裂片，被腺及多细胞毛。瘦果长圆形至圆锥形，长 1.2-1.4 mm，具 10 条肋，被疏毛；冠毛白色，糙毛状。花果期 8-12 月。

分布与生境　产于福建、广东、广西、贵州、湖南、江西、四川、云南、浙江、台湾。生于海拔 100-2200 m 的灌丛、草坡或林缘。也分布于泰国、越南和琉球群岛。

药用部位　全草。

菊科 COMPOSITAE

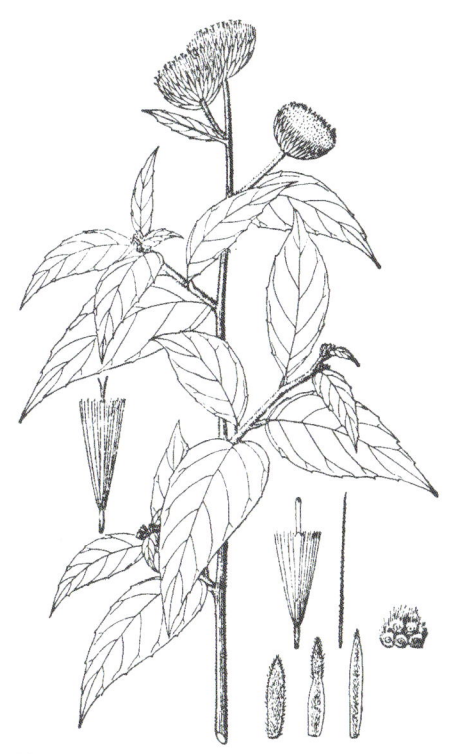

东风草 Blumea megacephala (Randeria) Chang et Tseng
引自《中国高等植物图鉴》

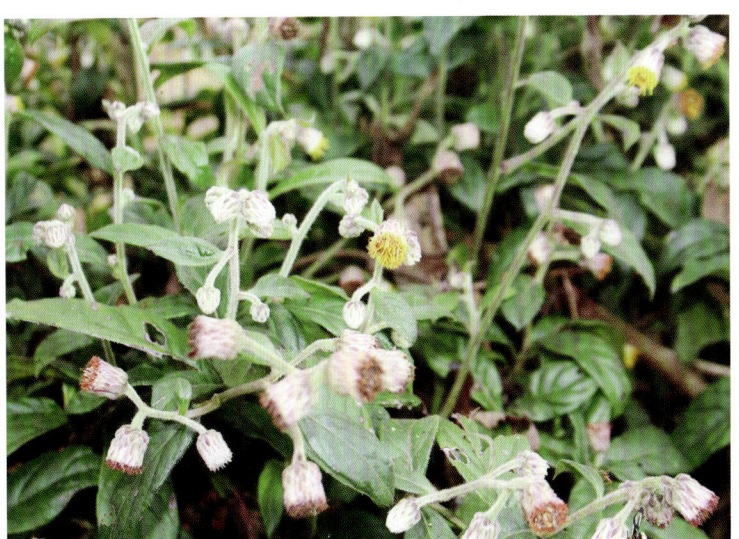

东风草 Blumea megacephala (Randeria) Chang et Tseng
摄影：王祝年

功效应用 清热明目，祛风止痒，解毒消肿。用于感冒，风湿痹痛，月经不调，目赤肿痛，翳膜遮睛，风疹，疥疮，皮肤瘙痒，痈肿疮疖，跌打肿痛。

化学成分 全草含有机酸类：原儿茶酸 (protocatechuic acid)，绿原酸 (chlorogenic acid)，咖啡酸 (caffeic acid)[1]。

注评 本种壮族药用，全草用于产后流血不止、骨折。

化学成分参考文献

[1] 宁小清，等. 中国中药杂志，2011, 36(12): 1623-1625.

2. 假东风草（中国植物志） 管芽（广西百色中草药）

Blumea riparia (Blume) DC., Prodr. 5: 4444. 1836.——*Conyza riparia* Blume（英 **Coastal Blumea**）

攀援灌木。茎高 0.5-2.5 m，花序被柔毛，叶具柄，叶片卵状披针形，长 5-13 cm，宽 1.5-4 cm，顶端渐尖，基部圆形或有时稍尖，边缘有疏细齿，上面无毛，或被疏柔毛，下面幼时毛较密。头状花序多数，径 5-8 mm，排成腋生或顶生的密圆锥花序。总苞钟形或圆柱形，长约 7 mm；总苞片 5-7 层，外面 2 层，卵形，长 2.2-3.5 mm，内面 2 层，狭长圆形至线形，长约 7 mm，顶端钝，背面被疏毛。花序托平，径 2-3 mm，被密长毛。花冠黄色，长 5.5-7 mm，两性花具 5 三角形裂片，被腺或多少节毛，雌花细管状，具 2-4 齿裂。瘦果圆柱形，具 10 肋，被毛；冠毛白色，糙毛状。花果期 1-8 月。

分布与生境 产于广东、广西、云南、台湾。生于海拔 400-4800 m 的森林、灌丛或溪边。也分布于缅甸、马来西亚、泰国、菲律宾、越南、新几内亚和太平洋岛屿。

药用部位 全草。

功效应用 祛风除湿，祛瘀，止血。用于风湿痹痛，血瘀，崩漏，跌打肿痛，痈疖疔疮。

化学成分 茎和叶含挥发油，主要为倍半萜类化合物，分别占挥发性成分含量的 91.75%和 94.52%[1]。

地上部分含黄酮类：二氢槲皮素-4'-甲醚[2]，圣草酚-7,4'-二甲醚(eriodictyol-7,4'-dimethylether)，圣草酚-7,3'-二甲醚(eriodictyol-7,3'-dimethylether)，圣草酚-7-甲醚(eriodictyol-7-methylether)，槲皮素-7,3',4'-三甲醚(quercetin-7,3',4'-trimethylether)，柽柳素(tamarixetin)，鼠李柠檬素(rhamnocitrin)[3]，小麦黄素(tricin)，小麦黄素-7-O-β-D-吡喃葡萄糖苷，芹菜素，芹菜素-7-O-β-D-吡喃葡萄糖苷，木犀草素，木犀草素-7-O-β-D-吡喃葡萄糖苷，6-甲氧基木犀草素-7-O-β-D-吡喃葡萄糖苷[4]，山柰酚，3,5,3'-三羟基-7,4'-二甲氧基黄酮，3,5,3',4'-四羟基-7-甲氧基黄酮，槲皮素，5-羟基-3,7,3',4'-四甲氧基黄酮[5]；甾体类：24S-豆甾-4-烯-3-酮(24S-stigmasterol-4-en-3-one)，24S-豆甾-4,22-二烯-3-酮(24S-stigmasterol-4,22-dien-3-one)[2]，β-谷甾醇，胡萝卜苷[4]，豆甾醇[5]；有机酸类：丁香酸(syringic acid)，没食子酸(gallic acid)，香草酸(vanillic acid)，呋喃甲酸(furoic acid)，水杨酸(salicylic acid)，咖啡酸(caffeic acid)[2]，原儿茶酸(protocatechuic acid)[4]；氧杂蒽类：艾纳香氧杂蒽▲(blumeaxanthene)[6]；其他类：环(脯-亮)二肽[cyclo-(L-pro-L-Leu)][2]，原儿茶酸甲酯(protocatechuic acid methyl ester)，咖啡酸甲酯(caffeic acid methyl ester)[4]，原儿茶醛(protocatechuic aldehyde)，对羟基苯甲醛(p-hydroxybenzaldehyde)[5]。

药理作用 促凝血作用：假东风草水提物、醇提物灌胃，可缩短剪尾小鼠凝血时间；体外可缩短家兔血浆复钙时间[1]。

兴奋子宫平滑肌作用：假东风草水提物十二指肠给药，可增强家兔在体子宫平滑肌的收缩[2]。

毒性及不良反应 假东风草水提物给小鼠灌胃 LD_{50} 为 143.1034 g 生药/kg[3]。

注评 本种为广西中药材标准（1996）收载"滇桂艾纳"的基源植物，药用其干燥全草。

化学成分参考文献

[1] 马芝玉，等. 中山大学学报（自然科学版），2009, 48(1): 46-50.

[2] 曹家庆，等. 中国药物化学杂志，2008, 18(6): 449-451.

[3] 曹家庆，等. 中国中药杂志，2008, 33(7): 782-784.

[4] 郑丹，等. 中国天然药物，2007, 5(6): 421-424.

[5] 曹家庆，等. 沈阳药科大学学报，2007, 24(10): 615-618.

[6] Cao JQ, et al. *Chin Chem Lett*, 2007, 18(3): 303-305.

药理作用及毒性参考文献

[1] 姜建萍，等. 中国实验方剂学杂志，2010, 16(1): 104-106.

[2] 黄永林，等. 中药材，2009, 32(10): 1598-1560.

[3] 姜建萍，等. 华夏医学，2009, 22(5): 808-810.

3. 裂苞艾纳香（中国植物志） 大叶艾纳香（中国高等植物图鉴），走马胎（广西都安）

Blumea martiniana Vaniot in Bull. Acad. Int. Géogr. Bot. 12: 26. 1903.——*B. henryi* Dunn

（英 **Lobed Bract Blumea**）

多年生草本，高 1.5–2.5 m，茎分枝，木质，密被白色厚绵毛。下部叶长圆状倒披针形或椭圆状披针形，长达 40 cm，宽达 15 cm，先端尖或钝，基部渐狭，边缘有短尖的细齿，上面被疏疣状长糙毛，下面被白色厚绵毛，中脉在下面凸起，侧脉 13–16 对；叶柄长 5–6 cm，被白色绵毛，中部和上部叶长 15–21 cm，向上叶渐小，叶柄渐短至近无柄。头状花序径 8–10 mm，多数，在茎枝排成大圆锥花序；花序梗被白色绵毛。总苞半球形；总苞片约 4 层，绿色，常带淡红色，外层狭长圆形或长圆状披针形，长约 4 mm，先端钝，条裂或撕裂，边缘狭膜质，外面被毛或无毛，中、内层长 6–7 mm，先端条裂或撕裂，常反折，无毛，花序托平，无毛。雌花多数，黄色，细管状；3–4 齿裂，两性花少数，5 裂。瘦果圆柱形，具 10 肋，被微毛；冠毛黄褐色或污黄色，糙毛状。花果期 10–12 月。

分布与生境 产于广西、贵州、云南。生于海拔 600–1300 m 的山谷林下。也分布于越南。

药用部位 全草。

功效应用 祛风止痛。用于风湿痹痛，感冒，发热，头痛。

注评 本种彝族和傣族为药用，彝族用全株治风湿骨痛，根治蛔虫水蛊、食积腹痛；傣族叶用于止血。

菊科 COMPOSITAE

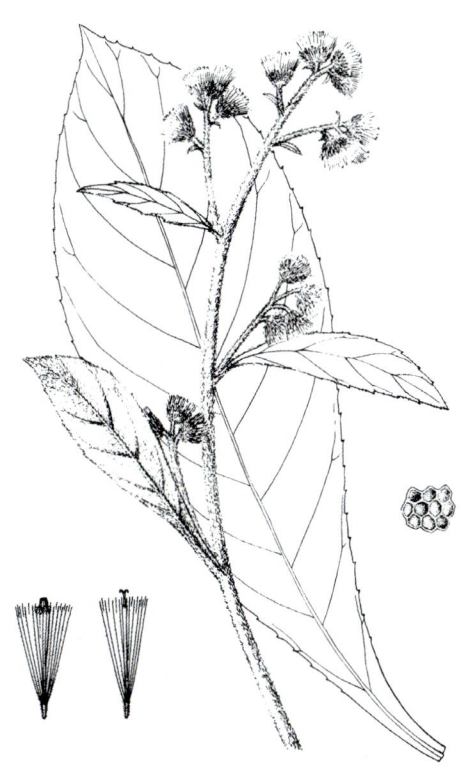

裂苞艾纳香 Blumea martiniana Vaniot
王金凤 绘

4. 千头艾纳香（中国高等植物图鉴） 大叶艾纳香（海南植物志），火油草（全国中草药汇编），走马风（广西）

Blumea lanceolaria (Roxb.) Druce in Rep. Bot. Soc. Exch. Club Brit. Isles 4: 609. 1917.——*Conyza lanceolaria* Roxb.（英 **Lanceolate Blumea**）

多年生草本或亚灌木，高 1-2.5 m。茎绿色，具条纹，基部木质，中空，无毛或被短柔毛，幼枝和花序轴的毛较密，通常不分枝。叶狭长圆形至倒披针形，长 15-30 cm，宽 5-8 cm，基部渐狭成具耳的叶柄，先端渐尖，边缘有细或粗齿，上面常有泡状突起，无毛，下面无毛或有微柔毛，侧脉 14-16 对。头状花序多数，径 6-10 mm，常 3-4 个簇生，排成顶生塔形圆锥花序。总苞钟状球形；总苞片 2 或 3 层，外层较短，卵状披针形至线形，钝或稍尖，被短柔毛，边缘和顶端被缘毛。中、内层披针形或线状披针形。花序托径 1.5-2.5 mm，被白色密毛，花黄色，雌花多数，细管状，3 齿裂，两性花少数，具 5 浅裂，被疏毛。瘦果长圆形，具 10 肋，被柔毛；冠毛淡红色，糙毛状。花果期 1-4 月。

分布与生境 产于广东、广西、贵州、云南和台湾。生于海拔 420-1500 m 的森林、草坡及河岸边。也分布于印度、不丹、印度尼西亚、缅甸、巴基斯坦、菲律宾、斯里兰卡、泰国、越南。

药用部位 全草、叶。

功效应用 叶：祛风止痛，活血通络。用于头痛，风湿痹痛，跌打肿痛。全草：用于咳嗽痰喘，口腔破溃。

化学成分 茎和叶含挥发油[1]。

药理作用 抗肿瘤作用：千头艾纳香体外具有抑制鼠腹水道尔顿淋巴瘤的活性[1]。

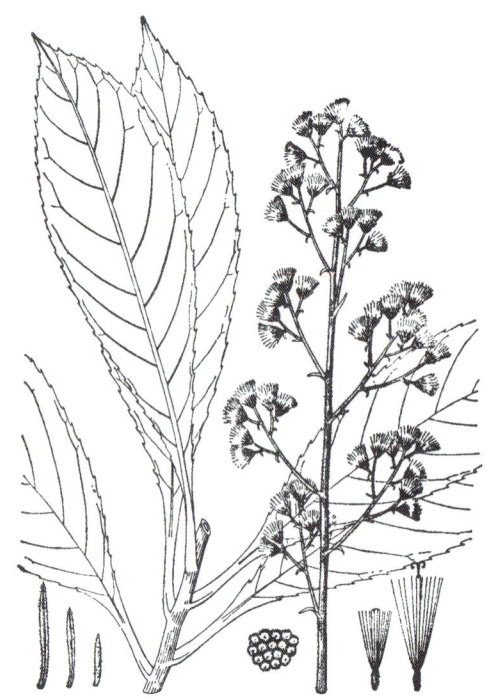

千头艾纳香 Blumea lanceolaria (Roxb.) Druce
引自《中国高等植物图鉴》

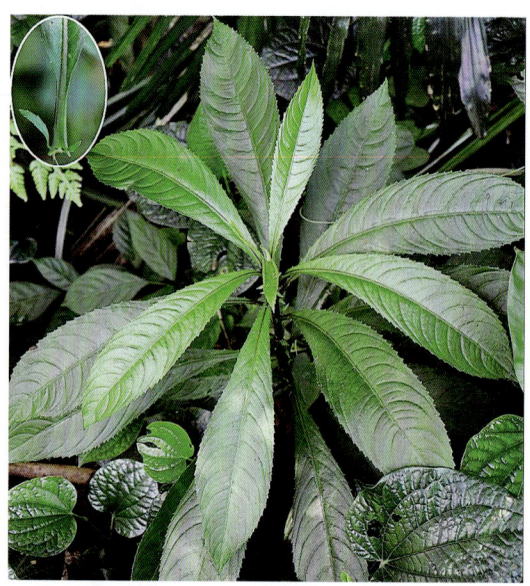

千头艾纳香 Blumea lanceolaria (Roxb.) Druce
摄影：王祝年

化学成分参考文献

[1] Nguyen XD, et al. *J Essent Oil Res*, 1991, 3(4): 285-286.

药理作用及毒性参考文献

[1] Rosangkima G, et al. *Indian J Exp Biol*, 2004, 42(10): 981-988.

5. 艾纳香（中国植物志） 北大艾（广西），大枫草（中国树木分类学），真金草（云南药用植物名录），冰片艾（广州部队常用中草药手册），土冰片（贵州），打蚊艾（广东）

Blumea balsamifera (L.) DC., Prodr., 5: 447. 1836.——*Conyza balsamifera* L., *Blumea balsamifera* (L.) DC. var. *microcephala* Kitam.（英 **Balsamiferous Blumea**）

多年生草本或亚灌木，高1-3 m。茎基部木质，被黄褐色密长柔毛。叶狭长圆形，长15-18 cm，宽3.5-5 cm，顶端渐尖，基部狭，具柄，柄两侧有3-5对狭线形附属物，边缘有细锯齿至锯齿，上面具皱纹和被多细胞柔毛，下面密被绢状绵毛，侧脉10-12对。头状花序径6-7 mm，排成开展塔状圆锥花序；花序梗被黄褐色密柔毛。总苞钟形；总苞片3-4层，外面被密绵毛；外层较小，长圆状披针形，内层较长，线形，花序托径2.5-3 mm，平，具窝孔，雌花丝状，2-4齿裂，两性花管状，5齿裂，裂片具乳头状毛，具腺点和疏多细胞毛。瘦果长圆形，具5肋，被微毛；冠毛淡红色，糙毛状。花果期全年。

分布与生境 产于福建、广东、广西、贵州、海南、台湾、云南。生于海拔4200 m以下的山坡、林缘等地或溪边。尼泊尔、印度、不丹、巴基斯坦、缅甸、泰国、老挝、马来西亚、印度尼西亚、菲律宾也有分布。

药用部位 全草或根、叶、嫩枝。

功效应用 根、叶、嫩枝：祛风，活血，利水，消肿。用于风湿痹痛，消化不良，泄泻，水肿，痛经，跌打肿痛。全草：祛风除湿，温中止泻，活血，解毒。用于风寒感冒，头痛，风湿痹痛，寒湿泻痢，寸白虫病，毒蛇咬伤，跌打损伤，癣症。

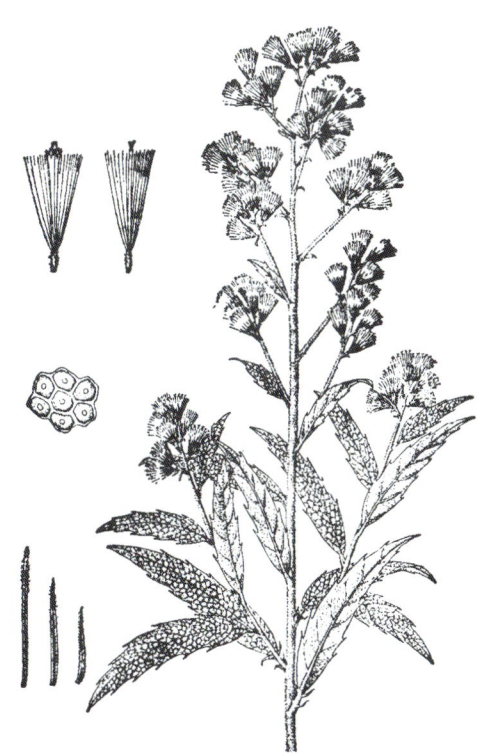

艾纳香 Blumea balsamifera (L.) DC.
引自《中国高等植物图鉴》

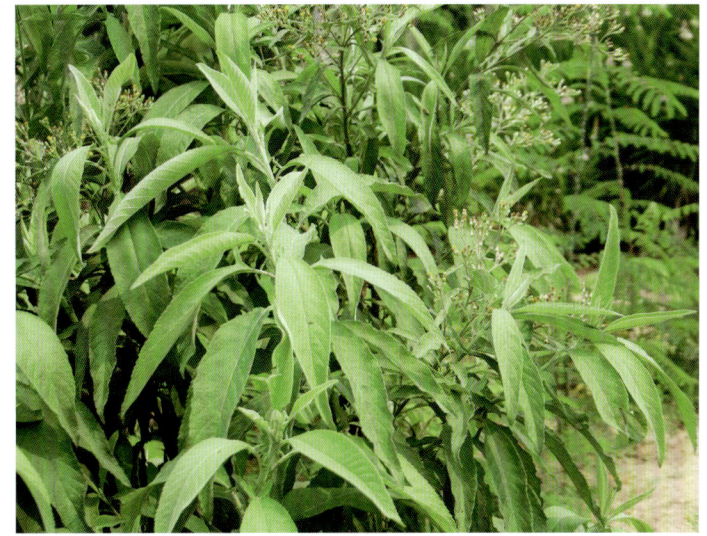

艾纳香 Blumea balsamifera (L.) DC.
摄影：王祝年

化学成分 茎含黄酮类：3,5,7,3'-四羟基-4'-甲氧基黄烷酮(3,5,7,3'-tetrahydroxy-4'-methoxyflavonone)，3,5,3'-三羟基-7,4'-二甲氧基黄烷酮(3,5,3'-trihydroxy-7,4'-dimethoxyflavonone)，3,5,3',4'-四羟基-7-甲氧基黄烷酮(3,5,3',4'-tetrahydroxy-7-methoxyflavonone)，圣草酚(eriodictyol)，圣草酚-7-甲醚(7-methyleriodictyol)，柽柳素(tamarixetin)，木犀草素(luteolin)，商陆素(ombuine)[1]；甾体类：豆甾醇，β-谷甾醇[1]。

叶含黄酮类：艾纳香素(blumeatin)，二氢槲皮素-7,4'-二甲醚(dihydroquercetin-7,4'-dimethyl ether)[2]，3,5,3',4'-四羟基-7-甲氧基-黄烷酮(3,5,3',4'-tetrahydroxy-7-methoxy-flavonone)，圣草酚-7-甲醚(7-methyleriodictyol)，圣草酚(eriodictyol)，柽柳素(tamarixetin)，木犀草素，商陆素(ombuin)[1]，3,5,4'-三羟基-7,3'-二甲氧基黄烷酮(3,5,4'-trihydroxy-7,3'-dimethoxyflavanone)，3-O-7"-双木犀草素(3-O-7"-biluteolin)[3]，槲皮素(quercetin)，5,7,3',5'-四羟基黄烷酮(5,7,3',5'-tetrahydroxyflavanone)，鼠李素(rhamnetin)，木犀草素-7-甲醚(luteolin-7-methyl ether)，二氢槲皮素-4'-甲醚(dihydroquercetin -4'-methyl ether)[4]，槲皮素-3,7,4'-三甲醚(quercetin-3,7,4'-trimethyl ether)，5,3',4'-三羟基-3,7-二甲氧基黄酮(5,3',4'-trihydroxy-3,7-dimethoxyflavone)，木犀草素-7,3'-二甲醚(luteoin-7,3'-dimethyl ether)，槲皮素-3,4'-二甲醚(quercetin-3,4'-dimethyl ether)，槲皮素-3,7,3'-三甲醚(quercetin-3,7,3'-trimethyl ether)，艾纳香素(blumeatin) A、B[5]；酚类：花椒素(xanthoxylin)[2]，生育醌(tocopherol; tocoquinone)[6]；甾体类：豆甾醇，β-谷甾醇[1]；噻吩类：毒鱼菊醇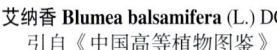乙酸酯(ichthyothereol acetate)[7]；倍半萜类：(1R,3R,5E,10S)-2,3-二甲基-10-羟基-6,10-二甲基-3-(1-甲基乙基)-4,9-二氧代-5-环癸烯-1-基环氧乙烷羧酸酯[(1R,3R,5E,10S)-2,3-dimethyl-10-hydroxy-6,10-dimethyl-3-(1-methylethyl)-4,9-dioxo-5-cyclodecen-1-yl-oxiranecarboxylic acid ester]，(3aR,4S,5R,7R,8aS)-2-甲基-去氢-3a,4-二羟基-4-甲基-1-亚甲基-7-(1-甲基乙基)-8-氧代-5-薁基-2-丁烯酸酯[(3aR,4S,5R,7R,8aS)-2-methyl-decahydro-3a,4-dihydroxy-4-methyl-1-methylene-7-(1-methylethyl)-8-oxo-5-azulenyl-2-butenoic acid ester][5]，柳杉二醇(cryptomeridiol)[7]，艾纳香内酯(blumealactone) A、B、C[8]；多萜类：叶黄素，β-胡萝卜素[7]；其他类：丁基羟基苯甲醚(butylated hydroxyanisole)，丁基羟基甲苯

(butylated hydroxyltoluene)[6]，三十一烷，三十三烷[9]；挥发油类：主要成分为樟脑(camphor)，龙脑(borneol)[10]。

地上部分含黄酮类：(2R,3R)-7,5'-二甲氧基-3,5,2'-三羟基黄烷酮[(2R,3R)-7,5'-dimethoxy-3,5,2'-trihydroxyflavonone][11]，3,5,3',4'-四羟基-7-甲氧基黄酮(3,5,3',4'-tetrahydroxy-7-methoxyflavone)，5,7-二羟基-3,3',4'-三甲氧基黄酮(5,7-dihydroxy-3,3',4'-trimethoxyflavone)，川西荚蒾苷元▲(davidigenin)，阿亚黄素(ayanin)，川西荚蒾苷▲(davidioside)，儿茶素(catechin)，二氢槲皮素-7,4'-二甲醚，二氢槲皮素-4'-甲醚，艾纳香素，3,5,3'-三羟基-7,4'-二甲氧基黄酮(3,5,3'-trihydroxy-7,4'-dimethoxyflavone)，5,7,3',5'-四羟基黄烷酮，木犀草素，槲皮素[12]；倍半萜类：艾纳香烯▲(blumeaene) A、B、C、D、E、F、G、H、I、J[12]。

药理作用　促凝血作用：艾纳香素在体外对花生四烯酸，5-羟色胺及肾上腺素诱导大鼠及人血小板聚集反应均有促进作用[1]。

保肝作用：艾纳香素腹腔注射，可降低 CCl_4 肝损伤大鼠血清 ALT 和肝中三酰甘油，还可降低硫代乙酰胺中毒小鼠血清 ALT 和肝中三酰甘油[2]。艾纳香二氢黄酮腹腔注射，可以对抗 CCl_4、对乙酰氨基酚、醋酸泼尼松所致大鼠的肝损伤，抑制血清转氨酶和肝糖原含量的上升[3]。艾纳香二氢黄酮体外可减轻 CCl_4 和 $FeSO_4$-Cys 所致的原代培养肝细胞损伤，使肝细胞中的 MDA 含量减少，GSH 耗竭降低[4]。

抗真菌作用：艾纳香叶中提取的毒鱼菊醇乙酸酯体外可抑制黑曲菌、须毛癣菌和白色念珠菌[5]。

抗肿瘤作用：艾纳香甲醇提取物体外可抑制大鼠肝癌细胞 McA-RH7777 和人肝癌细胞 HepG2 的增殖[6]。

抗氧化作用：艾纳香二氢黄酮体外能降低大鼠肝、脑、心、肾和线粒体中 MDA 的含量，可清除 X-XO 系统和 Cu^{2+}/VitC 自由基发生系统产生的超氧自由基和羟自由基[7]。

注评　本种为广西中药材标准（1990）收载"大风艾"的基源植物，药用其干燥地上部分；叶及嫩枝入药称"艾纳香"；其叶的升华物精制品为贵州药材标准（1988）收载的"冰片"。水族、藏族和苗族也药用其叶的升华物精制品，佤族、壮族、傣族、拉祜族、哈尼族、德昂族、阿昌族、景颇族和基诺族药用其全草，除基诺族用其根、叶治火牙疼痛、肝炎外，其余民族的主要用途同功效应用项。

化学成分参考文献

[1] 赵金华，等．中草药，2007, 38(3): 350-352.

[2] 朱廷春，等．广西植物，2008, 28(1): 139-141.

[3] Ali DMH, et al. *Fitoterapia*, 2005, 76(1): 128-130.

[4] Fazilatun N, et al. *Pharm Biol*, 2004, 42(6): 404-408.

[5] Osaki N, et al. *J Nat Prod*, 2005, 68(3): 447-449.

[6] Nessa F, et al. *Food Chem*, 2004, 88(2): 243-252.

[7] Ragasa CY, et al. *Nat Prod Res*, 2005, 19(3): 231-237.

[8] Fujimoto Y, et al. *Phytochemistry*, 1988, 27(4): 1109-1111.

[9] Nessa F, et al. *ACGC Chem Res Commun*, 2004, 17: 9-15.

[10] 杜萍，等．林产化学与工业，2009, 29(2): 115-118.

[11] Barua NC, et al. *Phytochemistry*, 1992, 31(11): 4040.

[12] Chen M, et al. *Planta Med*, 2010, 76(9): 897-902.

药理作用及毒性参考文献

[1] 许实波，等．中山大学学报论丛，1994, (6): 48-53.

[2] 许实波，等．中国药理学报，1993, 14(4): 376.

[3] 许实波，等．中国药理学通报，1998, 14(2): 191-192.

[4] 蒲含林，等．中草药，2000, 31(2): 113-115.

[5] Raqasa CY, et al. *Nat Prod Res*, 2005, 19(3): 231-237.

[6] Toshio Norikura, et al. *The American Journal of Chinese Medicine*, 2008, 36(2): 411-424.

[7] 赵金华，等．中国药理学通报，1997, 13(4): 438-441.

菊科 COMPOSITAE

6. 馥芳艾纳香（中国植物志） 香艾（植物分类学报），香艾纳（中国高等植物图鉴），山风（全国中草药汇编），黄药、大开门（云南）

Blumea aromatica DC., Prodr. 5: 446. 1836.——*B. leptophylla* Hayata, *Conyza setschwanica* Hand.-Mazz. （英 **Aromatic Blumea**）

多年生草本或亚灌木，高 0.8-2.2 m。茎绿色，基部通常木质，上部分枝，被黏质绒毛，花序轴有腺和多细胞长毛，下部叶较大，狭长圆形，长 24-30 cm，宽 10-12 cm，上面被长糙毛，下面被长柔毛、多细胞毛和多数腺点，顶端渐尖，基部渐狭，边缘有不规则具小齿的重齿；侧脉 14-16 对。头状花序径 1-1.5 cm，多数，排成顶生或腋生疏圆锥花序；花序梗被腺毛和多细胞长柔毛。总苞球状钟形；总苞片 3-4 层，外层较短，线状披针形，渐尖，外面被短柔毛和腺毛，反折，内层线形，长 6-10 mm，背面先端被毛。花序托平，稍凸起，蜂窝状；雌花丝状，具 2-3 齿裂，无毛；两性花管状，具 5 裂，裂片宽三角形，被微毛和腺点。瘦果圆柱形，具 10 肋，被微毛；冠毛淡褐色，糙毛状。花果期 10-4 月。

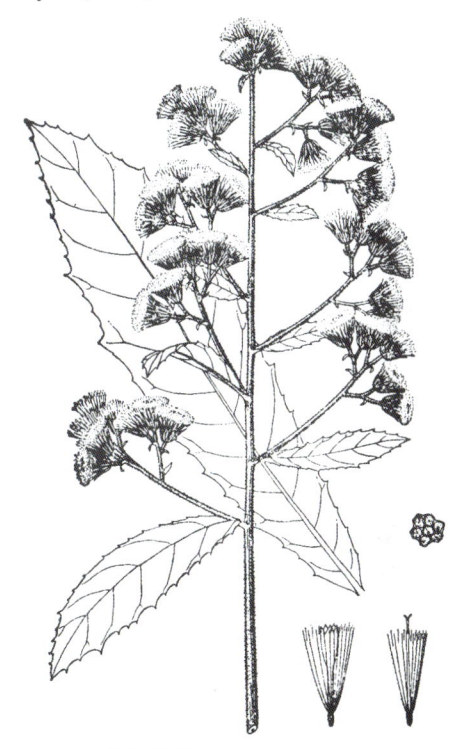

馥芳艾纳香 Blumea aromatica DC.
引自《中国高等植物图鉴》

分布与生境 产于福建、广东、广西、贵州、湖南、江西、四川、云南、台湾、浙江。生于海拔 300-2400 m 的林缘、草坡。也分布于印度、不丹、缅甸、尼泊尔、泰国、越南。

药用部位 全草。

功效应用 祛风，除湿，止痒，止血。用于风寒湿痹，关节疼痛，风疹，湿疹，皮肤瘙痒，外伤出血。

注评 本种为广西中药材标准（1990）收载"山风"的基源植物，药用其干燥全草。彝族用其全株用于上呼吸道感染、胸膜炎、气管炎。

7. 台北艾纳香（中国高等植物图鉴） 台湾艾纳香（浙江药用植物志）

Blumea formosana Kitam. in Acta Phytotax. Geobot. 2: 38. 1933.（英 **Taiwan Blumea**）

一年生草本，直立，高 70-90 cm，茎淡绿色，密被白色长柔毛，基部稍木质，上部分枝。下部叶较大，纸质，倒卵状长圆形，长 16-18 cm，宽 4-7 cm，上面被短柔毛，下面被贴生白色绵毛。顶端尖，基部渐狭。边缘具规则疏细齿；侧脉 10-12 对。头状花序径 4-5 mm，花序梗被白色绒毛。总苞球状钟形；总苞片 4 层，近膜质，绿色，外层线状披针形，钝或稍尖，外面被密柔毛，杂有腺体，内层线形，边缘有绿色。花序托稍凸，径 3-4 mm，蜂窝状。雌花丝状，具 2 或 3 齿裂，两性花淡黄色，管状，具 5 宽三角形裂片，裂片被腺点和疏节毛。瘦果长圆形，具肋，淡褐色，被腺毛；冠毛淡褐色，糙毛状。花期 8-11 月。

分布与生境 产于福建、广东、广西、湖南、江西、浙江、安徽和台湾。生于低山山坡、草丛、溪边或疏林中。

药用部位 全草。

功效应用 清热解毒，利水消肿。现代用于急性支气管炎，肠炎，痢疾，急性肾炎，尿路感染，疖肿。

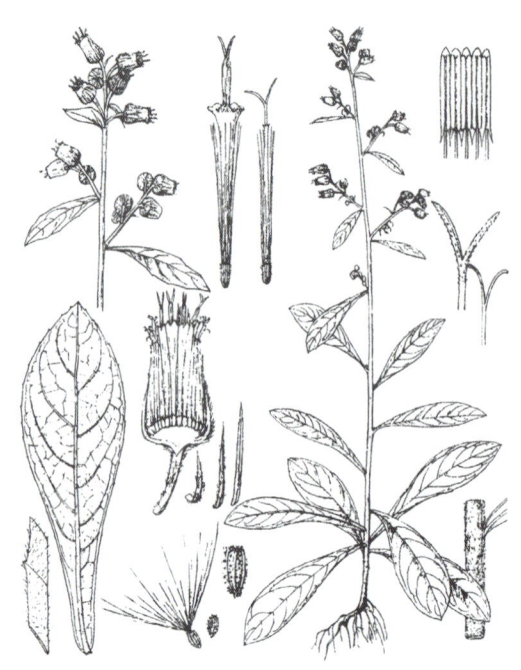

台北艾纳香 Blumea formosana Kitam.
引自《台湾植物志》

8. 密花艾纳香（中国植物志） 大黑蒿（云南中草药），大开麻（云南），歪那（傣语）

Blumea densiflora DC., Prodr. 5: 446. 1836.（英 Dense flower Blumea）

多年生草本或亚灌木，高 1–3 m，基部木质，有分枝，被锈褐色腺状密绒毛，茎叶宽椭圆形或长圆状披针形，长 22–42 cm，宽 8–16 cm，基部渐狭成具翅的柄，两侧有时具齿状或三角形的附属物，顶端具小尖头，边缘羽状浅裂或深裂，裂片具向上的细齿，上面被腺状绒毛，下面被密绵毛，侧脉多数，上部叶较小，长椭圆形，长 7–20 cm，宽 3–8 cm，边缘羽状浅裂或具粗齿。头状花序极多数，径 5–7 mm，具短梗，排成顶生具叶的大圆锥花序。总苞钟形；总苞片 5 层，外层长圆形或长圆状披针形，花序托平，蜂窝状，雌花多数，细条状，3–4 齿裂，无毛；两性花少数，管状，约与雌花等长，具 5 三角形裂片，被多细胞节毛。瘦果圆柱形，具条棱，被白色柔毛；冠毛淡红褐色，糙毛状。花果期 11 月至翌年 4 月。

分布与生境 产于云南东南部。生于海拔 1500–2800 m 的密林下或林缘。也分布于印度、缅甸、巴基斯坦、泰国、马来西亚和中南半岛。

药用部位 全草。

功效应用 清热凉血，截疟。用于感冒发热，疟疾。现代亦用于肠炎，高血压。

化学成分 地上部分含倍半萜类：万寿肿柄菊素▲A (tagitinin A)，圆叶肿柄菊素乙醚(tirotundin ethyl ether)，1α-羟基-3α-(2-甲基丁酰氧基)-异土木香内酯[1α-hydroxy-3α-(2-methylbutanoyloxy)-isoalantolactone]，1α-羟基-3α-异丁酰氧基异土木香内酯(1α-hydroxy-3α-isobutyryloxyisoalantolactone)，1α,2α-二羟基-3α-(2-甲基丁酰氧基)-异土木香内酯[1α,2α-dihydroxy-3α-(2-methylbutanoyloxy)-isoalantolactone]，1α-乙酰氧基-2-羟基-3α-(2-甲基丁酰氧基)-异土木香内酯[1α-acetoxy-2-hydroxy-3α-(2-methylbutanoyloxy)-isoalantolactone]，1α,3α-二羟基-2α-(2-甲基丁酰氧基)-异土木香内酯[1α,3α-dihydroxy-2α-(2-methylbutanoyloxy)-isoalantolactone]，1α-乙酰氧基-3α-羟基-2α-(2-甲基丁酰氧基)-异土木香内酯[1α-acetoxy-3α-hydroxy-2α-(2-methylbutanoyloxy)-isoalantolactone]，1α-羟基-3-(2-甲基丁酰氧基)-羽状堆心菊素[1α-hydroxy-3-(2-methylbutanoyloxy)-pinnatifidin]，1α-乙酰氧基-3-(2-甲基丁酰氧基)-羽状堆心菊素[1α-acetoxy-3-(2-methylbutanoyloxy)-pinnatifidin][1]。

注评 本种为"大黑蒿"的基源植物，药用其全株。佤族、傣族、基诺族也药用，全草治高血压、肝炎、疟疾、肠胃炎、感冒发热、风疹、瘙痒。

化学成分参考文献

[1] Pandey UC, et al. *Phytochemistry*, 1985, 24(7): 1509-1514.

9. 戟叶艾纳香（植物分类学报、中国植物志）

Blumea sagittata Gagnep. in Bull. Soc. Bot. France 68: 43. 1921.（英 **Sagittate Blumea**）

草本，茎高 60-150 cm，不分枝，被密灰褐色柔毛。叶长圆状披针形或披针形，稀椭圆形，长 6-20 cm，宽 2.5-7 cm，基部稍狭，戟形，具三角形的耳，有时叶柄两侧具 1-2 对极小的附属物，顶端短渐尖或短尖，边缘有疏尖细齿，上面粗糙，被具疣状基部的短糙毛，下面毛较长而密，侧脉 8-12 对，上部叶无柄，卵状披针形至线状披针形，长 5-9 cm，宽 1-3 cm，基部具不明显的耳，最上部叶苞片状。头状花序多数，排成顶生开展具叶的圆锥花序；花序梗长 5-10 mm 或无。总苞钟形；总苞片 5 层，外层披针形，外面被柔毛和腺点，中层线形，被柔毛和腺，内层线形，干膜质，无毛。花序托径 2-3 mm，蜂窝状。花冠黄色，管状，雌花细管状，4-5 齿裂，裂片不等，近二唇形，两性花，具 5 卵形裂片，被疏毛，杂有腺体。瘦果纺锤形，具 10 条棱，被毛；冠毛淡黄色或黄白色，糙毛状。花果期 8-12 月。

分布与生境 产于广西、贵州和云南。生于海拔 500-1000 m 的杂木林、湿润草地和灌丛中。也分布于老挝、越南。

药用部位 全草。

功效应用 祛风止痛。用于风湿痹痛。

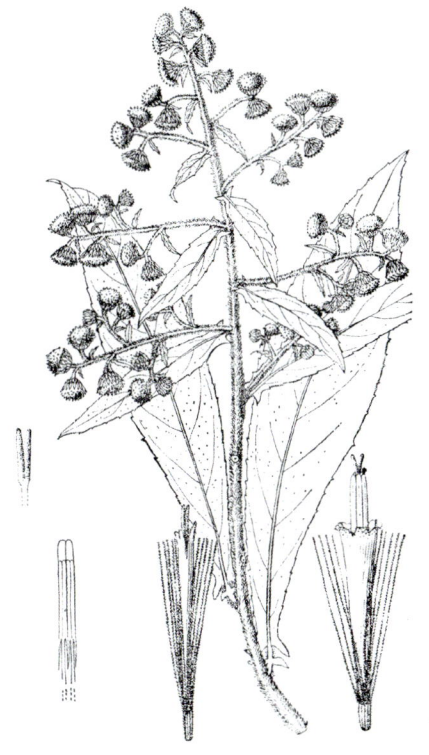

戟叶艾纳香 **Blumea sagittata** Gagnep.
黄少容 绘

10. 柔毛艾纳香（中国高等植物图鉴、中国植物志） 红头草（云南昆明），红头小仙（云南昆明民间常用中草药），那猪草（广西药用植物名录），紫背倒提壶（全国中草药汇编）

Blumea axillaris (Lam.) DC., Prodr. 5: 434. 1836.——*Conyza axillaris* Lam., *Blumea mollis* (D. Don) Merr., *B. wightiana* DC., *Erigeron mollis* D. Don（英 **Pubescent Blumea**）

一年或二年生草本，高 5-120 cm，茎被开展的白色长柔毛，杂有具柄腺毛，嫩枝和花序轴被黏质绒毛。叶卵状长圆形，纸质，长 9-11 cm，宽 3.5-4 cm，顶端钝或短尖，基部渐狭，边缘有不规则重锯齿，两面被绢状长柔毛和腺毛，侧脉 5-7 对。头状花序多数，径 3-5 mm，通常 3-5 簇生，密集或聚伞状花序，再排成穗状圆锥花序，近无梗至有花序梗。总苞钟形；总苞片 3 或 4 层，外层较短，线状披针形，密被柔毛，杂有腺毛，内层线形，边缘干膜质，有缘毛。花序托径 1.8-2 mm，蜂窝状，花紫红色，基部淡黄色；雌花细管状，2-3 齿裂，两性花，具 5 三角形裂片，裂片被微毛和腺点。瘦果长圆形，被短柔毛；冠毛白色，糙毛状，易脱落。花果期全年。

分布与生境 产于福建、广东、广西、贵州、海南、湖南、江西、四川、云南、台湾、浙江。生于海拔 1500 m 以下的田野和空旷草地。也分布于阿富汗、不丹、柬埔寨、印度、印度尼西亚、缅甸、尼泊尔、巴基斯坦、菲律宾、斯里兰卡、泰国、越南、非洲、澳大利亚和太平洋岛屿。

药用部位 全草。

功效应用 清热解毒，止咳。用于风热咳嗽，乳痈，腮腺炎，鼻渊，口腔炎，小儿惊风，胸膜炎。
化学成分 叶含挥发油[1]，从中得到一个单萜类化合物菊油环酮(chrysanthenone)[2]。
注评 本种为中国药典（1977年版）和云南药品标准（1974、1996）收载"红头草"的基源植物，药用其干燥全草；药材也称"红头小仙"。傈僳族、白族、哈尼族、彝族和瑶族也药用，除哈尼族和彝族用全草治不孕，瑶族用全草治产后流血不止、骨折外，其余民族的主要用途同功效应用项。

化学成分参考文献

[1] Senthilkumar A, et al. *World J Microbiol Biotechnol*, 2009, 25(7): 1297-1300.

[2] Geda A, et al. *Perfumer & Flavorist*, 1982, 7(1): 27-29.

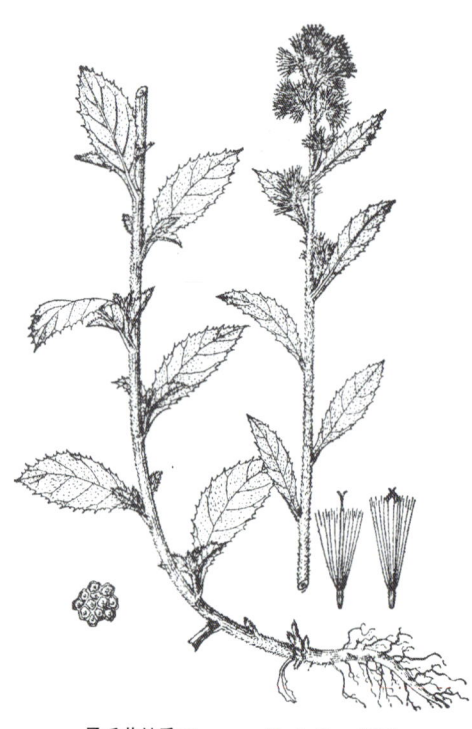

柔毛艾纳香 Blumea axillaris (Lam.) DC.
引自《中国高等植物图鉴》

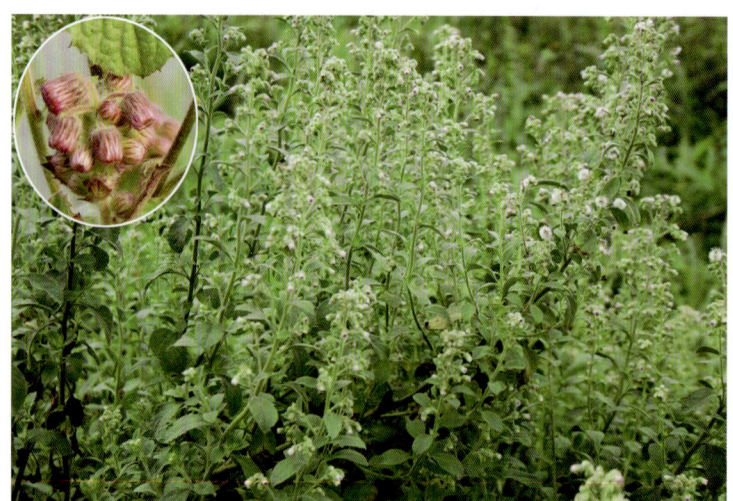

柔毛艾纳香 Blumea axillaris (Lam.) DC.
摄影：王祝年

11. 见霜黄（中国植物志） 白毛倒提壶（云南中草药），红根草、土蒿枝（云南玉溪中草药），黄花地胆头（广东），甲各仗（广西龙州）

Blumea lacera (Burm. f.) DC. in Wight, Contr. Bot. India 14. 1834.——*Conyza lacera* Burm. f.
（英 **Malayan Blumea**）

一或二年生草本，高20-100 cm。茎不分枝或上部多少分枝，密被白色绢状绒毛或腺毛。叶椭圆形至长圆形，无柄或具柄，长10-12 cm，宽3.5-4.5 cm，顶端钝，基部渐狭，边缘有重锯齿或有时琴状裂，上面被绒毛，下面被绵毛，侧脉5-8对。头状花序较多数至多数，径5-6.5 mm，无或有3-10 mm的花序梗，排列成腋生和顶生密或疏圆锥花序。总苞钟形；总苞片2-3层，外层较短，线状披针形，密被白色长柔毛和腺毛，内层线形；边缘有缘毛。花序托凸起，蜂窝状，花黄色，雌花多数，细管状，2-5齿裂，展毛；两性花管状，具5三角形裂片，裂片有腺体和疏毛。瘦果长圆形，被疏毛；冠毛白色，糙毛状。花果期2-6月。

分布与生境 产于福建、广东、广西、贵州、海南、江西、四川、云南、台湾和浙江。生于海拔100-

800 m 的草地、路边、田埂，常见。也分布于不丹、印度、日本、马来西亚、缅甸、新几内亚、巴基斯坦、斯里兰卡、越南、非洲和澳大利亚、太平洋岛屿（关岛）。

药用部位 全草。

功效应用 清热解毒，消肿。用于风热咳喘，乳蛾，痄腮，痈肿疮毒，皮肤瘙痒。

化学成分 叶含黄酮类：5,4'-二羟基-6,7,3'-三甲氧基黄酮，3,5,4'-三羟基-6,7,3'-三甲氧基黄酮[1]，5-羟基-3,6,7,3',4'-五甲氧基黄酮，5,3',4'-三羟基-3,6,7-三甲氧基黄酮[2]；单萜类：α-蒎烯-7β-O-β-D-2,6-二乙酰吡喃葡萄糖苷(α-pinene-7β-O-β-D-2,6-diacetylglucopyranoside)[1]。

地上部分含甾体类：菜油甾醇[3]；挥发油[4]。

全草含三萜皂苷类：19α-羟基熊果-12-烯-24,28-二酸二甲酯-3-O-β-D-吡喃木糖苷(19α-hydroxyurs-12-en-24,28-dioate-3-O-β-D-xylopyranoside)[5]；酚类：2-异戊烯基-5-异丙基苯酚-4-O-β-D-吡喃木糖苷(2-isoprenyl-5-isopropylphenol-4-O-β-D-xylopyranoside)[5]。

药理作用 抗病毒作用：见霜黄水提取物体外可抑制 HSV-1 和 HSV-2 的复制[1]。

抗肿瘤作用：见霜黄水提取物体外有抑制 K562、L1210、P3HR1、Raji 和 U937 白血病细胞活性[1]。见霜黄甲醇提取物体外对人胃癌细胞 AGS、结肠癌细胞 HT-29、乳腺癌细胞 MDA-MB-435S 均有细胞毒作用[2]。

注评 本种为"红头草"的基源植物，药用其全草。

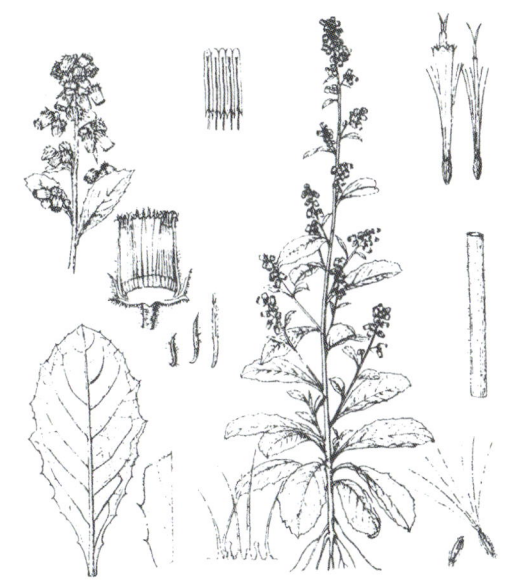

见霜黄 Blumea lacera (Burm. f.) DC.
引自《台湾植物志》

化学成分参考文献

[1] Ragasa CY, et al. *J Nat Med*, 2007, 61(4): 474-475.

[2] Rao C, et al. *Planta Med*, 1977, 31(3): 235-237.

[3] Pal R, et al. *Phytochemistry*, 1972, 11(5): 1855.

[4] Le VH, et al. *J Essent Oil-Bearing Plants*, 2003, 6(1): 36-40.

[5] Agarwal R, et al. *Phytochemistry*, 1995, 38(4): 935-938.

药理作用及毒性参考文献

[1] Chianq LC, et al. *Am J Chin Med*, 2004, 32(5): 695-704.

[2] Tiralongo E, et al. *Evid Based Complement Alternat Med*, 2011, 2011:578092.

12. 毛毡草（中国植物志） 走马风、鹅掌风（河池常用中草药），地菊（海南儋县），坡义草（海南临高）

Blumea hieracifolia (D. Don) DC. in Wight, Contrib. Bot. Ind. 15. 1834.——*Erigeron hieracifolium* D. Don, *Blumea chinensis* Walp. non DC., *B. hieracifolia* (D. Don) DC. var. *macrostachya* (DC.) Hook. f.

（英 **Hawkweedleaf Blumea**）

多年生草本，高 50-120 cm。茎不分枝或有时自基部分枝，密被绢状长柔毛，杂有头状具柄腺毛。叶椭圆形，长 12-14 cm，宽 4-5 cm，顶端钝或尖，基部渐狭成柄，边缘具细齿至近重锯齿，上面被绢状长柔毛，下面被密绢状绒毛至绵毛，侧脉 5-6 对。头状花序多数，径 5-8 mm，2-7 个簇生，排成穗状圆锥花序，无花序梗。总苞圆柱形或钟形，密被绢状长柔毛；总苞片 4-5 层，上部淡紫色，外层线状披针形，顶端渐尖，背面被白色绒毛，内层线形，边缘被绒毛。花序托稍凸，径 2-4 mm，蜂窝状，雌花多数，细管状，具 2-3 齿裂，无毛；两性花较少数，管状与雌花近等长，5-6 裂，裂片宽三角形，

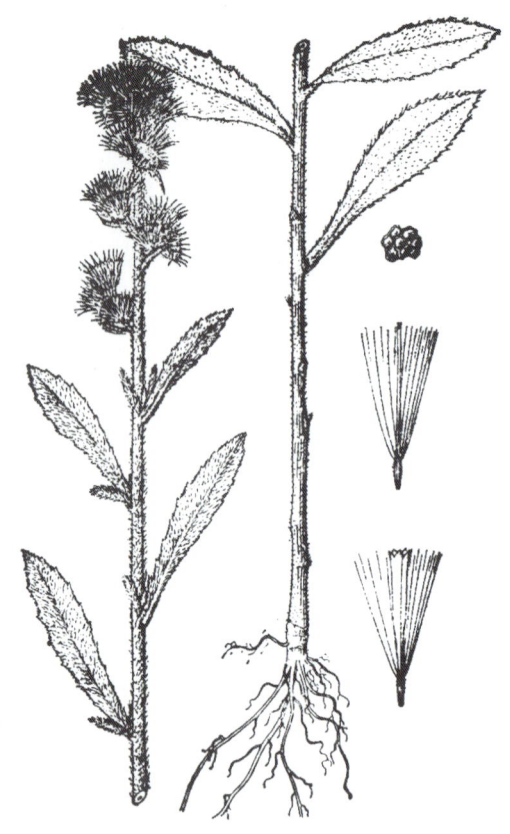

毛毡草 Blumea hieracifolia (D. Don) DC.
引自《中国高等植物图鉴》

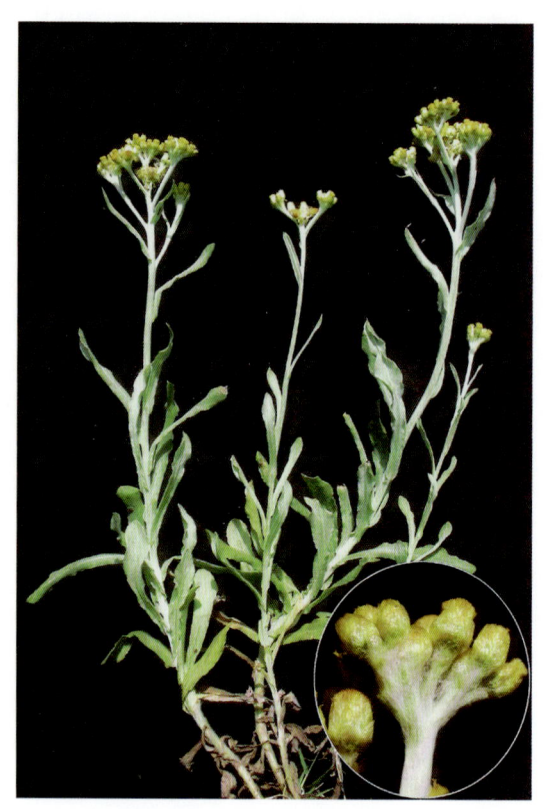

毛毡草 Blumea hieracifolia (D. Don) DC.
摄影：徐克学

被疏毛。瘦果长圆形，具肋，被疏柔毛；冠毛白色，糙毛状。花果期 11 月至翌年 4 月。

分布与生境　产于福建、广东、广西、贵州、海南、江西、四川、台湾、云南、浙江。生于海拔 300-1200 m 的田边、路旁、草地。也分布于印度、缅甸、日本、印度尼西亚、巴基斯坦、泰国、菲律宾、新几内亚。

药用部位　全草。

功效应用　清热泻火，解毒消肿。用于肺热咳嗽，咽喉肿痛，口舌生疮，胃火牙痛，疟腮，痈肿疮毒。

注评　本种白族药用，全草治肠炎腹泻，毒蛇伤。

13. 拟毛毡草（中国植物志）　丝毛艾纳香（植物分类学报）

Blumea sericans (Kurz) Hook. f., Fl. Brit. India 3: 262. 1881.——*B. barbata* DC. var. *sericans* Kurz（英 **Silky Blumea**）

粗壮草本，茎高 60-100 cm，不分枝或分枝，密被白色绢毛。叶主要基生，几成莲座状，基部叶倒卵状匙形或倒披针形，长 6-12 cm，宽 2.5-3.5 cm，基部长渐狭，下延成具翅的柄，顶端钝，边缘具不规则密细齿，上面被绒毛，下面被绢毛，侧脉 5-6 对；茎叶疏生，向上渐小，匙形或匙状长圆形，稀长圆形，长 6-12 cm，宽 1.5-3 cm，无柄或有翅柄，顶端圆形，边缘有规则的细齿，两面被密绢状绒毛或绵毛。头状花序 2-7 球状簇生，排成穗状圆锥花序，无花序柄和有花序梗。总苞钟状；总苞片约 4 层，线形或线状长圆形，绿色或上部禾秆黄色，外层顶端短尖，外面被密白色绒毛，中、内层渐尖，边缘干膜质，被绒毛。花序托稍凸，径 2-4 mm，无毛，有泡状小突起。雌花细管状，3-4 齿裂，无毛；两性花管状，约与雌花等长，具 5 齿裂，被疏毛。瘦果圆柱形，被柔毛，具 4-10 肋；冠毛白色，糙毛状。花果期 4-8 月。

分布与生境 产于福建、广东、广西、贵州、湖南、江西、台湾、浙江。生于低海拔田边、荒地、路旁。也分布于印度、缅甸、越南、印度尼西亚、菲律宾。

药用部位 全草。

功效应用 清热解毒，利水，消肿排脓。用于痈肿疮疡，水肿，毒蛇咬伤。现代亦用于急、慢性肾炎，肺炎。

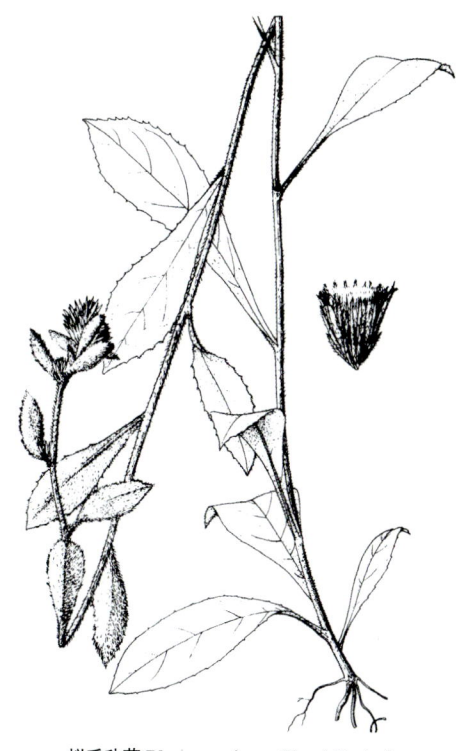

拟毛毡草 Blumea sericans (Kurz) Hook. f.
孙英宝 绘

14. 七星明（中国植物志） 东风草（中国高等植物图鉴）

Blumea clarkei Hook. f., Fl. Brit. India 3: 267. 1881.——*B. hongkongensis* H. Lév. et Vaniot, *B. lessingi* Merr.（英 Clarke's Blumea）

多年生草本，直立或少有攀援，高 1.2-1.4 m，至少上部被柔毛。叶椭圆形或倒披针形，长 4.5-12 cm，宽 0.7-12.5 cm，顶端渐尖，基部渐狭，近无柄或有长达 5 mm 的短柄，边缘有疏细锯齿，上面淡灰色，无毛或被短糙毛，下面被短绒毛，侧脉 5-7 对。头状花序多数，径 8-12 mm，无或有短花序梗，通常 3-5 个簇生，排成顶生狭穗状圆锥花序。总苞卵状圆柱形；总苞片 4 层，上部或顶端紫红色，外层披针形，尖或渐尖，背面被密柔毛，具缘毛，中、内层线状披针形，边缘干膜质，顶端有缘毛，花序托稍凸起，蜂窝状，被疏毛。雌花多数，细管状，3-5 齿裂，有乳头状突起；两性花约与雌花等长，5 浅裂，裂片三角形，常有节毛和腺体。瘦果圆柱形，有 10 肋，被疏毛；冠毛白色，糙毛状。花果期 10 月至翌年 4 月。

分布与生境 产于福建、广东、广西、海南、江西。生于海拔 1000 m 以下的草地和灌丛中。也分布于印度、缅甸、马来西亚、泰国、越南、菲律宾、印度尼西亚。

药用部位 全草。

功效应用 清热解毒，利尿消肿，祛风除湿，通经活络，止痒。用于咽喉肿痛，胃火牙痛，风湿痹痛，湿热泄泻，瘰疬，丹毒，湿疹，毒蛇咬伤。

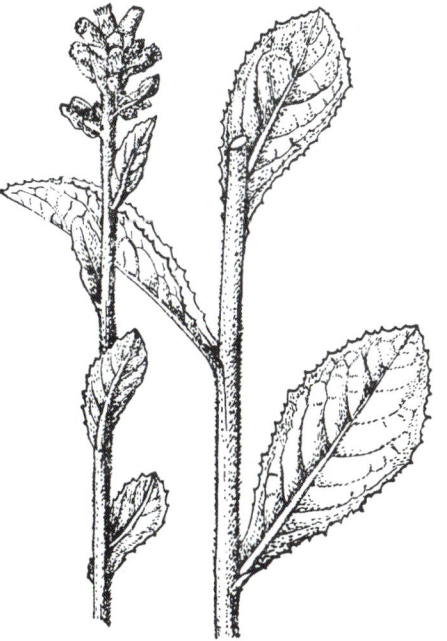

七星明 Blumea clarkei Hook. f.
引自《中国高等植物图鉴》

15. 长圆叶艾纳香（中国植物志） 大黄草（全国中草药汇编、浙江），大红草（浙江）

Blumea oblongifolia Kitam. in Acta Phytotax. Geobot. 2: 1933.（英 **Oblongleaf Blumea**）

多年生草本，高 0.8–1.2 m。茎圆柱形，通常不分枝，上部被毡毛，下部多少被长柔毛，中部叶长圆形或狭椭圆状长圆形，长 9–14 cm，宽 3.5–5.5 cm，顶端尖，基部渐狭，边缘具有小尖的疏锯齿，侧脉 5 或 6 对。头状花序多数，径 8–12 mm，排成顶生开展的疏圆锥花序；花序梗长达 2 cm，被密长柔毛。总苞球状钟形；总苞片 2–4 层，有时具紫色尖头，外层线状披针形，尾状渐尖，背面被密长柔毛，中、内层线形或线状披针形，尾尖，边缘干膜质，背面被柔毛。花序托稍凸，径约 5 mm，蜂窝状，被白色粗毛。雌花多数，细管状，具 3–4 齿裂，无毛；两性花管状，具 5 三角形裂片，被疏毛和腺体。瘦果圆柱形，被白色粗毛，具肋；冠毛白色，糙毛状。花果期 8 月至翌年 4 月。

分布与生境 产于福建、广东、广西、浙江和台湾。生于田边、草坡、溪边、路旁。也分布于印度、缅甸、越南。

药用部位 全草。

功效应用 清热解毒，利水消肿。现代用于急性支气管炎，肠炎，痢疾，急性肾炎，尿路感染，疖肿。

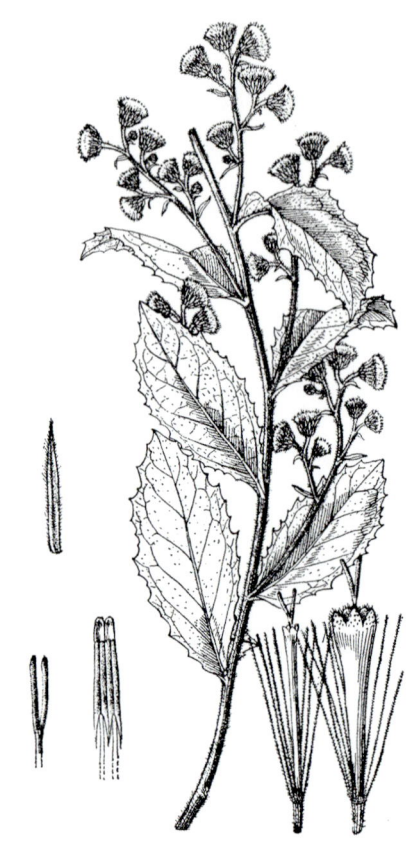

长圆叶艾纳香 Blumea oblongifolia Kitam.
黄少容 绘

16. 节节红（海南植物志） 聚花艾纳香（中国高等植物图鉴），节节黄（广西）

Blumea fistulosa (Roxb.) Kurz in J. Asiat. Soc. Bengal 46(2): 187. 1877.——*Conyza fistulosa* Roxb., *Blumea amethystina* Hance., *B. glomerata* DC., *B. purpurea* DC.（英 **Fistulose Blumea**）

一年生草本，茎高 0.5–1 m，不分枝或上部有分枝，上部被柔毛，紫红色。叶倒披针形至倒卵形，长 3–15 cm，宽 0.5–5 cm，顶端尖，基部楔状渐狭，边缘有粗齿或细尖齿，少有全缘，两面被长柔毛。头状花序无梗，径 3–5 mm，通常 3–5 个球状簇生，排成间断或顶生密集具叶的穗状圆锥花序。总苞圆柱形或近钟形；总苞片约 5 层，紫红色或顶端紫红色，外层线形，弯曲，背面及边缘被密柔毛，中、内层线形，顶端锐尖，背面被疏短柔毛。花序托蜂窝状，被疏短柔毛。雌花细管状，3 齿裂，无毛；两性花管状，具 5 浅裂，裂片披针形或狭三角形，被乳头状短柔毛。瘦果圆柱形，具 8–10 肋；冠毛白色，糙毛状，易脱落。花果期 12 月至翌年 4 月。

分布与生境 产于广东、广西、贵州、海南、四川、云南。生于海拔 300–1900 m 的草地和疏林中。也分布于印度、不丹、缅甸、尼泊尔、泰国、越南。

药用部位 全草。

功效应用 滋补强壮。用于身体虚弱。

菊科 COMPOSITAE

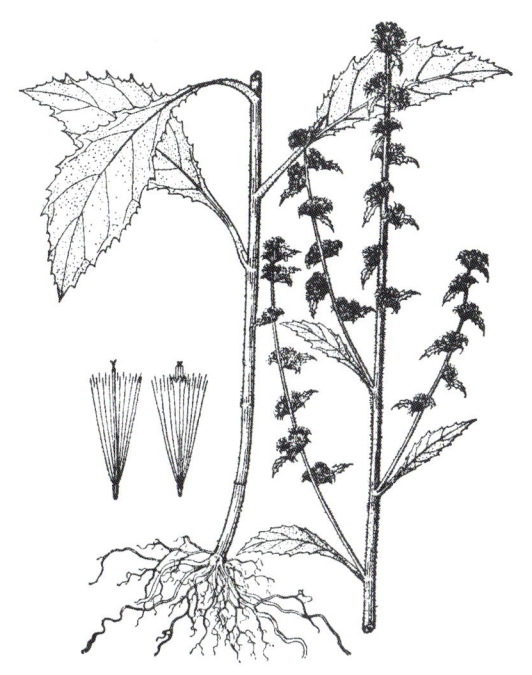

节节红 Blumea fistulosa (Roxb.) Kurz
引自《中国高等植物图鉴》

17. 六耳铃（中国高等植物图鉴） 吊钟黄（广西），波缘艾纳香（广西植物名录），走马风（广西民间常用草药），千头艾纳香（中药志要），羊耳三稔（广东中草药）

Blumea sinuata (Lour.) Merr. Trans. Amer. Philos. Soc. Ser. 2, 24(2): 388. 1935.——*Gnaphalium sinuatum* Lour., *Blumea laciniata* (Roxb.) DC., *Conyza laciniata* Roxb., *Blumea okinawensis* Hayata（英 **Laciniate Blumea**）

一年或二年生草本，高 0.5–1.5 m。茎常自基部分枝，上部被短柔毛和具柄腺毛。叶膜质，下部叶倒卵形或长圆形，长 8–16 cm，宽 3–4.5 cm，琴状分裂，顶裂片大，近圆形，侧裂小，卵状长圆形至线形，顶端圆钝，基部渐狭成柄；边缘常具倒向提琴状粗齿，侧脉 8–10 对，两面被短柔毛，叶柄长 8–16 cm，上部叶小，近无柄，不分裂，倒卵形至倒披针形，长 1.5–3.5 cm，宽 0.5–1.5 cm，顶端钝圆或具小尖头，基部渐狭或楔尖，边缘具不规则疏锯齿；最上部叶苞叶状，全缘。头状花序多数，径 3–5 mm，2–4 个在小枝上丛生，排成疏具叶的大圆锥花序；花序梗被腺状柔毛。总苞圆柱形；长约 5 mm，花后反折；总苞片 4 层，外层短，线状披针形，外面被长柔毛，内层较长线形，边缘被缘毛。花序托稍凸，蜂窝状，无毛或有短柔毛。雌花细管状，3–5 齿裂，无毛，两性花管状，具 5 宽三角裂片，被疏腺体。瘦果长圆形，具 10 肋，褐色被疏毛；冠毛白色。花果期 10 月至翌年 5 月。

分布与生境 产于福建、广东、广西、贵州、海南、台湾、云南。生于海拔 200–1500 m 的灌丛中。也分布于印度、不丹、巴基斯坦、缅甸、马来西亚、印度尼西亚、菲律宾、越南、斯里兰卡及太平洋岛屿。

药用部位 全草或叶。

功效应用 祛风除湿，舒筋通络。用于风湿痹痛，头痛，跌打肿痛，湿疹，毒蛇咬伤。

药理作用 抗病毒作用：六耳铃水提物体外有抑制人呼吸道合胞病毒的活性[1]。

注评 本种为"走马风"的基源植物，药用其全草或叶。

药理作用及毒性参考文献

[1] Yaolan Li, et al. *Phytother Res*, 2004, 18: 718-722.

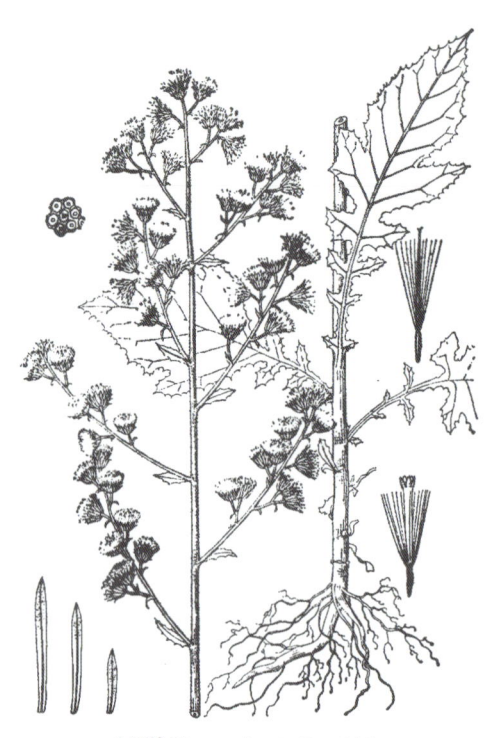

六耳铃 Blumea sinuata (Lour.) Merr.
引自《中国高等植物图鉴》

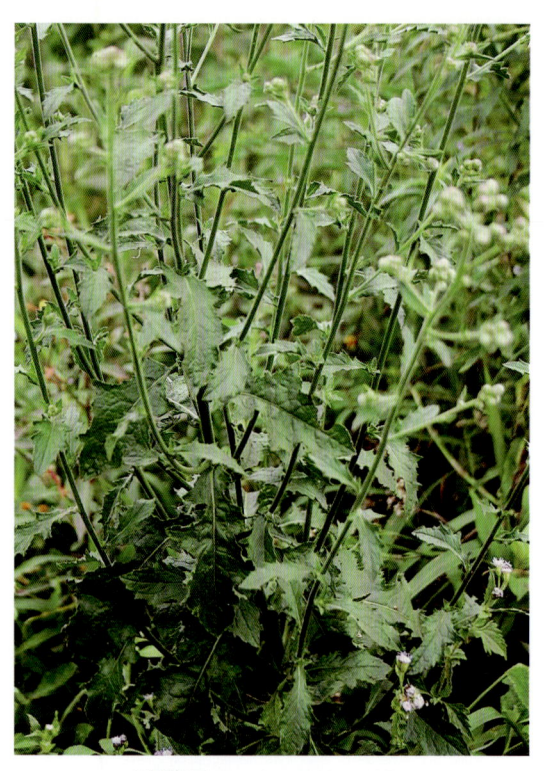

六耳铃 Blumea sinuata (Lour.) Merr.
摄影：王祝年

33. 六棱菊属 Laggera Sch. Bip. ex Hochst.

一或多年生草本，茎具树脂道，但韧皮部无纤维。叶具齿，长下延，被毛，无柄或具柄。头状花序异型，盘状，少数至多数，排成顶生大型具叶圆锥花序。总苞钟状或近半球形；总苞片7至多层，覆瓦状排列，狭，通常鳞片状，内层狭，干膜质，外层渐短。花序托扁平，无托片，边缘小花雌性，花冠丝状，通常3–4裂，两性花少数，管状，花冠粉红色、淡紫色或淡紫红色；花药基部箭形，无尾；花柱分枝，线状钻形，具乳头状突起。瘦果长圆状椭圆形，具10棱，无毛或被疏柔毛；冠毛1层，刚毛状，分离或基部有极短联合，白色，易脱落。

约17种，分布于热带非洲、阿拉伯和亚洲东南部。中国有3种，2种均为药用。

分种检索表

1. 茎翅全缘，无齿 ··· **1. 六棱菊 L. alata**
1. 茎翅连续或有时间断，宽不超过2 mm，有不整齐的粗齿或细齿 ················ **2. 翼齿六棱菊 L. crispata**

本属药用植物化学成分具有多样性，但以倍半萜类化合物为特征性成分，如 3,5,11(13)- 三烯桉叶 -12- 羧酸 [3,5,11(13)-trieneudesma-12-oic acid，**1**]，冬青叶豚草酸 (ilicic acid，**2**)，木香酸 (costic acid，**3**)，臭灵丹酸 (pterodontic acid，**4**)，六棱菊苷 (alatoside) A (**5**)、C (**6**)，臭灵丹二醇 (pterodondiol，**7**)，翼齿六棱菊内酯 (pterodolide，**8**)，特萨菊酸▲ (tessaric acid，**9**) 等，六棱菊 (L. alata) 中还含有单萜衍生物六棱菊苷 E (alatoside E，**10**) 等。**1** 对肿瘤细胞系 KB 细胞增殖具有抑制活性；**2** 和 **9** 对人实体瘤细胞系 A2780、HBL-100、HeLa、SW1573、T-47D、WiDr 细胞株增殖具有抑制活性，使细胞分裂停滞在 G_2/M 期，抑制作用的最适浓度为 1.9–4.5 μmol/L。**3** 对枯草杆菌 (*Bacillus subtilis*) 生长具有抑制作用；**7** 在 HepG2.2.15 细胞系对乙肝病毒表面抗原分泌具有抑制作用，抑制 HBV-DNA 复制，提示

其作为非核苷类抗病毒药物的发展前景。

本属药用植物亦含有黄酮类化合物，如垂叶布氏菊素▲(penduletin, **11**)，孔雀草素▲(patuletin, **12**)，金腰酚 (chrysosplenol) B (**13**)、D (**14**) 等，这些高氧化态的黄酮多有抗菌活性，如 **12** 对棒状杆菌 (*Corynebacterium* spp.)、腐生葡萄球菌 (*Staphylo coccus saprophyticus*)、藤黄微球菌 (*Micrococcus luteus*)、粪链球菌 (*Streptococcus fecalis*)、化脓性链球菌 (*Streptococcus pyogenes*) 等的生长具有抑制活性，MIC 为 12.5 μg/disk，而其苷孔雀草苷▲(patulitrin) 抑菌活性减弱。

本属植物多具有抗炎作用，六棱菊还具保肝作用，翼齿六棱菊有抗肿瘤作用。

1. 六棱菊（广西、中国植物志） 六棱锋（海南），六耳棱（广西），白蓬草（云南），鹿耳翎（本草求原），鹿耳草（生草药性备药），臭灵丹（江苏植物志）

Laggera alata (D. Don) Sch. Bip. ex Oliv. in Trans. Linn. Soc. London 39: 94. 1873.——*Erigeron alatum* D. Don.（英 **Winged Laggera**）

多年生草本，茎密被淡黄色腺状柔毛，茎翅全缘。叶长圆形或匙状长圆形，长 0.8-1.8 cm，边缘有疏细齿，基部沿茎下延成茎翅，两面密被贴生、扭曲或头状腺毛，侧脉 8-10 对，无柄；上部叶窄长

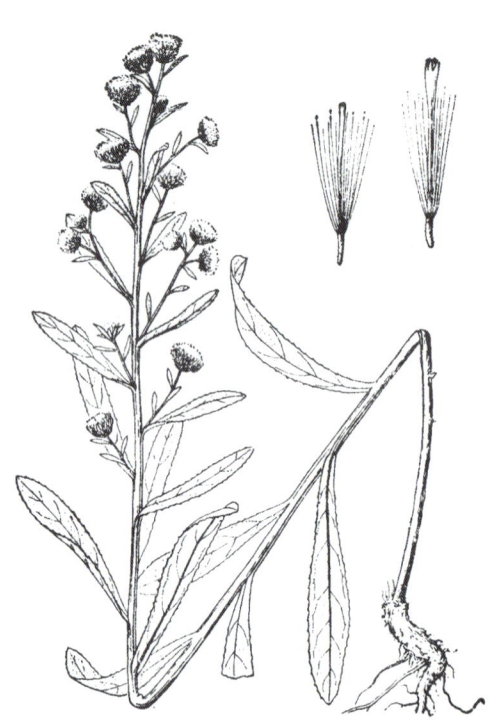

六棱菊 **Laggera alata** (D. Don) Sch. Bip. ex Oliv.
引自《中国高等植物图鉴》

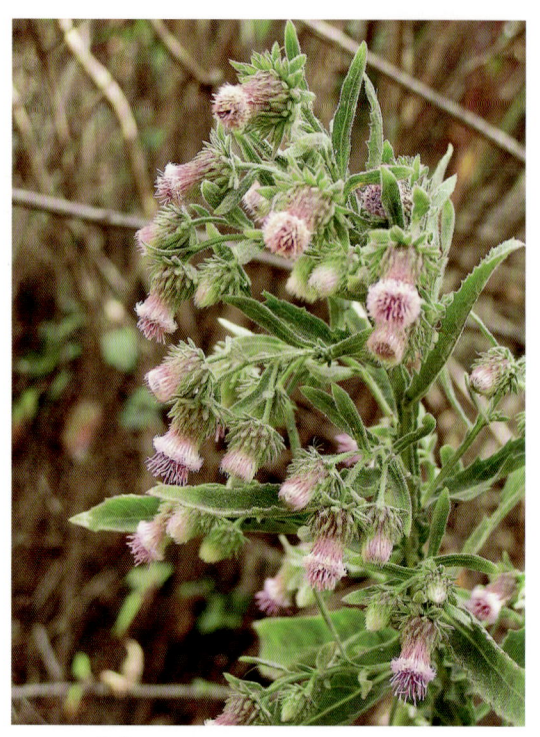

六棱菊 **Laggera alata** (D. Don) Sch. Bip. ex Oliv.
摄影：高贤明

圆形或线形。头状花序下垂，在茎枝顶端排成总状圆锥花序，花序梗密被腺状柔毛。总苞近钟形；总苞片约6层，外层叶质，绿色或上部绿色，长圆形或卵状长圆形，背面密被疣状腺体，杂有扭曲腺状柔毛，内层干膜质，先端常紫红色，线形，背面疏被腺点和柔毛，或无毛。花淡紫色；雌花多数，丝状，两性花多数，花冠管状。瘦果圆柱形，被疏白色柔毛。花果期10月至翌年2月。

分布与生境 产于河北西部、江苏南部、安徽南部、浙江、台湾、广东北部、海南、广西、湖南、湖北、贵州西南部及云南。生于海拔400–2400 m的旷野、路旁或山坡阳处。也分布于菲律宾、印度尼西亚、中南半岛、印度、斯里兰卡及非洲东部。

药用部位 根、全草。

功效应用 祛风除湿，散瘀，解毒。用于感冒发热，头痛，肺热咳嗽，风湿痹痛，泄泻，水肿，经闭，跌打损伤，疔疮痈肿，瘰疬，毒蛇咬伤，湿疹。现代亦用于肝硬化。

化学成分 叶含挥发油：β-石竹烯(β-caryophyllene)，α-依兰油烯(α-muurolene)，α-石竹烯(α-caryophyllene)等[1]。

地上部分含倍半萜类：5α-羟基-4-表冬青叶豚草酸甲酯(5α-hydroxyl-4-epiilicic acid methyl ester)，3α-羟基冬青叶豚草酸(3α-hydroxyilicic acid)，3,5,11(13)-三烯桉叶烷-12-酸[3,5,11(13)-trieneudesma-12-oic acid]，1β-羟基冬青叶豚草酸(1β-hydroxyilicic acid)，异木香酸(isocostic acid)，5α-羟基木香酸(5α-hydroxycostic acid)，5α-羟基-β-木香酸(5α-hydroxyl-β-costic acid)，3-氧代异木香酸(3-oxo-isocostic acid)，1β-羟基木香酸(1β-hydroxylcostic acid)，木香酸(costic acid)，桉叶-4(15),11(13)-二烯-12,5β-内酯[eudesm-4(15),11(13)-dien-12,5β-olide]，冬青叶豚草酸(ilicic acid)，5β-羟基木香酸(5β-hydroxylcostic acid)[2]，六棱菊苷(alatoside) A、B、C、D，(±)-3-氧代异木香酸[(±)-3-oxo-isocostic acid][3]，5β-羟基冬青叶豚草酸(5β-hydroxyilicic acid)，特萨菊酸▲(tessaric acid)[2,4]，β-芹子烯(β-selinene)，7-表-γ-桉叶醇(7-epi-γ-eudesmol)，7-表-β-桉叶醇(7-epi-β-eudesmol)，异臭根子草醇(isointermedeol)，7-表-α-桉叶醇(7-epi-α-eudesmol)，桧脑(juniper camphor)，β-二氢沉香萜呋喃(β-dihydroagarofuran)[5]；黄酮类：蒿

亭(artemetin)，槲皮万寿菊素-3,3'-二甲酯(quercetagetin-3,3'-dimethyl ether)[3]；挥发油：2,5-二甲氧基对聚伞花素(2,5-dimethoxy-p-cymene)，香桧烯(sabinene)，6-羟基香芹艾菊酮(6-hydroxycarvotanacetone)，4-羟基香芹艾菊酮-7-O-当归酸酯(4-hydroxycarvotanacetone-7-O-angelate)[6]，麝香草氢醌二甲基醚(thymoquinol dimethyl ether)，α-桉叶醇(α-eudesmol)，α-葎草烯(α-humulene)，β-石竹烯[7]；其他类：六棱菊苷E (alatoside E)，二氢肉桂酸(dihydrocinnamic acid)[3]。

药理作用　抗炎作用：六棱菊总黄酮灌胃，能抑制二甲苯所致的小鼠耳肿胀、甲醛所致的大鼠足肿胀、羧甲基纤维素钠致炎后的大鼠皮下气囊白细胞游走和角叉菜胶所致的大鼠皮下气囊肉芽组织的增生和炎性渗出[1]。

保肝作用：六棱菊总酚醛树脂灌胃，可降低四氯化碳诱导的小鼠血清中的天冬氨酸转氨酶 (AST) 和丙氨酸转氨酶 (ALT) 水平，亦可降低四氯化碳诱导的大鼠血清中 AST、ALT、总蛋白、白蛋白和肝中羟脯氨酸水平；体外可降低四氯化碳诱导的原代培养的小鼠肝细胞中的 AST 和氨 ALT 的渗出水平，提高肝细胞的生存能力[2]。六棱菊提取物灌胃，能降低醋氨酚所致的药物性肝损伤小鼠血清 AST 和 ALT 水平[3]。

注评　本种为广西中药材标准（1990）收载"六棱菊"的基源植物，药用其干燥全草；也称"鹿耳翎"。其根亦供药用，称"羊毛草根"。傣族用全草治慢性支气管炎。

化学成分参考文献

[1] Said HM, et al. *J Essential Oil-Bearing Plants*, 2005, 8(1): 15-18.

[2] Zheng QX, et al. *J Nat Prod*, 2003, 66(8): 1078-1081.

[3] Zheng QX, et al. *Phytochemistry*, 2003, 63(7): 835-839.

[4] Zheng QX, et al. *Chin Chem Lett*, 2003, 14(4): 393-396.

[5] Raharivelomanana P, et al. *Phytochemistry*, 1998, 47(6): 1085-1088.

[6] Onayade OA, et al. *Flav Fragr J*, 1990, 5(3): 165-172.

[7] Ekundayo O, et al. *Planta Med*, 1989, 55(6): 573-574.

药理作用及毒性参考文献

[1] 伍义行，等. 中国药学杂志, 2006, 41(11): 832-835.

[2] Wu YH, et al. *J Ethnopharmacol*, 2009, 126(1): 50-56.

[3] 伍义行，等. 世界华人消化杂志, 2010, 18(7): 711-715.

2. 翼齿六棱菊（中国植物志）　翼齿臭灵丹（中国高等植物图鉴），臭录丹（种子植物名称、滇南本草图谱），狮子草（滇南本草），臭叶子（云南昆明中草药），归径草、大黑药（云南中草药）

Laggera crispata (Vahl) Hepper et Wood in Kew Bull. 38: 83. 1983.——*Laggera pterodonta* (DC.) Benth., *Blumea pterodonta* DC., *Conyza crispata* Vahl（英 **Wingedtooth Laggera**）

草本。高 40–100 cm，茎多分枝，茎和枝具不规则深齿裂或间断翅的狭翅，茎齿和叶密被柔毛，杂有直立的短腺毛。中部叶倒卵形或倒卵状椭圆形，无柄，长 7–10 (–15) cm，宽 2–3.5 (–7) cm，基部长渐狭，沿茎下延成茎翅，顶端短尖或钝，两面被疏柔毛和杂有腺毛，侧脉 7–10 对，上部叶小，倒卵形或长圆形，长 2–3 cm，宽 0.5–1 cm，顶端钝，边缘具细锯齿或近全缘。头状花序多数，径约 10 mm，排成顶生总状或近伞房状大型圆锥花序；花序梗密被腺状短柔毛。总苞近钟形，径 7 mm；总苞片约 7 层，外层绿色，基部边缘干膜质，长圆状披针形，顶端短尖，背面被腺状短柔毛，内层上部有时紫红色，干膜质，线形，最内层丝状。雌花多数，花冠丝状，具 4–5 小齿，两性花与雌花等长，管状，常 5 裂，裂片卵形，被乳头状突起。瘦果近纺锤形，具 10 棱；冠毛白色，易脱落。花果期 4–10 月。

分布与生境　产于广西、贵州、湖北、四川、云南和西藏东南部。生于海拔 2000m 以下的空旷草地、山谷疏林中或田边。也分布于印度、不丹、泰国、越南及非洲草地区。

药用部位　全草、根。

功效应用　清热解毒，止咳祛痰，活血。用于风热感冒，咽喉肿痛，肺热咳嗽，痈肿疮疖，烧烫伤，蛇咬伤，跌打损伤。现代亦用于扁桃体炎，咽喉炎，腮腺炎，口腔炎，气管炎。

化学成分 叶含挥发油类：2,5-二甲氧基对聚伞花素(2,5-dimethoxy-*p*-cymene)，10-表-γ-桉叶醇(10-epi-γ-eudesmol)，杜松脑(juniper camphor)[1]。

叶和花含挥发油：γ-桉叶醇(γ-eudesmol)，α-桉叶醇(α-eudesmol)，2,5-二甲氧基对聚伞花素，杜松脑[2]。

地上部分含倍半萜类：臭灵丹酸(pterodontic acid)，6-*O*-β-D-吡喃葡萄糖基-香芹艾菊酮(6-*O*-β-D-glucopyranosyl-carvotanacetone)，1β-羟基臭灵丹酸(1β-hydroxypterodontic acid)，翼齿六棱菊苷▲A (pterodontoside A)，臭灵丹二醇(pterodondiol)[3]，2α-羟基臭灵丹酸(2α-hydroxypterodontic acid)，翼齿六棱菊内酯▲(pterodolide)，去氢松香酸(dehydroabietic acid)，特萨菊酸▲(tessaric acid)，3β-羟基臭灵丹酸(3β-hydroxypterodontic acid)[4]，臭灵丹三醇(pterodontriol) A、B、C、E、F，翼齿六棱菊酮▲A (laggerone A)[5]，翼齿六棱菊酮酸▲(pterodonoic acid)[6]，2-去氧-2β-甲氧基特萨菊酸▲(2-deoxo-2β-methoxytessaric acid)，(3β,10α)-3-甲氧基桉叶-4,11(13)-

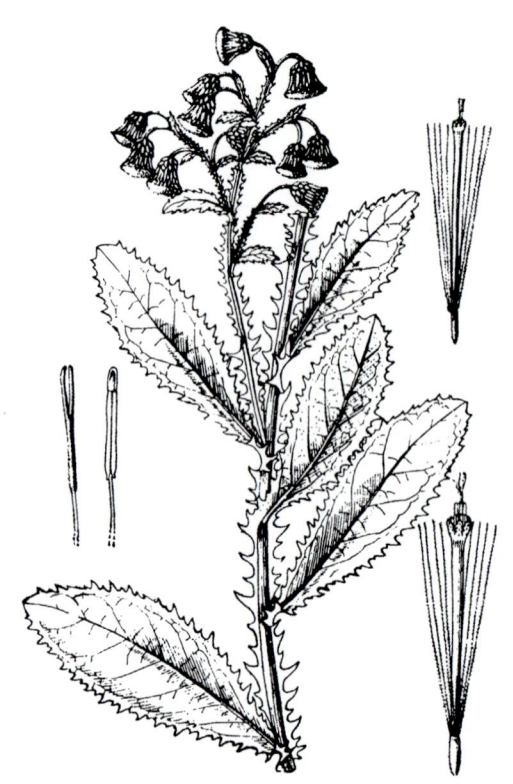

翼齿六棱菊 Laggera crispata (Vahl) Hepper & Wood
黄少容 绘

二烯-12-酸[(3β,10α)-3-methoxyleudesma-4,11(13)-dien-12-oic acid]，(3α,4β,8α)-4-乙酰氧基-3-(2,3-二羟基)-2-甲基-1-氧代丁酰氧基-8-羟基桉叶-7(11)-内环-12,8-内酯[(3α,4β,8α)-4-acetyloxy-3-(2,3-dihydroxy)-2-methyl-1-oxobutoxy-8-hydroxyeudesm-7(11)-eno-12,8-lactone]，5β-羟基木香酸(5β-hydroxycostic acid)，5α-羟基木香酸(5α-hydroxycostic acid)，14,5α-环氧桉叶-11(13)-烯-12-酸[14,5α- epoxyeudesm-11(13)-en-12-oic acid]，5α-羟基-4α,14-二氢木香酸 (5α-hydroxy-4α,14-dihydrocostic acid)，4α,5α-二羟基桉叶-11(13)-烯-12-酸[4α,5α-dihydroxyeudesm-11(13)-en-12-oic acid]，4-*O*-乙酰基-3-*O*-(2,3-环氧-2-甲基丁酰氧基)库欧特酮 [4-*O*-acetyl-3-*O*-(2,3-expoxy-2-methylbutanoyl)cuauthemone]，4-*O*-乙酰基-3-*O*-(3-乙酰氧基-2-甲基-2-羟基丁酰氧基)库欧特酮[4-*O*-acetyl-3-*O*-(3-acetyloxy-2-methyl-2-hydroxybutanoyl)cuauthemone]，3-*O*-(2,3-环氧-2-甲基丁酰氧基)库欧特酮[3-*O*-(2,3-expoxy-2-methylbutanoyl)cuauthemone]，3-*O*-(2,3-二羟基-2-甲基丁酰氧基)库欧特酮[3-*O*-(2,3-dihydroxy-2-methylbutyroyl)cuauthemone][7]，冬青叶豚草酸(ilicic acid)[6-7]；黄酮类：槲皮素(quercetin)，蒿亭(artemitin)，5-羟基-3,4',6,7-四甲氧基黄酮(5-hydroxy-3,4',6,7-tetramethoxyflavone)[3]，垂叶布氏菊素▲(penduletin)，金腰素(chrysosplenetin)，金腰素B(chrysosplenetin B)[6]；三萜类：蒲公英赛醇乙酸酯(taraxeryl acetate)，蒲公英赛酮(taraxerone)[8]；其他类：β-谷甾醇[3]。

全草含苯丙素类：4,5-*O*-二咖啡酰奎宁酸(4,5-*O*-dicaffeoylquinic acid)，3,4-*O*-二咖啡酰奎宁酸(3,4-*O*-dicaffeoylquinic acid)，3,5-*O*-二咖啡酰奎宁酸(3,5-*O*-dicaffeoylquinic acid)[9]；倍半萜类：4α,5α-二羟基桉叶-11(13)-烯-12-酸[4α,5α-dihydroxyeudesma-11(13)-en-12-oic acid]，木香酸(costic acid)，翼齿六棱菊酸▲(pterodontic acid)，冬青叶豚草酸(ilicic acid)[10]，翼齿六棱菊苷▲(pterodontoside) A、B[11]、C、D、E、F、G、H[11,12]，1β,9β-二羟基-4αH-桉叶-5,11(13)-二烯-12-酸[1β,9β-dihydroxy-4αH-eudesma-5,11(13)-dien-12-oic acid]，3α-二羟基-4αH-桉叶-5,11(13)-二烯-12-酸[3α-dihydroxy-4αH-eudesma-5,11(13)-dien-12-oic acid]，2β-羟基冬青叶豚草酸(2β-hydroxyilicic acid)[12]，1β,9β-二羟基桉叶-5,11(13)-二烯-12-酸[1β,9β-dihydroxyeudesma-5,11(13)-dien-12-oic acid]，1β,3α-二羟基桉叶-5,11(13)-二烯-12-酸[1β,3α-dihydroxyeudesma-5,11(13)-dien-12-oic acid][13]，4β,11-二羟基对映桉叶-1-酮(4β,11-dihydroxyenantioeudesman-1-one)，臭灵丹三醇(pterodontriol) C、D，对映-7(11)-芹子烯醇[*ent*-7(11)-selinen-ol]，2α-乙酰氧基木香酸酯

(2α-acetoxycostoate)，2β-乙酰氧基翼齿六棱菊酸▲(2β-acetoxypterodontic acid)，5α,11-二羟基-3-烯-桉叶-2-酮(5α,11-dihydroxy-3-en-eudesman-2-one)，3β-羟基臭灵丹酸(3β-hydroxypterodontic acid)，2α,3β-二羟基臭灵丹酸(2α,3β-dihydroxypterodontic acid)[14]，臭灵丹酸(pterodontic acid)，1β-羟基臭灵丹酸(1β-hydroxypterodontic acid)[15]，翼齿六棱菊酮▲(laggerone) A、B，对映-7(11)-烯-桉叶-4-醇[ent-7(11)-eudesmen-4-ol]，翼齿六棱菊苷▲(pterodontoside) C、D、E、F、G、H[16]，臭灵丹二醇(pterodondiol)[17]，臭灵丹三醇(pterodontriol) A、B[18]，臭灵丹四醇(pterodontetraol)[19]；三萜类：β-香树脂醇(β-amyrin)[10]；黄酮类：三羟基三甲氧基黄酮(trihydroxytrimethoxyflavone)，橙皮苷(hesperidin)[17]，垂叶布氏菊素▲(penduletin)，5-羟基-3,4,6,7-四甲氧基黄酮(5-hydroxy-3,4',6,7-tetramethoxyflavone)，蒿亭(artemitin)，金腰酚(chrysosplenol) B[20]、D，金腰素B (chrysosplenetin B)，柽柳素(tamarixetin)，3,5-二羟基-3',4',6,7-四甲氧基黄酮(3,5-dihydroxy-3',4',6,7-tetramethoxyflavone)，5,6,4'-三羟基-3,7-二甲氧基黄酮(5,6,4'-trihydroxy-3,7-dimethoxyflavone)，槲皮素，孔雀草素▲(patuletin)，槲皮素-3-O-β-D-吡喃半乳糖(quercetin-3-O-β-D-galactopyranoside)，蜡菊苷(helichrysoside)，孔雀草素▲-3-O-β-D-吡喃葡萄糖苷(patuletin-3-O-β-D-glucopyranoside)，山奈酚-3-O-β-D-吡喃葡萄糖苷(kaempferol-3-O-β-D-glucopyranoside)，4',5,7-三羟基-6-甲氧基黄酮-3-O-β-D-芸香糖苷(4',5,7-trihydroxy-6-methoxyflavone-3-O-β-D-rutinoside)[21]，5,7,3',4'-四甲氧基-3-羟基黄酮(5,7,3',4'-tetramethoxy-3-hydroxyflavone)，槲皮万寿菊素(quercetagetin)[22]；其他类：β-谷甾醇，豆甾醇，豆甾醇-3-O-β-D-吡喃葡萄糖苷(stigmasterol-3-O-β-D-glucopyranoside)，2-羟基-苯甲酸(2-hydroxybenzoic acid)[21]。

药理作用 抗炎作用：翼齿六棱菊总黄酮灌胃，能抑制二甲苯所致的小鼠耳肿胀、角叉菜胶所致的大鼠足肿胀和冰醋酸所致小鼠腹腔毛细血管渗透性增加[1]。

抗肿瘤作用：金腰素 B(chrysosplenetin B) 对 HeLa 细胞的 G_2/M 期起阻滞作用。5,7,3',4'- 四甲氧基 -3- 羟基黄酮与金腰素 B 对 A549 和 HeLa 细胞有促凋亡作用[2]。

注评 本种为中国药典（1977、2010 版）和云南药品标准（1974、1996）收载"臭灵丹草"的基源植物，药用其干燥地上部分；其叶入药称"臭灵丹"。佤族、白族、傣族、壮族、彝族、土家族、哈尼族、基诺族和阿昌族也药用，主要用途同功效应用项。

化学成分参考文献

[1] Sohounhloue KD, et al. *J Essential Oil Res*, 2004, 16(3): 193-194.
[2] Ngassoum MB, et al. *J Essential Oil Res*, 2000, 12(3): 345-349.
[3] 杨光忠，等 . 药学学报，2007, 42(5): 511-515.
[4] Liu YB, et al. *J Asian Nat Prod Res*, 2007, 9(3): 233-237.
[5] Liu YB, et al. *J Asian Nat Prod Res*, 2006, 8(4): 303-307.
[6] 赵爱华，等 . 化学学报，1994, 52(5): 517-520.
[7] Zhang ZJ, et al. *Helv Chim Acta*, 2013, 96(4): 732-737.
[8] Kuljanabhagavad Tiwatt, et al. *Journal of Health Research*, 2009, 23(4): 175-177.
[9] Shi SY, et al. *J Chromatogr B*, 2007, 859(1): 119-124.
[10] Xiao YC, et al. *Fitoterapia*, 2003, 74(5): 459-463.
[11] Li SL, et al. *Phytochemistry*, 1998, 49(7): 2035-2036.
[12] Zhao Y, et al. *J Nat Prod*, 1997, 60(6): 545-549.
[13] 赵昱，等 . 云南植物研究，1997, 19(2): 207-210.
[14] Zhao Y, et al. *Phytochemistry*, 1997, 44(3): 459-464.
[15] 李顺林，等 . 云南植物研究，1996, 18(3): 349-352.
[16] Zhao Y, et al. *Chin Chem Lett*, 1996, 7(12): 1093-1094.
[17] 赵爱华，等 . 中国药学杂志，1995, 30(5): 264-265.
[18] 李顺林，等 . 云南植物研究，1993, 15(3): 303-305.
[19] 李顺林，等 . 云南植物研究，1994, 16(3): 313-314.
[20] 李顺林，等 . 云南植物研究，1994, 16(4): 434-436.
[21] 刘百联，等 . 中国中药杂志，2010, 35(5): 602-606.
[22] 曹长姝，等 . 中国中药杂志，2010, 35(16): 2171-2174.

药理作用及毒性参考文献

[1] Wu Y, et al. *Phytother Res*, 2006, 20(7): 585-590.
[2] 曹长姝，等 . 中国中药杂志，2010, 35(16): 2171-2174.

34. 阔苞菊属 Pluchea Cass.

灌木或亚灌木，稀多年生草本。叶互生，有锯齿，稀全缘或羽状分裂。头状花序小，排成伞房状或近单生，有异型小花，盘状。总苞卵形、阔钟形或近半球形；总苞片多数，覆瓦状，坚硬或近膜质，外层宽，阔卵形，内层狭，稍长。花序托平，无托片。外层雌花多数，花冠丝状；顶端2浅裂或有细齿；两性花花冠管状，顶端5浅裂，花药顶端钝，基部具尾；花柱丝状，全缘或2浅裂，花柱分枝钝，被微毛或乳头状突起。瘦果小，略扁，4-8棱，无毛或被疏毛；冠毛毛状，1层，基部连合。宿存。

约80种，分布于非洲、东南亚、澳大利亚、北美洲及太平洋岛屿、南美洲及西印度。中国有5种，2种药用。

分种检索表

1. 叶阔倒卵形至倒卵形，稀椭圆形，边缘有较密的细齿或锯齿 ·················· **1. 阔苞菊 P. indica**
1. 叶阔线形至线形，边缘具远离的疏齿 ·················· **2. 长叶阔苞菊 P. eupatorioides**

本属药用植物阔苞菊 (P. indica) 化学成分结构类型具有多样性，但以噻吩类为特征性成分，如蓝刺头炔噻吩▲A (echinoynethiophene A，1)、6-乙酰氧基蓝刺头炔噻吩▲A (6-acetoxyechinoynethiophene A，2)等。1可抑制溶组织内阿米巴 (Entamoeba histolytica)。

本属植物阔苞菊具有抗炎、抗氧化活性。

1. 阔苞菊（中国植物志） 格杂树（海南海口），栾樨（岭南采药录），九里香（广西北海）

Pluchea indica (L.) Less. in Linnaea 6: 150. 1831.——*Baccharis indica* L.（英 **Indian Pluchea**）

直立灌木，高达2 m。多分枝，被短柔毛，后脱毛。叶厚纸质，倒卵形，长3-8 cm，宽1-4 cm，顶端尖至具小尖头，基部渐狭，无柄或具梗短叶柄，边缘具尖齿，上面被细短柔毛，下面被疏短柔毛至近无毛，侧脉6-7对。头状花序窄圆柱形至钟形，径5-6 mm，在茎枝端排成伞房状花序，花序梗细，被密卷柔毛。总苞卵形或钟形，长4-6 mm；总苞片5-6层，外层卵形或阔卵形，有缘毛，背面被短柔毛，内层窄，线形，短尖，无毛或有时上半部被缘毛。雌花多层，花冠丝状，具3-4齿裂；两性花少数或数朵，花冠管状，顶端5浅裂，裂片被乳头状突起。瘦果圆柱形，有4棱，被疏毛；冠毛白色，约与花冠等长，下部联合成阔带状。花果期全年。

分布与生境 产于广东、海南、湖南、台湾。生于海滨、沙地或近潮水的空旷地。也分布于日本、印度、缅甸、中南半岛、印度尼西亚及菲律宾、澳大利亚。

药用部位 根、茎叶、全草。

功效应用 暖胃消积，软坚散结，祛风除湿。用于消化不良，小儿食积，瘰疬，瘿瘤，痰核，风湿痹痛。

化学成分 根含单萜类：阔苞菊苷C (plucheoside C)[1]；倍半萜类：阔苞菊醇(plucheol) A、B，阔苞菊苷E (plucheoside E)，紫檀三(pterocarptriol)[1]；木脂素类：阔苞菊苷(plucheoside) D_1、D_2、D_3[1]；噻吩类：6-乙酰氧基蓝刺头炔噻吩A (6-acetoxyechinoynethiophene A)[2]，蓝刺头炔噻吩A (echinoynethiophene A)[2-3]；三萜类：17(21)-何帕烯-3β-乙酸酯(hop-17(21)-en-3β-yl acetate)，赤麻醇乙酸酯(boehmeryl

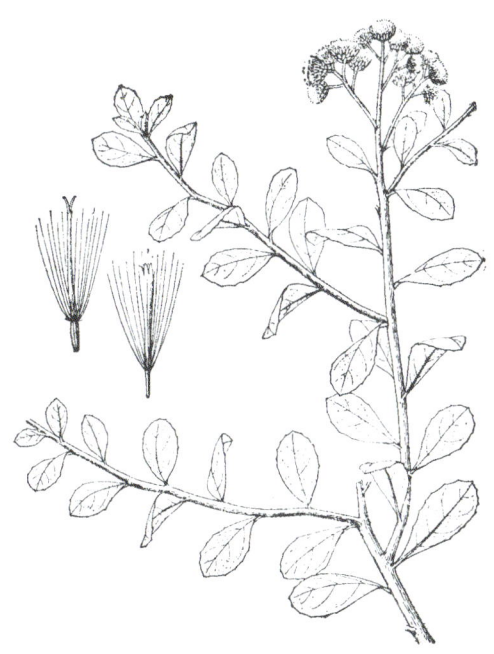

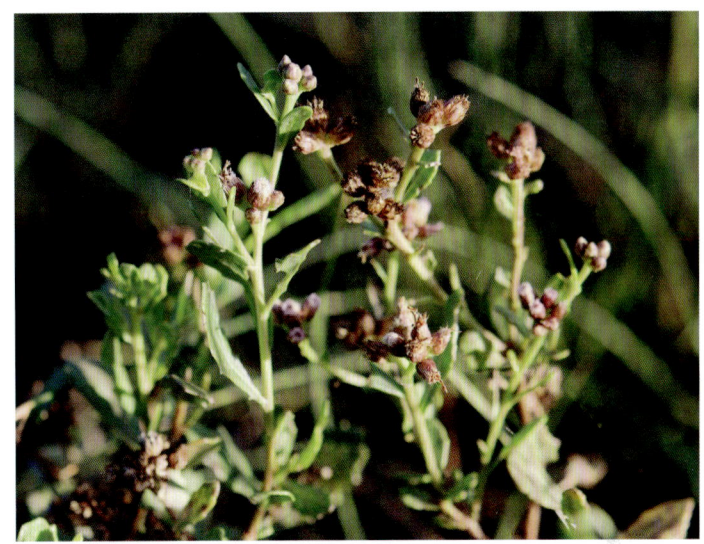

阔苞菊 Pluchea indica (L.) Less.
引自《中国高等植物图鉴》

阔苞菊 Pluchea indica (L.) Less.
摄影：郑希龙

acetate)[2]；甾体类：β-谷甾醇，豆甾醇[4]；挥发油：主要成分为 7βH-串叶松香草倍半萜-5-烯(7βH-silphiperfol-5-ene; 34.0%)，α-可巴烯(α-copaene)[5]。

茎叶含噻吩类：2-(1,3-戊二炔)-5-(4-乙酰氧基-3-羟基-1-丁炔)-噻吩[2-(pent-1,3-diynyl)-5-(4-acetoxy-3-hydroxybuta-1-ynyl)-thiophene]，2-(1,3-戊二炔)-5-(4-乙酰氧基-3-氯-1-丁炔)-噻吩[2-(pent-1,3-diynyl)-5-(4-acetoxy-3-chloro-buta-1-ynyl)-thiophene]，2-(1,3-戊二炔)-5-(3,4-二羟基-1-丁炔)-噻吩[2-(pent-1,3-diynyl)-5-(3,4-dihydroxybuta-1-ynyl)-thiophene]；倍半萜类：8,11-二羟基-1(10)-瓦伦西亚桔烯[valenc-1(10)-ene-8,11-diol]，2,8,11-三羟基-1(10)-瓦伦西亚桔烯[valenc-1(10)-ene-2,8,11-triol]，5-氧代-5,6-H-穿叶松香草烯(5-oxo-5,6-H-silphiperfolene)[6]。

叶含倍半萜类：3-(2',3'-二乙酰氧基-2'-甲基丁酰基)-阔苞菊酮[3-(2',3'-diacetoxy-2'-methylbutyryl)cuauhtemone][7]；黄酮类：槲皮素(quercetin)[8]；有机酸类：1,3,4,5-四-O-咖啡酰奎宁酸(1,3,4,5-tetra-O-caffeoylquinic acid)，3,4,5-三-O-咖啡酰奎宁酸(3,4,5-tri-O-caffeoylquinic acid)[8]，挥发油：主要成分为 7βH-串叶松香草倍半萜-5-烯，β-芹子烯(β-selinene)[5]。

地上部分含噻吩类：2-(4-羟基-3-甲氧基正丁炔-1-基)-5-(1,3-戊二炔-1-基)噻吩[2-(4-hydroxy-3-methoxybut-1-yn-1-yl)-5-(penta-1,3-diyn-1-yl)thiophene]，2-(4-O-β-吡喃葡萄糖基-3-羟基正丁炔-1-基)-5-(1,3-戊二炔-1-基)噻吩 [2-(4-O-β-glucopyranosyl-3-hydroxybut-1-yn-1-yl)-5-(penta-1,3-diyn-1-yl)thiophene]，2-(3,4-二羟基正丁炔-1-基)-5-(1,3-戊二炔-1-基)噻吩[2-(3,4-dihydroxybut-1-yn-1-yl)-5-(penta-1,3-diyn-1-yl)thiophene]，2-(3-乙酰氧基-4-羟基正丁炔-1-基)-5-(1,3-戊二炔-1-基)噻吩[2-(3-acetoxy-4-hydroxybut-1-yn-1-yl)-5-(penta-1,3-diyn-1-yl)thiophene]，2-(正丙炔-1-基)-5-(6-乙酰氧基-5-羟基-1,3-己二炔-1-基)噻吩[2-(prop-1-yn-1-yl)-5-(6-acetoxy-5-hydroxyhexa-1,3-diyn-1-yl)thiophene][9]；酚类：苄基-O-β-D-吡喃葡萄糖苷(benzyl-O-β-D-glucopyranoside)，2-O-β-D-吡喃葡萄糖基苯甲酸甲酯(methyl 2-O-β-D-glucopyranosylbenzoate)，丁香酚葡萄糖苷(eugenyl glucoside)，β-苯乙基-β-D-葡萄糖苷(β-phenylethyl-β-D-glucoside)，1,2-二(4-羟基-3-甲氧基苯基)-1,3-丙二醇[1,2-bis(4-hydroxy-3-methoxyphenyl)-1,3-propanediol]，(1R,2R)-1-(4-羟基-3-甲氧基苯基)-2-[4-(1E-3-羟基-1-丙烯基]-2-甲氧基苯氧基]-1,3-丙二醇{(1R,2R)-1-(4-hydroxy-3-methoxyphenyl)-2-[4-[(1E)-3-hydroxy-1-propenyl]-2-methoxyphenoxy]-1,3-propanediol}，(1R,2S)-1-(4-羟基-3-甲氧基苯基)-2-[4-(1E-3-羟基-1-丙烯-1-基)-2-甲氧基苯氧基]-1,3-丙二醇{(1R,2S)-1-(4-hydroxy-3-

methoxy-phenyl)-2-[4-[(1*E*)-3-hydroxy-1-propen-1-yl]-2-methoxyphenoxy]-1,3-propanediol}，白藓苷▲A (dictamnoside A)[10]；木脂素类：(+)-丁香树脂酚-*β*-D-葡萄糖苷[(+)-syringaresinol-*β*-D-glucoside]，松脂酚单葡萄糖苷(pinoresinol-monoglucoside)，耳草木脂醇(hedyotisol) A、B[10]；单萜类：9-羟基芳樟醇葡萄糖苷(9-hydroxylinaloylglucoside)，芳樟醇芹糖基葡萄糖苷(linaloyl-apiosyl-glucoside)，芳樟醇葡萄糖苷(linaloylglucoside)[10]；倍半萜类：阔苞菊苷(plucheoside) A、B[10]；甾体类：豆甾醇-3-*O*-*β*-D-葡萄糖苷(stigmasteryl-3-*O*-*β*-D-glucopyranoside)[10]；其他类：顺式-3-己烯葡萄糖苷(*cis*-3-hexenylglucoside)[10]。

全草含生物碱：3-醛基吲哚(3-alylindole)[11]；酚类：3,5-二咖啡酰奎宁酸(3,5-dicaffeoylquinic acid)，3,4-二咖啡酰奎宁酸(3,4-dicaffeoylquinic acid)，3,4,5-三咖啡奎宁酸(3,4,5-tricaffeoylquinic acid)，4-烯丙基-2,6-二甲氧基苯酚葡萄糖苷(4-allyl-2,6-dimethoxyphenylglucoside)[11]；黄酮类：槲皮素(quercetin)[11]；倍半萜类：8,11-二羟基-1(10)-瓦伦西亚桔烯[valenc-1(10)-ene-8,11-diol][11]；三萜类：*α*-香树脂醇乙酸酯(*α*-amyrin acetate)[12]；甾体类：豆甾醇，胆甾醇(cholesterol)，豆甾醇-3-*O*-*β*-D-葡萄糖苷，豆甾醇-6'-十六酸葡萄糖酯苷(stigmasterol-6'-hexadecoic acid-glucoside)[11]。

药理作用 抗炎作用：阔苞菊根提取物灌胃及腹腔注射，可抑制角叉菜胶、组胺、5-HT、透明质酸诱发的大鼠炎症反应[1]。阔苞菊甲醇提取物可抑制葡萄糖氧化酶诱发的大鼠足肿胀[2]。

抗氧化作用：阔苞菊根甲醇提取物体内体外均可抑制CCl_4诱导的脂质过氧化反应[2]。

注评 本种为"栾樨"的基源植物，药用其鲜茎叶或根。

化学成分参考文献

[1] Uchiyama T, et al. *Phytochemistry*, 1991, 30(2): 655-657.

[2] Chakravarty AK, et al. *Ind J Chem*, 1994, 33B(10): 978-980.

[3] Biswas R, et al. *Phytomedicine*, 2007, 14(7-8): 534-537.

[4] Gomes A, et al. *Phytomedicine*, 2007, 14(9): 637-643.

[5] Le VH, et al. *Journal of Essential Oil-Bearing Plants*, 2000, 3(1): 21-28.

[6] 王健, 等. 沈阳药科大学学报, 2008, 25(12): 960-963.

[7] Mukhopadhyay S, et al. *J Nat Prod*, 1983, 46(5): 671-674.

[8] Ohtsuki T, et al. *Phytother Res*, 2008, 22(2): 264-266.

[9] Qiu YQ, et al. *Heterocycles*, 2008, 75(7): 1757-1764.

[10] Uchiyama T, et al. *Phytochemistry*, 1989, 28(12): 3369-3372.

[11] 邱蕴绮, 等. 中草药, 2009, 40(5): 701-704.

[12] Tip-Pyang S, et al. *ACGC Chemical Research Communications*, 2000, 12: 51-55.

药理作用及毒性参考文献

[1] Sen T, et al. *J Ethnopharmacol*, 1991, 33: 135-141.

[2] Sen T, et al. *Phytother Res*, 2002, 16(4): 331-335.

2. 长叶阔苞菊（中国植物志） 香艾（广西大新）

Pluchea eupatorioides Kurz, Forest Fl. Burma 2: 575. 1877.（英 **Long leaf Pluchea**）

草本或亚灌木。茎高 1–2 m，有分枝，嫩枝密被粉状短柔毛，后脱毛。中部叶近无柄或有长 4 mm 的叶柄；叶片宽线形，长 7–10 cm，宽 1.2–2 cm，顶端尖，基部下延，边缘有疏细锯齿，两面密被粉状短柔毛，上部叶近无柄，线形，长 5–7 cm，宽 0.7–1 cm，头状花序多数，径约 5 mm，排成顶生伞房花序；花序梗密被粉状短柔毛。总苞钟形，长 5–6 mm；总苞片 5–6 层，外层卵形或宽卵形，顶端尖，背面被疏毛及缘毛，内层线形，渐尖，无毛。雌花多数，花冠丝形，具 3 或 4 齿，两性花少数，管状，檐部具 5 齿。瘦果圆柱形，具 5 肋，被柔毛；冠毛白色，宿存；两性花的冠毛下部联合成带状。花果期 4–6 月。

分布与生境 产于广西、云南。生于旷野、路旁。也分布于缅甸、泰国、柬埔寨、老挝、越南。

药用部位 全草。

功效应用 活血祛瘀。用于跌打损伤。

注评 本种为广西中药材标准（1996）收载"小风艾"的基源植物，药用其干燥地上部分。

35. 球菊属 Epaltes Cass.

矮小草本，被柔毛。枝开展，平卧，稀木质。叶互生，倒卵形，全缘，有锯齿，或分裂，无柄，不下延。头状花序小，盘状，单生或排成伞房花序，具短花序梗。有多数异形小花，花黄色。总苞半球形；总苞片 1 或 2 层，长圆形，顶端钝，干膜质，全缘，结果时内弯。花序托近压扁，无托片。外围雌花多数，多层，结实，花冠细管状，下部膨大。中央小花两性，少数，结实，管状，顶端 4 或 5 齿裂，花药基部尖状，有明显的尾部，花柱 2 浅裂，花柱分枝，钝，被毛。瘦果圆柱形，具 10 棱，基部被毛；无冠毛或两性花有时具 2-3 早落的刺尖状冠毛。

约有 14 种。分布于非洲、亚洲、澳大利亚和中、南美洲。中国有 2 种。1 种药用。

1. 球菊（中国植物志） 鹅不食草、拳头草（海南、广西、云南），芭菊（中国种子植物科属辞典），地胡椒（陆川草本），大鹅不食草（广西药用植物名录）

Epaltes australis Less. in Linnaea 5: 148. 18931.——*Sphaeromorphaea australis* (Less.) Kitam.（英 **Southern Epaltes**）

一年生草本。茎枝铺散或匍匐状，长 6-20 cm，基部木质。茎叶倒披针状长圆形，长 3.5-4 cm，宽 1-1.8 cm，顶端钝或圆形，基部渐狭成叶柄，边缘有不规则的齿或大头羽状裂，裂片常钝，具小尖头和不规则的尖齿，上面被疏柔毛，侧脉 2-3 对，上部叶与中部叶近等大小。头状花序多数，球形，径 4-6 mm，无或有短花序梗，花序梗具少数苞片或无苞片。总苞半球形，径 5-6 mm；总苞片 4 层，绿色，干膜质，无毛，外层较短。卵圆形，具 3 齿裂；两性花约 20 枚，圆筒形，5 齿裂，裂片三角形有腺点。瘦果圆柱形，具 10 肋，被腺点；无冠毛。花果期 3-6 月，9-11 月。

分布与生境 产于福建、广东、广西、海南、台湾、云南。生于低海拔的田边或旷野、沙地上。也分布于印度、马来西亚、泰国、越南、澳大利亚。

药用部位 全草。

功效应用 活血，止痛，明目。用于跌打损伤，目赤肿痛。

注评 本种为"老鼠脚迹"的基源植物，药用其全草。傣族用全草治挫伤，扭伤，无名肿毒。

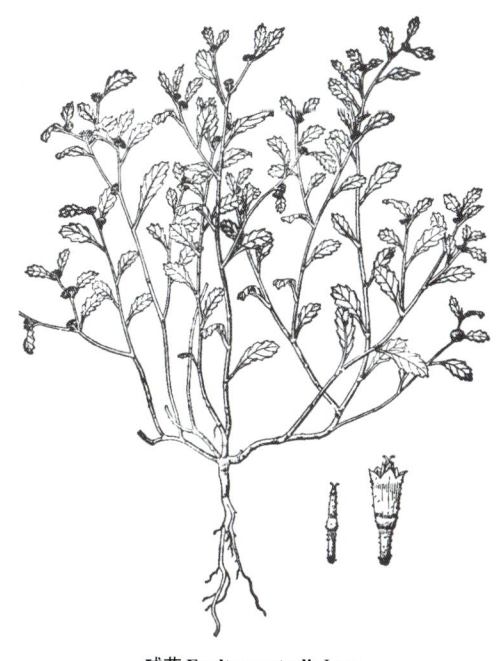

球菊 Epaltes australis Less.
引自《中国高等植物图鉴》

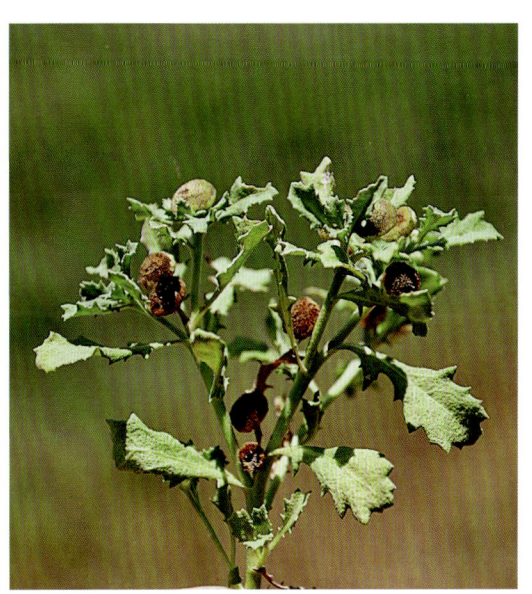

球菊 Epaltes australis Less.
摄影：王祝年

36. 戴星草属 Sphaeranthus L.

低矮一年生草本。分枝开展。叶互生，倒卵形至长圆形，具齿，基部沿茎下延成翅状，具腺点。头状花序盘状，具异型小花，密集成球状、卵状或团伞状复头状花序，复头状花序单生和顶生。花序托狭，无毛，雌花纤细，具 2 或 3 齿；盘花两性，单生或少数，结实或不育，管状，增厚，檐部具 4 或 5 齿裂。总苞钟状，窄；总苞片狭，数层，尖或钝，干膜质，不等长。花药基部钝至箭形，具尖耳或尾，花柱不分裂或丝状 2 裂或联合。瘦果长圆形，稍扁，顶端截形，基部收缩，无冠毛。

约 40 种，分布于非洲、亚洲热带和亚热带和大洋洲。中国有 3 种，均为药用。

分种检索表

1. 叶被短柔毛或后脱毛，茎和枝有全缘或有不明显小齿的翅；总苞片无毛或仅最外层背面有腺点；花冠顶端灰白色 ··· **1. 戴星草 S. africanus**
1. 叶被绒毛或绵毛；茎和枝有密尖齿或刺状尖齿的翅；总苞片被密柔毛和缘毛；花冠顶端紫红色。
   2. 叶边缘具细尖重齿，有具柄腺体；雌花具短柄 ··· **2. 绒毛戴星草 S. indicus**
   2. 叶边缘具密刺状细齿，有无柄腺体；雌花无柄 ·· **3. 非洲戴星草 S. senegalensis**

本属药用植物化学成分具有多样性，但以萜类化合物为主要成分，包括单萜和倍半萜等。在单萜类化合物中，从戴星草 (S. africanus) 叶中分离得到了香芹艾菊酮 (carvotanacetone) 类衍生物，**1~3** 对细菌金黄色葡萄球菌 (*Staphylococcus aureus*)、绿脓杆菌 (*Pseudomonas aeruginosa*) 和真菌白色念珠菌 (*Candida albicans*)、须癣毛菌 (*Trichophyton mentagrophytes*)、黑曲霉 (*Aspergillus niger*) 生长具有抑制活性。

1. 戴星草（中国植物志） 田艾草、三点花（海南），翅珠菊、荔枝草（中国高等植物图鉴）

Sphaeranthus africanus L., Sp. Pl. (ed. 2) 1314. 1763.——*Sphaeranthus cochinchinensis* Lour., *S. microcephalus* Willd., *S. suberiflorus* Hayata（英 **African Sphaeranthus**）

芳香草本。茎直立或斜升，高 40-50 cm；多分枝，分枝叉状或平展，无毛或被短柔毛。茎和枝均有全缘，具疏点状细齿或小尖头的阔翅。茎叶倒卵状长圆形，长 3-5 cm，宽 1.5-2.2 cm，顶端圆形，基部渐狭，沿茎下延成阔翅，两面被疏短柔毛或后脱毛，侧脉约 5 对。复头状花序球形或卵形，径约 8 mm，花序梗无毛，具翅，苞片细，顶端渐尖。头状花序钟状，长约 3 mm，宽 2.5 mm。总苞长 3 mm；总苞片 2 层，近等长，外层倒披针形，顶端细尖，背面常有腺点，内层较狭，倒卵状匙形或匙状长圆形，顶端等圆，啮齿状，无毛。花序托无毛，外围雌花多数，花冠管状，花柱顶端钝；两性花约 3，花冠具 5 齿；花药基部全缘，花丝膨大，无毛；花柱圆柱形，短二浅裂。瘦果圆柱形，具腺点，有 4 棱，无冠毛。花果期 12 月至翌年 5 月。

分布与生境 产于广东、广西、海南、台湾、云南。常生于向阳草地或草坡。马来西亚、缅甸、泰国、柬埔寨、越南、非洲、澳大利亚。

菊科 COMPOSITAE

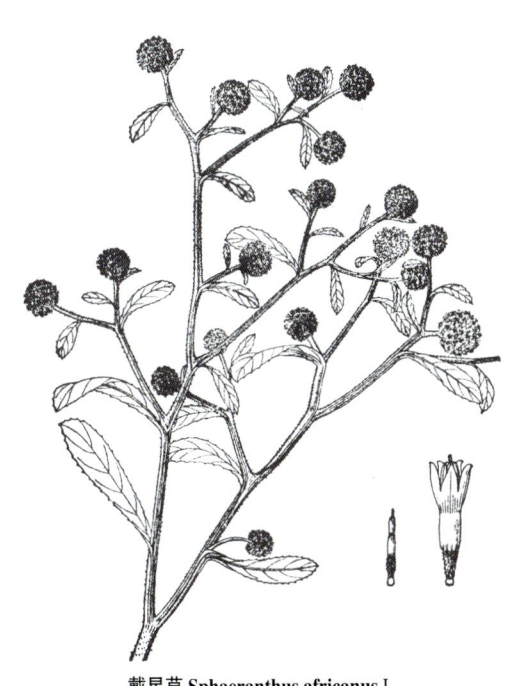

戴星草 Sphaeranthus africanus L.
引自《中国高等植物图鉴》

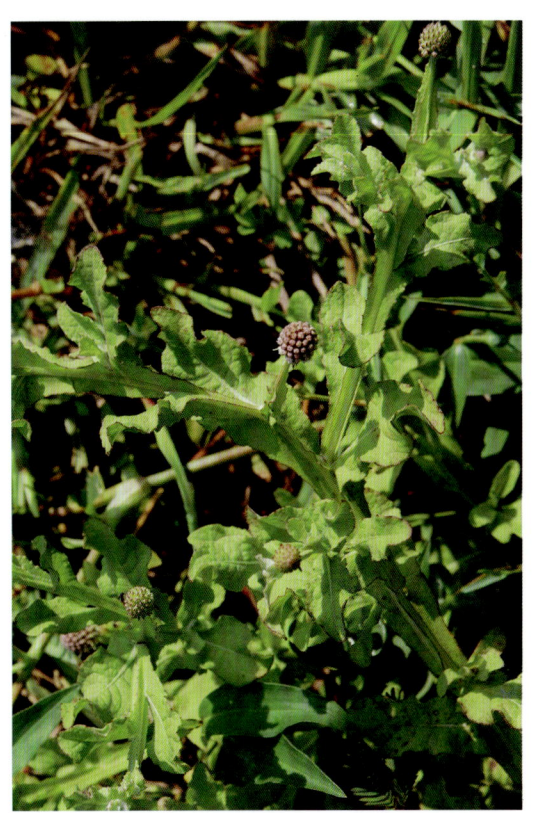

戴星草 Sphaeranthus africanus L.
摄影：郑希龙

药用部位 全草。
功效应用 健胃，止痛，利水。用于消化不良，胃脘痛，小便不利。
化学成分 叶含单萜类：香芹艾菊酮衍生物(carvotanacetone derivatives) 1、2、3a、3b[1]。

化学成分参考文献

[1] Ragasa CY, et al. *Planta Med*, 2010, 76(2): 146-151.

2. 绒毛戴星草（中国植物志） 麻腊干（傣语）

Sphaeranthus indicus L., Sp. Pl. 927. 1753.——*Sphaeranthus hirsutus* Willd.（英 **Indian Sphaeranthus**）

芳香草本；高 10-45 cm，茎直立或斜升。具 4 不规则和深齿的翅，被细具柄的腺体和淡白色柔毛。叶倒披针形或匙形，长 2.5-6 cm，宽 0.8-2.5 cm，顶端钝或尖，具小尖头，基部渐狭，基部半抱茎和明显下延，稀具不规则的重锯齿的齿，上面有细具柄腺体和白色绵毛，侧脉 5-7 对，上部叶较小，长约 1.2 cm，宽约 0.5 cm。复头状花序球形或近椭圆形，长 10-14 mm，宽约 10 mm，红紫色，单生枝端。头状花序极多数；苞片线状披针形，长 4-5 mm，细渐尖，被缘毛，糙毛和具柄腺体；总苞片 10-12，外层线状匙形，草质，顶端细尖，背面被密毛，边缘有缘毛，内层匙状长圆形，干膜质，顶端钝或有小尖头，背面被毛。雌花较多，10-15 数，丝状，无毛，具 3 齿。两性花 2-5 枚，花冠淡紫色，具腺点，裂片三角形。瘦果圆柱形，被短柔毛。花果期 12 月至翌年 4 月。

分布与生境 产于云南。生于海拔 200-1000 m 的河边沙滩、草地、灌丛中。也分布于印度、不丹、柬埔寨、老挝、越南、泰国、马来西亚、非洲和澳大利亚。
药用部位 全草。
功效应用 清热利水，健胃消食，燥湿止痒，祛风强壮。用于小便淋痛，消化不良，胃出血，风湿关节痛。

化学成分 茎含黄酮类：7-羟基-3',4',5,6-四甲氧基黄酮-7-O-β-D-(1→4)-二葡萄糖苷[7-hydroxy-3',4',5,6-tetramethoxyflavone-7-O-β-D-(1→4)-diglucoside][1]；萜类：杜松烯(cadinene)，α-香堇酮(α-ionone)，β-石竹烯(β-caryophyllene)，α-水芹烯(α-phellandrene)[2]；苯丙素类：对甲氧基桂皮醛(p-methoxycinnamaldehyde)，丁香酚(eugenol)[2]。

叶含黄酮类：5,4'-二甲氧基-3'-异戊二烯基鹰嘴豆芽素-7-O-β-D-半乳糖苷(5,4'-dimethoxy-3'-prenylbiochanin-7-O-β-D-galactoside)[3]。

花含生物碱类：L-脯氨酰胺(L-prolinamide)[4]；单萜类：2,5-二甲氧基-对聚伞花素(2,5-dimethoxy-p-cymene)[5]；倍半萜类：β-桉叶醇(β-eudesmol)，β-石竹烯(β-caryophyllene)，τ-杜松醇(τ-cadinol)，α-桉叶醇(α-eudesmol)[5]，7α-羟基耳叶苔内酯(7α-hydroxyfrullanolide)[6]，冬青叶豚草酸(ilicic acid)，2-羟基苛性酸(2-hydroxycaustic acid)[7]；甾体类：豆甾醇，β-谷甾醇，胡萝卜苷[8]。

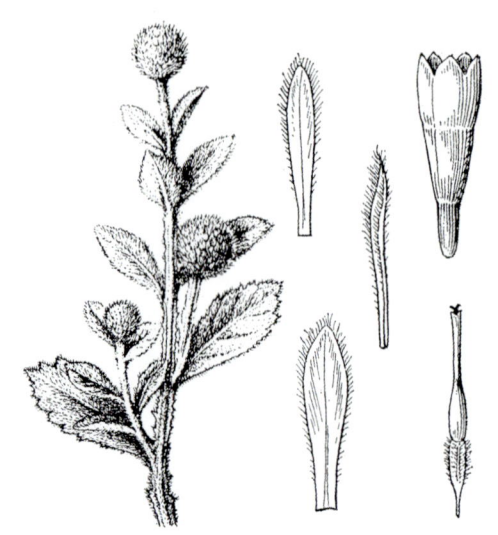

绒毛戴星草 Sphaeranthus indicus L.
邓盈丰 绘

地上部分含黄酮类：5-羟基-7-甲氧基-6-C-葡萄糖基黄酮(5-hydroxy-7-methoxy-6-C-glycosylflavone)[9]；倍半萜类：11α,13-二氢-3α,7α-二羟基桉叶-4-烯-6α,12-内酯(11α,13-dihydro-3α,7α-dihydroxyeudesm-4-en-6α,12-olide)，4-烯-6β,7α-桉叶内酯(4-en-6β,7α-eudesmanolide)，γ-环木香内酯(γ-cyclocostunolide)，3a,4,5,5a,6,7,8,9b-八氢-3a-羟基-5a,9-二甲基-3-亚甲基-[3aS-(3aα,5aα,9bβ)]-萘并[1,2-b]呋喃-2(3H)-酮(3a,4,5,5a,6,7,8,9b-octahydro-3a-hydroxy-5a,9-dimethyl-3-methylene-[3aS-(3aα,5aα,9bβ)]-naphtho[1,2-b]furan-2(3H)-one)，田基黄内酯▲(grangolide)[10]，α-沉香呋喃(α-agarofuran)，10-表-γ-桉叶醇(10-epi-γ-eudesmol)，芹子-11-烯-4α-醇(selin-11-en-4α-ol)[11]；单萜类：芳樟醇(linalool)，2,5-二甲氧基-对聚伞花素(2,5-dimethoxy-p-cymene)[11]。

全草含倍半萜类：7-羟基桉叶内酯(7-hydroxyeudesmanolide)，5,7-二羟基桉叶内酯(5,7-dihydroxy-eudesmanolide)[12]；甾体类：豆甾醇-3-O-葡萄糖苷[13]。

注评 本种为"麻腊干"的基源植物，药用其干燥全草。傣族用全草治疗小儿麻痹、皮癣、麻风、腹胀腹痛、风湿关节炎痛。

化学成分参考文献

[1] Yadava RN, et al. *Journal of the Institution of Chemists*, 1998,70(5): 164-166.

[2] Nigam SS, et al. *Riechstoffe, Aromen, Koerperpflegemittel*, 1968, 18(3): 75-76, 78, 80, 82.

[3] Yadava RN, et al. *Fitoterapia*, 1999,70(2): 127-129.

[4] Chughtai MID, et al. *Science International*, 1992, 4(2): 151-154.

[5] Jirovetz L, et al. *Scientia Pharmaceutica*, 2003, 71(3): 251-259.

[6] Atta-ur-Rahman, et al. *J Chem Res*, 1989, (3): 68.

[7] Sohoni JS, et al. *Organic and Bio-Organic Chemistry*, 1988, (2): 157-160.

[8] Gupta RK, et al. *Ind J Pharm*, 1967, 29(2): 47-48.

[9] Mishra BB, et al. *Molecules*, 2007, 12(10): 2288-2291.

[10] Jadhav RB, et al. *Ind J Chem*, 2007, 46B(2): 379-381.

[11] Kaul PN, et al. *Journal of Essential Oil Research*, 2005, 17(4): 453-454.

[12] Rojatkar SR, et al. *Ind J Chem*, 1994, 33B(12): 1203-1204.

[13] Singh SK, et al. *Indian Drugs*, 1989, 26(6): 317-318.

3. 非洲戴星草（中国植物志）

Sphaeranthus senegalensis DC., Prodr 5: 370. 1836.——*Sphaeranthus lecomteanus* O. Hoffm. et Muschl.
（英 **Sengale Sphaeranthus**）

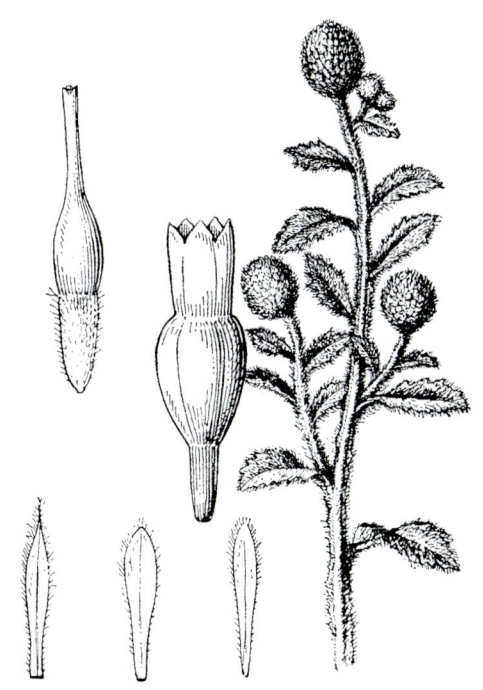

非洲戴星草 Sphaeranthus senegalensis DC.
邓盈丰 绘

粗壮草本，茎高 20-90 cm，密被柔毛。多分枝，被白色或黄褐色绒毛或绵毛，茎枝均有刺状尖齿的翅。茎叶长圆形，稀线状长圆形、倒披针形或倒卵形，长 3-10 cm，宽 1-3.5 cm，顶端钝，基部渐狭，沿茎下延成翅，边缘有密的刺状细齿至微刺状尖齿，稀有重齿，两面被白色或带黄褐色绵毛及无柄腺体，侧脉 5-6 对，枝叶较小，长 6-13 mm，宽 2-5 mm。复头状花序近球形或椭圆形至狭椭圆形，长 11-18 mm，宽 9-10 mm，红紫色，单生于茎枝顶端；头状花序极多数，总苞钟形；总苞片 9-14 个，外层线状披针形，密被柔毛；内层较狭，线状倒披针形或丝状，干膜质，约与外层等长，上部边缘有缘毛。雌花 7-12 个，管状，具 2-3 齿裂，无毛；两性花 2-5 个，具 5 齿，有腺点，裂片近三角形。瘦果圆柱形，有 4 棱，具腺点；无冠毛。花果期 12- 翌年 4 月。

分布与生境　产于云南西南部。生于海拔 600-1300 m 的路边、灌丛和河岸。也分布于亚洲和非洲热带地区。

药用部位　全草。

功效应用　清热利水，健胃消食。用于小便淋痛，消化不良。

化学成分　地上部分含黄酮类：5,4',6'-三羟基-6,3'-二甲氧基黄酮-7-*O*-吡喃葡萄糖苷(5,4',6'-trihydroxy-6,3'-dimethoxyflavone-7-*O*-glucosylpyranoside)[1]。

化学成分参考文献

[1] Aqil M, et al. *Global Journal of Pure and Applied Sciences*, 1998, 4(4): 389-391.

37. 蝶须属 Antennaria Gaertn.

多年生草本或亚灌木，雌雄异株。叶互生，全缘，两面被绒毛。头状花序单生，少数或多数，排成伞房状花序。总苞倒卵形或钟形；总苞片多层，覆瓦状，干膜质，外层背面被绵毛，内层渐长，上部不透明，常瓣状，直立或开展，花序托平，蜂窝状，无托片。雄花白色或淡紫色，管状，有 5 裂片，花药基部箭形，有尾状耳部；花柱分枝，截形；雌花花冠丝状，白色或淡紫色，顶端截形或有细齿。瘦果长圆形，稍扁，有棱，无毛或有短毛；冠毛 1 层，基部多少结合。

约 40 种，分布于亚洲、欧洲、美洲温带和高山地区。中国有 1 种，药用。

1. 蝶须（中国植物志）　兴安蝶须（东北植物检索表）

Antennaria dioica (L.) Gaertn., Fruct. Sem. Pl. 2: 410. 1791.——*Gnaphalium dioicum* L.（英 **Common Pussytoes**）

矮小多年生草本。有簇生或匍匐的根状茎。有密集的叶。茎直立，高 3-10 cm，匍枝长 2-5 cm，被密绵毛。基部叶花期生存，匙形或菱状匙形，长 3-18 mm，宽 3-6 mm，顶端具小尖头，具 1 脉，上面绿色，被伏毛，有时近无毛，下面被灰白色密绵毛，中部叶线形或线状长圆形，长 10-15 mm，宽 2-4 mm，顶端尖，上部叶披针状线形，渐尖。头状花序通常 3-7，排成密集伞房状花序。总苞宽钟状或半球形，雄株长 5-6.5 mm，雌株长约 7 mm；总苞片约 5 层，深粉红色至淡粉红色或白色，外层上端圆形，被密绵毛，较内层短 2-3 倍，被密绵毛，内层狭长，披针形，上端尖，中部以上白色或粉红色。雌花花冠纤细，长 6-7 mm；雄花花冠管状，5 裂；花药基部有长尾；花柱上端稍头状。瘦果微小，稍扁，有棱无毛。花果期 5-8 月。

分布与生境 产于新疆、黑龙江、甘肃。生于海拔 600-2700 m 的高山和亚高山、向阳湿润草地、干坡地和松林下。也分布于日本、哈萨克斯坦、蒙古、俄罗斯、欧洲和北美（阿拉斯加）。

药用部位 全草。

功效应用 止咳，愈伤。用于咳嗽，创伤。

化学成分 全草含黄酮类：芹菜素(apigenin)，芹菜素-4'-O-β-D-吡喃葡萄糖苷(apigenin-4'-O-β-D-glucopyranoside)，芹菜素-7-O-β-D-吡喃葡萄糖苷(apigenin-7-O-β-D-glucopyranoside)，木犀草素-4',7-二葡萄糖苷(luteolin-4',7-diglucoside)[1]；三萜类：熊果酸(ursolic acid)，羽扇豆醇(lupeol)[1]；苯丙素类：绿原酸(chlorogenic acid)，咖啡酸(caffeic acid)[1]。

注评 本种蒙古族药用，全草主治肺热咳嗽、创伤肿痛。

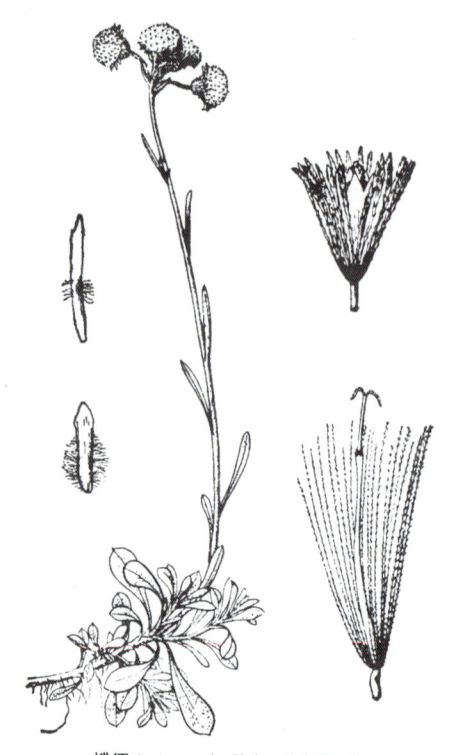

蝶须 **Antennaria dioica** (L.) Gaertn.
引自《中国高等植物图鉴》

化学成分参考文献

[1] Mericli AH. *J Nat Prod*, 1983, 46(6): 941.

38. 火绒草属 Leontopodium R. Br.

多年生草本或亚灌木，簇生或丛生，稀垫状，被白色、灰色或黄褐色绵毛或茸毛。叶互生，全缘，匙形、长圆形、披针形或线形，有或无鞘部。苞叶数个，围绕花序开展形成星状苞叶群，稀无苞叶。头状花序多数，排列成密集或较疏散的伞房花序，有多数瓦形或异形小花或雌雄同株。中央小花雄性，外围小花雌性，稀中央的头状花序有雄性小花或同时有雄性及雌性小花，而外围的头状花序仅有雌花或雌雄异株，即全部头状花序仅有雄性或雌性小花。总苞半球状或钟状；总苞片数层，覆瓦状或近等长，中部草质，顶端及边缘褐色或黑色，膜质或几干膜质，外层被绵毛或柔毛。花托无毛，无托片。雄花花冠管状，裂片 5；花药基部有尾状小耳。花柱 2 浅裂，顶端截形；子房不育。雌花花冠丝状或细管状，有 3-4 细齿；花柱分枝细长。瘦果长圆形或椭圆形，稍扁；冠毛多数，分离或基部合生，雄花冠毛上部较粗厚，有微锯齿。

约 58 种，主要分布于亚洲中部和东部，中国有 37 种，20 种供药用。

分种检索表

1. 冠毛淡黄褐色，在雄花和雌花中同形，上端不增粗；苞叶与叶上面被疏茸毛；茎丛生；叶无鞘 ·················· 1. **鼠麴火绒草 L. forrestianum**
1. 冠毛白色，稀红色；雄花冠毛向上渐粗厚，常有细锯齿。

菊科 COMPOSITAE

2. 茎和叶上面被腺毛或叶两面被绒毛，下面有黑色易脱落的腺毛；叶无鞘部；苞叶开展形成苞叶群。
   3. 叶两面被灰色或青灰色茸毛，下面有黑色易脱落腺毛，狭线状披针形，基部渐狭，无小耳……………………………………………………………………………………………………2. 香芸火绒草 L. haplophylloides
   3. 叶下面被白色密茸毛，上面和茎被黄色或褐色腺毛，基部心形或有小耳或狭窄。
      4. 叶线形或针状线形，边缘极反卷，有中脉或近基部 3 出脉，基部等宽，密集；茎下部木质，不分枝………………………………………………………………………………………3. 坚杆火绒草 L. franchetii
      4. 叶卵状披针形或披针形，边缘平或波状反卷，有 3 出脉。
         5. 茎近草质或基部稍木质，不分枝或有不育的细枝；高达 60 cm；叶基部圆形或近心形，抱茎；苞叶卵状披针形；总苞被长柔毛………………………………………………4. 毛香火绒草 L. stracheyi
         5. 茎木质。基部常有长分枝，高达 100 cm；叶基部多少狭窄或稍耳形无柄；苞叶披针形或长披针形；总苞被绒毛………………………………………………………5. 艾叶火绒草 L. artemisiifolium
2. 茎和叶被白色、灰白色或淡黄色蛛丝状茸毛或长柔毛。
   6. 叶基部扩大，心形或窄，有小耳，无鞘部。
      7. 叶基部宽，心形或箭形，抱茎，下部叶密集，线形，长 1-4 cm 或更长，上面被灰白色绵毛或绢状毛，下面被白色茸毛；茎草质或下部稍木质………………………………6. 戟叶火绒草 L. dedekensii
      7. 叶基部等宽或狭窄，有小耳，下部叶不密集，中部叶长圆状线形，长 1.8-6.5 cm，上面被蛛丝状毛或疏茸毛，下面被白色或黄白色厚茸毛，茎下部或全部木质………………7. 华火绒草 L. sinense
   6. 叶基部较狭或等宽或基部扩大，楔形或圆形，非心形且无小耳。
      8. 根出条或茎基部和上部叶均无褐色抱茎的鞘或几无鞘部。
         9. 根状茎有短分枝，通常无宿存的老叶，茎不分枝；花序常排成复伞房状………………………………………………………………………………………………8. 薄雪火绒草 L. japonicum
         9. 根状茎分枝长，上部密被宿存老叶；茎不分枝，花茎通常单生。
           10. 根状茎和根出条散生或疏散丛生；苞叶与基部叶近等长，常较宽；叶狭披针形，宽 2-3.5 mm，边缘平或稍反卷………………………………………………………9. 川西火绒草 L. wilsonii
           10. 根状茎和根出条多数，密集或垫状；苞叶明显宽于茎部叶；叶线形或钻形，宽 0.8-1.4 mm，边缘反卷，无鞘部。
              11. 花茎长 5-30 cm，径不超过 1.5 mm，叶长 8-20 mm，宽 1-2 mm，枯萎后蜷曲；头状花序径 3-4 mm………………………………………………………………10. 钻叶火绒草 L. subulatum
              11. 花茎长 18-20 cm，径 1-3 mm；叶长 15-40 mm，宽 1-2.8 mm，枯萎后下垂或稍蜷曲；头状花序径约 5 mm………………………………………………………………11. 松毛火绒草 L. andersonii
      8. 茎下部和根出条或莲座状叶丛的叶有紫色无毛的鞘部。
         12. 植物丛生或垫状，有多数根出条，无莲座状叶丛或有莲座状叶丛；叶匙形。
           13. 苞叶少数，直立，较花序短或等长，不开展成星状苞叶群；头状花序 1-3，径 6-13 m，花茎高达 18 cm 或全无花茎，植物垫状丛生………………………………………12. 矮火绒草 L. nanum
           13. 苞叶多数，较花序长或稍长，开展成不整齐的苞叶群。总苞被与叶同样的厚茸毛或较疏的绵毛。
              14. 根出条直立，垫状或丛生或根状茎分枝长，粗壮木质，疏散丛生；茎高 4-28 cm；根出条的叶有短鞘部；苞叶线状长圆形或披针形，形成较明显的苞叶群………………………………………………………………………………………………13. 短星火绒草 L. brachyactis
              14. 根状茎分枝细长，疏散丛生；茎极短或高达 13 cm，纤细，莲座状叶丛的叶有褐色坚牢的鞘部；苞叶匙形或线状匙形，开展成精致的苞叶群………………14. 弱小火绒草 L. pusillum
        12. 茎单生或簇生或根状茎细长而有散生的茎或丛生，有叶簇或莲座状叶丛。
           15. 茎上部叶基部扩大，常抱茎；苞叶 10-18，长 20-45 mm，宽 3-6 mm，形成径 5-8 cm 的星状苞叶群·· 15. **美头火绒草 L. calocephalum**
15. 茎上部叶基部狭或等宽，不抱茎；苞叶多数，披针形至卵圆形，稀线形，顶端钝或尖。
　　16. 叶两面被白色或银白色长柔毛或密茸毛，上面不久脱毛；茎部叶线形或舌状线形或基部叶狭长匙形，有紫色无毛的长鞘部；花茎丛生或根状茎分枝长，有莲座状叶丛；头状花序径6–9 mm ··· 16. **长叶火绒草 L. junpeianum**
　　16. 叶两面被宿存的灰白色蛛丝状茸毛、长柔毛或绢毛。
　　　17. 叶长圆形、舌形、披针形或线状披针形，植株通常高 15–30 cm，有多数花茎和不育的莲座状叶丛 ··· 17. **黄白火绒草 L. ochroleucum**
　　　17. 叶披针形、线状披针形或倒披针形，植株通常高 15–35 cm，茎多数簇生或有不育莲座状叶丛，但非丛生。
　　　　18. 苞叶明显，卵状披针形，基部较宽，下面淡绿色，开展成径 2–7 cm 的苞叶群；叶披针形或披针状线形 ·· 18. **团球火绒草 L. conglobatum**
　　　　18. 苞叶远大于上部茎叶，长圆形至线形，基部不扩大，下面非灰色或淡白色。
　　　　　19. 苞叶与上部茎叶同形，线形，顶端渐尖，形成明显星状；总苞片长约 4 mm ···············
　　　　　　·· 19. **山野火绒草 L. campestre**
　　　　　19. 苞叶长圆形、线状披针形或稀线形，不形成整齐星状，总苞片 4.5–6 mm ···············
　　　　　　·· 20. **火绒草 L. leontopodioides**

　　本属药用植物含香豆素、倍半萜、黄酮和酚等类型化合物。归类为倍半萜的如 $4\alpha,5\alpha$-二乙酰氧基-1α-当归酰氧基没药-2,9,11-三烯($4\alpha,5\alpha$-diacetoxy-1α-angeloyloxybisabol-2,9,11-triene，**1**)，$4\alpha,5\alpha$-二乙酰氧基-1α-当归酰氧基-11-羟基没药-2,9-二烯($4\alpha,5\alpha$-diacetoxy-1α-angeloyloxy-11-hydroxybisabol-2,9-diene，**2**)；归类为香豆素的如矮火绒草内酯(leontonanin，**3**)、8-羟基斜形牛筋果内酯(8-hydroxyobliquin，**4**)等。**1** 和 **2** 对人白血病HL-60 细胞增殖有中等程度的抑制作用。

　　本属植物火绒草有抗炎、抗氧化、抗菌和降血糖、保肝等作用。

1. 鼠麴火绒草（中国植物志） 小火绒草（云南药用植物名录），细火绒草（云南）

Leontopodium forrestianum Hand.-Mazz. in Anz. Akad. Wiss. Wien, Math.-Naturwiss. Kl. 61: 112. 1924. (英 **Forrest's Edelweiss**)

　　多年生草本。茎直立，高 2–10 cm，不分枝或基部有分枝，被灰色绢毛或灰色绵毛。基部叶花期枯萎宿存，叶线形、长圆形至倒披针状线形，长 8–11 mm，宽 1.5–2.5 mm，顶端钝或尖，基部较狭，无柄，边缘平，上面淡黄绿色，被蛛丝状毛，下面被白色或灰色绒毛。头状花序 2–3 (–7) 个，径 5–7 mm，密集成伞房状或单生。苞叶多数，与上部叶同形或较宽，上面被污黄色绒毛，下面密被白色绒毛，较花序稍长，多少开展成径 12–23 mm 的苞叶群。总苞被灰黄色长柔毛；总苞片约 3 层，披针形，顶端尖，常撕裂，深褐色，边缘雌性小花，丝状，中央雄性小花，细管状，上部紫红色。瘦果有乳头状短毛；冠毛长于花冠，淡黄色，纤细，雄花冠毛稍粗。花果期 7–10 月。

分布与生境　产于云南西北部。生于海拔 3500–3800 m 的高山草地、石砾地和灌丛边缘。也分布于缅甸北部。

药用部位 全草。

功效应用 清肝明目，驱虫消积，解毒生肌。用于目翳，小儿腹泻，蛔虫病，感冒咳嗽，疮疡久溃不敛。

注评 本种为"小火草"的基源植物，药用其干燥全草或鲜品。

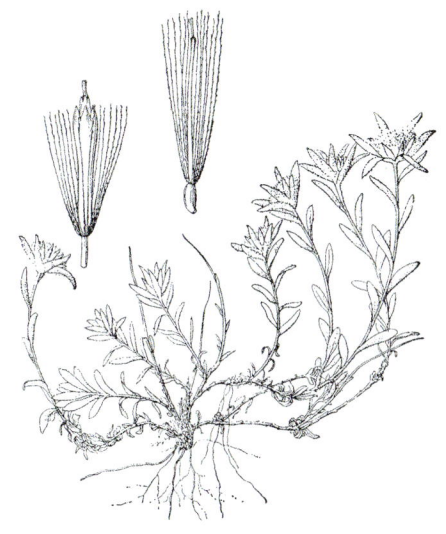

鼠麴火绒草 Leontopodium forrestianum Hand.-Mazz.
刘春荣 绘

2. 香芸火绒草（中国植物志）

Leontopodium haplophylloides Hand.-Mazz. in Acta Horti Gothob. 1: 120. 1924.（英 **Haplophyllum-like Edelweiss**）

多年生草本。茎直立，高 15–30 cm，下部木质，不分枝，被灰色蛛丝状毛，上部常有腺毛，有密生等距的叶，下部叶花期枯萎或凋落。叶披针形或线状披针形，长 10–40 mm，宽 1–3.5 mm，顶端渐尖或尖，基部渐狭，边缘反卷或平，两面被灰色短绒毛，杂有黑色具短柄的腺毛，中脉细，基部有不明显的 3 出脉，苞叶多数，披针形，上面被白色绒毛，开展成径 2–5 cm 的苞叶群。头状花序 5–7 个，密集成伞房状，径约 5 mm。总苞密被灰色蛛丝状绒毛；总苞片 3–4 层，顶端尖，无毛，呈褐色，花冠长约 3.5 mm。瘦果有乳头状毛；冠毛白色，雄花的冠毛上部粗厚，有细齿。花果期 8–10 月。

分布与生境 产于甘肃、青海和四川西部。生于海拔 2400–4000 m 的高山草地、石砾地、灌丛或针叶

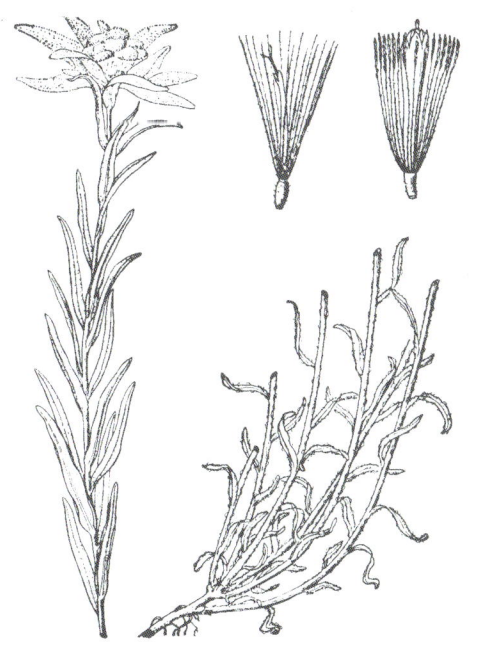

香芸火绒草 Leontopodium haplophylloides Hand.-Mazz.
引自《中国高等植物图鉴》

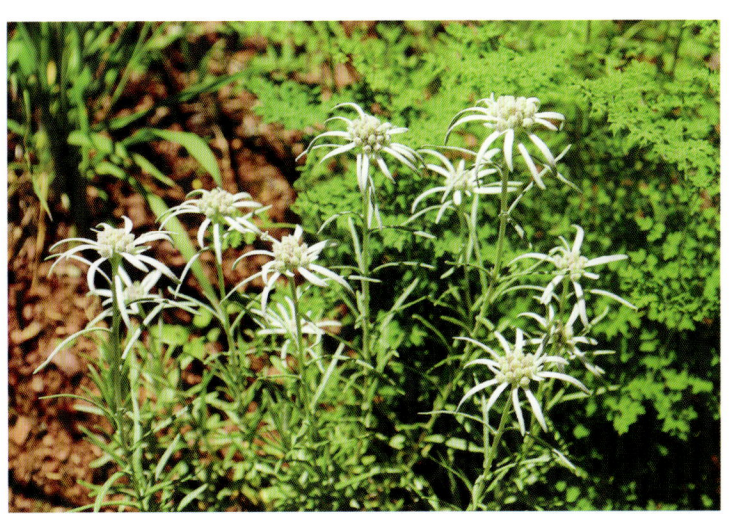

香芸火绒草 Leontopodium haplophylloides Hand.-Mazz.
摄影：陈又生

药用部位　全草。

功效应用　润肺止咳,解毒,下乳,止血。用于肺燥咳嗽,乳汁不通,流感,瘟疫,背部肿块,筋骨疼痛,创伤出血。

化学成分　茎、叶和花含挥发油:姜黄烯(gurcumene),三环庚烯(tricycloheptene),苯乙基苯甲酸酯(phenylethyl benzoate),乙基苄基原醇(ethyl benzyl carbinol),香草醇(vanillyl alchol),3,7,11-三甲基-2,6,10-十二烷三烯-1-醇(3,7,11-trimethyl-2,6,10-dodecatrien-1-ol)等[1],愈创木醇(guaiacol),香草醇甲酸酯(vanillyl formate),十六酸(hexadecane acid),芳樟醇(linalool),牻牛儿醛(geranial)等[2]。

全草含黄酮类:瑞士松素(pinocembrin),高良姜素(galangin),5-甲氧基-7-羟基黄酮醇(5-methoxy-7-hydroxyflavonol),7-甲氧基-5-羟基黄酮醇(7-methoxy-5-hydroxyflavonol)[3]。

化学成分参考文献

[1] 郭书贤,等. 食品科学, 2007, 28(3): 80-82.

[2] 周劲松,等. 西北植物学报, 2002, 22(6): 1482-1484.

[3] 张所明,等. 有机化学, 1998, 18(3): 259-262.

3. 坚杆火绒草(中国植物志)

Leontopodium franchetii Beauverd in Bull. Soc. Bot. Genève ser. 2, 3: 258. f. III. 1-10. 1911.

(英 Franchet's Edelweiss)

多年生草本。茎直立,高15-50 cm,不分枝,下部木质,被黄色腺毛,上部有蛛丝状毛,叶密生。下部叶花期凋落。叶线形,长10-35 mm,宽1-3 mm,上面密被具柄腺毛,下面被疏腺毛和白色绵毛,顶端尖,基部等宽或有小耳,边缘极反卷。苞叶多数,线形,长5-10 mm,宽1-2 mm,两面被白色绵毛。头状花序10-30个,密集成伞房状。总苞长约3 mm,被疏绵毛;总苞片2-3层,褐色,顶端尖,无毛,边缘小花雌性,丝状,中央小花雄性,淡黄色,细管状。瘦果被乳头状毛;冠毛细,

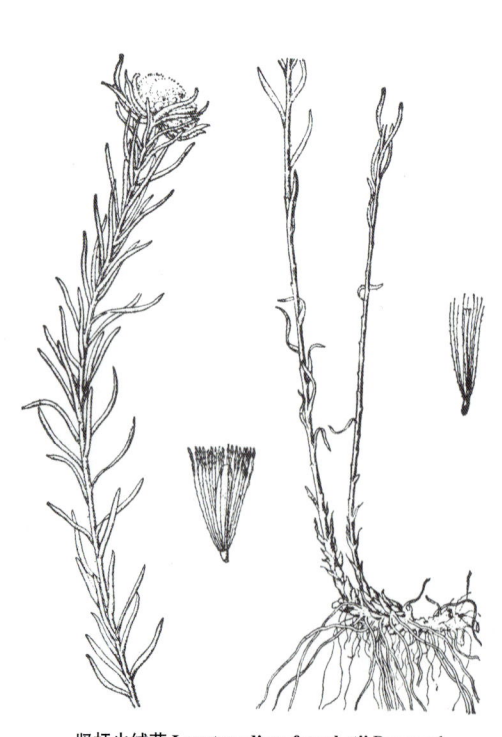

坚杆火绒草 Leontopodium franchetii Beauverd
引自《中国高等植物图鉴》

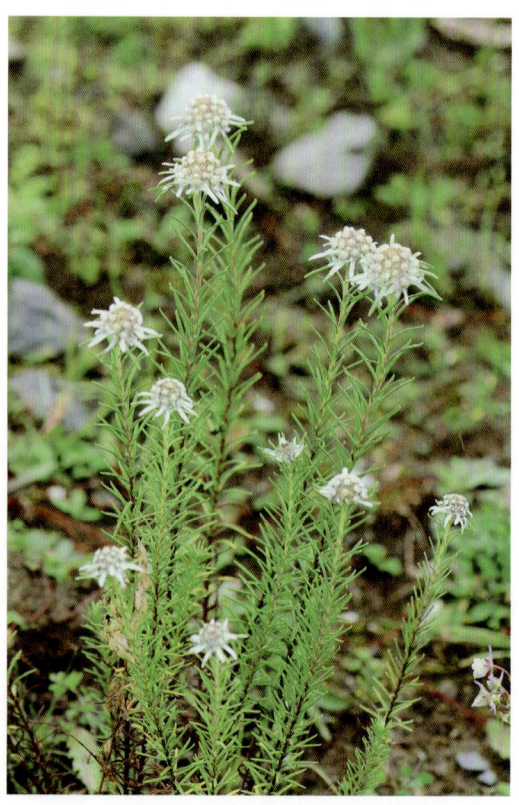

坚杆火绒草 Leontopodium franchetii Beauverd
摄影:陈又生

雄花的冠毛上部棒槌状膨大。花果期 7-10 月。

分布与生境　产于四川西部、西南部，云南西北部。生于海拔 3000-4000 m 的高山干燥基地、石砾地和河滩湿地。

药用部位　全草。

功效应用　解毒，消肿止痛，润肺止咳，通经活络。用于疮痈肿毒，肺燥咳嗽。

4. 毛香火绒草（中国植物志）　毛香（康定）

Leontopodium stracheyi (Hook. f.) C. B. Clarke ex Hemsl. in J. Linn. Soc., Bot. 35: 181. 1894.（英 **Strachey's Edelweiss**）

多年生草本。茎直立，高 12-60 cm，基部稍木质，不分枝，被淡黄褐色或褐色腺毛，杂有蛛丝状毛；叶卵状披针形或长圆状披针形，长 20-50 mm，宽 4-12 mm，顶端尖或渐尖，基部圆形或近心形，抱茎，边缘平或波状反卷，上面绿色，被密腺毛，下面除脉有腺毛外，被灰白色绒毛，苞叶多数，与茎上部叶同形，卵形或卵状披针形，顶端尖，基部较狭，两面被灰白色绒毛，开展成径 2-6 cm 的苞叶群。头状花序 3-11 个，径 4-5 mm，密集。总苞长 4-5 mm，被长柔毛，总苞片 2-3 层，卵形到披针形，边缘深褐色，干膜质，花冠长 3-4 mm，雌花线状，雄花管状。瘦果被乳头状突起或短粗毛；冠毛白色，雄花冠毛稍粗厚，上部有锯齿。花果期 7-10 月。

分布与生境　产于青海、四川、云南西北部、西藏。生于海拔 2000-4700 m 的高山或亚高山草地、山谷溪边、石砾坡地和林缘。不丹、印度、尼泊尔也有分布。

药用部位　全草。

功效应用　清热解毒，止血。用于痈疽疮疡，跌打损伤。

注评　本种为藏药"火绒草"的基源植物，全株治疗流感、时疫、砒毒、疗疮、肉瘤。

5. 艾叶火绒草（中国植物志）　蛾药（云南中甸）

Leontopodium artemisiifolium (H. Lév.) Beauverd in Bull. Soc. Bot. Genève ser. 2, 142. f. I, 1-11. 1913.——*Gnaphalium artemisiifolium* H. Lév.（英 **Wormwoodleaf Edelweiss**）

多年生草本。茎直立，不分枝，高 25-60 (-100) cm，木质，下部有褐色枯萎的叶，被污褐色头状黏质的腺毛，有时还被白色蛛丝状毛，下部叶渐小，在花期枯萎，宿存。叶开展，披针形或长披针形，长 2-5 (-7) cm，宽 0.3-0.7 cm，顶端尖，有小尖头，基部稍狭，有小耳，无柄，下部叶有时扩大而半抱茎，边缘平或波状皱缩，上面被疏短腺毛，多少有蛛丝状毛，下面除稀疏腺毛外还被有厚密的白色茸毛。苞叶多数披针形，长 10-30 mm，被密白色绒毛。头状花序径 6-12 mm，排成密伞房状或排成复伞房状。总苞近球形，被白色密绒毛；总苞片 3 层，顶端尖，无毛，边缘小花雌性，丝状，长 3-4 mm，中央两性花，管状。瘦果被乳头状短毛；冠毛白色，长约 3 mm，具细锯齿。花果期 8-10 月。

分布与生境　产于四川、云南西北部。生于海拔 2100-3200 m 的草地、林缘或河岸边。

药用部位　全草。

功效应用　清热解毒。用于风热咳嗽，乳蛾。现代亦用于扁桃体炎，咽喉炎。

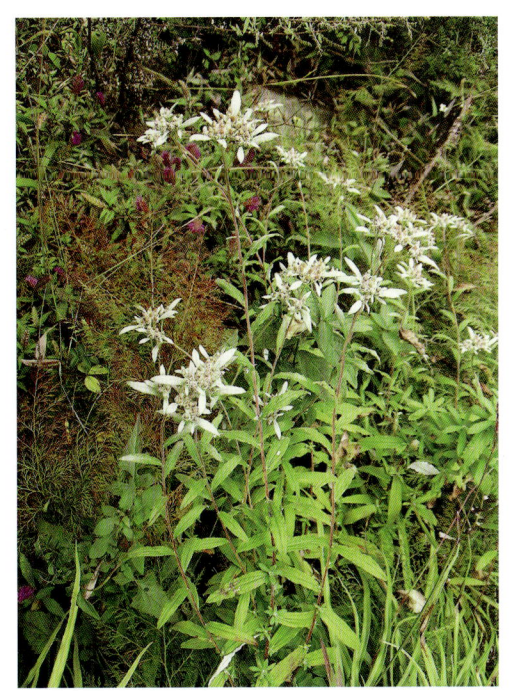

艾叶火绒草 Leontopodium artemisiifolium (H. Lév.) Beauverd
摄影：陈又生

6. 戟叶火绒草（中国高等植物图鉴） 火艾、火草（云南），白蒿（大理），分枝火绒草（川生科技）

Leontopodium dedekensii (Bureau et Franch.) Beauverd in Bull. Soc. Bot. Genève ser. 2, 1: 193, 195, 374. 1909.——*Gnaphalium dedekensii* Bureau et Franch.（英 **Dedekens Edelweiss**）

多年生草本。具数个至多数簇生的花茎和少数不育茎，无莲座状叶丛。茎直立，高 10-80 cm，不分枝或稀稍分枝，密被灰白色蛛丝状绵毛，有疏或密的叶。叶宽或狭线形，长 10-40 mm，宽 1.3-6.5 mm，基部叶常宽大，下部叶直立，上部叶多少开展成平展，基部较宽，心形或箭形，抱茎，边缘波状，平或反卷，顶端圆形或稍尖，上面被灰色绵状或绢状毛，下面被白色绒毛，小枝的叶较短，被密茸毛。苞叶多数，与茎上部叶多少等长，较宽，较花序长 2-4 倍，披针形或线形，顶端圆形或稍尖，基部渐狭，两面被白色密绒毛，开展成径 2-7 cm 的星状苞叶群或有长花序梗而或数个分苞叶群。头状花序 5-20 个密簇，稀单生。总苞长 3-4 mm，被白色长柔毛状密绒毛；总苞片 3 层，顶端无毛，干膜质，顶端尖或圆形。花冠长约 3 mm，雌花丝状，雄花漏斗状。瘦果有乳头状毛；冠毛白色，雄花冠毛上部粗厚，有细锯齿。

分布与生境 产于甘肃、青海、四川、云南和西藏。生于海拔 1400-4100 m 的高山和亚高山、草地灌丛或林缘。也分布于缅甸北部。

药用部位 全草。

功效应用 祛寒止痛，清热解毒，凉血，利尿。用于胃脘痛，腹痛，风湿痹痛。

注评 本种藏族用全草治流感、砒毒、疔疮、肉瘤。

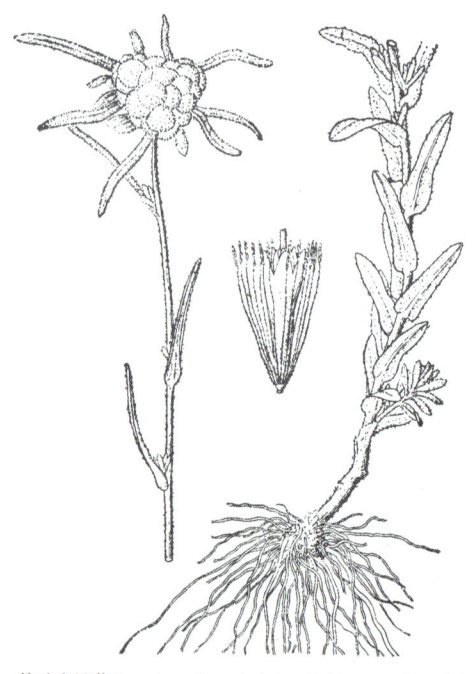

戟叶火绒草 Leontopodium dedekensii (Bureau et Franch.) Beauverd
引自《中国高等植物图鉴》

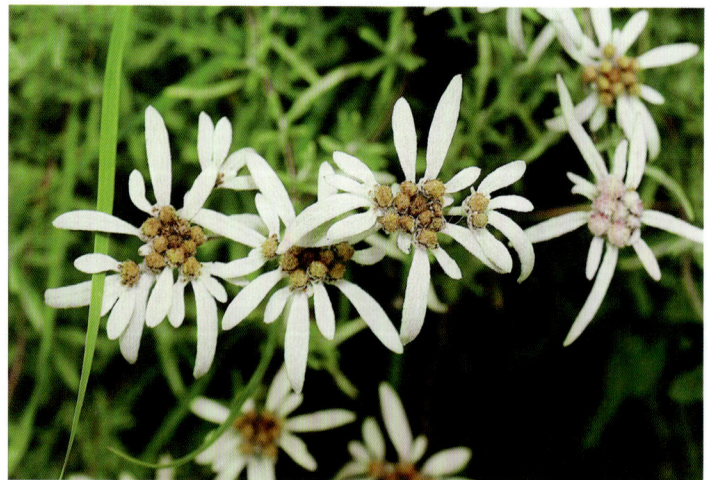

戟叶火绒草 Leontopodium dedekensii (Bureau et Franch.) Beauverd
摄影：陈又生

7. 华火绒草（中国植物志） 蛾药、火把草（云南中草药）

Leontopodium sinense Hemsl. in J. Linn. Soc., Bot. 23: 424. pl. 12. 1888.——*Gnaphalium sinense* (Hemsl.) Franch.（英 **Chinese Edelweiss**）

多年生草本。根状茎木质，常成球茎状。茎木质，多数，高 30-70 cm，通常有分枝，被白色绒毛。叶密集，下部叶常较短，花期枯萎，宿存；中部叶长圆状线形，长 1.8-6.5 cm，宽 0.3-0.7 cm，顶端钝或圆形，有小尖头，基部狭耳形，无柄，边缘多少反卷，平或波状，两面被淡黄色绒毛；上部叶

菊科 COMPOSITAE

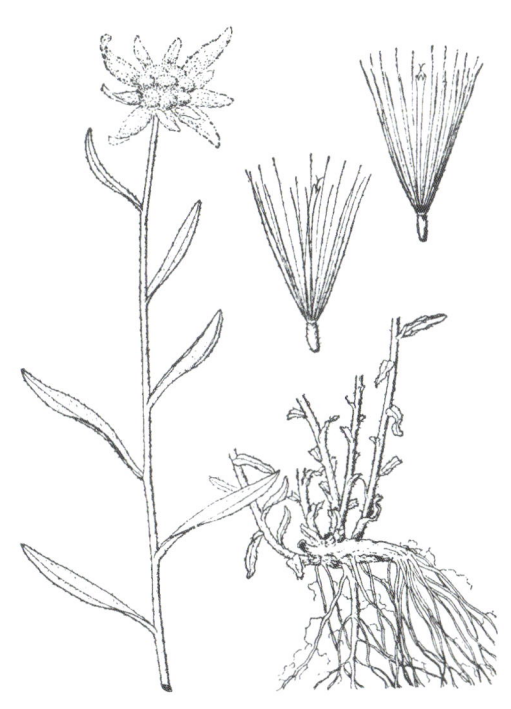

华火绒草 Leontopodium sinense Hemsl.
引自《中国高等植物图鉴》

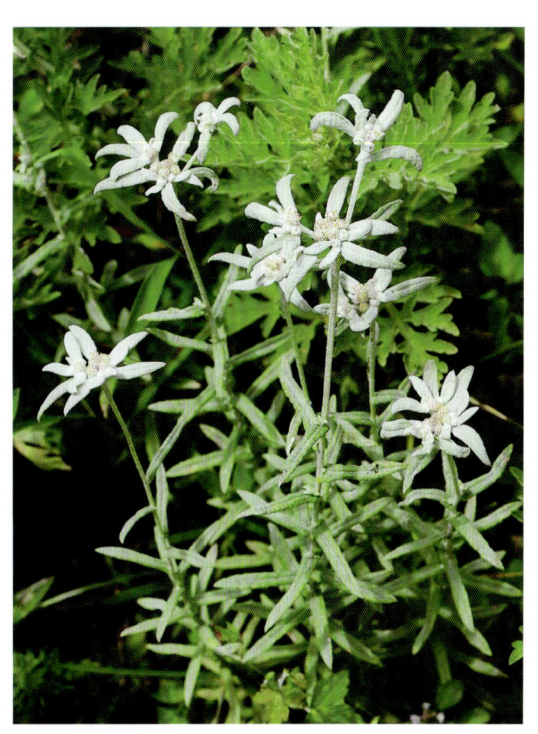

华火绒草 Leontopodium sinense Hemsl.
摄影：陈又生

基部渐狭。苞叶 5-9，与茎生叶同形，较宽，两面被白色绒毛，形成不整齐径 2.5-7.5 cm 的苞叶群或有长花序梗而或复合的分苞叶群。头状花序通常 3-5 个排成伞房状。总苞长 3-4 mm，被白色绒毛；总苞片 3 层，内层长圆形，顶端钝，无毛，淡褐色，小花异型，有少数雄花；花冠长 2.5-3 mm；雄花管状漏斗形；雌花丝状。瘦果长约 1 mm，有乳头状突起；冠毛白色，有细锯齿，长于花冠，雄花的冠毛稍粗，上部渐加厚。花果期 7-10 月。

分布与生境 产于湖北、贵州、四川、云南和西藏东南部。生于海拔 (700–) 1300-3600 m 的干旱草地、灌丛、河床及干燥山坡。

药用部位 根及全草。

功效应用 清热解毒，消肿止痛。用于咽喉肿痛，扁桃体炎，咳嗽，乳蛾。

注评 本种为"蛾药"的基源植物，药用其根。

8. 薄雪火绒草（中国植物志） 薄雪草（植物学大辞典），火艾（中国植物图鉴），小毛香、小白头翁、火绒草（陕西中草药）

Leontopodium japonicum Miq. in Ann. Mus. Bot. Lugduno-Batavi 2: 178. 1866.（英 **Japanese Edelweiss**）

多年生草本。根状茎分枝长，有数个簇生的花茎和幼茎。茎直立，高 25-35 (-80) cm，不分枝或有伞房状花序枝，基部稍木质，上部被白色薄绒毛，下部常脱毛。叶狭披针形，长 2.5-5.5 cm，宽 0.5-1.3 cm，顶端尖，有长尖头，基部急狭，无鞘部，边缘平或稍波状反折，上面有蛛丝状毛或脱毛，下面被银白色或灰白色薄绒毛，3-5 基出脉和侧脉在上面明显；下部叶较小，花期枯萎或凋落。苞叶多数，较茎上部叶短小，卵形或长圆形，两面被白色密绒毛或上面有蛛丝状毛，排成径 4 cm 的苞叶群。头状花序多数；总苞钟形或半球形，被灰白色密绒毛，长约 4 mm；总苞片 3 层，顶端钝，无毛。小花异形，花冠长约 3 mm；雄花狭漏斗状；雌花丝状。瘦果被乳头状突起；冠毛白色，具细锯齿，长于花冠。花果期 6-10 月。

分布与生境 产于安徽、浙江、江苏、山西、陕西、甘肃、河南、湖北、四川。生于海拔 700-2300 m 的山地灌丛、草坡或林下。也分布于日本。

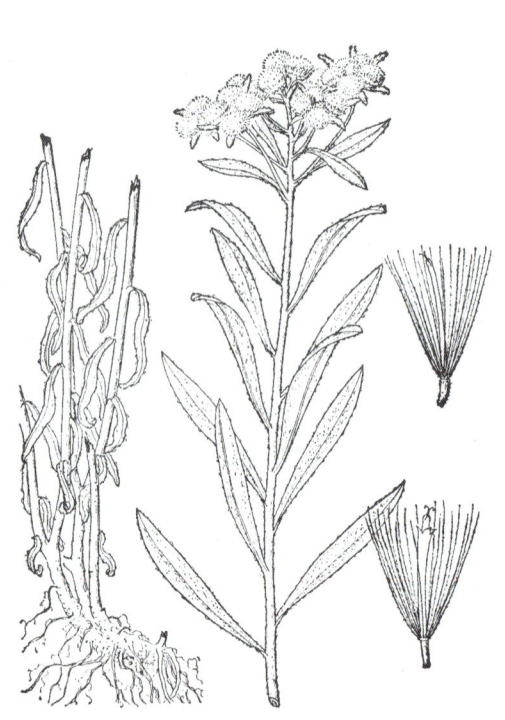

薄雪火绒草 Leontopodium japonicum Miq.
引自《中国高等植物图鉴》

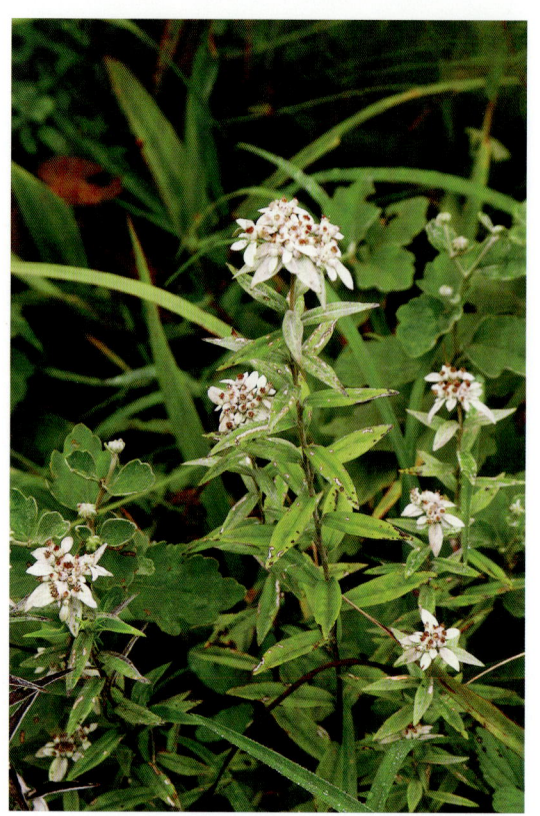

薄雪火绒草 Leontopodium japonicum Miq.
摄影：陈又生

药用部位　花序。

功效应用　润肺止咳。用于肺燥咳嗽。

注评　本种为"小毛香"的基源植物，药用其花。

9. 川西火绒草（中国植物志）

Leontopodium wilsonii Beauverd in Bull. Soc. Bot. Genève. ser. 2. 4: 28. f. 6. 1912.（英 **Western Sichuan Edelweiss**）

多年生草本。根状茎细长。平卧或斜升，有分枝，具枯萎宿存的叶及顶生的莲座状叶丛。花茎细长，直立，长达 25 cm 或更长，被白色绒毛，下部渐脱毛。叶密集，下部叶花期常枯萎。叶开展，狭披针形，长 2-4 cm，宽 2-3.5 mm，上面渐狭，有长尖头，边缘平或稍反折，上面有细伏毛，下面被薄密绒毛。苞叶多数，与上部叶等长或较短，但较宽，顶端尖，上面被白色厚密绒毛，下面被薄绒毛，密集，开展成径约 6 cm 的苞叶群。头状花序 7-11 个，疏散，花序梗长 2-3 mm、与苞叶基部合着。总苞被白色长柔毛；总苞片 2-3 层，无色或浅褐色。小花雌雄异株。花冠长 3 mm；雄花管状，雌花丝状。瘦果无毛；冠毛白色；雄花冠毛上部较粗。花果期 6-9 月。

分布与生境　产于甘肃南部、四川西部和西北部。生于海拔 2000-3000 m 的高山岩石上。

药用部位　全草。

功效应用　止咳，平喘，驱虫，止泻。用于感冒咳嗽，哮喘，蛔虫病，小儿腹泻。

注评　本种为"小地松"的基源植物，药用其全草，治疗高血压、癫痫、风湿等症。

菊科 COMPOSITAE

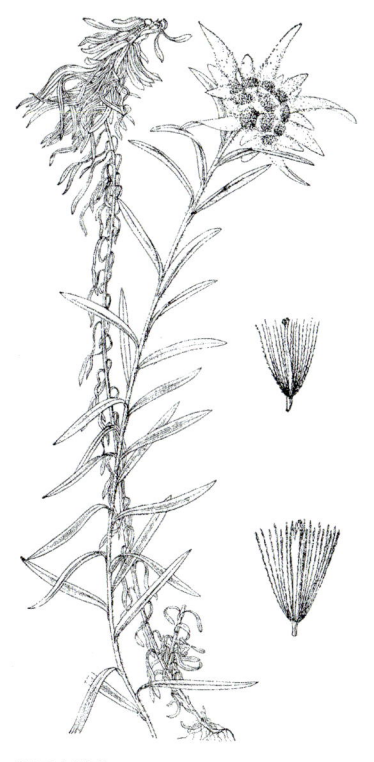

川西火绒草 Leontopodium wilsonii Beauverd
刘春荣 绘

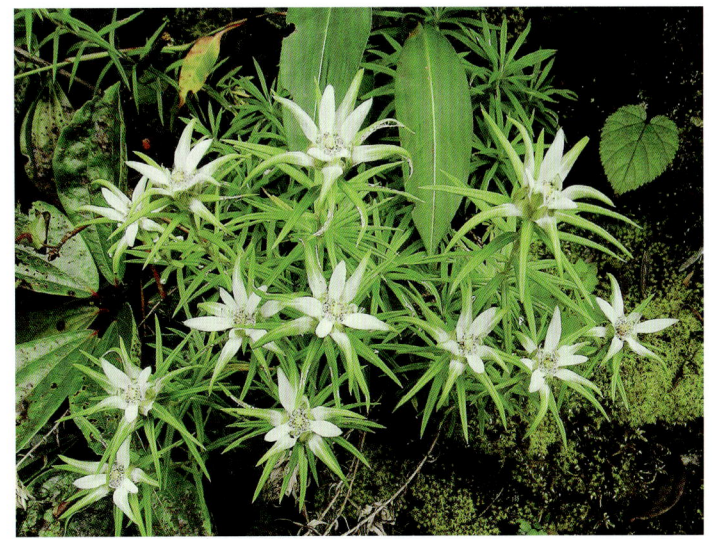

川西火绒草 Leontopodium wilsonii Beauverd
摄影：陈又生

10. 钻叶火绒草（中国植物志） 苦艾（云南），半毛火绒草（四川），针叶火绒草（四川凉山中草药资源普查名录），小火草（云南）

Leontopodium subulatum (Franch.) Beauverd in Bull. Soc. Bot. Genève 2(ser. 1): 193, 374, pl. 1, f. 3 1909.——*Gnaphalium subulatum* Franch.（英 **Arrowshapedleaf Edelweiss**）

多年生草本。根状茎粗短，根出条木质，有密集的枯萎宿存的叶和顶生的缨状叶丛。花茎多数，长 5-30 cm，纤细，下部不分枝，有时有腋生短柄的苞叶群或上部有花序枝，被白色绢状蛛丝状或绵状绒毛。叶密集，直立或开展，线形或线状钻形，长 8-30 mm，宽不超过 1 mm，顶端尖，有细长的尖头，边缘反卷，上面被蛛丝状毛或长柔毛，下面被白色绒毛。苞叶多数，与茎叶等长或较长，卵状披针形或披针形，宽 1.2-3 mm，两面被白色或黄褐色绒毛，开展成径 2-6 cm 的苞叶群。头状花序常 10-40 个密集成团伞状或复伞房状。总苞长约 3 mm，被白色绒毛；总苞片 3 层；顶端尖或稍钝，无毛。小花异形或雌雄异株。花冠长 2.5-3 mm，雄花漏斗状管状；雌花丝状。瘦果有乳头状突起；冠毛白色，雄花冠毛上部稍粗。花果期 8-9 月。

分布与生境 产于四川和云南。生于海拔 2500-2900 m 的荒原、草甸、石砾坡地和林缘。

药用部位 全草。

功效应用 清热解毒，散瘀止痛。用于咽喉肿痛，痈疽肿毒，跌打损伤，关节肿痛。

注评 本种彝族用全草治食积不化、肠鸣泄泻等。

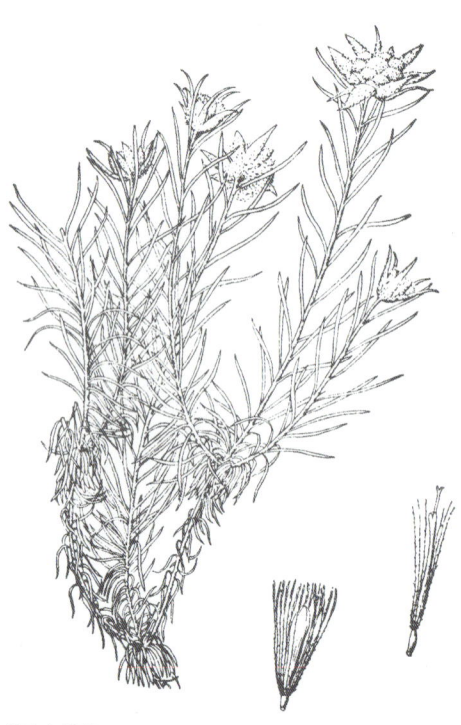

钻叶火绒草 Leontopodium subulatum (Franch.) Beauverd
引自《中国高等植物图鉴》

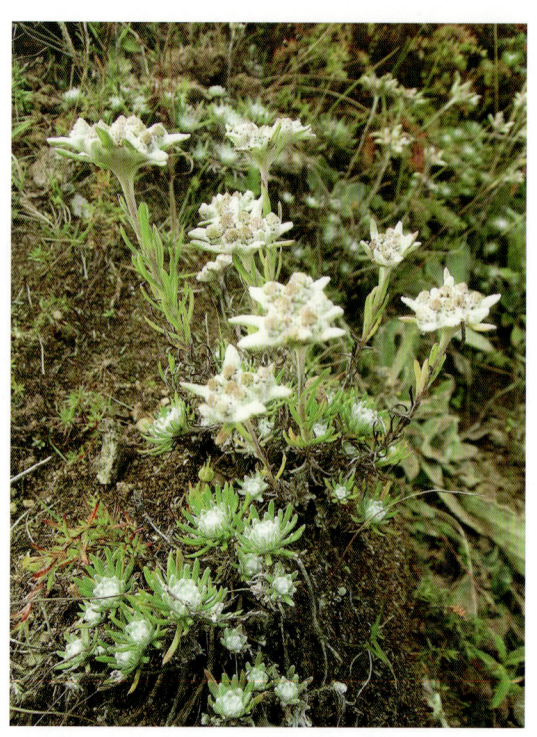

钻叶火绒草 Leontopodium subulatum (Franch.) Beauverd
摄影：陈又生

11. 松毛火绒草（中国植物志） 白苗陈（四川凉山），小地松（云南蒙自），火草（云南）

Leontopodium andersonii C. B. Clarke, Compos. Ind. 100. 1876.——*Gnaphalium andersonii* (C. B. Clarke) Franch.（英 **Anderson's Edelweiss**）

多年生草本。根状茎粗短，上端有花茎和长达 15 cm 具密集缨状叶丛的根出条。花茎直立，高 18–70 cm，不分枝或上部有伞房状花序枝，被平伏的绢状蛛丝状毛，上部被黄色绵毛状绒毛。叶密集狭线形，长 10–40 mm，宽 1–2.8 mm，顶端有细长尖头，基部稍狭，边缘反卷，上面被蛛丝状毛或近无毛，下面被白色绒毛。下部叶花期枯萎宿存。苞叶多数，与上部叶等长或较长，卵状披针形，宽达

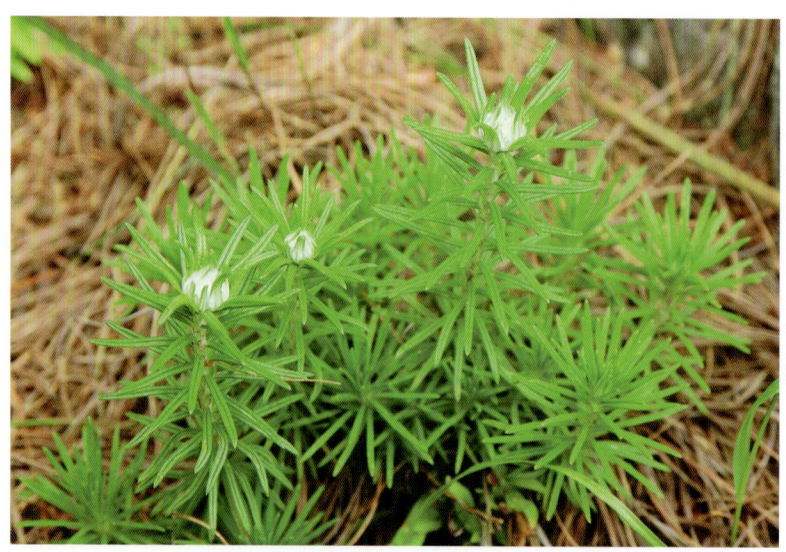

松毛火绒草 Leontopodium andersonii C. B. Clarke
摄影：陈又生

菊科 COMPOSITAE

4 mm，顶端尖，两面被白色厚绒毛，开展成径 2.5-7 cm 的苞叶群，有时成分散的复苞叶群。头状花序常 10-40 个密集。总苞被白色绒毛；总苞片 3 层，尖或稍钝，顶端无毛。小花异形或雌雄异株。花冠长 3-4.5 mm；雄花狭漏斗状；雌花丝状。瘦果有乳头状突起；冠毛白色，雄花冠毛上部稍粗厚。花果期 8-11 月。

分布与生境 产于贵州、四川、云南。生于海拔 1000-2500 m 的草坡、草地林下。老挝、缅甸也有分布。

药用部位 全草或幼苗。

功效应用 清热解毒，活血祛瘀，利湿。用于湿热黄疸，痈疽疮疡，跌打损伤，虫蛇咬伤。

化学成分 根含倍半萜类：(1R*,5S*,6S*)-5-乙酰氧基-6-（3-乙酰氧基-1,5-二甲基 4-己烯基)-3-甲基环-2-己烯-4-酮-1-2Z-2-甲基-2-丁烯酸酯[(1R*,5S*,6S*)-5-acetyloxy-6-(3-acetyloxy-1,5-dimethylhex-4-enyl)-3-methylcyclohex-2-en-4-on-1-yl-2Z-2-methyl-but-2-enoate][1]。

注评 本种哈尼族用全株治疗湿热黄疸，嫩叶治外伤出血。

化学成分参考文献

[1] Schwaiger S, et al. *Nat Prod Commun*, 2010, 5(5): 667-668.

12. 矮火绒草（中国植物志） 小毛香艾（青海）

Leontopodium nanum (Hook. f. et Thomson) Hand.-Mazz. in Beih. Bot. Centralbl. 44(2): 111. 1928.——*Antennaria nana* Hook. f. et Thomson（英 **Dwarf Edelweiss**）

多年生草本。垫状丛生，根状茎分枝细，有顶生的莲座状叶丛。无花茎或花茎短至长达 18 cm，直立，不分枝，被白色绵状绒毛。叶密集或疏生，基部叶花期生存，为枯叶残片和鞘所围裹。茎生叶匙形或线状匙形，长 7-25 mm，宽 2-6 mm，顶端钝或圆形，有短尖头，下部渐狭或短鞘部，边缘平，两面被白色长柔毛状密绒毛。苞叶少数，与茎上部叶同形，较短，与花序同长，直立，不开展成星状苞叶群。头状花序单生或 3 个密集，稀多达 7 个。总苞被灰白色绵毛；总苞片 4-5 层，披针形，尖或渐尖，深褐色或褐色，超出绒毛之上。小花异形，通常雌雄异株。花冠长 4-6 mm，雄花狭漏斗状；雌花丝状。瘦果无毛；冠毛白色，雄花冠毛细或上部粗厚，长达 10 mm。花果期 5-7 月。

分布与生境 产于陕西、甘肃、青海、新疆、四川、西藏。生于海拔 2100-5000 m 的高山草甸、灌丛和石砾坡地。也分布于阿富汗、巴基斯坦、印度、尼泊尔、克什米尔、哈萨克斯坦。

药用部位 全草。

功效应用 疏风清热，利水，止血。现代用于感冒，肾炎，尿路感染，血尿，创伤出血。

化学成分 全草含香豆素类：矮火绒草内酯▲(leontonanin)，伞形花内酯(umbelliferone)[1]；黄酮类：3,4',7-三羟基黄酮(3,4',7-trihydroxyflavone)[1]；三萜类：齐墩果酸(oleanolic acid)[1]；甾体类：β-谷甾醇，胡萝卜苷[1]；其他类：硬脂酸[1]。

注评 本种藏族用全草治疫疠、矿石配合毒、肉瘤。

矮火绒草 **Leontopodium nanum** (Hook. f. et Thomson) Hand.-Mazz.
引自《中国高等植物图鉴》

化学成分参考文献

[1] Wang Y, et al. *J Chin Chem Soc*, 2002, 49(2): 259-261.

13. 短星火绒草（中国植物志）

Leontopodium brachyactis Gand. in Bull. Soc. Bot. France 44: 420. 1899.（英 **Shortstar Edelweiss**）

多年生具匍匐枝草本，被绒毛或多少无毛。匍枝被密褐色鳞片状叶。花茎多数至30个，高4-28 cm，被白色密绒毛，基生叶密莲座状，长30-40 mm，宽3-5 mm，匙形，通常稍厚，顶端钝或稍尖；茎生叶非钻形，长(20-) 30-40 mm，宽3-4 mm，两面被绵毛状绒毛，具1脉，顶端具短尖头。苞叶线状长圆形或披针形，与茎上部叶同大，较花序长1.5-3倍，被厚绒毛，开展成星状，径达2-4 cm的苞叶群。头状花序多至10个密集，稀单生。总苞长5 mm，被白色绒毛；总苞片顶端无毛，伸出绒毛之外，浅或深褐色。小花异形，近雌雄异株或雌雄异株。雄花狭漏斗状；雌花丝状。瘦果被乳头状突起。冠毛白色，雄花冠毛细，有毛状齿或稍粗；雌花冠毛细丝状，平滑或有细齿，稍较粗厚，下部有细齿，上部近全缘。花果期6-8月。

分布与生境 产于西藏西部。生于海拔3000-4000 m的高或亚高山草地或坡地。也分布于印度、巴基斯坦、尼泊尔、克什米尔。

药用部位 全草。

功效应用 清热凉血，消肿。用于痈肿疮疡。

14. 弱小火绒草（中国植物志）

Leontopodium pusillum (Beauverd) Hand.-Mazz. in Beih. Bot. Centralbl. 44(2): 97. pl. 2, f. 10. 1928.——*Leontopodium alpinum* Cass. var. *pusillum* Beauverd（英 **Tiny Edelweiss**）

多年生近垫状草本。根状茎多分枝，具密集基生莲座状叶丛和多数花序。茎高2-7 cm，叶密集，被白色绒毛。叶匙形至长圆状匙形，基生叶长10-25 mm，宽2-4 mm，顶端钝，基部狭，两面被白色或银白色密绒毛，常褶合。苞叶多数，密集与茎中部叶多少同形同长，宽约2-3 mm，基部较急狭，两面被白色密集绒毛，较花序稍长或长达2倍，通常开展成径1.5-2.5 cm的苞叶群。头状花序3-7个密集，稀1个。总苞被白色长柔毛状绒毛；总苞片3层，顶端无毛，无色或深褐色，超出毛绒之上。小花异形或雌雄异株。雄花狭漏斗状；雌花丝状。瘦果无毛或稍有乳头状突起。冠毛白色，雄花冠毛上端棒状粗厚，有毛状细齿；雌花冠毛细丝状，有疏细齿。花果期7-9月。

分布与生境 产于青海、新疆、四川西部和西藏。生于海拔3500-5000 m的高山草地、石砾坡地。也分布于印度、克什米尔。

药用部位 全草。

功效应用 清热凉血，消肿。用于痈肿疮疡。

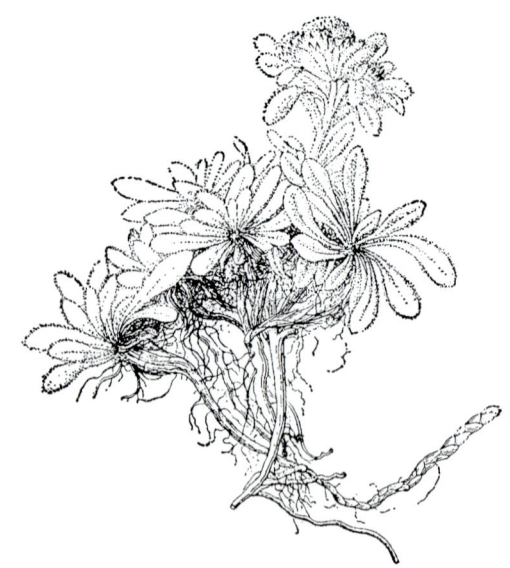

弱小火绒草 Leontopodium pusillum (Beauverd) Hand.-Mazz.
刘春荣 绘

菊科 COMPOSITAE

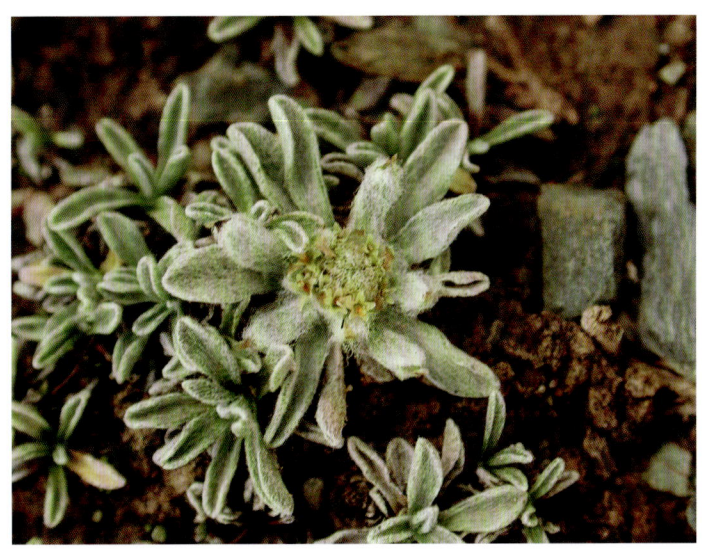

弱小火绒草 Leontopodium pusillum (Beauverd) Hand.-Mazz.
摄影：林秦文

15. 美头火绒草（中国植物志、中国高等植物图鉴）

Leontopodium calocephalum (Franch.) Beauverd in Bull. Soc. Bot. Genève. ser. 2, 1: 189. 1909.——
Gnaphalium leontopodium L. var. *calocephalum* Franch., *L. calocephalum* (Franch.) Beauverd var. *depauperatum* Y. Ling, *L. calocephalum* (Franch.) Beauverd var. *uliginosum* Beauverd（英 **Beautifulhead Edelweiss**）

多年生草本。根状茎细，横走，有分枝。茎直立，高 10-50 cm，被蛛丝状毛或上部被白色绵毛状绒毛，下部近无毛。基部叶花期枯萎，宿存；下部叶和不育茎的叶披针形、长披针形或线状披针形，长 2-15 (-20) cm，宽 0.2-1.2 cm，顶端尖，有长尖头，渐狭成长叶柄并在基部成褐色长鞘部；中部或上部叶卵状披针形，基部较宽大，楔形或圆形，抱茎，无柄，边缘有时稍反折，上面无毛或有蛛丝状毛或灰色绢状毛，下面被白色或银灰色绒毛。苞叶多数，与茎上部叶等长，尖三角形，顶端细尖，上面被白色绒毛，开展成径 4-12 cm 的苞叶群。头状花序 5-20 个，稀 25 个。总苞被白色柔毛；总苞片 4 层，深褐色或黑。小花异形，有 1 或少数雄花和雌花。雄花狭漏斗状；雌花丝状。瘦果被短粗毛。冠毛白色，雄花冠毛粗厚，上部棒槌状，有钝齿。花果期 7-10 月。

分布与生境 产于甘肃、青海、四川、云南。生于海拔 2600-4200 m 的高山草甸、草地、灌丛、松林下、石砾坡地、湖岸、沼泽地。

药用部位 全草。

功效应用 凉血，利水，祛风，利湿。用于小便不利，风湿痹痛。

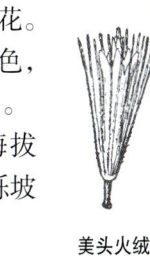

美头火绒草 Leontopodium calocephalum (Franch.) Beauverd
引自《中国高等植物图鉴》

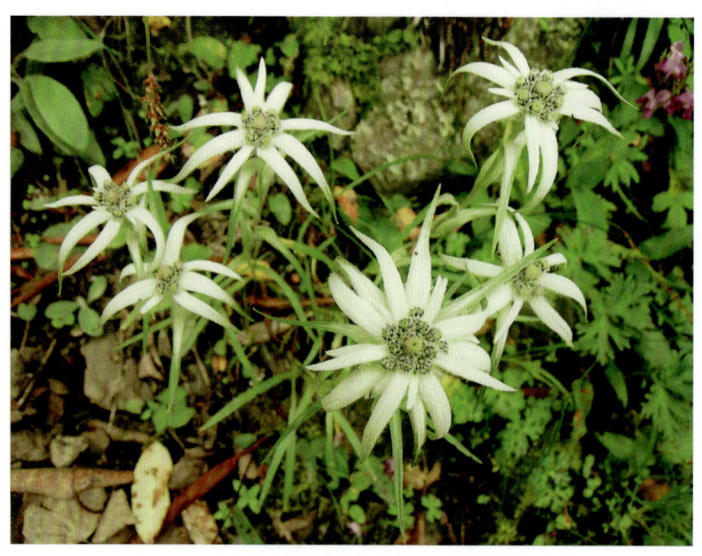

美头火绒草 **Leontopodium calocephalum** (Franch.) Beauverd
摄影：陈又生

16. 长叶火绒草（植物分类学报） 兔耳子草（山西），兔查干—阿荣（蒙药名）

Leontopodium junpeianum Kitam. in Acta Phytotax. Geobot. 4: 102. 1935.——*L. linearifolium* Hand.-Mazz., *L. longifolium* Ling（英 **Longleaf Edelweiss**）

多年生草本。根状茎，有花茎和不育的莲座状叶丛。花茎直立，高 2–45 cm，不分枝，被白色或银白色绵毛，上部叶通常大于下部叶，线形或线状匙形，长 2–13 cm，宽 1.5–9 mm，顶端尖或钝，基部渐狭而形成不明显的鞘部，两面密被灰白色绢毛或灰色绵毛，绿色。中脉在下面凸起，另有 2 条基出脉。苞叶 6–10，长圆形至披针形，长 10–20 mm，宽 3–6 mm，顶端尖，开展成径 2–6 cm 的苞叶群，两面被密灰色绢毛或灰白色绵毛。头状花序 3–30 个，密集成伞房状。总苞长约 5 mm，被长柔毛；总苞片约 3 层，椭圆状披针形，顶端无毛，有时齿蚀状露出毛茸之上。小花雌雄异株，少有异形花。花冠长 4 mm；雄花花冠管状漏斗状；雌花花冠丝状管状。瘦果无毛或有乳头状突起。冠毛白色，稍长于花冠。雄花冠毛向上渐粗厚，有齿。花果期 7–10 月。

分布与生境 产于河北、山西、内蒙古、陕西、甘肃、青海、四川、西藏。生于海拔 1100–4800 m 的草坡、灌丛或岩石上。也分布于克什米尔。

药用部位 全草。

功效应用 清热解毒，清肺解表，化痰止咳。用于外感风寒，肺热咳嗽，头痛，疫疠，中毒，肉瘤。

化学成分 根含倍半萜类：$4\alpha,5\alpha$-二乙酰氧基-1α-当归酰氧基没药-2,9,11-三烯($4\alpha,5\alpha$-diacetoxy-1α-angeloyloxybisabol-2,9,11-triene)，$4\alpha,5\alpha$-二乙酰氧基-1α-当归酰氧基-11-羟基没药-2,9-二烯($4\alpha,5\alpha$-diacetoxy-1α-angeloyloxy-11-hydroxybisabol-2,9-diene)[1-2]，相对-($1R,3S,4R,6S,7R$)-4-乙酰氧基-1-当归酰氧基-11-羟基没药-9-烯[rel-($1R,3S,4R,6S,7R$)-4-acetyloxy-1-angeloyloxy-11-hydroxybisabol-9-ene]，别丁香-$2\beta,9\alpha$-二醇(clovane-$2\beta,9\alpha$-diol)[1]；三萜类：齐墩果酸(oleanolic acid)[1]；香豆素类：8-羟基斜形牛筋果内酯(8-hydroxyobliquin)[1]；甾体类：豆甾-5-烯-$3\beta,7\alpha$-二醇(stigmast-5-en-$3\beta,7\alpha$-diol)，3β-羟基豆甾-5-烯-7-酮(3β-hydroxystigmast-5-en-7-one)，3β-羟基豆甾-5,22-二烯-7-酮(3β-hydroxystigmast-5,22-dien-7-one)，β-谷甾醇，豆甾醇，胡萝卜苷[1]。

注评 本种藏族用全草治疫疠、矿石配合毒、肉瘤。

化学成分参考文献

[1] Li JX, et al. *Chem Biodiv*, 2006, 3(7): 783-790.

[2] Li JX, et al. *Chin Chem Lett*, 2006, 17(6): 776-778.

菊科 COMPOSITAE

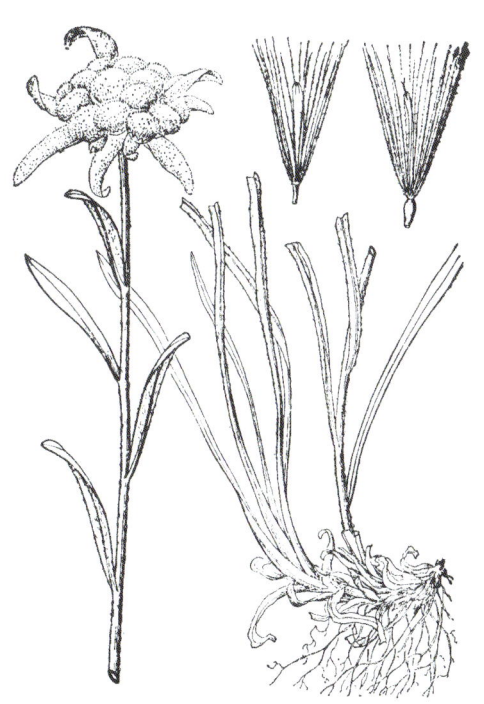

长叶火绒草 Leontopodium junpeianum Kitam.
引自《中国高等植物图鉴》

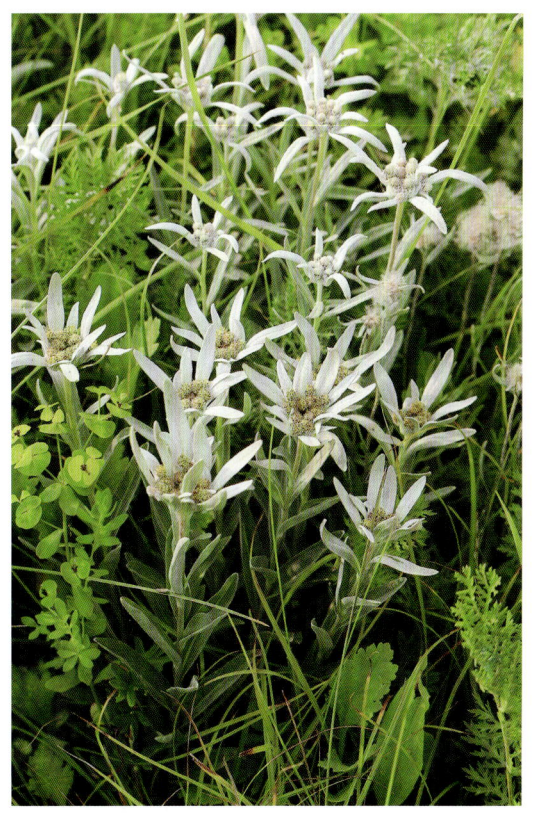

长叶火绒草 Leontopodium junpeianum Kitam.
摄影：陈彬

17. 黄白火绒草（中国植物志） 老头草（新疆中草药）

Leontopodium ochroleucum Beauverd in Bull. Soc. Bot. Genève. ser. 2, 4: 146. 1914.（英 **Yellowish Edelweiss**）

多年生草本。根状茎细，有短分枝，密被枯叶鞘，有多数莲座状叶丛和花茎形成高达 15 cm 的植丛。或有时 5-15 (-20) cm，不分枝，被白色或上部被带黄色的长柔毛或绒毛。莲座状叶与茎叶同形，较长，下部渐狭，长达 6 cm，常脱毛，有宽长的鞘部。基部叶花期生存，中部叶舌形、长圆形、匙形或线状披针形，长 1-5 cm，宽 0.2-0.4 cm，顶端稍尖，向基部稍狭，边缘平，下部叶有长鞘，两面密被灰白色，稀稍绿色的长柔毛，有时上部叶被较密的黄白色柔毛。苞叶少数，短于上部叶，椭圆形或长圆状披针形，两面被稍黄色密柔毛或绒毛。与花序同长或较长，开展成径 15-25 mm 的苞叶群。头状花序通常少数至 15 个密集。总苞被长柔毛；总苞片 3 层，披针形，无毛，褐色或深褐色，露出绒毛之上。小花异形。雄花管状；雌花细管状。瘦果无毛或有乳头状突起。冠毛白色，较花冠稍长。雄花冠毛有细锯齿，上部稍粗厚。花果期 7-9 月。

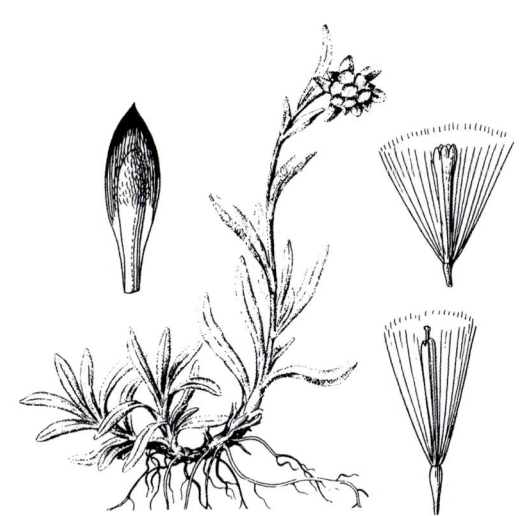

黄白火绒草 Leontopodium ochroleucum Beauverd
张荣生 绘

分布与生境 产于青海、新疆、西藏。生于海拔 2200-5000 m 的高山湿润或干燥草地、沙地、石砾地。也分布于印度、哈萨克斯坦、俄罗斯、蒙古。

药用部位 全草。

功效应用 清热凉血。现代用于感冒发热,咽喉炎,肾炎。

化学成分 全草含黄酮类:大波斯菊苷(cosmosiin),黄白火绒草苷▲(polustrin),木犀草素-7-β-D-葡萄糖苷(luteolin-7-β-D-glucoside)[1]。

化学成分参考文献

[1] Dashbalyn T, et al. *Khim Prir Soedin*, 1978, (6): 807.

18. 团球火绒草(中国植物志) 剪花火绒草(东北植物检索表),火绒草(内蒙古中草药)

Leontopodium conglobatum (Turcz.) Hand.-Mazz. in Acta Horti Gothob. 1: 114. 1924.——*Leontopodium sibiricum* Cass. var. *conglobatum* Turcz.(英 **Conglobate Edelweiss**)

多年生草本。根状茎,有单生或2-3个簇生或与少数莲座状叶丛簇生的茎,茎直立,高10-47 cm,不分枝,被灰白色或白色蛛丝状绒毛,上部常近无毛,紫色或红褐色,有等距或较密的叶。叶线状披针形至狭披针形和线状匙形。茎叶长2-6 cm,宽2-10 mm,直立,上部叶无柄,下部叶基部渐狭成长柄状,常枯萎,基部叶莲座状,长10 cm,宽13 mm,线形被毛至近无毛。苞叶多数与茎上部叶等长或较短,但下部较宽大,无柄,宽达1.2 cm,卵形或卵状披针形,顶端尖,基部急狭,两面被白色厚绒毛,较花序长2-3倍,开展成密集径4-7 cm的苞叶群或有较长的花序梗而成复总叶群。头状花序5-30个密集成团球状伞房花序。总苞被白色绵毛;总苞片3层,顶端尖,撕裂,浅或深褐色。小花异形。雄花花冠漏斗状;雌花花冠丝状。瘦果有乳头状突起。冠毛白色,雄花冠毛上部棒状粗厚。花期6-9月。

分布与生境 产于黑龙江、内蒙古。生于海拔400-1700 m的干燥草原、石砾地和沙地、灌丛或林中草地。也分布于蒙古和俄罗斯。

药用部位 全草。

功效应用 疏风清热,利水,止血。用于风热感冒。现代亦用于肾炎,尿路感染,血尿,创伤出血。

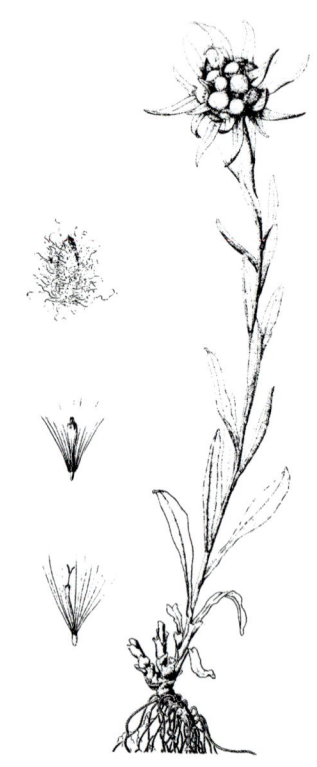

团球火绒草 Leontopodium conglobatum (Turcz.) Hand.-Mazz.
马平 绘

19. 山野火绒草(中国植物志)

Leontopodium campestre (Ledeb.) Hand.-Mazz. in Schröet., Pflzleb. d. Alp. 2. Aufl. 505. 1924.——*Leontopodium alpinum* Cass. var. *campestre* Ledeb.(英 **Campestre Edelweiss**)

多年生草本。根状茎短,不分枝,被密集的褐毛枯叶鞘,有数个花茎与无茎或有短的叶束簇生。花茎直立或斜升,高5-35 cm,被灰白色或白色蛛丝状绒毛。基部叶花期生存或枯萎宿存。叶长圆形、线形、线状匙形或线状披针形。茎叶无柄,长2.5-4.5 cm,宽2-5 mm,顶端尖,有细长或不明显的尖头,基部稍狭或等宽,无柄,两面被同样的或下面被灰白色蛛丝状或绢状绒毛,上部叶渐尖。苞叶多数,较上部叶小,线形或披针状线形,边缘有时反卷,长0.8-2.3 cm,宽0.2-0.3 cm,被白色或灰白色密绒毛,开展成密集的径达2-3 cm的苞叶群或有长达3 cm的花序梗而成复苞叶群。头状花序多数,密集。总苞被长柔毛或绒毛;总苞片3层,顶端尖或稍钝,黑色,稀浅褐色,超出毛茸之上。小花异形。雄花花冠漏斗状管状;雌花花冠丝状。瘦果无毛或有乳头状突起。冠毛白色,较花冠稍长;雄花冠毛上端棒状粗厚。花果期7-9月。

分布与生境 产于青海、新疆。生于海拔 (700–) 1400–4500 m 的干旱草原、干燥坡地、河谷沙地和石砾地。也分布于蒙古、哈萨克斯坦、俄罗斯。

药用部位 全草。

功效应用 清热凉血，消肿。用于痈肿疮疡。

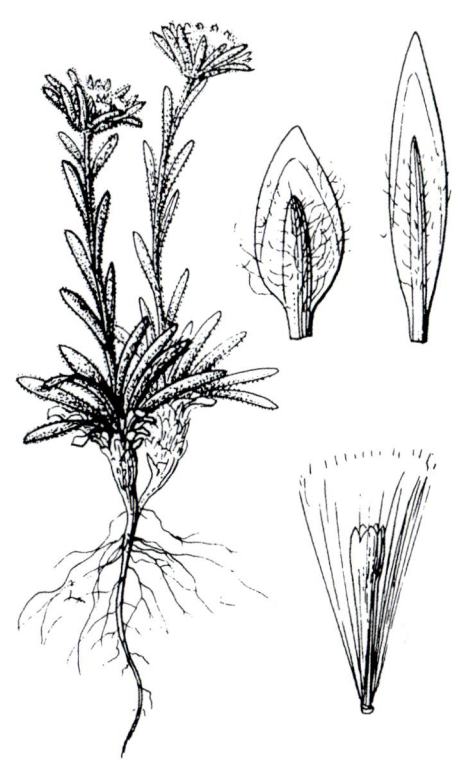

山野火绒草 Leontopodium campestre (Ledeb.) Hand.-Mazz.
张荣生 绘

20. 火绒草（中国植物志） 火绒蒿（河北），大头毛香（甘肃），海哥斯梭刺（内蒙古），老头草、老草艾（东北），小矛香艾（青海常用中草药手册），薄香草（内蒙古、陕西）

Leontopodium leontopodioides (Willd.) Beauverd in Bull. Soc. Bot.-Genève. ser. 2, 1: 371, 374. f. III, 1909.——*Filago leontopodioides* Willd., *Leontopodium sibiricum* Cass.（英 **Common Edelweiss**）

多年生草本。根状茎粗壮，分枝短，为枯萎的短叶鞘包裹。有多数簇生的花茎和根出条。花茎直立，高 5–45 cm，被灰白色长柔毛或绢状毛，不分枝或稀上部有伞房状或近总状花序枝。下部叶花期枯萎宿存。叶线形或线状披针形，长 2–4.5 cm，宽 0.2–0.5 cm，顶端尖或稍尖，有长尖头，基部稍宽，无鞘，边缘平或有时反卷或波状，上面被灰绿色柔毛，下面被白色或灰白色密绵毛或绢毛。苞叶少数，较上部稍短，长圆形或线形，两面或下面被白色或灰白色厚绒毛，与花序等长或较长 1.5–2 倍，开展成明显或不明显的苞叶群。总苞被白色绵毛；总苞片约 4 层，无色或褐色，稍露出毛绒之上。小花雌雄异株，雄花花冠狭漏斗状，长 3.5 mm；雌花花冠丝状。瘦果无毛或有乳头状突起。冠毛白色，雄花冠毛不或稍粗厚，有锯齿或毛状齿。花果期 7–10 月。

分布与生境 产于河北、内蒙古、山西、陕西、山东、甘肃、新疆。生于海拔 100–3800m 的草原、山坡草地、石砾地。也分布于蒙古、朝鲜、日本、俄罗斯。

药用部位 全草。

功效应用 清热解毒，疏风清热，利水，止血。现代用于感冒，肾炎，尿路感染，血尿，创伤出血。

化学成分 根含香豆素类：5-羟基斜形牛筋果内酯(5-hydroxyobliquin)[1]。

全草含黄酮类：芹菜素-7-*O*-β-D-吡喃葡萄糖苷(apigenin-7-*O*-β-D-glucopyranoside)，木犀草素-4'-*O*-β-D-吡喃葡萄糖苷(luteolin-4'-*O*-β-D-glucopyranoside)，6-羟基木犀草素-7-*O*-β-D-吡喃葡萄糖苷(6-hydroxyluteolin-7-*O*-β-D-glucopyranoside)，6-羟基芹菜素-7-*O*-β-D-吡喃葡萄糖苷(6-hydroxyapigenin-7-*O*-β-D-glucopyranoside)，槲皮素-3-*O*-β-D-吡喃葡萄糖苷(quercetin-3-*O*-β-D-glucopyranoside)[2]；苯丙素类：阿魏酸(ferulic acid)[3]，咖啡酸(caffeic acid)[4]，3,4-二羟基肉桂酸(3,4-dihydroxycinnamic acid)[5]；生

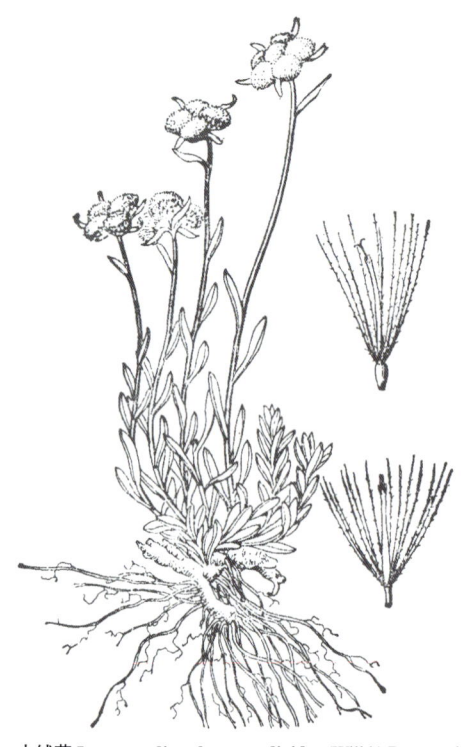

火绒草 Leontopodium leontopodioides (Willd.) Beauverd
引自《中国高等植物图鉴》

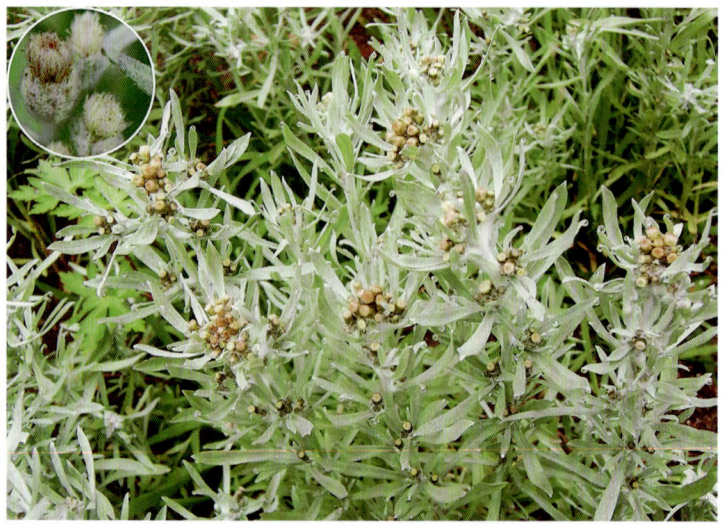

火绒草 Leontopodium leontopodioides (Willd.) Beauverd
摄影：周繇

物碱类：小檗碱(berberine)[4]；其他类：香草酸(vanillic acid)[3]，胡萝卜苷，β-谷甾醇[4]。

药理作用　抗炎作用：火绒草3种水溶性组分（水煎液、水提醇沉液、醇提水溶液）灌胃，均可抑制二甲苯所致的小鼠耳肿胀[1]。火绒草醇提取物灌胃，可抑制鼠血清及兔血清引起的大鼠足肿胀、家兔溶酶体所致的皮肤出血灶的形成和羧甲基纤维素引起的白细胞移行[2]。

保肝作用：火绒草水提物体外可改善D-半乳糖胺诱导的新生大鼠原代肝细胞和HL-7702肝细胞的损伤，提高细胞的生存能力；火绒草水提物灌胃，可抑制D-半乳糖胺诱导的肝损伤小鼠血清AST和ALT的升高[3]。

降血糖作用：火绒草水煎剂灌胃，可降低正常小鼠的血糖，并能对抗四氧嘧啶、肾上腺素或葡萄糖引起的小鼠血糖升高[4-5]。

抗细菌作用：火绒草提取物对金黄色葡萄球菌有抑制作用[6]。火绒草醇提物正丁醇部分和水溶部分对大肠埃希菌和沙门菌有抑制作用[7]。

抗氧化作用：火绒草水提物、醇提物体外均可清除超氧阴离子自由基、羟自由基、亚硝酸盐自由基，阻断亚硝胺的合成[8]。

注评　本种为部颁药品标准·蒙药（1988年版）、内蒙古蒙药材标准（1986）、吉林（1977）和辽宁（1980）药品标准收载"火绒草"的基源植物，药用其干燥地上部分。蒙古族主治肺热咳嗽、咳痰不爽、肺脓肿、咳喘、痰中带血、感冒咳嗽；藏族用全草治流行性感冒。

化学成分参考文献

[1] Dobner MJ, et al. *Helv Chim Acta*, 2003, 86(3): 733-738.

[2] 潘春媛，等. 沈阳药科大学学报，2009, 26(11): 886-888.

[3] 李礼，等. 中国药物化学杂志，2009, 19(3): 212-213.

[4] 李礼，等. 中南药学，2008, 6(4): 422-423.

[5] 赵全成，等. 中草药，1984, 15(3): 103-104.

药理作用及毒性参考文献

[1] 黄利权，等．中兽医学杂志，2004, (2): 10-12.
[2] 李龙云，等．中国中药杂志，1994, 19(3): 174-176.
[3] 宋雪英，等．世界华人消化杂志，2010, 18(29): 3072-3077.
[4] 焦淑萍，等．吉林医学院学报，1997, 17(2): 10-11.
[5] 焦淑萍，等．中草药，1997, 28(11): 673-675.
[6] 伍义行，等．时珍国医国药，2000, 11(4): 289-290.
[7] 黄利权，等．中兽医医药杂志，2006, (1): 5-6.
[8] 展锐，等．食品科学，2010, 31(3): 153-159.

39. 香青属 Anaphalis DC.

多年生，稀一或二年生草本或亚灌木，密被白色或灰白色绵毛或腺毛。叶互生，近对生至对生，长圆形或披针形，无柄或具柄或下延。头状花序多数，排成伞房状或伞房状圆锥花序，稀单生或2–3，雌雄异株或同株，有多数同型或异型花，外围有多层雌花，中央有少数或1不育的两性花或中央有多层雄花而外围有少数雌花或无雌花，仅雌花结实。总苞钟状、半球状或球状；总苞片多层，覆瓦状排列，直立或开展，干膜质，下部褐色，具1脉，上部干膜质，白色、黄白色或稀粉红色。花序托稍凸或平，蜂窝状，无托片。雄花管状，具5裂片，花药基部箭形，有细长尾部；花柱2浅裂，顶端截形。雌花丝形，基部稍膨大，顶端具2–4齿裂，花柱分枝长，顶端近圆形，冠毛1层，白色，有分离易脱落的毛，在雄花向上渐粗厚或宽扁，在雌花细丝状，有微齿。瘦果长圆形或近圆柱形，有腺或乳头状突起或近无毛。

约110种，主要分布于亚洲热带和亚热带，少数分布于温带及北美和欧洲。中国有54种，15种4变种药用。

分种检索表

1. 总苞球状或宽钟状，长8–12 (–15) mm，头状花序通常少数，排成疏散或团聚或复伞房状或单生。
    2. 叶不沿茎下延成翅状；总苞球状；根状茎细长，有匍枝，头状花序通常排成疏伞房状或单生 ··· 1. 尼泊尔香青 A. nepalensis
    2. 叶多少沿茎下延成翅状；总苞宽钟状或半球状，根状茎细，无匍枝。
        3. 总苞片淡黄白色、黄色或硫黄色，稀淡红色，叶两面被灰白色或淡黄白色蛛丝状绒毛 ··· 2. 淡黄香青 A. flavescens
        3. 总苞片白色；叶多少绿色，两面被头状具柄腺毛和边缘被灰白色蛛丝状绒毛 ··· 3. 铃铃香青 A. hancockii
1. 总苞倒卵状、钟状或半球状，长4–8 mm；总苞片顶端钝或圆形，稀稍尖，头状花序多数，稀少数，在茎或枝端密集成复伞房状或伞房状。
    4. 叶不沿茎下延或稀稍下延成翅。
        5. 叶基部扩大成心形或有小耳，半抱茎，边缘反卷，薄质或近膜质 ················ 4. 旋叶香青 A. contorta
        5. 叶基部较狭，不明显抱茎，叶线形或线状长圆形，5–9 cm，边缘平，厚质；总苞片乳白色，顶端钝或圆形 ·· 5. 珠光香青 A. margaritacea
    4. 叶沿茎下延成宽或狭翅状。
        6. 茎、叶和总苞基部被锈色多节长黏毛；总苞倒卵圆形，总苞片浅褐色，膜质，透明，不开展，一或二年生草本，有直根 ·· 6. 粘毛香青 A. bulleyana
        6. 茎、叶和总苞基部被灰白色、白色或淡黄褐色绵毛，秕糠状毛或头状具柄腺毛或蛛丝状毛；总苞钟状或半球状；总苞片白色或带红色，干膜质，不透明，稀膜质，多少开展。
            7. 二年生草本，有粗壮直根；叶两面初时被蛛丝状毛，后仅被头状具柄腺毛，下面有腺点 ··· 7. 蛛毛香青 A. busua

7. 多年生草本，有根状茎或灌木或小半灌木；茎不分枝或有少数分枝。
　　8. 多年生草本，有根状茎；有时有直根，茎不分枝或下部木质而有发育的腋芽或短枝。
　　　　9. 内层总苞片爪部上端有腺点；叶两面被灰白色或黄白色绵毛或仅有头状具柄腺毛·················
　　　　·· 8. **宽翅香青 A. latialata**
　　　　9. 内层总苞片爪部上端无腺点。
　　　　　　10. 茎高 50–100 cm，下部木质，宿存，常有发育的腋芽及分枝；总苞近钟状，长 4–5 mm，
　　　　　　径 4–5 mm，植物被蛛丝状毛及头状具柄腺毛················· 9. **萌条香青 A. surculosa**
　　　　　　10. 茎高不超过 50 cm，草本，不分枝，稀有茎下部稍木质而有发育的腋芽及短枝。
　　　　　　　　11. 植物有细长的根状茎。
　　　　　　　　　　12. 总苞片 6–8 mm；叶两面被灰白色或上部茎和叶被黄褐色绵毛；叶长圆状或披针状线
　　　　　　　　　　形，仅有中脉，侧脉不明显·················· 10. **二色香青 A. bicolor**
　　　　　　　　　　12. 总苞长 4–5 mm 或达 6 mm。
　　　　　　　　　　　　13. 总苞长 4–5 mm，总苞片白色或有时浅红色；茎全部有较密的叶，茎间长 0.5–2 cm；
　　　　　　　　　　　　叶有单脉或有离基 3 出脉·················· 11. **香青 A. sinica**
　　　　　　　　　　　　13. 总苞长 5–6 mm（或更长），总苞片白色或黄白色；茎上部有较疏的叶，节间长
　　　　　　　　　　　　4–10 cm，叶有离基 3 出脉或 5 出脉·················· 12. **黄腺香青 A. aureopunctata**
　　　　　　　　11. 植物有粗壮木质的根或根状茎；茎不分枝。
　　　　　　　　　　14. 叶两面被白色或灰白色密绵毛；花茎与莲座状叶丛生；总苞片乳白色或稍带红色，顶
　　　　　　　　　　端钝或圆形·················· 13. **乳白香青 A. lactea**
　　　　　　　　　　14. 叶两面被明显的头状具柄腺毛及蛛丝状毛；总苞片白色，顶端尖·················
　　　　　　　　　　·· 14. **蜀西香青 A. souliei**
　　8. 亚灌木或小半灌木；茎多分枝；叶线形或线状披针形，上面被蛛丝状毛或密头状具柄腺毛，下
　　面被灰白色绵毛·················· 15. **纤枝香青 A. gracilis**

本属药用植物除含常见的黄酮苷元和黄酮苷外，还含有较特征的苯酞类 (phthalides，2-苯并[c]呋喃酮类)，如旋叶香青和乳白香青中得到的 5,7-二羟基苯酞 (5,7-dihydroxyphthalide，**1**)，旋叶香青中得到的 5-甲氧基-7-羟基苯酞 (5,7-dimethoxyphthalide，**2**)、香青酚 (anaphatol，**3**)，乳白香青中得到的阔翼蜡菊苯酞▲ (platypterophthalide，**4**)、7-*O*-甲基阔翼蜡菊苯酞▲ (7-*O*-methylplatypterophthalide，**5**)、香青醇 (anaphalisol，**6**)，以及吡喃酮类 (pyrones) 成分如香青和黄腺香青中得到的 4'-羟基去氢醉椒素 (4'-hydroxydehydrokawain，**7**)。

1 R₁=R₂=H
2 R₁=CH₃, R₂=H
3 R₁=H, R₂=CH₂CH=CMe₂
4 R=H
5 R=CH₃

本属部分植物具有镇咳、祛痰、抗菌、抗氧化等作用，主要有效成分为黄酮类化合物。

菊科 COMPOSITAE

1. 尼泊尔香青（中国植物志） 清明草、打火草（中国高等植物图鉴）

Anaphalis nepalensis (Spreng.) Hand.-Mazz., Symb. Sin. 7: 1099. 1936.——*Elichrysum nepalense* Spreng.
（英 Nepal Pearleverlasting）

1a. 尼泊尔香青（模式变种）

Anaphalis nepalensis (Spreng.) Hand.-Mazz. var. **nepalensis**

多年生草本，根状茎，有长达 20 cm 稀 40 cm 的葡枝。茎直立或斜升，高 5-45 cm，或无茎，被白色密绵毛，有密或疏的叶。下部叶花期生存，稀枯萎，与莲座状叶同形，匙形、倒披针形或长圆状倒披针形，长 1-7 cm，宽 0.5-2 cm 或较大，基部渐狭，边缘平，顶缘平，顶端圆形或急尖；中部叶长圆形或倒披针形，常较狭，基部稍抱茎，不下延，顶端有长尖头，上部叶渐小或无中上部叶，两面或下面被白色绵毛。杂有具柄腺毛，具 1 脉或离基 3 出脉。头状花序单生或少数，稀较多数，排成疏伞房状；花序梗长 0.5-2.5 cm。总苞多少球状，长 8-12 mm；总苞片 8-9 层，开展，外层卵状披针形，长 3.5-5 mm，除顶端外深褐色；内层披针形，长 7-10 mm，宽 2.5-3 mm，白色；最内层线状披针形，长 5-8 mm，有长约全长 1/3 的爪部。雌株头状花序雌花多层，中央有 3-6 个雄花；雄株全部有雄花或有 1-3 个雌花。瘦果圆柱形，长约 1 mm，被微毛；冠毛长约 4 mm，在雄花上部稍粗厚，有细齿。花果期 6-10 月。

分布与生境　产于陕西、甘肃、四川、云南、西藏。生于海拔 2400-4500 m 的高山或亚高山草地、林缘或沟边。也分布于印度、尼泊尔、不丹。

药用部位　全草。

功效应用　清热平肝，止咳平喘。现代用于感冒咳嗽、气管炎、哮喘、高血压病。

注评　本种为"打火草"的基源植物，药用其全草。藏族也药用，全株治感冒、咳嗽、气管炎、风湿疼痛。

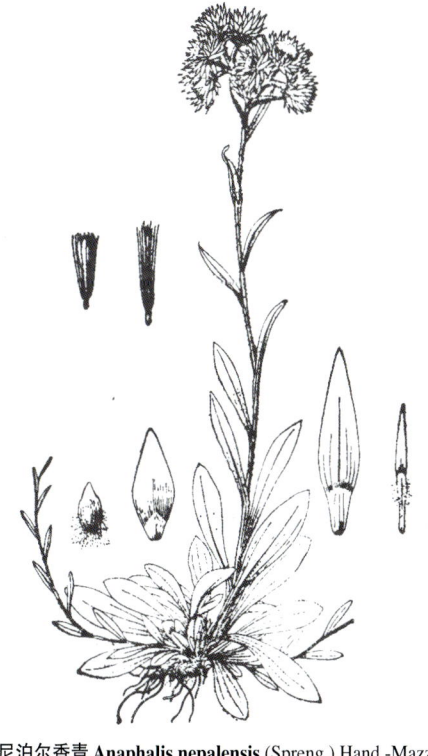

尼泊尔香青 Anaphalis nepalensis (Spreng.) Hand.-Mazz.
var. nepalensis
引自《中国高等植物图鉴》

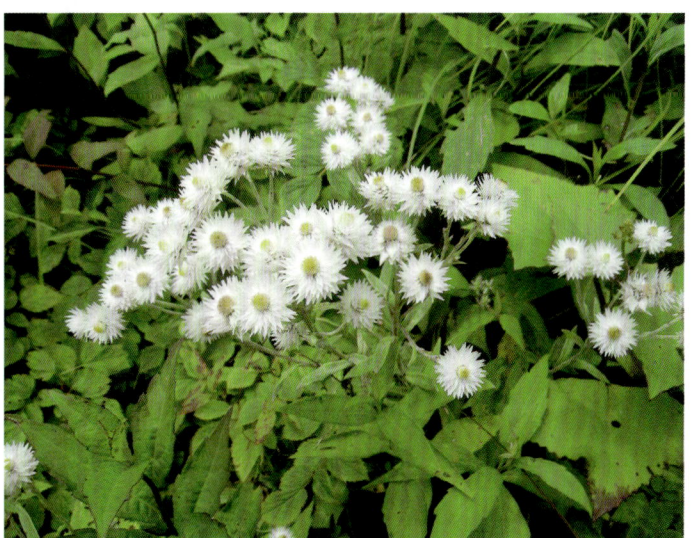

尼泊尔香青 Anaphalis nepalensis (Spreng.) Hand.-Mazz.
var. nepalensis
摄影：陈又生

1b. 伞花尼泊尔香青（变种）（中国植物志） 伞房清明草（中国高等植物图鉴）

Anaphalis nepalensis (Spreng.) Hand.-Mazz. var. **corymbosa** (Bureau et Franch.) Hand.-Mazz. in Acta Horti Gothob. 12: 239. 1938.——*Gnaphalium corymbosum* Bureau et Franch.（英 **Corymbose Nepal Pearly Everlasting**）

本变种与模式变种的区别在于茎较粗壮，高 30-45 cm，下部叶花期常枯萎，长圆状披针形，长达 10 cm，基部渐狭成长柄；头状花序 8-15 个排成疏伞房状；花序梗长 1-3 cm 或更长。

分布与生境 产于四川西部、云南西部和西北部。生于海拔 2500-4100 m 的亚高山和高山草地、灌丛、松林下或河滩地。

药用部位 全草。

功效应用 清热平肝，止咳平喘。现代用于感冒咳嗽，气管炎，哮喘，高血压病。

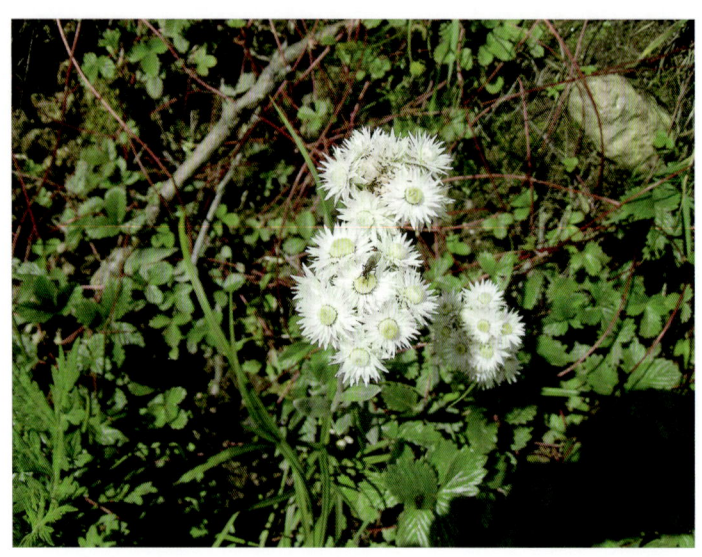

伞花尼泊尔香青 Anaphalis nepalensis (Spreng.) Hand.-Mazz. var. **corymbosa** (Bureau et Franch.) Hand.-Mazz.
摄影：林秦文

2. 淡黄香青（中国植物志） 铜钱花（四川西部），清明菜（四川康定）

Anaphalis flavescens Hand.-Mazz., Symb. Sin. 7: 1100. 1936.（英 **Yellowish Pearleverlasting**）

根状茎，木质，匍枝细长，有膜质鳞片状叶及莲座状叶丛。茎直立或斜升，高 10-22 cm，被白色蛛丝状绵毛，稀白色厚绵毛。莲座状叶倒披针状长圆形，长 1.5-5 cm，宽 0.5-1 cm，下部渐狭成长柄，顶端尖或钝；基部叶花期枯萎；下部及中部叶长圆状披针形或披针形，长 2.5-5 cm，宽 0.5-0.8 cm，基部沿茎下延成狭翅，顶端尖，具褐色枯焦状长尖头；上部叶较小，狭披针形，长 1-1.5 cm，被灰白色或黄白色蛛丝状绵毛或白色厚绵毛，有离基 3 出脉。头状花序 6-16 个，密集成伞房或复伞房状。总苞钟状，长 8-10 mm；总苞片 4-5 层，外层椭圆形，黄褐色，基部被绵毛；内层披针形，上部淡黄色或黄白色，有光泽；最内层线状披针形。雌株头状花序雄花多层，外层有 10-25 雌花。花冠长 4.5-5.5 mm。瘦果长圆形，被密乳头状突起。花果期 8-10 月。

分布与生境 产于陕西、甘肃、青海、四川西部、西藏东南部。生于海拔 2800-4700m 的高山和亚高山山坡、草地和林下。

药用部位 全草。

功效应用 清热解毒，止咳。用于疮疡，癣症，咳嗽。

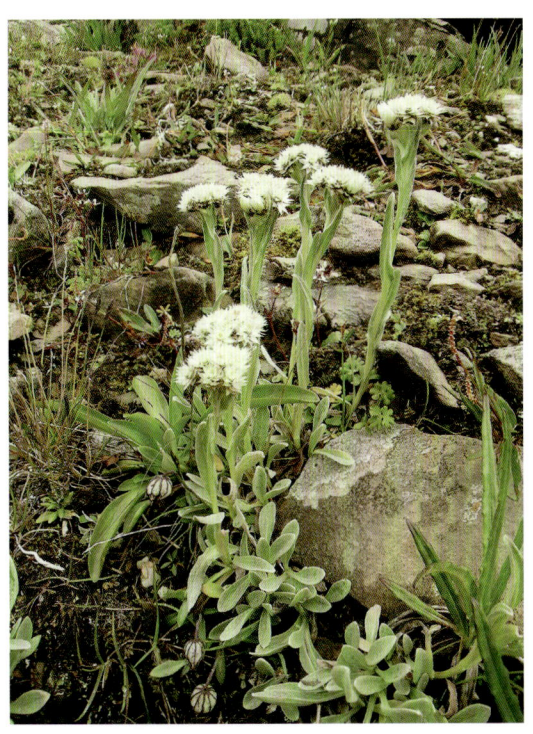

淡黄香青 Anaphalis flavescens Hand.-Mazz.
摄影：陈又生

3. 铃铃香青（中国植物志） 铃铃香（河北），铜钱花（四川），稀毛香青（全国中草药汇编），绿叶香青（甘肃中草药手册）

Anaphalis hancockii Maxim. in Bull. Acad. Imp. Sci. Saint-Petersbourg 27: 478. 1887.——*A. bodinieri* Franch.（英 **Hancock's Pearly Everlasting**）

根状茎细长，匍枝有鳞片状叶和莲座状叶丛。茎直立，高 5-35 cm，被蛛丝状毛及头状具柄腺毛，上部被蛛丝状密绵毛。莲座状叶和下部叶匙状或线状长圆形，长 2-10 cm，宽 0.5-1.5 cm，基部渐狭成具翅的柄或无柄，顶端圆形或急尖，中、上部叶直立，常贴附茎上，线形或线状披针形，边缘平，顶端有膜质枯焦的长尖头，两面被蛛丝状毛及头状具柄腺毛，有离基 3 出脉。头状花序 9-15 个，密集成伞房状。总苞宽钟状，长 8-9 (-11) mm；总苞片 4-5 层，外层卵形，红褐色或黑褐毛，内层长圆状披针形，顶端尖，白色；最内层线形。雌株头状花序有多层雌花，1-6 个雄花；雄株头状花序全部为雄花，花冠长 4.5-5 mm。瘦果长圆形，被乳头状突起。冠毛稍长于花冠。雄花冠毛上部粗厚。花果期 6-9 月。

分布与生境 产于河北、山西、陕西、青海、甘肃、四川西部和西藏东部。生于海拔 2000-3700 m 的亚高山山顶和山坡草地。

药用部位 全草。

功效应用 清热，燥湿，杀虫。现代用于宫颈炎，阴道滴虫。

注评 本种为部颁药品标准·蒙药（1998年版）和内蒙古蒙药材标准（1986）收载"玲玲香"的基源植物，药用其干燥头状花序；其全草入药称"五月霜"。蒙古族用头状花序治子宫颈炎、阴道滴虫。

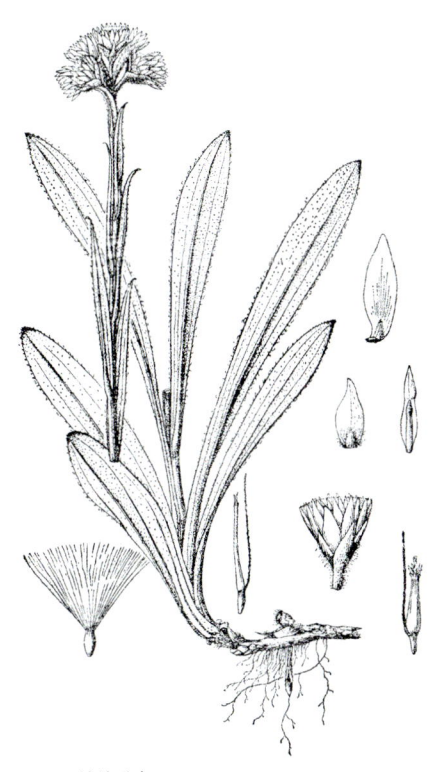

铃铃香青 Anaphalis hancockii Maxim.
刘春荣 吴彰桦 绘

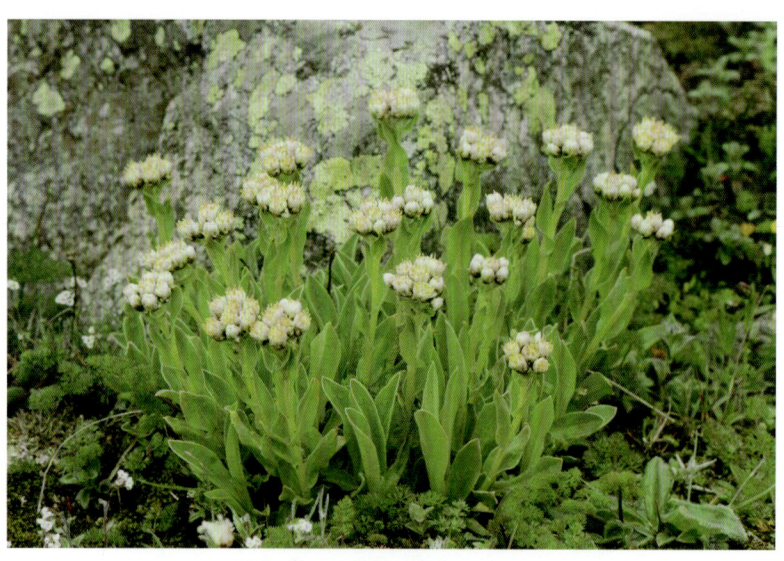

铃铃香青 Anaphalis hancockii Maxim.
摄影：陈又生

4. 旋叶香青（中国植物志） 薄叶香青（中国中药资源志要）

Anaphalis contorta (D. Don) Hook. f., Fl. Brit. India 3: 284. 1881.——*Antennaria contorta* D. Don, *Anaphalis contorta* (D. Don) Hook. f. var. *pellucida* (Franch.) Y. Ling, *Gnaphalium pellucidum* Franch.
（英 **Coiledleaf Pearly Everlasting**）

根状茎木质，有单生或丛生的根出条和花茎。茎直立或斜升，高 15–80 cm，稍细，基部木质，多分枝，被白色密绵毛，下部有时脱毛或被绵毛的腋芽。叶较密集。下部叶花期凋落，叶线形，长 1.5–6 cm，宽 0.5–0.4 cm，向上渐大，基部心形，具抱茎的小耳，顶端渐尖，有细尖头，边缘反卷，顶部叶细短，上面被蛛丝状毛或无毛，下面被白色密绵毛，中脉下面稍凸起。根出条有长圆状披针形或倒披针形，被绵毛。头状花序极多数，密集成复伞房状。总苞钟状，长 5–6 mm；总苞片 5–6 层，外层淡黄褐色或带紫红色，卵形，被长绵毛；内层倒卵状长圆形，最内层匙形。雌株头状花序雌花多层，雄花 1–4 个，雄株全部为雄花。花冠长 2.3–3 mm；冠毛与花冠等长。瘦果长圆形，具小腺体。花果期 8–10 月。

分布与生境 产于贵州、云南和西藏。生于海拔 1700–3500 m 的山坡草地。也分布于印度、尼泊尔、克什米尔。

药用部位 全草。

功效应用 祛风止咳，清热利湿，清肝明目。用于劳伤咳嗽，肝阳头痛，风火眼痛，外伤出血。

化学成分 花含黄酮类：椴树苷(tiliroside)，椴树苷单乙酸酯(tiliroside monoacetate)[1]，异槲皮苷(isoquercitrin)，黄芪苷(astragalin)，香青苷▲(anaphaloside)[2]。

全草含黄酮类：椴树苷，椴树苷单乙酸酯[3]；苯酞类：5,7-二羟基苯酞(5,7-dihydroxyphthalide)，5-甲氧基-7-羟基苯酞(5-methoxy-7-hydroxyphthalide)，香青酚(anaphatol)[4]；挥发油[5]。

注评 本种哈尼族药用，全草治疗肝阳头痛、风火眼痛、外伤出血。

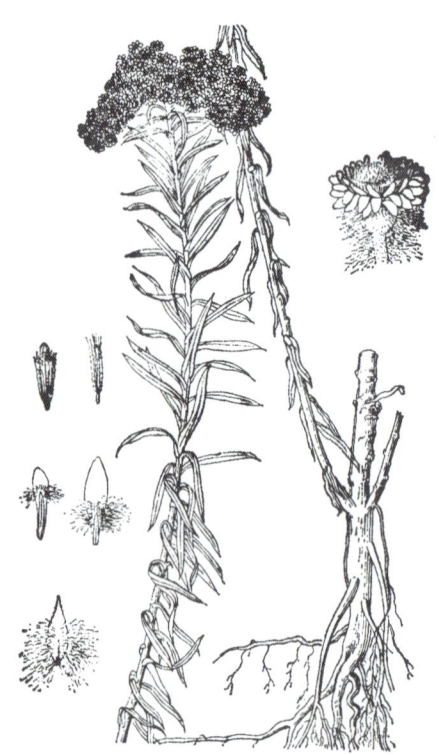

旋叶香青 Anaphalis contorta (D. Don) Hook. f.
引自《中国高等植物图鉴》

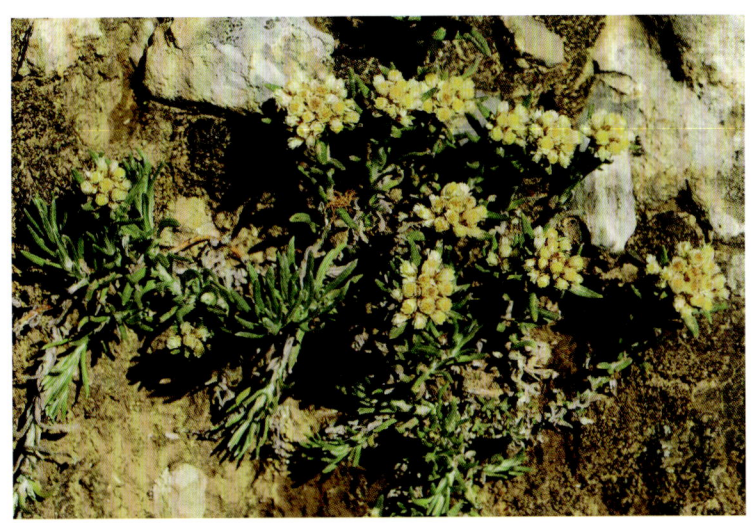

旋叶香青 **Anaphalis contorta** (D. Don) Hook. f.
摄影：陈又生

化学成分参考文献

[1] 林哲辉，等. 化学，1977, (1): 1-7.

[2] Lin JH, et al. *J Chin Chem Soc*, 1993, 40(1): 93-95.

[3] Lin JH, et al. *J Chin Chem Soc*, 1976, 23(1): 57-59.

[4] Talapatra B, et al. *Ind J Chem B*, 1980, 19B(10): 927-929.

[5] Pande C, et al. *J Essential Oil Res*, 2008, 20(5): 444-445.

5. 珠光香青（中国植物志） 山萩（中国高等植物图鉴），大叶白头翁（四川中药志），白头翁（广西），火火草（重庆草药），牛舌草（安徽）

Anaphalis margaritacea (L.) Benth. et Hook. f., Gen. Pl. 2: 303. 1862.——*Gnaphalium margaritaceum* L.（英 **Common Pearly Everlasting**）

5a. 珠光香青（模式变种）

Anaphalis margaritacea (L.) Benth. et Hook. f. var. **margaritacea**

多年生草本。根状茎，木质，有具褐色鳞片的短匍枝。茎直立或斜升，单生或少数丛生，高30-60 (-100) cm，不分枝，被灰白色绵毛，基部木质。下部叶花期常枯萎，中部叶开展，线形或线状披针形，长 5-9 cm，宽 0.3-1.2 cm，稀更宽，基部稍狭或急狭，多少抱茎，不下延，顶端渐尖，上部叶渐小，有长尖头，上面被蛛丝状毛，下面被灰白色至红褐色厚绵毛，单脉或 3-5 脉。头状花序多数，排成复伞房状。总苞钟状或半球状，长 5-8 mm；总苞片 5-7 层，基部褐色，上部白色，外层卵形，被绵毛，内层卵形至长椭圆形，长 5 mm，顶端圆形或稍尖，最内层线状倒披针形。雌株头状花序有多层雌花，3-20 个雄花；雄株全部为雄花或有少数雌花。花冠长 3-5 mm，瘦果长椭圆形，具小腺点；冠毛长于花冠，在雄花上部粗厚。花果期 8-11 月。

分布与生境 产于山西、陕西、甘肃、青海、湖北、湖南、广西、四川、云南、西藏。生于海拔 300-3400 m 的亚高山或低山草地、石砾地、山沟及路旁。也分布于印度、尼泊尔、日本、朝鲜、俄罗斯远东地区、北美洲、欧洲引种栽培。

药用部位 全草。

功效应用 清热泻火，祛风通络，燥湿，驱虫。用于感冒，胃火牙痛，风湿痹痛，湿热泻痢，蛔虫病，乳痈，瘰疬，臁疮。

化学成分 根含多炔类：十三碳五炔烯(tridecapentaynene)，反式-去氢母菊炔甲酯(*trans*-dehydromatricaria ester)，5-氯-2-(2,4,6-亚辛三炔基)-5,6-二氢-2*H*-吡喃[5-chloro-2-(octa-2,4,6-triynylidene)-5,6-dihydro-2*H*-pyran][1]。

地上部分含黄酮类：瑞士松素(pinocembrin)，光果甘草宁(glabranin)，短叶松素(pinobanksin)，椴树苷(tiliroside)，5,7-二羟基-3,6-二甲氧基黄酮(5,7-dihydroxy-3,6-dimethoxyflavone)，黄绿香青酚▲(araneosol)[2]；挥发油[3]；其他类：(4R,5S)-二氢-4,5-二羟基-5-甲基-2(3H)-呋喃酮[(4R,5S)-dihydro-4,5-dihydroxy-5-methyl-2(3H)-furanone]，(4R)-二氢-4-羟基-5,5-二甲基-2(3H)-呋喃酮[(4R)-dihydro-4-hydroxy-5,5-dimethyl-2(3H)-furanone][4]。

药理作用 酶抑制作用：珠光香青石油醚部分、乙酸乙酯部分、甲醇部分提取物对 α-葡萄糖苷酶有抑制作用[1]。

注评 本种为"大叶白头翁"的基源植物，药用其干燥全草或带根全草。

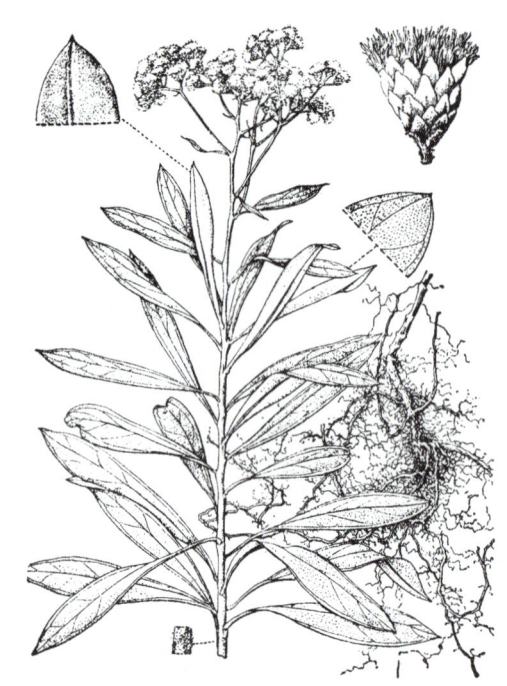

珠光香青 Anaphalis margaritacea (L.) Benth. et Hook. f. var. **margaritacea**
引自《中国高等植物图鉴》

化学成分参考文献

[1] Bohlmann F, et al. *Chem Ber*, 1965, 98(5): 1416-1418.

[2] Khattab AM. *Alex J Pharm Sci*, 1998, 12(2): 99-102.

[3] Ma J, *Dev Food Sci*, 1988, 18: 309-316.

[4] Ahmed AA, et al. *Phytochemistry*, 2004, 65(18): 2539-2543.

药理作用及毒性参考文献

[1] 闫红月，等．中国现代药物应用，2010, 4 (17): 125-126.

5b. 黄褐珠光香青（变种）

Anaphalis margaritacea (L.) Benth. et Hook. f. var. **cinnamomea** (DC.) Herder ex Maxim. in Bull. Acad. Imp. Sci. Saint-Petersbourg 27: 481. 1882.——*Antennaria cinnamomea* DC.（英 **Cinamom Pearly Everlasting**）

本变种与模式变种的区别在于茎高 50–100 cm，叶长圆形或线状长圆形，长 4–9 cm，宽 0.7–1.2 (–2.5) cm，上面被灰白色蛛丝状绵毛，下面被黄褐色或红褐色厚绵毛，凸起的脉有 3–5，基部稍具耳。

分布与生境 产于甘肃、山西南部、贵州、四川、云南。生于海拔 500–2800 m 的低山或亚高山的灌丛、草地、山地或溪岸。也分布于印度、尼泊尔、不丹、缅甸。

药用部位 全草。

功效应用 清热泻火，燥湿。用于湿热泻痢。

注评 本种拉祜族药用，全株治疗肝炎、痢疾等。

6. 粘毛香青（中国植物志） 五香草（云南丽江、中甸），昆明香青（四川中药名录），风蒿（贵州）

Anaphalis bulleyana (Jeffrey) C. C. Chang in Sinensia 6: 549. 1935.——*Pluchea bulleayana* Jeffrey, *Conyza mollis* H. Lév.（英 **Stickyhair Pearleverlasting**）

一或二年生草本。有莲座状叶丛及单生或少数丛生花茎，全株被蛛丝状长绵毛和锈褐色黏质具柄腺毛。茎直立，高 30–80 cm，有分枝，下部通常脱毛，上部被密毛。下部叶花期枯萎，中、上部叶倒披针形或倒卵状匙形，长 3.5–10 cm，宽 1–2.5 cm，沿茎下延成宽翅，边缘平，顶端尖，两面被腺

菊科 COMPOSITAE

毛，脉上被长绵毛，有离基3出脉和侧脉；上部叶较小，线状披针形。头状花序多数，密集成次生复伞房状。总苞倒卵圆形，长5-6 mm；总苞片4-5层，浅褐色，透明，外层卵状长圆形，顶端钝，被蛛丝状毛，内层长匙形，最内层宽线形。外围有多层或少层雌花，中央有4-5 (-30)雄花。花冠长3-5 mm。瘦果长圆形，有微腺体。花果期8-10月。

分布与生境 产于贵州、四川西部和云南北部和西北部。生于海拔1100-3300 m的亚高山阴湿山坡及低山草地。

药用部位 全草。

功效应用 清热利湿，止咳截疟。用于风热感冒，疳积疟疾。现代亦用于扁桃体炎，气管炎，胃肠炎，尿路感染。

注评 本种为云南药品标准（1974、1996）收载"五香草"的基源植物，药用其干燥全草。白族也药用，全株治风热感冒、扁桃腺炎、急性胃肠炎、尿道炎、小儿疳积。

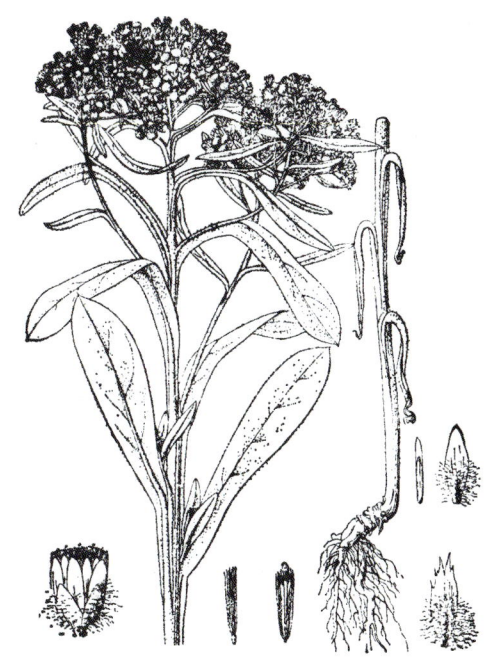

粘毛香青 Anaphalis bulleyana (Jeffrey) C. C. Chang
引自《中国高等植物图鉴》

7. 蛛毛香青（中国植物志）

Anaphalis busua (Buck.-Ham.) DC., Prodr. 6: 275. 1837.——*Gnaphalium busuum* Buch.-Ham. ex D. Don, *Anaphalis araneosa* DC.（英 **Arachnoid Pearly Everlasting**）

二年生草本。茎直立，高50-130 cm，有分枝，上部被蛛丝状绵毛，下部脱毛，被褐色腺毛。下部叶在花期枯萎；中部叶线状披针形，长4-10 cm，宽0.3-1 cm，顶端尖，有细长尖头，基部沿茎下延成楔形长翅，上部叶小，线形或钻形，上面被秕糠状短毛，下面秕糠状短毛和腺点或全株被蛛丝状

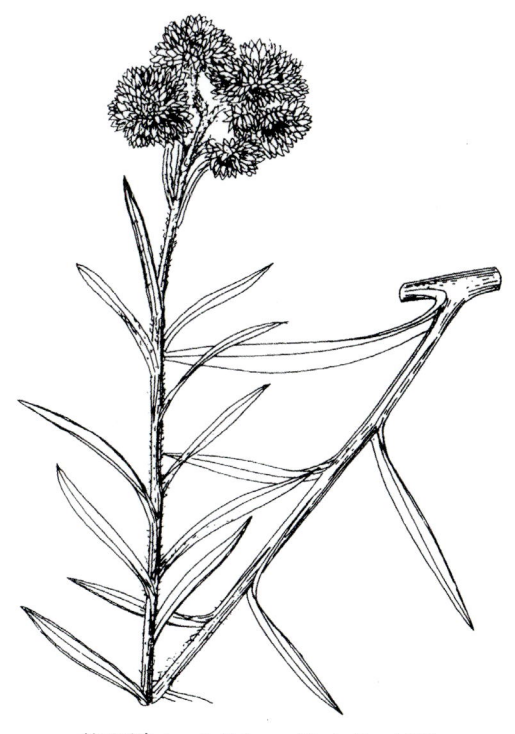

蛛毛香青 Anaphalis busua (Buck.-Ham.) DC.
孙英宝 绘

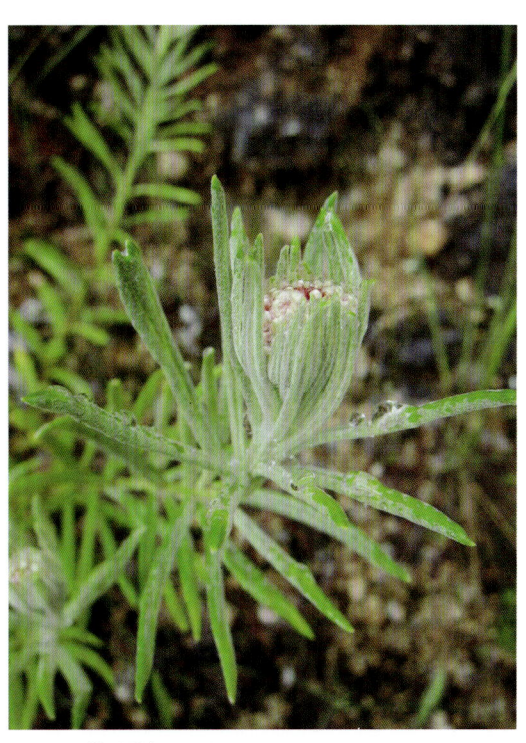

蛛毛香青 Anaphalis busua (Buck.-Ham.) DC.
摄影：陈又生

绵毛。头状花序多数，在枝端密集成复伞房状。总苞宽钟状，径 5-7 mm；总苞 4-5 层，白色，下面稍褐色，外层椭圆形，内层倒卵圆形；最内层匙形。雌株头状花序外围有多层雌花，中央有 5-10 余雄花，花冠与冠毛近等长。雄花冠毛向上稍粗厚。瘦果椭圆形，有小腺体。花果期 8-10 月。

分布与生境　产于四川西南部、云南北部、西部及西藏南部。生于海拔 1500-2800 m 的低山山谷、山地和荒地。也分布于印度、尼泊尔、不丹。

药用部位　全草。

功效应用　清肝明目。用于目赤肿痛。

8. 宽翅香青（植物分类学报）

Anaphalis latialata Ling et Y. L. Chen in Acta Phytotax. Sin. 11: 98. 1966.（英 **Broadwing Pearly Everlasting**）

　　根状茎常木质，有具红褐色鳞片状叶的短匍枝，多少丛生的不育茎和花茎。茎直立，高 30-50 cm，被白色蛛丝状毛和腺毛，不分枝或上部有花序枝。下部叶短小，花期常枯萎，中部叶线状披针形或线状长圆形，长 3-5 cm，宽 0.3-0.8 cm，基部较宽，沿茎下延成狭窄或楔形的翅，边缘平，顶端渐尖，有小尖头；上部叶渐小，顶端有枯焦干膜质长尖头，被蛛丝状绵毛或密绵毛或仅有具柄腺毛。中脉在下面凸起，侧脉不明显。头状花序极多数，在茎枝端密集成复伞房状。总苞钟状，长 6-7 mm；总苞片 6-7 层，外层卵圆形，被疏绵毛，内层长圆形，白色或淡黄色，最内层长圆状线形。雌株头状花序有多层雌花，中央有 1-2 个雄花，雄株则全部为雄花。花冠长 3.2-3.5 mm。瘦果。有疏腺点；冠毛与花冠近等长，雄花冠毛上部宽扁。花果期 6-8 月。

分布与生境　产于甘肃西部、青海东部和四川西部。生于海拔 3500-3600 m 的高山或亚高山开旷坡地或山地。

药用部位　全草。

功效应用　活血祛瘀，平肝。用于血瘀肿痛。

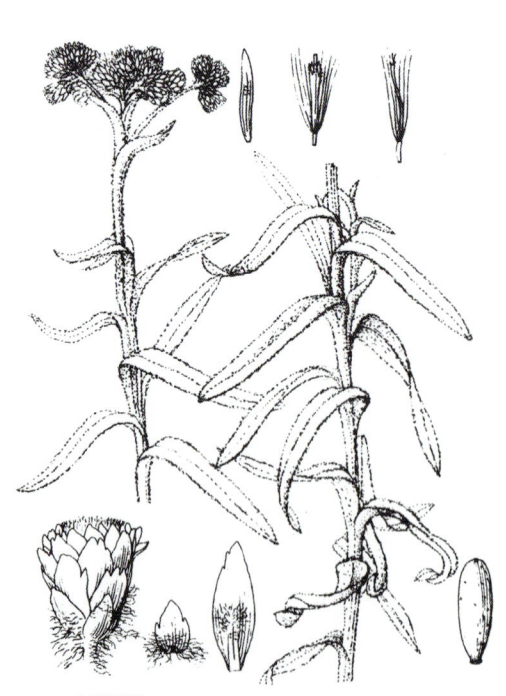

宽翅香青 Anaphalis latialata Ling et Y. L. Chen
引自《中国高等植物图鉴》

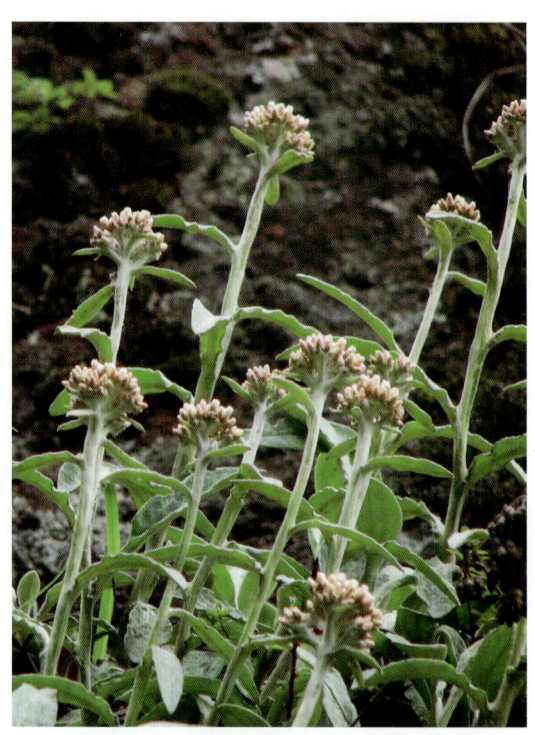

宽翅香青 Anaphalis latialata Ling et Y. L. Chen
摄影：张金龙

9. 萌条香青（中国植物志） 五香花（云南丽江）

Anaphalis surculosa (Hand.-Mazz.) Hand.-Mazz. in Acta Horti Gothob. 12: 243. 1938.——*A. pterocaula* Maxim var. *surculosa* Hand.-Mazz.（英 **Shoot Pearly Everlasting**）

根状茎粗壮，木质。茎下部横走或斜升，高 50-100 cm，下部木质，宿存，当年枝草质，被蛛丝状毛及头状具腺，下部常脱毛，常有被密绒毛的腋芽或短枝。下部叶花期枯萎，中部叶线形、线状披针形或长圆形，长 3-8 cm，宽 0.5-1.5 cm，下部渐狭，沿茎下延成宽 1.5-3 mm 的翅，边缘平或波状，顶端尖，有细长尖，上部叶渐小，顶部叶线形或钻形，苞叶状，两面被头状具柄腺毛，下面或两面被疏蛛丝状毛或下面有腺点，有离基 3 出脉。头状花序极多数，密集成复伞房状。总苞片钟形，长 4-5 mm；总苞片约 6 层，外层卵形，浅褐色，内层椭圆形或匙状椭圆形。最内层近匙形，雌株有多层雌花，1-2 个雄花，雄株全部有雌花。瘦果长圆形，被毛及腺点；冠毛较花冠稍长；雄花冠毛上部较粗扁，有锯齿。瘦果长圆形，被毛及腺点。花果期 7-10 月。

分布与生境　产于四川西部、西北部及云南西北部。生于海拔 180-2700 m 的低山和亚高山草地及灌丛中。

药用部位　全草。

功效应用　清热，祛风，止痛。用于感冒头痛、呕吐、泄泻。

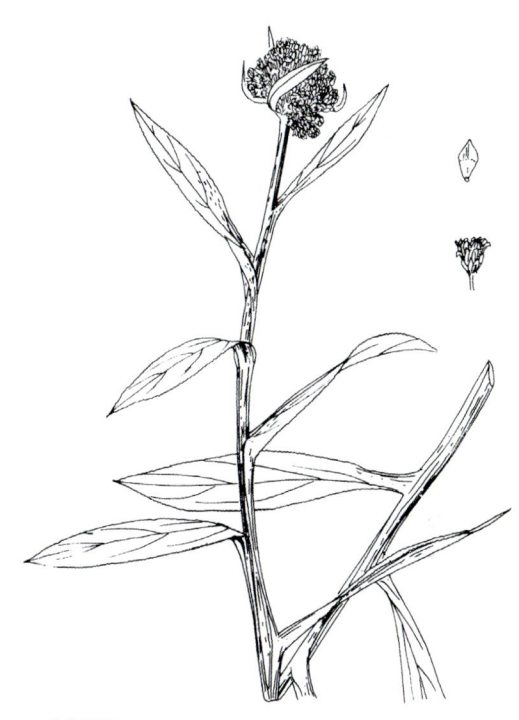

萌条香青 Anaphalis surculosa (Hand.-Mazz.) Hand.-Mazz.
孙英宝　绘

10. 二色香青（中国植物志） 三轮蒿（全国中草药汇编），白头蒿（贵州）

Anaphalis bicolor (Franch.) Diels in Notes Roy Bot. Gard. Edinburgh 7: 337. 1912. ——*Gnaphalium bicolor* Franch.（英 **Bicolored Pearly Everlasting**）

根状茎细或稍粗壮，稍木质，被褐色鳞片，有顶生的被白色绒毛的莲座状叶丛，与花茎密集丛生。茎直立，高 20-45 cm，被白色或黄白色绵毛和头状具柄腺毛，下部常脱毛。下部叶花期枯萎，中部和上部叶线形或长圆状线形，长 1.5-4 (-7) cm，宽 0.2-0.8 cm，顶端钝或渐尖，有细长小尖头，边缘稍反卷，有时波状，茎部沿茎下延成狭翅，被灰白色、白色或黄白色厚绵毛及头状具柄腺毛。头状花序多数（稀少数至 5 个）密集成顶生复伞房状。总苞钟状，长 6-7 mm；总苞片 5-6 层，外层被绵毛，内层倒披针状椭圆形，最内层线状长圆形。雌株头状花序有外层雌花，1-2 个雄花；雄株全部为雄花。花冠长约 4 mm。瘦果长圆形，近无毛。冠毛约与花冠等长，在雄花上部较粗扁。花果期 7-11 月。

分布与生境　产于甘肃、青海、四川、云南和西藏。生于海拔 2000-3500 m 的高山至低山草地荒地、灌丛及针叶林下。

药用部位　全草。

功效应用　化湿，解暑，止咳。用于暑湿伤中，痧症腹痛，肺结核。

注评　本种为"三轮蒿"的基源植物，药用其全草或根。藏族也药用，其花序治痞瘤、培根病。

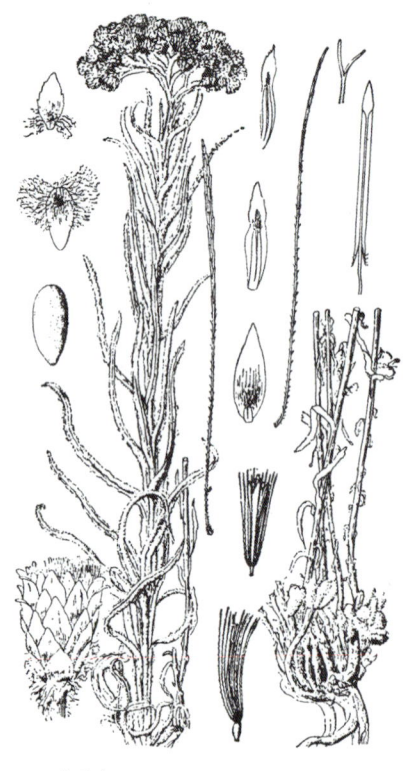

二色香青 Anaphalis bicolor (Franch.) Diels
引自《中国植物志》

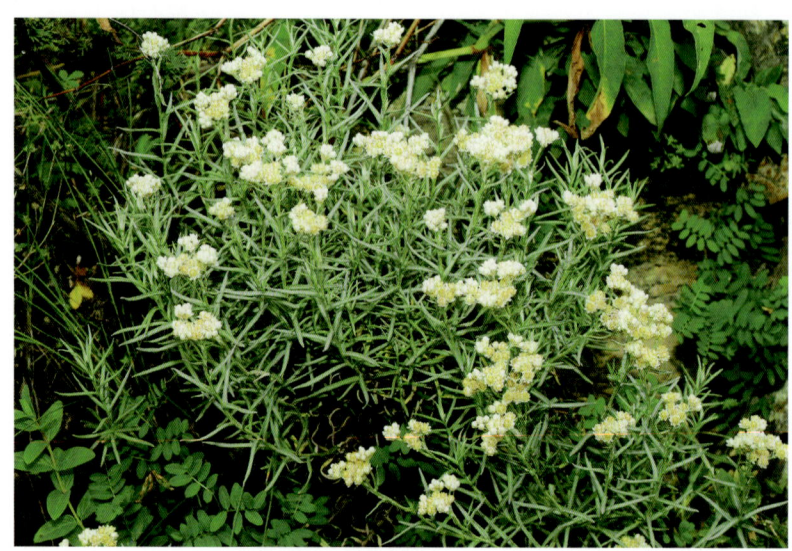

二色香青 Anaphalis bicolor (Franch.) Diels
摄影：陈又生

11. 香青（中国植物志） 通肠香（浙江），萩、籟箾（尔雅）

Anaphalis sinica Hance in J. Bot. 12: 261. 1874.——*Gnaphalium pterocaula* Franch. et Sav., *Anaphalis pterocaula* (Franch. et Sav.) Maxim. （英 **Chinese Pearly Everlasting**）

11a. 香青（模式变种）

Anaphalis sinica Hance var. **sinica**

根状茎，木质，有长达 8 cm 的匍枝。茎直立，高 20–50 cm，不分枝，被白色或灰白色绵毛，全部有密集的叶。下部叶花期枯萎，中部叶长圆形、倒披针状长圆形或线形，长 2.5–9 cm，宽 0.2–1.5 cm，基部渐狭，沿茎下延成狭或稍宽的翅，边缘平，顶端渐尖或急尖，有短尖头，上部较小，披针状线形或线形，上面被蛛丝状绵毛或下面和两面被白色毛或黄白色厚绵毛，常杂有腺毛，单脉或向上渐消失的离基 3 出脉。头状花序多数或极多数，密集成复伞房状。总苞钟状或近倒圆锥状，长 4–5 (–6) mm；总苞片 6–7 层，外层卵圆形，淡褐色，被蛛丝状毛，内层长圆形，乳白色或污白色，顶端钝或圆形；最内层长椭圆形。雌株头状花序有多层雌花，1–4 雄花；雄株全部雄花。花冠长 2.8–3 mm。瘦果，被小腺点。冠毛稍长于花冠。花果期 6–10 月。

分布与生境 产于安徽、江苏、浙江、江西、湖北、湖南、河北、河南、陕西、甘肃、山东、山西、四川东部。生于海拔 400–2100 m 的低山、亚高山灌丛、草地山坡溪岸。也分布于日本、朝鲜。

药用部位 全草。

功效应用 祛风解表，宣肺止咳。现代用于感冒，气管炎，肠炎，痢疾。

化学成分 全草含黄酮类：山奈酚(kaempferol)[1-2]，槲皮素(quercetin)[1-2,4]，5,7-二羟基-8-甲氧基黄酮(5,7-dihydroxy-8-methoxyflavone)[1-2]，椴树苷(tiliroside)[1-4]，高黄芩苷(scutellarin)，5,7-二羟基-4'-甲氧基黄酮-7-O-α-L-吡喃鼠李糖基-(1→6)-β-D-吡喃葡萄糖苷[5,7-dihydroxy-4'-methoxy-flavone-7-O-α-L-rhamnopyranosyl-(1→6)-β-D-glucopyranoside]，6-[(5-甲基-6-乙基-4-羟基-吡喃-3-基)-亚甲基]光果甘草宁

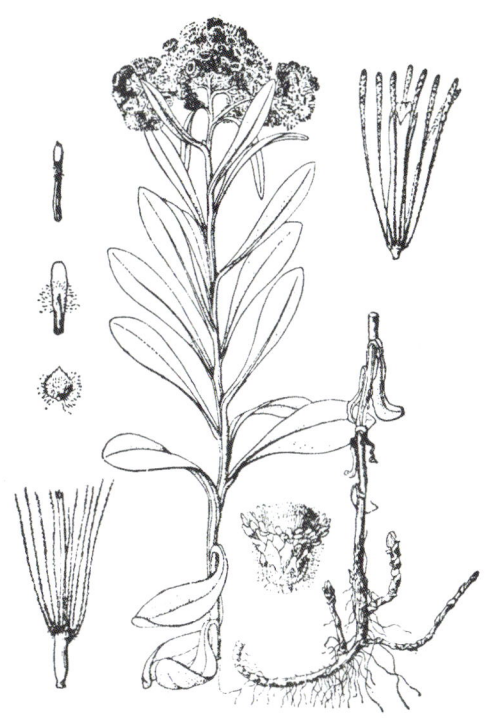

香青 Anaphalis sinica Hance var. sinica
引自《中国高等植物图鉴》

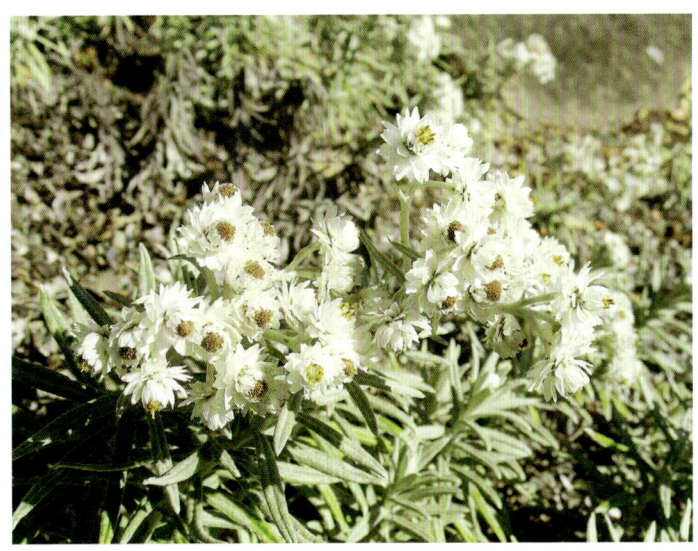

香青 Anaphalis sinica Hance var. sinica
摄影：陈又生

{6-[(5-methyl-6-ethyl-4-hydroxy-pyrone-3-yl)-methylene]glabranine}[2]，槲皮素-3-*O*-β-D-葡萄糖苷(quercetin-3-*O*-β-D-glucoside)[1-2,4]，槲皮素-3-*O*-α-L-吡喃鼠李糖苷(quercetin-3-*O*-α-L-rhamnopyranoside)[4]，5,7,3',4'-四羟基-3-甲氧基黄酮醇-3'-*O*-β-D-吡喃葡萄糖苷(5,7,3',4'-tetrahydroxy-3-methoxyflavonol-3'-*O*-β-D-glucopyranoside)[4]；三萜类：熊果酸(ursolic acid)[2-3]，坡模醇酸(pomolic acid)[3]，3-乙酰齐墩果酸(3-acetyloleanolic acid)[2]；吡喃酮类：4'-羟基去氢醉椒素(4'-hydroxydehydrokawain)，蜡菊吡喃酮▲(helipyrone)[1-2]，巴拿甜叶菊素▲(panamin)[2]；其他类：*O*-甲基-D-肌醇(*O*-methyl-D-inositol)[2-3]，*N*-(2-羟基酰基)-4-羟基-8-(*E*)-烯-鞘氨醇[*N*-(2-hydroxy-acyl)-4-hydroxy-8(*E*)-en-sphingenine][2]。

注评 本种为"翅茎香青"的基源植物，药用其全草。回族也药用，全株用于胃寒。

化学成分参考文献

[1] 滑艳，等．中国中药杂志，2003, 28(6): 530-533.
[2] Hua Y, et al. *J Chin Chem Soc*, 2004, 51(2): 409-415.
[3] 滑艳，等．中草药，2004, 35(2): 142-143.
[4] Zhou, Y et al. *Chem Res Chin Univ*, 2001, 17(1): 48-50.

11b. 疏生香青（变种）（秦岭植物志）

Anaphalis sinica Hance var. **remota** Ling in Acta Phytotax. Sin. 11: 103. 1966.（英 **Distant Chinese Pearly Everlasting**）

本变种与模式变种的区别在于茎疏散丛生，叶披针状或线状长圆形或线形，下延成狭翅，长 4–9 cm，宽 0.5–1.5 cm，上面被疏绵毛，不脱毛，下面被白色或黄白色密绵毛，同长；总苞白色。花果期同模式变种。

分布与生境 产于河北、山西、陕西、甘肃。生于海拔 800–2100 m 的低山至亚高山灌丛草地、山坡溪边。

药用部位 全草。

功效应用 祛风解表，宣肺止咳。用于风寒感冒，痢疾，肠炎，慢性气管炎，肺炎。

12. 黄腺香青（中国植物志） 香蒿（湖北）

Anaphalis aureopunctata Lingelsh. et Borza in Repert. Spec. Nov. Regni Veg. 13: 392. 1914.——*A. pterocaulon* Maxim. var. *intermedia* Pamp.（英 **Yellowvariegate Pearly Everlasting**）

12a. 黄腺香青（模式变种）

Anaphalis aureopunctata Lingelsh. et Borza var. **aureopunctata**

根状茎，有长达 12 (−20) cm 的匐枝。茎直立或斜升，高 20−50 cm，不分枝，草质或基部稍木质，被白色或灰白色蛛丝状绵毛。下部多少脱毛。下部叶花期枯萎，匙形或披针状椭圆形，有具翅的长柄，长 5−16 cm，宽 1−6 cm；中部叶较小，基部渐狭，沿茎下延成宽或狭翅，边缘平，顶端急尖，有小尖头，上部叶小，披针状线形，上面被具柄腺毛及疏蛛丝状毛，下面被白色蛛丝状毛及腺毛或多少脱毛，有离基 3−5 出脉，侧脉明显。头状花序多数或极多数，密集成复伞房状。总苞钟状，长 5−6 mm；总苞片约 5 层，外层浅褐色，卵形，被绵毛，内层白色或黄白色；最内层匙形或宽长圆形。雌株头状花序有多数雌花，3−4 个雄花；雄株全部为雄花或有 3−4 个雌花。瘦果被微毛。冠毛较花冠稍长；雄花的冠毛上部宽扁，有微齿。花果期 7−10 月。

分布与生境 产于山西南部、陕西南部、青海东部、河南西部、湖北、湖南、甘肃南部、广东、广西、贵州、四川、云南。生于海拔 1700−3600 m 的林下林缘、草地、河谷及石砾地。

药用部位 全草、叶。

功效应用 全草：清热解毒，利水消肿。用于小儿惊风，疮疡，泄泻，水肿，蛇伤。叶：用于感冒，泄泻，咳嗽，痰喘，外伤出血。

化学成分 全草含黄酮类：山柰酚-3-*O*-β-D-吡喃葡萄糖苷(kaempferol-3-*O*-β-D-glucopyranoside)，山柰酚-3-*O*-(6"-*O*-反式-对香豆酰基)-β-D-吡喃葡萄糖苷[kaempferol-3-*O*-(6"-*O*-trans-*p*-coumaroyl)-β-D-glucopyranoside]，山柰酚-3-*O*-(3"-*O*-乙酰基-6"-*O*-反式-对香豆酰基)-β-D-吡喃葡萄糖苷[kaempferol-3-*O*-(3"-*O*-acetyl-6"-*O*-trans-*p*-coumaroyl)-β-D-glucopyranoside][1]；吡喃酮类：4'-羟基去氢醉椒素(4'-hydroxydehydrokawain)，6-(4'-*O*-β-D-吡喃葡萄糖基)-4-甲氧基-2-吡喃酮[6-(4'-*O*-β-D-glucopyranosylstyryl)-4-methoxy-2-pyrone]；苯丙素类：二十六醇-*E*-阿魏酸酯(hexacosyl-*E*-ferulate)[1]。

化学成分参考文献

[1] Wu Y, et al. *Pharmazie*, 2003, 58(11): 833-835.

12b. 黑鳞黄腺香青（变种） 黑鳞香青、五花草（云南）

Anaphalis aureopunctata Lingelsh. et Borza var. **atrata** Hand.-Mazz. in Acta Horti Gothob. 12: 242. 1938.（英 **Blacksquamose Pearly Everlasting**）

本变种与模式变种的区别在于茎粗壮或较细；叶较狭，匙状或倒披针状椭圆形，基部渐狭，上面被蛛丝状毛和腺毛，下面被白色或灰白色密绵毛，有离基 3 出脉；总苞白色，基部干后深褐色或紫褐色。花果期 7−10 月。

分布与生境 产于四川西部、西南部及云南西北部。生于海拔 3000−4200 m 的高山林下草坡及石砾地。

药用部位 全草。

功效应用 祛风解表，消肿止痛。用于感冒，头痛，疮疡。

13. 乳白香青（中国植物志） 大矛香青（中国高等植物图鉴），大白茅香（甘肃）

Anaphalis lactea Maxim. in Mél. Biol. 11: 324. 1881. et in Bull. Acad. Imp. Sci. Saint-Petersbourg 27: 479. 1881.（英 **Milkywhite Pearly Everlasting**）

根状茎粗壮，灌木状，多分枝。茎直立，高 10−40 cm，不分枝，草质，被白色或灰白色绵毛，下部有较密的叶。莲座状叶披针状或匙状长圆形，长 6–13 cm，宽 0.5–2 cm，下部渐狭成具翅，基部鞘状的长柄；茎下部叶较小，边缘平，顶端尖，有或无小尖头，中、上部叶直立或依附于茎上，长椭圆形、线状披针形或线形，长 7–10 cm，宽 0.8–1.3 cm，基部稍狭，沿茎下延成狭翅，顶端渐尖，有枯焦状长尖头；被白色成灰白色密绵毛，有离基 3 出脉或 1 脉。头状花序多数，密集成复伞房状。总苞钟状，长 6 mm，总苞片 4–5 层，外层卵圆形，乳白色，顶端圆形，最内层狭长圆形。雌株头状花序有多层雌花，2–3 个雄花；雄株全部有雄花。瘦果圆柱形，近无毛；冠毛较花冠稍长。雄花冠毛上部宽扁，有微齿。花果期 7–9 月。

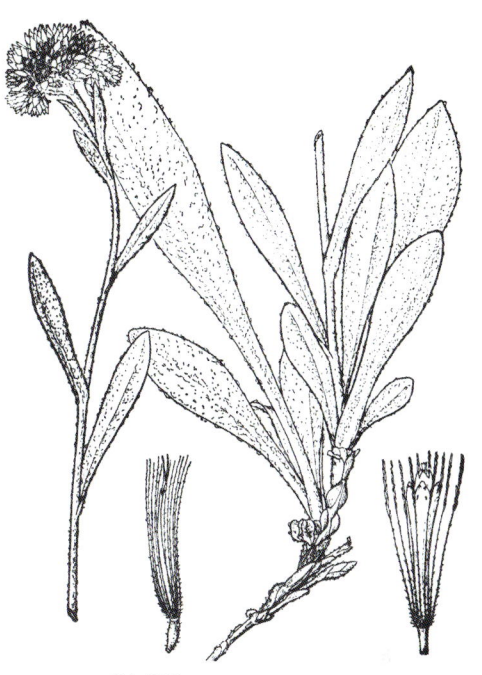

乳白香青 Anaphalis lactea Maxim.
引自《中国高等植物图鉴》

分布与生境　产于甘肃南部、青海东部及四川西北部。生于海拔 2000–3400 m 的亚高山及低山草地及针叶林下。

药用部位　全草。

功效应用　清热，止咳，散瘀，止血。用于感冒头痛，肺热咳嗽，外伤出血，血瘀包块。

化学成分　全草含黄酮类：槲皮素(quercetin)，木犀草素(luteolin)，芹菜素(apigenin)，小麦黄素(tricin)，黄芪苷(astragalin)，椴树苷(tiliroside)，山奈酚-3-O-[6''-O-(反式-对香豆酰基)-4''-乙酰基]-β-D-吡喃葡萄糖苷[kaempferol-3-O-[6''-O-(trans-p-coumaroyl)-4''-acetyl]-β-D-glucopyranoside]，蜡菊查耳酮▲(helichromanochalcone)，异黄腐醇(isoxanthohumol)，2',6'-二羟基-3'-(2-羟基-3-甲基-3-丁烯基)-4'-甲氧基查耳酮[2',6'-dihydroxy-3'-(2-hydroxy-3-methyl-3-butenyl)-4'-methoxychalcone][1]；苯酞类：5,7-二羟基苯酞(5,7-dihydroxyphthalide)，阔翼蜡菊苯酞▲(platypterophthalide)，7-O-甲基阔翼蜡菊苯酞▲(7-O-methyl-platypterophthalide)，香青醇▲(anaphalisol)[1-2]，4,6-二羟基-7-异丁酰基-5-戊烯基-2(3H)-苯并呋喃酮(4,6-dihydroxy-7-isobutyryl-5-prenyl-2(3H)-benzofuranone)，7-O-(β-D-吡喃葡萄糖氧基)-5-羟基-1(3H)-异苯并呋喃酮[7-O-(β-D-glucopyranosyloxy)-5-hydroxy-1(3H)-isobenzofuranone][1]；其他类：2R,3S-3-甲基-2-(5-氧代-2-异丙烯己基)-环戊酮[2R,3S-3-methyl-2-(5-oxo-2-isopropenylhexyl)-cyclopentanone][1]。

药理作用　镇咳、祛痰作用：乳白香青煎剂、蒸馏液、黄酮和全草注射液经灌胃或腹腔注射，对氨自然挥发法引发的小鼠咳嗽有镇咳作用，酚红排泌法实验能促进小鼠酚红排出[1]。

抗氧化作用：乳白香青提取物在 DPPH 实验中，可清除自由基[2]。

注评　本种为部颁药品标准·藏药（1995 年版）收载"乳白香青（藏药名：甘旦巴扎）"的基源植物，药用其干燥花序；用于培根病、痞瘤、风湿病、水肿。

化学成分参考文献

[1] Ren ZY, et al. *Planta Med*, 2008, 74(8): 859-863.

[2] Wang AX, et al. *Pharmazie*, 2004, 59(10): 807-11.

药理作用及毒性参考文献

[1] 袁彦平，等. 中国比较医学杂志，2004, 14 (6).

[2] Ren ZY, et al. *Planta Med*, 2008, 74(8): 859-863.

14. 蜀西香青（中国植物志）

Anaphalis souliei Diels in Repert. Spec. Nov. Regni Veg. Beih. 12: 505. 1992.（英 **Western-Sichuan Pearly Everlasting**）

根状茎粗壮，灌木状。有顶生莲座状叶丛和花茎。茎直立，高 5–30 cm，不分枝，被蛛丝状毛。莲座状叶披针形或倒卵状椭圆形，长 2–9 cm，宽 0.3–1.3 (–2) cm，下部渐狭成具翅基部鞘状的柄，边缘平，顶端圆形或急尖，有小尖头，茎下部叶约与莲座状叶同形，较小，花期枯萎或生存，中部和上部叶倒披针状长圆形或线形，长 2–4 cm，宽 0.3–0.5 cm，基部急狭，顶端渐尖，有枯焦状长尖头，两面被蛛丝状绵毛，杂有头状具柄腺毛，有离基 3 出脉。头状花序多数，密集成复伞房状。总苞宽钟状，长 5–7 mm；总苞片 5–6 层，外层卵圆形，浅褐色，被绵毛，内层长圆形或倒卵形，上部白色，顶端尖，最内层线形。雌株头状花序有多层雌花，2–4 个雄花。雄株全部为雄花。瘦果有乳头状突起；冠毛稍长于花冠；雄花冠毛上部宽扁。花果期 6–9 月。

分布与生境　产于四川西部。生于海拔 3000–4200 m 的高山和亚高山山坡、草地和林下。

药用部位　全草。

功效应用　祛痰止咳，活血祛瘀，平肝潜阳。用于咳嗽气喘，血瘀肿痛。

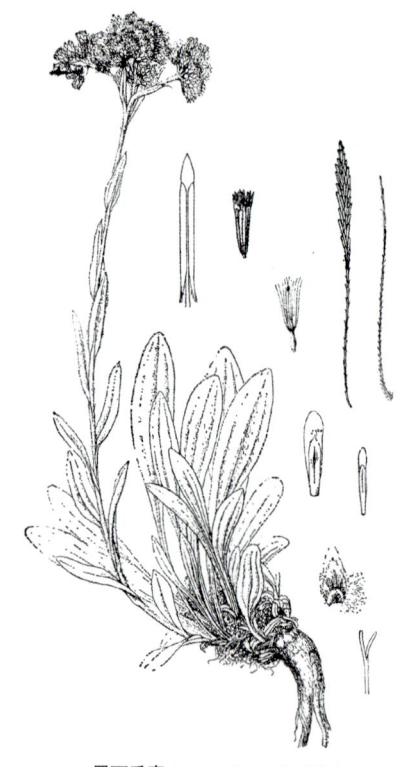

蜀西香青 Anaphalis souliei Diels
刘春荣　绘

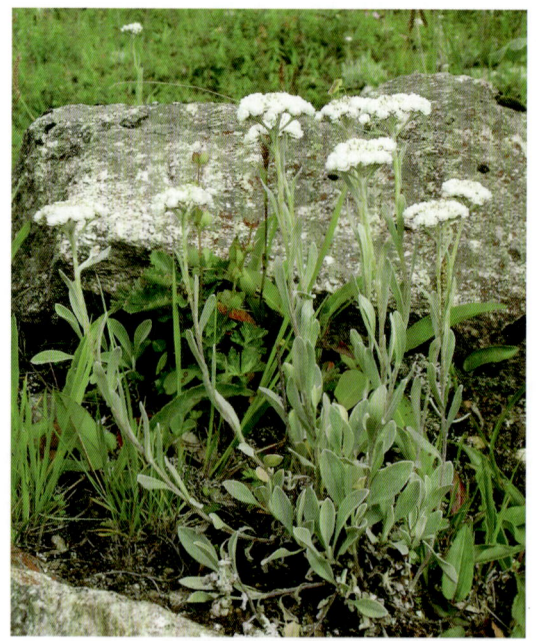

蜀西香青 Anaphalis souliei Diels
摄影：陈又生

15. 纤枝香青（中国植物志）

Anaphalis gracilis Hand.-Mazz., Symb. Sin. 7: 1103, f. 17, f. 5: 1936.（英 **Slenderbranch Pearly Everlasting**）

15a. 纤枝香青（模式变种）

Anaphalis gracilis Hand.-Mazz. var. **gracilis**

多枝亚灌木。根状茎粗壮，根出条或不育茎直立或斜升，有密生枯萎的叶和明显的腋芽和顶芽。花茎高 5-40 cm，纤细，上部草质，不分枝，被蛛丝状毛或具柄腺毛。叶线形、线状披针形或倒披针形，长 1-3.5 cm，宽 0.1-0.7 cm，基部沿茎下延成狭翅，顶端急尖或渐尖，有小尖头，上部渐小，有长尖头，边缘反卷，上面被蛛丝状绵毛或具柄腺毛，下面被蛛丝状密绵毛。不育茎顶部叶较短，两面被白色密绵毛。头状花序 5-50 个，密集成伞房状或复伞房状。总苞狭钟状，长 4-5 mm；总苞片约 6 层，外层宽卵形，褐色，被绵毛，内层舌状椭圆状。雌株头状花序有多层雌花，1-4 个雄花，雄株全部为雄花。瘦果长圆形，被乳头状突起。冠毛稍长于花冠。花果期 7-9 月。

分布与生境　产于四川西部。生于海拔 3200-4000 m 的高山、干旱山坡和石砾地。

药用部位　全草。

功效应用　活血祛瘀。用于血瘀肿痛。

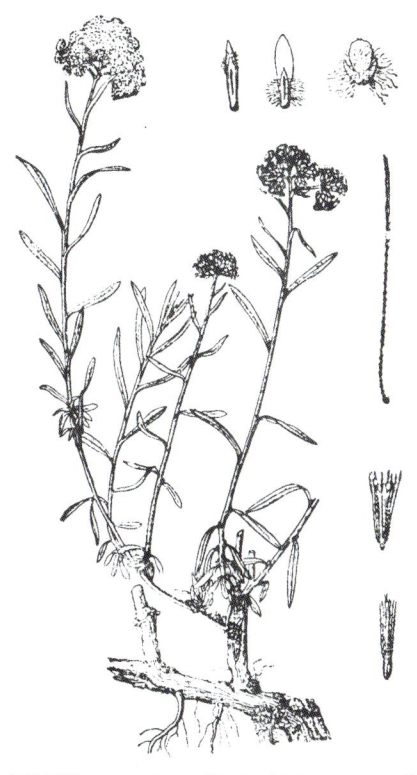

纤枝香青 Anaphalis gracilis Hand.-Mazz. var. gracilis
引自《中国高等植物图鉴》

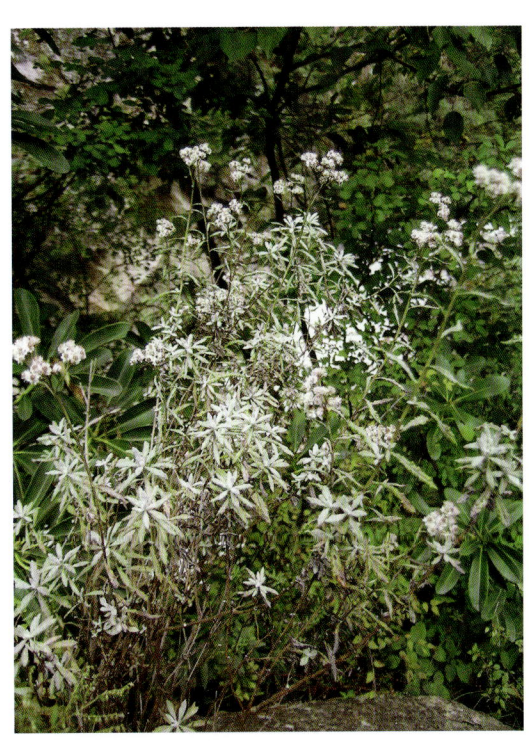

纤枝香青 Anaphalis gracilis Hand.-Mazz. var. gracilis
摄影：陈又生

15b. 糙叶纤枝香青（变种）　糙叶香青（中国中药资源志要）

Anaphalis gracilis Hand.-Mazz. var. **aspera** Hand.-Mazz. in Acta Horti Gothob. 12: 244. 1938.（英 **Asperous Slederbranch Pearly Everlasting**）

本变种与模式变种的区别在于茎高达 40 cm，被头状具柄腺毛，上部还有蛛丝状毛，叶同模式变种，长 1.5-2.5 cm，宽 0.15-0.35 cm，上面绿色被头状具柄腺毛，下面被白色蛛丝状毛。

分布与生境　产于四川西部和西北部。生于海拔 2600-3500 m 的高山和亚高山灌丛中和山谷坡地。

药用部位 全草。

功效应用 活血祛瘀。用于血瘀肿痛。

注评 四川特有药用植物，全草称"糙叶香青"。

40. 鼠麴草属 Gnaphalium L.

一年生稀多年生草本。茎直立，草质或基部带木质，被白色绵毛或绒毛。叶互生，全缘，无柄或具短柄。头状花序小，排成聚伞花序或圆锥状伞房花序，稀穗状、总状或密集成球状，顶生或腋生，异型，盘状，外围雌花多数，中央两性花少数，全部结实。总苞卵形或钟形；总苞片2-4层，覆瓦状，黄色、淡黄色或黄褐色，稀红褐色，顶端膜质或几全部膜质，背面被绵毛。花托平，无毛或蜂窝状。雌花丝状，顶端3-4齿裂，两性花管状，檐部稍扩大，5浅裂。花药基部箭形，有尾；花柱分枝圆柱形，顶端截形或头状，有乳头状突起。瘦果无毛或稀有疏短毛或有腺；冠毛1层，白色或污白色，分离或基部联合成环，易脱落。

约2000种，全球广布。我国有19种，12种药用。

分种检索表

1. 头状花序在茎枝端排成伞房花序；总苞片膜质，有光泽，金黄色、柠檬黄色、淡黄色或淡褐色。
    2. 总苞片通常淡白色，带不明显的淡黄色，叶较宽，倒披针状长圆形，具3出脉·· 1. **宽叶鼠麴草 G. adnatum**
    2. 总苞片金黄色或柠檬金色；叶较狭，倒披针形至线形，具1脉。
        3. 矮小草本；茎高10-40 cm，基部常有匍匐或斜上分枝，叶匙形或匙状披针形，先端圆钝，两面被白色绵毛；冠毛基部联合成2束·· 2. **鼠麴草 G. affine**
        3. 粗壮草本；茎高达70 cm，基部不分枝，上部有斜升分枝；叶线形或宽线状披针形，先端渐尖，上面被腺毛，下面有白色绵毛·· 3. **秋鼠麴草 G. hypoleucum**
1. 头状花序密集成球状、团伞状或排成总状、穗状花序，稀单生；总苞片草质或稀膜质，麦秆黄色、棕褐色或红褐色。
    4. 头状花序密集成球状团伞花序或复头状。
        5. 头状花序具短梗，密集成球状或团伞花序，有时单生；叶两面被白色绒毛；花序下面有不规则的叶群；总苞片麦秆黄色。
            6. 头状花序有雌花150-120个，稀240个；花序托径1-1.5 mm。
                7. 茎高20-40 cm或更高，被白色卷绒毛，基部木质，分枝与主茎成锐角直升或斜升；主茎与侧枝的复式花序几等大·· 4. **湿生鼠麴草 G. tranzschelii**
                7. 茎高12-15 cm或更矮，基部无毛，常变红色，分枝开展，与主茎弧状弯曲；茎部的复式花序明显大于侧枝上的复式花序·· 5. **贝加尔鼠麴草 G. baicalense**
            6. 头状花序有雌花75-100个，稀达125个；花序托狭，径0.5-0.7 mm。
                8. 茎被均匀的绒毛；基部叶花期干枯不凋落，与不育茎形成莲座状叶丛·· 6. **天山鼠麴草 G. kasachstanicum**
                8. 茎被不均匀的绒毛，下半部尤其近基部近无毛，基生叶在花期凋落·· 7. **东北鼠麴草 G. mandshuricum**
        5. 头状花序无梗，密集成复头状花序，花序下面有3-6枚呈放射状的叶；总苞片红褐色·· 8. **细叶鼠麴草 G. japonicum**
    4. 头状花序排成具叶的穗状或总状花序，有时单生。
        9. 头状花序排成多头的穗状花序，植株通常高20-60 cm。

10. 叶线形或线状披针形；总苞片草质，上半部棕褐色，下半部麦秆黄色；穗状花序疏而长；冠毛基部联合成环·············· **9. 林地鼠麴草 G. sylvaticum**

10. 叶匙形或倒披针形；总苞片膜质，麦秆黄色或污黄色；冠毛基部分离或联合成环。

11. 叶具 5–7 脉；花托除边缘外几全部穴状凹陷；冠毛基部联合成环·············· **10. 匙叶鼠麴草 G. pensylvanicum**

11. 叶具 1 脉；花托扁平或仅中央微凹入；冠毛基部分离·············· **11. 多茎鼠麴草 G. polycaulon**

9. 头状花序排成总状或穗状花序；外层总苞片卵形或卵状长圆形或有单生；植株通常 2–10 cm·············· **12. 仰卧鼠麴草 G. supinum**

本属药用植物主要含有黄酮、香豆素和二萜苷类等成分，如林地鼠麴草中含二萜苷类化合物林地鼠麴素 (sylviside，**1**)。鼠麴草中含有的黄酮类化合物 5-羟基酸橙素 (5-hydroxyauranetin，**2**)、5-羟基-3,6,7,8-四甲氧基黄酮 (5-hydroxy-3,6,7,8-tetramethoxyflavone，**3**)、5,6-二羟基-3,7-二甲氧基黄酮 (5,6-dihydroxy-3,7-dimethoxyflavone，**4**) 和蜡菊亭▲ (helichrysetin，**5**) 对于普通昆虫地老虎具有一定的拒食素活性。东莨菪内酯 (scopoletin，**6**)、4,2',4'-三羟基-6'-甲氧基查耳酮-4'-O-β-葡萄糖苷 (4,2',4'-trihydroxy-6'-methoxychalcone-4'-O-β-glucoside，**7**) 和槲皮素及木犀草素等具有抑制家兔血小板凝集的作用，后三者还具有抑制牛晶体醛糖还原酶活性的作用。**1** 对 HeLa WT 细胞株有较弱的细胞毒活性，IC_{50} 为 325.3 μmol/L。

本属植物鼠麴草有降压、镇咳祛痰、抗菌作用。湿生鼠麴草有保肝作用。

1. 宽叶鼠麴草（中国高等植物图鉴） 地膏药（云南民间草药），白头翁（广西博白），雾水草（广西药用植物名录），地毛香（玉溪中草药）

Gnaphalium adnatum (Wall. ex DC.) Kitam. in J. Jap. Bot. 21: 51. 1947. ——*Anaphalis adnata* Wall. ex DC., *Gnaphalium formosanum* Hayata（英 **Broadleaf Cudweed**）

粗壮草本。茎直立，茎部径 4–8 mm，高 50–100 cm，下部不分枝或稀有分段，上部有伞房状分枝，密被白色绵毛。基部叶花期凋落，中部和下部叶倒披针形或近椭圆形，长 4–9 cm，宽 1–2 cm，顶端钝，基部下延，抱茎，近革质，两面密被白色绵毛，中脉高起，侧脉 1 对，上部花序枝的叶小，线形，长 1–3 cm，宽 2–3 mm。头状花序少数或较多数，在茎端排成伞房花序。总苞近球形；总苞片 3–4 层，黄色或黄白色，顶端圆形；内层椭圆形或长圆形，长约 4 mm，外围雌花多数，花冠丝状，顶端 3–4 齿裂，具腺点，两性花通常 5-7 个，管状，檐部 5 裂，裂片具腺点。瘦果长圆形，具乳头状突起；冠毛白色。花果期 8-10 月。

分布与生境　产于福建、广东、广西、贵州、河南、湖南、江西、江苏、浙江、四川、云南、西藏东西部、台湾。生于海拔 500-3000 m 的山坡、路旁和灌丛中。也分布于尼泊尔、不丹、印度、缅甸、泰国、越南、菲律宾。

药用部位　叶或全草。

功效应用　清热燥湿，解毒，散结，止咳，止血。用于湿热痢疾，痈疽肿毒，瘰疬，咳嗽痰多，小儿惊风，外伤出血。

注评　本种为"地膏药"的基源植物，药用其叶或全草。彝族用叶捣敷治外伤出血、痈疮肿毒。

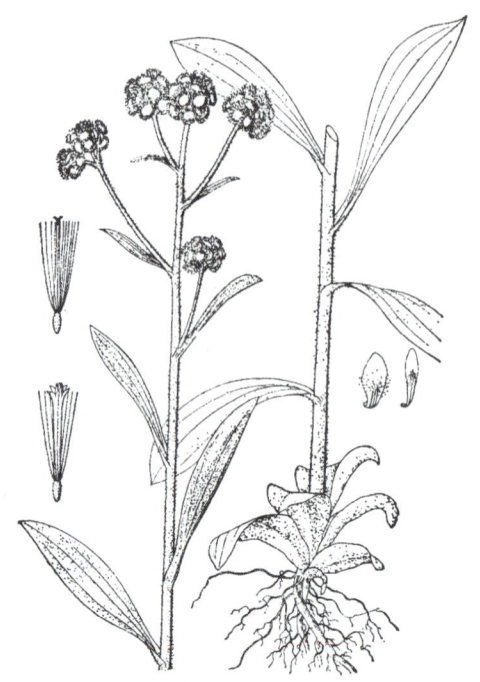

宽叶鼠麴草 Gnaphalium adnatum (Wall. ex DC.) Kitam.
引自《中国高等植物图鉴》

2. 鼠麴草（中国植物志）　鼠耳（名医别录），鼠耳草（本草拾遗），米曲（本草纲目），清明菜（南京民间药草），打火草（河南中草药）

Gnaphalium affine D. Don, Prodr. Fl. Nepal. 173. 1825.——*Gnaphalium multiceps* DC.（英 **Related Cudweed**）

一年生草本。茎直立，高 15-40 cm，密被白色厚绵毛。茎生叶匙状倒披针形或倒卵状匙形，长 5-7 cm，宽 11-14 mm，顶端圆形，具小尖头，基部渐狭，无柄，下延，两面被白色绵毛，具 1 脉。头状花序多数，在茎端密集成伞房花序。总苞球状钟形，长 3 mm；总苞片 2-3 层，淡黄色，膜质，有光泽；外层较短，宽卵形或匙状倒卵形，背面基部被绵毛，顶端圆形，长约 2 mm；内层长圆状匙形，顶端钝，外围雌花多数，细管状；中央两性花 5-10 个，管状，檐部 5 齿裂。瘦果长圆形，扁压，被乳头状突起；冠毛白色，基部联成 2 束，易脱落。花果期 8-11 月。

分布与生境　产于安徽、福建、浙江、江苏、江西、河南、湖南、湖北、山东、陕西、广东、广西、四川、云南、台湾、西藏、海南、贵州。生于海拔 2200 m 的湿润草地和田边。也分布于日本、朝鲜、尼泊尔、印度、缅甸、巴基斯坦、越南、菲律宾、阿富汗、伊朗、澳大利亚。

药用部位　全草。

功效应用　化痰止咳，祛风除湿，解毒。用于咳喘痰多，风寒感冒，风湿痹痛，泄泻，水肿，赤白带下，痈肿疔疮，阴囊湿痒。现代亦用于荨麻疹，高血压，蚕豆病。

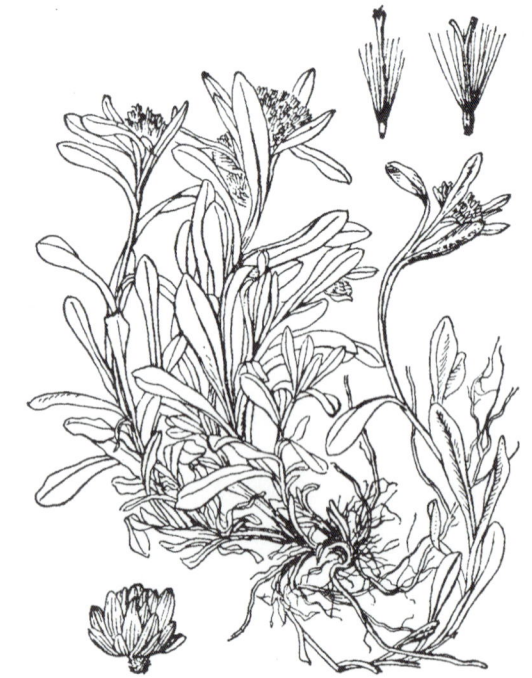

鼠麴草 Gnaphalium affine D. Don
引自《中国高等植物图鉴》

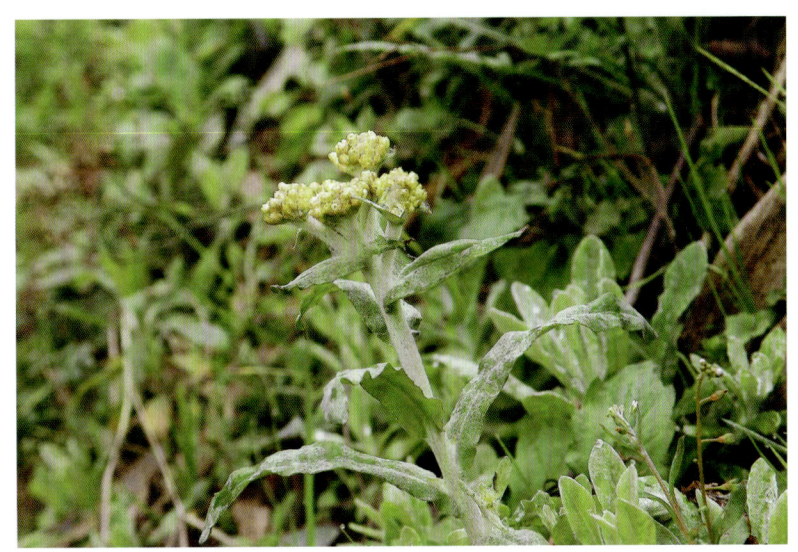

鼠麴草 Gnaphalium affine D. Don
摄影：朱仁斌

化学成分　叶含黄酮类：木犀草素-4'-O-β-葡萄糖苷(luteolin-4'-O-β-glucoside)[1]。

花含黄酮类：芹菜素-4'-O-β-D-吡喃葡萄糖苷(apigenin-4'-O-β-D-glucopyranoside)，芹菜素(apigenin)，绣线菊苷(spiraeosid)，槲皮素(quercetin)，木犀草素(luteolin)，木犀草素-4'-O-β-葡萄糖苷(luteolin-4'-O-β-glucoside)，去氢-对-马醉木苷(dehydro-para-asebotin)[2]。

全草含挥发油：十六酸(hexadecanoic acid)，亚油酸(linoleic acid)，肉豆蔻酸(myristic acid)等[3]；黄酮类：木犀草素(luteolin)，木犀草素-4'-O-β-葡萄糖苷(luteolin-4'-O-β-glucoside)[4]，鼠曲草黄素(gnaphalin)[4,6]，5-羟基酸橙素(5-hydroxyauranetin)，5-羟基-3,6,7,8-四甲氧基黄酮(5-hydroxy-3,6,7,8-tetramethoxyflavone)，5,6-二羟基-3,7-二甲氧基黄酮(5,6-dihydroxy-3,7-dimethoxyflavone)，桔皮素(tangeretin)，蜡菊亭(helichrysetin)[5]，槲皮素(quercetin)，木犀草素(luteolin)[6]；香豆素类：东莨菪内酯(scopoletin)[6]。

药理作用　降压作用：鼠麴草水煎液灌胃，可降低麻醉大鼠和家兔血压[1]。

镇咳祛痰作用：鼠麴草水提液灌胃，可延长氨水和枸橼酸致咳小鼠、豚鼠的咳嗽潜伏期、减少咳嗽次数；能增加小鼠呼吸道酚红排出量[2]。

抗细菌作用：鼠麴草水提液体外对金黄色葡萄球菌、宋氏痢疾杆菌、沙门菌、枯草芽孢杆菌和大肠埃希菌有抑制作用[2-3]。

注评　本种为中国药典（1977年版）、上海（1994）和山东（1995）中药材标准收载"鼠曲草"，江苏中药材标准（1989）收载"佛耳草"的基源植物，药用其干燥全草。傈僳族、佤族、哈尼族、彝族、白族、苗族、土家族和水族也药用其全草，主要用途同功效应用项；藏族用花序治痞瘤、培根病。

化学成分参考文献

[1] Aritomi M, et al. *Yakugaku Zasshi*, 1964, 84(9): 895-896.

[2] Itakura Y, et al. *Agric Biol Chem*, 1975, 39(11): 2237-2238.

[3] 潘明，等. 食品工业科技，2009, 30(6): 243-245.

[4] Aritomi M, et al. *Chem Pharm Bull*, 1974, 22(8): 1800-1805.

[5] Morimoto M, et al. *J Agric Food Chem*, 2000, 48(5): 1888-1891.

[6] Tachibana K, et al. *Nat Med*, 1995, 49(3): 266-268.

药理作用及毒性参考文献

[1] 刘国雄，等. 大连医学院学报，1965, 5(1): 51-52.

[2] 俞冰，等. 时珍国医国药，2006, 30(4): 352-353.

[3] 潘明，等. 四川食品与发酵，2006, (6): 53-56.

3. 秋鼠麴草（中国植物志） 毛志药、黄火草（贵州），秋鼠曲草（中国中药资源志要），天水蚊草（植物名实图考），碎蚊草（江西草药），下白鼠麴草（江苏植物志）

Gnaphalium hypoleucum DC. in Wight, Contr. Bot. India 21. 1834.——*Gnaphalium confertum* Benth.
（英 Autumn Cudweed）

粗壮草本。茎直立，高 30-60 (-80) cm，上部有分枝，被灰色柔毛至绵毛或淡褐色腺点。下部叶线形，长约 8 cm，宽约 3 mm，基部略狭，稍抱茎，顶端渐尖，边全缘至皱波状或外卷，两色，上面被腺状柔毛，下面被白色绒毛，叶脉 1 条，上面明显，中部和上部叶较小。头状花序多数，无或有短梗，在枝端排成密伞房状花序，密被绵毛。总苞片球形，总苞片 4-5 层，长约 4 mm，黄色至白色，有光泽，膜质或上半部膜质，外层倒卵形，顶端圆钝，背面被白色绵毛，内层线形，顶端尖，外围雌花丝状，具 3 齿，两性花管状，檐部 5 浅裂，无毛。瘦果卵状圆柱形，有乳头状突起；冠毛绢毛状，污白色，基部分离，易脱落。花果期 4-10 月。

分布与生境 产于安徽、浙江、福建、台湾、江西、广东、湖南、四川、云南。生于海拔 2700 m 以下的草地路旁及山坡。也分布于日本、朝鲜、印度、不丹、缅甸、尼泊尔、巴基斯坦、印度尼西亚、泰国、越南、菲律宾及伊朗。

药用部位 全草。

功效应用 疏风清热，解毒，利湿。用于风热感冒，咳嗽，泄泻，痢疾，风湿痹痛，疮疡，瘰疬。

注评 本种为"天水蚊草"的基源植物，药用其全草。彝族用全草主治肺结核。

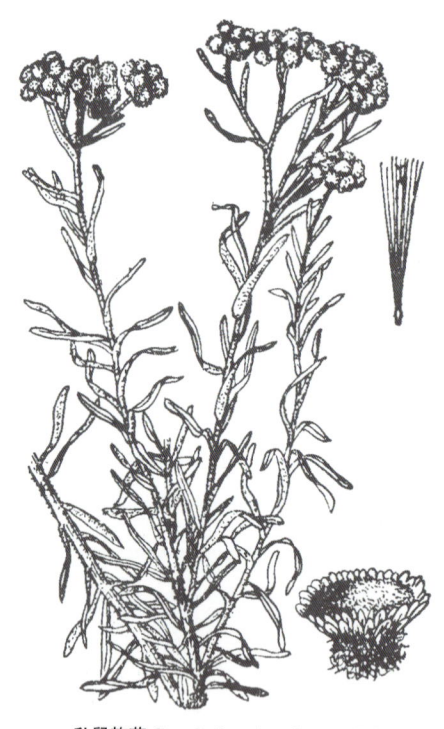

秋鼠麴草 Gnaphalium hypoleucum DC.
引自《中国高等植物图鉴》

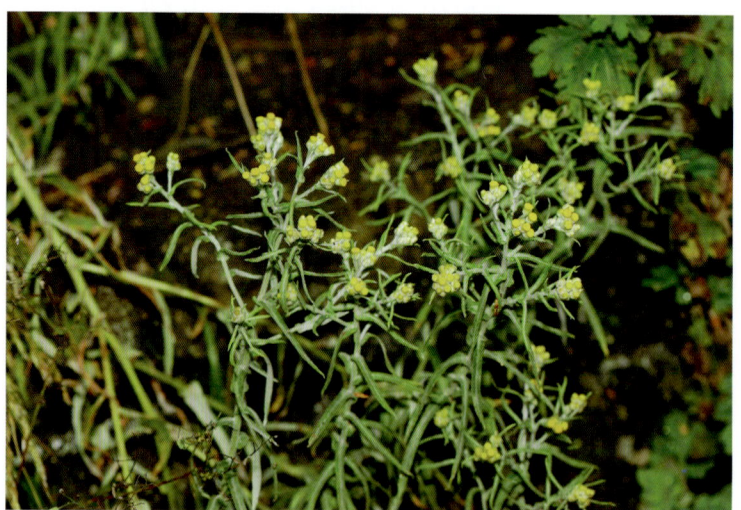

秋鼠麴草 Gnaphalium hypoleucum DC.
摄影：陈彬

4. 湿生鼠麴草（中国高等植物图鉴） 湿地鼠麴草（中国中药资源志要），黑薄七日根纳（蒙语）

Gnaphalium tranzschelii Kirp. in Bot. Mater. Gerb. Inst. Bot. Akad. Nauk Kazahsk. SSR 19: 352. 1959.
（英 Wetland Cudweed）

一年生草本。茎直立，高 20-40 cm 或更高。基部多少木质，常丛生弧曲或斜升小枝，中部和上部有与主茎呈锐角的侧枝，被卷曲白色密绒毛。基生叶花期凋萎，中、上部叶长圆状线形或线状披针形，长 2-4 (-7) cm，宽 2-4 mm，无明显茎叶柄，顶端短尖，两面被均匀卷曲白色绒毛，中脉明显，顶端叶等或不等大，密集于花序下面，超出头状花序2至数倍。头状花序在茎枝端密集成团伞花序状或近球状的复式花序。总苞杯状；总苞片2-3层，草质，稍透明，外层宽卵形，黄褐色，被蛛丝状绒毛；内层长圆形，淡黄色或麦秆黄色，顶端尖，无毛。雌花极多数(50-208)，丝状，顶端有3细齿；两性花少数，通常7-8个，淡黄色，约与雌花等长，檐部5浅裂。瘦果纺锤形，有乳头状突起；冠毛白色，糙毛状，易脱落。花果期7-10月。

分布与生境 产于辽宁、吉林、黑龙江。生于湿润草地、河边路旁和山沟谷中。日本、朝鲜、俄罗斯、哈萨克斯坦也有分布。

药用部位 全草。

功效应用 止咳化痰，理气和胃，平肝。现代用于支气管炎，胃溃疡，痢疾，疮疡，高血压病。

药理作用 保肝作用：湿生鼠麴草水提物灌胃，对四氯化碳致急性肝损伤模型小鼠有保护作用，能降低血清中 AST 和 ALT 含量[1]。

注评 本种蒙古族用全草治寒症、中毒症、痛风症。

药理作用及毒性参考文献

[1] 姜丽君，等. 时珍国医国药，2008, 19(8): 1901-1902.

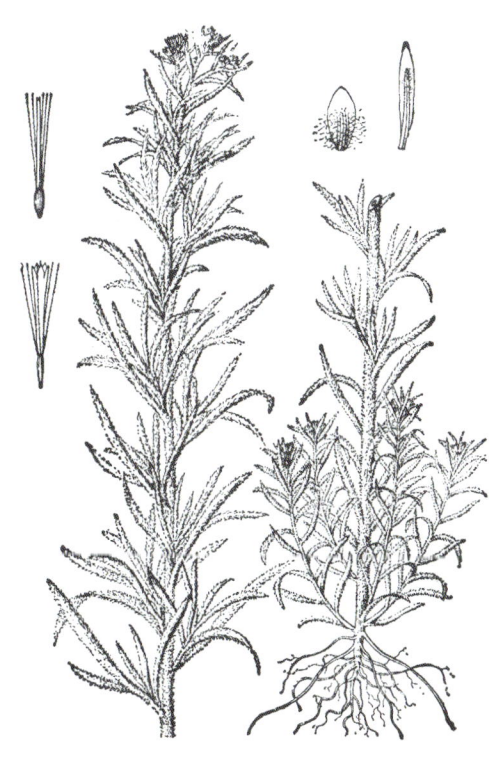

湿生鼠麴草 Gnaphalium tranzschelii Kirp.
引自《中国高等植物图鉴》

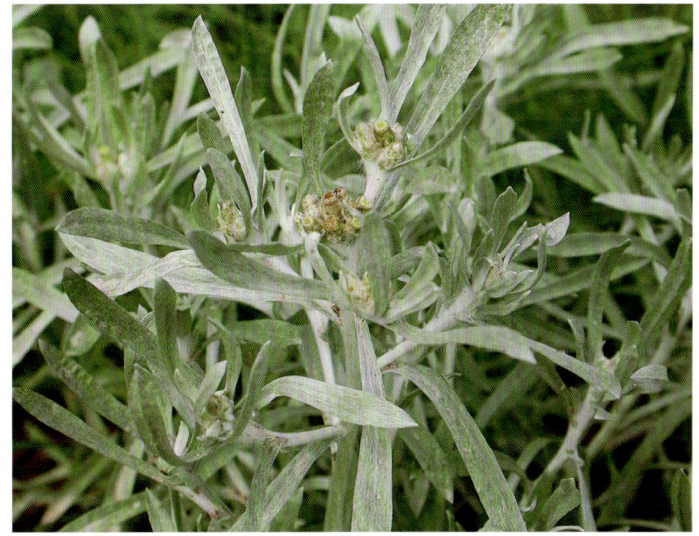

湿生鼠麴草 Gnaphalium tranzschelii Kirp.
摄影：陈彬

5. 贝加尔鼠麴草（中国植物志） 湿鼠曲草（中药大辞典），贝加尔鼠曲草、无心草（北方常用中草药手册）

Gnaphalium baicalense Kirp. in Bot. Mater. Gerb. Bot. Inst. Komarova Acad. Nauk SSSR 20: 300. 1960.——*Gnaphalium uliginosum* L. p. p.（英 **Baikal Cudweed**）

一年生草本。茎直立，高12-15 cm，不分枝或有短分枝，上部被开展的丛卷绒毛。基生叶花期凋萎；茎叶线状披针形，长2.5-4 cm，宽2-3 mm，无明显叶柄，顶端短尖，全缘，两面被白色丛卷绒毛，具1脉；枝叶小，线形，长1-1.5 cm，宽1-2 mm。头状花序钟状或杯状，具短梗，在茎及枝端密集成团伞花序状或近球状的复式花序。总苞径4-5 mm；总苞片2层，近草质，稍透明，外层卵形，顶端钝，麦秆黄色，背面被蛛丝状毛，内层长圆形，淡黄色，稍尖，无毛，雌花极多数，约150-242个，花冠丝状，顶端3浅裂，黄褐色，有腺点。两性花6-11个，近圆筒形，檐部5浅裂，有腺点。瘦果纺锤形，有棱，稀有乳头状突起；冠毛白色，糙毛状。花果期7-9月。

分布与生境 产于河北、内蒙古、辽宁、吉林。生于水旁、河边或湿地上。也分布于蒙古、俄罗斯贝加尔。

药用部位 全草。

功效应用 止咳化痰，平肝。现代用于咳嗽痰多，高血压病。

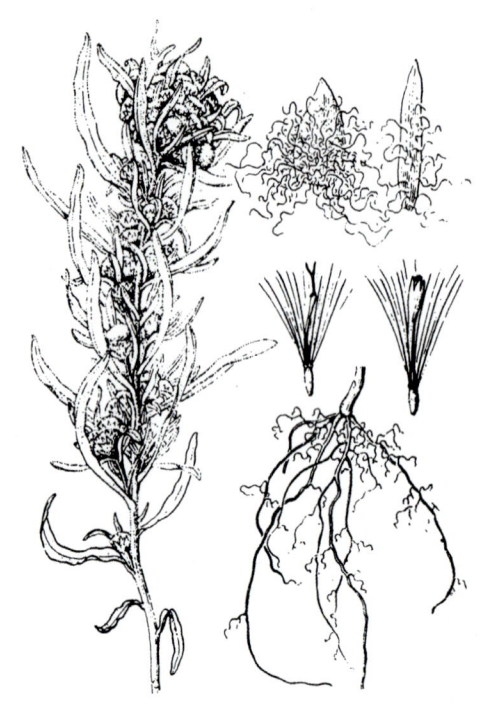

贝加尔鼠麴草 Gnaphalium baicalense Kirp.
马平 绘

6. 天山鼠麴草（中国植物志）

Gnaphalium kasachstanicum Kirp. in Bot. Mater. Gerb. Bot. Inst. Komarova Acad. Nauk SSSR 20: 305. 1960.（英 **Kasachstanian Cudweed**）

一年生草本。茎直立，高10-20 cm，中部以上分枝，密被白色绵毛。基部叶花期凋萎，宿存，叶小，狭线形或线状披针形，长8-20 mm，宽1-2 mm，顶端尖，基部渐狭成叶柄，两面被绵毛。头状花序3-5个，排成次生伞房状或单生于叶腋，苞叶远长于头状花序。总苞钟状；总苞片2-3层，披针形，近等长或外层稍短，背面被绵毛，上部及边缘膜质，雌花极多数（100个以上），花冠丝状，淡黄色；两性花，檐部5齿裂。瘦果长圆形，被疏毛；冠毛白色具细齿状纤毛。花果期7-8月。

分布与生境 产于新疆北部。生于海拔400-500 m的荒漠河滩水边、林缘。也分布于俄罗斯、中亚及西伯利亚。

药用部位 全草。

功效应用 止咳化痰，平肝。现代用于咳嗽痰多，高血压病。

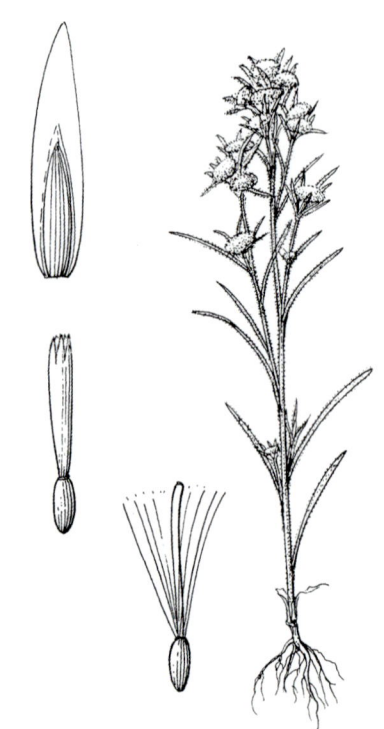

天山鼠麴草 Gnaphalium kasachstanicum Kirp.
张荣生 绘

7. 东北鼠麴草（中国植物志）

Gnaphalium mandshuricum Kirp. in Bot. Mater. Gerb. Bot. Inst. Komarova Acad. Nauk SSSR 20: 298. 1960.——*Gnaphalium uliginosum* L. p. p.（英 **Manchurian Cudweed**）

一年生细羽草本。茎直立或斜升，高 12-18 cm，多分枝，上部密被白色卷绒毛。基生叶花期凋萎，中部和上部叶线状披针形，长 1.5-2 cm，宽 2-3 mm，顶端短尖，基部长柄狭，两面被白色绒毛，具 1 脉。头状花序上面有长于花序的叶。头状花序近杯状，在茎枝端或顶部叶腋密集成球状，有时单生，花序梗细，被蛛丝状绒毛。总苞近环状；总苞片 2 层，草质，黄色或淡黄色，外层卵形，顶端圆钝，背面被白色绒毛；内层卵状披针形，与外层近等长，顶端短尖，雌花 75-110 个，花冠丝状，黄色，上部有腺点；两性花 4-6 个，黄褐色，约与雌花等长，檐部 5 浅裂，裂片三角形。瘦果圆柱形，有乳头状突起；冠毛白色，糙毛状。花果期 7-9 月。

分布与生境　产于黑龙江。生于水边湿地或落叶松林下。也分布于朝鲜、俄罗斯。

药用部位　全草。

功效应用　化痰止咳，解毒，平肝。用于咳嗽气喘，风湿痹痛，痢疾。现代亦用于高血压。外用于痈肿疔疮，烧烫伤，外伤出血。

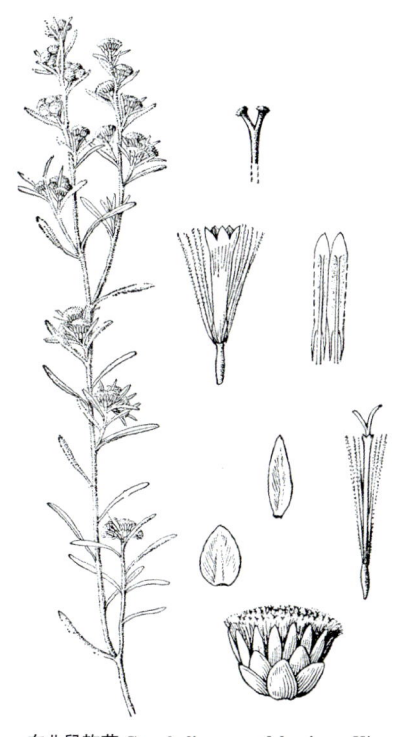

东北鼠麴草 Gnaphalium mandshuricum Kirp.
邓盈丰　绘

8. 细叶鼠麴草（中国植物志）　白背鼠麴草、日本鼠麴草（江苏植物志），细鼠麴草（植物学大辞典），天青地白草（四川中药志），金鸡舌（闽东本草），磨地莲（广东惠阳中草药）

Gnaphalium japonicum Thunb., Fl. Jap. 311. 1784.（英 **Japanese Cudweed**）

多年生草本。根状茎长，匍匐。花茎簇生，高 8-25 cm，不分枝，被白色绵毛。叶主要基生，茎叶少数，基生叶花期宿存，呈莲座状，线状倒披针形，长 2.5-10 cm，宽 4-7 mm，上面被疏绵毛，下面被白色厚绵毛，叶脉 1 条，上面常凹入，下面明显突起，茎叶少数，线形或线状长圆形，长 2-3 cm，宽 2-4 mm，最上部叶线形或披针形，3-6 片呈放射状或星芒状。头状花序少数，毛梗，在枝端密集成球状，排成头状伞房花序。总苞钟状；总苞片 3 层，覆瓦状，淡红褐色，外层宽椭圆形，干膜质，顶端钝，背面被疏毛，内层狭长圆形，顶端钝，带红褐色。雌花多数，花冠丝状，顶端 3 齿；两性花少数，花冠管状，檐部 5 浅裂。瘦果长圆形，密被腺体；冠毛白色，糙毛状。花果期 5 月。

分布与生境　产于安徽、福建、江西、浙江、江苏、湖南、湖北、广东、广西、陕西、贵州、四川、云南、台湾。生于海拔 200-1800 m 的草地或耕地上。也分布于日本、朝鲜及大洋洲。

药用部位　全草。

功效应用　疏风清热，解毒，利湿。用于风热感冒，咳嗽，咽痛，目赤肿痛，淋浊，带下，疮疡疔毒，蛇伤，跌打损伤。

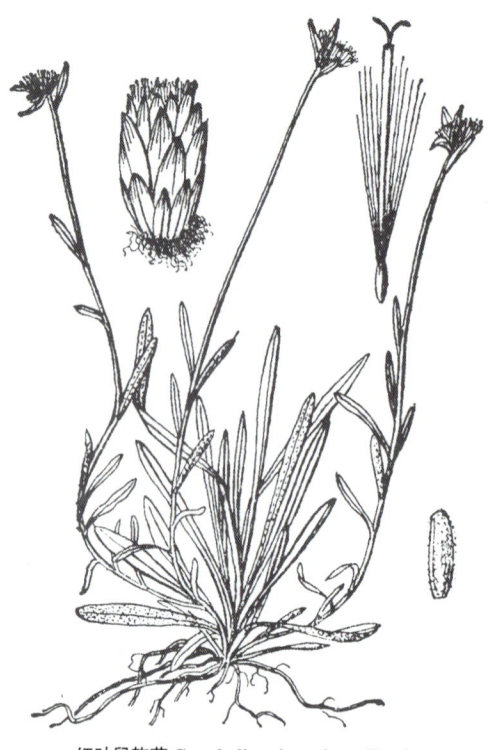

细叶鼠麴草 Gnaphalium japonicum Thunb.
引自《中国高等植物图鉴》

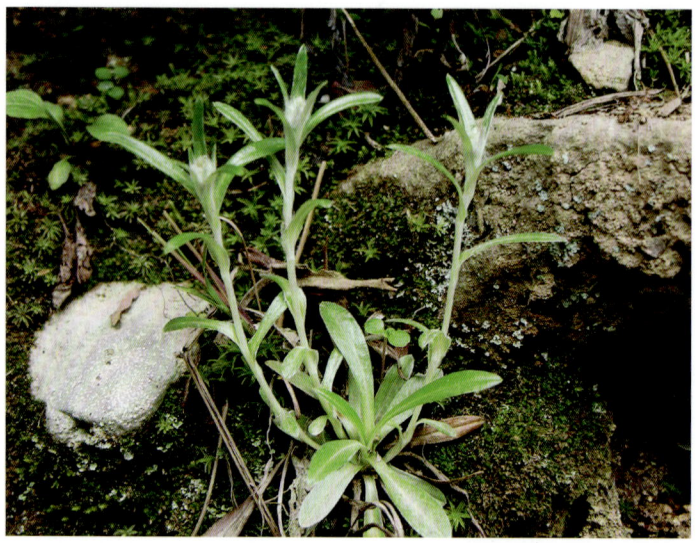

细叶鼠麴草 Gnaphalium japonicum Thunb.
摄影：陈彬

9. 林地鼠麴草（中国植物志）

Gnaphalium sylvaticum L., Sp. Pl. 2: 856. 1753.（英 **Sylvatic Cudweed**）

多年生草本。茎直立或斜升，高 20-60 cm，通常单生或少数，被淡白色或灰色绒毛或柔毛。基生叶簇生，花期枯萎或有少数残存碎片，茎叶线形或线状披针形，长 5-7 cm，宽 5-8 mm，顶端短尖或钝，基部长渐狭，半抱茎，全缘，上面近无毛或被贴生短柔毛，下面密被白色绵毛，具 1 脉。头状花序圆柱形或钟状，长 5-7 mm，在上部叶腋密集成顶生，排成具叶的穗状花序，穗状花序中的叶向上愈小，最上部的不明显或不发育。总苞圆柱形或钟形；总苞片 4 层，顶端钝，外层卵形，浅褐色，背面有蛛丝状毛，内层狭长圆形或线形，顶端棕褐色，下半部麦秆黄色。雌花多数，丝状，顶端 2 裂，无毛；两性花 3-5 个，管状，檐部 5 浅裂。瘦果长圆状纺锤形，被疏短毛；冠毛污白色，有多数细齿，基部联合成环。花果期 6-9 月。

分布与生境 产于新疆北部。生于海拔 2000 m 的草地、林缘。也分布于哈萨克斯坦、蒙古、俄罗斯、塔吉克斯坦、伊朗、高加索，欧洲也有分布。

药用部位 全草。

功效应用 止咳，化痰，平肝。现代用于咳嗽，气喘，高血压。

化学成分 地上部分含二萜苷类：林地鼠曲草苷▲(sylviside)[1]；黄酮类：小麦黄素(tricin)，芹菜素(apigenin)，异槲皮苷(isoquercitrin)，棉花黄苷(quercimeritrin)[2]，槲皮素(quercetin)，木犀草素(luteolin)[3]。

化学成分参考文献

[1] Konopleva MM, et al. *J Nat Prod*, 2006, 69(3): 394-396.

[2] Konopleva MM, et al. *Khimiya Prirodnykh Soedinenii*, 1978, (3): 402.

[3] Konopleva MM, et al. *Fitokhim. Izuch. Flory BSSR Biofarm. Issled. Lek. Prep*, 1975, 93-95.

10. 匙叶鼠麴草（中国植物志） 匙叶鼠曲草（中国中药资源志要）

Gnaphalium pensylvanicum Willd., Enum. Pl. 867. 1809.（英 **Pensylvanian Cudweed**）

一年生草本。茎直立，不分枝或常自基部分枝，高 10-50 cm，被灰白色绒毛。基生叶花期枯萎；茎叶疏生，向上渐小，无柄，倒披针形或匙形，长 2.5-8 cm，宽 0.4-1.8 cm，顶端圆形至钝，全缘或微波状，上面被疏蛛丝状毛，下面灰绿色，被绵毛，侧脉 2-3 对，有时不明显。头状花序多数，长 3-4 mm，在叶腋成束簇生，再形成顶生或腋生、紧密的穗状花序。总苞卵形，总苞片 2 层，污黄色或麦秆黄色，膜质，外层卵状长圆形，顶端钝或稍尖，背面被绵毛；内层与外层近等长，线形，顶端圆钝，背面被疏绵毛。雌花多数，丝状，顶端 3 齿裂；两性花少数，管状，檐部 5 浅裂，无毛。瘦果长椭圆形，褐色，被乳头状突起；冠毛白色，基部联合成环。花果期 1-5 月。

分布与生境 产于福建、浙江、台湾、海南、广东、广西、湖南、江西、贵州、四川、云南、西藏。生于海拔 1500 m 以下的路边和耕地上。也分布于非洲、亚洲、大洋洲及中南美洲、欧洲及北美洲。

药用部位 全草。

功效应用 清热解毒，宣肺平喘。用于感冒咳嗽，气喘，风湿痹痛。

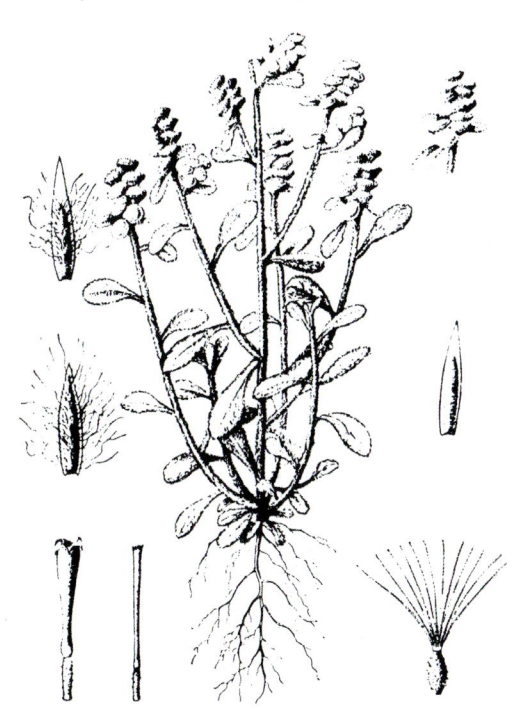

匙叶鼠麴草 Gnaphalium pensylvanicum Willd.
余汉平 绘

11. 多茎鼠麴草（中国高等植物图鉴） 白花艾、田艾、老鼠艾（中国高等植物图鉴），多基鼠曲草（中国中药资源志要），狭叶鼠曲草（海南植物志）

Gnaphalium polycaulon Pers., Syn. Pl. 2: 421. 1807.——G. multicaule Willd.（英 **Manystem Cudweed**）

一年生草本。茎多分枝，下部匍匐或斜升，高 10-25 cm，密被白色绵毛或基部多少脱毛。叶匙形或倒披针状长圆形，长 1.5-4.5 cm，宽 3-8 mm，顶端钝或短尖，基部长渐狭，下延，无柄，全缘或有时微波状，两面被白色绵毛或上面有时多少脱毛，中部和上部叶较小，倒卵状长圆形或匙状长圆形，长 1-2 cm，宽 2-4 mm，向下渐长狭，顶端具短尖头或中脉延伸成刺尖。头状花序多数，长 2-3 mm，在茎枝端密集成穗状花序。总苞卵形；总苞片 3 层，麦秆黄色或污黄色，膜质，外层长圆状披针形，顶端淡褐色，背面被绵毛，内层线形，背面被疏毛或近无毛。雌花多数，丝状，顶端 3 齿裂；两性花 5-6，顶端具 5 齿。瘦果圆柱形，具乳头状突起；冠毛污白色，绢毛状，基部分离，易脱落。花果期 1-4 月。

分布与生境 产于福建、浙江、台湾、广东、海南、贵州、云南。生于海拔 130-2000 m 的荒地、耕地、山坡草地或河滩沙地。也分布于印度、巴基斯坦、泰国、日本，澳大利亚和热带和热带美洲。

药用部位 全草。

功效应用 化痰止咳，祛风除湿，解毒。用于咳喘痰多，风湿痹痛，泄泻，水肿，赤白带下，痈肿疔疮，阴囊湿痒。现代亦用于荨麻疹，高血压，蚕豆病。

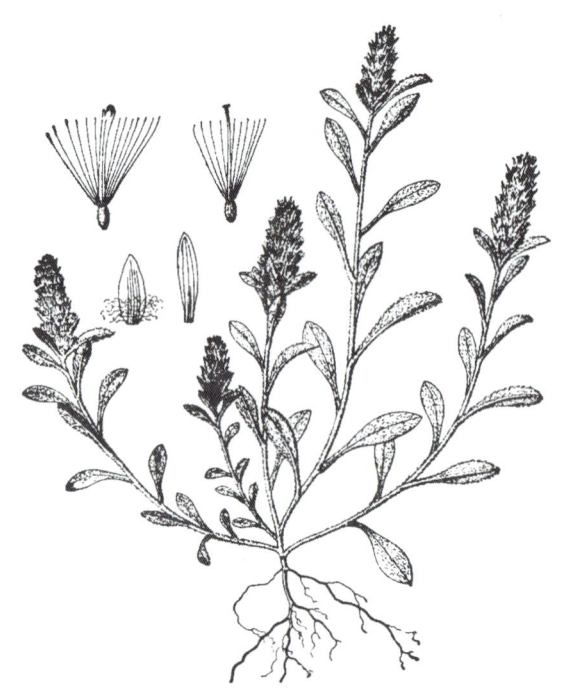

多茎鼠麴草 Gnaphalium polycaulon Pers.
引自《中国高等植物图鉴》

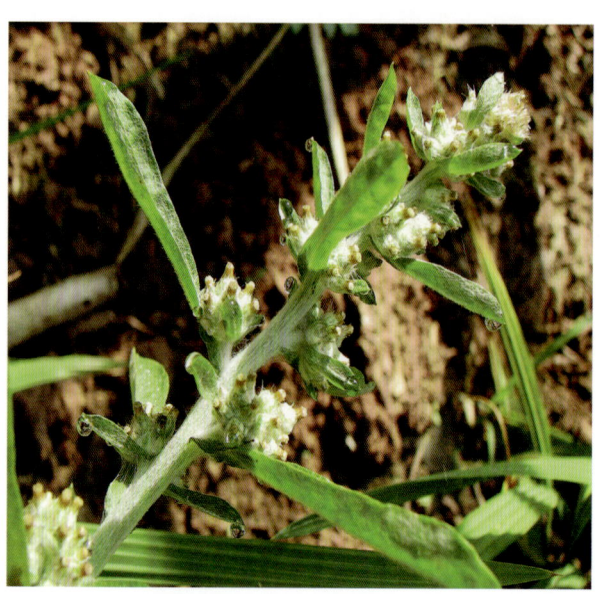

多茎鼠麴草 Gnaphalium polycaulon Pers.
摄影：张金龙

12. 平卧鼠麴草（中国植物志） 平卧鼠曲草（中国中药资源志要），仰卧鼠曲草（新疆中药名录）

Gnaphalium supinum L., Syst. Nat. ed. 12. 3: 234. 1768.——*Omalotheca supina* (L.) Cass.（英 **Prostrate Cudweed**）

多年生草本。根状茎纤细，平卧。茎直立或上部弯曲，基部丛生，高 2-10 cm，上部不分枝，密被灰白色绒毛。基生叶密集，簇生。茎生叶疏生，线状钻形，长 1-3 cm，宽 1-2.5 cm，无柄。顶端尖，两面被白色绒毛或蛛丝状绒毛；叶脉 1 条；花序叶稍长于头状花序。头状花序少数，通常 2-6 (-8) 个排成次生穗状，稀单生。总苞杯状；总苞片 3-4 层，果期星状开裂，背面具绿色突起的中肋，边缘或上部褐色或暗褐色，外层卵形或卵状长圆形，长为内层的 2/3，顶端尖，背面基部被绵毛；内层长圆形或长圆状线形，无毛。雌花 1 层，丝状，顶端 3 齿裂；两性花 6-8 个，管状，檐部 5 裂。瘦果近纺锤形，被毛，基部常有吸器状斜盘；冠毛白色，粗糙，分离，逐个脱落。花果期 6-9 月。

分布与生境 产于新疆北部。生于海拔 200-1300 m 的高山草地。也分布于哈萨克斯坦、俄罗斯、伊朗、高加索、欧洲、格陵兰。

药用部位 全草。

功效应用 止咳，化痰，平肝。现代用于咳嗽，气喘，高血压。

41. 拟蜡菊属 Helichrysum Mill.

多年生或一年生草本，稀小灌木，被白色绵毛或绒毛。叶互生，全缘。头状花单生或多数，排成伞房花序，有少数或多数同型或异型小花，周围有少数或 2-3 层雌花，其余为两性花，结实或有时内部的不结实。总苞半球状、钟状或球状；总苞片多层，干膜质，直立或开展，黄色、粉红色或白色。花序托平，有窝孔，无托片；稀有托片。雌花丝状，黄色，上部有齿或 2-3 短裂；花药基部截形，有细尾状；花柱分枝线形，顶端截形，有微毛。瘦果长圆形，无毛或有乳头状突起或有绢毛；冠毛 1 层，稀多层，纤细，微糙分离或基部多少结合。

约 600 种，分布于非洲、亚洲、欧洲、马达加斯加。中国有 3 种，1 种药用。

本属植物沙生蜡菊花序水提物具有抗氧化作用。

1. 沙生蜡菊（中国高等植物图鉴）

Helichrysum arenarium (L.) Moench, Methodus 575. 1794. （"Elichrysum arenarium"）——*Gnaphalium arenarium* L.（英 **Yellow Everlasting**）

多年生草本。根状茎木质，植株被白色密绵毛。花茎少数或多数，直立或斜升，高 10-60 cm，不分枝。不育茎或花茎基部叶椭圆状匙形或倒披针形，顶端圆钝，两面被绵毛，基部下延成楔状渐狭的翅，有长柄；中部叶披针状线形或线形，长 3-8 cm，宽 2-5 mm，厚纸质，顶端尖，基部渐窄，半抱茎，两面被长绵毛，上部叶渐小。头状花序宽卵形或球形，(7-) 10-30，有时 100 个排成疏或较密集的复伞房状花序；总苞半球状、钟状或管状；总苞片近 50 个，4-6 层，柠檬黄色或橙黄色，顶端向外反折，外层倒卵形或近匙形，顶端圆形，外面有蛛丝状毛，内层宽匙形或椭圆状匙形，顶端钝或尖，上部和边缘干膜质。小花 (25-) 35-45 (-50)，通常两性，有时边缘雌花少数。瘦果有乳头状突起；冠毛淡黄色或白色，约与花冠等长。花果期 7-9 月。

分布与生境 产于新疆北部。生于海拔 400-2400 m 的草坡、沙丘或松林下。也分布于蒙古、俄罗斯，欧洲也有分布。

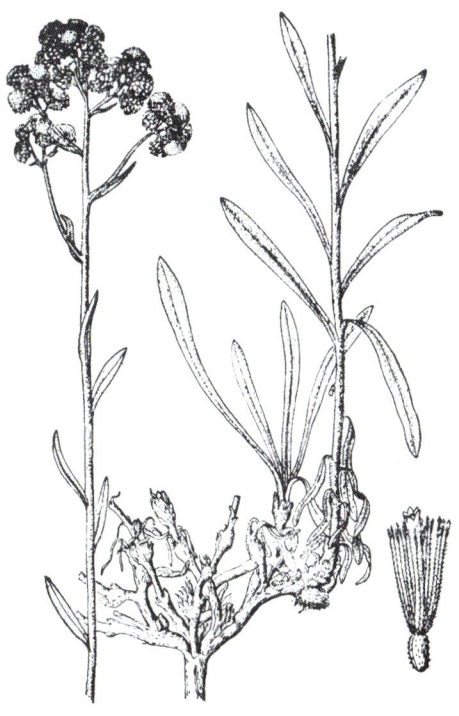

沙生蜡菊 Helichrysum arenarium (L.) Moench
引自《中国高等植物图鉴》

药用部位 花序。

功效应用 清热利胆，利尿，收敛。现代用于胆囊炎，胆石症，肝炎，胃病。

化学成分 根含苯酞类：沙生蜡菊苯酞▲A (arenophthalide A)[1]；黄酮类：黄芪苷(astragalin)，(2S)-柚皮素[(2S)-naringenin]，高良姜素(galangin)[2]；吡喃酮类：蜡菊吡喃酮▲(helipyrone)，去甲蜡菊吡喃酮▲(norhelipyrone)，二聚去甲蜡菊吡喃酮▲(bisnorhelipyrone)[2]。

花含萜糖苷类：蜡菊花苷▲(everlastoside) A、B、C、D、E[3]、F、G、H、I、J、K、L、M[4]；黄酮类：2',4,4',6'-四羟基-查尔酮-2'-β-D-吡喃葡萄糖苷(2',4,4',6'-tetrahydroxychalcone-2'-β-D-glucopyranoside)[5]，山柰酚(kaempferol)[6]，(-)-杞柳苷[(-)-salipurposide][6-7]，(+)-杞柳苷[(+)-salipurposide]，异杞柳苷(isosalipurposide)，沙生蜡菊苷(arenariumoside) Ⅰ、Ⅱ、Ⅲ、Ⅳ，芦丁(rutin)，黄芪苷，陆地棉苷(hirsutrin)，樱桃苷(prunin)，大波斯菊苷(cosmosiin)，金鱼草苷(aureusin)，异杞柳苷-4'-O-β-D-吡喃葡萄糖苷(isosalipurposide-4'-O-β-D-glucopyranoside)，青兰属苷(dracocephaloside)，菜蓟苷(cynaroside)，槲皮素-3,3'-二-O-β-D-吡喃葡萄糖苷(quercetin-3,3'-di-O-β-D-glucopyranoside)，3-O-β-D-葡萄糖基-(1→6)-β-D-葡萄糖基山柰酚[3-O-β-D-glucosyl-(1→6)-β-D-glucosylkaempferol]，3-O-β-D-葡萄糖基-(1→3)-β-D-葡萄糖基山柰酚[3-O-β-D-glucosyl-(1→3)-β-D-glucosylkaempferol]，丹皮苷(paeonoside)，车前苷(plantaginin)，报春黄苷(sinensin)，芹菜素-7,4'-二-O-β-D-吡喃葡萄糖苷(apigenin-7,4'-di-O-β-D-glucopyranoside)，芹菜素-7-O-β-D-吡喃葡萄糖基-(1→6)-β-D-吡喃葡萄糖苷[apigenin-7-O-β-D-glucopyranosyl-(1→6)-β-D-glucopyranoside]，芹菜素-7-O-β-D-吡喃葡萄糖苷甲酯(apigenin-7-O-β-D-glucuronopyranoside methyl ester)，6-羟基木犀草素-7-O-β-D-吡喃葡萄糖苷(6-hydroxyluteolin-7-O-β-D-glucopyranoside)，6-羟基木犀草素-7-O-β-D-吡喃葡萄糖苷 3'-甲醚(6-hydroxyluteolin-7-O-β-D-glucopyranoside-3'-methyl ether)，荭葱素▲(allivicin)，蜡菊黄酮苷▲A (helicioside A)，(2R)-柚皮素-5,7-二-O-β-D-吡喃葡萄糖苷[(2R)-naringenin-5,7-di-O-β-D-glucopyranoside]，(2S)-柚皮素-5,7-二-O-β-D-吡喃葡萄糖苷[(2S)-naringenin-5,7-di-O-β-D-glucopyranoside][7]；色原酮类：沙漠柚木苷A (undulatoside A)[7]；核苷类：腺苷(adenosine)[7]；苯丙素类：丁香苷(syringin)，二氢丁香苷(dihydrosyringin)，柑橘素C (citrusin C)，二氢去氢二松柏醇-4-O-β-D-吡喃葡萄糖苷(dihydrodehydroconiferyl alcohol-4-O-β-D-glucopyranoside)，(E)-4-[3-(β-D-吡喃葡萄糖氧基)-4-羟苯基]-3-丁烯-2-酮{(E)-4-[3-(β-D-glucopyranosyloxy)-4-hydroxyphenyl]-3-buten-2-one}[7]；香豆素类：东莨菪苷(scopolin; scopoloside)[7]，东莨菪内酯(scopoletin)，伞形花内酯(umbelliferone)[8]；苯酞类：7-(β-D-吡喃葡萄糖氧基)-5-甲氧基-苯酞[7-(β-D-glucopyranosyloxy)-5-methoxyphthalide][7]；酚类：地衣酚-β-D-吡喃葡萄糖苷(orcinol-β-D-glucopyranoside)；苯乙醇类：苯乙基-β-茜黄樱草糖苷(phenethyl-β-primeveroside)，苄基-β-陆地棉苷▲(benzyl-β-primeveroside)，2-苯乙基-6-O-β-D-吡喃葡萄糖基-β-D-吡喃葡萄糖苷(2-phenylethyl-6-O-β-D-glucopyranosyl-β-D-glucopyranoside)[7]；其他类；淫羊藿次苷(icariside) F_2、D_1，6'-O-β-D-呋喃芹菜糖基石竹皂苷(6'-O-β-D-apiofuranosyldianthoside)，扭旋马先蒿苷▲B (tortoside B)，2,4-二(β-D-吡喃葡萄糖氧基)-6-羟基苯甲酸[2,4-bis(β-D-glucopyranosyloxy)-6-hydroxybenzoic acid]，6-O-β-D-吡喃葡萄糖基-β-D-吡喃葡萄糖-1-苯甲酸酯(6-O-β-D-glucopyranosyl-β-D-glucopyranose-1-benzoate)[7]。

花芽含黄酮类：(±)-杞柳苷[(±)-salipurposide]，(2S)-柚皮素-7-O-β-D-吡喃葡萄糖苷[(2S)-naringenin-7-O-β-D-glucopyranoside]，(2R,3R)-二氢山奈酚-7-O-β-D-葡萄糖苷[(2R,3R)-dihydrokaempferol-7-O-β-D-glucoside]，蜡菊黄酮苷▲A (helicioside A)，(2R)-圣草酚-5-O-β-D-葡萄糖苷[(2R)-eriodictyol-5-O-β-D-glucoside]，(2S)-柚皮素-5,7-二-O-β-D-葡萄糖苷，(2R)-柚皮素-5,7-二-O-β-D-葡萄糖苷[9]。

花序含黄酮类：山奈酚(kaempferol)，陆地棉苷(hirsutrin)，芹菜素(apigenin)，大波斯菊苷(cosmosiin)，(2S)-柚皮素，(-)-杞柳苷，南酸枣苷(choerospondin)，黄芪苷，异杞柳苷[10]；酚酸类：绿原酸(chlorogenic acid)[10]；挥发油类：反式-石竹烯(trans-caryophyllene)，δ-杜松烯(δ-cadinene)，二十一烷(heneicosane)[11]，芳樟醇(linalool)，茴香脑(anethole)，香芹酚(carvacrol)等[12]。

头状花序和多叶茎含黄酮类：黄芪苷，(2S)-柚皮素，陆地棉苷，木犀草素(luteolin)，山奈酚，芹菜素，大波斯菊苷，异杞柳苷，菜蓟苷，木犀草素-4'-O-β-D-葡萄糖苷(luteolin-4'- O-β-D-glucoside)，3,5-二羟基-6,7,8-三甲氧基黄酮(3,5-dihydroxy-6,7,8-trimethoxyflavone)，蜡菊亭B (helichrysin B)，南酸枣苷(choerospondin)[13]。

瘦果含黄酮类：山奈酚，高良姜素，3,5-二羟基-6,7,8-三甲氧基黄酮(3,5-dihydroxy-6,7,8-trimethoxyflavone)，(2S)-柚皮素[14]；苯酞类：7-羟基-5-甲氧基苯酞(7-hydroxy-5-methoxyphthalide)，5,7-二羟基苯酞(5,7-dihydroxyphthalide)[14]；吡喃酮类：高沙生蜡菊赞酚▲(arenol)，沙生蜡菊赞酚▲(arzanol)[14]。

全草含苯酞类：沙生蜡菊苯酞▲(arenophthalide) B[15-16]、C[15]；酚酸类：6,7-二甲氧基-4-羟基-1-萘酚酸(6,7-dimethoxy-4-hydroxy-1-naphthoic acid)[16]；黄酮类：蒙花苷(linarin)，金圣草酚(chrysoeriol)，棕矢车菊素(jaceosidin)，菠叶素(spinacetin)[17]，(2S)-柚皮素-7-O-β-D-葡萄糖苷[(2S)-naringenin-7-O-β-D-glycoside]，异槲皮苷(isoquercitrin)，黄芪苷[18]，槲皮素(quercetin)，山奈酚，菜素，木犀草素，(2S)-柚皮素[18-19]，(2R)-柚皮素[19]。

药理作用 抗氧化作用：沙生蜡菊花序水提物体外在过氧化物酶催化鲁米诺-过氧化氢发光反应体系中具有清除·OH活性[1]。

化学成分参考文献

[1] Vrkoc J, et al. *Phytochemistry*, 1975, 14(8): 1845-1848.

[2] Vrkoc J, et al. *Phytochemistry*, 1975, 14(5-6): 1383-1384.

[3] Wang LB, et al. *Heterocycle*, 2009, 78(5): 1235-1242.

[4] Morikawa TW, et al. *Chem Pharm Bull*, 2009, 57(8): 853-859.

[5] Hansel R, et al. *Archiv der Pharmazie und Berichte der Deutschen Pharmazeutischen Gesellschaft*, 1960, 293: 485-489.

[6] Jerzmanowska Z, et al. *Acta Poloniae Pharmaceutica*,

1958, 15: 13-14.
[7] Morikawa T, et al. *Chem Pharm Bull*, 2009, 57(4): 361-367.
[8] Derkach AI, et al. *Khim Prir Soedin*, 1986, (6): 777.
[9] 王立波，等. 中国天然药物, 2009, 7(5): 357-360.
[10] Czinner E, et al. *Proceed Phytochem Soc Eur*, 2002, 47: 99-109.
[11] Radusiene J, et al. *Biologija*, 2008, 54(2): 116-120.
[12] Czinner E, et al. *J Essent Oil Res*, 2000, 12(6): 728-730.

药理作用及毒性参考文献

[1] Czinner E, et al. *J Ethnopharmacol*, 2000, 73(3): 437-443.

[13] Mericli AH, et al. *Sci Pharm*, 1986, 54(4): 363-365.
[14] Vrkoc J, et al. *Phytochemistry*, 1973, 12(8): 2062.
[15] Lv H, et al. *J Asian Nat Prod Res*, 2009, 11(4): 352-356.
[16] Zhang YW, et al. *J Asian Nat Prod Res*, 2009, 11(4): 289-293.
[17] 吕辉，等. 中国药学杂志，2008, 43(1): 11-13.
[18] Yang Y, et al. *Chromatogr*, 2009, 69(9-10): 963-967.
[19] Prokopenko AP, et al. *Khim Prir Soedin*, 1972, (5): 649-650.

42. 旋覆花属 Inula L.

多年生或一年生草本。茎无翅，有时有下延的叶。叶互生，无柄，有时为基生莲座状，通常有锯齿，稀全缘。头状花序异形，辐射状或具同形小花，盘状，单生或排成伞房状。总苞半球形或钟形，径 (5-) 10–40 mm；总苞片宿存，4-7 层，覆瓦状排列。花序托平或稍凸起，光滑或具蜂窝状，无托片，边缘雌花多数，结实，黄色或橙色，舌片 10–30 mm；两性花黄色，有 5 裂片，花药基部有尾，花柱分枝稍扁，被长的毛。瘦果椭圆状或圆柱形，具棱或肋；冠毛宿存；基部连合，糙毛状或刚毛状鳞片，通常 1 层。

约 100 种，分布于欧洲、非洲和亚洲。中国有 25 种，12 种及 1 变种药用。

分种检索表

1. 无茎草本；基生叶莲座状，倒卵状匙形。头状花序多数，密集，为莲座状叶丛所包围·· 1. 羊眼花 **I. rhizocephala**
1. 茎直立，具叶；头状花序生于茎或枝顶端，单生或排成伞房状花序。
　2. 头状花序大，径 5-8 cm；总苞径 2.5-4.5 cm，外层总苞片宽卵形，草质；多年生草本；瘦果无毛，具 4-5 棱；叶卜面被密白色绵毛。
　　3. 花序梗长 6-12 cm；头状花序排成疏伞房状花序，茎不分枝·············· 2. 土木香 **I. helenium**
　　3. 花序梗无或长 0.5-4 cm；头状花序排成总状花序；茎常分枝··············· 3. 总状土木香 **I. racemosa**
　2. 头状花序较小，径小于 5 cm，稀大，达 6-10 cm；外层总苞片狭，线形或披针形，草质或干膜质；草本或灌木；瘦果有毛或无毛；叶下面无毛或被柔毛或绢毛。
　　4. 亚灌木；总苞片不等长，外层短于最内层的 4-5 倍，线形或钻形，干膜质········ 4. 蓼子朴 **I. salsoloides**
　　4. 多年生草本；总苞片近等长，稀内层较长；外层总苞片狭线形，草质。
　　　5. 头状花序径 6-10 cm；总苞径 2-4 cm，外层总苞片狭线形。通常反折，被开展的紫褐色长毛；舌片长于总苞 2-3 倍，背面被长伏毛；瘦果无毛；冠毛紫色················ 5. 锈毛旋覆花 **I. hookeri**
　　　5. 头状花序小或较大，径 1-5 cm；总苞径 0.5-2 cm；外层总苞片与内层同形，直立，被柔毛或腺；舌片外面无毛；冠毛白色、稍黄色或红色。
　　　　6. 叶片椭圆形或长圆状披针形，无毛或下面沿脉被疏柔毛；总苞常为密集的苞叶所包围；外层总苞片披针状长圆形，瘦果无毛······································· 6. 柳叶旋覆花 **I. salicina**
　　　　6. 叶片卵形、椭圆形、披针形或线状披针形，两面或下面沿脉被密毛；总苞不为密集的苞叶所包裹，外层总苞片线形、匙状线形或线状披针形。

7. 叶下面无毛，有腺点；冠毛短于管状花花冠；瘦果有等形的深沟，无毛。

8. 叶片卵形或卵状披针形，基部圆形或楔形，具小耳，半抱茎；冠毛与管状花花冠稍短，有10–11条细刚毛·· 7. 水朝阳旋覆花 **I. helianthus-aquatilis**

8. 叶片长椭圆状披针形，基部有圆形小耳，抱茎；冠毛与管状花花冠管部等长，有5–6条细刚毛·· 8. 湖北旋覆花 **I. hupehensis**

7. 叶下面被密或疏贴柔毛和腺点；冠毛与管状花花冠等长；瘦果有浅沟，被短柔毛或长毛。

9. 头状花序径 2–3 cm；外层总苞片短于内层总苞片；茎上部、花序梗、叶下面被长糙毛；二年生草本·· 9. 里海旋覆花 **I. caspica**

9. 头状花序径 2.5–5 cm；总苞片近等长或外层较短；茎上部、花序梗、叶下面被柔毛；多年生草本。

10. 叶线状披针形，边缘反卷，基部无小耳；头状花序径 1.5–2.5 cm；外层总苞片外面有腺点·· 10. 线叶旋覆花 **I. linariifolia**

10. 叶长圆形、椭圆状披针形或椭圆形，边缘不反卷，外层总苞片背面有腺点或无。

11. 叶基部宽，心形，有耳，半抱茎································· 11. 欧亚旋覆花 **I. britannica**

11. 叶基部渐狭或急狭，无耳·· 12. 旋覆花 **I. japonica**

倍半萜类化合物是旋覆花属药用植物的特征性成分，以桉烷型、吉马烷型和愈创木烷型为主。在桉烷型倍半萜的母核上多有羟基、双键，少数化合物有羰基、环氧取代，目前从本属药用植物分离到的该型化合物多为12,8内酯型；吉马烷型倍半萜多为内酯，有12,6α内酯型、12,8α内酯型两种结构类型，以12,6α内酯型居多；母核上多有烯键、环氧、羟基、酰氧基取代；烯键取代多在1 (10)、4、11 (13) 位，环氧取代多在1、10位，4、5位，羟基取代多在2、8、9、14位，羟基上酰取代常见的有异丁酰基、异戊酰基、2-甲基丁酰基、当归酰基等。此外，14位甲基亦有羟基取代、酰基形式。愈创木烷型倍半萜内酯也有12,6α内酯型、12,8α内酯型两种类型，母核上的羟基取代多在3、4、8、10位，烯键取代多在1、2位和11、13位，环氧取代多在4,5位和4,10位；目前从本属药用植物中得到的伪愈创木烷型倍半萜内酯皆为12,8α内酯型，且皆为从花中得到，在4、6位皆有含氧取代，都有较好的生物学活性。目前从本属药用植物中还得到了少量的无环倍半萜。

异土木香内酯 (isoalantolactone，**1**) 和 11α,13-二氢异土木香内酯 (11α,13-dihydroisoalantolactone，**2**) 对肝癌和卵巢癌细胞增殖具有抑制活性；大旋覆花素 (igalane，**3**)、5α-环氧土木香内酯 (5α-epoxyalantolactone，**4**)、(4β,5α-epoxy-1(10),11(13)-germacradiene-8,12-olide，**5**)、土木香内酯 (alantolactone，**6**) 对肿瘤细胞 MK-1、HeLa 和 B16F10 增殖具有抑制活性。1-O-乙酰欧亚旋覆花内酯 (1-O-acetylbritannilactone，**7**) 具有抗炎活性；粘性旋覆花内酯 (inuviscolide，**8**) 对胰弹性酶 (elastase)、环氧合酶-1、分泌型磷脂酶 A_2 具有抑制作用，且在 TPA 反复刺激鼠性皮肤所致皮肤炎症模型中能降低白细胞浸润。具有新颖结构的倍半萜二聚体旋覆花倍半萜酮 (japonicone) F (**9**) 和 J (**10**) 对脂多糖诱导的 RAW264.7 巨噬细胞产生 NO 具有较强的抑制作用，IC_{50} 分别为 4.1 μg/ml 和 9.6 μg/ml。

1: =CH_2; **2**: CH_3 **3**   **4**   **5**   **6**

菊科 COMPOSITAE

本属植物主要具有镇咳、抗炎、抗菌、抗肿瘤、抗氧化、降血糖、保肝等作用。主要活性成分为倍半萜类和黄酮类化合物。

1. 羊眼花（中国植物志）

Inula rhizocephala Schrenk ex Fisch. et C. A. Mey., Enum. Pl. Nov. 1: 51. 1841.——*Conyza rhizocephala* (Schrenk ex Fisch. et C. A. Mey.) Rupr.（英 **Roothead Inula**）

多年生或二年生草本。无茎。叶多数，全部基生，排成径 (5–) 8–25 (–35) cm 的莲座状叶丛，长圆状卵形，长 (2.5–) 4–16 cm，宽 2–3.5 cm，较花序长，顶端钝，有不明显和宽波状齿，密被缘毛，基部渐狭成长 2–3.5 cm 具翅的叶柄，两面被疏细毛，下面沿凸起的中脉密生白色贴生多细胞长毛和疏生腺毛。头状花序径 1.5–3 cm，多数 (8–20) 密集成半球形无梗的近头状花序。总苞半球形；总苞片多层，外层线状披针形，长约 7–9 mm，顶端尖，被密毛，上端外折，内层线形或狭线形，长约 1.2 mm，膜质，渐尖，紫色，被细腺状柔毛，全部总苞片尖，顶端蓝紫色，被短缘毛，舌状花黄色，舌片线形，具 3 浅齿；管状花长约 9 mm，具 5 齿。瘦果圆柱形，有细肋，褐色，被微伏毛；冠毛红褐色，长于瘦果 6–7 倍，有多数微糙毛。花果期 6–8 月。

分布与生境 产于新疆、西藏。生于海拔 1200–3800 m 的针叶林下草甸和灌丛。也分布于阿富汗、印度、伊朗、巴基斯坦、哈萨克斯坦、塔萨克斯坦或土库曼斯坦、乌兹别克斯坦。

药用部位 花序。

功效应用 理气止痛，开胃，驱虫。用于脘腹胀满，食欲不振。

化学成分 叶含黄酮类：芦丁[1]。

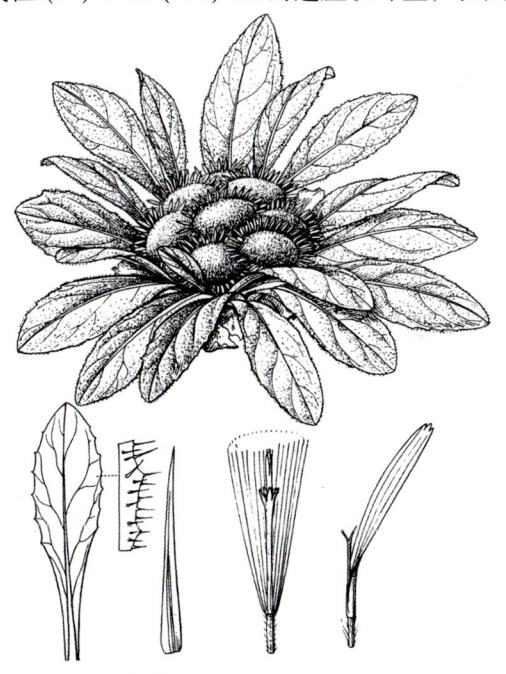

羊眼花 *Inula rhizocephala* Schrenk
张荣生 绘

化学成分参考文献

[1] Gul'mamedov G, et al. *Doklady Akademii Nauk Tadzhikskoi SSR*, 1982, 25(6): 366-369.

2. 土木香（蜀本草） 青木香（本草衍义），祁木香（河北药材），新疆木香（新疆），黄花菜（中药大辞典），玛奴（藏语）

Inula helenium L., Sp. Pl. 881. 1753.（英 Elecampane Inula）

多年生草本，根状茎块状。茎直立，高 60–150 (–250) cm，不分枝或上部有分枝，被开展的长柔毛，基部和下部叶花期常生存，基部渐狭成具翅的长柄，长 30–60 cm，宽 15–25 cm；叶片椭圆状披针形，顶端尖，边缘有不规则的齿或重齿，上面被糙毛，下面被黄绿色密茸毛，中部叶卵形或椭圆形至披针形，长 15–35 cm，宽 5–18 cm，基部心形，半抱茎，边缘具锯齿；上部叶较小，披针形。头状花序少数，径 6–8 cm，排成伞房状花序；花序梗长 8–12 cm，为多数苞叶所围裹。总苞卵圆形，径 3–4 cm；总苞片 5–6 层，外层草质，卵形、长圆形或三角形至披针形，长 1.2–2 (–2.5) cm，宽 0.6–0.9 cm，顶端钝，常反折，外面被茸毛；内层渐狭，长圆形，顶端扩大成卵状三角形，干膜质，背面被疏毛，舌状花 (15–) 50–100，黄色，舌片线形，长 2–3 cm，顶端 3–4 浅裂，管状花长 9–10 mm。瘦果 4 或 5 面形，无毛；冠毛污白色，基部连合，有多数具齿的刚毛。花果期 6–9 月。

分布与生境 产于新疆；国内广泛栽培。生于海拔 2000 m 以下的路边荒地和溪旁。也分布于欧洲、北美、俄罗斯、塔吉克斯坦、乌兹别克斯坦、西南亚。

药用部位 根。

功效应用 健脾和胃，行气止痛，安胎。用于胸胁、脘腹胀痛，呕吐泻痢，胸胁挫伤，岔气作痛，胎动不安。

化学成分 根含倍半萜类：去氢木香内酯(dehydrocostus lactone)，木香内酯(costunolide; costus lactone)，$11\beta,13$-二氢木香内酯($11\beta,13$-dihydrocostunolide)，瑞诺素▲(reynosin)，$11\beta,13$-二氢瑞诺素▲($11\beta,13$-dihydroreynosin)，短舌匹菊素(santamarin; santamarine)，$11\beta,13$-二氢短舌匹菊素($11\beta,13$-dihydrosantamarin)，$11\beta,13$-二氢木兰内酯($11\beta,13$-dihydromagnolialide)，$11\beta,13$-二氢-β-环木香内酯($11\beta,13$-dihydro-β-cyclocostunolide)，$11\beta,13$-二氢-α-环木香内酯($11\beta,13$-dihydro-α-cyclocostunolide)，1β-羟基岩生三裂蒿亭▲(1β-hydroxycolartin)，

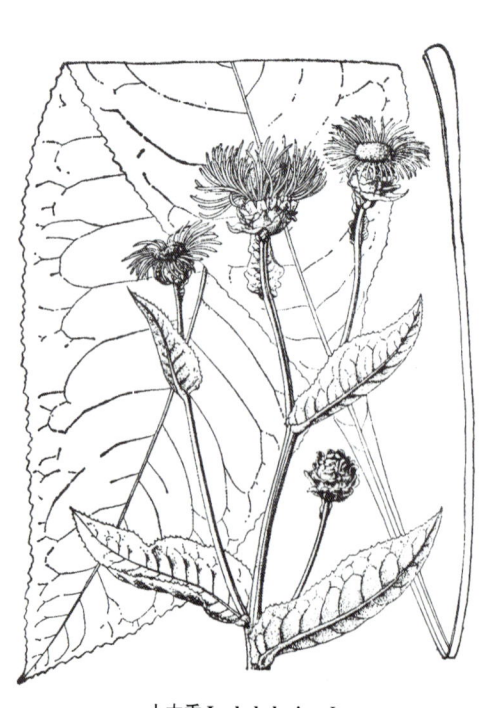

土木香 Inula helenium L.
引自《中国高等植物图鉴》

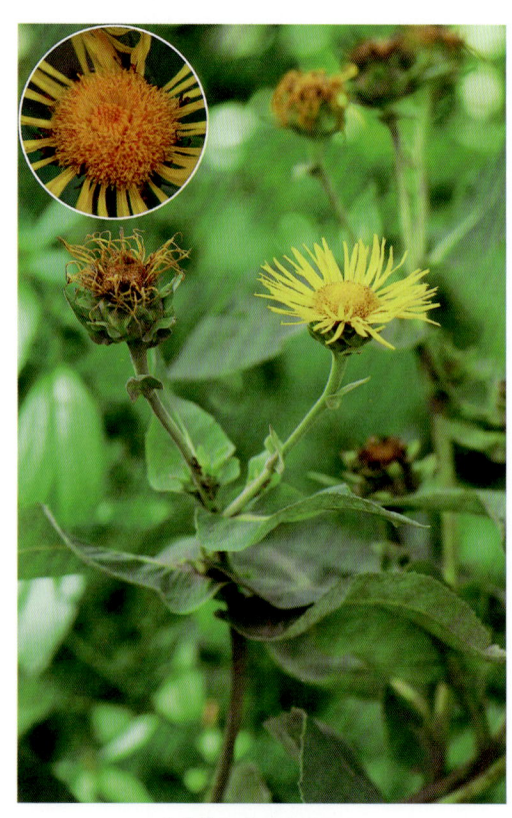

土木香 Inula helenium L.
摄影：周繇

土木香内酯(alantolactone; helenin)，异土木香内酯(isoalantolactone)[1]，11,13-二氢异土木香内酯(11,13-dihydroisoalantolactone)，3-羟基-11,13-二氢异土木香内酯(3-hydroxy-11,13-dihydroisoalantolactone)，大叶土木香内酯▲E (macrophyllilactone E)[2]，β-榄香烯(β-elemene)，香橙烯(aromadendrene)，云木香内酯▲(saussurea lactone)[3]，1,3,11(13)-榄香三烯-8β,12-内酯，5α-环氧土木香内酯(5α-epoxyalantolactone)，4β,α-环氧-1(10),11(13)-吉马二烯-8,12-内酯，11α,13-二氢土木香内酯(11α,13-dihydroalantolactone)，11α,13-二氢异土木香内酯(11α,13-dihydroisoalantolactone)[4]，4-氧代-5(6),11-桉叶烷二烯-8,12-内酯[4-oxo-5(6),11-eudesmadiene-8,12-olide]，4-氧代-11-桉叶烯-8,12-内酯(4-oxo-11-eudesmene-8,12-olide)，1(10)E-5-羟基大牻牛儿-1(10),4(15),11-三烯-8,12-内酯[1(10)E-5-hydroxy-germacra-1(10),4(15),11-trien-8β,12-olide][5]，15-羟基-11βH-桉叶-4-烯-8β,12-内酯(15-hydroxy-11βH-eudesm-4-en-8β,12-olide)，3α-羟基-11βH-桉叶-5-烯-8β,12-内酯(3α-hydroxy-11βH-eudesm-5-en-8β,12-olide)，2β,11α-二羟基-桉叶-5-烯-8β,12-内酯(2β,11α-dihydroxyeudesm-5-en-8β,12-olide)，4-羟基-11β,13-二氢去氢木香内酯(4-hydroxyl-11β,13-dihydrode-hydrocostunloide)，11α,13-二氢-α-环木香内酯(11α,13-dihydro-α-cyclocostunolide)，11α,13-二氢-β-环木香内酯(11α,13-dihydro-β-cyclocostunilide)[6]，5α-环氧土木香内酯(5α-epoxyalantolactone)[7]，杜格菊内酯▲(dugesialactone)，别土木香内酯(alloalantolactone)，大旋覆花素(igalane)[8]，11α,13-二氢土木香内酯(11α,13-dihydroalantolactone)[9]；三萜类：18αH-熊果-12-烯-3-O-吡喃葡萄糖苷(18α-hydrogen-urs-12-ene-3-O-β-D-glucopyranoside)[2]；苯丙素类：咖啡酸酐(caffeic acid anhydride)[2]，肉豆蔻醚(myristicin)[3]；甾体类：β-谷甾醇[2]。

花含倍半萜类：考氏飞蓬内酯▲(ergolide)[10]。

地上部分含倍半萜类：2α-羟基土木香内酯(2α-hydroxyalantolactone)，11(13)-去氢提琴叶牵牛花内酯▲{11(13)-dehydrocriolin}，4α,5α-环氧-10α,14-H-粘性旋覆花内酯(4α,5α-epoxy-10α,14-H-inuviscolide)，天名精内酯酮(carabrone)[11]。

注：根组织培养物主要含丁酰基-8，9-环氧百里香酚-异丁酸脂（10-isobutyroyloxy-8，9-epoxythymo-isobuyrate）[12]

药理作用 镇痛作用：土木香根、茎、叶和种子醇提物可以抑制冰醋酸引起小鼠的扭体反应，增加小鼠在热板实验中的痛阈值[1]。

对心血管作用：土木香内酯对离体蛙心脏低浓度时有兴奋作用，高浓度时有抑制作用，使心脏停搏于舒张期。蛙后肢及兔耳血管灌流时，低浓度有轻微扩张作用，高浓度则收缩[2]。

降血糖作用：土木香内酯口服或皮下注射，可降低家兔血糖，抑制食饵性高血糖[3]。

抗菌作用：土木香根中的10-异丁酰氧基-8,9-环氧百里香酚异丁酸酯体外对金黄色葡萄球菌、大肠埃希菌、铜绿假单胞菌和白色假丝酵母有抗菌活性[4]。其根中的异土木香内酯体外能抑制致病性真菌如黄曲霉、黑曲霉、白地霉、热带假丝酵母、白色假丝酵母[5]。

抗寄生虫作用：异土木香内酯对阿米巴原虫、阴道毛滴虫有抑制作用[2]。

抗肿瘤作用：土木香根的甲醇提取物及其正己烷萃取部分对人胃腺癌细胞、人子宫癌细胞和鼠黑素瘤细胞具有抗增殖的作用[6]。土木香中的异土木香内酯体外对人非小细胞肺癌细胞(A549、RERF-LC-jk、QG-56)增殖有抑制作用，腹腔注射对小鼠移植性肿瘤H_{22}细胞增殖有抑制作用[7]。

注评 本种为中国药典（1985、1990、1995、2000、2005、2010年版）和内蒙古蒙药材标准（1986）收载"土木香"的基源植物，药用其干燥根；中国药典（1985、1990、1995年版）曾将总状土木香 Inula racemosa Hook. f. 也作为"土木香"的基源植物之一，中国药典（2010年版增

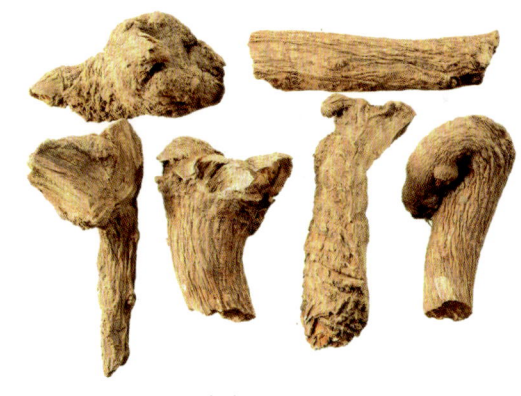

土木香 **Inulae Radix**
摄影：张继

补）将其规定为"藏木香"的基源植物。维吾尔族用根治阳痿，蒙古族治慢性肝炎，藏族治风热症、血热症等。

化学成分参考文献

[1] 许卉，等. 时珍国医国药，2007, 18(11): 2738-2740.
[2] 赵永明，等. 天然产物研究与开发，2009, 21: 616-618.
[3] 戴斌，等. 中国民族民间医药杂志，1995, (12): 15-18.
[4] Konishi T, et al. *Biol Pharm Bull*, 2002, 25(10): 1370-1372.
[5] Huo Y et al. *Magn Reson Chem*, 2008, 46(12): 1208-1211.
[6] Ma XC, et al. *Magn Reson Chem*, 2008, 46(11): 1084-1088.
[7] Im SS et al. *J Med Food*, 2007, 10(3): 503-510.
[8] Hou Y, et al. *J Pharm Biomed Anal*, 2010, 51: 942–946.
[9] Konishi T, et al. *Biol Pharm Bull*, 2002, 25(10): 1370-1372.
[10] 张人伟，等. 天然产物研究与开发，1998, 10(1): 31233.
[11] Vajs V, et al. *Phytochemistry*, 1989, 28: 1763-1764.
[12] stojakowska A,etal.Fitoterapiu,2005,76(7-8):687-690.

药理作用及毒性参考文献

[1] Зеленская кл, et al. Раст Рецурсbl, 2003, 39(2): 82-86.
[2] 楼之岑. 生药学. 北京：人民卫生出版社，1965: 241.
[3] 江苏新医学院. 中药大辞典（上册）. 上海：上海科学技术出版社，2002: 81.
[4] Stojakowska A, *et al. Fitoterapia*,2005, 76(7/8): 687-690.
[5] Tan RX, *et al. Phytochemistry*, 1998, 49(1): 157-161.
[6] 李娆娆，等. 国外医学·中医中药分册，2004,26(1): 44-45.
[7] 李勇，等. 中草药，2010, 41(8): 1336-1338.

3. 总状土木香（中国植物志） 土木香（西藏常用中草药），藏木香（药典），木香（玛利氏植物名录），以木香（祁州药志，误用），玛奴（西藏）

Inula racemosa Hook. f., Fl. Brit. India 3: 292. 1881.——*I. royleana* C. B. Clarke（英 **Racemose Inula**）

多年生草本。根状茎块状。茎高 60-200 cm，密被柔毛。叶革质，基生叶椭圆状披针形，长 20-50 cm，宽 10-20 cm，渐狭成具翅的长柄，茎叶长圆形或卵状披针形，基部常具深裂，半抱茎；上部叶较小，上面粗糙，下面被绒毛，边缘具圆齿状齿。头状花序少数或较多数，径 5-8 cm，无或有长 0.5-4 cm 的花序梗，排列成总状花序。总苞长 1.8-2.2 cm，宽 2.5-3 cm；总苞片 5-6 层，外层叶质，宽达 7 mm，内层线形，干膜质，顶端尖。舌状花的舌片长约 2.5 cm，顶端具 3 齿；管状花长 9-9.5 mm。瘦果无毛；冠毛污白色，有 40 条具微密的刚毛。花果期 8-9 月。

分布与生境 产于新疆、陕西、甘肃、四川、湖北、西藏，常栽培。生于海拔 1500-3100 m 的河岸边湿润草地。也分布于阿富汗、克什米尔、尼泊尔、巴基斯坦。

药用部位 根。

功效应用 健脾和胃，疏肝解郁，行气止痛。用于胸胁胀痛、脘腹胀满，呕吐泄泻，疟疾，痢疾。

化学成分 根含倍半萜类：异土木香内酯(isoalantolactone)[1-2]，二氢土木香内酯(dihydroalantolactone)，土木香内酯

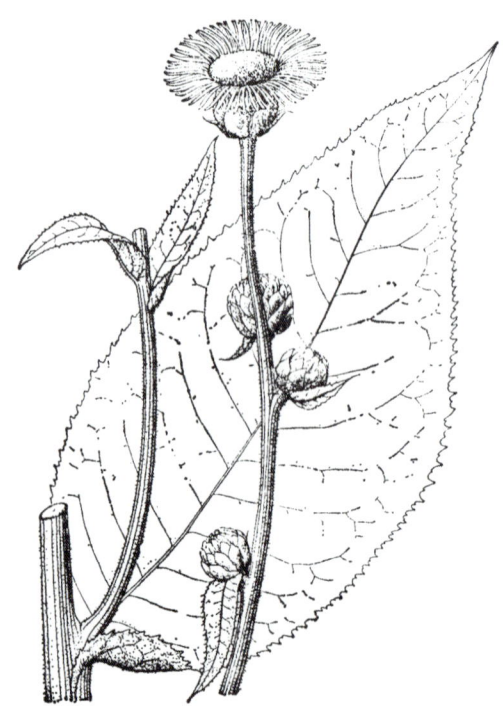

总状土木香 Inula racemosa Hook. f.
引自《中国高等植物图鉴》

(alantolactone)[1]，土木香二烯(alantodiene)，异土木香二烯(isoalantodiene)[3]，单紫杉烯(aplotaxene)[4]，总状土木香醛▲(inunal)，别土木香内酯(alloalantolactone)，异别土木香内酯(isoalloalantolactone)，异特勒菊素▲(isotelekin)[5]，特勒菊素▲(telekin)，5α,6α-环氧土木香内酯(5α,6α-epoxy-alantolactone)，环氧异土木香内酯(epoxyisoalantolactone)，异总状土木香醛▲(isoinunal)，异总状土木香醇▲(isoinunol)[6]，旋覆花内酯(inunolide)，二氢旋覆花内酯(dihydroinunolide)，新土木香内酯(neoalantolactone)[7]，桉叶-5,11(13)-二烯-8,12-内酯(eudesma-5,11(13)-dien-8,12-olid)，异榄香烯(isoelemene)，异喇叭烯(isoledene)，桉叶-4,11(13)-二烯-8,12-内酯(eudesma-4,11(13)-dien-8,12-olide)[8]，4,(15)-α-环氧异特勒菊素▲[4,(15)-α-epoxyisotelekin]，4,(15)-α-环氧特勒菊素▲[4,(15)-α-epoxytelekin]，3-去氧-7α-氢过氧-12β-甲基-异特勒菊素▲(3-deoxy-7α-perhydroxy-12β-methyl-isotelekin)[9]，8-表狭叶依瓦菊素(8-epiivangustin)，去乙酰基-γ-环表郁金香酯(deacetyl-γ-cycloepitulipinolide)，5-去氧-5-氢过氧-特勒菊素▲(5-deoxy-5-hydroperoxy-telekin)，11,13-二氢异土木香内酯(11,13-dihydroisoalantolactone)[10]；三萜类：无羁萜(friedelin)[11]，(-)-达玛-20,24-二烯-3β-乙酸酯[(-)-dammara-20,24-dien-3β-yl acetate][10]；木脂素类：铁线莲酚▲A (clemaphenol A)[12]；酚酸类：反式咖啡酸乙酯(ethyl *trans*-3,4-dihydroxycinnamate)，丁香酸(syringic acid)[10]；甾体类：胡萝卜苷[12]；其他类：苯乙腈(phenyl acetonitrile)[4]，正丁基-β-D-吡喃果糖苷(*n*-butyl-β-D-fructopyranoside)，乙基-β-D-吡喃果糖苷(ethyl-β-D-fructopyranoside)，5-羟甲基糠醛(5-hydroxymethylfuraldehyde)[12]。

药理作用　抗肿瘤作用：总状土木香 95% 醇提物体外通过激活凋亡蛋白酶及促进多聚聚合酶裂解诱导白血病 HL-60 细胞凋亡[1]。

注评　本种为中国药典（1977 年版）、藏药标准（1979）和中国药典（2010 年版增补）收载"藏木香"的基源植物，药用其干燥根；中国药典（1985、1990、1995 年版）曾收载为"土木香"的基源植物之一。

化学成分参考文献

[1] Lokhande PD, et al. *Res J Med Plant*, 2007, 1(1): 7-12.
[2] Tan RX, et al. *Phytochemistry*, 1998, 49(1): 157-161.
[3] Kalsi PS, et al. *Phytochemistry*, 1989, 28(8): 2093-2096.
[4] Bokadia MM, et al. *Phytochemistry*, 1986, 25(12): 2887-2888.
[5] Kaur B, et al. *Phytochemistry*, 1985, 24(9): 2007-2010.
[6] Kalsi PS, et al. *Phytochemistry*, 1988, 27(7): 2079-2081.
[7] Ravindranath KR, et al. *Ind J Chem*, 1978, 16B(1): 27-31.
[8] 杨月琴，等. 安徽农业科学，2008, 36(25): 10950-10951,10957.
[9] Goyal R, et al. *Phytochemistry*, 1990, 29(7): 2341-2343.
[10] 张婷，等. 中国药学杂志，2011, 46(15): 1159-1162.
[11] Paknikar SK, et al. *Ind J Chem*, 1982, 21B(9): 894.
[12] Tripathi VD, et al. *Ind J Pharm Sci*, 1978, 40(4): 129-131.

药理作用及毒性参考文献

[1] Pal HC, et al. *Toxicol in Vitro*, 2010, 24(6): 1599-1609.

4. 蓼子朴（中国植物志）　黄喇嘛、秃女子草（甘肃），山猫眼（河北宣化），沙旋覆花（内蒙古中草药），沙地旋覆花（中国沙漠地区药用植物），水旋覆花（河北）

Inula salsoloides (Turcz.) Ostenf., in S. Hedin, S. Tibet Bot. 4(3): 39. 1922.——*Conyza salsoloides* Turcz.（英 **Salolalike Inula**）

多年生草本。茎平卧，下部木质，高达 45 cm，基部有长分枝，下部被白色长毛，上部近无毛。叶披针形或线状披针形，长 5–10 mm，宽 1–3 mm，无柄，全缘，基部常心形或有小耳，半抱茎，顶端钝或稍尖，稍肉质，边缘平或稍反卷，上面无毛，下面有腺及短毛。总状花序径 1–1.5 cm，多数，单生枝端。总苞倒卵形，径约 0.8 cm；总苞片 4–5 层，外层长圆状披针形或披针形，长约 3 mm，中层线形，长为外层的 2 倍，内层狭线形，长 7–9 mm；全部总苞片顶端尖，上部被短柔毛，外面被金色腺点和缘毛。舌状花舌片浅黄色，椭圆状线形，具 3 细齿，管状花，顶端具 5 裂片。瘦果圆柱形，褐色，有细肋，被腺点；冠毛白色，具多数刚毛。花果期5-9月。

分布与生境 产于河北、山西、陕西、甘肃、青海、内蒙古、辽宁、新疆。生于海拔500-2000 m的干旱草原、砂地、半荒漠或戈壁滩地。也分布于阿富汗、蒙古、俄罗斯。

药用部位 全草或花序。

功效应用 清热解毒，利湿消肿。用于外感头痛，泄泻，痢疾，水肿，小便不利，疮痈肿毒，湿疹。

化学成分 地上部分含倍半萜类：泽兰内酯(eupatolide)，沙地旋覆花素▲(inulasalsolin)，沙地旋覆花内酯(inulasalsolide)，巴德来金眼菊素▲B (budlein B)[1]，5-乙酰氧基-12-羟基金合欢醇(5-acetoxy-12-hydroxy-farnesol)，$4\alpha,5\beta$-环氧去乙酰卵叶柄花菊素▲($4\alpha,5\beta$-epoxydeacetylovatifolin)，$4\alpha,5\beta$-环氧泽兰内酯($4\alpha,5\beta$-epoxyeupatolide)，$4\alpha,5\beta$-环氧卵叶柄花菊素▲($4\alpha,5\beta$-epoxyovatifolin)，5-羟基-12-氧代法尼醇(5-hydroxy-12-oxofarnesol)，$11\beta,13$-二氢泽兰内酯($11\beta,13$-dihydroeupatolide)，去乙酰卵叶柄花菊素▲(deacetylovatifolin)，卵叶柄花菊素▲(ovatifolin)，8-

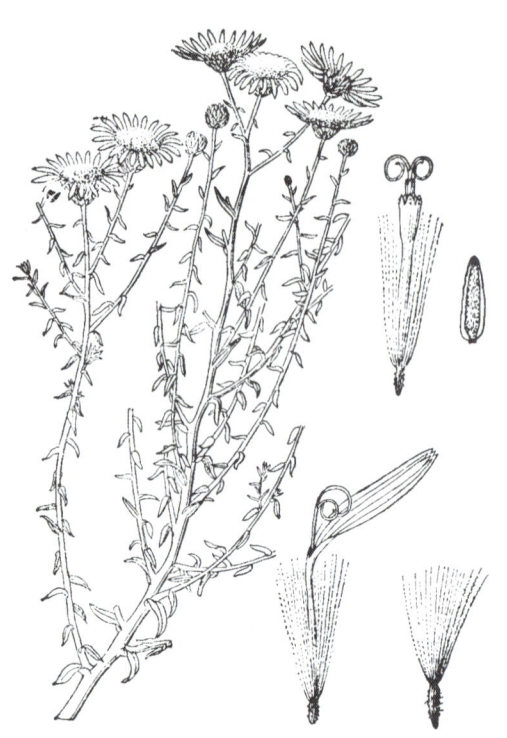

蓼子朴 *Inula salsoloides* (Turcz.) Ostenf.
引自《中国高等植物图鉴》

表-$11\beta,13$-二氢齿叶黄皮素A (8-epi-$11\beta,13$-dihydrodentatin A)，光刺苞菊内酯(glabratolide)，$4\alpha,5\beta$-环氧-8β-羟基-14-氧代-刺苞菊内酯($4\alpha,5\beta$-epoxy-8β-hydroxy-14-oxoacanthospermolide)，$4\alpha,5\beta$-环氧-8β-异戊酰-14-氧代-刺苞菊内酯($4\alpha,5\beta$-epoxy-8β-isovaleroyloxy-14-oxoacanthospermolide)，$1\beta,8\beta$-二羟基-4(15),11(13)-桉叶二烯-12,6α-内酯[$1\beta,8\beta$-dihydroxy-4(15),11(13)-eudesmadien-12,6α-olide][2]；三萜类：羽扇豆醇(lupeol)，角鲨烯(squalene)[2]，蒲公英萜醇▲棕榈酸酯(taraxasteryl palmitate)，蒲公英萜醇▲(taraxasterol)，蒲公英萜醇▲乙酸酯(taraxasteryl acetate)[3]；酚类：10-异丁酰氧基-8,9-环氧麝香草酚-异丁酸酯(10-isobutyroyloxy-8,9-epoxythymol-isobutyrate)，10-羟基-8,9-二氢麝香草酚(10-hydroxy-8,9-dihydro thymol)，2,5-二甲氧基-对聚伞花素(2,5-dimethoxy-*p*-cymene)[2]；黄酮类：柚皮素(naringenin)[2]，木犀草素[3]；甾体类：胡萝卜苷，豆甾醇[3]；其他类：甲基叔丁酯[2]，蜂花酸(melissic acid)[3]。

全草含倍半萜类：沙地旋覆花素▲(inulasalsolin)，沙地旋覆花内酯(inulasalsolide)[4]。

注评 本种为"沙旋覆花"的基源植物，药用其花及全草。

化学成分参考文献

[1] Zhou BN, et al. *Phytochemistry*, 1994, 36(3): 721-724.

[2] Jeske F, et al. *Phytochemistry*, 1996, 41(6): 1539-1542.

[3] 陈杰，等. 植物学报，1992, 34(1): 62-65.

[4] Zhou BN, et al. *Phytochemistry*, 1994, 36: 721-724.

5. 锈毛旋覆花（中国植物志）

Inula hookeri C. B. Clarke, Compos. Ind. 122. 1876.（英 **Brown Hair Inula**）

多年生草本。根状茎长，常有具鳞片状叶的匍枝。茎直立，高60-150 cm，被开展的柔毛，顶端被白色长绵毛，不分枝或中、上部有细长的分枝。叶椭圆状披针形，长7-17 cm，宽1.5-3 cm，基部渐狭，有半抱茎的小耳，无柄，顶端尖，边缘有小尖头状细齿，上面被密伏毛，下面被腺和长伏毛；沿脉有开展的长柔毛，中脉和6-8对侧脉在下面稍高起，网脉明显。头状花序径6-8 cm，单生于茎枝端。总苞半球形，径2-3 cm；总苞片多层，外层反折，渐狭成长2-3 cm的线状长尾，被开展的锈色长

菊科 COMPOSITAE

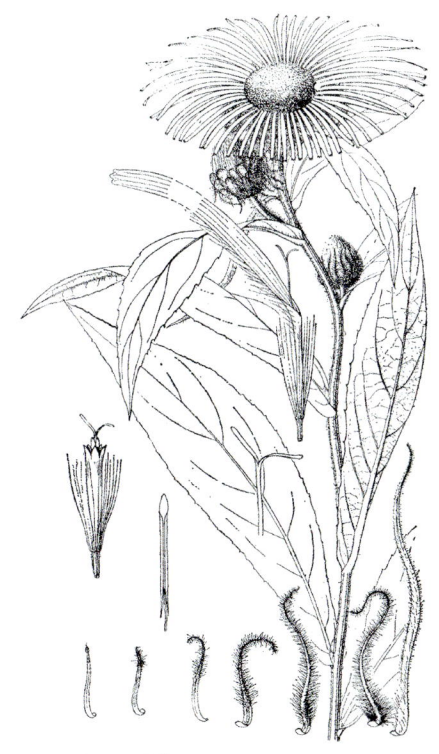

锈毛旋覆花 Inula hookeri C. B. Clarke
刘春荣 绘

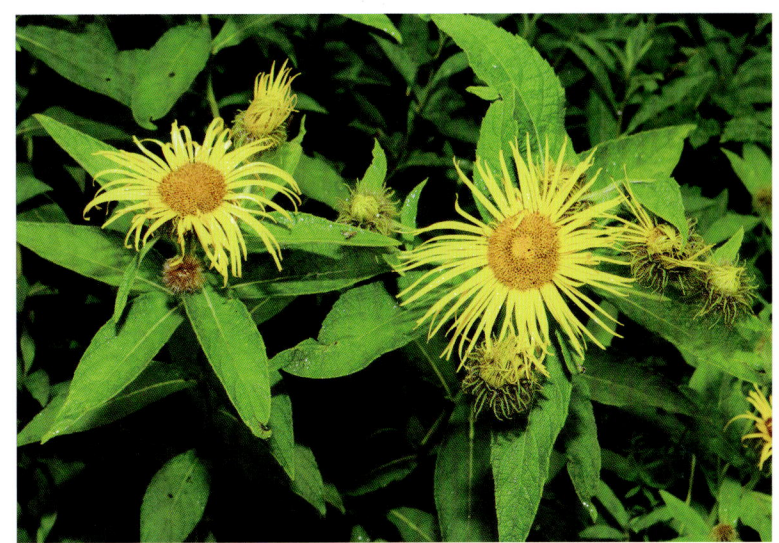

锈毛旋覆花 Inula hookeri C. B. Clarke
摄影：陈又生

柔毛，内层线状披针形，长约 1 cm，渐尖，干膜质。舌状花黄色，舌片线形，长达 3 cm，背面有长伏毛；管状花，无毛，裂片卵形。瘦果椭圆形，无毛；冠毛 1 层，白色。花果期 7-10 月。

分布与生境 产于西藏东南部、云南西北部。生于海拔 2400-3600 m 的亚高山、山坡、灌丛、林下和开旷草地。也分布于印度、尼泊尔、不丹、缅甸。

药用部位 全草。

功效应用 止痛。现代用于肌肉神经疼痛。

6. 柳叶旋覆花（中国植物志） 歌仙草（中国植物图鉴）

Inula salicina L., Sp. Pl. ed. 1: 822. 1753.——*I. salicina* L. subsp. *asiatica* (Kitam.) Kitag.
（英 Willowleaf Inula）

多年生草本。茎高 20-80 cm，不分枝或上部有花序枝，叶密集，基生叶披针形，长 2-6 cm，宽 5-15 (-30) mm；茎叶椭圆形至披针形，长 (3-) 5-8 cm，宽 1-2 cm，顶端尖，基部心形，有圆形小耳，半抱茎，两面通常无毛或仅下面中脉有短硬毛，边缘有小尖头状细齿，侧脉 5-6 对与网脉在两面稍凸起，上部叶较小。头状花序单生茎枝端，常为密集的苞叶围绕。总苞半球形，径 10-15 (-20) mm；总苞片 4-5 层，外层披针形或匙状长圆形，长 5-7 mm，顶端钝或尖，背面密被柔毛；内层线状披针形，渐尖，背面密被柔毛。舌状花 35-70；舌片线形；管状花长 6-9 mm。瘦果，无毛；冠毛白色，约与花冠等长。花果期 7-10 月。

分布与生境 产于黑龙江、吉林、辽宁、内蒙古、河南西部及山东。生于海拔 200-1000 m 的路边、山坡、草地。也分布于日本、朝鲜、俄罗斯、乌兹别克斯坦、欧洲。

药用部位 花序。

功效应用 降气，消痰，止咳，健胃。用于喘咳痰多，呕吐嗳气，心下痞硬，大腹水肿。

化学成分 根含倍半萜类：大牻牛儿烯D (germacrene D)[1]；其他类：7-异丁酰氧基麝香草酚甲醚(7-isobutyryloxythymol methyl ether)，7-异丁酰氧基麝香草氢醌二甲醚(7-isobutyryloxythymohydroquinone dimethyl ether)，乙烯基五乙炔(vinylpentaacetylene)[2]，麝香草酚甲醚(thymol methyl ether)，3-甲氧基-4-异丙基苯乙醇(3-methoxy-4-isopropylbenzyl alcohol)，6-乙酰基-2,2-二甲基色烯(6-acetyl-2,2-dimethylchromene)，对-2-5-二甲氧基聚伞花素(*p*-2,5-dimethoxycymene)，10-异丁酰氧基-8,9-去氢百里酚异丁酸酯(10-isobutryloxy-8,9-dehydrothymol isobutyrate)，2-甲基丙酸-5-甲基-2-{2-[(2-甲基-1-氧代丙氧基)甲基]-2-环氧乙基}苯酯{2-methylpropanoic acid-5-methyl-2-{2-[(2-methyl-1-oxopropoxy)methyl]-2-oxiranyl}phenyl ester}，2-甲基丙酸-4-甲氧基-5-甲基-2-{2-[(2-甲基-1-氧代丙氧基)甲基]-2-环氧乙基}苯酯{2-methyl-propanoic acid-4-methoxy-5-methyl-2-{2-[(2-methyl-1-oxopropoxy)methyl]-2-oxiranyl}phenyl ester}[1]。

地上部分含倍半萜类：异土木香内酯(isoalantolactone)，土木香内酯(alantolactone)[1]，其他类：7-异丁酰氧基麝香草酚甲醚，7-异丁酰氧基麝香草氢醌二甲醚，对 2,5-二甲氧基伞花烃，6-乙酰基-2,2-二甲基色烯[1]。

注评 本种的干燥头状花序在部分地区作"旋覆花"药用。参见旋覆花 Inula japonica Thunb.。

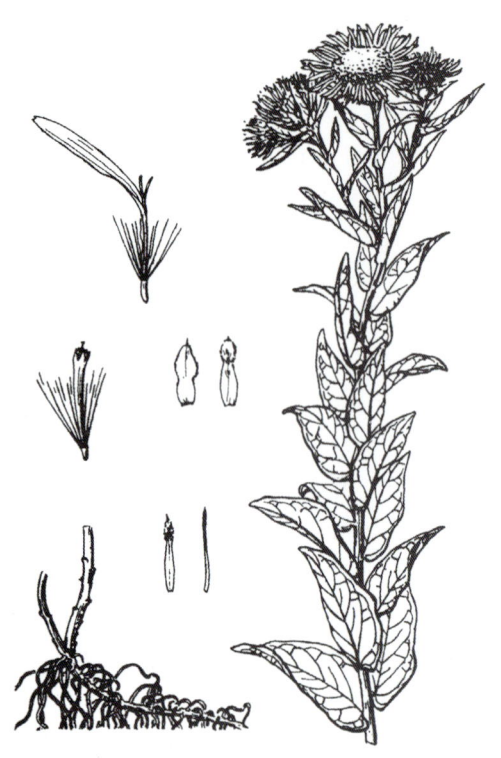

柳叶旋覆花 Inula salicina L.
引自《中国高等植物图鉴》

化学成分参考文献

[1] Bohlmann F, et al. *Phytochemistry*, 1978, 17(7): 1165-1172.

[2] Anthonsen T, et al. *Acta Chem Scand*, 1971, 25(2): 390-392.

7. 水朝阳旋覆花（植物分类学报） 水朝阳花（中国高等植物图鉴），水朝阳草（植物名实图考、滇南本草），水葵花、野葵花（云南），旋覆花（贵州）

Inula helianthus-aquatilis C. Y. Wu ex Y. Ling in Acta Phytotax. Sin. 10. 178. 1965. ——*I. serrata* Franch.
（英 **Aquatic Sunflower Inula**）

多年生草本。根状茎长，通常有具鳞片状叶的匍枝。茎高 30–80 cm，被柔毛和腺点。叶卵状披针形，稀卵形，长 4–10 cm，宽 1.4–4 cm，下部叶基部通常渐狭成叶柄；上部叶无柄，基部圆形或楔形或具小耳，半抱茎，顶端尖或渐尖，边缘有密尖锯齿，上面无毛，下面有黄色腺点；侧脉 7–8 对，在下面稍凸起，网脉稍明显。头状花序单生茎枝顶端，径 2.5–4.5 cm。总苞半球形，径 1–1.5 cm；总苞片 4 或 5 层，近等长，外层线状披针形，叶质或上部中质，外面有腺点，被柔毛；内层线状披针形，无毛，边缘膜质，有缘毛。舌状花黄色，舌片线形；顶端有 3 齿。管状花黄色，裂片披针形。瘦果圆柱形，具 10 条纵沟，无毛；冠毛白色，有 5–10 条糙毛。花果期 6–10 月。

分布与生境 产于甘肃、贵州、四川、云南。生于海拔 2600–2700 m 的草坡、灌丛中或田边。

药用部位 根、花序及全草。

功效应用 根：消肿止痛。现代用于牙龈炎，口腔溃疡，骨折。全草：降气化痰，祛风除湿。用于咳嗽痰多，胸闷气喘，风湿痹痛，疔疮肿毒。花序：祛风，降气，消痰，行水，解毒。用于感冒头痛，胸闷咳喘，水肿，暴赤火眼，风火牙痛，乳痈。

化学成分 地上部分含倍半萜类：芳香堆心菊素(aromaticin)，8-表堆心菊素(8-epihelenalin)，毕氏堆心菊素▲(bigelovin)，2,3-二氢芳香堆心菊素(2,3-dihydroaromaticin)，天名精素▲(carpesiolin)，考氏飞蓬内酯▲(ergolide)，旋覆花烯内酯▲(inuchinenolide) A、B、C，6α-乙酰氧基异粘性旋覆花内酯(6α-acetoxyisoinuviscolide)，8-

菊科 COMPOSITAE

表粘性旋覆花内酯(8-epiinuviscolide)，绒毛银胶菊素▲(tomentosin)，11α,13-二氢绒毛银胶菊素(11α,13-dihydrotomentosin)，4H-绒毛银胶菊素(4H-tomentosin)，11β,13-二氢-4H-绒毛银胶菊素▲(11β,13-dihydro-4H-tomentosin)，11-表-向日葵肿柄菊内酯▲(11-epi-sundiversifolide)，向日葵肿柄菊内酯▲(sundiversifolide)[1]，2-去氧-4-表-天人菊素▲(2-desoxy-4-epi-pulchellin)，6-乙酰氧基-4-羟基-1,10H-拟愈创木-11(13)-烯-12,18-内酯(6-acetoxy-4-hydroxy-1,10H-pseudoguaia-11(13)-en-12,8-olide)，4-乙酰氧基-6-羟基-1,10H-拟愈创木-11(13)-烯-12,8-内酯(4-acetoxy-6-hydroxy-1,10H-pseudoguaia-11(13)-en-12,8-olide，2,3,11,13-四氢芳香堆心菊素(2,3,11,13-tetrahydroaromaticin)，11,13-二氢考氏飞蓬内酯▲(11,13-dihydroergolide)，4-表-天人菊素▲-2-O-乙酸酯(4-epipulchellin-2-O-acetate)，7-表黑麦草内酯(7-epiloliolide)，黑麦草内酯(loliolide)[2]，8-表-苍耳亭-1β-环氧化物(8-epi-xanthatin-1β-epoxide)，腋生依瓦菊素(ivaxillin)，11(13)-去氢腋生依瓦菊素[11(13)-dehydroivaxillin]，1β-羟基土木香内酯(1β-hydroxyalantolactone)，天名精内酯酮(carabrone)[3]，6-表去乙酰异细叶堆心菊素(6-epi-desacetylisotenulin)[4]；三萜类：蒲公英萜醇▲3-O-乙酸酯(taraxasterol 3-O-acetate)，马尼拉榄香脂二醇-3-O-棕榈酸酯(maniladiol-3-O-palmitate)，16β-羟基羽扇豆醇3-O-十四酸酯(16β-hydroxylupeol-3-O-tetradecanoate)，山金车二醇(arnidiol)[3]；酚类：8,9,10-三羟基麝香草酚(8,9,10-trihydroxythymol)，10-羟基-8,9-二氧亚异丙基麝香草酚(10-hydroxy-8,9-dioxyisopropylidenethymol)，8,10-二羟基-9-异丁酰麝香草酚(8,10-dihydroxy-9-isobutyryloxythymol)[1]，8-羟基-9,10-二氧异亚丙基-麝香草酚(8-hydroxy-9,10-dioxyisopropylidene-thymol)，10-羟基-9,10-二氧异亚丙基麝香草酚(10-hydroxy-9,10-dioxyisopropylidene-thymol)[5]，8-羟基-9,10-二异丁酰氧基麝香草酚(8-hydroxy-9,10-diisobutyryloxy-thymol)，8-羟基-9-异丁酰基-10-(2-甲基丁酰基)麝香草酚[8-hydroxy-9-(isobutyryloxy)-10-(2-methylbutanoyl)thymol][1,5]，8,9-环氧-3,10-二异丁酰氧基麝香草酚(8,9-epoxy-3,10-diisobutyryloxythymol)，8,9-环氧-3-异丁酰氧基-10-(2-甲基丁酰基)麝香草酚(8,9-epoxy-3-isobutyryloxy-10- (2-methylbutanoyl)thymol)[1]；甾体类：β-谷甾醇，胡萝卜苷[2]。

叶和花含倍半萜类：毕氏堆心菊素▲[6]。

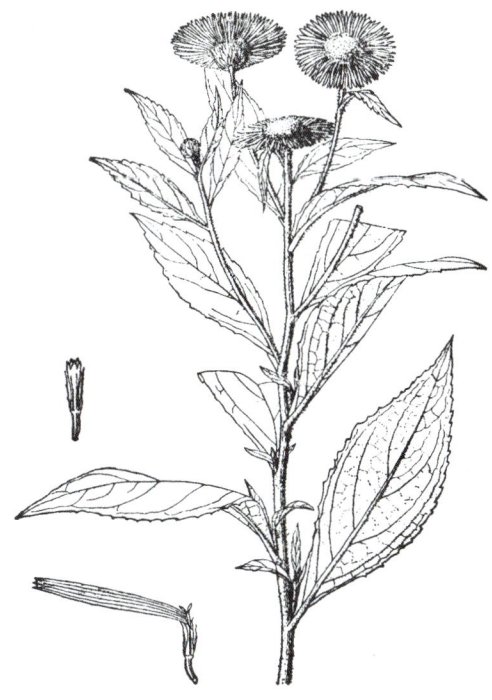

水朝阳旋覆花 Inula helianthus-aquatilis C. Y. Wu ex Y. Ling
引自《中国高等植物图鉴》

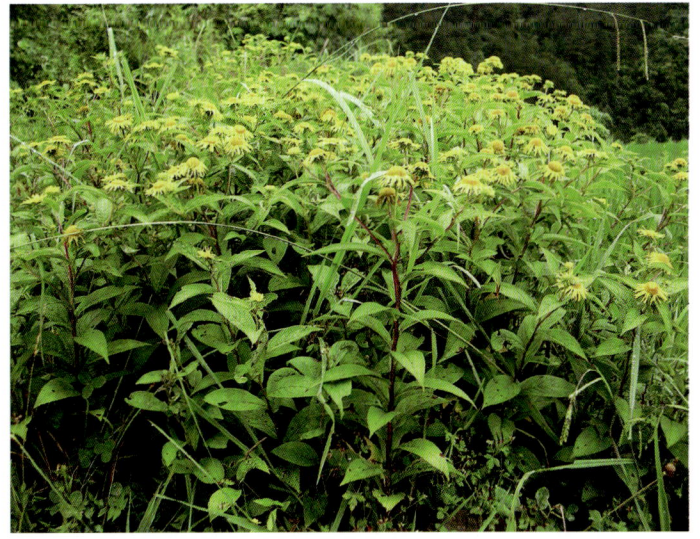

水朝阳旋覆花 Inula helianthus-aquatilis C. Y. Wu ex Y. Ling
摄影：何顺志

花含倍半萜类：旋覆花烯内酯▲B(inuchinenolide B)，堆心菊内酯(florilenalin)，新天人菊内酯(neogaillardin)，绒毛银胶菊素▲(tomentosin)[7]，考氏飞蓬内酯▲[8]；二萜类：苍术苷元(atractyligenin)[7]；苯丙素类：β-羟基香草丙酮(β-hydroxypropiovanillone)[7]；甾体类：β-谷甾醇[8]。

药理作用　抗肿瘤作用：从水朝阳旋覆花中分离的倍半萜内酯毕氏堆心菊素▲显著抑制单核白血病U937 细胞的生长，其 IC_{50} 为 0.47 μmol/L，作用机制主要为诱导细胞凋亡及 G_0/G_1 期阻滞[1]；毕氏堆心菊素▲还能够显著抑制 Th_1 细胞因子 IFN-γ、IL-2、IL-12 的生成。此外，毕氏堆心菊素▲在转基因斑马鱼模型中能够显著下调增殖信号途径相关蛋白如 Ang2 与 Tie2 的基因表达[2]。从水朝阳旋覆花中分离的考氏飞蓬内酯▲对多种癌细胞系表现出非常强的细胞毒性[3]。水朝阳旋覆花95% 乙醇提取物中分离得到的麝香草酚类化合物 8- 羟基 -9,10- 二氧异亚丙基 - 麝香草酚、10- 羟基 -9,10- 二氧异亚丙基麝香草酚、8- 羟基 -9,10- 二异丁酰氧基麝香草酚及 8,10- 二羟基 -9- 异丁酰氧基麝香草酚在体外对肿瘤细胞株 K562、HT-29、SGC-7901、DU145、MDA-MB-231 和 U251 表现出细胞毒活性，其中 10- 羟基 -9,10- 二氧异亚丙基麝香草酚活性最强，其 IC_{50} 为 4.20-33.12 μmol/L[4]。

调节免疫作用：毕氏堆心菊素▲显著抑制人血单核细胞黏附于血管内皮细胞并显著抑制细胞黏附分子 (CAMs) 如 ICAM-1、VCAM-1 及 E-selectin 的表达[1]。

注评　本种为贵州（1988）、云南（1974、1996）、四川（1987、2010）中药材标准收载"旋覆花"的基源植物，药用其干燥头状花序；其干燥地上部分为贵州中药材质量标准（1988）收载的"金沸草"。白族用全草治水肿、慢性支气管炎。

化学成分参考文献

[1] 常睿洁，等 . 天然产物研究与开发，2012, 24(3): 291-297, 328.

[2] 花亚萍，等 . 中国中药杂志，2012, 37(11): 1586-1589.

[3] 黄火强，等 . 中国实验方剂学杂志，2011, 17(14): 106-110.

[4] 黄火强，等 . 中国实验方剂学杂志，2011, 17(17): 112-115.

[5] 黄火强，等 . 云南植物研究，2009, 31(2): 190-192.

[6] Zeng GZ, et al. *Phytother Res*, 2009, 23(6): 885-891.

[7] 黄火强，等 . 中国新药杂志，2013, 20(18): 1805-1808.

[8] 张人伟，等 . 天然产物研究与开发，1998, 10(1): 31-33.

药理作用及毒性参考文献

[1] Zeng GZ, et al. *Phytother Res*, 2009, 23(6): 885-891.

[2] Yue GG, et al. *Eur J Med Chem*, 2013, 59: 243-252.

[3] 张人伟，等 . 天然产物研究与开发，1998, 10(1): 31-33.

[4] 黄火强，等 . 云南植物研究，2009, 31(2): 190-192.

8. 湖北旋覆花（中国植物志）　金佛草（湖北）

Inula hupehensis (Y. Ling) Y. Ling in Fl. Reipubl. Popularis Sin. 75: 260. 1979.——*I. helianthus-aquatilis* C. Y. Wu ex Y. Ling subsp. *hupehensis* Y. Ling（英 **Hupeh Inula**）

多年生草本。根状茎横走。茎 30–50 cm，上部有密柔毛，下部常脱毛。叶长圆状披针形至披针形，长 6–10 cm，宽 1.5–2.5 cm，上部叶无柄，顶端渐尖，基部扩大成耳形，抱茎，边缘有小尖头状疏锯齿，上面无毛，下面有黄色腺点，中脉和 7–8 对侧脉在下面稍高起，网脉明显。头状花序单生，径 2.5–3.5 cm。总苞半球形，径 1–1.5 cm；总苞片近等长；外层叶质或上部叶质，线状披针形，有腺点，被柔毛；内层线状披针形，无毛，边缘膜质，被缘毛。舌状花黄色，舌片线形，顶端具 3 齿，管状花；裂片披针形。瘦果近圆柱形，具 10 条纵沟，无毛，顶端截形；冠毛白色，具 5 条微糙毛的刚毛。花果期 6–9 月。

分布与生境　产于湖北、四川。生于海拔 1300–1900 m 的山坡草地和林下。

药用部位　茎、叶和花序。

菊科 COMPOSITAE

功效应用 茎叶：祛风散寒，化痰止咳，解毒消肿。用于咳嗽气喘，胁下胀痛，疔疮肿毒。花序：消痰，降气，软坚，行水。用于胸中痰结，胁下胀满，喘咳痰多，呃逆，呕吐噫气，水肿。

化学成分 根含酚类：9-O-β-D-吡喃葡萄糖基-9-羟基百里香酚(9-O-β-D-glucopyranosyl-9-hydroxy-thymol)，8,9-环氧-10-异丁酰氧基百里香酚异丁酸酯(8,9-epoxy-10-isobutyryloxythymyl isobutyrate)，8-羟基-9,10-二异丁酰氧基百里香酚(8-hydroxy-9,10-diisobutyryloxy-thymol)，8,9,10-三羟基百里香酚(8,9,10-trihydroxythymol)[1]。

地上部分含倍半萜类：(1R,5R,6S,7R,8S,10R)-8-羟基-4-氧代伪愈创木-2(3),11(13)-二烯-12,6-内酯[(1R,5R,6S,7R,8S,10R)-8-hydroxy-4-oxpseudoguai-2(3),11(13)-dien-12,6-olide]，(1R,5R,6S,7S,8S,10R,11S)-6-羟基-4-氧代伪愈创木-2(3)-烯-12,8-内酯[(1R,5R,6S,7S,8S,10R,11S)-6-hydroxy-4-oxpseudoguai-2(3)-en-12,8-olide]，(1S,5S,7R,8S,10R)-14-乙酰氧基-4-氧代伪愈创木-11(13)-烯-12,8-内酯[(1S,5S,7R,8S,10R)-14-acetoxy-4-oxpseudoguai-11(13)-en-12,8-olide]，(1S,2R,5R,6S,7S,8S,10R)-6-羟基-2-甲氧基-4-氧代伪愈创木-11(13)-烯-12,8-内酯[(1S,2R,5R,6S,7S,8S,10R)-6-hydroxy-2-methoxy-4-oxpseudoguai-11(13)-en-12,8-olide]，(1S,2R,5R,6S,7S,8S,10R)-6-羟基-2-乙氧基-4-氧代伪愈创木-11(13)-烯-12,8-内酯[(1S,2R,5R,6S,7S,8S,10R)-6-hydroxy-2-ethoxy-4-oxpseudoguai-11(13)-en-12,8-olide]，(1S,2R,5R,6S,7R,8S,10R)-6-乙酰氧基-2-甲氧基-4-氧代伪愈创木-11(13)-烯-12,8-内酯[(1S,2R,5R,6S,7R,8S,10R)-6-acetoxy-2-methoxy-4-oxpseudoguai-11(13)-en-12,8-olide]，(1S,2S,5R,6S,7R,8S,10R)-6-乙酰氧基-2-甲氧基-4-氧代伪愈创木-11(13)-烯-12,8-内酯[(1S,2S,5R,6S,7R,8S,10R)-6-acetoxy-2-methoxy-4-oxpseudoguai-11(13)-en-12,8-olide]，(1S,5R,6S,7S,8S,10R,11R)-6-羟基-4-氧代伪愈创木-12,8-内酯[(1S,5R,6S,7S,8S,10R,11R)-6-hydroxy-4-oxpseudoguai-12,8-olide]，4$β$,10$α$-二羟基-5$α$H-愈创木-1(2),11(13)-二烯-12,8$α$-内酯[4$β$,10$α$-dihydroxy-5$α$H-guai-1(2),11(13)-dien-12,8$α$-olide]，2$α$-乙酰氧基-4$α$,6$α$-二羟基-1$β$,5$α$H-愈创木-9(10),11(13)-二烯-12,8$α$-内酯[2$α$-acetoxy-4$α$,6$α$-dihydroxy-1$β$,5$α$H-guai-9(10),11(13)-dien-12,8$α$-olide]，芳香堆心菊素(aromaticin)，8-表堆心菊素(8-epihelenalin)，毕氏堆心菊素▲(bigelovin)，裂香旋覆花内酯▲(graveolide)，天名精素▲(carpesiolin)，考氏飞蓬内酯▲(ergolide; dihydrobigelovin)，6$α$-乙酰氧基异粘性旋覆花内酯(6$α$-acetoxyisoinuviscolide)，驴豚草内酯素▲(burrodin)，8-表粘性旋覆花内酯(8-epiinuviscolide)，粘性旋覆花内酯(inuviscolide)，旋覆花烯内酯▲(inuchinenolide) B、C，4-表异黏性旋覆花内酯(4-epiisoinuviscolide)，密花豚草素(confertin)[2]，绒毛银胶菊素▲(tomentosin)[3]，6$α$-羟基异别土木香内酯(6$α$-hydroxyisoalloalantolactone)，6$α$-羟基-4-表-七脉花叶芋内酯(6$α$-hydroxy-4-epi-septuplinolide)，4$α$,6$α$-二羟基-5$α$,11$α$H-桉叶-12,8$β$-内酯(4$α$,6$α$-dihydroxy-5$α$,11$α$H-eudesma-12,8$β$-olide)，4$α$,6$α$-二羟基-5$α$H-桉叶-2(3),11(13)-二烯-12,8$β$-内酯[4$α$,6$α$-dihydroxy-5$α$H-eudesma-2(3),11(13)-dien-12,8$β$-olide]，3-氧代-6$α$-羟基-桉叶-4(5),11(13)-二烯-12,8$β$-内酯[3-oxo-6$α$-hydroxy-eudesma-4(5),11(13)-dien-12,8$β$-olide]，北艾素▲(vulgarin; arglanin)，牛蒿素(tauremisin)，6$α$-羟基-异土木香内酯 (6$α$-hydroxy-isoalantolactone)，9$β$-羟基-泽兰内酯(9$β$-hydroxy-eupatolide)，9$β$-乙酰氧基-泽兰内酯(9$β$-acetoxy-eupatolide)，1$β$,10$α$-环氧化-8$β$-乙酰氧基-9$β$-羟基-泽兰内酯(1$β$,10$α$-epoxide-8$β$-acetoxy-9$β$-hydroxy-eupatolide)，11(13)-去氢腋生依瓦菊素[11(13)-dehydroivaxillin]，11$α$,13-二氢绒毛银胶菊素(11$α$,13-dihydrotomentosin)，6$β$-羟基绒毛银胶菊素▲(6$β$-hydroxytomentosin)，6$α$-羟基-绒毛银胶菊素▲(6$α$-hydroxy-tomentosin)，旋覆花烯内酯▲A (inuchinenolide A)，6$α$-乙酰氧基-绒毛银胶菊素▲(6$α$-acetoxy-tomentosin)，4H-绒毛银胶菊素(4H-tomentosin)，11$β$,13-二氢-4H-绒毛银胶菊素▲(11$β$,13-dihydro-4H-tomentosin)，11-表-向日葵肿柄菊内酯(11-epi-sundiversifolide)，向日葵肿柄菊内酯▲(sundiversifolide)，8-表-苍耳亭-1$β$,5$β$-环氧化物(8-epi-xanthatin-1$β$,5$β$-epoxide)，天名精内酯酮(carabrone)，6$α$-羟基-天名精内酯酮(6$α$-hydroxy-carabrone)，14-乙酰氧基-6$α$-羟基-天名精内酯酮(14-acetoxy-6$α$-hydroxy-carabrone)，6$α$-羟基-8$α$H-裂环桉叶烷内酯(6$α$-hydroxy-8$α$H-secoeudesmanolide)[4]，湖北旋覆花内酯▲(hupehenolide) B、E、M，新湖北旋覆花内酯▲(neohupehenolide) A、B，欧亚旋覆花素(britanin)，天人菊内酯(gaillardin)，2$α$-乙酰氧基粘性旋覆花内酯(2$α$-acetoxyinuviscolide)，5$α$,6$α$-环氧-2-乙酰氧基-4-羟基-1$β$,7$α$-愈创木-11(13)-烯-12,8$α$-内酯[5$α$,6$α$-epoxy-2-acetoxy-4-hydroxy-1$β$,7$α$-guaia-11(13)-en-12,8$α$-olide][5]；单萜类：黑麦草内酯

(loliolide)，7-表黑麦草内酯(7-epiloliolide)，去氢黑麦草内酯(dehydrololiolide)[5]；大柱香波龙烷类：去氢催吐萝芙木醇(dehydrovomifoliol)，催吐萝芙木醇(vomifoliol)，蚱蜢酮(grasshopper ketone)[5]；酚类：9-羟基百里香酚(9-hydroxythymol)，8,10-去氢-9-羟基百里香酚(8,10-dehydro-9-hydroxythymol)，2-羟基-4-甲基苯乙酮(2-hydroxy-4-methylacetophenone)，8,9-二羟基百里香酚(8,9-dihydroxythymol)，10-羟基-8,9-二氧亚异丙基百里香酚(10-hydroxy-8,9-dioxyisopropylidenethymol)，8,10-二羟基-9-异丁酰百里香酚(8,10-dihydroxy-9-isobutyryloxythymol)，8-羟基-9-异丁酰基-10-(2-甲基丁酰基)百里香酚[8-hydroxy-9-(isobutyryloxy)-10-(2-methylbutanoyl)thymol]，8,9,10-三羟基百里香酚，8-羟基-9,10-二异丁酰氧基百里香酚，丁香酸(syringic acid)，4,6-二羟基-2-甲氧基苯乙酮(4,6-dihydroxy-2-methoxyacetophenone)[6]；生物碱类：新刺孢曲霉素A (neoechinulin A)，3-醛基吲哚(3-formyl-indole)，3-羟乙酰基-1H-吲哚[3-(hydroxyl-acetyl)-1H-indole][6]；香豆素类：瑞香素-7甲醚(daphnetin 7-methyl ether)[6]；黄酮类：6-甲氧基山柰酚(6-methoxykaemaferol)[6]；木脂素类：(+)-丁香树脂酚[(+)-syringaresinol][6]；脂质类：β-棕榈精(α-monopalmitin)[6]；甾体类：豆甾醇(stigmasterol)[6]。

药理作用 抗炎作用：湖北旋覆花水提液灌胃，能抑制巴豆油致小鼠耳肿胀[1]。湖北旋覆花分离提取的伪愈创木内酯和愈创木烷内酯可抑制LPS诱导的NO炎性介质的生成[2]。

祛痰作用：湖北旋覆花水提液灌胃，可增强祛痰实验模型（酚红法）小鼠气管排泌酚红的功能，发挥祛痰作用[1]。

抗菌作用：湖北旋覆花提取物百里酚类化合物对口腔咽喉黏膜白色念珠菌有杀灭作用[3]。

抗肿瘤作用：湖北旋覆花中的毕氏堆心菊素和考氏飞蓬内酯体外对人类肺癌细胞、鼻腔表皮癌细胞、KB细胞、前列腺癌细胞、乳腺癌细胞和人类星状细胞瘤细胞的增殖均有抑制作用[4]。

注评 本种湖北省中药材标准（2009）收载"湖北朝阳花"的基源植物，药用其干燥花序。其花序属"旋覆花"的地方习用品之一，其茎叶在部分地区混作"金沸草"药用。

化学成分参考文献

[1] Zhao J, et al. *Food Chem*, 2010, 120(2): 512-516.

[2] Qin JJ, et al. *J Nat Prod*, 2011, 74(9): 1881-1887.

[3] 王晓蕾，等. 中国中药杂志，2011, 36(18): 2520-2524.

[4] Qin JJ, et al. *Planta Med*, 2012, 78(10): 1002-1009.

[5] Ren J, et al. *Arch Pharm Res*, DOI：10.1007/s12272-013-0135-1.

[6] 张飞，等. 天然产物研究与开发，2012, 24(4): 427-431, 449.

药理作用及毒性参考文献

[1] 王建华，等. 北京中医，1997, 1: 42-45.

[2] Qin JJ, et al. *J Nat Prod*, 2011, 74(9): 1881-1887.

[3] 江苏新医学院. 中药大辞典（下册）. 上海：上海人民出版社，1977.

[4] Wang Q, et al. *Planta Med*, 1996, 62(2): 166-168.

9. 里海旋覆花（中国植物志）

Inula caspica Blume in Index Sem. (Dorpat) 10. 1822.（英 **Caspice Inula**）

二年生草本。高 30–50 (–70) cm，茎单生，有时数个簇生，基部木质，无毛，淡红色，稍粗糙，上部常有鳞片状白色柔毛。直立，稀具伞房状分枝。下部叶狭长圆形或披针形，长 7–17 cm，宽 0.8–2.5 cm，基部渐狭成长柄，中部以上的叶线状披针形，长达 10 cm，宽 0.6 cm，无柄，基部具小耳，微心形，半抱茎，上部叶线形，长 5–6 cm，宽约 0.5 cm，顶端尖，下面中脉和侧脉稍高起，无毛。头状花序径 2–3.5 cm，多数排成疏伞房状花序；花序梗长 1.5–4 (–6) cm，密被硬小疣状刚毛或长节毛。总苞半球形，径 1.5–2 cm；总苞片 4–5 层，外层线状披针形或线形，长 5–6 (–8) mm，革质；内层膜质，狭线形，长 7–10 mm，顶端尖具脉，边缘被短硬毛和鳞片状缘毛，有时上部红紫色，小花黄色，舌片长圆状线形，长达 10 mm，具 3 齿，管状花裂片三角形。瘦果近圆柱形，褐色，具细沟，被长伏毛；冠毛白色，有20-25个细糙毛。花果期7-9月。

分布与生境 产于新疆、西藏。生于海拔200-2400 m的河流边或沙滩河床边。也分布于印度、伊朗、巴基斯坦、哈萨克斯坦、土库曼斯坦、乌兹别克斯坦、俄罗斯。

药用部位 全草、花序。

功效应用 清热，利水。用于风热感冒，小便不利。

化学成分 花和叶含倍半萜类：中华旋覆花内酯▲C (inuchinenolide C)，天人菊素▲C (pulchellin C)[1]，3β-羟基-3α-千里光酰氧基-异土木香内酯(3β-hydroxy-3α-senecioyloxyisoalantolactone)，欧亚旋覆花素(britanin)[2]，里海旋覆花内酯(incaspin)[3]。

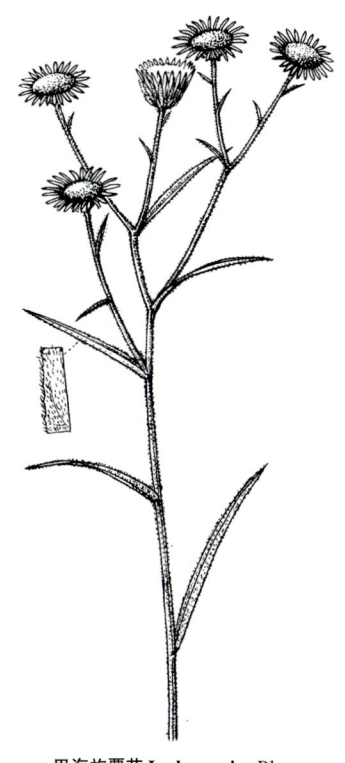

里海旋覆花 Inula caspica Blume
张荣生 绘

化学成分参考文献

[1] Adekenov SM, et al. *Khim Prir Soedin*, 1990, (6): 748-757.

[2] Adekenov SM, et al. *Coll Czech Chem Commun*, 1990, 55(6): 1568-1579.

[3] Adekenov SM, et al. *Deposited Doc*, 1984, (Viniti 5036-84): 127-129.

10. 线叶旋覆花（东北植物检索表） 条叶旋覆花（中华人民共和国药典），蚂蚱膀子、驴耳朵（安徽），窄叶旋覆花（江苏南部种子植物手册），姐妹花（烟台中草药）

Inula linariifolia Turcz. in Bull. Soc. Imp. Naturalistes Moscou 10, 7: 154. 1837. —— *I. britannica* L. var. *lineariifolia* Regel（英 **Linearleaf Inula**）

多年生草本，高30-80 cm。茎不分枝或分枝，被白色疏贴生节毛。叶线状披针形，顶端渐尖，边缘具不显细锯齿，常反折，上面无毛，下面有腺点，被蛛丝状短柔毛或长伏毛，中脉下陷，网脉有时明显，下部叶长约10 cm，宽约1 cm，上部叶无柄，长6-10 cm，最上部叶长1-4 cm。头状花序径1-2.8 cm，5-25个，排成伞房状花序，花序梗长0.6-1 cm，被腺状柔毛。总苞半球形，径1-1.3 cm；总苞片4层，外面被腺，顶端尖，边缘有金黄色无柄或具短柄的腺点；外层披针形，长3-3.5 mm，基部革质，上部草质，外面被短柔毛；中层膜质，长4-5 mm；内层线形，膜质，与中层等长，宽约0.3 mm；无毛。舌状花黄色，长3.5-4 mm，裂片三角形。瘦果圆柱形，具沟，有25条微糙毛。花果期7-10月。

分布与生境 产于东北、华北、华中和东部各省。生于海拔1800 m以下的山坡、荒地、河岸、路旁。也分布于日本、朝鲜、蒙古和俄罗斯。

药用部位 地上部分。

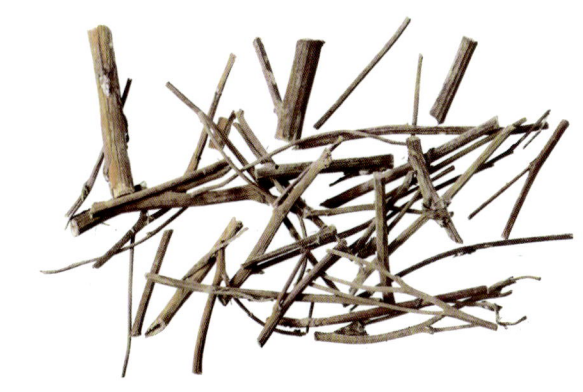

金沸草 Inulae Herba
摄影：张继

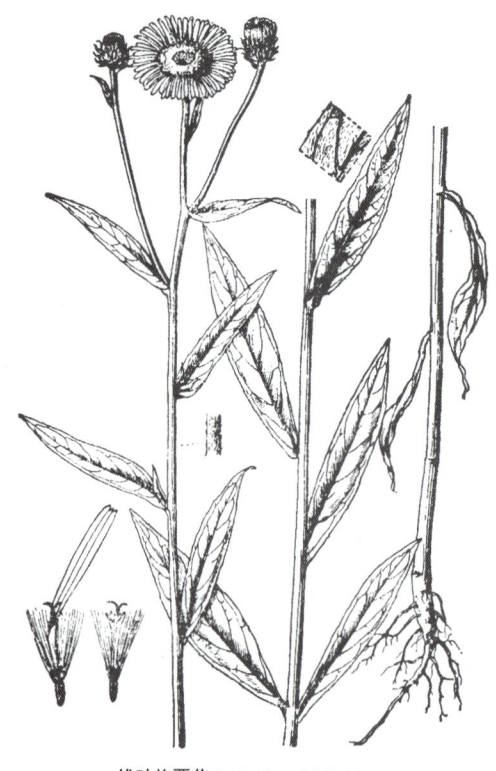

线叶旋覆花 Inula linariifolia Turcz.
引自《中国高等植物图鉴》

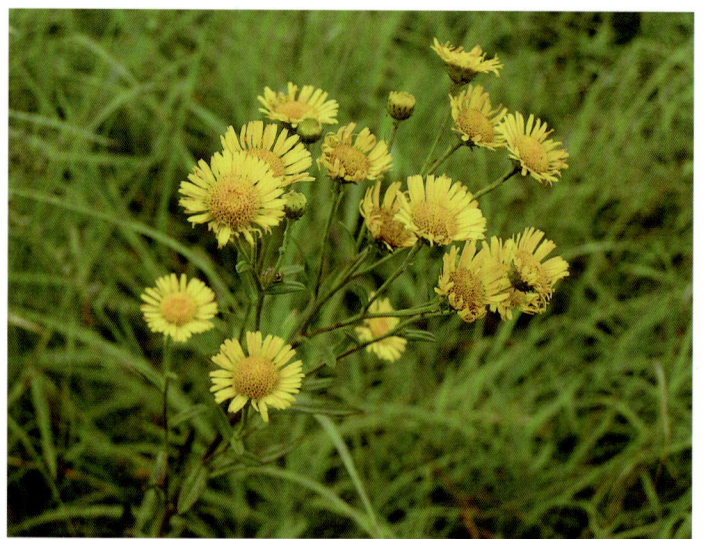

线叶旋覆花 Inula linariifolia Turcz.
摄影：刘冰

功效应用 降气，消痰，行水。用于外感风寒，痰饮蓄结，咳喘痰多，胸膈痞满。

注评 本种为中国药典（1977、1985、1990、1995、2000、2005、2010年版）和新疆药品标准（1980）收载"金沸草"的基源植物之一，药用其干燥地上部分；同属植物旋覆花 Inula japonica Thunb. 也同等药用。其干燥头状花序为中国药典（1963年版）和湖南中药材标准（1993）收载的"旋覆花"。

11. 欧亚旋覆花（中国植物志） 旋覆花（中国植物图鉴），大花旋覆花（中国高等植物图鉴），毛旋覆花（中药大辞典），小野烟（贵州）

Inula britannica L., Sp. Pl. ed. 1: 881. 1753.（英 British Inula）

11a. 欧亚旋覆花（模式变种）

Inula britannica L. var. **britannica**

多年生草本。茎直立，单生或2-3个簇生，高20-70 cm。基部叶花期常枯萎，长圆形或披针形，长3-12 cm，宽1-2.5 cm，下部渐狭成长柄，中部叶披针状椭圆形至披针状线形，长2-5 cm，宽0.5-1.2 cm，基部心形或具耳，半抱茎，边缘具疏齿，稀近全缘，上面被疏伏毛至无毛，下面通常被密长柔毛和腺点，上部叶渐小。头状花序1-8个，径2.5-5 cm，生于茎或枝端，花序梗长1-4 cm，密被长柔毛。总苞半球形，径1.5-2.2 cm；总苞片4-5层，外层线状披针形，长4-6 mm，基部被绢毛和腺点；内层与外层同形，除中脉外，干膜质。舌状花黄色，舌片线形；管状花，裂片三角状披针形。瘦果圆柱形，被短柔毛；冠毛白色，约与花冠等长，有20-25条微糙毛。花果期6-9月。

分布与生境 产于河北、内蒙古、新疆、黑龙江。生于海拔300-1200 m的路边、荒地。也分布于俄罗斯、塔吉克斯坦、土库曼斯坦、乌兹别克斯坦、欧洲。

药用部位 全草、花序、茎叶和根。

功效应用 花序：降气，消痰，行水，止呕。用于风寒咳嗽，痰饮蓄结，胸膈痞满，喘咳痰多，呕吐噫气，心下痞硬。茎叶（金沸草）：用于外感风寒，痰饮蓄结，咳喘痰多，胸膈痞满。根：平喘镇咳，也用于风湿痛，刀伤，疗疮。

化学成分 花含黄酮类：菠叶素(spinacetin)，6-甲氧基木犀草素(6-methoxyluteolin)，木犀草素，槲皮素，异鼠李素(isorhamnetin)，山奈酚[1]，芦丁，槲皮苷(quercitrin)，异槲皮苷(isoquercitrin)，孔雀草苷▲(patulitrin)[2]，芹菜素(apigenin)，芹菜素-7-O-β-D-吡喃葡萄糖苷(apigenin-7-O-β-D-glucopyranoside)，3',4'-二甲氧基槲皮素-7-O-β-吡喃葡萄糖苷(3',4'-dimethoxyquercetin-7-O-β-glucopyranoside)[3]，孔雀草素▲-7-O-(6''-丁酰基)葡萄糖苷[patuletin-7-O-(6''-isobutyryl)glucoside]，孔雀草素▲-7-O-[6''-(2-甲基丁酰基)]葡萄糖苷{patuletin-7-O-[6''-(2-methylbutyryl)]glucoside}，孔雀草素▲-7-O-(6''-异戊酰基)葡萄糖苷[patuletin-7-O-(6''-isovaleryl)glucoside]，山奈酚-3-葡萄糖苷(kaempferol-3-glucoside)，印度荆芥素▲(nepetin)，孔雀草素▲(patuletin)，印度荆芥苷(nepitrin)，腋生依瓦菊林素▲(axillarin)，粗毛豚草素-7-葡萄糖苷(hispidulin-7-glucoside)，异鼠李素3-葡萄糖苷(isorhamnetin-3-glucoside)[4]，6-羟基山奈酚-3-硫酸酯(6-hydroxykaempferol-3-sulphate)，槲皮素-3-硫酸酯(quercetin-3-sulphate)[5]；倍半萜类：1-乙酰氧基-欧亚旋覆花内酯(1-O-acetyl-britannilactone)[1]，4α,5β-环氧泽兰内酯(4α,5β-epoxyeupatolide)，4α,5β-环氧卵叶柄花菊素▲(4α,5β-epoxydesacetylovatifolin)，5α-羟基去氢白叶蒿定▲(5α-hydroxydehydroleucodin)，沙地旋覆花内酯(inulasalsolide)，15-去氧沙地旋覆花内酯(inulasalsolin)[3]，毕氏堆心菊素▲(bigelovin)，4α,6α-二羟基桉叶-8,12-内酯(4α,6α-dihydroxyeudesman-8,12-olide)，8-表堆心菊素(8-epihelenalin)，考氏飞蓬内酯▲(ergolide)[6]，欧亚旋覆花灵(britanlin) A、B、C、D[7]，欧亚旋覆花素(britanin)[8]，欧亚旋覆花内酯(britannilactone)，1,6-O,O-二乙酰欧亚旋覆花内酯(1,6-O,O-diacetylbritannilactone)[9]，6-β-O-异丁基欧亚旋覆花内酯(6-β-O-isobutylbritannilactone)，羟基土木香内酯(hydroxyalantolactone)，8-表狭叶依瓦菊素(8-epiivangustin)[10]，天人菊内酯(gaillardin)[11]；三萜类：表无羁萜醇(epifriedelinol; epifriedelanol)，β-香树脂醇棕榈酸酯(β-amyrin palmitate)，齐墩果-13(18)-烯-3-乙酸酯[olean-13(18)-en-3-acetate]，3β,16β-二羟基羽扇豆醇3-棕榈酸酯(3β,16β-dihydroxylupeol-3-palmitate)，3β,16β-二羟基羽扇豆醇-3-肉豆蔻酸酯(3β,16β-dihydroxylupeol-3-palmitate)[5]，蒲公英萜醇▲乙酸酯(taraxasterol acetate)，蒲公英萜醇▲棕榈酸酯(taraxasteryl palmitate)[12]，β-香树脂烯醇(β-amyrin)，羽扇豆醇(lupeol)，ψ-山萮苣醇

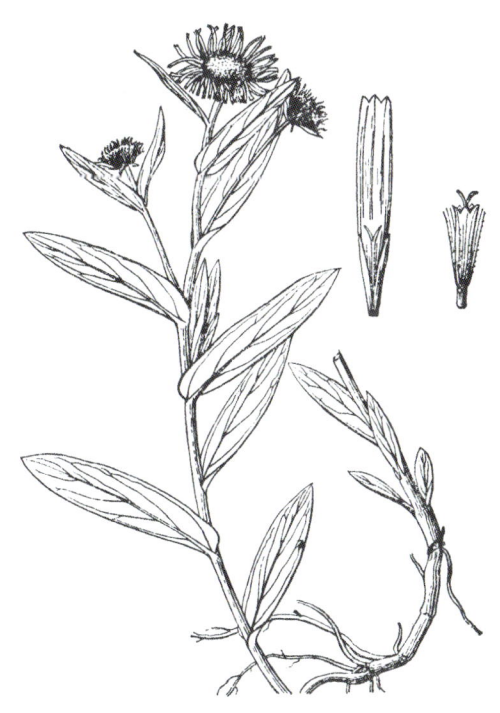

欧亚旋覆花 Inula britannica L. var. britannica
引自《中国高等植物图鉴》

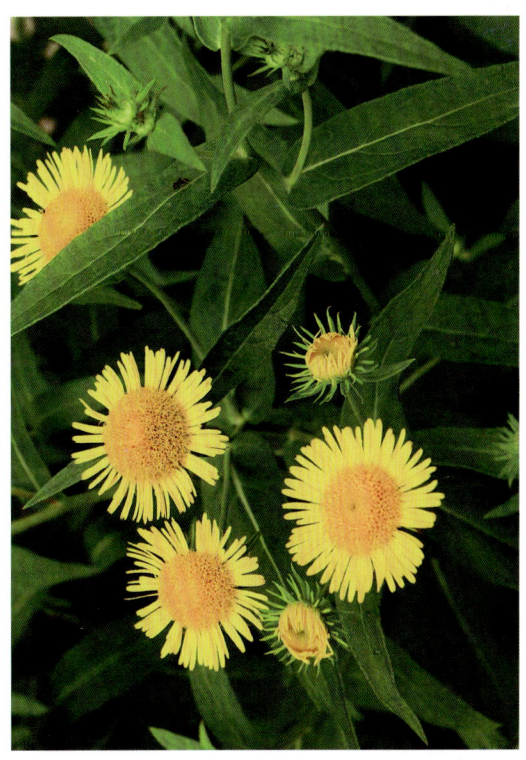

欧亚旋覆花 Inula britannica L. var. britannica
摄影：张英涛

(ψ-lactucerol)[13]；苯丙素类：绿原酸[2]；生物碱类：小檗碱[2]；甾体类：β-扶桑甾醇(β-rosasterol)，豆甾醇[4]，胡萝卜苷[5]。

地上部分含挥发油：2,3,4,5-四氢-1-苯并氧杂-3-醇(2,3,4,5-tetrahydro-1-benzoxepin-3-ol)，莸醌(caryopterone)[14]；倍半萜类：天人菊素▲C (pulchellin C)[15]。

全草含黄酮类：棉花黄苷(quercimeritrin)，槲皮万寿菊素(quercetagetin)，尼泊黄酮素，孔雀草苷，异槲皮苷[16]。

药理作用 抗炎作用：欧亚旋覆花中的倍半萜内酯 1- 氧 - 乙酰欧亚旋覆花内酯能抑制血管平滑肌的炎症反应，抑制脂多糖 (LPS) 诱导的前列腺素 E 生成及环氧合酶 COX_2 表达[1]。考氏飞蓬内酯▲与毕氏堆心菊素▲对 LPS 诱导的小鼠腹腔巨噬细胞一氧化氮合酶的产生有抑制活性[2]。

调节免疫作用：欧亚旋覆花能通过抑制巨噬细胞中 IL-12 的产生、促进 IL-10 的分泌来抑制 Th1 淋巴细胞分化和促进 Th2 淋巴细胞的分化，从而调节 Th1/Th2 比例平衡[3]。

抗脑缺血作用：欧亚旋覆花总黄酮腹腔注射，对大鼠脑缺血 - 再灌注损伤有保护作用[4]。

对血管平滑肌作用：欧亚旋覆花总黄酮可抑制体外培养的大鼠血管平滑肌细胞的增殖、迁移[5]。

保肝作用：欧亚旋覆花能改善 LPS 和疱疹丙酸杆菌引起的小鼠肝损伤[2]。从欧亚旋覆花中提取的蒲公英甾醇乙酸酯腹腔注射，对四氯化碳引起的小鼠肝损伤有保护作用，能降低肝转氨酶水平，抑制肝细胞死亡[6]。

降血糖作用：欧亚旋覆花水提物灌胃，能抑制 STZ 造成的糖尿病小鼠血糖的升高，降低胰岛炎的程度和 β 细胞损伤，同时能抑制脾 T 淋巴细胞中干扰素 -γ 的产生[7]。

抗肿瘤作用：欧亚旋覆花中的倍半萜内酯 1,6-O,O- 二乙酰欧亚旋覆花内酯对乳腺癌、卵巢癌、前列腺癌细胞有细胞毒作用[8]。

抗氧化作用：欧亚旋覆花总黄酮类化合物能够提高内皮剥脱血管的抗氧化能力，抑制活性氧分子的产生以及由其诱导的血管内膜增生[9]。

毒性及不良反应 欧亚旋覆花煎剂小鼠腹腔注射 LD_{50} 为 22.5 g/kg[10]。

注评 本种为中国药典（1985、1990、1995、2000、2005、2010 年版）和内蒙古蒙药材标准（1986）收载"旋覆花"的基源植物之一，药用其干燥头状花序。参见旋覆花 *Inula japonica* Thunb.。蒙古族用花镇刺痛、杀"粘"、燥"希日乌素"、愈伤；根治"刺痛症"、"发症"、骨折、金伤。

化学成分参考文献

[1] 耿红梅，等. 中成药，2008, 30(8): 1188-1189.

[2] 耿红梅. 时珍国医国药，2008, 19(10): 2432-2433.

[3] El-Towesy OMA, et al. *Bull Pharm Sci Assiut Univ*, 1997, 20(2): 163-168.

[4] Kim SR, et al. *Free Radic Biol Med*, 2002, 32(7): 596-604.

[5] Öksüz S, et al. *Phytochemistry*, 1987, 26(11): 3082-3084.

[6] Park EJ, et al. *Planta Med*, 1998, 64(8): 752-754.

[7] Yang JL, et al. *Tetrahedron Lett*, 2009, 50(46): 6315-6317.

[8] Chugnov PV, et al. *Khim Prir Soedin*, 1971, 7(3): 276-280.

[9] Liu YP, et al. *Phytomedicine*, 2009, 16(2-3): 156-160.

[10] Qi JL, et al. *Lett Drug Design Disc*, 2008, 5(7): 433-436.

[11] St.Pyrek J. *Rocz Chem*, 1977, 51(6): 1277-1279.

[12] 丁海新，等. 西北农林科技大学学报(自然科学版)，2005, 33(3): 90-94.

[13] 吴一兵，等. 中草药，2006, 37(5): 666-668.

[14] 查建蓬，等. 中药材，2005, 28(6): 466-468.

[15] Serkerqv SV, et al. *Khim Prirod Soedin*, 1988, (6): 879-880.

[16] Krolikowska M, et al. *Acta Polon Pharm*, 1979, 36(3): 395.

药理作用及毒性参考文献

[1] Mánez S, et al. *Fitoterapia*, 2007, 78 (4): 329-331.

[2] Lee HT, et al. Arch Pharm Res, 2002, 25(2): 151-153.

[3] Song QH, et al. *Phytother Res*, 2000, 14(3): 180-186.

[4] 耿红梅，等. 时珍国医国药，2008, 19(12): 3050-3051.

[5] 耿红梅，等. 中国老年学杂志，2009, 1(29): 4-5.
[6] Iijima K, et al. *Planta Med*, 1995, 61(1): 50-53.
[7] Kin SR, et al. *Free Rad Biol Med*, 2002, 32(7): 596-604.
[8] Rafi MM, et al. *Anticancer Res*, 2005, 25(1A): 313-318.
[9] 张红兵，等. 中国中药杂志，2009, 34(5): 615-619.
[10] 河北唐山卫生学校. 医药科研通讯，1974, (2): 45.

11b. 棉毛欧亚旋覆花（中国植物志） 欧洲旋覆花（内蒙古植物志），旋覆花（内蒙古）

Inula britannica L. var. **sublanata** Kom., Fl. Manshur 3: 626. 1907.——*I. britannica* L. f. *sublanata* (Kom.) Kitag.（英 **Sublanate British Inula**）

本变种与模式变种的主要区别在于茎、花序梗、叶下面和总苞外面被绵毛状长柔毛。

分布与生境 产于黑龙江、内蒙古、新疆。生境与模式变种同。

药用部位 花序、地上部分、根。

功效应用 花序、地上部分：降气，祛痰，止呕，行水，软坚消痞。用于咳喘痰多，胁下胀痛，水肿，风湿痹痛；外用于疔疮肿毒。根：外用于刀伤，疔疮。

注评 本种的头状花序在内蒙古作"旋覆花"药用，参见旋覆花 Inula japonica Thunb.。

12. 旋覆花（本经） 金佛花（中国植物志），金佛草（神农本草经），二月菊（河北），驴口菜、百叶草（江苏），覆花（陕西中草药）

Inula japonica Thunb. in Nova Acta Regiae Soc. Sci. Upsal. 4: 35. 39. 1784.——*I. britannica* L. var. *japonica* (Thunb.) Franch. et Sav.（英 **Japanese Inula**）

多年生草本。茎单生，有2-3个簇生，高20-100 cm，有细沟，被贴生长伏毛，不分枝或上部有上升或开展的花序枝。基部叶较小，花期常枯萎。中部叶长圆形或披针形，长4-15 cm，宽1.5-3.5 (-4) cm，顶端稍尖或渐尖，基部急狭，无柄常有圆形半抱茎的小耳。边缘有具小尖头状疏齿或全缘，两面被贴生疏伏毛和腺点或近无毛，上部叶渐小，长线状披针形，长1-2.5 cm。头状花序径约3.5 cm，少数排成疏伞花序，稀单生，花序梗细长。总苞半球形，径13-17 mm；总苞片约5层，外层披针形，顶端渐尖；背面

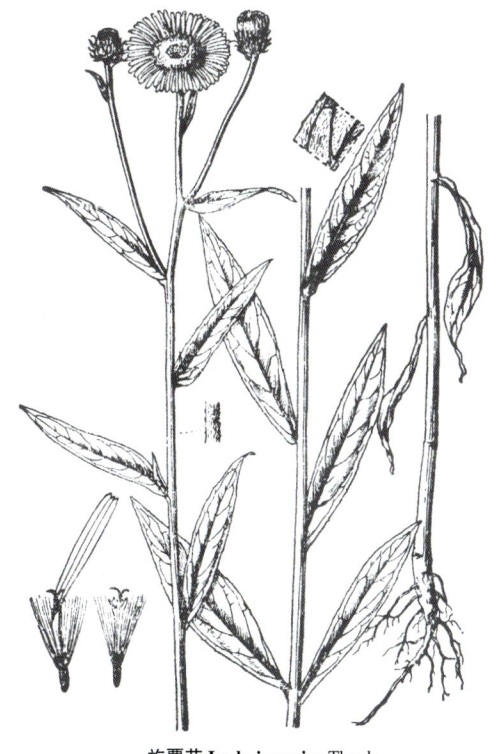

旋覆花 Inula japonica Thunb.
引自《中国高等植物图鉴》

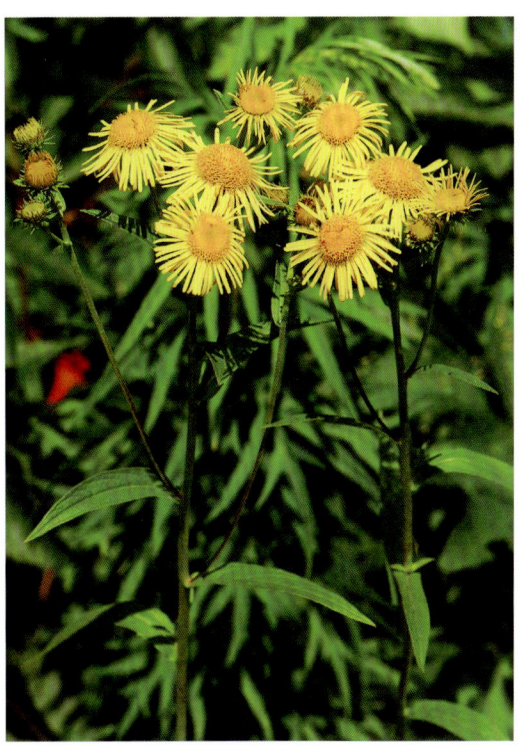

旋覆花 Inula japonica Thunb.
摄影：周繇

被伏毛或近无毛与缘毛；内层狭，干膜质，被缘毛，舌状花黄色，舌片线形；管状花有三角披针形裂片。瘦果圆柱形，具 10 细沟，被疏短毛；冠毛白色，有 20 条微糙毛。花果期 6–10 月。

分布与生境 产于东北、华北、华中、华东各省、四川、甘肃、陕西。生于海拔 100–2400 m 的山坡、路旁、湿沟等地，河岸和田埂。也分布于日本、朝鲜、蒙古、俄罗斯。

药用部位 茎叶、花序及根。

功效应用 茎叶（金沸草）：散风寒，化痰饮，消肿毒。用于风寒咳嗽，伏饮痰喘，肋下胀痛，疔疮，肿毒。花序（旋覆花）：消痰，下气，软坚，行水，用于胸中痰结，肋下胀满，呃逆，唾如胶漆，噫气不除，大腹水肿。根（旋覆花根）：祛风湿，平咳喘，解毒生肌。用于风湿痹痛，咳喘，疔疮。

化学成分 花含倍半萜类：1-O-乙酰欧亚旋覆花内酯(1-O-acetylbritannilactone)[1-2]，欧亚旋覆花内酯(britannilactone)，1,6-O-二乙酰欧亚旋覆花内酯(1,6-O-diacetyl-britannilactone)[2]；二萜类：17-O-β-D-吡喃葡萄糖基-16βH-对映-贝壳杉-19-羧酸(17-O-β-D-glucopyranosyl-16βH-ent-kauran-19-oic acid)，17-O-β-D-吡喃葡萄糖基-16βH-对映-贝壳杉-19-羧酸-19-O-β-D-吡喃葡萄糖苷(17-O-β-D-glucopyranosyl-16βH-ent-kauran-19-oic acid-19-O-β-D-glucopyranoside)，2-O-β-D-吡喃葡萄糖基苍术苷元(2-O-β-D-glucopyranosylatractyligenin)[3]；黄酮类：4',5,7-三羟基-3,6-二甲氧基黄酮 7-O-β-D-吡喃葡萄糖苷(4',5,7-trihydroxy-3,6-dimethoxyflavone 7-O-β-D-glucopyranoside)，异鼠李素-3-O-β-D-吡喃葡萄糖苷(isorhamnetin-3-O-β-D-glucopyranoside)，鼠李素-3-O-β-D-吡喃葡萄糖苷(rhamnetin-3-O-β-D-glucopyranoside)，山柰酚-3-O-β-D-吡喃葡萄糖苷(kaempferol-3-O-β-D-glucopyranoside)[3]，旋覆花黄素▲(japonicin) A、B，槲皮素(quercetin)，木犀草素(luteolin)，孔雀草素▲(patuletin)，楔叶泽兰素(eupafolin)，芹菜素(apigenin)，印度荆芥苷(nepitrin)，异槲皮苷(isoquercitrin)，山鳖豆醇▲-3'-甲基醚(orobol-3'-methyl ether)[4]，槲皮黄苷(quercimeritrin)，孔雀草苷▲(patulitrin)，槲皮万寿菊苷(quercetagitrin)[5]；苯丙素类：1,5-二-O-咖啡酰奎宁酸(1,5-di-O-caffeoylquinic acid)[5]。

地上部分含倍半萜类：1β-羟基-8β-乙酰氧基木香酸▲甲酯 (1β-hydroxy-8β-acetoxycostic acid methyl ester)，1β-羟基-8β-乙酰氧基异木香酸▲甲酯 (1β-hydroxy-8β-acetoxyisocostic acid methyl ester)[6]，旋覆花倍半萜酮▲(japonicone) A、B、C、D[7-8]、E、F、G、H、I、J、K、L[9]，1β-羟基-4α,11αH-桉叶-5-烯-12,8β-内酯(1β-hydroxy-4α,11αH-eudesma-5-en-12,8β-olide)，1,6α-二羟基-4αH-1,10-裂环桉叶-5(10),11(13)-二烯-12,8β-内酯[1,6α-dihydroxy-4αH-1,10-secoeudesma-5(10),11(13)-dien-12,8β-olide]，1-乙酰氧基-6α-羟基-4αH-1,10-裂环桉叶-5(10),11(13)-二烯-12,8β-内酯[1-acetoxy-6α-hydroxy-4αH-1,10-secoeudesma-5(10),11(13)-dien-12,8β-olide]，1β-羟基土木香内酯(1β-hydroxyalantolactone)，狭叶依瓦菊素▲(ivangustin)，11α,13-二氢异土木香内酯(11α,13-dihydroisoalantolactone)，异土木香内酯(isoalantolactone)，糙叶依瓦菊灵▲(asperilin)，长叶山金草内酯▲(xanthalongin)，11α,13-二氢长叶山金草内酯▲(11α,13-dihydroxanthalongin)，4H-二氢长叶山金草内酯▲(4H-xanthalongin)，粘性旋覆花内酯(inuviscolide)[8]，旋覆花素(inulicin)，欧亚旋覆花内酯(britannilactone; deacetylinulicin)[10]；二萜类：17-O-β-D-吡喃葡萄糖基-16α-对映-贝壳杉-19-羧酸(17-O-β-D-glucopyranosyl-16α-ent-kauran-19-oic acid)，17-羟基-16α-对映-贝壳杉-19-羧酸(17-hydroxy-16α-ent-kauran-19-oic acid)，16α,17-二羟基-对映-贝壳杉-19-羧酸(16α,17-dihydroxyl-ent-kauran-19-oic acid)，16α-羟基-17-乙酰氧基-对映-贝壳杉-19-羧酸(16α-hydroxy-17-acetoxy-ent-kauran-19-oic acid)[11]；其他类：8,9-环氧-3,10-二异丁酰氧基-对-伞花烃(8,9-epoxy-3,10-diisobutanoyloxy-p-cymene)[6]，N-十八酰邻氨基苯甲酸(N-heneicosanoylanthranilic acid)，N-二十三烷酰邻氨基苯甲酸(N-tricosanoylanthranilic acid)，N-二十四烷酰邻氨基苯甲酸▲(N-tetracosanoylanthranilic acid)，N-二十烷酰邻氨基苯甲酸(N-arachidylanthranilic acid)，N-二十二烷酰邻氨基苯甲酸(N-docosanoylanthranilic acid)[12]，邻苯二甲酸二丁基酯(dibutylphthalate)[13]；甾体类：β-谷甾醇，胡萝卜苷[8]。

全草含倍半萜类：绒毛银胶菊素▲(tomentosin)，依瓦菊素(ivalin)，4-表-异粘性旋覆花内酯(4-epi-isoinuviscolide)，天人菊内酯(gaillardin)，旋覆花烯内酯▲(inuchinenolide) A、B、C[14]。

药理作用 镇咳作用：旋覆花素（inulicin）灌胃，可延长氨水引起的小鼠咳嗽潜伏期，减少咳嗽次数[1]。

降血糖作用：旋覆花花序水提物灌胃，能降低四氧嘧啶糖尿病小鼠血糖和血清三酰甘油及低密度脂蛋白-胆固醇的水平，提高血浆胰岛素水平，改善糖尿病小鼠对葡萄糖的耐受能力[2]。

抗肿瘤作用：旋覆花中的倍半萜内酯异土木香内酯和 11α,13-二氢异土木香内酯具有抑制人肝癌细胞 SMMC-7721 和卵巢癌 HO-8910 的增殖[3]。

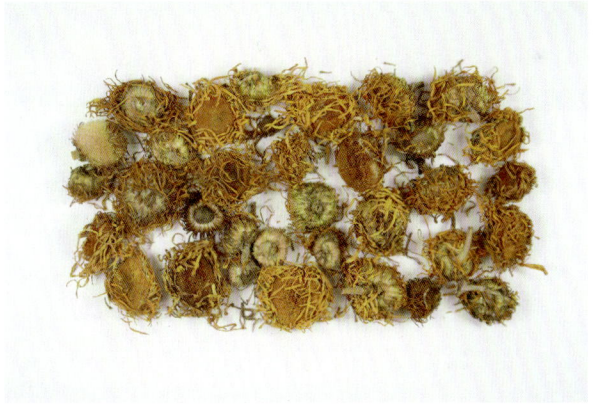

旋覆花 Inulae flos
摄影：钟国跃

注评 本种为历版中国药典收载"旋覆花"的基源植物之一，药用其干燥头状花序；同属植物欧亚旋覆花 Inula britannica L. 也同等药用。本种的干燥地上部分为中国药典收载的"金沸草"基源之一。"旋覆花"始载《神农本草经》，历代本草均有记载，沿用至今。主产于河南、江苏、浙江等地，多为野生品。本种的根亦供药用，称"旋覆花根"。同属植物线叶旋覆花 I. linariifolia Turcz.、水朝阳旋覆花 I. helianthus-aquatilis C. Y. Wu ex Y. Ling、柳叶旋覆花 I. salicina L.、绵毛欧亚旋覆花 I. britannica L. var. sublanata Kom.、湖北旋覆花 I. hupehensis (Y. Ling) Y. Ling. 等头状花序，在产区部分地区也作"旋覆花"使用，可视为地区习用品；同科植物山黄菊 Anisopappus chinensis Hook. et Arn.、单毛毛连菜 Picris hieracioides L. subsp. fuscipilosa Hand.-Mazz.、三脉紫菀 Aster ageratoides Turcz. 等的头状花序，分别在广东、广西、西藏、上海、香港等地混充"旋覆花"，应视为伪品。仫佬族用全草治肺结核。

化学成分参考文献

[1] 王红刚，等. 植物保护学报，2008, 35(6): 551-556.

[2] Zhou BN, et al. *Phytochemistry*, 1993, 34(1): 249-252.

[3] Shao Y, et al. *Phytochemistry*, 1996, 42(3): 783-786.

[4] Yu NJ, et al. *J Asian Nat Prod Res*, 2006, 8(5): 385-390.

[5] 王艳敏，等. 解放军药学学报，2012, 28(3): 193-195.

[6] Chao Y, et al. *Chin Chem Lett*, 2003, 14(5): 485-486.

[7] Qin JJ, et al. *Bioorg Med Chem Lett*, 2009, 19(3): 710-713.

[8] Yang C, et al. *Planta Med*, 2003, 69(7): 662-666.

[9] Qin JJ, et al. *Planta Med*, 2010, 76(3): 278-283.

[10] Jeske F, et al. *Phytochemistry*, 1993, 34(6): 1647-1649.

[11] Qin JJ, et al. *Arch Pharm Res*, 2009, 32(10): 1369-1372.

[12] Jiang JQ, et al. *Chin Chem Lett*, 2008, (19): 556-558.

[13] 李增春，等. 药物分析杂志，2007, 27(1): 117-119.

[14] Ito K, et al. *Phytochemistry*, 1981, 20(2): 271-273.

药理作用及毒性参考文献

[1] 王建华，等. 中国国际中医药博览会论文集 (A)[C]. 2003.

[2] Shan JJ, et al. *Biol Pharm Bull*, 2006, 29(3): 455-459.

[3] Yang C, et al. *Planta Med*, 2003, 69(7): 662-666.

43. 羊耳菊属 Duhaldea DC.

灌木或多年生草本。茎无翅，无树脂道。叶互生，不分裂，小至极大，被毛。头状花序具异形小花，辐射状或盘状，单生，少数或排成顶生伞房花序。花序托无托片，具鳞片状的脊，边缘小花，雌性，黄色至白色，辐射状至微辐射状；盘花两性，黄色或淡白色。花冠裂片短，无毛；花药顶端附片截形，通常微缺，稀尖，基部具尾；花柱分枝被帚状尖毛，不达分叉处。瘦果椭圆形，被毛；冠毛 1 层，糙毛状，具细刚毛。

约 15 种，分布于非洲、亚洲中部和东部。中国有 7 种，3 种药用。

分种检索表

1. 多年生草本；头状花序径 1.5-2.5 cm；总苞片革质；舌状花白色，舌片明显，长 8-9 mm，宽 1.5-2 mm······
   ·· 1. 显脉旋覆花 D. nervosa
1. 灌木或多年生草本；头状花序径 0.5-1.5 (-2) cm；总苞片干膜质；舌状花黄色，舌片通常不明显。
   2. 茎密被淡红褐色柔毛；冠毛淡红褐色；叶沿茎下延成翅，下面被红褐色柔毛。
      ·· 2. 翼茎羊耳菊 D. pterocaula
   2. 茎密被污白色绵毛状绒毛；叶不沿茎下延成翅，下面被白色或污白色绢状绒毛；冠毛白色或污白色······
      ·· 3. 羊耳菊 D. cappa

1. 显脉旋覆花（中国植物志） 威灵仙（云南），小黑药（云南、贵州），黑威灵（云南思茅），草威灵（昆明），黑根（贵州兴义），乌草根（广西百色）

Duhaldea nervosa (Wall. ex DC.) Anderb. in Pl. Syst. Evol. 176: 104. 1991.——*Inula nervosa* Wall. ex DC., *I. esquirolii* H. Lév.（英 **Veined Inula**）

多年生草本。具块状根。高 20-100 cm，通常不分枝，被长 2.5-3 mm、黄褐色长疏柔毛或糙伏毛，有时基部有被长茸毛的芽。叶椭圆形，长 5-13 cm，宽 2-4.5 cm，顶端尖或渐尖，基部狭楔形，边缘有疏浅锯齿，两面被开展的疏柔毛。头状花序单生或少数，排成疏伞房状花序。花序梗细长。总苞半球形，长 6-8 mm；总苞片 4-5 (-8) 层；外层稍短，椭圆状披针形，上部或顶部叶质，被长糙毛，内层线状披针形，顶端紫红色，近膜质，长 7-10 mm，顶端尖或渐尖，被柔毛，舌状花长 3.5-4.7 mm，舌片白色，长 9-13.5 mm；管状花黄色，裂片卵状三角形。瘦果圆柱形，被绢毛；冠毛白色，约与管状花等长，稀较短。花果期 7-12 月。

分布与生境 产于广西西部、贵州、四川西南部、云南和西藏东南部。生于海拔 1000-2600 m 的干旱草坡灌丛或杂木林下。也分布于越南、缅甸、泰国、印度、尼泊尔、不丹。

药用部位 根或全草。

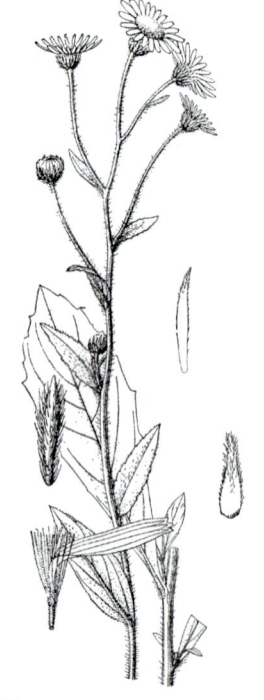

显脉旋覆花 Duhaldea nervosa (Wall. ex DC.) Anderb.
刘春荣　绘

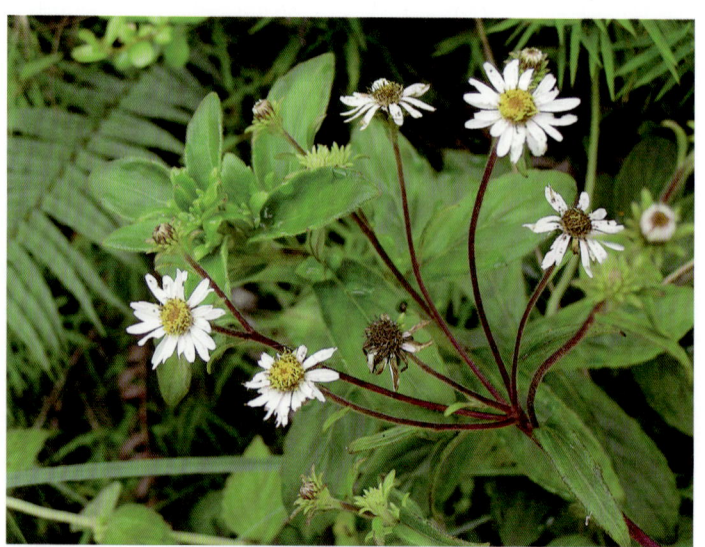

显脉旋覆花 Duhaldea nervosa (Wall. ex DC.) Anderb.
摄影：高贤明

功效应用 祛风除湿，舒筋通络，消积止痛。用于风湿痹痛，脘腹冷痛，食积腹胀，噎膈，风湿脚气。

化学成分 根含芳香/酚类：显脉旋覆花素▲(inulavosin)，异丁酸麝香草酚酯(isobutyric acid thymyl ester)，麝香草脑(thyme camphor)[1]，7,8-二羟基-异丁酰麝香草酚(7,8-dihydroxy-isobutyrylthymol)，麝香草酚(thymol)，异丁酰麝香草酚(isobutyrylthymol)[2]；其他类：2,4-二甲基-6-(3'-甲基-异丁烯基-5'-异丙基)-苯基-3,5-己二酮[2,4-dimethyl-6-(3'-methyl-isobutenyl-5'-isopropyl)-phenyl-3,5-hexandione]，1-亚油酸甘油酯(1-glycerylmonolinoleate)，1,3-双亚油酸甘油酯(1,3-glyceryldilinoleate)，胡萝卜苷，豆甾醇[2]。

花含三萜类：达玛二烯醇乙酸酯(dammaradienyl acetate)[3]。

注评 本种为云南药品标准（1996）收载"云威灵"的基源植物，药用其干燥根及根状茎。彝族用全株治腋下淋巴结炎、颈淋巴结肿大、乳腺炎等。

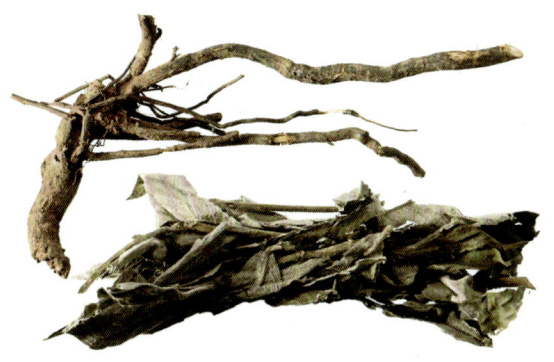

羊耳菊 Inulae cappae Radix & Inulae cappae Herba
摄影：张继

化学成分参考文献

[1] Yoshida T, et al. *Heterocycles*, 1995, 41(9): 1923-1926.

[2] 范多青，等. 中草药，1997, 28(2): 67-69.

[3] Liu R, et al. *Acta Cryst E*, 2006, 62(8): 3544-3546.

2. 翼茎羊耳菊（中国植物志） 大黑根、大黑洋参（云南），大威灵仙（玉溪中草药）

Duhaldea pterocaula (Franch.) Anderb. in Pl. Syst. Evol. 176: 104. 1991.——*Inula pterocaula* Franch.（英 **Wingedstem Inula**）

多年生草本或亚灌木。根状茎，木质。茎直，高60–100 cm，径约1.2 cm，有细沟，被密红褐色柔毛和腺点，中部以上有分枝。基部叶花期枯萎，下部叶披针形至椭圆状披针形，长18–20 cm，宽4–5 cm；上部叶渐小，长圆状披针形至线状披针形，长1–4 cm，顶端尖或渐尖，基部渐狭，沿茎下延成宽1–10 mm 的翅，边缘具重锯齿，上面被密粗伏毛，下面被红褐色柔毛或短茸毛，两面均有腺点，侧脉7–10对。头状花序小，径5–6 mm，在枝端密集成聚伞圆锥状或复伞房花序，花序梗极短或长达10 mm，有细线形苞叶。总苞钟状，径5–6 mm；总苞片约5层，线状披针形，外层较短，外面密被柔毛，内层中脉被柔毛，边缘干膜质，有缘毛。花全部管状，长4.5 mm；外面有黄色腺点。瘦果圆柱形，有浅沟，被密短毛；冠毛1层，淡红褐色，约与花冠等长。花果期7–10月。

分布与生境 产于四川西南部和云南。生于海拔2000–2800 m 的亚高山灌丛和草地。

药用部位 根及全草。

功效应用 补虚，清热，止咳，通经络。用于体虚头晕，耳鸣，心慌，失眠，多汗，感冒，肺虚久咳，痈疡肿毒。现代亦用于骨结核。

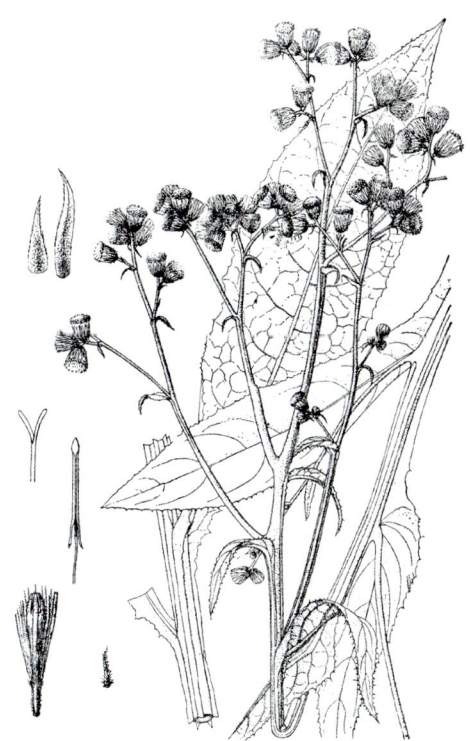

翼茎羊耳菊 Duhaldea pterocaula (Franch.) Anderb.
刘春荣 绘

3. 羊耳菊（中国植物志） 猪耳风（广西），羊耳风（贵州），山白藏、白牛胆、白面猫子骨（广东），蜡毛香（四川），壮牛浪、白面风（江西），八面风（浙江），大力王（广西民间中草药）

Duhaldea cappa (Buch.-Ham. ex D. Don) Pruski et Anderb. in Compositae Newslett. 44. 2003.——*Inula cappa* (Buch.-Ham. ex D. Don) DC., *Conyza cappa* Buch.-Ham. ex D. Don（英 **Sheepear Inula**）

亚灌木。根状茎粗壮。茎直立，高 70–200 cm，被污白色或浅褐色绢状或绵状绒毛，上部或中、上部有分枝。叶厚质，稀纸质，椭圆状、披针形或长圆形，长 8–23 cm，宽 2.5–5.5 cm，顶端尖或短渐尖，基部圆形或近楔形，边缘有小尖头状细齿，上面绿色，被疏糙毛，下面被白色或污白色绢状绒毛，侧脉 10–12 对，在下面高起，网脉明显；叶柄长约 5 mm，稀达 20 mm。头状花序倒卵圆形，径 5–8 mm，多数密集成密伞房状或聚伞状圆锥花序，被绢状密绒毛，有线形苞叶。总苞近钟形，长 5–7 mm；总苞片 5–6 层，披针形，外层较内层短 3–4 倍，外面被绢状绒毛，内层长 4.5–6 mm，边花雌性，少数，黄色，有短舌片，舌片长 1 mm，具 3–4 齿裂或无舌片面有 4 退化雄蕊，中央小花两性，黄色，管状，长 4.7–6 mm。瘦果圆柱形，被白色绢毛；冠毛污白色，约与管状花等长。花果期 6–12 月。

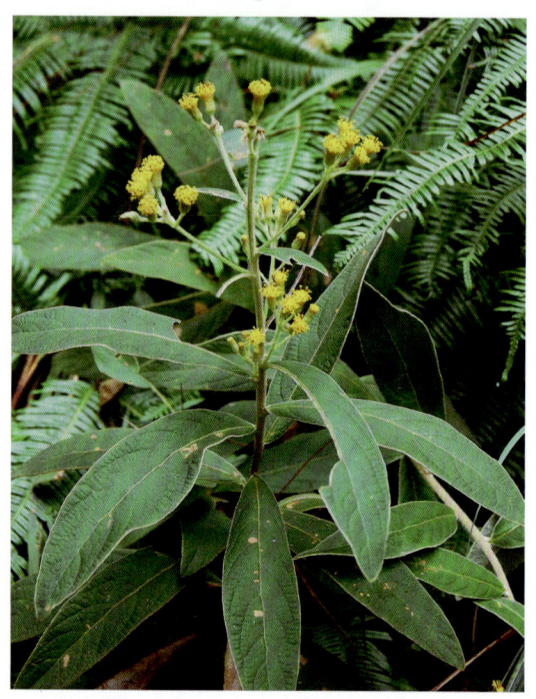

羊耳菊 Duhaldea cappa (Buch.-Ham.ex D. Don) Pruski et Anderb.
摄影：陈炳华

分布与生境 产于福建、广东、广西、贵州、海南、四川、云南、浙江。生于海拔 200–3200 m 的干燥丘陵地、荒地、灌丛或草地。也分布于印度、不丹、巴基斯坦、越南、泰国、马来西亚、缅甸。

药用部位 根、全草。

功效应用 根：祛风散寒，止咳平喘，行气止痛。用于风寒感冒，咳嗽气喘，头痛，牙痛，胃痛，疝气，风湿痹痛，跌打损伤，月经不调，白带异常，水肿。全草：祛风散寒，行气利湿，解毒消肿。用于风寒感冒，咳嗽，风湿痹痛，泄泻，痔疮，湿疹，疥癣。现代亦用于肝炎，乳腺炎。

化学成分 根含香豆素类：东莨菪苷(scopolin; scopoloside)[1]；三萜类：表无羁萜醇(epifriedelinol; epifriedelanol)[2]；甾体类：胡萝卜苷[2]；其他类：丁香酸葡萄糖苷(glucosylsyringic acid)，α-D-甲基呋喃果糖苷(methyl α-D-frucofuranoside)，香草酸，三十酸(triacontanoic acid)[2]，二十八酸(octacosanoic acid)，三十三烷(tritriacontane)，(2*S*,3*S*,4*R*,8*E*)-2-[(2'*R*)-2'-羟基二十二酸酰胺]-十八烷-1,3,4-三醇{(2*S*,3*S*,4*R*,8*E*)-2-[(2'*R*)-2'-hydroxydocosanosylamino]-octadecane-1,3,4-triol}，(2*S*,3*S*,4*R*,8*E*)-2-[(2'*R*)-2'-羟基二十三酸氨基]-十八烷-1,3,4-三醇{(2*S*,3*S*,4*R*,8*E*)-2-[(2'*R*)-2'-hydroxytricosanosylamino]-octadecane-1,3,4-triol}，(2*S*,3*S*,4*R*,8*E*)-2-[(2'*R*)-2'-羟基二十四酸氨基]-十八烷-1,3,4-三醇{(2*S*,3*S*,4*R*,8*E*)-2-[(2'*R*)-2'-hydroxytetracosanosylamino]-octadecane-1,3,4-triol}，(2*S*,3*S*,4*R*,8*E*)-2-[(2'*R*)-2'-羟基二十五酸氨基]-十八烷-1,3,4-三醇{(2*S*,3*S*,4*R*,8*E*)-2-[(2'*R*)-2'-hydroxypentacosanosylamino]-octadecane-1,3,4-triol}，(2*S*,3*S*,4*R*,8*E*)-2-[(2'*R*)-2'-羟基二十六酸氨基-十八烷-1,3,4-三醇{(2*S*,3*S*,4*R*,8*E*)-2-[(2'*R*)-2'-hydroxyhexacosanosylamino]-octadecane-1,3,4-triol}[1]，麝香草酚(thymol)，香芹酚(carvacrol)[3]，3-甲基-5-异丙基-甲基氨基甲酸酯(3-methyl-5-[1-methylethyl]-methylcarbamate)，11,14-二十碳二烯酸甲酯(11,14-eicosadienoic acid methyl ester)[4]。

树皮含三萜类：熊果酸，羽扇豆醇(lupeol)[5]；其他类：羊脂酸(caprylic acid)，癸酸(capric acid)，月桂酸，肉豆蔻酸(myristic acid)，棕榈酸，硬脂酸，油酸，木蜡酸(lignoceric acid)[5]。

地上部分含倍半萜类：金挖耳素▲B (divaricin B)，4β-羟基 3-表金挖耳素▲B (4β-hydroxy-3-

epidivaricin B)，2β,3α-二羟基-9β-当归酰氧基-吉马-4-烯-6α,12-内酯(2β,3α-dihydroxy-9β-angeloxy-germacra-4-en-6α,12-olide)，3-氧代-4β,8α-二羟基-5β-当归酰氧基-9β-(2-甲基丁酰氧基)-吉马-6α,12-内酯[3-oxo-4β,8α-dihydroxy-5β-angeloxy-9β-(2-methylbutyloxy)-germacrane-6α,12-olide]，3-氧代-2ζ,4β,9β-三羟基-5β-(2-甲基丁酰氧基)-8α-当归酰氧基-吉马-6α,12-内酯[3-oxo-2ζ,4β,9β-trihydroxy-5β-(2-methylbutyloxy)-8α-angeloxy-germacrane-6α,12-olide]，3-氧代-2ζ,4β,9β-三羟基-5β,8α-二当归酰氧基-吉马-6α,12-内酯[3-oxo-2ζ,4β,9β-trihydroxy-5β,8α-diangeloxy-germacrane-6α,12-olide][6]；肌醇类：L-肌醇-2,3,5,6-四当归酸酯(L-inositol-2,3,5,6-tetraangelate)，肌肉肌醇-1,3,4,6-四当归酸酯(*myo*-inositol-1,3,4,6-tetraangelate)，肌肉肌醇-2,4,5,6-四当归酸酯(*myo*-inositol-2,4,5,6-tetraangelate)，L-肌醇-1,2,3,5-四当归酸酯(L-inositol-1,2,3,5-tetraangelate)[7]。

全草含蒽醌类：大黄素甲醚(physcion)[8]；香豆素类：东莨菪内酯(scopoletin)[8]；黄酮类：木犀草素，芹菜素(apigenin)[8]；酰胺类：橙黄胡椒酰胺乙酸酯(aurantiamide acetate)，橙黄胡椒酰胺苯甲酸酯(aurantiamide benzoate)[8]；倍半萜类：羊耳菊内酯(inulacappolide)[9]；其他类：松柏醛(coniferyl aldehyde)，香草醛(vanillin)，丁香酸(syringic acid)，丁香醛(syringaldehyde)，杜鹃花酸，三十二酸[8]，顺式-1,2,3,5-反式-4,6-肌醇-2,3,6-三当归酸酯(*cis*-1,2,3,5-*trans*-4,6-inositol-2,3,6-triangelate)，L-肌醇-1,2,3,5-四当归酸酯[10]。

药理作用 抗细菌作用：羊耳菊根、茎、叶水提物体外对金黄色葡萄球菌、铜绿假单胞菌、鼠伤寒沙门杆菌、鸡沙门杆菌、枯草芽孢杆菌和粪肠杆菌均有抑制作用[1]。羊耳菊根、茎、叶的冰醋酸提取物、乙醇提取物、丙酮提取物和氯仿提取物体外对金黄色葡萄球菌均有抑制作用[2]。羊耳菊总黄酮提取物对藤黄八叠球菌、粪肠球菌、枯草芽孢杆菌、金黄色葡萄球菌有抑制作用[3]。

抗氧化作用：羊耳菊挥发油成分体外具有清除羟自由基和超氧阴离子自由基的作用[4]。

注评 本种为中国药典（1977年版）、贵州（1988）、云南（1996）、广西（1990）中药材标准和中国药典（2000、2005、2010年版）附录Ⅲ收载"羊耳菊"的基源植物，药用其干燥全株。傣族、侗族、景颇族、拉祜族、傈僳族、苗族、畲族、佤族、瑶族、彝族、壮族、基诺族、景颇族、阿昌族和德昂族也药用，主要用途同功效应用项。

化学成分参考文献

[1] 郭启雷，等. 中药材，2007, 30(1): 35-37.
[2] 郭启雷，等. 中成药，2007, 29(6): 887-889.
[3] 姚波，等. 云南中医学院学报，2008, 31(6): 27-29.
[4] 刘胜贵，等. 安徽农业科学，2009, 37(26): 12536-12537,12666.
[5] Saxena VK, et al. *Acta Cienc Indica Chem*, 1984, 10(1): 18-19.
[6] Goswami AC, et al. *Phytochemistry*, 1984, 23(2): 367-372.
[7] Bohlmann F, et al. *Phytochemistry*, 1982, 21(3): 780-782.
[8] 谢红刚，等. 中国天然药物，2007, 5(3): 193-196.
[9] Xie HG, et al. *Chem Pharm Bull*, 2007, 55(8): 1258-1260.
[10] Zou ZM, et al. *Fitoterapia*, 2008, 79(5): 393-394.

药理作用及毒性参考文献

[1] 刘胜贵，等. 时珍国医国药，2009, 20(12): 3072-3074.
[2] 刘胜贵，等. 辽宁中医杂志，2010, 37(3): 398-400.
[3] 刘卫今，等. 湖北农业科学，2010, 49(2): 426-429.
[4] 刘胜贵，等. 安徽农业科学，2009, 37(26): 12536-12537.

44. 苇谷草属 Pentanema Cass.

小灌木或一年生草本。茎无翅。叶互生，长圆形至披针形，全缘或有齿，常被长柔毛。头状花序通常异型，辐射状，稀盘状或有时具同型小花，盘状。总苞宽钟形或半球形；总苞片多层，覆瓦状排列，外层狭小，边缘干膜质，内层干膜质。花序托平或稍凸起，无托毛，雌花花冠舌状，舌片狭长，顶端有 2–3 齿；两性花花冠管状，黄色，细长，顶端有 5 裂片，花药基部箭形，有纤细的尾部。花柱分枝稍扁，上端较宽，钝或截形。瘦果近圆柱形或稍四角形，无肋或棱，冠毛 5 至多数，1 层，稍纤细，有时杂有小膜片或粗毛，舌状花有或无冠毛。

约 18 种，分布于亚洲南部和西南部和非洲。中国有 3 种，药用 1 种及 1 变种。

1. 苇谷草（中国植物志） 草金沙、止血草（云南）

Pentanema indicum (L.) Y. Ling in Acta Phytotax. Sin. 10: 179. 1965.——*Inula indica* L.（英 **Indian Pentanema**）

1a. 苇谷草（模式变种）

Pentanema indicum (L.) Y. Ling var. **indicum**

一年生或多年生草本。高达 1 m，茎直立，有分枝，被短柔毛或黏毛，稀近无毛。叶长圆状披针形或线状披针形，长 3–8 cm，宽 0.3–1 cm，基部较宽，截形或有圆形小耳，无柄，半抱茎，全缘或有浅齿，边缘常反卷，顶端渐尖，质稍厚，上面被糙疣毛，下面被短粗毛，侧脉 12–16 对，在上面深陷，下面突起，使叶面呈沟状，下部叶花期枯萎，脱落，上部叶较小。头状花序单生枝端，花序梗长 3–6 cm。总苞宽钟形，长 6 mm；总苞片多层，外层钻形，被短柔毛和腺点，内层狭长，线形，顶端渐细尖。顶端外弯，有腺点。花序托无毛，小花黄色，外面有腺点。舌状花 1 层，舌片狭，长 6–10 mm，无冠毛。瘦果被疏毛，管状花多数，有卵圆形裂片。瘦果圆柱形，被密伏毛；冠毛白色，后稍黄色，约与花冠等长，有约 15 条细糙毛。花果期 9–4 月。

分布与生境 产于广西、贵州、云南。生于海拔 200–2000 m 的田边荒地和草坡。也分布于印度、巴基斯坦、缅甸、斯里兰卡、越南和非洲。

药用部位 全草。

功效应用 清热解毒，止血，利水通淋。用于感冒发热，小儿惊风，咳嗽，疟疾，淋证。

化学成分 全草含倍半萜类：苇谷草内酯▲(vicolide) A、B、C、D[1-2]；黄酮类：6-羟基木犀草素-7,3'-二甲醚(6-hydroxyluteolin-7,3'-dimethylether)[3]。

苇谷草 Pentanema indicum (L.) Y. Ling var. indicum
引自《中国高等植物图鉴》

化学成分参考文献

[1] Vasanth S, et al. *Journal of Medicinal and Aromatic Plant Sciences*, 1999, 21(4): 1040-1042.

[2] Vasanth S, et al. *Fitoterapia*, 1999, 70(6): 618-620.

[3] Vasanth S, et al. *Fitoterapia*, 1998, 69(2): 179.

1b. **白背茅谷草**（变种）（中国植物志） 草金杉（中药大辞典），松香草、糙叶地丁（云南红河中草药），止血草（云南）

Pentanema indicum (L.) Y. Ling var. **hypoleucum** (Hand.-Mazz.) Y. Ling in Acta Phytotax. Sin. 10: 179. 1965.——*Inula indica* L. *hypoleuca* Hand.-Mazz.（英 **Hypoleuca Indian Pentanema**）

本变种与模式变种的主要区别在于叶较狭，长 2-9 cm，宽 0.2-0.8 cm；顶端钝，基部箭形，边缘全缘或具浅锯齿，下面密被白色绒毛。花果期 2-10 月。

分布与生境 产于广西、贵州、四川、云南。生于海拔 100-200 m 的荒地草坡。也分布于印度、缅甸、斯里兰卡、越南。

药用部位 全草。

功效应用 清热解毒，利水通淋，健脾胃，止血。用于疟腮、咽喉肿痛、石淋、疳积、目赤、结膜炎、咳嗽、外伤出血。

注评 本种为"草金衫"的基源植物，药用其全草。

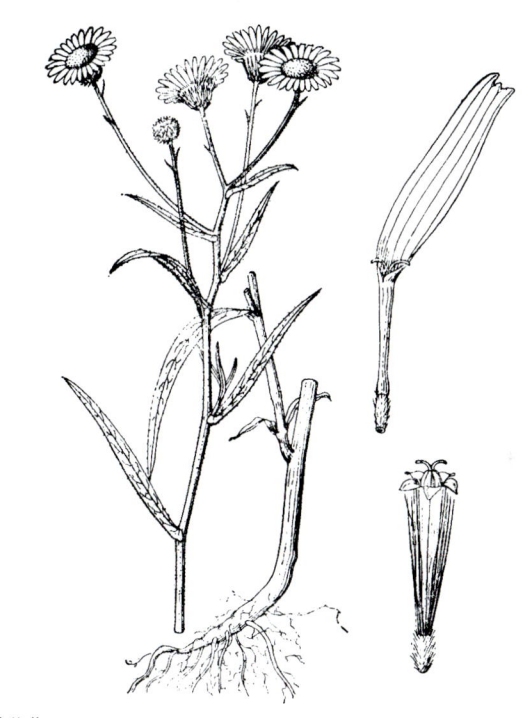

白背茅谷草 Pentanema indicum (L.) Y. Ling var. hypoleucum (Hand.-Mazz.) Y. Ling
刘春荣 绘

45. 蚤草属 Pulicaria Gaertn.

一年生、二年生或多年生草本、灌木或亚灌木。茎无翅，叶互生，通常无柄或稀具柄。头状花序异型，辐射状或盘状或同型，盘状，排成伞房状、总状或圆锥状花序。总苞半球形至钟状；总苞片宿存（果期反折），(2) 3-4 层，不等至近等长。花序托平，光滑，蜂窝状，无托片；雌花舌状，舌片狭长，结实，黄色，顶端有 2-3 齿或有时无舌片；两性花花冠管状，黄色，有 5 短裂片。花药基部箭形，有长渐尖的尾部，花柱分枝狭长，顶端钝，被毛。瘦果椭圆形，有腺和毛；冠毛刚毛状，细至多少扁，外层膜片状结合成环。

约 77 种，分布于非洲、亚洲和欧洲。中国有 6 种，4 种药用。

分种检索表

1. 一年生草本，自中部分枝；头状花序小；总苞半球形，径 5-8 (-10) mm ················· **1. 蚤草 P. vulgaris**
1. 多年生草本或亚灌木，不分枝或少分枝；头状花序大，径 9-25 mm。
  2. 头状花序单生，稀 2-3 个花序枝；冠毛内层有 5 或 8 个羽状毛 ················· **2. 臭蚤草 P. insignis**
  2. 头状花序多数。
    3. 亚灌木，头状花序在茎枝端单生；径 15-35 mm ················· **3. 金仙草 P. chrysantha**
    3. 多年生草本，头状花序 3-15 (20) 排成伞房状或总状花序，径 11-15 mm ······ **4. 止痢蚤草 P. dysenterica**

本属药用植物中主要含有黄酮及其苷类化合物，如高黄芩素 (scutellarein, **1**)、6- 羟基山奈酚-3,6,7-三甲醚 (6-hydroxykaempferol-3,6,7-trimethyl ether，**2**)、6-羟基山奈酚-3,7-二甲醚 (6-hydroxykaempferol-3,7-dimethyl ether，**3**)、万寿菊黄素-3,7-二甲醚 (quercetagetin-3,7-dimethyl ether，**4**)、6-羟基山奈酚-3-甲醚-6-葡萄糖苷 (6-hydroxykaempferol-3-methyl ether-6-glucoside，**5**)。本属药用植物亦含倍半萜类化合物，以石竹烯 (β-caryophyllene，**6**) 为主要结构类型，如 β-氧化石竹烯 (β-caryophyllene oxide，**7**) 和醉鱼草素 C (buddledin C，**8**) 等。

	R_1	R_2	R_3	R_4
1	OH	OH	H	H
2	OMe	OMe	OMe	H
3	OMe	OH	OMe	H
4	OMe	OH	OMe	OH
5	OH	Oglu	OMe	H

1. 蚤草（中国植物志）

Pulicaria vulgaris Gaertn., Fruct. Sem. Pl. 2: 461. 1791.——*Inula pulicaria* L.，*Aster pulicaria* (L.) Scop.，*Diplopappus pulicaria* (L.) Ledeb.，*Pulicaria prostrata* Asch.（英 **Prostrate Pulicaria**）

一年生草本，高 10–30 cm。茎直立或平卧。常自基部或中部分枝，上部被密开展长柔毛，下部常脱毛。叶长圆形、披针形或倒披针形，长 1–3 cm，宽 0.2–0.8 cm，全缘，顶端钝或稍尖，基部渐狭或有小耳，半抱茎，下部叶渐狭成长柄，质薄，两面被柔毛，后下面常脱毛，中脉在下面稍凸起，侧脉细，不明显。头状花序小，长达 5 mm，宽约 5–7 mm，多数，数个或单生分枝端或排成疏不规则的圆锥花序。总苞半球形，长 4–4.5 mm；总苞片 4–5 层，线状披针形或线形，顶端渐尖，背面被长柔毛，边缘膜质，有缘毛，内层较外层长 2 倍，长达 4 mm。舌状花 1 层，较总苞稍长，舌片短，长圆形，黄色，具 3 齿；两性花管状，黄色，有 5 短裂片，花药有细尖的尾；花柱分枝顶端钝，稍扁。瘦果圆柱形，稍扁，被密毛；冠毛白色，外层短，膜片状，内层长 1–1.5 mm，有 6–12 条具微齿的刚毛。花果期 6–9 月。

分布与生境 产于新疆西部和北部。生于海拔 600–2800 m 的干草地、沙地和河床、路边。也分布于哈萨克斯坦、蒙古、巴基斯坦、俄罗斯、土库曼斯坦、乌兹别克斯坦、北非、西南非、欧洲。

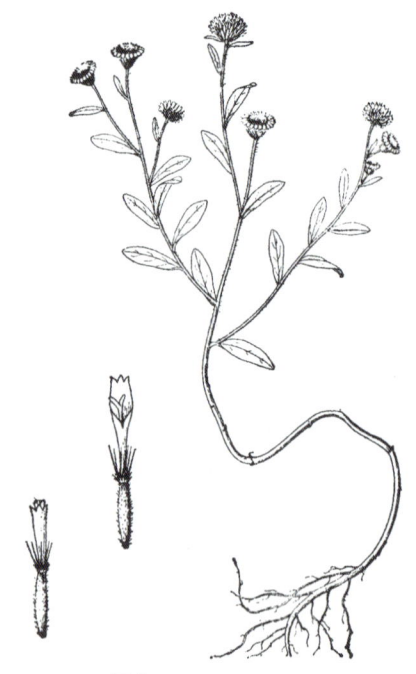

蚤草 Pulicaria vulgaris Gaertn.
引自《中国高等植物图鉴》

药用部位 全草。

功效应用 止痢。用于赤痢。

化学成分 全草含倍半萜类：醉鱼草素C (buddledin C)[1]。

化学成分参考文献

[1] Sadyrbekov DT, et al. *Chem Nat Comp*, 2006, 42(1): 41-45.

菊科 COMPOSITAE

2. 臭蚤草（中国植物志） 虱草花（西藏常用中草药），明涧色尔布（藏语）

Pulicaria insignis Drumm. ex Dunn in Bull. Misc. Inform. Kew. 118. 1912.（英 **Insingnis Pulicaria**）

多年生草本。根状茎长，多分枝，径 5–8 mm，上端有密分枝和被白色密毛的芽。茎直立或斜升，高 5–25 cm，不分枝或有 2 或 3 个花序枝，被密绒毛。基部叶倒披针形，顶端钝，基部渐狭成长柄，茎叶无柄，长圆形或卵状长圆形，长 4–8 cm，宽 1.2–2 cm，顶端钝，全缘，基部半抱茎，两面被毡状长柔毛，侧脉 4–5 对。头状花序单生，稀 1–2 个腋生。总苞宽钟形，径 2–2.5 cm；总苞片 2 或 3 层，线状披针形或线形，顶端渐尖，外层草质，外面密生长粗毛，内层上部草质，被疏毛，边缘膜质。舌状花黄色，外面有毛，舌片狭长，长 1–1.5 (–2) cm，顶端有 3 齿，两性花管状，长约 7 mm，有卵状披针形裂片。瘦果近圆柱形，长 2.5–3.5 mm，顶端截形，被淡褐色绢毛；冠毛白色，外层有 5 膜片。内层有 5 羽毛状的刚毛。花果期 7–9 月。

分布与生境 产于青海西南部、西藏。生于海拔 3400–4600 m 的高山草甸和石砾坡地。也分布于印度北部。

药用部位 全草或花序。

功效应用 清热除蒸，凉血解毒，镇咳，止痒。用于肺结核咳嗽，骨蒸劳热，痈疽肿毒，丹毒，风疹瘙痒。

化学成分 全草含苯丙素类：2,4-二羟基-6-甲基-苯乙酮-4-O-β-D-葡萄糖苷(2,4-dihydroxy-6-methyl-phenylethanone-4-O-β-D-glucoside)，4-(3'-羟丙基)-2,6-二甲氧基苯酚-3'-O-β-D-葡萄糖苷[4-(3'-hydroxypropyl)-2,6-dimethoxyphenol-3'-O-β-D-glucoside]，4-烯丙基-2-甲氧基苯酚-1-O-β-D-葡萄糖苷(4-allyl-2-methoxyphenol-1-O-β-D-glucoside)[1]；蒽醌类：2-甲基-1,3,6-三羟基-9,10-蒽醌-3-O-(6'-O-乙酰基)-α-L-吡喃鼠李糖基-(1→2)-β-D-吡喃葡萄糖苷[2-methyl-1,3,6-trihydroxy-9,10-anthraquinone-3-O-(6'-O-acetyl)-α-L-rhamnopyranosyl-(1→2)-β-D-glucopyranoside][1]。

注评 本种为"虱草花"的基源植物，药用其花。

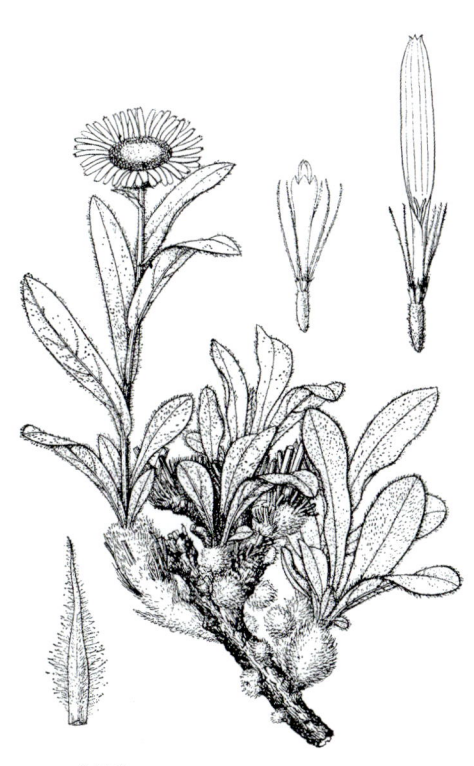

臭蚤草 Pulicaria insignis Drumm. ex Dunn
张泰利 绘

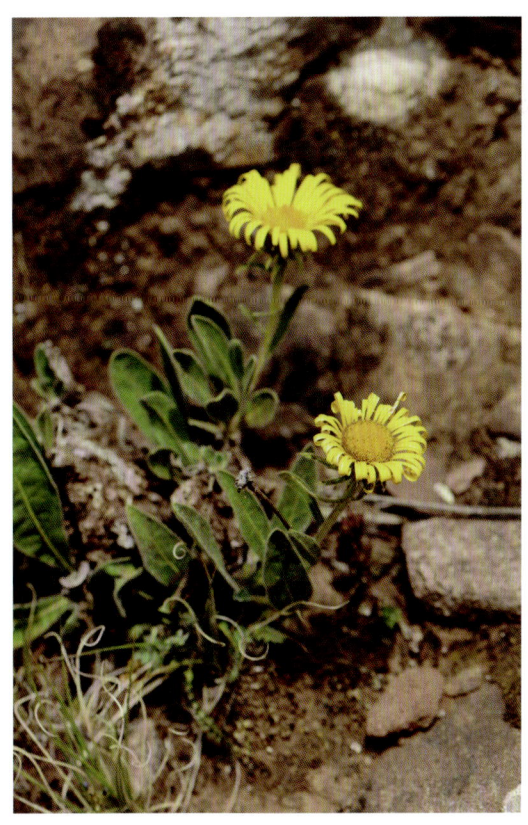

臭蚤草 Pulicaria insignis Drumm. ex Dunn
摄影：陈又生

化学成分参考文献

[1] 黄圣桌，等.天然产物研究与开发，2009, 21(4): 549-552.

3. 金仙草（植物分类学报） 金花蚤草（中国高等植物图鉴），山葵花、金花旋覆花（云南思茅中草药）

Pulicaria chrysantha (Diels) Y. Ling in Acta Phytotax. Sin. 10: 180. 1965.——*Inula chrysantha* Diels（英 **Yellowflower Pulicaria**）

亚灌木。根状茎粗。茎直立，高 30-60 cm，有分枝，被密柔毛。叶线状披针形至长圆状披针形，长 1.5-5.5 cm，宽 0.3-1.2 cm，顶端尖或钝，基部圆形或微心形，边缘具锯齿，上面被疏柔毛，下面被灰色柔毛和腺点。头状花序在茎枝端单生，径 15-35 mm。总苞宽钟状；总苞片多层，外层稍短；倒披针形或舌形，下部革质，上部革质，常反折，外面被柔毛和腺毛，内层线状披针形，顶端渐尖，干膜质，边缘被缘毛。舌状花 1 层，舌片长圆状线形，黄色，顶端具 3 齿；两性花细管状，外面被腺点，裂片披针形；深黄色；花药基部具长尾。瘦果圆柱形，有细沟，被密柔毛；冠毛白色，后稍黄色，2 层，外层具 5-8 条，膜片状，内层有多数具微齿的刚毛。花果期 7-9 月。

分布与生境 产于四川。生于海拔 2500-3000 m 的亚高山或高山草地和林缘。

药用部位 花序、全草。

功效应用 花序：消痰，下气，软坚，行水。用于胸中痰结、肋下胀满，呃逆，唾如胶漆，心下痞硬，噫气不除、大腹水肿。全草：消炎解毒，清热，止咳退热，驱虫。用于感冒咳嗽，小儿肺炎，气管炎，支气管炎，咳黄痰，气促，喘息，发热，恶风，头痛。

注评 本种为"金花蚤草"的基源植物，药用其全草；其花序在广东、广西、湖南、江西等地混作"旋覆花"使用。

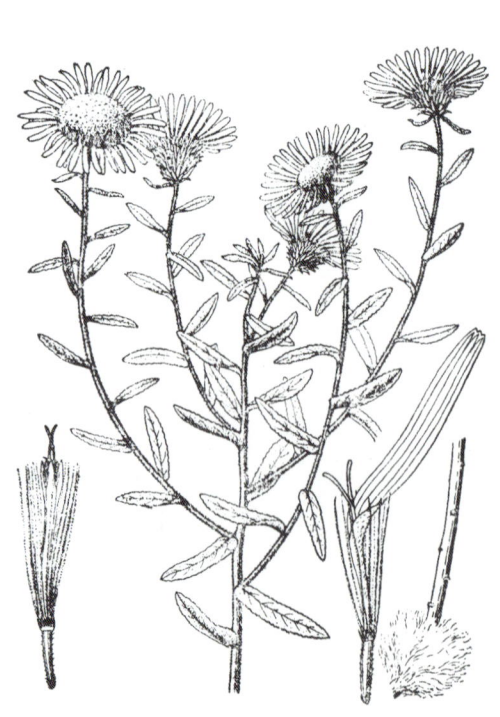

金仙草 Pulicaria chrysantha (Diels) Y. Ling
引自《中国高等植物图鉴》

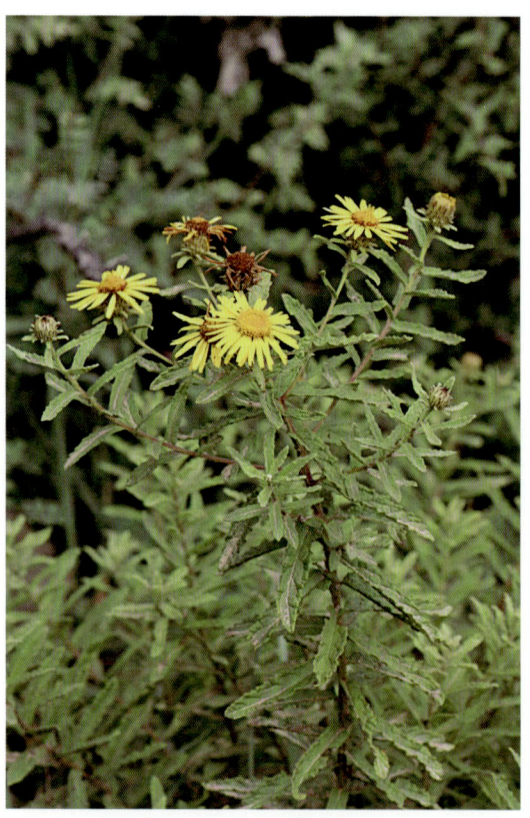

金仙草 Pulicaria chrysantha (Diels) Y. Ling
摄影：陈又生

4. 止痢蚤草（中国植物志）

Pulicaria dysenterica (L.) Gaertn., De Fr. et Sem. 462. 1791.——*Inula dysenterica* L., *Diplopappus dysentericus* Bluff. et Fingerh.（英 **Antidy Senteric Pulicaria**）

多年生草本。高 20–60 cm，有分枝，被绵状绒毛和疏腺点。下部叶长圆形或倒披针形，基部狭，无柄，其余茎叶披针形，无柄，基部具耳，深心形，稍抱茎，边缘稍波状或有齿，上面粗糙，无柄，被瘤状细毛，稀近无毛，下面被灰色薄绒毛或近绵毛。头状花序 3–15 (–20)，排成疏伞房状或总状花序。总苞半球形，径 1.1–1.5 cm；总苞片多数，5–6 层，线形，顶端长渐尖，最外层钩状，外面被绒毛状短柔毛和密颗粒状腺点，内面被疏柔毛或近无毛。舌状花超出总苞 2 倍，舌片宽 1–1.3 mm，具 4 脉，两性花管状。瘦果长圆形，稍扁，具纵肋，上部被疏微毛；冠毛 2 层，外层长 0.25 mm，小冠状，内层有 15–22，具微齿的粗毛。花果期 6–9 月。

分布与生境　原产于欧洲。我国北京有栽培。也分布于北非、西亚、印度、巴基斯坦。

药用部位　全草。

功效应用　止痢。用于赤痢。

化学成分　根含倍半萜类：β-石竹烯(β-caryophyllene)，葎草烯(humulene)，β-石竹烯氧化物(β-caryophyllene oxide)，原串叶松香草醇(presilphiperfolanol)，1-羟基异科马菊烯(1-hydroxyisocomene)[1]；其他类：2-[4-甲基-2-(2-甲基丙氧基)苯基]-2-[(2-甲基丙氧基)甲基]-环氧乙烷{2-[4-methyl-2-(2-methylpropoxy)phenyl]-2-[(2-methylpropoxy)methyl]-oxirane}，十三碳五炔烯(tridecapentaynene)，2-甲氧基-1-(1-甲基乙基-4-[(2-甲基丙氧基)甲基]-苯{2-methoxy-1-(1-methylethyl)-4-[(2-methylpropoxy)methyl]-benzene}[1]。

叶含香豆素类：七叶树内酯(esculetin)[2]；黄酮类：高黄芩素(scutellarein)，6-羟基山奈酚-3,6,7-三甲醚(6-hydroxykaempferol-3,6,7-trimethyl ether)，6-羟基山奈酚-3,7-二甲醚(6-hydroxykaempferol-3,7-dimethyl ether)，6-羟基山奈酚-3-甲醚-6-葡萄糖苷(6-hydroxykaempferol-3-methyl ether-6-glucoside)，槲皮万寿菊素-3,7-二甲醚(quercetagetin-3,7-dimethyl ether)[2]。

种子含脂肪酸类：亚油酸[3]。

地上部分含倍半萜类：β-石竹烯(β-caryophyllene)[1,4]，14-乙酰氧基-13-羟基石竹烯-7-酮(14-acetoxy-13-hydroxycaryophyllen-7-one)，13-乙酰氧基-14-羟基石竹烯-7-酮(13-acetoxy-14-hydroxycaryophyllen-7-one)，13,14-二乙酰氧基羟基石竹烯-7-酮(13,14-diacetoxyhydroxycaryophyllen-7-one)，14-乙酰氧基羟基石竹烯-7-酮(14-acetoxyhydroxycaryophyllen-7-one)，13,14-二羟基-5,6-顺式-石竹烯-7-酮(13,14-dihydroxy-5,6-*cis*-caryophyllen-7-one)，14-乙酰氧基-13-羟基-5,6-顺式-石竹烯-7-酮(14-acetoxy-13-hydroxy-5,6-*cis*-caryophyllen-7-one)，13-乙酰氧基-14-羟基-5,6-顺式-石竹烯-7-酮(13-acetoxy-14-hydroxy-5,6-*cis*-caryophyllen-7-one)，(1*S*,5*R*,9*R*,11*R*)-5,12-二羟基石竹-2(15),6(14)-二烯-7-酮[(1*S*,5*R*,9*R*,11*R*)-5,12-dihydroxycaryophylla-2(15),6(14)-dien-7-one]，止痢蚤草素▲(pulidysenterin)[1]，(1*S*,5*R*,9*R*,11*S*)-5,12-二羟基石竹-2(15),6(14)-二烯-7-酮[(1*S*,5*R*,9*R*,11*S*)-5,12-dihydroxycaryophylla-2(15),6(14)-dien-7-one]，(1*S*,5*S*,6*S*,9*R*,11*S*)-5,14-二甲氧基-12-乙酰氧基石竹-2(15)-烯-7-酮[(1*S*,5*S*,6*S*,9*R*,11*S*)-5,14-dimethoxy-12-acetoxycaryophyll-2(15)-en-7-one]，(1*S*,5*S*,6*S*,9*R*,11*S*)-5,14-二甲氧基-12-羟基石竹-2(15)-烯-7-酮[(1*S*,5*S*,6*S*,9*R*,11*S*)-5,14-dimethoxy-12-hydroxycaryophyll-2(15)-en-7-one]，(1*S*,6*R*,9*R*)-14-羟基石竹-2(15)-烯-7-酮[(1*S*,6*R*,9*R*)-14-hydroxycaryophyll-2(15)-en-7-one]，(1*S*,6*R*,9*R*,11*R*)-13,14-二羟基石竹-2(15)-烯-7-酮[(1*S*,6*R*,9*R*,11*R*)-13,14-dihydroxycaryophyll-2(15)-en-7-one]，(1*S*,5*S*,9*R*)-5-甲氧基石竹-2(15),6(14)-二烯-7-酮[(1*S*,5*S*,9*R*)-5-methoxy-caryophylla-2(15),6(14)-dien-7-one]，(1*S*,5*R*,9*R*)-5-甲氧基石竹-2(15),6(14)-二烯-7-酮[(1*S*,5*R*,9*R*)-5-methoxycaryophylla-2(15),6(14)-dien-7-one]，(1*S*,5*S*,9*R*)-5-甲氧基-12-乙酰氧基石竹-2(15),6(14)-二烯-7-酮[(1*S*,5*S*,9*R*)-5-methoxy-12-acetoxy-caryophylla-2(15),6(14)-dien-7-one]，(1*S*,5*R*,9*R*)-5-甲氧基-12-乙酰氧基石竹-2(15),6(14)-二烯-7-酮[(1*S*,5*R*,9*R*)-5-methoxy-12-acetoxycaryophylla-2(15),6(14)-dien-7-one]，(1*S*,9*R*,11*S*)-14-羟基-12-乙酰氧基石竹-2(15),5*E*-二烯-7-醇[(1*S*,9*R*,11*S*)-14-hydroxy-12-acetoxycaryophylla-2(15),5*E*-dien-7-ol]，(1*S*,9*R*,11*S*)-14-甲氧基-12-乙酰氧基石竹-2(15),5*E*-二烯-7-酮[(1*S*,9*R*,11*S*)-14-methoxy-12-acetoxycaryophylla-2(15),5*E*-

dien-7-one]，(1S,9R,11S)-14-甲氧基-12-乙酰氧基石竹-2(15),5Z-二烯-7-酮[(1S,9R,11S)-14-methoxy-12-acetoxycaryophylla-2(15),5Z-dien-7-one]，(1S,9R,11S)-14-羟基-12-羟基石竹-2(15),5Z-二烯-7-酮[(1S,9R,11S)-14-hydroxy-12-hydroxycaryophylla-2(15),5Z-dien-7-one]，(1S,9R,11S)-14-羟基-12-乙酰氧基石竹-2(15),5Z-二烯-7-酮[(1S,9R,11S)-14-hydroxy-12-acetoxycaryophylla-2(15),5Z-dien-7-one]，(1S,9R,11S)-14-乙酰氧基-12-羟基石竹-2(15),5Z-二烯-7-酮[(1S,9R,11S)-14-acetoxy-12-hydroxycaryophylla-2(15),5Z-dien-7-one]，(1S,9R,11S)-14-乙酰氧基-12-乙酰氧基石竹-2(15),5Z-二烯-7-酮[(1S,9R,11S)-14-acetoxy-12-acetoxy-caryophylla-2(15),5Z-dien-7-one]，(1S,9R)-14-甲氧基石竹-2(15),5Z-二烯-7-酮[(1S,9R)-14-methoxycaryophylla-2(15),5Z-dien-7-one]，(1S,9R)-14-乙酰氧基石竹-2(15),5Z-二烯-7-酮[(1S,9R)-14-acetoxycaryophylla-2(15),5Z-dien-7-one][4]；芳香类：2-[4-甲基-2-(2-甲基丙氧基)苯基]-2-[(2-甲基丙氧基)甲基]-环氧乙烷{2-[4-methyl-2-(2-methylpropoxy)phenyl]-2-[(2-methylpropoxy)methyl]-oxirane}，2-甲氧基-1-(1-甲基乙基-4-[(2-甲基丙氧基)甲基]-苯{2-methoxy-1-(1-methylethyl)-4-[(2-methylpropoxy)methyl]-benzene}[1]，2-甲基-5-甲基-2-[2-[(2-甲基-1-氧代丙氧基)甲基]-2-环氧乙烷基]苯基丙酸酯{2-methyl-5-methyl-2-[2-[(2-methyl-1-oxopropoxy) methyl]-2-oxiranyl]phenyl propanoic acid ester}，2-甲基-[3-甲氧基-4-(1-甲基乙基)苯基]甲基丙酸酯{2-methyl-[3-methoxy-4-(1-methylethyl)phenyl]methyl propanoic acid ester}[4]；挥发油：橙花叔醇(nerolidol)等[5]；其他类：β-豆甾醇，十三碳五炔烯(tridecapentaynene)，植醇(phytol)[1]，牻牛儿醇异丁酸酯(geranylisobutyrate)[4]。

全草含多元醇类：L-(-)-2-O-甲基肌醇[L-(-)-2-O-methyl-inositol][6]。

叶、花和果实含黄酮类：槲皮万寿菊素-3,7-二甲醚(quercetagetin-3,7-dimethyl ether)，6-羟基山柰酚-3,4'-二甲醚(6-hydroxykaempferol-3,4'-dimethyl ether)，6-羟基山柰酚-3,7-二甲醚(6-hydroxykaempferol-3,7-dimethyl ether)，槲皮万寿菊素-3,7,3'-三甲醚(quercetagetin-3,7,3'-trimethyl ether)，槲皮万寿菊素-3,7,3',4'-四甲醚(quercetagetin-3,7,3',4'-tetramethyl ether)，6-羟基山柰酚-3,7,4'-三甲醚(6-hydroxykaempferol-3,7,4'-trimethyl ether)，槲皮素-3-葡萄糖醛酸苷(quercetin-3-glucuronide)[7]，黄芪苷(astragalin)，羟基阿亚黄素B (oxyayanin B)[8]；酚类：咖啡酸[8]。

药理作用 抗细菌作用：止痢蚤草甲醇提取物体外可抑制仙人掌杆菌、金黄葡萄球菌、霍乱弧菌。其水提物和三氯甲烷提取物也具有抑制霍乱弧菌的作用[1]。

化学成分参考文献

[1] Bohlmann F, et al. *Phytochemistry*, 1981,20(11): 2529-2534.

[2] Pares JO, et al. *Phytochemistry*, 1981,20(8): 2057.

[3] Ucciani E, et al. *Grasasy Aceites*, 1994, 45(3): 107-112.

[4] Marco JA, et al. *Phytochemistry*, 1992, 31(7): 2409-2413.

[5] Basta A, et al. *J Ess Oil Res*, 2007, 19(4): 333-335.

[6] Plouvier V, et al. *Compt Rend*, 1962, 255: 1770-1772.

[7] Christine AW, et al. *biochem syst ecol*, 2000, 28(7): 679-687.

[8] Schulte KE, et al. *Archiv der Pharmazie und Berichte der Deutschen Pharmazeutischen Gesellschaft*, 1968, 301(2): 115-119.

药理作用及毒性参考文献

[1] Nickavar B, et al. *Fitoterapia*, 2003, 74(4): 390-393.

46. 天名精属 Carpesium L.

多年生，稀一年生草本。叶互生，全缘或有齿，无柄或有柄，叶柄常具翅。头状花序盘状，具异型小花，顶生或腋生，无或有短花序梗，通常下垂，单生或少数或多数，排成穗状总状花序。总苞近球形或扁球形；总苞片 3 或 4 层，外层草质或顶端叶质，内层干膜质，花序托平，无毛。边缘小花雌性，管状或稍微舌状，2 至数层，结实，纤细，具 3–5 齿，中央小花两性，结实，纤细，多数，花冠檐部稍膨大，具 4 或 5 齿，淡黄色。花药基部箭形，具尾；花柱分枝被毛。瘦果椭圆状，无毛，具肋，具腺的短喙，有软骨质的环。无冠毛。

约 20 种，分布于亚洲和欧洲。中国有 16 种，药用 11 种及 1 变种。

分种检索表

1. 外层总苞片草质或叶状，与内层近等长或更长，与苞叶无明显区别。
  2. 头状花序盘状或半球形，直径通常超过 10 cm，生于第一次分枝顶端。
    3. 花冠无毛，如被毛则植株密被白色绵毛。
      4. 头状花序大，径 2.5–3.5 cm ·· 1. 大花金挖耳 C. macrocephalum
      4. 头状花序较小，径 1–2 cm。
        5. 总苞片顶端钝；下部叶基部长渐狭，下延成翼柄 ···················· 2. 烟管头草 C. cernuum
        5. 总苞片顶端尖；下部叶基部圆形，截形或心形，不下延成柄 ········ 3. 尼泊尔天名精 C. nepalense
    3. 花冠被柔毛；植株被柔毛或淡黄色长柔毛。头状花序具长梗，总苞片反折 ··· 4. 高原天名精 C. lipskyi
  2. 头状花序钟状，径 4–10 mm，生于第一次及第二次分枝端，排成总状或圆锥状花序 ··· 5. 暗花金挖耳 C. triste
1. 外层总苞片短（向内逐层增长），干膜质或近草质，与苞叶有明显区别。
  6. 花冠被极疏的柔毛；头状花序径 6–10 mm，生于茎顶端，具明显的花序梗 ······· 6. 金挖耳 C. divaricatum
  6. 花冠无毛；头状花序径 3–5 mm，腋生，无花序梗或具短梗，排成穗状或总状花序。
    7. 头状花序钟状，径 3–6 mm；花序梗纤细。
      8. 下部茎叶椭圆形或椭圆状披针形；基部渐狭，近无毛；头状花序具长梗 ··· 7. 小花金挖耳 C. minum
      8. 下部茎叶卵圆形或卵状披针形，基部阔楔形、近圆形或心形，两面被毛；头状花序腋生，通常无梗或具短梗，排成穗状。
        9. 茎中、上部叶披针形至线状披针形，两端渐狭，近全缘 ············· 8. 贵州天名精 C. faberi
        9. 茎中、上部叶卵形至卵状披针形，基部近圆形或阔楔形，边缘具粗齿 ··· 9. 粗齿天名精 C. trachelifolium
    7. 头状花序卵球形或扁球形，径 6–8 mm，花序梗较粗，顶端明显增大。
      10. 下部茎叶宽椭圆形至长椭圆形，密被短柔毛，两性花长 2–2.5 mm ········· 11. 天名精 C. abrotanoides
      10. 下部茎叶长圆状披针形至披针形，无毛；两性花长 3–3.5 mm ········ 10. 长叶天名精 C. longifolium

本属药用植物主要含倍半萜类化合物，结构类型以桉叶烷型和吉玛烷型为主。天名精内酯酮 (carabrone, **1**)，天名精内酯醇 (carabrol, **2**)，特勒菊素▲(telekin, **3**)，依瓦菊素 (ivalin, **4**)，天名精素 (carpesiolin, **5**) 在本属中分布广泛，**3** 和 **4** 具有细胞毒活性，ED_{50} 小于 10 μM；**1 ~ 4** 对枯草杆菌 (*Bacillus subtilis*)、金黄色葡萄球菌 (*Staphylococcus aureus*) 和大肠埃希菌 (*Escherichia coli*) 生长有抑制作用。此外，暗花金挖耳 (C. triste) 中含有一系列链状二萜类化合物，如 **6**，**7** 和 **8**，其中 **8** 对 SMMC-7721 细胞株增殖具有细胞毒作用。

本属植物多具有抗炎、抗菌和促进创伤愈合作用，部分植物具有抗寄生虫及抗血小板聚集作用。主要活性成分为倍半萜内酯等。该类植物的抗肿瘤及细胞毒作用为近年研究的热点。

1. 大花金挖耳（东北植物检索表） 香油罐、千日草、神灵草、仙草（东北），大烟锅草（全国中草药汇编）

Carpesium macrocephalum Franch. et Sav., Enum. Pl. Jap. 2. 405. 1879.——*C. eximum* Winkl.
（英 Bighead Carpesium）

多年生草本。高约 1 m；被卷曲柔毛，中上部分枝。茎叶于花前枯萎，下部茎叶宽卵形，长 30–40 cm，宽 10–13 cm，顶端尖。基部骤然收缩成具翅的叶柄，边缘具粗大不规则的重齿，两面均被短柔毛，中部叶渐小，倒卵状长圆形，顶端锐尖，下半部急狭，无柄，基部略呈耳状，半抱茎，上部叶长圆状披针形，渐尖。头状花序单生茎枝端，花期下垂；苞叶多数，线形或披针形，总苞盘状，径 2.5–3.5 cm；总苞片 4 层，外层苞片叶状，披针形，先端锐尖，两面密被短柔毛，中层长圆状线形，尖，密被柔毛，内层线状匙形，干膜质，边缘雌花多层，花冠管状，5 齿裂；中央两性花筒状，具 5 齿裂。瘦果圆柱形，喙长 1 mm，具腺点。花果期 6–10 月。

分布与生境 产于东北、河南、陕西、甘肃、四川。生于海拔 700–2300 m 的落叶混交林中或山坡湿地。也分布于日本、朝鲜、俄罗斯。

药用部位 全草。

功效应用 凉血止血，祛瘀。用于跌打损伤，外伤出血，吐血，衄血。

化学成分 种子含倍半萜类：2α-O-β-D-吡喃葡萄糖基-$5\alpha,11\alpha$H-桉叶-4(15)-烯-12,8β-内酯[2α-O-β-D-glucopyranosyl-$5\alpha,11\alpha$H-eudesma-4(15)-en-12,8β-olide]，2α-O-β-D-吡喃葡萄糖基-5αH-桉叶-4(15),11(13)-二烯-12,8β-内酯[2α-O-β-D-glucopyranosyl-5αH-eudesma-4(15),11(13)-dien-12,8β-olide]，2α-乙酰氧基-5α-羟基-11αH-桉叶-4(15)-烯-12,8β-内酯[2α-acetoxy-5α-hydroxy-11αH-eudesma-4(15)-en-12,8β-olide]，$2\alpha,5\alpha$-二羟基-11αH-桉叶-4(15)-烯-12,8β-内酯[$2\alpha,5\alpha$-dihydroxy-11αH-eudesma-4(15)-en-12,8β-olide]，5αH-桉叶-4(15),11(13)-二烯-12,8β-内酯[5αH-eudesma-4(15),11(13)-dien-12,8β-olide]，$5\alpha,11\alpha$H-桉叶-4(15)-烯-12,8β-内酯[$5\alpha,11\alpha$H-eudesma-4(15)-en-12,8β-olide]，$11\alpha,13$-二氢特勒菊素▲($11\alpha,13$-dihydrotelekin)，$11\alpha,13$-二氢依瓦菊素($11\alpha,13$-dihydroivalin)，特勒菊素▲(telekin)，依瓦菊素(ivalin)，天名精内酯酮(carabrone)，天名精内酯醇(carabrol)[1]；黄酮类：缅茄儿茶素▲(afzelechin)[1]；香豆素类：东莨菪内酯[1]；甾体类：β-谷甾醇，胡萝卜苷(daucosterol)[1]。

地上部分含倍半萜类：天名精内酯酮(carabrone)，天名精内酯醇(carabrol)，依瓦菊素(ivalin)，特勒菊素▲(telekin)，$11\alpha,13$-二氢特勒菊素▲($11\alpha,13$-dihydrotelekin)，$11\alpha,13$-二氢依瓦菊素($11\alpha,13$-

dihydroivalin),(3S,3aR,4aR,7S,8aR,9aR)-二氢-4a,7-二羟基-3,8a-二甲基-5-亚甲基-萘[2,3-b]呋喃-2(3H)-酮{(3S,3aR,4aR,7S,8aR,9aR)-decahydro-4a,7-dihydroxy-3,8a-dimethyl-5-methylene-naphtho[2,3-b]furan-2(3H)-one},3S-(3α,3aβ,4β,4aβ,5α,8aα,9aβ)]-十氢-4,4a-二羟基-3,5,8a-三甲基-萘[2,3-b]呋喃-2(3H)-酮{[3S-(3α,3aβ,4β,4aβ,5α,8aα,9aβ)]-decahydro-4,4a-dihydroxy-3,5,8a-trimethyl-naphtho[2,3-b]furan-2(3H)-one},(3S,3aR,7S,8aR,9aR)-7-乙酰氧基-3a,4,6,7,8,8a,9,9a-十氢-3,5,8a-三甲基萘[2,3-b]呋喃-2(3H)-酮{(3S,3aR,7S,8aR,9aR)-7-acetyloxy-3a,4,6,7,8,8a,9,9a-octahydro-3,5,8a-trimethyl-naphtho[2,3-b]furan-2(3H)-one}[2],2α-乙酰氧基-11αH-桉叶-4-烯-12,8β-内酯(2α-acetoxy-11αH-eudesma-4-en-12,8β-olide)[3];甾体类:β-谷甾醇,胡萝卜苷[2];香豆素类:东莨菪内酯[2]。

全草含倍半萜类:天名精内酯酮(carabrone),天名精内酯醇(carabrol),绒毛银胶菊素▲(tomentosin),4H-绒毛银胶菊素▲(4H-tomentosin),依瓦菊素(ivalin)[4],4α,10α-二羟基-1βH,5βH-愈创木烷-11(13)-烯-8α,12-内酯[4α,10α-dihydroxy-1βH,5βH-guai-11(13)-en-8α,12-olide],4β,10β-二羟基-1αH,5αH-愈创木烷-11(13)-烯-8α,12-内酯[4β,10β-dihydroxy-1αH,5αH-guai-11(13)-en-8α,12-olide],4β,10β-二羟基-5βH-1,11(13)-愈创木烷二烯-8α,12-内酯[4β,10β-dihydroxy-5βH-1,11(13)-guaidien-8α,12-olide][5];单萜类:黑麦草内酯(loliolide)[4];大柱香波龙烷类:催吐萝芙木醇(vomifoliol)[4];三萜类:柑橘素C(citrusin C)[4];挥发油(包括花及花托)[6]。

药理作用 抗血小板聚集作用:大花金挖耳花、茎叶水提物和茎叶醇提物均可抑制兔血小板聚集,主要通过抑制血栓素 A_2 合成而发挥作用[1]。

抗菌作用:大花金挖耳水提物体外对金黄色葡萄球菌、白色念珠菌、新生隐球菌、热带念珠菌、近平滑念珠菌、申克孢子丝菌、烟曲霉菌、红色毛癣菌、大肠埃希菌、枯草芽孢杆菌有抑菌作用[2]。

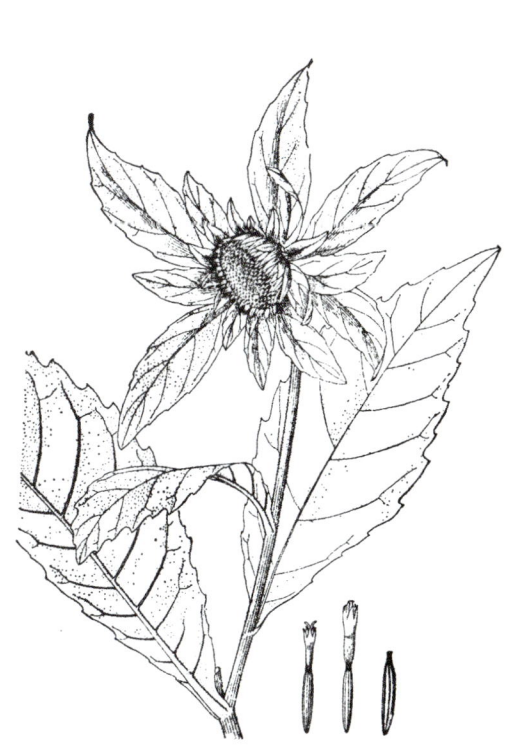

大花金挖耳 Carpesium macrocephalum Franch. et Sav.
引自《中国高等植物图鉴》

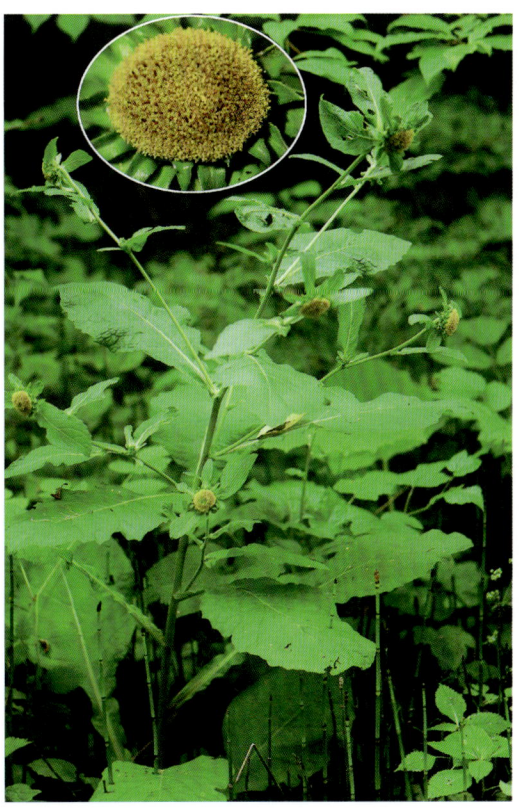

大花金挖耳 Carpesium macrocephalum Franch. et Sav.
摄影:周繇

化学成分参考文献

[1] Yang C, et al. *Planta Med*, 2002, 68(7): 626-630.
[2] Yang C, et al. *Aust J Chem*, 2003, 56(6): 621-624.
[3] Yang C, et al. *Chin Chem Lett*, 2002, 13(9): 855-856.
[4] Kim MR, et al. *Arch Pharm Res*, 2004, 27(10): 1029-1033.
[5] Kim MR, et al. *J Nat Prod*, 2002, 65(4): 583-584.
[6] 王俊儒，等. 西北植物学报，2008, 28(6): 1239-1245.

药理作用及毒性参考文献

[1] 杨晓虹，等. 人参研究，2000, 12(1)20-22.
[2] Yang C, et al. *Planta Med*, 2002, (68): 620-630.

2. 烟管头草（中国植物志） 杓儿茶、烟袋草（中国植物志），挖耳草（滇南本草、），芸香草、毛叶芸香草（滇南本草），蛋黄黄（广西），金挖耳（四川中药志）

Carpesium cernuum L., Sp. Pl. 859. 1753.（英 **Drooping Carpesium**）

多年生草本。茎高 50–100 cm，粗壮，直立，基部密被白色长柔毛和卷曲短柔毛，多分枝。下部茎叶薄，匙状长圆形，长 9–25 cm，宽 4–6 cm，顶端锐尖或钝，基部收缩，渐狭成具翅的叶柄，边缘有不规则的重锯齿，两面密被白色长柔毛，中部叶较小，长圆形，顶端钝，稀渐尖。头状花序单生茎顶端，宽 15–18 mm，具长花序梗，苞叶多数，线状披针形，长 2–5 cm，顶端钝。总苞壳斗状，径约 2 cm；总苞片 4 层，外层叶状，披针形，近基部干膜质，被白色柔毛，内层狭长圆形，干膜质，顶端钝，外围雌花管状，中央两性花筒状，长 25 mm，檐部 1 mm。瘦果线形，长 4.5–5 mm。花果期 6–10 月。

分布与生境 产于东北、华北、华中、华东、华南、西南、西北及西藏等地。生于海拔 2900 (–3400) m 以下的荒地和山坡。也分布于印度、阿富汗、印度尼西亚、日本、朝鲜、巴基斯坦、菲律宾、越南、俄罗斯、巴布亚新几内亚、澳大利亚、高加索、欧洲。

药用部位 根及全草。

功效应用 根：清热解毒。用于痢疾，牙痛，乳蛾，子宫脱垂，脱肛。全草：清热解毒，消肿止痛。用于感冒发热，高热惊风，咽喉肿痛，痄腮，牙痛，热淋，瘰疬，疮疡疖肿，乳痈。

化学成分 根含倍半萜类：$5\alpha H$-桉叶-4(15),11(13)-二烯-12,8β-内酯[$5\alpha H$-eudesma-4(15),11(13)-dien-12,8β-olide]，土木香内酯(alantolactone)，11α,13-二氢土木香内酯(11α,13-dihydroalantolactone)，1-去氧狭叶依瓦菊素(1-deoxyivangustin)，(5S,8aR,9aR)-6,7,8,8a,9,9a-六氢-3-羟甲基-5,8a-二甲基-萘[2,3-b]呋喃-2(5H)-酮[(5S,8aR,9aR)-6,7,8,8a,9,9a-hexahydro-3-hydroxylmethyl-5,8a-dimethyl-naphtho[2,3-b]furan-2(5H)-one][1]；甾体类：β-谷甾醇，胡萝卜苷[1]；其他类：5-甲基-2-{2-[(2-甲基-1-氧代丙氧基) 甲基]-2-环氧乙基}苯基-2-甲基丙酸酯{5-methyl-2-{2-[(2-methyl-1-oxopropoxy)methyl]-2-oxiranyl}phenyl 2-methylpropanoic acid ester}，8-羟基-9,10-二异丁酰氧基麝香草酚(8-hydroxy-9,10-diisobutyryloxy-thymol)，2-羟基-2-(2-甲氧基-4-甲基苯基)-1,3-丙二基-2-甲基-丙酸酯[2-hydroxy-2-(2-methoxy-4-methylphenyl)-1,3-propanediyl-2-methyl-propanoic acid ester]，2-(乙酰氧基)-2-(2,4-二甲基苯基)-1,3-丙二基-2-甲基-丙酸酯[2-(acetyloxy)-2-(2,4-dimethylphenyl)-1,3-propanediyl-2-methyl-propanoic acid ester]，3-(乙酰氧基)-2-羟基-2-(2-甲氧基-4-甲基苯基)丙基-2-甲基-丙酸酯[3-(acetyloxy)-2-hydroxy-2-(2-methoxy-4-methylphenyl)propyl-2-methyl-propanoic acid ester][1]。

地上部分含倍半萜类：2α-羟基-桉叶-4(15),11(13)-二烯-12,8β-内酯[2α-hydroxy-eudesman-4(15),11(13)-dien-12,8β-olide]，2α-羟基-桉叶-4(15)-烯-12,8β-内酯[2α-hydroxy-eudesman-4(15)-en-12,8β-olide]，特勒菊素▲(telekin)，11(13)-二氢特勒菊素▲[11(13)-dihydrotelekin]，天名精内酯酮(carabrone)，天名精内酯醇(carabrol)[2]；木脂素类：烟管头草脂苷▲(carpeside) A、B，(-)-丁香树脂酚-4,4'-二-O-β-D-葡萄糖苷[(-)-syringaresinol-4,4'-bis-O-β-D-glucopyranoside]，柑橘素A (citrusin A)[3]；单萜类：泽兰三醇-9-O-β-D-呋喃芹糖基-(1→6)-β-D-吡喃葡萄糖苷[eupatriol-9-O-β-D-apiofuranosyl-(1→6)-β-D-glucopyranoside][3]；黄酮类：山奈酚-3-O-β-D-葡萄糖苷，异槲皮素，木犀草素-7-O-β-D-葡萄糖苷，山

菊科 COMPOSITAE

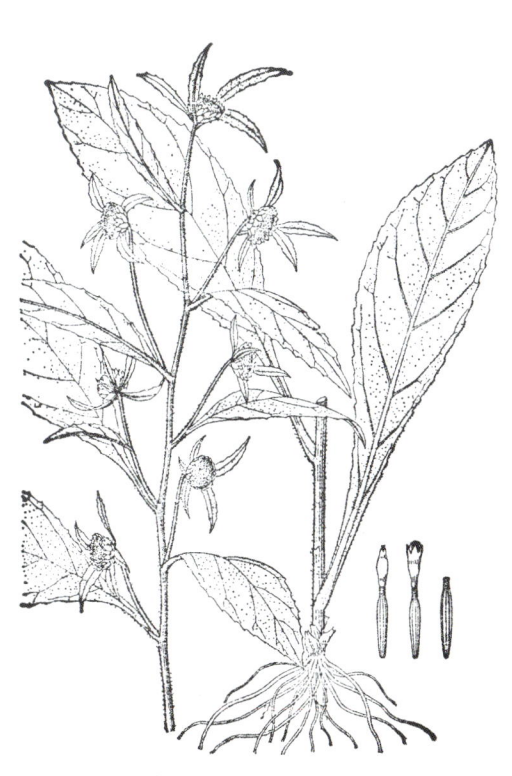

烟管头草 Carpesium cernuum L.
引自《中国高等植物图鉴》

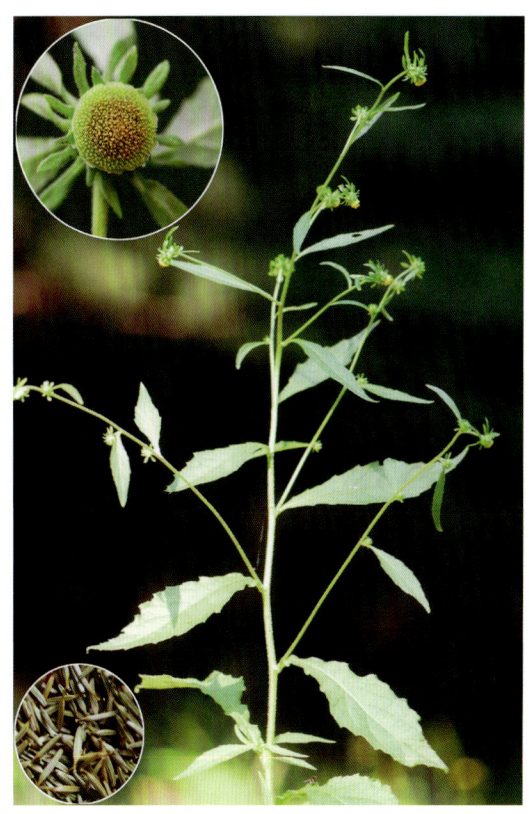

烟管头草 Carpesium cernuum L.
摄影：周繇

柰酚-3-O-芸香糖苷[3]；芳香族类：云杉酚(piceol)，丹皮酚(paeonol)，花椒素(xanthoxylin)[2]；甾体类：β-谷甾醇，胡萝卜苷[2]。

全草含倍半萜类：天名精素▲(carpesiolin)，腋生依瓦菊素(ivaxillin)，11-表腋生依瓦菊素(11-epiivaxillin)，11(13)-去氢腋生依瓦菊素[11(13)-dehydroivaxillin][4]。

药理作用 抗菌作用：烟管头草水提液体外对金黄色葡萄球菌、白色葡萄球菌、大肠埃希菌、嗜血性链球菌、白色念珠菌、副伤寒杆菌甲、副伤寒杆菌乙、志贺痢疾杆菌、福氏痢疾杆菌均有抑制作用[1]。

注评 本种为"挖耳草"的基源植物，药用其全草；其根入药称"挖耳草根"；其果实在清代开始作"鹤虱"药用。彝族、白族、傈僳族、苗族和侗族也药用其全草，主要用途同功效应用项。

化学成分参考文献

[1] Yang C, et al. *Pharmazie*, 2001, 56(10): 825-827.

[2] 杨超，等. 兰州大学学报（自然科学版），2002, 38(4): 61-67.

[3] Ma JP, et al. *J Asian Nat Prod Res*, 2008, 10(6): 565-569.

[4] Chung IM, et al. *J Enzyme Inhib Med Chem*, 2009, 24(1): 131-135.

药理作用及毒性参考文献

[1] 李万波，等. 中医药学报，1981, 52(3): 37-42.

3. 尼泊尔天名精（中国植物志） 挖耳草（湖北）

Carpesium nepalense Less. in Linnaea 6: 234. 1831.（英 **Nepal Carpesium**）

3a. 尼泊尔天名精（模式变种）

Carpesium nepalense Less. var. **nepalense**

多年生草本。茎直立，高 23–60 cm，基部被贴生绵毛，自基部分枝。基部叶花期凋萎，茎下部叶具长柄，卵形至卵状椭圆形，长 12–18 cm，宽 2.5–4 cm，顶端短渐尖，基部圆形或截形，边缘有不规则锯齿，上面被疏柔毛，下面被疏长柔毛，两面均有小腺点；上部叶渐小，具短柄，卵状长圆形或长圆形，顶端渐尖，最上部长圆状披针形。头状花序单生茎枝端，开花时下垂，苞片 4–6 枚，椭圆形或披针形，长于头状花序或与头状花序等长，有粗锯齿。总苞盘状，径 5–6 mm；总苞片 4 层，近等长，外层草质，披针形，背面被疏柔毛，内层干膜质，顶端有小齿，雌花筒状，两性花管状，具 5 齿裂。花果期 6–10 月。

分布与生境　产于湖北、湖南、贵州、陕西、四川、西藏、云南、台湾。生于海拔 1100–3200 m 的山坡或林下。也分布于印度、尼泊尔、不丹、巴基斯坦。

药用部位　全草。

功效应用　清热解毒。用于感冒发热，咽喉肿痛，牙痛，毒蛇咬伤。

化学成分　地上部分含倍半萜类：尼泊尔内酯▲(nepalolide) A、B、C、D，泽兰羊耳菊内酯 A▲(ineupatorolide A)[1]。

注评　本种藏族药用；全草治咽喉肿痛、胃痛、疮疖红肿、虫蛇咬伤。

化学成分参考文献

[1] Lin YL, et al. *J Nat Prod*, 1996, 59(10): 991-993.

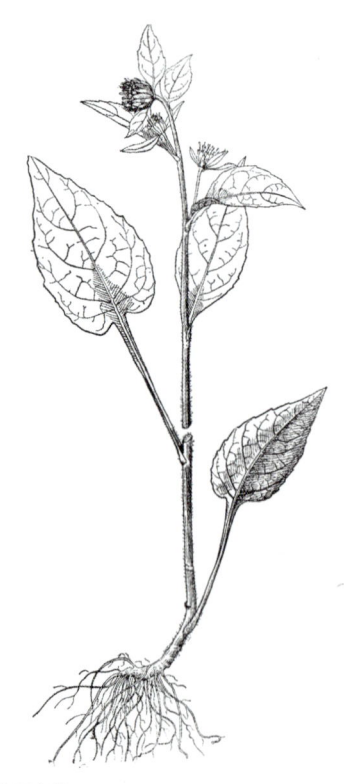

尼泊尔天名精 Carpesium nepalense Less. var. nepalense
引自《中国植物志》

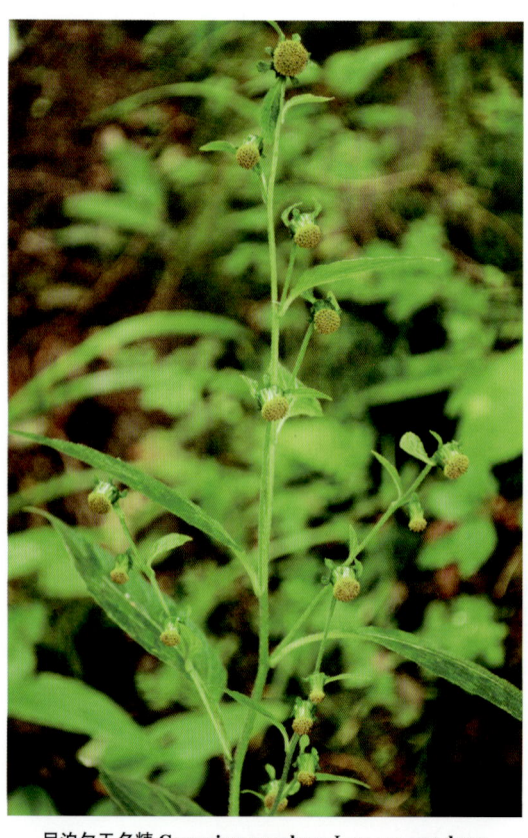

尼泊尔天名精 Carpesium nepalense Less. var. nepalense
摄影：陈又生

3b. 棉毛尼泊尔天名精（变种）（中国植物志） 倒提壶、地朝阳、野葵花（云南），野烟、野叶子烟（云南、贵州），挖耳子草（四川），棉毛倒提壶（云南种子植物名录），野向阳花（广西资源）

Carpesium nepalense Less. var. **lanatum** (Hook. f. et Thomson ex C. B. Clarke) Kitam. in Fl. E. Himalaya 1: 335. 1966.——*C. cernuum* L. var. *lanatum* Hook. f. et T. Thoms. ex C. B. Clarke（英 **Lanate Carpesium**）

本变种与模式变种的主要区别在于茎被白色绵毛；头状花序稍大，径 12-20 mm；总苞片锐尖，花冠有时被疏柔毛。花果期 7-11 月。

分布与生境 产于湖北、湖南、贵州、陕西、四川、云南。生于海拔 1100-2700 m 的山坡、路旁。也分布于印度、不丹。

药用部位 全草。

功效应用 清热解毒，消肿止痛。用于痈肿疮毒，疥疮，脓疱疮，痔疮，甲沟炎，偏头痛。

注评 本种拉祜族药用；根治肾虚耳鸣、脱肛、月经不调、毒蛇咬伤。

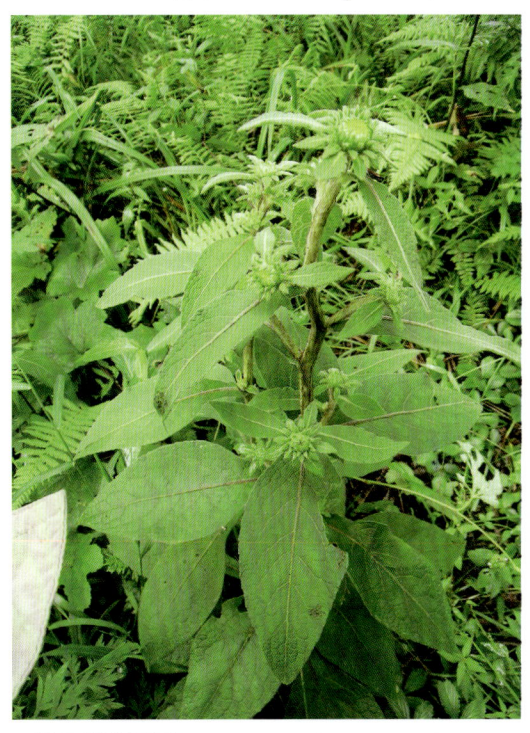

棉毛尼泊尔天名精 Carpesium nepalense Less. var. **lanatum** (Hook. f. et Thomson ex C. B. Clarke) Kitam.
摄影：陈又生

4. 高原天名精（中国植物志） 高山金挖耳（中国高等植物图鉴），高山天名精（中药大辞典），挖耳子草（西藏常用中草药），项布美多露米（西藏）

Carpesium lipskyi C. Winkl. in Trudy Imp. S.-Peterburgsk. Bot. Sada 14: 68. 1895.（英 **Lipsky's Carpesium**）

多年生草本。茎高 35-70 cm，被密长柔毛。基生叶通常开花前凋落，椭圆形或匙形，长 2-15 cm，宽 3-7 cm，顶端钝或尖，基部下延成叶柄，边缘近全缘或具细锯齿，上面被柔毛，下面被白色长柔毛，两面均有腺点；上部叶椭圆形至椭圆状披针形，顶端渐尖，基部宽楔形，无柄。头状花序单生茎枝端和腋生，下垂，苞叶 5-7 枚，披针形，近等长，具 8-16 mm，反折，被疏柔毛。总苞盘状，径 1-1.5 cm；总苞片 4 层，外层与苞叶相似，披针形，长 7 mm，上部草质，下面干膜质，下面被柔毛，通常反折，中层干膜质，披针形，顶端披针形，最内层线状披针形，顶端具不规则细齿。两性花被白色柔毛，檐部漏斗状，具 5 齿；雌花狭漏斗状，具 5 齿裂。瘦果。花果期 7-10 月。

分布与生境 产于甘肃、青海、山西、四川、云南。生于海拔 2000-3300 m 的林缘和灌丛。

药用部位 全草和果实。

功效应用 全草：清热解毒，祛痰，截疟。用于咽喉肿痛，痈肿疮疡，疟疾，胃痛，牙痛，虫蛇咬伤。果实：消积杀虫。用于用于蛔虫病，蛲虫病，绦虫病，虫积腹痛，小儿疳积。

化学成分 地上部分含倍半萜类：天名精内酯醇异戊酸酯(carabrol isovalerate)，2'-羟基-4',6'-二甲氧基苯甲酰天名精素▲(2'-hydroxy-4',6'-dimethoxybenzoylcarpesiolin)[1]；香豆素类：高原天名精香豆素▲(carpesilipskyin)[1]。

全草含倍半萜类：高原天名精内酯▲(carpelipine) A、B[2]，大牻牛儿内酯(germacranolide)[3]；黄酮

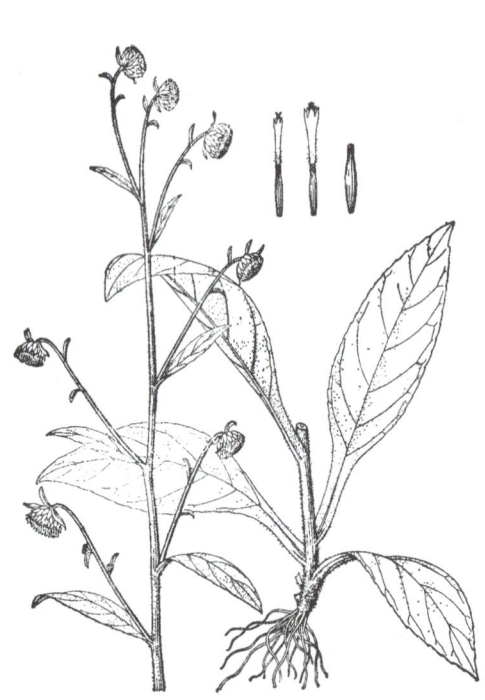

高原天名精 Carpesium lipskyi C. Winkl.
引自《中国高等植物图鉴》

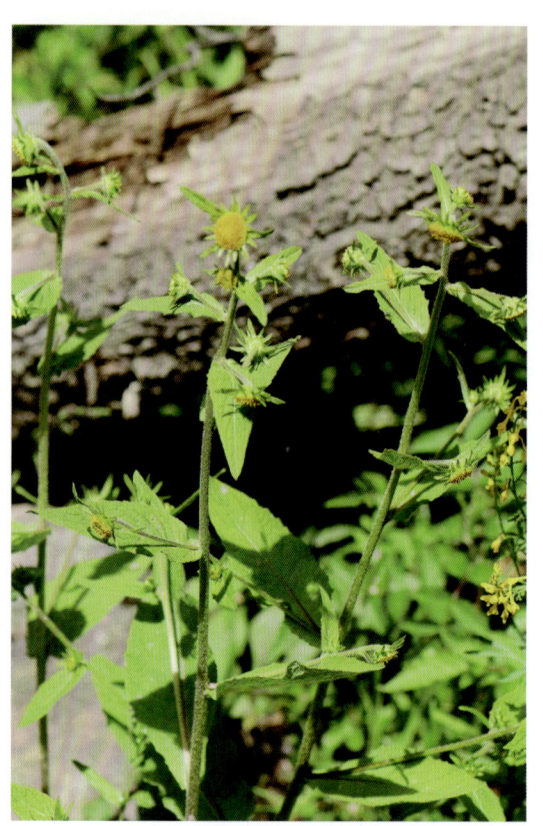

高原天名精 Carpesium lipskyi C. Winkl.
摄影：陈又生

类：7,4'-二甲氧基-5-羟基黄烷酮[2]；甾体类：β-谷甾醇[2]；其他类：2-(2-甲氧基-4-甲苯基)甘油-1,3-二异丁酸酯[2-(2-methoxy-4-tolyl)glyceryl-1,3-diisobutyrate]，2-(2-甲氧基-4-甲苯基)甘-1-异丁酸酯-3-乙酸酯[2-(2-methoxy-4-tolyl)glyceryl-1-isobutyrate-3-acetate][4]。

注评 本种藏族药用；全草治咽喉肿痛、胃痛、疮痈、蛇咬伤。

化学成分参考文献

[1] Wang JN, et al. *Indian J Chem*, 2007, 46B(6): 985-988.

[2] Shi YP, et al. *Planta Med*, 1999, 65(1): 94-96.

[3] Shi YP, et al. *Chem Res Chin Univ*, 1998, 14(3): 337-339.

[4] Shi YP, et al. *Planta Med*, 1998, 64(7): 671-672.

5. 暗花金挖耳（中国高等植物图鉴） 东北金挖耳（东北植物检索表）

Carpesium triste Maxim. in Bull. Acad. Sci. Petersb. 19: 479. 1874.——*C. manshuricum* Kitam., *C. pseudotrachelifolium* Y. Ling, *C. triste* Maxim. var. *manshuricum* Kitam., *C. triste* Maxim. var. *sinense* Diels（英 **Darkcoloured Carpesium**）

多年生草本。茎纤细，高 40–100 cm，密被开展柔毛。上部分枝，基部叶宿存或开花前枯萎；下部茎叶卵状长圆形，长 13–20 cm，宽 3–5 cm，基部圆形，边缘有不规则具小尖的粗齿，上面被柔毛，下面被白色长柔毛，叶柄具翅；中部叶较狭，顶端长渐尖，上部叶通常渐小，披针形或线状披针形，两端渐尖。头状花序数个至多数，生于茎枝端和上部叶腋，具短花序梗，排成总状或圆锥花序，花期下垂；苞叶多数，线状披针形，与头状花序等长或较长；反折。总苞钟状；径 6–10 mm；总苞片 3 层，近等长，外层长圆状披针形，上半部草质，钝或尖，被疏柔毛或近无毛；内层线状披针形，干膜质。边缘雌花狭长状，两性花管状，具 5 齿裂，无毛。瘦果。花果期 7–10 月。

分布与生境 产于甘肃、贵州、河北、河南、湖北、陕西、四川、云南、西藏、黑龙江、吉林、辽宁、黑龙江、新疆、浙江、台湾。生于海拔 700–3700 m 的林下及溪边。也分布于日本、朝鲜、俄罗斯。

药用部位 全草、根。

功效应用 清热解毒，消肿止痛。用于感冒发热，咽喉痛，牙痛，泄泻，小便淋痛，瘰疬，乳痈，痄腮，毒蛇咬伤，痈肿疮毒。根：用于产后气痛，牙痛，泄泻，乳蛾。

化学成分 种子含二萜类：(2E,6Z,10E,12R)-7-[(乙酰氧基)甲基]-3,11,15-三甲基十六烷-2,6,10,14-四烯-1,12-二醇{(2E,6Z,10E,12R)-7-[(acetyloxy)methyl]-3,11,15-trimethylhexadeca-2,6,10,14-tetraen-1,12-diol}，(2E,6Z,10E,12R)-7-[(乙酰氧基)甲基]-12-羟基-3,11,15-三甲基十六烷-2,6,10,14-四烯{(2E,6Z,10E,12R)-7-[(acetyloxy)methyl]-12-hydroxy-3,11,15-trimethylhexadeca-2,6,10,14-tetraene}，(2E,6Z,12S,13E)-7-[(乙酰氧基)甲基]-12-羟基-3,11,15-三甲基十六烷-2,6,13-三烯-1,12,15-三醇{(2E,6Z,12S,13E)-7-[(acetyloxy)methyl]-3,11,15-trimethylhexadeca-2,6,13-trien-1,12,15-triol}，(2E,6Z,12R,14S)-7-[(乙酰氧基)甲基]-3,11,15-三甲基十六烷-2,6,15-三烯-1,12,14-三醇{(2E,6Z,12R,14S)-7-[(acetyloxy)methyl]-3,11,15-trimethylhexadeca-2,6,15-trien-1,12,14-triol}，

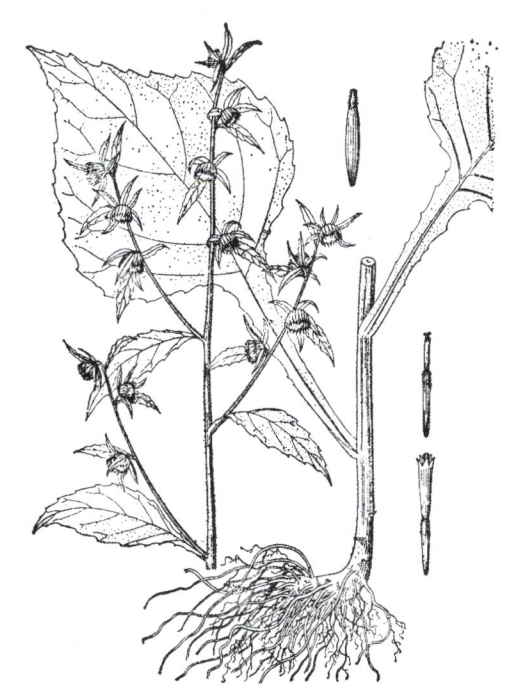

暗花金挖耳 Carpesium triste Maxim.
引自《中国高等植物图鉴》

相对-(3R,5S)-5-{(1R,5Z,9E)-5-[(乙酰氧基)甲基]-11-羟基-1,9-三甲基十一烷-5,9-二烯-1-基}四氢-2,2-二甲基呋喃-3-醇{rel-(3R,5S)-5-{(1R,5Z,9E)-5-[(acetyloxy)methyl]-11-hydroxy-1,9-dimethylundeca-5,9-dien-1-yl}tetrahydro-2,2-dimethylfuran-3-ol}[1]，(2E,6E,11S,12R)-3,7,11,15-四甲基十六烷-2,6,14-三烯-1,12-二醇[(2E,6E,11S,12R)-3,7,11,15-tetramethylhexadeca-2,6,14-triene-1,12-di-ol]，(2E,6E,11S,12R)-3,7,11,15-四甲基十六烷-2,6,14-三烯-7-[(乙酰氧基)甲基]-1,12,19-三醇{(2E,6Z,11S,12R)-3,7,11,15-tetramethylhexadeca-2,6,14-trien-7-[(acetyloxy)methyl]-1,12,19-triol}，(2E,6Z,11S,12R)-3,7,11,15-四甲基十六烷-2,6,14-三烯-7-[(乙酰氧基)甲基]-12,19-二醇-1-乙酸酯{(2E,6Z,11S,12R)-3,7,11,15-tetramethylhexadeca-2,6,14-trien-7-[(acetyloxy)methyl]-12,19-diol-1-acetate}，(2E,6Z)-3,7,11,15-四甲基十六烷-2,6,14-三烯-7-[(乙酰氧基)甲基]-12-氧代-1,19-二醇{(2E,6Z)-3,7,11,15-tetramethylhexadeca-2,6,14-trien-7-[(acetyloxy)-methyl]-12-oxo-1,19-diol}[2]；倍半萜类：8α-当归酰氧基-4β-羟基-5β-异丁氧基-9-氧代-吉马-7β,12α-内酯(8α-angeloyloxy-4β-hydroxy-5β-isobutyryloxy-9-oxo-germacran-7β,12α-olide)，4β,8α-二羟基-5β-异丁氧基-9β-3-甲基丁氧基-3-氧代-吉马-7β,12α-内酯(4β,8α-dihydroxy-5β-isobutyryloxy-9β-3-methylbutyryloxy-3-oxo-germacran-7β,12α-olide)，4β,8α-二羟基-5β-2-甲基丁氧基-9β-3-甲基丁氧基-3-氧代-吉马-7β,12α-内酯(4β,8α-dihydroxy-5β-2-methylbutyryloxy-9β-3-methylbutyryloxy-3-oxo-germacran-7β,12α-olide)，4β,9β-二羟基-5β,8α-二异丁氧基-3-氧代-吉马-7β,12α-内酯(4β,9β-dihydroxy-5β,8α-diisobutyryloxy-3-oxo-germacran-7β,12α-olide)，凸尖羊耳菊内酯(incaspitolide) A、B、D[2]。

药理作用 抗肿瘤作用：暗花金挖耳倍半萜烯内酯体外对 A549、SK-OV-3、SK-MEL-2、XF498 和 HCT15 细胞毒性[1]。

化学成分参考文献

[1] Gao X, et al. *Helv Chim Acta*, 2008, 91(10): 1934-1939.

[2] Gao X, et al. *J Nat Prod*, 2007, 70(5): 830-834.

药理作用及毒性参考文献

[1] Kim MR, et al. *Arch Pharm Res*, 2007, 30(5): 556-560.

6. 金挖耳（植物名实图考） 滁州鹤虱（大观本草），耳飘草（贵州草药），倒盖菊（全国中草药汇编），野葵花（广西南宁），挖耳草（重庆草药）

Carpesium divaricatum Siebold et Zucc. in Abh. Math.-Phys. Cl. Königl. Bayer. Akad. Wiss. 4(3): 187. 1846.——*C. atkinsonianum* Hemsl.（英 **Divaricate Carpesium**）

多年生草本。茎高 25–100 cm，密被柔毛，中部以上分枝。基部叶花开前凋萎，下部叶具柄，卵形至卵状长圆形，长 7–23 cm，宽 3–7 cm，顶端锐尖或钝，基部常圆形，有时浅心形或截形，稀短楔形，边缘有不规则具小尖的粗齿，上面被柔毛，下面被白色短柔毛；具腺点；叶柄较短或与叶片等长，具短翅，中部叶长圆形或长圆状披针形，无柄。头状花序径 6–8 mm，单生茎枝端或排成近总状花序，花期下垂，有 2–4 披针形至椭圆形苞叶，反折，较总苞长 2–5 倍，被柔毛和腺点。总苞卵状球形，径 5–6 mm；总苞片 4 层，最外层极短，宽卵形，草质，具硬尖，中层长圆形，顶端圆形，最内层线形，顶端钝。外围雌花圆柱形，4 齿裂，中央两性花圆柱形，5 齿裂。瘦果圆柱形。花果期 7–11 月。

分布与生境 产于安徽、福建、广东、贵州、河南、湖北、湖南、江西、吉林、辽宁、四川、浙江、台湾。生于海拔 600–1600 m 的阔叶或混交林下。也分布于朝鲜、日本。

药用部位 全草、根。

功效应用 根：止痛，解毒。用于产后腹痛，腹痛泄泻，牙痛，乳蛾。全草：清热解毒，消肿止痛。用于感冒发热，风火赤眼，咽喉肿痛，痄腮，牙痛，乳痈，疮疖肿毒，痔疮出血，腹痛泄泻，急惊风。

化学成分 地上部分含倍半萜类：$2\beta,5$-环氧-$5,10$-二羟基-6α-当归酰氧基-9β-异丁酰氧基-吉马烷-$8\alpha,12$-内酯($2\beta,5$-epoxy-$5,10$-dihydroxy-6α-angeloyloxy-9β-isobutyloxy-germacran-$8\alpha,12$-olide)[1]，$2\alpha,5$-环氧-$5,10$-二羟基-6α-当归酰氧基-9β-异丁酰氧基-吉马烷-$8\alpha,12$-内酯($2\alpha,5$-epoxy-$5,10$-dihydroxy-6α-angeloyloxy-9β-isobutyryloxy-germacran-$8\alpha,12$-olide)[2]，金挖耳芬(cardivin) A、B、C、D[3]，金挖耳素▲(divaricin) A、B、C[4]；二萜类：$2E,10E$-1,12-二羟基-18-乙酰氧基-3,7,15-三甲基十六烷-2,10,14-三烯($2E,10E$-

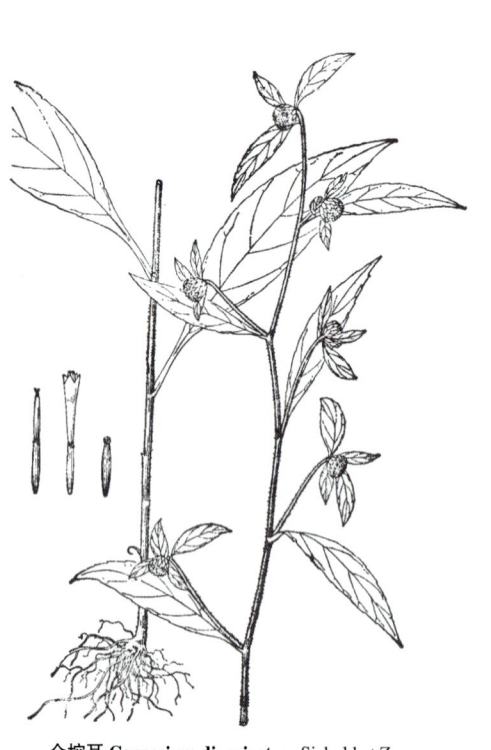

金挖耳 Carpesium divaricatum Siebold et Zucc.
引自《中国高等植物图鉴》

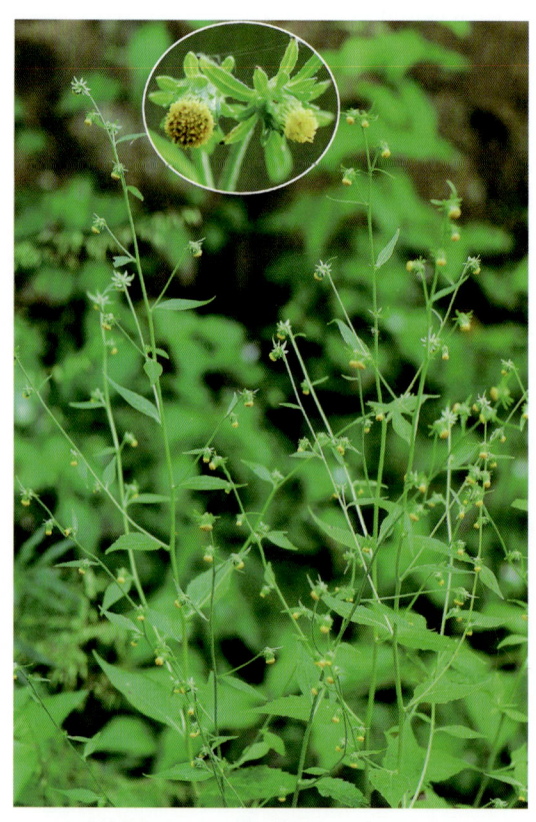

金挖耳 Carpesium divaricatum Siebold et Zucc.
摄影：周繇

1,12-dihydroxy-18-acetoxy-3,7,15-trimethylhexadeca-2,10,14-triene），(S)-12-羟基香叶基牻牛儿醇[(S)-12-hydroxygeranylgeraniol][5]；单萜类：2,5-二甲氧基麝香草酚(2,5-dimethoxythymol)，2-麝香草酚异丁酸酯(2-methoxythymol isobutyrate)，10-异丁氧基-8,9-环氧麝香草酚丁酸酯(10-isobutyloxy-8,9-epoxy-thymolisobutyrate)，10-(2-甲基丁氧基)-8,9-环氧麝香草酚异丁酸酯[10-(2-methyl-butyloxy)-8,9-epoxy-thymolisobutyrate][6]。全草含倍半萜类：1β,6α-二羟基-4(15)-桉叶烯 [1β,6α-dihydroxy-4(15)-eudesmene]，β-网翼藻醇(β-dictyopterol)[7]；芳香类：2-异戊烯基-6-乙酰基-8-甲氧基-1,3-苯并二氧六环-4-酮 (2-isopropenyl-6-acetyl-8-methoxy-1,3-benzodioxin-4-one)[7]；烯烃类：(3E,6E,10E,14E,18E)-2,6,10,15,19,23-六甲基-3,6,10,14,18,22-二十四碳六烯-2-醇[(3E,6E,10E,14E,18E)-2,6,10,15,19,23-hexamethyl-3,6,10,14,18,22-tetracosahexaen-2-ol]，新植二烯(neophytadiene)[7]。

药理作用 抗疟作用：金挖耳中的成分 2-异戊烯基 -6-乙酰基 -8-甲氧基 -1,3-苯并二氧六环 -4-酮体外对疟原虫有杀灭作用[1]。

抗肿瘤作用：金挖耳中的成分 2E,10E-1,12-二羟基 -18-乙酰氧基 -3,7,15-三甲基十六 -2,10,14-三烯及 (S)-12-羟基香叶基牻牛儿醇在体外对人体瘤细胞株 A549 有细胞毒性作用[2]。

注评 本种为"挖耳草"的基源植物，药用其全草；其根入药称"挖耳草根"；其果实在宋代开始作"鹤虱"药用。水族、白族和仫佬族也药用其全草，除水族用全草治蜂螫伤外，主要用途同功效应用项。

化学成分参考文献

[1] E JK, et al. *Biochem Pharm*, 2001, 61(7): 903-910.

[2] Kim DK, et al. *Phytochemistry*, 1997, 46(7): 1245-1247.

[3] Kim DK, et al. *J Nat Prod*, 1997, 60(11): 1199-1202.

[4] Maruyama M, et al. *Phytochemistry*, 1990, 29(2): 547-550.

[5] Zee OP, et al. *Arch Pharm Res*, 1999, 22(2): 225-227.

[6] Zee OP, et al. *Arch Pharm Res*, 1998, 21(5): 618-620.

[7] Chung IM, et al. *Phytother Res*, 2010, 24(3): 451-453.

药理作用及毒性参考文献

[1] Chung IM, et al. *Phytother Res*, 2010, 24(3): 451-453.

[2] Zee OP, et al. *Arch Pharm Res*, 1999, 22(2): 225-227.

7. 小花金挖耳（中国高等植物图鉴） 冬葵花（贵州草药），花叶细辛（广西全州），散血草（湖北），止血药（贵州），小金挖耳（贵州中药名录）

Carpesium minum Hemsl. in J. Linn. Soc., Bot. 23: 431. 1888.（英 **Small Carpesium**）

多年生草本。茎直立，高 10–30 cm，密被柔毛，下部茎叶椭圆形或椭圆状披针形，长 4–9 mm，宽 1–2.2 mm，顶端锐尖或钝，基部楔形，两面无毛或沿脉疏柔毛，两面均有腺点，边缘中、上部被疏齿；叶柄长 1–3 cm，通常紫色，上部叶向上渐小，披针形或线状披针形，近全缘，有短柄或无柄。头状花序径约 5 mm，生于枝或小枝顶端，花期下垂，苞叶 2–4 枚，线状披针形，长 6–15 mm，密被短毛。总苞钟状球形，径 4–5 mm；总苞片 3–4 层，外层最短，卵形，被柔毛，中层狭长圆形，顶端圆形，具细齿。内层线形。外围小花圆柱形，中央管状，檐部具 5 裂。瘦果。花果期 7–10 月。

分布与生境 产于湖北、湖南、江西、四川、云南。生于海拔 700–1000 m 的溪边或草坡。

药用部位 全草。

功效应用 解毒消肿，清热凉血。用于吐血，咯血，尿血，血崩，无名肿毒，疟腮。

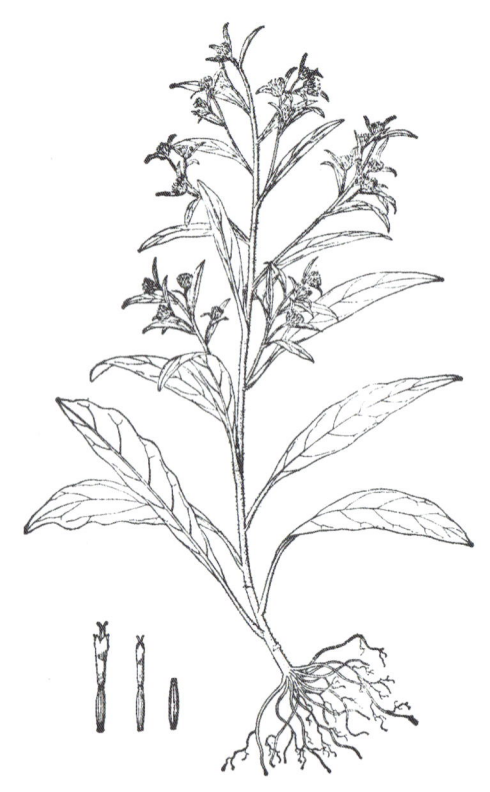

小花金挖耳 Carpesium minum Hemsl.
引自《中国高等植物图鉴》

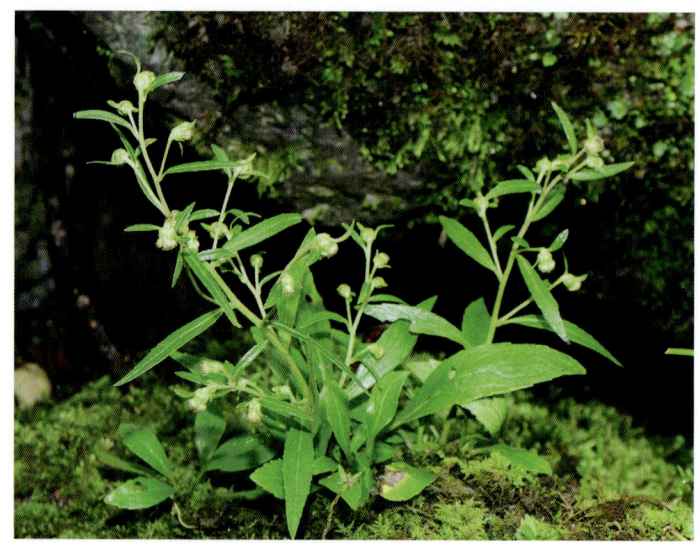

小花金挖耳 Carpesium minum Hemsl.
摄影：陈又生

8. 贵州天名精（中国植物志） 银挖耳草（湖北）

Carpesium faberi C. Winkl. in Trudy Imp. S.-Peterburgsk. Bot. Sada 14: 65. 1895.——*C. kweichowense* Chang, *C. hosokawae* Kitam.（英 **Faber's Carpesium**）

多年生草本。茎高 30-70 cm，密被柔毛。下部叶卵状长圆形，长 7-10 mm，宽 3.5 mm，顶端钝至渐尖，基部楔形，具长柄，叶柄无翅，中部叶披针形，顶端渐尖，基部楔状渐狭，有短柄或无柄，上部叶线状披针形，向上渐小。头状花序多数，径 4.5 mm，单生枝端，花期下垂；苞片多数，长于头状花序。总苞钟状球形，径 4-5 mm；总苞片 4 层；外层短，卵形，具尖头，被柔毛；中层狭长圆形，顶端圆形，具细齿，内层线形，外围雌花圆柱形，中央两性花管状，具 4-5 齿裂。瘦果长 2-2.5 mm。花果期 8-11 月。

分布与生境 产于广西、贵州、湖北、四川、台湾。生于海拔 200-2000 m 的草坡或灌丛中。

药用部位 全草。

功效应用 通经活络，止痛，杀虫。用于跌打损伤，头痛，驱虫。

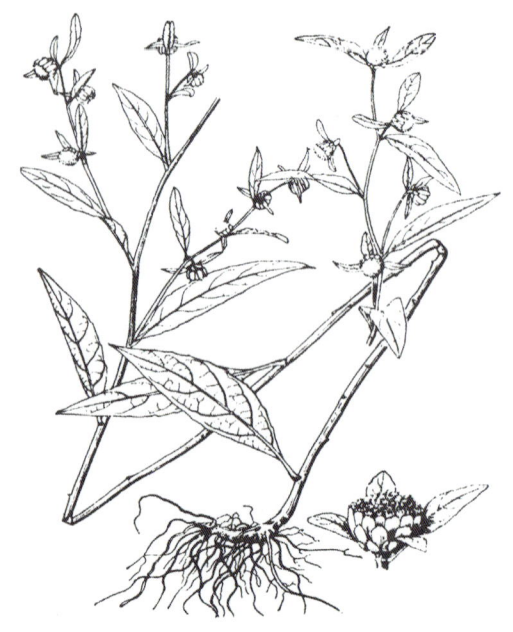

贵州天名精 Carpesium faberi C. Winkl.
引自《中国植物志》

菊科 COMPOSITAE

9. 粗齿天名精（中国植物志）

Carpesium trachelifolium Less. in Linnaea 6: 233. 1831.——*C. cernuum* L. var. *trachelifolium* C. B. Clarke（英 **Grosseserrate Carpesium**）

多年生草本。茎直立，高 30-50 cm，被疏柔毛。基生叶开花前凋萎，下部叶具长柄，卵形至卵状披针形，长 5-10 cm，宽 2-7.5 cm，顶端渐尖，基部心形或圆形，边缘有粗具小尖头的疏齿，上面绿色，被倒伏状毛，下面被白色疏柔毛，叶柄长 4-8 cm，无翅或与叶片连接处有翅，被疏柔毛，中部叶卵状披针形，具短柄，先端渐尖，基部近圆形或阔楔形，具疏齿；上部叶小，披针形，无柄或具短柄，具疏粗齿。头状花序单生茎枝端及上部叶腋，具短柄或几无梗，排成总状花序，近直立至下垂；苞叶 3-5 枚，椭圆形至披针形，长 5-15 mm，渐尖，两面被柔毛。总苞钟状，径 4-6 mm；总苞片 4-5 层，干膜质，外层短，卵状披针形，背面中部被疏柔毛，内层线形，锐尖或钝。雌花狭筒状，具 5 齿裂，两性花管状，管部无毛或有毛；檐部 5 齿裂。瘦果长 3 mm，上部狭至顶端有腺体。花果期 7-10 月。

分布与生境 产于四川、云南、西藏和台湾。生于海拔 2000-3500 m 的山谷林下。也分布于印度、尼泊尔、不丹、克什米尔。

药用部位 全草。

功效应用 清热解毒，消肿止痛。用于痈肿疮毒。

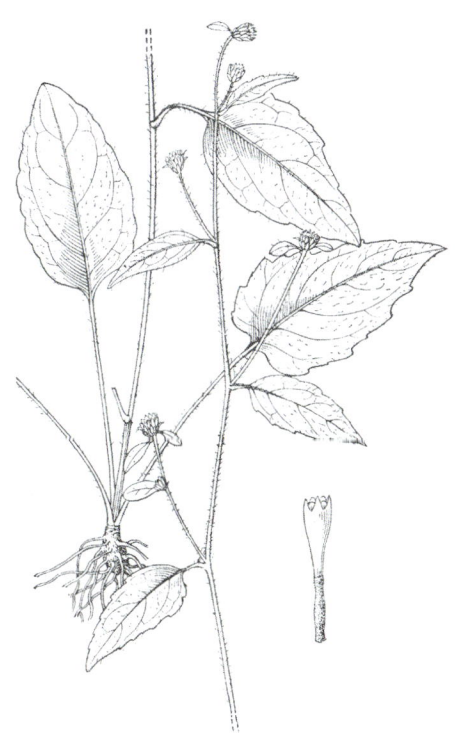

粗齿天名精 Carpesium trachelifolium Less.
引自《中国植物志》

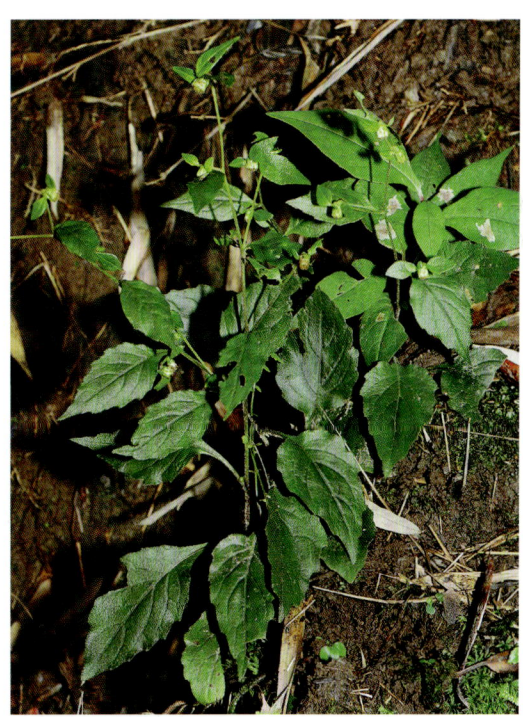

粗齿天名精 Carpesium trachelifolium Less.
摄影：陈又生

10. 长叶天名精（中国植物志） 乌金野烟、野烟、烟管草（湖北）

Carpesium longifolium F. H. Chen et C. M. Hu in Acta Phytotax. Sin. 12(4): 498. Pl. 97. 1974.（英 **Longleaf Carpesium**）

多年生草本。茎直立，高50–100 cm，上部分枝，被短柔毛。基生叶开花前枯萎；下部和中部叶椭圆形或椭圆状披针形，长10–23 cm，宽3.5–6 cm，顶端渐尖，基部楔形，全缘或具小尖齿，两面近无毛或被疏长柔毛，上面深绿色，中肋紫色，下面具白色或黄色球状腺点；叶柄长2–4 cm；上部叶披针形，长8–15 cm，宽1.5–3 cm，顶端渐尖，基部楔形，近全缘，无柄或有短柄。头状花序排成穗状花序，腋生的通常无苞叶或具极小的苞叶。总苞半球形，径8–12 mm；总苞片4层，外层卵形，顶端尖，干膜质，外面被疏柔毛，中层长圆形，顶端钝，边缘有缘毛或细齿，最内层线状披针形，顶端钝。雌花3–4层，管状，具5齿；两性花管状，檐部有5齿。瘦果长约3 mm。花果期7–10月。

分布与生境　产于甘肃、贵州、湖北、陕西和四川。生于海拔400–2000 m的林下、河岸边和草地。

药用部位　全草。

功效应用　清热解毒。用于感冒发热，咽喉肿痛，痈肿疮毒，咳嗽气喘，毒蛇咬伤。

化学成分　地上部分含倍半萜类：$1\beta,4\beta$-环氧-5β-羟基-$10\alpha H$-苍耳-11(13)-烯-$12,8\beta$-内酯[$1\beta,4\beta$-epoxy-5β-hydroxy-$10\alpha H$-xantha-11(13)-en-$12,8\beta$-olide]，$1\beta,4\beta,4\alpha,5\beta$-二环氧-$10\alpha H,11\alpha H$-苍耳-$12,8\beta$-内酯($1\beta,4\beta,4\alpha,5\beta$-diepoxy-$10\alpha H,11\alpha H$-xantha-$12,8\beta$-olide)，4-乙酰氧基-$1\beta,5\beta$-环氧-$10\alpha H$-苍耳-11(13)-烯-$12,8\beta$-内酯[4-acetoxy-$1\beta,5\beta$-epoxy-$10\alpha H$-xantha-11(13)-en-$12,8\beta$-olide]，二氢小白菊内酯二醇(dihydroparthenolidediol)，小白菊内酯(parthenolide)，$11\alpha,13$-二氢小白菊内酯($11\alpha,13$-dihydroparthenolide)，含笑烯内酯▲(michelenolide)[1]；黄酮类：5-羟基-7,4'-二甲氧基黄烷酮(5-hydroxy-7,4'-dimethoxyflavanone)[1]。

化学成分参考文献

[1] Yang C, et al. *J Nat Prod*, 2003, 66(12): 1554-1557.

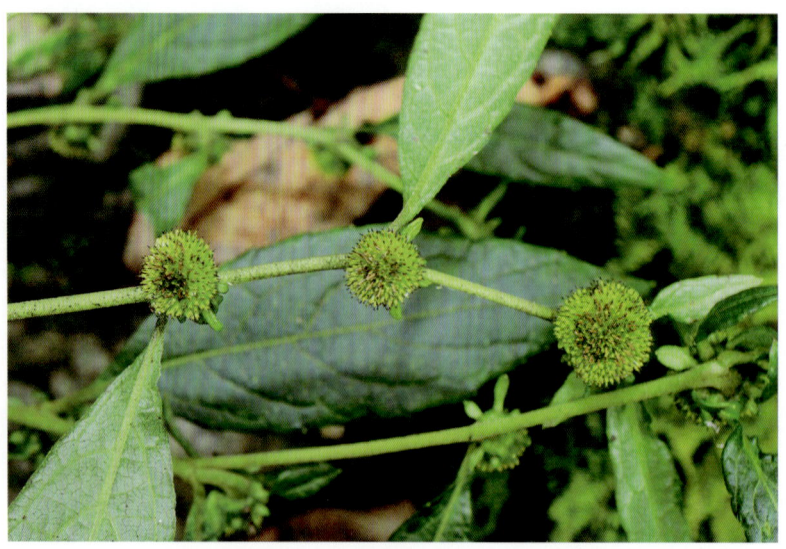

长叶天名精 Carpesium longifolium F. H. Chen et C. M. Hu
摄影：陈又生

11. 天名精（图考引本经、中国植物志） 鹤虱（梦溪笔谈，蜀本草），天蔓青、地菘（名医别录），挖耳草（四川中药志），金挖耳草（云南中草药），烟袋锅（烟台中草药），癞蛤蟆草（上海常用中草药），野烟（湖南、江西、贵州），北鹤虱（江西），拔子盖子、绵花娘子、烟管头草（江苏），北虱草（安徽）

Carpesium abrotanoides L., Sp. Pl. 860. 1753.——*C. thunbergianum* Siebold et Zucc.（英 **Common Carpesium**）

多年生草本。茎粗壮，高 50-100 cm，上部密被短柔毛，多分枝。基部叶开花前凋萎，下部叶薄，宽椭圆形至长圆形，长 20-28 cm，宽 8.5-15 cm，顶端钝至尖，基部狭成具宽翅的柄，边缘有不规则具小尖头的齿，两面被短柔毛，下面有小腺点。叶柄长 5-15 mm，密被短柔毛；上部叶长圆形，无柄，渐小，顶端尖。头状花序多数，宽 6-8 mm，无梗，排成穗状，通常无苞叶或有时有 1-2 枚极小的苞叶，花期外折。总苞钟状球形；总苞片 3 层，外层极短，卵形，渐尖，被短柔毛，基部干膜质，上端草质，中、内层长圆形，顶端圆形。雌花花冠圆柱形，两性花管状，具 5 齿。瘦果长约 3.5 mm，喙长约 0.7 mm。花果期 8-10 月。

分布与生境 产于华东、华中、华南、西南各省区及河北、山西、陕西等省。生于海拔 2800 (-3400) m 以下的村旁、路边荒地、溪边及林缘。也分布于印度、尼泊尔、不丹、阿富汗、伊朗、缅甸、越南、日本、朝鲜及俄罗斯。

药用部位 全草及果实。

功效应用 全草：清热，化痰，解毒，杀虫，破瘀，止血。用于乳蛾，喉痹，急慢惊风，牙痛，疔疮肿毒，痔疮，皮肤瘙痒，毒蛇咬伤，虫积，吐血，衄血，血淋，创伤出血。果实：杀虫消积。用于蛔虫病、蛲虫病、绦虫病，虫积腹痛，小儿疳积。

化学成分 茎的馏出液含挥发油，主要成分为β-没药烯(β-bisabolene)，二氢猕猴桃内酯(dihydroactinidiolide)，γ-壬酸内酯(γ-nonalactone)，α-松油醇(α-terpineol)，2-羟基-4-甲氧基苯乙酮(2-hydroxy-4-methoxyacetophenone)，反式-细辛醚(*trans*-asarone)，花侧柏烯(cuparene)[1]。

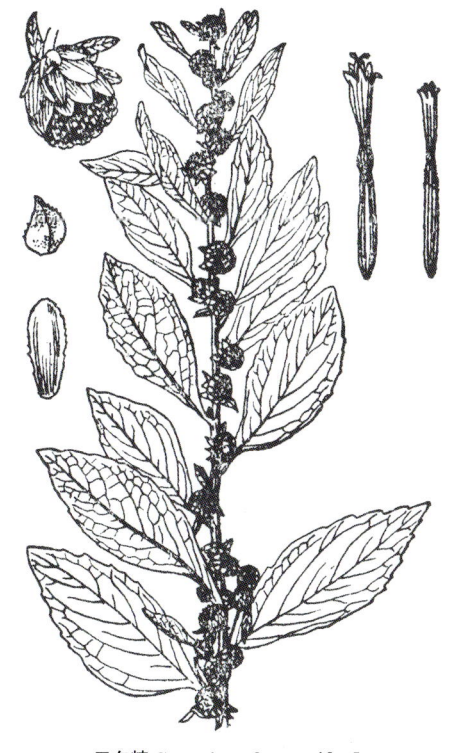

天名精 Carpesium abrotanoides L.
引自《中国高等植物图鉴》

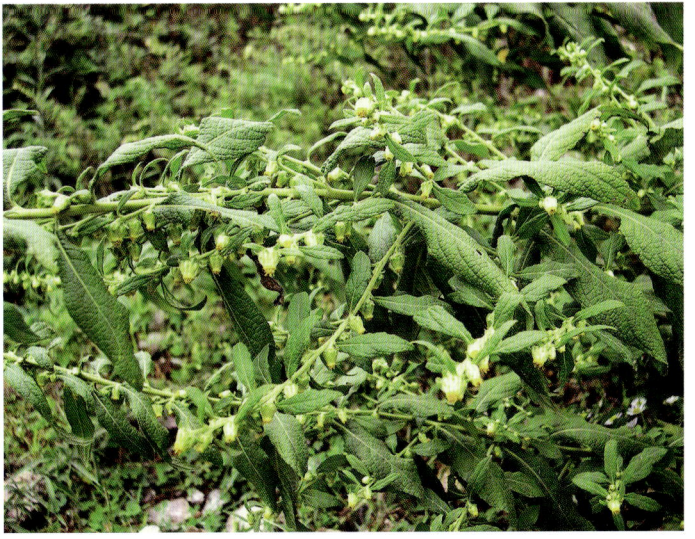

天名精 Carpesium abrotanoides L.
摄影：何顺志

地上部分含倍半萜类：天名精内酯▲(carabrolactone) A、B[2]，$4\alpha,5\alpha$-环氧-$10\alpha,14$-二氢粘性旋覆花内酯▲($4\alpha,5\alpha$-epoxy-$10\alpha,14$-dihydroinuviscolide)，天名精素▲(carpesiolin)，天名精内酯酮(carabrone)，天名精内酯醇(carabrol)，特勒菊素▲(telekin)，依瓦菊素(ivalin)，11,13-二去氢腋生依瓦菊素(11,13-didehydroivaxillin)[3]，腋生依瓦菊素(ivaxillin)，11(13)-去氢腋生依瓦菊素[11(13)-dehydroivaxillin][4]，大叶土木香内酯(granilin)[5]。

全草含倍半萜类：异腋生依瓦菊素(isoivaxillin)，11(13)-二氢特勒菊素▲[11(13)-dihydrotelekin]，特勒菊素▲(telekin)，天名精内酯酮(carabrone)[6]。

药理作用 镇静作用：天名精内酯腹腔注射，可对小鼠产生中枢抑制作用，表现为在短暂兴奋后即转入抑制，四肢肌肉松弛，并呈麻醉状态，大量则引起阵发性痉挛而致死，与巴比妥类有协同作用[1]。

解热作用：天名精内酯腹腔注射，能降低正常家兔体温；对金黄色葡萄球菌菌液引起发热的家兔有解热作用[1]。

降血压作用：天名精内酯静脉注射，对正常家兔、猫可引起血压降低[1]。

抗细菌作用：天名精水提液体外对金黄色葡萄球菌、福氏痢疾杆菌、伤寒杆菌、大肠埃希菌有抑制作用[2]。

杀虫作用：天名精水提浸膏体外可麻痹猪蛔虫，并使其死亡；天名精子酊剂体外可直接杀死犬绦虫[3]。

抗肿瘤作用：天名精醇提物体外对人直肠癌细胞有细胞毒性，能诱导细胞凋亡，抑制瘤细胞生长[4-5]。

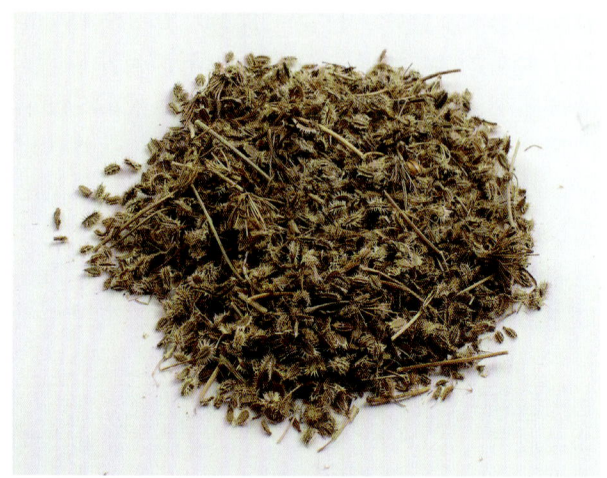

鹤虱 Carpesii Fructus
摄影：王海

毒性及不良反应 天名精内酯对小鼠腹腔注射 LD_{50} 为 100 mg/kg[2]。

注评 本种为历版中国药典收载"鹤虱"的基源植物，药用其干燥成熟果实，药材习称"北鹤虱"。江苏（1989）、湖南（1993）和上海（1994）中药材标准收载的"天名精"为其干燥地上部分；中华中药典范（1985）收载的"杜牛膝"为其全草。"天名精"始载《神农本草经》，历代本草均有记载，"鹤虱"之名始见《新修本草》。"鹤虱"古今均存在异物同名现象，唐代的"鹤虱"为菊科蛔蒿的花序，宋代始以天名精的果实代替，一直延续至今。商品药材主要来自贵州、陕西、河南等地野生品。历版中国药典收载的"南鹤虱"为伞形科植物野胡萝卜 Daucus carota L. 的干燥果实，是清代出现的"鹤虱"替代品。此外，宋代也有以菊科植物金挖耳 Carpesium divaricatum Siebold et Zucc. 的果实作"鹤虱"入药，清代还有以菊科植物烟管头草 Carpesium cernuum L. 的果实作"鹤虱"药用，以上两种和伞形科植物香根芹 Osmorhiza aristata (Thunb.) Makino et Yabe 的果实可视为"鹤虱"的地区习用品。伞形科植物小窃衣 Torilis japonica (Houtt.) DC. 和紫草科植物鹤虱 Lappula myosotis v. Wolf 的果实（称"东北鹤虱"）等，在部分地区混作"鹤虱"，应可视为"鹤虱"的伪品。

化学成分参考文献

[1] Kameoka H, et al. *Nippon Nogei Kagaku Kaishi*, 1989, 63(2): 185-188.

[2] Wang F, et al. *Fitoterapia*, 2009, 80(1): 21-24.

[3] Lee JS, et al. *Planta Med*, 2002, 68(8): 745-747.

[4] Maruyama M, et al. *Phytochemistry*, 1983, 22(12): 2773-2774.

[5] Maruyama M, et al. *Phytochemistry*, 1975, 14(10): 2247-2248.

[6] 董云发，等. 植物学报，1988, 30(1): 71-75.

药理作用及毒性参考文献

[1] 小川保真，等.医学中央杂志，1957, 129: 400.
[2] 苏州医学院.湖北科技资料，1971, (2): 22.
[3] 江苏新医学院.中药大词典，1986: 2630.
[4] Lee SB, et al. *J Med Food*, 2010, 13(1): 39-46.
[5] Lee j, et al. *Planta Med*, 2002, 68(8): 745-747.

47. 和尚菜属 Adenocaulon Hook.

多年生草本或一年生草本。茎直立，分枝，上部常有腺毛。叶互生，全缘或有锯齿，下面被白色茸毛，有长叶柄。头状花序小，在茎枝端排成圆锥花序，有异型小花，外围雌花7-12个，结实，中央两性花不育。总苞宽钟状或半球形；总苞片少数，近10层，等长。花序托短管状或平，花全部管状。雌花花冠管部短，4-5深裂。花柱短，叉状分枝，分枝宽扁，顶端圆形；两性花花冠细，有4-5齿，花柱不裂，棍棒状。花药基部全缘或有2齿，雌花有时具退化雄蕊。瘦果长椭圆状，棍棒形，有不明显纵肋，被头状具柄腺毛；无冠毛。

5种，分布于亚洲及南北美洲。中国有1种，药用。

本属植物和尚菜具有抗菌活性，主要活性成分为单萜苷。

1. 和尚菜（中国植物志） 土冬花（四川），水葫芦、水马蹄草（全国中草药汇编），葫芦叶（黑龙江、安徽、贵州），腺梗菜（中国高等植物图鉴）

Adenocaulon himalaicum Edgew. in Trans. Linn. Soc. London 20: 64. 1851.——*Adenocaulon adhaerescens* Maxim.（英 **Himalayan Adenocaulon**）

根状茎匍匐。茎直立，高 30-100 cm，中部以上分枝，被蛛丝状绒毛，基部或有时下部叶花期凋落；下部茎叶肾形或圆肾形，长 (3) 5-8 cm，宽 (4) 7-12 cm，顶端急尖或钝，基部心形，边缘具波状粗齿，上面沿脉被尘状柔毛，下面密被蛛丝状毛，基生3出脉；叶柄长 5-17 cm，有翼，中部叶三角

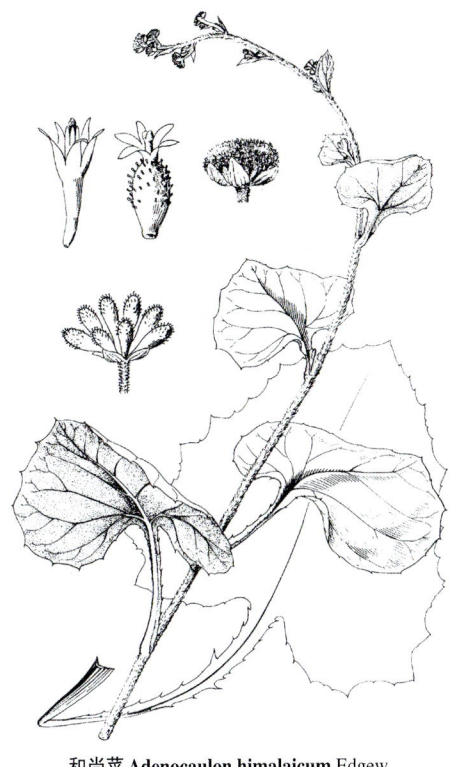

和尚菜 Adenocaulon himalaicum Edgew.
张桂芝 绘

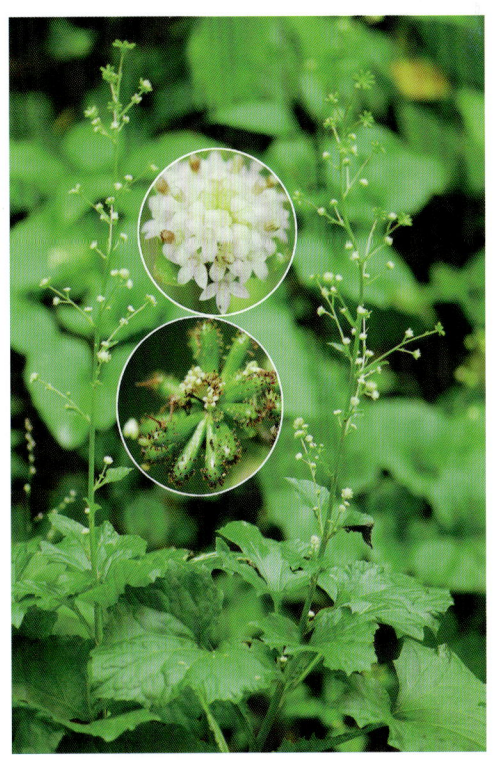

和尚菜 Adenocaulon himalaicum Edgew.
摄影：周繇

状圆形，最上部叶线形或线状披针形，无柄，全缘。头状花序排成圆锥花序；花序枝密被腺毛。总苞半球形，径 2.5–5 mm；总苞片 5–7 个，宽卵形，长 2–3.5 mm。雌花白色，檐部有卵状长圆形裂片；两性花淡白色，檐部短于管部 2 倍。瘦果棍棒状，被多数头状具柄腺毛。花果期 6–11 月。

分布与生境　产于东北、华北、华中、华东、西南、西北各省区。生于海拔 3400 m 以下的河岸、湖边、峡谷、林下或干旱山坡。也分布于日本、朝鲜、印度、尼泊尔、俄罗斯远东地区。

药用部位　根状茎及根。

功效应用　宣肺平喘，利水消肿，散瘀止痛。用于咳嗽气喘，水肿，小便不利，产后瘀滞腹痛，跌打损伤。

化学成分　地上部分含单萜类：9-羟基芳樟酰葡萄糖酯苷(9-hydroxylinaloyl glucoside)，9-羟基芳樟酰-3-O-(4-O-香豆酰基)-β-D-吡喃葡萄糖酯苷[9-hydroxy-linaloyl-3-O-(4-O-coumaroyl)-β-D-glucopyranoside][1]；多炔类：1-O-阿魏酰基-十四碳-4E,6E,12E-三烯-8,10-二炔(1-O-feruloyl-tetradeca-4E,6E,12E-triene-8,10-diyne)[1]；三萜类：齐墩果酸(oleanolic acid)，羽扇豆烯醇(lupenol)，3-羟基无羁萜烷-3-烯-2-酮(3-hydroxyfriedel-3-en-2-one)[2]；苯丙素类：阿魏酸乙酯(ferulic acid ethyl ester)[2]；奎宁酸衍生物：3,5-O-二咖啡酰奎宁酸(3,5-O-dicaffeoylquinic acid)[2]；单甘油酯类：1-O-(9Z,12Z,15Z-十八碳三烯酰)-甘油[1-O-(9Z,12Z,15Z-octadecatrienoyl)-glycerol]，1-O-十六碳酰甘油(1-O-hexadecanoylglycerol)[1]，1-O-(9Z,12Z-十八碳二烯酰)-甘油[1-O-(9Z,12Z-octadecadienoyl)-glycerol][1]；其他类：和尚菜酮▲(adenoculone)，和尚菜内酯▲(adenoculolide)，黑麦草内酯(loliolide)，[1S-(1αE,4β,6α)]-4-(4-羟基-2,2,6-三甲基-7-氧杂双环[4.1.0]庚-1-基)-3-丁烯-2-酮{[1S-[1α(E),4β,6α]]-4-(4-hydroxy-2,2,6-trimethyl-7-oxabicyclo[4.1.0]hept-1-yl)-3-buten-2-one}，(R-E)-4-(3-羟基-2,6,6-三甲基-1-环己烯-1-基)-3-丁烯-2-酮{[R-(E)]-4-(3-hydroxy-2,6,6-trimethyl-1-cyclohexen-1-yl)-3-buten-2-one}[2]，对乙酰氨基酚糖苷(parasorboside)，野黑樱苷(prunasin)，植醇(phytol)，(Z)-3-己烯-β-D-吡喃葡萄糖苷[(Z)-3-hexenyl-β-D-glucopyranoside][1]。

药理作用　抗细菌作用：在体外抑菌实验中，和尚菜甲醇提取物中的化合物和尚菜内酯体外对大肠埃希菌、金黄色葡萄球菌和枯草杆菌有抑制活性，3-hydroxy-3-friedelen-2-one 对大肠埃希菌和金黄色葡萄球菌有抑制活性，3,5-O-二咖啡酰奎宁酸对大肠埃希菌和枯草杆菌有抑制活性[1]。

注评　本种蒙古族药用，全草主治咳嗽痰喘、产后淤血腹痛、水肿、小便不利；外用治骨折。

化学成分参考文献

[1] Kwon HC, et al. *Planta Med*, 2001, 67(5): 482-484.

[2] Wang X, et al. *Nat Prod Res A*, 2007, 21(2): 161-166.

药理作用及毒性参考文献

[1] 王小雄. 菊科和木贼科三种药用植物化学成分及其生物活性 [学位论文]. 兰州：兰州大学，2006.

48. 山黄菊属 Anisopappus Hook. et Arn.

一年或多年生草本。叶互生，有锯齿。头状花序单生茎或分枝顶端，排列成疏伞房状花序，有异型小花，辐射状，外围雌花 1–2 层，结实，中央有多数结实的两性花。总苞半球形；总苞片数层，覆瓦状，草质。花序托突起，托片半抱瘦果，脱落。雌花舌状开展，舌片顶端 3 齿裂，黄色，两性花管状，管部短，檐部狭钟状，具 5 裂片；花药基部箭形，有尾状耳部；花柱分枝线形，略扁，顶端圆形。瘦果近圆柱形或雌花瘦果背部压扁，有多条纵肋，无毛或被柔毛，冠毛短冠状，膜片不等长，撕裂，分离，有 2–5 不等长于膜片的细芒。

约 41 种，分布于热带非洲、马达加斯加。中国有 1 种，药用。

本属植物山黄菊具有抗疟、解蛇毒等作用。

菊科 COMPOSITAE

1. 山黄菊（广州植物志） 葡涧菊（中国植物科属检索表），旱山菊（广西），黄花莲（广东惠阳），旋覆花（广东、广西）

Anisopappus chinensis Hook. et Arn., Bot. Beechey Voy. 196. 1837. ——*Verbesina chinensis* L., *Inula yunnanensis* J. Anthony（英 **Chinese Anisopappus**）

一年生草本。茎直立，高 40-100 cm，被锈色尘状密柔毛。基部和下部叶开花后脱落；中部叶卵状披针形或狭长圆形，长 3-6 cm，宽 1-2 cm，两面被短柔毛，沿脉毛较密，顶端圆钝，基部截形或宽楔形，边缘有钝齿，3 出脉或离基 3 出脉，下面突起，网脉明显，上部叶渐小。头状花序单生或数个排成顶生伞房状花序；花序梗被锈色密柔毛。总苞半球形，长 0.6-1 cm；总苞片 3 层，狭披针形或线形，顶端钝，背面密被伏柔毛，边缘狭膜质，繸状，托片龙骨状，膜质。雌花黄色，舌片倒长三角形，瘦果圆柱形，被疏柔毛；雌花瘦果长 2 mm，两性花瘦果稍压扁，有 4 肋，冠毛污白色，膜片状，4-5 个，顶端有伸长的细芒。花果期 8-11 月。

分布与生境 产于广东、广西、福建、海南、江西、云南。生于海拔 800-2100 m 的干燥山坡、沙荒地、草地及林缘、路边、宅旁。印度、缅甸、泰国、热带非洲、马达加斯加也有分布。

药用部位 花序。

功效应用 清热，化痰。用于感冒发热，肺热咳嗽，咽喉肿痛。

药理作用 抗疟作用：山黄菊二氯甲烷和甲醇提取物灌胃，可抑制小鼠体内由伯氏疟原虫引起的疟原虫血症，体外可抑制热带疟原虫的生长[1]。

解毒作用：山黄菊水煎液腹腔注射，可解除小鼠银环蛇毒中毒反应[2]。

注评 本种为广西中药材标准（1990）收载"山黄菊"的基源植物，药用其干燥花序。

药理作用及毒性参考文献

[1] Lusakibanza M, et al. *J Ethnopharmacol*, 2010, 129(3): 398-402.

[2] 广西医学院蛇伤防治研究组. 广西医学，1973, 2: 11.

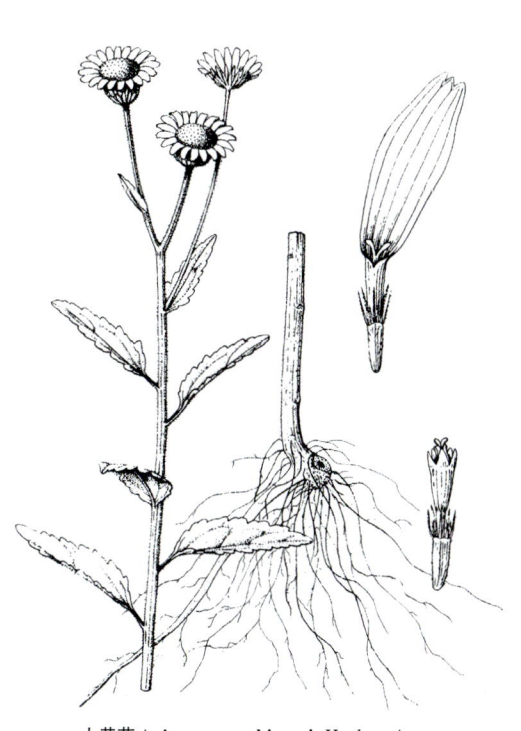

山黄菊 Anisopappus chinensis Hook. et Arn.
冀朝祯 绘

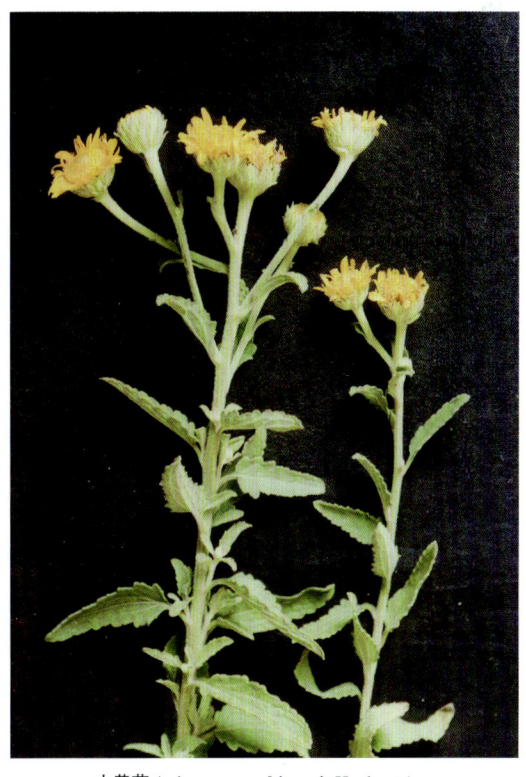

山黄菊 Anisopappus chinensis Hook. et Arn.
摄影：徐克学

49. 虾须草属 Sheareria S. Moore

一年生草本。茎直立。叶互生，全缘。头状花序小，顶生或腋生，有异形小花，外围雌花 2，结实，中央两性花 1-3 个，不育。总苞钟形；总苞片 2 层，宽卵形，外层 2 个，较小，花托稍平，无托片。雌花舌状，舌片宽大，卵状椭圆形，近全缘或有 5 钝齿；两性花管状，有 5 裂片。花药基部钝或全缘，顶端有近三角形附片。雌花花柱 2 裂，裂片线形，两性花花柱不分枝，棒状，顶端被微毛。瘦果长圆形，具 3 窄翅，翅边缘有细齿，无冠毛。

仅 1 种，分布于我国东部、中部至西南部各省区。供药用。

1. 虾须草（植物名实图考） 沙小菊（钟氏考订名录），丝绿草、草麻草（中药大辞典）

Sheareria nana S. Moore in J. Bot. 277, t. 165. 1875.（英 **Dwarf Sheareria**）

一年生草本，高 15-40 cm。茎直立，自下部起分枝，无毛或被微毛。叶线形或倒披针形，长 1-3 cm，宽 3-4 mm，无柄，顶端尖，全缘，上部叶小，鳞片状。头状花序顶生或腋生，径 2-3 mm，梗长 3-5 mm。总苞钟状，总苞片 2 层，4-5 个，宽卵形，长约 2 mm，被微毛。外层较小。雌花舌状，白色或稀淡红色，舌片卵状椭圆形，长 1.5 mm，全缘或有小钝齿，两性花管状，有 5 齿裂。长 1.5-2 mm。瘦果长椭圆形，褐色，长 3.5-4 mm，具 3 狭翅，翅缘有细齿，无冠毛。花果期 8-10 月。

分布与生境 产于江苏、安徽、浙江、江西、湖北、湖南、广东、陕西、贵州、云南。生于海拔 450 m 的河岸边、湖边湿地或田边。

药用部位 全草。

功效应用 清热解毒，利水消肿。用于疮疡肿毒，水肿，风热头痛。

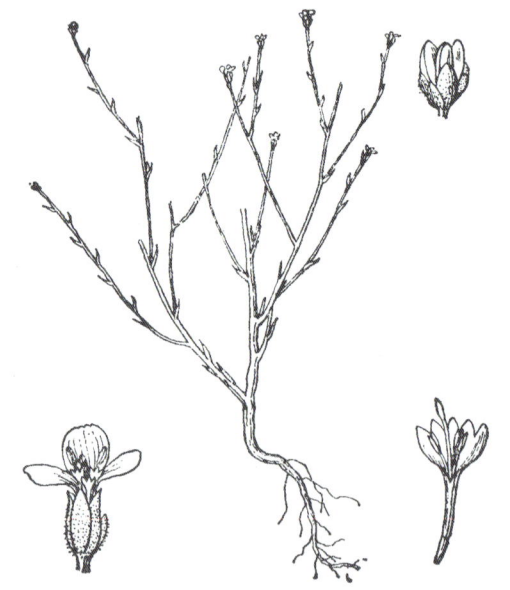

虾须草 Sheareria nana S. Moore
引自《中国高等植物图鉴》

50. 苍耳属 Xanthium L.

一年生草本。茎直立，有分枝。叶互生，全缘或多少分裂，有柄，披针形、卵形、圆三角形或近圆形，两面被短糙毛或糙伏毛，通常有腺点。头状花序盘状，单性，雌雄同株，无或近无花序梗，单生于叶腋或排成总状至穗状，雄性头状花序着生于茎枝上端，总苞球形，径 3-5 mm；总苞片 1-2 层。花序托圆锥形至圆柱形；托片匙形至楔形或线形，膜质，小花 20-50，花冠淡白色，漏斗状，具 5 裂片；花药分离或花丝结合成管状；花柱不分裂，上端稍膨大；雌性头状花序卵圆形，径 2-5 mm，各有 2 结实小花；总苞片 2 层，外层小，椭圆状披针形，分离；内层结合成囊状，果实成熟时变硬，上端具 1-2 坚硬的喙，外面具钩状刺，2 室，各有 1 小花，雌花无花冠；柱头 2 深裂，裂片线形，伸出总苞的喙外。瘦果 2，倒卵形，藏于总苞内，无冠毛。

约 25 种，全球广布。我国有 3 种 1 变种，均入药。

分种检索表

1. 节上无刺；叶卵状三角形、近圆形至五角形。
    2. 成熟瘦果的总苞卵形或椭圆形，连同喙部长 12–15 mm，宽 4–7 mm；总苞刺细，长 1–1.5 mm，基部不增粗 ·· 1. 苍耳 **X. sibiricum**
    2. 成熟瘦果的总苞椭圆形，连同喙部长达 18–20 mm；总苞刺坚硬，长 2–5.5（通常 5–7 mm），基部增粗 ·· 2. 蒙古苍耳 **X. mongolicum**
1. 节上具 1–3 裂的刺，长 15–30 mm；叶披针状卵形或线状披针形 ·············· 3. 刺苍耳 **X. spinosum**

本属药用植物以含倍半萜类化合物为特征性成分，代表性的化合物有苍耳醇 (xanthanol，**1**)、异苍耳醇 (isoxanthanol，**2**)、苍耳亭 (xanthatin，**3**) 等。从苍耳 (X. sibiricum) 果实还分离得到了分子结构中同时含有氮和硫元素的一类天然较少见的化合物，包括苍耳内酰硫氮二酮▲ (xanthiazinone，**4**)、苍耳硫氮二酮▲ (xanthiazone，**5**) 以及含硫化合物苍耳烯吡喃吡咯烷酮 (xanthienopyran，**6**) 等。**6** 对甲酰基 -L- 甲硫氨酰 -L- 白氨酰 -L- 苯丙氨酸 (formyl-L-methionyl-L-leucyl-L-phenylalanine) 诱导的人类中性粒细胞超氧阴离子自由基生成具有抑制作用，IC_{50} 为 1.72 μg/ml。

本属植物苍耳具有抗病原微生物、抗氧化、抗肿瘤、镇痛抗炎、调节免疫、镇咳、利胆等药理作用。

1. 苍耳（中国植物志） 莽耳（神农本草经），粘头婆（广州），苍耳子（四川、云南、河南、山东、山西、东北），朵耳（神农本草经），猪耳（本草纲目）

Xanthium sibiricum Patrin ex Widder in Repert. Spec. Nov. Regni Veg. Beih. 20: 32. 1923.——*X. strumarium* L., *X. indicum* Klatt, *X. japonicum* Widder（英 **Siberian Cocklebur**）

一年生草本，高 20–90 cm。茎直立，有分枝，被灰白色糙伏毛。叶三角状卵形或心形，长 4–9 cm，宽 5–10 cm，全缘或 3–5 不明显浅裂，顶端尖或钝，基部稍心形或截形，边缘有不规则粗锯齿，基生 3 出脉，两面被糙伏毛，叶柄长 3–11 cm，雄性头状花序球形，径 4–6 mm。总苞片长圆状披针形，长 1–1.5 mm，被短柔毛。雄花花冠钟形，5 裂，雌性头状花序椭圆形，外层总苞片小，披针形，长约 3 mm，被短柔毛，内层总苞片结合成囊状，宽卵形或椭圆形。瘦果成熟期变坚硬，连同喙部长 12–15 mm，外面刺极细，基部几不增粗的钩刺，基部被柔毛，常具腺点，喙长 1.5–2.5 mm，稀具 1 个喙。瘦果 2，倒卵形。花果期 7–10 月。

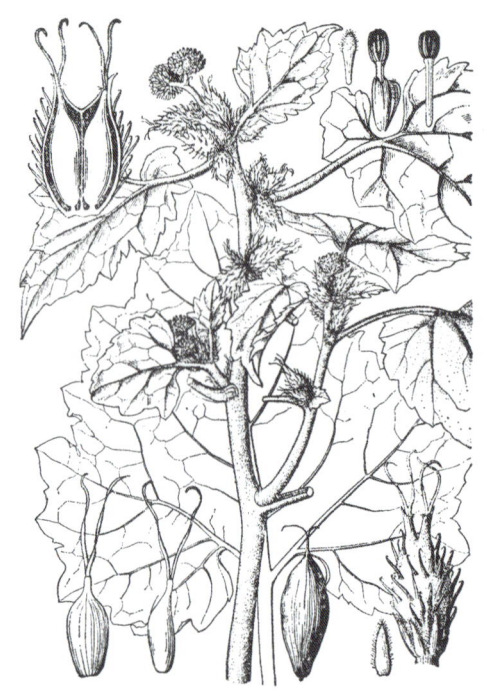

苍耳 Xanthium sibiricum Patrin ex Widder
引自《中国高等植物图鉴》

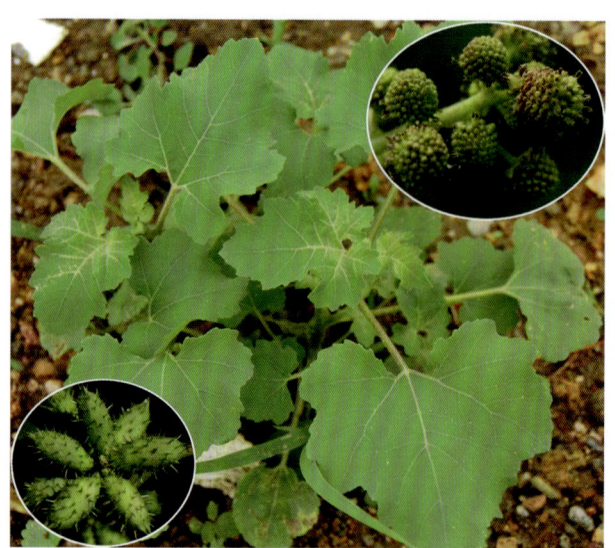

苍耳 Xanthium sibiricum Patrin ex Widder
摄影：周繇

分布与生境 广泛分布于东北、华北、华东、华南、西北及西部各省区。常生于平原、丘陵、荒野、路旁、田边、宅旁。也分布于朝鲜、日本、蒙古、俄罗斯、印度、伊朗、北美洲。

药用部位 根、全草、花序、果实。

功效应用 果实：散风寒，通鼻窍，祛风湿，止痒。用于风寒头痛，鼻塞流涕，鼻衄，鼻渊，风疹瘙痒，湿痹拘挛。全草：祛风除湿，清热解毒。用于感冒，头风，头晕，鼻渊，目赤，目翳，风湿痹痛，拘挛麻木，疔疮，疥癣，皮肤瘙痒，痔疮，痢疾。有小毒。根：清热解毒，利湿。用于疔疮，痈疽，丹毒，肠痈，带下，痢疾，水肿，风湿痹痛。花序：祛风，除湿，止痒。有毒。

化学成分 果实含生物碱类：苍耳内酰硫氮二酮▲(xanthiazinone)，苍耳硫氮二酮▲(xanthiazone)，苍耳噻嗪双酮苷(xanthiside)，5-羟基吡咯烷-2-酮(5-hydroxypyrrolidin-2-one)[1]；含硫化合物：苍耳烯吡喃吡咯烷酮(xanthienopyran)[1]；苯丙素类：阿魏酸，咖啡酸，3-甲氧基-4-羟基桂皮醛(3-methoxyl-4-hydroxycinnamaldehyde)，5-O-咖啡酰奎宁酸甲酯(5-O-caffeoylquinic acid methyl ester)[2]；其他类：丁二酸，β-谷甾醇，胡萝卜苷[2]。

地上部分含倍半萜类：苍耳内酯▲(sibiriolide) A、B[3]。

药理作用 镇痛作用：苍耳子水煎剂灌胃，可延长醋酸致小鼠扭体反应出现时间并减少扭体次数[1]。苍耳子正丁醇提取物灌胃，减少醋酸致小鼠扭体次数[2]。

抗炎作用：苍耳子正丁醇提取物灌胃，可以抑制二甲苯致小鼠耳肿胀和小鼠腹腔毛细血管通透性增加[2]。

免疫调节作用：苍耳子乙醚和乙酸乙酯提取物灌胃，对小鼠细胞免疫、单核巨噬细胞免疫系统有抑制作用[3]。苍耳子水煎剂灌服，可逆转由羊红细胞致敏引起的小鼠脾淋巴细胞中部分蛋白表达的变化[4]。

抗血栓作用：苍耳子醇提物灌胃，能延长电刺激麻醉大鼠颈动脉血栓形成时间，延长凝血时间[5]。

镇咳作用：苍耳子水煎剂和水煎醇沉液腹腔注射，可延长浓氨水致咳小鼠咳嗽的潜伏期，减少咳嗽次数[6]。

利胆作用：苍耳子 75% 醇提液十二指肠给予麻醉大鼠有促进胆汁分泌作用[7]。

抗菌作用：苍耳根醇提取物低浓度时对白色念珠菌有抑菌作用，高浓度时对白色念珠菌有杀灭作用[8]。生苍耳子水煎剂和炒苍耳子水煎剂均可抑制金黄色葡萄球菌、肺炎双球菌[9]。苍耳草水提物可抑制铜绿假单胞菌、大肠埃希菌、鸭沙门杆菌、金黄色葡萄球菌、表皮葡萄球菌[10]。

抗寄生虫作用：苍耳叶 50% 乙醇溶液提取物体内外实验均有抗锥体虫病活性[11]。

抗病毒作用：苍耳子醇提取物对单纯疱疹病毒有抑制作用[12]。苍耳子提取物可以改善人工感染鸭乙型肝炎病毒鸭肝的病理改变[13]。

抗氧化作用：苍耳子水煎液和醇提液体外均能清除超氧自由基和羟自由基[14]。

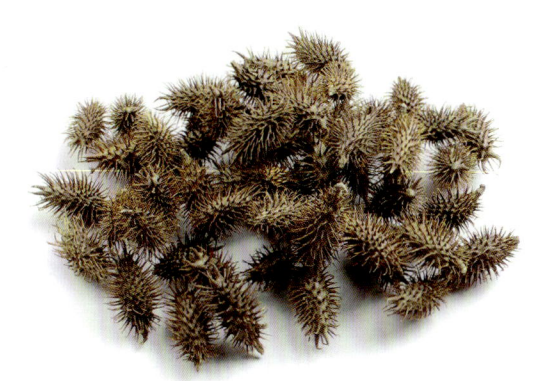

苍耳子 Xanthii Fructus
摄影：王海

毒性及不良反应　苍耳子水提物小鼠灌胃给药的 LD_{50} 为 201.14 g 生药 /kg。苍耳子醇提物小鼠灌胃给药的最大耐受量大于 2400.0 g 生药 /kg[15]。

注评　本种为历版中国药典收载"苍耳子"的基源植物，药用其干燥成熟带总苞的果实；其干燥地上部分为上海（1994）、广西（1992）、四川（1987，2010）、江苏（2000）、江西（1996）中药材标准等收载的"苍耳草"；其茎叶、花及根亦供药用，分别称"苍耳"、"苍耳花"及"苍耳根"。"苍耳"原名"葈耳"，始载《神农本草经》，现以"苍耳"为正名。主产于山东、江苏、湖北等地，均系野生。浙江（2000）、湖南（1993）中药材标准还收载蒙古苍耳 Xanthium mongolicum Kitag. 的干燥成熟带总苞的果实，也作"苍耳子"使用。藏族、蒙古族、维吾尔族、朝鲜族、白族、傣族、哈尼族、瑶族、仫佬族、壮族、侗族、傈僳族、阿昌族、苗族、彝族、畲族和土家族也药用，白族用根治痢疾、肠炎，藏族、傣族用全草治肾炎、睾丸炎、尿痛，土家族用苍耳虫（植株上生长一种昆虫）主治疗疮外，其他应用并无特殊处，主要用途同功效应用项。

化学成分参考文献

[1] Dai YH, et al. *J Asian Nat Prod Res*, 2008, 10(4): 303-305.

[2] 代英辉，等. 沈阳药科大学学报, 2008, 25(8): 630-632.

[3] Zhang XQ, et al. *Nat Prod Res, Part A: Structure and Synthesis*, 2006, 20(13): 1265-1270.

药理作用及毒性参考文献

[1] 金传山，等. 安徽中医学院学报, 2000, 19(1): 54.

[2] 孙延萍，等. 今日科苑, 2009, (16): 281.

[3] 熊颖，等. 中药材, 2005, 28(10): 938-940.

[4] 董燕，等. 中药新药与临床药理, 2005, 16(5): 324-327.

[5] 欧兴长，等. 中草药, 1987, 18(4): 21.

[6] 段小毛，等. 湘南学院学报（医学版）, 2006, 8(3): 65-66.

[7] 樊景坡. 中医药信息, 1994, (2): 48.

[8] 吴达荣，等. 现代医药卫生, 2004, 20(20): 2107-2108.

[9] 赵传胜. 时珍国医国药, 2002, 13(9): 522.

[10] 蒋桂华，等. 华西药学杂志, 2011, 26(4): 345-346.

[11] Talakal TS, et al. *J Ethnopharmacol*, 1995, 49(3): 141-145.

[12] 姜克元，等. 时珍国药研究, 1997, 8(3): 217.

[13] 刘颖，等. 时珍国医国药, 2009, 20(7): 1776-1777.

[14] 王如阳，等. 云南中医中药杂志, 2008, 29(9): 42-43.

[15] 李涓，等. 时珍国医国药, 2005, 16(6): 484-487.

2. 蒙古苍耳（东北植物检索表） 东北苍耳

Xanthium mongolicum Kitag. in Rep. First Sci. Exped. Manchoukuo. 4, f. 97. 1936.（英 **Mongolian Cocklebur**）

一年生草本，高达 1 m。茎直立，有分枝，被短糙伏毛。叶具长柄，宽卵状三角形至心形，长 5–9 cm，宽 4–8 cm，3–5 浅裂，顶端硬或尖，基部心形，边缘有不规则粗齿，基生 3 出脉，两面密被糙伏毛，叶柄长 4–9 cm。具瘦果的总苞成熟时变坚硬，椭圆形，连同喙长 18–20 mm，宽 8–10 mm，顶端具 1 或 2 锥状的喙，外面的总苞钩刺长 2–5.5 mm，直立，基部增粗，径约 1 mm，顶端具细钩刺。瘦果 2，倒卵形。花果期 7–9 月。

分布与生境 产于黑龙江、辽宁、内蒙古及河北。生于干旱山坡或砂质荒地。

药用部位 果实。

功效应用 祛风止痛，祛湿，透疹，通窍，杀虫止痒。用于鼻渊，头痛，外感风寒，风湿痹痛，麻疹，风疹瘙痒，湿疹。

化学成分 种子含倍半萜内酯类：苍耳亭(xanthatin)，苍耳皂素(xanthinosin)，$11\alpha,13$-二氢苍耳亭($11\alpha,13$-dihydroxanthatin)，白术内酯Ⅲ(atractylenolide Ⅲ)[1]；二萜类：苍术苷(atractyloside)[2]；三萜类：齐墩果酸(oleanolic acid)，熊果酸(ursolic acid)[1]；木脂素类：木质纤维素(lignocellulose)，蛇菰宁▲(balanophonin)[1]；蛋白质：毒蛋白[2]；挥发油：主要成分为 3-甲基丁酸(butanoic acid-3-methlate)，3-甲基-戊酸(pentanoic acid-3-methylate)，苯乙醛(benzeneacetaldehyde)，己酸(hexanoic acid)，糠醛(furfural)，苯甲醇(benzyl alcohol)，苯乙醇(phenethyl alcohol)等[3]。

药理作用 抗炎作用：蒙古苍耳倍半萜内酯类化合物苍耳亭、苍耳皂素、$11\alpha,13$- 二氢苍耳亭体外能抑制肿瘤坏死因子、白介素 -1 诱导的血管内皮细胞细胞间黏附分子 -1 的表达[1]。

注评 本种为浙江（2000）、湖南（1993）中药材标准收载"苍耳子"的基源植物，药用其干燥成熟带总苞的果实；系地方习用品。

化学成分参考文献

[1] 张文治，等 . 中国中药杂志，2009, 34(13): 1687-1689.

[2] 王素贤，等 . 中草药，1983, 14(12): 529-531.

[3] 张红侠，等 . 光谱实验室，2007, 24(5): 930-933.

药理作用及毒性参考文献

[1] 张文治，等 . 中国中药杂志，2009, 34(13): 1687-1689.

3. 刺苍耳（中国植物志）

Xanthium spinosum L., Sp. Pl. 987. 1753.（英 **Spinose Cocklebur**）

一年生草本，高 10–60 (–120) cm，节上通常有 1 对刺，刺单生或 2–3 裂，长 15–30 mm，叶具柄，卵形或线状披针形，长 7–8 (–12) cm，宽 1–3 (–5) cm，常羽状 3 (–7) 裂，下面被灰色至白色糙伏毛。花果期 7–10 月。

分布与生境 产于南美洲。分布于北京、河南，有栽培并归化。生于湖边或盐碱地。

药用部位 果实。

功效应用 祛风止痛，祛湿，杀虫。用于风寒头痛，鼻渊，齿痛，风寒湿痹，皮肤瘙痒。

化学成分 茎含倍半萜类：2-去乙酰基-8-表-苍耳醇-4-O-β-D-吡喃半乳糖苷 (2-desacetyl-8-epi-xanthumanol-4-O-β-D-galactopyranoside)[1]。

果实含倍半萜类：苍耳亭(xanthatin)[2]。

地上部分含单萜类：催吐萝芙木醇葡萄糖苷(vomifoliol glucoside)[3]，黑麦草内酯(loliolide)[4]；倍半萜类：苍耳亭(xanthatin)，异苍耳醇(isoxanthanol)，苍耳醇(xanthanol)，脱水去氢依瓦菊素▲(anhydrodehydroivalbin)，

环刺苍耳内酯(cyclospinosolide)[4]，苍耳明(xanthumin)，去乙酰苍耳明(deacetylxanthumin)[5]，苍耳皂素(xanthinosin)[6]，2-氧代-4-O-乙酰基-去乙酰苍耳醇(2-oxo-4-O-acetyl-desacetylxanthanol)[6]，道氏蒿素(douglanin)[7]，4-O-β-D-吡喃葡萄糖基-11α,13-二氢-8-表-去乙酰苍耳明醇(4-O-β-D-glucopyranosyl-11α,13-dihydro-8-epi-desacetylxanthiuminol)，2-O-β-D-吡喃葡萄糖基-11α,13-二氢-8-表-去乙酰苍耳明醇(2-O-β-D-glucopyranosyl-11α,13-dihydro-8-epi-desacetylxanthiuminol)[8]；二萜类：苍术苷(atractyloside)[5]，2-O-(2-O-异戊基-β-D-吡喃葡萄糖基)-苍术苷元[2-O-(2-O-isovaleryl-β-D-glucopyranosyl)-atractyligenin]，15-羟基-2-[2-O-(3-甲基-1-氧代丁基)-β-D-吡喃葡萄糖氧基]-(2β,15α)-贝壳杉-16-烯-18,19-二羧酸{15-hydroxy-2-[2-O-(3-methyl-1-oxobutyl)-β-D-glucopyranosyl]oxy]-(2β,15α)-kaur-16-ene-18,19-dioic acid}[7]，2β-O-D-吡喃葡萄糖基-羟基贝壳杉-16-烯-18,19-二羧酸(2β-O-D-glucopyranosyl-hydroxy-kaur-16-en-18,19-dicarboxylic acid)，4'-去硫酸基-羧基苍术苷(4'-desulphated-carboxyatractyloside)，4'-去硫酸基苍术苷(4'-desulphatedatractyloside)，3',4'-二去硫酸基羧基苍术苷(3',4'-didesulphated-carboxyatractyloside)，3',4'-二去硫酸基苍术苷(3',4'-didesulphatedatractyloside)[8]；苯丙素/木脂素类：松柏醇(coniferyl alcohol)，芝麻素(sesamin)[4,6]，咖啡酸(caffeic acid)，绿原酸(chlorogenic acid)[9]；黄酮类：槲皮素(quercetin)，垂叶布氏菊苷▲(pendulin)，矢车菊苷(centaurein)，孔雀草素▲葡萄糖苷(patuletin-3-O-glycoside)[7]；甾体类：β-谷甾醇，β-豆甾醇[5]。

化学成分参考文献

[1] Ansari A, et al. *Asian J Chem*, 2000, 12(2): 521-526.

[2] Metwally AM, et al. *Pharmazie*, 1974, 29(6): 415-417.

[3] Darwish FMM, et al. *AlexandriaJPharm Sci*, 1995, 9(2): 103-107.

[4] Marco JA, et al. *Phytochemistry*, 1993, 34(6): 1569-1576.

[5] Klecakova-Karlickova J, et al. *Ceska a Slovenska Farmacie*, 2005, 54(3): 141-144.

[6] Abdei-Mogib M, et al. *Phytochemistry*, 1991, 30(10): 3461-3462.

[7] Salinas A, et al. *Acta Farmaceutica Bonaerense*, 1998, 17(4): 297-300.

[8] Piacente S, et al. *Phytochemistry*, 1996, 41(5): 1357-1360.

[9] Petcu P, et al. *Studii si Cercetari de Biochimie*, 1981, 24(1): 85-90.

51. 银胶菊属 Parthenium L.

一年生或多年生草本，亚灌木或灌木。茎直立。叶通常茎生，有时莲座状，互生，具柄或无柄；叶片椭圆形、披针形、线形、提琴形、倒披针形至匙形，有时(1–)2回羽状分裂，最上部叶边缘全缘或具齿，两面被毛或腺点。头状花序辐射状，稀盘状。总苞半球形；总苞片2层，外层5(–8)，草质至干膜质，内层5–8，干膜质至膜质。花托平或凸起；托片楔形或扇形，干膜质或膜质。雌花舌状，舌片短宽，顶端凹入，2或3齿裂；两性花管状，顶端4–5裂。花药基部无尾；花柱不分枝，顶端头状或圆锥状。雌花瘦果倒披针形或倒卵形，背面扁平，腹面龙骨状，无毛或被短柔毛。冠毛2–3，刺芒状或鳞片状。

约16种，分布于北美至南美洲、西印度群岛。中国入侵归化2种，1种药用。

本属药用植物银胶菊含有丰富的倍半萜内酯类化合物，如小白菊内酯(parthenolide，**1**)、银胶菊素(parthenin，**2**)、银胶菊因▲(hysterin，**3**)、四脉银胶菊素▲A (tetraneurin A，**4**)、查米纳酮▲(charminarone，**5**)等。其中，**1**的含量较高。在研究**1**对HeLa细胞的作用时发现，5μmol/L浓度时能完全阻断TNF-α诱导的NF-κB与DNA间的结合。一般情况下，**1**在肿瘤细胞和非肿瘤细胞两种不同类型细胞中的作用不同。在非肿瘤细胞中，**1**作为抗氧化分子，可调节细胞的氧化还原状态；在癌症细胞中，可以抑制癌细胞的增殖和DNA的合成，如急慢性白血病、胆管癌、胰腺癌以及乳腺癌等，它的抗肿瘤作用涉及如抑制细胞生长、诱导癌细胞凋亡等。**1**可通过抑制诱导型环氧合酶、前炎症细胞因子和诱导型一氧化氮合酶的表达来发挥抗炎作用。亦有报道指出，**1** 和一些抗癌药物共同作用可提高这些药物的治疗效果，如与紫杉萜、舒林酸联合治疗等。**2**、**3**、**4** 对 TPA (12-*O*-tetradecanoylphorbol 13-acetate) 所致小鼠耳肿胀具有抑制作用；**2** 和 **4** 对恶唑酮 (oxazolone) 所致迟发型超敏反应具有抑制作用；**2** 还对中性粒细胞浸润具有抑制作用。这些结果提示银胶菊具有抗炎作用。

1. 银胶菊（中国高等植物图鉴） 野益母艾（云南种子植物名录），假芹（广西凌云）

Parthenium hysterophorus L., Sp. Pl. 988. 1753.（英 **Common Parthenium**）

一年生草本。茎直立，高 60–100 cm，被短柔毛。下部和中部叶 2 回羽状深裂，全形卵形或椭圆形，连叶柄长 10–19 cm，宽 6–11 cm，羽片 3–4 对，卵形，小羽片卵状或长圆状，常具齿，上面被疣状糙毛，下面密被柔毛；上部叶无柄，羽状分裂，裂片线状长圆形，全缘或具齿，或有时指状 3 裂。头状花序多数，径 3–4 mm，排成伞房状花序；花序梗长 3–8 mm，被糙毛。总苞宽钟形或近半球形；总苞片 2 层，外层较硬，卵形，长 2.2 mm，上部叶质，背面被短柔毛。舌状花 1 层，白色，舌片卵形，顶端 2 裂；管状花，檐部 4 浅裂。雌花瘦果倒卵形，有疏腺点。冠毛 2，鳞片状，顶端截形或有细齿。花果期 4–6 月。

分布与生境 产于广东、广西、海南、贵州、云南。生于海拔 90–1500 m 的田边、路旁、河边、坡地。

药用部位 全草。

功效应用 清热解毒，强壮，解热，通经，镇痛。用于神经痛，疟疾，疮疡肿毒，妇女病。

银胶菊 Parthenium hysterophorus L.
引自《中国高等植物图鉴》

化学成分 叶含倍半萜类：11*β*H,13-二氢银胶菊素(11*β*H,13-dihydroparthenin)，13-甲氧基-11,13-二氢银胶菊素(13-methoxy-11,13-dihydroparthenin)，13-甲氧基-11,13-二氢豚草素(13-methoxy-11,13-dihydroambrosin)[1]，8*α*-环氧异丁烯酰氧基银胶菊素(8*α*-epoxymethacryloxyparthenin)，8*α*-环氧异丁烯酰氧基-11,13-二氢银胶菊素(8*α*-epoxymethacryloxy-11,13-dihydroparthenin)，8*α*-环氧异丁烯酰氧基豚草素(8*α*-epoxymethacryloxyambrosin)[2]，13*α*-甲氧基银胶菊素(13*α*-methoxyparthenin)，13*α*-甲氧基豚草素(13*α*-methoxyambrosin)，2*β*,13*α*-二甲氧基-二氢银胶菊素(2*β*,13*α*-dimethoxy-dihydroparthenin)[3]，二氢银胶菊素(dihydroparthenin)，13-甲氧基二氢冠裸穗豚草素(13-methoxydihydrocoronopilin)[4]，银胶菊因▲(hysterin)，二氢异银胶菊素(dihydroisoparthenin)[5]，银胶菊素(parthenin)[6]；三萜类：白桦脂醇(betulin)，熊果酸(ursolic acid)[6]；甾体类：*β*-谷甾醇，菜油甾醇(campesterol)，豆甾醇，胡萝卜苷[6]；挥发油：主要成分为冰片乙酸酯(bornyl acetate)，牻牛儿醇(geraniol)，苯乙腈(phenyl acetonitrile)，*β*-月桂烯(*β*-myrcene)，石竹烯(caryophyllene)，石竹烯醇(caryophyllenol)，樟烯(camphene)，愈创木烯(guaiene)，胡椒酮(piperitone)，牻牛儿醇乙酸酯(geranyl acetate)，*β*-桉叶醇(*β*-eudesmol)，*γ*-桉叶醇(*γ*-eudesmol)，香橙烯(aromadendrene)，姜烯(zingiberene)，龙脑(borneol)，甜没药烯(bisabolene)，香茅醇(citronellol)，水芹烯(phellandrene)，大牻牛儿烯D (germacrene D)，姜黄烯(curcumene)，*α*-榄香烯(*α*-elemene)，香桧

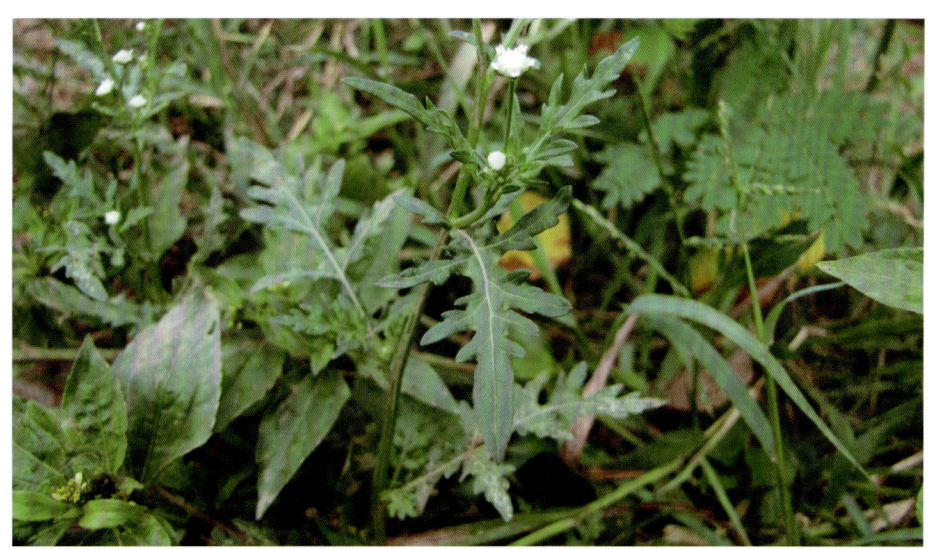

银胶菊 Parthenium hysterophorus L.
摄影：吴永红

烯(sabinene)，杜松烯(cadinene)，银胶菊醇(partheniol)[7]；其他类：蜂花醇(myricyl alcohol)，二十六醇，葡萄糖，半乳糖，KCl，游离氨基酸[6]。

花含倍半萜类：四脉银胶菊素▲A (tetraneurin A)，去乙酰四脉银胶菊素▲A (deacetyltetraneurin A)，银胶菊素，冠裸穗豚草素(coronopilin)，8β-羟基冠裸穗豚草素(8β-hydroxycoronopilin)[8]，2β-羟基冠裸穗豚草素(2β-hydroxycoronopilin)，银胶菊酮▲(hysterone) A、B[9]、C[10]、D[8-9]、E[8]，8β-乙酰氧基银胶菊酮▲C (8β-acetoxyhysterone C)[10]，4β-乙酰氧基-11β,13-银胶菊素(4β-acetoxy-11β,13-dihydroparthenin)，3β-乙酰氧基新豚草素(3β-acetoxyneoambrosin)，(3aR,3bS,4R,5aS,6aR,7S,9aS)-八氢-4-羟基-1,3b,7-三甲基-4H-环氧乙烷[1,8a]薁[4,5-b]呋喃-2(1H)-酮[(3aR,3bS,4R,5aS,6aR,7S,9aS)-octahydro-4-hydroxy-1,3b,7-trimethyl-4H-oxireno[1,8a]azuleno[4,5-b]furan-2(1H)-one]，(3aS,6S,9S,9aS,9bR)-3a,4,5,6,8,9,9a,9b-八氢-9-羟基-3,6,9a-三甲基薁[4,5-b]呋喃-2(3H)-酮[(3aS,6S,9S,9aS,9bR)-3a,4,5,6,8,9,9a,9b-octahydro-9-hydroxy-3,6,9a-trimethylazuleno[4,5-b]furan-2(3H)-one]，孔乔斯银胶菊素▲A (conchasin A)[11]；香豆素类：东莨菪内酯(scopoletin)[8]。

地上部分含倍半萜类：小白菊内酯(parthenolide)[12]，8β-羟基脱水银胶菊素(8β-hydroxyanhydroparthenin)，8β-乙酰氧基脱水银胶菊素(8β-acetoxyanhydroparthenin)[13]，2β-羟基冠裸穗豚草素(2β-hydroxycoronopilin)，1α,2β,4β-三羟基拟愈创木-6β,12-内酯(1α,2β,4β-trihydroxypseudoguaian-6β,12-olide)，4α-O-乙酰拟愈创木-6β,12-内酯(4α-O-acetylpseudoguaian-6β,12-olide)，1α-羟基-4β-O-乙酰拟愈创木-6β,12-内酯(1α-hydroxy-4β-O-acetylpseudoguaian-6β,12-olide)，冠裸穗豚草素，银胶菊素，银胶菊因▲，四脉银胶菊素E (tetraneurin E)[14]，8α-环氧异丁烯酰氧基银胶菊素，8α-环氧异丁烯酰氧基-11,13-二氢银胶菊素，8α-环氧异丁烯酰氧基豚草素[15]，8β-乙酰氧基银胶菊素(8β-acetoxyparthenin)[16]，(6aR,9aS,9bR)-6-[(乙酰氧基)甲基]-3,3a,4,5,6,6a,9a,9b-八氢-4,6a-二羟基-9a-甲基-3-亚甲基-薁[4,5-b]呋喃-2,9-二酮{(6aR,9aS,9bR)-6-[(acetyloxy)methyl]-3,3a,4,5,6,6a,9a,9b-octahydro-4,6a-dihydroxy-9a-methyl-3-methylene-azuleno[4,5-b]furan-2,9-dione}，(6aR,9aS,9bR)-6-[(乙酰氧基)甲基]十氢-4,6a-二羟基-9a-甲基-3-亚甲基-薁[4,5-b]呋喃-2,9-二酮{(6aR,9aS,9bR)-6-[(acetyloxy)methyl]decahydro-4,6a-dihydroxy-9a-methyl-3-methylene-azuleno[4,5-b]furan-2,9-dione}[17]，银胶菊内酯(hysterolactone)[18]；芳香/黄酮类：对甲氧基苯甲酸(p-methoxybenzoic acid)[14]，假防己亭▲(tomentin)[18]；三萜类：3β-[(4-O-β-D-吡喃葡萄糖基-β-D-吡喃葡萄糖氧基]-齐墩果-12-烯-28-酸-β-D-吡喃葡萄糖基酯苷{3β-[(4-O-β-D-glucopyranosyl-β-D-glucopyranosyl)oxy]-olean-12-en-28-oic acid-β-D-glucopyranosyl ester}，3β-[(O-β-D-吡喃葡萄糖

基-(1→4)-*O*-β-D-吡喃葡萄糖基-(1→4)-β-D-吡喃葡萄糖氧基]-齐墩果-12-烯-28-酸-β-D-吡喃葡萄糖基酯苷{3β-[(*O*-β-D-glucopyranosyl-(1→4)-*O*-β-D-glucopyranosyl-(1→4)-β-D-glucopyranosyl)oxy]-olean-12-en-28-oic acid-β-D-glucopyranosyl ester}[18]。

全草含倍半萜类：查米纳酮▲(charminarone)，银胶菊素，冠裸穗豚草素，2β-羟基冠裸穗豚草素，四脉银胶菊素▲A[19]，银胶菊素-8β-异戊醇酯(parthenin-8β-isopentanoate)，银胶菊素-8β-异戊烯醇酯(parthenin-8β-isopentenoate)[20]；木脂素类：(+)-丁香树脂酚[(+)-syringaresinol][19,21]；黄酮类：3,7-二甲氧基-3',4',5,6-四羟基黄酮[19,22]，5,6,4'-三羟基-3,7-二甲氧基黄酮(5,6,4'-trihydroxy-3,7-dimethoxyflavone)[22]，高良姜素(galangin)[23]。

化学成分参考文献

[1] Chhabra BR, et al. *Ind J Chem, Section B*, 1999, 38B(9): 1090-1092.
[2] Chhabra BR, et al. *Fitoterapia*, 1998, 69(4): 374-375.
[3] Bhullar MK, et al. *Fitoterapia*, 1997, 68(1): 91-92.
[4] Kalsi PS, et al. *Fitoterapia*, 1995, 66(2): 191.
[5] Picman AK, et al. *Phytochemistry*, 1982, 21(7): 1801-1802.
[6] Gupta RK, et al. *Ind J Pharm*, 1977, 39(3): 64-66.
[7] Chowdhury AR. *Indian Perfumer*, 2002, 46(1): 45-48.
[8] Das B, et al. *Helv Chim Acta*, 2006, 89(2): 285-290.
[9] Ramesh C, et al. *Phytochemistry*, 2003, 64(4): 841-844.
[10] Das R, et al. *Chem Pharm Bull*, 2005, 53(7): 861-862.
[11] Das B, et al. *Helv Chim Acta*, 2008, 91(6): 1137-1143.
[12] 陈启建，等. 激光生物学报，2008, 17(4): 544-548.
[13] Das R, et al. *Ind J Heterocyclic Chem*, 2004, 14(1): 59-60.
[14] de la Fuente JR, et al. *Phytochemistry*, 2000, 55(7): 769-772.
[15] Chhabra BR, et al. *Phytochemistry*, 1999, 52(7): 1331-1334.
[16] Das R, et al. *Ind J Heterocyclic Chem*, 1997, 7(2): 163-164.
[17] Acharyya P, et al. *Ind J Chem*, 2003, 42B(5): 1187-1189.
[18] Shah BA, et al. *Org Biomol Chem*, 2009, 7(16): 3230-3235.
[19] Venkataiah B, et al. *Phytochemistry*, 2003, 63(4): 383-386.
[20] Das R, et al. *Ind J Heterocyclic Chem*, 2007, 17(1): 7-10.
[21] Das B, et al. *Fitoterapia*, 1999, 70(1): 101-102.
[22] Shen MC, et al. *Phytochemistry*, 1976, 15(6): 1045-1047.
[23] Santhi PR, et al. *Asian J Chem*, 2008, 20(2): 987-991.

52. 百日菊属 Zinnia L.

一年生或多年生草本或亚灌木。叶对生或近对生，无柄或具柄。头状花序通常辐射状，有异型小花；外围有 1 层雌花，中央有多数两性花。总苞钟状、圆柱状至半球形；总苞片宿存，3–4 层。花序托圆锥形，托片对折，包围两性花。舌状花雌性，结实，黄色、橙黄色、红色、紫色或白色，管状花两性结实，黄色至淡红色，有时带紫色，裂片 5，卵状披针形，花药基部全缘；花柱分枝顶端尖或近截形。瘦果 3–4 棱或扁，管状花的瘦果无翅；冠毛有 1–3 (–4) 个芒或齿状鳞片。

约 25 种，分布于美洲、墨西哥。我国引进栽培 3 种，1 种药用。

1. 百日菊（中国植物志） 百日草（植物学大辞典），火毡花（东北），鱼尾菊（广州植物志），节节高（上海），步步登高（北京）

Zinnia elegans Jacq., Icon. Pl. Rar. 3: 15, pl. 589. 1792.（英 **Common Zinnia**）

一年生草本。茎直立，高 30–100 cm，被糙毛或硬毛。叶宽卵形或长圆状椭圆形，长 5–10 cm，宽 2.5–5 cm，基部稍心形，抱茎，两面粗糙，下面被密短糙毛，基出 3 脉。头状花序径 5–5.5 cm，单生茎端。总苞宽钟状；总苞片多层，宽卵形或卵状椭圆形，外层长约 5 mm，内层长约 10 mm，边缘黑色。托片上端有伸长的附片，附片紫红色，流苏状三角形。舌状花深红色、玫瑰色、紫堇色或白色，舌片倒卵形，先端 2–3 齿裂或全缘，上面被短毛，下面有柔毛。管状花黄色或橙色，裂片卵状披针形，上面被黄褐色绒毛。舌状花瘦果倒卵形，扁平，腹面中肋和两侧具棱；管状花瘦果倒卵状棒形，极扁，

菊科 COMPOSITAE

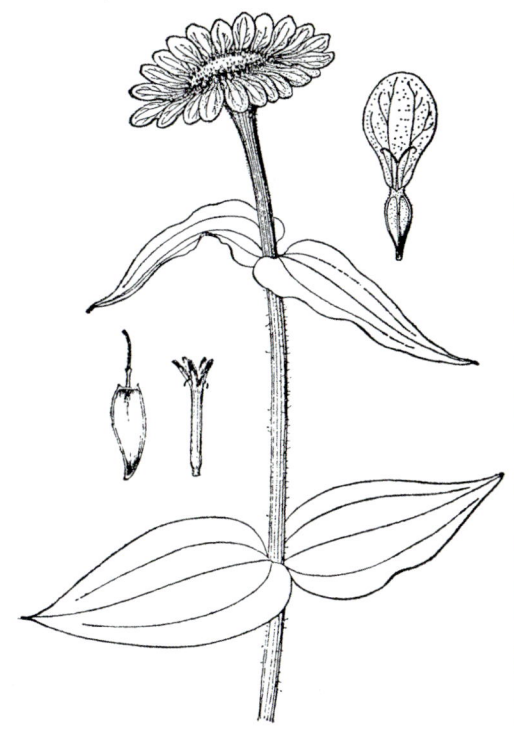

百日菊 *Zinnia elegans* Jacq.
钱存源 绘

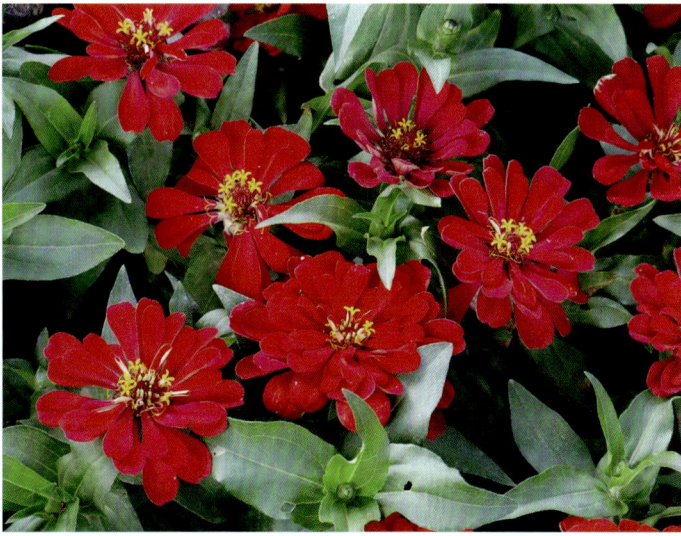

百日菊 *Zinnia elegans* Jacq.
摄影：徐晔春

被疏毛，顶端有短齿。花果期 6–10 月。

分布与生境 产于墨西哥。我国各地广泛栽培，有时成为野生。

药用部位 全草。

功效应用 清热，利湿，解毒。用于湿热痢疾，淋证，乳痈，疖肿。

化学成分 根含生物碱类：新烟碱(neonikotin)，去甲烟碱(nornicotin)，烟碱(nicotin)[1]。

花含黄酮类：氯化矢车菊苷(cyanin chloride)，氯化天竺葵苷(pelargonin chloride)，氯化矢车菊苷乙酸酯(cyanin chloride monoacetate)，氯化天竺葵苷单乙酸酯(pelargonin chloride monoacetate)[2]，黄芪苷(astragalin)，陆地棉苷(hirsutrin)，大波斯菊苷(cosmosiin)，木犀草苷(luteoloside)，芹菜素-4'-*O*-*β*-D-吡喃葡萄糖苷(apigenin-4'-*O*-*β*-D-glucopyranoside)，4',5-二羟基黄酮-3-*O*-*β*-D-吡喃木糖基-7-*O*-*β*-D-吡喃葡萄糖苷(4',5-dihydroxyflavone-3-*O*-*β*-D-xylopyranosyl-7-*O*-*β*-D-glucopyranoside)[3]。

注评 本种彝族用全草治痢疾、淋证、乳头痛、感冒发热、口腔炎、风火牙痛。

化学成分参考文献

[1] Schroter HB. *Archiv der Pharmazie und Berichte der Deutschen Pharmazeutischen Gesellschaft*, 1955, 288: 141-145.

[2] Yamaguchi M, et al. *Phytochemistry*, 1990, 29(4): 1269-1270.

[3] Dembinska-Migas W, et al. *Herba Polonica*, 1983, 29(3-4): 197-202.

53. 豨莶属 Sigesbeckia L.

一年生草本。叶对生，具柄，被密柔毛。头状花序小，顶生或腋生，多数排成伞房状，有多数异型小花，外围有1–2层雌性舌状花；中央有多数两性管状花。全部结实，或有时中心的两性花不育。总苞钟状或半球状；总苞片2层，外层5，匙形或线状匙形，开展，内层苞片与花托外层托片相对，半包瘦果。雌花舌状，舌片顶端3浅裂；两性花管状，5裂。花柱分枝短，稍扁，顶端尖或稍钝，花药基部全缘。瘦果长倒卵形，4棱，顶端截形，黑褐色，无冠毛，外层瘦果通常内弯。

约4种，主要分布于热带至亚热带地区。我国有3种，均入药。

分种检索表

1. 茎上部常成二歧状分枝；叶片纸质，边缘有不规则浅裂或粗齿 ………………………………………… **1. 豨莶 S. orientalis**
1. 茎上部分枝非二歧状；叶薄膜质，边缘通常有规则的齿。
  2. 茎和叶两面被同形柔毛；花序梗无腺毛；瘦果长约2 mm ……………………… **2. 毛梗豨莶 S. glabrescens**
  2. 茎和叶下面密被白色柔毛；花序梗被具柄的腺毛；瘦果长2.5–3.5 mm ……………… **3. 腺梗豨莶 S. pubescens**

本属药用植物特征性化学成分为贝壳杉烷型和海松烷型二萜，如对映-16β,17-二羟基贝壳杉-19-羧酸(ent-16β,17-dihydroxykauran-19-oic acid，1)、对映-18-乙酰氧基-17-异丁酰氧基-16βH-贝壳杉-19-羧酸[ent-18-acetoxy-17-isobutyryl-oxy-16βH-kauran-19-oic acid，2]、对映-3α,15,16-三羟基海松-8(14)-烯-15,16-丙酮化物[ent-3α,15,16-trihydroxypimar-8(14)-en-15,16-acetonide，3]。1 在RAW 264.7 巨噬细胞通过NF-κB无活性化抑制iNOS和COX-2表达，从而表现为抗炎活性。2 和 3 对肿瘤细胞系细胞株HSC-T6、HeLa和B16增殖有抑制活性。本属药用植物另一类特征性化学成分为倍半萜，如莱可菊内酯▲B (lecocarpinolide B，4)和腺梗豨莶塔灵▲(pubetallin，5)等。按 100 mg/kg剂量给雄性大鼠灌胃4，对角叉菜胶所致足趾肿胀有明显的抑制作用；5 对肿瘤细胞系细胞株B16、A549、L1210增殖有明显的抑制活性，ED_{50}分别为 0.45、0.79、0.37 μg/ml。

本属植物多具有抗炎镇痛、免疫调节作用。部分植物还具有抗血栓、抗肿瘤、降血压等作用。

1. 豨莶（唐本草、中国植物志） 豨莶草（药典），粘糊菜（救荒本草），粘湖草（江西草药），感冒草、虾柑草（广州）

Sigesbeckia orientalis L., Sp. Pl. 900. 1753.——*S. orientalis* L. f. *angustifolia* Makino（英 **Common St. Paulswort**）

一年生草本。茎直立，高30–75 (–100) cm，不分枝或二歧状分枝。小枝对生，具钝棱，被弯曲柔毛至密柔毛。叶对生，卵状三角形、卵形或长圆状卵形，基部楔形或圆形至近心形，边缘通常有不规则的齿至薄波状齿，上部叶渐小，卵状长圆形，边缘浅波状或全缘，近无柄，顶端尖或渐尖，两面被短柔毛，有时有疏腺点和毛。头状花序小，径约5 mm。外层总苞片被密具柄腺毛，长圆状倒卵形或线状匙形，远比内层长。瘦果倒卵形，深灰色或黑色，有小瘤，长约3 mm，宽1.2 mm，顶端具白色的

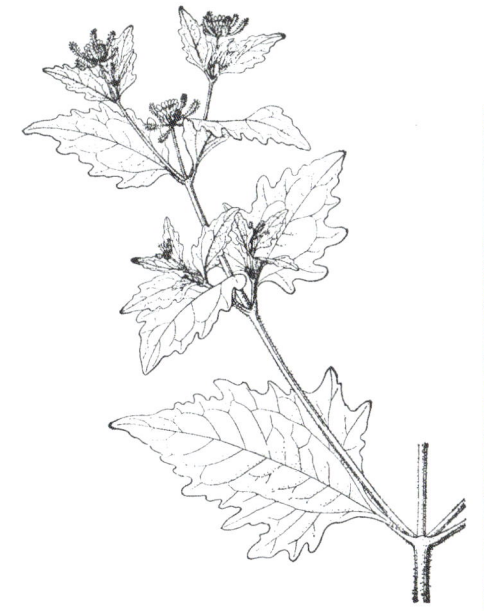

豨莶 Sigesbeckia orientalis L.
引自《中国高等植物图鉴》

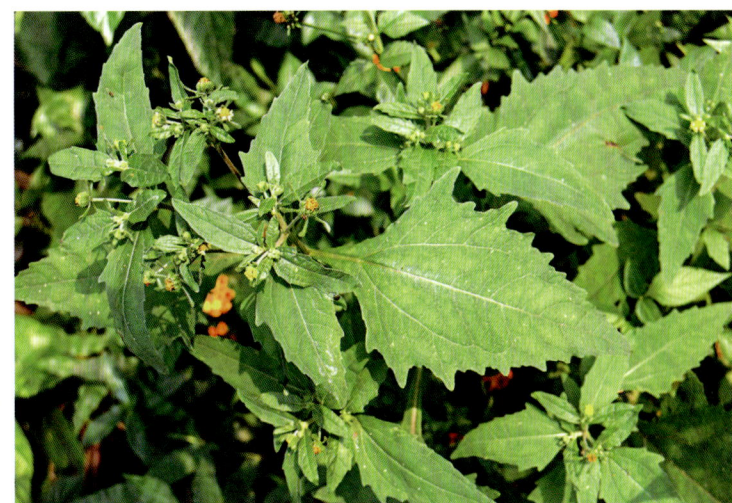

豨莶 Sigesbeckia orientalis L.
摄影：李泽贤

沟，边缘的瘦果弯曲。花果期 7–11 月。

分布与生境 产于安徽、浙江、福建、台湾、江西、湖北、湖南、陕西、甘肃、广东、广西、海南、四川、贵州、云南、西藏。生于海拔 100–2800 m 的山坡、山谷、林缘、灌丛中，也分布于不丹、印度、尼泊尔、马来西亚、泰国、越南、老挝、日本、俄罗斯、非洲、热带美洲和澳大利亚。

药用部位 根、全草、果实。

功效应用 全草：祛风湿，利关节，解毒。用于风湿痹痛，筋骨无力，腰膝酸软，四肢麻痹，半身不遂，风疹湿疮。根：祛风，除湿，生肌。用于风湿顽痹，头风，带下，烧烫伤。果实：驱蛔。用于蛔虫病。

化学成分 地上部分含二萜类：豨莶草醇▲(kirenol)，腺梗豨莶塔灵▲(pubetallin)，对映-2β,15,16,19-四羟基海松-8(14)-烯-19-O-β-吡喃葡萄糖苷[ent-2β,15,16,19-tetrahydroxypimar-8(14)-en-19-O-β-glucopyranoside]，对映-2-氧代-15,16,19-三羟基海松-8(14)-烯-19-O-β-D-吡喃葡萄糖苷[ent-2-oxo-15,16,19-trihydroxypimar-8(14)-en-19-O-β-D-glucopyranoside]，β-D-吡喃葡萄糖基-对映-2-氧代-15,16-二羟基海松-8(14)-烯-19-羧酸酯[β-D-glucopyranosyl-ent-2-oxo-15,16-dihydroxypimar-8(14)-en-19-oiclate][1]，对映-(15R),16,19-三羟基海松-8(14)-烯-19-O-β-D-吡喃葡萄糖苷[ent-(15R),16,19-trihydroxypimar-8(14)-ene-19-O-β-D-glucopyranoside]，豨莶酯萜苷(hythiemoside) A、B，豨莶精醇(darutigenol)，豨莶苷(darutoside)[2]，对映-12α,16-环氧-2β,15α,19-三羟基海松-8-烯(ent-12α,16-epoxy-2β,15α,19-trihydroxypimar-8-ene)，对映-12α,16-环氧-2β,15α,19-三羟基海松-8(14)-烯[ent-12α,16-epoxy-2β,15α,19-trihydroxypimar-8(14)-ene]，对映-2α,15,16,19-四羟基海松-8(14)-烯[ent-2α,15,16,19-tetrahydroxypimar-8(14)-ene]，对映-15-氧代-2β,16,19-三羟基海松-8(14)-烯[ent-15-oxo-2β,16,19-trihydroxypimar-8(14)-ene]，对映-2-氧代-15,16-二羟基海松-8(14)-烯-16-O-β-吡喃葡萄糖苷[ent-2-oxo-15,16-dihydroxypimar-8(14)-en-16-O-β-glucopyranoside]，对映-2-氧代-15,16,19-三羟基海松-8(14)-烯[ent-2-oxo-15,16,19-trihydroxypimar-8(14)-ene]，对映-2-氧代-3β,15,16-三羟基海松-8(14)-烯-3-O-β-吡喃葡萄糖苷[ent-2-oxo-3β,15,16-trihydroxypimar-8(14)-en-3-O-β-glucopyranoside]，16-乙酰豨莶草醇(16-acetylkirenol)，异亚丙基豨莶草醇(isopropylidenekirenol)，腺梗豨莶苷▲(pubeside) A、B、C、D[3]，对映-14β,16-环氧-8-海松烯-3β,15α-二醇(ent-14β,16-epoxy-8-pimarene-3β,15α-diol)，7β-羟基豨莶精醇(7β-hydroxydarutigenol)，9β-羟基豨莶精醇(9β-hydroxydarutigenol)，16-O-乙酰豨莶精醇(16-O-acetyldarutigenol)，15,16-二-O-

乙酰豨莶苷(15,16-di-O-acetyldarutoside)，16-O-乙酰豨莶苷(16-O-acetyldarutoside)，对映-14β,16-环氧-8-海松烯-2α,15α,19-三醇(ent-14β,16-epoxy-8-pimarene-2α,15α,19-triol)[4]，豨莶灵▲(orientalin) A、B，对映-16β,17-二羟基贝壳杉-19-酸-16β,17-丙酮化物(ent-16β,17-dihydroxykauran-19-oic acid-16β,17-acetonide)[5]，豨莶酯酸(siegesesteric acid)，豨莶醚酸(siegesetheric acid)，对映-16β,17-二羟基贝壳杉-19-酸(ent-16β,17-dihydroxy-kauran-19-oic acid)[6]；倍半萜类：8β-(当归酰氧基)-4β,6α,15-三羟基-14-氧代愈创木-9,11(13)-二烯-12-酸-12,6-内酯(8β-(angeloyloxy)-4β,6α,15-trihydroxy-14-oxoguaia-9,11(13)-dien-12-oic acid 12,6-lactone)，4β,6α,15-三羟基-8β-(异丁酰氧基)-14-氧代愈创木-9,11(13)-二烯-12-酸-12,6-内酯[4β,6α,15-trihydroxy-8β-(isobutyryloxy)-14-oxoguaia-9,11(13)-dien-12-oic acid 12,6-lactone]，11,12,13-三去甲愈创木-6-烯-4β,10β-二醇(11,12,13-trinorguai-6-en-4β,10β-diol)，[1(10)E,4E,8Z]-8-(当归酰氧基)-6α,15-二羟基-14-氧代大牻牛儿-[1(10),4,8,11(13)]-四烯-12-酸-12,6-内酯{[(1(10)E,4E,8Z]-8-(angeloyloxy)-6α,15-dihydroxy-14-oxogermacra-[1(10),4,8,11(13)]-tetraen-12-oic acid 12,6-lactone}，[1(10)E,4β]-8β-(当归酰氧基)-6α,14,15-三羟基氧代大牻牛儿-1,11(13)-二烯-12-酸-12,6-内酯{[1(10)E,4β]-8β-(angeloyloxy)-6α,14,15-trihydroxygermacra-1,11(13)-dien-12-oic acid-12,6-lactone}，莱可菊内酯▲F (lecocarpinolide F)，(4β,10E)-6α,14,15-三羟基-8β-(异丁酰氧基)大牻牛儿-10,11(13)-二烯-12-酸-12,6-内酯[(4β,10E)-6α,14,15-trihydroxy-8β-(isobutyryloxy)germacra-10,11(13)-dien-12-oic acid-12,6-lactone][7]，豨莶亭▲(orientin)[8]，豨莶内酯▲(orientalide)[9]，5-去甲氧基-10-去羟甲基-5-乙酰氧基-10-甲基-腺梗豨莶塔灵▲(5-demethoxy-10-dehydroxymethyl-5-acetyloxy-10-methyl-pubetalin)[10]，腺梗豨莶塔灵▲(pubetalin; pubetallin)[11]，9β-羟基-8β-异丁酰氧木香内酯(9β-hydroxy-8β-isobutyryloxycostunolide)，9β-羟基-8β-异丁烯酰氧木香内酯(9β-hydroxy-8β-methacryloyloxycostunolide)，8β-异丁酰氧-14-醛-木香内酯(8β-isobutyryloxy-14-al-costunolide)，14-羟基-8β-异丁酰氧基木香内酯(14-hydroxy-8β-isobutyryloxycostunolide)，8β-异丁酰氧-1β,10α-环氧木香内酯(8β-isobutyryloxy-1β,10α-epoxycostunolide)，9β,14-二羟基-8β-异丁酰氧基木香内酯(9β,14-dihydroxy-8β-isobutyryloxycostunolide)，9β-羟基-8β-异丁酰氧-1β,10α-环氧木香内酯(9β-hydroxy-8β-isobutyryloxy-1β,10α-epoxycostunolide)，8β,9β-二羟基-1β,10α-环氧-11,13-二氢木香内酯(8β,9β-dihydroxy-1β,10α-epoxy-11,13-dihydrocostunolide)，14-羟基-8β-异丁酰氧-1β,10α-环氧木香内酯(14-hydroxy-8β-isobutyryloxy-1β,10α-epoxycostunolide)，15-羟基-9α-乙酰氧基-8β-异丁酰氧-14-氧代黑足菊内酯▲(15-hydroxy-9α-acetoxy-8β-isobutyryloxy-14-oxomelampolide)，9α,15-二羟基-8β-异丁酰氧-14-氧代黑足菊内酯▲(9α,15-dihydroxy-8β-isobutyryloxy-14-oxo-melampolide)，15-羟基-8β-异丁酰氧-14-氧代黑足菊内酯▲(15-hydroxy-8β-isobutyryloxy-14-oxo-melampolide)，19-乙酰氧基-12-氧代-10,11-二氢牻牛儿基橙花醇(19-acetoxy-12-oxo-10,11-dihydrogeranylnerol)，19-乙酰氧基-15-氢过氧-12-氧代-13,14E-去氢-10,11,14,15-四氢牻牛儿基橙花醇(19-acetoxy-15-hydroperoxy-12-oxo-13,14E-dehydro-10,11,14,15-tetrahydrogeranylnerol)，19-乙酰氧基-15-羟基-12-氧代-13,14E-去氢-10,11,14,15-四氢牻牛儿基橙花醇(19-acetoxy-15-hydroxy-12-oxo-13,14E-dehydro-10,11,14,15-tetrahydrogeranylnerol)，2β,15,16-三羟基-对映-海松-8(14)-烯(2β,15,16-trihydroxy-ent-pimar-8(14)-ene)，15,16-二羟基-2-氧代-对映-海松-8(14)-烯(15,16-dihydroxy-2-oxo-ent-pimar-8(14)-ene)，15,16,18-三羟基-2-氧代-对映-海松-8(14)-烯(15,16,18-trihydroxy-2-oxo-ent-pimar-8(14)-ene)，1α-乙酰氧基-2α,3α-环氧异土木香内酯(1α-acetoxy-2α,3α-epoxyisoalantolactone)，黑足菊内酯▲(melampolide)，大牻牛儿内酯(germacranolide)[12]；黄酮类：3,7-二甲基槲皮素(3,7-dimethylquercetin)[5]，芦丁(rutin)[13]；苯丙素类：咖啡酸(caffeic acid)[14]；其他类：β-谷甾醇，胡萝卜苷，二十一醇，花生酸甲酯(methyl arachidate)[6]，百里香氢醌二甲醚(thymohydroquinone dimethyl ether)[11]，二十一醇，花生酸甲酯(methyl arachidate)，β-谷甾醇[6]。

药理作用 镇痛作用：豨莶草甲醇提取物外用能延长热板实验中小鼠舔后足的时间，减少醋酸所致小鼠扭体次数[1]。

抗炎作用：豨莶草甲醇提取物外用，可抑制二甲苯致小鼠耳肿胀和角叉菜胶致大鼠足肿胀[1]。

调节免疫作用：豨莶草水煎剂腹腔注射，可以降低小鼠胸腺重量、淋巴细胞绝对值、巨噬细胞吞噬功

菊科 COMPOSITAE

能、血清抗体滴度、Ea 和 Et 玫瑰花结形成率、细胞内 DNA 和 RNA 吖啶橙荧光染色阳性率[2]。豨莶草乙醇提物腹腔注射，可以抑制 OVA 免疫应答小鼠的 Con A、LPS 和 OVA 刺激的脾细胞的增殖，体外也可抑制 Con A 和 LPS 刺激的脾细胞的增殖[3]。

抗过敏作用：豨莶草体内通过抑制小鼠 B 淋巴细胞分泌的免疫球蛋白 E，从而起抗过敏作用[4]。

抗肿瘤作用：豨莶草的乙酸乙酯和正丁醇部位体外对 HeLa 细胞有增殖抑制作用[5]。

促进创伤愈合作用：豨莶草甲醇提取物体外对乳鼠真皮成纤维细胞有增殖作用，外涂可促进实验性皮肤损伤大鼠伤口的愈合和上皮组织的形成[6]。

抗血栓作用：豨莶草水煎醇沉液静脉注射，可抑制家兔血栓的形成[7]。豨莶草乙醇总提取物灌胃，可抑制冰水肾上腺素血瘀大鼠血栓的形成[8]。

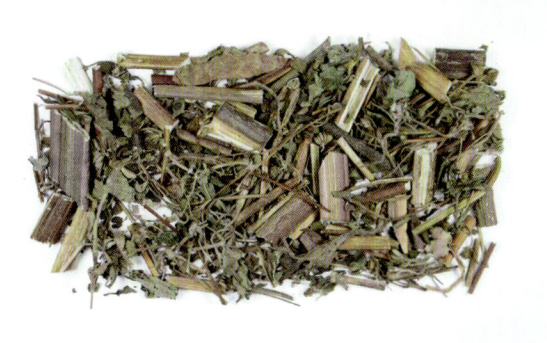

豨莶草 Sigesbeckiae Herba
摄影：钟国跃

毒性及不良反应 豨莶水提物灌胃，小鼠 LD_{50} 为 39.44 g/kg，95% 可信区间为 27.73–56.09 g/kg[9]。

注评 本种为中国药典（2010 年版）收载"豨莶草"的基源植物之一，药用其干燥地上部分。商品情况参见腺梗豨莶 Sigesbeckia pubescens（Makino）Makino。蒙古族、苗族、土家族、景颇族、阿昌族、德昂族和彝族也药用其全草，主要用途同功效应用项。

化学成分参考文献

[1] Wang L, et al. *J Integr Plant Biol*, 2006, 48(8): 991-995.

[2] Giang P, et al. *Chem Pharm Bull*, 2005, 53(2): 232-234.

[3] Xiang Ying, et al. *J Nat Prod*, 2004, 67(9): 1517-1521.

[4] Wang F, et al. *J Nat Prod*, 2009, 72(11): 2005-2008.

[5] Xiong J, et al. *Nat Prod Sci*, 1997, 3(1): 14-18.

[6] 果德安，等 . 药学学报，1997, 32(4): 282-285.

[7] Xing Y, et al. *Helv Chim Acta*, 2005, 88(1): 160-170.

[8] Rybalko KS, et al. *Khim Prir Soedin*, 1976, (3): 394-395.

[9] Baruah RN, et al. *Phytochemistry*, 1979, 18(6): 991-994.

[10] Barua RN, et al. *Phytochemistry*, 1980, 19(2): 323-325.

[11] Nguyen HN. *Tap Chi Hoa Hoc*, 2000, 38(4): 84-86.

[12] Zdero C, et al. *Phytochemistry*, 1991, 30(5): 1579-1584.

[13] Phan TS, et al. *Tap Chi Duoc Hoc*, 2002, (7): 11-13.

[14] Le K, et al. *Hoa Hoc Va Cong Nghiep Hoa Chat*, 1999, (5): 30-32.

药理作用及毒性参考文献

[1] 罗琼，等 . 湖北中医学院学报，2008, 10(3): 9-11.

[2] 卜长武，等 . 中国中药杂志，1989, 14(3): 44-45.

[3] Sun HX, et al. *Chem Biodivers*, 2006, 3(7): 754-761.

[4] Hwanq WJ, et al. *Immunopharmacol Immunotoxicol*, 2001, 23(4): 555-563.

[5] 汪建平，等 . 医药导报，2009, 28(1): 45-46.

[6] 罗琼，等 . 医药导报，2008, 27(10): 1161-1163.

[7] 蒋林，等 . 广西中医药，1990, 13(4): 44.

[8] 俞桂新，等 . 上海中医药大学学报，2005, 19(3): 39-41.

[9] 高南南，等 . 毒理学杂志，2008, 22(5): 405-406.

2. 毛梗豨莶（中国植物志） 光豨莶（东北植物检索表），毛豨莶（云南红河中草药），棉苍狼（江苏云台山），母猪油（湖北），肥猪草（云南丽江、甘肃中草药）

Sigesbeckia glabrescens (Makino) Makino in J. Jap. Bot. 1: 25, 1917.——*S. orientalis* L. var. *glabrescens* Makino, *S. formosana* Kitam.（英 **Hairstalk St. Paulswort**）

一年生草本。茎高 35–100 cm，被贴生短柔毛。中部茎叶卵状三角形，长 5–13 cm，宽 3.5–11 cm，边缘具不规则的齿，上面被贴生柔毛，叶柄具翅，上部叶长圆形，无柄，最上部叶线形。头状花序辐射状，径约 12 mm；花序梗密被短柔毛。总苞片匙形，被密腺状短柔毛。舌状花管部长 0.5–1 mm，被微毛；舌片长 1.5–2.5 mm，顶端具 3 齿，管状花长约 1.5 mm，顶端具 3–5 齿。瘦果倒卵形，长约 2.5 mm，有灰褐色环状突起。花果期 4–9 月。

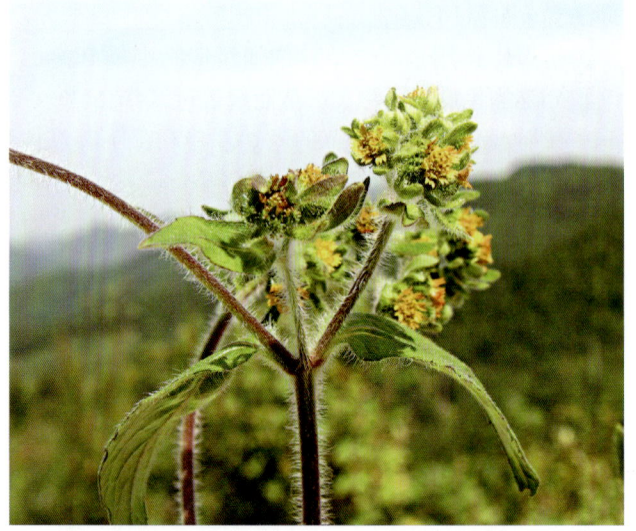

毛梗豨莶 Sigesbeckia glabrescens (Makino) Makino
摄影：于俊林

分布与生境 产于吉林、辽宁、河北、山西、河南、陕西、甘肃、江苏、浙江、安徽、江西、湖北、湖南、福建、广西、广东、海南、台湾、四川、云南。生于海拔 300–2500 m 的路边、旷野荒草地及山坡灌丛中。也分布于日本、朝鲜。

药用部位 根、全草、果实。

功效应用 全草：祛风湿，利关节，解毒。用于风湿痹痛，筋骨无力，腰膝酸软，四肢麻痹，半身不遂，风疹湿疮。根：祛风，除湿，生肌。用于风湿顽痹，头风，带下，烧烫伤。果实：驱蛔。用于蛔虫病。

化学成分 地上部分含二萜类：大花和尚菊酸▲(grandifloric acid)，16β,17-二羟基-贝壳杉烷(16β,17-dihydroxy-kaurane)[1]，对映-16β,17-二羟基贝壳杉-19-酸(ent-16β,17-dihydroxykauran-19-oic acid)，对映-贝壳杉-16β,17,18-三醇(ent-kauran-16β,17,18-triol)，18-羟基-贝壳杉-16-烯-19-酸(18-hydroxykauran-16-en-19-oic acid)[2]，腺梗豨莶苷(siegesbeckioside)，豨莶苷(darutoside)[3]，豨莶草醇▲(kirenol)，豨莶灵▲(orientalin) B，异亚丙基豨莶草醇(isopropylidenekirenol)[4]，豨莶苷(darutoside)，新豨莶苷(neodarutoside)，豨莶精醇(darutigenol)[6]，豨莶酯酸(siegesesteric acid)，豨莶贝壳杉酸▲(siegeskaurolic acid)，对映-16βH,17-乙酰氧基-18-异丁酰氧基贝壳杉-19-酸(ent-16βH,17-acetoxy-18-isobutyryloxy-kauran-19-oic acid)[7]；倍半萜类：2-甲基-2,3,3a,4,5,8,9,10,11,11a-十氢化-6,10-二羟甲基-3-亚甲基-2-氧代环十碳[b]呋喃-4-基-2-丙烯酸酯{2-methyl-2,3,3a,4,5,8,9,10,11,11a-decahydro-6,10-bis(hydroxymethyl)-3-methylene-2-oxocyclodeca[b]furan-4-yl-2-propenoic acid ester}[8]；黄酮类：橙皮苷(hesperidin)[9]，阿亚黄素(ayanin)，3-甲氧基-3',4',5,7-四羟基黄酮(3-methoxy-3',4',5,7-tetrahydroxyflavone)，3,4'-O-二甲基槲皮素(3,4'-O-dimethylquercetin; 3,4'-dimethoxyquercetin)，3,7-O-二甲基槲皮素(3,7-O-dimethylquercetin)[5,10-11]，3-O-甲基槲皮素(3-O-methylquercetin)，3,7,4'-O-三甲基槲皮素(3,7,4'-O-trimethylquercetin)[10-11]；生物碱类：小檗碱(berberine)，黄连碱(coptisin)，小檗辛宁(berbericinine)[9]；苯丙素类：阿魏酸(ferulic acid)[1]；甾体类：β-谷甾醇[1]，胡萝卜苷[2]；有机酸及其酯类：琥珀酸[1]，3-月桂酰氧基-2-异丁酰氧基-4-甲基戊酸(3-dodecanoyloxy-2-isobutyryloxy-4-methylpentanoic acid)[12]，单棕榈酸甘油酯[2]；脂肪醇类：二十七醇[1]。

药理作用 抗炎作用：毛梗豨莶黄酮类化合物 3,4'-二甲氧基槲皮素、3,7-二甲氧基槲皮素、3-O-甲基槲皮素 3,7,4'-O-三甲基槲皮素体外均可抑制受脂多糖刺激的 RAW264.7 巨噬细胞株一氧化氮合酶的蛋白质和 mRNA 的表达[1]。

抗过敏作用：毛梗豨莶水提物灌胃，可抑制小鼠B淋巴细胞分泌的免疫球蛋白E从而抗过敏[2]。

抗血栓作用：毛梗豨莶草乙醇总提取物灌胃，可抑制冰水肾上腺素血瘀大鼠血栓的形成[3]。

抗早孕作用：毛梗豨莶中二萜苷成分豨莶苷对大鼠有抗早孕作用[4]。

注评 本种为中国药典（2010年版）收载"豨莶草"的基源植物之一，药用其干燥地上部分。参见腺梗豨莶 Sigesbeckia pubescens (Makino) Makino。蒙古族、苗族、土家族、景颇族、阿昌族、德昂族和彝族也药用其全草，主要用途同功效应用项。

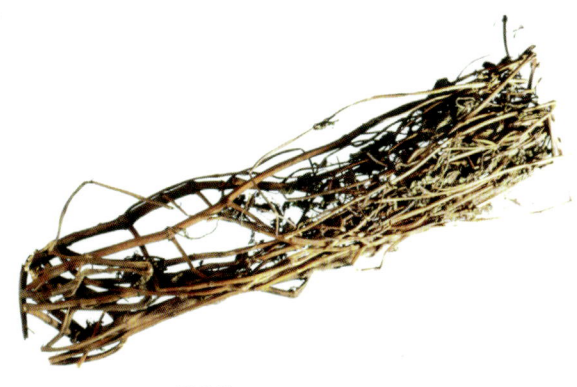

豨莶草 Sigesbeckiae Herba
摄影：张继

化学成分参考文献

[1] 傅宏征, 等. 中国药学杂志, 1998, 33(3): 140-142.

[2] 傅宏征, 等. 中国药学杂志, 1998, 33(5): 276-278.

[3] 马云保, 等. 云南植物研究, 1998, 20(2): 233-238.

[4] Liu K, et al. *Plant Med*, 1991, 57(4): 395-396.

[5] Kim J, et al. *Bioorg Med Chem Lett*, 2008, 18(4): 1511-1514.

[6] 董祥英, 等. 药学学报, 1989, 24(11): 833-836.

[7] Kim S, et al. *Journal of Enzyme Inhibition and Medicinal Chemistry*, 2006, 21(4): 379-383.

[8] Li H, et al. *Phytother Res*, 2011, 25(9): 1323-1327.

[9] Shin H, et al. *Korean Kongkae Taeho Kongbo*, 2009: 30.7

[10] Lim HJ, et al. *Biomolecules & Therapeutics*, 2011, 19(1): 27-32.

[11] Kim JY, et al. *Bioorg Med Chem Lett*, 2008, 18(4): 1511-1514.

[12] Kim YS, et al. *Molecules*, 2012, 17: 12469-12477.

药理作用及毒性参考文献

[1] Li H, et al. *Phytother Res*, 2011, [Epub ahead of print]

[2] Kim HM, et al. *Phytother Res*, 2001, 15(7): 572-576.

[3] 俞桂新, 等. 上海中医药大学学报, 2005, 19(3): 39-41.

[4] 有泽宗久, 等. 国外医学·中医中药分册, 1984, 6(6): 35.

3. 腺梗豨莶（中国植物志） 毛豨莶（东北植物检索表），棉苍狼（江苏），珠草（福建），粘珠草（烟台中草药），豨莶草（河北、东北、四川），粘合强子、野洋羌草（江苏）

Sigesbeckia pubescens (Makino) Makino in J. Jap. Bot. 1, 17: 21. 1917.——S. orientalis L. var. pubescens Makino（英 Glandularstalk St. Paulswort）

一年生草本。茎直立，高30–110 cm，被开展的灰白色柔毛。中部叶卵形或卵状三角形，长13 cm，宽3.5–11 cm，先端渐尖，基部宽楔形，下延成具翅的柄，边缘有不规则的粗齿，上部叶渐小，披针形或卵状披针形，无柄，基出3脉，两面被平伏短柔毛，沿脉有长柔毛。头状花序辐射状，径约20 mm；花序梗长1.5–3.5 cm，被密腺毛和长柔毛。总苞钟状；总苞片2层，密被密褐色具柄的腺毛和长柔毛，外层线状匙形或宽形，长7–14 mm，内层卵状长圆形，长3.5 mm。舌状花长约3.5 mm，舌片先端2–3齿裂；两性花管状，檐部具4–5齿裂。瘦果倒卵形，4棱，长2.5–3.5 mm，顶端有灰褐色环状突起。花果期5–10月。

分布与生境 产于吉林、辽宁、内蒙古、河北、山西、河南、陕西、甘肃、湖南、湖北、广东、广西、海南、江苏、安徽、浙江、福建、台湾、江西、贵州、四川、云南、西藏。生于海拔160–340 m的山坡、林缘、灌丛草地。也分布于日本、朝鲜、印度。

药用部位 根、全草、果实。

功效应用 全草：祛风湿，利关节，解毒。用于风湿痹痛，筋骨无力，腰膝酸软，四肢麻痹，半身不遂，风疹湿疮。根：祛风，除湿，生肌。用于风湿顽痹，头风，带下，烧烫伤。果实：驱蛔。用于蛔虫病。

化学成分 根含二萜类：豨莶贝壳杉酸▲(siegeskaurolic acid)[1]。

叶含挥发油：主要成分为大牻牛儿烯D (germacrene D)，δ-杜松烯(δ-cadinene)[2]。

地上部分含二萜类：15,16-异亚丙基豨莶苷(15,16-isopropylidenedarutoside)，豨莶精醇(darutigenol)，豨莶苷(darutoside)[3]，对映-3α,7β,15,16-四羟基海松-8(14)-烯[ent-3α,7β,15,16-tetrahydroxypimar-8(14)-ene]，对映-16-乙酰氧基-3α,15-二羟基-14α-氢过氧海松-7-烯-3α-O-β-吡喃葡萄糖苷[ent-16-acetoxy-3α,15-dihydroxy-14α-hydroperoxypimar-7-en-3α-O-β-glucopyranoside]，对映-16-乙酰氧基-3α,15-二羟基-7β-氢过氧海松-8(14)-烯-3α-O-β-吡喃葡萄糖苷[ent-16-acetoxy-3α,15-dihydroxy-7β-hydroperoxypimar-8(14)-en-3α-O-β-glucopyranoside]，对映-2β,15,16-三羟基海松-8(14)-烯-19-酸[ent-2β,15,16-trihydroxypimar-8(14)-en-19-oic acid]，对映-2-氧代-15,16,19-三羟基海松-8(14)-烯[ent-2-oxo-15,16,19-trihydroxypimar-8(14)-ene]，豨莶草醇▲(kirenol)，对映-3α,15,16,19-四羟基海松-8(14)-烯[ent-3α,15,16,19-tetrahydroxypimar-8(14)-ene]，豨莶精醇(darutigenol)，豨

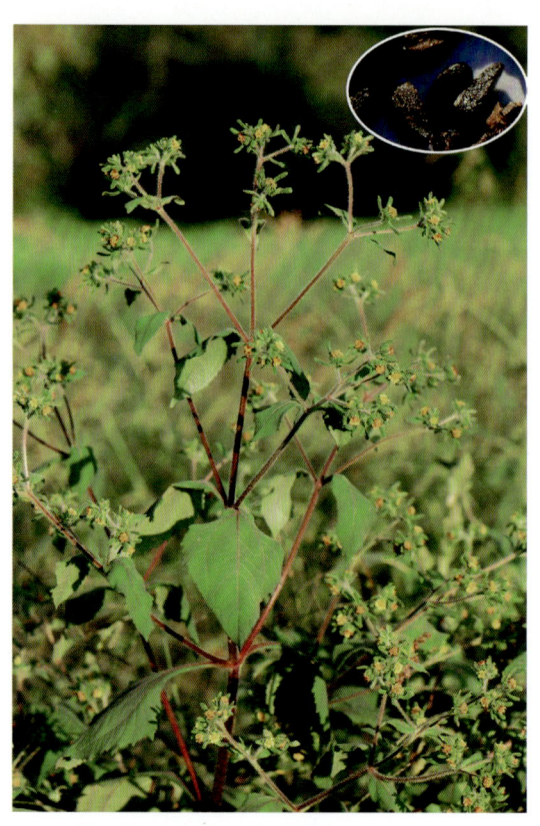

腺梗豨莶 Sigesbeckia pubescens (Makino) Makino
摄影：周繇

莶苷(darutoside)，对映-16-乙酰氧基-15-羟基海松-8(14)-烯-3α-O-β-吡喃葡萄糖苷[ent-16-acetoxy-15-hydroxypimar-8(14)-en-3α-O-β-glucopyranoside]，异亚丙基豨莶草醇(isopropylidenekirenol)，对映-3α,15,16-三羟基海松-8(14)-烯-15,16-丙酮化物[ent-3α,15,16-trihydroxypimar-8(14)-en-15,16-acetonide]，对映-3α,15,16-三羟基海松-8(14)-烯-3α-O-β-吡喃葡萄糖苷-15,16-丙酮化物[ent-3α,15,16-trihydroxypimar-8(14)-en-3α-O-β-glucopyranoside-15,16-acetonide]，对映-18-乙酰氧基-17-羟基-16βH-贝壳杉-19-酸[ent-18-acetoxy-17-hydroxy-16βH-kauran-19-oic acid]，对映-18-乙酰氧基-17-异丁酰氧基-16βH-贝壳杉-19-酸[ent-18-acetoxy-17-isobutyryloxy-16βH-kauran-19-oic acid]，对映-18-乙酰氧基-16α,17-二羟基贝壳杉-19-酸[ent-18-acetoxy-16α,17-dihydroxykauran-19-oic acid]，对映-18-乙酰氧基-16α-羟基-17-异丁酰氧基贝壳杉-19-酸[ent-18-acetoxy-16α-hydroxy-17-isobutyryloxykauran-19-oic acid]，对映-16α,17,18-三羟基贝壳杉-19-酸[ent-16α,17,18-trihydroxykauran-19-oic acid]，对映-17,18-二羟基-16βH-贝壳杉-19-酸[ent-17,18-dihydroxy-16βH-kauran-19-oic acid]，对映-17-异丁酰氧基-18-羟基贝壳杉-19-酸[ent-17-isobutyryloxy-18-hydroxykauran-19-oic acid]，对映-16α,17-二羟基贝壳杉-19-酸[ent-16α,17-dihydroxykauran-19-oic acid]，对映-17-羟基-16αH-贝壳杉-19-酸[ent-17-hydroxy-16αH-kauran-19-oic acid]，对映-19-甲基-17-羟基-16αH-贝壳杉-19-酸[ent-19-methyl-17-hydroxy-16αH-kauran-19-oic acid]，对映-16αH-贝壳杉-17,19-二羧酸[ent-16αH-kauran-17,19-dioic acid]，对映-16α,17-二羟基贝壳杉-19-酸-16α,17-丙酮化物[ent-16α,17-dihydroxykauran-19-oic acid-16α,17-acetonide]，对映-19-甲基-16α,17-二羟基贝壳杉-19-酸-16α,17-丙酮化物[ent-19-methyl-16α,17-dihydroxykauran-19-oic acid-16α,17-acetonide][4]；其他类：环氧木脂素(epoxylignan)，槲皮素(quercetin)，丁香醛(syringic aldehyde)，2-氨基-3(3'-羟基-2'-甲氧苯基)-1-丙醇[2-amino-3(3'-hydroxy-2'-methoxyphenyl)-1-propanol]，D-甘露醇(D-mannitol)[5]，豆甾醇 3-O-β-D-吡喃葡萄糖苷(stigmasterol 3-O-β-D-glucopyranoside)[3]。

全草含二萜类：豨莶草醇[6-7]，对映-16β,17,18-三羟基-贝壳杉-19-酸(ent-16β,17,18-trihydroxykauran-19-oic acid)[7]，对映-16β,17-二羟基贝壳杉-19-酸(ent-16β,17-dihydroxykauran-19-oic acid)[7-8]，豨莶

甲醚酸▲(siegesmethyletheric acid)[8]，2-酮基-16-乙酰豨莶草醇(2-keto-16-acetyloxykirenol)，12-羟基豨莶草醇(12-hydroxykirenol)[9]，腺梗豨莶苷▲(pubeside) A、B、C、D、E[10]，腺梗豨莶苷(siegesbeckioside)，腺梗豨莶醇(siegesbeckiol)，腺梗豨莶酸(siegesbeckic acid)，对映-贝壳杉-16β,17,18-三醇(ent-kauran-16β,17,18-triol)，对映-16αH,17-羟基贝壳杉-19-酸(ent-16αH,17-hydroxykauran-19-oic acid)[11]，豨莶苷(darutoside)[12]，对映-16βH,17-羟基贝壳杉-19-酸(ent-16βH,17-hydroxykauran-19-oic acid)[13]；倍半萜类：莱可菊内酯▲B (lecocarpinolide B)[14]；苯并吡喃类：3,3'-双-(6-甲氧基色满)[3,3'-bis(6-methoxychroman)][15]；甾体类：麦角甾醇过氧化物(ergosterol peroxide)，豆甾醇(stigmasterol)，豆甾-4-烯-3-酮(stigmast-4-en-3-one)，β-谷甾醇，胡萝卜苷[6]；其他类：尿嘧啶(uracil)，琥珀酸(succinic acid)[6]，单棕榈酸甘油酯(glyceryl monopalmitate)，阿魏酸(ferulic acid)[8]，大花和尚菊酸▲(grandifloric acid)[11]。

药理作用 镇痛作用：腺梗豨莶草提取物豨莶贝壳杉酸灌胃能延长热板实验中小鼠舔后足的时间，减少醋酸所致小鼠扭体次数[1]。

抗炎作用：腺梗豨莶草提取物豨莶贝壳杉酸灌胃，可以抑制角叉菜胶致大鼠足肿胀[1]。腺梗豨莶草醇提物灌胃，可抑制胶原酶诱导的家兔骨关节炎[2]。腺梗豨莶石油醚及乙酸乙酯萃取部位对活化巨噬细胞释放炎症介质 NO 有抑制作用[3]。

促进创伤愈合作用：腺梗豨莶草甲醇提取物体外可促进鼠纤维原细胞 NIH3T3 的生长，腹腔注射可以促进大鼠伤口的愈合和上皮组织的形成[4]。

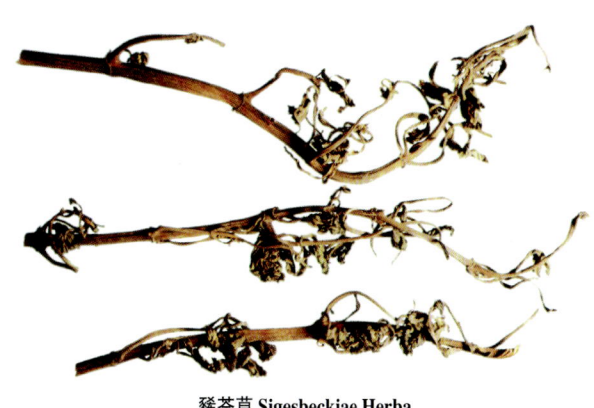

豨莶草 Sigesbeckiae Herba
摄影：张继

降血压作用：腺梗豨莶萜二醇酸十二指肠给药，能使家兔 ABP、LVSP、±dp/dt_{max}、HR、DBP 都呈下降趋势，并使家兔全血黏度下降[5]。

抗血小板聚集作用：腺梗豨莶草提取物（乙醇回流、乙酸乙酯抽提）灌胃，可降低冰水肾上腺素血瘀大鼠血小板的最大聚集率，升高血小板的 cAMP/cGMP 比值，降低血中 TXB_2[6]。

抗血栓作用：腺梗豨莶草乙醇总提取物灌胃，可抑制冰水肾上腺素血瘀大鼠血栓的形成[7]。

毒性及不良反应 腺梗豨莶水提物灌胃小鼠 LD_{50} 为 43.93 g/kg，95% 可信区间为 33.19–58.15 g/kg[8]。

注评 本种为中国药典（2010 年版）、中华中药典范（1985 年版）和新疆药品标准（1980）收载"豨莶草"的基源植物之一，药用其干燥地上部分；同属植物豨莶 Sigesbeckia orientalis L. 或毛梗豨莶 S. glabrescens（Makino）Makino 也同等药用；本种及豨莶、毛梗豨莶的果实和根亦供药用，分别称"豨莶果"和"豨莶根"。主产于河北、湖南、湖北、江苏等地，野生或栽培，本种是商品药材的主流品种。"豨莶"始载《新修本草》，以后历代本草均有记载，现以"豨莶草"为正名。北京曾以菊科植物婆婆针 Bidens bipinnata L.，广东、广西曾以唇形科植物广防风 Anisomeles indica (L.) Kuntze，云南昆明曾以唇形科植物糙苏 Phlomis umbrosa Turcz. 等的地上部分伪充"豨莶草"，均应注意鉴别。蒙古族、苗族、土家族、景颇族、阿昌族、德昂族和彝族也药用其全草，主要用途同功效应用项。

化学成分参考文献

[1] Park HJ, et al. *Eur J Pharmacol*, 2007, 558(1-3): 185-193.

[2] Sakuda Y. *Yukagaku*, 1987, 36(9): 667-670.

[3] 欧志强，等. 中国中药杂志，2009, 34(21): 2754-2757.

[4] Wang R, et al. *J Nat Prod*, 2010, 73(1): 17-21.

[5] 傅宏征，等. 中草药，1999, 30(7): 491-492.

[6] 蒋璘，等. 沈阳药科大学学报，2009, 26(6): 444-446.

[7] 高辉，等. 中草药，2002, 33(6): 495-496.

[8] 傅宏征，等. 中草药，1997, 28(5): 259-262.

[9] 傅宏征，等. 中草药，1997, 28(6): 327-329.

[10] Xiong J, et al. *Chin Chem Lett*, 2001, 12(1): 51-54.

[11] Xiong J, et al. *Phytochemistry*, 1992, 31(3): 917-921.

[12] Kim JH, et al. *Soul Taehakkyo Saengyak Yonguso*

Opjukjip, 1978, 17: 1-3.

[13] Han KD, et al. *Haksurwon Nonmunjip, Cha'yon Kwahak P'yon*, 1973, 12: 171-183.

[14] Yamamoto F, et al. *Jpn Kokai Tokkyo Koho*, 1987: 5.

[15] 熊江，等．天然产物研究与开发，2002, 14(2): 7-8.

药理作用及毒性参考文献

[1] Park HJ, et al. *Eur J Pharmacol*, 2007, 558(1-3): 185-193.

[2] Huh JE, et al. *J Pharmacol Sci*, 2008, 107(3): 317-328.

[3] 赵凯华，等．烟台大学学报，2009, 22(2): 137-140.

[4] Wang JP, et al. *J Ethnopharmacol*, 2011, 134(3): 1033-1038.

[5] 高辉，等．白求恩医科大学学报，2001, 27(5): 472-474.

[6] 孟倩超，等．上海中医药杂志，2008, 42(5): 89-91.

[7] 俞桂新，等．上海中医药大学学报，2005, 19(3): 39-41.

[8] 高南南，等．毒理学杂志，2008, 22(5): 405-406.

54. 鳢肠属 Eclipta L.

直立一年生或多年生草本。叶对生，具齿。头状花序顶生于茎和枝端或腋生。具花序梗，具异型花。总苞钟状；总苞片约2层，覆瓦状，花托平或凸起，具托片，托片膜质，芒状，舌状花雌性结实，舌片白色，开展，全缘或2齿裂，管状花两性，淡绿白色至淡黄色，具4或稀5裂片；花药基部全缘或短浅裂，花柱分枝扁，顶端钝。瘦果厚，成熟时迅速脱落，舌状花的瘦果三角形，管状花的瘦果扁，四角形，顶端截形，压扁，边缘具1-3细齿，两面粗糙或具小瘤状突起。无冠毛，或有2或3芒。

约5种，主要分布于温带至热带。我国有1种，供药用。

本属药用植物主要含有三萜皂苷、噻吩、香豆素及黄酮等类型化合物。从中分离得到的三萜皂苷有墨旱莲皂苷 (eclalbasaponin) Ⅰ (**1**)、Ⅱ (**2**)、Ⅲ (**3**)、Ⅺ (**4**)、Ⅻ (**5**) 等，其中**2**和**5**具有诱导稻瘟霉菌丝变形活性，其最小变形浓度为197 μmol/L 和30 μmol/L；**2**和刺囊酸 (echinocystic acid, **6**) 对大鼠肝星状细胞 (hepatic stellate cell, HSC) 的增殖具有抑制作用；香豆素类化合物蟛蜞菊内酯 (wedelolactone, **7**) 和去甲蟛蜞菊内酯 (demethylwedelolactone, **8**) 中，**7** 对 HIV-1 整合酶具有较强的抑制活性，IC_{50} 为 (4.0 ± 0.2) μmol/L；黄酮类化合物山蕨豆醇▲ (orobol, **9**) 对 HIV-1 整合酶亦具有抑制活性，IC_{50} 为 (8.1 ± 0.5) μmol/L，3'-O-甲基山蕨豆醇▲、3'-羟基鹰嘴豆素和香叶木素具有增强成骨细胞分化的作用。

1 R_1=H R_2=Glc R_3=H
2 R_1=H R_2=H R_3=H
3 R_1=Glc R_2=Glc R_3=H
4 R_1=Glc R_2=Glc R_3=CH$_2$CH$_3$
5 R_1=(2'-O-SO$_3$H)Glc R_2=Glc R_3=H

7 R=CH$_3$
8 R=H

本属植物鳢肠具有抗炎、调节免疫、镇痛和抗菌作用。活性成分为香豆素类、黄酮类等。鳢肠的抗肿瘤、抗蛇毒活性为近年研究的热点。

菊科 COMPOSITAE

1. 鳢肠（唐本草） 墨菜（广州），里墨草（广西南宁），黑斗草、水葵花（贵州），旱莲草、（本草图经），水旱莲（江苏昕贴）

Eclipta prostrata (L.) L., Mant. Pl. 2: 286, 1771.——*Verbesina prostrata* L., *E. alba* (L.) Hassk.（英 **Yerbadelajo**）

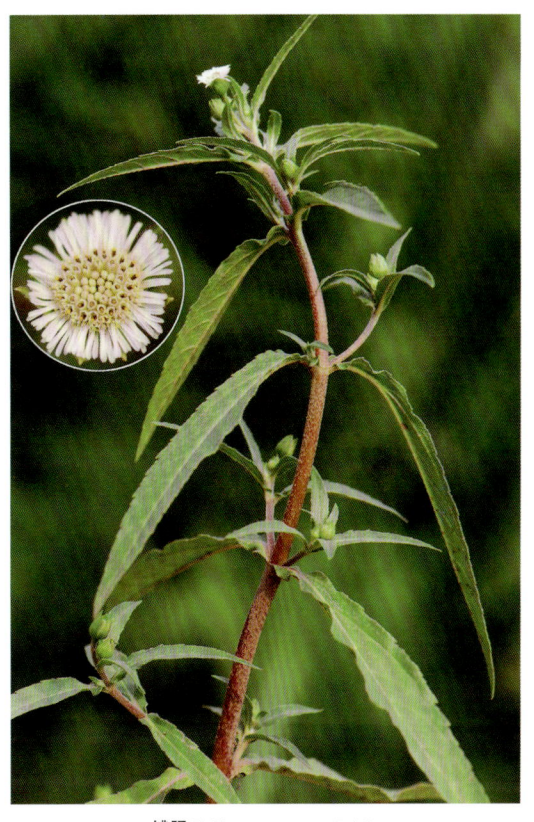

鳢肠 Eclipta prostrata (L.) L.
摄影：周繇

一年生草本。茎斜升，或平卧，高60 (–100) cm，被粗糙毛，基部有分枝。叶纸质，披针形，长3–10 cm，宽0.5–2.5 cm，顶端渐尖，基部渐狭，无柄或具短柄，边缘细齿，两面被糙伏毛。头状花序径约6 mm；花序梗纤细。总苞球状钟形，长5 mm，宽6–7 mm；总苞片5–6，2层，长圆形，尖，外层较长。舌状花2层，舌片长2.5–3 mm，2浅裂或全缘。管状花多数，长约1.5 mm，4裂片。瘦果长2.8 mm，边缘具肋。顶端截形，具1–3细齿，表面有小瘤状突起，无毛。花果期6–9月。

分布与生境 产于全国各省区。生于河边、田边或路旁。世界热带及亚热带地区广泛分布。

药用部位 全草。

功效应用 滋补肝肾，凉血止血。用于肝肾阴虚，牙齿松动，须发早白，眩晕耳鸣，腰膝酸软，阴虚血热吐血、衄血、尿血、血痢、崩漏下血、外伤出血。

化学成分 茎含挥发油，主要成分为倍半萜类，直链烃类，单萜类[1]。

叶含挥发油，主要成分为倍半萜类[1]。

种子含脂肪酸类：12-羟基-顺式-9-十八碳烯酸(12-hydroxy-cis-9-octadecenoic acid)，棕榈酸，油酸[2]。

地上部分含黄酮类：芹菜素，槲皮素，木犀草素，木犀草苷(luteoloside)，蒙花苷(linarin)[3]；香豆素类：蟛蜞菊内酯(wedelolactone)，去甲蟛蜞菊内酯(demethylwedelolactone)[3]；三萜及皂苷类：鳢肠皂苷C(ecliptasaponin C)[3]，刺囊酸(echinocystic acid)[4]，墨旱莲皂苷(eclalbasaponin) Ⅰ、Ⅱ、Ⅲ、Ⅴ[4]、Ⅵ、Ⅻ[5]，刺囊酸-3-O-(6'-O-甲基)-β-D-吡喃葡萄糖醛酸苷(echinocystic acid-3-O-(6'-O-methyl)-β-D-glucuronopyranoside)[6]，3-O-β-D-吡喃葡萄糖基刺囊酸(3-O-β-D-glucopyranosyl-echinocystic acid)，3-O-β-D-吡喃葡萄糖基刺囊酸-28-O-β-D-吡喃葡萄糖醛酸苷(3-O-β-D-glucopyranosylechinocystic acid-28-O-β-D-glucopyranoside)，3-O-(2-O-硫酸酯基-β-D-吡喃葡萄糖基)-刺囊酸[3-O-(2-O-sulfuryl-β-D-glucopyranosyl)-echinocystic acid][7]；噻吩类：2,2':5',2''-三噻吩-5-酸(5-carboxy-2,2':5',2''-terthiophene)[3]；甾体类：β-谷甾醇[3]，豆甾醇-3-O-β-D-葡萄糖苷[6]，豆甾醇(stigmasterol)[7]；挥发油类：主要含1,5,5,8-四甲基-12-氧双环[9,1,0]十五碳-3,7-双烯，6,10,14-三甲基-2-十五酮，δ-愈创木烷烯，新二氢香芹醇，3,7,11,15-四甲基-2-十六烯-1-醇，十六酸，环氧石竹烯，十七烷[8]。

全草含黄酮类：香叶木素(diosmetin)，3'-羟基鹰嘴豆素A (3'-hydroxybiochanin A)，3'-O-甲基山鳖豆醇▲(3'-O-methylorobol)[9]，山鳖豆醇▲(orobol)[10]；噻吩类：鳢肠醛(ecliptal)，5-羟甲基-(2,2':5',2'')-三联噻吩基巴豆酸酯[5-hydroxymethyl-(2,2':5',2'')-terthienyltiglate]，5-羟甲基-(2,2':5',2'')-三联噻吩基乙酸酯[5-hydroxymethyl-(2,2':5',2'')-terthienyl acetate]，5-羟甲基-(2,2':5',2'')-三联噻吩基当归酸酯[5-hydroxymethyl-(2,2':5',2'')-terthienyl angelate][10]，α-醛基三聚噻吩(α-formyl-terthienyl)[11]，α-三聚噻吩(α-terthiophene)[12]；香豆素类：蟛蜞菊内酯(wedelolactone)，去甲蟛蜞菊内酯(demethylwedelolactone)，异去甲蟛蜞菊内酯(isodemethylwedelolactone)[11]；三萜皂苷类：墨旱莲皂苷(eclalbasaponin) Ⅰ、Ⅱ、

Ⅲ、Ⅳ、Ⅴ、Ⅵ[13-14]、Ⅶ、Ⅷ、Ⅸ、Ⅹ[14]；有机酸类：硬脂酸，三十二酸，3,4-二羟基苯甲酸[11]；甾体类：β-谷甾醇[11]，豆甾醇[12]；其他类：吕宋果内酯(strychnolactone)，正二十九醇[11]。

药理作用 镇痛作用：鳢肠乙醇提取物灌胃，对尾夹法、尾部轻弹法和醋酸法疼痛模型小鼠均有镇痛作用[1]。

抗炎作用：鳢肠水提液灌胃，对醋酸引起的组织水肿和炎症渗出增加，急性毛细血管通透性增高以及慢性炎症、炎症后期的肉芽组织增生均有抑制作用[1]。

调节免疫作用：鳢肠水煎剂灌胃，可抑制以环磷酰胺、氢化可的松诱导的小鼠胸腺细胞凋亡[2]；并且还可提高正常小鼠及环磷酰胺致免疫损伤小鼠的迟发型超敏反应(DTH)和血清溶血素抗体水平[3-4]；鳢肠乙酸乙酯总提物灌胃，可降低正常小鼠的脾指数及碳粒廓清指数，抑制迟发型过敏反应，降低溶血素水平[5]；鳢肠多糖灌胃，能增加小鼠腹腔巨噬细胞的吞噬百分率和吞噬指数，增加血清中溶血素含量和溶血空斑的形成[6]。对环磷酰胺致免疫抑制小鼠则能提高免疫脏器指数、溶血素水平及外周血 T 淋巴细胞 CD4 亚群比例，并增强机体迟发型超敏反应[7]。

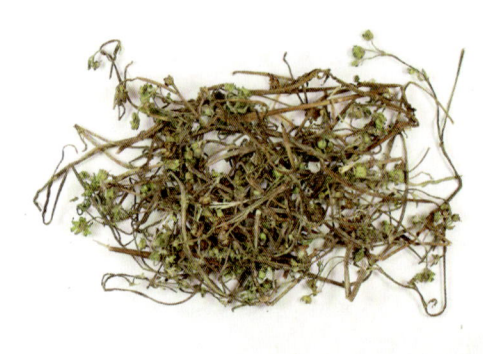

墨旱莲 Ecliptae Herba
摄影：钟国跃

对心血管系统作用：鳢肠乙醇提取物灌胃，能扩张豚鼠冠状血管，增加冠脉流量，能增强小鼠耐缺氧能力[8]。

保肝作用：鳢肠乙醇提取物、乙醇提取物的石油醚萃取物灌胃，对四氯化碳致大鼠、小鼠急性肝损伤有保护作用；鳢肠乙酸乙酯提取物灌胃，能对抗四氯化碳、氨基乳糖和鬼笔环肽引起的大鼠肝细胞毒性，促进肝细胞再生[9-10]。鳢肠水提石油醚萃取物灌胃，对刀豆蛋白 A 导致的急性肝损伤有保护作用[11]。鳢肠乙酸乙酯提取物及乙醇提取物灌胃，对醋氨酚诱发的小鼠急性肝损伤有不同程度的保护作用[12]。

止血作用：鳢肠水煎剂灌胃，对热盛胃出血小鼠模型有止血作用，可缩短凝血酶原时间、部分凝血活酶时间，升高血小板和纤维蛋白原[13]。鳢肠叶水提液体外可缩短兔凝血时间[14]。

降血糖作用：鳢肠悬液灌胃，对四氧嘧啶引起的糖尿病模型大鼠有降低血糖的作用[15]。

抗菌作用：鳢肠叶和根乙醇提取物体外均对金黄色葡萄球菌、大肠埃希菌、嗜血性链球菌、白色念珠菌有抑菌作用[16]。

抗突变作用：鳢肠水提取物灌胃或腹腔注射均对环磷酰胺诱发的小鼠骨髓多染红细胞微核有抑制作用[17]。

抗氧化作用：鳢肠水煎剂灌胃，可抑制 D-半乳糖致衰老小鼠出现的血液及肝 SOD 和 GSH-Px 活性降低、MDA 含量升高[18]。鳢肠黄酮提取物灌胃，可增强小鼠血清 SOD、GSH-Px 活性，降低 MDA 含量；黄酮提取物体外能清除羟自由基和超氧自由基[19]。鳢肠醇提取物、水提物、水提物的乙酸乙酯部位和水提物正丁醇部位，体外能清除 DPPH 自由基、超氧阴离子；对 Fe^{3+} 有还原作用[20]。

解毒作用：鳢肠乙醇提取物和南美响尾蛇毒液混合后给成年小鼠腹腔注射，可中和蛇毒液的致死性，降低蛇毒对小鼠的致死率；鳢肠水提物可抑制暴露于南美响尾蛇毒液中的大鼠肌肉的肌酸激酶释放，该水提物和毒液混合进行预孵化处理后注射入小鼠体内，其抗蛇毒液细胞毒性的作用在体内仍存在；鳢肠正丁醇提取物给每只鼠用药 2.5 mg，能够完全中和南美洲一种毒蛇 Calloselasma rhodostoma 毒液的致死性[21]。鳢肠还具有抗响尾蛇毒液引起的肌强直和出血作用，能抑制蛋白分解和磷脂酶 A_2 的活性[22]。鳢肠乙醇提物灌胃，对短尾蝮蛇毒、蛇岛蝮蛇毒、白眉蝮蛇毒或尖吻蝮蛇毒所致大鼠足肿胀和短尾蝮蛇毒棉球肉芽肿有抑制作用；分别与前述蛇毒混合后给小鼠腹部皮下注射，对蛇毒引起的小鼠皮下出血有抑制作用[23]。

激活酪氨酸酶作用：鳢肠乙醇提取物外涂，可使豚鼠表皮基底层中含黑素颗粒细胞增多；乙醇提取物体外能促进小鼠B16黑素瘤细胞黑素合成，提高酪氨酸酶活性，上调酪氨酸酶基因表达[24]。鳢肠水提液、醇提液体外对酪氨酸酶均有激活作用[25]。

其他作用：鳢肠水溶性部位中的3-O-β-D-吡喃葡萄糖基刺囊酸具有抑制C6细胞和PC$_{12}$细胞增殖的活性[26]。

毒性及不良反应 鳢肠水煎液小鼠灌胃LD$_{50}$为(163.4 ± 21.4) g/kg[8]。

注评 本种为中国药典（1977、1985、1990、1995、2000、2005、2010年版）收载"墨旱莲"的基源植物，药用其干燥地上部分。"墨旱莲"原名"鳢肠"，始载《新修本草》，《图经本草》称"旱莲草"。商品药材为湖北、江苏的野生品。金丝桃科植物湖南连翘 Hypericum ascyron L.、元宝草 H. sampsonii Hance 的干燥全草亦称"旱莲草"，用药历史可追溯至宋代，现在其药材称"红旱莲"。因其与墨旱莲为不同科植物，药效和化学成分迥然不同，不能混用。福建部分地区和台湾还将菊科蟛蜞菊 Wedelia chinensis (Osbeck) Merr. 的全草混作"旱莲草"药用，可视为地区习用品。苗族、白族、傣族、布朗族、阿昌族、侗族、毛南族、京族、水族、黎族、佤族、畲族、景颇族、德昂族、布依族、彝族、傈僳族、崩龙族、壮族、瑶族和仡佬族等也药用，除佤族用全草治疮疖、黄水疮，瑶族用全草治小儿疳积，仡佬族用全草治小儿腹泻外，其余民族主要用途同功效应用项。

化学成分参考文献

[1] Ogunbinu AO, et al. *Nat Prod Commun*, 2009, 4(3): 421-424.
[2] Yadav A, et al. *Oriental J Chem*, 1999, 15(2): 327-330.
[3] 吴疆，等 . 中草药，2008, 39(6): 814-816.
[4] Lee MK, et al. *Phytomed*, 2008, 15(9): 775-780.
[5] 赵越平，等 . 药学学报，2001, 36(9): 660-663.
[6] 赵越平，等 . 中国药学杂志，2002, 37(1): 17-19.
[7] 杨韵若，等 . 上海第二医科大学学报，2005, 25(3): 223-226, 231.
[8] 余建清，等 . 中国药学杂志，2005, 40(12): 895-896.
[9] Lee MK, et al. *Phytother Res*, 2009, 23(1): 129-131.
[10] Tewtrakul S, et al. *Phytother Res*, 2007, 21(11): 1092-1095.
[11] 张金生，等 . 药学学报，2001, 36(1): 34-37.
[12] 韩英，等 . 中国药学杂志，1998, 23(11): 680-682.
[13] Yahara s, et al. *chen pharm bull*, 1994, 42(6): 1336-1338.
[14] yahara s, et al. *phytochemistry*, 1997, 44(1): 131-135.

药理作用及毒性参考文献

[1] Sawant, et al. *Phytother Res*, 2004, 182: 111.
[2] 庄晓燕，等 . 数理医药学杂志，2010, 23(2): 228-230.
[3] 胡惠娟，等 . 中国药科大学学报，1992, 23(1): 55-57.
[4] 王怡薇，等 . 锦州医学院学报，203, 24(6): 28-29.
[5] 刘雪英，等 . 中草药，2002, 33(4): 341-343.
[6] 许小华，等 . 中国实验方剂学杂志，2010, 16(5): 181-182.
[7] 刘雪英，等 . 中成药，2001, 23(1): 43-45.
[8] 周约伯，等 . 天津医药，1986, 14(8): 490-491.
[9] Singh B, et al. *Indian J Physiol Pharmacol*, 2001, 45 (4): 435-441.
[10] 徐汝明，等 . 上海交通大学学报（医学版），2009, 29(10): 1200-1204.
[11] 徐汝明，等 . 上海交通大学学报（医学版），2010, 30(1): 50-54.
[12] 李春洋，等 . 数理医药学杂志，2004, 17(3): 249-250.
[13] 王建，等 . 数理医药学杂志，2005, 18(4): 375-376.
[14] 刘世旺，等 . 安徽农业科学，2008, 36(31): 13673-13674.
[15] Ananthi J, et al. *Yale J Bio l Med*, 2003, 76(3): 97-102.
[16] Wiart C, et al. *Fitoterapia*, 2004, 75(1): 68-73.
[17] 翁玉芳，等 . 中医药研究，1993, (1): 51-52.
[18] 石变华，等 . 长治医学院学报，2009, 23(5): 331-333.
[19] 林朝朋，等 . 军事医学科学院院刊，2005, 29(4): 344-346.
[20] 施嫣嫣，等 . 陕西中医学院学报，2011, 34(3): 69-70.
[21] Pithayanukul P, et al. *J Ethnopharmacol*, 2004, 90(2/3): 347.
[22] Paulo A, et al. *Toxicon*, 1994, 32(5): 595.
[23] 陈建济，等 . 蛇志，2005, 17(2): 65-68.

[24] 涂彩霞, 等. 中国中西医结合皮肤性病学杂志, 2006, 5(1): 1-4.
[25] 徐秋, 等. 大连轻工业学院学报, 2000, 19(1): 25-26.
[26] 杨韵若, 等. 上海第二医科大学学报, 2005, 25(3): 223-226.

55. 百能葳属 Blainvillea Cass.

一年生或多年生草本。叶对生或上部叶互生,具柄,有锯齿。头状花序小,顶生或腋生,辐射状或近盘状,小花异型;外围雌花1-2层,中央两性花,全部结实。总苞阔卵形、卵状钟形或半球形;总苞片少数,外层纸质,其余向内渐次成鳞片状。花托稍凸起,托片坚硬,干膜质,包裹小花。雌花舌状或有时管状,舌片短或极短,开展,顶端具2-4细齿;两性花管状,5齿裂。花药基部钝,全缘或有不明显小耳;花柱分枝狭,扁平,有短尖或较钝的附器。雌花的瘦果3棱或背部扁压;两性花的瘦果3-4棱或侧向扁,无毛或被微毛,糙毛或具疣状突起。冠毛刚毛或刺毛状或稀近鳞片状,2-5个,不等长。基部联合成浅杯状或环状。

约10种,分布于热带地区;我国有1种,供药用。

1. 百能葳(中国植物志) 鱼鳞菜(广西药用植物名录),异芒菊、假麦菜草(中国高等植物图鉴)

Blainvillea acmella (L.) Philipson in Blumea 6(2): 350, 1950.——*Verbesina acmella* L.(英 **Acmells Blainvillea**)

一年生草本。茎直立,高40-60 cm,有分枝。下部叶对生,叶柄长达1 cm,叶片卵形至卵状披针形,长3-6 cm,宽2-3 cm,顶端渐尖,基部楔形,边缘有疏锯齿,两面被糙毛;上部叶小,通常互生,卵形或卵状长圆形,长2-3 cm,宽1.3-1.5 cm,基部通常圆形。头状花序顶生或腋生,径约1 cm,花序梗细,长1.5-4 cm,被开展的糙毛。总苞片近2层,外层纸质,卵状长圆形,短渐尖或钝,背面被密糙毛;内层卵形至长圆状披针形,顶端具芒尖,背面被柔毛。舌状花1层,黄色或淡黄白色,舌片长3 mm,有2-4齿;管状花钟状,有5齿。瘦果被密柔毛,雌花瘦果具3棱,两性花的瘦果长约5 mm。冠毛短,不等长,2-3个刺芒状,基部连合。花果期4-6月。

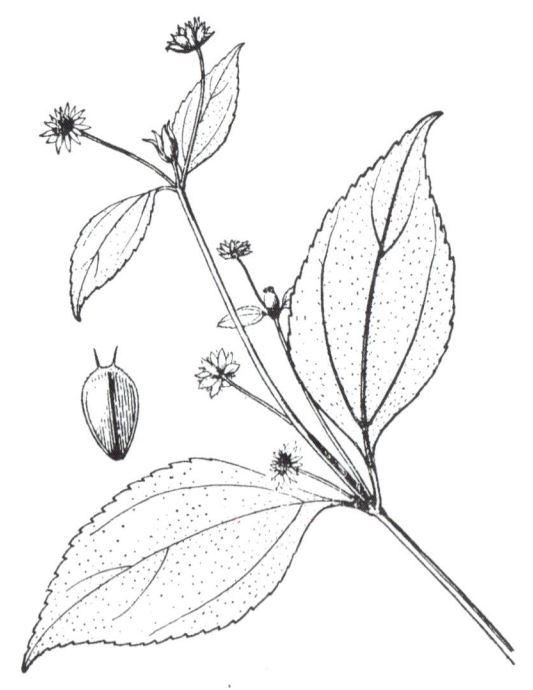

百能葳 Blainvillea acmella (L.) Philipson
引自《中国高等植物图鉴》

分布与生境 产于四川、云南、广东、广西及海南。生于阔叶林中或草坡。也分布于尼泊尔、印度、缅甸、泰国、越南、菲律宾、马来西亚、印度尼西亚、非洲、南美洲、澳大利亚。

药用部位 全草。

功效应用 疏风散热,止咳。用于感冒发热,肺结核咳嗽,咳血;外用治扭伤。

化学成分 根含倍半萜类:卵叶柄花菊素▲(ovatifolin),金光菊酮(rudbeckianone),1-羟基-α-姜黄烯(1-hydroxy-α-curcumene),4α-肉桂酰氧基-2,3-去氢胡萝卜醇(4α-cinnamoyloxy-2,3-dehydrocarotol),4α-肉桂酰氧基胡萝卜醇(4α-cinnamoyloxycarotol)[1];噻吩类:2-(5-己烯-1,3-二炔基)-5-(1-丙炔基)噻吩[2-(5-hxeylen-1,3-diynyl)-5-(1-propynyl)thiophene],2-(3-丁烯-1-炔基)-5-(1,3-戊二炔基)噻吩[2-(3-butylen-1-ynyl)-5-(1,3-pentadiynyl)thiophene][1];甾体类:豆甾醇,β-谷甾醇[1]。

地上部分含倍半萜类：去乙酰卵叶柄花菊素▲(desacetyl ovatifolin)，9β-羟基卵叶柄花菊素▲-8-O-(2-甲基丁酸酯)[9β-hydroxyovatifolin-8-O-(2-methylbutyrate)]，去乙酰基-11β,13-二氢卵叶柄花菊素▲(desacetyl-11β,13-dihydroovatifolin)，去乙酰基-11β,13-二氢卵叶柄花菊素▲-8-O-巴豆酸酯(desacetyl-11β,13-dihydroovatifolin-8-O-tiglate)，去乙酰基-11β,13-二氢卵叶柄花菊素▲-8-酮(desacetyl-11β,13-dihydro-ovatifolin-8-one)，8β-羟基-9β-(2-甲基丁酰氧基)-14-氧代刺苞菊内酯[8β-hydroxy-9β-(2-methylbutyryloxy)-14-oxo-acanthospermolide]，8β-羟基-14-氧代-11β,13-二氢刺苞菊内酯(8β-hydroxy-14-oxo-11β,13-dihydroacanthospermolide)，8β-乙酰氧基-14-氧代-11β,13-二氢刺苞菊内酯(8β-acetoxy-14-oxo-11β,13-dihydroacanthospermokide)，8β-巴豆酰氧基-14-代-11β,13-二氢刺苞菊内酯(8β-tigloyloxy-14-oxo-11β,13-dihydroacanthospermolide)，8β-(2-甲基丁酰氧基)-14-氧代-11β,13-二氢刺苞菊内酯[8β-(2-methylbutyryloxy)-14-oxo-11β,13-idhydroacanthospermolide]，8β-(2-甲基丁酰氧基)-9β-羟基-14-氧代刺苞菊内酯[8β-(2-methylbutyryloxy)-9β-hydroxy-14-oxo-acanthospermolide]，8,14-二氧代-11β,13-二氢刺苞菊内酯(8,14-dioxo-11β,13-dihydroacanthospermolide)，8,14-二氧代-7,11-去氢-11,13-二氢刺苞菊内酯(8,14-dioxo-7,11-dehydro-11,13-dihydroacanthospermolide)，4α-肉桂酰氧基-2,3-去氢胡萝卜醇(4α-cinnamoyloxy-2,3-dehydrocarotol)，4α-肉桂酰氧基胡萝卜醇(4α-cinnamoyloxycarotol)[1]；三萜类：羽扇豆醇(lupeol)，羽扇豆烯酮(lupenone)，羽扇豆醇乙酸酯(lupeyl acetate)[1]；二萜类：植醇(phytol)[1]。

化学成分参考文献

[1] Singh P, et al. *Phytochemistry*, 1985, 24(9): 2023-2028.

56. 蟛蜞菊属 Wedelia Jacq.

一年生或多年生草本，或攀援藤本。叶对生，具齿，稀全缘，不分裂。头状花序中等，少数，辐射状，单生或 2–3 次生或腋生。小花异型，外围雌花 1 层，黄色，中央两性花较多，黄色，全部结实。总苞钟形或半球形；总苞片 2 层，覆瓦状，外层叶质，被短糙毛或柔毛，内层狭窄，鳞片状，与外层等长或较短，花托平或凸，托片折叠，包裹两性小花。雌花舌状，舌片长，开展，具 2–3 齿裂，两性花管状，具 5 浅裂。花药基部截形，具 2 小钝耳，花柱分枝，尖或稍尖，有乳头状突起。瘦果倒卵形或楔状长圆形，压扁，舌状花瘦果 3 棱形，边缘钝或有狭翅。无冠毛或退化为 1–3 个刺芒或成有齿或无齿的冠毛环。

约 100 种，分布于热带和亚热带地区。中国有 5 种，全部药用。

分种检索表

1. 叶边缘有多数锯齿，下部叶宽达 3 cm，具长柄。
  2. 托片顶端钝或短尖，瘦果顶端截形，无冠毛及冠毛环·· 1. **孪花蟛蜞菊 W. biflora**
  2. 托片顶端长渐尖或急狭成刺状芒；瘦果顶端稍狭，浑圆，有冠毛环；冠毛常为 2–3 刺芒，稀无冠毛。
    3. 叶边缘有不规则锯齿或重齿；头状花序大，径 2–2.5 cm；花序梗被开展长糙毛；托片顶端全缘············ 2. **麻叶蟛蜞菊 W. urticifolia**
    3. 叶边缘有规则的圆齿或细齿；头状花序较小，径 1.5 cm；花序梗被贴生糙毛；托片收缩，常有裂齿··· 3. **山蟛蜞菊 W. wallichii**
1. 叶边缘有 1–3 对疏齿或全缘；下部叶宽不超过 1.3 cm，有不明显叶柄或无柄。
  4. 总苞片短于托片或稀与托片等长；瘦果顶端截形，无冠毛环·· 4. **卤地菊 W. prostrata**
  4. 总苞片长于托片；瘦果顶端稍收缩或浑圆形，有冠毛环·· 5. **蟛蜞菊 W. chinensis**

本属药用植物化学成分具有多样性，但倍半萜、贝壳杉烷和酚/酚酸等类型化合物是其主要成分。特征性的倍半萜类化合物包括三裂蟛蜞菊内酯 A (wedeliatrilolactone A，**1**)、1,9- 去二乙酰基 -9- 巴豆酰三裂蟛蜞菊内酯 A (1,9-dediacetyl-9-tigloylwedeliatrilolactone A，**2**)、1,9- 去二乙酰基 -9- 当归酰三裂蟛蜞菊内酯 A (1,9-dediacetyl-9-angeloylwedeliatrilolactone A，**3**)、氧化异三叶拉色芹内酯 -6-*O*- 异丁酯 (oxidoisotrilobolide-6-*O*-isobutyrate，**4**)、9- 乙酰三叶拉色芹内酯 -6-*O*- 异丁酯 (9-acetyl-oxidoisotrilobolide-6-*O*-isobutyrate，**5**) 等；特征性的贝壳杉烷型二萜包括对映 - 贝壳杉烯酸 (*ent*-kaurenoic acid，**6**)、对映 - 贝壳杉二烯酸 (grandiflorenic acid，**7**)、3α- 桂皮酰氧基 - 对映 - 贝壳杉 -16- 烯 -19- 羧酸 (3α-cinnamoyloxy-*ent*-kaur-16-en-19-oic acid，**8**) 等。此外，从蟛蜞菊 (W. Chinensis) 全草还鉴定出较特殊类型的倍半萜类化合物蟛蜞菊内酯 (wedelolactone，**9**)，**9** 在前列腺癌细胞能抑制雄激素受体介导的转录，抑制雄激素受体依赖性前列腺癌细胞的增殖，IC$_{50}$ 为 0.2 μmol/L。

本属植物蟛蜞菊具有镇痛、抗炎、抗肿瘤、抗病毒及促进创伤愈合等作用。

1. 孪花蟛蜞菊（海南植物志） 黄泥菜（广西药用植物名录）

Wedelia biflora (L.) DC. in Wight, Contrib. Bot. India 18. 1834.——*Verbesina biflora* L.（英 **Bifloral Wedelia**）

攀援草本。茎粗壮，长 1-1.5 m，有分枝，无毛或被疏贴生短糙毛。茎叶厚纸质，具长柄，卵形至卵状披针形，长 1-14 cm，宽 3-8 cm，顶端渐尖，基部楔形或圆形，边缘有锯齿，两面被贴生短糙毛。头状花序 1 或 3-6，顶生或腋生，径 2-3 cm；花序梗细，长 2-4(-6) cm，被贴生短粗毛。总苞半球形或近卵形，长 10-13 mm，宽 5-7 mm；总苞片 2 层，外层卵形至卵状椭圆形，顶端钝或稍尖，背面被贴生糙毛，内层卵状披针形，顶端钝或短尖，全缘，被短糙毛。舌状花 1 层，黄色，舌片倒卵状长圆形，顶端有 2-3 齿；管状花黄色，檐部 5 裂，裂片长圆形，顶端被疏短毛。瘦果倒卵形，长约 4 mm，具 3-4 棱，顶端被短柔毛，无冠毛及冠毛环。花果期几全年。

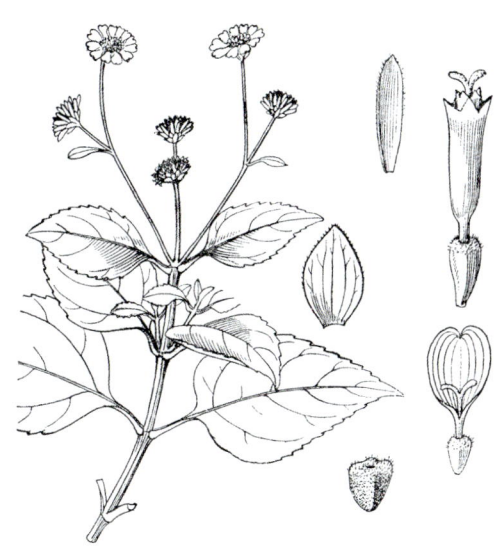

孪花蟛蜞菊 Wedelia biflora (L.) DC.
余汉平 绘

分布与生境 产于广东、广西、海南、台湾、贵州、云南。生于海拔 110-1000 m 的草地、林下或灌丛中。也分布于印度、中南半岛、印度尼西亚、马来西亚、菲律宾、日本、澳大利亚。

药用部位 全草。

功效应用 散瘀消肿。用于风湿骨痛，跌打损伤，疮疡肿毒。

化学成分 叶含黄酮类：3,3'-二甲氧基槲皮素(3,3'-dimethoxyquercetin)，3',7-二甲氧基槲皮素(3',7-dimethoxyquercetin)，2,4',7-三羟基-3',5-二甲氧基异黄酮(2,4',7-trihydroxy-3',5-dimethoxyisoflavone)；生物碱类：藜芦烟腙(veratrylidenehydrazide)[1]。

注评 本种为"黄泥菜"的基源植物，药用其干燥全草。

化学成分参考文献

[1] Miles DH, et al. *Phytochemistry*, 1993, 32(6): 1427-1429.

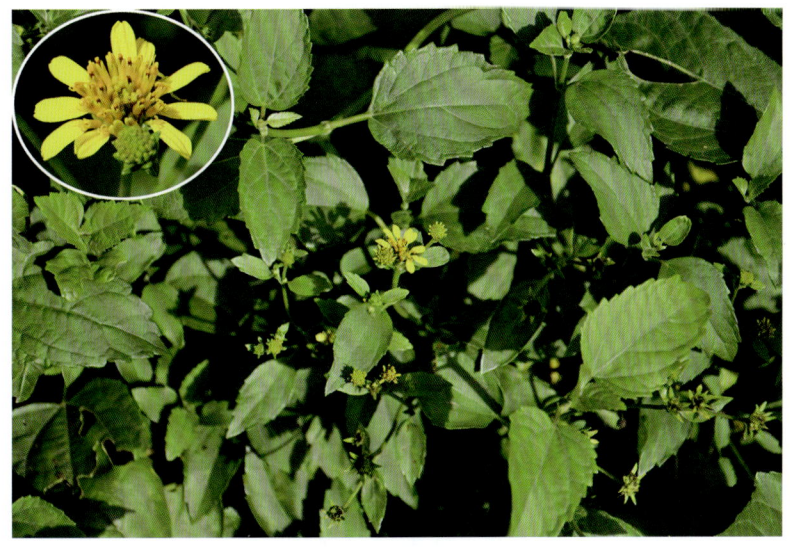

孪花蟛蜞菊 Wedelia biflora (L.) DC.
摄影：王祝年

2. 麻叶蟛蜞菊（中国植物志） 接骨草（云南药用植物名录），小血藤、滴血根（全国中草药汇编），血参、女金冉（云南）

Wedelia urticifolia DC., Contrib. Bot. India 18. 1834.（英 **Nettleleaf Wedelia**）

直立或斜升草本，稀呈攀援状，高 20–100 cm，有分枝，被白色稍开展的糙毛或下部脱毛。叶卵形或卵状披针形，长 3–15 cm，宽 1.5–6 cm，顶端渐尖，基部宽楔形或圆形，边缘有不规则锯齿或重齿，上面被疣状糙毛，下面被长柔毛，有近基 3 出脉，侧脉 1–3 对，网脉明显；叶柄长 0.5–2 cm，被白色糙毛；最上部叶小，无柄。头状花序单生于茎枝顶端或叶腋，有时孪生于叶腋，径 1.5–2.5 cm；花序梗长 1.5–5 cm，被白色糙毛。总苞宽钟形或半球形，径 15 mm；总苞片 2 层，外层叶质，长圆形或倒披针形，顶端渐尖，背面被长粗毛，内层长圆形至倒卵状长圆形；顶端钝，托片长圆形，长约 8 mm，芒尖或芒状刺尖。舌状花黄色，舌片卵状长圆形，顶端 2 齿裂；管状花黄色，檐部 5 浅裂。瘦果倒卵形，被密疣状突起；冠毛短刺芒状，2–3 个，基部有冠毛环。花果期 7–11 月。

分布与生境 产于广东、广西、湖南、贵州、四川、云南。生于海拔 1600–2900 m 的林下、灌丛、路边等地。也分布于印度、中南半岛、印度尼西亚。

药用部位 根。

功效应用 补肾，养血，通络。用于肾虚腰痛，气血虚弱，跌打损伤。

注评 本种为"滴血根"的基源植物，药用其干燥根。纳西族也药用，主要用途同功效应用项；景颇族用全草治疗皮肤毒。

3. 山蟛蜞菊（海南植物志） 血参（云南中草药选），乳腺草（广西药用植物名录），细针果（贵州），麻叶蟛蜞菊（全国中草药汇编）

Wedelia wallichii Less. in Linnaea 6: 162. 1831.（英 **Wallich's Wedelia**）

直立草本，高 0.5–1 m。有分枝，被糙毛或老时脱毛。叶片卵形、长卵形或披针形，长 4–18 cm，宽 2–8 cm，先端渐尖或长渐尖，基部宽楔形或圆形，边缘有规则圆齿或锯齿，上面被疣状糙毛，下面被短柔毛，有近基 3 出脉；叶柄长 0.5–4 cm，上部有翅，被糙毛。头状花序径 1.2–1.5 cm，单生或腋生；花序梗长 3–5 cm，被贴生糙毛。总苞钟形，径 6–10 mm；总苞片 2 层，5–7，长圆形至披针形，长 6–10 mm，钝或尖，背面被贴生糙毛，托片折叠成长圆形，顶端芒尖，被疏毛，上部边缘有齿裂。舌状花黄色，舌片长圆形，顶端 2–3 齿裂；管状花黄色，檐部 5 齿裂，外面被疏毛。瘦果倒卵状三棱形，略扁，具疣状突起。冠毛 2–3 个，短刺芒状，生于冠毛环上。花果期 4–10 月。

分布与生境 产于南部及西南部各省区，生于海拔 500–2400 m 的林下、灌丛中、山坡或溪边。也分布于印度、不丹、尼泊尔、缅甸、泰国。

药用部位 全草。

功效应用 补血，活血，止痛。用于血虚，产后失血，风湿痹痛，跌打损伤。现代亦用于子宫肌瘤，闭经，神经衰弱。

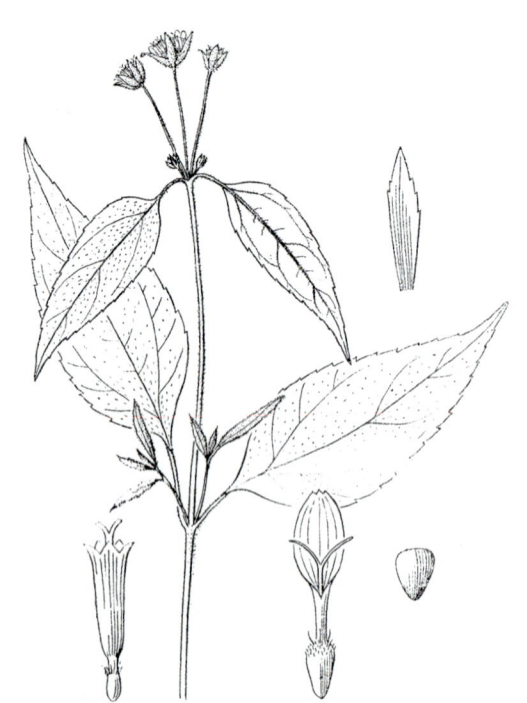

山蟛蜞菊 Wedelia wallichii Less.
张培英 绘

注评 本种为"血参"的基源植物，药用其干燥全草。彝族也药用，主要用途同功效应用项；阿昌族用治稻田皮炎、疮毒。

菊科 COMPOSITAE

4. 卤地菊（种子植物名称补编） 尖刀草（广东潮阳中草药），黄花密菜、痱草（福建）

Wedelia prostrata Hemsl. in J. Linn. Soc., Bot. 23: 434. 1888.（英 **Prostrate Wedelia**）

一年生草本。茎匍匐，长 25–80 cm 或更长，有分枝，基部茎节生不定根，被疣状短糙毛。叶无柄或有 1–5 mm 的短柄。叶片披针形或长圆状披针形，长 1–4 cm，宽 4–9 mm，顶端钝，基部稍狭，边缘有 1–3 对不规则的粗齿或细齿，稀全缘，两面密被疣状短糙毛，中脉和近基出的 1 对侧脉。头状花序少数，径约 10 mm，单生茎顶或上部叶腋，无花序梗或有长 1–6 mm 的花序梗。总苞近球形，径约 9 mm；总苞片 2 层，外层叶质，卵形至卵状长圆形，钝或稍尖，背面基部有疣状短糙毛，内层倒卵形或倒卵状长圆形，顶端短尖，上部有粗毛；托片折叠成倒卵状长圆形，顶端短尖，上部被疏短粗毛。舌状花黄色，舌片长圆形，顶端 3 浅裂；管状花黄色，檐部 5 裂。瘦果倒卵状三棱形，长约 4 mm，无冠毛及冠毛环。花果期 6–10 月。

分布与生境 产于浙江、江苏、福建、台湾、广东、海南、广西、香港、澳门。生于沙土地。也分布于印度、越南、泰国、菲律宾、朝鲜、日本。

药用部位 全草。

功效应用 清热凉血，祛痰止咳。用于感冒，喉蛾，喉痹，百日咳，肺热咳喘，鼻出血，痈疖疔疮。现代亦用于肺结核咳血。

化学成分 根含黄酮类：槲皮素-3-*O*-β-D-芸香糖苷(quercetin-3-*O*-β-D-rutinoside)[1]；酚酸类：3,5-二咖啡酰奎宁酸(3,5-dicaffeoylquinic acid)，3,4-二咖啡酰奎宁酸(3,4-dicaffeoylquinic acid)[1]；二萜类：对映-15β,16β-环氧-17-羟基贝壳杉-19-酸(*ent*-15β,16β-epoxy-17-hydroxykauran-19-oic acid)[1]；甾体类：β-谷甾醇，胡萝卜苷[1]。

地上部分含黄酮类：山柰酚-3-*O*-β-D-吡喃葡萄糖苷(kaempferol-3-*O*-β-D-glucopyranoside)[1]；单萜类：对薄荷烷-1-烯-3,6-二醇(*p*-menth-1-ene-3,6-diol)，3α-羟基香芹塔吉烯酮(3α-hydroxycarvotagenone)，3β-羟基香芹塔吉烯酮(3β-hydroxycarvotagenone)[1]；二萜类：对映-16β,17-二羟基贝壳杉-19-酸(*ent*-16β,17-dihydroxykauran-19-oic acid)[1]；酚/酚酸类：3,4-二咖啡酰奎宁酸(3,4-dicaffeoylquinic acid)，3,5-二咖啡酰奎宁酸(3,5-dicaffeoylquinic acid)，黄秋英苷▲(sulfurein)，金鸡菊苷(coreopsin)，斯氏金

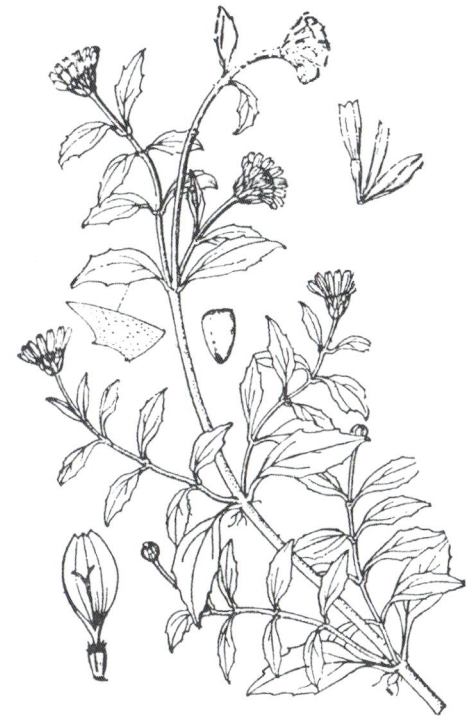

卤地菊 Wedelia prostrata Hemsl.
引自《浙江植物志》

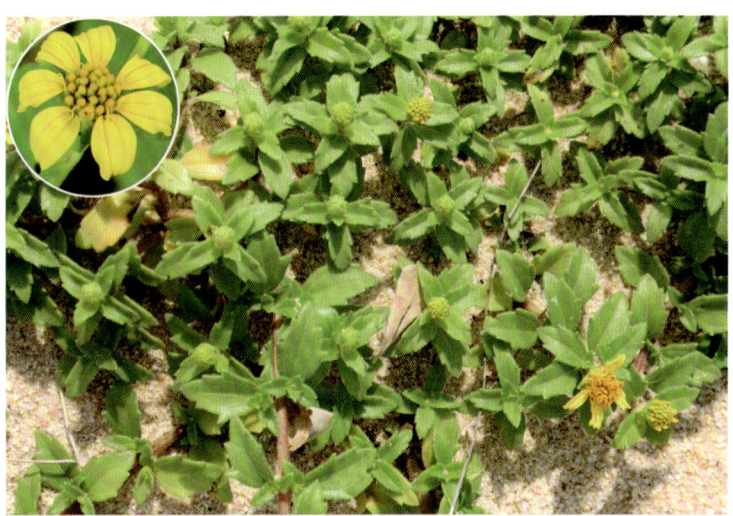

卤地菊 Wedelia prostrata Hemsl.
摄影：王祝年

鸡菊苷▲(stillopsin)[2]。

全草含黄酮类：7,3',4'-三羟基黄烷酮(7,3',4'-trihydroxyflavanone)，3,4,2',4'-四羟基查耳酮(3,4,2',4'-tetrahydroxychalcone)[3]；倍半萜类：三裂蟛蜞菊内酯A (wedeliatrilolactone A)，1,9-去二乙酰基-9-巴豆酰三裂蟛蜞菊内酯A (1,9-dediacetyl-9-tigloylwedeliatrilolactone A)，1,9-去二乙酰基-9-当归酰三裂蟛蜞菊内酯A (1,9-dediacetyl-9-angeloylwedeliatrilolactone A)，氧化异三叶拉色芹内酯-6-O-异丁酸酯(oxidoisotrilobolide-6-O-isobutyrate)，9-乙酰三叶拉色芹内酯-6-O-异丁酸酯(9-acetyl-oxidoisotrilobolide-6-O-isobutyrate)[4]，匙叶桉油烯醇(spathulenol)[3]；二萜类：对映-贝壳杉烯酸(ent-kaurenoic acid)，大花和尚菊烯酸▲(grandiflorenic acid)，四分菊素▲(tetrachyrin)，3α-当归酰氧基-对映-贝壳杉-16-烯-酸(3α-angeloyloxy-ent-kaur-16-en-oic acid)，9β-羟基-对映-贝壳杉-16-烯-酸(9β-hydroxy-ent-kaur-16-en-oic acid)，3α-巴豆酰氧基-对映-贝壳杉-16-烯-酸(3α-tigloyloxy-ent-kaur-16-en-oic acid)，3α-桂皮酰氧基-对映-贝壳杉-16-烯-19-酸(3α-cinnamoyloxy-ent-kaur-16-en-19-oic acid)，3α-当归酰氧基-9β-羟基-对映-贝壳杉-16-烯酸(3α-angeloyloxy-9β-hydroxy-ent-kaur-16-en-oic acid)，3α-桂皮酰氧基-9β-羟基-对映-贝壳杉-16-烯-19-酸(3α-cinnamoyloxy-9β-hydroxy-ent-kaur-16-en-19-oic acid)[3]。

化学成分参考文献

[1] Farag SF, *Bull Faculty Pharm* (Cairo University), 2001, 39(3): 189-194.

[2] Farag SF, et al. *Bull Pharm Sci*, Assiut University, 1997, 20(1): 37-46.

[3] Farag SF, et al. *Bull Pharm Sci*, Assiut University, 1998, 21(1): 81-87.

[4] Farag SF, et al. *Chem Pharm Bull*, 1996, 44(4): 661-664.

5. 蟛蜞菊（广州、中国植物志） 路边菊（生草药性备要），黄花墨菜（广东居阳中草药），卤地菊（福建中草药），鹿舌草（福州中草药手册），黄花草（广西玉林、蒙山），蟛蜞花（广州）

Wedelia chinensis (Osbeck) Merr. in Philipp. J. Sci. 12: 111. 1917.——*Solidago chinensis* Osbeck., *W. calendulacea* (L.) Less.（英 **Chinese Wedelia**）

多年生草本。茎匍匐，长 15–50 cm，有分枝，被疏贴生短糙毛或下部脱毛。叶对生，无柄，椭圆形、长圆形至线形，长 3–7 cm，宽 7–13 mm，顶端短尖或钝，基部狭，全缘或有 1–3 对粗齿，两面被疏贴生短糙毛，侧脉 1–2 对，无网脉。头状花序少数，径 15–20 mm，单生枝端或叶腋；花序梗长 3–10 cm，被贴生短粗毛。总苞钟形，径约 1 cm；总苞片 2 层；外层叶质，椭圆形，顶端钝或圆，背面被疏贴生短糙毛，内层小，长圆形，顶端尖，托片折叠成线形，无毛，顶端渐尖，稀 3 浅裂。舌状花黄色，舌片卵状长圆形，顶端 2–3 深裂，管状花黄色，长约 5 mm，檐部 5 裂。瘦果倒卵形，有疣状突起，舌状花的瘦果具 3 棱，边缘增厚，无冠毛，而有细齿的冠毛环。花果期 3–9 月。

分布与生境 产于东北（辽宁）、东部和南部各省区。生于路边、沟边、湿润草地。也分布于印度、缅甸、泰国、越南、印度尼西亚、菲律宾和日本。

药用部位 根或全草。

功效应用 清热解毒，凉血散瘀。用于感冒发热，咽喉肿痛，白喉，百日咳，鼻出血，尿血，痢疾，痔疮，疔

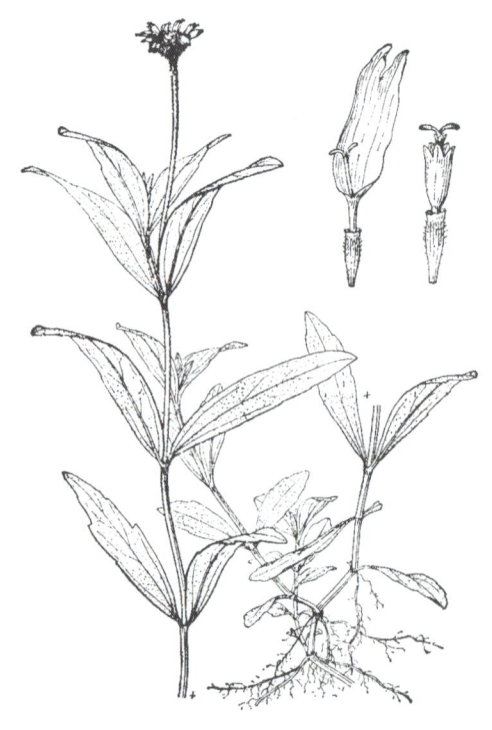

蟛蜞菊 *Wedelia chinensis* (Osbeck) Merr.
引自《中国高等植物图鉴》

疮肿毒。现代亦用于扁桃体炎，腮腺炎，气管炎，肺炎，肺结核咳血，肝炎。

化学成分 茎叶含挥发油：γ-松油烯，大牻牛儿烯D，柠檬烯，α-金合欢烯，γ-榄香烯，3-甲氧基-1,2-丙二醇，α-石竹烯，α-蒎烯等[1]。

叶含黄酮类：黄芪苷(astragalin)，3,5,7,3',4'-五羟基-6-甲氧基黄酮-7-O-α-L-吡喃鼠李糖基-3'-O-β-D-吡喃木糖基-(1→3)-O-β-D-吡喃半乳糖苷[3,5,7,3',4'-pentahydroxy-6-methoxy-flavone-7-O-α-L-rhamnopyranosyl-3'-O-β-D-xylopyranosyl-(1→3)-O-β-D-galactopyranoside][2]；香豆素类：香豆醚(coumestan)▲[3]；倍半萜类：蟛蜞菊内酯(wedelolactone)[4]；苯并呋喃类：去甲基蟛蜞菊酸(norwedelic acid)[4]；三萜及其苷类：β-香树脂醇(β-amyrin)[5]，3-O-[O-β-D-吡喃木糖基-(1→2)-β-D-吡喃葡萄糖醛酸基]-齐墩果酸-28-O-β-D-吡喃葡萄糖基酯苷{β-D-glucopyranosyl-3-O-[O-β-D-xylopyranosyl-(1→2)-β-D-glucuronopyranosyl] oleanolate}，人参皂苷Ro (ginsenoside Ro)[6]。

花含挥发油：1S-2,6,6-三甲基二环[3,1,1]-2-庚烯，2,6,6-三甲基-[3,1,0]二环-2-庚烯，柠檬烯，1-甲氧基-2,3-丙二醇，1-甲基-3-异丙苯等[1]。

地上部分含三萜皂苷类：3β-羟基-30-去甲基齐墩果-12,20(29)-二烯-28-酸-3-O-(β-D-吡喃葡萄糖醛酸甲酯)[3β-hydroxy-30-noroleana-12,20(29)-dien-28-oic acid-3-O-(β-D-glucopyranosiduronic acid methyl ester)]，齐墩果酸-3β-O-(β-D-吡喃葡萄糖醛酸甲酯)[oleanolic acid-3β-O-(β-D-glucopyranosiduronic acid methyl ester)][7]。

全草含倍半萜类：匙叶桉油烯醇(spathulenol)[8]，蟛蜞菊内酯[9]；二萜：对映-贝壳杉烯酸(ent-kaurenoic acid)，大花和尚菊烯酸▲(grandiflorenic acid)，3α-桂皮酰氧基-对映-贝壳杉-16-烯-19-酸(3α-cinnnamoyloxy-ent-kaur-16-en-19-oic acid)[8]，(-)-贝壳杉-16-烯-19-酸[(-)-kaur-16-en-19-oic acid][10-11]，3α-巴豆酰氧基贝壳杉-16-烯-19-酸(3α-tigloyloxykaur-16-en-19-oic-acid)，3α-当归酰氧基贝壳杉-16-烯-19-酸(3α-angeloyloxykaur-16-en-19-oic-acid)[11]；三萜类：β-香树脂醇乙酸酯(β-amyrin acetate)[8]，齐墩果酸-11,13(18)-二烯-3-O-β-D-吡喃葡萄糖醛酸苷(oleanolic acid-11,13(18)-dien-3-O-β-D-glucuronopyranoside)，竹节参苷Ⅳa(chikusetsusaponin-Ⅳa)，齐墩果酸-11,13(18)-二烯-3-O-β-D-葡萄糖醛酸甲酯(oleanolic acid-11,13(18)-dien-3-O-β-D-glucuronopyranosyl methyl ester)，金盏花苷E(calenduloside E)[12]；黄酮类：木犀草素(luteolin)[9]，芹菜素(apigenin)[9-10]，木犀草素-6-C-β-D-洋地黄毒糖苷(luteolin-6-C-β-D-digitoxoside)，7-甲氧基-2'-羟基-5,6-亚甲二氧基异黄酮(7-methoxy-2'-hydroxy-5,6-methylenedioxyisoflavone)[12]；生物碱类：吲哚-3-醛(indole-3-carboxaldehyde)[9]；蒽醌类：大黄酚-8-O-β-D-吡喃葡萄糖苷(chrysophenol-8-O-β-D-glucopyranoside)[12]；苊类：土大黄

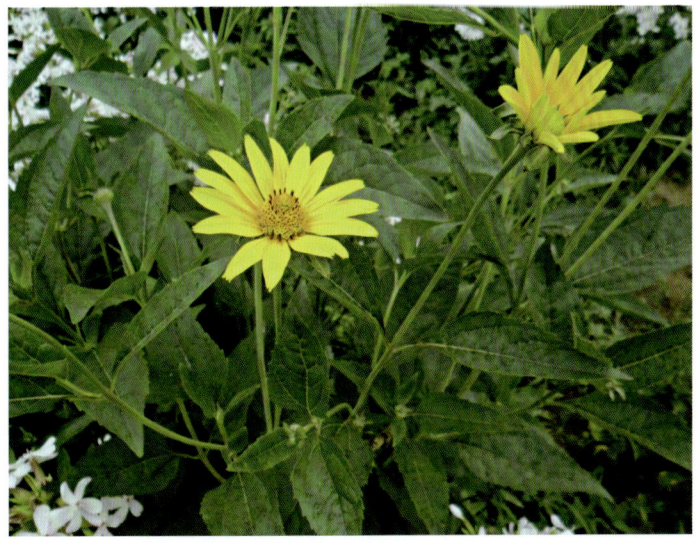

蟛蜞菊 **Wedelia chinensis** (Osbeck) Merr.
摄影：肇谡

苷(rhaponticin)[12]；甾体类：豆甾醇(stigmasterol)[10]，α-菠甾醇(α-spinasterol)，β-谷甾醇[12]；脂肪酸类：三十二酸(lacceroic acid)，9(E),11(Z),13(E)-三烯-8,15-二酮十八酸[9(E),11(Z),13(E)-trien-8,15-dione-octadecoic acid][12]。

药理作用 镇痛作用：蟛蜞菊水提物灌胃，可以提高小鼠热板法痛阈，降低醋酸致小鼠扭体的次数[1]。

抗炎作用：蟛蜞菊水提物灌胃，可降低二甲苯致小鼠耳肿胀，抑制醋酸致小鼠腹腔毛细血管通透性增高[1]。

保肝作用：蟛蜞菊提取物灌胃，可抑制肝毒素诱导的急性肝炎大鼠血清中 AST 和 ALT 的升高[2]。

抗肿瘤作用：蟛蜞菊分离得到的 4 种单体化合物蟛蜞菊内酯、木犀草素、芹菜素、吲哚-3-醛，均可通过作用于雄激素受体 (AR) 而影响 AR 激活前列腺癌细胞株中前列腺特异性抗原启动子的转录，最终达到抑制 AR 依赖型前列腺癌细胞增殖的作用[3]。

抗病毒作用：蟛蜞菊分离得到齐墩果酸衍生物齐墩果-11,13(18)-二烯-3-O-β-D-吡喃葡萄糖醛酸苷体外具有抗人类免疫缺陷病毒 (HIV) 和乙型肝炎病毒 (HBV) 的作用[4]。

促进创伤愈合作用：蟛蜞菊水提物软膏外涂可促进大鼠开放性和缝合性伤口愈合[5]。

注评 本种为中国药典（1977年版）和上海中药材标准（1994）收载"蟛蜞菊"的基源植物，药用其干燥全草或根。畲族也药用，主要用途同功效应用项。

化学成分参考文献

[1] 陈志红，等. 天津药学，2005, 18(4): 1-2.

[2] Yadava RN, et al. *Journal of the Institution of Chemists (India)*, 2012, 84(1): 15-21.

[3] Emmanuel S, et al. *Ind J Exp Biol*, 2001, 39(12): 1305-1307.

[4] Nguyen NS, et al. *Tap Chi Hoa Hoc*, 1998, 36(1): 87-88, 93.

[5] Nguyen NS, et al. *Tap Chi Hoa Hoc*, 1998, 36(2): 74-75.

[6] Govindachari TR, et al. *Ind J Chem*, 1991, 30B(5): 466-468.

[7] Li X, et al. *Helv Chim Acta*, 2012, 95(8): 1395-1400.

[8] Huang Y, et al. *Pharm Pharmacol Lett*, 1997, 7(4): 175-177.

[9] Lin FM, et al. *Carcinogenesis*, 2007, 28(12): 2521-2529.

[10] Vu DH, et al. *Tap Chi Hoa Hoc*, 2007, 45(DB): 44-47.

[11] Haider MS, et al. *Biochem System Ecol*, 2003, 31(5): 539-540.

[12] 罗晓茹，等. 中药蟛蜞菊化学成分及抗病毒活性的研究 [硕士论文]. 北京：军事医学科学院放射与辐射医学研究所，2005.

药理作用及毒性参考文献

[1] 邝丽霞，等. 中草药，1997, 28(7): 421-422.

[2] Lin SC, et al. *Am J Chin Med*, 1994, 22(2): 155-168.

[3] Lin FM, et al. *Carcinogenesis*, 2007, 28(12): 2521.

[4] 罗晓茹. 中药蟛蜞菊化学成分及抗病毒活性的研究 [学位论文]. 北京：军事医学科学院放射与辐射医学研究所，2005.

[5] Hegde DA, et al. *Phytother Res*, 1994, 8(6): 439-440.

57. 肿柄菊属 Tithonia Desf. ex Juss.

一年生、二年生草本或亚灌木。茎直立，有分枝。叶对生或互生，具柄或无柄，通常三角形或五角形，有 3-5 深裂，基部截形或具耳，边缘具锯齿至圆齿状齿，两面无毛或被柔毛，常有腺点。头状花序大，单生，花序梗肿大，中空，异型，外围有雌性小花，中央有多数结实的两性花。总苞钟状至半球形；总苞片宿存，2-5 层，有多数纵条纹，坚硬，顶端近膜质。花托半球形或凸起，有托片，托片顶端急尖或芒尖，雌花舌状，8-30，不育，花冠黄色或橙色，舌片开展，全缘或顶端有 2-3 小齿；两性花管状，基部狭窄，上部长圆筒形，有 5 齿裂；花药基部钝，花柱分枝，线状披针形，具硬毛。瘦果长椭圆形，压扁，通常具 3 或 4 棱，被柔毛，无冠毛或冠毛多数，鳞片状，具 1-2 鳞片，有时钻形或芒状。

约 11 种，产于美洲中部及墨西哥，我国引 1 种归化 1 种，药用。

本属特征性化学成分为倍半萜类化合物，结构类型具有多样性。归类为倍半萜类化合物的有万寿肿柄菊素▲ (tagitinin) C (**1**)、F (**2**)、1β,2α- 环氧万寿肿柄菊素▲C (1β,2α-epoxytagitinin C，**3**)、圆叶肿柄菊宁素▲ (tithonin，**4**)、肿柄菊素▲ (diversifolin，**5**)、乙酰万寿肿柄菊素▲E (acetyltagitinin E，**6**) 等。**1** 和 **3** 对人白血病 HL-60 细胞株增殖具有明显的抑制作用；**1** 对 HTC-116 细胞增殖亦有细胞毒活性，IC$_{50}$ 为 0.706 μg/ml；对恶性疟原虫 (*Plasmodium falciparum*) FCA 株抑制活性的 IC$_{50}$ 为 0.33 μg/ml。**2** 和 **6** 对人肝细胞癌 HepG2 细胞株有选择性细胞毒活性；**4** 对真菌白色念珠菌 (*Candida albicans*) 生长有明显的抑制活性；**5** 对 NF-κB 活性有抑制作用。

本属植物肿柄菊具有抗炎、镇痛、抗肿瘤、抗菌及降血糖等作用。

1. 肿柄菊（中国植物志） 假向日葵（云南）

Tithonia diversifolia (Hemsl.) A. Gray in Proc. Amer. Acad. Arts 19: 5. 1883.——*Mirasolia diversifolia* Hemsl.（英 **Yucatan Tithonia**）

多年生草本，亚灌木或灌木，茎直立，高达 2.5 (-5) m。被密短柔毛或通常下部脱毛。叶卵形或卵状三角形至五角形，长 7–33 cm，宽 7–22 cm，3–5 深裂，有长叶柄，上部叶有时不分裂，裂片卵形或披针形，边缘有细锯齿，正面无毛或有硬短毛，基生 3 出脉。头状花序大，径 5–15 cm；花序梗肿大，长 7–24 cm；总苞片 16–18，4 层，长圆形至卵形，外层长 6–10 mm，顶端圆形至尖，基部草质；内层长披针形，长 10–20 mm，顶端圆形至尖，上部叶质或膜质，舌状花 7–14，黄色，舌片长卵形，长 48–69 mm，顶端有不明显 3 齿；管状花 80–120，黄色。瘦果长椭圆形，扁平，被短柔毛。花果期 9–11 月。

分布与生境 原产于墨西哥，广东、台湾、云南引种栽培。已归化。

药用部位 叶或地上部分。

功效应用 清热解毒。用于疮疡肿毒。现代亦用于急性胃肠炎。

化学成分 根含倍半萜类：肿柄菊内酯▲(diversifolide)，2-去乙酰基-11β,13-二羟基苍耳素(2-deacetyl-11β,13-dihydroxyxanthinin)[1]；色酮/色烯类：6-乙酰基-7-羟基-2,3-二甲基色酮(6-acetyl-7-hydroxy-2,3-dimethylchromone)，2-乙酰基-2,2-二甲基色烯(2-acetyl-2,2-dimethylchromene)，6-乙酰基-7-羟基-2,2-二甲基色烯(6-acetyl-7-hydroxy-2,2-dimethylchromene)，6-乙酰基-7-甲氧基-2,2-二甲基色烯(6-acetyl-7-

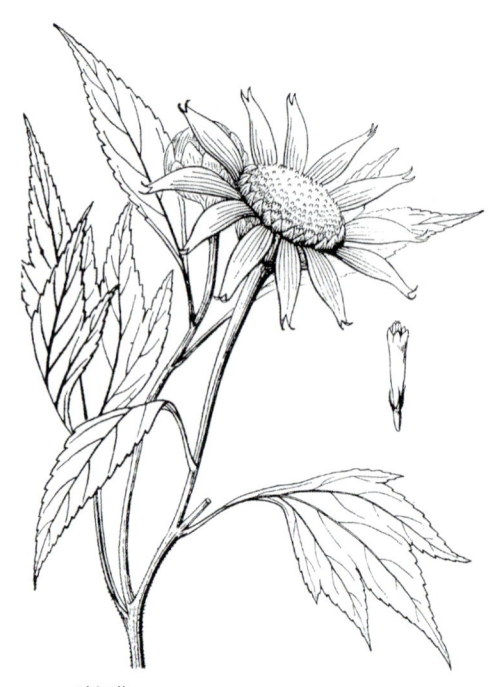

肿柄菊 Tithonia diversifolia (Hemsl.) A. Gray
张泰利 吴彰桦 绘

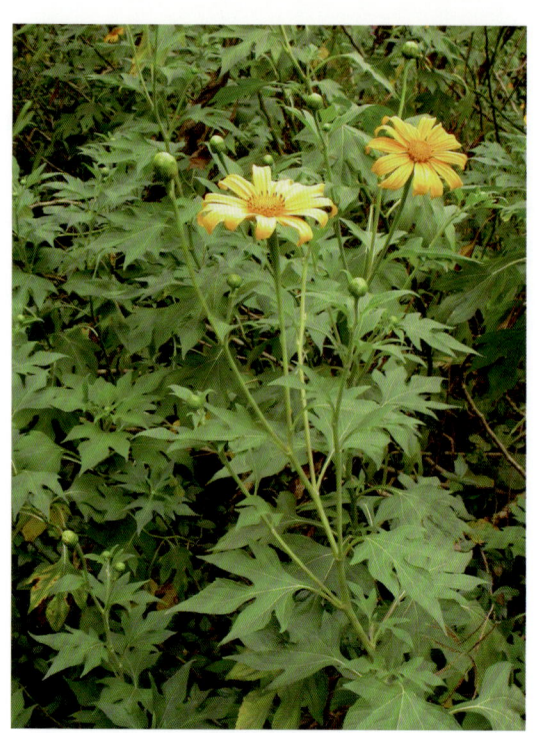

肿柄菊 Tithonia diversifolia (Hemsl.) A. Gray
摄影：林秦文

methoxy-2,2-dimethylchromene)[1]。

茎含倍半萜类：万寿肿柄菊素▲(tagitinin) A、C，5-乙酰氧基-4,5-二氢-4,10-二羟基-5-乙酰氧基青蒿酸甲酯(methyl 5-acetoxy-4,5-dihydro-4,10-dihydroxy-5-acetoxyartemisinate)[2]。

叶含倍半萜类：肿柄菊醇▲(diversifolol)，4α-羟基-11(13)-桉叶-12-羧酸甲酯[methyl 4α-hydroxy-11(13)-eudesmen-12-oate][3]，3α-乙酰氧基-4α-羟基-11(13)-桉叶-12-羧酸甲酯[methyl 3α-acetoxy-4α-hydroxy-11(13)-eudesmen-12-oate]，万寿肿柄菊素▲(tagitinin) A[4]、F[5]，1-乙酰万寿肿柄菊素▲A (1-acetyltagitinin A)，8β-异丁酰氧基枯马布内酯(8β-isobutyryloxycumambranolide)[4]，乙酰万寿肿柄菊素▲E (acetyltagitinin E)[5]，圆叶肿柄菊宁素▲(tithonin)[6]，圆叶肿柄菊素(tirotundin)，肿柄菊素▲(diversifolin)[7]；黄酮类：粗毛豚草素(hispidulin)[5]；蒽醌类：肿柄菊蒽醌▲A (tithoniquinone A)[8]；神经酰胺类：肿柄菊酰胺▲B (tithoniamide B)[8]；香豆素类：补骨脂素(psoralen)，L-橡胶木醇▲(L-quebrachitol)[8]；挥发油：主要成分为α-蒎烯(α-pinene)，β-石竹烯(β-caryophyllene)，大牻牛儿烯D (germacrene D)，β-蒎烯(β-pinene)，1,8-桉叶素(1,8-cineole)[9]。

花含挥发油：主要成分为大牻牛儿烯D，β-石竹烯，双环大牻牛儿烯(bicyclogermacrene)[9]。

地上部分含倍半萜类：万寿肿柄菊素▲(tagitinin) A、C、F[10]，圆叶肿柄菊素[10-11]，肿柄菊素[12-13]，3-表乙酰薄果菊素▲(3-epiacetylleptocarpin)，乙酰薄果菊素▲(acetylleptocarpin)，O-甲基肿柄菊素▲(O-methyldiversifolin)，3β-乙酰氧基-8β-异丁酰氧基瑞诺素▲(3β-acetoxy-8β-isobutyryloxyreynosin)[13]，($R^*,3R^*,6S^*,7R^*,8R^*,10R^*$)-1,3-二甲氧基-3,10-环氧-8-(2-甲基丙酰氧基)-大牻牛儿-4,11(13)-二烯-6,12-内酯[($R^*,3R^*,6S^*,7R^*,8R^*,10R^*$)-1,3-dimethoxy-3,10-epoxy-8-(2-methylpropanoyoxy)-germacra-4,11(13)-dien-6,12-olide]，($2S^*,3S^*,6S^*,7R^*,8R^*,10R^*$)-3,10-环氧-3,10-羟基-2-甲氧基-8-(2-甲基丙酰氧基)-大牻牛儿-4,11(13)-二烯-6,12-内酯[($2S^*,3S^*,6S^*,7R^*,8R^*,10R^*$)-3,10-epoxy-3,10-hydroxy-2-methoxy-8-(2-methylpropanoyoxy)-germacra-4,11(13)-dien-6,12-olide][14]，$1\beta,2\alpha$-环氧万寿肿柄菊素▲C ($1\beta,2\alpha$-epoxytagitinin C)[14-15]，17,20-二羟基牻牛儿基橙花醇(17,20-dihydroxygeranylnerol)，3α-乙酰氧基肿柄菊醇▲(3α-acetoxydiversifolol)，2α-羟基圆叶肿柄菊素(2α-hydroxytirotundin)，肿柄菊叶内酯▲(tithofolinolide)，3α-乙酰氧基-4α-羟基-11(13)-桉叶-12-羧酸甲酯[3α-acetoxy-4α-hydroxy-11(13)-eudesmen-12-oic acid methyl ester]，$4\alpha,10\alpha$-二羟基-3-氧代-8β-异丁酰氧基愈创木-11(13)-烯-12,6α-内酯[$4\alpha,10\alpha$-dihydroxy-3-

oxo-8β-isobutyryloxyguaia-11(13)-en-12,6α-olide][15]，8-(2-甲基丁酰氧基)-3,10-环氧-3,8-二羟基-4,11(13)-大牻牛儿二烯-12,6-内酯[8-(2-methylbutanoyl)-3,10-epoxy-3,8-dihydroxyl-4,11(13)-germacradien-12,6-olide][16]，圆叶肿柄菊素-3-O-甲醚(tirotundin-3-O-methyl ether)，去乙酰狭裂金眼菊素▲(deacetylviguiestenin)，1β-甲氧基肿柄菊素▲(1β-methoxydiversifolin)，1β-甲氧基肿柄菊素▲-3-O-甲醚(1β-methoxydiversifolin-3-O-methyl ether)，1α-羟基圆叶肿柄菊素-3-O-甲醚(1α-hydroxytirotundin-3-O-methyl ether)，1α-羟基肿柄菊素▲-3-O-甲醚(1α-hydroxydiversifolin-3-O-methyl ether)，4β,10α-二羟基-3-氧代-8β-异丁酰氧基愈创木-11(13)-烯-6,12-内酯[4β,10α-dihydroxy-3-oxo-8β-isobutyryloxy-guaia-11(13)-en-6,12-olide]，4β,10β-二羟基-3-氧代-8β-异丁酰氧基愈创木-11(13)-烯-6,12-内酯[4β,10β-dihydroxy-3-oxo-8β-isobutyryloxyguaia-11(13)-en-6,12-olide][17]，1β-甲氧基-3α-羟基-3,10β-4,5α-二环氧-8β-异丁酰氧基-大牻牛儿-11(13)-烯-6α,12-内酯[1β-methoxy-3α-hydroxy-3,10β-4,5α-diepoxy-8β-isobutyroyloxygermacra-11(13)-en-6α,12-olide]，4-氧代-8β-异丁酰氧基-3,4-裂环愈创木-11(13)-烯-6α,12,10α,3-二内酯[4-oxo-8β-isobutyroyloxy-3,4-secoguaia-11(13)-en-6α,12,10α,3-diolide]，万寿肿柄菊素▲E (tagitinin E)，万寿肿柄菊素▲C甲基丁酸酯(tagitinin C methylbutyrate)[18]；二萜类：贝壳杉烯酸(kaurenoic acid)[18]；黄酮类：粗毛豚草素(hispidulin)[14]，木犀草素(luteolin)，印度荆芥素▲(nepetin)[17]；色烯类：6-乙酰基-2,2-二甲基色烯-8-O-β-D-葡萄糖苷(6-acetyl-2,2-dimethylchromene-8-O-β-D-glucoside)[19]，去甲乙酰香草色烯(demethylacetovanillochromene)[20]，13-羟基泽兰色烯(13-hydroxy-eupatorochromene)[21]；神经酰胺类：肿柄菊酰胺B[22]；香豆素：肿柄菊香豆素(tithoniamarin)[22]，7-甲基七叶树内酯(7-methylesculetin)[21]；酚/酚酸类：香草醛(vanillin)，3-甲氧基-4-羟基-反式-桂皮醛(3-methoxy-4-hydroxy-$trans$-cinnamaldehyde)，对羟基甲苯醛(p-hydroxybenzaldehyde)[21]，3,5-二-O-咖啡酰奎宁酸(3,5-di-O-caffeoylquinic acid)[23]；甾体类：麦角甾醇(ergosterol)，麦角甾醇过氧化物(ergosterol peroxide)[21]，β-谷甾醇，胡萝卜苷[22]；其他类：2,3-二羟基丙酯(2,3-dihydroxypropyl ester)，5-羟甲基糠醛(5-hydyoxymethylfurfural)，二十二酸[21]。

药理作用 镇痛作用：肿柄菊甲醇提取物灌胃，可延长热板实验中大鼠痛反应潜伏期[1]。

抗炎作用：肿柄菊甲醇提取物灌胃，可抑制角叉菜胶致大鼠的足肿胀和棉球致大鼠肉芽肿形成[1]。

降血糖作用：肿柄菊粗提物灌胃，能降低2型糖尿病kk-Ay小鼠的血糖[2-3]。

抗肿瘤作用：肿柄菊甲醇提取物体外可以抑制人类恶性胶质瘤U373细胞的增殖[4]。肿柄菊80%乙醇提取物中分得的倍半萜具有抗HL-60白血病细胞活性[5]。

抗菌作用：肿柄菊中提取的蒽醌类成分肿柄菊蒽西昆A具有抗革兰阳性菌巨大芽孢杆菌 (*Bacillus megaterium de Bary*) 和黑粉菌 (*Microbotryum violaceum*) 的活性[6]。

抗疟作用：肿柄菊70%的乙醇提取物具有抗疟原虫活性[7]。

化学成分参考文献

[1] Kuo YH, et al. *Chem Pharm Bull*, 1999, 47(3): 428-429.

[2] Bordoloi M, et al. *Phytochemistry*, 1996, 41(2): 557-559.

[3] Kuo YH, et al. *Chem Pharm Bull*, 1997, 45(7): 1223-1224.

[4] Kuo YH, et al. *J Nat Prod*, 1998, 61(6): 827-828.

[5] Wu TS, et al. *Chin Pharm J* (Taipei), 2001, 53(5): 217-223.

[6] Obafemi CA, et al. *Afr J Biotechnol*, 2006, 5(12): 1254-1258.

[7] Ruengeler P, et al. *Planta Med*, 1998, 64(7): 588-593.

[8] Bouberte MY, et al. *Zeitschrift fuer Naturforschung, B: Chem Sci*, 2006, 61(1): 78-82.

[9] Moronkola DO, et al. *J Nat Med*, 2007, 61(1): 63-66.

[10] Baruah NC, et al. *J Org Chem*, 1979, 44(11): 1831-1835.

[11] Calzada JG, et al. *Revista Latinoamericana de Quimica*, 1978, 9(4): 202-203.

[12] Ciccio JF, et al. *Revista Latinoamericana de Quimica*, 1979, 10(3): 134-135.

[13] Schuster A, et al. *Phytochemistry*, 1992, 31(9): 3139-3141.

[14] Pereira PS, et al. *Phytochemistry*, 1997, 45(7): 1445-1448.

[15] Gu JQ, et al. *J Nat Prod*, 2002, 65(4): 532-536.

[16] Elufioye TO, et al. *Nigerian J Nat Prod Med*, 2004, 8: 74-76.

[17] Kuroda M, et al. *Chem Pharm Bull*, 2007, 55(8): 1240-1244.

[18] Ambrosio SR, et al. *Phytochemistry*, 2008, 69(10): 2052-2060.

[19] Zhai HL, et al. *Chem Nat Comp*, 2010, 46(2): 198-200.
[20] Shamsuddin KM, et al. *Ind J Chem*, 2001, 40B(8): 751-752.
[21] 赵贵钧，等．第二军医大学学报，2010, 31(2): 189-192.
[22] Bouberte MY, et al. *Nat Prod Res, Part A: Structure and Synthesis*, 2006, 20(9): 842-849.
[23] 周鸿，等．云南植物研究，2000, 22(3): 361-364, 370.

药理作用及毒性参考文献

[1] Owoyele VB, et al. *J Ethnopharmacol*. 2004, 90(2-3): 317-321.
[2] Miura T, et al. *.Biol Pharm Bull*, 2005, 28(11): 2152-2154.
[3] Miura T, et al. *Am J Chin Med*, 2002, 30(1): 81-86.
[4] Lee MY, et al. *J Agric Food Chem*, 2011, 59(6): 2347-2355.
[5] Kuroda M, et al. *Chem Pharm Bu*, 2007, 55(8): 1240-1244.
[6] Bouberte MY, et al. *Z Naturforsch B*, 2006, 61(1): 78-82.
[7] Madureira MC, et al. *J Ethnopharmacol*, 2002, 81(1): 23-29.

58. 向日葵属 Helianthus L.

一年生或多年生草本。叶对生或互生，具柄或无柄，通常三角形、线状披针形、披针形、卵状披针形或卵形，基部心形至狭楔形，边缘全缘或有锯齿，稀分裂，两面无毛或有毛，常有腺点。头状花序单生或伞房状、圆锥状或穗状、辐射状或有时盘状。总苞半球形，稀钟形或圆柱形；总苞片宿存，2-3层，近等长或不等长。花托平至稍凸起或圆锥状，托片折叠，包围两性花。舌状花通常 5-30，稀无舌状花，中性，黄色；管状花多数，两性，结实，花冠黄色，淡红色，裂片 5，三角形。瘦果紫黑色，倒卵形，稍扁或具棱，无冠毛或冠毛早落，通常具 2 芒或有时附有 2-4 短芒刺，脱落。

约 52 种，分布于北美洲、墨西哥。我国引入栽培 2 种，均入药。

分种检索表

1. 头状花序极大，径约 10–30 cm；管状花褐色或紫色，一年生草本 ·················· **1. 向日葵 H. annuus**
1. 头状花序小，径约 2–5 cm；管状花黄色或淡红色，多年生草本 ·················· **2. 菊芋 H. tuberosus**

本属药用植物含有萜类化合物，如倍半萜类的雪叶向日葵素▲ (niveusin) B (**1**)、C (**2**) 及其衍生物，绢毛向日葵素 (argophyllin) A (**3**)、B (**4**) 及其衍生物，向日葵环氧内酯 (annuithrin, **5**)，向日葵精 (heliangin, **6**)，薄果菊素▲ (leptocarpin, **7**)，巴德来金眼菊素▲ (budlein) A (**8**)、B (**9**) 及它们的衍生物等；二萜类的对映 - 贝壳杉烯酸 (*ent*-kaurenoic acid, **10**)，大花和尚菊酸 (grandifloric acid, **11**)，对映 - 粗裂豆▲-19- 酸 (*ent*-trachyloban-19-oic acid, **12**)，粗裂豆酸▲ (trachylobanoic acid, **13**) 以及它们的衍生物等；三萜类的向日葵醇 (helianol, **14**)，向日葵三醇 (heliantriol) A_1 (**15**)、B_0 (**16**)、B_1 (**17**)、B_2 (**18**)、C (**19**)、F (**20**) 等。另外，本属药用植物还有多种黄酮类成分，如：内华达依瓦菊素▲ (nevadensin, **21**)，5- 羟基 -4,6,4'- 三甲氧基橙酮 (5-hydroxy-4,6,4'-trimethoxyaurone，**22**) 等。

1 R_1=H R_2=OH
2 R_1=OH R_2=H
3 R_1=OH R_2=OH
4 R_1=H R_2=OH
5
6

菊科 COMPOSITAE

本属植物向日葵提取物有抗肿瘤、抗炎、抗衰老、抗心绞痛、降压等作用，菊芋则具有抗氧化、抗应激作用。

1. 向日葵（中国植物志） 大菊（植物名实图考），葵花（通称），迎阳花（群芳谱），转日莲（烟台中草药），向阳花（江西、陕西、福建、甘肃）

Helianthus annuus L., Sp. Pl. 904. 1753.（英 **Sunflower**）

一年生草本，高 100–300 cm。茎直立。被粗硬毛。叶互生，卵形或卵状披针形，长 10–40 cm，宽 5–40 cm，基部楔形至近心形，顶端尖或渐尖，有 3 基出脉，边缘锯齿，两面被短糙毛，有时有腺点，有长柄。头状花序 1–9；常下倾，总苞半球形或较宽，径 15–40 cm；总苞片 20–30，卵形或卵状披针形，长 13–25 mm，宽 (3–) 5–8 mm，边缘有缘毛，顶端急狭，尾状渐尖，背面被长硬毛或糙毛，稀无毛，通常有腺点；托片长 9–11 mm，具 3 齿，中央的齿长渐尖，无毛或被粗毛。舌状花 (13–) 17–30，舌片 25–50 mm，不结实；管状花极多数，棕色或紫色，长 5–8 mm，裂片披针形。瘦果倒卵形，稍扁，长 10–15 mm，无毛或有白色短柔毛，上端有 2 膜片状冠毛，早落。花果期 7–9 月。

分布与生境 原产于北美。我国广泛栽培。

药用部位 根、茎髓、叶、花序、花托、果壳、种子。

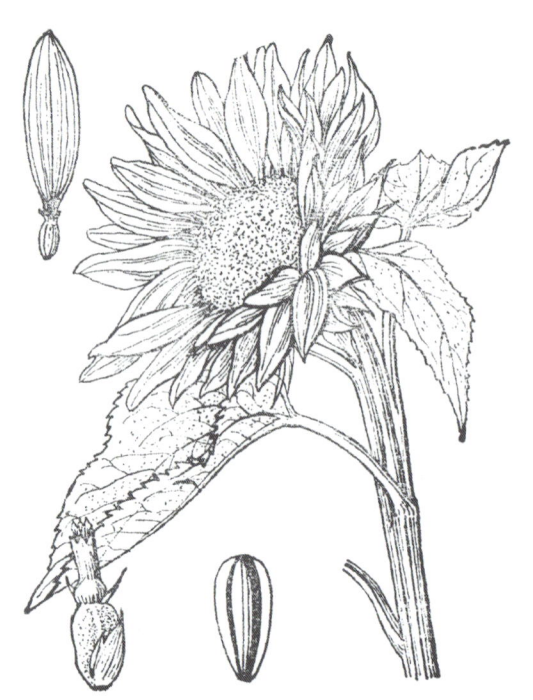

向日葵 **Helianthus annuus** L.
引自《中国高等植物图鉴》

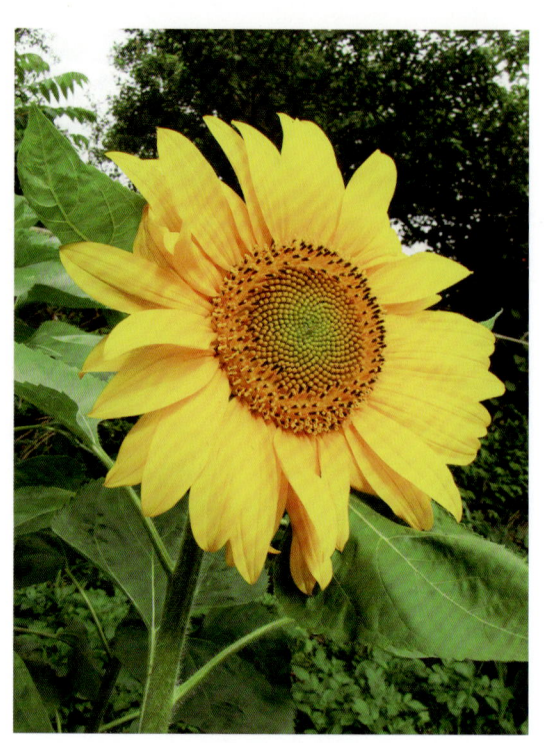

向日葵 **Helianthus annuus** L.
摄影：梁同军

功效应用 根：清热利湿，行气止痛。用于淋浊，水肿，带下，脘腹胀痛，跌打损伤。茎髓：清热，利水，止咳。用于小便涩痛，白带，膏淋，疝气，百日咳，风疹。叶：解毒，截疟，平肝。用于疟疾，疔疮。现代亦用于高血压。花序：祛风，平肝，利湿。用于头晕，耳鸣，小便淋沥。花托：清热，平肝，止痛，止血。用于头痛，眩晕，耳鸣，胃脘痛，痛经，崩漏，疮疹。果壳：用于耳鸣。种子：透疹，止痢，排脓。用于疹发不畅，血痢。现代亦用于慢性骨髓炎。

化学成分 花及花序含倍半萜类：雪叶向日葵素▲(niveusin) B、C，绢毛向日葵素(argophyllin) A、B，15-羟基-3-去氢去氧灌木肿柄菊素(15-hydroxy-3-dehydrodesoxytifruticin)，3-O-甲基雪叶向日葵素▲A (3-O-methylniveusin A)，4,5-二羟基雪叶向日葵素▲A (4,5-dihydroniveusin A)，3-酮基-1-O-甲基-4,5-二羟基雪叶向日葵素▲A (3-oxo-1-O-methyl-4,5-dihydroniveusin A)，1-O-甲基-4,5-二羟基雪叶向日葵素▲A (1-O-methyl-4,5-dihydroniveusin A)，1,10-O-二甲基-3-去氢绢毛向日葵素B二醇(1,10-O-dimethyl-3-dehydroargophyllin B diol)，桉叶-1,3,11(13)-三烯-12-酸[eudesma-1,3,11(13)-trien-12-oic acid][1]；二萜类：对映-粗裂豆▲-19-酸(ent-trachyloban-19-oic acid)[2-4]，对映-贝壳杉烯酸(ent-kaurenoic acid)[1-4]，大花和尚菊酸▲(grandifloric acid)，($4\alpha,15\alpha$)-15-羟基-粗裂豆▲-18-酸[($4\alpha,15\alpha$)-15-hydroxy-trachyloban-18-oic acid][1,3]，当归酰大花和尚菊酸▲(angeloylgrandifloric acid)，7-氧代粗裂豆▲-15,19-二醇(7-oxotrachyloban-15,19-diol)[1]，17-羟基贝壳杉-18-酸(17-hydroxy-kauran-18-oic acid)[3]，$16\beta H$-贝壳杉-16-醇($16\beta H$-kauran-16-ol)，($5\beta,8\alpha,9\beta,10\alpha,12\alpha$)-阿替-16-醇[($5\beta,8\alpha,9\beta,10\alpha,12\alpha$)-atisan-16-ol][4]；三萜类：向日葵皂苷(helianthoside) 1、2、3、A、B、C，向日葵皂苷原皂苷元(helianthoside prosapogenin)[5]；黄酮类：内华达依瓦菊素▲(nevadensin)，5-羟基-4,6,4'-三甲氧基橙酮(5-hydroxy-4,6,4'-trimethoxyaurone)[1]；生物碱类：胆碱(choline)，甜菜碱(betaine)[6]。

管状花含三萜类：向日葵醇(helianol)，ψ-蒲公英萜醇▲(ψ-taraxasterol)，汉迪亚大戟醇▲(handianol)，羽扇豆醇(lupeol)，α-香树脂醇(α-amyrin)，β-香树脂醇(β-amyrin)，达玛二烯醇(dammaradienol)，24-亚甲基环木菠萝烯醇(24-methylenecycloartenol)[7]；挥发油：蒿酮(artemisia ketone)，柠檬醛(citral)，樟脑(camphor)，龙脑(borneol)，异薄荷醇(isomenthol)等[8]。

种子含甾体类：(5α)-麦角甾-7-烯-3β-醇[(5α)-ergost-7-en-3β-ol]，(5α)-豆甾-7-烯-3β-醇[(5α)-stigmast-7-en-3β-ol]，(5α)-豆甾-7,24(28)-二烯-3β-醇[(5α)-stigmasta-7,24(28)-dien-3β-ol]，(5α)-豆甾-7,9(11),24(28)-三烯-3β-醇[(5α)-stigmasta-7,9(11),24(28)-trien-3β-ol]，(5α)-豆甾-7,24-二烯-3β-醇[(5α)-stigmasta-7,24-dien-3β-ol][9]，豆甾-5,24(28)-二烯-3β-醇[stigmasta-5,24(28)-dien-3β-ol]，β-谷甾醇，豆甾醇，菜油甾醇(campesterol)[10]；三萜类：环木菠萝烯醇(cycloartenol)[10]；酚酸类：绿原酸(chlorogenic acid)[10-13]，3,5-二咖啡酰奎宁酸(3,5-dicaffeylquinic acid)[12]，咖啡酸(caffeic acid)[10,12,14]，隐绿原酸(cryptochlorogenic acid)，新绿原酸(neochlorogenic acid)，阿魏酸(ferulic acid)，5-对香豆酰奎宁酸(5-p-coumaroylquinic acid)，5-阿魏酰奎宁酸(5-feruloylquinic acid)，4,5-二-O-咖啡酰奎宁酸(4,5-di-O-caffeoylquinic acid)，3,4-二-O-咖啡酰奎宁酸(3,4-di-O-caffeoylquinic acid)，3,5-二-O-咖啡酰奎宁酸(3,4-di-O-caffeoylquinic acid)[10]；糖类：蔗糖，棉子糖(melitose)[12]；其他类：(-)-金鸡纳酸[(-)-quinic acid][13]。

舌状花含三萜类：向日葵三醇(heliantriol) A_1、B_0、B_1、B_2[15]、C、F[16]，马尼拉榄香脂二醇(maniladiol)，长刺群戟柱苷元▲(longispinogenin)[15]。

花托含二萜类：对映-贝壳杉烯酸，大花和尚菊酸▲(grandifloric acid)，粗裂豆酸▲(trachylobanoic acid)，[4α,15α(Z)]-15-(2-甲基-1-氧代-2-丁烯基氧基)-贝壳杉-16-烯-18-羧酸甲酯{[4α,15α(Z)]-15-[(2-methyl-1-oxo-2-butenyl)oxy]-kaur-16-en-18-oic acid methyl ester}[17]。

花盘含二萜类：16βH-贝壳杉-16-醇(16βH-kauran-16-ol)，16-α-羟基贝壳杉酸(16-α-hydroxykauranoic acid)，贝壳杉醇▲(kauranol)，睫毛向日葵酸(ciliaric acid)，(5β,8α,9β,10α,12α)-阿替-16-醇[(5β,8α,9β,10α,12α)-atisan-16-ol]，(4α,15α)-15,16-环氧贝壳杉-18-酸[(4α,15α)-15,16-epoxykauran-18-oic acid]，(4α,13α)-15-羟基贝壳杉-15-烯-18-酸[(4α,13α)-15-hydroxykaur-15-en-18-oic acid]，(4α,13α)-15,16-二羟基贝壳杉-18-酸[(4α,13α)-15,16-dihydroxykauran-18-oic acid]，(2α,13α)-贝壳杉-2,16-二醇[(2α,13α)-kaurane-2,16-diol][18]。

芽和根含二萜类：对映-贝壳杉烯酸，粗裂豆酸▲(trachylobanoic acid)[19]。

幼苗含倍半萜类：(-)-甲氧呋豆素[(-)-xanthoxin][20]。

芽含三萜类：熊果-12-烯-3β,16β-二醇(urs-12-ene-3β,16β-diol)，羽扇豆-20(29)-烯-3β-醇(lup-20(29)-en-3β-ol)，齐墩果-12-烯-3β,28-二醇(olean-12-ene-3β,28-diol)，熊果-12-烯-3β-醇(urs-12-en-3β-ol)，(18α,19α)-熊果-20(30)-烯-3β-醇[(18α,19α)-urs-20(30)-en-3β-ol]，羽扇豆-20(29)-烯-3β,16β-二醇[lup-20(29)-ene-3β,16β-diol]，(18α,19α)-熊果-20-烯-3β,16β-二醇[(18α,19α)-urs-20-ene-3β,16β-diol][21]。

花粉含二萜类：佛波醇肉豆蔻酰乙酸酯(phorbol myristate acetate)，对映-贝壳杉酸(ent-kaurenoic acid)，大花和尚菊酸▲(grandifloric acid)，当归酰大花和尚菊酸▲，对映-粗裂豆▲-19-酸(ent-trachyloban-19-oic acid)[22]；三萜类：向日葵醇(helianthol)[22-23]，α-香树脂醇(α-amyrin)，绿玉树▲-7,24-二烯-3β-醇(tirucalla-7,24-diene-3β-ol)，向日葵醇辛酸酯(helianyloctanoate)，(24S)-24,25-二羟基向日葵醇辛酸酯[(24S)-24,25-dihydroxyhelianyloctanoate]，(24R)-24,25-二羟基向日葵醇辛酸酯[(24R)-24,25-dihydroxyhelianyloctanoate]，4R,5R-环氧向日葵醇辛酸酯(4R,5R-epoxyhelianyloctanoate)，(24S)-4α,5α: 24,25-二环氧向日葵醇辛酸酯[(24S)-4α,5α: 24,25-diepoxyhelianyl octanoate]，(24R)-4α,5α: 24,25-二环氧向日葵醇辛酸酯[(24R)-4α,5α: 24,25-diepoxyhelianyloctanoate]，(24S)-24,25-二羟基-4α,5α-环氧向日葵醇辛酸酯[(24S)-24,25-dihydroxy-4α,5α-epoxyhelianyloctanoate]，(24R)-24,25-二羟基-4α,5α-环氧向日葵醇辛酸酯[(24R)-24,25-dihydroxy-4α,5α-epoxy-helianyloctanoate]，(24S)-24,25-二羟基向日葵醇[(24S)-24,25-dihydroxyhelianol]，(24R)-24,25-二羟基向日葵醇[(24R)-24,25-dihydroxyhelianol]，4α,5α-环氧向日葵醇[4α,5α-epoxyhelianol]，(24S)-4α,5α: 24,25-二环氧向日葵醇[(24S)-4α,5α: 24,25-diepoxy-helianol]，(24R)-4α,5α: 24,25-二环氧向日葵醇[(24R)-4α,5α: 24,25-diepoxyhelianol]，(24S)-24,25-二羟基-4α,5α-环氧向日葵醇[(24S)-24,25-dihydroxy-4α,5α-epoxyhelianol]，(24R)-24,25-二羟基-4α,5α-环氧向日葵醇[(24R)-24,25-dihydroxy-4α,5α-epoxyhelianol]，(5S)-3α-乙酰基-2,3,5-三甲基-7α-羟基-5-(4,8,12-三甲基十三烷基)-1,3α,5,6,7,7α-六氢-4-氧杂茚-1-酮[(5S)-3α-acetyl-2,3,5-trimethyl-7α-hydroxy-5-(4,8,12-trimethyltridecanyl)-1,3α,5,6,7,7α-hexahydro-4-oxainden-1-one]，3α-乙

酰基-2,3,5-三甲基-7α-羟基-5-(4,8,12-三甲基十三烷基)-1,3α,5,6,7,7α-六氢-4-氧杂茚-1-酮[3α-acetyl-2,3,5-trimethyl-7α-hydroxy-5-(4,8,12-trimethyltridecanyl)-1,3α,5,6,7,7α-hexahydro-4-oxainden-1-one][22]；黄酮类：棉花黄苷(quercimeritrin)[23]；脂肪酸类：α-单棕榈酸甘油酯(α-monopalmitin)[23]；酚酸类：咖啡酸(caffeic acid)，阿魏酸(ferulic acid)，4-香豆酸(4-coumaric acid)[23]；甾体类：燕麦甾醇(avenasterol)[23]，油菜内酯(brassinolide)，栗甾酮(castasterone)，去甲栗甾酮(norcastasterone)[24]；脂肪酸类：18-(十六酰氧基)-十八烯酸甲酯[18-(hexadecanoyloxy)-octadecenoic acid methyl ester]，18-(十六酰氧基)-十八烯酸乙酯[18-(hexadecanoyloxy)-octadecenoic acid ethyl ester]，18-(十八酰氧基)-十八烯酸甲酯[18-(octadecanoyloxy)-octadecenoic acid methyl ester]，18-(十八酰氧基)-十八烯酸乙酯[18-(octadecanoyloxy)-octadecenoic acid ethyl ester]，14,16-二氧代二十五酸(14,16-dioxopentacosanoic acid)[22]；其他类：syn-十九烷-4,6-二醇(syn-nonadecane-4,6-diol)，syn-二十一烷-4,6-二醇(syn-henicosane-4,6-diol)，syn-二十二烷-4,6-二醇(syn-docosane-4,6-diol)，(3E)-二十三-3-烯-5-酮[(3E)-tricos-3-en-5-one][22]。

叶含倍半萜类：向日葵环氧内酯(annuithrin)[25]，雪叶向日葵素▲B[26-27]、C[28]，向日葵奥内酯▲(annuolide) A[27-28]、F、G[28]、H[27]，别史库菊内酯(alloschkuhriolide)，(Z,Z)-向日葵精[(Z,Z)-heliangin]，向日葵萜内酯(helivypolide) A、B[28]、F[27]、G[29]、H、I、J[27]，向日葵腺毛酮(glandulone) A、B、C[30]，向日葵螺酮▲(heliespirone) A、B、C[31]，绢毛向日葵素A[26-27]、B[26]，15-羟基-3-去氢去氧灌木肿柄菊素，向日葵桉叶烷内酯A (helieudesmanolide A)，1,2-脱水雪叶向日葵素▲A (1,2-anhydroniveusin A)，1-甲氧基-4,5-二氢雪叶向日葵素▲A[27]，4,5-二羟基雪叶向日葵素▲A (4,5-dihydroniveusin A)[26]；二萜类：大花和尚菊酸▲(grandifloric acid)，对映-17-羟基贝壳杉-15-烯-19-酸(ent-17-hydroxykaur-15-en-19-oic acid)，睫毛向日葵酸(ciliaric acid)[26]；黄酮类：木犀草素(luteolin)，楔叶泽兰素(eupafolin)，异甘草素(isoliquiritigenin)，粗毛豚草素(hispidulin)，内华达依瓦菊素▲(nevadensin)，棕矢车菊素(jaceosidin)，异甘草素-4'-甲酯(isoliquiritigenin-4'-methyl ester)，查耳酮(chalcone)[32]。

叶表面头状腺毛含倍半萜类：雪叶向日葵素▲C，绢毛向日葵素B，15-羟基-3-去氢去氧灌木肿柄菊素，1-甲氧基-4,5-二氢雪叶向日葵素▲A，1,2-脱水雪叶向日葵素▲A，1,2-脱水-4,5-二氢雪叶向日葵素▲A (1,2-anhydro-4,5-dihydroniveusin A)[33]；黄酮类：7-羟基-6,8-二甲氧基-4'-甲氧基黄酮(7-hydroxy-6,8-dimethoxy-4'-methoxy-flavone)[34]。

地上部分含二萜类：向日葵贝壳杉苷▲A (helikauranoside A)，对映-贝壳杉烯酸，当归酰大花和尚菊酸▲，皱波叶苷B (crispioside B)[35]，贝壳杉-2β,16α-二醇(kaurane-2β,16α-diol)，(4α,15α)-15,16-环氧-17-氧代-贝壳杉-18-酸[(4α,15α)-15,16-epoxy-17-oxo-kauran-18-oic acid][36]。

药理作用 调节免疫作用：从向日葵茎芯中提取的茎心多糖腹腔注射，能增强小鼠脾细胞 IL-2 分泌，增加 NK 细胞活性和脾重[1]。

抗心绞痛作用：向日葵盘水浸膏透析液灌胃，能对抗垂体后叶素引起的兔心收缩力减弱，增加猫冠脉血流量[2]。

抗细菌作用：向日葵叶粗提取物体外对金黄色葡萄球菌有抑制作用，向日葵根的正己烷萃取物体外对金黄色葡萄球菌和枯草杆菌有抑制作用[3]。

抗肿瘤作用：向日葵茎芯煎剂灌胃，对小鼠移植性肉瘤 S_{180} 有抑制作用[4]。向日葵盘黄酮体外可抑制人前列腺癌细胞株 DU145 的生长，能使细胞凋亡增加，G_1/M 期细胞百分数升高[5]。

抗氧化作用：向日葵黄色素对 DPPH 自由基、超氧阴离子自由基、羟自由基、过氧化氢都具有清除作用[6]。

注评 本种为上海中药材标准（1994）收载"葵花盘"和"葵花梗心"的基源植物，其收取果实后的盘状花序托为"葵花盘"，干燥茎髓为"葵花梗心"；其种子称"向日葵子"，根称"向日葵根"，叶称"向日葵叶"，花称"向日葵花"，果壳称"向日葵壳"等，亦供药用。瑶族、壮族、傣族、彝族、蒙古族、苗族、景颇族、阿昌族和德昂族也药用，瑶族用花序梗治白带；壮族用花序托治孕妇水肿、胎盘不下；傣族用种子治眩晕、失眠，根治高血压病；彝族用花治久婚不孕、习惯流产；畲族用叶、花、花盘、种子治头晕、头痛、难产、斑疹；景颇族、阿昌族和德昂族根、茎髓用于利尿平喘，种子用于滋阴，叶用于截疟；蒙古族用根、茎髓治小便涩痛、血淋、尿路结石、乳糜尿、白带、咳嗽痰喘、浮肿、胃脘胀痛、外伤出血，花序托治高血压病、头痛目眩、肾虚耳鸣、牙痛、胃痛、腹痛、痛经；苗族用种子治血痢、透脓痈。

化学成分参考文献

[1] Alfatafta AA, et al. *Phytochemistry*, 1992, 31(12): 4109-4113.
[2] Pyrek J, et al. *Tetrahedron*, 1970, 26(21): 5029-5032.
[3] Morris BD, et al. *J Chem Ecol*, 2009, 35(1): 50-57.
[4] Morris BD, et al. *J Chem Ecol*, 2005, 31(1): 89-102.
[5] Bader G, et al. *Plant Med*, 1991, 57(5): 471-474.
[6] Buschmann E, et al. *Archiv der Pharmazie*, 1911, 249: 1-6.
[7] Akihisa T, et al. *Chem Pharm Bull*, 1996, 44(6): 1255-1257.
[8] Popescu H, et al. *Clujul Medical*, 1979, 52(2): 171-176.
[9] Homberg EE, et al. *Phytochemistry*, 1973, 12(7): 1767-1773.
[10] Weisz GM, et al. *Food Chem*, 2009, 115(2): 758-765.
[11] Sechet-Sirat J, et al. *Bulletin de la Societe de Chimie Biologique*, 1959, 41: 1059-1065.
[12] Mikolajczak K, et al. *J Agric Food Chem*, 1970, 18(1): 27-32.
[13] Mourgue M, *Comptes rendus des seances de la Societe de biologie et de ses filiales*, 1975, 169(5): 1256-1259.
[14] Sechet-Sirat J, et al. *Bulletin de la Societe de Chimie Biologique*, 1959, 41: 1067-1070.
[15] Pyrek JS. *Pol J Chem*, 1979, 53(12): 2465-2490.
[16] Pyrek JS, et al. *Pol J Chem*, 1979, 53(5): 1071-1084.
[17] Martin P, et al. *Anales de Quimica*, 1979, 75(5): 428-430.
[18] 索茂荣，等. 药学学报, 2007, 42(2): 166-170.
[19] Kasprzyk Z, et al. *Bulletin de l'Academie Polonaise des Sciences, Serie des Sciences Biologiques*, 1974, 22(1): 1-4.
[20] Thompson AG, et al. *J Exp Bot*, 1977, 28(105): 804-810.
[21] Kaspryzyk Z, et al. *Phytochemistry*, 1971, 10(8): 1946-1947.
[22] Ukiya M, et al. *J Agric Food Chem*, 2003, 51(10): 2949-2957.
[23] Ohmoto T, et al. *Shoyakugaku Zasshi*, 1986, 40(2): 172-176.
[24] Takatsuto S, et al. *Agric Biol Chem*, 1989, 53(8): 2177-2180.
[25] Spring O, et al. *Phytochemistry*, 1981, 20(8): 1883-1885.
[26] Melek FR, et al, *Phytochemistry*, 1985, 24(7): 1537-1539.
[27] Macias FA, et al. *J Nat Prod*, 2006, 69(5): 795-800.
[28] Macias FA, et al. *Phytochemistry*, 1996, 43(6): 1205-1215.
[29] Macias FA, et al. *Tetrahed Lett*, 2004, 45(35): 6567-6570.
[30] Spring O, et al. *Phytochemistry*, 1992, 31(5): 1541-1544.
[31] Macias FA, et al. *Org Lett*, 2006, 8(20): 4513-4516.
[32] Rieseberg LH, et al. *Am J Bot*, 1987, 74(2): 224-233.
[33] Spring O, et al. *Phytochemistry*, 1989, 28(3): 745-749.
[34] Goepfert J, et al. *Nat Prod Commun*, 2006, 1(11): 935-940.
[35] Macias FA, et al. *J Chem Ecol*, 2008, 34(1): 65-69.
[36] Suo MR, et al. *Chin Chem Lett*, 2006, 17(1): 45-48.

药理作用及毒性参考文献

[1] 张尚明，等. 中国药理学通报, 1994, 10(3): 238-240.
[2] 李凌，等. 南开大学学报, 1979, 2(5): 81-83.
[3] 宋晚平，等. 西北植物学报, 2004, 24(10): 1949-1952.
[4] 李梅，等. 肿瘤临床, 1984, 11(3): 176-179.
[5] 李先佳，等. 中国老年学杂志, 2010, 18(30): 2647-2649.
[6] 丛建民，等. 食品工业科技, 2010, 31(11): 315-317.

2. 菊芋（中国植物志） 菊谱、五星草（广西），洋芜、番芜（广东），洋生芜、洋芋头（江苏），黄葵花（贵州）

Helianthus tuberosus L., Sp. Pl. 905. 1753.（英 Jerusealem Artichoke）

多年生草本，高 1–3 m。有块状根状茎。茎直立有分枝，被白色短糙毛，有时灰毛。叶对生或上部叶互生，下部叶卵形或卵状椭圆形，有长柄，长 10–16 cm，宽 3–6 cm，基部宽楔形或圆形，稍微心形，顶端渐尖，边缘有粗锯齿，有离基 3 出脉，上面被短糙毛，下面被柔毛；上部叶长椭圆形至披针形，基部渐狭，下延成短翅状，顶端渐尖，短尾状。头状花序较大，少数或多数，单生枝端，有 1–2 线状披针形苞叶，径 2–5 cm，总苞片多层，披针形，长 14–17 mm，顶端长渐尖，背面被短伏毛，边缘有缘毛。托片长圆形，上端 3 浅裂。舌状花通常 12–20，舌片黄色，长椭圆形，长 17–30 mm；管状花黄色，长 6 mm。瘦果小，楔形，上端有 2–4 个有毛的锥状扁芒。花果期 8–9 月。

分布与生境 原产于北美，温带地区广泛栽培。我国广泛栽培，路边、田边及庭园常久栽培。

药用部位 块茎、茎叶。

功效应用 清热凉血，活血消肿，利尿，接骨。用于便血，跌打损伤，骨折肿痛，消渴。

化学成分 块茎含三萜类：角鲨烯(squalene)[1]；脂肪酸类：棕榈酸，硬脂酸，9Z,12Z-十八碳二烯酸(9Z,12Z-octadecadienoic acid)，(9Z)-十八碳烯酸(9Z-octadecenoic acid)，正十二酸，9Z,12Z,15Z-十八碳三烯酸(9Z,12Z,15Z-octadecatrienoic acid)，十四酸，十三酸，十五酸，(Z)-十六碳烯酸[(Z)-hexadecenoic acid][1]。

叶含倍半萜类：向日葵精(heliangin)[2]，巴德来金眼菊素▲A (budlein A)，17,18-去氢羽裂维氏菊内酯▲(17,18-dehydroviguiepinin)，1α-乙酰氧基山楂定(1α-acetoxypinnatifidin)，1α-羟基山楂定(1α-hydroxypinnatifidin)，4,15-异滨藜叶珍珠菊内酯▲当归酸酯(4,15-isoatriplicolide angelate)，4,15-异滨藜叶珍珠菊内酯▲丙烯酸甲酯(4,15-isoatriplicolide methylacrylate)[3]；酚类：水杨酸(salicylic acid)，原儿茶酸(protocatechuic acid)，没食子酸(gallic acid)，4-羟基苯甲酸(4-hydroxybenzoic acid)，香草酸(vanillic acid)，绿原酸(chlorogenic acid)，咖啡酸(caffeic acid)，龙胆酸(gentisic acid)，丁香酸(syringic acid)，芥子酸(sinapic acid)，3-羟基肉桂酸(3-hydroxycinnamic acid)，2-羟基-3,5-二硝基苯甲酸(2-hydroxy-

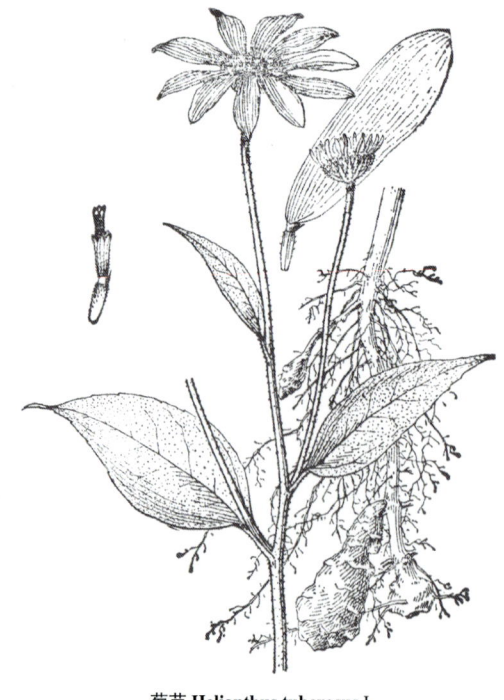

菊芋 Helianthus tuberosus L.
引自《中国高等植物图鉴》

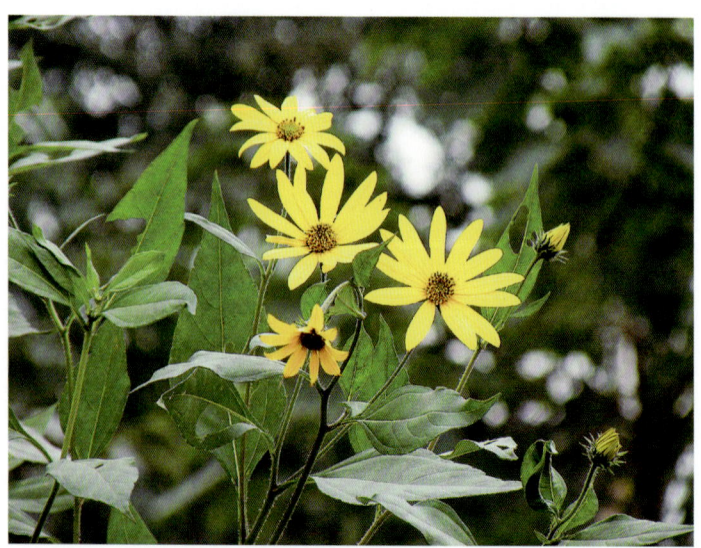

菊芋 Helianthus tuberosus L.
摄影：朱仁斌

3,5-dinitrobenzoic acid)，阿魏酸(ferulic acid)，对香豆酸(p-cumaric acid)[4]；香豆素类：东莨菪内酯(scopoletin)，伞形花内酯(umbelliferone)，七叶树苷(esculin)，3-羧基香豆素(3-carboxylcoumarin)，4-羟基香豆素(4-hydroxycoumarin)[4]；黄酮类：儿茶素(catechin)，表儿茶素(epicatechin)[4]，黄芪苷(astragalin)，槲皮素-7-O-葡萄糖苷(quercetin-7-O-glucoside)[5]；鞣质类：鞣花酸(ellagic acid)[4]。

叶表头状腺毛含倍半萜类：向日葵精(heliangin)，万寿肿柄菊素E (tagitinin E)，柄花菊素(erioflorin)，薄果菊素(leptocarpin)，14-羟基薄果菊素(14-hydroxy-leptocarpin)，巴德来金眼菊内酯素(budlein) A、B，巴德来金眼菊素A巴豆酸酯(budlein A tighate)，巴德来金眼菊素A-2-甲基丁酸酯(budlein A-2-methylbutyrate)，巴德来金眼菊素A异丁酸酯(budlein A-isobutyrate)，巴德来金眼菊素A丙烯酸甲酯(budlein A-methylacrylate)，4,15-异巴德来金眼菊素A异丁酸酯(4,15-isobudlein A-isobutyrate)，4,15-异滨藜叶珍珠菊内酯异丁酸酯(4,15-isoatriplicolide isobutyrate)，4,15-异滨藜叶珍珠菊内酯丙烯酸甲酯(4,15-isoatriplicolide methylacrylate)，4,15-异滨藜叶珍珠菊内酯巴豆酸酯(4,15-isoatriplicolide tiglate)，4,15-异滨藜叶珍珠菊内酯当归酸酯(4,15-isoatriplicolide angelate)，3-羟基滨藜叶珍珠菊内酯巴豆酸酯(3-hydroxyatriplicolide tiglate)，去乙酰锯齿泽兰内酯(desacetyleupaserrin)，14-乙酰氧基泽漆马灵环氧当归酸酯(14-acetoxytithifolin epoxyangelate)，1α,2-二羟基山楂定(1α,2-dihydroxypinnatifidin)，毛叶向日葵素B (mollisorin B)，1-氧代-杂卡特奇内酯(1-oxo-zacatechinolide)[6]。

花粉含四萜类：α-胡萝卜素(α-carotene)，β-胡萝卜素(β-carotene)，毛茛黄素(flavoxanthin)，β-隐黄质(β-cryptoxanthin)[7]。

地上部分含甾体类：β-谷甾醇，β-豆甾醇[8]；倍半萜类：(-)-β-没药烯[(-)-β-bisabolene]，向日葵次醇A (helianthol A)[9]。

全草含二萜类：对映-17-氧代贝壳杉-15(16)-烯-19-酸[ent-17-oxokaur-15(16)-en-19-oic acid]，对映-17-羟基贝壳杉-15(16)-烯-19-酸[ent-17-hydroxykaur-15(16)-en-19-oic acid]，对映-15β-羟基贝壳杉-16(17)-烯-19-羧酸甲酯[ent-15β-hydroxy-kaur-16(17)-en-19-oic acid methyl ester]，对映-15-去甲-14-氧代半日花-8(17),12E-二烯-18-酸[ent-15-nor-14-oxolabda-8(17),12E-dien-18-oic acid][10]；倍半萜类：4,15-异滨藜叶珍珠菊内酯(4,15-isoatriplicolide angelate)，4,15-异滨藜叶珍珠菊内酯丙烯酸甲酯(4,15-isoatriplicolide methylacrylate)[10]；酚类：(+)-松脂酚[(+)-pinoresinol]，香草醛(vanillin)[10]；其他类：(-)-黑麦草内酯[(-)-loliolide][10]。

药理作用　兴奋肠平滑肌作用：菊芋蛋白能够促进家兔离体回肠的蠕动，酶解后的蛋白作用更强烈[1]。

抗氧化作用：菊芋菊糖灌胃，对亚慢性酒精摄入所引起小鼠肾、脑组织的氧化损伤具有保护作用，可降低肾、脑组织中 MDA 含量[2]。

抗应激作用：菊芋块茎和叶的醇提取物对小鼠负重游泳和缺氧应激有对抗作用[3]。

化学成分参考文献

[1] Turdumambetov K, et al. *Izvestiya Natsional'noi Akademii Nauk Kyrgyzskoi Respubliki*, 2008, (4): 60-64.

[2] Morimoto H, et al. *Tetrahedron*, 1966, 22(9): 3173-3179.

[3] Baba H, et al. *J Tohoku Pharm Univ*, 2005, 52: 21-25.

[4] Tchone M, et al. *Sciences des Aliments*, 2006, 26(5): 394-408.

[5] Chae S, et al. *Nat Prod Sci*, 2002, 8(4): 141-143.

[6] Spring O, et al. *Phytochemistry*, 1991, 30(2): 519-522.

[7] Cameroni R, et al. *Rivista. essenze profumi piante offic, oli vegetali saponi*, 1958, 40: 208-209.

[8] Lin SR, et al. *Huaxue*, 1978, (4): 115-117.

[9] Miyazawa M, et al. *Phytochemistry*, 1983, 22(4): 1040-1042.

[10] Pan L, et al. *Phytochem Lett*, 2009, 2(1): 15-18.

药理作用及毒性参考文献

[1] 熊川男，等. 西北农业学报，2008, 17(4): 137-142.

[2] 鲁政，等. 食品科学，2010, 31(5): 270-273.

[3] 王良信(译). 国外医药·植物药分册，2006, 21(5): 221.

59. 金钮扣属 Acmella Rich.

一年生或多年生草本。叶对生，具柄，有锯齿或全缘。头状花序单生或数个排成聚伞状，常具长花序梗，异型，辐射状，或同型，盘状。总苞钟状或卵状；总苞片1-2层，近等长，外层开展，较长，全缘或有不规则的齿。花托圆锥形，托片舟形，膜质或干膜质，花黄色或白色，全部结实，外围雌花1层，花冠舌状，顶端2-3浅裂，中央两性花，多数，管状，顶端4-5裂片；花药顶端尖，基部全缘或具小耳；花柱分枝短，截形。瘦果长圆形，黑褐色；雌花的瘦果宽卵形或椭圆形，具3棱，两性花的瘦果椭圆形，明显压扁，边缘常具缘毛，冠毛有2-3个短芒尖或无冠毛。

约30种，主要分布于美洲热带。中国有6种，2种药用。

分种检索表

1. 一年生草本，茎直立或斜升，被短毛，叶卵形至椭圆形，全缘或有波状锯齿。瘦果被密缘毛，顶端有1-2枚不等长的细芒···1. 金钮扣 **A. paniculata**
1. 多年生草本，茎匍匐或平卧，无毛或近无毛；叶披针形，边缘有尖锯齿或近缺刻；瘦果无毛，冠毛2，芒状···2. 美形金钮扣 **A. calva**

1. 金钮扣（中国植物志） 红细水草、散血草、小铜锤、天文草（广东），遍地红、黄花草、过海龙（云南）

Acmella paniculata (Wall. ex DC.) R. K. Jansen in Syst. Bot. Monogr. 8: 67. 1983.——*Spilanthes paniculata* Wall. ex DC.（英 **Paniculate Spootflower**）

一年生草本。茎直立，或斜升。有分枝，高30-80 cm。卵形至卵状披针形，长2-4 cm，宽1-2.5 cm，顶端尖，基部楔形，具3脉，全缘，有粗或圆齿状锯齿；叶柄长1-2 cm。头状花序盘状，单生，顶生或腋生，径6.9-10 mm；花序梗长2.5-16 cm，被疏短毛；总苞片9-12，排成2层，卵状披针形，长约6 mm，草质，无毛；花托高5-8 mm，顶端渐尖。小花90-200，花冠管状，4或5裂片。瘦果倒卵状，长3 mm，具3棱，顶端压扁，边缘粗糙。有缘毛，顶端具1-2不等长的长细芒。花果期4-11月。

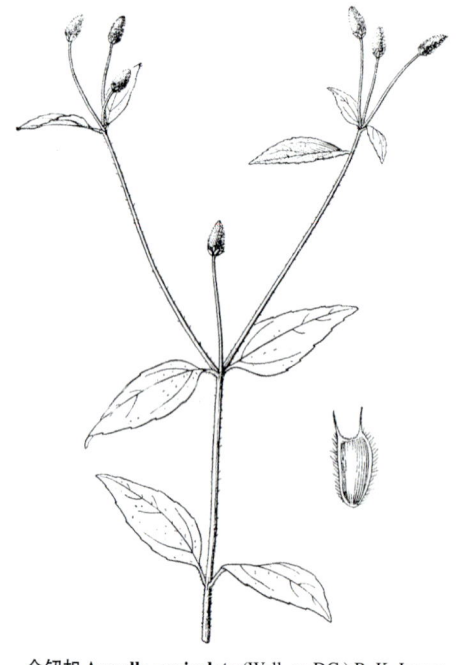

金钮扣 Acmella paniculata (Wall. ex DC.) R. K. Jansen
冯晋庸 吴彰桦 绘

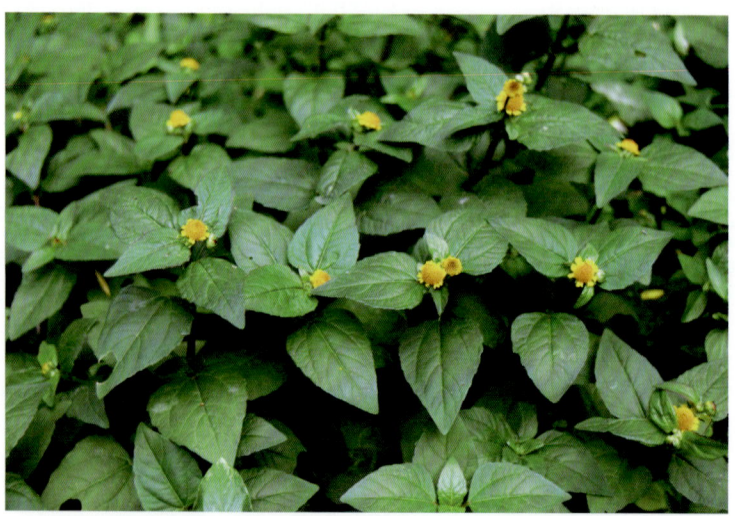

金钮扣 Acmella paniculata (Wall. ex DC.) R. K. Jansen
摄影：李泽贤

分布与生境　产于广东、广西、海南、台湾、云南。生于海拔 800–1900 m 的田边、沟边、溪旁潮湿地、路边、林缘。也分布于印度、尼泊尔、缅甸、泰国、越南、老挝、柬埔寨、印度尼西亚、马来西亚、日本。

药用部位　全草。

功效应用　止咳平喘，解毒利湿，消肿止痛。用于感冒，咳嗽，哮喘，百日咳，疮疖肿毒，风湿痹痛，牙痛，跌打损伤，毒蛇咬伤。现代亦用于肺结核，痢疾，肠炎，疟疾。

化学成分　地上部分含氨基酸类：甘氨酸(glycine)，丙氨酸(alanine)，谷氨酸(glutamic acid)，赖氨酸(lysine)，酪氨酸(tyrosine)，亮氨酸(leucine)，蛋氨酸(methionine)，组氨酸(histidine)，缬氨酸(valine)，苏氨酸(threonine)，脯氨酸(proline)[1]；甾体类：β-谷甾醇，豆甾醇，胡萝卜苷[2]。

注评　本种为"天文草"的基源植物，药用其干燥全草。傈僳族、佤族、傣族、苗族、基诺族也药用，主要用途同功效应用项。

化学成分参考文献

[1] Dinda B, et al. *J Ind Chem Soc*, 1987, 64(6): 376-377.

[2] Dinda B, et al. *J Ind Chem Soc*, 1988, 65(7): 525-526.

2. 美形金钮扣（中国植物志）　小麻药（云南），过海龙（云南中草药选），黄花一草光（玉溪中草药），小铜锤（丽江），铜锤草（云南）

Acmella calva (DC.) R. K. Jansen in Syst. Bot. Monogr. 8: 41. 1985.——*Spilanthes calva* DC., *S. callimorpha* A. H. Moore（英 **Calvous Spotflower**）

多年生疏散草本。茎匍匐或平卧，高 20–60 cm，无毛。叶披针形，长 3–7 cm，宽 1–3 cm，顶端渐尖或尾尖，基部楔形，边缘有尖锯齿，上面被柔毛，下面近无毛或仅沿脉被柔毛；叶柄长 5–8 (–24) mm，被柔毛。头状花序卵状圆锥形，长 9–11 (–14) mm，宽 6–8 mm；花序梗长 3–14 cm。总苞片约 8 个，2 层，近等长，绿色，卵状长圆形，顶端尖或钝，边缘有缘毛。花托圆锥状锥形；托片长圆状舟形，膜质。小花黄色，舌状花长约 4 mm，舌片短，宽倒卵形，顶端 3 浅裂；管状花具 4–5 短裂片。瘦果长圆形，褐色，被短柔毛或无毛，顶端有 2 不等长的细芒，易脱落。花果期 5–12 月。

分布与生境　产于云南南部及东南部。生于海拔 1000–1900 m 的山谷溪边、潮湿地、林缘或路旁荒地。也分布于印度、尼泊尔、斯里兰卡、泰国、缅甸、印度尼西亚、菲律宾。

药用部位　全草。

功效应用　活血祛瘀，消肿止痛。用于跌打损伤，骨折，闭经，痛经，胃脘痛，牙痛，风湿痹痛，腰痛，外伤出血。

化学成分　全草含胺类：2*E*,4*E*,9*E*-8,11-二羟基-十二碳三烯饱和异丁酰胺(2*E*,4*E*,9*E*-8,11-dihydroxy-dodecatriensaureisobutylamide)，2*E*,8*E*-7-羟基-三癸二烯-10,12-二炔酸异丁酰胺(2*E*,8*E*-7-hydroxy-tridecadien-10,12-diynoic acid-isobutylamide)，*N*-(2-甲基丙基)-2*E*,4*E*,8*Z*,10*E*-十二碳四烯酰胺[*N*-(2-methylpropyl)-2*E*,4*E*,8*Z*,10*E*-dodecatetraenamide]，*N*-(2-甲基丙基)-2*E*,7*Z*-三癸二烯-10,12-二炔酰胺[*N*-(2-methyl-propyl)-2*E*,7*Z*-tridecadiene-10,12-diynamide]，*N*-(2-苯乙基)-2*E*,4*E*-十一碳二烯-8,10-二炔酰胺[*N*-(2-phenylethyl)-2*E*,4*E*-undecadiene-8,10-diynamide]，*N*-(2-苯乙基)-2*E*,4*Z*-十一碳二烯-8,10-二炔酰胺[*N*-(2-phenylethyl)-2*E*,4*Z*-undecadiene-8,10-diynamide]，*N*-(2-苯乙基)-2*Z*-壬烯-6,8-二炔酰胺[*N*-(2-phenylethyl)-2*Z*-nonene-6,8-diynamide]；甾体类：β-胡萝卜苷，过氧化麦角甾醇(peroxyergosterol)；木脂素类：丁香树脂酚(syringaresinol)[1]。

注评　本种为"小铜锤"的基源植物，药用其干燥全草。佤族、景颇族、阿昌族、德昂族和布朗族也药用，主要用途同功效应用项；傣族用本种全草治疗气管炎、哮喘。

化学成分参考文献

[1] Li GP, et al. *J Integr Plant Biol*, 2007, 49(11): 1608-1610.

60. 金腰箭属 Synedrella Gaertn.

一年生草本。叶对生，具柄，边缘有不整齐的齿。头状花序辐射状，无或有花序梗，簇生于叶腋或枝端，稀单生。外围雌花1至数层，黄色，中央两性花略少，全部结实。总苞圆柱形至钟形；总苞片少数，不等大，外层叶状，内层狭，舌片短，顶端2-3齿裂；两性花管状，檐部4浅裂。花药基部全缘，截平或有头状短耳，花柱分枝纤细，顶端尖。雌花瘦果平滑，扁压，边缘有翅，翅具撕裂状硬刺。两性花瘦果狭，扁平或三角形，无翅，常有小尖点。冠毛硬，刺芒状。宿存。

2种，分布于美洲热带。中国有1种，供药用。

本属植物金腰箭具有镇痛作用。

1. 金腰箭（种子植物名称） 苞壳菊（广州植物志），水慈姑、猪毛草（云南河口），苦草（广西）
Synedrella nodiflora (L.) Gaertn., Fruct. Sem. Plant. 2: 456. t. 171, fig. 7. 1791.——*Verbesina nodiflora* L.（英 **Nodalflower Synedrella**）

一年生草本，高10-80 cm。茎直立或斜升，自基部起分枝，被贴生短粗毛或后脱毛，下部和上部叶具柄，阔卵形至卵状披针形，连叶柄长7-12 cm，宽3.5-6.5 cm，基部下延成2-5 mm宽的翅状柄，顶端短渐尖或钝，两面被贴生基部疣状糙毛，近基生3出脉，有时有两侧脉。头状花序径4-5 mm，无或有短花序梗，通常2-6簇生于叶腋，或在顶端成扁球状，稀单生。总苞卵形或长圆形；总苞片数个，外层，叶状，卵状长圆形或披针形，背面被贴生糙毛，内层干膜质，鳞片状长圆形至线形，被疏糙毛或无毛。托片线形，长6-8 mm。舌状花长10 mm，舌片椭圆形，顶端2浅裂，管状花檐部4浅裂。雌花瘦果倒卵状长圆形，扁平，边缘有增厚的宽翅，翅边缘有6-8个硬尖刺；冠毛2，直立，刚刺状；两性花瘦果倒锥形或倒卵状圆柱形，有纵棱，压扁，两面有疣状突起，冠毛2-5，叉开，刚刺状。花果期6-10月。

分布与生境 产于广东、海南、台湾、云南。生于旷野耕地路旁宅边。原产于美洲，现广布于热带和

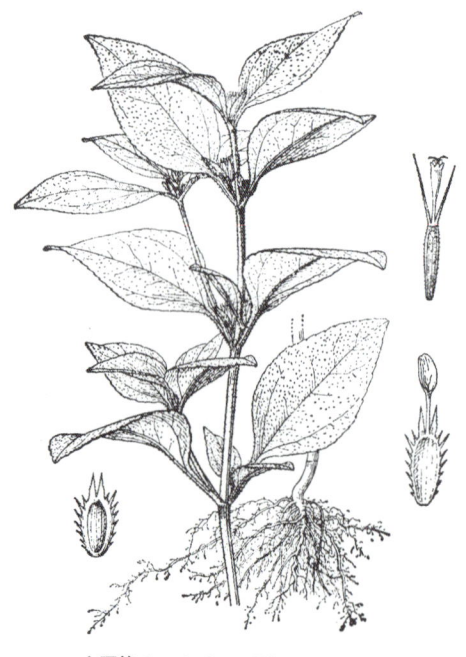

金腰箭 Synedrella nodiflora (L.) Gaertn.
引自《中国高等植物图鉴》

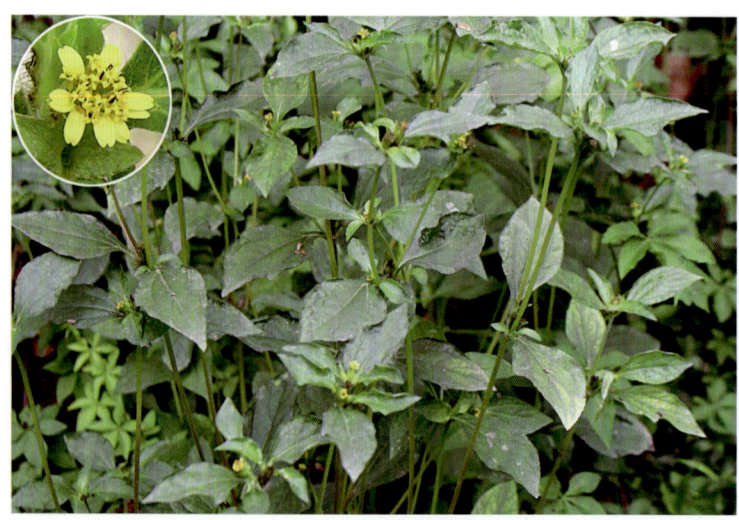

金腰箭 Synedrella nodiflora (L.) Gaertn.
摄影：王祝年

亚热带地区，为野生杂草。

药用部位　全草。

功效应用　清热透疹，解毒消肿。用于感冒发热，斑疹，疮痈肿毒。

化学成分　叶含挥发油：石竹烯等[1]。

果实含挥发油：杜松烯，大牻牛儿烯，τ-杜松醇等[1]。

全草含皂苷类：齐墩果酸-3-O-β-D-吡喃葡萄糖醛酸苷-6-O-甲酯(oleanolic acid-3-O-β-D-glucuronopyranoside-6-O-methyl ester)，金腰箭苷A (nodifloside A)；甾体类：豆甾醇-3-O-β-D-吡喃葡萄糖苷(stigmasterol-3-O-β-D-glucopyranoside)，β-谷甾醇，豆甾醇，β-扶桑甾醇(β-rosasterol)[2]。

药理作用　镇痛作用：金腰箭水煎剂和乙醇提取物灌胃，均可减少扭体实验中小鼠扭体的次数[1]。

注评　本种为"苦草"的基源植物，药用其干燥全草。

化学成分参考文献

[1] Aalbersberg WGL. *Flavour and Fragrance Journal*, 1991, 6(2): 125-128.

[2] 杨培明，等. 中国医药工业杂志, 1994, 25(6): 252-255.

药理作用及毒性参考文献

[1] Fprestieri AM, et al. *Phytother Res*, 1996, 10(2): 100-106.

61. 金鸡菊属 Coreopsis L.

一年生或多年生草本，稀亚灌木。叶对生或上部叶互生，全缘或羽状分裂。头状花序较大，单生或排成疏伞房花序，具长花序梗，辐射状，外围有1层无性或雌性舌状花，中央有多数结实的两性花。总苞半球形；总苞片2层，通常8枚，基部多少联合；外层窄小，革质，内层宽大，膜质。花托平或稍凸起，托片膜质，线状钻形至线形，有条纹。舌状花通常(5-) 8 (-12)，无性，不结实，黄色，有时红褐色或近紫色，管状花18-150，结实，黄色，稀红褐色，上端4-5裂。瘦果扁，圆形、倒卵形、长圆形或线形，边缘薄或有翅；翅膜质至纸质，全缘或具齿，无毛或具乳头状突起至具小瘤，无冠毛或有2小鳞片或芒。

约35种，主要分布于美洲和非洲及夏威夷群岛。中国栽培和归化3种，2种药用。

分种检索表

1. 舌状花上部黄色，基部淡红褐色；管状花红褐色；瘦果无翅 ·· **1. 两色金鸡菊 C. tinctoria**
1. 舌状花及管状花均为黄色；瘦果具翅 ··· **2. 剑叶金鸡菊 C. lanceolata**

本属植物剑叶金鸡菊具有抗过敏、抗氧化作用；两色金鸡菊具有降血脂、降血糖、抗氧化等作用。

1. 两色金鸡菊（中国植物志）　蛇目菊（江苏南部种子植物手册），疾痢草（广西药用植物名录）

Coreopsis tinctoria Nutt. in J. Acad. Sci. Philadelphia 2: 114. 1821.——*Calliopsis tinctoria* (Nutt.) DC.（英 **Plains Coreopsis**）

一年生草本，高30-100 cm。茎直立，上部有分枝。叶对生，下部叶及中部叶有长柄，二回羽状全裂，裂片线形或线状披针形，全缘；上部叶无柄或下延成翅状柄，线形，长10-45 mm，宽0.5-5 mm。头状花序多数，径2-4 cm，排成伞房状或疏圆锥状。花序柄长1-15 cm，具三角形披针形的苞片。总苞半球形；总苞片2层，外层较短；内层卵状长圆形，顶端尖。舌状花通常黄色，基部具红褐色斑点，有时近1/3-9/10红褐色，上部黄色，长8-15 mm；管状花红褐色，狭钟形，长2.5-3 mm。瘦果长圆形

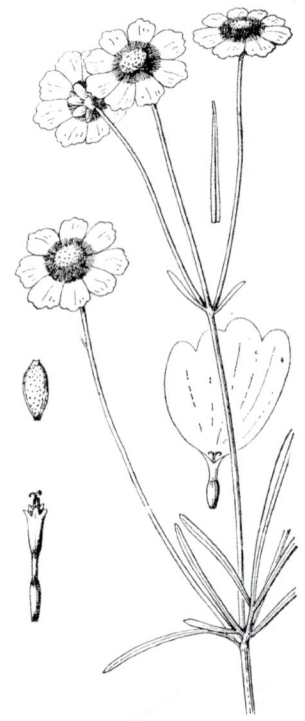
两色金鸡菊 Coreopsis tinctoria Nutt.
吴彰桦 绘

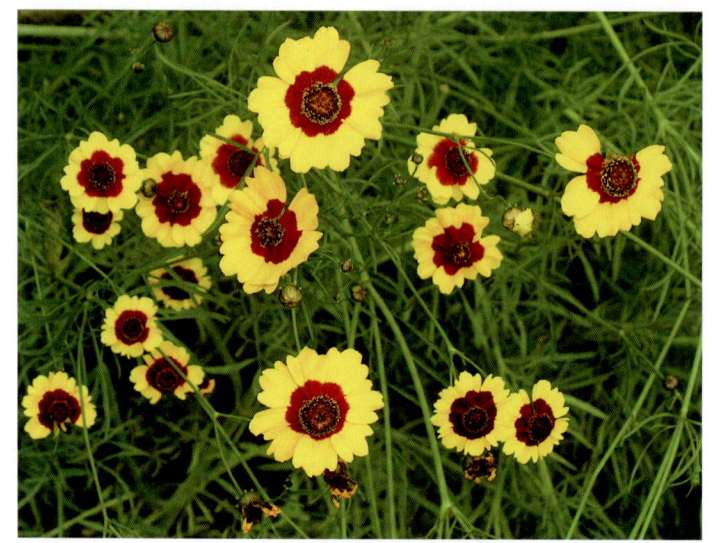
两色金鸡菊 Coreopsis tinctoria Nutt.
摄影：陈又生

或纺锤形，长 2.5–3 mm，两面光滑中有瘤状突起，无翅，无冠毛，顶端有 2 细芒。花果期 5–10 月。

分布与生境 原产于北美；我国各地庭园常见栽培，供观赏，也供药用。

药用部位 全草。

功效应用 清热利湿，解毒消肿。用于湿热痢疾，目赤肿痛，痈肿疮毒。

化学成分 花含黄酮类：圆盘豆素▲(okanin)，圆盘豆素▲-4'-O-β-(6''-O-丙二酰基)-吡喃葡萄糖苷[okanin-4'-O-β-(6''-O-malonyl)-glucopyranoside]，异圆盘豆素▲(isookanin)，槲皮素，紫铆素(butein)，海金鸡菊因▲(marein)，槲皮万寿菊苷(quercetagitrin)，黄金鸡菊苷▲(flavanomarein)，花旗松素-7-O-β-D-吡喃葡萄糖苷(taxifolin-7-O-β-D-glucopyranoside)，2S-5,7,3',5'-四羟基黄烷酮(2S-5,7,3',5'-tetrahydroxyflavanone)，3,5,7,3',5'-五羟基黄烷酮(3,5,7,3',5'-pentahydroxyflavanone)，5,6,7,4'-四羟基黄烷酮醇(5,6,7,4'-tetrahydroxyflavanonol)[1]。

药理作用 扩张血管作用：两色金鸡菊醇提物能舒张由去氧肾上腺素 (PE) 或 KCl 预收缩的离体大鼠胸主动脉环，抑制 PE 引起的去内皮主动脉环的短暂收缩，其舒血管机制可能与其减少 Ca^{2+} 经电压依赖性钙通道和受体操纵性钙通道流入血管平滑肌细胞，以及抑制内质网内 Ca^{2+} 释放有关[1]。

降血脂作用：金鸡菊醇提物灌胃，能抑制高血脂模型小鼠血清 TC 和 TG 升高、HDL-C 降低[2]。

降血糖作用：两色金鸡菊花的水提物灌胃，能抑制链脲霉素致糖尿病模型大鼠的糖耐量降低[3]。水提物的乙酸乙酯萃取部位灌胃，能降低链脲霉素所致的糖尿病模型大鼠血糖，抑制大鼠胰岛细胞损伤[4]。两色金鸡菊花的水提物、海金鸡菊因▲和黄金鸡菊苷▲体外能促进小鼠胰岛 MIN6 细胞增殖，抑制其凋亡[5]。

抗氧化作用：金鸡菊醇提物体外对羟自由基、超氧化物阴离子、DPPH 自由基有清除作用[6]。两色金鸡菊花水提物、海金鸡菊因▲体外对 DPPH 自由基有清除作用[3]。

抑制酶活性作用：两色金鸡菊花水提物、醇提物体外对 α-葡萄糖苷酶有抑制作用[7]。

注评 本种为"波斯菊"的基源植物，药用其全草。

化学成分参考文献

[1] Zhang Y, et al. *Biochem Syst Ecol*, 2006, 34(10): 766-769.

药理作用及毒性参考文献

[1] 曹燕，等. 农垦医学，2011, 33(2): 148-152.
[2] 梁淑红，等. 农垦医学，2009, 31(6): 496-498.
[3] Dias T, et al. *Phytother Res*, 2010, 24(5): 699-705.
[4] Dias T, et al. *J Ethnopharmacol*, 2010, 132(2): 483-490.
[5] Dias T, et al. *J Ethnopharmacol*, 2012,139(2): 485-492.
[6] 曹燕，等. 中国实验方剂学杂志，2011, 17(12): 144-147.
[7] 张淑鹏，等. 现代生物医学进展，2011, 11(6): 1055-1058.

2. 剑叶金鸡菊（中国植物志） 线叶金鸡菊（南京），除虫菊（贵州草药），大金鸡菊（日名）

Coreopsis lanceolata L., Sp. Pl. 908. 1753.（英 **Lance Coreopsis**）

多年生草本，高 30-70 cm。茎直立，无毛或基部被柔毛，上部有分枝。叶较少数，基部成对簇生，有长柄，叶片匙形或线状倒披针形，基部楔形，顶端钝或圆形，长 3.5-7 cm，宽 1.3-1.7 cm，基生叶，全缘或 3 深裂，裂片长圆形至线状披针形，顶生裂片较大，长 6-8 cm，宽 1.5-2 cm，基部窄，顶端钝，叶柄通常长 6-7 cm，基部膨大，有缘毛，上部叶无柄，线形或线状披针形。头状花序单生，径 4-5 cm。总苞 2 层，内外层近等长，披针形，顶端尖。舌状花黄色，舌片倒卵形或楔形，10-30 mm；管状花狭钟形，顶端黄色。瘦果长圆形或椭圆形，长 2.5-4 mm，边缘有宽翅，顶端有 2 短鳞片。花果期 5-9 月。

分布与生境 原产于北美；我国广泛栽培和归化。生于沙地、水沟边和路旁。

药用部位 全草。

功效应用 清热解毒，化淤消肿。用于咳嗽，无名肿毒，外伤出血。

化学成分 花含苯丙素类：大花金鸡菊苷(leptosin)[1]；黄酮类：剑叶金鸡菊苷▲(lanceolin)[2]。

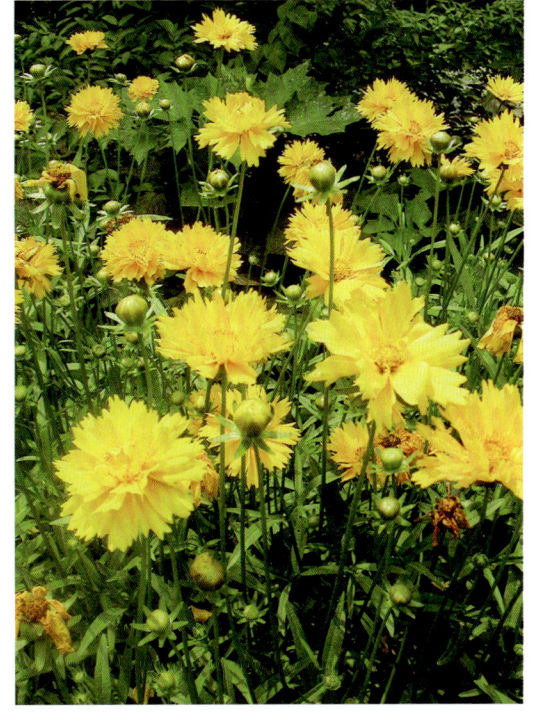

剑叶金鸡菊 Coreopsis lanceolata L.
摄影：王庆

全草含聚炔类：1-苯基庚烷-1,3,5-三炔(1-phenylhepta-1,3,5-triyne)[3]；噻吩类：5-苯基-2-(1'-丙炔基)-噻吩[5-phenyl-2-(1'-propynyl)-thiophene]，2-(3'-乙酰氧基-1'-丙炔基)-5-苯基噻吩[2-(3'-acetoxy-1'-propynyl)-5-phenylthiophene][3]；倍半萜类：1β,5α-二当归酰氧基桉叶-4(15)-烯[1β,5α-diangeloyloxyeudesm-4(15)-ene]，1β,6α-二羟基桉叶-4(15)-烯[1β,6α-dihydroxyeudesm-4(15)-ene]，10α-羟基日本刺参-4-酮(10α-hydroxyoplopan-4-one)，(7R^*)-对凹顶藻-4(15)-烯-1β,7-二醇[(7R^*)-opposit-4(15)-en-1β,7-diol]，(7R^*)-对凹顶藻-4(15)-烯-1β,8-二醇[(7R^*)-opposit-4(15)-en-1β,8-diol]，(7R^*)-对凹顶藻-4(15)-烯-1β,11-二醇[(7R^*)-opposit-4(15)-en-1β,11-diol]，(7R^*)-对凹顶藻-4(15)-烯-1β,7α-二醇[(7R^*)-opposit-4(15)-en-1β,7α-diol]，4(15)-桉叶烯-1β,7α-二醇[4(15)- eudesmene-1β,7α-diol][4]；三萜类：木栓酮(friedeline)，木栓醇(friedelinol)[4]；苯丙素类：对羟基桂皮酸(p-hydroxycinamic acid)[4]；酚类：3-甲氧基-4-羟基苯甲酸(3-methoxy-4-hydroxybenzoic acid)，对羟基苯甲酸甲酯(methyl-p-hydroxybenzoate)，3,4-二羟基苯甲醛(3,4-dihydroxy-benzaldehyde)[4]；甾体类：β-谷甾醇[4]。

药理作用 抗过敏作用：剑叶金鸡菊花黄酮体外对化合物 48/40 刺激大鼠腹腔肥大细胞组胺的释放有抑

制作用[1]。

抗氧化作用：剑叶金鸡菊花黄酮体外能清除 DPPH 自由基、提高 SOD 的活性[1]。

化学成分参考文献

[1] 李鸿英. 植物学报，1981, 23(6): 511-514.
[2] Tanimoto S, et al. *Journal of Oleo Science*, 2009, 58(3): 141-146.
[3] Kimura Y, et al. *Zeitschrift fuer Naturforschung, C*, 2008, 63(11/12): 843-847.
[4] 邵东旭，等. 中草药，2013,44(12):1558-1561.

药理作用及毒性参考文献

[1] Tanimoto S, et al. *J Oleo Sci*, 2009, 58(3): 141-146.

62. 大丽花属 Dahlia Cav.

多年生草本、亚灌木或稀附生藤本。具块根。叶对生或轮生，1–3 回羽状分裂，稀单叶。头状花序大，单生，有长花序梗，下垂，有异形小花，放射状，舌状花序无性或雌性，不育，各种颜色；管状花多数，黄色或紫色。总苞半球形；总苞片 2 层，外层近叶质，开展，内层椭圆形，基部稍合生，几膜质，近等长。花托平，托片宽大，稍平，半抱雌花。无性花或雌花舌状，舌片全缘或先端 3 齿；两性花管状，上部狭钟状，有 5 齿；花药基部钝；花柱分枝顶端有线形或披针形的附器。瘦果长圆形或披针形，背面扁压，顶端圆形，有 2 细齿。

约 28 种，分布于墨西哥、美洲中部和南美洲，我国广泛栽培 1 种，供观赏。

1. 大丽花（中国植物名称） 兰牡丹（植物学大辞典），西番莲（北京），大理菊、苦菊、洋芍药（广州），金黄花（贵州）

Dahlia pinnata Cav., Icon. 1: 57. 1791.——*D. variabilia* (Willd.) Desf.
（英 **Aster Dahlia, Garden Dahlia**）

多年生草本。有肥大棒状块根。茎粗壮，直立，高 1.5–2 m。叶 1–3 回羽状全裂，上部叶有时不分裂，裂片卵形或长圆状卵形，下面灰绿色，两面无毛。头状花序大，有长花序梗，常下垂，径 6–12 cm。总苞半球形；总苞片 2 层，外层约 5 枚，卵状椭圆形，叶质，无毛，内层椭圆状披针形，膜质。舌状花 1 层，白色、红色或紫色，舌片卵形，顶端有不明显的 3 齿或全缘；管状花黄色，有时在栽培品种全部为舌状花。瘦果黑色，扁平，长 9–12 mm，顶端有不明显的 2 细齿。花果期 6–10 月。

分布与生境 原产于墨西哥，世界广泛栽培，供观赏，也供药用。

药用部位 块根。

功效应用 清热解毒，散瘀止痛。用于头风，脾虚食滞，疟腮，无名肿毒，跌打损伤。现代亦用于腮腺炎，龋齿疼痛。

化学成分 全草含炔类：1,11-十三碳二烯-3,5,7,9-四炔(1,11-tridecadien-3,5,7,9-tetrayne)，1,3-二乙酰氧基-十四碳-4,6-二烯-8,10,12-三炔(1,3-diacetoxy-tetradeca-4,6-dien-8,10,12-triyne)，4,6-十四碳二烯-8,10,12-三炔-1,3-

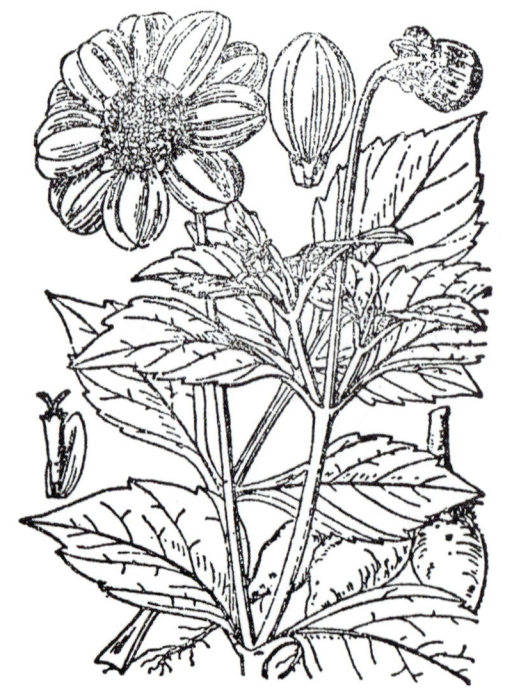

大丽花 Dahlia pinnata Cav.
引自《北京植物志》

菊科 COMPOSITAE

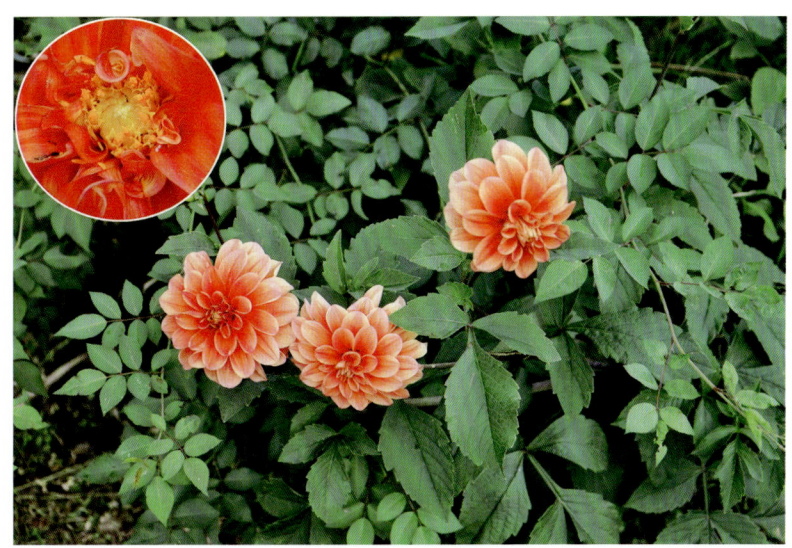

大丽花 Dahlia pinnata Cav.
摄影：王祝年

二醇(4,6-tetradecadiene-8,10,12-triyne-1,3-diol)，苯基庚三炔(phenylheptatriyne)，1-羟基-7-苯基庚-2-烯-4,6-二炔(1-hydroxy-7-phenylhept-2-en-4,6-diyne)，1-苯基庚-1,3-二炔-5-烯(1-phenylhepta-1,3-diyn-5-ene)，1,3,5,11-十三碳四烯-7,9-二炔 (1,3,5,11-tridecatetraen-7,9-diyne)，1,3-十三碳二烯-5,7,9,11-四炔(1,3-trideca-dien-5,7,9,11-tetrayne)，1,3,11-十三碳三烯-5,7,9-三炔(1,3,11-tridecatrien-5,7,9-triyne)，7-苯基-2-庚烯-4,6-二炔醛(7-phenyl-2-hepten-4,6-diynal)，7-苯基庚-4,6-二炔-2-烯-1-乙酸酯(7-phenylhepta-4,6-diyn-2-en-1-yl acetate)，1,7,9-十七碳三烯-11,13,15-三炔(1,7,9-heptadecatriene-11,13,15-triyne)，7-苯基庚-2,4,6-三炔-1-乙酸酯(7-phenylhepta-2,4,6-triyn-1-yl acetate)，1,5,11-十三碳三烯-7,9-二炔-3,4-二醇-二乙酸酯(1,5,11-tridecatriene-7,9-diyn-3,4-diol diacetate)，4,6,12-十四碳三烯-8,10-二炔-1,3-二醇-二乙酸酯(4,6,12-tetradecatriene-8,10-diyn-1,3-diol diacetate)，4,6,12-十四碳三烯-8,10-二炔-1,3-二醇(4,6,12-tetradecatriene-8,10-diyn-1,3-diol)[1]。

注评 本种彝族用根治风疹湿疹、皮肤瘙痒。

化学成分参考文献

[1] Bendixen O, et al. *Phytochemistry*, 1969, 8(6): 1021-1024.

63. 秋英属 Cosmos Cav.

一年生或多年生草本，稀亚灌木。叶对生，通常 1–2 回羽状分裂。头状花序较大，单生或排成疏伞房状，辐射状，苞片 (5–) 8，基部合生，线形至钻形，草质。总苞半球形或近半球形，径 3–15 mm；总苞片宿存，(5–) 8，2 层，披针形、长圆状披针形、卵状披针形或长圆形，近等长，膜质或草质，边缘多少干膜质。花序托平或稍凸，具托片，托片宿存，线形，平或凹，干膜质，全缘。舌状花无性，花冠白色至粉色或紫色和黄色至橙黄色。管状花两性，结实；花冠黄色或橙黄色，管状，顶端具 5 裂片，花药全缘，基部有 2 细齿；花柱分枝细，顶端膨大，被短毛。瘦果细长，4–5 棱，背面稍平，具长喙，无翅，顶端有 2–4 个具倒刺毛的芒刺。

约 26 种，分布于美洲热带和亚热带，广泛引种栽培。我国引种 2 种，1 种药用。

本属植物秋英具有抗炎、抗氧化作用，主要活性成分为酚类化合物。

1. 秋英（中国植物志） 大波斯菊（植物学大辞典），波斯菊（华北常见观赏植物），山茼蒿、红菊（湖北）

Cosmos bipinnatus Cav., Ic. et Descr. Pl. 1: 10. t. 14. 1791.（英 **Common Cosmos**）

一年生或多年生草本，高 1-2 m。茎直立，无毛或稍被柔毛。叶 2 回羽状深裂，裂片线形或丝状线形。头状花序单生，径 3-6 cm；花序梗长 16-18 cm。总苞片 2 层，外层披针形或线状披针形，近草质，淡绿色，具深紫色条纹，上端长狭尖，较内层与内层等长，长 10-15 mm，内层椭圆状卵形，膜质，托片平展，上端成丝状。舌状花紫色、粉红色或白色，舌片椭圆状倒卵形，长 2-3 cm，宽 1.2-1.8 cm，顶端有 3-5 钝齿；管状花黄色，上部圆柱形，有披针形裂片。瘦果呈紫色，无毛，上端具长喙，无冠毛，具 2-3 斜升至直立，长 1-3 mm 的芒刺。花果期 6-8 月。

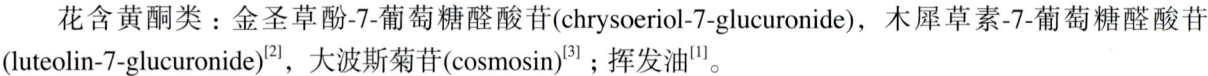

秋英 Cosmos bipinnatus Cav.
摄影：童毅华

分布与生境 原产于墨西哥和西南美洲。我国广泛引种栽培，供观赏，也供药用。

药用部位 花序、种子及全草。

功效应用 清热解毒，明目。用于感冒咳嗽，疟腮，乳痈，目赤肿痛。

化学成分 叶含挥发油[1]。

花含黄酮类：金圣草酚-7-葡萄糖醛酸苷(chrysoeriol-7-glucuronide)，木犀草素-7-葡萄糖醛酸苷(luteolin-7-glucuronide)[2]，大波斯菊苷(cosmosin)[3]；挥发油[1]。

全草含黄酮类：三叶豆苷(trifolin)，木犀草素[4]。

药理作用 抗炎作用：秋英三萜醇外用，能抑制 TPA 所致的小鼠耳肿胀[1]。

抗氧化作用：秋英花酚类化合物体外对 DPPH 自由基、ABTS 自由基有清除作用，能抑制 H_2O_2 对人外周血淋巴细胞 DNA 的氧化损伤[2]。

注评 本种苗族用茎叶治疗出血、骨折。

化学成分参考文献

[1] El-Sherei M, et al. *Zagazig J Pharm Sci*, 1992, 1(1-2): 120-127.

[2] Saito K, et al. *Planta Med*, 1976, 30(4): 349-355.

[3] Yasue M, et al. *Nagoya-shiritsu Daigaku Yakugakubu Kenkyu Nenpo*, 1968, (16): 29-33.

[4] Saito K. *Zeitschrift fuer Pflanzenphysiologie*, 1974, 71(1): 80-82.

药理作用及毒性参考文献

[1] Akihisa T, et al. *Phytochemistry*, 1996, 43(6): 1255-1260.

[2] Jang IC, et al. *Plant Foods Hum Nutr*, 2008, 63(4): 205-210.

64. 鬼针草属 Bidens L.

一年生或多年生草本。茎直立或匍匐。叶对生，稀轮生，有时互生，全缘或有齿、缺刻，或 1-3 回羽状分裂。头状花序单生茎、枝端或多数排成伞房状圆锥花序，辐射状或盘状。总苞钟状或近半球形至圆柱形；总苞片 1-2 层，通常分离，有时基部合生，长圆形或卵形至长圆状披针形，草质至膜质或干膜质。花托平或稍凸，有托片，托片通常脱落，舌状花通常 1 层，中性或雌性，不结实，黄色、白色或淡红色，盘花两性，结实，花冠通常黄色，稀淡白色或淡紫色，管状裂片 (3-) 5。花药基部钝或近箭形；花柱分枝扁，顶端有三角形或披针形的附器，被硬毛。瘦果通常扁或具 3-4 棱，楔形，具倒刺状刚毛。

本属有 150-250 种，广泛分布于亚热带、热带和温带北美和南美洲。中国有 10 种，8 种及 1 变种药用。

分种检索表

1. 瘦果宽楔形或倒卵状楔形，顶端截平。
    2. 瘦果具 4 棱，顶端刺芒 4 枚；盘花花冠 5 齿裂，有舌状花 ·················· 1. 柳叶鬼针草 B. cernua
    2. 瘦果扁平，顶端刺芒通常 2 枚，稀 3-4 枚，盘花花冠 4-5 齿裂，无舌状花。
        3. 茎中部叶为羽状复叶，至少顶生小叶具明显的柄；盘花花冠 5 裂 ·················· 2. 大狼杷草 B. frondosa
        3. 茎中部叶羽状深裂；盘花花冠 4 裂。
            4. 头状花序宽与高近相等；外层总苞片 5-9 枚；瘦果长 6-11 mm ·················· 3. 狼杷草 B. tripartita
            4. 头状花序宽与高不相等；外层总苞片 9-14 枚；瘦果长 3-4.5 mm ··················
            ·················· 4. 羽叶鬼针草 B. maximowicziana
1. 瘦果线形，顶端渐狭。
    5. 瘦果顶端有 2 芒刺；盘花花冠 4 裂；叶羽状分裂；裂片宽约 2 mm ·················· 5. 小花鬼针草 B. parviflora
    5. 瘦果顶端有 3-4 芒刺，盘花花冠 5 裂。
        6. 总苞片匙形，先端增宽；瘦果多数，约 50-70；叶通常为三出复叶；舌状花白色或无舌状花··············
        ·················· 6. 鬼针草 B. pilosa
        6. 总苞片线形，先端不增宽；瘦果少于 50；叶 2-3 回羽状分裂，舌状花黄色。
            7. 顶生裂片宽，卵形、长圆形或卵状披针形，先端短渐尖，边缘具稍密近均匀的锯齿 ··················
            ·················· 7. 金盏银盘 B. biternata
            7. 顶端裂片狭窄，先端渐尖；边缘具疏不规则的粗齿；叶 2 回羽裂分裂··········· 8. 婆婆针 B. bipinnata

本属药用植物主要含黄酮类化合物，以查耳酮类成分圆盘豆素[▲](okanin，**1**) 为母核衍生了一系列化合物；另外含炔苷类化合物，如从婆婆针 (B. bipinnata) 中得到的鬼针聚炔苷 (bipinnatapolyacetyloside，**2**)，鬼针聚炔苷 B (bipinnatapolyacetyloside B，**3**)，从小花鬼针草 (B. parviflora) 中得到的鬼针草炔苷[▲](bidensyneoside) A_1 (**4**)、A_2 (**5**)、B (**6**)、C (**7**)，去氢鬼针草炔苷[▲] B (dehydrobidensyneoside B，**8**)，**2** 能明显抑制巴豆油诱发的小鼠耳肿胀及蛋清性足肿胀，降低大鼠棉球肉芽肿重量，还能显著抑制小鼠的毛细血管通透性和大鼠的白细胞游走，具有显著的抗炎效果，**4 ~ 8** 均能抑制 NO 产生和小鼠肥大细胞中组胺的释放。

本属植物多具有抗炎镇痛、调节免疫、抗菌、抗胃溃疡、保肝、抗血小板聚集和降血糖等作用。本属植物的抗肿瘤、抗疟及抗氧化活性为近年研究的热点。

1. 柳叶鬼针草（东北植物检索表）

Bidens cernua L., Sp. Pl. 832. 1753.（英 **Nodding Beggarticks**）

一年生草本，高 10-100 cm。叶对生，稀轮生，卵状披针形或倒披针形至披针形或线形，长 40-100 cm，宽 2-25 (-45) mm，基部楔形至圆形，边缘通常有粗齿或锯齿，稀全缘，有缘毛，顶端尖或渐尖，两面无毛。头状花辐射状，稀盘状，单生或排成疏伞房花序。花序梗长 1-4 (-10) cm；小苞片 (3-) 5-8 (-10)，开展至反折，长圆形至线状披针形，多少叶质，长 8-12 (-25) mm，边缘常被缘毛。总苞半球形或宽，宽 12-20 mm；总苞片 6-8，卵形或卵状披针形至披针形，长 2-10 mm。舌状花通常

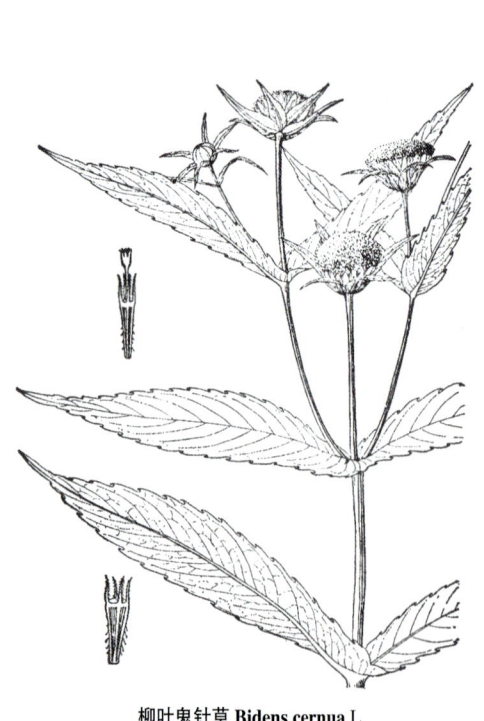

柳叶鬼针草 Bidens cernua L.
引自《中国高等植物图鉴》

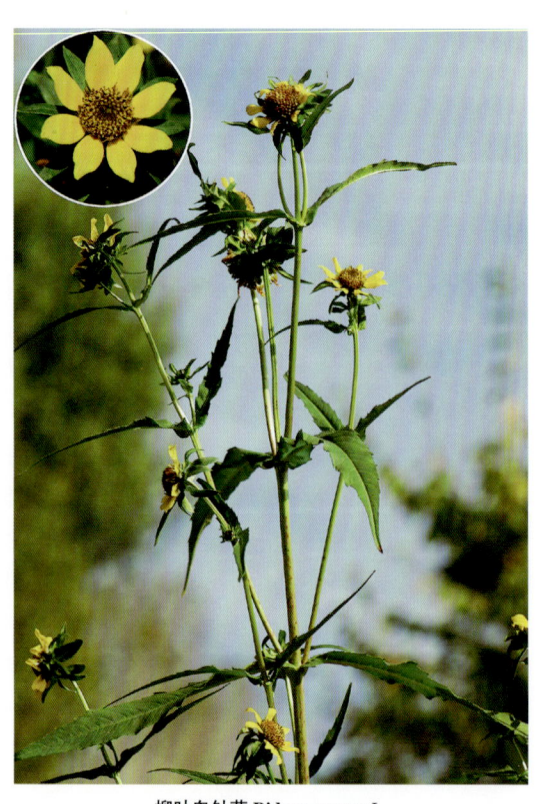

柳叶鬼针草 Bidens cernua L.
摄影：周繇

6-8，稀无舌状花，舌片橙黄色；管状花 (10) 40-100，橙黄色。瘦果浅黑色或褐色，扁平，有时具 4 棱，楔形，长 (3-) 5-6mm，边缘增厚，具翅，顶端截形，无毛或被小瘤状刚毛，有倒刺毛，顶端具 (2-) 4 枚倒刺芒。花果期 7-10 月。

分布与生境　产于黑龙江、吉林、辽宁、内蒙古、河北、陕西、四川、云南、西藏、新疆。生于海拔 0-3600 m 的草甸、沼泽边缘。也分布于蒙古、俄罗斯、欧洲、北美洲。

药用部位　全草。

功效应用　清热解毒，散瘀消肿，祛风，活血，止痒，利水通淋。用于腹泻，痢疾，肾炎，风疹，咽喉肿痛，跌打损伤，风湿痹痛，痈肿疮毒，小便涩痛。

化学成分　全草含黄酮类：漆黄素-7-O-β-D-葡萄糖苷(butin-7-O-β-D-glucopyranoside)，异圆盘豆素▲-7-O-β-D-葡萄糖苷(isookanin-7-O-β-D-glucopyranoside)，槲皮苷(quercitrin)，黄秋英苷▲(sulfurein)，海金鸡菊苷▲(maritimein)[1]；酚类：柳叶鬼针草酚▲(cernuole)[2]。

地上部分含挥发油[3]。

药理作用　抗脑缺血作用：柳叶鬼针草总黄酮腹腔注射，对双侧结扎颈总动脉致脑缺血模型大鼠有保护作用，可增强脑组织、血清中 SOD 活性，降低 MDA 含量[1]。

保肝作用：柳叶鬼针草总黄酮灌胃，对四氯化碳致小鼠急、慢性肝损伤有保护作用，能抑制血清 AST、ALT 升高[2]。

抗真菌作用：柳叶鬼针草水提物体外对白色念珠菌、酵母菌有抑制作用[3]。

抗氧化作用：柳叶鬼针草总黄酮提取液体外能清除 DPPH 自由基，对抗 AAPH 自由基引起的红细胞溶血[1]。

化学成分参考文献

[1] Borisov MI, et al. *Khim Prir Soedin*, 1979, (2): 229-230.

[2] Smirnov VV, *Fitoterapia*, 1998, 69(1): 84-85.

[3] Chalchat JC, et al. *J Essent Oil Res*, 2009, 21(1): 41-42.

药理作用及毒性参考文献

[1] 朱娜. 柳叶鬼针草总黄酮成分与生物活性研究 [学位论文]. 长春：吉林大学白求恩医学院，2009.

[2] 李兰兰. 柳叶鬼针草总黄酮对四氯化碳所致小鼠急慢性肝损伤的保护作用 [学位论文]. 吉林：吉林大学白求恩医学院，2009.

[3] Rybalchenko NP, et al. *Fitoterapia*, 2010, 81(3): 336-338.

2. 大狼杷草（中国植物志）　一包针、接力草，脱力草（上海）

Bidens frondosa L., Sp. Pl. 832. 1753.（英 **Large Beggaricks**）

一年生草本，高 20-120 cm。叶具柄，叶片三角形至卵形或卵状披针形，长 30-80 (-150) mm，宽 20-60 (-100) mm，具 3 (-5) 小叶，小叶具柄，披针形至卵状披针形，长 35-60 mm，宽 10-20 mm，顶端渐尖，基部楔形，边缘具齿至锯齿，稀被缘毛。两面无毛或被短糙毛。头状花序辐射状或盘状，通常单生，稀 2 或 3 排成疏伞房状花序；花序梗长 1-4 (-8) cm，小苞片 (5-) 8，斜上或开展，匙形或倒披针形至线形，叶质，被缘毛。总苞钟状至半球形，宽 7-12 mm；总苞片 6-12，长圆形或卵形至卵状披针形，长 5-9 mm。舌状花 1-3，或无舌片，金黄色，管状花 20-60 (-120)，花冠橙黄色，长 2.5-3 mm。瘦果浅黑色至褐色，扁，倒卵形至楔形，边缘具倒刺毛，顶端截形至凹，通常具 1 脉，稀具小瘤，无毛或被疏小刚毛，具 2 枚直立至开展被倒芒刺。花果期 8-9 月。

分布与生境　产于江西、江苏、上海、广东。生于草地、田边、路旁或溪边。原产于北美洲，也分布于日本。

药用部位　全草。

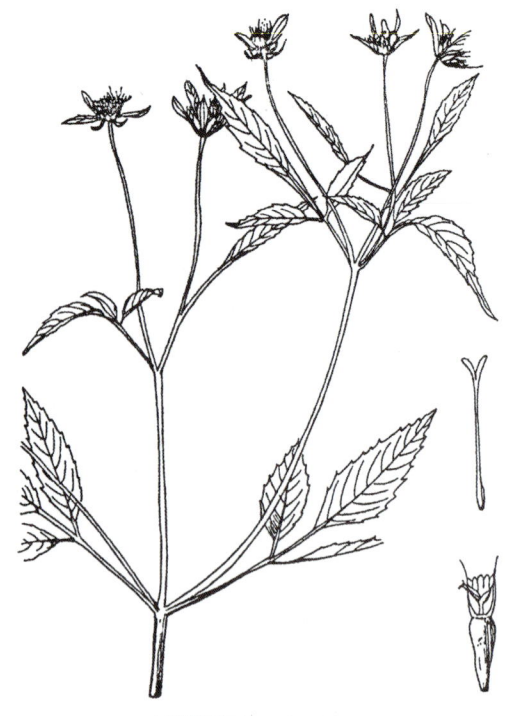

大狼杷草 Bidens frondosa L.
引自《山东植物志》

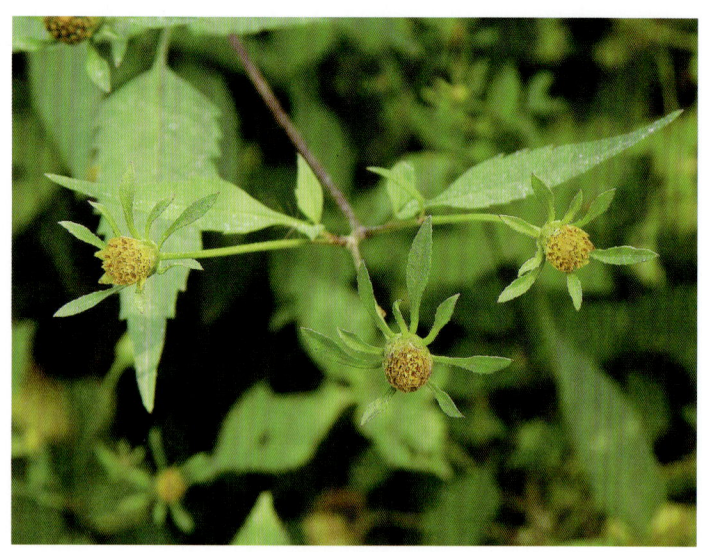

大狼杷草 Bidens frondosa L.
摄影：朱仁斌

功效应用 补虚，清热。用于体虚乏力，盗汗，咯血，小儿疳积，痢疾。

化学成分 叶含黄酮类：圆盘豆素▲(okanin)，圆盘豆素▲-4-O-(6"-O-乙酰基-2"-O-咖啡酰基-β-D-吡喃葡萄糖苷)[okanin-4-O-(6"-O-acetyl-2"-O-caffeoyl-β-D-glucopyranoside)]，圆盘豆素▲-4-O-(2"-咖啡酰基-6"-对香豆酰基-β-D-吡喃葡萄糖苷)[okanin-4-O-(2"-caffeoyl-6"-p-coumaroyl-β-D-glucopyranoside)]，4-甲氧基圆盘豆素▲-4'-O-(6"-O-对香豆酰基-β-D-吡喃葡萄糖苷)[4-O-methylokanin-4'-O-(6"-O-p-coumaroyl-β-D-glucopyranoside)]，4-甲氧基圆盘豆素▲-4'-O-乙酰基-β-D-吡喃葡萄糖苷)[4-O-methylokanin-4'-O-acetyl-β-D-glucopyranoside)]，4-甲氧基圆盘豆素▲-4'-O-(6'-O-乙酰基-2"-O-咖啡酰基-β-D-吡喃葡萄糖苷)[4-O-methylokanin-4'-O-(6'-O-acetyl-2"-O-caffeoyl-β-D-glucopyranoside)]，山奈酚-3-O-β-D-葡萄糖苷，木犀草素，芹菜素，木犀草素-7-O-β-D-葡萄糖苷[1]；聚炔类：2,13-二羟基-11-十三碳烯-3,5,7,9-四炔-1-O-β-D-吡喃葡萄糖苷(2,13-dihydroxy-11-tridecen-3,5,7,9-tetraynyl-1-O-β-D-glucopyranoside)[2]。

花含黄酮类：圆盘豆素▲(okanin)，海金鸡菊苷▲(maritimein)，黄秋英苷▲(sulfurein)，黄秋英素▲(sulfuretin)，海金鸡菊因▲(marein)，紫铆素(butein)，木犀草素(luteolin)，金鸡菊苷(choreopsin)[3]；有机酸类：绿原酸(chlorogenic acid)[3]。

药理作用 止泻作用：大狼杷草醇提液和水煎醇沉液灌胃，均有抑制小鼠肠推进、延长排便时间、减少排便数量的作用[1]。

注评 本种为上海药材标准（1994）收载"狼把草"的基源植物，药用其地上干燥部分。

化学成分参考文献

[1] Karikome H, et al. *Chem Pharm Bull*, 1992, 40(3): 689-691.

[2] Pagani F, et al. *Chemische Berichte*, 1972, 105(9): 3126-3127.

[3] Romussi G, et al. *Bollettino Chimico Farmaceutico*, 1970, 109(8): 467-475.

菊科 COMPOSITAE

药理作用及毒性参考文献

[1] 赵健，等. 南京中医药大学学报，1999,15(5): 299-300

3. 狼杷草　郎邪草（本草拾遗），豆渣草（四川中药志），豆渣菜（贵州草药），针包草（内蒙古中草药），一包针、拔毒散（云南药用植物名录），鬼叉、鬼针、鬼刺、夜叉头（中国植物志）

Bidens tripartita L., Sp. Pl. 831. 1753.——*B. repens* D. Don, *B. tripartita* L. var. *repens* (D. Don) Sherff
（英 **Bur Beggarticks**）

一年生草本，高 20-150 cm。上部分枝。叶无柄或有柄，叶片椭圆形至卵形或披针形，长 4-8 (-15) cm，宽 1.5-4 cm，有时撕裂状，1 回羽状深裂，近基部具 1-4 裂片，基部楔形，边缘全缘或具齿到锯齿，顶端尖到渐尖，两面无毛或被毛。头状花序辐射状或盘状，单生或 2-3 单生茎和枝茎；花序梗长 1-4 cm，外层苞片 (2-) 6-7 (-10)，开展，倒披针形或披针形至线形，叶状，小苞片或苞片长 7-35 mm，边缘被疏缘毛。总苞钟形至半球形，长 5-7 (-12) mm；总苞片 (6) 7-8 (-13)，椭圆状卵形至卵状披针形，长 (4-) 6-9 mm，通常无舌状花，稀有 1-5 舌状花，舌片淡黄色，长 4-8 mm，盘花 20-60，淡黄色。瘦果淡褐色到淡紫色，扁，楔形或倒卵状楔形，长 6-11 mm，边缘有倒刚毛，顶端通常有 2 枚，稀 3-4 枚芒刺，两侧有倒刺毛。花果期 7-10 月。

分布与生境　产于东北、华北、华中、华东、西南及陕西、甘肃、新疆等省区。生于路边荒地及水边湿地。也分布于印度、尼泊尔、日本、朝鲜、蒙古、俄罗斯、马来西亚、印度尼西亚、菲律宾、澳大利亚、欧洲、北美、北非。

药用部位　全草、根。

功效应用　全草：清热解毒，利湿，通经。用于肺热咳嗽、咳血、咽喉肿痛、痢疾、黄疸、闭经、小儿疳积、瘰疬、湿疹、疥癣、毒蛇咬伤。根：用于泄泻、盗汗、丹毒。

化学成分　全草含黄酮类：槲皮素，二氢槲皮素，芦丁，表儿茶素，木犀草素，山柰酚，芹菜素，橙皮苷(hesperidin)，金丝桃苷(hyperin)[1]，异圆盘豆素▲-7-*O*-*β*-D-葡萄糖苷(isookanin-7-*O*-*β*-D-glucoside)，

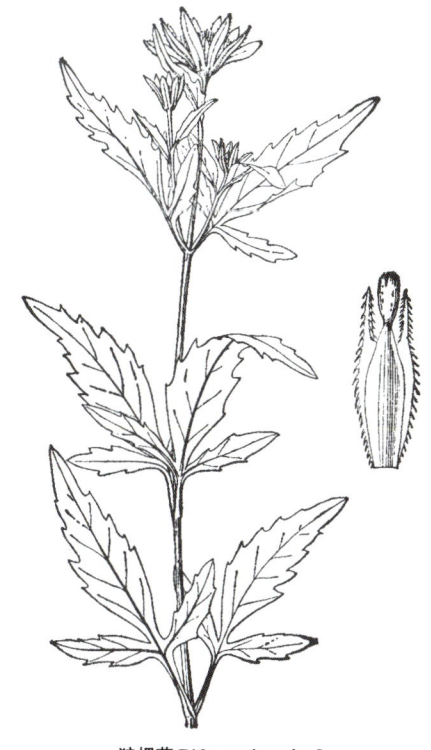

狼杷草 Bidens tripartita L.
引自《中国高等植物图鉴》

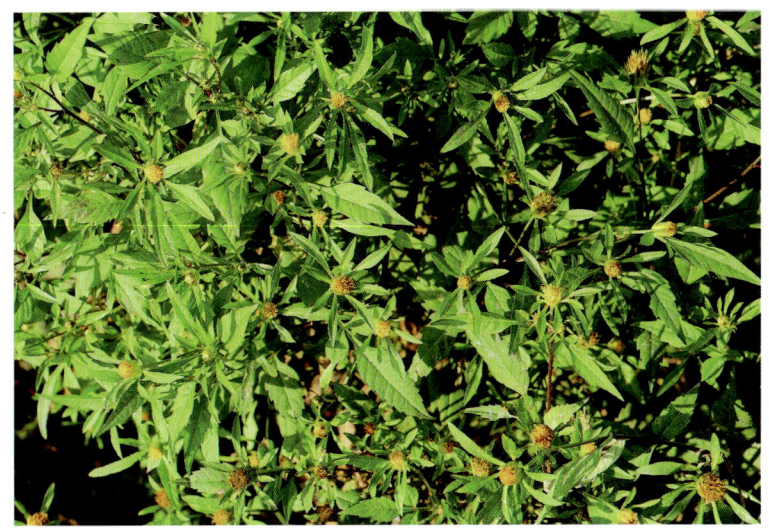

狼杷草 Bidens tripartita L.
摄影：陈又生

木犀草素-7-*O*-*β*-D-葡萄糖苷[2]，异金鸡菊苷(isocoreopsin)[3]，漆黄素-7-*O*-*β*-D-吡喃葡萄糖苷(butin-7-*O*-*β*-D-glucopyranoside)，紫铆素-7-*O*-*β*-D-吡喃葡萄糖苷(butein-7-*O*-*β*-D-glucopyranoside)，2,3',4,4'-四羟基查耳酮(2,3',4,4'-tetrahydroxychalcone)，3',4',6-三羟基查耳酮(3',4',6-trihydroxychalcone)[4]；香豆素类：双香豆素(dicoumarin)，东莨菪内酯(scopoletin)[1]，6,7-二羟基香豆素(6,7-dihydroxycoumarin)，伞形花内酯(umbelliferone)[5]；有机酸类：没食子酸(gallic acid)，绿原酸(chlorogenic acid)，咖啡酸(caffeic acid)，菊苣酸(chicoric acid)[1]。

药理作用 抗炎作用：狼杷草水提物灌胃，对角叉菜胶引起的大鼠足肿胀有抑制作用[1]。

抗菌作用：狼杷草水提物、醇-水提取物、丙酮-水提取物及甲醇提取物体外对金黄色葡萄球菌、藤黄微球菌、枯草芽孢杆菌、大肠埃希菌、肺炎克雷伯菌、铜绿假单胞菌有抑制作用。狼杷草挥发油对白色念珠菌、烟曲霉菌有抑制作用[2]。

抗氧化作用：狼杷草黄酮体外可清除 DPPH 自由基[3]。

注评 本种为中国药典（1977年版）收载"狼把草"的基源植物，药用其干燥全草。蒙古族、朝鲜族、藏族、傣族、傈僳族、白族、佤族、彝族、苗族、景颇族、瑶族和壮族也药用，除朝鲜族用全草治虚弱盗汗、疳积、血友病、月经不调，其余民族的主要用途同功效应用项。

化学成分参考文献

[1] Mikaelyan AS, et al. *Farmatsiya*, 2008, (1): 33-36.

[2] Wolniak M, et al. *Acta Poloniae Pharmaceutica*, 2007, 64(5): 441-447.

[3] Serbin AG, et al. *Farmatsevtichnii Zhurnal*, 1975, 30(2): 88-89.

[4] Serbin AG, et al. *Khim Prir Soedin*, 1972, 8(4): 440-443.

[5] Serbin A G, et al. *Khim Prir Soedin*, 1972, 8(5): 668-669.

药理作用及毒性参考文献

[1] Pozharitskaya ON, et al. *Phytomedicine*, 2010, 17(6): 463-468.

[2] Tomczykowa M, et al. *Folia Histochem Cytobiol*, 2008, 46(3): 489-493.

[3] Wolniak M, et al. *Acta Pol Pharm*, 2007, 64(5): 441-447.

4. 羽叶鬼针草（东北植物检索表）

Bidens maximowicziana Oett. in Trudy Bot. Sada Imp. Yur'evsk. Univ. 6: 219. 1906.

（英 **Pinnate Beggarticks**）

一年生草本。茎高 30–50 (–80) cm，直立，不分枝或有分枝，无毛或上部被疏毛。叶具柄，羽状深裂，裂片狭长，长圆形至线形，侧生裂片 (1–) 2–3，长 2–3 至 7–8 cm，顶生裂片通常大于侧生裂片，具锯齿，两面无毛。头状花序单生茎枝端，开花时径约 1 cm，外层总苞片叶状，8–10，线状披针形，边缘具疏齿和缘毛，内层苞片膜质，披针形，顶端短渐尖，淡褐色，无舌状花；盘花花冠细管状，4 齿裂。瘦果扁，倒卵形至楔形，长 3–4.5 mm，边缘浅波状，具瘤状小突起或有时呈啮齿状，具倒刺毛，顶端芒刺 2 枚，长 2.5–3 mm，有倒刺毛。花果期 7–8 月。

分布与生境 产于黑龙江、吉林、辽宁、内蒙古。生于河岸边、路旁、潮湿地。也分布于日本、朝鲜、俄罗斯。

药用部位 全草。

功效应用 疏风散热，解毒。用于外感风热，咳嗽，咳痰，泄泻，痢疾。

化学成分 全草含聚乙炔类：1-羟基-7-苯基庚烷-2-烯-4,6-二炔(1-hydroxy-7-phenylhept-2-en-4,6-diyne)，7-苯基庚烷-4,6-二炔-2-烯-1-乙酸酯(7-phenylhept-4,6-diyn-2-en-1-yl acetate)[1]。

菊科 COMPOSITAE

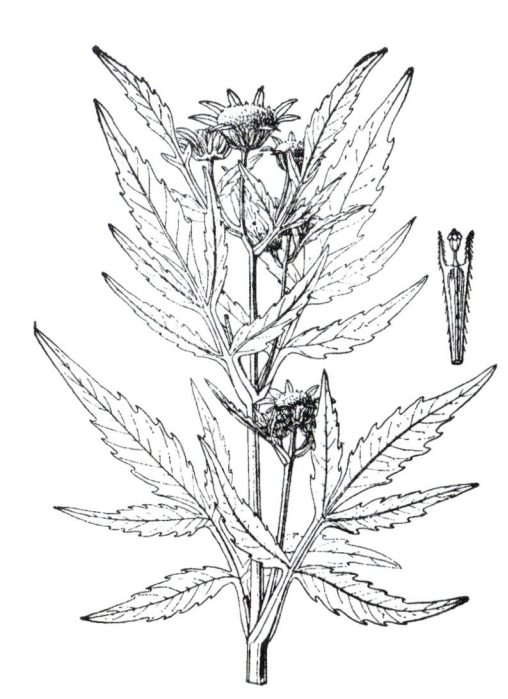

羽叶鬼针草 Bidens maximowicziana Oett.
引自《中国高等植物图鉴》

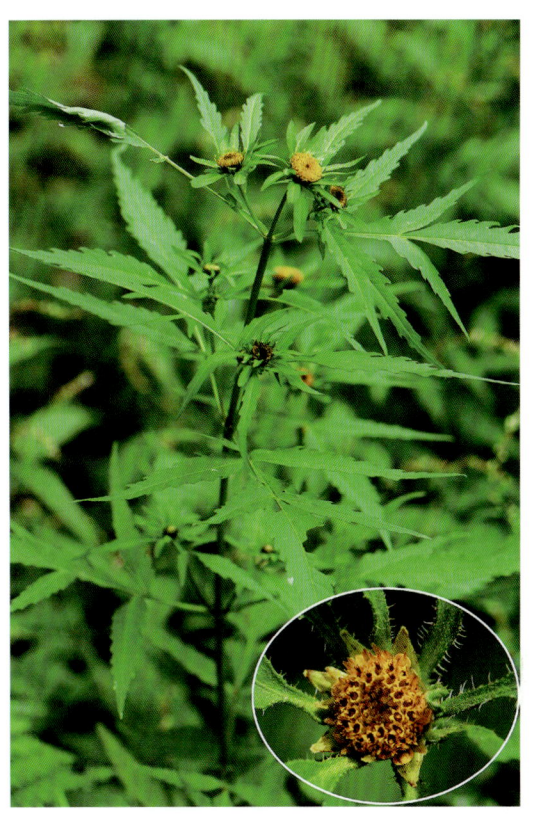

羽叶鬼针草 Bidens maximowicziana Oett.
摄影：周繇

化学成分参考文献

[1] Bohlmann F, et al. *Chemische Berichte*, 1975, 108(2): 440-444.

5. 小花鬼针草（东北植物检索表） 小鬼钗（华北、山东、江苏），刺针草、一包针（东北、华北），魁疙针（河南），小鬼叉子、鬼骨针（江苏）

Bidens parviflora Willd., Enum. Pl. Hort. Berol. 848. 1809.（英 **Smallflower Beggarticks**）

一年生草本。茎高 20-90 cm，直立，有分枝，无毛或被疏短柔毛。叶具柄，叶片长 6-10 cm，2-3 回羽状分裂，裂片狭披针形或线状披针形，叶柄上有细齿和缺刻，下面无毛或沿脉被疏柔毛。头状花序单生茎枝端，具长花序梗，开花时径 1.5-2.5 mm。总苞筒状，基部被柔毛，外层苞片 4-5，草质，线状披针形，长约 5 mm，边缘被疏柔毛；内层苞片常仅 1 枚，托片状。无舌状花，盘花 6-12 朵，花冠筒状，冠檐 4 齿裂。瘦果线形，略具 4 棱，长 13-16 mm；两端渐狭，有小刚毛，顶端芒刺 2，长 2-3.5 mm，有倒刺毛。花果期 7-9 月。

分布与生境 产于黑龙江、吉林、辽宁、内蒙古、宁夏、青海、甘肃、陕西、山东、山西、河北、河南、安徽、江苏、四川。生于路边荒地、田边林下及水沟边。也分布于日本、朝鲜、俄罗斯、蒙古。

药用部位 全草。

功效应用 清热解毒，活血散瘀。用于感冒发热，咽喉肿痛，泄泻，小便涩痛，风湿痹痛，跌打损伤，痈疽疮疖，毒蛇咬伤。

化学成分 叶含黄酮类：异槲皮苷(isoquercitrin)，黄芪苷(astragalin)，黄秋英素▲(sulfuretin)，海金鸡菊苷▲(maritimein)[1]。

地上部分含三萜类：齐墩果酸，熊果酸[2]；黄酮类：柚皮芸香苷(narirutin)，芦丁，5,7,2',5'-四羟基黄酮(5,7,2',5'-tetrahydroxyflavone)[2]；香豆素类：6-羟基香豆素(6-hydroxycoumarin)，7-羟基-6-甲

氧基香豆素(7-hydroxy-6-methoxycoumarin)[2]；三萜皂苷类：3β-O-[β-D-吡喃葡萄糖基-(1→3)-α-L-去氧塔罗糖基-(1→2)-α-L-吡喃阿拉伯糖基酸枣萜醇]{3β-O-[β-D-glucopyranosyl-(1→3)-α-L-deoxytalosyl-(1→2)-α-L-arabinosyl-jujubasterol]}[2]。

全草含黄酮类：芦丁，金丝桃苷(hyperin)[3]，槲皮素[4]，黄秋英素▲(sulfuretin)，紫铆素(butein)，花旗松素(taxifolin)，木犀草素，山奈酚，槲皮素-3-O-β-D-芸香糖苷，槲皮素-3-O-β-D-葡萄糖苷，刺槐素-7-O-β-D-葡萄糖苷(acacetin-7-O-β-D-glucoside)，木犀草素-7-O-β-D-葡萄糖苷，芹菜素-7-新橙皮糖苷[2]，2'-羟基-3,4,4'-三甲氧基查耳酮(2'-hydroxy-3,4,4'-trimethoxychalcone)，4,2',4',6'-四甲氧基二氢查耳酮(4,2',4',6'-tetramethoxy-dihydrochalcone)，3,4,2',4',6'-五甲氧基二氢查耳酮(3,4,2',4',6'-pentamethoxydihydrochalcone)，7,3',4'-三羟基黄烷酮(7,3',4'-trihydroxyflavanone)，3',4'-二羟基黄烷酮-7-O-β-D-葡萄糖苷(3',4'-dihydroxyflavanone-7-O-β-D-glucoside)，3,4,2'-三羟基查耳酮-4'-O-β-D-葡萄糖苷(3,4,2'-trihydroxychalcone-4'-O-β-D-glucoside)，3-甲氧基-4,2',3'-三羟基查耳酮-4'-O-β-D-葡萄糖苷(3-methoxy-4,2',3'-trihydroxychalcone-4'-O-β-D-glucoside)，黄秋英素▲-6-O-β-D-葡萄糖苷(sulfuretin-6-O-β-D-glucoside)，海金鸡菊亭▲-7-O-β-D-葡萄糖苷(maritimetin-7-O-β-D-glucoside)[5]；苯丙苷类：愈创木酚甘油-8-O-β-D-葡萄糖苷(guaiacyl glycerol-8-O-β-D-glucoside)，丁香苷(syringin)，4-烯丙基-2-甲氧基苯酚-O-(6-O-β-D-呋喃芹糖基)-β-D-吡喃葡萄糖苷[4-allyl-2-methoxyphenol-O-(6-O-β-D-apiofuranosyl)-β-D-gluccoside]，5,7-二羟基色原酮-7-O-β-D-吡喃葡萄糖苷(5,7-dihydroxychromone-7-O-β-D-glucoside)[6]；木脂素类：鬼针草木脂素苷▲(bidenlignaside) A、B[7]；单萜类：鬼针草薄荷醇苷▲(bidensmenthoside) A、B，(+)-茉莉酮[(+)-jasmololone]，(+)-茉莉酮葡萄糖苷[(+)-jasmololone-glucoside]，4R-羟基-3-甲基-2-(2Z-戊烯基)-环戊烷-2-烯酮-4-O-β-D-吡喃葡萄糖苷[4R-hydroxy-3-methyl-2-(2Z-pentenyl)-

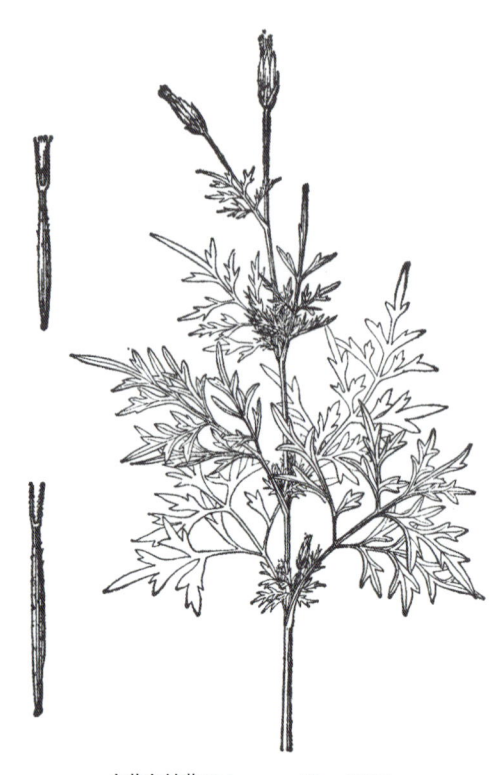

小花鬼针草 **Bidens parviflora** Willd.
引自《中国高等植物图鉴》

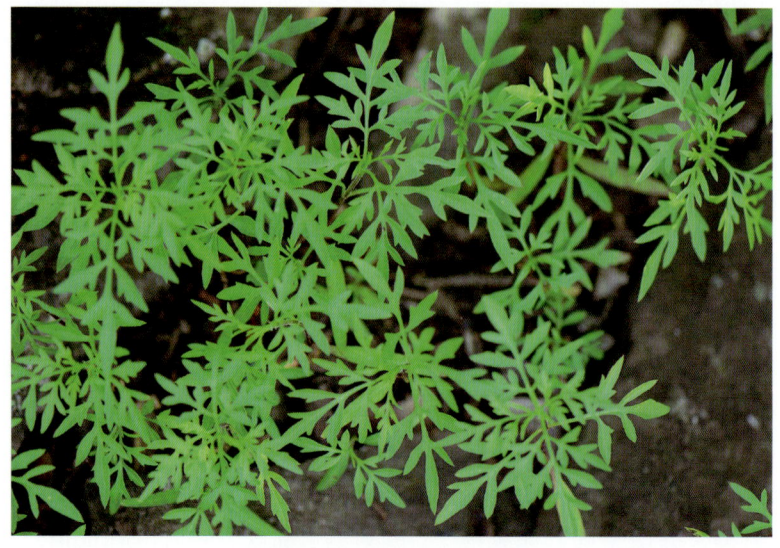

小花鬼针草 **Bidens parviflora** Willd.
摄影：周繇

cyclopent-2-enone-4-*O*-β-D-glucopyranoside][8]；糖酯类：6-*O*-(*E*)-对香豆酰基-β-D-呋喃果糖基-(2→1)-α-D-吡喃葡萄糖苷[6-*O*-(*E*)-*p*-coumaroyl-β-D-fructofuranosyl-(2→1)-α-D-glucopyranoside]，(6-*O*-*E*-对香豆酰基)-β-D-呋喃果糖基-(2→1)-(6-*O*-*E*-对香豆酰基)-α-D-吡喃葡萄糖苷[6-*O*-(*E*)-*p*-coumaroyl]-β-D-fructofuranosyl-(2→1)-[6-*O*-(*E*)-*p*-coumaroyl]-α-D-glucopyranoside]，(1α,2α,3β,4β)-3,4-双(4-羟基苯基)-1,2-环丁烷基二甲酸-6,6'-蔗糖酯[(1α,2α,3β,4β)-3,4-bis(4-hydroxyphenyl)-1,2-cyclobutane-dicarboxylic acid 6,6'-sucrose ester]，(1α,2α,3α,4α)-2,4-双(3,4-二羟基苯基)-1,3-环丁烷基二甲酸甲酯[(1α,2α,3α,4α)-2,4-bis(3,4-dihydroxyphenyl)-1,3-cyclobutane-dicarboxylic acid methyl ester][9]；聚乙炔类：(3*R*,8*E*)-癸烯-4,6-二炔-1,3,10-三醇[(3*R*,8*E*)-decen-4,6-diyn-1,3,10-triol][4]，鬼针草炔苷▲(bidensyneoside) A_1、A_2、B、C，去氢鬼针草炔苷▲B (dehydrobidensyneoside B)[10]；有机酸类：原儿茶酸(protocatechuic acid)[3]，奎宁酸(quinic acid)，咖啡酸，2,3,4-三羟基-2-异戊酸(2,3,4-trihydroxy-2-isovaleric acid)，对羟基肉桂酸(*p*-hydroxycinnamic acid)，3,5-二[1-*O*-(5-咖啡酰基)奎宁酸]-4-咖啡酰奎宁酸{3,5-di-[1-*O*-(5-caffeoyl)-quinic acid]-4-caffeoylquinic acid}[11]，3,5-二-*O*-咖啡酰奎宁酸(3,5-di-*O*-caffeoylquinic acid)，3,4-二-*O*-咖啡酰奎宁酸(3,4-di-*O*-caffeoylquinic acid)，4,5-二-*O*-咖啡酰奎宁酸(4,5-di-*O*-caffeoylquinic acid)，4-*O*-咖啡酰奎宁酸(4-*O*-caffeoylquinic acid)，5-*O*-咖啡酰奎宁酸(5-*O*-caffeoylquinic acid)，4-[3-(3,4-二羟基苯基)-丙烯酰氧基]-2,3-二羟基-2-甲基丁酸{4-[3-(3,4-dihydroxyphenyl)-acryloyloxy]-2,3-dihydroxy-2-methyl-butyric acid}[12]；其他类：苄醇-*O*-β-D-葡萄糖苷(benzylalcohol-*O*-β-D-glucoside)[6]。

药理作用 镇静催眠作用：小花鬼针草注射液腹腔注射，可延长戊巴比妥钠诱导小鼠睡眠时间，减少自主活动次数；对抗苯丙胺兴奋作用及协同氯丙嗪抑制作用[1]。

镇痛作用：小花鬼针草注射液腹腔注射，对热板法和扭体法致小鼠疼痛反应均有抑制作用[1]。

抗过敏作用：小花鬼针草醇提取物（苯丙苷类成分、咖啡酰奎宁酸类成分和酚酸类成分）体外可抑制肥大细胞释放组胺[2-4]。

抗血小板聚集作用：小花鬼针草提取物体外可抑制ADP、蛇毒诱导的家兔血小板聚集[5]。

降血脂作用：小花鬼针草水提取物灌胃，可降低高脂饲料引起的高血脂大鼠的β-脂蛋白和胆固醇含量[6]。

抗溃疡作用：小花鬼针草注射液皮下注射，对大鼠实验性胃溃疡有抑制作用，对小鼠应激性胃溃疡、利血平胃溃疡亦有保护作用，可减少大鼠胃液分泌量及降低胃液pH和游离酸[7]。

抗肿瘤作用：小花鬼针草60%乙醇水溶液提取物具有抑制前列腺癌细胞(LnCap细胞)分泌前列腺特异性抗原(PSA)活性[8]。

毒性及不良反应 小花鬼针草注射液给小鼠腹腔注射LD_{50}为173 g生药/kg；家兔肌肉注射局部组织有充血现象[7]。

注评 本种为"小鬼钗"的基源植物，药用其全草。蒙古族、朝鲜族、壮族、瑶族、佤族和景颇族也药用，其主要用途同功效应用项。

化学成分参考文献

[1] 马天波，等．中草药，1991, 22(12): 531-533.

[2] De TN, et al. *Fitoterapia*, 1992, 63(5): 470.

[3] 李玉兰，等．沈阳药科大学学报，2009, 26(8): 639-643.

[4] Li YL, et al. *Molecules*, 2008, 13(8): 1931-1941.

[5] Wang J, et al. *Asian J Trad Med*, 2007, 2(1): 23-29.

[6] 王珏，等．中草药，2007, 38(5): 647-649.

[7] Wang NL, et al. *Chem Pharm Bull*, 2006, 54(8): 1190-1192.

[8] Wang NL, et al. *J Asian Nat Prod Res*, 2007, 9(5): 449-455.

[9] Wang NL, et al. *Phytochemistry*, 2003, 62(5): 741-746.

[10] Wang NL, et al. *Chem Pharm Bull*, 2001, 49(8): 938-942.

[11] 王珏，等．中国药物化学杂志，2006, 16(3): 168-171.

[12] 王珏，等．中草药，2006, 37(7): 966-970.

药理作用及毒性参考文献

[1] 李树英，等．河南中医，1984, (3): 44-45.
[2] 王珏，等．中国药物化学杂志，2006, 16(3): 168-171.
[3] 王珏，等．中草药，2006, 37(7): 966-970.
[4] 王珏，等．中草药，2007, 38(5): 647-649.
[5] 张建新，等．河北医药，1989, 11(4): 241-242.
[6] 李庆东，等．中西医结合杂志，1989, 9(1): 90-92.
[7] 李树英，等．中草药，1981, 12(11): 32-35.
[8] 李玉兰，等．药物分析杂志，2009, 29(2): 179-183.

6. 鬼针草（本草拾遗） 虾钳草、蟹钳草（广东、广西），对叉草、粘人草（云南），一包针、引线包（江苏、浙江），三叶鬼针草（广州植物志），鬼鍼草（植物名实图考），毛鬼针草（苏南种子植物手册），粘人草、剪子草（云南）

Bidens pilosa L., Sp. Pl. 832. 1753.（英 **Railway Beggarticks**）

6a. 鬼针草（模式变种）

Bidens pilosa L. var. **pilosa**

一年生草本。茎直立，高 30-100 cm，无毛或上部被极疏柔毛。茎下部叶较小，3 裂或不分裂，通常开花前枯萎，中部叶具长 1.5-5 cm 无翅的柄，三出，小叶 3，稀具 5 (-7) 小叶的羽状复叶，两侧小叶椭圆形或卵状椭圆形，长 2-4.5 cm，宽 1.5-2.5 cm，顶端锐尖，基部近圆形或阔楔形，具短柄，边缘有锯齿，顶生小叶较大，长椭圆形或卵状长圆形，长 3.5-7 cm，顶端渐尖，基部渐狭或近圆形，具长 1-2 cm 的柄，边缘有锯齿，无毛或被疏短毛，上部叶小，3 裂或不分裂，线条状披针形。头状花序径 8-9 mm。总苞基部被短柔毛，苞片 7-8，线状匙形，草质，外层托片状，披针形，干膜质，内层较狭，线状披针形。无舌状花，盘花筒状，冠檐 5 齿裂。瘦果黑色，线形，略扁，具棱，长 7-13 mm，上部有疏瘤状突起及刚毛，顶端芒刺 3-4，长 1.5-2.5 mm，具倒刺毛。花果期全年。

分布与生境　产于安徽、福建、浙江、河北、山西、河南、湖南、湖北、辽宁、山东、陕西、甘肃、

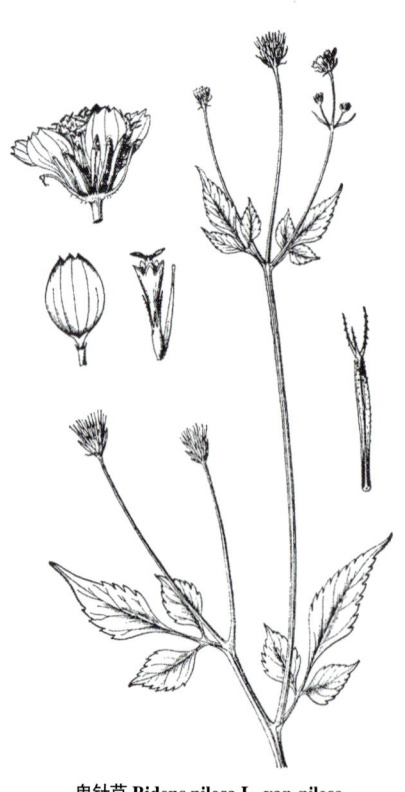

鬼针草 Bidens pilosa L. var. pilosa
引自《中国高等植物图鉴》

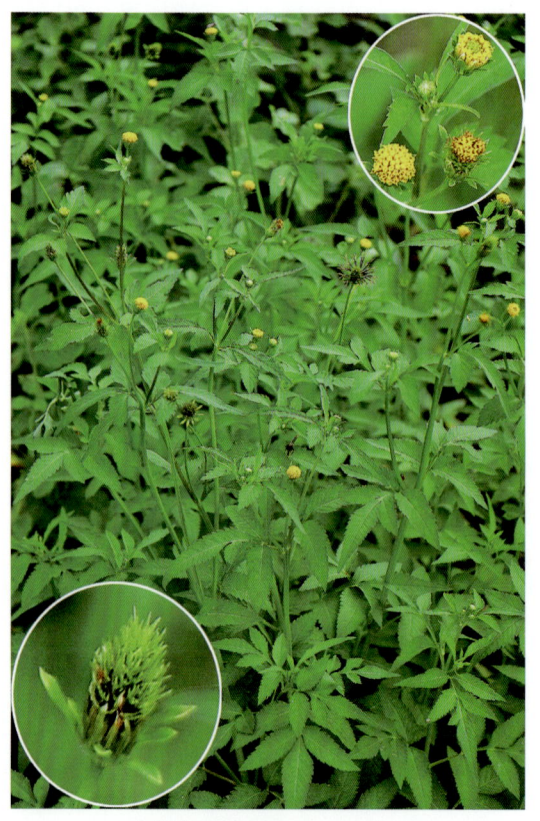

鬼针草 Bidens pilosa L. var. pilosa
摄影：王祝年

广东、广西、海南、台湾、贵州、四川、云南、西藏。生于海拔 2500 m 的路边、田野、村舍旁。也分布于日本、热带和亚热地区。

药用部位 全草。

功效应用 清热解毒，利湿健脾，活血祛风。用于时行感冒，咽喉肿痛，风湿痹痛，呕吐，泄泻，肠痈，小儿疳积，痔疮，蛇虫咬伤。现代亦用于黄疸性肝炎，肠炎，痢疾。

化学成分 根含黄酮类：槲皮素 3,3'-二甲氧基-7-O-芸香糖苷(quercetin-3,3'-dimethoxy-7-O-rutinoside)[1]，槲皮素-3,3'-二甲氧基-7-O-葡萄糖苷(quercetin-3,3'-dimethoxy-7-O-glucoside)[2]；聚乙炔类：1-苯基-1,3-二炔-5-烯-7-醇-乙酸酯(1-phenyl-1,3-diyn-5-en-7-ol acetate)[1]。

叶含去镁叶绿素类：鬼针草植素▲(bidenphytin) A、B，去镁叶绿素a (pheophytin a)，13^2R-羟基去镁叶绿素(13^2R-hydroxypheophytin) a、b，13^2S-羟基去镁叶绿素(13^2S-hydroxypheophytin) a、b，马兜铃叶绿素C (aristophyll C)[3]；聚炔类：1-苯基-1,3,5-庚三炔(1-phenyl-1,3,5-heptatriyne)[4]，鬼针草聚炔苷▲(cytopiloyne)[5]，2-O-β-D-葡萄糖基十三烷-11E-烯-3,5,7,9-四炔-1,2-二醇(2-O-β-D-glucosyltrideca-11E-en-3,5,7,9-tetrayn-1,2-diol)[6]；倍半萜类：E-石竹烯(E-caryophyllene)，α-葎草烯(α-humulene)，大牻牛儿烯D (germacrene D)，双环大牻牛儿烯(bicyclogermacrene)，α-依兰油烯(α-muurolene)[7]；黄酮类：(Z)-6,7,3',4'-四羟基橙酮[(Z)-6,7,3',4'-tetrahydroxyaurone]，(Z)-7-O-β-D-葡萄糖基-6,7,3',4'-四羟基橙酮[(Z)-7-O-β-D-glucopyranosyl-6,7,3',4'-tetrahydroxyaurone]，(Z)-6-O-(6-O-对香豆酰基-β-D-吡喃葡萄糖基)-6,7,3',4'-四羟基橙酮[(Z)-6-O-(6-O-p-coumaroyl-β-D-glucopyranosyl)-6,7,3',4'-tetrahydroxyaurone]，(Z)-6-O-(6-O-乙酰基-β-D-吡喃葡萄糖基)-6,7,3',4'-四羟基橙酮[(Z)-6-O-(6-O-acetyl-β-D-glucopyranosyl)-6,7,3',4'-tetrahydroxyaurone]，(Z)-6-O-β-D-吡喃葡萄糖基-6,7,3',4'-四羟基橙酮[(Z)-6-O-β-D-glucopyranosyl-6,7,3',4'-tetrahydroxyaurone][8]，圆盘豆素▲-4-甲醚-3'-O-β-D-葡萄糖苷(okanin-4-methyl ether 3'-O-β-D-glucoside)[9]，圆盘豆素▲-4'-O-β-D-(4''-乙酰基-6''-反式-对香豆酰基)-葡萄糖苷[okanin-4'-O-β-D-(4''-acetyl-6''-$trans$-p-coumaroyl)-glucoside]，圆盘豆素▲-4'-O-β-D-(2'',4''-二乙酰基-6''-反式-对香豆酰基)-葡萄糖苷[okanin-4'-O-β-D-(2'',4''-diacetyl-6''-$trans$-p-coumaroyl)-glucoside]，圆盘豆素▲-4'-O-β-D-(3'',4''-二乙酰基-6''-反式-对香豆酰基)-葡萄糖苷[okanin-4'-O-β-D-(3'',4''-diacetyl-6''-$trans$-p-coumaroyl)-glucoside][10]，圆盘豆素▲-4'-O-β-D-(2'',4'',6''-三乙酰基)-葡萄糖苷[okanin-4'-O-β-D-(2'',4'',6''-triacetyl)-glucoside]，圆盘豆素▲-4'-O-β-D-(6''-反式-对香豆酰基)-葡萄糖苷[okanin-4'-O-β-D-(6''-$trans$-p-coumaroyl)-glucoside]，圆盘豆素▲-3'-O-β-D-葡萄糖苷(okanin-3'-O-β-D-glucoside)[11]；苯丙素苷类：4-O-(6-O-对香豆酰基-β-D-吡喃葡萄糖基)-对香豆酸[4-O-(6-O-p-coumaroyl-β-D-glucopyranosyl)-p-coumaric acid]，4-O-(2-O-乙酰基-6-O-对香豆酰基-β-D-吡喃葡萄糖基)-对香豆酸[4-O-(2-O-acetyl-6-O-p-coumaroyl-β-D-glucopyranosyl)-p-coumaric acid][8]；其他类：3-丙基-3-(2,4,5-三甲氧基)苄氧基-戊烷-2,4-二酮[3-propyl-3-(2,4,5-trimethoxy)benzyloxy-pentan-2,4-dione][12]；有机酸酯类：3-O-咖啡酰基-2-C-甲基-D-赤酮酸-1,4-内酯(3-O-caffeoyl-2-C-methyl-D-erythrono-1,4-lactone)，2-O-咖啡酰基-2-C-甲基-D-赤酮酸(2-O-caffeoyl-2-C-methyl-D-erythronic acid)，2-O-咖啡酰基-2-C-甲基-D-赤酮酸甲酯(methyl 2-O-caffeoyl-2-C-methyl-D-erythronic acid)，3-O-咖啡酰基-2-C-甲基-D-赤酮酸甲酯(methyl 3-O-caffeoyl-2-C-methyl-D-erythronic acid)[13]。

茎和叶含挥发油，茎中挥发油的主要成分为六氢法呢基丙酮(hexahydrofarnesyl acetone，13.4%)，δ-杜松子香油烯(δ-cadinene，12.0%)，石竹烯氧化物(caryophyllene oxide，11.0%)；叶中挥发油的主要成分为石竹烯氧化物(caryophyllene oxide，37.0%)，β-石竹烯(β-caryophyllene，10.5%)，葎草烯氧化物(humulene oxide，6.0%)[14]。

花含黄酮类：2',3,3',4,4'-五羟基查耳酮-4'-β-D-吡喃葡萄糖苷(2',3,3',4,4'-penta hydroxychalcone-4'-β-D-glucopyranoside)，2',3,3',4,4'-五羟基查耳酮-3'-β-D-吡喃葡萄糖苷(2',3,3',4,4'-pentahydroxychalcone-3'-β-D-glucopyranoside)，2',3,3',4,4'-五羟基查耳酮-4'-β-D-吡喃葡萄糖苷-6''-乙酸酯(2',3,3',4,4'-pentahydroxychalcone-4'-β-D-glucopyranoside-6''-acetate)，2',3,3',4,4'-五羟基查耳酮-4'-β-D-吡喃葡萄糖基-(1→6)-葡萄糖苷[2',3,3',4,4'-pentahydroxychalcone-4'-β-D-glucopyranosyl-(1→6)-glucopyranoside]，2',3,3',4,4'-五羟基查耳

酮-3',4'-β-D-二吡喃葡萄糖苷(2',3,3',4,4'-pentahydroxychalcone-3',4'-β-D-biglucopyranoside)[15]。

地上部分含黄酮类：紫铆素(butein)，α,3,2',4'-四羟基查耳酮-2'-O-β-D-吡喃葡萄糖苷(α,3,2',4'-tetrahydroxy-2'-O-β-D-glucopyranosylchalcone)，圆盘豆素▲-4-甲醚-3'-O-β-D-葡萄糖苷(okanin-4-methyl ether-3'-O-β-D-glucoside)，黄秋英素▲(sulfuretin)，6,7,3',4'-四羟基橙酮(6,7,3',4'-tetrahydroxyaurone)，海金鸡菊苷▲(maritimein)，(Z)-6-O-(6"-乙酰基-β-D-吡喃葡萄糖基)-6,7,3',4'-四羟基橙酮[(Z)-6-O-(6"-acetyl-β-D-glucopyranosyl)-6,7,3',4'-tetrahydroxyaurone]，(Z)-6-O-(4",6"-二乙酰基-β-D-吡喃葡萄糖基)-6,7,3',4'-四羟基橙酮[(Z)-6-O-(4",6"-diacetyl-β-D-glucopyranosyl)-6,7,3',4'-tetrahydroxyaurone]，(Z)-6-O-(3",4",6"-三乙酰基-β-D-吡喃葡萄糖基)-6,7,3',4'-四羟基橙酮[(Z)-6-O-(3",4",6"-triacetyl-β-D-glucopyranosyl)-6,7,3',4'-tetrahydroxyaurone]，木犀草素，槲皮素，异槲皮苷，芦丁，黄芪苷，槲皮素-3,4'-二甲氧基-7-O-芸香糖苷[16]，5-O-甲基霍斯伦树酮▲(5-O-methylhoslundin)[17]，圆盘豆素▲-4-甲醚-3',4'-二-O-β-(4",6",4''',6'''-四乙酰基)-吡喃葡萄糖苷(okanin-4-methyl ether-3',4'-di-O-β-(4",6",4''',6'''-tetraacetyl)-glucopyranoside)，槲皮万寿菊素-3,6,3'-三甲醚(quercetagetin-3,6,3'-trimethyl ether)，槲皮万寿菊素-3,6,3'-三甲醚-7-O-β-葡萄糖苷(quercetagetin-3,6,3'-trimethyl ether-7-O-β-glucoside)，槲皮万寿菊素-3,7,3'-三甲醚-6-O-β-葡萄糖苷(quercetagetin-3,7,3'-trimethylether-6-O-β-glucoside)，芹菜素(apigenin)，芦丁(rutin)，黄木犀草苷▲(luteoside)，腋生依瓦菊苷(axillaroside)[18]；聚炔类：2-O-β-D-吡喃葡萄糖基-1-羟基十三烷-3,5,7,9,11-五炔(2-O-β-D-glucopyranosyloxy-1-hydroxytrideca-3,5,7,9,11-pentayne)[16]，2-O-β-D-吡喃葡萄糖基-1-羟基-5(E)-十三烷烯-7,9,11-三炔(2-O-β-D-glucopyranosyloxy-1-hydroxy-5(E)-tridecene-7,9,11-triyne)，3-O-β-D-吡喃葡萄糖基-1-羟基-6(E)-十四烷烯-8,10,12-三炔(3-O-β-D-glucopyranosyloxy-1-hydroxy-6(E)-tetradecene-8,10,12-triyne)[19]，7-苯基庚烷-4,6-二炔-1,2-二醇(7-phenyl-hepta-4,6-diyn-1,2-diol)，(6E,12E)-3-氧代-十四碳-6,12-二烯-8,10-二炔-1-醇[(6E,12E)-3-oxo-tetradeca-6,12-dien-8,10-diyn-1-ol]，(5E)-1,5-十三碳二烯-7,9-二炔-3,4,12-三醇[(5E)-1,5-tridecadiene-7,9-diyn-3,4,12-triol]，1-苯基-庚烷-1,3,5-三炔(1-phenyl-hepta-1,3,5-triyne)，7-苯基庚烷-2,4,6-三炔-2-醇(7-phenyl-hepta-2,4,6-triyn-2-ol)，7-苯基-庚烯-4,6-二炔-1-醇(7-phenyl-2-heptene-4,6-diyn-1-ol)，7-苯基庚烷-4,6-二炔-2-醇(7-phenyl-hepta-4,6-diyn-2-ol)，3-β-吡喃葡萄糖氧基-1-羟基-6E-十四烯-8,10,12-三炔(3-β-glucopyranosyloxy-1-hydroxy-6E-tetradecene-8,10,12-triyne)[18]；噻吩类：5-(2-苯基乙炔)-2-噻吩甲醇[5-(2-phenylethynyl)-2-thiophene methanol]，5-(2-苯基乙炔)-2-β-葡萄糖基甲基-噻吩[5-(2-phenylethynyl)-2-β-glucosylmethyl-thiophene][18]；有机酸类：E-丁烯二酸(E-butenedioic acid)[16]，香草酸[17]；生物碱类：咖啡因[17]。

全草含聚炔类：红花炔醇(safynol)，十七烷-2E,8E,10E,16-四烯-4,6-二炔(heptadeca-2E,8E,10E,16-tetraen-4,6-diyne)[20]，十三烷五炔-1-烯(tridecapentyn-1-ene)，十三烷-2,12-二烯-4,6,8,10-四炔-1-醇(trideca-2,12-diene-4,6,8,10-tetrayn-1-ol)，十三烷-3,11-二烯-5,7,9-三炔-1,2-二醇(trideca-3,11-dien-5,7,9-triyn-1,2-diol)，十三烷-5-烯-7,9,11-三炔-3-醇(trideca-5-en-7,9,11-triyn-3-ol)[21]；黄酮类：金丝桃苷(hyperin)，异半齿泽兰素(isoeupatorin)[20]；香豆素类：七叶树内酯(esculetin)[21]；二萜类：反式-植醇(trans-phytol)[22]；三萜类：β-香树脂醇，羽扇豆醇，羽扇豆醇乙酸酯[14]；甾体类：植物甾醇B (phytosterin B)，胡萝卜苷[21]；其他类：胸腺嘧啶核苷(thymidine)[20]，庚酸[22]；全草含多种营养成分，丰富的矿质元素和维生素及β-胡萝卜素，至少含有17种氨基酸[23]。

药理作用 抗炎作用：鬼针草水提物腹腔注射对酵母聚糖致小鼠足肿胀有抑制作用[1]。鬼针草丁醇提取物灌胃可抑制二甲苯致小鼠耳肿胀[2]。

调节免疫作用：鬼针草水提物体外能抑制植物凝血素诱导的淋巴细胞增殖[3]。

降血压作用：鬼针草醇提取物灌胃对果糖致高血压大鼠有降压作用[4]。鬼针草醇提取物尾静脉注射对自发性高血压大鼠和正常大鼠均有降压作用[5]。

扩张外周血管作用：鬼针草甲醇提取物对KCl和异丙肾上腺素引起的离体大鼠动脉收缩有抑制作用[6]。

抗胃溃疡作用：鬼针草甲醇、二氯甲烷和环己烷提取物灌胃，对盐酸-乙醇诱导的大鼠胃溃疡和吲哚美辛-盐酸-乙醇诱导的大鼠胃溃疡均有保护作用[7]。

保肝作用：鬼针草总黄酮灌胃，能对抗四氯化碳致大鼠肝纤维化，降低血清 TNF-α、IL-1β 水平，抑制肝纤维化大鼠肝组织中 NF-κB、TGF-β$_1$ 蛋白和 TGF-β$_1$ mRNA 表达；对小鼠血吸虫病肝纤维化有治疗作用[8-9]。

溶石作用：鬼针草水提物灌胃，对高胆固醇致石食谱诱发豚鼠胆囊结石有预防和溶石作用[10]。

降血糖作用：鬼针草醇提物灌胃，能降低 C57 BL/Ks-db/db 糖尿病模型小鼠血糖值[11]。2-O-β-D-吡喃葡萄糖基-1-羟基-5(E)-十三烯-7,9,11-三炔灌胃，对链脲佐菌素致自身免疫糖尿病小鼠有降血糖作用[12]。

抗菌作用：鬼针草水提液体外对金黄色葡萄球菌、表皮葡萄球菌有抑制作用[13]。鬼针草醇提取液体外能抑制金黄色葡萄球菌、藤黄微球菌、枯草芽孢杆菌、大肠埃希菌、绿脓杆菌、白色念珠菌及发癣菌的活性[14]。

抗病毒作用：鬼针草水提取液体外对疱疹病毒有抑制作用[15]。

抗疟作用：鬼针草乙醇提取物灌胃，可减少致疟小鼠体内疟疾寄生虫的量，并降低小鼠死亡率[16]。鬼针草的乙醇提取物体外对疟原虫有直接杀灭作用[17]。

抗肿瘤作用：鬼针草煎液对 S$_{180}$ 荷瘤小鼠实体瘤有抑制作用，并能增加荷瘤小鼠血清 IL-2、TNF-α 的含量[18]。

抗氧化作用：鬼针草乙酸乙酯提取物、醇提物体外能增强人红细胞 SOD 的活性，提高还原型 GSH 的水平而起到抗氧化作用[19]。

注评 本种为湖南（1993）、贵州（1988）药材标准收载"鬼针草"，河南药材标准（1991）收载"金盏银盘"的基源植物之一，药用其干燥地上部分。拉祜族、水族、傈僳族、傣族、瑶族、景颇族、壮族、佤族、白族、彝族、苗族、仡佬族、基诺族和土家族也药用，其主要用途同功效应用项。

化学成分参考文献

[1] Oliveira FQ, et al. *J Ethnopharmacol*, 2004, 93(1): 39-42.

[2] Brandao MGL, et al. *Phytochemistry*, 1998, 48(2): 397-399.

[3] Lee TH, et al. *Helv Chim Acta*, 2008, 91(1): 79-84.

[4] Kumari P, et al. *Planta Med*, 2009, 75(1): 59-61.

[5] Chiang YM, et al. *J Ethnopharmacol*, 2007, 110(3): 532-538.

[6] Pereira RLC, et al. *Immunopharmacol*, 1999, 43(1): 31-37.

[7] Grombone-Guaratini MT, et al. *Biochem Syst Ecol*, 2005, 33(5): 479-486.

[8] Sashida Y, et al. *Chem Pharm Bull*, 1991, 39(3): 709-711.

[9] Hoffmann B, et al. *Phytochemistry*, 1988, 27(11): 3700-3701.

[10] Hoffmann B, et al. *Planta Med*, 1988, 54(5): 450-451.

[11] Hoffmann B, et al. *Planta Med*, 1988, 54(1): 52-54.

[12] Kumar JK, et al. *Nat Prod Res*, 2003, 17(1): 71-74.

[13] Ogawa K, et al. *Phytochemistry*, 1992, 31(10): 3657-3658.

[14] Ogunbinu AO, et al. *Nat Prod Commun*, 2009, 4(4): 573-578.

[15] Hoffmann B, et al. *Phytochemistry*, 1989, 28(1): 247-249.

[16] 赵爱华，等. 云南植物研究，2004, 26(1): 121-126.

[17] Sarker SD, et al. *Biochem Syst Ecol*, 2000, 28(6): 591-593.

[18] Wang R, et al. *Planta Med*, 2010, 76(9): 893-896.

[19] Chang SL, et al. *Planta Med*, 2004, 70(11): 1045-1051.

[20] 王硕丰，等. 中草药，2005, 36(1): 20-21.

[21] Sarg TM, et al. *Acta Pharmaceutica Hungarica*, 1991, 61(6): 317-323.

[22] Zulueta MCA, et al. *Phytochemistry*, 1995, 38(6): 1449-1450.

[23] 李昉，等. 山东化工，2007, 36(3): 37-38.

药理作用及毒性参考文献

[1] Pereira RL, et al. *Immunopharmacology*, 1999, 43(1): 31-37.
[2] Chang LT, et al. *J Biomed Sci*, 2005, 12(1): 79-89.
[3] Celia A, et al. *Immunopharmacology*, 2004, 92(2): 319-323.
[4] Dimo T, et al. *J Ethnopharmacol*, 2002, 83(3): 183-191.
[5] Dimo T, et al. *Phytother Res*. 2003, 17(10): 1135-1139.
[6] Nguelefack TB, et al. *Phytother Res*, 2005, 19(3): 207-210.
[7] Tan PV, et al. *J Ethnopharmacol*, 2000, 73(3): 415-421.
[8] 袁丽萍，等. 中国药理学通报，2007, 23(7): 887-891.
[9] 陈飞虎，等. 中国临床药理学与治疗学杂志，2007, 12(9): 1023-10271.
[10] 陈玲，等. 福建中医药，2009, 40(3): 40-41.
[11] Ubillas RP, et al. *Planta Med*, 2000, 66(1): 82-83.
[12] Chang SL, et al. *Planta Med*, 2004, 70(11): 1045-1051.
[13] 万永红，等. 生物学杂志，1999, 16(2): 31-32.
[14] Khan M.R., et al. *Fitoterapia*, 2001, 72(6): 662-665.
[15] Chiang LC, et al. *Am J Chin Med*, 2003, 31(3): 355-362.
[16] Andrade VF, et al. *Phytother Res*, 2004, 18(8): 634-639.
[17] Brandão MG, et al. *J Ethnopharmacol*, 1997, 57(8): 131-138.
[18] 李巧兰，等. 陕西中医学院学报，2011, 34(3): 39-40.
[19] Yang HL, et al. *Food Chem Toxicol*, 2006, 44(3): 1513-1521.

6b. 白花鬼针草（变种）（中国植物志） 金盏银盘（广东）

Bidens pilosa L. var. **radiata** Sch. Bip. in Wedd et Berthelot, Hist. Nat. Îles Canaries 3(2): 242. 1850.（英 **Radiate Railway Beggarticks**）

本变种与模式变种的主要区别在于头状花序具5-7枚舌状花，舌片白色，椭圆状倒卵形，长3.5-8 mm，宽3.5-5 mm，先端钝或有缺刻。

分布与生境 与模式变种相同。

药用部位 全草。

功效应用 清热解毒，利湿退黄，活血祛风。用于感冒发热，咽喉肿痛，风湿痹痛，湿热黄疸，痈肿疮疖。

化学成分 叶和花含挥发油[1]。

地上部分含黄酮类：芦丁，金丝桃苷(hyperin)，异槲皮苷，槲皮素葡萄糖醛酸苷(querciturone)，棕矢车菊苷▲(jacein)，矢车菊苷(centaurein)，槲皮素-3-*O*-β-D-刺槐糖苷(quercetin-3-*O*-β-D-robinoside)[2]，(*Z*)-6-*O*-(3'',4'',6''-三乙酰基-β-D-吡喃葡萄糖基)-6,7,3',4'-四羟基橙酮[(*Z*)-6-*O*-(3'',4'',6''-triacetyl-β-D-glucopyranosyl)-6,7,3',4'-tetrahydroxyaurone]，(*Z*)-6-*O*-(2'',4'',6''-三乙酰基-β-D-吡喃葡萄糖基)-6,7,3',4'-四羟基橙酮[(*Z*)-6-*O*-(2'',4'',6''-triacetyl-β-D-glucopyranosyl)-6,7,3',4'-tetrahydroxyaurone]，圆盘豆素▲-4'-*O*-β-D-(4'',6''-二乙酰基)-吡喃葡萄糖苷[okanin-4'-*O*-β-D-(4'',6''-diacetyl)-glucopyranoside]，异圆盘豆素▲-7-*O*-β-D-(2'',4'',6''-三乙酰基)-吡喃葡萄糖苷[isookanin-7-*O*-β-D-(2'',4'',6''-triacetyl)-glucopyranoside]，槲皮素-3,4'-二甲醚-7-*O*-芸香糖苷(quercetin-3,4'-dimethylether-7-*O*-rutinoside)，(*Z*)-6-*O*-(4'',6''-二乙酰基-β-D-吡喃葡萄糖基)-6,7,3',4'-四羟基橙酮[(*Z*)-6-*O*-(4'',6''-diacetyl-β-D-glucopyranosyl)-6,7,3',4'-tetrahydroxyaurone]，圆盘豆素▲-4'-*O*-β-D-(3'',4'',6''-三乙酰基)-吡喃葡萄糖苷[okanin-4'-*O*-β-D-(3'',4'',6''-triacetyl)-glucopyranoside]，木犀草素[3]；有机酸类：绿原酸(chlorogenic acid)，新绿原酸(neochlorogenic acid)，4-*O*-咖啡酰奎宁酸(4-*O*-caffeoylquinic acid)，3,4-二-*O*-咖啡酰奎宁酸，

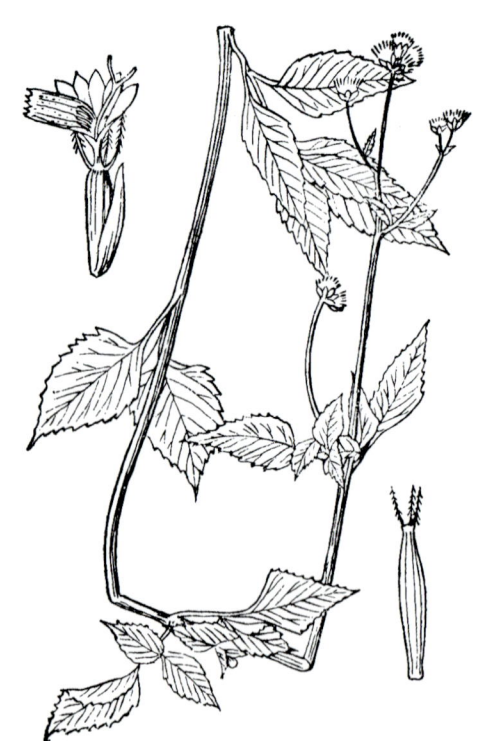

白花鬼针草 Bidens pilosa L. var. radiata Sch. Bip.
钱存源 绘

3,5-二-*O*-咖啡酰奎宁酸[2]，丁二酸(butanedioic acid)，4-*O*-(2-*O*-乙酰基-6-*O*-对香豆酰基-*β*-D-吡喃葡萄糖基)-对香豆酸[4-*O*-(2-*O*-acetyl-6-*O*-*p*-coumaryl-*β*-D-glucopyranosyl)-*p*-coumaric acid][3]；聚乙炔类：1-苯基-1,3,5-庚三炔(1-phenyl-1,3,5-heptatriyne)[3]。

全草含三萜类：无羁萜(friedelin)，无羁萜醇(friedelinol)，21*α*-羟基无羁萜-3-酮(21*α*-hydroxyfriedelan-3-one)，羽扇豆醇(lupeol)，无羁萜-3*β*-醇-27-羧酸(friedelan-3*β*-ol-27-oic acid)[4]；甾体类：豆甾醇(stigmasterol)，豆甾醇-3-*O*-*β*-D-吡喃葡萄糖苷(stigmasterol-3-*O*-*β*-D-glucopyranoside)，*β*-谷甾醇[4]；脂肪烃、脂肪酸类：二十酸，十三烷[4]。

药理作用　抗胃溃疡作用：白花鬼针草醇提取物灌胃，对无水乙醇致胃溃疡模型大鼠有保护作用，可抑制胃黏膜胃酸分泌，减少胃液量[1]。

抑制平滑肌、解痉作用：白花鬼针草醇提取物灌胃，可体外抑制大鼠腹腔肥大细胞组胺释放，并对组胺致离体豚鼠回肠收缩有抑制作用[2]。

抗肿瘤作用：白花鬼针草乙酸乙酯提取物能抑制人结肠癌 RKO 细胞的增殖并诱导其凋亡[3]。

注评　本种为广西中药材标准（1990）收载"鬼针草"的基源植物之一，药用其干燥全草。傣族也药用，主要用途同功效应用项。

化学成分参考文献

[1] Deba F, et al. *Food Control*, 2008, 19(4): 346-352.

[2] Kusano A, et al. *Nat Med*, 2003, 57(3): 100-104.

[3] Wang J, et al. *Phytochemistry*, 1997, 46(7): 1275-1278.

[4] 陈君，等. 中药材, 2013, 36(3): 410-413.

药理作用及毒性参考文献

[1] Alvare A., et al. *J Ethnopharmacol*, 1999, (67): 333-340.

[2] Matsumoto T, et al. *J Smooth Muscle Res*, 2009, 45(2): 75-86.

[3] 万仲贤，等. 福建中医药大学学报, 2011, 21(1): 40-42.

7. 金盏银盘（广州植物志）　一铁箒（本草纲目拾遗引百草镜），千条针（本草纲目拾遗），金盘银盏（岭南大学校园植物名录）

Bidens biternata (Lour.) Merr. et Sherff in Bot. Gaz. 88: 293. 1929.——*Coreopsis biternata* Lour.

（英 **Biternate Beggarticks**）

一年生草本。茎直立，高 30–150 cm，无毛或被稀疏卷曲短柔毛。上部有分枝，中部茎叶对生，叶柄长 3–5 cm，叶片长 9–15 cm，两面被软柔毛，一或二回分裂成羽状小叶，顶生小叶卵形，顶端短渐尖，边缘被明显的齿，侧生小叶卵形，有时下部的小叶羽状浅裂，上部叶渐小，对生或互生，二回羽状分裂。头状花序径 7–10 mm；花序梗长 1.5–5.5 cm。总苞基部被短柔毛，总苞片 1 层，外层苞片 8–10，草质，线形，先端尖，背面被短柔毛，内层苞片长椭圆形或长圆状披针形，背面褐色，被短柔毛。舌状花通常 3–5，不育，舌片淡黄色，长椭圆形，长约 4 mm，先端 3 齿裂，或有时无舌状花；盘花筒状；冠檐 5 齿裂。瘦果线形，黑色，长 9–19 mm，具 4 棱，多少被小刚毛，顶端芒刺 3–4，长 3–4 mm，具倒刺毛。花果期 9–11 月。

分布与生境　产于辽宁、河北、山西、陕西、甘肃、河南、湖南、湖北、江西、福建、安徽、台湾、浙江、广东、广西、海南、贵州、云南。生于海拔 1300 m 以下的路边、林旁及荒地。也分布于朝鲜、日本、马来西亚、越南、印度尼西亚、菲律宾、大洋洲、非洲。

药用部位　全草。

功效应用　清热解毒，凉血止血，散瘀。用于感冒发热，咽喉痛，黄疸，泄泻，痢疾，血热吐血，崩漏，跌打损伤，痈肿疮毒，鹤膝风，疥癣。

化学成分　地上部分含黄酮类：海金鸡菊苷▲(maritimein)，槲皮素(quercetin)，6-*O*-(6"-丙酰基-*β*-D-吡喃葡萄糖基)-6,7,3',4'-四羟基橙酮[Z-6-*O*-(6"-propionyl-*β*-D-glucopyranosyl)-6,7,3",4"-tetrahydroxy-auron][1]；苯

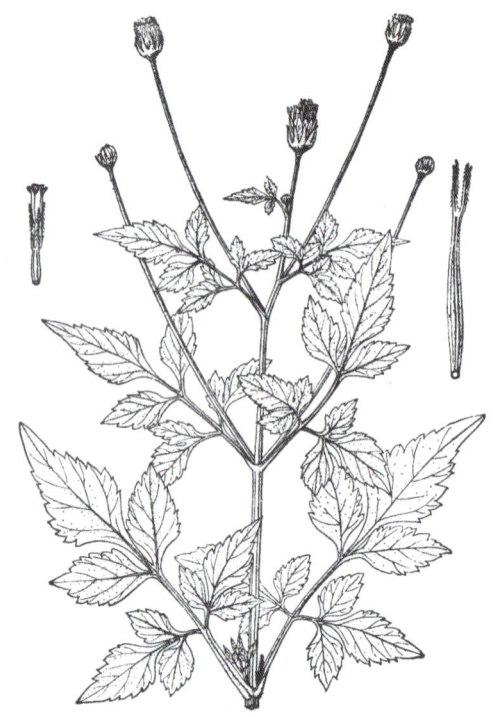

金盏银盘 Bidens biternata (Lour.) Merr. et Sherff
引自《中国高等植物图鉴》

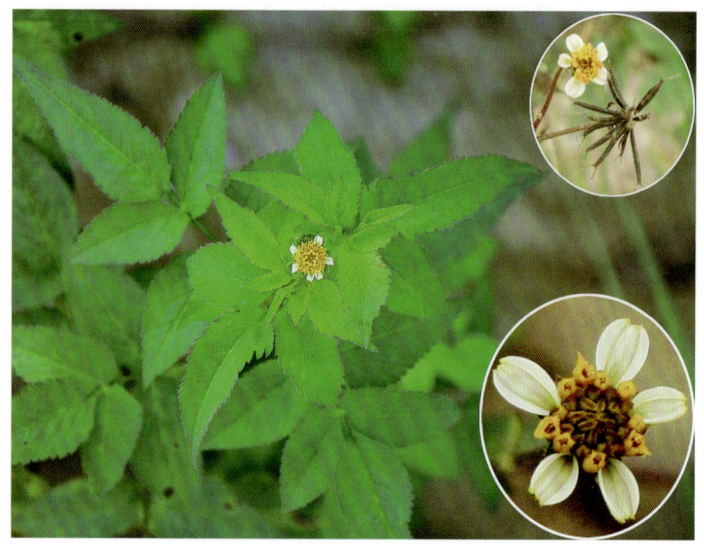

金盏银盘 Bidens biternata (Lour.) Merr. et Sherff
摄影：王祝年

丙素类：4-O-(2"-O-乙酰基-6"-O-对香豆酰基-β-D-吡喃葡萄糖基)-对香豆酸[4-O-(2"-O-acetyl-6"-O-p-coumaroyl-β-D-glucopyranosyl)-p-coumaric acid][1]；甾体类：豆甾醇(stigmasterol)[1]；脂肪酸类：三十酸(triacontanoic acid)。

全草含黄酮类：7,3',4'-三羟基-6-(6"-乙酰氧基-β-D-吡喃葡萄糖基)-橙酮[7,3,4'-trihydroxy-6-O-(6"-acetyl-β-D-glucopyranosyl)-aurone][2]；甾体类：胡萝卜苷[2]；蒽醌类：大黄素(emodin)[2]；炔苷类：鬼针聚炔苷(bipinnatapolyacetyloside)[2]；挥发油类：主要为3-甲基丁醛(3-methyl-butanal)，2-甲基丁醛(2-methyl-butanal)，2-乙基呋喃(2-ethyl-furan)，己醛(hexanal)，α-蒎烯(α-pinene)，β-蒎烯(β-pinene)，3,7-二甲基-6-辛烯-1-炔基-3-醇(3,7-dimethyl-6-octen-1-yn-3-ol)，3-蒈烯(3-carene)，2-炔基-1-十五醇(2-pentadecyn-1-ol)，Z-7-十六碳烯醛(Z-7-hexadecenal)，罗勒烯(ocimene)，β-水芹烯(β-phellandrene)，侧柏酮(thujone)，十三烷基二醛(tridecanedial)，顺式-Z-π-没药烯环氧化物(cis-Z-π-bisabolene epoxide)，α-石竹烯(α-caryophyllene)，α-人参烯(α-panasinsene)，其中α-蒎烯和α-人参烯的相对含量较高[3]；其他类：原儿茶酸(protocatechuic acid)，三十三烷，D-甘露醇，1,4-丁二酸[2]。

药理作用 抗氧化作用：金盏银盘醇提物依次用水、饱和氯仿、乙酸乙酯、正丁醇萃取得到四个部位体外能清除羟自由基，黄酮类、酚酸类化合物是主要活性成分[1]。

注评 本种为河南药材标准（1991）收载"金盏银盘"的基源植物之一，药用其干燥全草。壮族外用于疔疮、蛇伤、跌打肿痛。

化学成分参考文献

[1] 李勇，等. 食品与药品，2012, 14(7): 270-273.

[2] 李斌，等. 江西中医药，2011, 42(346): 51-53.

[3] 李勇，等. 中国实验方剂学杂志，2011, 17(20): 70-72.

药理作用及毒性参考文献

[1] 陈月红. 金盏银盘化学成分和抗氧化活性研究 [学位论文]. 山东：山东中医药大学，2008.

8. 婆婆针（中国植物志） 鬼针草、鬼钗草（本草拾遗），刺针草（全国中草药汇编），索人衣（江西），小鬼针（江苏药物志），一包针（江西草药），香肠草（福建中医杂志）

Bidens bipinnata L., Sp. Pl. 832. 1753.（英 **Spanishneedles**）

一年生草本。茎直立，高 30–120 cm，无毛或上部被疏柔毛。叶具柄，叶柄长 2–6 cm，叶片长 5–14 cm，二回羽状分裂，小裂片三角状或菱状披针形，具 1–2 对缺刻或深裂，顶生裂片为狭，先端渐尖，边缘有疏粗齿，两面被疏柔毛。头状花序径 6–10 mm。总苞杯状，基部被柔毛；总苞片 8–12，外层 5–7，线形，草质，先端钝，被较密的短柔毛，内层膜质，椭圆形，背面被短柔毛，边缘黄色。舌状花 1–3，不育，舌片黄色，椭圆形或倒卵状披针形，长 4–5 mm，盘花筒状，黄色，冠檐 5 齿裂。瘦果线形，稍扁，具 3–4 棱，长 12–13 mm，具瘤状突起和小刚毛，顶端芒刺 3–4，稀 2，长 3–4 mm，具倒刺毛。花果期 8–10 月。

分布与生境 产于吉林、辽宁、内蒙古、河北、山西、山东、江苏、安徽、浙江、台湾、福建、江西、湖北、陕西、甘肃、广东、广西、四川、云南。生于海拔 1800 (–3500) m 以下的路边、荒地山坡及田间。也分布于朝鲜、尼泊尔、柬埔寨、老挝、越南、泰国、美洲、欧洲及太平洋岛屿。

药用部位 全草。

功效应用 清热解毒，祛风除湿，活血消肿。用于咽喉肿痛，泄泻，痢疾，黄疸，肠痈，疔疮肿毒，蛇虫咬伤，风湿痹痛，跌打损伤。

化学成分 全草含黄酮类：圆盘豆素▲-4'-O-β-D-(2",4",6"-三乙酰基)-葡萄糖苷[okanin-4'-O-β-D-(2",4",6"-triacetyl)-glucopyranoside]，3',4'-二甲氧基槲皮素(3',4'-dimethoxyquercetin)，3,5-二羟基-3',5'-二甲氧基黄酮-7-O-β-D-吡喃葡萄糖苷(3,5-dihydroxy-3',5'-dimethoxyflavone-7-O-β-D-glucopyranoside)，7,8,3',4'-四羟基黄烷酮醇(7,8,3',4'-tetrahydroxyflavanonol)，5,8,4'-三羟基黄酮-7-O-β-D-葡萄糖苷(5,8,4'-trihydroxyflavone-

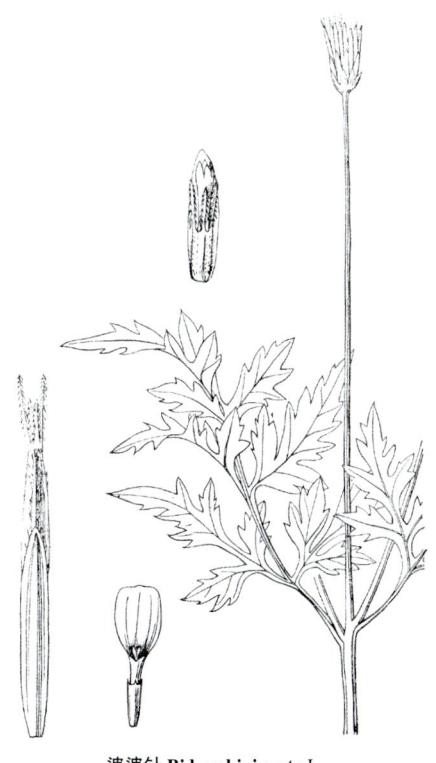

婆婆针 Bidens bipinnata L.
刘春荣 绘

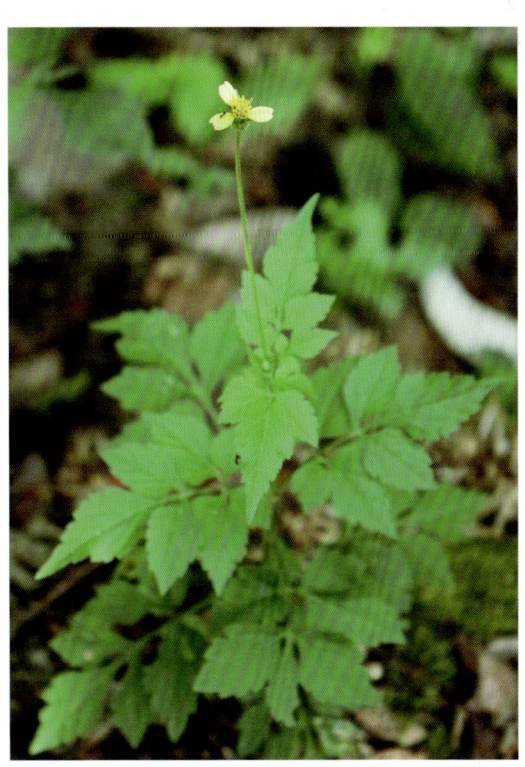

婆婆针 Bidens bipinnata L.
摄影：陈世品

7-*O*-β-D-glucopyranoside)[1]，异槲皮苷，异圆盘豆素▲-7-*O*-β-D-葡萄糖苷(isookanin-7-*O*-β-D-glucoside)，海金鸡菊亭▲(maritimetin)，槲皮素-7-*O*-β-D-葡萄糖苷(quercetin-7-*O*-β-D-glucoside)[2]，槲皮素，金丝桃苷(hyperoside)，槲皮素-7-*O*-鼠李糖苷(quercetin-7-*O*-rhamnopyranoside)，6,7,3',4'-四羟基橙酮(6,7,3',4'-tetrahydroxy aurone)，圆盘豆素▲(okanin)，木犀草素[3]，6-*O*-(3",6"-二乙酰基-β-D-吡喃葡萄糖基)-6,7,3',4'-四羟基橙酮[6-*O*-(3",6"-diacetyl-β-D-glucopyranosyl)-6,7,3',4'-tetrahydroxyaurone]，6-*O*-(6"-乙酰基-β-D-吡喃葡萄糖基)-6,7,3',4'-四羟基橙酮[6-*O*-(6"-acetyl-β-D-glucopyranosyl)-6,7,3',4'-tetrahydroxyaurone]，6-*O*-(4",6"-二乙酰基-β-D-吡喃葡萄糖基)-6,7,3',4'-四羟基橙酮[6-*O*-(4",6"-diacetyl-β-D-glucopyranosyl)-6,7,3',4'-tetrahydroxyaurone][4]，鬼针草苷▲(bidenoside) A、B[5]、F、G[6]，槲皮素-3-*O*-β-D-葡萄糖苷(quercetin-3-*O*-β-D-glucopyranoside)，槲皮素-3-*O*-α-L-鼠李糖苷(quercetin-3-*O*-α-L-rhamnoside)[5]，异圆盘豆素▲-7-*O*-(4",6"-二乙酰基)-β-D-吡喃葡萄糖苷[isookanin-7-*O*-(4",6"-diacetyl)-β-D-glucopyranoside][6]；香豆素类：7,8-二羟基香豆素(7,8-dihydroxycoumarin)[1]；炔苷类：鬼针聚炔苷(bipinnatapolyacetyloside)，鬼针聚炔苷B (bipinnatapolyacetyloside B)[4]，鬼针草苷▲(bidenoside) C、D[7]，3-β-D-葡萄糖基-1-羟基-6-(*E*)-四烯-8,10,12-三炔(3-β-D-glucopyranosyl-1-hydroxy-6-(*E*)-tetradecen-8,10,12-triyne)[8]；有机酸类：3,5-二-氧咖啡酰奎宁酸甲酯(3,5-di-*O*-caffeoylquinic acid methyl ester)[1]，4,5-二-*O*-咖啡酰奎宁酸(4,5-di-*O*-caffeoylquinic acid)，3,4-二羟基苯甲酸乙酯(3,4-dihydroxybenzoate ethyl)[3]；苯丙素类：4-*O*-(6"-*O*-对香豆酰基-β-D-葡萄糖基)-对香豆酸[4-*O*-(6"-*O*-*p*-coumaroyl-β-D-glucopyranosyl)-*p*-coumaric acid]，4-*O*-(2"-*O*-乙酰基-6"-*O*-对香豆酰基-β-D-葡萄糖基)-对香豆酸[4-*O*-(2"-*O*-acetyl-6"-*O*-*p*-coumaroyl-β-D-glucopyranosyl)-*p*-coumaric acid]，4-*O*-(2",4"-*O*-二乙酰基-6"-*O*-对香豆酰基-β-葡萄糖基)-对香豆酸[4-*O*-(2",4"-*O*-diacetyl-6"-*O*-*p*-coumaroyl-β-glucopyranosyl)-*p*-coumaric acid][8]；其他类：D-甘露醇[2]，豆甾醇-3-*O*-葡萄糖苷[3]，胡萝卜苷[8]，维生素 K_1[9]，β-胡萝卜素[10]。

药理作用 镇痛作用：婆婆针全草醇提浸膏灌胃，可抑制醋酸诱发的小鼠扭体反应[1]。

抗炎作用：婆婆针全草醇提物灌胃，可抑制醋酸诱发小鼠毛细血管通透性增加[1]。婆婆针黄酮外用，能抑制巴豆油诱发的小鼠耳肿胀及蛋清诱发的小鼠足肿胀；婆婆针提取物鬼针聚炔苷灌胃、腹腔注射和外用，均能抑制巴豆油诱发的小鼠耳肿胀及蛋清诱发的小鼠足肿胀。鬼针聚炔苷灌胃，还能抑制醋酸致小鼠腹腔毛细血管通透性升高、大鼠棉球肉芽肿形成、角叉菜胶致胸膜炎大鼠胸腔渗出液中白细胞游走[2]。

扩张血管作用：婆婆针注射液对兔离体动脉有舒张作用[3]。

抗血小板聚集作用：婆婆针提取物体外可抑制 ADP 诱导的家兔血小板聚集[4]。

保肝作用：婆婆针醇提物灌胃，能对抗 CCl_4 致小鼠急性损伤[5]。婆婆针总黄酮灌胃，可减缓 CCl_4 诱导的大鼠肝纤维化[6]。

降血糖作用：婆婆针乙醇提取物的正丁醇萃取物灌胃，能降低正常小鼠的血糖；乙酸乙酯萃取物灌胃，能降低正常小鼠、四氧嘧啶高血糖小鼠、链脲佐菌素致糖尿病大鼠的血糖[7-8]。

抗肿瘤作用：婆婆针醇提物体外对白血病细胞 HL-60 和 V_{937} 均有抑制作用[9]。婆婆针提取物的各萃取部位（石油醚、氯仿、乙酸乙酯和正丁醇）体外能抑制肝癌细胞 HepG2 和白血病细胞 K_{562} 的增殖[10]。

改善肾功能作用：婆婆针水提液灌胃，能降低肾性贫血模型大鼠血中 Cr 和 BUN 水平，提高血中 RBC、Hb 和 EPO 水平，减少肾单位坏死，并减轻肾组织炎性浸润，改善肾功能[11]。

抗氧化作用：婆婆针乙醇提取物的乙酸乙酯萃取部分灌胃，能提高小鼠血清 SOD 和 GSH-Px 活性，发挥抗脂质过氧化作用[12]。婆婆针总黄酮及黄酮单体金鸡菊亭体外对 DPPH 自由基有清除作用[13]。

注评 本种为甘肃（1995）、贵州（1988）药材标准收载"鬼针草"，河南药材标准（1991）收载"金盏银盘"，上海药材标准（1994）收载"婆婆针"的基源植物，药用其干燥地上部分。景颇族、彝族、畲族、水族、阿昌族、德昂族、哈尼族、蒙古族、壮族、傣族、佤族、瑶族、苗族和土家族也药用，主要用途同功效应用项。

化学成分参考文献

[1] 杨小唯，等 . 解放军药学学报，2009, 25(4): 283-286.
[2] 蒋海强，等 . 食品与药品，2008, 10(9): 15-17.
[3] 黄敏珠，等 . 第二军医大学学报，2006, 27(8): 888-891.
[4] 马明，等 . 中草药，2005, 36(1): 7-9.
[5] Li S, et al. *Heterocycles*, 2003, 61: 557-561.
[6] Li S, et al. *J Asian Nat Prod Res*, 2005, 7(1): 67-70.
[7] Li S, et al. *Chem Pharm Bull*, 2004, 52(4): 439-440.
[8] 王佳，等 . 云南植物研究，1997, 19(3): 311-315.
[9] 郝海玲，等 . 光谱实验室，2007, 24(2): 221-223.
[10] 郝海玲，等 . 光谱实验室，2005, 22(4): 892-895.

药理作用及毒性参考文献

[1] 周现军，等 . 四川中医，2008, 26(10): 62-63.
[2] 王建平，等 . 中草药，1997, 28(11): 665-669.
[3] 刘旭杰，等 . 第四军医大学学报，2004, 25(19)1767.
[4] 夏勤，等 . 时珍国医国药，2006, 17(11): 2152-2154.
[5] 胡世林，等 . 中国临床保健杂志，2007, 10(6): 601-603.
[6] 闫波，等 . 中国药理学通报，2008, 24(12): 1640-1645.
[7] 李帅，等 . 中医药学报，2003, 31(5): 37-39.
[8] 黄敏珠，等 . 东南国防医药，2010, 12(2): 100-101.
[9] 王建平，等 . 中药材，1997, 20(5): 247-249.
[10] 林丽清，等 . 福建医科大学学报，2010, 44(2): 83-85.
[11] 李靖，等 . 中西医结合研究，2009, 1(5)223-226.
[12] 姜涛，等 . 天然产物研究与开发，2006, (18): 765-767.
[13] 蒋海强，等 . 山东中医杂志，2010, 29(3): 196-197.

65. 鹿角草属 Glossocardia Cass.

多年生草本。叶少数，基生叶轮生，具长柄，羽状分裂，茎叶互生，羽状深裂或楔状3齿裂，裂片线形。头状花序小，单或数个排成伞房状，外围雌花舌状，中央两性花多数，均结实，或无舌状花。总苞钟状；总苞片2~3层，近革质，内层通常较大，基部结合。花托扁平；托片膜质，长圆形，中部线形，抱持两性花，舌状花1层，舌片开展，全缘或上端3裂；两性花管状，具4裂片。花药基部钝或近全缘；花柱分枝顶端具长附器。瘦果无毛，背部扁压，线形或卵形，顶端截形，有2宿存有倒刺毛的芒刺。

7种，分布于北非洲、亚洲热带、澳大利亚南部及太平洋岛屿。我国仅有1种。药用。

本属药用植物鹿角草含倍半萜类成分如去氢木香内酯 (dehydrocostus lactone，**1**)，二氢去氢木香内酯 (dihydrodehydrocostus lactone，**2**)；苯丙素类如鹿角草素 (glossogin，**3**) 等。**1** 和 **3** 对 A549 细胞株有细胞毒活性，IC_{50} 分别为 6.3 和 48.49 μg/ml；**1** 对 MRC-5 细胞株的 IC_{50} 为 11.2 μg/ml，**2** 对 A549 细胞株基本无细胞毒活性。

本属植物鹿角草具有抗炎、抗氧化及抗肿瘤作用。

1. 鹿角草（中国植物志） 鸡鹰爪（广西），香茹（中国高等植物图鉴），了哥利（广西、贵州），金锁匙（海南植物志），矮鬼针草（福建中草药）

Glossocardia bidens (Retz.) Veldkamp in Blumea 35(2): 468. 1991.——*Zinnia bidens* Retz., *Glossogyne tenuifolia* Cass. ex Less. （英 **Thinleaf Glossogyne**）

多年生草本，高 15-30 cm。茎基部木质，自基部分枝，无毛。基生叶密集，宿存，长 4-8 cm，羽状深裂，裂片 2-4 对，两面无毛，线形，长 7-15 mm，叶柄长 2-4.5 cm，中部叶少数，羽状分裂，或线形，叶柄长 3-4 cm；上部叶小，线形。头状花序单生，径 6-8 mm，有线状长圆形小苞片；总苞片外层约 7，长圆状披针形，有条纹，边缘膜质；内层狭长圆形，长 3.5 mm，舌状花黄色，舌片宽椭圆形，长 3 mm，顶端有 3 齿；管状花花冠上端 4 齿裂。瘦果黑色，线形，长 7-8 mm，扁平，无毛，上端有 2 枚被倒刺毛的芒刺。花果期 6-9 月。

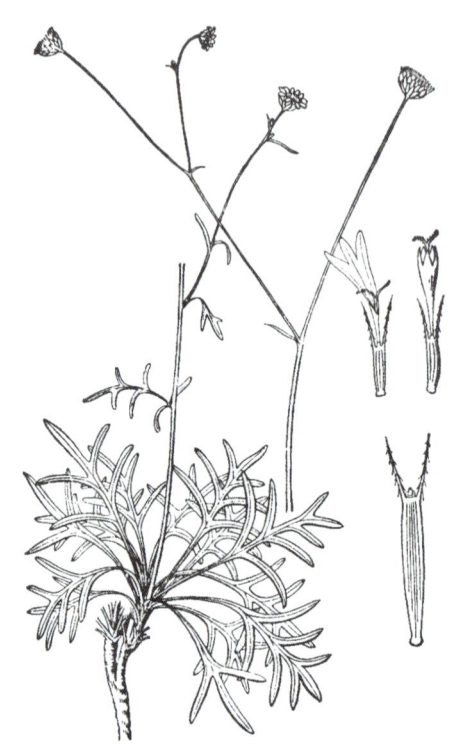

鹿角草 Glossocardia bidens (Retz.) Veldkamp
引自《中国高等植物图鉴》

分布与生境 产于福建、广东、广西、海南、台湾、西藏。生于海边、空旷沙地。也分布于印度、孟加拉、印度尼西亚、马来西亚、越南、泰国、菲律宾、巴布亚新几内亚、澳大利亚。

药用部位 全草。

功效应用 清热利湿，解毒消肿，活血止血，镇咳化痰。用于急慢性扁桃体炎，支气管炎，尿道炎，肠炎，痢疾，泄泻，水肿，咳嗽，哮喘，乳蛾，咯血，尿血，痈疖肿毒，带状疱疹，跌打肿痛，外伤出血。

化学成分 地上部分含黄酮类：木犀草素-7-葡萄糖苷(luteolin-7-glucoside)，木犀草素(luteolin)[1]；三萜类：齐墩果酸(oleanolic acid)[1]；挥发油：柠檬烯(limonene)，松节油(terebenthene)等[2]。

全草含倍半萜类：去氢木香内酯(dehydrocostus lactone)，二氢去氢木香内酯(dihydrodehydrocostus lactone)[3]；三萜类：齐墩果酸(oleanolic acid)[1]；苯丙素类：鹿角草素▲(glossogin)[4]；黄酮类：木犀草素-7-葡萄糖苷，木犀草素(luteolin)[5]。

药理作用 抗炎作用：鹿角草醇提物体外可抑制小鼠腹腔巨噬细胞(RAW264.7)产生肿瘤坏死因子、IL-1、IL-6、一氧化氮和前列腺素 E_2 等炎性介质，也能抑制诱生型一氧化氮合成酶和环氧化酶2的活性[1]。

抗肿瘤作用：鹿角草中的鹿角草素▲可通过释放细胞色素C、激活细胞凋亡蛋白3,9来诱导人肺癌A549细胞凋亡[2]。

抗氧化作用：鹿角草中的酚类化合物体外对羟自由基有直接清除作用[3]。

注评 本种为"鹿角草"的基源植物，药用其全草。

化学成分参考文献

[1] Hsu HF, et al. *Food Chem Toxicol*, 2008, 46(12): 3785-3791.

[2] Hsu HF, et al. *Yaowu Shipin Fenxi*, 2009, 17(2): 107-115.

[3] Chyau CC, et al. *Food Chem*, 2006, Volume Date 2007, 100(2): 808-812.

[4] Wu MJ, et al. *J. Agric Food Chem*, 2005, 53(16): 6305-6312.

[5] Hsu HF, et al. *J Agric Food Chem*, 2005, 53(15): 6117-6125.

药理作用及毒性参考文献

[1] Ha CL, et al. *J Ethnopharmacol*, 2006, 107(1): 116-125.

[2] Hsu HF, et al. *Food Chem Toxicol*, 2008, 46(12): 3785-3791.

[3] Yang JH, et al. *Am J Chin Med*, 2006, 34(4): 707-720.

66. 牛膝菊属 Galinsoga Ruiz et Pav.

一年生草本。叶对生，具柄，全缘或有锯齿。头状花序小，异型，辐射状，顶生或腋生，多数，在茎枝端排成伞房花序，有长花序梗，雌花1层，约4–5，舌状，白色；管状花两性，黄色，全部结实。总苞宽钟状或半球形，径 2.5–6 mm；总苞片宿存或脱落，6–9 (–16) 排成2层、椭圆形、卵状披针形、长圆形或卵形，外层较短，草质或干膜质，全缘或细撕裂或不分裂。舌片开展，全缘或具2–3齿裂，管状花，上端5齿裂。花药基部箭形，有小耳。花柱分枝微尖，顶端短急尖。瘦果倒卵圆状三角形，具棱，背部压扁，被微毛。冠毛膜片状，少数或多数，膜质，长圆形，流苏状，顶端芒尖或钝；雌花无冠毛或冠毛短毛状。

15–33种，分布于北美、墨西哥、西印度、百慕大；我国有入侵归化2种，分布于西南各省区，1种药用。

1. 牛膝菊（中国植物志） 辣子草（云南中草药选），铜锤草（贵州、云南），向阳花、珍珠草（昆明民间常用草药），肥猪苗（中国中药资源志要）

Galinsoga parviflora Cav., Ic. et Descr. Pl. 3: 41. 1795. （英 **Smallflower Galinsoga**）

一年生草本，高 10–80 cm。茎纤细，不分枝或自基部分枝，被贴生短伏毛和疏腺毛。叶对生，卵形或长椭圆状卵形，长 (1.5–) 2.5–5.5 cm，宽 (0.8–) 1.2–3.5 cm，顶端渐尖或钝，基部圆形或楔形，基生3出脉或不明显5出脉，上部叶渐小，披针形，两面粗涩，被白色贴生短柔毛，边缘有浅锯齿。头状花序多数，径 4–6 mm，在茎枝端排成伞房状花序；花序梗长 0.5–2 (–3) cm，被白色贴生柔毛，杂有腺毛。总苞半球形，径 3–5 mm；总苞片2层，外层 2–3，不等长，卵形，内层 5，卵形，绿色，具膜质边缘，有缘毛，背面被疏短柔毛及腺毛。舌状花 4–5，舌片白色，宽倒卵状近圆形，先端3齿裂；管状花黄色，有5齿。瘦果圆柱状倒锥形，长 1.5–2 mm，被白色微毛；舌状花冠毛少数毛状，易脱落；管状花冠毛膜片状，长约 1 mm，边缘流苏状。花果期 5–12 月。

分布与生境 原产于南美洲；现广泛分布于全国各省区。生于海拔 800–2800 m 的荒野、河边、田间或林下。

药用部位 全草，花序。

功效应用 全草：清热解毒，止咳平喘，止血。用于咳嗽，气喘，疔疮，外伤出血。现代亦用于扁桃体炎，咽喉炎，黄疸性肝炎，肺结核。花序：清肝明目。用于夜盲症，视物模糊。

化学成分 全草含黄酮类：牛膝菊苷▲(galinsoside) A、B，7,3',4'-三羟基黄烷酮(7,3',4'-trihydroxyflavanone)，3,5,7,3',4'-五羟基黄烷酮(3,5,7,3',4'-pentahydroxyflavanone)[1]，木犀草素-7-O-β-D-葡萄糖苷，芹菜素-7-O-β-D-葡萄糖苷[2]；二萜类：对映-贝壳杉-16-烯-19-酸(*ent*-kaur-16-en-19-oic acid)，对映-15-当归酰氧基-16-贝壳杉烯-19-酸(*ent*-15-angeloyloxy-16-kauren-19-oic acid)，对映-15-当归酰氧基-16,17-环氧-19-贝壳杉酸(*ent*-15-angeloyloxy-16,17-epoxy-19-kauranoic acid)[3]；三萜类：熊果酸[4]；有机酸类：二十八酸，4-羟基苯甲酸(4-hydroxybenzoic acid)，3,4-二羟基苯甲酸(3,4-dihydroxybenzoic acid)，没食子酸(gallic acid)[4]；甾体类：β-谷甾醇，豆甾醇，α-菠甾醇，α-菠甾醇硬脂酸酯(α-spinasteryloctadecanate)[3]，胡萝卜苷[4]。

药理作用 抗细菌作用：牛膝菊精油体外对金黄色葡萄球菌和蜡状芽孢杆菌有抑制作用[1]。

抑制酶活性作用：牛膝菊提取物具有抑制血管紧张素 I 转化酶的活性，使血管紧张素 I 转化为血管紧张素 II 减少[2]。

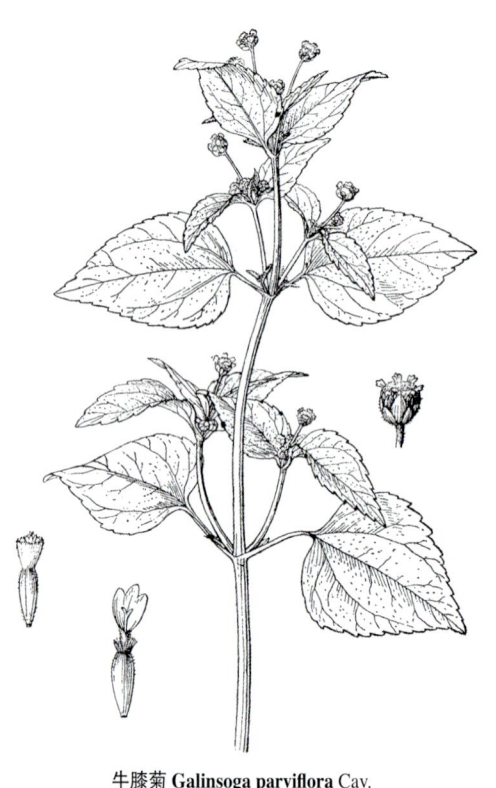

牛膝菊 Galinsoga parviflora Cav.
张荣厚 冯晋庸 张泰利 绘

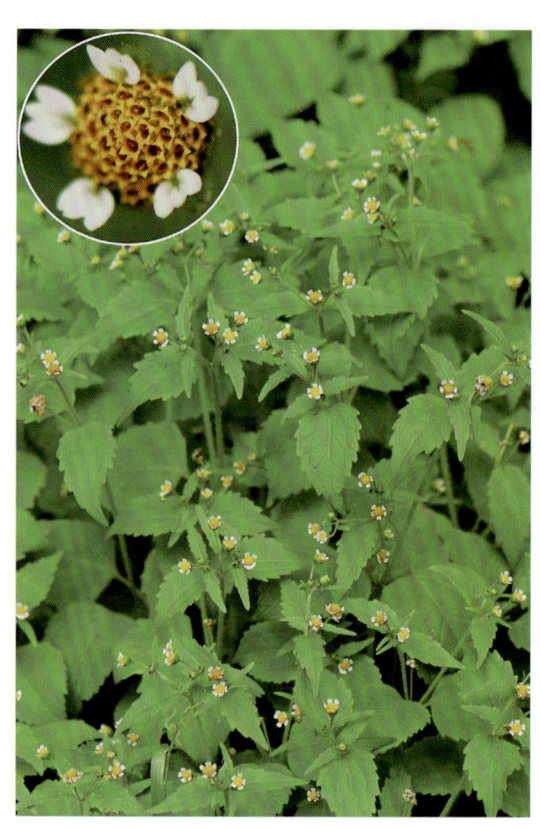

牛膝菊 Galinsoga parviflora Cav.
摄影：周䜣

抗氧化作用：牛膝菊水提物体外可直接清除氧自由基[3]。

注评 本种为"辣子草"的基源植物，药用其全草；花入药称"向阳花"。本种药材为佤族、傈僳族、白族、蒙古族也药用，全草主治扁桃体炎、咽喉炎、急性黄疸性肝炎；外伤出血。

化学成分参考文献

[1] Ferheen S, et al. *J Enzyme Inhibit Med Chem*, 2009, 24(5): 1128-1132.

[2] Plekhanova TI, et al. *Khim Prir Soedin*, 1977, (6): 862.

[3] 潘争红，等. 云南大学学报（自然科学版），2007, 29(6): 613-616.

[4] Tariq S, et al. *J Chem Soc Pakistan*, 2008, 30(5): 762-765.

药理作用及毒性参考文献

[1] Pino JA, et al. *Nat Prod Commun*, 2010, 5(11): 1831-1832.

[2] Ramesar S, et al. *J Med Food*, 2008, 11(2): 331-336.

[3] BazylkoA, et al. *Nat Prod Res*, 2012, 26(17):1584-1593.

67. 万寿菊属 Tagetes L.

一年生或多年生草本。叶对生或上部叶互生，羽状分裂或不分裂，具油腺点。头状花序单生，稀少数排成花序，辐射状或盘状。总苞圆柱形或杯形；总苞片1层，几连合成管状或杯状，有半透明的油点。花托平，无毛。舌状花1层，雌性，金黄色、橙黄色或褐色；管状花两性，金黄色或橙黄色，全部结实。瘦果线形或棒形，具棱或圆柱形。冠毛具3-10个多少连合的鳞片或刚毛。

约40种，产于美洲北部和南部，多为观赏植物。我国引入栽培2种，均供药用。

分种检索表

1. 头状花序梗顶端稍增粗；总苞长 1.5 cm，宽 0.7 cm；舌状花金黄色或橙黄色，带红色斑；舌片近圆形；叶裂片线状披针形·· 1. **孔雀草 T. patula**
1. 头状花序梗顶端棍棒状；总苞长 1.8–2 cm，宽 1–1.5 cm；舌状花黄色或深橙黄色，无红色斑；舌片倒卵形；叶裂片长椭圆形至披针形·· 2. **万寿菊 T. erecta**

1. 孔雀草（中国植物志） 小万寿菊（北京、云南），小万寿菊（北京、安徽、云南），西香菊、臭菊花、缎子花、藤菊（中药大辞典），红黄草（北京、云南），五瓣莲、老来红（云南玉溪中草药）

Tagetes patula L., Sp. Pl. 887. 1753.（英 **French Marigold**）

一年生草本，高 30–100 cm。茎直立，近基部分枝。叶羽状分裂，长 2–9 cm，宽 1.5–3 cm，裂片线状披针形，边缘有锯齿，齿端有长细芒。齿基部常有 1 腺体。头状花序单生，径 3.5–4 cm；花序枝长 5–6.5 cm，顶端稍增粗。总苞长 1.5 cm，宽 0.7 cm，长椭圆形，上端具锐齿，有腺点。舌状花金黄色或橙黄色，带红色斑，舌片近圆形，长 0.8–1 cm；管状花黄色，长 1–1.4 cm，与冠毛等长，檐部 5 齿裂。瘦果线形，长 0.8–1.2 cm，被短柔毛。冠毛鳞片状，1–2 长芒状，2–3 短而钝。花果期 7–9 月。

分布与生境 原产于墨西哥。我国各地庭园均有栽培。在云南、贵州及四川已归化。

药用部位 全草。

功效应用 清热利湿，止咳，止痢，止痛。用于咳嗽，痢疾，百日咳，牙痛。现代亦用于腮腺炎，乳腺炎，口腔炎。亦可外用于腮腺炎，乳腺炎。

化学成分 根含噻吩类：5-(4-乙酰基-1-丁烯基)-2,2'-二噻吩[5-(4-acetoxy-1-butenyl)-2,2'-bithienyl]，5-(3-丁烯-1-烯基)-2,2'-二噻吩[5-(3-buten-1-enyl)-2,2'-bithienyl]，α-三联噻吩(α-terthienyl)[1]，3,4-二乙酰氧基丁烯基噻吩(3,4-diacetoxybutinylbithiophene)[2]。

茎含苯并呋喃类：6-羟基白蛇根草酮▲(6-hydroxytremetone)[3]。

叶含噻吩类：5-(4-乙酰基-1-丁烯基)-2,2'-二噻吩，5-(3-丁烯-1-烯基)-2,2'-二噻吩，α-三联噻吩[1]；苯并呋喃类：6-羟基白蛇根草酮▲[3]。

花含苯并呋喃类：6-羟基白蛇根草酮▲[3]；黄酮类：槲皮万寿菊素(quercetagetin)[4]，6-甲氧基山柰酚(6-methoxykaempferol)[5]，别孔雀草素▲(allopatuletin)[6]，孔雀草素▲(patuletin)，孔雀草苷▲(patulitrin)[7]；胡萝卜素类：堆心菊烯(helenien)，叶黄素(xanthophyll)[7]，叶黄素(lutein)，叶黄素棕榈酸酯(lutein-palmitate)，叶黄素单肉豆蔻酸酯(lutein-monomyristate)，叶黄素棕榈酸酯-硬脂酸酯(lutein-palmitate-stearate)，叶黄素二肉豆蔻酸酯(lutein-dimyristate)，叶黄素肉豆蔻酸酯-棕榈酸酯(lutein-myristate-palmitate)，叶黄素硬脂酸酯(lutein-stearate)[8]；单萜类；2-甲基-6-亚甲基-2,7-辛二烯-1-O-β-D-吡喃葡萄糖苷(2-methyl-6-methylene-2,7-octadiene-1-O-β-D-glucopyranoside)[7]；挥发油：(Z)-β-罗勒烯[(Z)-β-ocimene]，(E)-β-罗勒烯[(E)-β-ocimene]，萜品油烯(terpinolene)，(Z)-罗勒烯酮[(Z)-ocimenone]，(E)-罗勒烯酮[(E)-ocimenone]，δ-榄香烯(δ-elemene)[9]，α-生育酚(α-tocopherol)，β-生育酚(β-tocopherol)，(Z,Z)-9,12-十八烷二烯酸[(Z,Z)-9,12-octadecadienoic acid]，(Z,Z,Z)-9,12,15-十八烷三烯酸甲酯[(Z,Z,Z)-9,12,15-octadecatrienoic acid methyl ester]，苯甲酸[benzoic acid]，4-(3-羟基-1-丙烯基)-2-甲氧基苯酚[4-(3-hydroxy-1-propenyl)-2-methoxyphenol]，α-香树脂醇(α-amyrin)，β-香树脂醇(β-amyrin)，1-(3-甲氧基苯基)乙酮[1-(3-methoxyphenyl)ethanone]，二氢茉莉酮(dihydrojasmone)，(Z,Z,Z)-9,12,15-十八烷三烯酸乙酯[(Z,Z,Z)-9,12,15-octadecatrienoic acid ethyl ester]，3,4,5-三甲氧基苯基甲醇(3,4,5-trimethoxybenzenemethanol)，3,7,11-三甲基-2,6,10-十二烷三烯-1-醇(3,7,11-trimethyl-2,6,10-dodecatrien-1-ol)，14-甲基十五酸甲酯(14-methylpentadecanoic acid methyl ester)，(Z)-3-癸烯-1-醇[(Z)-3-decen-1-ol]，2,3-二甲基-1-丁醇(2,3-dimethyl-1-butanol)，(Z,Z)-α-金合欢烯[(Z,Z)-α-farnesene]，9,12-二十碳二烯酸(9,12-eicosadienoic acid)[10]。

种子含黄酮类：槲皮万寿菊素，槲皮万寿菊苷(quercetagitrin)[11]。

全草含黄酮类：金圣草酚-7-*O*-(6-*O*-α-L-呋喃阿拉伯糖基)-β-D-吡喃葡萄糖苷[chrysocriol-7-*O*-(6-*O*-α-L-arabinofuranosyl)-β-D-glucopyranoside][12]。

秧苗含苯并呋喃类：异泽兰素(isoeuparin)，羟基丙呋甲酮[13]。

药理作用 抗炎作用：孔雀草花的甲醇提取物灌胃，对角叉菜胶、组胺、5-HT、缓激肽、前列腺素 E_1 诱导的小鼠足肿胀均有抑制作用；对醋酸所致的小鼠毛细血管通透性增加、佐剂诱导的大鼠关节炎有抑制作用[1]。

抗真菌作用：从孔雀草中提取的 α- 三联噻吩体外对须发癣菌、深红色发癣菌、堇色发癣菌、絮状表皮癣菌和库克小孢子菌有抑制作用[2]。

抑制酶活性作用：从孔雀草提取的槲皮万寿菊素、孔雀草素体外有抑制大鼠晶状体醛糖还原酶作用[3]。

化学成分参考文献

[1] Tosi B, et al. *Bioactive Molecules*, 1988, 7: 209-216.

[2] Pensl R, et al. *Zeitschrift fuer Naturforschung, C: J Biosc*, 1985, 40C(1-2): 3-7.

[3] Ekpo AJ, et al. *Nigerian J Nat Prod Med*, 1998, 2: 59-60.

[4] Tarpo E, et al. *Farmacia (Bucharest, Romania)*, 1971, 19(1): 25-30.

[5] Ivancheva S, et al. *Fitoterapia*, 1993, 64(6): 555.

[6] Bhardwaj DK, et al. *Phytochemistry*, 1980, 19(4): 713-714.

[7] Garg SN, et al. *Fitoterapia*, 1999, 70(5): 472-474.

[8] Piccaglia R, et al. *Industrial Crops and Products*, 1998, 8(1): 45-51.

[9] Prakash O, et al. *Industrial Crops and Products*, 2012, 37(1): 195-199.

[10] Faizi S, et al. *J Agric Food Chem*, 2011, 59(17): 9080-9093.

[11] Kaloshina NA, et al. *Khim Prir Soedin*, 1983, (1): 104-105.

[12] Das C, et al. *Oriental Journal of Chemistry*, 1996, 12(3): 327-328.

[13] Suetfeld R, et al. *Phytochemistry*, 1985, 24(4): 876-877.

药理作用及毒性参考文献

[1] Kasahara Y, et al. *Phytother Res*, 2002, 16(3): 217-222.

[2] Romagnoli C, et al. *Phytother Res*, 1994, 8(6): 332-336.

[3] Li S, et al. *Yan Ke Xue Bao*, 1991, 7(1): 29-30, 33.

2. 万寿菊（中国植物志） 黑苦艾（广西西林），臭鞭蓉（植物名实图考），蜂窝菊（昆明民间常用草药）

Tagetes erecta L., Sp. Pl. 887. 1753.（英 **Aztec Marigold**）

一年生草本，高 50–150 cm。茎直立，粗壮，分枝向上，平展。叶羽状分裂，长 5–10 cm，宽 4–8 cm，裂片长椭圆形或披针形，边缘具锐锯齿，上部叶裂片齿端有长细芒；沿叶缘有腺体。头状花序单生，径 5–8 cm；花序梗顶端膨大成棍棒状。总苞长 1.8–2 cm，宽 1–1.5 cm，杯状，顶端具齿尖。舌状花黄色或暗橙色，长 2.9 cm，舌片倒卵形，长 1.4 cm，基部收缩成长爪，顶端微凹；管状花黄色，长约 9 mm，顶端 5 齿裂。瘦果线形，黑色或褐色，长 8–11 mm，被短微毛。冠毛有 1–2 长芒和 2–3 鳞片。花果期 7–9 月。

分布与生境 原产于墨西哥。我国各地广泛栽培，供观赏，也供药用。广东及云南南部已归化。

药用部位 根、叶、花序。

功效应用 根、叶：清热解毒，消肿止痛。用于疔疮疖肿，无名肿毒。花序：清热解毒，化痰止咳，祛风除湿，补血。用于头晕目眩，目赤肿痛，小儿惊风，感冒，咳嗽，百日咳，乳痈，痄腮。

化学成分 根含噻吩类：2-羟甲基壬-3-烯酸-2-[2,2']-联硫酚-5-乙酯{2-hydroxymethylnon-3-ynoic acid-2-[2,2']-bithiophenyl-5-ethyl ester}[1]，5-(3-丁烯-1-烯基)-2,2'-二噻酚[5-(3-buten-1-ynyl)-2,2'-bithienyl]，顺

式-5-[4-羟基-1-丁烯基]-2,2'-二噻酚[cis-5-[4-hydroxyl-1-butenyl]-2,2'-bithienyl]，反式-5-[4-羟基-1-丁烯基]-2,2'-二噻酚[trans-5-[4-hydroxyl-1-butenyl]-2,2'-bithienyl][2]。

茎叶含黄酮类：4'-甲氧基-泽兰利亭▲-3-O-葡萄糖苷(4'-methoxy-eupatolitin-3-O-glucoside)，山柰苷(kaempferitrin)，芦丁(rutin)[3]；酚酸类：没食子酸(gallic acid)[3]；甾体类：β-谷甾醇，胡萝卜苷[3]。

叶含黄酮类：山柰苷[4]。

花含黄酮类：槲皮万寿菊素(quercetagetin)[4]，孔雀草苷▲(patulitrin)[5]，万寿菊属苷(tagetiin)[6-7]，槲皮素(quercetin)[7]，槲皮万寿菊素-3-O-葡萄糖苷(quercetagetin-3-O-glucoside)，槲皮万寿菊素-5-甲醚(quercetagetin-5-methyl ether)，5,7-二甲氧基槲皮素(5,7-dimethoxyquercetin)[8]，槲皮万寿菊素-6,3'-二甲醚(quercetagetin-6,3'-dimethylether)，槲皮万寿菊素-7-甲醚(quercetagetin-7-methylether)，槲皮万寿菊素-7-甲醚-6-O-β-D-吡喃葡萄糖苷(quercetagetin-7-methylether-6-O-β-D-glucopyranoside)[9]，6-羟基山柰酚-7-O-β-D-阿洛糖苷(6-hydroxykaempferol-7-O-β-D-alloside)[10]，8-羟基槲皮万寿菊素(8-hydroxyquercetagetin)[11]，1,8-二羟基-3,5-二甲氧基𠮿酮(1,8-dihydroxy-3,5-dimethoxyxanthone)[12]；蒽醌类：5,7-二甲氧基黄紫茜素(5,7-dimethoxyxanthopurpurin)[12]；胡萝卜素类：叶黄素(xanthophyll)，花药黄素(antheraxanthin)，α-隐黄素(α-cryptoxanthin)，α-胡萝卜烯(α-carotene)，β-胡萝卜烯(β-carotene)，植物荧光烯▲(phytofluene)[13]，叶黄素(lutein)[13-14]；酚/酚酸类：丁香酸(syringic acid)[7]，没食子酸，3,4-二羟基-5-甲氧基苯甲酸(3,4-dihydroxy-5-methoxy-benzoic acid)[8]，2-羟基-4,5-二甲氧基苯甲酸甲酯(methyl 2-hydroxy-4,5-dimethoxybenzoate)[9]；碱基类：尿嘧啶(uracil)[7]；糖类：甘露醇(mannitol)[7]；三萜类：达玛烯二醇Ⅱ-3-O-棕榈酸酯(dammarenediol Ⅱ-3-O-n-palmitate)，熊果醇(uvaol)[8]；脂肪酸/酯类：16Z,19Z-二十五碳二烯酸(16Z,19Z-pentacosadienoic acid)，亚油酸甘油单酯(monolinoleoyl glycerol)[8]；甾体类：β-谷甾醇，胡萝卜苷[12]；其他类：维生素Eα (vitamin Eα)[8]；挥发油：主要成分为芳樟醇(linalool)，2-己基-1-癸醇(2-hexyl-1-decanol)，辣薄荷酮(piperitone)，4-松油醇乙酸酯(4-terpinyl acetate)，石竹烯(caryophyllene)[15]。

种子含黄酮类：槲皮万寿菊素，槲皮万寿菊苷(quercetagitrin)[16]。

药理作用 镇痛作用：万寿菊花的醇提物灌胃，能抑制醋酸所致的小鼠扭体反应[1]。

镇咳作用：万寿菊95%醇提物灌胃，能延长氨水引咳小鼠的咳嗽潜伏期，减少咳嗽次数[2]。

抗菌作用：万寿菊根依次用石油醚、氯仿、甲醇、乙酸乙酯、水提取所得到的提取物和化合物2-羟甲基-3-烯酸-2-[2,2']-联硫酚-5-乙酯体外对金黄色葡萄球菌、藤黄微球菌、枯草芽孢杆菌、大肠埃希菌、铜绿假单胞菌、白色念珠菌、黑曲霉菌均有抑制作用[3]。

抗疟作用：万寿菊根的乙酸乙酯提取物、化合物2-羟甲基壬-3-烯酸-2-[2,2']-联硫酚-5-乙酯体外对氯喹敏感株和氯喹抗性株恶性疟原虫有抑制作用[3]。

杀线虫作用：万寿菊甲醇提取物体外对捻转血矛线虫四期幼虫具有杀灭作用[4]。

抗氧化作用：万寿菊提取物叶黄素灌胃，能抑制D-半乳糖致衰老模型大鼠血清、肝MDA含量升高；抑制血清SOD、GSH-Px酶活性降低[5]。万寿菊花的醇提物体外对ABTS自由基、DPPH自由基有清除作用[1]。万寿菊花的超临界CO_2萃取物对ABTS自由基、羟自由基、超氧阴离子自由基有清除作用[6-7]。万寿菊黄酮、酚类化合物体外对ABTS自由基、DPPH自由基有清除作用；用FRAP方法测定对Fe^{3+}有还原能力[8]。用光化学发光法(PCL)法评价从万寿菊提取的叶黄素具有清除自由基活性[9]。

抗突变作用：从万寿菊提取的叶黄素能拮抗1-硝基芘(1-NP)和黄曲霉素B1诱发鼠伤寒沙门菌YG1024的基因突变[10-11]。

其他作用：万寿菊花的甲醇提取物体外对透明质酸酶、弹性蛋白酶和基质金属蛋白酶(MMP-1)有抑制作用[12]。

化学成分参考文献

[1] Vasudeva N, et al. *Ind J Heterocycl Chem*, 2007, 16(3): 303-304.
[2] Bohlmann F, et al. *Chemische Berichte*, 1962, 95: 2945-2955.
[3] 张宇, 等. 中药材, 2010, 33(9): 1412-1414.
[4] Morita N, et al. *Yakugaku Zasshi*, 1957, 77: 31-33.
[5] Rhama S, et al. *Intern J Pharm Tech Res*, 2011, 3(3): 1407-1409.
[6] Mahal H, et al. *J Ind Chem Soc*, 1938, 15: 87-88.
[7] 杨念云, 等. 沈阳药科大学学报, 2003, 20(4): 258-259.
[8] 黄帅, 等. 华西药学杂志, 2007, 22(4): 370-373.
[9] Hammoda HM. *Alexandria J Pharm Sci*, 2004, 18(2): 93-96.
[10] Das KC, et al. *Fitoterapia*, 1997, 68(5): 477.
[11] Bhardwaj DK, et al. *Proc Ind Nation Sci Acad, Part A: Phys Sci*, 1983, 49(3): 408-409.
[12] Jangwan JS, et al. *Acta Ciencia Indica, Chemistry*, 2008, 34(2): 187-190.
[13] Alam AU, et al. *Can J Bot*, 1968, 46(12): 1539-1541.
[14] Hojnik M, et al. *Slovenski Kemijski Dnevi*, 10th, Maribor, Slovenia, Sept. 23-24, 2004, 161-168.
[15] Martinez R, et al. *Journal of Essential Oil-Bearing Plants*, 2009, 12(4): 476-481.
[16] Kaloshina NA, et al. *Khim Prir Soedin*, 1983, (1): 104-105.

药理作用及毒性参考文献

[1] Bashir S, et al. *Phytother Res*, 2008, 22(12): 1692-1694.
[2] 吕鑫, 等. 中医药信息, 2010, 27(1): 40-42.
[3] Gupta P, *Pharm Biol*, 2010, 48(11): 1218-1223.
[4] Aguilar HH, *Ann N Y Acad Sci*, 2008, 1149: 158-160.
[5] 裴凌鹏, 等. 中国老年学杂志, 2007, 27(5): 814-816.
[6] Gong Y, et al. *J Sci Food Agric*, 2011, 91(15): 2875-2881.
[7] 李大婧, 等. 江苏农业学报, 2009, 25(4): 894-899.
[8] Gong Y, et al. *Fitoterapia*, 2011, PMID: 22223143.
[9] Wang M, et al. *Food Chem Toxicol*, 2006, 44(9): 1522-1529.
[10] González de Mejía E, et al. *Environ Mol Mutagen*, 1997, 30(3): 346-353.
[11] González de Mejía E, et al. *Mutat Res*, 1997, 389(2-3): 219-226.
[12] Maity N, et al. *J Ethnopharmacol*, 2011, 137(3): 1300-1305.

68. 堆心菊属 Helenium L.

一年生或多年生草本。叶互生，不分裂或羽状分裂，常沿茎下延成翅，有黑色腺点。头状花序单生或排成伞房花序，辐射状或盘状。总苞片 2-3 层，通常草质，开展成外折，花托球状或凸起，无毛。舌状花雌性或中性，3-5 裂，黄色或淡紫褐色，管状花花冠黄色或淡紫褐色。瘦果倒金字塔状，具 4 或 5 棱，常具肋，冠毛通常 5 刺芒或流苏状鳞片。

40 种，产于北美洲和墨西哥，有时栽培。我国引入栽培种 2 种，1 种药用。

该属植物堆心菊的倍半萜内酯具有抗癌作用。

1. 堆心菊（中国种子植物科属辞典）

Helenium autumnale L., Sp. Pl. 886. 1753.（英 **Sneezeweed**）

多年生草本，高 1-2 m。茎枝近无毛。叶互生，披针形或卵状披针形，基部延茎下延成具锯齿的翅。头状花序单生茎枝顶端，排成伞房状，径 3-5 cm。舌状花雌性，黄色，舌片 3 齿裂；管状花两性，黄色，半球形。花果期夏秋季。

分布与生境 原产于北美。国内引种栽培，供观赏，也供药用。

药用部位 带花全草。

功效应用 补益肝肾，祛风止痛。用于肝肾阴虚之头晕目眩，腰膝酸软，须发早白，风湿痹痛。

化学成分 根含三萜类：[3R-[3α(1S*,3R*,4R*),3aα,5β,8aβ,9aα]]-5'-[4-乙烯基-4-甲基-3-(1-甲基乙烯基)环己基]-3',3a,4',5,6,7,8,8a,9,9a-十氢-5,8a-二甲基-螺旋[萘[2,3-b]呋喃-3(2H),2'-[2H]吡喃-2-酮{[3R-[3α(1S*,3R*,4R*),3aα,5β,8aβ,9aα]]-5'-[4-ethenyl-4-methyl-3-(1-methylethenyl)cyclohexyl]-3',3a,4',5,6,7,8,8a,9,9a-decahydro-5,8a-dimethyl-spiro[naphtho[2,3-b]furan-3(2H),2'-[2H]pyran]-2-one}，3R-[3α(1S*,3R*,4R*),3a

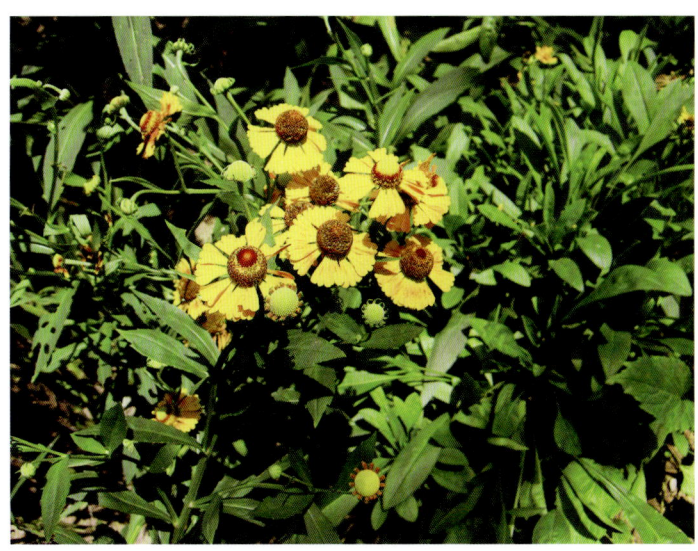

堆心菊 Helenium autumnale L.
摄影：王敬钊

α,4aα,8aβ,9aα]]-5'-[4-乙烯基-4-甲基-3-(1-甲基乙烯基)环己基]-3',3a,4,4',4a,5,6,7,8,8a,9,9a-十二氢-8a-甲基-5-亚甲基-螺旋[萘[2,3-b]呋喃-3(2H),2'-[2H]吡喃]-2-酮{[3R-[3α(1S*,3R*,4R*),3aα,4aα,8aβ,9aα]]-5'-[4-ethenyl-4-methyl-3-(1-methylethenyl)cyclohexyl]-3',3a,4,4',4a,5,6,7,8,8a,9,9a-dodecahydro-8a-methyl-5-methylene-spiro[naphtho[2,3-b]furan-3(2H),2'-[2H]pyran]-2-one}，[3R-[3α(2S*,4aS*,8aR*),3aα,5β,8aβ,9aα]]-5'-(十氢-4a-甲基-8-亚甲基-2-萘烯)-3',3a,4',5,6,7,8,8a,9,9a-十氢-5,8a-二甲基-螺旋[萘[2,3-b]呋喃-3(2H),2'-[2H]吡喃]-2-酮{[3R-[3α(2S*,4aS*,8aR*),3aα,5β,8aβ,9aα]]-5'-(decahydro-4a-methyl-8-methylene-2-naphthalenyl)-3',3a,4',5,6,7,8,8a,9,9a-decahydro-5,8a-dimethyl-spiro[naphtho[2,3-b]furan-3(2H),2'-[2H]pyran]-2-one}[1]；双倍半萜类：[3'S-[3'α[1S*,4S*,7S*(R*)],3'aβ,4'aβ,8'aα,9'aβ]]-7-(1,5-二甲基-4-己烯基)-3'a,4',4'a,5',6',7',8',8'a,9',9'a-十氢-5,8'a-二甲基-5'-亚甲基-螺旋[双环[2.2.2]辛-5-烯-2,3'(2'H)-萘[2,3-b]呋喃]-2'-酮{[3'S-[3'α[1S*,4S*,7S*(R*)],3'aβ,4'aβ,8'aα,9'aβ]]-7-(1,5-dimethyl-4-hexenyl)-3'a,4',4'a,5',6',7',8',8'a,9',9'a-decahydro-5,8'a-dimethyl-5'-methylene-spiro[bicyclo[2.2.2]oct-5-ene-2,3'(2'H)-naphtho[2,3-b]furan]-2'-one}，[3'S-[3'α[1S*,4S*,7S*(R*)],3'aβ,5'α,8'aα,9'aβ]]-7-(1,5-二甲基-4-己烯基)-3'a,5',6',7',8',8'a,9',9'a-八氢-5,5',8'a-三甲基-螺旋[双环[2.2.2]辛-5-烯-2,3'(2'H)-萘[2,3-b]呋喃]-2'-酮{[3'S-[3'α[1S*,4S*,7S*(R*)],3'aβ,5'α,8'aα,9'aβ]]-7-(1,5-dimethyl-4-hexenyl)-3'a,5',6',7',8',8'a,9',9'a-octahydro-5,5',8'a-trimethyl-spiro[bicyclo[2.2.2]oct-5-ene-2,3'(2'H)-naphtho[2,3-b]furan]-2'-one}[2]。

根状茎含倍半萜类：堆心菊素(helenalin)，2-甲氧基二氢堆心菊素(2-methoxydihydrohelenalin)[3]，硫堆心菊素(sulferalin)，哈尔萨素(halshalin)，阿卡哈素(akihalin)[4]。

花含倍半萜类：墨西哥堆心菊素Ⅰ(mexicanin Ⅰ)，弯曲堆心菊素A (flexuosin A)，细叶堆心菊素(tenulin)[5]；黄酮类：粗毛豚草素(hispidulin)[5]。

地上部分含倍半萜类：苦堆心菊素(picrohelenin)[6]。

全草含倍半萜类：北卡堆心菊素▲(carolenalin)，北卡堆心菊宁▲-3-O-巴豆酰北卡堆心菊素▲(carolenin-3-O-tigloylcarolenalin)，11,13-去氢北卡堆心菊素▲(11,13-dehydrocarolenalin)，北卡堆心菊素▲-4-O-β-D-葡萄糖苷(carolenalin-4-O-β-D-glucoside)，3-O-巴豆酰北卡堆心菊酮▲(3-O-tigloylcarolenalone)，3-O-当归酰北卡堆心菊酮▲(3-O-angeloylcarolenalone)，北卡堆心菊醇▲(carolenalol)，4-O-当归酰基-11,13-二氢秋堆心菊内酯(4-O-tigloyl-11,13-dihydroautumnolide)，短叶老鹳草素A (brevilin A)，11,13-二氢山金车素▲(11,13-dihydroarnifolin)，北卡堆心菊宁▲(carolenin)，北卡堆心菊酮▲(carolenalone)[7]，堆心菊素(helenalin)[8]，二氢堆心菊内酯(dihydroflorilenalin)[9]，堆心菊内酯(florilenalin)[10]，多梗贝氏菊素▲(plenolin)[11]；黄酮类：荭草苷(orientoside)，异荭草素(isoorientin)，荭草

素(orientin)，异水八角苷(isoavroside)[8]。

药理作用　抗肿瘤作用：堆心菊素体外对艾氏腹水瘤、瓦克瘤 256 及 P-388 有抑制作用[1]。

其他作用：堆心菊素腹腔注射能降低微粒体细胞色素 P450 和细胞色素 P450 依赖性混合功能氧化酶的含量[2]。

化学成分参考文献

[1] Matusch R, et al. *Helv Chim Acta*, 1987, 70(2): 342-346.

[2] Matusch R, et al. *Liebigs Annalen der Chemie*, 1987, (5): 455-457.

[3] Kondo Y, et al. *Heterocycles*, 1976, 5(1): 373-376.

[4] Kondo Y, et al. *Tetrahed Lett*, 1977, (25): 2155-2158.

[5] Herz W, et al. *Phytochemistry*, 1972, 11(3): 1101-1103.

[6] Kondo Y, et al. *Heterocycles*, 1977, 6(1): 19-23.

[7] Itoigawa M, et al. *Yakugaku Zasshi*, 1981, 101(7): 605-613.

[8] Herz W, et al. *Phytochemistry*, 1972, 11(1): 446.

[9] Kozuka M, et al. *Chem Pharm Bull*, 1975, 23(8): 1895-1897.

[10] McPhail A, et al. *J Chem Soc, Perkin Transactions 2: Phys Org Chem*, 1975, (5): 492-496.

[11] McPhail A, et al. *J Chem Soc, Perkin Transactions 2: Physical Organic Chemistry*, 1975, (5): 487-492.

药理作用及毒性参考文献

[1] Lee KH, et al. *J Med Chem*, 1972, 15(6): 609-611.

[2] Chapman DE, et al. *Biochem Pharmacol*, 1991, 41(2): 229-235.

69. 果香菊属 Chamaemelum Mill.

一年生或多年生草本，稀亚灌木。叶互生，羽状浅裂至羽状深裂。头状花序单生或多数排成疏伞房状花序，具花序梗，辐射状或盘状，具同型或异型花。花托圆锥状或伸长，具托片；托片平或具小沟，稀包裹小花。总苞宽碟状，径 6–12 mm，总苞片 3–4 层，覆瓦状，草质，边缘膜质，顶端部分扩大。舌状花雌性，结实，或不育，白色或黄色，管状花多数，两性，黄色，5 齿裂，基部囊状扩大包围瘦果顶部并斜向果背延伸。花药基部钝，顶端具卵状披针形附片；花柱分枝狭线形，顶端截形。瘦果倒卵状，稍侧扁，具 3 或 4 条细肋，无冠毛。

约 6 种，分布于南欧和北非、中东。我国引种 1 种，药用。

本属植物果香菊具有降血糖和降压作用。

1. 果香菊（中国植物志）　白花春黄菊（北京植物志），罗马楷菁米辣（中国植物图鉴）

Chamaemelum nobile (L.) All. in Fl. Pedem. 1: 185. 1785.——*Anthemis nobilis* L.

（英 **Noble Chamaemelum**）

多年生草本，有强烈香味，高 15–30 cm。自基部分枝，被柔毛。茎直立，分枝，叶互生，无柄，全形长圆形或披针状长圆形，长 1–6 cm，宽 4–15 mm，二至三回羽状全裂，末裂片极细，线形或披针形，顶端有软骨质小尖。头状花序单生于茎枝端，径约 2 cm，总苞宽满状，径 6–12 mm；总苞片 3–4 层，边缘宽膜质，覆瓦状。花托圆锥形，托片宽膜质。舌状花白色，花后舌片反折；管状花黄色。瘦果长 1.2–1.5 mm，宽约 0.6 mm，具 3 (4) 条凸起的细肋。无冠毛。

分布与生境　原产于南非，我国引种栽培，供观赏及药用。

药用部位　头状花序。

功效应用　发汗，镇惊。用于外感风寒发热，无汗，小儿惊风。

化学成分　根含噻吩类：2,4-戊二烯酸-4-羟基-5-(5-甲基-2-噻吩)-γ-内酯[2,4-pentadienoic acid-4-hydroxy-5-(5-methyl-2-thienyl)-γ-lactone][1]。

花含黄酮类：果香菊苷▲(chamaemeloside)[2]。

花冠含挥发油，主要是酯类：异丁基当归酸酯(isobuangelate)，2-甲基丁基当归酸酯(2-methylbutyl angelate)，2-甲基-2-丙烯基当归酸酯(2-methyl-2-propenyl angelate)，3-甲基戊基当归酸酯(3-methylamyl angelate)[3]。

药理作用　降血压作用：果香菊提取物灌胃，对自发性高血压大鼠有降血压作用[1]。

降血糖作用：果香菊水提物灌胃，对正常大鼠和链脲霉素致糖尿病模型大鼠均有降血糖作用[2]。

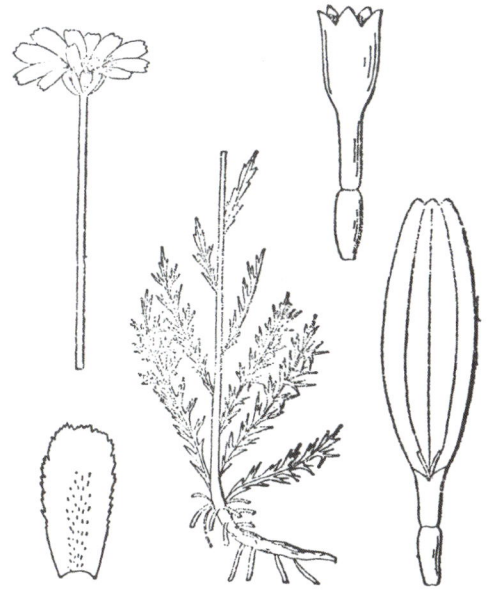

果香菊 Chamaemelum nobile (L.) All.
引自《北京植物志》

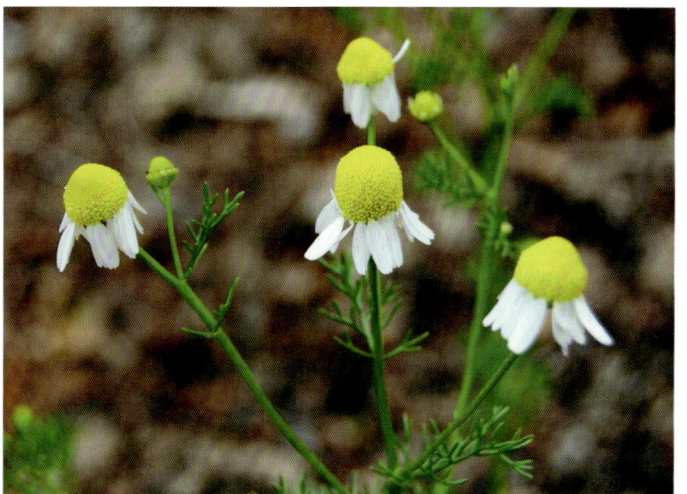

果香菊 Chamaemelum nobile (L.) All.
摄影：何海

化学成分参考文献

[1] Bohlmann F, et al. *Chemische Berichte*, 1966, 99(4): 1226-1228.

[2] Koenig GM, et al. *Planta Med*, 1998, 64(7): 612-614.

[3] Farkas P, et al. *J Essent Oil Res*, 2003, 15(2): 83-85.

药理作用及毒性参考文献

[1] Zeggwagh NA, et al. *Clin Exp Hypertens*, 2009, 31(5): 440-450.

[2] König GM, et al. *Planta Med*, 1998, 64(74): 612-614.

70. 蓍属 Achillea L.

多年生草本。叶互生，羽状浅裂至全裂或不裂，有锯齿，有腺点或无腺点，被柔毛或无毛。头状花序多花，排成伞房状花序，稀单生；总苞长圆形、卵形或半球形；总苞片 2–3 层，覆瓦状，边缘膜质，棕色或黄白色。花托凸起或圆锥状，有膜质托片。边花雌性，通常 1 层，舌状，舌片白色、粉红色、红色或淡黄白色，短或长于总苞或与总苞等长。盘花两性，花冠管状，5 裂，管部常翅状压扁，基部稍扩大而包围子房顶部。花柱分枝顶端截形，画笔状；花药基部钝，顶端有披针形附片。瘦果小，腹背压扁，长圆形、长圆状楔形、长圆状倒卵形或倒披针形，顶端截形，无毛，无冠状冠毛。

115 种，广泛分布于欧亚地区，少数分布于北非洲。我国 10 种，6 种药用。

分种检索表

1. 叶羽状分裂。
    2. 叶 2–3 回羽状全裂。
        3. 叶主轴宽 1.5–2 mm，小裂片较宽，披针形至线形，宽 0.3–0.5 mm；舌片白色，粉红色至淡紫红色 ·· 1. 蓍 A. millefolium
        3. 叶主轴宽 0.5–1 mm，小裂片披针形或线形，宽 0.5–2 mm，舌片粉红色或淡紫红色 ·· 2. 亚洲蓍 A. asiatica
    2. 叶 1–2 回羽状分裂。
        4. 叶 1 回羽状浅裂或深裂。
            5. 总苞片半球形或宽长圆形，径 (4) 5–7 mm；总苞片具较宽褐色膜质边缘；叶有少数腺点或近无腺点 ·· 3. 高山蓍 A. alpina
            5. 总苞长圆形，径 3.5–4 mm；总苞片膜质，部分黄色或有狭褐色边缘；叶有多数腺点 ·· 4. 短瓣蓍 A. ptarmicoides
        4. 叶 2 回羽状全裂，裂片轮廓椭圆状披针形，长 5–10 mm，小裂片少，披针形，具 1–2 齿，上部裂片较短小 ·· 5. 云南蓍 A. wilsoniana
1. 叶不分裂，边缘有细锯齿，两面无毛或有极少腺点；舌片大，长 7 mm，宽 5 mm ·· 6. 齿叶蓍 A. acuminata

本属药用植物主要含倍半萜、黄酮、有机酸以及挥发油等化学成分，其中挥发油多为单萜和倍半萜类。本属药用植物中含有较丰富的倍半萜类成分，极性较小倍半萜类是其挥发油的重要组成成分。倍半萜结构类型主要有愈创木烷型、吉玛烷型、桉烷型、大牻牛儿内酯型等。其中薁类及其氢化衍生物如愈创木烷型倍半萜为其较特征性成分，亦是其发挥抗菌消炎作用的主要成分。如蓍草辛▲ (achillicin, **1**)、8α- 当归酰氧基洋艾内酯 (8α-angeloxyartabsin, **2**)、8α- 巴豆酰氧基洋艾内酯 (8α-tigloxyartabsin, **3**)、3- 氧代蓍草辛▲ (3-oxaachillicin, **4**)、8α- 当归酰氧基 3- 氧代洋艾内酯 (8α-angeloxy-3-oxaartabsin, **5**)、8α- 巴豆酰氧基 -3- 氧代洋艾内酯 (8α-tigloxy-3-oxaartabsin, **6**) 等。另外蓍草所含有机酸类亦是其抑菌、抗炎、解热等作用的重要活性成分之一。

1 R=COCH$_3$
2 R=CO(Z)C(CH$_3$)=CH(CH$_3$)
3 R=CO(E)C(CH$_3$)=CH(CH$_3$)

4 R=COCH$_3$
5 R=CO(Z)C(CH$_3$)=CH(CH$_3$)
6 R=CO(E)C(CH$_3$)=CH(CH$_3$)

本属植物多具有解热镇痛、镇静、抗炎作用，部分植物尚有抗溃疡、利胆、保肝、抗病原微生物、抗肿瘤、抗氧化作用。

1. 蓍（中国植物志） 欧蓍、千叶蓍（东北植物检索表），锯草（华北经济植物志要），洋蓍草（中国药用植物图鉴），一枝蒿、一支箭南蒿（陕西），多叶蓍（陕西中草药）

Achillea millefolium L., Sp. Pl. 899. 1753.（英 **Common Yarrow, Common Milfoil, Hunared-Leaved Grass**）

多年生草本。茎直立，高 40–100 cm。被白色长柔毛。上部分枝。叶无柄，披针形、长圆状披针形或近线形，长 5–7 cm，2–3 回羽状全裂。主轴宽约 1.5–2 mm，一回羽片多数，小裂片披针形或线

菊科 COMPOSITAE

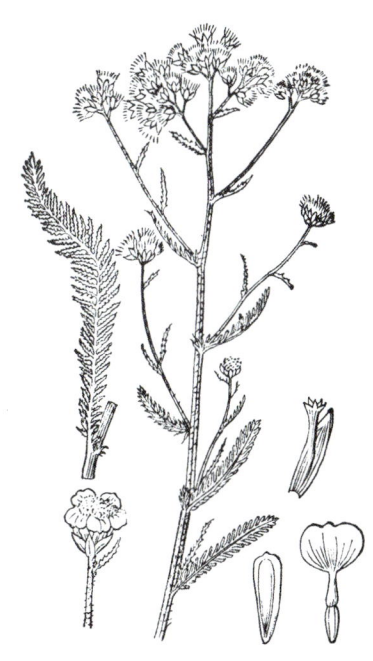

蓍 Achillea millefolium L.
引自《中国高等植物图鉴》

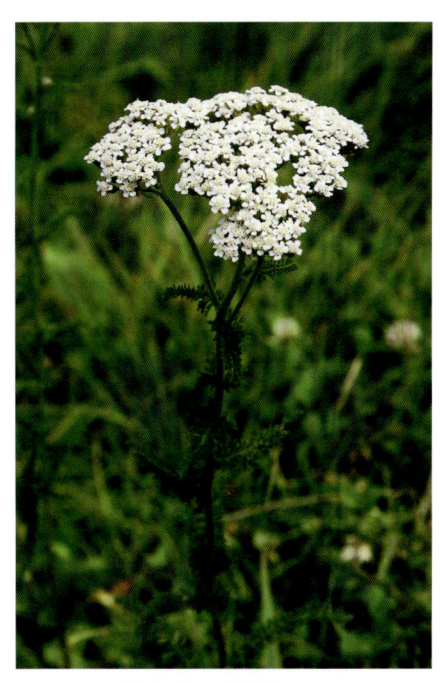

蓍 Achillea millefolium L.
摄影：张英涛

形，长 0.5–1.5 mm，顶端具软骨质短尖，上面密生凹入腺体，稍被毛，下面被较密贴生长柔毛；下部叶长 10–20 cm，宽 1–2.5 cm。头状花序多数，密集成复伞房状；总苞长圆形或近卵形，长约 4 mm，被疏柔毛；总苞片 3 层，椭圆形至长圆形，长 1.5–3 mm，边缘膜质，棕色或淡黄色，背面有黄色腺点，上部被柔毛。舌状花 5，舌片近圆形，白色、粉红色或淡紫红色，顶端 2–3 齿，盘花管状，黄色，5 齿裂，外面有腺点。瘦果长圆形，淡绿色，无冠状冠毛。花果期 7–9 月。

分布与生境　产于黑龙江、吉林、内蒙古、陕西、宁夏、甘肃、新疆，生于海拔 500–3000 m 的湿草地、河滩草甸或荒地。全国各地广泛栽培。也分布于北美、欧洲、北非、伊朗、蒙古、俄罗斯。

药用部位　全草。

功效应用　祛风止痛，活血，止血，解毒。用于风湿痹痛，跌打损伤，痛经，牙痛，胃痛，肠炎，痈肿疮毒，痔疮出血。有毒。

化学成分　花含倍半萜类：蓍草辛▲(achillicin)[1-2]，8α-当归酰氧基苦艾内酯(8α-angeloxyartabsin)，去乙酰母菊素(desacetylmatricarin)，白叶蒿定▲(leucodin)，8α-当归酰氧基白叶蒿定▲(8α-angeloxyleucodin)[1]，α-过氧千叶蓍内酯(α-peroxyachifolid)，β-过氧千叶蓍内酯(β-peroxyisoachifolide)[3]，3β-羟基-11α,13-二氢木香内酯(3β-hydroxy-11α,13-dihydrocostunolide)[1]，蓍酸(achimillic acid) A、B、C[4]；黄酮类：芹菜素(apigenin)，木犀草素(luteolin)，矢车菊黄素(centaureidin)[1]。

地上部分含倍半萜类：裸穗豚草素▲C (psilostachyin C)，库曼豚草素▲(paulitin)，异库曼豚草素▲(isopaulitin)，长颈蓍内酯(sintenin)，8-去乙酰母菊素(8-desacetylmatricarin)[5]，母菊薁羧酸(chamazulene carboxylic acid)[6]；黄酮类：芹菜素，木犀草素[5,7]，芹菜素-7-O-β-D-吡喃葡萄糖苷(apigenin-7-O-β-D-glucopyranoside)，木犀草素-7-O-β-D-吡喃葡萄糖苷(luteolin-7-O-β-D-glucopyranoside)，木犀草素-4'-O-β-D-吡喃葡萄糖苷(luteolin-4'-O-β-D-glucopyranoside)，芦丁(rutin)[7]，矢车菊黄素，紫花牡荆素(casticin)，蒿黄素(artemetin)[5]；木脂素类：二氢去氢双松柏醇-9-O-β-D-吡喃葡萄糖苷(dihydrodehydrodiconiferyl alcohol-9-O-β-D-glucopyranoside)[7]；奎宁酸衍生物类：3,5-二咖啡酰奎宁酸(3,5-dicaffeoylquinic acid)，绿原酸(chlorogenic acid)[7]；三萜类：α-香树脂醇(α-amyrin)，β-香树脂醇(β-amyrin)，蒲公英萜醇▲(taraxasterol)，伪蒲公英萜醇▲(pseudotaraxasterol)[8]。

花、叶、茎等含有大量单萜和倍半萜类挥发油。

药理作用　镇痛作用：蓍的水 - 乙醇提取物可减少醋酸所致的小鼠扭体次数[1]。

抗炎作用：蓍甲醇提取物的黄酮成分以及 3，5- 二咖啡酰奎宁酸体外可抑制人中性粒细胞胰肽酶、基质金属蛋白酶 -2、基质金属蛋白酶 -9 的活性[2]。

解痉作用：蓍的黄酮类部位可通过阻断钙离子的内流及部分拮抗组胺等介质对豚鼠离体回肠产生抗痉挛作用[3]。

抗溃疡作用：蓍的水提取物灌胃，可减轻乙醇和消炎痛引起的大鼠急性胃损伤以及醋酸引起的慢性胃炎和胃溃疡[4]。蓍水醇提取物灌胃，可抑制乙醇引起的大鼠急性胃黏膜病变、醋酸引起的慢性胃溃疡，抑制大鼠胃细胞中谷胱甘肽以及超氧化物歧化酶的活性降低[5]。

利胆作用：蓍甲醇提取物可增加肝再灌注模型大鼠离体肝胆中的胆汁流速[6]。

保肝作用：蓍水提物灌胃，可降低 CCl_4 所致大鼠血清 ALT、AST 异常增高，减轻肝纤维化模型大鼠肝细胞严重变性、坏死，胶原纤维增加等病理损伤[7]。

抗菌作用：蓍精油及其甲醇提取物体外可抑制肺炎链球菌、产气荚膜梭菌、白色念珠菌、耻垢分枝杆菌、鲁氏不动杆菌以及克柔念珠菌[8]。蓍精油体外可抑制曲霉菌[9]。

抗寄生虫作用：蓍水醇提取物涂抹接种利什曼寄生虫的小鼠，可减轻小鼠皮肤溃疡面[10]。蓍精油体外可抑制锥虫生长[11]。

抗肿瘤作用：蓍地上部分的正己烷提取物、氯仿提取物、水 - 甲醇提取物和水提物的萃取成分矢车菊黄素体外可抑制人宫颈癌细胞、乳腺癌 MCF-7 细胞；紫花牡荆素、芹菜素、木犀草素以及倍半萜内酯库曼豚草素、异库曼豚草素可抑制人宫颈癌细胞、乳腺癌 MCF-7 细胞和表皮癌 A431 细胞增殖[12]。蓍倍半萜类化合物甲酯分离部分可体内抑制小鼠 P-388 白血病细胞增殖[13]。

抗生育作用：蓍总提取物灌胃或腹腔注射，可暂时性抑制成年雄性大鼠精子生长[14]。蓍乙醇提取物腹腔注射、水醇提取物灌胃，可使小鼠未成熟生殖细胞剥落、生殖细胞坏死、精小管液泡化[15]。

抗氧化作用：蓍水提物灌胃，能提高 CCl_4 诱发的大鼠肝纤维化过程中肝细胞 SOD 的活性，降低 MDA 的含量，减轻氧自由基对肝细胞的破坏[16]；甲醇提取物、精油体外均可抑制大鼠肝匀浆的非酶作用性的脂质过氧化[8]。

注评　本种为"洋蓍草"的基源植物，药用其全草。

化学成分参考文献

[1] Glasl S, et al. *J Biosci*, 2002, 57(11-12): 976-982.

[2] Cuong BN, et al. *Phytochemistry*, 1979, 18(2): 331-332.

[3] Rucker G, et al. *Arch Pharm*, 1991, 324(12): 979-981.

[4] Tozyo T, et al. *Chem Pharm Bull*, 1994, 42(5): 1096-1100.

[5] Csupor-Loffler B, et al. *Phytother Res*, 2009, 23(5): 672-676.

[6] Ramadan M, et al. *J Nat Prod*, 2006, 69(7): 1041-1045.

[7] Innocenti G, et al. *Phytomedicine*, 2007, 14(2-3): 147-152.

[8] Chandler RF, et al. *J Pharm Sci*, 1982, 71(6): 690-693.

药理作用及毒性参考文献

[1] Pries JM, et al. *Phytother Res*, 2009, 23(2): 212-219.

[2] Benedek B, et al. *J Ethnopharmacol*, 2007, 113(2): 312-317.

[3] Lemmens-Gruber R, et al. *Arzneim-Forsch*, 2006, 56(8): 582-588.

[4] Cavalcanti AM, et al. *J Ethnopharmacol*, 2006, 107(2): 277-284.

[5] Potrich FB, et al. *J Ethnopharmacol*, 2010, 130(1): 85-92.

[6] Benedek B, et al. *Phytomedicine*, 2006, 13(9-10): 702-706.

[7] 洪振丰，等 . 癌变·畸变·突变，2007, 19(1): 16-18.

[8] Candan F, et al. *J Ethnopharmacol*, 2003, 87(2-3): 215-220.

[9] de Sant'anna JR, et al. *Phytother Res*, 2009, 23(2): 231-235.

[10] Niforoushzadeh MA, et al. *J Vector Borne Dis*, 2008, 45(4): 301-306.

[11] Giani F, et al. *Exp Parasitol*, 2007, 116(3): 283-290.

[12] Csupor-Löffler B, et al. *Phytother Res*, 2009, 23(5): 672-676.

[13] Tozyo T, et al. *Chem Pharm Bull (Tokyo)*, 1994, 42(5): 1096-1100.

[14] Takzare N, et al. *Hum Exp Toxicol*, 2010, 30(4): 328-334.

[15] Montanari T, et al. *Contraception*, 1998, 58(5): 309-313.

[16] 洪振丰，等 . 福建中医学院学报，2005, 15(6): 23-25.

2. 亚洲蓍（中国植物志） 蜈蚣草（黑龙江），单叶蓍（东北植物检索表）

Achillea asiatica Serg. in Syst. Herb. Univ. Tomsk. 1: 6. 1946.——*A. millefolium* L. var. *mandshurica* Kitam. （英 **Asiatic Yarrow**）

多年生草本。茎直立，高 (4) 18–60 cm，被绵状长柔毛，不分枝或稀上部少分枝。叶线状披针形或线状倒披针形，2–3 回羽状全裂，上面具腺点和疏柔毛，下面被较密长柔毛，中上部叶无柄，长 1–6 cm，宽 3–12 mm，一回裂片多数，中部叶一回裂片长 2–6 mm，羽状全裂，小裂片线形或披针形，长 0.5–2 mm，先端渐窄成软骨质尖头，下部叶有柄或近无柄，长 17–18 cm。头状花序排成伞房状。总苞长圆形，径 2.5–3 mm，被疏柔毛；总苞片 3–4 层，卵形至披针形，顶端钝，边缘淡棕色，膜质，上部有疏毛。舌状花具腺点，舌片粉红色或紫红色，半椭圆形或近圆形，有 3 圆齿；管状花具腺点。瘦果圆状楔形，具边肋。花果期 7–9 月。

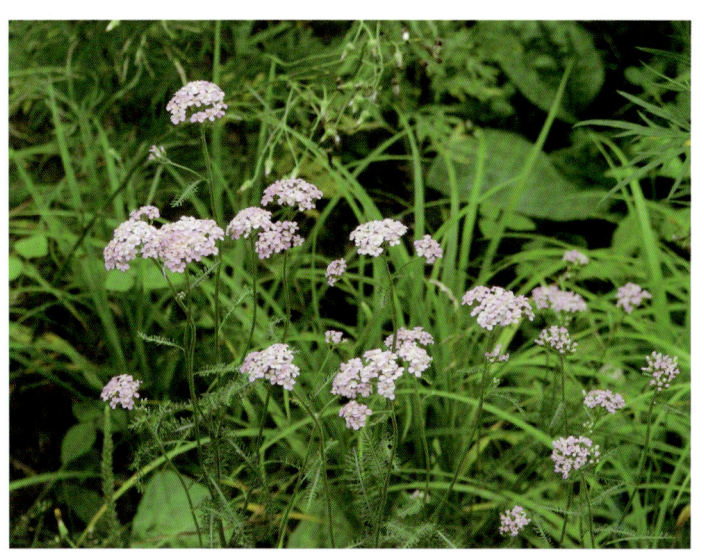

亚洲蓍 Achillea asiatica Serg.
摄影：张金龙

分布与生境 产于黑龙江、内蒙古、河北、新疆，生于海拔 500–2600 m 的山坡、草地、河边或林缘。也分布于蒙古、俄罗斯西伯利亚和远东地区及中亚。

药用部位 全草。

功效应用 活血，止血，祛风止痛，解毒。用于跌打损伤，疮疡，风湿痹痛。

化学成分 花含倍半萜类：蓍草辛▲(achillicin)，8α-乙酰氧基洋艾内酯(8α-acetoxyartabsin)，8α-当归酰氧基洋艾内酯(8α-angeloxyartabsin)[1]，8α-巴豆酰氧基苦艾内酯(8α-tigloxyartabsin)[1-2]，8-去乙酰母菊素(8-desacetylmatricarin)[2]，8α-当归酰氧基-$2\alpha,4\alpha,10\beta$-三羟基-$6\beta H,7\alpha H,11\beta H$-1(5)-愈创木烯-$12,6\alpha$-内酯($8\alpha$-angeloxy-$2\alpha,4\alpha,10\beta$-trihydroxy-$6\beta H,7\alpha H,11\beta H$-1(5)-guaien-$12,6\alpha$-olide)，$8\alpha$-当归酰氧基-$1\beta,2\beta,4\beta,5\beta$-二环氧-$10\beta$-羟基-$6\beta H,7\alpha H,11\beta H$-$12,6\alpha$-愈创内酯($8\alpha$-angeloxy-$1\beta,2\beta,4\beta,5\beta$-diepoxy-$10\beta$-hydroxy-$6\beta H,7\alpha H,11\beta H$-$12,6\alpha$-guaianolide)，$8\alpha$-当归酰氧基-$4\alpha,10\beta$-二羟基-2-氧代-$6\beta H,7\alpha H,11\beta H$-1(5)-愈创木烯-$12,6\alpha$-内酯($8\alpha$-angeloxy-$4\alpha,10\beta$-dihydroxy-2-oxo-$6\beta H,7\alpha H,11\beta H$-1(5)-guaien-$12,6\alpha$-olide)[3]。

地上部分含倍半萜类：蓍草辛▲，3-氧代蓍草辛(3-oxaachillicin)，8α-当归酰氧基洋艾内酯，8α-巴豆酰氧基苦艾内酯，8α-当归酰氧基 3-氧代洋艾内酯(8α-angeloxy-3-oxaartabsin)，8α-巴豆酰氧基-3-氧代苦艾内酯(8α-tigloxy-3-oxaartabsin)[4]；黄酮类：芹菜素(apigenin)，香叶木素(diosmetin)，矢车菊黄素(centaureidin)，大波斯菊苷(cosmosiin)[4]。

花、叶、茎等均含有大量挥发油，挥发油中除含有单萜类如β-蒎烯(β-pinene)、β-石竹烯(β-caryophyllene)、龙脑(borneol)、樟脑(camphor)[5]等外，还含有特征性奠类倍半萜类成分如菊奠(chamazulene)[6]等。

药理作用 抗溃疡作用：亚洲蓍乙醇提取物有抗家鼠溃疡活性[1]。

化学成分参考文献

[1] Narantuya S, et al. *Sci Pharm*, 1999, 67: 69-76.

[2] Glasl S, et al. *J Chromatogr A*, 2001, 936(1-2): 193-200.

[3] Glasl S, et al. *Phytochemistry*, 2001, 58(8): 1189-1194.

[4] Narantuya S, et al. *Sci Pharm*, 1999, 67(1): 69-76.

[5] Motl O, et al. *Flavour Frag J*, 1990, 5(3): 153-155.

[6] Jatsuk VJ, et al. *Farm Zh*, 1995, (6): 68-70.

药理作用及毒性参考文献

[1] 张庆荣摘. 国外医药·植物药分册，1989, (1): 36-37.

3. 高山蓍（中国植物志） 蓍（神农本草经），一支蒿（本草纲目拾遗），蜈蚣草（分类草药性），虱天蜈蚣（四川、江西），锯草（内蒙古、宁夏、陕西），锯齿草（中国植物志）

Achillea alpina L., Sp. Pl. 899. 1753.——*A. sibirica* Ledeb., *A. mongolica* Fisch. ex Spreng.
（英 **Alpine Milfoil**）

多年生草本。茎直立，被疏伏柔毛。叶无柄，线状披针形，长 6-10 cm，宽 7-15 mm，篦齿状羽状浅裂至深裂（叶轴宽 3-8 mm），基部裂片抱茎，裂片线形或线状披针形，尖锐，边缘有不等的锯齿或浅裂，齿端和裂片顶端有软骨质尖头，上面被疏长柔毛，下面毛较密，有腺点或几无腺点。上部叶渐小。头状花序多数，排成伞房状。总苞长圆形或近球形，径 (4) 5-7 mm；总苞片 3 层，宽披针形至长椭圆形，中央草质，边缘膜质，褐色，被疏长柔毛。舌状花 6-8，舌片白色，宽椭圆形，顶端 3 浅裂；管状花白色，檐部 5 裂。瘦果宽倒披针形，扁，有淡色边肋。有时腹面有 1-2 肋棱。花果期 7-9 月。

分布与生境 产于东北、内蒙古、河北、山西、河南、江西、湖北、四川、甘肃，生于海拔 850 m 以上的山坡、草地、灌丛或林缘。也分布于朝鲜、日本、蒙古、俄罗斯（西伯利亚及远东地区）。

药用部位 全草、果实。

功效应用 全草：解毒利湿，活血止痛。用于乳蛾，咽痛，泄泻，痢疾，肠痈腹痛，热淋涩痛，湿热带下，蛇虫咬伤。有毒。果实：益气，明目。用于气虚体弱，视物昏花。

化学成分 地上部位含有机酸类：琥珀酸(succinic acid)，富马酸(fumaric acid)，乌头酸(aconitic acid)，α-糠酸(α-furoic acid)[1]等。

药理作用 镇静催眠作用：高山蓍总酸灌胃，可协同戊巴比妥钠致小鼠活动减少、安静嗜睡[1]。

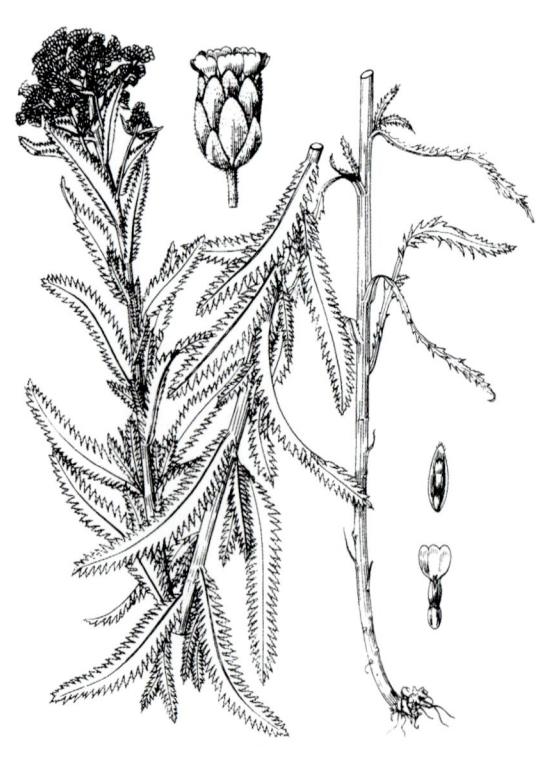

高山蓍 Achillea alpina L.
王金凤 绘

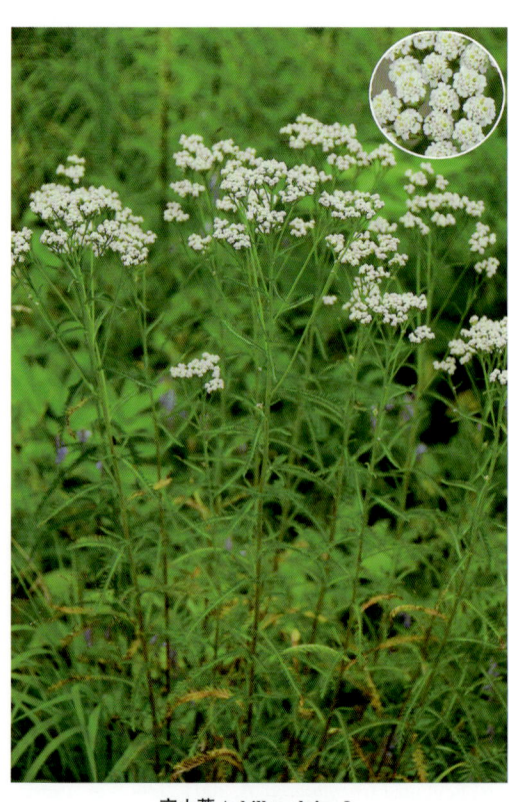

高山蓍 Achillea alpina L.
摄影：周䍲

菊科 COMPOSITAE

解热镇痛作用：高山蓍有机酸成分琥珀酸、延胡索酸和乌头酸皮下注射，对伤寒、副伤寒菌苗引起的兔发热有解热作用。琥珀酸、富马酸和 α- 糠酸皮下注射，均可抑制醋酸引起的小鼠扭体反应[2]。

抗炎作用：高山蓍总酸灌胃，可抑制正常大鼠及去肾上腺大鼠蛋清性足肿胀，抑制大鼠棉球肉芽肿形成[1]。高山蓍有机酸成分琥珀酸、富马酸、乌头酸和 α- 糠喃酸皮下注射，均可抑制巴豆油致小鼠耳肿胀，抑制酵母致大鼠足肿胀。琥珀酸和乌头酸皮下注射，均对角叉菜胶致大鼠足肿胀有抑制作用，琥珀酸、乌头酸和 α- 糠酸皮下注射，均能降低组胺所致大鼠毛细血管通透性增高[2]。

注评　本种为中国药典（1977、2010 年版）和贵州中药材质量标准（1988）收载"蓍草"，新疆（1980）和内蒙古（1988）中药材标准收载"一枝蒿"的基源植物，药用其干燥地上部分。同属植物蓍 A. millefolium L. 和云南蓍 A. wilsoniana (Heimerl ex Hand.-Mazz.) 的地上部分也混作"蓍草"使用。蒙古族、苗族、土家族、回族和侗族也药用，蒙古族称"图勒格其 – 额布苏"，全草治内外"奇哈"症、骨折、损伤、关节肿胀、疔痈；其余民族的主要用途同功效应用项。

化学成分参考文献

[1] 黄黎，等. 中药通报，1985, 10(11): 38-40.

药理作用及毒性参考文献

[1] 刘娴芳，等. 中药通报，1985, 10(5): 44-45.　　　　[2] 黄黎，等. 中药通报，1985, 10(11): 38-40.

4. 短瓣蓍（东北植物检索表）

Achillea ptarmicoides Maxim. in Mém. Acad. Imp. Sci. St.-Pétersbourg, Sér. 6, Sci. Math. 9: 154. 1859.（英 **Shortpetal Yarrow**）

多年生草本。茎直立，高 70–100 cm，被疏白色柔毛，有腺点，不分枝或中部叶腋有不育枝。叶无柄，线形至线状披针形，长 6–8 cm，宽 5–7 mm，篦齿状深裂或近全裂，裂片线形，宽约 1 mm，边

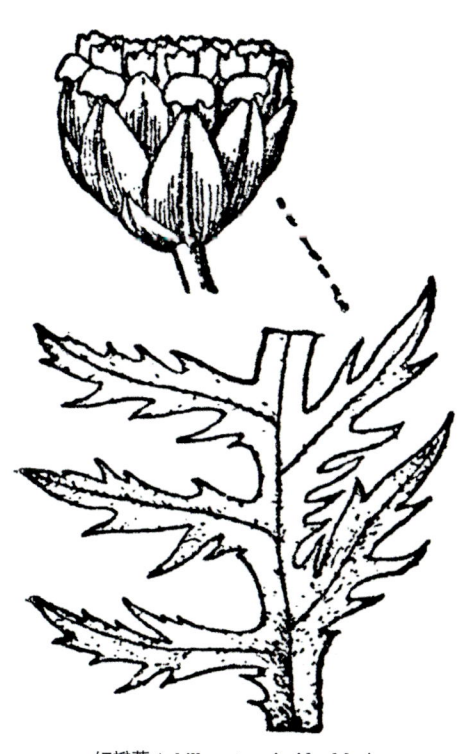

短瓣蓍 Achillea ptarmicoides Maxim.
张桂芝　冯金环　绘

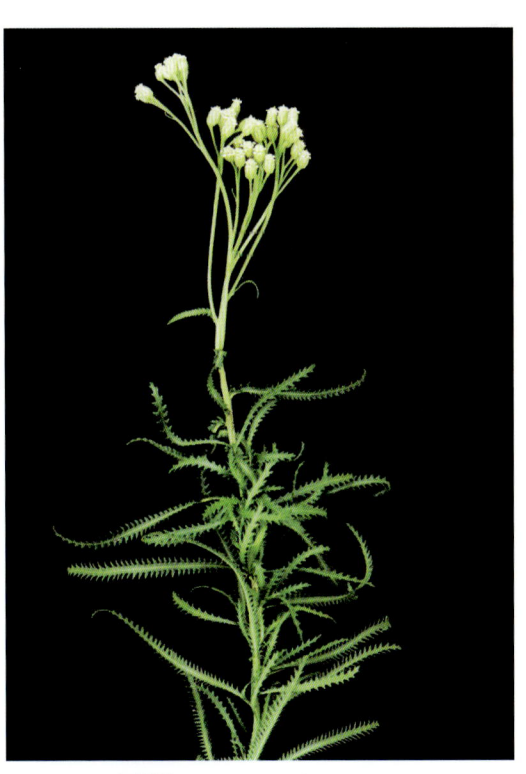

短瓣蓍 Achillea ptarmicoides Maxim.
摄影：徐克学

缘有不整齐锯齿，顶端具软骨质尖头。叶轴约 1.5-2 mm，上面有柔毛，两面有腺点。头状花序较多数，排成伞房状，总苞钟状，被疏毛；总苞片 3 层，外层卵形，顶端稍尖，内层长圆形，顶端圆形，边缘膜质，淡黄色或棕色。舌状花 6-8，舌片淡黄白色，宽椭圆形，长 0.8-1.5 mm，具 3 圆齿；管状花白色。瘦果长圆形或宽倒披针形，具宽边肋，无毛。花果期 7-9 月。

分布与生境 产于东北内蒙古至河北北部，生于海拔 900 m 的河谷、草甸、山坡、路旁或灌丛中。也分布于朝鲜、日本、蒙古、俄罗斯西伯利亚及远东地区。

药用部位 全草。

功效应用 解毒，消肿，活血，止血，健胃。用于跌打损伤，瘀血肿痛。

5. 云南蓍（中国高等植物图鉴） 一支蒿、蓍草（贵州），虱天蜈蚣（中国植物志），西南蓍草、茅草一枝蒿、白花一枝蒿（全国中草药汇编）

Achillea wilsoniana (Heimerl ex Hand.-Mazz.) Heimerl, Symb. Sin. 7: 1110. 1936. ——*A. sibirica* Ledeb. subsp. *wilsoniana* Heimerl ex Hand.-Mazz.（英 **Wilson's Yarrow**）

多年生草本。茎直立，高 35-100 cm，中部以上被长柔毛，不分枝，稀上部分枝，叶腋常有不育枝。叶无柄，中部叶长圆形，长 4-6.5 cm，1-2 cm，二回羽状全裂，一回裂片多数，椭圆状披针形，长 5-10 mm，宽 2-4 mm，二回裂片少数，披针形，具少数齿，上面的较短，近无齿或有单齿，齿端有软骨质小尖头，叶上面绿色，被疏柔毛和腺点，下面毛较密；叶轴宽约 1.5 mm，全缘或上部裂片间有单齿。头状花序多数，排成复伞房状；总苞宽钟形或半球形，径 4-6 mm；总苞片 3 层，覆瓦状，外层短，卵状披针形，长 2.3 mm，顶端稍尖，内层长椭圆形，长 4 mm，顶端钝或圆形，边缘褐色，膜质，中间绿色，被长毛。舌状花 6-8 (-10)，舌片白色，稀有淡红色边缘，具 3 齿，具少数腺点，管状花淡黄色或白色，具腺点。瘦果长圆状楔形，宽 1.1 mm，具翅。花果期 7-9 月。

分布与生境 产于云南、四川、贵州、广西、湖南、江西、湖北、河南、山西南部、陕西、甘肃。生于海拔 600-3600 m 的山坡、草地、灌丛中。

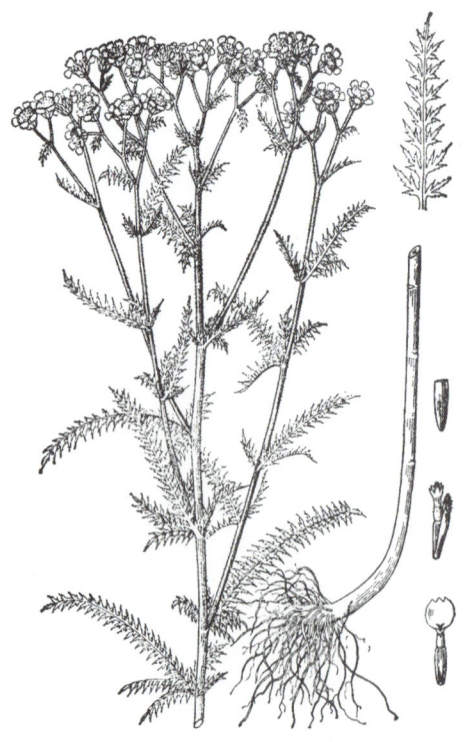

云南蓍 Achillea wilsoniana Heimerl
引自《中国高等植物图鉴》

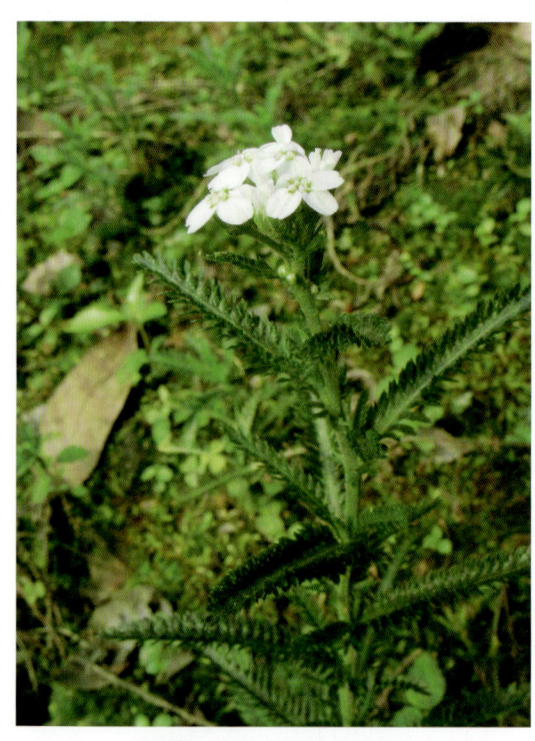

云南蓍 Achillea wilsoniana Heimerl
摄影：李策宏

菊科 COMPOSITAE

药用部位 全草。

功效应用 祛风除湿，祛瘀止痛，解毒消肿。用于风湿痹痛，胃脘痛，肠痛，泄泻，牙痛，跌打损伤，经闭腹痛，痈肿疮毒，蛇虫咬伤。有毒。

化学成分 全草含倍半萜类：$4E,10E$-9β-羟基-3-(2-甲基丁酰氧基)-大牻牛儿烷-4,10(1)-二烯-12,6α-内酯[$4E,10E$-9β-hydroxy-3-(2-methylbutyroyloxy)-germacra-4,10(1)-dien-12,6α-olide]，$4E,10E$-3-(2-甲基丁酰氧基)-大牻牛儿-4,10(1)-二烯-12,6α-内酯[$4E,10E$-3-(2-methylbutyroyloxy)-germacra-4,10(1)-dien-12,6α-olide]，$1\beta,6\alpha$-二羟基-10β-甲基-$5\alpha H,7\alpha H$-桉叶-4-酮[$1\beta,6\alpha$-dihydroxy-10β-methyl-$5\alpha H,7\alpha H$-eudesm-4-one][1]；挥发油，主要为单萜和倍半萜类，如β-蒎烯(β-pinene)，柠檬烯(limonene)，反式-β-金合欢烯(trans-β-farnesene)，δ-杜松烯(δ-cadinene)，α-杜松醇(α-cadinol)，1,4-二甲基-7-乙基薁(1,4-dimethy-7-ethylazulene)[2]。

注评 本种为"土一枝蒿"的基源植物，药用其全草。部分地区也混作"蓍草"使用。

化学成分参考文献

[1] Yang M, et al. *Pharmazie*, 2005, 60(7): 554-558.

[2] 马克坚，等. 中药材，1997, 20(4): 193-194.

6. 齿叶蓍（中国高等植物图鉴） 单叶蓍（东北植物检索表），蜈蚣草（黑龙江）

Achillea acuminata (Ledeb.) Sch. Bip. in Flora. 38: 15. 1855.——*Ptarmica acuminata* Ledeb.

（英 **Toothedleaf Yarrow**）

多年生草本。茎直立，高20-100 cm，不分枝或稀分枝，上部被密短柔毛，中部叶披针形或线状披针形，长3-8 cm，宽4-7 mm，顶端渐尖，基部稍狭，无柄，边缘有上弯的重细锯齿，齿端具软骨质小尖，两面被短柔毛，后光滑或仅下面沿脉有短柔毛，具极疏腺点。头状花序较多数，排成疏伞房

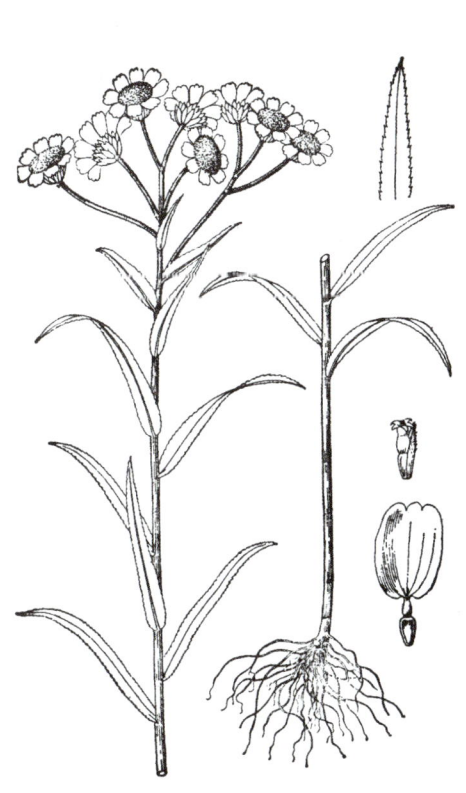

齿叶蓍 Achillea acuminata (Ledeb.) Sch. Bip.
引自《中国高等植物图鉴》

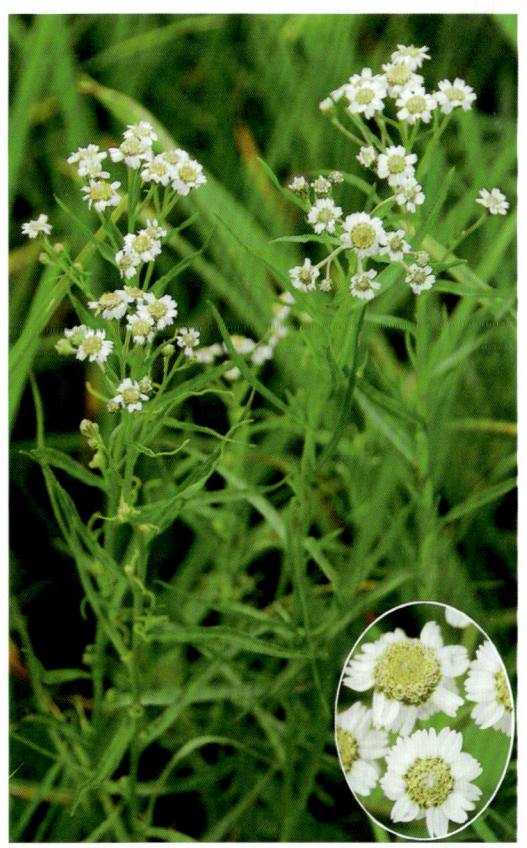

齿叶蓍 Achillea acuminata (Ledeb.) Sch. Bip.
摄影：周繇

状；总苞半球形，长5 mm，宽9 mm，被长柔毛；总苞片3层，外层较短，卵状长圆形，顶端急尖，内层长圆形，顶端圆形，中部淡黄色，边缘宽膜质，淡黄色或淡褐色，有长柔毛。舌状花14，舌片白色，长7 mm，具3圆齿。管状花白色。瘦果倒披针形，边肋淡白色，背面或两面有时凸起成肋状。无冠状冠毛。花果期7-8月。

分布与生境 产于东北、内蒙古、宁夏、陕西、青海、甘肃。常生于海拔1200-2050 m的山谷、山坡、草地、草甸、林缘。也分布于朝鲜、日本、蒙古、俄罗斯。

药用部位 全草。

功效应用 活血，止血，祛风止痛，解毒。用于跌打损伤，疮疡，风湿痹痛，牙痛，胃痛，闭经腹痛，肠痈泄泻。

注评 本种蒙古族药用，功用同高山蓍 Achillea alpina L.。

71. 茼蒿属 Glebionis Cass

一年生草本。叶互生，羽状分裂或边缘有深锯齿，稍抱茎。头状花序异型，单生或少数，排成疏伞房状花序。具花序梗。总苞宽杯状；总苞片4层，硬草质，花托凸起，半球状，无托毛。舌状花雌性，结实，黄色或白色，舌片长椭圆形或线形，管状花黄色，上半部宽钟状，具5齿。花药基部钝，顶端具卵状椭圆形附片；花柱分枝线形，顶端截形。舌状花的瘦果有3或2条突起的硬翅肋和2-6条间肋。管状花的瘦果有6-12等距的肋，其中1条明显突起的硬翅肋或两面各有1突起的肋。无冠毛。

约5种，产于地中海地区，其中4种各地引种栽培，供蔬菜或观赏，我国引种3种，均可入药。

分种检索表

1. 叶二回羽状分裂；舌状花瘦果有3条明显突起的翅肋。
   2. 舌状花瘦果腹面翅肋延伸成喙状或芒状，超出瘦果顶端 ································· 1. **蒿子杆 G. carinatum**
   2. 舌状花瘦果不为上述性状 ··· 2. **茼蒿 G. coronarium**
1. 叶边缘有不规则的粗齿或羽状浅裂；舌状花瘦果有2条明显突起的侧翅肋 ············ 3. **南茼蒿 G. segetum**

本属药用植物含倍半萜内酯类化合物。蒿子杆(G. carinatum)地上部分含炔类化合物，如(Z,E)-2-[5-(甲硫基)-4-戊烯-2-炔亚基]-1,6-二氧螺环[4.4]九碳-3,7-二烯{(Z,E)-2-[5-(methylthio)-4-penten-2-ynylidene]-(1,6)-dioxaspiro[4.4]nona-3,7-diene，**1**}，4'-甲氧基-5-(甲硫基)-4-戊烯-2-炔苯甲酮[4'-methoxy-5-(methylthio)-4-penten-2-ylnophenone，**2**]，4'-甲氧基-5-甲基磺酰基-4-戊烯-2-炔苯甲酮[4'-methoxy-5-(methylsulfonyl)-4-penten-2-ynophenone，**3**]，4'-甲氧基-5-甲基磺酰基-2-戊炔苯甲酮[4'-methoxy-5-(methylsulfonyl)-2-pentynophenone，**4**]，(Z,Z)-2-(5-甲基磺酰基-4-戊烯-2-炔亚基)-1,6-二氧螺环[4.5]癸烷-3-烯{(Z,Z)-2-(5-methylsulfonyl-4-penten-2-ynylidene)-(1,6)-dioxaspiro[4.5]dec-3-ene，**5**}，(Z,E)-2-(5-甲基磺酰基-4-戊烯-2-炔亚基)-1,6-二氧螺环[4.5]癸烷-3-烯{(Z,E)-2-(5-methylsulfonyl-4-penten-2-ynylidene)-(1,6)-dioxaspiro[4.5]dec-3-ene，**6**}，(E)-2-(2,4-戊二炔亚基)-1,6-二氧螺环[4.5]癸烷-3-烯{(E)-2-(2,4-pentadiynylidene)-1,6-dioxaspiro[4.5]dec-3-ene，**7**}，1-对甲氧基苯基-2,4-戊二炔-1-醇[1-(p-methoxyphenyl)-2,4-pentadiyn-1-ol，**8**]等。

菊科 COMPOSITAE

本属植物茼蒿具有抗氧化作用，主要活性成分为黄酮类化合物。

1. 蒿子杆（中国植物志） 白花春黄菊（北京植物志）

Glebionis carinatum (Schousb.) Tzvelev in Bot. Zhum. 84(7): 117. 1999.——*Chrysanthemum caricinatum* Schousb.（英 **Annual Chrysanthemum**）

　　一年生草本，高 20–70 cm。无毛，茎直立，肉质，不分枝或中上部分枝。基生叶花期枯萎，中下部茎叶长椭圆形或椭圆状倒卵形，长 8–10 cm，二回羽状分裂，一回深裂或近全裂，侧裂片 3–8 对。二回为深裂或浅裂，裂片披针形、斜三角形或线形，宽 1–4 mm。头状花序通常 2–8，排成伞房状，或单生于茎端。总苞宽杯状，径 1.5–2.5 cm；总苞片 4 层，外层短，内层长约 1 cm。顶端膜质，扩大。舌状花长 1.5–2.5 cm，舌片狭椭圆形，长 10–17 mm；管部纤细。管状花长 4–6 mm，顶端 5 齿裂。舌状花瘦果近四方形或三棱形，具 3 条宽翅，其中 1 条向上延伸突出瘦果顶端，呈芒状或喙状，间肋通常不明显；管状花瘦果，两侧压扁，两面各有 2–3 条肋。花果期 11 月至翌年 3 月。

分布与生境　原产于欧洲，我国栽培用作蔬菜和药用。

药用部位　嫩茎叶。

功效应用　和胃，化痰，安神。用于脾胃不和，脘腹胀满，咳嗽痰多，心烦失眠。

化学成分　地上部分含烃类：(*Z*,*E*)-2-[5-(甲硫基)-4-戊烯-2-炔亚基]-1,6-二氧螺环[4.4]九碳-3,7-二烯{(*Z*,*E*)-2-[5-(methylthio)-4-penten-2-ynylidene]-(1,6)-dioxaspiro[4.4]nona-3,7-diene}，1-溴-2-(1-戊烯基)-苯[1-bromo-2-(1-pentenyl)-benzene]，4'-甲氧基-5-(甲硫基)-4-戊烯-2-炔苯甲酮[4'-methoxy-5-(methylthio)-4-penten-2-ylnophenone]，4'-甲氧基-5-甲基磺酰基-4-戊烯-2-炔苯甲酮[4'-methoxy-5-(methylsulfonyl)-4-penten-2-ynophenone]，4'-甲氧基-5-甲基磺酰基-2-戊炔苯甲酮[4'-methoxy-5-(methylsulfonyl)-2-pentynophenone]，1-对甲氧基苯基-2,4-戊二炔-1-醇[1-(*p*-methoxyphenyl)-2,4-pentadiyn-1-ol]，1-对甲氧基苯基-2,4-戊二炔-1-酮[1-(*p*-methoxyphenyl)-2,4-pentadiyn-1-one]，(*Z*,*E*)-2-(5-甲硫基-4-戊烯-2-炔亚基)-1,6-二氧螺环[4.5]癸烷-3-烯{(*Z*,*E*)-2-(5-methylthio-4-penten-2-ynylidene)-(1,6)-dioxaspiro[4.5]dec-3-ene}，(*Z*,*E*)-2-(5-甲基磺酰基-4-戊烯-2-炔亚基)-1,6-二氧螺环[4.5]癸烷-3-烯{(*Z*,*E*)-2-(5-methylsulfonyl-4-penten-2-ynylidene)-(1,6)-dioxaspiro[4.5]dec-3-ene}，(*Z*,*Z*)-2-(5-甲硫基-4-戊烯-2-炔亚基)-1,6-二氧螺环[4.5]癸烷-3-烯{(*Z*,*Z*)-2-(5-methylthio-4-penten-2-ynylidene)-(1,6)-dioxaspiro[4.5]dec-3-ene}，(*Z*,*Z*)-2-(5-甲基磺酰基-4-戊烯-2-炔亚基)-1,6-二氧螺环[4.5]癸烷-3-烯{(*Z*,*Z*)-2-(5-methyl-sulfonyl-4-penten-2-ynylidene)-(1,6)-dioxaspiro[4.5]dec-3-ene}，(*E*)-2-(2,4-戊二炔亚基)-1,6-二氧螺环[4.5]癸烷-3-烯{(*E*)-2-(2,4-pentadiynylidene)-1,6-dioxaspiro[4.5]dec-3-ene}，(*Z*,*Z*)-2-(5-甲基磺酰基-4-戊烯-2-炔亚基)-1,6-二氧螺环[4.5]癸烷-3-烯{(*Z*,*Z*)-2-(5-methylsulfonyl-4-penten-2-ynylidene)-(1,6)-dioxaspiro[4.5]dec-3-ene}，芹菜甲素(butylphthalide)[1]；有机酸类：2-(1-戊烯基)-苯甲酸[2-(1-pentenyl)-benzoic acid]，2-(1-乙酰氧基-2,4-戊二炔-1-基)-苯甲酸甲酯[2-(1-acetyloxy-2,4-pentadiyn-1-yl)-benzoic acid methyl ester][1]。

化学成分参考文献

[1] Bohlmann F, et al. *Chemische Berichte*, 1967, 100(6): 1927-1935.

2. 茼蒿（中国植物志） 艾菜（海南植物志）

Glebionis coronaria (L.) Cass. ex Spach, Hist. Nat. Vég. 10: 181. 1841.——*Chrysanthemum coronaria* L.（英 **Crowndaisy**）

一年生草本。高达 70 cm，茎直立，不分枝或中上部分枝，无毛或近无毛。茎生叶花期枯萎，中下部叶长椭圆形或长椭圆状卵形，长 8–10 cm，无柄，二回羽状分裂，一回为深裂或近全裂，侧裂片 4–10 对，二回为浅裂，裂片卵形或线形，上部叶小。头状花序单生茎端或少数，生于茎枝端，不形成明显伞状花序；花序梗长 15–20 cm。总苞宽杯状，径 1.5–3 cm；总苞片 4 层，外层短，内层长 1 cm，顶端膜质扩大或附片。舌状花长 1.5–2.5 cm，瘦果有 3 条突起的狭翅肋，肋间有 1–2 条明显的肋；管状花瘦果有 1–2 条椭圆形突起的肋和不明显的间肋。花果期 6–8 月。

分布与生境 原产于欧洲，我国各地庭园常栽培供观赏和供药用。河北、山东等地有逸为野生。

药用部位 全草。

功效应用 和胃，化痰，通便，安神。用于脾胃不和，便秘，脘腹胀满，咳嗽痰多，心烦失眠。

化学成分 叶含甾体类：22*E*-5α,8α-表二氧麦角甾烷-6,22-二烯-3β-醇(22*E*-5α,8α-epidioxyergosta-6,22-dien-3β-ol)[1]；倍半萜类：二氢郁金香内酯(dihydrotulipinolide)[1]；单萜类：黑麦草内酯(loliolide)[1]。

地上部分含甘油酯类：2*S*-2,3-二-(9*Z*,12*Z*,15*Z*-1-氧代-9,12,15-十八烷三烯酰氧)丙基-β-D-吡喃半乳糖苷{2*S*-2,3-bis[(9*Z*,12*Z*,15*Z*-1-oxo-9,12,15-octadecatrienyl)oxy]propyl-β-D-galactopyranoside}，2*S*-3-(1-氧代-十六烷基氧)-2-(9*Z*,12*Z*,15*Z*-1-氧代-9,12,15-十八烷三烯氧)丙烷-β-D-吡喃葡萄糖苷[2*S*-3-(1-oxo-hexadecyloxy)-2-(9*Z*,12*Z*,15*Z*-1-oxo-9,12,15-octadecatrienoxy)propyl-β-D-glucopyranoside][2]；含氮类：野

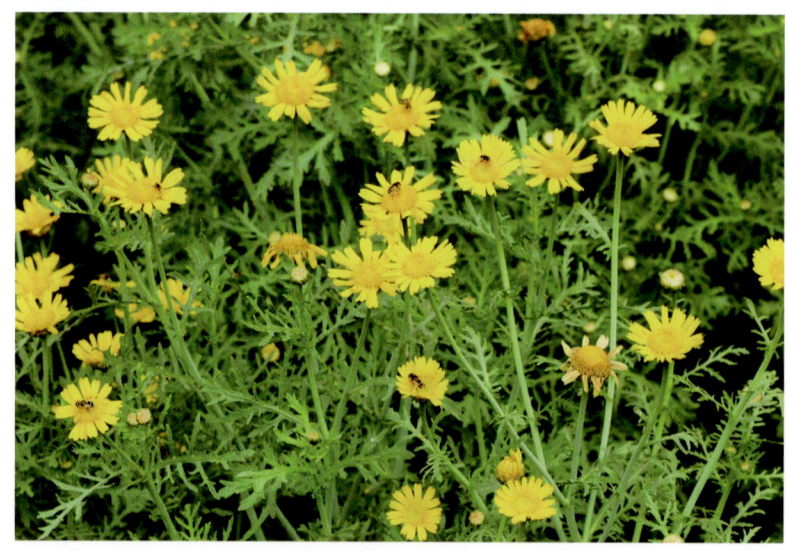

茼蒿 Glebionis coronaria (L.) Cass. ex Spach
摄影：刘军

黑樱苷(prunasin)，黑接骨木素▲(sambunigrin)，蕨内酰胺(pterolactam)，腺苷(adenosine)[3]；苯丙素类：反式-阿魏酸甲酯[3]；呋喃类：5,5'-二丁氧基-2,2'-双呋喃(5,5'-dibutoxy-2,2'-bifuran)[3]；甾体类：菜油甾醇(campesterol)[4]。

药理作用 抗氧化作用：茼蒿总黄酮提取液对由 Fenton 体系产生的 ·OH 有清除作用[1]。

注评 本种为"茼蒿"的基源植物，药用其茎叶，亦作蔬菜。蒙古族用全草治疗消化不良、疝气腹痛。

化学成分参考文献

[1] Lee KD, et al. *Nonghwa Hakhoechi*, 2003, 46(1): 55-59.
[2] Song MC, et al. *Sangmyong Hwahakhoeji*, 2009, 52(1): 88-91.
[3] Song MC, et al. *Arch Pharm Res*, 2008, 31(5): 573-578.
[4] Choi JM, et al. *Phytother Res*, 2007, 21(10): 954-959.

药理作用及毒性参考文献

[1] 林丹英，等. 中国野生植物资源，2007, 26(5): 57-59.

3. 南茼蒿（中国植物志） 茼蒿（千金·食治），同蒿（嘉祐本草），同蒿菜（滇南草本）

Glebionis segetum (L.), Fourr. in Ann. Soc. Linn. Lyon, Sér. 2, 17: 90. 1869.——*Chrysanthemum segetum* L.（英 **Corn Marigold**）

一年生草本。茎直立，高 20-60 (-100) cm，无毛，肉质，柔嫩，不分枝或分枝。基生叶花期存在；茎叶椭圆形、倒卵状披针形或倒卵状椭圆形，长 4-6 cm 或更长，先端钝或圆形，基部楔形，边缘有不规则的粗齿或浅羽裂，无柄。头状花序单生茎端或少数，生于茎枝端，不形成伞房花序，径 4-6 cm；花序梗长 5 cm。总苞宽杯状，径 1-2 cm；总苞片 5 层，内层顶端膜质，扩大或附片状。舌状花长约 2 cm，舌片狭椭圆形，长约 15 mm，先端具 3 齿；管状花长狭钟形，5 齿裂。舌状花瘦果有 2 条突起的翅肋，间肋 3-6 条，不明显，管状花瘦果椭圆形，有 10 条等距的肋。花果期 3-6 月。

分布与生境 原产于欧洲。我国南方各省区普遍作蔬菜栽培，也供药用。

药用部位 全草。

功效应用 和胃，化痰，安神。用于脾胃不和，脘腹胀满，咳嗽痰多，心烦失眠，小便淋痛不利。

化学成分 花瓣含黄酮类：棉花苷(gossypitrin)，棉花黄苷(quercimeritrin)[1]；苯丙素类：绿原酸，异绿原酸[1]。

地上部分含香豆素类：治疝草素▲(herniarin)，伞形花内酯(umbelliferone)，东莨菪内酯(scopoletin)[2]。

全草含挥发油：主要成分为芳樟醇(linalool)，丁香酚(eugenol)，苯酚，对甲基苯酚等[3]。

化学成分参考文献

[1] Geissman TA, et al. *J Org Chem*, 1957, 22: 946-948.
[2] Oksuz S, et al. *J Nat Prod*, 1982, 45(3): 374.
[3] 吴照华，等. 天然产物研究与开发，1994, 6(1): 1-4.

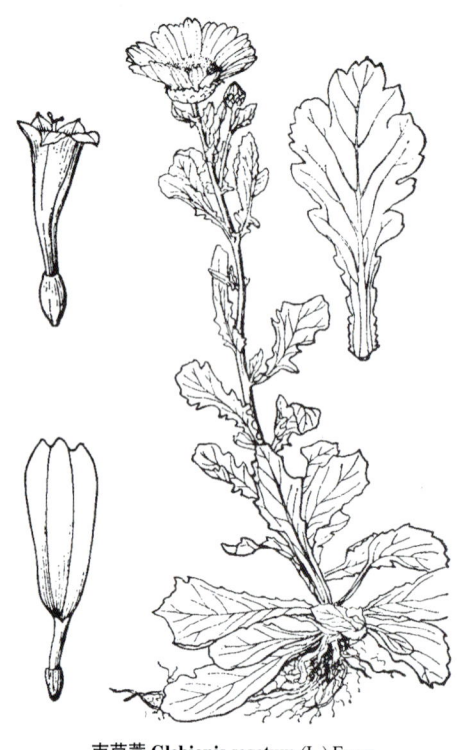

南茼蒿 Glebionis segetum (L.) Fourr.
郭木森 绘

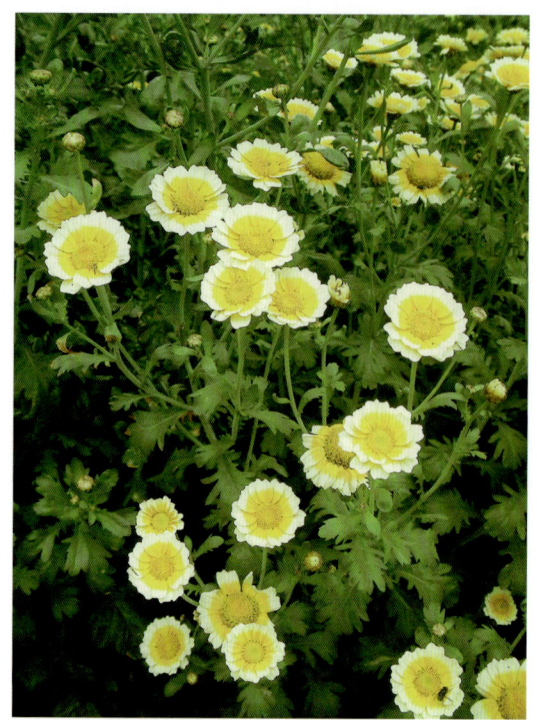

南茼蒿 Glebionis segetum (L.) Fourr.
摄影：徐晔春

72. 小滨菊属 Leucanthemella Tzvelev

多年生草本。叶互生，全缘或有锯齿至 3-7 羽状深裂。头状花序单生，或 2-8 排成疏伞房状花序，异型。总苞蝶状；总苞片 2-3 层，边缘膜质，花托凸起，无托毛。舌状花 1 层，雌性，不育，白色或淡红色；管状花，黄色，具腺，顶端 5 齿裂；花药基部钝，顶端附片卵形或椭圆状卵形；花柱分枝线形，顶端截形，瘦果圆柱形，具明显 7-12 条椭圆状突起纵肋，纵肋延伸于瘦果顶端，具长 0.3 mm 增厚 8 冠齿，无冠毛。

2 种，分布于欧洲东部及亚洲东北部。中国 1 种，可入药。

1. 小滨菊（中国植物志） 线叶菊（东北植物检索表），小白菊（吉林中药名录）

Leucanthemella linearis (Matsum.) Tzvelev in Fl. URSS 26: 139. 1961. ——*Chrysanthemum linearis* Matsum.（英 **Common Leucanthemella**）

多年生沼生植物，高 20-90 cm。有长地下匍匐茎。茎常簇生，不分枝或中部分枝，被短柔毛至无毛。基生叶和下部茎叶花期枯落。全形椭圆形或披针形，长 5-8 cm，羽状深裂，侧裂片 3 对或 1-2 对，侧裂或顶裂片线形或狭线形，宽约 3 mm，边缘全缘，上部茎叶不分裂。全部叶无柄，上面及边缘粗壮，有皮刺状乳突、无腺点，下面有明显腺点。头状花序单生于茎端，或 2-8 个在茎枝端排成伞房状花序。总苞蝶状，径 10-15 mm。外层总苞片线状披针形，内层长椭圆形，边缘褐色或暗褐色膜质，无毛或近无毛。舌状花白色，舌片长 10-20 mm，有 2-3 齿。瘦果顶端有 8-10 个长 0.3 mm 的钝冠齿。花果期 5-9 月。

分布与生境 产于东北。生于沼泽地。也分布于朝鲜、日本、俄罗斯。

药用部位 花序。

功效应用 解毒，消肿，散瘀。用于痈肿疮疡，瘀血肿痛。

菊科 COMPOSITAE

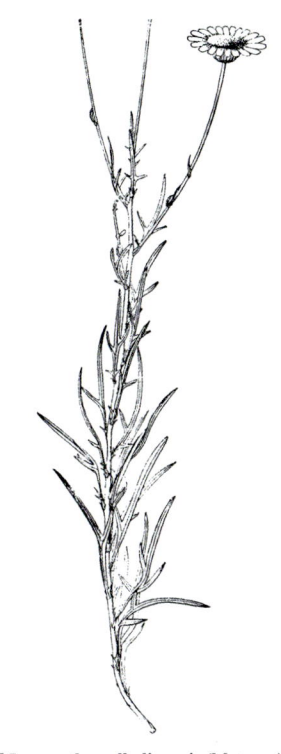

小滨菊 Leucanthemella linearis (Matsum.) Tzvelev
刘春荣 绘

73. 母菊属 Matricaria L.

一年生草本，常有香味。叶羽状全裂。头状花序单生，辐射状或盘状；花托圆锥形至钻形，中空。舌状花雌性，结实，舌片白色；管状花黄色 4-5 裂，管部果期膨大；花药基部钝，顶端有三角急尖的附片；花柱分枝顶端截形，画笔状。瘦果小，圆筒状，背腹稍压扁，腹面有 3-5 条细肋，褐色或淡褐色，无冠毛或有极短的有锯齿的冠状冠毛。

7 种，分布于欧亚、北美和北非。我国有 2 种，均可入药。

分种检索表

1. 头状花序边缘有白色舌状花；管状花冠黄色，5 裂；瘦果具 5 条细肋，无冠毛 ················· 1. 母菊 M. recutlta
1. 头状花序全为管状花，花冠淡黄色，4 裂；瘦果有 3-5 条细肋，两侧各有 1 条浅色条纹，顶端有冠状冠毛 ························· 2. 同花母菊 M. matricarioides

本属药用植物含香豆素类化合物和倍半萜类化合物。属于后者的甜没药萜醇氧化物 A-β-D- 葡萄糖苷 (bisabolol oxide A-β-D-glucoside，**1**) 具有抑制脂肪细胞蓄积脂肪的作用。

1

本属植物母菊具有抗氧化、抗滴虫及镇静等作用。

1. 母菊（种子植物名称） 洋甘菊、欧药菊（湖南药物志）

Matricaria recutita L., Sp. Pl. 891. 1753.——*M. chamomilla* L.（英 **Recutite Matricaria**）

一年生草本，无毛。茎高 30–40 cm，有沟纹，上部多分枝。下部叶长圆形或倒披针形，长 3–4 cm，宽 1.5–2 cm，二回羽状全裂，无柄，基部稍扩大，裂片线形，顶端具短尖头，上部叶卵形或长卵形。头状花序异型，径 1–1.5 cm，排成伞房状；花序梗长 3–6 cm。总苞片 2 层，顶端钝，边缘白色宽膜质，全缘，花托长圆锥状。舌状花 1 层，舌片白色，反折，长约 6 mm；管状花多数，花冠黄色，中部以上扩大，檐部 5 裂。瘦果小，长 0.8–1 mm，侧扁，略弯，顶端斜截形，背部圆形凸起，腹面及两侧有 5 条白色细肋，无冠状冠毛。花果期 5–7 月。

分布与生境　产于新疆北部和南部。生于河谷、旷野、田野。北京和上海庭园有栽培供观赏。也分布于欧洲、亚洲北部和南部。

药用部位　花序或全草。

功效应用　清热解毒，止咳平喘，祛风除湿。用于感冒发热，咽喉肿痛，肺热咳喘，热痹肿痛，疮肿。

化学成分　花含黄酮类：芹菜素(apigenin)[1]，槲皮万寿菊素(quercetagetin)，芹菜素-7-*O*-葡萄糖苷(apigenin-7-*O*-glycoside)，木犀草素葡萄糖苷(luteolin glycoside)，金丝桃苷(hyperoside)，芦丁(rutin)[2]；香豆素类：香豆素(coumarin)，异东莨菪内酯(isoscopoletin)，东莨菪内酯(scopoletin)，治疝草素▲(herniarin)，伞形花内酯(umbelliferone)，七叶树内酯(esculetin)[3]；苯丙素类：阿魏酸(ferulic acid)[2]。

全草含挥发油：甜没药萜醇氧化物A (bisabolol oxide A)，(*E*)-*β*-法尼烯[(*E*)-*β*-farnesene]，*α*-红没药醇(*α*-bisabolol)，母菊薁(chamazulene)，烯炔二环醚(en-yn-dicycloether)[4]，甜没药萜醇氧化物A-*β*-D-葡萄糖苷(bisabolol oxide A-*β*-D-glucoside)[5]。

药理作用　中枢作用：母菊中的芹菜素皮下注射，可降低小鼠的兴奋性，对置于高难度迷宫中的小鼠有抗焦虑和镇静作用[1-2]。

抗氧化作用：母菊甲醇提取物大鼠灌胃，可以降低 AlF_4^- 诱导的氧化应激大鼠脂质过氧化反应，增加 SOD、CAT、GSH 水平[3]。

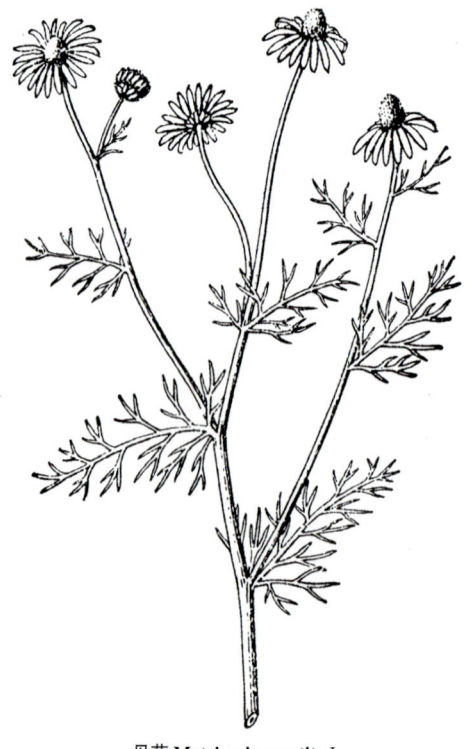

母菊 Matricaria recutita L.
吴彰桦　绘

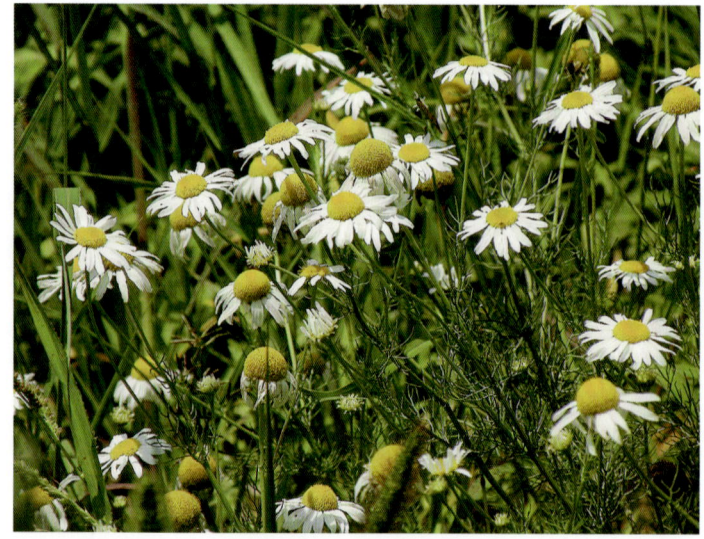

母菊 Matricaria recutita L.
摄影：朱仁斌

抗滴虫作用：2% 母菊花水 - 醇提取物有抗阴道滴虫作用[4]。

毒性及不良反应 母菊挥发油小鼠灌胃的半数致死量 LD_{50} 为 2.2 ml/kg[5]。

注评 本种为部颁药品标准·维吾尔药（1999 年版）和上海中药材标准（1994）收载"洋甘菊"的基源植物，以其异名 *M. chamomilla* L. 收载；维吾尔药标准收载其干燥全草入药，上海标准收载其干燥头状花序。

化学成分参考文献

[1] Viola H, et al. *Plant Med*, 1995, 61(3): 213-216.

[2] Peneva P, et al. *Rastenievudni Nauki*, 1989, 26(6): 25-33.

[3] Kotov AG, et al. *Khim Prir Soedin*, 1991, (6): 853.

[4] Orav A, et al. *Proc Estonian Acad Sci Chem*, 2001,

50(1): 39-45.

[5] Uemura D, et al. Jpn. Kokai Tokkyo Koho, 2006, 10pp. CODEN: JKXXAF JP 2006213648 A 20060817.

药理作用及毒性参考文献

[1] Viola H, et al. *Planta Med*, 1995, 61(3): 213.

[2] Avallone R, et al. *Biochem Pharmacol*, 2000, 59(11): 1387-1394.

[3] Ranpariya VL, et al. *Pharm Biol*, 2011, 49(7): 696-701.

[4] Tubaro A. CA, 1985, 103: 42637p.

[5] Sokolova L N. CA, 1975, 83: 669p.

2. 同花母菊（东北植物检索表）

Matricaria matricarioides (Less.) Porter ex Britton in Mem. Torrey Bot. Club 5. 341. 1884.——*Artemisia matricarioides* Less.（英 **Pineappleweed**）

　　一年生草本。茎基部有多数花序枝及不育枝，高 5–30 cm，直立或斜升，无毛，上部分枝，有时花序下被疏短柔毛。叶长圆形或倒披针形，长 2–3 cm，宽 0.8–1 cm，二回羽状全裂，无柄，基部稍抱茎，两面无毛；裂片多数，线形，末裂片短，宽约 0.5 mm，头状花序同型，径 0.5–1 cm，生于枝顶端。总苞片 3 层，近等长，长圆形，顶端钝，边缘膜质，白色透明。花托卵状圆锥形。全部小花管状，花冠长约 1.5 mm，檐部 4 裂。瘦果长圆形，淡褐色，略弯，顶端斜截形，背面凸起，腹面有 2–3 条白色细肋，两侧各有 1 条红色条纹，冠毛极短，冠状，有微齿，白色。花果期 7 月。

分布与生境 产于吉林。生于旷野、路边、宅旁。也分布于朝鲜、日本、亚洲北部和西南、欧洲、北美。

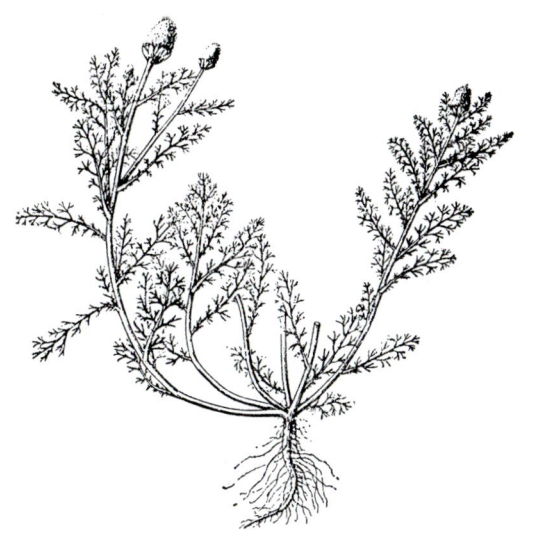

同花母菊 Matricaria matricarioides (Less.) Porter
吴彰桦　绘

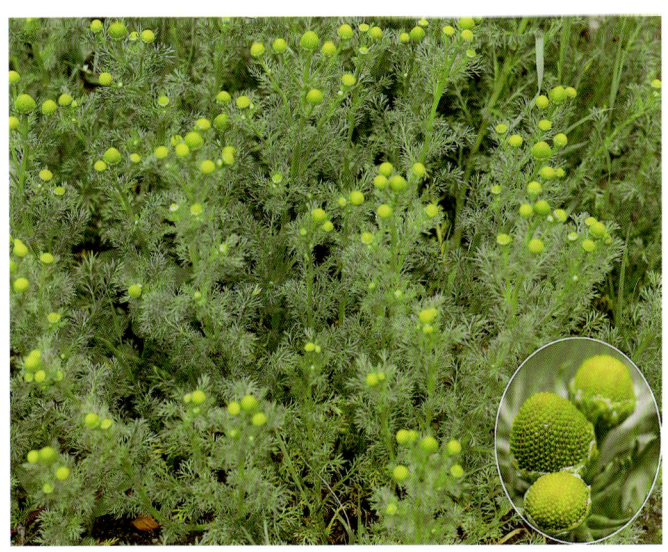

同花母菊 Matricaria matricarioides (Less.) Porter
摄影：周繇

药用部位 全草、花序。

功效应用 疏风清热。用于感冒发热，咽痛。花序：驱虫，解表。

化学成分 地上部分含香豆素类：7-甲氧基香豆素(7-methoxycoumarin)[1]。

全草含挥发油：蒎烯(myrcene)，柠檬烯(limonene)，异戊酸香叶酯(geranyl isovalerate)，(E)-β-法尼烯[(E)-β-farnesene][2]，大牻牛儿烯D (germacrene D)，顺式-3-己烯异戊酸酯(cis-3-hexenylisovalerate)[3]。

化学成分参考文献

[1] Jain TC, et al. *Phytochemistry*, 1971, 10(11): 2825-2826.

[2] Orav A, et al. *J Essential Oil Res*, 1999, 11(2): 243-245.

[3] Lawrence BM, et al. *Phytochemistry*, 1971, 10(11): 2827.

74. 菊属 Chrysanthemum L.

多年生草本或亚灌木。叶不分裂或一回或二回掌状或羽状分裂，具锯齿或全缘。头状花序异型，单生或少数或较多数，排成伞房花序，辐射状。总苞浅碟状，稀钟状；总苞片4–5层，边缘白色，褐色或棕褐色，或中、外层总苞片叶质化，而边缘羽状浅裂或半裂。花托凸起呈圆锥状，无托毛。舌状花雌性，结实，白色、粉红色或淡黄色；管状花黄色，管部具腺，5齿裂。花药基部钝，顶部附片披针状卵形或长椭圆形；花柱分枝线形，顶端截形。瘦果倒卵状，有5–8条纵肋，无冠毛。

37种，分布于我国、日本、朝鲜、俄罗斯。我国有17种，9种及2变种药用。

分种检索表

1. 全部总苞片草质，边缘白色、褐色、棕褐色或黑褐色，膜质。
    2. 叶边缘具浅波状疏锯齿或有单齿或全缘或3–7掌状或羽状浅裂、半裂或深裂。
        3. 叶边缘具浅波状疏锯齿，下面被密厚短柔毛⋯⋯⋯⋯⋯⋯⋯⋯⋯⋯⋯⋯⋯⋯⋯⋯⋯⋯⋯⋯⋯⋯ 1. 毛华菊 C. vestitum
        3. 叶3–7掌状或羽状浅裂、半裂或深裂。
            4. 野生植物；叶裂片顶端尖。
                5. 舌状花黄色⋯⋯⋯⋯⋯⋯⋯⋯⋯⋯⋯⋯⋯⋯⋯⋯⋯⋯⋯⋯⋯⋯⋯⋯⋯⋯⋯⋯⋯⋯⋯⋯⋯⋯⋯⋯ 2. 野菊 C. indicum
                5. 舌状花白色、粉红色或淡紫色。
                    6. 叶肾形、半圆形、圆形或宽卵形，基部微心形或平截⋯⋯⋯⋯⋯⋯⋯⋯⋯⋯⋯⋯⋯⋯⋯ 3. 小红菊 C. chanetii
                    6. 叶椭圆形、长椭圆形或卵形，基部楔形或宽楔形⋯⋯⋯⋯⋯⋯⋯⋯⋯⋯⋯⋯⋯⋯⋯⋯⋯ 4. 楔叶菊 C. naktongense
            4. 栽培植物。叶裂片顶端圆或钝⋯⋯⋯⋯⋯⋯⋯⋯⋯⋯⋯⋯⋯⋯⋯⋯⋯⋯⋯⋯⋯⋯⋯⋯⋯⋯⋯⋯ 5. 菊花 C. morifolium
    2. 叶二回羽状分裂。
        7. 舌状花黄色；头状花序多数，排成疏伞房花序或复伞房花序。
            8. 叶两面同色，绿色，被疏柔毛⋯⋯⋯⋯⋯⋯⋯⋯⋯⋯⋯⋯⋯⋯⋯⋯⋯⋯⋯⋯⋯⋯⋯⋯⋯⋯⋯⋯ 6. 甘菊 C. lavandulifolium
            8. 叶两面明显异色，上面绿色，下面灰白色，被密厚短柔毛⋯⋯⋯⋯⋯⋯⋯⋯⋯⋯⋯⋯⋯⋯⋯ 8. 委陵菊 C. potentilloides
        7. 舌状花紫红色，头状花序2–5，在茎枝端排成不规则的伞房花序，叶二回分裂为半裂或深裂⋯⋯ 7. 紫花野菊 C. zawadskii
1. 外层或中、外层总苞片苞叶状，叶质，羽状浅裂或半裂，裂片顶端芒状⋯⋯⋯⋯⋯⋯⋯⋯⋯⋯⋯⋯ 9. 蒙菊 C. mongolicum

本属药用植物主要含黄酮、倍半萜及多炔等类型化合物。黄酮类化合物如4'-甲氧基木犀草素-7-O-(6''-O-乙酰基)-β-D-吡喃葡萄糖苷[4'-methoxyluteolin-7-O-(6''-O-acetyl)-β-D-glucopyranoside，**1**]，金合欢素-7-O-(3''-O-乙酰基)-β-D-吡喃葡萄糖苷[acacetin-7-O-(3''-O-acetyl)-β-D-glucopyranoside，**2**]，3',5',5-三羟基二氢黄酮-7-O-β-D-吡喃葡萄糖苷(3',5',5-trihydroxyflavanone-7-O-β-D-glucopyrano-side，**3**)等，木犀草素-7-O-β-葡萄糖醛酸苷(luteolin-7-O-β-glucuronide，**4**)是菊花的异株克生活性(allelopathic activity)

物质。本属药用植物倍半萜类化合物中以桉烷型较多，如野菊花醇▲(kikkanol) A (**5**)、B (**6**)、C (**7**)，野菊花二醇A (chrysanthediol A，**8**)，野菊花二醇乙酸酯(chrysanthediacetate) B (**9**)、C (**10**)，β-网翼藻醇(β-dictyopterol，**11**)等，以及其他类型的倍半萜菊蒿内酯▲B (chrysartemin B，**12**)，野菊倍半萜内酯A (indicumolide A，**13**)等。本属药用植物亦含多炔类化合物，如紫花野菊炔(dendrazawayne) A (**14**)、B (**15**)，(E,Z,E)-N-(2-甲基丙烷)-2,4,12-十四癸三烯-8,10-二炔胺[(E,Z,E)-N-(2-methylpropyl)-2,4,12-tetradeca-triene-8,10-diynamide，**16**]，(E,Z,E)-1-(1-酮基-2,4,12-十四癸三烯-8,10-二炔)-哌啶[(E,Z,E)-1-(1-oxo-2,4,12-tetradecatriene-8,10-diynyl)-piperidine，**17**]等，**14**、**15**、**16** 和 **17** 对皮肤癣菌病中常见的致病真菌之一须癣毛癣菌(Trichophyton mentagrophytes)的生长具有较强的抑制作用，MIC分别为 9、9、10 和 5 μg/ml；**16** 和 **17** 对人小细胞肺癌A549、人黑色素瘤SK-Mel-2 和鼠黑色素瘤B16F1 等细胞株的增殖具有抑制活性，IC_{50} 分别为 7.4-27.25 μg/ml。从野菊(C. indicum)、菊花(C. morifolium)和紫花野菊(C. zawadskii)皆分离得到了多炔类化合物。本属药用植物还含有取代模式多样的咖啡酰表奎宁酸(caffeoylepiquinic acid)及其衍生物。

本属药用植物具有抗炎、抗菌、抗病毒、降血压、抗心肌缺血、抗氧化、抗肿瘤和延缓衰老等药理作用，主要活性成分为挥发油和黄酮类化合物。

1. 毛华菊（中国高等植物图鉴） 艾精、野黄菊（湖北）

Chrysanthemum vestitum (Hemsl.) Stapf in Bot. mag. 156: t.9330. 1933.——*C. sinense* Sabine var. *vestitum* Hemsl, *Dendranthema vestitum* (Hemsl.) Y. Ling（英 **Hairy Dendranthema**）

多年生草本，高 60 cm。茎直立，上部分枝。被密贴生伏短柔毛。下部茎叶花期枯萎。中部茎叶卵形、宽卵形、卵状披针形、近圆形或匙形，长 3.5–7 cm，宽 2–4 cm，边缘中部以上有浅波状钝齿，稀有 2–3 浅裂，叶片自中部向基部楔形；叶柄长 0.5–1 cm，柄基有时有披针形叶耳，上部叶渐小，下面灰白色，被密贴生伏短柔毛，上面被疏毛。中、下部叶腋常有发育的叶芽。头状花序 3–13，在茎枝端排成疏伞房花序，径 2–3 cm。总苞碟状，径 1–1.5 cm；总苞片 4 层，外层三角形或三角状卵形，中层披针状卵形，内层倒卵形或倒披针状椭圆形，中、外层背面被密短柔毛。全部总苞片边缘褐色膜质。舌状花白色，舌片长 1.2 cm。瘦果长约 1.5 mm。花果期 8–11 月。

分布与生境 产于河南、陕西、湖北及安徽。生于海拔 340–1500 m 的低山山坡和丘陵地。

药用部位 全草、花序。

功效应用 全草：祛风止痒。用于皮肤瘙痒。花序：清热解毒，消肿明目。

毒性及不良反应 毛华菊浸膏给大鼠灌胃，LD_{50} 为 6.81 g/kg；给小鼠灌胃 LD_{50} 为 14.7 g/kg[1]。

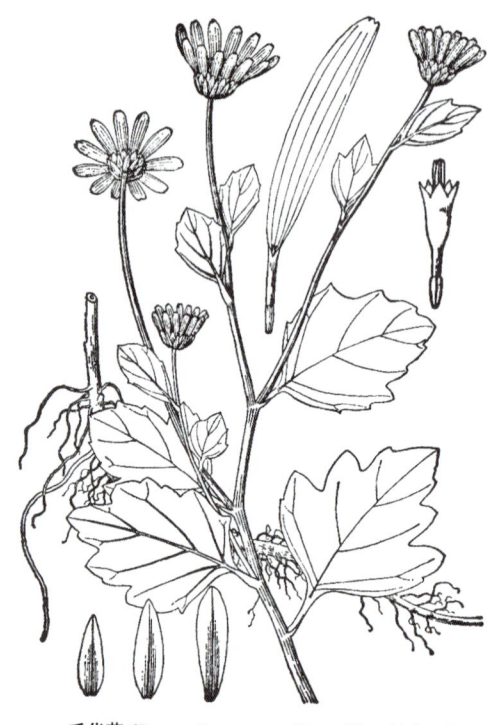

毛华菊 Chrysanthemum vestitum (Hemsl.) Stapf
引自《中国高等植物图鉴》

药理作用及毒性参考文献

[1] 李新兰，等. 食品科学，1986, (8): 48-52.

2. 野菊（中国植物志） 疾疣草（江苏），山菊花（福建），黄菊仔（广西），菊花脑，野菊花（药典）

Chrysanthemum indicum L., Sp. P1. 2: 889. 1753——*Dendranthema indica* (L.) Des Moul.（英 **Indian Dendranthema**）

多年生草本，高 0.25–1 m。茎直立或铺散，分枝，或茎端有伞房花序枝，被疏毛。基生叶和下部叶花期脱落，中部茎叶卵形、长卵形或椭圆状卵形，长 3–7 (10) cm，宽 2–4 (7) cm，羽状半裂或浅裂或分裂不明显，边缘有浅锯齿，基部截形或微心形或宽楔形，叶柄长 1–2 cm；柄基无耳或有分裂的叶耳，两面同色，淡绿色或干时成橄榄色，被疏短柔毛。头状花序径 1.5–2.5 cm，多数排成顶生伞房圆锥花序或少数排成伞房花序。总苞片约 5 层，外层卵形或卵状三角形，中层卵形，内层长椭圆形，边缘白色或褐色膜质，顶端钝或圆。舌状花黄色，舌片长 10–13 mm，全缘或 2–3 齿。瘦果长 1.5–1.8 mm。花果期 6–11 月。

分布与生境 产于东北、华北、华中、华南及西南各省区，生于山坡、草地、灌丛、河边湿地、田边路旁。也分布于尼泊尔、不丹、印度、日本、朝鲜、俄罗斯。

药用部位 花序、根、全草。

功效应用 花序：清热解毒，泻火，平肝。用于感冒、高血压病、肝炎、泄泻、疔疮痈肿、目赤肿痛、头痛眩晕。根、全草：清热解毒。用于痈肿、疔疮、目赤、瘰疬、天疱疮、湿疹。

化学成分 叶和花含挥发油：主要成分为日本刺参萜酮(oplopanone)，新松香醇(neoabietol)[1]；黄酮

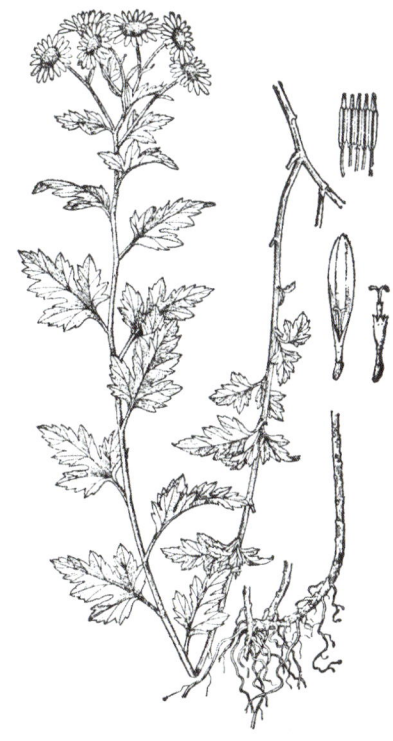

野菊 Chrysanthemum indicum L.
引自《中国高等植物图鉴》

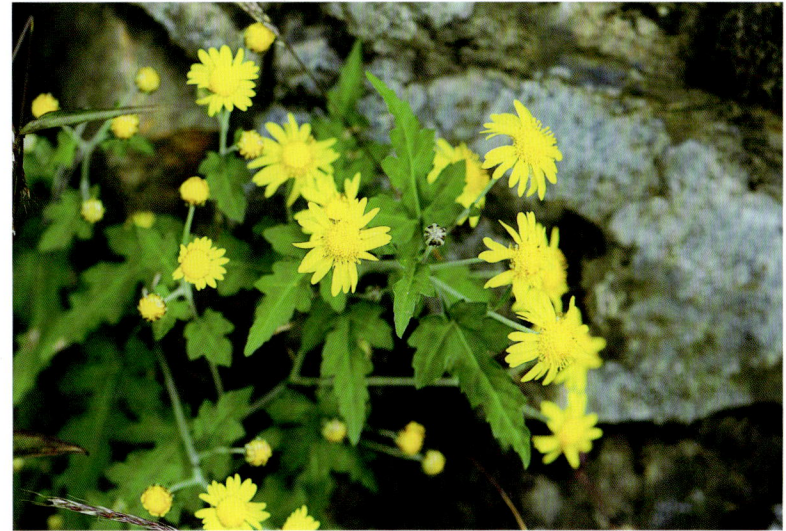

野菊 Chrysanthemum indicum L.
摄影：陈又生

类：槲皮素(quercetin)，槲皮素-3-O-α-L-吡喃鼠李糖基-(1→6)-O-β-D-吡喃葡萄糖苷[quercetin-3-O-α-L-rhamnopyranosyl-(1→6)-O-β-D-glucopyranoside]，槲皮素-3-O-α-L-吡喃鼠李糖苷(quercetin-3-O-α-L-rhamnopyranoside)，槲皮素-O-β-D-吡喃葡萄糖苷(quercetin-O-β-D-glucopyranoside)，槲皮素-O-β-D-吡喃半乳糖苷(quercetin-O-β-D-galactopyranoside)[1]。

花含倍半萜类：野菊倍半萜内酯(indicumolide) A、B、C[2]，道氏蒿素▲A (arteglasin A)[3]，野菊花内酯(yejuhua lactone; handelin)[4-5]，野菊花酮(indicumenone)[6]，野菊花醇(chrysanthemol)，库曼豚草素A (cumambrin A)[7]，野菊花洛醇▲(chrysantherol)[8]，野菊花诺醇▲(kikkanol) A、B、C[9]、D、E、F，野菊花诺醇▲D单乙酸酯(kikkanol D monoacetate)，野菊花诺醇▲F单乙酸酯(kikkanol F monoacetate)[10]，丁香烷二醇(clovanediol)，石竹烷-1,9-二醇(caryolane 1,9 diol)，日本刺参萜酮[9]，(3β,5α,6β,7β,14β)-桉叶烯-3,5,6,11-四醇[(3β,5α,6β,7β,14β)-eudesmen-3,5,6,11-tetrol][11]，野菊花三醇(chrysanthetriol)[12]，野菊花素▲(chrysanthemumin) C、D，野菊花莫醇▲(chrysanthemumol) I、J、K[26]；多炔类：顺式-螺缩醛烯醇醚多炔(cis-spiro-ketalenolether polyyne)，反式-螺缩醛烯醇醚多炔(trans-spiroketalenolether polyyne)[9]，(1R,9S,10S)-10-羟基-8(2',4'-六碳二炔亚甲基)-9-异戊酰氧基-2,7-二氧杂螺[5,4]癸烷{(1R,9S,10S)-10-hydroxyl-8(2',4'-diynehexylidene)-9-isovaleryloxy-2,7-dioxa-spiro[5,4]decane}[13]；黄酮类：刺槐苷(acaciin)[7]，半齿泽兰林素▲(eupatilin)，木犀草素(luteolin)，木犀草素-7-O-β-D-吡喃葡萄糖醛酸苷(luteolin-7-O-β-D-glucopyranosiduronic acid)，木犀草素-7-O-β-D-吡喃葡萄糖苷(luteolin-7-O-β-D-glucopyranoside)，刺槐素-7-O-β-D-吡喃半乳糖苷(acacetin-7-O-β-D-galactopyranoside)[14]，5-羟基-6,7,3',4'-四甲氧基黄酮(5-hydroxy-6,7,3',4'-tetramethoxyflavone)[15]，蒙花苷(linarin)[9]，刺槐素-7-O-(6"-O-乙酰基)-β-D-吡喃葡萄糖苷[acacetin-7-O-(6"-O-acetyl)-β-D-glucopyranoside]，芹菜素-7-O-β-D-吡喃葡萄糖苷(apigenin-7-O-β-D-glucopyranoside)，刺槐素(acacetin)[16]，(2S)-圣草酚-7-O-β-D-吡喃葡萄糖醛酸苷[(2S)-eriodictyol-7-O-β-D-glucopyranosiduronic acid]，(2R)-圣草酚-7-O-β-D-吡喃葡萄糖醛酸苷[(2R)-eriodictyol-7-O-β-D-glucopyranosiduronic acid]，槲皮素-3,7-二-O-β-D-吡喃葡萄糖苷(quercetin-

3,7-di-O-β-D-glucopyranoside），香叶木素-7-O-β-D-吡喃葡萄糖苷(diosmetin-7-O-β-D-glucopyranoside)[17]，芹菜素(apigenin)，5,3',4'-三羟基-6,7-二甲氧基黄酮(5,3',4'-trihydroxy-6,7-dimethoxyflavone)，5,3'-二羟基-6,7,4',5'-四甲氧基黄酮(5,3'-dihydroxy-6,7,4',5'-tetramethoxyflavone)[18]，小麦黄素(tricin)，5,7,3',4'-四羟基-6,5'-二甲氧基黄酮(5,7,3',4'-tetrahydroxy-6,5'-dimethoxyflavone)[19]；三萜类：α-香树脂醇(α-amyrin)，β-香树脂醇(β-amyrin)，羽扇豆醇(lupeol)，ψ-蒲公英萜醇▲(ψ-taraxasterol)，蒲公英赛醇(taraxerol)，蒲公英萜醇▲(taraxasterol)，无羁萜(friedelin)[20]；甾体类：菜油甾醇(campestanol)，胆甾醇(cholesterol)，豆甾醇(stigmasterol)，β-谷甾醇[20]，胡萝卜苷[7]；酚/酚酸类：绿原酸(chlorogenic acid)[9,16]，香草酸(vanillic acid)[16]，(2S,3S)-1-苯基-2,3-丁烷二醇-3-O-β-D-吡喃葡萄糖苷[(2S,3S)-1-phenyl-2,3-butanediol-3-O-β-D-glucopyranoside][17]；挥发油：石竹烯氧化物(carophyllene oxide)[21]，α-侧柏酮(α-thujone)[22]，樟脑(camphor)[23]；其他类：棕榈酸，甘油-1-单山萮酸酯(glyceryl-1-monobehenate)[7]，蔗糖(sucrose)[16]。

地上部分含倍半萜类：当归酰库曼豚草素B (angeloylcumambrin B)，道氏蒿素▲A，当归酰亚菊素(angeloylajadin)[24]；挥发油：菊油环酮(chrysanthenone)，β-石竹烯氧化物(β-carophyllene oxide)，柠檬烯(limonene)，α-蒎烯(α-pinene)，α-香树脂醇，β-香树脂醇，无羁萜，α-香树脂醇乙酸酯(α-amyrin acetate)，β-香树脂醇乙酸酯(β-amyrin acetate)[25]；其他类：菊色素(chrysanthemin)，菊黄质(chrysanthemaxanthin)，芝麻素(sesamin)[25]。

药理作用 镇静作用：野菊花的水煎剂灌胃，能降低小鼠自主活动[1]。

解热作用：野菊花注射液静脉注射，对白喉、百日咳、破伤风三联菌苗致热家兔有解热作用[2]。

镇痛作用：野菊花总黄酮灌胃，能提高小鼠对热板反应和水浴甩尾反应的痛阈[3]。

抗炎作用：野菊花提取液（挥发油＋水提醇沉液）给脂多糖致慢性支气管炎模型大鼠灌胃，可抑制大鼠血清及肺泡灌洗液中TNF-α水平升高；抑制大鼠中性粒细胞吞噬能力及呼吸爆发强度的异常升高[4]。野菊花挥发油灌胃，对二甲苯致小鼠耳肿

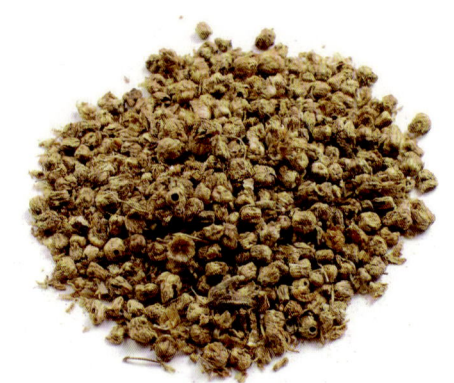

野菊花 Chrysanthemi indici Flos
摄影：王海

胀有抑制作用；水提物灌胃，对蛋清致大鼠足肿胀有抑制作用[5]。野菊花总黄酮灌胃，对二甲苯致小鼠耳肿胀、角叉菜胶致大鼠足肿胀、大鼠棉球肉芽肿有抑制作用，抗炎机制可能与影响PGE_2和LTB_4的生物合成有关[6]。野菊花总黄酮灌胃，能抑制佐剂性关节炎（AA）模型大鼠的关节肿胀；抑制血清和腹腔巨噬细胞中MDA和NO含量升高，SOD活性降低[7]。野菊花总黄酮体外能抑制AA大鼠滑膜细胞的增殖，促进滑膜细胞的凋亡。恢复AA大鼠滑膜细胞具分泌功能细胞器的形态，抑制滑膜细胞分泌过高的IL-1β、TNF-α，抑制IL-1β、TNF-α mRNA表达，上调TRAL蛋白的过低表达[8-10]。

调节免疫作用：野菊花水提物灌胃，能抑制单核巨噬细胞的吞噬功能[5]。野菊水提醇沉液静脉注射，能增强小鼠腹腔巨噬细胞的吞噬功能；水提物体外有抑制金黄色葡萄球菌溶血素溶解绵羊红细胞的作用[11]。野菊花总黄酮体外能提高环磷酰胺诱导免疫功能低下小鼠的脾淋巴细胞增殖反应，可促进ConA或LPS诱导的AA大鼠低下的脾淋巴细胞增殖、抑制IL-22活性降低[3,7]。

抗过敏作用：野菊水提物、挥发油灌胃，能对抗2,4-二硝基氯苯引起的小鼠迟发型超敏反应[5]。

降血压作用：野菊花醇提物给麻醉猫小肠内注射、给正常狗及肾型高血压狗灌胃均能降低动物舒张压[12]。

抗心肌缺血作用：野菊花水提取物给腹主动脉不完全结扎致心肌肥厚、心室重构模型大鼠灌胃，能降低心脏指数和血压，缩小心肌细胞横截面面积，减少心肌胶原沉积，有抗实验性心室重构的作用，其作用机制与降低心脏的负荷，调节信号传导有关[13]。野菊花黄酮类、内酯类化合物静脉注射，能使麻醉犬冠脉血流量增加，降低冠脉阻力，增加心输出量及每搏输出量、心率减慢、血压下降，减少阻

断冠脉血流形成心肌梗死麻醉犬的梗死范围、减轻心肌损伤程度[14-15]。野菊花提取物对体外培养的乳鼠心肌细胞缺氧缺糖性损伤有保护作用，能使细胞释放至培养基中的乳酸脱氢酶减少[16]。

扩张血管作用：野菊花提取物对经去氧肾上腺素预收缩的内皮完整的大鼠离体胸动脉环有舒张效应，其机制与抑制炎症巨噬细胞细胞内 NO 及其诱导型合酶 iNOS 表达有关[17]。

抗血小板聚集作用：野菊花醇浸水提物给大鼠静脉注射，对 ADP、兔肌胶原诱导的血小板聚集均有抑制作用。野菊醇浸水提物在体外对 ADP、金黄色葡萄球菌和兔肌胶原诱导的大鼠血小板聚集均有抑制作用[11]。

保肝作用：野菊花总黄酮灌胃，能抑制 CCl_4 致急性肝损伤小鼠的血清 ALT、AST 值升高，减轻 CCl_4 对肝组织的病理损伤，其机制可能与清除自由基、抑制脂质过氧化作用、抑制 TNF-α 和 IL-1β 表达有关[18]。

抗细菌作用：野菊醇提物体外对大肠埃希菌、枯草埃希菌、金黄色葡萄球菌及酵母菌有抑制作用[19]。野菊花水提物、挥发油体外对金黄色葡萄球菌、大肠埃希菌、绿脓假单胞菌、福氏志贺菌及肺炎链球菌有抑制作用[20]。野菊花水提物体外对 71 株解脲脲原体有抑制作用[21]。野菊花醇提物的水萃取部位、正丁醇萃取部位体外对大肠埃希菌、金黄色葡萄球菌有抑制作用[22]。

抗病毒作用：野菊花水提物体外对呼吸道合胞病毒有抑制作用[23]。

抗疟作用：野菊叶甲醇提取物体外对恶性疟原虫 3D7 株和氯喹耐受的恶性疟原虫 (*P. falciparum*) 有抑制作用[24]。

抗肿瘤作用：野菊花醇提物体外能抑制人肝癌细胞 MHCC97H 增殖，诱导其凋亡，下调 MMP-2、MMP-9 表达，上调 TIMP-1、TIMP-2 表达[25-26]。

抗氧化作用：野菊花水提醇沉液能抑制大鼠离体肝 MDA 生成[27]。野菊花的水提物、醇提取物对 DPPH 自由基、羟自由基、超氧阴离子有清除作用[28]。野菊花多糖体外对超氧阴离子自由基和羟自由基均有清除作用[29]。

细胞毒作用：野菊花黄酮体外对人克隆结肠腺癌细胞 Caco-2 有细胞毒作用[30]。

其他作用：野菊花的甲醇提取物对醛糖还原酶有显著的抑制作用[31]。野菊总黄酮、刺槐素、木犀草素、木犀草素-7-*O*-β-D-吡喃葡萄糖苷对鼠大脑、兔心肌、艾氏腹水癌 3 种组织细胞的 cAMP 磷酸二酯酶 (cAPDE) 和 GMP 磷酸二酯酶 (cGPDE) 具有选择性抑制作用[32]。

毒性及不良反应 野菊花注射液给小鼠静脉注射 LD_{50} 为 10.47 g/kg[11]。野菊花水提醇沉物给小鼠尾静脉注射，LD_{50} 为 1.669 g/kg[14]。

注评 本种为中国药典（1977、1985、1990、1995、2000、2005、2010 年版）收载"野菊花"的基源植物，药用其干燥头状花序；药典以 Chrysanthemum indicum L. 收载；其干燥地上部收载于贵州（1988）和浙江（2000）中药材标准，分别称"野菊花"和"野菊"。"野菊花"以"苦薏"名始载《本草经集注》菊花项下，《本草纲目》列于野菊项，谢宗万考证"野菊花"即为本草的"苦薏"。商品药材主为湖北、安徽、江苏等地的野生品。同属植物甘菊 Chrysanthemum lavandulifolium (Fisch. ex Trautv.) Makino 的头状花序，在部分地区亦作"野菊花"药用，可视为地区习用品。

化学成分参考文献

[1] Refahy LA. *Bulletin of the Faculty of Pharmacy* (Cairo University), 2007, 45(3): 401-408.

[2] Feng ZM, et al. *Helv Chim Acta*, 2009, 92(9): 1823-1828.

[3] Hausen BM, et al. *Naturwissenschaften*, 1975, 62(12): 585-586.

[4] Chien MK，等. 药学学报，1963, 10(3): 129-134.

[5] Chen ZN，等. 药学学报，1987, 22(1): 67-69.

[6] Mladenova K, et al. *Planta Med*, 1987, 53(1): 118-119.

[7] 于德泉，等. 药学学报，1987, 22(11): 837-840.

[8] Yu DQ, et al. *Chin Chem Lett*, 1993, 4(10): 893-894.

[9] Yoshikawa M, et al. *Chem Pharm Bull*, 1999, 47(3): 340-345.

[10] Yoshikawa M, et al. *Chem Pharm Bull*, 2000, 48(5): 651-656.

[11] Wang XL, et al. *Acta Crystallographica, Section E: Structure Reports Online*, 2006, E62(8): o3570-o3571.

[12] 于德泉，等．药学学报，1992, 27(3): 191-196.

[13] Cheng WM, et al. *Chin Chem Lett*, 2005, 16(10): 1341-1342.

[14] Lim SS, et al. *Food Sci Biotechnol*, 2007, 16(2): 265-269.

[15] Nam JY, et al. *Saengyak Hakhoechi*, 2005, 36(3): 186-190.

[16] 高美华，等．中药材，2008, 31(5): 682-684.

[17] Matsuda H, et al. *Chem Pharm Bull*, 2002, 50(7): 972-975.

[18] 毕跃峰，等．中国药学杂志，2009, 44(12): 894-897.

[19] 张聪，等．药学与临床，2009, 17(1): 39-41.

[20] Mladenova K, et al. *Doklady Bolgarskoi Akademii Nauk*, 1989, 42(9): 39-41.

[21] 陈晓辉，等．色谱，2005, 23(2): 314-326.

[22] 任爱农，等．中药材，1999, 22(10): 511-512.

[23] 张永明，等．中国中药杂志，2002, 27(4): 265-267.

[24] Mladenova K, et al. *Planta Med*, 1985, (3): 284-285.

[25] De Pascual-T J, et al. *Rivista Italiana EPPOS*, 1980, 62(5): 236-238.

[26] Liu LL, et al. *Chin J Chem*, 2012, 30(6): 1255-1260.

药理作用及毒性参考文献

[1] 彭勇．国外医药·植物药分册，1992, 7(4): 170.

[2] 戴瑰伟，等．中医杂志，1982, 23 10(5): 55-68.

[3] 张骏艳．野菊花总黄酮的抗炎免疫作用及部分机制研究[学位论文]．合肥：安徽医科大学，2005.

[4] 苏韫，等．中药新药与临床药理，2009, 24(4): 300-303.

[5] 王志刚，等．中国中医药科技，2000, 7(2): 92-93.

[6] 张骏艳，等．安徽医科大学学报，2005, 40(5): 405-408.

[7] 张骏艳，等．中国中药杂志，2010, 35(3): 344-347.

[8] 陈晓宇，等．解剖学杂志，2008, 31(4): 504-507.

[9] 解雪峰，等．中国药理学通报，2007, 23(12): 1662-1666.

[10] 陈晓宇，等．解剖学报，2007, 38(5): 569-571.

[11] 北京第六制药厂．中药通报，1985, 10(7): 45-46.

[12] 刘菊芳，等．药学学报，1962, 9(3): 151-152.

[13] 吴琦，等．中国中药杂志，2010, 35(5): 623-629.

[14] 李连达，等．中医杂志，1981, 22(1): 66-69.

[15] 李连达，等．中医杂志，1980, 21(11): 68-70.

[16] 李映欧，等．中西医结合杂志，1981, 1(2): 93-93.

[17] 章李军，等．上海中医药杂志，2009, 43(5): 60-63.

[18] 张玲，等．安徽医科大学学报，2007, 42(4): 412-415.

[19] 胡仁火，等．安徽农业科学，2007, 35(27): 8534-8535.

[20] 任爱农，等．药物生物技术，1999, 6(4): 241-244.

[21] 周丽萍，等．中华微生物学和免疫学杂志，2002, 22(2): 205.

[22] 童国忠，等．浙江海洋学院学报（自然科学版），2010, 29(6): 562-565.

[23] 张振亚，等．解放军药学学报，2006, 22(4): 273-276.

[24] Kamaraj C, et al. *Parasitol Res*, 2011, PMID: 21643655.

[25] Wang ZD, et al. *Oncol Rep*, 2010, 23(2): 413-21.

[26] Li ZF, et al. *World J Gastroenterol*, 2009, 15(36): 4538-4546.

[27] 蒋惠娣，等．中药材，1997, 20(12): 624-626.

[28] 褚福红，等．食品工业，2005, (5): 1-3.

[29] 李贵荣．中国公共卫生，2002, 18(3): 269-270.

[30] 蔡润兰，等．中国药理学通报，2011, 27(10): 1418-1421.

[31] Yoshikawa M, et al. *Chem Pharm Bull*, 1999, 47(3): 340-345.

[32] 贺师鹏，等．北京大学学报（医学版），1982, 14(3): 253-257.

3. 小红菊（中国植物志）

chrysanthemum chanetii H. Lév. in Repert. Spec. Nov. Regni Veg. 9: 450. 1911.——*Dendranthema chanetii* (H. Lév.) C. Shih, *D. erubescens* (Stapf) Tzvelev（英 **Chanet's Dendranthema**）

多年生草本，高 15-60 cm。茎直立，基部或中部分枝，被疏毛或近无毛。中部叶肾形、半圆形、近圆形或宽卵形，长 2-5 cm，或宽长近相等，通常 3-5 掌状或羽状浅裂或半裂，稀深裂，侧裂片椭圆形，顶裂片较大，全部裂片具钝齿、尖齿或芒状尖齿，上部叶椭圆形或长椭圆形，花序下部的叶长椭圆形或线形，羽裂齿裂或不裂，中下部叶基部微心形或截形，叶柄长 3-5 cm，两面近同色，被疏柔毛至无毛。头状花序径 2.5-5 cm，少数（约 3）至多数（约 12），排成顶生伞房花序，稀单生茎端。总苞碟形；总苞片 4-5 层，外层宽线形，顶端膜质或膜质扩大，边缘撕裂，背面被疏长柔毛，中、内层

菊科 COMPOSITAE

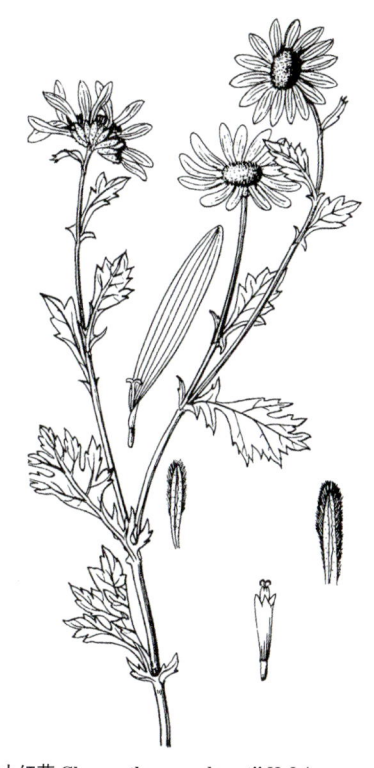

小红菊 Chrysanthemum chanetii H. Lév.
闫翠兰 绘

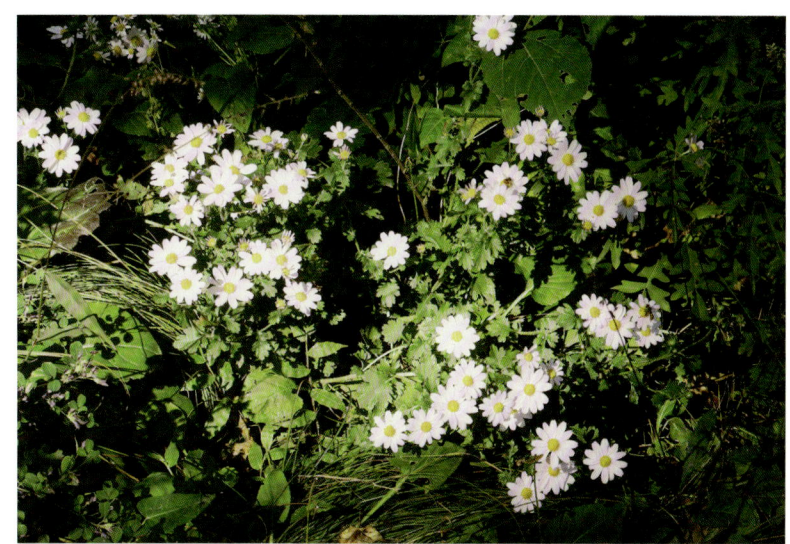

小红菊 Chrysanthemum chanetii H. Lév.
摄影：陈又生

宽倒披针形或三角状卵形至线状椭圆形，边缘白色或褐色膜质。舌状花白色、粉红色或紫色，舌片长 1.2-2.2 cm，2-3 齿。瘦果长 2 mm，具 4-5 肋。花果期 7-10 月。

分布与生境 产于黑龙江、吉林、辽宁、河北、山西、山东、内蒙古、宁夏、陕西、甘肃、青海，生于海拔 1800-2200 m 的草原、林缘、灌丛或河滩与沟边。也分布于朝鲜、蒙古、俄罗斯。

药用部位 花序。

功效应用 清热解毒，消肿。用于外感风热，咽喉肿痛，疮疡肿毒。

4. 楔叶菊（中国植物志）

Chrysanthemum naktongense Nakai in Bot. Mag. (Tokyo) 23: 186. 1909——*Dendranthema naktongense* (Nakai) Tzvelev（英 **Cuneateleaf Dendranthema**）

多年生草本，高 10-50 cm。茎直立，中部分枝或有短花序枝，被疏柔毛。中部叶长椭圆形、椭圆形或卵形，长 1-3 cm，宽 1-2 cm，常羽状或羽状 3-7 浅裂、半裂或深裂，叶腋常有簇生小叶。上部叶倒卵形或倒披针形，3-5 裂或不裂，基部楔形或楔形，有或无耳，两面无毛或近无毛。头状花序径 3.5-5 cm，2-9 个排成顶生疏伞房花序，极少单生。总苞碟状，径 10-15 mm；总苞片 5 层，外层线形或线状披针形，顶端白色或褐色膜质，中、外层背面被疏柔毛或近无毛。舌状花白色、粉红色或淡紫色，舌片 1-1.5 cm，顶端全缘或 2 齿。花果期 7-8 月。

分布与生境 产于黑龙江、吉林、辽宁、内蒙古、河北，生于海拔 1400-1700 m 的草原。也分布于朝鲜、蒙古、俄罗斯。

药用部位 花序。

功效应用 清热解毒。用于风火赤眼，咽喉肿痛，疮疖肿痛。现代亦用于鼻炎，支气管炎。

化学成分 花含挥发油：樟脑(camphor)，龙脑(borneol)，龙脑乙酸酯(bornyl acetate)，α-蒎烯(α-pinene)，β-石竹烯(β-carophyllene)，芳樟醇(linalool)，丁香油酚(eugenol)，异龙脑(isoborneol)，诺

卜醇(nopol)，羽毛柏烯(widdrene)，1,8-桉叶素(1,8-cineole)，菊油环酮(chrysanthenone)，石竹烯氧化物(carophyllene oxide)，α-杜松醇(α-cadinol)，δ-杜松烯(δ-cadinene)，桃金娘烯醇(myrtenol)，2,3-二氢苯并呋喃(2,3-dihydro-benzofuran)，α-甜没药醇(α-bisabolol)，松油-4-醇(terpinen-4-ol)，对甲氧基肉桂酸甲酯(methyl *p*-methoxycinnamate)，顺式-香芹醇(*cis*-carveol)，γ-桉叶醇(γ-eudesmol)，反式-松香芹醇(*trans*-pinocarveol)，α-愈创木烯(α-guaiene)，δ-小茴香烷(δ-fenchane)，吉马酮(germacrone)，环氧芳樟醇(epoxylinalool)，反式-β-金合欢烯(*trans*-β-farnesene)，3,7-二甲基-1,2,7-辛三烯-3-醇(hotrienol)，反式-菊花醛(*trans*-chrysanthemal)，β-倍半水芹烯(β-sesquiphellandrene)，6,7-去氢莨菪醇(6,7-dehydrotropine)，γ-古芸烯(γ-gurjunene)，日本刺参萜酮(oplopenone)，松香芹酮(pinocarvone)，大牻牛儿烯(germacrene) A、B、D，北艾酮▲(vulgarone) A、B，北艾酮▲(vulgarone)[1]。

化学成分参考文献

[1] Byun YH, et al. *Nat Prod Sci*, 2008, 14(2): 138-142.

5. 菊花（神农本草经） 菊（尔雅），秋菊（北京），蒙菊（群芳谱），豪菊、滁菊（安徽），杭菊（浙江），药菊（河北药材），白菊花（中药志）

Chrysanthemum morifolium Ramat. in J. Hist. Nat. 2: 240. 1792. ——*Dendranthema morifolium* (Ramat.) Tzvelev, *Chrysanthemum sinense* Sabine（英 **Florists Dendranthema**）

多年生草本，高 60–150 cm。茎直立，分枝或不分枝。叶卵形至披针形，长 5–15 cm，羽状浅裂或半裂，有短柄，下面被白色短柔毛。头状花序径 2.5–20 cm，大小不一。总苞碟状；总苞片多层，外层背面被柔毛，舌状花颜色多样。管状花黄色。

分布与生境 菊花自古广泛栽培，色彩丰富各异，品数有数千之多。也是一种著名的药用植物。

药用部位 花序、根、茎叶。

功效应用 花序：疏风清热，平肝明目，清热解毒。用于风热感冒，头痛眩晕，目赤肿痛，眼目昏花，疮痈肿毒。根：利水，清热解毒。用于癃闭，咽喉肿痛，痈肿疔毒。茎叶：清肝明目。用于头风眩晕，

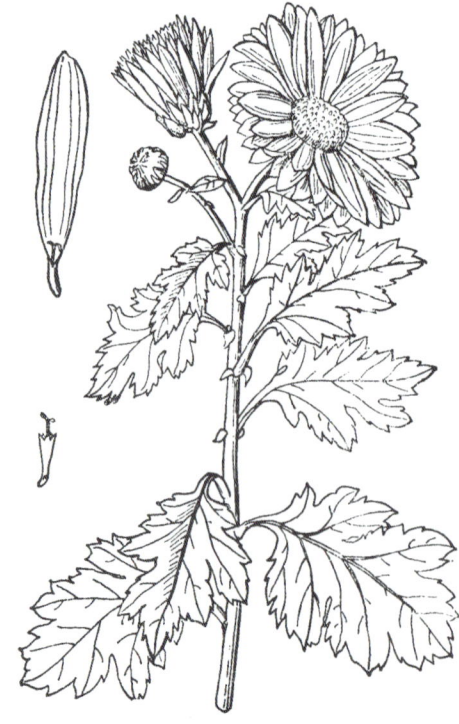

菊花 **Chrysanthemum morifolium** Ramat.
引自《中国高等植物图鉴》

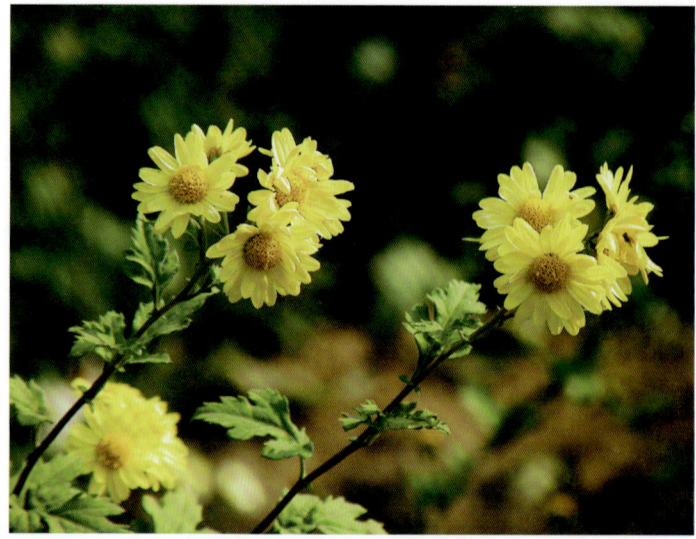

菊花 **Chrysanthemum morifolium** Ramat.
摄影：朱仁斌

目生翳膜。

化学成分 茎含黄酮类：木犀草素(luteolin)，刺槐素-7-O-β-D-葡萄糖苷(acacetin-7-O-β-D-glucoside)，刺槐素-7-O-(6″-O-鼠李糖基)-β-D-葡萄糖苷[acacetin-7-O-(6″-O-rhamnosyl)-β-D-glucoside][1]。

叶含黄酮类：木犀草素，刺槐素-7-O-β-D葡萄糖苷，刺槐素-7-O-(6″-O-鼠李糖基)-β-D葡萄糖苷[1]，木犀草素-7-O-β-葡萄糖醛酸苷(luteolin-7-O-β-glucuronide)，香叶木素-7-O-β-葡萄糖醛酸苷(diosmetin-7-O-β-glucuronide)[2]，5,3',4'-三羟基黄烷酮-7-O-葡萄糖醛酸苷(5,3',4'-trihydroxyflavanone-7-O-glucuronide)[3]；酚酸类：绿原酸(chlorogenic acid)，3,5-O-二咖啡酰奎宁酸(3,5-O-dicaffeoyl quinic acid)[3]；倍半萜类：菊蒿内酯▲(chrysartemin) A、B[4]，氯菊素(chlorochrymorin)[5]；酰胺类：N-异丁基-2E,4E,10E,12Z-十四碳四烯-8-炔酰胺[N-isobutyl-2E,4E,10E,12Z-tetradecatetraen-8-ynamide]，N-异丁基-2E,4E,12Z-十四碳三烯-8,10-炔酰胺[N-isobutyl-2E,4E,12Z-tetradecatrien-8,10-diynamide]，N-异丁基-2E,4E,12E-十四碳三烯-8,10-炔酰胺[N-isobutyl-2E,4E,12E-tetradecatrien-8,10-diynamide][6]。

花含倍半萜类：野菊花二醇A (chrysanthediol A)，野菊花二醇二乙酸酯(chrysanthediacetate) B、C，β-网翼藻醇(β-dictyopterol)[7]，菊二醇(chrysandiol)[8]；黄酮类：芹菜素-7-O-β-D-吡喃葡萄糖苷(apigenin-7-O-β-D-glucopyranoside)，橙皮素-7-O-β-D-吡喃葡萄糖苷(hesperetin-7-O-β-D-glucopyranoside)，木犀草素-7-O-(6″-乙酰基)-β-D-吡喃葡萄糖苷[luteolin-7-O-(6″-O-acetyl)-β-D-glucopyranoside]，刺槐素-7-O-(3″-O-乙酰基)-β-D-吡喃葡萄糖苷[acacetin-7-O-(3″-O-acetyl)-β-D-glucopyranoside]，蒙花苷(linarin)，橙皮苷(hesperidin)[9]，木犀草素(luteolin)，香叶木素(diosmetin)，芹菜素(apigenin)，刺槐素(acacetin)，山柰酚(kaempferol)，半齿泽兰林素▲(eupatilin)，木犀草素-7-O-β-D-吡喃葡萄糖苷(luteolin-7-O-β-D-glucopyranoside)，香叶木素-7-O-β-D-吡喃葡萄糖苷(diosmetin-7-O-β-D-glucopyranoside)，刺槐素-7-O-β-D-吡喃葡萄糖苷(acacetin-7-O-β-D-glucopyranoside)，刺槐素-7-O-(6″-O-乙酰基)-β-D-吡喃葡萄糖苷[acacetin-7-O-(6″-O-acetyl)-β-D-glucopyranoside]，刺槐苷[acacetin-7-O-β-D-glucopyranosyl-(6→1)-α-L-rhamnopyranoside][10]，4'-甲氧基木犀草素-7-O-(6″-O-乙酰基)-β-D-吡喃葡萄糖苷[4'-methoxyluteolin-7-O-(6″-O-acetyl)-β-D-glucopyranoside][11]，芹菜素-7-O-β-D-(4'-咖啡酰基)-葡萄糖醛酸苷[apigenin-7-O-β-D-(4'-caffeoyl)-glucuronide][12]，刺槐素-7-O-β-D-吡喃半乳糖苷(acacetin-7-O-β-D-galactopyranoside)，芹菜素-7-O-β-D-吡喃半乳糖苷(apigenin-7-O-β-D-galactopyranoside)，槲皮素(quercetin)，黄芩苷(baicalin)，4'-甲氧基木犀草素-7-O-β-D-吡喃葡萄糖苷(4'-methoxyluteolin-7-O-β-D-glucopyranoside)[13]，圣草酚-7-O-β-D-吡喃葡萄糖苷(eriodictyol-7-O-β-D-glucopyranoside)[14]，5,3',4'-三羟基黄烷酮-7-O-β-D-吡喃葡萄糖苷(5,3',4'-trihydroxyflavanone-7-O-β-D-glucopyranoside)[15]，棉花皮素五甲醚(grossypeth pentamethylether)，5-羟基-6,7,3',4'-四甲氧基黄酮(5-hydroxy-6,7,3',4'-tetramethoxyflavone)[16]，芹菜素-7-甲醚(apigenin-7-methyl ether)[17]，橙皮素(hesperetin)[18]，香叶木素-7-(6″ O 对羟基苯乙酰基)-O-β-D-吡喃葡萄糖苷[diosmetin-7-(6″-O-p-hydroxyphenylacetyl)-O-β-D-glucopyranoside]，洋蓟苷(scolymoside; scolimoside)[19]，3,5-二羟基-6,7,8,4'-四甲氧基黄酮(3,5-dihydroxy-6,7,8,4'-tetramethoxyflavone)，蒿黄素(artemetin)，柚皮素(naringenin)，5,7,3',4'-四羟基黄烷酮(5,7,3',4'-tetrahydroxyflavanone)[20]，椴树素-7-O-β-D-葡萄糖苷(tilianin-7-O-β-D-glucoside)[21]，异鼠李素-3-O-二葡萄糖苷(isorhamnetin-3-O-diglucoside)[22]，矢车菊素-3-O-(6-O-丙二酰基)-β-D-吡喃葡萄糖[cyanidin-3-O-(6-O-malonyl-β-D-glucopyranoside)][23]；蒽醌类：大黄素(emodin)，大黄酚(chrysophanol)，大黄素甲醚(physcion)[10]；酚/酚酸类：灰毡毛忍冬素F (macranthoin F)，3,5-二咖啡酰奎宁酸(3,5-dicaffeoylquinic acid)，1,3-二咖啡酰表奎宁酸(1,3-dicaffeoylepiquinic acid)，绿原酸(chlorogenic acid)[19]，咖啡酸正丁酯(n-butylcaffeate)，咖啡酸乙酯(ethyl caffeate)，4-O-咖啡酰奎宁酸(4-O-caffeoylquinic acid)，3,4-二咖啡酰奎宁酸(3,4-dicaffeoylquinic acid)[24]，1,5-二咖啡酰奎宁酸(1,5-dicaffeoylquinic acid)，3,5-二咖啡酰奎宁酸甲酯(methyl 3,5-dicaffeoylquinate)，4,5-二咖啡酰奎宁酸甲酯(methyl 4,5-dicaffeoylquinate)，4,5-二咖啡酰奎宁酸(4,5-dicaffeoylquinic acid)，3,5-二咖啡酰表奎宁酸(3,5-dicaffeoylepiquinic acid)[14]，1-咖啡酰奎宁酸(1-caffeoylquinic acid)，3-咖啡酰奎宁酸(3-caffeoylquinic acid)，1,3-二咖啡酰奎宁酸(1,3-dicaffeoylquinic acid)，1,4-二咖啡酰奎宁酸

(1,4-dicaffeoylquinic acid)，咖啡酸(caffeic acid)，3,4,5-三咖啡酰奎宁酸(3,4,5-tricaffeoylquinic acid)，4-咖啡酰基-5-阿魏酰奎宁酸(4-caffeoyl-5-feruloylquinic acid)，5-芥子酰奎宁酸(5-sinapoylquinic acid)[22]，3,4-二羟基苯乙酮(3,4-dihydroxyacetophenone)，3,4-二羟基苯丙酮 (3,4-dihydroxyphenylacetone)[25]；酰胺类：N-异丁基-6-(2-噻吩基)-2E,4E-己二烯酰胺[N-isobutyl-6-(2-thienyl)-2E,4E-hexadienamide][26]；三萜类：16β-羟基伪蒲公英萜醇▲-3β-O-棕榈酸酯(16β-hydroxypseudotarasterol-3β-O-palmitate)，16β,22α-二羟基伪蒲公英萜醇▲-3β-O-棕榈酸酯(16β,22α-dihydroxypseudotarasterol-3β-O-palmitate)，羽扇豆-16β,28-二羟基-3β-O-棕榈酸酯(lup-16β,28-dihydroxy-3β-O-palmitate)，伪蒲公英萜醇▲(pseudotaraxasterol)，蒲公英萜醇▲(taraxasterol)[18]，马尼拉榄香脂二醇-3β-O-棕榈酸酯(manilladiol-3β-O-palmitate)，马尼拉榄香脂二醇-3β-O-肉豆蔻酸酯(manilladiol-3β-O-myristate)，向日葵三醇C-3β-O-棕榈酸酯(heliantriol C-3β-O-palmitate)，向日葵三醇C-3β-O-肉豆蔻酸酯(heliantriol C-3β-O-myristate)，款冬二醇脂肪酸酯(faradiol fatty acid ester)，山金车二醇脂肪酸酯(arnidiol fatty acid ester)[27]；其他类：β-谷甾醇，二十八醇，二十六酸，胡萝卜苷，正戊基呋喃果糖苷[18]；挥发油：桧脑(juniper camphor)，(1R)-樟脑[(1R)-camphor]，龙脑(borneol)[28]，桉树醇(eucalyptol)，石竹烯氧化物(caryophyllene oxide)[29-30]。

黄菊花含：木犀草素，槲皮素，刺槐素-7-O-β-D-(3''-乙酰基)吡喃葡萄糖苷，木犀草素-7-O-β-D-(6''-乙酰基)吡喃葡萄糖苷，柑橘素 7-O-β-D-吡喃葡萄糖苷，刺槐素 7-O-β-D-吡喃葡萄糖苷，香叶木素-7-O-β-D-吡喃葡萄糖苷，芹菜素-7-O-β-D-吡喃葡萄糖苷，橙皮苷，蒙花苷，木犀草素-7-O-β-D-吡喃葡萄糖苷[9]。

亳菊花含：刺槐素，木犀草素，芹菜素，3,5-二羟基-6,7,8,4'-四甲氧基黄酮，六棱菊亭，柚皮素，5,7,3',4'-四羟基黄烷酮，刺槐素-7-O-β-D-葡萄糖苷，芹菜素-7-O-β-D-葡萄糖苷，木犀草素-7-O-β-D-葡萄糖苷，绿原酸，β-谷甾醇，胡萝卜苷，正十五烷，正壬酸[20]。

滁菊花含：香叶木素，芹菜素，木犀草素，槲皮素，香叶木素-7-O-β-D-葡萄糖苷，芹菜素-7-O-β-D-葡萄糖苷，木犀草素-7-O-β-D-葡萄糖苷，刺槐素-7-O-β-D-葡萄糖苷[21]。

药理作用 催眠作用：菊花醇提物能延长戊巴比妥诱导的小鼠睡眠时间；提高阈下剂量戊巴比妥诱导的动物入睡率，其机制可能与氯离子通道的激活有关[1]。

解热作用：菊花挥发油灌胃，能降低 2,4-二硝基苯酚致热大鼠的体温[2]。

抗炎作用：菊花水提物灌胃，能抑制二甲苯致小鼠耳肿胀、蛋清致大鼠足肿胀[3]。

调节免疫作用：菊花多糖、绿原酸均可促进大鼠离体肠道淋巴细胞分泌 TNF-α 和 γ-IFN[4]。

降血压作用：菊花总黄酮静脉注射，能降低大鼠血压[2]。

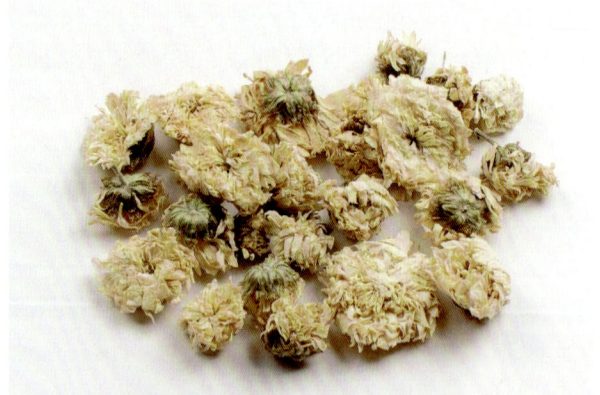

菊花 Chrysanthemi Flos
摄影：王海

抗心律失常作用：菊花乙酸乙酯提取物静脉注射，能对抗乌头碱诱发的大鼠心律失常，其机制可能与延长心肌动作电位时程及有效不应期，提高大鼠心脏电生理稳定性有关[5]。

抗心肌缺血作用：菊花总黄酮灌胃，对异丙肾上腺素致大鼠急性心肌缺血有保护作用，能对抗异丙肾上腺素致心肌缺血大鼠的心电图 T 波抬高及 S-T 段的异常偏移，使血清 LDH 降低，并可增加心肌组织 SOD 的活力，减少 MDA 生成[6]。菊花水提取物可改善冠状动脉结扎大鼠离体心脏 Langendorff 灌流致缺血再灌注心脏收缩功能，保护心肌细胞[7]。

增强耐缺氧能力：菊花水提物灌胃，能延长小鼠在常压缺氧条件下的存活时间[8]。菊花酚性部分灌胃，能延长小鼠在减压缺氧条件下的存活时间[9]。

抗脑缺血作用：菊花黄酮灌胃，能抑制脑动脉结扎-再灌注模型大鼠脑水肿，减少脑梗死面积，抑制脑匀浆 SOD 活性降低、MDA 含量升高，对脑缺血再灌注损伤有保护作用[10]。

降血脂作用：菊花水提物灌胃，能抑制高脂饲料喂养大鼠的血胆固醇和三酰甘油升高[8]。

抗细菌作用：菊花挥发油体外对金黄色葡萄球菌、变形杆菌、乙型溶血性链球菌、肺炎双球菌有抑制作用[11]。

抗艾滋病毒作用：菊花所含刺槐素-7-O-β-D 吡喃半乳糖苷体外能抑制人淋巴细胞 H9 感染 HIV 病毒复制[12]。芹菜素 7-O-β-D-(4'- 咖啡酰基)- 葡萄糖醛酸苷能抑制 HIV-1 在 MT-4 细胞内的复制[13]。

抗真菌作用：菊花水浸液体外对堇色毛癣菌、同心性毛癣菌、许兰黄癣菌、奥杜盎小芽孢癣菌、铁锈色小芽孢癣菌、羊毛样小芽孢癣菌、腹股沟表皮癣菌、红色表皮癣菌、星形奴卡菌有抑制作用[14]。

抗疟作用：菊花醇提物能抑制红细胞内期疟原虫的生长发育[15]。

抗肿瘤作用：菊花水相和油相提取物体外能抑制 AGS 和 K562 细胞增殖[16]。菊花中倍半萜类化合物小白菊内酯对人鼻咽癌细胞 CNE1 有细胞毒活性，能诱导其凋亡[17]。

抗突变作用：菊花所含刺槐素、芹菜素、木犀草素和槲皮素体外均能抑制呋喃糠酰胺、4NQO、MNNG、AfB1、Trp-P-1 对鼠伤寒沙门菌的诱变[18]。

抗氧化作用：菊花水煎液灌胃，能增强小鼠血中谷胱甘肽过氧化物酶活性，降低过氧化脂质 LPO 的含量；降低小鼠脑线粒体内 MAO 活性；能降低小鼠心、脑组织 MDA 含量[19-21]。菊花水提醇沉液给 D- 半乳糖致衰老小鼠灌胃，能抑制小鼠血清 SOD、GSH-Px 活力降低，抑制 MDA 含量升高[22]。菊花总黄酮灌胃，能提高铅中毒小鼠组织中抗氧化酶的活性，改善脂质过氧化，拮抗铅诱导的脑、肝和肾氧化损伤[23]。菊花甲醇提取物、乙酸乙酯提取物、石油醚提取物体外均能清除 DPPH 自由基、ABTS 自由基[24]。菊花黄酮类化合物体外能清除·OH、$O_2^-·$ [25]。

抗应激作用：菊花水提物灌胃，能延长小鼠持续游泳时间[8]。

细胞毒作用：菊花黄酮体外对人结肠癌细胞 205 有细胞毒活性[26]。

其他作用：菊花提取物体外能抑制 1- 甲基 -4- 苯基吡啶 (MPP+) 对 SH-SY5Y 细胞的毒性，抑制细胞内活性氧含量升高，增加 Bax/Bcl-2，调控 caspase-3 表达，促进 PARP 水解[27]。

体内过程 菊花水煎液灌胃，能抑制大鼠肝微粒体羟甲基戊二酰辅酶 A 还原酶的活力，并激活肝微粒体胆固醇 7α- 羟化酶[28]。菊花醇提物灌胃，能降低大鼠肝微粒体细胞色素 P450 含量[29]。

注评 本种为历版中国药典、中华中药典范（1985 年版）、新疆药品标准（1980）和内蒙古蒙药材标准（1986）收载"菊花"的基源植物，药用其干燥头状花序。"菊花"始载《神农本草经》，以后历代本草均有记载，沿用至今。药材按产地和加工方法不同，分为"亳菊"（安徽亳县）、"滁菊"（安徽滁县）、"贡菊"（安徽歙县、浙江德清）、"杭菊"（浙江桐乡、海宁）、"怀菊"（主产于河南武陟、沁阳）、"川菊"（四川中江）等，均系栽培品。本种的根、嫩茎叶和叶亦供药用，分别称"白菊花根"、"菊花苗"和"菊花叶"。

化学成分参考文献

[1] 朱玲英，等. 中成药，2007, 29(5): A1-A3.

[2] Beninger CW, et al. *Biochem System Ecol*, 2005, 33(2): 103-111.

[3] Beninger CW, et al. *J Chem Ecol*, 2004, 30(3): 589-606.

[4] Osawa T, et al. *Agric Biol Chem*, 1966, 35(12): 1971-1972.

[5] Osawa T, et al. *Tetrahedron Lett*, 1973, 51: 5135-5138.

[6] Rong T, et al, *J Nat Prod*, 2003, 66(9): 1229-1231.

[7] Hu LH, et al. *Phytochemistry*, 1997, 44(7): 1287-1290.

[8] Osawa T, et al. *Agric Biol Chem*, 1974, 38(3): 685-686.

[9] 王亚君，等. 中国中药杂志，2008, 33(5): 526-530.

[10] 张健，等. 天然产物研究与开发，2006, 18(1): 71-73, 91.

[11] Zhang J, et al. *Chin Chem Lett*, 2006, 17(8): 1051-1053.

[12] Lee JS, et al. *Planta Med*, 2003, 69(9): 859-861.

[13] Hu CQ, et al. *J Nat Prod*, 1994, 57(1): 42-47.

- [14] Kin HJ, et al. *Planta Med*, 2005, 71(9): 871-876.
- [15] Wang YJ, et al. *Chromatographia*, 2009, 70(1/2): 109-116.
- [16] 栾连军，等. 现代应用药学，1992, 9(4): 159-160.
- [17] 姜洪芳，等. 中国野生植物资源，2008, 27(5): 50-52.
- [18] 胡立宏，等. 植物学报，1997, 39(1): 85-90.
- [19] Xie YY, et al. *J Asian Nat Prod Res*, 2009, 11(9/10): 771-778.
- [20] 顾瑶华，等. 中草药，2006, 37(12): 1784-1786.
- [21] 贾凌云，等. 中国药物化学杂志，2003, 13(3): 159-161.
- [22] Lin LZ, et al. *Food Chem*, 2010, 120(1): 319-326.
- [23] Saito N, et al. *Phytochemistry*, 1988, 27(9): 2963-2966.
- [24] 胡立宏，等. 植物学报，1997, 39(2): 181-184.
- [25] Chang CF, et al. *Agric Biol Chem*, 1975, 39(2): 573-574.
- [26] Shahat AA, et al. *Fitoterapia*, 2001, 72(1): 89-91.
- [27] Ragasa CY, et al. *ACGC Chem Res Commun*, 2005, 18: 11-17.
- [28] 郭巧生，等. 中国中药杂志，2008, 33(6): 624-627.
- [29] 王亚君，等. 中国中药杂志，2008, 33(19): 2207-2211.
- [30] 王莹，等. 中国中药杂志，2006, 31(6): 456-459.

药理作用及毒性参考文献

- [1] Kim JW, et al. *Evid Based Complement Alternat Med*, 2011; 2011: 109164.
- [2] 戴敏，等. 中药材，2001, 24(7): 505-506.
- [3] 高宏. 中医药管理杂志，2006, 14(1): 24-25.
- [4] 马力，等. 中草药，2008, 27(10): 1168-1170.
- [5] 张玮，等. 浙江大学学报(医学版)，2009, 38(4): 377-382.
- [6] 彭蕴茹，等. 时珍国医国药，2006, 17(7): 1131-1132.
- [7] Jiang HD, et al. *Pharmazie*, 2004, 59(7): 565-567.
- [8] 胡春，等. 食品科学，1996, 17(10): 58-62.
- [9] 杨学运，等. 浙江医科大学学报，1989, 18(6): 266.
- [10] Lin GH, et al. *J Med Food*, 2010, 13(2): 306-311.
- [11] 李英霞，等. 陕西中医学院学报，1997, 20(3): 44.
- [12] Hu CQ, et al. *J Nat Prod*, 1994, 57(1): 42-51.
- [13] Lee JS, et al. *Planta Med*, 2003, 69(9): 859-861.
- [14] 曹仁烈，等. 中华皮肤科杂志，1957, (4): 286.
- [15] Zhao C, et al. *J Tongji Med Univ*, 1996, 16(4): 203-204.
- [16] 张涛. 杭白菊提取物体外抗肿瘤作用研究[学位论文]. 杭州：浙江大学医学院，2009.
- [17] 林忠宁，等. 中草药，2002, 33(10)910-912.
- [18] Miyazawa M, et al. *Biosci Biotechnol Biochem*, 2003, 67(10): 2091-2099.
- [19] 刘世昌，等. 中药材，1991, 14(4): 39-40.
- [20] 曹凯，等. 中国老年学杂志，1998, 18(4): 102.
- [21] 汪涛，等. 中药材，2001, 24(2): 122-123.
- [22] 林久茂，等. 福建中医药，2002, 33(5): 44.
- [23] 夏道宗，等. 中国中药杂志，2008, 33(23): 2803-2808.
- [24] 刘瑜新，等. 食品工业科技，2009, 30(12): 85-87.
- [25] Xie YY, et al. *J Asian Nat Prod Res*, 2009, 11(9): 771-778.
- [26] 张尔贤，等. 食品科学，2002, 21(7): 6-9.
- [27] Kim IS, et al. *J Ethnopharmacol*, 2009, 126(3): 447-454.
- [28] 王树立，等. 生物化学杂志，1987, 3(4): 319-325.
- [29] 侯佩玲，等. 中医药学报，2000, 31(3): 47-48.

6. 甘菊（中国植物志） 北野菊（中药大辞典），山菊花、小九月菊（东北中草药），细裂野菊（全国中草药汇编）

Chrysanthemum lavandulifolium (Fisch. ex Trautv.) Makino in Bot. Mag. (Tokyo) 23: 20. 1909.——*Pyrethrum lavandulifolium* Fisch. ex Trautv., *Chrysanthemum jucundum* Kitag, *Dendranthema lavandulifolium* (Fisch. ex Trautv.) Kitam., *D. lavandulifolium* (Fisch. ex Trautv.) Kitam. var. *seticuspe* (Maxim.) C. Shih（英 **Lavandulaeleaf Dendranthema**）

6a. 甘菊（模式变种）

Chrysanthemum lavandulifolium (Fisch. ex Trautv.) Makino var. **lavandulifolium**

多年生草本，高 30-150 cm。茎直立，中部以上多分枝或仅上部伞房状花序分枝。被疏柔毛。基部和下部叶花期脱落。中部叶卵形、宽卵形或椭圆状卵形，长 2-5 cm，宽 1.5-4.5 cm，二回羽状分裂，一回全裂或近全裂，二回为半裂或浅裂。一回侧裂片 2-3 (-4) 对，最上部叶或花序下部叶羽裂，3 裂或不裂，两面同色，被疏柔毛或上面近无毛。柄基有分裂的叶耳或无耳。头状花序径 10-15 (-20) mm，多数，排成顶生复伞房花序。总苞碟状，径 5-7 mm；总苞片约 5 层，外层线形或线状长圆形，长 20 mm，无毛，有被疏柔毛；中、内层卵形、长椭圆形至倒披针形，全部总苞片顶端圆形，边缘白色或浅褐色膜质，舌状花黄色，舌片椭圆形，长 5–7.5 mm，顶端全缘或 2–3，不明显齿裂。瘦果长 1.2–1.5 mm。花果期 5–11 月。

分布与生境 产于吉林、辽宁、河北、山东、山西、陕西、甘肃、青海、新疆、江西、江苏、浙江、湖北、四川、云南，生于海拔 630–2800 m 的山坡、河谷、河岸、荒地及黄土丘陵。印度、日本、朝鲜、蒙古也有分布。

药用部位 花序、全草及根。

功效应用 花序：清热解毒，疏风，平肝。用于疔疮，痈疽，丹毒，湿疹，风热感冒，咽喉肿痛，头痛眩晕。根及全草：用于咳嗽痰喘。

化学成分 花含黄酮类：木犀草素(luteolin)，芹菜素(apigenin)，刺槐苷(acaciin)，刺槐素-7-O-α-L-吡喃鼠李糖基-(1→6)-β-D-吡喃葡萄糖苷[acacetin-7-O-α-L-rhamnopyranosyl-(1→6)-β-D-glucopyranoside]，刺槐素-7-O-α-L-吡喃鼠李糖基-(1→6)-[2-O-乙酰基-β-D-吡喃葡萄糖基-(1→2)]-β-D-吡喃葡萄糖苷{acacetin-7-O-α-L-rhamnopyranosyl-(1→6)-[2-O-acetyl-β-D-glucopyranosyl-(1→2)]-β-D-glucopyranoside}[1]；挥发油：樟脑(camphor)，龙脑(borneol)，龙脑乙酸酯(bornyl acetate)，β-金合欢烯(β-farnesene)[2]。

注评 本种的头状花序在部分地区混作"野菊花"药用；参见野菊 Chrysanthemum indicum L. 蒙古族用于治疗流行性脑脊髓膜炎、流行性感冒、高血压病等。

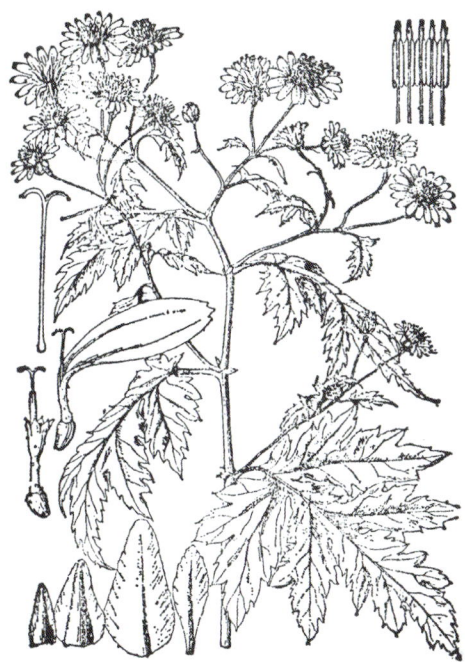

甘菊 Chrysanthemum lavandulifolium (Fisch. ex Trautv.) Makino var. **lavandulifolium**
引自《北京植物志》

化学成分参考文献

[1] 沈一行，等. 药学学报，1997, 32(6): 451-454.

[2] 关玲，等. 中国药学杂志，1995, 30(5): 301-302.

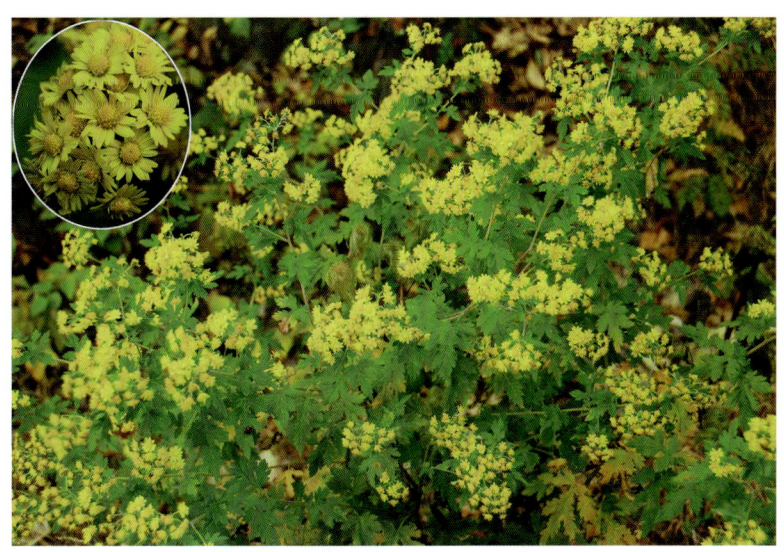

甘菊 Chrysanthemum lavandulifolium (Fisch. ex Trautv.) Makino var. **lavandulifolium**
摄影：周繇

6b. 毛叶甘菊（变种）（云南种子植物名称） 破线草（云南种子植物名称）

Chrysanthemum lavandulifolium (Fisch. ex Trautv.) Makino var. **tomentellum** Hand.-Mazz. in Acta Horti Gorthob. 12: 260. 1938.——*Dendranthema lavandulifolium* (Fisch. ex Trautv.) Kitam. var. *tomentellum* (Hand.-Mazz.) Y. Ling et C. Shih（英 **Tomentoseleaf Dendranthema**）

本变种与模式变种的主要区别在于叶长椭圆形或长卵形，下面密被长或短柔毛。

分布与生境 产于云南。生于海拔 2100–2500 m 的草原、林间荒地、林下或溪边。

药用部位 花序。

功效应用 清热解毒，明目。用于痈疖疔疮，目赤肿痛，头痛眩晕。

7. 紫花野菊（中国高等植物图鉴） 山菊（东北植物检索表）

Chrysanthemum zawadskii Herbich, Addit. Fl. Galic. 44. 1831.——*Dendranthema zawadskii* (Herbich) Tzvelev, *Chrysanthemum hwangshanense* Y. Ling（英 **Zawadsk's Dendranthema**）

多年生草本，高 15–50 cm。茎直立，仅上部有少数伞房状花序分枝，或几不分枝，茎中下部紫红色，被疏短柔毛或近无毛，中下部叶卵形至宽卵状三角形或近菱形，长 1.5–4 cm，宽 1–3.5 cm，二回羽状分裂，一回为近全裂，侧裂片 2–3 对，二回为深裂或半裂，裂片三角形或斜三角形，宽达 3 mm，顶端短尖。上部叶小，长椭圆形，羽状深裂或宽线形，不裂。两面同色，被疏短柔毛至无毛。头状花序径 1.5–4.5 cm，2–4 个在茎枝端排成疏伞房花序，稀单生。总苞浅碟状；总苞片 4 层，外层线形或线状披针形，顶端圆形，膜质扩大，中、内层椭圆形。边缘白色或褐膜质，外层背面被疏柔毛。舌状花白色或紫红色，舌片长 10–20 mm，全缘或微凹。瘦果长 1.3 mm。花果期 7–9 月。

分布与生境 产于黑龙江、吉林、辽宁、河北、山西、山东、内蒙古、陕西、甘肃、湖北及安徽，生于海拔 850–1800 m 的草原及林间草地、林下和溪边。也分布于蒙古、俄罗斯及欧洲。

药用部位 叶、花序。

功效应用 清热解毒，平肝。用于痈肿疮疡。现代亦用于高血压病。

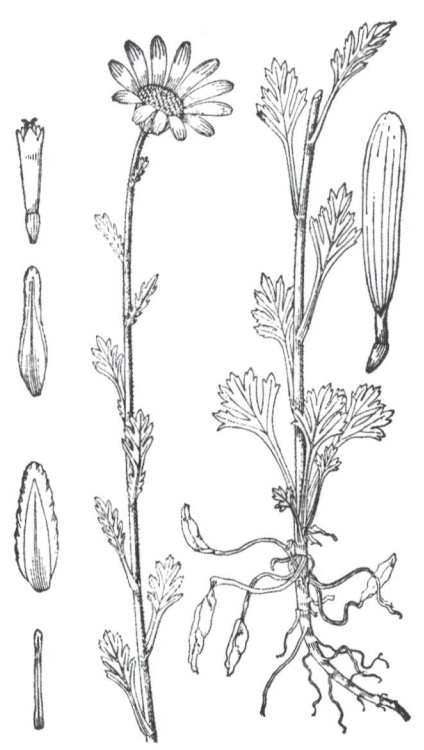

紫花野菊 Chrysanthemum zawadskii Herbich
引自《中国高等植物图鉴》

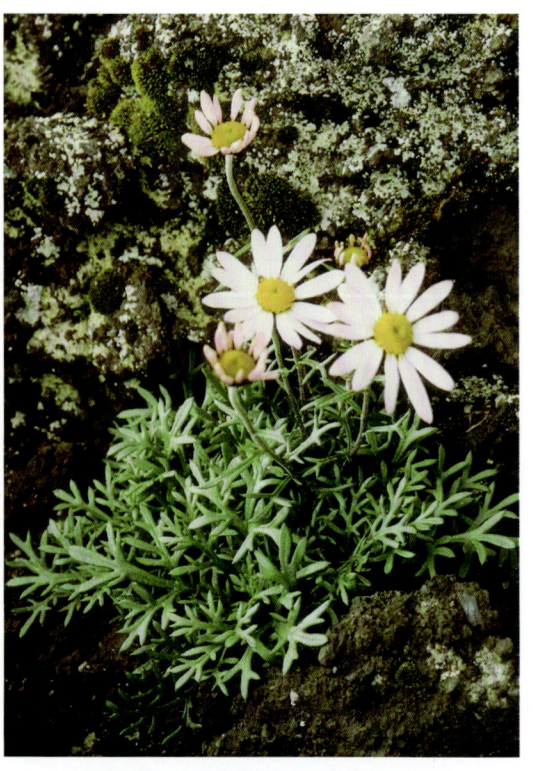

紫花野菊 Chrysanthemum zawadskii Herbich
摄影：徐克学

化学成分　根含多炔类：紫花野菊炔▲(dendrazawayne) A、B，2-(六碳-2,4-二炔-1-亚甲基)-1,6-二氧杂螺[4.5]癸-3-烯[2-(hexa-2,4-diyn-1-ylidene)-1,6-dioxaspiro[4.5]dec-3-ene]，顺式-2-(六碳-2,4-二炔亚甲基)-1,6-二氧杂螺[4.4]壬-3-烯[cis-2-(2,4-hexadiynylidene)-1,6-dioxaspiro[4.4]non-3-ene]，反式-2-(六碳-2,4-二炔-1-亚甲基)-1,6-二氧杂螺[4.4]壬-3-烯[trans-2-(hexa-2,4-diyn-1-ylidene)-1,6-dioxaspiro[4.4]non-3-ene]，野菊炔醇▲(dendranthemenol)，4-(2,4-六碳二炔亚甲基)四氢-螺旋[3,6-二氧杂双环[3.1.0]己烷-2,2'-[2H]吡喃]{4-(2,4-hexadiynylidene)tetrahydro-spiro[3,6-dioxabicyclo[3.1.0]hexane-2,2'-[2H]pyran]}，(E,Z,E)-1-(1-氧代-2,4,12-十四癸三烯-8,10-二炔)-哌啶[(E,Z,E)-1-(1-oxo-2,4,12-tetradecatriene-8,10-diynyl)-piperidine]，(E,Z,E)-N-(2-甲基丙烷)-2,4,12-十四癸三烯-8,10-二炔酰胺[(E,Z,E)-N-(2-methylpropyl)-2,4,12-tetradecatriene-8,10-diynamide][1]。

种油含脂肪烃类：顺式,顺式,顺式-十八碳-3,9,12-三烯酸(cis,cis,cis-octadeca-3,9,12-trienoic acid，还阳参油酸(crepenynic acid)[2]。

药理作用　保肝作用：紫花野菊甲醇提取物灌胃，对 CCl_4 致小鼠肝损伤有保护作用，其机制可能是与诱导醌还原酶 (QR) 活性有关[1]。

抗真菌作用：紫花野菊炔类化合物体外对须发癣菌有抑制作用[2]。

抗肿瘤作用：紫花野菊根聚乙炔类化合物体外对癌细胞 A549、B16F1、SK-Mel-2 有细胞毒作用[3]。

注评　本种蒙古族用花序治疗瘟热、毒热、感冒发烧等症。

化学成分参考文献

[1] Rahman MAA, et al. *Planta Med*, 2007, 73(10): 1089-1094.

[2] Tsevegsuren N, et al. *Lipids*, 2003, 38(5): 573-578.

药理作用及毒性参考文献

[1] Seo JY, et al. *Nutr Res Pract*, 2010, 4(2): 93-98.

[2] Rahman MA, et al. *Planta Med*, 2007, 73(10): 1089-1094.

[3] Rahman AA, et al. *Arch Pharm Res*, 2007, 30(11): 1374-1379.

8. 委陵菊（中国植物志）

Chrysanthemum potentilloides Hand.-Mazz in Acta Horti Gothob. 12: 261. 1938.——*Dendranthema potentilloides* (Hand.-Mazz.) C. Shih（英 **Potentilla-like Dendranthema**）

多年生草本，高 30~70 cm。茎直立，有分枝，灰白色，被密厚贴生短柔毛。基部和下部叶花期脱落。中部叶宽卵形、卵形或宽三角状卵形，长 1.5~3 cm，宽 2~2.5 cm，二回羽状分裂，一回为全裂，侧裂片 2 对，二回为半裂、深裂、浅裂。二回裂片椭圆形，宽 2.5~3 mm，边缘有锯齿。上部叶渐小，与中部叶同形且等样分裂。两面异色，上面绿色或灰绿色，被疏短柔毛，下面灰白色，被密厚贴生短柔毛，叶柄基部有抱茎分裂的叶耳。头状花序径 1.5~2 cm，排成顶生伞房花序或复伞房花序。总苞碟状，径 1~1.5 mm；总苞片 4 层，外层线形或线状披针形，顶端膜质扩大，中层椭圆形，内层短，苞片外面被密短柔毛，边缘白色或褐色膜质。舌状花黄色，舌片长 8~10 mm，顶端 2~3 微齿。花期 8~9 月。

分布与生境　产于山西南部、陕西东部至西北部，生于低山丘陵地。

药用部位　花序。

功效应用　疏风散热，明目。用于外感风热，目赤肿痛。

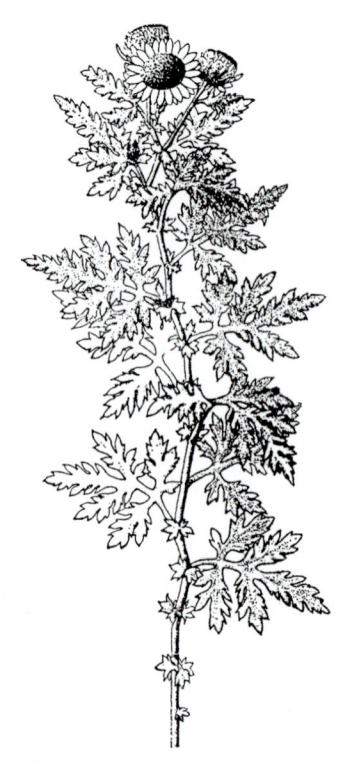

委陵菊 Chrysanthemum potentilloides Hand.-Mazz.
刘春荣 绘

9. 蒙菊（中国高等植物图鉴）

Chrysanthemum mongolicum Y. Ling in Contr. Inst. Bot. Natl. Acad. Peiping 3: 463. 1935.——*Dendranthema mongolicum* (Y. Ling) Tzvelev（英 **Mongolian Dendranthema**）

多年生草本，高 20–30 cm。茎通常簇生，中上部分枝，稀自基部分枝。茎被疏柔毛。中下部茎叶二回羽状分裂或掌状或羽状分裂。全形宽卵形或椭圆形，长 1–2 cm，宽 1.5–1.8 cm。一回为深裂，侧裂片 1–2 对，二回为浅裂，裂片三角形，宽 0.5–1.5 mm。上部茎叶长椭圆形，羽状半裂，裂片 2–4 对，稀达 8 对，具柄，两面无毛或有疏短柔毛。头状花序径 3–4.5 cm，2–7 在茎枝端排成伞房花序，稀单生。总苞碟状，径 10–20 mm；总苞片 5 层，外层或中外层大，苞叶状，叶质，长椭圆形，长 1–1.3 cm，羽状浅裂或半裂；裂片顶端芒尖，中内层长椭圆形，边缘白色膜质。舌状花粉红色或白色，舌片长 1.5–2 cm。瘦果长 2 mm。花果期 8–9 月。

分布与生境　产于内蒙古，生于海拔 1500–2500 m 的石质山坡。也分布于蒙古、俄罗斯。

药用部位　花序。

功效应用　清热解毒。用于痈肿疮疡。

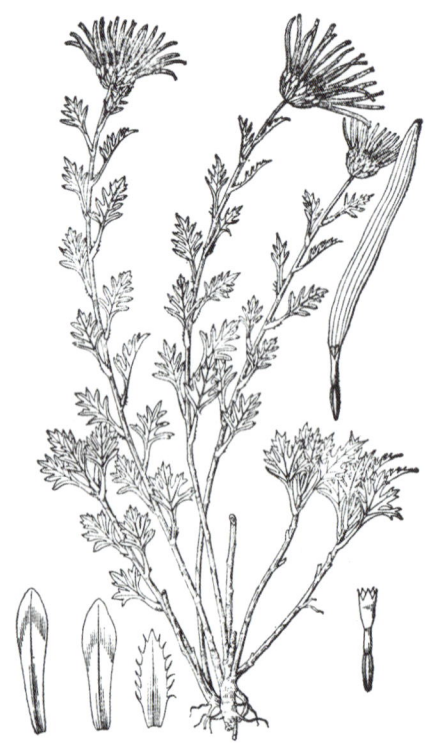

蒙菊 Chrysanthemum mongolicum Y. Ling
引自《中国高等植物图鉴》

75. 太行菊属 Opisthopappus C. Shih

多年生草本，高达 15 cm。茎被贴伏柔毛。基生叶卵形、宽卵形或椭圆形，二回羽状分裂，一、二回全裂，一回侧裂片 2-3 对，叶柄长 1-3 cm，茎生叶与基生叶同形；叶两面均被柔毛。头状花序异型，单生枝端或茎生 2-3 头状花序。边缘花雌性，舌状，1 层，中央花两性，管状，多数。总苞浅碟状，径 1.5 cm；总苞片 4，草质，边缘宽膜质。花托半球形或近圆锥状，无托毛。舌状花白色或粉红色，舌片线形；管状花黄色，5 齿裂。花药基部钝，顶端附片披针形；花柱分枝线形，顶端截形。瘦果小，背面顶端有芒片，腹面裸露，无芒片。

2 种，分布于太行山，1 种药用。

1. 太行菊（中国植物志） 野菊花（河南济源）

Opisthopappus taihangensis (Y. Ling) C. Shih in Acta Phytotax. Sin. 17(3): 309. 1979. —*Chrysanthemum taihangense* Y. Ling（英 **Taihang Opisthopappus**）

多年生草本，高 10-15 cm。茎紫红色或褐色。基生叶卵形、宽卵形或椭圆形，长 2.5-3.5 cm，二回羽状分裂，一、二回全部全裂，侧裂片 2-3 对。茎叶与基叶同形，最上部叶常羽裂。全部末裂片披针形、长椭圆形或斜三角形，宽 1-2 mm，两面被疏短柔毛。头状花序单生枝端或 2 个。总苞浅碟状，径约 1.5 cm。总苞片约 4 层，中、外层线形或披针形，被短柔毛，内层长椭圆形，无毛或几无毛。舌状花粉红色或白色，舌片线形，长约 2 cm，顶端 3 浅裂齿。管状花黄色，5 齿裂。瘦果长 1.2 mm，有 3-5 条翅状纵肋。冠毛芒片状，4-6，分离或基部稍连合，大小不等，全部芒片集中在瘦果背面顶端。瘦果腹面裸露，无芒片。花果期 6-9 月。

分布与生境 产于山西南部（陵川、晋城）、河北、河南（济源）。生于山坡岩石上。

药用部位 花序。

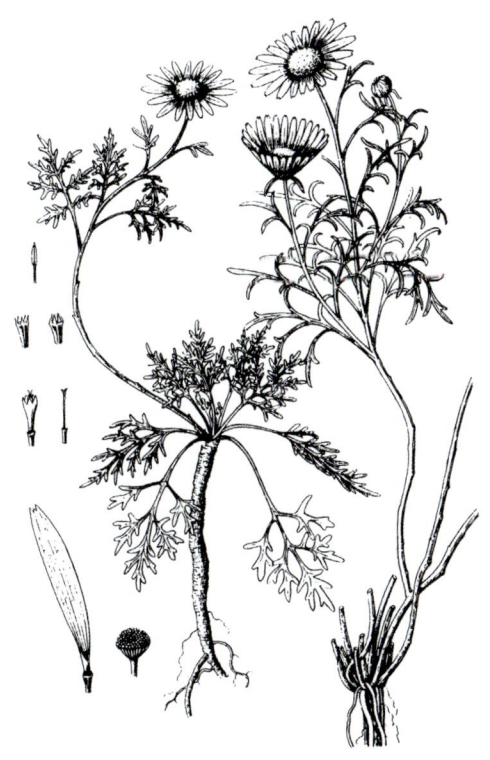

太行菊 Opisthopappus taihangensis (Y. Ling) C. Shih
蔡淑琴　绘

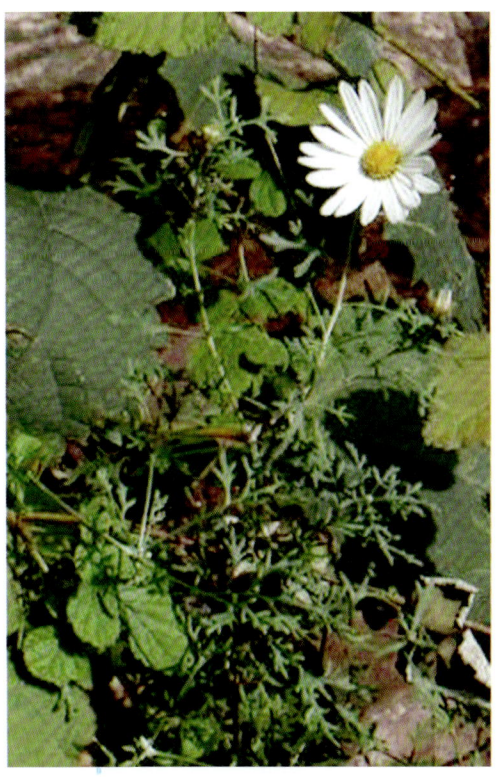

太行菊 Opisthopappus taihangensis (Y. Ling) C. Shih
摄影：刘宗才

功效应用 清肝明目。用于肝火上炎，目赤肿痛。

注评 本种的头状花序在河南济源称"野菊花"，代替"菊花"使用。本种为国家二级保护植物。

76. 菊蒿属 Tanacetum L.

多年生草本，稀一年生草本。叶互生或稀莲座状，羽状浅裂至全裂，稀全缘至有锯齿。头状花序单生或 2-80，排成伞房状花序，辐射状或盘状，边缘雌花 1 层，管状或舌状，中央两性花管状。总苞钟状；总苞片草质，3-5 层，边缘暗褐色，膜质，花托凸起或稍凸起，无托毛。如边缘为舌状花，舌片多样，肾形，具 3 齿裂或宽椭圆形，顶端 2-3 齿裂，不育，两性花管状，顶端 5 齿裂。小花黄色。花药基部钝，顶端有卵状披针形附片。花柱分枝线形，顶端截形，全部瘦果三棱状圆柱形，具 5-10 条纵肋，冠状冠毛，长 0.1-0.7 mm，冠缘有齿或浅裂，稀分裂几达基部。

约 50 种，分布于北半球处热带地区，我国有 7 种，大部集中于新疆，1 种药用。

本属药用植物菊蒿富含倍半萜类化合物，如菊蒿素 (tanacetin，**1**)、三齿蒿定▲A (tatridin A，**2**)、1-表-三齿蒿定▲B (1-epi-tatridin B，**3**)、小白菊内酯 (parthenolide，**4**)、木兰属内酯 (magnolialide，**5**) 等。**1** 是良好的抗炎剂；**2** 和 **3** 对革兰阳性菌蜡状芽孢杆菌 (*Bacillus cereus*)、藤黄微球菌 (*Micrococcus luteus*)、金黄色葡萄球菌 (*Staphylococcus aureus*；ATCC 6538)、藤黄八叠球菌 (*Sarcina lutea*；ATCC 9341) 和革兰阴性菌根癌农杆菌 (*Agrobacterium tumefaciens*；A281)、大肠埃希菌 (*Escherichia coli*；ATCC 35218)、铜绿假单胞菌 (*Pseudomonas aeruginosa*)、托拉假单胞菌 (*Pseudomonas tolaasii*)、肠炎杆菌 (*Salmonella enteritidis*；ATCC 13076) 和白色念珠菌 (*Candida albicans*) 的生长具有抑制作用，但对革兰阴性菌奇异变形杆菌 (*Proteus mirabilis*) 生长皆无抑制活性；**2** 和 **3** 还对幽门螺杆菌 (*Helicobacter pylori*) 生长具有抑制作用；**4** 对单纯疱疹病毒 (HSV-1) 感染 Vero 细胞具有保护作用，EC_{50} 为 0.3 μg/ml；**5** 对脂多糖刺激的小鼠腹腔巨噬细胞 NO 产生具有抑制作用。

1. 菊蒿（中国高等植物图鉴） 艾蒿、艾菊（东北植物检索表）

Tanacetum vulgare L., Sp. Pl. 845. 1753.——*Chrysanthemum vulgare* (L.) Bernh.（英 **Tansy**）

多年生草本，高 30-150 cm。茎直立，上部分枝，被疏单毛，通常无毛。茎叶多数，全形椭圆形或椭圆状卵形，长达 35 cm，二回为深裂，裂片卵形、线状披针形、斜三角形或长椭圆形，全缘或有浅裂或半裂。羽轴有节齿，下部叶有长柄，中上部叶无柄，被疏毛或近无毛。头状花序多数 (10-20)，排成伞房状或复伞房状花序。总苞径 5-13 mm；总苞片 3 层，草质，外层卵状披针形，中内层披针形或长椭圆形，边缘白色或淡褐色，狭膜质，顶端膜质扩大。全部小花管状，檐部 5 齿裂。瘦果长 1.2-2 mm，冠状冠毛长 0.1-0.4 mm，冠缘浅齿裂。花果期 6-8 月。

分布与生境 产于黑龙江、内蒙古及新疆。生于海拔 250-2400 m 的山坡、河滩、草地、丘陵及林下。也分布于北美、朝鲜、蒙古、俄罗斯及欧洲。

药用部位 茎、花序、全草。

功效应用 茎、花序：驱虫、利胆退黄。用于胆汁瘀积，黄疸，肠道寄生虫病。全草：欧洲传统用于儿童蛔虫或线虫感染，也用于风湿痛、皮疹或作为利尿剂。有毒。

化学成分 叶含黄酮类：腋生依瓦菊林素▲(axillarin)，高黄芩素-6-甲醚(scutellarein 6-methyl ether)，楔叶泽兰素(eupafolin; nepetin)，6-羟基木犀草素-6,3'-二甲醚(6-hydroxyluteolin-6,3'-dimethyl ether)，半齿泽兰素(eupatorin)，芹菜素-7-O-β-D-葡萄糖醛酸苷(apigenin-7-O-β-D-glucuronide)，芹菜素-7-O-β-D-葡萄糖苷(apigenin-7-O-β-D-glucoside)，木犀草素-7-O-β-D-葡萄糖醛酸苷(luteolin-7-O-β-D-glucuronide)，木犀草素-7-O-β-D-葡萄糖苷(luteolin-7-O-β-D-glucoside)[1]。

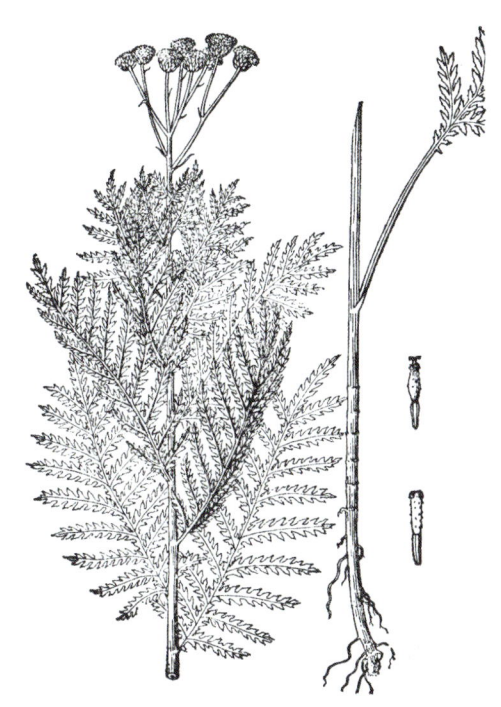

菊蒿 Tanacetum vulgare L.
引自《中国高等植物图鉴》

花含单萜类：α-侧柏酮(α-thujone)，β-侧柏酮(β-thujone)，异侧柏醇-β-D-葡萄糖苷(isothujol-β-D-glucoside)[2]，新异侧柏醇-β-D-葡萄糖苷(neoisothujol-β-D-glucoside)[3]；倍半萜类：ε-杜松烯(ε-cadinene)，γ-杜松烯(γ-cadinene)，δ-杜松烯(δ-cadinene)[2]，三齿蒿定▲(tatridin) A、B，14-去氧莴苣素(14-deoxylactucin)，狭叶墨西哥蒿素(armexifolin)，去乙酰除虫菊内酯(deacetylpyretrosin)，短舌匹菊素(santamarin; santamarine)[4]，印蒿酮(davanone)，荒芜蒿酮(arteincultone)[5]，去氢母菊素A(dehydromatricarin A)，[1αS-(1$\alpha\alpha$,1βR^*,2$\alpha\beta$,4$\alpha\beta$,7$\alpha\alpha$,7$\beta\beta$,8β,8$\alpha\alpha$)]-8-乙酰氧基-八氢-2a,8-二甲基-5-亚甲基-4H-二环氧乙烯[1,2:8,8a][8,8a]薁[4,5-b]furan-6(5H)-酮{[1αS-(1$\alpha\alpha$,1βR^*,2$\alpha\beta$,4$\alpha\beta$,7$\alpha\alpha$,7$\beta\beta$,8β,8$\alpha\alpha$)]-8-(acetyloxy)octahydro-2a,8-dimethyl-5-methylene-4H-bisoxireno[1,2:8,8a]azuleno[4,5-b]furan-6(5H)-one}，9-乙酰氧基-3a,4,7,8,11,11a-六氢-4-羟基-6,10-二甲基-3-亚甲基-环癸烷[b]呋喃-2(3H)-酮{9-acetyloxy-3a,4,7,8,11,11a-hexahydro-4-hydroxy-6,10-dimethyl-3-methylene-cyclodeca[b]furan-2(3H)-one}，3a,5,8,10,11,11a-六氢-6,10-二甲基-3-亚甲基-环癸烷[b]呋喃-2,9(3H,4H)-二酮{3a,5,8,10,11,11a-hexahydro-6,10-dimethyl-3-methylene-cyclodeca[b]furan-2,9(3H,4H)-dione}[6]；黄酮类：棕矢车菊定▲(jaceidin)，棕矢车菊素(jaceosidin)[4]，木犀草素，槲皮素，菜蓟苷(cinaroside)，棉花黄苷(quercimeritrin)[7]，四乙酰木犀草素(tetraacetylluteolin)[8]，3,4-二羟基黄烷(3,4-dihydroxyflavandiol)[9]，甲氧基木犀草素，异鼠李素，芹菜素，半齿泽兰林素▲(eupatilin)，3,6-二甲基槲皮万寿菊素(3,6-dimethylquercetagetin)[10]，4'-去甲半齿泽兰林素▲(4'-demethyleupatilin)，芹菜素7-O-β-D-吡喃葡萄糖苷(apigenin-7-O-β-D-glucopyranoside)，刺槐素-7-O-β-D-吡喃葡萄糖苷(acacetin-7-O-β-D-glucopyranoside)[11]，金圣草酚(chrysoeriol)，腋生依瓦菊林素▲(axillarin)，香叶木素(diosmetin)[12]，椴树素(tilianin)，大波斯菊苷(cosmosiin)[13]。

盘花含黄酮类：棕矢车菊定▲(jaceidin)，槲皮万寿菊素-3,6,3',4'-四甲醚(quercetagetin-3,6,3',4'-tetramethyl ether)，芹菜素(apigenin)，木犀草素(luteolin)，金圣草酚(chrysoeriol)，6-羟基木犀草素-7-O-β-D-葡萄糖苷(6-hydroxyluteolin-7-O-β-D-glucoside)，香叶木素-7-O-β-D-葡萄糖醛酸苷(diosmetin-7-O-β-D-glucuronide)，木犀草素-7-O-β-D-葡萄糖苷(luteolin-7-O-β-D-glucoside)，木犀草素-7-O-β-D-葡萄糖醛酸苷(luteolin-7-O-β-D-glucuronide)[1]。

地上部分含倍半萜类：菊蒿素(tanacetin)[14]，三齿蒿定▲(tatridin) A[15]、B[16]，菊内酯(chrysanin)，菊蒿米林▲(tamirin)，千叶菊蒿素(tanachin)[15]，欧菊内酯(crispolide)[17]，菊蒿醇(tanacetol) A、B[18]，大牻牛儿内酯(germacranolide)，1-表-三齿蒿定▲B(1-epi-tatridin B)，蒿萜内酯(artemorin)，狭叶墨西哥蒿素(armexifolin)，环氧南艾蒿烯内酯(epoxyartemorin)，木兰属内酯(magnolialide)[19]，小白菊内酯(parthenolide)[20]，裂叶苣荬菜内酯，瑞诺素▲(reynosin)，1β-羟基矮艾素(1β-hydroxyarbusculin)，3α-羟

基瑞诺素▲(3α-hydroxyreynosin)，3-表-墨西哥蒿素(3-epi-armefolin)，墨西哥蒿素(armefolin)[21]；黄酮类：荭草素(orientin)[22]，木犀草素-7-葡萄糖醛酸苷(luteolin-7-glucuronide)，6-羟基木犀草素-7-葡萄糖苷(6-hydroxyluteolin-7-glucoside)[23]，木犀草素，腋生依瓦菊林素[24]；酚酸类：3,5-O-二咖啡酰奎宁酸(3,5-O-dicaffeoylquinic acid)[24]；甾体类：β-谷甾醇，豆甾醇，胡萝卜苷[16]。

药理作用 抗炎作用：菊蒿地上部分提取物及其所含成分在 TPA 诱导的小鼠耳肿胀模型中表现出显著的抑制活性，其主要活性成分为小白菊内酯、棕矢车菊素、半齿泽兰素、金圣草酚和香叶木素[1]。菊蒿叶中分离的 6- 羟基木犀草素 -6,3'- 二甲醚与半齿泽兰素对大鼠白细胞环氧合酶与 5- 脂氧合酶具有抑制作用[2]。

抗胃溃疡作用：菊蒿氯仿提取物及其所含成分小白菊内酯在乙醇诱导的大鼠胃溃疡模型中表现出显著的保护作用[3]。

利尿作用：大鼠一次灌胃给以 100 mg/kg 的菊蒿叶水提物，能够显著提高 24h 内的排尿量，其利尿作用与 10 mg/kg 的呋塞米 (furosemide) 相当[4]。

调节免疫作用：菊蒿花中提取的酸性多糖在人 THP-1 单核细胞模型中表现出促进巨噬/单核细胞活化作用，促进 ROS、NO 及 TNF-α 的生成并激活 NF-κB，以及促进补体结合等效应[5]。

降血压作用：菊蒿水提物在大鼠离体主动脉收缩模型中表现出 NO 介导的及非 NO 依赖的血管舒张效应[6]。

抗病毒作用：有研究表明菊蒿地上部分乙酸乙酯提取物及其所含成分小白菊内酯对非洲绿猴肾细胞 (Vero cell) 体外感染单纯疱疹病毒 HSV-1 具有显著保护作用，其 EC_{50} 分别为 40 与 0.3 μg/ml；小白菊内酯的作用机制可能为抑制 HSV-1 的复制[7]。也有研究认为菊蒿抗 HSV-1 与 HSV-2 的主要活性成分是 3,5-O- 二咖啡酰奎宁酸，而小白菊内酯没有抗 HSV 作用[8]。

抗氧化作用：菊蒿地上部分甲醇提取物对 DPPH 自由基具有显著清除效应，其 EC50 约为 37 μg/ml，主要有效成分为 3,5-O- 二咖啡酰奎宁酸、腋生依瓦菊林素和木犀草素[9]。

毒性及不良反应 小鼠急性毒性研究表明，菊蒿叶水提物单次经口给药与腹腔注射给药的 LD_{50} 分别为 9.9 g/kg 与 2.8 g/kg；大鼠连续 90 天经口给以 100–600 mg/(kg·d) 的菊蒿叶水提物未见明显毒副作用[10]。菊蒿全草有毒，可因误食过量的菊蒿油和用叶子当茶饮用而引起人中毒，牲畜误食也可中毒。人畜中毒症状为震颤、口吐白沫、强烈痉挛、扩瞳、脉搏频数而微弱、呼吸困难，最后心脏停搏而死亡[11]。菊蒿中含有的主要有毒成分可能为 β- 侧柏酮。

化学成分参考文献

[1] Williams CA, et al. *Phytochemistry*, 1999, 51(3): 417-423.

[2] Rudloff E, et al. *Phytochemistry*,1965, 4(1): 11-17.

[3] Banthorpe DV, et al. *Phytochemistry*, 1972, 11(8), 2589-2591.

[4] Ognyanov I, et al. *Planta Med*, 1983, 48(3): 181-183.

[5] Appendino G, et al. *Phytochemistry*, 1984, 23(11), 2545-2551.

[6] Stefanovic M, et al. *J Serb Chem Soc*, 1985, 50(6): 263-276.

[7] Michaluk A, et al. *Polarol Dissertationes Pharm*, 1964, 16(2): 183-187.

[8] Khvorost PP, et al. *Zhurnal Obshchei Khimii*, 1964, 34(12): 4108-4111.

[9] Khvorost PP, et al. *Meditsinskaya Promyshlennost SSSR*, 1966, 20(2): 19-21.

[10] Wagner H, et al. *Phytochemistry*, 1972, 11(1): 451.

[11] Ban'kovskii AI, et al. *Farmatsiya*, 1978, 27(3): 24-28.

[12] Adikhodzhaeva KB, et al. *Farmatsiya*, 1977, 26(3): 24-28.

[13] Ban'kovskii AI, et al. *Farmatsiya*, 1978, 27(3): 24-28.

[14] Grabarczyk H, et al. *Pol J Pharmacol Pharm*, 1973, 25(1): 95-98.

[15] Yunusov A, et al. *Khim Prir Soedin*, 1979, (1): 101-102.

[16] Chandra A, et al. *Phytochemistry*, 1987, 26(5), 1463-1465.

[17] Appendino G, et al. *Phytochemistry*, 1983, 22(2): 509-512.

[18] Appendino G, et al. *Phytochemistry*, 1982, 21(5): 1099-

1102.

[19] Sanz JF, et al. *J Nat Prod*, 1991, 54(2): 591-596.

[20] Onozato T, et al. *Phytother Res*, 2009, 23(6): 791-796.

[21] Todorova M, et al. *Dokladi na Bulgarskata Akademiya na Naukite*, 1999, 52(3-4): 41-44.

[22] Ivancheva S, et al. *Fitoterapia*, 1995, 66(4): 373.

[23] Williams CA, et al. *Phytochemistry*, 1999, 52(7): 1301-1306.

[24] Juan-Badaturuge M, et al. *Nat Prod Commun*, 2009, 4(11): 1561-1564.

药理作用及毒性参考文献

[1] Schinella GR, et al. *J Pharm Pharmacol*, 1998, 50(9): 1069-1074.

[2] Williams CA, et al. *Phytochemistry*, 1999, 51(3): 417-423.

[3] Tournier H, et al. *J Pharm Pharmacol*. 1999, 51(2): 215-219.

[4] Lahlou S, et al. *J Ethnopharmacol*, 2007, 110(3): 458-463.

[5] Xie G, et al. *Int Immunopharmacol*, 2007, 7(13): 1639-1650.

[6] Lahlou S, et al. *J Ethnopharmacol*, 2008, 120(1): 98-102.

[7] Onozato T, *Phytother Res*, 2009, 23(6): 791-796.

[8] Juan-Badaturuge M, et al. *Nat Prod Commun*, 2009, 4(11): 1561-1564.

[9] Alvarez AL, et al. *Phytother Res*, 2011, 25(2): 296-301

[10] Lahlou S, et al. *J Ethnopharmacol*, 2008, 117(2): 221-227.

[11] 陈冀胜，等. 中国有毒植物. 北京：科学出版社，1987: 181-182.

77. 匹菊属 Pyrethrum Zinn.

多年生草本或半灌木。叶互生，羽状或二回羽状分裂，被弯曲长毛或无毛。头状花序异型，单生茎端或少数，排成不规则伞房花序或多数，排成伞房花序。边花 1 层或几 2 层，雌性，舌状，中央两性花管状。总苞浅盘状；总苞片 3-5 层，草质或厚草质，边缘白色或褐色膜质。花托凸起，无托毛，稀有托毛，易脱落。舌状花白色、红色或黄色，舌片卵形、椭圆形或线形；管状花黄色，顶部 5 齿裂。花药基部钝，顶端附片卵状披针形；花柱分枝线形，顶端截形。瘦果圆柱状或三棱圆柱形，有 5-10 (15) 条纵肋。雌花瘦果的肋集中于腹面，冠毛长 0.1-1.5 mm，或少于 0.1 mm，冠缘浅裂或分裂至基部，或冠缘锯齿状。

约 100 种，分布于欧洲、北非及中亚。我国 10 余种，集中分布于新疆，4 种药用。

分种检索表

1. 植株银灰色；茎及叶被贴生丁字形毛或叉状短单毛（栽培）·················· 1. 除虫菊 **P. cinerariifolium**
1. 植株灰白色、灰绿色或绿色，茎叶密被弯曲的长单毛或短柔毛。
   2. 总苞麦秆黄色；总苞片硬草质，边缘白色，狭膜质，茎叶有柄，植株黄绿色（栽培）·· 2. 短舌匹菊 **P. parthenium**
   2. 总苞片薄质，边缘黑褐色或褐色膜质，茎叶通常无柄或有短柄。
      3. 舌状花红色，舌片长椭圆形，顶端 2-3 齿裂；叶二回深裂（栽培）············ 3. 红花除虫菊 **P. coccineum**
      3. 舌状花橘黄色或黄色，舌片线形或宽线形；叶二回羽状分裂、二回掌状或掌式羽状分裂·· 4. 川西小黄菊 **P. tatsienense**

本属药用植物中最受关注的是具有天然杀虫作用的除虫菊酯类化合物，包括茉莉菊酯 (jasmolin) Ⅰ (**1**)、Ⅱ (**2**)，瓜菊酯 (cinerin) Ⅰ (**3**)、Ⅱ (**4**)，除虫菊酯 (pyrethrin) Ⅰ (**5**)、Ⅱ (**6**) 等；另外本属药用植物亦含有各种黄酮及其苷类化合物，如大波斯菊苷 (cosmosiin, **7**)、高黄芩苷 A (scutellarin A, **8**) 和菜蓟苷 (cynaroside, **9**) 等。

$$
\begin{array}{ll}
1 & R_1=Et \quad R_2=Me \\
2 & R_1=Et \quad R_2=COOMe \\
3 & R_1=Me \quad R_2=Me \\
4 & R_1=Me \quad R_2=COOMe \\
5 & R_1=-CH=CH_2 \quad R_2=Me \\
6 & R_1=-CH=CH_2 \quad R_2=COOMe
\end{array}
$$

$$
\begin{array}{l}
7 \ R=CH_2OH \\
8 \ R=COOH
\end{array}
\qquad 9
$$

本属植物除虫菊具有杀虫作用，其活性成分主要为除虫菊酯。短舌匹菊中提取的愈创木内酯体外具有抗炎、抗菌、抗虫、抗肿瘤、抗偏头痛等多方面药理作用，川西小黄菊醇提液具有抗应激和抗心肌缺血作用。

1. 除虫菊（中国高等植物图鉴） 白花除虫菊（浙江）

Pyrethrum cinerariifolium Trevir., Index Sem. (Bratislava) 2: 2. 1820.——*Tanacetum cinerariifolium* (Trevir.) Sch. Bip., *Chrysanthemum cinerariifolium* (Trevir.) Vis.（英 **Dalmatian Pyrethrum**）

多年生草本，高 15–45 cm。全株浅银灰色，被贴伏绒毛。茎单生或少数簇生，不分枝或分枝。叶银灰色，有腺点；基生叶长达 20 cm，有长叶柄，叶片卵形或长圆形，沿羽轴羽状全裂，一回裂片羽状或掌状浅裂或深裂，末回羽片线形至长圆状卵形。头状花序单生枝端，排成不规则伞房状，异形；总苞径 1.2–1.8 cm；外层总苞片无膜质狭边，中、内层披针形至宽线形，长 5–6 mm，边缘白色狭膜质。硬草质，有腺点及短毛。舌状花白色，舌片长 12–15 mm，平截形或微凹。瘦果长 2.5–3.5 mm，具 5–7 条纵肋，舌状花瘦果的肋集中于腹面。冠状冠毛长 0.3–1.5 mm，边缘浅齿裂。花果期 5–8 月。

分布与生境 原产于欧洲。我国黑龙江、吉林、辽宁、陕西、山东、江苏、浙江、安徽、江西、湖南、

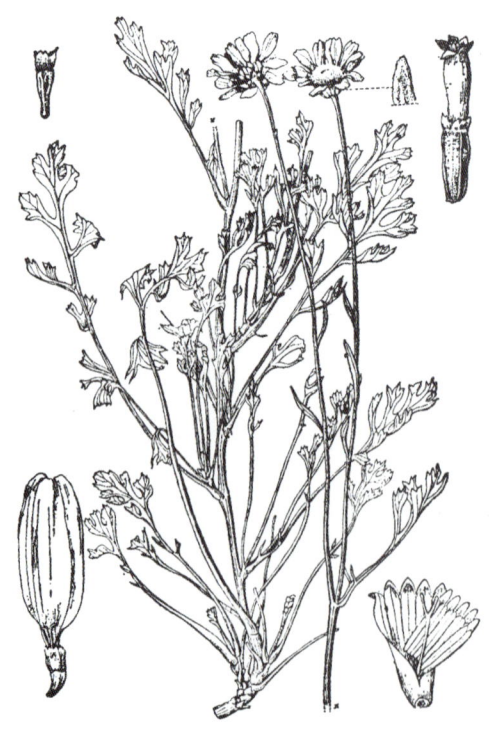

除虫菊 Pyrethrum cinerariifolium Trevir.
引自《中国高等植物图鉴》

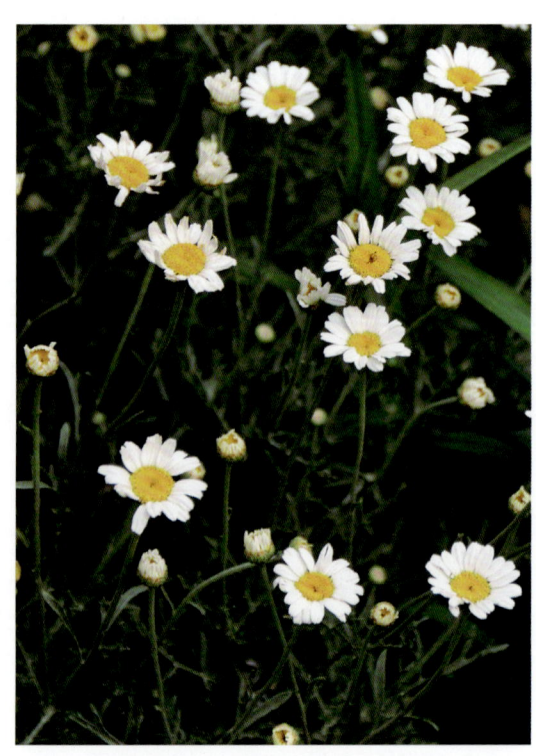

除虫菊 Pyrethrum cinerariifolium Trevir.
摄影：徐晔春

广东、四川、云南广泛栽培，供药用。

药用部位　花序及全草。

功效应用　杀虫。用于疥癣，并用于灭蚊、蝇、虱、臭虫。又为农用杀虫剂。

化学成分　叶含黄酮类：大波斯菊苷(cosmosiin)，灯盏花甲素(scutellarin A)，菜蓟苷▲(cynaroside)，木犀草素-7-O-β-D-葡萄糖醛酸苷(luteolin-7-O-β-D-glucuronide)，6-羟基山奈酚-3,6-二甲醚(6-hydroxykaempferol-3,6-dimethyl ether)，腋生依瓦菊林素▲(axillarin)，芹菜素(apigenin)，槲皮万寿菊素-3,6,3'-三甲醚(quercetagetin-3,6,3'-trimethyl ether)，矢车菊黄素(centaureidin)，高黄芩素-6-甲醚(scutellarein 6-methyl ether)，高黄芩素-6,4'-二甲醚(scutellarein-6,4'-dimethyl ether)[1]；单萜类：香叶醇(geraniol)，野菊花醇(chrysanthemol)，菊酸(chrysanthemic acid)，菊二酸(chrysanthemum dicarboxylic acid)[2]；二萜类：茉莉菊酯(jasmolin) I、II，瓜菊酯(cinerin) I、II，除虫菊酯(pyrethrin) I、II[2]。

中央盘花含黄酮类：大波斯菊苷，灯盏花甲素，菜蓟苷▲，木犀草素-7-O-β-D-葡萄糖醛酸苷(luteolin-7-O-β-D-glucuronide)，夏佛塔雪轮苷▲(schaftoside)，槲皮素-7-O-β-D-葡萄糖醛酸苷(quercetin 7-O-β-D-glucuronide)，槲皮万寿菊素-3,6,3'-三甲醚(quercetagetin-3,6,3'-trimethyl ether)，矢车菊黄素(centaureidin)，芹菜素(apigenin)，高黄芩素-6-甲醚(scutellarein 6-methyl ether)[1]。

外轮舌状花含黄酮：灯盏花甲素，夏佛塔雪轮苷▲(schaftoside)，槲皮万寿菊素-3,6,3'-三甲醚(quercetagetin-3,6,3'-trimethyl ether)，槲皮万寿菊素-3,6,4'-三甲醚(quercetagetin 3,6,4'-trimethyl ether)，矢车菊黄素(centaureidin)，高黄芩素-6-甲醚(scutellarein-6-methyl ether)，高黄芩素-6,4'-二甲醚(scutellarein-6,4'-dimethyl ether)[1]。

花含挥发油类：反式-菊酸(trans-chrysanthemumic acid)，癸酸(decanoic acid)，橙花叔醇(nerolidol)，匙叶桉油烯醇(spathulenol)，α-桉醇(α-eudesmol)，愈创木醇(guaiol)，β-桉醇(β-eudesmol)[3]；倍半萜类：二氢-β-环除虫菊内酯(dihydro-β-cyclopyrethrosin)[4-5]，三齿蒿定▲(tatridin) A、B，(11R)-11,13-二氢三齿蒿定▲A [(11R)-11, 13-dihydrotatridin A]，(11R)-6-O-β-D-葡萄糖基-11,13-二氢三齿蒿定▲B[(11R)-6-O-β-D-glucosyl-11,13-dihydrotatridin B]，1α,6α-二羟基-4反式,10(14)-吉玛二烯-12,8α-内酯[1α,6α-dihydroxy-4E,10(14)-germacradien-12,8α-olide][4]，菊内酯，菊萜醇内酯(chrysanolide)[5]，β-环除虫菊内酯(β-cyclopyrethrosin)[6]；黄酮类：棕鳞矢车菊素(jaceidin)，芹菜素-7-半乳糖醛酸甲酯(apigenin-7-galacturonic acid methyl ester)，灯盏花甲素[4]，芹菜素(apigenin)，木犀草素(luteolin)[4,7]，芹菜素-4'-葡萄糖醛酸苷(apigenin-4'-glucuronide)[7]；二萜类：瓜菊酯(cinerin) I、II，除虫菊酯 I、II[8]；木脂素类：(+)-芝麻素[(+)-sesamin][6]。

地上部分含黄酮类：棉黄苷(quercimeritrin)，大波斯菊苷，腋生依瓦菊林素▲，菜蓟苷▲，矢车菊黄素(centaureidin)，灯盏花甲素，木犀草素-7-O-β-D-葡萄糖醛酸苷(luteolin-7-O-β-D glucuronide)，槲皮素-7-O-β-D-葡萄糖醛酸苷(quercetin-7-O-β-D-glucuronide)[9]。

全草含二萜类：茉莉菊酯(jasmolin) I、II，瓜菊酯(cinerin) I、II，除虫菊酯(pyrethrin) I、II[10]；类胡萝卜素类：(3R,3'R,6'R)-叶黄[(3R,3'R,6'R)-lutein]，胡萝卜素(carotene)[11]；脂肪酸类：棕榈酸，硬脂酸，亚麻油酸(linoleic acid)，油酸(oleic acid)，亚麻酸(linolenic acid)[12]。

愈伤组织含单萜类：野菊花醇(chrysanthemol)，菊酸(chrysanthemic acid)，菊二酸(chrysanthemum dicarboxylic acid)[2]。

药理作用　杀虫作用：除虫菊含有的6个结构相似的二萜类成分茉莉菊酯 I、II，瓜菊酯 I、II 及除虫菊酯 I、II 对蚊蝇及多种农业害虫具有广谱杀灭作用，其作用机制为通过调控昆虫神经细胞膜上电压门控钠离子通道的开放来干扰昆虫的正常神经传导，对于哺乳动物和人具有较低的毒性[1]。

抗疟与抗锥虫作用：除虫菊正己烷提取物对恶性疟原虫(Plasmodium falciparum)具有强烈抑制作用，其中5个除虫菊酯类成分(pyrethrin)茉莉菊酯 I、II，瓜菊酯 II 及除虫菊酯 I、II 的抗疟原虫 IC_{50} 为 4–12 μmol/L，对布氏罗得西亚锥虫(Trypanosoma brucei rhodesiense)的 IC_{50} 为 7–31 μmol/L，均强于拟菊酯类(pyrethroid)合成化合物，其中除虫菊酯 II 对恶性疟原虫的选择性最强。除虫菊酯类成分对大鼠肌肉细胞 L6 具有中度细胞毒性[2]。

抗滴虫作用：除虫菊体外具有杀灭阴道毛滴虫的作用[3]。

注评　本种为"除虫菊"的基源植物，药用其头状花序及全草。陕西、山东、江苏、浙江、安徽、江西、湖南、广东、四川、云南及东北等地均有栽培，多自产自销。同属植物红花除虫菊 Pyrethrum coccineum (Willd.) Vorosch. 的头状花序及全草的除虫菊酯含量较低，不宜作"除虫菊"使用。

化学成分参考文献

[1] Williams CA, et al. *Phytochemistry*, 1999, 52(7): 1301-1306.
[2] Zito, S, et al. *Phytochemistry*, 1990, 29(8): 2533-2534.
[3] Bhakuni RS, et al. *J Essent Oil-Bearing Plants*, 2007, 10(1): 31-35.
[4] Sashida, Y, et al. *Phytochemistry*, 1983, 22(5): 1219-1222.
[5] Doskotch R W, et al. *Can J Chem*, 1971, 49(12): 2103-2010.
[6] Rao PR, et al. *Curr Sci*, 1973, 42(23): 811-812.
[7] Glennie CW, et al. *Pyrethrum Post*, 1972, 11(3): 82-84.
[8] Lekic M, et al. *Pharmacia*, 2002, 13: 24-34.
[9] Doskotch RW, et al. *Can J Chem*, 1969, 47(7): 1139-1142.
[10] Essig K, et al. *J Chromat Sci*, 2001, 39(11): 473-80.
[11] Head SW, et al. *J Agric Food Chem*, 1973, 21(6): 999-1001.
[12] Head SW, et al. *J Agric Food Chem*, 1968, 16(5): 762-765.

药理作用及毒性参考文献

[1] Hata Y, et al. *J Agric Food Chem*, 2011, 59(17): 9172-9176.
[2] Cappiello A, et al. *Phytochem Anal*, 2012, 23(3): 191-196.
[3] 李泽民，等 . 山东中医杂志，2004, 23(10): 621-622.

2. 短舌匹菊（中国植物志）　小白菊（通用名）

Pyrethrum parthenium (L.) Sm., Fl. Brit. 2: 900. 1800.——*Tanacetum parthenium* (L.) Sch. Bip., *Matricaria parthenium* L., *Chrysanthemum parthenium* (L.) Pers.（英 **Feverfew**）

多年生草本，高 15–50 cm。茎直立，有分枝，基生叶花期枯萎；中上部叶卵形，长 6–7 cm，宽 4–4.5 cm，二回羽状分裂，一回为全裂，侧裂片 3–4 对，椭圆形或卵形；二回为羽状浅裂至深裂，裂片边缘或顶端有粗锯齿。基生叶柄长达 10 cm，中部叶的柄长 0.5–1.5 cm，叶两面黄绿色，被疏短柔毛或无毛。头状花序多数（约 25），排成顶生复伞房花序。总苞径 6–9 mm；总苞片 3–4 层，外层披针形，几无膜质狭边；中、内层椭圆形至倒披针形，边缘白色膜质，硬草质。舌状花白色，舌片倒卵状椭圆形，长 3–6 mm，顶端 3 齿裂。瘦果长约 1.2 mm，冠状冠毛长 0.2 mm，边缘有不等浅齿裂，舌状花瘦果的冠状冠毛常退化。花果期 7–8 月。

分布与生境　原产于欧洲，我国有引种栽培。

药用部位　叶、花序、地上部分。

功效应用　花序：清热解毒。用于痈肿疮疡，乳痈，肠痈，热痢，目赤肿痛。叶、地上部分：欧洲用于关节炎，哮喘，便秘，皮炎，耳痛，发烧，头痛，感染，昆虫咬伤，月经不调，先兆流产，银屑病，胃痛，耳鸣，牙痛，眩晕，偏头痛与类风湿等多种疾病与症状。

化学成分　根含挥发油：主要成分为α-蒎烯(α-pinene)，反式-β-金合欢烯(*trans*-β-farnesene)，双环大牻牛儿烯(bicyclogermacrene)[1]。

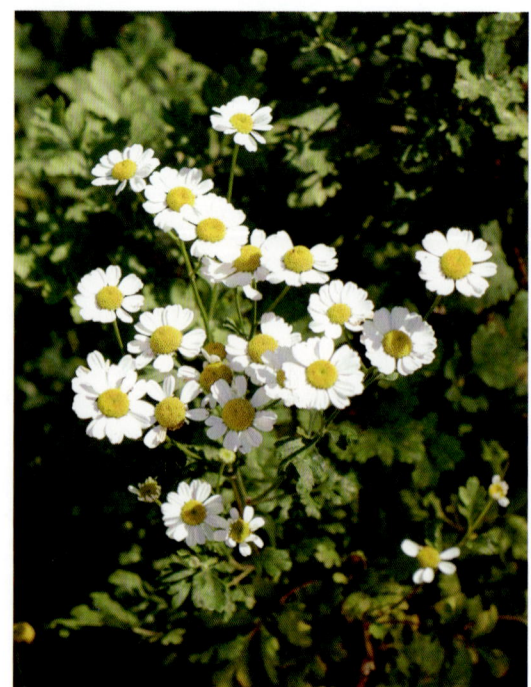

短舌匹菊 **Pyrethrum parthenium** (L.) Sm.
摄影：何海

茎含挥发油：主要成分为樟脑(camphor)，反式-β-罗勒烯(trans-β-ocimene)，大牻牛儿烯D (germacrene D)[1]。

叶含挥发油：主要成分为樟脑(camphor)[1]；倍半萜类：小白菊内酯(parthenolide)[2]，(1S,2S,2aR,3aR,4R,6aS,9aS,9bS)- 2-氯化八氢-1,4-二羟基-1,4-二甲基-7-亚甲基-1H-环氧乙烯[1,8a]薁[4,5-b]呋喃-8(4H)-酮{(1S,2S,2aR,3aR,4R,6aS,9aS,9bS)- 2-chlorooctahydro-1,4-dihydroxy-1,4-dimethyl-7-methylene-1H-oxireno[1,8a]azuleno[4,5-b]furan-8(4H)-one}，[1S-(1α,2β,2aβ,3aS*,4β,6aα,9aβ,9bα)]-2-氯化八氢-1,4-二羟基-1,4-二甲基-7-亚甲基-1H-环氧乙烯[1,8a]薁[4,5-b]呋喃-8(4H)-酮{[1S-(1α,2β,2aβ,3aS*,4β,6aα,9aβ,9bα)]-2-chlorooctahydro-1,4-dihydroxy-1,4-dimethyl-7-methylene-1H-oxireno[1,8a]azuleno[4,5-b]furan-8(4H)-one}[3]；短舌匹菊素(santamarin; santamarine)[4]；黄酮类：6-羟基山奈酚-3,6-二甲醚(6-hydroxykaempferol-3,6-dimethyl ether)，圣丁素▲(santin)，腋生依瓦菊林素▲(axillarin)，棕矢车菊定▲(jaceidin)，矢车菊黄素(centaureidin)，芹菜素-7-O-β-D-葡萄糖醛酸苷(apigenin-7-O-β-D-glucuronide)，木犀草素-7-O-β-D-葡萄糖醛酸苷(luteolin-7-O-β-D-glucuronide)，木犀草素-7-O-β-D-葡萄糖苷(luteolin-7-O-β-D-glucoside)，金圣草酚-7-O-β-D-葡萄糖醛酸苷(chrysoeriol 7-O-β-D-glucuronide)[5]。

花含倍半萜类：短舌匹菊素[4]；挥发油类：樟脑，樟烯(camphene)，法尼醇(farnesol)，乙酸龙脑酯(bornyl acetate)，菊酮(chrysanthenone)，龙脑(borneol)[6]。

盘花含黄酮类：圣丁素▲(santin)，腋生依瓦菊林素▲(axillarin)，棕矢车菊定▲(jaceidin)，槲皮万寿菊素-3,6,4'-三甲醚(centaureidin; quercetagetin-3,6,4'-trimethyl ether)，芹菜素(apigenin)，木犀草素(luteolin)，芹菜素-7-O-β-D-葡萄糖醛酸苷(apigenin-7-O-β-D-glucuronide)，木犀草素-7-O-β-D-葡萄糖醛酸苷(luteolin-7-O-β-D-glucuronide)，木犀草素-7-O-β-D-葡萄糖苷(luteolin-7-O-β-D-glucoside)，槲皮素-7-O-β-D-葡萄糖醛酸苷(quercetin-7-O-β-D-glucuronide)[5]。

边花含黄酮类：圣丁素▲(santin)，棕矢车菊定▲(jaceidin)，矢车菊黄素(centaureidin)，芹菜素(apigenin)，芹菜素-7-O-β-D-葡萄糖醛酸苷(apigenin-7-O-β-D-glucuronide)，木犀草素-7-O-β-D-葡萄糖醛酸苷(luteolin-7-O-β-D-glucuronide)，芹菜素-7-二葡萄糖醛酸苷(apigenin-7-diglucuronide)，芹菜素-7-葡萄糖基葡萄糖醛酸苷(apigenin-7-glucosylglucuronide)[5]。

地上部分含 30 余个倍半萜：主要成分为小白菊内酯(parthenolide)，其他包括加拿蒿素▲(artecanin)，加拿蒿宁▲(canin)，蒿萜内酯(artemorin)，环氧蒿萜内酯(epoxyartemorin)，短舌匹菊素▲(santamarin; santamarine)，环氧短舌匹菊素▲(epoxysantamarin)，木香内酯(costunolide; costus lactone)，3β-羟基木香内酯(3β-hydroycostunolide)，瑞诺素▲(reynosin)，裂环短舌匹菊内酯▲(seco-tanapartholide) A、B，小白菊素▲-α-过氧化物(tanaparthin-α-peroxide)，小白菊素▲-β-过氧化物(tanaparthin-β-peroxide)，墨西哥蒿素-8-O-当归酸酯(estafiatin-8-O-angelate)，冰片当归酸酯(bornyl angelate)，冰片乙酸酯(bornyl aceate)，菊醇(chrysanthenol)，顺式-菊醇乙酸酯(cis-chrysanthenyl acetate)，反式-菊醇乙酸酯(trans-chrysanthenyl acetate)，异菊蒿内酯▲B(isochrysartemin B)，木香酸甲酯(costic acid methyl ester)，顺式-马鞭草烯醇(cis-verbenol)等[7]。

药理作用 抗炎作用：短舌匹菊所含成分小白菊内酯可特异性结合并抑制 IκB 激酶复合物 (IKKβ)，也有报道表明小白菊内酯可抑制前列腺素合成酶的活性。短舌匹菊地上部分与叶的提取物均能抑制前列腺素的合成，但二者都不抑制前列腺合成的第一个环节即花生四烯酸的环氧化[1]。从短舌匹菊中分离的 6-羟基山奈酚 -3,6- 二甲醚、圣丁素与棕矢车菊定在体外对大鼠白细胞环氧合酶与 5-脂氧合酶具有抑制作用[2]。短舌匹菊提取物经口给药（10、20、40 mg/kg）或腹腔注射小白菊内酯（1、2 mg/kg）均能够显著抑制醋酸诱导的小鼠疼痛反应及角叉菜胶诱导的大鼠足跖肿胀，且量效关系明显[3]。从短舌匹菊提取物中去除小白菊内酯后，仍具有直接的 5-脂氧合酶、磷脂酶 -3 与磷脂酶 -4 抑制活性，并能够抑制 NO、PGE2、TNF-α 从巨噬细胞的释放及 TNF-α、IL-2、IFN-γ 和 IL-4 从人外周血单核细胞的释放。该提取物在动物模型中能够抑制恶唑酮 (oxazolone) 或 TPA 诱导的皮炎，并且在临床上能够显著减轻烟酸甲酯 (methyl nicotinate) 诱导的皮肤红斑反应[4]。短舌匹菊提取物能够抑制 ADP、凝血酶及胶原诱导的人血小板聚集，但不影响花生四烯酸诱导的聚集，其作用机制可能与抑制血小板磷脂酶 A_2 有关[5]。

抗菌作用：小白菊内酯能够显著抑制革兰氏阳性菌、酵母与丝状真菌的生长[6]，小白菊内酯抑制结核分枝杆菌 (Mycobacterium tuberculosis) 与鸟结核分枝杆菌 (Mycobacterium avium) 的 IC50 分别为 16 与 64 µg/ml[7]。

抗寄生虫作用：短舌匹菊的水醇提取物抑制亚马逊利什曼原虫 (Leishmania amazonesis) 的 IC50 为 29 µg/ml，而其二氯甲烷萃取部位的 IC_{50} 为 3.6 µg/ml；小白菊内酯抑制亚马逊利什曼原虫细胞外前鞭毛体的 IC_{50} 为 0.37 µg/ml，而其抑制巨噬细胞内鞭毛体的 IC_{50} 为 0.81 µg/ml[8]。小白菊内酯抑制克氏锥虫 (Trypanosoma cruzi) 的 IC_{50} 为 0.5 µg/ml[9]。

抗肿瘤作用：小白菊内酯在体内外表现出广泛的抗肿瘤作用，其在动物模型中对急性髓性白血病、急淋白血病、膀胱癌、骨癌、脑癌、乳腺癌、结肠癌、肾癌、肝癌、肺癌、胰腺癌、前列腺癌、皮肤癌、胃癌等均表现出不同程度的抑制作用，其主要作用机理包括抑制 NF-κB，抑制 AP-1、MAPK、JAK/STAT 信号通路，诱导 JNK 及氧化还原胁迫，诱导 HDAC1 的降解，抑制 DNA 甲基化以及促进 p21 表达等[10]。小白菊内酯对人膀胱癌 5637 细胞具有显著细胞毒活性并同时抑制其侵袭能力。小白菊内酯通过调控 Bcl-2 家族蛋白及 PARP 的降解诱导细胞凋亡，通过调控细胞周期蛋白 D1 (Cyclin D1) 与磷酸化的 Cdk2 导致细胞的 G_1 期阻滞[11]。小白菊内酯能够显著抑制 EBV 阳性的伯基特淋巴瘤 (Burkitt lymphoma) Raji 细胞，并显著抑制其 NF-κB 的活性[12]。从短舌匹菊中分离的黄酮类成分圣丁素、棕矢车菊定与矢车菊黄素在体外细胞模型中表现出抗有丝分裂作用，其中矢车菊黄素作用最强，其 IC50 为 1uM。

抗偏头痛作用：抗短舌匹菊所含小白菊内酯为其抗偏头痛作用的主要有效成分，该成分在动物模型中能够显著抑制硝酸甘油诱导的神经元激活、Fos 的表达及 NF-κB 的活性[14]。

抗氧化作用：从短舌匹菊中分离的 3,5-、4,5- 及 3,4- 二-O- 咖啡酰奎宁酸对 DPPH 自由基具有显著清除作用[15]。短舌匹菊提取物在去除小白菊内酯（可能为皮肤致敏物）后对广泛的 ROS 自由基表现出显著的清除效应，其活性强于 VitC，对紫外线造成的皮肤损伤具有显著的保护作用[16]。

化学成分参考文献

[1] Shafaghat A, et al. *Electron J Environ Agric Food Chem*, 2009, 8(9): 766-771.

[2] Gromek D, et al. *Pol J Pharmacol Pharm*, 1991, 43(3): 213-17.

[3] Wagner H, et al. *Planta Med*, 1988, 54(2): 171-172.

[4] de Vivar AR, et al. *Tetrahedron*, 1965, 21(7): 1741-1745.

[5] Williams CA, et al. *Phytochemistry*, 1999, 51(3): 417-423.

[6] Shafaghat A, et al. *J Essent Oil Bear Pl*, 2009, 12(6): 708-713.

[7] Bohlmann F, et al. *Phytochemistry*, 1982, 21: 2543-2549.

药理作用及毒性参考文献

[1] Pareek A, et al. *Pharmacogn Rev*, 2011, 5(9): 103-110.

[2] Williams CA, et al. *Phytochemistry*, 1999, 51(3): 417-423.

[3] Jain NK, et al. *J Ethnopharmacol*, 1999, 68(1-3): 251-259.

[4] Sur R, et al. *Inflammopharmacology*, 2009, 17(1): 42-49.

[5] Makheja AN, et al. *Prostaglandins Leukot Med*, 1982, 8(6): 653-660.

[6] Chavez M, et al. *Hosp Pharm*, 1999, 34: 436–461.

[7] Fischer, et al. *Phytochemistry*, 1990, 29: 2479-2483.

[8] Tiuman TS, et al. *Antimicrob Agents Chemother*, 2005, 49(1): 176-182.

[9] Izumi E, et al. *Exp Parasitol*, 2008, 118(3): 324-330.

[10] Ghantous A, et al. *Drug Discov Today*, 2013, (17-18): 894-905.

[11] Cheng G, et al. *Molecules*, 2011, 16(8): 6758-6768.

[12] Li Y, et al. *Mol Med Rep*, 2012, 6(3): 477-482.

[13] Long C, et al. *Phytochemistry*, 2003, 64(2): 567-569.

[14] Tassorelli C, et al. *Cephalalgia*, 2005, 25(8): 612-621.

[15] Wu C, et al. *Phytochem Anal*, 2007, 18(5): 401-410.

[16] Martin K, et al. *Arch Dermatol Res*, 2008, 300(2): 69-80.

3. 红花除虫菊（中国植物志）

Pyrethrum coccineum (Willd.) Vorosch. in Spisok Sem. Gl. Bot. Sada Akad. Nauk. SSSR 9: 21. 1954.——*Chrysanthemum coccineum* Willd.（英 **Scarltflower Pyrethrum**）

多年生草本，高 20–50 cm。茎直立。基部叶花期生存，卵形或长椭圆形，长 4–8 cm，宽 2.5–4 cm，二回羽状分裂。一回为全裂，侧裂片 4–8 对，长椭圆形，二回为深裂，裂片边缘有锯齿；中部叶与基生叶同形，但小，无柄或近无柄。叶末回裂片椭圆形、长椭圆形或斜三角形，两面被疏毛或无毛。头状花序单生或 2，生于茎端。总苞宽 10–15 mm；总苞片约 4 层，外层披针形，被短毛或无毛；中、内层长椭圆形至线状披针形。全部总苞片边缘浅褐色膜质。舌状花红色，长椭圆形，长约 16 mm，2–3 齿裂。瘦果长 2.5 mm，有 5–8 条纵肋，冠状冠毛长 0.1–0.2 mm，边缘钝，浅裂。花果期 5–10 月。

分布与生境 原产于高加索，我国引种栽培。可作杀虫剂。

药用部位 全草。

功效应用 杀虫。用于疥癣，并用于灭蚊、蝇、虱、臭虫。又为农用杀虫剂。

注评 本种的头状花序及全草产区混作"除虫菊"使用，但除虫菊酯含量较少。参见除虫菊 Pyrethrum cinerariifolium Trevir.。

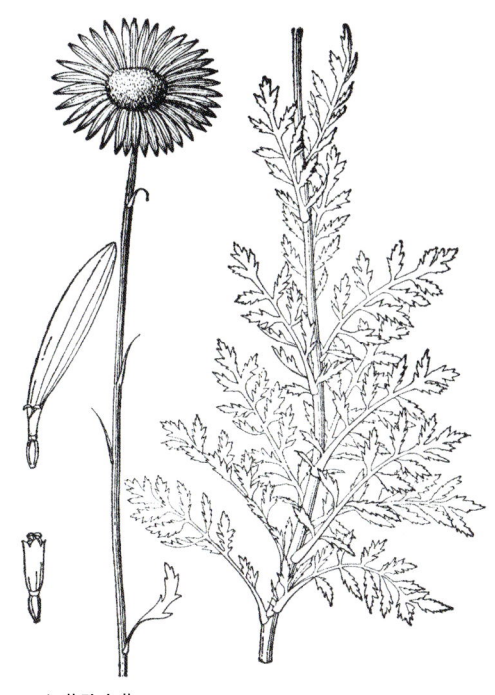

红花除虫菊 **Pyrethrum coccineum** (Willd.) Vorosch.
引自《中国高等植物图鉴》

4. 川西小黄菊（中国高等植物图鉴） 打箭菊（中草药通讯），鞑新菊（西藏常用中草药）

Pyrethrum tatsienense (Bureau et Franch.) Y. Ling ex C. Shih in Acta Phytotax. Sin. 17(2): 113. 1979.——*Chrysanthemum tatsienense* Bureau et Franch.（英 **West-sichuan Pyrethrum**）

多年生草本，高 7–25 cm。茎单生或数个簇生，被白色弯曲单毛。基部叶椭圆形或长椭圆形，长 1.5–7 cm，宽 1–2.5 cm，二回羽状分裂。一、二回全部全裂。一回侧裂片 5–15 对，二回为掌状或掌式羽状分裂。末回侧裂片线形，宽 0.5–0.8 mm。茎叶少数，直立贴茎，与茎生叶同形及同样分裂，无柄。被疏单毛或近无毛。头状花序单生茎端。总苞径 1–2 cm；总苞片约 4 层，外层线状披针形，长约 6 mm，中、内层长披针形至宽线形，边缘黑褐色或褐色膜质。舌状花橘黄色或微带橘红色，舌片线形，长达 2 cm，3 齿裂。瘦果长约 3 mm，具 5–8 条突起的纵肋。冠状冠毛长 0.1 mm，分裂至基部。花果期 7–9 月。

分布与生境 产于青海、四川、云南及西藏东部。生于海拔 3500–5200 m 的高山草甸、灌丛或山坡、砾石地。

药用部位 花序。

功效应用 清热，活血祛瘀，消炎止痛。用于跌打损伤，湿热症，胸痛，头痛，黄水病，炭疽，喉炎。

化学成分 全草含香豆素类：香豆素(coumarin)[1]；苯丙素类：邻-β-D-吡喃葡萄糖氧基肉桂酸[*o*-(β-D-glucopyranosyloxy)-cinnamic acid]，3-(4-乙酰氧基-3-羟基苯基)-2-丙烯酸[3-(4-acetyloxy-3-hydroxyphenyl)-2-propenoic acid][1]，二氢丁香苷(dihydrosyringin)[2]；木脂素类：松脂酚(pinoresinol)，(+)-松脂酚-4'-*O*-β-D-吡喃葡萄糖苷[(+)-pinoresinol-4'-*O*-β-D-glucopyranoside][2]；二萜类：桦木苷 A (betulabuside A)[2]；黄酮类：木犀草素(luteolin)，小麦黄素(tricin)，芹菜素(apigenin)[3-4]，小麦黄酮-3',4',5'-三甲醚(tricetin-3',4',5'-trimethyl ether)[3]，芫花素(genkwanin)，小麦黄素-4'-甲醚(tricin-4'-

methyl ether)，木犀草素-7-O-β-D-葡萄糖苷(luteolin-7-O-β-D-glucoside)，小麦黄素-4'-O-β-愈创木酚甘油基-7-O-β-D-葡萄糖苷(tricin-4'-O-β-guaiacylglyceryl-7-O-β-D-glucoside)[4]；三萜类：伪蒲公英萜醇▲(pseudotaraxasterol)，β-香树脂醇(β-amyrin)，α-香树脂醇(α-amyrin)，蒲公英萜醇▲(taraxasterol)，熊果酸甲酯(methyl ursolate)，接骨木灵▲A (sambuculin A)，马尼拉榄香脂二醇-3-棕榈酸酯(manaliadiol-3-palmitate)，19α-熊果-20(30)-烯-3β,16β-二醇-3-十六酸酯[(19α)-urs-20(30)-en-3β,16β-diol-3-hexadecanoate]，齐墩果-12-烯-3β,11α,16β-三醇-3-十六酸酯(olean-12-en-3β,11α,16β-triol-3-hexadecanoate)，熊果-12-烯-3β,11β,16β-三醇-3-十六酸酯(urs-12-en-3β,11β,16β-triol-3-hexadecanoate)[5]；其他类：α-亚麻油酸(α-linoleic acid)[2]，β-谷甾醇，胡萝卜苷[1]，β-D-吡喃果糖[1]，三十烷[2]。

药理作用　抗应激作用：川西小黄菊醇提液灌胃，能延长小鼠常压缺氧和断头喘气时间[1]。

抗心肌缺血作用：川西小黄菊醇提液灌胃，能改善大鼠心肌缺血损伤造成的左心室顺应性减退，提高心脏的收缩和舒张功能，从而纠正心脏的泵血功能，恢复对氧的供需平衡而发挥对心肌缺血的保护作用[2]。

注评　本种为部颁药品标准·藏药（1995年版）、藏药标准（1979）收载"打箭菊"的基源植物，药用其干燥头状花序。

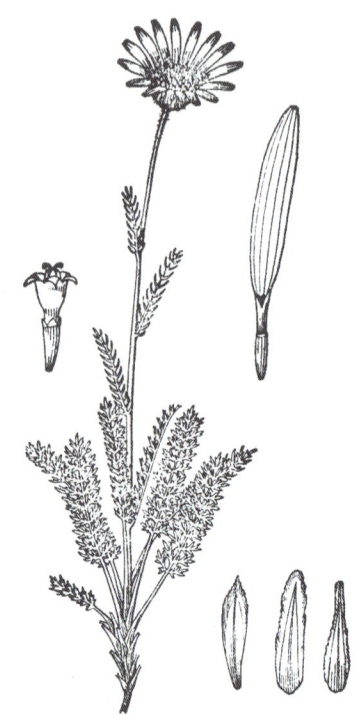

川西小黄菊 **Pyrethrum tatsienense** (Bureau et Franch.) Y. Ling ex C. Shih
引自《中国高等植物图鉴》

化学成分参考文献

[1] 杨爱梅，等. 中成药, 2008, 30(5): 731-733.

[2] 杨爱梅，等. 中药材, 2007, 30(5): 546-548.

[3] Liu X, et al. *J Anal Chem*, 2008, 63(5): 472-476.

[4] 杨爱梅，等. 中草药, 2006, 27(1): 25-27.

[5] Yang AM, et al. *Pharmazie*, 2006, 61(1): 70-73.

药理作用及毒性参考文献

[1] 严海英，等. 安徽农业科学, 2011, 39(20): 12151-12153.

[2] 严海英，等. 华西药学杂志, 2011, 26(4): 354-355.

78. 扁芒菊属 Allardia Decne.

无毛至密被绒毛的多年生草本。叶互生至莲座状，羽状深裂或浅裂。头状花序单生，具或无花序梗，辐射状。总苞半球形；总苞片3-4层，边缘膜质，黑褐色。花托平稍凸起。舌状花1层，雌性，常不育，白色、粉红色或紫红色；管状花多数，黄色或檐部蓝紫色，5裂；花药基部截形，顶端附片宽披针形；花柱2深裂，分枝线形，顶端截形。瘦果具5-10常纵肋，通常具腺或有短柔毛。冠毛20-50，毛状，顶端扩大。

8种，分布于喜马拉雅山区中部，我国均产。1种药用。

1. 西藏扁芒菊（中国植物志）　刚布（藏语）

Allardia glabra Decne. in Jacq., Voy. Inde 4: 88. t. 96. 1841.——*Waldheimia glabra* (Decne.) Regel. （英 **Tibet Allardia**）

多年生草本，高2-4 cm。根状茎匍匐，多分枝。茎多数，无毛或被疏柔毛，密生莲座状叶丛。叶匙形，长 6-12 mm，宽 3-5 mm，顶端 3-5 深裂，向基部急狭或短翼柄，裂片线形或线状长圆形，长 2-5 mm，顶端钝或稍尖，全缘，具 2 浅齿，无毛或上面被疏绵毛，有腺点。头状花序单生于茎枝端，径约 2 cm。总苞半球形，径 1-1.2 cm；总苞片约 5 层，覆瓦状，外层卵形，长约 5 mm，边缘宽膜质，黑褐色，有缺刻状撕裂，背面被疏绵毛，最内层狭长圆形。舌状花 12-20，中性；舌片粉红色，椭圆形至宽椭圆形，长 11 mm；具 4 脉，顶端 2-3 小齿；管状花多数，黄色，长约 4 mm，5 齿裂，裂片顶端深紫色。瘦果长约 2 mm，无毛，有腺点；冠毛多数，淡棕色，边缘撕裂，顶端锐尖。花果期 7-8 月。

分布与生境 产于西藏（定日、聂拉木、扎达、日土、革吉、双湖）。生于海拔 4900-5500 m 的高山碎石坡石缝中。也分布于不丹、印度北部、巴基斯坦、阿富汗、中亚地区。

药用部位 全草。

功效应用 疏散风热。用于外感风热。

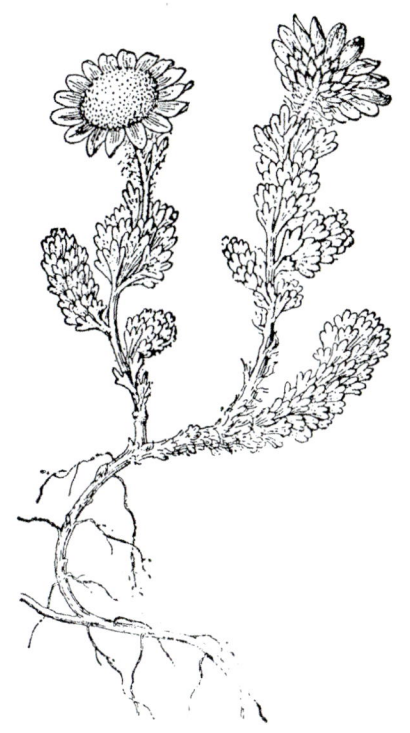

西藏扁芒菊 **Allardia glabra** Decne.
张泰利　绘

79. 女蒿属 Hippolytia Poljakov

多年生草本，小半灌木、垫状植物或无茎草本。叶互生，羽状分裂或 3 裂。头状花序同型，通常 2-15，或多数，排成顶生伞房、束状伞房花序或团伞花序。总苞钟状或楔状；总苞片 3-5 层，草质或硬草质。花托稍突起或平，无托毛。全部小花管状，两性，顶端 5 齿裂，花药基部钝，附片卵状披针形；花柱分枝线形，顶端截形。瘦果近圆柱形，有 4-7 条棱，无冠毛。

19 种，分布于中亚、蒙古、中国和喜马拉雅山区。我国有 12 种，2 种药用。

分种检索表

1. 头状花序在枝端排成束状伞房花序；总苞钟状，有光泽，淡黄色或麦秆黄色；总苞片 4-5 层，硬草质，边缘膜质，淡褐色，叶二回羽状分裂 ··· **1. 川滇女蒿 H. delavayi**
1. 头状花序排成伞房状花序；总苞楔状或楔状钟形，无光泽；总苞片 3-4 层，薄质，边缘膜质，棕褐色；叶匙形，二回三出掌状分裂 ··· **2. 垫状女蒿 H. kennedyi**

1. 川滇女蒿（中国植物志） 孩儿参、土参（云南宾川鸡足山），菊花参（滇南本草），止咳菊（云南丽江），雪人参（云南宾川），倮儿参（云南）

Hippolytia delavayi (Franch. ex W. W. Sm.) C. Shih in Acta Phytotax. Sin. 17(4): 65. 1979.——*Tanacetum delavayi* Franch. ex W. W. Sm., *Chrysanthemum delavayi* (W. W. Sm.) Hand.-Mazz.（英 **Delavay's Hippolytia**）

多年生草本，高 7-25 cm。有膨大块根。茎单生，直立，不分枝，被密长柔毛。基生叶椭圆形或长椭圆形，长 2-7.5 cm，宽 1-2.5 cm，二回羽状分裂，一回侧裂片 4-11 对，卵形、偏卵形或偏斜椭圆形，掌状全裂或掌式羽状全裂。末回侧裂片线形、三角状披针形或镰刀形。茎生叶少数，与基生叶同

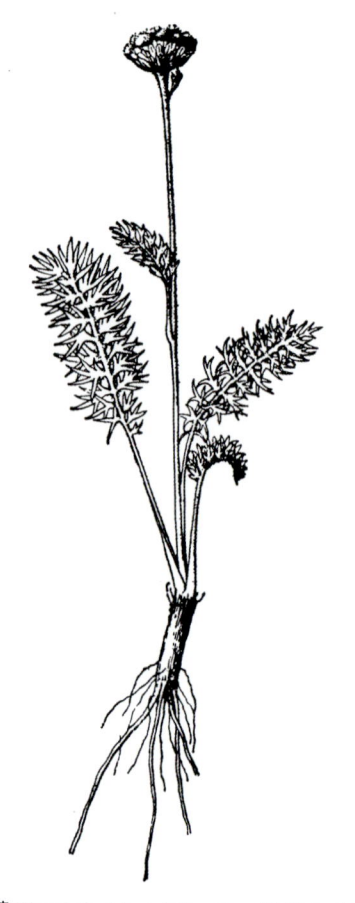

川滇女蒿 Hippolytia delavayi (Franch. ex W. W. Sm.) C. Shih
刘春荣 绘

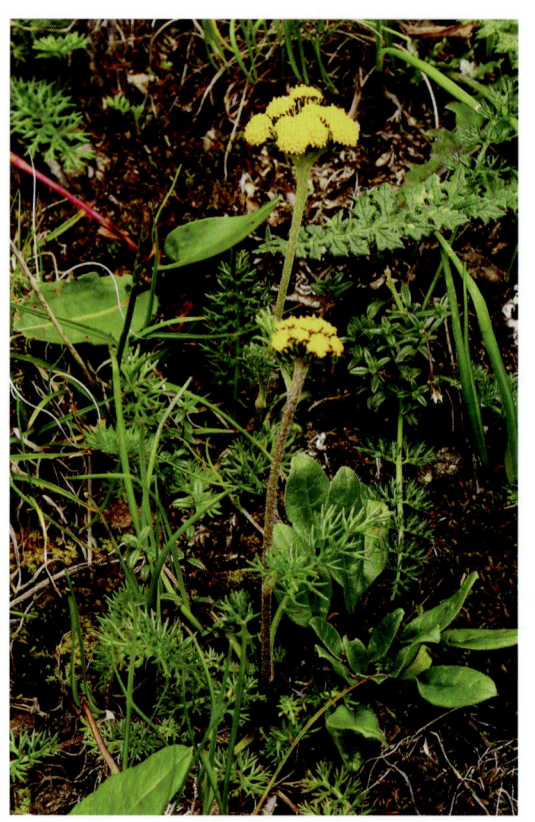

川滇女蒿 Hippolytia delavayi (Franch. ex W. W. Sm.) C. Shih
摄影：陈又生

型，最上部叶常羽裂，下面被长柔毛。头状花序 6-12，排成束状伞房花序，径 1.2-2.2 mm。总苞片 4 层，外层披针形，中层椭圆形或倒披针形，内层倒披针形，黄白色，有光泽，硬草质，边缘淡褐色或白色膜质，两性花长 2.5-2.8 mm，外面有腺点。瘦果近纺锤形，果缘有环边。花果期 8-10 月。

分布与生境 产于四川西南部、云南西北部。生于海拔 3300-4000 m 的高山草甸。

药用部位 块根。

功效应用 补肺，止咳，化痰。用于肺虚久咳。

注评 本种白族用全草治头晕、失眠、腹泻；纳西族用根治肺结核、支气管炎。

2. 垫状女蒿（中国植物志）　藏女蒿、宁把把（中国高等植物图鉴）

Hippolytia kennedyi (Dunn) Y. Ling in Acta Phytotax. Sin. 17(4): 67. 1979.——*Tanacetum kennedyi* Dunn, *Chrysanthemum kennedyi* (Dunn) Kitam.（英 **Kennedy Hippolytia**）

垫状植物。根粗长，直伸。茎多次分枝，有密枯叶残片。末次分枝被密长绵毛或长柔毛的叶，或稠密的叶与顶生的伞房花序密集成半球形的花叶复合体，或末次分枝顶端抽出极短的花茎，花茎被密长绵毛。花叶复合体及末次分枝上的叶圆形或扇形，长 2-4 cm，宽 3-6 mm，二回三出掌状全裂。两面被密长柔毛或绵毛，叶柄长 0.5-1.2 cm。头状花序多数，排成顶生密集伞房花序，或花叶复合体紧密形成径达 10 cm 的团伞花序，花序梗短，密被长柔毛。总苞楔状，径约 7 mm；总苞片 3 层，外层披针形，中层长椭圆形，内层倒披针形，无光泽，外面被长柔毛，边缘棕褐色或黑褐色膜质。两性花长 3.5 mm。瘦果长 1.5 mm，具 5 条肋，无冠毛。花果期 8-9 月。

分布与生境 产于西藏中南部。生于海拔 4700-5200 m 的高山荒漠石砾地。印度也有分布。

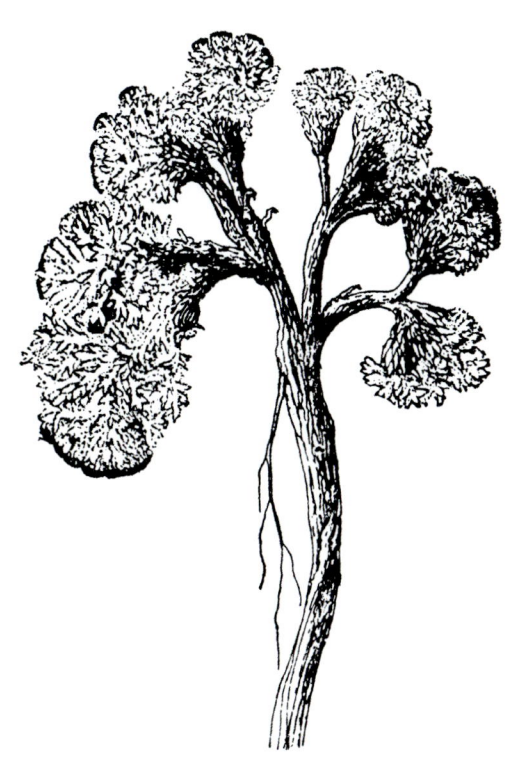

垫状女蒿 Hippolytia kennedyi (Dunn) Y. Ling
刘春荣 绘

药用部位 全草。
功效应用 利咽消肿，止痛。用于风寒发热，咽喉炎，咽喉肿痛，声音嘶哑。

80. 小甘菊属 Cancrinia Kar. et Kir.

2 年生至多年生草本，或亚灌木，被绵毛或短绒毛。叶互生至莲座状，羽状分裂。头状花序单生或少数，排成伞房状，同型，具多数管状两性小花。总苞半球形或碟状；总苞片草质，3-4 层，边缘膜质，有时带褐色。花托半球状凸起或近平，无托毛或稀具疏托毛。花冠黄色，5 齿裂。花药基部钝，顶端附片卵状披针形；花柱分枝线形。瘦果三棱状圆筒形，有 7-9 条凸起的纵肋，无毛或被疏短柔毛；冠毛 5-12，披针形，顶端淡褐色鳞片，顶端稍钝或多少芒尖，边缘常多少排列状。

约 30 种，广泛分布于亚洲中部，我国有 5 种，3 种药用。

分种检索表

1. 小亚灌木，被短绒毛或褐色腺点；头状花序 3-5，排成伞房状花序················1. **灌木小甘菊 C. maximowiczii**
1. 二年生或多年生草本，被绵毛；头状花序单生茎端，但植株有多数头状花序。
　2. 瘦果无毛；花托明显凸起，锥状球形；叶裂片 2-5 深裂或浅裂，稀全缘 ··············2. **小甘菊 C. discoidea**
　2. 瘦果被疏长柔毛；花托小，平或稍凸起；叶裂片全缘或 2 浅裂 ·····················3. **毛果小甘菊 C. lasiocarpa**

本属植物小甘菊具有抗氧化作用。

1. 灌木小甘菊（中国高等植物图鉴）

Cancrinia maximowiczii C. Winkl. in Trudy Imp. S.-Peterburgsk. Bot. Sada 12: 29. 1892.（英 **Maximowicz's Cancrinia**）

小半灌木，高 40-50 cm。多分枝，小枝呈帚状，被白色短绒毛和褐色腺点。叶全形长圆状线形，有柄，长 1.5-3 cm，宽 5-12 mm，羽状深裂，裂片 2-5 对，镰刀状，顶端短渐尖，全缘或有 1-2 小齿，边缘常反卷，最上部叶线形，全裂或具齿，上面被疏毛或近无毛，下面被白色短绒毛，两面有褐色腺点。头状花序 2-5，排成伞房状。总苞钟状或宽钟状，径 5-7 mm；总苞片 3-4 层，外层卵状三角形或长圆状卵形，被疏柔毛和褐色腺点，边缘淡褐色膜质，内层长圆状倒卵形，边缘膜质，顶端钝，花黄色，宽筒状，长约 2 mm，檐部 5 齿裂，有腺点。瘦果长约 2 mm，具 5 条纵肋和腺点；冠毛膜片状，5 裂达基部，有时边缘撕裂，顶端多少具芒尖。花果期 7-10 月。

分布与生境 产于甘肃、内蒙古、青海、新疆。生于海拔 2100-3000 m 的多砾石山坡及河岸冲积扇上。蒙古也有分布。

药用部位 花序。

功效应用 清热明目，利湿。用于目赤肿痛。

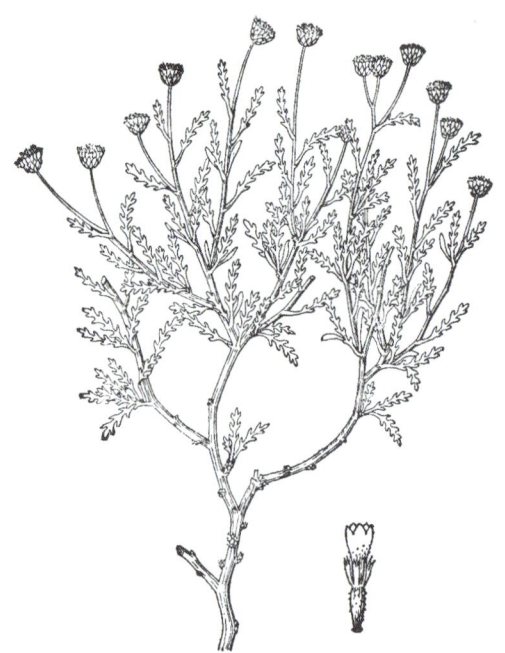

灌木小甘菊 Cancrinia maximowiczii C. Winkl.
引自《中国高等植物图鉴》

2. 小甘菊（中国高等植物图鉴）

Cancrinia discoidea (Ledeb.) Poljakov ex Tzvelev in Fl. URSS. 26: 313. 1961.——*Pyrethrum discoideum* Ledeb., *Chrysanthemum ledebourianum* Y. Ling（英 **Discoid Cancrinia**）

二年生草本，高 5-20 cm。茎自基部分枝，被白色绵毛。叶灰绿色，被白色绵毛至近无毛，长圆形或卵形，长 2-4 cm，宽 0.5-1.5 cm，二回羽状深裂，裂片 2-5 对，每个裂片又 2-3 深裂或浅裂，稀短渐尖。叶柄长，基部扩大。头状花序单生，但株株有少数头状花序；花序梗长 4-15 mm，总苞径 7-12 mm，被疏绵毛至近无毛；总苞片 3-4 层，外层少数，线状披针形，顶端尖，几无膜质边缘，内层较长，线状长圆形，边缘宽膜质。花托明显凸起，锥状球形。小花黄色，长约 1.8 mm，檐部 5 齿裂。瘦果无毛，具 5 条纵肋，冠毛膜质，5 裂。花果期 4-9 月。

分布与生境 产于内蒙古西部、宁夏北部、甘肃、新疆、西藏。生于海拔 500 m 的山坡、荒地和戈壁滩。也分布于蒙古、俄罗斯、哈萨克斯坦。

药用部位 幼苗。

功效应用 清热祛湿。用于湿热黄疸。

化学成分 叶、花和茎含黄酮类化合物[1]。花的水提取物中检测出有蛋白质、氨基酸、糖类、生物碱、有机酸等物质，醇提取物中检测到酚类、有机酸、挥发油、黄酮类和生物碱

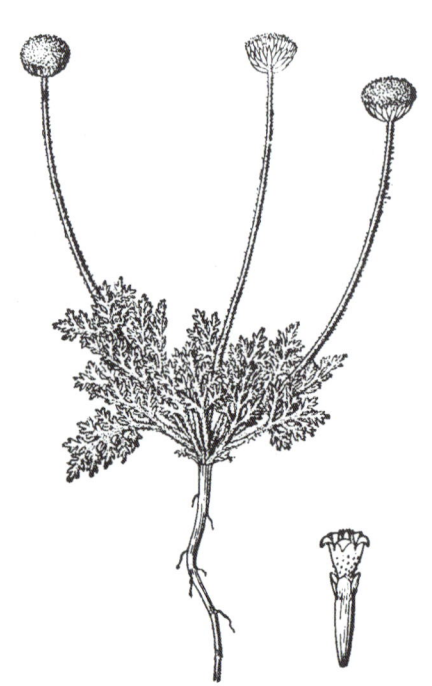

小甘菊 Cancrinia discoidea (Ledeb.) Poljakov ex Tzvelev
引自《中国高等植物图鉴》

等化学物质，酸水液中检测到生物碱，石油醚提取物检测到挥发油、甾体、油脂、皂苷、内酯及香豆素等亲脂性成分[2]。

药理作用　抗氧化作用：小甘菊醇水提取液体外可清除羟自由基、DPPH自由基和超氧阴离子[1]。

化学成分参考文献

[1] 吴春霞，等．食品科学，2007, 28(7): 430-433.　　[2] 吴春霞，等．食品科学，2007, 28(5): 287-289.

药理作用及毒性参考文献

[1] 吴春霞，等．食品与发酵工业，2008, 34(2): 108-112.

3. 毛果小甘菊（中国植物志）　甘菊（甘肃），金钮扣（甘肃中草药手册）

Cancrinia lasiocarpa C. Winkl. in Trudy Imp. S.-Peterburgsk. Bot. Sada 12: 30. 1892.
（英 Hairyfruit Cancrinia）

多年生草本，高7-15 cm。茎基部分枝，被白色绵毛。叶灰绿色，叶片披针状卵形至长圆形，长7-15 cm，宽5-8 mm，羽状全裂，裂片全缘或浅裂，叶柄被绵毛，基部扩大。头状花序单生基端，花序梗长4-8 cm，总苞径8-12 mm，被绵毛；总苞片约3层，草质，外层少数，线状披针形，顶端尖，几无膜质边缘，内层线状长圆形，边缘宽膜质，顶端边缘撕裂状，花冠黄色，檐部5齿裂，有腺点。瘦果被疏长毛，具5条纵肋；冠毛膜片状，5裂，分裂几达基部，其中3枚具芒尖，长1.8 mm。花果期6-9月。

分布与生境　产于甘肃、宁夏、西藏。生于海拔1500-2000 m的山坡。也分布于蒙古西部。

药用部位　全草。

功效应用　清热除湿，退黄。用于湿热黄疸。

81. 亚菊属 Ajania Poljakov

多年生草本或亚灌木。叶互生，羽状或掌式羽状分裂，稀不分裂。头状花序较小，异形，少数或多数，排成伞房状花序。稀单生，盘状，边缘雌花1层，2-15，细管状，顶端2-3齿，稀4-5齿裂，中央两性花多数，管状，顶端5齿裂。全部小花均结实。黄色，花冠外常有腺点，少有红紫色。总苞钟状或狭圆柱状；总苞片4-5层，草质，稀硬草质，顶端及边缘白色或褐色膜质。花托凸起至圆锥状，无托毛，花药基部钝，无尾，顶端附片披针形；花柱分枝线形，顶端截形。瘦果倒卵形，有4-6条肋，无冠毛。

34种，分布于中亚、中国和日本。我国有28种，7种药用。

分种检索表

1. 头状花序较大，径4-10 mm，总苞非麦秆黄色，无光泽；总苞片边缘棕褐色、黑紫色或褐色膜质。
　　2. 叶不分裂或边缘有锯齿或缺刻状锯齿或羽状全裂。
　　　　3. 叶不分裂或边缘有锯齿或缺刻状锯齿。
　　　　　　4. 叶全缘，不分裂，线形，下面被密白色绢毛 ················· 1. 柳叶亚菊 A. salicifolia
　　　　　　4. 叶边缘具缺刻状锯齿或锯齿，下面被密灰白色厚绒毛 ······ 2. 栎叶亚菊 A. quercifolia
　　　　3. 叶羽状全裂，侧裂片1-2对，线形，宽0.8-1.5 mm ············· 3. 异叶亚菊 A. variifolia
　　2. 叶二回羽状分裂，一回侧裂片2-3对，下面被贴生长柔毛。
　　　　5. 总苞片边缘全部褐色或黑褐色膜质，无内缘与外缘的区别，头状花序多数，排成径3-5 cm的复伞房花序 ··· 4. 多花亚菊 A. myriantha

5. 总苞片边缘膜质，外层白色窄膜质，内层棕褐色或褐色宽膜质；头状花序少数，排成径 2-3 cm 的伞房花序 ··· **5. 细叶亚菊 A. tenuifolia**
1. 头状花序较小，径 2-4 mm；总苞麦秆黄色，有光泽；总苞片边缘白色膜质。
   6. 头状花序 5-10，在枝端排成规则的束状伞房花序；总苞圆柱状；总苞片硬草质，顶端急尖 ·············· ··· **6. 束伞亚菊 A. parviflora**
   6. 头状花序多数，在茎枝端排成伞房或复伞房花序；总苞钟状；总苞片草质，顶端钝或圆 ················· ··· **7. 蓍状亚菊 A. achilloides**

本属植物蓍状亚菊具有抗真菌、酶抑制等作用，主要有效成分为愈创木内酯等。

1. 柳叶亚菊（中国高等植物图鉴） 藏花儿、艾菊（青海），柳叶菊亚蒿（甘肃中草药手册）

Ajania salicifolia (Mattf. ex Rehder et Kobuski) Poljakov in Notul. Syst. Herb. Inst. Bot. Acad. Sci. Uzbeckistanicae 17: 424. 1955.——*Tanacetum salicifolia* Mattf. ex Rehder et Kobuski（英 **Willowleaf Ajania**）

小亚灌木，高 30-60 cm。有密集的莲座状叶丛的不发育短枝。被绢毛。叶线形、狭线形或被披针形，长 5-10 cm，宽 3-10 mm，全缘，上部叶渐小，上面绿色，无毛，下面白色，被密厚绢毛。头状花序多数，排成顶生伞房花序。总苞钟状，径 4-6 mm；总苞片 4 层，外层卵形、中、内层卵形、卵状椭圆形至线状披针形，仅外层外面被疏绢毛。全部总苞片边缘棕褐色宽膜质。边缘雌花 6，花冠细管状，顶端 3 齿裂，两性花花冠长 3.5 mm，顶端 5 齿。瘦果长，无冠毛。花果期 6-9 月。

分布与生境 产于甘肃东部、陕西西南部、青海东部及四川西北部。生于海拔 2600-4600 m 的山坡。
药用部位 全草。
功效应用 清热，止咳。用于肺热咳嗽。

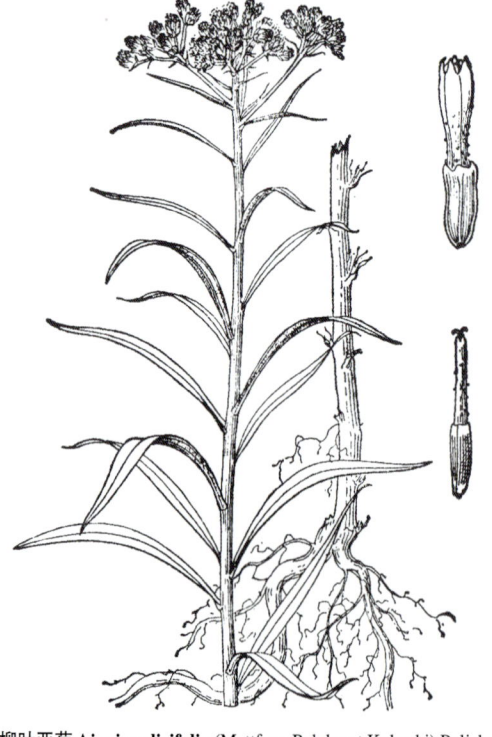

柳叶亚菊 Ajania salicifolia (Mattf. ex Rehder et Kobuski) Poljakov
引自《中国高等植物图鉴》

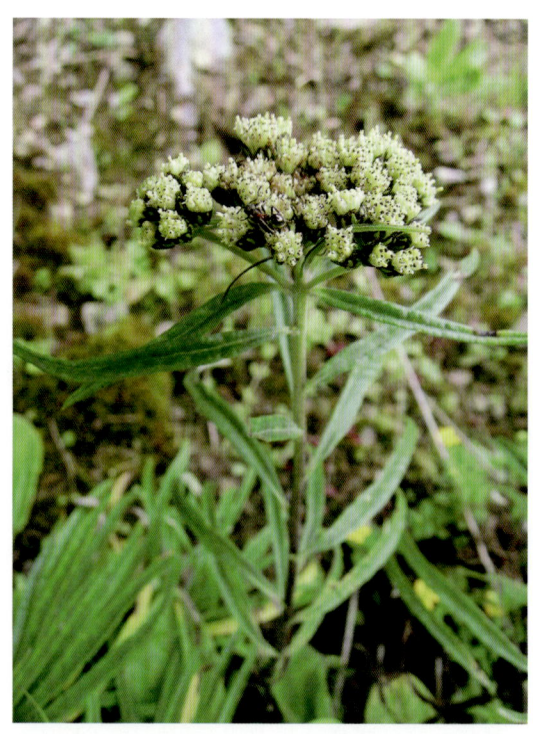

柳叶亚菊 Ajania salicifolia (Mattf. ex Rehder et Kobuski) Poljakov
摄影：陈又生

2. 栎叶亚菊（中国植物志）

Ajania quercifolia (W. W. Sm.) Y. Ling et C. Shih in Bull. Bot. Lab. N.-E. Forest. Inst., Harbin 6: 12. 1980.——*Tanacetum quercifolium* W. W. Sm.（英 **Oaxleaf Ajania**）

亚灌木，高 60-150 cm。花枝粗壮，被白色尖状绢毛。中部叶长椭圆形、披针形或倒卵状长圆形，稀宽线形，长 5-8 cm，宽 2-4 cm，边缘有粗齿或缺刻状浅裂或半裂，缺刻状锯齿或裂片 3-4 对，斜三角形或披针形，宽 6 mm，稀不分裂，线状披针形或宽线形，长达 10 cm。全部叶硬质，有短柄，基部无叶耳，上面无毛，下面白色或灰白色，被密绢毛。头状花序多数，排成径 4-9 cm 的伞房花序。总苞钟状，径 5-6 mm；总苞片 4 层，外层卵状披针形，中、内层长椭圆形至披针形，除外层外面被疏绢毛外，其余均无毛。全部总苞片边缘黄褐色膜质。边缘雌花约 11，花冠细管状，顶端 4 齿裂，一齿较长，其他 3 齿不明显；两性花黄色，外面有腺点。瘦果长 1.5 mm。花果期 8-10 月。

分布与生境 产于四川西南部、云南北部，生于海拔 3200-3900 m 的山坡、林下、林缘花丛中。

药用部位 全草。

功效应用 温经止血，散寒止痛。用于月经不调，崩漏，痛经。

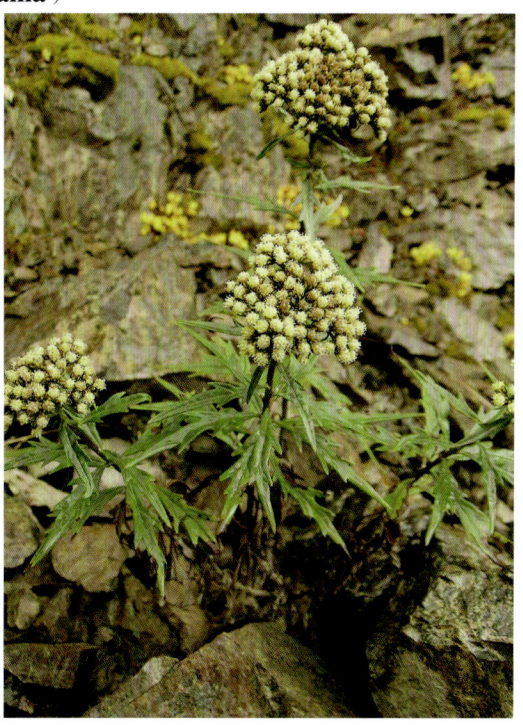

栎叶亚菊 Ajania quercifolia (W. W. Sm.) Y. Ling et C. Shih
摄影：陈又生

3. 异叶亚菊（中国高等植物图鉴） 太白艾（陕西太白山），太白菊（陕西中草药）

Ajania variifolia (C. C. Chang) Tzvelev in Fl. URSS 26: 401. 1961.——*Chrysanthemum variifolium* C. C. Chang（英 **Variegateleaf Ajania**）

小亚灌木，高 30-50 cm。花枝被疏短绢毛或近无毛。中部叶全形卵形，长 2-3 cm，宽 1.5-2.5 cm，羽状 3-5 全裂，裂片线形或狭线形，宽 0.8-1.5 mm，边缘常反卷，上部和下部及簇上的叶较小。全部叶具长 1-2 cm 的叶柄，两面异色，上面绿色，无毛，下面灰白色，密被绢毛，无叶耳。头状花序多数，排成径达 4 cm 的复伞房花序。总苞钟状，径 4-5 mm；总苞片 4 层，外层卵形或长卵形，顶端尖，中、内层长倒卵形或长椭圆形，顶端圆形。全部总苞片边缘黄褐色膜质，仅外层基部被疏绢毛。边缘雌花约 6，花冠细管状，顶端 2-4 齿裂。两性花黄色，外面有腺点。瘦果长 2 mm。花果期 8-9 月。

分布与生境 产于黑龙江绥芬河流域、陕西太白山、甘肃和湖北西部、贵州、四川，生于海拔 1200-3500 m 的岩石坡上。也分布于朝鲜、俄罗斯。

药用部位 全草。

功效应用 祛风镇静，清热解毒。用于小儿惊风，肢体麻木，肠痛，头痛头晕。

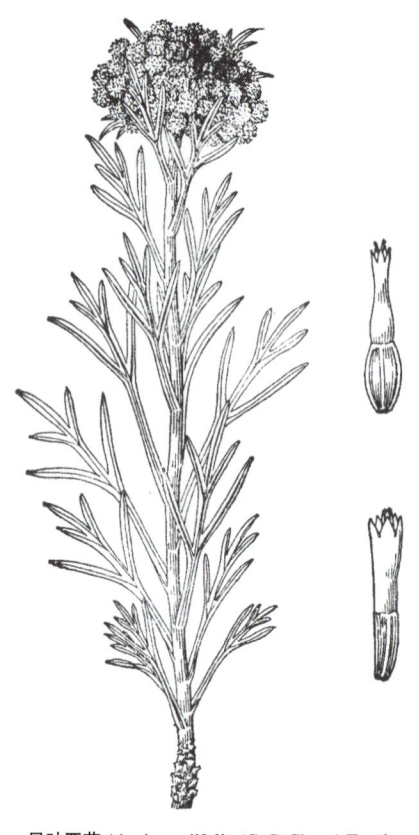

异叶亚菊 Ajania variifolia (C. C. Chang) Tzvelev
引自《中国高等植物图鉴》

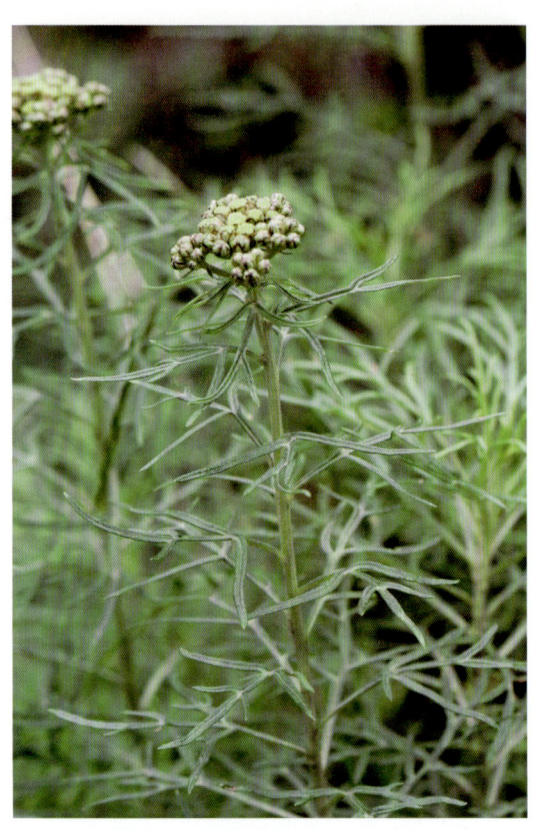

异叶亚菊 Ajania variifolia (C. C. Chang) Tzvelev
摄影：陈又生

4. 多花亚菊（中国植物志） 千花亚菊、千花艾菊（中国高等植物图鉴）

Ajania myriantha (Franch.) Y. Ling ex C. Shih in Acta Phytotax Sin. 17(2): 114. 1979.——*Tanacetum myrianthum* Franch.（英 **Manyflower Ajania**）

多年生草本或小半灌木，高 25–100 cm，被疏短柔毛。中部叶全部卵形或长圆形，长 1.5–3 cm，宽 1–2.5 cm，二回羽状分裂。一回为全裂，二回为半裂，浅裂或锯齿状，一回倒裂片 2–4 对；末回裂片椭圆形、披针形或斜三角形，宽 1–2 mm，全缘或稀有单齿，向上叶渐小，花序下部的叶掌状羽裂。全部叶有长叶柄，上面绿色，无毛，下面白色或灰白色，被密贴生短柔毛。头状花序多数，排成复伞房花序，径 3–5 cm，或多数复伞房花序，排成直径 25 cm 的大型复伞房花序。总苞钟状，径 2.5–3 mm；总苞片 4 层，外层卵形，中、内层椭圆形或披针形。全部总苞片无毛，边缘褐色膜质，顶端圆或钝。边缘雌花 3–6，细管状，顶端 4–5 齿裂或 2 裂片；中央两性花管状，顶端 5 齿，全部花冠顶端有腺点。瘦果近圆柱形，长约 1 mm。花果期 7–10 月。

分布与生境 产于甘肃、青海、湖北、四川、云南和西藏东南部。生于海拔 2250–3600 m 的山坡及河谷。不丹也有分布。

药用部位 花序。

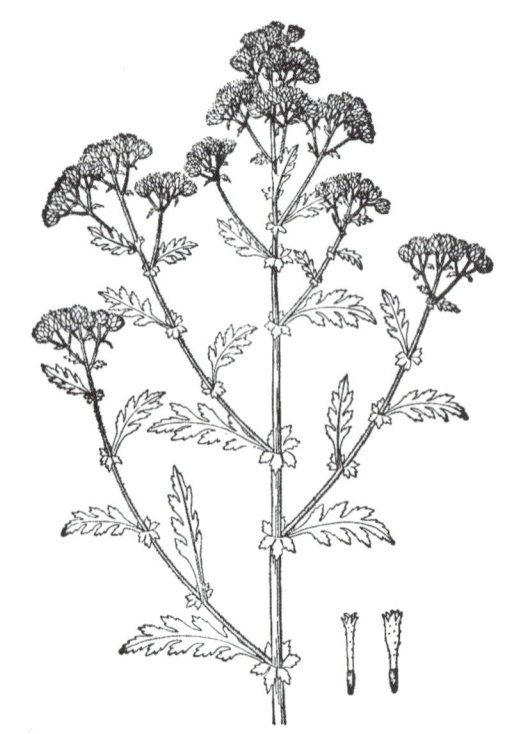

多花亚菊 Ajania myriantha (Franch.) Y. Ling ex C. Shih
引自《中国高等植物图鉴》

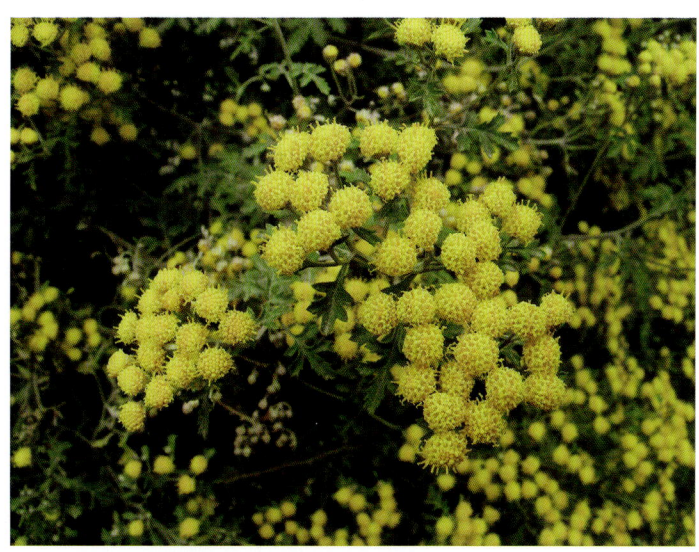

多花亚菊 Ajania myriantha (Franch.) Ling ex Shih
摄影：陈又生

功效应用 清热化痰，润肺止咳。用于肺热燥咳。

5. 细叶亚菊（中国植物志） 细叶菊艾（中国高等植物图鉴）

Ajania tenuifolia (Jacquem ex DC.) Tzvelev in Fl. URSS 26: 411. 1961.——*Tanacetum tenuifolium* Jacquem ex DC.（英 **Thinleaf Ajania**）

多年生草本，高 9–20 cm。茎自基部分枝，被短柔毛。叶二回羽状分裂，全形半圆形、三角状卵形或扇形，长宽 1–2 cm，一回侧裂片 2–3 对。末回裂片长椭圆形或倒披针形，宽 0.5–2 mm，顶端钝或圆。自中部向下或向上渐小。全部叶两面同色或几同色，上面绿色，下面白色或灰白色。被密贴生长柔毛。叶柄长 0.4–0.8 cm，头状花序少数，排成径 2–3 cm 的伞房花序。总苞钟状，径约 4 mm；总苞片 4 层，外层披针形，中、内层椭圆形至倒披针形，除外层被疏短柔毛外，其余均无毛。全部总苞片钝，边缘宽膜质，膜质内缘棕褐色，外缘无色透明。边缘雌花 7–11，细管状，顶端 2–3 齿裂。两性花长 3–4 mm，全部花冠有腺点。瘦果近圆柱形。花果期 6–10 月。

分布与生境 产于甘肃、青海、四川、云南和西藏东部。生于海拔 2000–4580 m 的山坡草地。也分布于印度西北部。

药用部位 全草。

功效应用 解毒，消肿，止血。用于痈肿疔疖，肺病，肾病。

化学成分 全草含挥发油，主要为单萜类成分[1]。

注评 本种藏族药用，其地上部分或全株治虫病、咽喉病、溃疡病、炭疽病。

化学成分参考文献

[1] 甄润德，等. 植物生理学报，1996, 22(3): 311-314.

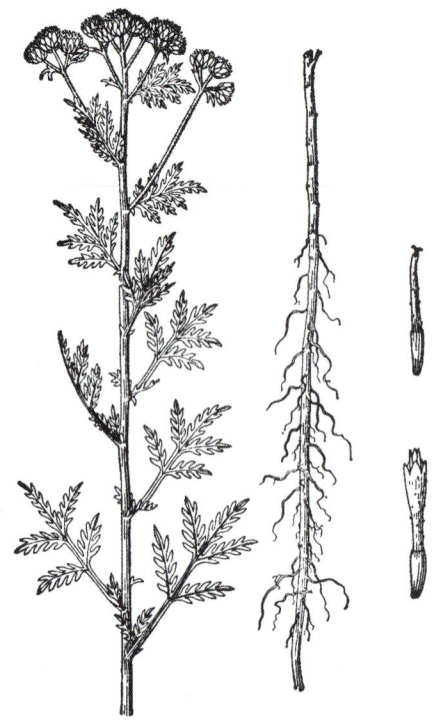

细叶亚菊 Ajania tenuifolia (Jacquem ex DC.) Tzvelev
引自《中国高等植物图鉴》

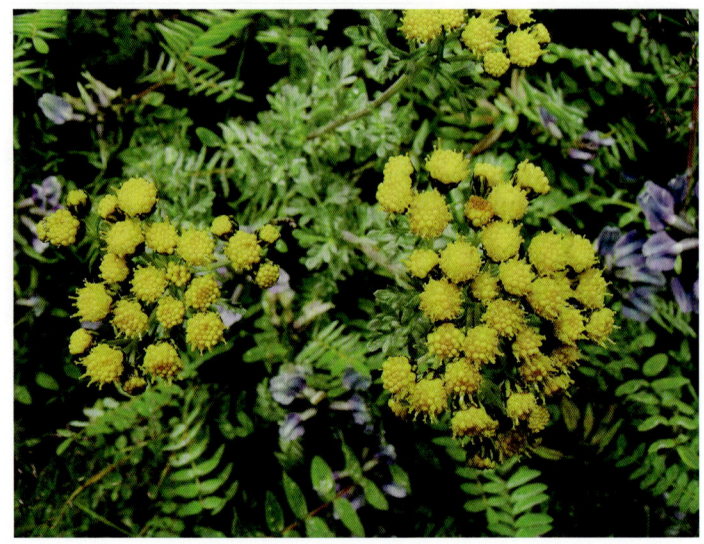

细叶亚菊 Ajania tenuifolia (Jacquem ex DC.) Tzvelev
摄影：陈又生

6. 束伞亚菊（中国植物志） 小花亚菊（中国高等植物图鉴）

Ajania parviflora (Grüning) Y. Ling in Bull. Bot. Lab. N.-E. Forest Inst., Harbin 6: 15. 1980.——*Chrysanthemum parviflorum* Grüning（英 **Smallflower Ajania**）

小半灌木，高 7-25 cm。花茎不分枝，被疏短微毛。中部茎叶全形卵形，长约 2.5 cm，宽约 2 cm，二回羽状分裂，一回侧裂片 1-2 对，二回为叉裂或 3 裂。上部和中、下部叶 3-5 羽状全裂。不育枝上的叶密集簇生。末回裂片线形，宽 0.5-1 mm，全部叶两面为异色，上面淡绿色，被疏短柔毛，下面灰白色，密被短柔毛。头状花序少数，5-10，排成规则束状伞房花序；花序直径 1.5-2.5 cm。总苞圆柱状，径 2.5-3 mm。总苞片 4 层，麦秆黄色，有光泽，外层披针形，中、内层长椭圆形，全部总苞片硬草质，仅外层基部有微毛，其余均无毛。边缘雌花 4，花冠与两性花同形，管状，顶端 5 深裂，裂片反折。瘦果长 1.5 mm。花果期 8-9 月。

分布与生境 产于河北、内蒙古、山西。生于海拔 1400 m 的低山或丘陵地区。蒙古也有分布。

药用部位 全草。

功效应用 清热，止咳。用于风热咳嗽。

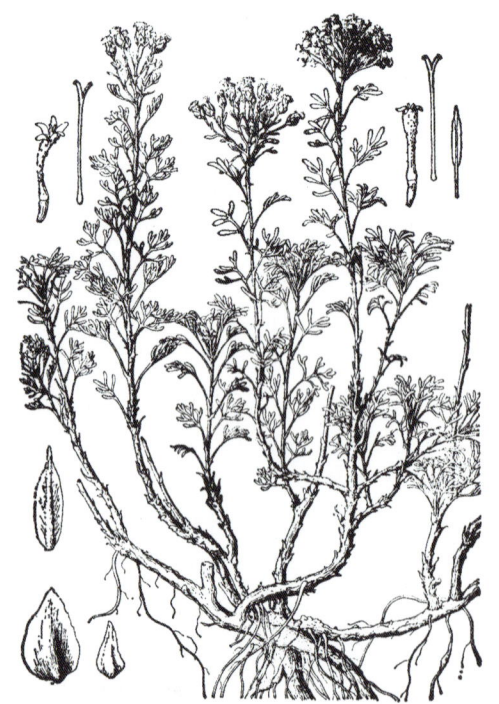

束伞亚菊 Ajania parviflora (Grüning) Y. Ling
引自《中国高等植物图鉴》

7. 蓍状亚菊（中国植物志）

Ajania achilloides (Turcz.) Poljakov ex Grubov in Novosti Sist. Vyss. Rast. 9: 296. 1972.——*Artemisia achilloides* Turcz.（英 **Yarrowlike Ajania**）

小半灌木，高 10-20 cm。老枝短缩，有不定芽发出多数花枝。花枝分枝或上部有伞房状花序枝，被贴生短柔毛。中部茎叶卵形或楔形，长 0.5-1 cm，二回羽状分裂，一、二回全部全裂。一回侧裂片 2 对，末回裂片线形或线状长椭圆形，宽 0.5 mm，向上部或下部叶渐小。全部叶有柄，两面同色，白色或灰白色，被密贴生短柔毛。头状花序小，少数排成径约 2 cm 的复伞房花序或多数复伞房花序组成大型复伞房花序。总苞钟状，径约 3 mm；总苞片 4 层，有光泽，麦秆黄色，外层长椭圆状披针形，中、内层卵形至披针形，中、外层外面被微毛。全部总苞片边缘白色膜质，顶端钝或圆。边缘雌花约 6，花冠细管状，顶端 3-4 齿裂。中央两性花。顶端 5 齿裂，外面有腺点。瘦果无毛。花果期 9 月。

分布与生境　产于内蒙古、青海。生于海拔 1200 m 的草原和荒漠草原。也分布于蒙古。

药用部位　全草。

功效应用　清肺止咳。用于肺热咳嗽。

药理作用　抗真菌作用：蓍状亚菊石油醚-乙醚-甲醇 (1:1:1) 粗提物的萃取成分愈创木内酯可体外抑制白色念珠菌生长[1]。

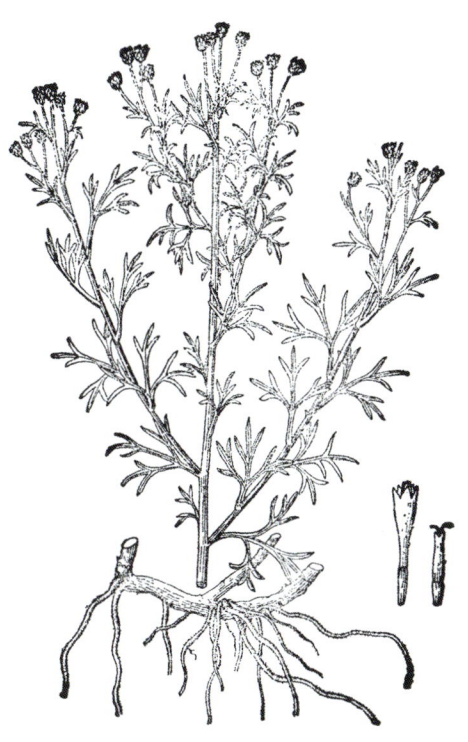

蓍状亚菊 Ajania achilloides (Turcz.) Poljakov ex Grubov
引自《中国高等植物图鉴》

药理作用及毒性参考文献

[1] Meng JC, et al. *Phytochemistry*, 2001, 58(7): 1141-1145.

82. 线叶菊属 Filifolium Kitam.

多年生草本。基生叶莲座状，茎生叶互生，羽状全裂，末次裂片丝形。头状花序盘状，排成伞房花序。边花雌性，1 层，能育，盘花两性，通常不育。总苞半球形；总苞片 3 层，覆瓦状，无毛，卵形至宽卵形，边缘膜质，背部厚硬。花托稍凸起，蜂窝状。雌花花冠扁筒状，顶端 2-4 齿裂；两性花管状，顶端 5 裂。花药基部钝，顶端有三角形附片；花柱 2 裂，顶端截形。瘦果球状倒卵形，稍扁，腹面有 2 条纹，无冠毛。

1 种，分布于我国、朝鲜、日本及俄罗斯。供药用。

本属植物线叶菊主要有镇咳平喘作用，还有镇静及抗细菌等作用。主要活性成分为黄酮类化合物。

1. 线叶菊（中国高等植物图鉴）　兔毛蒿（东北植物检索表），兔毛子（内蒙古中草药）

Filifolium sibiricum (L.) Kitam. in Acta Phytotax. Geobot. 9: 157 1940.——*Tanacetum sibiricum* L., *Artemisia sibirica* (L.) Maxim.（英 **Siberian Filifolium**）

多年生草本。茎丛生，密集，基部有密集的纤维状鞘，高 20-60 cm，不分枝或上部稍分枝，分枝斜升，无毛，有条纹。基生叶有长柄，倒卵形或长圆形，长 20 cm，宽 5-6 cm，茎生叶较小，互生，全部叶 2-3 回羽状全裂，末次裂片丝形，长达 4 cm，宽约 1 mm，无毛，有白色乳头状小凸。头状花序排成伞房花序；花序梗 1-11 mm；总苞球形或半球形，径 4-5 mm，无毛；总苞片 3 层，卵形至宽

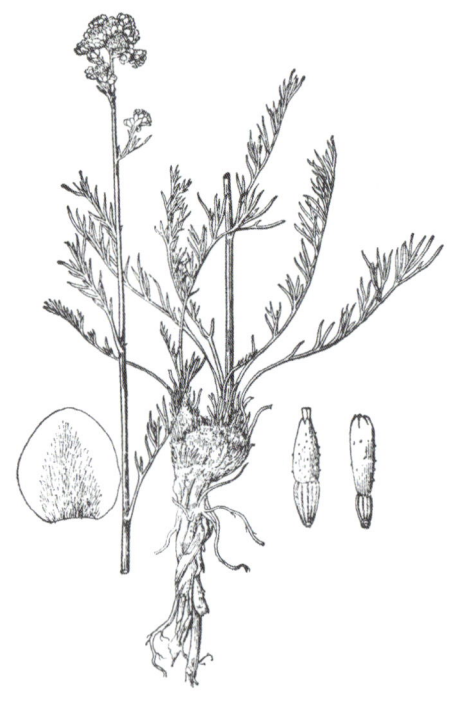

线叶菊 *Filifolium sibiricum* (L.) Kitam.
引自《中国高等植物图鉴》

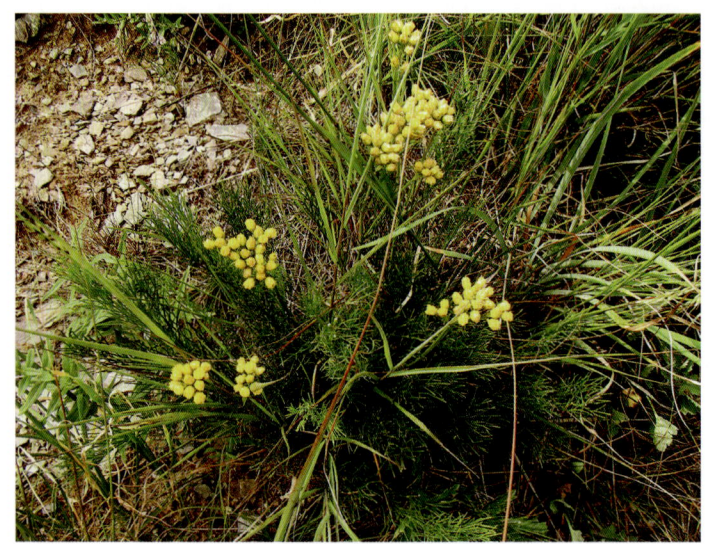

线叶菊 *Filifolium sibiricum* (L.) Kitam.
摄影：汪远

卵形，边缘膜质，顶端圆形，背部厚硬，黄褐色。边花约 6 朵，花冠筒状，压扁，顶端稍狭，具 2-4 齿，有腺点，盘花多数，管状，黄色，顶端 5 齿裂，下部无狭管。瘦果倒卵状或椭圆形，稍压扁，黑色，无毛，腹面有 2 条纹。花果期 6-9 月。

分布与生境　产于黑龙江、吉林、辽宁、内蒙古、河北、山西。生于山坡、草地。也分布于朝鲜、日本、朝鲜、俄罗斯远东、西伯利亚。

药用部位　全草。

功效应用　清热解毒，安神，调经。用于外感发热，心悸，失眠，神经衰弱，肾虚，中耳炎，月经不调，痈肿疮疡。

化学成分　全草含黄酮类：圣草酚(eriodictyol)，兔毛蒿素(filifolin)，槲皮万寿菊素-3,6-二甲醚(3,6-dimethoxyquercetagetin)[1]。

药理作用　镇静催眠作用：线叶菊水提醇沉液灌胃，可减少小鼠自发运动，对阈下剂量戊巴比妥钠致小鼠睡眠有协同作用[1-2]。

镇痛作用：线叶菊醇提液灌胃，可提高小鼠热刺激痛阈[3]。

抑制心脏作用：线叶菊水提醇沉液对蟾蜍离体心脏有抑制作用，可减慢收缩频率，减小收缩幅度[1]。

降血压作用：线叶菊水提醇沉液静脉注射，能降低麻醉兔血压[1]。

兴奋呼吸作用：线叶菊水提醇沉液静脉注射，可兴奋麻醉兔呼吸，使呼吸加深加快[1]。

镇咳作用：线叶菊水提醇沉液灌胃，对氨雾法致咳小鼠有镇咳作用[1]。

平喘作用：线叶菊水提醇沉液灌胃，对乙酰胆碱喷雾法致喘小鼠有平喘作用[1]。

抑制胃肠平滑肌作用：线叶菊水提醇沉液对兔离体肠平滑肌有抑制作用，降低平滑肌张力，减少肠蠕动次数[1]。

兴奋子宫作用：线叶菊水提醇沉液对兔离体子宫平滑肌有兴奋作用，增强运动幅度，增加运动频率[1]。

抗细菌作用：线叶菊水提液体外对金黄色葡萄球菌、乙型链球菌、伤寒杆菌有抑制作用[2]。

毒性及不良反应　线叶菊水提液小鼠灌胃 LD_{50} 为 (70.78 ± 6.36) g 生药 /kg，线叶菊挥发油小鼠静脉注射 LD_{50} 为 840 ml/kg[2]。

注评 本种全草蒙古族用于治疗疮痈肿，达斡尔族治肺炎。

化学成分参考文献

[1] 王栋. 药学学报，1984, 19(6): 441-444.

药理作用及毒性参考文献

[1] 王秀旒，等. 黑龙江医学，1979, 1: 38-40.
[2] 吴景时，等. 牡丹江医学院学报，1980, 1: 35-40.
[3] 吕邵娃，等. 中医药学报，2011, 39(2): 15-17.

83. 蒿属 Artemisia L.

一、二年生或多年生草本，稀灌木状或小灌木；常有浓烈挥发性香气。茎直立，分枝，稀不分枝；茎、枝、叶及头状花序总苞片常被毛。叶互生，1-3（4）（四）回羽状分裂，或不裂，稀近掌状分裂，叶缘或裂片有裂齿或锯齿，稀全缘；有或无叶柄，常有假托叶。头状花序小，具短梗或无梗，常在茎上排成圆锥花序；总苞片 (2) 3-4 层，外、中层总苞片草质，稀半革质，背面常有绿色中肋，边缘膜质，内层总苞片半膜质或膜质，或总苞片全为膜质且无绿色中肋；花序托有或无托毛。边缘花雌性，1 (2) 层，花冠窄圆锥状或窄管状，2-3 (4) 裂齿，中央两性花多数或少数，花冠管状，5 裂齿，雄蕊 5，可育两性花，花时花柱伸出花冠；不孕育两性花的雌蕊退化，花柱极短。瘦果小，无冠毛。

约 300 种。主产于亚洲、欧洲及北美洲的温带、寒温带及亚热带地区，少数种至亚洲南部热带地区及非洲北部、东部、南部及中、南美洲和大洋洲地区。我国有 187 种，46 变种，其中药用植物 67 种及 9 变种。

分种检索表

1. 中央花为两性花，结实，开花时两性花的花柱花冠等长、近等长或长于花冠，先端 2 叉，子房明显。
    2. 花序托具毛状或鳞片状托毛或初时有托毛，后脱落；雌花花冠瓶状或狭圆锥状，稀少狭管状，(3-) 4 或 (2-) 3 裂齿。
        3. 一、二年生草本；主根单一、垂直；基生叶短，连叶柄长不及 8 cm。
            4. 头状花序半球形或近球形，直径 4 mm 以上，排成总状花序或复总状圆锥花序·· 1. **大籽蒿 A. sieversiana**
            4. 头状花序椭圆状倒圆锥形、半球形、宽卵形或近球形，直径 1.5-3 (-4) mm，排成开展或中等开展的圆锥花序，或复总状或穗状总状花序。
                5. 茎中部叶 2 回羽状全裂，每侧裂片 3 (4)，两侧中部裂片 3 全裂，小裂片窄线形，长 0.4-1.5 cm；头状花序径 2-3 (4) mm，总苞片背面微被柔毛或近无毛·· 2. **碱蒿 A. anethifolia**
                5. 茎中部叶 2-3 回羽状分裂，每侧裂片 (1-) 2-3，小裂片丝线形或毛发状，长 2-4 mm；头状花序径 1.5-2 (-2.5) mm，总苞片背面密被白色柔毛·· 3. **莳萝蒿 A. anethoides**
        3. 多年生草本或亚灌木状，稀小灌木或二年生草本；基生叶连叶柄长 11-18 cm。
            6. 叶匙形、长椭圆状倒披针形或披针形，全缘或下部叶先端有 3-5 浅圆裂齿；头状花序单生或排成总状或总状圆锥花序·· 4. **白山蒿 A. lagocephala**
            6. 叶非上述特征；头状花序排成总状花序、穗状花序或各种类型的圆锥花序。
                7. 头状花序径 (4-) 5-8 mm，排成窄的圆锥花序；多年生草本，总苞片背面被柔毛，边缘膜质，撕裂状·· 5. **岩蒿 A. rupestris**
                7. 头状花序径 2-3 mm，稀 4-4.5 mm，后者为亚灌木状或小灌木；排成开展或中等开展的圆锥花序，或为总状、间有复总状花序，后者叶为二回三出羽状全裂。
                    8. 茎中部叶长 6-9 cm，2 回羽状全裂，小裂片线状披针形，长 1-2.5 cm，宽 (2-) 3-5 cm，头状

　　　　花序组成扫帚形圆锥花序 ··· 6. 中亚苦蒿 **A. absinthium**
8. 茎中部叶长不及 6 cm，1–2 (3) 回羽状全裂，或二回三出全裂，小裂片长不及 1.2 cm，宽不及 2 mm；头状花序排成圆锥花序、总状花序或穗状花序。
　　9. 多年生草本，或二年生，根状茎稍粗大，后者基生叶长 10 cm 以上，3 (–4) 回羽状全裂；茎中部叶 1–2 (3) 回羽状全裂，每侧裂片 2–3 (4)。
　　　　10. 基生叶与下部叶长不及 2 cm，2 (–3) 回羽状全裂，小裂片窄线形，长不及 2 cm；头状花序半球形或近卵形，排成总状或总状圆锥花序，径 2.5–3 mm ················ 7. 冷蒿 **A. frigida**
　　　　10. 基生叶长 11–18 cm，3 (4) 回羽状全裂，小裂片窄线形，长 0.5–1.5 cm；头状花序卵圆形或卵圆状倒锥形，径 2–3 (4) mm ··· 8. 海州蒿 **A. fauriei**
　　9. 亚灌木状或根状茎粗大木质，茎中部叶 2–3 回羽状全裂，侧裂片 3–5，小裂片近栉齿状线状披针形 ··· 9. 伊朗蒿 **A. persica**
2. 花序托无托毛，雌花花冠窄管状，稀瓶状，2 (3) 裂齿或无裂齿。
　11. 茎、枝、叶及总苞片背面无明显腺毛或黏毛，外、中层总苞片草质，背面有绿色中肋，边缘膜质。
　　12. 头状花序球形，稀半球形或卵球形；叶小裂片锯齿状或栉齿状，长宽均小于 5 mm，或小裂片窄线形、窄线状棒形或窄线状披针形，宽不及 1 mm，稀 1.5 mm。
　　　13. 叶羽状深裂至全裂，小裂片锯齿状或栉齿状。
　　　　14. 多年生草本或亚灌木；茎数条或多条，稀单生或少数。
　　　　　15. 茎中部叶裂片 3–5 对，小裂片栉齿状，椭圆形或短线形，长 1–2 mm，下面被毛或无毛。
　　　　　　16. 茎中部叶 2–3 回栉齿状全裂或深裂，小裂片椭圆形或短线形，或具锯齿或细小栉齿，齿端尖或钝，下面被毛或无毛。
　　　　　　　17. 茎中部叶长卵形或长卵状椭圆形，总苞背面初被灰白色柔毛 ····································
　　　　　　　　·· 10. 白莲蒿 **A. sacrorum**
　　　　　　　17. 茎中部叶卵形、椭圆状卵形或近圆形，(2) 3 回栉齿状羽状分裂；总苞片背面被灰白色柔毛 ·· 11. 毛莲蒿 **A. vestita**
　　　　　　16. 茎中部叶 2–3 回栉齿状分裂，小裂片栉齿状短线形或短线状披针形，齿端尖，下面密被灰色或淡黄色蛛丝状柔毛 ··· 12. 细裂叶莲蒿 **A. gmelinii**
　　　　　15. 茎中部叶裂片 6–8 对，小裂片椭圆状披针形或线状披针形栉齿，下面初密被白色绒毛，后稍稀疏 ··· 13. 裂叶蒿 **A. tanacetifolia**
　　　　14. 一、二年生草本；茎单生。
　　　　　18. 茎中部叶小裂片栉齿状；头状花序径 3 mm 以上，或 1.5–2.5 mm，后者头状花序排成开展、大型尖塔状圆锥花序，两性花多达 30–40。
　　　　　　19. 基生叶密集成莲座状，侧裂片 20 余对；头状花序径 3–4 (5) mm，排成密穗状花序，在茎上密集成窄圆锥花序，总苞片具紫褐色膜质边缘 ··················· 14. 臭蒿 **A. hedinii**
　　　　　　20. 茎中部叶 2 回栉齿状羽状分裂，叶下面深绿色，无腺点，叶中轴或羽轴两侧有栉齿；头状花序径 3.5 mm 以上，排成中等开展圆锥花序 ········· 15. 青蒿 **A. carvifolia**
　　　　　　20. 茎中部叶 2 (3) 回栉齿状羽状分裂，两面具白色腺点及小凹点，基生叶中轴两侧有窄翅，无小栉齿；头状花序径 1.5–2.5 mm，排成复总状花序，在茎上组成开展的塔状圆锥花序 ··· 16. 黄花蒿 **A. annua**
　　　　　19. 基生叶及头状花序非上述特征。
　　　　　　18. 茎中部叶小裂片椭圆状披针形；头状花序径 1.5–2 mm，排成短穗状花序，在茎上组成圆锥花序；两性花 10–15 ····································· 17. 湿地蒿 **A. tournefortiana**
　　　13. 叶羽状全裂，小裂片窄线形、丝状线形、窄披针形或线状披针形，长 (0.5) 1 cm 以上。
　　　　21. 茎不分枝或具头状花序的小枝；中部叶长 0.8–2.5 (–3) cm，两面被腺点及蛛丝状柔毛，1–2

　　　　回羽状全裂·· 19. 东北丝裂蒿 **A. adamsii**
　　21. 茎丛生；中部叶长 2–4 cm，上面无毛，下面被白色绒毛，2 回羽状全裂；总苞片背面被灰白
　　　　色绒毛·· 18. 山蒿 **A. brachyloba**
12. 头状花序通常椭圆形、长圆形或长卵球形；叶小裂片为宽线形、线状披针形、椭圆形或缺裂，宽
　　(1.5–) 2 mm 以上或更宽，或不裂，全缘或具锯齿或小裂齿。
　　22. 叶上面密被白色或棕色腺点及小凹点，或腺点脱落留有小凹点，或白色腺点脱落而留有密明显
　　　　小凹点。
　　　　23. 茎中部叶 2 回、1–2 回或 1 回羽状深裂、中裂或浅裂。
　　　　　　24. 茎中部叶 1 回羽状深裂、半裂或浅裂，侧裂片 1–2 对，裂片宽 (3–) 5 mm，叶干后背面主
　　　　　　　　脉、侧脉不成褐色或锈色·· 20. 湘赣艾 **A. gilvescens**
　　　　　　24. 茎中部叶 (1) 2 回羽状深裂或半裂，侧裂片 2–3 对，裂片宽 2–3 (4) mm，叶干后下面主脉、
　　　　　　　　侧脉常为深褐色或锈色··· 21. 艾 **A. argyi**
　　　　23. 茎中部叶 2 回或 1–2 回羽状全裂或至少 1 回全裂。
　　　　　　25. 茎中部以上分枝，枝长 (3–) 5–10 cm；中部叶长 5–10 cm，宽 3–8 cm，叶上面初被疏蛛丝
　　　　　　　　状柔毛，总苞片背面被密蛛丝状柔毛······································· 22. 野艾蒿 **A. lavandulifolia**
　　　　　　25. 茎上部分枝，枝长 2–3 (–5) cm；中部叶长 4 cm 以下，叶上面微被蛛丝状柔毛及白色腺点
　　　　　　　　和小凹点，下面密被蛛丝状毛；总苞片背面初被柔毛························· 23. 矮蒿 **A. lancea**
　　22. 叶上面无白色腺点，稀有疏白色腺点，无明显小凹点。
　　　　26. 茎中部叶不裂，有细锯齿或无锯齿或浅裂齿；头状花序排成窄圆锥花序。
　　　　　　27. 茎、枝、叶下面及总苞片背面被蛛丝状绒毛或柔毛；头状花序椭圆形或长圆形 ···············
　　　　　　　　··· 24. 柳叶蒿 **A. integrifolia**
　　　　　　27. 茎、枝、叶背面及总苞片背面均无毛或初时被蛛丝状绒毛，后无毛；头状花序近球形或卵
　　　　　　　　球形·· 25. 菴蕳 **A. keiskeana**
　　　　26. 茎中部叶羽状深裂或全裂；头状花序排成总状花序或中等开展或开展的圆锥花序。
　　　　　　28. 茎初时具绢质丝状柔毛，后渐脱落，不分枝；中部叶 1 回羽状全裂，裂片线状披针形或倒
　　　　　　　　披针形；头状花序大，直径 6–10 mm，排成总状花序····················· 26. 球花蒿 **A. smithii**
　　　　　　28. 茎被毛，但非绢质丝状毛，或无毛，通常有分枝；中部叶 2–3 回或 1–2 回羽状分裂或 1 回
　　　　　　　　羽状深裂；头状花序直径不及 5 mm，若超过 5 mm，其头状花序不排成总状花序。
　　　　　　　　29. 茎中部叶 1–2 回羽状深裂，侧裂片 2–3 对，裂片椭圆形或长圆形，再次 2–3 深裂或浅
　　　　　　　　　　裂，边缘具数粗锯齿·· 27. 歧茎蒿 **A. igniaria**
　　　　　　　　29. 茎中部叶 2–3 回、2 回或 1–2 回羽状全裂，或至少 1 回近羽状全裂，后者叶裂片大，长
　　　　　　　　　　4–13 cm，宽 2–4 cm。
　　　　　　　　　　30. 头状花序半球形、近球形或卵状钟形，直径 (3–) 3.5–7 mm，稀为宽卵形或长圆形，
　　　　　　　　　　　　后者头状花序排成密穗状花序。
　　　　　　　　　　　　31. 茎下部叶通常较大，长 6–10 cm，宽 2–3 cm，2 (–3) 回羽状全裂或深裂，上面微被
　　　　　　　　　　　　　　绒毛，背面密被灰白色或灰黄色短绒毛；总苞片背面被短柔毛··························
　　　　　　　　　　　　　　··· 28. 小球花蒿 **A. moorcroftiana**
　　　　　　　　　　　　31. 茎下部叶通常小，长不及 6 cm，2 回羽状全裂或深裂，上面与总苞片背面被毛或无毛。
　　　　　　　　　　　　　　32. 叶上面被疏短柔毛，背面密被灰黄色或淡灰黄色蛛丝状厚绒毛，脉上有长柔毛；
　　　　　　　　　　　　　　　　中部叶的裂片 1–2 对，椭圆形的小裂片或小裂齿·····································
　　　　　　　　　　　　　　　　·· 29. 东方蒿 **A. orientalihengduangensis**
　　　　　　　　　　　　　　32. 叶两面被白色绒毛或无毛；中部叶的裂片 1–2 对，长椭圆形或椭圆状披针形小
　　　　　　　　　　　　　　　　裂片或小裂齿·· 30. 川藏蒿 **A. tainingensis**

30. 头状花序长圆形、椭圆形、卵圆形或长卵形，直径 1.5–2.5 (–3.5) mm。
    33. 茎中部叶具裂片 4–6 对。
        34. 茎中部叶的小裂片线形或线状披针形；头状花序在小枝上排成穗状花序，在茎上组成圆锥花序 ·············· 31. 北艾 **A. vulgaris**
        34. 茎中部叶的小裂片椭圆形、长圆形或卵状椭圆形或为缺齿；头状花序 10–20 在小枝上排成穗状花序，在茎上组成多分枝的圆锥花序，小苞片线形或线状披针形 ·············· 32. 秦岭蒿 **A. qinlingensis**
    33. 茎中部叶侧裂片 1–2 对或 2–3 对，稀 4 对，后者总苞片灰绿色，密被蛛丝状绒毛。
        35. 总苞片背面密被蛛丝状绒毛、绵毛或柔毛。
            36. 茎中部叶 2 回，稀 1–2 回羽状全裂，小裂片线形、线状披针形或披针形，先端锐尖。
                37. 茎中部叶侧裂片 2–3 (4) 对；头状花序多数，径 2–3 mm，在茎上排成开展圆锥花序 ·············· 33. 灰苞蒿 **A. roxburghiana**
                37. 茎中部叶侧裂片 2–3 对，头状花序多数，径 1–2 mm，在茎上排成窄或中等开展圆锥花序 ·············· 34. 蒙古蒿 **A. mongolica**
            36. 茎中部叶 1–2 回羽状深裂或 1 回羽状全裂，小裂片长椭圆形或椭圆状披针形，稀线状披针形，后者先端钝尖。
                38. 叶上面被宿存蛛丝状绒毛，茎下部叶的裂片宽菱形、椭圆形或长圆形，每裂片具 1–3 小裂片或浅裂齿，中部叶 1 回羽状全裂，侧裂片 2–3 (4) 对；头状花序在茎上排成稍密集的窄圆锥花序 ·············· 35. 白叶蒿 **A. leucophylla**
                38. 叶上面初被蛛丝状绒毛，茎下部叶的裂片椭圆形，先端具 2–3 浅裂齿，中部叶 2 回羽状分裂，1 回全裂，侧裂片 3 (4)；头状花序排成疏离、稍开展的窄的圆锥花序 ·············· 36. 辽东蒿 **A. verbenacea**
        35. 总苞片背面无毛或近无毛，或被疏绒毛或薄蛛丝状柔毛。
            39. 头状花序多数，长圆球形或椭圆形，径 (1.5–) 2–3 mm，常排成窄或中等开展、稀开展的圆锥花序。
                40. 头状花序分枝上常无明显小苞片；茎中部叶近掌状 5 深裂或指状 3 深裂，裂片线形或线状披针形，边缘或裂片具锯齿 ·············· 37. 蒌蒿 **A. selengensis**
                      41. 茎中部叶 (1) 2 回羽状全裂或大头羽状分裂，侧裂片 3–4 对；头状花序直立或斜展 ·············· 38. 五月艾 **A. indica**
                      41. 茎中部叶中裂片较侧裂片大，侧裂片 2 (3) 对；头状花序下垂 ·············· 39. 魁蒿 **A. princeps**
                40. 头状花序的枝上通常间杂有小苞叶；叶非上述分裂方式，常有裂齿。
            39. 头状花序极多数，近球形或宽卵形，直径 1.5–2 (–2.5) mm，常排成开展、多分枝的圆锥花序 ·············· 40. 阴地蒿 **A. sylvatica**
11. 茎、枝、叶及总苞片背面有腺毛或黏毛，或仅茎、枝、叶被腺毛或黏毛，外、中层总苞片草质，有绿色中肋，边缘膜质；或植株无腺毛或黏毛，外、中层总苞片半膜质，无绿色中肋。
    42. 茎、枝、叶及总苞片背面有腺毛或黏毛或仅茎、枝、叶被腺毛或黏毛；外、中层总苞片草质，有绿色中肋，边缘膜质，头状花序基部有小苞叶。
        43. 茎中部叶 1–2 回羽状分裂，侧裂片 4–6 对。
            44. 茎中部叶 1–2 回羽状分裂，1 回为全裂，2 回为深裂。
                45. 头状花序径 3–4 mm，在茎上部短分枝排成穗状花序，在茎上组成窄圆锥花序 ·············· 41. 甘青蒿 **A. tangutica**

菊科 COMPOSITAE

　　　45. 头状花序径 1.5–2.5 (3) mm，排成开展圆锥花序·· 42. 多花蒿 A. myriantha
　　44. 茎中部叶 (2) 3 回羽状分裂，1 回全裂或深裂，末回为深齿裂；叶背被白色绒毛·····················
　　　·· 43. 粘毛蒿 A. mattfeldii
　　43. 茎中部叶 1–2 回或 1 回羽状分裂，侧裂片 2–3 对，每裂片有 1–2 浅裂齿·····························
　　　·· 44. 暗绿蒿 A. atrovirens
42. 植株无腺毛或黏毛，外、中层总苞片膜质或半膜质，无绿色中肋；头状花序基部具极小苞叶或无
　　小苞叶。
　　46. 叶厚纸质，茎中部叶不分裂，或叶先端有 2–3 浅裂齿，具整齐细锯齿··········· 45. 奇蒿 A. anomala
　　46. 叶纸质或薄纸质，茎中部叶羽状分裂，裂片边缘具整齐或不整齐的锯齿或裂齿。
　　　47. 茎中部叶羽状深裂或羽状半裂，稀浅裂，侧裂片 2 (3) 对，上部叶指状 3 深裂·······················
　　　　·· 46. 侧蒿 A. deversa
　　　47. 茎中部叶 3 回或 1–2 回羽状深裂或全裂，侧裂片 3–4 (5) 对，上部叶非指状 3 深裂，裂片边
　　　　缘有或无不规则的裂齿或锯齿。
　　　　48. 中部叶 2–3 回或 1–2 回羽状深裂或全裂，侧裂片 3–4 对，边缘具不规则的裂齿或锯齿······
　　　　　·· 47. 白苞蒿 A. lactiflora
　　　　48. 中部叶 3 回或 2–3 回羽状全裂，侧裂片 4–5 对，边缘具规则的细裂齿或锯齿···················
　　　　　·· 48. 峨眉蒿 A. emeiensis
1. 中央花两性，不孕育，开花时花柱不伸长，通常仅达花冠窄中部或中上部，先端常呈棒状或漏斗状，2 裂，
　通常不叉开，稀稍叉开，退化子房细小或无。
　49. 叶裂片窄线形、窄线状披针形或近钻形，宽不及 1.5 mm，或叶小裂片栉齿形，长、宽 (1–) 1.5–2 (–2.5) mm
　　或叶不分裂，披针形或线状披针形，稀有 3 深裂，或间有 1–2 细尖侧裂片，退化子房细小或无。
　　50. 茎中部叶不裂或侧边间有 1 (2) 细小窄线形裂片，不裂叶或分裂叶之中裂片线形、线状披针形或披针
　　　形··· 49. 龙蒿 A. dracunculus
　　50. 茎中部叶羽状全裂，小裂片窄线形，干时质硬，有时质硬，有时稍外弯曲，近镰状或丝线形或毛发
　　　状或叶近掌状 5–7 深裂。
　　　51. 头状花序径 (2.5) 3–6 mm，若径 2.5–3 mm，其植株灌木状或亚灌木状，中部叶的小裂片宽
　　　　1.5–3 mm, 质稍硬。
　　　　52. 茎高 60 cm 以上；头状花序径 4–6 mm，若径 3–4 mm，则头状花序卵球形；中部叶的小裂片长
　　　　　2–3 cm，宽 1.5–2.5 mm 或小裂片外弯成近镰刀状。
　　　　　53. 头状花序近球形，下垂；茎灰褐色或灰黄色，茎中部和下部叶侧裂片 (1) 2–3 对······················
　　　　　　··· 51. 圆头蒿 A. sphaerocephala
　　　　　53. 头状花序卵形，直立；茎下部茶褐色，上部红色，茎中部和下部叶侧裂片 3–4 对·····················
　　　　　　·· 50. 盐蒿 A. halodendron
　　　　52. 茎高 20–50 (–60) cm；头状花序径 (2.5–) 3 (4) mm；若径达 4 mm，则头状花序为球形，中部叶
　　　　　的裂片狭线形，长 0.5–1 cm，宽 0.5–1 mm 或叶为掌状或 5–7 深裂··········· 52. 藏沙蒿 A. wellbyi
　　　51. 头状花序径通常 1–2.5 (–3) mm；中部叶的小裂片狭线形、丝线形或毛发状，宽 0.5–1.5 (–2) mm，
　　　　若头状花序径达 2–2.5 或 3 mm，其植株非半灌木或小灌木状，叶的小裂片细，宽 0.5–1 mm，
　　　　质软。
　　　　54. 小灌木或丛生半灌木，主根与根状茎粗大，木质；茎多数丛生，木质或至少下部木质，中部叶
　　　　　的小裂片狭线形，宽 0.5–1.5 (–2) mm，干后质稍硬，荒漠、半荒漠干旱草地植物····················
　　　　　·· 53. 黑沙蒿 A. ordosica
　　　　54. 多年生或 1–2 年生草本，茎单生或少数，草质或下部半木质，后者根与根状茎稍粗大，近木
　　　　　质，中部叶两面密被灰白色或灰黄色柔毛或近无毛，小裂片细软，其余中部叶的小裂片狭线

形、丝线形或毛发状，宽不及 1 mm，半干旱或半湿润地区植物。

55. 多年生草本，稀近半灌木状，主根通常数枚，稀单一，非窄纺锤状；中部叶的裂片窄线形，宽 (0.5) 1 mm 以上。

56. 头状花序径 1.5–2 mm，均匀着生于分枝上下部在茎上排成开展或中等开展圆锥花序················ **小亮苞蒿 A. mairei**

56. 头状花序径 1.5–2 mm，在分枝中小枝的上半部排成总状或复总状花序，在茎上组成开展的圆锥花序 ················ 55. **茵陈蒿 A. capillaris**

55. 一、二年生或多年生草本，主根单一，垂直，狭纺锤状，中部叶的小裂片细软，狭线形、丝线形、线状披针形或毛发状，宽 0.2–0.5 (1) mm。

57. 茎中部叶 2 回或 1–2 回羽状全裂，侧裂片 (1–) 2–3 对；头状花序在分枝或分枝的小枝上分散着生，不排成穗状花序，而在茎上排成开展的圆锥花序或穗状圆锥花序。

58. 植株高不及 20 cm，茎下部分枝，茎中部叶羽状全裂，侧裂片 1–3 对，头状花序在茎上排成穗状圆锥花序 ················ **纤杆蒿 A. demissa**

58. 植株高达 1.3 m；茎中部以上分枝，茎中部叶 1–2 回羽状全裂，侧裂片 2–3 对；头状花序在茎上排开展圆锥花序 ················ 56. **猪毛蒿 A. scoparia**

57. 茎中部叶 2 回羽状全裂，侧裂片 (3) 4 对；头状花序在分枝或小枝上排成密集穗状花序，在茎上组成窄或稍开展圆锥花序 ················ 58. **直茎蒿 A. edgeworthii**

49. 叶裂片稍宽，宽线形、线状披针形或椭圆状披针形，或齿裂或缺裂，宽 (1.5–) 2 mm 以上，或叶匙形或倒卵形，先端具锯齿或浅裂齿，边全裂，退化子房不存在，稀细小。

59. 茎中部叶 1–2 回或 1 回羽状全裂或深裂，裂片通常有裂齿，裂片宽不及 5 mm，或叶匙形，上端有小锯齿或自上端向基部斜向浅裂或深裂或几全裂。

60. 根状茎稍粗大，通常不肥厚，非短圆柱状；茎中部叶匙形或倒卵状楔形，不分裂或上端斜向基部 3–5 浅裂或深裂或近全裂，或叶二型，营养枝上叶匙形或楔形，上端有浅裂缺及锯齿，而茎中部叶为 1 (2) 回羽状或掌状全裂或深裂。

61. 基生叶倒卵形或宽匙形，羽状深裂或半裂，中部叶匙形，不分裂或上端有 3–5 斜向浅裂或深裂或近全裂 ················ 59. **牡蒿 A. japonica**

61. 基生叶 1–2 回羽状深裂，全裂或与中部叶同，叶质厚，茎中部叶倒卵状匙形、扇形、近匙形、卵形、长圆形或椭圆形，1–2 回羽状深裂或全裂，或叶自上端向基部斜向 3–5 深裂或全裂，裂片具 1–2 浅裂齿或锯齿。

62. 具营养枝，营养枝叶匙形或近匙形，上端有细锯齿，不裂或有 3–5 浅裂齿；茎中部叶自上端向基部斜向 3–5 深裂或羽状全裂。

63. 中部叶 1–2 回羽状或掌状全裂，裂片窄匙形或倒披针形；总状花序径 1.5–2 mm，排成穗状总状花序或复总状花序，在茎上组成窄长圆锥花序 ················ 61. **东北牡蒿 A. manshurica**

63. 中部叶自上端向基部斜向或近掌状 3–5 深裂；头状花序径 2–3mm，排列密集，成穗状总状花序，并在茎上组成开展或中等开展尖塔形圆锥花序 ················ 60. **滨海牡蒿 A. littoricola**

62. 无营养枝，若有营养枝的叶与茎生叶同，茎中部叶 1–2 回羽状全裂或深裂，或叶自上端向基部斜向羽状全裂。

64. 中部叶长 2–3 cm，斜向 3–5 深裂至全裂，裂片宽 1–2 mm ················ 62. **西南牡蒿 A. parviflora**

64. 中部叶长 1–2 cm，1–2 回羽状深裂或全裂，每侧有裂片 2，有时再分裂，裂片或小裂片宽 0.5–1 mm ················ 63. **狭叶牡蒿 A. angustissima**

60. 根状茎略肥厚，粗短，成短圆柱状，营养枝叶及茎中部叶非匙形，茎中部叶 2 回、1–2 回或 1 回羽状全裂或 1 回全裂，2 回深裂或浅裂。

65. 茎分枝多；基生叶宽卵形、近圆形或倒卵形，宽 (3) 4 cm 以上，1–2 回大头羽状分裂，茎中部叶 1–2 回羽状深裂或全裂；头状花序径 1–2.5 mm，组成开展圆锥花序····64. **南牡蒿 A. eriopoda**
65. 茎不分枝或分枝，枝短或稍长，贴向茎端生长，基生叶卵形、长卵形或长圆形，宽不及 3 cm；头状花序径 2–3 mm，排成窄长、扫帚形圆锥花序················ 65. **沙蒿 A. desertorum**
59. 茎中部叶指状 3 深裂或规整的 5 深裂，裂片宽达 5–12 mm，或叶为规整的 5 (–7) 深裂；头状花序径不及 3 mm。
66. 分枝长 15 cm 以上，常屈曲延伸；茎中部叶长 5–12 cm，羽状 5 深裂，裂片椭圆状披针形或披针形，长 3–8 cm；头状花序组成开展、多分枝圆锥花序················66. **牛尾蒿 A. dubia**
66. 分枝长 8–14 cm，斜展，中部叶小，长不及 3 cm，3 或 5 深裂或 5 (–7) 深裂，裂片线形或线状披针形，长不及 2 cm；头状花序在茎上排成开展或窄圆锥花序·············· 67. **错那蒿 A. conaensis**

本属药用植物主要含有愈创木烷型和桉烷型倍半萜类成分，如青蒿素 (artemisinin，**1**)、青蒿酸 (artemisinic acid，**2**)，该类化学成分大多以倍半萜内酯和二聚体的形式存在于植物中，如 α- 蛔蒿素 (α-santonin，**3**)、青蒿乙素 (arteannuin B，**4**)、亮绿蒿素▲(arglabin，**5**)、洋艾双内酯 (artenolide，**6**)。其次本属药用植物含有黄酮及其苷类成分，且以多甲氧基取代为特征，如蒿黄素 (artemetin，**7**)、半齿泽兰林素▲(eupatilin，**8**)、奇蒿黄酮 (arteanoflavone，**9**)。本属药用植物的木脂素类成分主要为双环氧木脂素型，如扬甘比胡椒素▲(yangambin，**10**)、刚果胡椒素▲(aschantin，**11**)。另外，本属药用植物含香豆素类，如茵陈素 (capillarin，**12**)、东莨菪苷 (scopoloside，**13**)、异秦皮定 (isofraxidin，**14**)；色原酮类，如茵陈色原酮 (capillarisin，**15**)；多炔类，如茵陈二炔酮 (capillin，**16**)、茵陈二炔 (capillene，**17**)。青蒿素和异秦皮定具有抗疟活性，亮绿蒿素▲和茵陈色原酮具有抗肿瘤活性，α- 蛔蒿素和青蒿酸具有抗菌活性。

13: R_1=OMe R_2=Oglc R_3=H
14: R_1=OMe R_2=OH R_3=OMe
15
16: X=O
17: X=H_2

本属植物多具有解热、抗炎、抗过敏、免疫调节、抗脑缺血、保肝利胆、抗溃疡、抗菌、抗寄生虫、抗疟、抗肿瘤、抗氧化等较广泛的药理活性，部分植物还具有抗血栓、抗血小板聚集、降血糖降血脂、镇咳祛痰、镇静、抗应激等作用。主要活性成分为倍半萜内酯、黄酮类化合物。

1. 大籽蒿（东北植物检索表） 白蒿（神农本草经），大白蒿（甘肃中草药），苔花蒿（西藏常用中草药），白艾蒿（僧深集方），蓬蒿（开宝本草），山艾（山西），臭蒿子（甘肃），大头蒿（新疆）

Artemisia sieversiana Ehrh. ex Willd., Sp. Pl. 3: 1845. 1800.（英 **Sievers Wormwood**）

一、二年生草本。茎单生，高达 1.5 m，分枝多，茎、枝被灰白色微柔毛。下部与中部叶宽卵形或宽卵圆形，两面被微柔毛，长 4-8 (-13) cm，2-3 回羽状全裂，稀深裂，侧裂片 2-3 对，叶柄长 (1-) 2-4 cm；上部叶及苞片叶羽状全裂或不裂。头状花序大，多数，排成圆锥花序；总苞片半球形或近球形，径 (3-) 4-6 mm，具短梗，稀近无梗，基部常有线形小苞叶，排成总状花序或复总状花序，并在茎上组成开展或稍窄圆锥花序；总苞片背面被灰白色微柔毛或近无毛；花序托凸起，半球形，有白色托毛。雌花 20-30；两性花 80-120。瘦果长圆形。花果期 6-10 月。

分布与生境 产于黑龙江、吉林、辽宁南部、内蒙古、河北、山东中西部、山西、河南、湖北西北部、

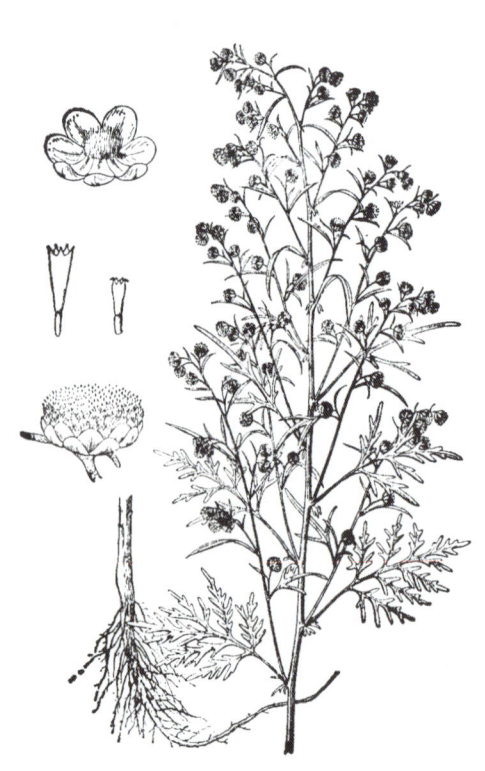

大籽蒿 Artemisia sieversiana Ehrh. ex Willd.
引自《中国高等植物图鉴》

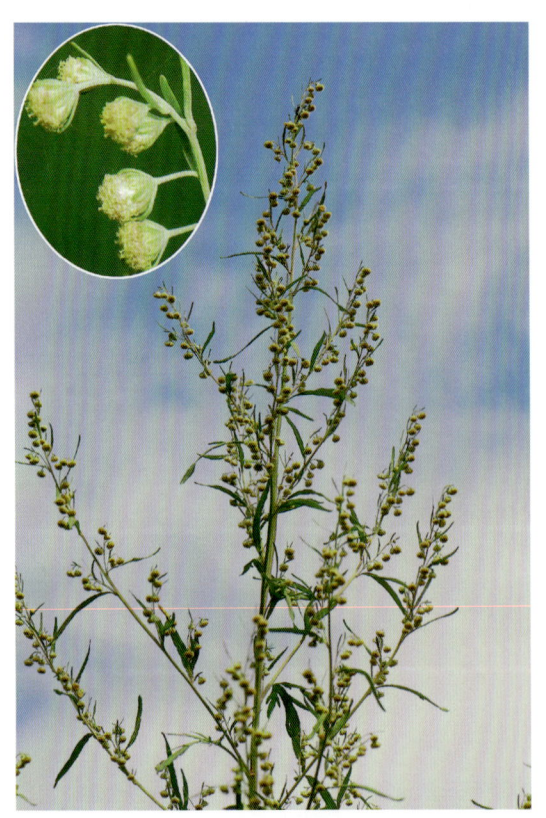

大籽蒿 Artemisia sieversiana Ehrh. ex Willd.
摄影：周繇

陕西北部、宁夏、甘肃、青海、新疆、西藏、四川、云南及贵州。生于海拔 500–2200 m 的路旁、荒地、河滩、草原、山坡及林缘。也分布于朝鲜、日本、蒙古、阿富汗、巴基斯坦北部、印度北部、克什米尔、哈萨克斯坦、吉尔斯坦、塔吉克斯坦、俄罗斯西伯利亚及远东、欧洲部分。

药用部位　全草、花蕾。

功效应用　全草：清热利湿，凉血止血。用于肺热咳喘，咽喉肿痛，湿热黄疸，热痢，淋病，风湿痹痛，吐血，咯血，外伤出血，疥癞恶疮。花蕾：清热解毒，收湿敛疮。用于痈肿疔毒，湿疮，湿疹。

化学成分　地上部分含倍半萜类：蓍素(achillin)，苦艾素(absinthin)[1]，$3\alpha,4\alpha,10\beta$-三羟基-$11\beta H$-愈创木烷-1-烯-12,6α-内酯($3\alpha,4\alpha,10\beta$-trihydroxy-$11\beta H$-guai-1-en-12,6α-olide)，$3\alpha,4\alpha,10\beta$-三羟基-8α-乙酰氧基-$11\beta H$-愈创木-1-烯-12,6α-内酯($3\alpha,4\alpha,10\beta$-trihydroxy-8α-acetoxy-$11\beta H$-guai-1-en-12,6α-olide)，$3\alpha,4\alpha$-二羟基-8α-乙酰氧基-$11\beta H$-愈创木-1,9-二烯-12,6α-内酯($3\alpha,4\alpha$-dihydroxy-8α-acetoxy-$11\beta H$-guai-1,9-dien-12,6α-olide)，$2\alpha,4\alpha,8\alpha$-三羟基-3α-乙酰氧基-$11\beta H$-愈创木-1(10)-烯-12,6α-内酯[$2\alpha,4\alpha,8\alpha$-trihydroxy-3α-acetoxy-11βH-guai-1(10)-en-12,6α-olide][2]，十氢-3-甲基-8-亚甲基-[$3R$-($3\alpha,3a\beta,6a\beta,6b\alpha,7a\alpha,8a\beta,8b\alpha$)]-环氧乙烷[1,2]奠[4,5-b]呋喃-2(3H)-酮{decahydro-3-methyl-8-methylene-[$3R$-($3\alpha,3a\beta,6a\beta,6b\alpha,7a\alpha,8a\beta,8b\alpha$)]-oxireno[1,2]azuleno[4,5-b]furan-2(3H)-one}，表苦艾素(epiabsinthin)，10',11'-表苦艾素(10',11'-epiabsinthin)，卡鲁斯蒿内酯素▲(ludartin)，小白菊素▲(tanaparthin)，3a,4,5,6,6a,7,9a,9b-八氢-7-羟基-3,9-二甲基-6-亚甲基-[$3R$-($3\alpha,3a\beta,6a\beta,7\alpha,9a\beta,9b\alpha$)]-奠 4,5-b]呋喃-2(3$H$)-酮{3a,4,5,6,6a,7,9a,9b-octahydro-7-hydroxy-3,9-dimethyl-6-methylene-[$3R$-($3\alpha,3a\beta,6a\beta,7\alpha,9a\beta,9b\alpha$)]-azuleno[4,5-b]furan-2(3H)-one}[3]，蒿萜内酯(artemolin)[4]；木脂素类：5-甲氧基芝麻素(5-methoxysesamin)，白蒿醇(sieversol)[2]，芝麻素(sesamin)，非对映扬甘比胡椒素▲(diayangambin)，表扬甘比胡椒素▲(epiyangambin)，表刚果胡椒素▲(epiaschantin)，艾脂麻素(sesartemin)[3]；黄酮类：5,7,4'-三羟基-3',5'-二甲氧基黄酮(5,7,4'-trihydroxy-3',5'-dimethoxyflavone)，3,5-二羟基-6,7,3',4'-四甲氧基黄酮(3,5-dihydroxy-6,7,3',4'-tetramethoxyflavone)[1]。

全草含倍半萜类：苦艾内酯(artabsin)，苦艾素(absinthin)[5]；木脂素类：4-表艾山亭(4-epiashantin)[6]。

药理作用　催眠作用：大籽蒿水浸膏 60% 乙醇提取物皮下注射，可延长戊巴比妥钠诱导小鼠的睡眠时间[1]。

抗炎作用：大籽蒿水浸膏 60% 乙醇提取物腹腔注射，可抑制大鼠甲醛性关节肿胀[1]。

抗肿瘤作用：大籽蒿地上部分乙酸乙酯提取物洋艾素和蓍素体外均对人肝癌细胞 SMMC-7721 的生长有抑制作用[2]。

抗应激作用：大籽蒿水浸膏 60% 乙醇提取物腹腔注射，可增强小鼠减压缺氧耐受力[1]。

其他作用：大籽蒿水浸膏 60% 乙醇提取物腹腔注射，可增加人鼠血浆皮质酮含量，激活垂体-肾上腺皮质，降低脑内 GABA 含量，增加谷氨酰胺含量[3]。

注评　本种为部颁药品标准·藏药（1995 年版）收载"大籽蒿"（藏药名：坎甲）的基源植物，药用其地上部分。白族、拉祜族、藏族和蒙古族等也药用，藏族治四肢关节肿胀、痈疖、肉瘤、肺病、肾病以及咯血、鼻出血；白族用茎叶治疗头痛发热、发汗；拉祜族用全草治骨折、软组织扭伤、痢疾；蒙古族用全草治恶疮、痈疖。

化学成分参考文献

[1] 张琪，等. 兰州大学学报（自然科学版），2004, 40(4): 68-71.

[2] Tan RX, et al. *Phytochemistry*, 1998, 49(1): 157-161.

[3] Bohlmann F, et al. *Phytochemistry*, 1985, 24(5): 1009-1015.

[4] Ubaev Kh, et al. *Khim Prir Soedin*, 1982, 5: 656.

[5] Novotny L, et al. *Collect Czechoslov Chem Commun*, 1962, 27: 1508-1510.

[6] Suleimenov EM, et al. *Chem Nat Comp*, 2007, 43(2): 232-233.

药理作用及毒性参考文献

[1] 杜继曾，等. 药学通报，1981, 16(2)9-11.

[2] 张琪，等. 兰州大学学报(自然科学版)，2004,
40(4): 68-71.

[3] 杜继曾，等. 药学学报，1981, 16(9): 703-707.

2. 碱蒿（中国高等植物图鉴） 盐蒿（陕西），大莳萝蒿（内蒙古、甘肃），糜糜蒿（内蒙古），臭蒿（宁夏），伪茵陈（山西）

Artemisia anethifolia Weber ex Stechm., Dissert. Artem. 29. 1775.（英 **Dillleaf Wormwood**）

一、二年生草本。茎高达 50 cm。初被绒毛，叶初时被柔毛，后渐无毛。茎生叶椭圆形或长卵形，2-3 回羽状全裂，侧裂片 3-4 对，每裂片再次羽状全裂；叶柄长 2-4 cm；中部中卵形、宽卵形或椭圆状卵形，1-2 回羽状全裂；上部叶与苞片叶无柄，5 或 3 全裂或不分裂，裂片或不分裂之苞片叶狭线形。头状花序半球形或宽卵形，具短梗，基部有小苞叶，排成穗状花序式总状花序，并在茎上组成圆锥花序；总苞片 3-4 层，外、中层总苞片椭圆形或披针形，背面微有白色短柔毛或近无毛，花序托凸起，托毛白色；雌花 3-6；两性花 18-28。瘦果椭圆形或倒卵圆形。花果期 8-10 月。

分布与生境 产于黑龙江西部、内蒙古、河北、山西北部、陕西、宁夏、甘肃、青海及新疆等省区；常生于海拔 800-2300 m 的干山坡、干河谷、碱性滩地、盐质化草原、荒地及固沙地。也分布于蒙古、俄罗斯西伯利亚地区。

药用部位 幼苗。

功效应用 清热利湿，疏肝利胆。用于湿热黄疸。

化学成分 全草含倍半萜类：洋艾酮内酯▲b (ketopelenolide b)[1]。

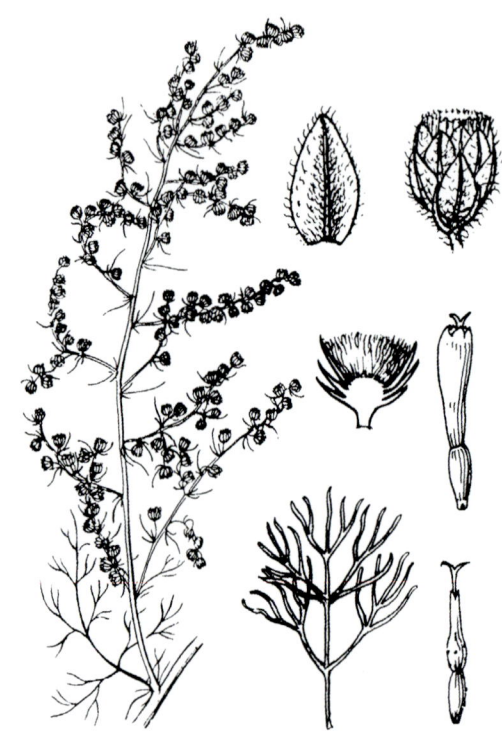

碱蒿 Artemisia anethifolia Weber ex Stechm.
闫翠兰 余汉平 绘

化学成分参考文献

[1] Evstratova RI, et al. *Khim Prir Soedin*, 1971,7(6): 839.

3. 莳萝蒿（东北植物检索表） 肇东蒿（植物研究）

Artemisia anethoides Mattf. in Repert. Spec. Nov. Regni Veg. 22: 249. 1926.（英 **Dill-like Wormwood**）

一、二年生草本。茎高达 90 cm，分枝多；茎、枝均被灰白色柔毛。叶两面密被白色绒毛。基生叶与茎下部叶长卵形或卵形，长 3-4 (5) cm，3-4 回羽状全裂；中部叶宽卵形或卵形，长 2-4 cm，2-4 回羽状全裂，裂片 (1) 2-3 对，基部裂片半抱茎；上部叶与苞片叶 3 全裂或不裂。头状花序近球形，多数，具短梗，下垂，排成复总状花序或穗状总状花序，在茎上组成圆锥花序；总苞片 3-4 层，外层、中层总苞片椭圆形或披针形，总苞片背面密被白色柔毛，具绿色中肋，边缘膜质，内层总苞片长卵形，近膜质，背面无毛，花序托具托毛；雌花 3-6；两性花 8-16。瘦果倒卵形。花果期 6-10 月。

分布与生境 产于黑龙江南部、吉林西南部、辽宁南部、内蒙古东南部、河北、山东、河南、山西、陕西、宁夏、甘肃、新疆北部、青海、四川中北部及江苏东南部，生于海拔至 3300 m 的山坡、草原、半荒漠草原或森林草原。也分布于蒙古、俄罗斯。

菊科 COMPOSITAE

药用部位 幼苗。

功效应用 清热利湿，退黄。用于黄疸，小便不利，湿疮瘙痒。

药理作用 利胆作用：莳萝蒿十二指肠给药，可增加大鼠胆汁分泌量，具有利胆作用[1]。

药理作用及毒性参考文献

[1] 张黎华，等. 中国中药杂志, 1993, 18(9): 560-561, 575.

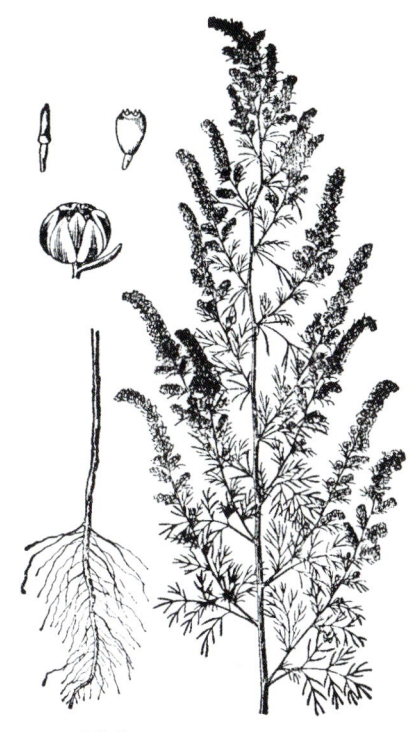

莳萝蒿 Artemisia anethoides Mattf.
引自《中国高等植物图鉴》

4. 白山蒿（东北植物检索表） 狭叶蒿（吉林），石艾（黑龙江）

Artemisia lagocephala (Fisch. ex Besser) DC., Prodr. 6: 122. 1837.——*Absinthium lagocephalum* Fisch. ex Besser（英 **Hairyhead Wormwood**）

亚灌木状草本。茎多数，高达 80 cm。茎、枝被灰白色柔毛。叶厚纸质，上面暗绿色，微有白色柔毛或近无毛，下面密被灰白色平贴柔毛；茎下部、中部及营养枝叶匙形、长椭圆状倒披针形或披针形，全缘或下部叶先端有 3-5 浅圆裂齿，中部叶先端不裂，全缘、基部渐狭楔形，无柄；上部叶及苞片叶披针形或线状披针形。头状花序半球形或近球形，在苞片腋内单生或在叶腋内 2-5 排成短总状花序，在茎上组成总状圆锥花序或总状花序；总苞片背面密被灰褐色柔毛；花序托凸起，半球形具托毛；雌花 7-10，檐部外面被柔毛或无毛；两性花 30-80，花冠外面有柔毛。花果期 8-10 月。

分布与生境 产于黑龙江、吉林及内蒙古，生于海拔 1400 m 以上的山坡、砾质坡地、路旁或森林草原。也分布于朝鲜、俄罗斯北极地区、西伯利亚及远东地区。

药用部位 叶。

功效应用 止咳，平喘，祛痰。现代用于慢性支气管炎。

化学成分 地上部分含单萜类：樟脑(camphor)，龙脑乙酸酯(bornyl acetate)[1]；倍半萜类：石竹烯(caryophyllene)[1]。

全草含倍半萜类：蓍素(achillin)[2]。

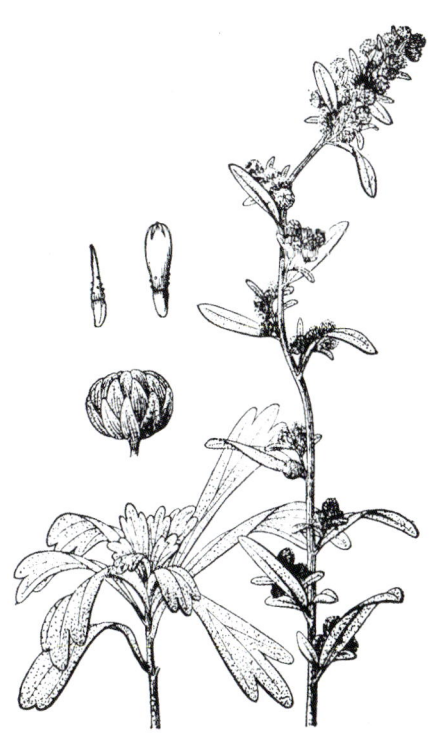

白山蒿 Artemisia lagocephala (Fisch. ex Besser) DC.
引自《中国高等植物图鉴》

化学成分参考文献

[1] Serykh EA, et al. *Khim Prir Soedin*, 1991, 3: 429-430.

[2] Popova AI, et al. *Khim Prir Soedin*, 1974, 4: 528.

5. 岩蒿（植物研究） 鹿角蒿、一枝蒿（本草纲目拾遗），新疆一支蒿（全国中草药汇编）

Artemisia rupestris L., Sp. Pl. 2: 841. 1753.（英 **Rock Wormwood**）

多年生草本。茎高达 50 cm，初微被柔毛，后无毛，上部密被灰白色柔毛。叶薄纸质，初两面被灰白色柔毛，后无毛；茎下部与营养枝叶有短柄，中部叶无柄，叶卵状椭圆形或长圆形，2 回羽状全裂，侧裂片 5–7 对，上半部裂片常羽状全裂或 3 出全裂，基部小裂片半抱茎；上部叶与苞片叶羽状全裂或 3 全裂。头状花序半球形或近球形，基部常有羽状分裂小苞叶，排成穗状花序或近总状花序，稀茎上部有短分枝，头状花序排成穗状圆锥花序；总苞片背面有柔毛，边缘膜质，撕裂状；花序托凸起，半球形，具灰白色托毛；雌花 8–16，3–4 裂齿；两性花 5–6 层，30–70。瘦果长圆形或长圆状卵圆形。花果期 7–10 月。

分布与生境 产于新疆，生于海拔 1100–2900 m 的干旱山坡、半荒漠草原、草甸、平原或干河谷。也分布于蒙古、哈萨克斯坦、吉尔吉斯斯坦、塔吉克斯坦、俄罗斯及北欧各国。

药用部位 全草。

功效应用 清热解毒，祛风解表，健胃消积，活血祛瘀。用于风寒感冒，扁桃体炎，食积气滞，脘腹胀痛，无名肿毒，跌打肿痛，风疹，蛇伤。

化学成分 花含生物碱：一枝蒿碱(rupestine)[1]。

全草含黄酮类：刺槐素-7-O-β-D-吡喃葡萄糖苷(acacetin-7-O-β-D-glucopyranoside)[2]，刺槐苷(robinin)，槲皮素(quercetin)，木犀草素(luteolin)，芦丁(rutin)，椴树素(tilianin)，木犀草素-7-O-吡喃葡萄糖苷(luteolin-7-O-β-D-glucopyranoside)[3]，蒿黄素(artemetin)，山柰酚-3,3',4'-三甲醚(kaempferol 3,3',4'-trimethyl ether)，异山柰素(isokaempferide)，岳桦素(ermanine)，金腰素B (chrysosplenetin B)[4]；色原酮类：一枝蒿苷A (rupestriside A)，6-去甲氧基-4'-O-甲基茵陈色原酮-7-O-β-D-吡喃葡萄糖苷(6-demethoxy-4'-O-methylcapillarisin-7-O-β-D-glucopyranoside)[2]；倍半萜类：一枝蒿酮酸(rupestonic acid)[2]，异一枝蒿酮酸(isorupestonic acid)[5]，一枝蒿酸(rupestric acid)[6]；生物碱类：毛钩藤碱(hirsutine)[3]；苯丙素类：阿魏酸-β-D-葡萄糖苷(ferulic acid β-D-glucoside)[3]；香豆素类：治疝草素▲(herniarin)[4]；单萜类：柳穿鱼素(linearin)[3]。

药理作用 抗炎作用：岩蒿提取物灌胃，可抑制二甲苯致小鼠耳肿胀、角叉菜胶致大鼠足趾肿胀、小鼠气囊肿及棉球肉芽肿，抑制炎症介质 PGE_2 的产生及白细胞游走[1]。

抗过敏作用：岩蒿提取物灌胃，能抑制组胺致被动皮肤过敏大鼠毛细血管通透性增加，对同种细胞抗体介导的大鼠肠系膜肥大细胞脱颗粒反应有对抗作用[2]。

调节免疫作用：岩蒿水提物灌胃，能促进正常小鼠脾细胞增殖，提高小鼠 IL-1 和 IL-2 的生物活性[1]。岩蒿乙醇提取物灌胃，可对抗二硝基氯苯致小鼠迟发型超敏反应，增加小鼠脾指数和胸腺指数，促进鸡红细胞致小鼠血清溶血素生成；体外可促进小鼠 T、B 淋巴细胞的增殖及增强小鼠吞噬细胞的吞噬功能[3]。

兴奋胃肠平滑肌作用：岩蒿水提液灌胃，对小鼠、家兔离体小肠平滑肌有兴奋作用，能加强平滑肌的收缩力[5-6]。

保肝作用：岩蒿提取物、岩蒿有效部位灌胃，对 D-氨基半乳糖和四氯化碳致急性肝损伤小鼠、大鼠有保护作用，能抑制血清 ALT 升高[7-8]。

抗菌作用：岩蒿水提物和醇提物体外均对金黄色葡萄球菌、枯草芽孢杆菌、腐生性葡萄球菌、乙型溶血性链球菌、新隐球菌、白色念珠菌、大肠埃希菌、L-绿脓杆菌、痢疾杆菌、肠道沙门菌有抑制作用[9]。

菊科 COMPOSITAE

抗肿瘤作用：岩蒿总黄酮体外可诱导肝癌细胞（ATCCQGY-7701）分化，对肿瘤细胞的增殖及DNA的合成有直接抑制作用[10]。

抗氧化作用：岩蒿提取物体外可清除超氧阴离子自由基和羟自由基[11]。

注评 本种为部颁中药材标准（1992年版）收载"一枝蒿"的基源植物，药用其干燥全草。维吾尔族、哈萨克族、蒙古族也药用，维吾尔族名"一孜乎艾曼尼"，全草治消化不良、腹胃胀痛、肝炎、荨麻疹、蛇咬伤、感冒发烧；哈萨克族名"一孜乎"，全草治毒蛇咬伤、食欲不振、肉食腹胀；蒙古族名"吐鲁格其乌布生"，全草治毒蛇咬伤、胃腹胀痛、疮疖肿毒、风湿性关节炎及肾炎。

化学成分参考文献

[1] Su Z, et al. *J Sep Sci*, 2008, 31(12): 2161-2166.
[2] 杨建波，中草药，2008, 39(8): 1125-1127.
[3] 吉腾飞，等. 中国中药杂志，2007, 32(12): 1187-1189.
[4] 宋卫霞，等. 中国中药杂志，2006, 31(21): 1790-1792.
[5] 徐广顺，等. 药学学报，1991, 26(7): 505-509.
[6] 刘勇民，等. 药学学报，1985, 20(7): 514-518.

药理作用及毒性参考文献

[1] 肖威，等. 时珍国医国药，2008, 19(12): 2836-2838.
[2] 斯拉甫，等. 中国民族医药杂志，1996, 2(2): 35-36.
[3] 马俊鹏，等. 西北药学杂志，2009, 24(3): 197-199.
[4] 孟繁龙，等. 时珍国医国药，2011, 22(3): 537-539.
[5] 余佳琳，等. 中国兽药杂志，1999, 33(3): 26-28.
[6] 余佳琳，等. 新疆农业大学学报，1998, 21(2): 160-162.
[7] 斯拉甫，等. 中国中西医结合杂志，2002, 22(2): 126-128.
[8] 孟繁龙，等. 医药导报，2010, 29(10): 1266-1268.
[9] 方美珠，等. 食品科技，2011, 36(1): 160-166.
[10] 斯拉甫，等. 中国生物化学与分子生物学报，2001, 17(2): 226-229.
[11] 阿不都热依木，等. 中国药理学通报，2001, 17(6): 648-500.

6. 中亚苦蒿（植物研究） 洋艾（江苏南部种子植物手册），苦艾、苦蒿、啤酒蒿（新疆、江苏）

Artemisia absinthium L., Sp. Pl. 2: 848. 1753.（英 **Common Wormwood**）

多年生草本。茎密被灰白色柔毛。叶两面幼时密被黄或灰黄色稍绢质柔毛，后上面毛渐稀疏；茎下部与营养枝的叶长卵形或卵形，长8-12 cm，2-3回羽状全裂，每侧裂片4-5，小裂片椭圆状披针形或线状披针形，长0.8-1.5 cm，叶柄长6-12 cm；中部叶长卵形或卵形，长6-9 cm，2回羽状全裂，小裂片线状披针形，长1-2.5 cm，上部叶羽状全裂或5全裂，裂片披针形或线状披针形，苞片叶3深裂或不裂。头状花序球形或近球形，有短梗或近无梗，基部有窄线形小苞叶，排成穗状花序或总状花序，在茎上组成圆锥花序；总苞片背面有白色柔毛，中肋绿色，花序托密被白色托毛；雌花1层，15-25个，两性花4-6层，30-70 (-90)个。瘦果长圆形。花果期8-11月。

分布与生境 产于新疆天山北部，生于海拔1100-1500 m的山坡、草原、林缘、灌丛中。也分布于伊朗、阿富汗、巴基斯坦北部、印度北部、克什米尔、哈萨克斯坦、吉尔吉斯斯坦、塔吉克斯坦、俄罗斯、欧洲各国、非洲北部及西北部、加拿大及美国东部。

药用部位 全草、叶。

功效应用 全草：清热燥湿，驱蛔，健胃。用于关节肿

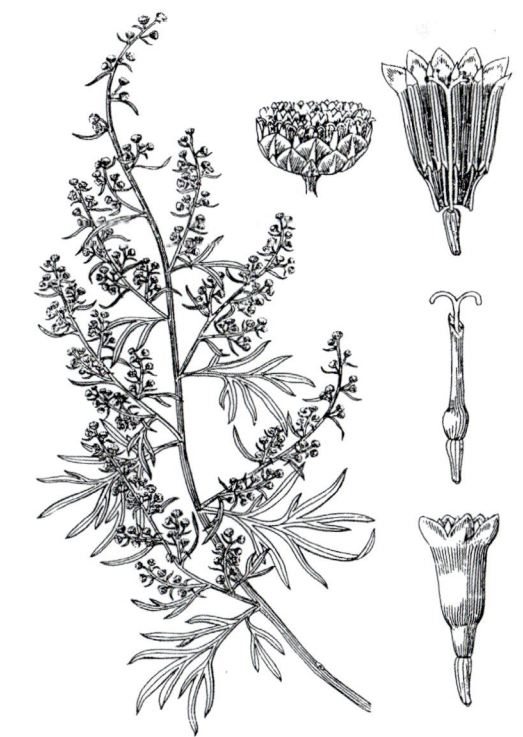

中亚苦蒿 Artemisia absinthium L.
黄先容 绘

痛，湿疹瘙痒，疖肿疮毒，蛔虫病，食欲不振。叶：温经散寒，止痛止血，杀虫。

化学成分 根含木脂素类：芝麻素(sesamin)，扬甘比胡椒素▲(yangambin)[1]，表扬甘比胡椒素▲(epiyangambin)，非对映扬甘比胡椒素▲(diayangambin)，艾脂麻素(sesartemin)，表艾脂麻素A(episesartemin A)，表艾脂麻素B(episesartemin B)，非对映艾脂麻素(diasesartemin)，刚果胡椒素▲(aschantin)，表刚果胡椒素▲(epiaschantin)，辛夷脂素(fargesin)，表桉脂素(epieudesmin)，刺状小号花素▲(spinescin)[2]；香豆素类：6-甲氧基-7,8-亚甲二氧基香豆素(6-methoxy-7,8-methylenedioxycoumarin)[1]；含硫炔类：1-[3-甲氧基-5-(1-丙炔-1-基)-2-噻吩基]-乙酮{1-[3-methoxy-5-(1-propyn-1-yl)-2-thienyl]-ethanone}[1]，5-(1-丙炔-1-基)-2-噻吩丙酸甲酯[5-(1-propyn-1-yl)-2-thiophenepropanoic acid methyl ester][3]；其他类：(2E)-2-癸烯-4,6,8-三炔酸甲酯[(2E)-2-decen-4,6,8-triynoic acid methyl ester]，(2E)-2-(2,4-己二炔-1-亚甲基)-1,6-二氧杂螺旋[4.5]癸-3-烯{(2E)-2-(2,4-hexadiyn-1-ylidene)-1,6-dioxaspiro[4.5]dec-3-ene}，(2E)-2-(2,4-己二炔-1-亚甲基)-1,6-二氧杂螺旋[4.4]壬-3-烯{(2E)-2-(2,4-hexadiyn-1-ylidene)-1,6-dioxaspiro[4.4]non-3-ene}[3]。

叶含倍半萜类：洋艾双内酯(artenolide)[4]，苦艾素(absinthin)，苦艾内酯(artabsin)，母菊辛(matricin)[5]。

叶和花含倍半萜类：蒿萜内酯(artemolin)[6]。

地上部分含倍半萜类：苦艾萜二醇▲(absindiol)，苦艾宾内酯▲(artabin)[7]，$3\beta,8\alpha$-二羟基-$5\beta H,6\beta H,7\alpha H,8\beta H$-愈创木-4(15)-烯-6,12-内酯[$3\beta,8\alpha$-dihydroxy-$5\beta H,6\beta H,7\alpha H,8\beta H$-guai-4(15)-en-6,12-olide][8]，苦艾萜内酯▲(artanolide)，去乙酰球花母菊素(deacetylglobicin)[9]；二萜类：1-甲基-4-(1,5,9-三甲基-8-亚甲基-4-癸烯-1-基)-2,3-二氧杂双环[2.2.2]辛-5-烯{1-methyl-4-(1,5,9-trimethyl-8-methylene-4-decen-1-yl)-2,3-dioxabicyclo[2.2.2]oct-5-ene}[10]；木脂素类：非对映扬甘比胡椒素▲(diayangambin)，艾脂麻素(sesartemin)，表扬甘比胡椒素▲(epiyangambin)，(+)-云南石梓酮▲[(+)-arborone]，(-)-丁香树脂酚[(-)-syringaresinol]，刚果荜澄茄脂素(epiashchantin; epiaschantin)，青蒿木脂素▲C (caruilignan C)，7β-青蒿木脂素▲C (7β-caruilignan C)，扬甘比胡椒素▲(yangambin)[11]；苯丙素类：5'-O-咖啡酰奎宁酸(5'-O-caffeoylquinic acid)，3',5'-O-二咖啡酰奎宁酸(3',5'-O-dicaffeoylquinic acid)，4',5'-O-二咖啡酰奎宁酸(4',5'-O-dicaffeoylquinic acid)[12]；挥发油类：主要成分为反式-桧醇乙酸酯(trans-sabinyl acetate)，β-蒎烯(β-pinene)，桧烯(sabinene)，反式-桧醇(trans-sabinol)，1,8-桉油脑(1,8-cineole)，环氧罗勒烯(epoxyocimene)，顺式-侧柏酮和反式-侧柏酮(cis-thujone, trans-thujone)[13]。

全草含倍半萜类：中亚苦双内酯▲(absintholide)[14]，中亚苦蒿辛▲(anabsin)[15]，中亚苦蒿素▲(arabsin)[16]；黄酮类：艾黄素(artemetin)[17-18]；甾体类：5α-豆甾-9(11)-烯-3β-醇[5α-stigmast-9(11)-en-3β-ol][19]，24ζ-乙基胆甾-7,22-二烯-3β-醇(24ζ-ethyl-cholesta-7,22-dien-3β-ol)[20]；挥发油类：塔吉克斯坦(Tajikistan)产中亚苦蒿主要成分为顺式-菊烯醇乙酸酯(cis-chrysanthenyl acetate)，二氢母菊奥异构体(dihydrochamazulene isomer)，大牻牛儿烯D(germacrene D)，β-侧柏酮(β-thujone)，芳樟醇乙酸酯(linalool acetate，微量)，α-水芹烯(α-phellandrene)，芳樟醇(linalool)[21]。新疆产中亚苦蒿主要成分为β-香叶烯(β-myrcene)，芳樟醇，2-甲基-5-(1-甲基乙烯基)-2-环己烯-1-酮[2-methyl-5-(1-methyl-ethenyl)-2-cyclohexen-1-one]，反式-石竹烯(trans-caryophyllene)，1,2-二氢-1,4,6-三甲基萘(1,2-dihydro-1,4,6-trimethyl-naphthalene)，榄香醇(elemol)，6-甲基-2,2'-联吡啶-N-氧化物(6-methyl-2,2'-dipyridine-N-oxide)；其他类：乙醛(hexanal)，顺式-3-己烯醛(cis-3-hexenal)，1,2-二乙基环丁烷(1,2-diethyl-cyclobutane)，α-蒎烯(α-pinene)，β-蒎烯(β-pinene)，α-苧烯(α-thujene)等[22]。

药理作用 抗脑缺血作用：中亚苦蒿地上部分的甲醇提取物灌胃，对脑缺血再灌注大鼠的脑损伤有预防保护作用，能减少脑梗死面积，抑制大脑GSH、SOD、CAT活性降低[1]。

保肝作用：中亚苦蒿水-甲醇提取物灌胃，可抑制对乙酰氨基酚或CCl_4致肝损伤大鼠血清AST、ALT水平升高；对抗对乙酰氨基酚致肝损伤；对CCl_4致肝损伤有预防保护作用，预防给药能降低大剂量对乙酰氨基酚给药小鼠的死亡率[2]。

抗细菌作用：中亚苦蒿的成分4',5'-O-二咖啡酰奎宁酸体外对革兰阳性致病菌有抑制作用[3]。

抗真菌作用：中亚苦蒿精油体外对白色念珠菌、酵母菌有抑制作用[4]。

抗寄生虫作用：中亚苦蒿醇提物腹腔注射，可对抗伯氏疟原虫致小鼠寄生虫血症；体外对布氏锥虫、伯氏疟原虫有抑制活性[5-6]。中亚苦蒿精油体外可抗埃塞俄比亚热带利什曼原虫及杜氏利什曼原虫[7]。中亚苦蒿甲醇提取物腹腔注射，可减轻疟原虫感染小鼠的寄生虫血症[6]。

注评 本种为部颁药品标准·维吾尔药（1999年版）收载"苦艾"的基源植物，药用其干燥地上部分。

化学成分参考文献

[1] Yamari A, et al. *J Chin Chem Soc*, 2004, 51(3): 637-638.

[2] Greger H, et al. *Tetrahedron*, 1980, 36(24): 3551-3558.

[3] Greger H. *Phytochemistry*, 1978, 17(4): 806.

[4] Ovezdurdyev A, et al. *Khim Prir Soedin*, 1987, 5: 667-671.

[5] Schneider G, et al. *Dtsch Apoth Ztg*, 1979, 119(25): 977-982.

[6] Kasymov SZ, et al. *Khim Prir Soedin*, 1979, 5: 658-661.

[7] Aleskerova AN, et al. *Biologiya Elmlari*, 2005, 3-4: 34-46.

[8] Safarova AG, et al. *Khim Prir Soedin*, 1997, 33(6): 653-654.

[9] Kasymov SZ, et al. *Khim Prir Soedin*, 1984, 6: 794-795.

[10] Ruecker G, et al. *Phytochemistry*, 1992, 31(1): 340-342.

[11] Tulake A, et al. *J Chin Pharm Sci*, 2012, 21(4): 360-364.

[12] Fiamegos YC, et al. *PLoS One*, 2011, 6(4): e18127.

[13] Judzentiene A, et al. *Journal of Essential Oil-Bearing Plants*, 2010, 13(3): 275-285.

[14] Beauhaire J, et al. *Tetrahedron Lett*, 1984, 25(26): 2751-2754.

[15] Kasymov SZ, et al. *Khim Prir Soedin*, 1979, 4: 495-501.

[16] Akhmedov IS, et al. *Khim Prir Soedin*, 1972, 2: 245-246.

[17] Cekan Z, et al. *Collect of Czechoslov Chem Commun*, 1956, 21: 79-83.

[18] Ahn JS, et al. *Repub Korean Kongkae Taeho Kongbo*, 2004, KR 2004067101 A 20040730.

[19] Sayed MD, et al. *Egypt J Pharm Sci*, 1978, 19(1-4): 323-327.

[20] Ikram M, et al. *Planta Med*, 1987, 53(4): 389.

[21] Sharopov FS, et al. *Records of Natural Products*, 2012, 6(2): 127-134.

[22] 符继红，等. 中国现代应用药学，2007, 24(6): 493-495.

药理作用及毒性参考文献

[1] Bora KS, et al. *J Ethnopharmacol*, 2010, 129(3): 403-409.

[2] Gilani AH, et al. *Gen Pharmac*, 1995, 26(2): 309-315.

[3] FiamegosYC, et al. *PLoSone*, 2011, 6(4): e18127.

[4] Juteau F, et al. *Planta Med*, 2003, 69(2): 158-161.

[5] Valdés AF, et al. *Mem Inst Oswaldo Cruz*, 2008, 103(6): 615-618.

[6] Ramazani A, et al. *Parasitol Res*, 2010, 107(3): 593-599.

[7] Tariku Y, et al. *Chem Biodivers*, 2011, 8(4): 614-623.

7. 冷蒿（中国高等植物图鉴） 白蒿（中药志），小白蒿（全国中草药汇编），毛蒿（内蒙古），塞地蒿（甘肃），茵陈蒿（吉林、新疆）

Artemisia frigida Willd., Sp. Pl. 3: 1838. 1800.（英 **Frigid Sagebrush**）

多年生草本，稀略成亚灌木状。茎数枚或多数丛生，稀单生，高达 70 cm。茎、枝、叶两面及总苞片背面密被淡灰黄或白色绢质绒毛，后毛稍脱落。茎下部叶与营养枝叶长圆形或倒卵状长圆形，长 0.8–1.5 cm，2–3 回羽状全裂，每侧裂片 (2) 3–4；中部叶长圆形或倒卵状长圆形，1–2 回羽状全裂，侧裂片 3–4 对，中部与上半部侧裂片常 3–5 全裂，基部裂片半抱茎，成假托叶状，无柄；上部叶与苞片叶羽状全裂或 3–5 全裂。头状花序半球形，径 2.5–3 (–4) mm，排成总状或总状圆锥花序；总苞片边缘膜质，花序托有白色托毛；雌花 8–13，两性花 20–30，花冠檐部黄色。瘦果长圆形或椭圆状倒卵圆形。花果期 7–10 月。

分布与生境 产于黑龙江、吉林、辽宁、内蒙古、河北、山西西北部、陕西北部、新疆及西藏北部。生于海拔 1000–4000 m 的草原及山坡。蒙古、俄罗斯、吉尔吉斯斯坦、塔吉克斯坦、西亚、东欧也有分布。

药用部位 带花序的全草。

功效应用 燥湿，驱虫，杀虫。用于胆囊炎，蛔虫病，蛲虫病。外用于慢性风湿性关节炎。

化学成分 茎和叶含黄酮类：夏佛塔雪轮苷▲(schaftoside)，异夏佛塔雪轮苷▲(isoschaftoside)，新西兰牡荆苷Ⅱ(vicenin Ⅱ)[1]，5,7,4'-三羟基-6,3',5'-三甲氧基黄酮(5,7,4'-trihydroxy-6,3',5'-trimethoxyflavone)，5,7,3'-三羟基-6,4',5'-三甲氧基黄酮(5,7,3'-trihydroxy-6,4',5'-trimethoxyflavone)[2]。

地上部分含倍半萜类：冷蒿素▲(frigin) A、B、C[3]，冷蒿倍半萜苷▲(artemofriginoside) A、B[4]，去氢木香内酯(dehydrocostus lactone)，11,13-二氢愈创内酯C (11,13-dihydrozaluzanin C)，二氢去氢木香内酯(dihydrodehydrocostus lactone)，11,13-二氢愈创内酯D(11,13-dihydrozaluzanin D)，7 -羟基-11H-11,13-二氢去氢木香内酯(7 -hydroxy-11H-11,13-dihydrodehydrocostus lactone)[5]；黄酮类：木犀草素(luteolin)，金圣草酚(chrysoeriol)，小麦黄素(tricin)，芹菜素(apigenin)，半齿泽兰林素▲(eupatilin)，木犀草素-7-O-β-D-葡萄糖苷(luteolin-7-O-β-D-glucoside)，5,7-二羟基-3',4'-二甲氧基黄酮(5,7-dihydroxy-3',4'-dimethoxyflavone)，3,3',4',6-四甲基槲皮万寿菊素(3,3',4',6-tetramethylquercetagetin)[2]，5,4'-二羟基-6,7,3'-三甲氧基黄酮(5,4'-dihydroxy-6,7,3'-trimethoxyflavone)[7]，冷蒿黄酮苷▲(friginoside) A、B[8]，芦丁(rutin)，山柰酚(kaempferol)，5,7-二羟基-6,3',4'-三甲氧基黄酮(5,7-dihydroxy-6,3',4'-trimethoxyflavone)，3'-甲氧基-木犀草素-4'-O-β-D-葡萄糖苷(3'-methoxy-luteolin-4'-O-β-D-glucoside)，5-羟基-3',4'-二甲氧基黄酮-7-O-β-D-葡萄糖醛酸苷(5-hydroxy-3',4'-dimethoxyflavone-7-O-β-D-glucuronide)[9]，5,7,4'-三羟基-6,3'-二甲氧基黄酮(5,7,4'-trihydroxy-6,3'-dimethoxyflavone)，楔叶泽兰素(eupafolin)，粗毛豚草素(hispidulin; hispedulin)，5,7,3',4'-四羟基-6,5'-二甲氧基黄酮(5,7,3',4'-tetrahydroxy-6,5'-dimethoxyflavone)[2,9]；苯丙素类：阿魏酸(ferulic acid)，肉桂酸(cinnamic acid)[9]；甾体类：胡萝卜苷[9]。

嫩枝和鲜叶含挥发油类：主要成分为1-甲基-2-亚甲基-环庚醇(1-methyl-2-methylenecycloheptanol)，3,3,6-三甲基-1,5-庚二烯-4-醇(3,3,6-trimethyl-1,5-heptadien-4-ol)，3,3,6-三甲基-1,4-庚二烯-6-醇(3,3,6-trimethyl-1,4-heptadien-6-ol)，桉树脑(eucalyptol)，3,7-二甲基-2,6-辛二烯-1-醇-1(3,7-dimethyl-2,6-octadien-1-ol)，神圣亚麻三烯(santolona triene)，1-甲基-3-异丙基苯(1-methyl-3-isopropylbenzene,)，7,7-二甲基-2-亚甲基双环[2.2.1]庚烷(7,7-dimethyl-2-methylenebicyclo[2.2.1]heptane)，樟脑(camphor)，香叶

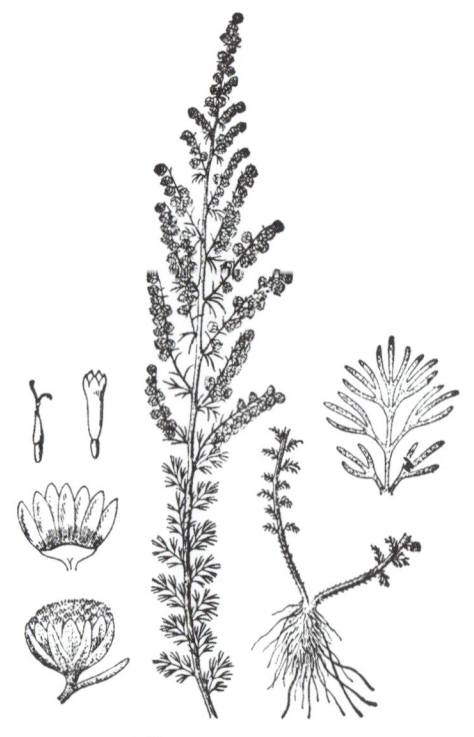

冷蒿 Artemisia frigida Willd.
引自《中国高等植物图鉴》

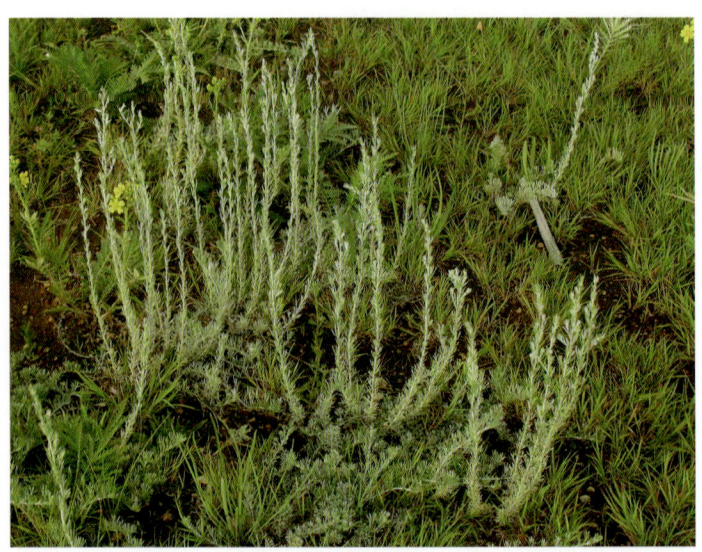

冷蒿 Artemisia frigida Willd.
摄影：林秦文

烯(myrcene)[10]。

全草含倍半萜类：1,10α-环氧-8α-羟基著素(1,10α-epoxy-8α-hydroxyachillin)，脱水银叶蒿素▲(anhydrogrossmizin)，菊蒿内酯▲A (chrysartemin A)，加拿蒿素▲(artecanin)，三齿蒿素(ridentin)，8α-羟基著素(8α-hydroxyachillin)[11]；挥发油类：俄罗斯的克拉斯诺亚尔斯克(Krasnoyarsk)地区产冷蒿的挥发油，主要为樟脑，1,8-桉叶脑(1,8-cineol)，龙脑(borneol)，龙脑乙酸酯(bornyl acetate, 2.54%)，α-葑烯(α-fenchene)[12]；阿尔泰(Altai)等地区产冷蒿的挥发油GC-MS分析，主要成分为α-蒎烯(α-pinene)，樟烯(camphene)，1,8-桉叶脑，樟脑，龙脑，龙脑乙酸酯，萜品-4-醇(terpin-4-ol)，大牻牛儿烯D (germacrene D)[13]。

药理作用　抗肿瘤作用：冷蒿中的去氢木香内酯体外对人子宫颈肿瘤细胞、人脑神经胶质瘤细胞、人肝癌细胞和人黑色素瘤细胞的增殖均有抑制作用；二氢去氢木香内酯对人子宫颈癌细胞和人脑胶质瘤细胞的增殖有抑制活性[1]。

抗氧化作用：冷蒿中黄酮类化合物体外对羟自由基有清除作用[2]。

注评　本种为部颁药品标准·藏药（1995年版）收载"大籽蒿"（藏药名：坎甲）和内蒙古（1986）蒙药材标准收载"小白蒿"的基源植物，药用其干燥地上部分，藏族、蒙古族常用药；藏族治四肢关节肿胀、痛疽、肉瘤、肺病、肾病以及咯血、衄血；蒙古族治鼻出血、月经过多、肾热尿血、肺热咳血、肝热、各种肿块、关节肿痛。此外其幼苗部分地区混作"茵陈蒿"使用，参见茵陈蒿 Artemisia capillaris Thunb.。

化学成分参考文献

[1] Liu YL, et al. *Rev Latinoam Quim*, 1982, 13(2): 56-57.

[2] Liu YL, et al. *Phytochemistry*, 1981, 20(2): 309-311.

[3] Konovalova OA, et al. *Khim Prir Soedin*, 1991, 1: 143-145.

[4] Wang QH, et al. *J Asian Nat Prod Res*, 2011, 13(7): 645-651.

[5] 陈进军，等．中药药理与临床，2011, 27(2): 24-26.

[6] Liu YL, et al. *Phytochemistry*, 1981, 20(6): 1389-1395.

[7] Teslov LS, et al. *Khim Prir Soedin*, 1980, 6: 834-835.

[8] Wang QH, et al. *J Asian Nat Prod Res*, 2010, 12(11-12): 950-954.

[9] 王青虎，等．中草药，2011, 42(6): 1075-1078.

[10] 刘小兰，等．分析试验室，2008, 27(3): 25-29.

[11] Liu YL, et al. *J Nat Prod*, 1981, 44(6): 722-728.

[12] Pushkareva ES, et al. *Sorbtsionnye i Khromatograficheskie Protsessy*, 2012, 12(4): 619-623.

[13] Korolyuk EA, et al. *Khimiya Rastitel'nogo Syr'ya*, 2009, (4): 63-72.

药理作用及毒性参考文献

[1] 陈进军，等．中药药理与临床，2011, 27(2): 24-26.

[2] 张力，等．分析实验室，2007, 26(增刊): 118.

8. 海州蒿（植物研究）　东北碱蒿、矮青蒿（江苏北部）

Artemisia fauriei Nakai in Bot. Mag. (Tokyo) 29: 7. 1915.（英 **Haizhou Artemisia**）

多年生草本。茎高达60 cm。茎、枝初时被灰白色蛛丝状绒毛。叶稍肉质，初两面被蛛丝状绒毛，基生叶密集，卵形或宽卵形，长11–18 cm，3–4回羽状全裂，小裂片窄线形，长(1–) 1.5–3 cm；下部与中部叶宽卵形，长、宽3–5 cm，2–3回羽状全裂，侧裂片3–4对，小裂片窄线形，长0.5–1.5 cm，叶柄长0.8–1.2 cm，基部半抱茎；上部叶、苞片叶与小枝叶倒卵形，3–5全裂或不裂。头状花序卵圆形或卵圆状倒圆锥形，多数，下垂，具短柄或无梗，排成复总状花序，并在茎上组成稍开展或窄长圆锥花序；总苞片初时背面微被蛛丝状绒毛；花序托凸起，托毛白色；雌花2–5；两性花8–15。瘦果倒卵形，稍扁。花果期8–10月。

分布与生境　产于河北、山东、江苏北部沿海滩涂或沟边。也分布于朝鲜半岛及日本。

药用部位　幼苗。

功效应用　清热利湿，利胆退黄。用于发热，头痛，黄疸，小便不利。

9. 伊朗蒿（西藏植物志） 波斯蒿（俗称）

Artemisia persica Boiss. in Diagn. Pl. Orient. 1(6): 91. 1845.（英 **Iran Artemisia**）

亚灌木状草本。根状茎，木质，有短营养枝。茎单生或少数，高达 70 cm，褐色或灰褐色。茎、枝初时被灰白色蛛丝状柔毛。下部与基部叶近圆形或卵形，长 1.5–3.5 (–4.5) cm，两面疏被蛛丝状柔毛，2–3 回羽状全裂，侧裂片 3–5 对；中部叶基部有羽状分裂的假托叶；上部叶与苞片叶无柄，1–2 回羽状全裂。头状花序半球形，有短梗及小苞叶，下垂或斜生，排成穗状花序式的总状花序或复总状花序，在茎上再组成圆锥花序；总苞片 3–4 层，外层、中层总苞片卵形或长卵形，背面密生白色蛛丝状短柔毛，边缘褐色膜质；花托具托毛；雌花 10–15；两性花 35–50，花冠紫色，外面初被疏柔毛。瘦果椭圆状卵圆形或长圆形，上端具不对称的冠状附属物。花果期 8–9 月。

分布与生境 产于青海西部、西藏，生于海拔 2900–3300 m 或更高地区砾质地或沙地。也分布于伊朗、阿富汗、印度北部、巴基斯坦北部、克什米尔地区、哈萨克斯坦、吉尔吉斯及塔吉克斯坦。

药用部位 全草。

功效应用 清热除湿，祛风止痛。用于风湿痹痛，感冒头痛。

化学成分 根含倍半萜类：β-花侧柏烯-9-酮(β-cedren-9-one)[1]，东莨菪辛辣木醚▲A (scopodrimol A)，东莨菪金合欢醚▲(scopofarnol)[2]。

叶含单萜类：顺式-水化香桧烯(*cis*-sabinene hydrate)，异松油烯(terpinolene)[1]。

花含单萜类：顺式-水化香桧烯[1]。

地上部分含单萜类：罗勒烯酮(ocimenone)，驱蛔素(ascaridole)[1]。

茎和叶含香豆素类：东莨菪内酯(scopoletin)，东莨菪苷(scopoloside)[3]。

注评 本种藏族药用，全草治炭疽病、脉病。

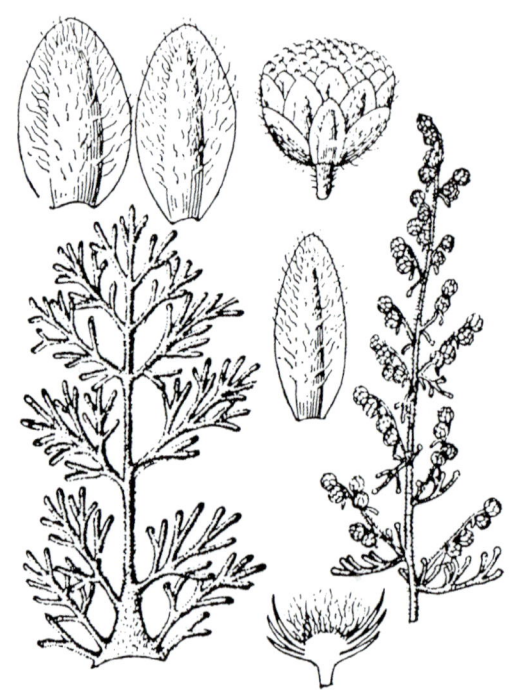

伊朗蒿 Artemisia persica Boiss.
余汉平 绘

化学成分参考文献

[1] Mirjalili BF, et al. *J Essent Oil Res*, 2006, 18(5): 545-547.

[2] Hofer, et al. *Phytochemistry*, 1984, 23(1): 181-182.

[3] Kasymov SZ, et al. *Khim Prir Soedin*, 1969, 5(4): 319.

菊科 COMPOSITAE

10. 白莲蒿（江苏南部种子植物手册） 万年蒿、铁杆蒿（全国中草药汇编），白蒿（尔雅、古今图书集成），香蒿（山西、辽宁），蛟艾（河南）

Artemisia sacrorum Ledeb. in Mem. Acad. Imp. Sci. 5: 571. 1815.（英 Fussian Wormwood）

10a. 白莲蒿（模式变种）

Artemisia sacrorum Ledeb. var. **sacrorum**

半灌木状草本。高达 1 (−1.5) m。茎、枝初被微柔毛。叶下面初密被灰白色平贴柔毛；下部和中部叶长卵形、三角状卵形或长椭圆状卵形，长 2–10 cm，2–3 回栉齿状羽状分裂，1 回全裂，侧裂片 3–5 对，小裂片栉齿状披针形或线状披针形，中轴两侧具 4–7 栉齿，叶柄长 1–5 cm，基部有小型栉齿状的假托叶；上部叶 1–2 回栉齿状羽状分裂；苞片叶羽状分裂或不裂。头状花序近球形，径 2–3.5 (−4) mm，具短梗或近无梗，排成穗状花序，在茎上组成密集或稍开展的圆锥花序；总苞片背面初密被灰白色柔毛；雌花 10–12；两性花 20–40。瘦果窄圆锥状卵圆形或窄圆锥形。花果期 8–10 月。

分布与生境 除高塞地区外，几遍布全国；生于中、低海拔地区的山坡、路旁、灌丛地及森林草原地区。也分布于日本、朝鲜、蒙古、阿富汗、印度（北部）、巴基斯坦（北部）、尼泊尔、克什米尔地区及俄罗斯亚洲部分。

药用部位 全草。

功效应用 清热解毒，清热利湿，退黄。用于肝炎，黄疸，肠痈，小儿惊风，小便不利，湿疮瘙痒。

化学成分 地上部分含倍半萜类：氯代白莲蒿亭(chlorosacroratin)，去乙酰母菊素(deacetoxymatricarin)，三齿蒿素(ridentin)[1]；二萜类：$3\alpha,16\alpha$-二羟基贝壳杉-20-O-β-D-葡萄糖苷($3\alpha,16\alpha$-dihydroxykaurane-20-O-β-D-glucoside)，$3\alpha,16\alpha$-二羟基贝壳杉-19-O-β-D-葡萄糖苷($3\alpha,16\alpha$-dihydroxykaurane-19-O-β-D-glucoside)[2]，苏氏冬青苷▲(sugeroside)[3]，对映-贝壳杉-$3\beta,16\beta,17$-三醇(ent-kaurane-$3\beta,16\beta,17$-triol)，对映-贝壳杉-$3\beta,16\beta,17$-三醇-3α-O-β-D-吡喃葡萄糖基-17-O-β-D-吡喃葡萄糖苷(ent-kaurane-$3\beta,16\beta,17$-

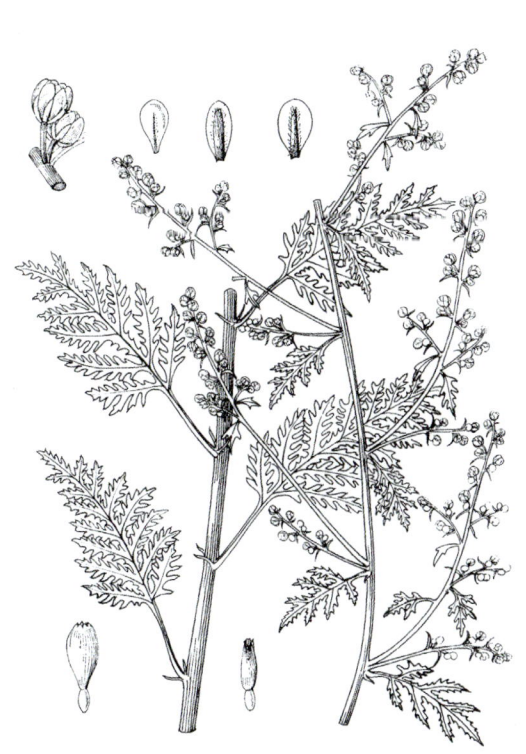

白莲蒿 Artemisia sacrorum Ledeb. var. sacrorum
黄少容 绘

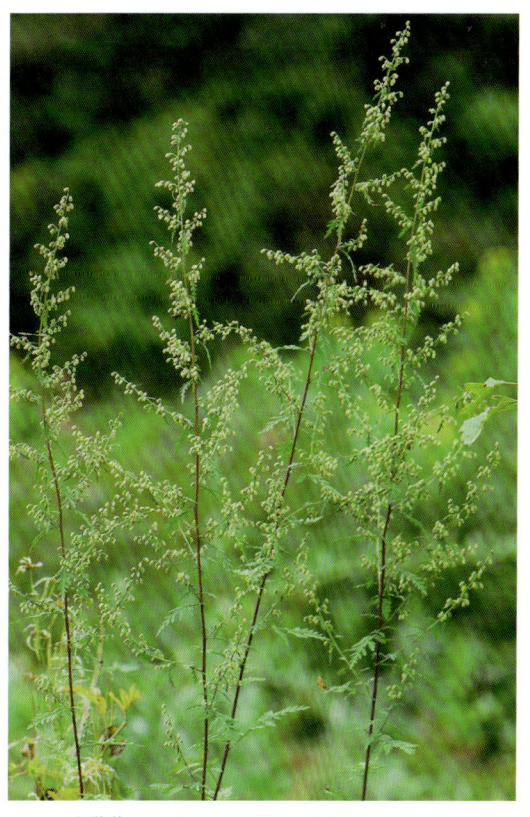

白莲蒿 Artemisia sacrorum Ledeb. var. sacrorum
摄影：周繇

triol-3α-O-β-D-glucopyranosyl-17-O-β-D-glucopyranoside)[4]；香豆素类：东莨菪内酯(scopoletin)，异秦皮定(isofraxidin)[3]，异东莨菪内酯(isoscopoletin)，七叶树内酯(esculetin)，5-甲氧基-7,8-亚甲二氧基香豆素(5-methoxy-7,8-methylendioxycoumarin)，8-甲氧基-6,7-亚甲二氧基香豆素(8-methoxy-6,7-methylenedioxycoumarin)[5]；苯丙素类：1,4-二咖啡酰奎宁酸(1,4-dicaffeylquinic acid)[2]，邻羟基肉桂酰基-β-D-吡喃葡萄糖苷(o-hydroxycinnamoyl-β-D-glucopyranoside)[3]。

药理作用　抗过敏作用：白莲蒿提取物腹腔注射，可降低48/80诱导的小鼠全身过敏反应，抑制组胺释放，降低小鼠死亡率；抑制小鼠被动皮肤过敏反应；并可抑制化合物48/80或IgE诱导的大鼠组胺释放。白莲蒿提取物体外可降低化合物48/80提高的大鼠腹腔肥大细胞中Ca^{2+}水平，抑制TNF-α和IL-6的基因表达，抑制PMA+A23187引起的p38MAPK的活化、IkBα的降解和p65NF-kB的易位[1]。

保肝作用：白莲蒿水提液经大孔吸附树脂分离、50%乙醇洗脱得到的上清液灌胃，均可抑制CCl_4、对乙酰氨基酚致肝损伤小鼠血清ALT、AST升高，抑制肝组织SOD活性降低、MDA含量升高，减轻肝病理损伤[2]。白莲蒿超临界萃取物和水提液灌胃，可拮抗CCl_4致小鼠急性肝损伤，降低小鼠血清中AST、ALT含量[3]。

抗细菌作用：白莲蒿水煎液体外对金黄色葡萄球菌有抑制作用[4]。

抗肿瘤作用：白莲蒿水提液经大孔吸附树脂分离、95%乙醇洗脱得到的洗脱液体外可抑制人肝癌细胞HepG2增殖[2]。

抗氧化作用：白莲蒿地上部分所含化合物绿原酸体外可清除DPPH自由基[5]。

其他作用：白莲蒿提取物体外可通过激活AMPK信号通道抑制3T3-L1细胞内的脂肪生成[6]。

注评　本种为吉林药品标准（1977）收载"万年蒿"的基源植物，药用其干燥地上部分。朝鲜族用其全草治黄疸、妇女内寒症。

化学成分参考文献

[1] 张德志. 广东微量元素科学, 2006, 13(5): 59-63.
[2] 张德志. 天然产物研究与开发, 1998, 10(4): 34-37.
[3] 吴立军, 等. 沈阳药学院学报, 1994, 11(1): 54-56.
[4] Li X, et al. *J Nat Prod*, 1990, 53(3): 657-661.
[5] 张德志, 等. 中草药, 1989, 20(11): 487-489.

药理作用及毒性参考文献

[1] Kim SH, et al. *Exp Biol Med*, 2005, 230(1): 82-88.
[2] 李红梅. 万年篙抗肝损伤活性部位研究 [学位论文]. 延边：延边大学, 2008.
[3] 朴光春, 等. 时珍国医国药, 2007, 18(7): 1646-1647.
[4] 张德志. 天然产物研究与开发, 1998, 10(4): 34-37.
[5] Kim SS, et al. *Arch Pharm Res*, 1997, 20(2): 148-154.
[6] Yuan HD, et al. *Int J Mol Med*, 2011, 27(4): 531-536.

10b. 灰莲蒿（变种）（中国植物志）　万年蒿、万年蓬（辽宁），铁杆蒿（东北），供蒿（吉林）

Artemisia sacrorum Ledeb. var. **incana** (Besser) Y. R. Ling in Bull. Bot. Res., Harbin 8(4): 13. 1988.——*A. messerschmidtiana* Besser var. *incana* Besser（英 **Incanous Artemisia**）

本变种与模式变种的区别在于本变种叶面初时被灰白色短柔毛，后毛脱落，背面密被灰白色短柔毛。

分布与生境　产于国内分布区同模式变种。也分布于朝鲜、日本、蒙古。

药用部位　全草。

功效应用　清热解毒，凉血止血。用于肝炎，肠痈，小儿惊风，阴虚潮热，创伤出血。

10c. 密毛白莲蒿（变种）（中国植物志） 白万年蒿（内蒙古植物志）

Artemisia sacrorum Ledeb. var. **messerschmidtiana** (Besser) Y. R. Ling in Bull. Bot. Res., Harbin 8(4): 13. 1988.——*A. messerschmidtiana* Besser（英 **Messerschmisdt's Artemisia**）

本变种与模式变种的区别在于本变种叶两面密被灰白色或淡灰黄色短柔毛。

分布与生境 产地同模式变种，生于低海拔地区的山坡、路旁等。也分布于朝鲜、日本、蒙古、阿富汗、俄罗斯。

药用部位 全草。

功效应用 清热解毒，利湿。用于湿热黄疸。

化学成分 地上部分含单萜类：樟脑(camphor)，1,8-桉叶素(1,8-cineole)[1]；倍半萜类：β-石竹烯(β-caryophyllene)[1]；黄酮类：芫花素(genkwanin)，芹菜素-7,4'-二-*O*-甲醚(apigenin-7,4'-di-*O*-methyl ether)，棕矢车菊素(jaceosidin)[2]；香豆素类：东莨菪内酯(scopoletin)，东莨菪苷(scopoloside)[2]；苯丙素类：绿原酸(chlorogenic acid)[2]；其他类：橡胶木醇▲(quebrachitol)，2,4-二羟基-6-甲氧基苯乙酮-4-*O*-β-D-葡萄糖苷(2,4-dihydroxy-6-methoxyacetophenone-4-*O*-β-D-glucoside)[2]。

化学成分参考文献

[1] Cha JD. *J Bacteriol Virol*, 2007, 37(3): 129-136.

[2] Kim AR, et al. *Phytother Res*, 2004, 18(1): 1-7.

11. 毛莲蒿（中国高等植物图鉴） 老羊蒿、结白蒿（四川、云南西部），万年蒿（中国高等植物图鉴），万年蓬、结血蒿（全国中草药汇编），蛟子艾（广西）

Artemisia vestita Wall. ex Besser in Nouv. Mém. Soc. Imp. Naturalistes Moscou 3: 25. 1834.——*A. sacrorum* Ledeb. var. *vestita* (Wall. ex Besser) Kitam.（英 **Hairy Wormwood**）

半灌木状草本或小灌木状。高达 1.2 m。茎、枝紫红色或红褐色，被蛛丝状微柔毛。下部与中部叶卵形、椭圆状卵形或近圆形，长 (2–) 3.5–7.5 cm，2–3 回栉齿状分裂，第一回全裂或深裂，侧裂片 4–6 枚，裂片长椭圆形、披针形或楔形，第二回为深裂，小裂片小，近椭圆形，长 1–2 mm，有时裂齿上有 1–2 枚小锯齿，中轴两侧有栉齿状小裂片，叶柄长 0.8–2 cm，基部有假托叶；上部叶小，栉齿状羽状深裂或浅裂；苞片叶分裂或不分裂。头状花序多数，球形或半球形，径 2.5–3.5 (–4) mm，排成总状、复总状或近穗状花序，常在茎枝上组成圆锥花序；总苞片 3–4 层，内、外层近等长，外层总苞片卵状披针形或长卵形，背面被灰白色短柔毛；中肋明显，中、内层总苞片卵形或宽卵形，中层总苞片背面疏短柔毛，雌花 6–10 朵，两性花 13–20。瘦果长圆形或倒卵状椭圆形。花果期 8–11 月。

分布与生境 产于河北、河南、山西、陕西、甘肃、青海、新疆、西藏、四川、湖北西北部、贵州、云南及广西西北部，生于低海拔至 4000 m 的山坡、草地、灌丛或林缘。也分布于印度北部、巴基斯坦北部、尼泊尔及克什米尔地区。

药用部位 全草。

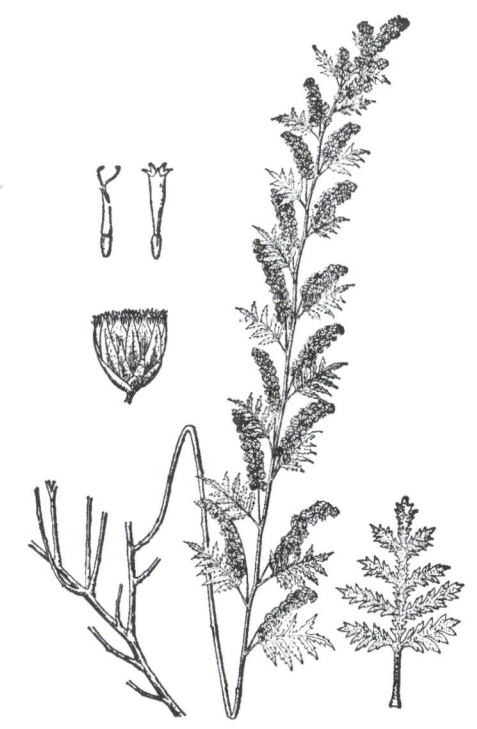

毛莲蒿 Artemisia vestita Wall. ex Besser
引自《中国高等植物图鉴》

功效应用 清热解毒，除蒸。用于瘟疫发热，劳热骨蒸。

化学成分 叶含挥发油：1,8-桉叶素(1,8-cineole)，蒿酮(artemisia ketone)，蒿属醇(artemisia alcohol)[1]。

地上部分含倍半萜类：牛蒿灵▲(taurin)，1,11-二-表-蒿倍半萜素(1,11-bis-epi-artesin)，魁蒿内酯(yomogin)[2]；黄酮类：5,7,3',4'-四羟基-6,8-二甲氧基黄酮(5,7,3',4'-tetrahydroxy-6,8-dimethoxyflavone)，5,7,3',4'-四羟基-6-甲氧基黄酮(5,7,3',4'-tetrahydroxy-6-methoxyflavone)，5,6,3',4'-四羟基-7-甲氧基黄酮(5,6,3',4'-tetrahydroxy-7-methoxyflavone)[2]，刺槐素(acacetin)，芹菜素(apigenin)，线叶蓟尼酚▲(cirsilineol)，6-甲氧基小麦黄素(6-methoxytricin)，滨蓟素(cirsimaritin)，粗毛豚草素(hispidulin)，棕矢车菊素(jaceosidin)，柳穿鱼黄素(pectolinarigenin)，槲皮素(quercetin)[3]；三萜类：蒲公英赛醇乙酸酯(taraxerol-3β-acetate)，无羁萜(friedelin)，α-香树脂醇[2]；香豆素类：东莨菪内酯(scopoletin)，7-羟基-6,8-二甲氧基香豆素(7-hydroxy-6,8-dimethoxy coumarin)[2]；苯丙素类：异阿魏酸(isoferulic acid)，咖啡酸(caffeic acid)[2]；挥发油类：主要成分为墨西哥棉铃象虫醇▲(grandisol)，1,8-桉叶脑(1,8-cineol)，樟脑(camphor)[4]。

药理作用 免疫抑制作用：毛莲蒿乙醇提取物和水提物灌胃，均可对抗三硝基氯苯(PCl)致小鼠迟发型超敏反应；乙醇提取物体外可抑制ConA诱导小鼠脾T淋巴细胞增殖及CD25的表达；水提物体外可抑制ConA诱导小鼠脾T淋巴细胞增殖和IL-2的产生[1-2]。

抗过敏作用：毛莲蒿提取物棕矢车菊素体外和体内腹腔注射均可对抗PCl诱导的小鼠耳肿胀，抑制T细胞增殖和活化，下调IFN-γ/STAT1/T-bet信号通路[3]。

抗肿瘤作用：毛莲蒿提取物粗毛豚草素皮内注射和体外均可抑制小鼠体内植入的胰腺癌细胞增殖，抑制血管生成[4]。

注评 本种为"结血蒿"的基源植物，药用其干燥全草。藏族用地上部分治风湿性关节炎、炭疽病、"黄水"病。

化学成分参考文献

[1] Chowdhury AR. *J Essent Oil-Bearing Plants*, 2003, 6(3): 210-213.

[2] 白银娟, 等. 中国药学杂志, 1997, 32(8): 462-465.

[3] Yin Y, et al. *J Ethnopharmacol*, 2008, 120(1): 1-6.

[4] Chu, SS, et al. *Biochem System Ecol*, 2010, 38(4): 489-492.

药理作用及毒性参考文献

[1] Yin Y, et al. *J Ethnopharmacol*, 2008, 120(1): 1-6.

[2] Wang J, et al. *Int Immunopharmacol*, 2005, 5(2): 407-415.

[3] Yin Y, et al. *Eur J Pharmacol*, 2011, 651(1-3): 205-211.

[4] He L, et al. *Cancer Sci*, 2011, 102(1): 219-225.

12. 细裂叶莲蒿（中国高等植物图鉴） 两色万年蒿（内蒙古植物志），铁杆蒿（陕西），白蒿（云南），白莲蒿（中国植物图鉴）

Artemisia gmelinii Weber ex Stechm., Dissert. De Artem. 30. 1775.——*A. sacrorum* Ledeb.（英 **Gmelin's Wormwood**）

半灌木状草本。高10–40 (–80) cm，紫红色；茎、枝初被灰白色绒毛。叶上面初被灰白色柔毛，常有白色腺点或凹皱纹，下面密被灰或淡灰黄色蛛丝状柔毛，下部、中部与营养枝叶卵形或三角状卵形，长2–4 cm，2–3回栉齿状羽状分裂，第一至二回羽状全裂，侧裂片4–5枚对，小裂片栉齿状短线形或短线状披针形，先端尖，边缘具数枚小栉齿，叶柄长0.8–1.3 cm，基部有栉齿状假托叶；上部叶1–2回栉齿状羽状分裂，苞片叶栉齿状羽状分裂，披针形或披针状线形。头状花序近球形，径3–4 (–6) mm，排成穗状花序或穗状花序式的总状花序，并在茎上组成总状窄圆锥花序；外层总苞片背面被灰白色柔毛或近无毛，花序托半球形；雌花10–12；两性花40–60。瘦果长圆形。花果期8–10月。

分布与生境 产于吉林东部、内蒙古、河北、陕西北部、宁夏、甘肃、青海、新疆、西藏、四川及云南西北部，生于海拔 1500-4900 m 的山坡、草原、半荒漠草原、草甸、灌丛、砂质地及滩地等。也分布于中亚、阿富汗、印度北部、尼泊尔、巴基斯坦、蒙古及俄罗斯。

药用部位　全草。

功效应用　清热解毒，凉血止血。用于肠痈，泄泻，小儿惊风，创伤出血。

化学成分　嫩枝含香豆素类：东莨菪内酯(scopoletin)[1]。

地上部分含黄酮类：7,4'-二甲基芹菜素(7,4'-dimethylapigenin)，5,7,4'-三羟基-6,3'-二甲氧基黄酮(5,7,4'-trihydroxy-6,3'-dimethoxy-flavone)，刺槐素(acacetin)，毡毛美洲茶素▲(velutin)[2]；香豆素类：东莨菪素[2]；苯丙素类：咖啡酸(caffeic acid)[2]；单萜类：艾醇(yomogi alcohol)，1,8-桉叶素(1,8-cineole)，樟脑(camphor)，蒿属醇乙酸酯(artemisia alcohol acetate)，菊烯乙酸酯(chrysanthenyl acetate)[3]。

注评　本种为部颁药品标准·蒙药（1998年版）和内蒙古蒙药材标准（1986）收载"铁杆蒿"（蒙药名：哈日—西巴嘎）的基源植物，药用其干燥地上部分。仫佬族、藏族和蒙古族用药。仫佬族用叶治刀伤、阴道生疮；藏族用全草治炭疽病、脉病；蒙古族用全草治脑刺痛、痧症、痘疹、虫牙、"发症"、结喉、皮肤瘙痒、疥。

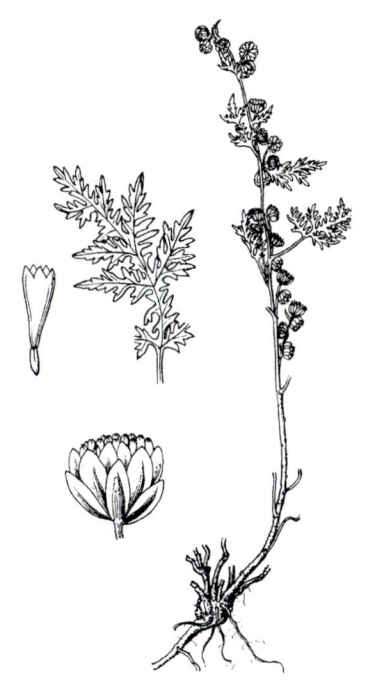

细裂叶莲蒿 Artemisia gmelinii Weber ex Stechm.
闫翠兰　绘

化学成分参考文献

[1] Velikanova VI, et al. *Him Prir Soedin*, 1972, 5: 643.

[2] Chemesova II, et al. *Him Prir Soedin*, 1983, 3: 384-385.

[3] Khanina MA, et al. *Khimiya Rastitel'nogo Syr'ya*, 2000, 3: 77-84.

13. 裂叶蒿（东北植物检索表）　条蒿（东北），深山菊蒿（吉林）

Artemisia tanacetifolia L., Sp. Pl. 848. 1753.（英 **Tansyleaf Wormwood**）

多年生草本。茎少数或单生，高 50-70 (-90) cm，上部分枝，基上部与分枝被短柔毛。叶质薄，背面初时密被白色短绒毛，下部与中部叶椭圆状长圆形或长圆形，长 3-12 cm，宽 1.5-5 (-8) cm，2-3回栉齿状的羽状分裂，第一回全裂，每裂片 6-8 对，叶柄长 3-12 cm，基部有小型假托叶；上部叶 1-2 回栉齿状羽状全裂；苞片叶线形或线状披针形。头状花序球形或半球形，排成密集或稍疏散穗状花序，在茎上再组成圆锥花序；总苞背面无毛或初被稀疏绒毛；雌花 8-15；两性花 30-40，花冠檐部背面有柔毛。瘦果椭圆状倒卵形。花果期 7-10 月。

分布与生境　产于黑龙江、吉林、辽宁、内蒙古、河北、山西、宁夏、甘肃、青海东北部及新疆北部，生于中、低海拔地区的森林草原、草原、草甸、林缘及灌丛。也分布于蒙古、朝鲜、哈萨克斯坦、俄罗斯、欧洲及北美阿拉斯加、加拿大。

药用部位　全草。

功效应用　清肝利胆，消肿解毒。用于湿热黄疸，疮疡痈肿。

化学成分　叶含香豆素类：蒿宁▲(artanin)，裂叶蒿酚▲(lacarol)，甲基裂叶蒿酚▲(methyllacarol)，去氧裂叶蒿酚▲(desoxylacarol)，8-(4-羟基-3-甲基丁酰氧基)-7-甲氧基-5-(3-甲基-2-丁烯酰氧基)-香豆素{8-(4-hydroxy-3-methylbutoxy)-7-methoxy-5-[(3-methyl-2-butenyl)oxy]-coumarin}，裂叶蒿素▲(lacinartin)，7-甲氧基-8-(3-甲基-2-丁烯酰氧基)-香豆素[7-methoxy-8-(3-methyl-2-butenyloxy)-coumarin][1]。

化学成分参考文献

[1] Szabo G, et al. *Phytochemistry*, 1985, 24(3): 537-541.

14. 臭蒿（中国高等植物图鉴） 海定蒿（俗称），牛尾蒿（甘肃），狼尾巴蒿（青海）

Artemisia hedinii Ostenf. in S. Hedin, S. Tibet., Bot. 6(3): 41, pl. 3. f. 1. 1922.（英 **Hedin's Wormwood**）

　　一年生草本。茎、枝无毛或被腺毛状柔毛。叶下面被柔毛；基生叶密集成莲座状，长椭圆形，2 回栉齿状羽状分裂，侧裂片 20 余对，小裂片具栉齿，叶柄短或近无柄；下部与中部叶长椭圆形，长 6–12 cm，2 回栉齿状羽状分裂，每侧裂片 5–10，叶轴与叶柄两侧具栉齿，下部叶柄长 4–5 cm，中部叶柄长 1–2 cm，上部叶与苞片叶 1 回栉齿状羽状分裂，头状花序半球形或近球形，排成密穗状花序，在茎上组成圆锥花序，总苞片背面无毛或有柔毛，边缘紫褐色，膜质，花序托凸起；雌花 3–8；两性花 15–30。瘦果长圆状倒卵圆形。花果期 7–10 月。

分布与生境　产于内蒙古南部、宁夏、甘肃、青海、新疆、西藏、四川、云南西北部及贵州中部，生于海拔 2000–4800 (–5000) m 的湖边草地、河滩、砾质坡地、田边、路旁或林缘。也分布于印度、巴基斯坦、尼泊尔、克什米尔地区、塔吉克斯坦。

药用部位　全草。

功效应用　清热利湿，解毒消肿。用于湿热黄疸，痈肿毒疮，湿疹疥癣，毒蛇咬伤。

化学成分　地上部分含倍半萜类：反式-β-金合欢烯(*trans*-β-farnesene)，木香酸(costic acid)，文昌酸▲(vachanic acid)，异木香酸(isocostic acid)，9β-乙酰氧基-4,5-去氢-4(15)-二氢木香酸[9β-acetoxy-4,5-dehydro-4(15)-dihydrocostic acid]，[2*R*-(2α,4α,4aα,8aβ)]-4-(乙酰氧基)十氢-8a-羟基-4a-甲基-α,8-二(亚甲基)-2-萘乙酸{[2*R*-(2α,4α,4aα,8aβ)]-4-(acetyloxy)decahydro-8a-hydroxy-4a-methyl-α,8-bis(methylene)-2-naphthaleneacetic acid}，[2*S*-(2α,4α,4aα)]-4-(乙酰氧基)-1,2,3,4,4a,5,6,7-八氢-8-(羟甲基)-4a-甲基-α-亚甲基-2-萘乙酸{[2*S*-(2α,4α,4aα)]-4-(acetyloxy)-1,2,3,4,4a,5,6,7-octahydro-8-(hydroxymethyl)-4a-methyl-α-methylene-2-naphthaleneacetic acid}，[2*S*-(2α,4α,4aα,7β)]-4-(乙酰氧基)-1,2,3,4,4a,5,6,7-八氢-7-羟基-4a,8-二甲基-α-亚甲基-2-萘乙酸{[2*S*-(2α,4α,4aα,7β)]-4-(acetyloxy)-1,2,3,4,4a,5,6,7-octahydro-7-hydroxy-4a,8-

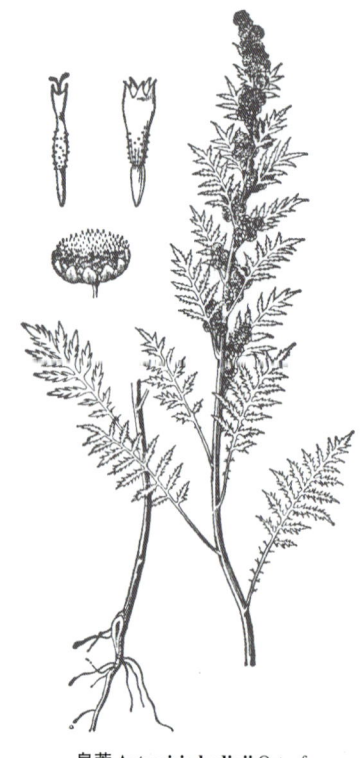

臭蒿 Artemisia hedinii Ostenf.
引自《中国高等植物图鉴》

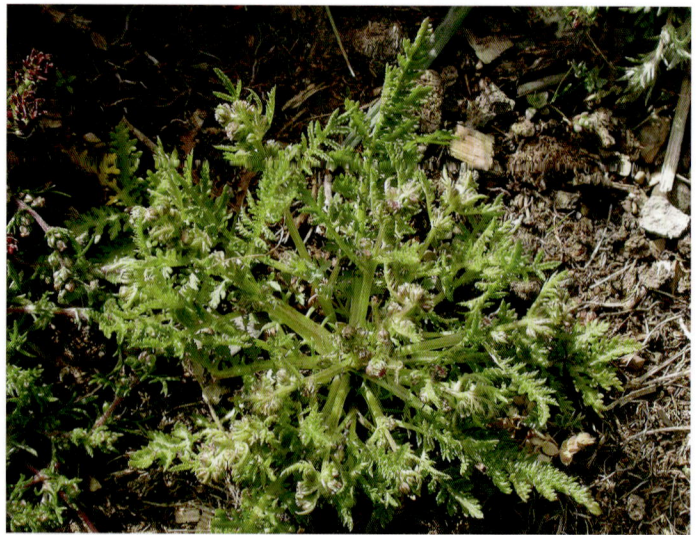

臭蒿 Artemisia hedinii Ostenf.
摄影：林秦文

dimethyl-α-methylene-2-naphthaleneacetic acid}，[1a*R*-(1aα,4aα,5α,7α,8a*S*)]-5-(乙酰氧基)八氢-1a,4a-二甲基-α-亚甲基-3*H*-萘[1,8a-b]环氧乙烷-7-乙酸{[1a*R*-(1aα,4aα,5α,7α,8a*S*)]-5-(acetyloxy)octahydro-1a,4a-dimethyl-α-methylene-3*H*-naphth[1,8a-b]oxirene-7-acetic acid}，[2*R*-(2α,4α,4aα,8aβ)]-4-(乙酰氧基)十氢-8a-氢过氧-4a-甲基-α,8-二(亚甲基)-2-萘乙酸{[2*R*-(2α,4α,4aα,8aβ)]-4-(acetyloxy)decahydro-8a-hydroperoxy-4a-methyl-α,8-bis(methylene)-2-naphthaleneacetic acid}，[2*R*-(2α,4α,4aα,8aβ)]-十氢-4,8a-二羟基-4a-甲基-α,8-二(亚甲基)-2-萘乙酸{[2*R*-(2α,4α,4aα,8aβ)]-decahydro-4,8a-dihydroxy-4a-methyl-α,8-bis(methylene)-2-naphthaleneacetic acid}，[1a*S*-(1aα,4aβ,5β,7β,8a*S*)]-5-(乙酰氧基)八氢-1a,4a-二甲基-α-亚甲基-3*H*-萘[1,8a-b]环氧乙烷-7-乙酸{[1a*S*-(1aα,4aβ,5β,7β,8a*S*)]-5-(acetyloxy)octahydro-1a,4a-dimethyl-α-methylene-3*H*-naphth[1,8a-b]oxirene-7-acetic acid}[1]；单萜类：α-蒎烯(α-pinene)，芳樟醇乙酸酯(linalyl acetate)[1]。

注评 本种为部颁药品标准·藏药（1995年版）收载"臭蒿"（藏药名：桑子那布）的基源植物，药用其干燥地上部分。藏族、蒙古族也药用，藏族用地上部分治急性黄疸肝炎，胆囊炎；蒙古族名"乌木黑—希日乐吉"，治黄疸，肝胆热。

化学成分参考文献

[1] Tan RX, et al. *Ind J Chem*, 1995, 34B(6): 565-568.

15. 青蒿（植物学大辞典） 草蒿[神农本草经（部分）]，廪蒿（日本植物图鉴），茵陈蒿（汉英韵府），邪蒿（救荒本草），香蒿（俗称）

Artemisia carvifolia Buch.-Ham. ex Roxb., Fl. Ind., ed. 1832, 3: 422. 1832.——*A. apiacea* Hance（英 **Calery Wormwood**）

15a. 青蒿（模式变种）

Artemisia carvifolia Buch.-Ham. ex Roxb. var. **carvifolia**

一年生草本。高达1.5 m，无毛。叶两面无毛；基生叶、下部叶3回栉齿状羽状分裂，叶柄长；中部叶长圆形、长圆状卵形或椭圆形，长5–15 cm，2回栉齿状羽状分裂，1回全裂、侧裂片4–6对，中轴与裂片羽轴有小锯齿，叶柄长达1 cm，基部有半抱茎的假托叶；上部叶与苞片叶1或2回栉齿状羽状分裂，无柄。头状花序近半球形，径3.5–4 mm，具短梗，基部有线形小苞叶，穗状总状花序组成圆锥花序；总苞片背面无毛；雌花1–20；两性花30–40。瘦果长圆形。花果期6–9月。

分布与生境 产于吉林、辽宁、河北、山西、河南、山东、江苏南部、安徽、浙江、福建、江西、湖北、湖南、广东、广西、贵州、云南、四川及陕西南部，生于低海拔湿润河岸砂地、山谷、林缘或路旁。也分布朝鲜、日本、越南北部、缅甸、印度北部及尼泊尔。

药用部位 根、全草、果实。

功效应用 全草：清热，解暑，除蒸。用于温病，暑热，痨热骨蒸，疟疾，泄泻，黄疸，疥疮，瘙痒。根：清热，止血。用于痨热骨蒸，关节酸痛，便血。果实：清热，明目，杀虫。用于痨热骨蒸，恶疮，疥癣，风疹。

化学成分 花含香豆素类：7-异戊烯氧基-8-甲氧基香豆素(7-isopentenyloxy-8-methoxycoumarin)，7-羟基-8-甲氧基香豆素(7-hydroxy-8-methoxycoumarin)，瑞香素(daphnetin)[1]。

地上部分含倍半萜类：[3*S*-[3α,6α(1*R*,2*R*)]]-四氢-6-(2-羟基-4-甲基-3-环己烯-1-基)-2,2,6-三甲基-3-乙酸酯-2*H*-吡喃-3-醇{[3*S*-[3α,6α(1*R*,2*R*)]]-tetrahydro-6-(2-hydroxy-4-methyl-3-cyclohexen-1-yl)-2,2,6-trimethyl-3-acetate-2*H*-pyran-3-ol}，[1*R*-[1α,2β,3α(2*S*,5*S*)]]-3-[5-(乙酰氧基)四氢-2,6,6-三甲基-2*H*-吡喃-2-基]-6-亚甲基-1,2-环己烷二醇{[1*R*-[1α,2β,3α(2*S*,5*S*)]]-3-[5-(acetyloxy)tetrahydro-2,6,6-trimethyl-2*H*-pyran-2-yl]-6-methylene-1,2-cyclohexanediol}[2]；香豆素类：[1*S*-(1α,4aβ,6β,8aα)]-7-[(十氢-6-羟基-5,5,8a-三甲基-2-亚甲基-1-萘基)甲氧基]-6,8-二甲氧基香豆素{[1*S*-(1α,4aβ,6β,8aα)]-7-[(decahydro-6-hydroxy-5,5,8a-trimethyl-2-methylene-

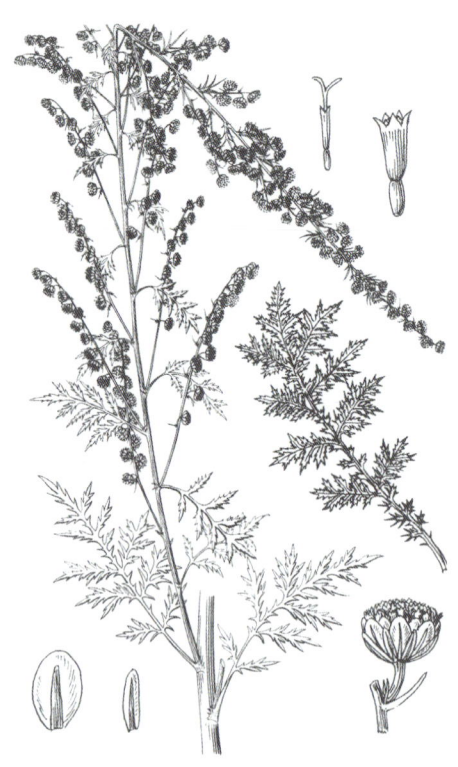

青蒿 Artemisia carvifolia Buch.-Ham. ex Roxb.var. **carvifolia**
引自《中国高等植物图鉴》

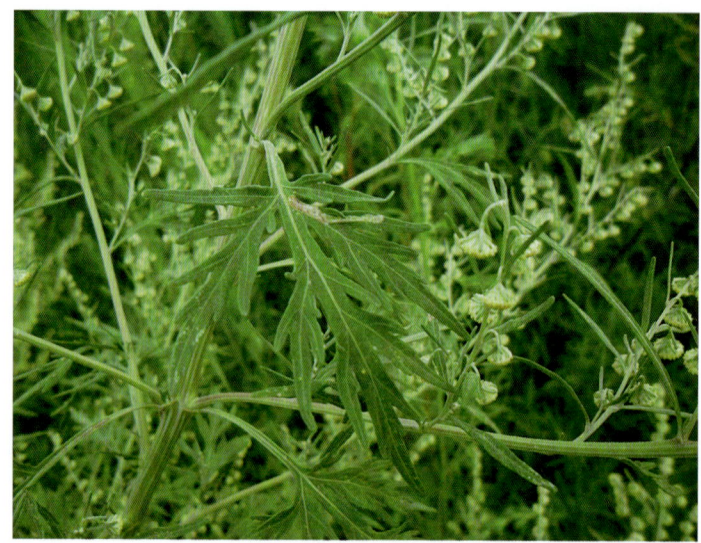

青蒿（模式变种）Artemisia carvifolia Buch.-Ham. ex Roxb.var. **carvifolia**
摄影：肇谡

1-naphthalenyl)methoxy]-6,8-dimethoxy-coumarin}[2]。

全草含黄酮类：青蒿黄酮▲(apicin)[3]，槲皮素-3-O-β-D-半乳糖苷(quercetin-3-O-β-D-galactoside)，异鼠李素-3-O-β-D-半乳糖苷(isorhamnetin-3-O-β-D-galactoside)[4]，芹菜素(apigenin)，仙人掌苷(cacticin)[5]；香豆素类：5,6,7-三甲氧基香豆素(5,6,7- trimethoxycoumarin)，6-甲氧基-7,8-亚甲二氧基香豆素(6-methoxy-7,8-methylenedioxycoumarin)[6]，茵陈蒿素▲C (artemicapin C)[5]，6,7-二甲氧基香豆素(6,7-dimethoxycoumarin)，5,6-二甲氧基-7,8-亚甲二氧基香豆素(5,6-dimethoxy-7,8-methylenedioxycoumarin)，青蒿米宁▲(arteminin)[7]，5,8-二甲氧基香豆素(5,8-dimethoxycoumarin)[8]，7,8-二甲氧基香豆素(7,8-dimethoxycoumarin)，7,8-亚甲二氧基香豆素(7,8-methylenedioxycoumarin)，7-甲氧基香豆素(7-methoxycoumarin)，7-异戊烯氧基-8-甲氧基-香豆素(7-isopentenyloxy-8-methoxycoumarin)[9]，7,8-二甲氧基异香豆素(7,8-dimethoxyisocoumarin)，5,6-二甲氧基异香豆素(5,6-dimethoxyisocoumarin)，5,8-二甲氧基异香豆素(5,8-dimethoxyisocoumarin)[10]；三萜类：α-香树脂醇(α-amyrin)，β-香树脂醇(β-amyrin)[6]；胺类：N^1,N^5,N^{10}-三对香豆酰亚精胺(N^1,N^5,N^{10}-tri-p-coumaroylspermidine)[11]；苯丙素类：3,5-二咖啡酰奎宁酸(3,5-dicaffeoylquinic acid)，1,3-二咖啡酰奎宁酸(1,3-dicaffeoylquinic acid)，3,5-二咖啡酰奎宁酸甲酯(methyl 3,5-dicaffeoylquinate)[11]；甾体类：蒿甾醇▲(artemisterol)[6]。

茎和叶含香豆素类：裂叶蒿素▲(lacinartin)[12]。基香豆素(7-methoxycoumarin)，7-异戊烯氧基-8-甲氧基-香豆素(7-isopentenyloxy-8-methoxycoumarin)[9]，7,8-二甲氧基异香豆素(7,8-dimethoxyisocoumarin)，5,6-二甲氧基异香豆素(5,6-dimethoxyisocoumarin)，5,8-二甲氧基异香豆素(5,8-dimethoxyisocoumarin)[10]；三萜类：α-香树脂醇(α-amyrin)，β-香树脂醇(β-amyrin)[6]；甾体类：蒿甾醇▲(artemisterol)[6]。

茎和叶含香豆素类：裂叶蒿素▲(lacinartin)[11]。

药理作用 抗病毒作用：N^1,N^5,N^{10}-三对香豆酰亚精胺体外可抑制 HIV-1 蛋白酶的表达[1]。

细胞毒作用：青蒿地上部分甲醇提取物木脂素类成分体外对 Meth-A 细胞有细胞毒性[2]。

菊科 COMPOSITAE

注评 本种为中药材"青蒿"的异物同名品，不能与抗疟疾作用的"青蒿"等同药用，参见黄花蒿 Artemisia annua L.。

化学成分参考文献

[1] Shimomura H, *Chem Pharm Bull*, 1980, 28(1): 347-348.
[2] Mericli AH, et al. *Planta Med*, 1988, 54(5): 463-464.
[3] Lee SJ, et al. *Bull Korean Chem Soc*, 2006, 27(8): 1225-1226.
[4] Kim KS, et al. *Nat Prod Sci*, 2005, 11(1): 10-12.
[5] Lee S, et al. *Arch Pharm Res*, 2002, 25(3): 285-288.
[6] Lee SJ, et al. *J Asian Nat Prod Res*, 2008, 10(4): 281-283.
[7] Kim KS, et al. *Fitoterapia*, 2002, 73(3): 266-268.
[8] Doepke W, et al. *Z Chem*, 1990, 30(10): 375-376.
[9] 吴崇明，等．中草药，1985, 16(6): 242-243.
[10] Phan TS, et al. *Tap Chi Hoa Hoc*, 1984, 22(4): 7-9.
[11] Ma CM, et al. *Chem Pharm Bull*, 2001, 49(7): 915-917.
[12] Doepke W, et al. *Pharmazie*, 1990, 45(9): 696-697.

药理作用及毒性参考文献

[1] Chao-mei MA, et al. *Chem Pharm Bull*, 2001, 49(7): 915-917.
[2] Chao-mei MA, et al. *Chem Pharm Bull*, 2001, 49(2): 183-187.

15b. 大头青蒿（变种）（中国植物志） 大花青蒿（云南中药名录）

Artemisia carvifolia Buch.-Ham. ex Roxb. var. **schochii** (Mattf.) Pamp. in Nuovo Giorn Bot. Ital. n. s. 34: 649. 1927.——*A. schochii* Mattf., *A. apiacea* Hance var. *schochii* (Mattf.) Hand.-Mazz.（英 **Bighead Calerywormwood**）

本变种与模式变种的区别在于头状花序径 4.5–7 mm，排成总状花序状，总苞片开花后放射状张开；叶侧裂片近楔形。

分布与生境 产于江苏、江西、湖北、湖南、广东、广西、贵州及云南。

药用部位 全草。

功效应用 清热，解暑，除蒸。用于温病发热，疔疮疖肿，热毒血痢，风湿痹痛。用于温病，暑热，痨热骨蒸，疟疾，黄疸，疥疮，瘙痒。

16. 黄花蒿（本草纲目） 草蒿（神农本草经），臭蒿（日华本草），狈蒿（蜀本草），臭黄蒿（内蒙古），黄香蒿（江苏），秋蒿、香苦草（上海），香蒿（江西），苦蒿（四川、云南）

Artemisia annua L., Sp. Pl. 847. 1753.——*Artemisia annua* L. f. *macrocephala* Pamp.（英 **Sweet Wormwood, Sweet Yarrow**）

一年生草本；有浓烈的挥发性香气。高 100–200 cm，多分枝；茎、枝、叶两面及总苞片背面无毛或初时背面微有极稀疏短柔毛，后脱落无毛。叶纸质，绿色；茎下部叶宽卵形或三角状卵形，绿色，两面具细小脱落性的白色腺点及细小凹点，3–4 回栉齿状羽状深裂，侧有裂片 5–8 (–10) 对，再次分裂，叶柄长 1–2 cm，基部有半抱茎的假托叶；中部叶 2–3 回栉齿状的羽状深裂，具短柄；上部叶与苞片叶 1–2 回栉齿状羽状深裂，近无柄。头状花序球形，多数，有短柄，基部有线形的小苞叶，排成总状或复总状花序，并在茎上组成尖塔形的圆锥花序；总苞片 3–4 层，内、外层近等长，外层总苞片卵形或狭长椭圆形，中肋绿色，边膜质，中、内层总苞片宽卵形或卵形，花序托凸起，半球形，花深黄色，雌花 10–18 朵，花冠狭管状；两性花 10–30 朵，结实或中央少数花不结实，花冠管状。瘦果小，椭圆状卵形。花果期 8–11 月。

分布与生境 遍及全国。生于海拔 1500–3000 m 的地区、草原、森林草原、半荒漠地、路旁、山坡、林缘等处。也分布于欧洲、亚洲、地中海及非洲北部、加拿大及美国。

药用部位 根、全草、果实。

功效应用 全草：清虚热，除骨蒸，解暑热，截疟，退黄。用于温邪伤阴，夜热早凉，阴虚发热，骨蒸劳热，暑邪发热，疟疾寒热，湿热黄疸。果实：清热明目，杀虫。用于劳热骨蒸，痢疾，恶疮，疥

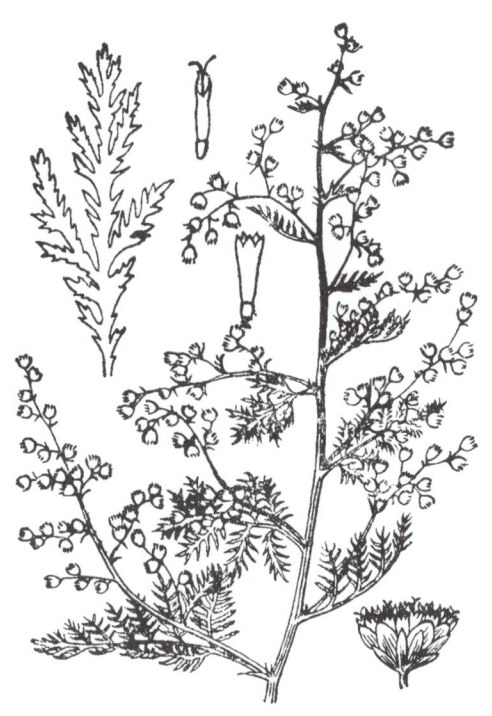

黄花蒿 Artemisia annua L.
引自《中国高等植物图鉴》

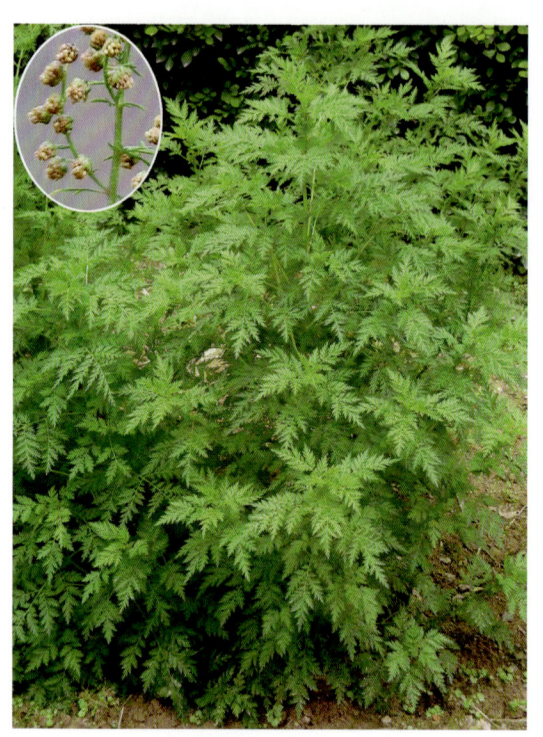

黄花蒿 Artemisia annua L.
摄影：王祝年

癣，风疹。根：用于劳热，骨蒸，关节酸痛，大便下血。

化学成分　叶含倍半萜类：青蒿素(artemisinin)，青蒿乙素(arteannuin B)，3α-羟基-1-去氧青蒿素(3α-hydroxy-1-deoxyartemisinin)，青蒿酸(artemisinic acid)[1]，二氢青蒿酸(dihydroartemisinic acid)[2]，$3\alpha,5\beta$-二羟基-$4\alpha,11$-环氧二去甲杜松烷($3\alpha,5\beta$-dihydroxy-$4\alpha,11$-epoxybis-norcadinane)[3]；黄酮类：蒿黄素(artemetin)，槲皮万寿菊素-3,7,3',4'-四甲醚(quercetagetin-3,7,3',4'-tetramethyl ether)，金腰素(chrysosplenetin)，金腰酚D (chrysosplenol D)[1]；香豆素类：东莨菪内酯(scopoletin)，东莨菪苷(scopoloside)[1]。

地上部分含倍半萜类：($1E,4\alpha,4a\alpha,8a\alpha$)-2-[3,4,4a,5,6,8a-六氢-4,7-二甲基-1(2H)-萘亚甲基]-丙醛{($1E,4\alpha,4a\alpha,8a\alpha$)-2-[3,4,4a,5,6,8a-hexahydro-4,7-dimethyl-1(2H)-naphthalenylidene]-propanal}，1,2,4a,5,6,7,8,8a-八氢-5-(1-羟基-1-甲基乙基)-3,8-二甲基-2-萘酸酯[1,2,4a,5,6,7,8,8a-octahydro-5-(1-hydroxy-1-methylethyl)-3,8-dimethyl-2-naphthalenyl ester]，八氢-1-甲基-6-亚甲基-4-(1-甲基乙烯基)-2(1H)-萘酮[octahydro-1-methyl-6-methylene-4-(1-methylethyl)-2(1H)-naphthalenone][4]；单萜类：蒿酮(artemisia ketone)，桉叶素(cineole)，樟脑(camphor)[4]。

全草含倍半萜类：青蒿甲素(arteannuin A)，脱氧青蒿素(deoxyartemisnin; hydroarteannuin)[5]；黄酮类：5-羟基-3,6,7,3',4'-五甲氧基黄酮(5-hydroxy-3,6,7,3',4'-pentamethoxyflavone)，5-羟基-3,6,7,4'-四甲氧基黄酮(5-hydroxy-3,6,7,4'-tetramethoxyflavone)[6]，槲皮万寿菊素-6,7,3',4'-四甲基醚(quercetagetin-6,7,3',4'-tetramethyl ether)，槲皮万寿菊素-6,7,4'-三甲基醚(quercetagetin-6,7,4'-trimethyl ether)，蒿黄素[7]；酰胺类：橙黄胡椒酰胺乙酸酯(aurantiamide acetate)[6]。

毛状根含倍半萜类：(Z)-7-乙酰氧基-甲基-11-甲基-3-亚甲基-十二碳-1,6,10-三烯[(Z)-7-acetoxy-methyl-11-methyl-3-methylene-dodeca-1,6,10-triene][8]。

药理作用　解热作用：黄花蒿茎叶水煎剂灌胃，对酵母致热大鼠有解热作用，可缩短大鼠发热时程[1]。黄花蒿地上部分乙醇提取物分离得到的青蒿素、青蒿酸、青蒿素乙、东莨菪内酯、紫花牡荆素灌胃，均可对抗酵母致大鼠发热[2]。黄花蒿总香豆素可降低正常家兔及内生致热源致热模型家兔体温，抑制肝、腓肠肌组织钠泵活性，降低发热家兔血液及脑脊液 PGE_2 水平[3]。

抗炎作用：黄花蒿中的东莨菪内酯具有体内抗炎作用[4]。青蒿素可增加腹腔注射雨蛙素致胰腺炎模型大鼠体内胰腺腺泡细胞凋亡指数，降低髓过氧化物酶活性；体外实验可增加胰腺腺泡细胞凋亡指数及caspase-3活性，降低乳酸脱氢酶和淀粉酶的活性，减轻急性胰腺炎[5]。

调节免疫作用：黄花蒿乙醇提取物可抑制ConA、脂多糖、卵白蛋白致卵白蛋白免疫小鼠脾细胞增殖，抑制血清中卵白蛋白特异性抗体IgG、IgG1、IgG2b生成；体外可抑制ConA和脂多糖致正常小鼠脾细胞增殖[6]。青蒿素透皮给药可抑制DNFB所致迟发型超敏反应小鼠耳肿胀，降低免疫

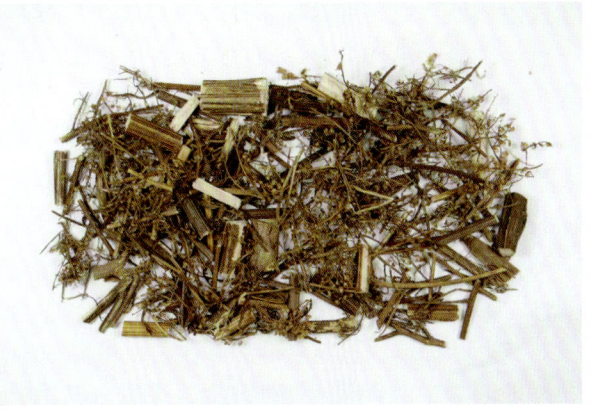

青蒿 Artemisiae annuae Herba
摄影：钟国跃

器官脾指数和胸腺指数，增加耳组织中TGF-$β_1$含量；体外可抑制ConA诱导的T细胞增殖，抑制Th_1细胞中T-bet基因表达，上调GATA-3的mRNA水平，从而调节Th_1和Th_2免疫应答[7]。黄花蒿青蒿素腹腔注射或腿部肌内注射，均可抑制绵羊红细胞诱发的小鼠迟发型超敏反应，减少初次免疫小鼠脾细胞中免疫特异玫瑰花结数和溶血空斑数，体外可提高淋巴细胞转化率[8-10]。黄花蒿茎叶提取物青蒿多糖体外可诱导小鼠脾淋巴细胞转化增殖，促进淋巴细胞分泌IFN-γ、IL-2，促进腹腔巨噬细胞分泌TNF-α[11]。黄花蒿全草石油醚、乙醚、乙酸乙酯、乙醇及水提取物均可抑制免疫应答，对补体经典途径、化学发光分析实验及T淋巴细胞增殖实验均有活性[12]。青蒿素局部外涂，可通过调节Treg/Th17免疫平衡，降低ROR-γt表达、下调IL-6及IL-17水平，增加Foxp3表达并促进Treg产生，减弱STAT3的磷酸化活性，对DNFB诱导的ACD小鼠有免疫治疗作用[13]。青蒿素灌胃，可抑制二硝基氟苯所致小鼠迟发型超敏反应，抑制小鼠耳肿胀、单核细胞浸润、IFN-γ及细胞间黏附分子-1（ICAM-1）的表达[14]。

抗过敏作用：黄花蒿水提物灌胃，可抑制卵清蛋白致敏小鼠小肠过敏反应，缓解小肠炎症反应，稳定小肠上皮细胞线粒体内、外膜[15]。

抗心肌缺血作用：青蒿素体外对离体大鼠心肌缺血再灌注损伤具有保护作用，可改善缺血再灌注后的心肌功能，增加冠脉流量，减少LDH和CPK的漏出，使SOD活性升高和MDA含量降低及减轻心肌超微结构损伤[16]。

抗心律失常作用：青蒿素灌胃，可对抗大鼠乌头碱、冠脉结扎和电刺激所诱发的心率失常，改善大鼠垂体后叶素引起的S-T段变化和大鼠心率变慢；对抗哇巴因致豚鼠心律失常[17-19]；青蒿素可阻断离体家兔心室肌细胞钾通道电流；对离体非洲蛙卵母细胞注射Kir 2.1cRNA后，青蒿素灌注可降低Kir 2.1钾通道电流，其抗心律失常作用可能与有效阻断Kir 2.1钾通道电流有关[20]。

抗肺损伤作用：青蒿素灌胃，可降低盲肠结扎穿孔术致脓毒症模型大鼠肺组织局部的内毒素水平，抑制TNF-α和IL-6等促炎细胞因子的表达和释放，减轻肺组织损伤[21]。

抗溃疡作用：黄花蒿乙醇粗提物、富含倍半萜内酯的部位灌胃，均可抑制吲哚美辛、无水乙醇或低温应激致大鼠胃溃疡[22]。青蒿素灌胃，可降低利血平型模型小鼠胃溃疡指数，降低无水乙醇型模型小鼠胃溃疡指数及血清MDA含量[23]。

抗菌作用：黄花蒿乙醇提取物乙酸乙酯组分、正己烷组分和正丁醇组分体外均对金黄色葡萄球菌、大肠埃希菌和黑曲霉有抑制活性[24]。青蒿素体外对大肠埃希菌、枯草芽孢杆菌均具有抑制作用[25]。黄花蒿茎叶挥发油体外对空肠肠球菌、酵母菌、白色念珠菌、大肠埃希菌、金黄色葡萄球菌、枯草芽孢杆菌、青霉和黑曲霉有抑制作用[26-27]。

抗寄生虫作用：青蒿素灌胃，可对抗小鼠感染鼠疟，抑制猴疟[28-30]。青蒿素体外可抑制恶性疟原虫无性体生长[31]，认为青蒿素抗疟机制与疟原虫的膜系结构被破坏有关[32]。氯化高铁血红素(hemin)是青蒿素抗疟作用的重要因子，其对产生疟色素的红内期原虫有效，但不能杀灭不产生色素的肝内期

和蚊内期原虫以及成熟配子体，其原因之一就是 hemin 起了关键作用，青蒿素与原虫内的 hemin 反应产生活性氧，活性氧导致原虫膜系统的损害，虫代谢功能紊乱直至死亡[33]。青蒿素对小鼠体内血吸虫成虫有杀灭作用[34]。

抗病毒作用：黄花蒿中的青蒿素对流感病毒 A_3 型京科 79-2 株有抗病毒作用[7]。青蒿素体外可抑制牛病毒性腹泻病毒致牛胚胎气管上皮细胞死亡[35]。青蒿素体外可阻断感染柯萨奇 B 组 3 型病毒的 HeLa 细胞内病毒吸附和病毒复制，抑制柯萨奇 B 组 3 型病毒核酸复制和蛋白表达[36]。

抗肿瘤作用：黄花蒿水提物静脉注射，可延长 VX2 肺癌模型兔的存活时间，抑制 VX2 肺癌肿瘤活性，抑制肿瘤增殖和转移[37]。青蒿素灌胃，可减轻实体瘤 S_{180} 小鼠和移植性肝癌 Heps 小鼠瘤重[38]。黄花蒿茎叶提取物青蒿多糖静脉注射，可抑制小鼠移植性实体瘤 Eac、肝癌 Heps 和 S_{180} 的生长[39]。黄花蒿提取物中的青蒿素和槲皮万寿菊素 -6,7,3',4'- 四甲基醚体外均可抑制人白血病细胞 P_{388}、人肺癌细胞 A_{549}、人结肠癌细胞 HT_{29}、人乳腺癌细胞 MCF_7 和 KB 肿瘤细胞活性[40]。黄花蒿中的倍半萜烯 (Z)-7- 乙酰氧基 - 甲基 -11- 甲基 -3- 亚甲基 - 十二碳 -1,6,10- 三烯体外可抑制人卵巢癌细胞 HO8910、人肺癌细胞 95-D、人肝癌细胞、人宫颈癌 HeLa 细胞增殖[41]。青蒿素体外可抑制人胆管癌 QBC939 细胞生长并诱导细胞凋亡，对人宫颈癌 HeLa 细胞有抑制作用[42-43]。青蒿素对人胃癌细胞株 BGC-823 的生长、侵袭和趋化运动能力有抑制作用[44]。青蒿素灌胃，可抑制 Lewis 肺癌细胞接种致肺癌移植瘤模型小鼠肺湿重、肺转移发生率和肺转移结节数升高，提高小鼠存活率[45]。青蒿素对不完全弗氏佐剂致淋巴管瘤模型小鼠淋巴管内皮细胞的体外生长有抑制作用[46]。

对泌尿系统的作用：青蒿素体外可抑制大鼠肾小球系膜细胞增殖，增强 Caspase-3 活性，促进肾小球系膜细胞凋亡[47]。

抗氧化作用：黄花蒿乙醇提取物氯仿萃取部位的黄酮类化合物体外对过氧化自由基有抑制活性，抑制以 AAPH 为过氧化自由基发生物的氧化过程[48]。黄花蒿叶水提液体外可清除 $O_2^-\cdot$、H_2O_2、$\cdot OH$[49]。青蒿素体外可对抗 NADPH/VitC 诱发大鼠肝微粒体脂质过氧化损伤[50]。

抗辐射作用：青蒿素体外可提高 $^{60}Co\gamma$ 射线照射后 p53 功能突变的人乳腺癌细胞 MDA-MB-435 的微核率和微核细胞率[51]。

细胞毒作用：青蒿素体外可抑制正常人成纤维细胞 GM0970 生长[43]。

抗内毒素作用：黄花蒿提取物可降低内毒素血症小鼠死亡率[52]。

其他作用：青蒿素体外可抑制大鼠主动脉平滑肌细胞增殖，促进其凋亡，并降低 ^3H- 胸腺嘧啶脱氧核苷掺入率[53]。

毒性及不良反应 黄花蒿提取物青蒿素灌胃，小鼠 LD_{50} 为 3800 mg/kg；肌肉注射，小鼠 LD_{50} 为 838 mg/kg，大鼠 LD_{50} 为 2645 mg/kg，鸽最大耐受量 (MTD) 为 125mg/kg、LD 为 250 mg/kg，豚鼠 MTD 为 250 mg/kg、LD 为 500 mg/kg；兔 MTD 为 500 mg/kg、LD 为 1000 mg/kg；猫 MTD 为 250 mg/kg、LD 为 500 mg/kg；狗 MTD 为 250 mg/kg；静脉注射，小鼠 LD_{50} 为 631 mg/kg，大鼠 LD_{50} 为 1100 mg/kg，鸽 MTD 为 50 mg/kg、LD 为 150 mg/kg，兔 MTD 为 300 mg/kg、LD 为 500 mg/kg，狗 MTD 为 50 mg/kg、TD 为 100 mg/kg、LD 为 250 mg/kg[54]。青蒿素 35 mg/kg、75 mg/kg 灌胃，对各孕期大鼠均有毒性，妊娠后期敏感性较低，可见胚胎着床后损失率升高、前妊娠蛋白量和睾酮降低[55]。青蒿素 15 mg/kg、30 mg/kg 灌胃，对孕期大鼠有胚胎毒性及致畸作用，延迟胎仔的发育[56]。黄花蒿茎叶提取物青蒿多糖给小鼠尾静脉注射，LD_{50} 为 423.8894 mg/kg[39]。

注评 本种为历版中国药典收载"青蒿"的基源植物，药用其干燥地上部分。"青蒿"原名"草蒿"（别名青蒿），始载《神农本草经》，古今均有异物同名现象；李时珍《本草纲目》将古"草蒿"分列为"青蒿"与"黄花蒿"两种，但未将截疟作用从原草蒿文献中分出归于黄花蒿下，是一个失误。我国和日本学者认同黄花蒿 A. annua L. 与青蒿 A. carvifolia Buch.-Ham. ex Roxb. (A. apiacea Hance) 古代均称"青蒿"或"草蒿"，二者是异物同名的关系；蒿属植物中仅黄花蒿含抗疟有效成分青蒿素。目前"青蒿"的主流品种是黄花蒿，主产于重庆、湖北、浙江、江苏、广西等地，野生或栽培；重庆和广西有栽培基地，用于提取生产青蒿素。此外，同属植物青蒿 A. carvifolia Buch.-Ham. ex Roxb.、猪毛蒿 A. scoparia Waldst. et Kit.、茵陈蒿 A. capillaris Thunb.、牡蒿 A. japonica Thunb. 等 10 余种植物的干燥地上部分也混入"青蒿"使用，应为其混淆品。仫佬族、阿昌族、藏族、侗族、白族、景颇族、傈僳族、毛南族、苗族、蒙古族族、怒族、畲族、维吾尔族、瑶族、彝族、壮族和土家族等也药用，主要用途同功效应用项。

化学成分参考文献

[1] 陈靖, 等. 沈阳药科大学学报, 2008, 25(11): 866-870.
[2] Wallaart TE, et al. *J Nat Prod*, 1999, 62(3): 430-433.
[3] Tewari A. *Ind J Chem*, 2003, 42B(7): 1782-1785.
[4] Ahmad A, et al. *Phytochemistry*, 1994, 37(1): 183-186.
[5] 田樱, 等. 中草药, 1982, 13(6): 9-11.
[6] 屠呦呦, 等. 中草药, 1985, 16(5): 200-201.
[7] 刘鸿鸣, 等. 药学学报, 1981, 16(1): 65-67.
[8] Zhai DD, et al. *Phytomedicine*, 2010, 17(11): 856-861.

药理作用及毒性参考文献

[1] 黄修齐. 安徽农业科学, 2010, 38(9): 4581-4582.
[2] 李兰芳, 等. 中国实验方剂学杂志, 2009, 15(12): 65-67.
[3] 宫毓静, 等. 中国实验方剂学杂志, 2008, 14(12): 49-52.
[4] 黄黎, 等. 中国中药杂志, 1993, 18(1): 44-48, 63-64.
[5] 张伟辉, 等. 中国普外基础与临床杂志, 2007, 14(4): 388-391.
[6] Zhang YX, et al. *Immunopharmacol Immunotoxicol*, 2009, 31(4):625-630.
[7] 李覃, 等. 中国药理学通报, 2011, 27(6): 848-854.
[8] Noori S, et al. *Int Immunopharmacol*, 2004, 4(10-11): 1301-1306.
[9] 钱瑞生, 等. 中医杂志, 1981, (6): 63-66.
[10] 林性玉, 等. 上海免疫学杂志, 1984, 4(6): 348-351.
[11] 薛明, 等. 中成药, 2008, 30(8): 1211-1213.
[12] Kroes BH, et al. *Phytother Res*, 1995, 9(8): 551-554.
[13] 李覃, 等. 中国药理学通报, 2011, 27(9): 1240-1244.
[14] 莫正魁, 等. 昆明医学院学报, 2005, (4): 55-59.
[15] 高艺花, 等. 吉林医学, 2008, 29(7): 531-533.
[16] 孙丽红, 等. 中国中药杂志, 2007, 32(15): 1547-1551.
[17] 王慧珍, 等. 中国药理学通报, 1998, 14(1): 94.
[18] 邱晓红, 等. 黑龙江医药, 2001, 14(4): 271-272.
[19] 杜敏智, 等. 中国药学杂志, 2003, 38(5): 372.
[20] 周晋, 等. 药学学报, 1999, 34(8): 569-572.
[21] 曹红卫, 等. 第三军医大学学报, 2007, 29(10): 951-954.
[22] Dias PC, et al. *Phytother Res*, 2001, 15(8): 670-675.
[23] 曲香芝, 等. 延边大学医学学报, 2010, 33(2): 96-97.
[24] 张佳, 等. 江苏农业科学, 2009, (3): 138-139.
[25] 文学. 人参研究, 2009, (4): 38-39.
[26] Juteau F, et al. *Fitoterapia*, 2002, 73(6): 532-535.
[27] 熊运海, 等. 食品科学, 2010, 31(7): 135-139.
[28] 省寄生虫病防治研究所黄花蒿研究现场实验组. 山东医药, 1979, (7): 22-24.
[29] 中医研究院中药研究所. 新中医学杂志, 1979, (1): 23-25.
[30] 胡昌仁, 等. 中国药理学报, 1989, 10(5): 434-436.
[31] 叶祖光, 等. 药学能报, 1982, 17(4): 55-57.
[32] 叶祖光, 等. 中医杂志, 1982, 23(4): 65-67.
[33] 王京燕. 中草药, 1994, 25(3): 152-155.
[34] 陈德基, 等. 中华医学杂志, 1980, 60(7): 422-425.
[35] Romero MR, et al. *Planta Med*, 2006, 72(13): 1169-1174.
[36] 马培林, 等. 中国地方病学杂志, 2004, 23(5): 403-405.
[37] 张会军, 等. 第四军医大学学报, 2008, 29(16): 1455-1457.
[38] 路景涛, 等. 安徽医药, 2007, 11(1): 14-15.
[39] 薛明, 等. 时珍国医国药, 2008, 19(4): 937-938.
[40] Zheng GQ. *Planta Med*, 1994, 60(1): 54-57.
[41] Zhai DD, et al. *Phytomedicine*, 2010, 17(11): 856-61.
[42] 郑梦薇, 等. 中国药业, 2008, 17(11): 15.
[43] 曾静, 等. 苏州大学学报（医学版）. 2009, 29(2): 337-338.
[44] 郭晓姝, 等. 长治医学院学报, 2008, 22(5): 330-332.
[45] 郭燕, 等. 第四军医大学学报, 2007, 28(4): 357-360.
[46] 郭燕, 等. 武汉大学学报（医学版）, 2007, 28(2): 192-195.

[47] 吴喜利，等. 中药材，2010, 33(3): 407-410.
[48] 杨国恩，等. 中药材，2009, 32(11): 1683-1686.
[49] 罗佩卓，等. 广西中医药，2007, 30(6): 51-52.
[50] 范欣生，等. 中国生化药物杂志，1999, 20(6): 295-296.
[51] 刘杨，等. 辐射研究与辐射工艺学报，2009, 27(6): 365-368.
[52] 谭余庆，等. 中国中药杂志，1999, 24(3): 166-171, 192.
[53] 周志明，等. 心肺血管病杂志，2005, 24(2): 109-110, 113.
[54] 赵一，等. 广西中医药，1979, 2(1): 45-46.
[55] Boareto AC, et al. *Reprod Toxicol*, 2008, 25(2): 239-246.
[56] 万红平，等. 中药新药与临床药理，2008, 19(1): 25-28.

17. 湿地蒿（中国高等植物图鉴）

Artemisia tournefortiana Rchb., Iconogr. Bot. Exot 1: 6, t. 5. 1827.（英 **Welland Wormwood**）

一年生草本。高达 1.5 m。茎、枝初被白色柔毛。叶两面初被毛；茎下部与中部叶长卵状椭圆形或长圆形，长 5–18 cm，2 回栉齿状羽状分裂，侧裂片 5–8 对，叶柄长 2–6 cm，基部有假托叶；上部叶具短柄，1–2 回栉齿状羽状深裂；苞片叶无柄，羽状深裂或不裂。头状花序多数，宽卵圆形或近球形，在茎上部短分枝上排成密集短穗状花序。在茎上组成圆锥花序；总苞片背面突起，无毛；雌花 10–20，两性花 10–15。瘦果椭圆状卵圆形。花果期 8–11 月。

分布与生境 产于新疆北部及西部，生于海拔 800–1500 m 的滩地、山谷或坡地。也分布于蒙古、阿富汗、伊朗、土耳其、巴基斯坦北部、克什米尔地区、哈萨克斯坦、吉尔吉斯斯坦、塔吉克斯坦及俄罗斯高加索。

药用部位 全草。

功效应用 清热解毒，消炎，止血。用于痈肿疮疡。

化学成分 地上部分含倍半萜类：湿地蒿酮▲(tournipherone)[1]，4β(H)-桉叶烷[4β(H)-eudesmane]，[3aS-(3aα,5β,5aβ,9bα)]-3a,4,5,5a,6,7,8,9b-八氢-5-羟基-5a,9-二甲基-3-亚甲基-萘[1,2-b]呋喃-2(3H)-酮{[3aS-(3aα,5β,5aβ,9bα)]-3a,4,5,5a,6,7,8,9b-octahydro-5-hydroxy-5a,9-dimethyl-3-methylene-naphtho[1,2-b]furan-2(3H)-one}，[3aS-(3aα,5β,5aβ,9bα)]-5-乙酰氧基-3a,4,5,5a,6,7,8,9b-八氢-5a,9-二甲基-3-亚甲基-萘[1,2-b]呋喃-2(3H)-酮{[3aS-(3aα,5β,5aβ,9bα)]-5-(acetyloxy)-3a,4,5,5a,6,7,8,9b-octahydro-5a,9-dimethyl-3-methylene-naphtho[1,2-b]furan-2(3H)-one}，[2S-(2α,4aα,8aβ)]-十氢-4a-甲基-α,8-二(亚甲基)-4-氧代-2-萘乙酸{[2S-(2α,4aα,8aβ)]-decahydro-4a-methyl-α,8-bis(methylene)-4-oxo-2-naphthaleneacetic acid}，(2S-顺式)-1,2,3,4,4a,5,6,7-八氢-4a,8-二甲基-α-亚甲基-4-氧代-2-萘乙酸[(2S-cis)-1,2,3,4,4a,5,6,7-octahydro-4a,8-dimethyl-α-methylene-4-oxo-2-naphthaleneacetic acid]，9β-乙酰氧基桉叶-4,11(13)-二烯-12-酸[9β-acetoxyeudesma-4,11(13)-dien-12-oic acid]，9β-羟基桉叶-4,11(13)-二烯-12-酸[9β-hydroxyeudesma-4,11(13)-dien-12-oic acid]，[2S-(2α,4α,4aα,8aβ)]-4-(乙酰氧基)十氢-4a-甲基-α,8-二(亚甲基)-2-萘乙酸{[2S-(2α,4α,4aα,8aβ)]-4-(acetyloxy)decahydro-4a-methyl-α,8-bis(methylene)-2-naphthaleneacetic acid}，[2R-(2α,4α,4aα,8aβ)]-4-(乙酰氧基)十氢-8a-羟基-4a-甲基-α,8-二(亚甲基)-2-萘乙酸{[2R-(2α,4α,4aα,8aβ)]-4-(acetyloxy)decahydro-8a-hydroxy-4a-methyl-α,8-bis(methylene)-2-naphthaleneacetic acid}，[3S-(3α,3aα,5aβ,9bα)]-3a,5a,6,7,8,9b-六氢-3,5a,9-三甲基-萘[1,2-b]呋喃-2,5(3H,4H)-二酮{[3S-(3α,3aα,5aβ,9bα)]-3a,5a,6,7,8,9b-hexahydro-3,5a,9-trimethyl-naphtho[1,2-b]furan-2,5(3H,4H)-dione}[2]；其他类：(Z)-茼蒿素[(Z)-tonghaosu]，(E)-茼蒿素[(E)-tonghaosu][2]。

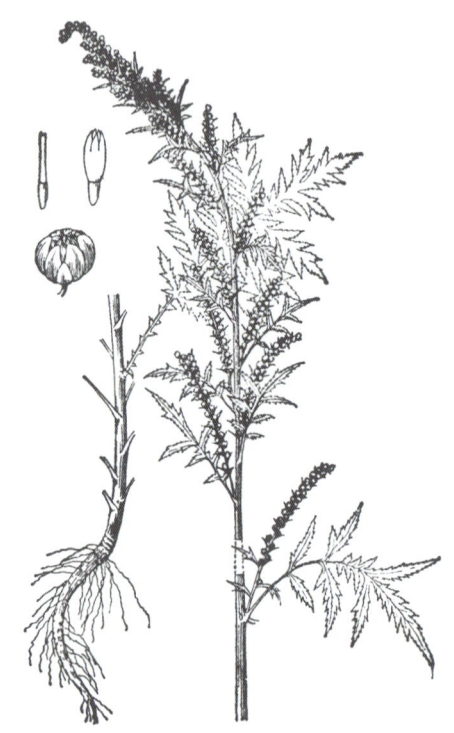

湿地蒿 **Artemisia tournefortiana** Rchb.
引自《中国高等植物图鉴》

菊科 COMPOSITAE

果实和叶含挥发油：7,11-二甲基-1,6,10-十二烷三烯(7,11-dimethyl-1,6,10-dodecatriene)，1R-α-蒎烯(1R-α-pinene)[3]。

化学成分参考文献

[1] Talzhanov N, et al. *Khimiya V Interesakh Ustoichivogo Razvitiya*, 2007, 15(5): 595-597.

[2] Sanz JF, et al. *Liebigs Ann Chem*, 1990, 6: 541-545.

[3] 张继，等. 四川大学学报（自然科学版），2004, 41(6): 1287-1289.

18. 山蒿（东北植物检索表） 岩蒿（内蒙古中草药），骆驼蒿（内蒙古）

Artemisia brachyloba Franch., Pl. David. 1: 171. 1884.（英 **Shortlobed Wormwood**）

亚灌木状草本或小灌木状。丛生，高达60 cm。茎、枝幼时被绒毛。叶上面无毛，下面被白色绒毛；基生叶卵形或宽卵形，2或3回羽状全裂；下部与中部叶宽卵形或卵形，长2-4 cm，2回羽状全裂，侧裂片3-4对，羽状全裂，侧小裂片2-5对，叶柄长0.5-1.3 cm；上部叶羽状全裂；苞片叶3裂或不裂。头状花序卵圆形或卵状钟形，排成短总状穗状花序，稀单生叶腋，在茎上组成圆锥花序；总苞片背面被灰白色绒毛；雌花10-15；两性花20-25。瘦果卵圆形。花果期7-10月。

分布与生境 产于吉林西部、辽宁西南部、内蒙古、河北北部、山西东北部、陕西、宁夏、甘肃。生于中、低海拔阳坡草地、砾质坡地、半荒漠草地、戈壁或石缝中。也分布于蒙古。

药用部位 全草。

功效应用 祛风除湿，清热消肿。用于风湿痹痛，偏正头痛，咽喉肿痛。

注评 本种为"岩蒿"的基源植物，药用其全草。蒙古族用全草治脑刺痛、痧症、痘疹。

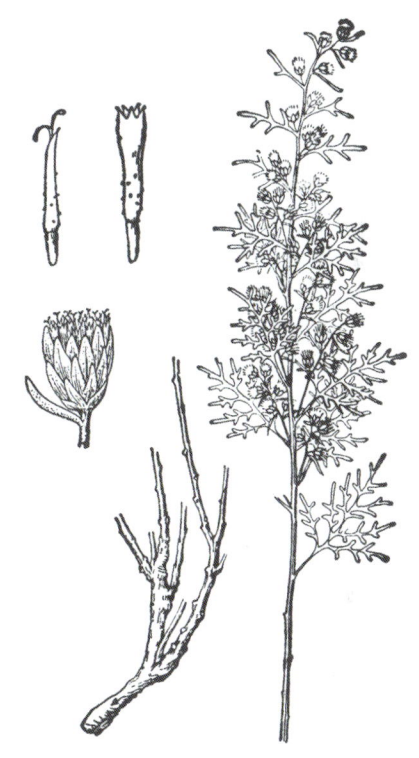

山蒿 Artemisia brachyloba Franch.
引自《中国高等植物图鉴》

19. 东北丝裂蒿（植物研究） 阿氏蒿（全国中草药汇编），丝叶蒿（内蒙古植物志）

Artemisia adamsii Besser in Nouv. Mém. Soc. Imp. Naturalistes Moscou 3: 27. 1834.（英 **Adam's Wormwood**）

多年生草本或半灌木状。高15-40 cm，暗褐色，茎上部分枝短；茎、枝幼时微被苍白色蛛丝状柔毛，后脱落，绿色。叶常被腺点及蛛丝状柔毛；下部叶与营养枝叶椭圆形或近圆形，2-3回羽状全裂，侧裂片3-4对，小裂片线形，先端尖或钝尖，叶柄长0.5-1 cm；茎中部叶卵圆形，1-2回羽状分裂，侧裂片3-4对，小裂片狭线形，叶柄短或近无柄；上部叶羽状全裂，无叶柄；苞片叶近掌状全裂，裂片狭线形。头状花序近球形，径2-3 mm，具短梗，排成短总状花序，并在茎的中上部排成狭窄的圆锥花序；总苞片3-4层，外层总苞片长椭圆形至长卵形，背面微被短柔毛，边缘膜质，中、内层略长，卵圆形或宽卵形，近无毛；雌花9-12朵，花冠狭圆锥状，背面有腺点；两性花35-45朵，结实或中央数朵不结实，花冠管状。瘦果长椭圆状倒卵形。花果期7-10月。

分布与生境 产于黑龙江西部及内蒙古东部。生于低海拔地区的河湖岸边的盐渍化草原或草甸地区及石质草原或小山坡。也分布于蒙古东部及西伯利亚东部。

药用部位 全草。

功效应用 清热解毒，健胃。用于风热咳嗽，咽喉肿痛，胃炎，呕吐，泄泻，结膜炎，乳蛾。

化学成分 地上部分含倍半萜类：α-没药醇(α-bisabolol)，树蒿素▲(arborescin)，去乙酰母菊素(deacetoxy-matricarin)，白蒿宁(sieversinin)，2β-羟基树蒿素▲(2β-hydroxyarborescin)，2α-羟基树蒿素▲(2α-hydroxyarborescin)，(11S)-愈创木-1(10),3-二烯醇-13,6α-内酯[(11S)-guaia-1(10),3-dieno-13,6α-lactone]，香橙-4β,10α-二醇(aromadendrane-4β,10α-diol)，哥贡蒿内酯▲(gorgonolide)，2,5,6,6a,7,9a-六氢-2-羟基-1,4a,7-三甲基-3H-环氧乙烷[8,8a]薁[4,5-b]呋喃-8(4aH)-酮{2,5,6,6a,7,9a-hexahydro-2-hydroxy-1,4a,7-trimethyl-3H-oxireno[8,8a]azuleno[4,5-b]furan-8(4aH)-one}，2,5,6,6a,7,9a-六氢-2-氢过氧-1,4a,7-三甲基-3H-环氧乙烷[8,8a]薁[4,5-b]呋喃-8(4aH)-酮{2,5,6,6a,7,9a-hexahydro-2-hydroperoxy-1,4a,7-trimethyl-3H-oxireno[8,8a]azuleno[4,5-b]furan-8(4aH)-one}，[1R-(1α,3aS,4aβ,6aα,7α,9aβ,9bα)]-5,6,6a,7,9a,9b-六氢-1-氢过氧-1,4a,7-三甲基-1H-环氧乙烷[8,8a]薁[4,5-b]呋喃-8 (4aH)-酮{[1R-(1α,3aS,4aβ,6aα,7α,9aβ,9bα)]-5,6,6a,7,9a,9b-hexahydro-1-hydroperoxy-1,4a,7-trimethyl-1H-oxireno[8,8a]azuleno[4,5-b]furan-8(4aH)-one}[1]；香豆素类：6,7-二甲氧基香豆素(6,7-dimethoxycoumarin)，6,7,8-三甲氧基香豆素(6,7,8-trimethoxycoumarin)[1]，东莨菪内酯(scopoletin)[2]；黄酮类：5,7,4'-三羟基-6,3'-二甲氧基黄酮(5,7,4'-trihydroxy-6,3'-dimethoxyflavone)，楔叶泽兰素(eupafolin)[2]。

注评 本种为部颁药品标准·藏药（1995年版）和藏药标准（1979）收载"阿氏蒿（藏药名：堪巴色保）"的干燥地上部分；治疗肺炎、胃炎、喉炎、扁桃体炎、结膜炎等。

化学成分参考文献

[1] Bohlmann F, et al. *Phytochemistry*, 1985, 24(5): 1003-1007.

[2] Chemesova II, *Khim Prir Soedin*, 1983, 3: 385-386.

20. 湘赣艾（植物研究） 湘赣蒿（中国中药资源志要）

Artemisia gilvescens Miq. in Ann. Mus. Bot. Lugduno-Batavi 2: 175. 1866.（英 **Gilvescens Wormwood**）

多年生草本。高达1.5 m，上半部分枝；茎、枝密被灰褐色绵毛。叶厚纸质，上面密被白色腺点，疏被灰白色蛛线状绵毛或近无毛，下面密被蛛丝状绵毛；下部叶卵形，长9–11 cm，羽状浅裂或深裂；中部叶长圆形或卵状椭圆形，长6–7 (–10) cm，3深裂，稀5裂，中裂片椭圆形，全缘或有1–2粗齿或浅裂齿，叶基部楔形，无假托叶；上部叶椭圆形，不裂。头状花序长圆球形，具短梗或无梗，排成总状或穗状花序，并在茎上组成开展的圆锥花序；总苞片3–4层，外层较小，卵形，中层总苞片椭圆形，内层总苞片长圆形或长椭圆形，总苞片背面被灰白色蛛丝状绵毛；雌花5–8；两性花7–13。瘦果椭圆形或倒卵圆形。花果期8–10月。

分布与生境 产于安徽西南部、江西、湖北东南部、湖南东部、陕西及四川东南部，生于低海拔地区的路旁、灌丛、林缘。也分布于日本。

药用部位 全草。

功效应用 散寒止痛，温经止血。用于少腹冷痛，月经不调，宫冷不孕，吐血，衄血，崩漏，妊娠下血；外治皮肤瘙痒。

化学成分 地上部分含倍半萜类：(4S,5S)-二氢-5-[(1R,2S)-2-羟基-2-甲基-5-氧代-3-环戊烯-1-基]-3-亚甲基-4-(3-氧代丁基)-2(3H)-呋喃酮{(4S,5S)-dihydro-5-[(1R,2S)-2-hydroxy-2-methyl-5-oxo-3-cyclopenten-1-yl]-3-methylene-4-(3-oxobutyl)-2(3H)-furanone}，(4S,5S)-二氢-5-[(1R,2R)-2-羟基-2-甲基-5-氧代-3-环戊烯-1-基]-3-亚甲基-4-(3-氧代丁基)-2(3H)-呋喃酮{(4S,5S)-dihydro-5-[(1R,2R)-2-hydroxy-2-methyl-5-oxo-3-cyclopenten-1-yl]-3-methylene-4-(3-oxobutyl)-2(3H)-furanone}，(4S,5S)-二氢-5-[(1S,2S)-2-羟基-2-甲基-5-氧代-3-环戊烯-1-基]-3-亚甲基-4-(3-氧代丁基)-2(3H)-呋喃酮{(4S,5S)-dihydro-5-[(1S,2S)-2-hydroxy-2-

methyl-5-oxo-3-cyclopenten-1-yl]-3-methylene-4-(3-oxobutyl)-2(3H)-furanone}，(4S,5S)-二氢-5-[(1S,2R)-2-羟基-2-甲基-5-氧代-3-环戊烯-1-基]-3-亚甲基-4-(3-氧代丁基)-2(3H)-呋喃酮{(4S,5S)-dihydro-5-[(1S,2R)-2-hydroxy-2-methyl-5-oxo-3-cyclopenten-1-yl]-3-methylene-4-(3-oxobutyl)-2(3H)-furanone}，8-乙酰蒿内酯▲(8-acetylarteminolide)，异裂环短舌匹菊内酯▲(isosecotanapartholide)，3-O-甲基异短舌匹菊内酯▲(3-O-methylisotanapartholide)，加拿蒿素▲(artecanin)[1]。

药理作用 抗细菌作用：湘赣艾倍半萜体外对耐甲氧西林金黄色葡菌球菌有抑制作用[1]。

化学成分参考文献
[1] Kawazoe K, et al. *J Nat Prod*, 2003, 66(4): 538-539.

药理作用及毒性参考文献
[1] Kawazoe K, et al. *J Nat Prod*, 2003, 66(4): 538-539.

21. 艾（植物名实图考） 艾蒿（尔雅、本草纲目），白蒿[神农本草经（部分）、本草纲目（部分）]，水台（尔雅），医草（名医别录），甜艾（本草求原），灸草（埤雅），海艾、白艾、蕲艾（本草纲目），阿及艾（江苏南部种子植物手册），家艾、艾叶、陈艾（中药俗称），大叶艾、祁艾（河北），艾叶（本草经集注），医草（名医别录）

Artemisia argyi H. Lév. et Vaniot in Repert. Spec. Nov. Regni Veg. 8: 138. 1910.（英 **Argy's Wormwood**）

21a. 艾（模式变种）

Artemisia argyi H. Lév. et Vaniot var. **argyi**

多年生草本或稍亚灌木状。高 80–150 (–250) cm，茎、枝被灰色蛛丝状柔毛。叶厚纸质，上面被灰白色柔毛，及白色腺点与小凹点，下面密被白色蛛丝状绒毛；基生叶具长柄；茎下部叶近圆形或宽卵形，羽状深裂，叶柄长 0.5–0.8 cm，中部叶卵形、三角状卵形或近菱形，长 5–8 cm，1–2 回羽状深裂或半裂，叶柄长 0.2–0.5 cm；上部叶与苞片叶羽状半裂、浅裂、3 深裂或不裂。头状花序椭圆形，排成穗状花序或复穗状花序，在茎常组成尖塔形窄圆锥花序；总苞片背面被灰白色蛛丝状绵毛；雌花 6–10；两性花 8–12。瘦果长卵圆形或长圆形。花果期 7–10 月。

分布与生境 产于黑龙江、吉林、辽宁、内蒙古、河北、山东、山西、陕西、宁夏、甘肃、青海、四川、贵州、广西、湖南、湖北、河南、安徽、江苏、浙江、福建及江西，生于低至中海拔的荒地、路旁、河边、山坡及林草原。也分布于蒙古、朝鲜、日本及俄罗斯远东地区。

药用部位 叶、果实。

功效应用 叶：温经止血，散寒止痛；外用祛湿止痒。用于吐血，衄血，崩漏，月经过多，胎漏下血，少腹冷痛，经寒不调，宫冷不孕；外治皮肤瘙痒。醋艾炭温经止血。用于虚寒性出血。果实：温肾壮阳。用于肾虚腰酸，阳虚内寒。

化学成分 叶含倍半萜类：艾蒿酮(moxartenone)，艾蒿内酯(moxartenolide)，石竹烯氧化物(caryophyllene oxide)，丁香烷二醇(clovanediol)[1]；三萜类：环木菠萝烯醇乙酸酯(cycloartenyl acetate)，欧洲桤木-5-烯-3β-乙酸酯(glut-5-en-3β-yl acetate)，环木菠萝-23-烯-3β,25-二醇(cycloart-23-ene-3β,25-diol)，环木菠萝-23-烯-3β,25-二醇-3-乙酸酯(cycloart-23-ene-3β,25-diol 3-acetate)，达玛-20,24-二烯-3β-乙酸酯(dammara-20,24-dien-3β-yl acetate)[1]；黄酮类：印度荆芥素▲(nepetin)[1]，半齿泽兰林素▲(eupatilin)，棕矢车菊素(jaceosidin)，蒙花苷(linarin)[2]；香豆素类：东茛菪内酯(scopoletin)[1]；苯丙素类：反式-邻羟基肉桂酸(*trans-o*-hydroxycinnamic acid)[1]。

地上部分含倍半萜类：11,13-二氢道氏艾素A (11,13-dihydroarteglasin A)[3]，艾蒿醇内酯▲(artemisolide)[4]；黄酮类：5,6-二羟基-7,3',4'-三甲氧基黄酮(5,6-dihydroxy-7,3',4'-trimethoxyflavone)，5,6,4'-三羟基-7,3'-二甲氧基黄酮(5,6,4'-trihydroxy7,3'-dimethoxyflavone)，5-羟基-3',4',6,7-四甲氧基黄

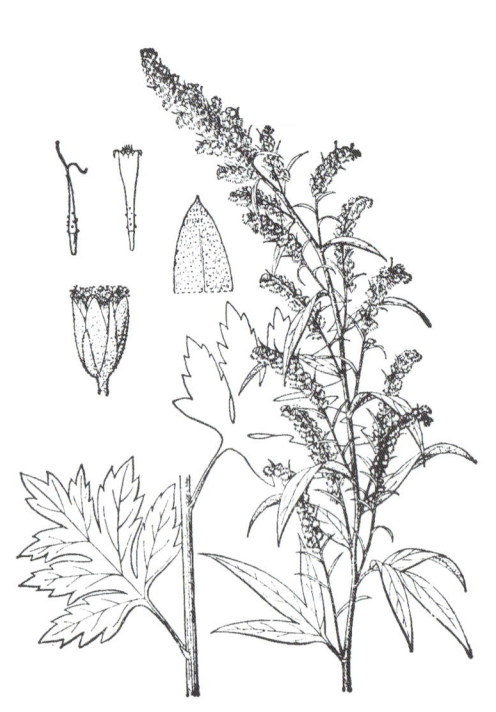

艾 **Artemisia argyi** H. Lév. et Vaniot var. **argyi**
引自《中国高等植物图鉴》

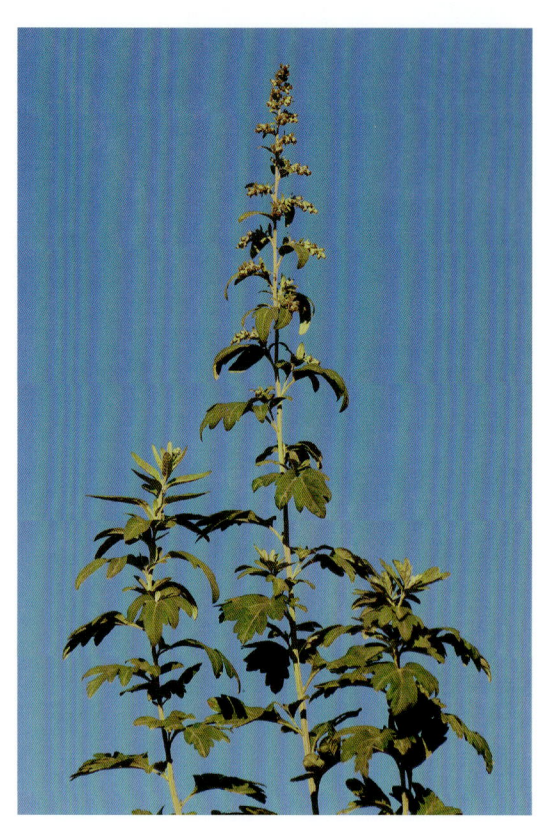

艾 **Artemisia argyi** H. Lév. et Vaniot var. **argyi**
摄影：周繇

酮(5-hydroxy-3',4',6,7-tetramethoxyflavone)，5,7,3'-三羟基-6,4',5'-三甲氧基黄酮(5,7,3'-trihydroxy-6,4',5'-trimethoxyflavone)，半日花鼬瓣花素▲(ladanein)，粗毛豚草素(hispidulin)[5]；三萜类：α-香树脂醇(α-amyrin)，β-香树脂醇(β-amyrin)，无羁萜(friedelin)，3β-甲氧基-9β,19-环羊毛甾烷-23(E)-烯-25,26-二醇[3β-methoxy-9β,19-cyclolanost-23(E)-en-25,26-diol][6]。

全草含倍半萜类：菊蒿内酯▲B (chrysartemin B)，加拿蒿宁▲(canin)，异三齿蒿素(isoridentin)[7]。

药理作用 镇静催眠作用：艾叶油给家兔腹腔注射，可致活动减少；小鼠灌胃，能延长戊巴比妥钠睡眠时间[1]。

镇痛作用：艾叶挥发油灌胃，对镇痛扭体法模型小鼠、甩尾法和子宫刺激法模型大鼠均有镇痛作用[2]。

抗炎作用：艾叶油灌胃，能增强小鼠对炎症渗出细胞的吞噬能力，增强网状内皮细胞的吞噬反应；抑制二甲苯引起的小鼠耳肿胀[2]。

抗过敏作用：艾叶油灌胃，对卵蛋白引起的豚鼠过敏性休克有保护作用，使休克潜伏期延长，动物死亡率降低。艾叶油在体外可抑制豚鼠肺组织释放组胺，抑制豚鼠肺组织、回肠、气管平滑肌释放 SRS-A [1,3]。艾叶油灌胃能抑制组胺致敏豚鼠气管 Schultz-Dale 反应；抑制组胺引起的豚鼠气管收缩；抑制大鼠被动皮肤过敏和 5-HT 引起的大鼠皮肤毛细血管通透性增强反应；拮抗 SRS-A 对豚鼠回肠的收缩[4]。艾叶挥发油灌胃，可对抗卵蛋白(OVA)、氢氧化铝和灭活百日咳杆菌皮下注射致敏、10% 的卵蛋白生理盐水溶液滴鼻激发所建模型大鼠变应性

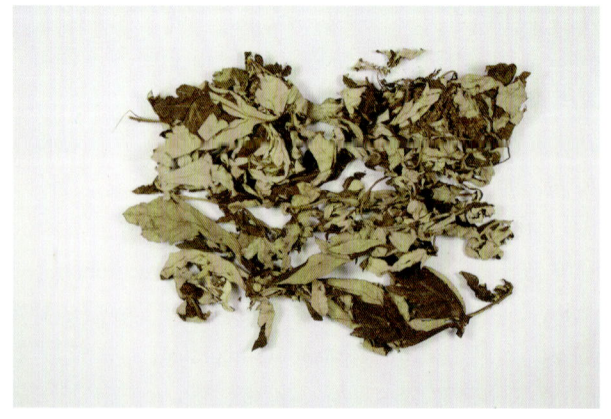

艾叶 **Artemisiae argyi Folium**
摄影：钟国跃

鼻炎，减少大鼠鼻喷嚏平均次数，对抗大鼠 PCA 反应，降低血清中 IL-4、IL-5 和 IgE 含量，减轻鼻黏膜变应性炎症[5]。艾叶油体外对化合物 48/80、钙离子载体金霉素、抗原马血清诱发的大鼠腹腔肥大细胞脱颗粒均有抑制作用，抑制大鼠腹腔肥大细胞膜上 Ca^{2+}-Mg^{2+}-ATPase 和 Mg^{2+}-ATPase 的活力，抑制 Ca^{2+} 的转运[6]。

抑制免疫作用：艾叶油灌胃，可抑制小鼠脾和胸腺的生长，抑制小鼠体内抗体溶血素的生成及小鼠单核吞噬功能[6]。

对心血管系统的作用：艾叶油对离体蟾蜍心脏、离体兔心的收缩力有抑制作用。艾叶油对由肾上腺素和组胺引起的兔主动脉条的收缩有对抗作用[1]。

止血、促凝血作用：艾叶、烘艾叶、砂烫艾叶、炒艾叶水煎液灌胃，可缩短小鼠凝血时间，以砂烫艾叶凝血时间最短[7]。艾叶鞣酸、艾焦油、5-叔丁基连苯三酚体外可促进家兔血液凝固，艾叶醇提物灌胃能缩短小鼠凝血时间[8]。艾叶煎剂能使兔血浆高岭土部分凝血活酶时间、凝血酶原时间及凝血酶时间延长[9]。

抗血小板聚集作用：艾叶醇提物对 ADP 诱导的血小板聚集有抑制作用，氯仿提取物次之，乙酸乙酯提取物最差。从艾叶中提取的半齿泽兰林素对血小板聚集有抑制作用[8,10]。

平喘作用：艾叶油灌胃，可对抗卵蛋白致小鼠哮喘，减少支气管肺泡灌洗液中白细胞总数和嗜酸性粒细胞数[11]。艾叶油灌胃，可降低颈静脉注射组胺致支气管收缩而形成的慢性支气管炎模型大鼠肺部溢流压力，减轻组胺引起的支气管平滑肌收缩[12]。艾叶油喷雾吸入、灌胃或肌内注射对吸入乙酰胆碱和组胺引起的豚鼠喘息性抽搐有平喘作用。艾叶中的萜品烯醇给豚鼠灌胃有平喘作用。艾叶油对豚鼠离体气管有松弛作用；可对抗组胺引起的支气管收缩，使豚鼠支气管灌流量增加。艾叶油对组胺和氯化钡致豚鼠离体气管的收缩有拮抗作用[1]。

镇咳作用：艾叶油、萜品烯醇灌胃，对丙烯醛或柠檬酸引发的豚鼠咳嗽有镇咳作用[1]。艾叶油灌胃，对枸橼酸引发的小鼠咳嗽有镇咳作用[12]。

祛痰作用：艾叶油、萜品烯醇灌胃对小鼠酚红法祛痰实验有促进酚红排泌的作用[1]。

利胆作用：艾叶油混悬液十二指肠注射给药，能使正常大鼠胆汁流量增加，对四氯化碳中毒大鼠也有利胆作用[13]。

保肝作用：艾叶水提取液灌胃，对采用异种血清腹腔内注射法制造肝纤维化大鼠模型具有保护作用，可降低肝 MDA 的含量，提高 SOD 活性，降低肝组织 I、III 型胶原及 TMP-1 表达[14-15]。

抗病毒作用：艾叶挥发油体外有抗呼吸道合胞病毒活性[16]。

抗菌作用：艾叶水煎液对许兰毛癣菌、许兰毛癣菌蒙古变种、犬小芽孢菌、共心性毛癣菌、红色毛癣菌、铁锈色毛癣菌、堇色毛癣菌均有抑制作用[17]。艾叶水提物及艾叶夫多糖水提物体外可抑制金黄色葡萄球菌[18]。艾叶水提物及去油艾叶水提物体外均可抑制金黄色葡萄球菌、大肠埃希菌、肺炎双球菌、表皮葡萄球菌、枯草芽孢杆菌及白色念珠菌[19-20]。艾叶油腹腔注射，对金黄色葡萄球菌、大肠埃希、绿脓杆菌感染小鼠有保护作用；体外对肺炎链球菌、金黄色葡萄球菌、白色葡萄球菌、甲型链球菌、莱瑟菌、大肠埃希菌、伤寒杆菌、副伤寒杆菌、变形杆菌、绿脓杆菌、枯草芽孢杆菌、蜡状芽孢杆菌、沙门菌、根霉、曲霉、乙型溶血性链球菌、甲型溶血性链球菌、流感杆菌和福氏痢疾杆菌均有抑制作用；4-松油烯醇对金黄色葡萄球菌（包括敏感及耐青霉素菌株）有抑制作用[1,12,21-22]。6 m^3 房间用艾叶烟熏，对人型 $H_{37}RV$ 结核杆菌、金黄色葡萄球菌、大肠埃希菌、枯草杆菌和绿脓杆菌均有灭菌效果[23]。

抗肿瘤作用：艾叶乙酸乙酯、正丁醇提取物体外均对人胃腺癌细胞株 SGC-7901，人肝癌细胞株 SMMC-7721 及人宫颈癌细胞株 HeLa 有抑制作用[24]。艾叶中的成分异茛菪亭体外有抗肺癌细胞和结肠癌细胞活性[25]。

兴奋子宫作用：艾叶煎剂对未孕家兔离体子宫有兴奋作用，使收缩加强[26]。

抗应激作用：艾挥发油灌胃，能降低小鼠运动时血清尿素氮，抑制运动后血乳酸升高、促进血乳酸的消除、减少肝糖原的消耗量，延长小鼠负重游泳时间[27]。

抗氧化作用：艾叶水提液体外有清除羟自由基及超氧自由基能力[28]。

毒性及不良反应 艾叶煎剂腹腔注射，小鼠 LD_{50} 为 23 g/kg；腹腔注射小鼠 LD_{50} 为 1.12 ml/kg；丁香烯灌胃小鼠 LD_{50} 为 3.355 g/kg。腹腔注射艾叶油 2 ml/kg，家兔给药后由镇静转入翻正反射消失，呼吸减慢，最后呼吸抑制致死。兔每日灌服艾叶油，每日上、下午各喷雾吸入 1 次，约每日每只 0.5 ml，连用 20 天，体重减轻；用药后 30 天，兔血色素升高[1]。艾叶水提组分按含生药量计算为 3.3–16.5 g/kg（相当于人用量的 25.7–128.4 倍）时，产生肝毒性损伤，经过 20 天恢复期观察，病变不可逆，给大鼠艾叶挥发油 0.015–0.15 ml/kg 产生的肝毒性程度大于水提组分[29]。艾叶水提组分、挥发油给小鼠灌胃 LD_{50} 与 95% 可信限分别为 80.2 g/(kg·d)[77.4–83.4 g/(kg·d)]、1.67 ml/(kg·d)[11.55–1.80 ml/(kg·d)]，醇提组分最大耐受量（MTD）为 75.6 g/(kg·d)，全组分最大给药量（MLD）为 24.0 g/(kg·d)[30]。

注评 本种为历版中国药典、中华中药典范（1985 年版）和新疆药品标准（1980）收载"艾叶"的基源植物，药用其干燥叶。"艾叶"始载《名医别录》，沿用至今。商品药材来自野生或栽培，湖北蕲州栽培品是其道地药材，习称"蕲艾"。此外，同属植物野艾蒿 A. lavandulifolia DC.、朝鲜艾 A. argyi H. Lév. et Vaniot var. gracilis Pamp.、宽叶山蒿 A. stolonifera (Maxim.) Kom.、蒙古蒿 A. mongolica (Fisch. ex Besser) Nakai、红足蒿 A. rubripes Nakai、魁蒿 A. princeps Pamp.、五月艾 A. indica Willd. 等 20 余种的叶在不同地区混作"艾叶"使用，可视为地区习用品。佤族、傣族、水族、瑶族、京族、侗族、毛南族、阿昌族、蒙古族族、哈尼族、达斡尔族、彝族、瑶族、基诺族和土家族等也药用，除侗族用叶治便秘外，其他民族的主要用途同功效应用项。

化学成分参考文献

[1] Yoshikawa M, et al. *Chem Pharm Bull*, 1996, 44(9): 1656-1662.

[2] 吉双，等. 沈阳药科大学学报，2009, 26(8): 617-619.

[3] Yusupov MI, et al. *Khim Prir Soedin*, 1990, 4: 555-556.

[4] Kim JH, et al. *Tetrahedron Lett*, 2002, 43(35): 6205-6208.

[5] Seo JM, et al. *Planta Med*, 2003, 69(3): 218-222.

[6] Tan RX, et al. *Chin Chem Lett*, 1992, 3(2): 117-118.

[7] Yusupov MI, et al. *Him Prir Soedin*, 1985, 3: 405-406.

药理作用及毒性参考文献

[1] 防治慢性气管炎艾叶油研究协作组. 中国医药工业杂志，1977, (11): 5-26.

[2] 蒋涵，等. 医学新知杂志，2005, 15(2): 36-39.

[3] 曾婷，等. 湖南中医药大学学报，2011, 31(5): 41-43.

[4] 谢强敏，等. 中国现代应用药学，1999, 10(5): 2-5.

[5] 张枢，等. 中国免疫学杂志，2011, 27(9): 787-789.

[6] 杨红菊，等. 沈阳药科大学学报，1995, (12): 124.

[7] 温瑞兴，等. 中国中药杂志，1992, 17(7): 406-408.

[8] 张袁森，等. 天津中医药，2010, 27(2): 156-157.

[9] 周伯通，等. 湖南医学院学报，1981, 6(1): 32.

[10] 钟裕容，等. 中国中药杂志，1992, 17(6): 353-354.

[11] 魏国会，等. 时珍国医国药，2010, 21(1): 86-87.

[12] 黄学红，等. 浙江中医杂志，2006, 41(12): 734-735.

[13] 胡国胜. 贵阳中医学院学报，1988, (3): 52.

[14] 费新应，等. 实用肝脏病杂志，2009, 12(1): 11-13.

[15] 费新应，等. 中西医结合肝病杂志，2009, 19(4): 227-231.

[16] 韩轶，等. 氨基酸和生物资源，2005, 27(2): 14-16.

[17] 孙迅. 中华皮肤科杂志，1958, (3): 210.

[18] 张倩，等. 黄石理工学院学报，2010, 26(6): 56-59.

[19] 刘巍，等. 中国药师，2009, 12(8): 1159-1160.

[20] 赵宁，等. 中药材，2008, 31(1): 107-110.

[21] 刘先华，等. 中国中医药信息杂志，2006, 13(8): 25-26.

[22] 唐裕芳，等. 天然产物研究与开发，2006, 18: 269-272.

[23] 郑志学，等. 中华医学杂志，1963, 49(7): 462.

[24] 刘延庆，等. 中药材，2006, 29(11): 1213-1215.

[25] McGovern PE, et al. *Int J Oncol*, 2010, 37(1): 5-14.

[26] 孙智明. 云南医学杂志，1961, 3(2): 64.

[27] 蒋涵，等. 武汉大学学报（医学版），2005, 26(3): 373-374.

[28] 袁慧慧，等. 华东理工大学学报（自然科学版），2005, 31(6): 768-771.

[29] 龚彦胜，等. 中国药物警戒，2011, 8(7): 401-406.

[30] 孙蓉，等. 中国药物警戒，2010, 7(7): 392-396.

21b. 朝鲜艾（中国植物志） 朝鲜艾蒿（东北植物检索表），野艾（内蒙古植物志），深裂叶艾蒿（俗称）

Artemisia argyi H. Lév. et Vaniot var. **gracilis** Pamp. in Repert. Spec. Nov. Regni Veg. 36: 453. fig. 83. 1930.（英 **Corean Wormwood**）

本变种与模式变种的区别在于本变种茎中部叶为羽状深裂。

分布与生境 同模式变种。

药用部位 果实、叶。

功效应用 叶：温经止血，散寒止痛。用于吐血，衄血，崩漏，月经过多，胎漏下血，心腹冷痛，经寒不调，宫冷不孕。果实：与艾的果实相同。

22. 野艾蒿（救荒本草） 荫地蒿（内蒙古植物志），小叶艾、狭叶艾（河北），艾叶（江苏），苦艾、祈艾（广西），蕲艾（安徽、四川）

Artemisia lavandulifolia DC., Prodr. 6: 110. 1837.（英 **Lavanderleaf Wormwood**）

多年生草本，稀灌木状。茎少数，或小丛，稀少单生，高 50-120 cm，多分枝；茎、枝被灰白色蛛丝状短柔毛。叶纸质，上面具密集白色腺点及小凹点，初时疏被灰白色蛛丝状柔毛，后毛稀疏或近无毛，背面除外密被灰白色密绵毛；基生叶与下部叶宽卵形或近圆形，2 回羽状全裂或第一回全裂，第二回深裂，具长柄；中部叶卵形、长圆形或近圆形，（1-2）2 回羽状全裂或第二回为深裂，裂片 2-3 对，裂片椭圆形或长卵形，每裂片具 2-3 枚线状披针形或披针形的小裂片或深裂齿，叶柄长 1-2 (-3) cm，基部有假托叶；上部叶羽状全裂；苞片叶 3 全裂或不裂，椭圆形或长圆形。头状花序多数，排成密穗状或复穗状花序，在茎上组成狭长或中等开展，稀为开展的圆锥花序；总苞片 3-4 层，外层略小，卵形或狭卵形，背面密被灰白色或灰黄色蛛丝状柔毛，边缘宽膜质，内层长圆形或椭圆形，半膜质，背面近无毛，雌花 4-9 朵，花冠狭管状，紫红色；两性花 10-20 朵。瘦果长卵形或倒卵形。花果期 8-10 月。

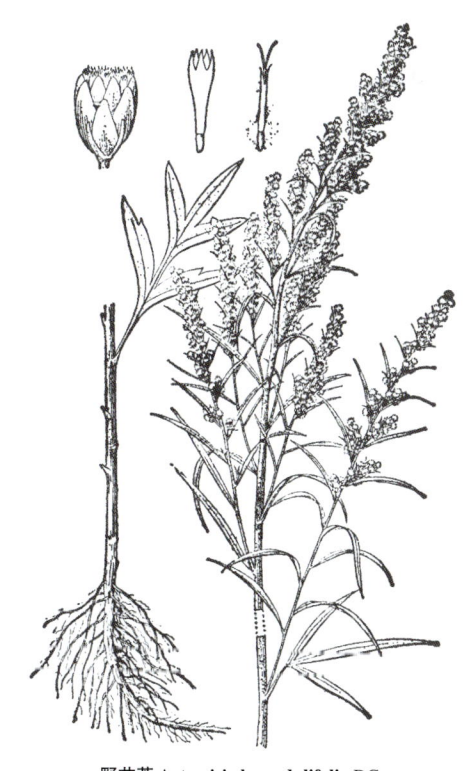

野艾蒿 Artemisia lavandulifolia DC.
引自《中国高等植物图鉴》

分布与生境 产于东北、华北、陕西、甘肃、山东、江苏、安徽、江西、河南、湖北、湖南、广东（北部）、广西（北部）、四川、贵州、云南等省区。多生于低或中海拔地区的路边、林缘、山坡、草地、山谷、灌丛及河湖滨草地等。也分布于日本、朝鲜、蒙古及俄罗斯西伯利亚东部及远东地区。

药用部位 叶。

功效应用 温经止血，散寒止痛，祛湿止痒。用于吐血，衄血，咯血，便血，崩漏，妊娠下血，月经不调，痛经，胎动不安，心腹冷痛，泄泻久痢，霍乱转筋，带下，湿疹，疥癣，痔疮，痈疡。

化学成分 地上部分含单萜类：龙脑(borneol)，1,8-桉叶素(1,8-cineole)，顺式-菊醇(*cis*-chrysanthenol)[1]；倍半萜类：β-石竹烯(β-caryophyllene)，反式-β-金合欢烯(*trans*-β-farnesene)[1]。

药理作用 抗细菌作用：野艾蒿正己烷提取物、乙酸乙酯提取物、正丁醇提取物和乙醇提取物体外对幽门螺杆菌有抑制作用[1]。

抗氧化作用：野艾蒿黄酮体外对超氧阴离子自由基、羟自由基有清除作用[2]。野艾蒿多糖体外可清除 DPPH 自由基[3]。

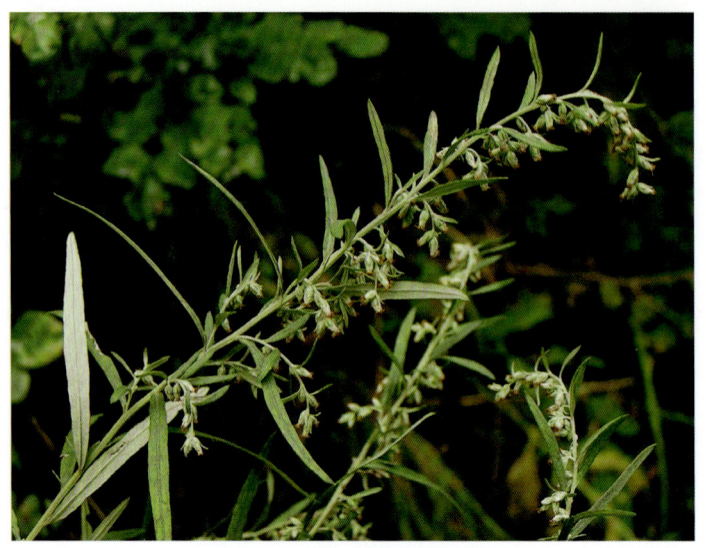

野艾蒿 Artemisia lavandulifolia DC.
摄影：刘冰

注评　本种为甘肃（1996）和江苏（1989）中药材标准收载"野艾叶"的基源植物之一，药用其干燥地上部分；参见艾 Artemisia argyi H. Lév. et Vaniot。藏族、蒙古族也药用，藏族名"普尔芒那保"，地上部分治疗虫病、炭疽、疫疽、皮肤病；蒙古族名"菱哈"，治内"奇哈"、皮肤瘙痒、痈、各种出血。

化学成分参考文献

[1] Cha JD, et al. *Planta Med*, 2005, 71(6): 575-577.

药理作用及毒性参考文献

[1] 戴小军，等. 世界华人消化杂志，2006, 14(11): 1115-1118.

[2] 詹忠根. 食品科技，2008, 33(11): 177-179.

[3] 戴喜末，等. 食品科学，2011, 32(8): 93-97.

23. 矮蒿（中国高等植物图鉴）　牛尾蒿（植物名实图考），小艾（台湾植物志），野艾蒿（江苏植物志），小蓬蒿（浙江），青蒿（广西）

Artemisia lancea Vaniot in Bull. Acad. Int. Géogr. Bot. 12: 500. 1903.（英 **Lance Wormwood**）

　　多年生草本。高达 1.5 m，褐色或紫红色；中部以上有分枝；茎、枝初时微被蛛丝状柔毛及白色腺点和小凹点，下面密被灰白色或灰黄色蛛丝状毛；基生叶与下部叶卵圆形，2 回羽状全裂；中部叶长卵形或椭圆状卵形，长 1.5–2.5 (–3) cm，1(–2) 回羽状全裂，基部 1 对裂片假托叶状；上部叶与苞片叶 5 或 3 全裂或不裂。头状花序多数，卵圆形或长卵圆形，无梗，排成穗状花序或复穗状花序，在茎上端组成圆锥花序；总苞片背面初被柔毛；雌花 1–3；两性花 2–5。瘦果长圆形。花果期 8–10 月。

分布与生境　产于黑龙江、吉林、辽宁、内蒙古、河北、山西、河南、山东、江苏、安徽、浙江、福建、台湾、江西、湖北、湖南、广东、广西、贵州、云南、四川、陕西、甘肃，生于低、中海拔地区的林缘、路旁、荒坡或疏林下。也分布于日本、朝鲜、印度及俄罗斯东部。

药用部位　根、叶。

功效应用　散寒止痛，温经止血。用于少腹冷痛，月经不调，宫冷不孕，吐血，衄血，崩漏，妊娠下血；外治皮肤瘙痒。

菊科 COMPOSITAE

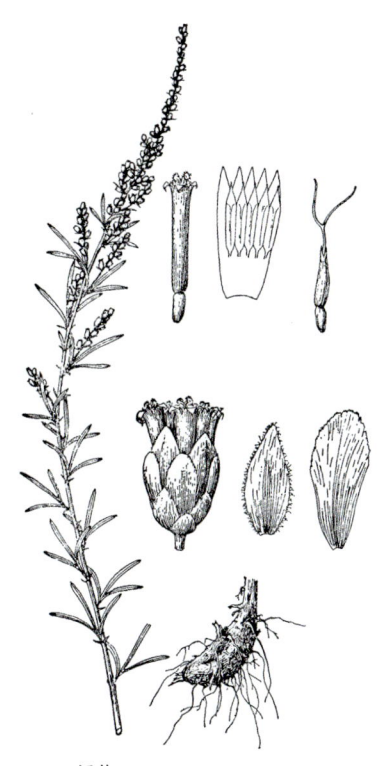

矮蒿 Artemisia lancea Vaniot
余峰 绘

24. 柳叶蒿（中国高等植物图鉴） 柳蒿（内蒙古植物志），九牛草（日本植物图鉴）

Artemisia integrifolia L., Sp. Pl. 848. 1753.（英 **Willowleaf Wormwood**）

多年生草本。高 1.2 m，中部以上有分枝；茎、枝被蛛丝状薄毛。叶无柄，叶全缘或具疏锯齿或裂齿，上面初被灰白色短柔毛，下面除叶脉外密被灰白色密绒毛；基生叶与下部叶窄卵形或椭圆状卵形，稀宽卵形，有少数深裂齿或锯齿；中部叶椭圆形、椭圆状披针形或线状披针形，长 4-7 cm，先端锐尖，基部楔形，常具小假托叶；上部叶椭圆形或披针形，全缘，稀有小齿。头状花序多数，径 (2.5) 3-4 mm，有披针形小苞叶，排成密集穗状花序，在茎上部组成窄圆锥花序。总苞片疏被灰白色蛛丝状柔毛；雌花 10-15；两性花 20-30。瘦果倒卵圆形或长圆形。花果期 8-11 月。

分布与生境 产于黑龙江、吉林、内蒙古、河北、山西中南部及安徽西部，生于低、中海拔的林缘、路旁、河边、草地、草甸、森林草原、灌丛或沼泽地边缘，也分布于蒙古、朝鲜、俄罗斯西伯利亚及远东地区。

药用部位 全草。

功效应用 清热解毒。用于丹毒，痈肿疔疖，风湿关节痛。现代亦用于肺炎，扁桃体炎。有小毒。

化学成分 叶含挥发油：主要成分为β-月桂烯(β-myrcene)，桉树脑(eucalyptol)，3,3,6-三甲基-1,5-庚二烯-4-醇(3,3,6-trimethyl-1,5-heptadien-4-ol)，(S)-顺式-马鞭草烯醇[(S)-cis-verbenol]，青蒿醇

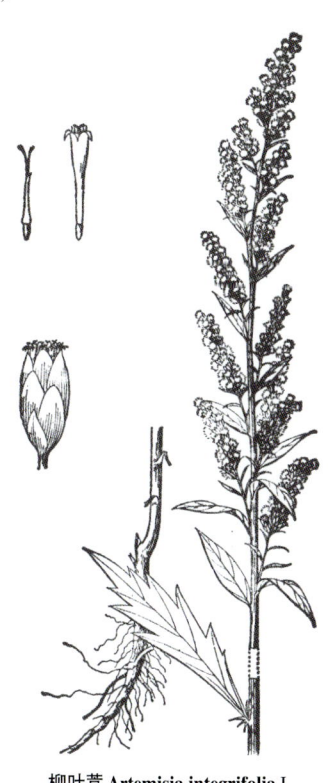

柳叶蒿 Artemisia integrifolia L.
引自《中国高等植物图鉴》

(artemisia alcohol)、2,6,6-三甲基-双环[3.1.1]庚-2-烯-4-醇乙酸酯[2,6,6-trimethyl-bicyclo[3.1.1]hept-2-en-4-ol acetate]、石竹烯(caryophyllene)、(Z)-β-金合欢烯[(Z)-β-farnesene]、大牻牛儿烯D (germacrene D)、α-香柑油烯(α-bergamotene)[1]。

注评 本种蒙古族、达斡尔族药用其全草，蒙古族治痈疽疮肿，达斡尔族治高脂血症、胃出血、解酒。

化学成分参考文献

[1] 王建刚. 安徽农业科学, 2010, 38(33): 18773-18774, 18776.

25. 莪蒿（神农本草经） 莪芦（本草经集注），覆蒿（本草纲目），莪蒿子、莪蒿、覆蒿（神农本草经），臭蒿（药材资料汇编）

Artemisia keiskeana Miq. in Ann. Mus. Bot. Lugduno-Batavi 2: 176. 1866.（英 **Keiske's Wormwood**）

半灌木状草本。高达1 (2) m，分枝多。茎、枝初被疏丝状绒毛。叶纸质，不裂，上面初时微有短柔毛，后变无毛，背面有时具腺点，基生叶、下部叶及营养枝叶倒卵形或宽楔形，长3-8 cm，中上部叶具数枚粗尖浅锯齿，基部楔形，渐窄成柄，柄长0.3-0.8 cm，无假托叶；中部叶倒卵形、卵状椭圆形或倒卵状匙形，长4.5-6.5 cm，中部以上边缘具数枚疏锯齿或浅裂齿，基部渐狭，无假托叶或假托叶极小；上部叶小，卵形或椭圆形，先端钝，全缘或上半部有数枚小齿裂。头状花序近球形，排成总状或复总状花序，并在茎上组成狭窄或疏而稍开展的圆锥花序，花后头状花序下垂；总苞片3-4层，无毛，外层总苞片小，卵形，中、内层总苞片卵圆形或长卵形；雌花6-10；两性花13-18。瘦果卵状椭圆形，略扁。花果期8-11月。

分布与生境 产于黑龙江、吉林、辽宁、河北及山东东部，生于低海拔的路边、干山坡、灌丛、草地及疏林。也分布于日本、朝鲜及俄罗斯东部。

药用部位 全草、果实。

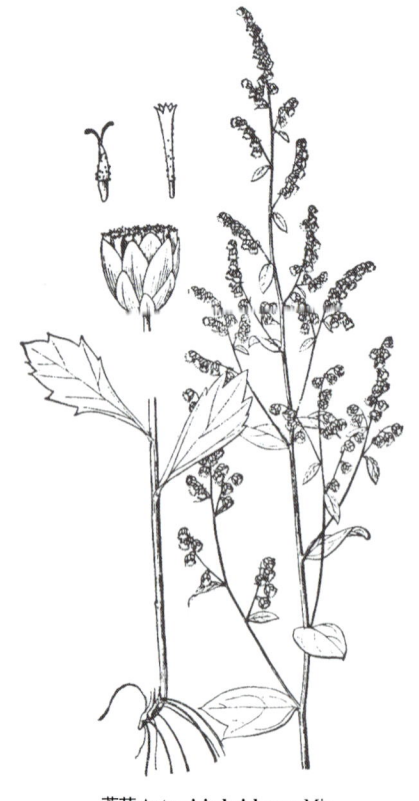

莪蒿 Artemisia keiskeana Miq.
引自《中国高等植物图鉴》

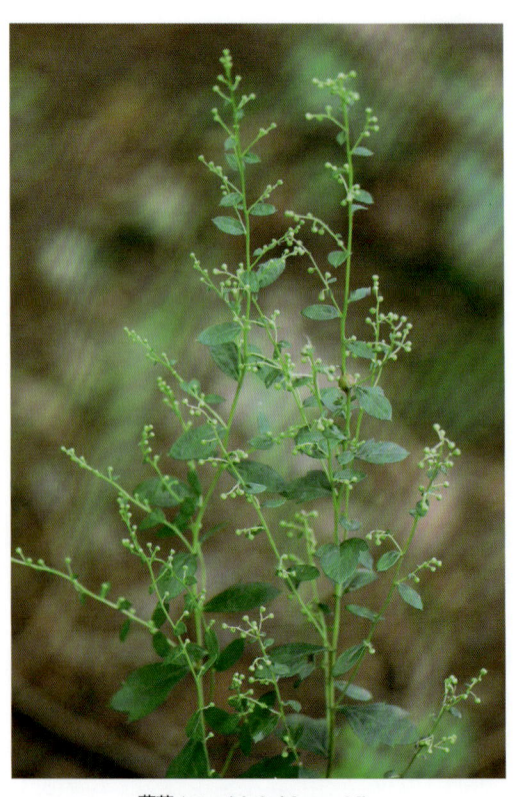

莪蒿 Artemisia keiskeana Miq.
摄影：周繇

功效应用 活血祛瘀，祛风除湿。用于血瘀经闭，产后瘀滞腹痛，跌打损伤，风湿痹痛。

化学成分 全草含香豆素类：菴䕫醇▲(artekeiskeanol) A、B、C、D，秦皮定(fraxidin)，异秦皮定(isofraxidin)，西瑞香素(daphnoretin)[1]，东莨菪内酯(scopoletin)，龙蒿素▲(dracunculin)[2]。

注评 本种为"菴䕫"及"菴䕫子"的基源植物，药用其全草及果实。

化学成分参考文献

[1] Kwak JH. *J Nat Prod*, 2001, 64(8): 1081-1083.

[2] Kwak JH, et al. *Planta Med*, 1997, 63(5): 474-476.

26. 球花蒿（中国高等植物图鉴） 高山蒿（四川）

Artemisia smithii Mattf. in Repert. Spec. Nov. Regni Veg. 22: 246. 1926.（英 **Smith's Wormwood**）

多年生草本。高 15-60 cm，不分枝，紫褐色，被灰白色蛛丝状绢质丝状柔毛。叶纸质，两面被灰白色蛛丝状绢质柔毛；茎生叶近莲座状，椭圆状卵形或长卵形，长 7-12 cm，1-2 回羽状深裂，再羽状深裂，基部裂片通常不再分裂，中轴具狭翅，叶柄长 6-7 (-15) cm，基部稍宽，近成鞘状；下部与中部叶少数，疏离着生，长圆形或长圆状椭圆形，羽状全裂，叶轴具狭翅，叶柄长 1-3 cm；上部叶与苞片叶披针形或倒披针形，长 3-5 cm，近无柄。头状花序半球形，单生于苞片叶腋内，具梗，在茎上组成细长的总状花序；总苞片 3-4 层，外层总苞片略小，卵形，背面密被淡黄色柔毛，边缘狭膜质，中层总苞片长卵形，背面密被淡黄色柔毛，边缘宽膜质，内层总苞片长卵形或长圆形，半膜质；雌花 10-16；两性花 50-60。瘦果倒卵形或长圆形。花果期 7-10 月。

分布与生境 产于甘肃南部、青海东部及四川西北部，生于海拔 3200-4600 m 的高山草原、草甸与坡地。

药用部位 全草。

功效应用 解毒，消肿，止血。用于痈肿疮疡。

注评 本种藏族药用，全草治疗四肢关节肿胀、痈疖、肉瘤等。

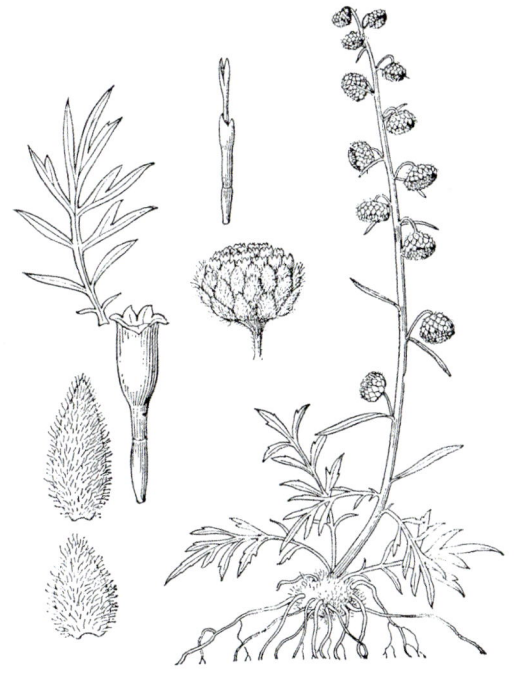

球花蒿 Artemisia smithii Mattf.
邓盈丰 绘

27. 歧茎蒿（中国高等植物图鉴） 锯叶蒙蒿（东北植物检索表），白艾（辽宁），蒌蒿（内蒙古），野艾（河北）

Artemisia igniaria Maxim., Prim. Fl. Amur. 161. 1859.（英 **Forkstem Wormwood**）

亚灌木状草本。茎直立，高 60-120 (-150) cm，多分枝，茎、枝初时被灰白色绵毛。叶上面初被灰白色绒毛，下面密被灰白色绒毛。茎下部叶卵形或宽卵形，1-2 回羽状深裂，具短柄；中部叶卵形或宽卵形，长 6-12 cm，1-2 回羽状深裂，1 回深裂，基部渐窄成柄，柄长 0.5-1.5 cm，基部常具小假托叶；上部叶 3 深裂或不裂。头状花序椭圆形或长卵圆形，径 2.5-3.5 mm，小苞叶披针形或线形，排成总状花序，在茎上组成圆锥花序；总苞片背面微被灰白色蛛丝状绵毛；雌花 5-8；两性花 7-14。瘦果长圆形。花果期 8-11 月。

分布与生境 产于黑龙江、吉林、辽宁、内蒙古、河北、山东、河南、山西、陕西秦岭、宁夏及甘肃，生于低海拔的山坡、林缘、草地、森林草原、灌丛及路边。

药用部位 全草。

功效应用 散寒止痛，温经止血。用于少腹冷痛，月经不调，宫冷不孕，吐血，衄血，崩漏，妊娠下血；外治皮肤瘙痒。

化学成分 全草含黄酮类：芦丁(rutin)，木犀草素(luteolin)，槲皮素-3-O-吡喃鼠李糖苷(quercetin-3-O-rhamnopyranoside)，山柰酚-3-O-芸香糖苷(kaempferol-3-O-rutinoside)，异鼠李素-3-O-β-D-吡喃半乳糖苷(isorhamnetin-3-O-β-D-galactopyranoside)，山柰酚-3-O-吡喃葡萄糖苷(kaempferol-3-O-glucopyranoside)，山柰酚-3-O-吡喃半乳糖苷(kaempferol-3-O-galactopyranoside)[1]；苯丙素类：2,4-二甲氧基肉桂酸(2,4-dimethoxycinnamic acid)，对羟基肉桂酸(p-hydroxycinnamic acid)[1]；三萜类：α-香树脂醇(α-amyrin)，β-香树脂醇(β-amyrin)，欧洲桤木烯醇▲(glutinol)，3β-欧洲桤木醇▲(3β-glutinanol)[1]。

化学成分参考文献

[1] Hu JF, et al. *Planta Med*, 2000, 66(7): 684-686.

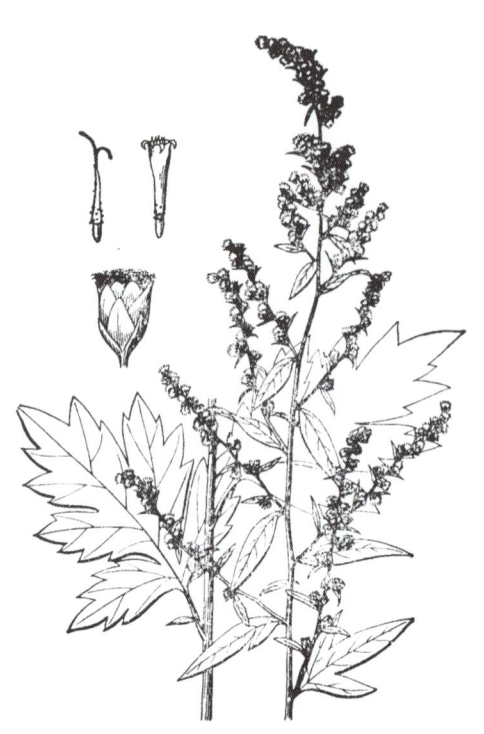

歧茎蒿 Artemisia igniaria Maxim.
引自《中国高等植物图鉴》

28. 小球花蒿（中国高等植物图鉴） 大叶青蒿（甘肃），小白蒿、芳枝蒿（四川西部）

Artemisia moorcroftiana Wall. ex DC., Prodr. 6: 117. 1837.（英 **Moorcroftis Wormwood**）

半灌木状草本。高50-70 cm，紫红色或褐色；上半部有短分枝，茎、枝初时被灰白色或灰黄色短柔毛，后渐疏或近无毛。叶纸质，叶面微被绒毛，背面密被灰白色或灰黄色绒毛；茎下部叶长圆形、卵形或椭圆形，宽2-3 cm，2-3回羽状全裂或深裂，小裂片披针形或线状披针形，长1-1.5 cm，中轴具窄翅，叶柄长1-3 cm，基部有小假托叶；中部叶卵形或椭圆形，2回羽状分裂，1回近全裂或深裂，上部叶羽状或3-5全裂；苞片叶3全裂或不裂。头状花序球形或半球形，径4-5 mm。有线形小苞叶，排成穗状花序，在茎上组成窄长圆锥花序；总苞片被灰白色或灰黄色柔毛；雌花15-20；两性花30-35。瘦果长圆形或长圆状倒卵圆形。花果期7-11月。

分布与生境 产于宁夏、甘肃、青海、四川、云南西北部及西藏，生于海拔3000-4800 m的山坡、台地、干河谷、砾质坡地、阜原及阜甸。也分布于不丹、印度、克什米尔及巴基斯坦。

药用部位 全草。

功效应用 消肿，止血。用于痈疮疖肿，吐血，衄血，咯血，便血。

化学成分 地上部分含单萜类：蒿酮(artemisia ketone)，α-侧柏酮(α-thujone)，β-侧柏酮(β-thujone)[1]；倍半萜类：大牦牛儿烯D (germacrene D)，北艾酮▲(vulgarone) B[1]。

注评 本种藏族药用，地上部分治疗痈疖、寒性肿瘤。

菊科 COMPOSITAE

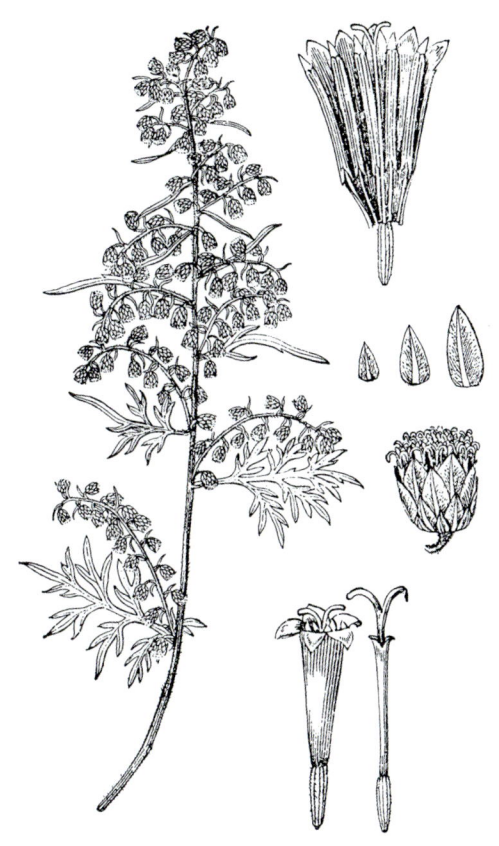

小球花蒿 Artemisia moorcroftiana Wall. ex DC.
黄少蓉 绘

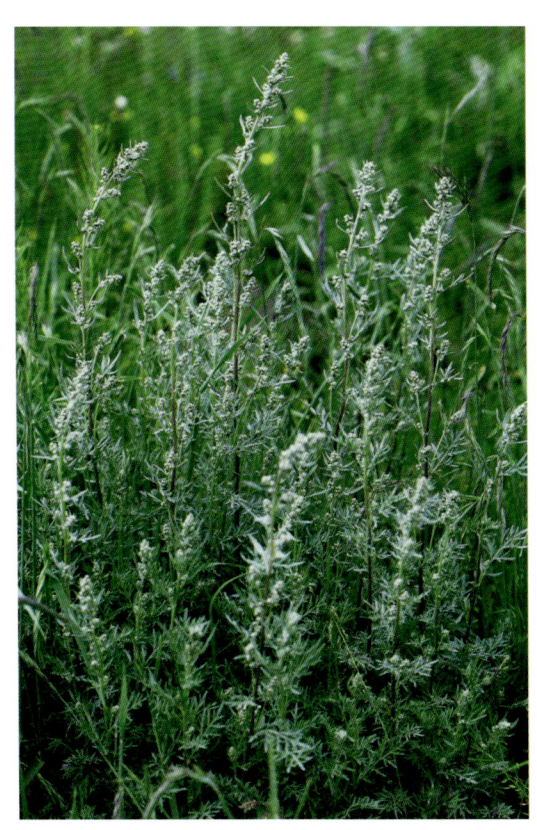

小球花蒿 Artemisia moorcroftiana Wall. ex DC.
摄影：高贤明

化学成分参考文献

[1] Weyerstahl P, et al. *Flavour Frag J*, 1992, 7(2): 73-77.

29. 东方蒿（植物研究） 白蒿（云南）

Artemisia orientali-hengduangensis Y. Ling et Y. R. Ling in Bull. Bot. Res., Harbin 8(4): 34. 1988.
（英 **Eartern Wormwood**）

多年生草本。茎单一或少数，淡紫褐色；上部短分枝，茎、枝初时被灰白色短绒毛，后稍稀疏。叶纸质，上面疏被短柔毛，背面密被灰黄色或淡灰黄色蛛丝状厚绒毛，背脉上为长柔毛；基生叶与下部叶长卵形或长圆形，长 2.5-5.5 cm，宽 2-3.5 cm，1-2 回羽状分裂，第一回全裂，叶的中部、上部裂片较长，基部裂片渐短，裂片椭圆形或长圆形，长 1-2 cm，宽 0.5-1 cm，叶柄长 0.5-1.5 (-2) cm，下部叶的叶柄基部有小假托叶；中部叶长圆形或倒卵状长圆形，长 3-5.5 cm，羽状深裂或几全裂，先端锐尖，中轴常有狭翅，叶近无柄，基部裂片成假托叶状；上部叶与苞片叶 3-7 深裂。头状花序宽卵形或长圆形，径 3.5-4 mm，无梗，基部有小苞叶，排成密穗状花序，在茎上组成狭窄圆锥花序；总苞片 3-4 层，外层略小，中、内层长卵形，背面密被灰白色或灰黄色蛛丝状绵毛，内层总苞片长卵形，边缘狭膜质；雌花 5-9；两性花 8-15。瘦果长圆形或长圆状倒卵形。花果期 7-9 月。

分布与生境 产于四川、云南，生于海拔 2300-3200 m 的山坡、路边、草丛。也分布于缅甸北部。
药用部位 全草。
功效应用 清热解毒。用于痈肿疮疡。

30. 川藏蒿（西藏植物志）

Artemisia tainingensis Hand.-Mazz. in Acta Horti Gothob. 12: 277. 1938.（英 **Taining Wormwood**）

多年生草本。高 15–30 cm，上部分枝；茎、枝被白色丝状绒毛。叶纸质，两面被白色绒毛；下部与中部叶椭圆形，长 1.5–3.5 cm，宽 1.2–1.8 cm，2 回羽状全裂，再次羽状全裂或深裂，中轴有狭翅，叶柄长 1–2 cm；上部叶与苞片叶小，卵形，1–2 回羽状全裂或深裂，无叶柄，基部裂片半抱茎。头状花序钟形或卵钟形，无梗或近无梗，具小苞叶，单生或 2–3 集生，在茎上组成穗状或穗状花序式的狭窄的圆锥花序；总苞片 3–4 层，内、外层总苞片近等长或外层略小，外、中层总苞片卵形或长卵形，背面棕褐色、被白色绒毛，内层总苞片倒卵状长圆形；雌花 13–16；两性花 20–24 个。瘦果倒卵形。花果期 7–10 月。

分布与生境　产于青海南部、四川西部、西藏东部，生于海拔 3700–4000 m 的砾质山坡上。印度北部也有分布。

药用部位　地上部。

功效应用　止血，消肿。外敷用于鼻出血。

注评　本种藏族药用，全草治四肢关节肿胀、痈疖、肉瘤等。

31. 北艾（植物分类学报）　野艾、五月艾、火艾（中药大辞典），白蒿、细叶艾（新疆）

Artemisia vulgaris L., Sp. Pl. 848. 1753.（英 **Wugwort Wormwood**）

多年生草本。高达 1.6 m。茎、枝微被柔毛。叶上面初疏被蛛丝状薄毛，下面密被灰白色蛛丝状绒毛；下部叶椭圆形或长圆形，2 回羽状深裂或全裂，具短柄；中部叶椭圆形、椭圆状卵形或长圆形，长 3–10 (–15) cm，1–2 回羽状深裂或全裂，侧裂片 (3) 4–5 对，中轴具窄翅，基部裂片假托叶状，半抱茎，无叶柄；上部叶羽状深裂；苞片叶 3 深裂或不裂。头状花序长圆形，长 2.5–3 mm，基部有小苞片，排成密穗状花序，在茎上组成圆锥花序；总苞片背面密被蛛丝状柔毛；雌花 7–10，紫色。瘦果倒卵圆形或椭圆形。花果期 8–10 月。

分布与生境　产于黑龙江、陕西北部及秦岭、甘肃、青海、新疆、山东、江苏，生于海拔 1500–2100 m 的草原、林缘、谷地及荒坡。也分布于蒙古、哈萨克斯坦、吉尔吉斯斯坦、塔吉克斯坦、俄罗斯、欧洲及北美洲。

药用部位　叶和全草。

功效应用　温经止血，散寒止痛，祛湿止痒。用于吐血、衄血、咯血、便血、崩漏、妊娠下血，月经不调、痛经，胎动不安，心腹冷痛，泄泻久痢，霍乱转筋，带下，湿疹、疥癣、痔疮、痈疡。

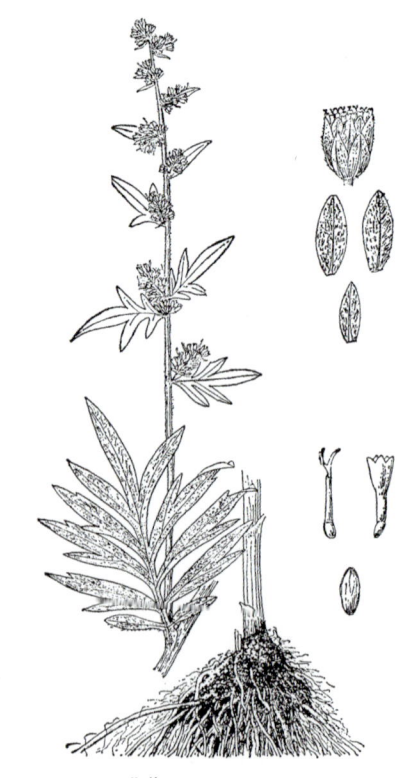

北艾 Artemisia vulgaris L.
邓晶发　绘

化学成分　叶含倍半萜类：1,3a,4,4a,5,6,7,8-八氢-1,2,3a,5-四甲基-(1R,3aS,4aS,5S,8R,8aS)-相对-(-)-环戊[1,4]环丁[1,2]苯-8-醇{1,3a,4,4a,5,6,7,8-octahydro-1,2,3a,5-tetramethyl-(1R,3aS,4aS,5S,8R,8aS)-rel-(-)-cyclopenta[1,4]cyclobuta[1,2]benzen-8-ol}[1]；黄酮类：柚皮素(naringenin)[2]；甾体类：24-乙基胆甾-7,22-二烯-3-O-β-D-吡喃葡萄糖苷(24-ethylcholesta-7,22-diene-3-O-β-D-glucopyranoside)[3]。

花含奎宁酸衍生物类：3,5-二-O-咖啡酰奎宁酸(3,5-di-O-caffeoylquinic acid)，1,5-二-O-咖啡酰奎宁酸(1,5-di-O-caffeoylquinic acid)[4]。

菊科 COMPOSITAE

地上部分含倍半萜类：1β,6α-二羟基桉叶-4(15)-烯[1β,6α-dihydroxyeudesm-4(15)-ene]，(2R,4aS)-1,2,3,4,4a,7-六氢-4a,8-二甲基-α-亚甲基-7-氧代-2-萘乙酸[(2R,4aS)-1,2,3,4,4a,7-hexahydro-4a,8-dimethyl-α-methylene-7-oxo-2-naphthaleneacetic acid]，(2R,4aR,5S,8aS)-1,2,3,4,4a,5,8,8a-八氢-5-羟基-4a-甲基-α,8-二(亚甲基)-2-萘乙酸[(2R,4aR,5S,8aS)-1,2,3,4,4a,5,8,8a-octahydro-5-hydroxy-4a-methyl-α,8-bis(methylene)-2-naphthaleneacetic acid][5]。

全草含黄酮类：小麦黄素(tricin)，棕矢车菊素(jaceosidin)，楔叶泽兰素(eupafolin)，金圣草酚(chrysoeriol)，香叶木素(diosmetin)，高圣草酚(homoeriodictyol)，异鼠李素(isorhamnetin)，芹菜素(apigenin)，圣草酚(eriodictyol)，木犀草素(luteolin)，木犀草素-7-O-葡萄糖苷(luteolin-7-O-glucoside)，山奈酚-3-O-葡萄糖苷(kaempferol-3-O-glucoside)，山奈酚-7-O-葡萄糖苷(kaempferol-7-O-glucoside)，山奈酚-3-O-鼠李糖苷(kaempferol-3-O-rhamnoside)，山奈酚-3-O-芸香糖苷(kaempferol-3-O-rutinoside)，槲皮素-3-O-葡萄糖苷(quercetin-3-O-glucoside)，槲皮素-3-O-半乳糖苷(quercetin-3-O-galactoside)，槲皮素(quercetin)，芦丁(rutin)，牡荆素(vitexin)[6]；香豆素类：七叶树苷(esculin)，七叶树内酯(esculetin)，伞形花内酯(umbelliferone)，东莨菪内酯(scopoletin)[7]；三萜类：α-香树脂醇(α-amyrin)，α-香树脂醇乙酸酯(α-amyrin acetate)，α-羊齿烯醇(α-fernenol)[8]；单萜类：α-侧柏酮(α-thujone)[8]；倍半萜类：北艾素▲(vulgarin)[9]，魁蒿内酯（yomogin），1,2,3,4-二环氧-11(13)-桉叶烯-12,8-内酯[1,2,3,4-diepoxy-11(13)-eudesmen-12,8-olide][10]；其他类：青蒿内酯(artemisia lactone)，北艾内酯▲(vulgaris lactone)[11]。

药理作用 抗组胺作用：北艾三氯甲烷提取物和甲醇提取物体外可拮抗豚鼠回肠及气管组胺受体，分离成分魁蒿内酯体外可拮抗回肠组胺受体[1]。

抑制肠平滑肌作用：北艾三氯甲烷提取物和甲醇提取物对离体豚鼠回肠及气管的平滑肌有松弛作用[1]。

注评 本种为"艾叶"的混伪品之一，参见艾 Artemisia argyi H. Lév. et Vaniot。畲族、维吾尔族和傣族也药用，主要用途同功效应用项。

化学成分参考文献

[1] Ragasa, et al. *J Nat Med*, 2008, 62(4): 461-463.
[2] Saxena VK, et al. *J Inst Chem (India)*, 2003, 75(2): 58-59.
[3] Saxena VK, et al. *J Inst Chem (India)*, 2003, 75(2): 56-58.
[4] Carnat A, et al. *Fitoterapia*, 2000,71(5): 587-589.
[5] Marco JA, et al. *Phytochemistry*, 1991, 30(7): 2403-2404.
[6] Lee SJ, et al. *J Agric Food Chem*, 1998, 46(8): 3325-3329.
[7] Ikhsanova MA, et al. *Him Prir Soedin*, 1986, 1: 110.
[8] Kundu SK, et al. *J Indian Chem Soc*, 1969, 46(6): 584-594.
[9] Geissman TA, et al. *J Org Chem*, 1962, 27: 1855-1859.
[10] Ravi S, et al. *Indian J Chem B*, 2001, 40B(5): 443-444.
[11] Natividad GM, et al. *J Ethnopharmacol*, 2011, 137(1): 808-816.

药理作用及毒性参考文献

[1] Natividad GM, et al. *J Ethnopharmacol*, 2011, 137(1): 808-816.

32. 秦岭蒿（植物研究）

Artemisia qinlingensis Y. Ling et Y. R. Lin in Bull. Bot. Res., Harbin 4(2): 18. f. 3. 1984.

（英 **Qinling Artemisia**）

多年生草本。茎多分枝，初被灰黄或灰白色蛛丝状绵毛，密被蛛丝状绵毛。叶上面被蛛丝状绵毛与稀疏腺点，下面密被灰白色蛛丝状绵毛；基生叶与下部叶长卵形或椭圆状卵形，二回羽状分裂，叶柄长，中部叶椭圆形、长圆形或卵状椭圆形，长 6–8 (–10) cm，二回羽状分裂，一回全裂或深裂，中轴有窄翅，具叶柄；上部叶与苞片叶卵形，一至二回羽状深裂或 3–5 深裂或不裂。头状花序长圆形或近卵圆形，通常 10–20 排成穗状花序，在茎上组成圆锥花序；总苞片背面初被蛛丝状绵毛；雌花 10–

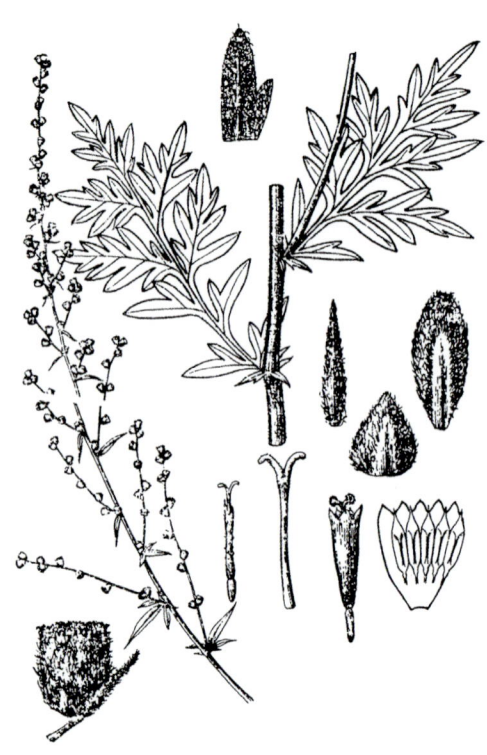

秦岭蒿 Artemisia qinlingensis Y. Ling et Y. R. Lin
余峰 绘

15；两性花 15-25。瘦果倒卵圆形或椭圆状倒卵圆形。花果期 7-10 月。

分布与生境　产于河南、陕西秦岭、甘肃、云南，生于海拔 1300-1500 m 的山坡、路旁及林缘。

药用部位　全草。

功效应用　散寒止痛，温经止血。用于少腹冷痛，月经不调，宫冷不孕，吐血，衄血，崩漏，妊娠下血；外治皮肤瘙痒。

33. 灰苞蒿（中国高等植物图鉴）　白蒿子（四川）

Artemisia roxburghiana Wall. ex Besser in Bull. Soc. Imp. Naturalistes Moscou 9: 57. 1836.

（英 **Roxburgh's Wormwood**）

灌木状草本。茎多分枝；被灰白色蛛丝状柔毛。叶上面初有短柔毛，下面密被灰白色蛛丝状绒毛；下部叶卵形或长卵形，2 回羽状深裂或全裂；中部叶卵形、长卵形或长圆形，长 6-10 cm，2 回羽状深裂，侧裂片 2-3 (4) 对，裂片椭圆形或长卵形，两侧中部裂片常羽状全裂或深裂，每侧裂片 1-3，披针形或线状披针形，小裂片或为深裂齿，长 0.5-1.5 cm，中轴具窄翅，叶基部渐窄成柄，柄长 1.5-2 cm；基部有小假托叶；上部叶卵形，1-2 回羽状全裂；苞片叶 3-5。头状花序卵圆形、宽卵圆形或近半球形，基部常有小苞叶。排成穗状总状花序，在茎上组成圆锥花序；总苞片背面被灰白色蛛丝状绒毛；雌花 5-7；两性花 10-20，紫色或黄色。瘦果倒卵圆形或长圆形。花果期 8-10 月。

分布与生境　产于河南、陕西、宁夏、甘肃、青海、四川、湖北、湖南、贵州、广西、云南及西藏，生于海拔 700-3900 m 的荒地、干河谷、阶地、路旁及草地。也分布于克什米尔地区、阿富汗、印度、尼泊尔及泰国。

药用部位　全草。

功效应用　清热解毒，除湿，止血。用于痈疽疮毒。可用作艾蒿代用品。

化学成分　地上部分含黄酮类：槲皮素-3,3',4'-三甲醚(quercetin-3,3',4'-trimethyl ether)，半齿泽兰林素▲(eupatilin)，棕矢车菊素(jaceosidin)，垂叶布氏菊素▲(penduletin)[1]；生物碱类：N-苯基-2-萘胺

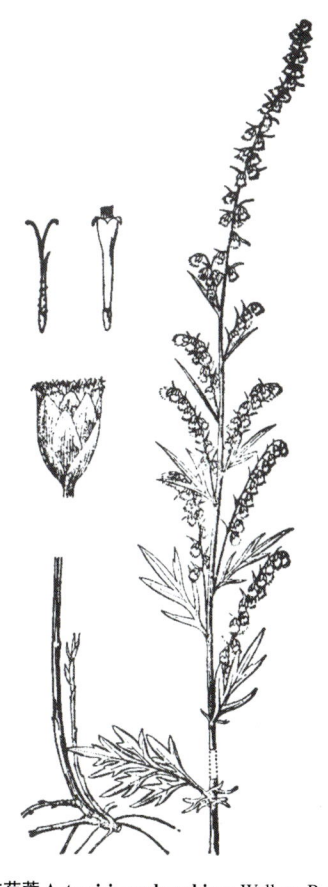

灰苞蒿 Artemisia roxburghiana Wall. ex Besser
引自《中国高等植物图鉴》

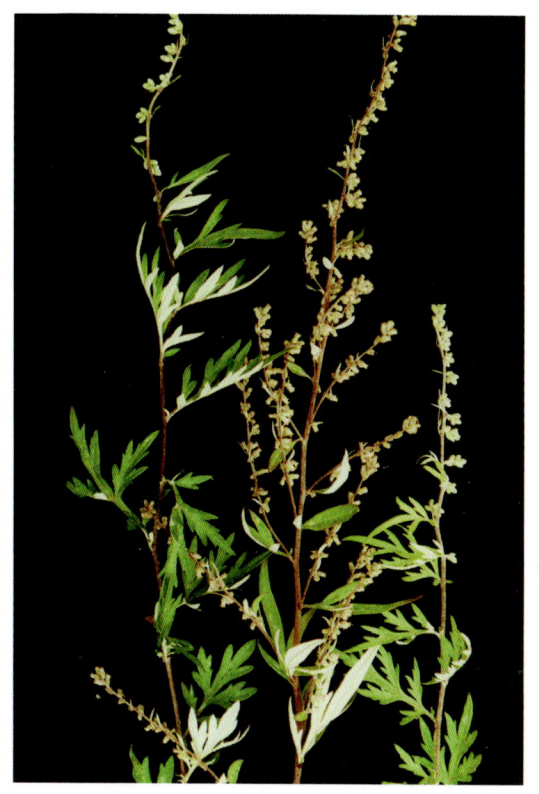

灰苞蒿 Artemisia roxburghiana Wall. ex Besser
摄影：徐克学

(N-phenyl-2-naphthylamine)[1]；三萜类：α-香树脂醇(α-amyrin)，α-香树脂醇乙酸酯(α-amyrin acetate)，β-香树脂醇乙酸酯(β-amyrin acetate)，无羁萜(friedelin: friedelanone)[2]，多花白树酮(multiflorenone)[3]；木脂素类：芝麻素(sesamin)[3]；甾体类：豆甾酮(stigmastanone)[3]；其他类：(Z)-2-(2,4-己二炔亚甲基)-1,6-二氧杂螺[4.5]癸-3-三烯{(Z)-2-(2,4-hexadiynylidene)-1,6-dioxaspiro[4.5]dec-3-ene}[3]。

全草含单萜类：1,8-桉叶素(1,8-cineole)，樟脑(camphor)[4]。

药理作用　抗疟作用：灰苞蒿氯仿提取物体外可杀灭恶性疟原虫[1]。

其他作用：灰苞蒿乙醇提取物体外可促进 INS-1 细胞内胰岛素分泌[2]。

化学成分参考文献

[1] 李瑜，等．中草药，1994, 25(12): 622-623, 625.
[2] Li Y, et al. *Ind J Chem*, 1994, 33B(3): 302-304.
[3] Prasad AV, et al. *Ind J Chem B*, 1983, 22B(6): 610-611.
[4] Bicchi C, et al. *Flavour Frag J*, 1998, 13(1): 40-46.

药理作用及毒性参考文献

[1] Dua VK. Dua, et al. *J Ethnopharmacol*, 2011, 136(1): 123-128.
[2] Hussain Z, et al. *Phytother Res*, 2004, 18(1): 73-77.

34. 蒙古蒿（东北植物检索表）　蒙蒿（北京植物志），狭叶蒿（江苏），狼尾蒿、水红蒿（辽宁）

Artemisia mongolica (Fisch. ex Besser) Nakai in Bot. Mag. (Tokyo) 31: 112. 1917.——*A. vulgaris* L. var. *mongolica* Fisch. ex Besser（英 **Mongolian Wormwood**）

多年生草本。茎高 40–120 cm，多分枝。茎、枝初密被灰白色蛛丝状柔毛。叶上面初被蛛丝状柔毛，下面密被白色蛛丝状绒毛，下部叶卵形或宽卵形，2 回羽状全裂或深裂，1 回全裂，侧裂片 2–3

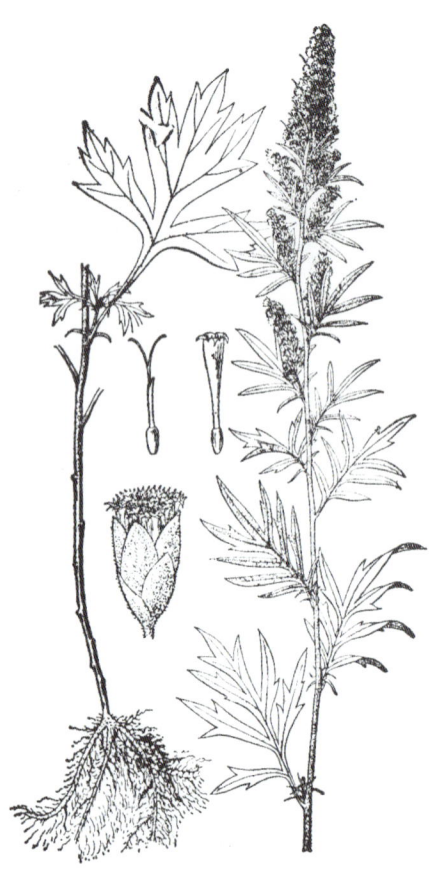

蒙古蒿 Artemisia mongolica (Fisch. ex Besser) Nakai
引自《中国高等植物图鉴》

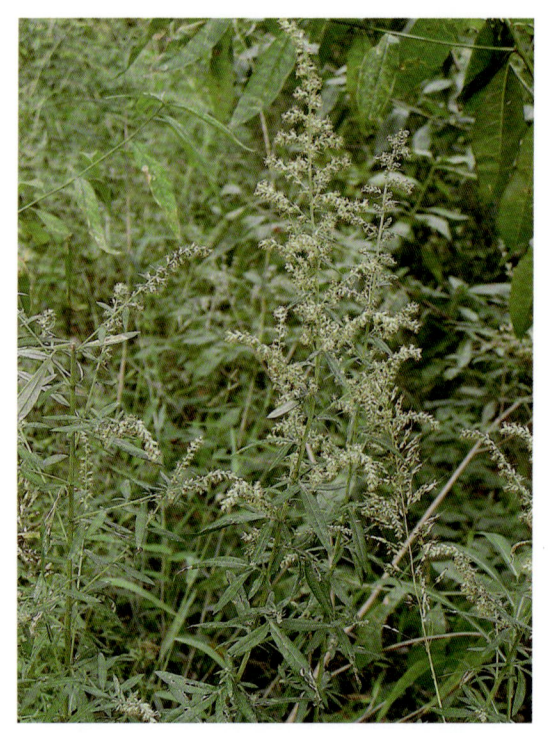

蒙古蒿 Artemisia mongolica (Fisch. ex Besser) Nakai
摄影：刘冰

对，羽状深裂或浅裂齿，叶柄长；中部叶卵形、近圆形或椭圆状卵形，长 (3) 5-9 cm，1-2 回羽状分裂，叶基部渐窄或短柄，叶柄长 0.5-2 cm；上部叶与苞片叶卵形或长卵形，羽状全裂，5 或 3 全裂，无裂齿或 1-3 浅裂片，无柄。头状花序多数，椭圆形，小苞叶线形，排成穗状花序，在茎上组成圆锥花序；总苞片背面密被灰白色蛛丝状毛；雌花 5-10；两性花 8-15，紫红色。瘦果长圆状倒卵圆形。花果期 8-10 月。

分布与生境　产于黑龙江、吉林、辽宁、内蒙古、河北、山西、陕西、宁夏、甘肃、青海、新疆、河南、安徽、江苏、浙江、福建、江西、湖北、湖南、贵州、云南及四川，生于中或低海拔地区的山坡、灌丛、河湖边、森林草原及干河谷及路边。也分布于蒙古、朝鲜、日本及俄罗斯西伯利亚地区。

药用部位　茎叶。

功效应用　温经止血，散寒止痛，祛湿止痒。用于吐血、衄血、咯血、便血、崩漏、妊娠下血、月经不调，痛经，胎动不安，心腹冷痛，泄泻久痢，霍乱转筋，带下，湿疹，疥癣，痔疮，痈疡。

化学成分　地上部分含三萜类：蒙古蒿素▲(mongolenin)[1]；倍半萜类：陆得威蒿内酯B (ludovicin B)，$6\alpha,8\alpha$-二羟基异木香酸甲酯($6\alpha,8\alpha$-dihydroxyisocostic acid methyl ester)[2]；香豆素类：伞形花内酯(umbelliferone)，七叶树内酯(esculetin)[2]；黄酮类：半齿泽兰林素▲(eupatilin)，柳穿鱼黄素(pectolinarigenin)[2]。

注评　本种藏族药用，全草治疫病、炭疽、皮肤病。

化学成分参考文献

[1] Hu JF, et al. *Nat Prod Lett*, 2000, 14(3): 211-215.

[2] Hu JF, et al. *Planta Med*, 1996, 62(5): 477-478.

菊科 COMPOSITAE

35. 白叶蒿（西藏植物志）　白毛蒿（东北植物检索表），白蒿（俗称），朝鲜艾（吉林），野艾蒿（河北），苦蒿（四川），菱蒿（内蒙古）

Artemisia leucophylla (Turcz. ex Besser) C. B. Clarke, Compos. Ind. 162. 1876.——*A. vulgaris* L. var. *leucophylla* Turcz. ex Besser（英 **Whiteleaf Wormwood**）

多年生草本。茎、枝微被蛛丝状柔毛。叶上面被蛛丝状绒毛，兼生白色腺点，下面密被灰白色蛛丝绒毛；茎下部叶椭圆形或长卵形，1-2 回羽状深裂或全裂，每侧裂片 3-4，叶柄长 1-2 cm；中部与上部叶羽状全裂，每侧裂片线状披针形、线形、椭圆状披针形或披针形，长 1-0.5 cm，无柄；苞片叶 3-5。头状花序宽卵圆形或长圆形，径 2.5-3.5 (-4) mm，数枚成簇或单生，排成穗状花序，在茎上组成圆锥花序；总苞片背面绿色或带紫红色，被蛛丝状毛；雌花 5-8；两性花 6-13，花冠上部红褐色。瘦果倒卵圆形。花果期 7-10 月。

分布与生境　产于黑龙江、吉林、内蒙古、河北、山西、陕西、宁夏、甘肃、新疆、青海、西藏及四川，生于低海拔山坡、路边、林缘、草地、河湖岸边及砾质坡地。也分布于蒙古、朝鲜、俄罗斯西伯利亚地区。

药用部位　叶。

功效应用　散寒除湿，温经止血，安胎。用于少腹冷痛，吐血，衄血，崩漏，妊娠下血。

36. 辽东蒿（东北植物检索表）　蒿（云南植物名录），小花蒙古蒿（内蒙古植物志）

Artemisia verbenacea (Kom.) Kitag., Lin. Fl. Manshur. 434. 1939.——*A. vulgaris* L. var. *verbenacea* Kom.（英 **Liaodong Wormwood**）

多年生草本。茎高达 70 cm，上部具短分枝；茎、枝被灰白色蛛丝状短绒毛。叶上面初被灰白色蛛丝状绒毛及白色腺点，下面密被灰白色丝状绵毛；下部叶卵圆形或近圆形，长 2-4 cm，1-2 回羽状深裂，稀全裂，侧裂片 2-3 对，裂片椭圆形，先端具 2-3 浅齿，叶柄长 1-2 cm；中部叶宽卵形或卵圆

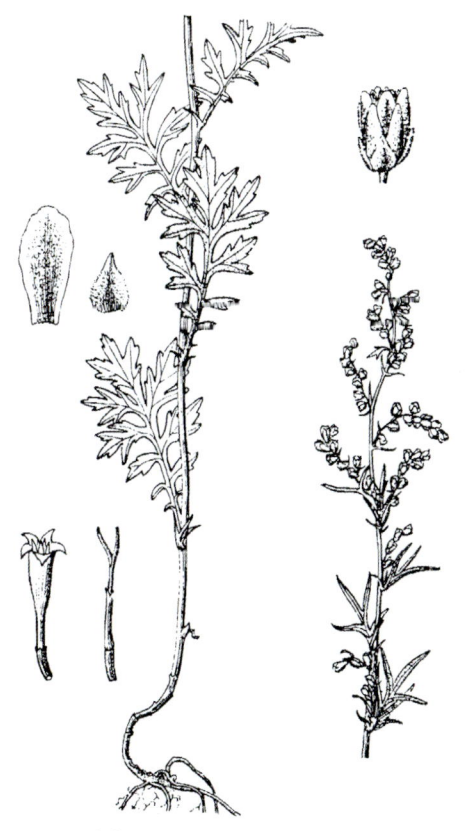

辽东蒿 Artemisia verbenacea (Kom.) Kitag.
马平　绘

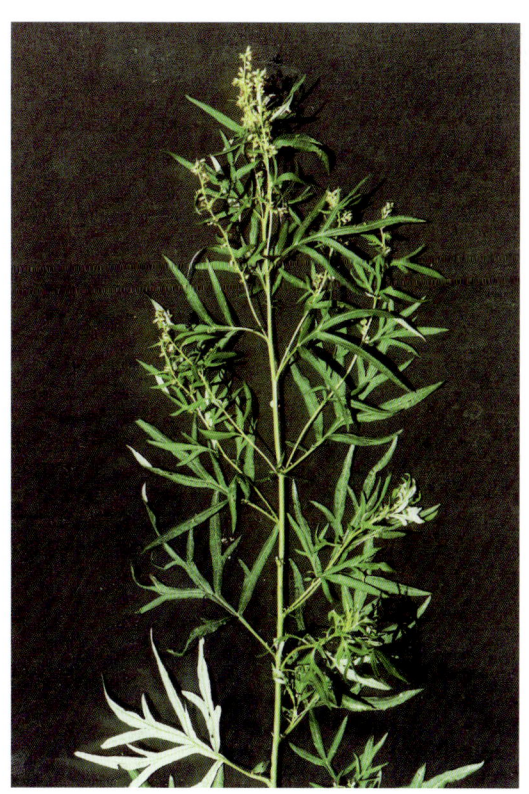

辽东蒿 Artemisia verbenacea (Kom.) Kitag.
摄影：徐克学

形，长 2-5 cm，2 回羽状分裂，1 回全裂，叶柄长 1-2 cm，基部具假托叶；上部叶羽状全裂，苞片叶 3-5 全裂。头状花序长圆形或长卵圆形，有小苞叶，排成穗状花序，在茎上组成圆锥花序；总苞片背面被灰白色蛛丝状绵毛；雌花 5-8；两性花 8-20。瘦果长圆形或倒卵状椭圆形。花果期 8-10 月。

分布与生境　产于辽宁、内蒙古、河北、山东、山西、陕西、宁夏、甘肃、青海、四川及云南，生于海拔 3500 m 以下的山坡、路旁或河湖边。

药用部位　叶。

功效应用　散寒止痛，温经止血。用于少腹冷痛，月经不调，宫冷不孕，吐血，衄血，崩漏，妊娠下血；外治皮肤瘙痒。

37. 蒌蒿（食疗本草）　水蒿（秦岭植物志），水艾、小蒿子（江苏），红陈艾（四川），白蒿 [本草纲目（水生者）]，闾蒿（救荒本草），柳叶蒿（东北植物检索表），水蒿（内蒙古、河北）

Artemisia selengensis Turcz. ex Besser in Nouv. Mém. Soc. Imp. Naturalistes Moscou 3: 50. 1834.（英 **Seleng Wormwood**）

多年生草本。有匍匐地下茎。茎少数或单一，高 60-150 cm，无毛，上部有长分枝。叶纸质，上面无毛或近无毛，背面密被灰白色蛛丝状平贴的绵毛；茎下部叶宽卵形或卵形，长 8-12 cm，近成掌状或指状。全裂或深裂，先端锐尖，边缘通常具细锯齿，叶基渐狭成叶柄，叶柄长 0.5-2 (-5) cm，无假托叶，花期下部叶通常凋谢；中部叶近成掌状，5 深裂或为指状 3 深裂，稀具不分裂的叶，叶缘或边缘有锯齿，基部楔形，渐狭成柄状；上部叶与苞片叶指状 3 深裂、2 裂或不分裂，边缘具疏锯齿。头状花序多数，排成密穗状花序，并在茎上组成狭而伸长的圆锥花序；总苞片 3-4 层，外层总苞片卵形或近圆形，背面初时疏被灰白色蛛丝状短绵毛，边膜质，中、内层总苞片长卵形或卵状匙形，边膜质或半膜质；雌花 8-12；两性花 10-15。瘦果卵形。花果期 7-10 月。

分布与生境　产于黑龙江、吉林、辽宁、内蒙古、河北、山西、陕西、甘肃、山东、江苏、安徽、江

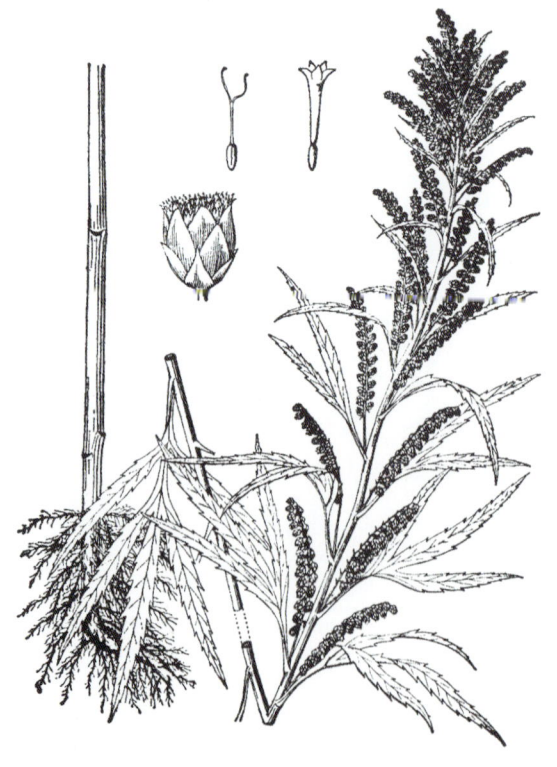

蒌蒿 Artemisia selengensis Turcz. ex Besser
引自《中国高等植物图鉴》

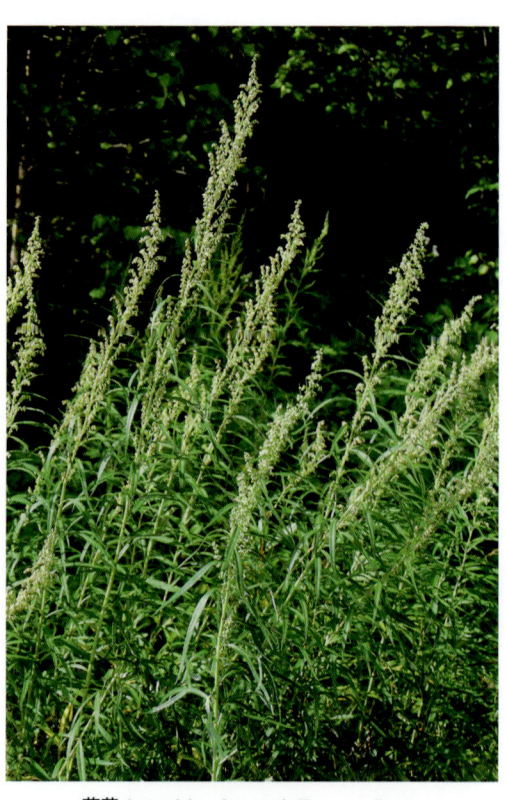

蒌蒿 Artemisia selengensis Turcz. ex Besser
摄影：周繇

西、河南、湖北、湖南、广东、四川及贵州等省区，多生于低海拔的河湖岸边与沼泽地及湿润的疏林、山坡、路边及荒地。也分布于蒙古、朝鲜、俄罗斯西伯利亚及远东地区。

药用部位 全草。

功效应用 破血行瘀，下气通络。用于黄疸，产后瘀积，小腹胀痛，跌打损伤，瘀血肿痛，内伤出血。

化学成分 叶含黄酮类：木犀草素(luteolin)，槲皮素(quercetin)，芹菜素(apigenin)，凹岩牡丹素▲(retusine)，山柰酚(kaempferol)，阿亚黄素(ayanin)，木犀草素-4',7-二甲醚(luteolin-4',7-dimethyl ether)，金圣草酚(chrysoeriol)，3',4',5,7-四羟基黄烷酮(3',4',5,7-tetrahydroxyflavanone)，芹菜素-7-O-β-D-吡喃葡萄糖苷(apigenin-7-O-β-D-glucopyranoside)，木犀草素-7-O-β-D-葡萄糖苷(luteolin-7-O-β-D-glucoside)，芦丁(rutin)[1]，木犀草素-4'-O-β-D-葡萄糖苷(luteolin-4'-O-β-D-glucoside)，槲皮素-3-O-β-D-木糖苷(quercetin-3-O-β-D-xyloside)，金圣草酚-7-O-β-D-葡萄糖苷(chrysoeriol-7-O-β-D-glucoside)[2]；倍半萜类：11,13-二氢母菊素(11,13-dihydromatricarin)[2]，7-(1,5-二甲基-4-己烯-1-基)-5-甲基-2,3-二氧杂双环[2.2.2]辛-5-烯[7-(1,5-dimethyl-4-hexen-1-yl)-5-methyl-2,3-dioxabicyclo[2.2.2]oct-5-ene][4]；香豆素类：伞形花内酯(umbelliferone)，东莨菪内酯(scopoletin)[3]。

地上部分含倍半萜类：道氏蒿素(douglanin)，1α,6α-二羟基桉叶-3,11(13)-二烯-12-羧酸甲酯[1α,6α-dihydroxyeudesma-3,11(13)-dien-12-carboxylic acid methyl ester][5]，萎蒿素▲(artselenin)，萎蒿内酯▲(artselenoid)[6]。

药理作用 增强免疫作用：萎蒿乙醇提取物灌胃，能增加小鼠脾和胸腺重量及碳粒廓清速率[1]。

抗菌作用：萎蒿水提物体外对痢疾杆菌、大肠埃希菌、巨大芽孢杆菌、面包酵母有抑制作用；萎蒿原汁体外对面包酵母菌、异常汉逊酵母菌、痢疾杆菌、大肠埃希菌、巨大芽孢杆菌有抑制作用；萎蒿醇提物体外对大肠埃希菌、痢疾杆菌、金黄色葡萄球菌、巨大芽孢杆菌、蜡状芽孢杆菌、面包酵母、异常汉逊酵母、产朊酵母、裂殖酵母、黄曲霉、白地霉、桔青霉、镰刀霉有抑制作用[2]。

抗氧化作用：萎蒿水提物在FRAP、DPPH、ABTS实验中具有抗氧化和清除自由基作用；萎蒿水提物灌胃，可降低小鼠MDA水平、增加SOD活性，有抗氧化作用[3]。

抗应激作用：萎蒿乙醇提取物灌胃，能延长小鼠耐缺氧时间，提高小鼠抗疲劳能力，增强小鼠耐高温和耐低温能力[1]。

注评 本种为四川中药材标准（1987、2010）收载"刘寄奴"的基源植物，药用其干燥地上部分；参见奇蒿Artemisia anomala S. Moore。

化学成分参考文献

[1] 张健，等. 中草药，2008, 39(1): 23-26.

[2] 张健，等. 中国药学杂志，2005, 40(23): 1778-1780.

[3] 张健，等. 中草药，2004, 35(9): 979-980.

[4] Jang WY, et al. *Saengyak Hakhoechi*, 1993, 24(2): 107-110.

[5] Hu JF, et al. *Spectrosc Lett*, 2001, 34(1): 75-81.

[6] Hu JF, et al. *J Asian Nat Prod Res*, 1999, 1(3): 169-176.

药理作用及毒性参考文献

[1] 沈夕坤，等. 药学进展，1999, 23(1): 41-43.

[2] 郑功源，等. 天然产物研究与开发，1999, 11(3): 72-76.

[3] Shi F, et al. *Molecules*, 2010, 15(7): 4936-4946.

38. 五月艾（植物研究） 小野艾、艾叶（贵州），艾（名医别录），野艾蒿（植物名实图考），鸡脚艾（福建），白蒿（四川），白艾（浙江），黑蒿（云南），狭叶艾（湖南），艾叶（广西）

Artemisia indica Willd. in Sp. Pl. 3: 1846. 1800.（英 **Indian Artemisia**）

亚灌木状草本。茎单生或少数，高达 1.5 m，多分枝；茎、枝初被柔毛。叶上面初被灰白色或淡灰黄色绒毛，下面密被灰白色蛛丝状绒毛；基生叶与下部叶卵形或长卵形，1-2 回羽状分裂，1 回全裂或深裂，2 回为裂齿或粗齿，叶柄短；中部叶卵形、长卵形或椭圆形，长 5-8 cm，1-2 回羽状裂，近无柄，假托叶小；上部叶羽状全裂；苞叶 3 全裂或不裂，头状花序卵圆形、长卵圆形或宽卵圆形。排成穗状总状或复总状花序，在茎上组成圆锥花序；总苞片背面初被灰白色绒毛；雌花 4-8；两性花 8-12，檐部紫色。瘦果长圆形或倒卵圆形。花果期 8-10 月。

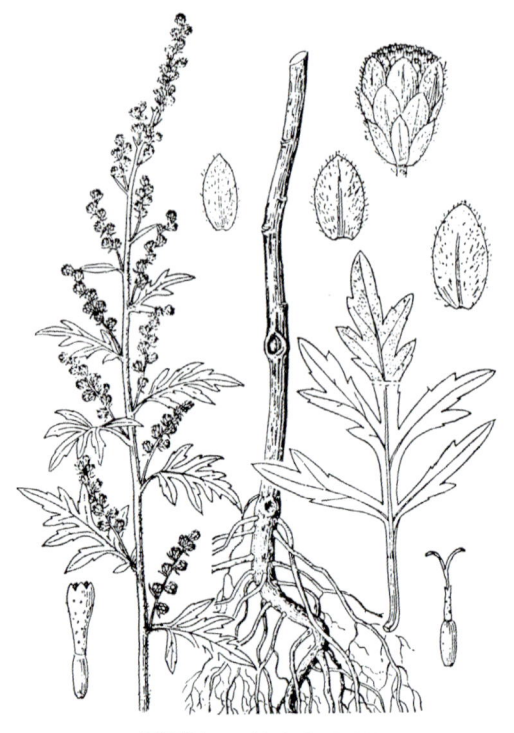

五月艾 Artemisia indica Willd.
邓盈丰 绘

分布与生境 产于内蒙古、甘肃、陕西、山西、河南、河北、山东、江苏、安徽、浙江、福建、台湾、江西、湖北、湖南、广东、香港、海南、广西、贵州、云南、西藏及四川，生于低、中海拔的林缘、坡地、灌丛或森林草原。也分布于大洋洲及北美洲。印度、缅甸、泰国、越南、印度尼西亚、日本、朝鲜、菲律宾也有分布。

药用部位 叶、全草。

功效应用 温经止血，散寒止痛，祛湿止痒。用于吐血，衄血，咯血，便血，崩漏，妊娠下血，月经不调，痛经，胎动不安，心腹冷痛，泄泻久痢，霍乱转筋，带下，湿疹，疥癣，痔疮，痈疡。

化学成分 茎含黄酮类：稀见槐黄烷酮▲(exiguaflavanone) A、B，高丽槐素(maackiain)[1]；其他类：2-(2,4-二羟基苯基)-5,6-亚甲二氧基苯并呋喃[2-(2,4-dihydroxyphenyl)-5,6-methylenedioxybenzofuran][1]。

地上部分含倍半萜类：β-石竹烯(β-caryophyllene)，石竹烯氧化物(caryophyllene oxide)，大牻牛儿烯D (germacrene D)[2]。

药理作用 抗疟作用：五月艾中的稀见槐黄烷酮▲A、B 体外对热带疟原虫有抑制作用[1]。

注评 本种为江苏中药材标准（1989）收载"野艾叶"的基源植物之一，药用其干燥叶；"艾叶"的地区习用品之一，参见及 Artemisia argyi H. Lév. et Vaniot。瑶族、壮族也药用，主要用途同功效应用项。

化学成分参考文献

[1] Chanphen R, et al. *J Nat Prod*, 1998, 61(9): 1146-1147.　　[2] Shah GC, et al. *Indian Perfumer*, 2008, 52(3): 27-29.

药理作用及毒性参考文献

[1] Chanphen R, et al. *J Nat Prod*, 1998, 61(9): 1146-1147.

39. 魁蒿（中国高等植物图鉴） 野艾蒿（植物名实图考部分），三候蒿（云南植物名录），五月艾（广东、广西），野艾（湖南），艾叶、端午艾（广西）

Artemisia princeps Pamp. in Nuov. Giorn. Bot. Ital. n. s. 36: 445. 1930.（英 First Wormwood）

多年生草本。茎、枝初被蛛丝状薄毛。叶厚纸质，上面深绿色，无毛，下面密被灰白色蛛丝状绒毛，下部叶卵形或长卵形，1–2回羽状深裂，侧裂片2对，裂片长圆形或圆状椭圆形，羽状浅裂，具长柄；中部叶卵形或卵状椭圆形，长6–12 cm，羽状深裂或半裂，稀全裂，侧裂片2–3对，中裂片较侧裂片大，侧裂片基部裂片大，基部有假托叶；上部叶羽状深裂或半裂；苞片叶3深裂或不裂。头状花序长圆形或长卵圆形，排成穗状或穗状总状花序，在茎上组成圆锥花序；总苞片3–4层，外层较小，卵形，背面绿色，微被蛛丝状毛，雌花5–7，两性花4–9，黄色或檐部紫红色。瘦果椭圆形或倒卵状椭圆形。花果期7–11月。

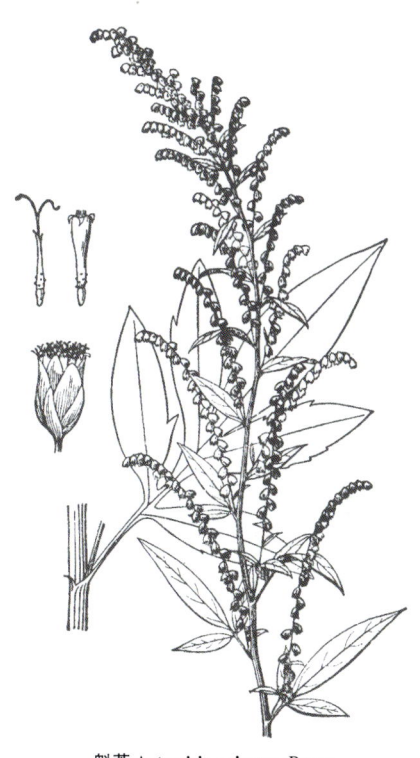

魁蒿 Artemisia princeps Pamp.
引自《中国高等植物图鉴》

分布与生境 产于辽宁、内蒙古、河北、山西、河南、山东、江苏、安徽、浙江、福建、江西、湖北、湖南、广东、香港、广西、贵州、云南、四川、陕西及甘肃，生于低、中海拔地区的路旁、山坡、灌丛、林缘或沟边。也分布于日本及朝鲜。

药用部位 叶、全草。

功效应用 温经止血，散寒止痛，祛湿止痒。用于吐血，衄血，咯血，便血，崩漏，妊娠下血，月经不调，痛经，胎动不安，心腹冷痛，泄泻久痢，霍乱转筋，带下，湿疹，疥癣，痔疮，痈疡。

化学成分 根含倍半萜类：可巴烯(copaene)，石竹烯(caryophyllene)，莎草烯(cyperene)[1]。

地上部分含倍半萜类：3-[(S)-2-甲基丁酰氧基]-木香-1(10),4(5)-二烯-12,6α-内酯{3-[(S)-2-methylbutyryloxy]-costu-1(10),4(5)-dien-12,6α-olide}，8α-当归酰氧基-3β,4β-环氧-6βH,7αH,8βH-愈创木-1(10),11(13)-二烯-12,6α-内酯{8α-angeloyloxy- 3β,4β-epoxy-6βH,7αH,8βH-guaia-1(10),11(13)-dien-12,6α-olide}，3β,4β-环氧-8α-异丁酰氧基-6βH,7αH,8βH-愈创木-1(10),11(13)-二烯-12,6α-内酯{3β,4β-epoxy-8α-isobutyryloxy-6βH,7αH,8βH-guaia-1(10),11(13)-dien-12,6α-olide}[2]，加拿蒿素▲(artecanin)，加拿蒿宁▲(canin)[3]；三萜类：倒吊笔醇▲(wrightial)，倒吊笔醇▲乙酸酯(wrightial acetate)，魁蒿醛▲乙酸酯(sajabalal acetate)，熊果酸(ursolic acid)[4]，β-香树脂醇(β-amyrin)，β-香树脂醇乙酸酯(β-amyrin acetate)，无羁萜(friedelin)[5]；苯丙素类：丁香酚(eugenol)，芝麻素(sesamin)[6]，咖啡酰奎宁酸(caffeoylquinic acid), 3-O-咖啡酰奎宁酸(3-O-caffeoylquinic acid)，4-O-咖啡酰奎宁酸(4-O-caffeoylquinic acid)，5-O-咖啡酰奎宁酸(5-O-caffeoylquinic acid)，1,5-二-O-咖啡酰奎宁酸(1,5-di-O-caffeoylquinic acid)，3,5-二-O-咖啡酰奎宁酸(3,5-di-O-caffeoylquinic acid)，4,5-二-O-咖啡酰奎宁酸(4,5-di-O-caffeoylquinic acid)[7]，3,4-二-O-咖啡酰奎宁酸(3,4-di-O-caffeoylquinic acid)[7-8]，1,3,5-三-O-咖啡酰奎宁酸(1,3,5-tri-O-caffeoylquinic acid)，3,4,5-三-O-咖啡酰奎宁酸(3,4,5-tri-O-caffeoylquinic acid)[8]；黄酮类：半齿泽兰林素▲(eupatilin)[3]，楔叶泽兰素(eupafolin)[9]，粗毛豚草素(hispidulin)[5]。

全草含倍半萜类：魁蒿内酯(yomogin)，蓍素(achillin)，白叶蒿定▲(leucodin)[10]；黄酮类：棕矢车菊素(jaceosidin)，刺槐素(acacetin)，芫花素(genkwanin)[10]，半齿泽兰林素[11]；香豆素类：东莨菪内酯(scopoletin)，异秦皮定(isofraxidin)[10]。

药理作用 抗炎作用：魁蒿茎甲醇提取物体外可抑制抗-CD3或抗-CD28刺激的$CD4^+CD25^-$ T细胞的增殖，通过抑制炎性T细胞的增殖，阻止抗原刺激的$CD4^+CD25^-$ T细胞炎症发展进程，增加调节性T

细胞的活性[1]。

抗肿瘤作用：魁蒿甲醇提取物萃取得到的魁蒿内酯、棕矢车菊素、刺槐素、芫花素体外均可抑制人肺腺癌细胞 A549、人卵巢癌细胞 SK-OV-3、人皮肤癌细胞 SK-MEL-2、中枢神经系统肿瘤细胞 XF498 和人结直肠腺癌细胞 HCT-15[2]。魁蒿内酯可诱导人前髓细胞性白血病 HL-60 细胞分化[3]。魁蒿黄酮类化合物楔叶泽兰素体外可诱导人宫颈癌 HeLa 细胞凋亡[4]。

其他作用：魁蒿乙醇提取物加入食物中饲养，可抑制小鼠肝中和脂肪组织中的脂肪酸合酶活性及三酰甘油聚集[5]。

化学成分参考文献

[1] Yano K, et al. *Phytochemistry*, 1974, 13(7): 1207-1208.
[2] Bang MH, et al. *Chem Pharm Bull*, 2008, 56(8): 1168-1172.
[3] Li DY, et al. *Nat Prod Sci*, 2010, 16(3): 143-147.
[4] Bang MH, et al. *Hanguk Eungyong Sangmyong Hwahakhoeji*, 2008, 51(3): 223-227.
[5] Yoo JS, et al. *Hanguk Eungyong Sangmyong Hwahakhoeji*, 2007, 50(1): 53-56.
[6] Bang MH, et al. *Hanguk Eungyong Sangmyong Hwahakhoeji*, 2007, 50(3): 224-227.
[7] Lee SG, et al. *J Food Sci*, 2011, 76(2): C250-C256.
[8] Cui CB, et al. *Journal of the Korean Society for Applied Biological Chemistry*, 2009, 52(6): 655-662.
[9] Baek NI, et al. *Repub Korean Kongkae Taeho Kongbo*, 2010, KR 2010076614 A 20100706.
[10] Ryu SY, et al. *Planta Med*, 1997, 63(4): 384-385.
[11] Kang YJ. *Diabetes Res and Clin Pract*, 2008, 82(1): 25-32.

药理作用及毒性参考文献

[1] Hang SH. *J Pharm Pharmacol*, 2009, 61(8): 1043-1050.
[2] 沈嘉摘译. 中草药, 1998, 29(4): 284-285.
[3] Kim SH. *Planta Med*, 2002, 68(10): 886-890.
[4] Chung KS, et al. *Mol Nutr Food Res*, 2010, 54(9): 1318-1328.
[5] Yamamoto N, et al. *Food Funct*, 2011, 2(1): 45-52.

40. 阴地蒿（东北植物检索表） 野蒿（湖北、贵州），林下艾（江苏南部种子植物手册），林地蒿（内蒙古植物志），白蒿（黑龙江、湖北、四川），山艾叶（四川）

Artemisia sylvatica Maxim., Prim. Fl. Amur. 161. 1859.（英 **Woodland Wormwood**）

多年生草本。茎少数或单生，高 80–130 cm，中部以上分枝。茎、枝初时微被短柔毛。叶薄纸质，上面微被柔毛及疏生白色腺点，下面被灰白色蛛丝状薄绒毛或近无毛；下部叶具长柄，卵形或宽卵形，2 回羽状深裂；中部叶具柄，卵形或宽卵形，长 8–12 (–15) cm，1–2 回羽状深裂，叶柄长 2–4 (–6) cm，基部有小假托叶；上部叶有短柄，羽状深裂或近全裂；苞片叶 3–5 深裂或不裂。头状花序近球形或宽卵圆形，具短梗及细小、线形具苞叶，下垂，常组成疏散开展、具多数分枝的圆锥花序；总苞片初微被蛛丝状薄毛；雌花 4–7；两性花 8–14。瘦果窄卵圆形或窄倒卵圆形。花果期 8–10 月。

分布与生境 产于黑龙江、吉林、辽宁、内蒙古、河北、山西、陕西、甘肃、青海、四川、云南、贵州、湖南、湖北、江西、安徽、浙江、江苏及山东，生于低海拔湿润地区的林下、林缘及灌丛下荫蔽处。也分布于朝鲜、蒙古及俄罗斯远东地区。

药用部位 全草。

功效应用 散寒止痛，温经止血。用于崩漏，月经过多，妊娠下血，经闭，腹痛，止痒。

化学成分 叶含倍半萜类：蒿内酯▲(arteminolide)[1]。

花含倍半萜类：8-乙酰蒿内酯▲(8-acetylarteminolide)，刘寄奴内酯(artanomaloide)，阴地蒿酮▲(arteminone)，去氢母菊素(dehydromatricarin)[2]。

地上部分含倍半萜类：岩生三裂蒿内酯▲A (rupicolin A)，岩生三裂蒿内酯▲A乙酸酯(rupicolin A acetate)，岩生三裂蒿内酯▲B乙酸酯(rupicolin B acetate)，1α-氢过氧-岩生三裂蒿内酯▲A乙酸酯(1α-hydroperoxy-rupicolin A acetate)，1α-羟基-4α-氢过氧-比梢菊内酯▲(1α-hydroxy-4α-hydroperoxy-

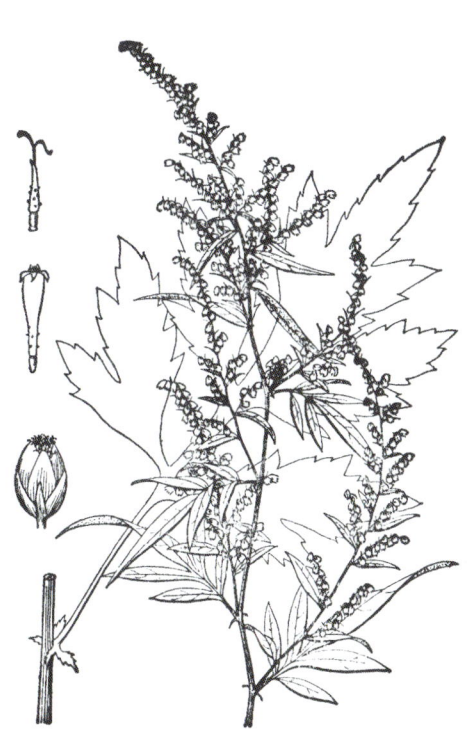

阴地蒿 Artemisia sylvatica Maxim.
引自《中国高等植物图鉴》

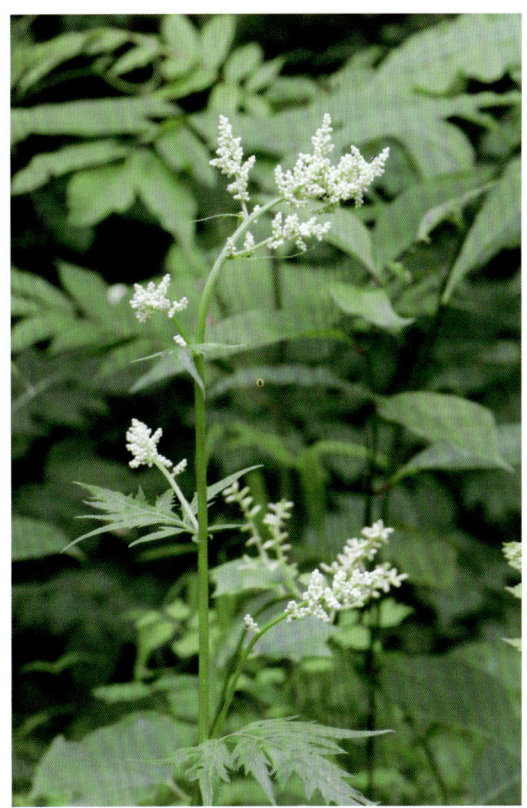

阴地蒿 Artemisia sylvatica Maxim.
摄影：陈又生

bishopsolicepolide)，1α-氢过氧-4β-羟基-8α-乙酰氧基-愈创木-2,9,11(13)-三烯-6α,12-内酯[1α-hydroperoxy-4β-hydroxy-8α-acetoxy-guaia-2,9,11(13)-triene-6α,12-olide]，1α-氢过氧-4α-羟基比梢菊内酯▲(1α-hydroperoxy-4α-hydroxybishopsolicepolide)，1α,4β-二羟基-8α-乙酰氧基-愈创木-2,9,11(13)-三烯-6α,12-内酯[1α,4β-dihydroxy-8α-acetoxy-guaia-2,9,11(13)-triene-6α,12-olide]，1α,4α-二羟基-比梢菊内酯▲(1α,4α-dihydroxy-bishopsolicepolide)[3]。

全草含黄酮类：木犀草素(luteolin)，芦丁(rutin)，柳穿鱼黄素-7-O-葡萄糖苷(pectolinarigenin-7-O-β-glucopyranoside)，木犀草素-7-O-新橘皮糖苷(luteolin-7-O-neohesperidoside)[4]。

药理作用 抗炎作用：阴地蒿地上部分甲醇提取物可抑制 LPS 诱导 RAW264.7 细胞中 NF-κB 活性增加、NO 生成、TNF-α 的产生[1]。

化学成分参考文献

[1] Lee SH, et al. *J Org Chem*, 1998, 63(20): 7111-7113.

[2] Lee SH, et al. *Tetrahedron*, 2000, 56(27): 4711-4715.

[3] Kwon HC, et al. *Yakhak Hoechi*, 2001, 45(2): 147-152.

[4] Moon HI, et al. *Saengyak Hakhoechi*, 1999, 30(1): 87-91.

药理作用及毒性参考文献

[1] Jin HZ, et al. *Phytochemistry*, 2004, 65(15): 2247-2253.

41. 甘青蒿（中国高等植物图鉴）

Artemisia tangutica Pamp. in Nuov. Giorn. Bot. Ital. n. s. 36: 426. 1930.（英 **Tangut Wormwood**）

多年生草本，茎单生，高 50–90 cm，紫褐色或褐色，初时密被蛛丝状绒毛及疏腺毛。叶纸质，上面被腺毛，下部叶长卵形或卵形，2 回羽状全裂或深裂，侧裂片 4–6 对，裂片长卵形或椭圆形，小裂片长卵形，具叶柄；中部叶长圆形或卵形，长 6–10 cm，2 回羽状全裂，侧裂片 4–6 对，长卵形或长圆形，长 2.5–3.5 cm，再次羽状深裂或浅裂，小裂片卵形或椭圆形，先端尖，中轴具狭翅，叶柄长 0.5–2 cm，基部半抱茎，有假托叶，上部叶羽状深裂，苞片叶 5 或 3 深裂或不分裂。头状花序多数，长圆形或宽卵形，无梗或近无梗，下垂，有极小小苞叶，排成穗状花序，在茎上组成窄圆锥花序；总苞片 3–4 层，外中层狭卵形，背面近无毛，有绿色中肋，边缘膜质，雌花 3–8，两性花 5–15。花冠外面被腺点，瘦果小，倒卵形或长卵形。花果期 7–10 月。

分布与生境 产于甘肃、青海、四川、西藏东部、云南、湖北西部，生于海拔 3000–3800 m 的山坡或河边沙地。

药用部位 全草。

功效应用 清热，平喘。用于肺热咳喘。

化学成分 地上部分含倍半萜类：4α-羟基愈创木-2,10(14),11(13)-三烯-12,6α-内酯[4α-hydroxyguaia-2,10(14),11(13)-trien-12,6α-olide]，2β-羟基愈创木-3,10(14),11(13)-三烯-12,6α-内酯[2β-hydroxyguaia-3,10(14),11(13)-trien-12,6α-olide][1]，2-氧代-去氧女贞素(2-oxo-deoxyligustrin)，墨西哥蒿素(estafiatin)，4α-羟基愈创木-10(14),11(13)-二氢-12,6α-内酯[4α-hydroxyguaia-10(14),11(13)-dien-12,6α-olide]，1-表-瑞诺素▲(1-epi-reynosin)[2]，9β-乙酰氧基-4,5-二去氧-4(15)-二氢木香酸(9β-acetoxy-4,5-dehydro-4(15)-dihydrocostic acid)[2]；三萜类：α-香树脂醇(α-amyrin)，β-香树脂醇(β-amyrin)，α-香树脂醇乙酸酯(α-amyrin acetate)，β-香树脂醇乙酸酯(β-amyrin acetate)[2]。

化学成分参考文献

[1] 严泽群，等 . 中草药，2001, 32(5): 401-402.

[2] 严泽群，等 . 中草药，1993, 24(11): 567-569, 605.

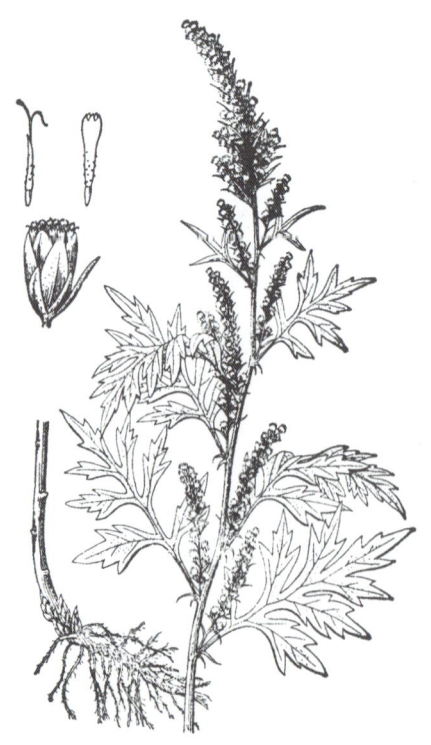

甘青蒿 Artemisia tangutica Pamp.
引自《中国高等植物图鉴》

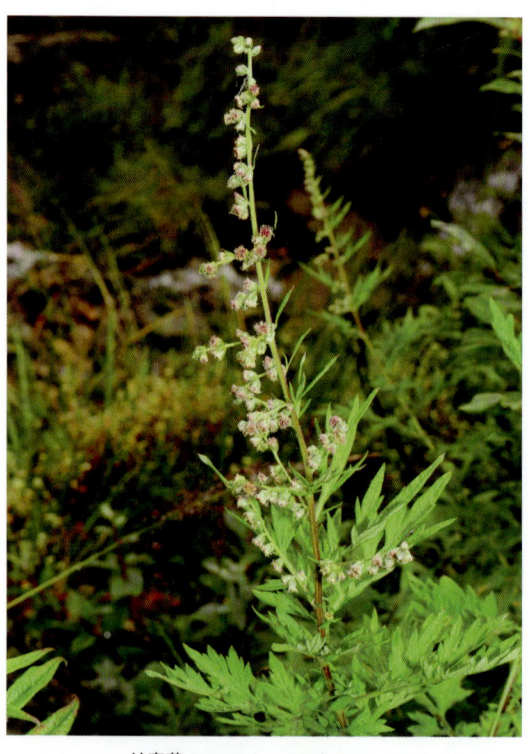

甘青蒿 Artemisia tangutica Pamp.
摄影：陈又生

42. 多花蒿（植物研究） 蒿枝（四川），苦蒿、黑蒿（云南）

Artemisia myriantha Wall. ex Besser in Nouv. Mém. Soc. Imp. Naturalistes Moscou 3: 51. 1834.
（英 **Manyflower Wormwood**）

多年生草本。茎、枝密被黏质腺毛，稀少柔毛。叶上面密被腺毛，初疏被柔毛，后脱落，下面除脉外初被灰白色蛛丝状薄绵毛，稀疏腺毛；下部叶与营养枝叶卵形，2回羽状深裂；中部叶椭圆形或卵形，长 (5–) 7–12 (–19) cm，1–2 回羽状深裂或 1 回近全裂，长 1.5–5 (6) cm，2 回羽状深裂或浅裂；叶柄长 0.5–2 cm，基部具假托叶；上部叶羽状深裂；苞片叶 5 或 3 深裂或全裂或不裂。头状花序长卵圆形或长圆形，排成穗状总状花序及复总状花序，在茎上组成开展、多分枝的圆锥花序；总苞片初微被蛛丝状柔毛；雌花 3–5；两性花 4–6。瘦果倒卵圆形或长圆形。花果期 8–11 月。

分布与生境 产于山西、青海、西藏、四川、云南、贵州、广西西部及西南部，生于海拔 1000–2800 m 的山坡、路旁或灌丛。也分布于印度北部、不丹、尼泊尔、克什米尔地区、缅甸北部及泰国北部。

药用部位 全草。

功效应用 清热祛暑，凉血止血。用于夏季感冒，中暑发热，骨蒸潮热，吐血，衄血。

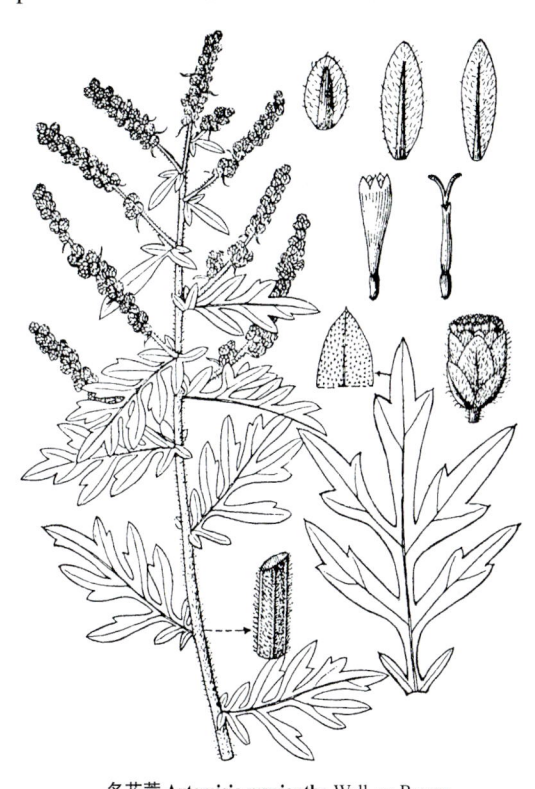

多花蒿 Artemisia myriantha Wall. ex Besser
余汉平 绘

化学成分 地上部分含倍半萜类：亮绿蒿素▲(arglabin)，8α-羟基树蒿素▲(8α-hydroxyarborescin)，8α-乙酰氧亮绿蒿素▲(8α-acetoxyarglabin)，1β,10β-环氧去氢白叶蒿定▲(1β,10β-epoxydehydroleucodin)，去氢白叶蒿定▲(dehydroleucodin)，去乙酰母菊素(desacetylmatricarin)，小白菊素▲-α-过氧化物(tanaparthin-α-peroxide)，愈创木-1(10),2,4,11(13)-四烯-12,6ζ-内酯[guaia-1(10),2,4,11(13)-tetraen-12,6ζ-olide]，多花蒿内酯▲(artemyriantholide) A、B、C、D[1]，13-乙酰氧基-3β-(3-甲基丁酰基)-大牻牛儿-1(10)E,4E,7(11)-三烯-12,6α-内酯[13-acetoxy-3β-(3-methylbutanoyl)-germacra-1(10)E,4E,7(11)-trien-12,6α-olide]，13-乙酰氧基-3β-丙酰基-大牻牛儿烷-1(10)E,4E,7(11)-三烯-12,6α-内酯 [13-acetoxy-3β-propanoyl-germacra-1(10)E,4E,7(11)-trien-12,6α-olide]，13-乙酰氧基-3β 巴豆酰基-大牻牛儿-1(10)E,4E,7(11)-三烯-12,6α-内酯[13-acetoxy-3β tigloyl-germacra-1(10)E,4E,7(11)-trien-12,6α-olide]，13-乙酰氧基-3β-羟基-大牻牛儿-1(10)E,4E,7(11)-三烯-12,6α-内酯[13-acetoxy-3β-hydroxy-germacra-1(10)E,4E,7(11)-trien-12,6α-olide][2]。

全草含倍半萜类：亮绿蒿素[3]。

药理作用 细胞毒作用：亮绿蒿素体外对小鼠巨噬细胞样 J774.1 细胞有细胞毒作用[1]。

注评 本种傈僳族药用，全草治外伤出血。

化学成分参考文献

[1] Wong HF, et al. *J Nat Prod*, 2002, 65(4): 481-486.

[2] Wong HF, et al. *Phytochemistry*, 2002, 59(5): 529-536.

[3] Appendino G, et al. *Fitoterapia*, 1991, 62(3): 275-276.

药理作用及毒性参考文献

[1] Bottex-Gauthier C, et al. *Biotechnol Ther*, 1993, 4(1-2): 77-98.

43. 粘毛蒿（中国高等植物图鉴）

Artemisia mattfeldii Pamp. in Nuov. Giorn. Bot. Ital. n. s. 36: 425. 1930.（英 **Mattfelel's Wormwood**）

多年生草本。茎单生，高达 50 cm，密被黏质腺毛。上部分枝。叶纸质，上面被腺毛，下面除脉外微被灰白色或灰黄色蛛丝状绒毛，脉被腺毛；下部叶长圆状卵形或卵形，长 4-6 cm，2-3 回羽状全裂，叶柄长 2-3 cm。基部有小假托叶；上部叶 2 回羽状全裂；苞片叶 1-2 回羽状全裂。头状花序长圆形或宽卵形，排成穗状花序，在茎上组成窄圆锥花序；总苞片背面微被腺毛；雌花 5-7；两性花 8-15。瘦果倒卵圆形或长圆形。花果期 7-10 月。

分布与生境　产于甘肃、青海、四川、西藏、云南、贵州、湖北西部及西南部，生于海拔 2600-4700 m 的林缘、草地。

药用部位　全草。

功效应用　清热利胆，解毒消肿。用于湿热黄疸，疮疡肿毒。

注评　本种藏族药用，全草治疫病，炭疽，皮肤病，虫病。

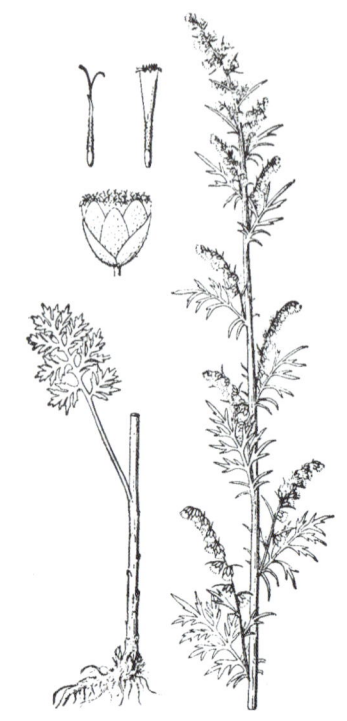

粘毛蒿 Artemisia mattfeldii Pamp.
引自《中国高等植物图鉴》

44. 暗绿蒿（植物研究）　铁蒿（云南），白蒿、白毛蒿（四川），大蒿（湖南），白艾蒿（河南），青蒿（湖北）

Artemisia atrovirens Hand.-Mazz. in Acta Horti Gothob. 12: 280. 1938.（英 **Darkgreen Wormwood**）

多年生草本。茎通常丛生，高 50-130 (-150) cm，自中部以上分枝；茎初被柔毛及腺毛。叶大，叶上面初被丝状柔毛、腺毛与白色腺点，后柔毛渐脱落，下面除叶脉外密被灰白色绵毛与腺毛；茎下部叶卵形或宽卵形，长 5-10 cm，1-2 回羽状深裂；中部叶卵形或长卵形，长 (5) 6-8 cm，1 回羽状深裂，基部无假托叶；上部叶与苞片叶羽状深裂、3 深裂或不裂。头状花序长圆形或长卵圆形，有小苞叶，排成穗状花序，在茎上组成开展的圆锥花序；总苞片初微被蛛丝状柔毛；雌花 3-6；两性花 5-8。瘦果倒卵圆形或近倒卵圆形。花果期 8-10 月。

分布与生境　产于黑龙江、甘肃南部、陕西、河南西南部、安徽南部、浙江、福建、江西、湖北、湖南、云南及四川，生于海拔低至 1200 m 的山坡、草地或路边。也分布于泰国。

药用部位　叶。

功效应用　散寒止痛，温经止血。用于痛经，月经不调。

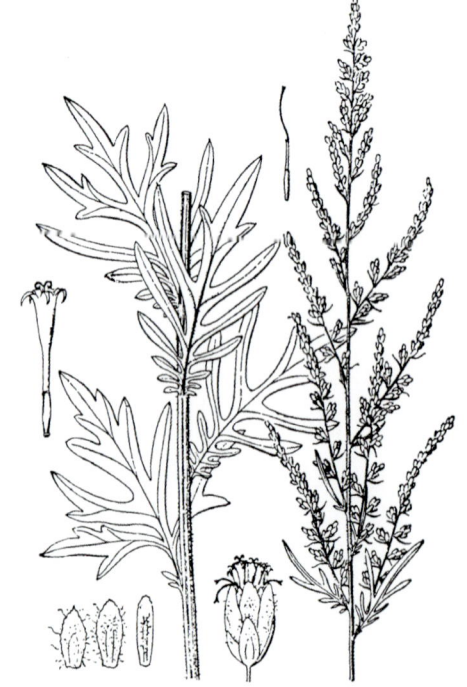

暗绿蒿 Artemisia atrovirens Hand.-Mazz.
钱存源 绘

45. 奇蒿（江苏南部种子植物手册） 刘寄奴（新修本草），金寄奴（日华子本草），乌藤菜（通称），珍珠蒿（台湾植物志），南刘寄奴（湖北、江西），六月霜、九里光、野马兰头（江苏）

Artemisia anomala S. Moore in J. Bot. 13(152): 227. 1875.（英 **Diverse Wormwood**）

45a. 奇蒿（模式变种）

Artemisia anomala S. Moore var. **anomala**

多年生草本。茎单生，稀2至少数，高80-150 cm，初时被微柔毛，后渐脱落；上半部分枝。叶纸质，初时微有疏短柔毛，后无毛，背面初时微有蛛丝状绵毛；下部叶卵形或长卵形，稀倒卵形，不分裂，先端有数浅裂齿，边缘具细锯齿，具短柄，中部叶卵形、长卵形或卵状披针形，长9-12 (-15) cm，宽2.5-4 (-5.5) cm；上部叶与苞片叶小，无柄。头状花序长圆形或卵形，径2-2.5 m，无梗或近无梗，在分枝上端或分枝的小枝上排成密穗状花序，在茎上端组成窄或稍开展的圆锥花序；总苞片3-4层，无毛，外层总苞片小，卵形，中、内层总苞片长卵形、长圆形或椭圆形；雌花4-6朵；两性花6-8朵。瘦果倒卵形或长圆状倒卵形。花果期6-11月。

分布与生境 产于河南南部、江苏、浙江、安徽、江西、福建、台湾、湖北、湖南、广东、广西、四川东部及贵州，生于低海拔地区的林缘、路旁、沟边、河岸、灌丛及荒地。也分布于越南。

药用部位 全草。

功效应用 活血通经，止血消肿，消食化积。用于闭经，痛经，产后瘀滞腹痛，恶露不尽，癥瘕，跌打损伤，金疮出血，风湿痹痛，便血，尿血，痈疮肿毒，烫伤，食积腹痛，泄泻痢疾。

化学成分 地上部分含倍半萜类：瑞诺素▲(reynosin)，狭叶墨西哥蒿素(armexifolin)，刘寄奴内酯(artanomaloide)[1]；黄酮类：三裂鼠尾草素(salvigenin)[1]。

全草含单萜类：刘寄奴醚萜▲(artanoiridoid)，地黄素 D (rehmaglutin D)，(*E*)-6-羟基-2,6-二甲基辛-2,7-二烯酸 [(*E*)-6-hydroxy-2,6-dimethylocta-2,7-dienoic acid][2]；倍半萜类：伪新乌药环氧内酯(pseudoneolinderane)[3]，奇蒿内酯(arteanomalactone)[4]；三萜类：青冈酮▲(cyclobalanone)，无羁萜

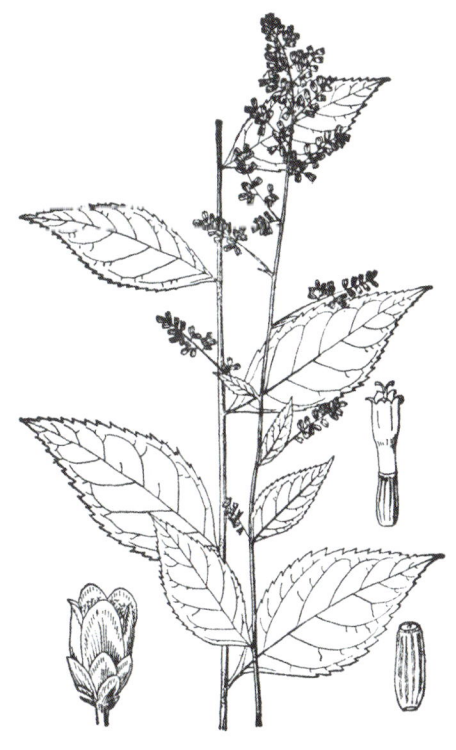

奇蒿 Artemisia anomala S. Moore var. anomala
引自《中国高等植物图鉴》

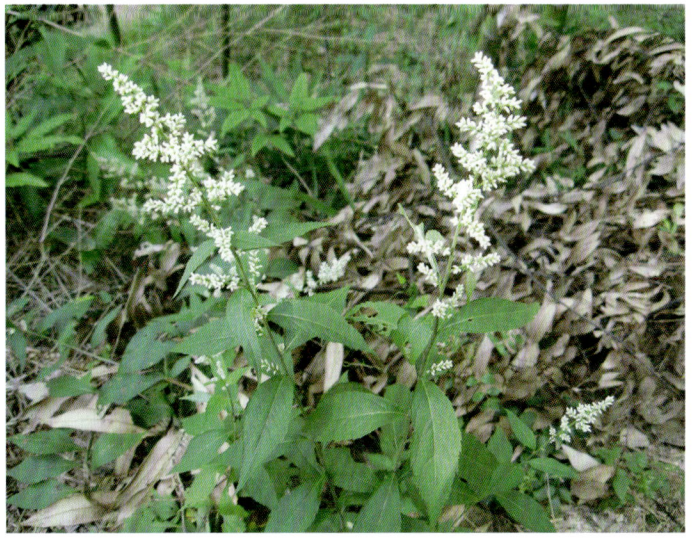

奇蒿 Artemisia anomala S. Moore var. anomala
摄影：童毅华

(friedelin)，高粱醇 (sorghumol)[3]；香豆素类：治疝草素▲(herniarin)，东莨菪内酯 (scopoletin)，异秦皮定 (isofraxidin)[3]；苯丙素类：对香豆酸 (*p*-coumaric acid)[2]，咖啡酸 (caffeic acid)[3]，反式邻羟基桂皮酸 (*trans-o*-hydroxy-cinnamic acid)，反式邻羟基 - 对甲氧基桂皮酸 (*trans-o*-hydroxy-*p*-methoxycinnamic acid)[5]；黄酮类：木犀草素 (luteolin)，芹菜素 (apigenin)，金圣草酚 (chrysoeriol)[2]，奇蒿黄酮 (arteanoflavone)，半齿泽兰林素▲(eupatilin)[4]，小麦黄素 (tricin)[5]。

药理作用　抗炎作用：奇蒿总黄酮体外可抑制 IFN-γ 和 LPS 协同诱导炎症模型 RAW264.7 细胞上清液中亚硝酸盐的含量，保护刺激后的细胞活力，抑制 NOS、COX-2 mRNA 表达，抑制 NOS、COX-2、p-ERK 的蛋白表达，下调 NO 生成量[1-2]。

抗血栓、抗血小板聚集作用：奇蒿水提物灌胃，可降低 ADP 诱导的大鼠血小板聚集，减轻血栓湿重，增加血栓抑制的百分率；降低 ADP 诱导的小鼠体内血栓形成[3]。奇蒿水煎液灌胃，可延长正常小鼠血液体外凝血时间，延长正常大鼠血液体外血浆复钙凝血时间，增加 TT、PT、KPTT 的含量，缩短其体外血栓长度，改善血液聚集指数[4]。

增强耐缺氧能力：奇蒿对由氰化钾或亚硝酸钠致小鼠组织性缺氧和结扎颈总动脉所致的脑循环性缺氧有保护作用，能增加离体豚鼠冠状动脉灌流量；奇蒿可降低密闭所致小鼠低氧性缺氧氧耗速度，延长生存时间[5]。

抗菌作用：奇蒿乙醚提取物体外对新型隐球菌、白色念珠菌、曲霉菌、丝状真菌有抑制活性[6]。奇蒿 80% 乙醇粗提取物体外可杀灭痢疾志贺菌，氯仿提取物可杀灭大肠埃希菌、金黄色葡萄球菌，乙酸乙酯提取物可杀灭福氏志贺菌、痢疾志贺菌、无乳链球菌、金黄色葡萄球菌，正丁醇提取物可杀灭无乳链球菌、痢疾志贺菌[7]。

抗生育作用：奇蒿乙醇提取物灌胃，能降低未成年大鼠卵巢内 PGE$_2$ 含量，降低子宫雌二醇受体特异结合量；降低假孕大鼠血中孕酮含量，抑制卵巢 hCG/LH 受体特异结合量，使子宫内源性 PGF2α 含量增加[8]。

抗氧化作用：奇蒿提取物体外对超氧离子自由基有清除作用[9]。

促进创伤愈合作用：奇蒿 80% 乙醇提取物、氯仿组分外敷，可促进背部深 II 度烧伤大鼠创面愈合[10-11]。

注评　本种为中国药典（2010 年版附录 III），江苏（1989）、江西（1996）和广西（1990）中药材标准收载"刘寄奴"的基源植物之一，药用其干燥地上部分；同属植物白苞蒿 Artemisia lactiflora Wall. ex DC. 也同等入药，习称"南刘寄奴"。"刘寄奴"始载《唐本草》，古今"刘寄奴"的来源均甚复杂，今山东（2002）、山西（1987）、河南（1991）和新疆（1980）等中药材标准收载的"刘寄奴"为玄参科植物阴行草 Siphonostegia chinensis Benth. 的干燥全草，商品习称"北刘寄奴"；湖南中药材标准（1993）收载"刘寄奴"为金丝桃科植物湖南连翘 Hypericum ascyron L. 和元宝草 H. sampsonii Hance 的干燥地上部分，四川药材标准（1987、2010）收载"刘寄奴"为同属植物蒌蒿 Artemisia selengensis Turcz. ex Besser 干燥地上部分。此外，金丝桃科植物地耳草 Hypericum japonicum Thunb.、贵州金丝桃 H. kouytchense H. Lév.、贯叶连翘 H. perforatum L.、豆科植物野百合 Crotalaria sessiliflora L.，菊科植物华泽兰 Eupatorium chinense L.、裂叶马兰 Kalimeris incisa (Fisch) DC. 等植物的地上部分在部分地区也混作"刘寄奴"药用，应注意区别。目前各地使用的刘寄奴的基源差别较大，何种基源更符合中医传统用药的特点，有待进一步研究。畲族、瑶族、苗族也药用，主要用途同功效应用项。

化学成分参考文献

[1] Jakupovic J. *Phytochemistry*, 1987, 26(10): 2777-2779.
[2] 肖同书，等. 中草药，2013, 44(5): 515-518.
[3] 田富饶，等. 中国药物化学杂志，2008, 18(5): 362-365.
[4] 肖永庆，等. 药学学报，1984, 19(12): 909-913.
[5] 肖永庆，等. 药学学报，1986, 28(3): 307-310.

药理作用及毒性参考文献

[1] 章丹丹，等. 上海中医药杂志，2009, 43(7): 67-71.
[2] 章丹丹，等. 上海中医药杂志，2007, 41(5): 70-73.
[3] 潘颖宜，等. 中成药，1998, 20(7): 45-47.
[4] 孙文忠，等. 上海中医药大学学报，1997, 11(2): 68-72.
[5] 沈金荣. 中草药，1983, 14(9): 411-413.
[6] 刘运德，等. 天津医科大学学报，1995, 1(4): 5-6.
[7] 谭蔚锋，等. 药学实践杂志，2010, 28(2): 101-104.
[8] 李玮，等. 中国中西医结合杂志，1992, 12(3): 165-168.
[9] 张虹，等. 食品科学，2000, 21(7): 311.
[10] 谭蔚锋，等. 中医药学刊，2004, 22(5): 840-842.
[11] 年华，等. 第二军医大学学报，2004, 25(12): 1385-1387.

45b. 密毛奇蒿（变种）（中国植物志） 奇蒿、密毛变种（中国高等植物图鉴）

Artemisia anomala S. Moore var. **tomentella** Hand.-Mazz. in Notizbl. Bot. Gart. Berlin-Dahlem 13: 633. 1933.（英 **Tomentose Diverse Wormwood**）

与模式变种的区别在于本变种叶面初时疏被短糙毛，叶背面密被灰白色或灰黄色宿存的绵毛。

分布与生境 产于浙江、江西、湖北、湖南、广东北部、广西北部等省区。
药用部位 全草。
功效应用 清热解毒，利湿，消食。用于湿热泻痢，食积不化。

46. 侧蒿（中国高等植物图鉴） 笋花蒿（陕西）

Artemisia deversa Diels in Bot. Jahrb. Syst. 29: 618. 1901.（英 **Declivious Wormwood**）

多年生草本。茎单生，稀少数，高达 1 m，幼时被疏柔毛。叶上面初疏被腺状柔毛，下面初疏被蛛丝状柔毛；茎下部叶宽卵形或卵形，羽状深裂，叶柄短；中部叶卵形或宽卵形，长 8–14 (–18) cm，叶基部渐窄成柄，叶柄长 2–14 cm；上部叶指状 3 深裂，稀 2 裂或不裂；苞片叶不裂或偶有 1–2 深裂或浅裂片。头状花序长圆形或椭圆形，无小苞叶，数枚至 10 余枚排成穗状花序，在分枝成复穗状花序排列，在茎端组成圆锥花序；总苞片无毛；雌花 3–5；两性花 4–9。瘦果圆形或倒卵状长圆形。花果期 8–10 月。

分布与生境 产于陕西秦岭、甘肃东南部、四川东部、湖北西部及西南部及河南西部，生于海拔 1000–2300 m 的林下、林缘、山谷、坡地或河边。
药用部位 全草。
功效应用 清热解毒，止泻。用于热淋，泄泻。

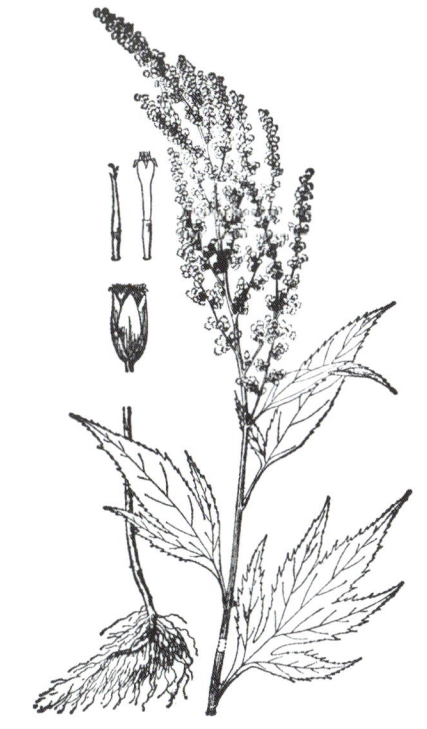

侧蒿 Artemisia deversa Diels
引自《中国高等植物图鉴》

47. 白苞蒿（中国高等植物图鉴） 秦州莓蒿子（政和本草），鸭脚艾（生草药性备要），鸡甜菜（陆川本草），四季菜（江苏南部种子植物手册），白花蒿（海南植物志），野芹菜、白花艾（湖南、广西），珍珠菊（江西），土三七、肺痨草、野红芹菜（本草纲目拾遗），白花蒿（江西、广西）

Artemisia lactiflora Wall. ex DC., Prodr. 6: 115. 1837.（英 Ghostplant Wormood）

多年生草本，茎高 50–150 cm。茎、枝初微被白色蛛丝状柔毛。叶上面疏被腺状柔毛，下面初微被柔毛；基部叶与茎下部叶宽卵形或长卵形，2 回至 1–2 回羽状全裂，叶柄长；中部叶卵圆形或长卵形，长 5.5–12.5 (–14.5) cm，2 回至 1–2 回羽状全裂，稀深裂，基部常有小假托叶；上部叶与苞片叶羽状深裂或全裂。头状花序长圆形，数枚或 10 余枚排成密穗状花序，在分枝排成复穗状花序，在茎上端组成圆锥花序；总苞片无毛；雌花 3–6；两性花 4–10。瘦果倒卵圆形或倒卵状长圆形。花果期 8–11 月。

分布与生境 产于甘肃、陕西、河南、安徽、江苏、浙江、福建、江西、湖北、湖南、广东、海南、香港、广西、四川、贵州及云南，生于低、中海拔的林下、林缘、山谷。也分布于越南、老挝、柬埔寨、泰国、新加坡、印度东部及印度尼西亚。

药用部位 全草。

功效应用 活血祛瘀，理气化湿。用于血瘀痛经，经闭，产后瘀滞腹痛，食积腹胀，寒湿泄泻，疝气，脚气，阴疽肿痛，跌打损伤，水火烫伤。现代用于慢性肝炎，肝脾肿大。

化学成分 叶含多炔类：3,4-环氧-2-(2,4-己二炔亚甲基)-1,6-二氧杂螺[4.5]癸烷{3,4-epoxy-2-(2,4-hexadiynylidene)-1,6-dioxaspiro[4.5]decane}，3,4-表环氧-2-(2,4-己二炔亚甲基)-1,6-二氧杂螺[4.5]癸烷{3,4-epiepoxy-2-(2,4-hexadiynylidene)-1,6-dioxaspiro[4.5]decane}，3,4-环氧-2-(2,4-己二炔亚甲基)-8-异戊酰氧基-1,6-二氧杂螺[4.5]癸烷{3,4-epoxy-2-(2,4-hexadiynylidene)-8-isovaleroyloxy-1,6-dioxaspiro[4.5]decane}，3,4-环氧-2-(2,4-己二炔亚甲基)-8-乙酰氧基-1,6-二氧杂螺[4.5]癸烷{3,4-epoxy-2-(2,4-hexadiynylidene)-8-acetoxy-1,6-dioxaspiro[4.5]decane}，3α-氯-4β-羟基-2-(2,4-己二炔亚甲基)-8-异戊酰氧基-1,6-二氧杂螺[4.5]癸烷{3α-chloro-4β-hydroxy-2-(2,4-hexadiynylidene)-8-isovaleroyloxy-1,6-

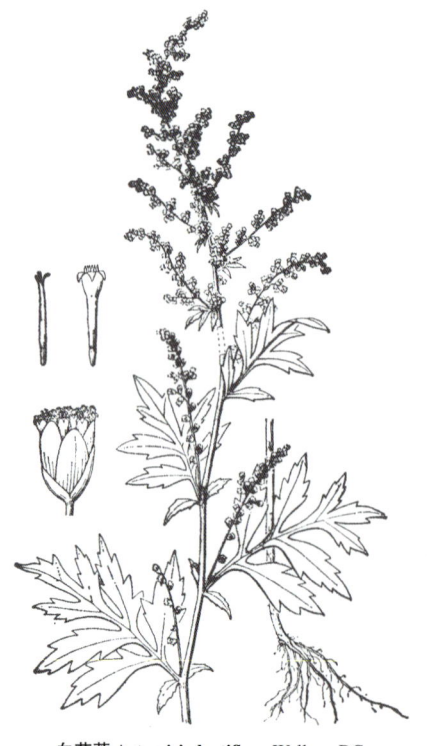

白苞蒿 Artemisia lactiflora Wall. ex DC.
引自《中国高等植物图鉴》

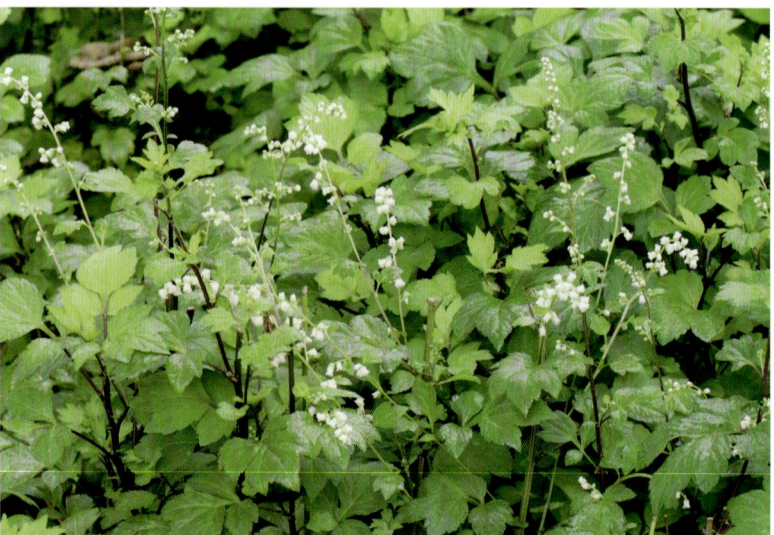

白苞蒿 Artemisia lactiflora Wall. ex DC.
摄影：王祝年

dioxaspiro[4.5]decane}，3β-氯-4α-羟基-2-(2,4-己二炔亚甲基)-1,6-二氧杂螺[4.5]癸烷{3β-chloro-4α-hydroxy-2-(2,4-hexadiynylidene)-1,6-dioxaspiro[4.5]decane}[1]。

茎和叶含香豆素类：香豆素(coumarin)，7-甲氧基香豆素(7-methoxycoumarin)[2-3]，伞形花内酯(umbelliferone)[3]。

花和叶中含炔类：白花蒿炔(lactiflorasyne)[4]。

地上部分挥发油含倍半萜类：白花蒿烯醇(lactiflorenol)[5]。

药理作用　抗氧化作用：白苞蒿二炔螺酮缩醇烯醇醚环氧化物 AL-1 给促癌物 TPA 局部处理背部皮肤的小鼠灌胃，可抑制 H_2O_2 生成；抑制 TPA 诱导的已分化 HL-60 细胞内 H_2O_2 生成[1]。

注评　本种为广西中药材标准（1990）收载"刘寄奴"的基源植物，药用其干燥地上部分；参见奇蒿 Artemisia anomala S. Moore。苗族、壮族、侗族和仡佬族也药用，主要用途同功效应用项。

化学成分参考文献

[1] Nakamura Y, et al. *J Agric Food Chem*, 1998, 46(12): 5031-5036.

[2] Shimada H, et al. *Yakugaku Zasshi*, 1971, 91(4): 503-504.

[3] 冯珍，等. 中药材，1981, 12(7): 15-16.

[4] 徐成俊，等. 药学学报，1986, 21(10): 772-775.

[5] 徐成俊，等. 中草药，1982, 13(12): 529-533.

药理作用及毒性参考文献

[1] Nakamura Y, et al. *Cancer Lett*, 1999, 140(1-2): 37-45.

48. 峨眉蒿（植物研究）　峨参叶蒿（四川）

Artemisia emeiensis Y. R. Ling in Bull. Bot. Res., Harbin 8(4): 42. 1988.（英 **Emei Wormwood**）

多年生草本。茎通常单一，稀少数，高 50-120 cm；茎、枝初时微有短柔毛，后变无毛。叶纸质，上面近无毛，背面初时微有短柔毛，后脱落无毛；基部叶与茎下部叶卵形或长卵形，3 回羽状深裂，花期叶凋落；中部叶长卵形或卵形，长 7-15 cm，宽 5-10 cm，2-3 回羽状分裂，第一回全裂，叶柄长 2-4 cm，基部有假托叶；茎上部叶与苞片叶 1-2 回或 1 回羽状全裂或深裂。头状花序长卵球形，无梗，无小苞叶，在分枝端或小枝上排成密穗状花序，在茎上组成圆锥花序；总苞片 3-4 层，外层短小，卵形，中、内层总苞片长卵形，无毛；雌花 2-4；两性花 3-8。瘦果倒卵形。花果期 8-11 月。

分布与生境　产于四川中部，生于海拔 2500-2800 m 的林缘、林下及湿润地区。

药用部位　全草。

功效应用　全草：清热解毒，杀虫。用于疔肿疮毒，疥癣。

注评　四川特有药用植物，全草药用。

49. 龙蒿（植物研究）　狭叶青蒿（中国高等植物图鉴），蛇蒿（贵州植物通志），椒蒿（新疆），青蒿（新疆、甘肃）

Artemisia dracunculus L., Sp. Pl. 849. 1753.（英 **Dragon Wormwood**）

49a. 龙蒿（模式变种）

Artemisia dracunculus L. var. **dracunculus**

半灌木状草本。高达 1.5 m，多分枝；茎、枝初时微有短柔毛，后渐脱落。叶无柄，初时两面微有短柔毛，后无毛或近无毛，下部叶花期凋落；中部叶线状披针形或线形，长 0.5-3 cm，宽 1-2 mm，全缘。头状花序多数近球形，径 2-2.5 mm，短梗或近无梗，基部有线形小苞叶，在茎的分枝上排成复总状花序，并在茎上组成开展或略狭窄的圆锥花序；总苞片 3 层，外层小，无毛，中、内层总苞片卵圆形或长卵形，边缘膜质；雌花 6-10 朵，两性花 8-14 朵，不育。瘦果倒卵形或椭圆状倒卵形。花果期 7-10 月。

分布与生境 产于黑龙江、吉林、辽宁、内蒙古、河北、山西、陕西、宁夏、甘肃、新疆、青海、四川及湖北西南部；生于海拔 500–3800 m 的干山坡、草原、半荒漠草原、森林草原、林缘或亚高山草甸。也分布于蒙古、阿富汗、印度北部、巴基斯坦北部及克什米尔、俄罗斯、中亚、欧洲及北美洲。

药用部位 全草。

功效应用 清热凉血，退虚热，解暑。用于暑湿发热。

化学成分 根含香豆素类：龙蒿二醇▲(artemidiol)[1]。

叶含香豆素类：7-羟基龙蒿素▲(7-hydroxyartemidin)，7-甲氧基香豆素(7-methoxycoumarin)[2]；黄酮类：山奈酚-3-鼠李糖基葡萄糖苷(kaempferol-3-rhamnoglucoside)，孔雀草素▲-3-葡萄糖苷(patuletin-3-glucoside)，孔雀草素▲-3-鼠李糖基葡萄糖苷(patuletin-3-rhamnoglucoside)，芦丁(rutin)[3]。

嫩枝含黄酮类：5,3'-二羟基-7,4'-二甲氧基黄烷酮(5,3'-dihydroxy-7,4'-dimethoxyflavanone)[4]；香豆素类：滨蒿内酯(scoparone)，茵陈素(capillarin)[4]。

地上部分含酰胺类：南欧回环菊素(pellitorine)，南欧回环菊素▲(neopellitorine) A、B[5]；香豆素类：治疝草素▲(herniarin)[5]，龙蒿素▲(artemidin)[9]；黄酮类：龙蒿苷▲(estragonoside)，瑞士松素-7-O-β-D-葡萄糖苷(pinocembrin-7-O-β-D-glucopyranoside)[6]，瑞士松素(pinocembrin)[7]，3,5,4'-三羟基-7-甲氧基黄烷酮(3,5,4'-trihydroxy-7-methoxyflavanone)，3,5,4'-三羟基-7,3'-二甲氧基黄烷酮(3,5,4'-trihydroxy-7,3'-dimethoxyflavanone)，柚皮素(naringenin)[8]。

全草含香豆素类：8-羟基茵陈素(8-hydroxycapillarin)[10]。

种子含酚类：4,5-二-O-咖啡酰奎宁酸(4,5-di-O-caffeoylquinic acid)，川西荚蒾苷元▲(davidigenin)，6-去甲氧基茵陈色原酮(6-demethoxycapillarisin)，2',4'-二羟基-4-甲氧基二氢查耳酮(2',4'-dihydroxy-4-methoxydihydrochalcone)[11]。

药理作用 降血糖作用：龙蒿乙醇提取物饲喂KK-A(y)小鼠，能增强小鼠对胰岛素的敏感性，促进胰岛素受体信号转导[1]。龙蒿乙醇萃取物对化学诱导的、且缺乏胰岛素的糖尿病小鼠和具有胰岛素抵抗的遗传性糖尿病小鼠具有降血糖作用，能增强胰岛素刺激的葡萄糖吸收，增加培养的肥胖大鼠骨骼肌细胞中胰岛素受体底物-2 的累积。其化学成分 4,5-二-O-咖啡酰奎宁酸、川西荚蒾苷元▲、6-去甲氧基茵陈色原酮、2',4'-二羟基-4-甲氧基二氢查耳酮可抑制醛糖还原酶活性[2]。

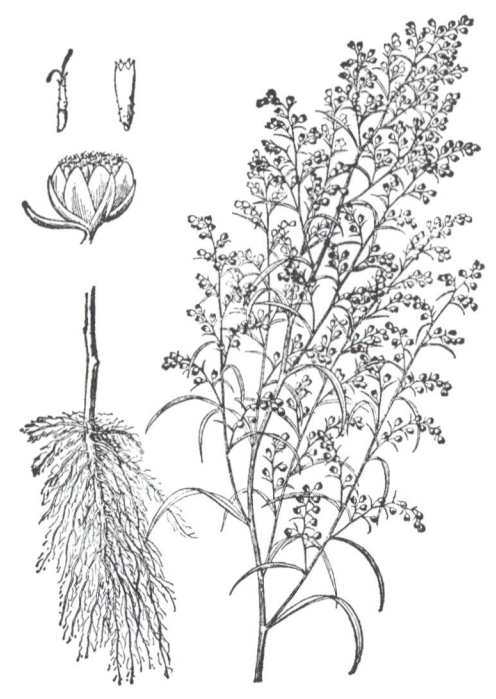

龙蒿 Artemisia dracunculus L. var. dracunculus
引自《中国高等植物图鉴》

化学成分参考文献

[1] Mallabaev A, et al. *Khim Prir Soedin*, 1974, 6: 720-723.

[2] Yazdanparast R, et al. *J Fac Pharm*, 2000, 8(1 & 2): 42-44.

[3] Hoffmann B, et al. *Z Lebensm Unters Forsch*, 1982, 174(3): 211-215.

[4] Balza F, et al. *J Nat Prod*, 1985, 48(2): 339-340.

[5] Saadali B, et al. *Phytochemistry*, 2001, 58(7): 1083-1086.

[6] Kurkin VA, et al. *Khim Prir Soedin*, 1997, 33(1): 46-49.

[7] Kurkin VA, et al. *Rastitel'nye Resursy*, 1996, 32(1-2): 88-92.

[8] Balza F, et al. *Phytochemistry*, 1984, 23(10): 2333-2337.

[9] Mallabaev A, et al. *Khim Prir Soedin*, 1970, 6(4): 467-468.

[10] Greger H, et al. *Phytochemistry*, 1979, 18(7): 1244-1245.

[11] Logendra S, et al. *Phytochemistry*, 2006, 67(14):1539-1546.

菊科 COMPOSITAE

药理作用及毒性参考文献

[1] Wang ZQ, et al. *J Nutr Biochem*, 2011, 22(1): 71-78.

[2] Logendra S, et al. *Phytochemistry*, 2006, 67(14): 1539-1546.

49b. 宽裂龙蒿（变种）（中国植物志）

Artemisia dracunculus L. var. **turkestanica** Krasch. in Mater. Istorii Fl. Rastitel'n. S.S.S.R. 2: 177. 1946.（英 **Tukentan Dragon Wormwood**）

与模式变种的区别在于本变种植株高大。叶宽大，椭圆状披针形，宽 3-6 mm，叶先端不分裂或间有 3 深裂或 3 浅裂。头状花序直径为 3-4 mm，无梗或具极短梗。

分布与生境　产于新疆；生于海拔 800-2500 m 的干河谷、河岸阶地、草原、路旁及田边。也分布于中亚地区。

药用部位　全草。

功效应用　清热解暑。用于暑湿发热。

50. 盐蒿（中国高等植物图鉴）　沙蒿（内蒙古），沙漠嘎（中国沙漠地区药用植物），窄不嘎蒿（东北植物检索表），褐沙蒿（内蒙古植物志）

Artemisia halodendron Turcz. ex Besser in Bull. Soc. Imp. Naturalistes Moscou 8: 17. 1835.（英 **Saltliving Wormwood**）

小灌木。茎多数或少数，稀单生，高达 80 cm，上部褐色，下部茶褐色；基部分枝，枝多而长，短枝密生成丛状；茎、枝初时被灰黄色绢质柔毛，后脱落。叶初时微具灰白色短柔毛，后无毛；茎下部叶与营养枝叶宽卵形或近圆形，长、宽 3-6 cm，2 回羽状全裂，叶柄长 1.5-4 cm，基部具假托叶；中部叶宽卵形或近圆形，1-2 回羽状全裂，近无柄，基部有假托叶；上部叶与苞片叶 3-5 全裂或不分裂，无柄。头状花序多数，卵球形，具短梗或近无梗，基部有小苞叶，分枝上端排成复总状花序，瓦状排列，外层苞片小，卵形，背面无毛，中层苞片椭圆形，无毛，内层苞片长椭圆形或长圆形；雌花 4-8 个；两性花 8-15 个。瘦果长卵形或卵状椭圆形。花果期 7-10 月。

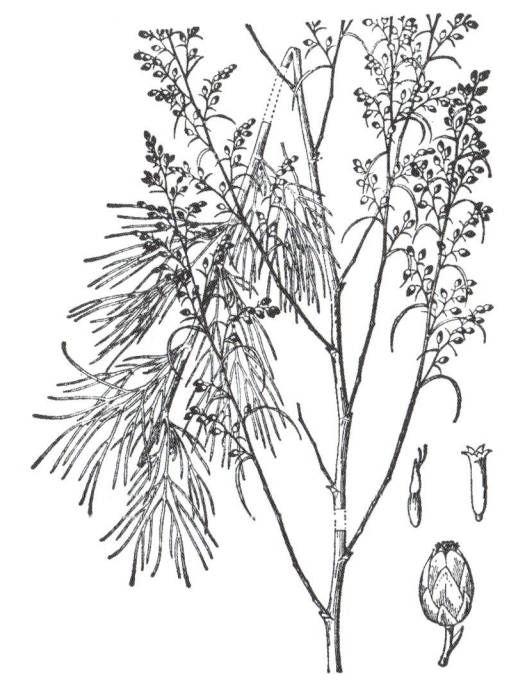

盐蒿 **Artemisia halodendron** Turcz. ex Besser
引自《中国高等植物图鉴》

分布与生境　产于黑龙江、吉林、辽宁、内蒙古、河北、山西、陕西、宁夏、甘肃及新疆西部，生于海拔中、低海拔地区的沙丘地、荒坡草原、草原、森林草原、砾质坡地等。也分布于蒙古、俄罗斯西伯利亚东部。

药用部位　嫩枝、叶。

功效应用　祛风解表，止咳平喘。用于风寒感冒、咳嗽气喘，风湿痹痛。

化学成分　种子含黄酮类：线叶蓟醇▲(cirsiliol)，圣草酚-7-甲醚(eriodictyol-7-methylether)[1]。

地上部分含黄酮类：线叶蓟尼酚▲(cirsilineol)，圣草酚-7-甲醚，鼠李素(rhamnetin)，异鼠李素-3-*O*-β-D-葡萄糖苷(isorhamnetin-3-*O*-β-D-glucoside)[2]。

全草含黄酮类：茵陈蒿黄酮(arcapillin)，异鼠李素-3-*O*-β-D-葡萄糖苷，异鼠李素(isorhamnetin)，线叶蓟尼酚▲[3]；苯丙素类：咖啡酸(caffeic acid)，对羟基肉桂酸(*p*-hydroxycinnamic acid)[3]。

药理作用　祛痰作用：盐蒿乙醇提取物灌胃，可增加祛痰实验中小鼠气管的酚红排泌量[1]。

注评　本种为吉林省药品标准（1977）收载"差把嘎蒿"的基源植物，药用其干燥地上部分。蒙古族也药用，用全草治脑刺痛、痧症、痘疹、虫牙、"发症"、结喉、皮肤瘙痒、疥。

化学成分参考文献

[1] 王延年，等. 中国中药杂志，2004, 29(6): 595.

[2] Chemesova II, et al. *Him Prir Soedin*, 1986, 6: 780-781.

[3] Wang YN, et al. *Asian J Trad Med*, 2007, 2(1): 30-33.

药理作用及毒性参考文献

[1] 张媛媛. 沙漠噶种子平喘活性成分筛选及其质量研究 [学位论文]. 北京：北京中医药大学，2006.

51. 圆头蒿（植物研究） 白沙蒿（中国高等植物图鉴），籽蒿（华北树木志），白砂蒿（宁夏、甘肃），白杆子砂蒿（宁夏），米蒿、油砂蒿（陕西），香蒿（青海）

Artemisia sphaerocephala Krasch. in Trudy Bot. Inst. Akad. Nauk S.S.S.R., Ser. 1, Fl. Sist. Vyssh. Rast. 1(3): 348. 1937.（英 **Roundhead Wormwood**）

小灌木。茎多数，高 80–150 cm，灰黄色或灰白色，分枝多而长，长 15–30 cm 或更长，初时具灰白色短柔毛，后脱落，灰黄色或上部枝为淡紫色，常具短枝，短枝上再抽新小枝。叶初时两面密被灰白色短柔毛，后脱落；短枝上常着生成簇生状，茎下部、中部叶卵形或卵形，长 2–5 (–8) cm，2 回或 1–2 回羽状全裂；叶柄长 0.3–0.8 cm，基部具假托叶；上部叶羽状分裂或 3 全裂；苞片叶不分裂，线形，稀 3 全裂。头状花序球形或近球形，径 3–4 mm，具短梗，下垂，穗状总状花序或复总状花序，在茎上组成圆锥花序；总苞片 3–4 层，外层卵状披针形，半草质，淡黄色，中、内层圆卵形；雌花 4–12 朵；两性花 6–20 朵。瘦果，黑色，果壁上具胶质物。花果期 7–10 月。

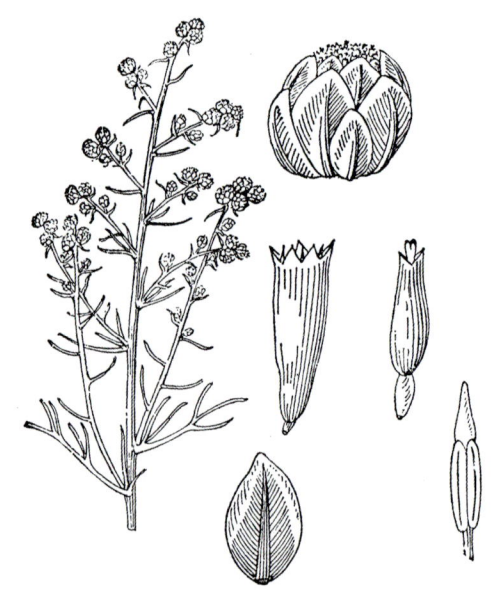

圆头蒿 Artemisia sphaerocephala Krasch.
余汉平 绘

分布与生境 产于内蒙古、山西、陕西、宁夏、甘肃、青海北部及新疆东部，生于海拔 1000–2850 m 的荒漠地、内丘地。也分布于蒙古南部。

药用部位 果实。

功效应用 消肿散瘀，利气宽胸，杀虫。用于腮腺炎，乳蛾，疥疮，腹胀。

化学成分 种子含黄酮类：樱花素(sakuranetin)，异樱花素(isosakuranetin)，木菠萝烷酮(artocarpanone)，刺槐素(acacetin)[1]。

全草含三萜类：(3β,16β,21β)-16,21,28-三羟基齐墩果-12-烯-3-O-β-D-吡喃葡萄糖基-(1→2)-β-D-吡喃葡萄糖醛酸苷[(3β,16β,21β)-16,21,28-trihydroxyolean-12-en-3-O-β-D-glucopyranosyl-(1→2)-β-D-glucuronopyranoside][2]；其他类：4-(1-羟基乙基)-酚-1-O-β-D-吡喃葡萄糖苷[4-(1-hydroxylethyl)-phenol-1-O-β-D-glucopyranoside]，4-O-苯乙酮-β-D-吡喃葡萄糖基-(1→3)-β-D-吡喃葡萄糖苷[4-O-acetophenone-β-D-glucopyranosyl-(1→3)-β-D-glucopyranoside][3]。

药理作用 调节免疫作用：圆头蒿种子多糖在低浓度时能协同 ConA 体外增强小鼠脾细胞增殖反应，高浓度时则相反[1]。

降血糖作用：圆头蒿种子水提醇沉液灌胃，能抑制高脂饮食合并腹腔注射链脲霉素致 2 型糖尿病大鼠血糖、血清胆固醇、三酰甘油含量升高；提高肝葡萄糖激酶活性，增加肝糖原和血清高密度脂蛋白水平[2]。圆头蒿种子提取的多糖灌胃，能抑制四氧嘧啶致糖尿病大鼠血糖升高[3]。

抗菌作用：圆头蒿精油体外对大肠埃希菌、金黄色葡萄球菌、枯草芽孢杆菌、李斯特菌和黑曲霉菌均有抑制作用[4]。

抗氧化作用：圆头蒿水提物、多糖体外均对 DPPH 自由基、羟自由基、超氧阴离子自由基有清除作用[5]。圆头蒿精油体外对 DPPH 自由基有清除作用[4]。

化学成分参考文献

[1] 魏碧玉，等. 西北师范学院学报（自然科学版），1988, 4: 60-62.
[2] Li LX, et al. *Nat Prod Res* A, 2008, 22(18): 1633-1636.
[3] Zhao DB, et al. *Chin Chem Lett*, 2007, 18(5): 551-553.

药理作用及毒性参考文献

[1] 郝毓倩，等. 食品科学，2009, 30(7): 11-14.
[2] Xing XH, et al. *J Ethnopharmacol*, 2009, 125(3): 410-416.
[3] Zhang J, et al. *Swiss Med Wkly*, 2006, 136(33-34): 529-532.
[4] 付华. 两种蒿属精油的提取及抑菌和抗氧化特性研究[学位论文]. 内蒙古：内蒙古农业大学，2007.
[5] Wang JL, et al. *Int J Biol Macromol*, 2009, 45(5): 483-492.

52. 藏沙蒿（西藏植物志）

Artemisia wellbyi Hemsl. et H. Pearson in J. Linn. Soc., Bot. 35: 183. 1902.（英 **Wellb's Wormwood**）

半灌木状草本。茎多数，高 15-28 cm；茎、枝、叶两面初时密被灰白色或淡灰黄色绢质柔毛，后脱落无毛。叶质稍厚，茎下部叶卵形或长卵形，长 1.5-2.5 cm，2 回羽状全裂，长 4-5 mm，叶柄长 1-2 cm；中部叶长卵形，长 1-2 cm，1-2 回羽状全裂，初时被毛，后无毛，叶柄长 0.5-1.5 cm，基部有小假托叶；上部叶 5 或 3 全裂，无柄；苞片叶 3 深裂或不分裂，线形。头状花序球形或近球形，有短梗或近无梗，数枚至 10 多枚在茎端或在分枝上排成穗状花序或穗状花序式的总状花序，在茎上组成圆锥花序；总苞片 3-4 层，外层卵形，初时被微柔毛，中、内层总苞片长卵形，无毛；雌花 5-14 条；两性花 8-16 朵。瘦果倒卵形。花果期 7-11 月。

分布与生境 产于我国西藏，生于海拔 3600-5300 m 的河湖边沙砾地、山坡草地、砾质坡地及高山草原和高山草甸。也分布于印度北部。

药用部位 全草。

功效应用 清热解毒，止血。用于痈疽疮毒。

注评 本种为国家二级保护植物。

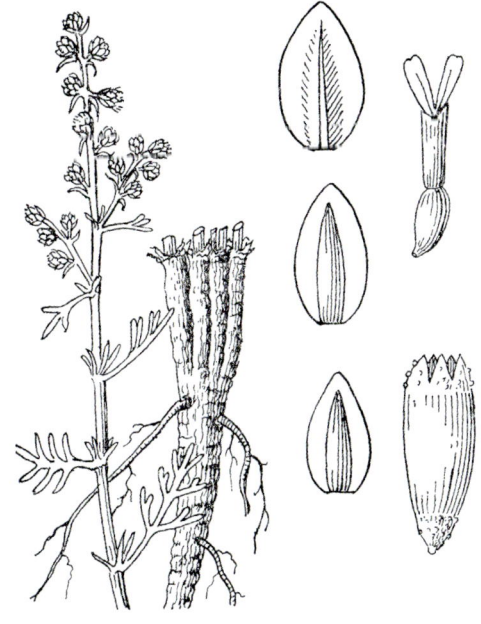

藏沙蒿 Artemisia wellbyi Hemsl. et H. Pearson
余汉平 绘

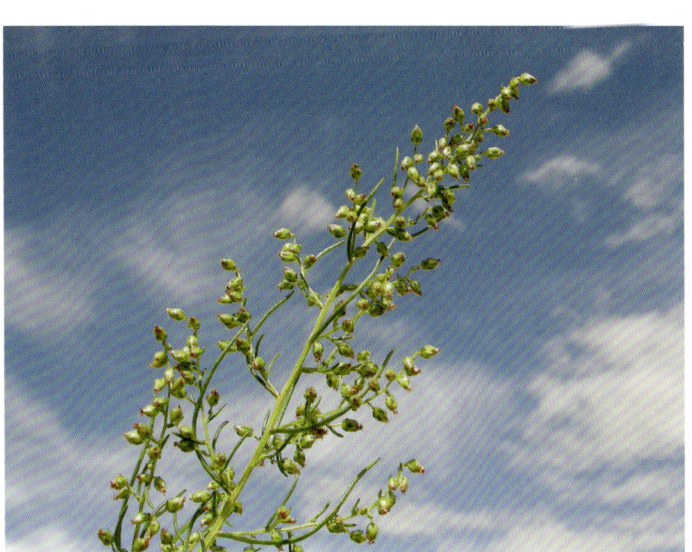

藏沙蒿 Artemisia wellbyi Hemsl. et H. Pearson
摄影：林秦文

53. 黑沙蒿（中国高等植物图鉴） 沙蒿（俗称），鄂尔多斯蒿（辽宁、内蒙古），油蒿、籽蒿（内蒙古）

Artemisia ordosica Krasch. in Bot. Mater. Gerb. Bot. Inst. Komarova Acad. Nauk SSSR 9: 173. 1946.（英 **Ordos Wormwood**）

小灌木。茎高达 1 m，茎皮老时至苞片脱落，多分枝，茎、枝组成大密丛。叶初时两面微有短柔毛，后无毛，稍肉质；茎下部叶宽卵形或卵形，1–2 回羽状全裂，叶柄短；中部叶卵形或宽卵形，长 3–5 (–7) cm，1 回羽状全裂；上部叶 5 或 3 全裂，裂片线形，无柄；苞片叶 3 全裂或不裂。头状花序卵圆形，径 1.5–2.5 mm，有短梗及小苞叶，排成总状或复总状花序，在茎上组成圆锥花序；总苞片 3–4 层，外、中层卵形或长卵形，黄绿色，无毛，边缘膜质；雌花 10–14；两性花 5–7。瘦果倒卵圆形，果壁具细纵纹及胶质。花果期 7–10 月。

分布与生境 产于内蒙古西部、河北东部、山西、陕西北部、宁夏及甘肃，生于海拔 1500 m 以下的荒漠与半荒漠、流动与半流动或固定沙丘、干草原与干旱坡地。

药用部位 根、茎叶及花、果实。

功效应用 根：止血。用于鼻出血，吐血，崩漏。茎叶及花：祛风除湿，解毒消肿。用于风湿痹痛，感冒头痛，咽喉肿痛，痈肿疮疖。果实：利水通淋。用于小便不利。

化学成分 全草含黄酮类：异樱花素(isosakuranetin)，7,4'-二甲氧基香橙素(7,4'-dimethylaromadendrin)，刺槐素(acacetin)，滨蓟素(cirsimaritin)，鼠李素(rhamnetin)，泽兰利亭▲(eupatolitin)，5,7,2',4'-四羟基-6,5'-二甲氧基黄酮(5,7,2',4'-tetrahydroxy-6,5'-dimethoxyflavone)，金丝桃苷(hyperoside)[1]，5-羟基-7,4'-二甲氧基黄烷酮(5-hydroxy-7,4'-dimethoxyflavanone)，5-羟基-7,4'-二甲氧基黄酮(5-hydroxy-7,4'-dimethoxyflavone)，5,4'-二羟基-7-甲氧基黄酮(5,4'-dihydroxy-7-methoxyflavone)，5,7-二羟基-6,4'-二甲氧基黄酮(5,7-dihydroxy-6,4'-dimethoxyflavone)，5,4'-二羟基-7-甲氧基黄烷酮(5,4'-dihydroxy-7-methoxyflavanone)，5,3',4'-三羟基-7-甲氧基黄烷酮(5,3',4'-trihydroxy-7-methoxyflavanone)，5,7-二羟基-3',4'-二甲氧基黄酮(5,7-dihydroxy-3',4'-dimethoxyflavone)，5,3',4'-三羟基-7-甲氧基黄酮(5,3',4'-trihydroxy-7-methoxyflavone)[2]；香豆素类：茵陈素(capillarin)[3]。

茎和叶含单萜类：α-蒎烯(α-pinene)，β-蒎烯(β-pinene)，香桧烯(sabinene)[4]；倍半萜类：花椒醇(nerolidol)[4]。

注评 本种为"黑沙蒿"的基源植物，药用其茎叶及花蕾。

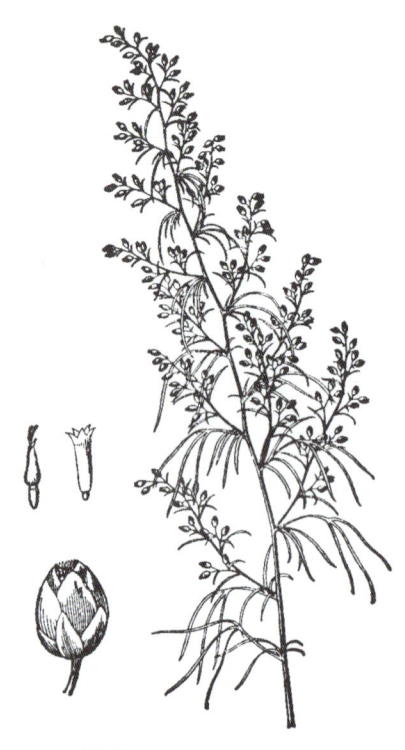

黑沙蒿 Artemisia ordosica Krasch.
引自《中国高等植物图鉴》

化学成分参考文献

[1] 张卫，等. 中国中药杂志，2006, 31(23): 1959-1961.
[2] 赵东保，等. 中国中药杂志，2005, 30(18): 1430-1432.
[3] 赵东保，等. 结构化学，2005, 24(6): 637-640.
[4] 于凤兰，等. 天然产物研究与开发，1996, 8(1): 14-18.

54. 小亮苞蒿（植物研究） 东川蒿（云南种子植物名录），滇茵陈（中国中药资源志要）

Artemisia mairei H. Lév. in Repert. Spec. Nov. Regni Veg. 11: 303. 1912.（英 **Maire's Wormwood**）

多年生草本。茎数枚，高 40–60 cm；下半部木质，上部分枝。叶两面密被灰黄色柔毛。下部与中部叶卵形，长 1.5–3 cm，宽 1–2 cm，羽状全裂，侧裂片 2 对，裂片钻形或线状钻形；上部叶与苞片叶 3 全裂或不分裂，裂片或苞片叶钻形。头状花序小，近球形，径 (1.5) 2 m，无梗，在分枝或分枝的小枝上排成穗状花序，在茎上组成狭窄或中等开展的圆锥花序；总苞片3-4层，外层总苞片椭圆形，中、内层总苞片长卵形；雌花2-3朵；两性花3-7朵，不孕育。瘦果小。花果期8-11月。

分布与生境 产于云南，生于海拔2200-3600 m的山坡与路旁。

药用部位 全草。

功效应用 疏风散热，利水通淋。用于风热感冒，小便不利。

55. 茵陈蒿（本草衍义） 茵陈（本草经集注），绵茵陈（本经逢原），小白蒿、香蒿（陕西中草药），青蒿（四川、浙江、福建、湖南、广西），白茵陈（中药志），日本茵陈（俗称）

Artemisia capillaris Thunb., Fl. Jap. 309. 1784.（英 **Capillary Wormwood**）

半灌木状草本。茎单生或少数，高40-120 cm，红褐色或褐色，上部多分枝；茎、枝初时密生灰白色或灰黄色绢质柔毛，后渐稀疏或脱落无毛。营养枝端有密集叶丛，基生叶密集着生，常成莲座状；基生叶、下部叶与营养枝叶两面均被棕黄色或灰黄色绢质柔毛。叶卵圆形或卵状椭圆形，长2-4(-5) cm，2-3回羽状全裂，花期叶萎谢；中部叶宽卵形、近圆形或卵圆形，长2-3 cm，1-2回羽状全裂，长8-12 mm，基部裂片常半抱茎，近无叶柄；上部叶与苞片叶羽状5全裂或3全裂，基部裂片半抱茎。头状花序多数卵球形，稀近球形，径1.5-2 mm，有短梗及线形的小苞叶，常排成复总状花序，并在茎上端组成圆锥花序；总苞片3-4层，外层草质，卵形或椭圆形，无毛，中、内层总苞片椭圆形；雌花6-10；两性花3-7。瘦果长圆形或长卵形。花果期7-10月。

分布与生境 产于辽宁、河北、陕西、山东、江苏、安徽、浙江、江西、福建、台湾、河南、湖北、湖南、广东、广西及四川，生于低海拔地区的河岸、海岸地区的湿润沙地、路旁或山坡。也分布于朝鲜、日本、菲律宾、越南、柬埔寨、马来西亚、印度尼西亚及俄罗斯远东地区。

药用部位 全草。

功效应用 清利湿热，利胆退黄。用于黄疸，尿少，胆囊炎，湿温，暑湿，湿疮瘙痒。

化学成分 花含香豆素类：茵陈素(capillarin)[1]，东莨菪内酯(scopoletin)，伞形花内酯(umbelliferone)，滨蒿内酯(scoparone; scopoletin methyl ether)，七叶树内酯(aesculetin)，7-甲氧基香豆素(7-methoxycoumarin)，

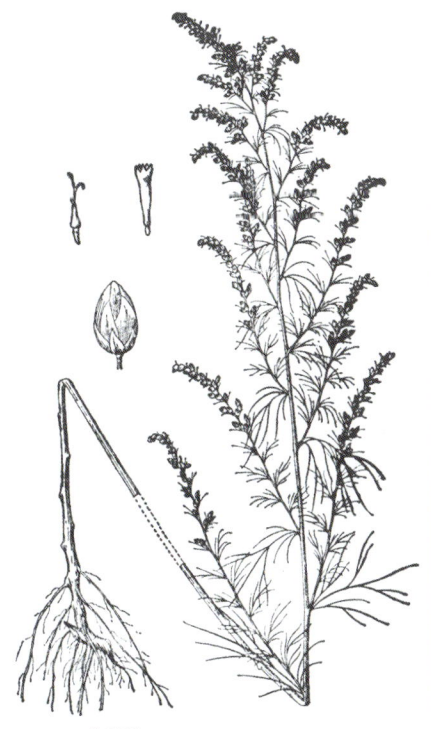

茵陈蒿 Artemisia capillaris Thunb.
引自《中国高等植物图鉴》

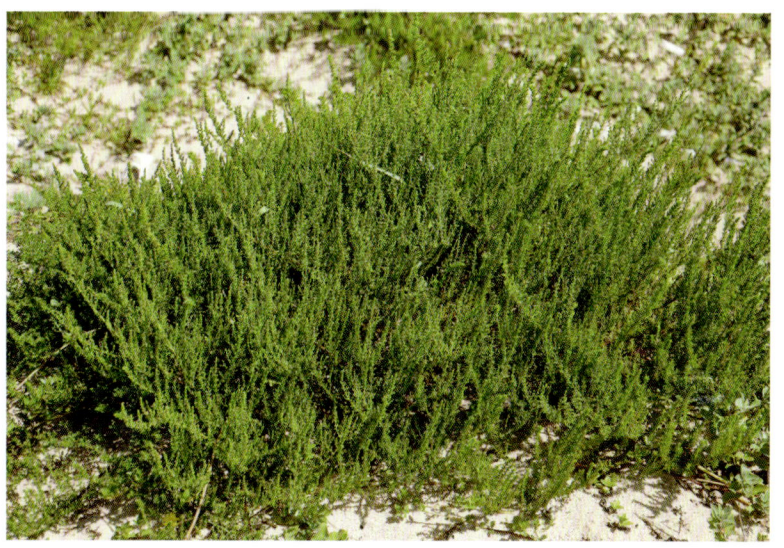

茵陈蒿 Artemisia capillaris Thunb.
摄影：王祝年

七叶树苷 (esculin)，异东莨菪内酯 (isoscopoletin)，甲基七叶树苷 (methylesculin)[2]；黄酮类：槲皮素 (quercetin)，异鼠李素 (isorhamnetin)，金丝桃苷 (hyperin)，柳穿鱼黄素 (pectolinarigenin)，山奈酚-7-甲醚 (kaempferol-7-methyl ether)，茵陈蒿黄酮 (arcapillin)，异鼠李素-3-O-β-D-吡喃葡萄糖苷 (isorhamnetin-3-O-β-D-glucopyranoside)，异鼠李素-3-O-β-D-吡喃半乳糖苷 (isorhamnetin-3-O-β-galactopyranoside)，泽兰利亭▲(eupatolitin)，泽兰黄素 (eupatrin)，蓟黄素 (cirsimaritin)[2]；色原酮类：茵陈色原酮 (capillarisin)[2]。

地上部分含苯丙素类：6'-O-咖啡酰基-对羟基苯乙酮-4-O-β-D-吡喃葡萄糖苷(6'-O-caffeoyl-p-hydroxyacetophenone-4-O-β-D-glucopyranoside)[3]，绿原酸 (chlorogenic acid)，咖啡酸 (caffeic acid)；香豆素类：6,7-二羟基香豆素(6,7-dihydroxycoumarin)[4]，茵陈蒿素▲(artemicapin) A、B、C、D[5]；黄酮类：异槲皮苷(isoquercitrin)，异鼠李素-3-O-葡萄糖苷(isorhamnetin-3-O-glucoside)[4]，蒿西定A▲(artemisidin A)[5]；三萜类：熊果酸(ursolic acid)，齐墩果酸(oleanolic acid)[4]；生物碱类：6-氨基-9-[1-(3,4-二羟基苯基)乙基]-9H-嘌呤{6-amino-9-[1-(3,4-dihydroxyphenyl)ethyl]-9H-purine}[3]；其他类：茵陈定▲(capillaridin) A、B、C、D、E、F、G、H，茵陈二炔酮(capillin)，茵陈二炔(capillene)[6]。

全草含苯丙素类：茵陈酚▲(capillarol)[7]；黄酮类：泽兰利亭▲(eupatolitin)，茵陈蒿黄酮[8]；色原酮类：茵陈色原酮[9]。

药理作用 镇静催眠作用：茵陈蒿提取物滨蒿内酯腹腔注射，能抑制小鼠自发活动，延长电刺激所致小鼠激怒搏斗的潜伏期，提高戊巴比妥钠、硫喷妥钠阈下剂量的睡眠指数，缩短戊巴比妥钠及硫喷妥钠诱导小鼠入睡时间，抑制东莨菪碱和苯丙胺的兴奋作用[1]。

镇痛作用：滨蒿内酯腹腔注射，对醋酸扭体法和热板法模型小鼠均有镇痛作用[1]。

解热作用：滨蒿内酯腹腔注射，对鲜啤酒酵母、2,4-二硝基苯酚致大鼠发热有抑制作用，对正常小鼠体温也有降低作用[2]。

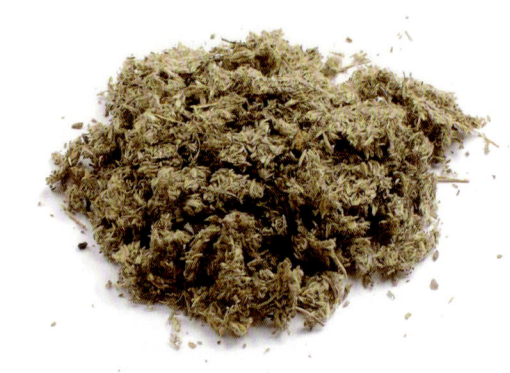

茵陈 Artemisiae scopariae Herba
摄影：王海

抗炎作用：滨蒿内酯腹腔注射，对角叉菜胶引起的大鼠足跖肿胀有抑制作用[3]。

降血压作用：茵陈蒿提取物灌胃，对 IR 大鼠有降压作用，可降低血浆肾素和血管紧张素Ⅱ，抑制高胰岛素水平引起的肾素-血管紧张素系统的亢进，提高 NO 水平，扩张血管[4]。

增强耐缺氧能力：茵陈素给小鼠灌胃，能提高减压、常压致组织缺氧小鼠的存活率或存活时间[5]。

降血脂作用：茵陈蒿水提物灌胃，可降低高脂饲料致高血脂大鼠血浆总胆固醇、三酰甘油和低密度脂蛋白水平，升高高密度脂蛋白水平[6-9]。茵陈蒿乙醇提取物体外对 FFA 致 HepG2 细胞脂肪变性、TNF-α 分泌有抑制作用[10]。

抗血小板聚集作用：茵陈蒿水、甲醇和乙酸乙酯提取物对 ADP、PAF、花生四烯酸钠和胶原诱导的血小板聚集有抑制作用[11]。

利胆作用：茵陈蒿水提液、挥发油和醇提物灌胃，对大鼠、兔胆囊有松弛胆道括约肌、加速胆汁排泄作用[12]。茵陈蒿挥发油灌胃，可增加大鼠胆汁分泌，同时也增加胆酸、胆红素的排泄量[13]。

保肝作用：茵陈蒿油灌胃，对无水乙醇致肝损伤模型大鼠有保护作用，能降低血浆 MDA 含量，增加 SOD 活性，升高 GSH 含量，减轻肝损伤程度[14]。茵陈蒿水提液灌胃，对四氯化碳致肝损伤大鼠有保护作用[15-16]。茵陈蒿水提物灌胃，可减轻高脂饲料致高脂血症大鼠肝脂肪变，降低肝 MDA 含量，提高 SOD 活性[7-9]。茵陈蒿水煎液、粗多肽肌肉注射，均可抑制对乙酰氨基酚致小鼠肝损伤[17]。茵陈蒿水煎剂灌胃，能致小鼠肝细胞色素 P-450 含量增加，肝/体重比增大，异戊巴比妥诱导的睡眠时间缩短，初步表明其对小鼠肝药酶有诱导作用[18]。茵陈蒿中的成分茵陈色原酮、滨蒿内酯、茵陈蒿黄酮、槲皮素和异鼠李素均可对抗四氯化碳致动物肝损伤[19]。

兴奋胃肠平滑肌作用：茵陈蒿水煎液能使兔离体胃平滑肌条张力增强，胃体收缩振幅增大[20]。

降血糖作用：茵陈蒿水提物灌胃，可降低四氧嘧啶致糖尿病小鼠血糖[6]。茵陈蒿水提物可抑制地塞米松致胰岛素抵抗模型大鼠血糖升高，促进外周组织对葡萄糖的利用，提高对胰岛素的敏感性，改善胰岛素抵抗[21]。

抗菌作用：茵陈蒿水煎剂体外对金黄色葡萄球菌、白喉杆菌、枯草芽孢杆菌、炭疽杆菌、伤寒杆菌、甲型副伤寒杆菌、绿脓杆菌、青霉菌和黑曲霉均有抑制作用[22-23]。

抗病毒作用：茵陈蒿提取物体外对乙肝病毒、$ECHO_{11}$病毒有抑制作用[24-25]。茵陈蒿醇提液能抑制H9淋巴细胞内HIV复制[11]。

抗寄生虫作用：茵陈蒿水提和挥发油灌胃，可抑制小鼠淋巴结弓形虫数[26]，对猪和人蛔虫都有麻醉作用[27]。

抗钩端螺旋体作用：茵陈煎剂体外对波摩那型钩端螺旋体有抑制和杀灭作用[28]。5%煎剂作用3天，全部溶解10种钩端螺旋体（黄疸出血型、爪哇型、犬热型、拜伦型、致热型等）[29]。

抗肿瘤作用：茵陈蒿提取物体外对BEL-7402人肝癌细胞有抑制生长和杀伤作用[30-31]。茵陈蒿中的成分蓟黄素、茵陈色原酮体外可抑制HeLa细胞、Ehrlich腹水癌细胞增殖[32]。茵陈蒿水煎液加入饮用水饲养，可抑制亚硝酸钠和N-甲基苄胺混合液致食管肿瘤大鼠的p53和cdk2的表达，预防大鼠胃窦、食管上皮的增生性病变[33-35]。滨蒿内酯体外对肺癌细胞具有抑制作用，抑制DNA合成，将细胞阻滞于G_0/G_1期[36-37]。茵陈蒿中的化合物带有赖氨酰基的Capi-N可抑制小鼠荷Meth-A瘤生长，延长小鼠对Meth-A的生存期[38]。

抗突变作用：茵陈蒿水煎剂灌胃，能拮抗AFB诱发的小鼠活体细胞遗传损伤，减少小鼠骨髓嗜多染红细胞微核率、染色体畸变率和姊妹染色单体交换率，促进细胞核酸与蛋白质代谢和再生，诱导DNA损伤修复[39-40]。茵陈蒿水煎液加入饮用水饲养，可防止亚硝酸钠和N-甲基苄胺混合液致大鼠骨髓细胞微核率增高[34]。

抗氧化作用：茵陈蒿总黄酮对Fenton体系产生的羟自由基有清除作用[41]。茵陈蒿水提液体外可清除DPPH自由基，降低·OH作用下的水杨酸羟基化作用及$O_2^-·$介导的氮兰四唑(NBT)光化学还原，抑制兔脑和肝组织匀浆的脂质过氧化[18,42]。

抗辐射作用：茵陈素灌胃，可提高$^{60}Co\gamma$射线照射小鼠的存活率，改善对照射动物的WBC，骨髓有核细胞总数、脾重、脾与骨髓中的DNA，血浆中的cAMP和皮质酮等指标[43]。

解毒作用：滨蒿内酯灌胃和腹腔注射，能提高氮芥致死亡大鼠、小鼠的半月存活率，延长动物存活天数，增加存活鼠的体重并促进恢复，增加氮芥致毒大鼠的LD_{50}[44]。

毒性及不良反应 滨蒿内酯小鼠灌服的LD_{50}为497 mg/kg，死前有阵发性惊厥。30-50 mg/kg静脉注射，可使部分猫、兔心电图出现一过性房室传导阻滞及室内传导阻滞[45]。茵陈二炔酮小鼠灌胃的LD_{50}为6.98 mg/kg[46]。对羟基苯乙酮小鼠腹腔注射的LD_{50}为0.5 g/kg，口服给药LD_{50}为2.2 g/kg[47]。

注评 本种为历版中国药典收载"茵陈"的基源植物之一，药用其干燥地上部分；同属植物猪毛蒿（滨蒿）A. scoparia Waldst. et Kit. 也同等药用。"茵陈"原名"茵陈蒿"，始载《神农本草经》，沿用至今，现以"茵陈"为正名。"茵陈"品种复杂，异物同名品甚多，以上二者均为历代使用"茵陈"的主流品种，主产于安徽、陕西、湖北等地，野生品或栽培。商品中将春季采收的幼苗称"绵茵陈"，秋季采割的地上部分称"花茵陈"或"茵陈蒿"。此外，同属植物冷蒿 A. frigida Willd.、直茎蒿 A. edgeworthii N. P. Balakr.、白莲蒿（细裂叶莲蒿）A. gmelinii Weber ex Stechm.、莳萝蒿 A. anethoides Mattf.、海州蒿 A. fauriei Nakai 等的幼苗在部分地区混充"绵茵陈"；江西、广西、云南、贵州、安徽、江苏、浙江等地还将玄参科植物阴行草 Siphonostegia chinensis Benth. 的全草混充茵陈，湖南、广西将唇形科植物牛至 Origanum vulgare L. 的带花枝叶称"土茵陈"，江西称"白花茵陈"混充茵陈药用，应注意区别。壮族、瑶族、景颇族、阿昌族、德昂族、蒙古族族、苗族、侗族、藏族和彝族等也药用其嫩枝、幼苗及叶，除藏族用幼苗治热肿、喉症、肺病，根治气管炎、肺病外，其他民族的主要用途同功效应用项。

化学成分参考文献

[1] Yano k, et al. *J Agric Food Chem*, 1987, 35(6): 889-891.
[2] Kiso Y, et al. *Planta Med*, 1984, 50(1): 81-85.
[3] Ma HY, et al. *Molecules*, 2008, 13(2): 267-271.
[4] 王志伟，等．沈阳药科大学学报，2008, 25(10): 781-784.
[5] Wu TS, et al. *Bioorg Med Chem*, 2001, 9(1): 77-83.
[6] Wu TS, et al. *Phytochemistry*, 1998, 47(8): 1645-1648.
[7] Ueda J, et al. *Agric Biol Chem*, 1986, 50(12): 3083-3086.
[8] Kiso Y, et al. *Heterocycles*, 1982, 19(9): 1615-1617.
[9] Komiya T, et al. *Chem Pharm Bull*, 1975, 23(6): 1387-1388.

药理作用及毒性参考文献

[1] 万尧德，等．四川生理学杂志，1987, (1): 126-130.
[2] 万尧德，等．药学通报，1987, 22(10): 59-60.
[3] 李冬冬，等．中国微生物学杂志，1996, 8(2): 22-25.
[4] 沈飞海，等．中药材，1998, 30(12): 1573-1577.
[5] 万尧德，等．中国药理药学通报，2001, 17(3): 299-304.
[6] 潘竞锵，等．中药材，1998, 21(8): 408-410.
[7] 王琛，等．中华中医药学刊，2010, 28(8): 1738-1740.
[8] 王小英，等．中国药房，2007, 18(21): 1603-1606.
[9] 沈飞海，等．中成药，2008, 30(1): 28-31.
[10] 陈少东，等．中国中药杂志，2009, 34(18): 2373-2378.
[11] Wu TS, et al. *Bioorg Med Chem*, 2001, 9(8): 77-83.
[12] 张黎华，等．中国中药杂志，1993, 18(9): 560-563.
[13] 聂凤提，等．河北中医药学报，1998, 13(4): 25-28.
[14] 唐慧，等．中国卫生检验杂志，2008, 18(8): 1498-1450.
[15] Hyeung SL, et al. *Nutr Res*, 2008, 28(1): 270-277.
[16] 谢松强，等．医药论坛杂志，2003, 24(24): 20-21.
[17] 胡一桥，等．中草药，1999, 30(12): 894-896.
[18] 贺平，等．中国中药杂志，1990, 15(6): 372.
[19] Yoshinobu K, et al. *Planta Med*, 1984, 50(1): 81.
[20] 杨淑娟，等．兰州医学院学报，2002, 28(1): 1-3.
[21] 谭海荣，等．广东药学，2002, 12(2): 46-50.
[22] 赵良忠，等．食品工业科技，2005, (10): 100-102.
[23] 澄海，等．新医学，1970, (8): 35-102.
[24] Han J, et al. *Chin J Integr Med*, 2005, 11(1): 54-56.
[25] 褚明艳，等．中草药，1998, 29(8): 564-567.
[26] 王建，等．中国医学研究与临床，2004, 2(24): 50-52.
[27] 谢田，等．黑龙江中医药，2004, 11(4): 50-52.
[28] 福建省卫生防疫站．医药卫生（福建），1972, (3): 46.
[29] 江苏新医学院钩端螺旋体病科研小组．资料选编（江苏新医学院），1974, (2): 78.
[30] 洪振丰，等．福建中医学院学报，2001, 11(2): 36-37.
[31] 杨太成，等．广东医学，2002, 23(2): 149-152.
[32] 蒋洁云，等．中国药科大学学报，1992, 23(5): 283-286.
[33] 洪振丰，等．福建中医学院学报，2001, 11(2): 36-37.
[34] 洪振丰，等．福建中医学院学报，2001, 11(1): 37-39.
[35] 洪振丰，等．中国中医基础医学杂志，2000, 6(6): 8-10.
[36] 蒋幼凡，等．中国药业，2002, 11(8): 30-31.
[37] 谭永忠，等．中国药房，2001, 12(5): 267-268.
[38] 徐强，等．和汉医药学会志，1989, 6(1): 1-7.
[39] 洪振丰，等．中医杂志，1992, 33(3): 45-46.
[40] 陈少华，等．癌变·畸变·突变，1998, 10(1): 35-38.
[41] 廖莉，等．科技创新导报，2008, 12(9): 202-203.
[42] 史国安，等．植物资源与环境，1999, 8(4): 7-10.
[43] 万尧德，等．中药药理与临床，1985, (1): 366-369.
[44] 万尧德，等．中药药理与临床，1988, (2): 78-80.
[45] 中医研究院西苑医院．防治冠心病高血压资料，1972: 46, 64; 1973: 64.
[46] 金井统雄．医学中央杂志，1956, 132: 724.
[47] 湖南医药工业研究所，等．中华医学杂志，1974, 54(2): 101.

菊科 COMPOSITAE

56. 猪毛蒿（中国高等植物图鉴） 滨蒿、北茵陈（中药大辞典），山茵陈（云南种子植物名录），茵陈蒿（辽宁常用中草药），黄蒿（东北植物检索表），东北茵陈蒿（江苏植物志），米米蒿（内蒙古中草药），绵茵陈（西北），绒蒿（广西），西茵陈、北茵陈（本草纲目），白蒿（救荒本草），土茵陈（南方俗称）

Artemisia scoparia Waldst. et Kit. in Descr. Icon. Pl. Hung. 1: 66. t. 65. 1802.——*A. capillaris* Thunb. var. *scoparia* (Waldst. et Kit.) Pamp. （英 **Virgated Wormwood**）

多年生草本或一、二年草本。茎单生，稀2–3，高达1.3 m，中部以上分枝，茎、枝幼被灰白色或灰黄色绢质柔毛。基生叶与营养枝叶两面被灰白色绢质柔毛，近圆形或长圆形，2–3回羽状全裂，具长柄；茎下部叶初两面密被灰白色或灰黄色绢质柔毛，长卵形或椭圆形，长1.5–3.5 cm，2–3回羽状全裂，叶柄长2–4 cm；中部叶初两面被柔毛，长圆形或长卵形，长1–2 cm，1–2回羽状全裂；茎上部叶与分枝叶及苞片叶3–5全裂或不裂。头状花序近球形，稀卵圆形，极多数，径1–1.5 (–2) mm，基部有线形小苞叶，排成复总状或复穗状花序，在茎上组成圆锥花序；总苞片3–4层，外层草质，卵形，背面深色，无毛，边缘膜质，中、内层长卵形或椭圆形；雌花5–7朵；两性花4–10朵。瘦果倒卵形或长圆形，褐色。花果期7–10月。

分布与生境 产于遍布全国，东部、南各省区分布在中、低海拔地区的山坡、旷野、路旁等；西北省区分布于中、低海拔在3800 (–4000) m的地区，在半干旱或半湿润的山坡、林缘、路旁或草原等地。也分布于朝鲜、日本、伊朗、土耳其、阿富汗、巴基斯坦、印度、俄罗斯及欧洲东部及中部各国。

药用部位 幼嫩茎叶。

功效应用 清利湿热，利胆退黄。用于黄疸尿少，湿疮瘙痒，风痒疥疮。

化学成分 根含三萜类：9β-羊毛脂烷-5-烯-3α,27-二醇-3α-棕榈油酸酯(9β-lanosta-5-en-3α,27-diol-3α-palmitoleate)[1]；甾体类：13,14-裂环胆甾-7-烯-3,6α,27-三醇-3,27-二辛-5,7-二烯酸酯(13,14-secocholest-7-en-3,6α,27-triol 3,27-diocta-5,7-dienoate)，13,14-裂环胆甾-5-烯-3β,27-二醇-27-甲酯-3β-十六碳-11',13',15'-三烯-1'-羧酸酯 (13,14-secocholest-5-en-3β,27-diol-27-methanoate-3β-hexadeca-11',13',15'-trien-1'-oate)[1]。

叶含单萜：β-月桂烯(β-myrcene)，对聚伞花素(*p*-cymene)[2]。

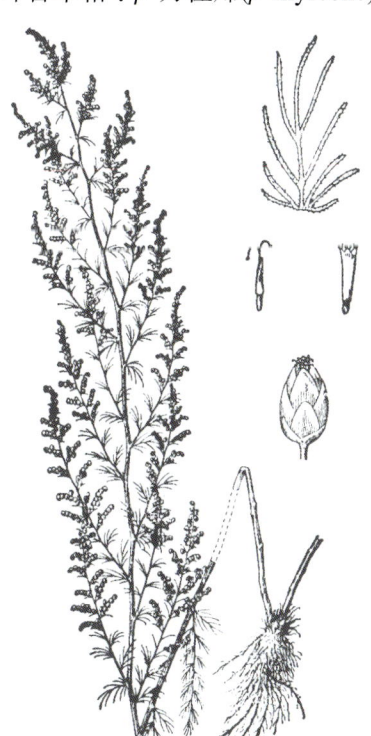

猪毛蒿 Artemisia scoparia Waldst. et Kit.
引自《中国高等植物图鉴》

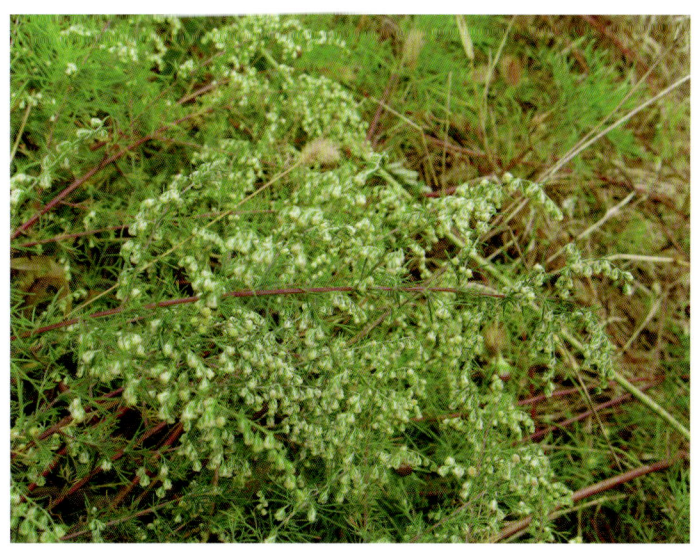

猪毛蒿 Artemisia scoparia Waldst. et Kit.
摄影：童毅华

花蕾含黄酮类：金丝桃苷(hyperin)，楔叶泽兰素(eupafolin)，胡麻素(pedalitin)，5,7,2',4'-四羟基-6,5'-二甲氧基黄酮(5,7,2',4'-tetrahydroxy-6,5'-dimethoxyflavone)[3]，茵陈蒿黄酮(arcapillin)，线叶蓟醇▲(cirsiliol)，滨蓟素(cirsimaritin)，线叶蓟尼酚▲(cirsilineol)[4]，熊竹山姜素▲(kumatakenin)[5]；色原酮类：6-去甲茵陈色原酮(6-demethylcapillarisin)[5]；香豆素类：6,7-二甲氧基香豆素(6,7-dimethoxycoumarin)，异东莨菪内酯-β-D-葡萄糖苷(isoscopoletin-β-D-glucoside)，茵陈蒿素B (capillartemisin B)[5]。

地上部分含黄酮类：棕矢车菊素(jaceosidin)，金圣草酚(chrysoeriol)，木犀草素(luteolin)，金圣草酚-7-O-β-D-吡喃葡萄糖苷(chrysoeriol-7-O-β-D-glucopyranoside)，仙人掌苷(cacticin)，异鼠李素-3-O-β-D-葡萄糖苷(isorhamnetin-3-O-β-D-glucopyranoside)，槲皮素-7-O-α-L-鼠李糖苷(quercetin-7-O-α-L-rhamnopyranoside)[6]；色原酮类：6-去甲氧基茵陈色原酮(6-demethoxycapillarisin)[7]，茵陈色原酮(capillarisin)[8]；香豆素类：5,8-二甲氧基-6,7-亚甲二氧基香豆素(5,8-dimethoxy-6,7-methylenedioxycoumarin)，8-甲氧基-6,7-亚甲二氧基香豆素(8-methoxy-6,7-methylenedioxycoumarin)[7]，7-甲氧基香豆素(7-methoxycoumarin)，6,7-二甲基七叶树内酯(6,7-dimethylesculetin)，东莨菪内酯(scopoletin)，东莨菪内酯-β-D-葡萄糖苷(scopoletin-β-D-glucopyranoside)，异羽状芸香素▲(isosabandin)[8]；简单苯丙素类：绿原酸正丁酯(chlorogenic acid butyl ester)[8]。

全草含黄酮类：芦丁(rutin)[9]；苯丙素类：绿原酸(chlorogenic acid)，咖啡酸(caffeic acid)[9]；香豆素类：滨蒿内酯(scoparone)[9]；其他类：滨蒿醛(scoparal)[10]。

药理作用 保肝作用：猪毛蒿地上部分醇提物灌胃，对 CCl_4 致小鼠、大鼠肝损伤均有预防保护作用，抑制血清 ALT、AST 升高[1-2]。猪毛蒿水-甲醇提取物预处理给药，可对抗对乙酰氨基酚致小鼠、大鼠肝损伤，降低大鼠血清中 ALT、AST 水平[3]。

抗氧化作用：猪毛蒿精油体外可清除 DPPH 自由基[4]。

注评 本种为历版中国药典、新疆（1980）和内蒙古（1986）蒙药材标准收载"茵陈"的基源植物之一，药用其干燥地上部分；同属植物茵陈蒿 Artemisia capillaris Thunb. 也同等药用；商品情况参见茵陈蒿。藏族用其根治气管炎、肺病，蒙古族用其幼苗、嫩茎叶治疗喘证、肺脓肿。

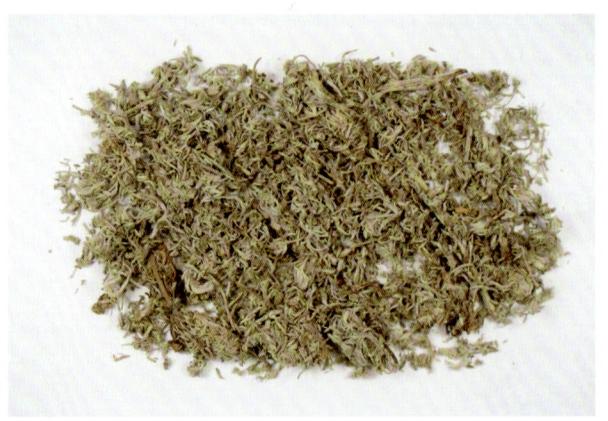

茵陈 **Artemisiae scopariae Herba**
摄影：钟国跃

化学成分参考文献

[1] Sharma, et al. *J Nat Prod*, 1996, 59(2): 181-184.

[2] Singh HP, et al. *Z Naturforsch C*, 2008, 63(9/10): 663-666.

[3] 林生，等. 中国中药杂志，2004, 29(2): 152-154.

[4] 林生，等. 中国中药杂志，2005, 30(8): 591-594.

[5] 林生，等. 中国中药杂志，2004, 29(5): 429-431.

[6] 谢韬，等. 中国天然药物，2005, 32(2): 86-89.

[7] 罗群会，等. 沈阳药科大学学报，2006, 23(8): 492-494, 500.

[8] 谢韬，等. 中国药科大学学报，2004, 35(5): 401-403.

[9] Han D, et al. *J Liq Chromatogr Relat Technol*, 2009, 32(16): 2407-2416.

[10] Ali MS, et al. *J Chem Soc Pak*, 2008, 30(4): 609-611.

药理作用及毒性参考文献

[1] 仲雨，等. 安徽医药，2007, 11(1): 13-14.

[2] Gilani AH, et al. *J Pak Med Assoc*, 1994, 44(3): 65-68.

[3] Gilani AH, et al. *Gen Pharmacol*, 1993, 24(6): 1455-1458.

[4] Singh HP, et al. *Food Chem Toxicol*, 2010, 48(4): 1040-1044.

57. 纤杆蒿（西藏植物志）

Artemisia demissa Krasch. in Trudy Bot. Inst. Akad. Nauk S.S.S.R., Ser. 1, Fl. Sist. Vyssh. Rast. 3: 348. 1936.
（英 **Shortstem Wormwood**）

一、二年生草本。茎少数，成丛，高 5-20 cm，自下部分枝；茎、枝初时密被淡灰黄色柔毛，后渐脱落，通常紫红色。叶初时两面被灰白色短柔毛，后毛渐疏或无毛；基生叶与茎下部叶长圆形或宽卵形，长 1-1.5，宽 0.8-1.3 cm，二回羽状全裂，侧裂片 2-3 对，叶柄长 0.5-1 cm，茎下部叶柄基部有小的假托叶，无柄；中部叶与苞片叶卵形，羽状全裂，基部具假托叶。头状花序卵球形，径 1.5-2 mm，无梗或具短梗，单枚或间有 2-5 枚集生，在茎端或在分枝上排成短穗状花序，在茎上组成狭窄的穗状花序式圆锥花序；总苞片 3 层，外层总苞片卵形或长卵形，背面初时有短柔毛，后毛渐落，中、内层总苞片长卵形或椭圆状卵形；雌花 10-19 朵；两性花 3-8 朵，不孕育。瘦果倒卵形。花果期 7-9 月。

分布与生境　产于内蒙古西部、甘肃、青海、四川西部及西藏，生于海拔 2600-4800 m 地区的山谷、山坡、路旁、草坡及沙质或砾质地。也分布于阿富汗、塔吉克斯坦高山地区。

药用部位　幼嫩茎叶。

功效应用　清湿热，退黄疸。用于咽喉肿痛，湿热黄疸。

化学成分　茎叶含挥发油：丁香酚 (eugenol)，甲基丁香酚 (methyleugenol)[1]。

注评　本种藏族药用，全草治疗咽喉、肺、肝热病及胆病。

化学成分参考文献

[1] Shatar S, et al. *Journal of Essential Oil-Bearing Plants*, 1999, 2(2): 56-67.

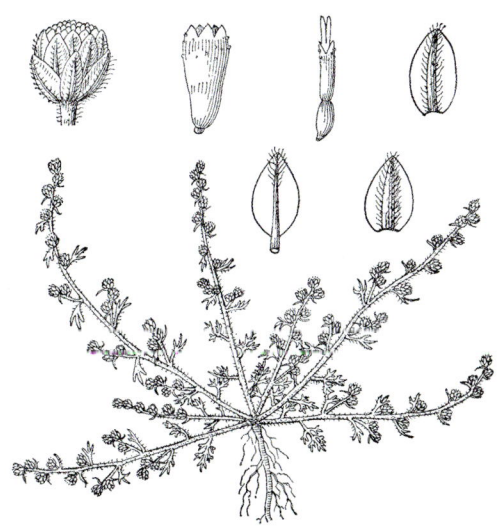

纤杆蒿 Artemisia demissa Krasch.
余汉平　绘

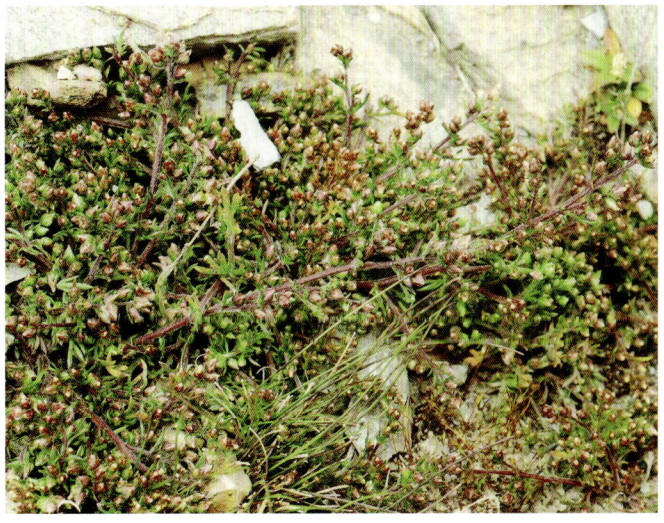

纤杆蒿 Artemisia demissa Krasch.
摄影：陈又生

58. 直茎蒿（西藏植物志） 劲直蒿（青海、中药大辞典），短叶蒿（全国中草药汇编），茵陈蒿（西藏常用中草药）

Artemisia edgeworthii N. P. Balakr. in J. Bombay Nat. Hist. Soc. 63: 329. 1967. （英 **Erectstem Wormwood**）

一、二年生草本。茎单一，稀少数，高达90 cm，茎、有分枝，枝被灰白色柔毛。叶两面初被灰白色柔毛；基生叶与茎下部叶卵形或长卵形，长1.5-2.5 (-3) cm，2-3回羽状全裂，叶柄长2-2.8 cm，花期常萎谢，中部叶长圆形或长卵形，2回羽状全裂，侧裂片3-4对，基部有假托叶；上部叶与苞片叶1-2回羽状全裂，无柄。头状花序近球形或卵圆形，径2-2.5 mm，直立，2至数枚排成密穗状花序，在茎上组成圆锥花序，总苞片3层，外层卵形，中、内层长卵形，边缘宽膜质，雌花10-20朵；两性花3-5朵。瘦果倒卵形。花果期7-9月。

分布与生境 产于青海、甘肃（天祝）、新疆南部、四川、云南及西藏等省区，生于海拔2200-4700 m的干山坡、路旁、林缘、河滩、荒地及灌丛等地。也分布于克什米尔地区、印度北部、尼泊尔。

药用部位 幼苗。

功效应用 清热利湿。用于湿热黄疸，小便不利，风痒疮疖。现代用于肝炎，胆囊炎，气管炎。

化学成分 花序含挥发油：主要成分包括樟脑(camphor)，芳樟醇(linalool)，异龙脑(isoborneol)，异龙脑乙酸酯(isobornyl acetate)，松油烯-4-醇(terpinen-4-ol)，异石竹烯(isocaryophyllene)，枯醛(cuminaldehyde)，香桧醇(sabinol)，薄荷醇(piperitol)，桧酮(sabinaketone)，胡薄荷醇(pulegol)，

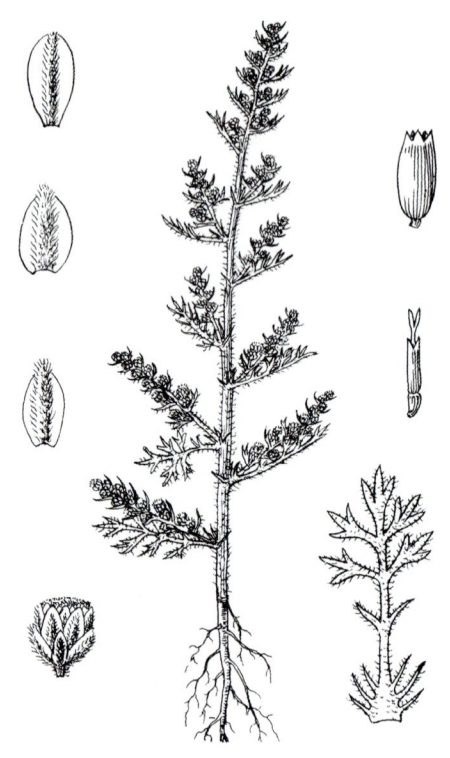

直茎蒿 Artemisia edgeworthii N. P. Balakr.
余汉平 绘

枯醇(cumin alcohol)，3-异丙基苯酚(3-isopropyl phenol)，α-可巴烯(α-copaene)，对薄荷-1,5-二烯-7-醇(p-mentha-1,5-dien-7-ol)，香橙烯(aromadendrene)，樟烯(camphene)，α-蒎烯(α-pinene)，β-蒎烯(β-pinene)，月桂烯(myrcene)，柠檬烯(limonene)，1,8-桉油脑(1,8-cineole)，δ-杜松烯(δ-cadinene)[1]。

注评 本种藏族药用，幼苗治热性水肿，肺病，咽喉疾病；根治气管炎，肺病。

化学成分参考文献

[1] Mehrotra S, et al. *Journal of Essential Oil Research,* 1992, 4(5): 527-529.

59. 牡蒿（名医别录） 齐头蒿（唐本草），土柴胡（陆川本草），菊叶柴胡（广西中草药），流尿蒿（四川中药志），蔚（诗经），牡菣（尔雅），水辣菜（救荒本草），日本牡蒿（河北、陕西），匙叶艾（台湾）

Artemisia japonica Thunb., Fl. Jap. 308. 1784.（英 **Japanese Wormwood**）

59a. 牡蒿（模式变种）

Artemisia japonica Thunb. var. **japonica**

多年生草本。茎单生或少数，高达1.3 m；茎、枝初时被微柔毛，后无毛。叶两面无毛或初微被柔毛；基生叶与下部叶倒卵形或宽楔形，长4-6 (-7) cm，羽状深裂或半裂，裂片上端有缺齿，具短柄；中部叶匙形，长2.5-3.5 (-4.5) cm，上端有3-5浅裂片或深裂片，每裂片上端有2-3小锯齿，无柄；上部叶上端具3浅裂或不裂，苞片叶长椭圆形、近圆形、披针形或线状披针形，头状花序多数，卵球

菊科 COMPOSITAE

形或近球形，径 1.5–2.5 mm，无梗或有短梗，基部有小苞叶，排成穗状或穗状总状花序，在茎上组成窄或中等开展的圆锥花序；总苞片 3–4 层，外层略小，外、中层卵形或长卵形，内层总苞片长卵形或宽卵形；雌花 3–8 朵；两性花 5–10 朵。瘦果小，倒卵形。花果期 7–10 月。

分布与生境　除新疆、青海及内蒙古外，几遍及全国；生于低海拔至 3300 m 的林缘、山坡。也分布于日本、朝鲜、阿富汗、印度北部、不丹、尼泊尔、克什米尔地区、越南北部、老挝、泰国、缅甸、菲律宾及俄罗斯远东地区。

药用部位　全草、根。

功效应用　全草：清热凉血，解毒。用于感冒发热，中暑，疟疾，肺结核潮热，高血压病，创伤出血，疗疖肿毒。根：用于风湿痹痛，寒湿浮肿。

化学成分　地上部分含倍半萜类：1β,6α- 二羟基 -4(15)- 桉叶烯 [1β,6α-dihydroxy-4(15)-eudesmene]，日本刺参二醇▲(oplodiol)[1]；其他类：丁香酚 (eugenol)，香草醛 (vanillin)，3'- 甲氧基 -4'- 羟基 - 反式 - 肉桂醛 (3'-methoxy-4'-hydroxy-*trans*-cinnamaldehyde)，对羟基苯乙酮 (*p*-hydroxyacetophenone)，(3*R*)- 去氢镰叶芹醇 [(3*R*)-dehydrofalcarinol]，(3*R*)- 去氢镰叶芹二醇 [(3*R*)-dehydrofalcarindiol][1]。

全草含黄酮类：8,4'-二羟基-3,7,2'-三甲氧基黄酮(8,4'-dihydroxy-3,7,2'-trimethoxyflavone)，3,5-二羟基-6,7,3',4'-四甲氧基黄酮(3,5-dihydroxy-6,7,3',4'-tetramethoxyflavone)；香豆素类：6,7-二甲氧基香豆素(6,7-dimethoxycoumarin)，7,8-二甲氧基香豆素(7,8-dimethoxycoumarin)[2]；色原酮类：茵陈色原酮(capillarisin)[2]；三萜类：β-香树脂醇(β-amyrin)[2]。

药理作用　抗炎作用：牡蒿水提液灌胃，可对抗二甲苯致小鼠耳肿胀[1]。

止血作用：牡蒿水提液灌胃，时隔 1h 两次采血，可先延长小鼠凝血时间后缩短凝血时间，有活血止血作用[1]。

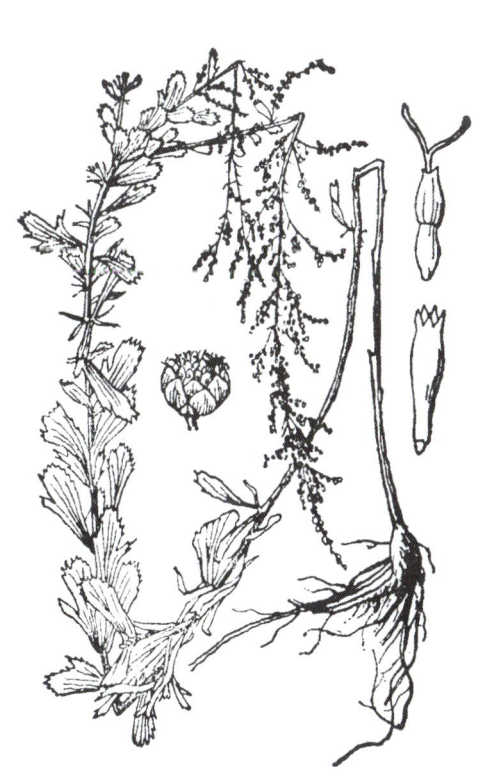

牡蒿 Artemisia japonica Thunb. var. *japonica*
引自《中国高等植物图鉴》

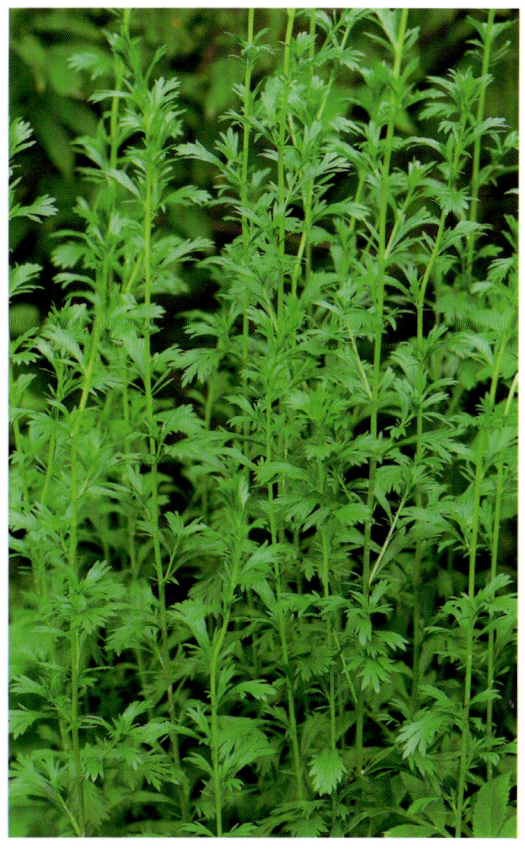

牡蒿 Artemisia japonica Thunb. var. *japonica*
摄影：周繇

抗病原微生物作用：牡蒿全草的乙醇或丙酮提取物体外有抗红色毛癣菌的作用[2]。牡蒿煎剂体外对钩端螺旋体有抑制作用[3]。

抗氧化作用：牡蒿水提物灌胃，可降低卡介苗与脂多糖诱导免疫性肝损伤模型小鼠肝组织中 MDA 含量、升高 GSH-Px 和 SOD 活性[4]。

注评 本种为江苏（1989）、上海（1994）中药材标准收载"青蒿子"的基源植物，药用其干燥花序或带花果序；其全草入药称"牡蒿"，根入药称"牡蒿根"。傈僳族、畲族、苗族、彝族和土家族也药用，主要用途同功效应用项。

化学成分参考文献

[1] Kwon HC, et al. *Arch Pharm Res*, 2001, 24(3): 194-197.

[2] 顾玉诚，等. 中草药, 1993, 24(3): 122-124.

药理作用及毒性参考文献

[1] 黄婷慧，等. 成都中医药大学学报, 2010, 33(2): 77-79.

[2] Lee HK, et al. *CA*, 1966, 65: 11009d.

[3] 四川省中药研究所. 中草药研究资料, 1971,(10): 32.

[4] 张德华，等. 天然产物研究与开发, 2011, 23: 39-42.

59b. 海南牡蒿（中国植物志）

Artemisia japonica Thunb. var. **hainanensis** Y. R. Ling in Bull. Bot. Res., Harbin 8(4): 58. 1988.（英 **Hainan Japanese Wormwood**）

与模式变种的区别在于本变种茎中部叶狭匙形，上端具完整的 5 或 3 深裂，裂片线形，先端无锯齿，稀少每裂片有 3 枚小锯齿。

分布与生境 产于海南及广西；生于路边、林旁。

药用部位 全草。

功效应用 全草：清热，凉血，解暑。用于感冒，发热，中暑，鼻出血，便血，创伤出血，疗疮疖肿。

注评 海南特有药用植物，全草药用。

60. 滨海牡蒿（植物研究）

Artemisia littoricola Kitam. in Acta Phytotax. Geobot. 5: 94. 1936.（英 **Littorial Wormwood**）

多年生草本。茎通常少数，高 30–100 cm；茎、枝幼时有灰色短柔毛，后脱落。叶初时两面被灰色蛛丝状毛，后稀少或无毛；茎生叶具短柄，常排成莲座状，基生叶与下部叶片宽卵形、近圆形或倒卵形，长、宽 3–5 cm，1–2 回掌状或羽状深裂或全裂，基部下延成柄，花期常凋谢；中部叶长圆状楔形或椭圆状匙形，长 5.5–8 cm，叶基渐狭成柄状，基部有小假托叶；上部叶与苞片叶小，椭圆状披针形或线状披针形。头状花序近球形或宽卵形，具短梗，在分枝的小枝上排成密穗状花序式的总状花序，在茎上组成圆锥花序；总苞片 3–4 层，外层略小，外、中层长卵形，内层长卵形或长圆形；雌花 4–8 朵；两性花 5–7 朵。瘦果椭圆状卵形。花果期 8–10 月。

分布与生境 产于黑龙江西部、内蒙古呼伦贝尔盟；生于低海拔河岸、盐碱化或沼泽化的草地。也分布于日本、朝鲜、俄罗斯远东地区。

药用部位 全草。

功效应用 清热凉血，解暑。用于暑热感冒，小儿疳热，丹毒。

61. 东北牡蒿（植物研究） 关东牡蒿（黑龙江）

Artemisia manshurica (Kom.) Kom., Key. Pl. Far East. Reg. USSR 2: 1053. Tab. 308. 1932.——*A. japonica* Thunb. var. *manshurica* Kom.（英 **North-east Wormwood**）

多年生草本。茎单生或少数，高达 0.8 (–1) m。叶纸质，初两面被微毛，后无毛。叶密生，匙形或楔形，长 3–7 cm，有浅缺裂及细密齿，无柄；茎下部叶倒卵形或倒卵状匙形，5 深裂或不规则齿裂，无柄；中部叶倒卵形或椭圆状倒卵形，长 2.5–3.5 cm，1（–2）回羽状或掌状式全裂或深裂，侧裂片 1–2 对，基部有假托叶，上部叶宽楔形或椭圆状倒卵形，苞片叶披针形或椭圆状披针形。头状花序近球形或宽卵球形，径 1.5–2 mm。排成穗状总状或复总状花序，在茎上组成窄长圆锥花序；总苞片 3–4 层，外层略小，披针形或狭卵形，中层长卵形，外、中层无毛，内层长卵形；雌花 4–8 朵；两性花 6–10 朵。瘦果倒卵形或匙形。花果期 8–10 月。

分布与生境 产于黑龙江、吉林、辽宁、内蒙古、河北北部；生于低海拔的山坡、林缘、草原、灌丛路边及海边等。也分布于朝鲜北部及日本。

药用部位 全草。

功效应用 清热解毒，消炎，止血，杀虫。用于疮疡肿痛。

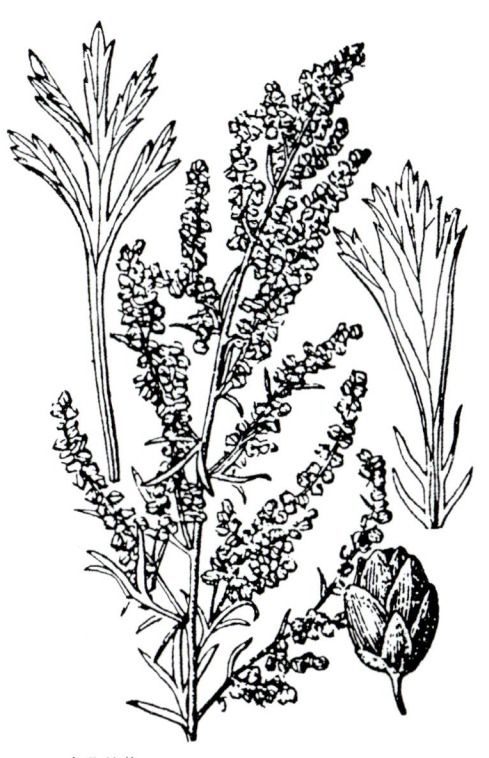

东北牡蒿 Artemisia manshurica (Kom.) Kom.
张海燕 绘

62. 西南牡蒿（植物研究） 小花牡蒿（西藏植物志），小花蒿（四川），青蒿（贵州、云南）

Artemisia parviflora Buch.-Ham. ex Roxb., Fl. Ind. 3: 420. 1832. 1832. nom. conserv.（英 **Southwest Wormwood**）

多年生草本。茎成丛，稀单一，高 40–80 cm，上半部分枝；茎、枝初被黄或褐黄色柔毛。叶纸质，上面无毛，下面初被黄色或褐黄色柔毛；茎下部叶卵形或椭圆状卵形，长 2–3 cm，2 回羽状深裂或近全裂，侧裂片 2–3 对，叶柄长 2–3 cm；中部叶倒卵状匙形、扇形或楔形，长 2–3 cm，近无柄，基部有假托叶；上部叶 3 深裂或不裂；苞片叶不裂。头状花序卵圆形或近球形，径 1 2 mm，下垂，排成穗状或穗状总状花序，在茎上组成稍窄或中等开展的圆锥花序；总苞片 3–4 层，外层小，外中层卵形，背面，无毛；雌花 2–4；两性花 4–10。瘦果长圆形。花果期 8–10 月。

分布与生境 产于陕西秦岭、甘肃南部、青海东部、西藏东部及南部、云南、贵州西南部、四川、湖北西北部及河南西部，生于海拔 2200–3100 m 的草丛、坡地、林缘、路旁。也分布于阿富汗、克什米尔地区、不丹、印度、尼泊尔、缅甸及斯里兰卡。

药用部位 全草。

功效应用 清热解毒，止盗汗，杀虫。用于盗汗，外用于疥疮，蜂毒。

化学成分 地上部分含单萜类：樟脑(camphor)，蒿酮(artemisia ketone)[1]；倍半萜类：大牻牛儿烯D (germacrene D)，β-石竹烯(β-caryophyllene)[1]。

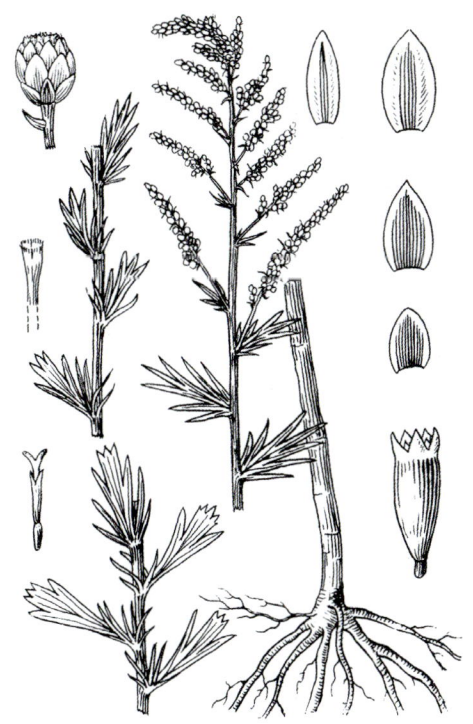

西南牡蒿 Artemisia parviflora Buch.-Ham. ex Roxb.
余汉平 绘

全草含倍半萜类：加拿蒿素▲(artecanin)[2]；黄酮类：棕矢车菊素(jaceosidin)[2]；香豆素类：七叶树内酯(aesculetin)，6,7-二甲基七叶树内酯(6,7-dimethylaesculetin)，东莨菪内酯(scopoletin)[3]。

化学成分参考文献

[1] Rana VS, et al. *Flavour Frag J*, 2003, 18(4): 342-344.

[2] Vasanth S, et al. *Indian J Pharm Sci*, 1989, 51(6): 265-266.

[3] Jain MP, et al. *Curr Sci*, 1976, 45(17): 640.

63. 狭叶牡蒿（植物研究）

Artemisia angustissima Nakai in Bot. Mag. (Tokyo) 29: 7. 1915.（英 **Narrowleaf Wormwood**）

多年生草本。茎少数或单生，高 20-50 cm；上部分枝；茎、枝、叶两面初时被微柔毛，后脱落无毛。叶纸质，小；基生叶与下部叶卵形或近圆形，2 回羽状全裂，每侧裂片 2-3 枚，再次羽状深裂或具深裂齿；中部叶近无柄，卵形或近圆形，羽状全裂或近全裂，每侧有裂片 2 对；叶基部狭窄，基部有极小短的假托叶；上部叶与苞片叶 3 全裂或不分裂。头状花序小，卵球形或近球形，具短梗或近无梗，基部具极小的小苞叶，在分枝上排成疏的穗状花序，而在茎上组成狭窄的圆锥花序，总苞片 3 层，外层总苞片小，卵形，中层总苞片长卵形，外、中层总苞片纸质，边膜质，具绿色中肋，内层总苞片长卵形，半膜质；雌花 2-3 朵；两性花 2-3 朵。瘦果小，倒卵形。花果期 8-10 月。

分布与生境 产于黑龙江东南部、吉林、辽宁、河北、山西、陕西南部、甘肃南部、山东、江苏及河南。生于低海拔地区的山坡及路旁。也分布于朝鲜南部。

药用部位 全草。

功效应用 清热凉血，解暑。用于暑热感冒，小儿痱热。

64. 南牡蒿（东北植物检索表） 牡蒿（北京植物志），拔拉蒿（山东青岛），黄蒿（山西、内蒙古），一枝蒿（山西），半蒿（河北、山西）

Artemisia eriopoda Bunge, Enum. Pl. China Bor. 37. 1831.（英 **Woolystalk Wormwood**）

多年生草本。根状茎稍粗短，常有短的营养枝。茎单生，稀 2 至少数，高 80 cm，基部密生柔毛，多分枝。叶上面无毛，下面微被柔毛或无毛；基生叶与下部叶近圆形、宽卵形或倒卵形，长 4-6 (-8) cm，1-2 回大羽状深裂或全裂或不裂，具疏生锯齿，叶柄长 1.5-3 cm；中部叶近圆形或宽卵形，长 2-4 cm，1-2 回羽状深裂或全裂，近无柄；上部叶卵形或长卵形，羽状全裂，苞片叶 3 深裂或不裂。头状花序宽卵形或近球形，径 1.5-2.5 mm，无梗或具短梗，基部具小苞叶，在茎枝上排成穗状花序或穗状花序式的总状花序，在茎上组成圆锥花序；总苞片 3-4 层，外、中层总苞片卵形或长卵形，内层总苞片长卵形；雌花 4-8 朵，两性花 6-10 朵。瘦果长圆形。花果期 6-11 月。

分布与生境 产于吉林、辽宁、内蒙古、河北、山西、陕西、山东、江苏、安徽、河南、湖北、湖南、四川、云南北部；生于海拔 1500 m 以下的林缘、路旁、草坡、灌丛、溪边、疏林中或草原地区。也分布于朝鲜、日本、蒙古东部。

药用部位 带根全草。

功效应用 疏风清热，除湿止痛。用于风热头痛，风湿痹痛，蛇伤。

化学成分 地上部分含倍半萜类：5α-羟基-异翅柄钩藤酮(5α-hydroxy-isopterocarpolone)，1-氧代-柳杉二醇(1-oxo-cryptomeridiol)，1β,6β-二羟基-4(14)-桉叶烯[1β,6β-dihydroxy-4(14)-eudesmene]，1β,6α-二羟基-4(14)-桉叶烯[1β,6α-dihydroxy-4(14)-eudesmene][1]；三萜类：α-香树脂醇(α-amyrin)[1]；香豆素类：东莨菪内酯(scopoletin)，七叶树内酯(esculetin)[1]；炔类：(1,8*E*,13*Z*,16)-十七碳四烯-4,6-二炔-3,11,12-三醇[(1,8*E*,13*Z*,16)-heptadecatetraene-4,6-diyn-3,11,12-triol]，(1,8*E*,12*E*,14*Z*)-十七碳四烯-4,6-二炔-3,11-二醇[(1,8*E*,12*E*,14*Z*)-heptadecatetraene-4,6-diyn-3,11-diol][2]。

注评 本种藏族药用，全草治咽喉、肺、肝热病，胆病。

菊科 COMPOSITAE

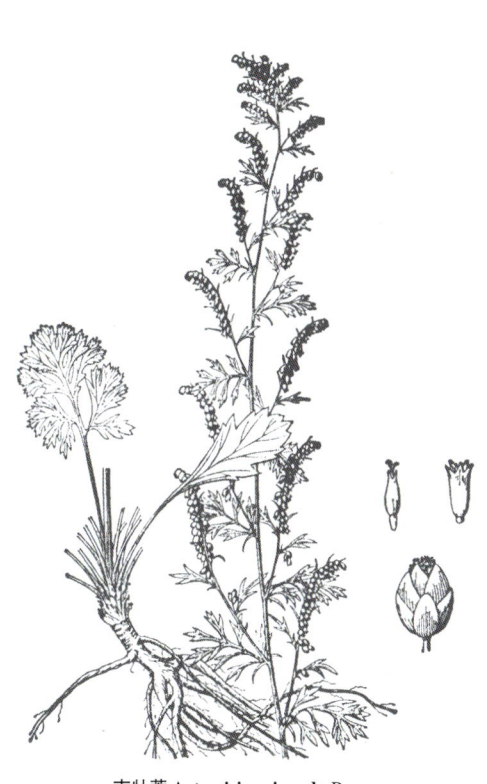

南牡蒿 Artemisia eriopoda Bunge
引自《中国高等植物图鉴》

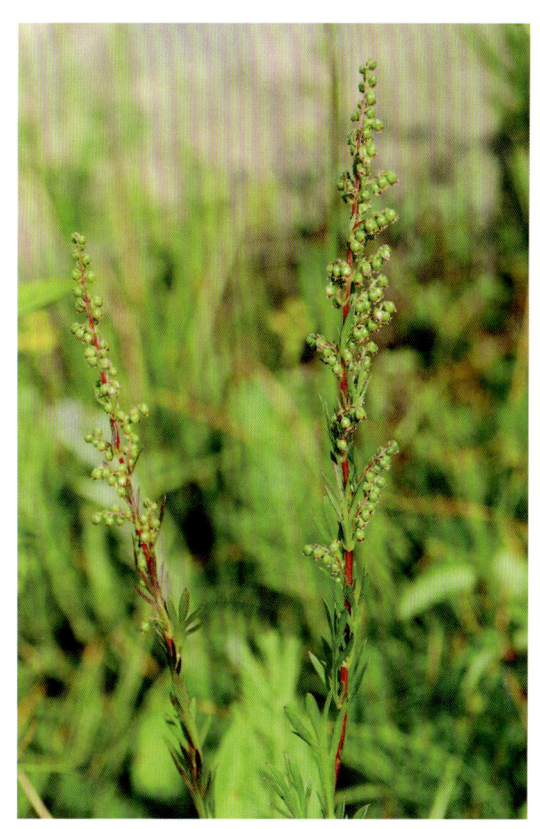

南牡蒿 Artemisia eriopoda Bunge
摄影：陈又生

化学成分参考文献

[1] Hu JF, et al. *Phytochemistry*, 1996, 43(4): 815-817.

[2] Hu JF, et al. *Planta Med*, 1998, 64(4): 378-379.

65. 沙蒿（东北植物检索表） 漠蒿（内蒙古植物志），薄蒿（四川康定），草蒿（河北），荒地蒿（陕西），荒漠蒿（内蒙古）

Artemisia desertorum Spreng., Syst. Veg. 3: 490. 1826.（英 **Desert Wormwood**）

65a. 沙蒿（模式变种）

Artemisia desertorum Spreng. var. **desertorum**

多年生草本。根状茎、半木质，有短的营养枝。茎单生或少数，高 30–70 cm；上部分枝；茎、枝幼时被微柔毛，后变无毛。叶纸质，上面无毛，背面初时被薄绒毛，后无毛；下部叶与营养枝叶长卵形或长卵形，长 2–5 cm，2 回羽状全裂或深裂，侧裂片 2–3 对，每裂片常再 3–5 深裂或浅裂，小裂片线形或线状披针形，叶柄长 1–3 cm，叶柄基部有线形、半抱茎的假托叶；中部叶略小，长卵形或长卵形，1–2 回羽状深裂，基部宽楔形，叶短，具少裂，线状披针形或线形，基部假托叶小。头状花序多数，卵球形或近球形，基部有小苞叶，在分枝上排成穗状花序式的总状花序或复总状花序，而在茎上组成狭而长的扫帚形的圆锥花序；总苞片 3–4 层，外层总苞片卵形，中层总苞片长卵形；外、中层总苞片背面深绿色或紫色，初时微有毛，半膜质；雌花 4–8 朵；两性花 5–10 朵。瘦果倒卵形或长圆形。花果期 8–10 月。

分布与生境 产于黑龙江、吉林、辽宁、内蒙古、河北、山西、陕西、宁夏、甘肃、青海、新疆、四川、贵州、云南及西藏；华北、西北、东北分布在海拔 3000 m 的地区，西南省区在海拔 3000–4000 m 的地区。多生于草原、草甸、森林草原、高山草原、荒坡、砾质坡地、干河谷、河岸边、林缘及路旁。

也分布于朝鲜、日本、印度（北部）、巴基斯坦（北部）、蒙古及俄罗斯（东部）。

药用部位 全草。

功效应用 清热，消肿。用于咽喉肿痛，疔疮疖肿。

注评 本种藏族药用其全草，藏语名"要毛那保"和"要么那波"，全草治疗疮疖、痈疖肿痛。

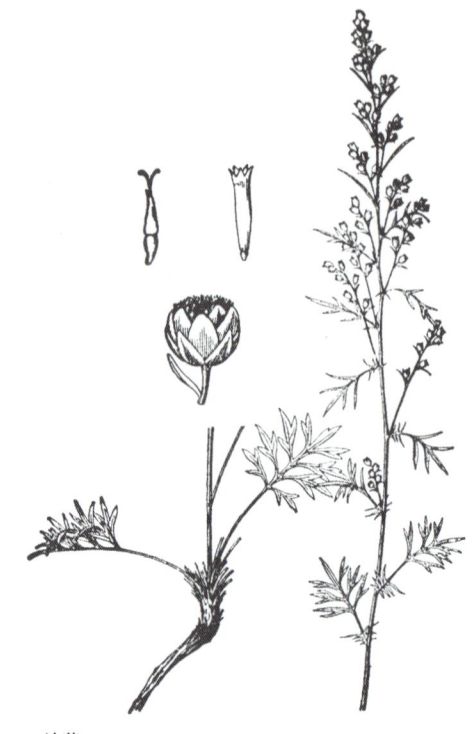

沙蒿 Artemisia desertorum Spreng. var. desertorum
引自《中国高等植物图鉴》

65b. 东俄洛沙蒿（变种）（中国植物志）

Artemisia desertorum Spreng. var. **tongolensis** Pamp. in Nuov. Giorn. Bot. Ital. n. s. 34: 651. 1927.（英 **Tongol Desert Wormwood**）

本变种与模式变种的区别在于本变种植株高 10–15 cm；基生叶长椭圆形，长 3 cm 以上，2 回羽状全裂，小裂片线形或线状披针形。头状花序小，直径 1.5–2 mm，在茎上排成总状花序或总状花序式的狭圆锥花序。

分布与生境 产于甘肃（西南部）、四川（西部）及西藏。生于海拔 3500 m 以上的高山或亚高山草原、草甸与砾质坡地。

药用部位 全草。

功效应用 清热利咽。用于咽喉肿痛。

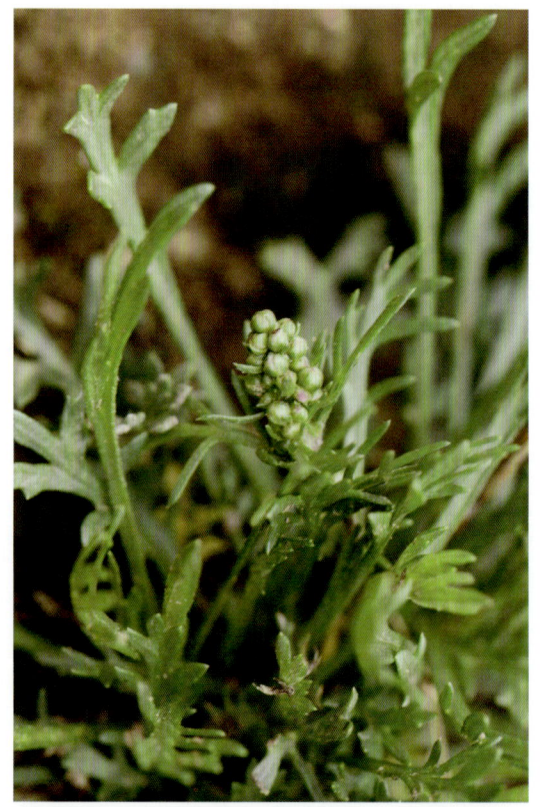

东俄洛沙蒿 Artemisia desertorum Spreng. var. tongolensis Pamp.
摄影：朱鑫鑫

菊科 COMPOSITAE

66. 牛尾蒿（植物名实图考） 荻蒿（松村植物名录），紫杆蒿（甘肃），水蒿（陕西、甘肃），艾蒿（青海），指叶蒿（河北、内蒙古）

Artemisia dubia Wall. ex Besser in Nouv. Mém. Soc. Imp. Naturalistes Moscou 3: 39. 1834.（英 **Oxtail Wormwood**）

66a. 牛尾蒿（模式变种）

Artemisia dubia Waller ex Besser var. **dubia**

半灌木状草本。高达 1.2 m，茎、叶初被柔毛。叶上面微有柔毛，下面毛密，宿存；基生叶与茎下部叶卵形或长圆形，羽状 5 深裂，有时裂片有 1–2 小裂片，无柄，中部叶卵形，长 5–12 cm，羽状 5 深裂，长 3–8 cm，基部成柄状，有假托叶；上部叶与苞片叶指状 3 深裂或不裂。头状花序宽卵圆形或球形，径 1.5–2 mm，有短梗或近无梗，基部有小苞叶，排成穗状总状花序及复总状花序，茎上组成开展、分枝的圆锥花序；总苞片 3–4 层，外层略小，外、中层卵形或长卵形，内层总苞片半膜质；雌花 6–8 朵；两性花 2–10 朵。瘦果小，长圆形或倒卵形。花果期 8–10 月。

分布与生境 产于内蒙古、甘肃南部、四川西部、云南西部、西藏东部；生于低海拔至 3500 m 的干山坡、草原、疏林及林缘。也分布于印度北部、不丹、尼泊尔、泰国。

药用部位 全草。

功效应用 清热解毒，凉血，镇咳，杀虫。用于急性热病，肺热咳嗽，咽喉肿痛，鼻出血，蛲虫病。

化学成分 乳汁含倍半萜类：牛尾蒿酮▲(subdigitatone)[1]。

地上部分含倍半萜类：匙叶桉油烯醇(spathulenol)[2]。

全草含倍半萜类：牛尾蒿酮[3]；三萜类：鲍尔山油柑烯醇▲(bauerenol)，熊果酸(ursolic acid)[3]，α-香树脂醇(α-amyrin)，β-香树脂醇(β-amyrin)，α-香树脂醇乙酸酯(α-amyrin acetate)，α-香树脂酮(α-amyrone)，无羁萜(friedelin)[4]；黄酮类：5,8,3',5'-四羟基黄烷酮(5,8,3',5'-tetrahydroxyflavanone)，5,8,2'-三羟基-5'-甲氧基黄烷酮(5,8,2'-trihydroxy-5'-methoxyflavanone)，5,7,4'-三羟基-3',5'-二甲氧基黄烷酮(5,7,4'-trihydroxy-3',5'-dimethoxyflavanone)，小麦黄素(tricin)，槲皮素-3-鼠李糖苷(quercetin-3-rhamnoside)[4]；香豆素类：8-羟基-6,7-二甲氧基香豆素(8-hydroxy-6,7-dimethoxycoumarin)[4]；苯丙

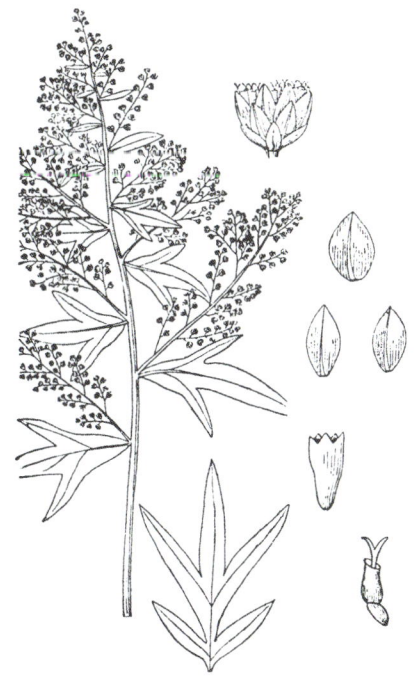

牛尾蒿 Artemisia dubia Wall. ex Besser var. **dubia**
邓晶发 绘

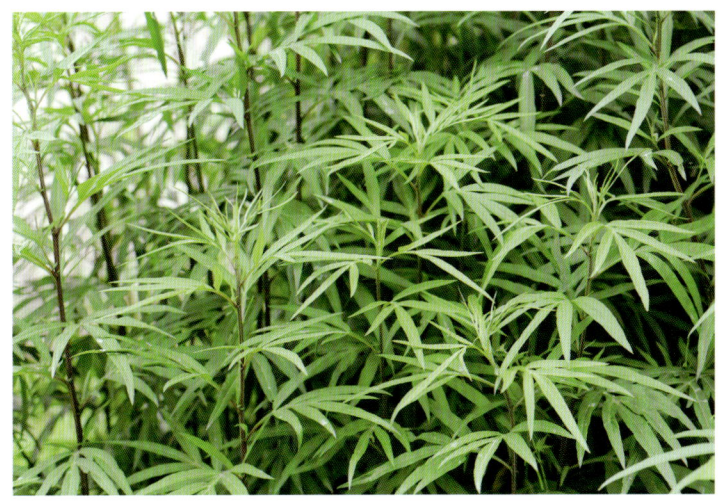

牛尾蒿 Artemisia dubia Wall. ex Besser var. **dubia**
摄影：刘宗才

素类：3-(3-羟基)-苯氧基-2-丙烯醛[3-(3-hydroxy)-phenoxy-2-propenal]，2,5-二羟基肉桂酸乙酯(ethyl 2,5-dihydroxycinnamate)[4]。

化学成分参考文献

[1] 李瑜，等．高等学校化学学报，1994, 15(12): 1802-1803.

[2] 顾佩兰，等．中草药，25(12): 633-634.

[3] Li Y, et al. *Ind J Chem*, 1995, 34B(7): 664-665.

[4] 师彦平，等．高等学校化学学报，1992, 13(10): 1258-1261.

66b. 无毛牛尾蒿（变种）（中国植物志） 中尾蒿（通称）

Artemisia dubia Wall. ex Besser var. **subdigitata** (Mattf.) Y. R. Ling in Kew Bull. 42(2): 445. 1987.——*A. subdigitata* Mattf.（英 **Subdigitate Wormwood**）

与模式变种的区别在于本变种的茎、枝、叶背面初时被灰白色短柔毛，后脱落无毛。

分布与生境 产于内蒙古南部、河北、山西、陕西、宁夏、甘肃中部以南、湖北西部、广西西北部、四川、贵州、云南等省区；生于低海拔至3000 m的山坡、河边、路旁、沟谷、林缘。也分布于印度北部、不丹、尼泊尔、克什米尔。

药用部位 全草。

功效应用 清热解毒，凉血，镇咳，杀虫。用于急性热病，肺热咳嗽，咽喉肿痛，鼻出血，蛲虫病。

化学成分 全草含倍半萜类：无毛牛尾蒿内酯(artemdubolide) A、B、C、D、E、F、G、H，母菊素(matricarin)，去乙酰母菊素(desacetoxymatricarin)，岩生三裂蒿内酯(rupicolin) A、B，岩生三裂蒿内酯▲A 乙酸酯(rupicolin A acetate)，岩生三裂蒿内酯▲B乙酸酯(rupicolin B acetate)，密花豚草内酯▲B乙酸酯(tamaulipin B acetate)，11,13-去氢去乙酰母菊素(11,13-dehydrodesacetylmatricarin)，3α,4α-环氧岩生三裂蒿内酯▲A (3α,4α-epoxyrupicolin A)，3β-乙酰氧基-1β-羟基矮艾素A (3β-acetoxy-1β-hydroxyarbusculin A)，羟基印蒿酮(hydroxydavanone)，1α,4β-二羟基比梢菊内酯▲(1α,4β-dihydroxybishopsolicepolide)，8-表-8-巴豆酰岩生三裂蒿内

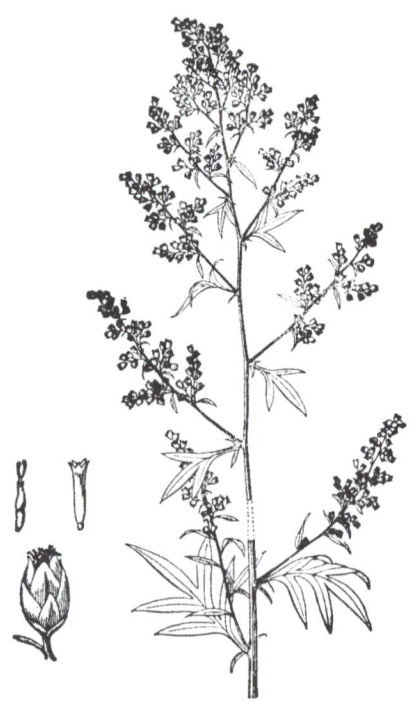

无毛牛尾蒿 Artemisia dubia Wall. ex Besser var. **subdigitata** (Mattf.) Y. R. Ling
引自《中国高等植物图鉴》

酯▲A (8-epi-8-tiglylrupicolin A)，8-表-异丁酰岩生三裂蒿内酯B(8-epi-isobutyrylrupicolin B)，8-表-8-巴豆酰岩生三裂蒿内酯▲B (8-epi-8-tiglylrupicolin B)，去乙酰基-1α,4β-二羟基-比梢菊内酯▲(desacetyl-1α,4β-dihydroxy-bishopsolicepolide)，银蒿内酯A▲(arteludovicinolide A)，2α,8α-二羟基-1α,10α-环氧愈创木-3,11(13)-二烯-12,6α-内酯(2α,8α-dihydroxy-1α,10α-epoxyguaia-3,11(13)-diene-12,6α-olide)，加利福尼亚蒿内酯▲(artecalin)[1]，D-匙叶桉油烯醇(D-spathulenol)[2]。

药理作用 祛痰作用：无毛牛尾蒿中含氧化合物D-匙叶桉油烯醇可促进小鼠酚红排泌[1]。

毒性及不良反应 无毛牛尾蒿中含氧化合物D-匙叶桉油烯醇的小鼠LD_{50}为 (1.726 ± 0.556) g/kg[1]。

化学成分参考文献

[1] Huang ZS, et al. *Planta Med*, 2010, 76(15): 1710-1716.

[2] 顾佩兰．中草药，1994, 25(12): 633-634.

药理作用及毒性参考文献

[1] 顾佩兰. 中草药, 1994, 25(12): 633-634.

67. 错那蒿（西藏植物志） 灰蒿（俗称），察尔汪（藏语）

Artemisia conaensis Y. Ling et Y. R. Ling in Acta Phytotax. Sin. 18(4): 511. fig. 9. 1980.
（英 **Cona Wormwood**）

多年生草本。茎单生或少数，高 30-80 cm；上部多分枝，长 2-8 cm；茎、枝初时微有灰绿色柔毛，后脱落。叶面疏被灰绿色柔毛，背面密被灰白色蛛丝状柔毛；茎下部与中部叶椭圆形，长 0.5-2 cm，无柄，基部有假托叶；上部叶与苞片叶 3-5 深裂或不分裂。头状花序多数，球形或近半球形，径 2-3 mm，具短梗或近无梗，有小苞叶，在分枝上排成穗状花序或穗状花序式的总状花序或复总状花序，在茎上组成圆锥花序；总苞片 3-4 层，背面无毛，外、中层总苞片卵形或长卵形，内层总苞片长卵形或长圆形；雌花 5-10 个；两性花 8-15 个。瘦果小，长圆形或倒卵形。花果期 7-10 月。

分布与生境 产于我国西藏（错那、加查、朗县），生于海拔 3000-4000 m 的田边、滩地或砾质坡地。

药用部位 全草。

功效应用 清热，止咳，消炎。用于肺热咳嗽，肺病，痈疡。

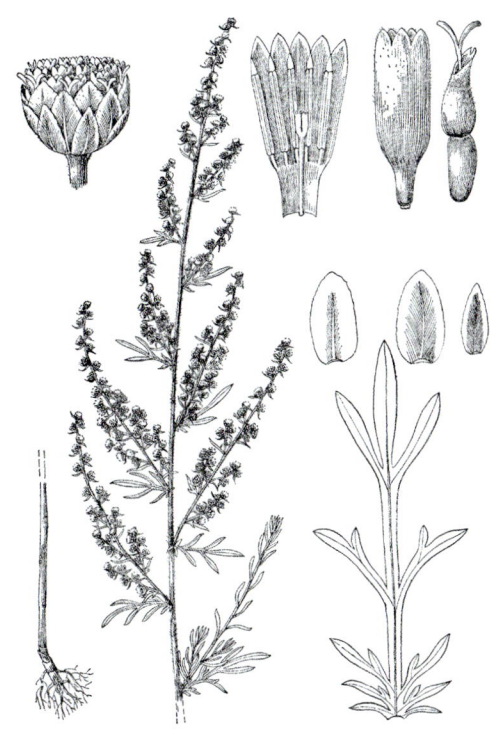

错那蒿 Artemisia conaensis Y. Ling et Y. R. Ling
黄少容 绘

84. 绢蒿属 Seriphidium (Besser ex Lessing) Fourreau

多年生草本或半灌木状或小灌木状，稀一、二年生草本。根状茎通常木质，常有营养枝。茎、枝、叶与总苞片初时通常被绒毛或蛛丝状柔毛或绵毛，宿存或以后部分脱落或全脱落。茎直立或斜上，少数或多数，常与营养枝组成疏或密小丛，稀单生。叶互生，下部叶与营养枝叶通常 2-3（-4）回羽状全裂，或叶 1-2 回掌状分裂或 3 裂；苞片叶分裂或不分裂。头状花序小，无梗或有短梗，在茎端或分枝上组成疏或密穗状花序、总状花序、复穗状或复总状花序，或密集成近于复头状花序，再组成圆锥花序，稀为穗状式的圆锥花序；总苞片 (3-) 4-6 (-7) 层，覆瓦状排列，外层小，卵形，中、内层椭圆形，长卵形或披针形；花序托小，无托毛；全为两性花。瘦果小，卵形或倒卵形。

约 100 种，主产于俄罗斯中亚及我国西北的干旱地区。我国有 31 种，3 变种，药用 7 种及 1 变种。

分种检索表

1. 茎下部与中部叶为羽状全裂或深裂。
    2. 下部叶 3 回或 2-3 回羽状全裂，中部叶 2-3 回或 1-2 回或 1 回羽状全裂。
        3. 中部叶长 2.5 cm 以上；枝多贴向茎端生长或开展。
            4. 茎、枝、叶及总苞片背面被蛛丝状绒毛或柔毛，后茎下部毛脱落，茎上部分枝；中部叶 3 或 2 回羽状分裂，小裂片宽 0.5-1 mm；头状花序直径 1-2 mm，在茎的上半部组成中等开展的圆锥花序 ……
…………………………………………………………………………………………………… 1. 伊犁绢蒿 S. transiliense
  4. 茎、枝、叶两面及总苞片背面被蛛丝状绒毛或柔毛，宿存或总苞片上的毛脱落。分枝多，开展；头
    状花序卵形，在茎上排成开展或中等开展的圆锥花序 …………………………… 2. 东北蛔蒿 S. finitum
  3. 茎下部与中部叶长不及 2.5 cm；枝多开展，头状花序椭圆形 …………………… 3. 短叶绢蒿 S. brevifolium
 2. 茎下部叶 2 回或 1-2 回羽状全裂，中部叶 2 回、1-2 回或 1 回羽状全裂。
  5. 茎少数或稍多数，但不成粗大的密丛，稀为小丛，分枝长 (3-) 5 cm 以上；叶的裂生或小裂片细软，
    干后不成细硬的刺状，亦不脱落 ……………………………………………………………… 4. 蛔蒿 S. cinum
  5. 茎多数，常组成粗大的密丛，分枝长 2-3 (-5) cm，斜向上；叶的裂片或小裂片细直，干后通常坚硬，
    成细刺状或不为细刺状，后者叶脱落或半脱落。
    6. 茎上半部分枝，枝多贴向茎生长；中部叶每侧具裂片 3-4 枚，裂片或小裂片细直，坚硬，长 3 mm
      以上，中央裂片或小裂片长 4-12 mm，花后叶宿存 ……………………… 5. 小针裂叶绢蒿 S. amoenum
    6. 茎上半部分枝，枝平展或斜向上展；中部叶每侧具裂片 2-3 枚或 4-5 枚，前者花期叶脱落，后者
      花期叶半脱落，中央小裂片长 2-3 mm …………………………………………… 6. 白茎绢蒿 S. terrae-albae
1. 茎下部叶二回三出指状全裂，中部叶指状三出全裂 ………………………………………… 7. 三裂叶绢蒿 S. junceum

本属植物白茎绢蒿具有抗菌作用，主要活性成分为挥发油部分。

1. 伊犁绢蒿（植物研究）

Seriphidium transiliense (Poljakov) Poljakov in Trudy Bot. Inst. Akad. Nauk Kazakh. SSSR 11: 174. 1961.——*Artemisia transiliensis* Poljakov.（英 **Ili Seriphidium**）

半灌木状草本或近小灌木状。根状茎粗大，具多数地上茎及多数多年生木质营养枝。茎多数或少数，高 40-80 cm，上半部分枝；幼叶茎、枝密被灰白色或灰绿色蛛丝状绒毛，后脱落，具剥落的外皮，中部与上部毛部分脱落。叶两面被灰绿色蛛丝状柔毛；下部与营养枝叶长圆形，长 3.5-6 cm，2-3 回羽状全裂，侧裂片 4-5 (-6) 对；叶柄长 2-3.5 cm，落期叶凋落；中部叶小，叶 1-2 回羽状全裂，叶柄长 0.5-1.5 cm，基部具假托叶；上部叶羽状全裂；苞片叶小，不分裂，线形。头状花序椭圆状卵形或长圆形，径 1-2 mm，有短梗，在分枝上排成密。狭窄或中等开展的圆锥花序；总苞片 4-5 层，外层小，卵形，中、内层长圆形或椭圆状卵形，外、中层背面密被白色柔毛，内层半膜质，近无毛；两性花 3-5 个。瘦果倒卵形。花果期 8-10 月。

分布与生境 产于新疆北部，生于中、低海拔小丘的下部、山谷、砾质或黄土质的坡地、河岸边、草原及路旁。也分布于哈萨克斯坦。

药用部位 花序。

功效应用 驱蛔。用于蛔虫病。

化学成分 地上部分含挥发油：α-侧柏酮(α-thujone)，樟脑(camphor)，桧烯醇乙酸酯(sabinyl acetate)，β-侧柏酮(β-thujone)等[1]。

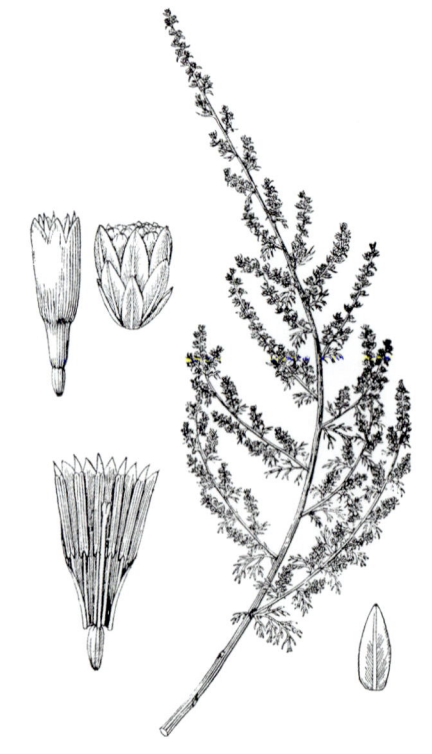

伊犁绢蒿 Seriphidium transiliense (Poljakov) Poljakov
黄少蓉 绘

化学成分参考文献

[1] 马雁鸣，等. 西北植物学报，2005, 25(5): 1039-1041.

2. 东北蛔蒿（东北植物检索表）

Seriphidium finitum (Kitag.) Y. Ling et Y. R. Ling in Acta Phytotax. Sin. 18(4): 513. 1980.——*Artemisia finita* Kitag.（英 **Finite Seriphidium**）

半灌木状草本。根状茎粗短，黑色，常有老叶柄残基，木质营养枝，枝长 3–6 cm，丛生，上部密生多数叶。茎少数，稀单一，高 50–60 cm；中部以上有多数分枝，枝长 4–10 cm；茎、枝、叶两面密被灰白色蛛丝状短柔毛。茎下部叶与营养枝叶长圆形或长卵形，长 2–3 (–5) cm，2–3 回羽状全裂、侧裂片长 (3–) 4–5 对，再次羽状全裂，小裂片每侧 2–3 枚，狭卵形，基部小裂片有时再羽状全裂，叶柄长 2–5 cm，花期叶落；中部叶卵形或长卵形，1–2 回羽状全裂，小裂片狭线形或狭线状披针形，叶柄短，基部具假托叶；上部叶与苞片叶 3 全裂或不分裂。头状花序倒卵形或长圆形，径 2–2.5 mm，无梗或近无梗，基部有线形小苞叶，在分枝上排成穗状花序，在茎上组成狭窄、中等开展的圆锥花序；总苞片 4–5 层，外层小，卵形，中层长卵形，外、中层被灰白色蛛丝状短柔毛，内层长卵形或长圆状卵形，背面被毛或近无毛；两性花 3–9 (–13) 个。瘦果长倒卵形。花果期 8–10 月。

分布与生境 产于内蒙古呼伦贝尔盟与锡林郭勒盟；生于低海拔地区砾质坡地、半荒漠草原或河、湖岸边草甸及草原上。

药用部位 花蕾。

功效应用 驱虫。用于蛔虫病、蛲虫病。

化学成分 地上部分含倍半萜类：α- 茴蒿素 (α-santonin)[1]，银叶蒿素▲ (grossmizin)，3R-[3α,3[S(2S,5R)],5α]]-3-[1-(5- 乙烯基四氢 -5- 甲基 -2- 呋喃基) 乙基 }-5-(1- 甲基乙基)-1,2- 二噁烷 -3- 醇 {[3R-[3α,3[S(2S,5R)],5α]]-3-[1-(5-ethenyl-tetrahydro-5-methyl-2-furanyl)ethyl]-5-(1-methylethyl)-1,2-dioxolan-3-ol}[2]；黄酮类：5- 羟基 7,4' 二甲氧基黄酮 (5-hydroxy-7,4'-dimethoxyflavone)[1]；其他类：2- 羟基 -4,6- 二甲氧基苯乙酮 (2-hydroxy-4,6-dimethoxyacetophenone)[1]。

全草含倍半萜类：1- 氧代 -6β,7α,11βH,17β- 甲基吉玛 -4(5)- 烯 -12,6- 内酯 [1-oxo-6β,7α,11βH,17β-methylgermacra-4(5)-en-12,6-olide]，1- 氧代 -6β,7α,11βH- 吉玛 -4(5),10(14)- 二烯 -12,6- 内酯 [1-oxo-6β,7α,11βH-germacra-4(5),10(14)-dien-12,6-olide][3]。

注评 本种为"东北蛔蒿"的基源植物，药用其花蕾。蒙古族也药用，主要用途同功效应用项。

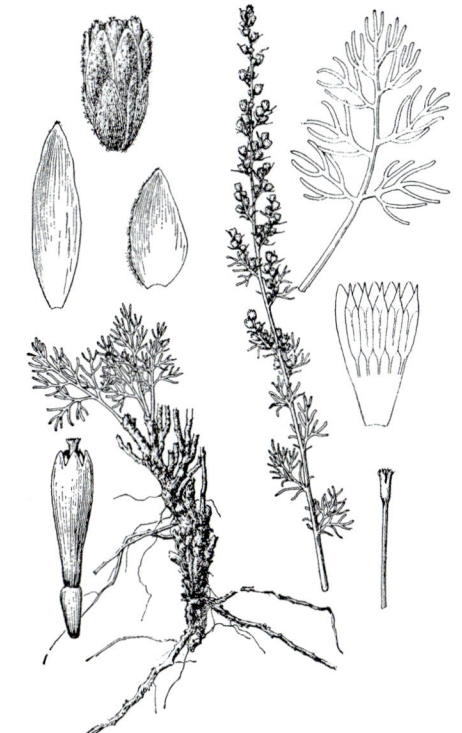

东北蛔蒿 Seriphidium finitum (Kitag.) Y. Ling et Y. R. Ling
余峰 绘

化学成分参考文献

[1] Saxena S, et al. *J Ind Chem Soc*, 2002, 79(12): 970-971.

[2] Ruecker G, et al. *Arch Pharm*, 1987, 320(5): 437-441.

[3] Pathak VP, et al. *Phytochemistry*, 1987, 26(7): 2103-2104.

3. 短叶绢蒿（植物分类学报）

Seriphidium brevifolium (Wall. ex DC.) Y. Ling et Y. R. Ling in Acta Phytotax. Sin. 18(5): 513. 1980.——*Artemisia brevifolia* Wall. ex DC.（英 **Shortleaf Seriphidium**）

半灌木状草本或小灌木状。根状茎短，具多年生营养枝，茎高 15–35 (–45) cm，分枝多，茎、枝初被灰白色蛛丝状柔毛，后近无毛。叶小，密集，两面密被蛛丝状柔毛；下部叶卵形，长 1.5–2.5 cm，宽 1–2 cm，2–3 回羽状全裂，侧裂片 3–4 对，再次羽状全裂，小裂片短小，线形，叶柄长 0.3–0.5 cm；中部叶长 0.8–1 cm，2 回羽状全裂；上部叶与苞片叶羽状全裂或不裂。头状花序长卵形或椭圆形，径 2 mm，无梗，在茎上端分枝的小枝上 2–3 枚集生，组成复穗状花序，茎上再组成狭窄、稀中等开展的圆锥花序；总苞片 4–5 层，外层小，卵形，背面密被灰白色柔毛，中、内层略长，长圆形或椭圆形，背面被微毛或近无毛；两性花 3–4 (–8) 朵。瘦果长卵形或长椭圆状倒卵形。花果期 8–10 月。

分布与生境 产于我国西藏西部；生于海拔 3700–4500 m 的高山地区，常见于盐渍化土壤上。也分布于阿富汗、巴基斯坦北部、克什米尔地区及印度。

药用部位 花序。

功效应用 驱蛔。用于蛔虫病。

化学成分 叶和花序皆含挥发油：α-侧柏酮(α-thujone)，β-侧柏酮(β-thujone)，1,8-桉叶素(1,8-cineole)，芳樟醇(linalool)，樟烯(camphene)等[1]。

化学成分参考文献

[1] Shah, N, et al. *J Essent Oil Res*, 1992, 4(1): 25-28.

4. 蛔蒿（中华药典） 山道年蒿（中国药用植物图鉴）

Seriphidium cinum (Berg ex Poljakov) Poljakov in Trudy Bot. Inst. Akad. Nauk Kazakh. SSSR 11: 176. 1961.——*Artemisia cina* Berg ex Poljakov（英 **Cinum Seriphidium**）

多年生草本。根状茎短。具营养枝，茎高 20–40 (–70) cm，上半部灰绿色，下半部褐色；中部或下部开始分枝；茎、枝初时被灰白色蛛丝状柔毛，后光滑。叶初时被灰白色短柔毛，后无毛；下部叶与营养枝叶卵形或长卵形，长 3–6 cm，宽 1.5–4.5 cm，2–3 回羽状全裂，侧裂片 3–4 对，小裂片狭线状披针形，具短尖头，有时基部小裂片再分出 1–2 枚小裂，叶柄长 2–4 cm，花期叶落。中部叶卵形，1–2 回羽状全裂，基部有假托叶；上部叶与苞片叶分裂或不分裂，狭线形。头状花序椭圆状卵形或长卵形，径 2 mm，无梗，小枝上排成密集穗状花序，茎上组成狭密圆锥花序；总苞片 4–5 层，外层小，卵形，近无毛，中、内层椭圆形或椭圆状卵形，无毛；两性花 3–5 朵。瘦果卵形。花果期 8–10 月。

分布与生境 原产于俄罗斯中亚南部，我国新疆及西北、华北、东北部分地区有引种栽培。适合肥沃、透水良好的沙质土或沙质灰壤土生长。

药用部位 花序。

功效应用 驱虫。用于蛔虫病、蛲虫病。

化学成分 花含挥发油：1,8-桉叶素(1,8-cineole)，α-蒎烯(α-pinene)，异松油烯(terpinolene)，1-α-松油醇(1-α-terpineol)等[1]；倍半萜类：蛔蒿倍半萜醇(sesquiartemisol)[1]。

注评 本种为"山道年蒿"的基源植物，药用其干燥花序和叶。

化学成分参考文献

[1] 刘国声，等. 植物学报，1985, 1: 16.

菊科 COMPOSITAE

5. 小针裂叶绢蒿（植物研究）

Seriphidium amoenum (Poljakov) Poljakov in Trudy Bot. Inst. Akad. Nauk Kazakh. USSR 11: 174. 1961.——*Artemisia amoena* Poljakov（英 **Beautiful Seriphidium**）

半灌木状草本。根状茎粗大。具密叶的营养枝。茎多数，高 5–25 (–35) cm，常成小丛，有短分枝；茎、枝营养期密被灰白色蛛丝状柔毛，后脱落。叶两面密被蛛丝状柔毛；下部叶与营养枝的叶卵形或长卵形，长 4–8 cm，1–2 回羽状全裂，侧裂片 3–4 (–5) 对，有时侧边中部裂片再分裂，具 2–3 枚小裂片；中部叶羽状全裂，裂片狭线形，无柄或具短柄，基部具假托叶；上部叶与苞片叶狭线形，长 4–5 mm。头状花序长卵形或长圆形，径 1.5–2 mm，着生于分枝上，茎上组成穗状花序式的圆锥花序或穗状花序；总苞片 4–6 层，外层最短小，背面被灰白色柔毛，中、内层椭圆形或长椭圆形。背面上半部近无毛；两性花 4–5 枚。瘦果卵形或倒卵形。花果期 8–11 月。

分布与生境 产于新疆北部；生于海拔 1500 m 以下的荒坡、戈壁及砾质坡地与盐渍地。也分布于俄罗斯、中亚。

药用部位 花序。

功效应用 驱蛔。用于蛔虫病。

6. 白茎绢蒿（植物研究） 白蒿（新疆）

Seriphidium terrae-albae (Krasch.) Poljakov in Trudy Bot. Inst. Akad. Nauk Kazakh. SSSR 11: 175. 1961.——*Artemisia terrae-albae* Krasch.（英 **Whitertem Seriphidium**）

多年生草本。根状茎粗大，具营养枝与新生茎，组成膨大的小丛。茎多数，高 8–15 (–30) cm，下部木质或半木质，上部半木质或近草质，自上半部分枝；茎、枝初密被白色蛛丝状绒毛，后部分脱落。叶两面密被蛛丝状绒毛，开花前叶早落；下部叶与营养枝上的叶卵形，长 1–2 (–3) cm，1–2 回羽状全裂，侧裂片 3–4 对，每裂片再羽状全裂或 3 全裂，小裂片线形或狭线形，叶柄短；中部与上部叶小，羽状全裂，无柄，基部有假托叶；苞片叶不裂，线形。头状花序小，长卵形或卵形，径 1.5–3 mm，具短梗或近无梗；在分枝上排成疏短穗状花序，枝上排成疏复头状或近于复穗状花序，茎上再组成圆锥花序；总苞片 4–6 层，外层短小，卵形或狭卵形，密被白色蛛丝状柔毛，中、内层长椭圆形或长椭圆状卵形；中层背面被蛛丝状柔毛，内层半膜质，近无毛；两性花 4–5 朵。瘦果倒卵形或卵形。花果期 8–10 月。

分布与生境 产于新疆北部；生于海拔及沙漠边缘沙砾质地。也分布于蒙古及哈萨克斯坦。

药用部位 花序。

功效应用 驱蛔。用于蛔虫病。

化学成分 全草含三萜类：蒲公英赛醇(taraxerol)，蒲公英萜醇乙酸酯(taraxasteryl acetate)，熊果酸(ursolic acid)[1]；黄酮类：金圣草酚(chrysoeriol)，槲皮素-3,3'-二甲醚(quercetin-3,3'-dimethyl ether)，槲皮万寿菊素-3,6-二甲醚(quercetagetin-3,6-dimethyl ether)，槲皮万寿菊素-3,6-二甲醚-4'-*O*-*β*-D-吡喃葡萄糖苷(quercetagetin-3,6-dimethyl ether-4'-*O*-*β*-D-pyranoglucoside)，槲皮万寿菊素-3,6-二甲醚-7-*O*-*β*-D-吡喃葡萄糖苷(quercetagetin-3,6-dimethyl ether-7-*O*-*β*-D-pyranoglucoside)，芹菜素(apigenin)，半齿泽兰林素(eupatilin)[2]；挥发油：侧柏酮(thujone)，香草醛(vanillin)，樟脑(camphor)，马兜铃烯(aristolene)，十八烷二酸(octadecanedioic acid)[3]；其他类：α-茼蒿素(α-santonin)，二十五酸-α-单甘油酯(pentacosanoic acid 2',3'-di-hydroxypropyl ester)，硬脂酸，二十四酸，*β*-谷甾醇，胡萝卜苷[1]。

药理作用 抗菌作用：白茎绢蒿挥发油体外对金黄色葡萄球菌、大肠埃希菌、肺炎链球菌、绿脓杆菌、白色念珠菌均有抑制作用[1]。

化学成分参考文献

[1] 滑艳，等．天然产物研究与开发，2003, 15(3): 219-221.

[2] 滑艳，等．中国中药杂志，2006, 31(15): 820-822.

[3] 滑艳，等．中成药，2007, 29(5): 754-756.

药理作用及毒性参考文献

[1] 滑艳，等．中成药，2007, 29(5): 754-756.

7. 三裂叶绢蒿（中国植物志）

Seriphidium junceum (Kar. et Kir.) Poljakov in Trudy Bot. Inst. Akad. Nauk Kazakh. SSSR 11: 175. 1961.——*Artemisia juncea* Kar. et Kir.（英 **Threelobed Seriphidium**）

7a. 三裂叶绢蒿（模式变种）

Seriphidium junceum (Kar. et Kir.) Poljakov var. **junceum**

半灌木状草本。根状茎粗短，具营养枝，茎多分枝，高20-45 cm；茎、枝均密被灰白色、平贴的短柔毛。叶两面密被灰白色短柔毛；下部叶与营养枝叶宽卵形或倒卵形，长1.5-5 cm，二回三出全裂或第一回三出全裂，裂片每侧具1-2枚小裂片或无，叶柄长1.5-4 cm，开花时叶凋落；中部叶三出全裂，叶柄长0.5-1.5 cm；上部叶与苞片叶不分裂，线形或线状披针形。头状花序长卵形或椭圆状卵形，径2.5-4 mm，无梗或近无梗，分枝上排成密穗状花序，茎上组成狭窄或中等开展的圆锥花序；总苞片4-5层，外层小，卵形，背面被灰白色短柔毛，中、内层略长，椭圆形或长卵形，中层背面具微毛，内层半膜质，无毛；两性花4-7朵。瘦果小，卵形或倒卵形。花果期8-10月。

分布与生境 产于新疆北部；生于海拔800-1500 m的砾质地、山麓、戈壁、荒漠化或半荒漠化草原与漠钙土地区，也见于河谷地。也分布于哈萨克斯坦。

药用部位 花序。

功效应用 驱蛔。用于蛔虫病。

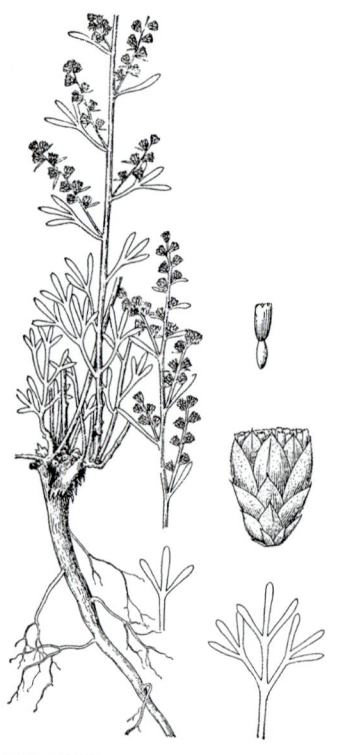

三裂叶绢蒿 Seriphidium junceum (Kar. et Kir.) Poljakov var. **junceum**
邓晶发 绘

7b. 大头三裂叶绢蒿（变种）（中国植物志）

Seriphidium junceum (Kar. et Kir.) Poljakov var. **macrosciadium** (Poljakov) Y. Ling et Y. R. Ling in Bull. Bot. Res., Harbin 8(3): 123. 1988.——*Artemisia macrosciadia* Poljakov（英 **Large head three lobed Seriphidium**）

与模式变种的区别在于本变种叶较小，长1.5-2 cm，顶端裂片长4-6 mm。头状花序较大，直径3-4 mm；总苞片背面密被灰白色短柔毛。

分布与生境 同模式变种。

药用部位 花序。

功效应用 驱蛔。用于蛔虫病。

85. 栉叶蒿属 Neopallasia Poljakov

一年生或二年生草本。叶栉齿状羽状全裂，裂片丝状，顶端稍膨大具小尖。头状花序小，球形，排成狭穗状圆锥花序，盘状。花托狭圆锥形，无托毛。总苞片卵形，边缘宽膜质，花异型，边花通常3-4朵，雌性，能育，狭管状，无齿，盘花通常9-16，两性，外面4-8，能育，内面的不发育，具退化的子房；花冠管状，5齿裂；花药顶端附片卵状披针形，渐尖；花柱分枝线形，顶端具短毛，瘦果在花托基部排成一圈，长圆状倒卵形，稍扁平或三棱，黑褐色，无冠毛。

3种，分布于中国、蒙古、中亚及西伯利亚。我国有1种，供药用。

1. 栉叶蒿（中国高等植物图鉴） 篦齿蒿（内蒙古植物志），籽蒿（东北植物检索表），恶臭蒿、粘蒿（全国中草药汇编）

Neopallasia pectinata (Pall.) Poljakov in Bot. Mater. Gerb. Bot. Inst. Komarova Acad. Nauk SSSR 17: 428. 1955.——*Artemisia pectinata* Pall.（英 **Pectinate Neopallasia**）

一年或二年生草本。茎直立，高12-40 cm，分枝或不分枝，被白色绢毛。叶长圆状椭圆形，栉齿状全裂，裂片线状钻形，无毛，有时具腺点，无柄，羽轴向基部逐渐膨大，下部和中部茎叶长1.5-3 cm，宽0.5-1 cm，上部和花序下的叶变短小。头状花序卵形或狭卵形，长3-4 (5) mm，单生或数个集生于叶腋，多数。头状花序排成穗状或狭圆锥花序。总苞片宽卵形，草质，无毛，边缘宽膜质，外层稍短，有时上部叶质化，内层较狭，边缘雌花3-4，能育，狭管状，全缘，中心两性花9-16，有4-8着生于花托下部，能育，其余着生于花托顶部的不育，花冠5齿裂。瘦果椭圆形，深褐色，具细沟纹，在花托下部排成一圈。花果期7-9月。

分布与生境 产于黑龙江、吉林、辽宁、内蒙古、河北、山西、陕西、甘肃、宁夏、青海、新疆、四川西部、云南西北部及西藏东南部。生于海拔1100-3700 m的荒漠、河谷、砾石地及山坡荒地。也分布于俄罗斯、西伯利亚及中亚。

药用部位 全草。

功效应用 清肝利胆，消炎，消肿止痛。现代用于急性黄疸性肝炎，头痛，头晕。

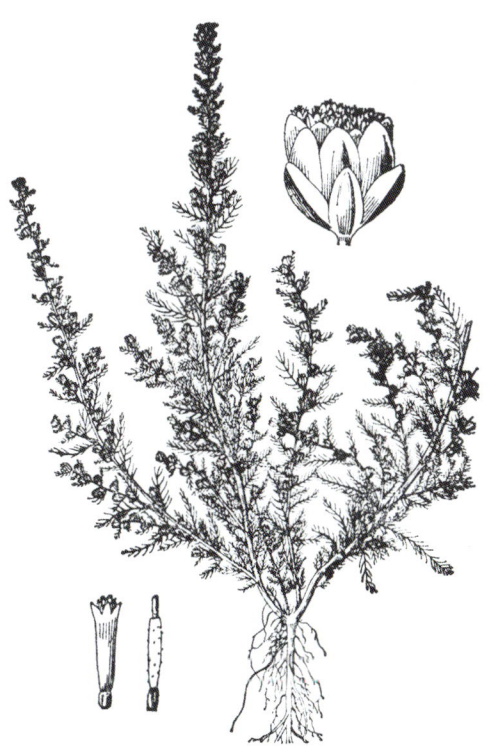

栉叶蒿 Neopallasia pectinata (Pall.) Poljakov
引自《中国高等植物图鉴》

化学成分 地上部分含倍半萜类：荒漠木烷-9(10),11(13)-二烯-12-酸[eremophila-9(10),11(13)-dien-12-oic acid]，倍半萜二醇(sesquiterpenic diol)[1]；甾体类：β-谷甾醇，豆甾醇，菜油甾醇[1]；其他类：石蜡(paraffins)[1]。

全草含挥发油：大牻牛儿烯D (germacrene D)，α-桉叶醇(α-eudesmol)，石竹烯环氧物(caryophyllene oxide)等[2]。

化学成分参考文献

[1] Motl O, et al. *Collect Czech Chem Commun*, 1979, 44(10): 3019-3022.

[2] 王雪芬，等. 现代生物医学进展, 2008, 8(4): 696-697.

86. 芙蓉菊属 Crossostephium Less.

半灌木。小枝及叶密被灰色短柔毛。叶互生,全缘或 2-3 裂。头状花序异型,盘状。在枝端排成总状或圆锥状花序。边缘雌花 1 层,盘花两性,均能育。总苞半球形;总苞片 3 层,近等长,外层叶质,内层边缘膜质。花托半球形,蜂窝状。雌花管状,顶端 2-3 齿裂,有腺点,两性花花冠 5 齿裂,有腺点。花药基部钝,顶端有近三角形的附片;花枝分枝顶端截形。瘦果长圆形,通常具 5 肋,有腺点,冠状冠毛长约 0.5 mm,顶端撕裂。

1 种,分布于中国、日本、菲律宾。可入药。

本属植物芙蓉菊体外具有酶抑制作用、调节大鼠胰岛细胞分泌胰岛素作用,主要活性成分为香豆素类、黄酮类化合物。芙蓉菊对 α- 葡萄糖苷酶活性值得进一步研究。

1. 芙蓉菊(广州植物志) 玉芙蓉、香菊(岭南采药录),千年艾、蕲艾(植物名实图考),白香菊(福建中草药)

Crossostephium chinense (L.) Makino in Bot. Mag. (Tokyo) 20: 33. 1906.——*Artemisia chinensis* L. (英 **Chinese Crossostephium**)

半灌木,高 2-4 cm。多分枝,密被灰色短柔毛。叶聚生枝端,狭匙形或倒披针形,长 2-4 cm,宽 3-4 mm,全缘或 3-5 裂,顶端钝,基部渐狭,两面被密灰色短柔毛。头状花序盘状,径约 7 mm,生于枝端叶腋,排成总状花序。总苞半球形;总苞片 3 层,外、中层等长,椭圆形,顶端钝或尖,内层较小,无毛,边缘宽膜质。雌花 1 层,花冠管状,顶端 2-3 齿裂,有腺点,两性花管状,顶端 5 齿裂,具密腺点。瘦果长圆形,长约 1.5 mm,具 5-7 纵肋,具腺点,冠毛长约 0.5 mm,撕裂状。花果期全年。

分布与生境 产于福建、浙江、广东、台湾,中南地区时有栽培。也分布于中南半岛、菲律宾、日本。

药用部位 根、叶。

功效应用 根:祛风除湿,温中止痛。用于风湿痹痛,脘腹冷痛。叶:祛风散寒,化痰利湿,解毒消

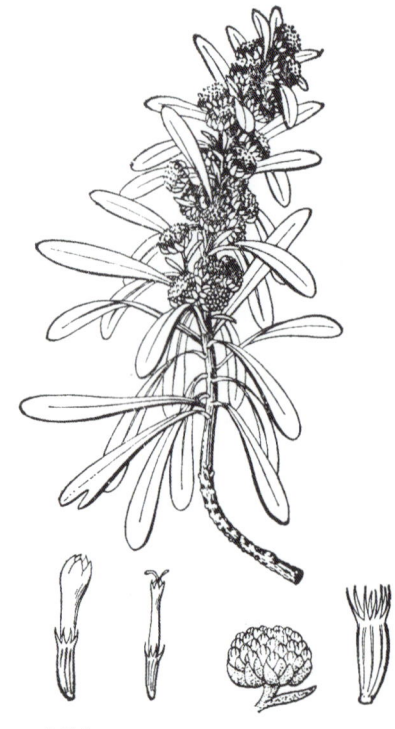

芙蓉菊 *Crossostephium chinense* (L.) Makino
引自《中国高等植物图鉴》

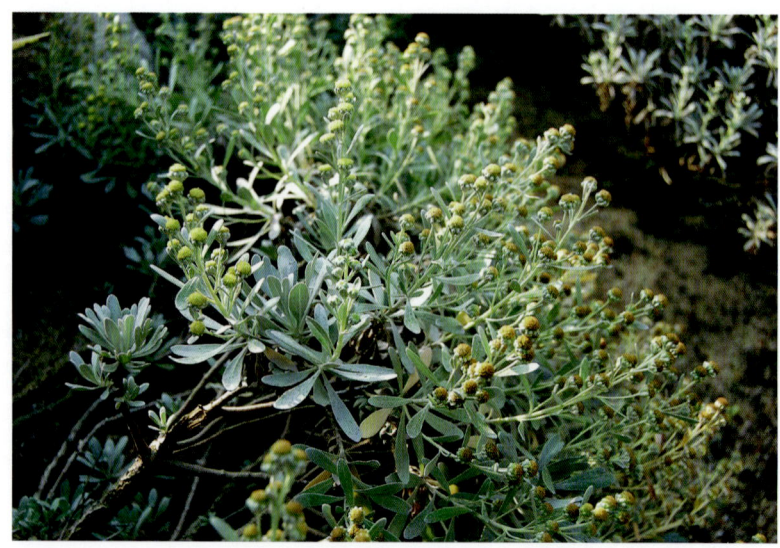

芙蓉菊 *Crossostephium chinense* (L.) Makino
摄影:李泽贤

肿。用于风寒感冒，咳嗽痰多，百日咳，泄泻，淋浊，白带，痈肿疔毒。

化学成分　根含三萜类：D-无羁齐墩果-14-烯-3β-醇(D-friedoolean-14-en-3β-ol)，D-无羁齐墩果-14-烯-3-酮(D-friedoolean-14-en-3-one)[1]。

茎含三萜类：D-无羁齐墩果-14-烯-3β-醇，D-无羁齐墩果-14-烯-3-酮[1]。

全草含黄酮类：小麦黄酮-3',4',5'-三甲基醚(tricetin-3',4',5'-trimethyl ether)，粗毛豚草素(hispidulin)，毛叉苔素(apometzgerin)，金圣草酚(chrysoeriol)，槲皮万寿菊素-3,6-二甲醚(quercetagetin-3,6-di-methyl ether)，石杉黄素(selagin)[2]，槲皮万寿菊素-3,6,7-三甲醚(quercetagetin-3,6,7-trimethyl ether)[3]，槲皮素-7-O-β-D-葡萄糖苷[4]；倍半萜类：菊蒿素(tanacetin)[2]，蒿倍半萜素(artesin)，芙蓉菊属素▲(crossostephin)[5]；香豆素类：东莨菪内酯(scopoletin)，东莨菪苷(scopolin; scopoloside)[2]，二聚东莨菪内酯▲(biscopoletin)[5]；三萜类：蒲公英赛醇乙酸酯(taraxeryl acetate)，蒲公英赛醇(taraxerol)，α-香树脂醇乙酸酯(α-amyrin acetate)，β-香树脂醇乙酸酯(β-amyrin acetate)，3β-乙酰氧基-12-熊果烯-11-酮(3β-acetoxy-12-ursen-11-one)[6]；甾体类：β-谷甾醇[6]；其他类：尿嘧啶(uracil)，5-O-甲基-肌肉肌醇(5-O-methyl-myo-inositol)[6]。

药理作用　抑制酶活性作用：东莨菪内酯、菊蒿素、金圣草酚、槲皮万寿菊素-3,6,7-三甲醚、石杉黄素、槲皮万寿菊素-3,6-二甲醚体外能有抑制α-葡萄糖苷酶活性[1]。

调节胰岛素分泌作用：芙蓉菊中所含艾菊素、槲皮万寿菊黄素-3,6,7-三甲醚、5-O-甲基-肌肉肌醇均能促进体外培养的大鼠胰岛细胞分泌胰岛素，东莨菪内酯能抑制体外培养的大鼠胰岛细胞分泌胰岛素[2]。

注评　本种为"香菊"的基源植物，药用其叶；其根称"芙蓉菊"，亦供药用。

化学成分参考文献

[1] Sasaki S, et al. *Chem Pharm Bull*, 1965, 13(1): 87-88.

[2] 吴琦，等. 中国中药杂志, 2009, 34(17): 2206-2211.

[3] 邹磊，等. 中国中药杂志, 2009, 34(11): 1401-1405.

[4] 傅德贤，等. 天然产物研究与开发, 2008, 20(2): 265-268.

[5] Wu Q, et al. *J Asian Nat Prod Res*, 2009, 11(1): 85-90.

[6] 杨秀伟，等. 中国中药杂志, 2009, 33(8): 905-908.

药理作用及毒性参考文献

[1] 吴琦，等. 中国中药杂志, 2009, 34(17): 2206-2211.

[2] 邹磊，等. 中国中药杂志, 2009, 34(11): 1401-1405.

87. 石胡荽属 Centipeda Lour.

一年生或多年生草本。叶互生，长圆状披针形，有齿。头状花序小，单生叶腋，无梗或有短梗，异型，盘状。总苞半球形；总苞片2层，长圆形，近等长，具狭透明边缘。花托半球形，蜂窝状，无托片，花黄色、淡绿色或淡红色。边缘小花雌性，数层，细管状，顶端2–3齿裂，中央小花两性，能育，数朵，花药宽管状，檐部4浅裂。花药短，基部钝，顶端无附片；花柱分枝短，顶端钝或截形。瘦果倒卵状棒形，具4肋，肋上有毛，肋面有沟，无冠毛。

4种，分布于亚洲、大洋洲和南美洲。我国1种，药用。

本属药用植物石胡荽 (C. minima) 主要含有倍半萜类化合物，如短叶老鹳草素 A (brevilin A，**1**)，4,5β-二羟基-2β-(异丁酰氧基)-10βH-愈创木-11(13)-烯-12,8β-内酯 [4,5β-dihydroxy-2β-(isobutyryloxy)-10βH-guai-11(13)-en-12,8β-olide，**2**]，4β-羟基愈创木-9,11(13)-二烯-12,8β-内酯 [4β-hydroxyguaia-9,11(13)-dien-12,8β-olide，**3**]，2β-(异丁酰氧基)堆心菊内酯 [2β-(isobutyryloxy)florilenalin，**4**]，天人菊素▲-2α-O-巴豆酸酯 (pulchellin-2α-O-tiglate，**5**)，堆心菊内酯-2α-O-巴豆酸酯 (florilenalin-2α-O-tiglate，**6**)。**1** 在体外具有抗贾第虫活性，IC_{50} 为 16.1 μmol/L，对溶组织内阿米巴 (*Entamoeba histolytica*) 和恶性疟原虫 (*Plasmodium falciparum*) 的 IC_{50} 分别为 4.59 μmol/L、9.42 μmol/L；

2~6 具有抗菌活性。此外，石胡荽还含有三萜及三萜皂苷等类型化合物。

本属植物石胡荽具有抗炎、抗过敏、止咳平喘及抗细菌作用。主要活性成分为倍半萜类和黄酮类。

1. 石胡荽（中国植物志） 球子草（广州植物志），鹅不食草（食性本草），鸡肠草（本草纲目），地胡椒（简易草药），二郎草（四川中药志）

Centipeda minima (L.) A. Braun et Asch., Index Sem. (Berlin) 6, 1867. 1868.——*Artemisia minima* L., *Myriogyne minuta* Less.（英 **Small Centipeda**）

一年生小草本，茎多分枝，高 5–20 cm，匍匐状，被蛛丝状毛或无毛。叶楔状倒披针形，长 7–18 cm，顶端钝，基部楔形，边缘有少数锯齿，无毛或下面被蛛丝状毛。头状花序小，扁球形，径 3 mm，单生于叶腋，无或有短花序梗。总苞半球形；总苞片 2 层，椭圆状披针形，绿色，边缘透明膜质，外层较大。雌花多层细管状，淡黄绿色，顶端 2–3 细裂，两性花管状，顶端 4 裂，淡紫红色。瘦果椭圆形，长约 1 mm，具 4 肋，肋上有毛。无冠毛。花果期 6–10 月。

分布与生境 广泛产于东北、华北、华中、华东、华南及西南各省区。生于海拔 200–1350 m 的路旁、荒野阴湿地。也分布于朝鲜、日本、印度、马来西亚、澳大利亚。

药用部位 全草。

功效应用 发散风寒，通鼻窍，止咳。用于风寒头痛，咳嗽痰多，鼻塞不通，鼻渊流涕。

化学成分 地上部分含倍半萜类：6-*O*-当归酰多梗贝氏菊素▲(6-*O*-angeloylplenolin)[1]。

全草含黄酮类：槲皮素，3-甲氧基槲皮素，山奈酚-3-*O*-α-L-吡喃鼠李糖基-(1→6)-*O*-β-吡喃葡萄糖苷[2]，小麦黄素(tricin)[3]，木犀草素，芹菜素[4]，山奈酚-7-葡萄糖基鼠李糖苷[5]，槲皮素-3,3'-二甲醚[6]；倍半萜类：二氢堆心菊素(dihydrohelenalin)[2]，山金车内酯(arnicolide) C、D[3]，6-*O*-异戊烯酰多梗贝氏菊素▲(6-*O*-senecioylplenolin)[6]，石胡荽苷B▲(minimaoside B)[7]，短叶老鹳草素A (brevilin A)，2β-(异丁酰氧基)堆心菊内酯[2β-(isobutyryloxy)-florilenalin][8]，6-*O*-甲基丙烯酰多梗贝氏菊素▲(6-*O*-methylacrylylplenolin)，6-*O*-异丁酰多梗贝氏菊素▲(6-*O*-isobutyroylplenolin)，6-*O*-当归酰多梗贝氏菊素▲(6-*O*-angeloylplenolin)[9]，短叶绢蒿素▲(brevifolin)，堆心菊素(helenalin)，堆心菊内酯异丁酸酯(florilenalin isobutyrate)，堆心菊内酯异戊酸酯(florilenalin isovalerate)，堆心菊内酯当归酸酯(florilenalin angelate)[10]，四氢堆心菊素(tetrahydrohelenalin)，α-莎草酮(α-cyperone)，薁[6,5-b]呋喃-2-丁烯酸(azuleno[6,5-b]furan-2-butenoic acid)，3,3a,4,4a,7a,8,9,9a-八氢-3,4a,8-三甲基-4-(2-甲基-1-氧代丙基)-薁[6,5-b]呋喃-2,5-二酮{3,3a,4,4a,7a,8,9,9a-octahydro-3,4a,8-trimethyl-4-(2-methyl-1-oxopropyl)-azuleno[6,5-b]furan-2,5-dione}[11]，4,5β-二羟基-2β-(异丁酰氧基)-10βH-愈创木-11(13)-烯-12,8β-内酯[4,5β-dihydroxy-2β-(isobutyryloxy)-10βH-guai-11(13)-en-12,8β-olide]，4β-羟基愈创木-9,11(13)-

菊科 COMPOSITAE

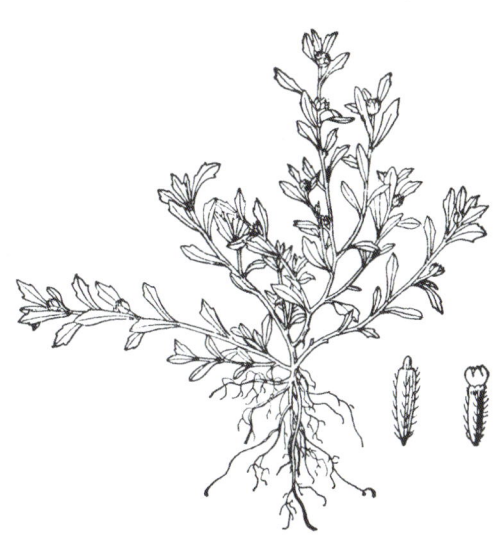

石胡荽 Centipeda minima (L.) A. Braun et Asch.
引自《中国高等植物图鉴》

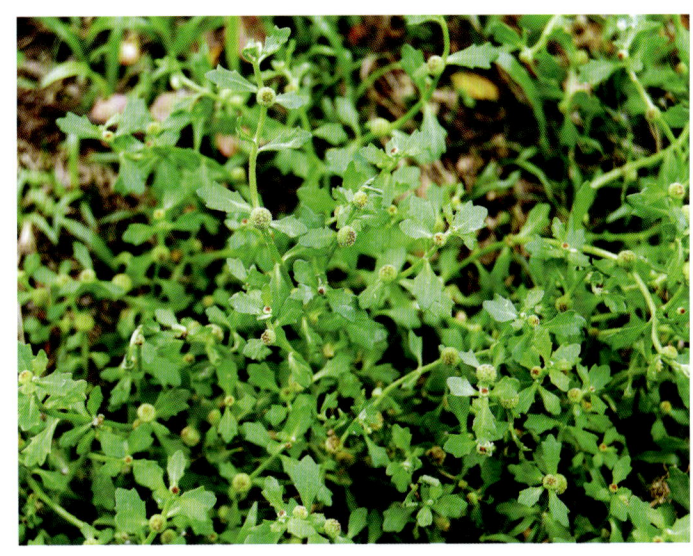

石胡荽 Centipeda minima (L.) A. Braun et Asch.
摄影：李泽贤

二烯-12,8β-内酯[4β-hydroxyguaia-9,11(13)-dien-12,8β-olide]，2β-(异丁酰氧基)堆心菊内酯[2β-(isobutyryloxy)florilenalin]，天人菊素▲-2α-O-巴豆酸酯(pulchellin-2α-O-tiglate)，堆心菊内酯-2α-O-巴豆酸酯(florilenalin-2α-O-tiglate)[12]；单萜类：麝香草酚-3-O-β-葡萄糖苷(thymol-3-O-β-glucoside)[2]，(-)-顺式-菊醇-O-β-D-葡萄糖苷[(-)-cis-chrysanthenol-O-β-D-glucopyranoside][3]，石胡荽苷A▲(minimaoside A)[7]，10-异丁酰氧基-8,9-环氧麝香草酚异丁酸酯(10-isobutyryloxy-8,9-epoxythymol isobutyrate)[10]，8,9,10-三羟基麝香草酚(8,9,10-trihydroxythymol)，麝香草酚-β-吡喃葡萄糖苷(thymol-β-glucopyranoside)，9-羟基麝香草酚(9-hydroxythymol)，8,10-二羟基-9-异丁酰氧基麝香草酚(8,10-dihydroxy-9-isobutyryloxythymol)，8-羟基-9,10-二异丁酰氧基麝香草酚(8-hydroxy-9,10-diisobutyryloxy-thymol)，8,10-二羟基-9(2)-甲基异丁酰氧基麝香草酚[8,10-dihydroxy-9(2)-methylbutyryloxythymol]，10-羟基-8,9-二氧异亚丙基麝香草酚(10-hydroxy-8,9-dioxyisopropylidene thymol)[13]；三萜及其皂苷类：羽扇豆醇乙酸酯(lupeyl acetate)[10]，蒲公英-20(30)-烯-3β,16β,21α-三醇[taraxast-20(30)-en-3β,16β,21α-triol]，蒲公英赛醇，蒲公英赛醇乙酸酯[14]，3α,21β,22α,28-四羟基齐墩果烷-12-烯(3α,21β,22α,28-tetrahydroxyolean-12-ene)，山金车二醇(arnidiol)，蒲公英萜醇棕榈酸酯(taraxasteryl palmitate)[15]，1β,2α,3β,19α-四羟基-熊果-12-烯-28-羧酸酯-3-O-β-D-吡喃木糖苷(1β,2α,3β,19α-tetrahydroxy-urs-12-en-28-oate-3-O-β-D-xylopyranoside)，1β,2β,3β,19α-四羟基-熊果-12-烯-28-羧酸酯-3-O-β-D-吡喃木糖苷(1β,2β,3β,19α-tetrahydroxy-urs-12-en-28-oate-3-O-β-D-xylopyranoside)[16]，2α,3β,23,19α-四羟基-熊果-12-烯-28-酸-28-O-β-D-吡喃木糖苷(2α,3β,23,19α-tetrahydroxy-urs-12-en-28-oic acid-28-O-β-D-xylopyranoside)，3α,21β,22α,28-四羟基-齐墩果-12-烯-28-O-β-D-吡喃木糖酯苷(3α,21β,22α,28-tetrahydroxy-olean-12-en-28-O-β-D-xylopyranoside)，3β,16α,21β,22α,28-五羟基-齐墩果-12-烯-28-O-β-D-吡喃木糖酯苷(3β,16α,21β,22α,28-pentahydroxy-olean-12-en-28-O-β-D-xylopyranoside)[17]，3β,16α,21β,22α,28-五羟基-齐墩果-12-烯-28-O-β-D-吡喃木糖酯苷(3α,16α,21β,22α,28-pentahydroxy-olean-12-en-28-O-β-D-xylopyranoside)[18]，1α,3β,19α,23-四羟基-熊果-12-烯-28-酸-28-O-β-D-吡喃木糖酯苷(1α,3β,19α,23-tetrahydroxy-urs-12-en-28-oic acid-28-O-β-D-xylopyranoside)，1β,2α,3β,19α,23-五羟基-熊果-12-烯-28-酸-28-O-β-D-吡喃木糖酯苷(1β,2α,3β,19α,23-pentahydroxy-urs-12-en-28-oic acid-28-O-β-D-xylopyranoside)，3α,21α,22α,28-四羟基-齐墩果-12-烯-28-O-β-D-吡喃木糖酯苷(3α,21α,22α,28-tetrahydroxy-olean-12-en-28-O-β-D-xylopyranoside)，3α,16α,21α,22α,28-五羟基-齐墩果-12-烯-28-O-β-D-吡喃木糖酯苷(3α,16α,21α,22α,28-pentahydroxy-olean-12-en-28-O-β-D-xylopyranoside)[19]；醌类：百里香氢醌-2-O-β-吡喃葡萄糖苷(thymoquinol-2-O-β-

glucopyranoside)、百里香氢醌-5-O-β-吡喃葡萄糖苷(thymoquinol-5-O-β-glucopyranoside)[2]、百里香氢醌-6-O-β-6'-乙酰葡萄糖苷(thymohydroquinone-6-O-β-6'-acetylglucoside)[4]、2-异丙基-5-甲基-对-氢醌-4-O-β-D-吡喃木糖苷(2-isopropyl-5-methyl-p-hydroquinone-4-O-β-D-xylopyranoside)[20]；芪类：3,3',5,5'-四甲氧基-反式-二苯乙烯(3,3',5,5'-tetramethoxy-$trans$-stilbene)[20]；甾体类：β-谷甾醇，豆甾醇[2]；有机酸类：咖啡酸乙酯[2]、3,5-二咖啡酰奎宁酸甲酯(methyl-3,5-dicaffeoylquinate)、3,5-二-O-咖啡酰奎宁酸(3,5-di-O-caffeoylquinic acid)、2-氨基-4-甲基-戊酸(2-amino-4-methyl-pentanoic acid)、2-氨基-3-苯基-丙酸(2-amino-3-phenylpropionic acid)、4-氨基-苯并二氢吡喃-2-酮-4-甲酸(4-amino-4-carboxychroman-2-one)[3]、三十四醇十九酸酯(tetratriacontanyl nonadecanoate)[17]；酰胺类：枸杞酰胺(lyciumamide)[11]；其他类：6-羟基-二十六烷-反式-8-烯-3-酮[18]、二十六醇(hexacosanol)[21]；挥发油：主要成分为桃金娘烯醇(myrtenol)、反式-菊花烯乙酸酯($trans$-chrysanthemyl acetate)、桃金娘烯乙酸酯(myrtenyl acetate)、十六酸、麝香草酚(thymol)[22]。

药理作用 抗炎作用：石胡荽提取物对豚草花粉致急性过敏性鼻炎豚鼠有抗炎作用，可改善豚鼠鼻黏膜炎症病理损害[1]。石胡荽挥发油对胸腔注射角叉菜胶致急性胸膜炎大鼠有抗炎作用[2]。

抗血小板聚集作用：石胡荽水提物能抑制血小板活性因子(PAF)与兔血小板结合，降低血小板聚集[3]。

止咳、平喘作用：石胡荽水提物灌胃，能降低氨水诱发的小鼠咳嗽次数；能减轻组胺引起的豚鼠哮喘发作[4]。

抗过敏作用：石胡荽甲醇和水提物均对皮肤过敏有抗过敏作用[5]。

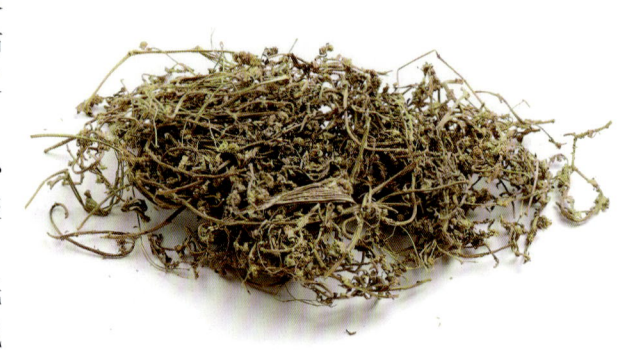

鹅不食草 Centipedae Herba
摄影：王海

抗细菌作用：石胡荽提取物体外对金黄色葡萄球菌、枯草芽孢杆菌和结核杆菌均有抑制作用[6]。

抗肿瘤作用：石胡荽提取物 8β-异丁烯酰氧基堆心菊内酯体外有抑制宫颈癌细胞株 HeLa 细胞增殖作用[6]。石胡荽提取物 2β-（异丁酰氧基）堆心菊内酯可诱导人鼻咽癌细胞凋亡[7]。

抗突变作用：石胡荽提取物可对抗苯并芘诱导的沙门菌微粒体酶突变[7]。

其他作用：石胡荽水提取物和醇提取物浸泡钉螺 5 天，钉螺死亡率可达 100%[8]。

注评 本种为历版中国药典和新疆药品标准（1980）收载"鹅不食草"的基源植物，药用其干燥全草。"鹅不食草"原名石胡荽，始载于唐·孟诜《食疗本草》，古今均有异物同名品，现以本种全草作"鹅不食草"的正品。广东、广西还以菊科植物球菊 Epaltes australis Less. 的全草作"鹅不食草"药用，可视为地区习用品。此外，石竹科植物无心菜 Arenaria serpyllifolia L.、大戟科植物地锦 Euphorbia humifusa Willd.、紫草科植物附地菜 Trigonotis peduncularis (Trevis.) Benth. ex Baker et S. Moore、菊科植物芫荽菊 Cotula anthemoides L. 等的全草在不同的地区也称"鹅不食草"，但功效应用与本种不同，不宜混用。傣族、佤族、景颇族、阿昌族、德昂族、壮族、侗族、傈僳族、壮族、畲族、瑶族、苗族和土家族等也药用其全草，主要用途同功效应用项。

化学成分参考文献

[1] Oh HM, et al. *Arch Pharm Res*, 2006, 29(1): 64-66.
[2] 蒲首丞，等. 中草药, 2009, 40(3): 363-365.
[3] 蒲首丞，等. 中国中药杂志, 2009, 34(12): 1520-1522.
[4] Pu SC, et al. *Chem Res Chin Univ*, 2009, 25(1): 125-126.
[5] Yu HW, et al. *Phytother Res*, 1994, 8(7): 436-438.
[6] Wu JB, et al. *Chem Pharm Bull*, 1985, 33(9): 4091-4094.
[7] Ding LF, et al. *J Asian Nat Prod Res*, 2009, 11(7-8): 731-735.
[8] Su MX, et al. *Molecules*, 2009, 14(6): 2135-2146.
[9] Taylor Robin SL, et al. *Phytochemistry*, 1998, 47(4): 631-634.
[10] Bohlmann F, et al. *Kexue Tongbao*, 1984, 29(7): 900-903.
[11] Wu JB, et al. *Chem Pharm Bull*, 1991, 39(12): 3272-3275.
[12] Liang HX, et al. *Chem Biodiv*, 2007, 4(12): 2810-2816.
[13] Liang HX, et al. *Molecules*, 2007, 12(8): 1606-1613.
[14] 梁恒兴，等. 云南植物研究, 2007, 29(4): 479-482.
[15] Murakami T, et al. *Yakugaku Zasshi*, 1970, 90(7): 846-849.
[16] Rai N, et al. *Ind J Chem*, 2001, 40B(4): 320-323.
[17] Gupta D, et al. *Phytochemistry*, 1990, 29(6): 1945-1950.
[18] Gupta D, et al. *Ind J Chem*, 1990, 29B(1): 34-39.
[19] Gupta D, et al. *Phytochemistry*, 1989, 28(4): 1197-1201.
[20] Sanghi R, et al. *Ind J Chem*, 2001, 40B(9): 857-859.
[21] Sen AB, et al. *J Ind Chem Soc*, 1970, 47(1): 96.
[22] 谭丽贤，等. 分析测试学报, 2006, 25(6): 91-94.

药理作用及毒性参考文献

[1] 刘志刚，等. 中国中药杂志, 2005, 30(4): 292-294.
[2] 谭仁安，等. 中国中药杂志, 2005, 30(15): 1192-1194.
[3] Wu JB, et al. *Chem Pharm Bull*, 1991, 39(12): 3272-3275.
[4] Robin S. U, et al. *Phytochemistry*, 1998, 47(4): 631-634.
[5] Su M, et al. *Molecules*, 2009, 14(6): 2135-2194.
[6] Lee HU, et al. *Mutat Res*, 1988, 20(2): 229-234.
[7] Su MU, et al. *Molecules*, 2009, 14(6): 2135-2146.
[8] 倪红，等. 中国寄生虫学与寄生虫病杂志, 2009, 27(4): 377-378.

88. 裸柱菊属 Soliva Ruiz et Pav.

一年生草本。叶互生，通常羽状全裂。头状花序单生，无花序梗，生于叶腋，盘状，异型，边缘花数层，雌性，能育，无花冠，管状花两性，不育，花冠管状，冠檐具 3 或 4 齿裂，花托凸或圆锥状，无托毛。花药基部钝；花柱 2 裂或微凹，顶端截形。总苞半球形；总苞片 2 层，近等长，边缘膜质。雌花瘦果扁平，边缘有翅，顶端有宿存的花柱，无冠毛。

8 种，分布于美洲及大洋洲。我国有 1 种，归化。可入药。

1. 裸柱菊（广州植物志） 座地菊（广州）

Soliva anthemifolia (Juss.) Sweet, Hort. Brit. 243. 1826.——*Gymnostyles anthemifolia* Juss.
（英 **Camomileaf Soliva**）

一年生矮小草本。茎极短，平卧。叶互生，有柄，长 5-10 cm，2-3 回羽状分裂，裂片线形，全缘或 3 裂，被长柔毛或近无毛。头状花序近球形，无梗，生于茎基部叶腋，径 6-12 mm。总苞半球形；总苞片 2 层，长圆形或披针形，边缘膜质。边缘雌花多数，无花冠，中央两性花少数，花冠管状，黄色，长约 1.2 mm，顶端 3 齿裂，基部渐狭，不结实。瘦果倒披针形，扁平，有厚翅，长约 2 mm，顶端圆形，有长柔毛；花柱宿存，下部翅上有横皱纹。花果期全年。

分布与生境　原产于南美洲、广东、海南、台湾、福建、江西。常生于海拔 300–450 m 的田野、荒地。
药用部位　全草。
功效应用　解毒散结。用于痈疮疖肿，风毒流注，瘰疬，痔疮。有小毒。

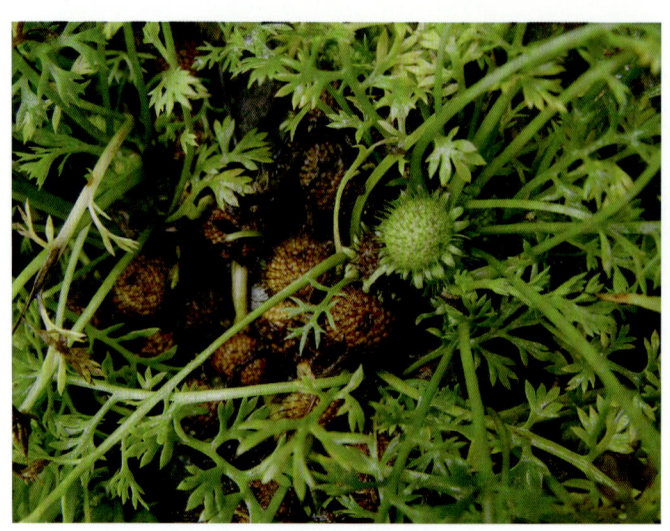

裸柱菊 Soliva anthemifolia (Juss.) Sweet
摄影：陈国科

89. 多榔菊属 Doronicum L.

多年生草本。叶互生，基生叶具长柄，茎叶抱茎或半抱茎。头状花序大或较大，单生或2-6(8)排成伞房花序。总苞半球形或宽钟状，总苞片2-3层，革质，近等长，外层披针形，长圆状披针形或线状披针形，内层线形或线状披针形，被疏柔毛或腺毛，顶端长渐尖。花序托稍凸起，无毛或有毛。小花异形，全部结实，舌状花1层，雌性，中央小花两性，管状，黄色，檐部圆柱形或钟状，具5齿裂。花药基部全缘或稍具耳；花柱分枝短线形，顶端圆形或截形，被微毛。瘦果长圆形或长圆状陀螺形，无毛或有贴生短毛。具10条纵肋，舌状花有或无冠毛；管状花常有冠毛。冠毛多数，白色或淡红色。

约35种，分布于欧洲和亚洲温带山区和北非洲。我国7种，2种药用。

分种检索表

1. 头状花序大或较大，直径4-6 cm；单生，舌状花明显超出总苞，舌状花长2-2.5cm，舌片线状长圆形⋯⋯ 1. 阿尔泰多榔菊 D. altaicum
1. 头状花序少，直径1.5-2 cm，数个排成总状花序；舌状花与总苞等长或短于总苞，舌片线形⋯⋯ 2. 狭舌多榔菊 D. stenoglossum

1. 阿尔泰多榔菊（中国植物志） 小紫菀（陕西太白山）

Doronicum altaicum Pall. in Acta Acad. Sci. Imp. Petrop. 2: 271. 1779.（英 **Altai Doronicum**）

多年生草本。茎直立，高20-80 cm，不分枝，上部被密腺毛。基生叶花期凋落，卵形或倒卵状长圆形，长5-10 cm，宽4-5 cm，顶端圆形或钝，基部狭成长柄；茎叶5-6，卵状长圆形，长5-6 cm，宽4-4.5 cm，基部狭成长达2 cm的宽翅，抱茎，上部叶长2.5-3.5 cm，宽0.8-2.5 cm，基部宽心形，抱茎，无毛，边缘具波状齿或全缘，有腺状缘毛。头状花序单生，大，径4-6 cm；总苞半球形，径2-3 cm；总苞片等长，外层长圆状披针形或披针形，基部密被腺毛，内层线状披针形或线形，无毛或边缘有缘毛，舌状花黄色，舌片线状长圆形，长1.6-2.2 cm，具3细齿，管状花，长5-5.5 mm，檐部5齿裂。瘦果圆柱形，具肋，无毛或被微毛，冠毛白色。花果期6-8月。

分布与生境 产于新疆、内蒙古、陕西。生于海拔2300-2500 m的山坡草地或云杉林下。也分布于俄罗斯、哈萨克斯坦、蒙古。

药用部位 全草。

功效应用 祛痰止咳，宽胸利气。用于咳嗽，气喘。

菊科 COMPOSITAE

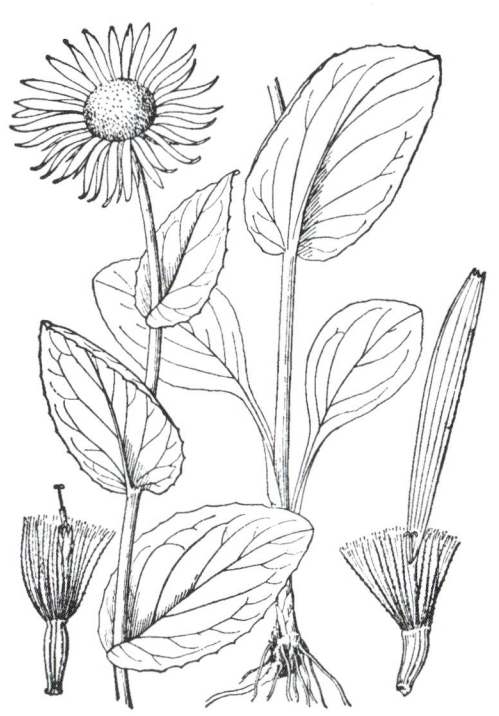

阿尔泰多榔菊 Doronicum altaicum Pall.
引自《中国高等植物图鉴》

2. 狭舌多榔菊（中国植物志） 多榔菊（中国中药资源志要）

Doronicum stenoglossum Maxim. in Bull. Acad. Imp. Sci. Saint-Petersbourg 27(4): 483. 1881.
（英 **Narrowtongued Doronicum**）

多年生草本。茎直立，高 50-100 cm，不分枝或稀上部帚状花序枝，上部被白色柔毛，杂有短腺毛。基部叶花期常凋落，椭圆形或长圆状椭圆形，长 8-10 cm，宽 3-4 cm，顶端钝尖或短渐尖，基部楔状狭成 3-6 cm 的叶柄；下部茎叶长圆形或卵状长圆形，长 4-10 cm，宽 2.5-4 cm，基部狭成狭翅的叶柄，上部叶无柄，卵状披针形或披针形，长 3-12 cm，宽 1.5-3.5 cm，基部心形，半抱茎，边缘有细尖齿或近全缘，两面及沿脉有短柔毛及腺毛。头状花序小，径 2-2.5 cm，通常 2-10 排成总状花序，总苞半球形或宽钟形，长达 1.5 cm；总苞片 2-3 层，披针形或线状披针形，宽 0.5-1.5 mm，常长于花盘，下部被长柔毛及腺毛，舌状花短于总苞或与总苞等长，舌片线形，长 7-10 mm，宽 0.2-0.3 mm，顶端具 2-3 细齿；管状花狭钟形，裂片 5。瘦果近圆柱形，具 10 肋，被微毛；冠毛白色或黄白色约与瘦果等长，糙毛状。花果期 7-9 月。

分布与生境 产于甘肃、青海、四川、云南和西藏。生于海拔 2100-3900 m 的亚高山和高山草地，林缘或灌丛中。

药用部位 全草。

功效应用 清热解毒，清肝明目。用于痈肿疮疡，目赤肿痛。

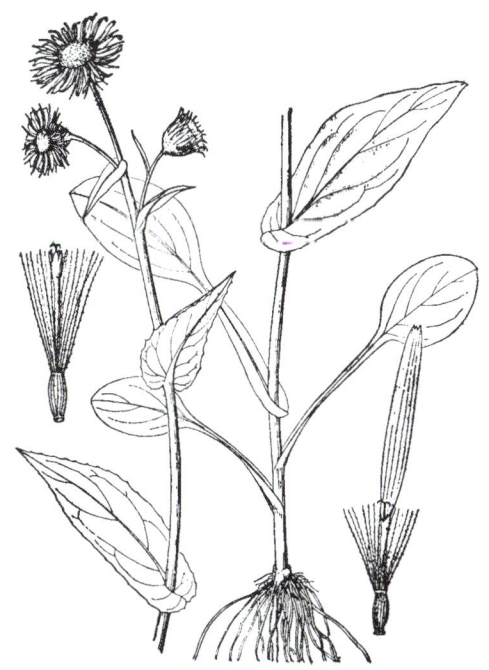

狭舌多榔菊 Doronicum stenoglossum Maxim.
引自《中国高等植物图鉴》

90. 大吴风草属 Farfugium Lindl.

多年生草本或常绿多年生草本，根状茎极长，被一圈密的长毛。茎花葶状，无叶或有少数苞片状叶。叶全部基生，幼时内卷成拳状，被密毛，莲座状，叶柄基部膨大成鞘状，叶片肾形或近圆肾形，叶脉掌状。头状花序辐射状，排成疏的伞房状花序。总苞钟形，总苞片2层，覆瓦状，外层窄，内层宽，有白色膜质边缘。花托浅蜂窝状。边花雌性，舌状，1层；中央花两性，管状。花药先端附片长圆形。花柱分枝先端圆形，有短毛。冠毛白色，糙毛状，多数。瘦果圆柱形，被成行的短毛。

单种属，产于我国及日本。供药用。

本属植物大吴风草有抗炎作用。主要活性成分为挥发油。

1. 大吴风草（中国高等植物图鉴） 橐吾（拉汉种子植物名称），莲蓬草（福建民间草药），独脚莲（福州中草药），熊掌七（湖北），一叶蓬、马蹄当归（湖北、湖南、福建），荷叶三七（浙江民间常用草药）

Farfugium japonicum (L.) Kitam. in Acta Phytotax. Geobot. 8: 268. 1939.——*Tussilago japonica* L., *Ligularia kaempferi* Siebold et Zucc.（英 **Japanese Farfugium**）

形态特征同属。

分布与生境 产于湖北、湖南、广西、广东、安徽、浙江、福建、台湾。生于低海拔地区的林下、山谷及草丛。也栽培于国内外的一些植物园和家庭中。在日本常见，野生或栽培。

药用部位 全草。

功效应用 活血止血，散结消肿。用于咳嗽咳血，便血，月经不调，跌打损伤，乳痈，痈疖肿毒。

化学成分 根含生物碱类：克氏千里光碱(senkirkine)[1]。

根状茎含倍半萜类：荒漠木大吴风草素▲A (eremofarfugin A)，荒漠木蜂斗菜素▲B_3 (eremopetasitenin B_3)[2]，α,α-二(3β-当归酰氧基呋喃荒漠木烷)[α,α-bis(3β-angeloyloxyfuranoeremophilane)]，3β-当归酰氧基-8β-羟基-9β-千里光酰氧基荒漠木烯内酯▲(3β-angeloyloxy-8β-hydroxy-9β-

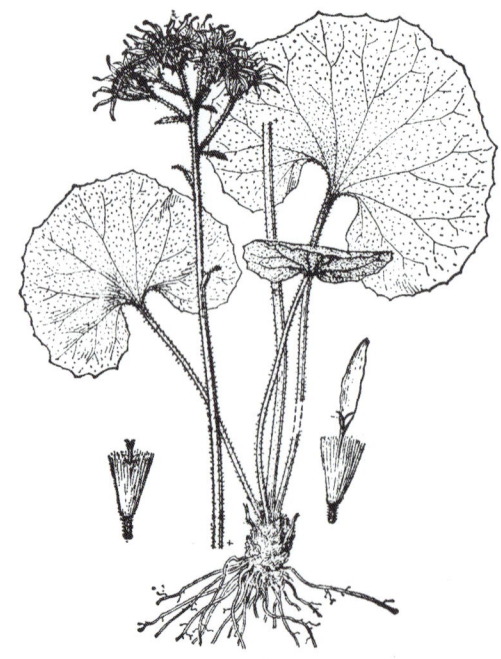

大吴风草 Farfugium japonicum (L.) Kitam.
引自《中国高等植物图鉴》

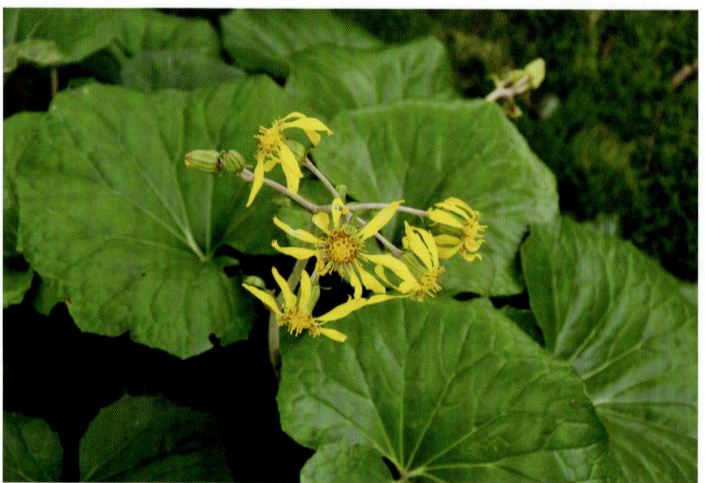

大吴风草 Farfugium japonicum (L.) Kitam.
摄影：陈炳华

senecioyloxyeremophilenolide)[3]，3β-当归酰氧基-9-烯-8-表荒漠木烯内酯▲(3β-angeloyloxy-9-en-8-epi-eremophilenolide)，3β-当归酰氧基-8-表荒漠木烯内酯▲(3β-angeloyloxy-8-epi-eremophilenolide)[4]；有机酸类：棕榈酸、亚油酸、亚麻酸[3]；甾体类：菜油甾醇(campesterol)，豆甾醇，β-谷甾醇[3]；三萜类：α-香树脂醇[3]。

叶含生物碱类：克氏千里光碱[1]。

花含挥发油：主要成分为 1-十一烯(1-undecene)，1-壬烯(1-nonene)，β-石竹烯(β-caryophyllene)，α-可吧烯(α-copaene)，γ-姜黄烯(γ-curcumene)，大牻牛儿烯D (germacrene D)，1-癸烯(1-decene)[5]。

全草含生物碱类：蜂斗菜烯碱(petasitenine)[6]，大吴风草碱▲(farfugine)[7]；倍半萜类：大吴风草素▲(farfugin) A、B[8]。

药理作用 抗炎作用：大吴风草花挥发油灌胃，可缓解脂多糖诱导的小鼠急性炎症反应，减少前列腺素的释放，抑制巨噬细胞吞噬功能，稳定细胞膜[1]。

细胞毒作用：大吴风草花挥发油体外对人类角质细胞和纤维细胞有细胞毒性作用[1]。

致癌作用：给 ALC 大鼠长时间喂食含有大吴风草饲料，可不同程度引起大鼠肝血管内皮细胞肉瘤和肝细胞腺癌[1]。

注评 本种为"莲蓬草"的基源植物，药用其全株。彝族全草用于滋补。

化学成分参考文献

[1] Furuya T, et al. *Phytochemistry*, 1971, 10(12): 3306-3307.

[2] Tori M, et al. *Tetrahedron Lett*, 2000, 41(11): 1797-1799.

[3] Kurihara T, et al. *Yakugaku Zasshi*, 1981, 101(1): 35-39.

[4] Kurihara T, et al. *Yakugaku Zasshi*, 1980, 100(6): 681-684.

[5] Kim JY, et al. *J Oleo Sci*, 2008, 57(11): 623-628.

[6] Niwa H, et al. *J Nat Prod*, 1985, 48(6): 1003-1004.

[7] Niwa H, et al. *Chem Lett*, 1983, (5): 789-790.

[8] Nagano H, et al. *Bull Chem Soc Japan*, 1974, 47(8): 1994-1998.

药理作用及毒性参考文献

[1] Kim JY, et al. *J Oleo Sci*, 2008, 57(11): 623-628.

[2] Hirono I, et al. *Cancer lett*, 1983, 20(2): 191-198.

91. 橐吾属 Ligularia Cass.

多年生草本。根状茎极短。根肉质或草质。茎直立，自丛生叶丛的外围叶腋中抽出，当年开花后死亡。幼叶外卷。不育茎的叶丛生，具长柄，基部膨大成鞘，叶片肾形、卵形、箭形、戟形或线形，叶脉掌状或羽状，稀为掌式羽状；茎生叶互生，少数叶柄较短，常具膨大的鞘，叶片多与丛生叶同形，较小。头状花序辐射状或盘状，排成总状或伞房状花序，稀单生。总苞狭筒形、钟形、陀螺形或半球形，基部有小苞片，总苞片 2 层，覆瓦状，外层窄，内层宽，常有膜质边缘，或 1 层，合生。花托平。边花雌性，舌状或管状；中央花两性，管状，檐部 5 裂。花药顶端附片三角形或卵形。花柱分枝细。瘦果光滑，有肋。冠毛 2-3 层，稀无冠毛。

全属约 140 种，我国有 123 种，主要集中于西南山区，40 种药用。

分种检索表

1. 头状花序排列成伞房状或复伞房状聚伞花序，稀单生。
   2. 叶脉掌状，具 3-9 条主脉；苞叶卵形至线形；冠毛与管状花花冠或仅与花冠管部等长。
      3. 头状花序大，连同舌状花直径 3-12 cm；总苞半球形或宽钟形，宽 (7) 10-30 mm；舌状花多数，舌片较长而细。

4. 总苞半球形，长 15–25 mm，宽 18–30 mm；舌状花的舌片长 4–6.5 cm。
　　　　5. 叶仅边缘有齿；冠毛与管状花花冠等长 ·· 1. **齿叶橐吾 L. dentata**
　　　　5. 叶掌状 3–5 全裂；冠毛与管状花的管部等长 ······································· 2. **大头橐吾 L. japonica**
　　4. 总苞宽钟形，长 10–14 mm，宽 7–18 mm；舌状花的舌片长 15–30 mm ········ 3. **鹿蹄橐吾 L. hodgsonii**
3. 头状花序小，连同舌状花直径不超过 2 cm；总苞狭钟形或狭筒形，宽 2–7 mm；若总苞宽，则头状花序无舌状花。
　　6. 头状花序有少数舌状花，舌片稍伸出总苞之外，稀较长而分裂 ················· 4. **隐舌橐吾 L. franchetiana**
　　6. 头状花序无舌状花。
　　　　7. 总苞狭筒形，宽 3–7 mm。
　　　　　　8. 总苞片 5–10，狭披针形，先端渐尖。
　　　　　　　　9. 叶边缘具大的、不整齐的齿，齿宽达 2 cm；小花 6–16 ············ 5. **刚毛橐吾 L. achyrotricha**
　　　　　　　　9. 叶边缘具整齐的三角状齿，齿小；小花 20 以上；冠毛与管状花花冠等长；总苞被黄色有节短柔毛 ·· 6. **黄毛橐吾 L. xanthotricha**
　　　　　　8. 总苞片 5–7，长圆形，先端急尖或钝；小花 5–9 (12)。
　　　　　　　　10. 总苞片光滑；管状花檐部伸出总苞之外；冠毛与管状花管部等长或稍短 ·· 7. **大黄橐吾 L. duciformis**
　　　　　　　　10. 总苞片被毛或光滑；管状花略伸出总苞之外；冠毛长于管状花的管部 ·· 8. **莲叶橐吾 L. nelumbifolia**
　　　　7. 总苞狭钟形至宽钟形或陀螺形，宽 5–20 mm ······································ 9. **褐毛橐吾 L. purdomii**
2. 叶脉羽状，主脉 1 条；苞片线形；冠毛与管状花花冠等长。
　　11. 茎基部绝不被密的红褐色或褐色绵毛；茎生叶有明显膨大的鞘；总苞陀螺形或钟形。
　　　　12. 叶两面被白色蛛丝状柔毛；茎粗壮，直径 10–25 mm ························· 10. **牛蒡叶橐吾 L. lapathifolia**
　　　　12. 叶两面或至少下面被有节短柔毛；茎细，直径 4–7 mm ····················· 11. **东俄洛橐吾 L. tongolensis**
　　11. 茎基部被一圈密而卷曲的褐色或红褐色绵毛；叶脉羽状；茎生叶无膨大的鞘；苞片线形。
　　　　13. 叶卵状长圆形，基部近圆形，有突起的网脉；总苞陀螺形，口部宽达 10 mm，总苞片具褐色膜质边缘；舌状花 3–7 ·· 12. **藏橐吾 L. rumicifolia**
　　　　13. 叶箭形、三角状或卵状心形，无明显网脉；总苞片具白色宽膜质边缘。
　　　　　　14. 总苞狭筒形或狭钟形，宽 4–7 mm，长大于宽；舌状花 1–4 ········· 13. **准噶尔橐吾 L. songarica**
　　　　　　14. 总苞半球形或杯状，宽 6–20 mm，宽大于长；舌状花 5–12。
　　　　　　　　15. 头状花序多数，排列成塔形圆锥状伞房花序；总苞杯状，宽 6–9 mm，总苞片 6–8 ·· 14. **塔序橐吾 L. thyrsoidea**
　　　　　　　　15. 头状花序 1–8，单生或排列成伞房状花序；总苞半球形或杯状，宽 11–20 mm，总苞片 10–13 ·· 15. **天山橐吾 L. narynensis**
1. 头状花序排列成总状或圆锥状总状花序，稀单生；若为伞房状花序，则植株蓝灰色，冠毛缺。
　　16. 茎生叶平展或斜升，上面绿色，下面淡绿色，被毛或至少在叶缘有毛。
　　　　17. 茎花葶状，无叶，基部被一圈密而长的白色绵毛；叶脉羽状；苞片线形；冠毛与管状花花冠等长 ·· 16. **棉毛橐吾 L. vellerea**
　　　　17. 茎有正常的叶，基部不被密毛。
　　　　　　18. 茎生叶有膨大的鞘；叶脉掌状，主脉 3–9 条；冠毛与管状花花冠等长或短。
　　　　　　　　19. 冠毛与管状花花冠等长。
　　　　　　　　　　20. 苞片卵形或卵状披针形，边缘有齿 ·································· 17. **橐吾 L. sibirica**
　　　　　　　　　　20. 苞片线形，全缘。
　　　　　　　　　　　　21. 头状花序有舌状花或无舌状花，排列成总状花序，稀单生；管状花的檐部与管部等长。

菊科 COMPOSITAE

22. 总苞钟形与陀螺形；冠毛白色或淡黄色 ·················· 18. 川鄂橐吾 L. wilsoniana
22. 总苞钟形至宽钟形；冠毛红色褐色；茎细，直径 1.5–4 mm；叶小，宽约 1.5–5 cm ············
·· 19. 细茎橐吾 L. hookeri
21. 头状花序无舌状花，排列成圆锥状总状花序；管状花的檐部长为管部的 2 倍 ·················
·· 20. 贵州橐吾 L. leveillei
19. 冠毛与管状花管部等长或较短。
23. 苞片宽卵形、卵状披针形或匙形，边缘常有齿；若为线状披针形，则总苞宽钟形，宽约
10 mm，冠毛褐色。
24. 叶肾形或三角状肾形，基部心形，两侧裂片近圆形，不开展，茎生叶的鞘全缘。
25. 叶及总苞光滑；冠毛红褐色或褐色 ······················· 21. 蹄叶橐吾 L. fischeri
25. 总苞片被有节短柔毛 ·· 22. 离舌橐吾 L. veitchiana
24. 叶为其他形状，基部箭形或戟形，两侧裂片常叉开；茎生叶鞘的边缘有齿或条裂 ············
·· 23. 宽戟橐吾 L. latihastata
23. 苞片线形或线状披针形，全缘。
26. 总苞狭筒形，长 6–12 mm，宽 2–4 mm，总苞片 4–6，小花 5–15；若总苞片多至 8，则总
苞筒形，长 17–19 mm。
27. 叶掌状全裂；头状花序具 5–6 个小花 ················· 24. 掌叶橐吾 L. przewalskii
27. 叶不分裂，仅边缘有齿。
28. 叶心状戟形，基部两侧裂片的外缘具 1–2 个大齿；舌状花的舌片线状长圆形或倒披针
形，宽 2–4 mm ·· 25. 窄头橐吾 L. stenocephala
28. 叶卵状或心状戟形，基部两侧裂片外展；舌状花的舌片线形，宽 1–1.5 mm ············
·· 26. 矢叶橐吾 L. fargesii
26. 总苞钟形或宽钟形，长 8–12 mm，宽 4–9 mm，总苞片 6–10；小花多数 ······················
·· 27. 狭苞橐吾 L. intermedia
18. 茎生叶无膨大的鞘；叶脉羽状；冠毛与管状花花冠等长，稀较短。
29. 圆锥状总状花序或总状花序。
30. 圆锥状总状花序；苞片线形或钻形；叶下面有短毛 ············ 28. 复序橐吾 L. jaluensis
30. 总状花序，有时下部有分枝；苞片线形至菱形。
31. 茎及叶下面有密毛；茎生叶多数，先端尾状渐尖 ············ 29. 洱源橐吾 L. lankongensis
31. 茎及叶无密毛；茎生叶先端钝或急尖。
32. 基生叶卵形，基部浅心形，平截或楔形；茎生叶无柄，直立或斜升。
33. 基生叶有膨大的鞘，鞘口外展；茎生叶卵状心形多而窄，近于相接，贴生，基部窄，
不抱茎 ·· 30. 宽舌橐吾 L. platyglossa
33. 基生叶具窄鞘；茎生叶少而宽，长圆形或卵形，基部圆形或近平截，半抱茎 ············
·· 31. 苍山橐吾 L. tsangchanensis
32. 基生叶箭形或卵状心形；茎生叶或至少茎下部叶有长柄，柄有翅 ··············
·· 32. 箭叶橐吾 L. sagitta
29. 头状花序单生；总苞宽钟形；舌状花的舌片长达 4 cm；叶三角状戟形，上面被密的黄褐色有节
短柔毛 ··· 33. 长白山橐吾 L. jamesii
16. 茎生叶直立，蓝绿色或灰绿色，光滑，常有蜡粉，茎生叶无柄、无鞘，直立或斜展；叶脉羽状。
34. 冠毛红褐色，与管状化管部等长或较短；总苞狭钟形或筒形，总苞片 5–6，长圆形，先端钝 ············
·· 34. 全缘橐吾 L. mongolica
34. 冠毛白色，稀火红色与管状花花冠等长。

35. 圆锥状总状花序具多而密的头状花序，下部分枝长，顶生总状花序。
　　36. 头状花序小，总苞狭筒形或狭陀螺形，长 3.5–5 mm，宽 2–3 mm；总苞片 4–5，长圆形，先端圆形；舌状花 1–3，管状花 10–14 ··· 35. **大叶橐吾 L. macrophylla**
　　36. 头状花序大，总苞杯状，长 6–8 mm，宽 5–8 mm，总苞片 6–8 (–10)，披针形，先端急尖或渐尖；舌状花 4–7，管状花 10–14 ·· 36. **异叶橐吾 L. heterophylla**
35. 总状花序具少数头状花序，稀下部分枝。
　　37. 叶有明显的网状叶脉，网脉干时呈白色；茎生叶宽卵形至长圆形；比节间长 2 倍以上，斜展，基部宽，耳状抱茎或半抱茎 ··· 37. **网脉橐吾 L. dictyoneura**
　　37. 茎生叶长圆形至披针形，比节间短，直立，基部窄，半抱茎或不抱茎，网脉不明显。
　　　　38. 叶长圆形或椭圆形，先端圆形或钝；总苞钟形，总苞片先端急尖或钝。
　　　　　　39. 叶全缘；总苞片光滑 ·· 38. **阿勒泰橐吾 L. altaica**
　　　　　　39. 叶有齿；总苞片被黄色有节短柔毛 ······················ 39. **帕米尔橐吾 L. alpigena**
　　　　38. 叶卵形至披针形，先端急尖；总苞陀螺形，总苞片先端急尖或渐尖 ···············
　　　　　　··· 40. **黄帚橐吾 L. virgaurea**

　　本属药用植物富含倍半萜内酯类化合物，化学结构具有多样性。荒漠木烯内酯▲(eremophilenolide，**1**)是非常丰富的类群之一。在某些种中，含有呋喃荒漠木烷衍生物，如 1α-乙酰氧基呋喃荒漠木-15,6α-内酯(1α-acetoxyfuranoeremophilan-15,6α-olide，**2**)和 6β-(2-羟甲基-2-丙烯酰氧基)呋喃荒漠木-1(10)-烯{6β-[2-(hydroxymethyl)prop-2-enoyloxy]furanoeremophil-1(10)-ene，**3**}等，而另一些种中不含有呋喃荒漠木烷衍生物，这在种间化学分类和物种亲缘关系判定上有重要意义。此外，本属药用植物的许多种含有 2-羟基阔叶千里光内酯(2-hydroxylplatyphyllide，**4**)，似乎为共有化学成分。

　　本属药用植物的许多化学成分具有生物学活性。如从窄头橐吾(L. stenocephala)根分离得到的苯并呋喃衍生物窄头橐吾宁A (ligustenin A，**5**)对人癌细胞系白血病HL-60、肝癌Bel-7402 和卵巢癌HO-8910 等细胞株增殖具有细胞毒活性，IC_{50} 分别为 18.6、27.6、57.5 μmol/L。从黄帚橐吾(L. virgaurea)分离得到一系列苯并呋喃型化合物，这些化合物及其衍生物显示出一定的生物学活性，包括 3,5-二甲基-6-(3-戊烯基)-7-苯并呋喃醇[3,5-dimethyl-6-(3-pentenyl)-7-benzofuranol，**6**]、7-甲氧基-3,5-二甲基-6-(3-戊烯基)-苯并呋喃[7-methoxy-3,5-dimethyl-6-(3-pentenyl)-benzofuran，**7**]、3,5-二甲基-6-(3-戊烯基)-7-苯并呋喃醇乙酯[3,5-dimethyl-6-(3-pentenyl)-7-benzofuranol acetate，**8**]、3,5-二甲基-6-(3-戊烯基)-4,7-苯并呋喃二酮[3,5-dimethyl-6-(3-pentenyl)-4,7-benzofurandione，**9**]、2-溴-6-(3,4-二溴戊基)-3,5-二甲基-7-苯并呋喃醇[2-bromo-6-(3,4-dibromopentyl)-3,5-dimethyl-7-benzofuranol，**10**]、3,5-二甲基-6-(3E)-3-戊烯基-7-苯并呋喃基-四乙酰氧基-β-D-吡喃葡萄糖苷[3,5-dimethyl-6-(3E)-3-pentenyl-7-benzofuranyl-tetraacetoxy-β-D-glucopyranoside，**11**]、2,3,4,6-四-O-(苯甲基)-7-甲氧基-3,5-二甲基-6-(3E)-3-戊烯基-2-苯并呋喃基-α-D-吡喃半乳糖苷[2,3,4,6-tetrakis-O-(phenylmethyl)-7-methoxy-3,5-dimethyl-6-(3E)-3-pentenyl-2-benzofuranyl-α-D-galactopyranoside，**12**]和 5,6,7,8-四氢-9-甲氧基-3,4,5-三甲基-萘[2,3-b]呋喃(5,6,7,8-tetrahydro-9-methoxy-3,4,5-trimethyl-naphtho[2,3-b]furan，**13**)等，其中 **6**、**7** 和 **8** 对尼群地平(nitrendipine)与猪心室肌微粒体膜受体结合有明显抑制作用，其余化合物作用较弱。**7** 和 **8** 对高K^+引起的兔胸主动脉收缩有剂量依赖性抑制作用，提示它们有钙拮抗作用，其作用机制可能与影响二氢吡啶类受体有关；其作用有量效关系和构效关系，抑制受体结合的作用强度与结构中母核与取代基的改变有关，而取代基的变化对活性的影响更重要。亦提示有以此为先导物进行深入结构改造和构效关系研究的价值。从阿尔泰橐吾(L. altaica)根和根状茎得到甜没药烯型倍半萜阿尔泰橐吾素▲(altaicalarin) A (**14**)、B (**15**)、C (**16**)、D (**17**)，**14** 对人癌细胞系肺癌A-549、乳腺癌MCF-7、鼻咽表皮癌KB、耐长春花碱(vincristine)鼻咽表皮癌KBVIN等细胞株增殖具有细胞毒活性，EC_{50} 分别为 3.4、0.8、1.0、0.9 μg/ml。从宽舌橐吾(L. platyglossa)根和根状茎得到二聚牛蒡叶橐吾内酯(biligulaplenolide，**18**)，以及 8β-羟基-1-酮基-(14α,15α)-荒漠木-7(11),9(10)-二烯-12,8α-

内酯[8β-hydroxy-1-oxo-(14α,15α)-eremophil-7(11),9(10)-dien-12,8α-olide，**19**]，1-羟基-2-酮基-(14α,15α)-荒漠木-1(10),7(11),8(9)-三烯-12,8-内酯[1-hydroxy-2-oxo-(14α,15α)-eremophil-1(10),7(11),8(9)-trien-12,8-olide，**20**]，10α-羟基-1-氧代荒漠木-7(11),8(9)-二烯-12,8-内酯[10α-hydroxy-1-oxoeremophil-7(11),8(9)-dien-12,8-olide，**21**]对人癌细胞系白血病HL-60细胞株增殖具有细胞毒活性，IC$_{50}$为24.0-51.1 μmol/L，而 **20** 对人癌细胞系B16、BEL7402、HeLa等细胞株增殖仅有较弱的细胞毒活性。宽舌橐吾的根和根状茎还存在生物碱类成分7-当归酰天芥菜定(7-angelyheliotridine，**22**)。

本属植物多数具有镇咳、祛痰、抗炎、抗氧化作用。部分植物还具有抗溃疡、抗肿瘤等作用。

1. 齿叶橐吾（中国高等植物图鉴） 禾叶天（广西全州），马蹄黄（贵州），葫芦七（陕西中草药），紫菀（陕西）

Ligularia dentata (A. Gray) H. Hara in J. Jap. Bot. 15: 318. 1938.——*Erythrochaeta dentata* A. Gray.（英 **Toothleaf Goldenray**）

多年生草本。茎直立，高 30–120 cm，上部有分枝，被白色蛛丝状柔毛和黄色有节短柔毛或下部光滑，基部被枯叶包围。丛生叶与茎下部叶具柄，长 22–60 cm，无翅，被白色蛛丝状柔毛，基部膨大成鞘；叶片肾形，长 7–30 cm，宽 12–38 cm，先端圆形，边缘有齿，叶脉掌状，主脉 5–7；中部叶与下部叶同形，较小；上部叶肾形，近无柄，具膨大的鞘。伞房状或复伞房状花序开展；花序梗长达 9 cm，被与茎上同样的毛；苞片及小苞片卵形至线状披针形；头状花序多数，总苞半球形，总苞片 8–14，2 层，长圆形，先端有褐色睫毛，内层具宽的褐色膜质边缘。舌状花黄色，舌片狭长圆形，长达 5 cm；管状花长 1–1.8 cm，冠毛红褐色，与花冠等长。瘦果圆柱形，有肋，光滑。花果期 7–10 月。

分布与生境 产于云南、四川、贵州、甘肃、陕西、山西、湖北、广西、湖南、江西、安徽、河南。生于海拔 650–3200 m 的山坡、水边、林缘和林中，也有栽培。也分布于日本、缅甸、越南。

药用部位 根。

功效应用 舒筋活血，散瘀消肿。用于劳伤咳嗽，咯血，吐血，月经不调，便血，跌打损伤。

化学成分 根含倍半萜类：(1*R*,2*R*,3*S*,5*S*,6*R*)-2,8-二当归酰氧基-1,3,5-三羟基-没药-7(14),10-二烯-4-酮[(1*R*,2*R*,3*S*,5*S*,6*R*)-2,8-diangeloyloxy-1,3,5-trihydroxy-bisabola-7(14),10-dien-4-one]，(1*R*,2*R*,3*S*,5*S*,6*R*)-5-乙酰氧基-2,8-二当归酰氧基-1,3-二羟基-没药-7(14),10-二烯-4-酮[(1*R*,2*R*,3*S*,5*S*,6*R*)-5-acetoxy-2,8-diangeloyloxy-1,3-dihydroxy-bisabola-7(14),10-dien-4-one][1]，齿叶橐吾甲酯酚▲(liguladentanorol)，8α-羟基齿叶橐吾酚(8α-hydroxyligudentatol)，8α-羟基日本橐吾酮(8α-hydroxyligujapone)[2]，(+)-脱落酸甲酯[(+)-methylabscisate][3]，(1*E*,5*R*)-3-乙酰氧基-9-当归酰氧基-5-羟基-没药-3,1(10),7(11)-三烯-2-酮[(1*E*,5*R*)-3-acetoxy-9-angeloyloxy-5-hydroxybisabola-3,1(10),7(11)-trien-2-one]，(1*S*,2*R*,6*S*,9*R*)-2,7-二当归酰氧基-6,9-环氧-11-羟基-6-甲氧基没药-3,10(15)-二烯-5-酮[(1*S*,2*R*,6*S*,9*R*)-2,7-bisangeloyloxy-6,9-epoxy-11-hydroxy-6-methoxybisabola-3,10(15)-dien-5-one]，(+)-9-当归酰氧基-11-甲氧基没药-1,3,5,10(15)-四烯-5,6,7-三醇[(+)-9-(angeloyloxy)-11-methoxybisabola-1,3,5,10(15)-tetraene-5,6,7-triol]，3α,6α,7-三当归

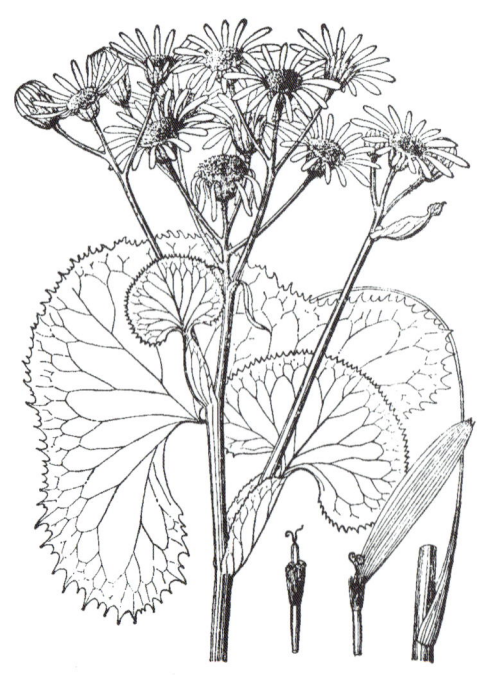

齿叶橐吾 *Ligularia dentata* (A. Gray) H. Hara
引自《中国高等植物图鉴》

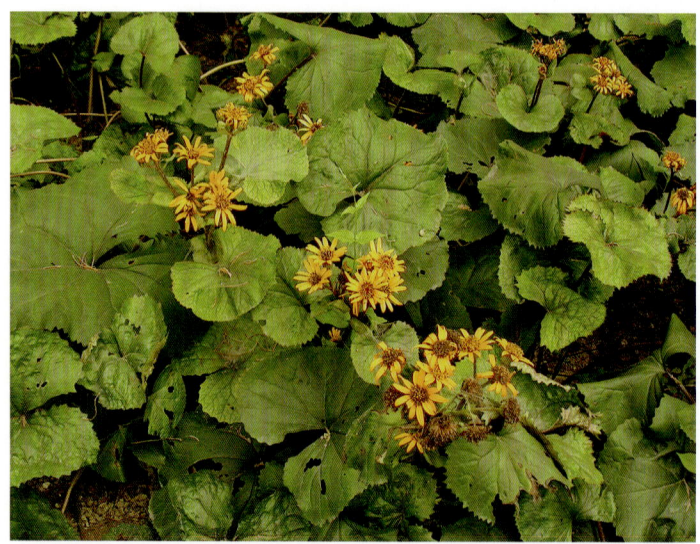

齿叶橐吾 *Ligularia dentata* (A. Gray) H. Hara
摄影：林秦文

酰氧基-2α,4β,9,11-四羟基没药-10(15)-烯-5-酮[3α,6α,7-trisangeloyloxy-2α,4β,9,11-tetrahydroxybisabol-10(15)-en-5-one]，3α,6α,9-三当归酰氧基-2α,4β,7,11-四羟基没药-10(15)-烯-5-酮[3α,6α,9-trisangeloyloxy-2α,4β,7,11-tetrahydroxybisabol-10(15)-en-5-one]，3α,6α,9-三当归酰氧基-2α,4β-二羟基-7,11-环氧没药-10(15)-烯-5-酮[3α,6α,9-trisangeloyloxy-2α,4β-dihydroxy-7,11-epoxybisabol-10(15)-en-5-one][4]，(8β,10α)-8-当归酰氧基-5,10-环氧没药-1,3,5,7(14)-四烯-2,4,11-三醇[(8β,10α)-8-angeloyloxy-5,10-epoxy-bisabola-1,3,5,7(14)-tetraene-2,4,11-triol]，(8β,10α)-8-当归酰氧基-5,10-环氧噻唑[5,4-a]没药-1,3,5,7(14)-四烯-4,11-二醇[(8β,10α)-8-angeloyloxy-5,10-epoxythiazolo[5,4-a]bisabola-1,3,5,7(14)-tetraene-4,11-diol]，(1α,2α,3β,5α,6β)-1,5,8-三当归酰氧基-10,11-环氧-2,3-二羟基没药-7(14)-烯-4-酮[(1α,2α,3β,5α,6β)-1,5,8-trisangeloyloxy)-10,11-epoxy-2,3-dihydroxybisabol-7(14)-en-4-one]，(1α,2α,3β,5α,6β)-2,5,8-三当归酰氧基-10,11-环氧-1,3-二羟基没药-7(14)-烯-4-酮[(1α,2α,3β,5α,6β)-2,5,8-trisangeloyloxy-10,11-epoxy-1,3-dihydroxybisabol-7(14)-en-4-one]，(1α,2β,3β,5α,6β)-1,8-二当归酰氧基-2,3-环氧-5,10-二羟基-11-甲氧基没药-7(14)-烯-4-酮[(1α,2β,3β,5α,6β)-1,8-bisangeloyloxy-2,3-epoxy-5,10-dihydroxy-11-methoxybisabol-7(14)-en-4-one]，(2β,4β)-2-乙基-5-羟基-5-羰甲氧基-4,5-二甲基戊醇-4-内酯[(2β,4β)-2-ethyl-5-hydroxy-5-methoxycarbonyl-4,5-dimethylpentano-4-lactone]，(2E,4R,5S)-2-亚乙基-5-羰甲氧基-4-甲基己醇-5-内酯[(2E,4R,5S)-2-ethylidene-5-methoxycarbonyl-4-methylhexano-5-lactone]，2α,3β,5α)-2-乙酰氧基-9-甲氧基-5-羰甲氧基-2,3-二甲基戊醇-5-内酯[(2α,3β,5α)-2-acetyloxy-9-methoxy-5-methoxycarbonyl-2,3-dimethylheptano-5-lactone][5]，{1R-[1R,2R(Z),4R,6R,8R(Z),9S,10S(Z),11S]}-2-(2-甲基丁烯酸)-1,6-二甲基-9-(1-甲基乙烯基)-7-氧代-5,12-二氧杂三环[9.1.0.04,6]十二烷-2,8,10-三酯{1R-[1R,2R(Z),4R,6R,8R(Z),9S,10S(Z),11S]-2-(2-methylbutenoic acid)-1,6-dimethyl-9-(1-methylethenyl)-7-oxo-5,12-dioxatricyclo[9.1.0.04,6]dodecane-2,8,10-triyl ester}，1S-[1R,2R(Z),4R,5S,7S(Z),8S,10R]-2-(2-甲基丁烯酸)-4-羟基-5-甲氧基-1,5-二甲基-8-(1-甲基乙烯基)-6-氧代-11-氧杂双环[8.1.0]十一烷-2,7-二酯{1S-[1R,2R(Z),4R,5S,7S(Z),8S,10R]-2-(2-methylbutenoic acid)-4-hydroxy-5-methoxy-1,5-dimethyl-8-(1-methylethenyl)-6-oxo-11-oxabicyclo[8.1.0]undecane-2,7-diyl ester}[6]，1α,3β,10,11-四羟基-2α,5α,8-三当归酰氧基没药-(7)14-烯-4-酮[1α,3β,10,11-tetrahydroxy-2α,5α,8-triangeloyloxybisabola-(7)14-en-4-one]，1α,3β,10-三羟基-11-甲氧基-2α,5α,8-三当归酰氧基没药-7(14)-烯-4-酮[1α,3β,10-trihydroxy-11-methoxy-2α,5α,8-triangeloyloxybisabola-7(14)-en-4-one]，1α,30,10-三羟基-2α,5α,8-三当归酰氧基没药-7(14),11(12)-二烯-4-酮[1α,30,10-trihydroxy-2α,5α,8-triangeloyloxybisabola-7(14),11(12)-dien-4-one]，2-羟基阔叶千里光内酯▲(2-hydroxylplatyphyllide)，鹿蹄橐吾醛▲(liguhodgsonal)，大头橐吾酮▲(ligujapone)[7]，齿叶橐吾亭▲(ligudentatin) A、B[8]，齿叶橐吾酮▲(ligudentatone) A、B[9]，1α,4β,6α,10α-四羟基-3β,5α,8α-三当归酸氧基吉马-11-烯-9-酮(1α,4β,6α,10α-tetrahydroxy-3β,5α,8α-triangeloyloxygermacr-11-en-9-one)[10]，齿叶橐吾酚(ligudentatol)，橐吾香附酮醇(ligucyperonol)[11]；生物碱类：吲哚-3-羧酸甲酯(methyl indole-3-carboxylate)[3]，新橐吾定碱(neoligularidine)，橐吾增碱(ligularizine)，橐吾碱(ligularine)，橐吾宁碱(ligularinine)，山岗橐吾碱(clivorine)[12]，橐吾定碱(ligularidine)[13]；三萜类：羽扇豆醇，丁酰鲸鱼醇(butyrospermol)[3]；芳香类：香草醛(vanillin)，(E)-咖啡酸甲酯[methyl (E)-caffeate]，(E)-阿魏酸甲酯[methyl (E)-ferulate]，(E)-阿魏酰乙醇酸甲酯[methyl (E)-feruloylglycolate]，7,8-二氢-(S)-7-甲氧基阿魏酸甲酯[methyl-7,8-dihydro-(S)-7-methoxyferulate][3]，3-(4'-甲酰酚氧基)-4-甲氧基苯甲醛[3-(4'-formylphenoxy)-4-methoxybenzaldehyde][6]；甾体类：豆甾烷-4-烯-3-酮(stigmast-4-en-3-one)，豆甾烷-4-烯-3,6-二酮(stigmast-4-en-3,6-dione)[3]，豆甾烷-5-烯-3β-醇-7-酮(stigmast-5-en-3β-ol-7-one)，豆甾烷-4-烯-6β-醇-3-酮(stigmast-4-en-6β-ol-3-one)，豆甾烷-4-烯-6α-醇-3-酮(stigmast-4-en-6α-ol-3-one)，麦角甾烷-6,22-二烯-3β,5α,8α-三醇(ergost-6,22-dien-3β,5α,8α-triol)[14]。

注评 本种为"葫芦七"的来源之一，药用其根。

化学成分参考文献

[1] Baba H, et al. *J Tohoku Pharm Univ*, 2008, 55: 47-50.
[2] Baba H, et al. *J Tohoku Pharm Univ*, 2007, 54: 53-56.
[3] Baba H, et al. *J Nat Med*, 2007, 61(4): 472-473.
[4] Baba H, et al. *Helv Chim Acta*, 2007, 90(7): 1302-1312.
[5] Baba H, et al. *Helv Chim Acta*, 2007, 90(5): 1028-1037.
[6] Gao K, et al. *Chin Chem Lett*, 1996, 7(10): 911-912.
[7] Gao K, *Planta Med*, 1997, 63(5): 461-463.
[8] Gao K, et al. *Phytochemistry*, 1998, 49(1): 167-169.
[9] Gao K, et al. *Ind J Chem, Section B*, 1997, 36B(8): 715-718.
[10] 高坤，等 . 高等学校化学学报，1997, 18(5): 748-749.
[11] Naya K, et al. *Bull Chem Soc Japan*, 1990, 63(8): 2239-2245.
[12] Asada Y, et al. *Chem Pharm Bull*, 1984, 32(2): 475-482.
[13] Hikichi M, *Tetrahedron Lett*, 1979, (14): 1233-1236.
[14] 高坤，等 . 兰州大学学报（自然科学版），1997, 33(4): 77-80.

2. 大头橐吾（中国高等植物图鉴） 猴巴掌、老鸦甲、望江南（江西），兔打伞（景德镇草药手册）

Ligularia japonica (Thunb.) Less., Syn. Gen. Compos. 390. 1832.——*Arnica japonica* Thunb.（英 **Japanese Goldenray**）

多年生草本。茎直立，高 50-100 cm，上部被白色蛛丝状柔毛或光滑，基部被枯叶柄纤维。丛生叶与茎下部叶具柄，柄长 20-100 cm，无翅，基部鞘状抱茎，叶片肾形，直径约 40 cm，掌状 3-5 全裂，裂片长 14-18 cm，再作掌状浅裂，小裂片羽状或具齿，稀全缘，两面幼时被白色柔毛，后脱落，叶脉掌状；中上部叶较小，具短柄，鞘状抱茎；最上部叶无鞘，叶片掌状分裂。头状花序 2-8，排成伞房状花序；花序梗长达 20 cm，被卷曲的白色柔毛；总苞半球形，长 10-25 mm，宽 15-24 mm，总苞片 9-12，2 层，宽长圆形，内层具宽膜质边缘。舌状花黄色，舌片长圆形，长 4-6.5 cm；管状花长约 2 cm，冠毛红褐色，与花冠管部等长。瘦果长圆柱形，有纵肋，光滑。花果期 4-9 月。

分布与生境 产于湖北、湖南、江西、浙江、安徽、广西、广东、福建、台湾。生于海拔 900-2300 m 的水边、山坡草地及林下。也分布于印度、朝鲜、日本。

药用部位 根或全草。

功效应用 舒筋活血，解毒消肿。用于跌打损伤，无名肿毒，毒蛇咬伤，痈疖，湿疹。

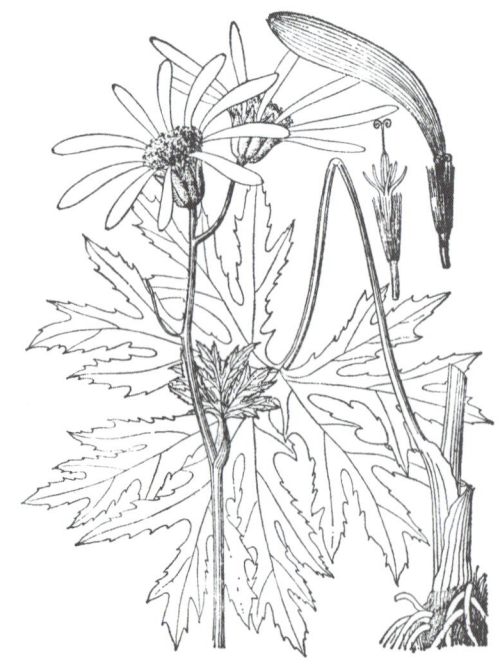

大头橐吾 Ligularia japonica (Thunb.) Less.
引自《中国高等植物图鉴》

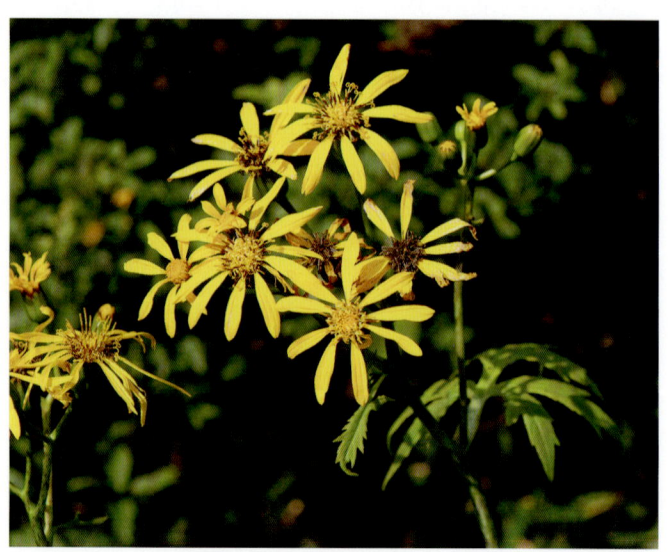

大头橐吾 Ligularia japonica (Thunb.) Less.
摄影：郑希龙

化学成分 根含倍半萜类：呋喃荒漠木-6β,10β-二醇(furanoeremophilane-6β,10β-diol)，10β-羟基呋喃荒漠木-6β-yl-2'ζ-甲基丁酸酯(10β-hydroxyfuranoeremophilan-6β-yl-2'ζ-methylbutanoate)，10β-羟基-6β-甲氧基呋喃荒漠木(10β-hydroxy-6β-methoxy-furanoeremophilane)[1-2]，3β-乙酰氧基-6β-(2-甲基丁酰氧基)-10β-羟基-荒漠木-7(11)-烯-12,8α-内酯[3β-acetyloxy-6β-(2-methylbutanoyloxy)-10β-hydroxy-eremophil-7(11)-en-12,8α-olide]，3β-乙酰氧基-6α,7α-环氧-11-降荒漠木-9(10)-烯-8,11-二酮[3β-acetyloxy-6α,7α-epoxy-11-noreremophil-9(10)-ene-8,11-dione]，3β-羟基-11-降荒漠木-6(7),9(10)-二烯-8,11-二酮[3β-hydroxy-11-noreremophila-6(7),9(10)-diene-8,11-dione]，3β-(3-甲基丁酰氧基)-11-降氧代荒漠木-6(7),9(10)-二烯-8,11-二酮[3β-(3-methylbutanoyloxy)-11-noroxoeremophila-6(7),9(10)-diene-8,11-dione][3]；生物碱类：千里光碱(senecionine)，阔叶千里光碱(platyphylline)，新蜂斗菜烯碱(neopetasitenine)[4-5]，山冈橐吾碱[5]。

化学成分参考文献

[1] Tada M, et al. *Tetrahedron Lett*, 1971, (43): 4007-4010.

[2] Tada M, et al. *Bull Chem Soc Japan*, 1974, 47(8): 1999-2002.

[3] Xu JQ, et al. *Helv Chim Acta*, 2009, 92(2): 357-361.

[4] Asada Y, et al. *Planta Med*, 1981, 42(2): 202-203.

[5] 檀爱民，等. 中国药科大学学报，2001, 32(4): 250-252.

3. 鹿蹄橐吾（中国高等植物图鉴） 马蹄当归（四川、贵州），地麝香、牛尾参、化血丹、红紫菀（云南），马蹄细辛、紫菀（云南中草药），南瓜七（四川常用中草药），川滇紫菀（云南种子植物名录），八角乌（四川）

Ligularia hodgsonii Hook. f. in Bot. Mag. 89: pl. 5417. 1863.——*L. hodgsonii* Hook. f. var. *sutchuenensis* (Fisch.) A. Henry（英 **Hodgson's Goldenray**）

多年生草本。茎直立，高达 100 cm，上部及花序被白色蛛丝状柔毛和黄褐色有节短柔毛，下部光滑，基部被叶柄纤维包围。丛生叶及茎下部叶具柄，柄长 10–30 cm，基部具窄鞘，叶片肾形或心状肾形，长 (2) 5–8 cm，宽 4.5–13.5 cm，先端圆形，边缘具三角状齿或圆齿，两面光滑，叶脉掌状；茎中上部叶小，具短柄或近无柄，鞘膨大，叶片肾形。头状花序辐射状，长 2–3 cm，宽约 1 cm；花序梗长 0.5–2.5 cm；小苞片线状钻形；总苞宽钟形，长大于宽，总苞片 8–9，2 层，长圆形，宽 3–4 mm，被褐色睫毛，背部光滑或有白色蛛丝状柔毛，内层具宽膜质边缘。舌状花黄色，舌片长圆形，长 15–25 mm，宽达 6 mm；管状花伸出总苞之外，冠毛红褐色，与花冠等长。瘦果圆柱形，光滑，具肋。花果期 7–10 月。

分布与生境 产于云南东部、四川北部至东北部、湖北西部、贵州西北部、广西西部、甘肃西南部、陕西南部。生于海拔 850–2800 m 的河边、山坡草地及林中。也分布于俄罗斯远东地区及日本。

药用部位 根或全草。

功效应用 祛痰止咳，活血行瘀。用于劳伤吐血，月经不调，肺结核咳血，咳嗽痰多，跌打损伤。

化学成分 根和根状茎含倍半萜类：(1*R*,4*S*,5*S*,6*R*,8*S*,10*R*)-1-乙酰氧基荒漠木-7(11)-烯-6,15;8,12-二内酯

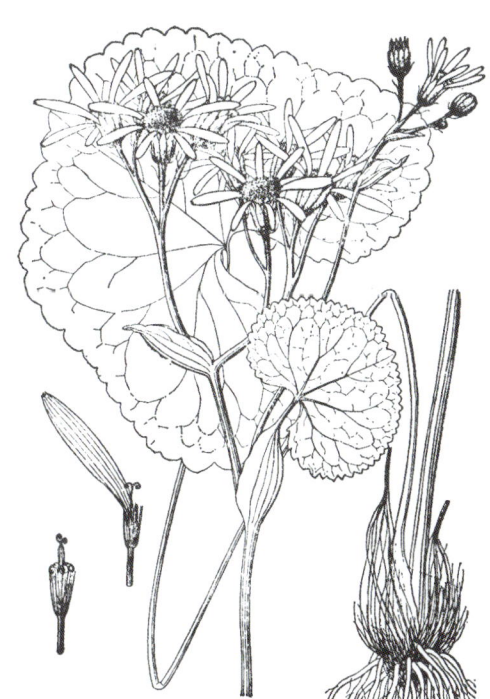

鹿蹄橐吾 Ligularia hodgsonii Hook. f.
引自《中国高等植物图鉴》

[(1R,4S,5S,6R,8S,10R)-1-acetoxyeremphil-7(11)-en-6,15; 8,12-diolide]，(1R,4S,5S,6R,8S,10R)-1-乙酰氧基-8β-羟基荒漠木-7(11)-烯-6,15;8,12-二内酯[(1R,4S,5S,6R,8S,10R)-1-acetoxy-8β-hydroxyeremophil-7(11)-en-6,15;8,12-diolide]，(4S,5S,6R,8R,9S,10S)-8-羟基-9-当归酰氧基荒漠木-7(11)-烯-6,15;8,12-二内酯[(4S,5S,6R,8R,9S,10S)-8-hydroxy-9-(angeloyloxy)eremophil-7(11)-en-6,15;8,12-diolide]，(4S,5S,6R,10R)-10-羟基荒漠木-7(11),8(9)-二烯-6,15;8,12-二内酯[(4S,5S,6R,10R)-10-hydroxyeremophil-7(11),8(9)-diene-6,15;8,12-diolide]，(4S,5S,6R,8R,10R)-6-当归酰氧基-8-羟基荒漠木-7(11)-烯-8,12-内酯-15-羧甲酯[(4S,5S,6R,8R,10R)-6-(angeloyloxy)-8-hydroxyeremophil-7(11)-en-8,12-olide-15-carboxylic acid methyl ester]，(4S,5S,6R,8R,10R)-6-当归酰氧基-8-乙氧基荒漠木-7(11)-烯-8,12-内酯-15-酸[(4S,5S,6R,8R,10R)-6-angeloyloxy-8-ethoxyeremophil-7(11)-en-8,12-olid-15-oic acid]，(4S,5S,6S,8R,10R)-6-当归酰氧基-8-乙氧基荒漠木-7(11)-烯-8,12-内酯-15-酸[(4S,5S,6S,8R,10R)-6-(angeloyloxy)-8-ethoxyeremophil-7(11)-en-8,12-olid-15-oic acid][1]，6β-(2'-甲基丁酰氧基)-10β-乙酰氧基-3β,8β-二羟基荒漠木-7(11)-烯-8,12-内酯[6β-(2'-methylbutanoyloxy)-10β-acetoxy-3β,8β-dihydroxyeremophil-7(11)-en-8,12-olide]，6β,10β-二羟基荒漠木-7(11)-烯-8α,12-内酯[6β,10β-dihydroxyeremophil-7(11)-en-8α,12-olide]，3β-乙酰氧基-6,9-二烯-8-氧代荒漠木 12-降-11-酮[3β-acetoxy-6,9-dien-8-oxoeremophil-12-nor-11-ketone]，3β-乙酰氧基-6α,8-二羟基荒漠木-7(11),9-二烯-8,12-内酯[3β-acetoxy-6α,8-dihydroxyeremophil-7(11),9-dien-8,12-olide]，2-羟基阔叶千里光内酯[2]，呋喃荒漠木烷，荒漠木烯内酯▲(eremophilenolide)，蜂斗菜次螺内酯(fukinanolide)[3]，3β-乙酰氧基-10β-羟基-6β,8β-二甲氧基荒漠木-7(11)-烯-8α,12-内酯[3β-acetoxy-10β-hydroxy-6β,8β-dimethoxyeremophil-7(11)-en-8α,12-olide][4]；生物碱类：山冈橐吾碱(clivorine)，橐吾碱(ligularine)[5]。

地上部分含倍半萜类：3β-乙酰氧基-10β-羟基-6β,8β-二甲氧基荒漠木-7(11)-烯-8α,12-内酯，3β-乙酰氧基-10β-羟基-6β-甲氧基荒漠木-7(11),8(9)-二烯-8,12-内酯[3β-acetoxy-10β-hydroxy-6β-methoxyeremophil-7(11),8(9)-dien-8,12-olide]，3β-乙酰氧基-10β-羟基-6β,8α-二甲氧基荒漠木-7(11)-烯-8β,12-内酯[3β-acetoxy-10β-hydroxy-6β,8α-dimethoxyeremophil-7(11)-en-8β,12-olide]，6β-(2'-甲基丁酰氧基)-3β-乙酰氧基-10β-羟基-8α-甲氧基荒漠木-7(11)-烯-8β,12-内酯[6β-(2'-methylbutanoyloxy)-3β-acetoxy-10β-hydroxy-8α-methoxyeremophil-7(11)-en-8β,12-olide]，6β-(2'-甲基丁酰氧基)-3β-乙酰氧基-10β-羟基荒漠木-7(11)-烯-8β,12-内酯[6β-(2'-methylbutanoyloxy)-3β-acetoxy-10β-hydroxyeremophil-7(11)-en-8β,12-olide]，3β-乙酰氧基-8-氧代荒漠木-6(7),9(10)-二烯-12-羧酸甲酯[3β-acetoxy-8-oxoeremophil-6(7),9(10)-dien-12-oic methyl ester]，3β-乙酰氧基-6α,7α-环氧-9(10)-烯-8-氧代荒漠木-12-降-11-酮[3β-acetoxy-6α,7α-epoxy-9(10)-en-8-oxoeremophil-12-nor-11-one]，2-乙酰基-5β-乙酰氧基-3a,4,5,6,7,7a-六氢-7aβ-羟基-3aβ,4β-二甲基-1H-茚(2-acetyl-5β-acetoxy-3a,4,5,6,7,7a-hexahydro-7aβ-hydroxy-3aβ,4β-dimethyl-1H-indene)[4]。

全草含倍半萜类：(2Z)-(1S,4aR,5R,6S,8aR)-3-乙酰基-6-乙酰氧基-1,2,4a,5,6,7,8,8a-八氢-8a-羟基-4a,5-二甲基-2-氧代-1-萘-(2-甲基-2-丁烯酸)酯{(2Z)-(1S,4aR,5R,6S,8aR)-3-acetyl-6-acetyloxy-1,2,4a,5,6,7,8,8a-octahydro-8a-hydroxy-4a,5-dimethyl-2-oxo-1-naphthalenyl-(2-methyl-2-butenoic acid)ester}，大头橐吾酮，柠条醇A (carainterol A)[6]；甾体类：β-谷甾醇，胡萝卜苷[6]。

药理作用　镇咳祛痰作用：鹿蹄橐吾水提醇溶物与水提浓缩物灌胃，可延长小鼠咳嗽潜伏期，减少咳嗽次数；可增加小鼠酚红的排泌量[1]。

抗氧化作用：鹿蹄橐吾多糖提取物体外具有清除羟自由基和超氧阴离子自由基的作用[2]。

毒性及不良反应　从鹿蹄橐吾分离得到 otonecine 型吡咯里西啶生物碱山冈橐吾碱，体外可对人正常肝 L-02 细胞 DNA 造成损伤[3]。

注评　本种为四川中药材标准（1987、2010）收载"川紫菀"、云南药品标准（1974、1996）收载"滇紫菀"、贵州中药材质量标准（1988）收载"紫菀"的基源植物，药用其干燥根及根状茎；药材又称"南瓜七"。

菊科 COMPOSITAE

化学成分参考文献

[1] Xu YJ, et al. *Helv Chim Acta*, 2009, 92(1): 209-216.
[2] Xu JQ, et al. *Planta Med*, 2006, 72(6): 567-569.
[3] Ishizaki Y, et al. *Phytochemistry*, 1974, 13(3): 674-675.
[4] Li WX, et al. *Planta Med*, 2009, 75(6): 635-640.
[5] Lin G, et al. *J Nat Prod*, 2000, 63(6): 857-860.
[6] Liao JC, et al. *J Chin Chem Soc* (Taipei), 2002, 49(1): 129-132.

药理作用及毒性参考文献

[1] 赵显国, 等. 中草药, 1999, 30(1): 35-37.
[2] 刘春兰, 等. 中药材, 2010, 33(9): 1414-1416.
[3] 刘天瑜, 等. 毒理学杂志, 2009, 23(2): 121-123.

4. 隐舌橐吾（中国高等植物图鉴）

Ligularia franchetiana (H. Lév.) Hand.-Mazz., Symb. Sin. 7: 1134. 1936.——*Senecio franchetianus* H. Lév.（英 **Franchers Goldenray**）

多年生草本。茎直立，高 70-150 cm，上部常被紫红色有节短柔毛，基部被枯叶柄纤维包围。丛生叶与茎下部叶具柄，柄长 9-32 cm，光滑或被褐色有节短柔毛，基部具鞘，叶片肾形，长 4-30 cm，宽 6-42 cm，先端圆形，边缘有整齐的锯齿，叶脉掌状，主脉 3-5 条；中上部与基部叶同形，较小，具短柄及膨大的鞘；最上部叶更小，无柄，鞘膨大。复伞房状聚伞花序长达 17 cm，被褐色有节短毛；苞片及小苞片线状钻形；花序梗被密的褐色有节短柔毛；头状花序多数，盘状，总苞狭筒形，总苞片 (2) 3-5，长圆形，被褐色睫毛，具膜质边缘。小花 (2) 3-5，黄色；舌状花 1 个，管状，一侧开裂，近似舌状，与管状花等长，或无舌状花；管状花冠毛白色，略短于花冠。瘦果长圆形。花果期 6-9 月。

分布与生境　产于云南西北部至东北部、四川西南部。生于海拔 2350-3900 m 的河边、山坡及林下。

药用部位　根。

功效应用　清热化痰，宣肺止咳。用于咳嗽痰多。

化学成分　根含倍半萜类：隐舌橐吾酮(franchetianone) A、B[1]。

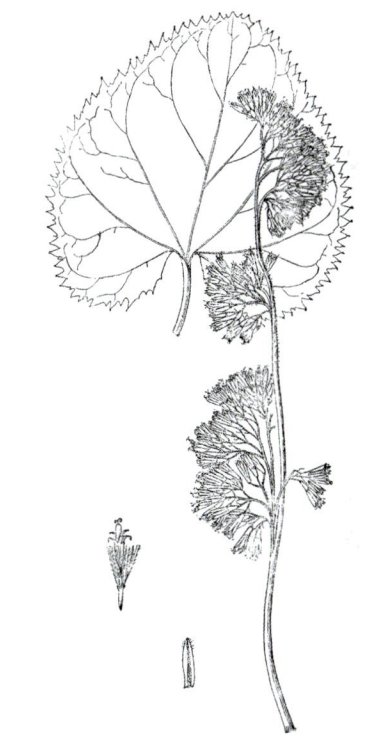

隐舌橐吾 *Ligularia franchetiana* (H. Lév.) Hand.-Mazz.
闫翠兰　绘

化学成分参考文献

[1] Tori M, et al. *Heterocycles*, 2008, 75(8, 7/30/08): 2029-2034.

5. 刚毛橐吾（中国植物志）　一碗水（陕西），褐毛橐吾（中国中药资源志要），马蹄草（中国高等植物图鉴）

Ligularia achyrotricha (Diels) Y. Ling in Contr. Inst. Bot. Natl. Acad. Peiping 5: 4, 1937.——*Senecio achyrotrichus* Diels（英 **Brownhairy Goldenray**）

多年生草本，茎直立，高 25-64 cm，被密的褐色短柔毛，基部被枯存叶柄纤维包围。丛生叶和茎基部叶具柄，柄长达 27 cm，被褐色短柔毛，基部有窄鞘，鞘长约 12 cm，叶片肾形，长 3-10 cm，宽 7-22.5 cm，边缘具大而不整齐的尖齿，边缘具褐色睫毛，基部两侧裂片近圆形，叶脉掌状，两面光滑或下面脉上有短柔毛；茎中部叶略小，具短柄，鞘膨大，外面被褐色短柔毛，叶片肾形，长约 6.5 cm，宽至 12 cm，边缘具三角状粗齿，两面光滑或下面脉上有短柔毛。复伞房状聚伞花序有分枝，长达 15 cm；苞片及小苞片钻形；花序梗被密的黄色短柔毛；头状花序多数，盘状，总苞狭筒形或狭钟形，总苞片 8–10，2 层，狭披针形，背面被密的黄褐色短柔毛。小花 10–16，全部管状，黄色，长于总苞，冠毛白色或下部黄色，与花冠管部等长。瘦果细圆柱形，具细肋。花果期 6–8 月。

分布与生境　产于陕西（秦岭）。生于海拔 3250–3700 m 的山坡、林缘。

药用部位　根、叶。

功效应用　解毒，消肿，催吐。用于火热毒邪，郁滞肌表，肿结疼痛，痰浊蒙蔽心窍，神志失常，食物、药物、毒物中毒。外用于疮疖。

化学成分　根含生物碱类：刚毛橐吾碱▲ A (ligulachyroine A)[1]；木脂素类：松脂酚 (pinoresinol)，8-羟基松脂酚 (8-hydroxypinoresinol)，9α-当归酰氧基松脂酚 (9α-angloyloxypinoresinol)[1]；苯丙素类：松柏醇 (coniferyl alcohol)，4-O-[6-羟基-7(9)-去氢-6,7-二氢牻牛儿基]-松柏醇 {4-O-[6-hydroxy-7(9)-dehydro-6,7-dihydrogeranyl]-coniferyl alcohol}，4-O-[7-氢过氧-5,6E-去氢-6,7-二氢牻牛儿基]-松柏醇 {4-O-[7-hydroperoxy-5,6E-dehydro-6,7-dihydrogeranyl]-coniferyl alcohol}，4-O-[6-氢过氧-7(9)-去氢-6,7-二氢牻牛儿基]-松柏醇 {4-O-[6-hydroperoxy-7(9)-dehydro-6,7-dihydrogeranyl]-coniferyl alcohol}，4-O-牻牛儿基-芥子醇 (4-O-geranyl-sinapyl alcohol)，4-O-[6-羟基-7(9)-去氢-6,7-二氢牻牛儿基]-芥子醇 {4-O-[6-hydroxy-7(9)-dehydro-6,7-dihydrogeranyl]-sinapyl alcohol}，4-O-[7-氢过氧-5,6E-去氢-6,7-二氢牻牛儿基]-芥子醇 {4-O-[7-hydroperoxy-5,6E-dehydro-6,7-dihydrogeranyl]-sinapyl alcohol}，4-O-[6-氢过氧-7(9)-去氢-6,7-二氢牻牛儿基]-芥子醇 {4-O-[6-hydroperoxy-7(9)-dehydro-6,7-dihydrogeranyl]-sinapyl alcohol}[1]。

注评　本种为部颁药品标准·藏药（1995 年版）收载"褐毛橐吾"的基源植物之一，药用其干燥全草；藏族主治龙热病、脾热病、白喉、疫疠、皮肤病。

化学成分参考文献

[1] Hua L, et al. *Phytochem* Lett, 2012, 5(3): 541-544.

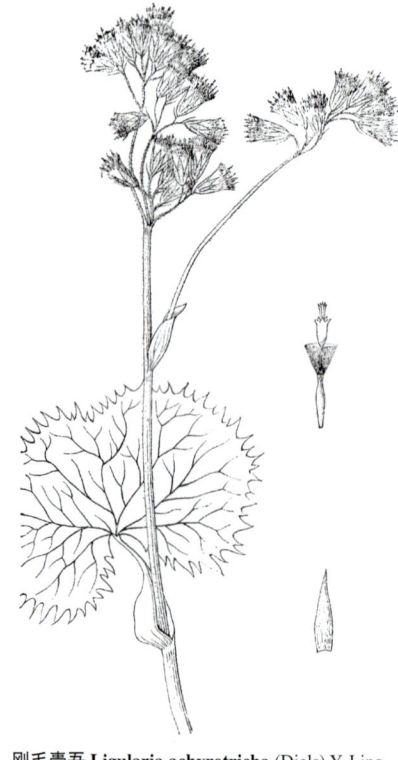

刚毛橐吾 Ligularia achyrotricha (Diels) Y. Ling
王颖　绘

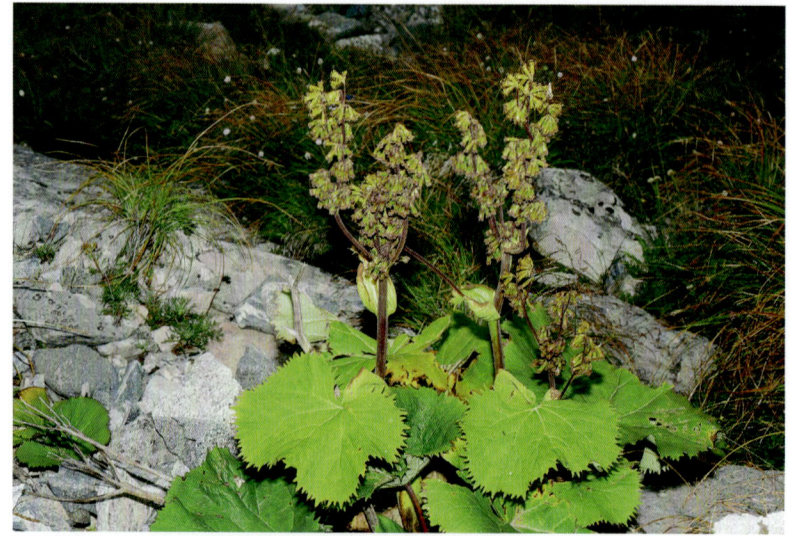

刚毛橐吾 Ligularia achyrotricha (Diels) Y. Ling
摄影：陈又生

6. 黄毛橐吾（中国高等植物图鉴）

Ligularia xanthotricha (Grüning) Y. Ling in Contr. Inst. Bot. Natl. Acad. Peiping 5: 4. 1937.——*Cacalia xanthotricha* Grüning（英 **Yellowhairy Goldenray**）

多年生草本。茎直立，粗壮，高达 150 cm，被密的黄色有节短毛。丛生叶与茎下部叶具柄，柄长达 38 cm，被密的黄色有节短毛，基部有膨大的鞘，叶片圆肾形，长 7–13.5 cm，宽达 31 cm，边缘具密而小的齿，两面光滑，叶脉掌状；茎中部叶具短柄，基部膨大鞘状，鞘宽卵形，长达 7 cm，宽约 4 cm，被黄色有节短毛，叶片肾形，长 2.7–6.5 cm，宽达 13 cm。复伞房状聚伞花序长达 38 cm，分枝被密的黄色有节短柔毛；苞片和小苞片线状钻形；花序梗被与分枝上一样的毛；头状花序多数，盘状，总苞狭钟形，总苞片 8–10，2 层，狭披针形，背部被黄色有节短柔毛，具狭膜质边缘。瘦果圆柱形，褐色。花果期 7–9 月。

分布与生境　产于甘肃、山西、河北。生于海拔 1650–3200 m 的沟边、草地及山坡灌丛中。

药用部位　全草、根。

功效应用　活血祛瘀，润肺，止咳，化痰。用于跌打损伤，咳嗽痰多。

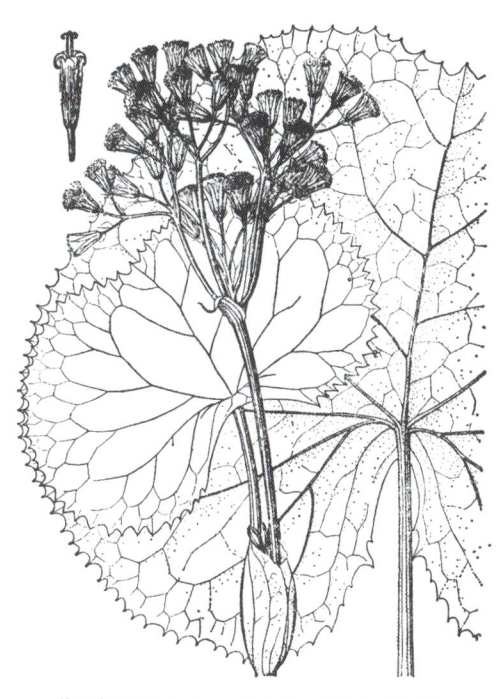

黄毛橐吾 Ligularia xanthotricha (Grüning) Y. Ling
引自《中国高等植物图鉴》

化学成分　全草含三萜类：羽扇豆醇(lupeol)，羽扇豆醇棕榈酸酯(lupeol palmitate)，3,28-二羟基羽扇豆醇(3,28-dihydroxylupeol)，白桦脂酸(betulinic acid)，蒲公英萜醇▲(taraxasterol)，蒲公英萜醇▲棕榈酸酯(taraxasteryl palmitate)，蒲公英萜醇▲乙酸酯(taraxasteryl acetate)[1]。

7. 大黄橐吾（中国高等植物图鉴）　大黄（四川松潘）

Ligularia duciformis (C. Winkl.) Hand.-Mazz., Symb. Sin. 7: 1135. 1936.——*Senecio duciformis* C. Winkl.（英 **Shortpappus Goldenray**）

多年生草本。茎直立，高达 170 cm，光滑或上部被黄色有节短柔毛，基部被枯叶柄包围。丛生叶与茎下部叶具柄，柄长达 31 cm，无翅；被有节短柔毛，基部有鞘，叶片肾形或心形，长 5–16 cm，宽 7.5–50 cm，边缘具不整齐的齿，两侧裂片圆形，两面光滑，叶脉掌状，主脉 3–5；茎中部叶柄长 4–9.5 cm，被密的黄绿色有节短柔毛，基部有膨大的鞘，鞘长达 5 cm，宽约 4 cm，外面被与柄上一样的毛，叶片肾形，长 4–10 cm，宽 8–20 cm，边缘有小齿；最上部叶常仅有叶鞘。复伞房状聚伞花序长达 20 cm，被短柔毛；苞片与小苞片极小，线状钻形；花序梗被密的黄色有节短柔毛；头状花序多数，盘状，总苞狭筒形，总苞片 5，2 层，长圆形，先端三角状急尖，被睫毛。小花 5–7，常 6，全部管状，黄色，伸出总苞之外，冠毛白色与花冠管部等长。瘦果圆柱形。花果期 7–9 月。

分布与生境　产于云南西北部、四川西南部至北部、湖北西部、甘肃南部、宁夏（泾源）。生于海拔 1900–4100 m 的河边、林下、草地及高山草地。

药用部位　根。

功效应用　清热解毒，止痛，止咳化痰，利水。用于咽喉肿痛，咳嗽，气喘，小便不利。

化学成分　根和根状茎含倍半萜类：$6\beta,8\beta$-二羟基荒漠木-7(11)-烯-12,8α-内酯($6\beta,8\beta$-dihydroxy-eremophil-7(11)-en-12,8α-olide)，$6\beta,8\alpha$-二羟基荒漠木-7(11)-烯-12,8β-内酯($6\beta,8\alpha$-dihydroxyeremophil-7(11)-en-12,8β-olide)，6β-羟基荒漠木-7(11)-烯-12,8α内酯(6β-hydroxyeremophil-7(11)-en-12,8α-olide)[1]；酚类：3-甲氧基-4-

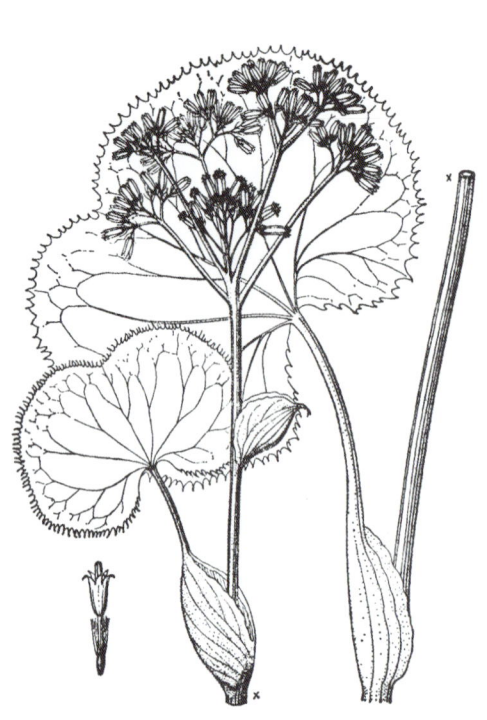

大黄橐吾 Ligularia duciformis (C. Winkl.) Hand.-Mazz.
引自《中国高等植物图鉴》

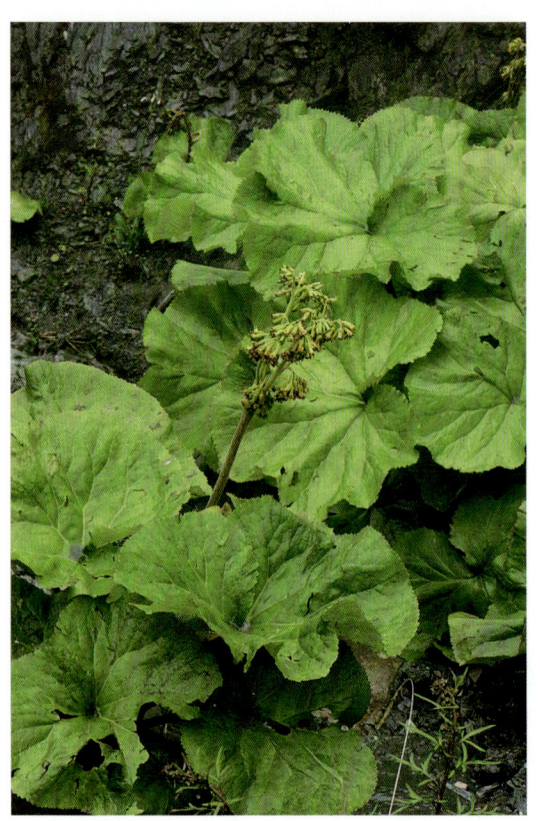

大黄橐吾 Ligularia duciformis (C. Winkl.) Hand.-Mazz.
摄影：陈又生

羟基苯丙基咖啡酸酯(3-methoxy-4-hydroxyphenylpropyl caffeate)[1]，咖啡酸(caffeic acid)，(E)-二十二烷基-3,4-二羟基肉桂酸酯[(E)-docosyl-3,4-dihydroxycinnamate]，(E)-二十二烷基-3-甲氧基-4-羟基阿魏酸酯[(E)-docosyl-3-methoxy-4-hydroxyferulate][2]；香豆素类：异东茛菪内酯(isoscopoletin)[3]；生物碱类：鲁文千里光碱▲(ruwenine)，大黄橐吾碱▲(duciformine)[3]；三萜类：β-香树脂酮(β-amyrone)[2]，$\Delta^{12,13}$-羽扇豆醇($\Delta^{12,13}$-lupeol)[3]；甾体类：豆甾醇，胡萝卜苷[1]，β-谷甾醇[2]；其他类：(2S,3S,4R)-鞘氨醇-(2'R)-$\Delta^{5',6'}(E)$-2'-羟基正二十四碳酰胺[(2S,3S,4R)-sphinganine-(2'R)-$\Delta^{5',6'}(E)$-2'-hydroxytetracosanoylamino]，正二十四碳酸，正二十四酸单甘油酯[3]。

根状茎含生物碱类：N,N-二(1-亚胺丙基)丙脒[N,N-di(1-iminepropanyl)propionamidine]，3,9-二甲基-5-硝基吡啶并[3,2,1-ij]喹唑啉-1,7-二酮{3,9-dimethyl-5-nitro-pyrido[3,2,1-ij]quinazoline-1,7-dione}，2,7-二(异丙胺并)-2H,7H-二环戊环辛烯-4,9-二醇[2,7-bis(isopropylimino)-2H,7H-dicyclopentacyclooctene-4,9-diol]，1-(4'-甲基吡嗪-5'-基)丁烷-1,2,3,4-四醇[1-(4'-methylpyridazin-5'-yl)butane-1,2,3,4-tetraol][4]。

根含倍半萜类：大黄橐吾素(liguducin) A、B[5-6]，4α,10β-二羟基-1β,5α-H-愈创木-6-烯(4α,10β-dihydroxy-1β,5α-H-guai-6-ene)，4α-羟基-1β,5α,11α-H-愈创木-9-烯-12,8α-内酯(4α-hydroxy-1β,5α,11α-H-guai-9-en-12,8α-olide)，1β-羟基桉叶-4,11-二烯-3-酮(1β-hydroxyeudesm-4,11-dien-3-one)，1β,6α-二羟基桉叶-4(15)-烯[1β,6α-dihydroxyeudesm-4(15)-ene][6]，(2E)-(1S,3aR,5S,6R,7S,7aR)-1-[(1R)-1-乙酰氧基-乙基]八氢-4-亚甲基-7-(1-甲基乙基)-6-(2-甲基-1-氧代丁酰氧基)-2-氧代-1H-茚-5-基-4-乙酰氧基-3-甲基-2-戊烯酸酯{(2E)-(1S,3aR,5S,6R,7S,7aR)-1-[(1R)-1-acetyloxy-ethyl]octahydro-4-methylene-7-(1-methylethyl)-6-(2-methyl-1-oxobutoxy)-2-oxo-1H-inden-5-yl-4-acetyloxy-3-methyl-2-pentenoic acid ester}，(2E)-(1S,3aR,5S,6R,7S,7aR)-1-[(1R)-1-(乙酰氧基)乙基]八氢-4-亚甲基-7-(1-甲基乙基)-6-(2-甲基-1-氧代丁酰氧基)-2-氧代-1H-茚-5-基-4-羟基-3-甲基-2-戊烯酸酯{(2E)-(1S,3aR,5S,6R,7S,7aR)-1-[(1R)-1-(acetyloxy)ethyl]octahydro-4-methylene-7-(1-methylethyl)-6-(2-methyl-1-oxobutoxy)-2-oxo-1H-inden-5-yl-4-hydroxy-3-methyl-2-pentenoic acid ester}[7]，

菊科 COMPOSITAE

7-乙酰基-1-羟基-4-亚甲基-1,2,3,4-四氢萘(7-acetyl-1-hydroxy-4-methylene-1,2,3,4-tetrahydronaphthalene)[8]；芳香类：4-O-[6-羟基-7(9)-去氢-6,7-二氢牻牛儿基]-松柏醇{4-O-[6-hydroxy-7(9)-dehydro-6,7-dihydrogeranyl]-coniferyl alcohol}，4-O-[7-羟基-5,6E-去氢-6,7-二氢牻牛儿基]-松柏醇{4-O-[7-hydroxy-5,6E-dehydro-6,7-dihydrogeranyl]-coniferyl alcohol}，4-O-[6-氢过氧-7(9)-去氢-6,7-二氢牻牛儿基]-松柏醇{4-O-[6-hydroperoxy-7(9)-dehydro-6,7-dihydrogeranyl]-coniferyl alcohol}，4-O-[7-氢过氧-5,6E-去氢-6,7-二氢牻牛儿基]-松柏醇{4-O-[7-hydroperoxy-5,6E-dehydro-6,7-dihydrogeranyl]-coniferyl alcohol}，4-O-[6-羟基-7(9)-去氢-6,7-二氢牻牛儿基]-芥子醇{4-O-[6-hydroxy-7(9)-dehydro-6,7-dihydrogeranyl]-sinapyl alcohol}，4-O-[7-羟基-5,6E-去氢-6,7-二氢牻牛儿基]-芥子醇{4-O-[7-hydroxy-5,6E-dehydro-6,7-dihydrogeranyl]-sinapyl alcohol}[9]，(2E)-3-{4-(2E-3,7-二甲基-2,6-辛二烯-1-氧基)-3-甲氧基苯基}-2-丙烯-1-醇{(2E)-3-{4-[(2E-3,7-dimethyl-2,6-octadien-1-yl)oxy]-3-methoxyphenyl}-2-propen-1-ol}，3E,6E-8-{4-[(1E-3-羟基-1-丙烯-1-基)-2-甲氧基苯氧基}-2,6-二甲基-3,6-辛二烯-2-醇{3E,6E-8-{4-[(1E-3-hydroxy-1-propen-1-yl)-2-methoxyphenoxy}-2,6-dimethyl-3,6-octadien-2-ol}，2E-3-[4-(2E,5E-7-氢过氧-3,7-二甲基-2,5-辛二烯-1-氧基)-3-甲氧基苯基]-2-丙烯-1-醇{2E-3-{[4-(2E,5E-7-hydroperoxy-3,7-dimethyl-2,5-octadien-1-yl)oxy]-3-methoxyphenyl}-2-propen-1-ol}，6E-8-[4-(1E-3-羟基-1-丙烯-1-基)-2-甲氧基苯氧基]-2,6-二甲基-1,6-辛二烯-3-醇{6E-8-[4-(1E-3-hydroxy-1-propen-1-yl)-2-methoxyphenoxy]-2,6-dimethyl-1,6-octadien-3-ol}，2E-3-[4-(2E-6-氢过氧-3,7-二甲基-2,7-辛二烯-1-氧基)-3-甲氧基苯基]-2-丙烯-1-醇{2E-3-{4-[(2E-6-hydroperoxy-3,7-dimethyl-2,7-octadien-1-yl)]oxy}-3-methoxyphenyl]-2-propen-1-ol}[10]，2E-3-[4-(2E,5E-3,7-二甲基-2,5,7-辛三烯-1-氧基)-3,5-二甲氧基苯基]-2-丙烯-1-醇{2E-3-{4-[(2E,5E-3,7-dimethyl-2,5,7-octatrien-1-yl)oxy]-3,5-dimethoxyphenyl}-2-propen-1-ol}，6E-8-{4-[(1E-3-羟基-1-丙烯-1-基)-2,6-二甲氧基苯氧基}-2,6-二甲基-2,6-辛二烯-4-酮{6E-8-{4-[(1E-3-hydroxy-1-propen-1-yl)-2,6-dimethoxyphenoxy}-2,6-dimethyl-2,6-octadien-4-one}[11]。

全草含倍半萜类：3β-乙酰氧基-6β-甲氧基荒漠木-7(11),9(10)-二烯-12,8β-内酯[3β-acetoxy-6β-methoxyeremophila-7(11),9(10)-dien-12,8β-olide]，3β-乙酰氧基-8α-羟基-6β-甲氧基荒漠木-7(11),9(10)-二烯-12,8β-l酯[3β-acetoxy-8α-hydroxy-6β-methoxyeremophila-7(11),9(10)-dien-12,8β-olide]，3β-乙酰氧基-10β-羟基-6β,8β-二甲氧基荒漠木-7(11)-烯-12,8α-内酯[3β-acetoxy-10β-hydroxy-6β,8β-dimethoxyeremophil-7(11)-en-12,8α-olide]，3β-乙酰氧基-6β,8β,10β-三羟基荒漠木-7(11)-烯-12,8α-内酯[3β-acetoxy-6β,8β,10β-trihydroxyeremophil-7(11)-en-12,8α-olide][12]。

药理作用 抗氧化作用：大黄橐吾多糖体外对超氧阴离子自由基和羟自由基有清除作用[1]。

注评 本种为部颁药品标准·藏药（1995年版）收载"褐毛橐吾"的基源植物之一，药用其干燥全草；藏族主治龙热病、脾热病、白喉、疫疠、皮肤病。

化学成分参考文献

[1] 伏开周，等. 药学学报，2007, 42(6): 621-624.

[2] 林锦锋，等. 中国中药杂志，2005, 30(24): 1927-1929.

[3] 王琼，等. 中国中药杂志，2008, 33(9): 1018-1020.

[4] Zhang CF, et al. *J Asian Nat Prod Res*, 2009, 11(4): 339-344.

[5] Gao, Kun, et al. *Chem Res Chin Univ*, 1999, 15(1): 70-72.

[6] Gao K, et al. *J Chin Chem Soc* (Taipei), 1999, 46(4): 619-622.

[7] Tori M, et al. *Nat Prod Commun*, 2007, 2(4): 357-360.

[8] Gao K, et al. *Chem Res Chin Univ*, 1997, 13(4): 382-385.

[9] Gao K, et al. *Phytochemistry*, 1998, 47(2): 269-272.

[10] Gao K, et al. *Chem Res Chin Univ*, 1997, 13(4): 382-385.

[11] Gao K, et al. *Ind J Chem*, Section B, 2000, 39B(2): 160-161.

[12] Wang WS, et al. *Helv Chim Acta*, 2008, 91(6): 1118-1123.

药理作用及毒性参考文献

[1] 刘春兰，等. 中央民族大学学报（自然科学版），2007, 16(4): 341-345.

8. 莲叶橐吾（中国高等植物图鉴） 一碗水（陕西中草药）

Ligularia nelumbifolia (Bureau et Franch.) Hand.-Mazz. in Akad. Wiss. Wien, Math.-Naturwiss. Kl., Anz. 62: 27. 1925.——*Senecio nelumbifolius* Bureau et Franch.（英 **Waterlily-leaf Goldenray**）

多年生草本。茎直立，高 80–100 cm，上部被白色蛛丝状柔毛和黄褐色有节短柔毛。丛生叶和茎下部叶具柄，柄长 10–50 cm，被白色蛛丝状柔毛，基部有短鞘，鞘略膨大，叶片盾状着生，肾形，长 7–30 cm，宽 13–38 cm（有时直径达 80 cm），先端圆形，边缘具尖锯齿，两侧裂片近圆形，上面光滑，下面被白色蛛丝状柔毛，叶脉掌状；茎上部叶具短柄，柄长 5–20 cm，具膨大的鞘，鞘长 4–6 cm，宽 2–2.5 cm，被白色蛛丝状柔毛。复伞房状聚伞花序，被白色蛛丝状柔毛和黄褐色有节短毛；苞片和小苞片线状钻形；花序梗黑紫色；头状花序多数，盘状，总苞狭筒形，总苞片 5–7，2 层，长圆形。先端三角形，钝，具白色睫毛。小花 6–8，稀达 12 个，稍伸出总苞之外，管部与檐部近等长，冠毛短于花冠。花期 7–9 月。

分布与生境 产于云南西北部至东北部、四川西南部至西北部、湖北西部、甘肃西南部。生于海拔 2350–3900 m 的林下、山坡和高山草地。

药用部位 根。

功效应用 止咳化痰，祛风。用于风寒咳嗽。现代亦用于肺结核。

化学成分 根含倍半萜类：$4\alpha,9\alpha,10\beta$-三乙酰氧基-$1\beta,5\alpha$-愈创木-6-烯($4\alpha,9\alpha,10\beta$-triacetoxy-$1\beta,5\alpha$-guaia-6-ene)[1-2]，$4\alpha,9\alpha$-二乙酰氧基-$1\beta,5\alpha$-愈创木-6-烯($4\alpha,9\alpha$-diacetoxy-$1\beta,5\alpha$-guaia-6-ene)[2]；芳香类：二十二醇-反式-阿魏酸酯(docosyl-*trans*-ferulate)，5-乙酰基-6-羟基-2-(1-甲基乙烯基)-3(2*H*)-苯并呋喃酮[5-acetyl-6-hydroxy-2-(1-meth-ylethylidene)-3(2*H*)-benzofuranone]，(*E*,*E*)-3-[4-(3,7-二甲基-2,6-辛二烯氧基)-3,5-二甲氧基苯基]-2-丙烯-(9*Z*,12*Z*)-9,12-十八碳二烯酸酯{(*E*,*E*)-3-[4-[(3,7-dimethyl-2,6-octadienyl)oxy]-3,5-dimethoxyphenyl]-2-propenyl-(9*Z*,12*Z*)-9,12-octadecadienoic acid ester}[3-4]，3-{4-[6-(1-

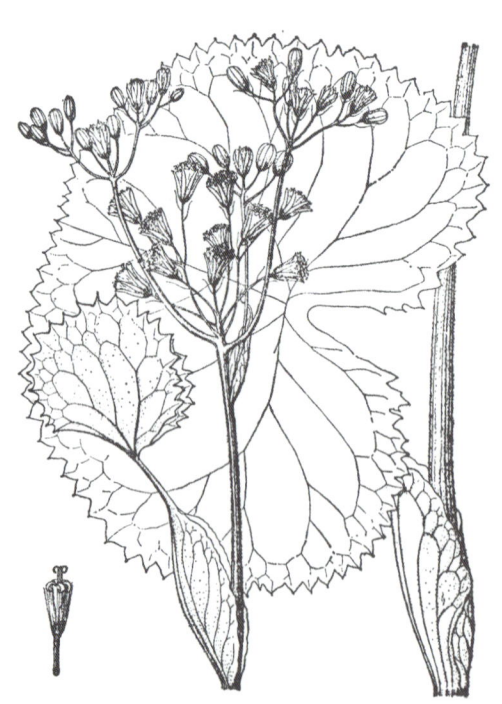

莲叶橐吾 Ligularia nelumbifolia (Bureau et Franch.) Hand.-Mazz.
引自《中国高等植物图鉴》

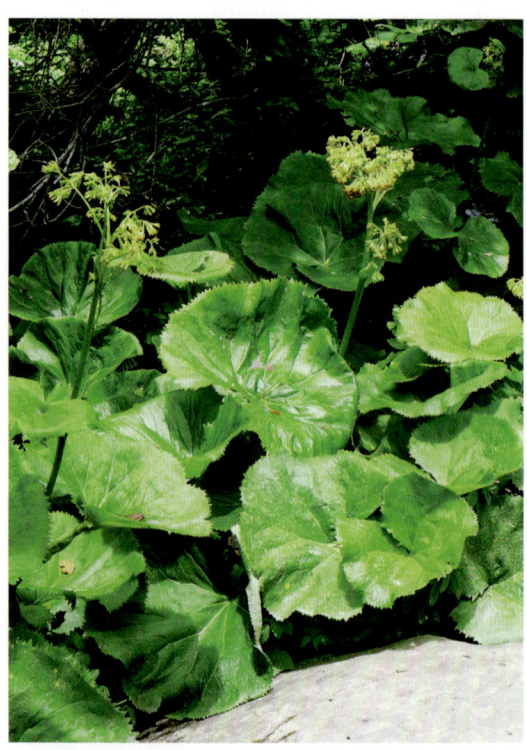

莲叶橐吾 Ligularia nelumbifolia (Bureau et Franch.) Hand.-Mazz.
摄影：陈又生

羟基乙氧基)-3,7-二甲基-2,7-辛二烯-1-氧基]-3,5-二甲氧基苯基-8-{4-(3-羟基-1-丙烯-1-基)-2,6-二甲氧基苯氧基}-2,6-二甲基-3,6-辛二烯-2-醇{3-{4-[6-(1-hydroxyethoxy)-3,7-dimethyl-2,7-octadien-1-yl]oxy]-3,5-dimethoxyphenyl-8-{4-(3-hydroxy-1-propen-1-yl)-2,6-dimethoxyphenoxy}-2,6-dimethyl-3,6-octadien-2-ol}，4-乙氧基-8-[4-(3-羟基-1-丙烯-1-基)-2,6-二甲氧基苯氧基]-2,6-二甲基-4,6-辛二烯-2-醇{4-ethoxy-8-[4-(3-hydroxy-1-propen-1-yl)-2,6-dimethoxyphenoxy]-2,6-dimethyl-4,6-octadien-2-ol}，4'-O-(3,7-二甲基-2,7-辛二烯-1,5-二醇)-芥子醇{4'-O-(3,7-dimethyl-2,7-octadiene-1,5-diol)-sinapyl alcohol}[5]，莲叶橐吾醇▲(nelumol) A[3-4]、B、C、D[5]。

注评 本种为"一碗水"的基源植物，药用其根。

化学成分参考文献

[1] Peng HR, et al. *Chin Chem Lett*, 1995, 6(7): 583-584.

[2] Peng HR, et al. *Planta Med*, 1997, 63(4): 335-338.

[3] Zhao Y, et al. *Chin Chem Lett*, 1993, 4(10): 895-898.

[4] Zhao Y, et al. *Phytochemistry*, 1994, 37(4): 1149-1152.

[5] Zhao Y, et al. *Chin Chem Lett*, 1995, 6(5): 387-390.

9. 褐毛橐吾（中国高等植物图鉴） 青海橐吾（中国中药资源志要）

Ligularia purdomii (Turrill) Chitt. in Royal Hort. Soc. Dict. Gard. 3: 1165. 1951. ——*Senecio purdomii* Turrill
（英 **Purdom's Goldenray**）

多年生高大草本。茎直立，高达150 cm，被褐色有节短柔毛，被密的枝叶柄包围。丛生叶及茎基部叶具柄，柄长达50 cm，紫红色，被褐色有节短毛，基部具长而窄的鞘，叶片肾形或圆肾形，直径达10-50 cm，或宽大于长，盾状着生，先端圆或凹缺，边缘具整齐的浅齿，两侧裂片圆形。下面被密的褐色短柔毛；叶脉掌状，主脉5-9；茎中部叶与下部者同形，较小，宽达18 cm，先端深凹，叶柄短，具极度膨大的叶鞘，被密的褐色有节短毛；最上部叶仅有膨大的鞘。大型复伞房状聚伞花序长达50 cm，分枝被褐色有节短毛；头状花序多数，盘状，下垂，总苞钟状陀螺形，总苞片6-12，长圆形或披针形，黑褐色，背部被密的黄褐色有节短毛。小花多数，全部管状，瘦果圆柱形，有细肋，冠毛长3-4 mm。花果期7-9月。

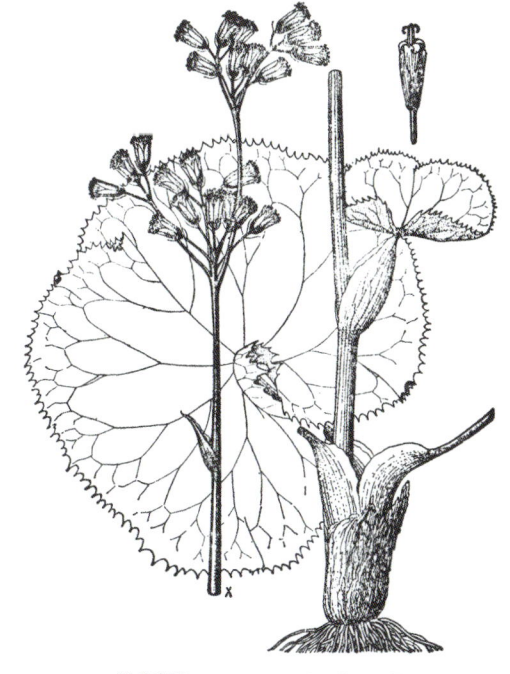

褐毛橐吾 Ligularia purdomii (Turrill) Chitt.
引自《中国高等植物图鉴》

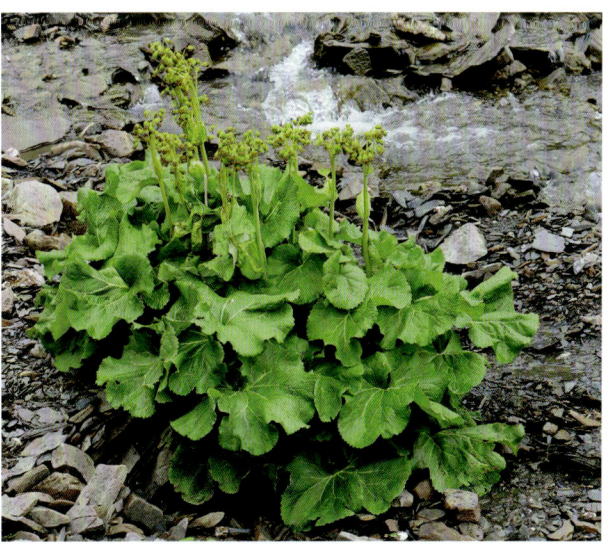

褐毛橐吾 Ligularia purdomii (Turrill) Chitt.
摄影：陈又生

分布与生境 产于四川西北部、青海（久治）、甘肃西南部。生于海拔 3650–4100 m 的河边、沼泽浅水处。

药用部位 根、叶。

功效应用 清热解毒。用于疮疖肿毒，催吐。

10. 牛蒡叶橐吾（中国高等植物图鉴） 大马蹄香（云南药用植物名录），大独叶草（云南民间常用草药），化血丹（昆明民间常用中草药），发罗海（云南），酸模叶橐吾（中国高等植物图鉴）

Ligularia lapathifolia (Franch.) Hand.-Mazz. in Vegetationsbilder 22: Heft. 8. t. 45a. 1932.——*Senecio lapathifolius* Franch.（英 **Dockleaf Goldenray**）

多年生草本。茎直立，高达 120 cm，上部被白色蛛丝状柔毛和有节短柔毛或老时脱毛，基部被枯叶柄纤维包围。丛生叶和茎下部叶具柄，柄长 7–25 cm，被白色蛛丝状柔毛，基部具鞘，叶片卵形或卵状长圆形，边缘有整齐的小齿，两面被疏的白色蛛丝状毛或脱毛，叶脉羽状；上部叶向上渐小，无柄，鞘状抱茎，叶片卵状长圆形或卵状披针形，长达 20 cm，宽至 9 cm。伞房状花序分枝长达 23 cm；苞片或小苞片线状钻形，总苞宽钟状，被密蛛丝状毛；总苞片 8–14，2 层，近革质，卵状披针形或披针形，背部被白色蛛丝状柔毛。舌状花黄色，舌片线状长圆形；管状花多数，冠毛红褐色或淡黄红色，与花冠等长。瘦果长圆形。花果期 7–10 月。

分布与生境 产于云南西北部，四川西南部。生于海拔 1800–3000 m 的草坡、林下及灌丛中。

药用部位 根、叶。

功效应用 活血祛瘀，止痛。用于跌打损伤，瘀肿疼痛，风湿痹痛。

化学成分 根含倍半萜类：8β-羟基荒漠木-3,7(11)-二烯-$8\alpha,12(6\alpha,15)$-二内酯[8β-hydroxyeremophil-3,7(11)-dien-$8\alpha,12(6\alpha,15)$-diolide]，8β-甲氧基荒漠木-3,7(11)-二烯-$8\alpha,12(6\alpha,15)$-二内酯[8β-methoxy-eremophil-3,7(11)-dien-$8\alpha,12(6\alpha,15)$-diolide]，8β-乙氧基荒漠木-3,7(11)-二烯-$8\alpha,12(6\alpha,15)$-二内酯[8β-ethoxyeremophil-3,7(11)-dien-$8\alpha,12(6\alpha,15)$-diolide]，6β-(2ξ-甲基丁酰氧基)荒漠木-3,7(11),8-三

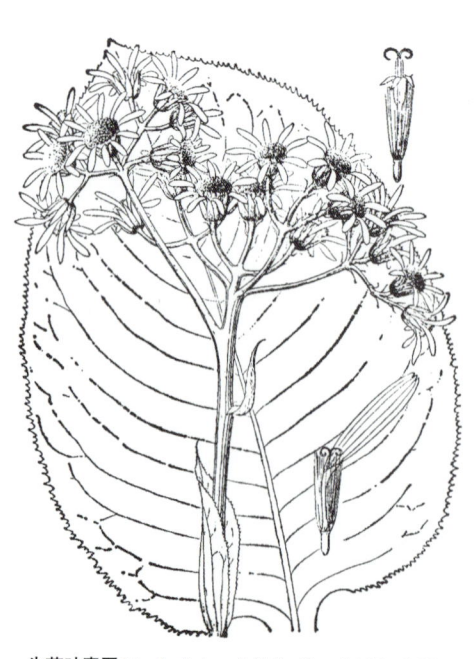

牛蒡叶橐吾 Ligularia lapathifolia (Franch.) Hand.-Mazz.
引自《中国高等植物图鉴》

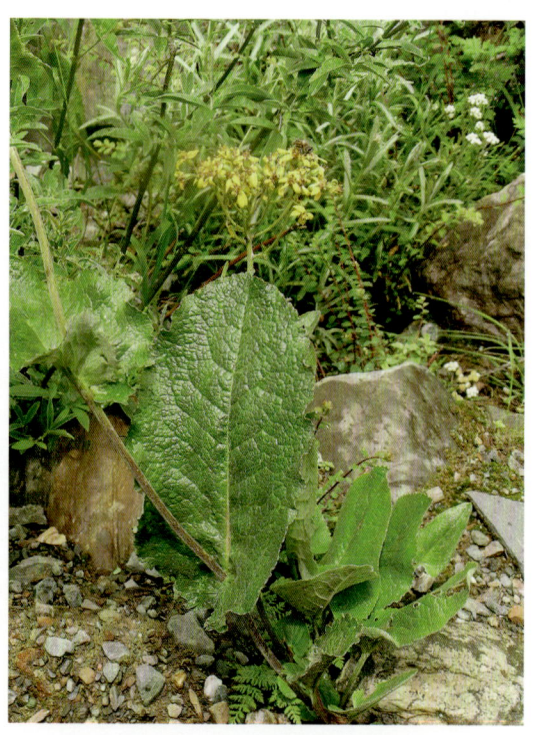

牛蒡叶橐吾 Ligularia lapathifolia (Franch.) Hand.-Mazz.
摄影：陈又生

烯-8,12-内酯-15-羧酸甲酯[6β-(2ξ-methylbutyryloxy)eremophil-3,7(11),8-trien-8,12-olide-15-oic acid methyl ester]，3β-当归酰氧基-8-氧代荒漠木-6(7)-烯-12,15-二羧酸甲酯[3β-angeloyloxy-8-oxoeremophil-6(7)-en-12,15-dioic acid methyl ester]，2-乙酰基-3a-甲基-3a,6,7,7aβ-四氢-1H-茚-4-羧酸甲酯[2-acetyl-3aβ-methyl-3a,6,7,7aβ-tetra-hydro-1H-inden-4-oic acid methyl ester][1]，3β-当归酰氧基-8β-羟基-6α,15β-环氧荒漠木-7(11)-烯-12,8α-内酯[3β-angeloyloxy-8β-hydroxy-6α,15-epoxy-eremophil-7(11)-en-12,8α-olide]，8βH-荒漠木-3,7(11)-二烯-12,8α(15,6α)-二内酯[8βH-eremophil-3,7(11)-dien-12,8α(15,6α)-diolide][2]。

根和根状茎含倍半萜类：8,8'-二-3β-当归酰氧基-荒漠木-7(11)-烯-12,8α(14β,6α)-二内酯[8,8'-bi-3β-angeloyloxy-eremophil-7(11)-en-12,8α(14β,6α)-diolide][3]，3β-当归酰氧基8βH-荒漠木-7(11)-烯-12,8α(14β,6α)-二氧化物[3β-angeloyloxy-8β-hydroxy-eremophil-7(11)-en-12,8α(14β,6α)-dioxide]，3β-当归酰氧基-8β-甲氧基荒漠木-7(11)-烯-12,8α(14β,6α)-二氧化物[3β-angeloyloxy-8β-methoxyeremophil-7(11)-en-12,8α(14β,6α)-dioxide]，3β-当归酰氧基-8β-乙氧基荒漠木-7(11)-烯-12,8α,14β,6α-二氧化物[3β-angeloyloxy-8β-ethoxyeremophil-7(11)-en-12,8α,14β,6α-dioxide]，3β-当归酰氧基-10β-羟基荒漠木-8(9),7(11)-二烯-12,8(14β,6α)-二氧化物[3β-angeloyloxy-10β-hy-droxyeremophil-8(9),7(11)-dien-12,8(14β,6α)-dioxide]，3β-当归酰氧基-8,12-环氧-12α-羟基-8β-甲氧基荒漠木-7(11)-烯-14β,6α-内酯[3β-angeloyloxy-8,12-epoxy-12α-hydroxy-8β-methoxyeremophil-7(11)-en-14β,6α-olide]，3β-当归酰氧基荒漠木-7,11-二烯-14β,6α-内酯[3β-angeloyloxyeremophilan-7,11-dien-14β,6α-olide][4]，2-乙酰基-3a-甲基-5-(2-甲基-丁-2-烯酰氧基)-3a,4,5,6,7,7a-六氢-1H-茚-4-酸[2-acetyl-3a-methyl-5-(2-methyl-but-2-enoyloxy)-3a,4,5,6,7,7a-hexahydro-1H-indene-4-carboxylic acid]，2-乙酰基-8a-甲基-2-(2-甲基-丁-2-烯酰氧基)-6-酮-1,2,3,4,4a,5,6,8a-八氢萘-1-酸[2-acetyl-8a-methyl-2-(2-methyl-but-2-enoyloxy)-6-oxo-1,2,3,4,4a,5,6,8a-octahydro-naphthalene-1-carboxylic acid][5]。

注评 本种为"大独叶草"的基源植物，药用其根、叶。

化学成分参考文献

[1] Fei DQ, et al. *J Nat Prod*, 2007, 70(2): 241-245.

[2] Fei DQ, et al. *J Asian Nat Prod Res*, 2006, 8(1-2): 99-103.

[3] Li YS, et al. *Nat Prod Res, Part A: Structure and Synthesis*, 2006, 20(13): 1241-1245.

[4] Li YS, et al. *Planta Med*, 2004, 70(3): 239-243.

[5] Li YS, et al. *Nat Prod Res*, 2004, 18(2): 99-104.

11. 东俄洛橐吾（中国高等植物图鉴）

Ligularia tongolensis (Franch.) Hand.-Mazz., Symb. Sin. 7: 1136. 1936.——*Senecio tongolensis* Franch.
（英 **Tongol Goldenray**）

多年生草本。茎直立，高20-100 cm，被蛛丝状柔毛，基部被枯叶柄纤维包围。丛生叶与茎下部叶具柄，柄长6-25 cm，被有节短柔毛，基部鞘状，叶片卵状心形或卵状长圆形，长3-17 cm，宽2.5-12 cm，边缘具细齿，基部线心形，两面被有节短柔毛，叶脉羽状；中上部叶与下部叶同形，向上渐小，有短柄，鞘膨大，长达10 cm，被有节短柔毛。伞房状花序开展，长达20 cm，稀头状花序单生；苞片和小苞片线形；花序梗长1-7 cm，被蛛丝状柔毛和有节短柔毛；头状花序1-20。总苞钟形，总苞片7-8，2层，长色，舌片长圆形；管状花多数，伸出总苞之外，冠毛淡褐色，与花冠等长。瘦果圆柱形。花果期7-8月。

分布与生境 产于西藏东南部、云南西北部、四川西南部至西北部。生于海拔2140-4000 m的山谷湿地、林缘、林下、灌丛及高山草甸。

药用部位 根、全草。

功效应用 润肺，止咳，化痰。用于肺燥咳嗽。

化学成分　根含倍半萜类：3β-(2'-甲基丁酰氧基)-8βH-荒漠木-7(11)-烯-12,8α(14,6α)-二内酯[3β-(2'-methylbutanoyloxy)-8βH-eremophil-7(11)-en-12,8α(14,6α)-diolide]，8βH-荒漠木-3,7(11)-二烯-12,8α(14,6α)-二内酯[8βH-eremophil-3,7(11)-dien-12,8α(14,6α)-diolide][1-2]，柠条醇A (carainterol A)，石竹-1,9β-二醇(caryolane-1,9β-diol)，(2Z)-(2aR,3S,5aR,6aS,9bR,9cS)-2a,3,4,5,5a,6,6a,8,9b,9c-十氢-9,9c-二甲基-2,8-二酮-2H-萘[1,8-bc: 3,2-b']二呋喃-3-基-2-2-甲基丁烯氧基酯{(2Z)-(2aR,3S,5aR,6aS,9bR,9cS)-2a,3,4,5,5a,6,6a,8,9b,9c-decahydro-9,9c-dimethyl-2,8-dioxo-2H-naphtho[1,8-bc: 3,2-b']difuran-3-yl-2-2-methylbutenoyl ester}[2]；三萜类：2α,3β,19α-三羟基-28-降熊果-12-烯(2α,3β,19α-trihydroxy-28-norurs-12-ene)，2α,3α,19α-三羟基-28-降熊果-12-烯(2α,3α,19α-trihydroxy-28-norurs-12-ene)[2-3]；甾体类：啤酒甾醇(cerevisterol)，麦角甾-6,22-二烯-3β,5α,8α-三醇(ergost-6,22-dien-3β,5α,8α-triol)，豆甾醇，β-谷甾醇，胡萝卜苷[2]；单萜类：对薄荷-6-烯-2,5-二醇(p-menth-6-en-2,5-diol)[2]。

化学成分参考文献

[1] Han YF, et al. *Chin Chem Lett*, 2005, 16(8): 1053-1055.

[2] Han YF, et al. *Chem Pharm Bull*, 2005, 53(10): 1338-1341.

[3] Han YF, et al. *Chem Lett*, 2005, 34(7): 892-893.

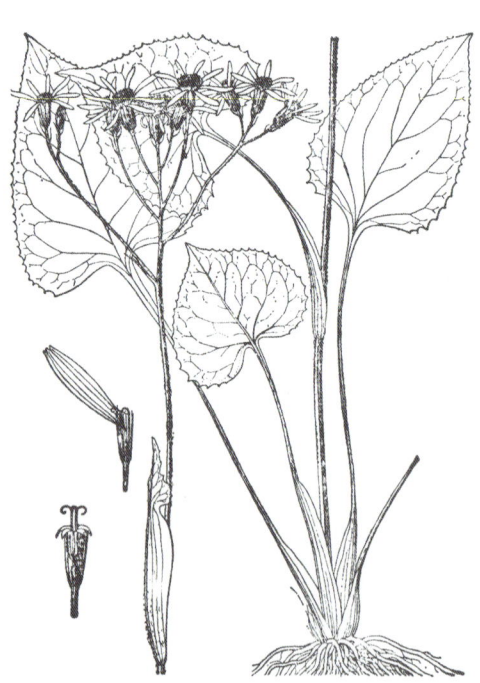

东俄洛橐吾 Ligularia tongolensis (Franch.) Hand.-Mazz.
引自《中国高等植物图鉴》

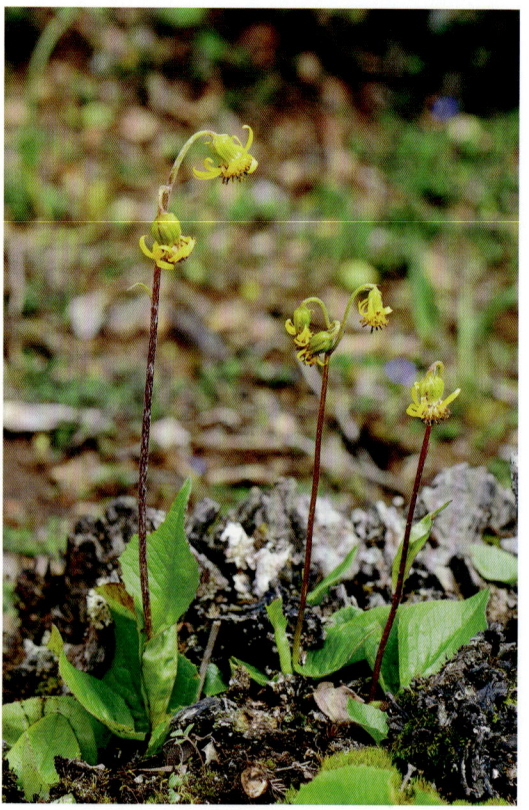

东俄洛橐吾 Ligularia tongolensis (Franch.) Hand.-Mazz.
摄影：陈又生

菊科 COMPOSITAE

12. 藏橐吾（中国高等植物图鉴） 卵叶橐吾（全国中草药汇编），酸模叶橐吾（西藏植物志）

Ligularia rumicifolia (J. R. Drumm.) S. W. Liu in Fl. Xizangica 4: 831. 1985.——*Senecio rumicifolius* J. R. Drumm., *Ligularia leesicotal* Kitam.（英 **Tibet Goldenray**）

多年生草本。茎直立，高 40-100 cm，被白色绵毛，基部被密的棕色绵毛和褐色枯叶柄包围。丛生叶及茎下部叶具柄，柄长达 20 cm，无翅或茎下部叶具狭翅，叶片卵状长圆形，长 10–19 cm，宽达 14.5 cm，边缘具细齿，幼时两面被白色绵毛，干时近革质，叶脉羽状；中上部叶无柄，无鞘，叶片卵状披针形，长达 19 cm，宽 6–10 cm，边缘有锯齿，基部耳状抱茎或稍窄，不抱茎；最上部叶披针形或线状披针形，长达 6 cm，近全缘，不抱茎。复伞房状花序或圆锥状伞房花序，被白色绵毛；苞片和小苞片线形；花序梗被白色绵毛；头状花序多数。总苞陀螺形或钟状陀螺形，总苞片 5–8，2 层，椭圆形或长圆形，黑褐色，背部绿色，内层具浅褐色宽膜质边缘。舌状花 3–7，舌片线状长圆形；管状花多数，冠毛白色，与花冠等长。瘦果狭倒披针形，具肋。花果期 7–10 月。

分布与生境 产于四川西南部、西藏东南部至东北部。生于海拔 3700–4500 m 的湖边、灌丛及山坡。也分布于尼泊尔。

药用部位 根。

功效应用 散寒，润肺，止咳化痰。用于风寒咳嗽。现代亦用于支气管炎，肺结核咳血，咽喉炎。

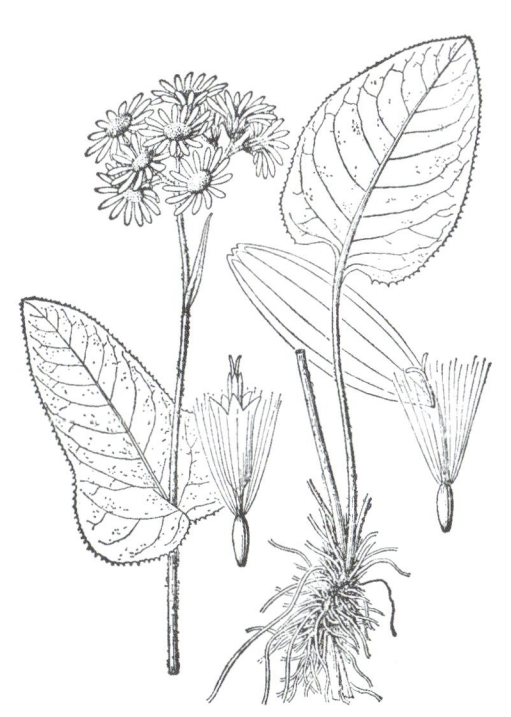

藏橐吾 Ligularia rumicifolia (J. R. Drumm.) S. W. Liu
引自《中国高等植物图鉴》

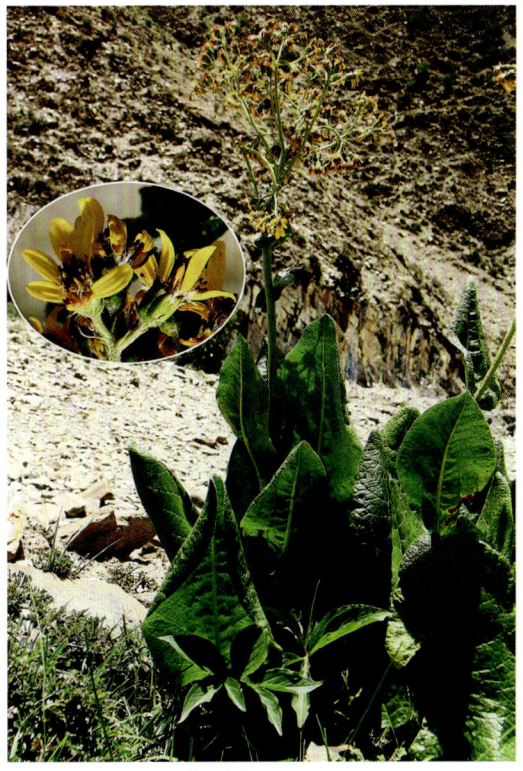

藏橐吾 Ligularia rumicifolia (J. R. Drumm.) S. W. Liu
摄影：张英涛

13. 准噶尔橐吾（中国植物志）

Ligularia songarica (Fisch.) Y. Ling in Contr. Inst. Bot. Natl. Acad. Peiping 2: 532. 1934.——*Senecio songaricus* Fisch. （英 **Songar Goldenray**）

多年生草本。茎直立，高 40–70 cm，基部被密的红褐色绵毛。丛生叶和下部叶具柄，柄长 8.5–26 cm，无翅，基部有窄鞘，叶片箭形、卵状箭形或长圆状箭形，长 6–14 (35) cm，宽 4–11 (25) cm，边缘具细齿，两侧裂片外缘具大齿，两面光滑，叶脉羽状；中部叶与下部者同形，较小，具短柄，无鞘，叶腋具白色绵毛；上部叶无柄，叶片卵状披针形至狭披针形。复伞房状聚伞花序开展，分枝长达 6 cm；苞片及小苞片披针形至钻形；花序梗光滑；头状花序多数。总苞狭钟形，总苞片 5–7，2 层，长圆形或卵状长圆形，内层具白色膜质边缘。舌状花 3–4，黄色，舌片长圆形；管状花 8–13，伸出总苞之外，冠毛白色与花冠等长。瘦果白色，长圆形，具细肋。花果期 5–8 月。

分布与生境 产于新疆天山南北。生于海拔 500–1130 m 的水边及山坡。也分布于哈萨克斯坦、吉尔吉斯斯坦。

药用部位 根、叶、草。

功效应用 根：止咳，化痰，平喘。用于咳嗽痰多，气喘。叶、全草：清热解毒，利水。用于乳痈，水肿，瘰疬。

化学成分 根含倍半萜类：5β-乙酰氧基-$4\beta,8$-二当归酰氧基-$2\beta,3\beta$: 10,11-二环氧没药-7(14)-烯[5β-acetoxy-$4\beta,8$-diangeloyloxy-$2\beta,3\beta$: 10,11-diepoxybisabola-7(14)-ene][1]，5-乙酰氧基-6-[(2Z)-2-甲基-2-丁烷氧基]-1,2-脱水-3,4-二去氧-4-[2,5-二羟基-5-甲基-1-亚甲基-4-[(2Z)-2-甲基-1-氧代-2-丁烯酰氧基]己基]-1-*C*-甲基-顺式-肌醇{5-acetyloxy-6-[(2Z)-2-methyl-2-butanoyloxy]-1,2-anhydro-3,4-dideoxy-4-[2,5-dihydroxy-5-methyl-1-methylene-4-[[(2Z)-2-methyl-1-oxo-2-butenyl]oxy]hexyl]-1-*C*-methyl-*cis*-inositol}，5-乙酰氧基-6-[(2Z)-2-甲基-2-丁烷酰氧基]-1,2-脱水-3,4-二去氧-4-[4-羟基-5-甲基-1-亚甲基-5-(1-甲基乙氧基)-2-[(2Z)-2-甲基-1-氧代-2-丁烯氧基]己基]-1-*C*-甲基-顺式-肌醇{5-acetyloxy-6-[(2Z)-2-methyl-2-butanoyloxy]-1,2-anhydro-3,4-dideoxy-4-[4-hydroxy-5-methyl-1-methylene-5-(1-methylethoxy)-2-[[(2Z)-2-methyl-1-oxo-2-butenyl]oxy]hexyl]-1-*C*-methyl-*cis*-inositol}，6-乙酰氧基-5-[(2Z)-2-甲基-2-丁烷酰氧基]-1,2-脱水-3,4-二去氧-4-[4,5-二羟基-5-甲基-1-亚甲基-2-[(2Z)-2-甲基-1-氧代-2-丁烯酰氧基]己基]-1-*C*-甲基-顺式-肌醇{6-acetyloxy-5-[(2Z)-2-methyl-2-butanoyloxy]-1,2-anhydro-3,4-dideoxy-4-[4,5-dihydroxy-5-methyl-1-methylene-2-[[(2Z)-2-methyl-1-oxo-2-butenyl]oxy]hexyl]-1-*C*-methyl-*cis*-inositol}，6-乙酰氧基-5-[(2Z)-2-甲基-2-丁烷酰氧基]-4-(2-甲基丙烷酰氧基)-1,2-二去氧-1-[2,5-二羟基-5-甲基-1-亚甲基-4-[(2Z-2-甲基-1-氧代-2-丁烯酰氧基]己基]-4-*C*-甲基-顺式-肌醇{6-acetyloxy-5-[(2Z)-2-methyl-2-butanoyloxy]-4-(2-methylpropanoyloxy)-1,2-dideoxy-1-[2,5-dihydroxy-5-methyl-1-methylene-4-[[(2Z-2-methyl-1-oxo-2-butenyl]oxy]hexyl]-4-*C*-methyl-*cis*-inositol}，6-乙酰氧基-5-[(2Z)-2-甲基-2-丁烷酰氧基]-1,2-二去氧-1-[2,5-二羟基-5-5-甲基-1-亚甲基-4-[(2Z)-2-甲基-1-氧代-2-丁烯酰氧基]己基]-4-*C*-甲基-顺式-肌醇{6-acetyloxy-5-[(2Z)-2-methyl-2-butanoyloxy]-1,2-dideoxy-1-[2,5-dihydroxy-5-methyl-1-methylene-4-[[(2Z)-2-methyl-1-oxo-2-butenyl]oxy]hexyl]-4-*C*-methyl-*cis*-inositol}，3-乙酰氧基-1,6-二[(2Z)-2-甲基-2-丁烷酰氧基]-4-去氧-4-[3-(3,3-二甲基环氧乙烷)-2-羟基-1-亚甲基丙烷]-1-*C*-甲基-手性-2-肌糖{3-acetyloxy-1,6-bis[(2Z)-2-methyl-2-butanoyloxy]-4-deoxy-4-[3-(3,3-dimethyloxiranyl)-2-hydroxy-1-methylenepropyl]-1-*C*-methyl-*chiro*-2-inosose}[2]，5-乙酰氧基-6-(2-甲基-2-丁烷酰氧基)-3,4-脱水-1,2-二去氧-1-[3-(3,3-二甲基环氧乙烷)-1-亚甲基-2-(2-甲基-1-氧代-2-丁烯酰氧基)丙基]-4-*C*-甲基-肌醇{5-acetyloxy-6-(2-methyl-2-butenoyloxy)-3,4-anhydro-1,2-dideoxy-1-[3-(3,3-dimethyloxiranyl)-1-methylene-2-[(2-methyl-1-oxo-2-butenyl)oxy]propyl]-4-*C*-methyl-inositol}，(8*S*,8a*S*)-6,7,8,8a-四氢-4-羟基-8-(1-甲基乙烯基)-2*H*-萘[1,8-bc]呋喃-2-酮{(8*S*,8a*S*)-6,7,8,8a-tetrahydro-4-hydroxy-8-(1-methylethenyl)-2*H*-naphtho[1,8-bc]furan-2-one}，准噶尔橐吾酮▲ (ligusongaricone)，准噶尔橐吾内酯▲A (ligusongaricanolide A)[3]；甾体类：β-谷甾醇，胡萝卜苷[3]。

化学成分参考文献

[1] Fu B, et al. *Chin Chem Lett*, 1999, 10(1): 29-30.

[2] Fu B, et al. *Pharmazie*, 2000, 55(12): 947-952.

[3] Fu B, et al. *Pharmazie*, 1999, 54(8): 620-624.

14. 塔序橐吾（中国植物志） 锥花橐吾（中国中药资源志要）

Ligularia thyrsoidea (Ledeb.) DC., Prodr. 6: 315. 1838.——*Cineraria thyrsoidea* Ledeb.（英 **Thyrse Like Goldenray**）

多年生草本，幼时有毛，后脱毛。茎直立，高 20–50 cm，基部被密的红褐绵毛。丛生叶和下部叶具柄，柄长 10–26 cm，基部具窄鞘，叶片卵状三角形、箭形或三角形，长 9–14 cm，宽 9–11 cm，边缘具不整齐的齿，两侧裂片略叉开，叶脉羽状；中上部叶具短柄或无，无鞘，叶片卵状三角形至线状披针形，在最上部的叶腋中常有不发育的头状花序。圆锥状复伞房状花序长 5–25 cm，宽 14 cm，呈塔形，下部分枝长达 10 cm，具伞房状花序；苞片和小苞片披针状钻形；头状花序多数。总苞杯状，总苞片 6–8，2 层，卵形或长圆形，内层具宽的白色膜质边缘。舌状花 5–12，舌片长圆形；管状花多数，冠毛白色与花冠等长。瘦果圆柱形，白色，光滑。花果期 7–8 月。

分布与生境 产于新疆。生于海拔 500–2000 m 的山坡及林下。也分布于俄罗斯、蒙古、哈萨克斯坦、吉尔吉斯斯坦。

药用部位 根。

功效应用 止咳化痰，温肺平喘。用于咳嗽，气喘。

化学成分 根含倍半萜类：8,12-环氧荒漠木烷-7,11-二烯-14-酸(8,12-epoxyeremophila-7,11-dien-14-oic acid)，6α,15-环氧呋喃荒漠木烷(6α,15-epoxyfuranoeremophilane)，反式-金合欢烯(trans-α-farnesene)[1]，呋喃荒漠木烷-15,6α-内酯(furanoeremophilan-15,6α-olide)；炔类：乙烯基五乙炔(vinylpentaacetylene)[1]；脂肪酸类：当归酸(angelic acid)[1]。

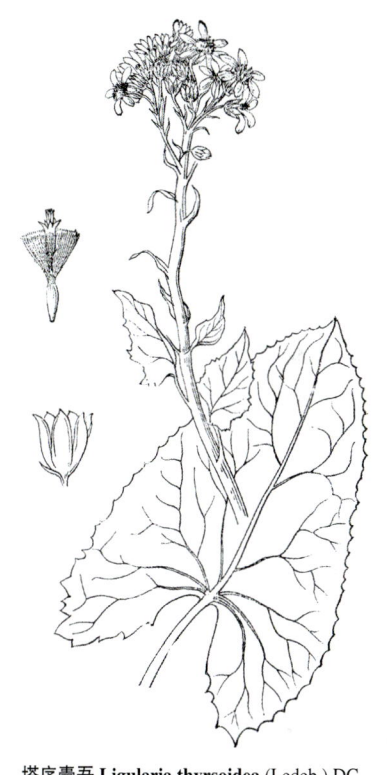

塔序橐吾 *Ligularia thyrsoidea* (Ledeb.) DC.
宁汝莲 王颖 绘

地上部分含倍半萜类：大牻牛儿烯D (germacrene D)，6β-当归酰氧基-10β-羟基呋喃荒漠木烷(6β-angeloyloxy-10β-hydroxyfuranoeremophilane)，1-甲基-7-亚甲基-4-(1-甲基乙基)-1,3-环癸二烯(1-methyl-7-methylene-4-(1-methylethyl)-1,3-cyclodecadiene)[1]。

全草含倍半萜类：1β-乙酰氧基-2β,8-二当归酰氧基-10,11-二羟基-3,4-环氧甜没药(1β-acetoxy-2β,8-diangeloyloxy-10,11-dihydroxy-3,4-epoxybisabolane)，1β-乙酰氧基-2β,8-二当归酰氧基-3β,10-二羟基-4α-氯-11-甲氧基甜没药-7(14)-烯(1β-acetoxy-2β,8-diangeloyloxy-3β,10-dihydroxy-4α-chloro-11-methoxybisabola-7(14)-ene)[2]，1β-乙酰氧基-2β,8-二当归酰氧基-3β-羟基-4α-氯-10,11-环氧甜没药-7(14)-烯(1β-acetoxy-2β,8-diangeloyloxy-3β-hydroxy-4α-chloro-10,11-epoxybisabol-7(14)-ene)，(1S,2S,3S,5R,6S)-1β,10-二当归酰氧基-2β,8,11-三羟基-3α-氯-6β-乙酰氧基甜没药-7(14)-烯[(1S,2S,3S,5R,6S)-1β,10-diangeloyloxy-2β,8,11-trihydroxy-3α-chloro-6β-acetyloxy-bisabol-7(14)-ene]，(1S,2S,3S,5R,6S)-1β,8-二当归酰氧基-2β,10-二羟基-3α-氯-6β-乙酰氧基-11-乙氧基-甜没药-7(14)-烯[(1S,2S,3S,5R,6S)-1β,8-diangeloyloxy-2β,10-dihydroxy-3α-chloro-6β-acetyloxy-11-ethyloxy-bisabol-7(14)-ene]，(1S,2S,3S,5R,6S)-1β,8-二当归酰氧基-2β,10-二羟基-3α-氯-6β-乙酰氧基-11-甲氧基-甜没药-7(14)-烯[(1S,2S,3S,5R,6S)-1β,8-diangeloyloxy-2β,10-dihydroxy-3α-chloro-6β-acetyloxy-11-methoxy-bisabol-7(14)-ene]，(1S,2S,3S,5R,6S)-1β,8-二当归酰氧基-2β,10,11-三羟基-3α-氯-6β-乙酰氧基-甜没药-7(14)-烯[(1S,2S,3S,5R,6S)-1β,8,11-

triangeloyloxy-2β,10-dihydroxy-3α-chloro-6β-acetyloxy-bisabol-7(14)-ene][3]；香豆素类：伞形花内酯(umbelliferone)[3]；其他类：对羟基苯甲醛(*p*-hydroxybenzaldehyde)，β-谷甾醇[3]。

注评 本种的种子蒙古族用于消渴、高脂血症、食物中毒。

化学成分参考文献

[1] Bohlmann F, et al. *Phytochemistry*, 1980, 19(7): 1550-1551.

[2] Liao JC, et al. *Chem Res Chin Univ*, 1999, 15(1): 67-69.

[3] Liao JC, et al. *J Chin Chem Soc* (Taipei), 1999, 46(2): 185-190.

15. 天山橐吾（中国植物志） 山地橐吾（新疆植物志）

Ligularia narynensis (C. Winkl.) O. Fedtsch et B. Fedtsch., Consp. Fl. Turkest. 3: 212. 1909. ——*Senecio narynensis* C. Winkl.（英 **Tianshan Goldenray**）

多年生草本。茎直立，高 7-80 cm，被白毛丛卷毛，基部被密的褐色绵毛。丛生叶和下部叶具柄，柄长 2-15 cm，被白色丛卷毛，基部鞘状，叶片卵状心形、圆心形、三角状心形或长圆状心形，长 1.4-10.5 cm，宽 1.6-8 cm，边缘具波状齿或尖锯齿，下面被白色丛卷毛，叶脉羽状；中上部叶狭卵形至披针形；最上部叶线状披针形，叶腋常有不发育的头状花序。头状花序 1-8，辐射状，常排列成伞房状花序，稀单生；苞片及小苞片线状披针形；花序梗长 0.8-4.5 cm；总苞半球形或杯状，总苞片 10-13，披针形、长圆形或宽椭圆形，黑褐色。舌状花 9-12，黄色，舌片长圆形或宽椭圆形；管状花多数，长于总苞，冠毛白色与花冠等长。瘦果黄白色或黄褐色，圆柱形，具肋。花果期 5-8 月。

分布与生境 产于新疆。生于海拔 800-3200 m 的阴坡灌丛、山坡草地、林下及高山草地。也分布于哈萨克斯坦、吉尔吉斯坦。

药用部位 根。

功效应用 补虚散结，祛痰止咳，理气活血。用于咳嗽，气喘，痰多，劳伤，跌打损伤。

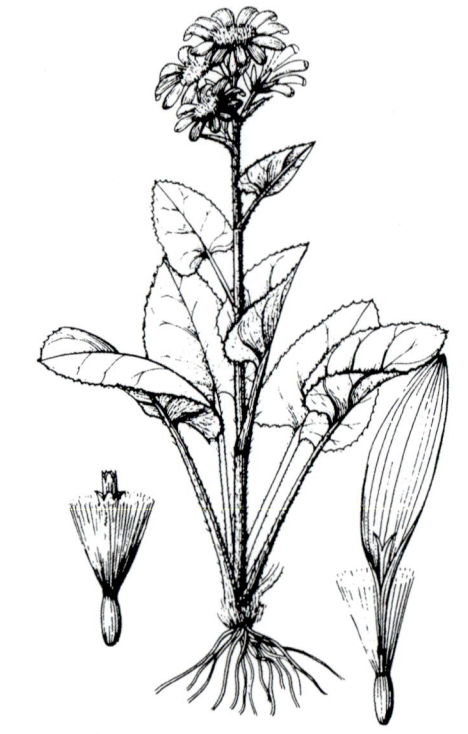

天山橐吾 Ligularia narynensis (C. Winkl.) O. Fedtsch et B. Fedtsch
谭丽霞 绘

化学成分 根含倍半萜类：1β,6α-二(甲基丁酰氧基)-2β,14-二乙酰氧基-7α-(乙酰氧基甲基千里光酰氧基)-11,12-环氧刺参萜-8(10)-烯[1β,6α-di(methylbutyryloxy)-2β,14-diacetoxy-7α-(acetoxymethylsenecioyloxy)-11,12-epoxyoplopa-8(10)-ene]，2β,14-二乙酰氧基-6α-(甲基丁酰氧基)-7α-(甲基千里光酰氧基)-11,12-环氧刺参萜-8(10)-烯[2β,14-diacetoxy-6α-(methylbutyryloxy)-7α-(methylsenecioyloxy)-11,12-epoxyoplopa-8(10)-ene][1-2]，(1*S*,3a*R*,5*S*,6*R*,7*S*,7a*R*)-1-(1-乙酰氧基乙基)八氢-6-(2-甲基丁酰氧基)-4-亚甲基-7-(2*S*)-2-甲基环氧乙烷-2-基]-2-氧代-1*H*-茚-5-基(2*E*)-4-乙酰氧基-3-甲基戊-2-烯酯{(1*S*,3a*R*,5*S*,6*R*,7*S*,7a*R*)-1-(1-acetoxyethyl)octahydro-6-[(2-methylbutanoyl)oxy]-4-methylidene-7-(2*S*)-2-methyloxiran-2-yl]-2-oxo-1*H*-inden-5-yl(2*E*)-4-acetoxy-3-methylpent-2-enoate }，(1*S*,3a*R*,5*S*,6*R*,7*S*,7a*R*)-1-(1-乙酰氧基乙基)-八氢-4-亚甲基-7-[(2*S*)-2-甲基环氧乙烷-2-基]-6-(3-甲基戊烷酰氧基)-2-氧代-1*H*-茚-5-基(2*E*)-4-乙酰氧基-3-甲基戊-2-烯酯{(1*S*,3a*R*,5*S*,6*R*,7*S*,7a*R*)-1-(1-acetoxyethyl)-octahydro-4-methylidene-7-[(2*S*)-2-methyloxiran-2-yl]-6-[(3-methylpentanoyl)oxy]-2-oxo-1*H*-inden-5-yl(2*E*)-4-acetoxy-3-methylpent-2-enoate }，(1*S*,2*R*,3*S*,3a*R*,5*S*,6*R*,7*S*,7a*S*)-2-乙酰氧基-1-(1-乙酰氧基乙基)八氢-3,6-二(2-甲基丁酰氧基)-4-亚甲基-7-[(2*S*)-2-甲基环氧乙

烷-2-基]-1H-茚-5-基(2E)-4-羟基-3-甲基戊-2-烯酯{(1S,2R,3S,3aR,5S,6R,7S,7aS)-2-acetoxy-1-(1-acetoxyethyl)octahydro-3,6-bis[(2-methylbutanoyl)-oxy]-4-meth-ylidene-7-[(2S)-2-methyloxiran-2-yl]-1H-inden-5-yl(2E)-4-hydroxy-3-methylpent-2-enoate}，(1S,2R,3S,3aR,5S,6R,7S,7aS)-2-乙酰氧基-1-(1-乙酰氧基乙基)-八氢-3,6-二(2-甲基丁酰氧基)-4-亚甲基-7-[(2S)-2-甲基环氧乙烷-2-基]-1H-茚-5-基(2E)-3-甲基戊-2-烯酯{(1S,2R,3S,3aR,5S,6R,7S,7aS)-2-acetoxy-1-(1-acetoxyethyl)-octahydro-3,6-bis[(2-methylbutanoyl)-oxy]-4-methylidene-7-[(2S)-2-methyloxiran-2-yl]-1H-inden-5-yl(2E)-3-methylpent-2-enoate}[2]，3β,4-二乙酰氧基-8α-(2-甲基丁酰氧基)-9α-(4-甲基千里光酰氧基)-11α,12-环氧日本刺参-10(14)-烯{3β,4-diacetoxy-8α-(2-methylbutyryloxy)-9α-(4-methylsenecioyloxy)-11α,12-epoxyoplop-10(14)-ene}，3β,4-二乙酰氧基-9α-(4-乙酰氧基-4-甲基千里光酰氧基)-2β,8α-二(2-甲基丁酰氧基)-11α,12-环日本刺参-10(14)-烯{3β,4-diacetoxy-9α-(4-acetoxy-4-methylsenecioyloxy)-2β,8α-di(2-methylbutyryloxy)-11α,12-epoxyoplop-10(14)-ene}，2α-羟基-1βH,7αH,10αH-愈创木-4,11(12)-二烯-3-酮[2α-hydroxy-1βH,7αH,10αH-guai-4,11(12)-dien-3-one][3]；单萜类：1α,2β,3α,6α-四羟基-对-薄荷烷(1α,2β,3α,6α-tetrahydroxy-p-menthane)，(1R,4S,5S)-2-甲基-5-(1-甲基乙基)-环己烯-1,4-二醇[(1R,4S,5S)-2-methyl-5-(1-methylethyl)-cyclohexene-1,4-diol]，(4R,5S)-4-羟基-2-甲基-5-(1-甲基乙基)-2-环己烯-1-酮[(4R,5S)-4-hydroxy-2-methyl-5-(1-methylethyl)-2-cyclohexen-1-one]，(4S,5S)-4-羟基-2-甲基-5-(1-甲基乙基)-2-环己烯-1-酮[(4S,5S)-4-hydroxy-2-methyl-5-(1-methylethyl)-2-cyclohexen-1-one][3]；木脂素类：天山橐吾醇▲(narynenol)[4]。

全草含酰胺类：橙黄胡椒酰胺苯甲酸酯(aurantiamide benzoate)，橙黄胡椒酰胺乙酸酯(aurantiamide acetate)[5]；其他类：阿魏酸，二十八硬脂酸单甘油酯，β-谷甾醇，胡萝卜苷[5]。

化学成分参考文献

[1] Gao X, et al. *Chin Chem Lett*, 2006, 17(3): 341-343.
[2] Gao X, et al. *Helv Chim Acta*, 2006, 89(7): 1387-1394.
[3] Gao X, et al. *J Asian Nat Prod Res*, 2008, 10(2): 185-192.
[4] Gao X, et al. *Chin Chem Lett*, 2008, 19(1): 71-72.
[5] 张朝凤，等. 中药材，2005, 28(2): 102-104.

16. 棉毛橐吾（中国植物志）

Ligularia vellerea (Franch.) Hand.-Mazz. in Akad. Wiss. Wien, Math.-Naturwiss. Kl., Anz. 62: 12. 1925.——*Senecio vellereus* Franch.（英 **Cottony Goldenray**）

多年生草本。茎花葶状，高 15–63 cm，被疏的白色柔毛，基部被密而长的白色绵毛和褐色枯叶柄纤维包围。丛生叶和茎基部叶具柄，柄长 23 cm，上部具全缘的窄翅，基部鞘状，被白色绵毛，叶片卵形、椭圆形或近圆形，长 2.5–15 cm，被白色绵毛；苞片线形，总苞片 10，2 层，披针形，稀卵形，背面被稀疏的柔毛。舌状花 5–7，舌片长圆形；管状花多数，冠毛淡黄色与花冠等长。瘦果狭倒披针形。花果期 6–9 月。

分布与生境 产于云南西北部、四川西南部。生于海拔 2100–4600 m 的水边、林下及草坡。

药用部位 根。

功效应用 温肺定喘，散瘀止痛。用于咳嗽，气喘。

化学成分 根含倍半萜类：6β-当归酰氧基呋喃荒漠木-15-酸(6β-angeloyloxy-furanoeremophilan-15-oic acid)，6β-当归酰氧基呋喃荒漠木烷-15-羧酸甲酯(methyl 6β-angeloyloxyfuranoeremophilan-15-oate)，8β-羟基荒漠木烷-7(11)-烯-15,6α: 12,8-二内酯[8β-hydroxyeremophil-7(11)-ene-15,6α: 12,8-diolide]，1α-当归酰氧基呋喃荒漠木烷-6β-醇(1α-angeloyloxyfuranoeremophilan-6β-ol)，橐吾醇，6α,15-环氧呋喃荒漠木烷(6α,15-epoxyfuranoeremophilane)，橐吾醇乙醚(ligularol ethyl ether)，橐吾醇甲醚(ligularol methyl ether)，呋喃荒漠木-15,6α-内酯(furanoeremophilan-15,6α-olide)，荒漠木-1(10),11-二烯[eremophila-1(10),11-diene]，蜂斗菜酮(fukinone)，1-[(3aR,4S,7aR)-3a,4,5,6,7a-六氢-3a,4-二甲基-1H-茚-2-基]乙酮{1-[(3aR,4S,7aR)-3a,4,5,6,7a-hexahydro-3a,4-dimethyl-1H-inden-2-yl] ethanone}，荒漠木大吴风草素▲D

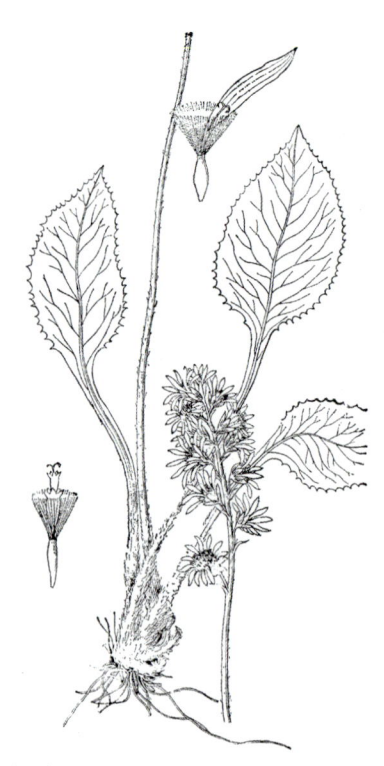

棉毛橐吾 Ligularia vellerea (Franch.) Hand.-Mazz.
王颖 绘

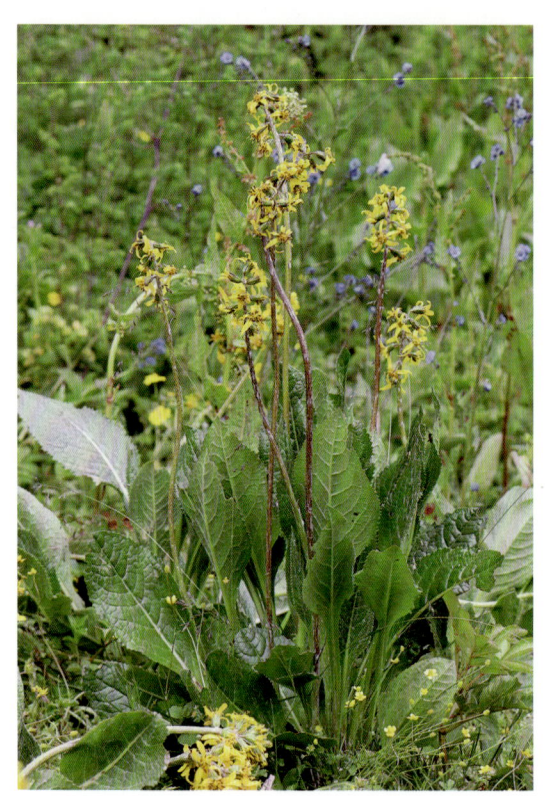

棉毛橐吾 Ligularia vellerea (Franch.) Hand.-Mazz.
摄影：陈又生

(eremofarfugin D)，荒漠木大吴风草素E (eremofarfugin E)[1]。

根和根状茎含倍半萜类：8α-羟基-7(11)-荒漠木烯-$12,8\beta$-内酯[8α-hydroxy-7(11)-eremophilen-$12,8\beta$-olide]，6β-羟基-7(11)-荒漠木烯-$12,8\alpha$-内酯[6β-hydroxy-7(11)-eremophilen-$12,8\alpha$-olide][2]；香豆素类：伞形花内酯(umbelliferone)[2]；苯乙酮类：4-羟基苯乙酮(4-hydroxyacetophenone)[2]；其他类：顺芷酸，β-谷甾醇，豆甾醇，胡萝卜苷[2]。

根状茎含黄酮类：3,2',4'-三羟基-4-甲氧基查耳酮(3,2',4'-trihydroxy-4-methoxy-chalcone)，4,2',4'-三羟基查耳酮(4,2',4'-trihydroxychalcone)，7,3'-二羟基-4'-甲氧基黄酮(7,3'-dihydroxy-4'-methoxyflavone)[3]。

化学成分参考文献

[1] Tori M, et al. *Phytochemistry*, 2008, 69(5): 1158-1165.

[2] 李云森，等. 中国中药杂志，2001, 26(12): 835-837.

[3] 王彩芳，等. 波谱学杂志，2009, 26(2): 264-271.

17. 橐吾（中国植物志） 西伯利亚橐吾（中国高等植物图鉴），北橐吾（东北植物检索表），箭叶橐吾（内蒙古中草药），山紫菀、葫芦七（河北），土紫菀（中国植物志）

Ligularia sibirica (L.) Cass. in Dict. Sci. Nat. 26: 401. 1823.——*Othonna sibirica* L.（英 **Siberian Goldenray**）

多年生草本。茎直立，高 52-110 cm，最上部及花序被白色蛛丝状毛和黄褐色有节短柔毛，基部被枯叶柄纤维包围。丛生叶和下部叶具柄，柄长 14-39 cm，光滑，基部鞘状，叶片卵状心形、三角状心形、肾状心形或宽心形，长 3.5-20 cm，边缘具整齐的细齿，两侧裂片长圆形或近圆形，两面光滑，叶脉掌状；中部叶与下部叶同形，柄长 3-14 cm，鞘膨大；最上部叶仅有叶鞘。总状花序长 4.5-42 cm；苞片卵形或卵状披针形，下部苞片长达 3 cm，向上渐小；花序梗长达 4-12 mm；头状花序多数；小苞片狭披针形，近膜质。总苞宽钟形、钟形或钟状陀螺形，总苞片 7-10，2 层，披针形或长圆形，边缘

菊科 COMPOSITAE

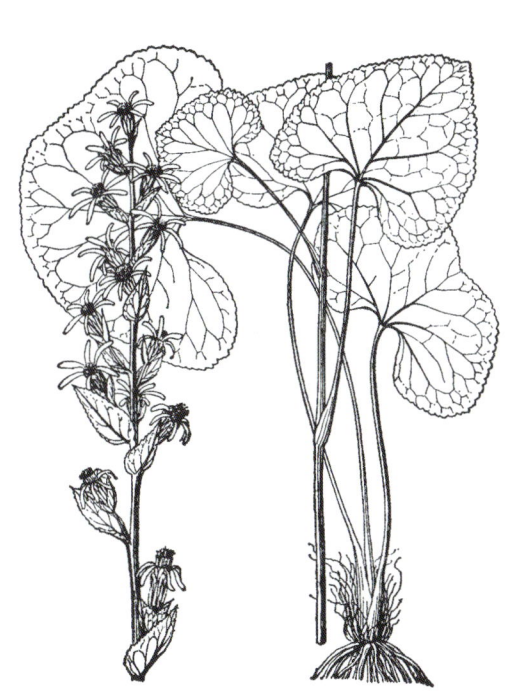

橐吾 *Ligularia sibirica* (L.) Cass.
引自《中国高等植物图鉴》

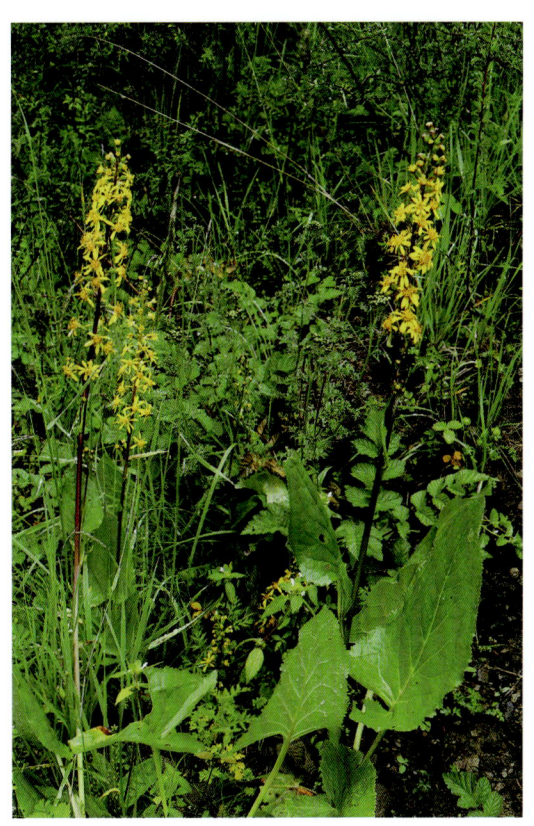

橐吾 *Ligularia sibirica* (L.) Cass.
摄影：陈又生

膜质。舌状花 6-10，舌片倒披针形或长圆形，管状花多数，冠毛白色与花冠等长。瘦果长圆形。花果期 7-10 月。

分布与生境　产于山西、内蒙古、河北、东北地区、湖南、安徽。生于海拔 373-2200 m 的沼地、湿草地、河边、山坡及林缘。也分布于蒙古、俄罗斯西伯利亚、欧洲大部分地区。

药用部位　根、根状茎。

功效应用　润肺，祛痰止咳，理气活血，止痛。用于肺结核，肝炎，高血压，痔疮，子宫颈溃疡，咳嗽痰多，百日咳，腰腿痛，劳伤，跌打损伤。

化学成分　根含倍半萜类：6β-羟基呋喃荒漠木烷(6β-hydroxyfuranoeremophilane)，6-氧代-呋喃荒漠木烷(6-oxo-furanoeremophilane)，荒漠木烷[1]，莎草烯(cyperene)，对聚伞花素(*p*-cymene)，柠檬烯(limonene)，橘草醚▲A (ogarukayaether A)，橐吾环氧素(liguloxide)[2]。

地上部分含倍半萜类：橐吾酮[1]。

全草含生物碱类：款冬碱(tussilagine)，异款冬碱(isotussilagine)，新款冬碱(neotussilagine)，新异款冬碱(neoisotussilagine)[3]。

注评　本种为"山紫菀"的基源植物之一，药用其根及根状茎。

化学成分参考文献

[1] Ishii H, et al. *Tetrahedron*, 1965, 21(9): 2605-2610.

[2] Okagi M, et al. *Yakugaku Zasshi*, 1974, 94(7): 881.

[3] Wiedenfeld H, et al. *Scientia Pharmaceutica*, 2003, 71(2): 129-132.

18. 川鄂橐吾（中国高等植物图鉴） 鄂贵紫菀（全国中草药汇编），山紫菀（贵州）

Ligularia wilsoniana (Hemsl.) Greenm. in Bailey, Stand. Cycl. Hort. 6: 513. 1917.——*Senecio wilsonianus* Hemsl.（英 **Wilson's Goldenray**）

多年生草本。茎直立，高 60–100 cm，被有节短柔毛。丛生叶和下部叶具柄，柄长 19–51 cm，被有节短柔毛，基部有鞘，叶片肾形，长 6.5–13.5 cm，宽 11–24 cm，边缘具密而尖的齿，上面被有节短柔毛，叶脉掌状；中部叶与下部叶同形，较小；上部叶减缩。总状花序长 15–34 cm；苞片丝状；花序梗长 10–15 mm；头状花序多数；小苞片丝状钻形；总苞钟状陀螺形，总苞片 7–8，2 层，长圆形或披针形，内层边缘膜质。舌状花 5–6，舌片长圆形；管状花多数，冠毛白色与花冠等长。瘦果光滑。花果期 7–9 月。

分布与生境 产于四川东部、湖北西部。生于海拔 1600–2050 m 的草坡及林下。

药用部位 根及根状茎。

功效应用 祛痰止咳，理气活血，止痛。用于咳嗽痰多，百日咳，腰腿痛，劳伤，跌打损伤。

药理作用 祛痰作用：川鄂橐吾灌水煎剂灌胃，可增加小鼠呼吸道酚红排泌[1]。

镇咳作用：川鄂橐吾水煎剂灌胃，可延长二氧化硫引咳法模型小鼠咳嗽潜伏期、减少咳嗽次数[1]。

注评 本种为四川中药材标准（1987、2010）收载"川紫菀"、贵州中药材质量标准（1988）收载"紫菀"的基源植物之一，药用其干燥根及根状茎。

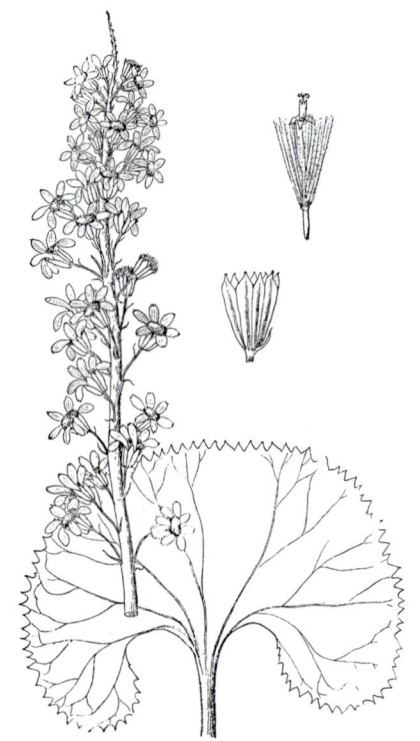

川鄂橐吾 Ligularia wilsoniana (Hemsl.) Greenm.
闫翠兰 绘

药理作用及毒性参考文献

[1] 赵显国, 等. 中草药, 1999, 30(1): 35-36.

19. 细茎橐吾（中国植物志） 太白紫菀（陕西），太白小紫菀、小紫菀（陕西中草药）

Ligularia hookeri (C. B. Clarke) Hand.-Mazz. in Bot. Jahrb. Syst. 69: 127. 1938.——*Cremanthodium hookeri* C. B. Clarke（英 **Hooker's Goldenray**）

多年生草本。茎直立，高 17–40 cm，上部被白色蛛丝状柔毛和有节短柔毛，丛生叶和下部叶具柄，叶柄纤细，长 5–10 cm，基部鞘状，叶片心状箭形或肾形，边缘具三角状齿或大齿，两侧裂片长圆形，叶脉掌状；中部叶 1 个，具短柄，鞘略膨大，叶片肾形与下部叶近等大；最上部叶 1 枚，苞片状，舟形。头状花序单生或 2–7 (16)，排列成总状花序；苞片狭披针形；花序梗长达 3.5 cm；小苞片丝状；总苞钟形或宽钟形，总苞片 8–10，2 层，长圆形，内层具宽膜质边缘。舌状花黄色，舌片线形；管状花多数，冠毛褐色或淡褐色，与花冠等长。瘦果圆柱形，褐色。花果期 5–9 月。

分布与生境 产于西藏、云南西北部、四川、陕西。生于海拔 3000–4200 m 的山坡、灌丛、林中、水边及高山草地。也分布于尼泊尔、印度（锡金）、不丹。

药用部位 全草。

功效应用 化痰止咳，宽胸理气，通窍生津。用于肺结核，咳嗽，气喘，头痛，劳伤，水肿。

菊科 COMPOSITAE

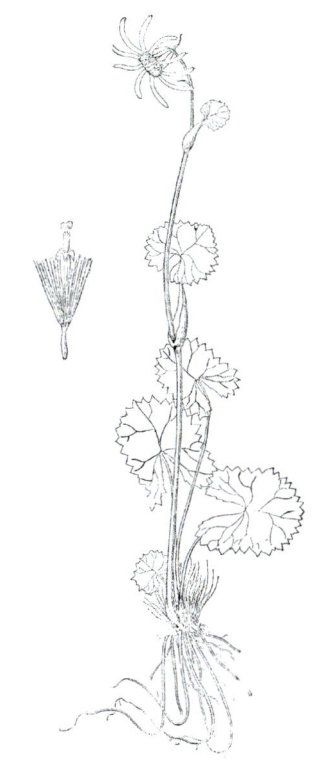

细茎橐吾 Ligularia hookeri (C. B. Clarke) Hand.-Mazz.
闫翠兰 绘

20. 贵州橐吾（中国植物志） 接骨丹、弓蹄当归（贵州）

Ligularia leveillei (Vaniot) Hand.-Mazz., Symb. Sin. 7: 1136. 1936.——*Senecio leveillei* Vaniot（英 **Revelle's Goldenray**）

多年生草本。茎直立，高约 60 cm，上部及花序被褐色有节短柔毛。茎下部叶具柄，柄长达 20 cm，基部鞘状，叶片肾形或心形，长 3–3.5 cm，宽 5–5.5 cm，边缘具三角状齿，两侧裂片圆形，近草质，叶脉掌状；中部叶具短柄，鞘膨大，长约 3 cm，叶片肾形或心形，较小；上部叶无柄，更小。圆锥状总状花序下部有分枝，长约 10 cm；苞片及小苞片线形；花序梗长 3–7 mm；头状花序多数，盘状；总苞宽钟形或杯状，总苞片 8，2 层，长圆形或卵状长圆形。小花多数，管状，冠毛褐色，略短于花冠，瘦果未熟。花果期 8 月。

分布与生境 产于贵州中部。生于海拔 2030 m 的草地和荒地。

药用部位 根。

功效应用 温肺下气，祛痰止咳，利水。用于风寒咳喘，肺痈，小便不利，水肿，淋浊。

化学成分 根和根状茎含生物碱类：肉叶千里光碱▲(isoline)，山岗橐吾碱(clivorine)[1]。

化学成分参考文献

[1] 濮社班，等. 药学学报，2004, 39(10): 831-835.

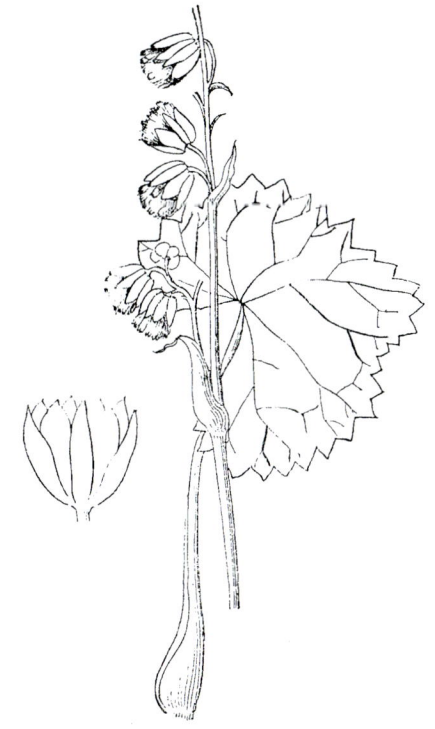

贵州橐吾 Ligularia leveillei (Vaniot) Hand.-Mazz.
闫翠兰 绘

21. 蹄叶橐吾（东北植物检索表） 肾叶橐吾（中国中药资源志要），大救驾、荷叶七（陕西太白山），紫菀（甘肃中草药），山紫菀、马蹄叶（山西及内蒙古中草药），马蹄当归（贵州草药），川紫菀（四川中草药）

Ligularia fischeri (Ledeb.) Turcz., Cat. Fl. Baic. Dahur. 11. 1837.——*Cineraria fischeri* Ledeb., *Ligularia sibirica* (L.) Cass. var. *racemosa* (DC.) Kitam. （英 **Fischer's Goldenray**）

多年生草本。茎高大，直立，高 80-200 cm，上部及花序被黄褐色有节短柔毛，基部被褐色枯叶柄纤维包围。丛生叶和下部叶具柄，柄长 18-59 cm，基部鞘状，叶片肾形，长 10-30 cm，宽 13-40 cm，边缘具整齐的锯齿，两侧裂片近圆形，叶脉掌状，主脉 5-7 条；中上部叶具短柄，鞘膨大，叶片肾形，长 4.5-5.5 cm，宽 5-6 cm。总状花序长 25-75 cm；苞片卵形或卵状披针形，边缘有齿；花序梗长达 9 cm；头状花序多数；小苞片狭披针形至线形。总苞钟形，总苞片 8-9，2 层，长圆形。舌状花 5-6(9)，舌片长圆形；管状花多数，冠毛红褐色短于管部。瘦果圆柱形。花果期 7-10 月。

分布与生境 产于四川、湖北、贵州、湖南、河南、安徽、浙江、甘肃、陕西、华北地区及东北地区。生于海拔 100-2700 m 的水边、草甸、山坡、灌丛、林缘及林下。也分布于尼泊尔、印度（锡金）、不丹、俄罗斯东西伯利亚、蒙古、缅甸、朝鲜、日本。

药用部位 根、根状茎。

功效应用 祛痰止咳，理气活血，止痛。用于咳嗽痰多，百日咳，腰腿痛，劳伤，跌打损伤。

化学成分 根含倍半萜类：(3β,6β,8α,10β)-3-乙酰基-6,8,10-三羟基荒漠木-7(11)-烯-12,8-内酯[(3β,6β,8α,10β)-3-acetyl-6,8,10-trihydroxyeremophil-7(11)-eno-12,8-lactone]，(3β,6β,8β,10β)-3-乙酰基-8,10-二羟基-6-(2-甲基-1-氧代-丁酰氧基)荒漠木-7(11)-烯-12,8-内酯[(3β,6β,8β,10β)-3-acetyl-8,10-dihydroxy-6-(2-methyl-1-oxo-butoxy)eremophil-7(11)-eno-12,8-lactone]，(3β,6β,10β)-3-乙酰基-6,10-二羟基荒漠木-7(11),8-二烯-12,8-内酯[(3β,6β,10β)-3-acetyl-6,10-dihydroxyeremophila-7(11),8-dieno-12,8-lactone]，(3β,6β,10α)-3-乙酰基-6,10-二羟基荒漠木-7(11),8-二烯-12,8-内酯[(3β,6β,10α)-3-acetyl-6,10-dihydroxyeremophila-7(11),8-dieno-12,8-

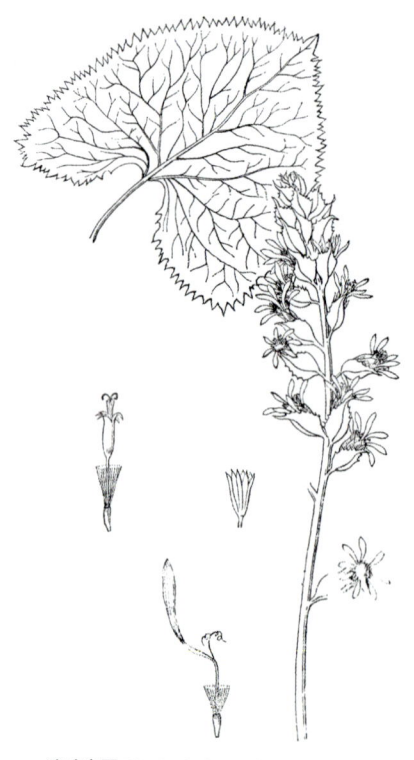

蹄叶橐吾 Ligularia fischeri (Ledeb.) Turcz.
闫翠兰 绘

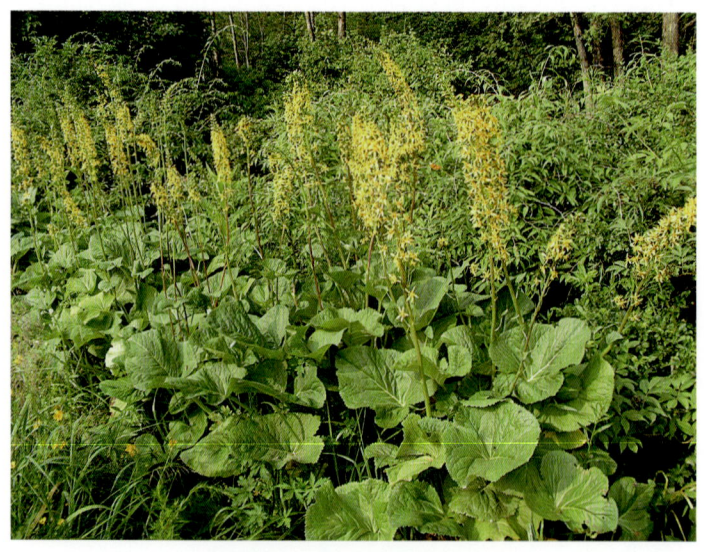

蹄叶橐吾 Ligularia fischeri (Ledeb.) Turcz.
摄影：于俊林

菊科 COMPOSITAE

lactone]，(3a*R*,4*R*,5*S*,7a*S*)-2-乙酰基-3a,4,5,6,7,7a-六氢-7a-羟基-1*H*-茚-5-乙酸酯[(3a*R*,4*R*,5*S*,7a*S*)-2-acetyl-3a,4,5,6,7,7a-hexahydro-7a-hydroxy-1*H*-inden-5-yl acetate][1]，紫蜂斗叶烯醇(eremoligenol)，橐吾醇，呋喃荒漠木烷，橐吾酮，6*β*-羟基呋喃荒漠木烯内酯▲(6*β*-hydroxyeremophilenolide)[2]，1*β*-羟基-6*α*-异丁氧基-9-降荒漠木-7(11),8(10)-二烯-8(12)-内酯[1*β*-hydroxy-6*α*-isobutyryloxy-9-noremophil-7(11),8(10)-dien-8(12)-olide]，1*β*-乙酰氧基-6α-异丁氧基-9-降荒漠木-7(11),8(10)-二烯-8(12)-内酯[1*β*-acetoxy-6*α*-isobutyryloxy-9-noremophil-7(11),8(10)-dien-8(12)-olide]，橐吾酯(ligularate)，阔叶千里光内酯(platyphyllide)，9-氧代阔叶千里光内酯(9-oxoplatyphyllide)，1*α*-氯-6*β*-异丁氧基-9-氧代-10*β*-羟基呋喃荒漠木(1*α*-chloro-6*β*-isobutyryloxy-9-oxo-10*β*-hydroxyfuranoeremophilane)，1*α*-氯-6*β*-当归酰氧基-9-氧代-10*β*-羟基呋喃荒漠木(1*α*-chloro-6*β*-angeloyloxy-9-oxo-10*β*-hydroxyfuranoeremophilane)，1-羟基阔叶千里光内酯(1-hydroxyplatyphyllide)[3]，1*β*,10*β*-环氧呋喃荒漠木-6*β*-醇(1*β*,10*β*-epoxyfuranoeremophilan-6*β*-ol)[4]，呋喃橐吾酮(furanoligularenone)，3-氧代-8*α*-羟基-10*αH*-荒漠木-1,7(11)-二烯-12,8*β*-内酯[3-oxo-8*α*-hydroxy-10*αH*-eremophila-1,7(11)-dien-12,8*β*-olide]，3-氧代-8*α*-甲氧基-10*αH*-荒漠木-1,7(11)-二烯-12,8*β*-内酯[3-oxo-8*α*-methoxy-10*αH*-eremophila-1,7(11)-dien-12,8*β*-olide][5]，1*β*,10*β*-环氧呋喃荒漠木-6*β*-基-2-羟甲基丙烯-2-羧酸酯(1*β*,10*β*-epoxyfuranoeremophilan-6*β*-yl-2-hydroxymethylprop-2-enoate)[6]。

地上部分含倍半萜类：橐吾环氧素(liguloxide)，橐吾环氧醇(liguloxidol)，橐吾环氧醇乙酸酯(liguloxidol acetate)[7]，橐吾酮(ligularone)[8]。

全草含倍半萜类：蹄叶橐吾内酯(ligufischerin)，6*β*-甲氧基-8*β*-羟基-荒漠木-7(11)-烯-12,8*α*-内酯[6*β*-methoxy-8*β*-hydroxy-eremophil-7(11)-en-12,8*α*-olide]，6-氧代-8*β*-羟基-荒漠木-7(11)-烯-12,8*α*-内酯[6-oxo-8*β*-hydroxy-eremophil-7(11)-en-12,8*α*-olide]，6*β*-羟基-8*α*-甲氧基-荒漠木-7(11)-烯-12,8*β*-内酯[6*β*-hydroxy-8*α*-methoxyeremophil-7(11)-en-12,8*β*-olide]，6*β*-羟基-8*α*-甲氧基-荒漠木-7(11)-烯-12,8*α*-内酯[6*β*-hydroxy-8*α*-methoxy-eremophil-7(11)-en-12,8*α*-olide]，6*β*-羟基-荒漠木-7(11)-烯-12,8*α*-内酯[6*β*-hydroxy-eremophil-7(11)-en-12,8*α*-olide]，6*β*-羟基-荒漠木-7(11)-烯-12,8*β*-内酯[6*β*-hydroxy-eremophil-7(11)-en-12,8*β*-olide]，6*β*,8*β*-二羟基-荒漠木-7(11)-烯-12,8*α*-内酯[6*β*,8*β*-dihydroxy-eremophil-7(11)-en-12,8*α*-olide]，8*β*-羟基-荒漠木-7(11)-烯-12,8*α*-内酯[8*β*-hydroxy-eremophil-7(11)-en-12,8*α*-olide][9-10]，11-羟基-荒漠木-1(10)-烯-2,9-二酮[11-hydroxy-eremophil-1(10)-en-2,9-dione]，1*β*,11-二羟基-荒漠木-9-烯(1*β*,11-dihydroxy-eremophil-9-ene)，(-)-4*β*,7*α*-香橙烷二醇[(-)-4*β*,7*α*-aromadendranediol]，1*β*,6*α*-二羟基桉叶-4(15)-烯[1*β*,6*α*-dihydroxyeudesm-4(15)-ene]，香科萜二醇▲(teucdiol) A、B[11]。

药理作用 抗炎作用：蹄叶橐吾地上部分乙醇提取物灌胃，可抑制二甲苯、巴豆油所致小鼠耳肿胀和角叉菜胶、蛋清、热刺激、制霉菌素、组胺、5-HT 所致的大鼠足肿胀，对小鼠棉球肉芽肿、大鼠佐剂性关节炎、小鼠腹腔毛细血管通透性增高也有抑制作用，还可降低角叉菜胶致大鼠炎症组织中 PGE_2 的含量[1]。

调节免疫作用：蹄叶橐吾乙醇提取物灌胃，可抑制小鼠单核巨噬细胞系统的吞噬功能，增加小鼠血清溶血素含量，促进脾淋巴细胞增殖[2]。

祛痰作用：蹄叶橐吾水煎剂灌胃，可增加小鼠酚红的排泌量[3]。

抗溃疡作用：蹄叶橐吾地上部分乙醇提取物灌胃，对小鼠无水乙醇型胃溃疡有抑制作用[4]。

抗氧化作用：蹄叶橐吾的甲醇提取物和正丁醇萃取物体外具有清除 DPPH 自由基活性[5]。

其他作用：蹄叶橐吾地上部分乙醇提取物灌胃，可以延长急性乙醇中毒模型小鼠翻正反射消失的潜伏期，缩短醒酒时间，降低模型小鼠血清及肝组织中 TG 含量及 ALT 活性，提高 GSH-Px 活性[6]。

注评 本种为吉林（1977）、辽宁（1980）和甘肃（1995）中药材标准收载"山紫菀"基源植物，药用其干燥根及根状茎；药材又称"葫芦七"。蒙古族用根治疗支气管炎、咳喘、肺结核、咳脓血、外伤及风湿病。

化学成分参考文献

[1] Deng MC, et al. *Helv Chim Acta*, 2009, 92(3): 495-501.
[2] Ishii H, et al. *J Chem Soc [Section] C: Organic*, 1966, (17): 1545-1548.
[3] Zhang WJ, et al. *Planta Med*, 2010, 76(2): 159-164.
[4] Moriyama Y, et al. *Chem Lett*, 1972, (7): 637-640.
[5] Hwang BY, et al. *Planta Med*, 2002, 68(2): 101-105.
[6] Sato T, et al. *Bull Chem Soc Japan*, 1975, 48(1): 112-114.
[7] Ishi H, et al. *Tetrahedron*, 1970, 26(12): 2911-2918.
[8] Ishi H, et al. *Chem Commun*, 1968, (2): 106-108.
[9] Wang WS, et al. *Chin Chem Lett*, 1999, 10(7): 571-572.
[10] Wang WS, et al. *Planta Med*, 2000, 66(2): 189-191.
[11] Wang WS, et al. *J Chin Chem Soc* (Taipei), 2000, 47(6): 1291-1293.

药理作用及毒性参考文献

[1] 李丽波，等．中国中医药科技，2004, 11(5): 285-287.
[2] 李丽波，等．齐齐哈尔医学院学报，2009, 30(16): 1953-1954.
[3] 李茁，等．沈阳药学院学报，1987, 4(2): 136.
[4] 曲香芝，等．时珍国医国药，2006, 17(7): 1190.
[5] 洪承权，等．中央民族大学学报（自然科学版），2009, 18(1): 14-17.
[6] 于海玲，等．中国实验方剂学，2010, 16(14): 147-149.

22. 离舌橐吾（中国高等植物图鉴） 棕色铧头草（四川），水荷叶、白紫菀（湖北）

Ligularia veitchiana (Hemsl.) Greenm. in Bailey, Stand. Cycl. Hort. 6: 3153. 1917. ——*Senecio veitchianus* Hemsl.（英 **Veitch's Goldenray**）

多年生草本。茎直立，高 60–120 cm，上部和花序幼时被白色蛛丝状毛和黄褐色有节短柔毛，基部被枯叶柄纤维包围。丛生叶和下部叶具柄，柄长 15–47 cm，叶片三角状或卵状心形，有时近心形，长 7–17 cm，宽 12–26 cm，边缘有整齐的尖齿，侧裂片长圆形或近圆形，叶脉掌状；中上部叶与下部叶，较小，鞘膨大，全缘。总状花序长 13–40 cm；苞片常位于花序梗的中部，宽卵形或卵状披针形，

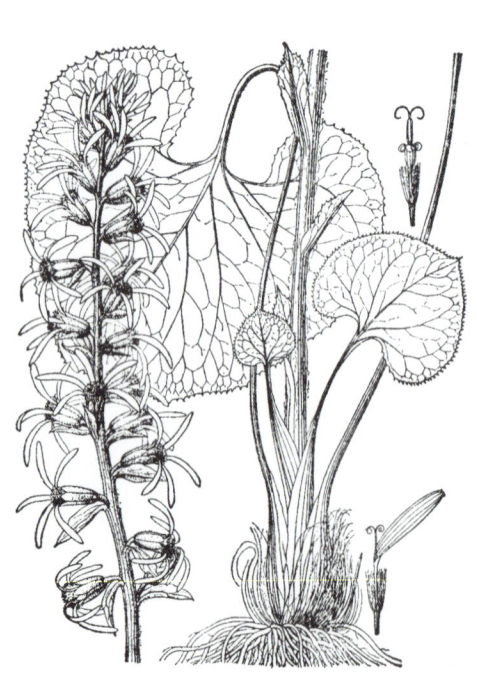

离舌橐吾 Ligularia veitchiana (Hemsl.) Greenm.
引自《中国高等植物图鉴》

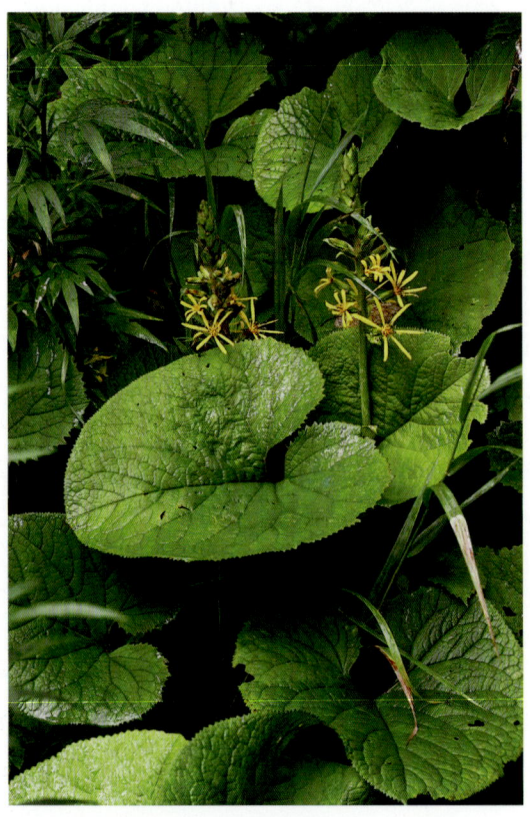

离舌橐吾 Ligularia veitchiana (Hemsl.) Greenm.
摄影：陈又生

菊科 COMPOSITAE

全缘或上半部有齿，近膜质，干时浅褐色；花序梗长 0.5–3.5 cm；头状花序多数；小苞片狭披针形至线形；总苞钟形或筒状钟形，总苞片 7–9，2 层，长圆形，背部被有节短柔毛。舌状花 6–10，黄色，舌片狭倒披针形；管状花多数，冠毛黄白色，有时污白色。瘦果（未熟）光滑。花果期 7–9 月。

分布与生境 产于云南西北部、贵州、四川、湖北西部、陕西南部、甘肃西南部。生于海拔 1400–3300 m 的河边、山坡及林下。

药用部位 根及根状茎。

功效应用 润肺降气，祛痰止咳，活血祛瘀。用于咳嗽痰喘，肺结核咳血，咽喉痛，跌打损伤。

化学成分 根含倍半萜类：8β-乙酰氧基-6α,7α-环氧-9-烯-8-氧化荒漠木-11-降-11-酮(8β-acetoxy-6α,7α-epoxy-9-en-8-oxyeremophi-11-nor-11-ketone)，1β-羟基-6,9-二烯-8-氧化荒漠木-11-降-11-酮(1β-hydroxy-6,9-dien-8-oxyeremophi-11-nor-11-ketone)[1]，橐吾醛，荒漠木内酯▲(eremophilanolide)，1β,10β-环氧-6β-(2'-羟甲基丙烯酰氧基)-8β-羟基荒漠木烷-7(11)-烯-12,8α-内酯[1β,10β-epoxy-6β-(2'-hydroxymethylacryloyloxy)-8β-hydroxyeremophila-7(11)-en-12,8α-olide]，1β,10β-环氧-6β-(2'-羟甲基丙烯酰氧基)-8β-乙氧基荒漠木-7(11)-en-12,8α-内酯[1β,10β-epoxy-6β-(2'-hydroxymethyl-acryloyloxy)-8β-ethoxyeremophila-7(11)-en-12,8α-olide][2]，[1aR-(1aα,4β,4aβ,5β,8aβ,9aS*)]-1a,2,3,4,4a,5,8a,9-八氢-5-羟基-8a-甲氧基-4,4a,6-三甲基-7H-环氧乙烷[8,8a]萘[2,3-b]呋喃-7-酮{[1aR-(1aα,4β,4aβ,5β,8aβ,9aS*)]-1a,2,3,4,4a,5,8a,9-octahydro-5-hydroxy-8a-methoxy-4,4a,6-trimethyl-7H-oxireno[8,8a]naphtho[2,3-b]furan-7-one}，[1aR-(1aα,4β,4aβ,5β,8aβ,9aS*)]-1a,2,4,4a,5,7,8a,9-八氢-8a-甲氧基-4,4a,6-三甲基-7-氧代-3H-环氧乙烷[8,8a]萘[2,3-b]呋喃-5-yl-2-羟甲基-2-丙烯酸酯{[1aR-(1aα,4β,4aβ,5β,8aβ,9aS*)]-1a,2,4,4a,5,7,8a,9-octahydro-8a-methoxy-4,4a,6-trimethyl-7-oxo-3H-oxireno[8,8a]naphtha[2,3-b]furan-5-yl-2-hydroxymethyl-2-propenoic acid ester}，[1aR-(1aα,4β,4aβ,5β,8aβ,9aS*)]-1a,2,4,4a,5,7,8a,9-八氢-8a-羟基-4,4a,6-三甲基-7-氧代-3H-环氧乙烷[8,8a]萘[2,3-b]呋喃-5-基-2-甲氧基甲基-2-丙烯酸酯{[1aR-(1aα,4β,4aβ,5β,8aβ,9aS*)]-1a,2,4,4a,5,7,8a,9-octahydro-8a-hydroxy-4,4a,6-trimethyl-7-oxo-3H-oxireno[8,8a]naphtho[2,3-b]furan-5-yl-2-methoxymethyl-2-propenoic acid ester}[3]，(3aR,9S,9aR,9bS)-3a,7,8,9,9a,9b-六氢-3a-羟基-3,9,9a-三甲基-萘[1,2-b]呋喃-4,6-二酮{(3aR,9S,9aR,9bS)-3a,7,8,9,9a,9b-hexahydro-3a-hydroxy-3,9,9a-trimethyl-naphtho[1,2-b]furan-4,6-dione}，(1aR,4S,4aS,5S,8aS,9aS)-1a,2,3,4,4a,5,8a,9-八氢-5,8a-二羟基-4,4a,6-三甲基-7H-环氧乙烷[8,8a]萘[2,3-b]呋喃-7-酮{(1aR,4S,4aS,5S,8aS,9aS)-1a,2,3,4,4a,5,8a,9-octahydro-5,8a-dihydroxy-4,4a,6-trimethyl-7H-oxireno[8,8a]naphtho[2,3-b]furan-7-one}，[1aR-(1aα,4β,4aβ,5β,8aβ,9aR*)]-5,8a-二乙酰氧基-八氢-4,4a,6-三甲基-7H-环氧乙烷[8,8a]萘[2,3-b]呋喃-7-酮{[1aR-(1aα,4β,4aβ,5β,8aβ,9aR*)]-5,8a-bisacetyloxy-octahydro-4,4a,6-trimethyl-7H-oxireno[8,8a]naphtho[2,3-b]furan-7-one}[4]，(3aR,9S,9aR,9bS)-3a,7,8,9,9a,9b-六氢-3a-羟基-3,9,9a-三甲基-萘[1,2-b]呋喃-4,6-二酮{(3aR,9S,9aR,9bS)-3a,7,8,9,9a,9b-hexahydro-3a-hydroxy-3,9,9a-trimethyl-naphtho[1,2-b]furan-4,6-dione}，(1aR,4S,4aS,5S,8aS,9aS)-1a,2,3,4,4a,5,8a,9-八氢-5,8a-二羟基-4,4a,6-三甲基-7H-环氧乙烷[8,8a]萘[2,3-b]呋喃-7-酮{(1aR,4S,4aS,5S,8aS,9aS)-1a,2,3,4,4a,5,8a,9-octahydro-5,8a-dihydroxy-4,4a,6-trimethyl-7H-oxireno[8,8a]naphtho[2,3-b]furan-7-one}，[1aR-(1aα,4β,4aβ,5β,8aβ,9aS*)]-1a,2,4,4a,5,7,8a,9-八氢-8a-甲氧基-4,4a,6-三甲基-7-酮-3H-环氧乙烷[8,8a]萘[2,3-b]呋喃-5-基-2-羟甲基-2-丙烯酸酯{[1aR-(1aα,4β,4aβ,5β,8aβ,9aS*)]-1a,2,4,4a,5,7,8a,9-octahydro-8a-methoxy-4,4a,6-trimethyl-7-oxo-3H-oxireno[8,8a]naphtho[2,3-b]furan-5-yl-2-hydroxymethyl-2-propenoic acid ester}，[1aR-(1aα,4β,4aβ,5β,8aβ,9aS*)]-1a,2,4,4a,5,7,8a,9-八氢-8a-羟基-4,4a,6-三甲基-7-氧代-3H-环氧乙烷[8,8a]萘[2,3-b]呋喃-5-基-2-甲氧基甲基-2-丙烯酸酯{[1aR-(1aα,4β,4aβ,5β,8aβ,9aS*)]-1a,2,4,4a,5,7,8a,9-octahydro-8a-hydroxy-4,4a,6-trimethyl-7-oxo-3H-oxireno[8,8a]naphtho[2,3-b]furan-5-yl-2-methoxymethyl-2-propenoic acid ester}，[1aR-(1aα,3β,4β,4aβ,5β(Z),8aβ,9aS*)]-3-乙酰氧基-1a,2,4,4a,5,7,8a,9-八氢-8a-羟基-4,4a,6-三甲基-7-氧代-3H-环氧乙烷[8,8a]萘[2,3-b]呋喃-5-基-2-(2-甲基丁烯酸)酯{[1aR-(1aα,3β,4β,4aβ,5β(Z),8aβ,9aS*)]-3-acetyloxy-1a,2,4,4a,5,7,8a,9-octahydro-8a-hydroxy-4,4a,6-trimethyl-7-oxo-3H-oxireno[8,8a]naphtho[2,3-b]furan-5-yl-2-(2-methyl-butenoic acid) ester}，[1aR-(1aα,3β,4β,4aβ,5β,8aβ,9aS*)]-3-乙酰氧基-1a,2,4,4a,5,7,8a,9-八氢-8a-羟基-4,4a,6-三甲基-7-氧代-3H-环氧乙烷[8,8a]萘[2,3-b]呋喃-5-基-2-(2-甲基丙烯酸)酯{[1aR-(1aα,

3β,4β,4aβ,5β,8aβ,9aS*)]-3-acetyloxy-1a,2,4,4a,5,7,8a,9-octahydro-8a-hydroxy-4,4a,6-trimethyl-7-oxo-3H-oxireno[8,8a]naphtho[2,3-b]furan-5-yl-2-(2-methyl-propenoic acid) ester}[5]，1β,10β-环氧-6β-(2'-半缩醛羟甲基丙烯酰氧基)-8β-乙氧基-荒漠木-7(11)-烯-12,8α-内酯[1β,10β-epoxy-6β-(2'-semialdehyde-acetal-hydroxymethylacryloyloxy)-8β-ethoxyeremophil-7(11)-en-12,8α-olide]，1β-羟基-Δ^6,Δ^9-8-氧代-11-降-11-羟基-荒漠木二烯▲[1β-hydroxy-Δ^6,Δ^9-8-oxo-11-nor-11-hydroxy-eremophiladiene]，1β-羟基-Δ^6,Δ^9-8-氧代-荒漠木烷-(12)-酸[1β-hydroxy-Δ^6,Δ^9-8-oxo-eremophil-(12)-oic-acid][6-7]，阔叶千里光内酯，2-羟基阔叶千里光内酯[7]，[4R-(4α,4aβ,5β,8aβ)]-4a,7,8,8a-四氢-4,8a-二羟基-3,4a,5-三甲基-萘[2,3-b]呋喃-2,6(4H,5H)-二酮{[4R-(4α,4aβ,5β,8aβ)]-4a,7,8,8a-tetrahydro-4,8a-dihydroxy-3,4a,5-trimethyl-naphtho[2,3-b]furan-2,6(4H,5H)-dione}，[1R-(1α,4aβ,7α,8aβ)]-1-甲基-1-(八氢-1,8a-二甲基-1,7-环氧萘-7(1H)-基)乙基-十一酸酯{[1R-(1α,4aβ,7α,8aβ)]-1-methyl-1-(octahydro-1,8a-dimethyl-1,7-epoxynaphthalen-7(1H)-yl)ethyl-undecanoic acid ester}，[4S-(4α,4aα,5α,9aα)]-4a,9a-二氢-4,9a-二羟基-3,4a,5-三甲基-萘[2,3-b]呋喃-2,6(4H,5H)-二酮{[4S-(4α,4aα,5α,9aα)]-4a,9a-dihydro-4,9a-dihydroxy-3,4a,5-trimethyl-naphtho[2,3-b]furan-2,6(4H,5H)-dione}[8]，8α-羟基-4(15),11-桉叶二烯(8α-hydroxy-4(15),11-eudesmadiene)，1,10β-环氧-6β-异丁酰氧基-9-氧化呋喃荒漠木烷(1,10β-epoxy-6β-isobutanoyloxy-9-oxofuranoeremophilane)[9-10]，橐吾环氧素，橐吾环氧醇，9β-甲氧基橐吾环氧素(9β-methoxyliguloxide)，6β-当归酰氧基-1,10β-环氧-9-氧化呋喃荒漠木烷(6β-angeloyloxy-1,10β-epoxy-9-oxofuranoeremophilane)，β-日本刺参烯酮(β-oplopenone)，匙叶桉油烯醇(spathulenol)，橐吾环氧醇乙酸酯，齿叶橐吾醛[10]；苯并呋喃类：泽兰素[7]；三萜类：蒲公英醇(taraxol)[2]，环木菠萝烯醇乙酸酯(cycloartenyl acetate)，α-香树脂醇，无羁萜，羽扇豆醇[4]；芳香类：咖啡酸，阿魏酸[4]；甾类：β-谷甾醇，豆甾醇[2]；其他类：α,α,α'-三甲基三亚甲基乙二醇(α,α,α'-trimethyltrimethylene glycol)[4]。

根状茎含倍半萜类：10α,11-内过氧-1(2)-en-7α-羟基荒漠木[10α,11-endopero-xide-1(2)-en-7α-hydroeremophilane]，1(10)-烯-2-氧代-7α-异丙醇-荒漠木[1(10)-en-2-oxo-7α-isopropanol-eremophilane][11]，荒漠木-6-烯-11-醇(eremophil-6-en-11-ol)，(7α,9α,10α)-9,10-环氧-荒漠木-11-醇[(7α,9α,10α)-9,10-epoxy-eremophilan-11-ol]，(6α,8α)-6,8-二羟基荒漠木-7(11)-烯-12-酸-12,8-内酯[(6α,8α)-6,8-dihydroxy-eremophil-7(11)-en-12-oic acid-12,8-lactone][12]。

全草含苯并呋喃类：5,6-二甲氧基-2-异丙基-苯并呋喃(5,6-dimethoxy-2-isopropenyl-benzofuran)，5-乙酰基-6-甲氧基-2-异丙基-苯并呋喃(5-acetyl-6-methoxy-2-isopropenyl-benzofuran)[14]。

根和根状茎含三萜类：离舌橐吾苷▲B (liguveitoside B)[13]；木脂素类：柑橘素(citrusin) A、B[13]。

药理作用 抗肿瘤作用：离舌橐吾中化合物橐吾环氧醇乙酸酯体外可抑制人卵巢癌细胞 HO-8910[1]，5,6-二甲氧基-2-异丙基-苯并呋喃和5-乙酰基-6-甲氧基-2-异丙基-苯并呋喃体外对肝癌细胞 HepG2 具有细胞毒性[2]。

化学成分参考文献

[1] Zhao Y, et al. *J Nat Prod*, 1994, 57(12): 1626-1630.

[2] Jia ZJ, et al. *Planta Med*, 1992, 58(4): 365-367.

[3] Zhao Y, et al. *Chin Chem Lett*, 1992, 3(1): 35-38.

[4] Jia ZJ, et al. *Phytochemistry*, 1992, 31(1): 199-201.

[5] Zhao Y, et al. *Phytochemistry*, 1992, 31(8): 2785-2787.

[6] Zhao Y, et al. *Chin Chem Lett*, 1993, 4(4): 323-326.

[7] Zhao Y, et al. *Planta Med*, 1994, 60(1): 91-92.

[8] Jia ZJ, et al. *J Nat Prod*, 1993, 56(4): 494-499.

[9] Wang Y, et al. *Chin Chem Lett*, 2002, 13(11): 1069-1070.

[10] Wang Y, et al. *Pharmazie*, 2003, 58(5): 349-352.

[11] Wang CF, et al. *Chem Res Chin Univ*, 2009, 25(4): 480-482.

[12] Wang CF, et al. *Helv Chim Acta*, 2008, 91(9): 1712-1716.

[13] Zhu H, et al. *Zeitschrift fuer Naturforschung, B: Chemical Sciences*, 2004, 59(9): 1063-1066.

[14] 赵晶，等. 中国实验方剂学杂志，2010, 16(16): 105-108.

菊科 COMPOSITAE

药理作用及毒性参考文献
[1] 王春明，等. 兰州大学学报（自然科学版），2002, 38(6): 123-124.

[2] 赵晶，等. 中国实验方剂学杂志，2010, 16(16): 105-108.

23. 宽戟橐吾（中国植物志）

Ligularia latihastata (W. W. Sm.) Hand.-Mazz. in Kaiserl. Akad. Wiss. Wien, Math.-Naturwiss. Kl., Anz. 60: 101. 1923.——*Senecio latihastata* W. W. Sm.（英 **Broadhastate Goldenray**）

多年生草本。茎直立，高 35-60 cm，上部及花序被白色柔毛和黄褐色有节短柔毛，基部被枯叶柄纤维包围。丛生叶和基部叶具柄，柄长 15-35 cm，仅上部有狭翅，基部有窄鞘，叶片宽戟形或三角状戟形，长 4-11 cm，基部宽 9-15 cm，边缘具整齐的锯齿，叶脉掌状；中部叶有柄或无，鞘膨大，边缘有齿，叶片三角状或心状戟形，较小；上部叶鞘状，宽卵形至卵状披针形，边缘具齿。总状花序长 10-30 cm；苞片卵形、卵状披针形至披针形，边缘具齿；花序梗长达 13 cm；头状花序 7-24；小苞片狭披针形，边缘有齿；总苞宽钟形，总苞片 8-10，长圆形。舌状花黄色，舌片线状长圆形或线形；管状花多数，伸出总苞，冠毛淡褐色，果时红褐色，与花冠管部等长。瘦果长圆形。花果期 7-10 月。

分布与生境 产于云南西北部、四川西南部。生于海拔 2400-4000 m 的水边、沼泽草地、林下及草地。

药用部位 根及根状茎。

功效应用 祛痰止咳，理气活血，止痛。用于咳嗽痰多，百日咳，腰腿痛，劳伤，跌打损伤。

化学成分 根和根状茎含生物碱类：肉叶千里光碱▲(isoline)，山岗橐吾碱(clivorine)[1]。

注评 本种为四川中药材标准（1987、2010）收载"川紫菀"、贵州中药材质量标准（1988）收载"紫菀"的基源植物之一，药用其干燥根及根状茎。

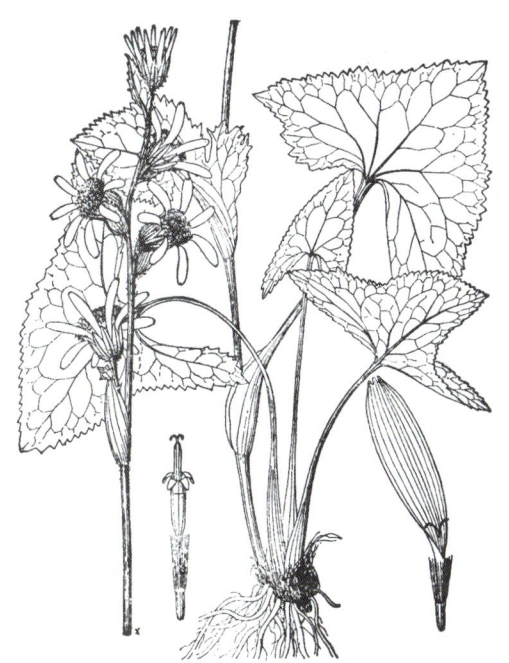

宽戟橐吾 *Ligularia latihastata* (W. W. Sm.) Hand.-Mazz.
引自《中国高等植物图鉴》

化学成分参考文献
[1] 濮社班，等. 药学学报，2004, 39(10): 831-835.

24. 掌叶橐吾（中国高等植物图鉴） 紫菀（甘肃中草药），山紫菀（宁夏、甘肃）

Ligularia przewalskii (Maxim.) Diels in Bot. Jahrb. Syst. 29: 621. 1900.——*Senecio przewalskii* Maxim.（英 **Przewalsk's Goldenray**）

多年生草本。茎直立，高 30-130 cm，基部被长的枝叶纤维包围。丛生叶与下部叶具柄，柄细瘦，长达 50 cm，基部具鞘，叶片卵形，掌状 4-7 裂，长 4.5-10 cm，宽 8-18 cm，裂片 3-7 深裂，中裂片二回 3 裂，小裂片边缘具条裂齿，两面光滑，稀被短毛，叶脉掌状；中上部叶少而小，掌状分裂，常有膨大的鞘。总状花序长达 48 cm；苞片线状钻形；花序梗细长；头状花序多数；总苞狭筒形，总苞片 (3) 4-6 (7)，2 层，线状长圆形，先端圆钝，具褐色睫毛。舌状花 2-3，舌片线状长圆形，先端钝，透明；管状花常 3 个，远伸出总苞之上，冠毛紫褐色，短于管部。瘦果长圆形，具短喙。花果期 6-10 月。

分布与生境 产于四川、青海、甘肃、宁夏、陕西、山西、内蒙古、江苏。生于海拔 1100-3700 m 的

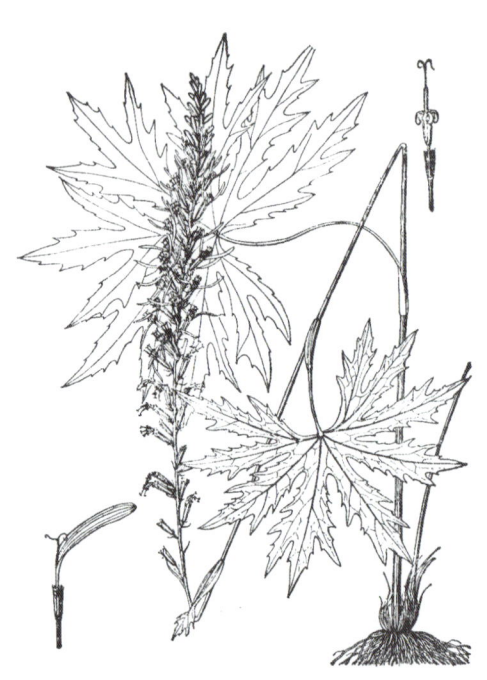

掌叶橐吾 Ligularia przewalskii (Maxim.) Diels
引自《中国高等植物图鉴》

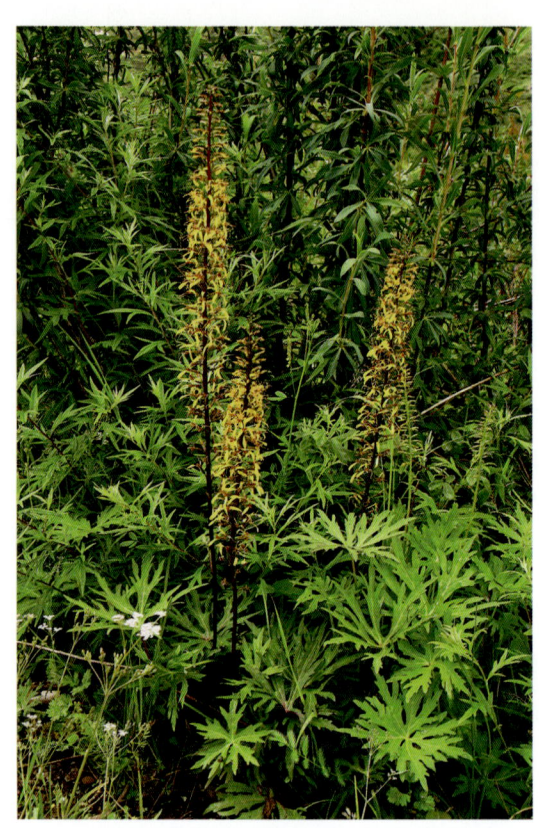

掌叶橐吾 Ligularia przewalskii (Maxim.) Diels
摄影：张英涛

河滩、山麓、林缘、林下及灌丛。

药用部位　根、幼叶、花序。

功效应用　根：祛痰止咳，理气活血，止痛。用于咳嗽痰多，百日咳，腰腿痛，劳伤，跌打损伤。幼叶：催吐。花序：清热利湿，利胆退黄。用于急性黄疸型肝炎。

化学成分　根含倍半萜类：3β-乙酰氧基-7-羟基降荒漠木-6,9-二烯-8-酮(3β-acetyloxy-7-hydroxynoreremophila-6,9-dien-8-one)，8β-羟基-2-去羟基鹿蹄橐吾醛(8β-hydroxy-2-dehydroxyliguhodgsonal)，3β-乙酰氧基-11-甲氧基-8-氧代荒漠木-6,9-二烯-12-酸(3β-acetyloxy-11-methoxy-8-oxoeremophila-6,9-dien-12-oic acid)，3β-乙酰氧基-11-(2'-甲基丁酰氧基)-8-氧代荒漠木-6,9-二烯-12-酸[3β-acetyloxy-11-(2'-methylbutanoyloxy)-8-oxoeremophila-6,9-dien-12-oic acid]，3β-乙酰氧基-6α-羟基橐吾内酯(3β-acetyloxy-6α-hydroxyligularenolide)，8-氧代荒漠木-6,9-二烯-12-酸(8-oxoeremophila-6,9-dien-12-oic acid)，($\alpha S,7S,8R,8aR$)-7-乙酰氧基-3,5,6,7,8,8a-六氢-α,8,8a-三甲基-3-氧代-2-萘乙酸[($\alpha S,7S,8R,8aR$)-7-acetyloxy-3,5,6,7,8,8a-hexahydro-α,8,8a-trimethyl-3-oxo-2-naphthaleneacetic acid]，($\alpha R,7S,8R,8aR$)-7-乙酰氧基-3,5,6,7,8,8a-六氢-α,8,8a-三甲基-3-氧代-2-萘乙酸[($\alpha R,7S,8R,8aR$)-7-acetyloxy-3,5,6,7,8,8a-hexahydro-α,8,8a-trimethyl-3-oxo-2-naphthaleneacetic acid][1]，8β-甲氧基荒漠木-7(11)-烯-6α,15;8α,12-二内酯[8β-methoxyeremophil-7(11)-en-6α,15;8α,12-diolide]，荒漠木-8(9)7,(11)-二烯-6α,15;8,12-二内酯[eremophil-8(9)7,(11)-dien-6α,15;8,12-diolide]，11β-羟基荒漠木-8(9)7,(11)-二烯-6α,15;8,12-二内酯[11β-hydroxyeremophil-8(9)7,(11)-dien-6α,15;8,12-diolide]，10β-羟基-8β,9β-环氧荒漠木-7(11)-烯-6α,15;8α,12-二内酯[10β-hydroxy-8β,9β-epoxyeremophil-7(11)-en-6α,15;8α,12-diolide]，8β-羟基-6β-当归酰氧基荒漠木-7(11)-烯-8α,12-内酯-15-酸[8β-hydroxy-6β-angeloyloxyeremophil-7(11)-en-8α,12-olide-15-oic acid]，2-乙酰基-3α,β-甲基-3α,4,5,6,7,7α-六氢茚-4β-羧酸甲酯[2-acetyl-3α,β-methyl-3α,4,5,6,7,7α-hexahydro-inden-4β-carboxylic methyl ester]，11(RS)-8-氧代荒漠木-6(7)-烯-二甲基-12,15-

二 酯[11(RS)-8-oxoeremophil-6(7)-en-dimethyl-12,15-dioate]，8β-羟基荒漠木-7(11)-烯-6α,15;8α,12-二内酯[8β-hydroxyeremophil-7(11)-ene-6α,15;8α,12-diolide]，荒漠木-7(11)-烯-12,8α;14β,6α-二内酯[eremophil-7(11)-ene-12,8α;14β,6α-diolide][2]，(4S,4aS,5S,8aR,9aS)-2,4,4a,5,6,7,8,8a,9,9a-十氢-9a-羟基-3,4a-二甲基-4-[(2Z)-2-甲基-1-氧代-2-丁烯-1-氧基]-2-氧代萘[2,3-b]呋喃-5-酸{(4S,4aS,5S,8aR,9aS)-2,4,4a,5,6,7,8,8a,9,9a-decahydro-9a-hydroxy-3,4a-dimethyl-4-[(2Z)-2-methyl-1-oxo-2-buten-1-yloxy]-2-oxo-naphtho[2,3-b]furan-5-carboxylic acid}，泽兰素[3-4]，阔叶千里光内酯，1,3-二甲氧基-4,6,11-三甲基萘并呋喃 (1,3-dimethoxy-4,6,11-trimethylnaphthofuran)[4]；三萜类：无羁萜(friedelin)[3]；苯并呋喃类：2-乙酰基-5,6-二甲氧基苯并呋喃(2-acetyl-5,6-dimethoxybenzofuran)，(-)-2-(1-O-阿魏酰基-2-羟基异丙基)-5,6-二甲氧基苯并呋喃[(-)-2-(1-O-feruloyl-2-hydroxyisopropyl)-5,6-dimethyoxybenzofuran]，(-)-2-(1,2-二羟基异丙基)-5,6-二甲氧基苯并呋喃[(-)-2-(1,2-dihydroxyisopropyl)-5,6-dimethoxybenzofuran]，2-异丙烯基-5,6-5,6-二甲氧基苯并呋喃(2-isopropenyl-5,6-dimethoxybenzofuran)[3]，2-异丙烯基-5-乙酰基-7-羟基-2,3-二氢苯并呋喃(2-isopropenyl-5-acetyl-7-hydroxy-2,3-dihydrobenzofuran)，5-乙酰基-7-甲氧基苯并呋喃(5-acetyl-7-methoxybenzofuran)[4]；其他类：β-谷甾醇，胡萝卜苷-6'-棕榈酸酯[3]，对羟基肉桂酸甲酯(p-hydroxycinnamic acid methyl ester)，对羟基苯甲醛(p-hydroxybenz-aldehyde)[4]；挥发油：主要成分为1-甲氧基-4-丙烯基-苯等[5]。

注评 本种为甘肃中药材质量标准（1995）收载"山紫菀"的基源植物之一，药用其干燥根和根状茎。蒙古族主治麻疹不透，痈肿。

化学成分参考文献

[1] Xu JQ, et al. *Helv Chim Acta*, 2008, 91(5): 951-957.
[2] Zhao Y, et al. *J Nat Prod*, 1995, 58(9): 1358-1364.
[3] Xie WD, et al. *Pharmazie*, 2006, 61(6): 556-558.
[4] Jia ZJ, et al. *J Nat Prod*, 1994, 57(1): 146-150.
[5] 马瑞君，等. 植物资源与环境学报，2005, 14(2): 58-59.

25. 窄头橐吾（中国高等植物图鉴） 戟叶橐吾（台湾植物志），狭头橐吾（全国中草药汇编），心形叶橐吾（浙江），山紫菀（湖南）

Ligularia stenocephala (Maxim.) Matsum. et Koidz. in Bot. Mag. (Tokyo) 24: 149. 1910.——*Senecio stenocephalus* Maxim.（英 **Narrowhead Goldenray**）

多年生草本。茎直立，高 40–170 cm，基部被长的枯叶柄纤维包围。丛生叶和下部叶具柄，柄细，长 27–75 cm，基部具窄鞘，叶片心状截形、肾状戟形或罕为箭形，长 2.5–16.5 cm，宽 6–32 cm，边缘有整齐的尖锯齿，基部宽心形，两侧裂片尖三角形，边缘具尖齿及 1–2 个大齿，叶脉掌状；中上部叶与下部叶同形，具柄或无柄，有膨大的鞘。总状花序长达 90 cm；苞片卵状披针形至线形，长达 5 cm，上部者线形，短而窄；花序梗短；头状花序多数；小苞片线形；总苞狭筒形至宽筒形，总苞片 5 (6–7)，2 层，长圆形。舌状花 1–4 (5)，舌片线状长圆形或倒披针形；管状花 5–10，冠毛白色、黄白色或有时为褐色。瘦果倒披针形。花果期 7–12 月。

分布与生境 产于西藏东南部、云南西北部、四川、湖北西部、山西、河北、河南、山东、安徽、江苏、浙江、台湾。生于海拔 850–3100 m 的山坡、水边、林中及岩石下。也分布于日本。

药用部位 根及根状茎、全草。

功效应用 清热解毒，利水散结，润肺止咳，舒筋活络。用于咳嗽痰喘，肾虚腰痛，肺结核咳血，乳痈，水肿，瘰疬。现代亦有用于河豚中毒。

化学成分 根含苯并呋喃类：窄头橐吾素▲(ligulacephalin) A、B、C，5,6-二甲氧基-2-异丙烯基苯并呋喃(5,6-dimethoxy-2-isopropenylbenzofuran)，(R)-(-)-羟基白蛇根草酮▲[(R)-(-)-hydroxytremetone][1]，2,2'-(1",1"-二甲基-3"-甲氧基-3"-甲基-1",3"-丙烷二基)二(5,6-二甲氧基苯并呋喃[2,2'-(1",1"-dimethyl-3"-methoxy-3"-methyl-1",3"-propanediyl)bis(5,6-dimethoxybenzofuran)，6-羟基-3α-甲氧基白蛇根

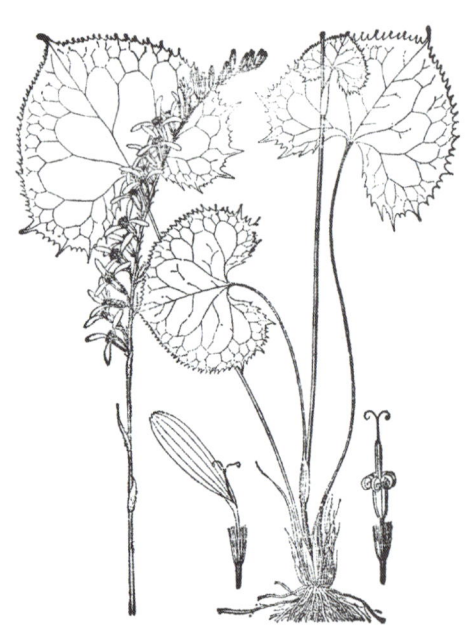

窄头橐吾 Ligularia stenocephala (Maxim.) Matsum. et Koidz.
引自《中国高等植物图鉴》

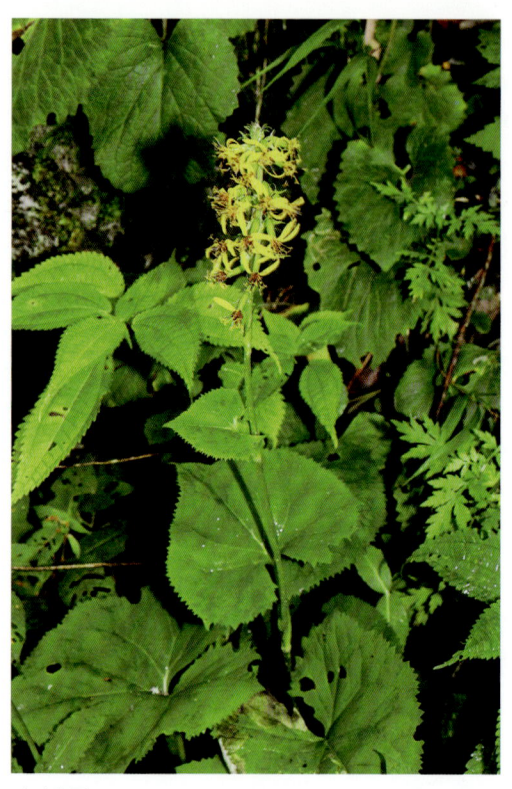

窄头橐吾 Ligularia stenocephala (Maxim.) Matsum. et Koidz.
摄影：陈又生

草酮▲(6-hydroxy-3α-methoxytremetone)，7,8-二甲氧基-1,4-二甲基二苯并呋喃(7,8-dimethoxy-1,4-dimethyldibenzofuran)[2]，5-乙基-6-羟基-2α-异丙烯基-3β-甲氧基-2,3H-苯并呋喃(5-acetyl-6-hydroxy-2α-isopropenyl-3β-methoxy-2,3H-benzofuran)，3β-乙酰氧基-6-乙酰基-5-羟基-2α-异丙烯基-2,3H-苯并呋喃(3β-acetoxy-6-acetyl-5-hydroxy-2α-isopropenyl-2,3H-benzofuran)[3]，窄头橐吾因▲(stenocephalain)[4]，3-(2-甲基-异丁烯酰基)-2-(1-1-乙酰氧基异丙烯基)-5-乙酰基-3,6-二羟基-2,3-二氢苯并呋喃酯[3-(2-methyl-but-2-enoic acid)-2-(1-1-acetoxyisopropenyl)-5-acetyl-3,6-dihydroxy-2,3-dihydro-benzofuranyl ester)]，(2,3-二甲基-2-丁烯酰基)-(2R,3R)-5-乙酰基-2-[1-(乙酰氧基甲基)乙烯基]-2,3-二氢-6-羟基-3-苯并呋喃酯[(2,3-dimethyl-2-butenoic acid)-(2R,3R)-5-acetyl-2-[1-[(acetyloxy)methyl]ethenyl]-2,3-dihydro-6-hydroxy-3-benzofuranyl ester][5]，窄头橐吾宁▲(ligustenin) A、B[6-7]、C、D[6]，窄头橐吾素▲(stenocephalin) A、B、C，2-乙酰基-5,6-二甲氧基苯并呋喃(2-acetyl-5,6-dimethoxybenzofuran)[8]，5-乙酰基-6-羟基-2-异丙烯基苯并呋喃(5-acetyl-6-hydroxy-2-isopropenylbenzofuran)，泽兰素[1]，2,3-二氢-2-异丙基-5,6-二甲氧基-苯并呋喃[2,3-di-hydro-2-isopropyl-5,6-dimethoxybenzofuran][10]；芳香类：香草醛(vanillin)，对羟基苯甲醛(p-hydroxybenzaldehyde)，4-羟基苯乙酮(4-hydroxyacetophenone)，4-羟基-3-甲氧基苯乙酮(4-hydroxy-3-methoxyacetophenone)[3]，3,5-二(3,3-二甲基烯丙基)-4-羟基苯乙酮[3,5-bis(3,3-dimethylallyl)-4-hydroxyacetophenone][8]；生物碱类：N-苯基-2-萘胺(N-phenyl-2-naphthylamine)[5]；苯并二氧(杂)芑类：7-乙酰基-6-羟基-3-(1-甲基亚乙基)-1,4-苯并二氧(杂)芑-2(3H)-酮[7-acetyl-6-hydroxy-3-(1-methyl-ethylidene)-1,4-benzodioxin-2(3H)-one，6-乙酰基-7-羟基-2-异亚丙基苯并[1,4]二氧(杂)芑-3-酮(6-acetyl-7-hydroxy-2-isopropylidene-benzo[1,4]dioxin-3-one)，2-异戊烯基-6-乙酰基-8-甲氧基-1,3-苯并二氧(杂)芑-4-酮(2-isopropenyl-6-acetyl-8-methoxy-1,3-benzodioxin-4-one)[5]；倍半萜类：β-叉开网翼藻醇▲(β-dictyopterol)，鳞鹀鸪花醇▲(voleneol)[5,11]，1α,8β,10β-三羟基-6β-异丁烯酰氧化荒漠木烷-7(11)-烯-8α,12-内酯[1α,8β,10β-trihydroxy-6β-(2-methylacryloyl)oxyeremophil-7(11)-en-8α,12-olide][12]；三萜类：无羁萜，无羁萜醇(friedelinol)[9]，多胶箭仙人柱苷元▲(gummosogenin)[5]，丁酰鲸鱼醇(butyrospermol)，

异鲍尔山油柑烯醇▲(isobauerenol),羽扇豆醇[13];甾体类:β-谷甾醇[8],(24R)-5α-豆甾烷-7,22(E)-二烯-3α-醇[(24R)-5α-stigmasta-7,22(E)-dien-3α-ol][5,8];其他类:邻苯二甲酸二丁酯(phthalic acid dibutyl ester)[14]。

叶含三萜类:24-氯环木菠萝-25-烯-3β-醇(24-chlorocycloart-25-en-3β-ol)[2],(2E,6E,10E,14E,18E)-2,6,10,15,19,23-六甲基-2,6,10,14,18,22-二十四碳六烯-1-醇[(2E,6E,10E,14E,18E)-2,6,10,15,19,23-hexamethyl-2,6,10,14,18,22-tetracosahexaen-1-ol],(3E,6E,10E,14E,18E)-2,6,10,15,19,23-六甲基-3,6,10,14,18,22-二十四碳六烯-2-醇[(3E,6E,10E,14E,18E)-2,6,10,15,19,23-hexamethyl-3,6,10,14,18,22-tetracosahexaen-2-ol],新植二烯(neophytadiene)[3],角鲨烯(squalene),环木菠萝醇(cycloartanol),24-亚甲基环木菠萝醇(24-methylenecycloartanol),达玛-20,24-二烯-3β-醇(dammara-20,24-dien-3β-ol),24-亚甲基达玛-20-烯-3β-醇(24-methylenedammar-20-en-3β-ol),α-香树脂醇(α-amyrin),β-香树脂醇(β-amyrin),19αH-羽扇豆醇(19αH-lupeol),异山柑子醇(isoarborinol)[13];奎宁酸类:3,5-二咖啡酰奎宁酸(3,5-dicaffeoylquinic acid),3,4-二咖啡酰奎宁酸(3,4-dicaffeoylquinic acid)[15]。

药理作用 抗肿瘤作用:窄头橐吾根部提取的化合物窄头橐吾宁▲A 和 5-乙酰基-6-羟基-2-异丙烯基苯并呋喃体外具有抑制人肝癌细胞(Bel-7402)和人卵巢癌细胞(HO-8910)作用[1]。

注评 本种为"山紫菀"的基源植物之一,药用其根及根状茎。

化学成分参考文献

[1] Toyoda K, et al. *Chem Pharm Bull*, 2005, 53(12): 1555-1558.
[2] Toyoda K, et al. *Journal of Tohoku Pharmaceutical University*, 2006, 53: 51-55.
[3] Toyoda K, et al. *J Nat Med*, 2006, 60(4): 329-330.
[4] Yan FL, et al. *Chin Chem Lett*, 2003, 14(12): 1253-1254.
[5] Yan FL, et al. *J Chem Res*, 2004, (11): 742-743.
[6] Yan FL, et al. *J Chin Chem Soc* (Taipei), 2004, 51(4): 863-868.
[7] Yan FL, et al. *Chin Chem Lett*, 2004, 15(4): 423-424.
[8] Yan FL, et al. *Pharmazie*, 2005, 60(2): 155-159.
[9] 杨振华, 等. 新乡医学院学报, 2005, 22(5): 438-440.
[10] Murae T, et al. *Tetrahedron*, 1968, 24(5): 2177-2181.
[11] 闫福林, 等. 新乡医学院学报, 2006, 23(3): 220-222.
[12] Fei DQ, et al. *Chin Chem Lett*, 2009, 20(8): 949-951.
[13] Toyoda K, et al. *Journal of Tohoku Pharmaceutical University*, 2005, 52: 27-32.
[14] 卢光洲, 等. 新乡医学院学报, 2007, 24(1): 9-11.
[15] Yoon MH, et al. *Nat Prod Sci*, 2008, 14(1): 62-67.

药理作用及毒性参考文献

[1] 闫福林, 等. 新乡医学院学报, 2006, 23(3): 220 222.

26. 矢叶橐吾(中国植物志) 巴山橐吾(中国中药资源志要),铁铲头(湖北特有药用植物)

Ligularia fargesii (Franch.) Diels in Bot. Jahrb. Syst. 29: 621. 1900.——*Senecio fargesii* Franch.
(英 **Farges's Goldenray**)

多年生草本。茎直立,高 24-70 cm,基部被枯叶纤维包围。丛生叶与基部叶具柄,柄纤细,长达 30 cm,基部鞘状,叶片卵状或心状戟形,长 3.5-8 cm,宽 5-6 cm,边缘具小齿,两侧裂片外展,外缘具 2-3 个大齿,叶脉掌状,两面光滑;茎生叶与基部叶同形,较小,基部鞘状抱茎。总状花序长 4.5-9 cm;苞片及小苞片线形;花序梗长不及 3 mm,被短毛;头状花序多数;总苞细筒形,总苞片 4-5,2 层,长圆形。头状花 2,舌片线形;管状花 3。冠毛白色。瘦果圆柱形。花果期 7-9 月。

分布与生境 产于四川东部、湖北西部、陕西南部。生于海拔 1400-2700 m 的林下、山坡及岩崖下。

药用部位 根及根状茎。

功效应用 止咳平喘。用于咳嗽,气喘。

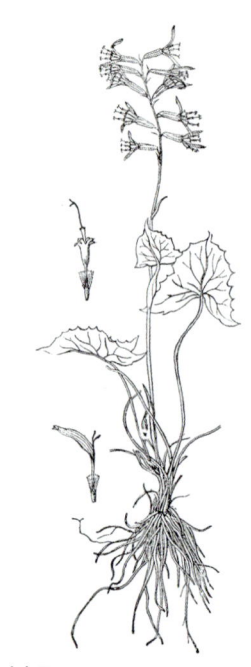

矢叶橐吾 *Ligularia fargesii* (Franch.) Diels
王颖 绘

27. 狭苞橐吾（东北植物检索表） 山紫菀（东北），紫菀、退水千（湖北）

Ligularia intermedia Nakai in Bot. Mag. (Tokyo) 31: 125. 1917.（英 **Narrowbract Goldenray**）

多年生草本。茎直立，高达 100 cm，上部被白色蛛丝状柔毛。丛生叶与下部叶具柄，柄长 16–43 cm，基部具狭鞘，叶片肾形或心形，长 8–16 cm，宽 12–23.5 cm，边缘具整齐的有小尖头的三角状齿或小齿，叶脉掌状；中上部叶与下部叶同形，较小，柄鞘略膨大；最上部叶卵状披针形，苞片状。总状花序长 22–25 cm；苞片线形或线状披针形；花序梗长；头状花序多数；小苞片线形；总苞钟形，总苞片 6–8，长圆形。舌状花 4–6，舌片长圆形；管状花 7–12，伸出总苞，冠毛紫褐色，有时白色。瘦果圆柱形。花果期 7–10 月。

分布与生境 产于云南西北和东北部、四川、贵州、湖北、湖南、河南、甘肃、陕西、华北及东北区。生于海拔 120–3400 m 的水边、山坡、林缘、林下及高山草原。也分布于朝鲜及日本。

药用部位 根、根状茎。

功效应用 温肺下气，祛痰止咳，理气活血，止痛。用于风寒感冒，咳嗽痰多，虚劳吐脓血，喉痹，小便不利。

化学成分 根含倍半萜类：异蜂斗菜素(isopetasin)，蜂斗菜素(petasin)，齿叶橐吾醛，大头橐吾酮▲，齿叶橐吾酚，8β-羟基荒漠木-7(11)-烯-12,8α(4β,6α)-二内酯[8β-hydroxyeremophil-7(11)-en-12,8α(4β,6α)-diolide]，8β-甲氧基荒漠木-7(11)-烯-12,8α(4β,6α)-二内酯[8β-methoxyeremophil-7(11)-en-12,8α(4β,6α)-diolide][1]，狭苞橐吾氧化内酯A (intermedoxide A)[2]；三萜类：羽扇豆醇，羽扇豆醇棕榈酸酯(lupeol palmitate)[1]，A-高-3a-氧代-齐墩果-12-烯-3-酮-28-酸(A-homo-3a-oxa-olean-12-en-3-one-28-oic acid)，3,4-裂环-齐墩果-12-烯-4-醇-3,28-二酸(3,4-seco-olean-12-en-4-ol-3,28-dioic acid)，羽扇豆烯醇(lupenol)[3]；芳香类：2-异戊烯基-6-乙酰基-8-甲氧基-1,3-苯并二氧(杂)芑-4-酮(2-isopropenyl-6-acetyl-8-methoxy-1,3-benzo-dioxin-4-one)[4-5]，泽兰素(euparin)，6-甲氧基泽兰素(6-methoxyeuparin)，2,5-二乙酰基-6-甲氧基-苯并呋喃(2,5-diacetyl-6-methoxy-benzofuran)，2-乙酰基-5,6-二甲氧基-苯并呋喃(2-acetyl-5,6-dimethoxy-benzofuran)，(*E*)-4-(6-氢过氧-3,7-二甲基辛-2,7-二烯酰氧基)-丁香苷元[(*E*)-4-(6-hydroperoxy-3,7-dimethylocta-2,7-dienyloxy)-syringenin]，(*E,E*)-4-(7-氢过氧-3,7-二甲基辛-2,5-二烯酰氧基)-丁香苷元[(*E,E*)-4-(7-hydroperoxy-3,7-dimethylocta-2,5-dienyloxy)-syringenin][5]，狭苞橐吾醛(ligumedial)，狭苞橐吾酸(ligumediaoic acid)[6]；

菊科 COMPOSITAE

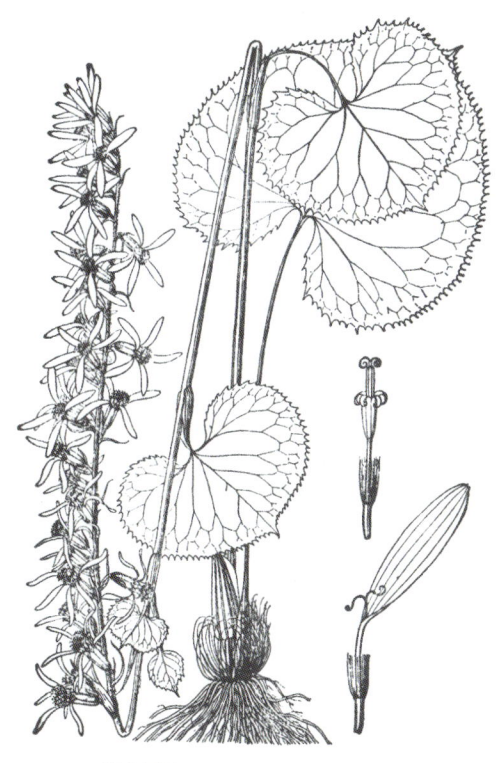

狭苞橐吾 Ligularia intermedia Nakai
引自《中国高等植物图鉴》

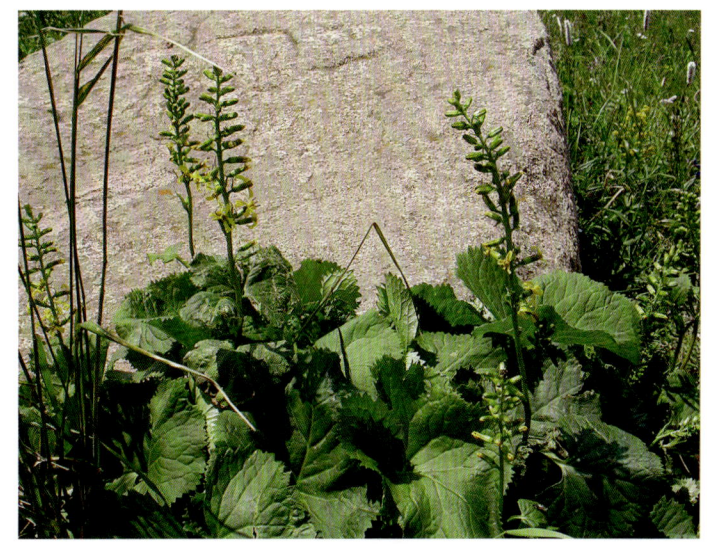

狭苞橐吾 Ligularia intermedia Nakai
摄影：张英涛

甾体类：β-谷甾醇，胡萝卜苷，胡萝卜苷-6'-棕榈酸酯，胡萝卜苷-6'-亚油酸酯[3]。

根状茎含倍半萜类：$6\alpha,9$-二羟基-14β-羧基呋喃荒漠木-9(10)-烯[$6\alpha,9$-dihydroxy-14β-carboxyfuranoeremophil-9(10)-ene]，$7\alpha,8\alpha$-环氧荒漠木-$12\beta,8\beta(14\beta,6\alpha)$-二内酯[$7\alpha,8\alpha$-epoxyeremophilan-$12\beta,8\beta(14\beta,6\alpha)$-diolide]，荒漠木-7(11),8(9)-二烯-$12,8(14\beta,6\alpha)$-二内酯[eremophil-7(11),8(9)-dien-$12,8(14\beta,6\alpha)$-diolide]，荒漠木-7(8)-烯-$12,8(14\beta,6\alpha)$-二内酯[eremophil-7(8)-en-$12,8(14\beta,6\alpha)$-diolide][7-8]，荒漠木-7(8)-烯-$12,8(4\beta,6\beta)$-二内酯[eremophil-7(8)-ene-$12,8(4\beta,6\beta)$-diolide][8]，1-甲基-4-异戊烯基-2,5-环己二烯-1-醇(1-methyl-4-isopropenyl-2,5-cyclohexadien-1-ol)，8α-羟基荒漠木-7(11)-烯-$12,8\beta(14\beta,6\alpha)$-二内酯[$8\alpha$-hydroxyeremophil-7(11)-en-$12,8\beta(14\beta,6\alpha)$-diolide][9]，呋喃荒漠木-$14\beta,6\alpha$-内酯(furanoeremophilan-$14\beta,6\alpha$-olide)，$8\beta$-羟基荒漠木-7(11)-烯-$6\alpha,15;8\alpha,12$-二内酯[$8\beta$-hydroxyeremophil-7(11)-ene-$6\alpha,15;8\alpha,12$-diolide]，[$4aS$-$(4a\alpha,5\alpha,8a\alpha)$]-4,4a,5,6,7,8,8a,9-八氢-3,4a-二甲基-萘[2,3-b]呋喃-5-羧酸甲酯{[$4aS$-$(4a\alpha,5\alpha,8a\alpha)$]-4,4a,5,6,7,8,8a,9-octahydro-3,4a-dimethyl-naphtho[2,3-b]furan-5-carboxylic acid methyl ester}，$(2aS,5aR,6aR,9bR,9cS)$-3,4,5,5a,6,6a,9b,9c-八氢-6a-羟基-9,9c-二甲基 $2H$-呋喃[3',2': 2,3]萘[1,8-bc]呋喃-$2,8(2aH)$-二酮{$(2aS,5aR,6aR,9bR,9cS)$-3,4,5,5a,6,6a,9b,9c-octahydro-6a-hydroxy-9,9c-dimethyl-$2H$-furo[3',2': 2,3]naphtha[1,8-bc]furan-$2,8(2aH)$-dione}[10]；其他类：对聚伞烯-8-醇(p-cymen-8-ol)，$(1S,2R,6R)$-3-甲基-6-(1-甲基乙基)-3-环己烯-1,2-二醇[$(1S,2R,6R)$-3-methyl-6-(1-methylethyl)-3-cyclohexene-1,2-diol]，1-甲基-4-(1-甲基乙烯)-2,5-环己二烯-1-醇[1-methyl-4-(1-methylethylidene)-2,5-cyclohexadien-1-ol][10]。

药理作用　祛痰作用：狭苞橐吾水煎剂灌胃，可增加小鼠呼吸道酚红排泌[1]。

镇咳作用：狭苞橐吾水煎剂灌胃，可延长二氧化硫引咳法模型小鼠咳嗽潜伏期，减少咳嗽次数[1]。

注评　本种为四川中药材标准（1987、2010）收载"川紫菀"、贵州中药材质量标准（1988）收载"紫菀"的基源植物之一，药用其干燥根及根状茎。苗族主治风寒咳嗽气喘、虚劳咳吐脓血、喉痹、小便不利、无名肿毒。

化学成分参考文献

[1] 薛慧清，等 . 中国中药杂志，2007, 32(11): 1044-1047.

[2] 陈宏明，等 . 波谱学杂志，1996, 13(5): 453-458.

[3] Ma B, et al. *Planta Med*, 1997, 63(6): 573-574.

[4] Ma B, et al. *Chin Chem Lett*, 1996, 7(10): 915-916.

[5] Ma B, et al. *Phytochemistry*, 1997, 46(5): 915-919.

[6] Zhang M, et al. *Chin Chem Lett*, 2002, 13(7): 620-622.

[7] Chen HM, *Phytochemistry*, 1997, 45(7): 1441-1444.

[8] Chen HM, et al. *Chin Chem Lett*, 1996, 7(12): 1100-1102.

[9] Chen HM, et al. *Ind J Chem, Section B*, 1997, 36B(12): 1198-1200.

[10] Chen HM, et al. *Ind J Chem, Section B*, 1998, 37B(7): 720-722.

药理作用及毒性参考文献

[1] 赵显国，等 . 中草药，1999, 30(1): 35-36.

28. 复序橐吾（东北植物检索表） 东北熊疏（长白山）

Ligularia jaluensis Kom. in Trudy Imp. S.-Peterburgsk. Bot. Sada 18(3): 420. 1901.——*L. deltoidea* Nakai（英 **Jalu Goldenray**）

多年生草本。茎直立，高达 100 cm，被白色柔毛和有节短柔毛，基部被枯叶柄纤维包围。丛生叶和下部叶具柄，柄长达 45 cm，被白色柔毛，基部鞘状，叶片心形或宽卵状心形，长 9.5–16 cm，宽 14–22 cm，边缘具整齐的齿，基部心形，下面被稀疏的短毛或仅脉上有毛，叶脉羽状；中部叶与下部较小，具柄，柄有翅，鞘略膨大，半抱茎；最上部叶无柄，卵状披针形，长达 7 cm。总状花序长达 59 cm；苞片狭披针形至线形，边缘有齿；花序梗常 2–4 个簇生或单生；头状花序多数；小苞片线形至线状披针形。总苞陀螺形，总苞片 7–8，2 层，长圆形或披针形，背部被有节短毛。舌状花

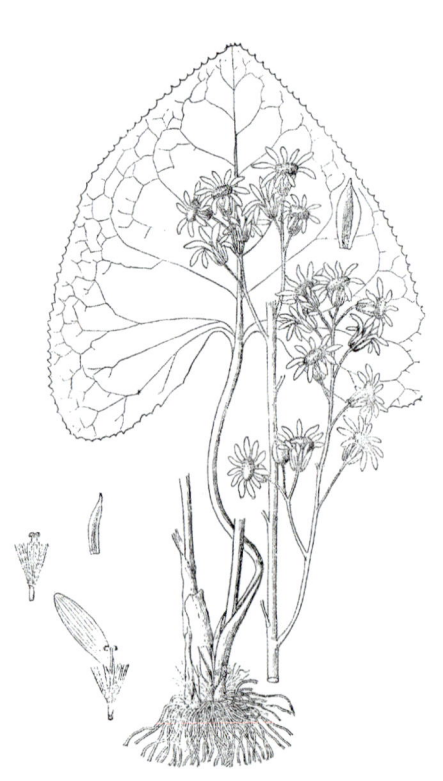

复序橐吾 Ligularia jaluensis Kom.
闫翠兰 绘

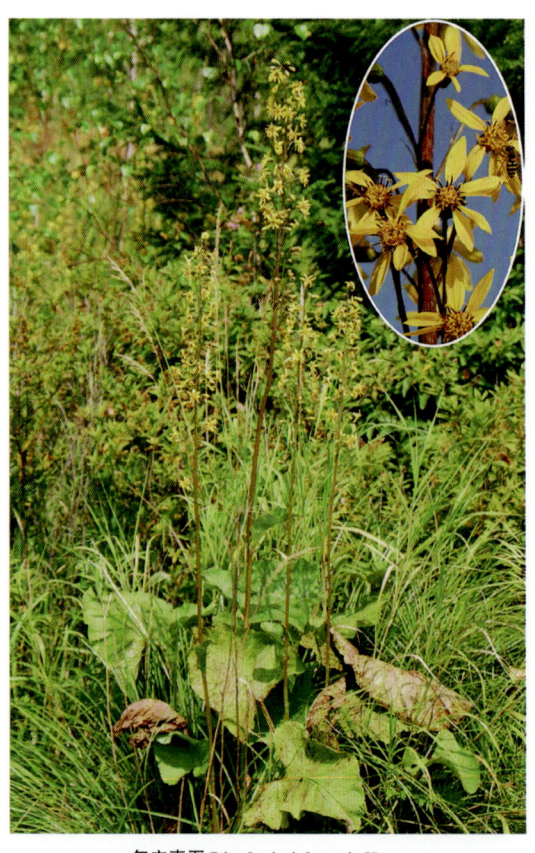

复序橐吾 Ligularia jaluensis Kom.
摄影：周繇

4–5，舌片线形；管状花多数，冠毛污褐色，略长于管部。瘦果（未熟）光滑。花期8–10月。

分布与生境　产于黑龙江、吉林、辽宁、长白山一带。生于海拔450–1000 m的草甸及林缘。也分布于朝鲜、俄罗斯远东地区。

药用部位　根及根状茎。

功效应用　祛风散寒，止咳平喘。用于风寒感冒，咳嗽，气喘。

化学成分　叶含挥发油：主要化学成分为4-蒈烯(4-carene)，其次是金合欢醇乙酸酯，β-蒎烯(β-pinene)，D-柠檬烯(D-limonene)及顺式-2-甲基-5-(1-甲基乙烯基)-2-环己烯-1-醇[cis-2-methyl-5-(1-methylethenyl)-2-cyclohexen-1-ol]。

化学成分参考文献

[1] 董然, 等. 东北林业大学学报, 2010, 38(1): 105-107.

29. 洱源橐吾（中国植物志）　浪穹橐吾（云南种子植物名录），旱橐吾、山紫菀（云南）

Ligularia lankongensis (Franch.) Hand.-Mazz., Symb. Sin. 7: 1179. 1936.——*Senecio lankongensis* Franch.（英 **Eryuan Goldenray**）

多年生草本。茎直立，高约50 cm，被密的白色蛛丝状柔毛。基部被枯叶柄纤维包围。丛生叶具柄，柄长达23 cm，被白色蛛丝状柔毛，基部鞘状，叶片卵形或三角形，长19.5–24 cm，宽约16 cm，边缘具整齐的细齿，下面被灰白色蛛丝状柔毛，叶脉羽状；下部叶鳞片状，卵形，上半部被灰白色柔毛；中部叶与丛生叶相似，较小，有柄，无鞘，不抱茎；最上部叶箭形或卵状披针形，边缘具细齿，基部楔形，下延成宽翅状柄。总状花序长9–25 cm；苞片和小苞片线形；花序梗被白色柔毛；头状花序辐射状。总苞宽的浅钟形，总苞片2–9，2层，线状长圆形，被灰白色柔毛。舌状花7，舌片长圆形；管状花多数，冠毛白色与花冠等长。瘦果长圆形。花果期4–8月。

分布与生境　产于云南西北部至东北部、四川西南部。生于海拔2100–3350 m的山坡、灌丛及林下。

药用部位　根。

功效应用　温肺下气，止咳祛痰。用于肺虚咳嗽。

化学成分　根含倍半萜类：$1\beta,5\alpha,8$-三当归酰氧基-$3\beta,4\beta$,10,11-二环氧没药-7(14)-烯-2β-醇[$1\beta,5\alpha,8$-trisangeloyloxy-

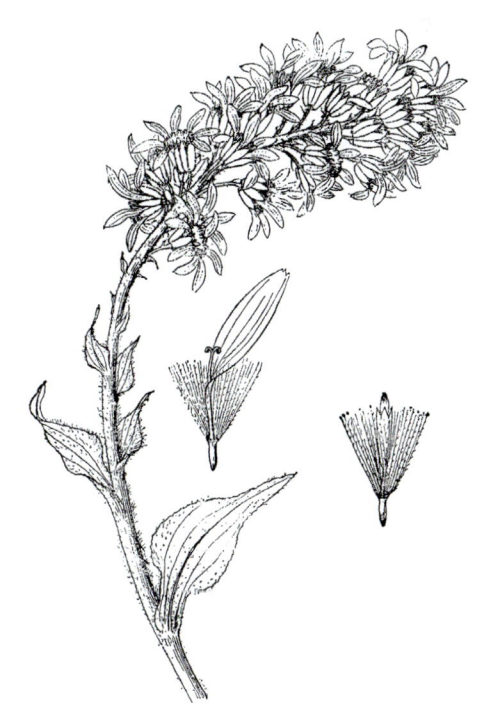

洱源橐吾 Ligularia lankongensis (Franch.) Hand.-Mazz.
闫翠兰　绘

$3\beta,4\beta$,10,11-bisepoxybisabol-7(14)-en-2β-ol]，$1\beta,8$-二当归酰氧基-$3\beta,4\beta$,10,11-二环氧没药-7(14)-烯-2β-醇[$1\beta,8$-bisangeloyloxy-$3\beta,4\beta$,10,11-bisepoxybisabol-7(14)-en-2β-ol]，8-当归酰氧基-$3\beta,4\beta$,10,11-二环氧-1β-(2-甲基丁酰氧基)没药-7(14)-烯-2β-醇[8-angeloyloxy-$3\beta,4\beta$,10,11-bisepoxy-1β-(2-methylbutyryloxy)bisabol-7(14)-en-2β-ol]，$2\beta,8$-二当归酰氧基-$3\beta,4\beta$,10,11-二环氧没药-7(14)-烯-1β-醇[$2\beta,8$-bisangeloyloxy-$3\beta,4\beta$,10,11-bisepoxybisabol-7(14)-en-1β-ol]，$2\beta,8$-二当归酰氧基-4α-氯-10,11-环氧没药-7(14)-烯-$1\beta,3\beta$-二醇[$2\beta,8$-bisangeloyloxy-4α-chloro-10,11-epoxybisabol-7(14)-en-$1\beta,3\beta$-diol][1]，$(1\alpha,2\beta,3\beta,4R^*,5\alpha,6\alpha)$-3,6,9-三当归酰氧基没药-10(15)-烯-2,4,5,7,11-五醇[$(1\alpha,2\beta,3\beta,4R^*,5\alpha,6\alpha)$-3,6,9-tris(angeloyloxy)bisabol-10(15)-en-2,4,5,7,11-pentol]，$(1\alpha,2\beta,3\beta,4R^*,5\alpha,6\alpha)$-3,6,7-三当归酰氧基没药-10(15)-烯-2,4,5,9,11-五醇[$(1\alpha,2\beta,3\beta,4R^*,5\alpha,6\alpha)$-3,6,7-tris(angeloyloxy)bisabol-10(15)-en-2,4,5,9,11-pentol][2]；生物碱类：洱源橐吾碱▲(lankongensisine)

A、B[3]。

注评　本种为"山紫菀"的基源植物之一，药用其根及根状茎。

化学成分参考文献

[1] Onuki H, et al. *J Nat Prod*, 2008, 71(4): 520-524.

[2] Tan AM, et al. *Helv Chim Acta*, 2007, 90(1): 101-104.

[3] Tan AM, et al. *Chin Chem Lett*, 2004, 15(1): 68-70.

30. 宽舌橐吾（中国植物志）　紫鹿（云南）

Ligularia platyglossa (Franch.) Hand.-Mazz., Symb. Sin. 7: 1137. 1936.——*Senecio platyglossus* Franch.（英 **Broadtongue Goldenray**）

多年生草本。茎直立，高 30–100 cm，上部被白色蛛丝状毛和有节短柔毛。丛生叶和下部叶具柄，柄长 10–33 cm，上半部或全部具窄而全缘的翅，基部具长鞘，叶片卵形或卵状心形，长 11–40 cm，宽 6–20 cm，边缘具波状齿，基部浅心形、平截或宽楔形，两面光滑，叶脉羽状；上部叶无柄，无鞘，叶片卵状长圆形至卵状披针形，长 2–16 cm，向上渐小，边缘有齿。总状花序长 15–50 cm；苞片狭披针形或线形；花序梗被有节短柔毛；头状花序多数；小苞片线形。总苞宽陀螺形，总苞片 8–11，2 层，卵形披针形或狭披针形。舌状花黄色，舌片长圆形或椭圆形；管状花多数，冠毛红褐色或幼叶黄白色，略短于花冠。瘦果褐色，纺锤形，光滑。花果期 7–11 月。

分布与生境　产于云南西北部和东北部。生于海拔 1200–3800 m 的水边、山坡及林下。

药用部位　根及根状茎。

功效应用　止咳化痰。用于肺虚咳嗽。

化学成分　地下部分含倍半萜类：1,8-二羟基荒漠木烷-7(11),9(10)-二烯-12,8-内酯[1,8-dihydroxyeremophil-7(11),9(10)-dien-12,8-olide]，1-氧代-8-羟基-10*H*-荒漠木-7(11)-烯-12,8-内酯[1-oxo-8-hydroxy-10*H*-eremophil-

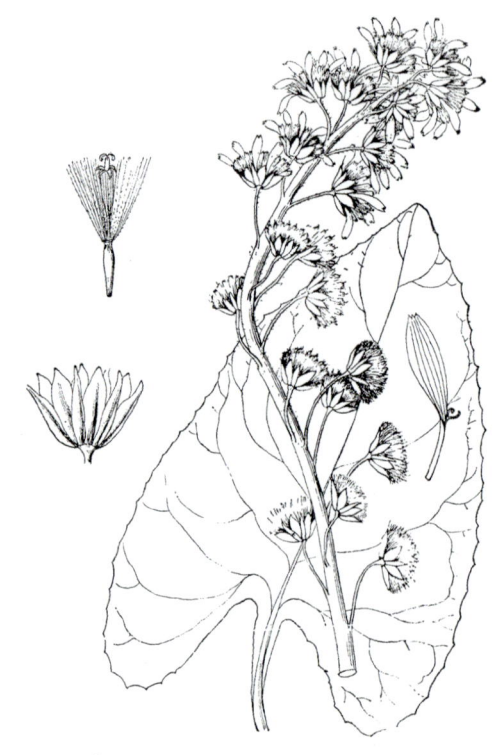

宽舌橐吾 Ligularia platyglossa (Franch.) Hand.-Mazz.
闫翠兰　绘

7(11)-en-12,8-olide]，9β,9′β-二-1,8-二氢橐吾内酯[9β,9′β-bis-1,8-dihydroligularenolide]，9β,9′α-二-1,8-二氢橐吾内酯[9β,9′α-bis-1,8-dihydroligularenolid][1]，荒漠木-1(10),7(11),8(9)-三烯-12,8-内酯[eremophil-1(10),7(11),8(9)-trien-12,8-olide]，8β-羟基荒漠木-7(11),9(10)-二烯-12,8α-内酯[8β-hydroxyeremophil-7(11),9(10)-dien-12,8α-olide]，2-氧代荒漠木-1(10),7(11),8(9)-三烯-12,8-内酯[2-oxoeremophil-1(10),7(11),8(9)-trien-12,8-olide][2]，二聚牛蒡叶橐吾内酯(biligulaplenolide)，8β-羟基-1-氧代-(14α,15α)-荒漠木-7(11),9(10)-二烯-12,8α-内酯[8β-hydroxy-1-oxo-(14α,15α)-eremophil-7(11),9(10)-dien-12,8α-olide]，1-羟基-2-氧代-(14α,15α)-荒漠木-1(10),7(11),8(9)-三烯-12,8-内酯[1-hydroxy-2-oxo-(14α,15α)-eremophil-1(10),7(11),8(9)-trien-12,8-olide]，4α,8β,9α-三羟基-5α*H*-7(11)-桉叶-12,8α-内酯[4α,8β,9α-trihydroxy-5α*H*-7(11)-eudesmen-12,8α-olide]，10α-羟基-1-氧代荒漠木-7(11),8(9)-二烯-12,8-内酯[10α-hydroxy-1-oxoeremophil-7(11),8(9)-dien-12,8-olide]，呋喃荒漠木-1(10)-烯-2,9-二酮[furanoeremophil-1(10)-en-2,9-dione][3]；三萜类：羽扇豆醇(lupeol)[1]；黄酮类：漆黄素(fisetin)[2]；酚酸类：异香草酸(isovanillic acid)[2]；生物碱类：7-当归酰天芥菜定(7-angelyheliotridine)[2]；甾体类：胡萝卜苷[2]。

化学成分参考文献

[1] 刘建群，等. 中国天然药物, 2005, 3(6): 340-343.

[2] 刘建群，等. 中国药科大学学报, 2005, 36(2): 114-117.

[3] Liu JQ, et al. *Phytochemistry*, 2008, 69(11): 2231-2236.

31. 苍山橐吾（中国高等植物图鉴） 尖叶橐吾（全国中草药汇编）

Ligularia tsangchanensis (Franch.) Hand.-Mazz., Symb. Sin. 7: 1140. 1936.——*Senecio tsangchanensis* Franch.（英 **Cangshan Goldenray**）

多年生草本。被毛。茎直立，高 15–120 cm，上部及花序被白色蛛丝状柔毛和黄褐色有节短柔毛，基部被枯叶柄纤维包围。丛生叶和下部叶具柄，柄长 10–20 cm，有翅，基部鞘状，叶片长圆状卵形或卵形，长 3.5–18 cm，宽 3–14 cm，边缘有齿，两面光滑，叶脉羽状；中部叶无柄，长圆形，长 7–20 cm，宽 3–9 cm，基部半抱茎；最上部叶小，披针形。总状花序长 7–25 cm；苞片线状披针形至线形；花序梗长 10–15 mm；头状花序多数；小苞片线形。总苞钟形，总苞片 7–8，2 层，长圆形或披针形，黑褐色。舌状花黄色，舌片长圆形；管状花多数，冠毛白色与花冠等长或稍短。瘦果长圆形，白色。花果期 6-9 月。

分布与生境 产于西藏东南部、云南西北部至东北部、四川西南部。生于海拔 2800–4100 m 的草坡、林下、灌丛及高山草地。

药用部位 根。

功效应用 温肺散寒，化痰止咳，利水。用于感冒咳嗽、肺结核、咳嗽、咳血、咽喉肿痛、支气管炎。

化学成分 根含生物碱类：雅塔蟹甲草碱▲(yamataimine)，氧-乙酰雅塔蟹甲草碱▲-*N*-氧化物 (*O*-acetylyamataimine-*N*-oxide)，*O*-乙酰雅塔蟹甲草碱▲(*O*-acetylyamataimine)[1]。

化学成分参考文献

[1] Tan AM, et al. *Heterocycles*, 2003, 60(5): 1195-1198.

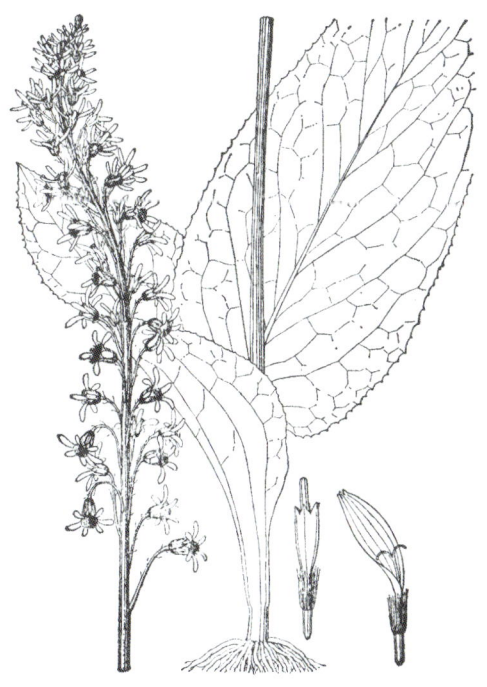

苍山橐吾 Ligularia tsangchanensis (Franch.) Hand.-Mazz.
引自《中国高等植物图鉴》

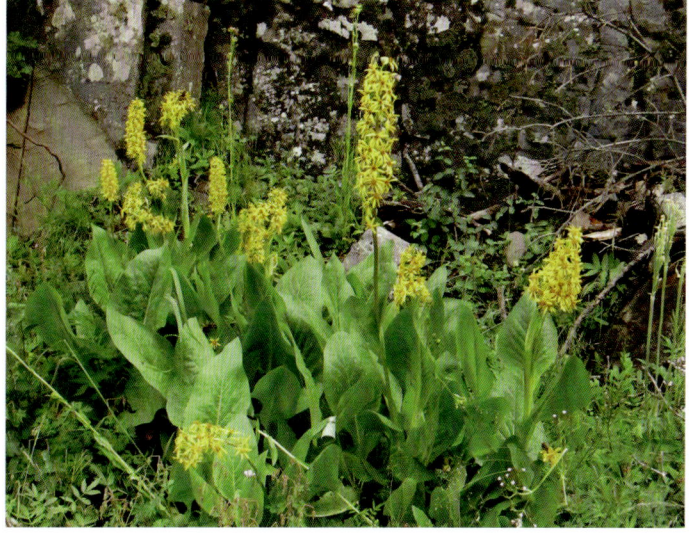

苍山橐吾 Ligularia tsangchanensis (Franch.) Hand.-Mazz.
摄影：陈又生

32. 箭叶橐吾（中国高等植物图鉴）

Ligularia sagitta (Maxim.) Mattf. ex Rehder ex Kobuski in J. Arnold Arbor. 14(1): 40. 1933.——*Senecio sagitta* Maxim.（英 **Arrowleaf Goldenray**）

多年生草本。茎直立，高 25–70 cm，光滑或上部及花序被白色蛛丝状毛，基部被枯叶柄纤维包围。丛生叶和下部叶具柄，柄长 4–18 cm，具狭翅，被白色蛛丝状毛，基部鞘状，边缘具小齿，两侧裂片开展或否，外缘常有大齿，下面有白色蛛丝状毛或脱毛，叶脉羽状；中部叶具短柄，鞘状抱茎，叶片箭形或卵形，较小；最上部叶披针形至狭披针形，苞叶状。总状花序长 6.5–40 cm；苞片狭披针形或卵状披针形，先端尾状渐尖；花序梗长 5–70 mm；头状花序多数；小苞片线形；总苞钟形或狭钟形，总苞片 7–10，2 层，长圆形或披针形。舌状花 5–9，黄色，舌片长圆形；管状花多数，檐部伸出总苞之外，冠毛白色或花冠等长。瘦果长圆形。花果期 7–9 月。

分布与生境 产于西藏、四川、青海、甘肃、宁夏、陕西、山西、河北、内蒙古。生于海拔 1270–4000 m 的水边、草坡、林缘、林下及灌丛。

药用部位 根、叶、花序。

功效应用 根：润肺化痰，止咳。用于咳嗽痰多。叶：催吐。花序：清热利湿，利胆退黄。用于湿热黄疸。

化学成分 根含倍半萜类：$1\beta,10\beta$-环氧-6α-羟基-7(10)-烯-8-氧代荒漠木-12-甲酯[methyl-$1\beta,10\beta$-epoxy-6α-hydroxy-7(10)-en-8-oxoeremophil-12-oate]，1β-乙酰氧基-6α-羟基-7(11),9(10)-二烯-8-氧代荒漠木-12-oate[methyl-1β-acetoxy-6α-hydroxy-7(11),9(10)-dien-8-oxoeremophil-12-oate][1]，($1S,2S,4aS,6aS,8R,10aR,11aS,13S$)-6a-[(乙酰氧基)甲基]-2,3,4,4a,7,8,11,11a-八氢-11a-羟基-13-甲氧基-1,2,9-三甲基-$1H$-8,10a-环氧-1,10-甲醇基二苯并[b,e]氧杂䓬-6(6aH)-酮{($1S,2S,4aS,6aS,8R,10aR,11aS,13S$)-6a-[(acetyloxy)methyl]-2,3,4,4a,7,8,11,11a-octahydro-11a-hydroxy-13-methoxy-1,2,9-trimethyl-$1H$-8,10a-epoxy-1,10-methanodibenz[b,e]oxepin-6(6aH)-one}，($1S,2S,4aS,6aS,8R,10aR,11aS,13S$)-2,3,4,4a,6,6a,7,8,11,11a-十氢-11a-羟基-6a-羟甲基-1,2,9-三甲基-6-氧代-$1H$-8,10a-环氧-1,10-甲醇基二苯并[b,e]氧杂䓬-13-基-(2Z)-2-

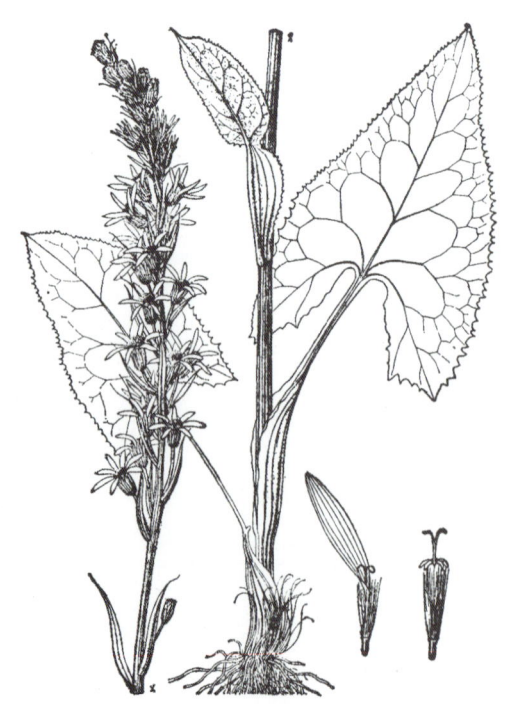

箭叶橐吾 Ligularia sagitta (Maxim.) Mattf. ex Rehder ex Kobuski
引自《中国高等植物图鉴》

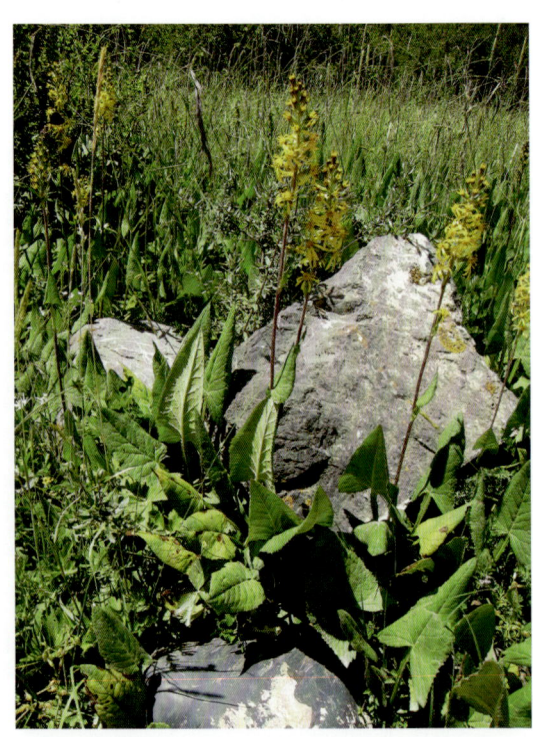

箭叶橐吾 Ligularia sagitta (Maxim.) Mattf. ex Rehder ex Kobuski
摄影：陈又生

羟甲基-2-丁烯酸酯{(1S,2S,4aS,6aS,8R,10aR,11aS,13S)-2,3,4,4a,6,6a,7,8,11,11a-decahydro-11a-hydroxy-6a-hydroxylmethyl-1,2,9-trimethyl-6-oxo-1H-8,10a-epoxy-1,10-methanodibenz[b,e]oxepin-13-yl-(2Z)-2-hydroxymethyl-2-butenoic acid ester}，(1S,2S,4aS,6aS,8R,10aR,11bS,13S)-2,3,4,4a,6,6a,7,8,11,11a-十氢-11b-羟基-6a-羟甲基-1,2,9-三甲基-6-氧代-1H-8,10a-环氧-1,10-甲醇基二苯并[b,e]氧杂䓬-13-基-2-甲基-2-丙烯酸酯{(1S,2S,4aS,6aS,8R,10aR,11bS,13S)-2,3,4,4a,6,6a,7,8,11,11a-decahydro-11b-hydroxy-6a-hydroxymethyl-1,2,9-trimethyl-6-oxo-1H-8,10a-epoxy-1,10-methanodibenz[b,e]oxepin-13-yl-2-methyl-2-propenoic acid ester}，(1S,2S,4aS,6aS,8R,10aR,11aS,13S)-2,3,4,4a,6,6a,7,8,11,11a-十氢-11a-羟基-6a-羟甲基-1,2,9-三甲基-6-氧代-1H-8,10a-环氧-1,10-甲醇基二苯并[b,e]氧杂䓬-13-基-(2Z)-2-甲基-2-丁烯酸酯{(1S,2S,4aS,6aS,8R,10aR,11aS,13S)-2,3,4,4a,6,6a,7,8,11,11a-decahydro-11a-hydroxy-6a-hydroxymethyl-1,2,9-trimethyl-6-oxo-1H-8,10a-epoxy-1,10-methanodibenz[b,e]oxepin-13-yl-(2Z)-2-methyl-2-butenoic acid ester}[2]，(4S,4aS,5S,8R,8aS)-4,4a,5,6,7,8,8a,9-八氢-8,8a-二羟基-3,4a,5-三甲基萘[2,3-b]呋喃-4-yl-2-(羟甲基)-2-丙烯酯{(4S,4aS,5S,8R,8aS)-4,4a,5,6,7,8,8a,9-octahydro-8,8a-dihydroxy-3,4a,5-trimethylnaphtho[2,3-b]furan-4-yl-2-(hydroxymethyl)prop-2-enoate}，(4aS,5S,8R)-5,6,7,8-四氢-8-羟基-3-(1-羟基丙烷-2-基)-4a,5-二甲基萘-2(4aH)-酮[(4aS,5S,8R)-5,6,7,8-tetrahydro-8-hydroxy-3-(1-hydroxypropan-2-yl)-4a,5-dimethylnaphthalen-2(4aH)-one]，(4aS,5S,8R)-5,6,7,8-四氢-3,8-二羟基-4a,5-二甲基萘-2(4aH)-酮[(4aS,5S,8R)-5,6,7,8-tetrahydro-3,8-dihydroxy-4a,5-dimethylnaphthalen-2(4aH)-one]，(2R,5R,8S,8aR)-1,2,3,5,6,7,8,8a-八氢-5-羟基-8,8a-二甲基-3-氧代萘-2-基-乙酸酯[(2R,5R,8S,8aR)-1,2,3,5,6,7,8,8a-octahydro-5-hydroxy-8,8a-dimethyl-3-oxonaphthalen-2-yl-acetate]，1R,4S,4aR)-6-乙酰基-1,2,3,4,4a,5-六氢-4,4a二甲基萘-1,7-二醇[(1R,4S,4aR)-6-acetyl-1,2,3,4,4a,5-hexahydro-4,4adimethylnaphthalene-1,7-diol]，(1Z)-1-[(5R,8S,8aR)-5-羟基-6,7,8,8a-四氢-8,8a-二甲基-3-氧代萘-2(1H)-亚乙烯基]乙醇[(1Z)-1-[(5R,8S,8aR)-5-hydroxy-6,7,8,8a-tetrahydro-8,8a-dimethyl-3-oxonaphthalen-2(1H)-ylidene]ethyl alchohol]，(4R,4aS,5S,8S,8aS)-2,4,4a,5,6,7,8,8a-八氢-8a-羟基-3,4a,5-三甲基-2-氧代萘[2,3-b]呋喃-4,8-二醇{(4R,4aS,5S,8S,8aS)-2,4,4a,5,6,7,8,8a-octahydro-8a-hydroxy-3,4a,5-trimethyl-2-oxonaphtho[2,3-b]furan-4,8-diol}[3]，箭叶橐吾萜素(ligulasagitin) A、B、C、D、E[4]，6β,8β-二甲氧基-10β-羟基荒漠木-7(11)-烯-12,8α-内酯[6β,8β-dimethoxy-10β-hydroxyeremophil-7(11)-en-12,8α-olide]，6β-当归酰氧基-10β-羟基-8β-甲氧基荒漠木-7(11)-烯-12,8α-内酯[6β-angeloyloxy-10β-hydroxy-8β-methoxyeremophil-7(11)-en-12,8α-olide][5-6]，6β-(2'-甲基丁酰氧基)-10β-羟基-8β-甲氧基荒漠木-7(11)-烯-12,8α-内酯[6β-(2'-methylbutanoyloxy)-10β-hydroxy-8β-methoxyeremophil-7(11)-en-12,8α-olide]，6β-当归酰氧基-10β-羟基-8α-甲氧基荒漠木-7(11)-烯-12,8β-内酯[6β-angeloyloxy-10β-hydroxy-8α-methoxy-eremophil-7(11)-en-12,8β-olide]，6β-(2'-甲基丁酰氧基)-10β-羟基-8α-甲氧基荒漠木-7(11)-烯-12,8β-内酯[6β-(2'-methylbutanoyloxy)-10β-hydroxy-8α-methoxyeremo-phil-7(11)-en-12,8β-olide]，8β,10β-二羟基-6β-甲氧基荒漠木-7(11)-烯-12,8α-内酯[8β,10β-dihydroxy-6β-methoxyeremophil-7(11)-en-12,8α-olide][6]，1β-乙酰氧基(R,S)-8-氧代荒漠木-6,9-二烯-12-醛[1β-acetoxy(R,S)-8-oxyeremophil-6,9-dien-12-al]，1β,12-二乙酰氧基-6,9,12E-三烯-氧化荒漠木[1β,12-diacetoxy-6,9,12E-trien-oxyeremophilane]，1β-乙酰氧基-6,9-二烯-8-氧代荒漠木-11-降-11-酮[1β-acetoxy-6,9-dien-8-oxyeremophil-11-nor-11-ketone]，箭叶橐吾内酯(sagittolactone)，蜂斗菜素，异蜂斗菜素[7]，1β,10β-环氧-7(11)-烯-6α-羟基-8-氧代-荒漠木-12-酸[1β,10β-epoxy-7(11)-en-6α-hydroxy-8-oxo-eremophil-12-oic acid][8]；单萜类：(3R,4R,6S)-3,6-二羟基-1-薄荷烷[(3R,4R,6S)-3,6-dihydroxy-1-menthene][6]；三萜类：3-氧代齐墩果-12-烯-7β,16β,28-三醇(3-oxoolean-12-ene-7β,16β,28-triol)[3]，羽扇豆醇，熊果酸[6]，(7β,16β)-3-氧代齐墩果-12-烯-7,16,28-三乙酸酯[(7β,16β)-3-oxoolean-12-en-7,16,28-triyl triacetate][3]；甾体类：β-谷甾醇[6-7]，胡萝卜苷[7]。

根状茎含倍半萜类：蜂斗菜内酯A (bakkenolide A)，齿叶橐吾醛，箭叶橐吾内酯[9]，苯并呋喃荒漠木烷-1-烯(benzofuranoeremophil-1-ene)[9-10]。

根和根状茎含倍半萜类：7α-羟基-9(10)-烯-1,8-二氧代-6,7-二氢呋喃荒漠木(7α-hydroxy-9(10)-

en-1,8-dioxo-6,7-dihydrofuranoeremophilane），$1\beta,10\beta$-环氧-$6\beta,8\beta$-二羟基-荒漠木-7(11)-烯-12,8α-内酯（$1\beta,10\beta$-epoxy-$6\beta,8\beta$-dihydroxy-eremophil-7(11)-en-12,8α-olide），1-氧代-9-去氧蟹甲草酚，苯并呋喃荒漠木-1-烯，蜂斗菜内酯[11]，蜂斗菜内酯A[12]；三萜类：羽扇醇，$3\beta,16\beta$-二羟基-12-齐墩果烯-28-醛（$3\beta,16\beta$-dihydroxy-12-oleanen-28-al）[11]；芳香类：反式-阿魏酸，咖啡酸，对香豆酸，3,5-二-O-咖啡酰奎宁酸(3,5-di-O-caffeoylquinic acid)[12]；甾体类：β-谷甾醇，胡萝卜苷[12]。

地上部分含倍半萜类：$1\beta,10\beta$-环氧-6β-乙酰氧基-3β-当归酰氧基-8β-羟基-荒漠木-7(11)-烯-8,12α-内酯[$1\beta,10\beta$-epoxy-6β-acetoxy-3β-angeloyloxy-8β-hydroxy-eremophil-7(11)-en-8,12α-olide]，齿叶囊吾醛[13]，($1\beta,3\beta,6\beta,8\beta,10\beta$)-6-乙酰氧基-3-当归酰氧基-1,10-环氧-8-羟基荒漠木-7(11)-烯-8,12α-内酯[($1\beta,3\beta,6\beta,8\beta,10\beta$)-6-acetoxy-3-angeloyloxy-1,10-epoxy-8-hydroxyeremophil-7(11)-en-8,12α-olide]，($1\beta,3\beta,6\beta,8\beta,10\beta$)-3-当归酰氧基-1,10-环氧-6,8-二羟基荒漠木-7(11)-烯-8,12α-内酯[($1\beta,3\beta,6\beta,8\beta,10\beta$)-3-angeloyloxy-1,10-epoxy-6,8-dihydroxyeremophil-7(11)-en-8,12α-olide]，($1\beta,3\beta,6\beta,8\beta,10\beta$)-3-当归酰氧基-1,10-环氧-8-乙氧基-6-羟基荒漠木-7(11)-烯-8,12α-内酯[($1\beta,3\beta,6\beta,8\beta,10\beta$)-3-angeloyloxy-1,10-epoxy-8-ethoxy-6-hydroxy-eremophil-7(11)-en-8,12α-olide]，($1\beta,3\beta,8\beta,10\beta$)-3-当归酰氧基-1,10-环氧-8-羟基荒漠木-7(11)-烯-8,12α-内酯[($1\beta,3\beta,8\beta,10\beta$)-3-(angeloyloxy)-1,10-epoxy-8-hydroxy-eremophil-7(11)-en-8,12α-olide][14]；香豆素类：七叶树内酯(esculetin)[13]；甾体类：β-谷甾醇[13]；挥发油：主要成分为 2-甲基丁烯酸、Z-β-松油醇(2.08%)、E-β-松油醇(4.07%)等[15]。

注评 本种为甘肃中药材质量标准（1995）收载"山紫菀"的基源植物之一，药用其干燥根和根状茎。藏族外用根、叶治疗疮疖，内服催吐。

化学成分参考文献

[1] Peng HR, et al. *Planta Med*, 1997, 63(4): 335-338.
[2] Li PL, et al. *Chem Lett*, 2008, 37(3): 308-309.
[3] Li PL, et al. *Helv Chim Acta*, 2008, 91(9): 1717-1727.
[4] Li PL, et al. *Tetrahedron*, 2007, 63(51): 12665-12670.
[5] Li XQ, et al. *Chin Chem Lett*, 2002, 13(10): 963-964.
[6] Li XQ, et al. *Planta Med*, 2003, 69(4): 356-360.
[7] Zhao Y, et al. *J Nat Prod*, 1994, 57(12): 1626-1630.
[8] Yang L, et al. *Chin Chem Lett*, 1995, 6(10): 875-876.
[9] Chen HM et al. *Phytochemistry*, 1992, 31(6): 2146-2147.
[10] Liu ZM, et al. *Phytochemistry*, 1995, 40(4): 1191-1192.
[11] 刘守金，等. 中国中药杂志，2006, 31(23): 1965-1967.
[12] Liu SJ, et al. *Biochem System Ecol*, 2007, 35(4): 245-247.
[13] Li L, et al. *Zeitschrift fuer Naturforschung, B: Chemical Sciences*, 2004, 59(8): 921-924.
[14] Li L, et al. *Helv Chim Acta*, 2004, 87(5): 1125-1129.
[15] 李莉，等. 天然产物研究与开发，2003, 15(3): 224-226.

33. 长白山橐吾（中国植物志） 单头橐吾（中国高等植物图鉴），单花橐吾（东北植物检索表）

Ligularia jamesii (Hemsl.) Kom. in Trudy Imp. S.-Peterburgsk. Bot. Sada 25: 697. 1907——*Senecio jamesii* Hemsl.（英 **James's Goldenray**）

多年生草本。茎直立，高 30–60 cm，上部被白色蛛丝状柔毛，下部光滑，基部被褐色枯叶柄纤维包围。丛生叶和下部叶具柄，柄长达 29 cm，基部有窄鞘，叶片三角状戟形，长 3.5–9 cm，基部宽 7–10 cm，边缘有尖锯齿，基部湾缺宽，两侧裂片外展，长达 6 cm，披针形，全缘或 2–3 深裂，小裂片长达 2.5 cm，上面及边缘被黄色短毛；叶脉掌式羽状；中部叶具短柄，鞘膨大，长达 4 cm，抱茎，叶片卵状箭形，较小；上部叶无柄，披针形，苞叶状，近全缘。头状花序辐射状，单生；小苞片线状披针形；总苞宽钟形，总苞片约 13 个，披针形，被白色蛛丝状毛。舌状花 13–16，舌片线状披针形，长达 4 cm；管状花冠毛淡黄色与花冠等长。瘦果圆柱形。花果期 7–8 月。

分布与生境 产于辽宁、吉林、内蒙古。生于海拔 300–2500 m 的林下、灌丛及高山草地。也分布于朝鲜。

药用部位 根及根状茎。

菊科 COMPOSITAE

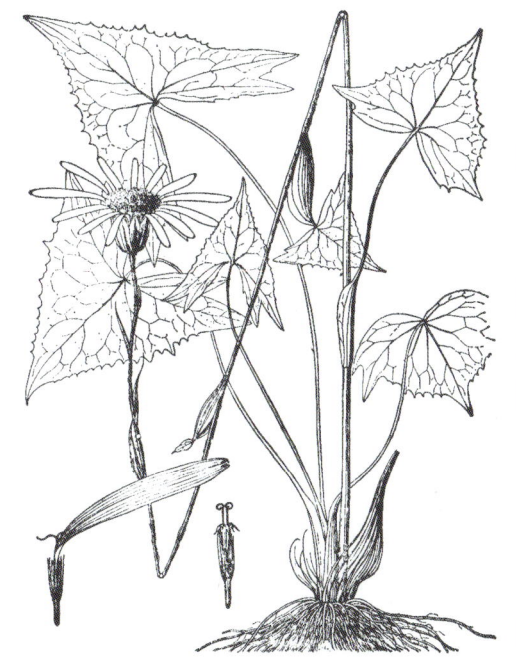

长白山橐吾 Ligularia jamesii (Hemsl.) Kom.
引自《中国高等植物图鉴》

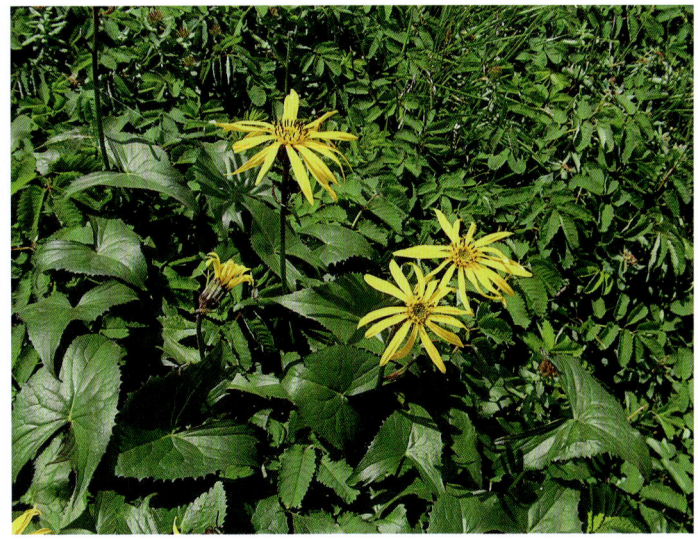

长白山橐吾 Ligularia jamesii (Hemsl.) Kom.
摄影：于俊林

功效应用　止咳祛痰，宣肺理气。用于风寒感冒，肺结核，咳嗽痰多，气喘。

34. 全缘橐吾（中国高等植物图鉴）　大舌花（北京），扎牙海（蒙语）

Ligularia mongolica (Turcz.) DC., Prodr. 6: 315. 1837.——*Cineraria mongolica* Turcz.
（英 **Mongolian Goldenray**）

多年生灰绿色或蓝绿色草本。茎直立，圆形，高 30–110 cm，基部被枯叶柄纤维包围。丛生叶和下部叶具柄，柄长达 35 cm，基部具狭鞘，叶片卵形、长圆形或椭圆形，长 6–25 cm，宽 4–12 cm，全缘，基部楔形，下延，叶脉羽状；中上部叶无柄，长圆形或卵状披针形，基部半抱茎。总状花序近头状；苞片和小苞片线状钻形；花序梗细；头状花序辐射状；总苞狭钟形或筒形，总苞片 5–6，2 层，长圆形。舌状花 1–4，舌片长圆形，管状花 5–10，冠毛红褐色与花冠等长。瘦果圆柱形，褐色。花果期 5–9 月。

分布与生境　产于华北及东北地区。生于海拔 1500 m 以下的沼泽草甸、山坡、林间及灌丛。也分布于俄罗斯远东地区、蒙古、朝鲜、俄罗斯。

药用部位　根、根状茎、全草。

功效应用　根、根状茎：宣肺理气，止咳祛痰，利水渗湿。用于外感风寒，发热恶寒，无汗，咳嗽痰多，支气管炎，小便不利。全草：止血。

化学成分　叶含挥发油：主要成分为 Z-9-十八烷烯醛，其次是 α-法呢烯，α-金合欢烯，石竹烯，[1α-[1α-4aα,7β,7aβ,7bα]]-1,1,4,7-四甲基-1H-十氢环丙薁-4-醇，α-杜松醇。

化学成分参考文献

[1] 董然，等. 东北林业大学学报，2010, 38(1): 105-107.

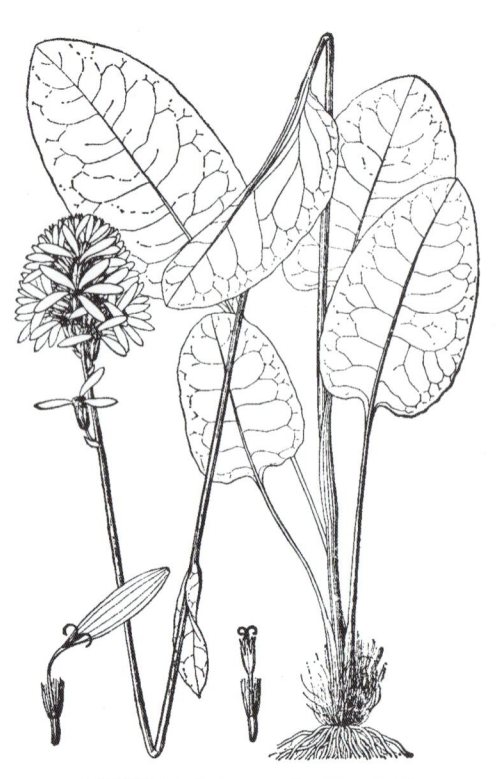

全缘橐吾 Ligularia mongolica (Turcz.) DC.
引自《中国高等植物图鉴》

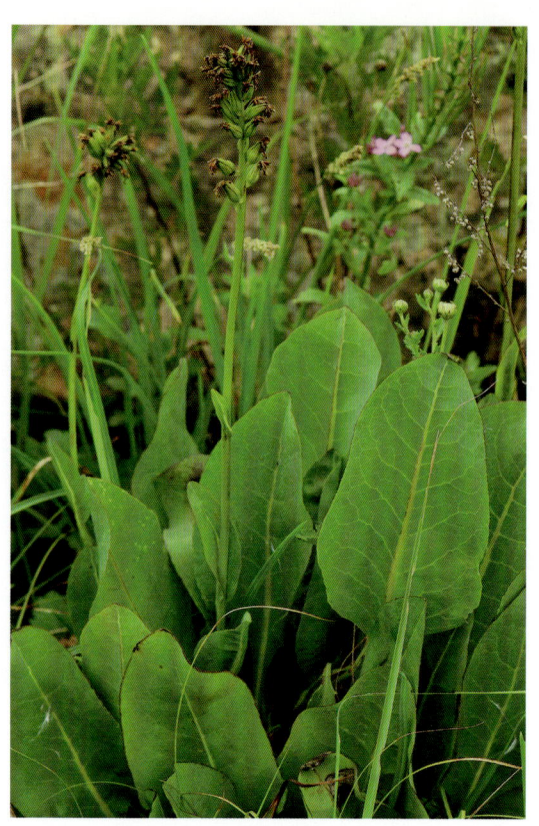

全缘橐吾 Ligularia mongolica (Turcz.) DC.
摄影：汪远

35. 大叶橐吾（中国植物志） 紫菀（新疆中草药）

Ligularia macrophylla (Ledeb.) DC., Prodr. 6: 316. 1837.——*Cineraria macrophylla* Ledeb.（英 **Greatleaf Goldenray**）

多年生灰绿色草本。茎直立，高 56–110 (180) cm，上部及花序被有节短柔毛。丛生叶具柄，柄长 5–20 cm，具狭翅，基部具鞘，叶片长圆形或卵状长圆形，长 6–16 (45) cm，宽 4.5–9 (28) cm，边缘具波状小齿，基部楔形，下延成柄，两面光滑，叶脉羽状；上部叶无柄，叶片卵状长圆形至半抱茎。圆锥状总状花序长 7–24 cm，下部有分枝；苞片和小苞片线状钻形；花序梗长 1–3 mm；头状花序。总苞狭筒形或狭陀螺形，总苞片 4–5，2 层，倒卵形或长圆形，被白色柔毛。舌状花 1–3，黄色，舌片长圆形；管状花 2–7，伸出总苞，冠毛白色与花冠等长。瘦果（未熟）光滑。花果期 7–8 月。

分布与生境 产于新疆天山及阿勒泰地区。生于海拔 700–2900 m 的河谷水边、芦苇沼泽、阴坡草地及林缘。也分布于哈萨克斯坦、吉尔吉斯斯坦、塔吉克斯坦、巴基斯坦。

药用部位 根。

功效应用 补气散结，祛痰止咳，理气活血，止痛。用于咳嗽痰多，百日咳，腰腿痛，劳伤，跌打损伤。

化学成分 根含倍半萜类：呋喃荒漠木-14β,6α-内酯(furanoeremophilan-14β,6α-olide)，6β-当归酰氧基-10β-羟基呋喃荒漠木(6β-angeloyloxy-10β-hydroxyfuranoeremophilane)，荒漠木-7(11)-烯-12,8α;14β,6α-二内酯[eremophil-7(11)-ene-12,8α;14β,6α-diolide]，3α-当归酰氧基蜂斗菜内酯A (3α-angeloyloxybakkenolide A)[1]，6α,15β-环氧-8β-羟基-荒漠木-7(11)-烯-8α,12-内酯[6α,15β-epoxy-8β-hydroxy-7(11)-en-8α,12-olide]，7-乙酰基-6(7)-烯-降荒漠木-13β-酸[7-acetyl-6(7)-en-noreremophil-13β-carboxylic acid]，荒漠木-7(11)-烯-6α,15β-内酯[eremophil-7(11)-en-6α,15β-olide][2]，15β-甲醛醚-6-氧代-呋喃荒漠木烷(15β-formic ether-6-oxo-furanoeremophilane)，6α,15β-环氧荒漠木-7(11)-烯-8α,12-内酯[6α,15β-epoxyeremophila-

7(11)-en-8α,12-olide][3]，大叶囊吾萜醛▲(ligumacrophyllal)，大叶囊吾萜素▲(ligumacrophyllatin)，2-羟基阔叶千里光内酯，1aR-[1aα,4β,4aβ,5β(Z),9aS*]-1a,2,4,4a,5,9-六氢-4,4a,6-三甲基-9-氧代-3H-环氧乙烷[8,8a]萘[2,3-b]呋喃-5-基-2-(2-甲基丁烯酸)酯{1aR-[1aα,4β,4aβ,5β(Z),9aS*]-1a,2,4,4a,5,9-hexahydro-4,4a,6-trimethyl-9-oxo-3H-oxireno[8,8a]naphtho[2,3-b]furan-5-yl-2-(2-methyl butenoic acid)ester}，新蟹甲草酮▲(neoadenostylone)[4]，6-当归酰氧基-15-乙酰氧基-呋喃荒漠木烷(6-angeloyloxy-15-aceto-furanoeremophilane)，6-当归酰氧基-呋喃荒漠木烷(3-angeloyl-furanoeremophilane)，3-千里光酰氧基-呋喃荒漠木烷(3-senecioyloxy-furanoeremophilane)，6β-当归酰氧基-呋喃荒漠木烷-15-羧酸甲酯(methyl 6β-angeloyloxyfuranoeremophilan-15-oate)[5]，反式-α-金合欢烯(trans-α-farnesene)，囊吾酮，白蜂斗菜素当归酸酯(albopetasin)[6]，大叶囊吾倍半内酯▲(ligolide)[7]；三萜类：熊果酸(ursolic acid)[4]；烷烃类：环戊烷二十一醇(cyclopentaneheneicosanol)[8]；甾体类：β-谷甾醇，胡萝卜苷[4]。

根和根状茎含倍半萜类：6β-瓶子草酰氧基-1β,10β-环氧-呋喃荒漠木烷(6β-sarracinoyloxy-1β,10β-epoxy-furanoeremophilane)，6α-当归酰氧基-10βH-呋喃荒漠木-1-酮(6α-angeloyloxy-10βH-furanoeremophil-1-one)，1β-羟基-11(R,S)-8-氧代荒漠木-6,9-二

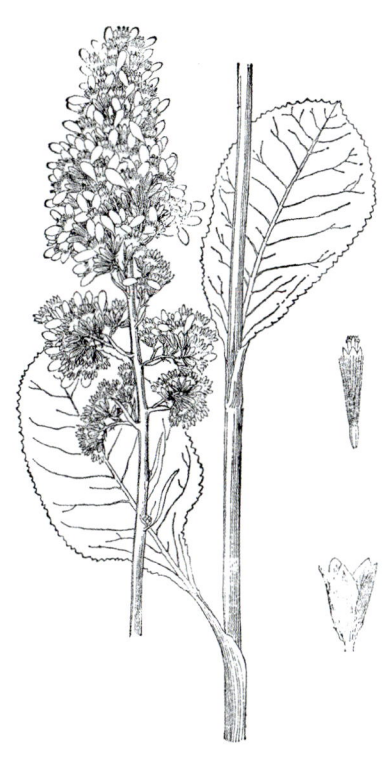

大叶囊吾 Ligularia macrophylla (Ledeb.) DC.
刘进军 绘

烯-12-醛[1β-hydroxy-11(R,S)-8-oxoeremophil-6,9-dien-12-al]，1α-羟基-9-去氧蟹甲草酚(1α-hydroxy-9-deoxycacalol)，1-氧代-9-去氧蟹甲草酚(1-oxo-9-desoxycacalol)，大吴风草素A (farfugin A)，γ,3,5-三甲基-6-苯并呋喃丁醛(γ,3,5-trimethyl-6-benzofuranbutanal)，1,10-环氧-6-羟基莴蒿萜素▲(1,10-epoxy-6-hydroxyeuryopsin)，6-当归酰氧基-1,10-环氧莴蒿萜素▲(6-angeloyloxy-1,10-epoxyeuryopsin)[9]，6-乙酰基-1,10-环氧莴蒿萜素▲(6-acetyl-1,10-epoxyeuryopsin)，(5β,9β)-愈创木-6,10(14)-二烯-9-醇[(5β,9β)-guaia-6,10(14)-dien-9-ol][10]，2-羟基阔叶千里光内酯，(10α)-10-羟基-1-氧代荒漠木-7(11),8(9)-二烯-8(12)-内酯[(10α)-10-hydroxy-1-oxoeremophila-7(11),8(9)-dieno-8(12)-lactone]，(6β,10α)-6,10-二羟基-1-氧代荒漠木-7(11),8(9)-二烯-8(12)-内酯[(6β,10α)-6,10-dihydroxy-1-oxoeremophila-7(11),8(9)-dieno-8(12)-lactone]；黄酮类：山奈酚(kaempferol)，(2S)-3'-羟基-5',7-二甲氧基黄烷酮[(2S)-3'-hydroxy-5',7-dimethoxyflavanone]，2,4'-二羟基-5'-甲氧基查耳酮(2,4'-dihydroxy-5'-methoxychalcone)[10]，芦丁(rutin)，缅茄苷▲(afzelin)，鼠李秦素-3-O-β-D芸香糖苷(rhamnazin-3-O-β-D-rutinoside)，鼠李素-3-O-β-D-芸香糖苷(rhamnetin-3-O-β-O-rutinoside)；单萜苷类：桦木苷A (betulabuside A)，3,7-二甲基辛-1-烯-3,8-二醇-8-O-β-D-吡喃葡萄糖苷(3,7-dimethyloct-1-en-3,8-diol-8-O-β-D-glucopyranoside)[11]；其他类：6-乙酰基-2-异戊烯基-8-甲氧基-1,3-苯并二氧(杂)芑-4-酮(6-acetyl-2-isopropenyl-8-methoxy-1,3-benzodioxin-4-one)，6-乙酰基-8-甲氧基-2,3-二甲基-色烯-4-酮(6-acetyl-8-methoxy-2,3-dimethyl-chromen-4-one)[10]。

地上部分含烷烃类：1-环戊烷基-4-二十六碳酮(1-cyclopentyl-4-hexacosanone)[8]。

注评 本种为"山紫菀"的基源植物之一，药用其根及根状茎。

化学成分参考文献

[1] Cantrell Charles L, et al. *J Agric Food Chem*, 2007, 55(26): 10656-10663.

[2] 沈彤，等. 化学学报，2007, 65(16): 1638-1642.

[3] Shen T, et al. *Chin Chem Lett*, 2005, 16(9): 1220-1222.

[4] Fu B, et al. *Pharmazie*, 2002, 57(4): 275-278.

[5] Abdykalikova KA, et al. *Vestnik Akademii Nauk Kazakhskoi SSR*, 1987, (9): 51-54.

[6] Bohlmann F, et al. *Phytochemistry*, 1979, 18(3): 491-492.

[7] Nikonova LP, et al. *Khim Prir Soedin*, 1976, (6): 742-745.

[8] Abdykalikova KA, et al. *Khim Prir Soedin*, 1988, (4): 584-585.

[9] Wang Q, et al. *J Nat Prod*, 2007, 70(8): 1259-1262.

[10] Wang Q, et al. *Helv Chim Acta*, 2007, 90(12): 2432-2437.

[11] 潘云雪，等. 中国现代应用药学，2005, 22(3): 175-178.

36. 异叶橐吾（中国植物志）

Ligularia heterophylla Rupr. in Mém. Acad. Imp. Sci. Saint Pétersbourg, Sér. 7, 4: 53, 1869, p. p.（英 **Differentleaf Goldenray**）

多年生灰绿色草本。茎直立，高 30-100 cm，最上部及花序被白色蛛丝状柔毛和黄褐色有节短柔毛。基部叶具柄，柄长 5-8 cm，有宽翅，基部膨大成鞘，叶片椭圆形、长圆形或近圆形，长 9.5-17 cm，宽约 10.5 cm，边缘具波状浅齿或不整齐的尖齿，基部宽楔形或近圆形，下延成翅柄，叶脉羽状；上部叶无柄，长圆形或椭圆形，向上渐小，基部半抱茎或筒状抱茎。圆锥状总状花序长约 30 cm；苞片及小苞片线状钻形或丝状；花序梗长 2-4 mm；头状花序辐射状。总苞杯状或钟状，总苞片 6-8 (10)，2 层，披针形或椭圆形，疏被白色柔毛。舌状花 (4) 5-7，黄色，舌片狭长圆形或长圆形；管状花 10-14，略伸出总苞，冠毛白色与花冠等长。瘦果（未熟）光滑。花期 6-8 月。

分布与生境 产于新疆天山一带。生于海拔 2150-2500 m 的山坡草地。也分布于哈萨克斯坦、吉尔吉斯斯坦、塔吉尔斯坦、乌兹别克斯坦。

药用部位 根。

功效应用 补虚散结，祛痰止咳。用于咳嗽痰多。

37. 网脉橐吾（中国高等植物图鉴） 岩天麻（云南大理、丽江、迪庆），紫菀（云南）

Ligularia dictyoneura (Franch.) Hand.-Mazz. in Vegetationsbild. 22(Heft 8): 6. 1932.——*Senecio dictyoneurus* Franch.（英 **Netvein Goldenray**）

多年生灰绿色草本。茎直立，高 33-124 cm，基部被厚褐色枯叶柄纤维包围。丛生叶具柄，柄长 8-22 cm，叶片卵形、长圆形或近圆形，长 8-30 cm，宽 5-21 cm，先端圆形，边缘有锯齿或仅有软骨质小齿，叶革质，叶脉羽状；中下部叶近无柄，叶片倒卵形或卵形，长 7-16 cm，宽 4-11 cm，边缘有齿，基部半抱茎或下部叶鞘状抱茎；上部叶无柄，卵状披针形至线形。总状花序长达 30 cm；苞片及小苞片线形；花序梗被密的黄褐色有节短柔毛。总苞陀螺形或近钟形，总苞片 6-8，2 层，长圆形，被褐色睫毛，背部黑褐色。舌状花 4-6，黄色，舌片长圆形；管状花高于总苞，冠毛黄白色，与花冠等长。瘦果（未熟）光滑。花期 6-9 月。

分布与生境 产于云南西北部、四川西南部和西藏。生于海拔 1900-3600 m 的林边、林下、灌丛及山坡草地。

药用部位 根及根状茎。

功效应用 宣肺理气，镇咳祛痰，利尿。用于感冒，咳嗽，肺痈咳血，吐血，痰中带血。

化学成分 根含倍半萜类：7(11)-荒漠木烯-8-酮[7(11)-eremophilen-8-one]，蜂斗菜内酯A (bakkenolide A)，6β-羟基荒漠木-7(11)-烯-8α,12-内酯[6β-hydroxyeremophil-7(11)-en-8α,12-olide]，6β,8-二羟基荒漠木-7(11)-烯-8α,12-内酯[6β,8-hydroxyeremophil-7(11)-en-8α,12-olide][1]，异蜂斗菜素(isopetasin)，网脉橐吾素▲(ligudicin) A、C、D[2]，8β-羟基荒漠木-7(11)-烯-8α,12-内酯[8β-hydroxyeremophil-7(11)-en-8α,12-olide][3]，[3S-(3α,4aβ,5β)]-4,4a,5,6,7,8-六氢-4a,5-二甲基-3-(1-甲基乙烯基)-2(3H)-萘酮{[3S-(3α,4aβ,5β)]-4,4a,5,6,7,8-hexahydro-4a,5-dimethyl-3-(1-methylethenyl)-2(3H)-naphthalenone}，蜂斗菜素(petasin)，别荒漠木烯酮▲(alloeremophilone)，去氢蜂斗菜酮(dehydrofukinone)，1R-[1α,2β(E),7α,8aα]-2-(2-甲基-丁烯酸)-1,2,3,4,6,7,8,8a-八氢-1,8a-二甲基-7-(1-甲基-丁烯酸)-6-氧代-2-萘酯{1R-[1α,2β(E),7α,8aα]-2-(2-methyl-butenoic acid)-1,2,3,4,6,7,8,8a-octahydro-1,8a-dimethyl-7-(1-methyl-ethenyl)-6-oxo-2-naphthalenyl

菊科 COMPOSITAE

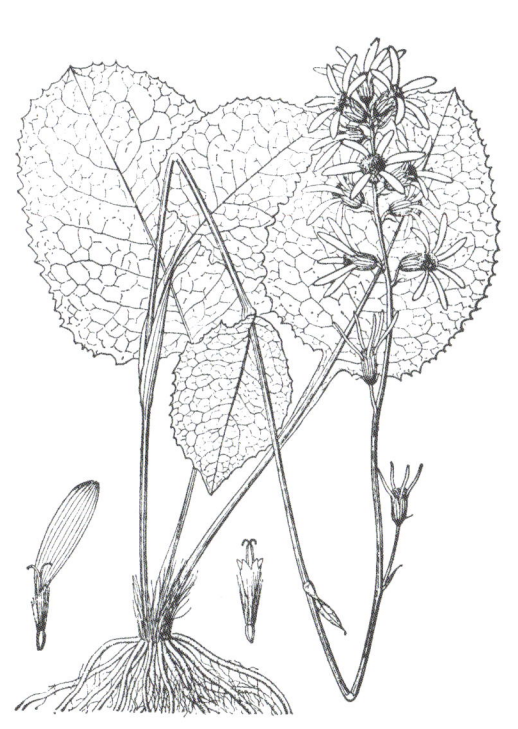

网脉橐吾 Ligularia dictyoneura (Franch.) Hand.-Mazz.
引自《中国高等植物图鉴》

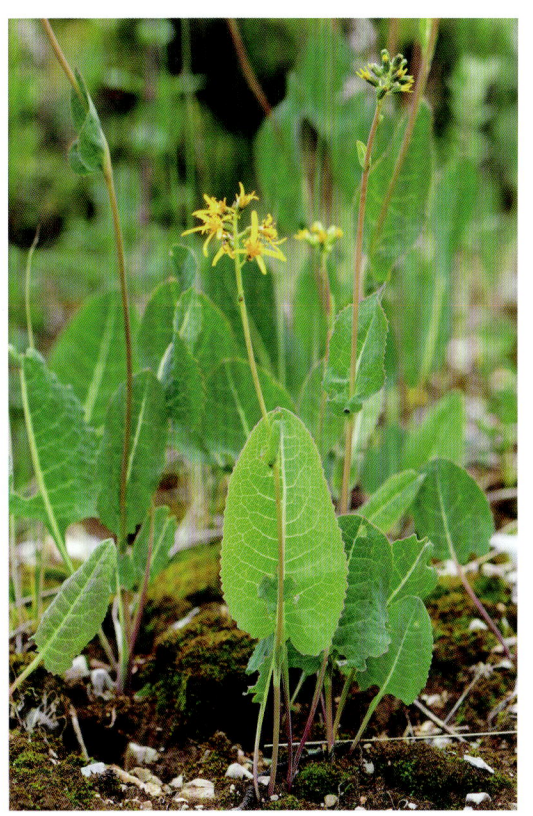

网脉橐吾 Ligularia dictyoneura (Franch.) Hand.-Mazz.
摄影：陈又生

ester}，橐吾醇(ligularol)，6β-当归酰氧基-呋喃荒漠木-10β-醇(6β-angeloyloxy-furanoeremophilan-10β-ol)，3β-乙酰氧基-6β-当归酰氧基呋喃荒漠木烷(3β-acetoxy-6β-angeloyloxyfuranoeremophilane)，3β-乙酰氧基-6β-当归酰氧基呋喃荒漠木-10β-醇(3β-acetoxy-6β-angeloyloxyfuranoeremophilan-10β-ol)，呋喃荒漠木-6α,15-内酯(furanoeremophilan-6α,15-olide)，1α-乙酰氧基呋喃荒漠木-6α,15-内酯(1α-acetoxyfuranoeremophilan-6α,15-olide)，呋喃荒漠木(furanoeremophilane)，橐吾酮(ligularone)，6β-[2-(羟甲基)丙-2-二烯氧基]呋喃荒漠木-1(10)-烯{6β-[2-(hydroxymethyl)prop-2-enoyloxy]furanoeremophil-1(10)-ene}，3β-当归酰氧基橐吾醇(3β-angeloyloxyligularol)，6β-乙酰氧基-1,10-环氧呋喃荒漠木烷(6β-acetoxy-1,10-epoxyfuranoeremophilane)[4]；黄酮类：3,3',4',7-四甲氧基黄酮(3,3',4',7-tetramethoxyflavone)，3,3',7-三羟基-4'-甲氧基黄酮(3,3',7-trihydroxy-4'-methoxyflavone)[3]；香豆素类：岩天麻素(yantianmasu)[5-6]，岩天麻素(yantianmasu) A、B、C[6]；甾体类：β-谷甾醇[1]。

注评 本种为"山紫菀"的来源之一，药用其根。

化学成分参考文献

[1] 檀爱民，等. 中国药科大学学报，2002, 33(2): 104-106.

[2] 檀爱民，等. 药学学报，2003, 38(12): 924-926.

[3] 檀爱民，等. 中国药学杂志，2004, 39(7): 498-499.

[4] Nagano H, et al. *Chem Biodiver*, 2007, 4(12): 2874-2888.

[5] 赵树年，等. 中草药，1982, 13(3): 12.

[6] 陈于澎，等. 中草药，1985, 16(6): 277-278.

38. 阿勒泰橐吾（中国植物志） 阿尔泰橐吾（中国中药资源志要）

Ligularia altaica DC., Prodr. 6: 315. 1837.（英 **Altai Goldenray**）

多年生灰绿色或蓝绿色草质。茎直立，高 10–68 (90) cm，基生叶具柄，柄长 13–20 cm，上部具狭翅，基部有窄鞘，叶片长圆形、长圆状卵形或椭圆形，8–15 cm，宽 3–7 cm，全缘，基部楔形，渐狭成柄，叶脉羽状；茎生叶和基生叶同形，无柄，半抱茎，向上渐小，下部者长达 13.5 cm，宽至 4 cm。总状花序长 6–7 cm；苞片和小苞片线状钻形；花序梗长 10 mm；头状花序 10–11 (15)，辐射状；总苞钟形或近杯形，总苞片 6–9，2 层，长圆形或狭披针形。舌状花 4–5，黄色，舌片倒卵形或长圆形；管状花伸出总苞之外，冠毛白色与花冠等长。瘦果圆柱形，黄褐色。花果期 6–8 月。

分布与生境　产于新疆阿勒泰地区。生于海拔 1060–2000 m 的山坡及草原。也分布于哈萨克斯坦、俄罗斯及蒙古。

药用部位　根。

功效应用　止咳祛痰，理气活血。用于咳嗽，气喘。

化学成分　地下部分含倍半萜类：阿尔泰橐吾素▲(altaicalarin) A、B、C、D，1β,8-二当归酰氧基-3β,4β,10,11-二环氧甜没药-7(14)-烯[1β,8-diangeloyloxy-3β,4β,10,11-diepoxybisabol-7(14)-ene]，1β-乙酰氧基-1β,8-二当归酰氧基-10,11-二羟基-3,4-环氧甜没药-7(14)-烯[1β-acetoxy-1β,8-diangeloyloxy-10,11-dihydroxy-3,4-epoxybisabol-7(14)-ene]，甜没药萜酮(bisabolone)[1]，

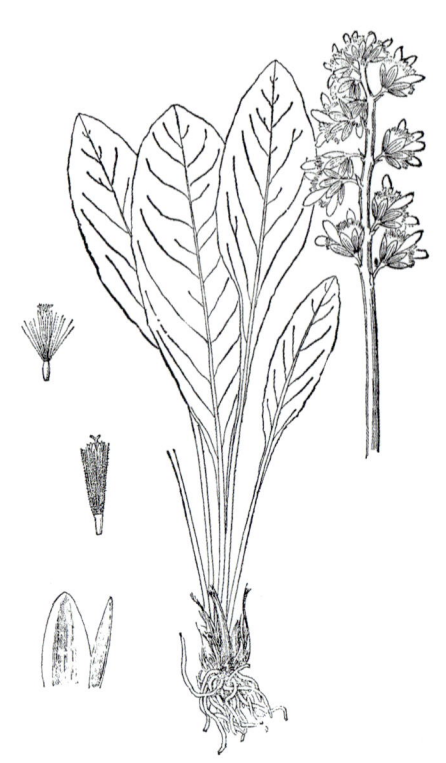

阿勒泰橐吾 Ligularia altaica DC.
刘进军 绘

呋喃荒漠木-6α,14β-内酯，8β-羟基-7(11)-荒漠木烯-8α,12-内酯[8β-hydroxyl-7(11)-eremophilen-8α,12-olide]，7(11)-荒漠木烯-8α,12-内酯[7(11)-eremophilen-8α,12-olide]，8β-羟基-荒漠木-7(11)-烯-8α,12(6α,14β)-二内酯[8β-hydroxyleremophil-7(11)-en-8α,12(6α,14β)-diolide]，6β-羟基-7(11)-荒漠木烯-8α,12-内酯[6β-hydroxyl-7(11)-eremophilen-8α,12-olide]，6β,8β-二羟基-7(11)-荒漠木烯-8α,12-内酯[6β,8β-di-hydroxyl-7(11)-eremophilen-8α,12-olide]，7-乙酰基-6(7)-烯-降荒漠木-13β-酸[7-acetyl-6(7)-en-noreremophil-13β-carboxylic acid]，8β-氢荒漠木-7(11)-烯-8α,12β (6α,14β)-二内酯[8β-hydroeremophil-7(11)-en-8α,12β(6α,14β)-diolide]，2-羟基阔叶千里光内酯▲(2-hydroxyl-platyphyllide)[2]；三萜类：羽扇豆醇(lupeol)，3β,16β-二羟基-12-齐墩果-28-醛(3β,16β-dihydroxy-12-oleanen-28-al)，齐墩果酸(oleanolic acid)[3]；甾体类：麦角甾醇过氧化物(ergosterol peroxide)，豆甾-7-烯-醇(stigmasta-7-en-ol)，β-谷甾醇，胡萝卜苷[3]；芳香类：11-羟基-10,11-二氢泽兰素(11-hydroxy-10,11-dihydroeuparin)，5-羟基苯并呋喃-2(3H)-酮[5-hydroxybenzofuran-2(3H)-one][3]。

化学成分参考文献

[1] Wang Q, et al. *J Nat Prod*, 2010, 73(2): 139-142.

[2] 张朝凤, 等. 中国药学杂志, 2008, 43(22): 1697-1700.

[3] 张朝凤, 等. 中药材, 2009, 32(4): 524-526.

39. 帕米尔橐吾（中国植物志）

Ligularia alpigena Pojark. in Bot. Mater. Gerb. Bot. Inst. Komarova Acad. Nauk SSSR 12: 313. 1950.（英 **Alpine Goldenray**）

多年生草本。茎直立，高 22–140 cm，花序被有节短柔毛。基生叶和下部叶具柄，柄长 2.5–25 cm，上部具狭翅，基部鞘状，叶片长圆形或宽椭圆形，长 4.5–20 cm，宽 2.3–10.5 cm，边缘具不整齐的齿，

菊科 COMPOSITAE

基部楔形，下延成鞘。叶脉羽状；中上部叶与下部叶同形，无柄，半抱茎。叶片长达 12 cm，宽至 7 cm。总状花序不分枝，稀为圆锥状总状花序下部有分枝，具 2-23 个头状花序，苞片及小苞片线状钻形；花序梗短。总苞钟形或近杯形，总苞片 6-8，2 层，卵形或长圆形，被密的有节短柔毛。舌状花黄色，舌片倒卵形或长圆形；管状花冠毛白色与花冠等长。瘦果未熟。花期 7 月。

分布与生境　产于新疆南部及天山一带。生于海拔 1900-4500 m 的山坡及流水线。也分布于俄罗斯。

药用部位　根。

功效应用　止咳祛痰，理气活血。用于咳嗽，气喘。

化学成分　根和地上部分含倍半萜类：呋喃荒漠木烷-$6\alpha,14\beta$-内酯(furanoeremophylan-14β-6α-olide)[1]。

化学成分参考文献

[1] Sagitdinova GV, et al. *Khim Prir Soedin*, 1990, (4): 553-555.

40. 黄帚橐吾（中国高等植物图鉴）　日候（青海藏名），嘎私（四川藏名），热肖（藏语）

Ligularia virgaurea (Maxim.) Mattf. ex Rehder et kobuski in J. Arnold Arbor. 14: 40. 1933.——*Senecio virgaureus* Maxim.（英 **Goldenrod Goldenray**）

多年生灰绿色草本。茎直立，高 15-80 cm，基部被厚密的褐色枯叶柄纤维包围。丛生叶和基部叶具柄，柄长达 21.5 cm，全部或上半部具翅，翅全缘或有齿，基部具鞘，叶片卵形、椭圆形或长圆状披针形，长 3-15 cm，宽 1.3-11 cm，边缘有时略反卷，基部楔形，下延成翅柄，叶脉羽状或有时近平行；茎生叶小，无柄，卵形、卵状披针形至线形，常筒状抱茎。总状花序长 4.5-22 cm；苞片线状披针形至线形；花序梗被白色蛛丝状柔毛；头状花序辐射状，稀单生；小苞片丝状；总苞陀螺形或杯状；总苞片 10-14，2 层，长圆形或狭披针形。舌状花 5-14，黄色，舌片线形；管状花冠毛白色与花冠等长。瘦果长圆形。花果期 7-9 月。

分布与生境　产于西藏东北部、云南西北部、四川、青海、甘肃。生于海拔 2600-4700 m 的河滩、沼泽草甸、阴坡湿地及灌丛中。也分布于尼泊尔至不丹。

药用部位　幼叶、全草。

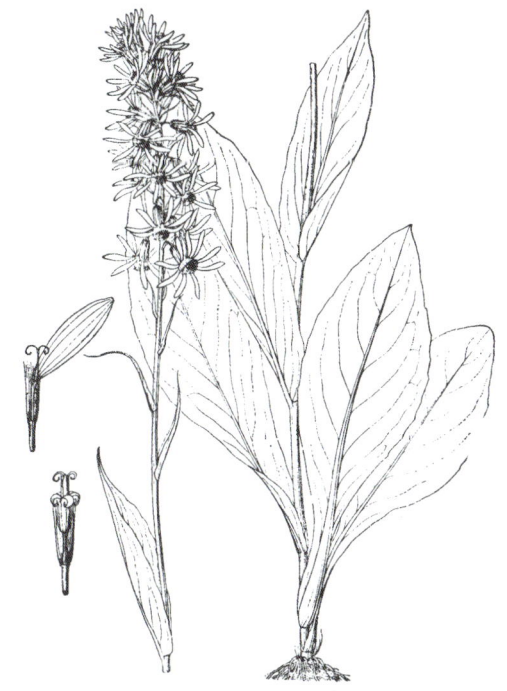

黄帚橐吾 Ligularia virgaurea (Maxim.) Mattf. ex Rehder et kobuski
引自《中国高等植物图鉴》

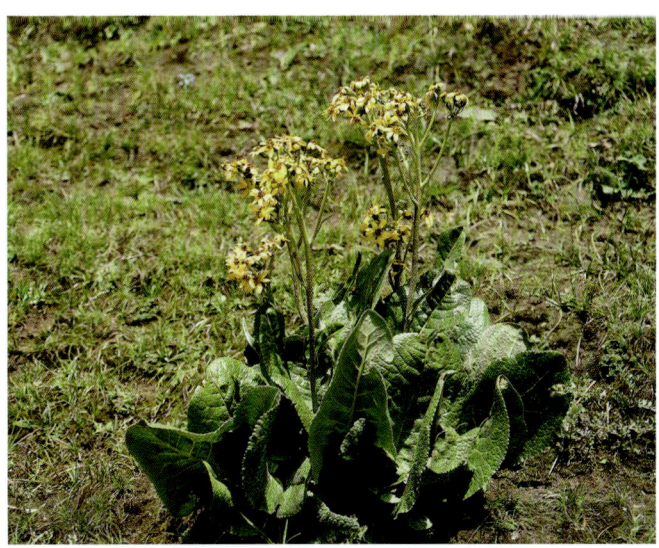

黄帚橐吾 Ligularia virgaurea (Maxim.) Mattf. ex Rehder et kobuski
摄影：王聚乐

功效应用 幼叶：健胃止吐，化痰止咳。用于胃脘不适，呕吐，咳嗽痰多。全草：清热解毒，健脾和胃，消炎，退热。用于发热，胆囊炎。

化学成分 根含倍半萜类：1α,8β,10β-三羟基-6β-(2-甲基丙酰氧基)氧化荒漠木-7(11)-烯-8α,12-内酯[1α,8β,10β-trihydroxy-6β-(2-methylacryloyl)oxyeremophil-7(11)-en-8α,12-olide][1]，黄帚橐吾醇▲(virgaurol) A、B[2]、C、D[2-3]，黄帚橐吾素▲(virgaurin) A[4]、B[5-6]、C[6]，呋喃麦西坎-9-烯-8-酮(furanomexican-9-en-8-one)，9β,10β-环氧呋喃麦西坎-8-酮(9β,10β-epoxyfuranomexican-8-one)，黄帚橐吾内酯▲(virgauride)[4,7]，蟹甲草酮▲(cacalone)，表黄帚橐吾内酯▲(epivirgauride)，黄帚橐吾宁▲(virgauronin)，表蟹甲草酮▲(epicacalone)[7]，3α,4α-环氧-6α-(2'-甲基丙烯酰氧基)-8α-甲氧基荒漠木-7(11)-烯-8β,12-内酯[3α,4α-epoxy-6α-(2'-methylacryloyl)oxy-8α-methoxyeremophil-7(11)-en-8β,12-olide]，3α,4α-环氧-6α-(2'-甲基丙烯酰氧基)-8α-乙氧基荒漠木-7(11)-烯-8β,12-内酯[3α,4α-epoxy-6α-(2'-methylacryloyl)oxy-8α-ethoxyeremophil-7(11)-en-8β,12-olide]，1β,10β-环氧-6β-(2'-甲基丙烯酰氧基)-8β-甲氧基荒漠木-7(11)-烯-8α,12-内酯[1β,10β-epoxy-6β-(2'-methylacryloyl)oxy-8β-methoxyeremophil-7(11)-en-8α,12-olide]，1β,10β-环氧-6β-当归酰氧基-8β-甲氧基荒漠木-7(11)-烯-8α,12-内酯[1β,10β-epoxy-6β-angeloyloxy-8β-methoxyeremophil-7(11)-en-8α,12-olide]，6β-甲氧基荒漠木-7(11)-烯-8β,12-内酯[6β-methoxyeremophil-7(11)-en-8β,12-olide]，5β-当归酰氧基-3a,4,5,6,7,7a-六氢-3aβ-甲基-1H-茚-2,4β-二羧酸甲酯[5β-angeloyloxy-3a,4,5,6,7,7a-hexahydro-3aβ-methyl-1H-indene-2,4β-dioic acid methyl ester][8]，6β-当归酰氧基-1α,8β,10β-三羟基荒漠木-7(11)-烯-12,8α-内酯[6β-angeloyloxy-1α,8β,10β-trihydroxyeremophil-7(11)-en-12,8α-olide]，6β-当归酰氧基-1β,10β-环氧-8β-乙氧基荒漠木-7(11)-烯-12,8α-内酯[6β-(angeloyloxy)-1β,10β-epoxy-8β-ethoxyeremophil-7(11)-en-12,8α-olide]，1β,10β-环氧-8β-乙氧基-6β-(2-甲基烯丙酰氧基)-荒漠木-7(11)-烯-12,8α-内酯[1β,10β-epoxy-8β-ethoxy-6β-(2-methylacryloyloxy)eremophil-7(11)-en-12,8α-olide]，3β-(2-甲基烯丙酰氧基)-8-氧代-12-降荒漠木-6-烯-11-酮[3β-(2-methylacryloyloxy)-8-oxo-12-noreremophil-6-en-11-one]，9β-羟基-8-氧代-12-降荒漠木-6-烯-11-酮[9β-hydroxy-8-oxo-12-noreremophil-6-en-11-one]，6β,8β-二羟基荒漠木-7(11)-烯-12,8α-内酯[6β,8β-dihydroxyeremophil-7(11)-en-12,8α-olide]，6β-羟基-8α-甲氧基荒漠木-7(11)-烯-12,8β-内酯[6β-hydroxy-8α-methoxy-eremophil-7(11)-en-12,8β-olide]，6β-甲氧基-8β-羟基荒漠木-7(11)-烯-12,8α-内酯[6β-methoxy-8β-hydroxyeremophil-7(11)-en-12,8α-olide]，[4S-(4α,4aα,5α,8aα,9aβ)]-4a,5,6,7,8,8a,9,9a-八氢-4,9a-二羟基-3,4a,5-三甲基萘[2,3-b]呋喃-2(4H)-酮{[4S-(4α,4aα,5α,8aα,9aβ)]-4a,5,6,7,8,8a,9,9a-octahydro-4,9a-dihydroxy-3,4a,5-trimethyl-naphtho[2,3-b]furan-2(4H)-one}，(4R,4aR,5S,8aR,9aS)-4a,5,6,7,8,8a,9,9a-八氢-4-羟基-3,4a,5-三甲基萘[2,3-b]呋喃-2(4H)-酮{(4R,4aR,5S,8aR,9aS)-4a,5,6,7,8,8a,9,9a-octahydro-4-hydroxy-3,4a,5-trimethyl-naphtho[2,3-b]furan-2(4H)-one}[9]。

根状茎含倍半萜类：2-(3-戊烯基)-3,7-二甲基苯并呋喃-1,4-二酮[2-(3-pentenyl)-3,7-dimethylbenzofuran-1,4-dione]，1-羟基-2-(3-戊烯基)-3,7-二甲基苯并呋喃[1-hydroxy-2-(3-pentenyl)-3,7-dimethylbenzofuran]，1-甲氧基-2-(3-戊烯基)-3,7-二甲基苯并呋喃[1-methoxy-2-(3-pentenyl)-3,7-dimethylbenzofuran]，表蟹甲草酚(cacalol)，4αH-9-甲氧基呋喃荒漠木烷(4αH-9-methoxyfuranoeremophilane)[10]，黄帚橐吾素A，呋喃麦西坎-9-烯-8-酮(furanomexicanan-9-en-8-one)，9β,10β-环氧呋喃麦西坎烷-8-酮(9β,10β-epoxyfuranomexicanan-8-one)，大吴风草素A (farfugin A)，四氢多裂蟹甲草林酮▲(tetrahydromaturinone)，蟹甲草内酯▲(adenostylide)，蟹甲草素▲(adenostin) A[11-12]、B，2-{[(5S)-5,6,7,8-四氢-9-羟基-3,5-二甲基萘[2,3-b]呋喃-4-yl]甲基}-3,5-二甲基-6-[(3E)-戊-3-烯-1-基]-1-苯并呋喃-4,7-二酮{2-{[(5S)-5,6,7,8-tetrahydro-9-hydroxy-3,5-dimethylnaphtho[2,3-b]furan-4-yl]methyl}-3,5-dimethyl-6-[(3E)-pent-3-en-1-yl]-1-benzofuran-4,7-dione}，(5S)-5,6,7,7a,7b,12b-六氢-3,4,5,11,12b-五甲基-10-[(3E)-戊-3-烯-1-基-呋喃[3'',2'': 6',7']萘[1',8': 4,5,6]吡喃[3,2-b]苯并呋喃-9-醇 {(5S)-5,6,7,7a,7b,12b-hexahydro-3,4,5,11,12b-pentamethyl-10-[(3E)-pent-3-en-1-yl-furo[3'',2'': 6',7'] naphtho[1',8': 4,5,6] pyrano[3,2-b]benzofuran-9-ol}，3,5-二甲基-6-[(3E)-戊-3-烯-1-基]-1-苯并呋喃-4,7-二酮{3,5-dimethyl-6-[(3E)-pent-3-en-1-yl]-1-benzofuran-4,7-dione}，3,5-二甲基-6-[(3E)-戊-3-烯-1-基]-1-苯

并呋喃-7-醇{3,5-dimethyl-6-[(3E)-pent-3-en-1-yl]-1-benzofuran-7-ol}[12]。

注评　本种为部颁药品标准·藏药（1995年版）收载"黄帚橐吾"的基源植物，药用其干燥全草；藏族主治消化不良、培根和赤巴合并症、胃龙病、陈旧疫疠、黄水病、疮疡、中毒症。

化学成分参考文献

[1] Fei DQ, et al. *Chin Chem Lett*, 2009, 20(8): 949-951.
[2] Zhang ZX, et al. *Chem Lett*, 2008, 37(3): 346-347.
[3] Zhang ZX, et al. *Bull Chem Soc Jap*, 2008, 81(8): 1007-1011.
[4] Chen HM, et al. *Chin Chem Lett*, 1991, 2(11): 849-852.
[5] Wang B, et al. *Chin Chem Lett*, 1997, 8(4): 315-316.
[6] Wang B, et al. *Planta Med*, 1997, 63(6): 577-578.
[7] Wang BG, et al. *Ind J Chem, Section B*, 1998, 37B(7): 669-671.
[8] Zhang ZX, et al. *Planta Med*, 2007, 73(6): 585-590.
[9] Zhang ZX, et al. *Helv Chim Acta*, 2008, 91(6): 1045-1052.
[10] Jia ZJ, et al. *Phytochemistry*, 1991, 30(9): 3132-3134.
[11] Chen HM, et al. *Ind J Chem, Section B*, 1996, 35B(12): 1304-1307.
[12] Sun XB, et al. *Helv Chim Acta*, 2007, 90(9): 1705-1711.

92. 垂头菊属 Cremanthodium Benth.

多年生草本。根状茎极短，顶端具莲座状叶基。茎单生或数个丛生，通常呈花葶状。当年枯死。幼叶外卷，叶大部或全部基生，丛生叶及茎基部叶具柄，柄基部鞘状，叶片具掌状、羽状或平行脉；茎生叶苞叶状，基部具鞘或无。头状花序单生或多数，排列成总状花序，下垂，辐射状或盘状。总苞半球形，基部具小苞片，苞片线形、稀宽卵形或椭圆形，草质或膜质。总苞片常2层，覆瓦状排列，基部分离，外层较狭，内层较宽，边缘膜质，先端被硬毛。花托平，裸露。边花舌状，1层，雌性，结实。舌片形状多样。中央花多数，管状，两性，结实；花药基部钝；花柱分枝扁平。冠毛糙毛状。瘦果无喙。

约69种，我国全产。13种及1变种药用。

分种检索表

1. 叶肾形或圆肾形，叶脉掌状。
　　2. 舌状花紫红色或黄色；总苞片先端急尖或渐尖 ················· **1. 长柱垂头菊 C. rhodocephalum**
　　2. 舌状花黄色，舌片长圆形至披针形，先端急尖至长渐尖，稀钝。
　　　　3. 舌状花的舌片长圆形，先端急尖或钝 ················· **2. 喜马拉雅垂头菊 C. decaisnei**
　　　　3. 舌状花的舌片卵状披针形或线状披针形，先端渐尖或尾状 ················· **3. 狭舌垂头菊 C. stenoglossum**
1. 叶形多样，具羽状或平行脉。
　　4. 叶绿色或两面异色，披针形至圆形，具羽状脉。
　　　　5. 总苞片近1层，等宽或近于等宽，基部合生成浅杯状 ················· **4. 矮垂头菊 C. humile**
　　　　5. 总苞片2层，不等宽，内层宽，外层狭，背部有毛或光滑。
　　　　　　6. 头状花序无舌状花；总苞密被黑褐色有节长柔毛；叶全缘，上面深绿色，下面绿白色 ················· **5. 盘花垂头菊 C. discoideum**
　　　　　　6. 头状花序有舌状花；如无舌状花或舌片极短，则总苞被铁灰色柔毛，叶边缘有大齿。
　　　　　　　　7. 头状花序较大，有极发达的舌状花，舌片带形、长披针形至线状披针形，先端渐尖，明显长于总苞，通常长为总苞的2-4倍。
　　　　　　　　　　8. 叶片箭形，基部心形 ················· **6. 箭叶垂头菊 C. sagittifolium**
　　　　　　　　　　8. 叶片倒卵形或宽椭圆形，基部楔形 ················· **7. 壮观垂头菊 C. nobile**

7. 头状花序较小，舌状花不发达，舌片长圆形、椭圆形至线形，通常长为总苞的 1-2 倍或更短。
  9. 总苞被黑色有节短柔毛；叶片卵形至近圆形，基部平截或心形；舌状花的舌片宽椭圆形，先端急尖·· **8. 尼泊尔垂头菊 C. nepalense**
  9. 总苞被白色或铁灰色柔毛，稀光滑；叶卵形、宽椭圆形至长圆形，基部常楔形，稀平截·· **9. 车前状垂头菊 C. ellisii**
4. 叶蓝绿色或灰绿色，线形至宽椭圆形，具平行脉或直脉。
  10. 总苞光滑；叶线形至线状披针形，长达 23 mm，宽 2-5 mm，舌状花舌片线状披针形，长达 4 cm ··· **10. 条叶垂头菊 C. lineare**
  10. 总苞被密的褐色或紫褐色有节长柔毛；叶较宽，披针形至椭圆形。
    11. 头状花序单生，无舌状花····························· **11. 狭叶垂头菊 C. angustifolium**
    11. 头状花序 1-13，常呈总状花序，有舌状花，舌片膜质，透明，线状披针形，长 2.5-7 cm，宽 1.5-5 mm，先端渐尖。
      12. 总苞基部的苞片线形，草质，绿色················ **12. 褐毛垂头菊 C. brunneopilosum**
      12. 总苞基部的苞片卵形，膜质，黄白色··············· **13. 膜苞垂头菊 C. stenactinium**

本属植物多数具有体外抗肿瘤、抗细菌作用。主要活性成分为倍半萜类化合物。

1. 长柱垂头菊（中国植物志） 红头垂头菊（中国高等植物图鉴）

Cremanthodium rhodocephalum Diels in Notes Roy. Bot. Gard. Edinburgh 5: 190. 1912.

（英 Redhead Cremanthodium）

  多年生草本。茎单生，高 8-33 cm，被密紫红色有节柔毛。叶集生于茎的中下部，有柄，叶柄长 2-12 cm，被有节柔毛，基部无鞘，半抱茎，叶片圆肾形，长 0.7-4 cm，宽 1-6 cm，边缘具整齐的圆齿，叶下面紫红色，疏被白色有节柔毛，叶脉掌状；中上部叶具短柄，无鞘，叶片圆肾形至线形，边缘具齿或全缘。头状花序单生茎顶，辐射形，背面被密的紫红色有节长柔毛，内层总苞片具宽的白色膜质边缘。舌状花紫红色，舌片倒披针形，长 1.5-2.5 cm，先端平截或圆，具 2-3 个浅裂片，管状花紫红色，冠毛白色。瘦果长圆形，光滑。花果期 6-9 月。

分布与生境　产于西藏东南部、云南西北部、四川西南部。生于海拔 3000-4800 m 的林缘、山坡草地、高山草甸、高山流石滩。

药用部位　花序、全草。

功效应用　花序：清热，消肿，止痛。用于痈肿疮疡疼痛。全草：养胃，接骨。用于治头伤，骨折，胃寒腹痛。

注评　本种藏族用全草治骨折、头骨骨伤等。

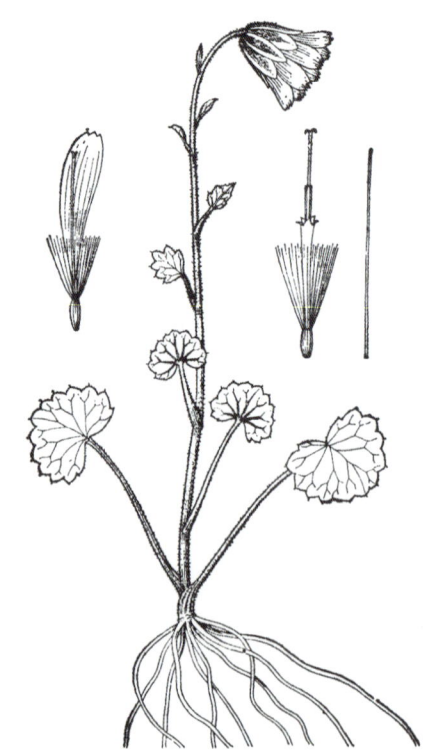

长柱垂头菊 Cremanthodium rhodocephalum Diels
引自《中国高等植物图鉴》

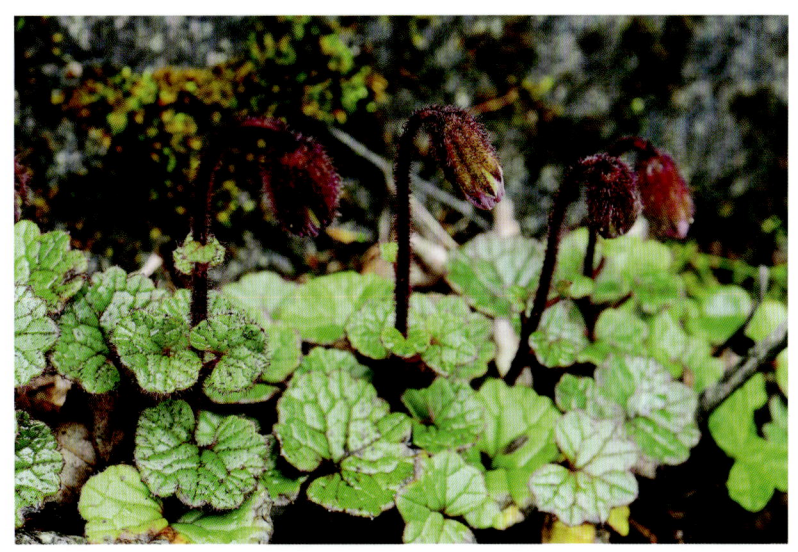

长柱垂头菊 Cremanthodium rhodocephalum Diels
摄影：陈又生

2. 喜马拉雅垂头菊（中国高等植物图鉴） 长嘎（藏名），须弥垂头菊（云南种子植物名录）

Cremanthodium decaisnei C. B. Clarke, Compos. Ind. 168. 1876.（英 **Himalayan Cremanthodium**）

多年生草本。茎单生，直立，高 6-25 cm，上部密被褐色有节柔毛，基部无枯叶柄纤维。丛生叶与基部叶具长柄，柄长 3-14 cm，基部有窄鞘，叶片肾形或圆肾形，先端圆形，边缘具浅的、不整齐的圆钝齿，下面有密的褐色有节柔毛，叶脉掌状；中上部叶常 1-2，有柄或无柄，叶片小或退化而无叶片。头状花序单生，下垂，辐射状，总苞半球形，稀钟形，被密的褐色有节柔毛，或有时略退毛，总苞片 8-12，2 层，外层狭披针形，内层长圆状披针形，具宽膜质的边缘，先端渐尖。舌状花黄色，

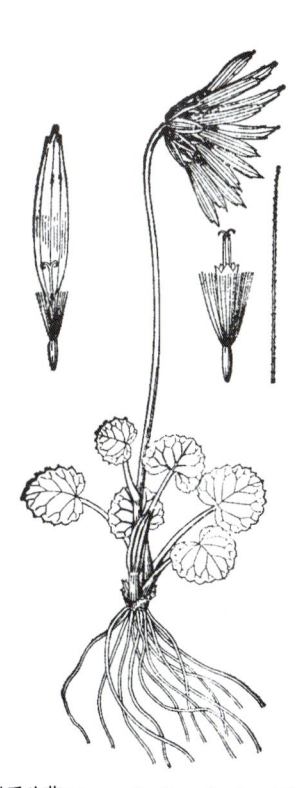

喜马拉雅垂头菊 Cremanthodium decaisnei C. B. Clarke
引自《中国高等植物图鉴》

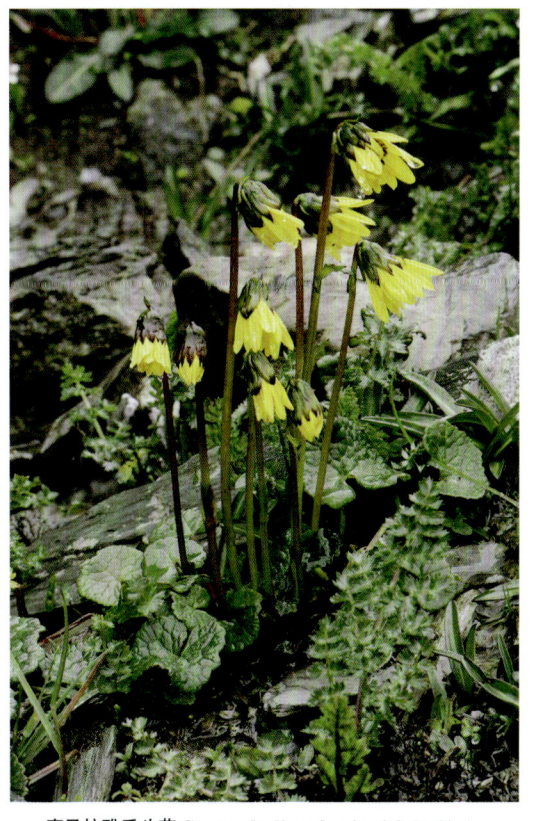

喜马拉雅垂头菊 Cremanthodium decaisnei C. B. Clarke
摄影：陈又生

舌片狭椭圆形或长圆形，长 1-2 cm，先端急尖，具 3 齿；管状花长 5-7 mm，冠毛白色，与花冠等长。瘦果长圆形，光滑。花果期 7-9 月。

分布与生境 产于西藏、云南西北部、四川西南部至西北部、青海西南部、甘肃西南部。生于海拔 3500-5400 m 的草地、高山草甸、高山流石滩。也分布于尼泊尔、印度（锡金）、不丹、克什米尔地区。

药用部位 全草。

功效应用 健胃消食，化痰止咳，宽胸利气。用于外感风寒，咳嗽，食欲不振，胃寒腹痛。

注评 本种藏族用全草治痈疖肿毒、烧伤、烫伤、中风、偏瘫，花序治麻疹黑痘内陷、炭疽病。

3. 狭舌垂头菊（高原生物学集刊） 线舌垂头菊（中国中药资源志要）

Cremanthodium stenoglossum Y. Ling et S. W. Liu in Acta Biol. Plateau Sin. 1: 55. 1982.（英 **Narrowtongue Cremanthodium**）

多年生草本。茎花葶状，单生，直立，高 10-32 cm，最上部被白色卷曲柔毛和褐色短的有节柔毛。丛生叶和基部叶具柄，柄长 2.5-11.5 cm，基部膨大，鞘状，叶片圆肾形或肾形，长 7-20 mm，边缘棱角状，具白色有节柔毛，叶脉掌状；下部叶 1 个，宽肾形，较小，无柄或有短柄，基部鞘状，边缘具棱角状锯齿，中上部无叶或有 1 个长圆形的苞叶。头状花序单生，辐射状，下垂，总苞半球形；总苞片 9-14，紫红色，2 层，外层狭披针形，内层长圆形，被褐色睫毛，背部光滑。舌状花黄色，舌片线状披针形，长 2.5-3.5 cm，先端长渐尖，3 浅裂，膜质近透明，脉褐色。6-7 条。管状花黄色，冠毛白色与花冠等长。瘦果圆柱形，具纵肋。花果期 7-8 月。

分布与生境 产于青海西部、四川西北部。生于海拔 3700-4700 m 的灌丛中、水边、沼泽地、高山草甸、岩石隙中、高山流石滩。

药用部位 全草。

功效应用 清热解毒，利湿。用于痘疮。

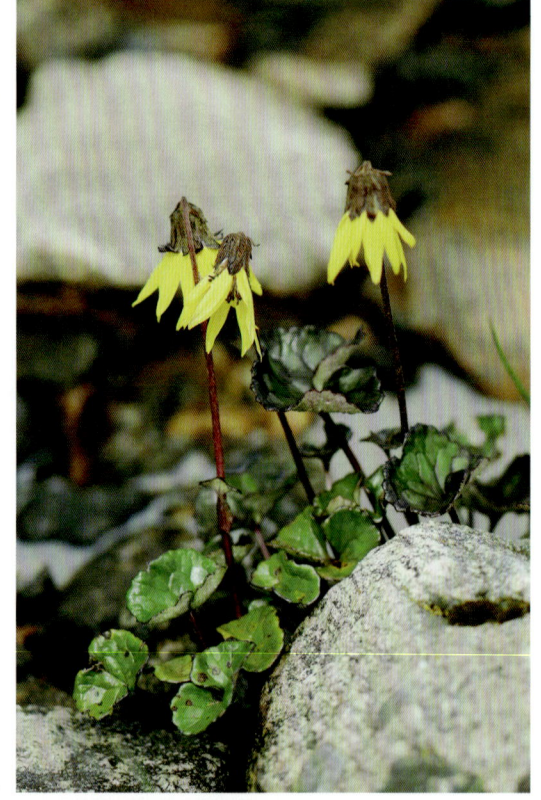

狭舌垂头菊 Cremanthodium stenoglossum Y. Ling et S. W. Liu
摄影：陈又生

4. 矮垂头菊（中国高等植物图鉴） 小垂头菊（青海），芒尖宝绿（藏语）

Cremanthodium humile Maxim. in Mélanges Biol. Bull. Phys.-Math. Acad. Imp. Sci. Saint-Pétersbourg 11: 236. 1881.（英 **Low Cremanthodium**）

多年生草本。茎单生，高 5-20 cm，上部被黑色和白色有节长柔毛，基部无枯叶柄；地下部分的茎横生或斜生，根状茎状，有节，节上被鳞片状叶及不定根。下部叶具柄，叶柄长 2-14 cm，光滑，基部略呈鞘状，叶片卵形或卵状长圆形，有时近圆形，先端钝或圆形，全缘或具浅齿，下面被密的白色柔毛，叶脉羽状；中上部叶无柄或有柄。叶片卵形至线形，全缘或有齿，下面被密的白色柔毛。头状花序单生，下垂，辐射状，总苞半球形，被密的黑色和白色有节柔毛，总苞片 8-12，1 层，基部合生成浅杯状。舌状花黄色，舌片椭圆形，伸出总苞之外；管状花黄色，冠毛白色，与花冠等长。瘦果长圆形，光滑。花果期 7-11 月。

菊科 COMPOSITAE

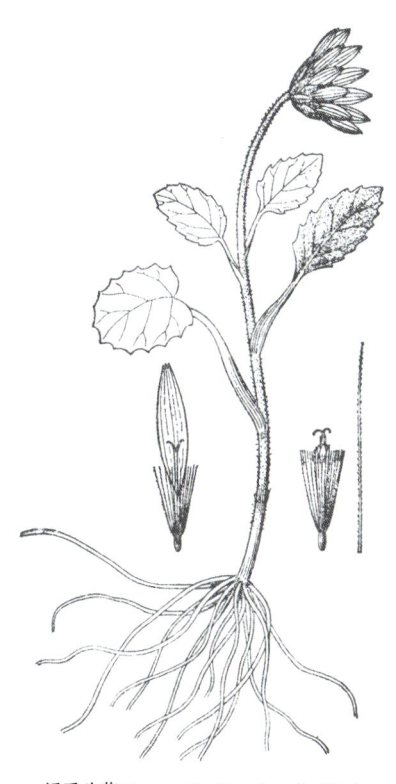

矮垂头菊 Cremanthodium humile Maxim.
引自《中国高等植物图鉴》

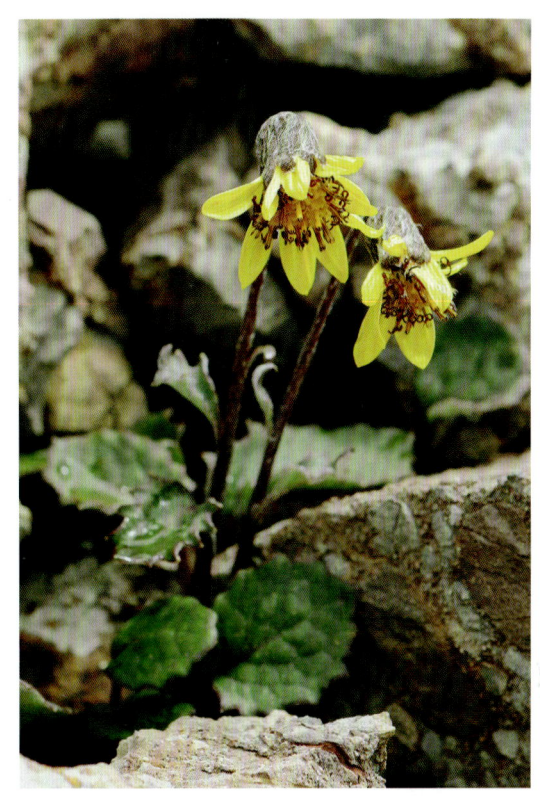

矮垂头菊 Cremanthodium humile Maxim.
摄影：陈又生

分布与生境　产于西藏东部、云南西北部、四川西南部至西北部、青海、甘肃。生于海拔 3500–5300 m 的高山流石滩。也分布于不丹。

药用部位　全草、花序。

功效应用　全草：清热解毒，疏风清热，利水消肿。用于感冒发热，头痛，身痛，小便不利，水肿。花序：清热，消炎，止痛。用于感染性发热，血热症，胆囊炎。

药理作用　抗肿瘤作用：矮垂头菊花的醇提物体外能抑制癌细胞 HeLa、A549、HepG2、SW480 增殖，诱导 HeLa 细胞凋亡[1]。

细胞毒作用：矮垂头菊花的醇提物体外对 293T 细胞有细胞毒作用[1]。

注评　本种为藏药标准（1979）收载"垂头菊"的基源植物，药用其干燥花序；治荷花病、感冒、风湿引起的疼痛。其全草治疗毒、疫病肿胀、风血引起的上身疼痛。

药理作用及毒性参考文献

[1] Li H, et al. *Food Chem Toxicol*, 2007, 45(10): 2040-2046.

5. 盘花垂头菊（中国高等植物图鉴）　曲豆那绿（青海藏语），曲头那绿（藏语）

Cremanthodium discoideum Maxim. in Mélanges Biol. Bull. Phys.-Math. Acad. Imp. Sci. Saint-Pétersbourg 11: 238. 1881.（英 **Discoid Cremanthodium**）

多年生草本。茎单生，直立，高 15–30 cm，上部被白色和紫褐色有节长柔毛，下部光滑。丛生叶和基部叶具柄，柄长 1–6 cm，光滑，基部鞘状，叶片卵状长圆形或卵状披针形。长 1.5–4 cm，先端钝，全缘，稀有小齿，基部圆形，叶脉羽状；茎生叶线形。头状花序单生，下垂，盘状，总苞半球形，被密黑褐色有节长柔毛，总苞片 8–10，2 层，线状披针形，先端渐尖或急尖。小花多数，紫黑色，全部管状，冠毛白色，与花冠等长或略长。瘦果圆柱形，光滑。花果期 6–8 月。

分布与生境 产于西藏、四川、青海、甘肃。生于海拔3000–5400 m的林中、草坡、高山流石滩、沼泽地。也分布于尼泊尔、不丹、印度（锡金）。

药用部位 全草。

功效应用 息风止惊。用于中风，惊痫抽搐。

化学成分 全草含倍半萜类：2β-乙酰氧基-4α-氯-$1\beta,8$-二当归酰氧基-$3\beta,10$-二羟基-11-甲氧基没药-7(14)-烯[2β-acetoxy-4α-chloro-$1\beta,8$-diangeloyloxy-$3\beta,10$-dihy-hydroxy-11-methoxybisabol-7(14)-ene]，2β-乙酰氧基-4α-氯-$1\beta,8$-二当归酰氧基-$3\beta,10,11$-三羟基没药-7(14)-烯[2β-acetoxy-4α-chloro-$1\beta,8$-diangeloyloxy-$3\beta,10,11$-trihydroxybisabol-7(14)-ene]，2β-乙酰氧基-4α-氯-$1\beta,8$-二当归酰氧基-$3\beta,10$-二羟基没药-7(14),11(12)-二烯[2β-acetoxy-4α-chloro-$1\beta,8$-diangeloyloxy-$3\beta,10$-dihydroxy-bisabol-7(14),11(12)-diene]，2β-乙酰氧基-$1\beta,8$-二当归酰氧基-$4\alpha,10$-二氯-$3\beta,11$-二羟基没药-7(14)-烯[2β-acetoxy-$1\beta,8$-diangeloyloxy-$4\alpha,10$-dichloro-$3\beta,11$-dihydroxybisabol-7(14)-ene]，2β-乙酰氧基-4α-氯-$1\beta,8$-二当归酰氧基-3β-羟基-10,11-异丙氧基没药-7(14)-烯[2β-acetoxy-4α-chloro-$1\beta,8$-diangeloyloxy-3β-hydroxy-10,11-isopropoxybisabol-7(14)-ene][1]，$1\beta,8$-二当归酰氧基-2β-乙酰氧基-3β-羟基-4α-氯-10,11-环氧-没药-7(14)-烯[2β-acetoxy-4α-chloro-$1\beta,8$-diangeloyloxy-3β-hydroxy-10,11-epoxybisabol-7(14)-ene][2]，(-)-$1\beta,8\varepsilon$-二当归酰氧基-2β-乙酰氧基-4α-氯-11-甲氧基-$3\beta,10\varepsilon$-二羟基甜没药烷-7(14)-烯[(-)-$1\beta,8\varepsilon$-diangeloyloxy-2β-acetoxy-4α-chloro-11-methoxy-$3\beta,10\varepsilon$-dihydroxybisabola-7(14)-ene][3]；有机酸类：对羟基苯甲酸-2-(2'-正十九碳酰基)-苯乙酯[p-hydroxybenzoic acid-2-(2'-nonadecanoyl)phenethyl ester]，对羟基苯甲酸-2-(2'-正二十一碳酰基)-苯乙酯[p-hydroxybenzoic acid-2-(2'-heneicosanoyl)phenethyl ester]，对羟基苯甲酸，苯甲酸[2]；香豆素类：7-甲氧基-6-羟基香豆素[2]；三萜类：熊果酸[2]；甾体类：7β-甲氧基豆甾烷-5-烯-3β-醇(7β-methoxystigmast-5-en-3β-ol)，β-谷甾醇，β-胡萝卜苷，豆甾烷-4-烯-6β-醇-3-酮(stigmast-4-en-6β-ol-3-one)，大褐马尾藻甾醇(saringosterol)，麦角甾烷-6,22-二烯-$3\beta,5\alpha,8\alpha$-三醇(ergost-6,22-diene-$3\beta,5\alpha,8\alpha$-

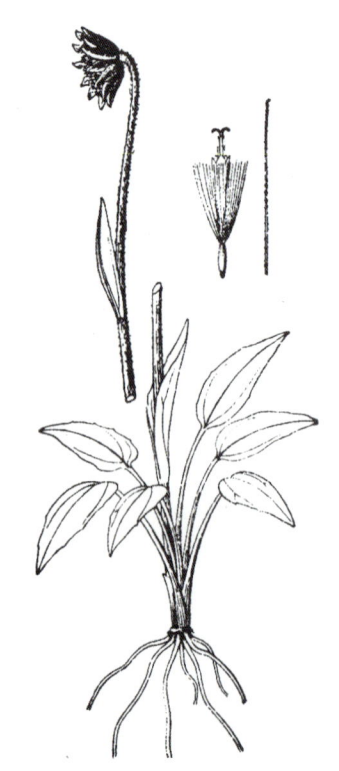

盘花垂头菊 Cremanthodium discoideum Maxim.
引自《中国高等植物图鉴》

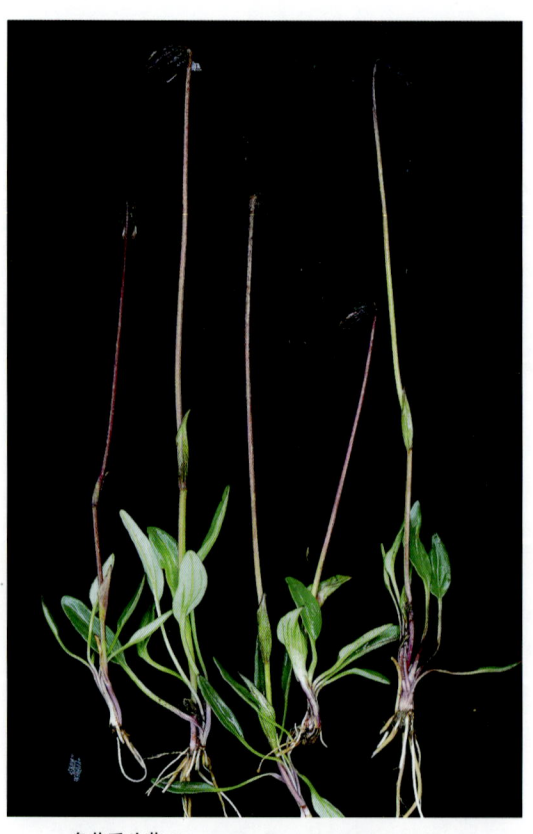

盘花垂头菊 Cremanthodium discoideum Maxim.
摄影：陈又生

triol), 6-(9Z,12Z,15Z)-十八碳烯酸-3β-豆甾烷-5-烯-3-O-β-D-葡萄糖苷[6-(9Z,12Z,15Z)-octadecatrienoate-3β-stigmast-5-en-3-O-β-D-glucopyranoside][4]；其他类：对羟基苯甲醛(p-hydroxybenzaldehyde)，对羟基苯乙酮(p-hydroxyacetophenone)，4-羟基-3,5-二甲氧基苯甲醛(4-hydroxy-3,5-dimethoxybenzaldehyde)[2]；挥发油[5]。

药理作用 抗细菌作用：盘花垂头菊倍半萜体外对金黄色葡萄球菌、大肠埃希菌、枯草杆菌有抑制作用[1]。

抗肿瘤作用：盘花垂头菊倍半萜体外能抑制人肝癌细胞 SMMC-7721、人宫颈癌细胞 HeLa 和小鼠黑色素肉瘤细胞 B16 生长[1]，并诱导其凋亡[1-4]。

注评 本种藏族用全草治中风、偏瘫。

化学成分参考文献

[1] Zhu Y, et al. *J Nat Prod*, 1999, 62(11): 1479-1483.

[2] 祝英，等. 兰州大学学报（自然科学版），2001, 37(4): 68-75.

[3] Zhu Y, et al. *Chin Chem Lett*, 1998, 9(6): 545-547.

[4] Zhu Y, et al. *Austr J Chem*, 2001, 53(10): 831-834.

[5] 武全香. 等. 兰州大学学报（自然科学版），2003, 39(1): 107-108.

药理作用及毒性参考文献

[1] 张琪，等. 中国药理学通报，2002, 18(5): 597-598.

[2] 陈瑛，等. 安徽农业科学，2008, 36(10): 4140-4143.

[3] 张琪，等. 药学学报，2002, 37(12): 993-995.

[4] Miao R, et al. *J Biosci*, 2008, 33(5): 723-730.

6. 箭叶垂头菊（高原生物学集刊）

Cremanthodium sagittifolium Y. Ling et Y. L. Chen ex S. W. Liu in Acta Biol. Plateau Sin. 1: 54. 1982.（英 **Arrow-leaf Cremanthodium**）

多年生草本。茎直立，单生，高 10–20 cm，上部有褐色和白色有节柔毛。叶草质，亮绿色，丛生叶和基部叶具柄，柄紫红色，基部略呈鞘状，叶片箭形，长 1.5–3 cm，宽 1.2–2 cm，先端急尖，边缘具疏的小齿，或近全缘，基部深心形，两侧裂片略外展，叶脉羽状；茎生叶 1–2，中部叶箭形，略小，具柄，柄基部膨大，鞘状，紫红色，上部叶线形，苞叶状。头状花序单生，下垂，辐射状，总苞半球形或宽椭圆形，光滑，内层边缘具淡褐色的宽膜质。舌状花黄色，舌片披针形，先端渐尖，具 2–3 深齿；管状花黄色，冠毛淡褐色，略短于花冠。瘦果倒披针形，长 5 mm，光滑，具肋明显。花果期 7–10 月。

分布与生境 产于云南东北部。生于海拔 3360–4400 m 的高山草地。

药用部位 全草。

功效应用 清热。用于外感发热。

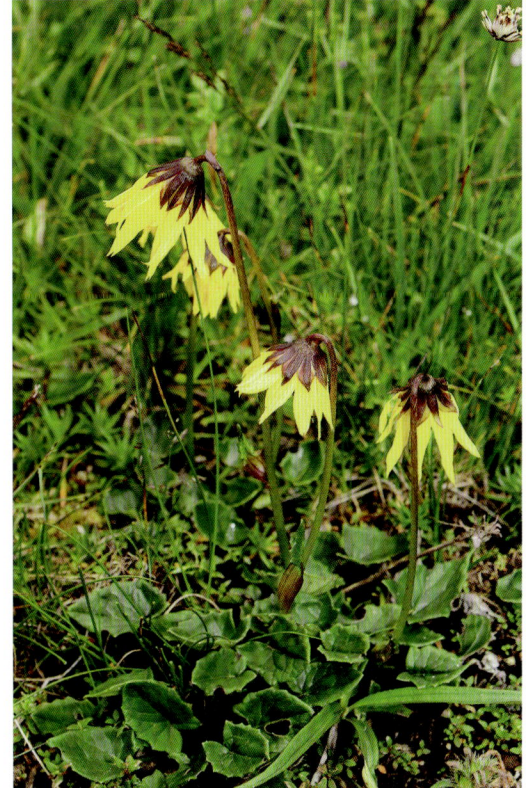

箭叶垂头菊 Cremanthodium sagittifolium Y. Ling et Y. L. Chen ex S. W. Liu
摄影：陈又生

7. 壮观垂头菊（中国高等植物图鉴）

Cremanthodium nobile (Franch.) Diels ex H. Lév., Cat. Pl. Yun-Nan 43. 1916.——*Senecio nobiles* Franch.（英 **Noble Cremanthodium**）

多年生草本。茎单生，或多至 4 个，直立，高 15-40 cm，被黑色有节短柔毛，老时下部脱毛，基部被枯叶柄纤维包围。丛生叶和基部叶无柄或有短柄，柄长达 3 cm，有翅，叶片倒卵形，下延成柄，两面光滑，叶脉羽状，茎生叶少，狭长圆形至线形，无柄，不抱茎。头状花序单生，下垂，辐射状，总苞半球形，被黑褐色有节短柔毛，总苞片 10-14，2 层，外层披针形，内层宽卵形，边缘具短毛及宽膜质。舌状花黄色，舌片长披针形或狭椭圆形，先端圆形或尾状渐尖；管状花黄色，冠毛白色，与花冠等长。瘦果倒卵形，具肋，光滑。花果期 6-8 月。

分布与生境　产于西藏东南部、云南西北部、四川西南部。生于海拔 3400–4200 m 的灌丛中、高山草地。

药用部位　全草。

功效应用　截疟。用于疟疾。

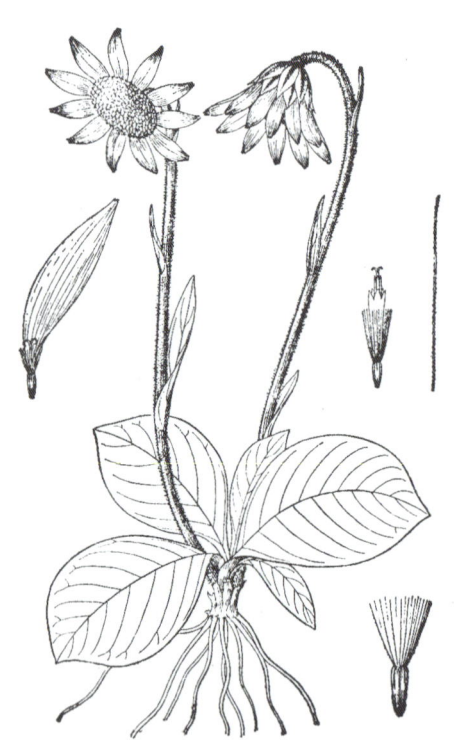

壮观垂头菊 Cremanthodium nobile (Franch.) Diels ex H. Lév.
引自《中国高等植物图鉴》

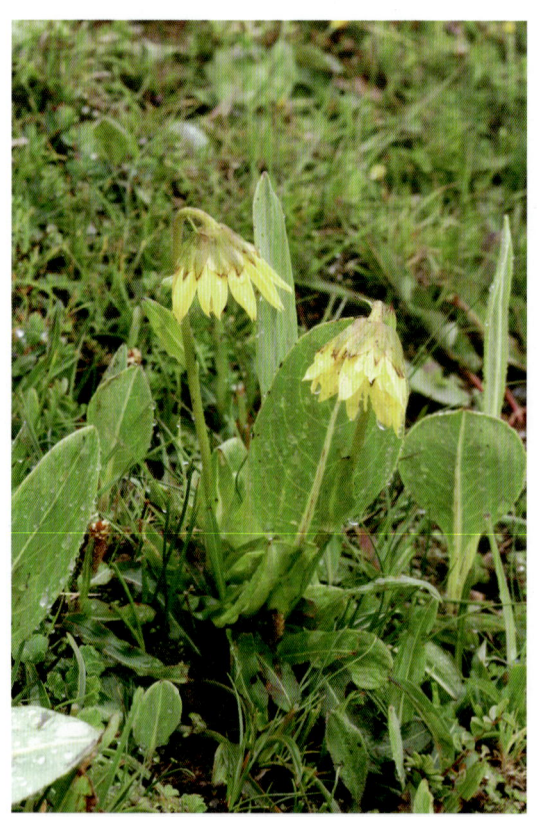

壮观垂头菊 Cremanthodium nobile (Franch.) Diels ex H. Lév.
摄影：陈又生

8. 尼泊尔垂头菊（中国植物志）

Cremanthodium nepalense Kitam. in Acta Phytotax. Geobot. 15: 105. 1954.（英 **Nepal Cremanthodium**）

多年生草本。茎单生，直立，高 14–30 cm，被黑色有节短柔毛和疏的白色长柔毛，或有时下部光滑，基部被枯叶柄纤维包围。丛生叶具柄，柄长 1.5–8 cm，幼时具黑色有节短毛，无脱毛，基部鞘状，叶片卵形至近圆形，长 2.5–4.5 (8.5) cm，宽 1.5–2.5 (7) cm，先端钝或圆形，边缘有齿，两面光滑，叶脉羽状。茎生叶 2–4，下部叶有柄，柄基部鞘状抱茎，叶片卵形，较小，中上部叶线状披针形至线形。头状花序单生，下垂，辐射状，总苞半球形，被黑色有节短柔毛，干时黑色，总苞片 10–14，2 层，外层披针形，内层长圆形。舌状花黄色，舌片长圆形；管状花黄色，冠毛白色，与花冠等长。瘦果长圆形，白色，光滑。花果期 8–9 月。

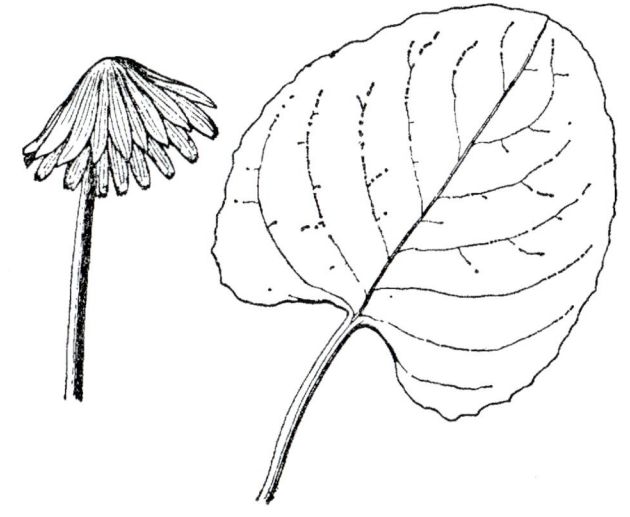

尼泊尔垂头菊 Cremanthodium nepalense Kitam.
宁汝莲 绘

分布与生境 产于西藏南部。生于海拔 4300–4800 m 的山坡、冰碛丘陵、水边。也分布于尼泊尔。

药用部位 全草。

功效应用 祛痰止咳，宽胸利气，解毒，止痛。用于痰喘咳嗽，痨伤，胆囊炎，两胁不舒，肋痛，头痛，老年性虚弱头痛，中毒性头痛。现代亦用于胆囊炎。

注评 本种藏族用全草治疗胆囊炎、中毒性疼痛等症。

9. 车前状垂头菊（中国高等植物图鉴） 俄朵（藏名），点头菊（全国中草药汇编）

Cremanthodium ellisii (Hook. f.) Kitam. in Hara et al. Enum. Fl. Pl. Nepal 3: 22. 1982.——*Werneria ellisii* Hook. f., *Cremanthodium plantagineum* Maxim.（英 **Plantainshaped Cremanthodium**）

9a. 车前状垂头菊（模式变种）

Cremanthodium ellisii (Hook. f.) Kitam. var. **ellisii**

多年生草本。茎直立，单生，高 8–60 cm，不分枝或上部花序有分枝，上部被密的铁灰色长柔毛，下部光滑，基部被厚密的枯叶柄纤维。丛生叶具宽柄，柄长 1–13 cm，常紫红色，基部有筒状鞘，叶片卵形、宽椭圆形至长圆形，长 1.5–19 cm，宽 1–8 cm，全缘或边缘具小齿至缺刻状齿，或达浅齿，基部楔形或宽楔形，下延，近肉质，叶脉羽状；茎生叶卵形、卵状长圆形至线形，向上渐小，半抱茎。头状花序 1–5，通常单生，或排列成伞房状总状花序，下垂，辐射状，花序梗密被灰色柔毛。总苞半球形，被密的铁灰色柔毛，总苞片 8–14，2 层，先端急尖，被白色睫毛，外层窄，披针形，内层宽，卵状披针形。舌状花黄色，舌片长圆形；管状花深黄色，冠毛白色，与花冠等长。瘦果长圆形，光滑。花果期 7–10 月。

分布与生境 产于西藏、云南西北部、四川、青海、甘肃西部及西南部。生于海拔 3400–5600 m 的高山流石滩、沼泽草地、河滩。也分布于不丹、尼泊尔、巴基斯坦、克什米尔地区。

药用部位 全草。

功效应用 祛痰止咳，宽胸理气。用于咳嗽气喘、劳伤及老年虚弱，头痛，中毒性疼痛，胆囊炎。

化学成分 全草含倍半萜类：$2\beta,3\beta$-环氧-4-乙酰基-$5\alpha,8,10$,-三异丁酰基-1,11-二羟基甜没药烯($2\beta,3\beta$-epoxy-4-acetyl-$5\alpha,8,10$,-triisobutyryl-1,11-dihydroxybisabolene)，4α-乙酰基-$2\beta,5\alpha,8$-三异丁酰基-$1\beta,3\alpha,10,11$-四羟基甜没药烯(4α-acetyl-$2\beta,5\alpha,8$-triisobutyryl-$1\beta,3\alpha,10,11$-tetrahydroxybisabolene)，4α-乙酰基-2β-

当归酰基-5α,8-二异丁酰基-1β,3α,10,11-四羟基甜没药烯(4α-acetyl-2β-angeloyl-5α,8-diisobutyryl-1β,3α,10,11-tetrahydroxybisabolene)，4α-乙酰基-2β-当归酰基-5α,10-二异丁酰基-1β,3α,8,11-四羟基甜没药烯(4α-acetyl-2β-angeloyl-5α,10-diisobutyryl-1β,3α,8,11-tetrahydroxybisabolene)[1]，2β-当归酰基-5α,8-二异丁酰基-1β,3α,4α,10,11-五羟基甜没药烯(2β-angeloyl-5α,8-diisobutyryl-1β,3α,4α,10,11-pentahydroxybisabolene)，2β-当归酰基-5α,8-二异丁酰基-1β,3α,4α,9,10,11-六羟基甜没药烯(2β-angeloyl-5α,8-diisobutyryl-1β,3α,4α,9,10,11-hexahydroxybisabolene)[2]，车前状垂头菊素▲(crellisin) 1、2[3]，4,10-环氧-4β,10β-二甲基-1α,8β-二异丁酰基-5α-当归酰基-3α,6α,9β-三羟基-7β-异丙烯基环己烷(4,10-epoxy-4β,10β-dimethyl-1α,8β-diisobutyryl-5α-angeloyl-3α,6α,9β-trihydroxy-7β-isopropenyl cyclohexane)[4]；木脂素类：尼亚酚(nyasol)[1]，(-)-4'-O-甲基尼亚酚[(-)-4'-O-methyl-nyasol]，(+)-松脂酚[(+)-pinoresinol]，(+)-丁香树脂酚[(+)-syringaresinol]，柑橘素B (citrusin B)[5]，车前状垂头菊素▲A (crellisin A)[6]；黄酮类：芹菜素-7-O-α-L-鼠李糖基-(1→6)-β-D-葡萄糖苷，木犀草素-7-O-α-L-鼠李糖基-(1→6)-β-D-葡萄糖苷[1]，异鼠李素，槲皮素-3-O-β-D-半乳糖苷，异鼠李素-3-O-β-D-半乳糖苷[5]；苯丙素类：垂头菊苷▲(cremanthodioside)，丁香丙三醇-2-O-β-D-吡喃葡萄糖苷(syringylglycerol-2-O-β-D-glucopyranoside)，丁香苷(syringin)[5]；香豆素类：东莨菪内酯(scopoletin)，滨蒿内酯(scoparone)，东莨菪苷(scopolin; scopoloside)，伞形花内酯(umbelliferone)[5]，车前状垂头菊素▲B (crellisin B)[6]；有机酸类：反式-3,4-二羟基肉桂酸，反式-对羟基肉桂酸，反式-4-羟基-3-甲氧基肉桂酸，3,5-二甲氧基-4-羟基苯甲酸[5]；甾体类：β-谷甾醇，7α-羟基谷甾醇[1]，β-胡萝卜苷，胡萝卜苷-6'-棕榈酸酯[5]；其他类：L-肌醇，L-(-)-1-亚油酸单甘油酯[L-(-)-1-monolinolein][5]。

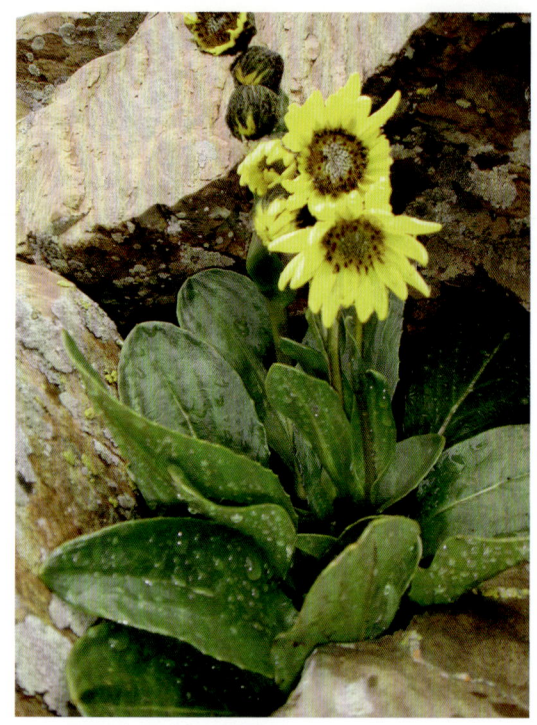

车前状垂头菊 Cremanthodium ellisii (Hook. f.) Kitam. var. ellisii
摄影：王聚乐

药理作用 抗细菌作用：柑橘素B、(+)-松脂酚、(+)-丁香树脂酚、(-)-4'-O-甲基尼亚酚和丁香丙三醇-2-O-β-D-吡喃葡萄糖苷体外对金黄色葡萄球菌、大肠埃希菌、枯草芽孢杆菌有抑制作用。cremanthodioside对金黄色葡萄球菌、枯草芽孢杆菌有抑制作用。

注评 本种为"点头菊"的基源植物，药用其全草。藏族用全草治胆囊炎、中毒性疼痛。

化学成分参考文献

[1] Su BN, et al. *Phytochemistry*, 2000, 53(8): 1103-1108.

[2] Chen H, et al. *J Nat Prod*, 1996, 59(12): 1117-1120.

[3] Chen H, et al. *Planta Med*, 1997, 63(3): 245-247.

[4] Chen H, et al. *Chin Chem Lett*, 1994, 5(7): 591-592.

[5] Wang AX, et al. *Pharmazie*, 2004, 59(11): 889-892.

[6] Yang L, et al. *Ind J Chem*, 1995, 34B(11): 975-977.

药理作用及毒性参考文献

[1] Wang AX, et al. *Pharmazie*, 2004, 59(11): 889-892.

9b. 祁连垂头菊（变种）（中国植物志）

Cremanthodium ellisii (Hook. f.) Kitam. var. **ramosum** (Y. Ling) Y. Ling et S. W. Liu in Acta Biol. Plateau Sin. 3: 65. 1984.——*C. discoideum* Maxim. subsp. *ramosum* Y. Ling（英 **Branched Plantainshaped Cremanthodium**）

本变种不论其体态，还是叶柄和毛被均与模式变种相同，唯独头状花序无舌状花而有所区别。

分布与生境　产于西藏（北部）、青海（祁连山）。生于海拔 3000–4600 m 的高山流石滩。

药用部位　全草。

功效应用　清热，息风止痉。用于热盛动风。

10. 条叶垂头菊（中国高等植物图鉴）　线叶垂头菊（中国中药资源志要），热肖（藏语）

Cremanthodium lineare Maxim. in Mélanges Biol. Bull. Phys.-Math. Acad. Imp. Sci. Saint-Pétersbourg 11: 238. 1881（英 **Linearleaf Cremanthodium**）

多年生草本。茎 1–4，常单生，直立，高达 45 cm，光滑或最上部被稀疏的白色柔毛，基部被枯叶柄纤维包围。丛生叶和基部叶无柄或具短柄，柄与叶片无明显的界线，叶片线形或线状披针形，长达 23 cm，先端急尖，全缘，基部楔形，下延成柄，两面光滑，叶脉平行；茎生叶披针形至线形，苞叶状。头状花序单生，辐射状，下垂。总苞半球形，光滑或基部有稀疏的柔毛，总苞片 12–14，2 层，披针形或卵状披针形，先端急尖，具白色睫毛，背部黑灰色，边缘具狭膜质。舌状花黄色，舌片线状披针形；管状花黄色，冠毛白色，与花冠等长。瘦果长圆形，光滑。花果期 7–10 月。

分布与生境　产于西藏东部、四川西北部、青海、甘肃西南部。生于海拔 2400–4800 m 的高山草地、水边、沼泽草地和灌丛中。

药用部位　嫩苗、全草、花序。

功效应用　嫩苗、全草：清热消肿，健胃止呕。用于高热惊风，咽喉肿痛，脘腹胀痛，呕吐。花序：清热，消肿止痛。用于感冒、风湿引起的疼痛，高热引起的急性疼挛、神志昏迷。

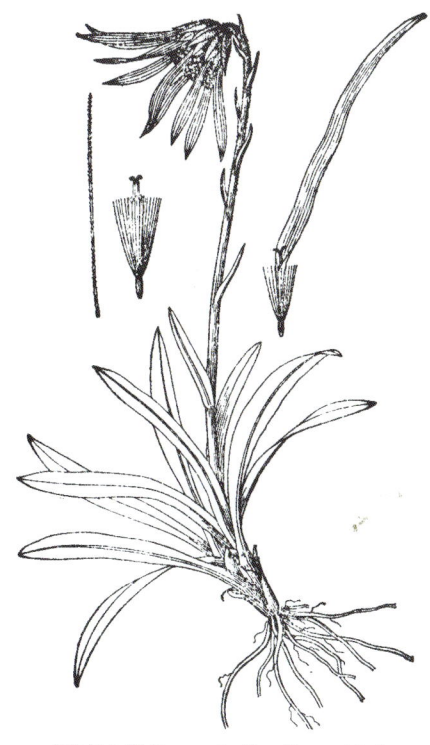

条叶垂头菊 Cremanthodium lineare Maxim.
引自《中国高等植物图鉴》

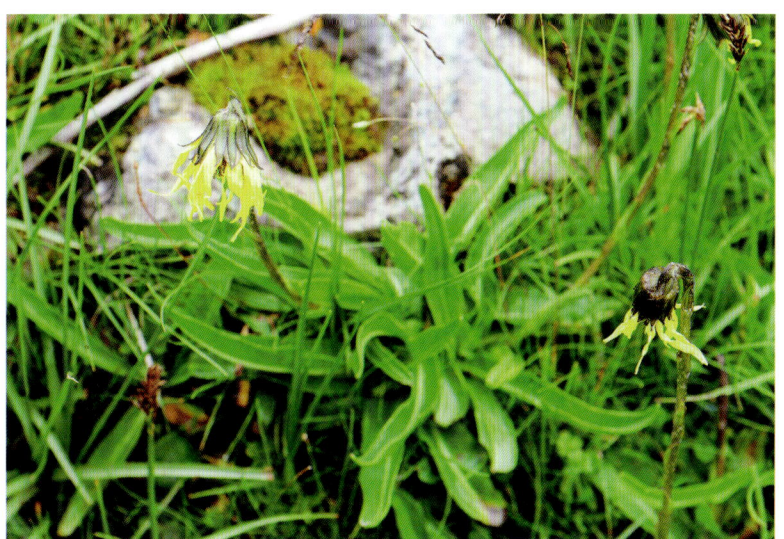

条叶垂头菊 Cremanthodium lineare Maxim.
摄影：陈又生

注评 本种为部颁药品标准·藏药（1995年版）、藏药标准（1979）收载"垂头菊，藏药名：芒涧色尔保"的基源植物，药用其干燥花序；花序用于荷花病、感冒、风湿引起的疼痛。

11. 狭叶垂头菊（中国高等植物图鉴） 点头菊（西藏常用中草药）

Cremanthodium angustifolium W. W. Sm. in Notes Roy. Bot. Gard. Edinburgh 12: 204. 1920.（英 **Narrowleaf Cremanthodium**）

多年生草本。茎单生，直立，高 20-50 cm，上部被紫褐色有节长柔毛，基部具枯叶柄纤维包围。丛生叶和下部叶披针形至狭披针形，长 7-23 cm，宽 0.3-4.5 cm，先端急尖或渐尖，全缘，基部渐狭呈翅状柄，柄与叶片无明显界线，两面光滑，叶脉平行；中上部叶 4-5，向上渐小，狭披针形至线形，基部无柄。半抱茎。头状花序单生，稀为 2 个，下垂，盘状。总苞半球形，被密的紫褐色有节柔毛，总苞片 16-24，2 层，披针形，黄色，冠毛白色，与花冠等长。瘦果圆柱形，具肋。花果期 7-10 月。

分布与生境 产于西藏东南部、云南西北部、四川西部和西南部。生于海拔 3200-4800 m 的灌丛中、草坡、河边、高山沼泽旁。

药用部位 花序、全草。

功效应用 花序：清热解毒，止痛。用于疮疡疖肿，肺痈，乳痈，肠痈，温病高热，热结便秘，蛇虫咬伤。全草：有退热、消炎的功效。

注评 本种藏族用花序或全草治疗疔痈、胆病、炭疽病等。

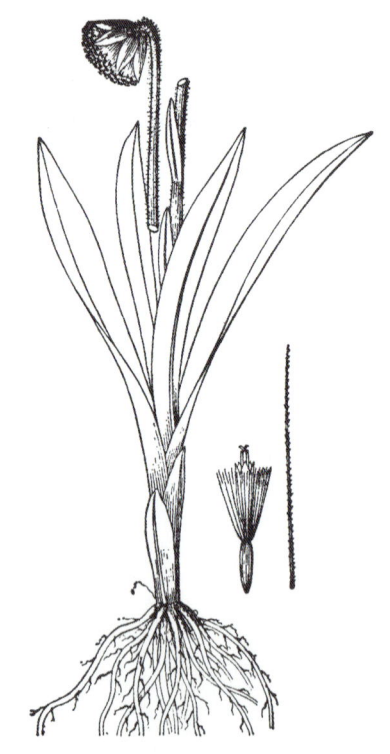

狭叶垂头菊 Cremanthodium angustifolium W. W. Sm.
引自《中国高等植物图鉴》

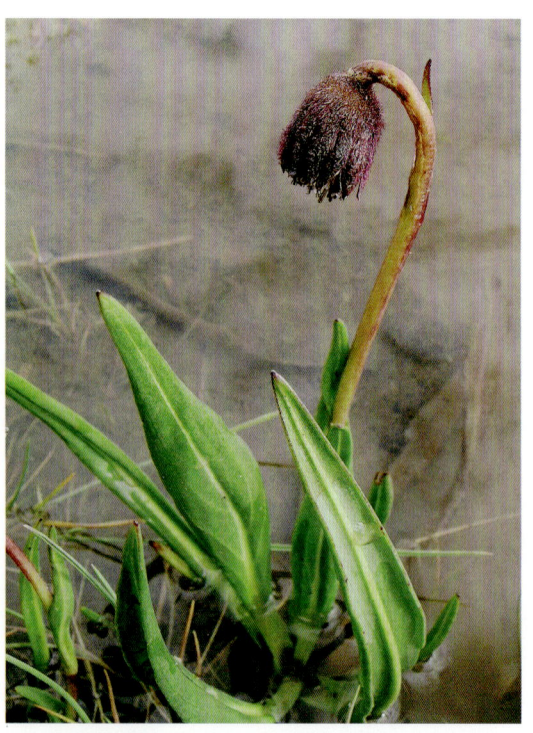

狭叶垂头菊 Cremanthodium angustifolium W. W. Sm.
摄影：陈又生

菊科 COMPOSITAE

12. 褐毛垂头菊（中国植物志） 点头菊（西藏常用中草药），朵七尔哇（藏语）

Cremanthodium brunneopilosum S. W. Liu in Acta Biol. Plateau Sin.3: 63. 1984.——*C. plantagineum* Maxim. f. *ellisii* (Hook. f.) Goad.（英 **Brownhairy Cremanthodium**）

多年生草本。茎单生，直立，高达 1 m，最上部被白色或上半部白色，下半部褐色有节长柔毛，基部被厚密的枯叶柄包围。丛生叶多达 7 枚，与下部叶均具宽柄，柄长 6-15 cm，宽 1.5-2.5 cm，光滑，基部具宽鞘，叶片长椭圆形至披针形，长 6-40 cm，宽 2-8 cm，全缘或有骨质小齿，基部楔形，下延成柄，下面至少在脉上有点状柔毛，叶脉羽状平行或平行；中上部叶 4-5，狭椭圆形，基部具鞘；最上部叶苞叶状，披针形。头状花序辐射状，下垂，1-13，通常排成总状花序，偶单生，花序梗长 1-9 cm，被褐色有节长柔毛；基部具小苞片，总苞半球形，长 1.2-1.6 cm；总苞片 10-16，2 层，披针形或长圆形，先端长渐尖，内层具褐色膜质边缘。舌状花黄色，舌片线状披针形，先端长渐尖或尾状；管状花褐黄色，冠毛白色，与花冠等长。瘦果圆柱形，光滑。花果期 6-9 月。

分布与生境 产于西藏东北部、四川西北部、青海南部、甘肃西南部。生于海拔 3000-4300 m 的高山沼泽草甸、河滩草甸、水边。

药用部位 全草。

功效应用 祛痰止咳，宽胸利气。用于痰喘咳嗽，痨伤，老年虚弱，头痛。

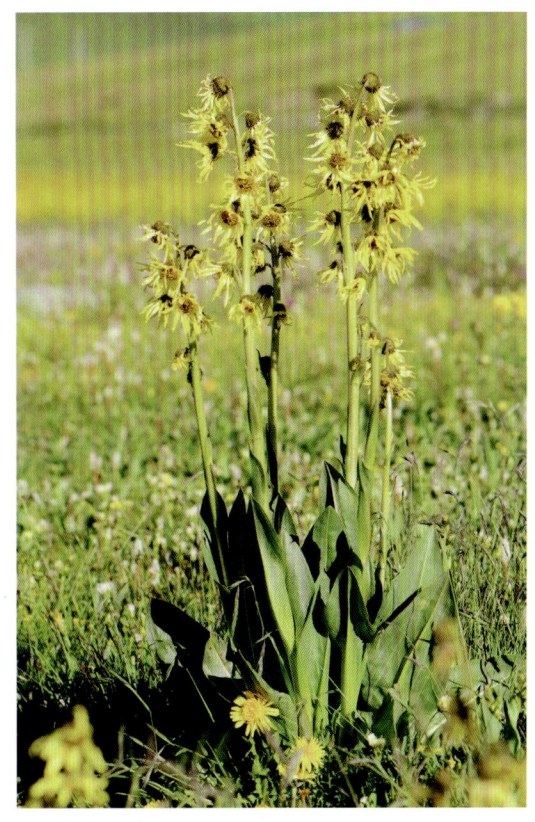

褐毛垂头菊 Cremanthodium brunneopilosum S. W. Liu
摄影：陈又生

13. 膜苞垂头菊（中国植物志） 阔叶垂头菊（四川阿坝中草药），千穷娃（阿坝藏语）

Cremanthodium stenactinium Diels in Repert. Spec. Nov. Regni Veg. Beih. 12: 510. 1923. （英 **Stenantin Cremanthodium**）

多年生草本。茎单生，直立，高 40-50 cm，最上部被褐色有节柔毛，基部被枯叶柄包围。丛生叶与基部叶具宽柄，柄长 4-8 cm，光滑，基部具宽鞘，叶片长圆形或椭圆形，长 6-15 cm，宽 2-6 cm，先端急尖或钝圆，全缘，基部渐狭成柄，柄与叶间有时无明显界线；茎生叶 5-6，筒状抱茎，叶下部者长圆形，长 4-8 cm，先端钝，最上部者膜质，苞叶状。头状花序辐射状，下垂，1-13，通常排列成总状花序，稀单生；花序梗长 0.5-8 cm，被褐色有节柔毛；总苞半球形，长 1.3-1.5 cm，被褐色有节柔毛，或脱毛，基部被膜质卵形苞片，总苞片 12-16，2 层，椭圆形或长圆形，内层具宽的膜质边缘。舌状花淡黄色，舌片线状披针形，长 3-7 cm，先端长渐尖；管状花黄色，长约 10 mm，冠毛白色，与花冠等长。瘦果（未熟）光滑。花期 7-9 月。

分布与生境 产于四川西北部、西藏东南部。生于海拔 3600 m 的灌丛中、草地、水边。

药用部位 全草。

功效应用 清热解毒。用于痈疽肿毒，湿疹瘙痒，外伤感染，烧伤疼痛。

化学成分 根含倍半萜类：4*S*,5*R*,7*S*-8-氧代荒漠木-9,11(13)-二烯-12-醛[4*S*,5*R*,7*S*-8-oxoeremophila-9,11(13)-dien-12-al]，4*S*,5*R*,7*R*-8-氧代荒漠木-9,11(13)-二烯-12-醛[4*S*,5*R*,7*R*-8-oxoeremophila-9,11(13)-dien-12-al]，4*S*,5*R*,7*S*-12-(3'-甲基丁酰氧基)荒漠木-9,11(13)-二烯-8-酮[4*S*,5*R*,7*S*-12-(3'-methylbutyryloxy)eremophila-

9,11(13)-dien-8-one]，4S,5R-三去甲基荒漠木-9-烯-8-酮(4S,5R-trinoreremophil-9-en-8-one)，7S-荒漠木-9,11-二烯-8-酮(7S-eremophila-9,11-dien-8-one)，7R-荒漠木-9,11-二烯-8-酮(7R-eremophila-9,11-dien-8-one)，桉叶-4,11-二烯-1β-醇(eudesma-4,11-dien-1β-ol)，1β-羟基桉叶-4,11-二烯-3-酮(1β-hydroxyeudesma-4,11-dien-3-one)[1]；苯丙素类：4-羟基-3-甲氧基桂皮醛(4-hydroxy-3-methoxycinnamaldehyde)[1]。

注评 本种藏族用全草治疗骨折、头骨受伤。

化学成分参考文献

[1] Saito Y, et al. *Molecules*, 2011, 16(12): 10645-10652.

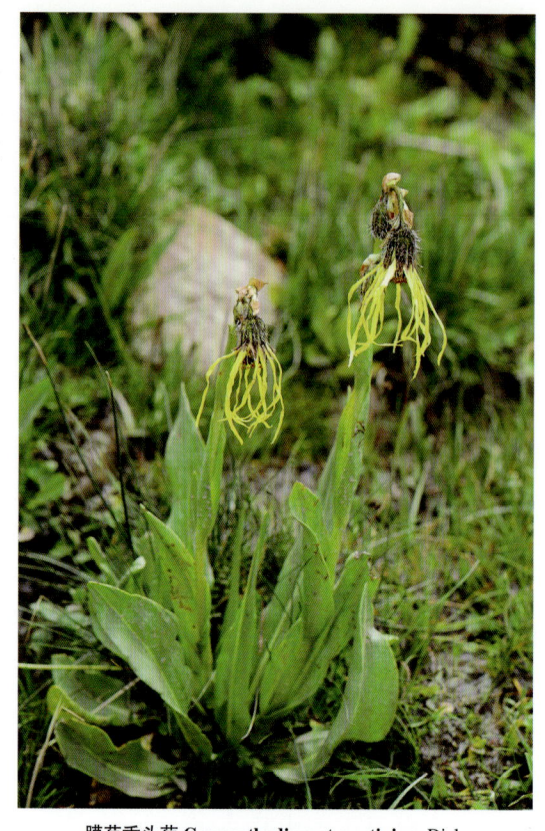

膜苞垂头菊 Cremanthodium stenactinium Diels
摄影：陈又生

93. 华蟹甲属 Sinacalia H. Rob. et Brettel

多年生草本，具粗大地下块状根状茎。叶具柄，基生叶和下部叶花期凋落；叶片卵形至近圆形，基部心形或近截形，掌状或羽状脉；叶柄无翅，有时稍扩大而近抱茎，基部无鞘。头状花序单生或数个至多数排列成顶生疏伞房花序或复圆锥状花序；辐射状，花序梗具小苞片。总苞狭圆柱形至倒锥状钟形，无外苞片；总苞片4-5，或8个，1层，线状长圆形至线状披针形，顶端被微柔毛，边缘干膜质；舌状花2-8，舌片黄色，长圆形或线状长圆形，具2或3小齿；管状小花2个至多数，黄色；檐部漏斗状，具5裂片。花药基部短尖至钝尾；花药颈部宽倒锥形至圆柱状，花药内壁细胞增厚，两极状排列；花柱分枝，钝，被多数较长的乳头状微毛。瘦果圆柱形，具肋，无毛；冠毛丝状，宿存。

本属为我国特有属，共有4种。2种药用。

分种检索表

1. 叶五角形或三角形，不分裂，边缘具波状尖齿，基生掌状3-5脉························· **1. 双花华蟹甲 S. davidii**
1. 叶卵形或卵状心形，羽状深裂，每边具3-4侧裂片；羽状脉································ **2. 华蟹甲 S. tangutica**

本属药用植物华蟹甲 (Sinacalia tangutica) 含有倍半萜类化合物，如橡胶草醇▲(chrysothol，**1**)，白茎香科二醇▲(teucladiol，**2**)，白茎香科三醇▲(teuclatriol，**3**)；以及A环全取代的较少见的黄酮类化合物，如4α,5-二甲氧基-8-甲醛基-7-羟基-6-甲基黄烷 (4α,5-dimethoxy-8-formyl-7-hydroxy-6-methylflavan，**4**)。**1** 对人乳腺癌细胞增殖具有抑制活性。

菊科 COMPOSITAE

本属植物华蟹甲具有抗菌、抗肿瘤作用。

1. 双花华蟹甲（中国植物志） 双舌蟹甲草（中国高等植物图鉴）

Sinacalia davidii (Franch.) H. Koyama in Acta Phytotax. Geobot. 3(1-3): 82. 1979.——*Senecio davidii* Franch., *Cacalia davidii* (Franch.) Hand.-Mazz.（英 **Two Rayflorets Sinacalia**）

茎粗壮，具粗厚块状根状茎，高达150 cm，无毛。基部及下部茎叶花期凋落，具柄，中部茎叶片三角形或五角形，长 8-15 cm，宽 9-20 cm，基部截形或浅心形，边缘具锐具小尖头齿，厚纸质，上面被疏短糙毛或近无毛，下面沿脉被疏蛛丝状毛及短柔毛，具 3-5 条基生掌状脉；叶柄长 3-5 cm，基部扩大半抱茎，被疏短柔毛或无毛；上部茎叶渐小，最上部叶卵状三角形，具短柄。头状花小，多数排成顶生复圆锥状花序，总花梗被黄褐色短柔毛；花序梗短，具 2-3 线形或线状披针形小苞片；总苞圆柱形，长 8-10 mm；总苞片 4-5，线状长圆形，宽 0.5-1.5 mm，顶端钝，被微柔毛，边缘狭干膜质。舌状花

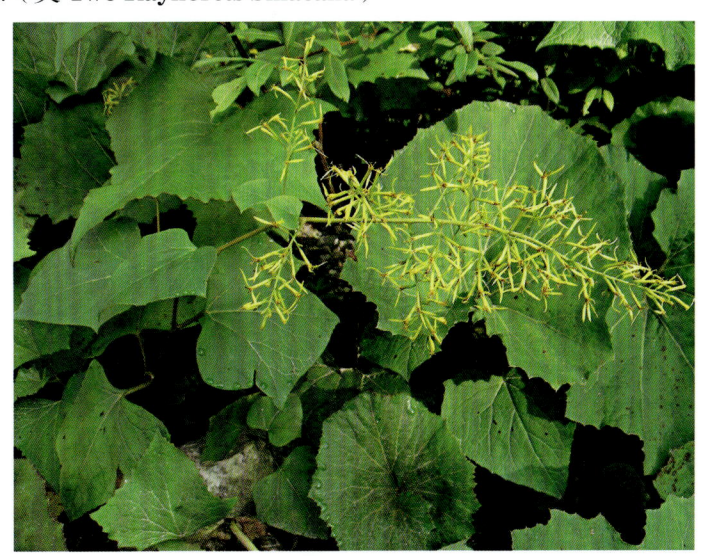

双花华蟹甲 Sinacalia davidii (Franch.) H. Koyama
摄影：陈又生

2；舌片长圆状线形，长 10-12 mm，顶端具 2 小齿，具 4 条脉；管状小花 2，稀 4，黄色，长 8 mm，瘦果圆柱形，长约 3 mm，具 4 肋，无毛；冠毛白色。花果期 7-8 月。

分布与生境　产于陕西、四川、云南、西藏。生于海拔 900-3200 m 的草坡、悬崖、路边及林缘。

药用部位　根、根状茎。

功效应用　祛风除湿，活血通络。用于风湿瘫痪，半身不遂，头疮白秃。

化学成分　全草含三萜类：3-氧代-2,α23-二羟基-齐墩果-12-烯-28-酸(3-oxo-2α,23-dihydroxy-olean-12-en-28-oic acid)，28-羟基-齐墩果-12-烯-3,11-二酮(28-hydroxy-olean-12-en-3,11-dione)，3α-甲氧基-齐墩果-11-酮-18-烯(3β-methoxy-olean-11-oxo-18-ene)，2α-羟基熊果酸(2α-hydroxy-ursolic acid)[1]；黄酮类：木犀草素(luteolin)[1]；甾体类：β-谷甾醇[1]。

注评　本种为四川中药材标准（1992）1987 年版增补本收载"角麻"的基源植物之一，药用其干燥块茎；药材又称"红川乌"。同属植物华蟹甲 Sinacalia tangutica (Maxim.) B. Nord. 的块茎同作"角麻"使用。其块茎在部分地区曾混伪"天麻"，系天麻伪品。

化学成分参考文献

[1] 蓝晓聪，等. 中国中药杂志，2010, 35(8): 1001-1003.

2. 华蟹甲（中国植物志） 羽裂蟹甲草（中国高等植物图鉴），猪肚子、水萝卜（中国植物志）

Sinacalia tangutica (Maxim.) B. Nord. in Opera Bot. 44: 15. 1978.——*Senecio tangutica* Maxim., *Ligularia tangutica* (Maxim.) Mattf., *Cacalia tangutica* (Maxim.) Hand.-Mazz.（英 **Pinnate Divided Sinacalia**）

根状茎块状。茎粗壮，高 50–100 cm，不分枝，上部被褐色腺状短柔毛。叶具柄，下部茎叶花期常脱落，中部叶片，卵形或卵状心形，长 10–16 cm，宽 10–15 cm，顶端具小尖，羽状深裂，每边各有侧裂片 3–4，侧裂片近对生，狭至宽长圆形，顶端具小尖，边缘常具数个小尖齿，基部截形或浅心形，上面被疏贴生短硬毛，下面沿脉被短柔毛及疏蛛丝状毛，具羽状脉；叶柄长 3–6 cm，基部扩大半抱茎，被疏短柔毛或近无毛；上部茎叶渐小，具短柄。头状花序小，多数常排成多分枝宽塔状复圆锥状，花序梗被黄褐色腺状短柔毛；具 2–3 个线形的小苞片。总苞圆柱状，长 8–10 mm，总苞片 5，线状长圆形，长约 8 mm，顶端钝，被微毛，边缘狭干膜质。舌状花 2–3 个，舌片长圆状披针形，长 13–14 mm，具 2 小齿；管状花 4，稀 7，长 8–9 mm。瘦果圆柱形，长约 3 mm，无毛，具肋；冠毛糙毛状，白色。花期 7–9 月。

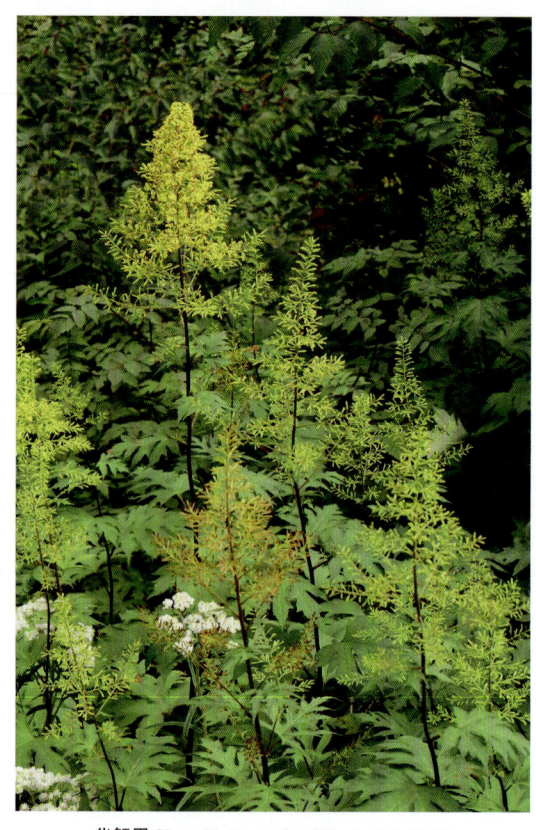

华蟹甲 **Sinacalia tangutica** (Maxim.) B. Nord.
摄影：陈又生

分布与生境 产于宁夏、青海、河北、河南、山西、陕西、甘肃、湖北、湖南、四川等省区。生于海拔 1250–3450 m 的山坡草地、悬崖、沟边、草甸或林缘和路边。

药用部位 根状茎。

功效应用 祛风化痰，滋阴平肝。用于头痛眩晕，风湿关节痛，咳嗽痰喘，偏瘫。

化学成分 根含倍半萜类：3α-羟基-11-过氧基-荒漠木-6,9-二烯-8-酮(3α-hydroxy-11-peroxyl-eremophila-6,9-dien-8-one)，异蜂斗菜醇(isopetasol)，异蜂斗菜素(isopetasin)，白茎香科二醇▲(teucladiol)，香橙-4β,10α-二醇(aromadendrane-4β,10α-diol)，日本刺参二醇▲(oplodiol)，1β,6α-二羟基桉叶-4(15)-烯[1β,6α-dihydroxyedues-4(15)-ene][1]。

地上部分含三萜类：汉迪亚大戟醇▲(handianol)，胖大海素A(sterculin A)，蒲公英萜醇▲月桂酸酯(taraxasterol laurate)，熊果-12-烯-2α,3β-二醇(urs-12-ene-2α,3β-diol)[2]；倍半萜类：匙叶桉油烯醇(spathulenol)，日本刺参二醇，新蜂斗菜醇▲(neopetasol)，白茎香科二醇，白茎香科三醇▲(teuclatriol)，新蜂斗菜素(neopetasin)，7α-H-3α-当归酰基-9(10)-烯-11,12-环氧-8-酮基-荒漠木烷[7α-H-3α-angeloyl-9(10)-ene-11,12-epoxy-8-oxo-eremophilane]，7-表桉叶-4(15)-烯-1β,6α-二醇[7-epi-eudesm-4(15)-ene-1β,6α-diol]，石竹-1β,9β-二醇(caryolane-1β,9β-diol)，日本刺参二醇▲-1-O-β-D-吡喃葡萄糖苷▲(oplodiol-1-O-β-D-glucopyranoside)[2]，9β-羟基-1β-甲氧基石竹醇(9β-hydroxy-1β-methoxycaryolanol)，荒漠木-9,11-二烯-8-酮(eremophila-9,11-dien-8-one)，橡胶草醇▲(chrysothol)，1α,4β,6β-三羟基桉叶烷(1α,4β,6β-trihydroxyeudesmane)[3]；单萜类：(3S,6S)-3,6-二羟基-1-薄荷烯[(3S,6S)-3,6-dihydroxy-1-menthene][2]；醌醇类：4-丙酮基-3,5-二甲氧基对醌醇(4-acetonyl-3,5-dimethoxy-p-quinol)[2]；香豆素类：瑞香辛(daphneticin)[2]，橙皮油内酯(aurapten)，伞形花内酯，7-O-(6'-O-乙酰基-β-D-吡喃葡萄糖基)-香豆素[7-O-(6'-O-acetyl-β-D-glucopyranosyl)coumarin]，8-O-[(6'-O-乙酰基-β-D-吡喃葡萄糖)-7-羟基香豆素[8-O-(6'-O-acetyl-β-D-glucopyranosyl)-7-hydroxycoumarin]，东莨菪内酯(scopoletin)，绣球亭[3]；黄酮类：黄芪苷(astragalin)[3]，4α,5-二甲氧基-8-甲醛基-7-羟基-6-甲基黄烷(4α,5-dimethoxy-8-formyl-7-hydroxy-6-methylflavan)[4]；木脂素类：鹅掌楸树脂酚B (lirioresinol B; yangambin)，松脂酚(pinoresinol)[3]；甾体类：豆甾-5-烯-22β-醇-3β-月桂酸酯(stigmast-5-ene-22β-ol-3βdodecanoate)、豆甾-5-烯-3β,7α-二醇(stigmast-5-ene-3β, 7α-diol)、3β,7α,22α-三羟基豆甾-5-烯(3β,7α,22α-trihydroxystigmast-5-ene)、β-谷甾醇[2]、5α,8α-表二氧代麦角甾-6,22-二烯-3β-醇(5α,8α-epidioxyergosta-6,22-dien-3β-ol)、豆甾-5-烯-7α,22α-二醇-3β-十四酸酯(stigmast-5-en-7α,22α-diol-3β-tetradecanoate)[3]；酚类：对羟基苯甲醛(p-hydroxybenzaldehyde)[2]；脂肪酸和甘油酯类：1-棕榈油酰甘油(1-palmitoleyl glycerol)[2]、Z,Z,Z-9,12,15-十八碳三烯酸(Z,Z,Z-9,12,15-octadecatrienoic acid)、Z,Z-9,12十八碳二烯酸(Z,Z-9,12-octadecadienoic acid)[5]。

药理作用　抗菌作用：华蟹甲挥发油体外对假丝酵母菌、金黄色葡萄球菌、粪肠球菌、腐生葡萄球菌、奇异变形杆菌等有抗菌作用[1]。

抗肿瘤作用：从华蟹甲根甲醇提取物分离到的 3α-羟基-11-过氧基-荒漠木-6,9-二烯-8-酮体外可以抑制人肝癌细胞 BEL-7402、肺癌细胞 A-549 的生长[2]。

注评　本种为四川中药材标准（1992）1987年版增补本收载"角麻"的基源植物之一，药用其干燥块茎；药材又称"水葫芦七"。同属植物双花华蟹甲 Sinacalia davidii (Franch.) H. Koyama 的块茎同作"角麻"使用。其块茎在部分地区曾混伪"天麻"，系天麻伪品。其块茎土家族称"竹蔸七"，用于治疗病后体虚、食积、疳积、腹痛久泄。

化学成分参考文献

[1] Liu ZL, et al. *Bull Korean Chem Soc*, 2007, 28(2): 292-294.
[2] Zhu Y, et al. *Biochem Syst Ecol*, 2009, 37(1): 59-62.
[3] Zhu Y, et al. *Helv Chim Acta*, 2008, 91(10): 1894-1901.
[4] Mao M, et al. *Chin Chem Lett*, 2005, 16(8): 1056-1058.
[5] 周利娟，等. 昆虫学报，2006, 49(1): 74-79.

药理作用及毒性参考文献

[1] 杨扬，等. 武汉大学学报（理学版），2007, 53(2): 198-203.
[2] Zhenling Liu, et al. *Bulletin of the Korean Chemical Society*, 2007, 28(2): 292-294.

94. 蟹甲草属 Parasenecio W. W. Sm. et J. Small

多年生草本。茎单生，直立，无毛或被蛛丝状毛或腺状短柔毛。叶互生，不分裂或掌状或羽状分裂，具锯齿。头状花序小或中等大小，盘状，有同形的两性花；小花全部结实，在茎端或上部叶腋排列成总状或圆锥状花序，具花序梗或近无梗，常有小苞片。总苞圆柱形或狭钟形；总苞片1层。花托平，无托片或有托毛。小花少数至多数，花冠管状，黄色、白色或橘红色，具5裂片；花药基部箭形或具尾。颈部圆柱形；花柱分枝顶端截形，被乳头状微毛。瘦果圆柱形，无毛，具肋；冠毛刚毛状，1层，白色、污白色或淡黄褐色，稀变色。

本属约60余种，主要分布于东亚及中国喜马拉雅地区。俄罗斯欧洲部分及远东地区也有。中国已知52种，主要产于西南部山区，15种及1变种药用。

分种检索表

1. 茎生叶少数至多数，三角形、三角状卵形、肾形、多角形或卵状心形，边缘具粗齿或浅裂。下面无毛，被柔毛、蛛丝状毛或绒毛。
   2. 叶下面无毛或被柔毛；头状花序数个至多数，有或无花序梗；冠毛白色或红褐色。
      3. 头状花序数个或单生茎端和上部叶腋，下垂；总苞钟状，径 5–10 mm，总苞片 8–10，叶三角形，叶柄无翅··1. **三角叶蟹甲草 P. deltophyllus**
      3. 头状花序多数或较多数，排成总状或圆锥状，径 (1) 3–5 mm；总苞片 3–8；叶非三角形，叶柄具翅或无翅。

4. 头状花序较多数，总苞径 3-5 或 10-20 mm；冠毛白色、污白色或红褐色。
　　　　5. 总苞圆柱形，长 5-8 (10) mm；总苞片和小花各 4-8，冠毛白色或污白色。
　　　　　　6. 叶柄具窄翅，基部不扩大成耳；叶片三角状戟形，头状花序排成塔状圆锥花序；总苞片 7-8 ··· 2. 山尖子 P. hastatus
　　　　　　6. 叶柄具宽翅，基部常扩大成耳；叶片肾形或三角状肾形；头状花序排成总状花序；总苞片 (3) 4-5。
　　　　　　　　7. 叶片肾形或三角状肾形，两面无毛；叶柄基部扩大成小耳 ········ 3. 耳叶蟹甲草 P. auriculatus
　　　　　　　　7. 叶宽卵形或宽心形，下面被疏蛛丝状毛或近无毛；叶柄具宽 5-10 mm 的翅，基部扩大成抱茎的大耳 ··· 4. 耳翼蟹甲草 P. otopteryx
　　　　5. 总苞钟状，长 10-12 mm，总苞片 7-8，小花 8-10，冠毛红褐色 ······ 7. 矢镞叶蟹甲草 P. rubescens
　　4. 头状花序极多数，小；总苞圆柱形，径 1-2 mm；总苞片及小花 3-5；叶片多角形或肾形，5-7 浅裂或具粗齿；冠毛污白色或淡黄色；花冠白色或黄色。
　　　　8. 头状花序无花序梗总苞长 5 mm，宽 1 mm；总苞片和小花各 3；花冠白色；冠毛污白色或淡黄褐色 ··· 5. 两似蟹甲草 P. ambiguus
　　　　8. 头状花序具花序梗；总苞长 6-8 mm，宽 1.5-2 mm，总苞片和小花各 5；冠毛白色 ··· 6. 兔儿风蟹甲草 P. ainsliiflorus
2. 叶下面被蛛丝状毛或密绵毛，或初时被毛，后渐脱毛。
　　9. 植株无毛或仅上部被疏蛛丝状毛；叶片卵状三角形至宽三角形，叶柄具宽翅，基部扩大成叶耳；总苞片和小花各 5 ··· 8. 阔柄蟹甲草 P. latipes
　　9. 植株全部或上部被蛛丝状毛或长柔毛，叶片卵状三角形、卵状心形或心形，叶柄无翅，基部不扩大成耳。
　　　　10. 叶片卵状三角形或卵形，具 3 条基出脉或 5-7 条掌状脉，下面被蛛丝状毛或腺毛，或后多少脱毛。
　　　　　　11. 头状花序多数，开展或下垂，排成总状或圆锥状；总苞片 (2) 3，小花 2-3 (4)；叶卵状三角形，下面被白色或灰白色蛛丝状毛；叶柄无翅 ······················ 10. 蛛毛蟹甲草 P. roborowskii
　　　　　　11. 头状花序排成疏圆锥状或总状圆锥花序；总苞片 5；小花 5-6，稀 10-13；叶柄具翅或无翅。
　　　　　　　　12. 茎生叶，宽卵形至卵状菱形，叶柄具明显的翅；总苞及小花 5 (6) ··· 9. 深山蟹甲草 P. profundorum
　　　　　　　　12. 茎生叶，卵状三角形或三角状戟形，下面被白色密蛛丝状片，叶柄无翅，总苞片 5；小花 10-13 ··· 11. 白头蟹甲草 P. leucocephalus
　　　　10. 叶片宽卵状圆形至心形，具掌状 5-7 脉，下面被蛛丝状毛或腺毛；总苞片 3-5 (6)；小花 4-5 (8)。
　　　　　　13. 叶腋具卵状球形的鳞芽，芽鳞被褐色绒毛，头状花序排成穗状总状花序，下部有疏生苞片，常具珠芽；总苞片 5-6；小花 8-10 ··················· 12. 珠芽蟹甲草 P. bulbiferoides
　　　　　　13. 叶腋和苞片内无珠芽；头状花序排成穗状总状花序；总苞片 5；小花 5-8 ··· 13. 蜂斗菜状蟹甲草 P. petasitoides
1. 茎叶多数；叶片掌状分裂；总苞 4-5，小花 4-5。
　　14. 叶片掌状 5-7 中裂；裂片宽，顶端尾状或长渐尖；花序梗长 1 mm，被腺状短毛；总苞及小花各 5 ··· 14. 翠雀叶蟹甲草 P. delphiniphyllus
　　14. 叶片掌状 5-7 深裂，裂片长圆状披针形，羽状浅裂或具 2-4 小齿；花序梗长 3-7 mm，被短柔毛或近无毛；总苞片 4；小花 4-5 ·· 15. 掌裂蟹甲草 P. palmatisectus

　　本属植物兔儿风蟹甲草有抗菌作用，主要活性成分为倍半萜类化合物。

菊科 COMPOSITAE

1. 三角叶蟹甲草（中国高等植物图鉴）

Parasenecio deltophyllus (Maxim.) Y. L. Chen in Fl. Reipubl. Popularis Sin. 77(1): 30. 1999.——*Senecio deltophyllus* Maxim., *Cacalia deltophylla* (Maxim.) Mattf.（英 **Deltoidleaf Cacalia**）

多年生草本。茎高 50-80 cm，直立，被疏柔毛或近无毛。叶具柄，下部叶在花期枯萎凋落，中部叶三角形，长 4-10 cm，宽 5-7 cm，顶端急尖，基部截形或楔形，边缘具不规则的浅波状齿，上面无毛，下面被疏短柔毛，基生 3-5 脉，叶柄长 3-6 cm，无翅，被白色卷毛或疏腺毛；上部叶渐小，最上部叶披针形，具短叶柄，头状花序数个至 10 个，下垂，在茎端或上部叶腋排列成伞房状花序；花序梗长 10-30 mm，被疏卷毛和腺毛，具 3-8 线形小苞片。总苞钟状，宽 5-10 mm，总苞片 8-10，长圆形，长 8 mm，宽 2-3 mm，顶端渐尖，边缘宽膜质，外面被疏白色柔毛和腺毛。小花多数（约38），黄色或黄褐色，裂片披针形，顶端被微毛。瘦果圆柱形，长 3-4 mm，无毛，具肋。冠毛白色。花期 7-8 月，果期 9 月。

分布与生境 产于甘肃、青海、四川北部。生于海拔 3100-4000 m 的山坡林下或山谷灌丛中阴湿处。

药用部位 全草。

功效应用 镇痉息风，养肝，除痹。用于关节痹痛，肢体拘挛。

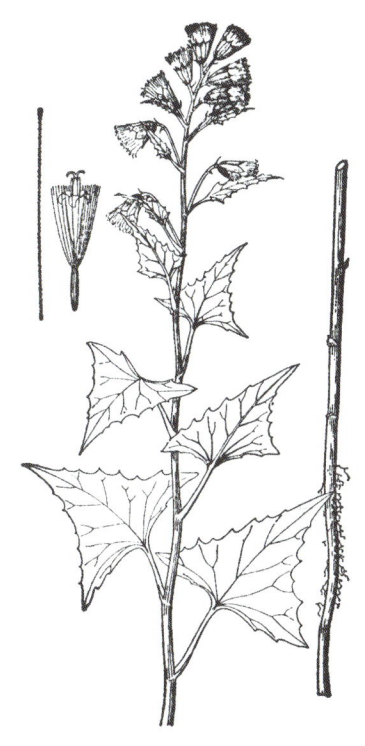

三角叶蟹甲草 Parasenecio deltophyllus
(Maxim.) Y. L. Chen
引自《中国高等植物图鉴》

2. 山尖子（东北植物检索表） 山尖菜、戟叶兔儿伞（中国植物志）

Parasenecio hastatus (L.) H. Koyama in Fl. Jap.3(b): 52. 1995.——*Cacalia hastata* L.（英 **Hastate Cacalia**）

2a. 山尖子（模式变种）

Parasenecio hastatus (L.) H. Koyama var. **hastatus**

多年生草本。茎直立，高 40-150 cm，不分枝，下部无毛或近无毛，上部被密腺状短柔毛。下部叶在花期枯萎凋落；中部叶片三角状戟形，长 7-10 cm，宽 13-19 cm，顶端急尖或渐尖，基部戟形或微心形，沿叶柄下延成具狭翅的叶柄，叶柄长 4-5 cm，基部不扩大，边缘具不规则的细尖齿，基生侧裂片有时具缺刻的小裂片，无毛或被疏短毛，下面被密或较密的柔毛，上部叶渐小，三角形或近菱形，顶端渐尖；基部截形或宽楔形，最上部叶和苞片披针形至线形。头状花序多数，下垂，在茎端和上部叶腋排列成塔状的狭圆锥花序；花序梗被密腺状短柔毛。总苞圆柱形，长 9-11 mm；总苞片 7-8，线形或披针形，顶端尖，外面被密腺状短毛，基部有 2-4 钻形小苞片。小花 8-15 (20)，花冠淡白色，裂片披针形。瘦果圆柱形，淡褐色，长 6-8 mm，无毛，具肋；冠毛白色，约与瘦果等长或短于瘦果。花期 7-8 月，果期 9 月。

分布与生境 产于辽宁东北、华北，生于林下、林缘或草丛中。也分布于朝鲜、蒙古和俄罗斯远东地区。

药用部位 全草。

功效应用 解毒，消肿，利水。用于小便不利，煎汤外洗可消肿生肌，用于创伤化脓。

注评 本种为"山尖菜"的基源植物，药用其全草。蒙古族也药用，主要用途同功效应用项。

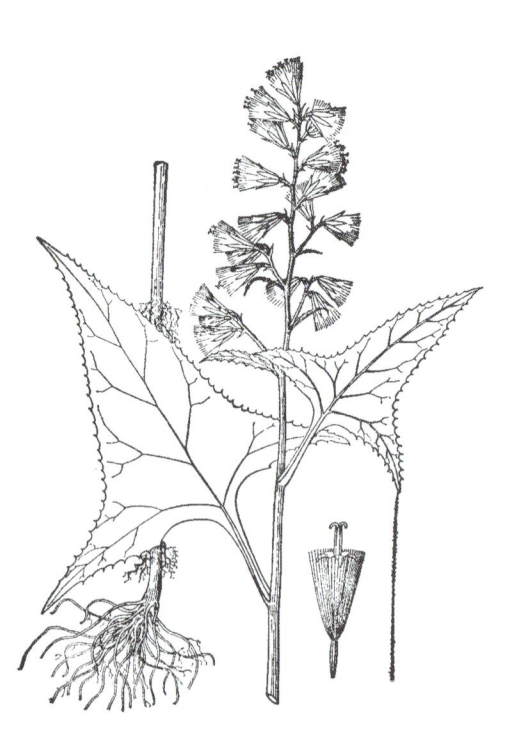

山尖子 Parasenecio hastatus (L.) H. Koyama var. hastatus
引自《中国高等植物图鉴》

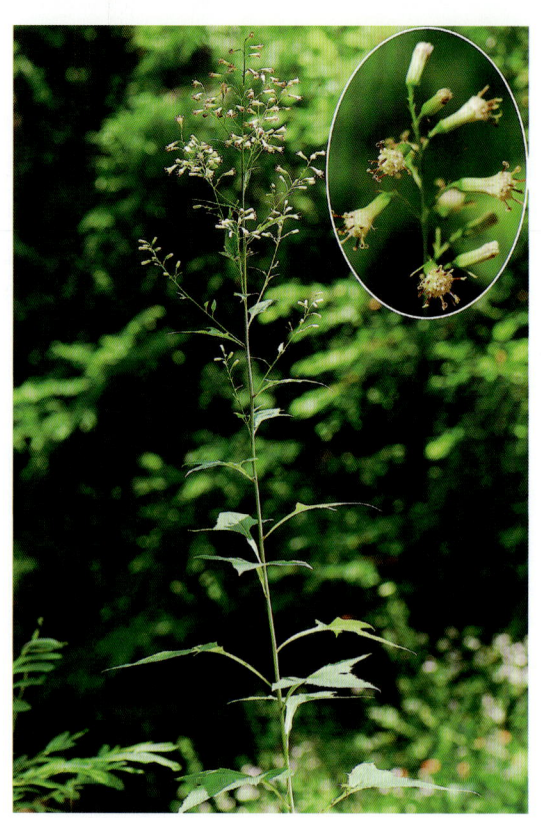

山尖子 Parasenecio hastatus (L.) H. Koyama var. hastatus
摄影：周繇

2b. 无毛山尖子（变种）（中国植物志）

Parasenecio hastatus (L.) H. Koyama var. **glaber** (Ledeb.) Y. L. Chen in Fl. Reipubl. Popularis Sin. 77(1): 33. 1999.——*Cacalia hastata* L. var. *glabra* Ledeb.（英 **Glabrous Hastate Cacalia**）

本变种与模式变种的区别在于叶下面无毛或仅沿脉被疏短柔毛；总苞片外面无毛或仅基部被微毛。

分布与生境 产于黑龙江、吉林、辽宁、河北、山西、陕西、宁夏、内蒙古。生于山坡林下、林缘或路旁。

药用部位 新鲜叶、全草。

功效应用 新鲜叶：泻下，利水。用于小便不利。全草：煎汤外洗可消肿生肌，愈合伤口。用于创伤。

3. 耳叶蟹甲草（中国高等植物图鉴） 耳叶兔儿伞（中国植物志）

Parasenecio auriculatus (DC.) H. Koyama in Fl. Japan 3(b): 50. 1995.——*Cacalia auriculata* DC.（英 **Auriculate Cacalia**）

多年生草本，茎单生，高 30-100 cm，无毛。基部叶在花期枯萎，茎叶 4-6，薄纸质，下部茎叶 1-2，叶片肾形，长 2-4 cm，宽 4-7 cm，顶端急收缩成长尖，或有时微凹，边缘有不等的大齿；叶柄细，长约为叶片的 1.5-2 (3) 倍，仅基部扩大，不形成耳；中部茎叶肾形至三角状肾形，长 5-16 cm，宽 7-14 cm，基部深凹或微凹，常具角，有时顶端长渐尖，边缘具等大的齿，或在叶片下部或近基部边缘具凹齿或齿不明显，稀全缘，叶柄与叶片等长或短于叶片的 2-4 倍，基部扩大成小叶耳，上部叶与中部叶同形，较小，三角形或长圆状卵形，具短叶柄，最上部叶披针形。头状花序较多数，在茎端排列成疏散长 4.5-15 cm 的狭总状花序，稀头状花序少数，排列成总状；花序梗被头状腺毛及短柔毛，具刚毛状或披针形小苞片。总苞圆柱形；总苞片 5，稀 4，长圆形，长 4-8 mm，近无毛。小花 4-7，长 6-8 mm。瘦果圆柱形，淡黄色，无毛，具肋；冠毛白色。花期 6-7 月，果期 9 月。

菊科 COMPOSITAE

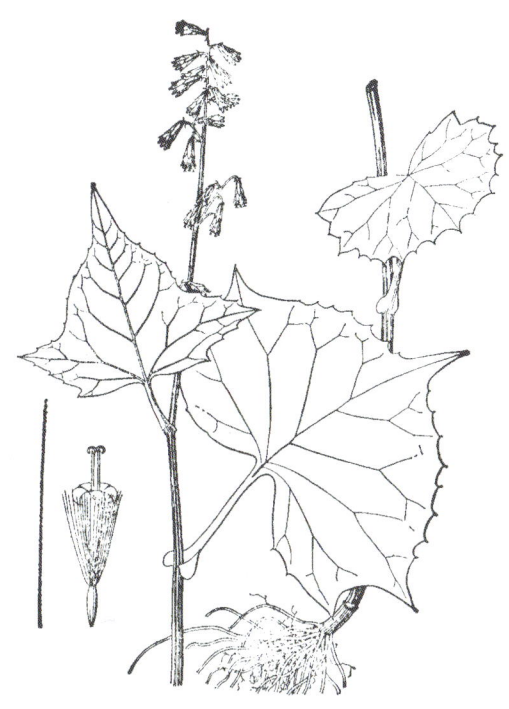

耳叶蟹甲草 Parasenecio auriculatus (DC.) H. Koyama
引自《中国高等植物图鉴》

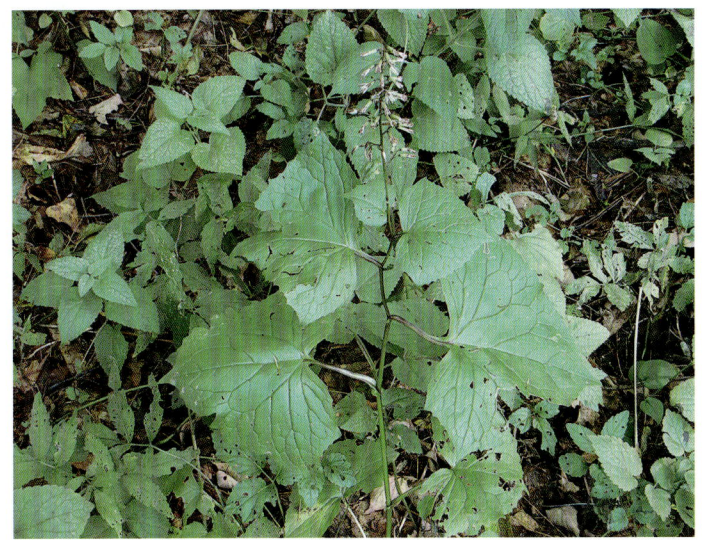

耳叶蟹甲草 Parasenecio auriculatus (DC.) H. Koyama
摄影：原作强

分布与生境　产于黑龙江、吉林、内蒙古。生于林下或林缘，海拔 1400-1600 m。也分布于日本北部、朝鲜和俄罗斯远东地区。
药用部位　全草。
功效应用　祛风除湿，舒筋活血。用于风湿痹痛。

4. 耳翼蟹甲草（中国高等植物图鉴）

Parasenecio otopteryx (Hand.-Mazz.) Y. L. Chen in Fl. Reipubl. Popularis Sin. 77(1): 40. 1999.——*Cacalia otopteryx* Hand.-Mazz.（英 **Earedwing Cacalia**）

多年生草本。茎直立，高 70-100 cm，下部常紫色，无毛。下部叶在花期枯萎，茎叶 4-6，具长叶柄，叶片纸质，宽卵状心形或宽心形，长 10-16 cm，宽 11-19 cm，顶端急尖或短尖，基部心形，边缘有不规则波状锯齿，基出 3 脉，上面被疏褐色短腺毛，下面被疏蛛丝状毛或近无毛；叶柄具宽 5-10 mm 的宽翅，基部扩大成抱茎的大叶耳。头状花序多数，在茎端排列成复总状花序；花序梗被腺状短毛。总苞圆柱形或窄钟状，长 5-7 mm；总苞片 (3) 5，长圆状披针形，长 6-7 mm，顶端钝，边缘膜质，外面被糠秕状短毛。小花 3-4，稀 5，长 7-8 mm，裂片披针形。瘦果圆柱形，长 4-5 mm，褐色，无毛，具肋。冠毛白色。花果期 7-9 月。

分布与生境　产于河南、陕西、湖北、湖南、四川。生于海拔 1400-2800 m 的山坡林下、林缘或灌丛阴湿处。
药用部位　全草。
功效应用　清热解毒。用于痈肿疔疮，无名肿毒，毒蛇咬伤。

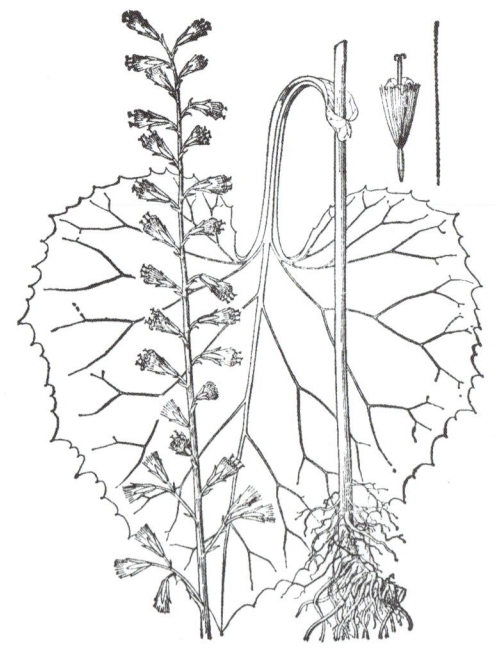

耳翼蟹甲草 Parasenecio otopteryx (Hand.-Mazz.) Y. L. Chen
引自《中国高等植物图鉴》

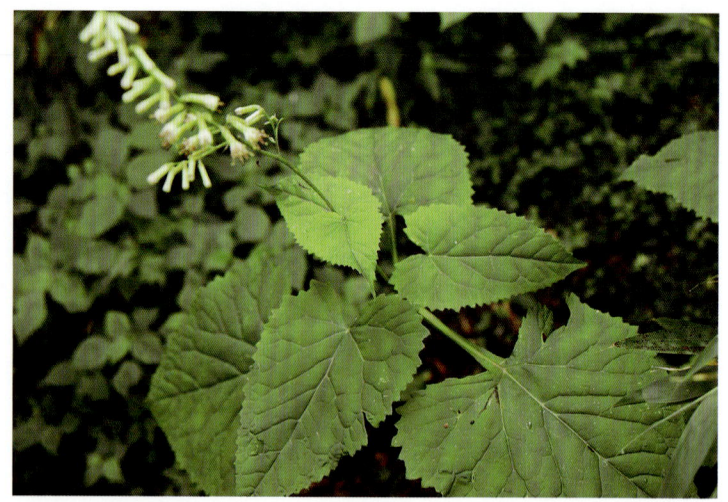

耳翼蟹甲草 Parasenecio otopteryx (Hand.-Mazz.) Y. L. Chen
摄影：王庆

5. 两似蟹甲草（中国植物志） 登云鞋（陕西华山）

Parasenecio ambiguus (Y. Ling) Y. L. Chen in Fl. Reipubl. Popularis Sin. 77(1): 44. 1999. ——*Cacalia ambigua* Ling, *Cacalia tsinlingensis* Hand.-Mazz.（英 **Doubtful Cacalia**）

多年生草本。茎高 80-150 cm，直立，下部被疏毛或无毛，上部特别在花序枝被贴生短柔毛。叶具长柄；叶片多角形或肾状三角形，长 15-20 cm，宽 15-20 cm，掌状浅裂，裂片 5-7，顶端急尖，基部心形或截形，边缘有具小尖的波状疏齿；叶脉 5-7 条，上面被疏短毛，下面无毛；叶柄无翅，长 10-18 cm，无毛，上部叶渐小，具短叶柄，最上部叶狭卵形，苞片状，全缘或有疏细齿。头状花序小，极多数，在茎端和上部叶腋排列成有分枝、长达 10 cm 的宽圆锥花序，无或近无花序梗，基部常有 1 钻形小苞片；花序轴被短毛或下部近无毛。总苞圆柱形，宽 1 mm；总苞片 3，稀 4，近革质，线形，顶端钝，边缘膜质。小花 3，花冠白色，长 4-5 mm，裂片披针形。瘦果圆柱形，长 3-4 mm，淡褐色，无毛；冠毛污白色或变黄褐色。花期 7-8 月，果期 9-10 月。

分布与生境 产于河北、山西、河南、陕西。生于海拔 1200-2400 m 的山坡林下、林缘或灌丛、草坡阴湿处。

药用部位 全草。

功效应用 利水消肿。用于水肿，小便不利。

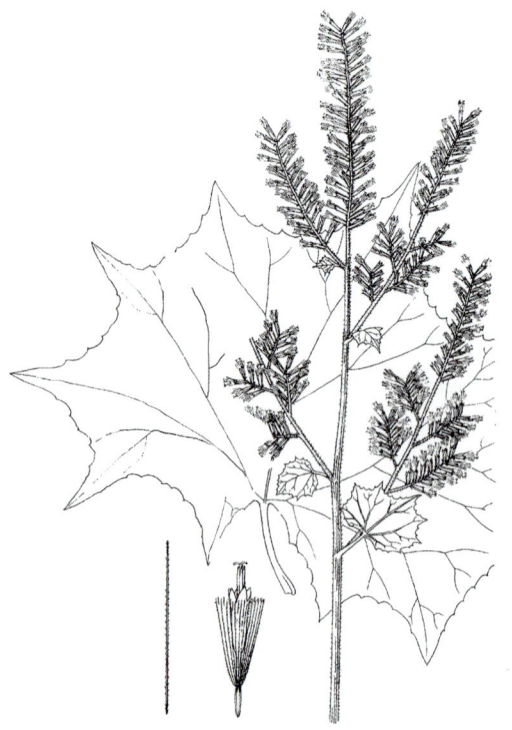

两似蟹甲草 Parasenecio ambiguus (Y. Ling) Y. L. Chen
王金凤 绘

菊科 COMPOSITAE

6. 兔儿风蟹甲草（中国高等植物图鉴） 白花蟹甲草（中国高等植物图鉴），蜘蛛草（中药大辞典），羊角天麻（四川峨眉），小八里麻（陕西）

Parasenecio ainsliaeflorus (Franch.) Y. L. Chen in Fl. Reipubl. Popularis Sin. 77(1): 47. 1999.——*Senecio ainsliaeflorus* Franch., *Cacalia ainsliaeflora* (Franch.) Hand.-Mazz., *Cacalia leucanthema* (Dunn.) Ling（英 **Ainsliaeflower Cacalia**）

多年生草本。茎单生，高 60–100 cm，直立，上部和花序分枝被黄褐色短毛。下部叶在花期凋落，中部叶 5–8，具长柄，叶片心状肾形或圆肾形，长宽 8–12 (20) cm，顶端急尖，基部宽心形或近截形，常有 5–7 个三角形中裂，基出 5 脉，上面被贴生疏短毛或近无毛，下面仅沿脉被短柔毛；叶柄长 5–10 cm，无翅，上部叶较小，宽卵形，具 3–5 浅裂；叶柄短。头状花序小，多数，在茎端或上部叶腋排列成总状或复总状花序；花序梗短或极短，长 1–4 mm，具 1–3 线形或线状钻形小苞片；花序梗被黄褐色密短毛。总苞圆柱形，宽 1.5–2 mm；总苞片 5，线形或线状披针形，顶端钝或圆形，被微毛，边缘膜质，小花 5，花冠白色，长约 8 mm，裂片三角状披针形。瘦果圆柱形，无毛，具肋；冠毛白色或污白色。花期 7–8 月，果期 9–10 月。

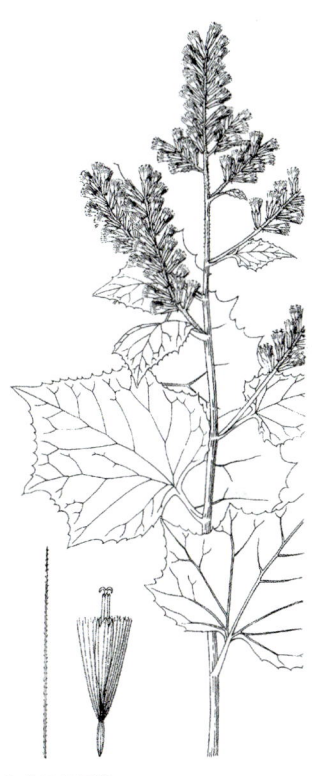

兔儿风蟹甲草 **Parasenecio ainsliaeflorus** (Franch.) Y. L. Chen
王金凤 绘

分布与生境 产于湖北、四川、湖南、贵州。生于海拔 1500 m 的山坡林缘、林下、灌丛或草地。

药用部位 根。

功效应用 利湿，解毒，杀虫。用于水肿，无名肿毒，癣疥。

化学成分 根含倍半萜类：3β-当归酰氧基-8α-羟基-6β-甲基荒漠木-7(11),9(10)-二烯-8,12-内酯 [3β-angeloyloxy-8α-hydroxy-6β-methoxyeremophil-7(11),9(10)-dien-8,12-olide]，3β-当归酰氧基-$6\beta,8\alpha$-二羟基荒漠木-7(11),9(10)-二烯-8,12-内酯 [3β-angeloyloxy-$6\beta,8\alpha$-dihydroxyeremophil-7(11),9(10)-dien-8,12-olide]，3β-当归酰氧基-8α-羟基-6β-乙氧基荒漠木-7(11),9(10)-二烯-8,12-内酯[3β-angeloyloxy-8α-hydroxy-6β-ethoxyeremophil-7(11),9(10)-dien-8,12-olide]，3β-当归酰氧基-8-氧代-荒漠木-6,9-二烯-12-酸 (3β-angeloyloxy-8-oxo-eremophila-6,9-dien-12-oic acid)，3,8-氧代-荒漠木-6,9-二烯-12-酸(3,8-oxo-eremophila-6,9-dien-12-oic acid)[1]，3β-当归酰氧基-$8\beta,10\beta$-二羟基-6β-甲氧基荒漠木烯内酯▲ (3β-angeloyloxy-$8\beta,10\beta$-dihydroxy-6β-methoxyeremophilenolide)，3β-当归酰氧基-6β-乙氧基-$8\beta,10\beta$-二羟基荒漠木烯内酯▲ (3β-angeloyloxy-6β-ethoxy-$8\beta,10\beta$-dihydroxyeremophilenolide)，3β-6β-di当归酰氧基-10α-羟基-8α-甲氧基荒漠木烯内酯▲(3β-6β-diangeloyloxy-10α-hydroxy-8α-methoxyeremophilenolide)，6β-当归酰氧基-$8\beta,10\beta$-di羟基-3-氧代-荒漠木烯内酯▲(6β-angeloyloxy-$8\beta,10\beta$-dihydroxy-3-oxo-eremophilenolide)，$6\beta,8\beta,10\beta$-三羟基-3-氧代荒漠木烯内酯▲($6\beta,8\beta,10\beta$-trihydroxy-3-oxoeremophilenolide)，3β-当归酰氧基-$6\beta,10\beta$-二羟基-荒漠木-7(11),8(9)-二烯-8,12-内酯 [3β-angeloyloxy-$6\beta,10\beta$-dihydroxy-eremophila-7(11),8(9)-dien-8,12-olide]，3β-当归酰氧基-10β-羟基-6β-甲氧基-荒漠木-7(11),8(9)-二烯-8,12-内酯 [3β-angeloyloxy-10β-hydroxy-6β-methoxy-eremophila-7(11),8(9)-dien-8,12-olide]，3β-当归酰氧基-8-氧代-荒漠木-6.9-二烯-12-酸乙酯(3β-angeloyloxy-8-oxo-eremophila-6.9-dien-12-oic acid ethyl ester)[2]，$3\beta,6\beta$-二当归酰氧基-$8\beta,10\beta$-二羟基荒漠木烯内酯▲ ($3\beta,6\beta$-diangeloyloxy-$8\beta,10\beta$-dihydroxyeremophilenolide)，6β-乙酰氧基-3β-当归酰氧基-$8\beta,10\beta$-二羟基荒漠木烯内酯▲ (6β-acetoxy-3β-angeloyloxy-$8\beta,10\beta$-dihydroxyeremophilenolide)，3β-当归酰氧基-6β-甲氧基荒漠木-7(11),9(10)-二烯-8α,12-内酯 [3β-angeloyloxy-6β-methoxyeremophil-7(11),9(10)-dien-8α,12-olide]，3β-当归酰氧基-8-氧代-荒漠木-6(7)-烯-12-酸[3β-angeloyloxy-8-oxo-eremophil-6(7)-en-12-oic acid]，3β-当归酰氧基-10β-羟基-8-氧代-荒漠木-6(7)-烯-12-酸[3β-angeloyloxy-10β-hydroxy-8-oxo-eremophil-6(7)-

en-12-oic acid]，3β-当归酰氧基-10β-羟基-8-氧代-荒漠木-6(7)-烯[3β-angeloyloxy-10β-hydroxy-8-oxo-eremophil-6(7)-ene][3]。

药理作用　抗细菌作用：从兔儿风蟹甲草分离得到4个新的荒漠木烷型倍半萜类化合物体外均对枯草芽孢杆菌、金黄色葡萄球菌显示抗菌活性[1]。

注评　本种为"八角香"的基源植物，药用其根。

化学成分参考文献

[1] Mao MJ, et al. *Planta Med*, 2002, 68(1):55-59.

[2] Mao MJ, et al. *Planta Med*, 2003, 69(8):745-749.

[3] Mao MJ, et al. *Pharmazie*, 2005, 60(4):313-316.

药理作用及毒性参考文献

[1] Mao MJ, et al. *Planta Med*, 2002, 68 (1): 55-59.

7. 矢镞叶蟹甲草（中国植物志）　蝙蝠草，牛芳草（中国植物志）

Parasenecio rubescens (S. Moore) Y. L. Chen in Fl. Reipubl. Popularis Sin.77(1): 49. 1999.——*Senecio rubescens* S. Moore（英 **Rubescent Cacalia**）

多年生草本，高 50–80 (100) cm。茎直立，无毛，不分枝。基部叶在花期凋落，下部和中部茎叶具长柄，叶片宽三角形，长 10–18 cm，宽 5–16 cm，3–4 裂，裂片三角形，基部裂片有时退化，顶端急尖，基部楔形或截形，边缘有硬小尖的锯齿，两面均无毛或下面沿脉被微毛；叶柄无翅，上部叶渐小，最上部叶卵状披针形，长 5–10 cm，宽 3–6 cm，顶端渐尖。头状花序多数，在茎端或上部叶腋排列成叉状宽圆锥花序；花序梗被疏短柔毛或近无毛，具 1–2 线形小苞片。总苞窄钟形，长 10–12 mm，宽 5–10 mm；总苞片 7–8 (10)，长圆形或长圆状披针形，顶端钝或稍尖，边缘膜质；小花 8–10，花冠

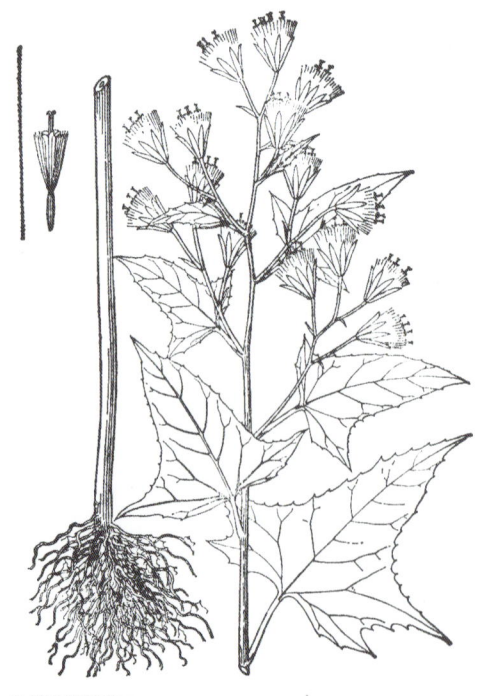

矢镞叶蟹甲草 Parasenecio rubescens (S. Moore) Y. L. Chen
引自《中国高等植物图鉴》

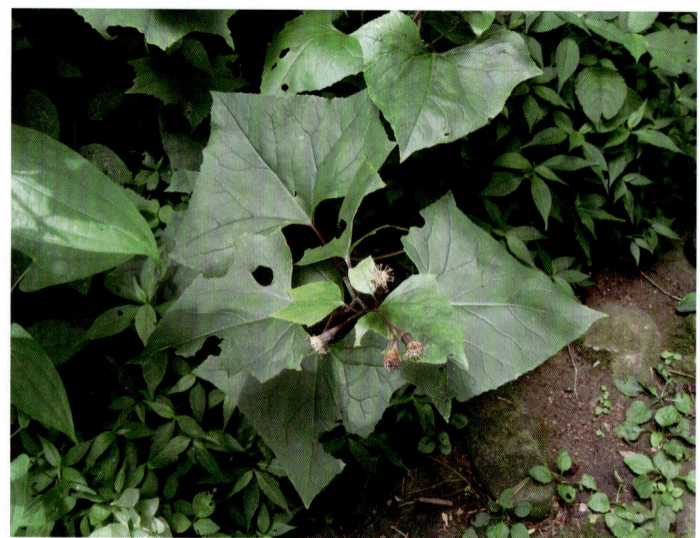

矢镞叶蟹甲草 Parasenecio rubescens (S. Moore) Y. L. Chen
摄影：赵云鹏

黄色，长 7-8 mm，裂片披针形。瘦果圆柱形，长 6 mm，无毛，具肋；冠毛白色或淡红褐色。花期 7-8 月，果期 9 月。

分布与生境　产于江西、湖南、安徽、福建。生于山谷林下或林缘灌丛中，海拔 800-1400 m。

药用部位　根状茎。

功效应用　祛风除湿，活血通络，清热解毒。用于乳蛾，外伤出血。

8. 阔柄蟹甲草（中国高等植物图鉴、中国植物志）

Parasenecio latipes (Franch.) Y. L. Chen in Fl. Reipubl. Popularis Sin.77(1): 52. 1999.——*Senecio latipes* Franch., *Cacalia latipes* (Franch.) Hand.-Mazz.（英 **Broadpetiole Cacalia**）

多年生草本。茎单生，高 50-100 cm，被疏短柔毛或近无毛，不分枝。下部叶在花期凋落，中部叶数片，叶片卵状三角形或宽三角形，硬纸质，长 8-10 cm，宽 10-14 cm，顶端急尖或渐尖，基部截形或楔状下延成宽或较窄的翅，边缘有不规则的锯齿，上面被贴生短糙毛，下面被密或疏蛛丝状毛，或后多少脱落；叶柄长 3-5 cm，基部扩大成抱茎的叶耳，上部叶渐小，三角形或三角状披针形，最上部叶披针形或线状披针形，近全缘或具 1-2 细齿。头状花序多数，在茎端或上部叶腋排列成总状或复总状花序，偏一侧着生；花序梗具 1-3 线形小苞片，被蛛丝状毛或近无毛；总苞圆柱形，长 6-8 (10) mm，总苞片 5，长圆状披针形，顶端钝或稍尖，边缘狭膜质。小花 5-6，长 6-7 mm，裂片卵状披针形。瘦果圆柱形，无毛，具肋；冠毛白色。花期 7-8 月，果期 9 月。

分布与生境　产于云南西北部、四川西部至西南中。常生于海拔 3200-4100 m 的冷杉林下、林缘或灌丛中。

药用部位　全草。

功效应用　祛风散寒。用于风寒感冒。

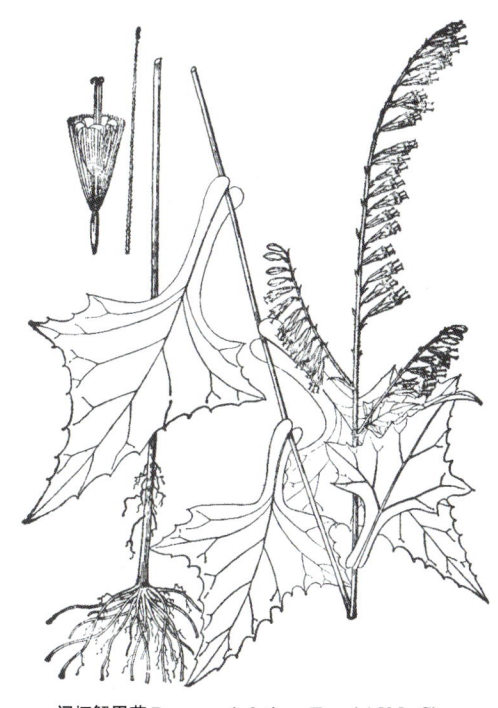

阔柄蟹甲草 Parasenecio latipes (Franch.) Y. L. Chen
引自《中国高等植物图鉴》

9. 深山蟹甲草（高等中国植物图鉴）　泡桐七（湖北）

Parasenecio profundorum (Dunn) Y. L. Chen in Fl. Reipubl. Popularis Sin. 77(1): 68. 1999.——*Senecio profundorum* Dunn, *Cacalia profundorum* (Dunn) Hand.-Mazz.（英 **Profund Cacalia**）

多年生草本。茎单生，高 50-120 cm，直立，下部被疏蛛丝状毛，上部被锈褐色腺状短柔毛。叶片膜质，宽卵形或卵状菱形，基部截形或微心形，楔状急狭成具翅的叶柄，顶端急尖或短尖，边缘有密或较密的尖齿，上面被疏短糙毛，下面被疏蛛丝状毛，中部茎叶长 10-13 cm，宽 10-12 cm，基出 3 脉，叶柄长 5-8 cm，基部半抱茎，上部叶渐小，叶柄短。头状花序多数，在茎端排列成疏散的圆锥花序；花序梗被疏腺状短柔毛，有 1-3 线形小苞片；总苞圆柱形，长 8-10 mm，宽约 3 mm；总苞片 5，线状披针形，顶端钝，被微毛，边缘膜质。小花 5，长约 8 mm，裂片披针形。瘦果圆柱形，无毛，具肋；冠毛白色，短于花冠或与花冠近等长。花果期 8-9 月。

分布与生境　产于四川、湖北。生于海拔 1000-2100 m 的山坡林缘或山谷潮湿处。

药用部位　全草。

功效应用　清热解毒，活血。用于无名肿毒，头癣，跌打损伤。

注评　本种为"泡桐七"的基源植物之一，药用其全草。

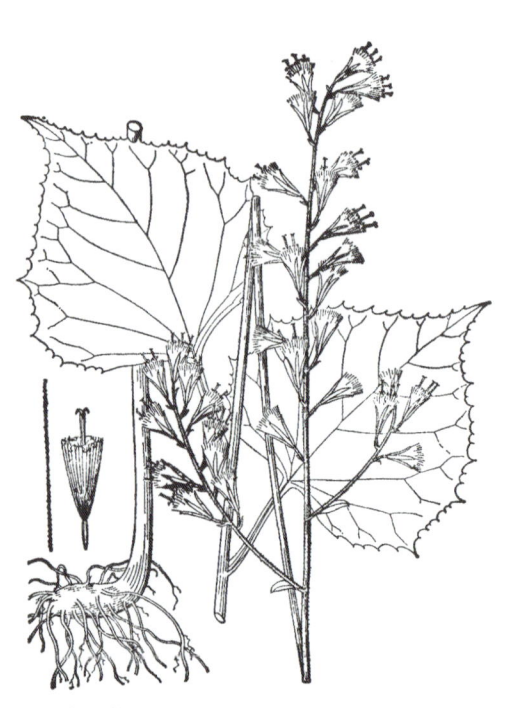

深山蟹甲草 Parasenecio profundorum (Dunn) Y. L. Chen
引自《中国高等植物图鉴》

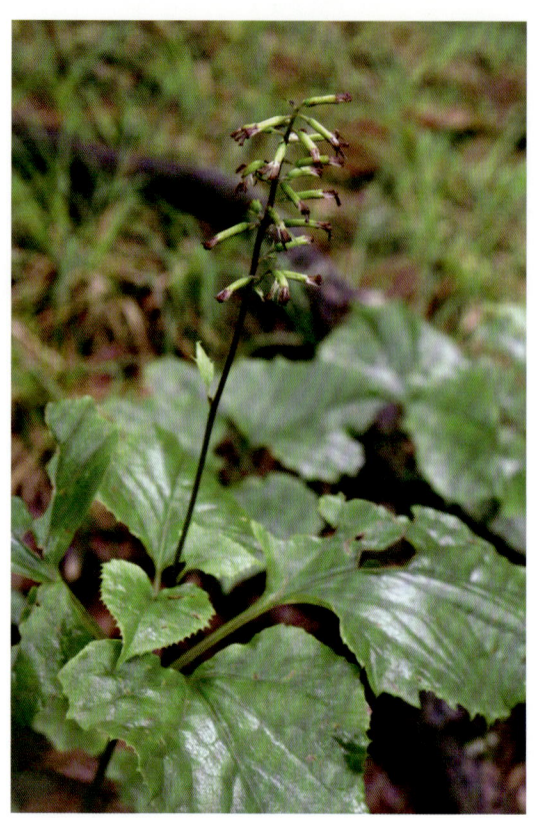

深山蟹甲草 Parasenecio profundorum (Dunn) Y. L. Chen
摄影：陈又生

10. 蛛毛蟹甲草（中国高等植物图鉴） 康定蟹甲草（云南种子植物名录）

Parasenecio roborowskii (Maxim.) Y. L. Chen in Fl. Reipubl. Popularis. Sin.77(1): 65. 1999.——*Senecio roborowskii* Maxim.（英 **Roborowsk's Cacalia**）

多年生草本。茎单生，高 60-100 cm，不分枝，被白色蛛丝状毛或后脱毛。叶具长柄，下部叶花期枯萎，叶片薄膜纸质，卵状三角形或长三角形，长 8-3 cm，宽 8-10 cm，顶端急尖或渐尖，基部截形或微心形，边缘有不规则的锯齿，上面被疏贴生短毛或近无毛，下面被白色或灰白色蛛丝状毛，基出 5 脉，叶柄无翅，长 6-10 cm，被疏蛛丝状毛，上部叶渐小，叶柄短。头状花序多数，在茎端或上部叶腋排列成塔状疏圆锥状花序，偏向一侧着生，开展或下垂；花序梗被蛛状毛和短柔毛，具 2-3 个小苞片。总苞圆柱形，长 8-13 mm，宽 1-1.5 mm；总苞片 3(-4)，稀 2，黄绿色，线状长圆形，顶端钝，有微毛，边缘窄膜质。小花 3-4，稀 1-2，花冠白色，长 8-10 mm，裂片披针形。瘦果圆柱形，无毛，具肋；冠毛白色。花期 7-8 月，果期 9-10 月。

分布与生境 产于陕西、甘肃、青海、四川和云南。生于海拔 1740-3400 m 的山坡林下、林缘、灌丛和草地。

药用部位 根。

功效应用 镇痉息风，养肝，除痹。用于关节痹痛，肢体拘挛。

菊科 COMPOSITAE

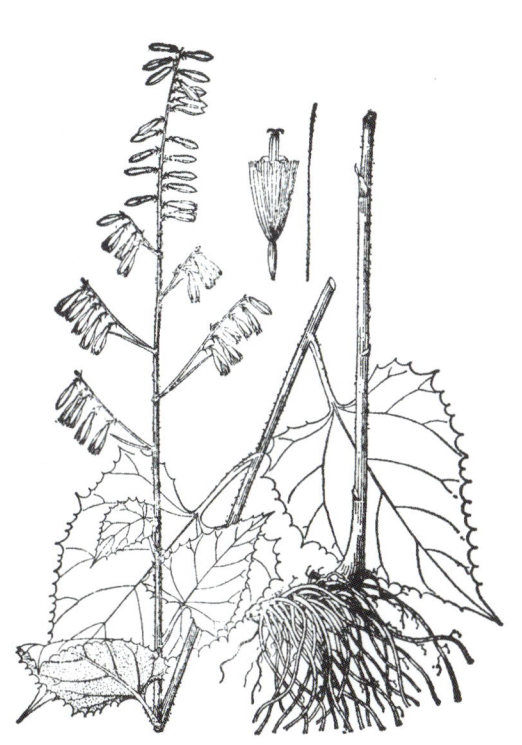

蛛毛蟹甲草 Parasenecio roborowskii (Maxim.) Y. L. Chen
引自《中国高等植物图鉴》

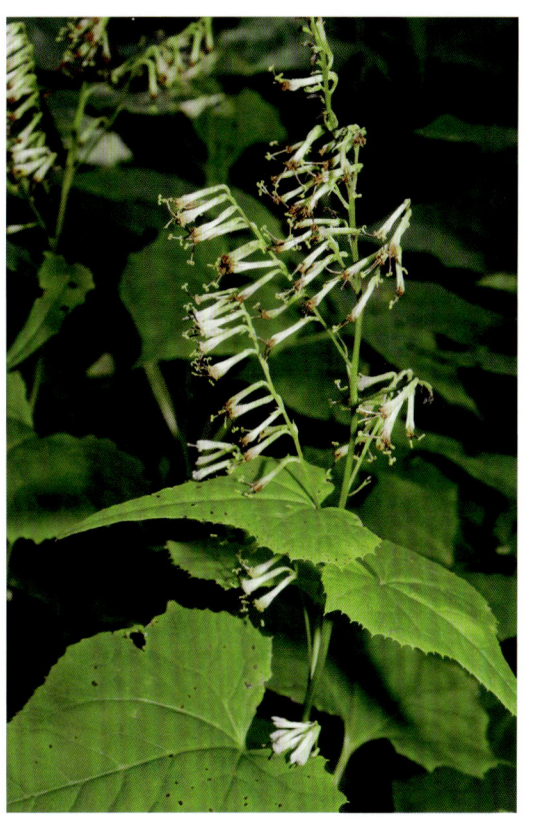

蛛毛蟹甲草 Parasenecio roborowskii (Maxim.) Y. L. Chen
摄影：陈又生

11. 白头蟹甲草（中国植物志） 泡桐七（湖北）

Parasenecio leucocephalus (Franch.) Y. L. Chen in Fl. Reipubl. Popularis Sin.77(1): 71. 1999.——*Senecio leucocephalus* Franch., *Cacalia leucocephala* (Franch.) Hand-Mazz.（英 **White Alpine Groundsel**）

多年生草本。茎单生，直立，高 40-80 cm，下部无毛，上部被白色蛛丝状毛或后多少脱毛。下部叶在花期凋落，中部叶叶片卵状三角形或戟状三角形，稀卵状心形，长 8-12 cm，宽 18-14 cm，顶端短急尖或尾状尖，基部心形或截形，边缘有不规则的锯齿，上面被疏短糙毛，下面被白色或灰白色蛛丝状毛，掌状 3-5 脉，叶柄长 4-9 cm，无翅；上部叶较小，叶柄短。头状花序较多数，在茎端和上部叶腋排成窄圆锥花序；花序梗有 2-3 线形小苞片，密被绒毛。总苞圆柱形或圆柱状窄钟形，长 8-10 mm，宽 4-5 mm；总苞片 5，长圆形或长圆状披针形，顶端钝，边缘干膜质，外面被白色绵毛；小花 10-13 个，长 8-11 mm，裂片披针形。瘦果圆柱形，无毛，具肋；冠毛雪白色。花期 8-9 月，果期 10 月。

分布与生境 产于四川、湖北。生于海拔 1250-3000 m 的林下、林缘或草丛中。

药用部位 全草。

功效应用 利水消肿，清热。用于水肿，小便不利。

注评 本种为"泡桐七"的基源植物之一，药用其全草。

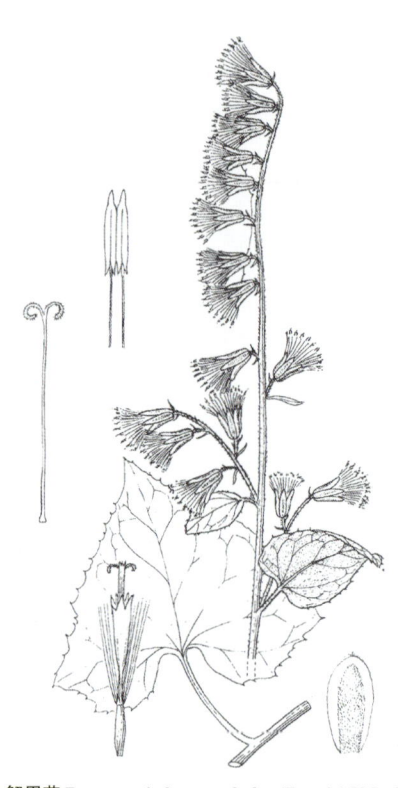

白头蟹甲草 Parasenecio leucocephalus (Franch.) Y. L. Chen
引自《中国植物志》

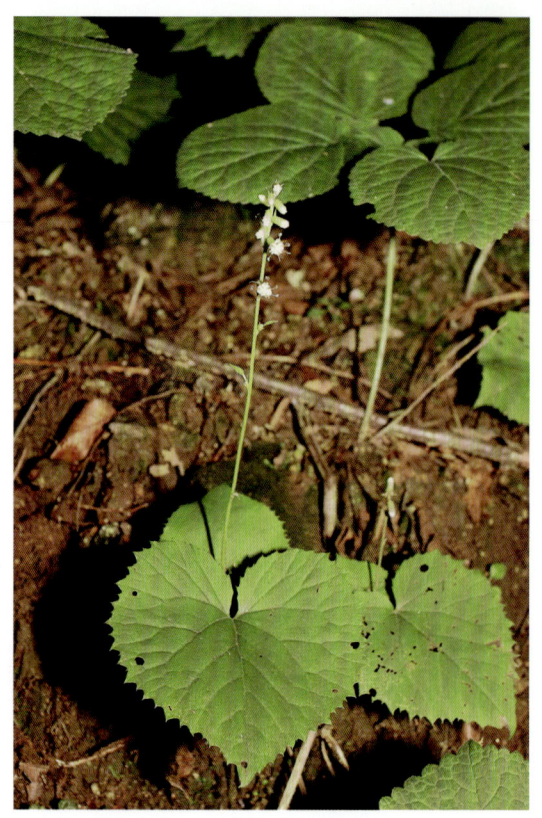

白头蟹甲草 Parasenecio leucocephalus (Franch.) Y. L. Chen
摄影：陈彬

12. 珠芽蟹甲草（中国植物志） 大老秃草（湖北），拟球蟹甲草（中药资源调查志要）

Parasenecio bulbiferoides (Hand.-Mazz.) Y. L. Chen in Fl. Reipubl. Popularis Sin. 77(1): 73. 1999.——*Cacalia bulbiferoides* Hand.-Mazz.（英 **Bulbiferoides Cacalia**）

多年生草本。茎单生，直立，高 85 cm，上部被蛛丝状毛。叶疏生，叶片宽三角状卵形或宽卵状心形，长 6–12 cm，宽 15 cm，顶端钝或短尖，基部直角状心形，边缘具波状粗圆齿或 9–11 小裂片，具小尖的疏细齿，草质，掌状 5–7 脉和 1–2 条侧脉，上面沿脉被疏褐色短毛，下面被疏蛛丝状毛，后变无毛，叶柄长 3–5 cm，无翅，全部叶腋有卵圆形长达 7 mm 的鳞芽；芽被褐色短绒毛。头状花序多数，在茎端排列成总状或复总状花序；花序长达 40 cm，下部的苞片仅有极疏的小芽，苞片披针形，长约 6 mm，近膜质；花序梗被绒毛，具 1 小苞片。总苞圆柱状钟形；总苞片 5–6，披针形，顶端钝，边缘狭膜质，小花 8–10，长 10 mm，裂片线形或圆柱形；冠毛白色，短于花冠。花期 9 月。

分布与生境 产于湖北、湖南、陕西。生于海拔 1000–2200 m 的山坡山谷湿地。

药用部位 全草。

功效应用 祛风散寒，利咽。用于风寒感冒，咽喉肿痛。

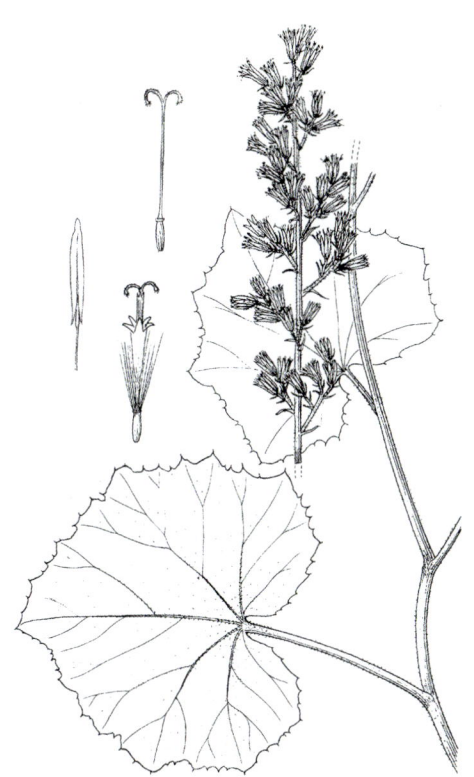

珠芽蟹甲草 **Parasenecio bulbiferoides** (Hand.-Mazz.) Y. L. Chen
张春芳　绘

13. 蜂斗菜状蟹甲草（中国植物志）　蝙蝠草（中国中药资源志要）

Parasenecio petasitoides (H. Lév.) Y. L. Chen in Fl. Reipubl. Popularis Sin.77(1): 75. 1999.——*Senecio petasitoides* H. Lév., *Cacalia farfarifolia* Siebold et Zucc. subsp. *petasitoides* (H. Lév.) H. Koyama（英 **Petasites-like Cacalia**）

多年生草本。茎单生，直立，高 100–150 cm，被疏蛛丝状毛。叶具长柄，纸质，中部叶片宽卵状心形，长 9–16 cm，宽 12–20 cm，顶端急尖或短渐尖，基部深心形，边缘具波状粗齿，掌状 5–7 脉，叶脉在上面下陷，下面凸起，上面被贴生疏短毛或近无毛，下面被灰白色疏蛛丝状毛或后脱毛，叶柄长 5–14 cm，无翅，被短柔毛或近无毛，上部叶渐小，叶柄短。头状花序多数，通常在茎端排列成密集的穗状总状花序；花序梗基部具 3 线状披针形小苞片，被蛛丝状毛。总苞圆柱形，长 12–14 mm；总苞片 5，长圆状披针形，顶端圆钝，边缘膜质。小花 5–8，裂片三角形。瘦果圆柱形，无毛，具肋；冠毛白色。花期 8–9 月，果期 10 月。

分布与生境　产于贵州、四川。生于海拔 1750–2170 m 的山坡林下阴湿处或山坡草地。

药用部位　叶。

功效应用　活血化瘀，清热解毒。用于肺结核咳血，无名肿毒，外伤出血。

化学成分　全草含倍半萜类：(E,E)-3α,9β-二羟基-6βH,11β-13-去甲大牻牛儿-1(10),4-二烯-11,6-羧酰内酯[(E,E)-3α,9β-dihydroxy-6βH,11β-13-norgermacra-1(10),4-dien-11,6-carbolactone]，(E,E)-2α,9β-二羟基-6βH,11βH-13-去甲大牻牛儿-1(10),4-二烯-11,6-羧酰内酯[(E,E)-2α,9β-dihydroxy-6βH,11βH-13-norgermacra-1(10),4-dien-11,6-carbolactone]，(E,E)-2α,9β-二羟基-6βH,11αH-13-去甲大牻牛儿-1(10),4-二烯-11,6-羧酰内酯[(E,E)-2α,9β-dihydroxy-6βH,11αH-13-norgermacra-1(10),4-dien-11,6-carbolactone]，(E)-15-羟基-2-氧代-6βH,11αH-13-去甲愈创木-3-烯-11,6-羧酰内酯[(E)-15-hydroxy-2-oxo-6βH,11αH-13-norguaia-3-en-11,6-carbolactone]，(E)-11β,15-二羟基-2-氧代-6βH-13-去甲愈创木-3-烯-11,6-羧酰内酯[(E)-

11β,15-dihydroxy-2-oxo-6βH-13-norguaia-3-en-11,6-carbolactone］，(*E*)-15-羟基-2-氧代-6βH,11βH-13-去甲愈创木-3-烯-11,6-羰酰内酯[(*E*)-15-hydroxy-2-oxo-6βH,11βH-13-norguaia-3-en-11,6-carbolactone]，去乙酰核坡内酯A (deacetyl herbolide A)，雅昆苦苣菜内酯▲(jacquilenin)[1]。

化学成分参考文献

[1] Zhang H, et al. *Helv Chim Acta*, 2004, 87(4): 976-982.

14. 翠雀叶蟹甲草（中国植物志） 燕草叶蟹甲草（中国植物志），兔耳伞、两伞浆（湖北）

Parasenecio delphiniifolius (Siebold et Zucc.) H. Koyama in Iwatsuki et al, Fl. Japan 3b:49. 1995——*Cacalia delphiniifolia* Siebold et Zucc., *Senecio delphiniphyllus* H. Lév., *Cacalia delphiniphyllus* (H. Lév.) Hand.-Mazz., *Parasenecio delphiniphyllus* (H. Lév.) Y. L. Chen（英 **Delphiniumleaf Cacalia**）

多年生草本。茎单生，高 80–150 cm，下部被短柔毛或近无毛。下部叶在花期枯萎，中部叶 3–4，叶片全形宽肾形或宽卵状肾形，长 9–15 cm，宽 11–18 cm，顶端长尾状渐尖，基部截平，掌状中裂，裂片 5–7，较窄，倒卵形或长圆状卵形，顶端尾状尖或长渐尖，有时裂片再羽状浅裂，边缘有疏锯齿，基出 5 脉，上面被贴生短毛，下面被黄褐色柔毛，叶柄无翅，长 4–6.5 cm，被黄褐色短毛，上部叶渐小，叶柄短。头状花序多数，在茎端排列成狭圆锥花序；花序梗均被密腺状短毛；具 1–2 线形或三角形小苞片。总苞圆柱形，长 5–6 mm，宽 2–3 mm；总苞片 5，长圆状披针形，顶端钝或稍尖，边缘窄膜质，外面被疏短柔毛。小花 5，伸出总苞，裂片卵状披针形。瘦果圆柱形，暗褐色，无毛，有肋；冠毛淡褐色。花期 7–8 月，果期 9–10 月。

分布与生境　产于云南、贵州。生于海拔 1650–3200 m 的山坡林下阴湿处。也分布于日本。

药用部位　全草。

功效应用　祛风除湿，解毒，活血。用于风湿痹痛，腰腿疼痛，跌打损伤。

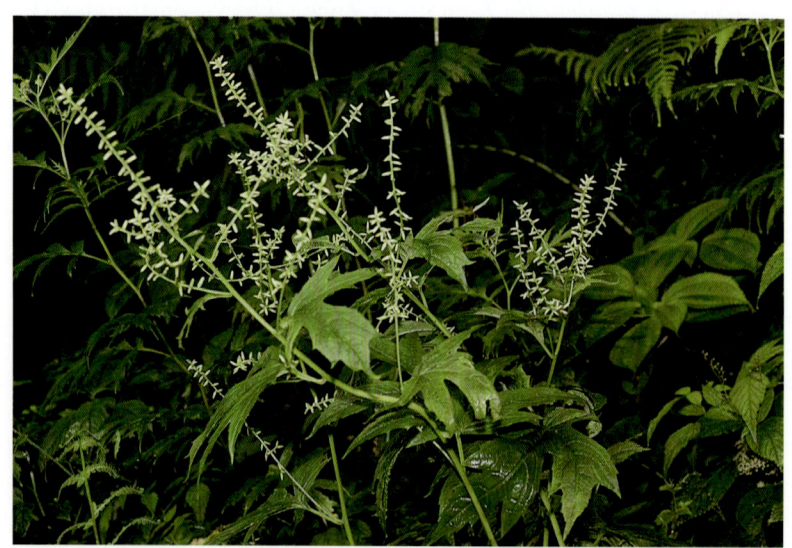

翠雀叶蟹甲草 Parasenecio delphiniifolius (Siebold et Zucc.) H. Koyama
摄影：陈又生

15. 掌裂蟹甲草（中国高等植物图鉴）

Parasenecio palmatisectus (Jeffrey) Y. L. Chen in Fl. Reipubl. Popularis Sin. 77(1): 82. 1999.——*Senecio palmatisectus* Jeffrey, *Cacalia palmatisectus* (Jeffrey) Hand.-Mazz.（英 **Palmatised Cacalia**）

多年生草本。茎单生，高 50-100 cm，直立，被疏短柔毛或近无毛。下部叶在花期凋落，中部叶叶片全形宽卵圆形或五角状心形，长 5-14 cm，宽 7-14 cm，羽状掌状 5-7 深裂，裂片长圆形、长圆状披针形或匙形，稀线形，长 2-9 cm，宽 2-4 cm，羽状浅裂或具 2-4 个不等的角状齿，顶生裂片较大，侧生裂片窄小，上面被贴生疏短毛或无毛，下面沿脉被柔毛，叶柄无翅，长 4-7 cm，被疏短柔毛或近无毛，上部叶渐小，叶柄短。头状花序较多数，在茎端排列成总状或疏圆锥状花序，开展或花后下垂；花序梗被短柔毛或近无毛，具 1-2 线形小苞片。总苞圆柱形；总苞片 4，线状长圆形，顶端稍钝，边缘狭膜质，外面有疏短毛或近无毛。小花 4-5，稀 6 或 7，裂片卵状披针形。瘦果圆柱形，无毛，具肋；冠毛白色。花期 7-8 月，果期 9-10 月。

分布与生境　产于云南西北部、四川西部和西南部、西藏。生于海拔 2600-3800 m 的山坡林下、林缘或灌丛中。也分布于不丹。

药用部位　根状茎。

功效应用　疏风解表，除湿通络，活血祛瘀。用于感冒发热，头痛，咳嗽，腰腿疼痛，跌打损伤。

注评　本种根状茎混作"羊角天麻"使用。彝族用全草治疗感冒头痛、发热咳嗽、腰腿痛及跌打损伤。

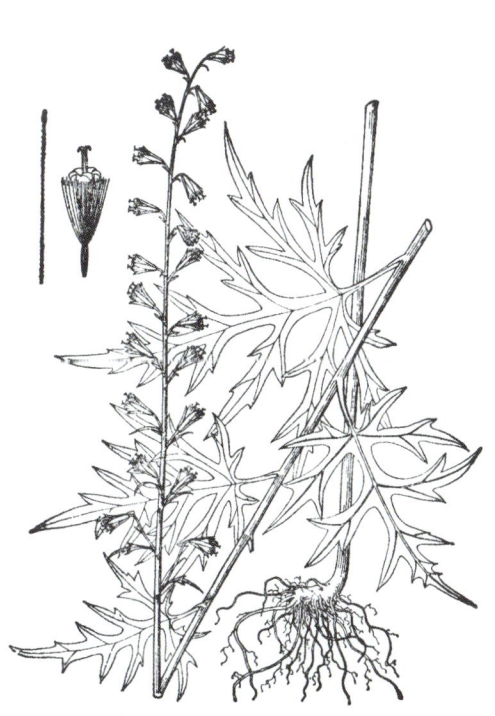

掌裂蟹甲草 Parasenecio palmatisectus (Jeffrey) Y. L. Chen
引自《中国高等植物图鉴》

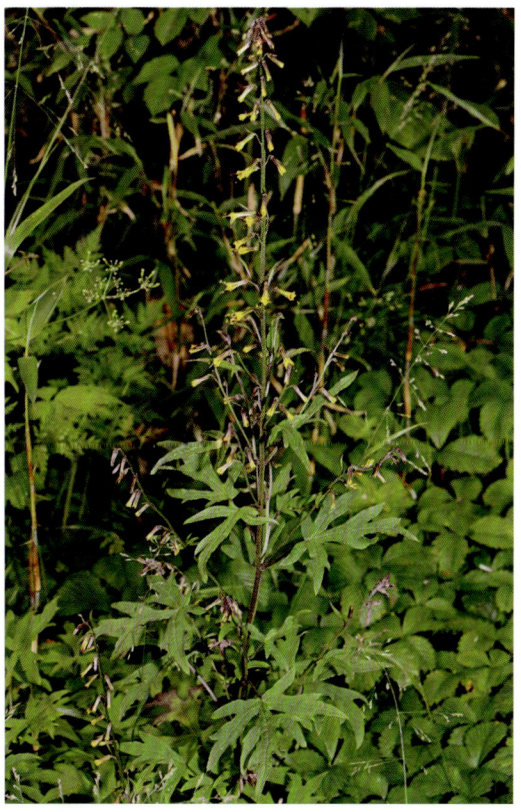

掌裂蟹甲草 Parasenecio palmatisectus (Jeffrey) Y. L. Chen
摄影：陈又生

95. 兔儿伞属 Syneilesis Maxim.

粗壮多年生草本。基生叶盾状，掌状分裂，具长叶柄，幼时被密卷毛，叶片开展前子叶内卷，茎生叶互生，少数，叶柄基部抱茎。头状花序盘状，小花管状，多数在茎端排列成伞房状或圆锥状花序；总苞狭筒状或圆柱状，基部有 2-3 线形小苞片；总苞片 5，不等长，内层较宽，外层较狭；花托平，无毛，具窝孔；小花淡白色至淡红色，两性，结实，具不规则的 5 裂，花药基部戟形，具短尖的附属物；花柱分枝伸长，顶端钝或具扁三角形的附器，外面被毛，瘦果圆柱形，无毛，具肋。冠毛细刚毛状，子叶 1 枚。

7 种，产于东亚，主要分布于中国、朝鲜和日本。我国产 4 种，1 种药用。

本属植物兔儿伞具有抗炎、镇痛、抗氧化、抗肿瘤作用。

1. 兔儿伞（救荒本草） 雪里伞（江西草药），伞把草（湖南药物志），观音伞（江苏），铁凉伞（浙江民间常用草药），一把伞、伞草（陕西中草药），雨伞菜（东北中草药、内蒙古中草药）

Syneilesis aconitifolia (Bunge) Maxim., Prim. Fl. Amur. 165. t. 8, f. 8-18. 1859.（英 **Aconiteleaf Syneilesis**）

多年生草本。茎直立，高 70-120 cm，无毛，不分枝。叶通常 2；下部叶具长柄；叶片盾状圆形，直径 20-30 cm，掌状深裂；裂片 7-9，每裂片再次 2-3 浅裂；小裂片宽 4-8 mm，线状披针形，边缘锐齿，顶端渐尖，初时反折，呈闭伞状，被密蛛丝状绒毛，后开展成伞状，变无毛；叶柄长 10-16 cm，基部抱茎；中部叶较小，直径 12-24 cm；裂片通常 4-5；叶柄长 2-6 cm。其余的叶呈苞片状，披针形，向上渐小，无柄或具短柄。头状花序多数，在茎端密集成复伞房状，宽 6-7 mm；花序梗具数枚线形小苞片；总苞筒状，长 9-12 mm，基部有 3-4 小苞片；总苞片 1 层，5，长圆形，顶端钝，边缘膜质。小花 8-10，花冠淡粉白色，长 10 mm，5 裂。瘦果圆柱形，长 5-6 mm，无毛，具肋；冠毛污白色或变红色，糙毛状。花期 6-7 月，果期 8-10 月。

分布与生境 产于东北、华北、华中和陕西、甘肃、贵州。生于海拔 500-1800 m 的山坡荒地林缘或

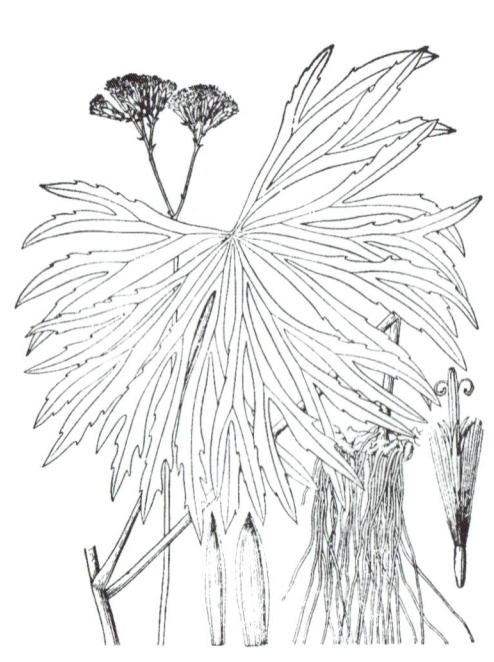

兔儿伞 Syneilesis aconitifolia (Bunge) Maxim.
引自《中国高等植物图鉴》

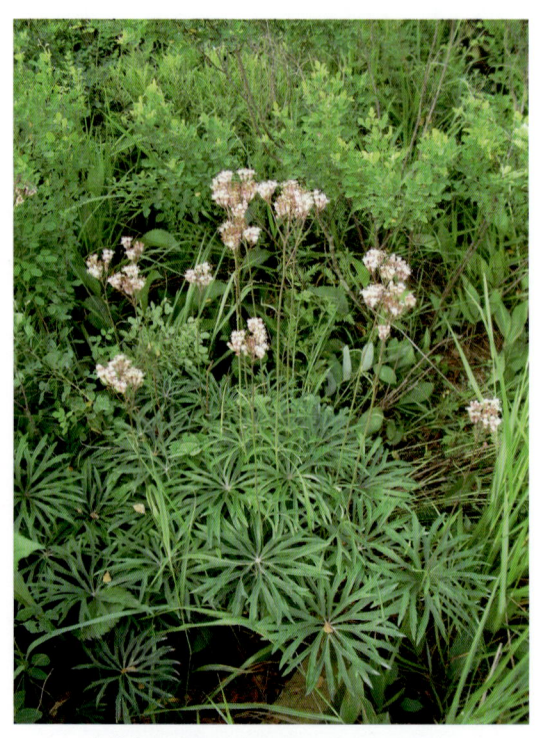

兔儿伞 Syneilesis aconitifolia (Bunge) Maxim.
摄影：于俊林

路旁。也分布于朝鲜和日本、俄罗斯远东地区。

药用部位　根或全草。

功效应用　祛风除湿，舒筋活血，消肿止痛。用于风湿痹痛，跌打损伤，月经不调，痛经，痈疽肿毒，瘰疬，痔疮。

化学成分　根含单萜类：D-α-松油醇-β-D-O-吡喃葡萄糖苷-3,4-二当归酸酯(D-α-terpineol-β-D-O-glucopyranoside-3,4-diangelicate)[1]。

地上部分含倍半萜类：毛叶菊酯(lachnophyllum ester)，大牻牛儿烯D (germacrene D)[1]；单萜类：D-α-松油醇-β-D-O-吡喃葡萄糖苷-3,4-二当归酸酯(D-α-terpineol-β-D-O-glucopyranoside-3,4-diangelicate)，芳樟醇-β-D-O-葡萄糖苷-3,4-二当归酸酯(linalool-β-D-O-glucoside-3,4-diangelicate)[1]。

全草含黄酮类：槲皮素，槲皮苷，异槲皮苷，山奈苷[2]；生物碱类：兔儿伞碱(syneilesine)，乙酰兔儿伞碱(acetylsyneilesine)[3]。

药理作用　镇痛作用：兔儿伞全草水提液腹腔注射，能延长醋酸致小鼠扭体潜伏期，减少扭体次数，减少甲醛致小鼠舔咬次数，降低小鼠尾尖对温水的疼痛反应[1]。

抗炎作用：兔儿伞全草水提液背部皮下注射，可抑制复方巴豆油合剂所致小鼠耳肿胀[1]。

抗肿瘤作用：兔儿伞醇提物灌胃，对小鼠移植性肿瘤 S_{180} 有抑制作用，可增加 S_{180} 荷瘤小鼠的胸腺指数[2]。

抗氧化作用：兔儿伞乙醇、丙酮、醋酸乙酯、水提取物体外均可清除羟自由基和超氧阴离子自由基[3]。

注评　本种为广西中药材标准（1996）收载"兔儿伞"的基源植物，药用其干燥全草或根。蒙古族也药用，主要用途同功效应用项。

化学成分参考文献

[1] Bohlmann F, et al. *Phytochemistry*, 1977, 16(7): 1057-1059.

[2] Omae A, et al. *Nat Med*, 1998, 52(5): 459.

[3] Roeder E, et al. *Planta Med*, 1995, 61(1): 97-98.

药理作用及毒性参考文献

[1] 潘国良，等. 现代中西医结合杂志，2002, 11(20): 1985.

[2] 吴素珍，等. 中国医院药学杂志，2011, 31(2): 102-104.

[3] 李加林，等. 时珍国医国药，2010, 21(1): 145-146.

96. 款冬属 Tussilago L.

多年生葶状草本。叶前开花。基部叶卵形或三角状心形。花葶数个，具多数苞片状叶；头状花序1。具异形小花，辐射状；总苞钟状；总苞片1–2层，披针形，顶端渐尖；花序托平，无毛；小花黄色；边缘的小花雌性，多数，舌状；结实，中央的小花两性，不育，少数，管状，5裂。花药基部全缘或近有小耳；花柱全缘，顶端钝，柱头有乳头状毛。瘦果狭圆柱形，具5–10条肋；冠毛雪白色，糙毛状。

仅1种，分布于欧亚、北非温带地区。药用。

本属植物款冬具有镇咳、祛痰、抗炎、抗氧化、抗血小板聚集、止泻、抗溃疡和抗肿瘤等作用。

1. 款冬（神农本草经）　款冬花（神农本草经），冬花、虎须、九尽草（青海），八角乌（植物名实图考），七九花（中药志）

Tussilago farfara L., Sp. Pl. 2: 865. 1753.（英 **Cermmon Coltsfoot**）

多年生草本。根状茎横生地下。早春花叶抽出数个花葶，高5–10 cm，密被白色茸毛，有鳞片状、互生的苞叶，苞叶淡紫色。头状花序单生，直径2.5–3 cm，花后下垂；总苞钟状，总苞片1–2层线形，

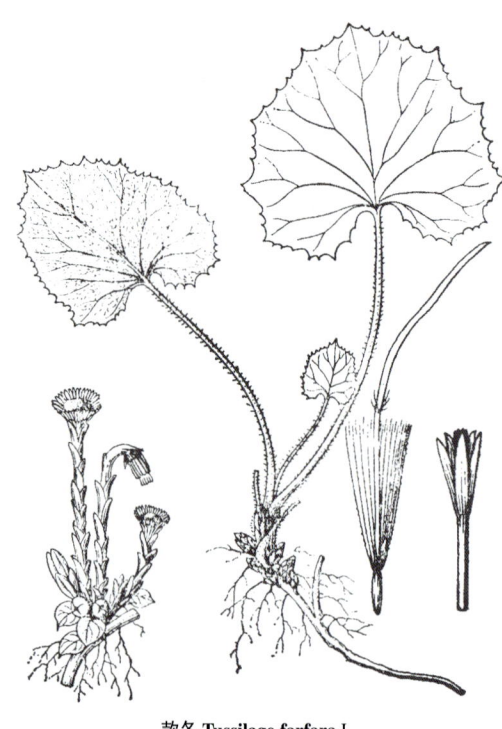

款冬 Tussilago farfara L.
引自《中国高等植物图鉴》

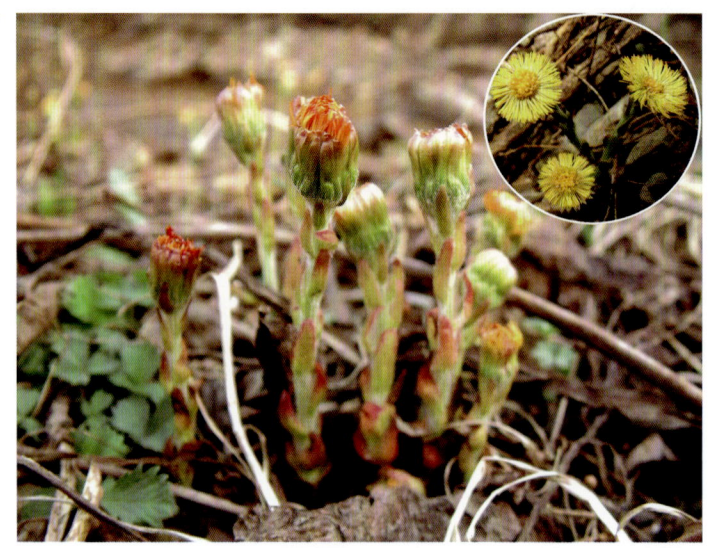

款冬 Tussilago farfara L.
摄影：于俊林

顶端钝，常带紫色，被白色柔毛及脱毛，有时具黑色腺毛；边缘有雌花，舌状，黄色；柱头 2 裂；中央的两性花管状，5 裂；通常不结实。瘦果圆柱形，长 3–4 mm；冠毛白色，长 10–15 mm。后生出基生叶阔心形，具长叶柄，叶片长 3–12 cm，宽 4–14 cm，边缘有波状，顶端增厚的疏齿，掌状网脉，下面被密白色茸毛；叶柄长 5–15 cm，被白色绵毛。

分布与生境 产于东北、华北、华东、西北和湖北、湖南、江西、贵州、云南、西藏。常生于海拔 3000–3400 m 的山谷湿地或林下。也分布于印度、伊朗、巴基斯坦、俄罗斯、西欧和北非。

药用部位 花蕾。

功效应用 润肺下气，止咳化痰。用于新久咳嗽，喘咳痰多，劳嗽咳血。

化学成分 花含倍半萜类：7β-(3'-乙基巴豆酰氧基)-1α-(2'-甲基丁酰)-3,14-去氢-Z-石生诺顿菊酮▲$\{7\beta$-[3'-ethylcrotonoyloxy]-1α-[2'-methylbutyryloxy]-3,14-dehydro-Z-notonipetranone$\}$，7β-(3'-乙基巴豆酰氧基)-1α-(2'-甲基丁酰)-3,14-E-去氢石生诺顿菊酮▲$\{7\beta$-[3'-ethylcrotonoyloxy]-1α-[2'-methylbutyryloxy]-3,14-dehydro-E-notonipetranone$\}$，款冬酮(tussilagonone)，7,14-二去酰石生诺顿菊酮▲(7,14-bisdesacylnotonipetrone)[1]，款冬花素(farfaratin)[2]，新款冬花内酯(neotussilagolactone)[3]，异款冬素(isotussilagin)[4]，7β-(3-乙基-顺式-巴豆酰氧基)-14-羟基-石生诺顿菊酮▲[7β-(3-ethyl-cis-crotonoyloxy)-14-hydroxy-notonipetranone]，14-乙酰氧基-7β-当归酰氧基-石生诺顿菊酮▲(14-acetoxy-7β-angeloyloxy-notonipetranone)，14-乙酰氧基-7β-千里光酰氧基-石生诺顿菊酮▲(14-acetoxy-7β-senecioyloxy-notonipetranon)，7β-(3-乙基-顺式-巴豆酰氧基)-14-羟基-1α-(2-甲基丁酰氧基)-石生诺顿菊酮▲[7β-(3-ethyl-cis-crotonoyloxy)-14-hydroxy-1α-(2-methylbutyryloxy)-notonipetranone]，7β-(3-乙基-顺式-巴豆酰氧基)-1α-(2-甲基丁酰氧基)-3,14-去氢-Z-石生诺顿菊酮▲[7β-(3-ethyl-cis-crotonoyloxy)-1α-(2-methylbutyryloxy)-3,14-dehydro-Z-notonipetranone][7]，(3R,4R,6S)-3,4-环氧没药-7(14),10-二烯-2-酮[(3R,4R,6S)-3,4-epoxy-bisabola-7(14),10-dien-2-one]，(1R,3R,4R,5S,6S)-1-乙酰氧基-8-当归酰氧基-3,4-环氧-5-羟基没药-7(14),10-二烯-2-酮[(1R,3R,4R,5S,6S)-1-acetoxy-8-angeloyloxy-3,4-epoxy-5-hydroxybisabola-7(14),10-dien-2-one]，(14R)-羟基-7β-异戊酰氧基日本刺参-8(10)-烯-2-酮[(14R)-hydroxy-7β-isovaleroyloxyoplop-8(10)-en-2-one]，β-匙叶桉油烯醇(β-spathulenol)[6]，7β-千里光酰氧基

日本刺参-3(14)Z,8(10)-二烯-2-酮[7β-senecioyloxyoplopa-3(14)Z,8(10)-dien-2-one]，7β-当归酰氧基日本刺参-3(14)Z,8(10)-二烯-2-酮[7β-angeloyloxyoplopa-3(14)Z,8(10)-dien-2-one]，7β-(4-甲基千里光酰氧基)-日本刺参-3(14)Z,8(10)-二烯-2-酮[7β-(4-methylsenecioyloxy)-oplopa-3(14)Z,8(10)-dien-2-one]，1α-当归酰氧基-7β-(4-甲基千里光酰氧基)-日本刺参-3(14)Z,8(10)-二烯-2-酮[1α-angeloyloxy-7β-(4-methylsenecioyloxy)-oplopa-3(14)Z,8(10)-dien-2-one]，1α,7β-二(4-甲基千里光酰氧基)-日本刺参-3(14)Z,8(10)-二烯-2-酮[1α,7β-di(4-methylsenecioyloxy)-oplopa-3(14)Z,8(10)-dien-2-one][7]，1α,5α-二乙酰氧基-8-当归酰氧基-3β,4β-环氧-没药-7(14),10-二烯-2-酮[1α,5α-bisacetoxy-8-angeloyloxy-3β,4β-epoxy-bisabola-7(14),10-dien-2-one][8]，1α-(3''-乙基-顺式-巴豆酰氧基)-8-当归酰氧基-3β,4β-环氧没药-7(14),10-二烯[1α-(3''-ethyl-cis-crotonoyloxy)-8-angeloyloxy-3β,4β-epoxybisabola-7(14),10-diene]，7β-当归酰氧基-14-羟基-石生诺顿菊酮▲(7β-angeloyloxy-14-hydroxy-notonipetranone)，1α-羟基-7β-(4-甲基千里光酰氧基)-日本刺参-3(14)Z,8(10)-二-2-酮[1α-hydroxy-7β-(4-methylsenecioyloxy)-oplopa-3(14)Z,8(10)-dien-2-one][9]；三萜类：异鲍尔山油柑烯醇▲(isobauerenol)[1-2]，3β,16α-二羟基鲍尔山油柑烯醇▲(bauer-7-ene-3β,16α-diol)[1,10]，款冬二醇(faradiol)，山金车二醇(arnidiol)，鲍尔山油柑烯醇▲(bauerenol)[2]；黄酮类：芦丁(rutin)，金丝桃苷(hyperin)，山奈酚(kaempferol)，槲皮素(quercetin)，山奈酚-3-O-β-D-吡喃葡萄糖苷(kaempferol-3-O-β-D-glucopyranoside)[11]，山奈酚-3-O-阿拉伯糖苷(kaempferol-3-O-arabinoside)，槲皮素-3-O-吡喃阿拉伯糖苷(quercetin-3-O-β-D-arabinopyranoside)，槲皮素-3-O-吡喃半乳糖苷(quercetin-3-O-β-D-galactopyranoside)，槲皮素-4'-葡萄糖苷(quercetin-4'-O-glucoside)[12]，山奈酚-3-O-芸香糖苷(kaempferol-3-O-rutinoside)[13]，槲皮素-3-O-β-D-吡喃葡萄糖苷(quercetin-3-O-β-D-glucopyranoside)[14]；芳香和酚酸类：3,4-O-二咖啡酰奎宁酸甲酯(methyl 3,4-O-dicaffeoylquinate)，3,5-O-二咖啡酰奎宁酸甲酯(methyl 3,5-O-dicaffeoylquinate)，4,5-O-二咖啡酰奎宁酸甲酯(methyl 4,5-O-dicaffeoylquinate)，3,5-O-二咖啡酰奎宁酸(3,5-O-dicaffeoylquinic acid)，3-O-咖啡酰奎宁酸甲酯(methyl 3-O-caffeoylquinate)，3-O-咖啡酰奎宁酸(3-O-caffeoylquinic acid)[11]，邻苯二甲酸二丁酯(dibutylphthalate)，邻苯二甲酸-双-2-乙基己酯[bis(2-ethylhexyl)phthalate]，2,2-二甲基-6-乙酰苯并二氢吡喃酮(2,2-dimethyl-6-acetylchromanone)，阿魏酸(ferulic acid)，异阿魏酸(isoferulic acid)，咖啡酸(caffeic acid)，邻苯二甲酸(phthalic acid)，对羟基苯甲酸(p-hydroxybenzoic acid)，没食子酸(gallic acid)[1]，1,2-O-二咖啡酰环戊烷-3-醇(1,2-O-dicaffeoylcyclopentan-3-ol)[14]；核苷类：尿苷(uridine)，腺苷(adenosine)[1]；生物碱类：克氏千里光碱(senkirkine)，掌叶半夏碱戊(pedatisectine E)，苯甲酰胺(benzamide)[15]；甾体类：豆甾醇，β-谷甾醇，胡萝卜苷，7β-羟基谷甾醇(7β-hydroxy-sitosterol)，7α-羟基谷甾醇(7α-hydroxysitosterol)[1]；挥发油：主要成分为古巴烯、(+)-表双环倍半水芹烯、γ-榄香烯、β-红没药烯等[10]；其他类：6-羟基-2,6-二甲基庚-2-烯-4-酮(6-hydroxy-2,6-dimethylhept-2-en-4-one)，棕榈酸甘油酯，D-葡萄糖，蔗糖，正二十七酸，正十六酸[1]，羟基白蛇根草酮▲(hydroxytremetone)，日本柳杉己烯酮(cryptomerione)[6]，蒲公英黄色素(taraxatnin)[2]。

从土耳其产款冬花中鉴定出生物碱类成分千里光碱(senecionine)，全缘千里光碱(integerrimine)，克氏千里光碱(senkirkine)，新克氏千里光碱(neosenkirkine)，千里光菲灵碱(seneciphylline)，款冬碱(tussilagine)[16]；从欧洲产款冬花中除鉴定出款冬碱外，还鉴定出1-羧甲基-2-羟基-2-甲基吡咯里西啶(1-carboxymethyl-2-hydroxy-2-methylpyrrolizidine)[17]。

药理作用　抗炎作用：款冬花75%醇提液灌胃，可抑制二甲苯所致小鼠耳肿胀和角叉菜胶致小鼠足肿胀[1]。款冬花乙酸乙酯提取部位可抑制LPS诱导的活化RAW264.7细胞释放NO，浓度依赖性抑制TNF-α和IL-6的产生，并能抑制NF-κB家族P-65的磷酸化[2]。

升血压作用：款冬花醇提液及水煎剂给麻醉猫静脉注射，血压开始呈短暂微降，迅即呈急剧上升，达高峰后缓慢下降而维持一段时间的高血压状态，其醚提物没有短暂降压现象，升压作用更强。对麻醉猫、兔、犬及大鼠静脉注射，可见呼吸兴奋，心率增快，血压急剧上升，以后血压缓慢下降、心率变慢[3]。

抗血小板聚集作用：款冬花素体外能抑制 PAF 致血小板聚集[4]。

镇咳祛痰作用：款冬花水煎剂灌胃，能抑制氨雾诱发小鼠咳嗽，增加小鼠气管酚红的排泌量[5]。

止泻作用：款冬花 75% 醇提液灌胃，可对抗蓖麻油和番泻叶引起的小鼠腹泻[1]。

抗溃疡作用：款冬花乙醇提液灌胃，可抑制小鼠水浸应激性溃疡、盐酸致小鼠溃疡和吲哚美辛 - 乙醇致小鼠溃疡[1]。

抑制肠平滑肌作用：款冬花石油醚提取物、乙酸乙酯提取物、CO_2 超临界萃取物均能降低组胺引起的豚鼠离体回肠收缩幅度[6]。

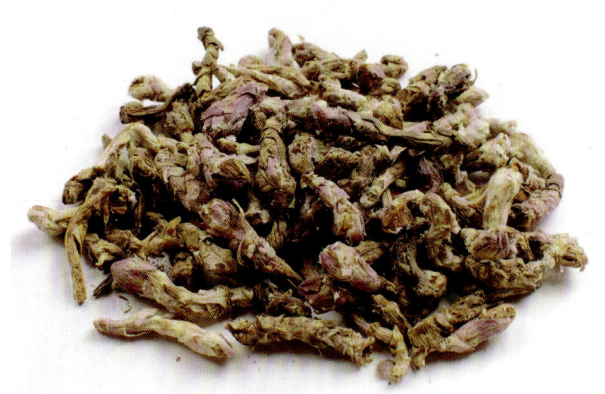

款冬花 Farfarae flos
摄影：王海

抗肿瘤作用：款冬花粗多糖可诱导体外培养人白血病细胞 K562 凋亡[7]。从款冬花中分离所得的化合物 1,2-O- 二咖啡酰环戊烷 -3- 醇、山柰酚、槲皮素体外可抑制小鼠肺癌细胞 LA795 的增殖[8]。

抗氧化作用：款冬花黄酮体外具有清除超氧阴离子自由基、羟自由基和 H_2O_2 的作用[9]。

毒性及不良反应　款冬花煎剂小鼠灌胃 LD_{50} 为 124 g 生药 /kg；醇提物小鼠灌胃 LD_{50} 为 112 g 生药 /kg；醚提取物小鼠腹腔注射 LD_{50} 为 43 g 生药 /kg[10]。款冬酮小鼠静脉注射 LD_{50} 为 28.9 mg/kg[11]。肾形千里光碱、千里光宁大鼠腹腔注射 LD_{50} 分别为 220 mg/kg、85 mg/kg[12]。款冬花总碱、肾形千里光碱和千里光宁、克氏千里光碱口服或腹腔注射使小鼠肝指数升高，血清中 GOT、GPT、TBIL 升高，肝细胞有不同程度的损伤[13]。

注评　本种为历版中国药典收载"款冬花"的基源植物，药用其干燥花蕾。"款冬花"始载《神农本草经》，历代本草均有记载，沿用至今。主产于甘肃、陕西、山西、河南等地，多为栽培品。我国和日本古代也使用同科植物蜂斗菜 Petasites japonicus (Siebold. et Zucc.) Maxim. 的花蕾，目前部分地区混作"款冬花"药用，其花蕾日本称"和款冬花"，根称"款冬根"。甘肃部分地区还以菊科植物大吴风草 Farfugium japonicum (L.) Kitam 未开放之花混作"款冬花"使用，应视为伪品。本种的叶朝鲜族称"款冬叶"，用于止咳化痰、解热。

化学成分参考文献

[1] Liu YF, et al. *J Chin Pharm Sci*, 2007, 16(4): 288-293.

[2] 王长岱，等. 药学学报，1989, 24(12): 913.

[3] shi W, et al. *J Chin Pharm Sci*, 1996, 5(2): 63-67.

[4] 应百平，等. 化学学报，1987, 45(5): 450.

[5] Kikuchi M, et al. *Chem Pharm Bull*, 1992, 40(10): 2753-2755.

[6] Yaoita Y, et al. *Chem Pharm Bull*, 2001, 49(5): 645-648.

[7] Yaoita Y, et al. *Chem Pharm Bull*, 1999, 47(5): 705-707.

[8] Ryu JH, et al. *J Nat Prod*, 1999, 62(10): 1437-1438.

[9] Li W, et al. *Fitoterapia*, 2012, 83(2): 318-322.

[10] Liu YF, et al. *J Chin Pharm Sci*, 2006, 15(1): 10-14.

[11] 刘玉峰，等. 中国中药杂志，2007, 32(22): 2378-2381.

[12] Kaloshina NA, et al. *Sb Nauch Tr Vitebsk Gos Med Inst*, 1971, 14: 319.

[13] 石巍，等. 北京医科大学学报，1996, 28(4): 308.

[14] 刘可越，等. 天然产物研究与开发，2008, 20(3): 397-398.

[15] 吴笛，等. 中国药学杂志，2008, 43(4): 260-263.

[16] Sener B, et al. *Journal of Faculty of Pharmacy of Gazi University*, 1993, 10(2): 137-141.

[17] Roeder E, et al. *Planta Med*, 1981, 43(1): 99-102.

药理作用及毒性参考文献

[1] 朱自平，等. 中国中医药科技，1998, 5(3): 160-162.
[2] 徐玲杰，等. 中国药科大学学报，2011, 42(1): 64-67.
[3] 王筠默. 药学学报，1979, 14(5): 268-275.
[4] 韩桂秋，等. 北京大学学报，1987, 19(1): 33.
[5] 高慧琴，等. 甘肃中医学院学报，2001, 18(4): 20.
[6] 王金凤，等. 中国现代应用药学，2010, 27(9): 781-784.
[7] 张秀昌，等. 中国组织工程研究与临床康复，2007, 11(11): 2029-2031.
[8] 刘可越，等. 复旦学报 (自然科学版)，2009, 48(1): 125-129.
[9] 刘彩红，等. 中国医院药学杂志，2010, 30(19): 1628-1630.
[10] 王筠默. 中草药通讯，1979, (3): 28.
[11] Li YP, et al. *Gen Pharmacol*, 1988, 19(2): 261.
[12] 曾美怡，等. 中药新药与临床药理，1996, 7(4): 51.
[13] 张燕，等. 时珍国医国药，2008, 19(8): 1810-1811.

97. 蜂斗菜属 Petasites Mill.

多年生草本。基生叶具长柄，叶片宽心形或肾状心形，边切缺或基部裂片；茎生叶苞片状，无柄，半抱茎。头状花序近雌雄异株，辐射状或盘状，有异形小花。总苞钟状；基部有小苞片；总苞片 1–5 层，等长；花序托平，无毛，雌性头状花序的小花结实；雌花丝状，顶端截形，或多少形成短舌或较长的舌片；两性花不结实，管状，顶端 5 裂，花药基部全缘或钝；花柱顶端棒状或锥状，2 浅裂；雌花的花柱丝状，顶端短三裂；瘦果圆柱状，无毛，具肋。冠毛白色糙毛状。

19 种，分布于欧洲、亚洲和北美洲。我国有 6 种，产于东北、华东和西南部，2 种药用。

分种检索表

1. 头状花序多数，排成聚伞状圆锥花序；苞片卵状披针形，长 3–4 cm，叶宽肾状心形，两面被白色绵毛，或后多少脱毛 ·············· **1. 毛裂蜂斗菜 P. tricholobus**
1. 头状花序少数，排成伞房状花序，苞片长圆形或卵状长圆形；叶圆形或肾状圆形，上面被柔毛，下面被蛛丝状毛 ·············· **2. 蜂斗菜 P. japonicus**

本属药用植物蜂斗菜主要含荒漠木烷 (eremophilane) 型倍半萜类化合物，如蜂斗菜素 (petasin，**1**)、蜂斗菜内酯 B (bakkenolide B，**2**)、荒漠木蜂斗菜素▲(eremopetasitenin) A_1 (**3**)、C_1 (**4**)、蜂斗菜醇苷▲A (fukinoside A) 等，**1** 有血管舒张作用；**2** 对组胺诱导的气管平滑肌收缩具有抑制作用；蜂斗菜醇苷 A 在 RBL-2H3 细胞抑制 β- 氨基己糖苷酶 (β-hexosaminidase) 释放，提示其诱导抗原脱颗粒作用 (antigen-induced degranulation)。

蜂斗菜叶还含有蜂斗菜木脂素 A (petaslignolide A，**5**)，**5** 有捕捉 DPPH 自由基活性；按 40 mg/kg 剂量连续给 ICR 雄性小鼠 4 天，末次给药后按 50 mg/kg 剂量腹腔注射红藻氨酸 (kainic acid)，对后者所致小鼠大脑损伤具有保护作用。

蜂斗菜花还含有有毒的吡咯里西啶 (pyrrolizidine) 类生物碱，如蜂斗菜烯碱 (petasitenine，**6**)、蜂斗菜毒素 (fukinotoxin，**7**)、新蜂斗菜烯碱 (neopetasitenine，**8**)。**6** 的 0.5% 水溶液给大鼠饲喂 72 天结束时，可见肝胆管坏疽、出血、明显增生；0.01% 水溶液给大鼠饲喂 160 天结束时，可见肝肿瘤。**7** 和 **8** 亦有肝毒性。

本属植物蜂斗菜提取物具有抗过敏、抗菌、抗氧化活性。

1. 毛裂蜂斗菜（中国植物志） 冬花（甘肃、陕西），蜂斗菜、葫芦叶、旱荷叶（陕西）

Petasites tricholobus Franch. in Nouv. Arch. Mus. Hist. Nat., sér. 2, 6: 52. 1883.

（英 **Hairylobed Butterbur**）

多年生草本，全株被薄蛛丝状白色绵毛。早春从根状茎长出花茎，近雌雄异株；雌株花茎高 27–60 cm，具鳞片状叶；苞叶卵状披针形，长 3–4 cm，基生叶具长柄，叶片宽肾状心形，长 2–8 cm，边缘有细齿，叶脉掌状，两面被白色绵毛；雌头状花序在茎顶端排成密集的聚伞状圆锥花序，直径 8–12 mm；花序梗长 1–2.5 cm，有 1 或数枚披针形苞叶；总苞钟状；总苞片 1 层，10–12 个，披针形或披针状长圆形，长约 7 mm，外面有小苞片，雌花顶端 4–5 撕裂，裂片丝状或钻形；雄头状花序在茎端排成伞房状或圆锥状，花冠管状，裂片披针形；瘦果圆柱形，无毛；雌花的冠毛丰富，白色；雄花的冠毛较少，短于花冠。

分布与生境 产于山西、河南、陕西、甘肃、青海、云南、四川、贵州、西藏。常生于海拔 700–4200 m 的山谷路旁或水旁。也分布于不丹、尼泊尔、印度和越南。

药用部位 根状茎、全草、花蕾。

功效应用 根状茎、全草：清热解毒，散瘀消肿。用于咽喉肿痛，痈肿疔毒，跌打损伤。花蕾：化痰止咳。用于咳嗽痰多。现代亦用于气管炎。

化学成分 根含三萜类：倍半萜类：毛裂蜂斗菜醇▲A (petatrichol A)[1]。

根状茎含三萜类：毛裂蜂斗菜萜醇A[2]，毛裂蜂斗菜醇▲B (petatrichol B)[2-3]，熊果酸(ursolic acid)，伪蒲公英萜醇▲(pseudotaraxasterol)，鲍尔山油柑-7-烯-3β,16α-二醇(bauer-7-ene-3β,16α-diol)[2]；倍半萜类：7β-(3'-乙基巴豆酰氧基)-1α-(2'-甲基丁酰)-3,14-去氢-Z-石生诺顿菊酮▲[7β-(3'-ethylcrotonoyloxy)-1α-(2'-methylbutyryloxy)-3,14-dehydro-E-notonipetranone]，7β-(3-乙基-顺式-巴豆酰氧基)-1α-(2-甲基丁酰氧基)-3,14-去氢-Z-石生诺顿菊酮▲[7β-(3-ethyl-cis-crotonoyloxy)-1α-(2-methylbutyryloxy)-3,14-dehydro-Z-notonipetranone][2]，蜂斗菜内酯(bakkenolide) Ia、IIa、IIIa、IVa[4]、Va[5]；苯丙素类：4-羟基-3-甲氧基肉桂醛(4-hydroxy-3-methoxycinnamaldehyde)，3,4-二羟基肉桂醛(3,4-dihydroxycinnamaldehyde)[2]；脂肪酸/酯 11-羟基-9,12-十八碳二烯酸(11-hydroxy-9,12-octadecadienoic acid)，硬脂酸-1-单甘油酯(stearic acid-1-monoglyceride；α-monostearin)[2]，甾体类：β-谷甾醇[2]。

全草含三萜类：羽扇豆醇(lupeol)[6-7]；倍半萜类：蜂斗菜内酯(bakkenolide) B、D[6-8]、E[6-7]，高蜂斗菜苦内酯(homofukinolide)[8]；甾体类：β-谷甾醇[6-7]，豆甾醇(stigmasterol)，胡萝卜苷[8]，三十二碳酸(dotriacontanoic acid)[6-7]。

药理作用 抗过敏作用：毛裂蜂斗菜根状茎中的蜂斗菜总内酯给药，可降低卵清白蛋白致鼻炎模型大鼠打喷嚏频率，减少搔鼻次数，减少鼻部组织嗜酸性粒细胞浸润，降低血清中 IL-4 及组胺水平[1-2]。

抗炎作用：毛裂蜂斗菜中的蜂斗菜总内酯灌胃，可抑制二甲苯致小鼠耳肿胀，降低小鼠耳廓毛细血管通透性[2]。

菊科 COMPOSITAE

其他作用：毛裂蜂斗菜中的蜂斗菜内酯灌胃，可增加 S_{180} 荷瘤小鼠脾重量，降低胸腺重量[2]。毛裂蜂斗菜中的蜂斗菜总内酯体外可保护原代培养神经元细胞免受由缺氧缺糖所致的细胞凋亡[3]。

注评 本种为"旱荷叶"的基源植物，药用其干燥花蕾；其花蕾在陕西、青海等地伪充"款冬花"药用，系混伪品。

化学成分参考文献

[1] Xie WD, et al. *Chin Chem Lett*, 2005, 16(5): 616-618.

[2] Xie WD, et al. *Phytochemistry*, 2005, 66(19): 2340-2345.

[3] Xie WD, et al. *Chin Chem Lett*, 2005, 16(10): 1351-1353.

[4] Wang YL, et al. *Planta Med*, 2009, 75(3): 230-235.

[5] Zhang N, et al. *Chin Chem Lett*, 2008, 19(7): 841-844.

[6] 程捷恺，等. 中国药学杂志，1999, 34(11): 734-736.

[7] 邓光辉，等. 天然产物研究与开发，2000, 12(4): 52-56.

[8] 王玉亮，等. 第二军医大学学报，2006, 27(11): 1210-1213.

药理作用及毒性参考文献

[1] Zhang F J, et al. *Phytother Res*, 2011, 25(1): 116-121.

[2] 张福金. 毛裂蜂斗菜中蜂斗菜总内酯的制备及生物活性研究 [学位论文]. 上海：第二军医大学药学院，2009.

[3] Wang YL, et al. *Planta Med*, 2009, 75(3): 230-235.

2. 蜂斗菜（中国植物志） 蛇头草（江西草药），蜂斗叶（浙江），葫芦叶（陕西），南瓜三七、野南瓜（浙江民间常用草药）

Petasites japonicus (Siebold et Zucc.) Maxim. in Award 34th. Demidov. Prize 212. 1866.——*Nardosmia japonica* Siebold et Zucc.（英 **Japanese Butterbur**）

多年生草本，雌雄异株。雄株花茎在花后高 10–30 cm，不分枝，被密或疏褐色短柔毛，基生叶具长柄，叶片圆形或肾状圆形，长宽 15–30 cm，不分裂，边缘有细齿，基部深心形，上面幼时被卷柔毛，下面被蛛丝状毛，后脱毛。苞叶长圆形或卵状长圆形，长 3–8 cm，钝而具平行脉，紧贴花葶。头状花序多数 (25–30)，在上端密集成密伞房状，有同形小花；总苞筒状，长 6 mm，宽 7–8 (10) mm，基部有披针形苞片；总苞片 2 层近等长，狭长圆形，顶端圆钝，小花管状，两性，不结实；花冠白色，长 7–7.5 mm。雌性花葶高 15–20 cm，有密苞片，在花后常伸长，高近 70 cm；密伞房状花序，花后排成总状，稀下部有分枝；头状花序具异形小花；雌花多数，丝状，顶端斜截形。瘦果圆柱形，长 3.5 mm，无毛；冠毛白色，细糙毛状。花期 4–5 月，果期 6 月。

分布与生境 产于江西、安徽、江苏、浙江、山东、福建、湖北、四川和陕西。常生于溪流边、草地或灌丛中，常有栽培。也分布于朝鲜、日本及俄罗斯远东地区。

蜂斗菜 *Petasites japonicus* (Siebold et Zucc.) Maxim.
引自《中国高等植物图鉴》

药用部位 根状茎及全草。

功效应用 清热解毒，散瘀消肿。用于咽喉肿痛，痈肿疔疮，毒蛇咬伤，跌打损伤。

化学成分 根含挥发油：当归酸(angelic acid)，荒漠木烯(eremophilene)，α-水芹烯(α-phellandrene)[1]。

根状茎含倍半萜类：荒漠木蜂斗菜素▲(eremopetasitenin) A_1、A_2、B_1、B_2[2-3]、C_1、C_2、C_3、D_1、D_2、D_3，荒漠木蜂斗菜素亚砜▲(eremopetasinsulfoxide)，新-硫-蜂斗菜素(neo-S-petasin)，硫-蜂斗菜素

915

(S-petasin)，新蜂斗菜醇▲当归酸酯(neopetasol angelate)，蜂斗菜素(petasin)[3]，6β-当归酰氧基-3β-羟基荒漠木-7(11)-烯-12,8α-内酯[6β-angeloyloxy-3β-hydroxyeremophil-7(11)-en-12,8α-olide]，6β-当归酰氧基-3-氧代荒漠木-7(11)-烯-12,8α-内酯[6β-angeloyloxy-3-oxoeremophil-7(11)-en-12,8α-olide]，(8S)-8-羟基荒漠木-7(11)-烯-12,8α-内酯[(8S)-8-hydroxyeremophil-7(11)-en-12,8-olide][4]，荒漠木蜂斗菜素酮▲(eremopetasinorone) A、B，荒漠木蜂斗菜素醇▲(eremopetasinorol)，环氧荒漠木蜂斗菜素醇▲(epoxyeremopetasinorol)，荒漠木亚砜内酯▲(eremosulfoxinolide) A、B，3β,8α-二羟基-6β-甲氧基荒漠木-7(11)-烯-12,8β-内酯[3β,8α-dihydroxy-6β-methoxyeremophil-7(11)-en-12,8β-olide][5]，裂环荒漠木蜂斗菜烯内酯▲(secoeremopetasitolide) A、B[6]，(15R)-6β-当归酰氧基-3β,15-环氧-9β,15-二羟基荒漠木-7(11)-烯-12,8α-内酯[(15R)-6β-angeloyoxy-3β,15-epoxy-9β,15-dihydroxyeremophil-7(11)-en-12,8α-olide]，6β-(3'-氯-2'-羟基-2'-甲基丁酰氧基)-3β,8β-二羟基荒漠木-7-(11)-烯-12,8α-内酯[6β-(3'-chloro-2'-hydroxy-2'-methyl-butyryloxy)-3β,8β-dihydroxyeremophil-7-(11)-en-12,8α-olide]，3β,6β-二羟基荒漠木-7(11)-烯-12,8α-内酯[3β,6β-dihydroxyeremophil-7(11)-en-12,8α-olide]，6β,8β-二羟基-3-3-氧代荒漠木-7(11)-烯-12,8α-内酯[6β,8β-dihydroxy-3-oxoeremophil-7(11)-en-12,8α-olide][7]，6β-当归酰氧基-3β,9α-二羟基荒漠木-7-(11)-烯-12,8β-内酯[6β-angeloyloxy-3β,9α-dihydroxyeremophil-7(11)-en-12,8β-olide]，6β-当归酰氧基-3β,9β-二羟基荒漠木-7-(11)-烯-12,8β-内酯[6β-angeloyloxy-3β,9β-dihydroxy-eremophil-7(11)-en-12,8β-olide]，6β-当归酰氧基-3β,8β,9β-三羟基荒漠木-7(11)-烯-12,8α-内酯[6β-angeloyloxy-3β,8β,9β-trihydroxyeremophil-7(11)-en-12,8α-olide]，6β-(3'-氯-2'-羟基-2'-甲基丁酰氧基)-3β-羟基荒漠木-7-(11)-烯-12,8β-内酯[6β-(3'-chloro-2'-hydroxy-2'-methylbutyloyloxy)-3β-hydroxyeremophil-7(11)-en-12,8β-olide]，6β-环氧当归酰氧基-3β-羟基荒漠木-7(11)-烯-12,8β-内酯[6β-epoxyangeloyloxy-3β-hydroxyeremophil-7(11)-en-12,8β-olide]，6β-环氧当归酰氧基-3β-羟基荒漠木-7(11)-烯-12,8α-内酯[6β-epoxyangeloyloxy-3β-hydroxyeremophil-7(11)-en-12,8α-olide]，3β-羟基-6α-甲氧基荒漠木-7(11)-烯-12,8β-内酯[3β-hydroxy-6α-methoxy-eremophil-7(11)-en-12,8β-olide]，8β-羟基-3-氧代荒漠木-7(11)-烯-12,8α-内酯[8β-hydroxy-3-oxoeremophil-7(11)-en-12,8α-olide]，3β-羟基-8-氧代荒漠木-6-烯-12-羧酸甲酯(3β-hydroxy-8-oxoeremophil-6-en-12-oic acid methyl ester)[8]，荒漠木蜂斗菜素二酮▲(eremopetasidione)[9]，3β-羟基荒漠木-7(11)-烯-12,8β-内酯[3β-hydroxy-eremophil-7(11)-en-12,8β-olide]，3β-羟基-6β-甲氧基荒漠木-7(11)-烯-12,8β-内酯[3β-hydroxy-6β-methoxyeremophil-7(11)-en-12,8β-olide]，3β-羟基-6β,8α-二甲氧基荒漠木-7(11)-烯-12,8β-内酯[3β-hydroxy-6β,8α-dimethoxyeremophil-7(11)-en-12,8β-olide]，3β,8α-二羟基-6β-巴豆酰氧基荒漠木-7(11)-烯-12,8β-内酯[3β,8α-dihydroxy-6β-tigloyloxyeremophil-7(11)-en-12,8β-olide]，3β,8β-二羟基-6β-巴豆酰氧基荒漠木-7(11)-烯-12,8α-内酯[3β,8β-dihydroxy-6β-tigloyloxyeremophil-7(11)-en-12,8α-olide]，6β-当归酰氧基-8β-羟基-3-氧代荒漠木-7(11)-烯-12,8α-内酯[6β-angeloyloxy-8β-hydroxy-3-oxoeremophil-7(11)-en-12,8α-olide][10]，6β-当归酰氧基-3β-羟基荒漠木-7(11)-烯-12,8β-内酯[6β-angeloyloxy-3β-hydroxyeremophil-7(11)-en-12,8β-olide]，3β-羟基-6β-巴豆酰氧基荒漠木-7(11)-烯-12,8β-内酯[3β-hydroxy-6β-tigloyloxy-eremophil-7(11)-en-12,8β-olide]，3β,6β-二当归酰氧基荒漠木-7(11)-烯-12,8β-内酯[3β,6β-diangeloyloxyeremophil-7(11)-en-12,8β-olide]，6β-当归酰氧基-3β,8β-二羟基荒漠木-7(11)-烯-12,8α-内酯[6β-angeloyloxy-3β,8β-dihydroxyeremophil-7(11)-en-12,8α-olide]，异蜂斗菜素(isopetasin)，蜂斗菜内酯B (bakkenolide B)[11]，呋喃蜂斗菜醇(furanofukinol)，6-乙酰呋喃蜂斗菜醇(6-acetylfuranofukinol)，6-当归酰呋喃蜂斗菜醇(6-angelylfuranofukinol)，硫-呋喃蜂斗菜亭▲(S-furanopetasitin)，呋喃蜂斗菜宁▲(furanojaponin)，白蜂斗菜素甲醚(petasalbin methyl ether)[12]，蜂斗菜亭▲(petasitin)[13]；酚类：异直葫苔苷(tachioside)[4]，蜂斗菜酚(petasiphenol)，蜂斗菜酚酮▲(petasiphenone)[14]；苯丙素类：(S)-2-苯甲酰氧基-3-苯基-1-丙醇[(S)-2-benzoyloxy-3-phenyl-1-propanol]，(2S)-3-苯基-1,2-丙二醇-2-苯甲酸酯[(2S)-3-phenyl-1,2-propanediol-2-benzoate][4]；木脂素类：川素馨木脂素苷(urolignoside)[4]；核苷类：尿苷(uridine)[7]；蒽醌类：大黄素甲醚(physcion)，大黄酚(chrysophanol)，大黄素(emodin)[15]；三萜类：羽扇豆醇(lupeol)，羽扇豆烯酮(lupenone)[15]。

茎含黄酮类：山奈酚[16]。

茎叶含酚类：蜂斗菜酸(fukinolic acid)[17]。

叶含酚类：蜂斗菜酸(fukinolic acid)[17-19]，绿原酸(chlorogenic acid)，3,5-二咖啡酰奎宁酸(3,5-dicaffeoylquinic acid)，3,4,5-三咖啡酰奎宁酸(3,4,5-tricaffeoylquinic acid)[19]；黄酮类：槲皮素(quercetin)，山奈酚-3-O-(6''-乙酰基)-$β$-吡喃葡萄糖苷[kaempferol-3-O-(6''-acetyl)-$β$-glucopyranoside][20]；三萜类：野蔷薇苷(rosamutin)，长梗冬青苷(peduncloside)[21]；木脂素类：蜂斗菜木脂素A (petaslignolide A)[22-23]；氨基酸类：天冬氨酸(aspartic acid)，色氨酸(tryptophan)，苏氨酸(threonine)，丝氨酸(serine)，胱氨酸(cystine)等[24]；挥发油：$β$-石竹烯($β$-caryophyllene)，瓦伦西亚桔烯(valencene)[1]，蜂斗菜酮(fukinone)，己醇(hexanol)，(E)-2-己醛[(E)-2-hexenal]，正己醛(n-hexanal)，正壬烯-3-醇(1-nonen-3-ol)[25]。

花柄含倍半萜类：硫-蜂斗菜苦内酯(S-fukinolide)，蜂斗菜次螺内酯(fukinanolide)，二氢蜂斗菜苦内酯(dihydrofukinolide)，高蜂斗菜苦内酯(homofukinolide)[26]，蜂斗菜苦内酯(fukinolide)[26-27]，荒漠木烯内酯▲(eremophilenolide)，6$β$-当归酰氧基-3$β$,8$α$-二羟基荒漠木-7(11)-烯-12,8$β$-内酯[6$β$-angeloyloxy-3$β$,8$α$-dihydroxyeremophil-7(11)-en-12,8$β$-olide]，6$β$-当归酰氧基-3$β$,8$β$-二羟基荒漠木-7(11)-烯-12,8$α$-内酯[6$β$-angeloyloxy-3$β$,8$β$-dihydroxyeremophil-7(11)-en-12,8$α$-olide][28]，异蜂斗菜素(isopetasin)，蜂斗菜酮(fukinone)[29]，荒漠木蜂斗菜酮(eremofukinone)，9-乙酰氧基蜂斗菜次螺内酯(9-acetoxyfukinanolide)，硫-蜂斗菜宁▲(S-japonin)[30]，蜂斗菜醇酮(petasitolone)[31]，蜂斗菜酮(fukinone)[32]，蜂斗菜亭▲(petasitin)[33]，异蜂斗菜醇苷(isopetasoside)，[4aR-(4a$α$,5$α$,6$β$)]-6-($β$-D-葡萄糖氧基)-4,4a,5,6,7,8-六氢-4a,5-二甲基-3-(1-甲基乙烯基)-2(3H)-萘酮{[4aR-(4a$α$,5$α$,6$β$)]-6-($β$-D-glucopyranosyloxy)-4,4a,5,6,7,8-hexahydro-4a,5-dimethyl-3-(1-methylethenyl)-2(3H)-naphthalenone}[34]；生物碱类：克氏千里光碱(senkirkine)[34]，蜂斗菜碱(petasinine)[35]，蜂斗菜烯碱(petasitenine)[36-37]，蜂斗菜毒素(fukinotoxin)[38]，新蜂斗菜烯碱(neopetasitenine)[39]；酚/酚苷类：蜂斗菜酸(fukinolic acid)[17]，蜂斗菜苷(petasinoside)[35]，蜂斗菜酚(petasiphenol)，异蜂斗菜酚(isopetasiphenol)[40]；挥发油：瓦伦西亚桔烯(valencene)，$α$-水芹烯($α$-phellandrene)[1]，(-)-芳樟醇[(-)-linalool]，藜芦醚(veratrole)，$β$-榄香烯($β$-elemene)，$β$-甜没药烯($β$-bisabolene)，异戊醇(isopentanol)，3-己烯-1-醇(3-hexen-1-ol)，正壬烯-3-醇(1-nonen-3-ol)，正十一碳烯(1-undecene)，正十三碳烯(1-tridecene)，3-乙酰氧基-1-正壬烯(3-acetoxy-1-nonene)[41]，蜂斗菜内酯A (bakkenolide A)，1,4,7-十三碳三烯(1,4,7-tridecatriene)，对聚伞花素(p-cymene)[42]。

芽含倍半萜类：蜂斗菜内酯(bakkenolide) A、B、C、D、E[43]。

地上部分含倍半萜类：蜂斗菜醇苷▲A (fukinoside A)[44]。

药理作用 抗过敏作用：蜂斗菜地上部分乙醇提取物蜂斗菜酸具有抑制肥大细胞脱颗粒活性[1]。蜂斗菜氯仿提取部位腹腔注射，在小鼠同种及异种被动皮肤过敏反应模型、组胺致小鼠毛细血管通透性增高模型以及小鼠迟发型超敏反应模型中均显示抗过敏作用[2]。

抗细菌作用：蜂斗菜水提物体外可抑制金黄色葡萄球菌和大肠埃希菌[3]。

抗氧化作用：蜂斗菜甲醇提取物的正丁醇萃取部分灌胃，可提高腹腔注射谷氨酸钠左旋谷氨酸盐(MSG)所致小鼠肝的谷胱甘肽还原酶、谷胱甘肽过氧化物酶、谷胱甘肽转移酶和醌还原酶活性[4]。

注评 本种为"蜂头菜"的基源植物，药用其根状茎或全草；其花蕾在陕西、青海等地伪充"款冬花"药用，系混伪品。

化学成分参考文献

[1] Miyazawa M, et al. *Flavour Fragr J*, 2003, 18(3): 231-233.

[2] Tori M, et al. *Tetrahedron Lett*, 1997, 38(11): 1965-1968.

[3] Tori M, et al. *Phytochemistry*, 1998, 47(3): 401-409.

[4] Yaoita Y, et al. *Nat Med*, 1997, 51(4): 372-375.

[5] Yaoita Y, et al. *Chem Pharm Bull*, 1996, 44(9): 1731-1735.

[6] Yaoita Y, et al. *Phytochemistry*, 1996, 42(3): 751-755.

[7] Yaoita Y, et al. *Nat Med*, 1996, 50(1): 49-53.

[8] Yaoita Y, et al. *Chem Pharm Bull*, 1995, 43(10): 1738-1743.

[9] Yaoita Y, et al. *Phytochemistry*, 1994, 37(6): 1765-1766.

[10] Yaoita Y, et al. *Chem Pharm Bull*, 1994, 42(9): 1944-1947.
[11] Yaoita Y, et al. *Chem Pharm Bull*, 1992, 40(12): 3277-3279.
[12] Naya K, et al. *Tetrahedron Lett*, 1971, (31): 2961-2964.
[13] Takagi I, et al. *Bull Chem Soc Japan*, 1977, 50(12): 3320-3323.
[14] Yaoita Y, et al. *Phytochemistry*, 1994, 37(6): 1773-1774.
[15] Yaoita Y, et al. *Annual Report of the Tohoku College of Pharmacy*, 1993, 40: 111-114.
[16] Kim MY, et al. *Han'guk Sikp'um Yongyang Kwahak Hoechi*, 2008, 37(8): 979-984.
[17] Sakamura S, et al. *Agric Biol Chem*, 1969, 33(12): 1795-1797.
[18] Sakamura S, et al. *Agric Biol Chem*, 1973, 37(8): 1915-1921.
[19] Watanabe S, et al. *Food Sci Technol Res*, 2007, 13(4): 366-371.
[20] Song KS, et al. *Food Sci Biotechnol*, 2008, 17(6): 1165-1170.
[21] Bang MH, et al. *Han'guk Eungyong Sangmyong Hwahakhoeji*, 2005, 48(4): 421-424.
[22] Min BS, et al. *Arch Pharm Res*, 2005, 28(9): 1023-1026.
[23] Cui HS, et al. *J Agric Food Chem*, 2005, 53(22): 8526-8532.
[24] Yayama K, et al. *Igaku to Seibutsugaku*, 1981, 103(5): 469-471.
[25] Ito T, et al. *Iwate Daigaku Nogakubu Hokoku*, 1995, 22(2): 37-40.
[26] Naya K, et al. *Bull Chem Soc Japan*, 1972, 45(12): 3673-3685.
[27] Nadamitsu S, et al. *Senshokutai*, 1986, 38: 1179-1188.
[28] Sugama K, et al. *Phytochemistry*, 1985, 24(7): 1531-1535.
[29] Shibata H, et al. *Agric Biol Chem*, 1978, 42(7): 1427-1428.
[30] Naya K, et al. *Chem Lett*, 1972, (3): 241-244.
[31] Naya K, et al. *Bull Chem Soc Japan*, 1971, 44(11): 3165-3167.
[32] Naya K, et al. *Tetrahedron*, 1968, 24(17): 5871-5879.
[33] Naya K, et al. *Tetrahedron Lett*, 1968, (5): 629-632.
[34] Yamada K, et al. *Phytochemistry*, 1978, 17(9): 1667-1668.
[35] Yamada K, et al. *Tetrahedron Lett*, 1978, (46): 4543-4546.
[36] Hirono I, et al. *Journal of the National Cancer Institute (1940-1978)*, 1977, 58(4): 1155-1157.
[37] Yamada K, et al. *Chem Lett*, 1976, (10): 1123-1126.
[38] Furuya T, et al. *Chem Pharm Bull*, 1976, 24(5): 1120-1122.
[39] Yamada K, et al. *Chem Lett*, 1976, (5): 461-464.
[40] Iriye R, et al. *Biosci Biotechnol Biochem*, 1992, 56(11): 1773-1775.
[41] Kikuchi M, et al. *Yakugaku Zasshi*, 1973, 93(1): 123-126.
[42] Kurihara T, et al. *Yakugaku Zasshi*, 1972, 92(5): 635-638.
[43] Shirahata K, et al. *Tetrahedron*, 1969, 25(15): 3179-3191.
[44] Yoshikawa M, et al. *Heterocycles*, 2006, 68(11): 2335-2342.

药理作用及毒性参考文献

[1] 下田博司. 国际中医中药杂志, 2006, 28(1): 50.
[2] 郑倩倩, 等. 上海中医药大学学报, 2011, 25(4): 79-82.
[3] Kurihara T, et al. 东京药科大学研究年报, 1972, (19): 55-63.
[4] Park CH, et al. *J Med Food*, 2010, 13(5): 1216-1223.

98. 蒲儿根属 Sinosenecio B. Nord.

直立多年生或二年生草本。茎葶状、近葶状或具叶，幼时常被长柔毛或蛛丝状绒毛。叶不分裂，具柄，全部基生或大部基生，或兼茎生；基生叶莲座状，花期宿存；叶片圆形或肾形至卵形或轮廓三角状，稀卵状长圆形或椭圆形，掌状或极稀羽状脉，深或浅掌状裂，具齿，或近全缘，基部深至浅心形，至近截形，稀圆形或楔形；茎叶叶柄下部有具翅，基部通常扩大半抱茎，全缘或具齿的耳。头状花序单生至多数，排列成顶生近伞形或复伞房状聚伞花序，辐射状。总苞无苞片或稀有苞片，倒锥形至半球形或杯状；花序托平或凸起，具小窝孔；总苞片草质，通常 8-13 个，线形至卵形，通常披针形，边缘干膜质。舌状花 6-15，舌片黄色，长圆形或披针状长圆形，具 3 小齿；管状花黄色，檐部钟状，5 裂；花药基部圆形至钝，稀短钝箭形，花药颈部圆柱形，花药内壁细胞壁增厚两极状，散生或辐射状排列；花柱分枝，顶端截形或微凸起，边缘被多数至少数乳头状毛。瘦果圆柱形或倒卵状，具肋，无毛，或沿肋被短柔毛；冠毛细，白色，无冠毛。

约 41 种，主要产于我国，我国全产，9 种药用。

分种检索表

1. 全部小花瘦果至少幼时均有冠毛。
 2. 花茎葶状，无茎生叶。
  3. 叶片下面被密白色或黄褐色绒毛。
   4. 头状花序单生，径 4-5 cm；总苞倒锥状钟形，被密白色绒毛；叶厚革质，宽卵形或卵状心形，下面被黄褐色绒毛ᐧᐧ 2. 单头蒲儿根 S. hederifolius
   4. 头状花序 8-13，排成伞房状，径 2 cm；总苞宽钟形，被密绒毛，后多少脱毛，叶厚纸质，卵状心形，下面被黄褐色绢状长柔毛ᐧᐧᐧ 1. 毛柄蒲儿根 S. eriopodus
  3. 叶片下面无毛或被蛛丝状长柔毛。
   5. 头状花序单生；总苞倒锥状钟形；总苞片 10-12，叶纸质，两面被密长柔毛ᐧᐧᐧ 3. 川鄂蒲儿根 S. dryas
   5. 头状花序 2-7；总苞半圆形；总苞片 13-17，叶近革质，被疏长柔毛或近无毛。
    6. 头状花序 2-3，排成伞房状，径 2.5-3 cm，舌片长 16-18 mm ᐧᐧᐧᐧᐧᐧᐧᐧᐧ 4. 革叶蒲儿根 S. subcoriaceus
    6. 头状花序 3-7(9)，排成伞房状，径 1.5 cm，舌片长 9-13 mm ᐧᐧᐧᐧᐧᐧᐧ 5. 滇黔蒲儿根 S. bodinieri
 2. 茎具叶，通常至少具 4 茎叶，稍小于基生叶，稀更少。
  7. 瘦果及子房无毛，头状花序 5-15，或更多排成近伞形状伞房花序，总苞径 2.5-4 mm，无外苞片，叶柄基部扩大成卵形小耳ᐧᐧ 6. 耳柄蒲儿根 S. euosmus
  7. 瘦果及子房被柔毛；头状花序 (1-) 2-7 排成伞房花序，总苞半球形，径 7 mm，具 8-10 外苞片，叶柄基部具不明显的耳ᐧᐧᐧ 7. 广西蒲儿根 S. guangxiensis
1. 全部小花瘦果或至少舌状花瘦果无冠毛。
 8. 头状花序大，径 2.5-3 cm；总苞倒锥状钟形，径 3-8 mm，总苞片外面被腺状柔毛，瘦果无冠毛；植株具匍匐枝ᐧᐧ 8. 匍枝蒲儿根 S. globigerus
 8. 头状花序多数排成复伞房状；总苞宽钟形，径 2.5-4 mm，被白色蛛丝状毛；舌状花瘦果无冠毛，植株无匍匐枝ᐧᐧᐧ 9. 蒲儿根 S. oldhamianus

本属植物多具有抗菌、抗炎作用，部分植物还具有平喘、利尿、降血压、抗胃损伤、抗肿瘤等作用。

1. 毛柄蒲儿根（中国植物志）

Sinosenecio eriopodus C. Jeffrey et Y. L. Chen in Kew Bull. 39(2):226. 1984.——*Senecio eriopodus* Cumm.（英 **Eriopodium Chinese Groundsel**）

多年生草本，根状茎上升或横走，颈部被密黄褐色绢状绵毛。茎葶状，高达 36 cm，被黄褐色或绢状绵毛，不分枝或中部以上分枝。叶少数，基生；叶片卵状心形，长 6-10 cm，宽 4-8.5 cm，顶端尖至近钝，边缘具小尖头的波状齿，基部心形，厚纸质，上面被疏绢状长柔毛及贴生密短柔毛，下面被黄褐色绢状绵毛，基生 7-9 掌状脉；叶柄长 5-22 cm，被黄褐色绢状长柔毛。头状花序直径 2 cm，8-13 个排列成顶生伞房状花序；花序梗密被绒毛或后多或少脱毛，基部具 1 个线形苞片；小苞片 3-4，线状钻形。总苞宽钟状，长 6-8 mm，宽 5-7 mm；总苞片 8，长圆状披针形，草质，边缘宽干膜质，通常紫色，被密绒毛或花后多少脱毛。舌状花 6-8 个，舌片黄色，长圆形，长 8-15 mm，具 3 小齿；管状花檐部钟状，裂片 5。瘦果圆柱形，无毛，具肋。冠毛白色。花期 4-7 月。

分布与生境 产于重庆、湖北西部、湖南、四川中部。生于海拔 820 m 的山坡疏林下。

药用部位 全草。

功效应用 活血止痛。用于跌打损伤，血瘀腹痛。

注评 本种为"一面锣"的基源植物，药用其干燥全草。

2. 单头蒲儿根（中国植物志） 单头千里光（中国高等植物图鉴），猪耳朵、大寒草（湖北）

Sinosenecio hederifolius (Dümmer) B. Nord. in Opera Bot. 44: 50. 1978.——*Gerbera hederifolia* Dümmer, *Senecio goodianus* Hand.-Mazz.（英 **Single Head Chinese Groundsel**）

多年生具葶草本。根状茎短粗。覆被褐色宿存残叶基。茎单生，葶状，高 13-30 cm，被密黄褐色绒毛。叶基生；叶片宽卵形或卵状心形，长 3-7 cm，宽 2.7-5.5 cm，顶端圆形，基部深心形，全缘或具浅波状齿，厚纸质，上面多少无毛，下面被黄褐色密绒毛。具 5-7 掌状脉；叶柄粗壮，长 3-7 cm，被密黄褐色绒毛。头状花序单生，直径 4-5 cm；花葶上部具少数线状披针形小苞片。总苞倒锥状钟形，长约 10-12 mm，无外苞片；总苞片约 15 个，卵状长圆形或线状长圆形，长 8-10 mm，宽 2.5-3 mm，顶端尖，边缘宽干膜质，被密白色绒毛；舌状花约 10 个；舌片黄色，长圆形或倒披针状长圆形，长 20 mm，顶端钝至圆形，具 3 小齿；管状花，黄色，檐部钟状。瘦果圆柱形，无毛，具肋；冠毛白色。花期 4-5 月。

分布与生境 产于甘肃东南部、湖北、陕西西南部及四川东部。生于海拔 700-2000 m 的山坡松林下或石灰岩。

药用部位 全草。

功效应用 清热利湿，消肿，止血，止咳化痰，通经活血。用于感冒发热，咽喉肿痛，白喉，黄疸，咳嗽气喘，小便淋痛，水火烫伤，跌打损伤。

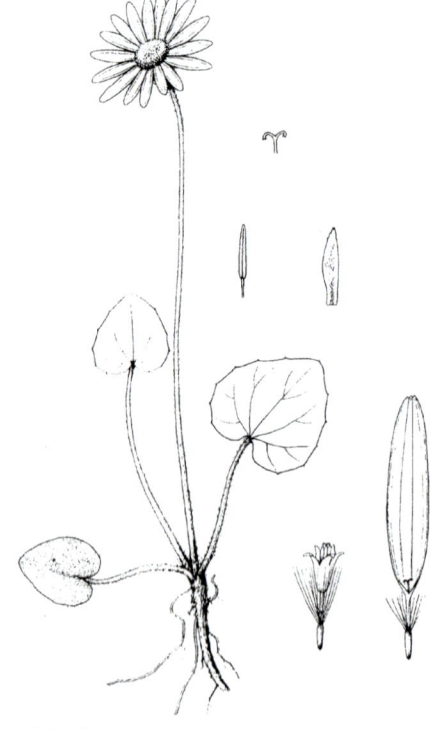

单头蒲儿根 Sinosenecio hederifolius (Dümmer) B. Nord.
吴彰桦 绘

菊科 COMPOSITAE

3. 川鄂蒲儿根（中国植物志） 岩葵（湖北）

Sinosenecio dryas (Dunn) C. Jeffrey et Y. L. Chen in Kew Bull. 39(2): 231. 1984.——*Senecio dryas* Dunn（英 **Dryas Chinese Groundsel**）

多年生具莛草本。根状茎，盖以褐色宿存残叶基，被褐色具节的长柔毛。茎单生，莛状，高 15-33 cm，被密褐色长柔毛，通常具 3-5 个线状披针形或卵状披针形的苞片。叶数个，基生，莲座状，叶片圆形，长 3-6 cm，宽 4-6 cm，基部心形，边缘具 5-7 掌状浅裂；裂片卵状三角形，顶端具硬小尖头；顶裂片较大，全缘或有时具 3 小裂，纸质，上面初时被疏长柔毛，后变无毛，下面干时常变紫色，沿脉被褐色长柔毛或近无毛，5 出基生掌状脉；叶柄长 5-10 cm，被密褐色或红褐色长柔毛。头状花序直径 2.5-3 cm，单生于茎端；总苞倒锥状钟形，长 (6) 8-10 mm，宽 6-8 mm；

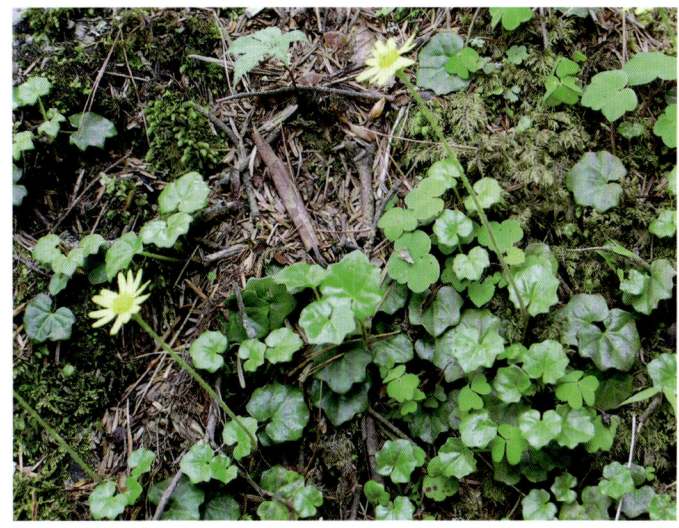

川鄂蒲儿根 Sinosenecio dryas (Dunn) C. Jeffrey et Y. L. Chen
摄影：高贤明

总苞片 10-12 个，1 层，披针形或长圆状披针形，长 8-10 mm，宽 2-2.5 mm，顶端渐尖，红紫色，具宽干膜质边缘，外面被密褐色长柔毛；舌状花 10-12 个，舌片黄色，长圆形，长 12-13 mm，具 3 细齿；管状花，檐部钟状，裂片 5。瘦果圆柱形，无毛，具 3-5 肋；冠毛白色。花期 5-6 月。

分布与生境 产于湖北西部及重庆（巫山）。生于山坡岩石处。

药用部位 全草。

功效应用 清热解毒，利湿，活血。用于胃肠湿热呕吐、泄泻，跌打损伤，痨伤。

4. 革叶蒲儿根（中国植物志） 紫毛华千里光（中国植物志）

Sinosenecio subcoriaceus C. Jeffrey et Y. L. Chen in Kew Bull. 39(2): 232. 1984.（英 **Subcoriaceous Chinese Groundsel**）

多年生具莛草本，根状茎，常覆盖黑褐色宿存残叶柄；茎单生或 2-3 个，莛状，高 20-30 cm，下部及叶柄基部被密或疏黄褐色长柔毛。叶数个，基生，莲座状；叶片圆形，长 3-6.5 cm，宽 4-8 cm，基部深心形，边缘具不规则宽三角形波状齿，顶端具小尖头，近革质，上面无毛，下面无毛或沿脉被疏长柔毛，基生掌状脉；叶柄长 10-20 cm，被疏长柔毛或近无毛。头状花序直径 2.5-3 cm，2-3 个排成顶端伞房状，或稀单生；花序梗基部及上部具 2-3 个小苞片，总苞半球形或宽钟状，长 8-10 mm，外面通常具 4-5 个线形小苞片；总苞片 16-17，1 层，长圆状线形，宽 2-2.5 mm，顶端尖或渐尖，紫红色，草质，具狭干膜质边缘；舌状花约 10，舌片黄色，卵状长圆形，长 16-17 mm，具 3 细齿；管状花，檐部漏斗状钟状；裂片 5。瘦果圆柱形，无毛，具肋；冠毛白色。花期 5-6 月。

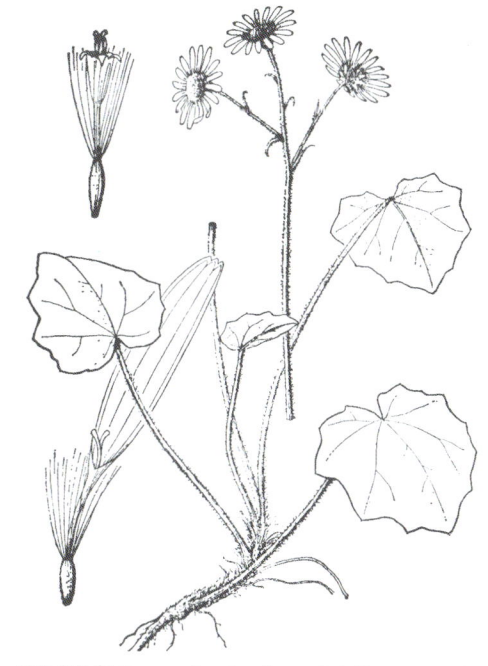

革叶蒲儿根 Sinosenecio subcoriaceus C. Jeffrey et Y. L. Chen
引自《中国高等植物图鉴》

分布与生境 产于重庆（奉节、南川）。生于海拔 1450-

1800 m 的山边、溪边或阴湿处。

药用部位　花序。

功效应用　清热解毒，清肝明目。用于痈肿疮疡，目赤肿痛。

5. 滇黔蒲儿根（中国植物志）　丝带千里光（云南种子植物名录）

Sinosenecio bodinieri (Vaniot) B. Nord. in Opera Bot. 44: 49.1978.——*Senecio bodinieri* Vaniot.（英 **South West Chinese Groundsel**）

多年生具葶草本。根状茎，覆盖以褐色宿存残叶基。茎单生，或稀2-5个，葶状，高10-30 cm，被红褐色具节长柔毛，近上部被黄褐色绒毛，通常具1-2个叶状苞片，叶数个，基生，莲座状；叶片圆形或近圆形，长2-6 cm，宽3-6 cm，基部心形，或稀近截形，边缘波状或稀浅裂，具宽三角形或圆形浅齿，近革质，上面有光泽，被贴生疏短毛或无毛，下面被疏长柔毛或沿脉被短柔毛，或边缘有紫褐色短缘毛，5-7出掌状脉；叶柄长3.5-9 cm，被密红褐色长柔毛。头状花序径1.5 cm，通常3-7，稀9个排列成顶生伞房状，花序梗被短柔毛或近无毛，具1基生苞片及2-3个小苞片，总苞钟状，长5-7 mm；总苞片草质，约13个，披针形或宽披针形，长6-7 mm，顶端渐尖或钝，边缘干膜质，外面被短柔毛。舌状花约13个，舌片黄色，长圆形，长8-9 mm，宽1.5-2 mm，具3小齿；管状花，檐部钟状。瘦果圆柱形，无毛，具5肋；冠毛白色。花期4-6月。

分布与生境　产于贵州、四川东部及云南。生于海拔650-2700 m的山麓、溪流边及林下阴湿处。

药用部位　全草。

功效应用　活血祛瘀，止血。用于跌打损伤，吐血。

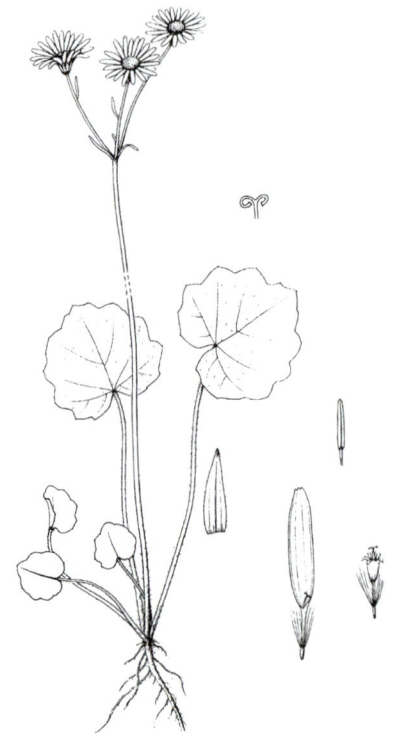

滇黔蒲儿根 Sinosenecio bodinieri (Vaniot) B. Nord.
吴彰桦　绘

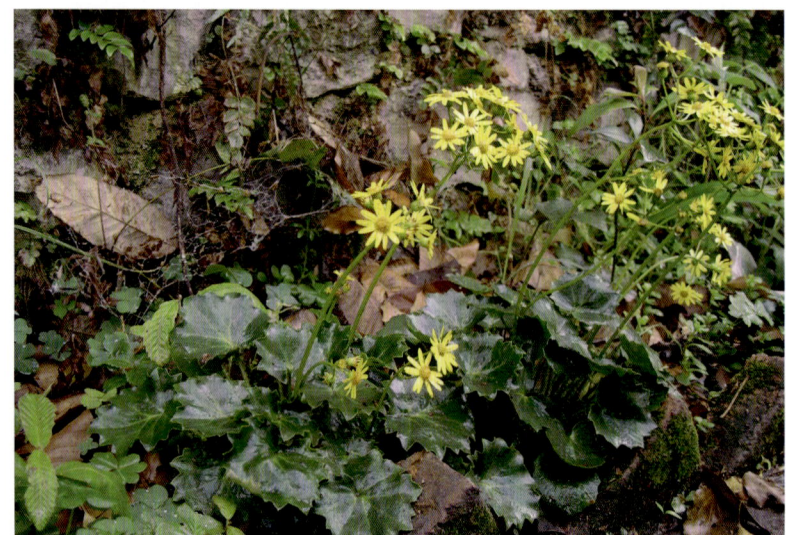

滇黔蒲儿根 Sinosenecio bodinieri (Vaniot) B. Nord.
摄影：林茂祥

6. 耳柄蒲儿根（中国植物志） 齿裂千里光（中国高等植物图鉴），槭叶千里光（中国植物志）

Sinosenecio euosmus (Hand.-Mazz.) B. Nord. in Opera Bot. 44: 50. 1978.——*Senecio euosmus* Hand.-Mazz., *Senecio winklerianus* Hand.-Mazz.（英 **Earpetiolate Chinese Groundsel**）

具匍枝茎叶草本。茎单生，直立，高 20–75 cm，不分枝，多或少被长柔毛，下部毛较密。基生叶花期凋落；中部叶片卵形或宽卵形，长 2–5 cm，宽 3–6 cm，顶端圆形至尖，浅裂或有时具 5–13 较深掌状裂，裂片近三角形，具浅至深有小尖齿或具粗齿，基部浅心形至近截形，上面被短柔毛或近无毛，下面沿脉被长柔毛或稀近无毛；叶柄长为叶片的 1–2 倍，被长柔毛至近无毛，基部稍扩大，无耳，或中上部叶柄基部渐扩大成卵形或圆形，全缘或稀具齿且半抱茎的耳，稀全部叶无耳。上部茎叶渐小，最上部叶苞片状，线形。头状花序 5–15，排列成顶生近伞形状伞房花序或复伞房花序；花序梗被疏至密开展长柔毛。总苞近钟形，长 4–5 mm；总苞片约 15，披针形或线状披针形，被缘毛，具膜质边缘，无毛或近无毛。舌状花约 10，舌片黄色，长圆形或线状长圆形，长 3.5–4 mm，顶端具 3 细齿。管状花檐部钟状。瘦果圆柱形，无毛而具肋。冠毛白色。花期 7–8 月。

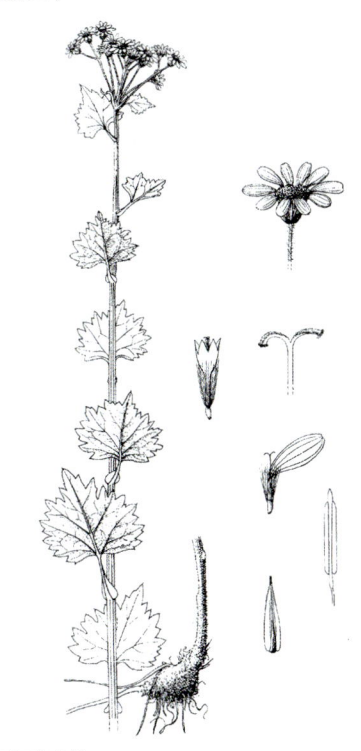

耳柄蒲儿根 Sinosenecio euosmus (Hand.-Mazz.) B. Nord.
刘春荣 绘

分布与生境 产于西藏、陕西、甘肃、湖北、四川、云南。常生于海拔 2400–4000 m 的林缘、高山草甸或潮湿处。也分布于缅甸。

药用部位 花序。

功效应用 清热解毒，清肝明目。用于痈肿疮疡，目赤肿痛。

7. 广西蒲儿根（中国植物志） 走马须、白背青（广西）

Sinosenecio guangxiensis C. Jeffrey et Y. L. Chen in Kew Bull. 39(2): 254. fig. 7. 1984.（英 **Guangxi Chinese Groundsel**）

葶状多年生草本。根状茎，颈部被密黄褐色绒毛，覆盖以宿存残叶基。茎单生，葶状，高 10–30 cm，下部被密褐色长柔毛，上部被疏柔毛至近无毛。基生叶少数，莲座状，花期生存，叶片近圆形或肾形，长 2–6 cm，宽 2.5–7 cm，基部心形，边缘波状，或具卵状三角形或浅卵状三角形粗齿，齿端具小尖，厚纸质，上面深绿色，被疏或有时较密黄褐色短毛，下面被密白色绒毛，或有时仅有疏黄褐色短毛及脱毛而常深紫红色，5–7 掌状脉；叶柄较粗，长 2–6 cm，被密黄褐色长柔毛，基部略扩大；茎生叶通常 2，叶柄较短，基部具不明显的耳；最上部叶数个，苞片状，线形或线状披针形。头状花序 (1–) 2–7 个排列成顶生伞房花序，径 1.5–1.8 cm；花序梗细，被疏短柔毛或近无毛，总苞半球形，长 5–8 mm，具外层小苞片；小苞片 8–10 个，长 3–5 mm，具硬骨质小尖；总苞片约 13，长圆状披针形，长 6–7 mm，红紫色且具缘毛。舌状花约 13，舌片黄色，长圆形或宽长圆形，具 3 小齿；管状花多数，檐部钟状。瘦果圆柱形，具肋，被短柔毛；冠毛白色。花期 6–7 月。

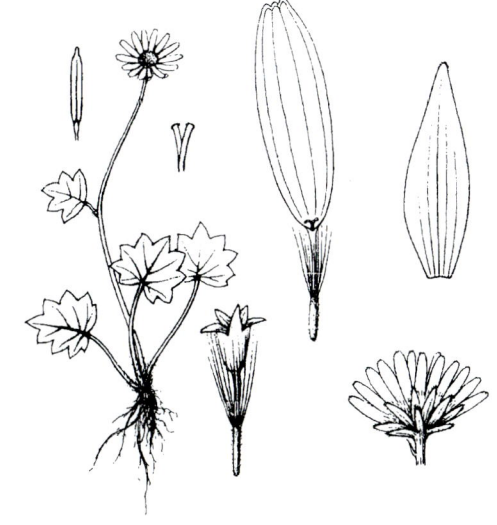

广西蒲儿根 Sinosenecio guangxiensis C. Jeffrey et Y. L. Chen
吴彰桦 绘

分布与生境 产于广西（资源、龙胜、兴安）、湖南西南部。生于海拔940-1600 m的林下、溪边及岩石潮湿处。

药用部位 全草。

功效应用 祛风，除湿，止痛。用于风湿痹痛。

注评 本种为"白背草"的基源植物，药用其干燥全草。

8. 匍枝蒲儿根（中国植物志） 秃果华千里光（中国高等植物图鉴），莲花七、水八角草（湖北）

Sinosenecio globigerus (C. C. Chang) B. Nord. in Opera Bot. 44: 50. 1978.——*Senecio globigerus* C. C. Chang（英 **Stoloniferous Chinese Groundsel**）

具匍匐枝多年生草本。匍匐枝细长，具疏生叶。茎单生或2-3个，高30-70 cm，被蛛丝状毛或黄褐色长柔毛，或腺毛。基生叶数个，莲座状；叶片纸质，宽卵形，长3-6 cm，宽3.5-10 cm，顶端钝至渐尖，基部深至浅心形，3-5掌状裂，裂片宽三角形，具小尖，上面被疏黄褐色短柔毛，下面被疏柔毛或无毛；掌状脉；叶柄长6-8 cm，被疏或密长柔毛，或被长褐色腺毛；茎叶4-5，与基生叶同形，上部叶渐小，具短柄。头状花序直径2.5-3 cm，(2) 5-15个排列成顶生及腋生近伞形状伞房花序；花序梗无小苞片，被疏蛛丝状毛或腺状短柔毛，总苞倒锥状钟形，长6-7 mm，无外层苞片；总苞片约13个，长圆形，钝至略尖，被缘毛，外面被腺状柔毛。舌状花药13，舌片黄色，长圆形或长圆状椭圆形，长10-11 mm，顶端钝，具3细齿；管状花檐部钟状。瘦果圆柱形，无毛，具肋。无冠毛。花期4-6月。

分布与生境 产于江西、湖北西部、湖南、四川东部、云南南部。生于海拔1500-2100 m的溪流边、林中及阴湿处。

药用部位 全草。

功效应用 清热解毒，化痰止咳。用于咽喉肿痛，咳嗽痰多，风湿痹痛，跌打损伤，带下病。

9. 蒲儿根（中国植物志） 黄菊莲（广西药用植物名录），猫耳朵（陕西中草药）

Sinosenecio oldhamianus (Maxim.) B. Nord. in Opera Bot. 44: 50. 1978.——*Senecio oldhamianus* Maxim.（英 **Oldham's Chinese Goundsel**）

多年生或二年生茎叶草本。根状茎木质。茎单生，或有时数个，直立，高40-80 cm或更高，被白色蛛丝状毛及疏长柔毛，或多少脱毛至近无毛。基部叶在花期凋落；叶片卵状圆形或近圆形，长3-5 (8) cm，宽3-6 cm，顶端尖或渐尖，基部心形，边缘具浅至深重齿或重锯齿，膜质，上面被疏蛛丝状毛至近无毛，下面被白蛛丝状毛，掌状5脉；叶柄长3-6 cm，被白色蛛丝状毛，基部稍扩大，上部叶渐小，叶片卵形或卵状三角形，基部楔形，具短柄；最上部叶卵形或卵状披针形。头状花序多数排列成顶生复伞房状花序；花序梗细，被疏柔毛，基部具1线形苞片。总苞宽钟状，长3-4 mm，无外层苞片；总苞片约13，长圆状披针形，渐尖，紫色，草质，具膜质边缘，外面被白色蛛丝状毛或短柔毛至无毛。舌状花约13，舌片黄色，长圆形，长8-9 mm，具3细齿；管状花檐部钟状。瘦果圆柱形，舌状花瘦果无毛，在管状花被短柔毛；冠毛在舌状花缺，管状花冠毛白色，长3-3.5 mm。花期1-12月。

分布与生境 产于西藏、陕西、甘肃、湖北、四川、贵州、云南、河南、安徽、福建、湖南、广东、香港、广西、江

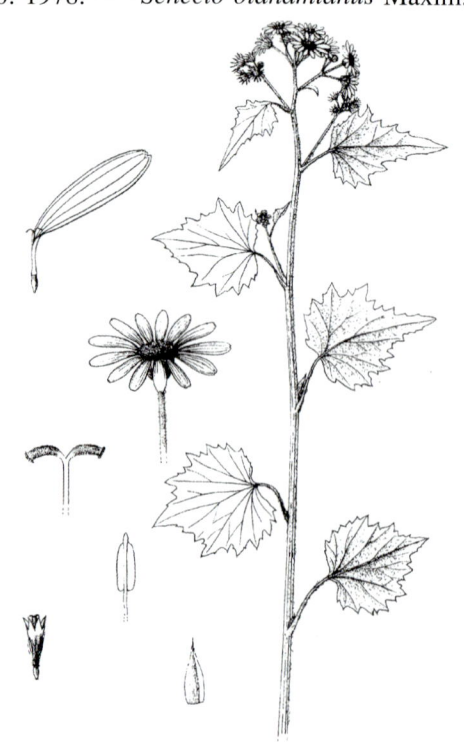

蒲儿根 *Sinosenecio oldhamianus* (Maxim.) B. Nord.
刘春荣 绘

西。生于海拔 360-2100 m 的林缘、溪边、潮湿岩石边及草坡、田边。也分布于缅甸、泰国、越南。

药用部位　全草。

功效应用　清热解毒，活血消肿。用于疮疡，疮毒化脓，金疮。有小毒。

注评　本种为"肥猪苗"的基源植物，药用其干燥全草。

99. 狗舌草属 Tephroseris (Rchb.) Rchb.

多年生稀二年生或一年生草本。叶互生，不分裂，具柄，或无柄，基生叶莲座状，在花期生存或凋萎；叶片宽卵形至线状匙形，羽状脉，边缘具粗深波状锯齿至全缘，基部心形至楔状狭；叶柄无翅或具翅，基部扩大但无耳。头状花序通常少数至较多数，排列成顶生近伞形、简单或复伞房状聚伞花序，稀单生。辐射状，或有时同形、盘状（在同种中）；总苞无外层苞片，半球形、钟状或圆柱状钟形，花托平；总苞片草质，18-25，稀 13，线状披针形或披针形。舌状花雌性，11-15，通常 13，稀 18 或 20-25；舌片黄色、橘黄色或紫红色，长圆形、稀线形或椭圆状长圆形，具 3 小齿；管状花两性，花冠黄色、橘黄色或橘红色，檐部漏斗状或稀钟状；裂片 5；花药基部通常具短耳，或钝至圆形，花药颈部狭圆柱形至圆柱形，花药内壁组织细胞壁增厚多数，极状及辐射状排列。花柱分枝顶端凸或极少常截形，被乳头状微毛。瘦果圆柱形，具肋，无毛或被疏至较密柔毛；冠毛细毛状，白色或变红色。

约 50 种，分布于温带及极地欧亚地区，1 种扩伸至北美洲。我国 14 种，北部、东北部至西南部均有分布。4 种药用。

分种检索表

1. 舌状花黄色，长 6-11 mm。
   2. 茎叶及花序梗被密蛛丝状毛及黄褐色柔毛；基生叶卵形或卵状长圆形，基部心形或截形；叶柄无翅；瘦果被疏柔毛 ·································· **1. 长白狗舌草 T. phaeantha**
   2. 茎叶及花序梗通常被密蛛丝状绒毛；基生叶长圆形或倒卵状长圆形，基部楔形至狭楔形；叶柄具翅；瘦果被密糙毛 ·································· **2. 狗舌草 T. kirilowii**
1. 舌状花橙色至紫红色，长 15-20 mm。
   3. 基生叶在花期生存；总苞深绿色，总苞片 20-22；舌片长圆形 ·········· **3. 橙舌狗舌草 T. rufa**
   3. 基生叶在花期凋落；总苞深紫色，总苞片约 25；舌片线形 ·········· **4. 红轮狗舌草 T. flammea**

本属植物狗舌草具有抗肿瘤作用，主要活性成分为黄酮类等。

1. 长白狗舌草（中国植物志）

Tephroseris phaeantha (Nakai) C. Jeffrey et Y. L. Chen in Kew Bull. 39(2): 279. 1984.——*Senecio phaeantha* Nakai（英 **Changpeishan Tephroseris**）

多年生草本。茎单生，近葶状，高 13-45 cm，被疏蛛丝状毛及柔毛。基生叶少数至数个，莲座状，具柄，在花期生存，卵状长圆形或椭圆形，长 6-13 cm，宽 2-4 cm，顶端圆形，基部微心形或截形，边缘具不规则深波状锯齿或具小尖头齿，羽状脉，两面被蛛丝状毛及褐色柔毛，稀变无毛；叶柄长 2-6 (-8) cm，被密蛛丝状毛及柔毛，无翅；茎叶少数，向上部渐小，下部和中部叶长圆形，具有翅柄，或披针形，无柄，顶端钝至尖，渐尖，近全缘或具尖头锯齿，被疏蛛丝状毛及腺状柔毛。头状花序径 1.8-2.5 cm，2-6 (-8) 排成顶生伞形状伞房状花序；花序梗被疏蛛丝状毛及密褐色腺毛，基部具苞片；总苞钟状，长 7-8 mm，无外层苞片；总苞片 18-20，披针形，宽 1 mm，顶端渐尖，紫色，草质，边缘狭干膜质，外面被疏蛛丝状毛和褐色短柔毛至无毛。舌状花约 13，舌片黄色，长圆形，

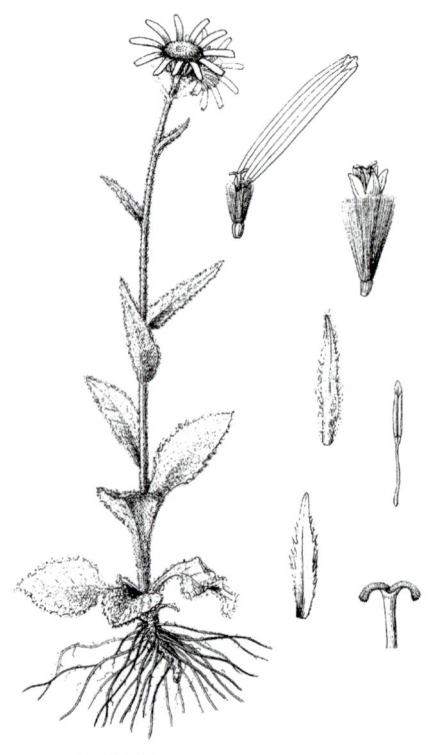

长白狗舌草 Tephroseris phaeantha (Nakai)
C. Jeffrey et Y. L. Chen
冀朝祯 绘

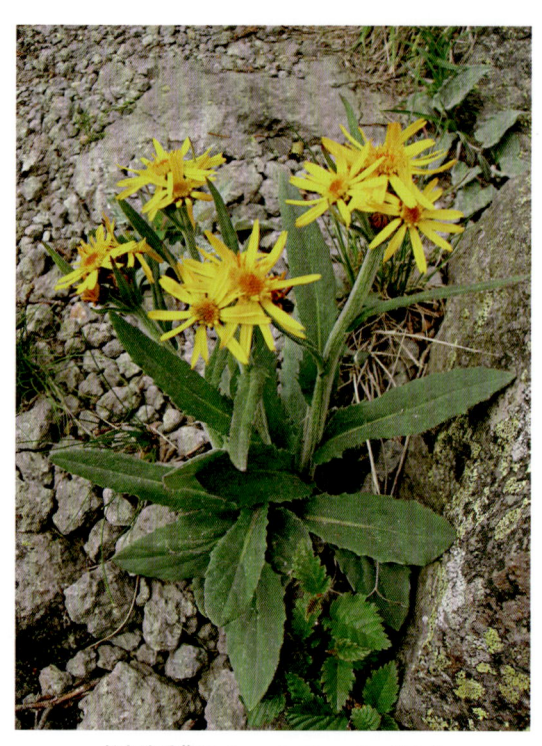

长白狗舌草 Tephroseris phaeantha (Nakai)
C. Jeffrey et Y. L. Chen
摄影：于俊林

长 11 mm，具 3 细齿。管状花檐部漏斗状。瘦果圆柱形，被疏柔毛至近无毛；冠毛白色，长 6 mm。花期 7-8 月。

分布与生境　产于吉林（长白山）。生于海拔 2000-2500 m 的多石山坡。也分布于朝鲜。

药用部位　根及全草。

功效应用　清热，利水，活血消肿，杀虫。用于痈肿疮疡，小便不利。有小毒。

2. 狗舌草（唐本草）　狗舌头草、铜盘枝香（浙江民间常用草药）

Tephroseris kirilowii (Turcz. ex DC.) Holub in Folia Geobot. Phytotax. 12: 429. 1977.——*Senecio kirilowii* Turcz. ex DC.（英 **Kirilow's Tephroseris**）

多年生草本，根状茎，常覆盖以褐色宿存叶柄。茎单生，近葶状，高 20-60 cm，不分枝，被密白色蛛丝状毛。基生叶，莲座状，在花期生存，长圆形或卵状长圆形，长 5-10 cm，宽 1.5-2.5 cm，顶端钝，基部楔状至渐狭成具狭至宽翅叶柄，两面被密或疏白色蛛丝状绒毛；下部叶倒披针形或倒披针状长圆形，长 4-8 cm，宽 0.5-1.5 cm，钝至尖，无柄，基部半抱茎，上部叶小，披针形，苞片状。头状花序径 1.5-2 cm，3-11 个排列多少伞形状顶生伞房花序；花序梗被密蛛丝状绒毛，基部具苞片。总苞近圆柱状钟形，长 6-8 mm；总苞片 18-20 个，披针形或线状披针形，顶端渐尖或急尖，狭边缘膜质，外面被密或有时疏蛛丝状毛，舌状花 13-15；舌片黄色，长圆形，长 6.5-7 mm，具 3 细齿。管状花檐部漏斗状。瘦果圆柱形，被密硬毛。冠毛白色。花期 2-8 月。

分布与生境　产于黑龙江、辽宁、吉林、内蒙古、河北、山西、山东、河南、陕西、甘肃、湖北、湖南、四川、贵州、江苏、浙江、安徽、江西、福建、广东及台湾。常生于海拔 250-2000 m 的草地山坡或山顶阳处。也分布于蒙古、俄罗斯远东地区、朝鲜、日本。

药用部位　全草。

功效应用　清热解毒，利水，杀虫。用于肺痈，疖肿，肾炎水肿，小便涩痛，口腔溃疡，疥疮疔肿。

菊科 COMPOSITAE

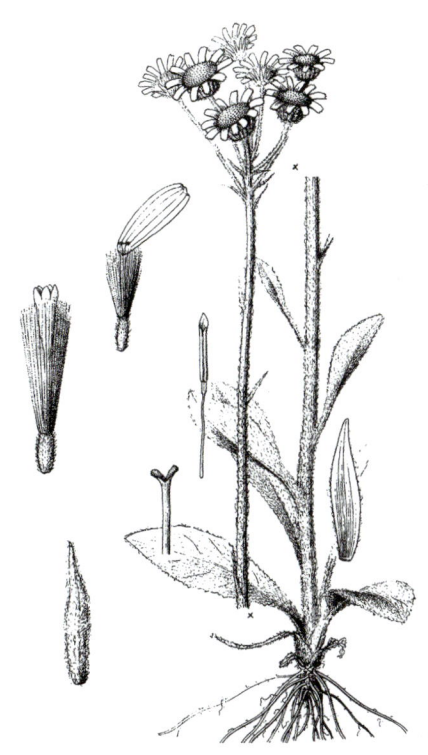

狗舌草 *Tephroseris kirilowii* (Turcz. ex DC.) Holub
冀朝祯 绘

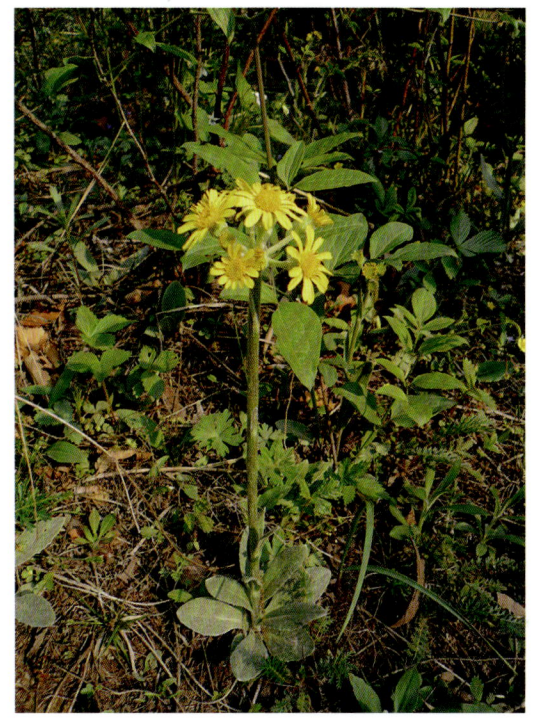

狗舌草 *Tephroseris kirilowii* (Turcz. ex DC.) Holub
摄影：于俊林

现代亦用于白血病。有小毒。

化学成分 全草含单萜类：长春花苷(roseoside)[1]；酚酸类：对香豆酸-4-*O*-α-L-鼠李糖苷(*p*-coumaric acid-4-*O*-α-L-rhamnoside)[1]；生物碱类：百蕊草宁碱▲(thesinine-4'-*O*-α-L-rhamnoside)[1]；其他类：狗舌草苷▲(tephroside) A、B[1]。

药理作用 抗肿瘤作用：狗舌草60%乙醇提取物腹腔注射，可降低L_{1210}细胞荷瘤DBA/2小鼠的淋巴细胞数量、外周血液白细胞总数及小鼠骨髓中淋巴母细胞和幼稚淋巴细胞的比例，延长小鼠的生存时间[1-2]。狗舌草60%乙醇提取物体外能使L_{1210}细胞发生细胞凋亡[3]。狗舌草60%乙醇提取物体外对多发性骨髓瘤U266细胞株有细胞毒作用[4]。狗舌草总黄酮提取物体外可抑制L_{1210}细胞的增殖[5]。

毒性及不良反应 狗舌草60%乙醇提取物对雌性BALB/c-C小鼠腹腔注射的LD_{50}为(791.22 ± 170.17) mg/kg，95%可信限为639.15–979.49 mg/kg[6]。

注评 本种蒙古族药用全草主治肺痈、淋病、小便不利、水肿、痢疾、白血病、疖肿、疥疮。

化学成分参考文献

[1] Wang YH, et al. *J Asian Nat Prod Res*, 2008, 10(1): 25-31.

药理作用及毒性参考文献

[1] 陈进军，等. 中国农学通报, 2005, 21(8): 15-18.
[2] 孔庆波，等. 中国农学通报, 2004, 20(4): 9-11.
[3] 陈进军，等. 畜牧兽医学报, 2006, 37(3): 295-298.
[4] 徐俊卿，等. 中医药学院报, 2011, 39(1): 11-12.
[5] 王建娜，等. 辽宁中医杂志, 2010, 37(9): 1788-1790.
[6] 陈进军，等. 动物医学进展, 2004, 25(3): 88-89.

3. 橙舌狗舌草（中国植物志）

Tephroseris rufa (Hand.-Mazz.) B. Nord. in Opera Bot. 44: 45. 1978.——*Senecio rufus* Hand.-Mazz.（英 **Orangeligulate Tephroseris**）

多年生草本。茎单生，高 9-60 cm，下部被白色绵状绒毛。基生叶，莲座状，具短柄，在花期生存，卵形、椭圆形或倒披针形，长 2-10 cm，宽 1.5-3 cm，顶端钝至圆形，基部楔状狭成叶柄，全缘或具疏小尖齿，具羽状脉，纸质，两面初时被疏蛛丝状绒毛；叶柄长 0.5-3 cm，具宽或狭翅，基部扩大；下部茎叶长圆形或长圆状匙形；中部茎叶无柄，长圆形或长圆状披针形，长 3-6 cm，宽 0.5-1 cm，顶端钝，基部扩大且半抱茎，上部茎叶线状披针形至线形，急尖，两面被疏蛛丝状毛。头状花序辐射状，或稀盘状，2-20 排成密至疏顶生近伞形状伞房花序；花序梗被密至疏蛛丝状绒毛及柔毛，基部具线形苞片或无苞片。总苞钟状，长 6-7 mm；总苞片 20-22，披针形至线状披针形，外面被密至疏蛛丝状毛及褐色柔毛至变无毛。舌状花约 15，舌片橙黄色或橙红色，长圆形，长约 20 mm，具 3 细齿，管状花橙黄色至橙红色，檐部漏斗状。瘦果圆柱形，无毛或被柔毛；冠毛稍红色。花果期 6-8 月。

分布与生境　产于青海、西藏、甘肃、陕西、四川。生于海拔 2650-4000 m 的高山草甸。

药用部位　花序及全草。

功效应用　清热解毒，利水。用于头痛，湿热，肝炎，刀伤，跌打损伤，疮疡，黄水疮，伤口流黄水，小便不利。有毒。

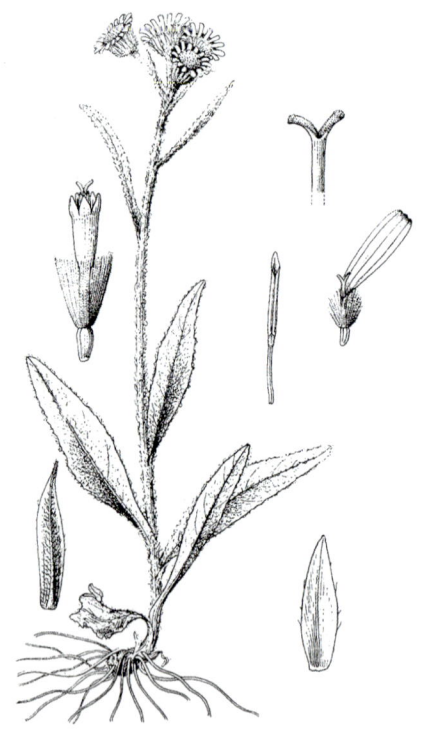

橙舌狗舌草 Tephroseris rufa (Hand.-Mazz.) B. Nord.
冀朝祯　绘

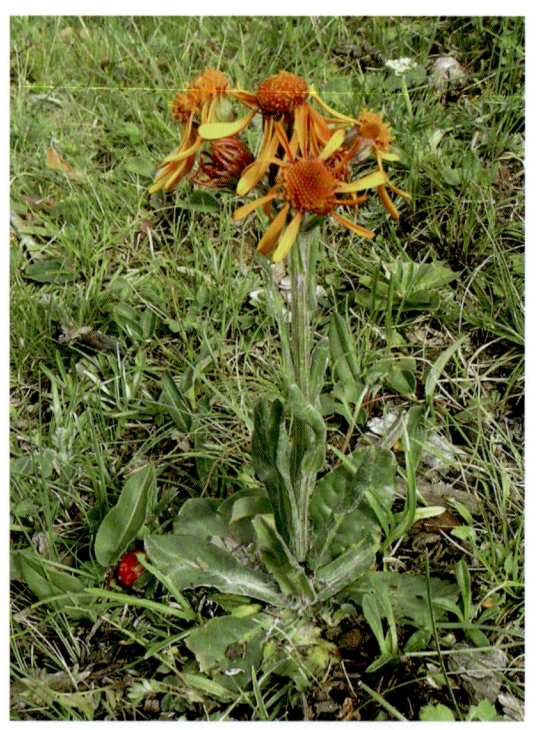

橙舌狗舌草 Tephroseris rufa (Hand.-Mazz.) B. Nord.
摄影：陈又生

4. 红轮狗舌草（中国植物志） 红轮千里光（中国植物志）

Tephroseris flammea (Turcz. ex DC.) Holub in Folia Geobot. Phytotax. 8: 173. 1973.——*Senecio flammeus* Turcz. ex DC.（英 **Redligulate Tephroseris**）

多年生草本。茎单生，高达60 cm，被白色蛛状绒毛及柔毛，基生叶，在花期凋落，椭圆状长圆形，顶端钝至尖，基部楔状狭；下部茎叶倒披针状长圆形，长8-15 cm，宽1.5-3 cm，顶端钝至略尖，具小尖，基部楔状狭成具翅，半抱茎且稍下延的叶柄；边缘中部以上具不规则的尖齿，两面被疏蛛丝状绒毛及柔毛，中部茎叶无柄，椭圆形或长圆状披针形，尖至钝，具小尖；上部叶渐小，线状披针形至线形。头状花序径3 cm，2-9个排列成近伞形状伞房花序；花序梗，被黄褐色柔毛及疏白色蛛丝状绒毛，基部有苞片。总苞钟状，长5-6 mm；总苞片约25，披针形或线状披针形，深紫色，外面被疏蛛丝状毛或近无毛。舌状花13-15，舌片深橙色或橙红色，线形，长12-16 mm，具3细齿；管状花多数，花冠黄色或紫黄色，檐部漏斗状，紫色。瘦果圆柱形，被柔毛；冠毛淡白色。花期7-8月。

分布与生境 产于黑龙江、吉林、内蒙古、河北、山西、陕西。生于海拔1200-2100 m 的山地草原及林缘。也分布于俄罗斯西伯利亚及远东地区、朝鲜、日本。

药用部位 全草、花序。

功效应用 全草：清热解毒。用于疔疮肿毒。花序：活血调经。用于月经不调。

注评 本种蒙古族用全草主治痈肿疔毒，花治妇女月经不调功效相同。

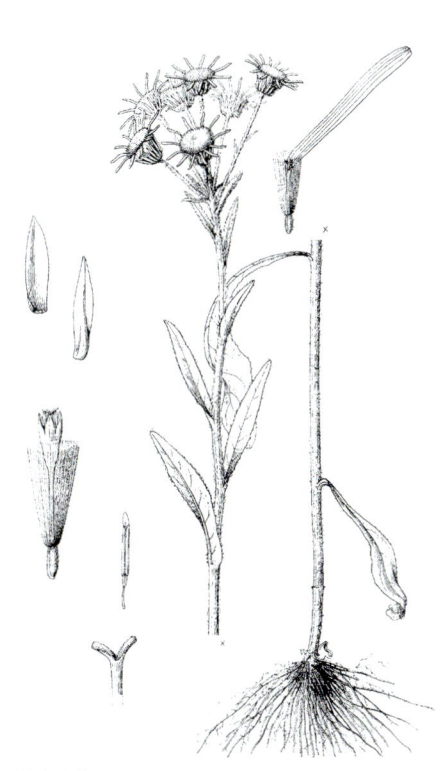

红轮狗舌草 Tephroseris flammea (Turcz. ex DC.) Holub
冀朝祯 绘

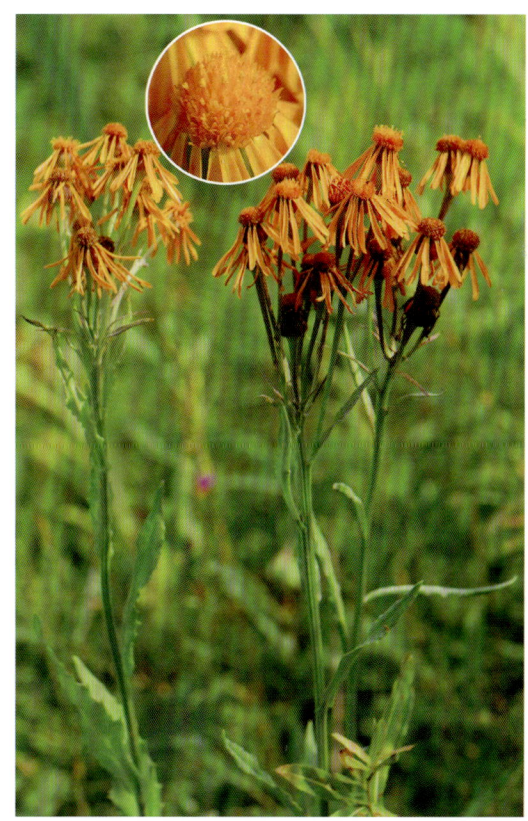

红轮狗舌草 Tephroseris flammea (Turcz. ex DC.) Holub
摄影：周繇

100. 合耳菊属 Synotis (C. B. Clarke) C. Jeffrey et Y. L. Chen

直立或有时攀援，或藤状多年生草本，灌木状草本或亚灌木。根状茎木质。茎在花期下部通常无叶，上部具叶或花序基部具莲座状叶。叶不分裂，具柄或无柄，宽卵状心形至狭长圆状披针形，通常不分裂，稀羽状分裂，边缘通常具尖锯齿或齿，羽状脉，稀离基 3 出脉。头状花序少数至多数，排成简单或复伞房花序，或排成狭至宽多数聚伞状圆锥花序，辐射状或盘状。总苞钟状或圆柱状，具外层苞片；花托平；总苞片 (2-) 4-5，或 7-8，或 10-15，离生，草质至革质，具干膜质边缘，边缘小花舌状或丝状，雌性，1-10 (-20) 或无，舌片黄色，明显或不明显，顶端具 2-3 (-5) 细齿，管状花 1 至多数，两性，花冠黄色；檐部漏斗状；裂片 5。花药基部通常具明显的长为花药颈部 1/3 至 2 倍的尾。花柱分枝顶端截形或凸，两侧被短至长乳头状毛，中央有较长的束状乳头状毛。瘦果圆柱形，具肋，无毛，或稀被柔毛。冠毛毛状，白色、禾秆黄色或变红色。

约 54 种，在中国已知有 43 种，集中于西南部山区，5 种药用。

分种检索表

1. 叶聚生于花序基部，呈莲座状，倒卵状披针形或椭圆形，下面初时被疏蛛丝状毛，后脱毛 ·· 1. 滇东合耳菊 S. duclouxii
1. 叶沿茎等距排列，花序顶生或腋生，叶下面被白色绒毛。
  2. 头状花序排成腋生和顶生伞房花序，小花 5-35，边缘至少具 1 丝状或舌状雌花，冠毛白色。
    3. 叶下面被白色绒毛。
      4. 头状花序明显辐射状，舌状花约 8 ·· 2. 密花合耳菊 S. cappa
      4. 头状花序盘状或具不明显的舌状花 ·· 3. 锯叶合耳菊 S. nagensium
    3. 叶下面被密或疏黄褐色柔毛或无毛。
      5. 头状花序具 8 个舌状花，舌片长 3.5 mm；叶被柔毛或薄绒毛 ············· 2. 密花合耳菊 S. cappa
      5. 头状花序极多数排成圆形复伞房花序，舌状花 3-4，舌片小，长 2.5 mm；叶上面有光泽，两面无毛 ·· 4. 三舌合耳菊 S. triligulata
  2. 头状花序排成宽塔状复圆锥聚伞花序，总苞片和小花 2-3，冠毛红褐色或污白色 ·· 5. 红缨合耳菊 S. erythropappa

本属植物红缨合耳菊醇提物的乙酸乙酯和正丁醇萃取部位体外均可抑制酪氨酸酶的活性。

1. 滇东合耳菊（中国植物志） 滇东千里光（云南种子植物名录），血当归（中国中药资源志要）

Synotis duclouxii (Dunn) C. Jeffrey et Y. L. Chen in Kew Bull. 39(2): 293. 1984.——*Senecio duclouxii* Dunn
（英 **Ducloux's Synotis**）

直立多年生草本。茎单生，长 20-40 cm，无毛或仅下部被蛛丝状绒毛，除上端外无叶；花茎数个，葶状，高 7-9 cm，被疏蛛丝状柔毛。叶密集于花序基部，莲座状，倒卵状披针形或椭圆形，长 8-22 cm，宽 3-9 cm，顶端渐尖或急尖，基部楔形，边缘特别在上半部具疏生浅至深波状粗齿，上面无毛，下面初时被极疏蛛丝状毛，羽状脉，侧脉 9-10 条；叶柄长 0.5-2 cm，被疏柔毛或无毛。头状花序辐射状，径约 1 cm，多数排成多分枝的伞房状花束；花序梗具基生苞片，总苞狭钟状，长 5 mm，具 3-4 个外层苞片；总苞片 8，长圆形，被短柔毛，草质，边缘宽干膜质，外面被蛛丝状绒毛。舌状花 6-10 个，舌片黄色，长圆状披针形，长 6-7 mm，具 3 细齿；管状花约 8 个，檐部漏斗状。瘦果圆柱形，无毛；冠毛白色。花期 8-11 月。

分布与生境　产于云南。生于海拔 750-2500 m 的混交林中。

药用部位　全草。

菊科 COMPOSITAE

功效应用 活血祛瘀，破血通经，止咳化痰。用于跌打损伤，痨伤咳嗽。

注评 本种为"金毛草"的基源植物，药用其干燥全草。彝族用根治毒蛇、蜈蚣咬伤，乳汁不足。

2. 密花合耳菊（中国植物志） 密花千里光（中国高等植物图鉴），白叶火草（思茅）

Synotis cappa (Buch.-Ham. ex D. Don) C. Jeffrey et Y. L Chen in Kew Bull. 39(2): 319.1984.——*Senecio cappa* Buch.-Ham.ex D. Don., *Senecio densiflorus* Wall. ex DC.（英 **Dense flower Synotis**）

多年生灌木状草本或亚灌木。茎直立，高达150 cm，被密绵毛或蛛丝状绒毛，不分枝或上部具花序枝。叶宽至狭倒卵状倒披针形或长圆状椭圆形，长10-28 cm；宽4-8 cm，顶端渐尖，基部楔状狭，边缘具细至粗锯齿，纸质，上面被密至疏短柔毛和有时具薄白色蛛丝状毛至近无毛，下面被密至疏黄褐色柔毛和白色绒毛，羽状脉，侧脉6-14对，叶柄粗，密生绒毛，基部常具耳；上部及分枝上叶较小，披针形或线状披针形，头状花序辐射状，多数，在茎枝端及叶腋排成密复伞房花序或圆锥状聚伞花序；花序梗被密绒毛，具数个线形或线状钻形苞片。总苞狭钟状，长5-7 mm；苞片约8，线状披针形；总苞片8-13，线状披针形，宽约1 mm，具狭干膜质边缘，外面被密绒毛。舌状花8，舌片黄色，长圆形，长约3.5 mm，顶端具细齿，管状花檐部漏斗状。瘦果圆柱形，无毛；冠毛白色。花期9月至翌年1月。

分布与生境 产于西藏、云南西北部及中部至南部、四川西南部及广西。生于海拔1500-2300 m的林缘、灌丛、溪边及草地。也分布于尼泊尔、印度、不丹、缅甸、泰国。

药用部位 全草。

功效应用 清热解毒，清肝明目，祛风除湿，止咳。用于痈肿疮疡，目赤肿痛，咳嗽，带下病，风湿痹痛，产后出血，急慢性吐泻。

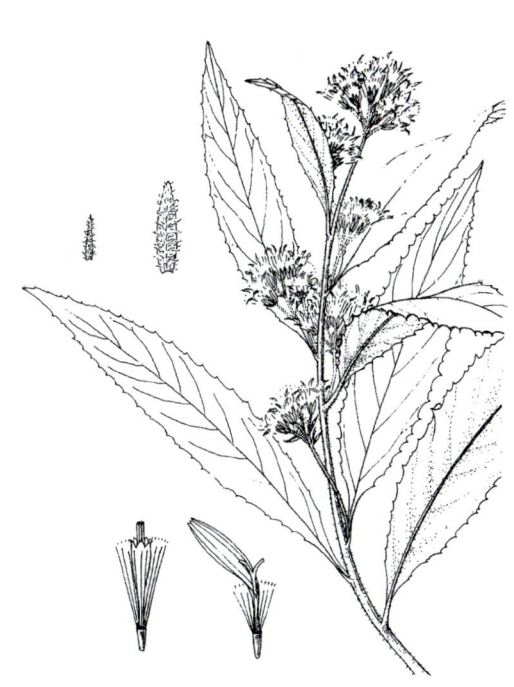

密花合耳菊 Synotis cappa (Buch.-Ham. ex D. Don) C. Jeffrey et Y. L Chen
张泰利 绘

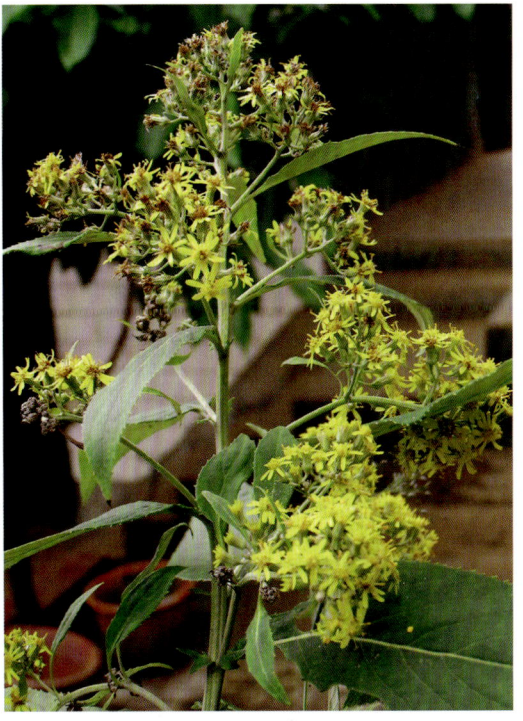

密花合耳菊 Synotis cappa (Buch.-Ham. ex D. Don) C. Jeffrey et Y. L Chen
摄影：高贤明

3. 锯叶合耳菊（中国植物志） 锯叶千里光（中国高等植物图鉴），大白叶火草（思茅中草药选），白背艾（广西药用植物名录），火门艾（广西富川），嘎千里光（中国高等植物图鉴）

Synotis nagensium (C. B. Clarke) C. Jeffrey et Y. L. Chen in Kew Bull. 39(2): 321. 1984.——*Senecio nagensium* C. B. Clarke（英 **Serrated Synotis**）

多年生灌木状草本或亚灌木。茎直立，高达150 cm，不分枝或上部具花序枝，被密白色绒毛或黄褐色绒毛。叶倒卵状椭圆形、倒披针状椭圆形或椭圆形，长7-23 cm，宽2.5-8.5 cm，顶端短渐尖，基部楔形或楔状狭成短柄，边缘具细至粗具小尖锯齿或重锯齿，上面被疏蛛丝状绒毛及贴生短柔毛，下面被密白色绒毛或黄褐色绒毛及沿脉被褐色短硬毛，羽状脉，侧脉10-13；叶柄长5-25 mm，被密绒毛，常杂有红褐色短硬毛；上部及分枝上叶较小，狭椭圆形或披针形，具短柄。头状花序盘状或不明显辐射状，多数，排成顶生及上部腋生狭圆锥状圆锥聚伞花序；花序梗被密绒毛，有时杂有锈褐色短硬毛，具线形苞片。总苞倒锥状钟形，长7-8 mm；苞片约8，明显长于总苞片；总苞片13-15，线形，顶端尖，边缘狭干膜质，外面被极密绒毛；边缘小花12-13，花冠黄色，丝状或具细舌，具3细齿，或有时具有3细齿的舌片；管状花12-20，檐部漏斗状。瘦果圆柱形，被疏柔毛；冠毛白色。花期8月至翌年3月。

分布与生境 产于西藏、四川、云南、贵州、湖北、湖南、甘肃、广东。生于海拔100-2000 m的森林、灌丛及草地。也分布于印度东北部（阿萨姆）及缅甸北部泰国。

药用部位 根或全草。

功效应用 祛风湿，清热，定喘，止泻，驱虫。用于风湿痹痛、蛔虫、姜片虫病，感冒发热，咳嗽气喘，肾炎水肿，膀胱炎，腹痛腹泻，小便不利，疮毒。

注评 本种为"白叶火草"的基源植物，药用其干燥根或全草。佤族也药用，主要用途同功效应用项；壮族用本种全草治疗毒蛇咬伤。

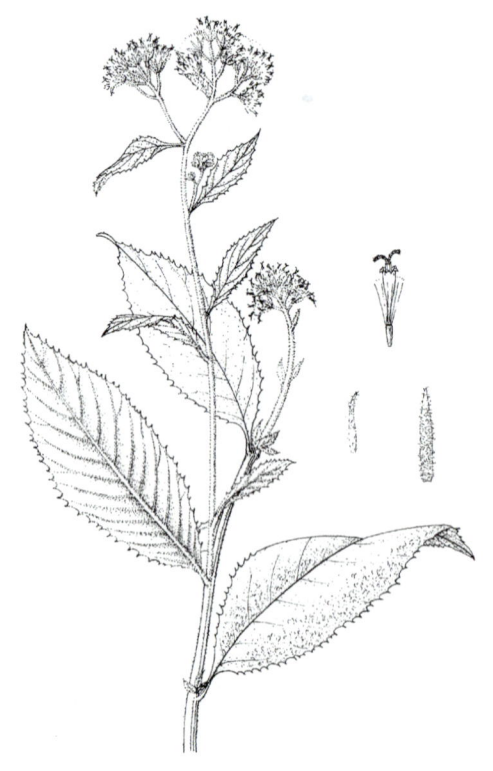

锯叶合耳菊 Synotis nagensium (C. B. Clarke) C. Jeffrey et Y. L. Chen
张泰利 绘

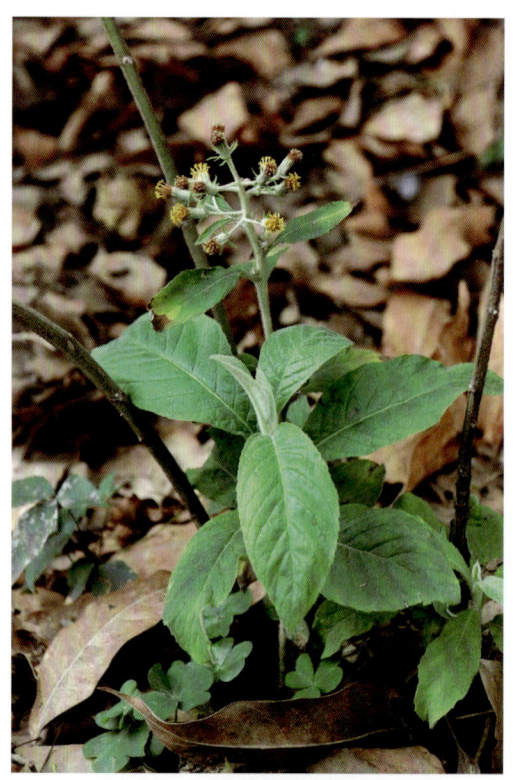

锯叶合耳菊 Synotis nagensium (C. B. Clarke) C. Jeffrey et Y. L. Chen
摄影：张植玮

4. 三舌合耳菊（中国植物志） 三舌千里光（云南种子植物名录），三舌尾药菊（中国植物志），山东风（广西北流）

Synotis triligulata (Buch.-Ham. ex D. Don) C. Jeffrey et Y. L. Chen in Kew Bull. 39(2): 329. 1984.——*Senecio triligulatus* Buch.-Ham ex D. Don.（英 **Threetonques Synotis**）

灌木状草本或亚灌木，直立或有时蔓生，高达 150 cm。茎分枝，被疏柔毛或后脱毛。叶椭圆状披针形至宽长圆状椭圆形，长 10–15 cm，宽 4–6.5 cm，顶端长渐尖或尾状渐尖；基部圆形或宽楔形，有时不等侧，边缘具细至粗不规则尖锯齿，上面有光泽，两面无毛，羽状脉，侧脉 5–7 对；叶柄长 1–2 cm，无毛，无耳；花序枝上的叶较小，与下部叶同形。头状花序具细舌状花，极多数，在茎、枝端及上部叶腋排列成圆形复伞房花序；花序梗细，被疏短柔毛；苞片线状钻形。总苞圆柱形，长 3–4 mm；苞片 1–3，钻状；总苞片线状长圆形，具宽干膜质边缘，背面无毛。舌状花 3 (–4)，舌片小，长达 2.5 mm，通常短于花柱；管状花 3–4，檐部伸出总苞。瘦果圆柱形，无毛；冠毛白色。花期 10 月至翌年 5 月。

分布与生境 产于西藏（聂拉木，Mishmi）、云南（腾冲、瑞丽怒江分水岭、兰坪、漾濞、大理、普洱）。生于海拔 1200–2100 m 的森林和灌丛中。也分布于印度东北部、尼泊尔、不丹、缅甸及泰国。

药用部位 全草。

功效应用 清热解毒，退翳。用于目赤肿痛，翳障，痈肿疖毒。

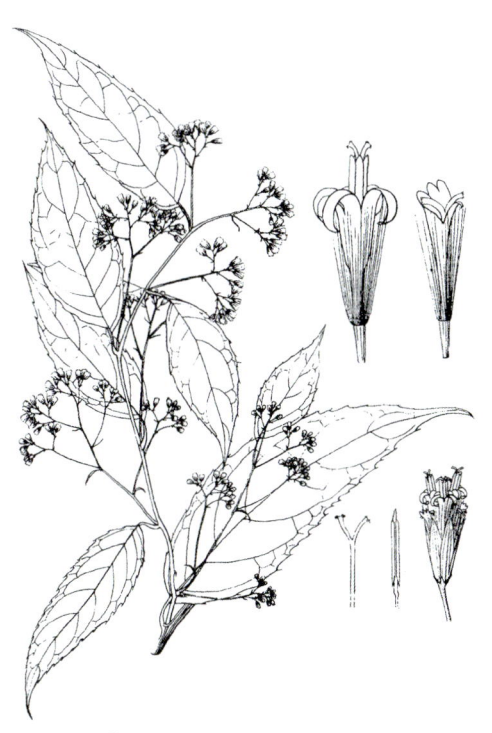

三舌合耳菊 *Synotis triligulata* (Buch.-Ham. ex D. Don) C. Jeffrey et Y. L. Chen
刘春荣 绘

5. 红缨合耳菊（中国植物志） 红毛千里光、双花千里光（中国高等植物图鉴），红缨尾药菊（中国植物志），榆古兴噶尔布（藏语）

Synotis erythropappa (Bureau et Franch.) C. Jeffrey et Y. L. Chen in Kew Bull. 39(2): 324. 1984.——*Senecio erythropappus* Bureau et Franch., *Senecio dianthus* Franch.（英 **Redpappus Synotis**）

多年生草本。茎单生或数个，高达 100 cm，上部有花序枝，被黄褐色柔毛、蛛丝状柔毛或近无毛。叶卵形、卵状披针形或长圆状披针形，长 10–20 cm，宽 2.5–7 cm，顶端渐尖或尾状渐尖，基部心形、近截形、圆形或楔形，边缘具规则密至粗的不等长浅至深锯齿或齿，上面被疏柔毛至无毛，下面特别沿脉被柔毛至近无毛，羽状脉，侧脉 3–5 对，叶柄长 2–6 cm，被疏柔毛或近无毛；上部叶较小，狭披针形，具短柄。头状花序无舌状花，极多数在茎枝端和上部叶腋排列成多数宽塔状复圆锥状聚伞花序，花序梗极短，通常具 1 线形苞片。总苞狭圆柱形，长 4–5 mm，具外层苞片；苞片 3–4，极小；总苞片 2–3 (–4)，线状长圆形，顶端钝，被短柔毛，边缘宽干膜质。管状花 2–3 (–4)，檐部漏斗状。瘦果圆柱形，被疏柔毛；冠毛污白色至淡红褐色。花期 7–10 月。

分布与生境 产于西藏东南部、湖北西部、四川、云南。生于海拔 1500–3900 m 的林缘或灌丛边、草坡。

药用部位 全草。

功效应用 祛风除湿，清热解毒，止痒。用于急性结膜炎，疮疖，皮炎，跌打损伤。

药理作用 抑制黑色素生成作用：红缨合耳菊醇提物的乙酸乙酯和正丁醇萃取部位体外均可抑制酪氨酸酶的活性[1]。

注评 本种为藏药标准（1979）收载"双花千里光"的基源植物，药用其干燥全草；药材也称"一扫光"。藏族、景颇族、阿昌族、德昂族、基诺族也药用，主要用途同功效应用项。

药理作用及毒性参考文献

[1] 徐学涛，等. 中药材，2008，31(10): 1544-1547.

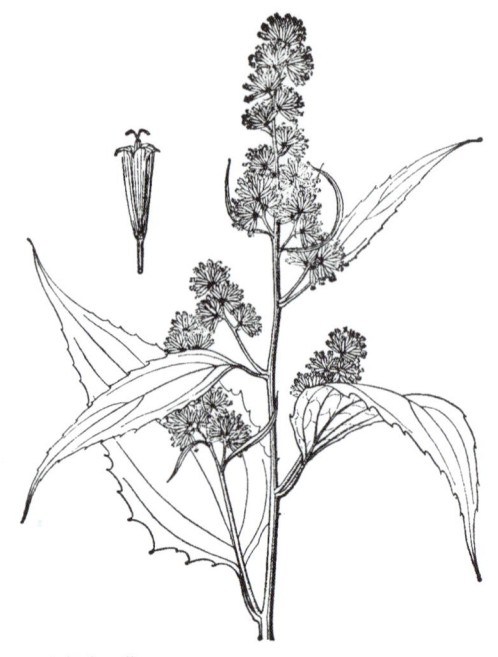

红缨合耳菊 Synotis erythropappa (Bureau et Franch.)
C. Jeffrey et Y. L. Chen
引自《中国高等植物图鉴》

101. 藤菊属 Cissampelopsis (DC.) Miq.

　　藤状多年生草本或亚灌木，以叶柄攀援。叶互生，宽卵形、卵形或三角形，基部心形，有离基3–7掌状脉，叶柄旋卷，基部明显增粗，无耳。头状花序多数，排成腋生或顶生聚伞花序复合成塔状或圆锥状聚伞花序，小花异形，辐射状或盘状。总苞圆柱状或狭钟状，基部具苞片，花序托平；总苞片8–13，草质，边缘干膜质，无舌状花，或舌状花5–6 (8)，舌片黄色，顶端具3细齿；管状花8–20，白色、粉红色或黄色，檐部5裂；花药基部具明显尾，颈部近圆柱形，基部几不或稍膨大，花柱分枝截形或凸起，具乳头状毛。瘦果圆柱形，具肋，无毛；冠毛白色、污白色或变红色。

　　约10种，分布于热带非洲和亚洲。我国有6种，2种药用。

分种检索表

1. 头状花序具8–10小花，叶、茎和花序梗总苞片被灰白色蛛丝状绒毛 ·················· **1. 藤菊 C. volubilis**
1. 头状花序具15–17小花，叶下面被宿存淡黄白色绒毛；花序梗及总苞片被密绒毛 ··· **2. 岩穴藤菊 C. spelaeicola**

1. 藤菊（中国植物志）　滇南千里光（中国高等植物图鉴），大叶千里光（全国中草药汇编）

Cissampelopsis volubilis (Blume) Miq., Fl. Ned. Ind. 2: 103. 1856.——*Cacalia volubilis* Blume, *Senecio hoi* Dunn.（英 Volubilis Cissampelopsis）

　　大藤状草本或亚灌木，长3 m。茎被疏白色蛛丝状绒毛或稀被疏褐色刚毛或多少脱毛。叶卵形或宽卵形，长达15 cm，宽达12 cm，顶端尖或渐尖，基部心形或稀戟形，边缘具疏波状齿。纸质或近革质，上面被疏蛛丝状毛，下面被灰白色疏绵毛，基生5–7掌状脉；叶柄长3–6 cm，粗。头状花序多数，排成顶生或腋生复伞房花序，叉状分枝。花序梗细，被蛛丝状绒毛，基部有3–5线形小苞片。总苞圆柱形，长7–8 mm，总苞片约8，线状长圆形，边缘干膜质，被疏蛛丝状毛或短柔毛。小花8–10，檐部漏斗状。瘦果圆柱状，无毛；冠毛白色，长8–9 mm。花果期10月至翌年1月。

分布与生境 产于广东、广西、海南、贵州、云南。生于海拔780-2000 m，攀援于乔木或灌木上。也分布于印度东北部、缅甸、泰国、中南半岛及马来西亚。

药用部位 藤茎。

功效应用 舒筋通络，祛风除湿。用于风湿痹痛，肌腱挛缩，小儿麻痹后遗症。

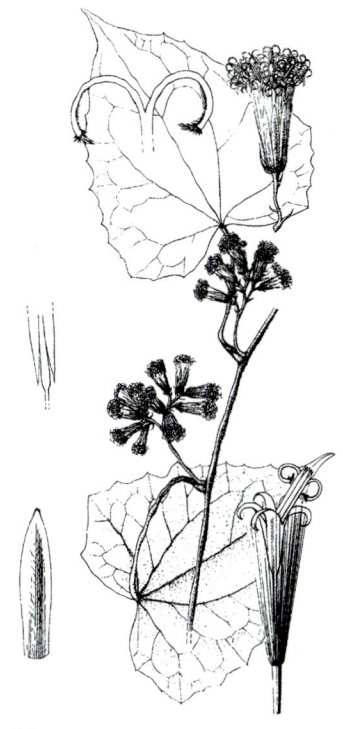

藤菊 Cissampelopsis volubilis (Blume) Miq.
刘春荣 绘

2. 岩穴藤菊（中国植物志） 岩穴千里光（中国高等植物图鉴），岩穴大叶千里光、庐山藤（广西环江）

Cissampelopsis spelaeicola (Vaniot) C. Jeffrey et Y. L. Chen in Kew Bull. 39(2): 346. 1984.——*Vernonia spelaeicola* Vaniot, *Senecio spelaeicola* (Vaniot) Gagnep.（英 **Saxicolous Cissampelopsis**）

大藤状草本或亚灌木，长 3-7 m，茎多分枝，初时被白色蛛丝状绒毛，后多少脱毛，叶卵形或宽卵形，长 4-11 cm，宽 4-8 cm，顶端尖或渐尖，基部心形，边缘具波状细齿，纸质，上面有时被疏蛛丝状毛，下面被黄白色蛛丝状绒毛，基生掌状 3-5 出脉；叶柄长 3-6 cm，被密绒毛，基部明显增粗，旋卷。头状花序 7-10，排成顶生或腋生复伞房花序，花序梗短，密被绒毛，基部有线形或卵形苞片，总苞圆柱形，长 3-5 mm，具 6-8 苞片，总苞片 8，线状长圆形，被短柔毛，边缘宽干膜质，外面被密绒毛。小花 15-17，管状，白色。瘦果圆柱形，无毛，冠毛白色或污白色。花果期 11-12 月。

分布与生境 产于广西、贵州、云南、四川。生于海拔 660-2000 m，常攀援于乔木或灌木上。

药用部位 茎、叶。

功效应用 息风止痉，散瘀通络。用于小儿惊风，风湿痹痛，跌打损伤。

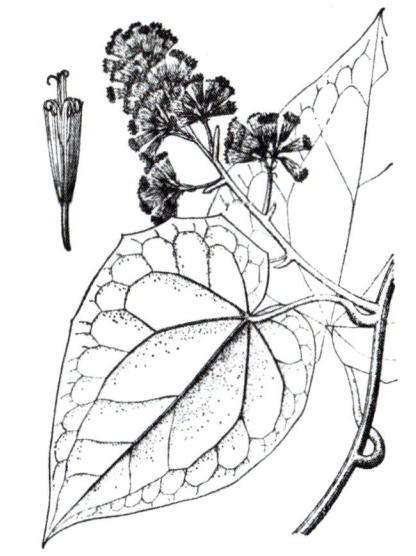

岩穴藤菊 Cissampelopsis spelaeicola (Vaniot) C. Jeffrey et Y. L. Chen
引自《中国高等植物图鉴》

102. 千里光属 Senecio L.

多年生或一年生草本。茎通常具叶，稀近葶状。叶不分裂，基生叶通常具柄，无耳，三角形，提琴形，或羽状分裂；茎生叶通常无柄，大头羽状或羽状分裂，稀不分裂，边缘多少具齿，基部常具耳，羽状脉。头状花序少数至多数，排列成顶生简单或复伞房花序或圆锥聚伞花序，稀单生于叶腋，具异形小花，具或无舌状花。总苞具外层苞片，半球形、钟状或圆柱形；花托平；总苞片 5–22，离生，稀中部或上部联合，草质或革质，边缘干膜质或膜质。无舌状花或舌状花 1–17 (–24)；舌片黄色，顶端 3 细齿。管状花 3 至多数；黄色；裂片 5。花药基部通常钝，具短耳；花药颈部柱状，向基部稍至明显膨大，两侧具增大基生细胞。花柱分枝截形或多少凸起，边缘具较钝的乳头状毛，中央有或无较长的乳头状毛。瘦果圆柱形，具肋，无毛或被柔毛。冠毛毛状，白色、禾秆色或变红色，有时无冠毛。

约 1200 种，除南极洲外遍布于全世界。我国共有 65 种，主要分布于西南山区，少数种也产于北部、西北部、东南部至南部。17 种 2 变种供药用。

分种检索表

1. 多年生植物。
    2. 边缘雌花舌片极小，不明显，短于花柱 ················· 3. **纤花千里光 S. graciliflorus**
    2. 边缘雌花舌片明显，至少长 4 mm，长于花柱。
        3. 至少管状花的瘦果被柔毛或被疏毛。
            4. 植株近葶状，茎生叶较基生叶小，呈苞片状。
                5. 基生叶具长柄，卵状椭圆形至倒披针形，不分裂或大头羽状分裂，侧裂片 1–4 对·· 7. **菊状千里光 S. laetus**
                5. 基生叶无柄或具短柄。
                    6. 基生叶有短柄；椭圆形或倒披针状椭圆形，基部楔状狭成具翅的柄；总苞长 3–4 mm，宽 2–3.5 mm，舌状花 8 ·· 6. **钝叶千里光 S. obtusatus**
                    6. 基生叶无柄或具短柄，倒卵形至倒卵状匙形，基部楔状狭成短柄，具不规则波状齿；总苞长 5–6 mm，宽 3–6 mm，舌状花 13 ·························· 8. **裸茎千里光 S. nudicaulis**
            4. 植株具茎叶，茎生叶明显发育。
                7. 茎攀援或半攀援。
                    8. 叶具柄，卵状披针形至长三角形，具浅或深齿，叶柄基部有小耳，植株攀援，花序分枝和花序梗被柔毛 ·· 14. **千里光 S. scandens**
                    8. 叶无柄，基部半抱茎；茎平卧；花序分枝和花序梗斜升。
                        9. 叶革质，卵状披针形至狭长圆状披针形，被疏短柔毛或无毛 ·· 13. **闽粤千里光 S. stauntonii**
                        9. 叶纸质，披针形至线形，基部楔形，无耳，边缘反卷，具疏软骨质细齿或近全缘，粗糙，下面被软毛 ·· 11. **糙叶千里光 S. asperifolius**
                7. 茎直立。
                    10. 叶 2 回羽状，羽状或大头羽状分裂。
                        11. 基生叶和下部叶大头羽状分裂，顶裂片大而宽；总苞长宽 3–4 mm；冠毛禾秆色或淡褐色 ·· 7. **菊叶千里光 S. laetus**
                        11. 基生叶和下部叶羽状全裂或深裂；顶裂片小而狭，总苞长 5–6 mm，宽 (3) 5–7 mm；冠毛白色。
                            12. 舌状花 10–13，舌片长圆状线形，长 8–9 mm，宽 2–3 mm；冠毛宿存 ·· 9. **额河千里光 S. argunensis**

菊科 COMPOSITAE

12. 舌状花 12-15，舌片长圆形，长 8-9 mm，冠毛在舌状花脱落 ··· 10. 新疆千里光 S. jacobaea

10. 叶全部或大部不分裂，近全缘或具齿。

13. 叶披针形至线形，不抱茎，边缘反卷，具不明显软骨质细齿，下面及边缘被短硬毛或糙毛 ··· 11. 糙叶千里光 S. asperifolius

13. 叶狭长圆形或长圆状披针形，基部稍扩大，半抱茎。边缘具疏生具软骨质的粗齿或锯齿，下面沿脉被柔毛或无毛 ··· 12. 岩生千里光 S. wightii

3. 瘦果全部无毛。

14. 茎矮小，高 2-20 cm；头状花序 2-10，排成伞房状，稀单生；茎叶长圆形或长圆状线形，具线齿至羽状浅裂，基部半抱茎 ··· 4. 天山千里光 S. thianschanicus

14. 茎较粗壮，高 30-60 cm；头状花序多数，或若植株较矮，则每个花序具数个头状花序；上部茎叶具有粗齿的耳。

15. 茎生叶不分裂，具齿。

16. 叶柄基部具小至极小的耳；总苞长 5-6 mm，宽 2-3 mm，总苞片 8-10，舌状花 8-10，舌片长 10 mm ··· 1. 麻叶千里光 S. cannabifolius

16. 叶基部楔状渐狭，无耳；总苞长 6-7 mm，宽 4-5 mm，总苞片 12-18；舌状花 8-10，舌片 11-13 mm ··· 2. 林荫千里光 S. nemorensis

15. 茎生叶或至少下部叶 2 回羽状、羽状或倒羽状分裂。

17. 下部及中部茎叶基部楔形，沿叶柄狭下延，长 11-30 cm，宽 9-15 cm，具 2-3 片长圆状披针形具锯齿的侧裂片，总苞宽 2-3 mm，舌状花 8-10 ··· 1. 麻叶千里光 S. cannabifolius

17. 中部茎叶倒羽状分裂，顶裂片大，侧裂片 1-2 对，最上的裂片最大；总苞宽 2 mm，舌状花 3-4 ··· 5. 峨眉千里光 S. faberi

1. 一年生草本。

18. 头状花序盘状，小花全部管状；总苞片 18-23，外层苞片顶端具黑色长尖头 ··· 15. 欧洲千里光 S. vulgaris

18. 头状花序辐射状，具数个不明显的舌状花，总苞片 13-15。

19. 总苞片中部或中上部合生；舌状花 3；冠毛束状联合，宿存；瘦果被疏短毛 ··· 16. 田野千里光 S. oryzetorum

19. 总苞片离生；舌状花约 12；冠毛离生，瘦果被密柔毛 ··· 17. 散生千里光 S. exul

千里光属植物主要含生物碱、倍半萜、黄酮、酚酸以及挥发油等类型化学成分。生物碱以吡咯里西啶类生物碱 (pyrrolizidine alkaloids) 为主，为该属植物的特征性成分。目前从千里光属中获得的吡咯里西啶类生物碱结构中主要由千里光裂碱 (necine) 和千里光裂酸 (necic acid) 两部分构成。千里光裂碱部分可以是饱和的，也可以是具有 1,2- 位不饱和双键，C-2、C-6、C-7 上可有 1-2 个羟基；千里光裂酸部分一般为 5-10 个碳原子，可以是一元酸或二元酸，并带有侧链或具有羟基等取代。两者可形成单酯、11-14 元大环双酯型等结构类型。根据千里光裂碱结构的不同，可以分为：倒千里光裂碱型 (retronecine-type) 及其 7- 立体异构体 (7-steoisomer)、辛环酮千里光裂碱型 (octonecine-type) 和阔叶千里光裂碱型 (platynecine-type)。如千里光碱 (senecionine，**1**)、全缘千里光碱 (integerrimine，**2**)、倒千里光碱 (retrorsine，**3**)、千里光菲灵碱 (seneciphylline，**4**)、阔叶千里光碱 (platyphylline，**5**) 以及克氏千里光碱 (senkirkine，**6**) 等。

千里光属植物是吡咯里西啶类生物碱最主要的来源，大多数的吡咯里西啶类生物碱对家畜等动物具有肝毒性，对人的肝、肾、肺等重要脏器可产生不可逆的损害，并有潜在的致癌危险，是目前已知的最主要的肝毒性植物性成分。三种不同结构类型中一般认为前两种具有双键的类型，为肝毒性成分，可能引起肝静脉闭塞性疾病，甚至癌症，而后一种则一般认为无毒性。

研究表明吡咯里西啶类生物碱本身并没有毒性，毒性来自其在体内（主要是肝）的代谢产物代谢吡咯中间体，这种中间体具有很强的亲电性，能迅速地同有关的酶、蛋白质、DNA 及 RNA 结合，引起各种毒性。虽然一些吡咯里西啶类生物碱有肝毒、致畸、致突变、致癌等毒性，而另一些则表现出抗肿瘤活性。它们在体内代谢成相应的吡咯衍生物后，是一种活性的烷基化试剂，可以干扰细胞的有丝分裂，因而被认为具有潜在的抗肿瘤活性。

千里光属中存在的倍半萜类主要有特征的呋喃荒漠木烷 (furanoeremophilane, 7) 型、荒漠木烷 (eremophilane, 8) 型、没药烷 (bisabolane, 9) 型、日本刺参烷 (oplopalane, 10) 型、兔儿伞烷 (cacalane, 11) 型、桉烷 (eudesmane, 12) 型等。

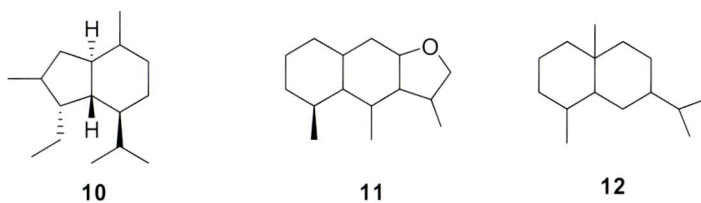

除上述成分外，千里光属植物还含有黄酮类成分，如异鼠李素、槲皮素、山柰酚等及相应的苷类化合物。此外，还在千里光属植物中分离得到了一些酚酸类和挥发油类化合物，酚酸类化合物为千里光抑菌活性的有效成分。

千里光属植物含有的阔叶千里光碱是一个非肝毒生物碱，有箭毒样和阿托品样作用，前苏联已应用于临床。全缘千里光碱作为外周抗胆碱能药物，证明其疗效良好而副作用较小，阔叶千里光碱没有抗胆碱作用，对肝毒性较大，但经生化实验发现具有抗肿瘤活性，对膀胱癌有一定疗效。有研究表明千里光碱及其氮氧化物具有避孕活性。

本属植物多具镇痛、抗炎作用，部分植物还具有抗氧化、抗细菌、抗病毒、镇咳祛痰和抗肿瘤等活性。

1. 麻叶千里光（中国植物志） 宽叶还魂草（东北植物检索表），还魂草（中草药）

Senecio cannabifolius Less. in Linnaea 6: 242. 1831.——*Senecio cannabifolius* Less. f. *pubinervis* Kitag. （英 **Hempleaf Groundsel**）

1a. 麻叶千里光（模式变种）

Senecio cannabifolius Less. var. **cannabifolius**

多年生根状茎草本。茎直立，单生，高 1–2 m，中空，不分枝，无毛。基生叶和下部茎叶在花期凋萎；中部茎叶具柄，长 11–30 cm，宽 4–15 cm，长圆状披针形，不分裂或羽状分裂成 4–7 个裂片，顶端尖或渐尖，基部楔形，边缘具内弯的尖锯齿，纸质，上面无毛，下面具卷曲短柔毛，顶裂片大，长圆状披针形，顶端渐尖；上部叶沿茎上渐小，3 裂或不分裂；叶柄短，基部具 2 耳。头状花序辐射状，多数排列成顶生宽复伞房状花序；花序梗细，具 2–3 线形苞片。总苞圆柱状，长 5–6 mm，宽 2–3 mm，具外层苞片；苞片 3–4，线形；总苞片 8–10，长圆状披针形，长 5 mm，宽 1.5 mm，尖，上端被短柔毛，边缘宽干膜质，外面被疏短柔毛或近无毛。舌状花 8–10，舌片黄色，长约 10 mm，宽 2–2.5 mm，具 3 细齿，管状花约 21，花冠黄色，长 8 mm；裂片卵状披针形。花药基部短略钝戟形；附片卵状披针形；颈部较长而狭，基部膨大；花柱分枝，顶端截形，具乳头状毛。瘦果圆柱形，长 3.5–4 mm，无毛；冠毛长 6 mm，禾秆色。

分布与生境 产于黑龙江、吉林、河北、内蒙古。生于草地、林下或林缘。也分布于朝鲜、日本和俄罗斯西伯利亚和远东地区。

药用部位 全草。

功效应用 清热解毒，散瘀消肿，止血，镇痛。用于心脏病，咳嗽痰喘，跌打损伤，瘀血肿痛，分娩疼痛。外用于出血。

化学成分 全草含生物碱类：麻叶千里光碱▲(seneciannabine)[1]，麻叶千里光碱B (cannabiloid B)[2]；单萜类：麻叶千里光苷(cannabiside) D、E[3]，(6S,9S)-6-羟基-3-酮-α-香堇醇-9-O-β-D-葡糖苷[(6S,9S)-6-hydroxy-3-oxo-α-ionol-9-O-β-D-glucopyranoside]，(6S,9R)-6-羟基-3-酮-α-香堇醇-9-O-β-D-葡糖苷[(6S,9R)-6-hydroxy-3-oxo-α-ionol-9-O-β-D-glucopyranoside][4]；其他类：麻叶千里光苷(cannabiside) B、C[1]，麻叶千里光内酯A (cannabilactone A)[1,5]，对羟基苯乙酸(p-hydroxybenzeneacetic acid)，对二苯酚(1,4-benzenediol)，对羟基

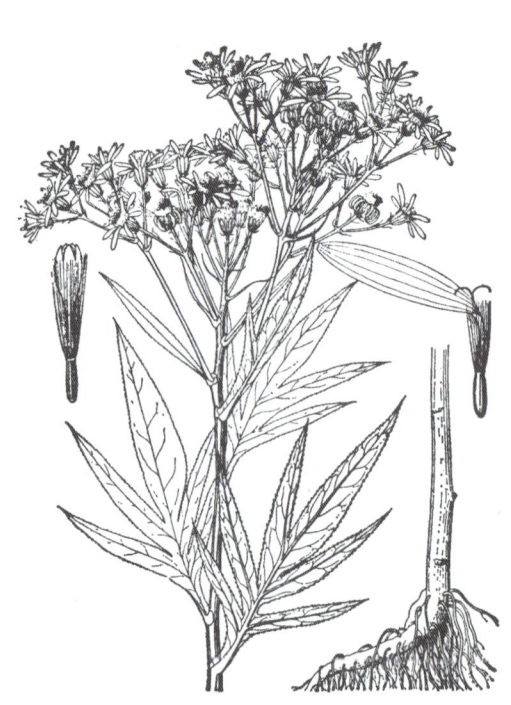

麻叶千里光 Senecio cannabifolius Less. var. cannabifolius
引自《中国高等植物图鉴》

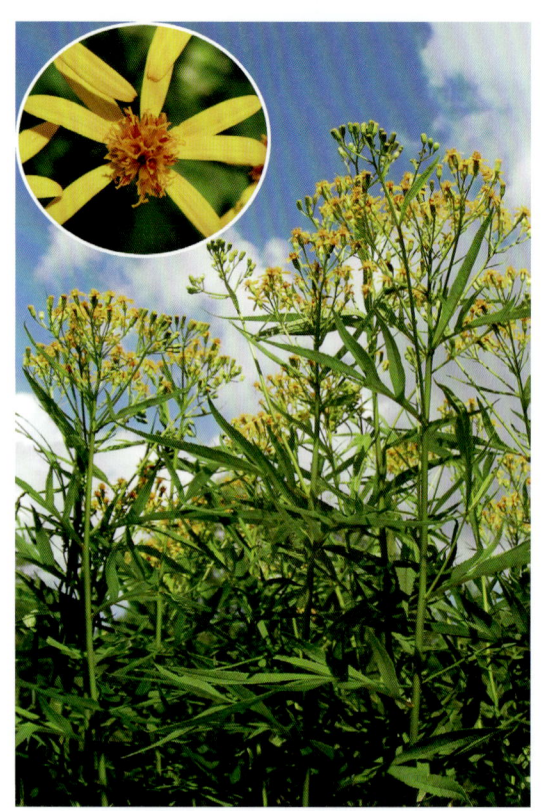

麻叶千里光 Senecio cannabifolius Less. var. cannabifolius
摄影：周繇

苯乙酸甲酯(methyl p-hydroxybenzeneacetate)，2,5-二羟基苯甲酸(2,5-dihydroxy benzoic acid)，2,5-二羟基苯乙酸(2,5-dihydroxybenzeneacetic acid)，2,5-二羟基苯乙酸甲酯(methyl 2,5-dihydroxybenzeneacetate)，3,4-二羟基-苯甲酸(3,4-dihydroxy benzoic acid)，3-羟基-4-甲氧基苯甲酸(3-hydroxy-4-methoxybenzoic acid)，对羟基苯甲酸(p-hydroxybenzoic acid)，6-羟基-7,7a-二氢-2-(6H)-苯并呋喃酮[6-hydroxy-7,7a-dihydro-2-(6H)-benzofuranone]，邻羟基苯甲酸(o-hydroxybenzoic acid)[6]，5-羟基吡啶-2-甲酸甲酯(methyl 5-hydroxy-2-pyridinecarboxylate)，2-(1,4-二羟基环己烷基)-乙酸[2-(1,4-dihydroxycyclohexany1)-acetic acid]，3-羟基环己酸(3-hydroxy-cyclohexanecarboxylic acid)，4-羟基苯甲醛(4-hydroxybenzaldehyde)[7]，苄基-6-O-α-L-吡喃阿拉伯糖基-(1→6)-β-D-吡喃葡糖苷(benzyl-6-O-α-L-arabinopyranosyl-(1→6)-β-D-glucopyranoside)[4]。

药理作用 抗炎作用：麻叶千里光水提醇沉液灌胃，对二甲苯致小鼠耳肿胀、角叉菜胶致大鼠足肿胀及大鼠棉球肉芽肿均有抑制作用[1]。

调节免疫作用：麻叶千里光水煎液灌胃，可使小鼠脾萎缩、脾 B 淋巴细胞转化率下降及小鼠碳廓清指数降低[2]。

镇咳祛痰作用：麻叶千里光水提醇沉液灌胃，可以延长由乙酰胆碱和组胺混合液喷雾引起豚鼠喘息的潜伏期，增加小鼠呼吸道酚红的排泌量[1]。

抗菌作用：麻叶千里光水提醇沉物的氯仿、乙酸乙酯、正丁醇萃取部分体外对金黄色葡萄球菌、绿脓杆菌、变形杆菌、乙型溶血性链球菌、肺炎双球菌、白色念珠菌有抗菌作用[1]。

抗病毒作用：麻叶千里光挥发油体外对呼吸道合胞病毒(RSV)和单纯疱疹病毒Ⅰ型(HSV-Ⅰ)有抑制作用，能抑制副流感病毒、柯萨奇病毒 B_3、腺病毒Ⅲ型和流感病毒致细胞病变作用[3]。

毒性及不良反应 麻叶千里光水提醇沉液对小鼠灌胃给药的 LD_{50} 为 283.14 g 生药 /kg，95% 可信限为 239.9–334.29 g/kg[1]。

注评 本种为"宽叶返魂草"的基源植物，药用其带根全草。

化学成分参考文献

[1] Asada Y, et al. *Tetrahedron Lett*, 1982, 23: 189-192.

[2] Wu B, et al. *Pharm Biol*, 2006, 44(6): 440-444.

[3] 吴斌，等. 中国药物化学杂志，2005, 15(3): 178-179.

[4] 吴斌，等. 天然产物研究与开发，2005, 17(4): 440-443.

[5] Wu B, et al. *J Asian Nat Prod Res*, 2002, 4(4): 315-317.

[6] 吴斌，等. 沈阳药科大学学报，2004, 21(5): 341-345.

[7] 吴斌，等. 中草药，2005, 36(10): 1447-1451.

药理作用及毒性参考文献

[1] 吴斌. 麻叶千里光抗菌活性成分的研究[学位论文]. 沈阳：沈阳药科大学中药学院，2004.

[2] 陈芬，等. 浙江中西医结合杂志，2002, 12(6): 354-355.

[3] 何忠梅，等. 分析化学，2007, 35(10): 1153-1156.

1b. 全叶千里光（变种）（中国植物志） 单叶还魂草（东北植物检索表）

Senecio cannabifolius Less. var. **integrifolius** (Koidz.) Kitam. in Acta Phytotax. Geobot. 6: 275. 1937.——*Senecio palmatus* (Pall.) Ledeb. var. *integrifolius* Koidz.（英 **Entireleaf Groundsel**）

本变种与模式变种的主要区别在于叶不分裂，长圆状披针形。

分布与生境 产于吉林。生于草甸、湿草甸、林下。也分布于俄罗斯远东地区和日本。

药用部位 全草。

功效应用 清热解毒，散瘀，消肿止痛。用于跌打损伤，瘀血肿痛，分娩前镇痛药。外用于出血。

化学成分 地上部分含生物碱类：千里光因(senecine)[1]；黄酮类：槲皮素(quercetin)，金丝桃苷(hyperoside)[2]；二萜类：柳杉酚(sugiol)[2]；三萜类：齐墩果烷(oleanane)[2]；木脂素类：鹅掌楸苷(liriodendrin)[2]；其他类：麻叶千里光内酯A (cannabilactone A; cannabifolactone A)[3]，浙贝树脂酚▲(zhebeiresinol)，1,4-苯二酚(1,4-benzenediol)，2,5-二羟基苯乙酸乙酯(ethyl 2,5-dihydroxybenzeneacetate)，对羟基苯乙酰胺(*p*-hydroxyphenylacetylamide)[2]，对羟基苯乙酸(*p*-hydroxybenzeneacetic acid)，2,5-二羟基苯乙酸(2,5-dihydroxybenzeneacetic acid)，3,4-二羟基苯乙酸(3,4-dihydroxybenzeneacetic acid)，香草酸(vanillic acid)，咖啡酸(caffeic acid)，4-(吡咯烷-2-酮基)-苯基乙酸[4-(pyrrolidin-2-one)-phenylacetic acid]，2-糠酸(2-furoic acid)[1]，琥珀酸(succinic acid)，原儿茶酸(protocatechuic acid)，1,2,4,5-四氢蓝花楹酮(1,2,4,5-tetrahydrojacaranone)[1]。

全草含生物碱类：*N*-甲基-7,9-二-*O*-当归酰基-1-羟基阔叶千里光次碱盐酸盐(*N*-methyl-7,9-di-*O*-angeloyl-1-hydroxyl platynecinium chloride)，7-*O*-当归酰砂引草定▲(7-*O*-angeloylturneforcidine)，1,2-二氢克氏千里光碱(1,2-dihydrosenkirkine)，7-*O*-当归酰天芥菜定(7-*O*-angeloylheliotridine)，7-*O*-当归酰天芥菜定-*N*-氧化物(7-*O*-angeloylheliotridine-*N*-oxide)[4]。

化学成分参考文献

[1] 马鸿雁，等. 药学学报，2008, 43(6): 626-629.

[2] 马鸿雁，等. 中国天然药物，2009, 7(1): 28-30.

[3] Ma HY, et al. *Acta Cryst*, 2007, 63: 4354.

[4] Roeder E, et al. *Phytochemistry*, 1991, 30(5): 1734-1737.

2. 林荫千里光（中国政物志） 黄菀（内蒙古），森林千里光（中药大辞典）

Senecio nemorensis L., Sp. Pl. 870. 1753.（英 **Shady Groundsel**）

多年生草本。茎单生或有时数个，直立，高达 1 m，被疏柔毛或近无毛。基生叶和下部茎叶在花期凋落；中部茎叶近无柄，披针形或长圆状披针形，长 10-18 cm，宽 2.5-4 cm，顶端渐尖或长渐尖，基部楔状渐狭或多少半抱茎，边缘具密锯齿，两面被疏短柔毛或近无毛，羽状脉，侧脉 7-9 对，上部叶渐小，线状披针形至线形，无柄。头状花序多数，在茎端或枝端或上部叶腋排成复伞房花序；花序梗细，具3-4小苞片。总苞近圆柱形，长6-7 mm。总苞片12-18，长圆形，被褐色短柔毛，草质，边缘宽干膜质，外面被短柔毛。舌状花8-10；舌片黄色，线状长圆形，长11-13 mm，具3细齿；管状花15-16，黄色，裂片卵状三角形。瘦果圆柱形，无毛；冠毛白色。花期6-12月。

分布与生境　产于吉林、内蒙古、河北、山西、山东、陕西、甘肃、新疆、湖北、四川、贵州、浙江、安徽、河南、福建、台湾等省区。生于海拔770-3000 m的林中开旷处、草地或溪边。也分布于日本、朝鲜、俄罗斯西伯利亚和远东地区、蒙古及欧洲。

药用部位　全草。

功效应用　清热解毒。用于热痢，痈疖疔毒。现代亦用于肠炎，肝炎，结膜炎，中耳炎。

化学成分　根含倍半萜类：8α-羟基-6β-异丁酰氧基-1-氧代荒漠木-7(11),9-二烯-12,8β-内酯[8α-hydroxy-6β-isobutanoyloxy-1-oxoeremophila-7(11),9-dieno-12,8β-lactone]，$6\beta,8\beta$-二甲氧基-1-氧代荒漠木-7(11),9-二烯-12,8α-内酯[$6\beta,8\beta$-dimethoxy-1-oxoeremophila-7(11),9-dieno-12,8α-lactone]，10α-羟基-6β-异丁酰氧基-1-氧代荒漠木-7(11),8-二烯-12,8-内酯[10α-hydroxy-6β-isobutanoyloxy-1-oxoeremophila-7(11),8-dieno-12,8-lactone][1]，11-羟基-1β-甲氧基-8-氧代荒漠木-6,9-二烯-12-羧酸甲酯(11-hydroxy-1β-methoxy-8-oxoeremophila-6,9-dien-12-oic acid methyl ester)[2]，10α-羟基-6β-丙烯酰氧基-1-氧代荒漠木-7(11),8-二烯-12,8-内酯[10α-hydroxy-6β-propionyloxy-1-oxoeremophila-7(11),8-dieno-12,8-lactone][3]，6β-异丁酰氧基-8α-羟基-1-氧代荒漠木-7(11),9-二烯-12,8β-内酯[6β-isobutyryloxy-8α-hydroxy-1-oxoeremophil-7(11),9-dien-12,8β-olide]，6β-异丁酰氧基-9-氧代荒漠木-1(10)-烯(6β-isobutyryloxy-9-oxofuranoeremophil-1(10)-ene)，1-氧代-9-去氧蟹甲草酚(1-oxo-9-desoxycacalol)，蟹甲草酚(cacalol)[4]。

地上部分含生物碱类：6α-当归酰阔叶千里光裂碱(6α-angeloylplatynecine)，7-当归酰阔叶千里光裂碱(7-angeloylplatynecine)，9-当归酰阔叶千里光裂碱(9-angeloylplatynecine)，瓶草千里光碱(sarracine)，新瓶草千里光碱(neosarracine)[5]。

全草含生物碱类：7-千里光酰-9-瓶草酰倒千里光裂碱(7-senecioyl-9-sarracinoyl-retronecine)，逆异千里

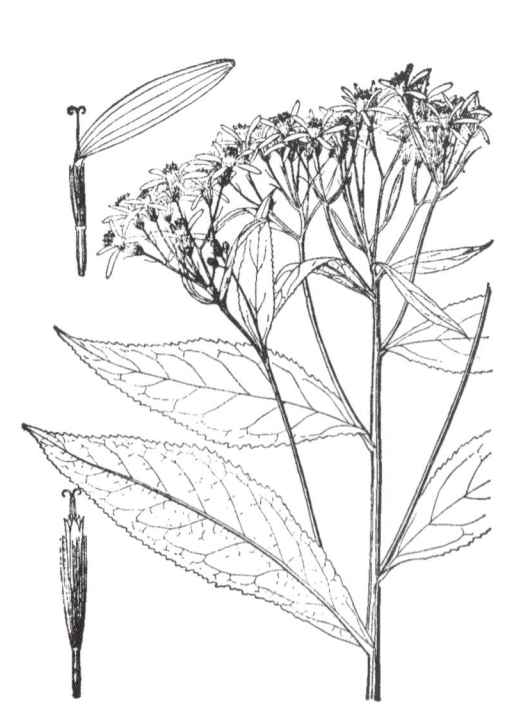

林荫千里光 Senecio nemorensis L.
引自《中国高等植物图鉴》

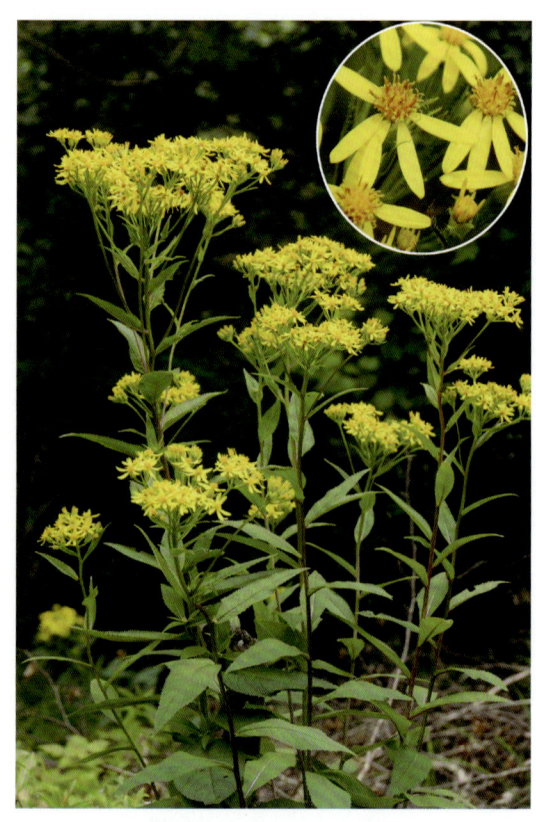

林荫千里光 Senecio nemorensis L.
摄影：周繇

光碱▲(retroisosenine)，多里亚千里碱▲(doria senine)，侧茎橐吾碱▲(bulgarsenine)[6]；倍半萜类：$1α,10β$-二羟基-$6β$-当归酰基-9-氧代呋喃荒漠木($1α,10β$-dihydroxy-$6β$-angeloyloxy-9-oxo-furanoeremophylane)，$6β$-异丁酰氧基-9-氧代呋喃荒漠木-1,10-二烯($6β$-isobutyryloxy-9-oxo-furanoeremophila-1,10-diene)，$1β,10β$-环氧-$6β$-当归酰基-9-氧代呋喃荒漠木($1β,10β$-epoxy-$6β$-angeloyloxy-9-oxo-furanoeremophilane)[7]，$1β,10β(8,12)$-二环氧-$7β,11β$-二羟基-$8β,12α$-二甲氧基荒漠木烷[$1β,10β(8,12)$-diepoxy-$7β,11β$-dihydroxy-$8β,12α$-dimethoxyeremophilane]，$1β,10β$-环氧-$7β$-羟基-$8α$-甲氧基荒漠木-$11αH$-12,8-内酯($1β,10β$-epoxy-$7β$-hydroxy-$8α$-methoxy-eremophil-$11αH$-$12,8β$-olide)，$10α$-羟基-1-氧代荒漠木-7(11),8-二烯-$12,8β$-内酯[$10α$-hydroxy-1-oxoeremophil-7(11),8-dien-$12,8β$-olide]，$8α$-羟基-1-氧代荒漠木-7(11)-烯-$10αH$-$12,8β$-内酯[$8α$-hydroxy-1-oxoeremophil-7(11)-en-$10αH$-$12,8β$-olide]，1-氧代荒漠木-7(11)-烯-$10αH$-$12,8β$-内酯[1-oxoeremophil-7(11)-en-$10αH$-$12,8β$-olide]，$1β$-羟基-荒漠木-7(11),9-二烯-$10αH$-$12,8β$-内酯[$1β$-hydroxy-eremophil-7(11),9-dien-$10αH$-$12,8β$-olide]，$1β,10β$-环氧-$8α$-甲氧基-荒漠木-7(11)-烯-$10αH$-$12,8β$-内酯[$1β,10β$-epoxy-$8α$-methoxy-eremophil-7(11)-en-$10αH$-$12,8β$-olide][4]。

注评 本种为"黄菀"的基源植物，药用其干燥全草。

化学成分参考文献

[1] Meng FJ, et al. *Helv Chim Acta*, 2007, 90: 2196-2200.

[2] Meng FJ, et al. *J Chem Res*, 2008, 7: 376-377.

[3] Meng FJ, et al. *Nat Prod Res*, 2009, 23(3): 208-211.

[4] Fei DQ, et al. *Planta Med*, 2007, 73(12): 1292-1297.

[5] Christov V, et al. *Nat Prod Res*, 2005, 19(4): 389-392.

[6] Wiedenfeld H, et al. *Sci Pharm*, 2000, 68(2): 207-211.

[7] 程东亮，等. 高等学校化学学报，1992, 13(6): 781-783.

3. 纤花千里光（中国植物志）

Senecio graciliflorus DC., Prodr. 6: 365. 1838.（英 **Fineflower Groundsel**）

多年生草本。茎单生，直立，高 50–120 cm，上部分枝，幼时被疏柔毛，后变无毛。基生叶和下部茎叶在花期凋萎；中部茎叶全形卵形或卵状长圆形，长 10–25 cm，宽 6–12 cm，羽状分裂，顶生裂片长圆状披针形，侧生裂片 4–5 对，长圆状披针形，长渐尖，具粗锯齿，上面被疏贴生短柔毛，下面沿脉被柔毛；叶柄细，基部略扩大，无耳；上部叶渐小，浅裂，具少数裂片，最上部叶线状披针形至线形，长渐尖或尾状尖，具细锯齿。头状花序具不明显的舌状花，在茎枝顶端及上部叶腋排成复伞房花序；花序梗细，被密黄褐色短柔毛，具线形小苞片。总苞狭圆柱形，长 8–9 mm，具外层苞片；总苞片 5，线形，长 8 mm，钝，上端具疏微毛，边缘狭干膜质，具疏微毛。舌状花 1–2；黄色，丝状，截形或具远短于花柱枝的细舌片；管状花 3，黄色；裂片卵状三角形。瘦果圆柱形，无毛；冠毛白色。花期 5–10 月。

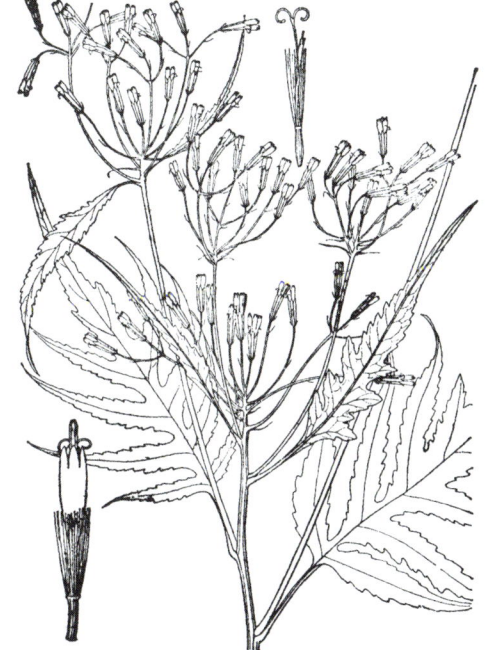

纤花千里光 Senecio graciliflorus DC.
引自《中国高等植物图鉴》

分布与生境 产于西藏、四川、云南、贵州。生于海拔 2000–4100 m 的草坡、林缘、林中开旷处或溪边。也分布于印度克什米尔地区和马来西亚。

药用部位 花序。

功效应用 清热解毒。用于痈肿疮疡。

4. 天山千里光（中国植物志）

Senecio thianschanicus Regel et Schmalh. in Trudy Imp. S.-Peterburgsk. Bot. Sada 6: 311. 1879.（英 **Tianshan Mountain Groundsel**）

矮小草本。茎单生或数个簇生，高 5-20 cm，不分枝或有时自基部分枝，幼时被疏蛛丝状毛，后脱毛。基生叶和下部茎叶在花期生存；叶片倒卵形或匙形，长 4-8 cm，宽 0.8-1.5 cm，顶端钝至稍尖，基部狭成柄，边缘近全缘，具浅齿或浅裂，上面近无毛或无毛，下面被蛛丝状柔毛，中部茎叶无柄，长圆形或长圆状线形，长 2.5-4 cm，宽 0.5-1 cm，顶端钝，边缘具浅齿至羽状浅裂，或稀羽状深裂，基部半抱茎，羽状脉；上部叶较小，线形或线状披针形，全缘，两面无毛。头状花序 2-10 排列成顶生疏伞房花序，稀单生；花序梗被蛛丝状毛，总苞钟状，长 6-8 mm；总苞片约 13，线状长圆形，长 6-7 mm，渐尖，上端黑色，常流苏状，具缘毛或长柔毛，具干膜质边缘，外面被疏蛛丝状毛至变无毛。舌状花约 10；舌片黄色，长圆状线形，长 5-6 mm，具 3 细齿；管状花 26-27；花冠黄色，长 6-7 mm；裂片长圆状披针形；无毛。冠毛白色或污白色。花果期 7-9 月。

分布与生境　产于内蒙古（阿拉善盟）、甘肃（天水、拉卜兰卡 Ang chu）、青海（西宁、称多、柴达木、门源、玉树）、新疆（巴音、和硕）、四川（Baidun）、西藏（拉萨、工布江达）。生于海拔 2450-5000 m 的草坡、开旷湿处或溪边。也分布于俄罗斯、哈萨克斯坦、吉尔吉斯斯坦及缅甸北部。

药用部位　全草。

功效应用　清热解毒，去腐生肌，清肝明目。用于痈肿疮疡，目赤肿痛。

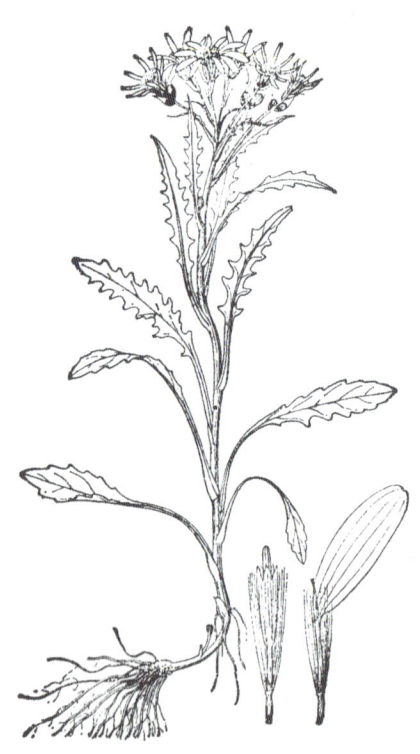

天山千里光 Senecio thianschanicus Regel et Schmalh.
引自《中国高等植物图鉴》

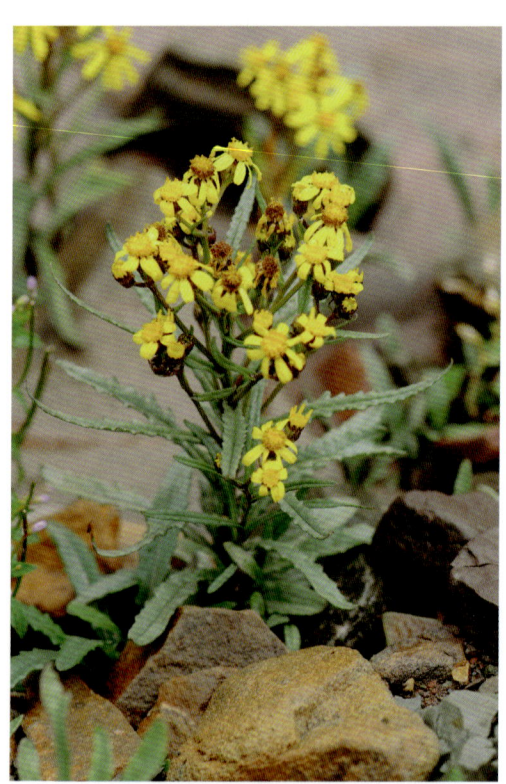

天山千里光 Senecio thianschanicus Regel et Schmalh.
摄影：陈又生

5. 峨眉千里光（中国植物志） 密伞千里光（中国植物志），密花千里光（中国中药资源志要），野青菜（四川）

Senecio faberi Hemsl. in J. Linn. Soc., Bot. 23: 452. 1888.——*S. kaschkarowii* C. Winkl.（英 **Faber's Groundsel**）

多年生粗壮草本。茎单生，直立，粗壮，高 80–150 cm，不分枝或上部具花序枝，幼时被疏柔毛。基生叶在花期枯萎，具长柄；叶片全形卵形，大头羽状分裂，顶生裂片大，具不规则粗齿或细分裂，基生裂片 1–2 对，小；叶柄基部渐扩大，无耳；下部和中部茎叶大头羽状浅裂，长达 40 cm，顶生裂片大，卵状三角形，长达 18 cm，宽 13–15 cm，顶端渐尖，基部戟形至截形，边缘具不规则粗齿，侧裂片 1–2 对，长圆状披针形，渐尖，边缘具齿，近膜质，上面无毛，下面沿主脉被疏柔毛；叶柄长 8–10 cm，多少具翅，基部有圆形的耳，半抱茎；上部叶渐小，卵状披针形至长圆形，长 10–25 cm，宽 5–12 cm，渐尖，边缘有不规则的粗齿和羽状狭撕裂，叶片与抱茎具齿的叶耳相连接；最上部叶线状披针形至线形，长渐尖。头状花序极多数，排列成密集的复伞房花序；花序梗细，被柔毛。总苞狭钟状，长 3–5 mm；总苞片 8，线形，长 3–4 mm，上端紫色，细流苏状，具狭干膜质边缘。舌状花 3–4；舌片黄色，线形，长 4.5 mm，具 2–3 细齿，管状花 6–9，花冠黄色；裂片长圆状披针形。瘦果圆柱形，无毛；冠毛白色。花期 6–8 月。

分布与生境 产于陕西、四川、贵州。生于海拔 950–2700 m 的林下、灌丛及草坡、阴湿处。

药用部位 全草。

功效应用 清热解毒，清肝明目。用于外感发热，痈肿疮疡，目赤肿痛，羞明泪下，肝火上炎。

化学成分 全草含生物碱类：全缘千里光碱(integerrimine)[1-2]，阔叶千里光碱(platyphylline)[2-3]，新阔叶千里光碱(neoplatyphylline)[2,4]；倍半萜类：1β,5α-二当归酰氧基-桉叶-4(15)-烯[1β,5α-diangeloyloxyeudesm-4(15)-ene]，1β,6α-二羟基桉叶-4(15)-烯[1β,6α-dihydroxyeudesm-4(15)-ene]，10α-羟基日本刺参-4-酮(10α-hydroxyoplopan-4-one)[5]；单萜类：黑麦草内酯(loliolide)[5]；三萜类：无羁萜(friedelin)，表无羁萜醇(friedelinol)[5]；苯丙素类：4-羟基-3-甲氧基桂皮醛(4-hydroxy-3-methoxycinmamaldehyde)[5]；甾体类：β-谷甾醇[5]。

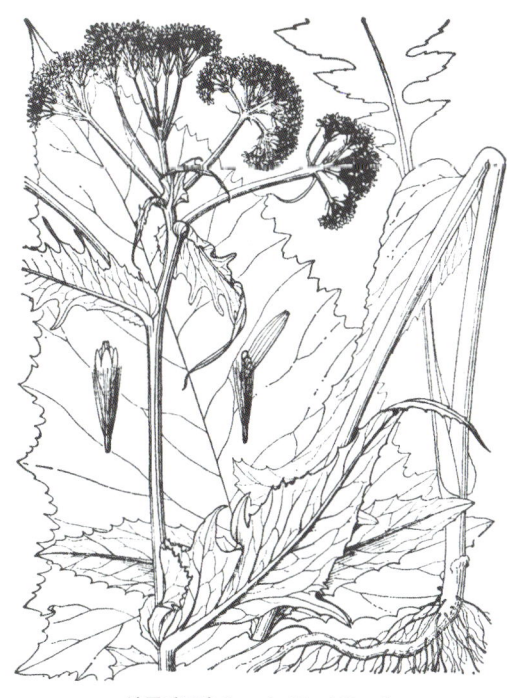

峨眉千里光 Senecio faberi Hemsl.
引自《中国高等植物图鉴》

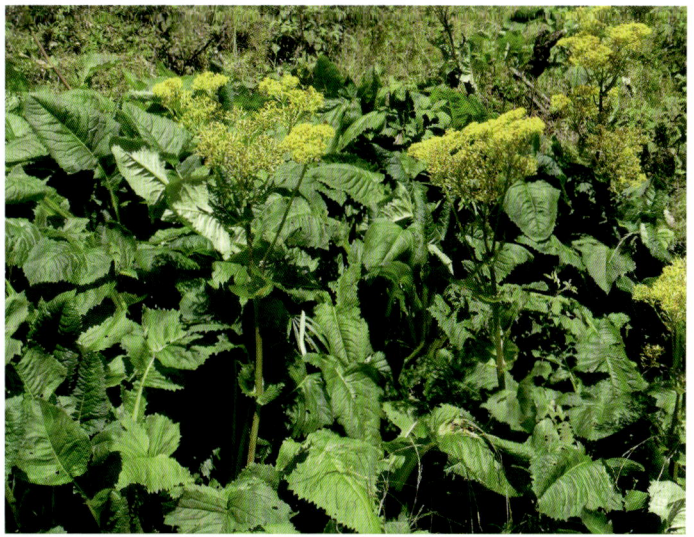

峨眉千里光 Senecio faberi Hemsl.
摄影：陈又生

药理作用　抗肿瘤作用：峨眉千里光中提取的全缘千里光总碱可以抑制体外培养的小鼠黑色素瘤B16F10株的增殖，可以阻滞细胞周期，抑制肿瘤细胞DNA合成，促进细胞凋亡，改善黑色素瘤细胞的超微结构[1-2]。

抗细菌作用：峨眉千里光中提取的化合物 $1\beta,5\alpha$- 二当归酰氧基 - 桉叶 -4(15)- 烯对大肠埃希菌有抑制作用，化合物 10α- 羟基日本刺参 -4- 酮对金黄色葡萄球菌有抑制作用，黑麦草内酯对枯草芽孢杆菌有抑制作用[3]。

化学成分参考文献

[1] 魏永成，等.中草药，1982, 13(10): 435-436.
[2] 苗振春，等.有机化学，1992, 12(5): 503-509.
[3] 蔡定国，等.中药通报，1987, 12(3): 168-172.
[4] Cai D，et al. *ACS Symp Ser*, 1995, 593: 87-91.
[5] 马慧，等.中南药学，2010, 8(8): 571-574

药理作用及毒性参考文献

[1] 成秉辰.黑龙江医学，2009, 33(1): 54-55.
[2] 成秉辰.实用肿瘤学杂志，2007, 21(6): 547-550.
[3] 马慧，等.中南药学，2010, 8(8): 571-574.

6. 钝叶千里光（中国植物志）

Senecio obtusatus Wall. ex DC., Prodr. 6: 367. 1836.（英 **Obtuseleaf Groundsel**）

多年生草本。茎通常单生，直立，高 30–60 cm，不分枝或有花序枝，被疏柔毛，近葶状。基生叶在花期生存，莲座状，椭圆形或倒披针状椭圆形，长 5–21 cm，宽 2–5 cm，顶端钝，基部楔状狭成具翅的柄，边缘有尖线波状细齿，羽状脉，侧脉 7–9 对，两面有疏柔毛至无毛；叶柄具翅，基部扩大但无耳；中部茎叶少数，无柄，长圆形至线形，钝，具细齿，基部扩大且半抱茎；最上部叶线形，苞片状。头状花序少数至多数，排列成较散的顶生伞房花序或复伞房花序；花序梗有疏柔毛，具线形苞片和 2–3 线形小苞片。总苞狭钟状，长 3–4 mm；总苞片 10–13 个，长圆形，宽 1 mm，上端黑色，有短髯毛，边缘宽干膜质，背面有疏短柔毛。舌状花约 8，舌片黄色，长圆形或椭圆状长圆形，长 6.5 mm，有 3 细齿；管状花黄色。瘦果圆柱形，被微毛。花期 4–6 月。

分布与生境　产于四川、云南、贵州。生于海拔 1500–3300 m 的干旱和潮湿草地、牧场。也分布于孟加拉北部、印度东北部和缅甸和泰国。

药用部位　全草。

功效应用　清热解毒。用于热毒疮疡，无名肿毒，局部肿毒，湿疮，疮面糜烂，阑尾炎，毒蛇咬伤。

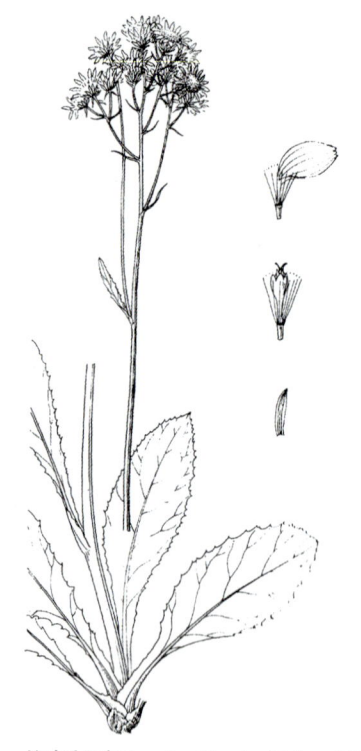

钝叶千里光 Senecio obtusatus Wall. ex DC.
张泰利　绘

7. 菊状千里光（中国植物志）　野青菜、山青菜（云南种子植物名录），土三七（西藏中药材科技），菊三七、天青地红（西藏常用中草药）

Senecio laetus Edgew. in Trans. Linn. Soc. London 20: 74. 1846.——*S. chrysanthemoides* DC.（英 **Chrysanthemum Like Groundsel**）

多年生根状茎草本。茎单生，直立，高 40–80 cm，不分枝或有花序枝，被疏蛛丝状毛。基生叶在花期生存或凋落。基生叶和最下部茎叶具柄，全形卵状椭圆形、卵状披针形至倒披针形，长 8–10 (–20) cm，宽 3–7 cm，顶端钝，基部微心形至楔状狭，具齿，不分裂或大头羽状分裂，侧裂片 1–4 对，上面无毛，下面有疏蛛丝状毛，羽状脉，侧脉 8–9 对；叶柄长达 10 cm，基部扩大；中部茎叶全形长圆形或倒披针状长圆形，长 5–22 cm，宽 2–7 cm，大头羽状浅裂或羽状浅裂，顶生裂片大至小，卵形至长圆状披针形，具齿或细裂，侧裂片 5–8 对，全缘或有不规则锯齿状齿或细裂，基部具耳，半抱茎；头状花序多数，排列成顶生伞房花序或复伞房花序；花序梗长 5–25 mm，被蛛丝状绒毛或黄褐色短柔毛。总苞钟状，长 3–4 mm；总苞片 10–13，长圆状披针形，上端黑褐色，有柔毛，边缘宽干膜质，舌状花 10–13；舌片黄色，长圆形，长约 6.5 mm，上端具 3 细齿；管状花多数，黄色。瘦果圆柱形，全部或管状花的瘦果有疏柔毛，有时舌状花或全部小花的瘦果无毛。冠毛污白色、禾秆色或稀淡红色。花期 4–11 月。

分布与生境 产于西藏、重庆、贵州、湖北、湖南、云南。生于海拔 1100–3750 m 的林下、林缘、开旷草坡、田边和路边。也分布于巴基斯坦、印度、尼泊尔和不丹。

药用部位 全草、根。

功效应用 清热解毒，散瘀消肿。用于疮疡肿毒，跌打损伤，乳痈。

化学成分 根含生物碱类：千里光菲灵碱(seneciphylline)[1]。

叶含单萜类：β-侧柏酮(β-thujone)，6-羟基-对-薄荷-4(5)-烯-3-酮[6-hydroxy-p-menth-4(5)-en-3-one][2]。

全草含生物碱类：千里光碱(senecionine)，千里光菲灵碱(seneciphylline)，奥索千里光碱(otosenine)[3]；黄酮类：异鼠李素(isorhamnetin)，槲皮素(quercetin)，漆黄素(fisetin)，异鼠李素-3-O-β-D-半乳糖苷(isorhamnetin-3-O-β-D-galactoside)[3]；倍半萜类：菊状千里光内酯▲(chrysanthemolide)，1-乙酰香蒿交酯(1-acetylerivanin)[4]；三萜类：环木菠萝-23-烯-3β,25-二醇(cycloart-23-ene-3β,25-diol)[5]；其他类：白藓苷▲A (dictamnoside A)，2-(4'-羟基-3',5'-二甲氧基苯基)-1,3-丙二醇[2-(4'-hydroxy-3',5'-dimethoxyphenyl)-1,3-propanediol]，香草酸(vanillic acid)，对羟基苯乙酸(p-hydroxyphenylacetic acid)[3]，麦角甾醇过氧化物(ergosterol peroxide)，豆甾醇(stigmasterol)[5]。

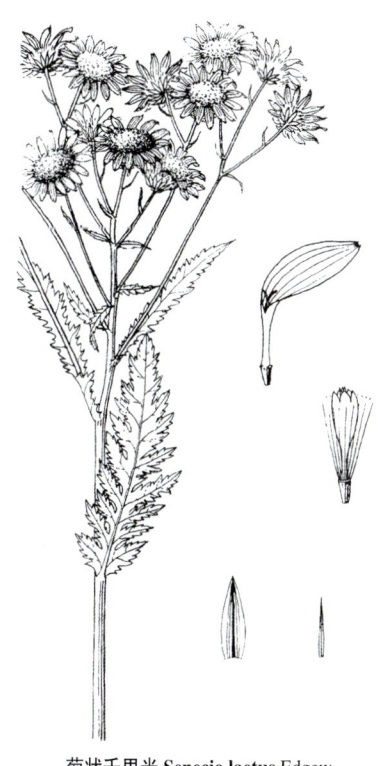

菊状千里光 Senecio laetus Edgew.
张泰利 绘

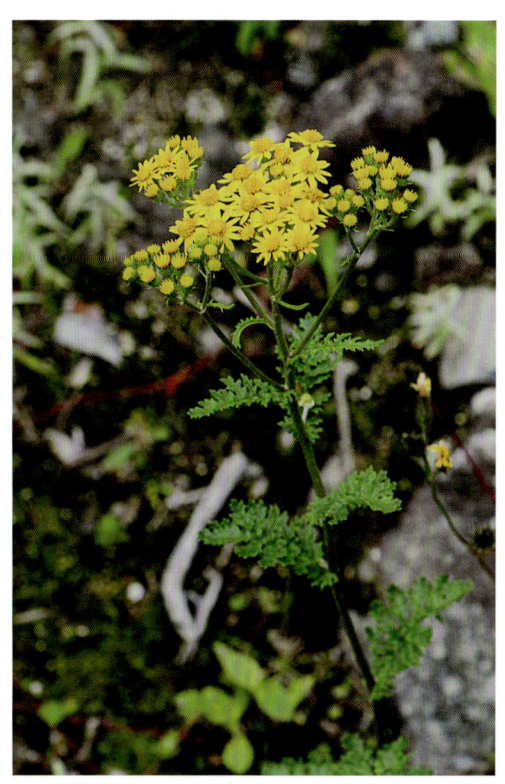

菊状千里光 Senecio laetus Edgew.
摄影：陈又生

注评 本种为"大红青菜"的基源植物，药用其干燥根及全草。

化学成分参考文献

[1] Wali BK, et al. *Curr Sci*, 1964, 33(19): 585.
[2] Mengi N, et al. *J Essent Oil Res*, 1995, 7(5): 511-514.
[3] 张朝凤，等. 中国药学杂志，2008, 43(16): 1214-1217.
[4] Mengi N, et al. *Phytochemistry*, 1991, 30(7): 2329-2330.
[5] 金军，等. 中国现代中药，2007, 9(7): 13-14.

8. 裸茎千里光（中国植物志） 紫背鹿含草（滇南本草），仅背红（云南中草药），紫背草（云南），紫贝草（滇南本草），紫背鹿衔草、天青地红（云南）

Senecio nudicaulis Buch.-Ham. ex D. Don, Prodr. Fl. Nepal 178. 1825.（英 **Nudestem Groundsel**）

多年生近葶状草本。茎单生，或2-3簇生，直立，高30-70 cm，不分枝，被疏蛛丝状柔毛。基生叶在花期通常生存，莲座状，无柄或具短柄，倒卵形、倒卵状长圆形或倒卵状匙形，长3-18 cm，宽1-6 cm，顶端钝至圆形，基部楔状狭成短柄，边缘具不规则波状齿或圆齿状细裂，上面被疏柔毛至无毛，下面有蛛丝状绒毛或变无毛，羽状脉，侧脉5-7对；茎叶通常3-5，无柄，长圆形或倒披针状长圆形，长2-4 cm，宽0.5-1.5 cm，钝，边缘有圆齿状齿至细裂，基部扩大，具耳半抱茎。头状花序少数至多数，排列成顶生复伞房花序；花序梗有疏蛛丝状毛或短柔毛，具苞片和1-3线形小苞片。总苞宽钟状，长5-6 mm，总苞片13，长圆状披针形，长5-6 mm，上端有短柔毛，边缘具宽干膜质，背面被疏蛛丝状毛或近无毛。舌状花13；舌片黄色，长圆形，长10 mm，具3细齿，管状花黄色。瘦果圆柱形，有柔毛；冠毛淡白色。花期3-4月。

分布与生境 产于四川、贵州、云南。生于海拔1500-1850 m的林下和草坡。也分布于巴基斯坦、印度、尼泊尔、不丹和缅甸。

药用部位 全草或根。

功效应用 全草：活血调经。用于月经不调，产后腹痛，跌打损伤。根：清热解毒，散瘀，止血。用于热淋，烫伤，湿疹，跌打损伤，内外伤出血。

化学成分 全草含倍半萜类：γ-葎草烯（γ-humulene），$3\alpha,6\beta$-二当归酰氧基-呋喃荒漠木-15-酸[$3\alpha,6\beta$-bisangeloyloxy-furanoeremophilane-15-carboxylic acid][1]。

注评 本种为"紫背天葵草"或"紫背草根"的基源植物，药用其全草或根。

化学成分参考文献

[1] Ahmed M, et al. *Pharmazie*, 1993, 48(1): 69-70.

9. 额河千里光（中国植物志） 羽叶千里光（东北植物检索表），大蓬蒿（中国高等植物图鉴），轮龙草（东北常用中草药），黄花败酱（甘肃中草药用手册），光明草（中国沙漠地区药用植物）

Senecio argunensis Turcz. in Bull. Soc. Imp. Naturalistes Moscou 20(2): 18 1847.（英 **Argun Groundsel**）

多年生根状茎草本。茎单生，直立，30-60 (80) cm，被蛛丝状柔毛，上部有花序枝。基生叶和下部茎叶在花期枯萎；中部茎叶无柄，全形卵状长圆形至长圆形，长6-10 cm，宽3-6 cm，羽状全裂至羽状深裂，顶生裂片小而不明显，侧裂片约6对，狭披针形或线形，钝至尖，边缘具1-2齿或狭细裂，或全缘，上面无毛，下面有疏蛛丝状毛，基部具狭耳或撕裂状耳；上部叶渐小，顶端较尖，羽状分裂。头状花序多数，排列成顶生复伞房花序；花序梗细，有疏至密蛛丝状毛；总苞近钟状，长5-6 mm，总苞片约13，长圆状披针形，尖，上端具短髯毛，边缘宽干膜质，背面被疏蛛丝毛。舌状花10-13，舌片黄色，长圆状线形，长8-9 mm，有3细齿；管状花黄色。瘦果圆柱形，无毛；冠毛淡白色。花果期8-10月。

分布与生境 产于黑龙江、吉林、辽宁、内蒙古、河北、河南、青海、山西、陕西、宁夏、甘肃、湖北、

菊科 COMPOSITAE

四川。生于海拔 500–3300 m 的草坡、山地草甸。也分布于朝鲜、俄罗斯西伯利亚及远东地区、蒙古。

药用部位 全草。

功效应用 清热解毒，清肝明目。用于痢疾，咽喉肿痛，目赤，痈肿疮疖，瘰疬，湿疹，疥癣，蛇虫咬伤。

化学成分 地下部分含生物碱类：千里光碱(senecionine)，千里光菲灵碱(seneciphylline)，千里光碱-N-氧化物(senecionine-N-oxide)，千里光菲灵碱-N-氧化物(seneciphylline-N-oxide)[1]。

地上部分含黄酮类：槲皮素(quercetin)，槲皮素-3-O-β-D-半乳糖苷(quercetin-3-O-β-D-galactoside)，槲皮素-5-O-β-D-葡萄糖苷(quercetin-5-O-β-D-glucoside)，山奈酚-3-O-β-D-半乳糖苷(kaempferol-3-O-β-D-galactoside)，异鼠李素-3-O-β-D-半乳糖苷(isorhamnetin-3-O-β-D-galactoside)，异鼠李素-3-O-β-D-葡萄糖醛酸苷(isorhamnetin-5-O-β-D-glucuronide)[2]。

全草含生物碱类：克氏千里光碱(senkirkine)[3]；黄酮类：异鼠李素(isorhamnetin)，8,8"-亚甲基-双-(3,3',4',5,7-五羟基黄酮)[8,8"-methylene-bis-(3,3',4',5,7-pentahydroxyflavone)][3]；其他类：琥珀酸(succinic acid)[3]。

药理作用 抗菌作用：额河千里光叶和花的甲醇提取物体外对白色葡萄球菌、金黄色葡萄球菌、大肠杆菌、芽孢杆菌、酵母菌等均有抑制作用；在额河千里光叶的不同溶剂提取物中，乙酸乙酯提取物的抑菌活性最强，对所试细菌和酵母菌均有抑制作用[1]。

抗氧化作用：额河千里光根、茎、叶和花甲醇提取物在 DPPH 自由基清除体系和 β-胡萝卜素/亚油酸体系中，均有清除自由基或抗亚油酸氧化作用[1]。

注评 本种为"斩龙草"的基源植物，药用其根及全草。蒙古族药用其根治伤、接骨、止痛、燥"希日乌素"、脉瘟、疮痈肿毒、肠刺痛、外伤骨折。

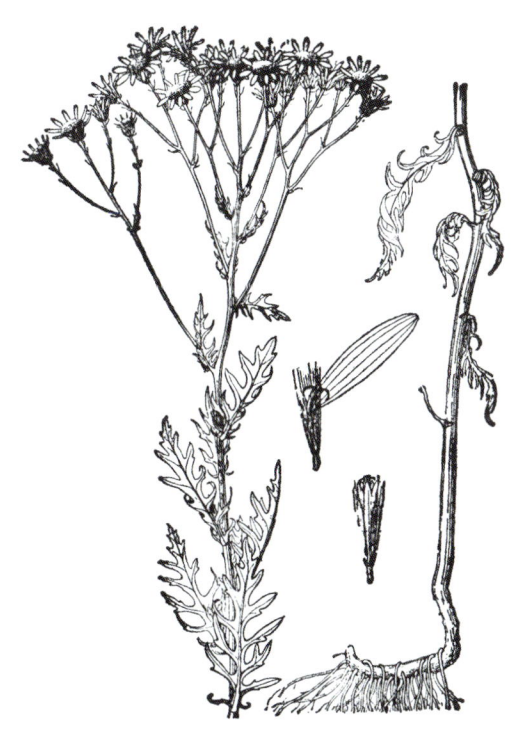

额河千里光 Senecio argunensis Turcz.
引自《中国高等植物图鉴》

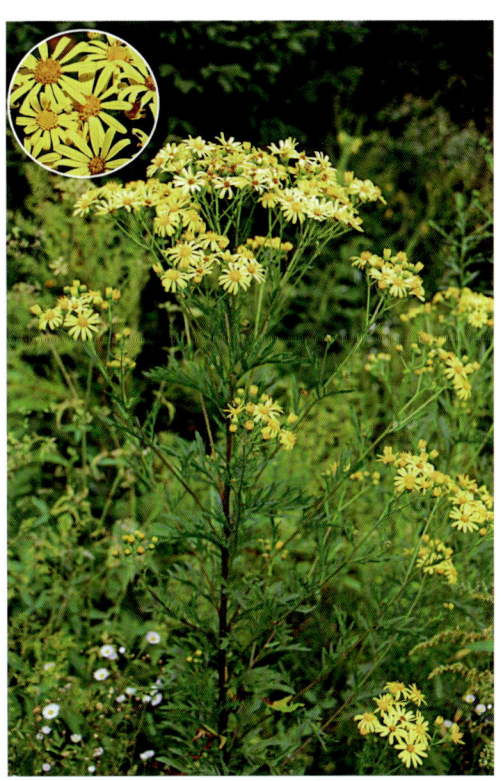

额河千里光 Senecio argunensis Turcz.
摄影：周繇

化学成分参考文献

[1] 程卫强，等. 中草药，2001, 32(9): 783-784.

[2] 程卫强，等. 中草药，1999, 30(10): 727-729.

[3] 李宁，等. 中国药科大学学报，2008, 39(1): 20-22.

药理作用及毒性参考文献

[1] 周艳娟. 千里光和额河千里光化学成分及生物活性研究 [学位论文]. 西安：陕西师范大学，2008.

10. 新疆千里光（中国植物志） 草甸千里光（中国中药资源志要）

Senecio jacobaea L., Sp. Pl. 870. 1753.（英 **Jacob's Groundsel**）

多年生根状茎草本。茎单生，或 2-3 簇生，直立，高 30-70 (-100) cm，不分枝或有花序枝，初时被蛛丝状毛。基生叶在花期枯萎；下部茎叶具柄，全形长圆状倒卵形，长达 15 cm，宽 3-4 cm，具钝齿或大头羽状浅裂；顶生裂片大，卵形，具齿，侧生裂片较小，3-4 对，长圆状披针形，上面无毛，下面被疏蛛丝状毛；叶柄长 3-4 cm，中部茎叶无柄，羽状全裂，长 8-10 cm，宽 1-4 cm，顶生裂片不明显，侧裂片线状披针形至线形，具齿或近全缘，基部有撕裂状耳；上部叶较小，侧裂片长圆形或线状长圆形，具疏齿或羽状浅裂。头状花序多数，排列成顶生复伞房花序。总苞宽钟状或半球形，长 5-6 mm；总苞片约 13，长圆状披针形，宽 1.5 mm，上端有短柔毛，边缘狭干膜质，背面近无毛。舌状花 12-15，舌片黄色，长圆形，长 8-9 mm，具 3 细齿；管状花黄色。瘦果圆柱形，在舌状花无毛，而在管状花被柔毛。冠毛白色，在管状花宿存，而在舌状花脱落。花期 5-7 月。

分布与生境 产于新疆北部（库车）、江苏（江阴）。生于疏林或草地。也分布于欧洲、高加索、中亚、俄罗斯西伯利亚、蒙古。

药用部位 全草。

功效应用 清热解毒，清肝明目。用于疮疡肿毒，蛇虫咬伤，蜂蝎蜇伤，湿疹。现代亦用于咽炎，急性结膜炎。

化学成分 根含倍半萜类：(4S,4aR,5S,9aS)-4a,6,7,9a-四氢-4,9a-二甲氧基-3,4a,5-三甲基-萘[2,3-b]呋喃-2,8(4H,5H)-二酮{(4S,4aR,5S,9aS)-4a,6,7,9a-tetrahydro-4,9a-dimethoxy-3,4a,5-trimethyl-naphtho[2,3-b]furan-2,8(4H,5H)-dione}，(2Z)-2-甲基 2-丁烯酸-(4S,4aR,5S,9aR)-2,4,4a,5,6,7,8,9a-八氢-9a-羟基-3,4a,5-三甲基-2,8-二氧代萘[2,3-b]呋喃-4-酯{(2Z)-2-methyl-2-butenoic acid-(4S,4aR,5S,9aR)-2,4,4a,5,6,7,8,9a-octahydro-9a-hydroxy-3,4a,5-trimethyl-2,8-dioxonaphtho[2,3-b]furan-4-ylester}，(2Z)-2-甲基-2-丁烯酸-(4S,4aS,5S,8aR)-2,4,4a,5,6,7,8,8a-八氢-8a-羟基-3,4a,5-三甲基-2,8-二氧代萘[2,3-b]呋喃-4-酯{(2Z)-2-methyl-2-butenoic acid-(4S,4aS,5S,8aR)-2,4,4a,5,6,7,8,8a-octahydro-8a-hydroxy-3,4a,5-trimethyl-2,8-dioxonaphtho[2,3-b]furan-4-ylester}[1]。

花含黄酮类：槲皮素(quercetin)，芦丁(rutin)[2]。

地上部分含生物碱：奥索千里光碱(otosenine)，雷纳千里光碱(renardine; senkirkine)，新疆千里光碱▲(jacobine)[3]。

药理作用 抗氧化作用：用添加新疆千里光的饲料饲喂大鼠 1-4 周，能增加肝微粒体环氧化物水解酶、谷胱甘肽 -S- 转移酶活性[1]；饲喂鸡 28 天，能降低血清和肝维生素 A 含量[2]。

毒性及不良反应 用添加新疆千里光的饲料饲喂大鼠 1 周，能引起大鼠体重增长缓慢，摄食减少；饲喂 2 周，外周血白细胞数量上升；饲喂 4-6 周，能引起肺、心脏、脾、肾上腺重量指数增加，外周血红细胞数量、血红蛋白、血清白蛋白、球蛋白下降；饲喂 6-8 周，大鼠肾重量指数增加，胸腺萎缩、胸膜积水、腹水、脾肿大、肝坏死[3]。用添加新疆千里光生物碱的饲料饲喂大鼠 1-11 个月，对肝细胞有直接毒性，能引起肝不同程度的坏死、肝功能退化，继之引起肝细胞病理性增生或胆管上皮细胞过度增殖、肝瘤样包块形成[4]。

化学成分参考文献

[1] Zhang JZ, et al. PCT Int. Appl., 2011, WO 2011050481 A1 20110505.

[2] Kowalska M. *Roczniki Wyzszej Szkoly Rolniczej w Poznaniu*, 1968, 39: 49-55.

[3] Akramov ST, et al. *Khim Prir Soedin*, 1968, 4(4): 258.

药理作用及毒性参考文献

[1] Miranda CL, et al. *Biochem Pharmacol*, 1980, 29(19): 2645-2649.

[2] Huan J, et al. *Toxicol Lett*, 1992, 62(2-3): 139-153.

[3] Miranda CL, et al. *Toxicol Appl Pharmacol*, 1980, 56(3): 432-442.

[4] Cook JW, et al. *Br J Cancer*, 1950, 4(4): 405-410.

11. 糙叶千里光（中国植物志） 毛叶红杆草（云南玉溪中草药）

Senecio asperifolius Franch. in J. Bot. (Morot) 10: 414. 1896.（英 **Roughleaf Groundsel**）

多年生草本，具木质块状根状茎。茎单生或2-3簇生，高50-90 cm，有分枝，被疏蛛丝状毛。基部和下部叶在花期枯萎且凋落；中部茎叶无柄，披针形至线形，长5-10 cm，宽0.3-1.5 cm，基部楔形，无耳，边缘反卷，具疏软骨质细齿或近全缘，上面具疏糙毛或无毛，下面及边缘具短硬毛或糙毛，羽状脉，侧脉6-7对；上部叶较小，线形。头状花序数个至多数，排成较狭而伸长的顶生和上部腋生圆锥状聚伞花序；花序梗多少被蛛丝状毛。总苞钟状或短陀螺状，长7-9 mm；总苞片13，披针形，宽1-1.5 mm，顶端具短髯毛，具宽膜质边缘，有疏蛛丝状绒毛。舌状花12-13；舌片黄色，长圆形，长8-9 mm，具3细齿；管状花黄色。瘦果圆柱形，被柔毛。冠毛白色。花期10月至翌年5月。

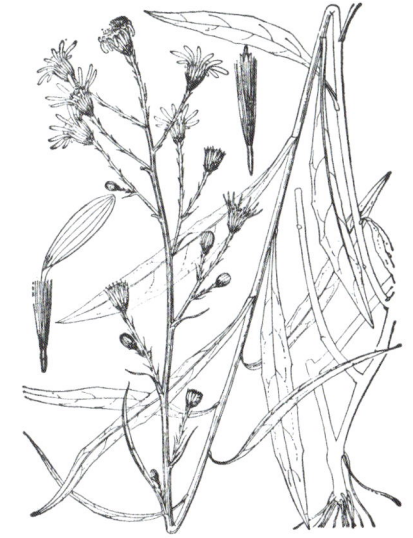

糙叶千里光 Senecio asperifolius Franch.
引自《中国高等植物图鉴》

分布与生境 产于四川、贵州、云南。生于海拔690-2450 m的干旱草地和岩石山坡。

药用部位 根。

功效应用 健胃、清热利咽。现代用于咽喉炎，扁桃体炎，乳蛾，胃痛，腹胀，湿疹。

12. 岩生千里光（中国植物志） 弯齿千里光（云南种子植物名录），水泽兰（云南）

Senecio wightii (DC.) Benth. ex C. B. Clarke, Compos. Ind. 197. 1875.——*Doronicum wightii* DC.（英 **Wight's Groundsel**）

多年生草本。茎单生，高60-120 cm，不分枝或有分枝，无毛或有糙毛。基生叶在花期枯萎；茎生叶长5-10 cm，宽0.5-1.5 cm，较下部叶椭圆形至线形，基部楔形或狭成柄状；中部叶狭长圆形或长圆状披针形至线形，无柄，基部稍扩大，半抱茎，边缘具疏生软骨质小尖的粗齿或锯齿，上面有疏贴生短毛至无毛，羽状脉，侧脉6-7对；上部叶渐小。头状花序少数，排列成顶生疏伞房花序；花序梗有疏柔毛。总苞半球形，长3-4 mm，宽3.5-4 mm；苞片3-5，钻形；总苞片20-22，长圆状线形，宽0.5-1 mm，外面有疏柔毛或无毛；舌状花11-13；舌片黄色，长圆形，长7-8 mm，具3细齿；管状花裂片卵状长圆形。瘦果圆柱形，无毛；花冠禾秆色，在舌状花无冠毛。花期8-11月。

分布与生境 产于四川、云南、贵州。生于海拔1150-3000 m的溪边、池旁潮湿处或路边。也分布于印度、不丹、缅甸和泰国。

药用部位 全草或根。

功效应用 清热，明目。用于肝热目赤。

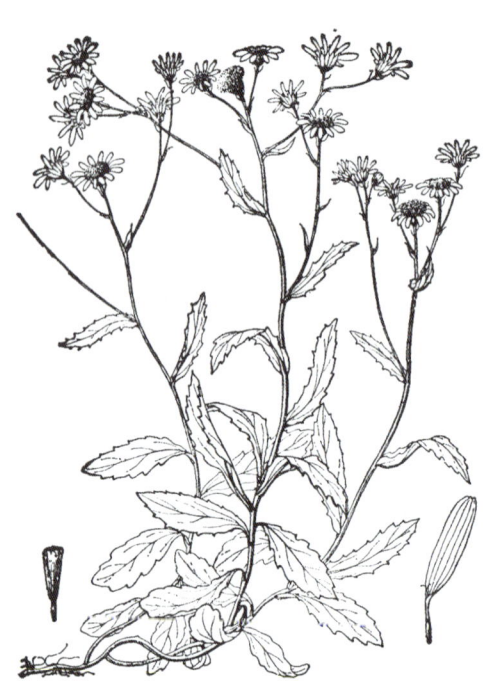

岩生千里光 Senecio wightii (DC.) Benth. ex C. B. Clarke
引自《中国高等植物图鉴》

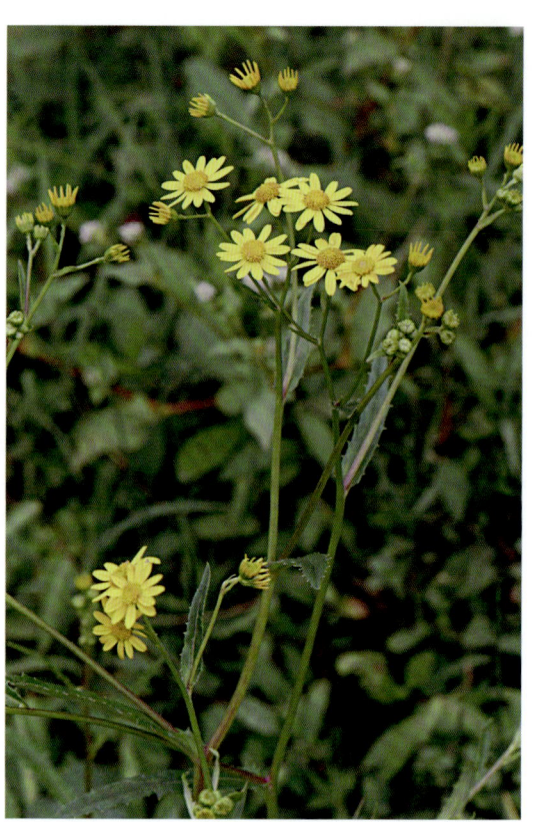

岩生千里光 Senecio wightii (DC.) Benth. ex C. B. Clarke
摄影：陈又生

13. 闽粤千里光（中国植物志）

Senecio stauntonii DC., Prodr. 6: 363. 1838.（英 Stauntonii Groundsel）

多年生根状茎草本。茎单生，通常弯曲，高 30–60 cm，分枝，无毛。基生叶在花期枯萎；茎叶卵状披针形至狭长圆状披针形，长 5–12 cm，宽 1–4 cm，顶端渐尖或狭，基部具圆耳，半抱茎，边缘内卷，具浅不明显至明显疏细齿，革质，上面有贴生短毛，下面沿脉有疏短毛至无毛，羽状脉，侧脉 7–9 对，全缘至有齿，抱茎；上部叶渐小。头状花序少数至较多数，排列成顶生疏伞房花序；花序梗无毛或被疏短柔毛。总苞钟状，长 7 mm，总苞片 13，线状披针形，宽 1–1.5 mm，顶端渐尖或尖，上端和上部边缘有缘毛，边缘狭干膜质，背面无毛或疏短柔毛。舌状花 8–13；舌片黄色，长圆形，长 8 mm，有 3 细齿；管状花黄色。瘦果圆柱形，被柔毛。冠毛白色。花期 10–11 月。

分布与生境 产于广东、香港、澳门、湖南、广西。生于海拔 600 m 的灌丛、疏林、石灰岩干旱山坡或河谷。

药用部位 全草。

功效应用 清热解毒，祛腐生肌，清肝明目，消肿止痒。用于痈肿疮疖，湿疹，疥癣，皮肤瘙痒。

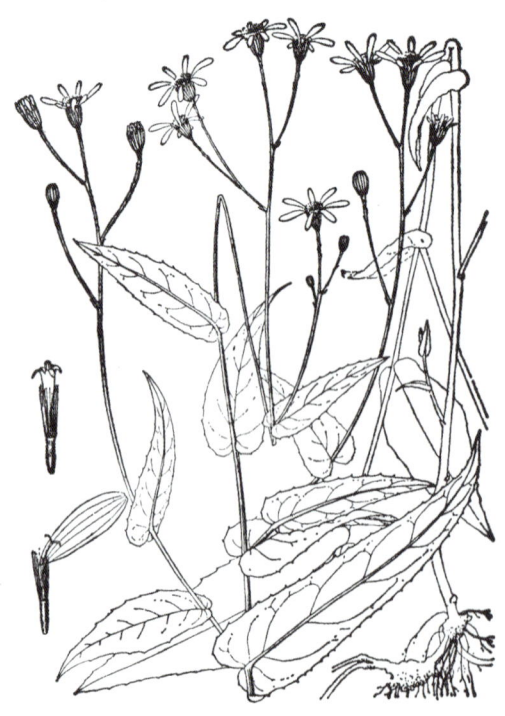

闽粤千里光 Senecio stauntonii DC.
引自《中国高等植物图鉴》

14. 千里光（图经本草） 九里明（植物名实图考），蔓黄菀（台湾植物志）

Senecio scandens Buch.-Ham. ex D. Don, Prodr. Fl. Nepal. 178. 1825.（英 **Climbing Groundsel**）

14a. 千里光（模式变种）

Senecio scandens Buch.-Ham. ex D. Don var. **scandens**

多年生攀援草本。茎弯曲，长 2–5 m，多分枝，被柔毛或无毛。叶片卵状披针形至长三角形，长 2.5–12 cm，宽 2–4.5 cm，顶端渐尖，基部宽楔形、截形、戟形或稀心形，具浅或深齿，稀全缘，有时具细裂或羽状浅裂，至少向基部具 1–3 对较小的侧裂片，两面被短柔毛至无毛；叶柄具柔毛或近无毛，无耳或基部有小耳；上部叶披针形或线状披针形，长渐尖。头状花序多数，在茎枝端排列成顶生复聚伞圆锥花序；花序梗长 1–2 cm，具苞片。总苞圆柱状钟形，长 5–8 mm。总苞片 12–13，线状披针形，上端和上部边缘有缘毛状短柔毛，边缘宽干膜质，背面有短柔毛或无毛。舌状花 8–10；舌片黄色，长圆形，长 9–10 mm，具 3 细齿；管状花黄色。瘦果圆柱形，被柔毛；冠毛白色。花期 8 月至翌年 4 月。

分布与生境　产于西藏、青海、陕西、河南、湖北、四川、贵州、云南、安徽、浙江、江西、福建、湖南、广东、海南、广西、台湾等省区。常生于海拔 50–3200 m 的森林、灌丛中，攀援于灌木、岩石上或溪边。也分布于印度、尼泊尔、不丹、缅甸、泰国、中南半岛、菲律宾和日本。

药用部位　全草。

功效应用　清热解毒，凉血消肿，明目退翳，杀虫止痒。用于目赤肿痛，翳障，痈肿疔毒，丹毒，湿疹，干湿癣疮，烧烫伤。现代亦用于流行性感冒，上呼吸道感染，肺炎，急性扁桃体炎，腮腺炎，急性肠炎，菌痢，黄疸型肝炎，胆囊炎，尿路感染，滴虫性阴道炎。

化学成分　地上部分含生物碱类：新阔叶千里光碱(neoplatyphylline)，千里光碱-N-氧化(senecionine-N-oxide)，千里光碱(senecionine)，千里光菲灵碱(seneciphylline)，千里光菲灵碱-N-氧化物(seneciphylline-N-oxide)，克氏千里光碱(senkirkine)[1]；其他类：蓝花楹酮(jacaranone)，四氢蓝花楹酮(tetrahydrojacaranone)，2,3-二氢-3-羟基蓝花楹酮乙酯(2,3-dihydro-3-hydroxyljacaranone ethyl

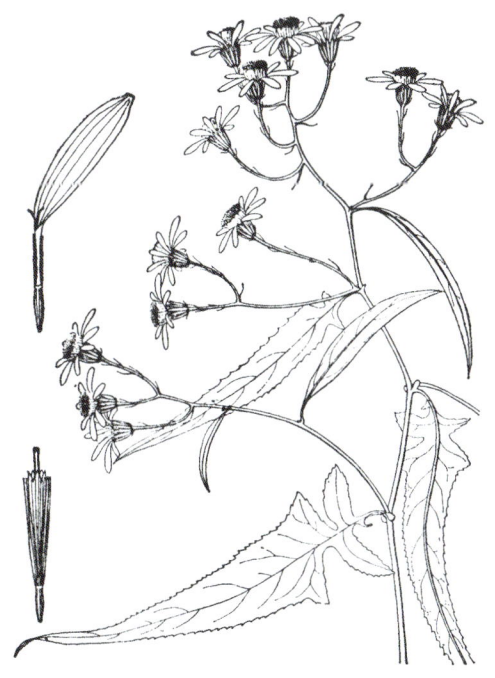

千里光 Senecio scandens Buch.-Ham.
ex D. Don var. **scandens**
引自《中国高等植物图鉴》

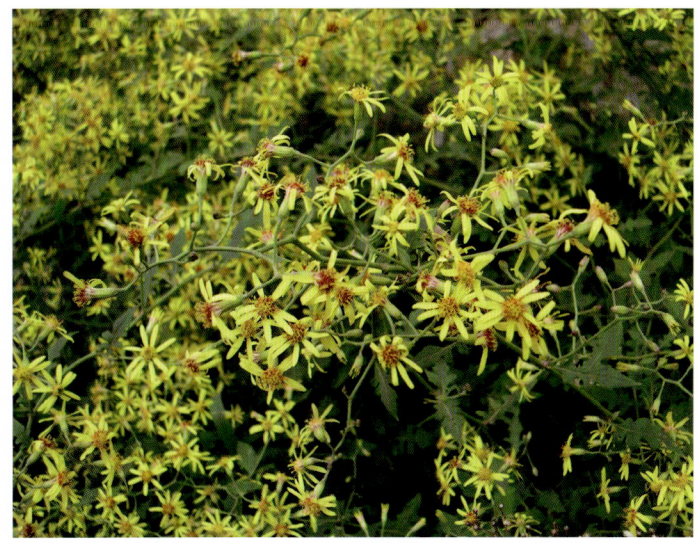

千里光 Senecio scandens Buch.-Ham. ex D. Don var. **scandens**
摄影：何顺志

ester)，蓝花楹酮乙酯-4-O-葡萄糖苷(jacaranone ethyl ester-4-O-glucoside)，蓝花楹酮-7-O-2'-葡萄糖酯苷(jacaranone-7-O-2'-glucopyranosyl ester)，蓝花楹酮乙酯(jacaranone ethyl ester)，蓝花楹酮甲酯(jacaranone methyl ester)[2]，反式-千里光内酯(trans-seneciolactone)[2-3]，反式-麻叶千里光内酯A (trans-cannabifolactone A)，5-甲氧基苯并呋喃-2(3H)-酮[5-methoxybenzofuran-2(3H)-one]，4-甲氧基苯乙酸(4-methoxyphenylacetic acid)，2,5-二羟基苯乙酸(2,5-dihydroxybenzeneacetic acid)，乙基-2-(1-羟基-4-氧代环己-2,5-二烯基)乙酸酯[ethyl-2-(1-hydroxy-4-oxocyclohexa-2,5-dienyl) acetate]，甲基-2-(1-羟基-4-氧代环己基)乙酸酯[methyl-2-(1-hydroxy-4-oxocyclohexyl) acetate]，乙基-2-(1-羟基-4-氧代环己基)乙酸酯[ethyl-2-(1-hydroxy-4-oxocyclohexyl)acetate]，甲基-2-(1,4-二羟基环己基)乙酸酯[methyl-2-(1,4-dihydroxycyclohexyl) acetate][3]。

全草含倍半萜类：7β,11-环氧-9α,10α-环氧-8-氧代荒漠木烷(7β,11-epoxy-9α,10α-epoxy-8-oxoeremophilane)，8,11-二氧-6-烯-9α,10α-环氧-8β-羟基荒漠木烷(8,11-dioxol-6-en-9α,10α-epoxy-8β-hydroxyeremophilane)，7(11)-烯-9α,10α-环氧-8-氧代荒漠木烷[7(11)-en-9α,10α-epoxy-8-oxoeremophilane]，6-烯-9α,10α-环氧-11-羟基-8-氧代荒漠木烷(6-en-9α,10α-epoxy-11-hydroxy-8-oxoeremophilane)[4]；其他类：氢醌(hydroquinone)，对羟基苯乙酸(p-hydroxyphenyl acetic acid)，香草酸(vanillic acid)，水杨酸(salicylic acid)，焦粘酸(pyromucic acid)[5]；挥发油[6-7]。

药理作用 镇痛作用：千里光乙醇提取物冻干粉腹腔注射，可减少醋酸致小鼠扭体次数，延长扭体反应出现的潜伏期和提高小鼠热板实验痛阈[1]。

抗炎作用：千里光总黄酮灌胃，可抑制二甲苯致小鼠耳肿胀、醋酸致小鼠毛细血管通透性增加以及小鼠棉球肉芽肿的形成[2]。

保肝作用：千里光水煎剂灌胃，能抑制四氯化碳肝损伤小鼠血清ALT、AST的升高，减轻肝组织病理学改变[3]。

抗细菌作用：千里光水煎液体外对金黄色葡萄球菌、伤寒杆菌、甲型副伤寒杆菌、乙型副伤寒杆菌、志贺痢疾杆菌、鲍氏痢疾杆菌、宋氏痢疾杆菌有抑菌作用[4]。千里光中酚酸类成分（氢醌和对羟基苯乙酸）对流感杆菌、肺炎球菌、甲型溶血性链球菌、卡他球菌、变形杆菌、金黄色葡萄球菌等均有抑制作用[5]。千里光水浸液灌胃，对经口感染大肠埃希菌的肠道去污染小鼠的大肠埃希菌R质粒具有消除作用，且体外也有消除大肠埃希菌R质粒作用[6]。

抗钩端螺旋体作用：千里光水煎剂大鼠或家兔灌胃，其血和尿具有抗钩端螺旋体活性。千里光对豚鼠和小鼠的实验性钩端螺旋体感染有保护作用[7]。

抗病毒作用：千里光总黄酮体外对人呼吸道合胞病毒有抑制作用[8]。

抗肿瘤作用：千里光总黄酮体外可抑制人肝癌细胞株SMMC-7721、人胃癌细胞株SGC-7901和人乳腺癌细胞株MCF-7的生长[8]。

抗氧化作用：千里光多酚提取物对·OH的清除率达到86.74%，并能有效阻止由·OH诱发的DNA损伤和卵磷脂脂质过氧化[9]。千里光水浸提液对O_2^-·的清除率可达78.4%，醇提液对·OH的清除率达到94.6%[10]。

毒性及不良反应 千里光水提液幼年和成年小鼠灌胃LD_{50}为48.51 g/kg和46.15 g/kg[11]。千里光60%乙醇提取物对小鼠腹腔注射的LD_{50}为2206 mg/kg，95%可信限为1867–2607 mg/kg[12]。千里光中含有的不饱和吡咯里西啶类生物碱对人类具有肝毒性，WHO (1989)认为造成肝毒性的最低吡咯里西啶类生物碱摄入量仅为0.015 mg·kg^{-1}/d[13]。

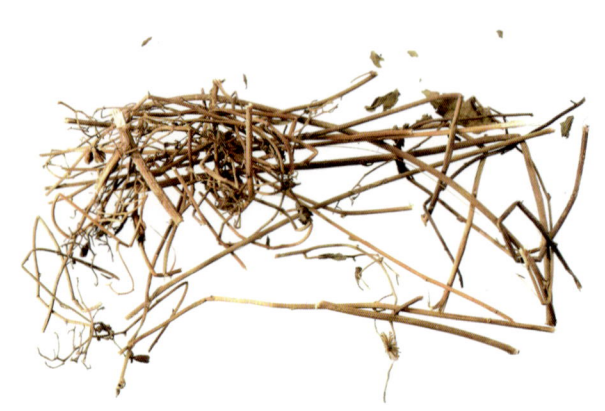

千里光 Senecionis scandentis Hebra
摄影：张继

菊科 COMPOSITAE

注评 本种为中国药典（1977、2010年版）、四川（1992、2010）、上海（1994）、贵州（1988）和河南（1991）等中药材标准收载"千里光"的基源植物，药用其干燥地上部分。主产于西北及长江以南各省，均为野生。"千里光"原名"千里及"，始载唐·《本草拾遗》，"千里光"一名始见宋·《图经本草》，沿用至今。傈僳族、彝族、水族、佤族、白族、拉祜族、景颇族、德昂族、畲族、侗族、苗族、土家族、哈尼族、瑶族和壮族也药用，主要用途同功效应用项。

化学成分参考文献

[1] Song LL, et al. *Rapid Commun Mass Spectrom*, 2008, 22: 591-602.

[2] Tian XY, et al. *J Asian Nat Prod Res*, 2009, 11(1): 63-68.

[3] Shi J, et al. *Biochem Syst Ecol*, 2007, 35: 901-904.

[4] 杨华，等.化学学报，2001, 59(11): 1686-1690.

[5] 王雪芬，等.药学学报，1980, 15(8): 503-504.

[6] 周欣，等.中草药，2001, 32(10): 880-881.

[7] Chen LX, et al. *Strait Pharm J*, 2006, 18(4): 13-17.

药理作用及毒性参考文献

[1] 陈进军，等.西北农林科技大学学报（自然科学版），2007, 35(3): 49-52.

[2] 张文平，等.时珍国医国药，2008, 19(3): 605-607.

[3] 谭宗建，等.四川生理科学杂志，2000, 22(1): 20-23.

[4] 浙江省千里光协作组.中华医学杂志，1973, 53(10): 628.

[5] 王雪芬，等.药学学报，1980, 15(8): 503-504.

[6] 张文平，等.时珍国医国药，2007, 18(2): 2929-2930.

[7] 郁芳.广西赤脚医生，1978, (5):37.

[8] 何忠梅，等.中成药，2010, 32(12): 2045-2047.

[9] 杨新星，等.云南民族大学学报（自然科学版），2009, 18(2): 143-145.

[10] 王如阳，等.云南中医中药杂志，2009, 30(5): 51-52.

[11] 王秀坤，等.药物不良反应杂志，2008, 10(2): 81-85.

[12] 李华，等.中兽医医药杂志，2008, (1): 7-9.

[13] WHO. Health and Safety Guide No. 26: Pyrrolizidine Alkaloids.1989.

14b. 缺裂千里光（变种）（中国植物志）

Senecio scandens Buch.-Ham. ex D. Don var. **incisus** Franch. in J. Bot. (Morot) 10: 418. 1896.

（英 **Incised Climbing Groundsel**）

本变种与模式变种的主要区别在于叶片羽状浅裂，具大顶生裂片，基部常有1–6小侧片。花果期8月至翌年2月。

分布与生境 产于青海、西藏、甘肃、四川、贵州、云南、浙江、江西、广东、台湾。常生于海拔150–1900 m，攀援于灌木丛、岩石上或溪边。也分布于印度、尼泊尔、斯里兰卡。

药用部位 全草。

功效应用 清热解毒，凉血消肿，清肝明目，杀虫。用于目赤肿痛，伤寒，痢疾，风热感冒，咳嗽，乳蛾，痈肿疔毒，湿疹，痔疮。现代用于治疗毒血症、败血症，过敏性皮炎，滴虫性阴道炎。

化学成分 全草含单萜类：2-(1,6-二羟基-4-氧代环己-2-二烯)乙酸[2-(1,6-dihydroxy-4-oxocyclohex-2-enyl)acetic acid][1]；酚类：2'-(对羟基-肉桂酰基)-6'-蓝花楹酮-D-吡喃葡萄糖苷[2'-(*p*-hydroxyl-cinnamoyl)-6'-jacaranone-D-glucopyranoside]，2'-咖啡酰基-6'-蓝花楹酮-D-吡喃葡萄糖苷(2'-caffeoyl-6'-jacaranone-D-glucopyranoside)，山奈酚-3-鼠李糖苷(kaempferol-3-rhamnoside)[1]。

注评 本种全草产区混作"千里光"使用。

化学成分参考文献

[1] Wang WS, et al. *Nat Prod Res*, 2010, 24(4): 370-374.

15. 欧洲千里光（中国植物志） 普通千里光（云南种子植物名录）

Senecio vulgaris L., Sp. Pl. 867. 1753.（英 **Common Graoundsel**）

一年生草本。茎单生，高 12–45 cm，基部或中部分枝；被疏蛛丝状毛至无毛。叶倒披针状匙形或长圆形，长 3–11 cm，宽 0.5–2 cm，顶端钝，羽状浅裂至深裂；侧生裂片 3–4 对，长圆形或长圆状披针形，具不规则齿，下部叶基部渐狭成柄状；中部叶基部扩大且半抱茎，两面尤其下面多少被蛛丝状毛至无毛；上部叶较小，线形，具齿。头状花序无舌状花，少数至多数，排列成顶生密集伞房花序；花序梗有疏柔毛或无毛。总苞钟状，长 6–7 mm；苞片 7–11，线状钻形，具黑色长尖头；总苞片 18–22，线形，宽 0.5 mm，尖，上端变黑色，边缘狭膜质。舌状花缺如，管状花黄色；裂片卵形。瘦果圆柱形，沿肋有柔毛；冠毛白色。花果期 4–10 月。

分布与生境 产于吉林、辽宁、内蒙古、四川、贵州、云南、西藏。生于海拔 300–2300 m 的开旷山坡、草地及路旁。也分布于蒙古、欧亚及北非洲。

药用部位 全草。

功效应用 清热解毒，祛瘀消肿。用于痈肿疮疡，口腔破溃，湿疹，小儿顿咳，无名毒疮。现代亦用于肿瘤。

化学成分 全草含生物碱类：千里光碱(senecionine)[1-2]，千里光碱-*N*-氧化物(senecionine-*N*-oxide)[1]，千里光菲灵碱(seneciphylline)，倒千里光碱(retrorsine)[3]。

药理作用 抗真菌作用：欧洲千里光正己烷提取物体外可抑制断发毛癣菌[1]。

毒性及不良反应 欧洲千里光中含有的不饱和吡咯里西啶类生物碱如千里光碱等对人类具有肝毒性，WHO (1989) 认为造成肝毒性的最低吡咯里西啶类生物碱摄入量仅为 0.015 mg/(kg·d)[2]。千里光碱、千里光菲灵碱及倒千里光碱对大鼠肝 S-10 组分的氨基比林 *N*-脱甲基酶具有显著抑制活性[3]。倒千里光碱亦被证明具有生殖毒性，对体外培养的小鼠胚胎有明显的毒性作用[4]，在大鼠怀孕期间腹腔注射倒千里光碱会导致胎鼠肝疾病的发生[5]。

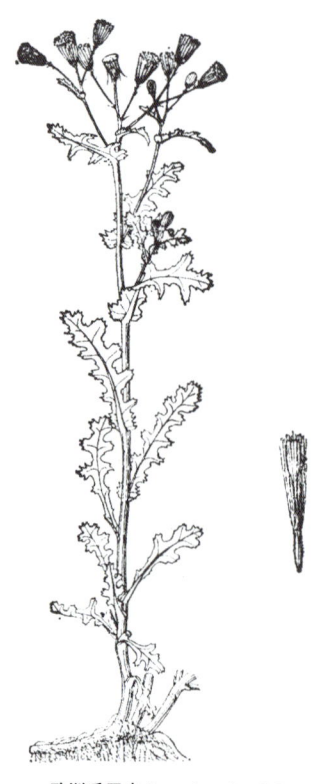

欧洲千里光 Senecio vulgaris L.
引自《中国高等植物图鉴》

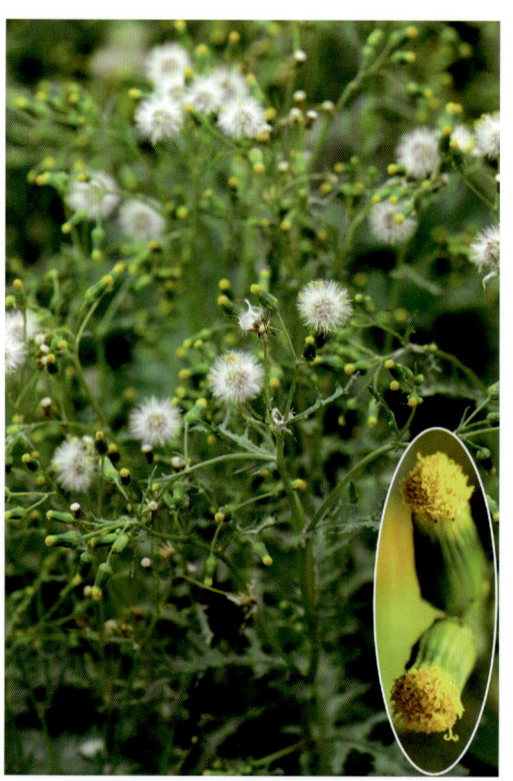

欧洲千里光 Senecio vulgaris L.
摄影：周繇

菊科 COMPOSITAE

化学成分参考文献

[1] Tu Z, et al. *J Pharm Sci*, 1988, 77(5): 461-463.

[2] Eldoksch HA, et al. *Alexandria Sci Exch*, 1996, 17(1): 57-67.

药理作用及毒性参考文献

[1] Loizzo MR, et al. *Phytother*, 2004, 18(9): 777-779.

[2] WHO. Health and Safety Guide No. 26: Pyrrolizidine Alkaloids.1989.

[3] 韩佳寅，等. 中国中药杂志，2011, 36 (14): 1901-1904.

[4] Bhattacharyya K. *J Path Bact*, 1965, 90: 151.

[5] Eastman DF, et al *Toxicol Lett*, 1981, 8(4-5): 217-222.

16. 田野千里光（中国植物志） 大白顶草（贵州草药）

Senecio oryzetorum Diels in Notes Roy. Bot. Gard. Edinburgh 5: 194. 1912.（英 **Field Groundsel**）

一年生草本。茎单生，高 20-30 cm，基部或上部分枝，被疏柔毛至近无毛。叶全形倒披针状线形，长 3-8 cm，宽 1-2 cm，顶端尖或稍尖，具较疏的粗齿或羽状浅裂；侧生裂片 3-5 对，线形或线状长圆形，尖，具疏齿或全缘，下部叶狭成柄状叶基；中部及上部叶无柄，基部具耳，两面有疏柔毛；上部叶较小，线形。头状花序少数至多数，排列成顶生伞房花序；花序梗细，近无毛。总苞狭钟状，长 5-6 mm，总苞片 13-15，线状披针形，宽 0.3-0.5 mm，中部或中上部合生。舌状花 3；舌片黄色，极小，长圆形，有 3 细齿，管状花黄色。瘦果圆柱形，有疏柔毛；冠毛白色，毛基部扩大。花期 5 月。

分布与生境 产于云南（腾冲、大理、丽江）。生于海拔 1500-2400 m 的潮湿开旷草地或牧场。

药用部位 全草。

功效应用 清热解毒。用于疔疮，小儿白口疮。

注评 本种为"大白顶草"的基源植物，药用其全草。

17. 散生千里光（中国植物志）

Senecio exul Hance in J. Bot. 6: 174. 1868.——*S. oryzertorum* auct. non Diels（英 **Scattered Groundsel**）

一年生草本，茎单生，高 20-40 cm，基部或仅上部分枝；被疏柔毛或近无毛。叶全形倒披针形至长圆形，长 4-6 cm，宽 0.5-3.5 cm，顶端钝，羽状深裂；侧生裂片 3-4 对，不等长，长圆状披针形或长圆形，钝，全缘，或具疏齿至羽状浅裂；下部叶基部狭成柄状，中部叶基部扩大，具全缘或有细齿半抱茎的耳，两面有疏柔毛至无毛；上部叶较小，线形或线状披针形，羽状浅裂或具齿。头状花序少数至多数，排列成顶生疏伞房花序或近伞形状伞房花序；花序梗细，无毛。总苞近钟状，长 4-5 mm；总苞片 14-15，线形，宽 0.3-0.5 mm，边缘宽膜质，无毛。舌状花约 12；舌片黄色，极小，长圆形，长 1-1.5 mm，具 3 细齿；管状花黄色。瘦果圆柱形，有密短柔毛；冠毛白色。花期 4-6 月。

分布与生境 产于湖北、四川、重庆、浙江、广东。常生于海拔 620 m 的河边草地。也分布于泰国。

药用部位 全草。

功效应用 清热解毒，祛瘀消肿。用于疔疮，无名肿毒，小儿口腔溃疡，跌打损伤。

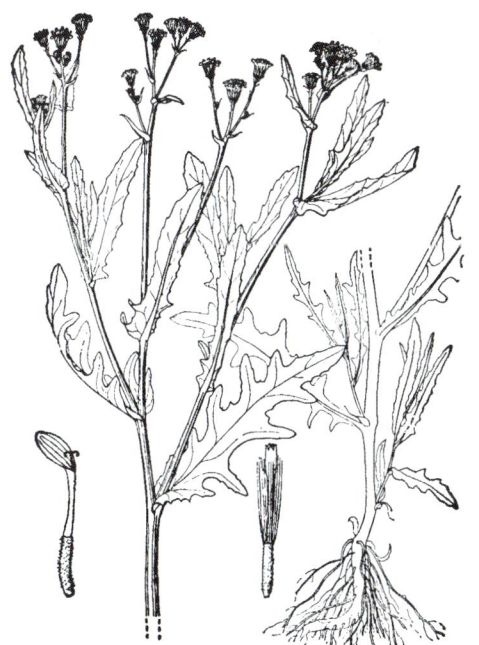

散生千里光 Senecio exul Hance
引自《中国高等植物图鉴》

103. 野茼蒿属 Crassocephalum Moench.

一年生或多年生草本。叶互生。头状花序盘状或辐射状，中等大，在花期常下垂，小花同形，多数，全部管状，两性。总苞钟状，总苞片1层，近等长，线状披针形，边缘狭膜质，花期直立，黏合成圆管状，后开展，反折，基部具数枚外苞片。花序托扁平，无毛，具蜂窝状孔，窝孔具膜质边缘。花冠细管状，上部逐渐扩大，檐部短，具5齿裂。花药全缘或基部具小耳；花柱分枝细长，线形，被乳头状毛。瘦果狭圆柱形，具棱条，顶端和基部具灰白色环。冠毛多数，白色，绢毛状，易脱落。

约21余种，主要分布于热带非洲，我国有2种，1种药用。

本属植物野茼蒿具有保肝、抗氧化作用，主要活性成分为异绿原酸、槲皮素和山柰酚等。

1. 野茼蒿（中国植物志） 革命菜（海南、安徽、广西），野木耳菜（植物名实图考），假茼蒿（南宁药物志），冬风菜（广西），匙花菜（福建），土三七（四川），山茼蒿（海南、广西）

Crassocephalum crepidioides (Benth.) S. Moore in J. Bot. 50: 211. 1912.——*Gynura crepidioides* Benth.（英 Crepis Like Crassocephalum）

直立草本，高20–120 cm，茎有纵条棱，无毛。叶膜质，椭圆形或长圆状椭圆形，长7–12 cm，宽4–5 cm，顶端渐尖，基部楔形，边缘有不规则锯齿或重锯齿，或有时基部羽状裂，两面无毛或近无毛；叶柄长2–2.5 cm。头状花序数个在茎端排成伞房状，直径约3 cm，总苞钟状，长1–1.2 cm；总苞片1层，线状披针形，等长，边缘狭膜质，顶端被簇毛，小花全部管状，红褐色或橙红色，檐部5齿裂；花柱基部小球状。瘦果狭圆柱形，红褐色，具肋，被毛；冠毛极多数，白色，绢毛状，易脱落。花果期7–12月。

分布与生境 产于江西、福建、湖南、湖北、广东、广西、贵州、云南、四川、西藏。生于海拔300–1800 m的山坡路旁、水沟边、灌丛中。也分布于泰国、东南亚和非洲。

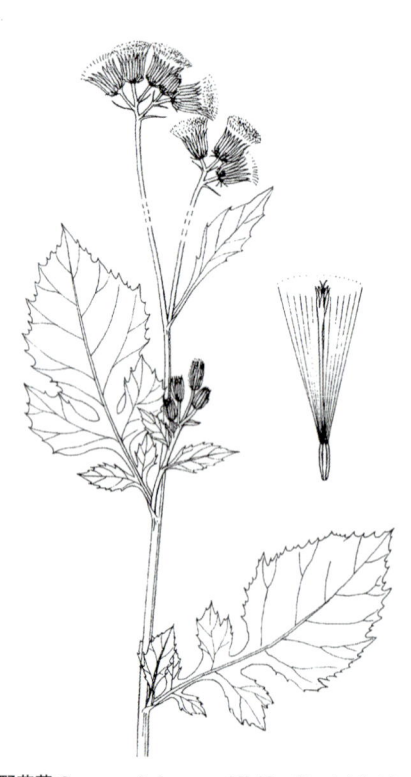

野茼蒿 Crassocephalum crepidioides (Benth.) S. Moore
张泰利 绘

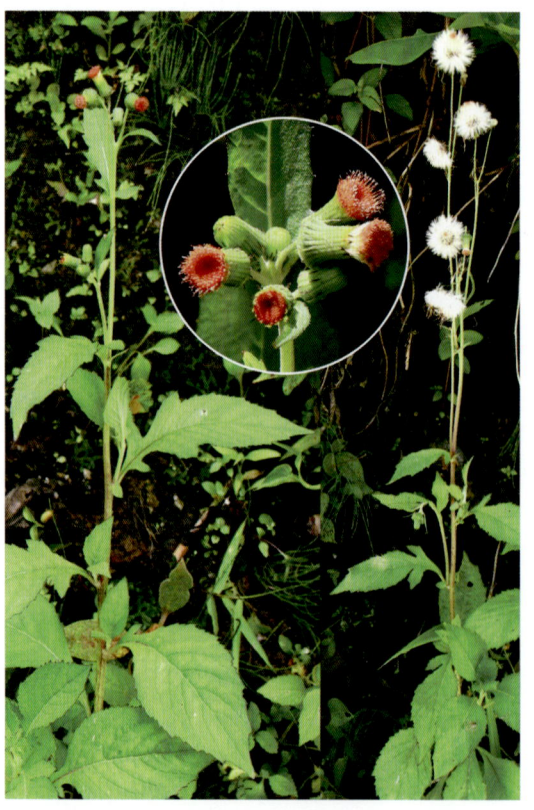

野茼蒿 Crassocephalum crepidioides (Benth.) S. Moore
摄影：张英涛

药用部位　全草。

功效应用　清热解毒，调和脾胃，利尿消肿。现代用于感冒，肠炎，痢疾，口腔炎，乳腺炎，消化不良，水肿，小便淋痛，乳痈。

化学成分　地上部分含香豆素类：7-丁基-6,8-二羟基-3*R*-戊基-11-烯基苯并二氢异吡喃-1-酮(7-butyl-6,8-dihydroxy-3*R*-pentyl-11-enylisochroman-1-one)，7-丁基-15-烯基-6,8-二羟基-3*R*-戊基-11-烯基苯并二氢异吡喃-1-酮(7-butyl-15-enyl-6,8-dihydroxy-3*R*-pentyl-11-enylisochroman-1-one)，7-丁基-6,8-二羟基-3*R*-戊基苯并二氢异吡喃-1-酮(7-butyl-6,8-dihydroxy-3*R*-pentylisochroman-1-one)[1]；生物碱类：新疆千里光碱▲(jacobine)，新疆千里光灵▲(jacoline)[2]。

药理作用　保肝作用：野茼蒿水提物腹腔注射，能抑制半乳糖胺合并脂多糖致肝损伤大鼠血清 ALT、AST 升高，抑制肝匀浆 LPO 含量升高；抑制 CCl_4 致肝损伤小鼠血清 ALT、AST 升高，抑制肝匀浆 GSH 含量下降[1]。

抗氧化作用：野茼蒿水提物体外对 DPPH 自由基、超氧化物阴离子和羟自由基有清除活性[1]。

注评　本种为"假茼蒿"的基源植物，药用其全草。傈僳族用全株治疗消化不良、毒蛇咬伤。

化学成分参考文献

[1] Kongsaeree P, et al. *J Nat Prod*, 2003, 66(5): 709-711.

[2] Asada Y, et al. *Planta Med*, 1985, (6): 539-540.

药理作用及毒性参考文献

[1] Aniya Y, et al. *Biol Pharm Bull*, 2005, 28(1): 19-23.

104. 菊芹属 Erechtites Raf.

一年生或多年生草本；叶互生，近全缘具锯齿或羽状分裂，无毛或被柔毛。头状花序盘状，具异型小花，在茎端排成圆锥状伞房花序，基部具少数外苞片；总苞圆柱状；总苞片1层，线形或披针形，边缘干膜质。花序托平或微凹，具小窝孔或隧状。小花全部管状，结实，外围的小花2层，雌性，丝状，顶端4-5齿裂；中央的小花细漏斗状，5齿裂；花药基部钝，花柱分枝伸长，顶端截形或钝，被微毛。瘦果近圆柱形，基部和顶端具不明显胼胝质的环，具10条细肋；冠毛多层，细毛状。

约15种，主要分布于美洲和大洋洲。我国有2逸生种，分布于华南、西南、福建、台湾。1种药用。

1. 梁子菜（中国高等植物图鉴）　菊芹（科属辞典），饥荒草（台湾植物志），大旱菜、水三七、飞机菜（湖北），野青菜（云南江川），革命菜、野茼蒿（云南种子植物名录）

Erechtites hieraciifolius (L.) Raf. ex DC., Prodr. 6: 294. 1838.——*Senecio hieracifolius* L.（英 **American Burnwead**）

一年生草本，高 40-100 cm，不分枝或上部多分枝，被疏柔毛。叶具翅，基部渐狭或半抱茎，披针形至长圆形，长 7-16 cm，宽 3-4 cm，顶端急尖或短渐尖，边缘具不规则的粗齿，羽状脉，两面无毛或下面沿脉被短柔毛。头状花序较多数，长约 15 mm，在茎端排列成伞房状。总苞筒状，基部有数枚线形小苞片；总苞片1层，线形或线状披针形，长 8-11 mm，边缘窄膜质，外面无毛或被疏生短刚毛。小花多数，管状；外围小花 1-2 层，雌性，丝状，4-5 齿裂；中央小花两性，细管状，5 齿裂。瘦果圆柱形，具明显的肋。冠毛丰富，白色。花果期 6-10 月。

分布与生境　产于云南、贵州、四川、福建和台湾。生于海拔 1000-1400 m 的山坡、林下、灌木丛中或湿地上。原产于北美南部墨西哥，在中国逸生。叶可作蔬菜。

药用部位　全草。

功效应用　清热解毒，杀虫。用于痈疮，痢疾，跌打损伤。有小毒。

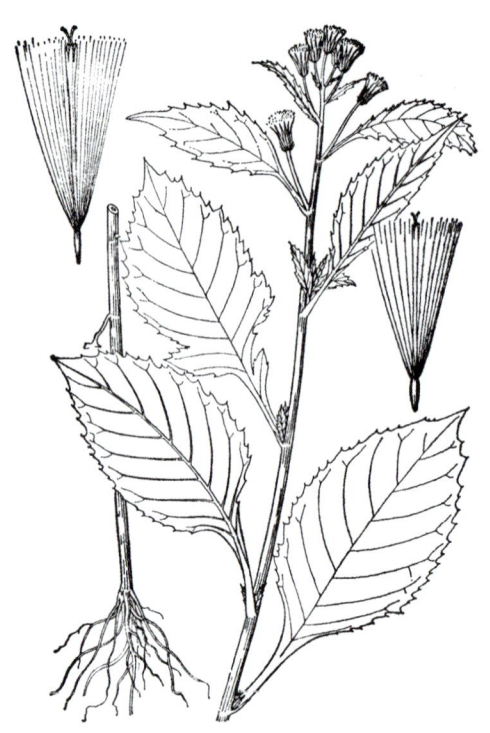

梁子菜 Erechtites hieraciifolius (L.) Raf. ex DC
引自《中国高等植物图鉴》

105. 菊三七属 Gynura Cass.

多年生草本，稀亚灌木。叶互生，具齿或羽状分裂，稀全缘，有柄或无叶柄。头状花序盘状，具同形小花，单生或数个至多数排成伞房状，总苞钟状或圆柱形，基部有多数线形小苞片；总苞片1层，9–13个，披针形，等长，覆瓦状，具干膜质的边缘。花序托平，有窝孔或短流苏状。小花全部两性，结实。花冠黄色或橙黄色，稀淡紫色，管状，檐部5裂。花药基部全缘或近具小耳；花柱分枝细，顶端有钻形的附器，被乳头状微毛。瘦果圆柱形，具10条肋，两端截平，无毛或有短毛。冠毛丰富，细，白色绢毛状。

约40种，分布于亚洲、非洲及澳大利亚。中国有10种，主要产于南部、西南部及东南部。7种药用。

分种检索表

1. 根肥大成块茎状。
　　2. 葶状草本，高20–50 cm，花茎不分枝；叶密集于茎基部，莲座状，倒卵形，匙形或椭圆形，有波状齿或羽状浅裂，叶柄基部无耳；头状花序1–5，排成疏伞房状 ················· 1. 狗头七 **G. pseudochina**
　　2. 高大草本，高达150 cm，多分枝；茎叶多数，大头羽状至羽状深裂，叶柄基部有圆形，具齿或羽裂的叶耳；头状花序多数，排成伞房圆锥状 ································· 2. 菊三七 **G. japonica**
1. 根不肥大，非块茎状。
　　3. 直立草本或灌木状。
　　　　4. 茎下部匍匐。
　　　　　　5. 植株无毛或近无毛。

6. 叶无柄或近无柄，长圆状椭圆形、倒卵形或长圆状披针形，基部抱茎，有叶耳，边缘有不规则的锐锯齿；侧脉12–30对；头状花序4–15个排成伞房圆锥状·················· 3. **木耳菜 G. cusimbua**

6. 叶具柄，倒卵形或倒披针形，基部楔状狭，无耳，边缘具波状齿或小尖；侧脉7–9对；头状花序多数，排成疏伞房状·················· 4. **红凤菜 G. bicolor**

5. 植株和总苞片被密黄褐色绒毛；叶狭椭圆形、卵形或菱形，全缘或上半部边缘有锯齿，基部楔状狭成叶柄；侧脉3–6对，两面被疏或密短毛·················· 5. **尼泊尔菊三七 G. nepalensis**

4. 茎直立或斜升，叶有波状齿或提琴状分裂，侧脉3–5对，细脉连结成近长圆形平行的长圆形细网，干时呈明显黑线，两面被短柔毛·················· 6. **白子菜 G. divaricata**

3. 攀援草本，茎平卧；叶卵形，或卵状长圆形，顶端尖或渐尖，全缘或有波状齿，两面无毛或被疏毛；叶柄基部无耳；头状花序3–5个排成腋生伞房状·················· 7. **平卧菊三七 G. procumbens**

本属多种药用植物含有倍半萜类化合物石竹烯 (caryophyllene，1) 及其衍生物石竹烯氧化物 (caryophyllene oxide，2) 等。白子菜 (G. divaricata) 和菊三七 (G. japonica) 中含有的特征性化合物包括脑苷酯类化合物菊三七苷▲(gynuraoside，3)，菊三七胺▲(gynuramide) Ⅰ (4)、Ⅱ (5)、Ⅲ (6)、Ⅳ (7) 和生物碱类化合物全缘千里光碱 (integerrimine，8)，光萼猪屎豆碱▲(usaramine，9) 等。3 在体外对 L1210 白血病细胞株有很强的细胞毒活性。2,6-乙酰基-2-羟甲基-2-甲基二氢色原-4-酮 (6-acetyl-2-hydroxymethyl-2-methylchroman-4-one，10)、香草醛 (vanillin，11)、2,6-二甲氧基-1,4-苯醌 (2,6-dimethoxy-1,4-benzoquinone，12)、苯甲酸 (benzoic acid，13) 等在体外实验中表现出显著的抗血小板凝集活性。

本属植物具有镇痛、抗炎、抗氧化、抗疟、降血糖等药理活性。该属植物中含有多种双稠吡咯啶生物碱，该类生物碱多具有肝毒性及致癌作用，因此在应用与开发研究中应注意安全性问题。

1. 狗头七（昆明民间常用草药、中国植物志） 紫背天葵（图考），见肿消、萝卜母（贵州），牛舌三七（中药辞典），水三七（云南江河中草药），矮人陀（昆明民间常用草药）

Gynura pseudochina (L.) DC., Prodr. 6: 299. 1838.——*Senecio pseudochina* L.（英 **Tuberous Velvetplant**）

葶状多年生草本，高20–50 cm。根肉质，圆球形，肥大成块状，直径(1) 2–6 cm。茎直立，单生，或2–3从块根上部发出，被疏柔毛或无毛。叶常密集于茎基部，莲座状，具叶柄，叶柄长0.5–3 cm，基部宽，无耳。叶片倒卵形、匙形或椭圆形，稀卵形，长5–18 cm，宽2.5–5 cm，顶端钝或稍尖，基部渐狭成柄，羽状浅裂，稀具齿，裂片三角形或卵状长圆形，全缘或具小齿。侧脉4–10对，两面被短柔毛或后多少脱毛；中部或上部叶退化，或仅有1–2小叶，小叶羽状分裂，两面被柔毛，叶柄短宽或近无柄。头状花序1–5个，直径10–15 mm，排列成疏伞房状；花序梗常有1–2线形或丝状的苞片，被密或疏柔毛。总苞钟状，长10–12 mm，基部有8–9个小苞片；总苞片1层，13个，线状披针形或披针形，长7–12 mm，边缘宽干膜质，被疏短柔毛。小花黄色至红色，明显伸出总苞。瘦果圆柱形，红褐色，具10条肋，无毛或被微毛，冠毛多数，白色，绢毛状，易脱落。

分布与生境 产于海南、广东、广西、贵州、云南。生于海拔160–2100 m的山坡沙质地、林缘或路旁。也分布于不丹、印度、尼泊尔、斯里兰卡、缅甸、泰国。

药用部位 块根。

功效应用 清热解毒，舒筋活络，凉血止血，止痛。用于贫血，失血过多，衄血，吐血，咯血，月经过多，崩漏，创伤出血，胃痛，风湿痛，跌打损伤，皮肤疮疡，疔疮痈肿，皮炎，湿疹。

注评 本种为"矮人陀"的基源植物，药用其块根。傣族、白族、彝族也药用，主治风湿骨痛，跌打瘀血肿痛，疮疖，乳腺炎，扁桃体炎，皮炎，湿疹。

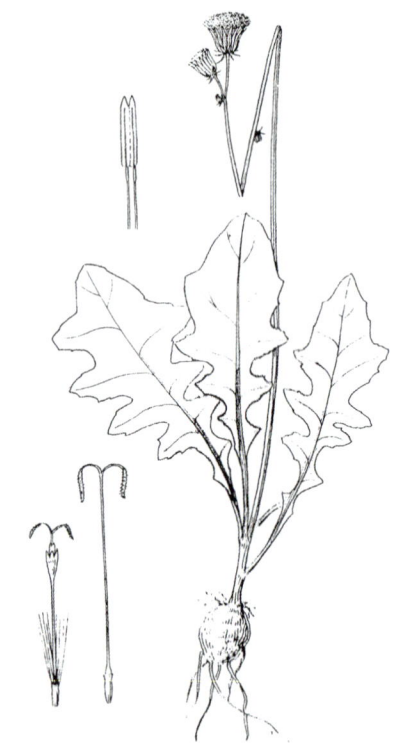

狗头七 Gynura pseudochina (L.) DC.
张春芳 绘

2. 菊三七（滇南本草） 三七草（中国高等植物图鉴），土三七（植物名实图考），菊叶三七（上海常用草药），见肿消（贵州草药），血当归（四川中药志、贵州），血三七（江西、湖北、湖南），破血丹（四川、陕西）

Gynura japonica (Thunb.) Juel in Acta Hort. Berg. 1(3): 86. 1891.——*Senecio japonicus* Thunb., *G. pinnatifida* (Lour.) DC., *G. segetum* (Lour.) Merr.（英 **Japanese Velvetplant**）

高大多年生草本，高60–150 cm。根粗大成块状，茎基部木质，幼时被卷柔毛，多分枝。基部叶在花期常枯萎。基部和下部叶较小，椭圆形，不分裂至大头羽状，顶裂片大，中部叶大，具长或短柄，叶柄基部有圆形具齿或羽状裂的叶耳，多少抱茎；叶片椭圆形或长圆状椭圆形，长10–30 cm，宽8–15 cm，羽状深裂，顶裂片大，倒卵形、长圆形至长圆状披针形，侧生裂片(2) 3–6对，椭圆形、长圆形至长圆状线形，长1.5–5 cm，宽0.5–2 (2.5) cm，边缘有大小不等的粗齿或锐锯齿、缺刻，稀全缘。两面被贴生短毛或近无毛。头状花序多数，花茎枝端排成伞房状圆锥花序；花序梗被短柔毛；总苞狭钟状或钟状，长10–15 mm；总苞片1层，13个，线状披针形，长10–15 mm，边缘干膜质，背面无毛或被疏毛。小花50–100个，黄色或橙黄色。瘦果圆柱形，棕褐色，具10肋，肋间被微毛。冠毛丰富，白色，绢毛状，易脱落。花果期8–10月。

分布与生境 产于四川、云南、贵州、河北、河南、湖北、湖南、陕西、安徽、浙江、江苏、江西、福建、台湾、广西。常生于海拔1200–3000 m的山谷、山坡草地、林下或林缘。也分布于尼泊尔、泰国和日本。

菊科 COMPOSITAE

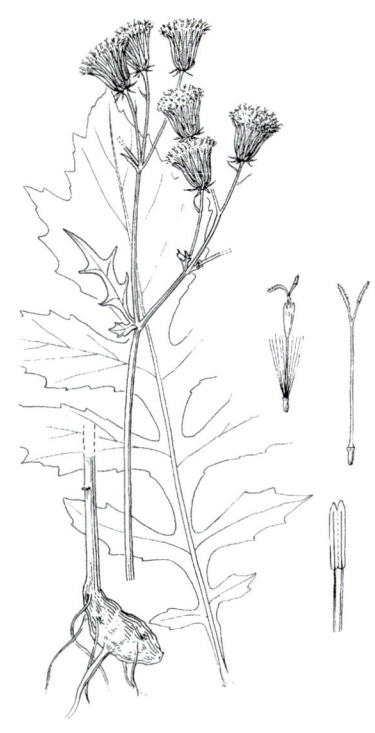

菊三七 Gynura japonica (Thunb.) Juel
张春芳 绘

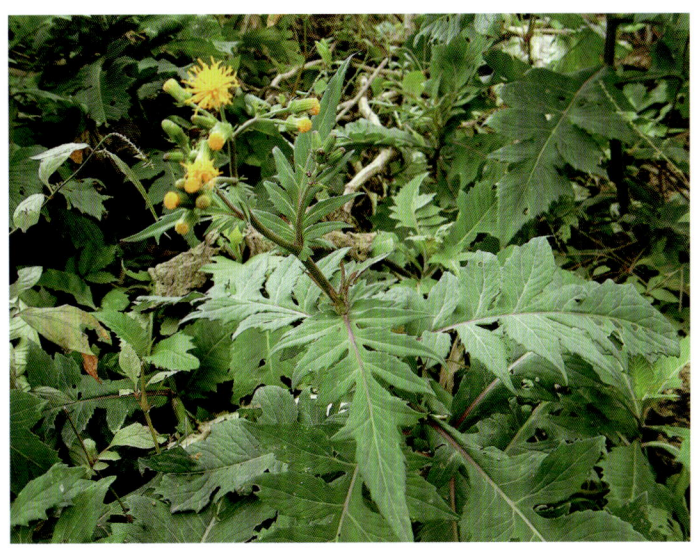

菊三七 Gynura japonica (Thunb.) Juel
摄影：何顺志

药用部位 根、全草。

功效应用 散瘀止血，消肿止痛，清热解毒。用于吐血，衄血，咯血，便血，尿血，崩漏，外伤出血，痛经，产后瘀滞腹痛，跌打损伤，风湿痹痛，疮痈疔疖，虫蛇咬伤。

化学成分 根含甾体类：3-表-旌节皂苷元▲-3-β-D-吡喃葡萄糖苷(3-epi-sceptrumgenin-3-β-D-glucopyranoside)，3-表-假叶树皂苷元(3-epi-ruscogenin)，3-表-新假叶树皂苷元(3-epi-neoruscogenin)，3-表-薯蓣皂苷元 3-β-D-吡喃葡萄糖苷(3-epi-diosgenin 3-β-D-glucopyranoside)[1]；生物碱类：菊三七碱类[2-3]，千里光碱(senecionine)[4-5]，千里光菲灵碱(seneciphylline)，菊三七碱甲(sineciphyllinine)，菊三七碱乙[(E)-seneciphylline][6]。

根状茎含脑苷酯类：菊三七酰胺▲(gynuramide) Ⅰ、Ⅱ、Ⅲ、Ⅳ[7]；色原酮类：(-)-菊三七酮▲[(-)-gynuraone]，2,2-二甲基-6-乙酰二氢色原酮(2,2-dimethyl-6-acetyl chromanone)，6-乙酰基-2-羟甲基-2-甲基二氢色原-4-酮(6-acetyl-2-hydroxymethyl-2-methylchroman-4-one)[8]；倍半萜类：石竹烯氧化物(caryophyllene oxide)[8]；芳香、酚酸及其衍生物类：4-羟基苯甲醛(4-hydroxybenzaldehyde)，4-羟基苯甲酸甲酯(methyl 4-hydroxybenzoate)，4-羟基苯甲酸(4-hydroxybenzoic acid)[7]，苯甲酸(benzoic acid)，香草醛(vanillin)[8]；三萜类：羽扇豆醇(lupeol)，α-香树脂醇(α-amyrin)，β-香树脂醇(β-amyrin)，无羁萜-3-酮(friedelan-3-one)，无羁萜-3β-醇(friedelan-3β-ol)，24-亚甲基-9,19-环羊毛脂烷(24-methylene-9,19-cyclolanostane)[7]；甾体类：7-酮基-β-谷甾醇(7-oxo-β-sitosterol)，过氧化麦角甾醇(peroxyergosterol)，胆甾-3-酮(cholestan-3-one)，7α-羟基-β-谷甾醇(7α-hydroxy-β-sitosterol)，7-酮基豆甾醇(7-oxostigmasterol)，豆甾-4,22-二烯-6β-醇-3-酮(stigmasta-4,22-dien-6β-ol-3-one)，豆甾-4-烯-6β-羟基-3-酮(stigmast-4-en-6β-ol-3-one)，麦角甾-3-酮(ergostan-3-one)，7α-羟基豆甾醇(7α-hydroxystigmasterol)，7-酮基谷甾醇-3-O-β-D-吡喃葡萄糖苷(7-oxositosteryl-3-O-β-D-glucopyranoside)，7-酮基豆甾醇-3-O-β-D-吡喃葡萄糖苷(7-oxostigmasteryl-3-O-β-D-glucopyranoside)，豆甾-3-酮(stigmastan-3-one)[7]，豆甾-22-烯-3-酮(stigmast-22-en-3-one)[7-8]，(22E,24S)-7α-过氧氢豆甾-5,22-二烯-3β-醇[(22E,24S)-7α-hydroperoxystigmasta-5,22-dien-3β-ol]，(22E,24S)-豆甾-1,4,22-三烯-3-酮[(22E,24S)-stigmasta-1,4,22-trien-3-one]，(24R)-豆甾-1,4-

二烯-3-酮[(24R)-stigmasta-1,4-dien-3-one]，β-谷甾醇，豆甾醇，胡萝卜苷，豆甾醇-β-D-吡喃葡萄糖苷 (stigmasteryl-β-D-glucopyranoside)，β-谷甾酮(β-sitosterone)，(3β,7α)-7-过氧氢-豆甾-5-烯-3 醇[(3β,7α)-7-hydroperoxystigmast-5-en-3-ol][8]；脂肪烃类：正二十四醇，正二十六醇，正二十八醇，正三十醇，正三十二醇，棕榈酸甲酯，硬脂酸甲酯，α-单硬脂酰甘油酯，α-单棕榈酸甘油酯，亚油酸(linoleic acid)，2-油酰-1,3-二棕榈酸甘油酯(2-oleoyl-1,3-dipalmitin)，正十五烷酰单甘油酯(1-monopentadecanoin)，十七烷酰甘油酯(heptadecanoin)[7]，二十六酸，棕榈酸[8]；其他类：5-甲基-5-(4,8,12)-三甲基十三烷基-二氢-2(3H)-呋喃酮[5-methyl -5-(4,8,12-trimethyltridecyl)-dihydro-2(3H)-furanone]，α-生育螺环▲(α-tocospiro) A、B[7]，左旋-α-生育螺环酮▲[(-)-α-tocospirone]，2,6-二甲氧基-1,4-苯醌(2,6-dimethoxy-1,4-benzoquinone)[8]。

地上部分含碱基类：胸腺嘧啶(thymine)，腺嘌呤(adenine)[9]；生物碱类：菊三七碱类(pyrrolizidine alkaloids)[9]，正二甲基异咯嗪(lumichrome)[10]；三萜类：山柑子醇(arborinol)，异山柑子醇(isoarborinol)[10]；酰胺类：(2S,3S,4R,8E)-2-[(2R)-2-羟基棕榈酰氨]-8-十八碳烯-1,3,4-三醇{(2S,3S,4R,8E)-2-[(2R)-2-hydroxypalmitoylamino]-8-octadecene-1,3,4-triol}[10]；酚酸类：丁香酸(syringic acid)，香草酸(vanillic acid)[10]；苯丙素类：浙贝树脂酚▲(zhebeiresinol)[10]，反式-对羟基桂皮酸(trans-p-hydroxycinnamic acid)[10]；多元醇类：D-甘露醇(D-mannitol)[9]；有机酸类：琥珀酸(succinic acid)[9]；甾体类：豆甾醇(stigmasterol)[10]。

药理作用 麻醉作用：不同浓度的菊三七水提醇沉液在脊蛙足蹼实验、豚鼠皮丘实验、整体蛙坐骨神经腓肠肌和脊蛙坐骨神经丛实验及整体蛙、家兔椎管麻醉实验中，具有表面、浸润、传导及脊髓麻醉作用[1]。

止血作用：100% 菊三七溶液（水提液和醇提液等量混合）灌胃及 10% 菊三七注射液腹腔注射，可缩短小鼠凝血时间[2]。

降血糖作用：菊三七鲜样的水提物及 95% 乙醇提取物可降低正常小鼠的血糖，干样品 95% 乙醇提取物可降低四氧嘧啶糖尿病小鼠的血糖[3]。

抗疟作用：菊三七水煎剂对疟原虫有抑制作用[4]。

抗肿瘤作用：菊三七的乙酸乙酯和正丁醇部位均对人宫颈癌 HeLa 细胞有细胞毒作用[5]。

其他作用：菊三七可抑制小鼠肠道炭末推进运动，使小肠蠕动减弱[6]。菊三七水提液灌胃，可促进家兔骨折愈合，加速家兔骨的钙、磷代谢[7]。

毒性及不良反应 菊三七生物碱小鼠腹腔注射 LD_{50} 为 (80.72 ± 2.7) mg/kg[8]。

注评 本种为部颁中药材标准（1992 年版）及辽宁药品标准（1980）收载"菊三七"的基源植物，以其异名 *G. segetum* (Lour.) Merr. 收载，药用其根及根状茎；其干燥叶或全草亦供药用，称"三七草"。拉祜族用鲜全株治软组织扭伤、无名肿毒。

化学成分参考文献

[1] Takahira M, et al. *Tetrahedron Lett*, 1977, (41): 3647-3650.
[2] 唐世蓉，等 . 中草药，1980, 11(5): 193-195.
[3] 刘宝庆，等 . 中草药，1984, 15(1): 27.
[4] Liang XT, et al. *Planta Med*, 1984, 50(4): 362.
[5] 华子千，等 . 北京大学学报（自然科学版），1983, (4): 89-96.
[6] 袁珊琴，等 . 药学学报，1990, 25(3): 191-197.
[7] Lin WY, et al. *J Chin Chem Soc*, 2004, 51(6): 1429-1434.
[8] Lin WY, et al *Planta Med*, 2003, 69(8): 757-764.
[9] 刘玉芬，等 . 中草药，1988, 19(2): 56-58.
[10] Zhu BR, et al. *Biochem System Ecol*, 2013, 46: 4-6.

药理作用及毒性参考文献

[1] 陈学韶，等 . 中药药理与临床，1985, (00): 95-96.
[2] 刘贺之，等 . 中国医院药学杂志，1985, 5(7): 292-294.
[3] 李维林，等 . 植物资源与环境学报，2002, 11(2): 29-32.
[4] 唐世蓉，等 . 中草药，1980, 11(5): 193-195.
[5] 刘杭，等 . 医学研究杂志，2006, 35(5): 66-67.
[6] 史清水，等 . 中草药，1991, 22(8): 377-380.
[7] 闵伶俐，等 . 中药材，2009, 32(8): 1322-1325.
[8] 唐世蓉，等 . 中草药，1984, 15(1): 27.

3. 木耳菜（中国植物志） 西藏三七草（西藏植物志），箐铁打、石头草（思茅中草药）

Gynura cusimbua (D. Don) S. Moore in J. Bot. 50: 212. 1912.——*Cacalia cusimbua* D. Don（英 **Cusimbua Velvetplant**）

多年生高大草本，高 1.5–2 m。基部木质，有伞房状分枝，无毛或上部多少被毛。叶大，无柄或有短柄；叶片倒卵形、长圆状椭圆形、椭圆形或长圆状披针形，长 (5) 10–30 cm，宽 4–11 cm，顶端渐尖，基部楔状狭成短柄或无柄而扩大抱茎的宽叶耳，边缘有不规则的锐锯齿，侧脉 12–30 对，两面无毛；头状花序直径 10–12 mm，4–15 个排成伞房状圆锥花序；花序梗细，在 2–3 个丝状线形的苞片，被短柔毛。总苞片狭钟形或圆柱状，长 12–17 mm；总苞 1 层，13–15 个，线形或线状披针形，长 13–15 mm，边缘干膜质。小花约 50 个，橙黄色，瘦果圆柱形，褐色，具 10 条肋，肋间有微毛。冠毛多数，白色，绢毛状，易脱落。花果期 9–10 月。

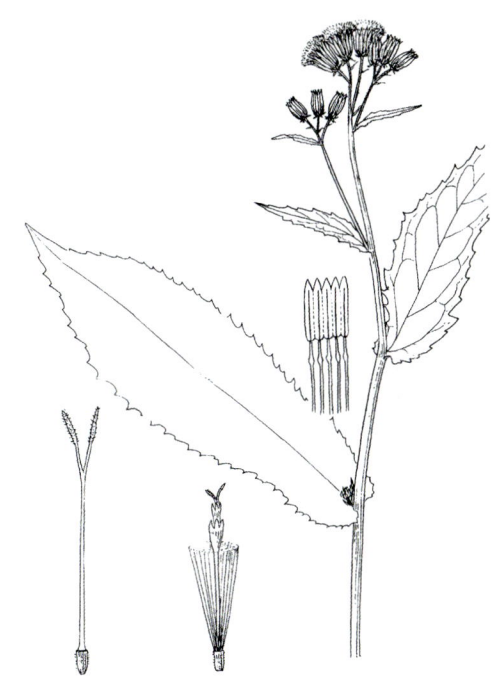

木耳菜 Gynura cusimbua (D. Don) S. Moore
张春芳 绘

分布与生境 产于四川、云南、西藏。生于海拔 1350–3400 m 的林下、山坡或路边草丛中。也分布于不丹、印度、尼泊尔、孟加拉、缅甸、泰国。

药用部位 全草。

功效应用 祛风通络，接骨续筋，消肿散瘀。用于骨折筋伤，跌打损伤，风湿痹痛，肢节肿大，活动不利。

化学成分 地上部分含挥发油类：β-月桂烯(β-myrcene)，丁香酚(engenol)，β-水芹烯(β-phellandrene)，α-葎草烯(α-humulene)，α-可巴烯(α-copaene)，十二烷基丙烯酸酯(dodecyl acrylate)，植醇(phytol)，大牻牛儿烯D (germacrene D)，2,4-二叔丁基苯酚(2,4-ditertbutylphenol)，隐品酮(cryptone)，α-蒎烯(α-pinene)，石竹烯氧化物(caryophyllene oxide)，α-杜松烯(α-cadinene)，β-石竹烯(β-caryophyllene)等[1]。

注评 本种为"箐跌打"的基源植物，药用其全草。

化学成分参考文献

[1] Rana V S, et al. *J Essent Oil Res*, 2007, 19(1): 21-22.

4. 红凤菜（中国植物志） 两色三七草（海南植物志），红菜（台湾、福建），玉枇杷、金枇杷、白背三七（贵州），木耳菜（植物名实图考）

Gynura bicolor (Willd.) DC., Prodr. 6: 299. 1838.——*Cacalia bicolor* Roxb. ex Willd.（英 **Bicolour Velvetplant**）

多年生草本，高 50–100 cm，无毛。茎直立，上部有分枝。叶具柄或近无柄。叶片倒卵形或倒披针形，稀长圆状披针形，长 5–10 cm，宽 2.5–4 cm，顶端尖或渐尖，基部楔状渐狭成具翅的叶柄，或近无柄而多少扩大，不形成叶耳。边缘有不规则的波状齿或小尖齿，稀近基部羽状浅裂，侧脉 7–9 对，两面无毛；上部和分枝上的叶小，披针形至线状披针形，具短柄或近无柄。头状花序多数，直径 10 mm，排列成疏伞房状；花序梗细，有 1–2 (3) 丝状苞片。总苞狭钟状，长 11–15 mm；总苞片 1 层，约 13 个，线状披针形或线形，长 11–15 mm，边缘干膜质，无毛。小花橙黄色至红色，明显伸出总苞。瘦果圆柱形，淡褐色，具 10–15 肋，无毛；冠毛丰富，白色，绢毛状，易脱落。花果期 5–10 月。

分布与生境 产于云南、贵州、四川、广西、广东、浙江、台湾。生于海拔 600–1500 m 的山坡林下、岩石上或河边湿处。也分布于印度、尼泊尔、不丹、缅甸、日本。

药用部位 根、全草。

功效应用 根：行气，活血，截疟。用于产后瘀血，腹痛，血崩，疟疾。全草：清热解毒，凉血止血，消肿。用于痛经，血崩，盆腔炎，咳血，支气管炎，中暑，阿米巴痢疾，创伤出血，溃疡久不收口，疔疮痈肿，甲沟炎。

化学成分 叶含挥发油：(E)-石竹烯[(E)-caryophyllene]，α-葎草烯(α-humulene)，(Z,E)-α-金合欢烯[(Z,E)-α-farnesene][1]。

嫩茎叶含挥发油：α-蒎烯(α-pinene)，β-石竹烯(β-caryophyl-lene)[2]。

地上部分含黄酮类：山奈酚(kaempferol)，黄芪苷(astragalin)，粗毛豚草素(hispidulin)，山奈酚-3-O-β-D-吡喃葡萄糖基-(6→1)-α-L-鼠李糖苷[kaempferol-3-O-β-D-glucopyranosyl-(6→1)-α-L-rhamnoside]，槲皮素-3-O-β-D-吡喃葡萄糖基-(6→1)-α-L-鼠李糖苷[quercetin-3-O-β-D-glucopyranosyl-(6→1)-α-L-rhamnoside]，槲皮素-双-3-O-β-葡萄糖苷(quercetin bis-3-O-β-glucoside)[3]；三萜类：β-香树脂醇(β-amyrin)，α-香树脂醇(α-amyrin)，β-香树脂醇-3-O-β-葡萄糖苷(β-amyrin-3-O-β-glucoside)，乙酰表无羁萜醇(acetyl epifriedelinol)[3]；鞣质类：反式-咖啡酸葡萄糖酯(trans-caffeic acid glucose ester)，(E,E,E)-2-{3-[6-O-[3-(3,4-dihydroxyphenyl)-1-oxo-2-propenyl]-β-D-glucopyranosyloxy]-4-hydroxyphenyl}-3-{[6-O-[3-[4-[[6-O-[3-(3,4-dihydroxyphenyl)-1-oxo-2-propenyl]-β-D-glucopyranosyl]oxy]-3-hydroxyphenyl]-1-oxo-2-propenyl]-β-D-glucopyranosyloxy}-7-(β-D-glucopyranosyloxy)-5-hydroxy-1-benzopyrylium[4]；酚酸类：对羟基苯甲酸(p-hydroxybenzoic acid)[3]；脂肪烃类：十八醇，十一酸，二十六酸，三十酸，己烷[3]；甾体类：β-谷甾醇[3]。

药理作用 抗炎作用：红凤菜水煎剂灌胃，对巴豆油所致小鼠耳肿胀有抑制作用，对角叉菜胶引起的大鼠足肿胀亦有抑制作用[1]。

抗氧化作用：红凤菜水提取物对超氧阴离子自由基有清除作用[2]。

注评 本种为"观音苋"或"紫背菜"的基源植物，药用其全草；其根亦供药用，称"观音苋根"。瑶族用根治血崩，壮族用叶治肺出血、痢疾。四川、重庆部分地区作蔬菜食用。

化学成分参考文献

[1] Shimizu Y, et al. *Flav Fragr J*, 2009, 24(5): 251-258.

[2] 吕晴, 等. 贵州工业大学学报(自然科学版), 2004, 33(2): 23-25.

[3] 卓敏, 等. 中草药, 2008, 39(1): 30-32.

[4] 蔡正宗, 等. 食品科学, 1995, 22(2): 149-160.

药理作用及毒性参考文献

[1] 林菁, 等. 福建中医药, 1996, 27(2): 23-24.

[2] 杨秀娟, 等. 食品科学, 2005, 26(11): 78-81.

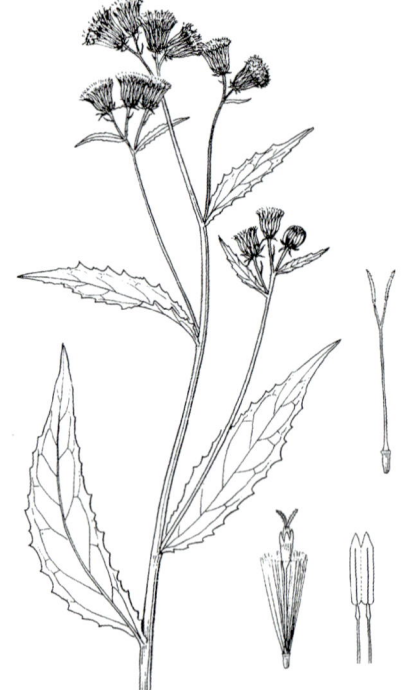

红凤菜 *Gynura bicolor* (Willd.) DC.
张春芳 绘

菊科 COMPOSITAE

5. 尼泊尔菊三七（中国植物志） 茎叶天葵（云南种子植物名录）
Gynura nepalensis DC., Prodr. 6: 300. 1838.——*Gynura nudibasis* (H. Lév. et Vaniot) Lauener et D. K. Ferguson（英 **Nepal Velvetplant**）

多年生草本，高 30-45 cm。茎粗壮，上部有分枝，被密黄褐色茸毛。叶片狭椭圆形、卵形、菱形或长圆状披针形，长 3-20 cm，宽 1-6 cm，顶端尖或渐尖，基部楔状渐狭成叶柄，基部无耳；全缘或边缘上半部有锯齿，稀浅裂，侧脉 3-6 (8) 对，上面被疏或密黄褐色柔毛，下面沿脉被柔毛；上部叶小，狭披针状线形，无柄。头状花序多数，排成伸长的疏伞房状；花序梗被密短柔毛。总苞狭钟状，长 10-13 mm；总苞片 1 层，13-14 个，线状披针形，长 10 mm，边缘干膜质，背面密被黄褐色绒毛或近无毛，有时具无柄的腺毛。小花黄色。瘦果圆柱形，具 10 肋，无毛或有疏毛。冠毛白色，绢毛状，易脱落。花果期 3-10 月。

分布与生境 产于云南（镇康、腾冲）、贵州（罗甸、赤水、望谟、荔波）。生于海拔 1100-2100 m 的溪边岩石上或田边。也分布于印度、尼泊尔、不丹、缅甸、泰国。

药用部位 块根。

功效应用 散瘀，消肿。用于跌打损伤，风湿痹痛。

6. 白子菜（中国植物志） 鸡菜（海南），叉花土三七（云南种子植物名录），土田七（广西中药志），花刀药（湖州草药），石三七、三百棒（云南中草药），白血皮菜（四川常用中草药）
Gynura divaricata (L.) DC., Prodr. 6: 301. 1838.——*Senecio divaricatus* L.（英 **Divaricate Velvetplant**）

多年生草本，高 30-60 cm，茎直立，不分枝或上部有花序枝，无毛或被短柔毛。叶片卵形、椭圆形或倒披针形，长 2-15 cm，宽 1.5-5 cm，顶端钝或急尖，基部楔状狭或下延成叶柄，近截形或微心形，边缘具粗齿，有时提琴状裂，稀全缘，上面绿色，下面带紫色，侧脉 3-5 对，细脉常连结成近平行的长圆形细网，干时呈清晰的黑线，两面被短柔毛；叶柄长 0.5-4 cm，基部有卵形或半月形具齿的耳。上部叶苞叶状，狭披针形或线形，羽状浅裂，无柄，略抱茎。头状花序直径 1.5-2 cm，(2) 3-5 个排成疏伞房状圆锥花序，常呈叉状分枝；花序梗被密短柔毛。总苞钟状，长 8-10 mm；总苞片 1 层，

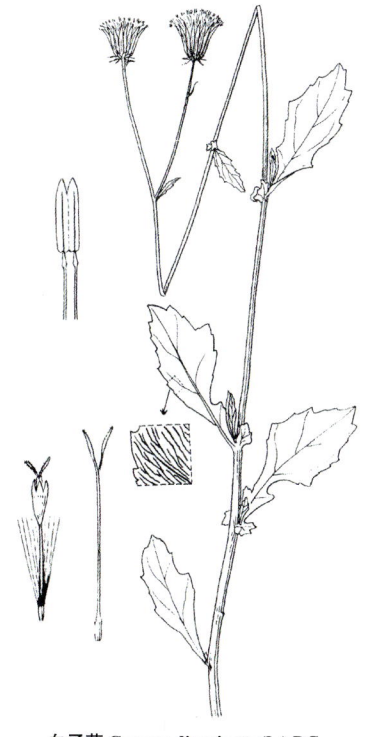

白子菜 Gynura divaricata (L.) DC.
张春芳 绘

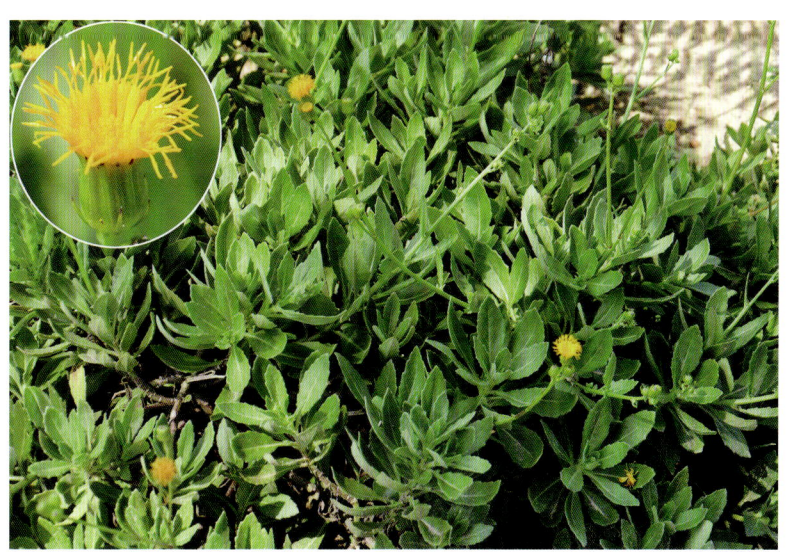

白子菜 Gynura divaricata (L.) DC.
摄影：王祝年

11-14个，狭披针形，边缘干膜质，背面具3脉，被疏短毛或近无毛。小花橙黄色，有香气，顶端红色。瘦果圆柱形，褐色，具10条肋，被微毛；冠毛白色，绢毛状。花果期8-10月。

分布与生境 产于广东、海南、香港、四川、云南。常生于山坡草地、荒坡和田边潮湿处。也分布于越南北部。

药用部位 根、根状茎及全草。

功效应用 清热凉血，活血止痛，止血，止咳。用于咳嗽，疮疡，烧烫伤，跌打损伤，风湿痹痛，崩漏，外伤出血。

化学成分 叶含生物碱类：全缘千里光碱(integerrimine)[1]。

根、茎、叶含挥发油：α-石竹烯(α-caryophyllene)，δ-荜澄茄烯(δ-cadinene)，大根叶香烯D(agermacrene D)等[2]。

地上部分含脑苷类：菊三七苷▲(gynuraoside)[3]，1-O-β-D-吡喃葡萄糖基-(2S,3S,4R,10E)-2-[(2'R)-2'-羟基二十三烷酰-氨]-10-十八碳烯-1,3,4-三醇(1-O-β-D-glucopyranosyl-(2S,3S,4R,10E)-2-[(2'R)-2'-hydroxyltricosanoyl-amino]-10-octadecene-1,3,4-triol)[4]，1-O-β-D-吡喃葡萄糖基-(2S,3S,4R,10Z)-2-[(2'R)-2'-羟基二十四烷酰-氨]-10-十八碳烯-1,3,4-三醇(1-O-β-D-glucopyranosyl-(2S,3S,4R,10Z)-2-[(2'R)-2'-hydroxylignocenoyl-amino]-10-octadecene-1,3,4-triol)[5]；黄酮类：山奈酚-3-O-鼠李糖基-(6→1)-α-L-葡萄糖苷[kaempferol-3-O-rhamnosyl-(1→6)-α-L-glucoside]，山奈酚(kaempferol)，黄芪苷(astragalin)[5]，槲皮素(quercetin)，槲皮素-3-O-β-D-吡喃葡萄糖基-(6→1)-α-L-鼠李糖苷[quercetin-3-O-β-D-glucopyranosyl-(6→1)-α-L-rhamnoside]，山奈酚-3-O-β-D-吡喃葡萄糖基-(6→1)-α-L-鼠李糖苷[kaempferol-3-O-β-D-glucopyranosyl-(6→1)-α-L-rhamnoside]，陆地棉苷(hirsutrin)[6]；生物碱类：2-(1',2',3',4'-四羟基丁基)-6-(2'',3'',4''-三羟基丁基)-吡嗪[2-(1',2',3',4'-tetrahydroxybutyl)-6-(2'',3'',4''-trihydroxybutyl)-pyrazine][5]，腺苷(adenosine)，尿苷(uridine)[6]，全缘千里光碱(integerrimine)，光萼猪屎豆碱▲(usaramine)[8]；甾体类：β-谷甾醇葡萄糖苷-6'-O-正十七酸酯(β-sitosteryl-glucoside-6'-O-heptadecoicate)[5]，豆甾醇-3-O-β-D-吡喃葡萄糖苷(stigmasterol-3-O-β-D-glucopyranoside)[7-8]，胡萝卜苷[7]，豆甾醇(stigmasterol)，β-谷甾醇[6-7]；脂肪酸类：棕榈酸，二十八酸(octacosanoic acid)[7]；三萜类：无羁萜(friedelin)[7]，表无羁萜醇(epifriedelinol; epifriedelanol)，乙酰表无羁萜醇(acylated epi-friedelinol)[6]，欧洲桤木烯醇▲(glutinol)；其他类：正二十烷(n-eicosane)，二十四醇(tetracosanol)，二十八醇(octacosyl alcohol)[7]。

药理作用 降血糖作用：白子菜总生物碱、总黄酮灌胃，对正常小鼠、四氧嘧啶糖尿病模型小鼠血糖水平均有降低作用[1]。

抗氧化作用：白子菜总酚醛树脂和总黄酮体外对DPPH自由基具有清除作用[2]。

其他作用：白子菜水提液体外可抑制血管紧张素转化酶的活性[3]。

注评 本种为云南省药品标准（1996）收载"三百棒"的基源植物，药用其干燥全草。其根及根状茎亦药用，称"白背三七"。壮族用全草外治跌打肿痛、痈疮肿毒。

化学成分参考文献

[1] 李丽梅，等. 植物资源与环境学报，2008, 17(2): 79-80.

[2] Chen, L, et al. *Fitoterapia*, 2009, 80(8): 517-520.

[3] Chen L, et al. *Chin Chem Lett*, 2009, 20(9): 1091-1093.

[4] 冼寒梅，等. 时珍国医国药，2008, 19(4): 858-859.

[5] Chen L, et al. *Nat Prod Res, Part A: Structure and Synthesis*, 2009, 23(14): 1330-1336.

[6] 胡勇，等. 中国天然药物，2006, 4(2): 156-158.

[7] 李丽梅，等. 时珍国医国药，2008, 19(1): 118-119.

[8] Roeder E, et al. *Plant Med*, 1996, 62(4): 386.

药理作用及毒性参考文献

[1] 胡勇，等. 西南林学院学报，2007, 27(1): 55-58.

[2] Wan C, et al. *Pharmacogn Mag*, 2011, 7(25): 40-45.

[3] Wu T, et al. *J Ethnopharmacol*, 2011, 136(2): 305-308.

7. 平卧菊三七（云南种子植物名录） 蔓三七草（海南植物志），蛇接骨（贵州中草药，云南中草药）

Gynura procumbens (Lour.) Merr., Enum. Philipp. Fl. Pl. 3: 618. 1823.——*Cacalia procumbens* Lour.
（英 **Climbing Velvetplant**）

攀援草本，有臭气，茎匍匐，淡褐色或紫色，无毛或幼时有柔毛，有分枝；叶片卵形、卵状长圆形或椭圆形，长 3-8 cm，宽 1.5-3.5 cm，顶端尖或渐尖，基部圆钝或楔状狭成叶柄，全缘或有波状齿，侧脉 5-7 对，上面绿色，下面紫色，两面无毛，叶柄长 5-15 mm，上部茎叶和花序枝上的叶退化，披针形或线状披针形，无柄或近无柄。顶生或腋生伞房花序，每个伞房花序具 3-5 个头状花序；花序梗常有 1-3 线形苞片，总苞狭钟状或漏斗状，长 15-17 mm；总苞片 1 层，(9) 11-13，长圆状披针形，长 15-17 mm，顶端渐尖，边缘狭干膜质，无毛。小花 20-30，橙黄色。瘦果圆柱形，栗褐色，具 10 肋，无毛；冠毛丰富，白色，细绢毛状。

分布与生境 产于广东、海南、贵州、四川、云南。生于林间溪旁坡地砂质土上，攀援于灌木或乔木上。也分布于越南、泰国、缅甸、马来西亚、印度尼西亚和非洲。

药用部位 全草。

功效应用 散瘀，消肿，清热，止咳，通经活络。用于跌打损伤，风湿痹痛，痈疮肿毒，咳嗽。现代亦用于肺结核。

化学成分 叶含黄酮类：芦丁(rutin)，黄芪苷(astragalin)，烟花苷(nicotifiorin)，异生物槲皮素(isobioquercetin)[1]；甾体类：β-谷甾醇，豆甾醇，胡萝卜苷，3-O-β-D-吡喃葡萄糖基-β-豆甾醇(3-O-β-D-glucopyranosylstigmasterol)[2]。

药理作用 降血压作用：平卧菊三七水提物灌胃，可降低自发性高血压大鼠的血压[1]。其降压机制与抑制血管紧张素转化酶活性有关[2]。平卧菊三七丁醇提取物给大鼠静脉注射，有舒张血管、降低血压作用[3]。

降血糖作用：平卧菊三七叶水提物灌胃，可降低链脲霉素引起的糖尿病大鼠血糖水平[4]。

注评 本种为"蛇接骨"的基源植物，药用其全草。傣族用全草鲜品捣敷治跌打损伤、风湿关节痛等症。

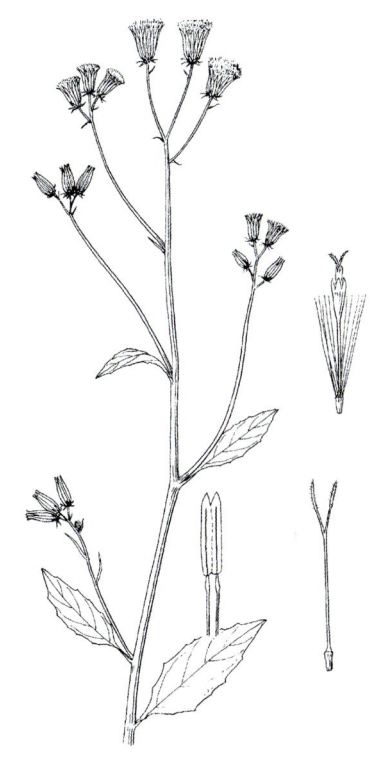

平卧菊三七 Gynura procumbens (Lour.) Merr.
张春芳 绘

化学成分参考文献

[1] Akowuah GA, et al. *Pharm Biol*, 2002, 40(6): 405-410.

[2] Sadikun A, et al. *Nat Prod Sci*, 1996, 2(1): 19-23.

药理作用及毒性参考文献

[1] Kim MJ, et al. *J Med Food*, 2006, 9(4): 587-590.

[2] Hoe SZ, et al. *Med Princ Pract*, 2007, 16(3): 203-208.

[3] Hoe SZ, et al. *Clinics (Sao Paulo)*, 2011, 66(1): 143-150.

[4] Zhang XF, et al. *Singapore Med J*, 2000, 41(1): 9-14.

106. 一点红属 Emilia Cass.

一年生或多年生草本，无毛或被毛，叶互生，通常密集于基部，具叶柄，茎生叶少数，羽状浅裂，全缘或有锯齿，基部常抱茎。头状花序盘状，具同形的小花，单生或数个排成疏伞房状，具长花序梗，开花前下垂。总苞筒状，基部无外苞片；总苞片 1 层，等长，在花后伸长。花序托平，无毛，具小窝孔。小花多数，全部管状，两性，结实；黄色或粉红色，管部细长，檐部 5 裂；花药基部钝；花柱分枝长，顶端具短锥形附器，被短毛。瘦果近圆柱形，两端截形，5 棱或具纵肋；冠毛细软，雪白色，刚毛状。

约 100 种，分布于亚洲和非洲热带，少数产于美洲。我国有 5 种，主要分布于华中、华南、华东和西南。3 种药用。

分种检索表

1. 下部叶近全缘或具疏齿；总苞坛状或宽圆柱形，约短于小花之半；小花橙红色············1. **绒缨菊 E. coccinea**
1. 下部叶大头状羽裂或具锯齿；总苞狭圆柱形，约与小花等长或短于小花；小花淡紫色或红色。
　　2. 下部叶大头状分裂；总苞约与小花等长；瘦果被毛··································2. **一点红 E. sonchifolia**
　　2. 下部叶不分裂；总苞短于小花；瘦果无毛···3. **小一点红 E. prenanthoidea**

本属植物一点红有镇痛、抗炎、抗菌、保肝和增强免疫力作用，还有一定的镇静和益智作用。

1. 绒缨菊（中国植物志） 绒缨花（安徽植物志、江苏植物志），止血丹（新华本草）

Emilia coccinea (Sims) G. Don in Sweet, Hort. Brit .(ed. 3), 382. 1839.——*Cacalia coccinea* Sims, *Emilia sagittata* DC., *E. flammea* Cass.（英 **Coccinea Tasselflower**）

一年生草本，茎直立，高 40–70 (100) cm，无毛或有糙短毛。基部叶和下部叶具短柄，长圆形、倒卵形或近匙形，长 5–7 cm，宽 2–2.5 cm，顶端钝，基部渐狭成翅，抱茎，近全缘或具波状细齿，两面均被细柔毛；中部茎叶大，长圆形或卵状长圆形，无柄，基部箭状抱茎，上部叶渐小，披针形或长圆状披针形顶端急尖，基部耳状抱茎。头状花序数个，排成疏伞房状；花序梗长 10–30 mm，无苞片，总苞坛状或陀螺状，长 10–12 mm，基部无小苞片；总苞片 1 层，明显短于小花之半，10–13，线状披针形，顶端渐尖，边缘窄膜质，无毛，小花多数，约 50，花冠橙红色，瘦果圆柱形，长约 3 mm，具 5 肋，被微毛；冠毛白色。

分布与生境 原产于非洲，在世界各国广泛栽培。我国北京、河北、西安植物园和各公园常有栽培，供观赏。

药用部位 全草。

功效应用 解毒，活血。用于蛇咬伤。现代用于治疗癌症。

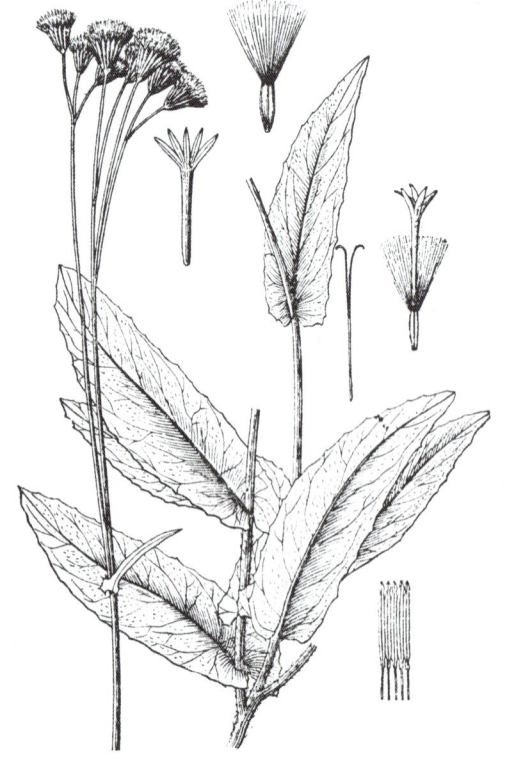

绒缨菊 *Emilia coccinea* (Sims) G. Don
引自《秦岭植物志》

2. 一点红（中国植物志） 红背叶（安徽、广州植物志），羊蹄草（安徽、海南、云南），野木耳菜（贵州），红头草（云南）、叶下红（海南）、紫背叶（台湾），紫背菜（植物名实图考），叶下红（江西草药），乳汁菜（云南中草药）

Emilia sonchifolia (L.) DC. in Wight, Contr. Bot. India 24. 1834.——*Cacalia sonchifolia* L., *Senecio sonchifolia* (L.) Moench（英 **Sonchifolious Tasselflower**）

一年生草本。茎直立或斜升，高 25-40 cm，自基部分枝，无毛或被疏短毛。叶大头羽状分裂，长 5-10 cm，宽 2.5-6.5 cm，顶生裂片大，宽卵状三角形，顶端钝或近圆形，具不规则的齿，侧生裂片通常 1 对，长圆形或长圆状披针形，顶端钝或尖，具波状齿，上面深绿色，下面常变紫色，两面被短卷毛；中部茎叶疏生，较小，卵状披针形或长圆状披针形，无柄，基部箭状抱茎，全缘或有不规则细齿；上部叶线形。头状花序长 8 mm，在开花前下垂，花后直立，通常 2-5，排列成疏伞房状；花序梗细，总苞圆柱形，长 8-14 mm；总苞片 1 层，8-9，长圆状线形或线形，约与小花等长，边缘窄膜质，无毛。小花粉红色或紫色，具 5 深裂，瘦果圆柱形，具 5 棱，肋间被微毛；冠毛丰富，白色，细软。花果期 7-10 月。

分布与生境 产于云南、贵州、四川、河北、河南、陕西、湖北、湖南、江苏、浙江、安徽、广东、海南、福建、台湾。常生于海拔 800-2100 m 的山坡荒地、田埂、路旁。北京栽培，逸生。也分布于亚洲热带、亚热带和非洲。

药用部位 全草。

功效应用 清热解毒，散瘀消肿，凉血。用于咽喉肿痛，乳痈，泄泻，疮疖痈肿，湿疹，跌打损伤。现代亦用于上呼吸道感染，口腔溃疡，肺炎，乳腺炎，肠炎，菌痢，尿路感染。

化学成分 地上部分含生物碱类：克氏千里光碱(senkirkine)，多榔菊碱(doronine)[1]。

全草含黄酮类：山柰酚-3-β-D-半乳糖苷，槲皮苷，芦丁[2]，槲皮素(quercetin)[2-3]，5,7,3'-三羟基-4'-甲氧基黄酮-3-O-α-L-鼠李糖苷(5,7,3'-trihydroxy-4'-methoxyflavone-3-O-α-L-rhamnoside)，芹菜素-6,8-二-3-C-β-D-吡喃葡萄糖苷(apigenin-6,8-di-3-C-β-D-glucopyranoside)，槲皮素-3-O-α-L-鼠李糖

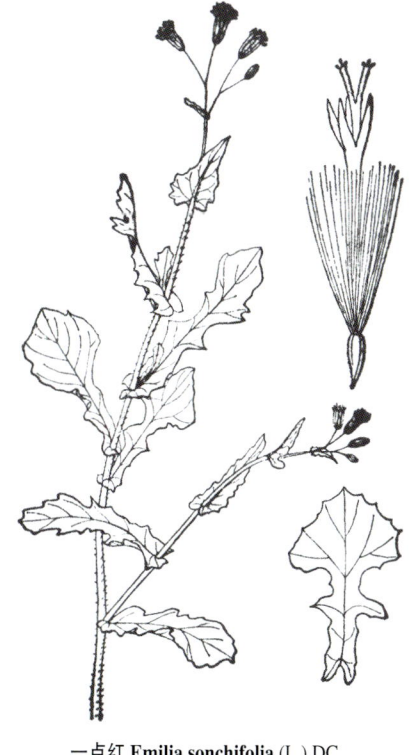

一点红 *Emilia sonchifolia* (L.) DC.
引自《中国高等植物图鉴》

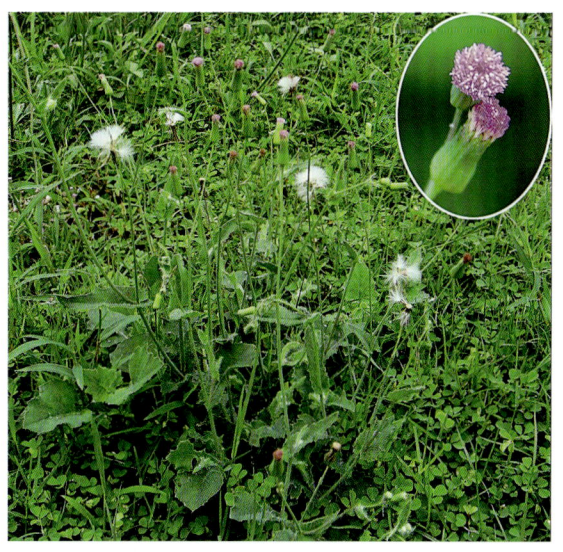

一点红 *Emilia sonchifolia* (L.) DC.
摄影：王祝年

苷 (quercetin-3-O-α-L-rhamnoside)[3]；生物碱类：橙黄胡椒酰胺乙酸酯 (aurantiamide acetate)，日本扁柏氨基甲酸酯▲A (obtucarbamate A)[3]；三萜类：熊果酸[2]，无羁萜 (friedelin)[3]；醇类：正二十六醇 (n-hexacosanol)[2]；烷烃类：三十烷 (triacontane)[2]；甾体类：β-谷甾醇，豆甾醇[4]，胡萝卜苷[3]；有机酸类：棕榈酸，三十酸 (triacontanoic acid)[4]。

药理作用　镇静作用：一点红醇提物灌胃，能抑制小鼠自主活动[1]。

镇痛作用：一点红水提物和醇提物灌胃，能减少腹腔注射醋酸所致小鼠扭体次数和延长小鼠热板法舔足潜伏期[2-3]。

益智作用：一点红水提物和醇提物灌胃，能延长注射东莨菪碱小鼠跳台试验触电潜伏期和减少触电次数，对记忆获得性障碍有保护作用[1]。

抗炎作用：一点红水提物灌胃，对巴豆油合剂致小鼠耳廓肿胀有抑制作用[1]。水提物和醇提物均能抑制醋酸引起的小鼠腹腔毛细血管通透性增高[2]。

调节免疫作用：一点红水提物和醇提物灌胃，在小鼠炭末廓清试验中能增强炭末吞噬功能[1]。

保肝作用：一点红醇提物灌胃可降低 CCl_4 及 BCG 和 LPS 诱导免疫性肝损伤小鼠血清 ALT、AST 活性[2]。

抗菌作用：一点红乙醇提取物和水提物体外对大肠埃希菌、绿脓杆菌、福氏痢疾杆菌、伤寒杆菌、肠炎杆菌、金黄色葡萄球菌、乙型溶血性链球菌、肺炎双球菌有抑菌作用。黄酮、总生物碱体外对大肠埃希菌、金黄色葡萄球菌、枯草芽孢杆菌有抑菌作用[4-6]。

抗肿瘤作用：一点红乙醇提取物体外对道尔顿淋巴瘤、埃利希腹水癌和小鼠肺成纤维细胞瘤均有抑制作用[7]。

抗氧化作用：一点红总黄酮，体外对 DPPH· 和 ·OH 自由基有清除作用[8-9]。

毒性及不良反应　一点红水提物和醇提取物小鼠灌胃给药，其 LD_{50} 为 (49.22 ± 0.027) g 生药 /kg 和 LD_{50} 为 (63.15 ± 0.026) g 生药 /kg[2]。

注评　本种为中国药典（1977 年版）收载"羊蹄草"的基源植物，药用其带根全草。景颇族用其治疗肺炎、睾丸炎、皮肤湿疹。

化学成分参考文献

[1] Cheng DL, et al. *Planta Med*, 1986, (6): 484-486.

[2] Srinivasan KK, et al. *Fitoterapia*, 1980, 51(5): 241-243.

[3] 邹小华，等. 中国药学杂志，2012, 47(23): 1891-1894.

[4] 高建军，等. 中国中药杂志，1993, 18(2): 102-103.

药理作用及毒性参考文献

[1] 钟正贤，等. 中国中医药科技，2007, 14(4): 267-268.

[2] 钟正贤，等. 云南中医中药杂志，2006, 27(4): 36-37.

[3] Couto VM, et al. *J Ethnopharmacol*, 2011, 134 (2): 348-353.

[4] 卢海啸，等. 玉林师范学院学报，2007, 28(5): 77-79.

[5] 李军生，等. 食品科学，2007, 28(9): 196-198.

[6] 周吴萍，等. 时珍国医国药，2008, 19(8): 1835-1836.

[7] Shylesh, et al. *J Ethnopharmacol*, 2000, 73 (3): 495-500.

[8] 廖莉，等. 时珍国医国药，2008, 19(2): 415-416.

[9] 韦媛媛，等. 食品科学，2009, 30(5): 79-81.

3. 小一点红（云南种子植物名录）　细红背叶（广州植物志），耳挖草，红花细辛（西靖中草药）

Emilia prenanthoidea DC., Prodr. 6: 302. 1838.（英 **Prenewhesleke Tasselflower**）

一年生草本，茎直立或斜升，高 30-90 cm，无毛或被疏短毛。基部叶倒卵形或倒卵状长圆形，顶端钝，基部渐狭成长柄，全缘或具疏齿，中部茎叶长圆形或线状长圆形，长 5-9 cm，宽 1-3 cm，顶端钝或尖，无柄，抱茎，箭形或具宽耳，边缘具波状齿，两面无毛或近无毛，上部叶小线状披针形，头状花序在茎枝端排列成疏伞房状；花序梗细纤；总苞圆柱形或狭钟形，长 8-12 mm；总苞片 10，长圆形，短于小花，边缘膜质，无毛。小花花冠红色或紫红色，檐部 5 齿裂。瘦果圆柱形，具 5 肋，无毛；冠毛丰富，白色，细软。花果期 5-10 月。

分布与生境　产于云南、贵州、广东、广西、浙江、福建。生于海拔 550-2000 m 的山坡路旁、疏林或林中潮湿处。也分布于印度至中南半岛。

药用部位　全草。

功效应用　清热解毒，消肿止痛，利水，凉血。用于小儿惊风，蛇头疔，咽喉肿痛，漆疮，跌打损伤，蛇伤，水肿，目赤。

注评　本种的带根全草产区也作"羊蹄草"药用，参见一点红 Emilia sonchifolia (L.) DC.。苗族用全草治喉痈、乳痈等。

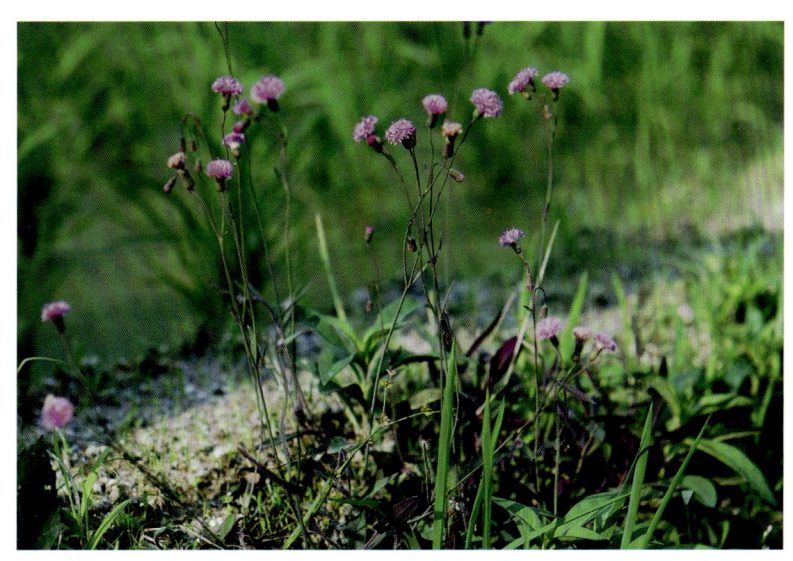

小一点红 Emilia prenanthoidea DC.
摄影：郑希龙

107. 瓜叶菊属 Pericallis D. Don

草本或半灌木，被疏灰白色绒毛或无毛。叶互生或基生，边缘具钝或锐锯齿，稀羽状分裂。头状花序多数，在枝端排列成疏伞房状；总苞钟状；总苞片 1 层，等长，顶端钝或尖，边缘膜质；花序托平，无苞片，具异形小花；边缘小花舌状，雌性，能育，稀无舌状花；中央的小花管状，两性，能育或不育；花药基部截形或耳状短箭形；花柱分枝伸长，顶端截形，被画毛笔状毛。瘦果背面压扁；舌状花瘦果卵形，通常具翅；管状花瘦果与舌状花瘦果同形或长圆形，具 5 棱；冠毛 1-2 层，有时脱落。

约 15 种，主产于加那利群岛马德拉岛及亚速尔群岛。我国习见栽培 1 种，可入药。

1. 瓜叶菊（中国植物志）

Pericallis hybrida B. Nord. in Opera Bot. 44: 21. 1978.——*Cineraria cruenta* Masson ex L'Hér., *Senecio cruentus* (Masson ex L'Hér.) DC.（英 **Cruente Cineraria**）

多年生草本。茎直立，高 30-70 cm，被密白色长柔毛。叶片大，肾形至宽心形，或上部叶三角状心形，长 10-15 cm，宽 10-20 cm，顶端急尖或渐尖，基部深心形，边缘不规则三角状浅裂或具钝锯齿，上面绿色，下面灰白色，被密绒毛；叶脉掌状；叶柄长 4-10 cm，基部扩大，抱茎；上部叶较小，近无柄。头状花序直径 3-5 cm，多数，在茎端排列成宽伞房状；花序梗粗，总苞钟状，长 5-10 mm；总苞片 1 层，披针形，顶端渐尖。小花紫红色、淡蓝色、粉红色或近白色；舌片长椭圆形，长 2.5-3.5 cm，具 3 小齿；管状花黄色。瘦果长圆形，具棱，初时被毛，后变无毛。冠毛白色。花果期 3-7 月。

分布与生境 原产于大西洋加那利群岛。我国各地公园或庭院广泛栽培。花色美丽鲜艳,色彩多样,是一种常见的盆景花卉和装点庭院居室的观赏植物。

药用部位 全草。

功效应用 清热解毒。用于疮疡肿毒。

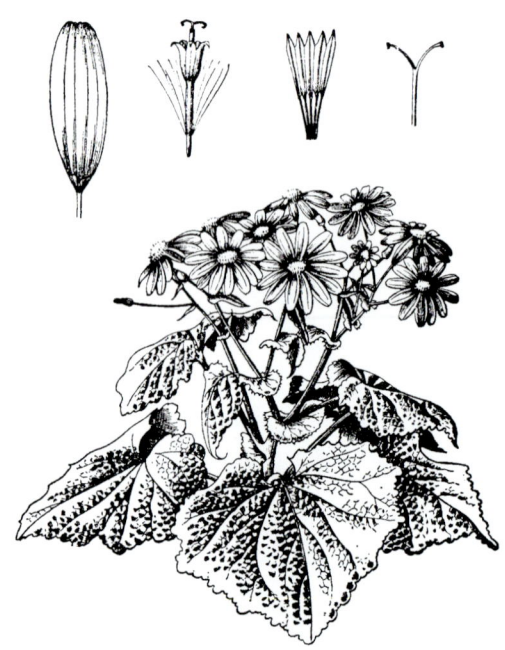

瓜叶菊 Pericallis hybrida B. Nord.
钱存源 绘

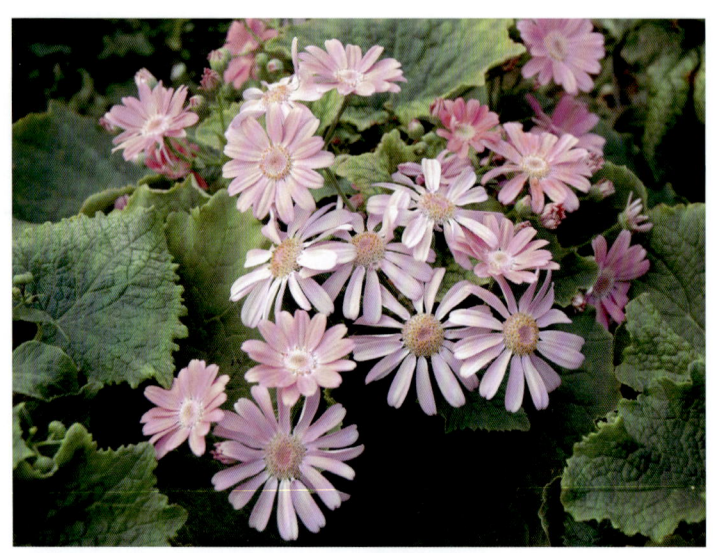

瓜叶菊 Pericallis hybrida B. Nord.
摄影:刘宗才

108. 金盏花属 Calendula L.

一年生或多年生草本。被腺状柔毛。叶互生,全缘或具波状齿。头状花序单生,总苞钟状或半球形;总苞片 1-2 层,披针形至线状披针形,边缘干膜质。花序托平或凸起,无毛,具异形小花,外围小花雌性,舌状,2-3 层,结实,舌片顶端 3 齿裂;花柱线形,2 裂,中央小花两性,管状,檐部 5 齿裂;花药基部箭形,柱头不分裂,球状。瘦果 2-3 层,异形向内卷曲,外层的瘦果形状和结构与中央和内层的不同。

约 20 种,主要分布于地中海、西欧和西亚。我国常见栽培 1 种,可供药用。

本属药用植物含有一系列齐墩果烷型三萜皂苷类化合物,如金盏花糖苷▲A (calendulaglycoside A,**1**),金盏花糖苷▲A-6'-O- 甲酯 (calendulaglycoside A-6'-O-methyl ester,**2**),金盏花糖苷▲A-6'-O- 正丁酯 (calendulaglycoside A-6'-O-n-butyl ester,**3**),金盏花糖苷▲B (calendulaglycoside B,**4**),金盏花糖苷▲B-6'-O- 正丁酯 (calendulaglycoside B-6'-O-n-butyl ester,**5**),金盏花糖苷▲C (calendulaglycoside C,**6**),金盏花糖苷▲C-6'-O- 甲酯 (calendulaglycoside C-6'-O-methyl ester,**7**),金盏花糖苷▲C-6'-O- 正丁酯 (calendulaglycoside C-6'-O-n-butyl ester,**8**),金盏花苷 F-6'-O- 正丁酯 (calenduloside F-6'-O-n-butyl ester,**9**),金盏花苷 G-6'-O- 甲酯 (calenduloside G-6'-O-methyl ester,**10**) 等;生物活性研究表明 **2~10** 对 TPA 诱导的小鼠耳炎具有显著的抗炎活性,ID_{50} 为 0.05–0.2 mg/ 耳,**1~10** 还能抑制 EB 病毒早期抗原的活性,**9** 和 **10** 对结肠癌、白血病和黑色素瘤等细胞株具有细胞毒作用。黄酮类化合物如异鼠李素 -3-O- 新橙皮糖苷 (isorhamnetin-3-O-neohesperidoside,**11**),香蒲新苷 (typhaneoside,**12**),异鼠李素 -3-O- 芸香糖苷 (isorhamnetin-3-O-rutinoside,**13**),槲皮素 -3-O- 葡萄糖苷 (quercetin-3-O-glucoside,

14)，槲皮素-3-O-芸香糖苷(quercetin-3-O-rutinoside，15)等，11～15能微弱抑制EB病毒早期抗原的活性。

	R₁	R₂	R₃	R₄
1	Glc	Gal	H	glc
2	Glc	Gal	Me	glc
3	Glc	Gal	n-Bu	glc
4	Glc	Gal	H	H
5	Glc	Gal	n-Bu	H
6	H	Gal	H	glc
7	H	Gal	Me	glc
8	H	Gal	n-Bu	glc
9	H	H	n-Bu	glc
10	H	Gal	Me	H

	R₁	R₂	R₃
11	Me	Rha	H
12	Me	Rha	Rha
13	Me	H	Rha
14	H	H	H
15	H	H	Rha

Glc: β-D-glucopyranosyl
Rha: α-L-rhamnopyranosyl
Gal: β-D-galactopyranosyl
n-Bu=n-butyl
Me=methyl

本属植物金盏花具有抗炎、免疫调节、降血糖、降血脂、保肝、抗胃损伤、抗菌、抗病毒、抗肿瘤和抗氧化等广泛药理活性。

1. 金盏花（救荒本草） 金盏菊（福建中草药），月月红（云南），大金盏花（广西），甘菊花（贵州）

Calendula officinalis L., Sp. Pl. 921. 1750.（英 **Potmarigold Calendula**）

一年生草本，高20-75 cm，通常自茎基部分枝，茎绿色或多少被腺状柔毛。基生叶长圆状倒卵形或匙形，长15-20 cm，全缘或具疏细齿，具柄，茎生叶长圆状披针形或长圆状倒卵形，无柄，长5-15 cm，宽1-3 cm，顶端钝，稀急尖，边缘波状具不明显的细齿，基部稍抱茎。头状花序单生茎枝端，径4-5 cm；总苞片1-2层，披针形或长圆状披针形，外层稍长，顶端渐尖，小花黄色或橙黄色，长于总苞的2倍，舌片宽达4-5 mm；管状花檐部具三角状披针形裂片，瘦果全部弯曲，淡黄色或淡褐色，外层瘦果大半内弯，外面具小针尖，顶端具喙，两侧具翅，脊部有横折皱。花期4-9月，果期6-10月。

分布与生境 原产于地中海，我国各地广泛栽培，供观赏。可入药。
药用部位 根、花序、全草。
功效应用 根：活血祛瘀，行气止痛。用于癥瘕积聚，疝气，胃寒疼痛。全草：清热解毒，活血调经。用于月经不调。现代亦用于中耳炎。花序：凉血止血，清热泻火。用于肠风便血，目赤肿痛。
化学成分 根含三萜皂苷类：金盏花苷(calenduloside) A[1]、B[2]、C、D[3]、E[4]、F[5]、G、H[6]。

叶含三萜及三萜皂苷类：齐墩果酸，齐墩果酸-3-葡萄糖苷，金盏花苷(calenduloside) A、E、G、H，3β-17-羧基-28-降齐墩果-12-烯-3-O-β-D-吡喃半乳糖基-(1→3)-O-β-D-吡喃葡萄糖基-(1→4)-β-D-吡喃葡萄糖醛酸苷[3β-17-carboxy-28-noroleon-12-en-3-O-β-D-galactopyranosyl-(1→3)-O-β-D-glucopyranosyl-(1→4)-β-D-glucopyranosiduronic acid]，3β-28-(β-D-葡萄糖氧基)-28-氧代齐墩果-12-烯-3-O-β-D-吡喃半乳糖基-(1→3)-O-β-D-吡喃葡萄糖基-(1→4)-β-D-吡喃葡萄糖醛酸苷[3β-28-(β-D-glucopyranosyloxy)-28-oxooleon-12-en-3-O-β-D-galactopyranosyl-(1→3)-O-β-D-glucopyranosyl-(1→4)-β-D-glucopyranosiduronic acid][7]。

花含三萜类：齐墩果酸[7]；马尼拉榄香脂二醇-3-O-月桂酸酯(maniladiol-3-O-laurate)[8]，单刺蓬酸▲乙酸酯(cornulactic acid acetate)，齐墩果酸乙酸酯(oleanolic acid acetate)[9]，款冬二醇-3-肉豆蔻酸酯(faradiol-3-myristic acid ester)，款冬二醇-3-棕榈酸酯(faradiol-3-palmitic acid ester)[10]，款冬二醇-3-O-月桂酸酯

(faradiol-3-*O*-laurate)，山金车二醇-3-*O*-棕榈酸酯(arnidiol-3-*O*-palmitate)，山金车二醇-3-*O*-肉豆蔻酸酯(arnidiol-3-*O*-myristate)，山金车二醇-3-*O*-月桂酸酯(arnidiol-3-*O*-laurate)，金盏花二醇-3-*O*-棕榈酸酯(calenduladiol-3-*O*-palmitate)，金盏花二醇-3-*O*-肉豆蔻酸酯(calenduladiol-3-*O*-myristate)，金盏花二醇-3-*O*-月桂酸酯(calenduladiol-3-*O*-laurate)[11]，金盏花萜二醇▲[coflodiol][12]，熊果-12-烯-3β,16β-二醇(urs-12-en-3β,16β-diol)，齐墩果-11,13(18)-二烯-3β-醇乙酸酯[olean-11,13(18)-dien-3β-ol acetate]，羽扇豆-20(29)-烯-3β,12β-二醇二乙酸酯(lup-20(29)-en-3β,12β-diol diacetate)，12-表款冬二醇(12-epifaradiol)，熊果-20-烯-30-醛-3β,12β-二羟基二乙酸酯(urs-20-en-30-al-3β,12β-dihydroxyl diacetate)，款冬二酮(faradion)，12β-羟基-熊果-20-烯-3-酮(12β-hydroxy-urs-20-en-3-one)，3β-羟基-熊果-20-烯-12-酮(3β-hydroxy-urs-20-en-12-one)，熊果-20-烯-12β-醇(urs-20-en-12β-ol)，熊果-20(30)-烯-3,12-二醇[urs-20(30)-en-3,12-diol]，熊果-20,21-环氧-3β-醇乙酸酯(urs-20,21-epoxy-3β-ol acetate)，熊果-20-烯-30-醛-3β-羟基乙酸酯(urs-20-en-30-al-3β-hydroxyl acetate)，12,13ξ-环氧-齐墩果-3β-醇(12,13ξ-epoxy-oleanan-3β-ol)，3β-羟基-羽扇豆-20(30)-烯-29-醛-3-乙酸酯[3β-hydroxy-lup-20(30)-en-29-al-3-acetate]，熊果-20-烯-3,16-二醇二乙酸酯(urs-20-ene-3,16-diol diacetate)[13]，环木菠萝烯醇(cycloartenol)，24-亚甲基环木菠萝醇(24-methylenecycloartanol)，绿玉树▲-7,24-二烯-3β-醇(tirucalla-7,24-dien-3β-ol)[14]，款冬二醇(faradiol)，羽扇豆醇，β-香树脂醇，α-香树脂醇，金盏花二醇(calenduladiol)[15]，齐墩果-12-烯-3β,16β,28-三醇(olean-12-en-3β,16β,28-triol)，羽扇豆-20(29)-烯-3β,16β,28-三醇[lup-20(29)-en-3β,16β,28-triol]，熊果-12-烯-3β,16β,21-三醇(ursa-12-en-3β,16β,21-triol)[16]，龙吉苷元(longispinogenin)，向日葵三醇(heliantriol) B_2、C、F[17]，3,16,21-三羟基-12-熊果烯(3,16,21-trihydroxy-12-ursaene)[18]，3,21-二羟基熊果-12-烯(3,21-dihydroxyurs-12-ene)[19]；三萜皂苷类：金盏花苷▲(calenduloside) A、E、G、H[7]、D[20]、F[21]，齐墩果酸-3-葡萄糖苷，3β-羟基-17-羧基-28-降齐墩果-12-烯-3-*O*-β-D-吡喃半乳糖基-(1→3)-*O*-β-D-吡喃葡萄糖基-(1→4)-β-D-吡喃葡萄糖醛酸苷[3β-hydroxy-17-carboxy-28-norolean-12-en-3-*O*-β-D-galactopyranosyl-(1→3)-*O*-β-D-glucopyranosyl-(1→4)-β-D-glucopyranosiduronic acid]，3β-羟基-28-(β-D-吡喃葡萄糖氧基)-28-氧代齐墩果-12-烯-3-*O*-β-D-吡喃半乳糖基-(1→3)-*O*-β-D-吡喃葡萄糖基-(1→4)-β-D-吡喃葡萄糖醛酸苷[3β-hydroxy-28-(β-D-glucopyranosyloxy)-28-oxoolean-12-en-3-*O*-β-D-galactopyranosyl-(1→3)-*O*-β-D-glucopyranosyl-(1→4)-β-D-glucopyranosiduronic acid][7]，罗盘草苷A (silphioside A)，小金盏花苷A (arvensoside A)[20]，金盏花糖苷▲(calendulaglycoside) A、B、C，金盏花糖苷A-6'-*O*-甲酯(calendulaglycoside A-6'-*O*-methyl ester)，金盏花糖苷A-6'-*O*-正丁酯(calendulaglycoside A-6'-*O*-*n*-butyl

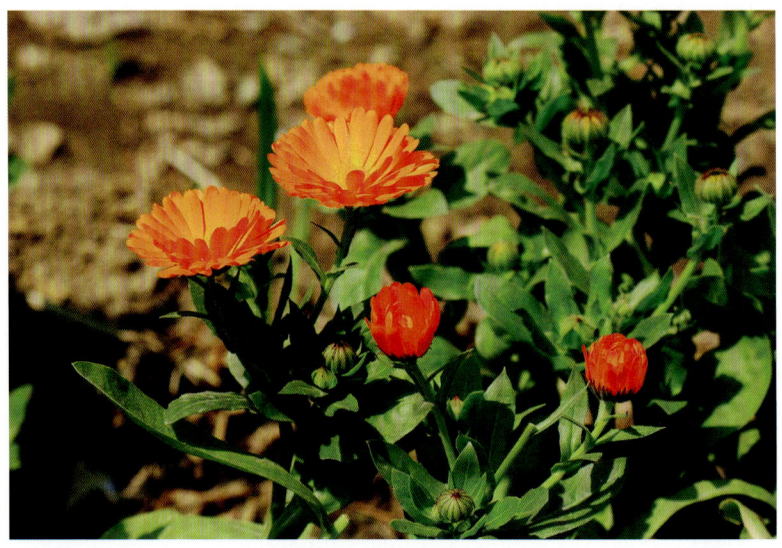

金盏花 Calendula officinalis L.
摄影：陈彬

ester)，金盏花糖苷B-6'-O-正丁酯(calendulaglycoside B-6'-O-n-butyl ester)，金盏花糖苷C-6'-O-正丁酯(calendulaglycoside C-6'-O-n-butyl ester)，金盏花糖苷C-6'-O-甲酯(calendulaglycoside C-6'-O-methyl ester)，金盏花苷G-6'-O-甲酯(calenduloside G-6'-O-methyl ester)，金盏花苷F-6'-O-正丁酯(calenduloside F-6'-O-n-butyl ester)[22]，金盏花皂苷▲(calendasaponin) A、B、C、D[23]，皂醇苷▲(saponoside) A、B、C、D、F[24]；黄酮类：槲皮素-3-O-芸香糖苷(quercetin-3-O-rutinoside)，槲皮素-3-O-葡萄糖苷(quercetin-3-O-glucoside)，异鼠李素-3-O-芸香糖苷(isorhamnetin-3-O-rutinoside)，异鼠李素-3-O-新橙皮糖苷(isorhamnetin-3-O-neohesperidoside)，香蒲新苷(typhaneoside)[21]，异槲皮素，槲皮素，异鼠李素[25]，异鼠李素-3-O-葡萄糖苷，异鼠李素-3-[O-α-L-吡喃鼠李糖基-(1→2)-O-α-L-吡喃鼠李糖基-(1→6)-β-D-吡喃葡萄糖苷{isorhamnetin-3-[O-α-L-rhamnopyranosyl-(1→2)-O-α-L-rhamnopyranosyl-(1→6)-β-D-glucopyranoside]}[26]，异鼠李素-3-O-α-L-吡喃鼠李糖基-(1→2)-O-[α-L-吡喃鼠李糖基-(1→6)]-β-D-吡喃葡萄糖苷{isorhamnetin-3-O-α-L-rhamnopyranosyl-(1→2)-O-[α-L-rhamnopyranosyl-(1→6)]-β-D-glucopyranoside}，异鼠李素-3-O-α-L-吡喃鼠李糖基-(1→6)-O-β-D-吡喃葡萄糖苷[isorhamnetin-3-O-α-L-rhamnopyranosyl-(1→6)-O-β-D-glucopyranoside][27]，槲皮素-3-O-2^G-鼠李糖芸香糖苷(quercetin-3-O-2^G-rhamnosylrutinoside)，槲皮素-3-O-新橙皮糖苷[28]，金盏花黄酮苷(calendoflaside)，金盏菊黄酮苷(calendoflavoside)，金盏花黄酮二苷(calendoflavobioside)[29]，异鼠李素-3-β-D-吡喃葡萄糖基-(6→1)-β-L-呋喃鼠李糖苷[isorhamnetin-3-β-D-glucopyranosyl-(6→1)-β-L-rhamnofuranoside][30]；倍半萜类：金盏花苷▲(officinoside) A、B、C、D[22]；香豆素类：东莨菪内酯(scopoletin)，七叶树内酯(esculetin)，伞形花内酯(umbelliferone)[31]；三萜类：伪蒲公英甾醇▲(pseudotaraxasterol)[10]，伪蒲公英甾醇▲乙酸酯(pseudotaraxasteryl acetate)，伪蒲公英甾醇▲苯甲酸酯(pseudotaraxasterylbenzoate)[13]，蒲公英-20-烯-3β,16β,22α-三醇(tarax-20-ene-3β,16β,22α-triol)，蒲公英-20-烯-3β,16β,30-三醇(tarax-20-ene-3β,16β,30-triol)[16]，羊毛甾-20(22)-烯-3β-醇[lanost-20(22)-en-3β-ol][32]；甾体类：4β-甲基胆甾-20-烯-12α-醇-3β-内酯(4β-methylcholest-20-en-12α-ol-3β-olide)，β-谷甾醇，豆甾-5,22-二烯-3β-醇(stigmast-5,22-dien-3β-ol)，豆甾-5,24(28)-二烯-3β-醇[stigmast-5,24(28)-dien-3β-ol][32]；糖苷类：淫羊藿次苷C_3(icariside C_3)[20]；挥发油：主要成分为棕榈酸甲酯(methyl hexadecanoate)，亚油酸甲酯(methyl linoleate)，9,12,15-十八烷三烯酸甲酯(methyl 9,12,15-octadecatrienoate)，十八酸甲酯(methyl octadecanoate)，十四酸甲酯(methyl tetradecanoate)，γ-杜松烯(γ-cadinene)和库贝醇(cubenol)，δ-杜松烯(δ-cadinene)，α-杜松醇(α-cadinol)，日本刺参萜酮(oplopanone)[33]。

药理作用 抗炎作用：金盏花烯醇提取物和超临界二氧化碳提取物局部用药，均可抑制巴豆油致小鼠耳肿胀[1]。金盏花花提取物灌胃，可抑制角叉菜胶和右旋糖酐诱导的大鼠足肿胀[2]。齐墩果烷型三萜苷类可以抑制 TPA 致小鼠耳肿胀[3]。

调节免疫作用：金盏花非皂苷部分腹腔注射，可增强接种大肠埃希菌小鼠网状内皮系统的吞噬功能[4]。

降血糖作用：金盏花甲醇提取物及该提取物正丁醇萃取部分灌胃，均对葡萄糖负荷小鼠血糖水平的升高具有抑制活性[5]。

降血脂作用：金盏花皂苷灌胃，可降低实验性高脂血症大鼠的血清胆固醇、游离脂肪酸、磷脂、β-脂蛋白和三酰甘油[6]。

抑制胃排空作用：金盏花的甲醇提取物灌胃，能抑制小鼠胃排空[5]。

抗胃损伤作用：金盏花的甲醇提取物及该提取物正丁醇萃取部分灌胃，均可减轻乙醇或吲哚美辛引起大鼠胃损伤[5]。

保肝作用：金盏花提取物灌胃，可降低 CCl_4 急性肝损伤小鼠 ALT、AST 水平，可抑制肝脂质过氧化和血清总胆红素的升高[7]。

抗细菌作用：金盏花 80% 乙醇提取物体外对金黄色葡萄球菌、链球菌有抗菌活性[8]。

抗病毒作用：齐墩果烷型三萜苷类和黄酮苷类有抑制 TPA 诱导的人类疱疹病毒早期抗原的活性[3]。

抗肿瘤作用：金盏花水提取物腹腔注射或灌胃，可以抑制裸鼠在体 Ando-2 黑色素瘤细胞的增殖，延长裸鼠生存时间；体外可以抑制 U937 白血病细胞、DU-145 前列腺癌细胞、HeLa 宫颈癌细胞、A-549 肺癌细胞、DLD1 结肠癌细胞等的增殖[9]。金盏花三萜苷类体外对大肠癌细胞、白血病细胞、黑色素瘤细胞有细胞毒作用[3]。

改善肾功能作用：金盏花提取物灌胃，可降低顺铂诱导的肾损伤大鼠的血肌酐、血尿素氮的含量[7]。

抗氧化作用：金盏花丙二醇提取物体外有抑制活性氧和活性氮作用[10]。金盏花萜类和黄酮类体外可清除超氧自由基和羟自由基[11]。

杀虫作用：齐墩果酸苷类均可抑制处于传染期的小肠寄生线虫多回卷虫幼虫 L3 期的生长[12]。

注评 本种为"金盏菊"的基源植物，药用其花、根。蒙古族、朝鲜族也药用，蒙古族用根治瘰疬、疝气、胃寒痛、小便不利，花治肠风便血；朝鲜族根用于消炎、杀菌。

化学成分参考文献

[1] Vecherko LP, et al. *Khim Prir Soedin*, 1971, 7(1): 22-27.

[2] Vecherko LP, et al. *Khim Prir Soedin*, 1971, 7(4): 533.

[3] Vecherko LP, et al. *Khim Prir Soedin*, 1975, 11(3): 366-373.

[4] Vecherko LP, et al. *Khim Prir Soedin*, 1973, 9(4): 560-561.

[5] Vecherko LP, et al. *Khim Prir Soedin*, 1973, 9(4): 561-562.

[6] Vecherko LP, et al. *Khim Prir Soedin*, 1974, 10(4): 532-534.

[7] Szakiel A, et al. *Planta Med*, 2008, 74(14): 1709-1715.

[8] Hamburger M, et al. *Fitoterapia*, 2003, 74(4): 328-338.

[9] Naved T, et al. *Ind J Chem*, 2005, 44B(5): 1088-1091.

[10] Zitterl-Eglseer K, et al. *J Ethnopharmacol*, 1997, 57(2): 139-144.

[11] Neukirch H, et al. *Phytochem Anal*, 2004, 15(1): 30-35.

[12] Pyrek JS. *Roczniki Chemii*, 1977, 51(12): 2493-2497.

[13] Kasprzyk Z, et al. *Phytochemistry*, 1968, 7(9): 1631-1639.

[14] Akihisa T, et al. *Phytochemistry*, 1996, 43(6): 1255-1260.

[15] Loggia RD, et al. *Planta Med*, 1994, 60(6): 516-520.

[16] Wilkomirski B. *Phytochemistry*, 1985, 24(12): 3066-3067.

[17] Wilkomirski B. *Phytochemistry*, 1986, 25(11): 2667-2668.

[18] Kasprzyk Z, et al. *Phytochemistry*, 1973, 12(9): 2299-2300.

[19] Sliwowski J, et al. *Phytochemistry*, 1973, 12(1): 157-160.

[20] Yoshikawa M, et al. *Chem Pharm Bull*, 2001, 49(7): 863-870.

[21] Vidal-Ollivier E, et al. *Plantes Medicinales et Phytotherapie*, 1988, 22(4): 235-241.

[22] Ukiya M, et al. *J Nat Prod*, 2006, 69(12): 1692-1696.

[23] Marukami T, et al. *Chem Pharm Bull*, 2001, 49(8): 974-978.

[24] Vidal-Ollivier E, et al. *Pharm Acta Helv*, 1989, 64(5-6): 156-158.

[25] Kurkin VA, et al. *Chem Nat Comp*, 2007, 43(2): 216-217.

[26] Bezakova L, et al. *Pharmazie*, 1996, 51(2): 126-127.

[27] Masterova I, et al. *Chem Papers*, 1991, 45(1): 105-108.

[28] Vidal-Ollivier E, et al. *Planta Med*, 1989, 55(1): 73-74.

[29] Komissarenko NF, et al. *Khim Prir Soedin*, 1988, (6): 795-801.

[30] Biryuk VA, et al. *Farmatsevtichnii Zhurnal*, 1972, 27(2): 44-49.

[31] Derkach AI, et al. *Khim Prir Soedin*, 1986, (6): 777.

[32] Mukhtar H, et al. *Pharma Biol*, 2004, 42(4-5): 305-307.

[33] Crabas N, et al. *J Essent Oil Res*, 2003, 15(4): 272-277.

药理作用及毒性参考文献

[1] Loggia RD, et al. *Planta Med*, 1990, 56(6): 658.

[2] Preethi KC, et al. *Indian J Exp Biol*, 2009, 47(2): 113-120.

[3] Ukiya M, et al. *J Nat Prod*, 2006, 69(12): 1692-1696.

[4] Delaveau P, et al. *Planta Med*, 1980, 40(1): 49.

[5] Yoshikawa M, et al. *Chem Pharm Bull*, 2001, 49(7): 863-870.

[6] Wilkomirsk B, et al. *Phytochemistry*, 1985, 24(12): 3066.

[7] Preethi KC, et al. *Indian J Exp Biol*, 2009, 47(3): 163-168.

[8] 江苏新医学院. 中药大辞典（上册）. 上海：上海科技技术出版社，1977: 1398.

[9] Jiménez-Medina E, et al. *BMC Cancer*, 2006, (6): 119.

[10] Braga PC, et al. *Pharmacology*, 2009, 83: 348-355.

[11] Cordova CA, et al. *Redox Rep*, 2002, 7(2): 95-102.

[12] Szakiel A, et al. *Planta Med*, 2008, 74(14): 1709-1715.

菊科 COMPOSITAE

109. 蓝刺头属 Echinops L.

多年生、二年生，稀一年生草本。茎直立，上部分枝，被蛛丝状毛或绵毛，或杂有褐色长毛，常有头状具柄腺点。头状花序仅有 1 小花，多数头状花序在茎枝顶端排成球形或卵圆形复头状花序，外围被 1–2 层刚毛状苞叶；头状花序基部有刚毛状扁平基毛。总苞片 3–5 层，膜质或革质；外层短线形，上部三角形或椭圆状，中层龙骨状，先端钻状渐尖，内层短于中层，全部总苞片边缘有缘毛。花冠管状，两性，白色、蓝色或紫色。花药基部箭形，花柱分枝短，瘦果倒圆锥形，具细肋，密被贴伏长毛；冠毛冠状或量杯状，冠毛刚毛膜片状，线形或钻形，边缘糙毛状或平滑，无糙毛。

约 120 种，分布于南欧、北非和俄罗斯中亚，我国有 17 种，8 种药用。

分种检索表

1. 一年生草本。外层总苞片基部、中内层总苞片外面被蛛丝状长毛。
　2. 茎枝淡黄色，被头状具柄的腺点或腺毛。叶绿色，被疏蛛丝毛及头状具柄的腺点··· 1. 砂蓝刺头 E. gmelinii
　2. 茎枝灰白色，被稠密或密厚的蛛丝状绵毛。叶两面灰白色，被密厚或稠密蛛丝状绵毛·· 2. 丝毛蓝刺头 E. nanus
1. 多年生草本。全部苞片外面无蛛丝状长毛。
　3. 冠毛膜片线形，边缘糙毛状。叶羽状分裂或边缘三角形刺齿裂或浅刺裂。
　　4. 叶坚硬，革质。茎被密厚或疏蛛状绵毛，杂有头状具柄腺点及糙毛·············· 3. 硬叶蓝刺头 E. ritro
　　4. 叶薄，纸质或厚纸质，茎被蛛丝状毛或蛛丝状绵毛，无腺点及糙毛。
　　　5. 全部苞片外面无毛亦无腺点。
　　　　6. 中下部茎叶羽状分裂；全部裂片边缘有细密均匀的刺状缘毛·············· 4. 华东蓝刺头 E. grijsii
　　　　6. 中下部茎叶 2 回羽状分裂；全部裂片边缘具不规则刺齿或三角形齿刺······ 5. 驴欺口 E. davuricus
　　　5. 全部苞片外面被稠密的短糙毛，外层苞片兼被有腺点。
　　　　7. 叶上面无毛或被稀疏蛛丝毛，绝无短糙毛·· 6. 薄叶蓝刺头 E. tricholepis
　　　　7. 叶上面粗糙，被稠密的短糙毛·· 7. 蓝刺头 E. sphaerocephalus
　3. 冠毛膜片钻状，顶端有开展的锯齿，边缘平整，无糙缘毛。叶线形或线状披针形，不分裂，边缘大部全缘，上面绿色，下面灰白色·· 8. 全缘叶蓝刺头 E. integrifolius

本属药用植物主要含噻吩类化合物，是该属的标志性成分。如 α- 三联噻吩 (α-terthiophene，**1**) 含于该属所有药用植物中。噻吩类化合物具有良好的抗肿瘤活性，如从华东蓝刺头 (E. grijsii) 中分得的华东蓝刺头炔▲A (grijisyne A，**2**) 和华东蓝刺头酮▲A (grijisone A，**3**) 对人肿瘤细胞系 HL-60 和 K562 细胞株增殖有较强的抑制作用，IC_{50} 值分别为 21.2/19.6 μg/ml、35.2/18.9 μg/ml；从驴欺口 (E. davuricus) 中分离得到的 5-(4- 羟基丁 -1- 酮)-2,2'- 联噻吩 [5-(4-hydroxybut-1-one)-2,2'-bithiophene，**4**] 和 5-{4-[4-(5- 戊 -1,3- 二炔噻吩 -2- 基)- 丁 -3- 炔氧基]- 丁 -1- 炔基 }-2,2'- 联噻吩 {5-{4-[4-(5-pent-1,3-diynylthiophen-2-yl)-but-3-ynyloxy]-but-1-ynyl}-2,2'-bithiophene，**5**} 对人肿瘤细胞系 A375-S2 和 HeLa 细胞株增殖有较强的抑制作用，IC_{50} 值为 3.1-13.5 μmol/L。本属药用植物还含有生物碱类如蓝刺头碱 (echinopsine，**6**) 和黄酮类等化合物。

本属植物华东蓝刺头具有抗炎、保肝、抗病毒等作用。蓝刺头具有抗肿瘤作用。

1. 砂蓝刺头（中国植物志） 沙漏芦、恶背火草、刺头火绒草、刺甲盖（中国沙漠地区药用植物）

Echinops gmelinii Turcz. in Bull. Soc. Imp. Naturalistes Moscou 5. 195. 1832.——*E. turczaninowii* Trautv.（英 Gmelin's Globethistle）

一年生草本，高 30-60 cm。茎单生，分枝或不分枝，淡黄色，被疏头状具柄腺毛，稀脱毛。下部茎叶线形或线状披针形，边缘具刺齿或三角形刺齿裂或刺状缘毛；中上部茎叶与下部茎叶同形，渐小；叶纸质，两面绿色，被疏蛛丝状毛及腺点。复头状花序单生茎或枝端。边缘糙毛状。总苞片 16-20 个，外层线状倒披针形，中层倒披针形，内层长椭圆形，顶端芒刺裂。小花蓝色或白色。瘦果倒圆锥形，密被淡黄棕色贴伏的长直毛。冠毛膜片线形，边缘疏糙毛状。花果期 6-9 月。

分布与生境 产于黑龙江、吉林、辽宁、内蒙古、河北、河南、山西、陕西、甘肃、宁夏、新疆及青海。生于海拔 580-3120 m 的山坡砾石地、荒漠草原、黄土丘陵或河滩。也分布于俄罗斯西伯利亚及蒙古。

药用部位 根、全草。

功效应用 根：清热解毒，通乳，排脓。用于疮痈肿痛，乳汁不通，乳痈，瘰疬，痔腮，痔漏。全草：止血，安胎，镇静。用于先兆流产，产后出血。

化学成分 地上部分含生物碱类：1-甲基-4-甲氧基-8-(*O*-β-D-吡喃葡萄糖基)-2(1*H*)-喹啉酮[1-methyl-4-methoxy-8-(*O*-β-D-glucopyranosyloxy)-2(1*H*)-quinolinone]，4-甲氧基-8-(*O*-β-D-吡喃葡萄糖基)-2(1*H*)-喹啉酮[4-methoxy-8-(*O*-β-D-glucopyranosyloxy)-2(1*H*)-quinolinone][1]；三

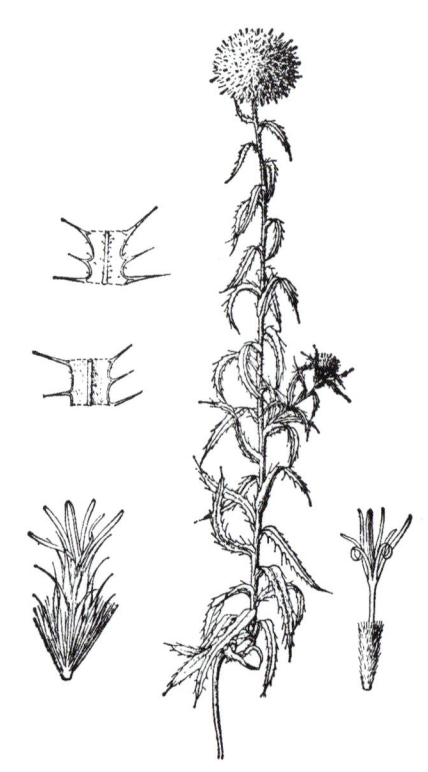

砂蓝刺头 Echinops gmelinii Turcz.
引自《中国高等植物图鉴》

萜类：砂蓝刺头三萜A▲(gmeliniin A)[2]，蒲公英萜醇▲乙酸酯(taraxasteryl acetate)，伪蒲公英萜醇▲乙酸酯(pseudotaraxasteryl acetate)，蒲公英萜醇▲(taraxasterol)，伪蒲公英萜醇▲(pseudotaraxasterol)，β-香树脂醇乙酸酯(β-amyrin acetate)，β-香树脂醇棕榈酸酯(β-amyrin palmitate)[3]。

全草含黄酮类：芦丁，5-羟基-3,7,3',4'-四甲氧基黄酮，3'-羟基-3,5,7,4'-四甲氧基黄酮[4]；甾体类：β-谷甾醇，β-豆甾醇[3]；酚类：对甲基苯酚[3]；四萜类：β-胡萝卜素(β-carotene)[4]。

注评 本种为"沙漏芦"的基源植物，药用其根。

化学成分参考文献

[1] Su YF, et al. *J Asian Nat Prod Res*, 2004, 6(3): 223-227.
[2] He L, et al. *J Chin Pharm Sci*, 2000, 18(1): 112-114.
[3] 苏艳芳，等. 西北药学杂志，2003, 18(3): 106-108.
[4] 李华民，等. 质谱学报，2005, 26(1): 64, 35.

2. 丝毛蓝刺头（中国植物志） 小蓝刺头（新疆），矮蓝刺头（中国植物志）

Echinops nanus Bunge in Bull. Acad. Imp. Sci. Saint-Petersbourg 6: 411. 1863.（英 **Dwarf Globethistle**）

一年生草本，高达 16 cm。茎单生，密被灰白色蛛丝绵毛。下部茎叶倒披针形或线状披针形，羽状半裂或浅裂，侧裂片 2-4 (5) 对，中部茎叶与下部茎叶同形并等样分裂，边缘有刺齿，或茎叶不裂，长椭圆形或椭圆形，边缘疏生芒刺；叶厚纸质，两面近灰白色，密被蛛丝状绵毛。复头状花序单生茎枝顶端。总苞片 12-14，外层线形，中层长椭圆形，内层长椭圆形，背部密被蛛丝状长毛。小花蓝色。瘦果倒圆锥形，密被棕黄色贴伏长直毛；冠毛膜片线形，边缘糙毛状。花果期 6-8 月。

分布与生境 产于新疆奇台、乌鲁木齐、博乐、吐鲁番、和静、拜城、乌哈、疏附、塔什库尔干等县市。生于海拔 1300-3100 m 的荒漠、沙地、砾石地、前山和低山山坡。也分布于哈萨克斯坦、吉尔吉斯斯坦、塔吉克斯坦、蒙古。

药用部位 根、花序、果实。

功效应用 清热解毒，消肿排脓，生肌，下乳。用于疮痈肿痛，乳汁不通，乳痈。

化学成分 根含噻吩类：α-噻吩（α-terthienyl），5-(3-丁烯-1-基)-2,2'-双噻吩 [5-(3-buten-1-ynyl)-2,20-bithiophene][1]；苯丙素类：反式阿魏酸二十六醇酯 [hexacosyl-(*E*)-ferulate][1]；生物碱类：1-甲基-4-喹诺酮（1-methyl-4-quinolone）[1]。

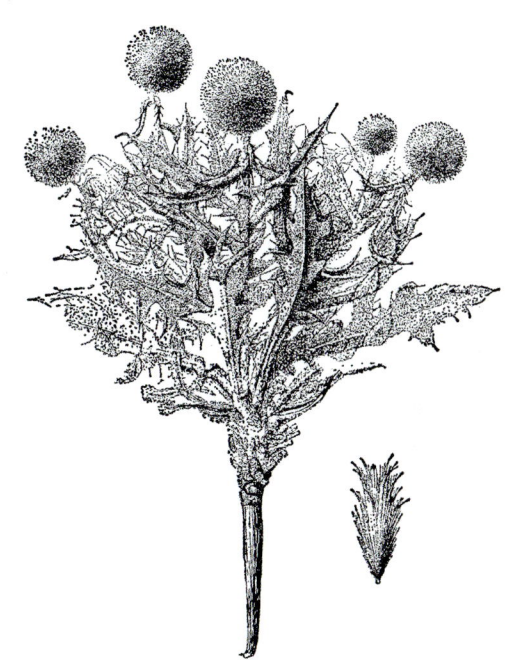

丝毛蓝刺头 Echinops nanus Bunge
刘春荣 绘

3. 硬叶蓝刺头（东北林学院植物研究室汇刊） 新疆蓝刺头（中药大辞典），漏芦（新疆中草药）

Echinops ritro L., Sp. Pl. 815. 1753.（英 **Small Globethistle**）

多年生草本。茎单生或簇生，被绵毛。基生叶与下部茎叶长椭圆形、长倒披针形或线状长椭圆形，羽状深裂或近全裂，侧裂片 5-8 对；中部及上部茎叶与下部茎叶同形或披针形，羽状浅裂或半裂；叶革质，上面疏生蛛丝毛，下面密被灰白色蛛丝状绵毛。复头状花序单生茎枝顶端。总苞片 20-21，外层倒披针形，上部褐色，中层长椭圆形或倒披针形，先端针刺状长渐尖，内层稍短。小花蓝色。瘦果倒圆锥状，被褐色伏贴糙毛状，长直毛；中部以上结合。冠毛膜片线形。花果期 6-8 月。

分布与生境 产于新疆青河、富蕴、阿勒泰、布尔津、吉木乃、木垒、奇台等县。生于海拔 450-2400 m 的干旱砾石质山坡、戈壁、河滩、河谷。也分布于哈萨克斯坦、图克曼尼斯坦、俄罗斯、蒙古。

药用部位 根、花序、果实。

功效应用 强心，降血压，清热解毒，排脓，通乳，生肌。用于肝阳上亢，头痛，眩晕，乳汁不下，痈疮肿痛。现代亦用于心脏衰弱，高血压。

化学成分 根含噻吩类：α-三联噻吩（α-terthiophene），5-(丁-3-烯-1-炔)-2,2'-联噻吩[5-(but-3-en-1-ynyl)-2,2'-bithiophene]，5-(4-羟基-丁-1-炔)-2,2'-联噻吩[5-(4-hydroxy-but-1-ynyl)-2,2'-bithiophene]，2-(戊-1,3-二炔)-5-(4-羟基丁-1-炔)-噻吩[2-(penta-1,3-diynyl)-5-(4-hydroxybut-1-ynyl)-thiophene]，5-(3,4-二乙酰氧基-1-丁烯炔)-2,2'-双联噻吩[5-(3,4-diacetoxy-1-butenynyl)-2,2'-bithiophene]，丁酸-3-甲基-4-[2,2'-

联噻吩]-5-基-3-丁炔酯{butanoic acid-3-methyl-4-[2,2'-bithiophen]-5-yl-3-butynyl ester}，蓝丝菊素▲(cardopatine)，异蓝丝菊素▲(isocardopatine)[1]。

茎含黄酮类：槲皮素，芹菜素，木犀草素，金圣草酚(chrysoeriol)，芦丁，木犀草素-7-葡萄糖苷，金圣草酚-7-葡萄糖苷，芹菜素-7-葡萄糖醛酸苷，木犀草素-7-葡萄糖醛酸苷，金圣草酚-7-葡萄糖醛酸苷，芹菜素-7-鼠李葡糖苷[2]；脂肪酸类：棕榈酸酯，亚油酸酯，亚麻酸酯，油酸酯，肉豆蔻酸酯，硬脂酸酯，月桂酸酯，廿酸酯[3]。

叶含黄酮类：槲皮素，芹菜素，木犀草素[4]。

花含黄酮类：槲皮素，芹菜素，木犀草素，金圣草酚，芦丁，木犀草素-7-葡萄糖苷，金圣草酚-7-葡萄糖苷，芹菜素-7-葡萄糖醛酸苷，木犀草素-7-葡萄糖醛酸苷，金圣草酚-7-葡萄糖醛酸苷，芹菜素-7-鼠李葡糖苷[2]；脂肪酸类：棕榈酸酯，亚油酸酯，亚麻酸酯，油酸酯，肉豆蔻酸酯，硬脂酸酯，月桂酸酯，廿酸酯[3]。

果实含生物碱类：蓝刺头醚碱(echinorine)[5]。

种子含生物碱类：蓝刺头宁碱(echinine)[6]。

全草含生物碱类：蓝刺头碱(echinopsine)，蓝刺头定碱(echinopsidine)，蓝刺头醚碱，蓝刺头胺(echinoramine)[7]；倍半萜类：冬青叶豚草酸(ilicic acid)，木香酸(costic acid)[7]；三萜类：α-香树脂醇，α-香树脂醇乙酸酯[7]；甾体类：胡萝卜苷，β-谷甾醇[7]；烷烃类：三十一烷，三十三烷，三十五烷[8]。

药理作用 抗肿瘤作用：蓝刺头乙醚提取物体外对 HCT-8、BGC823 和 HeLa 细胞的生长有抑制作用[1]。

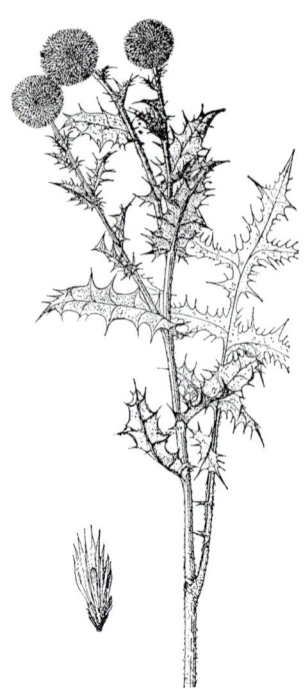

硬叶蓝刺头 Echinops ritro L.
刘春荣 绘

化学成分参考文献

[1] Fokialakis N, et al. *J Agric Food Chem*, 2006, 54(5): 1651-1655.

[2] Chevrier M. *Fitoterapia*, 1976, 47(3): 115-117.

[3] Chevrier M, et al. *Pharmazie*, 1975, 30(6): 389-390.

[4] Mahadyan F, et al. *Daneshkadeye Darusazi*, 1977, (March): 31-34.

[5] Schroeder P, et al. *Pharmazie*, 1966, 21(10): 642.

[6] Doepke W, et al. *Pharmazie*, 1969, 24(12): 782.

[7] Ulubelen A, et al. *Fitoterapia*, 1991, 62(3): 280.

[8] Chevrier M, et al. *Bulletin des Travaux de la Societe de Pharmacie de Lyon*, 1974, 18(2): 58-65.

药理作用及毒性参考文献

[1] 黄华，等. 中草药, 2009, 40(增刊): 232-234.

4. 华东蓝刺头（中国高等植物图鉴） 漏芦（江苏），土防风（广西钟山），大蓟根、升麻根（江苏盱眙），东南蓝刺头（中药大辞典）

Echinops grijsii Hance in Ann. Sci. Nat., Bot. 5(5): 221. 1866.（英 **East China Globethistle**）

多年生草本。茎单生，上部有分枝，基部有棕褐色叶柄，被灰白色蛛丝状绵毛。叶纸质，基部叶与下部茎叶有长柄，椭圆形、长椭圆形、长卵形或卵状披针形，羽状深裂，侧裂片 4–5 (7) 对；中部茎叶披针形或长椭圆形，与基部及下部叶等样分裂；上面无毛，下面灰白色，被绵毛。复头状花序单生枝端或茎顶。总苞片背面无毛，外层与基毛近等长，线状倒披针形，上部椭圆状，褐色，中层长椭圆形，内层长椭圆形，先端芒状齿裂或芒状片裂。全部苞片 24–28，外面无毛，无腺点。瘦果倒圆锥状，被密贴伏棕黄色长直毛。冠毛膜片线形，糙毛状，大部结合。花果期 7–10 月。

分布与生境 产于辽宁南部、山东、河南、湖北、江西、安徽、江苏、浙江、福建及台湾。生于山坡草地。

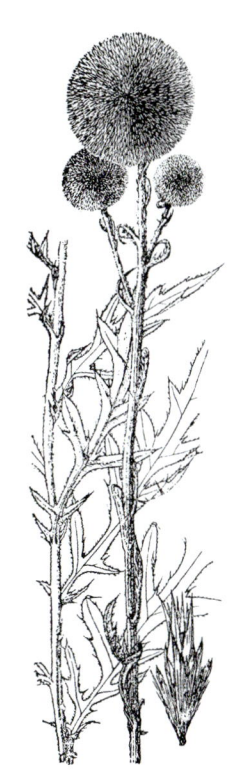

华东蓝刺头 Echinops grijsii Hance
刘春荣 绘

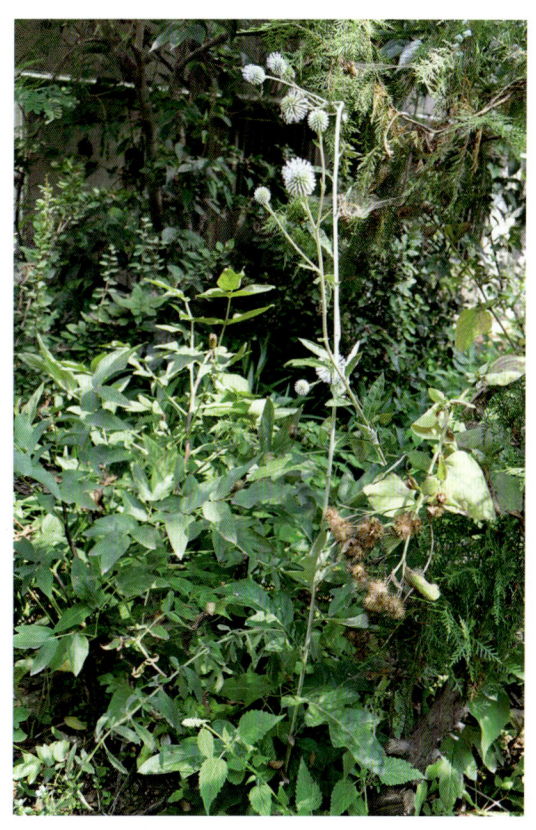

华东蓝刺头 Echinops grijsii Hance
摄影：杨青山

药用部位 根、花序。

功效应用 根：清热解毒，消痈，下乳，舒筋通脉。用于乳痈肿痛，痈疽发背，瘰疬疮毒，乳汁不通，湿痹拘挛，热毒血痢，痔疮出血。花序：活血通络。用于跌打损伤。

化学成分 根含噻吩类：2-(戊-1,3-二炔)-5-(4-羟基丁-1-炔基)-噻吩[2-(penta-1,3-diynyl)-5-(4-hydroxybut-1-ynyl)-thiophene]，5-(戊-1,3-二炔)-2-(3,4-二羟基丁烯-1-炔基)-噻吩[5-(penta-1,3-diynyl)-2-(3,4-dihydroxybut-1-ynyl)-thiophene]，5-(3,4-二羟基丁烯-1-炔基)-2,2'-联噻吩[5-(3,4-di-hydroxybut-1-ynyl)-2,2'-bithiophene]，5-(4-羟基丁-1-炔基)-2,2'-联噻吩[5-(4-hydro-xybut-1-ynyl)-2,2'-bithiophene]，蓝刺头噻吩烯醇▲(echinothiophenegenol)，牛蒡醇b (arctinol b)，噻吩(thiophene)[1]，华东蓝刺头炔▲A (grijisyne A)，华东蓝刺头酮▲A (grijisone A)[2]，2-(戊-1,3-二炔)-5-(3,4-二羟基丁-1-炔基)-噻吩[2-(penta-1,3-diynyl)-5-(3,4-dihydroxybut-1-ynyl)-thiophene]，2-正丙炔-5-(5,6-二羟基己-1,3-二炔基)-噻吩[2-(pro-1-ynyl)-5-(5,6-dihydroxyhexa-1,3-diynyl)-thiophene][3]，蓝刺头炔噻吩▲A(echinoynethiophene A)，5,5''-二氯-α-三噻吩(5,5''-dichloro-α-terthiophene)，5-氯-α-三噻吩(5-chloro-α-terthioph-ene)，5-乙酰基-α-三噻吩(5-acetyl-α-ter-thiophene)，5-羧基双噻吩(5-carboxylbithiophene)[4]，5-(丁烯-3-炔-1)-2,2'-联噻吩[5-(but-3-en-1-ynyl)-2,2'-bithiophene]，α-三联噻吩(α-terthiophene)，蓝丝菊素▲(cardopatine)，异蓝丝菊素▲(isocardopatine)，5-乙酰基-2,2'-联噻吩(5-acetyl-2,2'-bithiophene)，5-(4-异戊酰氧基丁炔-1)-2,2'-联噻吩[5-(4-isovaleroyloxybut-1-ynyl)-2,2'-bithiophene]，5-(3,4-二乙酰氧基丁炔-1)-2,2'-联噻吩[5-(3,4-diacetoxybut-1-ynyl)-2,2'-bithiophene]，5-(3-乙酰氧基-4-异戊酰氧基丁炔-1)-2,2'-联噻吩[5-(3-acet-oxy-4-isovaleroyloxybut-1-ynyl)-2,2'-bithiophene]，5-(3-羟基-4-异戊酰氧基丁炔-1)-2,2'-联噻吩[5-(3-hydroxy-4-isovaleroyloxy-but-1-ynyl)-2,2'-bithiophene]，5-(3-羟基-4-乙酰氧基丁炔-1)-2,2'-联噻吩[5-(3-hydroxy-4-acetoxybut-1-ynyl)-2,2'-bithiophene]，5-(4-羟基丁炔-1)-2,2'-联噻吩[5-(4-hydroxybut-1-ynyl)-2,2'-bithiophene]，5-(3,4-二羟基丁炔-1)-2,2'-联噻吩[5-(3,4-di-hydroxybut-1-ynyl)-2,2'-bithiophene]，

2-(3,4-二乙酰氧基丁炔-1)-5-(1-丙炔基)噻吩[2-(3,4-diacetoxybut-1-ynyl)-5-(prop-1-ynyl)thiophene]，2-(3,4-二羟基丁炔-1)-5-(1-丙炔基)噻吩[2-(3,4-dihydroxybut-1-ynyl)-5-(prop-1-ynyl)thiophene][5]，5-(4-O-异戊酰丁炔-1)-2,2'-联噻吩[5-(4-O-isopentanoylbutyn-1-yl)-2,2'-bithiophene]，2,2',5',2"-噻吩(2,2',5',2"-terthienyl)[6]；三萜及其皂苷类：蒲公英赛醇乙酸酯(taraxerol acetate)，熊果酸(ursolic acid)，地榆皂苷I(sanguisorbin I)[7]；黄酮类：木犀草素[3]；苯丙素类：丁香苷，洋蓟素(cynarin)[3]；木脂素类：蓝刺头木脂素A (echinolignan A)[8]；有机酸类：绿原酸[3]，三十酸(triacontanoic acid)[7]；甾体类：筋骨草甾酮C (ajugasterone C)[3]，β-谷甾醇，胡萝卜苷[7]；挥发油：主要成分为顺式-β-金合欢烯(cis-β-farnesene)，5-(丁烯-3-炔-1)联噻吩[5-(3-buten-1-ynyl)bithiophene][9]。

地上部分含噻吩类：α-三联噻吩(α-terthiophene)，5-(丁烯-3-炔-1)-2,2'-联噻吩[5-(3-buten-1-ynyl)-2,2'-bithiophene]，蓝丝菊素▲(cardopatine)[10]；黄酮类：槲皮素，芦丁，橙皮苷，木犀草素7-葡萄糖苷[10]；三萜类：蒲公英赛醇乙酸酯(ethyl-taraxerolacetate)，齐墩果烷-3-酮(olean-3-one)[10]；甾体类：β-谷甾醇，胡萝卜苷[10]；烷烃类：三十二烷[10]。

药理作用 抗炎作用：华东蓝刺头甲醇提取物和正己烷、氯仿和乙酸乙酯萃取部位灌胃，能抑制角叉菜胶所致的小鼠足肿胀[1]。

保肝作用：华东蓝刺头水和正丁醇提取物灌胃，能改善CCl_4所致的大鼠肝坏死和肝功能损害[2-3]。

抗艾滋病毒作用：华东蓝刺头提取物α-三联噻吩在长波紫外线照射下体外对HIV病毒有抑制作用[4-5]。

抗真菌作用：华东蓝刺头提取物α-三联噻吩及其衍生物在紫外光照射下，能抑制小孢癣菌生长[6]。

杀虫作用：华东蓝刺头提取物天然噻吩类化合物通过其光毒活性，对伊蚊的幼虫产生抑杀作用[7]。

注评 本种为中国药典（1995、2000、2005、2010年版）收载"禹州漏芦"的基源植物之一，药用其干燥根；同属植物驴欺口 Echinops davuricus Fisch. ex Hornem. 也同等药用。

化学成分参考文献

[1] Zhang P, et al. *Zeitschrift fuer Naturforschung, C: J Biosci*, 2009, 64(3/4): 193-196.

[2] Zhang P, et al. *J Asian Nat Prod Res*, 2008, 10(10): 977-981.

[3] 梁东，等. 沈阳药科大学学报，2008, 25(8): 620-622.

[4] Liu Y, et al. *J Asian Nat Prod Res*, 2002, 4(3): 175-178.

[5] Lin YL, et al. *Chin Pharm J*, 1999, 51(3): 201-211.

[6] 果德安，等. 中草药，1992, 23(1): 3-5.

[7] 果德安，等. 中草药，1992, 23(10): 512-514.

[8] Koike K, et al. *Nat Med*, 2002, 56(6): 255-257.

[9] 果德安，等. 中国中药杂志，1994, 19(2): 100-101.

[10] 刘玥，等. 中草药，2002, 33(1): 18-20.

药理作用及毒性参考文献

[1] Lin CC, et al. *Am J Chin Med*, 1992, 20(2): 127-134.

[2] Lin CC, et al. *Am J Chin Med*, 1990, 18(3): 113-120.

[3] Lin CC, et al. *Am J Chin Med*, 1993, 21(1): 33-44.

[4] Hudson J B, et al. *Antiviral Res*, 1993, 20(1): 33-43.

[5] Hudson J B, et al. *Photochem Photobiol*, 1993, 58(2): 245-250.

[6] Mares D, et al. *J Med Vet Mycol*, 1990, 28(6): 469-477.

[7] Nivsarkar M, et al. *Arch Insect Biochem Physiol*, 1991, 16(4): 249-255.

5. 驴欺口（中国植物志） 追骨风（黑龙江），华州漏芦、禹州漏芦（中药大辞典），漏芦（药典），和尚头、火绒根子（山东烟台中草药），牛蔓头、大口袋花（内蒙古中草药）

Echinops davuricus Fisch. ex Hornem., Suppl. Hort. Bot. Hafn. 105. 1819. ——*Echinops latifolius* Tausch.（英 **Broadleaf Globethistle**）

多年生草本。茎灰白色，下部被绵毛或无毛，向上被蛛丝状绵毛。基生叶与下部茎叶椭圆形、长椭圆形或披针状椭圆形，2 回羽状分裂，一回几全裂，一回侧裂片 4–8 对；中上部茎叶与基生叶及下部茎叶同形并近等样分裂；上部茎叶羽状半裂或浅裂，无柄，基部抱茎；叶纸质，上面无毛，密被灰白色蛛丝状绵毛。复头状花序单生茎顶或茎生 2–3 个。总苞片 14–17，外层线状披针形，上部菱形或椭圆形扩大，中层倒披针形，内层长椭圆形，全部苞片外面无毛。小花蓝色。瘦果密被淡黄色贴伏长直毛；冠毛膜质线形，糙毛状，中部以下结合。花果期 6–9 月。

分布与生境 产于东北、华北、河南、陕西、甘肃及宁夏。生于海拔 120–2200 m 的山坡草地或山坡疏林下。也分布于蒙古及俄罗斯西伯利亚。

药用部位 根、花序。

功效应用 根：清热解毒，活血，通乳。用于疮疖肿毒，乳痈，痈疽发背，痄腮，瘰疬，痔瘘，疥癣，痒疹，目赤肿痛，痢疾，蛔虫腹痛，风湿痹痛，跌打损伤，产后乳汁不通。花序：清热解毒，活血止痛。用于骨折，创伤出血，胸痛。

化学成分 根含噻吩类：α-三联噻吩(α-terthiophene)，5-(丁-3-烯-1-炔)-2,2'-联噻吩[5-(but-3-en-1-ynyl)-2,2'-bithiophene]，5-乙酰基-2,2'-联噻吩(5-acetyl-2,2'-bithiophene)，5-(3-乙酰氧基-4-异戊酰氧基丁-1-炔)-2,2'-联噻吩[5-(3-acetoxy-4-isovaleroyloxybut-1-ynyl)-2,2'-bithiophene]，5-(4-羟基丁-1-炔)-2,2'-联噻吩[5-(4-hydroxybut-1-ynyl)-2,2'-bithiophene]，蓝丝菊素▲(cardopatine)[1]，5-(4-羟基丁-1-酮)-2,2'-联噻吩[5-(4-hydroxybut-1-one)-2,2'-bithiophene]，5-{4-[4-(5-戊-1,3-二炔噻吩-2-基)-丁-3-炔氧基]-丁-1-炔基}-

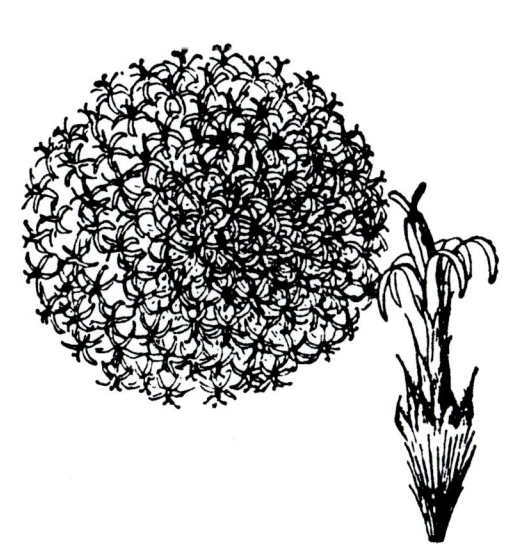

驴欺口 Echinops davuricus Fisch. ex Hornem.
刘春荣 绘

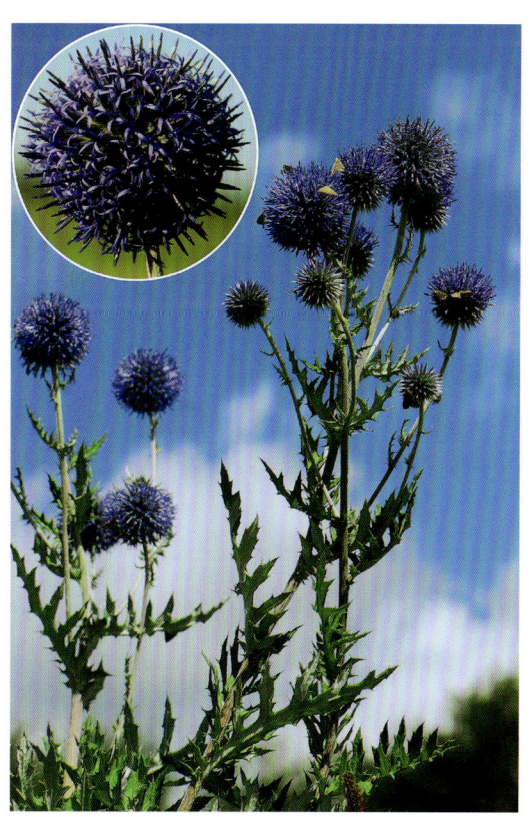

驴欺口 Echinops davuricus Fisch. ex Hornem.
摄影：周繇

2,2'-联噻吩{5-{4-[4-(5-pent-1,3-diynylthiophen-2-yl)-but-3-ynyloxy]-but-1-ynyl}-2,2'-bithiophene}，5-(3,4-二羟基丁-1-炔)-2,2'-联噻吩[5-(3,4-dihydroxybut-1-ynyl)-2,2'-bithiophene][2]，5-(3-羟甲基-3-异戊酰氧基丙-1-炔)-2,2'-联噻吩[5-(3-hydroxymethyl-3-isovaleroyloxyprop1-ynyl)-2,2'-bithiophene]，5-(3-羟基-4-异戊酰氧基丁-1-炔)-2,2'-联噻吩[5-(3-hydroxy-4-isovaleroyloxybut-1-ynyl)-2,2'-bithiophene][3]；三萜类：蒲公英赛醇乙酸酯(taraxerol acetate)，熊果酸(ursolic acid)[4]；甾体类：β-谷甾醇，胡萝卜苷[4]；酚类：香草醛(vanillin)，对羟基苯乙酸乙酯(ethyl 4-hydroxyphenylacetate)[4]；烷烃类：三十一烷[5]。

茎和叶含噻吩类：5-(丁-3-烯-1-炔)-2,2'-联噻吩[5-(but-3-en-1-ynyl)-2,2'-bithiophene]，α-三联噻吩(α-terthiophene)[6]，蓝丝菊素▲(cardopatine)，异蓝丝菊素▲(isocardopatine)[6]；三萜类：蒲公英赛醇乙酸酯(taraxerol acetate)，无羁萜(friedelin)[6]；甾体类：β-谷甾醇，胡萝卜苷[6]。

注评　本种为中国药典（1995、2000、2005、2010 年版）收载"禹州漏芦"的基源植物之一，药用其干燥根；同属植物华东蓝刺头 Echinops grijsii Hance 也同等药用。中国药典（1977、1985、1990 年版）曾将本种与同科植物漏芦 Stemmacantha uniflora (L.) Dittrich 的干燥根以"漏芦"之名收载。本种的干燥头状花序为部颁药品标准·蒙药（1998 年版）及内蒙古蒙药材标准（1986）收载的"蓝刺头"，主治骨折、骨热、刺痛、疮伤。

化学成分参考文献

[1] 汪毅，等. 沈阳药科大学学报，2008, 25(3): 194-196.

[2] Wang Y, et al. *Planta Med*, 2007, 73(7): 696-698.

[3] Wang Y, et al. *J Asian Nat Prod Res*, 2006, 8(7): 585-588.

[4] 汪毅，等. 中草药，2006, 37(2): 189-190.

[5] Lu Huachong. 中草药，1989, 20(11): 482-485.

[6] 张玉伟，等. 沈阳药科大学学报，2007, 24(1): 23-25.

6. 薄叶蓝刺头（东北林学院植物研究室汇刊）　毛鳞蓝刺头（新疆中药名录）

Echinops tricholepis Schrenk ex Fisch. et C. A. Mey., Enum. Pl. 1: 47. 1841.（英 **Thinleaf Globethistle**）

多年生草本，高 1–1.5 cm。茎单生，不分枝或上部有分枝，被稀疏的蛛丝毛和短糙毛，接复头状花序下部灰白色，被稠密的蛛丝状绵毛。中上部茎叶全形椭圆形、披针形或卵形，羽状深裂，边缘刺齿，无柄，最上部茎叶与中上部茎叶同形，等样分裂，有时羽状浅裂。两面同色或几同色，绿色或灰绿色，上面无毛或有极稀疏的蛛丝状毛，下面被蛛丝状毛。复头状花序单生茎顶或茎生 2 个复头状花序。外层总苞片线状倒披针形或长匙形，外面被稀疏短糙毛及腺点；中层苞片倒披针形或倒披针状椭圆形，外面被稠密的短糙毛；内层苞片长椭圆形，外面有短糙毛。全部苞片 15–18 个。小花蓝色。瘦果倒锥形，被稠密的黄色贴伏长直毛。冠毛杯状，冠毛膜片线形，边缘糙毛状，大部结合。花果期 8 月。

分布与生境　产于新疆阿勒泰、塔城、裕民、托黑等县市。生于海拔 980–1300 m 的河谷、山坡及河边。也分布于哈萨克斯坦。

药用部位　根、花序、果实。

功效应用　清热，平肝潜阳。用于肝阳上亢，头痛，眩晕。现代亦用于心脏衰弱，高血压。

7. 蓝刺头（中国植物志）　球兰刺兰

Echinops sphaerocephalus L., Sp. Pl. 814. 1753.（英 **Common Globethistle**）

多年生草本。茎单生，上部分枝，茎枝被毛。基生叶和下部茎生叶宽披针形，长 15–25 cm，羽状半裂；中部茎生叶与基生叶及下部茎生叶同形并等样分裂；叶纸质，上面密被糙毛，下面被灰白色蛛丝状绵毛。复头状花序单生茎枝顶端。基毛长 1 cm。总苞片 14–18 层，外层稍长于基毛，长倒披针形，上面褐色，背面被糙毛及腺点，中层倒披针形或长椭圆形，内层披针形。小花淡蓝色或白色。瘦果倒圆锥状，密被黄色贴伏长直毛。冠毛杯状，冠毛膜片线形，边缘糙毛状，大部结合。花果期 7–9 月。

分布与生境 产于新疆木垒、奇台、乌鲁木齐、塔城等县市。生于海拔1600 m的山坡林缘或田边、水边。也分布于欧洲、俄罗斯、哈萨克斯坦北部。

药用部位 根、花序、果实。

功效应用 清热解毒，消痈，下乳，舒筋通脉。用于乳痈肿痛，痈疽发背，瘰疬疮毒，乳汁不通，湿痹拘挛。

化学成分 果实含生物碱类：蓝刺头碱(echinopsine)[1]。

化学成分参考文献

[1] Sukhomut LK. *Aptechnoe Delo*, 1957, 6(4): 26-28.

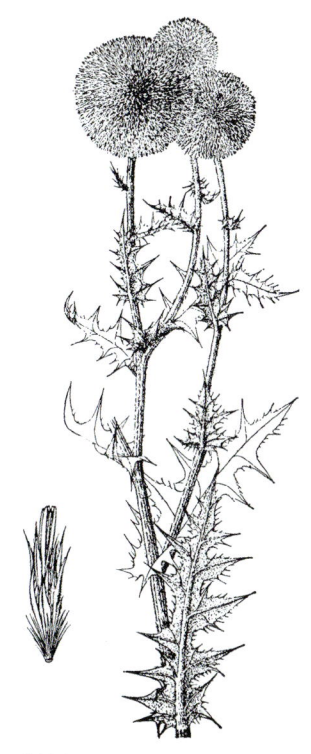

蓝刺头 *Echinops sphaerocephalus* L.
刘春荣 绘

8. 全缘叶蓝刺头（中国高等植物图鉴）

Echinops integrifolius Kar. et Kir. in Bull. Soc. Imp. Naturalistes Moscou 14: 446. 1841.（英 **Integrifolius Globethistle**）

多年生草本，高20~90 cm。基部被密残存的老叶。茎单生，中下部被稠密的腺点，上部及接复头状花序处浅灰色或灰白色，被稠密的蛛丝状绵毛。叶纸质，线形或线状披针形，边缘全缘，两面异色，上面绿色，被稠密的头状具柄的腺点或下部叶上面被稀疏的蛛丝毛，下面白色或灰白色，被稠密的蛛丝状绵毛。有时基生叶羽状半裂或深裂，侧裂片2~3对。复头状花序单生茎顶。总苞片外层线状倒披针形或线形，外面有短糙毛，内面有腺点；中层苞片倒披针形，外面有短糙毛；内层苞片长椭圆形，边缘有长缘毛。全部苞片16~18个，边缘缘毛糙毛状。小花白色，花冠无腺点。瘦果倒圆锥状，被稠密的长贴伏直毛。冠毛杯状，冠毛膜片钻形或披针形，边缘绝非糙毛状，大部结合。花果期7~9月。

分布与生境 产于新疆青河、富蕴、福海、阿勒泰、布尔津、哈巴河等县市。生于海拔480~2400 m的中山至前山带的石质、砾石质和砾质的山坡、谷地、林间空地，以及田边。也分布于俄罗斯西伯利亚、哈萨克斯坦北部、蒙古西部。

药用部位 根、花序及果实。

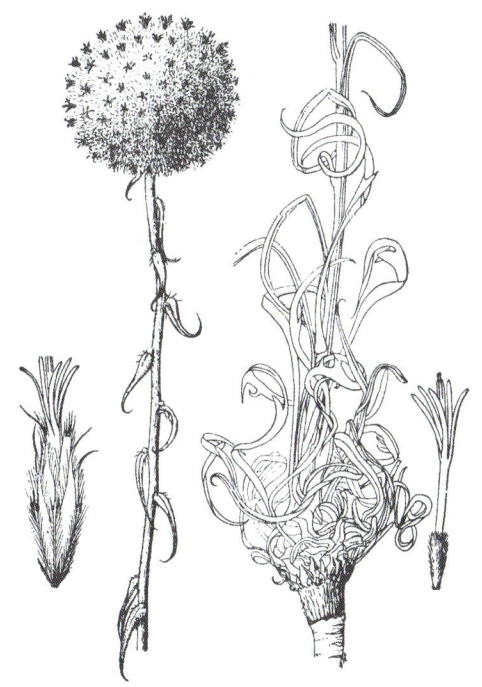

全缘叶蓝刺头 *Echinops integrifolius* Kar. et Kir.
引自《中国高等植物图鉴》

功效应用　清热解毒，消肿排脓，生肌，下乳。用于乳痈肿痛，痈疽发背，乳汁不通，风湿痹痛。

化学成分　根和地上部分含挥发油[1]。

全草含三萜类：羽扇豆醇 (lupeol)，羽扇豆醇乙酸酯 (lupeol acetate)[2]；黄酮类：金圣草酚 (chrysoeriol)，芹菜素 (apigenin)，棕矢车菊定▲ (jaceidin)，矢车菊黄素 (centaureidin)，粗毛豚草素 (hispidulin)，腋生依瓦菊林素▲ (axillarin)[2]；香豆素类：伞形花内酯 (umbelliferone)[2]；甾体类：豆甾醇 (stigmasterol)，胡萝卜苷[2]。

化学成分参考文献

[1] Karimov UT, et al. *Chem Nat Compd*, 2012, 48(5): 903-905.

[2] Senejoux F, et al. *Biochem System Ecol*, 2013, 47: 42-44.

110. 苍术属 Atractylodes DC.

多年生草本，雌雄异株，有结节状地下根状茎。叶互生，分裂或不分裂，边缘有针刺状缘毛或三角形刺齿。头状花序同型，单生茎顶，全部头状花序或全部为两性花，或全部为雌花。小花管状，黄色或紫红色。总苞钟状、宽钟状或圆柱状。苞叶近2层，羽状全裂、深裂或半裂。总苞片多层覆瓦状排列，全缘。花托平，有稠密的托片。花丝无毛，分离，花药基部附属物箭形；花柱分枝短，三角形，外面被短柔毛。瘦果倒卵圆形或卵圆形，扁，无果缘，被稠密的长直毛。冠毛1层，羽毛状，基部连合成环。

约6种，分布于亚洲东部地区。我国有4种，均药用。

分种检索表

1. 叶不分裂。
    2. 叶通常披针形或卵状披针形，有时椭圆形或长椭圆形，纸质或厚纸质，叶片下部或中部最宽⋯⋯⋯**1. 朝鲜苍术 A. koreana**
    2. 叶倒卵形、长倒卵形、倒披针形或长倒披针形，质地硬，叶片上部或中部以上最宽⋯⋯⋯**2. 苍术 A. lancea**
1. 叶3-5羽状全裂。
    3. 头状花序大；总苞直径3-4 cm；小花红紫色⋯⋯⋯⋯⋯⋯⋯⋯⋯⋯⋯⋯⋯⋯⋯⋯⋯⋯⋯⋯⋯⋯⋯⋯⋯⋯**3. 白术 A. macrocephala**
    3. 头状花序小；总苞直径1-1.5 cm；小花黄色或白色⋯⋯⋯⋯⋯⋯⋯⋯⋯⋯⋯⋯⋯⋯⋯⋯⋯⋯⋯⋯**4. 关苍术 A. japonica**

本属药用植物主要含倍半萜类化合物，如白术内酯Ⅰ (**1**)、Ⅱ (**2**)、Ⅲ (**3**)、Ⅳ (**4**)、Ⅴ (**5**)、Ⅵ (**6**)、Ⅶ (**7**)，双白术内酯 (**8**)，白术内酯 A (**9**)，过氧白术内酯Ⅲ (**10**)，白术内酰胺 (**11**)，苍术酮 (**12**) 等。白术内酯类化合物多具有抗炎活性，而**1**能增强唾液淀粉酶的活性，是白术健脾运脾的有效成分之一。此外，还含有许多乙炔类成分，且这类化合物多具有抗氧化活性，也是本属药用植物的活性成分之一。

本属植物多具有调节胃肠功能、抗胃黏膜损伤、抗炎镇痛、免疫调节、抗脑缺血、抗心肌缺血、保肝利胆、抗氧化等作用，部分植物还有中枢抑制、抗病原微生物、调节血脂血糖、抗肿瘤等作用，主要有效成分为挥发油、多糖、多炔类化合物、倍半萜等。

菊科 COMPOSITAE

1. 朝鲜苍术（东北植物检索表） 苍术（东北）

Atractylodes koreana (Nakai) Kitam. in Acta Phytotax. Geobot. 4: 178. 1935.——*Atractylis coreana* Nakai（英 **Korean Atractylis**）

多年生草本。茎直立，单生或少数簇生，高 25–50 cm，不分枝或上部分枝，茎枝无毛。最下部或基部叶花期枯萎；中下部茎叶椭圆形或长椭圆形，长 6–10 cm，或披针形或卵状披针形，长 3.5–4.5 cm，无柄，半抱茎或贴茎；上部或接头状花序下部的叶与中下部茎叶同形，或卵状长椭圆形，较少。纸质或稍厚而为厚纸质，两面同色或近同色，绿色或下面色淡，无毛，边缘针刺状缘毛或三角形的细密刺齿或

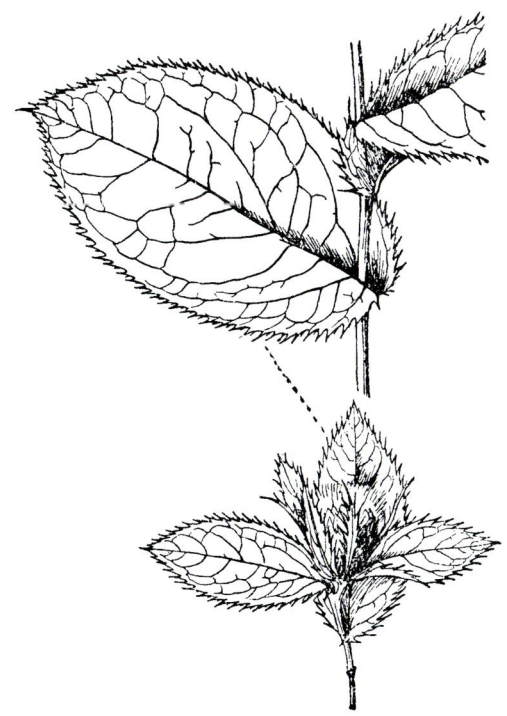

朝鲜苍术 Atractylodes koreana (Nakai) Kitam.
张桂芝 冯金环 绘

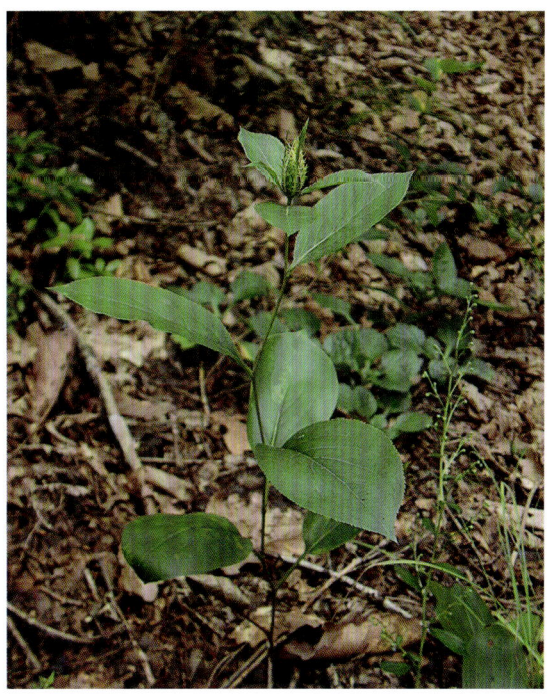

朝鲜苍术 Atractylodes koreana (Nakai) Kitam.
摄影：于俊林

稀疏的三角形长针齿。苞叶刺齿状羽状深裂。头状花序单生茎端。总苞钟状或楔钟状；总苞片6–7层，外层与最外层卵形；中层椭圆形；最内层长倒披针形或线状披针形。顶端钝或圆形，边缘有蛛丝状毛或无毛，最内层顶端红紫色。小花白色。瘦果倒卵圆形，被稠密的贴伏长直毛。冠毛刚毛褐色，羽毛状，基部连合成环。花果期7–9月。

分布与生境 产于辽宁、山东。生于海拔200–700 m的山坡灌丛中或林下灌丛中或干燥山坡。也多分布于朝鲜。

药用部位 根状茎。

功效应用 健脾燥湿，祛风辟秽。用于湿困脾胃，倦怠嗜卧，脘痞腹胀，食欲不振，呕吐泄泻。

化学成分 根含聚乙炔类：(4E,6E,12E)-十四癸三烯-8,10-二炔-1-醇[(4E,6E,12E)-tetradecatriene-8,10-diyn-1-ol]，(4E,6E,12E)-十四癸三烯-8,10-二炔-1,3-二乙酸酯[(4E,6E,12E)-tetradecatriene-8,10-diyn-1,3-diyl diacetate]，(6E,12E)-十四癸三烯-8,10-二炔-1,3-二醇-1-乙酸酯[(6E,12E)-tetradecadiene-8,10-diyn-1,3-diol-1-acetate]，(6E,12E)-十四癸三烯-8,10-二炔-1,3-二醇-3-乙酸酯[(6E,12E)-tetradecadiene-8,10-diyn-1,3-diol-3-acetate]，(4Z,6E,12E)-十四癸三烯-8,10-二炔-1-醇[(4Z,6E,12E)-tetradecatriene-8,10-diyn-1-ol][1]，(6E,12E)-十四癸三烯-8,10-二炔-1,3-二醇二乙酸酯[(6E,12E)-tetradecadiene-8,10-diyn-1,3-diol diacetate][2]；倍半萜类：β-石竹烯(β-caryophyllene)，α-石竹烯(α-caryophyllene)，顺式-橙花叔醇(cis-nerolidol)，苍术酮(atractylon)，芹子烷-4(14),7(11)-二烯-8-酮[selina-4(14),7(11)-dien-8-one]，白术内酯(atractylenolide) Ⅰ、Ⅲ[2]；醌类：[2-(2E-3,7-二甲基-2,6-辛二烯)-6-甲基-2,5-环己二烯-1,4-二酮]{2-[(2E)-3,7-dimethyl-2,6-octadienyl]-6-methyl-2,5-cyclohexadiene-1,4-dione}，[2-(2Z-3,7-二甲基-2,6-辛二烯)-6-甲基-2,5-环己二烯-1,4-二酮]{2-[(2Z)-3,7-di-methyl-2,6-octadienyl)]-6-methyl-2,5-cyclohexadiene-1,4-dione}[2]。

注评 本种的干燥根状茎在东北部分地区混作"苍术"使用，可视为地区习用品。

化学成分参考文献

[1] Pachaly P, et al. *Planta Med*, 1990, 56(5): 469-471. [2] Pachaly P, et al. *Planta Med*, 1989, 55(1): 59-61.

2. 苍术（中国植物志） 术（江苏南部种子植物手册），赤术（名医别录），茅术（江苏），南苍术（全国中草药汇编），北苍术（中药志），华苍术（辽宁药材）

Atractylodes lancea (Thunb.) DC., Prodr. 7: 48. 1838.——*Atractylis lancea* Thunb., *Atractylodes lancea* (Thunb.) DC. var. *chinensis* (Bunge) Kitam., *Atractylodes chinensis* (Bunge) Koidz., *Atractylis chinensis* (Bunge) DC.（英 **Common Atractylodes**）

多年生草本。茎直立，高(15–20) 30–100 cm，单生或簇生，茎枝被稀疏的蛛丝状毛或无毛。中下部茎叶羽状深裂或半裂，几无柄，扩大半抱茎，或基部渐狭成长3.5 cm的叶柄，顶裂片与侧裂片不等形或近等形，圆形、倒卵形、偏斜卵形、卵形或椭圆形；侧裂片1–2 (3–4) 对，椭圆形、长椭圆形或倒卵状长椭圆形；有时中下部茎叶不分裂，中部以上或仅上部茎叶不分裂，倒长卵形、倒卵状长椭圆形或长椭圆形或全部茎叶不裂，中部茎叶倒卵形、长倒卵形、倒披针形或长倒披针形。硬纸质，两面同色，无毛。头状花序单生茎枝顶端。总苞钟状；苞叶针刺头羽状全裂或深裂；总苞片5–7层，覆瓦状，最外层及外层卵形至卵状披针形；中层长卵形至长椭圆形或卵状长椭圆形；内层线状长椭圆形或线形。小花白色。瘦果倒卵圆状，被稠密的白色贴伏长直毛。冠毛刚毛褐色或污白色，羽毛状，基部连合成环。花果期6–10月。

分布与生境 产于东北、华北、甘肃、陕西、河南、江苏、浙江、江西、安徽、四川、湖南、湖北等地。野山坡草地、林下、灌丛及岩缝隙中。各地药圃广为栽培。也分布于朝鲜、日本、俄罗斯远东地区。

药用部位 根状茎。

菊科 COMPOSITAE

功效应用 燥湿健脾，祛风散寒，明目，辟秽。用于湿阻中焦，脘腹胀满，泄泻，水肿，脚气痿躄，风湿痹痛，风寒感冒，夜盲，眼目昏涩。

化学成分 根状茎含糖酯类：2,6,3',6'-四-(3-甲基丁酰基)蔗糖[2,6,3',6'-tetra-(3-methylbutanoyl)sucrose]，2,4,3',6'-四-(3-甲基丁酰基)蔗糖[2,4,3',6'-tetra-(3-methylbutanoyl)sucrose]，3',4',6'-三-(3-甲基丁酰基)-1'-(2-甲基丁酰基)蔗糖[3',4',6'-tris-(3-methylbutanoyl)-1'-(2-methylbutanoyl)sucrose]，1',3',4',6'-四-(3-甲基丁酰基)蔗糖[1',3',4',6'-tetra-(3-methylbutanoyl)sucrose]，2,6,3',4'-四-(3-甲基丁酰基)蔗糖[2,6,3',4'-tetra-(3-methylbutanoyl)sucrose]，[2,4,3',4'-四-(3-甲基丁酰基)蔗糖[2,4,3',4'-tetra-(3-methylbutanoyl)sucrose]，2,3',6'-三-(3-甲基丁酰基)-1'-(2-甲基丁酰基)蔗糖[2,3',6'-tris-(3-methylbutanoyl)-1'-(2-methylbutanoyl)sucrose]，2,1',3',6'-四-(3-甲基丁酰基)蔗糖[2,1',3',6'-tetra-(3-methylbutanoyl)sucrose][1]；倍半萜类：白术内酯(atractylenolide) Ⅱ、Ⅲ、Ⅳ，β-桉叶醇(β-eudesmol)[2]，$4\alpha,7\alpha$-环氧愈创木-$10\alpha,11$-二醇($4\alpha,7\alpha$-epoxyguaiane-$10\alpha,11$-diol)，$7\alpha,10\alpha$-环氧愈创木-4,11-二醇($7\alpha,10\alpha$-epoxyguaiane-4,11-diol)，$10\beta,11\beta$-环氧愈创木-$1\alpha,4\alpha$-二醇($10\beta,11\beta$-epoxyguaiane-$1\alpha,4\alpha$-diol)，$10\beta,11\beta$-环氧愈创木-$1\alpha,4\alpha,7\alpha$-三醇($10\beta,11\beta$-epoxyguaiane-$1\alpha,4\alpha,7\alpha$-triol)，1-广藿香烯-$4\alpha,7\alpha$-二醇(1-patchoulene-$4\alpha,7\alpha$-diol)，桉叶-4(15)-烯-$7\alpha,11$-二醇[eudesm-4(15)-ene-$7\alpha,11$-diol]，桉叶-4(15),7-二烯-$9\alpha,11$-二醇[eudesm-4(15),7-dien-$9\alpha,11$-diol]]，$(5R,10S)$-桉叶-4(15),7-二烯-11-醇-9-酮[$(5R,10S)$-eudesm-4(15),7-dien-11-ol-9-one]，4(15),11-桉叶二烯[4(15),11-eudesmadiene][4]，苍术苷A-14-O-β-D-呋喃果糖苷(atractyloside A-14-O-β-D-fructofuranoside)，$(1S,4S,5S,7R,10S)$-10,11,14-三羟基愈创木-3-酮-11-O-β-D-吡喃葡萄糖苷[$(1S,4S,5S,7R,10S)$-10,11,14-trihydroxyguai-3-one-11-O-β-D-glucopyranoside]，$(5R,7R,10S)$-异紫檀酮▲-β-D-吡喃葡萄糖苷[$(5R,7R,10S)$-isopterocarpolone-β-D-glucopyranoside][5]，顺式-苍术苷I(cis-atractyloside I)，$(2R,3R,5R,7R,10S)$-苍术苷G-2-O-β-D-吡喃葡萄糖苷[$(2R,3R,5R,7R,10S)$-atractyloside G-2-O-β-D-glucopyranoside][5]，苍术苷(atractyloside) A、B、C、D、E、F、G、H、I[6]；单萜类：桉树醇(eucalyptol)[7]，$(1R,2R,4S)$-2-羟基-1,8-桉叶素-β-D-吡喃葡萄糖苷[$(1R,2R,4S)$-2-hydroxy-1,8-cineole-β-D-

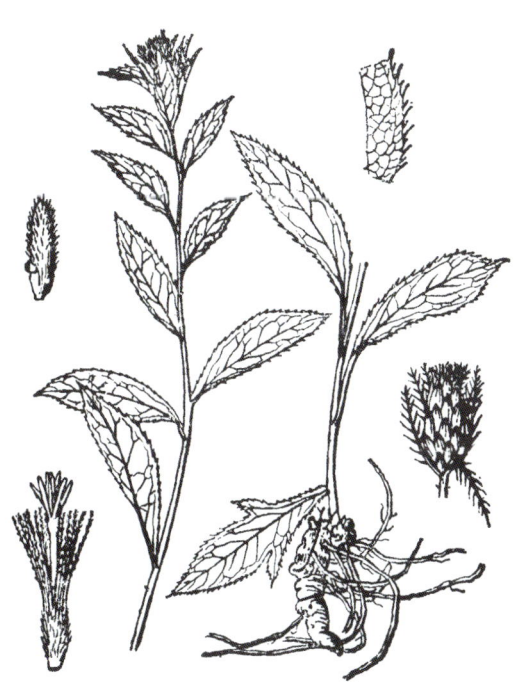

苍术 Atractylodes lancea (Thunb.) DC.
引自《中国高等植物图鉴》

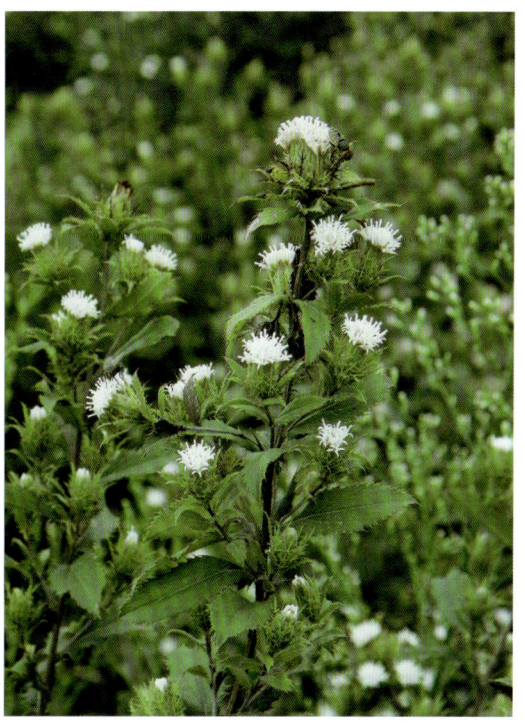

苍术 Atractylodes lancea (Thunb.) DC.
摄影：朱仁斌

glucopyranoside]，(1*S*,2*R*,4*S*)-2-羟基-1,8-桉叶素-β-D-吡喃葡萄糖苷[(1*S*,2*S*,4*R*)-2-hydroxy-1,8-cineole-β-D-glucopyranoside]，(4*S*)-对-薄荷-1-烯-7,8-二醇-8-*O*-β-D-吡喃葡萄糖苷[(4*S*)-*p*-menth-1-ene-7,8-diol-8-*O*-β-D-glucopyranoside]，(1*S*,2*R*,4*S*)-对薄荷-1,2,8-三醇-8-*O*-β-D-吡喃葡萄糖苷[(1*S*,2*R*,4*S*)-*p*-menthane-1,2,8-triol-8-*O*-β-D-glucopyranoside][5]；半萜类：3-甲基-3-丁烯基-β-D-呋喃芹糖基-(1→6)-β-D-吡喃葡萄糖苷[3-methyl-3-butenyl-β-D-apiofuranosyl-(1→6)-β-D-glucopyranoside]，3-甲基-2-丁烯基-β-D-呋喃芹糖基-(1→6)-β-D-吡喃葡萄糖苷[3-methyl-2-butenyl-β-D-apiofuranosyl-(1→6)-β-D-glucopyranoside][5]；三萜类：蒲公英赛醇乙酸酯(taraxerol acetate)，蒲公英萜醇▲乙酸酯(taraxasteryl acetate)[2]，3-乙酰基-β-香树脂醇(3-acetyl-β-amyrin)[4]；芳香糖苷类：4-羟基-3-甲氧基苯基-β-D-吡喃葡萄糖苷(4-hydroxy-3-methoxyphenyl-β-D-glucopyranoside)，4-羟基-3-甲氧基苯基-β-D-呋喃芹糖基-(1→6)-β-D-吡喃葡萄糖苷[4-hydroxy-3-methoxyphenyl-β-D-apiofuranosyl-(1→6)-β-D-glucopyranoside]，4-羟基-3-甲氧基苯基-β-D-吡喃木糖基-(1→6)-β-D-吡喃葡萄糖苷[4-hydroxy-3-methoxyphenyl-β-D-xylopyranosyl-(1→6)-β-D-glucopyranoside]，淫羊藿次苷F_2(icariside F_2)，丁香苷(syringin)[5]；甾体类：β-谷甾醇，豆甾醇，胡萝卜甾醇，豆甾醇-3-*O*-β-D-葡萄糖苷(stigmasterol-3-*O*-β-D-glucopyranoside)[2]；苯丙素类：反式-2-羟基异丙基-3-羟基-7-异戊烯基-2,3-二氢苯并呋喃-5-酸(*trans*-2-hydroxyisopropyl-3-hydroxy-7-isopentene-2,3-dihydrobenzofuran-5-carboxylic acid)[2]；香豆素类：蛇床子素(osthol)[4]；烷烃糖苷类：异丙基-β-D-呋喃芹糖基-(1→6)-β-D-吡喃葡萄糖苷[isopropyl-β-D-apiofuranosyl-(1→6)-β-D-glucopyranoside][5]；核苷类：尿苷(uridine)，腺苷(adenosine)[5]；乙炔类衍生物：苍术素(atractylodin)[3]，1,3,11-十三烷三烯-7,9-二炔-5,6-二醇二乙酸酯(1,3,11-tridecatriene-7,9-diyn-5,6-diol diacetate)[3]，(2*E*,8*E*)-2,8-癸二烯-4,6-二炔-1,10-二醇-1-*O*-β-D-吡喃葡萄糖苷[(2*E*,8*E*)-2,8-decadien-4,6-diyn-1,10-diol-1-*O*-β-D-glucopyranoside][5]，(3*Z*,5*E*,11*E*)-十三烷三烯-7,9-二炔-1-*O*-(*E*)阿魏酸酯[(3*Z*,5*E*,11*E*)-tridecatrien-7,9-diynyl-1-*O*-(*E*)-ferulate]，赤式-(1,3*Z*,11*E*)-十三烷三烯-7,9-二烯-5,6-二炔二乙酸酯[*erythro*-(1,3*Z*,11*E*)-tridecatrien-7,9-dien-5,6-diynyl diacetate]，(1*Z*)-苍术素[(1*Z*)-atractylodin]，(1*Z*)-苍术二醇[(1*Z*)-atractylodinol]，(1*Z*)-乙酰苍术二醇[(1*Z*)-acetylatractylodinol]，(4*E*,6*E*,12*E*)-十三烷三烯-8,10-二烯-1,3-二炔二乙酸酯[(4*E*,6*E*,12*E*)-tetradecatriene-8,10-dien-1,3-diynyl diacetate][8]，1-(2-呋喃基)-(7*E*)-壬烯-3,5-二炔-1,2-二乙酸酯[1-(2-furyl)-(7*E*)-nonen-3,5-diyn-1,2-diacetate]，赤式-(1,5*E*,11*E*)-十三烷三烯-7,9-二炔-3,4-二乙酸酯[*erythro*-(1,5*E*,11*E*)-tridecatrien-7,9-diyn-3,4-diacetate]，苍术色烯▲(atractylochromene)，2-(2*E*-3,7-二甲基-2,6-癸二炔)-6-甲基-2,5-环己烷二烯-1,4-二酮[2-[(2*E*)-3,7-dimethyl-2,6-octadienyl]-6-methyl-2,5-cyclohexadien-1,4-dione][9]，苏式-(1,5*E*,11*E*)-十三烷三烯-7,9-二炔-3,4-二乙酸酯[*threo*-(1,5*E*,11*E*)-tridecatrien-7,9-diyn-3,4-diacetate]，(3*E*,5*E*,11*E*)-十三烷三烯-7,9-二炔-1,2-二乙酸酯[(3*E*,5*E*,11*E*)-tridecatrien-7,9-diyn-1,2-diacetate]，(3*Z*,5*E*,11*E*)-十三烷三烯-7,9-二炔-1,2-二乙酸酯[(3*Z*,5*E*,11*E*)-tridecatrien-7,9-diyn-1,2-diacetate]，(3*E*,5*Z*,11*E*)-十三烷三烯-7,9-二炔-1,2-二乙酸酯[(3*E*,5*Z*,11*E*)-tridecatrien-7,9-diyn-1,2-diacetate][10]；糖类：APW1、2、3、4[11]，葡萄糖，蔗糖[7]，2-(2'*E*-3',7'二甲基-2',6'-辛二烯基)-4-甲氧基-6-甲基苯酚[2-[(2'*E*)-3',7'-dimethyl-2',6'-octadienyl]-4-methoxy-6-methylphenol][8]；挥发油，主要成分为β-桉叶醇(β-eudesmol，18.894%)，苍术酮(atractylon，13.707%)，苍术醇(hinesol，11.053%)，苍术素(atractylodin，6.815%)[12]。

药理作用 镇静催眠作用：苍术乙醇提取物灌胃，对阈下催眠剂量戊巴比妥钠有协同作用。

抗惊厥作用：苍术乙醇提取物灌胃，能拮抗士的宁致小鼠惊厥死亡[1]。

抗炎作用：苍术提取物灌胃，可对抗胶原所致大鼠关节炎，降低血清中 IgG 和 IgM 含量，抑制细胞因子 IL-1β、TNF-α、IL-6、PGE_2 的生成[2]。苍术乙醇提取物灌胃，可降低胶原诱导性关节炎大鼠关节炎的发病率和临床积分、关节组织病理学积分和 X 线片的骨破坏程度以及血清中 IgG 和 IgM 水平，降低血清中 IL-1β 和关节组织中 IL-6 的含量[3]。苍术水提物和挥发油灌胃，均可抑制巴豆油致小鼠耳廓肿胀[4]。苍术正己烷提取物的主要成分脂肪酸类亚油酸、油酸、棕榈酸、2-[(2'*E*)-3',7'- 二甲基 -2',6'-辛二烯基]-4- 甲氧基 -6- 甲基苯酚、(3*Z*,5*E*,11*E*)- 十三烷三烯 -7,9- 二炔 -1-*O*-(*E*)- 阿魏酸酯体外均可抑制 5-LOX/COX-1 的活性[5]。

调节免疫作用：苍术乙醇提取物灌胃，可提高环磷酰胺致免疫力低下小鼠的血清溶血素含量[6]。

调整胃肠运动作用：苍术丙酮提取物能促进小鼠对炭末的推进运动，苍术丙酮提取物、β-桉叶醇及茅苍术醇均可对抗氨甲酰胆碱、Ca^{2+}及电刺激所致大鼠在体小肠收缩强度加强[7]。苍术水煎剂可降低家兔离体小肠张力，对抗乙酰胆碱所致小肠痉挛，抑制肾上腺素致小肠运动减弱[8]。苍术醇提液和水提液均可对抗氯化乙酰胆碱或氯化钡所致兔离体肠管平滑肌收缩，使平稳活动状态的肠管活动减弱[9]。苍术水煎剂灌胃，可对抗番泻叶所致大鼠的小肠推进运动亢进[10]。苍术水煎剂体外可减小大鼠近端结肠纵行肌收缩波平均振幅，并不受酚妥拉明、L-NNA和消炎痛的影响[11]。苍术醇提物灌胃，可促进正常小鼠小肠推进功能；抑制大黄致小鼠小肠推进[12]。苍术丙酮提取物及其成分β-桉叶醇、茅术醇均可促进小鼠胃肠炭末推进，可促进胃肠运动[13]。苍术成分β-桉叶醇灌胃，可促进正常小鼠的胃肠运动，对抗新斯的明负荷小鼠引起的胃肠运动加快，改善脾虚模型小鼠的体征，使脾虚模型小鼠的体重上升，抑制脾虚小鼠的胃肠运动[14]。苍术水溶液和挥发油均可促进胃排空，抑制小肠蠕动[4,15]。

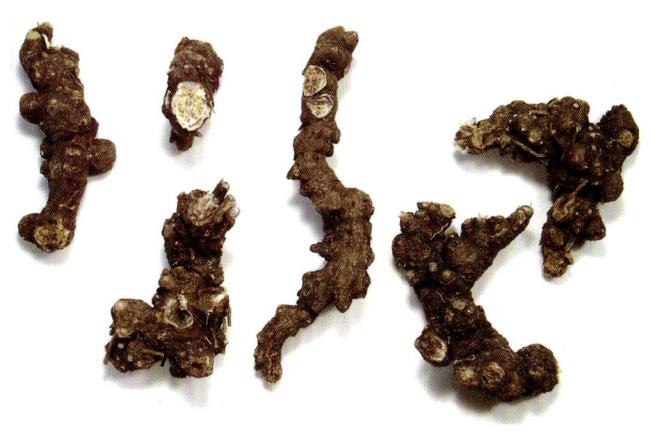

苍术 Atractlodis Rhizoma
摄影：张继

抗溃疡作用：苍术水煎液给大鼠灌胃，可对抗盐酸所致的急性胃炎、幽门结扎所致的胃溃疡，提高胃液pH，降低胃蛋白酶活性[9]；亦可抑制组胺溃疡、水浸束缚应激溃疡的发生[16]。苍术乙醇提取物灌胃，可对抗无水乙醇致大鼠或小鼠胃溃疡及HCl致小鼠胃溃疡，减少溃疡面积[12]。苍术水煎液及挥发油灌胃，均可拮抗盐酸致小鼠胃溃疡[4,15]。

保肝作用：苍术提取成分苍术酮、β-桉叶醇均可对抗四氯化碳或半乳糖胺致小鼠肝损伤[17]。苍术酮对叔丁基过氧化物致DNA损伤及大鼠肝细胞毒性有抑制作用[18]。

降血糖作用：苍术多糖灌胃，可降低四氧嘧啶糖尿病小鼠的血糖，提高胰岛素水平[19]。

抗菌作用：苍术挥发油体外对金黄色葡萄球菌、大肠埃希菌、枯草芽孢杆菌、酵母、青霉、黑曲霉、黄曲霉、白色念珠菌均有抑制活性[20-21]。苍术乙醇提物体外对金黄色葡萄球菌、绿脓杆菌、肺炎克雷伯球菌、乙型溶血性链球菌有抑制作用[11]。苍术甲醇提取物及其中的酸性多糖体外可抑制结核杆菌、金黄色葡萄球菌、大肠埃希菌、枯叶杆菌和绿脓杆菌[22]。苍术浸出液体外可抑制断发癣菌、石膏样小孢子菌、粉小孢子菌、石膏样毛癣菌、铁锈色小孢子菌、红色毛癣菌、羊毛状小孢子菌、紫色癣菌、黄癣菌及絮状表皮癣菌活性[23]。

利尿作用：苍术水提物和挥发油灌胃，均可促进正常小鼠排尿[4]。苍术水煎液灌胃，可分别促进尿中钠、钾和氯的排出总量和浓度[24]。

抗氧化作用：苍术乙酸乙酯提取物体外可清除DPPH自由基、清除ABTS自由基，具有铁离子还原/抗氧化能力[25]。

细胞毒作用：苍术甲醇提取液体外可诱导人肝癌细胞株HepG2凋亡[26]。

抗应激作用：苍术丙酮提取物灌胃，可延长氰化钾缺氧模型小鼠存活时间，降低死亡率[27]。

其他作用：苍术挥发油和UMR-106成骨样细胞体外共同培养，可促进成骨细胞增殖[28]。

注评 本种为历版中国药典收载"苍术"的基源植物之一，药用其干燥根状茎；商品习称"苍术"或"茅苍术"。中国药典尚收载北苍术 Atractylodes chinensis (Bunge) Koidz. 的根状茎也同等药用（已并入本种）。目前商品主要为江苏及东北地区的野生品。湖北英山、罗田有栽培；药材产于江苏茅山地区者称"茅山苍术"或"茅苍术"，产于华北、东北、陕西、内蒙古等省区者，称"北茅术"。此外，东北部分地区还将同属植物朝鲜苍术 A. koreana (Nakai) Kitam. 或关苍术 A. japonica Koidz. ex Kitam. 的根状茎混作"苍术"药用，可视为地区习用品；而韩国和日本使用的"苍术"还有关苍术的干燥根状茎，参见关苍术。

化学成分参考文献

[1] Tanaka K, et al. *Nat Prod Commun*, 2009, 4(8): 1095-1098.
[2] Duan J, et al. *Arch Pharm Res*, 2008, 31(8): 965-969.
[3] Wang HX, et al. *Phytochemistry*, 2008, 69(10): 2088-2094.
[4] Chau VM, et al. *Tap Chi Hoa Hoc*, 2004, 42(4): 499-502.
[5] Kitajima J, et al. *Chem Pharm Bull*, 2003, 51(6): 673-678.
[6] Yahara S, et al. *Chem Pharm Bull*, 1989, 37(11): 2995-3000.
[7] 汪六英，等. 中草药，2007, 38(4): 499-500.
[8] Resch M, et al. *Planta Med*, 2001, 67(5): 437-442.
[9] Heilmann J, et al. *Pharm Pharmacol Lett*, 1998, 8(2): 69-71.
[10] Lehner MS, et al. *Phytochemistry*, 1997, 46(6): 1023-1028.
[11] 段国峰，等. 时珍国医国药，2007, 18(4): 826-828.
[12] 潘雪英. 中国药房，2008, 19(30): 2380-2381.

药理作用及毒性参考文献

[1] 聂淑琴，等. 中国中医药信息杂志，2002, 9(1): 38-40.
[2] 樊国琴，等. 中国中药杂志，2010, 35(20): 2371-2375.
[3] 樊国琴，等. 中国中药杂志，2010, 35(20): 2731-2735.
[4] 刘国生，等. 安徽医科大学学报，2003, 38(2): 124-126.
[5] Resch M, er al. *Planta Med*, 2001, 67(5): 437-442.
[6] 叶红平. 当代医学，2008, (142): 32.
[7] 青木俊二. 国外医学·中国中药分册，1991, 13(2): 59.
[8] 朱自平，等. 中成药，1983, (7): 25-26.
[9] 卢振初，等. 江苏中医杂志，1986, (8): 25-28.
[10] 谢露. 中医药研究，1992, (2): 59-60.
[11] 李伟，等. 中药药理与临床，2000, 16(5): 26-27.
[12] 朱东海，等. 中国中药杂志，2010, 35(13): 1758-1762.
[13] 李育浩，等. 中药新药临床及临床药理通讯，1991, 2(1): 27-29.
[14] 王金华，等. 中国药学杂志，2002, 37(4): 266-268.
[15] 聂淑琴，等. 中国中医药信息杂志，2001, 8(2): 27-29.
[16] 王玉良译. 日本医学介绍，1984, 5(12): 30-31.
[17] Kiso Y, et al. *Nat Prod*, 1983, 46(5): 651.
[18] Hwang JM, et al. *Arch Toxicol*, 1996, 70(10): 640.
[19] 段国峰，等. 中华中医药学刊，2008, 26(6): 1211-1212.
[20] 唐裕芳，等. 西北植物学报，2008, 28(3): 588-594.
[21] 郭金鹏，等. 中国消毒学杂志，2009, 26(2): 151-153.
[22] Inagaki N, et al. *Planta Med*, 2001, (67): 428-431.
[23] 尹秀芝，等. 北华大学学报（自然科学版），2000, 1(6): 492-494.
[24] 吕向华. 药学学报，1965, 13(6): 454-458.
[25] 王金梅，等. 精细化工，2010, 27(7): 664-666.
[26] 邵敬伟，等. 辽宁中医药大学学报，2006, 8(6): 153-155.
[27] 李育浩，等. 中药材，1991, 14(6): 41-43.
[28] 殷俊芳，等. 时珍国医国药，2008, 19(6): 1318-1319.

3. 白术（中国药用植物志） 于术、种术（安徽），冬白术（得配本草），浙术（浙江），术（神农本草经）

Atractylodes macrocephala Koidz., Fl. Symb. Orient.-Asiat. 5. 1930.——*Atractylis macrocephala* (Koidz.) Nemoto（英 **Largehead Atractylodes**）

多年生草本，高 20–60 cm。茎直立，自中下部长分枝，无毛。中部茎叶有长叶柄，叶片 3–5 羽状全裂，少有不裂叶为长椭圆形。侧裂片 1–2 对，倒披针形、椭圆形或长椭圆形，顶裂片比侧裂片大；中部茎叶向上向下叶渐小，接花序下部的叶不裂，无柄；或大部茎叶不裂，杂有 3–5 羽状全裂的叶。纸质，两面绿色，无毛。边缘或裂片边缘具针刺状缘毛或细刺齿。头状花序单生茎枝顶端，具 6–10 个头状花序。苞叶针刺状羽状全裂。总苞大，宽钟状；径 3–4 cm，总苞片 9–10 层；外层及中外层长卵

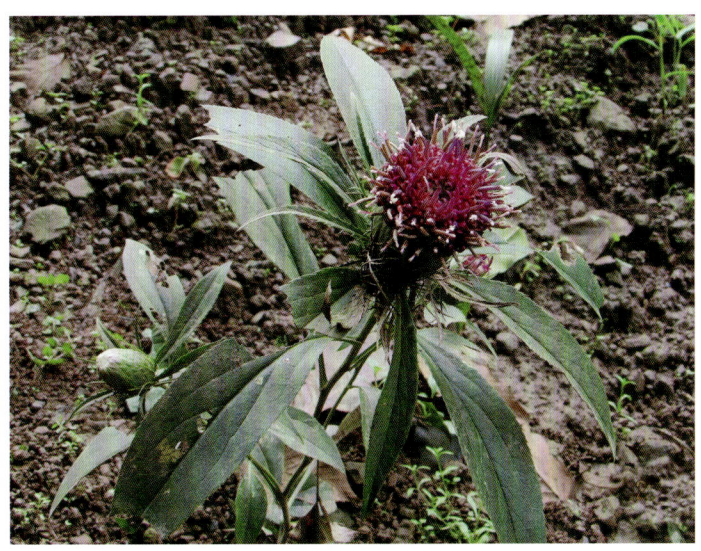

白术 Atractylodes macrocephala Koidz.
摄影：李策宏

形或三角形；中层披针形或椭圆状披针形；最内层宽线形，苞片边缘具白色蛛丝毛。小花紫红色。瘦果倒圆锥状，被稠密的白色贴伏长直毛。冠毛刚毛羽毛状，污白色，基部连合成环。花果期 8–10 月。

分布与生境 产于江西、湖南、浙江、四川，生于山坡草地、山坡林下，江苏、福建、安徽、湖北等地有栽培。

药用部位 根状茎、苗。

功效应用 根状茎：健脾益气，燥湿利水，止汗，安胎。用于脾虚食少，腹胀泄泻，痰饮眩悸，水肿，自汗，胎动不安。苗：祛水，止自汗。

化学成分 根状茎含倍半萜类：白术内酯(atractylenolide) Ⅰ、Ⅱ、Ⅲ、Ⅳ、Ⅴ、Ⅵ、Ⅶ[1-2]，杜松酯[1]，苍术酮(atractylone)[2]，白术烯内酯▲A (beishulenolide A)[3]，过氧白术内酯▲Ⅲ(peroxiatractylenolide Ⅲ)[3]，白术内酰胺(atractylenolactam)[4]；双倍半萜类：双苍术烯内酯▲(biatractylolide)[2]；烯烃类：12-α-甲基丁酰基-14-乙酰基-2E,8Z,10E-白术三醇(12-α-methylbutyryl-14-acetyl-2E,8Z,10E-atractylentriol)，12-α-甲基丁酰基-14-乙酰基-2E,8E,10E-白术三醇(12-α-methylbutyryl-14-acetyl-2E,8E,10E-atractylentriol)，14-α-甲基丁酰基-2E,8Z,10E-白术三醇(14-α-methylbutyryl-2E,8Z,10E-atractylentriol)，14-α-甲基丁酰基-2E,8E,10E-白术三醇(14-α-methyl-butyryl-2E,8E,10E-atractylentriol)[5]，14-乙酰氧基-12-千里光酰氧基十四碳-2E,8E,10E-三烯-4,6-二炔-1-醇(14-acetoxy-12-senecioyloxytetradeca-2E,8E,10E-trien-4,6-diyn-1-ol)，14-乙酰氧基-12-α-甲基丁基-2E,8E,10E-三烯-4,6-二炔-1-醇(14-acetoxy-12-α-methylbutyl-2E,8E,10E-trien-4,6-diyn-1-ol)，14-乙酰氧基-12-β-甲基丁基-2E,8E,10E-三烯-4,6-二炔-1-醇(14-acetoxy-12-β-methylbutyl-2E,8E,10E-trien-4,6-diyn-1-ol)[6]；多糖类：AM-1、AM-2[7]、AM-3[8]；氨基酸类：至少含有 17 种氨基酸，谷氨酸含量较高[9]；挥发油：以苍术酮含量最高，其他主要是萜类化合物[10]。另据报道，水蒸气蒸馏提取物以酮类化合物含量最高，其中苍术酮的含量最高，其他含量较高的成分有 γ-榄香烯(γ-elemene)[11]；而超临界CO_2萃取物以呋喃二烯(furanodiene)的含量最高，其次是 γ-榄香烯，不含苍术酮[12]，另外还含有棕榈酸，β-香树脂醇乙酸酯(β-amyrin acetate)，γ-谷甾醇，β-谷甾醇[1]。

地上部分含黄酮类：7-甲氧基瑞士松素-7-O-β-D-葡萄糖苷(7-methoxy-pinocembrin-7-O-β-D-glucopyranoside)，芹菜素-8-C-β-D-葡萄糖苷(apigenin-8-C-β-D-glucopyranoside)，4'-咖啡酰基-木犀草素-6-葡萄糖苷(4'-caffeoyl-luteolin-6-glucopyranoside)，木犀草素-6-C-β-D-葡萄糖苷(luteolin-6-C-β-D-glucopyranoside)，芹菜素-6-C-β-D-葡萄糖苷(apigenin-6-C-β-D-glucopyranoside)，木犀草素[13]；苯丙酸类：阿魏酸，3-阿魏酰奎宁酸(3-feruloylquinic acid)，4,5-二-O-咖啡酰奎宁酸(4,5-di-O-caffeoylquinic acid)、3,5-二氧咖啡酰奎宁酸(3,5-di-O-caffeoylquinic acid)[13]。

药理作用 益智作用：白术水提醇沉液腹腔注射，可使氟哌啶醇注射液腹腔注射致痴呆模型大鼠血、肝、肾、海马、脑皮质中的SOD、GSH-Px活性升高，增强模型大鼠抗氧化酶表达[1]。白术、白术多糖灌胃，可减少Y迷路法中小鼠的犯错次数，增强其学习、记忆能力[2]。双白术内酯灌胃，可以改善 $Aβ_{1-40}$ 致痴呆模型大鼠的学习记忆能力，并降低脑内胆碱酯酶水平；可降低三氯化铝致痴呆模型小鼠海马脑区内胆碱酯酶活性，降低脑内乙酰胆碱水平，提高小鼠记忆能力[3-4]。

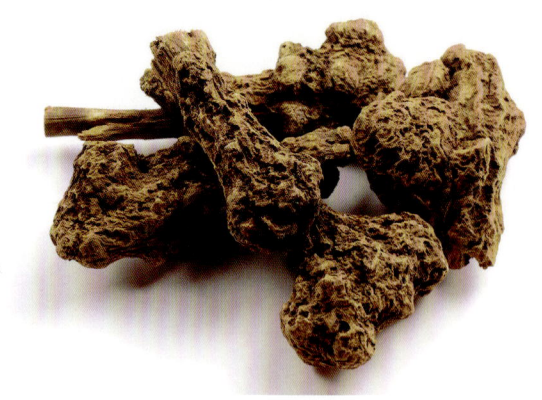

白术 Atractylodes macrocephalae Rhizoma
摄影：王海

镇痛作用：白术水煎液灌胃，可提高热板法致小鼠疼痛阈值，减少冰醋酸致小鼠扭体反应次数[5]。

抗炎作用：白术石油醚：乙醚（1∶1）提取物可抑制二甲苯致小鼠耳肿胀和醋酸致小鼠腹腔毛细血管通透性增加[6]。白术水煎剂外涂，可抑制二甲苯致小鼠耳肿胀，降低致炎小鼠血清中TNF-α含量[7]。在白细胞膜色谱模型中，以紫杉醇为模型分子，白术内酯I作用于白细胞膜及TLR4受体，抑制炎症反应[8]。白术内酯III、白术内酯I、14-乙酰氧基-12-千里光酰氧基十四碳-$2E,8E,10E$-三烯-4,6-二炔-1-醇、14-乙酰氧基-12-α-甲基丁基-$2E,8E,10E$-三烯-4,6-二炔-1-醇、14-乙酰氧基-12-β-甲基丁基-$2E,8E,10E$-三烯-4,6-二炔-1-醇灌胃，可抑制二甲苯致小鼠耳肿胀[9]。

调节免疫作用：白术煎剂灌胃，可增加醋酸氢化可的松肌注所致免疫低下小鼠的Th细胞数，提高Th/Ts比值，纠正T细胞亚群分布紊乱状态，可使低下的IL-2水平提高，并能增加T淋巴细胞表面IL-2R的表达[10]。白术煎剂可增强D-半乳糖致衰老小鼠的免疫功能，增加C(3b)花环率，降低IC花环率[11]。白术煎剂灌胃，对新城疫病毒(NDV)，刀豆蛋白A(Con A)分别诱生免疫抑制小鼠的α和γ干扰素有诱生作用[12]。白术水煎液灌胃，可增加正常小鼠外周血白细胞的数量、脾重量、胸腺重量，刺激抗体分泌量增加，增加淋巴细胞转化率，提高吞噬细胞吞噬率[13-14]。白术水煎液灌胃，可使腹部手术后大鼠脾细胞 $CD3^+$、$CD3^+CD4^+CD8^-$、$CD3^+CD4^-CD8^+$ 数量增加，IgM、IgG含量升高[15]。白术多糖静脉注射，可促进氢化可的松造成免疫抑制小鼠淋巴细胞的增殖；体外可单独激活或协同ConA/PHA促进正常小鼠淋巴细胞转化并能提高IL-2分泌水平[16]。白术挥发油灌胃，可增强DNCB所致小鼠迟发型超敏反应，提高小鼠腹腔巨噬细胞EA花环率[17]。白术水溶性多糖可刺激小鼠产生特异性IgG类抗体及非特异性交叉抗体；白术多糖可提高仔猪血淋巴细胞转化率、IFN-γ浓度、细胞内NO浓度及cAMP浓度[18-19]。

抗脑缺血作用：白术多糖可拮抗局灶性脑缺血再灌注致大鼠神经功能缺损，降低iNOS水平、提高SOD活力、减少MDA含量，减轻局灶性脑缺血再灌注后脑水肿程度，减少缺血区中性粒细胞浸润及ICAM-1的表达[20]。白术多糖左侧股静脉注入，可抑制局灶性脑缺血再灌注模型大鼠脑组织水分含量及MDA含量增加，减轻再灌注后脑水肿程度；降低iNOS活性，下调其表达；增加SOD活性[21-23]。

对心脏的作用：白术多糖可使蟾蜍心率增加，继续增加浓度引起心肌过度收缩和心动过速，去药后出现心脏功能衰竭[24]。

降血脂作用：白术总提取物、100%乙醇和50%乙醇部位灌胃，都能拮抗高脂饲料致高脂血症大鼠血清中ALT、AST活性的升高；白术总提取物和100%乙醇部位可降低高脂血症大鼠体重值和TC、TG、动脉硬化指数(AI)水平，升高HDL-C水平，100%乙醇部位还可降低LDL-C，二者均改善高脂血症大鼠的肝系数变化[25]。

抗凝血作用：白术煎剂灌胃，可延长大鼠凝血时间，降低大鼠纤维蛋白原[1]。

镇咳祛痰作用：白术水煎液灌胃，可延长浓氨水喷雾致小鼠咳嗽潜伏期，减少小鼠咳嗽次数；增加小鼠呼吸道酚红排泌量[1]。

保肝作用：白术煎剂灌胃，可保护小鼠因四氯化碳引起的肝损伤，减少肝细胞的变性坏死，抑制 ALT 升高，防止肝糖原减少，促脱氧核糖核酸恢复[26]。白术己烷提取物和甲醇提取物灌胃，能抑制四氯化碳引起的小鼠血清 AST、ALT 和 LDH 上升[27]。白术中的苍术酮对四氯化碳肝损害有抑制作用[28]。白术多糖灌胃，对大鼠局部缺血再灌注肝损伤有保护作用，可抑制脂质过氧化，改变抗氧化酶 SOD 的活性及 MDA 水平，抑制局部缺血再灌注肝损伤大鼠 IL-1β、NF-kB 的表达[29]。白术多糖灌胃，可拮抗肝缺血再灌注损伤大鼠肝细胞线粒体细胞核皱缩变形，染色质粗糙，核仁浓缩甚至裂解，部分膜破裂，线粒体嵴疏松溶解等症状；可降低 ICAM-1 的含量，减少炎症因子 IL-1 的生成，减轻肝缺血再灌注损伤[30-31]。

利胆作用：白术乙酸乙酯提取物十二指肠给药，可增加大鼠胆汁分泌[27]。

调节胃肠运动作用：白术丙酮提取物灌胃，可抑制大鼠胃排空，促进炭末在小鼠肠道的推进[29]。白术内酯Ⅰ可促进肠管吸收、调节肠管功能[32-33]。白术挥发油可增强正常小鼠及阿托品预处理小鼠小肠的推进率，对抗阿托品对肠蠕动的抑制作用，促进小鼠胃肠运动[34]。白术水煎液灌胃，可使小鼠胃肠道内容物推进速度加快；体外可使小鼠空肠的收缩幅度、收缩频率和抗缺氧的能力提高[35]。

抗溃疡作用：白术丙酮提取物十二指肠给药，可抑制幽门结扎大鼠胃液分泌量，升高胃液 pH 值，减少胃酸及胃蛋白酶的排出量；灌胃给药，对盐酸 - 乙醇致大鼠胃黏膜损伤有防治作用[36]。白术水煎液灌胃，可增强大鼠 SOD 活性和提高 HSP70 的表达，降低大鼠胃组织中自由基含量，预防运动应激性胃溃疡[37]。

抑制平滑肌、解痉作用：8,9- 去氢白术内酯Ⅱ、4,15- 环氧 -8β- 羟基白术内酯Ⅱ和 8β- 羟基白术内酯Ⅱ可抑制正常大鼠胃肠运动和乙酰胆碱或组胺诱导的大鼠离体回肠痉挛[38]。

降血糖作用：白术多糖可抑制四氧嘧啶糖尿病大鼠血糖升高[39]。白术糖复合物 AMP-B 灌胃，可降低四氧嘧啶致糖尿病模型大鼠血糖，减少糖尿病大鼠的饮水量和耗食量，恢复四氧嘧啶致大鼠胰岛损伤，抵抗四氧嘧啶引起的大鼠胸腺、胰腺萎缩[40]。

抗菌作用：白术水浸剂体外对絮状表皮癣菌、星形奴卡菌有抑制作用[41]。白术煎剂体外对金黄色葡萄球菌、溶血性链球菌、脑膜炎双球菌、枯草杆菌有抑制作用[42-44]。

抗肿瘤作用：白术挥发油对小鼠肉瘤 S_{180}、艾氏腹水瘤及淋巴肉瘤腹水型的生长均有抑制作用[45-46]。白术水煎液灌胃，可拮抗荷 S_{180} 瘤小鼠体内 NK 细胞活性的降低，促进细胞产生 IL-2 的能力[47]。白术水提物灌胃，可减轻荷 S_{180} 瘤小鼠瘤重，增加胸腺指数，降低血浆中 TNF-α 含量，增加 IL-2 含量，抑制肿瘤 Bcl-2 基因的表达水平[48-49]。白术挥发油 zbo-1 组分灌胃，可减轻荷 S_{180} 瘤小鼠瘤重[50]。白术挥发油对小鼠肺腺癌有抗癌性恶病质作用，减少肿瘤细胞分泌 TNF-α、IL-6；可降低 H22 肝癌血道及淋巴道转移模型小鼠血清中 MMP-9 的表达，抑制小鼠体内肺转移；体外可抑制人肺癌细胞株 PG 细胞增殖[51-54]。

抗突变作用：白术水煎液灌胃，可对抗环磷酰胺致小鼠活体骨髓细胞姐妹染色单体互变总数增加[55]；体外可对抗环磷酰胺致人外周血淋巴细胞姐妹染色单体互变总数增加[56]。

调节子宫作用：白术乙醇提取液灌胃，对催产素、益母草引起的豚鼠在体怀孕子宫紧张性收缩有抑制作用；乙醇提取物与乙醚提取物可抑制未孕小鼠离体子宫的自发收缩，对催产素、益母草引起的小鼠离体子宫的紧张性收缩亦有抑制作用[57]。白术提取液体外对晚孕正常子宫平滑肌及对 IL-6 作用过的子宫平滑肌的收缩活动均有抑制作用，且对 IL-6 作用过的子宫平滑肌收缩活动的抑制作用强于对正常子宫平滑肌；白术提取液体外可兴奋人晚孕子宫平滑肌细胞及 IL-6 作用后的子宫平滑肌细胞的钙依赖钾通道电流 BKca，且对 IL-6 作用后的子宫平滑肌细胞 BKca 的兴奋作用强于对正常子宫平滑肌细胞[58-59]。

利尿作用：白术提取物大鼠静脉注射、兔灌胃或腹腔注射、狗静脉注射或灌胃，均有利尿作用，且能促使电解质尤其是钠的排出[60-62]。白术水煎液灌胃，高剂量可加快小鼠腹腔生理盐水负荷的清除，低剂量抑制其清除[63]。

抗氧化作用：白术煎剂灌胃，能减少小鼠脂质过氧化，降低过氧化脂质含量，增强机体对自由基的清除能力，减少自由基对机体的损伤[64]。白术水煎液、白术多糖灌胃，可提高Y迷路法中小鼠脑及肝的SOD活力，降低脑及肝的MDA含量及LPF含量[3,65]。白术水煎液体外可对抗小鼠和人红细胞自氧化溶血，体外可清除活性氧自由基[66]。

延缓衰老作用：白术多糖灌胃，可提高D-半乳糖腹部注射致衰老模型大鼠大脑皮质神经细胞SOD以及GSH-Px的活性，降低大脑皮质神经细胞MDA的含量，减少DNA损伤[67-69]。白术水煎液灌胃，可增加老龄小鼠红细胞SOD活性，抑制老龄小鼠脑MAO-B活性[66]。

其他作用：白术单糖体外可通过上调IEC-6细胞绒毛蛋白的表达及分布促进其细胞分化[70]。白术正丁醇部位、多糖部位、40%和70%醇洗脱液可促进大鼠小肠上皮细胞IEC-6增殖[71]。白术多糖体外对婴儿双歧杆菌、青春双歧杆菌、动物双歧杆菌、植物乳杆菌有促生长效果[72]。

注评 本种为历版中国药典收载"白术"的基源植物，药用其干燥根状茎。"白术"与"苍术"原统称"术"，始载《神农本草经》，宋·《本草衍义》分别记载"白术"与"苍术"，沿用至今。商品主要来自栽培，以浙江为道地产区。韩国与日本将关苍术 Atractylodes japonica Koidz. ex Kitam. 去除周皮的干燥根状茎作"白术"使用，参见关苍术。

化学成分参考文献

[1] 黄宝山，等. 植物学报，1992, 34(8): 614-617.
[2] Ding HY, et al. *Chin Pharm J*, 2005, 57(1): 37-42.
[3] Zhang QF, et al. *Chin Chem Lett*, 1998, 9(12): 1097-1100.
[4] Chen ZL, et al. *Phytochemistry*, 1997, 45(4): 765-767.
[5] 陈仲良，等. 化学学报，1989, 47(10): 1022-1024.
[6] Dong HY, et al. *Nat Prod Res*, 2008, 22(16): 1418-1427.
[7] 池玉梅，等. 中药材，2001, 24(9): 647.
[8] 顾玉诚，等. 中国药学杂志，1993, 28(5): 275-277.
[9] 王志奇，等. 氨基酸和生物资源，2004, 26(2): 77.
[10] 崔庆新，等. 药物分析杂志，2006, 26(1): 124-126.
[11] 张强，等. 华西药学杂志，1997, 12(2): 119-120.
[12] 吴素香，等. 中成药，2005, 27(8): 885-887.
[13] Han JH, et al. *Yakhak Hoechi*, 2007, 51(2): 88-95.

药理作用及毒性参考文献

[1] 黄丽亚. 山东中医杂志，2006, 25(6): 412-413.
[2] 徐丽珊，等. 科技通报，2003, 19(6): 513-515.
[3] 刘洋，等. 湖南师范大学学报，2006, 3(3): 25-27.
[4] 冯星，等. 中国药理学通报，2009, 25(7): 949-951.
[5] 安然，等. 中医杂志，2010, 51(12): 1125-1127.
[6] Dong H, et al. *Nat Prod Res*, 2008, 22(16): 1418-1427.
[7] 黄玉燕，等. 北京中医院大学学报，2005, 28(6): 57-58.
[8] 李翠芹，等. 中国科学C辑生命科学，2005, 35(6): 545-550.
[9] 董海燕，等. 中国药学杂志，2007, 42(14): 1055-1059.
[10] 余上才，等. 上海免疫学杂志，1994, 14(1): 12-14.
[11] Cheng WL, et al. *Zhong Yao Cai*, 2009, 32(9): 1425-1429.
[12] 王龙妹，等. 中国临床药学杂志，1999, 8(4): 232-234.
[13] 彭新国，等. 时珍国医国药，2001, 12(5): 396-397.
[14] 常云婷，等. 滨州医学院学报，2003, 26(5): 350-351.
[15] 黄勇，等. 广东医学，2008, 29(4): 561-563.
[16] 毛俊浩，等. 免疫学杂志，1996, 12(4): 233-236.
[17] 关晓辉，等. 北华大学学报（自然科学版），2001, 2(2): 122-124.
[18] 孙文平，等. 中国中医药信息杂志，2008, 15(7): 37-38.
[19] 朱南山，等. 华北农学报，2007, 22(2): 18-22.
[20] 王光伟，等. 食品科学，2009, 30(15): 220-222.
[21] 王光伟，等. 食品科学，2009, 30(19): 273-275.
[22] 王光伟，等. 食品科学，2009, 30(17): 302-304.
[23] 王光伟，等. 中草药，2009, 40(6): 948-950.
[24] 马雪泷，等. 黄山学院学报，2007, 9(3): 94-96.
[25] 姜淋洁，等. 数理医药学杂志，2011, 24(4): 398-401.
[26] 蒋天佑. 中医药研究，1991, (5): 59.
[27] 山原條二，等. 生药学杂志（日），1983, 37(1): 17.
[28] 曳野宏. 国外医学·中医中药分册，1986, 8(5): 281.
[29] Jin C, et al. *Am J Chin Med*, 2011, 39(3): 489-502.
[30] 张杰，等. 肝胆胰外科杂志，2011, 23(1): 4-6.
[31] 张培建，等. 中国普通外科杂志，2011, 20(1): 62-66.
[32] 李伟，等. 南京中医药大学学报，2006, 22(6): 266-267.

[33] 王嫦鹤，等. 中国中药杂志，2009, 34(11): 1430-143.
[34] 陈镇，等. 中国实验方剂学杂志，2009, 15(8): 66-68.
[35] 吴翰桂，等. 江苏中医院，2005, 26(11): 66-67.
[36] 李育浩，等. 中药材，1991, 14(9): 38-40.
[37] 王小梅，等. 天津体育学院学报，2008, 23(5): 453-456.
[38] 张奕强，等. 中药材，1999, 22(12): 636-640.
[39] 单俊杰，等. 药学学报，2003, 38(6): 438-441.
[40] 单俊杰，等. 药学学报，2003, 38(6): 438-441.
[41] 孙迅. 中华皮肤科杂志，1958, 6(3): 210-211.
[42] 重庆医学院第一附属医院. 微生物学报，1960, 8(1): 52-53.
[43] 零陵地区卫生防疫站，等. 湖南医药杂志，1974, (4): 50; (5): 49.
[44] 黑柳正典，等. 国外医学·中医中药分册，1984, 6(5): 309.
[45] 雷海鹏，等. 药学学报，1963, 10(4): 199-201.
[46] 山西省肿瘤研究所药理组.（该所）肿瘤防治通讯，1977, (2): 115.
[47] 姚淑娟，等. *Bull Med Res*, 2005, 34(12): 52.
[48] 朱庆均，等. 山东中医药大学学报，2006, 30(1): 69-71.
[49] 邱根全，等. 西安交通大学学报（医学版），2009, 30(6): 359-361.
[50] 沈国庆，等. 北京中医院大学学报，2009, 32(6): 413-415.
[51] 邱根全，等. 西安交通大学学报，2006, 27(5): 477-479.
[52] 朱庆均. 中国中医药科技，2008, 15(6): 428-429.
[53] 王郁金，等. 陕西中医，2009, 30(6): 735-736.
[54] 王郁金，等. 现代中医药，2009, 29(4): 74-75.
[55] 宋为民，等. 南京中医学院学报，1991, 7(1): 29-31,63.
[56] 贾敏，等. 南京中医学院学报，1992, 8(2): 97-98,134.
[57] 周海虹，等. 安徽中医学院学报，1993, 12(4): 39-40.
[58] 章小莉，等. 中国妇幼保健，2009, 24(3): 366-368.
[59] 章小莉，等. 武汉大学学报（医学版），2008, 29(3): 382-386.
[60] 陈敏珠，等. 生理学报，1961, 24(3,4): 227-229.
[61] 邓祖藩，等. 中华医学杂志，1961,47(1): 7-9.
[62] 内炭精一. 日本东洋医学会志，1953, 3(2)-4(1) 合册：1.
[63] 施文荣，等. 福建中医学院学报，2007, 17(3): 29-31.
[64] 樊景坡. 中医药信息，1994, 11(2): 48.
[65] 王芳，等. 浙江师范大学学报（自然科学版），2002, 25(2): 154-156.
[66] 吕圭源，等. 现代应用药学，1996, 13(5): 26-29.
[67] 马庆华，等. 中国老年学杂志，2006, 26(12): 1658-1660.
[68] 李怀荆，等. 佳木斯医学院学报，1996, 19(1): 9-10.
[69] Jiang H, et al. *Molecules*, 2011, 16(4): 3146-3151.
[70] 王洲，等. 中药材，2010, 33(6): 938-944.
[71] 胡灿，等. 中药新药与临床药理，2010, 21(2): 156-160.
[72] 刘丽莎，等. 食品科学，2010, 31(19): 124-128.

4. 关苍术（东北植物检索表）

Atractylodes japonica Koidz. ex Kitam. in Acta Phytotax. Geobot. 4: 178. 1935. ——*Atractylis japonica* (Koidz.) Kitag.（英 **Japanese Atractylodes**）

多年生草本，高 40–80 cm。茎单生或稀簇生，不分枝或分枝。中下部基叶 3–5 羽状全裂，或最上部及最下部杂有不分裂。侧裂片 1–2 对椭圆形、倒卵形或倒披针形。顶裂片大或较大或与侧裂片等大，椭圆形、长椭圆形或倒卵形。纸质，两面绿色，无毛边缘或裂片边缘具针刺状缘毛或刺齿，中下部茎叶有长叶柄，上部叶几无柄。苞叶长 1.5–3 cm，针刺状羽状全裂。总苞钟状，径 1–1.5 cm；总苞片 7–8 层；最外层及外层三角状卵形或椭圆形；中层椭圆形；内层长椭圆形，边缘具蛛丝状毛，内层苞片顶端紫红色。小花黄色或白色。瘦果倒卵形，被稠密的白色贴伏长直毛。冠毛刚毛褐色，羽毛状，基部连合成环。花果期 8–10 月。

分布与生境　产于黑龙江、吉林、辽宁。生于海拔 200–800 m 的野生林缘及林下。也分布于日本。

药用部位　根状茎。

功效应用　燥湿健脾，祛风除湿，明目，和中。用于湿困脾胃，脘痞腹胀，食欲不振，呕吐泄泻，痰饮，水肿，风湿痹痛，夜盲。

化学成分　根状茎含倍半萜类：白术内酯(atractylenolide) I [1-2]、III [3-4]，苍术酮(atractylon)，羟基苍术酮(hydroxyatractylon)，$5\alpha,10\beta$-蛇床-4(14),7(11)-二烯-8-酮[$5\alpha,10\beta$-selina-4(14),7(11)-dien-8-one] [5]，苍术苷

(atractyloside) A、B，10-表苍术苷A (10-epi-atractyloside A)，(1S,4S,5S,7R,10R)- 10,11,14-三羟愈创木-3-酮-11-O-β-D-吡喃葡萄糖苷[(1S,4S,5S,7R,10R)-10,11,14-trihydroxyguai-3-one-11-O-β-D-glucopyranoside]，(1S,4S,5S,7R,10R)-11,14-二羟愈创木-3-酮-11-O-β-D-吡喃葡萄糖苷[(1S,4S,5S,7R,10R)-11,14-dihydroxyguai-3-one-11-O-β-D-glucopyranoside]，(1S,5S,7R,10R)-断苍术醇内酯-11-O-β-D-吡喃葡糖苷[(1S,5S,7R,10R)-secoatractylolactone-11-O-β-D-glucopyranoside]，(3S)-3-羟基苍术烯内酯Ⅲ-3-O-β-D-吡喃葡萄糖苷[(3S)-3-hydroxyatractylenolide Ⅲ-3-O-β-D-glucopyranoside][6]；单萜类：(1R,2R,4S)-2-羟基-1,8-桉叶素-β-D-吡喃葡萄糖苷[(1R,2R,4S)-2-hydroxy-1,8-cineole-β-D-glucopyranoside][6]；芳香糖苷类：4-羟基-3-甲氧基苯酚-β-D-吡喃葡萄糖苷(4-hydroxy-3-methoxyphenol-β-D-glucopyranoside)，4-羟基-3-甲氧基苯酚-β-D-吡喃芹糖基(1→6)-β-D-吡喃葡萄糖苷(4-hydroxy-3-methoxyphenol-β-D-apiopyranosyl(1→6)-β-D-glucopyranoside)，赛昆铁仔苷▲B (seguinoside B)，淫羊藿次苷(icariside) D₁、F₂，苯乙基-α-L-吡喃鼠李糖基-(1→6)-β-D-吡喃葡萄糖苷(phenethyl-α-L-rhamnopyranosyl-(1→6)-β-D-glucopyranoside)，4-羟基-3-甲氧苯基-β-D-吡喃木糖基-(1→6)-β-D-吡喃葡萄糖苷[4-hydroxy-3-methoxyphenyl-β-D-xylopyranosyl-(1→6)-β-D-glucopyranoside][6]；聚乙炔类：(4E,6E,12E)-十四烷三烯-8,10-二炔-1,3-二醇二乙酸酯[(4E,6E,12E)-tetradecatriene-8,10-diyn-1,3-diol diacetate][2]，1,4-二乙酰氧基十四烷-6,12-二烯-8,10-二炔(1,4-diacetoxytetradeca-6,12-diene-8,10-diyne)[5]，(4E,6E,12E)-1-乙酰氧基-3-异戊酰氧基十四烷-4,6,12-三烯-8,10-二炔-14-醇[(4E,6E,12E)-1-acetoxy-3-isovaleryloxytetradeca-4,6,12-trien-8,10-diyn-14-ol]，(4E,6E,12E)-1-乙酰氧基-3-(2-甲基丁酰氧基)-十四烷-4,6,12-三烯-8,10-二炔-14-醇[(4E,6E,12E)-1-acetoxy-3-(2-methylbutyryloxy)-tetradeca-4,6,12-trien-8,10-diyn-14-ol]，(4E,6E,12E)-1-乙酰氧基-3-千里光酰氧基十四烷-4,6,12-三烯-8,10-二炔-14-醇[(4E,6E,12E)-1-acetoxy-3-senecioyloxytetradeca-4,6,12-trien-8,10-diyn-14-ol][7]，关苍术炔二醇(atractylodiol)[8]，二乙酰关苍术炔二醇(diacetyl-atractylodiol)[8-9]，(6E,12E)-十四碳-6,12-二烯-8,10-二炔-1,3-二醇二乙酸酯[(6E,12E)-tetradeca-6,12-diene-8,10-diyne-1,3-diol diacetate]，(6E,12E)-十四碳二烯-8,10-二炔-1,3-二醇[(6E,12E)-tetradecadiene-8,10-diyne-1,3-diol][10]；黄酮类：牡荆素(vitexin)，异牡荆素(isovitexin)，异荭草素(isoorientin)[11]；糖酯类：2,4,3',4'-四异戊酸蔗糖酯(sucrose-2,4,3',4'-

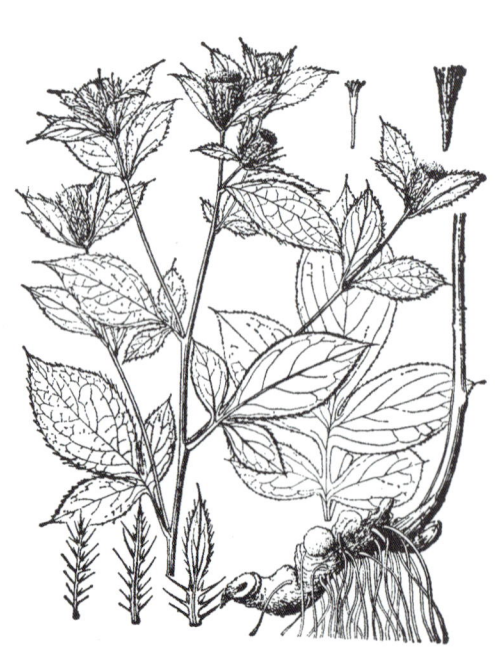

关苍术 Atractylodes japonica Koidz. ex Kitam.
引自《中国高等植物图鉴》

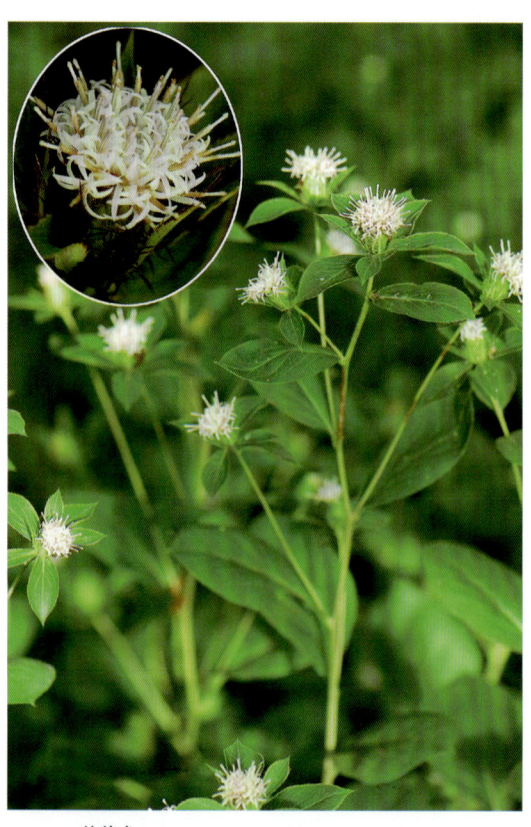

关苍术 Atractylodes japonica Koidz. ex Kitam.
摄影：周繇

tetraisovalerate)，2,6,3',4'-四异戊酸蔗糖酯(sucrose-2,6,3',4'-tetraisovalerate)，2,6,3',4',6'-五异戊酸蔗糖酯(sucrose-2,6,3',4',6'-pentaisovalerate)，2,4,3',4',6'-五异戊酸蔗糖酯(sucrose-2,4,3',4',6'-pentaisovalerate)[12]；多糖类：苍术聚糖▲(atractan) A、B、C[13]；酚酸类：香草酸[14]；甾体类：β-谷甾醇，胡萝卜苷[1]；氨基酸类：L-苯丙氨酸(L-phenylalanine)[6]；挥发油类：[15-16]。

药理作用 抗炎作用：关苍术乙酸乙酯萃取物灌胃，可抑制二甲苯和巴豆油致小鼠耳肿胀，抑制角叉菜胶和蛋清致大鼠足肿胀、小鼠棉球肉芽肿、大鼠佐剂性关节炎[1]。关苍术水提物体外可增强脂多糖刺激小鼠巨噬细胞RAW264.7中一氧化氮合酶、环氧酶-2的活性[2]。

抗脑缺血作用：关苍术乙酸乙酯提取物静脉注射，对脑缺血再灌注损伤大鼠有保护作用，可促进大鼠缺血后EEG波幅的恢复，提高血清SOD活性，降低MDA含量及脑细胞内Ca^{2+}浓度，改善脑组织的病理损伤[3]。

抗心肌缺血作用：关苍术乙酸乙酯提取物舌下静脉注射，对大鼠心肌缺血再灌注损伤有保护作用，能增加心肌组织中GSH-Px酶的活性，降低$Mit-Ca^{2+}$的含量，增加心肌细胞膜Na^+-K^+-ATP酶、Mg^{2+}-ATP酶的活性[4]。关苍术根状茎部乙醇提取物的正丁醇萃取物舌下静脉注射，有抗心律失常及保护心肌作用，能对抗大鼠心肌缺血及缺血再灌注所致的心律失常，降低缺血后及缺血再灌注后血浆SOD的活性及血浆MDA的含量，缩小心肌梗死范围[5]。

抗心律失常作用：关苍术乙醇提取物的正丁醇组分腹腔注射，可抗心律失常，增加引起大鼠室性心律失常的乌头碱用量；减少氯化钡所致的双相性室性心律失常的大鼠只数，推迟心律失常的出现时间，缩短持续时间；增加引起豚鼠室性心律失常的哇巴因用量[6]。

抗胃损伤、抗溃疡作用：关苍术提取物(6E,12E)-十四二烯-8,10-二炔-1,3-二醇二乙酸酯灌胃或腹腔注射，均可防止盐酸-乙醇致小鼠胃损伤；灌胃可抑制乙醇或吲哚美辛致大鼠胃损伤；增加氨基己糖在动物胃液和黏膜中的含量[7]。关苍术乙醇提取物正丁醇组分灌胃，均可对抗大鼠醋酸型、幽门结扎型、酒精型及消炎痛型胃溃疡[8]。

兴奋胃肠平滑肌作用：关苍术提取物(6E,12E)-十四二烯-8,10-二炔-1,3-二醇二乙酸酯灌胃，可促进炭粒在小鼠小肠内的转运[7]。关苍术根成分关苍术炔二醇和二乙酰关苍术炔二醇体外可刺激大鼠结肠末端运动，关苍术炔二醇可增强大鼠结肠末端的自发收缩性[9]。

利胆作用：关苍术乙酸乙酯提取物十二指肠给药，能增加大鼠胆汁分泌量[10]。

保肝作用：关苍术己烷提取物、50%甲醇提取物及苍术酮灌胃，均能抑制四氯化碳致小鼠血清ALT、AST上升，减轻小鼠肝组织脂肪浸润，缩小坏死和肿胀区域[10]。

降血糖作用：关苍术提取物可降低家兔、大鼠的血糖[11]。

利尿作用：关苍术对大白鼠、兔、狗有利尿作用，增加尿量、Na^+的排泄[12]。

抗细菌作用：关苍术根提取物(6E,12E)-十四碳二烯-8,10-二炔-1,3-二醇体外对耐甲氧西林金黄色葡萄球菌有抑制作用[13]。

抗氧化作用：关苍术根乙醇提取物体外可提高MC3T3-E1细胞的存活率、增强碱性磷酸酶活性、增加胶原及钙沉积物，降低NF-κB受体激活物、蛋白羟基和MDA含量，对抗H_2O_2抑制成骨细胞MC3T3-E1分化[14]。

其他作用：关苍术正丁醇萃取物可抑制去甲肾上腺素和氯化钾所致兔主动脉条收缩，抑制电压依赖性钙通道及受体钙通道[15]。

注评 本种的干燥根状茎在东北部分地区混作"苍术"使用，其根状茎朝鲜族称"土白术"药用。本种为韩国和日本"白术"与"苍术"的基源植物，大韩药典收载的"苍术"为其干燥根状茎，大韩药典和日本药局方收载的"白术"为其去掉周皮的干燥根状茎。

化学成分参考文献

[1] 李英哲，等. 延边大学医学学报，1992, 15(1): 39,44.

[2] Kano Y, et al. *Chem Pharm Bull*, 1989, 37(1): 193-194.

[3] 吴学，等. 延边大学学报（自然科学版），2004, 30(1): 29-34.
[4] Tai T, et al. *Shoyakugaku Zasshi*, 1990, 44(1): 1-4.
[5] Yim DS, et al. *Saengyak Hakhoechi*, 1988, 19(4): 228-232.
[6] Kitajima J, et al. *Chem Pharm Bull*, 2003, 51(2): 152-157.
[7] Kano Y, et al. *Chem Pharm Bull*, 1990, 38(4): 1082-1083.
[8] Choi KH, et al. *J Ethnopharmacol*, 2011, 134(1): 104-110.
[9] Yosioka I, et al. *Chem Pharm Bull*, 1974, 22(8): 1943-1945.
[10] Jeong SI, et al. *Molecules*, 2010, 15(10): 7395-7402.
[11] Kim YC, et al. *J Food Sci*, 2005, 70(9): S575-S580.
[12] Yamamoto K, et al. *Shoyakugaku Zasshi*, 1993, 47(1): 12-16.
[13] Konno C, et al. *Planta Med*, 1985, (2): 102-103.
[14] 金玉兰，等. 延边大学医学学报，1992, 15(1): 37-38.
[15] 李英姬，等. 中国野生植物资源，2002, 21(3): 50-51.
[16] 张宏桂，等. 白求恩医科大学学报，1994, 20(1): 28.

药理作用及毒性参考文献

[1] 陈小光. 关苍术乙酸乙酯提取物的抗炎和免疫作用[学位论文]. 延边：延边医学院，1997.
[2] JANG MH, et al. *Biol. Pharm. Bull*, 2004, 27(3): 324-327.
[3] 许勇俊，等. 中国现代医学杂志，2009, 19(22): 3398-3402,3406.
[4] 秦孝智，等. 中国药房，2007, 18(36): 2806-2808.
[5] 朱惠京，等. 中国中医药科技，2000, 7(3): 173-174.
[6] 吴祯久，等. 中药药理与临床，1996, (5): 26-29.
[7] Sakurai T, et al. *Phytother Res*, 1995, 9(5): 340-345.
[8] 朴世浩，等. 中草药，1996, 27(7): 410-412.
[9] Choi KH, et al. *J Ethnopharmacol*, 2011, 134(1): 104-110.
[10] 王玉良译. 日本医学介绍，1984, 5(12): 30-31.
[11] 久保道得. 现代东洋医学（日），1995, 16(2): 100-104.
[12] 江苏新医学院编. 中药大辞典（上册）. 上海：上海科学技术出版社，1975: 1060.
[13] Jeong SI, et al. *Molecules*, 2010, 15(10): 7395-7402.
[14] Choi EM, et al. *Phytother Res*, 2009, 23(11): 1537-1542.
[15] 朱海波，等. 延边大学学报，1997, 20(1): 13-16.

111. 苓菊属 Jurinea Cass.

多年生草本或小半灌木。叶不分裂或分裂。头状花序单生或多数头状花序排成伞房花序。总苞碗状、卵状、钟状或半球形，稀椭圆状或楔状；总苞片多层，紧贴或外层或中外层上部或顶部向外开展或反折，内层苞片直立紧贴，小花两性，管状，红色或紫色。花药无毛，基部尾状。花丝无毛或有乳突。花柱分枝基部有毛环。瘦果长倒卵状、长椭圆状或长倒圆锥状，无毛，顶端有果缘，果缘边缘锯齿状。冠毛多层，最内层常有2-5根超长冠毛刚毛，冠毛刚毛基部连合成环，整体脱落或基部不连合成环，宿存。

约250种，分布于欧洲中部及南部、俄罗斯中亚和西南亚。我国约有10种，主要集中分布于新疆，其中2种入药。

分种检索表

1. 头状花序小，多数排成伞房花序；总苞圆柱状，直径5 mm，总苞片质薄，膜质；叶线形，不分裂，两面异色，上面绿色，无毛或微被蛛丝毛，下面灰白色，被厚或薄绒毛 ························ **1. 多花苓菊 J. multiflora**
1. 头状花序大，少数，单生枝端或茎顶，并不形成伞房花序式排列；总苞碗状，直径2-2.5 cm；总苞片质地坚硬，草质；叶长椭圆形或长椭圆状披针形，羽状分裂，两面同色，灰绿色或绿色，被稀疏蛛丝状毛 ························ **2. 蒙疆苓菊 J. mongolica**

菊科 COMPOSITAE

1. 多花苓菊（中国高等植物图鉴）

Jurinea multiflora (L.) B. Fedtsch. in Consp. Fl. Turkest. 4: 259. 1911.——*Serratula multiflora* L.（英 **Manyflower Jurinea**）

多年生草本，高 10-20 cm。茎绿色或略带红色，全部茎枝被绒毛及棕黄色腺点。茎叶线形或宽线形，两面异色，上面绿色有极稠密的黄色小腺点，下面被厚绒毛及多数黄色小腺点；基部和下部茎叶下延成短柄，中部茎叶沿茎下延成小耳状半抱茎。头状花序多数，排成紧密的伞房花序。总苞圆柱状，中部以上或大都红紫色；总苞片 5-6 层，最外层三角形；中层椭圆形或长椭圆形；最内层苞片线形；膜质，外面被棕黄色小腺点。小花红色或紫色，外面有腺点。瘦果长倒圆锥形，褐色或肉红色。冠毛白色，多层，无超长的冠毛刚毛，基部不连合成环，宿存。

分布与生境　产于新疆（塔城、托里）。生于山坡草地。也分布于欧洲、俄罗斯中部及西伯利亚、哈萨克斯坦、蒙古。

药用部位　茎基部的绒毛。

功效应用　止血。用于外伤出血。

化学成分　地上部分含二萜类：苓菊内酯(jurineolide)[1]。

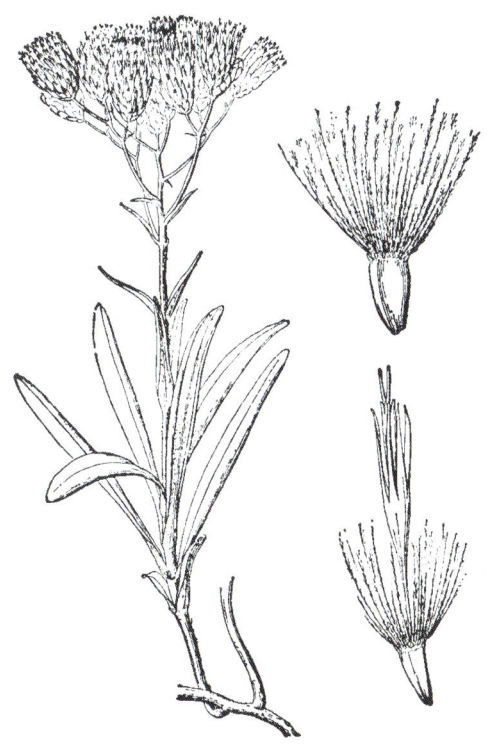

多花苓菊 Jurinea multiflora (L.) B. Fedtsch.
引自《中国高等植物图鉴》

化学成分参考文献

[1] Adekenov S M, et al. *Khim Prir Soedin*, 1991, (4): 490-494.

2. 蒙疆苓菊（中国高等植物图鉴）　鸡毛狗（宁夏中草药手册），久苓菊（新疆），地棉花（内蒙古中草药），蒙古久苓草（中药大辞典），蒙新久苓菊（内蒙古植物志）

Jurinea mongolica Maxim. in Bull. Acad. Imp. Sci. Saint-Petersbourg 19: 519. 1874.（英 **Mongolian Jurinea**）

多年生草本，高 8-25 cm。茎基粗厚，团球状或疙瘩状，被密厚的绵毛及残存的褐色的叶柄。茎枝被稠密或稀疏的蛛丝状绵毛或蛛丝状毛，或脱毛至无毛。基生叶全形长椭圆形或长椭圆状披针形，叶柄长 2-4 cm，叶片羽状深裂、浅裂或齿裂，侧裂片 3-4 对；边缘全缘，反卷；茎叶与基生叶同形或披针形或倒披针形，无柄，但小耳状扩大。两面同色或近于同色，无毛或被稀疏的蛛丝毛。头状花序单生枝端。总苞碗状；总苞片 4-5 层，最外层披针形；中层披针形或长圆状披针形；最内层线状长椭圆形或宽线形。苞片质地坚硬，外面有黄色小腺点及稀疏蛛丝毛。中外层苞片外面常被稠密的短糙毛。花冠红色，有腺点。瘦果淡黄色，倒圆锥状，上部有稀疏的黄色小腺点。冠毛褐色，有 2-4 根超长的冠毛刚毛；冠毛刚毛短羽状，基部不连合成环。宿存。花果期 5-8 月。

分布与生境　产于新疆东北部（阿勒泰山），内蒙古西部、陕西北部及宁夏北部。也分布于蒙古。

药用部位　茎基部的绒毛、全草。

功效应用　茎基部绒毛：止血。用于外伤出血，衄血。全草：止血消肿。用于外伤出血，鼻出血，阴囊肿大。

注评　本种为"鸡毛狗"的基源植物，药用其基生叶柄部与茎基部的白色绒毛团块。蒙古族治外伤出血、鼻出血。

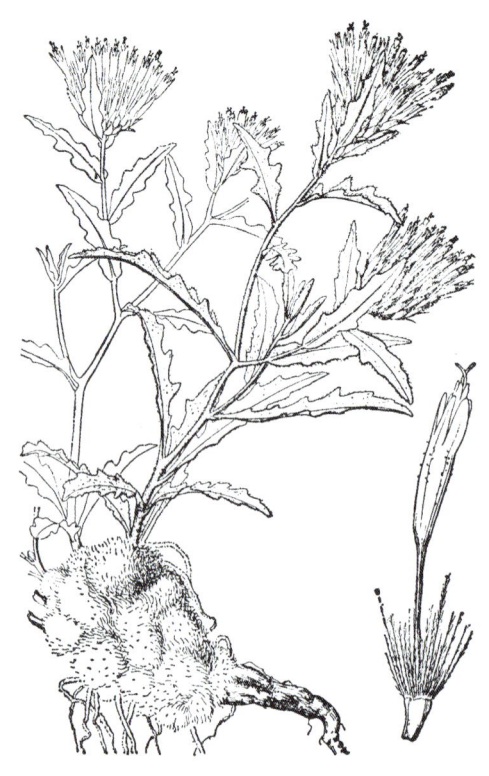

蒙疆苓菊 Jurinea mongolica Maxim.
引自《中国高等植物图鉴》

112. 风毛菊属 Saussurea DC.

一年生、二年生或多年生草本，稀小半灌木。茎高至矮小，稀退化至无茎，无毛或被白色绵毛或柔毛。叶互生，全缘或有锯齿至羽状分裂。头状花序具同型小花，多数或少数在茎与枝端排成伞房花序、圆锥花序或总状花序，或集生于茎端，极少单生。总苞球形、钟形、卵形或圆柱状；总苞片多层，覆瓦状，顶端急尖、渐尖或钝或圆形，有时有干膜质的附属物，草质。花托平或突起，托片刚毛状，稀无托片。小花两性，管状，结实。紫红色或淡紫色，稀白色；花柱分枝，线形。瘦果圆柱状或椭圆形，顶端截形，有具齿的小冠或无小冠。冠毛1-2层，外层短，糙毛状，易脱落，内层长羽毛状；基部连合成环，整体脱落。

约400余种，分布于亚洲与欧洲。我国已知有289种，遍布全国，64种药用。

分种检索表

1. 头状花序不为扩大的膜质、染色的苞叶所承托或包围，或密集于茎端为密被绵毛的苞叶所承托或半包围。
    2. 头状花序多数，密集于膨大的茎端或生于莲座状叶丛中，通常为密被绵毛的苞叶所包围或半包围，稀苞叶无绵毛，也不包围头状花序。
        3. 植株无毛，无茎。
            4. 叶呈星状排列，边缘全缘，两面紫红色或近基部紫红色，冠毛白色·················1. **星状雪兔子 S. stella**
            4. 叶不呈星状排列，羽状深裂，两面绿色；冠毛褐色·················2. **草甸雪兔子 S. thoroldii**
        3. 植株或多或少被绵毛、绒毛或微柔毛。
            5. 植株被绒毛、蛛丝状毛、微柔毛或腺毛。
                6. 二年生铺散草本；外层总苞片顶端无叶质附属物·················3. **拉萨雪兔子 S. kingii**

6. 有茎直立草本或无茎莲座状草本；外层总苞片顶端无叶质附属物。
　　7. 多年生一次结实草本。
　　　　8. 叶线状匙形、椭圆形或线形，两面灰白色，密被褐色绒毛，冠毛鼠灰色 ·················
　　　　　　·· 4. 云状雪兔子 S. aster
　　　　8. 叶线状披针形，上面无毛，下面被白色绒毛，冠毛淡褐色或黄褐色 ·····················
　　　　　　·· 5. 羌塘雪兔子 S. wellbyi
　　7. 多年生多次结实草本。
　　　　9. 叶长圆形或匙形，顶端钝或圆形，边缘全缘或上部有浅钝齿，宽 3–8 mm；小花紫红色 ······
　　　　　　·· 6. 鼠麴雪兔子 S. gnaphalodes
　　　　9. 叶椭圆形、长椭圆形或披针形，顶端尖，边缘有粗齿，宽 1–1.3 cm，小花蓝紫色 ············
　　　　　　·· 7. 槲叶雪兔子 S. quercifolia
5. 植株被绵毛。
　　10. 叶羽状浅裂，半裂或深裂。
　　　　11. 叶全形长椭圆形，长 3–4 cm，宽 1.7 cm ··································· 8. 羽裂雪兔子 S. leucoma
　　　　11. 叶全形线形，长 2–4 cm，宽 3–6 mm ······································ 9. 小果雪兔子 S. simpsoniana
　　10. 叶不分裂，边缘全缘或有齿或钝裂。
　　　　12. 冠毛 1 层，长羽毛状，叶边缘有 2–6 个钝齿或钝裂 ······················ 10. 三指雪兔子 S. tridactyla
　　　　12. 冠毛 2 层，外层短，糙毛状，内层长，羽毛状。
　　　　　　13. 头状花序多数，沿茎上部排成圆锥状穗状花序 ····················· 11. 绵头雪兔子 S. laniceps
　　　　　　13. 头状花序密集成半球状的总状花序。
　　　　　　　　14. 冠毛白色或污白色，叶椭圆形、圆形或卵状菱形 ············· 12. 水母雪兔子 S. medusa
　　　　　　　　14. 冠毛褐色；叶线状长圆形或长椭圆形，有长或短柄 ············ 13. 雪兔子 S. gossypiphora
2. 头状花序多数或少数在茎枝端排成伞房状、圆锥状或总状花序或单生茎端，不为密被绵毛的苞叶所包围或承托。
　　15. 总苞片顶端有或至少内层总苞片顶端有扩大的染色膜质附属物。
　　　　16. 总苞片或至少内层总苞片顶端有扩大红紫色的膜质附片或附片不明显。
　　　　　　17. 总苞圆柱状或狭钟状，外层总苞片无附片；茎无翼 ·················· 14. 草地风毛菊 S. amara
　　　　　　17. 总苞卵球形、宽钟状或圆柱状，全部总苞顶端有附片，茎常无翼。
　　　　　　　　18. 总苞直径 5–8 mm，总苞圆柱状 ·· 15. 风毛菊 S. japonica
　　　　　　　　18. 总苞球状或球状钟形，直径 10–15 mm ···························· 16. 美花风毛菊 S. pulchella
　　　　16. 总苞片或至少内层总苞片顶端渐尖，有软骨质刺状小尖 ················· 17. 尖头风毛菊 S. malitiosa
　　15. 总苞片顶端无扩大的染色的膜质附属物。
　　　　19. 瘦果顶端有具齿的小冠。
　　　　　　20. 叶不分裂，有圆齿状浅裂的翼柄 ··· 18. 云木香 S. costus
　　　　　　20. 叶大头羽状深裂或全裂或 2 回羽状深裂。
　　　　　　　　21. 叶大头羽状全裂，顶裂片大，三角形或三角状戟形；头状花序单生 ·············
　　　　　　　　　　·· 19. 三角叶风毛菊 S. deltoidea
　　　　　　　　21. 叶 2 回羽状深裂或全裂；头状花序多数，沿茎排成总状或总状圆锥花序 ······
　　　　　　　　　　·· 20. 叶头风毛菊 S. peguensis
　　　　19. 瘦果顶端无小冠。
　　　　　　22. 花托无托片或托片小，不明显且脱落，叶莲座状，狭线形，革质 ·······················
　　　　　　　　·· 21. 革叶风毛菊 S. poochlamys
　　　　　　22. 花托有线状托片，托片宿存。

23. 总苞片边缘栗色或黑色；叶上面绿色，下面灰白色，被密绒毛 ……………… 22. 奇形风毛菊 S. fastuosa
23. 总苞片边缘非栗色或黑色。
　24. 植株无茎或茎不发育；头状花序单生于莲座状叶丛中，稀有 2–3 个头状花序 ………………………………………………………………………………… 23. 重齿风毛菊 S. katochaete
　24. 植株有茎，极少无茎，头状花序多数，在茎端排成总状花序或头状花序单生。
　　25. 根及根状茎纤维状撕裂或被纤维。
　　　26. 植物盐渍化，味苦；叶通常厚，肉质，基生叶大头羽状浅裂，顶裂片箭头形 ………………………………………………………………………………… 24. 盐地风毛菊 S. salsa
　　　26. 植物非盐渍化；叶非肉质。
　　　　27. 总花序为最上部叶所承托，叶两面异色，上面绿色，被短糙毛，下面被白色短绒毛 ……………………………………………………………… 25. 川陕风毛菊 S. licentiana
　　　　27. 总花序不为最上部叶所承托。
　　　　　28. 叶两面同色，绿色，无毛，头状花序多数或少数，有长 1.5–5 cm 的长粗花序梗 ……………………………………………………………………… 26. 长梗风毛菊 S. dolichopoda
　　　　　28. 叶两面异色，上面绿色，被短糙毛，下面白色，被密白色绒毛，头状花序 10–15，花序梗细短 …………………………………………………… 27. 多头风毛菊 S. polycephala
　　25. 根及根状茎无纤维状撕裂。
　　　29. 花药尾部有绵毛，极少撕裂。
　　　　30. 叶不分裂，披针形、倒披针形或卵状披针形，全缘，稀有细锯齿。
　　　　　31. 茎基部有纤维状撕裂的叶残迹，被密褐色的长绵毛，叶狭线形 ……………………………………………………………………………………… 28. 鸢尾叶风毛菊 S. romuleifolia
　　　　　31. 茎基部有残迹，有时纤维状撕裂，或全缘不撕裂，无长绵毛。
　　　　　　32. 叶狭线形，宽 1–3 mm，边缘全缘，内卷。
　　　　　　　33. 总苞片外面被白色和褐色长柔毛，叶上面无毛，下面被白色绢毛 ……………………………………………………………………… 29. 异色风毛菊 S. brunneopilosa
　　　　　　　33. 总苞片外面被密或疏绢状长柔毛，叶上面被疏绢状柔毛，下面被密绒毛 ………………………………………………………………… 30. 禾叶风毛菊 S. graminea
　　　　　　32. 叶宽披针形、卵形或卵状披针形，宽 0.8–2 cm ……… 31. 林生风毛菊 S. sylvatica
　　　　30. 叶通常羽状分裂，稀不分裂，边缘全缘或有锯齿。
　　　　　34. 茎发育，高大或有时矮小。
　　　　　　35. 叶两面同色，绿色，无毛或几无毛，上面被疏绵毛，下面被白色密绒毛，叶侧向羽状分裂 ………………………………………………… 32. 蒲公英叶风毛菊 S. taraxacifolia
　　　　　　35. 叶两面异色，上面绿色，无毛或几无毛，或被疏柔毛，下面白色，密被白色绒毛。
　　　　　　　36. 头状花序单生茎端或植株有 2 头状花序。
　　　　　　　　37. 叶长椭圆形，羽状浅裂，侧裂片 3–4 对，上面绿色，无毛，下面被灰白色密绒毛 ………………………………………………………… 33. 薄苞风毛菊 S. leptolepis
　　　　　　　　37. 叶长椭圆形或倒披针形，羽状全裂，侧裂片 6–11 对，上面绿色，被短腺毛，下面被白色密绒毛 ……………………… 34. 东俄洛风毛菊 S. pachyneura
　　　　　　　36. 头状花序 6–8 个集生茎端，排成球形的总花序 ………………………………………………………………………………… 35. 弯齿风毛菊 S. przewalskii
　　　　　34. 无茎或几无茎多年生草本。
　　　　　　38. 叶莲座状，长圆形或披针形，边缘全缘，或浅波状，浅圆齿

.... 36. 沙生风毛菊 S. arenaria
38. 叶羽状分裂，有时为波状齿。
39. 叶羽状浅裂，侧裂片 5 对，两面被白色绒毛，根状茎细，有分枝 ············
.... 37. 川藏风毛菊 S. stoliczkae
39. 叶羽状全裂，侧裂片 8-12 对，上面无毛或有腺毛或糙毛，下面被灰白色密绒毛 .... 38. 狮牙草状风毛菊 S. leontodontoides
29. 花药基部有缘毛或撕裂，绝无绵毛。
40. 直立葶状或几葶状草本，基生叶花期生存；叶羽状浅裂或边缘三角形大齿 ....
.... 39. 破血丹 S. acrophila
40. 非葶状草本，茎有分枝；基生叶花期枯萎。
41. 叶基部通常心形。
42. 叶两面同色，绿色，下面色淡。
43. 头状花序单生，茎端或茎生 2 头状花序 ············ 40. 杨叶风毛菊 S. populifolia
43. 头状花序多数或少数。
44. 总苞片自中部以上有明显的附属物。
45. 总苞片顶端有马刀形附属物；头状花序小；总苞长圆形，直径 5-7 mm
.... 41. 蒙古风毛菊 S. mongolica
45. 总苞片顶端无马刀形附属物；头状花序大；总苞钟状或倒圆锥形，直径 8-15 mm。
46. 中下部茎叶心形；茎无毛 ················ 42. 心叶风毛菊 S. cordifolia
46. 中下部叶卵状心形或近戟形；茎被疏节毛或后脱毛 ··············
.... 43. 少花风毛菊 S. oligantha
44. 总苞片顶端无附属物，钝或急尖，稀芒状 ·································
.... 44. 乌苏里风毛菊 S. ussuriensis
42. 叶两面异色，上面绿色，无毛，下面白色，被白色绒毛、蛛丝状毛或绵毛。
47. 头状花序排成总状或狭总状圆锥花序；叶具翼柄，沿茎下延成茎翼，上面被密锈色节毛，下面被密白色绒毛 ············ 45. 松林风毛菊 S. pinetorum
47. 头状花序排成伞房状花序，叶柄无翼，上面无毛或被疏短柔毛，下面被白色密绒毛 ·································· 46. 大坪风毛菊 S. chetchozensis
41. 叶基部绝不为心形，但为楔形、圆形或截形，如有抱茎的小耳，则基部为心形。
48. 叶基部有抱茎小耳。
49. 头状花序大，少数 1-3 单生于茎枝顶端；总苞直径 1.2-2 cm ············
.... 47. 耳叶风毛菊 S. neofranchetii
49. 头状花序小，2-10 排成密伞房花序；总苞直径 6-8 mm ·················
.... 48. 大耳叶风毛菊 S. macrota
48. 叶基部无抱茎小耳。
50. 叶大头羽状全裂或全裂。
51. 叶沿茎下延成茎翼。
52. 头状花序大，总苞钟状，直径 1 cm，叶上面绿色无毛，下面被浅灰白色蛛丝状毛 ······························ 49. 棉头风毛菊 S. eriocephala
52. 头状花序小；总苞卵状，直径 6-8 mm，叶上面被糙毛，下面被白色蛛丝状毛 ································ 50. 川西风毛菊 S. dzeurensis
51. 叶不沿茎下沿，茎无翼，叶具长 3.5-11 cm 的翼柄 ························

....51. 翼柄风毛菊 S. alatipes
　　50. 叶不分裂或羽状分裂。
　　　　53. 叶两面同色，绿色，无毛或被疏柔毛或上面有腺毛。
　　　　　　54. 头状花序单生茎端；叶两面被疏长柔毛，茎被密褐色长柔毛.......................................
　　　　　　..52. 长毛风毛菊 S. hieracioides
　　　　　　54. 头状花序多数，在茎端排成密集伞房花序，茎无毛...
　　　　　　..53. 柳叶菜风毛菊 S. epilobioides
　　　　53. 叶两面异色，上面绿色，无毛，下面白色，被白色密蛛丝状绵毛..........................
　　　　..54. 龙江风毛菊 S. amurensis
1. 头状花序少数或多数密集茎端，为扩大的膜质、染色的苞叶所承托或包围。
　　55. 叶两面或边缘有腺毛。
　　　　56. 苞叶紫红色，卵形、宽卵形、圆形或舟状。
　　　　　　57. 总苞钟状，直径 2–3 cm...55. 唐古特雪莲 S. tangutica
　　　　　　57. 总苞倒圆锥状，直径 1.5 cm...56. 红柄雪莲 S. erubescens
　　　　56. 苞叶黄色，长椭圆形或卵状长圆形，苞叶大，长达 11 cm...............57. 苞叶雪莲 S. obvallata
　　55. 叶被绵毛、绒毛、柔毛、蛛丝毛或糙毛，但无腺毛或无毛。
　　　　58. 头状花序单生。
　　　　　　59. 叶线状披针形或披针形，边缘有小锯齿，两面被黄褐色绒毛；总苞叶半包围头状花序.........
　　　　　　...58. 毡毛雪莲 S. velutina
　　　　　　59. 叶长圆形或长圆状披针形，两面被黄褐色长柔毛，苞叶不包围头状花序.........................
　　　　　　...59. 长叶雪莲 S. longifolia
　　　　58. 头状花序多数或少数在茎端排成伞房或球状花序。
　　　　　　60. 叶两面被糙毛；苞叶不包围头状花序...60. 球花雪莲 S. globosa
　　　　　　60. 叶两面无毛或上面被长柔毛，下面无毛或上面被长柔毛，而下面被绵毛。
　　　　　　　　61. 叶两面无毛；苞叶淡黄色，包围头状花序...................................61. 雪莲花 S. involucrata
　　　　　　　　61. 叶两面被长柔毛或下面被绵毛或上面被长柔毛，下面无毛。
　　　　　　　　　　62. 叶上面被长柔毛而下面无毛，上部茎叶苞叶状，紫色，包围总花序...................
　　　　　　　　　　...62. 紫苞雪莲 S. iodostegia
　　　　　　　　　　62. 叶两面被长柔毛或上面被长柔毛，下面被绵毛，上部茎叶小，不包围总花序或包围头状花序。
　　　　　　　　　　　　63. 叶线状披针形或线状长圆形，边缘具倒生细尖齿；总苞片黑褐色...................
　　　　　　　　　　　　...63. 钝苞雪莲 S. nigrescens
　　　　　　　　　　　　63. 叶披针形，边缘有直立锯齿；总苞片紫褐色......................64. 褐花雪莲 S. phaeantha

　　本属药用植物中主要含黄酮及其苷类化合物，如芹菜素 (apigenin)，金圣草酚 (chrysoeriol)，芹菜素 -7-*O*-β-D- 吡喃葡萄糖苷 (apigenin-7-*O*-β-D-glucopyranoside)，金圣草酚 -7-*O*-β-D- 吡喃葡萄糖苷 (chrysoeriol-7-*O*-β-D-glucopyranoside)；香豆素类化合物：如东莨菪内酯 (scopoletin)，伞形花内酯 (umbelliferone)；木脂素类化合物：如风毛菊醇 (saussol)，风毛菊诺苷▲ (saussurenoside)；三萜类化合物：如少花风毛菊烷▲ (oligantha) A (**1**)、B (**2**)；倍半萜类化合物：如云木香内酯▲ (saussurea lactone，**3**)，云木香内酯▲ 10-*O*-β-D- 吡喃葡萄糖苷 (saussurea lactone 10-*O*-β-D-glucopyranoside)，美花风毛菊胺▲ (pulchellamine) A (**4**)、B (**5**)、C (**6**)、D (**7**)、E (**8**)、F (**9**)、G (**10**)，其中 **4**~**10** 为与氨基酸相连的倍半萜。

菊科 COMPOSITAE

本属植物多具有抗炎、镇痛、抗氧化、抗血小板聚集、抗辐射、抗肿瘤和延缓衰老等作用。部分植物还具有抗细菌、免疫调节、利胆等作用。

1. 星状雪兔子（中国植物志） 匍地风毛菊（高原中草药治疗手册），紫星菊（甘肃中草药用手册），苏尔公锡保（藏语）

Saussurea stella Maxim. in Bull. Acad. Imp. Sci. Saint-Petersbourg 27: 490. 1881.（英 **Starry Saussurea**）

无茎莲座状草本，全株无毛。叶莲座状，星状排列，线状披针形，长 3-19 cm，宽 3-10 mm，无柄，中部以上长渐尖，基部卵状扩大，全缘，两面同色，紫红色或近基部紫红色，或绿色，无毛。头状花序无花序梗，多数，在莲座状叶丛中密集成半球形径约 4-6 cm 的总花序，总苞圆柱形；总苞片 5 层，覆瓦状，外层长圆形，长 9 mm，顶端圆形，中层狭长圆形，长 10 mm，顶端圆形，内层线形，长 1.2 cm，顶端钝；总苞片无毛，中层与外层苞片边缘有睫毛。小花紫色，长 1.7 cm。瘦果圆柱状，顶端具膜质的冠状边缘。冠毛白色，2 层，外层短，糙毛状，内层长，羽毛状。花果期 7-9 月。

分布与生境 产于甘肃、青海、四川、云南、西藏。生于海拔 2000-5400 m 的高山草地、山坡灌丛草地、河边或沼泽草地、河滩地。也分布于印度（锡金）、不丹。

药用部位 全草。

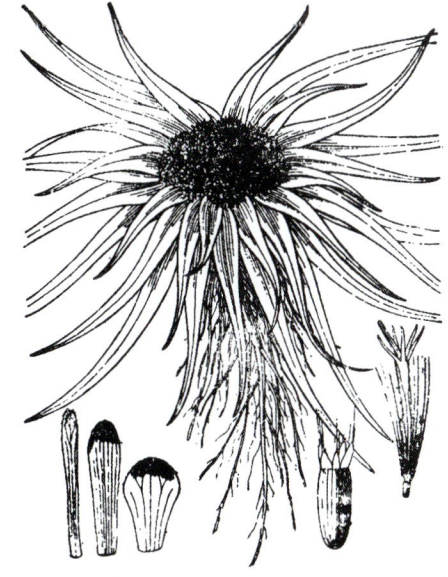

星状雪兔子 **Saussurea stella** Maxim.
引自《中国高等植物图鉴》

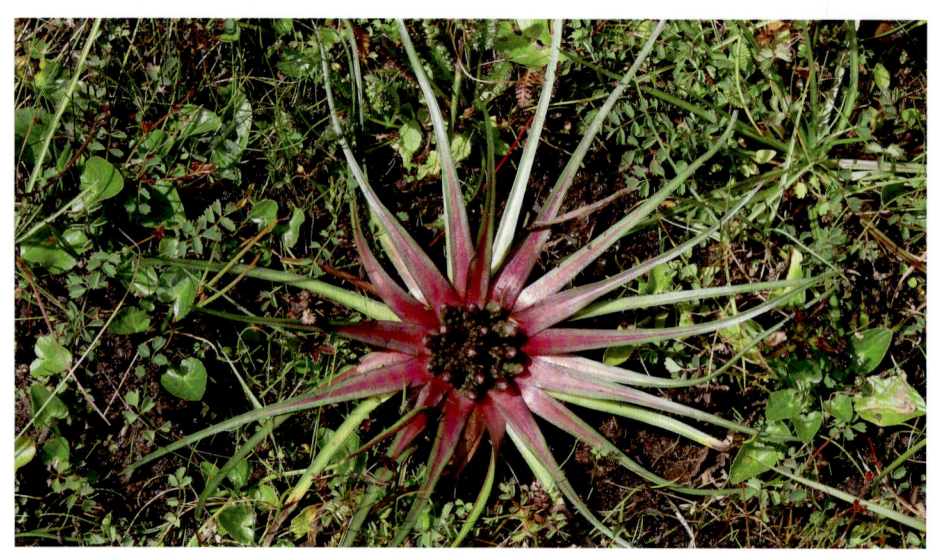

星状雪兔子 Saussurea stella Maxim.
摄影：王聚乐

功效应用 清热，降火，燥湿通络。用于风湿筋骨痛，中毒性热症，骨折。

化学成分 地上部分含黄酮类：芹菜素(apigenin)，山柰酚(kaempferol)，刺槐素(acacetin)，椴树素(tilianin)，山柰酚-3-O-α-L-鼠李糖苷(kaempferol-3-O-α-L-rhamnoside)，槲皮素-3-O-α-L-鼠李糖苷(quercetin-3-O-α-L-rhamnoside)[1]。

药理作用 抗氧化作用：星状雪兔子多糖成分具有清除超氧阴离子自由基作用[1]。

注评 本种藏族用全草治中毒性热症，骨折。

化学成分参考文献

[1] 贾忠建，等. 兰州大学学报（自然科学版），1989, 25(3): 64.

药理作用及毒性参考文献

[1] 郑荣梁，等. 中国药理学报，1993, 14(A00): 47-49.

2. 草甸雪兔子（中国植物志）

Saussurea thoroldii Hemsl. in J. Linn. Soc., Bot. 30: 115. t. 4. fig. 5-9. 1894.（英 **Thorold's Saussurea**）

无茎莲座状多年生草本，无毛。根状茎粗，密被纤维状撕裂的叶柄残迹。叶莲座状，狭披针形或线形，长 2-4 cm，有短而宽的叶柄，两面绿色，无毛，羽状深裂，侧裂 5 对，椭圆形、长椭圆形或宽线形，全缘或少锯齿。头状花序有花序梗，无毛，多数，在莲座状叶丛中排成径 3-4 cm 的半球形总花序。总苞圆柱形；总苞片 4 层，外层椭圆形，长 4 mm，顶端钝，中内层近等长，长圆形，长 6 mm；上部边缘具睫毛。小花蓝紫色。瘦果圆柱状。冠毛 2 层，褐色，外层短，糙毛状，内层长 6 mm，羽毛状。花果期 7-9 月。

分布与生境 产于甘肃、青海、新疆、西藏。生于海拔 4300-5200 m 的河滩地、湖溪沙地。也分布于克什米尔地区。

药用部位 全草。

功效应用 清热解毒，祛风透疹，活血调经。用于痈肿疮疡，麻疹，风疹，月经不调。

菊科 COMPOSITAE

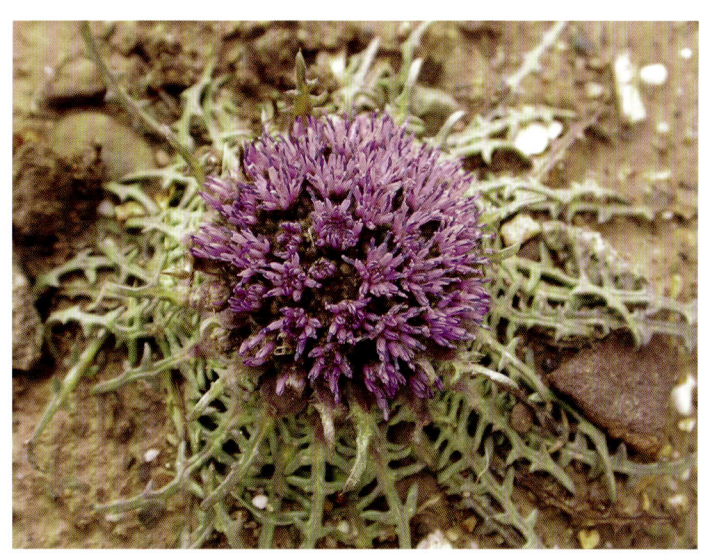

草甸雪兔子 Saussurea thoroldii Hemsl.
摄影：林秦文

3. 拉萨雪兔子（中国植物志） 拉萨风毛菊（中国高等植物图鉴）

Saussurea kingii C. E. C. Fisch. in Kew Bull. 1937(2): 98. 1937.（英 **King's Saussurea**）

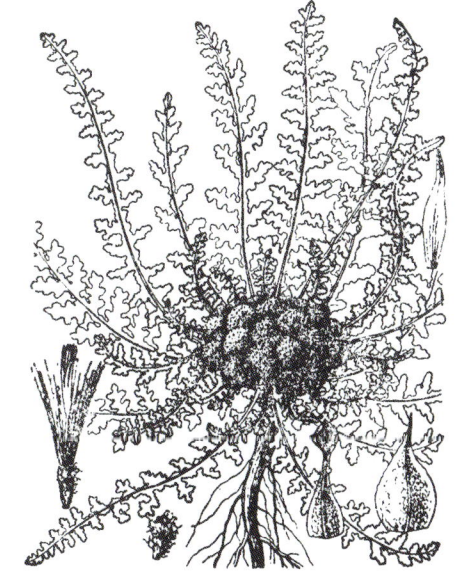

拉萨雪兔子 Saussurea kingii C. E. C. Fisch.
引自《中国高等植物图鉴》

二年生铺地草本。主茎极短或几无主茎，自基部发出多数长达 20 cm 的分枝，分枝被绒毛。叶基生，莲座状，基部渐狭成扁平长达 2-5 cm 的叶柄，叶片线形或宽线形，长 2.5-14 cm，宽 0.3-2.5 cm，羽状深裂，上面被稀疏蛛丝毛和腺毛，下面被灰白色绒毛或脱毛，侧裂片 5-10 对，椭圆形或卵状长圆形，边缘有小裂片，钝齿或全缘。头状花序数个，有长 0.3-10 mm 的小花序梗，在莲座状叶丛中集成径 5-6 cm 的伞房状总花序。总苞钟状；总苞片 4 层，外层卵状披针形，长 1.2 cm，被蛛丝状及腺毛，顶端具匙形或菱形附属物，中内层卵形、宽卵形或卵状披针形，长达 2 cm，顶端急尖，紫红色，有腺毛。小花紫红色或白色。瘦果圆柱状，被蛛丝状毛，有横皱纹。冠毛白色，2 层，外层短，糙毛状，内层长羽毛状，长 8 mm。花果期 8-9 月。

分布与生境 产于西藏。生于海拔 2920-4100 m 的河滩沙地、沙丘、山坡沙地。

药用部位 全草。

功效应用 解毒消肿，活血止血。用于治疗疮疖，月经不调，崩漏等症。

注评 本种藏族用其叶可治新旧疮疡、肉食中毒，全草治疮疖。

4. 云状雪兔子（中国植物志） 锦毛雪莲（中国中药资源志要）

Saussurea aster Hemsl. in J. Linn. Soc., Bot. 30: 115. t. 5. 1894.（英 **Aster Saussurea**）

无茎多年生一次结实的莲座状草本。根状茎粗，被稠密的叶柄残迹。叶莲座状排列，线状匙形、椭圆形或线形，长 1.5-3 cm，宽 1.5-4 mm，顶端钝，边缘全缘，基部渐狭成短柄，柄基扩大，两面灰白色，被稠密的或褐色绒毛，中脉 1 条。头状花序无花序梗，多数，在莲座叶丛中密集成半球形径为

2.5 cm 的总花序。总苞圆柱状；总苞片 3–4 层，近等长，卵形至线形，顶端急尖，外面被白色绒毛。小花紫红色。瘦果褐色，圆柱状，冠毛鼠灰色，2 层，外层短，糙毛状，内层长，羽毛状，长 7 mm。花果期 6–8 月。

分布与生境 产于青海、四川西部、西藏。生于海拔 4500–5400 m 的高山流石滩。也分布于克什米尔地区。

药用部位 全草。

功效应用 舒筋通络，通经活血，补肾壮阳。用于风湿痹痛，肾虚腰痛。

化学成分 全草含挥发油：橙花叔醇(nerolidol)，匙叶桉油烯醇(spathulenol)，γ-桉叶醇(γ-eudesmol)，τ-柴穗槐醇(τ-muurolol)，α-杜松醇(α-cadinol)，棕榈酸(palmitic acid)，正二十一烷(heneicosane)，正二十六烷(hexacosane)，正二十七烷 (heptacosane)等[1]。

化学成分参考文献

[1] 达娃卓玛，等. 中成药，2012, 34(2): 383-384.

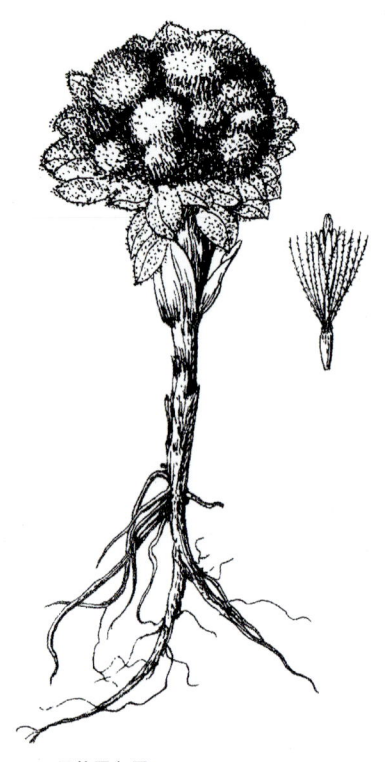

云状雪兔子 Saussurea aster Hemsl.
王颖 绘

5. 羌塘雪兔子（中国植物志）

Saussurea wellbyi Hemsl. in Hook. f., Icon. Pl. 26: t. 25-88. 1899.（英 **Wellby's Saussurea**）

多年生一次结实莲座状无茎草本。根状茎被褐色残存的叶。叶莲座状，无柄，线状披针形，长 2–5 cm，顶端长渐尖，基部扩大，卵形，宽 8 mm，上面中部以上无毛，中部以下被白色绒毛，下面密

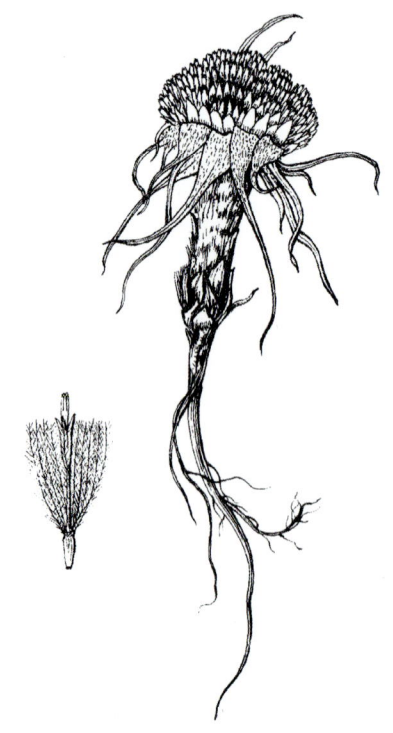

羌塘雪兔子 Saussurea wellbyi Hemsl.
王颖 绘

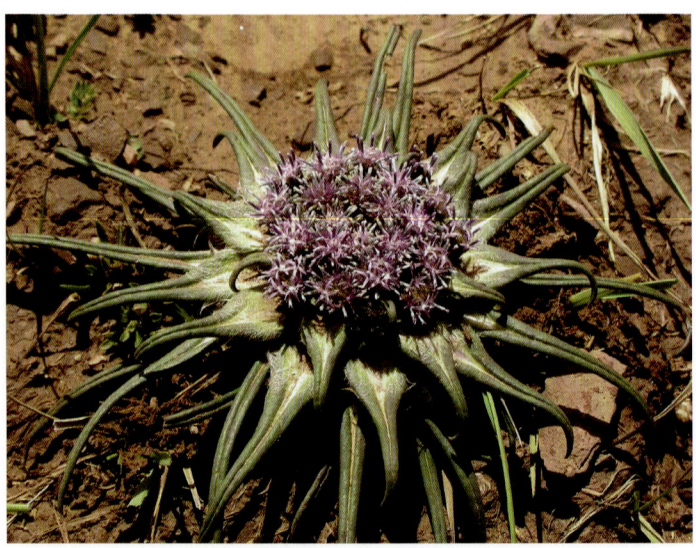

羌塘雪兔子 Saussurea wellbyi Hemsl.
摄影：林秦文

被白色绒毛，全缘。头状花序无花序梗或有近 2 mm 的花序梗，多数，在莲座状叶丛中密集成半球形的径 4 cm 的总花序。总苞圆柱状；总苞片 5 层，外层长椭圆形或长圆形，长 7 mm，顶端急尖，紫红色，外面密被白色长柔毛，中层长圆形，长 1.2 cm，顶端圆形，内层长披针形，长 9 mm，顶端渐尖，外面无毛。小花紫红色，长 1 cm。瘦果圆柱状，黑褐色。冠毛淡褐色，2 层，外层短，糙毛状，内层长，羽毛状，长 9 mm。花果期 8-9 月。

分布与生境　产于青海、新疆、四川、西藏。生于海拔 4800-5500 m 的高山流石滩、山坡沙地或山坡草地。

药用部位　全草。

功效应用　祛风通络，散寒止痛。用于风湿痹痛。

6. 鼠麴雪兔子（中国植物志）　雪莲花（新疆），鼠麴风毛菊（中国高等植物图鉴）

Saussurea gnaphalodes (Royle ex DC.) Sch.Bip. in Linnaea 19: 331. 1846.——*Aplotaxis gnaphalodes* Royle（英 **Cudweed-Like Saussurea**）

多年生多次结实丛生草本，高 1-6 cm。根状茎通常有数个莲座状叶丛。茎直立，基部有褐色叶柄残迹。叶密集，长圆形或匙形，长 0.6-3 cm，基部渐狭成柄，顶端钝或圆，全缘，或有稀疏的浅钝齿；最上部叶苞叶状，宽卵形；全部叶两面同色，灰白色，被稠密的灰白色或黄褐色绒毛。头状花序无花序梗，多数在茎端密集成径为 2-3 cm 的半球形的总花序。总苞长圆状；总苞片 3-4 层，外层长圆状卵形，长 7 mm，顶端渐尖，外面被白色或褐色长绵毛，中内层椭圆形或披针形，长 9 mm，上部或上部边缘紫红色，上部在外面被白色长柔毛。小花紫红色。瘦果倒圆锥状，褐色。冠毛鼠灰色，2 层，外层短，糙毛状，内层长，羽毛状，长 8 mm。花果期 6-8 月。

分布与生境　产于青海、甘肃、新疆、四川、西藏。生于海拔 2700-5700 m 的山坡流石滩。也分布于阿富汗、巴基斯坦、印度西北部、尼泊尔、哈萨克斯坦。

药用部位　全草。

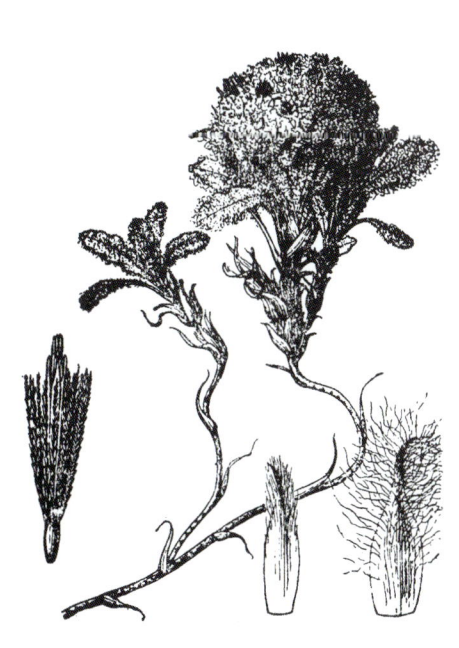

鼠麴雪兔子 Saussurea gnaphalodes (Royle ex DC.) Sch. Bip.
引自《中国高等植物图鉴》

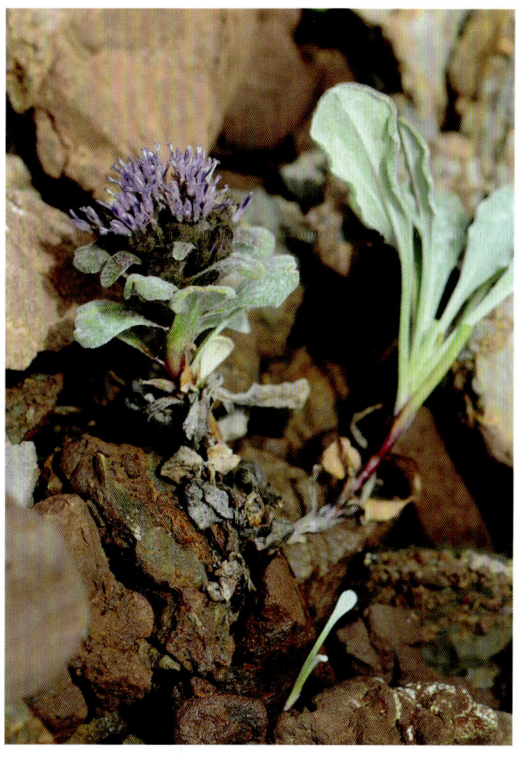

鼠麴雪兔子 Saussurea gnaphalodes (Royle ex DC.) Sch. Bip.
摄影：陈又生

功效应用　舒筋活血，补肾调经，止痛。用于阳痿，腰膝酸软，带下，月经不调，风湿痹痛，牙痛，外伤出血。

化学成分　叶含黄酮类：山柰酚-3-O-芸香糖苷 (kaempferol-3-O-rutinoside)，槲皮素-3-O-芸香糖苷 (quercetin-3-O-rutinoside)，异鼠李素-3-O-芸香糖苷 (isorhamnetin-3-O-rutinoside)，槲皮素-3-O-葡萄糖苷 (quercetin-3-O-glucoside)，槲皮素-3-O-半乳糖苷 (quercetin-3-O-galactoside)，山柰酚-5-O-葡萄糖苷 (kaempferol-5-O-glucoside)，山柰酚-7-O-葡萄糖苷 (kaempferol-7-O-glucoside)，槲皮素-5-O-葡萄糖苷 (quercetin-5-O-glucoside)，槲皮素-7-O-葡萄糖苷 (quercetin-7-O-glucoside)，异鼠李素-5-O-葡萄糖苷 (isorhamnetin-5-O-glucoside)，木犀草素 (luteolin)，粗毛豚草素 (hispidulin)，印度荆芥素▲ (nepetin)，石杉黄素-7-甲醚 (selagin-7-methyl ether)，石杉黄素 (selagin)，毡毛美洲茶素▲ (velutin)，木犀草素-7-甲醚 (luteolin-7-methyl ether)，棕矢车菊素 (jaceosidin)，芹菜素-7-O-芸香糖苷 (apigenin-7-O-rutinoside)，芹菜素-7-O-葡萄糖苷 (apigenin-7-O-glucoside)，木犀草素-7-O-芸香糖苷 (luteolin-7-O-rutinoside)，木犀草素-7-O-葡萄糖苷 (luteolin-7-O-glucoside)，木犀草素-7-O-半乳糖苷 (luteolin-7-O-galactoside)，木犀草素-7-O-葡萄糖醛酸苷 (luteolin-7-O-glucuronide)，粗毛豚草素-7-O-葡萄糖苷 (hispidulin-7-O-glucoside)，印度荆芥素▲-7-O-葡萄糖苷 (nepetin-7-O-glucoside)，木犀草素-5-O-葡萄糖苷 (luteolin-5-O-glucoside)，异牡荆苷 (isovitexin)，芹菜素-6,8-二-C-葡萄糖苷 (apigenin-6,8-di-C-glycoside)，异荭草苷 (isoorientin)，木犀草素-8-C-葡萄糖苷 (luteolin-8-C-glycoside)[1]；酚苷类：熊果苷 (arbutin)[1]。

药理作用　调节免疫作用：鼠麴雪兔子氯仿和正丁醇组分可抑制 ConA 刺激的小鼠脾细胞增殖[1]。

抗血小板聚集作用：鼠麴雪兔子氯仿和正丁醇组分及高车前苷体外可抑制 ADP 诱导的血小板聚集[1]。

注评　本种的带根全草在产区混作"雪莲花"药用，参见雪莲花 Saussurea involucrata (Kar. et Kir.) Sch. Bip.。藏族用其全草治食物中毒及其引起的发烧，跌打损伤。

化学成分参考文献

[1] Kusano K, et al. *Nat Prod Commun*, 2007, 2(11): 1121-1128.

药理作用及毒性参考文献

[1] 李君山. 中国风毛菊属药用植物雪莲花类民族药的资源学研究 [学位论文]. 北京：中国协和医科大学研究生院，1996.

7. 槲叶雪兔子（中国植物志）　玄果搜花（晶珠本草），黑毛雪兔子（西藏植物志），槲叶雪莲花（中国高等植物图鉴），川西雪莲（中草药通讯）

Saussurea quercifolia W. W. Sm. in Notes Roy. Bot. Gard. Edinburgh 8: 115. 1913.（英 **Oakleaf Saussurea**）

多年生多次结实簇生草本。根状茎常分枝，颈部被褐色残迹的叶柄。茎直立，高 4–6 (20) cm，被白色绒毛，基生叶椭圆形或长椭圆形，长 2–4.5 cm，基部渐狭成长 1.5–3 cm 的柄或扁柄，顶端急尖，有粗齿，两面灰白色或上面灰绿色，上面被薄蛛丝毛，下面被稠密的白色绒毛；上部叶渐小，反折，披针形或线状披针形，顶端渐尖，边缘有疏齿或近全缘，上面无毛，干后黑绿色，有时紫色，下面灰白色，被密厚绵毛。头状花序多数，无花序梗，在茎端集成径 5 cm 的半球形的总花序。总苞长圆形；总苞片 3–4 层，近等长，外层椭圆形或披针形，长 1 cm，紫红色或上部紫红色，外面上半部被长柔毛，中内层椭圆形或线状披针形，长 9–10 mm，紫红色，外面上部或近顶部有长柔毛；边缘膜质，透明。小花蓝紫色。瘦果褐色，圆柱状。冠毛鼠灰色，2 层，外层短，糙毛状，内层长，羽毛状，长 8 mm。花果期 7–10 月。

分布与生境　产于青海、四川、云南、西藏东部。生于海拔 3300–4800 m 的高山灌丛草地、流石滩、岩坡。

药用部位　全草、根。

菊科 COMPOSITAE

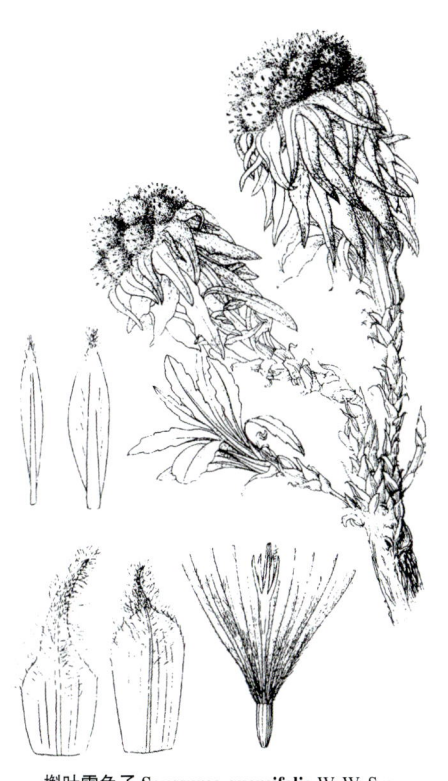

槲叶雪兔子 Saussurea quercifolia W. W. Sm.
刘春荣 绘

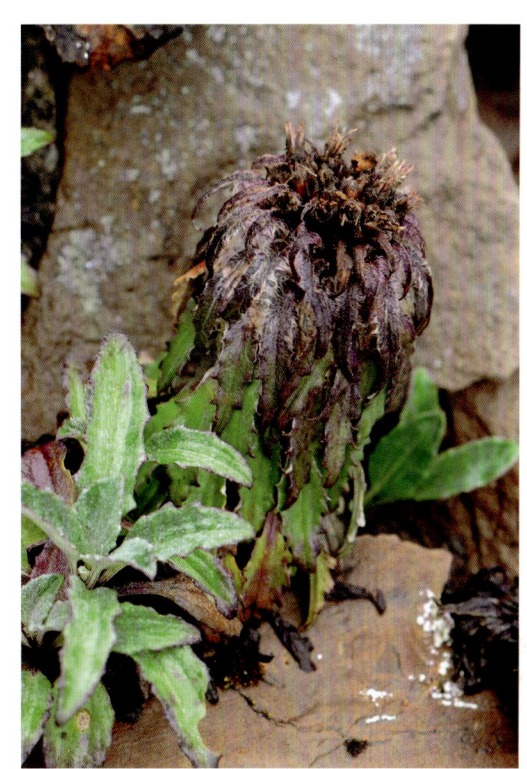

槲叶雪兔子 Saussurea quercifolia W. W. Sm.
摄影：陈又生

功效应用 全草：温肾壮阳，调经止血。用于阳痿，腰膝酸软，带下，月经不调，风湿痹痛，外伤出血。根：润肺止咳，解毒止痛。用于肺结核，支气管炎，咳血，偏头痛。外用于狂犬咬伤。

化学成分 全草含挥发油：主要成分为植酮、姜醇、红没药醇、芹烯等[1-2]。

注评 本种的全草部分地区混作"雪莲花"使用，参见雪莲花 Saussurea involucrata (Kar. et Kir.) Sch. Bip.。藏族用全草治疗炭疽、风湿痹症、痛经、癫痫；外用消肿。

化学成分参考文献

[1] 陈艳. 时珍国医国药，2012, 23(6): 1393-1395.

[2] 达娃卓玛，等. 分析测试学报，2007, 26(增刊): 168.

8. 羽裂雪兔子（中国植物志） 羽裂雪莲（中草药），白毛雪兔子（云南种子植物名录）

Saussurea leucoma Diels in Notes Roy. Bot. Gard. Edinburgh 5: 197. 1912.（英 **Whitehair Saussurcea**）

多年生多次结实草本。茎直立，高 14-18 cm，被浅褐色或污白色的稠密长绵毛，基部被黑褐色残存的叶柄。中下部茎叶有宽扁的叶柄，被稠密的白色绵毛，叶片长椭圆形，长 3-4 cm，羽状半裂或深裂，侧裂片 5-7 对，长椭圆形或椭圆形；最基部的侧裂片三角形或小钝齿状，全部裂片顶端急尖或钝；全缘；上部茎叶反折，线形，两面不明显异色，上面干时褐绿色，被稀疏的蛛丝毛或无毛，下面浅灰白色，被薄蛛丝状绵毛。头状花序多数，在茎顶端集成圆锥状或球形的总花序，总花序为白色或淡褐色的长绵毛所覆盖。总苞长圆状；总苞片 3-4 层，外层披针形，外面被稠密褐色的长绵毛，中内层椭圆形，被绵毛，边缘透明膜质。小花紫黑色。瘦果倒圆锥状。冠毛 2 层，褐色，外层短，糙毛状，内层长，羽毛状，长 1 cm。花果期 8-10 月。

分布与生境 产于四川、云南、西藏。生于海拔 3200-4700 m 的高山草坡、高山多石地及高山流石滩。

药用部位 全草。

功效应用 凉血，补血。用于夜盲症，头晕，月经不调，血崩，肺结核，跌打损伤。

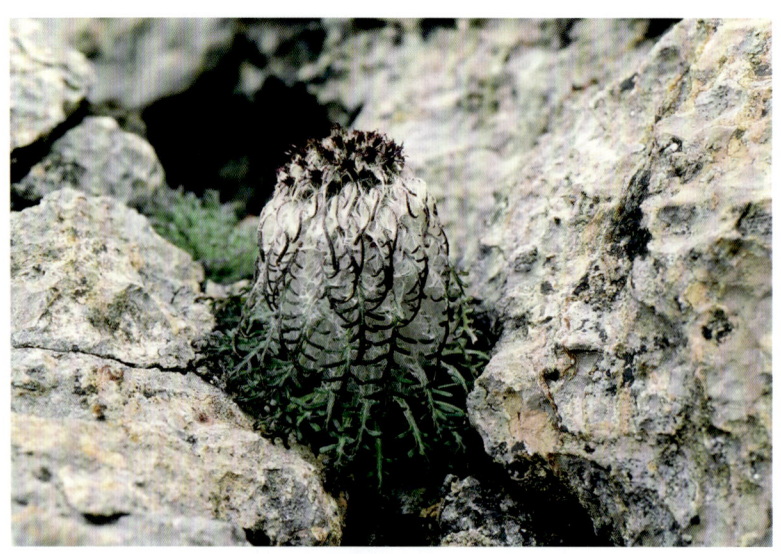

羽裂雪兔子 **Saussurea leucoma** Diels
摄影：陈又生

9. 小果雪兔子（中国植物志） 紫星菊（甘肃中草药手册），星状雪兔子（西藏植物志）

Saussurea simpsoniana (Fielding et Gardner) Lipsch. in Novosti Sist. Vyss. Rast. 1964: 319. 1964.——*Aplotaxis simpsoniana* Fielding et Gardner（英 **Simpson's Saussurea**）

多年生草本。茎高 2–12 cm，密被白色绵毛，基部被残存的叶柄。基部叶与下部茎叶线形，长 2–6 cm，顶端急尖，边缘有锯齿或羽状浅裂，基部渐狭成短柄，两面密被白色绵毛；最上部茎叶小，常向下反折，全缘或有稀疏锯齿。头状花序多数密集于膨大的茎端排成半球状的总状花序。总苞狭圆柱状；总苞片长圆形或披针形，紫红色。小花紫红色，瘦果褐色。冠毛褐色，2 层，外层短糙毛状，内层长，羽毛状。花果期 8–9 月。

分布与生境　产于西藏、青海、新疆。生于海拔 5200–5700 m 的高山流石滩。也分布于巴基斯坦、尼泊尔、印度西北部。

药用部位　根。

功效应用　清热解毒，散瘀消肿。用于传染病，妇女病，湿热病，热毒痈结，痈肿，毒蛇咬伤。

化学成分　全草含生物碱类：风毛菊醇 (saussurol)，秋水仙碱 (colchicine)[1]；三萜类：柠檬烯 (limonene)，β- 香树脂醇 (β-amyrin)[1]；倍半萜类：1- 杜松醇 (1-cadinol)[1]。

化学成分参考文献

[1] Razdan T. K. et al. *J Indian Chem Soc*, 1974, 51(10): 910-911.

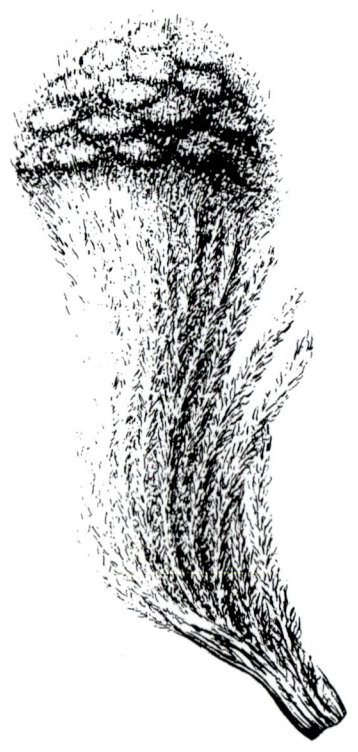

小果雪兔子 **Saussurea simpsoniana**
(Fielding et Gardner) Lipsch.
谭丽霞 绘

10. 三指雪兔子（中国植物志） 三指雪莲（中草药通讯），雪莲花（西藏常用中草药），去果搜花（晶珠本草），三指雪莲花（云南种子植物名录）

Saussurea tridactyla Sch. Bip. ex Hook. f., Fl. Brit. India 3: 377. 1881.（英 **Threefinger Saussurea**）

多年生多次结实有茎草本。茎高 8–15 cm，密被白色或带褐色的长绵毛，基部被残存的褐色叶柄。叶密集，下部叶有宽褐色叶柄，叶片线形，长约 1.5 cm 边缘，有浅锯齿；中部与上部茎叶有长达 1 cm 的短柄，叶片匙形、倒卵状匙形或长圆形，长 1–2 cm，边缘或上部边缘或近顶端有 2–6 个浅锯齿或钝齿，极少全缘，两面同色，白色或灰白色，密被稠密的绵毛。头状花序多数，无花序梗，在茎端集成径 4–5.5 cm 半球形的总花序，总花序为白色绵毛覆盖。总苞长圆状；总苞片 3–4 层，紫红色，长圆形，外层外面被绵毛，中内层无毛。小花紫红色。瘦果褐色，倒圆锥状。冠毛 1 层，羽毛状，褐色或淡褐色。花果期 8–9 月。

分布与生境 产于西藏。生于海拔 4300–5300 m 的高山流石滩、山顶碎石间、山坡草地。也分布于不丹、尼泊尔、印度（锡金）。

药用部位 带根全草。

功效应用 除寒，补肾壮阳，调经止血。用于雪盲，牙痛，阳痿，腰膝酸软，带下，月经不调，风湿痹痛，外伤出血。

化学成分 地上部分含香豆素类：伞形花内酯(umbelliferone)，东莨菪内酯(scopoletin)；其他类：二十三烷，对羟基苯甲酸甲酯(methyl *p*-hydroxybenzonate)[1]。

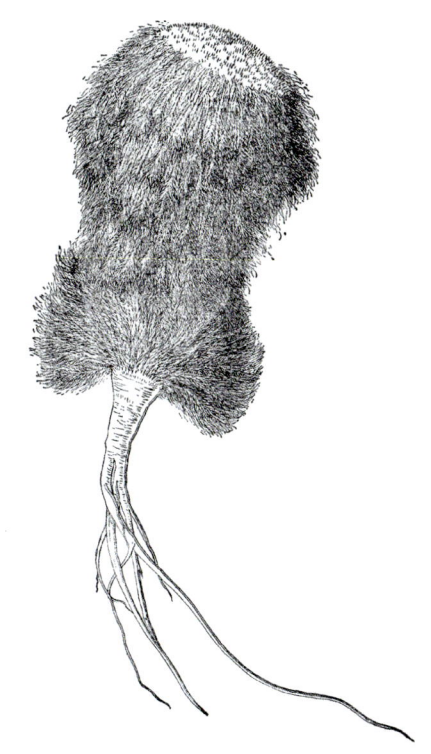

三指雪兔子 Saussurea tridactyla Sch. Bip. ex Hook. f.
王颖 绘

全草含黄酮类：芹菜素(apigenin)，木犀草素(luteolin)，芹菜素-7-*O*-β-D-吡喃葡萄糖苷(apigenin-7-*O*-β-D-glucopyranoside)，木犀草素-7-*O*-β-D-吡喃葡萄糖苷(luteolin-7-*O*-β-D-glucopyranoside)，芹菜素-7-*O*-β-D-芸香糖苷(apigenin-7-*O*-β-D-rutinoside)，木犀草素-7-*O*-β-D-芸香糖苷(luteolin-7-*O*-β-D-rutinoside)[2]，刺槐素-7-*O*-β-D-芸香糖苷(acacetin-7-*O*-β-D-rutinoside)[3]，槲皮素-3-*O*-β-D-吡喃葡萄糖苷(quercetin-3-*O*-β-D-glucopyranoside)[4]；香豆素类：伞形花内酯-7-*O*-β-D-葡萄糖苷(umbeliferone-7-*O*-β-D-glucoside)[3]；苯丙素类：丁香苷(syringin)[1]，对羟基苯甲酸(*p*-hydroxybenzonic acid)[3]。

注评 本种为云南药品标准（1974、1996）收载"雪莲花"的基源植物之一，药用其干燥全草，参见雪莲花 Saussurea involucrata（Kar. et Kir）Sch. Bip.。藏族、彝族、普米族、佤族及纳西族也药用，主要用途同功效应用项。

化学成分参考文献

[1] 任玉琳，等. 中国中药杂志，2000, 35 (11): 736-738.

[2] 任玉琳，等. 中国中药杂志，2001, 36 (9): 590-593.

[3] 任玉琳，等. 中国中药杂志，2001, 36 (11): 732-734.

[4] 达娃卓玛，等. 中国民族民间医药，2009, 15: 131-132.

11. 绵头雪兔子（中国植物志） 绵头雪莲花（中国高等植物图鉴），麦朵刚拉（西藏），大木花（西藏植物志），大雪兔子（云南丽江）

Saussurea laniceps Hand.-Mazz. in Notizbl. Bot. Gart. Berlin-Dahlem 13: 657. 1937.——*S. gossypiphora* auct. non. D. Don.（英 **Lanatehead Saussurea**）

多年生一次结实有茎草本。茎高 14–36 cm，上部被白色或淡褐色的稠密绵毛，基部有褐色残存的叶柄。叶极密集，倒披针形、狭匙形或长椭圆形，长 8–15 cm，顶端急尖或渐尖，基部渐狭成叶柄，叶柄长达 8 cm，全缘或浅波状，上面被蛛丝状绵毛，下面密被褐色绒毛。头状花序多数，无花序梗，在茎端密集成圆锥状穗状花序；苞叶线状披针形，两面被白色绵毛。总苞宽钟状；总苞片 3–4 层，外层披针形或线状披针形，被白色或褐色绵毛，内层披针形，被黑褐色的稠密的长绵毛。小花白色，瘦果圆柱状。冠毛鼠灰色，2 层，外层短，糙毛状，内层长，羽毛状。花果期 8–10 月。

分布与生境 产于四川、云南、西藏。生于海拔 3200–5280 m 的高山流石滩。也分布于印度。

药用部位 带根全草。

功效应用 除寒，填精，止血。用于雪盲，牙痛，阳痿，腰膝酸软，带下，月经不调，风湿痹痛，外伤出血。

化学成分 全草含黄酮类：芹菜素(apigenin)，金圣草酚(chrysoeriol)，异槲皮苷(isoquercitrin)，芹菜素-7-*O*-β-D-吡喃葡萄糖苷(apigenin-7-*O*-β-D-glucopyranoside)，金圣草酚-7-*O*-β-D-吡喃葡萄糖苷(chrysoeriol-7-*O*-β-D-glucopyranoside)，刺槐素-7-*O*-β-D-吡喃葡萄糖苷(acacetin-7-*O*-β-D-glucopyranoside)[1]；香豆素类：伞形花内酯(umbelliferone)，东莨菪内酯(scopoletin)，伞形花内酯吡喃葡萄糖苷(umbelliferone glucopyranoside)，东莨菪内酯吡喃葡萄糖苷(scopoletin glucopyranoside)[1]，异

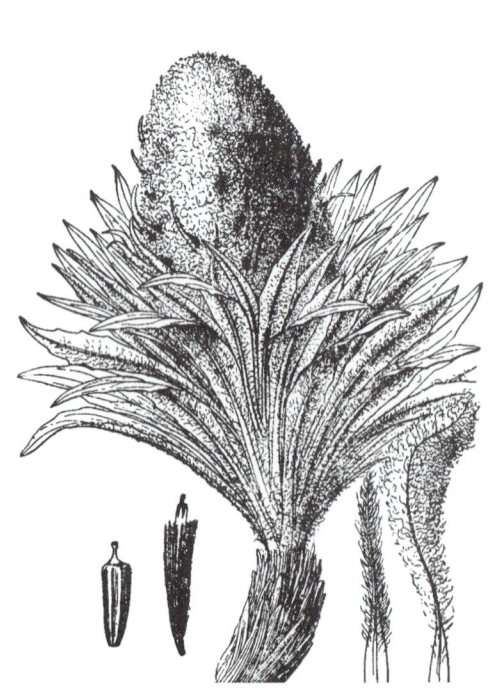

绵头雪兔子 **Saussurea laniceps** Hand.-Mazz.
引自《中国高等植物图鉴》

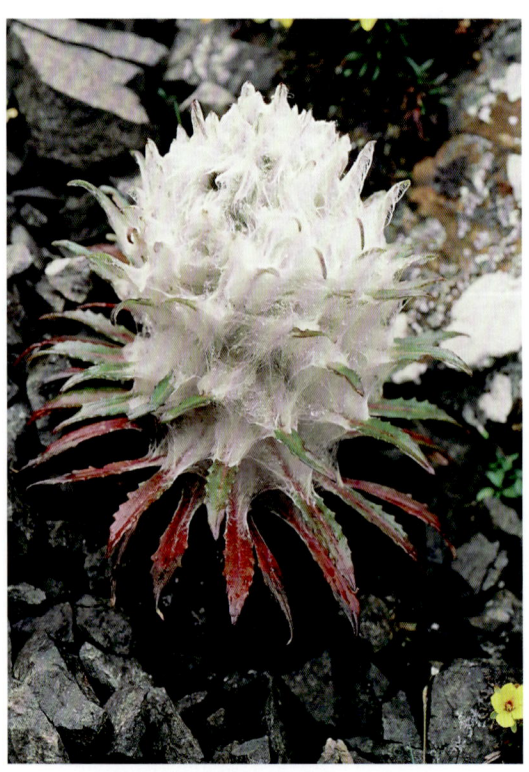

绵头雪兔子 **Saussurea laniceps** Hand.-Mazz.
摄影：陈又生

东莨菪内酯(isoscopoletin)[2]；倍半萜及其苷类：雪莲内酯(xuelianlactone)，雪莲内酯-8-O-β-D-吡喃葡萄糖苷(xuelianlactone-8-O-β-D-glucopyranoside)[2]；苯丙素类：丁香苷(syringin)[1]；生物碱类：新刺孢曲霉素(neoechinulin) A[2]，绿原酸(chlorogenic acid)，1,5-二咖啡酰奎宁酸(1,5-dicaffeoylquinic acid)[1]；其他类：原儿茶酸(protocatechuic acid)[1]，对羟基苯乙酮-3-(2',4'-二羟基苯基)丙酸甲酯[p-hydroxyacetophenone-3-(2',4'-dihydroxyphenyl)methylpropionate][2]。

药理作用 抗氧化作用：绵毛雪兔子的醇提取物及水提取物灌胃，可使衰老模型小鼠血清、肝、肾组织中 MDA 下降，SOD 及 GSH-Px 活力增加，脑组织中脂褐质下降[1-2]。

注评 本种为部颁药品标准·藏药（1995年版）收载"雪莲花"（藏药名：恰果苏巴）的基源植物，药用其干燥全草；同属植物水母雪兔子 Saussurea medusa Maxim. 同等药用。藏族用其全草主治头部创伤、炭疽、热性刺痛、妇科病、类风湿性关节炎、中风；外敷消肿。此外，多种同属植物也作"雪莲花"用，参见雪莲花 Saussurea involucrata (Kar. et Kir). Sch. Bip. 普米族、纳西族也药用，主要用途同功效应用项。

化学成分参考文献

[1] Yi Tao, et al. *Chromatogr*, 2009, 70(5/6): 957-962.
[2] 达瓦卓玛，等. 中国中药杂志，2008, 33(9): 1032-1035.

药理作用及毒性参考文献

[1] 张振明，等. 解放军药学学报，2005, 21(1): 30-32.
[2] 张振明，等. 第二军医大学学报，2005, 26(5): 568-570.

12. 水母雪兔子（中国植物志） 水母雪莲花（中国高等植物图鉴），夏古贝、杂各尔手把（西藏），玄果搜花（晶珠本草），雪莲花（青海、甘肃）

Saussurea medusa Maxim. in Bull. Acad. Imp. Sci. Saint-Petersbourg 27: 488. 1881.——*S. trullifolia* W. W. Sm.（英 **Medusa Saussurea**）

多年生多次结实草本。根状茎有黑褐色残存的叶柄，有分枝，上部发出数个莲座状叶丛。茎直立，密被白色绵毛。叶密集，下部叶倒卵形、扇形、圆形或长圆形至菱形，长达 10 cm，基部渐狭成长达 2.5 cm 的紫色叶柄，上半部边缘有 8-12 个粗齿；上部叶渐小，卵形或卵状披针形；最上部的叶线形或线状披针形，有细齿；两面灰绿色，被稠密或稀疏的白色长绵毛。头状花序多数，在茎端密集成半球形的总花序，无花序枝，苞叶线状披针形，被白色长绵毛。总苞狭圆柱状；总苞片 3 层，外层长椭圆形，内层披针形。小花蓝紫色。瘦果纺锤形，浅褐色。冠毛白色，2 层，外层短，糙毛状，内层长，羽毛状。花果期 7-9 月。

分布与生境 产于甘肃、青海、四川、云南、西藏。生于海拔 3000-5600 m 的多砾石山坡、高山流石滩。也分布于克什米尔。

药用部位 全草。

功效应用 强筋活络，补肾壮阳，调经止血，散寒除湿，抗癌，抗炎，抗疲劳。用于风湿关节痛，肾虚腰痛，阳痿，腰膝酸软，妇女小腹冷痛、闭经、胎衣不下，肺寒咳嗽，麻疹不透，痈疮肿毒，高山缺氧。

化学成分 地上部分含黄酮类：木犀草素(luteolin)，山柰酚(kaempferol)，槲皮素(quercetin)，芹菜素(apigenin)，5,6-二甲氧基芹菜素(5,6-dimethoxyapigenin)，6-甲氧基芹菜素(6-methoxyapigenin)，芦丁(rutin)，芹菜素-7-O-α-L-鼠李糖基-(1→2)-β-D-吡喃葡萄糖苷(apigenin-7-O-α-L-rhamnosy'-(1→2)-β-D-glucopyranoside)，金圣草酚-7-O-β-D-吡喃葡萄糖苷(chrysoeriol-7-O-β-D-glucopyranoside)，木犀草素-7-O-β-D-吡喃葡萄糖苷(luteolin-7-O-β-D-glucopyranoside)，木犀草素-7-O-α-L-鼠李糖基(1→2)-β-D-吡喃葡萄糖苷(luteolin-7-O-α-L-rhamnosy-(1→2)-β-D-glucopyranoside)，槲皮素-3-O-β-D-吡喃葡萄糖苷(quercetin-3-O-β-D-glucopyranoside)[1]，金圣草酚(chrysoeriol)，异槲皮苷(isoquercitrin)，芹菜素-7-O-β-D-吡喃葡萄糖苷(apigenin-7-O-β-D-glucopyranoside)，金圣草酚-7-O-β-D-吡喃葡萄糖苷(chrysoeriol-

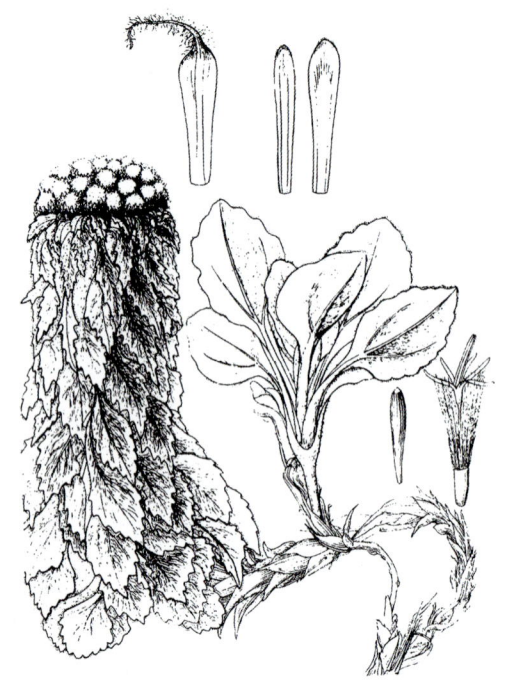

水母雪兔子 **Saussurea medusa** Maxim.
刘春荣　绘

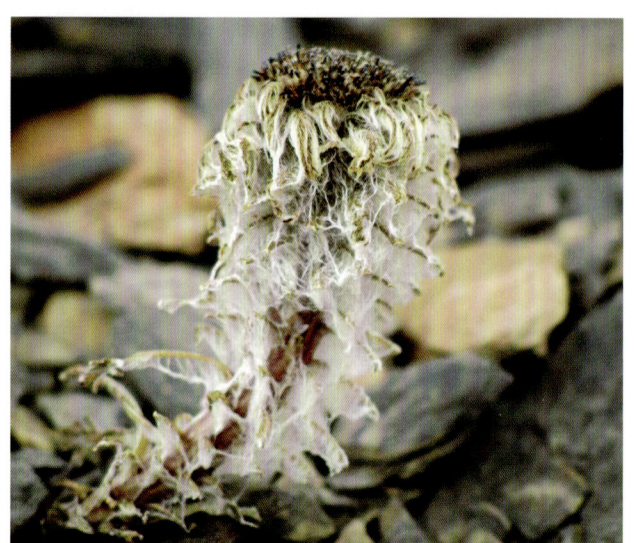

水母雪兔子 **Saussurea medusa** Maxim.
摄影：王聚乐

7-*O*-*β*-D-glucopyranoside)，刺槐素-7-*O*-*β*-D-吡喃葡萄糖苷(acacetin-7-*O*-*β*-D-glucopyranoside)[2]；木脂素类：牛蒡苷元(arctigenin)，牛蒡苷(arctiin)[2]；苯丙素类：1,5-二咖啡酰奎宁酸(1,5-dicaffeoylquinic acid)，绿原酸(chlorogenic acid)[2]，丁香苷(syringin)[2]；糖类：天山雪莲多糖(tianshanxuelian polysaccharide)[1]；其他类：原儿茶酸(protocatechuic acid)[2]。

药理作用　益智作用：水母雪兔子醇提液灌胃，可以减轻东莨菪碱所致的小鼠记忆衰退[1]。

调节免疫作用：水母雪兔子超临界 CO_2 萃取物外涂，可对抗巴豆油所致的小鼠耳肿胀和角叉菜胶诱发的大鼠足肿胀[2]。水母雪兔子水煎剂灌胃，可提高核辐射损伤小鼠的 T、B 淋巴细胞、巨噬细胞的功能，促进免疫细胞产生细胞因子能力的恢复[3]。

抗肿瘤作用：水母雪兔子用甲醇提取所得的木脂素类化合物牛蒡苷和牛蒡苷元灌胃或局部用药，对由 DMBA 和 TPA 诱导产生的小鼠皮肤癌有抑制作用[4]。

抗应激作用：水母雪兔子水煎剂灌胃，对小鼠力竭性游泳过程中造成的肝、肾损伤有保护作用[5]。水母雪兔子水醇提取物腹腔注射，可延长常压缺氧小鼠和特异性心肌缺氧小鼠的存活时间，提高小鼠低压缺氧环境下的存活率，提高小鼠的耐寒能力[6]。

注评　本种为部颁药品标准·藏药（1995 年版）、青海（1976、1986）和四川（1979、1987、2010）中药材标准收载"雪莲花"（藏药名：恰果苏巴）的基源植物，药用其干燥全草。其商品情况参见雪莲花 Saussurea involucrata (Kar. et Kir). Sch. Bip. 纳西族、藏族、普米族、裕固族也药用，主要用途同功效应用项。

化学成分参考文献

[1] 贾忠建，等. 高等学校化学学报，1987, 11 (2): 202-204.

[2] Yi Tao, et al. *Chromatogr*, 2009, 70(5/6): 957-962.

药理作用及毒性参考文献

[1] Fan CQ, et al. *Bioorg Med Chem*, 2003, 11(5): 703-708.

[2] 林秀仙，等. 广东药学院学报，2004, 20(3): 253-254.

[3] 王沛，等. 解放军医学高等专科学校学报，1999，27(1): 23-26.
[4] Takasaki M, et al. Cancer Lett, 2000, 158(1): 53-59.
[5] 王沛，等. 白求恩军医学院学报，2004, 2(4): 199-200.
[6] 张育. 中药材，2008, 31(12): 1887-1888.

13. 雪兔子（中国植物志） 朵果刚拉（西藏），雪莲花（四川中药志），玄果搜花（晶珠本草），棉毛雪莲（青藏高原药物图志）

Saussurea gossypiphora D. Don in Mem. Wern. Nat. Hist. Soc. 3: 414. 1821.（英 **Corton Saussurea**）

多年生一次结实有茎草本。茎直立，高达 30 cm，被稠密的白色或黄褐色的厚绵毛，基部被残存褐色的叶柄。下部叶线状长圆形或长椭圆形，有长或短的柄，长达 14 cm，基部渐狭，边缘有尖齿或浅齿，两面无毛或幼时下面有长绵毛；上部茎叶渐小；最上部茎叶苞叶状，线状披针形，长达 6 cm，两面密被白色或淡黄色的长绵毛。头状花序无花序梗，多数在茎端密集成径为 7–10 cm 的半球状总花序。总苞宽圆柱状；总苞片 3–4 层，卵状披针形或线状长圆形，被绵毛。小花紫红色。瘦果黑色。冠毛淡褐色，2 层，外层短，糙毛状，外层长，羽毛状。花果期 7–9 月。

分布与生境 产于云南、西藏。生于海拔 4500–5000 m 的高山流石滩、山坡岩缝中、山顶沙石地。也分布于不丹、尼泊尔及印度。

药用部位 全草。

功效应用 补肾壮阳，活血调经。用于雪盲，牙痛，风湿性关节炎，阳痿，腰膝酸软，带下，月经不调，风湿痹痛，外伤出血。

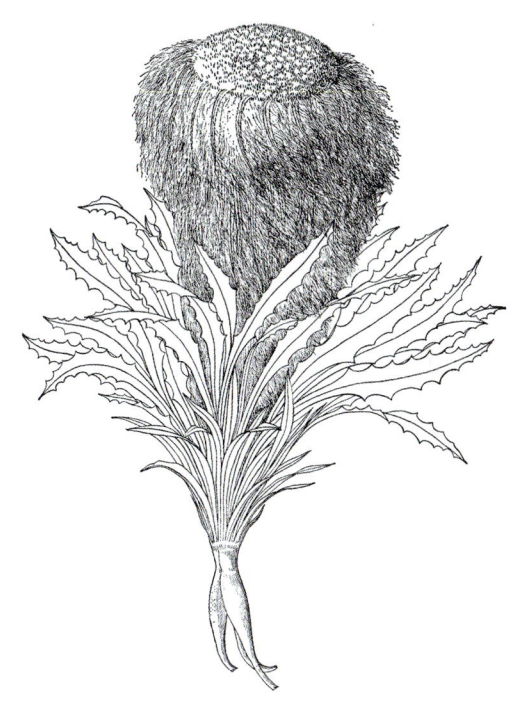

雪兔子 Saussurea gossypiphora D. Don
王颖 绘

化学成分 地上部分含黄酮类：芹菜素(apigenin)[1-3]，槲皮素(quercetin)[2-3]，芹菜素-7-O-β-D-吡喃葡萄糖苷(apigenin-7-O-β-D-glucopyranoside)[1-3]，芹菜素-7-O-β-D-新橙皮苷(apigenin-7-O-β-D-neohesperidin)[2]，金圣草酚-7-O-β-D-吡喃葡萄糖苷(chrysoeriol-7-O-β-D-glucopyranoside)[2-3]；香豆素类：东莨菪内酯(scopoletin)，伞形花内酯(umbelliferone)，伞形花内酯-7-O-β-D-吡喃葡萄糖苷(umbelliferone-7-O-β-D-glucopyranoside)[1]；木脂素类：牛蒡苷(arctiin)，牛蒡苷元(arctigenin)，2-羟基拉伯酚B (2-hydroxyllappanol B)[2-4]；三萜类：α-香树脂醇(α-amyrin)，β-香树脂醇(β-amyrin)，羽扇豆醇(lupeol)，羽扇豆醇乙酸酯(lupeol acetate)，羽扇豆醇棕榈酸酯(lupeol palmitate)，α-香树脂醇乙酸酯(α-amyrin acetate)，β-香树脂醇乙酸酯(β-amyrin acetate)，α-香树脂醇棕榈酸酯(α-amyrin palmitate)，β-香树脂醇棕榈酸酯(β-amyrin palmitate)[6]；甾体类：麦角烷-3β,24-二醇(ergosta-3β,24-diol)[3,5]，豆甾醇(stigmastanol)，7-豆甾烯-3-醇(7-stigmastenyl-3-ol)[5]；烷烃类：二十七烷，二十九烷，三十一烷[5]，三十三烷[6]，三十三烷，正四十烯，三十二酸[3]。

药理作用 抗血小板聚集作用：雪兔子水煎剂灌胃，可抑制沙门菌性"热毒血瘀"模型兔的血小板聚集，体外也可抑制 ADP 诱导的血小板聚集[1]。

注评 本种藏族用其全草治疗高原反应、关节炎、月经不调。

化学成分参考文献

[1] 邱林刚，等. 植物学报，1989, 31(5): 398-401.
[2] 郑尚珍，等. 高等学校化学学报，1991, 12(12): 1613-1616.
[3] Zheng S, et al. Chin Chem Lett, 1991, 2(5): 373-374.
[4] 余建华，等. 中草药，1992, 23(6): 283-285.
[5] 余建华，等. 中国中药杂志，1991, 16(6): 356-358.

[6] Fumiyuki K, et al. *Shoyakugaku Zasshi*, 1991, 45(3): 274-278.

药理作用及毒性参考文献

[1] 刘群，等. 西南民族学院学报·自然科学版，1991, 18(1): 1-11.

14. 草地风毛菊（中国植物志） 驴耳朵草（全国中草药汇编），羊耳朵、驴耳风毛菊（中国高等植物图鉴）

Saussurea amara (L.) DC. in Ann. Mus. Natl. Hist. Nat. 16: 200. 1810.——*Serratula amara* L., *Saussurea glomerata* Poir.（英 **Meadow Saussurea**）

多年生草本。茎直立，高 (9) 15–60 cm，无翼，被白色稀疏的短柔毛或无毛，具短或长的伞房花序状分枝。基生叶与下部茎叶具柄，长 2–4 cm，叶片披针形，长 4–18 cm，基部渐狭，边缘全缘或有极少的钝而大的锯齿或波状浅齿而锯齿不等大；中上部茎叶渐小，椭圆形或披针形，基部有时有小耳，两面被稀疏的短柔毛及稠密的金黄色小腺点。头状花序排成伞房状或伞房圆锥花序。总苞钟状或圆柱形；总苞片 4 层，外层披针形或卵状披针形，有时黑绿色，有细齿或 3 裂，外层被稀疏的柔毛，中内层线状圆形或线形，顶端淡紫色，边缘有具小锯齿的附片，有少数金黄色小腺点或无腺点。小花淡紫色。瘦果长圆形，有 4 肋。冠毛白色，2 层，外层短，糙毛状，内层长，羽毛状。花果期 7–10 月。

分布与生境 产于黑龙江、吉林、辽宁、内蒙古、宁夏、河北、山西、北京、陕西、甘肃、青海、新疆。生于海拔 510–3200 m 的荒地、路边、森林草地、山坡、草原、盐碱地、河坝、沙丘、湖边、水边。也分布于欧洲、俄罗斯、哈萨克斯坦、乌兹别克斯坦、塔吉克斯坦及蒙古。

药用部位 全草。

功效应用 清热解毒，散结。用于瘰疬，痄腮，疔肿。

化学成分 种子含脂肪酸类：饱和脂肪酸(saturated fatty acid)，不饱和脂肪酸(unsaturated fatty acid)包括单烯脂肪酸(monoenoic fatty acid)、双烯脂肪酸(dienoic fatty acid)、三烯脂肪酸(triethenoid fatty acid)等[1]。

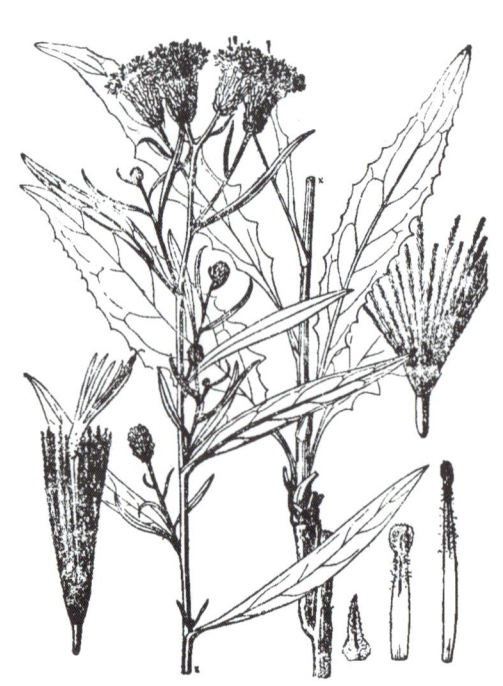

草地风毛菊 Saussurea amara (L.) DC.
引自《中国高等植物图鉴》

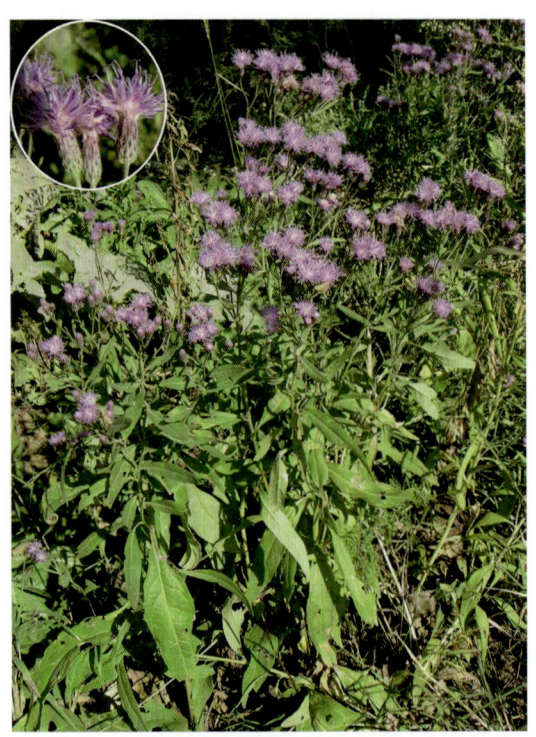

草地风毛菊 Saussurea amara (L.) DC.
摄影：于俊林

药理作用　利胆作用：草地风毛菊甲醇提取物、水提物和乙酸乙酯提取物可促进大鼠离体肝胆汁的分泌[1]。

注评　本种为部颁药品标准·蒙药（1998年版）和内蒙古蒙药材标准（1986）收载"驴耳风毛菊"的基源植物，药用其干燥全草。

化学成分参考文献

[1] Nanzad T, et al. *J High Resolut Chromatogr*, 1997, 20: 315-320.

药理作用及毒性参考文献

[1] Glasl S, et al.*Planta Med*, 2007,73(1): 59-66.

15. 风毛菊（中国植物志）　山苦子（广西钟山），三棱草、八面风、青竹标（贵州草药），八楞木（饮片新参）

Saussurea japonica (Thunb.) DC. in Ann. Mus. Natl. Hist. Nat. 16: 203. 1810.——*Serratula japonica* Thunb. （英 **Japanese Saussurea**）

二年生草本，高50-150 (200) cm。茎直立，常无翼，少有翼，被稀疏的短柔毛及金黄色的小腺点。基生叶与下部茎叶有长3-3.5 (6) cm的有狭翼叶柄，叶片全形椭圆形、长椭圆形或披针形，长7-22 cm，羽状深裂，侧裂片7-8对，长椭圆形、椭圆形、偏斜三角形、线状披针形或线形，中部的侧裂片较大；中部茎叶与基生叶及下部茎叶同形并等样分裂，有短柄；上部茎叶与花序分枝上的叶羽状浅裂或不裂，无柄；两面有稠密的凹陷性的淡黄色小腺点。头状花序多数，排成伞房状或伞房圆锥花序，有小花梗。总苞圆柱状，被白色稀疏的蛛丝状毛；总苞片6层，外层长卵形，紫红色，中层与

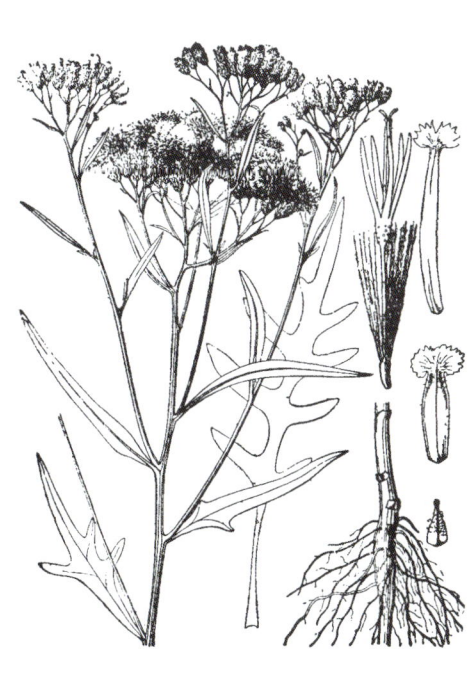

风毛菊 Saussurea japonica (Thunb.) DC.
引自《中国高等植物图鉴》

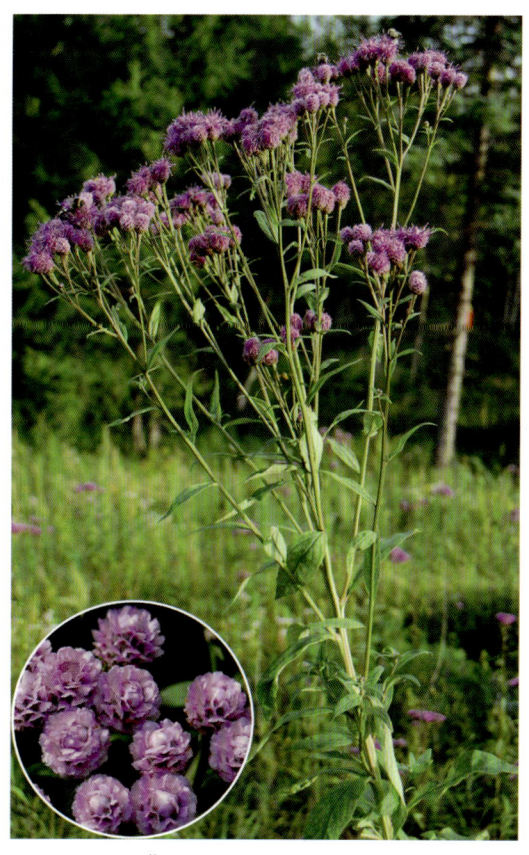

风毛菊 Saussurea japonica (Thunb.) DC.
摄影：周繇

内层倒披针形或线形，顶端有扁圆形的紫红色的膜质附片，附片边缘有锯齿。小花紫色。瘦果深褐色，圆柱形。冠毛白色，2层，外层短，糙毛状，内层长，羽毛状。花果期 6–11 月。

分布与生境 产于北京、辽宁、河北、山西、山东、内蒙古、陕西、甘肃、青海、河南、江西、福建、台湾、安徽、浙江、广东、四川、云南、贵州、西藏。生于海拔 200–2800 m 的山坡、山谷、林下、山坡路旁、山坡灌丛、荒坡、水旁、田中。也分布于朝鲜、日本。

药用部位 全草。

功效应用 祛风除湿，散瘀止痛。用于风湿痹痛，关节炎，腰腿痛，跌打损伤，麻风，人工流产。

化学成分 地上部分含黄酮类：山柰酚-3-O-(6''-O-巴豆酰)-β-D-吡喃葡萄糖苷(kaempferol-3-O-(6''-O-crotonyl)-β-D-glucopyranoside)，槲皮素-3-O-(6''-O-巴豆酰)-β-D-吡喃葡萄糖苷(quercetin-3-O-(6''-O-crotonyl)-β-D-glucopyranoside)，山柰酚-3-O-β-D-吡喃葡萄糖苷(kaempferol-3-O-β-D-glucopyranoside)，槲皮素-3-O-β-D-吡喃葡萄糖苷(quercetin-3-O-β-D-glucopyranoside)[1]；木脂素类：风毛菊诺苷▲(saussurenoside)[2]，(+)-1-羟基松脂酚-4''-β-D-吡喃葡萄糖苷[(+)-1-hydroxyl-pinoresinol-4''-β-D-glucopyranoside]，(+)-落叶松脂醇-4-β-D-吡喃葡萄糖苷[(+)-lariciresinol-4-β-D-glucopyranoside]，(+)-异落叶松脂醇-4'-β-D-吡喃葡萄糖苷[(+)-isolariciresinol-4'-β-D-glucopyranoside][3]；苯丙素类：丁香苷(syringin)，丁香苷甲醚(syringin methyl ether)[1]；倍半萜类：风毛菊内酯(japonicolactone)，风毛菊内酯-10-O-β-D-吡喃葡萄糖苷(japonicolactone-10-O-β-D-glucopyranoside)[4]；三萜类：α-香树脂醇棕榈酸酯(α-amyrenol palmitate)，β-香树脂醇棕榈酸酯(β-amyrenol palmitate)，羽扇豆醇(lupeol)，羽扇豆醇乙酸酯(lupeol acetate)，羽扇豆醇棕榈酸酯(lupeol palmitate)[1]，11α,12α-环氧蒲公英赛酮(11α,12α-epoxytaraxerone)[2]；脂肪酸类：棕榈酸，二十四酸，二十六酸[1]；脂肪烃类：二十五烷烃[1]；挥发油：主要成分为β-檀香醇(β-santalol)，其他成分包括β-瑟林烯(β-selinene)，γ-广藿香烯(γ-patchoulene)，芳樟醇(linalool)，α-松油醇(α-terpineol)，γ-杜松烯(γ-cadinene)，δ-杜松烯(δ-cadinene)，δ-杜松醇(δ-cadinol)，β-金合欢醇(β-farnesol)，β-金合欢醛(β-farnesal)，β-桉叶醇(eudesmol)，二氢去氢广木香内酯(dihydrodehydrocostus lactone)等[5]。

药理作用 抗炎作用：风毛菊提取物腹腔注射，可降低醋酸所致的小鼠腹腔毛细血管通透性增高及二甲苯引起的小鼠皮肤毛细血管通透性增高，可抑制二甲苯所致的小鼠耳肿胀和蛋清致大鼠的足肿胀[1]。

抗突变作用：风毛菊提取物腹腔注射，可抑制环磷酰胺诱发的小鼠骨髓细胞微核率、染色体畸变以及姐妹染色单体交换率的提高[2]。

注评 本种上海中药材标准（1994）收载"八楞木"的基源植物，药用其干燥全草。土家族、蒙古族也药用，主要用途同功效应用项；仫佬族用其全草治牙龈炎。

化学成分参考文献

[1] 石建功, 等. 高等学校化学学报, 1991, 12(7): 906-909.

[2] Kuo YH, et al. *J Nat Prod*, 1996, 59(6): 622-624.

[3] 师彦平, 等. 中草药, 2002, 33(9): 772-775.

[4] 贾忠建, 等. 化学学报, 1991, 49(11): 1136-1141.

[5] 陈能煜, 等. 云南植物研究, 1992, 14(2): 203-210.

药理作用及毒性参考文献

[1] 王桂秋, 等. 中国中医药科技, 2000, 7(1): 39-40.

[2] 聂晶, 等. 中国中医药科技, 1999, 6(3): 163-164.

16. 美花风毛菊（中国植物志） 球花风毛菊（东北植物检索表）

Saussurea pulchella (Fisch.) Fisch. in Herb. Pedem. 3: 234. 1834.——*Heterotrichum pulchellum* Fisch.（英 **Beautiful-flower Saussurea**）

多年生草本，高 25–100 cm。茎直立，有分枝，被短硬毛和腺点或近无毛。基生叶有叶柄，柄长 1.5–3 cm，叶片全形长圆形或椭圆形，长 12–15 cm，羽状深裂或全裂，裂片线形或披针状线形，边缘全缘或再分裂或有齿，两面被短糙毛或几无毛；下部与中部茎叶与基生叶同形并等样分裂；上部茎叶小，披针形或线形，无柄，羽状浅裂或不裂。头状花序多数，排成伞房花序或伞房圆锥花序。总苞球形或球状钟形；总苞片6-7层，外面被稀疏的长柔毛或几无毛，外层卵形，顶端有扩大的圆形红色膜质附片，附片边缘有锯齿，中层与内层卵形、长圆形或线状披针形，顶端有膜质粉红色的扩大的边缘有锯齿的附片。小花淡紫色，瘦果倒圆锥状，黄褐色，冠毛2层，淡褐色，外层短，糙毛状，内层长，羽毛状。花果期8–10月。

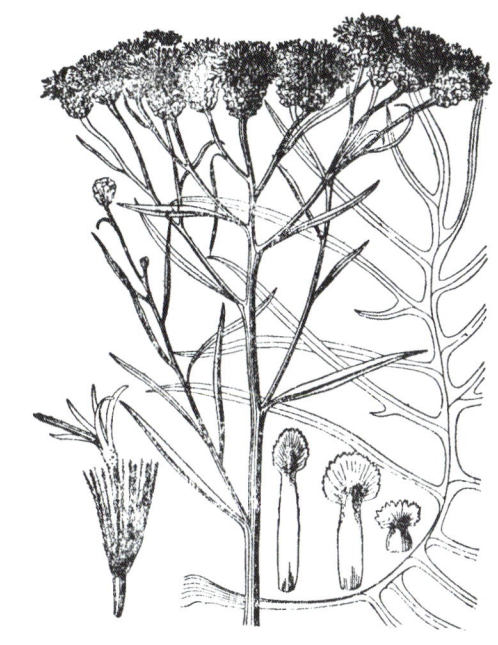

美花风毛菊 Saussurea pulchella (Fisch.) Fisch.
引自《中国高等植物图鉴》

分布与生境 北京、黑龙江、吉林、辽宁、河北、山西、内蒙古。生于海拔300–2200 m的草原、林缘、灌丛、沟谷草甸。也分布于朝鲜、日本、蒙古、俄罗斯（远东、西伯利亚地区）。

药用部位 全草。

功效应用 解热，祛湿，止血，止泻，止痛。用于感冒发热，风湿痹痛，湿热泄泻，疼痛。

化学成分 叶含黄酮类：槲皮素(quercetin)，芦丁(rutin)，矢车菊素-3-O-β-D-吡喃葡萄糖苷(cyanidin-3-O-β-D-glucopyranoside)，芹菜素-7-O-β-D-葡萄糖鼠李糖苷(apigenin-7-O-β-D-glucorhamnoside)，木犀草素-7-O-β-D-葡萄糖鼠李糖苷(luteolin-7-O-β-D-glucorhamnoside)[1]。

地上部分含倍半萜类：菜蓟苦素(cynaropicrin)，去酰菜蓟苦素(desacylcynaropicrin)，8α-O-(3'-羟基-3'-甲基丁酰)-去酰菜蓟苦素[8α-O-(3'-hydroxy-3'-methylbutyryl)-deacylcynaropicrin]，8α-O-(2',3'-二羟基异丁酰)-11β,13-二氢去酰菜蓟苦素[8α-O-(2',3'-dihydroxyl-isobutyryl)-11β,13-dihydro-deacylcynaropicrin]，8α-(4'-羟基千里光酰氧基)-去氢中美菊素C[8α-(4'-hydroxysenecioyloxy)dehydrozaluzanin C]，11β,13-二氢去酰菜蓟苦素(11β,13-dihydrodesacylcynaropicrin)，11β,13-二氢去酰菜蓟苦素-8-β-D-葡萄糖苷(11β,13-dihydrodesacylcynaropicrin-8-β-D-glucoside)，3α-二氢-4(15)-去氢大海米菊素-α,β-二羟基异丁酸酯[3α-dihydro-4(15)-dehydrogrosshemin-α,β-dihydroxyisoburyrate]，美花风毛菊胺▲(pulchellamine) A、B、C、D、E、F、G[2]，风毛菊素▲(saurine)[3]。

药理作用 抗炎作用：美花风毛菊提取物腹腔注射，可降低醋酸所致的小鼠腹腔毛细血管通透性增高及二甲苯引起的小鼠皮肤毛细血管通透性增高，可抑制二甲苯所致的小鼠耳肿胀和蛋清致大鼠的足肿胀[1]。

抗突变作用：美花风毛菊提取物腹腔注射，可抑制环磷酰胺诱发的小鼠骨髓细胞微核率、染色体畸变以及姐妹染色单体交换率的提高[2]。

注评 本种蒙古族药全草主治吐血、衄血、尿血、便血、风湿痹痛、泄泻。

化学成分参考文献

[1] Basargin D. D. et al. *Rastitel'nye Resursy*, 1990, 26(1): 68-71.

[2] Yang MC, et al. *J Nat Prod*, 2008, 71(5): 678-683.

[3] Kushnir LE, et al. *Khi Prir Soedin*, 1966, 2: 245-248.

药理作用及毒性参考文献

[1] 王桂秋，等. 中国中医药科技, 2000, 7(1): 39-40.

[2] 聂晶，等. 中国中医药科技, 1999, 6(3): 163-164.

17. 尖头风毛菊（中国植物志） 柴达木风毛菊（中国中药资源志要）

Saussurea malitiosa Maxim. in Bull. Acad. Imp. Sci. Saint-Petersbourg 27: 403. 1281.（英 **Malitiosa Saussurea**）

二年生草本。茎直立，高 15–30 cm，被稀疏或稠密的长柔毛，基部被褐色的叶柄残迹。基生叶有叶柄，柄基鞘状扩大，被灰白色的稠密的绵毛，叶片长圆形至披针形，长 2.5–5 cm，羽状深裂，裂片线形，顶端渐尖或急尖，有软骨质小尖头，全缘，上面绿色，几无毛，下面被稠密的灰白色绵毛状柔毛；中部与上部茎叶渐小，头状花序 5–15 个，在茎端排列成紧密的伞房花序，花序梗极短且粗，被稠密的柔毛或无毛。总苞卵球形或钟形，密被绵毛；总苞片 5–7 层，顶部渐尖，有软骨质刺状小尖头，外层卵形至披针形，顶端淡褐色，中层偏斜卵形，顶端常紫色，内层线形，顶端紫色。小花紫红色，瘦果有横皱纹。冠毛 2 层，白色，外层短，糙毛状，内层长，羽毛状。花果期 6–7 月。

分布与生境　产于甘肃、青海。生于海拔 3500 m 以上的山坡。也分布于蒙古。

药用部位　全草。

功效应用　镇痛，止血，解毒。用于损伤疼痛，痈肿疮疡。

化学成分　全草含黄酮类：芦丁(rutin)，木犀草素(luteolin)，异鼠李素(isorhamnetin)[1]。

化学成分参考文献

[1] 王欢，等. 中成药，2011, 33(4): 712-714.

18. 云木香（中国植物志） 广木香（普济方），南木香（世医得效方），青木香（本草经集注），木香（中国药典）

Saussurea costus (Falc.) Lipsch. in Bot. Žurn. (Moscow & Leningrad) 49(1): 131. 1964.——*Aucklandia costus* Falc., *Aplotaxis lappa* Decne., Aucklandia lappa Decne., *Saussurea lappa* (Decne.) C. B. Clarke（英 **Costate Saussurea**）

多年生草本，茎高 60 cm，基部被暗褐色的残叶鞘，上部密被白色柔毛。叶膜质，4 枚，上部 2 枚椭圆状披针形，长 7–14 cm，先端渐尖，基部耳形，边缘为不整齐的齿，顶端具短尖头，下部 2 枚为椭圆形，大头羽状深裂，侧裂片矩圆形，长 2.5–3.5 cm，中裂片大，长 10 cm，边缘为不规则的波状齿，基部呈耳状抱茎，上面被糙毛，下面被蛛丝状绵毛。头状花序 5 个，具极短的梗，聚生于茎端成半球形；总苞卵形，总苞片 4 层，外层宽卵状披针形，上部长渐尖，基部圆形，上部及边缘暗紫红色，被柔毛，内层窄矩圆形，先端紫红色；花紫红色。瘦果圆柱形，无毛，顶端有具细齿状的小冠；冠毛 2 层，褐色，外层短，糙毛状，内层长，羽毛状。

分布与生境　产于西藏波密。生于海拔 3800 m 的桦木林下。四川、云南、广西、贵州、陕西有栽培。

药用部位　根。

功效应用　行气止痛，健脾消食。用于胸脘胀痛，泻痢后重，食积不消，不思饮食。煨木香实肠止泻，用于泄泻腹痛。

化学成分　根含倍半萜类：木香内酯(costunolide; costus lactone)，去氢木香内酯(dehydrocostus lactone)[1]，云木香内酯▲(saussurea lactone)[2]，木香酸(costic acid)，α-环木香内酯(α-cyclocostunolide)，β-环木香内酯(β-cyclocostunolide)，土木香内酯(alantolactone)，异土木香内酯(isoalantolactone)[3]，异去氢木香内酯(isodehydrocostus lactone)，异中美菊素C (isozaluzanin C)[4]，愈创木烷内酯(guaianolide)[5]，12-甲氧基二氢去氢木香内酯(12-methoxydihydrodehydrocostus lactone)[6]，4β-甲氧基去氢木香内酯(4β-methoxydehydrocostus lactone)[7]，风毛菊醛(saussurealdehyde)，异去氢木香内酯-15-醛(isodehydrocostus lactone-15-aldehyde)[8]，11,13-环氧去氢木香内酯(11,13-epoxydehydrocostus lactone)，11,13-环氧异中美菊素C (11,13-epoxyisozaluzanin C)，11,13-环氧去氢异中美菊素C (11,13-epoxydehydroisozazulanin C)[9]，11,13-环氧-3-酮基-去氢木香内酯(11,13-epoxy-3-ketodehydrocostus lactone)[10]，菜蓟苦素(cynaropicrin)，瑞诺素▲(reynosin)，短舌匹菊素(santamarin; santamarine)[11]，(+)-大牻牛儿烯A [(+)-germacrene A]，大牻牛儿-1(10),4,11(13)-三烯-12-醛

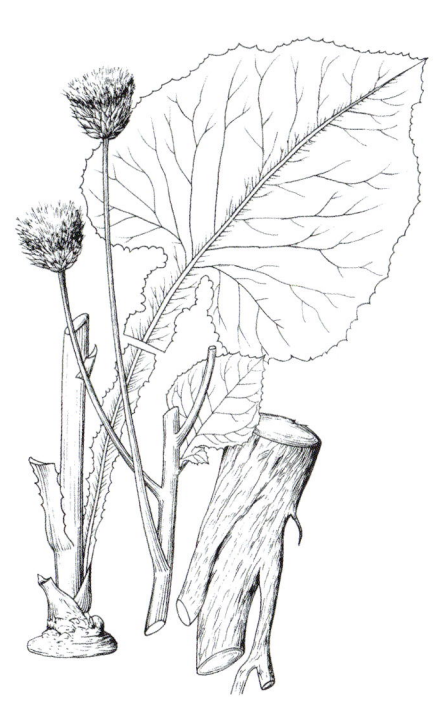

云木香 Saussurea costus (Falc.) Lipsch.
刘春荣 绘

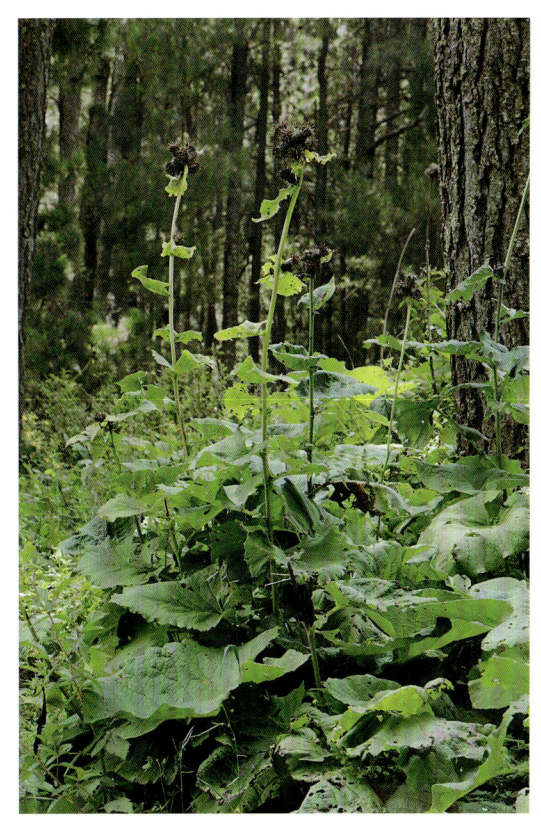

云木香 Saussurea costus (Falc.) Lipsch.
摄影：陈又生

[germacra-1(10),4,11(13)-trien-12-al]，大牻牛儿-1(10),4,11(13)-三烯-12-醛[germacra-1(10),4,11(13)-trien-12-al]，大牻牛儿-1(10),4,11(13)-三烯-12-酸[germacra-1(10),4,11(13)-trien-12-oic acid][12]，木香萜醛(saussureal)[13]，四国大蓟醇(shikokiol)[14]，二氢木香内酯(dihydrocostunolide)[15]，异中美菊素(isozaluzanin)，中美菊素C (zaluzanin C)，矮艾素A (arbusculin A)，11β,13-二氢-3-3-表中美菊素C (11β,13-dihydro-3-epizaluzanin C)，11,13-二氢矮艾素A (11,13-dihydroarbusculin A)，11β,13-二氢木香内酯(11β,13-dihydrocostunolide)，11β,13-二氢瑞诺素▲(11β,13-dihydroreynosin)，4α-羟基-4β-甲基二氢木香醇(4α-hydroxy-4β-methyl-dihydrocostol)，牛蒡风毛菊二内酯▲(lappadilactone)，牛蒡风毛菊酮▲(lappalone)，1β,6α-二羟基木香酸乙酯(1β,6α-dihydroxycostic acid ethyl ester)[16]，13-硫酸基-二氢短古匹菊素(13-sulfo-dihydrosantamarine)，13-硫酸基-二氢瑞诺素▲(13-sulfodihydroreynosin)[17]，风毛菊胺(saussureamine) A、B、C、D、E[18]，4β-羟基-11(13)-桉叶烷-12-醛[4β-hydroxy-11(13)-eudesmene-12-al]，α-木香醇(α-costol)，β-木香酸(β-costic acid)，异木香酸(isocostic acid)，木兰属内酯(magnolialide)，木香内酯-15-β-D-吡喃葡萄糖苷(costunolide-15-β-D-glucopyranoside)，11β,13-二氢葡萄糖中美菊素C (11β,13-dihydroglucozaluzanin C)[19]，去氢云木香内酯▲(dehydrosaussurea lactone)[20]；三萜类：3β-乙酰氧基-9(11)-酒种菊烯[3β-acetoxy-9(11)-baccharene]，α-香树脂醇(α-amyrin)[21]，白桦脂醇(betulin)[22]；木脂素类：(-)-马尾松树脂酚-4"-O-β-D-吡喃葡萄糖苷[(-)-massoniresinol 4"-O-β-D-glucopyranoside][18]，1-羟基松脂酚-1-β-D-吡喃葡萄糖苷(1-hydroxypinoresinol-1-β-D-glucopyranoside)[23]；生物碱类：风毛菊碱(saussurine)[24]；甾体类：β-谷甾醇[3]，22-二氢豆甾醇(22-dihydrostigmasterol)[25]，胡萝卜苷，孕甾烯醇酮(pregnenolone)[23]；苯丙素类：丁香苷(syringin)[23]，绿原酸(chlorogenic acid)[20]；芳香类：5,7-二羟基-2-甲基色原酮(5,7-dihydroxy-2-methylchromone)，对羟基苯甲醛(p-hydroxybenzaldehyde)，3,5-二甲氧基-4-羟基苯甲醛(3,5-dimethoxy-4-hydroxybenzaldehyde)，3,5-二甲氧基-4-羟基苯乙酮(3,5-dimethoxy-4-hydroxyacetophenone)，2-吡咯烷酮-5-羧酸乙酯(ethyl 2-pyrrolidinone-5-carboxylate)[26]；脂肪酸类：棕榈酸，亚油酸(linoleic acid)，12-十八碳二烯酸(12-octadecadienoic acid)，

油酸，油酰-1,3-甘油二酯[22]；挥发油：主要成分为去氢木香内酯、巴西菊内酯(eremanthin)、6Z,9Z-十五碳二烯-1-醇(6Z,9Z-pentadecadien-1-ol)等，其他成分包括木香烯(costene)，单紫杉烯(aplotaxene)，月桂烯(myrcene)，花侧柏烯(cedrene)，葎草烯(humulene)，木香醇(costol)，柏木醇(cedrol)，β-芳樟醇(β-linalool)，α-香堇酮(α-ionone)，β-香堇酮(β-ionone)，二氢-α-香堇酮(dihydro-α-ionone)，α-蒎烯(α-pinene)，β-蒎烯(β-pinene)，樟烯(camphene)，α-芹子烯(α-selinene)，β-芹子烯(β-selinene)，α-石竹烯(α-caryophyllene)，β-石竹烯(β-caryophyllene)，石竹烯氧化物(caryophyllene oxide)，α-水芹烯(α-phellandrene)，β-水芹烯(β-phellandrene)，橙花叔醇(nerolidol)，α-桉叶醇(α-eudesmol)，β-桉叶醇(β-eudesmol)，木香内酯，榄香醇(elemol)，β-榄香烯(β-elemene)，蓝桉醇(globulol)，异松油烯(terpinolene)，姜黄烯(curcumene)，D-柠檬烯(D-limonene)，β-花侧柏烯(β-himachalene)，α-崖柏烯(α-thujene)，α-长叶蒎烯(α-longipinene)，匙叶桉油烯醇(spathulenol)，α-佛手柑油烯(α-bergamotene)，绒白乳菇二醇(vellerdiol)，香橙烯环氧化物(aromadendrene epoxide)，(Z)-α-反式-佛手柑油醇[(Z)-α-trans-bergamotol]，(E)-9-异丙基-6-甲基-5,9-癸二烯-2-酮[(E)-9-isopropyl-6-methyl-5,9-decadien-2-one]，(E)-6,10-二甲基-9-亚甲基-5-十一碳烯-2-酮[(E)-6,10-dimethyl-9-methyleneundec-5-en-2-one]，对聚伞花素(p-cymene)[20]；氨基酸类：约20种，主要有天冬氨酸(aspartic acid)，谷氨酸(glutamic acid)，甘氨酸(glycine)，谷氨酸(glutamic acid)，甘氨酸(glycine)，天冬酰胺(asparagine)，瓜氨酸(citrulline)，γ-氨基丁酸(γ-aminobutic acid)等[26]；其他类：胆胺(cholamine)，毛连菜苷B (picriside B)，菊糖(18%)[27]，5-羟甲基糠醛(5-hydroxymethylfuraldehyde)，丁二酸(succinic acid)，葡萄糖[26]，正丁基-β-D-吡喃果糖苷[21]。

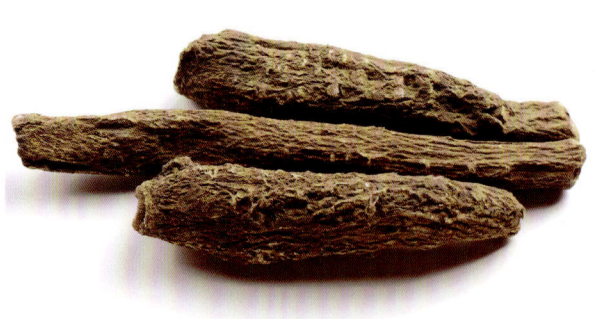

木香 Aucklandiae Radix
摄影：王海

叶含三萜类：蒲公英萜醇▲(taraxasterol)，蒲公英萜醇▲乙酸酯(taraxasterol acetate)[28]。

药理作用 抗炎作用：云木香石油醚层和乙酸乙酯层提取物可抑制小鼠巨噬细胞释放NO[1]。

抗血小板聚集作用：云木香挥发油及去氢木香内酯、木香烃内酯成分体外有抑制ADP诱导的家兔血小板聚集作用[2]。

抗胃溃疡作用：云木香超临界提取液对小鼠利血平型胃溃疡、大鼠急性胃黏膜损伤、大鼠醋酸损伤型胃溃疡具有抑制作用[3]。云木香丙酮提取物能对抗乙醇和冷水束缚法所致的大鼠胃溃疡[4]。

抗肿瘤作用：云木香石油醚萃取物体外可抑制人源肿瘤细胞SMMC-7721和PC-3M的增殖[5]。

注评 本种为历版中国药典收载"木香"的基源植物，药用其干燥根。"木香"始载《神农本草经》，古今药用品种相同。原产于印度，从广州进口，故称"广木香"；目前我国云南丽江、迪庆、大理、重庆等地引种栽培，又称"云木香"。木香类药材商品有云木香、川木香、土木香、越西川木香等，川木香为菊科植物川木香 Dolomiaea souliei (Franch.) C. Shih 和灰毛川木香 Dolomiaea souliei (Franch.) C. Shih var. mirabilis (Anth.) Shih 的根；土木香为菊科植物土木香 Inula helenium L. 和总状土木香 I. racemosa Hook. f. 的根，又称"藏木香"或"祁木香"；越西木香为菊科植物越隽川木香 Dolomiaea denticulata (Y. Ling) C. Shih、厚叶川木香 Dolomiaea berardioidea (Franch.) C. Shih、菜木香 Dolomiaea edulis (Franch.) C. Shih 和膜缘川木香 Dolomiaea forrestii (Diels) C. Shih 的根；这些品种可视为传统木香的替代新资源。本种为濒危野生动植物种国际贸易公约附录收载的保护品种，以异名 Saussurea lappa (Decne.) C. B. Clarke 收载于药典。

化学成分参考文献

[1] Li AF, et al. *J Chromatogr A*, 2005, 1076(1-2): 193-197.
[2] Rao PS, et al. *Journal of Scientific and Industrial Research*, 1951, 10: 166.
[3] Govindan SV, et al. *Indian Journal of Chemistry*, 1977, 15: 956.
[4] Kalsi PS, et al. *Phytochemistry*, 1983, 22: 1993-1995.
[5] Chhabra BR, et al. *Fitoterapia*, 1998, 69(3): 274-275.
[6] Dhillon RS, et al. *Phytochemistry*, 1987, 26: 41209-41210.
[7] Singh IP, et al. *Phytochemistry*, 1992, 31: 2529-2531.
[8] Kumar S, et al. *Fitoterapia*, 1995, 66: 287-288.
[9] Chhabra BR, et al. *Fitoterapia*, 1997, 68(5): 470-471.
[10] Chhabra BR, et al. *Phytochemistry*, 1998, 49: 3801-3804.
[11] Cho JY, et al. *Planta Med*, 1998, 64: 594-597.
[12] Kraker JW, et al. *Phytochemistry*, 2001, 58: 481-487.
[13] Talwar KK, et al. *Phytochemistry*, 1991, 31: 1336-1338.
[14] Jung IH, et al. *Arch Pharm Res*, 1998, 21: 153-156.
[15] Kang SS, et al. *Korean Journal of Pharmacognosy*, 1999, 30: 48-53.
[16] Sun CM, et al. *J Nat Prod*, 2003, 66: 1175-1180.
[17] Yin HQ, et al. *Chem Pharm Bull*, 2005, 53: 841-842.
[18] Yoshikawa M, et al. *Chem Pharm Bull*, 1993, 41: 214-216.
[19] 杨辉，等 . 云南植物研究，1997, 19(1): 85-91.
[20] 梁晟，等 . 广州化学，2007, 32(4): 12-17, 24.
[21] 杨辉，等 . 植物学报，1997, 39(7): 667-669.
[22] 尹宏权，等 . 中国药物化学杂志，2005, 15(4): 217-220.
[23] 杨辉，等 . 云南植物研究，1997, 19(1): 92-96.
[24] Lalla JK, et al. *54th Indian Pharmaceutical Congress, Pune, India*, 2002: 293.
[25] Jain TC, et al. *Can J Chem*, 1968, 46: 2325-2327.
[26] 张婷，等 . 中国中药杂志，2009, 34(10): 1223-1224.
[27] Viswanathan P, et al. *Bioresource Technology*, 1995, 52: 181-184.
[28] Namboodiripad CP, et al. *Current Science*, 1968, 5: 550-551.

药理作用及毒性参考文献

[1] 赵烽，等 . 创新药物及新品种研究、开发学术研讨会论文集，2006: 144-149.
[2] 侯鹏飞，等 . 中国实验方剂学杂志，2008, 14(7): 26-30.
[3] 韩坚，等 . 中药材，2005, 28(11): 1017-1019.
[4] 李秀芳，等 . 云南中医中药杂志，2007, 28(6): 34-35.
[5] 许卉，等 . 创新药物及新品种研究、开发学术研讨会论文集，2006: 105-109.

19. 三角叶风毛菊（中国植物志） 海肥千（江西），猪蹄叉、娃儿草（贵州），翻白叶（红河中草药、贵州草药），白紫菀（云南、昆明）

Saussurea deltoidea (DC.) Sch. Bip. in Linnaea 19: 331. 1846.——*Aplotaxis deltoides* DC.（英 **Deltoidleaf Saussurea**）

二年生草本，高 0.4-2 m。茎自立，被稠密的锈色多细胞节毛及稀疏或稠密的蛛丝状毛或蛛丝状绵毛，中下部茎叶有叶柄，被锈色的稀疏或稠密的多细胞节毛，柄基扩大，叶片大头羽状全裂，顶裂片大，三角形或三角状戟形，长 20 cm，基部宽戟形或心形或宽楔形，边缘有锯齿或重锯齿，侧裂片小，1-2 对，长椭圆形、椭圆形或三角形，对生或互生，边缘全缘或几全缘，羽轴有狭翼；上部茎叶小，不分裂，三角形、三角状卵形或三角状戟形，边缘有锯齿；上面绿色，被稀疏的糠秕状短糙毛，下面灰白色，被密厚或稠密的绒毛。头状花序大，有长花序梗，单生茎端或单生枝端或在茎枝顶排列成稠密或稀疏的圆锥花序。总苞半球形或宽钟状，被稀疏蛛丝状毛；总苞片 5-7 层，外层卵状披针形或卵状长圆形，顶端草质，扩大，边缘有细锯齿或流苏状锯齿，中层长披针形，内层长披针形或线状披针形。小花淡紫红色或白色。瘦果倒圆锥状，黑色，有横皱纹。冠毛 1 层，白色，羽毛状，长 1.2 cm。花果期 5-11 月。

分布与生境 产于陕西、浙江、福建、江西、广东、广西、湖北、湖南、四川、云南、贵州、西藏。生于海拔 3110-3400 m 的山坡、草地、林下、灌丛、荒地、牧场、杂木林中及河谷林缘。也分布于不丹、印度、缅甸、泰国、老挝、越南及尼泊尔。

药用部位 根。

功效应用 祛风湿，通经络，健脾消疳。用于产后乳少，病后体虚，风湿痹痛，白带过多，腹泻，小儿疳积，胃寒疼痛，痈疖疔毒。

化学成分 地上部分含黄酮类：木犀草素(luteolin)，槲皮素(quercetin)，槲皮素-3-O-α-L-鼠李糖苷(quercetin-3-O-α-L-rhamnoside)，芦丁(rutin)[1]；三萜类：羽扇豆醇(lupeol)，羽扇豆醇乙酸酯(lupeol acetate)[1]。

全草含倍半萜类：11-羟基-11,13-二氢木香醇(11-hydroxy-11,13-dihydrocostol)，2-甲基丙烯酰基-3β-羟基-4(15),10(14),11(13)-愈创木三烯-12,8-内酯[2-methylpropenoyl-3β-hydroxy-4(15),10(14),11(13)-guaiatrien-12,8-olide]，扇叶菊蒿素▲(flabellin)[2]；单萜类：黑麦草内酯(loliolide)，7-表黑麦草内酯(7-epiloliolide)[2]；木脂素类：(+)-1-羟基松脂酚[(+)-1-hydrxypinoresinol][2]；酚类：丁香醛(syringaldehyde)[2]；黄酮类：(±)-楝叶吴萸素B[(±)-evofolin B][2]；生物碱类：3-醛基吲哚(indole-3-aldehyde)[2]。

注评 本种苗族用根主治产后乳少、白带过多、消化不良、腹胀、小儿疳积、骨折、病后体虚，并治胃寒痛、风湿骨痛。

化学成分参考文献

[1] 朱华旭，等. 中成药，2004, 26(4): 137-139.

[2] 黄火强，等. 中国新药杂志，2011, 20(16): 1569-1572.

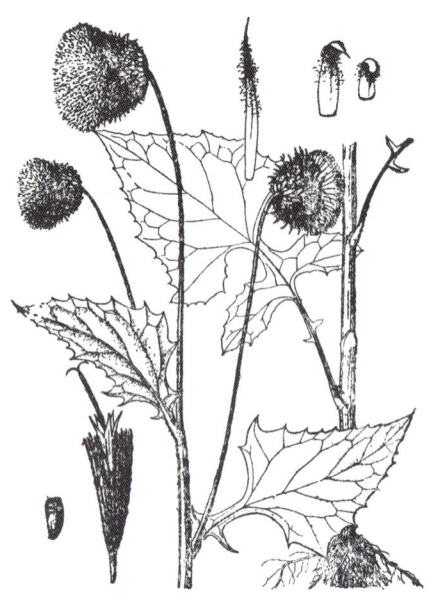

三角叶风毛菊 Saussurea deltoidea (DC.) Sch. Bip.
引自《中国高等植物图鉴》

20. 叶头风毛菊（中国植物志） 蛇咬药（云南药用植物名录）

Saussurea peguensis C. B. Clarke, Compos. Ind. 235. 1876.——*S. phyllocephala* Collet et Hemsl.（英 **Leafyinvolucre Saussurea**）

多年生草本，高达1 m。茎直立，不分枝，密被褐色多细胞长或短节毛。下部茎叶无柄，基部耳状半抱茎，叶片全形长椭圆形，长8–15 (30) cm，2回羽状深裂或几全裂，一回侧裂片5–10对，椭圆形、长椭圆形或偏斜三角形，边缘全缘或少锯齿；中部茎叶与下部茎叶同形，渐小；上部茎叶与下部茎叶同形；上面干后褐色或黑褐色，被褐色稠密的多细胞节毛，下面灰白色，被稠密的白色绒毛。头状花序多数，沿茎排列成总状花序或总状圆锥花序，花序梗粗短，被稠密褐色多细胞节毛。总苞钟状，总苞片5层，外层长圆形，上部绿色叶质扩大，被稠密的白色绵毛，中层长三角形或长三角状披针形，外面被蛛丝状绵毛，内层线形，边缘有短或长缘毛。小花紫色。瘦果褐色或黑褐色，长圆状，顶端有小冠。冠毛1层，污白色，羽毛状。花果期9–10月。

分布与生境 产于云南、贵州。生于海拔1200–1500 m的林下、山间平坝。也分布于缅甸、泰国。

药用部位 全草或根。

功效应用 滋补，消炎，清热，止血。用于肝炎，头晕，盗汗，产后体虚，乳腺炎，肺炎，胸膜炎，消化不良。外用于痈肿，毒蛇咬伤。

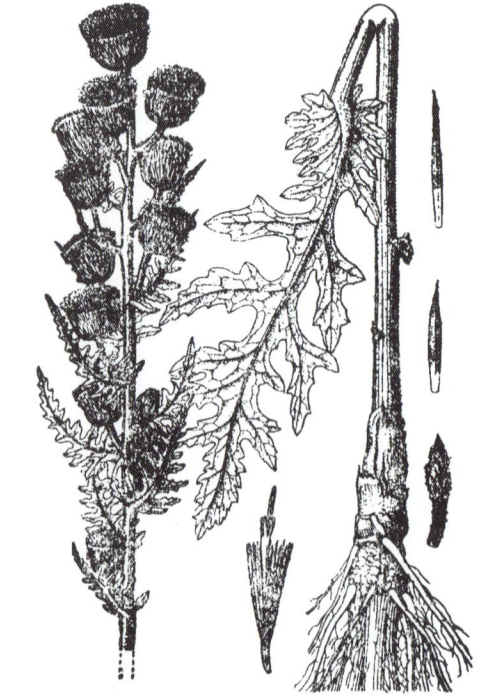

叶头风毛菊 Saussurea peguensis C. B. Clarke
引自《中国高等植物图鉴》

注评 本种为"鹰爪莲"的基源植物，药用其根及全草。

21. 革叶风毛菊（中国植物志） 草苞蛇眼草（新疆本草纲要）

Saussurea poochlamys Hand.-Mazz. in Akad. Wiss. Wien, Math.-Naturwiss. Kl., Anz. 62(2): 15. 1925.
（英 **Leatheryleaf Saussurea**）

多年生无茎或几无茎莲座状草本。根状茎短，被褐色叶残迹。叶莲座状，无柄，狭线形，长3-8 cm，两端渐狭，两面绿色，无毛，革质。头状花序 1 个，单生于莲座状叶丛中，无花序梗或有长 1.5 cm 的短花梗。总苞长钟状；总苞片 4 层，覆瓦状，外层与中层披针形或长圆状披针形，内层线状披针形，外面无毛。小花紫红色。瘦果褐色，长椭圆形，无毛。冠毛污白色，外层短，单毛状，内层长，羽毛状，长 1.2 cm。花果期 8-9 月。

分布与生境 产于四川、云南。生于海拔 3200-4300 m 的山坡灌丛。
药用部位 根。
功效应用 清热解毒，消肿止痛。用于痈疽疮疖，乳痈，肺痈，肠痈，无名肿毒，局部肿痛，毒蛇咬伤。

22. 奇形风毛菊（中国植物志）

Saussurea fastuosa (Decne.) Sch. Bip. in Linnaea 19: 331. 1846.——*Aplotaxis fastuosa* Decne., *Saussurea forrestii* Diels.（英 **Wonderfull Saussurea**）

多年生草本，高 80-150 cm。茎直立，不分枝或上部稀疏伞房花序状分枝，无毛或被稀疏褐色短柔毛。基生叶及下部茎叶花期脱落。中部茎叶有短柄，叶片披针形、椭圆形或披针状椭圆形，长 6-15 cm，基部圆形或宽楔形，边缘有小而尖的细密的细锯齿，侧脉多对，上面绿色，无毛，下面灰白色，被白色稠密的短或长绒毛；最上部茎叶与中部茎叶较小。头状花序大，单生茎端或少数在茎枝顶端排成伞房花

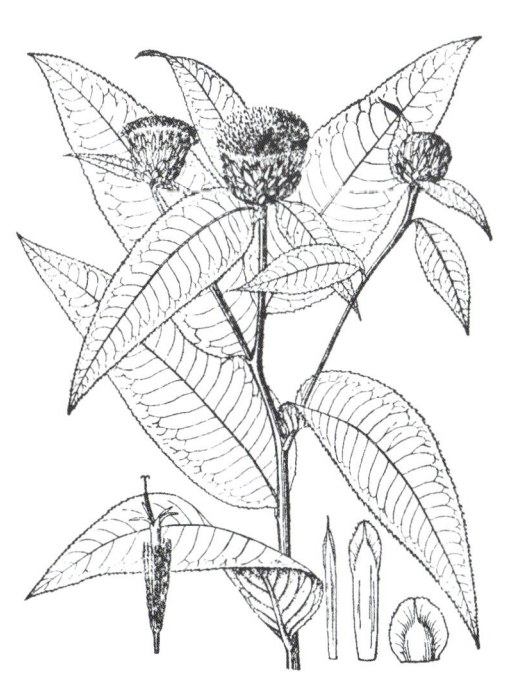

奇形风毛菊 *Saussurea fastuosa* (Decne.) Sch. Bip.
引自《中国高等植物图鉴》

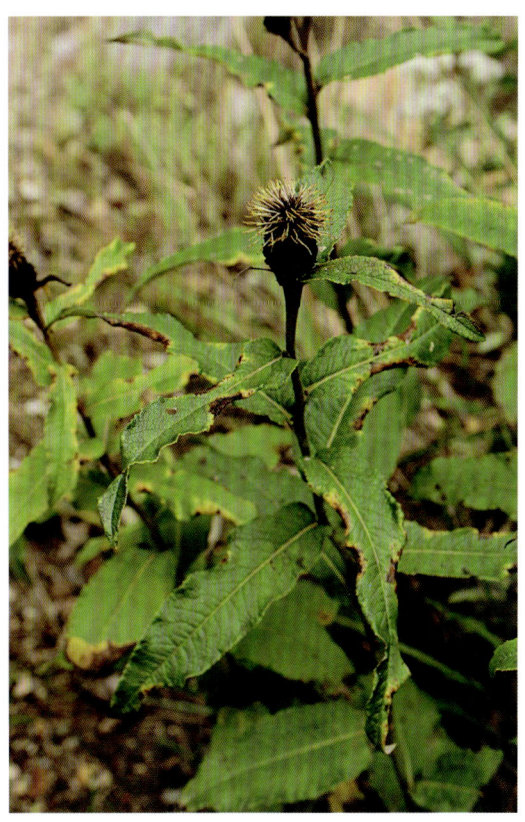

奇形风毛菊 *Saussurea fastuosa* (Decne.) Sch. Bip.
摄影：陈又生

序状，花序梗粗壮。总苞钟状或宽钟状；总苞片 4 层，外层宽卵形，边缘栗色宽膜质，中层椭圆形或长椭圆形，边缘栗色宽膜质，内层线状长椭圆形，上部边缘栗色膜质，总苞片叶面无毛。小花紫色。瘦果浅褐色，无毛，有棱。冠毛白色，1 层，羽毛状。花果期 8–10 月。

分布与生境 产于四川西南部、云南、西藏。生于海拔 2400–3700 m 的林下、林缘、灌丛边缘、草地多石处。也分布于尼泊尔、不丹、印度、缅甸。

药用部位 全草。

功效应用 祛风活络，散瘀止痛。用于关节痹痛。

23. 重齿风毛菊（中国植物志） 细齿风毛菊（甘肃中草药手册），犬通风毛菊（中国中药资源志要）

Saussurea katochaete Maxim. in Bull. Acad. Imp. Sci. Saint-Petersbourg 27: 491. 1881.（英 **Doubletoothed Saussurea**）

多年生无茎莲座状草本。根状茎短，被稠密的纤维状撕裂的叶柄残迹。叶莲座状，有柄被稀疏的蛛丝毛或无毛，叶片椭圆形、椭圆状长圆形、匙形、卵状三角形或卵圆形，长 3–9 cm，边缘有细密的尖锯齿或重锯齿，上面绿色，无毛，下面被稠密的白色绒毛，侧脉多对。头状花序 1 个，无或有短花序梗，单生于莲座状叶丛中，极少 2–3 个头状花序。总苞片 4 层，外层三角形或卵状披针形，边缘紫黑色狭膜质，中层卵形或卵状披针形，上半部边缘黑色狭膜质，内层长椭圆形或宽线形，近顶端边缘紫色狭膜质，无毛。小花紫色。瘦果褐色，3 棱状。冠毛 2 层，浅褐色，外层短，糙毛状，反折并包围瘦果，内层长，羽毛状。花果期 7–10 月。

分布与生境 产于甘肃、青海、四川、云南、西藏。生于海拔 2230–4700 m 的山坡草地、山谷沼泽地、河滩草甸、林缘。也分布于不丹、印度。

药用部位 全草、叶。

功效应用 清热解毒，祛风透疹，活血调经，镇静。用于麻疹，风疹，月经不调。

化学成分 全草含香豆素类：5-羟基-7-甲氧基香豆素(5-hydroxy-7-methoxy-coumarin)，7-甲氧基香豆素(7-methoxycoumarin)[1]；黄酮类：芹菜素(apigenin)，3',5'-二甲氧基芹菜素(3',5'-dimethoxyapigenin)[1]；苯丙素类：3,4-二甲氧基-3'-羟基苯丙酮(3,4-dimethoxy-ethylphenylketone)，4-羟基肉桂酸(4-hydroxycinnamic acid)[1]。

化学成分参考文献

[1] Yue ME, et al. *Biomed Chromatogr*, 2007, 21(4): 376-381.

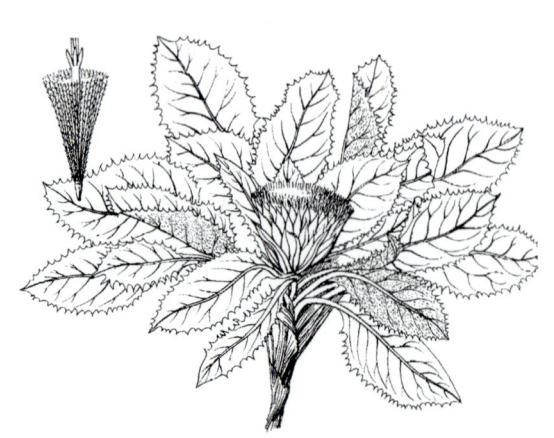

重齿风毛菊 Saussurea katochaete Maxim.
王颖 绘

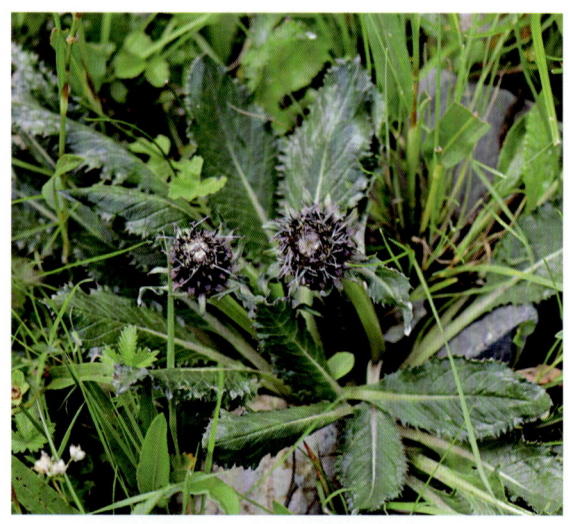

重齿风毛菊 Saussurea katochaete Maxim.
摄影：陈又生

24. 盐地风毛菊（中国植物志）

Saussurea salsa (Pall.) Spreng., Syst. Veg. 3: 381. 1826.——*Serratula salsa* Pall.（英 **Saline Saussurea**）

多年生草本，高 15-50 cm。根状茎粗，颈部有残存的叶柄。茎单生或数个，上部或中部以上伞房花序状分枝，被稀疏的蛛丝状毛。基生叶与下部茎叶全形长圆形，边缘波状锯齿或全缘；中下部茎叶长圆形、长圆状线形或披针形，无柄，两面被稀疏蛛丝状绵毛。总苞狭圆柱状；总苞(5) 7层，外层卵形，中层披针形，内层长披针形，全部总苞片外面被蛛丝状绵毛。小花粉紫色。瘦果长圆形，红褐色，无毛。冠毛白色，2层，外层短，糙毛状，内层长，羽毛状。花果期 7-9 月。

分布与生境 产于甘肃、宁夏、内蒙古、青海、新疆。生于海拔 2740-2880 m 的盐土草地、戈壁滩、湖边。也分布于俄罗斯、中亚、蒙古。

药用部位 全草。

功效应用 清热解毒。用于痈肿疮疡，肿瘤。

化学成分 地上部分含倍半萜类：优雅风毛菊碱▲(elegantine)[1]，优雅风毛菊素▲(eleganin)[1-2]，其中优雅风毛菊碱▲为氨基酸结合的倍半萜类[1]。

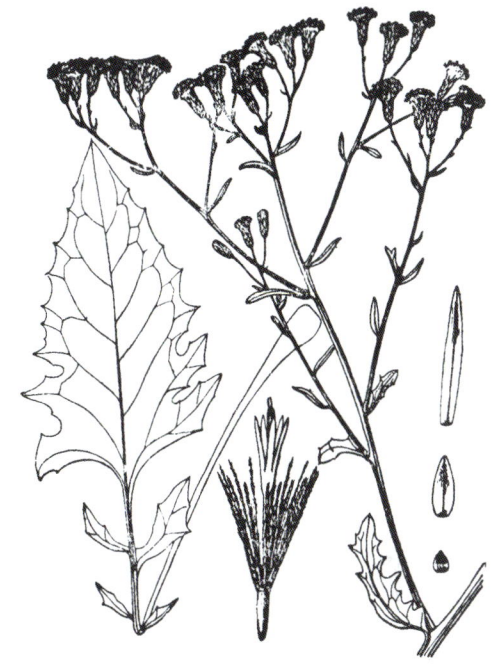

盐地风毛菊 Saussurea salsa (Pall.) Spreng.
引自《中国高等植物图鉴》

化学成分参考文献

[1] Khashimov AM, et al. *Khimiya Prirodnykh Soedinenii*, 1968, 4(6): 367-370.

[2] Sham'yanov ID, et al. *Khimiya Prirodnykh Soedinenii*, 1981, 5: 667-668.

25. 川陕风毛菊（中国植物志）

Saussurea licentiana Hand.-Mazz. in Oesterr. Bot. Z. 85: 222. 1936.（英 **Licent's Saussurea**）

多年生草本，高 40-80 cm。茎直立，单生，无毛。基生叶及下部茎叶花期枯萎；中部茎叶有短柄，叶片卵形、倒卵形、卵状披针形或椭圆形，长 4-13 cm，边缘有细齿；上部茎叶与中部茎叶同形但渐小，无柄，上面绿色，被稀疏短糙毛，下面被稀疏或稠密的白色绒毛。头状花序多数或少数，在茎枝顶端排成伞房花序状，有花序梗。总苞小，狭圆柱状；总苞片 3-4 层，外层宽卵形，中层椭圆形，内层椭圆形或宽线形，全部总苞片麦秆黄色，外面无毛。小花紫色。瘦果淡褐色，无毛。冠毛 2 层，淡褐色，外层短，糙毛状，内层长，羽毛状。花果期 8-9 月。

分布与生境 产于陕西、甘肃、湖北、四川。生于海拔 1950-3300 m 的林中、山崖下或草坡。

药用部位 全草。

功效应用 清热凉血，活血消肿。用于跌打损伤，瘀肿疼痛。

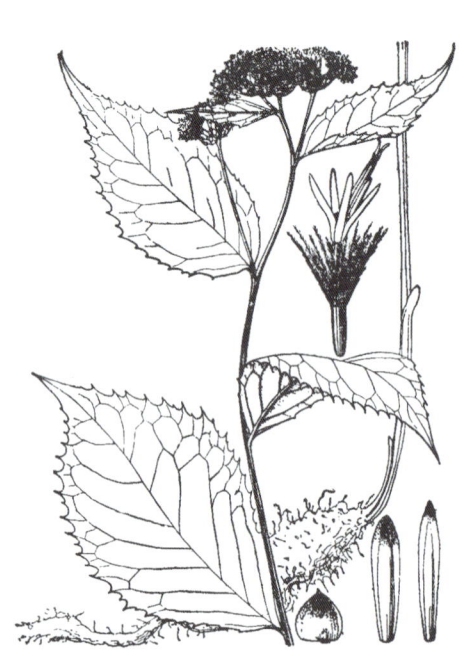

川陕风毛菊 Saussurea licentiana Hand.-Mazz.
引自《中国高等植物图鉴》

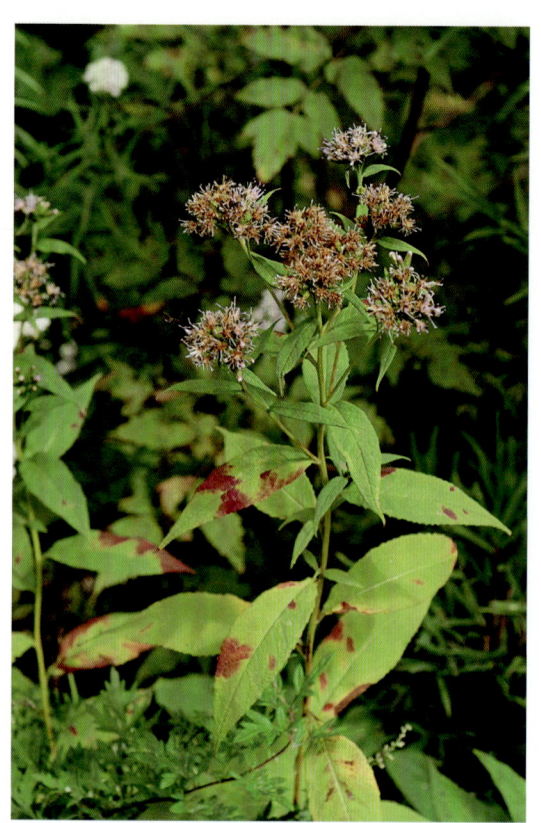

川陕风毛菊 Saussurea licentiana Hand.-Mazz.
摄影：陈又生

26. 长梗风毛菊（中国植物志）

Saussurea dolichopoda Diels in Bot. Jahrb. Syst. 29: 623. 1901.（英 **Longstalk Saussurea**）

多年生草本，高 80-100 cm。茎直立，无毛，上部伞房状或伞房圆锥花序状分枝，分枝纤细。基生叶花期凋落；中部茎叶有叶柄，叶片长圆状披针形、卵状披针形或长圆形，长 12-14 cm，边缘有细锯齿；上部茎叶渐小，与中部茎叶同形或长椭圆形，有短叶柄，两面绿色或下面色淡，无毛。头状花序多数或少数，在茎枝顶端排成伞房状花序或伞房圆锥花序，花序梗粗长 1.5-5 cm。总苞钟状或圆形，总苞片 4-6 层，外层卵形，中层长圆形，内层长椭圆形至宽线形，无毛。瘦果褐色，无毛。冠毛 2 层，淡褐色，外层短，糙毛状，内层长，羽毛状。花果期 7-10 月。

分布与生境 产于陕西、甘肃、湖北、重庆、云南。生于海拔 1400-2750 m 的山谷林下及山坡。

药用部位 根状茎。

功效应用 清热解毒，消肿散瘀。用于痈肿疮疖，湿疹，毒蛇咬伤。

菊科 COMPOSITAE

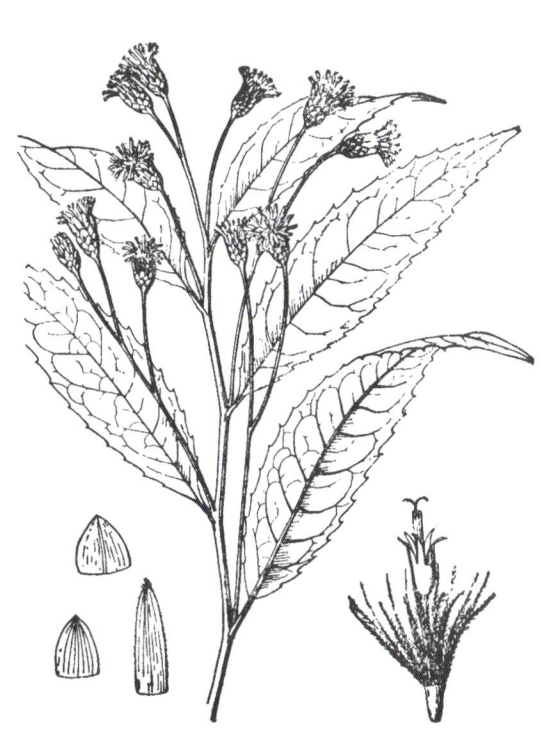

长梗风毛菊 Saussurea dolichopoda Diels
引自《中国高等植物图鉴》

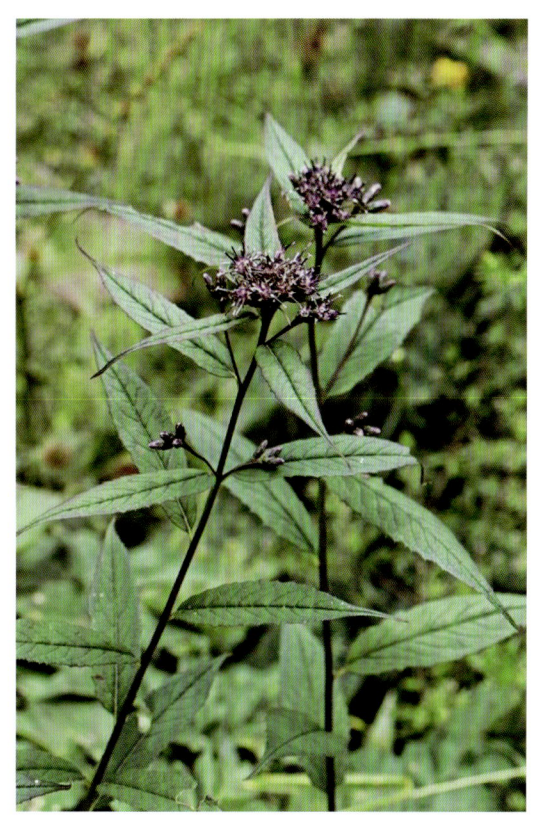

长梗风毛菊 Saussurea dolichopoda Diels
摄影：陈又生

27. 多头风毛菊（中国植物志）

Saussurea polycephala Hand.-Mazz. in Acta Horti Gothob. 12: 313. 1938.（英 **Manyhead Saussurea**）

多年生草本，高 60-100 cm。茎直立，被稀疏蛛丝毛或无毛。基生叶及下部茎叶花期脱落；中部茎叶有叶柄，叶片披针形、长椭圆状披针形或长椭圆形，长 10-15 cm，边缘有小锯齿；上部茎叶渐小，披针形，全部叶上面绿色，被稀疏短糙毛，下面白色，被稠密的白色绒毛。头状花序 10-15 个，排成伞房状花序，有花序梗。总苞圆柱状；总苞片 6 层，外层卵形，外面被稀疏蛛丝毛，中层长椭圆形，被白色稠密的长柔毛，内层长椭圆形，上部及上部边缘被白色稀疏长柔毛。小花紫色。瘦果褐色，圆柱状，有肋。冠毛白色，2 层，外层短，糙毛状，内层长，羽毛状。花果期 8-9 月。

分布与生境　产于湖北、四川。生于海拔 1230-2200 m 的山坡、山坡路边、山坡林缘、林中。

药用部位　根及根状茎。

功效应用　祛风除湿，止痛。用于风湿痹痛。

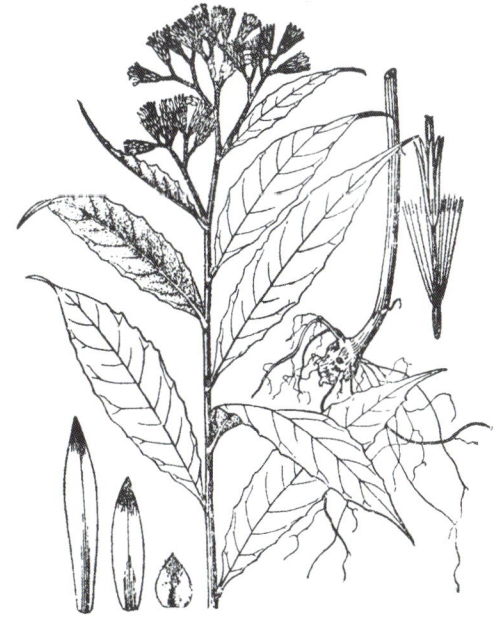

多头风毛菊 Saussurea polycephala Hand.-Mazz.
引自《中国高等植物图鉴》

28. 鸢尾叶风毛菊（中国植物志） 蛇眼草、大麻草（云南中草药），蛇箭（云南丽江），雨过天晴（昆明民间常用草药），线叶风毛菊（中药大辞典）

Saussurea romuleifolia Franch. in J. Bot. (Morot) 2(19): 339. 1888.（英 **Irisleaf Saussurea**）

多年生草本，高 10-35 cm。根状茎，颈部被褐色纤维状的叶残迹。茎直立，被长柔毛并杂以腺毛，基部密被深褐色的绢状长绵毛。基生叶多数，茎生叶少数，狭线形，长 3-45 cm，上面无毛，下面被灰白色稀疏短柔毛，全缘。头状花序单生茎端。总苞楔钟状；总苞片 5 层，外层卵形，长 1.3 cm，中层宽椭圆形，内层披针形，长 2.3 cm，全部总苞片边缘全缘或有细齿，全部或上部及边缘紫色。小花紫色，瘦果顶端有小冠。冠毛污白色，2 层，外层短，糙毛状，内层长，羽毛状。花果期 7-8 月。

分布与生境 产于四川、云南及西藏东部。生于海拔 2200-3800 m 的山坡草地、林下及林缘。

药用部位 全草、根。

功效应用 全草：祛风止痛，散瘀消肿，解毒，消积。用于风湿痹痛，跌打损伤，小儿疳积，高热。根：用于毒蛇咬伤，无名肿毒。

注评 本种为云南药品标准（1974、1976）收载"蛇眼草"的基源植物，药用其干燥根或全草。傈僳族、纳西族也药用，主要用途同功效应用项。

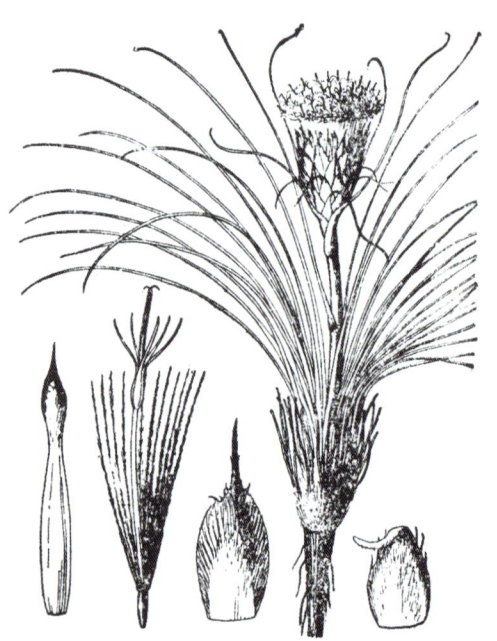

鸢尾叶风毛菊 Saussurea romuleifolia Franch.
引自《中国高等植物图鉴》

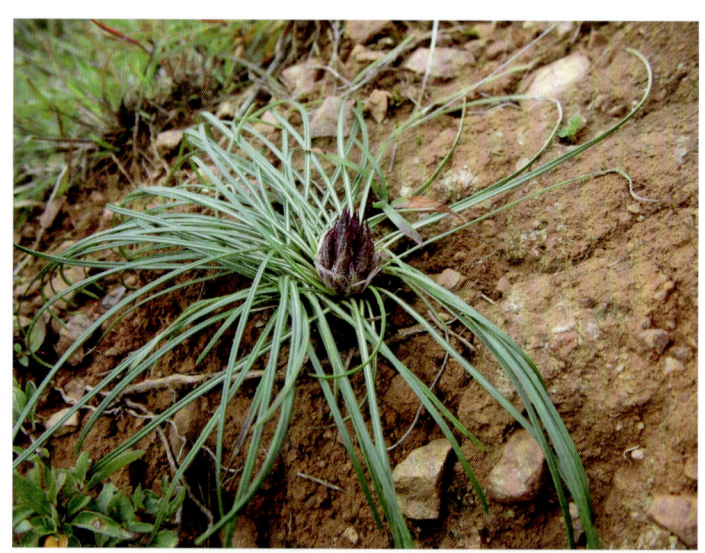

鸢尾叶风毛菊 Saussurea romuleifolia Franch.
摄影：何顺志

29. 异色风毛菊（中国植物志） 绵毛风毛菊（甘肃中草药手册）

Saussurea brunneopilosa Hand.-Mazz. in Notizbl. Bot. Gart. Berlin-Dahlem 13: 651. 1937.（英 **Brown hair Saussurea**）

多年生草本，高 7-45 cm。根状茎有分枝，颈部被纤维撕裂的残鞘。茎直立，不分枝，密被白色长绢毛。基生叶狭线形，长 3-10 (15) cm，近基部扩大呈鞘状，边缘全缘，上面无毛，下面密被白色绢毛；茎生叶与基生叶类似。头状花序单生茎端，基部有多数通常超过头状花序，果期呈星状排列的茎叶。总苞近球形；总苞片 4 层，外层卵状椭圆形，长 1.1 cm，紫褐色，中层椭圆状披针形，长 1.2 cm，顶端紫色，内层线状披针形，长 2-3 cm，外面紫色，外面被褐色和白色的长柔毛。小花紫色。瘦果圆锥状，无毛，顶端有小冠。冠毛黄褐色，2 层，外层短，糙毛状，内层长，羽毛状。花果期 7-8 月。

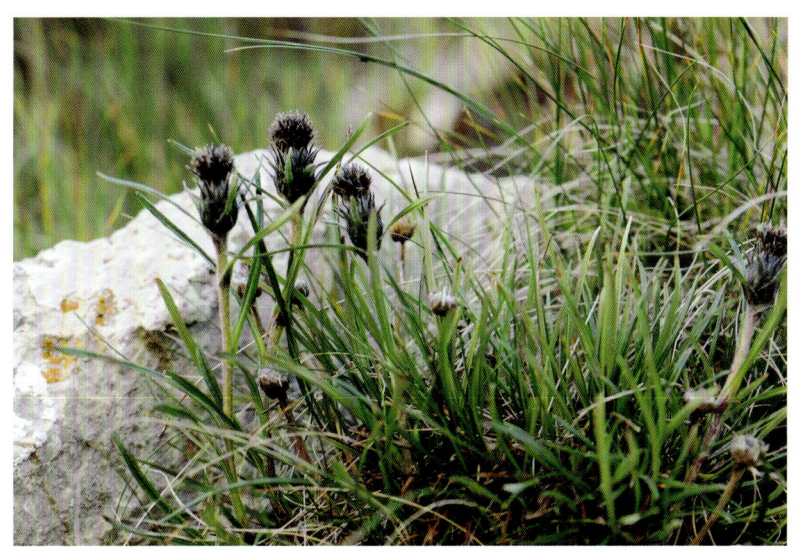

异色风毛菊 Saussurea brunneopilosa Hand.-Mazz.
摄影：陈又生

分布与生境 产于甘肃、青海。生于海拔 2900–4500 m 的山坡阴处及山坡路旁。
药用部位 花。
功效应用 清热利湿。用于湿热黄疸。
注评 本种为部颁药品标准·藏药（1995年版）收载"褐毛风毛菊"（藏药名：杂赤巴莫卡）的基源植物之一，药用其干燥地上部分；同属植物禾叶风毛菊 Saussurea graminea Dunn. 同等药用。藏族用其地上部分用于肝炎、胆囊炎、黄疸、胃肠炎、感冒发热及内脏出血。

30. 禾叶风毛菊（中国植物志） 线叶风毛菊（阿坝中草药手册）

Saussurea graminea Dunn in J. Linn. Soc., Bot. 35: 509. 1903.（英 **Grassleaf Saussurea**）

多年生草本，高 3–25 cm。根状茎多分枝，颈部被褐色纤维状残鞘，常生出不育枝和花茎。茎直立，密被白色绢状柔毛。基生叶狭线形，长 3–15 cm，基部稍呈鞘状，边缘全缘，上面被稀疏绢状柔毛或几无毛，下面密被绒毛；茎生叶少数，与基生叶同形，较短。头状花序单生茎端。总苞钟状；总苞片 4–5 层，密或疏被绢状长柔毛，外层卵状披针形，中层披针形，内层线形。小花紫色。瘦果圆柱状，无毛，顶端有小冠。冠毛 2 层，淡黄褐色，外层短，糙毛状，内层长，羽毛状。花果期 7–8 月。
分布与生境 产于四川、甘肃、宁夏、内蒙古、云南、西藏。生于海拔 3400–5350 m 的山坡草地、草甸、河滩草地、杜鹃灌丛中。
药用部位 全草。
功效应用 清热利湿，凉血止血。用于感冒发热，肝炎，湿热黄疸，呕吐，泄泻，吐血，便血。
化学成分 全草含三萜类：$1\beta,3\beta$-二羟基-$11\alpha,12\alpha$-环氧蒲公英赛烷($1\beta,3\beta$-dihydroxy-$11\alpha,12\alpha$-oxidotaraxerane)，28-羟基-$11\alpha,12\alpha$-环氧蒲公英赛烷-3-酮 (28-hydroxy-$11\alpha,12\alpha$-oxidotaraxerane-3-one)，3β-羟基-$11\alpha,12\alpha$-环氧蒲公英赛烷-28-醛(3β-hydroxy-$11\alpha,12\alpha$-oxidotaraxerane-28-al)，3-O-乙酰基-$11\alpha,12\alpha$-环氧蒲公英赛烷-28-醛(3-O-acetyl-$11\alpha,12\alpha$-oxidotaraxerane-28-al)，3β-羟基-$11\alpha,12\alpha$-环氧蒲公英赛烷(3β-hydroxy-$11\alpha,12\alpha$-oxidotaraxerane)，$3\beta,28$-二羟基-$11\alpha,12\alpha$-环氧蒲公英赛烷($3\beta,28$-dihydroxy-$11\alpha,12\alpha$-oxidotaraxerane)，$11\alpha,12\alpha$-环氧蒲公英赛烷-3-酮($11\alpha,12\alpha$-oxidotaraxerane-3-one)[1]。
注评 本种为部颁药品标准·藏药（1995年版）、藏药标准（1979）收载"褐毛风毛菊"的基源植物之一，药用其干燥地上部分；与同属植物异色风毛菊 S. brunneopilosa Hand.-Mazz. 同等药用。藏族用地上部分治疗肝炎、胆囊炎、黄疸、胃肠炎、感冒发热及内脏出血；彝族、蒙古族亦用其全草，主要用途同

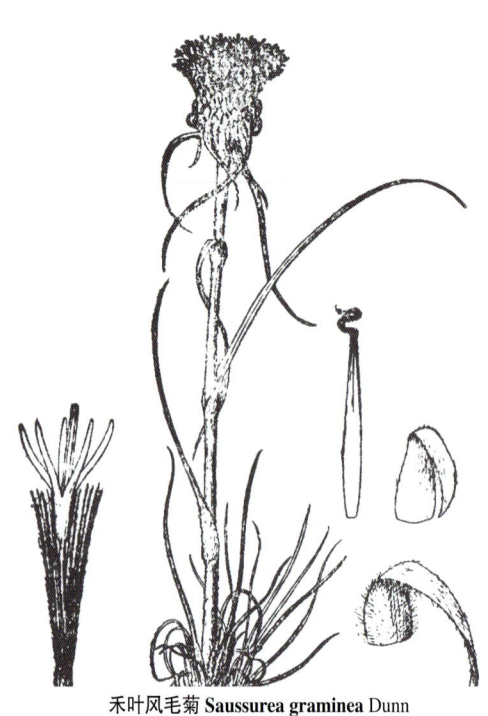
禾叶风毛菊 Saussurea graminea Dunn
引自《中国高等植物图鉴》

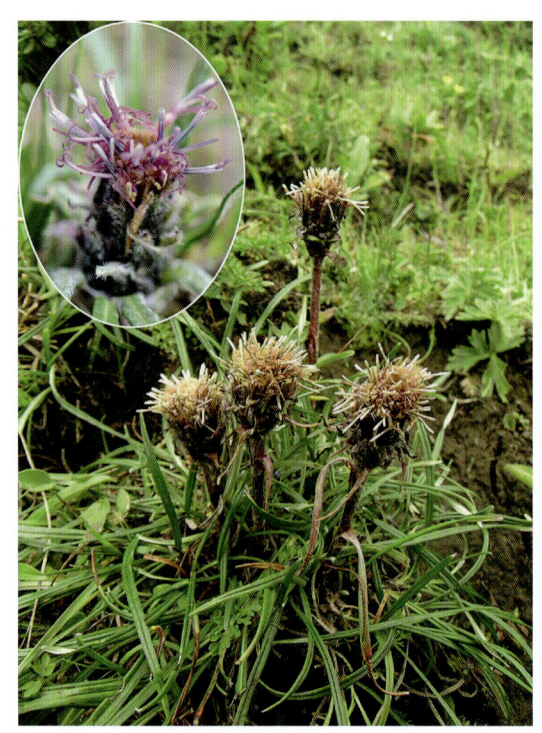
禾叶风毛菊 Saussurea graminea Dunn
摄影：陈又生

藏族。同属植物沙生风毛菊 S. arenaria Maxim. 和小风毛菊 S. minuta C. Winkl. 均混作本种使用。

化学成分参考文献

[1] Hu J, et al. *Fitoterapia*, 2012, 83(1): 55-59.

31. 林生风毛菊（中国植物志）

Saussurea sylvatica Maxim. in Bull. Acad. Imp. Sci. Saint-Petersbourg 27: 495. 1881.（英 **Forest Saussurea**）

　　多年生草本，高 34-82 cm。根状茎颈部被纤维状撕裂的叶残迹。茎直立，紫色，上部被白色绢毛。叶宽披针形，长 7-13 cm，边缘有锯齿，两面无毛，基部下延成 3-5 cm 的叶柄。头状花序排成伞房花序状或圆锥花序状。总苞球形；总苞片 5 层，外层卵状椭圆形，外面无毛，边缘与中脉紫色，中层线状披针形，长 1.5 cm，外面被白色绢毛，边缘紫色，内层线状披针形，长 1.5 cm。小花紫色。瘦果 4 棱形，浅褐色，顶端有小冠。冠毛 2 层，禾秆黄色，外层短，糙毛状，内层长，羽毛状。花果期 6-7 月。

分布与生境　产于山西、甘肃、青海。生于海拔 2750-4500 m 的山坡草地阴湿处。
药用部位　花序。
功效应用　清热解毒，镇静，止痛。用于痈肿疮疡，疼痛。

菊科 COMPOSITAE

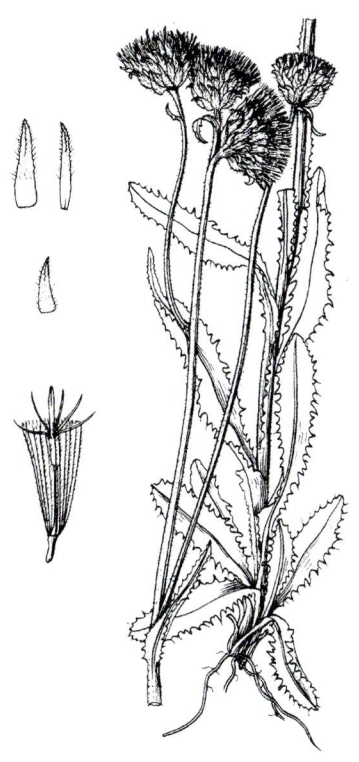
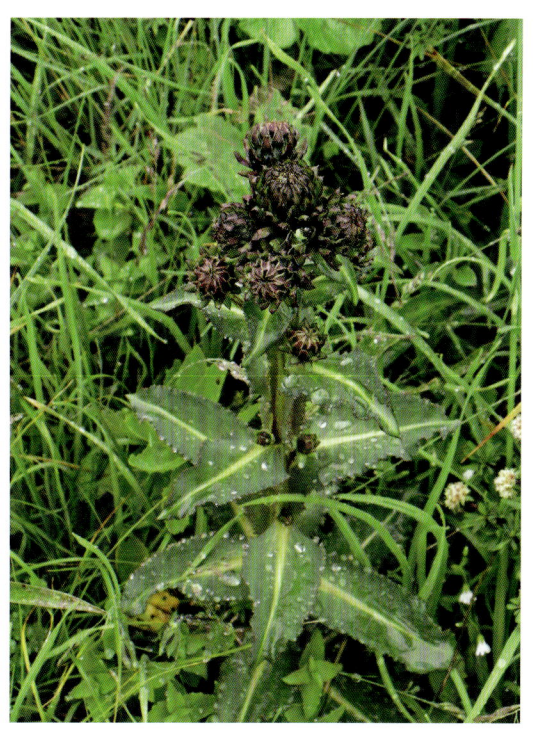

林生风毛菊 Saussurea sylvatica Maxim.
王颖 绘

林生风毛菊 Saussurea sylvatica Maxim.
摄影：陈又生

32. 蒲公英叶风毛菊（中国植物志）

Saussurea taraxacifolia (Lindl. ex Royle) Wall. ex DC., Prodr. 6: 532. 1838. ——*Cyathidium taraxacifolium* Lindl. ex Royle（英 **Taraxacum leaf Saussurea**）

多年生草本，高 20-50 cm。根状茎粗，颈部被深褐色的残叶柄。茎直立或稍弯，被绵毛。基生叶长矩圆形，长 5-15 cm，基部渐狭，倒向羽裂，裂片三角形，上面被稀疏的绵毛，下面密被白色绒毛，有长柄；茎生叶 4-5，较小。头状花序单生于茎端；总苞近球形，长 1.6-1.8 cm，散生柔毛；总苞片 5 层，外层披针形，长 1.2-1.5 cm，暗绿色，被白色柔毛，内层宽条形，长达 1.6 cm，禾秆黄色，上部暗绿色，被毛；花紫色，长达 2 cm。瘦果圆柱形，无毛；冠毛淡褐色，外层短，糙毛状，内层羽毛状。

分布与生境　产于西藏和云南西北部。生于海拔 3800-4700 m 的山坡灌丛。也分布于不丹、印度、尼泊尔。

药用部位　全草、花序。

功效应用　清热解毒，镇静止痛。用于疮疡肿毒，食物中毒。

注评　本种藏族用全草治疗食物中毒。

33. 薄苞风毛菊（中国植物志）　雪莲（甘肃）

Saussurea leptolepis Hand.-Mazz. in Acta Horti Gothob. 12: 337. 1938.——*S. incosspicua* Hand.-Mazz.（英 **Thinbract Saussurea**）

多年生草本，高 6-16 cm。根状茎短，被深褐色的叶柄残迹。茎直立，紫色，被稠密或稀疏长柔毛。基生叶基部渐狭成长 1.5-2 cm 的叶柄，叶片长椭圆形，长 2.5-5 cm，羽状浅裂，侧裂片 3-4 对，三角形；茎生叶 1-2 枚，线形或披针形，边缘有不规则三角形锯齿，上面绿色或后变紫色，无毛，下面被灰白色稠密绒毛。头状花序单生茎端。总苞漏斗形；总苞片 5 层，上部被稀疏白色长柔毛，外层线状披针形，中层宽披针形，长尖。小花紫红色。瘦果圆柱状，无毛，紫红色。冠毛 2 层，黄褐色，外层短，糙毛状，内层长，羽毛状。花果期8月。

分布与生境 产于四川。生于海拔4200-4400 m的高山草甸。

药用部位 全草。

功效应用 补肾壮阳，暖宫，调经，止带。用于肾阳虚，阳痿，腰膝酸软，乏力，白带过多，月经不调，宫冷不孕，腹痛，关节痹痛。

34. 东俄洛风毛菊（中国植物志） 羽裂风毛菊（中国高等植物图鉴），无蓬草、八面风（贵州），滇西风毛菊（青藏高原药物图鉴）

Saussurea pachyneura Franch. in J. Bot. (Morot) 8: 354. 1894.——*S. bodinieri* H. Lév.（英 **Bodinier's Saussurea**）

多年生草本，高5-28 cm。根状茎，颈部被稠密的深褐色的叶柄残迹。茎直立，被锈色短腺毛或变无毛。基生叶莲座状，叶柄长2-9 cm，紫红色，被蛛丝毛，叶片长椭圆形或倒披针形，长5-28 cm，羽状全裂，侧裂片6-11对，椭圆形或卵形，基部与羽轴宽融合，边缘有不等大三角形粗锯齿，基生叶同形并等样分裂，较小，上面绿色，被稀疏的短腺毛，下面灰白色，被稠密的白色绒毛。头状花序单生茎端。总苞钟状；总苞片5-6层，边缘紫色，下部麦秆黄色，上部绿色，外面被稀疏短柔毛，外层长圆形或披针形，中层卵形或卵状披针形，内层披针状椭圆形，长约2 cm。小花紫色。瘦果长圆形，褐色。冠毛白色，2层，外层短，糙毛状，内层长，羽毛状。花果期8-9月。

分布与生境 产于贵州、四川、云南、西藏。生于海拔3285-4700 m的山坡、灌丛、草甸、流石滩。也分布于不丹、印度、尼泊尔、缅甸。

药用部位 全草。

功效应用 清脉热，祛风除湿，镇痛，止血，解毒。用于风湿关节痛，麻风初起，咳嗽痰喘，跌打损伤，外伤出血，无名肿毒，疮疖，肉食中毒。

注评 本种藏族用全草主治脉热病、肉食中毒；外用治外伤出血、疮痈肿毒。

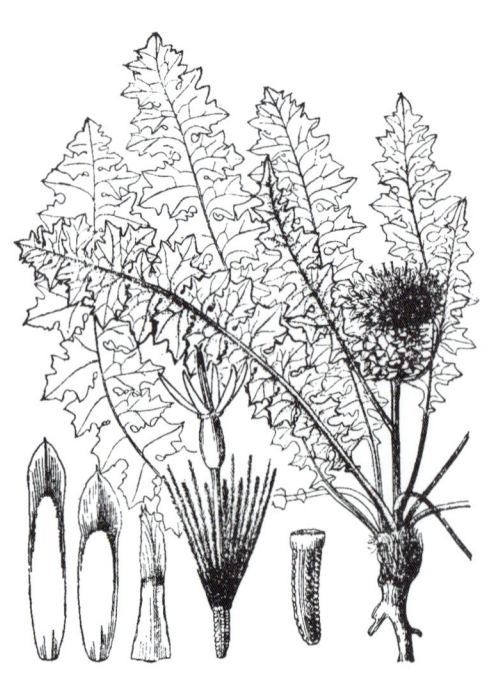

东俄洛风毛菊 Saussurea pachyneura Franch.
引自《中国高等植物图鉴》

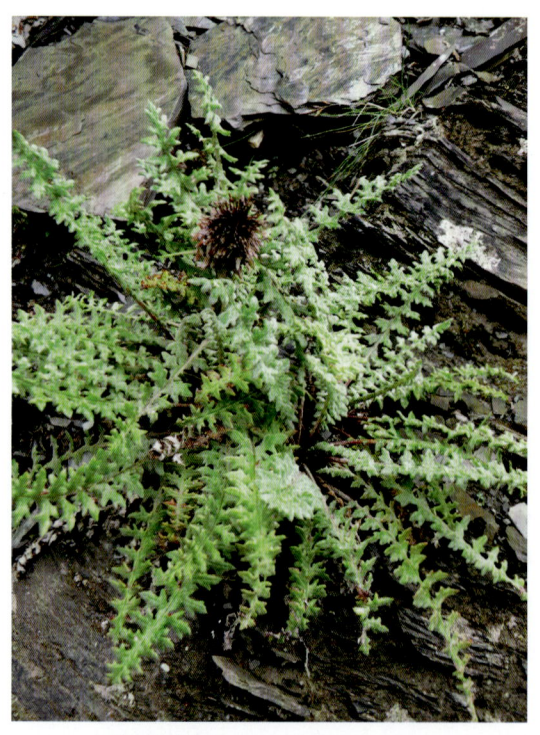

东俄洛风毛菊 Saussurea pachyneura Franch.
摄影：陈又生

35. 弯齿风毛菊（中国植物志） 祁连风毛菊（中国中药资源志要）
Saussurea przewalskii Maxim. in Bull. Acad. Imp. Sci. Saint-Petersbourg 27: 494. 1881. （英 **Przewalsk's Saussurea**）

多年生草本，高 (6) 15–25 cm。根状茎粗，颈部被褐色鞘状残迹。茎直立，黑紫色，被白色蛛丝状绵毛。基生叶基部渐狭成长翼柄，翼柄长 4–8 cm，叶片长椭圆形，长 8–15 cm，羽状浅裂或半裂，侧裂片 4–6 对，三角形，边缘有少数小锯齿，顶裂片三角形，茎生叶少数 3–4 枚，与基生叶同形并等样分裂，渐小，基部渐狭成短柄或几无柄，接花序下部的叶线状披针形，无柄，羽状浅裂或半裂，上面绿色，被稀疏蛛丝毛或无毛，下面灰白色，被稠密的白色蛛丝状绒毛。头状花序小，6–8 集于茎顶，排成球形总花序，几无花序梗。总苞卵形；总苞片 5 层，外层卵状披针形，黑紫色，外面被白色稀疏长柔毛，中层椭圆形，上部黑紫色，内层长椭圆形，上部紫色。小花紫色。瘦果圆柱状，无毛。冠毛污褐色，2 层，外层短，糙毛状，内层长，羽毛状。花果期 7–9 月。

分布与生境 产于陕西、甘肃、青海、四川、云南、西藏。生于海拔 3800–4800 m 的山坡灌丛荒地、流石滩、云杉林缘。也分布于不丹。

药用部位 花序。

功效应用 清热，调经。用于月经不调。

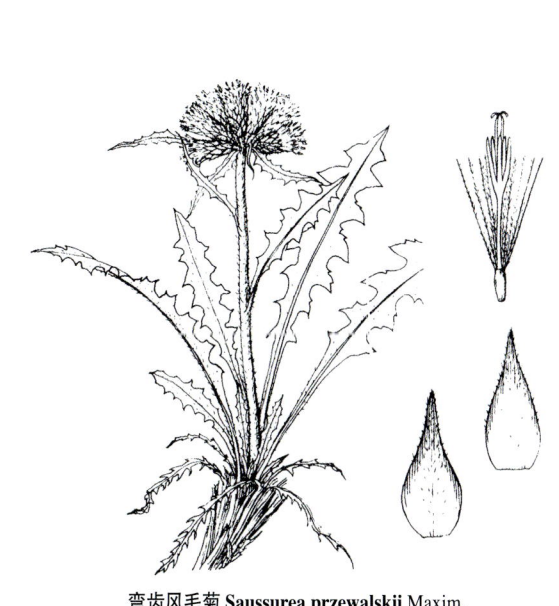

弯齿风毛菊 Saussurea przewalskii Maxim.
刘春荣 冯晋庸 绘

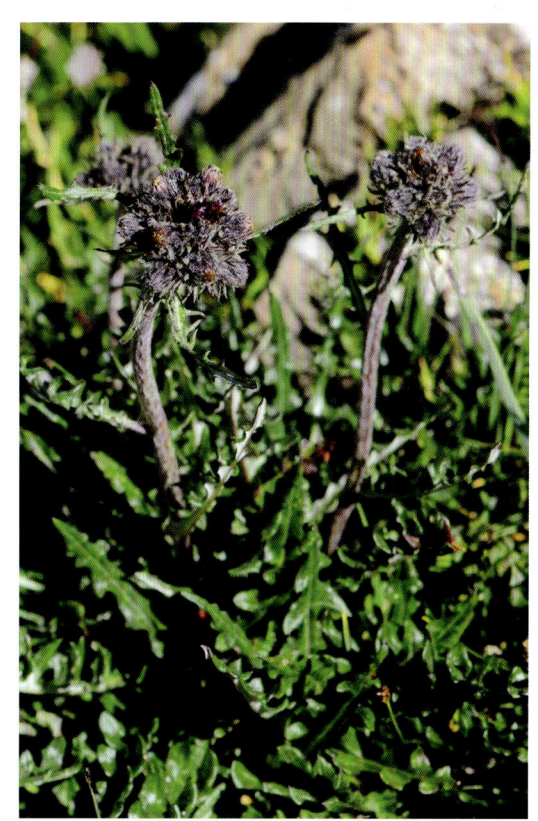

弯齿风毛菊 Saussurea przewalskii Maxim.
摄影：陈又生

36. 沙生风毛菊（中国植物志）
Saussurea arenaria Maxim. in Bull. Acad. Imp. Sci. Saint-Petersbourg 27: 490. 1881. （英 **Sandy Saussurea**）

多年生草本，高 3–7 cm。根状茎，颈部被棕色纤维状撕裂的叶柄残迹。茎极短，或无茎，密被白色绒毛。叶莲座状，长圆形或披针形，超出头状花序，长 4–11 cm，基部渐狭成 1.5–4 cm 的叶柄，全

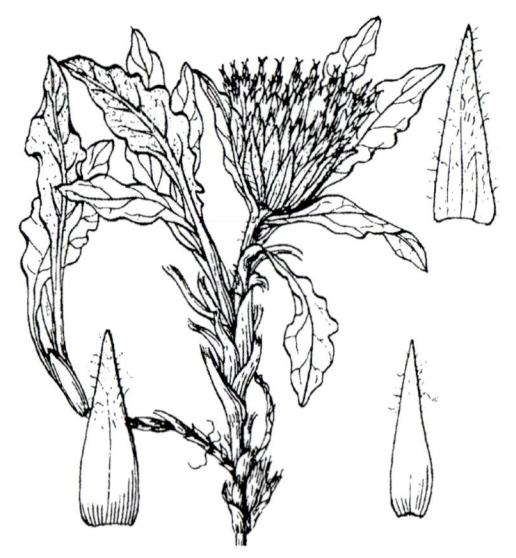

沙生风毛菊 Saussurea arenaria Maxim.
闫翠兰 绘

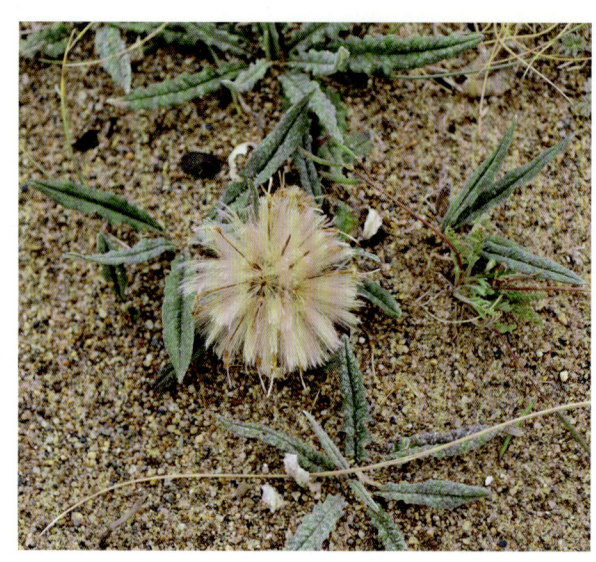

沙生风毛菊 Saussurea arenaria Maxim.
摄影：陈又生

缘或微波状或尖锯齿，上面绿色，被蛛丝状毛及稠密腺点，下面灰白色，密被白色绒毛。头状花序单生于莲座状叶丛中。总苞宽钟状或宽卵形；总苞片5层，外层卵状披针形，外面被稀疏的白色绒毛及腺点，中层长椭圆形，上部紫色且被微毛，下部几无毛，内层线形，外面被稀疏绒毛及腺点，顶端紫色。小花紫红色。瘦果圆柱状，无毛。冠毛污白色，2层，外层短，糙毛状，内层长，羽毛状。花果期6–9月。

分布与生境 产于甘肃、青海、西藏。生于海拔2800–4000 m的山坡、山顶及草甸或沙地、干河床。

药用部位 全草。

功效应用 疏散风热，解毒，止血。用于风热感冒，肝炎，胆囊炎，疮疡痈肿，食物中毒，外伤出血。

化学成分 全草含三萜类：α-香树脂醇(α-amyrin)，羽扇豆醇(lupeol)，α-香树脂醇棕榈酸酯(α-amyrin palmitate)，羽扇豆醇棕榈酸酯(lupeol palmitate)，羽扇豆醇乙酸酯(lupeol acetate)[1]；黄酮类：楔叶泽兰素(eupafolin)，棕矢车菊定▲(jaceidin)[1]；木脂素类：(+)-丁香树脂酚[(+)-syringaresinol]，d-松脂酚(d-pinoresinol)[1]；香豆素类：伞形花内酯(umbelliferone)[1]；倍半萜类：3S-(+)-9-氧代橙花叔醇[3S-(+)-9-oxonerolidol][1]；其他类：对羟基苯甲醛(p-hydroxy benzaldehyde)，3-甲氧基-4-羟基-苯甲醛(3-methoxy-4-hydroxylbenzaldehyde)[1]。

地上部分含挥发油：主要成分为β-芹子烯(selinene)。其他成分包括1,3-二甲基环戊烷(1,3-dimethylcyclopentane)，4-甲氧基丁酸甲酯(4-methoxybutanoic acid methyl ester)，1,7-辛二烯(1,7-octadiene)，壬醛(nonanal)，萘(naphthalene)，牻牛儿醇(geraniol)，芳樟醇(linalool)，1,2-二甲基-4-乙烯基苯(1,2-dimethyl-4-ethenylbenzene)，α-松油醇(α-terpineol)，罗汉柏烯(thujopsene)，γ-广藿香烯(γ-patchoulene)，橙花叔醇(nerolidol)等[2]。

药理作用 抗肿瘤作用：沙生风毛菊黄酮类化合物楔叶泽兰素和棕矢车菊定体外对人结肠癌HCT 8细胞和人肺癌A549细胞具有细胞毒活性[1]。

注评 本种藏族用全草全草治肝炎、胆囊炎、感冒发烧。

化学成分参考文献

[1] 黄梦初. 中草药，2007, 38 (10): 1463-1466.

[2] 陈能煜，等. 云南植物研究，1992, 14(2): 203-210.

药理作用及毒性参考文献

[1] 黄梦初，等. 中草药，2007, 38(10): 1463-1466.

37. 川藏风毛菊（中国植物志） 平滑果风毛菊（西藏植物志），光果风毛菊（中国中资资源志要）

Saussurea stoliczkae C. B. Clarke, Compos. Ind. 225. 1876.——*S. leiocarpa* Hand.-Mazz. （英 **Stoliczk's Saussurea**）

多年生矮小草本，高 2–6 cm。根状茎细，有分枝。茎极短，密被白色绒毛或无毛茎。叶线状长圆形或倒披针形，长 3.8–8.5 cm，超出头状花序，基部叶柄长 1–2 cm，羽状浅裂，侧裂片 5 对，钝三角形或偏斜三角形，上面被稀疏绒毛，下面密被白色绒毛。头状花序单生在根状茎顶端。总苞卵圆形；总苞片 5 层，被稀疏的柔毛，外层卵状披针形，长 1.1–1.2 cm，绿色，少有带紫红色，中层长椭圆状披针形，长 1.7 cm，绿色或带紫红色，内层线状披针形，长 1.5–2 cm，上部紫色。小花紫红色。瘦果圆柱状，淡褐色，无毛。冠毛污白色，外层短，糙毛状，内层长，羽毛状。花果期 8–10 月。

分布与生境 产于四川、青海、西藏、新疆。生于海拔 3200–5400 m 的砾石山坡、灌丛、草原、草甸、沙滩地、湖边小溪旁及山沟。也分布于印度西北部、尼泊尔。

药用部位 全草。

功效应用 清热解毒，止血。用于疮疡，出血。

38. 狮牙草状风毛菊（中国植物志） 松潘风毛菊（中国中药资源志要）

Saussurea leontodontoides (DC.) Sch. Bip. in Linnaea 19: 330. 1846.——*Aplotaxis leontodontoides* DC., *S. sungpanensis* Hand.-Mazz. （英 **Liontoothlike Saussurea**）

多年生草本，高 4–10 cm。根状茎有分枝，被稠密的暗紫色的叶柄残迹，残柄有时纤维状撕裂。茎极短，被稠密的蛛丝状绵毛至无毛。叶莲座状，有叶柄，叶片全形线状长椭圆形，长 4–15 cm，羽状全裂，侧裂片 8–12 对，椭圆形、半圆形或几三角形，边缘全缘或一侧边缘基部有一小耳，上面绿色，被稀疏糙毛，下面灰白色，被稠密的绒毛。头状花序单生于莲座状叶丛中或莲座状之上。总苞宽钟状；总苞片 5 层，无毛，外层及中层披针形，内层线形。小花紫红色，瘦果圆柱形。冠毛淡褐色，2 层，外层短，糙毛状，内层长，羽毛状。花果期 8–10 月。

分布与生境 产于四川、云南、青海、西藏。生于海拔 3280–5450 m 的山坡砾石地、林间砾石地、草地、林缘、灌丛边缘。也分布于克什米尔、尼泊尔、印度西北部。

药用部位 花序。

功效应用 清热解毒，镇静止痛。用于食物中毒。

39. 破血丹（中国植物志） 天青地红（陕西），光叶风毛菊（中国中药资源志要，陕西特有药用植物）

Saussurea acrophila Diels in Bot. Jahrb. Syst. 36(Beibl. 82): 108. 1905. （英 **Alpine Saussurea**）

多年生草本，高 10–20 cm。根状茎，颈部被残存的棕褐色叶柄。茎直立，不分枝，上端被白色蛛丝状绵毛或后变无毛。基生叶与下部茎叶有长 2–4.5 cm 叶柄，叶片纸质，椭圆形或倒卵形，长 2.5–6.5 cm，边缘有大的三角形锯齿，极少羽状浅裂，侧裂片 3–4 对，宽三角形，中部茎叶有长 1–2.5 cm 的叶柄，叶片倒卵状披针形或线形，边缘波状或全缘，最上部叶小，线形，全缘，两面无毛，亮绿色。头状花序单生茎端。总苞宽钟状或钟状；总苞片 4–5 层，无毛或被稀疏的蛛丝状绵毛，外层卵形，中层长椭圆形，内层长椭圆形或线状披针形。小花紫色。瘦果圆柱状，淡褐色，无毛，顶端有齿状小冠。冠毛浅褐色，2 层，外层短，糙毛状，内层长，羽毛状。花果期 7–10 月。

分布与生境 产于陕西。生于海拔 2820–3100 m 的山坡林下。

药用部位 根及全草。

功效应用 活血通经，散瘀消肿。用于经闭，跌打瘀肿。

注评 本品为"破血丹"的基源植物，药用其根及全草。

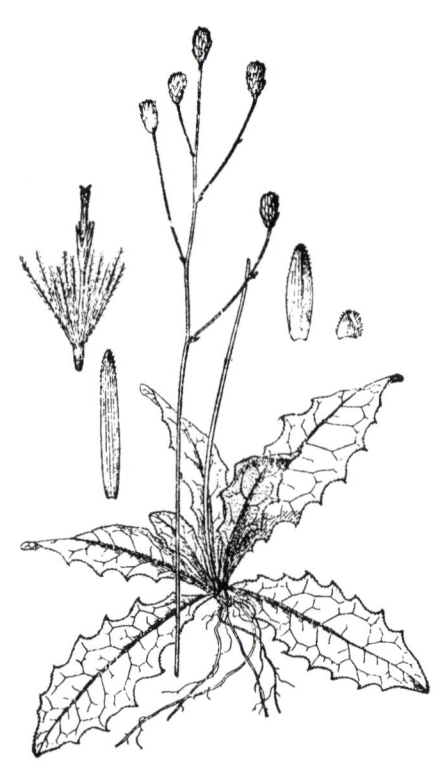

破血丹 Saussurea acrophila Diels
引自《中国高等植物图鉴》

40. 杨叶风毛菊（中国植物志）

Saussurea populifolia Hemsl. in J. Linn. Soc., Bot. 29: 311. 1892.（英 **Popularleaf Saussurea**）

多年生草本，高 30-90 cm。茎直立，上部有 1-2 分枝。基生叶花期枯萎；下部与中部茎叶有长 2-8 cm 的叶柄，叶片心形或卵状心形，长 5-11 cm，基部心形或圆形，边缘有锯齿，两面绿色，下面色淡，上面密被糙毛，下面几无毛；上面茎叶有短柄或几无柄，叶片卵形或卵状披针形。头状花序单生茎端或茎生 2 个头状花序。总苞宽钟状；总苞片 5-7 层，紫色，被短微毛，外层卵形，中层长圆形，内层线形，长 1.4 cm。小花紫色。瘦果几圆柱形，褐色，有棱，无毛。冠毛淡褐色，2 层，外层短，糙毛状，内层长，羽毛状。花果期 7-10 月。

分布与生境 产于甘肃、陕西、河南、湖北、四川、云南、西藏。生于 1700-3400 m 的山坡草地、沼泽地。

药用部位 全草。

功效应用 祛风除湿，活血祛瘀。用于风湿腰腿痛。

菊科 COMPOSITAE

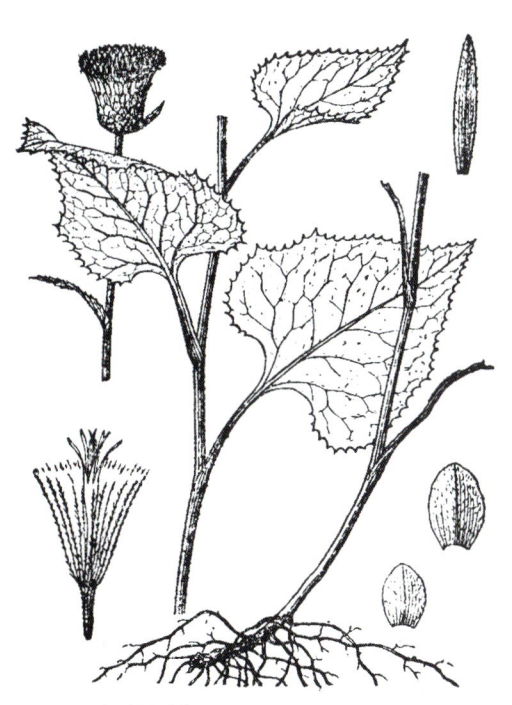

杨叶风毛菊 Saussurea populifolia Hemsl.
引自《中国高等植物图鉴》

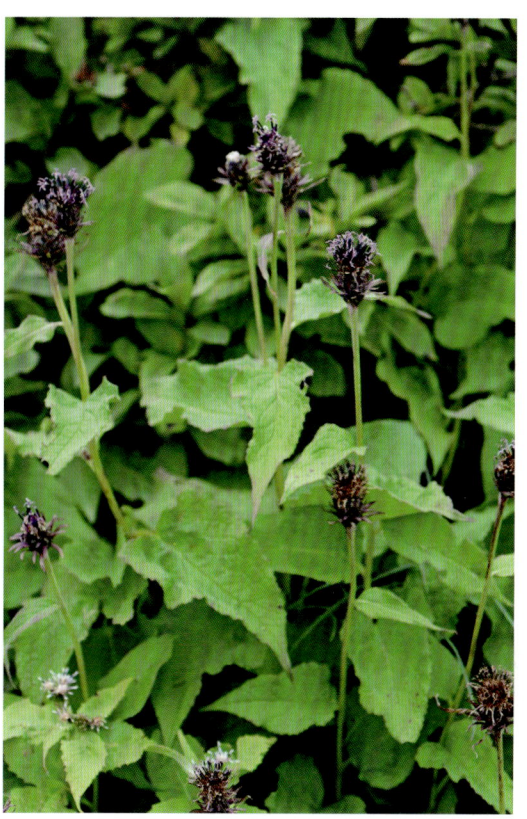

杨叶风毛菊 Saussurea populifolia Hemsl.
摄影：陈又生

41. 蒙古风毛菊（中国植物志） 华北风毛菊（中国中药资源志要）

Saussurea mongolica (Franch.) Franch. in Bull. Herb. Boissier 5(7): 539-540. 1897.——*S. ussuriensis* Maxim. var. *mongolica* Franch.（英 **Mongolian Saussurea**）

多年生草本，高 30–90 cm。根状茎，颈部被褐色残存的叶柄。茎直立，无毛或被稀疏的糙毛，上部伞房状或伞房圆锥花序状分枝。下部茎叶有长 16 cm 的柄，叶片全形卵状三角形或卵形，长 5–20 cm，基部心形或微心形，羽状深裂或下半部羽状深裂或羽状浅裂，而上半部边缘有粗齿，侧裂片 1–3 对，长椭圆形或椭圆形，边缘有稀疏的锯齿或全缘，中部与上部茎叶同形或长圆状披针或披针形，两面被稀疏的短糙毛。头状花序多数，在茎枝顶端排成伞房花序或伞房圆锥花序。总苞长圆状；总苞片 5 层，被稀疏的蛛丝毛或短柔毛，外层卵形，中层长卵形，内层线形或长椭圆形，长 1 cm，总苞片顶端有马刀形的附属物。小花紫红色。瘦果圆柱状，褐色，无毛。冠毛 2 层，上部白色，下部淡褐色，外层短，糙毛状，内层长，羽毛状。花果期 7–10 月。

分布与生境 产于北京、东北、河北、山西、内蒙古、陕西、山东、宁夏、青海。生于海拔 500–2900 m 的山坡、林下、灌丛、路旁及草坡。也分布于朝鲜、蒙古。

药用部位 全草。

功效应用 清热解毒，活血消肿。用于痈肿疮疡，损伤瘀痛。

化学成分 全草含黄酮类：马醉木素(asebotin)，山奈酚-3-*O*-β-D-吡喃葡萄糖苷(kaempferol-3-*O*-β-D-glucopyranoside)，山奈酚-3-*O*-β-L-吡喃鼠李糖苷(kaempferol-3-*O*-β-L-rhamnopyranoside)，7-甲氧基-山奈酚-3-*O*-α-L-吡喃鼠李糖苷(7-methoxykaempferol-3-*O*-α-L-rhamnopyranoside)，槲皮素-3-*O*-β-D-吡喃葡萄糖苷(quercetin-3-*O*-β-D-glucopyranoside)，槲皮素-3-*O*-α-L-吡喃鼠李糖苷(quercetin-3-*O*-α-L-rhamnopyranoside)[1]。

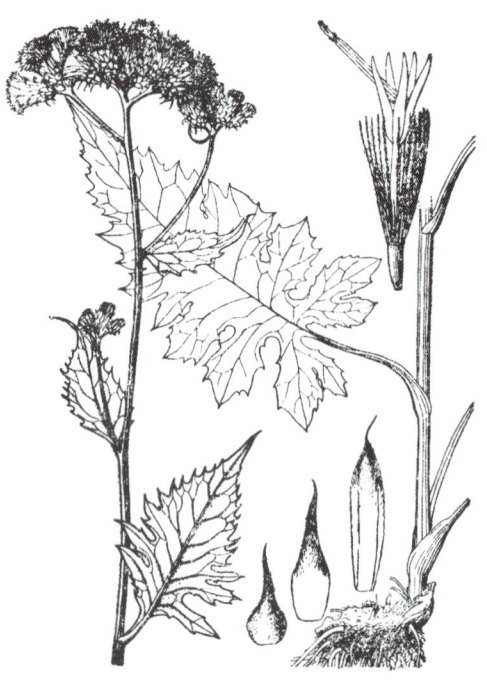

蒙古风毛菊 Saussurea mongolica (Franch.) Franch.
引自《中国高等植物图鉴》

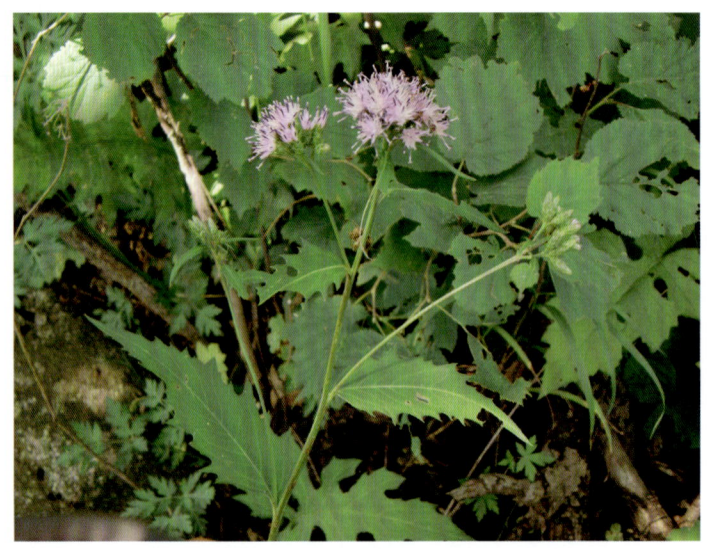

蒙古风毛菊 Saussurea mongolica (Franch.) Franch.
摄影：刘冰

化学成分参考文献

[1] Jiang TF, et al. *Planta Med*, 2004, 70(3): 284-287.

42. 心叶风毛菊（中国植物志） 小芍药（植物名实图考），马蹄细辛、水葫芦（贵州民间药物），山牛蒡（湖北）

Saussurea cordifolia Hemsl. in J. Linn. Soc., Bot. 29: 310.（英 **Heartleaf Saussurea**）

多年生草本，高 40-150 cm。根状茎粗厚。茎直立，无毛，上部伞房状或伞房圆锥花序状分枝。基生叶花期脱落；下部与中部茎叶有长 8-10 cm 的叶柄，叶片心形，长宽各 10 cm，基部深心形，边缘有粗齿，上部茎叶渐小，与下部及中部茎叶同形或卵形，有短柄至无柄，边缘有锯齿；花序枝叉上的叶更小，披针形或长椭圆形，上面被稀疏的糙毛，下面无毛。头状花序多数在茎枝顶端成疏松伞房花序或伞房圆锥花序状排列，有长花梗。总苞钟状；总苞片 5 层，中部以上有短附属物，外层卵形，中层卵形至长圆形，内层线形。小花紫红色。瘦果圆柱状，褐色，无毛。冠毛浅褐色，2 层，外层短，单毛状，内层长，羽毛状。花果期 8-10 月。

分布与生境 产于陕西、浙江、河南、安徽、湖北、湖南、四川、贵州。生于林缘、山谷、山坡、灌木林中及石崖下。

药用部位 根。

功效应用 祛风，散寒，止痛。用于风湿痹痛，跌打损伤，恶寒，头痛，劳伤，咳嗽。

化学成分 全草含炔类：4,6-十碳二炔-1-*O*-β-D-呋喃芹糖基-(1→6)-β-D-吡喃葡萄糖苷[4,6-decadiyne-1-*O*-β-D-apiofuranosyl-(1→6)-β-D-glucopyranoside]，4,6-十碳二炔-1-*O*-α-L-吡喃鼠李糖基-(1→6)-β-D-吡喃葡萄糖苷[4,6-decadiyne-1-*O*-α-L-rhamnopyranosyl-(1→6)-β-D-glucopyranoside]，(8*E*)-十碳烯-4,6-二炔-1-*O*-α-L-吡喃鼠李糖基-(1→6)-β-D-吡喃葡萄糖苷[(8*E*)-decaene-4,6-diyn-1-*O*-α-L-rhamnopyranosyl-(1→6)-β-D-glucopyranoside]，(8*Z*)-十碳烯-4,6-二炔-1-*O*-β-D-呋喃芹糖基-(1→6)-β-D-吡喃葡萄糖苷[(8*Z*)-decaene-4,6-diyn-1-*O*-β-D-apiofuranosyl-(1→6)-β-D-glucopyranoside]，(8*E*)-十碳烯-4,6-二炔-1-*O*-β-D-呋喃芹糖基-(1→6)-β-D-吡喃葡萄糖苷[(8*E*)-decaene-4,6-diyn-1-*O*-β-D-apiofuranosyl-(1→6)-β-D-glucopyranoside][1]；木脂素

类：(2R,3S,4S)-4-(4-羟基-3-甲氧基苄基)-2-(5-羟基-3-甲氧基苯基)-3-羟甲基-四氢呋喃-3-醇[(2R,3S,4S)-4-(4-hydroxy-3-methoxybenzyl)-2-(5-hydroxy-3-methoxyphenyl)-3-(hydroxymethyl)-tetrahydrofuran-3-ol][1]；苯丙素类：丁香苷(syringin)，3-乙氧基丁香苷(3-ethoxysyringin)，3-羟基-1-(4-羟基-3,5-二甲氧基苯基)-丙烷-1-酮[3-hydroxy-1-(4-hydroxy-3,5-dimethoxyphenyl)-propan-1-one]，2,3-二羟基-1-(4-羟基-3,5-二甲氧基苯基)-1-丙酮[2,3-dihydroxy-1-(4-hydroxy-3,5-dimethoxyphenyl)-1-propanone]，楝叶吴萸素 B (evofolin B)，假桂乌口树酮▲(tarennone)[1]；大柱香波龙烷类：催吐萝芙木醇(vomifoliol)，(6R,9R)-3-氧代-α-香堇醇-β-D-葡萄糖苷[(6R,9R)-3-oxo-α-ionol-β-D-glucoside]，绵毛水苏苷B▲(byzantionoside B)，垂盆草香波龙苷F_1▲(sedumoside F_1)，(3S,5R,6R,7E,9S)-3,5,6,9-四羟基大柱香波龙烷[(3S,5R,6R,7E,9S)-3,5,6,9-tetrohydroxymegastigmane]，(3E)-4-[(4R)-4-(β-D-吡喃葡萄糖氧基)-2,6,6-三甲基-环己-1-烯基]丁-3-烯-2-酮[(3E)-4-[(4R)-4-(β-D-glucopyranosyloxy)-2,6,6-trimethyl-cyclohex-1-enyl]but-3-en-2-one]，淫羊藿次苷B_2 (icariside B_2)，(3S,5R,6R)-5,6-二氢-5-羟基-3,6-环氧-β-香堇醇[(3S,5R,6R)-

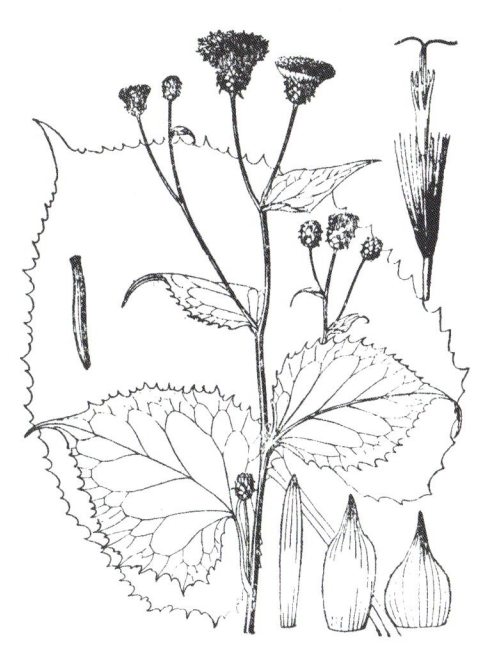

心叶风毛菊 Saussurea cordifolia Hemsl.
引自《中国高等植物图鉴》

5,6-dihydro-5-hydroxy-3,6-epoxy-β-ionol][1]；单萜类：对薄荷-2-烯-1,4,8-三醇(p-menth-2-ene-1,4,8-triol)，8-羟基芳樟醇(8-hydroxylinalool)，(6E)-8-羟基芳樟醇-3-O-β-D-吡喃葡萄糖苷[(6E)-8-hydroxylinalool-3-O-β-D-glucopyranoside]，白桦单萜苷A (betulalbuside A)[1]；倍半萜类：丁香三环烷-2β,9α-二醇(clovane-2β,9α-diol)，石竹-1,9β-二醇(caryolane-1,9β-diol)[1]；三萜类：熊果酸(ursolic acid)[1]；香豆素类：东莨菪内酯(scopoletin)，东莨菪苷(scopolin)[1]；醛类：4-羟基-3-甲氧基苯甲醛(4-hydroxy-3-methoxybenzaldehyde)，4-羟基苯甲醛(4-hydroxybenzaldehyde)，5-羟甲基糠醛(5-hydroxymethyl-furfural)[1]；甾体类：β-谷甾醇，5α,6β-二羟基豆甾-3-O-β-D-吡喃葡萄糖苷(5α,6β-dihydroxystigmastane-3-O-β-D-glucopyranoside)，胡萝卜苷[1]；其他类：(Z)-3-己烯-β-D-吡喃葡萄糖苷[(Z)-3-hexenyl-β-D-glucopyranoside][1]。

注评 本种的根苗族用于散寒，镇痛；侗族用其全草治急性肠胃炎。

化学成分参考文献

[1] Li XW, et al. *Phytochemistry*, 2010, 71(5-6): 682-687.

43. 少花风毛菊（中国植物志）

Saussurea oligantha Franch. in J. Bot. (Morot) 10(24): 421. 1896.（英 **Fewflower Saussurea**）

多年生草本，高 40–70 cm。茎直立，被稀疏的多细胞节毛或后变无毛。基生叶花期脱落；下部与中部茎叶有叶柄，柄长 9–15 cm，被褐色的多细胞节毛或无毛，柄基扩大，稍抱茎，叶片宽卵状心形，长宽各 5–11 cm，顶端渐尖，基部心形或戟形，边缘有粗锯齿，齿顶有小尖头；上部茎叶渐小，无柄，长卵形或披针形，两面被稀疏的短糙毛或几无毛。头状花序 2–8 个在茎枝顶端排成疏松的伞房花序或圆锥花序。总苞倒圆锥状或钟状；总苞片 4–6 层，顶端有附属物，中层长圆形至椭圆形，内层线形，长 1 cm，宽 2 mm。小花紫色。瘦果长圆形，无毛。冠毛污白色，2 层，外层短，糙毛状，内层长，羽毛状。花果期 7–9 月。

分布与生境 产于陕西、甘肃、湖北、四川。生于海拔 1300–2900 m 的山坡或山谷林缘及林下。

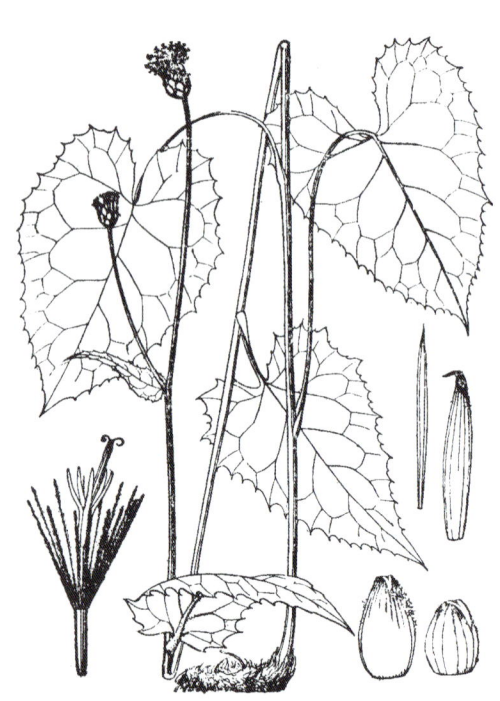

少花风毛菊 **Saussurea oligantha** Franch.
引自《中国高等植物图鉴》

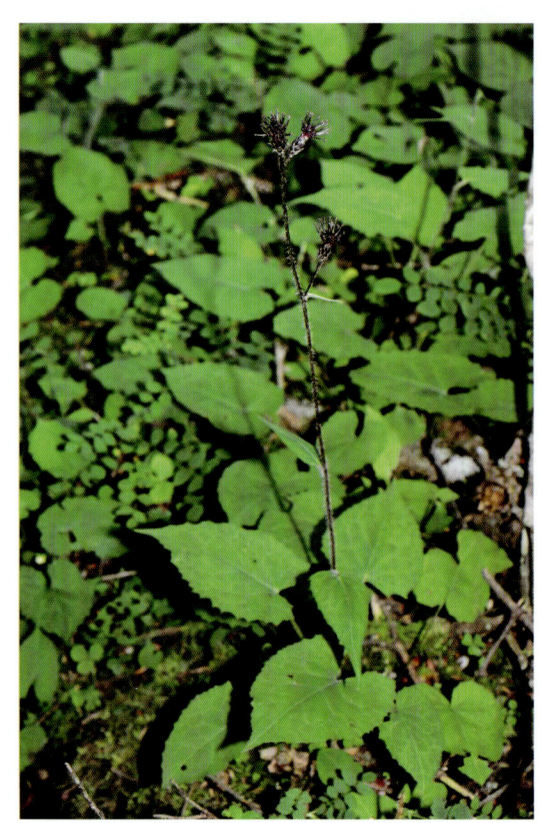

少花风毛菊 **Saussurea oligantha** Franch.
摄影：陈又生

药用部位　根。

功效应用　止泻。用于泄泻。

化学成分　全草含三萜类：少花风毛菊烷▲(oligantha) A、B，刺羽菊过氧化物▲(ptiloepoxide)，蒲公英-20(30)-烯-3β,21α-二醇[taraxast-20(30)ene-3β,21α-diol]，22-氧代-20-蒲公英烯-3β-醇(22-oxo-20-taraxasten-3β-ol)，蒲公英-20-烯-3β,30-二醇(taraxast-20-en-3β,30-diol)，蒲公英-3β,20α-二醇(taraxastane-3β,20α-diol)[1]，羽扇豆烯-3β,20-二醇(lupene-3β,20-diol)，3β-羟基熊果-12-烯-11-酮 (3β-hydroxyurs-12-en-11-one)，11-酮基熊果-12-烯-3β-棕榈酸酯(11-keto-urs-12-en-3β-yl palmitate)，3β-羟基齐墩果-12-烯-11-酮 (3β-hydroxyolean-12-en-11-one)，11-酮基齐墩果-12-烯-3β-棕榈酸酯(11-keto-olean-12-en-3β-yl palmitate)，熊果-9(11),12-二烯-3β-醇 (urs-9(11),12-dien-3β-ol)，熊果-9(11),12-二烯-3β-棕榈酸酯(urs-9(11),12-dien-3β-yl palmitate)，1β-羟基熊果-9(11),12-二烯-3β-棕榈酸酯(1β-hydroxyursa-9(11),12-dien-3β-yl palmitate)，1β-羟基齐墩果-9(11),12-二烯-3β-棕榈酸酯(1β-hydroxyolean-9(11),12-dien-3β-yl palmitate)，熊果-3β,11β-烯-二醇(urs-3β,11β-ene-diol)，蒲公英赛醇 (taraxerol)[2]；甾体类：麦角甾-6,22-二烯-3β,5α,8α-三醇 (ergosta-6,22-dien-3β,5α,8α-triol)[2]，谷甾醇，胡萝卜苷[2]。

注评　本种为"岩边菊"的基源植物，药用其根。

化学成分参考文献

[1] Li XH, et al. *J Asian Nat Prod Res*, 2008, 10(5): 397-402.

[2] Li XH, et al. *Chem Nat Comp*, 2012, 48(2): 344-345.

44. 乌苏里风毛菊（中国植物志）

Saussurea ussuriensis Maxim. in Mém. Acad. Imp. Sci. Saint-Pétersbourg, Sér. 6, Sci. Math., Seconde Pt. Sci. Nat. 9: 167. 1859.（英 **Ussurian Saussurea**）

多年生草本，高 30–100 cm。茎直立，被稀疏的短柔毛或几无毛。基生叶及下部茎叶有长叶柄，柄长 3.5–6 cm，叶柄，叶片长 6–10 cm，卵形、宽卵形、长圆状卵形、三角形或椭圆形，边缘有粗锯齿、细锯齿或羽状浅裂，上面及边缘有微糙毛并密布黑色腺点，下面被稀疏短柔毛或无毛；中部与上部茎叶渐变小，长圆状卵形或披针形以至线形，边缘有细锯齿，有短叶柄或无叶柄。头状花序在茎枝顶端排列成伞房状花序，具短花序梗，有线形苞叶。总苞狭钟状；总苞片 5–7 层，顶端及边缘常带紫红色，被白色蛛丝毛，外层卵形，中层长圆形，内层线形。小花紫红色。瘦果浅褐色，无毛。冠毛 2 层，白色，外层短，糙毛状，内层长，羽毛状。花果期 7–9 月。

分布与生境 产于北京、东北各省、河北、山西、陕西、宁夏、青海、内蒙古。生于海拔 1100–1900 m 山坡草地、林下及河岸边。也分布于朝鲜、日本及俄罗斯远东地区。

药用部位 根。

功效应用 祛风散寒，止痛。用于感冒头痛，风寒湿痹，劳伤疼痛。

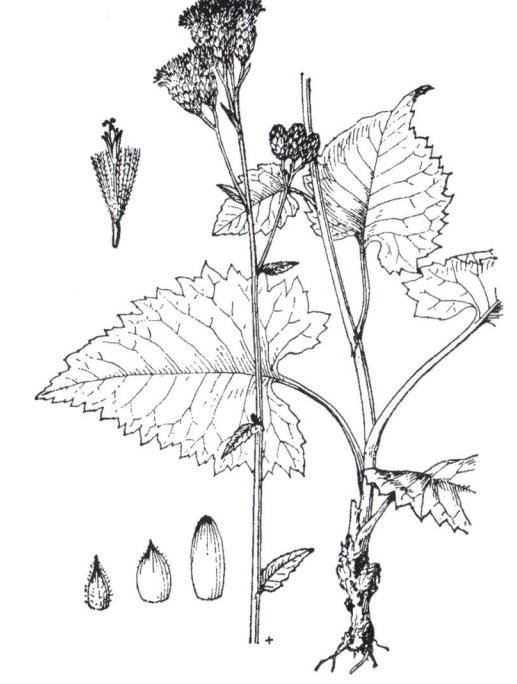

乌苏里风毛菊 Saussurea ussuriensis Maxim.
引自《中国高等植物图鉴》

化学成分 三萜类：熊果-9(11),12-二烯-1β,3β-二醇-3-棕榈酸酯(ursane-9(11),12-dien-1β,3β-diol-3-palmitate)，齐墩果烷-9(11),12-二烯-1β,3β-二醇-3-棕榈酸酯(olean-9(11),12-dien-1β,3β-diol-3-palmitate)[1]。

注评 本种为"山牛蒡"的基源植物，药用其干燥根。同属植物心叶风毛菊 Saussurea cordifolia Hemsl. 的根在贵州地区亦称"山牛蒡"，功用相似。

化学成分参考文献

[1] 丰加涛，等. 中国化学会第二十五届学术年会论文摘要集，2006, 15-P-016.

45. 松林风毛菊（中国植物志）

Saussurea pinetorum Hand.-Mazz., Symb. Sin. 7(4): 1150. 1936.（英 **Pineforest Saussurea**）

多年生草本，高 30–50 cm。茎直立，被锈色的多细胞长节毛，中部有分枝，上部被白色蛛丝状毛。基生叶及下部茎叶有翼柄，翼柄长 1.5–3 cm，沿茎下延成茎翼，叶片长圆形或卵形，长 3–10 cm，边缘有小尖齿，中部与上部茎叶与基生叶和下部茎叶同形或长圆状披针形、披针形、线状披针形、线形，有短翼柄或无，沿茎下延成茎翼；上面绿色，被稠密的锈色节毛，下面灰白色，被稠密的白色绒毛。头状花序 3–12 个在茎枝顶端排列成总状花序或狭总状圆锥花序。总苞椭圆状或长椭圆形；总苞片 5 层，外层卵形，中层椭圆形或长椭圆形，内层宽线形，总苞片外面无毛或几无毛。小花紫色。瘦果浅褐色，有棱，无毛。冠毛 2 层，白色，外层短，糙毛状，内层长，羽毛状。花果期 7–9 月。

分布与生境 产于重庆、四川、云南。生于海拔 1900–3370 m 的松林下或草坡。

药用部位 全草。

功效应用 祛风除湿，解毒。用于风湿痹痛，毒蛇咬伤。

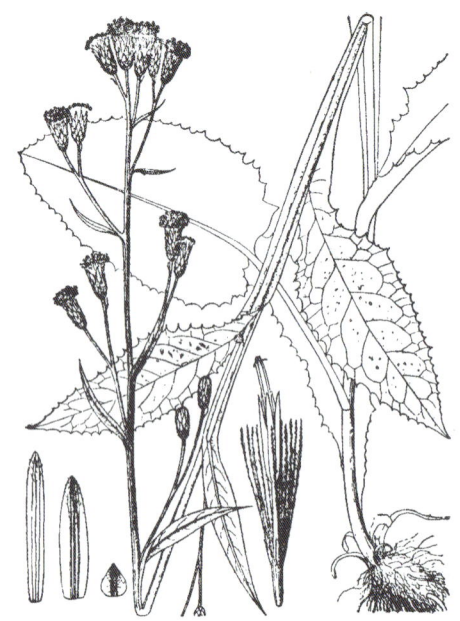

松林风毛菊 Saussurea pinetorum Hand.-Mazz.
引自《中国高等植物图鉴》

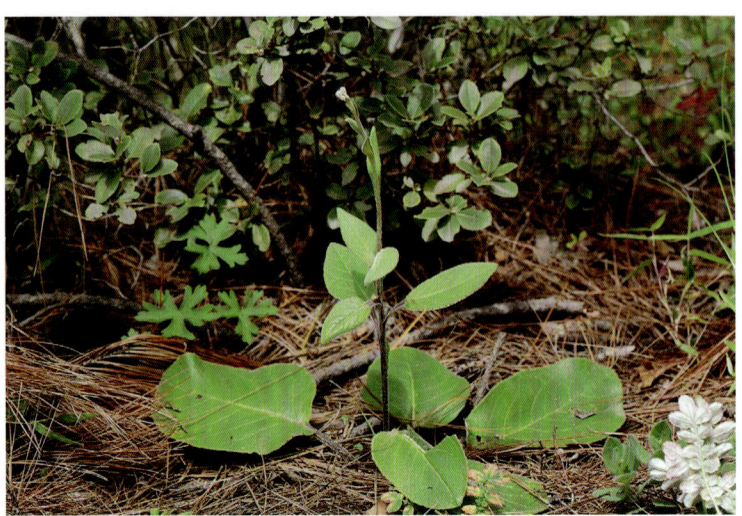

松林风毛菊 Saussurea pinetorum Hand.-Mazz.
摄影：陈又生

46. 大坪风毛菊（中国植物志） 绵毛风毛菊（中国高等植物图鉴），威灵仙、臭威灵（云南玉溪中草药）

Saussurea chetchozensis Franch. in J. Bot. (Morot) 2(20): 359. 1888.——*S. lanuginosa* Vaniot.（英 **Dapin Saussurea**）

多年生草本，高达 60 cm。茎直立，被蛛丝状绵毛，上部伞房花序状分枝。基生叶与下部茎叶有叶柄，柄长 5-6 cm，叶片宽卵形，长 8-10 cm，4-6 cm，基部心形或楔形，边缘有小尖齿；中部茎叶与基生叶及下部茎叶同形；上部茎叶无叶柄，叶片线状披针形，基部沿茎下延成茎翼；最上部茎叶线形，上面绿色，无毛或被稀疏短柔毛，下面灰白色，被白色稠密的绒毛。头状花序多个，在茎枝顶端排列成伞房花序。总苞长圆形；总苞片 5-6 层，外面被绢状长柔毛，外层卵形，内层线形。小花蓝紫色。瘦果褐色，无毛。冠毛污白色，外层短，糙毛状，内层长，羽毛状。花果期 10 月。

分布与生境 产于四川、贵州、云南。生于海拔 2000-3640 m 的山坡林下或草地。

药用部位 根。

功效应用 润肺止咳，解毒止痛。用于肺结核，支气管炎，咳嗽痰喘，咳血，偏头痛。外用于狂犬咬伤。

注评 本种为"臭威灵"的基源植物，药用其干燥根；在云南地区称"威灵仙"，与中药"威灵仙"功用不尽相同，应予区别。

菊科 COMPOSITAE

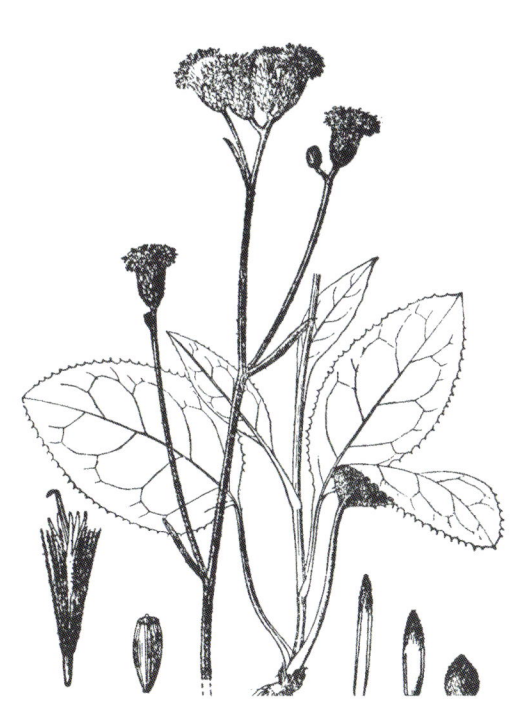

大坪风毛菊 Saussurea chetchozensis Franch.
引自《中国高等植物图鉴》

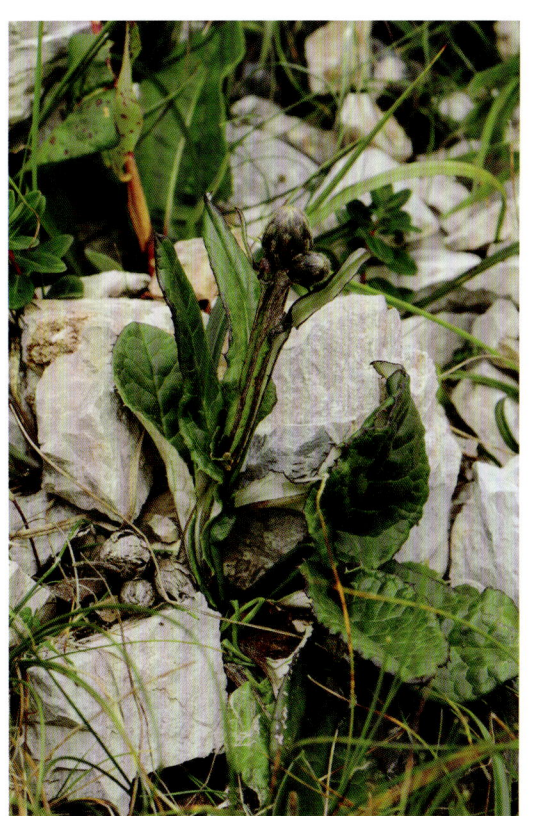

大坪风毛菊 Saussurea chetchozensis Franch.
摄影：陈又生

47. 耳叶风毛菊（中国植物志）

Saussurea neofranchetii Lipsch. in Bot. Žurn. (Moscow & Leningrad) 57(6): 676. 1972.
（英 **Earleaf Saussurea**）

多年生草本，高 50-70 cm。根状茎，颈部有残存的叶。基生叶花期凋落，长椭圆形，基部楔形渐狭，无叶柄；中部与下部茎叶长圆形或长圆状倒披针形，长 10-15 cm，基部楔形渐狭成具翼圆耳状抱茎，边缘有细齿，齿顶有小尖头及稀疏的多细胞节毛；上部茎叶与中下部茎叶同形，无柄，基部扩大，圆耳状抱茎，两面无毛。头状花序 1-3 个，单生茎枝顶端，有长花序梗，梗上被稀疏的长柔毛。总苞钟状；总苞片约 4 层，几革质，外层卵形，内层长圆状披针形。小花紫红色。瘦果圆形，褐色，无毛。冠毛淡黄色，2 层，外层短，糙毛状，内层长，羽毛状。花果期 8 月。

分布与生境 产于四川、云南。生于海拔 3000-3800 m 的林缘、山坡灌丛草地。

药用部位 全草。

功效应用 清热凉血，消肿。用于痈肿疮疡。

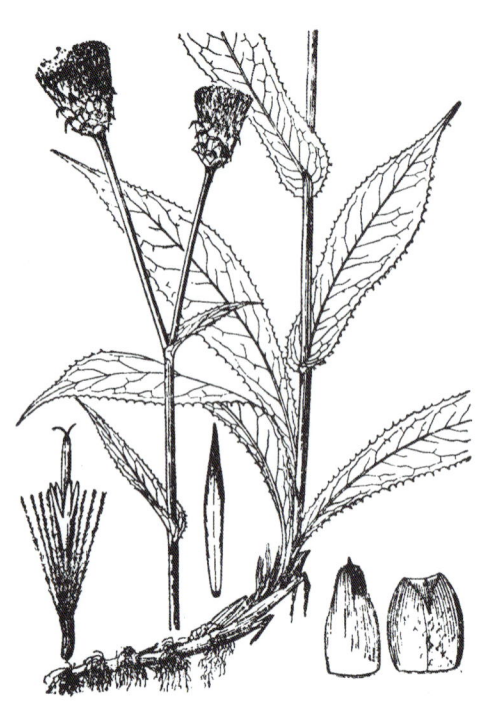
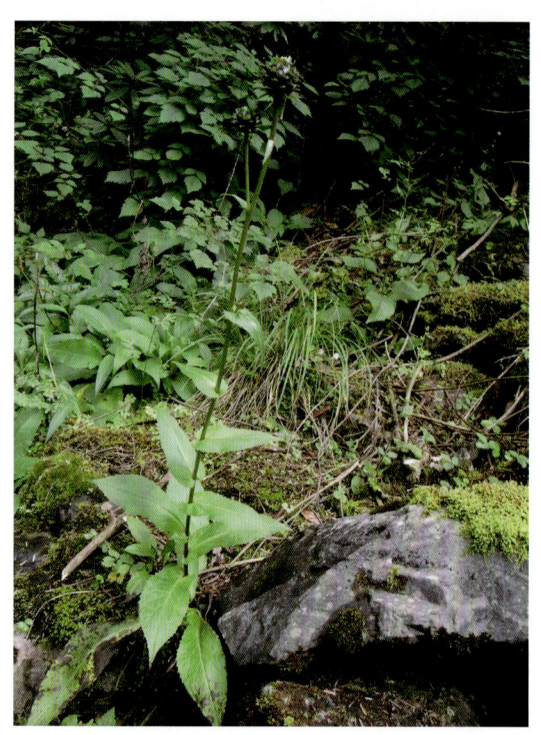

耳叶风毛菊 Saussurea neofranchetii Lipsch.
引自《中国高等植物图鉴》

耳叶风毛菊 Saussurea neofranchetii Lipsch.
摄影：陈又生

48. 大耳叶风毛菊（中国植物志）

Saussurea macrota Franch. in J. Bot. (Morot) 8(2): 343. 1844.——*S. otophylla* Diels（英 **Large Earleaf Saussurea**）

多年生草本，高 25–75 cm。茎单生，直立，被短糙毛或无毛，上部有伞房花序状分枝，无翼。基生叶花期凋落；下部与中部茎叶无柄，叶片椭圆形或卵状椭圆形，长 10–22 cm，基部深心形，有抱茎的大叶耳；上部茎叶渐小，无柄，长圆状披针形，质薄，边缘有疏齿，上面被稀疏的短糙毛，下面被稀疏的褐色腺毛。头状花序 2–10 个在茎枝顶端排成稠密的伞房花序，花序梗被稠密的或稀疏的短腺毛。总苞卵球形或花后圆柱状；总苞片 5–6 层，厚革质，边缘及顶端常紫红色或褐色，被稀疏的蛛丝毛或几无毛，外层卵形，中层长卵形，内层线形。小花深紫色。瘦果圆柱状，无毛。冠毛 2 层，淡褐色，外层短，糙毛状，内层长，羽毛状。花果期 7–8 月。

分布与生境 产于陕西、甘肃、湖北、四川。生于海拔 2200–3300 m 的山坡、林下及灌丛中。

药用部位 全草。

功效应用 散寒，壮阳，调经，止血。用于阳痿，腰膝酸软，月经不调，崩漏下血。

化学成分 全草含倍半萜类：3α-羟基-11αH-愈创木-4(15),10(14)-二烯-12,6α-内酯 [3α-hydroxy-11αH-guaia-4(15),10(14)- diene-12,6α-olide][1-2]，丁香三环-2β,9α- 二醇(clovane-2β,9α-diol)，3β- 羟基-11αH-愈创木-4(15),10(14)- 二烯-12,6α-内酯[3β-hydroxy-11αH-guaia-4(15),10(14)- dien-12,6α-olide]，鳞鹧鸪花醇▲(voleneol)，11α, 13-二氢去氢木香内酯(11α,13-dihydrodehydrocostus lactone)，3α-羟基-11βH-愈创木-4(15),10(14)-二烯-12,6α-内酯 [3α-hydroxy-11βH-guaia- 4(15),10(14)-dien- 12,6α-olide]，[3S-(3α,3aα,6β,6aα,9aα,9bβ)]- 十氢-6-羟基-6-羟甲基-3-甲基-9-亚甲基-薁[4,5-b]呋喃-2(3H)-酮{[3S-(3α,3aα,6β,6aα,9aα,9bβ)]-decahydro-6-hydroxy-6-hydroxymethyl-3-methyl-9-methylene azuleno[4,5-b]furan-2(3H)-one}，石竹烷-1,9β-二醇(caryolane-1,9β-diol)[1]；木脂素类：7'-羟基异牛蒡酚A (7'-hydroxyisolappaol A)，牛蒡苷(arctiin)，牛蒡酚A (lappaol A)，松脂酚(pinoresinol)，罗汉松脂酚(matairesinol)，(+)-丁香树脂酚[(+)-syringaresinol][1]；苯丙素类：松柏醛(conifer aldehyde)，野茉莉醇(egonol)，芥子醛(sinapaldehyde)；香豆素类：异东莨菪内酯(isoscopoletin)[1]；三萜类：(18α,19α)-熊

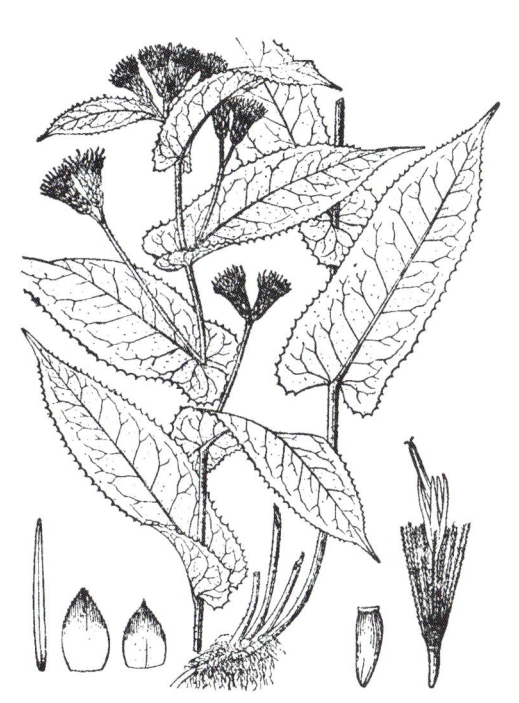

大耳叶风毛菊 Saussurea macrota Franch.
引自《中国高等植物图鉴》

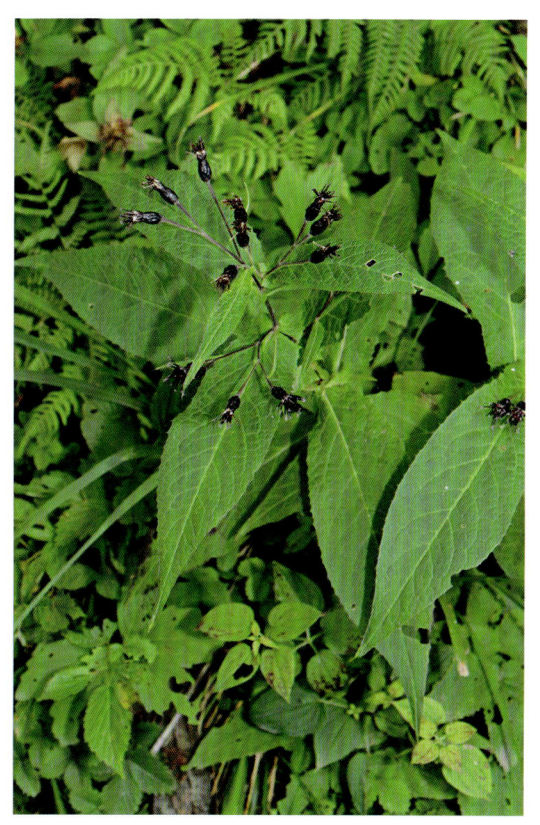

大耳叶风毛菊 Saussurea macrota Franch.
摄影：陈又生

果-20-烯-3β,30-二醇[(18α,19α)-urs-20-ene-3β,30-diol][1]；甾体类：甘蔗甾醇(ikshusterol)[1]。

化学成分参考文献

[1] Yang M, et al. *Pharmazie*, 2004, 59(12): 972-976.

[2] Yang M, et al. *Chin Chem Lett*, 2004, 15(4): 417-418.

49. 棉头风毛菊（中国植物志） 雪兔子（云南丽江），毛头雪莲花（云南中草药），雪莲花（中草药）

Saussurea eriocephala Franch. in J. Bot. (Morot) 8(10): 339. 1894.（英 **Cottonhead Saussurea**）

多年生草本，高 50 cm。茎直立，有茎翼。中部茎叶有叶柄，柄长 3 cm 的叶柄，叶片大头羽状全裂或深裂，顶裂片浅心形或卵状浅心形，基部浅心形，侧裂片 1 对，椭圆形，小；上部茎叶渐小，大头羽状分裂或不裂，顶裂片或叶片卵形，叶及裂片边缘有不明显的小锯齿，上面绿色，无毛，下面浅灰白色，被薄蛛丝状毛。头状花序多数，在茎枝顶端排列成伞房花序或圆锥状伞房花序。总苞钟状，黄褐色；总苞片 5 层，外层卵形，中内层长椭圆形至披针形，总苞片外面被稠密的褐色长柔毛。小花紫色。瘦果不成熟。冠毛褐色，2 层，外层短，糙毛状，内层长，羽毛状。花期 9 月。

分布与生境 产于云南。生于海拔 1900–2200 m 的山坡路旁。

药用部位 全草及带根全草。

功效应用 温肾壮阳，调经止血。用于阳痿，腰膝酸软，带下，月经不调，雪盲，牙痛，风湿痹痛，外伤出血。

注评 本种为云南药品标准（1974、1996）收载"雪莲花"的基源植物之一，药用其带花全草；参见雪莲花 Saussurea involucrata (Kar. et Kir.) Sch. Bip. 。纳西族用其全草治神经衰弱等。

50. 川西风毛菊（中国植物志）

Saussurea dzeurensis Franch. in J. Bot. (Morot) 8(20): 339. 1894.（英 **West-sichuan Saussurea**）

多年生草本，高 60-90 cm。根状茎粗，颈部被多数纤维状叶柄残迹。茎直立，有翼，翼有锯齿，被稀疏的绵毛或后脱毛，上部有伞房花序状分枝，基生叶的叶片基部沿茎下延成具齿的茎翼，全部叶倒向羽状分裂，侧裂片 3-6 对，三角形，边缘有锯齿；上部茎叶渐小，卵状披针形，边缘有粗齿，上面被稀疏的糙毛，下面被白色蛛丝毛。头状花序通常 7-10，排成伞房花序，花序梗有线形苞叶，被稀疏的绵毛。总苞卵形；总苞片革质，被绢状柔毛，边缘黑色，外层及中层卵形或披针形，内层长圆形。小花白色。瘦果长 3.5 mm。冠毛淡黄褐色，外层短，糙毛状，内层羽毛状。花果期 9-10 月。

分布与生境 产于甘肃、青海、四川。生于海拔 3500-4000 m 的山坡草地。

药用部位 全草。

功效应用 清肝明目。用于眩晕，肝热目赤。

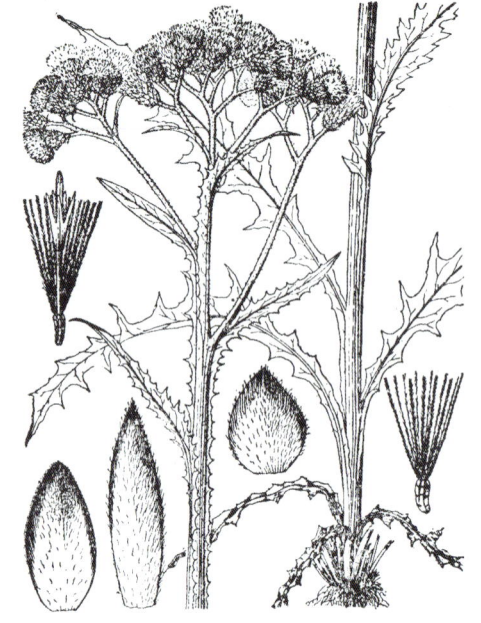

川西风毛菊 Saussurea dzeurensis Franch.
引自《中国高等植物图鉴》

51. 翼柄风毛菊（中国植物志） 岩牛蒡子（湖北），翅风毛菊（中国中药资源志要）

Saussurea alatipes Hemsl. in J. Linn. Soc., Bot. 29: 308. 1892.（英 **Winged petiole Saussurea**）

多年生草本，高 15-30 cm。根状茎，颈部有褐色叶柄残迹。茎直立，被稀疏的白色绵毛或脱毛，不分枝、少分枝或上部圆锥花序状分枝。基生叶与下部茎叶有长 3.5-11 cm 的翼柄，叶片大头羽状深裂，顶裂片大，卵形、卵状三角形或不明显心形，长 9-10 cm，边缘有锯齿，侧裂片 1-2 对；中上部茎叶渐小，有翼柄，叶片卵形或披针形，上面绿色，无毛，下面灰绿色，被稠密的白色绒毛。头状花序单生茎顶，或茎生 2 个头状花序，或多数在茎枝顶端呈圆锥花序状排列。总苞圆柱状或钟状；总苞片 6-7 层，外层卵形，中层长圆形或卵状长圆形，内层长圆形至线形。小花淡紫色。瘦果圆柱形，无毛。冠毛白色，2 层，外层短，糙毛状，内层长，羽毛状。花果期 7-8 月。

分布与生境 产于重庆、湖北。生于海拔 1500-2550 m 的山坡路旁、草地、林下。

药用部位 全草。

功效应用 活血化淤，祛风除湿。用于风湿痹痛。

52. 长毛风毛菊（中国植物志）

Saussurea hieracioides Hook. f., Fl. Brit. India 3: 371. 1881.——*S. villosa* Franch.（英 **Hawkweed-like Saussurea**）

多年生草本，高 5-35 cm。根状茎密被干膜质褐色残叶柄。茎直立，密被白色长柔毛。基生叶莲座状，基部渐狭成具翼的短叶柄，叶片椭圆形或长椭圆状倒披针形，长 4.5-15 cm，边缘全缘或有不明显的稀疏的浅齿；茎生叶与基生叶同形或线状披针形或线形，无柄，两面褐色或黄绿色，两面及边缘被稀疏的长柔毛。头状花序单生茎顶。总苞宽钟状；总苞片 4-5 层，全部或边缘黑紫色，密被长柔毛，外层卵状披针形，中层披针形，内层狭披针形或线形。小花紫色。瘦果圆柱状，褐色，无毛。冠毛淡褐色，2 层，外层短，糙毛状，内层长，羽毛状。花果期 6-8 月。

分布与生境 产于甘肃、青海、湖北、四川、云南、西藏。生于海拔 4450-5000 m 的高山碎石土坡、

菊科 COMPOSITAE

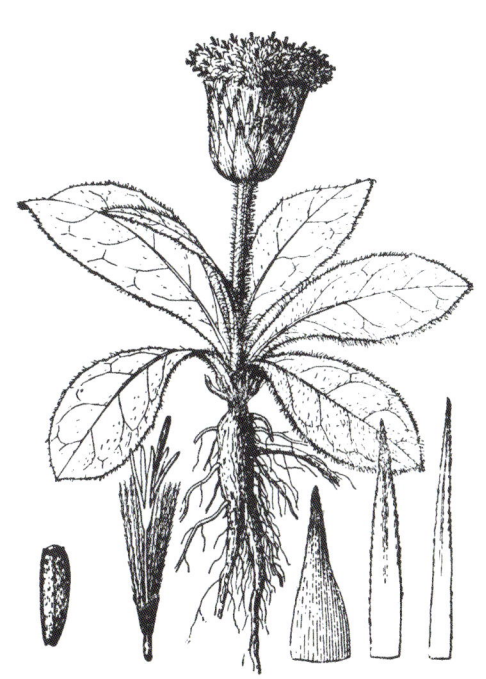

长毛风毛菊 Saussurea hieracioides Hook. f.
引自《中国高等植物图鉴》

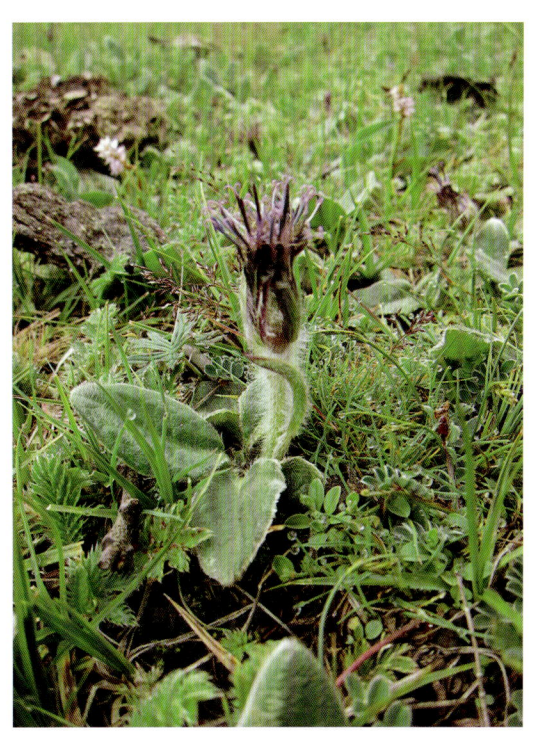

长毛风毛菊 Saussurea hieracioides Hook. f.
摄影：陈又生

高山草坡。也分布于尼泊尔、印度（锡金）。

药用部位　全草。

功效应用　祛风透疹，活血，调经，镇静，利水消肿。现代用于水肿，腹水，胸腔积液。

化学成分　地上部分含黄酮类：金圣草酚(chrysoeriol)，木犀草素(luteolin)，木犀草素-7-O-β-D-葡萄糖苷(luteolin-7-O-β-D-glucopyranoside)[1]；香豆素类：东莨菪内酯(scopoletin)，伞形花内酯(umbelliferone)，茵芋苷(skimmin)[1]；木脂素类：风毛菊醇(saussol)，牛蒡苷(arctiin)[1]；苯丙素类：丁香苷(syringin)[1]。

注评　本种部颁药品标准·藏药（1995年版）收载"风毛菊"（藏药名：莪吉秀）的基源植物之一，药用其干燥地上部分；同属植物美丽风毛菊 S. superba Anthony f. pygmaea Anthony 同等药用。藏族用其地上部分主治水肿、腹水、膀胱炎、小便不利等症。

化学成分参考文献

[1] 刘自民，等. 高等学校化学学报，1989, 10(11): 1090-1094.

53. 柳叶菜风毛菊（中国植物志）　柳兰叶风毛菊（中草药）

Saussurea epilobioides Maxim. in Bull. Acad. Imp. Sci. Saint-Petersbourg 27: 495. 1881.——*S. epilobiodides* Maxim. var. *cana* Hand.-Mazz.（英 **Willoweedleaf Saussurea**）

多年生草本，高 25-60 cm。茎直立，不分枝，无毛，单生。基生叶花期脱落；下部及中部茎叶无柄，叶片线状长圆形，长 8-10 cm，基部渐狭成深心形而半抱茎的小耳，边缘有具长尖头的深密齿，上面有短糙毛，下面有小腺点；上部茎叶小，与下部及中部茎叶同形，但渐小，基部无明显的小耳。头状花序多数，在茎端排成密集的伞房花序，有短花序梗。总苞钟状或卵状钟形；总苞片 4-5 层，外层宽卵形，顶端有黑绿色长钻状马刀形附属物，附属物反折或稍弯曲，中层长圆形，内层长圆形或线状长圆形，总苞片几无毛。小花紫色。瘦果圆柱状，无毛。冠毛污白色，2 层，外层短，糙毛状，内层长，羽毛状。花果期 8-9 月。

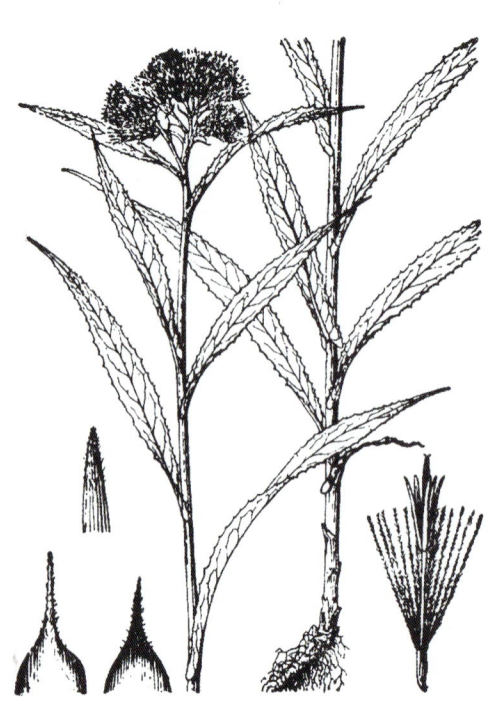

柳叶菜风毛菊 Saussurea epilobioides Maxim.
引自《中国高等植物图鉴》

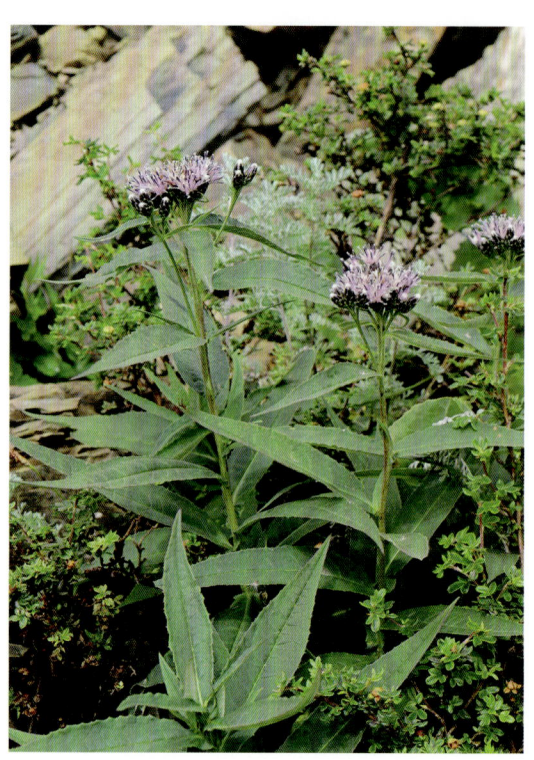

柳叶菜风毛菊 Saussurea epilobioides Maxim.
摄影：陈又生

分布与生境 产于甘肃、青海、宁夏、四川。生于海拔 2600-4000 m 的山坡。

药用部位 全草。

功效应用 消肿止痛，散瘀止血。用于产后恶露不下，少腹作痛，尿血，便血，跌打损伤，外伤出血。

注评 本种藏族用其全草治产后流血不止、刀伤出血、外伤出血。

54. 龙江风毛菊（中国植物志） 齿叶风毛菊（东北植物检索表）

Saussurea amurensis Turcz. in DC., Prodr. 6: 534. 1838.（英 **Amur Saussurea**）

多年生草本，高 40-100 cm。茎直立，被蛛丝毛或几无毛，叶沿茎下延而成狭翼，有长柄，叶片宽披针形、长椭圆形或卵形，长 20-30 cm，边缘具稀疏的细齿；下部与中部茎叶渐狭成短柄，叶片披针形或线状披针形，边缘有细锯齿；上部茎叶无柄，渐小，线状披针形或线形，边缘全缘，上面绿色，无毛，下面白色，被稠密的蛛丝状绵毛。头状花序多数，在茎枝顶端排列成紧密的伞房花序。总苞钟状；总苞片 4-5 层，被绵状长柔毛，外层卵形，中层长椭圆形，内层披针形或长圆状披针形。小花粉紫色。瘦果圆柱状，褐色，无毛。冠毛 2 层，污白色，外层短，糙毛状，内层长，羽毛状。花果期 8-9 月。

分布与生境 产于黑龙江、吉林、辽宁、内蒙古。生于海拔 900-1300 m 的沼泽化草甸及草甸。也分布于朝鲜、俄罗斯东西伯利亚及远东地区。

药用部位 根和花序。

功效应用 清热燥湿，泻火解毒。用于湿热带下，口舌生疮，牙龈肿痛，毛滴虫病。

化学成分 地上部分含倍半萜类：加那利矢车菊素(aguerin) A、B，菜蓟苦素(cynaropicrin)，优雅风毛菊素▲(eleganin)[1]。

注评 本种蒙古族用全草治阴道滴虫，阴痒，带下。

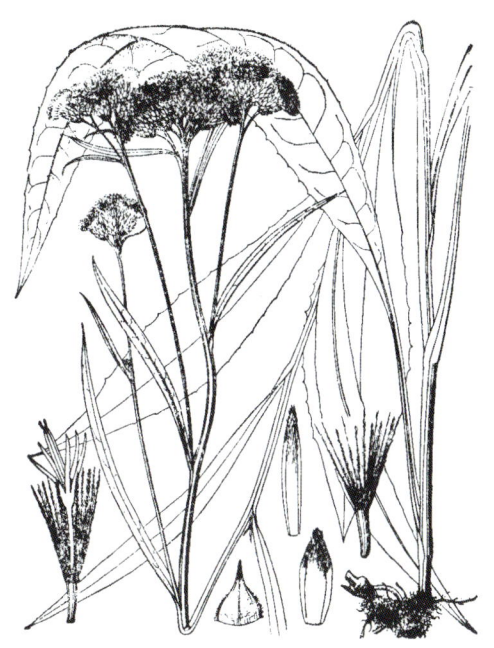

龙江风毛菊 Saussurea amurensis Turcz.
引自《中国高等植物图鉴》

化学成分参考文献

[1] Sham'yanov ID, et al. *Khim Prirod Soedin*, 1988, (1): 129-130.

55. 唐古特雪莲（中国植物志） 漏紫多保（中国植物志），东方风毛菊、血莲（甘肃中草药手册），东方雪莲花（云南种子植物名录）

Saussurea tangutica Maxim. in Bull. Acad. Imp. Sci. Saint-Petersbourg 27: 487. 1881.——*S. obvallata* (DC.) Edgew. var. *orientalis* Diels（英 **Tangut Saussurea**）

　　多年生草本，高 16–70 cm。根状茎粗，上部被多数褐色残存的叶柄。茎直立，被稀疏的白色长柔毛，紫色或淡紫色。基生叶有叶柄，柄长 2–6 cm；叶片长圆形或宽披针形，长 3–9 cm，边缘有细齿，两面有腺毛；茎生叶长椭圆形或长圆形；最上部茎叶苞叶状，膜质，紫红色，宽卵形，边缘有细齿，两面有粗毛和腺毛，包围头状花序或总花序。头状花序 1–5，无小花梗，在茎端密集成总花序或单生茎顶。总苞宽钟状，直径 2–3 cm；总苞片 4 层，黑紫色，外面被黄白色的长柔毛，外面被黄白色的长柔毛，内层线状披针形。小花蓝紫色。瘦果长圆形，紫褐色。冠毛 2 层，淡褐色。外层短，糙毛状，内层长，羽毛状。花果期 7–9 月。

分布与生境　产于甘肃、青海、四川、云南、西藏。生于海拔 3800–5000 m 高山流石滩、高山草甸。

药用部位　全草。

功效应用　清热解毒。用于感冒发热，咽喉肿痛，咳嗽，荨麻疹，食物中毒。

化学成分　全草含黄酮类：槲皮素(quercetin)，芹菜素(apigenin)，大波斯菊苷(cosmosin)，木犀草素(luteolin)[1]；香豆素：东莨菪内酯(scopoletin)[1]；生物碱：秋水仙碱(colchicine)[1]；其他类：β-谷甾醇，二十三烷(tricosane)，三十二烷(dotriacotane)[1]。

药理作用　抗炎镇痛作用：唐古特雪莲水提物和醇提物灌胃，可抑制二甲苯所致小鼠耳肿胀，抑制乙酸所致小鼠扭体反应[1]。

注评　本种藏族用其全草治瘟病时疫、痹症、血病、肠绞痛。

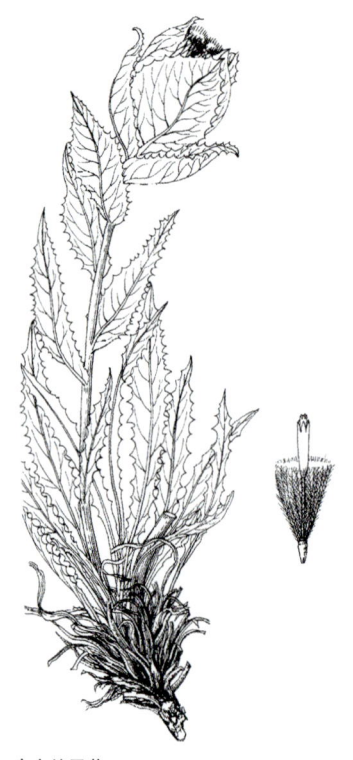

唐古特雪莲 Saussurea tangutica Maxim.
王颖 绘

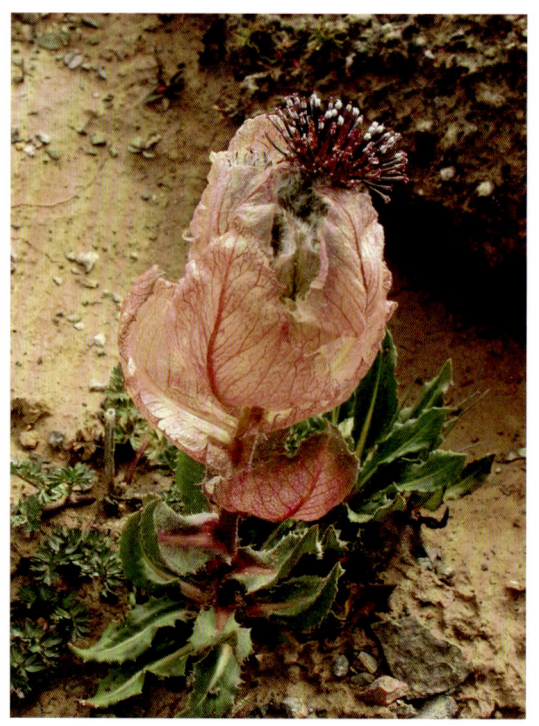

唐古特雪莲 Saussurea tangutica Maxim.
摄影：林秦文

化学成分参考文献

[1] 徐彦, 等. 中草药, 2010, 41(12): 1957-1960.

药理作用及毒性参考文献

[1] 刘占厚, 等. 青海医学院学报, 2007, 28(4): 268-270.

56. 红柄雪莲（中国植物志） 变红风毛菊（中国中药资源志要）

Saussurea erubescens Lipsch. in Notul. Syst. Herb. Inst. Bot. Acad. Sci. Uzbeckistanicae 20: 343. 1960.
（英 **Redstalk Saussurea**）

多年生草本，高 15-30 cm。根粗大。茎直立，基部被褐色纤维状撕裂的叶柄残迹，密被黄白色长柔毛。基生叶及下部茎叶有长 6 cm 的叶柄；叶片宽披针形或长椭圆形，长 1.5-5.5 cm，基部渐狭成叶柄，边缘有小锯齿，极少无锯齿，两面密被短腺毛；最上部茎叶膜质，舟状，紫红色，半包围头状花序，密被白色长柔毛。头状花序 1-12 个，排成伞房花序，极少单生茎顶，有小花梗，花梗密被白色长柔毛。总苞倒圆锥状，直径 1.5 cm；总苞片 5-6 层，全部或边缘黑褐色，外面被白色长柔毛，外层卵状披针形，中层线形，内层线形。小花黑紫色。瘦果长圆形。冠毛 2 层，淡褐色，外层短，糙毛状，内层长，羽毛状。花果期 7-9 月。

分布与生境 产于甘肃、青海、四川、西藏。生于海拔 3100-4800 m 的沼泽草地、河边、山谷、山顶、草甸。

药用部位 全草。

功效应用 清热解毒，祛风透疹，活血调经。用于痈肿疮疡，麻疹，风疹，月经不调。

菊科 COMPOSITAE

57. 苞叶雪莲（中国植物志） 苞叶风毛菊（中国高等植物图鉴），苞叶雪莲花（云南种子植物名录）

Saussurea obvallata (DC.) Edgew. in Trans. Linn. Soc. London 20: 76. 1846.——*Aplotaxis obvallata* DC.（英 **Bractleaf Saussurea**）

多年生草本，高 16-60 cm。根状茎粗，颈部被稠密的褐色纤维状撕裂的叶柄残迹。茎直立，有短柔毛或无毛。基生叶有 8 cm 的长柄；叶片长椭圆形或长圆状卵形，长 7-20 cm，边缘有细齿，两面有腺毛；茎生叶与基生叶同形并等大，向上部的茎叶渐小，无柄；最上部茎叶苞片状，膜质，黄色，长椭圆形或卵状长圆形，长 16 cm，边缘有细齿，两面被短柔毛和腺毛，包围总花序。头状花序 6-15 个，在茎端密集成球形的总花序，花序梗有或短。总苞半球形；总苞片 4 层，外层卵形，中层椭圆形，内层线形。全部苞片顶端急尖，边缘黑紫色，外面被短柔毛及腺毛。小花蓝紫色。瘦果长圆形。冠毛 2 层，淡褐色，外层短，糙毛状，内层长，羽毛状。花果期 7-9 月。

分布与生境 产于甘肃、青海、四川、云南、西藏。生于海拔 3200-4700 m 的高山草地、山坡多石处、溪边石隙处、流石滩。也分布于克什米尔、尼泊尔、不丹、印度、缅甸。

药用部位 带花序全草。

功效应用 清热退烧，镇静，麻醉。用于时行感冒，咽喉肿痛，隐疹，食物中毒。

化学成分 茎、叶、花序含蛋白质、纤维、矿物质(P、Ca、Mg、K、Fe、SiO_2)。氨基酸包括：天冬氨酸(aspartic acid)，α-丙氨酸(α-alanine)，β-丙氨酸(β-alanine)，甘氨酸(glycine)，组氨酸(histidine)，亮氨酸(leucine)，异亮氨酸(isoleucine)，赖氨酸(lysine)，蛋氨酸(methionine)，苯丙氨酸(phenylalanine)，丝氨酸(serine)，苏氨酸(threonine)，色氨酸(tryptophan)[1]。

药理作用 对中枢神经系统的作用：苞叶雪莲水煎液灌胃，可抑制硝酸士的宁引起的大鼠惊厥反应，增强戊巴比妥钠引起大鼠的中枢抑制作用[1]。

抗凝血、抗血栓作用：苞叶雪莲水煎液灌胃，可抑制大鼠体外血栓形成，降低血液黏度[1]。

抗辐射作用：苞叶雪莲水提物灌胃，能减轻电离辐射对小鼠生长发育的影响，对小鼠造血系统有辐射防护作用，能改善受辐射小鼠外周血象中的白细胞和血小板、骨髓 DNA 含量、骨髓有核细胞数的变化，并能刺激小鼠脾细胞增殖，改善免疫功能[2]。

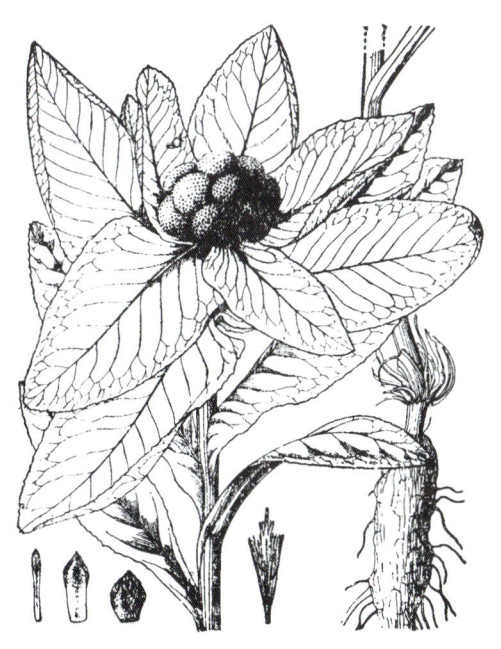

苞叶雪莲 Saussurea obvallata (DC.) Edgew.
引自《中国高等植物图鉴》

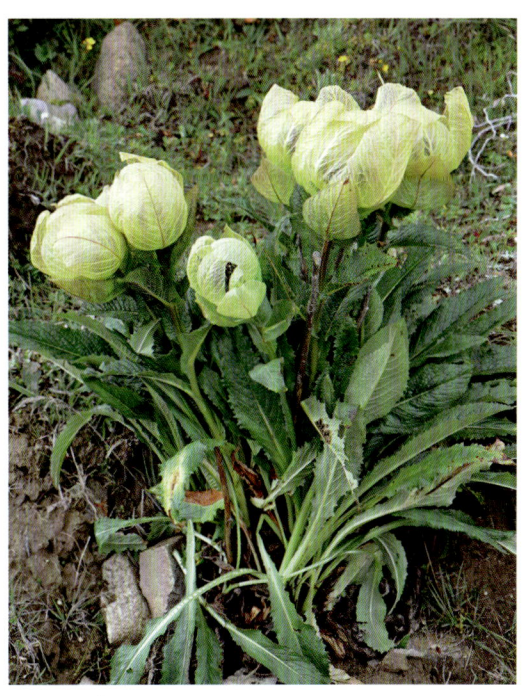

苞叶雪莲 Saussurea obvallata (DC.) Edgew.
摄影：王聚乐

注评 本种为部颁药品标准·藏药（1995年版）收载"大苞雪莲"（藏药名：煞杜果古）和青海药品标准（1976、1986）收载"紫苞风毛菊"的基源植物，药用其干燥地上部分。藏族用其全草治癫痫、中风、癫狂、麻风等。

化学成分参考文献

[1] Tiwari VK, et al. *Indian Journal of Forestry*, 1986, 9(4): 312-314.

药理作用及毒性参考文献

[1] 田淑琴，等．中药新药与临床药理，1998, 9(3): 170-171.　　[2] 徐进彦，等．中国辐射卫生，2008, 17(4): 403-405.

58. 毡毛雪莲（中国植物志）　毡毛风毛菊（中国高等植物图鉴），黄俄风毛菊（云南种子植物名录）

Saussurea velutina W. W. Sm. in Notes Roy. Bot. Gard. Edinburgh 12: 221. 1920.（英 **Velvety Saussurea**）

多年生草本，高17-35 cm。根状茎粗。茎直立，被褐色长柔毛，基部被褐色残存的叶柄。基生叶早落；下部茎叶有长2.5 cm的叶柄；叶片线状披针形或披针形，长9-12 cm，边缘有小锯齿，两面密被黄褐色绒毛；中部茎叶渐小，无柄，与下部茎叶同形或长圆状披针形；最上部茎叶苞叶状，倒卵形，紫红色，长3-4 cm，膜质，边缘有细齿或几全缘，两面被淡黄色绒毛，半包围头状花序。头状花序单生茎顶，有花序梗。总苞半球形；总苞片4层，黑紫色或边缘黑紫色，外面被黄褐色长柔毛，外层披针形，中层长圆状披针形，内层线形或线状披针形。小花紫红色。瘦果长圆形。冠毛污白色，2层，外层短，糙毛状，内层长，羽毛状。花果期7-9月。

分布与生境　产于四川、云南、西藏。生于海拔5000 m的高山草地、灌丛及流石滩。

药用部位　全草。

功效应用　祛风通络，散寒止痛。用于风湿痹痛。

注评　藏医用于凶曜病（癫痫、中风、癫狂、麻风等）。

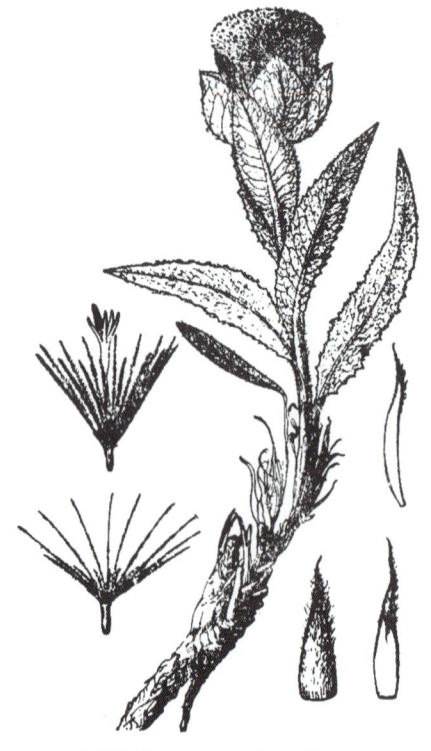

毡毛雪莲 Saussurea velutina W. W. Sm.
引自《中国高等植物图鉴》

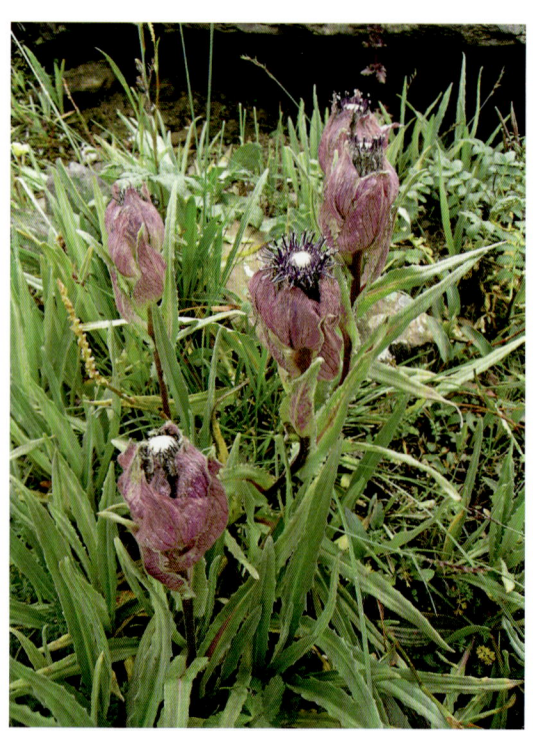

毡毛雪莲 Saussurea velutina W. W. Sm.
摄影：陈又生

菊科 COMPOSITAE

59. 长叶雪莲（中国植物志）

Saussurea longifolia Franch. in J. Bot. (Morot) 2(20): 354. 1888.（英 **Longleaf Saussurea**）

多年生草本，高 15-30 cm。根状茎粗。茎直立，被白色长柔毛，基部有深褐色残存的叶柄。基生叶有翼柄，柄长 2.5-6 cm，叶片长圆形或披针形，长 7-15 cm，基部渐狭成翼柄，边缘有锯齿，两面被长柔毛；中部茎叶小，无柄；最上部的茎叶苞叶状，小，膜质，紫红色，椭圆形，不包围头状花序。头状花序单生茎端。总苞钟状；总苞片 4 层，紫红色，外面被长柔毛，外层卵状披针形，中层长圆状披针形，内层线状披针形。小花紫红色。瘦果长圆形。冠毛污白色，2 层，外层短，糙毛状，内层长，羽毛状。花果期 7-9 月。

分布与生境 产于四川、云南、西藏。生于海拔 3400-4500 m 的高山草地、灌丛中。

药用部位 全草。

功效应用 清热解毒，消肿祛瘀。用于痈肿疮疡。现代用于肾型腹水和心型水肿。

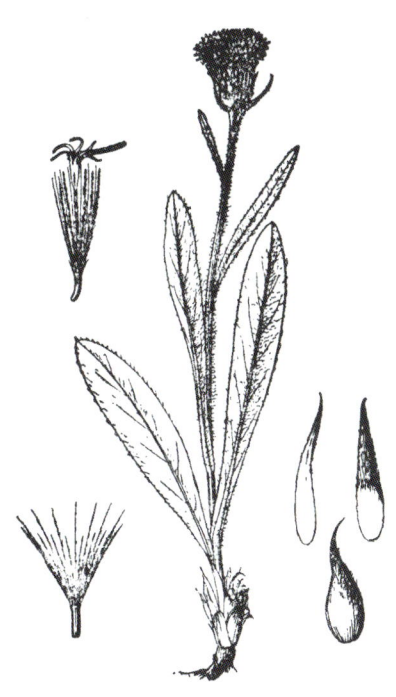

长叶雪莲 Saussurea longifolia Franch.
引自《中国高等植物图鉴》

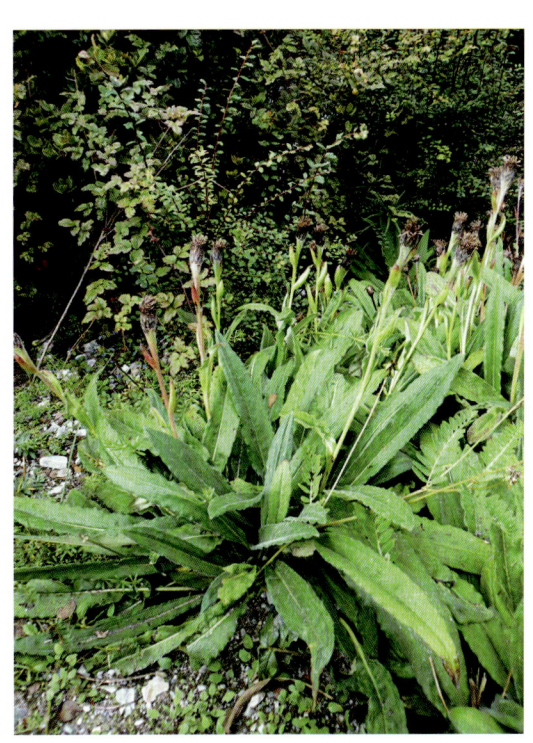

长叶雪莲 Saussurea longifolia Franch.
摄影：陈又生

60. 球花雪莲（中国植物志） 球花风毛菊（中国高等植物图鉴）

Saussurea globosa F. H. Chen in Bull. Fan. Mem. Inst. Biol., Bot. 6(2): 96. 1935.（英 **Globularflower Saussurea**）

多年生草本，高 10-60 cm。根状茎颈部被褐色叶柄残迹。茎直立，绿色或紫色，上部有稀疏或稠密的白色长柔毛和头状腺毛。基生叶有长 14 cm 的叶柄，叶片长椭圆形、披针形或长圆状披针形，长 13-20 cm，基部楔形渐狭，两面有稀疏的褐色糙毛。茎生叶渐小，线状披针形或线形，无柄，基部沿茎下延；上部苞叶卵状，舟形，紫色，长 4-6 cm，膜质，边缘全缘，不包围伞房状总花序。头状花序数个或多数排成伞房状总花序，有长花序梗。总苞钟状或球形；总苞片 3-4 层，全部或边缘紫红色，外面被白色长柔毛和腺毛，外层卵状或卵状披针形，中层长圆形或长圆状披针形，内层线状披针形。小花紫色。瘦果长圆形。冠毛 2 层，外层短，糙毛状，内层长，羽毛状。花果期 7-9 月。

分布与生境 产于青海、甘肃、陕西、四川。生于海拔 2100-4500 m 的高山草坡及草坪、山顶、荒坡、草甸。

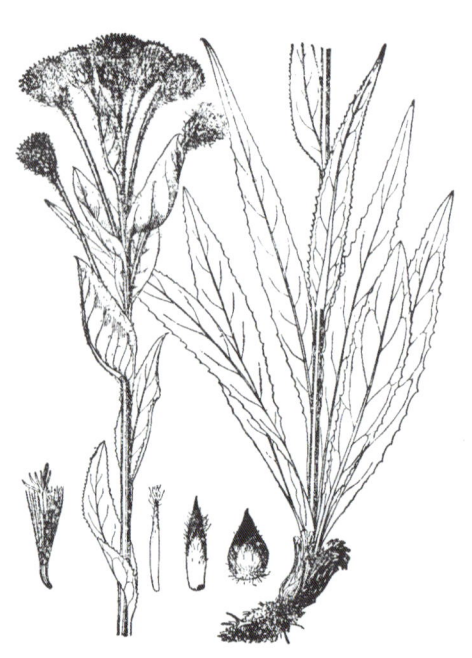

球花雪莲 Saussurea globosa F. H. Chen
引自《中国高等植物图鉴》

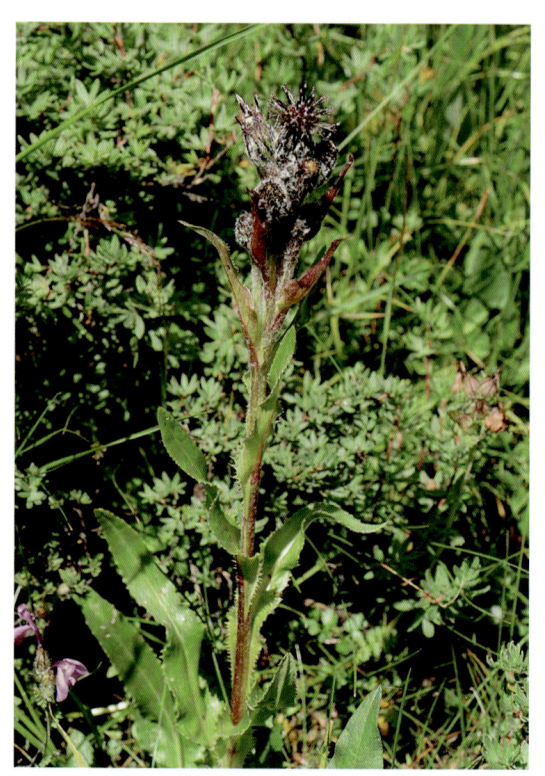

球花雪莲 Saussurea globosa F. H. Chen
摄影：陈又生

药用部位　全草。

功效应用　清肝明目。用于眩晕，肝热目赤。

化学成分　叶含黄酮类[1]。

化学成分参考文献

[1] Kusano, et al. *Nat Prod Commun*, 2007, 2(11): 1121-1128.

61. 雪莲花（中国植物志）　天山雪莲（中国药典），雪莲、荷莲（中国植物志），雪荷兰（本草纲目拾遗），天山雪莲花（中国民族药志），大苞雪莲花、新疆雪莲花（中药大辞典）

Saussurea involucrata (Kar. et Kir.) Sch. Bip. in Linnaea 19: 331. 1846.——*Aplotaxis involucrata* Kar. et Kir.（英 **Snowlotus Saussurea**）

多年生草本，高 15-35 cm。根状茎粗，颈部被多数褐色的叶残迹。茎粗壮，无毛。叶密集，基生叶和茎生叶无柄，叶片椭圆形或卵状椭圆形，长 14 cm，基部下延，两面无毛；最上部叶苞叶状，膜质，淡黄色，宽卵形，包围总花序。头状花序 10-20 个，在茎顶密集成球形的总花序，无或有短小花梗。总苞半球形；总苞片 3-4 层，边缘或全部紫褐色，外层被稀疏的长柔毛，外层长圆形，中层及内层披针形。小花紫色。瘦果长圆形。冠毛污白色，2 层，外层小，糙毛状，内层长，羽毛状。花果期 7-9 月。

分布与生境　产于新疆。生于海拔 2400-3470 m 的山坡、山谷、石缝、水边、草甸。也分布于俄罗斯、哈萨克斯坦、赫吉斯斯坦和蒙古。

药用部位　全草。

功效应用　温肾助阳，祛风除湿，活血通经。用于阳痿，腰膝软弱，风湿痹痛，类风湿性关节炎，月

菊科 COMPOSITAE

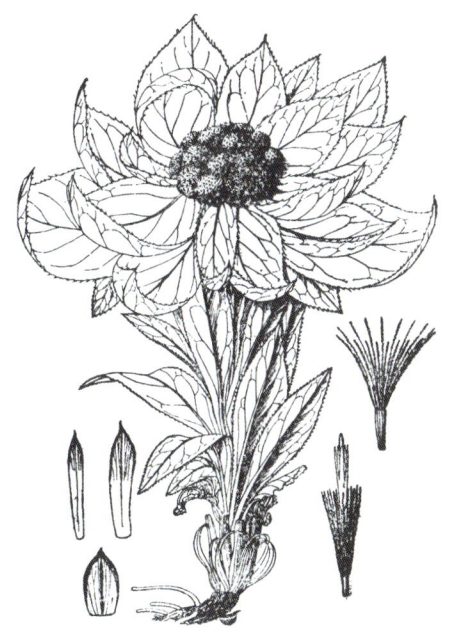

雪莲花 Saussurea involucrata (Kar. et Kir.) Sch. Bip.
引自《中国高等植物图鉴》

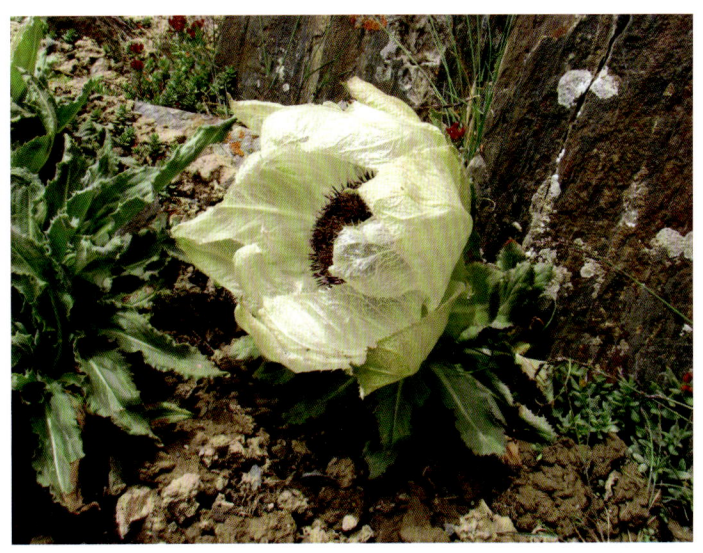

雪莲花 Saussurea involucrata (Kar. et Kir.) Sch. Bip.
摄影：戴攀峰

经不调，经闭，宫冷腹痛，胎衣不下，寒饮咳嗽。

化学成分 种子含木脂素类：牛蒡苷元-4-O-(6″-O-乙酰基-β-D-葡萄糖苷)[arctigenin-4-O-(6″-O-acetyl-β-D-glucoside)]，牛蒡苷元-4-O-(2″-O-乙酰基-β-D-葡萄糖苷)[arctigenin-4-O-(2″-O-acetyl-β-D-glucoside)]，牛蒡苷元-4-O-(3″-O-乙酰基-β-D-葡萄糖苷[arctigenin-4-O-(3″-O-acetyl-β-D-glucoside)]，牛蒡苷(arctiin)，牛蒡苷元(arctigenin)[1]。

地上部分含倍半萜类：雪莲花内酯▲(sausinlactone) A、B、C，3α,8α-二羟基-11βH-11,13-二氢去氢木香内酯(3α,8α-dihydroxyl-11βH-11,13-dihydrodehydrocostus lactone)，8α-羟基-11βH-11,13-二氢去氢木香内酯(8α-hydroxyl-11βH-11,13-dihydrodehydrocostus lactone)，11α,13-二氢葡萄糖中美菊素C (11α,13-dihydroglucozaluzanin C)，11β,13-二氢去氢木香内酯-8-O-β-D-葡萄糖苷(11β,13-dihydrodehydrocostus lactone-8-O-β-D-glucoside)，11β,13-二氢去氢木香内酯-8α-O-[6′-O-乙酰基-β-D-吡喃葡萄糖苷]{11β,13-dihydrodehydrocostus lactone-8-O-[6′-O-acetyl-β-D-glucopyranoside]}，风毛菊内酯(japonicolactone)[2]，大苞雪莲内酯(involucratolactone)，11α,13-二氢中美菊素C (11α,13-dihydrozaluzanin-C)，二氢中美菊素C (dihydrozaluzanin-C)[3]，8α-乙酰氧基去氢木香内酯(8α-acetoxydehydrocostus lactone)，11,13β-二氢中美菊素C (11,13β-dihydrozaluzanin C)，8β-羟基-11βH-11,13-二氢去氢木香内酯(8β-hydroxyl-11βH-11,13-dihydrodehydrocostus lactone)，11,13α-二氢中美菊素C (11,13α-dihydrozaluzanin C)，中美菊素C (zaluzanin C)[4]，10β,14-二羟基-11βH-愈创木-4-(15)-烯-12,6α-内酯-14-O-β-D-葡萄糖苷[10β,14-dihydroxy-11βH-guai-4-(15)-ene-12,6α-olide-14-O-β-D-glucoside][5]，6α-羟基木香酸-6-β-D-吡喃葡萄糖苷(6α-hydroxycostic acid-6-β-D-glucopyranoside)，去氢木香内酯(dehydrocostus lactone)，木香酸(costic acid)，二氢去氢木香内酯(dihydrodehydrocostus lactone)，大苞雪莲内酯-8-O-β-D-葡萄糖苷(involucratolactone-8-β-D-glucoside)，11βH,13-二氢葡萄糖中美菊素C (11βH,13-dihydroglucozaluzanin C)，11,13-二氢去酰菜蓟苦素(11,13-dihydrodesacylcynaropicrin)，11β,13-二氢去酰菜蓟苦素-8-O-β-D-葡萄糖苷(11β,13-dihydrodesacylcynaropicrin-8-β-D-glucoside)[6]，3α-羟基-11βH-11,13-二氢去氢木香内酯-8-O-β-D-葡萄糖苷(3α-hydroxy-11βH-11,13-dihydrodehydrocostus lactone-8-O-β-D-glucoside)，大苞雪莲碱(involucratin)[7]；黄酮类：山奈酚(kaempferol)[3]，粗毛豚草素(hispidulin)，棕矢车菊素(jaceosidin)[3,8]，楔叶泽兰素(eupafolin)，槲皮素(quercetin)，槲皮素-3-O-α-L-鼠李糖苷(quercetin-3-O-α-L-rhamnoside)，槲皮素-3-O-β-D-葡萄糖苷(quercetin-

3-*O*-β-D-glucopyranoside)，芦丁(rutin)[8]；香豆素类：蛇床子素(osthol)，佛手内酯(bergapten)，异茴芹内酯(isopimpinellin)，食用当归素(edultin)，叶鞘二醇二乙酸酯(vaginidiol diacetate)，别异欧前胡素(alloisoimperatorin)，山芹醇(oroselol)，花椒毒酚(xanthotoxol)[9]；酚/芳香类：苄基-2-羟基-6-甲氧基苯甲酯-2-*O*-β-D-葡萄糖苷(benzyl-2-hydroxy-6-methoxybenzoate-2-*O*-β-D-glucoside)[5]，β-苯基乳酸(β-phenyllactic acid)，原儿茶酸(protocatechuic acid)[10]；苯丙素类：丁香苷(syringin)[10]；甾体类：7β-羟基谷甾醇(7β-hydroxysitosterol)，豆甾烷-5,22-二烯-3β,7β-二醇(stigmast-5,22-dien-3β,7β-diol)[3]，β-谷甾醇[4]，胡萝卜苷[10]；脑苷类：(2*R*)-相对-*N*-[(3*R*,4*S*,5*S*)-5-(4*E*)-4-十七碳烯-1-四氢-4-羟基-3-呋喃基]-2-羟基-十九烷酰胺{(2*R*)-rel-*N*-[(3*R*,4*S*,5*S*)-5-(4*E*)-4-heptadecen-1-yl-tetrahydro-4-hydroxy-3-furanyl]-2-hydroxy-nonadecanamide}，(2*R*)-相对-*N*-[(3*R*,4*S*,5*S*)-5-(4*E*)-4-十七碳烯-1-四氢-4-羟基-3-呋喃基]-2-羟基-二十烷酰胺{(2*R*)-rel-*N*-[(3*R*,4*S*,5*S*)-5-(4*E*)-4-heptadecen-1-yl-tetrahydro-4-hydroxy-3-furanyl]-2-hydroxy-eicosanamide}，(2*R*)-相对-*N*-[(3*R*,4*S*,5*S*)-5-(4*E*)-4-十七碳烯-1-四氢-4-羟基-3-呋喃基]-2-羟基-二十一烷酰胺{(2*R*)-rel-*N*-[(3*R*,4*S*,5*S*)-5-(4*E*)-4-heptadecen-1-yl-tetrahydro-4-hydroxy-3-furanyl]-2-hydroxy-heneicosanamide}，(2*R*)-相对-*N*-[(3*R*,4*S*,5*S*)-5-(4*E*)-4-十七碳烯-1-四氢-4-羟基-3-呋喃基]-2-羟基-二十二烷酰胺{(2*R*)-rel-*N*-[(3*R*,4*S*,5*S*)-5-(4*E*)-4-heptadecen-1-yl-tetrahydro-4-hydroxy-3-furanyl]-2-hydroxy-docosanamide}，(2*R*)-相对-*N*-[(3*R*,4*S*,5*S*)-5-(4*E*)-4-十七碳烯-1-四氢-4-羟基-3-呋喃基]-2-羟基-二十三烷酰胺{(2*R*)-rel-*N*-[(3*R*,4*S*,5*S*)-5-(4*E*)-4-heptadecen-1-yl-tetrahydro-4-hydroxy-3-furanyl]-2-hydroxy-tricosanamide}，(2*R*)-相对-*N*-[(3*R*,4*S*,5*S*)-5-(4*E*)-4-十七碳烯-1-四氢-4-羟基-3-呋喃基]-2-羟基-二十四烷酰胺{(2*R*)-rel-*N*-[(3*R*,4*S*,5*S*)-5-(4*E*)-4-heptadecen-1-yl-tetrahydro-4-hydroxy-3-furanyl]-2-hydroxy-tetracosanamide}，(2*R*)-相对-*N*-[(3*R*,4*S*,5*S*)-5-(4*E*)-4-十七碳烯-1-四氢-4-羟基-3-呋喃基]-2-羟基-二十五烷酰胺{(2*R*)-rel-*N*-[(3*R*,4*S*,5*S*)-5-(4*E*)-4-heptadecen-1-yl-tetrahydro-4-hydroxy-3-furanyl]-2-hydroxy-pentacosanamide}[11]；烷烃/酸/内酯类：二十六烷-4-内酯(hexacosan-4-olide)，三十二酸(dotriacontanoic acid)[4]，琥珀酸(succinic acid)[10]；挥发油：主要成分为棕榈酸，二氢去氢木香内酯，正丙醇乙酸酯(*n*-propanol acetate)，月桂酸(lauric acid)，去氢木香内酯[12]。

药理作用 镇痛作用：雪莲花黄酮腹腔注射，可抑制小鼠的热痛反应[1]。

抗炎作用：雪莲花总碱、黄酮及乙醇提取物腹腔注射，均可抑制蛋清致大鼠足肿胀[1-2]，其总碱和乙醇提取物腹腔注射，可降低家兔皮肤血管的通透性；总碱使离体兔耳的血管收缩，该作用可被α-肾上腺素受体阻断药酚妥拉明阻断[2]。

调节免疫作用：雪莲花中的槲皮素-3-*O*-β-D-葡萄糖苷可抑制ConA刺激的小鼠脾细胞增殖[3]。雪莲花醇提物灌胃，可抑制单核巨噬细胞的吞噬功能；可抑制小鼠迟发型超敏反应；还可增强绵羊红细胞所致小鼠特异性抗体生成[4]。

对心血管系统的作用：雪莲花总碱和总黄酮提取物腹腔注射，均可降低家兔或麻醉犬的血压，总碱对离体兔心有抑制作用，使其收缩幅度变小，心率减慢[5]。

解痉作用：雪莲花总碱对组胺、毛果芸香碱和乙酰胆碱引起的离体兔肠痉挛有解痉作用[5]。

增强肾上腺皮质功能作用：雪莲花黄酮腹腔注射，可使大鼠肾上腺中维生素C的含量减少，对大鼠肾上腺皮质激素的合成有促进作用[1]。

抗细菌作用：雪莲花水溶性多糖体外对大肠埃希菌、金黄色葡萄球菌和枯草杆菌都有抑制作用[6]。

抗突变作用：雪莲花黄酮总苷对细胞内遗传物质具有保护作用，能抑止丝裂霉素C诱导的淋巴细胞微核形成率，降低淋巴细胞SCE频率[7]。

抗肿瘤作用：雪莲花乙酸乙酯提取物体外通过抑制表皮生长因子受体从而抑制激素抵抗性前列腺癌PC-3细胞增殖[8]。雪莲花中提取的化合物芦丁、棕矢车菊素和粗毛豚草素体外能够抑制腹

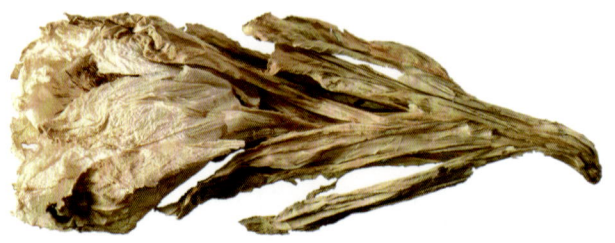

天山雪莲 Saussureae involucratae Herba
摄影：张继

水型肝癌细胞的增殖[9]。

抗氧化作用：雪莲花水溶性多糖体外有清除自由基活性[6]，其水提取物灌胃，能提高小鼠肝、心肌、骨骼肌中的 T-SOD 活性，降低 MDA 的含量[10]。雪莲花水提取物灌胃，能提高小鼠肝、心肌和骨骼肌中 GSH-Px 的活性[11]。

抗辐射作用：雪莲花水提取物可抑制电离辐射所引起的人外周血淋巴细胞染色体畸变[12]。雪莲水提取物灌胃，可延长受电离辐射小鼠的生存时间，提高小鼠的脾 T 淋巴细胞转化率，减轻骨髓 DNA 损伤[13]。

抗应激作用：雪莲花的水提取物腹腔注射，延长小鼠游泳力竭时间[14]。

注评　本种为中国药典（2010 年版）收载"天山雪莲"、部颁中药材标准（1992 年版）收载"雪莲花"和新疆维药品标准（1980）收载"雪莲"的基源植物，药用其干燥地上部分。此外，青海（1976、1986）、甘肃（1995）和四川（1979、1987、2010）等药材标准收载水母雪兔子 Saussurea medusa Maxim.，部颁药品标准·藏药（1995 年版）除本种外，还收入绵头雪兔子 Saussurea laniceps Hand.-Mazz.，云南药品标准（1974、1996）收载同属植物雪兔子 Saussurea eriocephala Franch.、羽裂雪兔 Saussurea leucoma Diels 或三指雪兔子 Saussurea tridactyla Sch. Bip. ex Hook. f. 的全草作"雪莲花"使用。维吾尔族、蒙古族也药用本种全草，主治肾虚腰痛、结核气喘等；哈萨克族用于催产、牙痛。本种为国家三级保护植物。

化学成分参考文献

[1] Liu YD, et al. *J Asian Nat Prod Res*, 2010, 12(10): 828-833.

[2] Xiao W, et al. *Fitoterapia*, 2011, 82(7): 983-987.

[3] 侯朋艺，等. 沈阳药科大学学报，2011, 28(2): 120-123.

[4] 申毅，等. 中国中药杂志，2009, 34(24): 3221-3224.

[5] Wang HB, et al. *J Asian Nat Prod Res*, 2007, 9(7): 603-607.

[6] Wang XL, et al. *J Integr Plant Biol*, 2007, 49(5): 609-614.

[7] Li, Yu; *Phytochemistry*, 1989, 28(12): 3395-3397.

[8] 李燕，等. 中国药学杂志，2007, 42(8): 575-577.

[9] 杨峻山，等. 中国药学杂志，2006, 41(23): 1774-1776.

[10] 李燕，等. 中国中药杂志，2007, 32(2): 162-163.

[11] Wu W, et al. *Arch Pharm Res*, 2009, 32(9): 1221-1225.

[12] Kameoka H, et al. *Journal of Essential Oil Research*, 1992, 4(4): 325-327.

药理作用及毒性参考文献

[1] 何新，等. 西北药学杂志，1990, 5(3): 17.

[2] 李观海，等. 新疆医学院学报，1979,(2): 63-68.

[3] 李君山. 中国风毛菊属药用植物雪莲花类民族药的资源学研究[学位论文]. 北京：中国协和医科大学药用植物研究所，1996.

[4] 贾景明，等. 中华中医药杂志（原中国医药学报），2007, 22(4): 238-240.

[5] 李观海，等. 新疆医学院学报，1978, (1): 22-26.

[6] 邓义红. 雪莲水溶性多糖的研究[学位论文]. 北京：中央民族大学生命与环境科学学院，2007.

[7] 黄辰，等. 西安医科大学学报，2000, 21(2): 93.

[8] Way TD, et al. *J Agric Food Chem*, 2010, 58(6): 3356-3365.

[9] 韩书亮. 癌变·畸变·突变，1995, 7(2): 80-83.

[10] 宁鹏，等. 青海大学学报（自然科学版），2009, 27(2): 63-65.

[11] 宁鹏，等. 青海大学学报（自然科学版），2008, 26(4): 58-60.

[12] 高博，等. 天山雪莲提取物的抗辐射损伤作用及机制研究[学位论文]. 苏州：苏州大学药理学教研室，2001.

[13] 高博，等. 中草药，2003, 34(5): 443-445.

[14] 陈阿城，等. 天水师范学院学报，2005, 25(2): 60-61.

62. 紫苞雪莲（中国植物志） 紫苞风毛菊（中国高等植物图鉴）

Saussurea iodostegia Hance in J. Bot. 16: 109. 1878.（英 **Purplebract Saussurea**）

多年生草本，高 30–70 cm。根状茎，颈部被褐色纤维状或鳞片状叶柄残迹。茎直立，紫色，被稀疏或稠密的白色长柔毛。基生叶线状长圆形，长 20–35 cm，基部渐狭成 7–9 cm 的叶柄，柄茎鞘状，上面被稀疏的长柔毛，下面无毛；茎叶向上渐小，披针形或宽披针形，无柄，基部半抱茎；最上部茎叶苞叶状，膜质，紫色，椭圆形或宽椭圆形，包围总花序。头状花序 4–7 个，在茎顶密集成伞房状总花序，有短花序梗，梗密被白色长柔毛。总苞宽钟状；总苞片 4 层，全部或上部边缘紫色，外面被白色长柔毛，外层卵状或三角状卵形，中层披针形或卵状披针形，内层线状披针形或线状长椭圆形。小花紫色。瘦果长圆形，淡褐色。冠毛 2 层，淡褐色，外层短，糙毛状，内层长，羽毛状。花果期 7–9 月。

分布与生境 产于山西、北京、内蒙古、辽宁、吉林、黑龙江、河南、陕西、宁夏、甘肃。生于海拔 1750–3300 m 的山坡草地、山地草甸、林缘、盐沼泽。

药用部位 全草。

功效应用 清肝热，明目。用于头晕，肝热目赤。

化学成分 地上部分含挥发油：主要成分为 β-芹子烯(selinene)。其他成分包括苯甲醛(benzaldehyde)，异丙苯(isopropylbenzene)，正辛烯(1-octene)，丙烯苯(propenylbenzene)，壬醛(nonanal)，萘(naphthalene)，苯乙醛(benzene acetaldehyde)，苯乙酮(l-phenylethanone)，芳樟醇(linalool)，2-苯基丙醇(2-phenylpropanol)，十一烷(undecane)，3,5,5-三甲基-2-环己烯-1,4-二酮(3,5,5-trimethyl-cyclohex-1,4-dione)，α-蒎烯(α-pinene)，β-蒎烯(β-pinene)，2-甲基-2,3-二氢苯并呋喃(2-methyl-2,3-dihydro-benzoforan)，正癸烯(1-decene)，松油烯-4-醇(terpin-4-ol)，α-松油醇(α-terpineol)，牦牛儿醇(geraniol)等[1]。

化学成分参考文献

[1] 陈能煜，等．云南植物研究，1992, 14(2): 203-210.

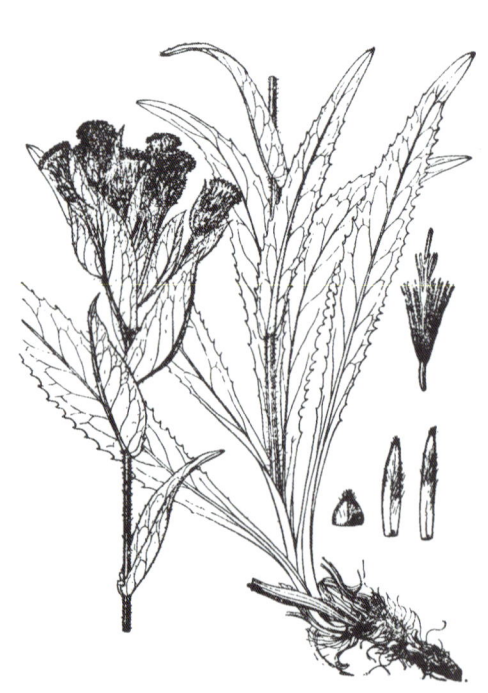

紫苞雪莲 Saussurea iodostegia Hance
引自《中国高等植物图鉴》

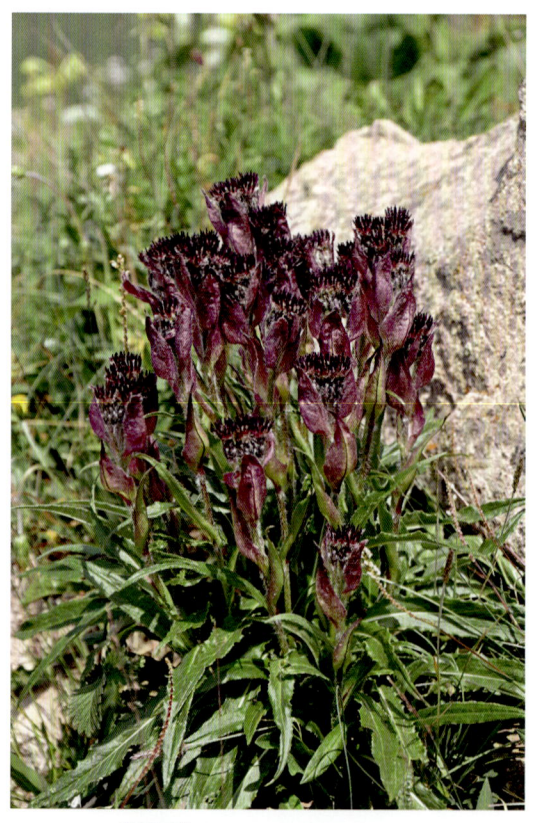

紫苞雪莲 Saussurea iodostegia Hance
摄影：赖阳均

63. 钝苞雪莲（中国植物志） 瑞苓草（中国高等植物图鉴），黑紫风毛菊（中药大辞典），紫苞风毛菊（中国中药资源志要）

Saussurea nigrescens Maxim. in Bull. Acad. Imp. Sci. Saint-Petersbourg 27: 491. 1881.
（英 **Blacken Saussurea**）

多年生草本，高 15–45 cm。茎簇生或单生，直立，被稀疏的长柔毛或后变无毛。基部被残存的叶柄。基生叶有长或短叶柄，叶片线状披针形或线状长圆形，长 8–15 cm，边缘有倒生细尖齿，两面被稀疏的长柔毛或后变无毛；中部和上部茎叶渐小，无柄，基部半抱茎；最上部茎叶小，紫色，不包围总花序。头状花序有长 1.5–7 cm 的花序梗，花序梗被稀疏长柔毛。头状花序 1–6 个，在茎顶成伞房状排列。总苞狭钟状；总苞片 4–5 层，干后黑褐色或深褐色，外面被白色长柔毛，外层卵形，向内层渐长，披针形或线状披针形。小花紫色。瘦果长圆形。冠毛污白色或浅棕色，2 层，外层短，糙毛状，内层长，羽毛状。花果期 9–10 月。

分布与生境 产于陕西、甘肃、青海。生于海拔 2200–3000 m 的高山草地。

药用部位 全草。

功效应用 活血调经，清肝明目。用于月经不调，骨蒸劳热，肝热目赤。

注评 本种为"瑞苓草"的基源植物，药用其干燥全草。

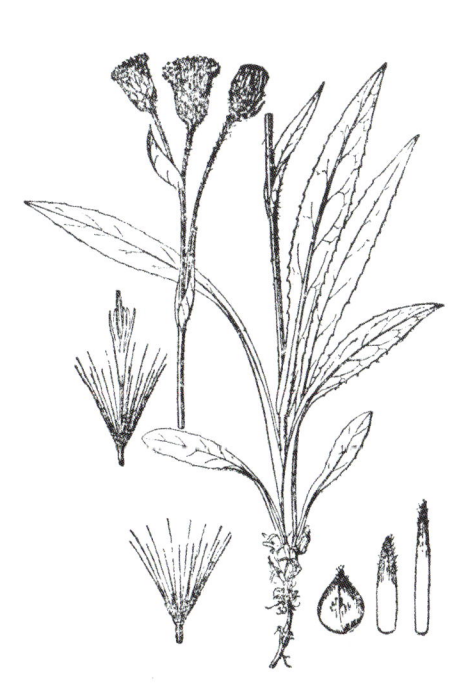

钝苞雪莲 Saussurea nigrescens Maxim.
引自《中国高等植物图鉴》

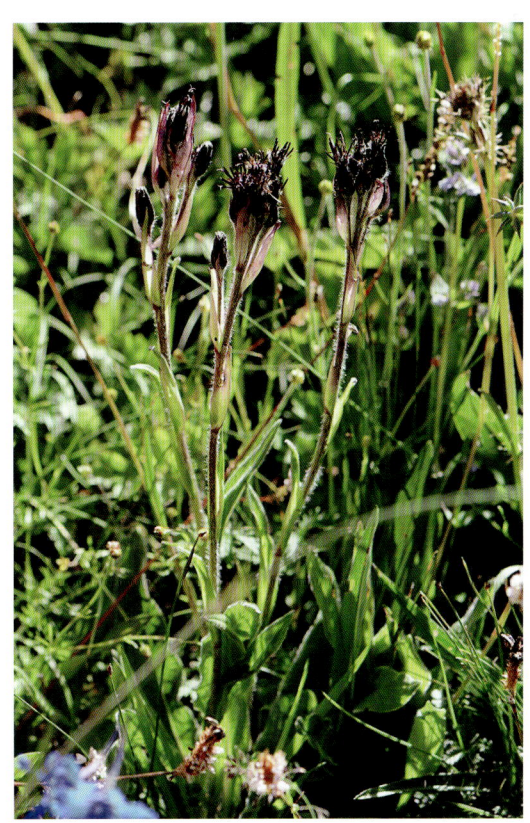

钝苞雪莲 Saussurea nigrescens Maxim.
摄影：陈又生

64. 褐花雪莲（中国植物志） 褐花风毛菊（中国高等植物图鉴）

Saussurea phaeantha Maxim. in Bull. Acad. Imp. Sci. Saint-Petersbourg 27: 489. 1881.（英 **Brownflower Saussurea**）

多年生草本，高 15–30 (40) cm。茎直立，密被或疏被长柔毛，基部被褐色的叶柄残迹。基生叶披针形，长 5–10 cm，基部渐狭成长 1 cm 的短叶柄或无叶柄，边缘有细齿，上面被白色柔毛，下面被绵毛或蛛丝毛；茎生叶渐小，披针形或线状披针形，无柄，基部半抱茎；最上部叶苞叶状，包围头状花序，椭圆形或披针形，膜质，紫色，边缘全缘。头状花序小，5-15个在茎顶密集成伞房状总花序，无或有极短的花序梗。总苞卵状钟形；总苞片4层，外面被白色长柔毛，外层卵状披针形，中层披针形或椭圆状披针形，内层长披针形或线状披针形。小花褐紫色。瘦果长圆形，紫褐色。冠毛污白色，外层短，糙毛状，内层长，羽毛状。花果期6-9月。

分布与生境　产于甘肃、青海、四川、云南西北部、西藏。生于海拔3800-4500 m的草甸、沼泽地及高山草地。

药用部位　根及全草。

功效应用　清热解毒，祛风透疹。用于痈肿疮疡，麻疹，风疹。

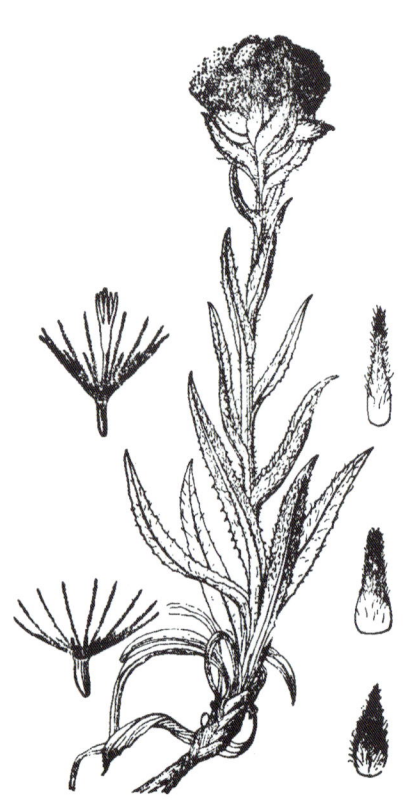

褐花雪莲 Saussurea phaeantha Maxim.
引自《中国高等植物图鉴》

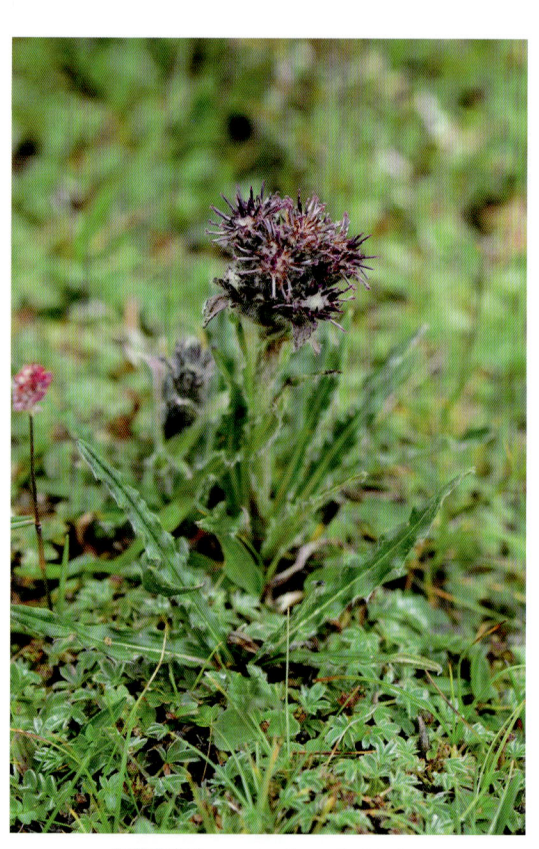

褐花雪莲 Saussurea phaeantha Maxim.
摄影：陈又生

113. 牛蒡属 Arctium L.

　　二年生草本。叶互生，大，不分裂，基部心形，具叶柄。头状花序少数或多数，排成伞房状或圆锥状花序，同型，有多数两性管状花。总苞卵形或卵球形，无毛或有蛛丝毛；总苞片多层，线状钻形、披针形，顶端有钩刺。花托平，被稠密的托毛，托毛初时平展，后扭曲。全部小花结实，花冠5浅裂。花药基部箭形。花丝分离，无毛。花柱分枝线形，外弯，基部有毛环。瘦果压扁，倒卵形或长椭圆形，顶端截形，有细脉纹或肋棱，冠毛多层，短；冠毛刚毛不等长，糙毛状，基底不连合成环，易脱落。

　　约10种，分布欧亚温带地区。我国有2种，均药用。

分种检索表

1. 全部总苞片顶端有倒钩刺；总苞绿色，无毛；小花花冠外面无棕黄色的小腺点 ················· 1. **牛蒡 A. lappa**

菊科 COMPOSITAE

1. 内层总苞片顶端有短尖头，非倒钩刺状；总苞灰白色，被蛛丝毛；小花花冠外面有棕黄色的小腺点 ·· 2. **毛头牛蒡 A. tomentosum**

本属药用植物根中含多炔类化合物，如牛蒡和毛头牛蒡根中均含有 (3E,11E)-1,3,11- 十三碳三烯 -5,7,9- 三炔 [(3E,11E)-1,3,11-tridecatrien-5,7,9-triyne，**1**]，牛蒡根中含 1- 十三碳烯 -3,5,7,9,11- 五炔 (1-tridecen-3,5,7,9,11-pentayne，**2**)，(3E)-3- 十三碳烯 -5,7,9,11- 四炔 -1,2- 环氧化物 [(3E)-3-tridecen-5,7,9,11-tetrayn-1,2-epoxide，**3**)，(8Z,15Z)- 十七碳 -1,8,15- 三烯 -11,13- 二炔 [(8Z,15Z)-heptadeca-1,8,15-trien-11,13-diyn，**4**)，毛头牛蒡根中含 1,11- 十三碳二烯 -3,5,7,9- 四炔 (1,11-tridecadiene-3,5,7,9-tetrayne，**5**)。牛蒡根中含有特征的含硫炔类以及奎宁酸衍生物，其奎宁酸衍生物多含有咖啡酰基、琥珀酰基等取代基，如牛蒡中含有牛蒡酸 (arctic acid，**6**)、牛蒡醛 (arctinal，**7**)、牛蒡酮 a (arctinone a，**8**)、牛蒡醇 a (arctinol a，**9**)、1,5-O- 二咖啡酰奎宁酸 (1,5-O-dicaffeoylquinic acid，**10**)、1,5-O- 二咖啡酰基 -3-O- 琥珀酰奎宁酸 (1,5-O-dicaffeoyl-3-O-succinylquinic acid，**11**)、1,5-O- 二咖啡酰基 -4-O- 琥珀酰奎宁酸 (1,5-O-dicaffeoyl-4-O-succinylquinic acid，**12**)。该属植物果实和种子中含有特征性二苄基丁内酯型木脂素，包括木脂素、倍半木脂素以及二木脂素，如：牛蒡苷元 (arctigenin，**13**)、牛蒡苷 (arctiin，**14**)、牛蒡酚 (lappaol) A (**15**)、C (**16**)、F (**17**)。地上部分含常见黄酮类化合物。

本属植物牛蒡具有镇咳祛痰、抗菌、抗病毒、抗炎、抗过敏、免疫调节、保肝、抗溃疡、降血糖、抗肿瘤等作用；牛蒡、毛头牛蒡具有抗氧化作用，主要有效成分为苷类、多糖等成分。

1. 牛蒡（中国植物志） 恶实、大力子（中国植物志），羊蒡（图经本草），蝙蝠刺（本草纲目），鼠粘子、万把钩（江苏），鼠粘草（名医别录），夜叉头（救荒本草），永耳朵、老鼠愁、鼠鼠愁、老母猪耳朵（中药大辞典）

Arctium lappa L., Sp. Pl. 816. 1753.（英 **Great Burdock**）

二年生草本，具粗大的肉质直根，长15 cm，具分枝支根。茎直立，高达2 m，粗壮，紫红色，多分枝，被稀疏的乳头状短毛及长蛛丝毛并混杂棕黄色的小腺点。基生叶宽卵形，长30 cm，宽21 cm，边缘稀疏的浅波状凹齿或齿尖，基部心形，叶柄长达32 cm，两面异色，上面绿色，有稀疏短糙毛及黄色小腺点。茎生叶与基生叶同形或近同形。头状花序多或少数，排成疏松的伞房花序或圆锥状伞房花序。总苞卵形或卵球形；总苞片多层，外层三角状或披针状钻形，中内层披针状或线状钻形；顶端有钩刺。小花紫红色。花冠外面无腺点。瘦果倒长卵形或偏斜倒长卵形，扁，浅褐色。冠毛多层，浅褐色；冠毛刚毛糙毛状，基部不连合成环，脱落。花果期6–9月。

分布与生境 全国各地普遍分布。生于海拔750–3500 m的山坡、山谷、林缘、林中、灌木丛中、河边潮湿地、村庄路旁或荒地。广布于欧亚大陆。

药用部位 根、茎叶、果实。

功效应用 根：疏散风热，解毒，消肿。用于风热感冒，头痛，咳嗽，热毒面肿，咽喉肿痛，齿龈肿痛，风湿痹痛，癥瘕痞块，痈疖恶疮，痔疮，脱肛。茎叶：清热除烦，消肿止痛。用于风热头痛，心烦口干，咽喉肿痛，小便涩少，痈肿疮疖，皮肤瘙痒，白屑风。果：疏散风热，宣肺透疹，解毒利咽。用于风热感冒，咳嗽痰多，麻疹，风疹，咽喉肿痛，痄腮，丹毒，痈肿疮毒。

化学成分 根含奎宁酸衍生物：1,5-*O*-二咖啡酰奎宁酸(1,5-*O*-dicaffeoylquinic acid)，1,5-*O*-二咖啡酰基-3-*O*-琥珀酰奎宁酸(1,5-*O*-dicaffeoyl-3-*O*-succinylquinic acid)，1,5-*O*-二咖啡酰基-4-*O*-琥珀酰奎宁酸(1,5-*O*-dicaffeoyl-4-*O*-succinylquinic acid)，1,5-*O*-二咖啡酰基-3,4-*O*-二琥珀酰奎宁酸(1,5-*O*-dicaffeoyl-3,4-di-*O*-succinylquinic acid)，1,3,5-*O*-三咖啡酰基-4-*O*-琥珀酰奎宁酸(1,3,5-*O*-tricaffeoyl-4-*O*-succinylquinic acid)[1]；含硫炔类：牛蒡酸(arctic acid)[2]，牛蒡酸b、c，牛蒡酸b 甲酯(acrctate b methyl ester)，牛蒡醇(arctinol) a、b，牛蒡醛(arctinal)，牛蒡酮(arctinone) a、b，牛蒡酮a 乙酸酯(arctinone a

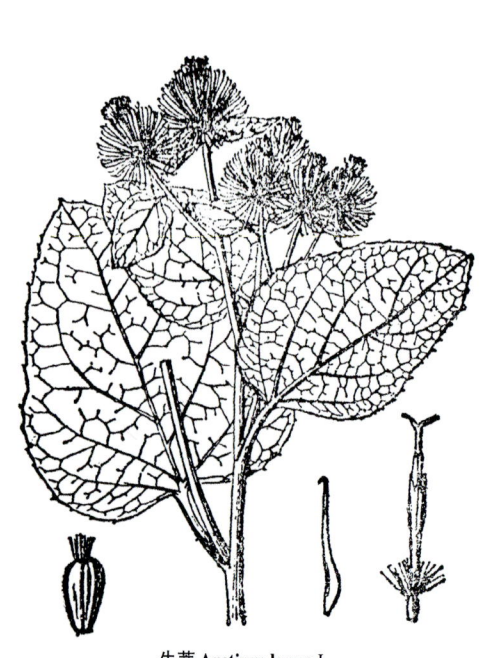

牛蒡 *Arctium lappa* L.
引自《北京植物志》

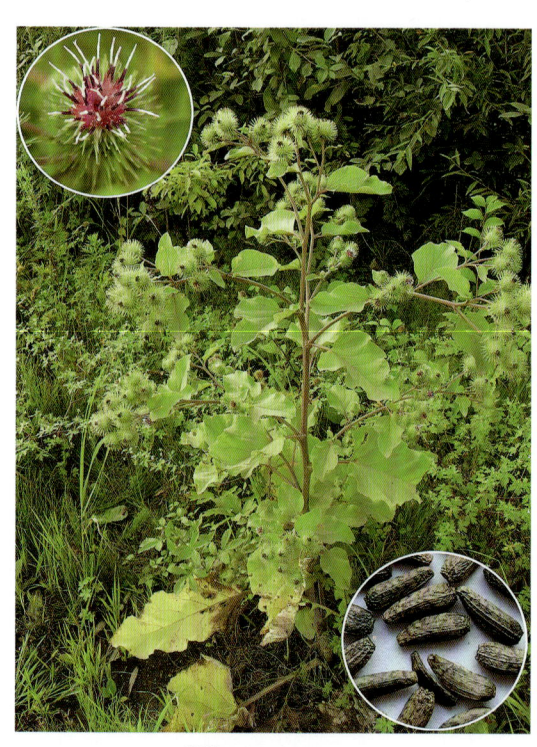

牛蒡 *Arctium lappa* L.
摄影：于俊林

acetate)[3]；多炔类：1-十三碳烯-3,5,7,9,11-五炔(1-tridecen-3,5,7,9,11-pentayne)，S-12,13-环氧-2,4,6,8,10-十三碳五炔(S-12,13-epoxy-2,4,6,8,10-tridecapentayne)[4]，(11E)-1,11-十三碳二烯-3,5,7,9-四炔[(11E)-1,11-tridecadien-3,5,7,9-tetrayne]，(3E,11E)-1,3,11-十三碳三烯-5,7,9-三炔[(3E,11E)-1,3,11-tridecatrien-5,7,9-triyne]，(8Z,15Z)-十七碳-1,8,15-三烯-11,13-二炔[(8Z,15Z)-heptadeca-1,8,15-trien-11,13-diyne]，(3E)-3-十三碳烯-5,7,9,11-四炔-1,2-环氧化物[(3E)-3-tridecen-5,7,9,11-tetrayn-1,2-epoxide]，(4E,6E,12E)-4,6,12-十四碳烯-8,10-二炔-1,3-二乙酸酯[(4E,6E,12E)-4,6,12-tetradecatrien-8,10-diyn-1,3-diyl diacetate]，(4E,6Z,12E)-4,6,12-十四碳烯-8,10-二炔-1,3-二乙酸酯[(4E,6Z,12E)-4,6,12-tetradecatrien-8,10-diyn-1,3-diyl diacetate]，(4E,6E)-4,6-十四碳二烯-8,10,12-三炔-1,3-二乙酸酯[(4E,6E)-4,6-tetradecadien-8,10,12-triyn-1,3-diyl diacetate]，(4E,6Z)-4,6-十四碳二烯-8,12-二炔-1,3-二乙酸酯[(4E,6Z)-4,6-tetradecadien-8,12-diyn-1,3-diyl diacetate][5]；与含硫炔类化合物相连的愈创木烷内酯倍半萜类：牛蒡噻吩(lappaphen) a、b[6]；多糖类：菊糖(inulin)[7]，果糖寡糖(fructooligosaccharides)类[8]，木葡聚糖(xyloglucan)[9]，木聚糖(xylan)[10]；其他类：β-天冬酰胺(β-asparagine)[11]，γ-胍基丁酸(γ-guanidinobutyric acid)[12]等。

叶含倍半萜类：刺蓟苦素(onopordopicrin)[13]，蜂斗菜酮(fukinone)，去氢蜂斗菜酮(dehydrofukinone)，蜂斗菜醇酮(petasitolone)，蜂斗菜次螺内酯(fukinanolide)，β-桉叶醇(β-eudesmol)，荒漠木烯(eremophilene)[14]；黄酮类：槲皮素(quercetin)，芹菜素(apigenin)，芦丁(rutin)，橙皮苷(hesperidin)[15]；酚苷类：熊果苷(arbutin)[15]；苯丙素类：绿原酸(chlorogenic acid)，咖啡酸(caffeic acid)[15]；三萜类：蒲公英萜醇▲(taraxasterol)，蒲公英萜醇▲乙酸酯(taraxasterol acetate)，蒲公英萜醇▲棕榈酸酯(taraxasterol palmitate ester)[14]；多糖[16]；其他类：牛蒡烯醇▲(arctiol)[14]。

果实含木脂素：牛蒡苷元(arctigenin)[17-18]，罗汉松脂酚(matairesinol)[17-18]，(+)-7,8-二氢牛蒡苷元[(+)-7,8-didehydroarctigenin][17]，牛蒡苷(arctiin)[18-19]，牛蒡酚(lappaol) A[18,20]、B、C[20]、E[1]，异牛蒡酚A(isolappaol A)[17]，牛蒡木脂素▲(arctignan) F、G、H[20]、AL-D、AL-F[21]。

种子含木脂素类：牛蒡苷元[22,25-26,28,31]，牛蒡苷[22,26,28-31]，罗汉松脂酚[22,31]，牛蒡酚(lappaol) A[22-23,29]、B[23,26]、C[22,24,27]、D[24,27]、E[24,29]、F[22,25,27,29]、H[22,25,29]，异牛蒡酚C[27]，牛蒡木脂素A[29]、E[22]、G[29]、H[29]，二聚牛蒡苷元▲(diarctigenin)[27-29]，新牛蒡素(neoarctin) A[29-30]、B[31]。

种子渗出物含木脂素类：牛蒡苷元，牛蒡苷元酸▲(arctigenic acid)[32]。

药理作用　保护神经元作用：牛蒡苷元体外可通过结合卡英酸受体、部分性清除自由基作用，对谷氨酸盐诱导的原代培养大鼠大脑皮层细胞有保护作用[1]。

抗炎作用：牛蒡苷元可通过抑制 iNOS 通路和 iNOS 酶的活性，体外抑制脂多糖诱导单核巨噬细胞 RAW264.7 和 THP-1 中 NO 的生成和炎症细胞因子 TNF-α、IL-6 的产生[2]。

抗过敏作用：牛蒡根及叶的水提物局部涂抹，可抑制牛奶乳清致敏小鼠耳肿胀；体外可抑制人体外周血的嗜碱粒细胞脱颗粒和半胱氨酸-白三烯的生物合成[3]。

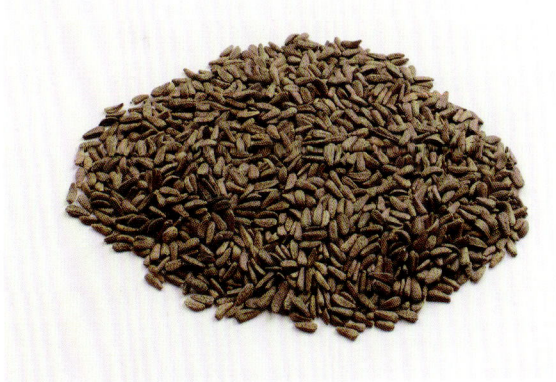

牛蒡子 Arctii Fructus
摄影：王海

调节免疫作用：牛蒡子提取物灌胃，可提高正常小鼠淋巴细胞转化率和小鼠的 ANAE 阳性率，增加抗体生成细胞的形成，增强小鼠巨噬细胞的吞噬功能[4]。牛蒡根提取物牛蒡多糖灌胃，能提高小鼠抗体生成细胞数、小鼠巨噬细胞吞噬指数和小鼠脾、胸腺器官相对重量[5]。牛蒡苷元有促进小鼠 M_1 细胞分化作用[6]。牛蒡苷元能抑制脂多糖激发的无胸腺小鼠巨噬细胞 RAW264.7 产生 TNF-α；能减弱由伴刀豆球蛋白和脂多糖以剂量依赖方式激发的 T 淋巴细胞、B 淋巴细胞的增殖[7]。牛蒡寡糖灌胃，可促进正常小鼠脾淋巴细胞增殖及 IL-2、IFN-γ 产生[8]。

降血脂作用：牛蒡子水煎液灌胃，可降低高脂乳剂致高脂血症模型大鼠血脂水平[9]。牛蒡皮提取物灌胃，可降低高脂饲料喂饲致高脂血症模型大鼠血清三酰甘油、红细胞 MDA、动脉硬化指数，升高高密度脂蛋白胆固醇含量[10]。

镇咳祛痰作用：牛蒡苷和牛蒡苷元灌胃，可减少浓氨水致小鼠咳嗽次数，促进酚红排泌[11]。

保肝作用：牛蒡根提取物灌胃，可对抗含醇流体饲料喂养 28 天或四氯化碳腹腔注射致大鼠肝损伤[12]。牛蒡水提物灌胃，可改善乙醇加四氯化碳双重刺激诱导的大鼠肝损伤，增加细胞色素 P450 的含量，加强 NADPH 细胞色素 C 还原酶的活性，降低血清中的三酰甘油和脂质过氧化，降低血清转氨酶水平[13]。牛蒡根提取物可改善四氯化碳或对乙酰氨基酚诱导的小鼠肝损伤，增加谷胱甘肽、细胞色素 P450 含量，降低 MDA 的含量[14]。牛蒡菊糖灌胃，可拮抗酒精引起的小鼠肝重和肝指数的增加，拮抗酒精引起的小鼠肝总三酰甘油、MDA 含量的升高以及肝 GSH-Px 酶活性的降低，抑制酒精引起的小鼠肝组织脂肪变性[15]。

抗溃疡作用：牛蒡根氯仿提取物灌胃，可改善乙醇引起的胃损伤、抑制醋酸引起的慢性胃溃疡；十二指肠和腹腔注射给药，均可降低胃液分泌的总酸量；可体外抑制氢-钾 ATP 酶的活性[16]。

降血糖作用：牛蒡子醇提物灌胃，能降低正常小鼠口服糖所致的高血糖及四氧嘧啶型糖尿病小鼠和大鼠的血糖水平，能降低高血糖高脂血症糖尿病大鼠血糖，降低血清总胆固醇和三酰甘油，增加血清胰岛素和高密度脂蛋白胆固醇[17]。

改善肾功能作用：牛蒡子粉饲料正常喂养，醇提物、水提物灌胃，均能减少 STZ 糖尿病大鼠肾组织转化生长因子 β_1 (TGF-β_1) mRNA、单核趋化蛋白 1 (MCP-1) mRNA 的表达，减少肾小球 PAS 染色阳性基质面积比以及 Col-Ⅳ、FN 的表达，减轻肾病理损害，减轻细胞内蛋白非酶糖基化[18-19]。牛蒡苷灌胃，可降低肾小球性肾炎大鼠血肌酐和尿素氮的水平[20]。

抗菌作用：牛蒡子水煎液、牛蒡苷和牛蒡苷元体外均可抑制金黄色葡萄球菌、绿脓杆菌、白色念珠菌、枯草杆菌、大肠埃希菌、产气杆菌、变形杆菌及柠檬明串球菌[21-22]。牛蒡乙酸乙酯提取物体外可抑制绿脓杆菌、大肠埃希菌、嗜酸乳杆菌、变异链球菌、白色念珠菌[23]。牛蒡皮乙醇提取物、牛蒡皮水提取物、牛蒡肉乙醇提取物、牛蒡肉水提取物体外对大肠埃希菌、金黄色葡萄球菌、枯草芽孢杆菌、黑曲霉及酵母菌有抑制作用[24]。

抗病毒作用：牛蒡子乙醇提取物体外对巴豆油、正丁酸钠联合激发的 EB 病毒特异性 DNA 酶、DNA 多聚酶、早期抗原、壳抗原表达有抑制作用[25]。牛蒡子苷元灌胃，可抑制流感病毒 FM1 株滴鼻感染小鼠的肺炎实变，减少小鼠死亡[26]；体外对感染流感病毒鸡胚有预防和保护治疗作用[27]，有直接抑制流感病毒复制的作用[28]。牛蒡子苷元在体外可抑制 HIV-1 病毒的蛋白 P17 和 P24 的表达[29]。牛蒡子提取物可抑制淋巴细胞株 U_{937} 和外周血单核细胞内 HIV-1 的复制[30]。

抗肿瘤作用：牛蒡子煎剂、乙醇提取液灌胃，对 S_{180} 荷瘤鼠的肿瘤有抑制作用，可延长腹水癌模型小鼠生存时间[31-32]。牛蒡子提取物、牛蒡子苷体外均对人肝癌 HepG2 细胞株有细胞毒作用[33-34]。牛蒡子乙醇提取液可体外抑制人体结肠癌细胞、直肠癌细胞和肝癌细胞的生长[32]。牛蒡子 70% 乙醇提取物可体外抑制杂交瘤 B 细胞 MH60 增生，促进其凋亡[35]。牛蒡子苷灌胃，对 PHIP 诱发的雌性大鼠乳腺癌有抑制作用[36]。在饲料中添加牛蒡子苷，可对抗 2-乙酰胺基芴 (2-AAF) 诱发肝癌变[37]。牛蒡苷元体外对白血病细胞株 HL-60 有抑制活性[38]。牛蒡子苷腹腔注射可抑制荷 CAPAN-1 瘤裸小鼠肿瘤生长；体外抑制胰腺癌细胞株 CAPAN-1 细胞生长[39]。牛蒡苷元腹腔注射，可抑制肺转移瘤模型裸鼠肿瘤转移；体外可抑制 SMMC-7721 细胞增殖、黏附、侵袭和转移并诱导其凋亡[40-41]。

抗突变作用：牛蒡子乙醇提取液对 TA98、TA100 菌株的间接诱变剂二氨基芴、TA98 的直接诱变剂硝基喹啉、TA100 的直接诱变剂亚硝基胍都具有抑制作用[42]。

抗氧化作用：牛蒡根水煎液灌胃，可使老龄大鼠肝组织、血清中的 SOD 活力提高，脑组织、血清中 MDA 和脂褐质的含量降低[43]。牛蒡多酚体外可清除 DPPH 自由基[44]。牛蒡子氯仿提取物、乙酸乙酯提取物、丙酮提取物、乙醇提取物均可清除 DPPH 和·OH 自由基[45]。牛蒡皮提取物灌胃，可提高高脂饲料饲养致高脂血症模型大鼠血清 SOD、GSH-Px 活性[9]。牛蒡皮乙醇提取物、牛蒡皮水提取物、去皮牛蒡根乙醇提取物、去皮牛蒡根水提取物体外可清除DPPH·及·OH[24]。

抗应激作用：牛蒡根水煎液、牛蒡低聚果糖灌胃，可分别延长小鼠负重游泳时间及正常游泳时间[46-47]。牛蒡子提取物灌胃，可对抗大强度训练导致大鼠血清睾酮水平下降，增加肌糖原的储备，延长大鼠运动至力竭的时间[48]。牛蒡苷灌胃，可延长大鼠运动力竭时间，使大鼠血睾酮含量增加、血液皮质醇含量下降[49]。

其他作用：牛蒡根制备的天然食用纤维，喂饲断奶大鼠，使大鼠成长加速[50]。

毒性及不良反应 牛蒡子苷能引起蛙、小鼠、兔强直性惊厥，呼吸微弱，随意运动消失，最后转入麻痹状态，此时心脏尚未停止搏动[51]。

注评 本种为历版中国药典收载"牛蒡子"的基源植物，药用其干燥成熟果实；其根、茎叶亦供药用，分别称"牛蒡根"、"牛蒡茎叶"。"牛蒡子"原名恶实，始载于《名医别录》，现以"牛蒡子"为正名。商品主要来自四川、浙江、湖北等地及东北地区的栽培品。傈僳族、白族、藏族、蒙古族、朝鲜族、彝族、苗族、侗族、满族、哈尼族、拉祜族、纳西族和壮族也药用其果实、根或叶，满族用其鲜茎叶捣烂外敷治疗头痛、红眼病，朝鲜族用鲜根、叶当菜食用或用茎叶酿酒喝能健身防老，其他民族的主要用途同功效应用项。

化学成分参考文献

[1] Maruta Y, et al. *J Agric Food Chem*, 1995, 43(10): 2592-2595.

[2] Obata S, et al. *Nippon Nogei Kagaku Kaishi*, 1970, 44(10): 437-446.

[3] Washino T, et al. *Agric Biol Chem*, 1986, 50(2): 263-269.

[4] Takasugi M, et al. *Phytochemistry*, 1987, 26(11): 2957-2958.

[5] Washino T, et al. *Nippon Nogei Kagaku Kaishi*, 1986, 60(5): 377-383.

[6] Washino T, et al. *Agric Biol Chem*, 1987, 51(6): 1475-1480.

[7] 王利文，等. 食品与生物技术学报, 2008, 27(6): 61-64.

[8] Ishiguro Y, et al. *J Appl Glycosci*, 2009, 56(3): 159-164.

[9] Kato Y, et al. *Biosci Biotechnol Biochem*, 1993, 57(9): 1591-1592.

[10] Watanabe T, et al. *Agric Biol Chem*, 1991, 55(4): 1139-1141.

[11] Boev RS, et al. *Khimiya v Interesakh Ustoichivogo Razvitiya*, 2005, 13(1): 119-122.

[12] Yamada Y, et al. *Phytochemistry*, 1975, 14(2): 582.

[13] Barbosa-Filho JM, et al. *J Braz Chem Soc*, 1993, 4(3): 186-187.

[14] Naya K, et al. *Chem Lett*, 1972, (3): 235-236.

[15] Drozdova IL, et al. *Farmatsiya*, 2003, (3): 12-13.

[16] Kardosova A, et al. *Fitoterapia*, 2006, 77(5): 367-373.

[17] Matsumoto T, et al. *Planta Med*, 2006, 72(3): 276-278.

[18] Kim HA, et al. *J Microbiol Biotechnol*, 2005, 15(2): 269-273.

[19] Wang X, et al. *J Chromatogr A*, 2005, 1063(1-2): 247-251.

[20] Umehara K, et al. *Chem Pharm Bull*, 1996, 44(12): 2300-2301.

[21] Yamanouchi S, et al. *Yakugaku Zasshi*, 1976, 96(12): 1492-1493.

[22] 徐朝晖，等. 中国天然药物, 2006, 4(6): 444-447.

[23] Ichihara A, et al. *Tetrahedron Lett*, 1976, (44): 3961-3964.

[24] Ichihara A, et al. *Agric Biol Chem*, 1977, 41(9): 1813-1814.

[25] Ichihara A, et al. *Tetrahedron Lett*, 1978, (33): 3035-3038.

[26] Park SY, et al. *Nat Prod Sci*, 2005, 11(2): 85-88.

[27] Park SY, et al. *Chem Pharm Bull*, 2007, 55(1): 150-152.

[28] Han BH, et al. *Phytochemistry*, 1994, 37(4): 1161-1163.

[29] Yong M, et al. *J Asian Nat Prod Res*, 2007, 9(6): 541-544.

[30] Wang HY, et al. *Chin Chem Lett*, 1995, 6(3): 217-220.

[31] 王海燕，等. 药学学报, 1993, 28(12): 911-917.

[32] Higashinakasu K, et al. *Heterocycles*, 2005, 65(6): 1431-1437.

药理作用及毒性参考文献

[1] Jang YP, et al. *J Neurosci Res*, 2002, 68(2): 233-240.

[2] Zhao F, et al. *J Ethnopharmacol*, 2009, 122(3): 457-462.

[3] Knipping K, et al. *Exp Biol Med*, 2008; 233: 1469-1477.

[4] 阎凌霄，等. 西北药学杂志, 1993, 8(2): 75-78.

[5] 魏东. 安徽农业科学，2006, 34(9): 1892-1893.
[6] Umehara K, et al. *Chem Pharm Bull(Tokyo)*, 1996, 44(12): 2300-2304.
[7] Cho JY, et al. *J Pharm Pharmacol*, 1999, 51(11): 1267-1273.
[8] 盛荣华，等. 中国当代医药，2011, 18(4): 5-6.
[9] 陈会敏，等. 中华中医药学刊，2010, 28(3): 626-627.
[10] 徐庭鑫，等. 中国生化药物杂志，2009, 30(3): 189-191.
[11] 袁媛. 辽宁中医杂志，2011, 38(3): 516-518.
[12] Lin SC, et al. *J Biomed Sci*, 2002, 9(5): 401-409.
[13] Lin SC, et al. *J Biomed Sci*, 2002, 9(5): 401-409.
[14] Lin SC, et al. *Am J Chin Med*, 2000, 28(2): 163-173.
[15] 张波，等. 食品工业科技，2010, 31(8): 329-331.
[16] Dos Santos AC, et al. *J Pharm Pharmacol*, 2008, 60(6): 795-801.
[17] Xu Z, et al. *Phytother Res*, 2008, 22(1): 97-101.
[18] 王海颖，等. 中医药学刊，2004, 22(7): 1250-1252.
[19] 王海颖，等. 中国中西医结合肾病杂志，2004, 5(7): 379-383.
[20] Wu JG, et al. *Phytomedicine*, 2009, 16(11): 1033-1041.
[21] 刘堃. 天津药学，2008, 20(4): 10-11.
[22] 李大亮，等. 黑龙江医药，2004, 17(6): 433-436.
[23] Gentil M, et al. *Phytother Res*, 2006, 20(3): 184-186.
[24] 贺菊萍，等. 食品工业科技，2010, 31(6): 131-133.
[25] 陈铁宏，等. 中华实验和临床病毒学杂志，1994, 8(4): 323-326.
[26] 杨子峰，等. 中药材，2005, 28(11): 1012-1014.
[27] 王雪峰，等. 中医研究，2007, 20(6): 18-21.
[28] 高阳，等. 中草药，2002, 33(8): 724-726.
[29] Schröder HC, et al. *Z Naturforsch C*, 1990, 45(11-12): 1215-1221.
[30] Yao XJ, et al. *Virology*, 1992, 187(1): 56-62.
[31] 孙铁民，等. 辽宁中医学院学报，2002, 4(4): 310.
[32] 郑国灿. 东南大学学报（医学版），2003, 22(5): 319-322.
[33] Moritani S, et al. 和汉医药学杂志，1996, 13(2): 151-156.
[34] 郑国灿，等. 中国病理生理杂志，2008, 24(3): 586-587,590.
[35] Matsumoto T, et al. *Planta Med*, 2006, 72(3): 276-278.
[36] Hirose M, et al. *Cancer Lett*, 2000, 155(1): 79-88.
[37] Kato T, et al. *Anticancer Res*, 1998, 18(2A): 1053-1057.
[38] Hirano T, et al. *Life Sci*, 1994, 55(13): 1061-1069.
[39] 郑国灿. 时珍国医国药，2008, 19(10): 2384-2386.
[40] 郑国灿，等. 山东医药，2011, 51(14): 13-15.
[41] 王兵，等. 世界华人消化杂志，2011, 19(7): 723-727.
[42] 刘玲，等. 南京医科大学学报（中文版），1997, 17(4): 343-345.
[43] 李玉洁，等. 时珍国医国药，2004, 15(9): 545-546.
[44] 滕道祥，等. 合肥工业大学学报（自然科学版），2011, 34(5): 762-765, 776.
[45] 尹丹丹，等. 西北农林科技大学学报（自然科学版），2011, 39(4): 201-204, 210.
[46] 魏东. 安徽农业科学，2006, 34(13): 3171-3172.
[47] 郭敏，等. 天然产物研究与开发，2007, 19: 642-644.
[48] 赖学鸿. 重庆医科大学学报，2010, 35(3): 375-377.
[49] 宋丽，等. 吉林体育学院学报，2008, 24(5): 73-75.
[50] Takeda-H, et al. *Nutr*, 1979, 109(3): 388.
[51] 江苏新医学院. 中药大辞典（上册）. 上海：上海科学技术出版社，1977: 429.

2. 毛头牛蒡（中国植物志）

Arctium tomentosum Mill., Gard. Dict. (ed. 8) no. 3, 1768.（英 **Cottony Burdock**）

二年生草本，高 2 m。根粗壮，肉质。茎直立，多分枝，被稀疏蛛丝毛及乳头状短毛并混杂黄色小腺点。基生叶卵形，长 25–50 cm，或更长，宽 10–30 cm 或更宽，顶端尖或钝，基部心形，具长叶柄，边缘具稀疏的刺尖，两面异色，上面绿色，被稀疏的乳突状毛及黄色小腺点，下面灰白色，被稠密的绒毛及黄色小腺点；中部与上部茎叶与茎生叶同形，最上部茎叶卵形或卵状长椭圆形。头状花序多数，排成大型伞房花序或头状花序少数，排成总状或圆锥状伞房花序。总苞卵形或卵球形；总苞片多层，外层钻形或披针状钻形；中层线状钻形；中外层苞片顶端有倒钩刺；内层苞片披针形或线状披针形，无钩刺。外面被膨松蛛丝毛。小花紫红色，花冠外面有黄色小腺点。瘦果浅褐色，倒长卵形或偏斜长卵形，有多数突起的细脉纹及深棕褐色形状各异的色斑。冠毛浅褐色，基部不连合成环，冠毛刚毛糙毛状，脱落。花果期 7–9 月。

分布与生境 产于新疆天山地区。生于海拔 540–2400 m 的山坡草地、林下、湿地或路旁。也分布于俄罗斯、哈萨克斯坦、吉尔吉斯斯坦、塔吉克斯坦、乌兹别克斯坦、欧洲等地。

药用部位 根及果实。

功效应用 根：疏风清热，解毒，利咽。用于咽喉肿痛。果实：疏散风热，宣肺透疹，散结，解毒。用于风热感冒，麻疹，风疹，痈肿疮毒。

化学成分 根含多糖类[1]；多炔类：1,11-十三碳二烯-3,5,7,9-四炔(1,11-tridecadiene-3,5,7,9-tetrayne)，1,3,11-十三碳三烯-5,7,9-三炔(1,3,11-tridecatriene-5,7,9-triyne)[2]。

叶含倍半萜类：牛蒡苦素(arctiopicrin)[3]。

果实含木脂素：牛蒡苷元(arctigenin)，牛蒡苷(arctiin)，罗汉松脂酚(matairesinol)，牛蒡酚(lappaol) A、C、F[4]。

药理作用 抗氧化作用：毛头牛蒡子乙醇提取物的不同溶剂萃取部分具有清除 DPPH 自由基和超氧阴离子自由基的能力，清除 DPPH 自由基能力大小为醋酸乙酯部分＞正丁醇部分＞氯仿部分＞95% 乙醇部分，清除超氧阴离子自由基的能力以醋酸乙酯部分、正丁醇部分为佳[1]。

化学成分参考文献

[1] Turdumambetov K, et al. *Chem Nat Comp*, 2004, 40(3): 211-214.

[2] Schulte KE, et al. *Arzneimittelforschung*, 1967, 17(7): 829-833.

[3] Droadz B. *Diss Pharmaceut Pharmacol*, 1968, 20(1): 93-103.

[4] Kang TG, et al. *Nat Med*, 2001, 55(3): 153.

药理作用及毒性参考文献

[1] 张浩科，等. 西北药学杂志，2010, 25(5): 346-348.

114. 顶羽菊属 Acroptilon Cass.

多年生草本。茎直立，多分枝。叶羽状分裂或边缘有锯齿，无柄。头状花序同型，具多数小花，排成伞房花序或伞房圆锥花序。总苞卵形或长椭圆状卵形，无毛；总苞片多层，覆瓦状，外层与内层圆形、半椭圆形，最内层线状披针形；总苞片顶端有白色膜片半透明的附片。花托有托毛。小花两性，管状，花冠红色或紫色。花药基部附属物小，花丝无毛。花柱分枝细长，花柱中部有毛环。瘦果倒长卵形，扁，顶端圆形，无果缘。冠毛多层，向内层渐长，基部不连合成环，易脱落，全部冠毛刚毛状，边缘短羽毛状。

单种属。供药用。

本属药用植物顶羽菊主要含特征性多炔类、愈创木内酯型倍半萜成分以及黄酮、苯丙酸、挥发油等。多炔类主要存在其根中，且结构中经常含有噻吩基团，如 4'-氯-1'-(5-戊烷-1,3-二炔-1-基-2-噻吩基)-丁-2'-炔-3'-醇[4'-chloro-1'-(5-penta-1,3-diyn-1-yl-2-thienyl)-but-2'-yn-3'-ol，**1**]、3'-氯-1'-(5-戊烷-1,3-二炔-1-基-2-噻吩基)-丁-2'-炔-4'-醇[3'-chloro-1'-(5-penta-1,3-diyn-1-yl-2-thienyl)-but-2'-yn-4'-ol，**2**]、3'-(戊烷-1,3-二炔-噻吩-2-基-乙炔基)-环氧乙烷[3'-(5-penta-1,3-diynyl-thiophen-2-yl-ethynyl)-oxirane，**3**]、1'-(5-戊烷-1,3-二炔-1-基-2-噻吩基)-丁-2'-炔-3'-醇[1'-(5-penta-1,3-diyn-1-yl-2-thienyl)-but-2'-yne-3'-diol，**4**]、5'-甲氧基-1'-(5-丙-1-炔-1-基-2-噻吩基)-己-2',4'-二炔-6'-乙酸酯[5'-methoxy-1'-(5-prop-1-yn-1-yl-2-thienyl)-hexa-2',4'-diyn-6'-yl acetate，**5**]。多炔类成分多具有植物毒性，是重要的植物相克活性物质。

愈创木内酯型倍半萜在地上和地下部分均有报道,是其特征性主要成分,如顶羽菊萜▲(acroptin,**6**),菜蓟苦素(cynaropicrin,**7**),顶羽菊素(repin,**8**),顶羽菊内酯(acroptilin,**9**),西加矢车菊内酯▲(hyrcanin,**10**),优雅凤毛菊素▲(elegin,**11**)。愈创木内酯型倍半萜类成分具有神经毒性,是该植物引起马的黑脓疮脑软化症的主要成分,另外该类化合物具有较强的细胞毒活性。

1. 顶羽菊（中国植物志） 苦蒿（新疆中草药、甘肃中草药手册），灰头驴（内蒙古植物志）

Acroptilon repens (L.) DC., Prodr. 6: 663. 1837.——*Centaurea repens* L., *C. picris* Pall.（英 **Creeping Acroptilon**）

形态特征与属同。

分布与生境 产于山西、河北、内蒙古、宁夏、陕西、青海、甘肃、新疆（鄯善等）。生于海拔 540–2400 m 的山坡、丘陵、平原、农田、荒地广泛分布。也分布于俄罗斯、哈萨克斯坦、吉尔吉斯斯坦、蒙古、伊朗、阿富汗。

药用部位 全草。

功效应用 清热解毒，活血消肿。用于风湿痹痛，无名肿痛，痈肿疮毒。

化学成分 根含具噻吩结构的多炔类：4'-氯-1'-(5-戊烷-1,3-二炔-1-基-2-噻吩基)-丁-2'-炔-3'-醇[4'-chloro-1'-(5-penta-1,3-diyn-1-yl-2-thienyl)-but-2'-yn-3'-ol]，3'-氯-1'-(5-戊烷-1,3-二炔-1-基-2-噻吩基)-丁-2'-炔-4'-醇[3'-chloro-1'-(5-penta-1,3-diyn-1-yl-2-thienyl)-but-2'-yn-4'-ol]，3'-(戊烷-1,3-二炔-噻吩-2-基-乙炔基)-环氧乙烷[3'-(5-penta-1,3-diyn-thiophen-2-yl-ethynyl)-oxirane]，1'-(5-戊烷-1,3-二炔-1-基-2-噻吩基)-丁-2'-炔-3'-醇[1'-(5-penta-1,3-diyn-1-yl-2-thienyl)-but-2'-yne-3'-diol]，5'-甲氧基-1'-(5-丙-1-炔-1-基-2-噻吩基)-己-2',4'-二炔-6'-乙酸酯[5'-methoxy-1'-(5-prop-1-yn-1-yl-2-thienyl)-hexa-2',4'-diyn-6'-yl acetate][1]。

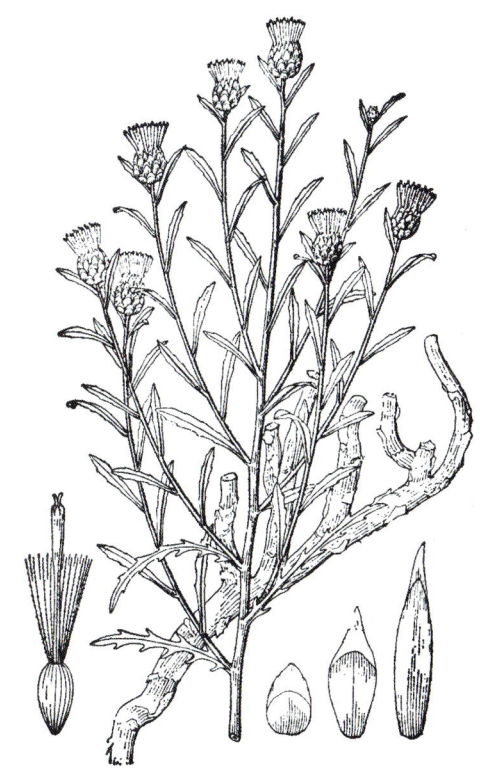

顶羽菊 **Acroptilon repens** (L.) DC.
引自《中国高等植物图鉴》

地上部分含倍半萜类：菜蓟苦素(cynaropicrin)，去酰菜蓟苦素(desacylcynaropicrin)[2]，顶羽菊内酯(acroptilin)[3]，顶羽菊素(repin)[3-5]，伽氏矢车菊素(janerin)[3,5]，顶羽菊萜内酯▲(acrorepiolide)[3,5]，氯代线叶矢车菊素(chlorohyssopifolin) A、C[5]，氯代匍匐矢车菊二内酯▲(chlororepdiolide)[6]，3β,8α-二羟基-13-吡咯烷-4(15),10(14)-(1αH,5αH,6βH,11βH)-愈创木烷二烯-12,6-内酯[3β,8α-dihydroxy-13-pyrrolidine-4(15),10(14)-(1αH,5αH,6βH,11βH)-guaiadien-12,6-olide][2]，2,3-二羟基-8-甲基丙烯酰氧基去氢木香内酯(2,3-dihydroxy-8-methacryloyloxydehydrocostus lactone)[3,5]，顶羽菊倍半萜内酯▲(picrolide) A[7]。

地下部分含倍半萜类：顶羽菊萜▲(acroptin)[8]。

全草含倍半萜类：菜蓟苦素[9,11]，顶羽菊内酯，西加矢车菊内酯▲(hyrcanin)，优雅凤毛菊素▲(elegin)[10]，2α,9β-二羟基去氢木香内酯(2α,9β-dihydroxy-dehydrocostus lactone)[9]，顶羽菊素[10-11]，伽氏矢车菊素，加那利矢车菊素B (aguerin B)，匍匐矢车菊二醇内酯▲(repdiolide)，环氧匍匐矢车菊二醇内酯▲(epoxyrepdiolide)[11]；黄酮类：芹菜素(apigenin)，木犀草素(luteolin)，4'-羟基汉黄芩素(4'-hydroxywogonin)，芹菜素-7-*O*-β-D-吡喃葡萄糖苷(apigenin-7-*O*-β-D-glucopyranoside)[9]，芹菜素-5-*O*-β-D-葡萄糖苷(apigenin-5-*O*-β-D-glucoside)，5-羟基-6,7-二甲氧基黄酮(5-hydroxy-6,7-dimethoxyflavone)，5-羟基-6-甲基黄烷酮-7-*O*-β-D-半乳吡喃糖苷(5-hydroxy-6-methylflavanone-7-*O*-β-D-galacopyranoside)，山奈酚 3-*O*-β-D-葡萄糖苷(kaempferol 3-*O*-β-D-glucoside)[12]；苯丙素类：对甲氧基肉桂酸(*p*-methoxy-cinnamic acid)，丁香苷(syringin)，咖啡酸乙酯(ethyl caffeate)[9]；脂肪烃类：二十九碳烷(nonacosane)，二十二醇(docosanol)，三十四碳酸(tetratriacontanoic acid)[12]；其他类：苯基-β-萘胺(phenyl-β-naphthylamine)[10]，2,4-二(邻甲基偶氮苯)-萘酚[2,4-bis(o-tolylazo)naphth-l-ol][12]；挥发油：α-可巴烯(α-copaene)，大牻牛儿烯D (germacrene D)，β-石竹烯(β-caryophyllene)，β-荜澄茄烯(β-cubebene)，石竹烯氧化物(caryophyllene oxide)等[13]。

药理作用 抗氧化作用：顶羽菊水提物和醇提物体外具有还原性和清除超氧阴离子自由基、羟自由基的活性，二者均有抑制脂质过氧化的作用[1]。

细胞毒作用：顶羽菊地上部分的提取物愈创木烷对 P-388 肿瘤细胞有细胞毒作用[2]。

其他作用：顶羽菊醇提物和水提物体外可清除亚硝酸钠、阻断亚硝胺合成[3]。

毒性及不良反应 顶羽菊中的倍半萜烯对鸡胚胎神经元有毒性[4]。

注评 本种为部颁药品标准·维吾尔药（1999年版）收载"苦蒿子"的基源植物，药用其干燥果实。蒙古族也药用其全草，主治痈疽疔肿、无名肿毒、关节疼痛。

化学成分参考文献

[1] Quintana N, et al. *Phytochemistry*, 2008, 69(14): 2572-2578.

[2] Zhan, ZJ, et al. *Nat Prod Res A*, 2008, 22(3): 222-226.

[3] Roostaian A, et al. *Iranian J Chem Chem Eng*, 1984, 4: 65-71.

[4] Stevens K L, et al. *J Nat Prod*, 1990, 53(1): 218-221.

[5] Rustaiyan A, et al. *Phytochemistry*, 1981, 20(5): 1152-1153.

[6] Stevens KL, et al. *J Nat Prod*, 1986, 49(5): 833-837.

[7] Stevens KL, et al. *J Nat Prod*, 1991, 54(1): 276-280.

[8] Serkerov SV, et al. *Him Prir Soedin*, 1982, (6): 712-715.

[9] 赵东保，等 . 中国中药杂志，2006, 31(22): 1869-1872.

[10] Mallabaev A, et al. *Him Prir Soedin*, 1982, (1): 123.

[11] Stevens KL, et al. *Phytochemistry*, 1982, 21(5): 1093-8.

[12] 郑旭东，等 . 西北植物学报，2004, 24(10): 1932-1935.

[13] Tunalier Z, et al. *Flavour Frag J*, 2006, 21(3): 462-464.

药理作用及毒性参考文献

[1] 库尔班·吐松，等 . 生物技术通讯，2010, 21(3): 406-412.

[2] Zhan ZJ, et al. *Nat Prod Res*, 2 008, 22(3): 222-226.

[3] 库尔班·吐松，等 . 生物技术，2010, 20(1): 57-59.

[4] Stevens KL, et al. *J Nat Prod*, 1990, 53(1): 218-221.

115. 黄缨菊属 Xanthopappus C. G. A. Winkl.

多年生无茎草本。叶基生，莲座状，羽状分裂。头状花序大，同型，多数集生于茎基顶端，花序梗长或短。总苞宽钟状；总苞片多层，中外层苞片质地坚硬，向上渐尖或具硬针刺，最内层苞片硬膜质。花托有稠密的托毛。全部小花两性，管状，黄色。花药基部箭形。花丝分离，无毛。花柱基部有毛环。瘦果偏斜，倒卵形。冠毛多层，冠毛刚毛等长，糙毛状，基部连合成环。

我国特有属，1种。

1. 黄缨菊（中国高等植物图鉴） 黄冠菊（中国种子植物科属辞典），九头妖（甘肃），九头刺盖（青海）

Xanthopappus subacaulis C. Winkl. in Trudy Imp. S.-Peterburgsk. Bot. Sada 13: 11. 1894.——*X. multicephalus* Y. Ling（英 **Common Xanthopappus**）

形态特征与属同。花果期 7-9 月。

分布与生境 产于云南（西北部），四川（北部与西部），青海（西部），甘肃（东南部）。生于海拔 2400–4000 m 的草甸、草原及干燥山坡。

药用部位 全草、根。

功效应用 全草：催吐，止血。现代用于吐血，消化道溃疡性出血，子宫出血，过敏性紫癜，食物中毒。根：消肿，催吐。用于痰涎症，疮疖，水肿。

化学成分 全草含噻吩类：红缨菊素▲(xanthopappin) A、B、C, 5-(1,2-二羟基乙基)-2-(*E*)-庚-5-烯-1,3-二炔噻吩[5-(1,2-dihydroxyethyl)-2-(*E*)-hept-5-ene-1,3-diynylthiophene], 5-(1,2-二乙酰氧基乙基)-2-(*E*)-庚-5-烯-1,3-二炔噻吩[5-(1,2-diacetoxy-ethyl)-2-(*E*)-hept-5-ene-1,3-diynylthiophene], 5-羟甲基-2-(*E*)-庚-5-烯-1,3-二炔噻吩[5-hydroxymethyl-2-(*E*)-hept-5-ene-1,3-diynylthiophene][1]。

注评 本种为"九头妖"的基源植物，药用其干燥全草。蒙古族和藏族也药用，主要用途同功效应用项。

菊科 COMPOSITAE

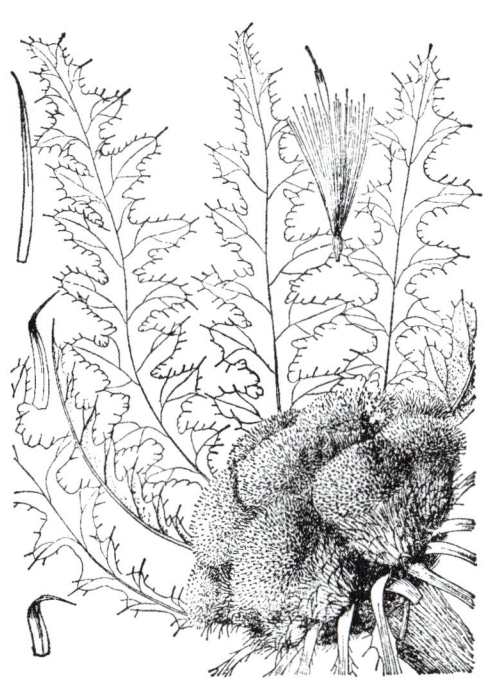

黄缨菊 **Xanthopappus subacaulis** C. Winkl.
引自《中国高等植物图鉴》

化学成分参考文献

[1] Tian YQ, et al. *J Nat Prod*, 2006, 69(8): 1241-1244.

116. 蝟菊属 Olgaea Iljin

多年生草本。叶革质或草质。茎叶下延成茎翼或无茎翼。头状花序同型，小花多数。总苞钟状、半球形或卵球形。总苞片多层，坚硬，顶端针刺状，最内层苞片外面常被稠密的微糙毛，全部苞片边缘常具针刺状缘毛。小花紫色或蓝色，两性，结实。雌花丝分离，无毛，花药基部附属物尾状，撕裂。瘦果长椭圆形。冠毛多层，基部连合成环；冠毛刚毛糙毛状或锯齿状，向内层渐长。

约 16 种，分布于俄罗斯中亚至我国。我国有 6 种，3 种药用。

分种检索表

1. 叶侧裂片长椭圆形、半椭圆形、长卵形或卵状披针形，质地柔软，草质或纸质；茎翼极狭窄，宽 1–2 mm，边缘有针刺；总苞稍灰白色，被稀疏蛛丝状毛 ·· 1. 蝟菊 **O. lomonosowii**
1. 叶侧裂片宽三角形；茎翼宽 1–2 cm，边缘有刺齿，总苞绿色，无蛛丝状毛或几无蛛丝状毛。
    2. 叶全形长椭圆形、椭圆形或椭圆状披针形，宽达 5 cm，两面同色或不明显同色，至少上面无光泽，灰白色，被绒毛；茎叶及茎翼厚纸质；总苞片较宽，宽 3–4 cm ·················· 2. 火媒草 **O. leucophylla**
    2. 叶全形线形或线状长椭圆形，宽达 3 cm，两面明显异色，上面绿色，无毛，有光泽，下面灰白色，被密厚绒毛；茎叶及茎翼质地坚硬，革质或厚革质；总苞片较狭窄，宽 1–1.5 mm ··· 3. 刺疙瘩 **O. tangutica**

1. 蝟菊（中国高等植物图鉴） 大蓟（山东）

Olgaea lomonosowii (Trautv.) Iljin in Bot. Mater. Gerb. Glavn. Bot. Sada SSSR 3: 144. 1922.——*Carduus lomonosowii* Trautv.（英 **Lomonosow's Olgaea**）

多年生草本，高 15-60 cm。茎单生，褐棕色残存的叶柄。茎枝灰白色，被密厚绒毛或变稀毛。茎生叶长椭圆形，羽裂，基部渐狭成柄，侧裂片 4-7 对，全部裂片边缘及顶端有浅褐色针刺；下部茎叶与基生叶同型并等裂，向下渐狭成翼柄；向上及接头状花序下部的叶渐小，无叶柄。茎叶全部沿茎下延成茎翼，翼宽 1-2 mm，翼缘有针刺；质薄，两面异色，上面无毛，下面被密厚绒毛。头状花序单生。总苞片多层，外层与中层线状长三角形，最外层最短；外层被稠密的微糙毛。苞片质地坚硬。小花紫色。瘦果楔状倒卵形。冠毛多层，褐色，向内层渐长，基部连合成环。冠毛刚毛糙毛状。花果期 7-10 月。

分布与生境 产于吉林、内蒙古、陕西、甘肃、宁夏、河北及山西。生于海拔 850-2300 m 的山谷、山坡、沙窝或河槽地。也分布于蒙古。

药用部位 全草。

功效应用 清热解毒，消痰散结，凉血止血。用于疮痈肿毒，咳血，吐血，衄血，便血，崩漏，下血，功能性子宫出血，产后出血，跌打损伤。

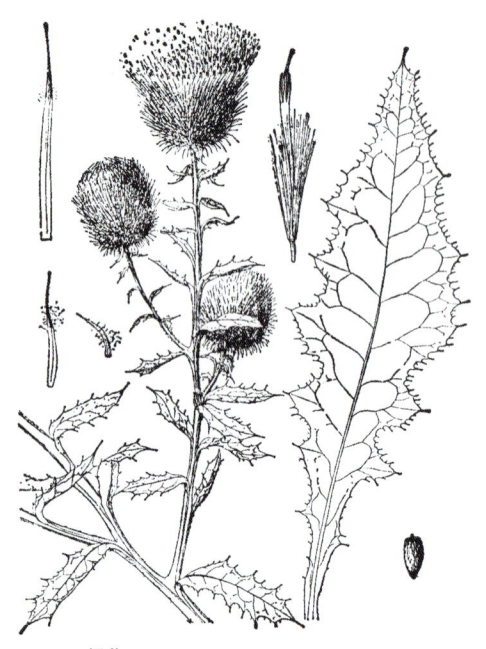

蝟菊 **Olgaea lomonosowii** (Trautv.) Iljin
引自《中国高等植物图鉴》

2. 火媒草（陕西、中国植物志） 鳍蓟（东北植物检索表），白山蓟（内蒙古中草药）

Olgaea leucophylla (Turcz.) Iljin in Bot. Mater. Gerb. Glavn. Bot. Sada SSSR 3: 145. 1922.——*Carduus leucophyllus* Turcz., *O. leucophylla* (Turcz.) Iljin var. *jucunda* Iljin, *O. leucophylla* (Turcz.) Iljin var. *aggregata* Iljin（英 **Whiteleaf Olgaea**）

多年生草本，高 15-80 cm。茎直立，粗壮，茎枝灰白色，被稠密的蛛丝状绒毛。基生叶长椭圆形，或稍明显浅裂，侧裂片 7-10 对；全部裂片及刺齿顶端及边缘有褐色或深黄色的针刺。茎生叶与基生叶同形或椭圆形或椭圆状披针形，较小。上部及接头状花序下部的叶更小。两面几同色，灰白色，两面被蛛丝状绒毛，茎叶沿茎下延成茎翼，两面异色，上面无毛，下面密厚绒毛。头状花序单生茎枝顶端。总苞钟状，直径 3-4 cm，无毛或几无毛；总苞片多层，外层长三角形；中层披针形或长椭圆状披针形，内层线状长椭圆形或宽线形；最内层苞片外面被稠密的微糙毛。苞片顶端渐尖成针刺。小花紫色或白色，有腺点。瘦果长椭圆形，浅褐色，有棕黑色斑。冠毛浅褐色，多层，向内渐长；冠毛刚毛细糙毛状。花果期 5-10 月。

分布与生境 产于东北、内蒙古、山西、河南、宁夏、陕西及甘肃。生于海拔 750-1730 m 的草地、农田或水渠边。也分布于蒙古。

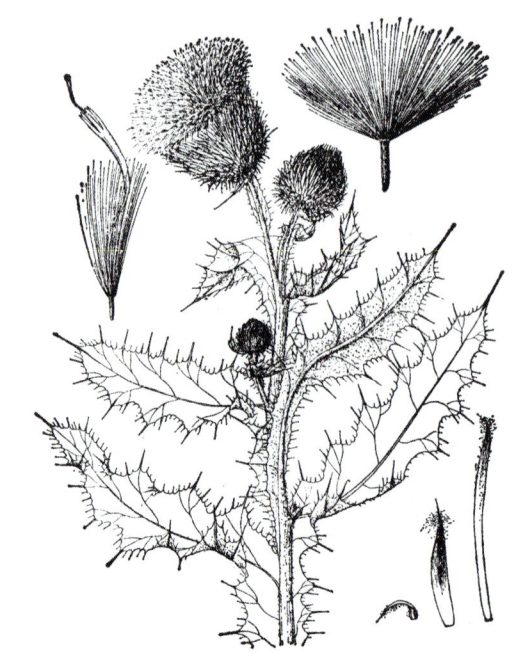

火媒草 **Olgaea leucophylla** (Turcz.) Iljin
引自《中国高等植物图鉴》

药用部位 根、全草。

功效应用 清热解毒，消痰散结，凉血止血。用于疮痈肿毒，瘰疬，子宫功能性出血，咳血，吐血，衄血，便血，崩漏。

注评 本种为"鳍蓟"的基源植物，药用其地上部分及根。

3. 刺疙瘩（中国植物志） 青海鳍蓟（中国高等植物图鉴）

Olgaea tangutica Iljin in Bot. Mater. Gerb. Glavn. Bot. Sada SSSR 3: 144. 1922.——*O. echinantha* Y. Ling（英 **Tangut Olgaea**）

多年生草本，高 20-100 cm。茎单生或 2-3 簇生，被稀疏蛛丝状毛。基生叶线形或线状长椭圆形，羽状浅裂或深裂，基部具叶柄；侧裂片约 10 对。茎生叶与基生叶同形；最上部茎叶或接头状花序下部的叶最小。茎叶基部沿茎下延成茎翼。叶及茎翼质地坚硬，两面异色，上面无毛，下面被密厚的绒毛。头状花序单生。总苞钟状；总苞片多层，外层三角形；中层披针形至线状披针形；内层线形。苞片顶端针刺状渐尖。小花紫色或蓝紫色。瘦果楔状长椭圆形，淡黄白色，有浅棕色斑。冠毛多层，褐色或浅土红色；冠毛刚毛糙毛状，基部连合成环。花果期 6-9 月。

分布与生境 产于青海、甘肃、陕西、河北、宁夏、内蒙古。生于海拔 1200-2000 m 的山坡、山谷灌丛或草坡、河滩地及荒地或农田中。

药用部位 全草。

功效应用 清热解毒，消肿，止血。用于痈肿疮疡。

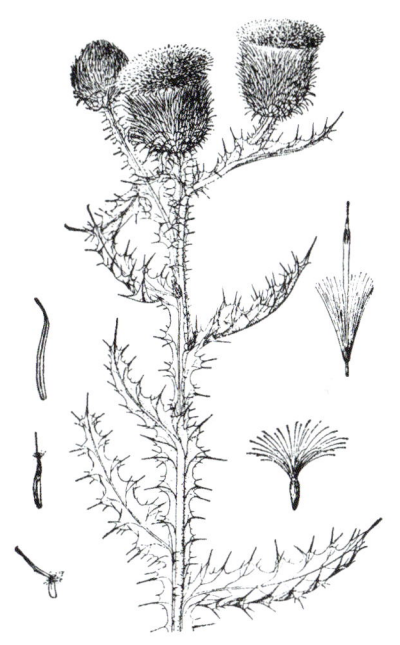

刺疙瘩 Olgaea tangutica Iljin
引自《中国高等植物图鉴》

117. 菜蓟属 Cynara L.

多年生草本，高大或低矮。有茎或无茎。叶宽大，羽状分裂。头状花序同型，小花多数。总苞球形；总苞片多层，草质，上部渐尖或成坚硬针刺。花序托具稠密的长托毛。小花两性，管状。花丝分离，有腺点，花药基部附属物短，撕裂。花柱分枝贴合。瘦果倒卵形，无果缘。冠毛多层，羽毛状，冠毛刚毛下部稍微扩大或膜片状，全部刚毛基部连合成环，整体脱落。

约 10-11 种，分布于地中海地区及加那利群岛。我国引种栽培 2 种，均药用。

分种检索表

1. 小花紫红色；中外层总苞片顶端渐尖，但不形成长硬针刺，内层苞片顶端有卵形、圆形、三角形或尾状硬膜质附片，顶端通常有小尖头伸出；叶裂片顶端无长硬针刺·················· **1. 菜蓟 C. scolymus**
1. 小花蓝色或白色；中外层苞片顶端渐尖或长硬针刺，内层苞片顶端无硬膜质附片；叶裂片顶端有长硬针刺，针刺长 15-35 mm ·················· **2. 刺苞菜蓟 C. cardunculus**

本属药用植物含有一系列愈创木烷型倍半萜类化合物，如菜蓟苦素 (cynaropicrin, **1**)，去氢菜蓟苦素 (dehydrocynaropicrin, **2**)，大海米菊素 (grossheimin, **3**)，菜蓟三醇▲ (cynaratriol, **4**)，菜蓟宁▲ (cynarinin) A (**5**)、B (**6**) 等，生物活性研究表明 **1** 和 **3** 对肿瘤细胞系 MCF-7 细胞株增殖有细胞毒活性。黄酮类化合物如菜蓟苷 (cynaroside, **7**)，洋蓟苷 (scolymoside, **8**) 皆具有抗氧化活性，**7** 还能抑制血栓素和白三烯的合成，具有良好的抗炎活性。

本属植物刺苞菜蓟具有抗炎、抗肿瘤、抗氧化等作用；菜蓟具有降血脂、利胆、抗氧化等作用。

1. 菜蓟（中国高等植物图鉴） 食托菜蓟（中国植物志），胡蓟（中草药通讯），洋蓟（拉汉种子植物名称）

Cynara scolymus L., Sp. Pl. 827. 1753.（英 **Globe Artichoke**）

多年生草本，高2 m。茎粗壮，直立，被稠密的蛛丝毛或毛变稀疏。叶大形，基生叶莲座状；下部基生叶全形长椭圆形或宽披针形，有长叶柄；中部及上部茎叶渐小，无柄或沿茎稍下延，最上部及接头状花序下部的叶长椭圆形或线形，叶质薄，草质，上面无毛，下面被稠密或稀疏的绒毛。头状花序大，多数生于枝顶端。总苞多层，硬草质，中外层苞片顶端渐尖，不形成长硬针刺，内层苞片顶端有附片，附片硬膜质，圆形、卵形、三角形或尾状，顶端有小尖头伸出。小花紫红色。瘦果长椭圆形，无果缘。冠毛白色，多层；冠毛刚毛羽毛状，基部联合成环，整体脱落。花果期7月。

分布与生境 原产于地中海地区，西欧地区有栽培，我国早年已引进栽培，食用亦作药用。

药用部位 叶，地上部分。

功效应用 疏肝利胆，清泄湿热，排结石。用于黄疸，慢性肝炎，肝胆病，胆囊炎，胸胁胀痛，湿热泻痢，肾病，结石病，过敏症。

化学成分 叶含黄酮类：木犀草素，木犀草素-7-O-葡萄糖醛酸苷[1]，菜蓟苷(cynaroside)，洋蓟苷(scolymoside; scolimoside)[2]，芹菜素-7-芸香糖苷，柚皮芸香苷(narirutin)[3]，芹菜素，芹菜素-7-O-葡萄糖苷[4]，木犀草素-4'-葡萄糖苷，槲皮素，芦丁，木犀草素-7-龙胆二糖苷(luteolin-7-gentiobioside)，海金鸡菊苷▲(maritimein)，柑橘素，橙皮苷(hesperidin)[5]，刺槐苷(robinin)，二氢槲皮素，金丝桃苷(hyperin)，牡荆素(vitexin)，荭草苷(orientin)[6]；苯丙素类：洋蓟素(cynarin)[1]；香豆素类：东莨菪内酯(scopoletin)，七叶树内酯-6-

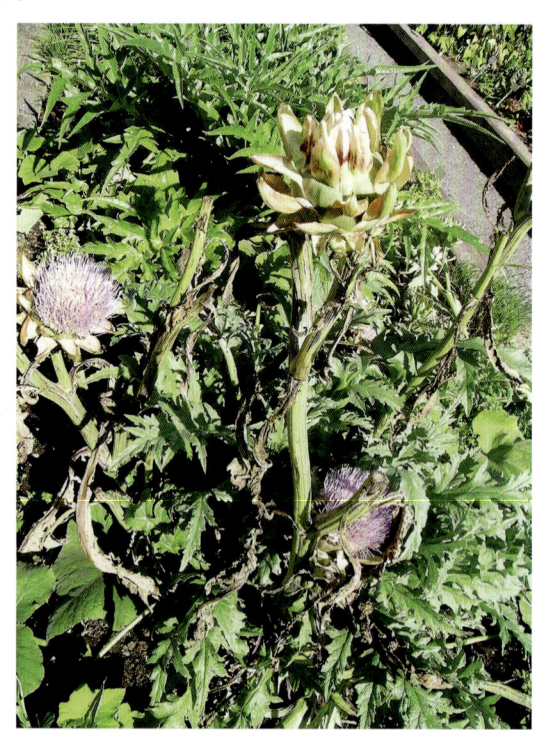

菜蓟 Cynara scolymus L.
摄影：陈又生

O-β-葡萄糖苷(esculetin-6-O-β-glucoside)[5]，4-羟基香豆素[6]；倍半萜类：菜蓟苦素(cynaropicrin)[2]，洋蓟萜苷▲(cynarascoloside) A、B、C，大海米菊素(grossheimin)，加那利矢车菊素B (aguerin B)，去氢木香内酯(dehydrocostus lactone)，11β,13-二氢去酰菜蓟苦素 8-β-D-葡萄糖苷(11β,13-dihydrodesacyl-cynaropicrin-8-β-D-glucoside)[7]，菜蓟宁▲A (cynarinin A)，3β,8α,11α,13-四羟基-10(14)-愈创木烯-1α,4β,5α,6βH-6α,12-内酯[3β,8α,11α,13-tetrahydroxy-10(14)-guaien-1α,4β,5α,6βH-6α,12-olide][8]，8-表大海米菊素(8-epigrossheimin)，3-(氯甲基)-八氢-3-羟基-9-甲基-6-亚甲基-薁[4,5-b]呋喃-2,8(3H,4H)-二酮{3-(chloromethyl)-octahydro-3-hydroxy-9-methyl-6-methylene-azuleno[4,5-b]furan-2,8(3H,4H)-dione}[9]，8-去氧-11,13-二羟基大海米菊素(8-deoxy-11,13-dihydroxygrossheimin)，8-去氧-11-羟基-13-氯代大海米菊素(8-deoxy-11-hydroxy-13-chlorogrossheimin)，大海米菊硫素▲(grosulfeimin)[10]，菜蓟内酯▲(cynarolide)[11]，去氢菜蓟苦素(dehydrocynaropicrin)[12]；三萜类：羽扇豆醇[2]；有机酸类：绿原酸，咖啡酸，二氢咖啡酸[1]，1-咖啡酰奎宁酸[3]，4,5-二-O-咖啡酰奎宁酸，3,5-二-O-咖啡酰奎宁酸[4]，异绿原酸[5]，水杨酸，没食子酸，新绿原酸，阿魏酸，菊苣酸(chicoric acid)[6]；酚类：2-甲氧基-4-(2,3-二羟基-丙酰基)-苯基-1-O-(6'-O-没食子酰基)-β-D-吡喃葡萄糖苷[2-methoxy-4-(2,3-dihydroxypropionyl)-phenyl-1-O-(6'-O-galloyl)-β-D-glucopyranoside]，4-羟基-3-甲氧基-苯基-1-O-(6'-O-没食子酰基)-β-D-吡喃葡萄糖苷[4-hydroxy-3-methoxy-phenyl-1-O-(6'-O-galloyl)-β-D-glucopyranoside][13]；氨基酸类：甘氨酸，丙氨酸，丝氨酸，天冬氨酸，谷氨酸，赖氨酸，酪氨酸，亮氨酸，甲硫氨酸，苯丙氨酸，组氨酸，缬氨酸，苏氨酸，异亮氨酸，精氨酸[6]。

花含黄酮类：柚皮素(naringenin)，柚皮素-7-葡萄糖苷，柚皮素-7-芸香糖苷，木犀草素-3'-葡萄糖苷，木犀草素-7-葡萄糖苷，木犀草素-4'-葡萄糖苷，木犀草素-7-芸香糖苷，木犀草素-7,4'-二葡萄糖苷，芹菜素-7-芸香糖苷，芹菜素-7-葡萄糖苷，芹菜素-7,4'-二葡萄糖苷[14]；三萜类：18α,19βH-熊果烷-20(30)-烯-3β-醇[18α,19βH-urs-20(30)-en-3β-ol][15]；甾体类：β-谷甾醇，豆甾醇[15]；有机酸类：1,3-二-O-咖啡酰奎宁酸，4,5-二-O-咖啡酰奎宁酸，3,5-二-O-咖啡酰奎宁酸[16]。

地上部分含倍半萜类：加那利矢车菊素(aguerin) A、B，菜蓟宁▲(cynarinin) A、B，洋蓟萜苷▲C (cynarascoloside C)，菜蓟苦素(cynaropicrin)，去氢菜蓟苦素(dehydrocynaropicrin)，菜蓟三醇▲(cynaratriol)，大海米菊素(grossheimin)[17]。

药理作用 降血脂作用：菜蓟叶的甲醇提取物灌胃，能抑制橄榄油负荷小鼠血清三酰甘油升高，菜蓟苦素、加那利矢车菊素 B、大海米菊素是主要活性成分[1]。菜蓟醇提物灌胃，能抑制高脂饲料喂养大鼠血清及肝中的脂蛋白脂酶 (LPL) 和肝脂酶 (HL) 活性降低、TG、TC、LDL 含量升高；抑制血清 HDL 含量降低、肝 MDA 含量升高[2]。菜蓟叶提取物灌胃，能降低肝和心脏 MDA、DC 含量，提高肝 VE 和 GSH-Px 活性[3]。菜蓟叶水提物能抑制原代培养大鼠肝细胞胆固醇的生物合成[4]。

抗胃损伤作用：菜蓟叶醇提物灌胃，能增加正常大鼠胃液量；能对抗乙醇、水浸应激致大鼠急性胃黏膜损伤，菜蓟苦素是主要活性成分[5]。

解痉作用：菜蓟叶中甲醇提取物的二氯甲烷萃取部位、菜蓟苦素能拮抗乙酰胆碱引起的豚鼠离体回肠收缩[6]。

保肝作用：菜蓟酚类化合物对 CCl_4 所致的离体大鼠肝细胞损伤有保护作用，洋蓟素和咖啡酸是主要活性成分[7]。

利胆作用：菜蓟叶提取物灌胃，能促进大鼠胆汁分泌，增加总胆汁酸含量[8]。菜蓟叶水提物有促进原代大鼠肝细胞胆汁分泌作用，能防止牛磺石胆酸引起的胆小管膜异常变形，抑制牛磺石胆酸引起的胆汁郁积[9]。

降血糖作用：菜蓟花乙醇提取物灌胃，能降低正常大鼠、糖尿病大鼠血糖[10]。

抗细菌作用：菜蓟叶正丁醇提取物体外对枯草杆菌、金黄色葡萄球菌、藤黄微球菌、大肠埃希菌、鼠伤寒沙门菌、铜绿假单孢菌有抑制作用[11]。

抗真菌作用：菜蓟叶正丁醇提取物体外对白色念珠菌有抑制作用[11]。

抗肿瘤作用：菜蓟提取物体外能抑制 HepG2 细胞增殖[12]。

抗氧化作用：菜蓟水-有机溶剂提取物灌胃，能提高大鼠红细胞中谷胱甘肽过氧化酶的活性，降低血浆蛋白和血红蛋白中 2-氨基己二酸半醛的浓度。菜蓟水-有机溶剂提取物体外有清除 DPPH 自由基、抑制低密度脂蛋白氧化作用[13]。菜蓟叶醇提取物体外对 ABTS、羟自由基、DPPH 自由基、超氧阴离子自由基有清除作用[14]。菜蓟叶提取物体外能抑制人白细胞中活性氧产生，洋蓟素、咖啡酸、绿原酸、木犀草素是主要活性成分[15]。

抑制酶活性作用：菜蓟水提取物、咖啡酸衍生物、黄酮体外对黄嘌呤氧化酶有抑制作用[16]。

其他作用：菜蓟提取物灌胃，能对抗氯化镉对雄性白化病大鼠生殖腺（细精管、睾丸间质细胞）损伤[17]。菜蓟叶水提取物体外能提高 EA.hy926 细胞中一氧化氮合酶 (eNOS) 的活性，上调 eNOS mRNA 表达。大鼠主动脉环用菜蓟叶水提取物的乙酸乙酯、正丁醇萃取部位孵化，能提高其对乙酰胆碱的血管扩张反应，提高 eNOS 的活性。木犀草素和菜蓟苷能增加 eNOS 促进因子是主要的活性成分[18]。菜蓟水提取物对大鼠离体肝线粒体呼吸链具有保护作用，其机制与对琥珀酸酯脱氢酶有竞争性抑制作用、对细胞色素氧化酶有非竞争性抑制作用有关[19]。

化学成分参考文献

[1] Sarawek S, et al. *Planta Med*, 2008, 74(3): 221-227.
[2] Noldin VF, et al. *Quimica Nova*, 2003, 26(3): 331-334.
[3] Wang MF, et al. *J Agric Food Chem*, 2003, 51(3): 601-608.
[4] Zhu XF, et al. *J Agric Food Chem*, 2004, 52(24): 7272-7278.
[5] Hinou J, et al. *Annales Pharmaceutiques Francaises*, 1989, 47(2): 95-98.
[6] Orlovskaya TV, et al. *Chem Nat Comp*, 2007, 43(2): 239-240.
[7] Shimoda H, et al. *Bioorg Med Chem Lett*, 2003, 13(2): 223-228.
[8] 刘荣，等. 云南植物研究，2009, 31(4): 383-385.
[9] Barbetti P, et al. Studi Carciofo, [Congr. Int.], 3rd, 1981, Meeting Date 1979, 77-86.
[10] Barbetti P, et al. *Nat Prod Lett*, 1993, 3(1): 21-30.
[11] Drozdz B. *Dissertationes Pharmaceuticae et Pharmacologicae*, 1968, 20(2): 217-219.
[12] Samek Z, et al. *Tetrahedron Lett*, 1971, (50): 4775-4778.
[13] 刘荣，等. 云南植物研究，2009, 31(1): 89-92.
[14] El-Negoumy SI, et al. *Fitoterapia*, 1987, 58(3): 178-180.
[15] Soliman G. *Egypt Pharm Bull*, 1962, (4): 19-21.
[16] Zhu XF, et al. *Nat Prod Res, Part A*, 2009, 23(6): 527-532.
[17] Li XL, et al. *Heterocycles*, 2005, 65(2): 287-291.

药理作用及毒性参考文献

[1] Shimoda H, et al. *Bioorg Med Chem Lett*, 2003, 13(2): 223-228.
[2] 宋曙辉，等. 食品科技，2010, 35 (12): 194-197.
[3] Küçükgergin C, et al. *Biol Trace Elem Res*, 2010, 135(1-3): 264-274.
[4] Gebhardt R. *J Pharmacol Exp Ther*, 1998, 286(3): 1122-1128.
[5] Ishida K, *Biol Pharm Bull*, 2010, 33(2): 223-229.
[6] Emendörfer F, et al. *Biol Pharm Bull*, 2005, 28(5): 902-904.
[7] Adzet T, et al. *J Nat Prod*, 1987, 50(4): 612-617.
[8] Saénz Rodriguez T, et al. *Phytomedicine*, 2002, 9(8): 687-693.
[9] Gebhardt R. *Med Sci Monit*, 2001, 7(Suppl 1): 316-320.
[10] Fantini N, et al. *Phytother Res*, 2011, 25(3): 463-466.
[11] Zhu X, et al. *J Agric Food Chem*, 2004, 52(24): 7272-7278.
[12] Menghini L, et al. *Int J Immunopathol Pharmacol*, 2010, 23(2): 601-610.
[13] Jiménez-Escrig A, et al. *J Agric Food Chem*, 2003, 51(18): 5540-5545.
[14] 霍超，等. 食品科技，2008, 33(4): 153-155.
[15] Pérez-García F, et al. *Free Radic Res*, 2000, 33(5): 661-665.
[16] Sarawek S, et al. *Planta Med*, 2008, 74(3): 221-227.
[17] Gurel E, et al. *Biol Trace Elem Res*, 2007, 119(1): 51-59.
[18] Li H, et al. *J Pharmacol Exp Ther*, 2004, 310(3): 926-932.
[19] Juzyszyn Z, et al. *Phytother Res*, 2010, 24(Suppl 2): S 123-128.

2. 刺苞菜蓟（中国植物志）

Cynara cardunculus L., Sp. Pl. 827. 1753.（英 **Cardoon Artichoke**）

多年生草本，高 20–100 cm。上部分枝，茎枝灰白色，被稠密的绒毛或脱毛。下部叶长椭圆形，长 50 cm，有叶柄，向上渐小，无柄，上面灰绿色，被稀疏的绒毛，下面灰白色，被稠密的绒毛，羽状半裂或浅裂。裂片顶端有黄色坚硬的针刺。头状花序生枝顶。总苞卵球形；总苞片多层，坚硬，中外层卵形，顶端有坚硬黄针刺，小花蓝色或白色。瘦果长椭圆形。冠毛多层，白色，冠毛刚毛锯齿状，基部连合成环，整体脱落。花果期 7 月。

分布与生境 原产于地中海地区的西部和南部。西欧有栽培。我国引种栽培食用、观赏和药用。

药用部位 叶、根。

功效应用 叶：疏肝利胆，清泄湿热。用于慢性肝炎，肝胆病，消化系统病，肾病，过敏症。根：欧洲用于轻泻，利尿，催欲。

化学成分 叶含三萜皂苷类：三角叶薯蓣苷(deltonin)[1]，菜蓟皂苷▲(cynarasaponin) A、B、C、D、E、F、G、H、I、J[2]、K，菜蓟皂苷▲A甲酯(cynarasaponin A methyl ester)，菜蓟皂苷▲H甲酯(cynarasaponin H methyl ester)[3]，齐墩果酸-3-O-α-L-吡喃阿拉伯糖基-(1→3)-O-β-D-吡喃葡萄糖苷-28-O-β-D-吡喃葡萄糖苷(oleanolic acid-3-O-α-L-arabinopyranosyl-(1→3)-O-β-D-glucopyranoside-28-O-β-D-glucopyranoside)[4]；倍半萜类：菜蓟苷A (cynaroside A)，11β,13-二氢去酰菜蓟苦素 8-β-D-葡萄糖苷(11β,13-dihydrodesacylcynaropicrin-8-β-D-glucoside)[2]，菜蓟苦素(cynaropicrin)[5]，大海米菊素(grossheimin)，菜蓟三醇▲(cynaratriol)[6]；三萜类：β-香树脂醇，β-香树脂醇乙酸酯[4]；黄酮类：木犀草素，菜蓟苷(cynaroside)[4]，芹菜素-7-O-葡萄糖苷，柚皮素-7-芸香糖苷(naringenin-7-rutinoside)[5]，槲皮素，异槲皮素，儿茶素，表儿茶素，芹菜素，槲皮素-3-O-β-鼠李糖苷，穗花杉双黄酮(amentoflavone)[7]，芹菜素-7-芸香糖苷，洋蓟苷(scolymoside; scolimoside)[8]；有机酸类：香草酸，反式-肉桂酸，没食子酸，绿原酸，对香豆酸，丁香酸，阿魏酸，芥子酸(sinapic acid)，迷迭香酸(rosmarinic acid)[7]，1,5-二咖啡酰奎宁酸[9]；苯丙素类：洋蓟素(cynarin)[5]；甾体类：β-谷甾醇，胡萝卜苷，豆甾醇[4]；烷烃类：三十一烷，二十二酸二十烷酯(eicosyl docosanoate)[10]。

花含三萜皂苷类：菜蓟皂苷▲(cynarasaponin) B、K[11]；黄酮类：芹菜素-7-葡萄糖醛酸苷甲酯[12]；有机酸类：绿原酸[12]；香豆素类：东莨菪内酯(scopoletin)[13]；苯丙素类：菜蓟素(cynarin)[13]；挥发油[14]。

种子含木脂素类：(-)-牛蒡苷元[(-)-arctigenin]，(-)-牛蒡苷元 4'-葡萄糖苷[(-)-arctigenin-4'-glucoside][10]，刺苞菜蓟宁▲(cynarinine)，络石苷(tracheloside)[15]；甾体类：豆甾醇，β-谷甾醇，Δ-7-豆甾烯醇[16]。

药理作用 抗炎作用：刺苞菜蓟花甲醇提取物外用，能抑制 12-O-十四烷酰佛波醇-13-乙酸酯(TPA)诱导的小鼠耳肿胀[1]。

抗细菌作用：刺苞菜蓟种子甲醇提取物体外对金黄色葡萄球菌、大肠埃希菌有抑制作用[2]。

抗肿瘤作用：刺苞菜蓟花甲醇提取物外用，对 TPA 诱导小鼠二阶段皮肤癌形成具有抑制作用[1]。

抗氧化作用：刺苞菜蓟种子甲醇提取物体外有清除 DPPH 自由基活性；叶甲醇提取物有清除 $O_2^-·$ 活性[2]。

化学成分参考文献

[1] Mucaji P, et al. *Farmaceuticky Obzor*, 2008, 77(6): 147-152.

[2] Shimizu S, et al. *Chem Pharm Bull*, 1988, 36(7): 2466-2474.

[3] Krizkova L, et al. *Phytomedicine*, 2004, 11(7-8): 673-678.

[4] Sarg TM, et al. *Egypt J Biomed Sci*, 2004, 15: 339-354.

[5] Mericli AH, et al. *Acta Pharmaceutica Turcica*, 1998, 40(3): 137-139.

[6] Bernhard HO, et al. *Helv Chim Acta*, 1979, 62(4): 1288-1297.

[7] Falleh H, et al. *Comptes Rendus Biologies*, 2008, 331(5): 372-379.

[8] Grancai D, et al. *Farmaceuticky Obzor*, 1996, 65(11):

255-256.

[9] Slanina J, et al. *Scripta Medica Facultatis Medicae Universitatis Brunensis Masarykianae*, 1999, 72(1): 9-17.

[10] Koubaa I, et al. *Fitoterapia*, 1999, 70(2): 212-213.

[11] Mucaji P, et al. *Ceska a Slovenska Farmacie*, 2001, 50(6): 277-279.

[12] Mucaji P, et al. *Ceska a Slovenska Farmacie*, 2000, 49(2): 75-77.

[13] Grancai D, et al. *Fitoterapia*, 1994, 65(3): 282.

[14] Mucaji P, et al. *J Essent Oil Res*, 2001, 13(5): 357-358.

[15] Koubaa I, et al. *Fitoterapia*, 2003, 74(1-2): 18-22.

[16] Koubaa I, et al. *Journal de la Societe Chimique de Tunisie*, 2003, 5(1): 31-33.

药理作用及毒性参考文献

[1] Yasukawa K, et al. *J Nat Med*, 2010, 64(3): 388-391.

[2] Falleh H, et al. *CR Biolo*, 2008, 331: 372-379.

118. 蓟属 Cirsium Mill.

一年生、二年生或多年生草本，无茎至高大，雌雄同株，稀异株。叶无毛至有毛，边缘有针刺。头状花序同型，全部两性花或雌花，在茎枝顶端排成伞房花序、伞房圆锥花序、总状花序或集成复头状花序，少有单生。总苞卵状、卵圆状、钟状或球形，无毛或被稀疏的蛛丝状毛或蛛丝状毛极稠密且膨松，或被多细胞长节毛；总苞片多层，全缘，无针刺或有缘毛状针刺。花托被稠密的长托毛。小花红色或红紫色，极少黄色或白色。花丝分离，极少无毛。花柱分枝基部有毛环，瘦果光滑，有棱。冠毛多层，向内层渐长，冠毛刚毛羽毛状，基部连合成环。整体脱落。

约 250-300 种，广布于欧、亚、北非、北美和中美大陆。我国有 46 余种，16 种药用。

分种检索表

1. 雌雄同株，小花两性；果期冠毛与花冠等长或短于花冠。
   2. 总苞片先端尖、渐尖或钻状，无膜质扩大或附片状，边缘无宽膜质，边缘撕裂。
      3. 叶上面无针刺或两面无针刺。
         4. 总苞片等长或近等长，外层较长或稍短，镊合状排列。外层或中层或全部总苞片边缘有针刺，若无针刺，则小花花冠白色或黄色。
            5. 高大草本，茎高 0.3-1 m，头状花序排成伞房状，总苞径达 4 cm ·················· 1. 魁蓟 C. leo
            5. 无茎草本，头状花序多数，集生于茎基顶端莲座状叶丛中 ·················· 2. 葵花大蓟 C. souliei
         4. 总苞片向内层渐长，覆瓦状排列，如苞片钻状，至少非钻状部分为覆瓦状排列；总苞片边缘通常无针刺。
            6. 总苞片非钻状，直立，紧贴。
               7. 叶不裂，边缘有缘毛状针刺或有锯齿或重锯齿。
                  8. 叶两面同色，绿色，无毛或被多细胞长节毛，总苞片外面有黑色黏腺；植株有块根 ·················· 3. 块蓟 C. salicifolium
                  8. 叶两面异色，上面绿色，疏被长节毛，下面灰白色，密被绒毛 ·················· 4. 绒背蓟 C. vlassovianum
               7. 叶羽状分裂、浅裂、半裂或深裂。
                  9. 叶两面同色，绿色，两面疏被多细胞长节毛或无毛。
                     10. 直立有茎草本；头状花序生茎枝顶端，总苞片背面沿中肋有黑色黏腺 ·················· 5. 蓟 C. japonicum
                     10. 无茎草本；头状花序集生莲座状叶丛中；总苞片背面无黏腺 ······ 6. 莲座蓟 C. esculentum
                  9. 叶两面或上部基生叶两面异色，上面绿色，被多细胞长节毛，下面灰白色，密被绒毛。

11. 头状花序单生茎枝顶端或排成伞房花序 ··· 7. **野蓟 C. maackii**
11. 头状花序在茎枝顶端排成总状花序 ··· 8. **总序蓟 C. racemiforme**
6. 总苞片钻状，平展、反折或直立。小花管部细丝状，长 1.6 cm，檐部长 6 mm ··································
··· 9. **烟管蓟 C. pendulum**
3. 叶两面或仅上面或边缘被针刺，若叶上面无针刺，则头状花序为棉球状，总苞密被膨松绵毛，叶不沿茎下延成茎翼。
12. 叶侧裂片半椭圆形、半圆形或卵形，有 3-5 或大小不等三角形刺齿。头状花序棉球形，总苞被绵毛，总苞片镊合状排列 ·· 10. **贡山蓟 C. eriophoroides**
12. 叶侧裂片披针形、长披针形或长三角形，边缘有缘毛状针刺或无缘毛状针刺。
13. 叶两面同色，绿色或黄绿色，两面有针刺 ······································ 11. **两面刺 C. chlorolepis**
13. 叶两面异色，上面绿色，有针刺，下面灰白色，密被绒毛，总苞片 7 层，镊合状排列，总苞径 3.5 cm，疏被蛛丝毛 ·· 12. **灰蓟 C. griseum**
2. 内层总苞片先端膜质扩大，非附片状，红色或全部、几全部总苞片先端成附片状，淡黄色，或全部苞片边缘宽膜质，淡黄色，撕裂。内层苞片先端膜质扩大，红色。
14. 叶两面同色，绿色，无毛或沿脉有长节毛。头状花序排成不规则伞房花序，稀单生茎顶 ···················
··· 13. **绿蓟 C. chinense**
14. 叶两面异色，上面绿色，无毛或被长节毛，下面淡灰白色，薄。叶下面或上部叶下面被蛛丝状薄绒毛 ··· 14. **线叶蓟 C. lineare**
1. 雌雄异株，雌株小花雌性，两性植株小花均两性，自花不育；果期冠毛长于小花花冠。
15. 叶两面同色，绿色，无毛或下面稍见稀疏蛛丝毛，叶基部渐狭，不呈耳状扩大，半抱茎 ····················
··· 15. **刺儿菜 C. setosum**
15. 叶两面异色，上面淡绿色或灰绿色，无毛或有极稀疏蛛丝毛，下面灰白色，被密厚的绒毛 ···················
··· 16. **阿尔泰蓟 C. incanum**

　　本属植物多数具有止血、抗氧化、抗肿瘤、抗细菌等作用。活性成分主要有黄酮、甾醇类、挥发油、酚酸类化合物。该属植物对心血管系统的作用为近年研究热点。

1. 魁蓟（东北植物检索表）

Cirsium leo Nakai et Kitag. in Rep. First Sci. Exped. Manch. 4(1): 60. 1934.——*C. pinnatibracteatum* Y. Ling, *C. chienii* C. C. Chang（英 **Giant Thistle**）

　　多年生草本，高达 1 m。茎枝被长毛。基部和下部茎生叶长椭圆形或倒披针状长椭圆形，羽状深裂，侧裂片 8-12 对，叶柄长达 5 cm 或无柄，向上的叶渐小，与基部和下部茎生叶同形或长披针形或等样分裂，无柄或基部半抱茎，叶两面绿色，被长节毛。头状花序排成伞房花序。总苞钟状；总苞片 8 层；外层与中层钻状长三角形或钻状披针形，疏被蛛丝毛，内层硬膜质，披针形或线形。小花紫色或红色。瘦果灰黑色，偏斜椭圆形，冠毛污白色。花果期 5-9 月。

分布与生境　产于河北、河南、山西、陕西、甘肃、宁夏、四川。生于海拔 700-3400 m 的山谷、山坡草地、林缘、河滩、石滩地、岩缝中、溪旁、路旁潮湿地或田间。

药用部位　全草。

功效应用　凉血止血，祛瘀消肿。用于吐血，衄血，痈肿疮疡。

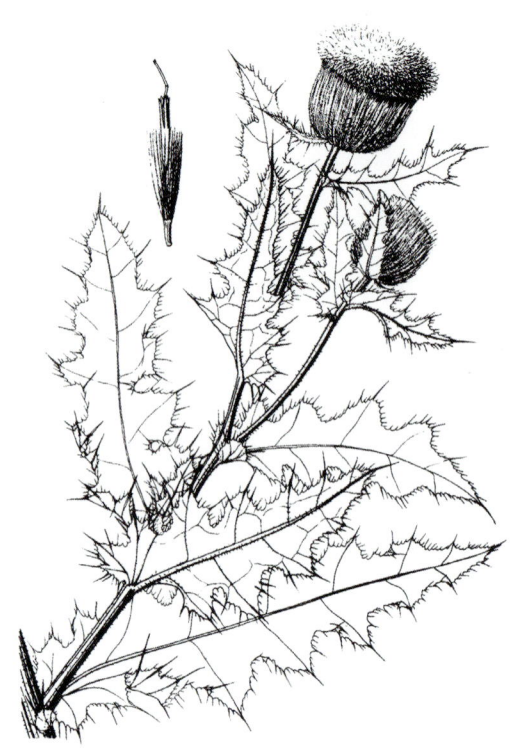

魁蓟 **Cirsium leo** Nakai et Kitag.
引自《中国高等植物图鉴》

2. 葵花大蓟（四川、中国植物志） 聚头蓟（中国高等植物图鉴）

Cirsium souliei (Franch.) Mattf. ex Rehder et Kobuski in J. Arnold Arbor. 14: 42. 1933.——*Cnicus souliei* Franch.（英 **Soulie's Thistle**）

多年生铺散草本。无主茎。叶基生，莲座状，长椭圆形、椭圆状披针形或倒披针形，羽状浅裂、半裂或几全裂，长 8–21 cm，两面绿色，下面沿脉有长节毛，侧裂片 7–11 对。头状花序集生莲座状叶丛中，花序梗极短。总苞钟状；总苞片 3–5 层，镊合状排列，中外层三角状披针形或钻状披针形，内层及最内层披针形。小花紫红色。瘦果浅黑色，长椭圆状倒圆锥形，冠毛白色、污白色或稍浅褐色。花果期 7–9 月。

分布与生境 产于宁夏南部、甘肃、青海、四川及西藏。生于海拔 1930–4800 m 的山坡路旁、林缘、荒地、河滩地。也分布于印度。

药用部位 全草。

功效应用 散瘀消肿，凉血止血。用于吐血，衄血，尿血，子宫出血，黄疸，疮疡，痈疖，无名肿毒。

化学成分 地上部分含黄酮类：山柰素(kaempferide)，刺槐素(acacetin)，芹菜素[1]；甾体类：3β-羟基豆甾烷-5-烯-7-酮(3β-hydroxystigma-5-en-7-one)，β-谷甾醇，胡萝卜苷[1]。

注评 本种为藏药标准（1979）收载"葵花大蓟"的基源植物，药用其干燥全草，治不消化症、培根病、疮疖、痈疽等症。

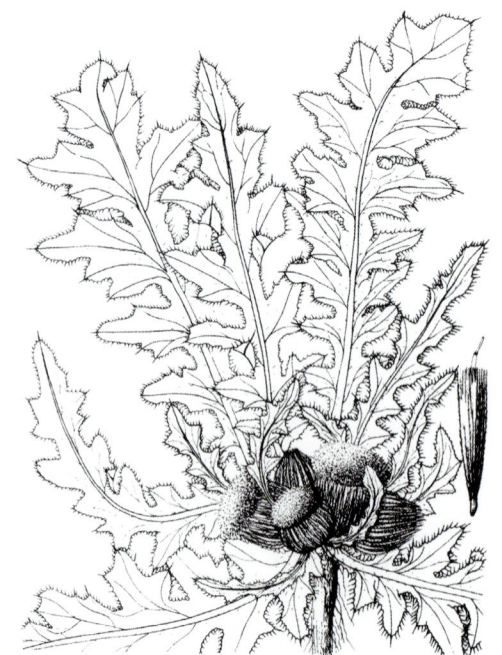

葵花大蓟 **Cirsium souliei** (Franch.) Mattf. ex Rehder et Kobuski
引自《中国高等植物图鉴》

菊科 COMPOSITAE

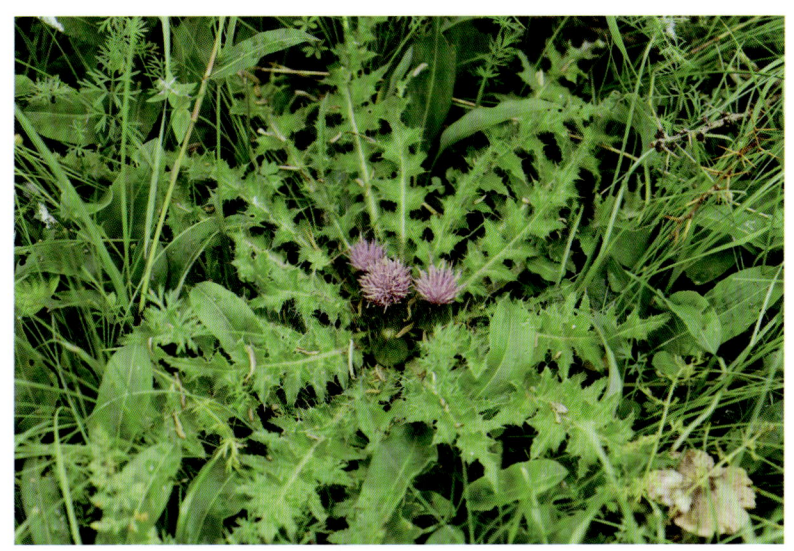

葵花大蓟 Cirsium souliei (Franch.) Mattf. ex Rehder et Kobuski
摄影：朱鑫鑫

化学成分参考文献

[1] 何自伟，等. 西北植物学报，2007, 27(9): 1884-1887.

3. 块蓟（植物分类学报）

Cirsium salicifolium (Kitag.) C. Shih, Fl. Reipubl. Popularis Sin. 78(1): 99. 1987.——*C. vlassovianum* Fisch. ex DC. var. *salicifolium* Kitag., *C. viridifolium* (Hand.-Mazz.) Shih（英 **Willowleaf Thistle**）

多年生草本。块根纺锤状。茎被长毛或上部兼有蛛丝毛。下部茎生叶椭圆形或披针形，先端具短针刺，边缘有针刺状缘毛，基部半抱茎或渐窄成长达 2.5 cm 的翼柄，柄基半抱茎；向上叶渐小，披针形，边缘及顶端具针刺，无柄，基部耳状半抱茎；叶两面绿色，无毛或有长毛。头状花序单生茎顶或上部叶腋有 1-2 不发育的头状花序。总苞钟状；总苞片约 7 层，向内层渐长，全部或内层背面有黑色黏腺，外层与中层三角形或披针形，内层及最内层披针形、椭圆形或绒状披针形，先端膜质渐尖。小花紫色。瘦果扁，褐色，倒圆锥状或偏斜倒披针状。花果期 8-9 月。

分布与生境 产于吉林、内蒙古及河北北部。生于海拔 200-2000 m 的湿地、溪旁、路边或山坡。

药用部位 根。

功效应用 祛风，除湿，止痛。用于风湿痹痛。

4. 绒背蓟（东北植物检索表） 柳叶绒背蓟（东北植物检索表），猫腿姑（内蒙古），车九龙草（黑龙江）

Cirsium vlassovianum Fisch. ex DC., Prodr. 6: 653. 1837.——*C. vlassovianum* Fisch. ex DC. var. *salicifolium* Kitag., p. p.（英 **Vlassoviana Thistle**）

多年生草本。茎枝被长毛或上部兼有疏绒毛。茎生叶披针形或椭圆状披针形，中部叶长 6-20 cm；上部叶较小，不分裂，边缘有针刺状缘毛；上面绿色，疏被长毛，下面密被灰白色绒毛，下部叶有柄，中部及上部叶耳状或圆形半抱茎。头状花序单生茎顶或少数排成疏散伞房或穗状花序。总苞长卵形；总苞片约 7 层，覆瓦状，背面有黑色黏腺，外层长三角形，中内层披针形，最内层宽线形，长 2 cm，先端膜质长渐尖。小花紫色。瘦果褐色，倒披针状。花果期 5-9 月。

分布与生境 产于黑龙江、吉林、辽宁、内蒙古、河北、河南及山西。生于海拔 350-1480 m 的山坡林中、林缘、河边或潮湿地。也分布于俄罗斯远东地区及西伯利亚中部、朝鲜半岛、蒙古及俄罗斯。

药用部位 块根。

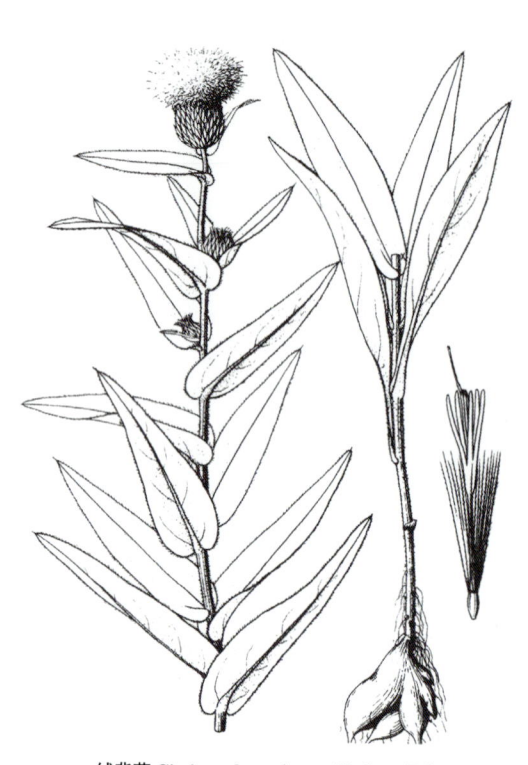

绒背蓟 Cirsium vlassovianum Fisch. ex DC.
引自《中国高等植物图鉴》

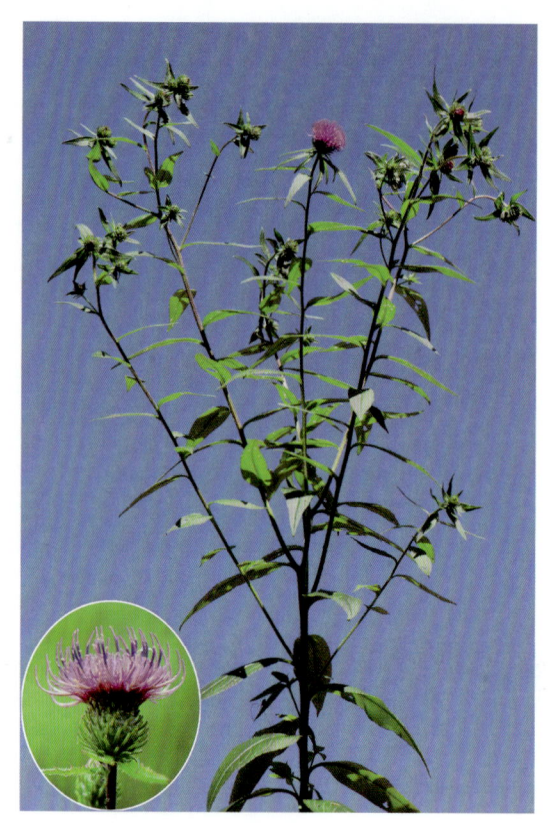

绒背蓟 Cirsium vlassovianum Fisch. ex DC.
摄影：周繇

功效应用 祛风除湿，通络止痛。用于风湿痹痛，四肢麻木，腰痛。

注评 本种为"猫腿姑"的基源植物，药用其块根。蒙古族也药用，块根主治风湿性关节炎、四肢麻木。

5. 蓟（江苏南部种子植物手册） 山刺儿菜（河南中草药），刺盖草（四川常用中草药），大刺盖（四川、贵州），恶鸡婆（草木便方），大蓟（名医别录），山萝卜（广东）

Cirsium japonicum DC., Prodr. 6: 642. 1837.——*C. belingshanicum* Petr. ex Hand.-Mazz.（英 **Japanese Thistle**）

多年生草本，块根纺锤状或萝卜状。茎分枝或不分枝，被长节毛，茎端头状花序下部灰白色，被绒毛及长节毛。基生叶卵形、长倒卵形、椭圆形或长椭圆形，长 8-20 cm，羽状深裂或几全裂，基部渐窄成翼柄，柄翼边缘有针刺及刺齿，侧裂片 6-12 对；向上的茎生叶渐小，与基生叶同形并等样分裂，两面绿色，基部半抱茎。头状花序直立，顶生。总苞钟状；总苞片约 6 层，向内层渐长，背面有微糙毛，中肋有黑色黏腺，外层与中层卵状三角形或长三角形，内层披针形或线状披针形。小花红色或紫色。瘦果扁，偏斜楔状倒披针形；冠毛浅褐色。花果期 4-11 月。

分布与生境 产于内蒙古、陕西、河北、山东、江苏南部、浙江、福建、台湾、江西、湖北、湖南、广东、广西、云南、贵州、四川及青海东北部。生于海拔 400-2100 m 的山坡林、林缘、灌丛、草地、荒地、田间、路旁或溪旁。也分布于日本、朝鲜半岛、俄罗斯远东地区、越南。

药用部位 全草。

功效应用 凉血止血，祛瘀消肿。用于吐血，咯血，衄血，便血，尿血，崩漏，疮疡肿痛，瘰疬，湿疹。现代亦用于肝炎，肾炎，肺结核，子宫功能性出血。

化学成分 根含黄酮类：柳穿鱼苷(pectolinarin)，蒙花苷(linarin)，刺槐素(acacetin)，香叶木素(diosmetin)，

菊科 COMPOSITAE

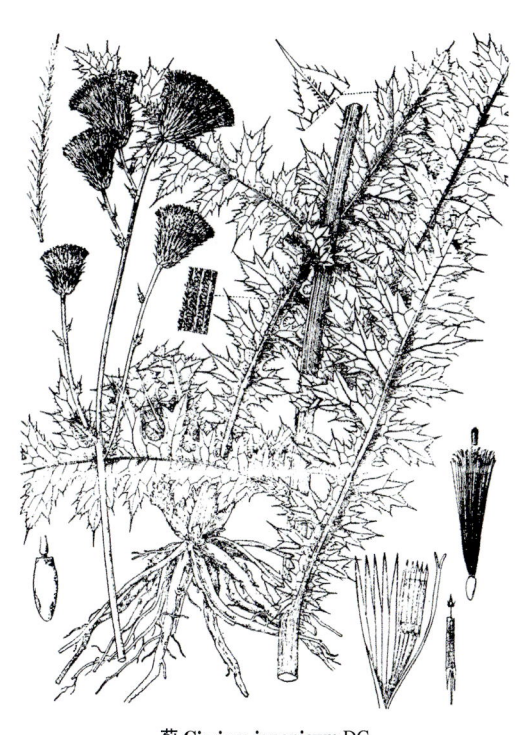

蓟 Cirsium japonicum DC.
引自《中国药用植物志》

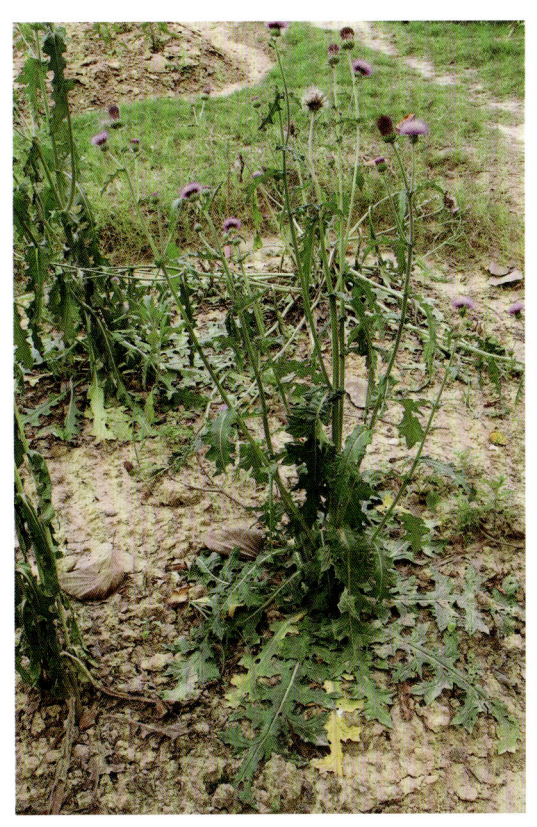

蓟 Cirsium japonicum DC.
摄影：王祝年

椴树素(tilianin)，槲皮素[1]，5,7,4'-三羟基-6-甲氧基黄酮-7-O-α-L-吡喃鼠李糖基-(1→2)-β-D-吡喃葡萄糖苷[5,7,4'- trihydroxy-6-methoxyflavone-7-O-α-L-rhamnopyranosyl-(1→2)-β-D-glucopyranoside][2]；苯丙素类：丁香苷(syringin)[2]；有机酸类：绿原酸，1,5-二-O-咖啡酰奎宁酸(1,5-di-O-caffeoylquinic acid)[2]；聚乙炔类: 蓟炔醇▲(ciryneol) A、B、C[4]、D、E[3]，α-1,3-庚二炔-3-(6-庚烯基)缩水甘油[α-1,3-heptadiynyl-3-(6-heptenyl)-oxiranemethanol]，1-十七烯-11,13-二炔-8,9,10-三醇(1-heptadecene-11,13-diyn-8,9,10-triol)[4]，顺式-8,9-环氧十七碳-1-烯-11,13-二炔-10-醇(cis-8,9-epoxyheptadeca-1-en-11,13-diyn-10-ol)[5]；甾体类：胡萝卜苷，豆甾醇-3-O-β-D-葡萄糖苷[1]；烃类：单紫杉烯(aplotaxene)，二氢单紫杉烯(dihydroaplotaxene)，四氢单紫杉烯(tetrahydroaplotaxene)，六氢单紫杉烯(hexahydroaplotaxene)，1-十五烯(1-pentadecene)，莎草烯(cyperene)，石竹烯(caryophyllene)，罗汉柏烯(thujopsene)，α-花侧柏烯(α-himachalene)[6]；其他类：尿苷，胸腺嘧啶[1]，异直蒴苔苷(tachioside)，银槭醛-4-O-β-D-吡喃葡萄糖苷(sinapylaldehyde-4-O-β-D-glucopyranoside)，阿魏醛-4-O-β-D-吡喃葡萄糖苷(ferulylaldehyde-4-O-β-D-glucopyranoside)[2]。

根状茎含聚乙炔类：蓟炔醇▲(ciryneol) A、C、H，蓟炔酮F▲(ciryneone F)，顺式-8,9-环氧十七碳-1-烯-11,13-二炔-10-醇(cis-8,9-epoxyheptadeca-1-en-11,13-diyn-10-ol)，8,9,10-三乙酰十七碳-1-烯-11,13-二炔(8,9,10-triacetoxyheptadeca-1-en-11,13-diyne)[7]；苯丙素类：丁香苷(syringin)[7]；黄酮类：蒙花苷(linarin)[7]；甾体类：胡萝卜苷，β-谷甾醇[7]；有机酸类：对香豆酸(p-coumaric acid)[7]；烯烃类：线叶蓟酚▲G (cireneol G)[7]；挥发油：主要成分为棕榈酸，石竹烯氧化物，岩兰草萜醇(khusinol)，十五酸，十四酸[8]。

叶含黄酮类：木犀草素，芹菜素，粗毛豚草素(hispidulin)[9]。

花含黄酮类：木犀草素，芹菜素[9]。

全草含黄酮类：柳穿鱼苷(pectolinarin)，蒙花苷(linarin)，粗毛豚草素(hispidulin)，芹菜素[10]，柳穿鱼黄素(pectolinarigenin)[11]；木脂素类：(-)-2-(3'-甲氧基-4'-羟基-苯基)-3,4-二羟基-4-(3''-甲氧

基-4''-羟基苄基)-3-四氢呋喃甲醇[(-)-2-(3'-methoxy-4'-hydroxy-phenyl)-3,4-dihydroxy-4-(3''-methoxy-4''-hydroxybenzyl)-3-hydrofuranmethanol]，络石苷(tracheloside)[10]；有机酸类：咖啡酸，对香豆酸[10]；甾体类：豆甾醇，β-谷甾醇[12]；三萜类：伪蒲公英甾醇▲乙酸酯(pseudotaraxasterol acetate)，β-香树脂醇乙酸酯[12]；醇类：三十二醇[12]；挥发油[13]。

药理作用　调节免疫作用：蓟水煎液灌胃，能提高荷Hep小鼠碳粒廓清指数；增加胸腺指数、脾指数；提高小鼠血清溶血素值[1]。

降血压作用：蓟水煎剂灌胃，能降低高血压模型小鼠的收缩压、舒张压、平均动脉压[2]。蓟水煎液静脉注射，对犬有降压作用，反复给药可产生快速耐受性，能抑制麻醉犬闭塞颈总动脉加压反射[3]。

抑制心脏作用：蓟水煎液静脉注射，可使犬心率减慢、心收缩振幅下降。水煎液可使离体蛙心收缩幅度变小，心率减慢，继而出现不同程度的房室传导阻滞；使离体兔Langendorff灌流心脏心率减慢，心收缩幅度变小[3]。

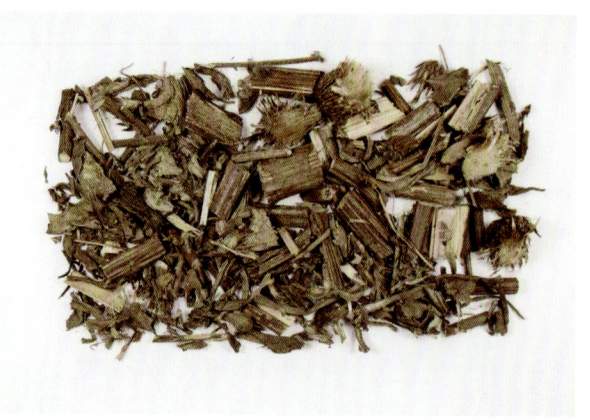

大蓟 Cirsii japonici Herba
摄影：钟国跃

扩张血管作用：蓟水提取物能拮抗去氧肾上腺素对大鼠胸主动脉内皮完整血管环的收缩作用，其机制可能是通过NO-鸟苷酸环化酶途径产生内皮依赖性的血管舒张作用[4]。

促凝血作用：蓟炭的CMC-Na溶液、总黄酮灌胃，能缩短小鼠眼眶采血后的凝血时间，止血作用的主要成分为柳穿鱼黄素[5]。蒙花苷、柳穿鱼苷灌胃，均能缩短小鼠眼眶采血后的凝血时间[6]。

保肝作用：木犀草素腹腔注射，能改善D-氨基半乳糖/脂多糖所致的急性肝损伤模型小鼠的肝损伤，抑制血清TNF-α升高、抑制caspase-3、caspase-8的活性，抑制肝细胞凋亡[7]。

降血糖作用：柳穿鱼苷、柳穿鱼黄素给静脉注射链脲佐菌素合并高糖高脂饮食致糖尿病大鼠灌胃，能抑制大鼠血糖、胆固醇、三酰甘油水平升高；提高大鼠血浆脂联素水平，恢复葡萄糖代谢酶活性[8]。蓟根水提物体外有抑制α-葡萄糖苷酶作用[9]。

抗细菌作用：蓟根水煎剂、全草蒸馏液体外对结核杆菌、脑膜炎球菌、白喉杆菌、金黄色葡萄球菌、肠炎杆菌、伤寒杆菌、副伤寒杆菌和炭疽杆菌有抑制作用。蓟醇提物体外对结核杆菌有抑制作用[10-11]。

抗真菌作用：蓟醇提物的正丁醇萃取部位体外对白色念珠菌、热带念珠菌、克柔念珠菌有抑制作用[12]。

抗肿瘤作用：蓟水煎液灌胃，能抑制荷Hep小鼠瘤体生长[1]。柳穿鱼苷、柳穿鱼黄素灌胃，均能抑制S_{180}、H22荷瘤小鼠瘤体生长，延长小鼠生存时间，其机制与增强小鼠免疫功能有关[13-14]。蓟水提物体外可抑制人白血病细胞K562、肝癌细胞HepG2、宫颈癌细胞HeLa、胃癌细胞BGC823、结肠癌细胞HT-29的增殖[14]。蓟甲醇提取物体外能诱导人乳腺癌细胞株MCF-7凋亡，抑制其增殖[15]。蓟总黄酮体外能诱导人肝癌细胞SMMC-7721和人子宫癌细胞HeLa的凋亡[16]。

激活雌激素受体作用：蓟水提物体外能诱导人乳腺癌细胞MCF-7黄体酮受体和PS2基因表达，该作用是通过雌激素受体介导的[17]。

抗氧化作用：蓟根水提物、甲醇提取物体外均有清除羟自由基活性[9]。

注评　本种为中国药典（1977、1985、1990、1995、2000、2005、2010年版）收载"大蓟"的基源植物，药用其干燥地上部分；中国药典（2005年版）以前各版规定药用其干燥地上部分或根；中华中药典范（1985年版）收载的"大蓟"为本种及同属近缘植物的干燥全草。《名医别录》始载"大小蓟根"，以后本草多有记载，至《植物名实图考》始分"大蓟"与"小蓟"，并沿用至今。商品主要为长江流域和沿海各省产的野生品。同属多种植物的全草或根在产区也混作"大蓟"药用，主要品种和使用地如下：绿蓟 Cirsium chinense Gardner et Champ.（四川、贵州、河北、广东）、烟管蓟 C. pendulum Fisch. ex DC.（河北、北京、内蒙古）、线叶蓟 C. lineare (Thunb.) Sch. Bip.（江苏、安徽、四川、贵州）、藏大蓟 C. eriophoroides (Hook. f.) Petr.（西藏）、青刺蓟（两面刺）C. chlorolepis Petr. ex Hand.-Mazz.（云南）、野蓟 C. maackii Maxim.（东北）、牛口刺 C. shansiense Petr.（四川、云南、广东、广西）、湖北蓟 C. hupehense Pamp.（四川、贵州、云南）、覆瓦蓟 C. leducei (Franch.) H. Lév.（四川、贵州）、马刺蓟 C. monocephalum (Vaniot) H. Lév.（四川、贵州）、灰蓟 C. griseum H. Lév.（贵州、四川、云南）等，这些品种可视为地方习用品；此外同科植物丝毛飞廉 Carduus crispus L.、节毛飞廉 C. acanthoides L.、飞廉 C. nutans L.、蝟菊 Olgaea lomonosowii (Trautv.) Iljin 等的全草在部分地区误作"大蓟"使用，用注意鉴别。

化学成分参考文献

[1] 蒋秀蕾，等. 中草药，2006, 37(4): 510-512.
[2] Miyaichi Y, et al. *Nat Med*, 1995, 49(1): 92-94.
[3] Takaishi Y, et al. *Phytochemistry*, 1991, 30(7): 2321-2324.
[4] Takaishi Y, et al. *Phytochemistry*, 1990, 29(12): 3849-3852.
[5] Yano K. *Phytochemistry*, 1980, 19(8): 1864-1846.
[6] Yano K. *Phytochemistry*, 1977, 16(2): 263-264.
[7] 植飞，等. 药学学报，2003, 38(6): 442-447.
[8] Miyazawa M, et al. *Flavour and Fragrance Journal*, 2003, 18(1): 15-17.
[9] Kim SJ, et al. *J Food Sci Nutr*, 2003, 8(4): 330-335.
[10] 陆颖，等. 天然产物研究与开发，2009, 21(4): 563-565, 615.
[11] Liu SJ, et al. *Nat Prod Res, Part A*, 2007, 21(10): 915-922.
[12] 顾玉诚，等. 中国中药杂志，1992, 17(8): 489-490.
[13] 罗训，等. 四川大学学报（自然科学版），2009, 46(5): 1531-1536.

药理作用及毒性参考文献

[1] 赵鹏，等. 甘肃科技纵横，2005, 35(4): 214.
[2] 王振平，等. 山东大学学报（理学版），2011, 46(7): 7-10.
[3] 马峰峻，等. 佳木斯医学院报，1991, 14(1): 10-11.
[4] 李相伍，等. 四川中医，2009, 27(9): 21-23.
[5] 钟凌云，等. 中华中医药杂志，2011, 26(1): 147-149.
[6] 陆颖，等. 天然产物研究与开发，2009, 21(4): 563-565, 615.
[7] Lee WC, et al. *J Nat Prod*, 2011, 74(9): 1916-1921.
[8] Liao Z, et al. *Arch Pharm Res*, 2010, 33(3): 353-362.
[9] Yin J, et al. *Nutr Res Pract*, 2008, 2(4): 247-251.
[10] 刘路芳，等. 国外医药·植物药分册，2005, 25(3): 105-108.
[11] 范君文，等. 中国农学通报，2009, 25(24): 1-7.
[12] 叶莉，等. 中国实验方剂学杂志，2011, 17(19): 222-223.
[13] Liu S, et al. *Nat Prod Res*, 2007, 21(10): 915-922.
[14] Liu S, et al. *Int Immunopharmacol*, 2006, 6(9): 1387-1393.
[15] 于振飞，等. 中华中医药学刊，2008, 26(4): 761-762.
[16] Kim DY, et al. *Mol Med Report*, 2010, 3(3): 427-432.
[17] 刘素君，等. 时珍国医国药，2010, 21(2): 294-295.
[18] Park MK, et al. *Arch Pharm Res*, 2008, 31(2): 225-230.

6. 莲座蓟（中国高等植物图鉴） 食用蓟（内蒙古中草药）

Cirsium esculentum (Siev.) C. A. Mey. in Mém. Acad. Imp. Sci. Saint-Pétersbourg, Sér. 6, Sci. Math., Seconde Pt. Sci. Nat. 6: 42. 1849.——*Cnicus esculentus* Siev.（英 **Rosette Thistle**）

多年生无茎草本。莲座状叶倒披针形、椭圆形或长椭圆形，长 6–10 cm，羽状半裂、深裂或几全裂，基部渐窄成有翼叶柄，侧裂片 4–7 对，叶两面绿色，两面或沿脉或仅沿中脉被长毛。头状花序集生莲座状叶丛中。总苞钟状；总苞片约 6 层，向内层渐长，背面无毛，无黏腺，外层与中层长三角形或披针形，内层线状披针形或线形。小花紫色。瘦果淡黄色，扁；冠毛白色或稍褐黄色。花果期 8–9 月。

分布与生境 产于辽宁、内蒙古、河北及新疆。生于海拔 500–3200 m 的平原、山地潮湿地或水边。

也分布于中亚、俄罗斯西伯利亚地区、蒙古、哈萨克斯坦、乌兹别克斯坦。

药用部位　全草。

功效应用　散瘀消肿，托毒排脓，止血。用于肺痈，疮痈肿毒，皮肤病，肝热，吐血，咯血，尿血，崩漏。

化学成分　茎含果胶多糖 (pectic polysaccharide)[1]。

全草含酚类：绿原酸 (chlorogenic acid)，芦丁 (rutin)[2]。

注评　本种为部颁药品标准·蒙药（1998年版）收载"莲座蓟"（蒙药名：塔布青图—阿日吉根）的基源植物，药用其干燥块根及根状茎。主治肺脓肿、肺结核、疮疡、"奇哈"病。

化学成分参考文献

[1] Khramova DS, et al. *Food Chem*, 2011, 126(3): 870-877.

[2] 陈燕，等．中成药，2010, 32(8): 1377-1379.

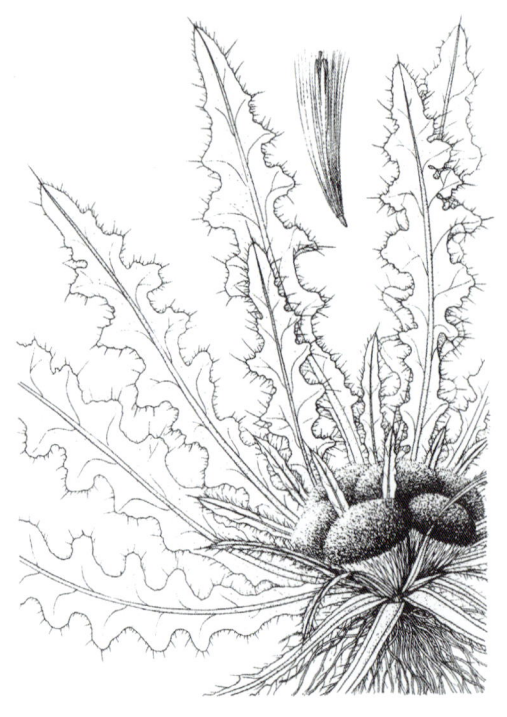

莲座蓟 Cirsium esculentum (Siev.) C. A. Mey.
引自《中国高等植物图鉴》

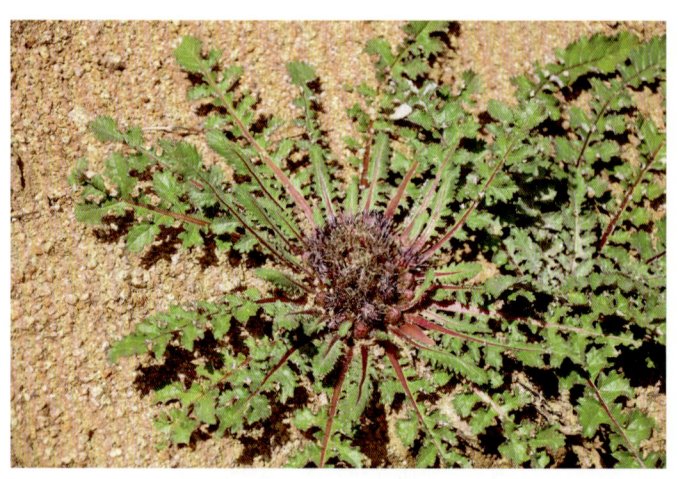

莲座蓟 Cirsium esculentum (Siev.) C. A. Mey.
摄影：王聚乐

7. 野蓟（东北植物检索表）　老牛锤（辽宁中草药），千针草（辽宁），大蓟（东北），牛戳口（内蒙古植物志）

Cirsium maackii Maxim., Prim. Fl. Amur. 172. 1859.——*C. japonicum* DC. var. *ussuriense* (Regel) Kitam.（英 **Maack's Thistle**）

多年生草本。茎被长毛，头状花序下部灰白色，有密绒毛。基生叶和下部茎生叶长椭圆形、披针形或披针状椭圆形，向下渐窄成翼柄，柄基有时半抱茎，翼柄长 20-25 cm，羽状半裂或深裂，侧裂片 4-8 对，向上的叶渐小，与下部及基生叶同形，等样分裂或不裂而边缘有刺齿，基部耳状抱茎；叶上面绿色，沿脉被长毛，下面浅灰色。头状花序单生，或排成伞房花序。总苞钟状；总苞片约5层，向内层渐长，背面有黑色黏腺，外层及中层长三角状披针形或披针形，内层披针形或线状披针形。小花紫红色。瘦果淡黄色，偏斜倒披针状；冠毛白色。花果期 6-9 月。

分布与生境　产于黑龙江、吉林、辽宁、内蒙古东南部、河北、山东东部、江苏、安徽南部及浙江北部。生于海拔 140-1100 m 的山坡草地、林缘或草甸。也分布于俄罗斯远东地区及朝鲜半岛。

菊科 COMPOSITAE

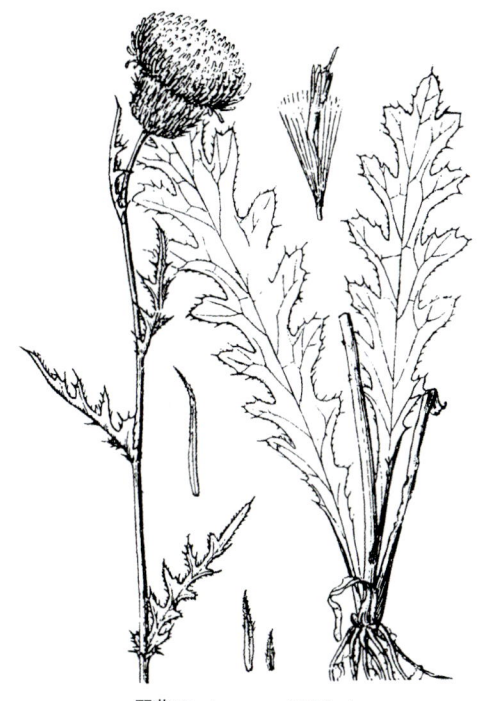

野蓟 Cirsium maackii Maxim.
马平 绘

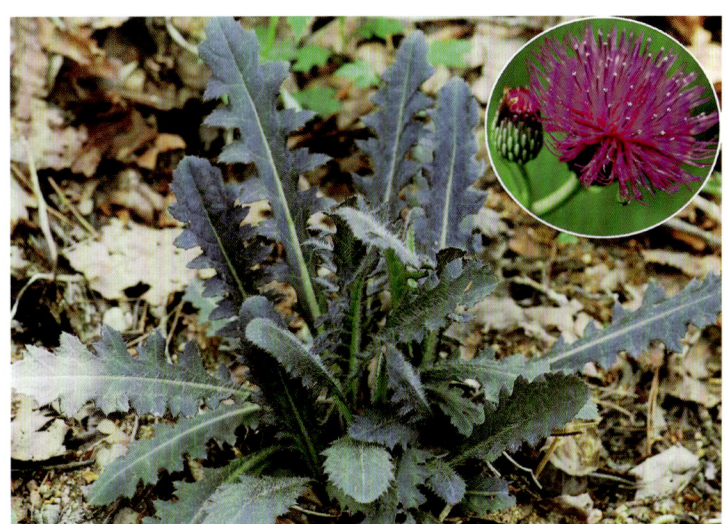

野蓟 Cirsium maackii Maxim.
摄影：周繇

药用部位　根、全草。
功效应用　凉血止血，消肿解毒。用于咯血，衄血，尿血，便血，呕吐，跌打损伤，痈疮肿毒。
化学成分　全草含黄酮类：木犀草素，木犀草素-5-O-β-D-吡喃葡萄糖苷(luteolin 5-O-β-D-glucopyranoside)[1]。
药理作用　抗氧化作用：野蓟甲醇提取物体外对 DPPH 自由基、过氧化亚硝基阴离子、羟自由基、ROS 自由基有清除作用[1]。

抗糖尿病作用：木犀草素 5-O-β-D-吡喃葡萄糖苷、木犀草素体外能抑制醛糖还原酶活性[1]。

注评　本种的全草在产区混作"大蓟"药用，参见蓟 Cirsium japonicum DC.。

化学成分参考文献

[1] Jung HA, et al. *Food Chem Toxicol*, 2009, 47(11): 2790-2797.

药理作用及毒性参考文献

[1] Jung HA, et al. *Food Chem Toxico*, 2009, 47(11): 2790-2797.

8. 总序蓟（植物分类学报）

Cirsium racemiforme Ling et C. Shih in Acta Phytatax. Sin. 22(6): 445. 1984.（英 **Racemose Thistle**）

多年生草本，高达 1.5 m。茎被节毛及蛛丝状毛，花序枝密被绒毛。中上部叶椭圆形或长椭圆形，长 9-21 cm，基部耳状半抱茎，羽状浅裂或半裂，侧裂片 3-8 对，头状花序下部的叶与中上部茎生叶同形并等样分裂或边缘有刺齿；叶上面绿色，被短毛，下面灰白色，密被绒毛。头状花序直立，排成总状花序，花序轴及花序梗密被绒毛及长毛。总苞钟状；总苞片约 6 层，向内层渐长，外层与中层三角形或三角状披针形，背面被糙毛，内层线状披针形或线形，先端膜质渐尖。小花紫红色。瘦果浅黄色，楔状；冠毛浅褐色。花果期 4-6 月。

分布与生境　产于福建西部、江西东北部、湖南西南部、广西东北部、云南东南部及贵州西南部。生于海拔 1000-1300 m 的山谷、山坡、山麓林缘、林下潮湿地或山坡草地。

药用部位 根。

功效应用 消积，止血。用于消化不良，外伤出血。

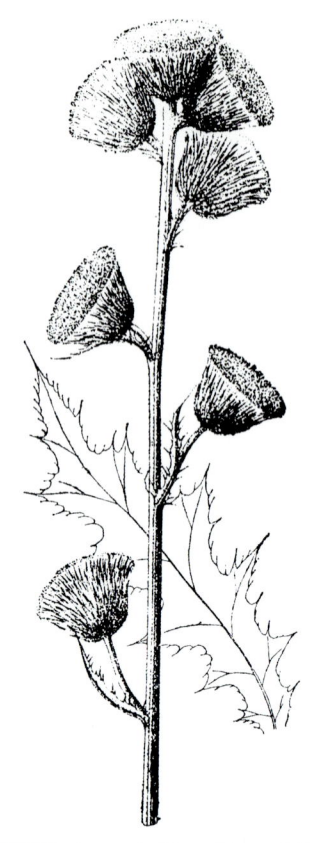

总序蓟 Cirsium racemiforme Ling et C. Shih
引自《中国植物志》

9. 烟管蓟（东北植物检索表） 大蓟（东北）

Cirsium pendulum Fisch. ex DC., Prodr. 6: 650. 1837.——*C. faleatum* Turcz. ex DC.（英 **Pendulate Thistle**）

多年生草本，高达 3 m。茎枝被长节毛。茎叶及下部叶长椭圆形、偏斜椭圆形、长倒披针形或椭圆形，下部渐窄成翼柄或无柄，二回羽状分裂，一回为深裂，侧裂片 5-7 对；向上的叶渐小，无柄或耳状抱茎；叶两面绿色或下面稍淡，无毛。头状花序下垂，排成总状圆锥花序。总苞钟状；无毛；总苞片约 10 层，向内层渐长，外层与中层长三角形或钻状披针形，上部或中部以上钻状，内层披针形或线状披针形。小花紫色或红色。瘦果倒披针形；冠毛污白色。花果期 6-9 月。

分布与生境 产于黑龙江、吉林、辽宁、内蒙古、河北、河南、山西、陕西、甘肃东南部及云南中西部。生于海拔 300-2240 m 的山谷、山坡草地、林缘、林下、岩缝、溪旁。也分布于蒙古、俄罗斯东西伯利亚及远东地区、朝鲜半岛及日本。

药用部位 根、全草。

功效应用 凉血止血，祛瘀消肿，止痛。用于衄血，咯血，吐血，尿血，功能性子宫出血，产后出血，肝炎，肾炎，乳腺炎，跌打损伤。外用治外伤出血，痈疖肿毒。

化学成分 地上部分含黄酮类：蒙花苷(linarin)[1]，滨蓟黄苷(cirsimarin)[2]；甾体类：β-谷甾醇，胡萝卜苷，α-菠菜甾醇[1]；三萜类：蒲公英赛醇[1]；四萜类：叶黄素(lutein)[1]；有机酸类：绿原酸，绿原酸甲酯[1]；其他类：叶绿素a，三十醇，尿嘧啶(uracil)，3',4'-二羟基苯乙醇葡萄糖苷(3',4'-dihydroxy phenylethanol glucoside)[1]。

药理作用 抗氧化作用：烟管蓟黄酮体外有清除 DPPH 自由基、过氧化亚硝基阴离子活性[1]。

注评 本种的全草在产区混作"大蓟"药用，参见蓟 Cirsium japonicum DC.。

菊科 COMPOSITAE

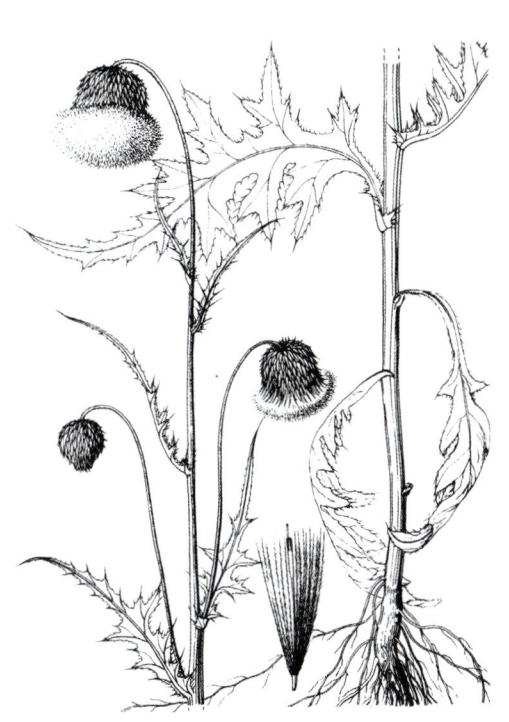

烟管蓟 Cirsium pendulum Fisch. ex DC.
引自《中国高等植物图鉴》

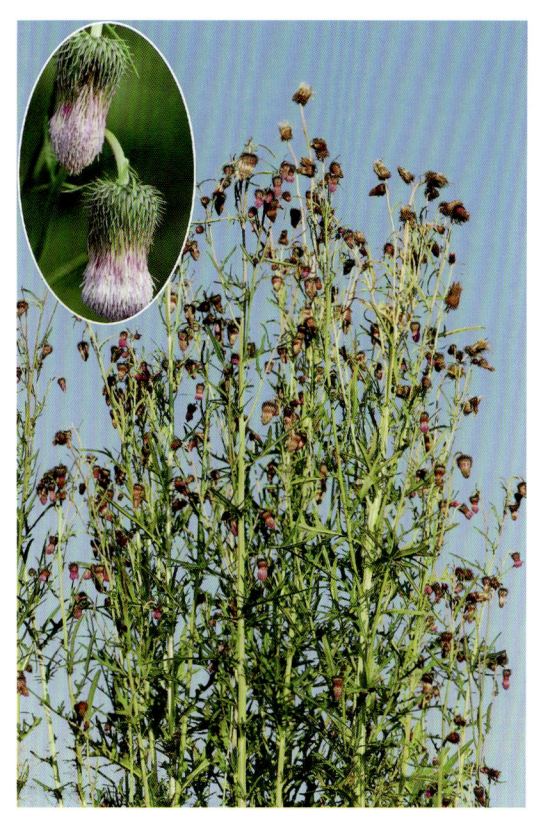

烟管蓟 Cirsium pendulum Fisch. ex DC.
摄影：周繇

化学成分参考文献

[1] 陈国良，等. 中药材, 2007, 30(3): 291-294.

[2] Yun HS, et al. Saengyak Hakhoechi, 1978, 9(3): 145-147.

药理作用及毒性参考文献

[1] Jeong da M, et al. Arch Pharm Res, 2008, 31(1): 28-33.

10. 贡山蓟（中国高等植物图鉴） 毛头蓟（云南），藏大蓟（全国中草药汇编），大刺儿菜（中药大辞典），大蓟（西藏常用中草药）

Cirsium eriophoroides (Hook. f.) Petr. in Biol. Bot. 7(8): 9. 1912.——*Cnicus eriophoroides* Hook. f., *Cirsium bolocephalum* Petr. ex Hand.-Mazz.（英 **Gungshan Thistle**）

多年生草本，高达 3.5 m。茎被长节毛及蛛丝毛。中下部叶长椭圆形，长 20-35 cm，羽状浅裂、半裂或边缘大刺齿状，有叶柄，侧裂片半椭圆形、半圆形或卵形，向上的叶渐小，与中下部茎生叶同形或披针形，并等样分裂，无柄或基部耳状半抱茎；叶两面绿色，或下面稍淡，上面疏被针刺或几无针刺。头状花序排成伞房状花序。总苞球形，被绵毛，基部有苞片，苞叶线形或披针形；总苞片近 6 层，中外层披针状钻形或三角状钻形，内层线状披针形状钻形或线钻形。小花紫色。瘦果倒披针状长椭圆形，黑褐色，冠毛污白色或浅褐色。花果期 7-10 月。

分布与生境 产于四川西南部、云南及西藏东南部。生于海拔 2080-4100 m 的山坡灌丛、山坡草地、草甸、河滩地或水边。也分布于不丹、印度。

药用部位 根、全草。

功效应用 全草：凉血止血，散瘀消肿。用于吐血，衄血，尿血，子宫出血，黄疸，疮疡。根：清热，凉血，利水，祛风。

注评 本种藏族药用，根治培根病，幼苗用于催吐。

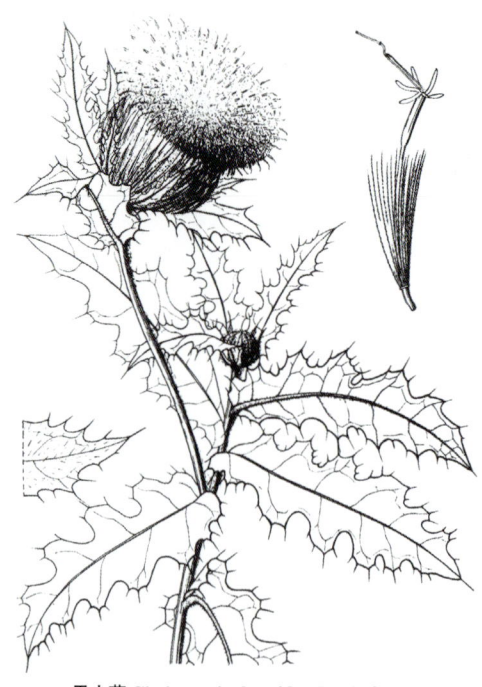

贡山蓟 Cirsium eriophoroides (Hook. f.) Petr.
引自《中国高等植物图鉴》

11. 两面刺（植物分类学报） 鸡脚刺（滇南本草），大蓟（滇南本草），白马刺（云南曲靖中草药），青刺蓟、滇大蓟（全国中草药汇编）

Cirsium chlorolepis Petr. ex Hand.-Mazz. in Akad. Wiss. Wien, Math.-Naturwiss. Kl., Anz. 63: 109. 1926.（英 **Greenbract Thistle**）

多年生草本。茎枝被长毛及蛛丝毛。中下部叶披针形、长椭圆形或倒披针形，羽状半裂、浅裂或几全裂，无柄或基部耳状半抱茎，侧裂片5-8对，上部叶渐小，与中下部叶同样并等样分裂；叶坚硬，两面有针刺，绿色或黄绿色。头状花序下垂或下倾，排成总状或伞房状。总苞宽钟状，无毛或疏被蛛丝毛；总苞片7-8层，镊合状排列，向内层稍长，披针状钻形，背面有刺毛，先端膜质渐尖。小花红紫色。瘦果楔状倒披针形，淡黄色；冠毛浅褐色。花果期7-10月。

分布与生境 产于云南及贵州西南部。生于海拔1300–1800 m的林缘及山坡草地。

药用部位 根、全草。

功效应用 清热解毒，凉血止血。用于痢疾，胃痛，吐血，咯血，月经过多，尿血，跌打损伤，肿毒。

化学成分 根含呋喃类：两面刺醛(circisumaldehyde)，两面刺苷(cirsiumoside)，5-羟甲基-2-糠醛(5-hydroxymethyl-2-furaldehyde)，5-甲氧基甲基-2-糠醛(5-methoxymethyl-2-furaldehyde)[1]。

注评 本种的全草在产区混作"大蓟"药用，参见蓟 Cirsium japonicum DC.。

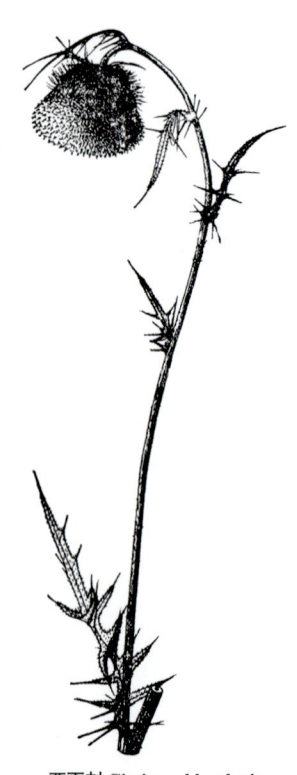

两面刺 Cirsium chlorolepis
Petr. ex Hand.-Mazz.
刘春荣 绘

化学成分参考文献

[1] Shen YM, et al. *Planta Med*, 1990, 56(5): 472-474.

12. 灰蓟（植物分类学报） 总状蓟（中国高等植物图鉴），小蓟、鸡脚刺（滇南本草），白花小蓟（云南）

Cirsium griseum H. Lév. in Repert. Spec. Nov. Regni Veg. 12: 284. 1913.——*C. botryodes* Petr. ex Hand.-Mazz.（英 **Grey Thistle**）

多年生草本，块根纺锤状或萝卜状。茎枝被长毛并兼有蛛丝毛。下部和中部叶披针形或卵状披针形，羽状深裂或几全裂，长 12-16 cm，基部耳状抱茎，侧裂片 4-7 对，长三角形或披针形，边缘有针刺；向上的叶与中下部叶同形并等样分裂。头状花序下部的叶常针刺化；叶坚硬，上面淡绿色，被针刺，下面灰白色，被绒毛。头状花序排成总状或总状伞房花序。总苞宽钟状，疏被蛛丝毛；总苞片 7 层，镊合状排列，向内层渐长，外层与中层钻状长卵形或钻状长椭圆形，内层线状披针形或线形。小花白色或黄白色，稀紫色。瘦果楔状倒披针形；冠毛浅褐色。花果期 5-9 月。

分布与生境 产于四川南部、云南、贵州西北部及湖南西部。生于海拔 2800-3000 m 的山谷或山坡草地。

药用部位 根、全草。

功效应用 清热凉血，养精保血，调经。用于月经不调，破宿血，生新血，衄血，尿血，血崩，金疮，乳癌，水火烫伤。

注评 本种的全草在产区混作"大蓟"药用，参见蓟 Cirsium japonicum Fisch. ex DC.。白族、彝族和傈僳族也药用其根，白族用其根治便血、尿血，彝族治跌打损伤，傈僳族治肾虚腰痛。

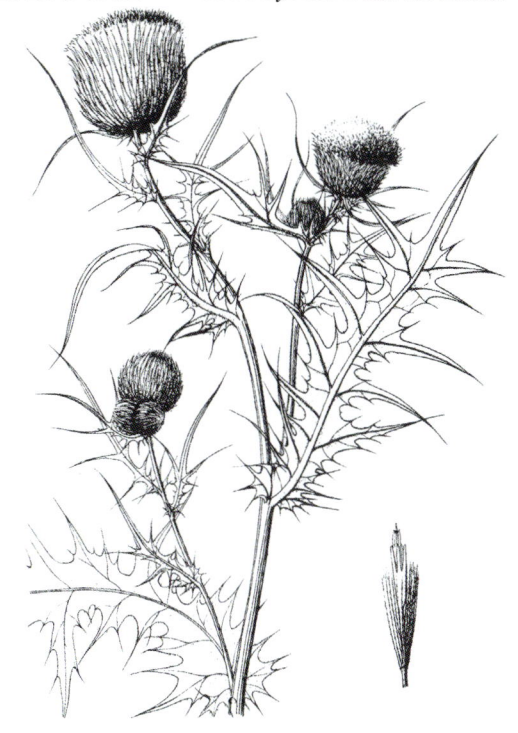

灰蓟 Cirsium griseum H. Lév.
引自《中国高等植物图鉴》

13. 绿蓟（植物分类学报）

Cirsium chinense Gardner et Champ. in Hooker's J. Bot. Kew Gard. Misc. 1: 323. 1849.（英 **Chinese Thistle**）

多年生草本，茎枝被长毛。中部叶长椭圆形、长披针形或宽线形，长 5-7 cm，羽状浅裂、半裂或深裂，侧裂片 3-4 对；叶较坚硬，两面绿色，无毛或沿脉有长毛，基部叶及下部叶基部渐窄成柄，中上部叶无柄或基部扩大。头状花序排成不规则伞房花序，稀单生茎端。总苞卵圆形；总苞片约 7 层，向内层渐长，无毛，全部或大部背面沿中脉有黑色黏腺，外层长三角形或披针形，内层长披针形或线状披针形，先端膜质，红色。小花紫红色。瘦果楔状倒卵圆形，扁。冠毛污白色。花果期 6-10 月。

分布与生境 产于辽宁、内蒙古、河北、山东、江苏、浙江、福建、江西、广东、香港、广西和四川。生于海拔 100-1600 m 的山坡草丛中。

药用部位 全草。

功效应用 清热解毒，活血，凉血。用于暑热烦闷，崩漏，跌打损伤，吐血，痔疮，疔疮。

注评 本种为"苦芙"的基源植物，药用其全株。其全草在产区也混作"大蓟"药用，参见蓟 Cirsium japonicum DC.。

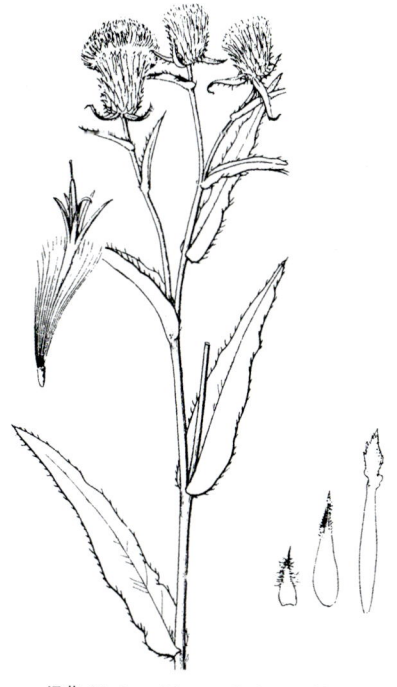

绿蓟 Cirsium chinense Gardner et Champ.
马平 绘

14. 线叶蓟（植物分类学报） 条叶蓟（通称），轮蓟（安徽），细叶蓟、刺儿菜（贵州），小蓟（滇南本草），滇小蓟（云南种子植物名录），山红花、尖叶小蓟（浙江药用植物志）

Cirsium lineare (Thunb.) Sch. Bip. in Linnaea 19: 335. 1874.——*Carduus lineare* Thunb.（英 **Linearleaf Thistle**）

多年生草本。茎枝被蛛丝毛及长毛或几无毛。下部和中部茎生叶长椭圆形、披针形或倒披针形，长 6–12 cm，不裂，基部渐窄成翼柄；向上叶渐小，与中下部叶同形或长披针形、线状披针形或线形，无叶柄；叶上面绿色，被蛛丝状薄毛，边缘有细密针刺。头状花序排成圆锥状伞房花序。总苞卵圆形或长卵圆形；总苞片约 6 层，向内层渐长，外层与中层三角形及三角状披针形，先端有针刺，内层披针形或三角状披针形，最内层线形或线状披针形，先端膜质，红色。小花紫红色。瘦果倒金字塔状；冠毛浅褐色。花果期 9–10 月。

分布与生境 产于安徽南部、江西、福建、陕西、甘肃、河北、河南、湖北、湖南、四川及云南近中部。生于海拔 900–1700 m 的山坡或路旁。也分布于日本、泰国和越南。

药用部位 根、花序、全草。

功效应用 根、花序：活血祛瘀，解毒消肿。用于月经不调，闭经，痛经，乳痈，跌打损伤，痈疖，蛇伤。全草：清热解毒，凉血，活血。用于暑热烦闷，崩漏，吐血，痔疮，疔疮。现代亦用于尿路感染。

化学成分 全草含黄酮类：线叶蓟尼酚▲(cirsilineol)，去甲线叶蓟尼酚▲(cirsiliol)[1]。

药理作用 抗炎作用：线叶蓟水煎醇沉液腹腔注射，对巴豆油致小鼠耳肿胀有抑制作用[1]。

抑制子宫平滑肌、解痉作用：线叶蓟水煎醇沉液灌胃，对前列腺素 $PGF_{2\alpha}$ 所致的大鼠子宫痉挛收缩有缓解和拮抗作用。线叶蓟水煎醇沉液对缩宫素、麦角新碱、$PGF_{2\alpha}$ 所致的离体大鼠子宫有解除痉挛作用[1]。

抗氧化作用：线叶蓟黄酮体外有清除 DPPH 自由基、过氧化亚硝基阴离子活性[2]。

注评 本种为"线叶蓟"的基源植物，药用其根或花；其全草在江苏、安徽、四川、贵州等地混作"大蓟"药用，参见蓟 Cirsium japonicum DC.。瑶族、苗族也药用，瑶族用根、全草治尿血、乳痈，苗族用全株治痔疮、疔疮等。

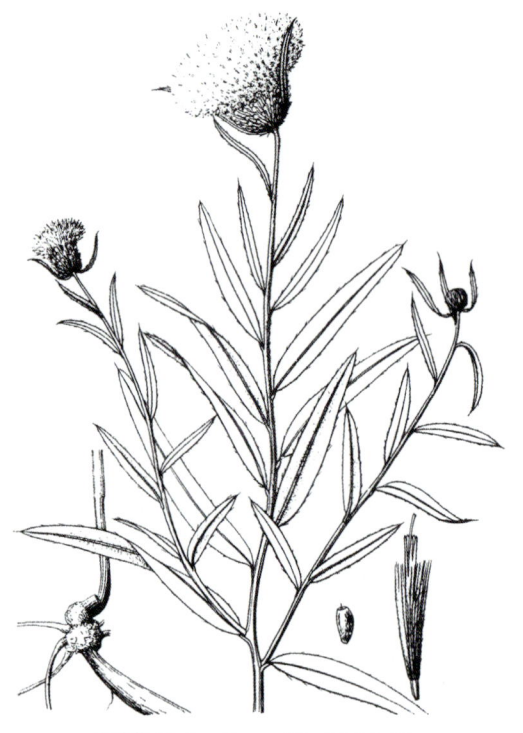

线叶蓟 Cirsium lineare (Thunb.) Sch. Bip.
引自《中国高等植物图鉴》

化学成分参考文献

[1] Morita N, et al. *Phytochemistry*, 1973, 12(2): 421-423.

药理作用及毒性参考文献

[1] 李春响，等. 山东医药工业, 2000, 19(2): 26-27.

[2] Jeong da M, et al. *Arch Pharm Res*, 2008, 31(1): 28-33.

15. 刺儿菜（中国植物志） 小蓟（通称），细叶蓟（贵州），刻叶刺儿菜（中药大辞典），大蓟、小蓟、大小蓟、野红花（浙江），大刺儿菜（中国植物志）

Cirsium setosum (Willd.) M. Bieb., Fl. Taur.-Caucas. 3: 560. 1819. p. p. excl. pl. cauc.——*Serratula setosa* Willd.——*Cirsium segetum* Bunge.（英 **Setose Thistle**）

多年生草本。茎上部花序分枝无毛或有薄绒毛。基生叶和中部叶椭圆形、长椭圆形或椭圆状披针形，长7–15 cm，基部楔形，通常无叶柄；上部叶渐小，椭圆形、披针形或线状披针形；茎生叶均不裂，先端有较长针刺，两面绿色或下面色淡，无毛，稀下面密被绒毛，呈灰色，或两面被薄绒毛。头状花序单生或排成伞房花序。总苞卵圆形或长卵形；总苞片约6层，向内层渐长，先端有刺尖，外层及中层长5–8 mm，内层长椭圆形或线形。瘦果淡黄色，椭圆形或偏斜椭圆形；冠毛污白色。花果期5–9月。

分布与生境 除台湾、广东、香港、海南、广西、云南、西藏外，几遍全国各地。生于海拔170–2650 m的平原、丘陵、山地、山坡、河旁、荒地或田间。也分布于欧洲东部及中部、中亚、俄罗斯西伯利亚及远东地区、蒙古、朝鲜半岛及日本。

药用部位 全草、根。

功效应用 清热，凉血，止血，消肿。用于咯血，吐血，衄血，尿血，血淋，崩漏，外伤出血，痈疽肿毒。现代用于治疗高血压，细菌性痢疾，咽喉炎，扁桃体炎。对慢性胆囊炎、心绞痛、神经性失眠、肾炎及肥胖症也有一定的治疗效果。

化学成分 叶含黄酮类：蒙花苷(linarin)[1]，刺槐素(acacetin)[2]。

地上部分含黄酮类：金丝桃苷(hyperin)，异山奈素(isokaempferide)，槲皮素-3-*O*-*β*-D-吡喃葡萄糖苷(quercetin-3-*O*-*β*-D-glucopyranoside)[3]，小麦黄素(tricin)，蒙花苷(linarin)，芹菜素，小麦黄素-7-*O*-*β*-D-吡喃葡萄糖苷(tricin-7-*O*-*β*-D-glucopyranoside)[4]，刺槐素(acacetin)，芹菜素-7-*O*-*β*-D-丁酰葡萄糖醛酸苷(apigenin-7-*O*-*β*-D-butyl-glucuronide)[5]，黄芪苷(astragalin)[6]；有机酸类：咖啡酸，香豆酸，丁二酸[4]；单萜类：黑麦草内酯(loliolide)[5]；三萜类：蒲公英赛醇[6]；甾体类：*β*-谷甾醇，*β*-胡萝卜苷[4]；苯丙素类：丁香苷(syringin)[6]；酰胺类：枸杞酰胺(lyciumamide)[5]；糖苷类：2-(3,4-二羟基苯基)-乙基-*β*-D-吡喃葡萄糖苷[2-(3,4-dihydroxyphenyl)-ethyl-*β*-D-glucopyranoside][6]。

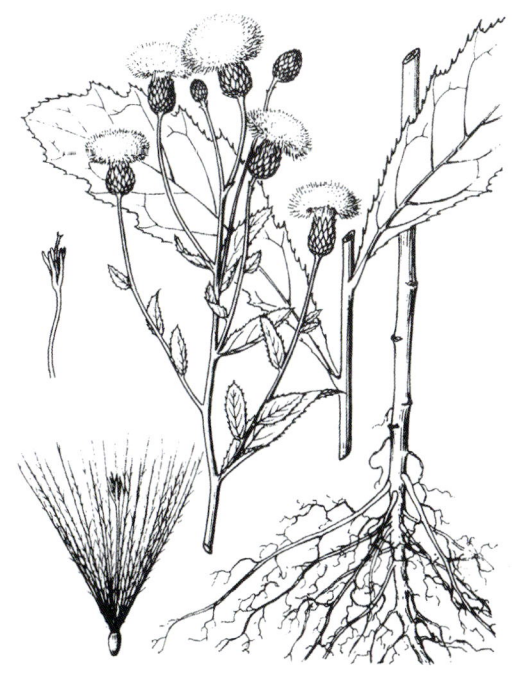

刺儿菜 Cirsium setosum (Willd.) M. Bieb.
引自《中国高等植物图鉴》

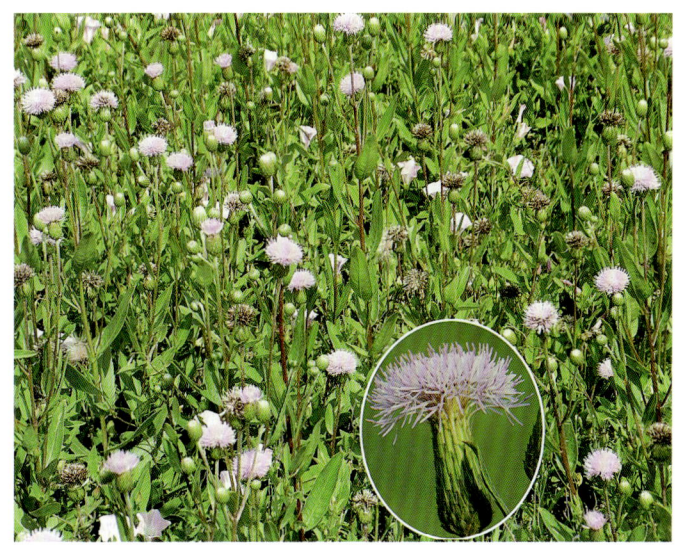

刺儿菜 Cirsium setosum (Willd.) M. Bieb.
摄影：周繇

药理作用　抗炎作用：刺儿菜总黄酮灌胃，能抑制二甲苯致小鼠耳肿胀[1]。

兴奋心脏升血压作用：刺儿菜水煎剂股静脉给药，能升高麻醉犬血压。水煎剂能兴奋离体豚鼠心房，增加收缩力及频率；对兔离体主动脉条平滑肌有收缩作用[2-4]。

止血、促凝血作用：刺儿菜乙醇提取物经正丁醇萃取所得部位、刺儿菜总黄酮灌胃，均可以缩短小鼠凝血时间、断尾出血时间[1]。

抑制肠平滑肌作用：刺儿菜水煎剂能使离体兔小肠平滑肌舒缩振幅减小、张力下降[4]。

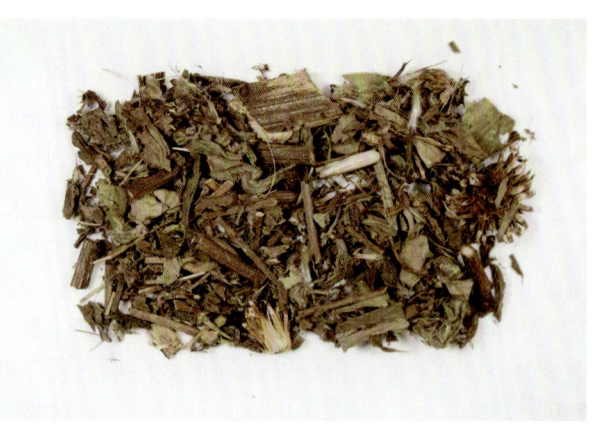

小蓟 Cirsii Herba
摄影：钟国跃

抗细菌作用：刺儿菜水煎剂体外对溶血性链球菌、肺炎链球菌、白喉杆菌有抑制作用[5]。刺儿菜醇浸剂体外对人型结核杆菌有抑制作用[6]。

抗肿瘤作用：刺儿菜水提物体外可抑制人白血病细胞 K562、肝癌细胞 HepG2、宫颈癌细胞 HeLa、胃癌细胞 BGC823、结肠癌细胞 HT-29 的增殖[7]。刺儿菜甲醇提取物经三氯甲烷萃取部位体外可抑制肝癌细胞 BEL-7402 生长，诱导其凋亡[8]。

延缓衰老作用：刺儿菜粗多糖灌胃，能延缓 D- 半乳糖导致的小鼠衰老[9]。

其他作用：刺儿菜水煎剂对豚鼠离体气管片呈现松弛作用[4]。

注评　本种为历版中国药典收载"小蓟"的基源植物，药用其干燥地上部分。历史应用情况参见蓟 Cirsium japonicum DC.。全国各地均产，均为野生品。内蒙古地区以同属植物阿尔泰蓟 C. incanum (S. G. Gmel.) Fisch. ex M. Bieb. 的地上部分也作为"小蓟"用，可视为地区习用品；东北和华北部分地区误以同科植物长裂苦苣菜 Sonchus brachyotus DC. 作"小蓟"使用，应注意鉴别。藏族、蒙古族、朝鲜族、苗族、水族和朝鲜族也药用其全草，主要用途同功效应用项。

化学成分参考文献

[1] Rendyuk TD, et al. *Acta Pharm Jugoslavica*, 1977, 27(3): 135-138.

[2] Rendiuk TD, et al. *Farmatsiia*, 1978, 27(2): 68.

[3] Syrchina AI, et al. *Rastitel'nye Resursy*, 1999, 35(4): 38-40.

[4] 韩百翠，等. 沈阳药科大学学报，2008, 25(10): 793-795.

[5] 潘珂，等. 中国现代中药，2006, 8(4): 7-9.

[6] Syrchina AI, et al. *Rastitel'nye Resursy*, 1998, 34(2): 47-49.

药理作用及毒性参考文献

[1] 杨星昊，等. 四川中医，2006, 24(1): 17-19.

[2] 吴葆杰，等. 山东医学院学报，1958, (2): 45-51.

[3] 汪丽燕，等. 安徽医学，1984, 5 (2): 39-40.

[4] 胡克振，等. 山东大学学报(医学版)，1980, (4): 15-19.

[6] 贵阳市结核病防治院. 中国防痨，1959, (6): 37.

[7] 李煜，等. 中华中医药学刊，2008, 26(2): 274-275.

[8] 李桂凤，等. 营养学报，2008, 30(2): 174-176.

[9] 张欣. 小蓟多糖的分离纯化及生物学作用研究[学位论文]. 西安：陕西师范大学，2006.

16. 阿尔泰蓟（植物分类学报） 灰蓟（新疆植物志）

Cirsium incanum (S. G. Gmel.) Fisch. ex M. Bieb., Fl. Taur.-Caucas. 3: 561. 1819.——*Serratula incana* S. G. Gmel.（英 **Altai Mountain Thistle**）

多年生草本。茎直立，高达 100 cm，中部以上灰白色，被蛛丝状绒毛，有分枝。中下部叶椭圆形或卵状，长 7-8 cm，不分裂，边缘全缘，上部叶渐小，与中下部茎叶同形，全部叶质地薄，两面异色，上面淡绿色或灰绿色，有极稀疏的蛛丝毛，下面灰白色，被密的绒毛，无叶柄。头状花序多数或少数排成伞房花序。总苞长卵形；总苞片约 6 层，向内层渐长，最外层三角形；中层及内层长卵形至披针形或长披针形；近内层及最内层宽线形至狭线形。最内层顶端膜质渐尖，无针刺。雌性小花红紫色。瘦果淡黄色，长椭圆状倒披针形。冠毛污白色，多层，基部连合成环，整体脱落；冠毛刚毛长羽毛状。花果期 8-9 月。

分布与生境 产于新疆阿尔泰山。生于海拔 500-1700 m 的河滩草地。也分布中欧、东欧、西南亚、哈萨克斯坦。

药用部位 全草。

功效应用 清热解毒，凉血止血，散瘀消肿。用于痈肿疮疡，血热吐血、衄血，跌打损伤。

注评 本种的全草在产区混作"大蓟"药用，参见蓟 Cirsium japonicum DC.。

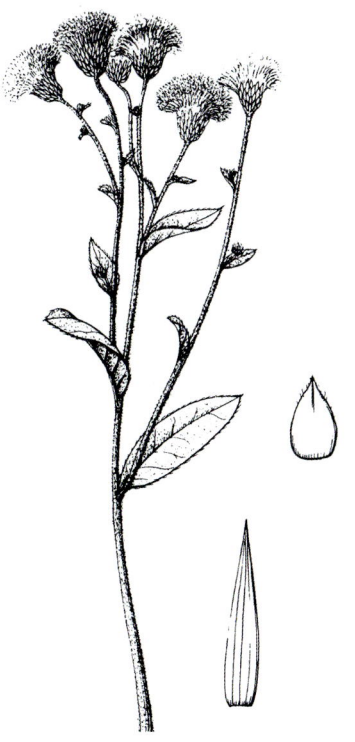

阿尔泰蓟 Cirsium incanum (S. G. Gmel.) Fisch. ex M. Bieb.
谭丽霞 绘

119. 泥胡菜属 Hemistepta Bunge

一年生草本。茎单生，上部有长花序分枝。叶大头羽状分裂，两面异色，上面绿色，无毛，下面被密厚绒毛。头状花序小，同型，多数在茎枝顶端排成疏松伞房花序，或植株含少数头状花序在茎顶密集排列，极少单个头状花序生于茎端。总苞宽钟状或半球形；总苞片多层，外层与中层近顶端直立鸡冠状突起的附属物。花托被稠密的托毛。全部小花两性，管状，结实，花冠红色或紫色。花药基部附属物尾状，花丝无毛。瘦果小，楔形或偏斜楔形，有膜质果缘。冠毛 2 层，异型；外层冠毛刚毛羽毛状，基部连合成环，整体脱落，内层冠毛刚毛鳞片状，宿存。

单种属，分布东亚、南亚及澳大利亚。

本属植物泥胡菜具有抗炎、抗菌作用。

1. 泥胡菜（救荒本草） 猪兜菜（广西），石灰菜（河南中草药），糯米菜、猫消头（贵州草药），苦蓝头菜（玉溪中草药），野苦麻、苦荬菜（云南）

Hemistepta lyrata (Bunge) Bunge in Dorp Jahrb. Litt. 1: 221. 1833.——*Cirsium lyratum* Bunge, *Hemistepta carthamoides* (Buch.-Ham.) O. Kuntze, *Saussurea affinis* Spreng ex DC.（英 **Lyrate Hemistepta**）

形态描述同本属。花果期 3-8 月。

分布与生境 除新疆、西藏外，遍布全国。生于海拔 50-3280 m 的山坡、山谷、平原、丘陵、林缘、林下、草地、荒地、田间、河边、路旁等处。也分布于朝鲜、日本、中南半岛、南亚及澳大利亚。

药用部位 全草、根。

功效应用 清热解毒，散结消肿，祛痰，止血，活血。用于痔漏，痈肿疔疮，乳痈，瘰疬，风疹，阴虚咳血，慢性气管炎，外伤出血，骨折肿痛。

化学成分 全草含倍半萜类：异珀菊内酯(isoamberboin)，8-羟基中美菊素C (8-hydroxyzaluzanin C)[1]，泥胡菜素▲(hemistepsin) A、B[2]；木脂素类：泥胡菜木烯苷(hemislienoside)[3-4]；三萜类：泥胡菜三萜醚(hemistriterpene ether)[5]，蒲公英萜醇▲(taraxasterol)，蒲公英萜醇▲乙酸酯(taraxasteryl acetate)[6]；鞘胺醇类：泥胡菜鞘胺醇(hemisceramide)[5]；生物碱类：尿囊素(allantoin)[7]，尿嘧啶(uracil)[8]；黄酮类：粗毛豚草素(hispidulin)，芹菜素-7-O-β-D-吡喃葡萄糖醛酸乙酯(apigenin-7-O-β-D-glucuronide ethyl ester)，芹菜素-7-O-β-D-吡喃葡萄糖醛酸甲酯(apigenin-7-O-β-D-glucuronide methyl ester)[9]，芹菜素(apigenin)，芹菜素-7-O-β-D-芸香糖苷(apigenin-7-O-β-D-rutinoside)[4,9]，刺槐素(acacetin)，刺槐素-7-O-β-D-葡萄糖苷(acacetin-7-O-β-D-glucoside)，山奈酚(kaempferol)，山奈酚-3-O-β-D-葡萄糖苷(kaempferol-3-O-β-D-glucoside)[10]，刺槐素-7-O-β-D-芸香糖苷(acacetin-7-O-β-D-lutinoside)[4,10]，黄芪苷(astragalin)[4]；酚/酚酸类：8-羧甲基-对羟基肉桂酸(8-carboxymethyl-p-hydroxycinnamic acid)[8]，8-羧甲基-对羟基肉桂酸乙酯(8-carboxymethyl-p-hydroxycinnamic acid ethyl ester)，8-羧甲基-对羟基肉桂酸甲酯(8-carboxymethyl-p-hydroxycinnamic acid methyl ester)[11]，丁香苷(syringin)，水杨苷(salicin)，绿原酸(chlorogenic acid)[7]，原儿茶酸(protocatechuic acid)[9]，咖啡酸(caffeic acid)，络石苷(tracheloside)，3-O-对香豆酰奎宁酸(3-O-p-coumaroylquinic acid)[8]，水杨酸(salicylic acid)[10]；甾体类：β-谷甾醇[6,10]，胡萝卜苷[10]，豆甾醇[6]；脂肪酸类：琥珀酸[10]；其他类：三十一烷[6]。

药理作用 抗炎作用：泥胡菜醇提物灌胃，能抑制二甲苯所致的小鼠耳肿胀，减少大鼠棉球肉芽肿的形成，对微晶型尿酸钠致大鼠踝关节肿胀也有抑制作用，能降低炎性组织中 PGE_2 的含量[1]。

抗细菌作用：泥胡菜水提物体外对金黄色葡萄球菌、巴氏杆菌、链球菌、沙门菌、大肠埃希菌具有抗菌作用[2]。

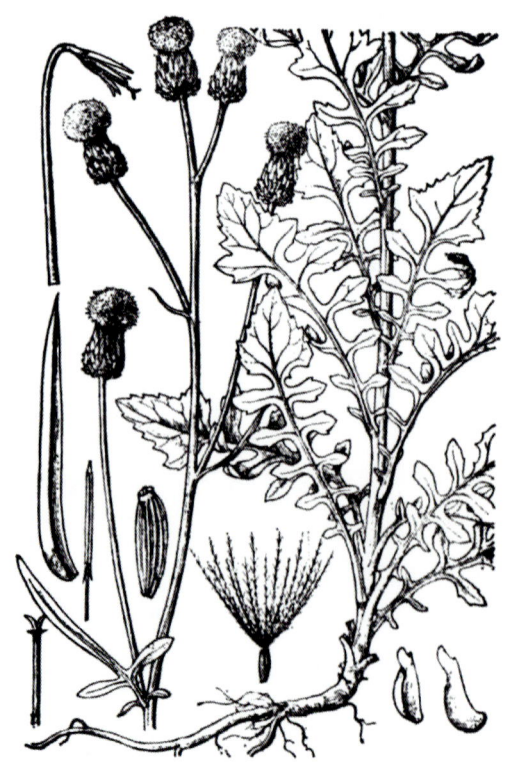

泥胡菜 Hemistepta lyrata (Bunge) Bunge
引自《中国高等植物图鉴》

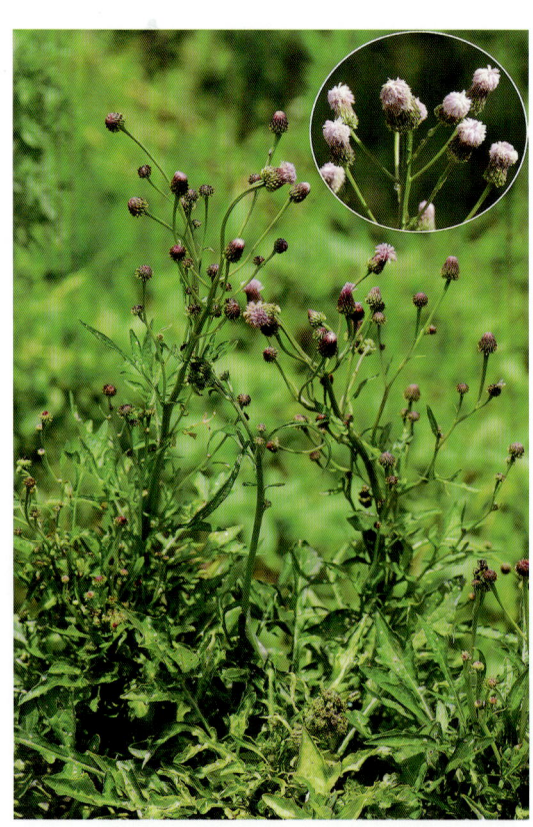

泥胡菜 Hemistepta lyrata (Bunge) Bunge
摄影：周繇

化学成分参考文献

[1] Ha TJ, et al. *Saengyak Hakhoechi*, 2001, 32(3): 238-241.
[2] Jang DS, et al. *Planta Med*, 1999, 65(8): 765-766.
[3] Ren YL, et al. *Chin Chem Lett*, 2002, 13(9): 859-861.
[4] 任玉琳，等．药学学报，2001, 36(10): 746-749.
[5] 任玉琳，等．药学学报，2002, 37(6): 440-443.
[6] 任玉琳，等．中国中药杂志，2001, 26(6): 45-46.
[7] 邹忠杰，等．广东药学院学报，2007, 23(5): 492-493.
[8] 邹忠杰，等．中国中药杂志，2006, 31(10): 812-813.
[9] 邹忠杰，等．中草药，2006, 37(9): 1303-1304.
[10] 邹忠杰，等．中国中药杂志，2006, 41(2): 102-103.
[11] 邹忠杰，等．时珍国医国药，2008, 19(11): 2588-2589.

药理作用及毒性参考文献

[1] 龚梦鹃，等．中医药导报，2010, 16(2): 59-61.
[2] 隆雪明，等．动物医学进展，2007, 28(11): 37-40.

120. 大翅蓟属 Onopordum L.

二年生草本，稀为多年生草本，有茎或无茎，茎有翼。头状花序同型，单生或多数头状花序生于茎枝顶端。总苞卵形、圆球形或长圆球形；总苞片多层，龙骨状或扁平。花托肉质，蜂窝状。小花两性，结实，花冠管状，紫色、红色、黄色或白色。花药基部附属物短尾状。花丝无毛。花柱分枝长。瘦果长椭圆状长倒卵形。冠毛多层，基部连合成环，整体脱落；基部着生面平或稍偏斜。全部冠毛土红色，睫毛状、糙毛状、短羽毛状或羽毛状。

约 40 种，分布于西亚及俄罗斯中亚地区。我国有 2 种，1 种药用。

1. 大翅蓟（中国高等植物图鉴）

Onopordum acanthium L., Sp. Pl. 827, 1753.（英 Scotch Collonthistle）

二年生草本，通常分枝。茎粗壮，无毛或被蛛丝毛。基生叶或下部叶长椭圆形或宽卵形，长短柄，中部叶及上部叶渐小，长椭圆形或倒披针形，无柄。全部叶边缘具三角形刺齿，两面无毛或被薄蛛丝状毛或灰白色，被厚绵毛。茎翅 2–5 cm。头状花序多数或少数在茎枝顶端排成伞房花序，少有单生茎顶。总苞卵形或球形，直径 5 cm；总苞片多层，外层与中层质地坚硬，卵状钻形或披针状钻形，长 1.7–1.8 cm；内层披针状钻形或线钻形，长 2.5–3 cm。苞片边缘短缘毛，有腺点。小花紫红色或粉红色。瘦果倒卵形、长椭圆形或倒卵形，灰色或灰黑色，有黑色或棕色斑。冠毛土红色，多层，基部连合成环，整体脱落；冠毛刚毛睫毛状，内层长。花果期 6–9 月。

分布与生境 产于新疆天山、准噶尔盆地及准噶尔阿拉套地区。生于海拔 420–1200 m 的山坡、荒地或水沟边。也分布于欧洲、俄罗斯、阿富汗、巴基斯坦、哈萨克斯坦、吉尔吉斯斯坦、塔吉克斯坦、乌兹别克斯坦及伊朗。

药用部位 全草、叶。

功效应用 全草：止血。用于出血诸证。叶：用于治疗皮肤癌。

化学成分 种子含脂肪酸类：2-羟基十八酸(2-hydroxyoctadecanoic acid)，10-羟基十八酸(10-hydroxyoctadecanoic acid)，9,10-环氧十八酸(9,10-epoxyoctadecanoic acid)，9-羟基十六酸(9-hydroxyhexadecanoic acid)，9-羟基十五酸(9-hydroxypentadecanoic acid)，9-羟基十四酸(9-hydroxytetradecanoic acid)[1]；木脂素类：大翅蓟苷▲(aconiside)[2]。

全草含三萜类：α-香树脂醇(α-amyrin)，β-香树脂醇(β-amyrin)，羽扇豆醇乙酸酯(lupeol acetate)[3]，蒲公英萜醇▲乙酸酯(taraxasteryl acetate)[4]，蒲公英萜醇▲(taraxasterol)[5]；黄酮类：木犀草素-7-单葡萄糖苷(luteolin-7-monoglucoside)[6]；香豆素类：七叶树苷(esculin)[6]。

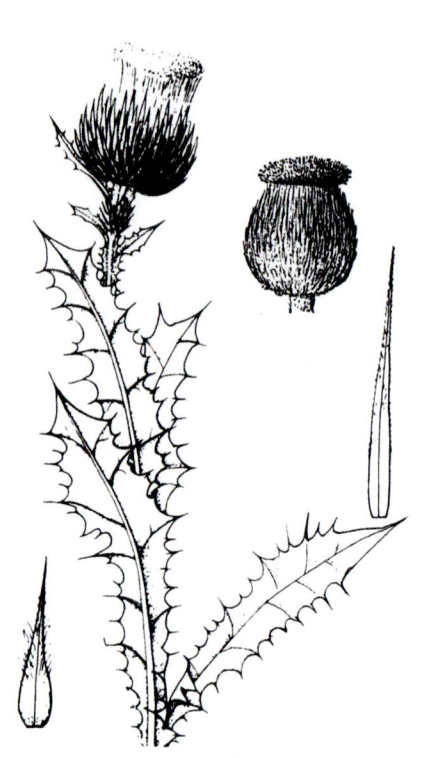

大翅蓟 *Onopordum acanthium* L.
谭丽霞 绘

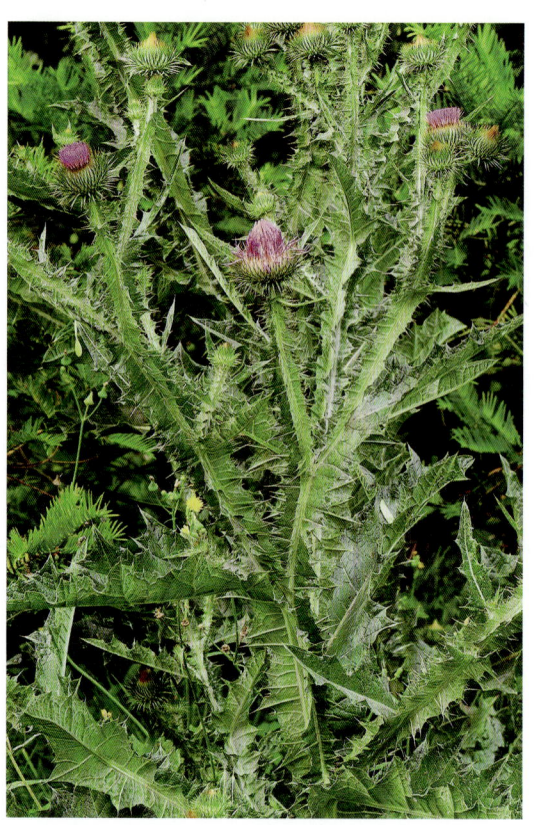

大翅蓟 *Onopordum acanthium* L.
摄影：陈又生

化学成分参考文献

[1] Ul'chenko NT, et al. *Khim Prir Soedin*, 1993, (4): 515-518.

[2] Tyumkina TV, et al. *Chem Nat Comp*, 2009, 45(1): 61-65.

[3] Khalilova AZ, et al. *Rastitel'nye Resursy*, 2007, 43(1): 97-102.

[4] Khalilova AZ, et al. *Chem Nat Comp*, 2004, 40(3): 254-257.

[5] Khalilov LM, et al. *Chem Nat Comp*, 2003, 39(3): 285-288.

[6] Bogs HU, et al. *Pharmazie*, 1965, 20(11): 706-709.

121. 川木香属 Dolomiaea DC.

多年生草本。莲座状，无茎，稀有茎。头状花序同型，多数或少数，集生于茎基顶端连座状叶丛中或茎顶苞叶丛中，稀有1个头状花序。总苞钟状；总苞片多层，草质，全缘有睫毛；花托蜂窝状。小花均两性，管状，结实；花冠紫色或红色，外面有腺点；花药基部附属物尾状，无毛；花柱分枝线形，顶端圆形。瘦果3-4棱形或几圆柱状，顶端有果缘，基底着生面平；冠毛2至多层，黄褐色，基部连合成环，冠毛刚毛易脆折，锯齿状、粗毛状或短羽毛状。

约13种，分布于我国西南部，少数种生于尼泊尔、印度、缅甸，5种及1变种药用。

分种检索表

1. 头状花序少数或多数，通常(2) 3-8集生茎基顶端或短茎顶端连座状叶丛中；瘦果圆柱形；叶全部基生，莲座状。
   2. 全部冠毛直立，不反包贴伏瘦果。

3. 叶质地薄，不分裂，边缘有大小不等的尖齿 ··· 1. 越巂川木香 D. denticulata
　　3. 叶质地厚，羽状分裂，叶两面疏被糙毛 ·· 2. 膜缘川木香 D. forrestii
　2. 全部或仅外层冠毛刚毛皱曲反折，反包并紧贴瘦果；叶两面疏被糙毛和黄色小腺点 ·············
　　　··· 3. 川木香 D. souliei
1. 头状花序单生茎基顶端连座状叶丛中或茎顶端苞叶丛中；瘦果扁三棱形。
　　4. 无茎；叶全部基生，莲座状，宽卵形或扁卵形，不分裂，边缘浅波状凹缺或有锯齿，两面被糙毛 ·········
　　　·· 4. 厚叶川木香 D. berardioidea
　　4. 无茎或有短茎；莲座状叶与茎生叶宽倒披针形、椭圆形、宽椭圆形、卵形或近圆形，不裂或羽状浅裂、
　　　半裂或深裂，两面被伏毛 ·· 5. 菜木香 D. edulis

本属植物川木香具有镇痛、抗炎、抗溃疡和调节胃肠运动等作用。

1. 越巂川木香（植物分类学报） 越西木香（四川）

Dolomiaea denticulata (Y. Ling) C. Shih in Acta Phytotax. Sin. 24(4): 293. 1986.——*Vladimiria denticulata* Y. Ling（英 **Toothed Dolomiaea**）

　　多年生莲座状草本。根粗壮，直伸。莲座状叶丛的叶倒宽披针形或椭圆形，质地薄，顶端钝，基部渐狭成长 4-10 cm 的叶柄，上面绿色，下面色淡，两面被糙伏毛。头状花序约 8 个集生于茎基顶端或短茎顶端的莲座状叶丛中，花序梗短或无花序梗。总苞钟状；总苞片 5-6 层，外层与中层卵形、宽卵形或椭圆形，内层椭圆形或长椭圆形。全部苞片质地近革质。小花多数，花冠紫红色，外面有腺点。瘦果圆柱状。冠毛黄褐色，多层，基部连合成环，整体脱落；冠毛刚毛糙毛状。花果期 7-8 月。

分布与生境　产于四川西南部。生于海拔 3000-3500 m 的山坡林缘或草地。
药用部位　根。
功效应用　理气，止痛。用于中寒气滞，呕吐，脘腹疼痛，胁痛，泄泻，痢疾。
注评　本种为四川中药材标准（1987、2010）收载"越西木香"的基源植物之一，药用其干燥根。

2. 膜缘川木香（植物分类学报） 压巴（云南）

Dolomiaea forrestii (Diels) C. Shih in Acta Phytotax. Sin. 24(4): 293. 1986.——*Jurinea forrestii* Diels, *Vladimiria forrestii* (Diels) Y. Ling（英 **Forrest's Dolomiaea**）

　　多年生草本，无茎或茎极短。叶基生，莲座状，宽椭圆形、长椭圆形、卵形、近三角形或宽披针形，长 12-18 cm，两面绿色，疏被糙毛，羽状浅裂或近半裂，侧裂片 4-7 对，叶柄长 5-10 cm。头状花序集生茎基顶端或短茎顶端莲座状叶丛中。总苞钟状；总苞片 5 层，近革质，先端钝或钝圆，边缘褐色硬膜质，外层长卵形，中内层椭圆形或长椭圆形。小花紫红色。瘦果圆柱状；冠毛直立，黄褐色，多层，冠毛刚毛糙毛状。花果期 7-10 月。

分布与生境　产于云南西北部、四川西南部及西藏东部。生于海拔 3000-4100 m 的山谷、山坡草甸、灌丛、林缘或林下。
药用部位　根。
功效应用　行气，止痛。用于脘腹胁肋疼痛，慢性肠炎，支气管炎，泄泻，痢疾，消化不良。

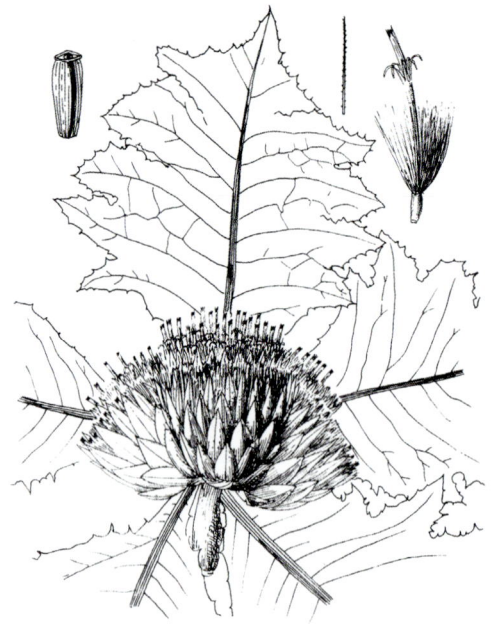

膜缘川木香 Dolomiaea forrestii (Diels) C. Shih
孙英宝 绘

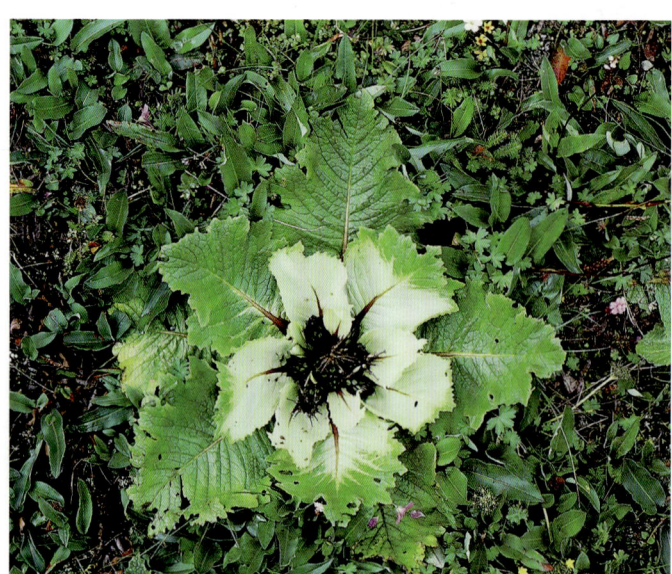

膜缘川木香 Dolomiaea forrestii (Diels) C. Shih
摄影：陈又生

3. 川木香（植物分类学报） 木香（中国植物志）

Dolomiaea souliei (Franch.) C. Shih in Acta Phytotax. Sin. 24(4): 294. 1986.——*Jurinea souliei* Franch., *Vladimiria souliei* (Franch.) Y. Ling（英 **Soulie's Dolomiaea**）

3a. 川木香（模式变种）

Dolomiaea souliei (Franch.) C. Shih var. **souliei**

多年生无茎或几无茎草本。叶全部基生，莲座状，椭圆形、长椭圆形、披针形或倒披针形，长 10-30 cm，羽状半裂，有长 2-6 (-16) cm 的宽扁叶柄，两面绿色或下面淡绿，疏被糙毛及黄色小腺点，叶柄密被蛛丝状绒毛、硬糙毛或黄色腺点，侧裂片 4-6 对。头状花序集生茎基顶端莲座状叶丛中。总

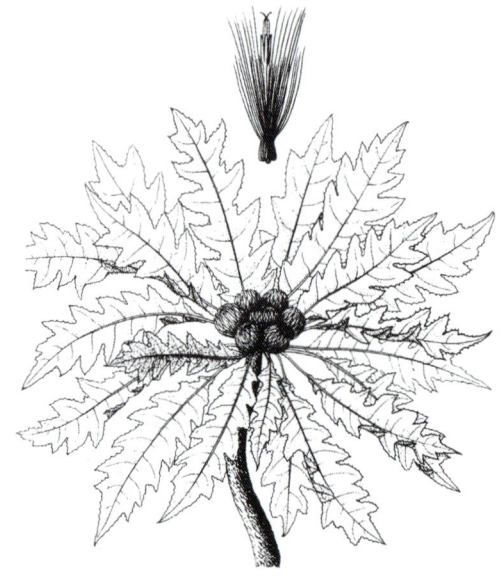

川木香 Dolomiaea souliei (Franch.) C. Shih var. souliei
引自《中国高等植物图鉴》

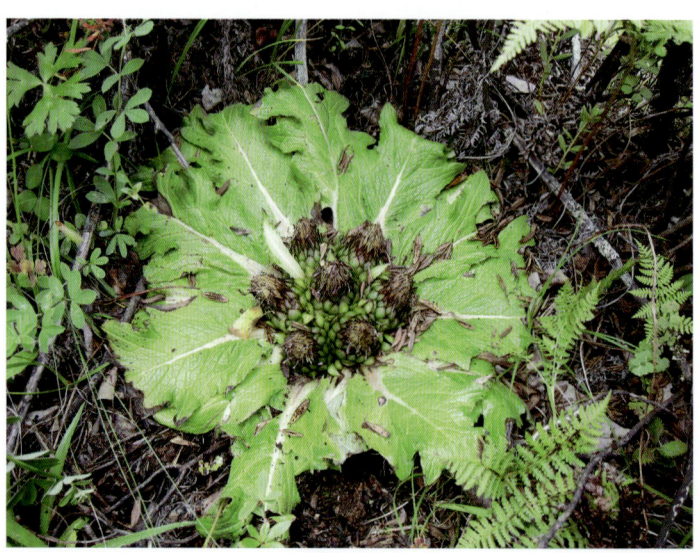

川木香 Dolomiaea souliei (Franch.) C. Shih var. souliei
摄影：陈又生

苞宽钟状；总苞片6层，质硬，先端尾状渐尖成针刺状，外层卵形或卵状椭圆形，中层偏斜椭圆形或披针形，内层长披针形。小花红色。瘦果圆柱状；冠毛黄褐色，多层，外层向下皱曲反折包围并紧贴瘦果，内层直立，全部冠毛短羽毛状或糙毛状。花果期7–10月。

分布与生境　产于四川西部及西藏东部。生于海拔3700–3800 m的草地及灌丛中。

药用部位　根。

功效应用　行气止痛，和胃止泻。用于肝胃气痛，慢性肠炎，腹痛，呕吐，泄泻，痢疾里急后重。

化学成分　根含木脂素类：川木香素▲(dolomiaeasin) A、B[1]，川木香醇A (vladinol A)[2]；倍半萜类：去氢木香内酯(dehydrocostus lactone)，木香内酯(costunolide)，川木香内酯(mokko lactone)，短舌匹菊素(santamarin; santamarine)，瑞诺素▲(reynosin)，4α-羟基-4β-甲基二氢木香醇(4α-hydroxy-4β-methyldihydrocostol)，硫代木香内酯A (sulfocostunolide A)，β-木香酸(β-costic acid)，β-环木香内酯(β-cyclocostunolide)[2]；三萜类：熊果酸(ursolic acid)，白桦脂酸(betulinic acid)，白桦脂醇(betulin)[2]；核苷类：尿嘧啶核苷(uridine)[2]；蒽醌类：大黄素(emodin)[2]；酞类：对苯二甲酸二丁酯(dibutylterephthalate)，邻苯二甲酸二丁酯(dibutylphthalate)[2]。

药理作用　镇痛作用：川木香根水煎剂、根乙醇提取物灌胃，能延长醋酸致小鼠扭体反应的潜伏期，减少扭体次数；能提高热板致小鼠疼痛反应的痛阈值[1-2]。

抗炎作用：川木香根水煎剂灌胃，可抑制二甲苯致小鼠耳肿胀和醋酸致小鼠腹腔毛细血管通透性的增加[1]。

抗溃疡作用：川木香根醋酸乙酯提取物灌胃，可抑制利血平致小鼠急性胃溃疡和醋酸致大鼠慢性胃溃疡的形成[3]。

调节胃肠运动作用：川木香根水煎剂灌胃，可促进正常小鼠的小肠运动，并能拮抗硫酸阿托品致小鼠的小肠抑制作用；可促进正常小鼠胃排空，并可拮抗肾上腺素致小鼠的胃排空抑制作用[4]。煨制川木香根乙醇提取物灌胃，可抑制蓖麻油所致小鼠腹泻，抑制小肠推进；乙醇提取物的石油醚部位体外可抑制家兔离体肠管运动[5]。

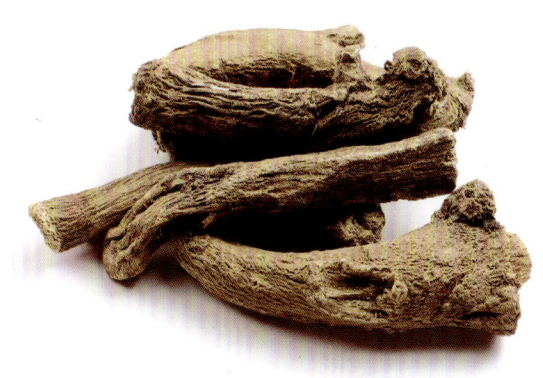

川木香 Vladimiriae Radix
摄影：王海

利胆作用：川木香根乙醇提取物灌胃，有增加大鼠胆汁分泌作用[2]。

注评　本种为中国药典（1977、1985、1990、1995、2000、2005、2010年版）、四川（1987）、内蒙古（1988）、贵州（1996）中药材标准和内蒙古蒙药材标准（1987）收载"川木香"的基源植物之一，药用其干燥根；标准中以异名 *Vladimiria souliei* (Franch.) Y. Ling 收载。

化学成分参考文献

[1] Wei H, et al. *Molecules*, 2012, 17: 5544-5549.

[2] 魏华，等. 中国中药杂志，2012, 37(9): 1249-1253.

药理作用及毒性参考文献

[1] 瞿燕，等. 时珍国医国药，2010, 21(6): 1442-1443.

[2] 许佳丽，等. 江苏中医药，2010, 42(9): 76-77.

[3] 赖先荣，等. 现代生物医学进展，2008, 8(1): 34-35.

[4] 瞿燕，等. 华西药学杂志，2010, 25(3): 269-271.

[5] 章津铭，等. 时珍国医国药，2010, 21(12): 3161-3163.

3b. 灰毛川木香（变种）（植物分类学报） 木里木香（中国植物志）

Dolomiaea souliei (Franch.) C. Shih var. **mirabilis** (Anth.) Shih in Acta Phytotax. Sin. 24(4): 294. 1986.——*Jurinea mirabilis* Anth., *Vladimiria trachyloma* (Hand.-Mazz.) Ling, *V. muliensis* (Hand.-Mazz.) Ling, *V. souliei* (Franch.) Ling var. *cinerea* Ling（英 **Greyhair Dolomiaea**）

本变种与模式变种的主要区别在于叶下面灰白色，被薄蛛线状毛或绵毛。

分布与生境 产于四川西南部及西北部、西藏东部及云南西北部。

药用部位 根。

功效应用 行气止痛，和胃止泻。用于肝胃气痛，呕吐，泄泻，痢疾里急后重，胁肋疼痛。

化学成分 根状茎含三萜类：3β-乙酰氧基-11α-甲氧基鲍尔山油柑-8-烯-7α-醇(3β-acetoxyl-11α-methoxybauer-8-en-7α-ol)，$1\alpha,5\alpha$-二氧-11α-羟基熊果-12-烯-3-酮($1\alpha,5\alpha$-dioxy-11α-hydroxyurs-12-en-3-one)，熊果-$3\beta,13\alpha,18\beta$-三醇(urs-$3\beta,13\alpha,18\beta$-triol)，熊果-12-烯-$3\beta,28$-二醇(urs-12-en-$3\beta,28$-diol)，$(3\beta,11\alpha,12\alpha)$-11,12-环氧-D-friedours-14-烯-3-醇$[(3\beta,11\alpha,12\alpha)$-11,12-epoxy-D-friedours-14-en-3-ol]，11α-羟基熊果-12-烯-3-酮(11α-hydroxyurs-12-en-3-one)[1]；甾体类：$(3\alpha,5R,6\beta,14\beta,20R)$-3,5-环孕甾-6,8,14,20-四醇$[(3\alpha,5R,6\beta,14\beta,20R)$-3,5-cyclopregnane-6,8,14,20-tetraol]，木里木香辛▲(vladimuliecin) A、B[2]。

注评 本种为中国药典（1977、1985、1990、1995、2000、2005、2010年版）、四川（1987）、贵州（1996）、内蒙古（1988）中药材标准和内蒙古蒙药材标准（1987）收载"川木香"的基源植物之一，药用其干燥根；标准中以异名 *Vladimiria souliei* (Franch.) Y. Ling var. *cinerea* Y. Ling 收载。

化学成分参考文献

[1] Chen JJ, et al. *J Nat Prod*, 2008, 71(4): 547-550.

[2] Chen JJ, et al. *J Nat Prod*, 2009, 72(6): 1128-1132.

4. 厚叶川木香（植物分类学报） 青木香、木香（云南中草药），阿巴（云南纳西族）

Dolomiaea berardioidea (Franch.) C. Shih in Acta Phytotax. Sin. 24(4): 294. 1986.——*Saussurea edulis* Franch. β. berardioides Franch., *Vladimiria berardioidea* (Franch.) Ling, *Jurinea berardioidea* (Franch.) Diels（英 **Thickleaf Dolomiaea**）

多年生无茎草本。叶全部基生，莲座状，质地厚，宽卵形、扁卵形或长圆形，长 8–18 cm，宽 5–15 cm，两面绿色或下面色淡，粗壮，密被糙毛及黄色小腺点；有叶柄。头状花序单生茎基顶端莲座状叶丛中。总苞钟状，径 5.5 cm；总苞片约 4 层，坚硬，革质，外层椭圆形、倒披针状椭圆形或披针状宽椭圆形，中层与内层披针形。小花紫红色，花冠有腺点。瘦果扁三棱形，顶端有果喙，基部连合成环，整体脱落；冠毛多层，锯齿状，顶端扩大。

分布与生境 产于云南西北部。生于海拔 280–3000 m 的山坡草地或灌丛中。

药用部位 根。

功效应用 舒肝理气，健胃止痛。用于脘腹疼痛，胁痛，慢性吐泻，消化不良，痢疾，咳嗽痰喘。

注评 本种为四川中药材标准（1987、2010）收载"越西木香"的基源植物之一，药用其干燥根。

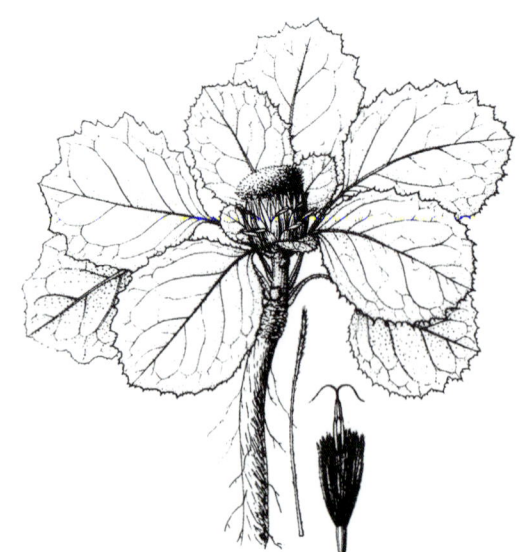

厚叶川木香 *Dolomiaea berardioidea* (Franch.) C. Shih 引自《中国高等植物图鉴》

菊科 COMPOSITAE

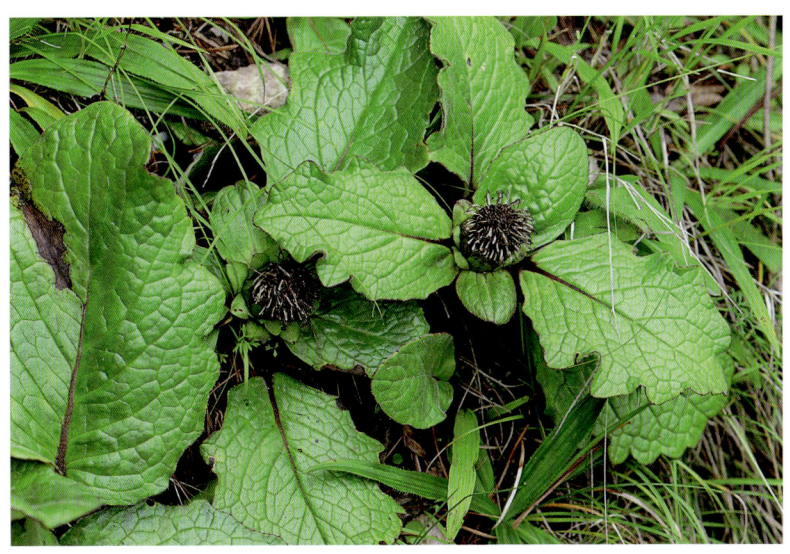

厚叶川木香 *Dolomiaea berardioidea* (Franch.) C. Shih
摄影：陈又生

5. 菜木香（中国植物志） 大理木香（四川）

Dolomiaea edulis (Franch.) C. Shih in Acta Phytotax. Sin. 24(4): 294. 1986.——*Saussurea edulis* Franch., *Vladimiria edulis* (Franch.) Y. Ling f. *caulescens* Ling, *V. edulis* (Franch.) Y. Ling（英 **Vegetable Dolomiaea**）

多年生草本，无茎或直立草本，高 15-30 cm。莲座状叶与茎生叶宽倒披针形、椭圆形、宽椭圆形、卵形或几圆形，长 7.5-15 cm，不裂或羽状浅裂、半裂或深裂，两面绿色，被糙伏毛，侧裂片 3-4 (-6) 对；叶柄宽扁，长达 6 cm。头状花序单生茎基顶端莲座状叶丛中或茎顶苞叶丛中。总苞宽钟状；总苞片约 5 层，质坚硬，边缘有缘毛，外层与中层卵形或椭圆形，内层长椭圆形、披针形或宽线形。小花紫红色。瘦果扁三棱形，浅褐色；冠毛多层，黄褐色，冠毛糙毛状。花果期 7-9 月。

分布与生境 产于四川西南部、云南西北部及西藏南部。生于海拔 2900-4000 m 的山坡林缘、草地或荒地。也分布于缅甸北部。

药用部位 根。

功效应用 行气，止痛。用于脘腹胁肋疼痛，慢性肠炎，支气管炎，泄泻，痢疾，消化不良。

注评 本种为四川中药材标准（1987、2010）收载"越西木香"的基源植物之一，药用其干燥根。

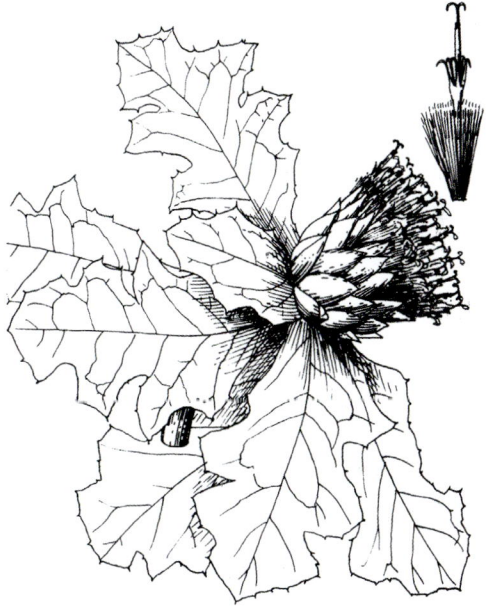

菜木香 *Dolomiaea edulis* (Franch.) C. Shih
孙英宝 绘

122. 重羽菊属 Diplazoptilon Y. Ling

多年生莲座状草本，无茎。全部叶基生。头状花序同型，含多数小花，单生或多数集生于茎基顶端的莲座状叶丛中。总苞钟状；总苞片 4-5 层，坚硬，或草质。花托蜂窝状，窝缘有钻状突起。全部小花两性，多数，管状。花药基部附属物尾状，繸状撕裂。花丝分离，无毛。花柱分枝线形。瘦果倒圆锥状，压扁，有 4 条纵肋，顶端有果缘，基底着生面平。冠毛 2 层，污白色，基部连合成环，整体脱落；冠毛刚毛长羽毛状，顶端纺锤状扩大。

1种，分布我国西南部（云南、西藏），药用。

1. 重羽菊（中国植物志） 青木香（云南）

Diplazoptilon picridifolium (Hand.-Mazz.) Y. Ling in Acta Phytotax. Sin. 10: 85. 1965. ——*Jurinea picridifolia* Hand.-Mazz.（英 **Common Diplazoptilon**）

多年生莲座状草本，无茎。根直伸。全部叶基生，莲座状，质地薄，长椭圆形或披针形，长8–15 cm，具短叶柄，两面同色，上面有稀疏的长伏糙毛，下面无毛。头状花序单生于茎基顶端的莲座状叶丛中。总苞钟状，直径2–3 cm；总苞片4–5层，外层与中层长三角形，长1.5–2 cm；内层披针形、长椭圆形至线形，长2.5–3 cm。全部苞片质地坚硬。小花紫红色。瘦果倒圆锥状，浅褐色，顶端有果缘。冠毛浅褐色，12层，基部连合成环，整体脱落；冠毛刚毛长羽毛状，顶端纺锤状扩大。花果期8–9月。

分布与生境 产于云南西北部及西藏东南部。生于海拔3600–3800 m的山坡草地。

药用部位 根。

功效应用 疏肝理气。用于气滞胁痛。

注评 本种的根在云南称"青木香"，但与正品青木香来源不同，不宜混用。

123. 飞廉属 Carduus L.

一年生或二年生草本，稀多年生草本。茎有翼。叶互生，不分裂或羽状浅裂、深裂至全裂。边缘及顶端有针刺。头状花序同型同色，小花10–12或更多，两性，结实。总苞卵状、圆柱状或钟状，或为倒圆锥状、球形或扁球形；总苞片8–10层，覆瓦状排列，向内层渐长，最内层总苞片膜质；全部总苞片顶端有刺尖。花托被稠密的长托毛。小花红色、紫色或白色，花冠管状或钟状。瘦果长椭圆形、卵形、楔形或圆柱形，扁，褐色、灰色、肉红色或暗肉红色，无肋。有全缘的果缘。冠毛多层，冠毛刚毛不等长，向内层渐长，糙毛状或锯齿状，基部连合成环，整体脱落。

约95种，分布于欧亚、北非及非洲热带地区。我国有3种，均为药用。

分种检索表

1. 头状花序大；总苞钟状，直径4–7 cm；中外层总苞片宽，宽4–5 mm，中部或中部以上曲膝状弯曲··· 1. 飞廉 **C. nutans**
1. 头状花序小；总苞卵形或卵球形，直径1.5–2 (2.5) cm；中外层总苞片狭窄，宽0.7–2 mm；中部或中部以上无曲膝状弯曲。
   2. 叶两面异色或近异色，上面绿色，沿脉有稀疏多细胞长节毛，下面灰绿色或浅灰白色，被薄蛛丝状绵毛··· 2. 丝毛飞廉 **C. crispus**
   2. 叶两面同色，绿色，两面沿脉有多细胞长节毛·· 3. 节毛飞廉 **C. acanthoides**

本属药用植物主要含生物碱类化合物，如从节毛飞廉(C. acanthoides)中得到的飞廉碱(acanthoidine, **1**)，去氢飞廉碱(acanthoine, **2**)，从丝毛飞廉(C. crispus)中得到的皱叶尼润碱(crispine) A (**3**)、B (**4**)、C (**5**)、D (**6**)、E (**7**)等，其中**4**在剂量为1–100 μg/ml时对人癌细胞SKOV3、KB及HeLa增殖有细胞毒作用。此外，本属药用植物还含有黄酮等类型化合物。

菊科 COMPOSITAE

本属植物丝毛飞廉、节毛飞廉有降压作用，丝毛飞廉有抗心肌缺血作用，飞廉有保肝作用。

1. 飞廉（中国植物志） 垂花飞廉（新疆中药名录）

Carduus nutans L., Sp. Pl. 821. 1753. ——*C. songaricus* Tamamsch., *C. coloratus* Tamamsch.（英 **Musk Bristlsethistle**）

　　二年生或多年生草本，高 30–100 cm。茎单生或少数茎成簇生，多分枝，被稀疏蛛丝毛或多细胞长节毛，上部或接头状花序下部呈灰白色，被密厚的蛛丝状绵毛。中下部叶长卵圆形或披针形。羽状半裂或深裂，顶端有淡黄白或褐色的针刺；边缘针刺较短，向上茎叶渐小，羽状浅裂或不裂，顶端或边缘的针刺较中下部茎叶裂片为短。叶两面同色，基部无柄，两侧沿茎下延成茎翼，基部茎叶基部渐狭成短柄。茎翼连续，齿顶或边缘有白色或褐色的针刺。头状花序单生或具 4–6 个头状花序。总苞钟状或宽钟状；总苞直径 4–7 cm；总苞片多层，向内层渐长；最外层长三角形；中层及内层三角状披针形，长椭圆形或椭圆状披针形；最内层宽线形或线状披针形。苞片无毛或被稀疏蛛丝毛，中部或上部曲膝状弯曲。小花紫色。瘦果灰黄色，有全缘的果缘。冠毛白色，多层，基部连合成环，整体脱落。花果期 6–10 月。

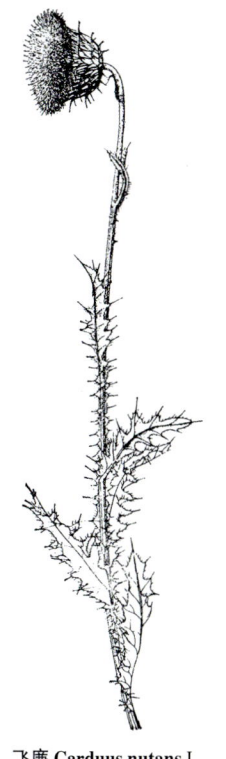

飞廉 Carduus nutans L.
刘春荣　绘

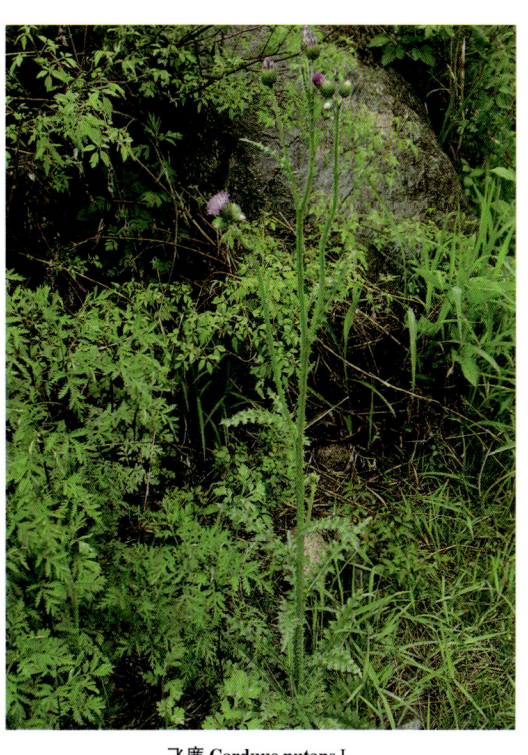

飞廉 Carduus nutans L.
摄影：林秦文

分布与生境　产于新疆、准噶尔阿拉套、准噶尔盆地（沙湾、查布查尔）。生于海拔540–2300 m的山谷、田边或草地。也分布于欧洲、北非、蒙古、俄罗斯、哈萨克斯坦。

药用部位　全草。

功效应用　清热解毒，凉血止血，消肿。用于痈肿疮疡，吐血，衄血，咯血，尿血，功能性子宫出血，产后出血，肝炎，肾炎，乳腺炎，跌打损伤。

化学成分　叶含黄酮类：山奈酚-3-O-α-L-呋喃鼠李糖苷(kaempferol-3-α-L-rhamnofuranoside)，芹菜素，椴树素(tilianin)，异鼠李素(isorhamnetin)，芦丁[1]，刺槐素-7-O-β-D-吡喃葡萄糖苷(acacetin-7-O-β-D-glucopyranoside)[2]。

地上部分含黄酮类：山奈酚，山奈酚-7-O-鼠李糖苷，山奈酚-3-O-葡萄糖苷-7-O-鼠李糖苷，芹菜素，芹菜素-7-O-新橙皮糖苷(apigenin-7-O-neohesperidoside)[3]；三萜类：蒲公英萜醇▲(taraxasterol)，蒲公英萜醇▲乙酸酯(taraxasterol acetate)[3]；甾体类：β-谷甾醇，谷甾醇-3-O-木糖苷(sitosterol-3-O-xyloside)[3]。

药理作用　保肝作用：飞廉水提液和飞廉总黄酮灌胃，对CCl_4所致小鼠急性肝损伤亦有保护作用，可降低小鼠肝指数、血清中AST、ALT含量以及肝组织中MDA的含量，提高肝组织SOD的活性[1-2]。

化学成分参考文献

[1] Kaloshina NA, et al. *Khim Prir Soedin*, 1988, (3): 453.

[2] Kaloshina NA, et al. *Khim Prir Soedin*, 1975, (5): 654-655.

[3] Abdallah OM, et al. *Bullet Facul Sci*(Assiut University), 1989, 18(2): 69-76.

药理作用及毒性参考文献

[1] Aktay G, et al. *J Ethnopharmacol*, 2000, 73(1-2): 121-129.

[2] 路朋，等. 青海师范大学学报（自然科学版），2010, (2): 42-45.

2. 丝毛飞廉（中国植物志）　飞廉（神农本草经），刺萝卜（四川阿坝中草药），老牛堂（内蒙古中草药），刺打草，雷公菜（湖南药物志），方茎牛角刺（江苏），大蓟（西北）

Carduus crispus L., Sp. Pl. 821, 1753.（英 **Curly Bristlethistle**）

二年生或多年生草本，高40–150 cm。茎直立。下部叶全形椭圆形、长椭圆形或披针形，羽状深裂或半裂，侧裂片7–12对，中部叶与下部茎叶同形并等样分裂，但渐小；最上部叶线状倒披针形或宽线形，两色异色，上面绿色，有稀疏的多细胞长节毛，下面灰绿色或浅灰白色，被蛛丝状薄绵毛，两侧沿茎下延成茎翼。茎翼边缘齿裂，齿顶及齿缘有针刺。头状花序3–5个集生于茎枝顶端，或单生分枝顶端。总苞卵圆形，直径1.5–2 (2.5) cm；总苞片多层；最外层三角形；中内层线状披针形；中外层顶端针刺状短尖或尖头，最内层顶端长渐尖，无针刺。苞片无毛或被稀疏蛛丝毛。小花红色或紫色。瘦果楔状椭圆形，有果缘，边缘全缘。冠毛多层，白色或污白色，基部连合成环，整体脱落。花果期4–10月。

分布与生境　遍布全国各地。生于海拔400–3600 m的山坡草地、田间、荒地河旁及林下。也分布于欧洲、北美、俄罗斯（西伯利亚）、哈萨克斯坦、蒙古、朝鲜。

药用部位　全草或根。

功效应用　祛风清热，利湿，凉血散瘀。用于风寒感冒，头风眩晕，风热痹痛，皮肤刺痒，尿路感染，乳糜尿，带下，跌打瘀肿，疔疮肿毒，烫伤。

化学成分　地上部分含黄酮类：菜蓟苷(cinaroside)，芹菜素，木犀草素，黄芪苷(astragalin)[1]；香豆素类：香豆素，伞形花内酯，母菊内酯(gerniarin)，七叶树内酯(esculetin)，东莨菪内酯(scopoletin)，七叶树苷(esculin)[1]。

全草含生物碱类：丝毛飞廉碱▲(carcrisine) A、B[2]，皱叶尼润碱(crispine) A、B、C、D、E[3]；黄酮类：木犀草素-7-O-α-L-鼠李糖基-(1→2)-β-D-葡萄糖苷，木犀草素-7-O-β-D-葡萄糖苷[4]，金

菊科 COMPOSITAE

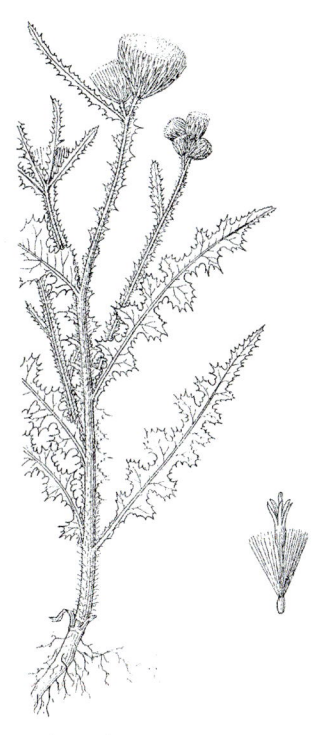

丝毛飞廉 Carduus crispus L.
冀朝祯 绘

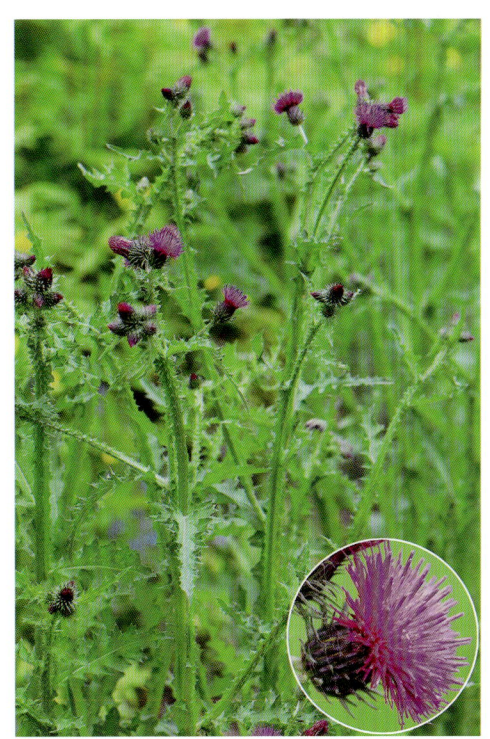

丝毛飞廉 Carduus crispus L.
摄影：周繇

圣草酚-7-O-(2″-O-β-D-吡喃葡萄糖基-6‴-O-乙酰基-β-D-吡喃葡萄糖苷)[chrysoeriol-7-O-(2″-O-β-D-glucopyranosyl-6‴-O-acetyl-β-D-glucopyranoside)]，金圣草酚-7-槐糖苷(chrysoeriol-7-sophoroside)，细叶婆婆纳苷(linariifolioside)[5]；三萜类：β-香树脂醇棕榈酸酯(β-amyrin palmitate)，蒲公英萜醇乙酸酯(taraxasteryl acetate)[4]；甾体类：β-谷甾醇，豆甾醇，豆甾烷-7-烯-3β-醇(stigmast-7-en-3β-ol)[4]；脂肪酸类：三十酸[4]。

药理作用　降血压作用：丝毛飞廉水提取物、盐酸提取物、乙醇提取物静脉注射，对麻醉猫、兔均具有降压作用[1]。

抗心肌缺血作用：丝毛飞廉水提取物可增加离体家兔心脏的冠脉流量，腹腔注射有对抗家兔实验性急性心肌缺血的作用[2]。

注评　本种为部颁药品标准·藏药（1995年版）收载"飞廉，藏药名：江才尔那布"的基源植物，药用其干燥的地上部分，用于消化不良、培根病、疮疖、痈疽等症。蒙古族用地上部分治"巴达干"病、"奇哈"病、痈肿、各种出血。

化学成分参考文献

[1] Terent'eva SV, et al. *Rastitel'nye Resursy*, 2003, 39(1): 55-64.

[2] Xie WD, et al. *Chin Chem Lett*, 2004, 15(9): 1057-1059.

[3] Zhang QY, et al. *Tetrahedron*, 2002, 58(34): 6795-6798.

[4] 张庆英，等．中国中药杂志，2001, 26(12): 837-839.

[5] Xie WD, et al. *Pharmazie*, 2005, 60(3): 233-236.

药理作用及毒性参考文献

[1] 王美英．中医药学刊，2003, 21(9): 1591.

[2] 何郁芳，等．中医研究，2008, 21(9): 16-18.

3. 节毛飞廉（中国植物志） 刺飞廉、利刺飞廉（中药大辞典），藏飞廉（西藏常用中草药），红马刺（云南药用植物名录）

Carduus acanthoides L., Sp. Pl. 821. 1753.——*C. crispus* auct. non. L.（英 **Acanthus like Bristlethistle**）

二年生或多年生，高 (10) 20-100 cm。茎单生，被稀疏或下部稍稠密的多细胞长节毛。基部及下部叶长椭圆形或长倒披针形。叶两面同色，绿色，沿脉有稀疏的多细胞长节毛，两侧下延成茎翼。茎翼齿裂，齿顶及齿缘有针刺，头状花序下部的茎翼有时针刺状。头状花序3-5个集生或疏生茎、枝顶端。总苞卵形或卵圆形，直径1.5-2 (2.5) cm。总苞片多层；最外层线形或钻状长三角形；中内层钻状三角形至钻状披针形；最内层线形或钻状披针形；中外层苞片顶端具褐色或淡黄色针刺，最内层及近最内层向顶端钻状长渐尖。无针刺。全部苞片无毛或被稀疏蛛丝毛。小花红紫色。瘦果长椭圆形，浅褐色，有蜡质果缘，无齿裂。冠毛多层，白色，稍带褐色；冠毛刚毛锯齿状。花果期 5-10 月。

分布与生境 几遍全国各地。生于海拔 260-3500 m 的山坡、草地、林缘、灌丛、山谷、山沟、水边或田间。广布欧洲、俄罗斯（西伯利亚）中亚及东北亚。

药用部位 根、全草及果实。

功效应用 根或全草：祛风，清热，利湿，凉血止血，活血消肿。用于风热感冒，咳嗽，头痛，眩晕，热淋，膏淋，白带，黄疸，风湿痹痛，吐血，衄血，尿血，月经过多，崩漏，跌打损伤，疔疮疖肿，痔疮肿痛，烧伤。果实：利胆，用于黄疸，胆绞痛。

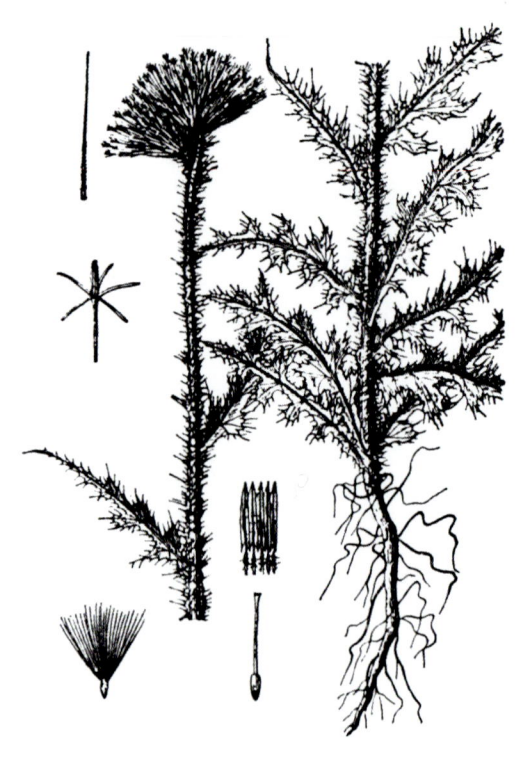

节毛飞廉 Carduus acanthoides L.
傅季平 绘

化学成分 地上部分含黄酮类：木犀草素，木犀草素-7-*O*-芸香糖苷，木犀草素-7-*O*-β-D-半乳糖苷，木犀草素-7-*O*-β-D-葡萄糖苷，木犀草素-7-二葡萄糖苷，芹菜素-7-*O*-β-D-葡萄糖苷[1]；生物碱类：飞廉碱 (acanthoidine)，去氢飞廉碱 (acanthoine)[2]。

药理作用 降血压作用：节毛飞廉醇提取物灌胃，对高血压模型小鼠和猫有降压作用[1]。

注评 本种的全草或根在西藏地区作"飞廉"使用，藏族用根治"培根"病、水肿、鼻出血、月经过多；苗族作催吐剂，外用治疮疖。

化学成分参考文献

[1] Bain JF, et al. *Biochem Syst Ecol*, 1988, 16(3): 265-268.

[2] Frydman B, et al. *Tetrahedron*, 1962, 18: 1063-1072.

药理作用及毒性参考文献

[1] Boiadzhiev T. *Nauchni Tr Vissh Med Inst Sofiia*, 1964, 43: 37-44.

124. 水飞蓟属 Silybum Adans

一年生或二年生草本。叶互生，有白色花斑。头状花序大，有多数同型两性小花。总苞球形或卵球形；总苞片6层，向内层渐长，中外层上部转变成叶质附片状；内层边缘无针刺，上部无叶质附属物。花托被稠密的托毛。小花两性，管状，紫色，稀白色。花药基部附属物线形撕裂。瘦果长椭圆形或长倒卵形，顶端有缘，果缘边缘全裂，无锯齿。冠毛多层，刚毛状，冠毛边缘锯齿状，基部连合成环；最内层的冠毛刚毛柔毛状。

2 种，分布于中欧、南欧、地中海地区与俄罗斯中亚地区。我国引种栽培 1 种，药用。

本属植物水飞蓟主要活性成分为水飞蓟素、水飞蓟宾，具有降压、降血脂、抗动脉粥样硬化、抗血小板聚集、抗脑缺血、抗心律失常、抗肿瘤和抗肝纤维化等药理活性。

1. 水飞蓟（中国植物志） 水禾、飞雉（名医别录），水飞雉、奶蓟、老鼠筋（中国植物志）

Silybum marianum (L.) Gaertn., Fruct. Sem. Pl. 2: 378. 1791.——*Carduus marianus* L.
（英 **St. Marys**, **Blessed Thistle**, **Holythistle**）

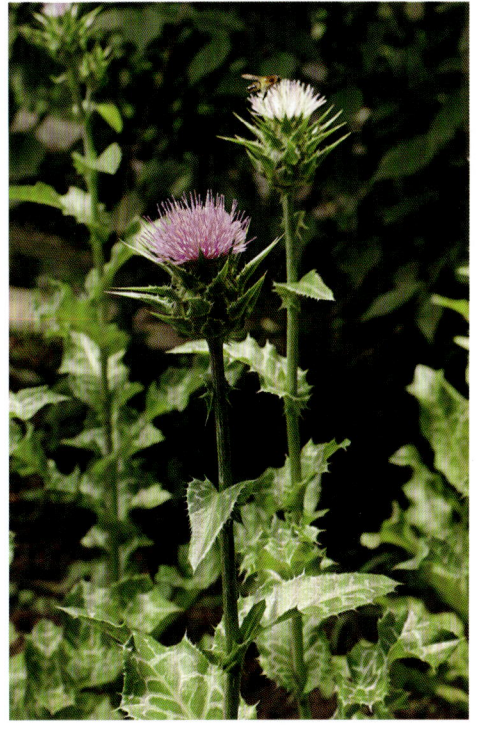

水飞蓟 Silybum marianum (L.) Gaertn.
摄影：张英涛

一年生或二年生草本，高 1.2 m。茎直立，分枝，有白色粉质复被物，被稀疏的蛛丝毛或脱毛。莲座状基生叶与下部茎叶有叶柄，全形椭圆形或倒披针形，长达 50 cm，羽状浅裂至全裂；中部与上部茎叶渐小，长卵形或披针形，基部半抱茎，最上部茎叶更小。全部叶两面同色，绿色，无毛，具白色花斑。头状花序大，生枝端。总苞球形或卵球形；总苞片 6 层，中外层宽匙形、椭圆形、长菱形至披针形，内层线状披针形。全部苞片无毛，中外层苞片质地坚硬。小花红紫色，少有白色。瘦果长椭圆形或长倒卵形，褐色，有线状长椭圆形的深褐色斑，顶端有果缘，果缘全缘，无锯齿。冠毛多层，刚毛状；冠毛刚毛锯齿状，基部连合成环。最内层冠毛极短，柔毛状。花果期 5–10 月。

分布与生境 产于欧洲、地中海地区、北非及亚洲中部。我国各地公园、植物园或庭园有栽培。

药用部位 果实。

功效应用 清热解毒，保肝利胆。用于急、慢性肝炎，脂肪肝，肝硬化，胆囊炎，代谢中毒性肝损伤。

化学成分 花含木质素类：原木质宁(protolignin)[1]。

果实含黄酮类：水飞蓟亭(silychristin) A、B，水飞蓟宾(silybin) A、B，异水飞蓟宾(isosilybin) A、B，水飞蓟素(silymarin)[2]，花旗松素(taxifolin)[3]，去氢水飞蓟宾(dehydrosilybin)[4]，5,7-二羟基色原酮(5,7-dihydroxychromone)，水飞木质灵(silandrin) A、B，异水飞木质灵(isosilandrin)，异水飞木质灵(isosilandrin) A、B，顺式-水飞木质灵(*cis*-silandrin)[5]，异鼠李素(isorhamnetin)[6]；木脂素类：*d*-松脂酚(*d*-pinoresinol)[6]。

种子含脂类：软脂酸，硬脂酸，胆甾醇等[7]；黄酮类：去氢水飞蓟宾，异水飞蓟宾(isosilybin)，水飞蓟宾(silybin)，水飞蓟亭(silychristin)[8]。

地上部分含黄酮类：花旗松素，水飞蓟宾 A、B，水飞蓟宁(silydianin)，水飞蓟亭，异水飞蓟亭(isosilychristin)，异水飞蓟宾 A、B[9]，水飞木质灵 A、B，异水飞木质灵，异水飞木质灵 A、B，顺式-水飞木质灵[10]；醌类：丹参酮(tanshinone) A、B、C、I，异丹参酮Ⅱ(isotanshinone Ⅱ)；酚类：原儿茶醛Ⅳ(rancinamycin Ⅳ)，丹参素(dan shen su; salvianic acid A)[11]。

全草含三萜类：16α-羟基-24-亚甲基-3-*O*-5α-羊毛脂烷-7,9(11)-二烯-30-酸[16α-hydroxy-24-methylene-3-*O*-5α-lanosta-7,9(11)-dien-30-oic acid]，24-亚甲基环木菠萝醇(24-methylenecycloartanol)，齐墩果酸乙酸酯(oleanolic acid acetate)，3β,13-二羟基-19α*H*-熊果烷-28-酸-γ-内酯(3β,13-dihydroxy-19α*H*-ursan-28-oic acid-γ-lactone)，24-亚甲基羊毛脂三烯醇(24-methylenelanosterol)[12]，乳蓟宁▲(marianin; marianine)，乳蓟苷▲(marianoside) A、B[13]，水飞蓟明▲(silymin) A、B[14]；黄酮类：芹菜素-7-*O*-β-D-

吡喃葡萄糖苷(apigenin-7-O-β-D-glucopyranoside)，赤道李素▲(aequinoctin)，6,4'-二甲氧基-3,5,7-三羟基黄酮(6,4'-dimethoxy-3,5,7-trihydroxyflavone)，5-羟基-7,8,2',5'-四甲氧基黄酮(5-hydroxy-7,8,2',5'-tetramethoxyflavone)[12]；其他类：β-豆甾醇，β-谷甾醇-3-O-β-D-吡喃木糖苷(β-sitosterol 3-O-β-D-xylopyranoside)，β-扶桑甾(β-rosasterol)[12]，菜油甾醇(campesterol)，植物鞘氨醇(phytosphingosine)，灰绿曲霉酰胺(asperglaucide)[15]。

药理作用　降血压作用：水飞蓟宾静脉注射，可降低麻醉猫的收缩压和舒张压，降压作用主要是直接扩张血管所致[1-2]。水飞蓟宾可抑制去甲肾上腺素、KCl、$CaCl_2$引起的离体兔门静脉的收缩和KCl、$CaCl_2$引起的主动脉的收缩[3]。

保护心肌作用：水飞蓟宾体外可以减轻缺氧、缺糖心肌细胞的损伤，并可部分对抗异丙肾上腺素加重缺氧、缺糖心肌细胞的损伤作用[4]。水飞蓟宾体外对coxsackie.B5病毒感染的新生大鼠心肌细胞有保护作用，可以提高DNA的合成率，降低受感染细胞培养液中病毒的滴度[5]。

抗心律失常作用：水飞蓟宾灌胃或静脉注射，能缩小冠状动脉前降支结扎造成心肌梗死及再灌注损伤模型大鼠心肌梗死范围和降低再灌注心律失常的发生率[6]。水飞蓟宾静脉注射可提高电刺激大鼠的室颤阈[7]。

抗脑缺血作用：水飞蓟素灌胃，可降低全脑缺血模型大鼠脑组织NO、NOS的含量，缩小梗死面积[8]。

降血脂作用：水飞蓟素灌胃，能抑制高胆固醇饲料诱导的大鼠血清胆固醇的升高，减少极低密度脂蛋白和低密度脂蛋白，增加高密度脂蛋白水平[9]。

抗动脉粥样硬化作用：水飞蓟油灌胃，能抑制含高胆固醇饲料引起的兔主动脉粥样硬化斑块的形成[10]。

抗血小板聚集作用：水飞蓟素和水飞蓟宾静脉注射，均可降低大鼠血小板的最大聚集率和血小板黏附率[11]。

抗肺损伤作用：水飞蓟素腹腔注射，可降低脂多糖所致的肺损伤大鼠血清及肺组织中TNF-α、IL-1β及MCP-1的含量和肺组织脂质过氧化产物含量[12]。

保肝作用：水飞蓟素灌胃，可抑制急性酒精性肝损伤大鼠血清ALT、AST水平、肝匀浆MDA含量的升高及TNF-α和IL-1β的表达[13]。水飞蓟素灌胃，可抑制皮下注射CCl_4并饮用酒精致肝纤维化模型小鼠血清AST、ALT水平的升高，降低肝组织TGF-$β_1$、α-SMA及collagen-Ⅰ mRNA的表达，减轻肝纤维化程度[14]。水飞蓟素灌胃，对疟原虫感染引起的乳鼠肝损伤也有保护作用[15]。水飞蓟素、异水飞蓟素、次水飞蓟素均可抑制ADP/Fe^{3+}和NADPH诱导的大鼠肝微粒体脂质过氧化[16]。水飞蓟素灌胃，可促进肝部分切除大鼠肝的再生[17]。水飞蓟素能阻断真菌毒素鬼笔毒环肽和α-鹅膏菌碱与肝细胞膜上特异受体的结合，抑制其对肝细胞膜的攻击及跨膜转运，中断其肠肝循环，增强肝细胞膜对多种损害因素的抵抗力[18]。水飞蓟素灌胃，能抑制CCl_4诱导的小鼠肝微粒体及线粒体膜浅层流动性的增加和肝微粒体及线粒体膜深层流动性的降低[19]。水飞蓟宾灌胃，能降低D-氨基半乳糖致急性肝损伤大鼠血清ALT、AST、NF-κB水平，减轻肝损伤[20]。水飞蓟宾能抑制血清、巨噬细胞条件培养液以及血小板源生长因子或转化生长因子$β_1$诱导的大鼠肝贮脂细胞的增殖和胶原的合成[21]。水飞蓟宾体外可促进人肝星状细胞LX-2凋亡与α1(I)胶原mRNA表达[22]。

抗肿瘤作用：水飞蓟宾灌胃，可延缓神经胶质瘤裸鼠皮下移植瘤的生长[23]。水飞蓟宾灌胃，可以抑制裸鼠荷人肝癌细胞HuH7皮下移植瘤的生长，其作用是通过抑制细胞增殖、影响细胞周期进展以及抑制PTEN/PI3K/Akt和ERK信号通路来实现的[24]。水飞蓟宾灌胃，可以抑制前列腺腺癌(TRAMP)模型转基因小鼠前列腺癌细胞的增殖，诱导其发生凋亡，降低前列腺癌的微血管密度，下调血管内皮生长因子以及血管内皮生长因子受体-2的表达[25]。水飞蓟宾体外可抑制人膀胱癌细胞株5637的增殖，并下调凋亡抑制因子生存素(survivin)的mRNA表达[26]。水飞蓟宾体外可抑制人肝癌细胞株SMMC-7721细胞的增殖[27]。

改善肾功能作用：水飞蓟素灌胃，可减轻单侧输尿管结扎致肾纤维化大鼠肾病理改变，下调结缔

组织生长因子 (CTGF)、肾组织转化生长因子 -β_1 (TGF-β_1) 和 α- 平滑肌肌动蛋白 (α-SMA) 的表达[28-29]。水飞蓟宾灌胃，可抑制皮下注射顺铂引起的肾皮质 MDA 生成以及 GSH-Px 活性的降低[30]。

抗氧化作用：水飞蓟素灌胃，可抑制链脲佐菌素诱发的糖尿病大鼠主动脉组织中的脂质过氧化物、晚期糖化终产物、糖氧化产物戊糖素 (pentosidine) 及脂质过氧化物加合物荧光产物的生成[31]。

注评 本种为中国药典（2010 年版）、甘肃（1992）和北京（1998）中药材标准收载"水飞蓟"的基源植物，药用其干燥成熟果实；原产于南欧、北非一带，我国有引种栽培。

化学成分参考文献

[1] Bela D, et al. *Acta Pharm Hungarica*, 2007, 77(1): 47-51.
[2] Smith W, et al. *Planta Med*, 2005, 71(9): 877-880.
[3] Hasanloo T, et al. *Pak J Biol Sci*, 2005, 71(9): 877-880.
[4] Stankovic S, et al. *Arhiv za Farmaciju*, 1993, 43(5-6): 201-207.
[5] Nyiredy S, et al. *Chromatographia*, 2008, 68(Suppl): S5-S11.
[6] Trinh T, et al. *Tap Chi Hoa Hoc*, 2007, 45(2): 219-222.
[7] El-Mallah M, et al. *Grasas y Aceites*, 2003, 54(4): 397-402.
[8] Gupta G, et al. *Res Ind*, 1982, 27(1): 37-42.
[9] Graf T, et al. *Planta Med*, 2007, 73(14): 1495-1501.
[10] Nyiredy S, et al. *J Chromatog Sci*, 2008, 46(2): 93-96.
[11] Zhao Y, et al. *J Pharm Biomed Anal*, 2005, 38(3): 564-570.
[12] Ahmed E, et al. *J Chem Soc Pak*, 2008, 30(6): 942-949.
[13] Ahmed E, et al. *Chem Pharm Bull*, 2006, 54(1): 103-106.
[14] Ahmed E, et al. *Magn Reson Chem*, 2007, 45(1): 79-81.
[15] Achari B, et al. *Ind J Chem*, 1996, 35B(2): 172-174.

药理作用及毒性参考文献

[1] 芮耀诚，等．中国药理学报，1986, 7(1): 34-36.
[2] 芮耀诚，等．第二军医大学学报，1986, 7(3): 180-182.
[3] 赵春景，等．第二军医大学学报，1988, 9(3): 217-220.
[4] 陈红，等．第二军医大学学报，1990, 11(2): 147-149.
[5] 章同华，等．第二军医大学学报，1990, 11(2): 143-146.
[6] 陈红，等．中国药理学报，1992, 13: 69-71.
[7] 狄思懋，等．中国心血管杂志，1998, 3(4): 240-242.
[8] 冯泉，等．热带医学杂志，2004, 4(1): 42-44.
[9] Krecman V, et al. *Planta Med*. 1998, 64(2): 138-142.
[10] 陶立平，等．佳木斯医学院学报，1995, 18(5): 17-18.
[11] 麦凯，等 第二军医大学学报，1988, (3): 212.
[12] 王占海，等．中国病理生理杂志，2007, 23(2): 280-283.
[13] 陈世林，等．安徽医科大学学报，2010, 45(2): 209-212.
[14] 曹力波，等．中国药理学通报，2009, 25(6): 794-796.
[15] Chander R, et al. *Indian J Med Res*, 1989, (90): 472-477.
[16] Bosisio E, et al. *Pharmacol Res*, 1992, 55(5): 420.
[17] 唐新德，等．中国医院药学杂志，1981, 1(5): 197.
[18] Rajnarayana K, et al. *Arzneimittelforschung*, 2004, 54(2): 109-113.
[19] 吴东方，等．中国中药杂志，2003, 28(9): 870-872.
[20] 李荣萍，等．中国中西医结合急救杂志，2006, 13(4): 202-205.
[21] 张珉，等．第二军医大学学报，2000, 21(10): 932-934.
[22] 徐宏平，等．郑州大学学报(医学版)，2009, 44(3): 597-599.
[23] Kim KW, et al. *Neurochem Res*, 2009, 34(8): 1479-1490.
[24] Cui W, et al. *World J Gastroenterol*, 2009, 15(16): 1943-1950.
[25] Sinqh RP, et al. *Clin Cancer Res*, 2008, 14(23): 7773-7780.
[26] 孙羿，等．西安交通大学学报(医学版)，2007, 28(5): 559-562.
[27] 任孟军，等．现代肿瘤医学，2007, 15(9): 1229-1231.
[28] 韩玫瑰，等．中国实用医药，2009, 4(27): 10-11.
[29] 韩子明，等．陕西医学杂志，2009, 38(3): 270-272.
[30] 南海波，等．中国药理学与毒理学杂志，2000, 14(5): 393-397.
[31] 徐向进，等．第二军医大学学报，1997, 18(1): 59-61.

125. 麻花头属 Serratula L.

多年生草本，有茎，稀无茎。叶互生，羽状分裂，稀不裂，全缘或有锯齿。头状花序同型，稀异型，在茎枝顶端排成伞房花序，稀头状花序单生茎顶或茎基顶端叶丛中。总苞球形、半球形、卵形、卵圆形、碗状或圆柱形；总苞片 4–12 层，向内层渐长，内层先端有附片；花托被密毛。小花两性，管状，红色、紫红色、黄色或白色，稀边花雌性，雄蕊发育不全。瘦果顶端截形，有果缘；侧生着生面。冠毛污白色或黄褐色，同型，多层，向内层渐长，基部不连合成环。冠毛刚毛状。

约 70 种，分布欧亚大陆及北非。我国有 17 种，4 种药用。

分种检索表

1. 头状花序同型，全部小花两性，有发育的雌蕊和雄蕊。
  2. 总苞片先端钝或圆，无针刺·· 1. 华麻花头 S. chinensis
  2. 总苞片先端急尖，有针刺，头状花序单生茎枝顶端。
    3. 头状花序大；总苞半球形或扁球形，径 (2) 2.5–3.5 cm，总苞片约 10 层··
    ··· 2. 缢苞麻花头 S. strangulata
    3. 头状花序小，总苞卵圆形或长卵圆形，径 1.5–2 cm，总苞片 10–12 层·········· 3. 麻花头 S. centauroides
1. 头状花序异型，边花雌性，雄蕊发育不全，中央盘花两性，有发育的雌蕊·············· 4. 伪泥胡菜 S. coronata

本属植物所含化学成分以植物蜕皮甾体类为主，大都具有胆甾 -7- 烯 -6- 酮 (cholest-7-en-6-one) 的 C_{27} 基本骨架，由胆固醇通过生物合成转化而来。本属植物中的植物蜕皮甾体种类较多，其中最多见的、含量最高的是 20E。某些植物蜕皮甾体由植物甾醇类衍生而来，在 C-24 位连接烷基，所以具有 C_{28} 或 C_{29} 骨架；C-10 和 C-13 所连甲基都是 β- 构型；A/B/C/D 4 个环之间通常是顺式 - 反式 - 反式；绝大多数植物蜕皮甾体都在 C-14 位连有 α- 羟基。羟基的数目及其在甾体母核上的连接位置变化多样，通常在 2β, 3β, 14α, 20β 与 22α 位，还可能出现在 1β 位，亦有在 C-23 位的。这些羟基还可被酯化，邻位的羟基还可与丙酮缩合生成异丙叉基化合物。烯键除了在 C-7 位外，亦能处于 9 (11) 位，只有个别植物蜕皮甾体的烯键处于侧链上，且其含量通常非常低。此外，一些缺少全部或部分侧链、具有 C_{19} 或 C_{21} 骨架的植物蜕皮甾体在本属植物中亦被分离得到。这类植物蜕皮甾体由于对昆虫的活性弱，被认为是其他蜕皮甾体在植物中的降解产物。另外，本属植物亦含有黄酮、倍半萜、长链多炔等其他类型的化合物。迄今分离得到的黄酮类化合物近 20 个，包括 11 个黄酮醇、5 个黄酮、2 个异黄酮；倍半萜类化合物 10 余个，包括 2 种 1,8- 桉烷内酯型、6 个 1,8- 愈创木内酯型；多炔类化合物近 20 个，基本上都是 20 世纪 50 至 70 年代分离得到的。

该属植物的药理作用广泛，主要表现在抗炎、降低胆固醇、抗肿瘤、增强免疫力等方面。在与抗炎作用相关的生物活性研究中，台湾罗汉松甾酮▲A (ponasterone A，**1**)、苋甾酮 B (amarasterone B，**2**)、20- 羟基蜕皮素 -20,22- 单丙酮化物 (20-hydroxy-ecdysone 20,22-monoacetonide，**3**)、β- 蜕皮素 (β-ecdysone，**4**) 对 AAPH 所致人 RBC 溶血和 Fe^{2+}/ 半胱氨酸所致肝微粒体脂质过氧化有抑制作用。

本属植物伪泥胡菜、蕴苞麻花头具有抗氧化活性。

1. 华麻花头（中国高等植物图鉴） 野麻菜（广东、广西），升麻（广西全州、广东、福建），广东升麻（广东中药）

Serratula chinensis S. Moore in J. Bot. 13: 228. 1875.（英 **Chinese Sawwort**）

多年生草本。茎枝被蛛丝毛或毛脱落。中部叶椭圆形、卵状椭圆形或长椭圆形，长9.3-13 cm，叶柄长；上部叶小，无柄，与中部茎叶同形；边缘有锯齿，两面被长毛及棕黄色小腺点。头状花序单生茎枝顶端；总苞碗状，径约3 cm，总苞片6-7层，先端圆或钝，无针刺，紫红色，外层卵形或长椭圆形，内层至最内层长椭圆形或线状长椭圆形，长2-2.6 cm。小花两性，紫红色。瘦果长椭圆形，深褐色；冠毛褐色，冠毛刚毛微锯齿。花果期7-10月。

分布与生境 产于甘肃东南部、陕西秦岭、河南、安徽西部、浙江南部、福建、江西、广东北部、广西东北部及北部、湖北、湖南及贵州。生于海拔1150-3500 m的山坡草地、林缘、林下、灌丛中或丛缘。

药用部位 根。

功效应用 疏散风热，透疹，清热解毒，升阳举陷。用于风热头痛，麻疹透发不畅，斑疹，肺热咳嗽，咽喉肿痛，胃火牙痛，久泻脱肛，子宫脱垂。

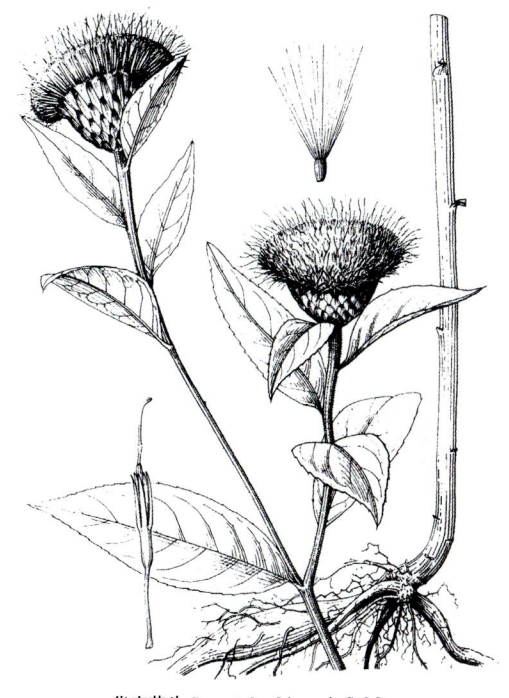

华麻花头 **Serratula chinensis** S. Moore
冀朝祯 绘

化学成分 根含甾体类：蜕皮甾酮(ecdysterone; β-ecdysone; 20-hydroxyecdysone)[1-2]，罗汉松蜕皮素C (podecdysone C)，3-O-乙酰基-20-羟基蜕皮素(3-O-acetyl-20-hydroxyecdysone)，本州乌毛蕨甾酮▲(shidasterone)，黑毛桩菇甾酮C(atrotosterone C)，鹿草甾酮▲(carthamosterone)，20-羟基蜕皮素-20,22-缩丁醛(20-hydroxyecdysone-20,22-butylidene acetal)[2]；神经酰胺类：(2S,3S,4R,8E)-2-[(2R)-2-羟基棕榈酰胺]-8-十八碳烯-1,3,4-三醇，(2S,3S,4R,8E)-2-[(2R)-2-羟基二十二碳酰胺]-8-十八碳烯-1,3,4-三醇，(2S,3S,4R,8E)- 2-[(2R)-2-羟基二十三碳酰胺]-8-十八碳烯-1,3,4-三醇，(2S,3S,4R,8E)-2-[(2R)-2-羟基二十四碳酰胺]-8-十八碳烯-1,3,4-三醇，(2S,3S,4R,8E)-2-[(2R)-2-羟基二十五碳酰胺]-8-十八碳烯-1,3,4-三醇，1-氧-β-D-吡喃葡萄糖氧基-(2S,3R,8E)-2-[(2R)-2-羟基棕榈酰胺]-8-十八碳烯-1,3-二醇，1-O-β-D-吡喃葡萄糖氧基-(2S,3S,4R,8E)-2-[(2R)-2-羟基二十二碳酰胺]-8-十八碳烯-1,3,4-三醇，楤木脑苷(aralia cerebroside)[3-4]。

注评 本种为"广东升麻"的基源植物，药用其干燥根。

化学成分参考文献

[1] 陈建裕，等. 中草药，1989, 20(7): 296.

[2] 凌铁军，等. 热带亚热带植物学报，2003, 11(2): 143-147.

[3] 凌铁军，等. 热带亚热带植物学报，2005, 13(5): 403-407.

[4] Ling TJ, et al. *Molecules*, 2006, 11(9): 677-683.

2. 缢苞麻花头（中国植物志） 蕴苞麻花头（中国高等植物图鉴）

Serratula strangulata Iljin in Izv. Glavn. Bot. Sada S.S.S.R. 27: 89. 1928.（英 **Contracted Sawwort**）

多年生草本。茎枝被长毛。基生叶与下部叶长椭圆形、倒披针状长椭圆形或倒披针形，长 10–20 cm，大头羽状或羽状深裂，侧裂片半长椭圆形、半椭圆形或三角形，叶柄长 4–7 cm；中部茎生叶与基生叶及下部茎生叶同形并等样分裂；茎中上部无叶或有线形不裂小叶；两面粗糙，被长毛。头状花序单生茎枝顶端。总苞半球形或扁球形，径 2.5–3.5 cm；总苞片约 10 层，外层与中层卵形、卵状披针形或长椭圆形，内层及最内层长椭圆形或线形，上部淡黄色，硬膜质。小花均两性，紫红色。瘦果褐色或淡黄色，楔状长椭圆形或偏斜楔形；冠毛黄色、褐色或带红色，糙毛状。花果期 6–9 月。

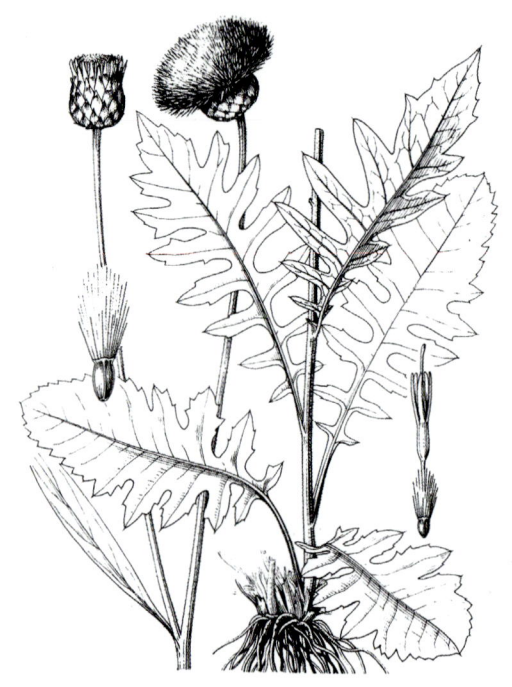

缢苞麻花头 Serratula strangulata Iljin
冀朝祯 绘

分布与生境 产于河北南部、河南西部、山西、陕西南部、内蒙古、宁夏、甘肃南部、青海、四川北部、湖北、江苏西北部。生于海拔 1300–3500 m 的草地、河滩地或田间。

药用部位 根。

功效应用 清热解毒。用于痈肿疮疡。

化学成分 根状茎含倍半萜类：葡萄矢车菊素▲(centaurepensin)[1]；蜕皮素类：蜕皮甾酮(ecdysterone; β-ecdysone; 20-hydroxyecdysone)，25-去氧-11,20-二羟基蜕皮素(25-deoxy-11,20-dihydroxyecdysone)，20-羟基蜕皮素-20,22-单丙酮化物(20-hydroxyecdysone-20,22-monoacetonide)[1]；脂质类：蕴苞麻花头苷▲(strangulatoside) A、B、C[1,2]，1,2-二-O-(9Z,12Z,15Z-十八碳三烯酰)-3-O-[α-D-葡萄糖基-(1→6)-β-D-阿洛糖基]-甘油[1,2-di-O-(9Z,12Z,15Z-octadecatrienoyl)-3-O-[α-D-glucose(1→6)-β-D-allose]-glycerol][2]。

地上部分含脱皮甾醇类：台湾罗汉松甾酮▲A(ponasterone A)，苋甾酮B (amarasterone B)，蜕皮甾酮(ecdysterone; β-ecdysone; 20-hydroxyecdysone)，20-羟基蜕皮素-20,22-单丙酮化物(20-hydroxyecdysone 20,22-monoacetonide)，(24R)-24-(2-羟乙基)-20-羟基蜕皮素[(24R)-24-(2-hydroxyethyl)-20-hydroxyecdysone][3]，筋骨草甾酮C(ajugasterone C)[4]。

全草含黄酮类：山奈素-7-葡萄糖苷(kaempferide-7-glucoside)，3,5,6,7-四羟基-4'-甲氧基黄酮(3,5,6,7-tetrahydroxy-4'-methoxyflavone)，马缨丹黄酮苷(camaraside)，6-羟基鹰嘴豆素A(6-hydroxybiochanin A)[5]，3,5,6-三羟基-4'-甲氧基黄酮-7-β-D-葡萄糖苷(3,5,6-trihydroxy-4'-methoxyflavone-7-β-D-glucoside)，3,5,6-三羟基-4'-甲氧基黄酮 7-β-D-半乳糖苷(3,5,6-trihydroxy-4'-methoxyflavone-7-β-D-galactoside)[6]；倍半萜类：矢车菊素(centaurepensin)[7]；酚苷类：蕴苞麻花头素▲(strangusin) A、B[8]。

药理作用 抗氧化作用：蕴苞麻花头中的蜕皮甾酮和 (24R)-24-(2-羟乙基)-20-羟基蜕皮素体外具有抗氧化和清除自由基作用[1]。

化学成分参考文献

[1] Dai JQ, et al. *Chin Chem Lett*, 2001, 12(2): 135-138.

[2] Dai JQ, et al. *Phytochemistry*, 2001, 58(8): 1305-1309.

[3] Dai JQ, et al. *Chin J Chem*, 2002, 20(5): 497-501.

[4] Cai YJ, et al. *Can J Physiol Pharmacol*, 2002, 80(12): 1187-1194.

[5] Dai JQ, et al. *J Chin Chem Soc*, 2001, 48(2): 249-252.

[6] Dai JQ, et al. *Chem Res Chin Univ*, 2001, 17(4): 469-472.

[7] 戴静秋，等．分析测试学报，2001, 20(6): 25-27.

[8] Dai JQ, et al. *Pharm*, 2002, 57(5): 340-342.

药理作用及毒性参考文献

[1] Cai YJ, et al. *Can J Physiol Pharmacol*, 2002, 80 (12): 1187-1194.

3. 麻花头（中国高等植物图鉴） 苦郎头、和尚头（湖北）

Serratula centauroides L., Sp. Pl. 820. 1753.——*S. komarovii* Iljin., *S. hsingenensis* Kitag.（英 **Common Sawwort**）

多年生草本。茎中部以下被长毛。基生叶及下部叶长椭圆形，长 8-12 cm，羽状深裂，侧裂片 5-8 对，叶柄长；中部叶与基生叶同形，等样分裂，近无柄，上部叶羽状全裂，叶两面粗糙，具长毛。头状花序单生茎枝顶端。总苞卵圆形或长卵形，径 1.5-2 cm；总苞片 10-12 层，上部淡黄色，硬膜质，外层及中层三角形、三角状卵形或卵状披针形，内层及最内层椭圆形、披针形、长椭圆形或线形，最内层最长。小花红色、红紫色或白色。瘦果楔状长椭圆形，褐色；冠毛褐色或略带土红色，糙毛状。冠毛刚毛糙毛状，分散脱落。花果期 6-9 月。

分布与生境 产于黑龙江、辽宁、吉林、内蒙古、山西、河北、陕西、河南、河北、山东、安徽、湖北。生于海拔 1100-1590 m 的山坡林缘、草原、草甸、路旁或田间。也分布于朝鲜、俄罗斯西伯利亚及蒙古。

药用部位 全草、根。

功效应用 全草：清热解毒，止血，止泻。用于痈肿，疔疮，泻痢。根：用于邪热壅肺，发热，咳喘，痘疹。

化学成分 叶含甾体类：蜕皮甾酮(ecdysterone; β-ecdysone; 20-hydroxyecdysone)，牡荆甾酮▲E (viticosterone E)[1]，β-全缘漏芦甾酮A (β-integristerone A)[2]。

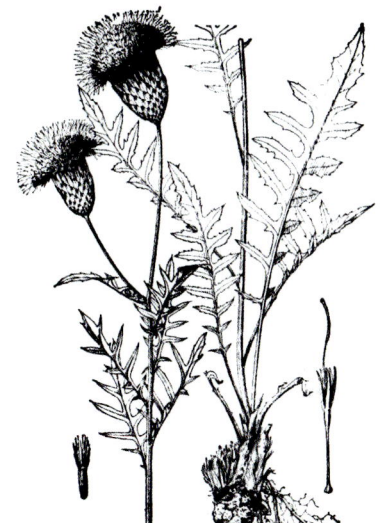

麻花头 *Serratula centauroides* L.
引自《中国高等植物图鉴》

化学成分参考文献

[1] Novosel'skaya IL, et al. *Khim Prir Soedin*, 1981, (5): 668-669.

[2] 凌铁军，等. 安徽农业大学学报，2009, 36 (1): 26-32.

4. 伪泥胡菜（东北植物检索表） 假升麻、黄升麻、升麻（陕西）

Serratula coronata L., Sp. Pl. ed. 2: 1144. 1763.（英 **Coronate Sawwort**）

多年生草本。茎枝无毛。基生叶与下部基生叶长圆形或长椭圆形，长达 40 cm，羽状全裂，侧裂片 8 对，叶柄长 5-16 cm；茎生叶与基生叶同形并等样分裂，无柄，两面绿色，有短糙毛或脱落。头状花序异型，在茎枝顶端排成伞房花序，或单生茎顶。总苞碗状或钟状，无毛；总苞片约 7 层，背面紫红色，外层三角形或卵形，中层及内层椭圆形、长椭圆形或披针形，长 1-1.8 cm，最内层线形，长 2 cm。小花紫色，边花雌性，雄蕊发育不全，中央盘花两性，有发育雌蕊和雄蕊。瘦果倒披针状长椭圆形；冠毛黄褐色，冠毛刚毛糙毛状，分散脱落。花果期 8-10 月。

分布与生境 产于黑龙江、吉林、辽宁、内蒙古、河北、山西、河南西部、山东东部、江苏西北部、安徽、湖北西北部、贵州、陕西南部、甘肃东南部及新疆北部。生于海拔 130-1600 m 的山坡林下、林缘、草原、草甸或河岸。也分布于欧洲、中亚、俄罗斯西伯利亚及远东地区、日本。

药用部位 根、茎、叶。

功效应用 清热解毒。用于咽喉肿痛，呕吐，疝气，疟疾，淋证。现代亦用于肿瘤。

化学成分 种子含脂肪酸类：软脂酸，亚油酸，油酸等[1]。

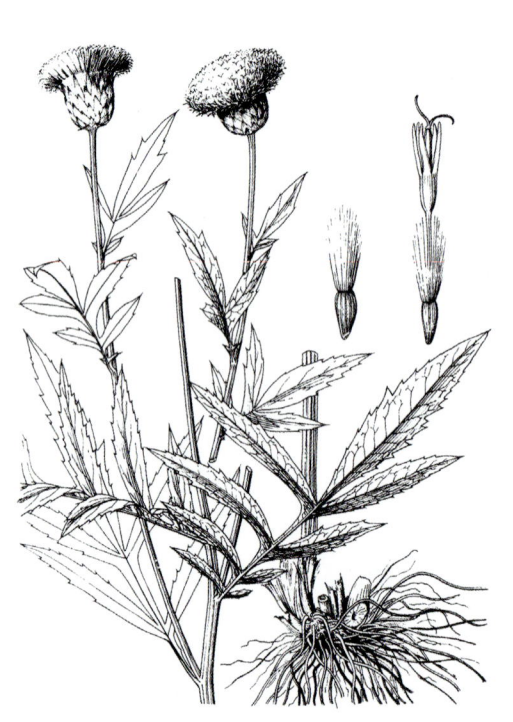

伪泥胡菜 Serratula coronata L.
冀朝祯 绘

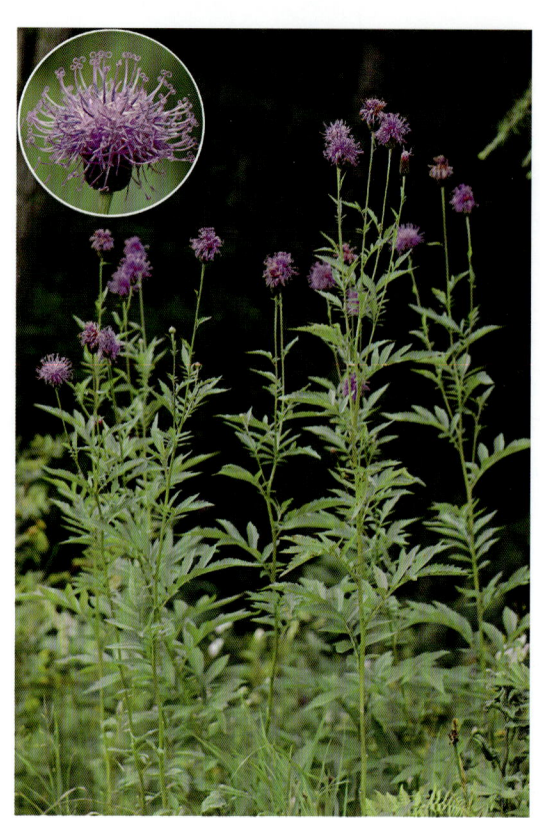

伪泥胡菜 Serratula coronata L.
摄影：周繇

叶含甾体类：蜕皮甾酮(ecdysterone; β-ecdysone; 20-hydroxyecdysone)，牛膝甾酮(inokosterone)，罗汉松甾酮A (makisterone A)[2]。

地上部分含甾体类：蜕皮甾酮(ecdysterone; β-ecdysone; 20-hydroxyecdysone)，22-去氧-20-羟基蜕皮素(22-deoxy-20-hydroxyecdysone)，20-羟基蜕皮素-22-乙酸酯(20-hydroxyecdysone-22-acetate)，筋骨草甾酮C (ajugasterone C)，水龙骨素B (polypodine B)，3-表-20-羟基蜕皮素(3-epi-20-hydroxyecdysone)[3]。

全草含蜕皮素类：α-蜕皮素(α-ecdysone)，蜕皮甾酮(ecdysterone; β-ecdysone; 20-hydroxyecdysone)，牡荆甾酮▲E (viticosterone E)[4]，伪泥胡菜甾酮▲(coronatasterone)[5]，25S-牛膝甾酮(25S-inokosterone)[6]，β-蜕皮素-2,3,22-三乙酸酯(β-ecdysone-2,3,22-triacetate)，β-蜕皮素-2-乙酸酯(β-ecdysone-2-acetate)，β-蜕皮素-2,3,22,25-四乙酸酯(β-ecdysone-2,3,22,25-tetraacetate)[7]，水龙骨素B (polypodine B)，罗汉松甾酮(makisterone) A、C，去甲杯苋甾酮(norcyasterone)，29-去甲羟基怀苋甾酮(29-norsengosterone)[8]，海南陆均松甾酮▲(dacryhainansterone)[9]，罗汉松蜕皮素A (podecdysone A)[10]，全缘漏芦甾酮▲(integristerone)，蕨甾酮(pterosterone)，蜕皮甾酮单丙酮化物(ecdysterone monoacetonide)，蜕皮甾酮双丙酮化物(ecdysterone diacetonide)，筋骨草甾酮C单丙酮化物(ajugasterone C monoacetonide)[11]，20-羟基蜕皮素-2-乙酸酯，20-羟基蜕皮素-3-乙酸酯，20-羟基蜕皮素-22-乙酸酯，20-羟基蜕皮素-20,22-单丙酮化物，紫杉甾酮(taxisterone)，11α-筋骨草甾酮(11α-ajugasterone)，5β-筋骨草甾酮(5β-ajugasterone)，α-蜕皮素-22-乙酸酯，水龙骨素B-22-乙酸酯，牛膝甾酮-26-乙酸酯，20,22-O-(R-缩乙醛)-20-羟基蜕皮素，20,22-O-(R-缩乙醛)-筋骨草甾酮[12]；黄酮类：槲皮素，3-甲氧基槲皮素，槲皮素-4'-β-D-吡喃葡萄糖苷，芹菜素，木犀草素，木犀草素-4'-β-D-吡喃葡萄糖苷[13]；其他类：赖氨酸(lysine)，半胱氨酸(cysteine)，天门氨酸(asparaginic acid)，谷氨酸(glutaminic acid)，甘氨酸(aminoacetic acid)[14]。

药理作用 抗氧化作用：伪泥胡菜甲醇提取物在酶依赖系统（在标准牛脑匀浆中测试）和非酶依赖系统（在鼠肝微粒中测试）中均有抗脂质过氧化的作用[1]。

菊科 COMPOSITAE

其他作用：伪泥胡菜中提取的植物蜕皮甾体组分对由四氯化碳和美曲膦酯（敌百虫）引起的染色体损伤有恢复作用[2]。伪泥胡菜中提取的植物蜕皮甾体和20-羟基蜕皮素总提取物均能通过增加骨骼肌中ATP、肌氨酸磷酸酯和肌肽的含量来维持其中的Ca^{2+}浓度[3]。

注评　本种蒙古族用全草治胃脘痛、呕吐、泄泻、淋病、肿瘤、感冒咽痛、疟疾。

化学成分参考文献

[1] Shirshova T, et al. *Rastitel'nye Resursy*, 1999, 35(3): 97-104.
[2] Anufrieva EN, et al. *Russ J Plant Physiol* [Translation of Fiziologiya Rastenii (Moscow)], 1998, 45(3): 326-332.
[3] Odinokov VN, et al. Insect Biochemistry and Molecular Biology, 2002, 32(2): 161-165.
[4] Novosel'skaya IL, et al. *Khim Prir Soedin*, 1981, (5): 668-669.
[5] Odinokov VN, et al. *Russ Chem Bull* (Translation of Izvestiya Akademii Nauk, Seriya Khimicheskaya), 2000, 49 (11): 1923-1924.
[6] Fedorov V, et al. *Pharm Chem J*, 2009, 43(1): 36-40.
[7] Shirshova T, et al. *Pharm Chem J*, 2006, 40(5): 268-271.
[8] Filippova V, et al. *J Plant Physiol*, 2003, 50(4): 501-508.
[9] Volodin V, et al. *Biochem Syst Ecol*, 1998, 26(4): 459-461.
[10] Odinokov V, et al. *Collect Czech Chem Commun*, 2005, 70(12): 2038-2052.
[11] Kholodova YD. *Ukr Biokhim Zh*, 2001, 73 (3): 21-29.
[12] 凌铁军，等. 安徽农业大学学报，2009, 36 (1): 26-32.
[13] Báthori M, et al. *Fitoterapia*, 2004, 75 (2): 162-167.
[14] Angaskieva AS, et al. *Khimiya Rastitel'nogo Syr'ya*, 2003, (4): 47-50.

药理作用及毒性参考文献

[1] Báthori M, et al. *Fitoterapia*, 2004, 75 (2): 162-167.
[2] Chabanny VN, et al. *Ukr Biokhim Zh*, 1994, 66 (5): 67-77.
[3] Kholodova YD. *Ukr Biokhim Zh*, 2001, 73 (3): 21-29.

126. 山牛蒡属 Synurus L.

多年生草本。叶大型，卵形或心形，两面异色，上面绿色，被多细胞节毛，下面灰白色，被密厚绒毛。头状花序大，同型，下垂。总苞球形，被稠密的蛛丝毛；总苞片13–15层，披针形或线状披针形，质地坚硬。花托有长托毛。全部小花两性，管状，花冠紫色。花药基部附属物结合成管。花丝无毛。花柱2裂，贴合。瘦果长椭圆形，扁，无毛顶端有果缘，侧生着生面。冠毛多层，向内渐长，基部连合成环，整体脱落。冠毛刚毛糙毛状。

单种属。分布于日本、俄罗斯东亚和西伯利亚及蒙古。

本属植物山牛蒡醇提物具有抗炎作用。

1. 山牛蒡（东北植物检索表）

Synurus deltoides (Aiton) Nakai, Kôryô Sikenrin no Ippan 64, 1927.——*Onopordum deltoides* Aiton（英 **Deltoid Synurus**）

形态特征同本属。花果期6–10月。

分布与生境　产于黑龙江、吉林、辽宁、河北、内蒙古、河南、浙江、安徽、江西、湖南、湖北、四川、云南。生于海拔550–2200 m的山坡、林下或草甸。也分布于俄罗斯（西伯利亚及远东地区）、朝鲜、日本、蒙古。

药用部位　根、花、果实。

功效应用　清热解毒，消肿散结。根：用于感冒，顿咳，带下。花、果实用于瘰疬。

化学成分　根含三萜类：羽扇豆醇，α-香树脂醇，β-香树脂醇，熊果酸[1]；酯类：(1S,2R,3R,7E)-2,3-二

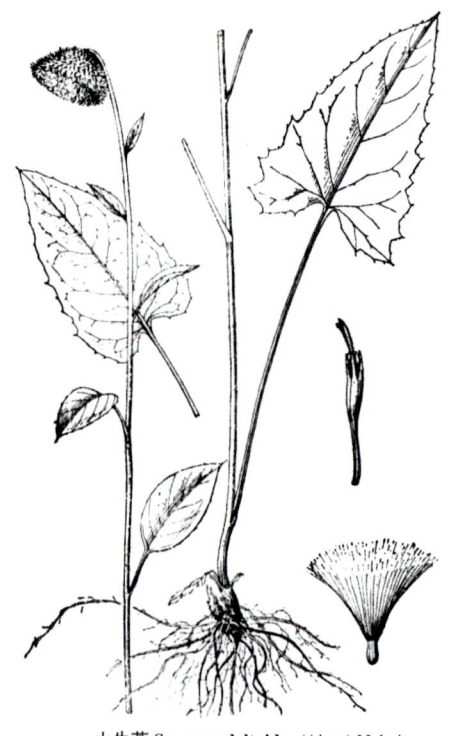

山牛蒡 Synurus deltoides (Aiton) Nakai
引自《中国高等植物图鉴》

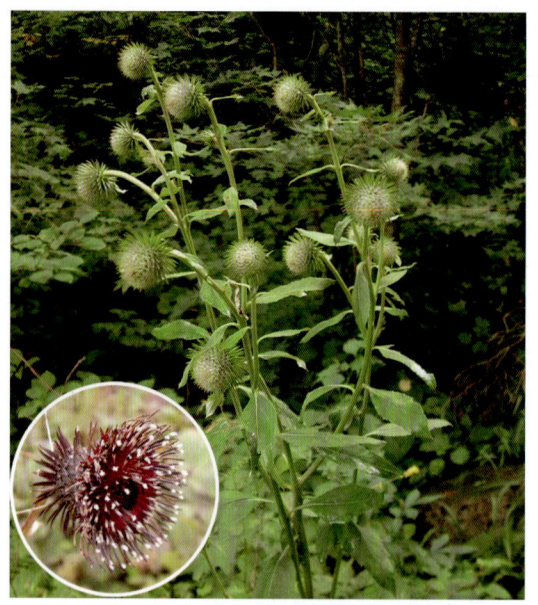

山牛蒡 Synurus deltoides (Aiton) Nakai
摄影：于俊林

羟基-1-羟甲基-十七碳-7-烯-1-醇-棕榈酸酯[(1S,2R,3R,7E)-2,3-dihydroxy-1-(hydroxymethyl)-7-heptadecen-1-yl-hexadecanoic acid ester]，(1S,2R,3R,7E)-2,3-二羟基-1-羟甲基-十七碳-7-烯-1-醇-2-羟基二十二酸酯[(1S,2R,3R,7E)-2,3-dihydroxy-1-(hydroxyl-methyl)-7-heptadecen-1-yl-2-hydroxy-docosanoic acid ester]，(1S,2R,3R,7E)-2,3-二羟基-1-羟甲基-十七碳-7-烯-1-醇-2-羟基二十四酸酯[(1S,2R,3R,7E)-2,3-dihydroxy-1-(hydroxymethyl)-7-heptadecen-1-yl-2-hydroxytetracosanoic acid ester]，(1S,2R,3R,7E)-2,3-二羟基-1-羟甲基-十七碳-7-烯-1-醇-2-羟基二十六酸酯[(1S,2R,3R,7E)-2,3-dihydroxy-1-(hydroxymethyl)-7-heptadecen-1-yl-2-hydroxy-hexacosanoic acid ester][1]；微量元素：Ca、Al、Co、Sb、K、V、Ni、Ba、Mg、Cr、Cu、Tl、Na、Mn、Zn、Pb、Be、Fe、Cd[2]；其他类：维生素C的含量最高，β-胡萝卜素、维生素E的含量次之[2]。

药理作用　抗炎作用：山牛蒡75%乙醇提物灌胃，可抑制佐剂诱导的大鼠慢性关节炎[1]。

注评　本种为"臭山牛蒡"的基源植物，药用其干燥全草或根。蒙古族也药用，主要用途同功效应用项。

化学成分参考文献

[1] Lee HY, et al. *Nat Prod Sci*, 2006, 12(4): 193-196.

[2] 黄顺福，等. 微量元素与健康研究，2006, 23(2): 21-22.

药理作用及毒性参考文献

[1] Park JH, et al. *Phytother Res*, 2004, 18(11): 930-933.

127. 漏芦属 Stemmacantha Cass.

多年生草本。茎直立，单生，分枝或不分枝或无茎。头状花序同型，大，单生茎枝顶端。总苞半球形；总苞片多层，向内层渐长，顶端有膜质附属物。花托被稠密的托毛。全部小花两性，管状，紫红色，稀为黄色。花药基部附属物箭形，花丝粗厚被稠密的乳突。花柱超出花冠，上部增粗，中部有毛环。瘦果长椭圆形，压扁，4棱；顶端有果缘，侧生着生面。冠毛2至多层，外层短，内层长，褐色，基部连合成环，整体脱落；冠毛刚毛糙毛状或短羽毛状。

约24种，分布欧洲、非洲、亚洲及大洋洲。我国有2种，均药用。

分种检索表

1. 冠毛刚毛糙毛状···1. 漏芦 S. uniflora
1. 冠毛刚毛短羽毛状···2. 鹿草 S. carthamoides

本属药用植物特征性化学成分为蜕皮甾酮类化合物，代表性成分包括：蜕皮甾酮 (ecdysterone，**1**)、漏芦甾酮 (rhapontisterone，**2**)、新疆筋骨草甾酮▲ (turkesterone，**3**)、异漏芦酮 (unifloristerone，**4**)、蜕皮素-20,22-单丙酮化物 (ecdysterone-20,22-monoacetonide，**5**)、蜕皮素-2,3-单丙酮化物 (ecdysterone-2,3-monoacetonide，**6**)、蜕皮素 (ecdysone，**7**)、鹿草甾酮 D (rapisterone D，**8**) 等。**7** 有改善成龄果蝇记忆的作用，效应物质是 **7** 的代谢产物 **1**。

本属植物漏芦具有抗炎镇痛、免疫调节、益智、保肝、抗氧化和延缓衰老等作用。

1. 漏芦（中国植物志） 祁州漏芦（河北），土烟叶（陕西），打锣锤（河南），老虎爪（山西），郎头花（内蒙古）

Stemmacantha uniflora (L.) Dittrich in Candollea 39: 49. 1984.——*Cnicus uniflorus* L., *Rhaponticum uniflorum* (L.) DC.（英 **Common Swisscentaury**）

多年生草本，(6) 30–100 cm。根状茎粗厚。根直伸。茎直立，簇生或单生，灰白色，被绵毛，被褐色残存的叶柄。基生叶及下部叶全形椭圆形、长椭圆形或倒披针形，羽状深裂或几全裂，有长叶柄，中上部茎叶渐小，无柄或有短柄。全部叶两面灰白色，被蛛丝毛、糙毛和黄色小腺点。叶柄被蛛丝状绵毛。头状花序单生茎顶。总苞半球形，大；总苞片约9层，向内层渐长，外层长三角形；中层椭圆形至披针形；内层及最内层披针形。全部苞片顶端有膜质附属物，浅褐色。全部小花两性，管状，紫

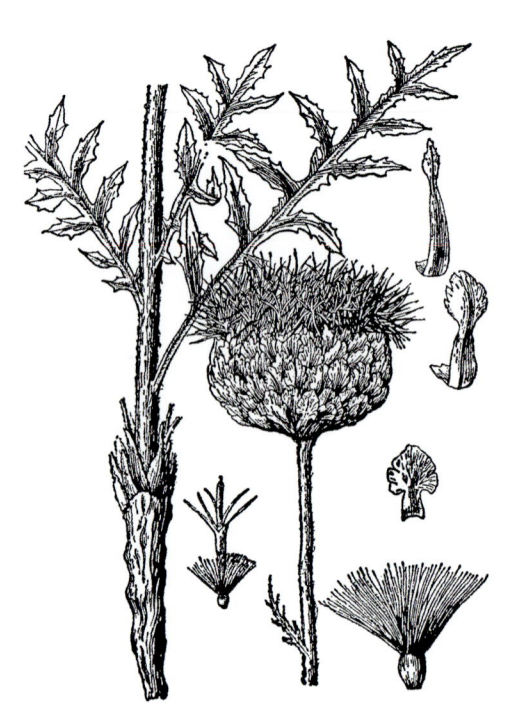

漏芦 Stemmacantha uniflora (L.) Dittrich
傅季平　绘

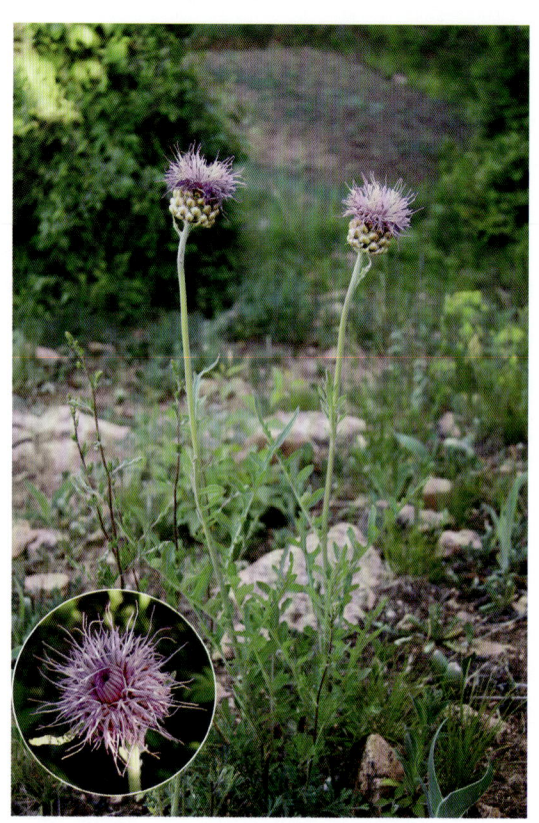

漏芦 Stemmacantha uniflora (L.) Dittrich
摄影：张英涛

红色。瘦果 3-4 棱，楔状。冠毛褐色，多层，向内层渐长，基部连合成环；冠毛刚毛糙毛状。花果期 4-9 月。

分布与生境　产于东北、华北、陕西、甘肃、宁夏、青海、山东、河南、湖北、四川等地。生于海拔 390-2700 m 的山坡丘陵、松林下和桦木林下。也分布于俄罗斯（远东及西伯利亚）、蒙古、朝鲜、日本、俄罗斯。

药用部位　根。

功效应用　清热解毒，消痈，下乳，舒筋通脉。用于乳痈肿痛，痈疽发背，瘰疬疮毒，乳汁不通，湿痹拘挛，痔疮。

化学成分　根含甾体类：蜕皮甾酮(ecdysterone; β-ecdysone; 20-hydroxyecdysone)，筋骨草甾酮C (ajugasterone C)，蜕皮甾酮-3-O-β-D-吡喃葡萄糖苷(ecdysterone-3-O-β-D-glucopyranoside)，蜕皮甾酮-25-O-β-D-吡喃葡萄糖苷(ecdysterone-25-O-β-D-glucopyranoside)[1]，漏芦甾酮(rhapontisterone)，突厥斯坦筋骨草甾酮▲(turkesterone)，β-谷甾醇，豆甾醇[2]，胡萝卜苷[3]，漏芦素甲(rhaponticum)[4]，25-去氧-9(11)-去氢-20-羟基蜕皮素-20,22-单丙酮化物[25-deoxy-9(11)-dehydro-20-hydroxyecdysone-20,22-monoacetonide]，筋骨草甾酮C-2,3;20,22-双丙酮化物(ajugasterone C-2,3;20,22-diacetonide)，筋骨草甾酮C-20,22-单丙酮化物(ajugasterone C-20,22-monoacetonide)[5]，异漏芦酮(uniforisterone)，地榆苷(ziyuglycoside) I[6]；噻吩类：牛蒡酸(arctic acid)[3]，牛蒡醛(arctinal)，牛蒡噻吩醇b(arctinol b)[7]，牛蒡酮(arctinone)-b[8]，7-氯化牛蒡酮(7-chloroarctinone)，5-甲氧基-5'-(1-丙炔基)-2,2'-双噻吩[5-methoxy-5'-(1-propinyl)-2,2'-dithiophene]，5-甲氧基-2,2'-双噻吩(5-methoxy-2,2'-dithiophene)，5-(4-乙酰氧基-1-丁炔)-2,2'-双噻吩[5-(4-acetoxy-1-butynyl)-2,2'-dithiophene][9]；二萜类：黄独素B(diosbulbin B)[10]；倍半萜类：漏芦醇(rhaponticol)[11]；三萜类：熊果酸，3-氧代-19α-羟基熊果酸(3-oxo-19α-hydroxy-ursolic acid)，坡模堤酸(pomolic acid)，异阿疆榄仁酸(arjunic acid)，委陵菜酸(tormentic acid)[11]，齐墩果酸(oleanolic acid)[9]；黄酮类：甘草苷(liquiritin)[3]；其他类：棕榈酸，E-7,9-二烯-11-次甲基棕榈酸(E-7,9-diene-11-methenylpalmitic acid)[9]。

地上部分含甾体类：蜕皮甾酮-20,22-单丙酮化物(ecdysterone-20,22-monoacetonide)，紫茎牛膝甾酮(rubrosterone)，鹿草甾酮 C (rhapisterone C)，牡荆甾酮(viticosterone)，筋骨草甾酮(ajusterone) C、E[12]。

药理作用　益智作用：漏芦乙醇提取物和甾酮总提取物灌胃，均能促进正常大鼠主动回避式条件反射的形成；改善戊巴比妥钠致小鼠记忆获得障碍、$NaNO_2$致小鼠记忆巩固障碍、东莨菪碱致小鼠空间辨别性障碍；增强中枢胆碱受体激动药氧化震颤素所致小鼠震颤的强度[1-2]。

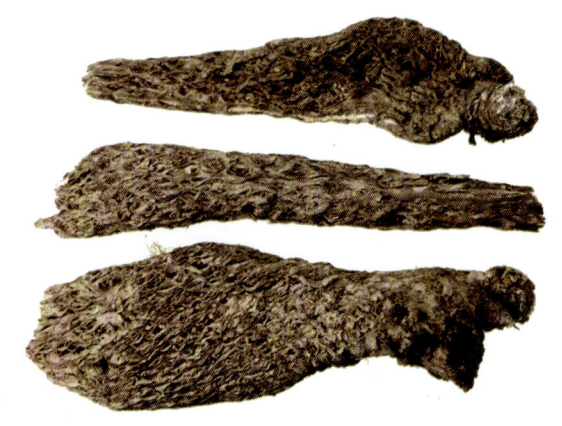

漏芦 Rhapontici Radix
摄影：张继

抗炎镇痛作用：漏芦水煎剂灌胃，可抑制二甲苯所致小鼠耳肿胀，能减少醋酸所致小鼠的扭体次数[3]。

调节免疫作用：漏芦多糖灌胃，可增强 SRBC 和卵清蛋白激发小鼠的免疫应答，提高 IL-2、IFN-γ 水平[4]。

增强耐缺氧能力：漏芦水煎剂灌胃，能延长常压缺氧情况下小鼠的存活时间，还能提高运动后血中乳酸的清除速度，增加肝糖原的含量[3]。

抗动脉粥样硬化作用：漏芦水煎剂灌胃，可降低高脂饲料喂养致动脉粥样硬化家兔的血清胆固醇、LPO 含量，使动脉粥样硬化减轻[5]。

保肝作用：漏芦水煎剂灌胃，可抑制四氯化碳肝损伤大鼠血清 ALT 和 AST 活性的升高，使肝糖原含量增高，可降低肝 MDA 含量[6]。

改善肾功能作用：漏芦水提物灌胃，可减少肾大部切除慢性肾功能不全大鼠的尿蛋白排泄，降低血尿素氮及血肌酐；可下调肾组织中转化生长因子 $-β_1$ 及结缔组织生长因子的表达，减轻肾组织的病理改变[7]。

抗氧化作用：漏芦根及地上部分水煎剂灌胃，能抑制小鼠血清及肝、脑过氧化脂质的生成，体外能抑制大鼠心、脑、肝、肾组织中过氧化脂质的生成[8]。漏芦乙醇提取物体外能竞争性地抑制大鼠肝和大脑线粒体型单胺氧化酶的活性[9]。

延缓衰老作用：漏芦水提取物灌胃，能提高 D-半乳糖致衰老小鼠脑组织中 NOS 活性及 NO 含量，降低 LPO 含量[10]。

其他作用：漏芦水提物体外可抑制大鼠肝细胞细胞色素 CYP3A1 酶活性及相应 mRNA 的表达[11]。

注评　本种为中国药典（2010 版）收载"漏芦"的基源植物，药用其干燥根；并以其异名祁州漏芦 Rhaponticum uniflorum (L.) DC. 收载；其干燥头状花序为部颁药品标准·蒙药（1998）和内蒙古蒙药材标准（1986）收载的"漏芦花"。"漏芦"始载《神农本草经》，古今药用均甚复杂，而且变化很大，中国药典（1977、1985、1990 年版）曾将本种和同科植物驴欺口 Echinops davuricus Fisch. ex Hornem. 同收为"漏芦"来源，难波恒雄、谢宗万考证，以上二者视为"漏芦"的正品，现时商品药材的主流品种。中国药典（1995、2000、2005、2010 年版）已将驴欺口和华东蓝刺头 Echinops grijsii Hance 的根作"禹州漏芦"收载。"漏芦"主产于河北、辽宁等北部地区，"禹州漏芦"主产于河南、安徽、江苏等南部地区，均为野生。此外，菊科植物新疆蓝刺头 Echinops ritro L.、蓝刺头 E. sphaerocephalus L.、全缘叶蓝刺头 E. integrifolius Kar. et Kir. 等的根，在不同地区混作"漏芦"用，可视为地区习惯用品。蒙古族也药用本种的头状花序，主治温热、毒热、心热、血热、相搏热、新久热、痛风、风湿、痢疾等；朝鲜族也药用，主要用途同功效应用项。

化学成分参考文献

[1] 李希强，等. 沈阳药科大学学报，2000, 17(4): 260-262.
[2] 果德安，等. 药学学报，1991, 26(6): 442-446.
[3] 刘斌，等. 北京中医药大学学报，2003, 26(1): 53-55.
[4] 邓光辉，等. 中国中药杂志，2000, 25(7): 417-418.
[5] 程捷恺，等. 高等学校化学学报，2002, 23(11): 2084-2088.
[6] 程捷恺，等. 西北植物学报，2002, 22(6): 1457-1459.
[7] 果德安，等. 中草药，1992, 23(4): 178-179.
[8] 韦汉勋，等. 兰州大学学报（自然科学版），1997, 33(1): 79-82.
[9] 张喜萍，等. 中草药，2010, 41(6): 859-862.
[10] 刘斌，等. 北京中医药大学学报，2004, 27(6): 58-60.
[11] 张永红，等. 中国中药杂志，2005, 30(23): 1833-1836.
[12] 姜晓蜂，等. 中草药，1997, 28(5): 262-264.

药理作用及毒性参考文献

[1] 邹莉波，等. 沈阳药科大学学报，2003, 20(2): 139-143.
[2] 先宇飞，等. 中药新药与临床药理，2005, 16(6): 405-408.
[3] 张学武，等. 四川中医，2005, 23(7): 22-23.
[4] 李发胜，等. 中国中药杂志，2007, 32(5): 433-435.
[5] 卢泳才，等. 医学研究通讯，1987, 16(2): 48-49.
[6] 朴文花，等. 延边大学医学学报，2000, 23(4): 257-258.
[7] 张德伟，等. 中国老年学杂志，2009, 29(11): 1357-1359.
[8] 邹莉波，等. 沈阳药学院学报，1987, 4(4): 258.
[9] 邹莉波，等. 中药药理与临床，1991, 7(6): 24.
[10] 金香子，等. 时珍国医国药，2006, 17(5): 700-701.
[11] 吴宁，等. 中药材，2007, 30(11): 1403-1406.

2. 鹿草（中国植物志）

Stemmacantha carthamoides (Willd.) Dittrich in Candollea 39: 46, 1984.——*Cnicus carthamoides* Willd., *Rhaponticum carthamoides* (Willd.) Iljin（英 **Safflower-like Swisscentaury**）

多年生草本，高 60–80 cm。根状茎粗厚。茎直立，被稀疏的蛛丝毛。中下部茎叶大，全形长椭圆形、倒披针形或披针形，羽状深裂或几全裂。向上的叶及接头状花序下部的叶渐小，披针形，无柄。全部叶质地薄，两面绿色，两面沿脉有极稀疏的蛛丝毛，头状花序单生茎顶。总苞半球形；总苞片12层，外层及中层卵形或长卵形，内层及最内层披针形及线状披针形。小花两性，紫红色。瘦果长椭圆形，褐色，有4枝。冠毛多层，基部连合成环；冠毛刚毛短羽毛状。花果期7月。

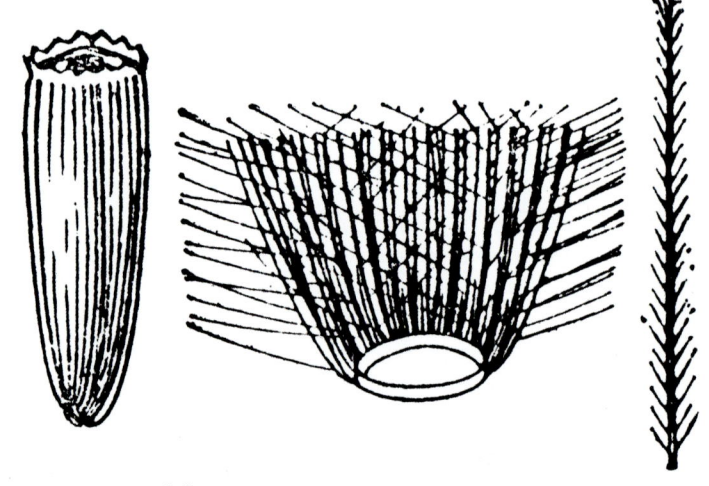

鹿草 Stemmacantha carthamoides (Willd.) Dittrich
王金凤 绘

分布与生境　产于新疆（塔城、富蕴）。生于海拔 2000–2700 m 的山坡草地、草甸。也分布于俄罗斯、蒙古西部。

药用部位　根状茎。

功效应用　益气健脾，补气安神。用于气虚乏力，老年心功能不全，阳痿，神经衰弱，食欲不振，失眠。

化学成分　根含甾体类：蜕皮甾酮(ecdysterone; β-ecdysone; 20-hydroxyecdysone)，牛膝甾酮(inokosterone)[1]，鹿草甾酮(rapisterone)，蜕皮甾酮-20,22-单丙酮化物(ecdysterone-20,22-monoacetonide)，蜕皮甾酮-2,3-单丙酮化物(ecdysterone-2,3-monoacetonide)[2]；黄酮类：槲皮素-5-*O*-葡萄糖苷(quercetin-5-*O*-glycoside)，

3,3'-二甲氧基槲皮素(3,3'-dimethoxyquercetin)，异鼠李素-5-O-葡萄糖苷(isorhamnetin-5-O-glycoside)[3]，槲皮素，山柰酚，槲皮万寿菊素(quercetagetin)，木犀草素，异鼠李素[4]，橙皮素(hesperetin)，橙皮苷(hesperidin)[5]；噻吩类：5-(1,2-二羟基乙基)-2-(E)-庚-5-烯-1,3-二炔噻吩[5-(1,2-dihydroxyethyl)-2-(E)-hept-5-ene-1,3-diynylthiophene][6]；皂苷类：常春藤皂苷元(hederagenin)[7]。

种子含甾体类：鹿草甾酮(rapisterone) B、C[8]、D[9]，24(28)-去氢紫苋甾酮B [24(28)-dehydroamarasterone B][10]，鹿根甾酮(carthamosterone) A[11]、B[12]，24(28)-去氢罗汉松甾酮[24(28)-dehydromakisterone] A、B[11]，蜕皮甾酮(ecdysterone; β-ecdysone; 20-hydroxyecdysone)，22-O-苯甲酸酯水龙骨素B(22-O-benzoatepolypodin B)，筋骨草甾酮A(ajusterone A)[13]，红花漏芦甾酮(lesterone)[14]。

地上部分含黄酮类：3-甲氧基槲皮素(3-methoxyquercetin)，3-甲氧基芹菜素(3-methoxyapigenin)[15]，木犀草素，槲皮素，山柰酚，异鼠李素，芹菜素[16]，矢车菊苷(chrysanthemin)，矢车菊苷(cyanin)[17]；三萜皂苷类：漏芦糖苷(rhaponticoside) A、B、C、D、E、F、G、H[15,18]；酚酸类：对羟基苯甲酸，原儿茶酸，香草酸，对香豆酸，咖啡酸，阿魏酸，氯原酸，香豆酸，新氯原酸(neochlorogenic acid)[15]，异氯原酸(isochlorogenic acid) a、b、c[19]。

药理作用 抗应激作用：鹿草水提醇沉液灌胃，能延长小鼠游泳时间，延长常压缺氧小鼠的存活时间[1]。

化学成分参考文献

[1] Krasnov EA, et al. *Khim Prir Soedin*, 1976, (4): 550.
[2] Baltaev UA, et al. *Khim Prir Soedin*, 1987, (5): 681-684.
[3] Varga E, et al. *Fitoterapia*, 1982, (1-2): 9-12.
[4] Vereskovskii VV, et al. *Khim Prir Soedin*, 1979, (5): 723.
[5] Bukharov VG, et al. *Khim Prir Soedin*, 1967, (4): 280-281.
[6] Savina AA, et al. *Khim Prir Soedin*, 1980, (1): 129-130.
[7] 王红梅，等. 天然产物研究与开发，1999, 11(2): 4-7.
[8] Baltaev UA. *Khim Prir Soedin*, 1991, (6): 806-808.
[9] Baltaev, UA. *Phytochemistry*, 1995, 38(3): 799-800.
[10] Baltaev UA. *Phytochemistry*, 1997, 46(1): 103-105.
[11] Ramazanov NS, et al. *Khim Prir Soedin*, 1997, 33(3): 301-302.
[12] Ramazanov NSh, et al. *Chemistry of Natural Compounds*, 1997, 33(3): 303-304.
[13] Sadykov ZT, et al. *Khim Prir Soedin*, 1997, 33(6): 665-666.
[14] Borovikova EB, et al. *Khim Prir Soedin*, 1999, 35(2): 182-183.
[15] Vereskovskii VV, et al. *Khim Prir Soedin*, 1980, (3): 417.
[16] Vereskovskii VV, et al. *Mater Sezda Farm BSSR*, 3rd, 1977, 168-169.
[17] Vereskovskii VV, et al. *Khim Prir Soedin*, 1978, (4): 525.
[18] Vereskovskii VV, et al. *Khim Prir Soedin*, 1977, (40): 578-579.
[19] Vereskovskii VV, et al. *Vestsi Akad Navuk BSSR ser Biyal Navuk*, 1977, 2: 14-18.

药理作用及毒性参考文献

[1] 李迪民，等. 中药药理与临床，2000, 16(1): 17-18.

128. 红花属 Carthamus L.

一年生草本，极少为二年生或多年生草本。茎直立，上部分枝。叶互生，无柄，半抱茎或全抱茎，革质，羽状分裂或不裂，无毛或被毛，常有腺点。头状花序同型，为头状花序外围苞叶包绕，含多数小花，于茎枝顶端排成伞房花序，极少单生茎顶。总苞球形、卵形或长椭圆形；总苞片多层，中层或中外层顶端有卵形、卵状披针形或披针形而边缘有刺齿、少无刺齿的革质绿色叶质附属物。小花两性，管状，极少外层小花为无性，花冠黄色、杏黄色、红色或紫色，极少白色。瘦果4棱形、卵形、倒披针形或宽楔形，乳白色，有光泽，果棱伸出果缘。冠毛多层或无冠毛，或仅边缘小花无冠毛。如有冠毛，则冠毛刚毛膜片状。

约 18–20 种，分布于中亚、西南亚及地中海地区。我国有 2 种，1 种药用。

本属药用植物红花的花主要含有黄酮类化合物，如山柰酚 -3-O- 芸香糖苷 (kaempferol-3-O-rutinoside，**1**)，山柰酚 -3-O- 槐糖苷 (kaempferol-3-O-sophoroside，**2**)，红花胺 (tinctormine，**3**)，红花苷 (carthamin，**4**) 等。**1** 和 **2** 能抑制 Grb2/SHC 相互作用，IC_{50} 分别为 43 μg/ml 和 47 μg/ml；**3** 是一个天然的 Ca^{2+} 拮抗剂；**4** 能显著提高小鼠耐缺氧能力，对缺血乏氧性脑病有保护作用。生物碱类化合物（红花油）如 N-(5- 羟基 -1H- 吲哚 -3- 基) 乙基] 阿魏酰胺 {N-[2-(5-hydroxy-1H-indol-3-yl)ethyl]ferulamide，**5**}，N-[2-(5- 羟基 -1H- 吲哚 -3- 基)- 乙基]- 对羟基香豆酰胺 {N-[2-(5-hydroxy-1H-indol-3-yl)ethyl]-p-coumaramide，**6**}，N,N'-[2,2'-(5,5'- 二羟基 -4,4'- 双 -1H- 吲哚 -3,3'- 基) 二乙基]- 二 - 对香豆酰胺 {N,N'-[2,2'-(5,5'-dihydroxy-4,4'-bi-1H-indol-3,3'-yl)diethyl]-di-p-coumaramide，**7**}，N-[2-[3'-[2-(对香豆酰胺) 乙基]-5,5'- 二羟基 -4,4'- 二 -1H- 吲哚 -3- 基] 乙基] 阿魏酰胺 {N-[2-[3'-[2-(p-coumaramide)ethyl]-5,5'-dihydroxy-4,4'-bi-1H-indol-3-yl]ethyl]ferulamide，**8**}，N,N'-[2,2'-(5,5'- 二羟基 -4,4'- 二 -1H- 吲哚 -3,3'- 基) 二乙基]- 二阿魏酰胺 (N,N'-[2,2'-(5,5'-dihydroxy-4,4'-bi-1H-indol-3,3'-yl)diethyl]-diferulamide，**9**)，N-[2-(5-(β-D- 葡萄糖氧基)-1H- 吲哚 -3- 基) 乙基]- 对香豆酰胺 {N-[2-(5-(β-D-glucosyloxy)-1H-indol-3-yl) ethyl]-p-coumaramide，**10**}，N-[2-(5-(β-D- 葡萄糖氧基)-1H- 吲哚 -3- 基) 乙基] 阿魏酰胺 {N-[2-(5-(β-D-glucosyloxy)-1H-indol-3-yl) ethyl]ferulamide，**11**} 等，**5 ~ 11** 均具有抗氧化活性。此外，还含有三萜皂苷类化合物（根和叶）。

本属植物红花主要具有镇痛、兴奋子宫、抗血栓和性激素样作用，还具有抗炎、扩张冠状动脉、降血脂等作用。主要活性成分为红花苷类和多糖类。红花的抗肿瘤、抗氧化活性及降压作用为近年研究的热点。

1. 红花（植物名实图考） 红蓝花、刺红花（中国植物志），草红花（通称），红花菜（救荒本草）
Carthamus tinctorius L., Sp. Pl. 830. 1753.（英 **Common Carthamus**）

一年生草本。高 (20) 50–100 (150) cm。茎直立，上部分枝，无毛。叶下部茎叶披针形、长椭圆形，边缘有各种齿至全缘，少为羽状深裂，齿顶有针刺，向上叶渐小，披针形，齿顶针刺转长。叶质地坚硬，革质，两面无毛无腺点，基部无柄，半抱茎。头状花序多数，在茎顶排成伞房花序，为苞叶

菊科 COMPOSITAE

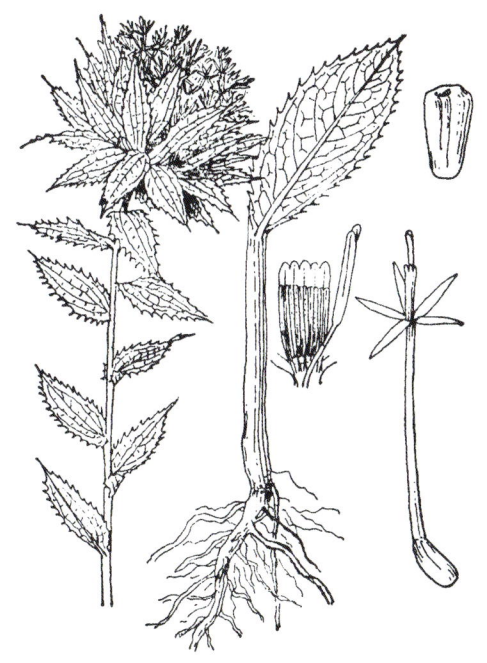

红花 Carthamus tinctorius L.
引自《中国高等植物图鉴》

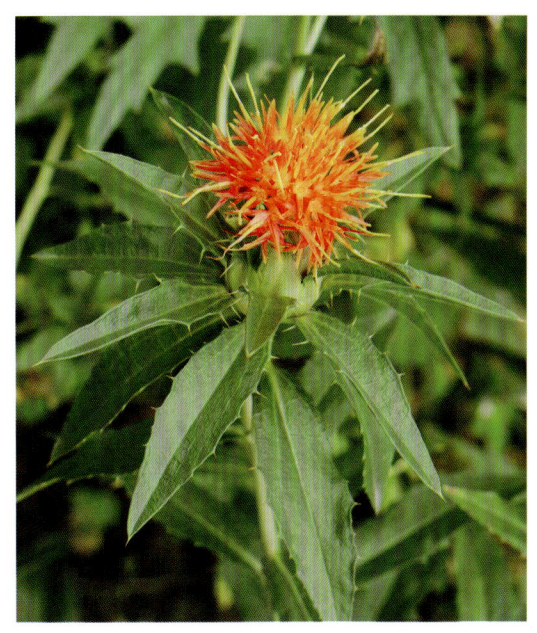

红花 Carthamus tinctorius L.
摄影：徐晔春

所围绕，苞片椭圆形或卵状披针形，总苞卵形；总苞片4层，外层竖琴状，中部或下部有收缢，收缢以上叶质，绿色，边缘无针刺中有篦齿状针刺，收缢以下黄白色；中内层硬膜质，倒披针状椭圆形或线长倒披针形。全部苞片无毛无腺点。小花红色、橘红色，全部为两性。瘦果倒卵形，乳白色，有4棱，棱在果顶伸出。无冠毛。花果期5—8月。

分布与生境 产于东北、华北、陕西、甘肃、青海、山东、浙江、贵州、四川、西藏，特别是新疆广为栽培。原产于中亚地区。俄罗斯有野生也有栽培，日本、朝鲜广为栽培。

药用部位 苗、花序、种子。

功效应用 花序：活血通经，散瘀止痛。用于闭经，痛经，恶露不行，癥瘕痞块，胸痹心痛，瘀滞腹痛，胸胁刺痛，跌扑损伤，疮疡肿痛。种子：清热解毒。用于痘疹不出，妇女产后中风。苗：用于浮肿。

化学成分 根含三萜及三萜皂苷类：3β-羟基-羽扇豆-12-烯-28-酸(3β-hydroxy-lup-12-en-28-oic acid)，3-O-β-D-吡喃半乳糖氧基-羽扇豆-12-烯-28-酸(3-O-β-D-galactopyranosyloxy-lup-12-en-28-oic acid)，3-[(3-O-β-D-吡喃木糖基-β-D-吡喃半乳糖基)氧基]-羽扇豆-12-烯-28-酸{3-[(3-O-β-D-xylopyranosyl-β-D-galactopyranosyl)oxy]-lup-12-en-28-oic acid}，3-{[2,4,6-三-O-甲基-3-O-(2,3,4-三-O-甲基-β-D-吡喃木糖基)-β-D-吡喃半乳糖基)氧基}-羽扇豆-12-烯-28-酸{3-{[2,4,6-tri-O-methyl-3-O-(2,3,4-tri-O-methyl-β-D-xylopyranosyl)-β-D-galactopyranosyl]oxy}-lup-12-en-28-oic acid}，3-(2,4,6-三-O-甲基-β-D-吡喃半乳糖氧基)-羽扇豆-12-烯-28-酸{3-(2,4,6-tri-O-methyl-β-D-galactopyranosyloxy)-lup-12-en-28-oic acid}，3-(3-O-β-D-吡喃木糖基-β-D-吡喃半乳糖氧基)-羽扇豆-12-烯-28-酸-O-α-L-鼠李糖基酯苷[3-(3-O-β-D-xylopyranosyl-β-D-galactopyranosyloxy)-lup-12-en-28-oic acid-O-α-L-rhamnopyranosyl ester]，3-[2,4,6-三-O-甲基-3-O-(2,3,4-三-O-甲基-β-D-吡喃木糖基)-β-D-吡喃半乳糖氧基]-羽扇豆-12-烯-28-酸-(2,3,4-三-O-甲基)-α-L-吡喃鼠李糖基酯苷{3-[2,4,6-tri-O-methyl-3-O-(2,3,4-tri-O-methyl-β-D-xylopyranosyl)-β-D-galactopyranosyloxy]-lup-12-en-28-oic acid-(2,3,4-tri-O-methyl)-α-L-rhamnopyranosyl ester}，3-[2,4,6-三-O-乙酰基-3-O-(2,3,4-三-O-乙酰基-β-D-吡喃木糖基)-β-D-吡喃半乳糖氧基]-羽扇豆-12-烯-28-酸-(2,3,4-三-O-乙酰基)-α-L-吡喃鼠李糖基酯苷{3-[2,4,6-tri-O-acetyl-3-O-(2,3,4-tri-O-acetyl-β-D-xylopyranosyl)-β-D-galactopyranosyloxy]-lup-12-en-28-oic acid-(2,3,4-tri-O-acetyl)-α-L-rhamnopyranosyl ester}[1]。

叶含三萜及三萜皂苷类：女娄菜苷元▲(melandrigenin)，3-羟基-21-甲氧基-16-氧代-(3β,4α,17α,21β)-28-降齐墩果-12-烯-23-醛[3-hydroxy-21-methoxy-16-oxo-(3β,4α,17α,21β)-28-norolean-12-en-23-al]，3β-O-[β-D-吡喃半乳糖基-(1→3)-β-D-吡喃半乳糖基-(1→4)-α-L-吡喃鼠李糖基]-21β-羟基-16,23-二氧代-28-降-17α,18β-齐墩果-12-烯{3β-O-[β-D-galactopyranosyl-(1→3)-β-D-galactopyranosyl-(1→4)-α-L-rahamnopyranosyl]-21β-hydroxy-16,23-dioxo-28-nor-17α,18β-olean-12-ene}，(3β,4α,17α,21β)-3-O-(β-D-吡喃葡萄糖基-6'-O-α-L-吡喃鼠李糖基)-21-羟基-16-酮基-28-降齐墩果-12-烯-23-醛[(3β,4α,17α,21β)-3-O-(β-D-glucopyranosyl-6'-O-α-L-rahamnopyranosyl)-21-hydroxyl-16-oxo-28-norolean-12-en-23-al]，(3β,4α,17α,21β)-3-O-α-L-吡喃鼠李糖基-21-羟基-16-酮基-28-降齐墩果-12-烯-23-醛[(3β,4α,17α,21β)-3-O-α-L-rhamnopyranosyl-21-hydroxy-16-oxo-28-norolean-12-en-23-al}[2]；黄酮类：槲皮素-7-O-(6"-O-乙酰基)-β-D-吡喃葡萄糖苷[quercetin-7-O-(6"-O-acetyl)-β-D-glucopyranoside]，木犀草素，槲皮素，木犀草素-7-O-β-D-吡喃葡萄糖苷，槲皮素-7-O-β-D-吡喃葡萄糖苷，刺槐素-7-O-β-D-葡萄糖醛酸苷，芹菜素-6-C-β-D-葡萄糖基-8-C-β-D-葡萄糖苷，木犀草素-7-O-(6"-O-乙酰基)-β-D-吡喃葡萄糖苷[luteolin-7-O-(6"-O-acetyl)-β-D-glucopyranoside][3]；多糖类：CT-1-Ⅱa-2-1[4]。

花含黄酮类：红花明苷(safflomin) A、B、C，红花黄色素(safflor yellow) A[5]、B[6]，红花苷(carthamin)[5]，去氢红花黄色素B (anhydrosafflor yellow B)，前红花苷(precarthamin)[6]，异红花明苷C (isosafflomin C)[7]，羟基红花黄色素A (hydroxysafflor yellow A)[8]，异红花苷(isocarthamin)，异红花素(isocarthamidin)[9]，2R-4',5-二羟基-6,7-二-O-β-D-吡喃葡萄糖基黄烷酮(2R-4',5-dihydroxyl-6,7-di-O-β-D-glucopyranosylflavanone)，2S-5,4'-二羟基-6,7-二-O-β-D-吡喃葡萄糖基黄烷酮(2S-5,4'-dihydroxyl-6,7-di-O-β-D-glucopyranosylflavanone)，6-羟基山奈酚-3,6-二-O-β-D-葡萄糖苷[10]，芦丁，6-羟基山奈酚-3-O-β-D-葡萄糖苷，槲皮素-3-O-芸香糖苷，槲皮素-3-O-葡萄糖苷，山奈酚-3-O-芸香糖苷，山奈酚-3-O-葡萄糖苷[11]，山奈酚-3-O-槐糖苷(kaempferol-3-O-sophoroside)，红花托明苷▲(cartormin)[12]，6-羟基山奈酚-3,6,7-三-O-葡萄糖苷，6-羟基山奈酚-3-O-芸香糖苷-6-O-葡萄糖苷[13]，芹菜素，山奈酚[14]，6-羟基山奈酚-6,7-二-O-葡萄糖苷[15]，槲皮素，6-羟基山奈酚[16]，异鼠李素，刺槐素，木犀草素[17]，槲皮素-3-O-半乳糖苷[18]，高黄芩素(scutellarein)，槲皮素-3,7-二-O-葡萄糖苷，圣草酚(eriodictyol)[19]，山奈酚-3,7-二-O-葡萄糖苷，6-羟基山奈酚-3,6-二-O-葡萄糖苷-7-O-葡萄糖醛酸苷，槲皮素-3-O-鼠李糖苷-7-O-葡萄糖醛酸苷[6]，6-羟基山奈酚-7-O-葡萄糖苷，红花胺(tinctormine)[9]；炔类：反式-3-十三烯-5,7,9,11-四炔-1,2-双醇(trans-3-tridecene-5,7,9,11-tetrayne-1,2-diol)，反式-反式-3,11-十三烯-5,7,9-三炔-1,2-二醇(trans-trans-3,11-tridecadiene-5,7,9-triyne-1,2-diol)[14]，红花莫苷▲(carthamoside) A$_1$、A$_2$，鬼针草苷▲C (bidenoside C)[20]，1-十三烯-3,5,7,9,11-五炔(1-tridecene-3,5,7,9,11-pentayne)，1,3-十三碳二烯-5,7,9,11-四炔(1,3-tridecadiene-5,7,9,11-tetrayne)，1,3,5,11-十三碳四烯-7,9-二炔(1,3,5,11-tridecatetraene-7,9-diyne)，1,11-十三碳二烯-3,5,7,9-四炔(1,11-tridecadiene-3,5,7,9-tetrayne)，1,3,11-十三碳三烯-5,7,9-三炔(1,3,11-tridecatriene-5,7,9-triyne)[21]，(Z,Z,Z)-1,8,11,14-十七碳四烯[(Z,Z,Z)-1,8,11,14-heptadecatetraene][22]；醇类：(6R,8S)-三十六烷二醇[(6R,8S)-hexatriacontanediol]，(7R,9S)-二十八烷二醇[(7R,9S)-octacosanediol]，(7R,9S)-三十烷二醇[(7R,9S)-triacontanediol]，(7R,9S)-三十二烷二醇[(7R,9S)-dotriacontanediol]，(7R,9S)-三十四烷二醇[(7R,9S)-tetratriacontanediol]，(7R,9S)-三十六烷二醇[(7R,9S)-hexatriacontanediol]，(8R,10S)-二十七烷二醇[(8R,10S)-heptacosanediol]，(8R,10S)-二十九烷二醇[(8R,10S)-nonacosanediol]，(8R,10S)-三十一烷二醇[(8R,10S)-hentriacontanediol]，(8R,10S)-三十三烷二醇[(8R,10S)-tritriacontanediol]，(8R,10S)-三十五烷二醇[(8R,10S)-pentatriacontanediol][23]，(6R,8S)-二十九烷二醇[(6R,8S)-nonacosanediol]，(6R,8S)-二十一烷二醇[(6R,8S)-heneicosanediol]，(6R,8S)-二十三烷二醇[(6R,8S)-tricosane diol]，(6R,8S)-二十五烷二醇[(6R,8S)-pentacosanediol]，(6R,8S)-二十七烷二醇[(6R,8S)-heptacosanediol]，(6R,8S)-二十八烷二醇[(6R,8S)-octacosanediol]，(6R,8S)-二十三烷二醇[(6R,8S)-triacontanediol]，(6R,8S)-三十一烷二醇[(6R,8S)-hentriacontanediol]，(6R,8S)-三十二烷二醇[(6R,8S)-dotriacontanediol]，(6R,8S)-三十三烷二醇

[(6R,8S)-tritriacontanediol]，(6R,8S)-三十四烷二醇[(6R,8S)-tetratriacontanediol]，(6R,8S)-三十五烷二醇[(6R,8S)-pentatriacontanediol][24]，二棕榈酸甘油酯(dipalmitin)[25]；酚类：甲基-3-(4-O-β-D-吡喃葡萄糖基苯基)丙酸酯[methyl-3-(4-O-β-D-glucopyranosyl phenyl)propionate][10]，2,3-二甲氧基-5-甲基苯基-1-O-β-D-吡喃葡萄糖苷(2,3-dimethoxy-5-methylphenyl-1-O-β-D-glucopyranoside)，2,6-二甲氧基-4-甲基苯基-1-O-β-D-吡喃葡萄糖苷(2,6-dimethoxy-4-methylphenyl-1-O-β-D-glucopyranoside)[26]，4'-(羟基苯甲酰基)-β-D-吡喃葡萄糖苷[4'-(hydroxylphenacyl)-β-D-glucopyranoside]，苄基-O-α-L-吡喃鼠李糖基-(1→6)-β-D-吡喃葡萄糖苷[benzyl-O-α-L-rhamnopyranosyl-(1→6)-β-D-glucopyranoside]，4-(甲氧基苯甲酰基)-O-β-D-吡喃葡萄糖苷[4-(methoxybenzyl)-O-β-D-glucopyranoside][27]，苄基-O-β-D-吡喃葡萄糖苷(benzyl-O-β-D-glucopyranoside)[28]；有机酸类：4-O-β-D-葡萄糖基-反式-对香豆酸，4-O-β-D-葡萄糖基-顺式-对香豆酸[10]，咖啡酸[11]，棕榈酸，十六酸甘油酯，香豆酸[14]，异戊酸[16]，阿魏酸，对羟基肉桂酸[18]，3,4-二羟基肉桂酸[19]，油酸，亚油酸[25]，4-O-β-D-吡喃葡萄糖氧基苯甲酸(4-O-β-D-glucopyranosyloxybenzoic acid)，4'-O-二氢红花菜豆酸-β-D-葡萄糖苷甲酯(4'-O-dihydrophaseic acid-β-D-glucopyranoside methyl ester)，对羟基苯甲酸[29]；生物碱类：胸腺嘧啶-2-去氧核苷(thymine-2-desoxyriboside)，1,2,3,4-四氢-3-羧基哈满(1,2,3,4-tetrahydro-3-carboxyharmane)[18]，腺苷(adenosine)，腺嘌呤(adenine)，尿苷(uridine)，胸腺嘧啶(thymine)，尿嘧啶(uracil)[29]，红花亚精胺(safflospermidine) A、B，N^1,N^5,N^{10}-Z-三对香豆酰亚精胺(N^1,N^5,N^{10}-Z-tri-p-coumaroylspermidine)，N^1,N^5,N^{10}-E-三对香豆酰亚精胺(N^1,N^5,N^{10}-E-tri-p-coumaroylspermidine)[30]，N^1,N^5-Z-N^{10}-E-三对香豆酰亚精胺(N^1,N^5-Z-N^{10}-E-tri-p-coumaroylspermidine)[31]；苯丙素类：丁香苷(syringin)[13]，乙基丁香苷(ethylsyringin)，甲基丁香苷(methylsyringin)，乙基-3-(4-O-β-D-吡喃葡萄糖基-3-甲氧基苯基)丙酸酯[ethyl-3-(4-O-β-D-glucopyranosyl-3-methoxyphenyl)propionate]，甲基-3-(4-O-β-D-吡喃葡萄糖基-3-甲氧基苯基)丙酸酯[methyl-3-(4-O-β-D-glucopyranosyl-3-methoxyphenyl)propionate][26]，红花莫苷▲(carthamoside) B_4、B_5、B_6、B_7、B_8[27]；木脂素类：丁香树脂酚(syringaresinol)，鹅掌楸树脂酚A (lirioresinol A)[28]；香豆素类：西瑞香素(daphnoretin)，伞形花内酯[17]；单萜类：长春花苷(roseoside)[29]；倍半萜类：红花倍半萜素▲(cartorimine)[32]；甾体类：胡萝卜苷[14]，β-谷甾醇，豆甾醇[28]；糖类：乙基-α-D-呋喃来苏糖苷(ethyl-α-D-lyxofuranoside)[18]，CTP[33]，鼠李糖，葡萄糖，木糖，阿拉伯糖，甘露糖[34]；其他类：5-羟甲基糠醛(5-hydroxymethyl-2-furaldehyde)[28]，7,8-二甲基吡嗪-[2,3-g]喹唑啉-2,4-(1H,3H)-二酮{7,8-dimethylpyrazino-[2,3-g]quinazolin-2,4-(1H,3H)-dione}[29]；氨基酸[34]及挥发油[35]。

种子含木脂素类：络石苷(tracheloside)[36]；黄酮类：刺槐素(acacetin)，刺槐素-7-O-α-L-鼠李糖苷，刺槐素-7-O-β-D-呋喃芹糖基-(1'''→6'')-O-β-D-吡喃葡萄糖苷[acacetin-7-O-β-D-apiofuranosyl-(1'''→6'')-O-β-D-glucopyranoside]，山柰酚-7-O-β-D-葡萄糖苷[37]；生物碱类：香矢车菊吲哚▲(moschamindole)，N-阿魏酰色胺(N-feruloyltryptamine)，N-对香豆酰色胺[N-(p-coumaroyl)tryptamine][38]；炔类：1,11-十三烷二烯-3,5,7,9-四炔(1,11-tridecadiene-3,5,7,9-tetrayne)，1,3,11-十三烷三烯-5,7,9-三炔(1,3,11-tridecatriene-5,7,9-triyne)，1,3,5,11-十三烷四烯-7,9-二炔(1,3,5,11-tridecatetraene-7,9-diyne)，1-十三烯-3,5,7,9,11-五炔(1-tridecaene-3,5,7,9,11-pentayne)，1,3-十三烷二烯-5,7,9,11-四炔(1,3-tridecadiene-5,7,9,11-tetrayne)，1,3,5-十三烷三烯-7,9,11-三炔(1,3,5-tridecatriene-7,9,11-triyne)[39]；脂肪酸[40]及氨基酸[41]。

地上部分含炔类：顺式-8-癸烯-4,6-二炔-1-醇-异戊酸酯(cis-8-decene-4,6-diyn-1-ol-isovalerate)，反式-2-顺式-8-癸二烯 4,6-二炔-1-醇-异戊酸酯($trans$-2-cis-8-decadiene-4,6-diyn-1-ol-isovalerate)，4,6-癸二炔-1-醇-异戊酸酯(4,6-decadiyn-1-ol-isovalerate)[42]。

幼苗含黄酮类：木犀草素-7-O-β-D-葡萄糖苷，槲皮素-7-O-β-D-葡萄糖苷[43]；木脂素类：络石苷(tracheloside)[43]；酚类：红景天苷(salidroside)[43]。

红花油含生物碱类：N-[2-(5-羟基-1H-吲哚-3-基)乙基]阿魏酰胺{N-[2-(5-hydroxy-1H-indol-3-yl)ethyl]ferulamide}，N-[2-(5-羟基-1H-吲哚-3-基)乙基]-对香豆酰胺{N-[2-(5-hydroxy-1H-indol-3-yl)ethyl]-p-coumaramide}，N,N'-[2,2'-(5,5'-二羟基-4,4'-双-1H-吲哚-3,3'-基)二乙基]-二-对香豆酰胺{N,N'-[2,2'-(5,5'-

dihydroxy-4,4'-bi-1H-indol-3,3'-yl)diethyl]-di-p-coumaramide}，N-[2-[3'-[2-(对香豆酰胺)乙基]-5,5'-二羟基-4,4'-二-1H-吲哚-3-基]乙基]阿魏酰胺{N-[2-[3'-[2-(p-coumaramide)ethyl]-5,5'-dihydroxy-4,4'-bi-1H-indol-3-yl]ethyl]ferulamide}，N,N'-[2,2'-(5,5'-二羟基-4,4'-二-1H-吲哚-3,3'-基)二乙基]-二阿魏酰胺{N,N'-[2,2'-(5,5'-dihydroxy-4,4'-bi-1H-indol-3,3'-yl)diethyl]-diferulamide}，N-[2-(5-(β-D-葡萄糖氧基)-1H-吲哚-3-基)乙基]-对香豆酰胺{N-[2-(5-(β-D-glucosyloxy)-1H-indol-3-yl)ethyl]-p-coumaramide}，N-[2-(5-(β-D-葡萄糖氧基)-1H-吲哚-3-基)乙基]阿魏酰胺{N-[2-(5-(β-D-glucosyloxy)-1H-indol-3-yl)ethyl]ferulamide}[44]，4,4''-双(N-对香豆酰基)-5-羟色胺[4,4''-bis(N-p-coumaroyl)serotonin]，4,4''-双(N-对-阿魏酰基)-5-羟色胺[4,4''-bis(N-p-feruloyl)serotonin]，4-[N-(对-香豆酰基)-5-羟色胺-4''-基]-N-阿魏酰基-5-羟色胺{4-[N-(p-coumaroyl)serotonin-4''-yl]-N-feruloylserotonin}[45]；木脂素类：罗汉松脂酚(matairesinol)，罗汉松脂酚-4'-O-β-D-呋喃芹糖基-(1→2)-β-D-吡喃葡萄糖苷[matairesinol-4'-O-β-D-apiofuranosyl-(1→2)-β-D-glucopyranoside][46]；甾体类：15α,20β-二羟基孕甾-4-烯-3-酮(15α,20β-dihydroxypregn-4-en-3-one)，(15α,20R)-二羟基孕甾-4-烯-3-酮-6'-O-乙酰基-20-β-纤维二糖苷[(15α,20R)-dihydroxypregn-4-en-3-one-6'-O-acetyl-20-β-cellobioside][46]。

药理作用　镇静、催眠作用：红花黄色素腹腔注射，能提高阈下剂量戊巴比妥钠小鼠入睡率[1]。

抗惊厥作用：红花黄色素腹腔注射，能降低尼可刹米引起的小鼠惊厥反应率和死亡率[1]。

益智作用：红花乙醇提取物灌胃，可减轻小鼠在跳台试验和避光试验中乙醇诱导的学习记忆障碍[2]。

镇痛作用：红花黄色素腹腔注射，对扭体法和热板法痛刺激小鼠有镇痛作用[1]。

抗炎作用：红花醇提液灌胃，可抑制角叉菜胶致小鼠耳肿胀[3]。红花黄色素腹腔注射，对甲醛致大鼠足肿胀、组胺致大鼠毛细血管通透性升高、大鼠植入性棉球肉芽肿生成均有抑制作用[1]。红花注射液腹腔注射，可以减轻佐剂性关节炎大鼠炎性反应[4]。

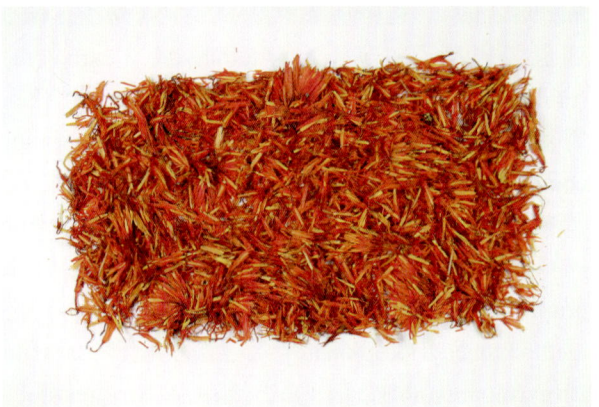

红花 Carthami Flos
摄影：钟国跃

调节免疫作用：红花黄色素灌胃，能抑制小鼠腹腔巨噬细胞和白细胞吞噬功能、减少脾特异性玫瑰花环形成；对抗氢化可的松致小鼠腹腔巨噬细胞吞噬功能抑制[5-6]。红花黄色素体外能促进淋巴细胞转化[7]。红花多糖能促进淋巴细胞转化，增加脾细胞对羊红细胞空斑形成的细胞数，对抗泼尼松的免疫抑制作用[8]。

降血压作用：红花黄色素腹腔注射、红花提取物灌胃，对自发性高血压大鼠有降压作用[9-10]。红花黄色素静脉注射，对麻醉狗、家兔有降压作用，且无快速耐受性。通过初步机制分析，认为它主要是直接扩张周围血管与冠状血管，从而使流量增加，血压下降；也可能与抑制中枢加压反射和影响 H_1 受体有关[11]。

兴奋心脏作用：红花煎液可兴奋蟾蜍离体心脏和兔在位心脏，增强收缩力和收缩幅度[12]。

抗心律失常作用：红花黄色素注射液腹腔注射，对乌头碱所致大鼠心率失常有对抗作用；静脉注射对垂体后叶素所诱发的家兔急性心肌缺血及由此而出现的心律失常有保护作用[13-14]。

扩张冠状动脉、抗心肌缺血作用：红花黄色素有增加冠脉血流量、改善心肌血液供应的作用。22% 的红花黄色素 0.2 ml 可使实验性家兔冠脉血流量增加，而且在心肌缺氧引起的冠脉流量显著减少的情况下，也有增加作用[11]。红花提取物十二指肠给药，能抑制结扎犬左冠状动脉前降支所致心肌缺血，缩小缺血心肌的梗死面积，减轻心肌损害，抑制血清 FFA 水平升高，降低血清 LPO，并增加血清 SOD、GSH-Px 活性，降低血清中 CPK 和 LDH 的活性[15]。红花黄色素给结扎冠脉前降支制备的心肌缺血模型犬静脉注射，可减慢结扎冠状动脉引起的心率加快，减少缺血心肌梗死区域和坏死区域占全心重的比例[16]。红花黄素对豚鼠心乳头室肌细胞缺氧和复氧损伤有保护作用，减轻心肌缺氧再灌注损伤的发生，使细胞免于受损[17]。红花黄素腹腔注射降低大鼠心率，改善异丙肾上腺素所致的心电图缺血性改变；可缓解大鼠低灌流离体心脏的心率及冠状动脉流量的下降[18]。羟基红花黄色素A腹腔注射，对结扎左冠状动脉前降支致心肌梗死大鼠心肌坏死程度减轻，血清NO含量和iNOS活性均增高[19]。羟基红花黄色素A可以减轻心肌缺血大鼠的线粒体肿胀、核凝集及固缩，降低心肌细胞凋亡率[20]。

增强耐缺氧能力作用：红花黄色素灌胃，在常压和减压条件下可延长小鼠存活时间，提高小鼠耐缺氧能力，并且其可对抗异丙肾上腺素所致的缺氧作用，增加离体家兔心脏和心肌缺氧时的冠脉流量，改善心脏的缺氧缺血病理状态[21]。红花水提液、红花醇提物灌胃，可提高小鼠耐缺氧能力[22]。

抗脑缺血作用：红花提取物灌胃，对右颈总动脉结扎致大鼠脑缺血有保护作用[23]。红花注射液腹腔注射预处理，可抑制大鼠局灶性脑缺血再灌注损伤后脑组织水肿和Ca^{2+}超载作用，从而对脑缺血再灌注损伤具有保护作用[24]。红花总黄酮灌胃，可抑制大鼠局部脑缺血，其机制可能与其改善凝血状态、抑制血小板依赖性血栓的形成有关[25]。红花黄色素静脉注射，对大鼠脑缺血再灌注损伤有保护作用[26]。羟基红花黄色素A静脉给药，对大鼠大脑中动脉阻塞性脑缺血模型有改善脑缺血动物行为障碍的作用，对大鼠缺血脑细胞线粒体损伤有保护作用。羟基红花黄色素A体外对谷氨酸引起的神经元损伤有保护作用[27-28]。

降血脂、抗动脉粥样硬化作用：红花油灌胃，对鹌鹑实验性动脉粥样硬化有预防作用；可提高高胆固醇血症大鼠血清HDL-C水平、血清LCAT活性[29-30]。红花黄色素肌肉注射，可降低家兔血清总胆固醇，升高高密度脂蛋白胆固醇[31]。

抗凝血、抗血栓作用：红花总黄色素体外能抑制PAF导致的血小板聚集及血小板内游离Ca^{2+}浓度的增加，对已经聚集的血小板有解聚作用，还能延长家兔血浆的复钙时间、凝血酶原时间和凝血酶时间[32]；羟基红花黄色素静脉注射，有抑制AA诱导的大鼠血小板聚集、增加纤维蛋白水解、抑制血栓形成作用[33]。红花黄色素B对ADP诱导的大鼠血小板聚集有抑制作用，且可延长大鼠血浆血浆凝血酶原时间、血浆部分活化凝血活酶时间和血浆凝血酶时间，表明其对内源性及外源性凝血系统均具抑制作用[34]。

保肝作用：红花注射液静脉注射，能降低内毒素性急性肝损伤大鼠血清ALT、AST、NO及肝组织MDA的水平，提高肝组织SOD活性[35]。红花黄色素灌胃，对CCl_4引起的大鼠中毒性肝纤维化有防治作用，可抑制贮脂细胞增殖转化及HA、LN的合成，减少胶原沉积[36]。羟基红花黄色素A灌胃，对CCl_4引起的小鼠急性肝损伤有保护作用，能抑制脂质过氧化、清除自由基、降低TNF-α水平[37]。

抗肿瘤作用：红花水煎剂、红花多糖灌胃，对H22荷瘤小鼠有抑制肿瘤生长作用[38-39]。红花多糖体内和体外对小鼠肉瘤S_{180}、肺癌LA795细胞有抑制作用，能抑制人肝癌细胞SMMC-7721生长，可诱导肝癌SMMC-7721细胞凋亡[40-41]。羟基红花黄色素A腹腔注射，可抑制人胃腺癌BGC-823裸鼠移植瘤生长，通过抑制VEGF及bFGF mRNA表达而抑制血管形成，还可通过减少bFGF蛋白表达，阻抑血管移行；通过降低MMP-9对血管基质的降解，削弱移植瘤血管的生成，证实红花黄色素A在干预血管生成方面具有多靶点效应[42-43]。

兴奋子宫作用：红花水煎液对离体小鼠子宫具有兴奋作用，可能与兴奋组胺H_1受体及肾上腺素α受体有关[44]。红花水煎液腹腔注射，能增强大鼠子宫平滑肌电活动[45]。

性激素样作用：红花提取物给小鼠灌胃，有拟雌激素样作用，红花黄色素A体外可促进雌激素依赖性肿瘤细胞MCF-7增殖[46-47]。

抗氧化作用：红花水提取物、醇提物灌胃，可提高高血脂大鼠血清SOD活性，降低MDA含量[48]。红花黄色素、羟基红花黄色素A体外可清除羟自由基，抑制小鼠肝匀浆脂质过氧化，抑制羟自由基诱发红细胞膜破裂[49-50]。

延缓衰老作用：红花水提物灌胃，可降低衰老小鼠的胸腺系数和脑系数，提高衰老小鼠体内SOD、GSH-Px、CAT的活性，抑制MDA含量的升高[51]。红花黄色素灌胃给药，可升高衰老模型大鼠肝线粒体膜磷脂成分磷脂酰胆碱(PC)、磷脂酰乙醇胺(PE)、心磷脂(CL)的含量和Ca^{2+}含量，降低

磷脂酶 A_2 (PLA_2) 的含量，改善肝线粒体膜磷脂组成，维持 Ca^{2+} 稳态[52]。

抗应激作用：红花水提取物灌胃，能延长小鼠持续游泳时间；延长小鼠在常压缺氧和寒冷条件下的存活时间[53]。

其他作用：红花注射液静脉注射，对大鼠周围神经缺血再灌注损伤有保护作用[54]。

体内过程　红花黄色素给家兔静脉注射半衰期（$T_{1/2}$）为 44.0 min；大鼠静脉注射半衰期为 66.27 min；小鼠静脉注射半衰期为 41.6 min，静脉给药后，红花黄色素在被测器官的分布量由大到小依次为肾、肝、肺、脾、心和脑，且各组织中的药量随给药后时间的延长而下降，表明该药在生物体内不易蓄积[55-57]。

毒性及不良反应　红花水煎剂小鼠腹腔注射最小中毒剂量为 1.2 g/kg，腹腔注射最小致死剂量为 2 g/kg，红花煎剂腹腔注射和灌胃的 LD_{50} 分别为 (2.4 ± 0.35) g/kg 和 20.7 g/kg。其中毒症状可出现精神萎靡不振、行走困难和不欲饮食等症状；红花黄色素给小鼠腹腔注射和灌胃的 LD_{50} 分别为 5.49 g/kg 和 5.53 g/kg[1]；红花醇提取物静脉注射 LD_{50} 为 5.3 g/kg，其毒性反应可表现为活动增加、行动不稳、竖尾、呼吸急促、惊厥、呼吸抑制甚至死亡等症状；用 8%–10% 红花粉饲料喂养小鼠可出现体重减轻，加大剂量可引起死亡[58-59]。红花煎剂灌胃，对妊娠大鼠有终止早期妊娠；对胚胎有致死、致宫内生长迟缓毒性，并与剂量密切相关[60]。

注评　本种为历版中国药典收载"红花"的基源植物，药用其干燥花。"红花"原称"红蓝花"，始载宋·《开宝本草》，后以"红花"为正名，沿用至今；商品药材主要为四川、新疆、河南等地的栽培品。部颁药品标准·维吾尔药（1999 年版）、吉林（1977）、山东（1995、2002）等中药材标准收载"红花子"，以及江苏（1989）、上海（1994）和北京（1998）中药材标准收载"白平子"为其干燥成熟果实；其果实的脂肪油为部颁药品标准·维吾尔药（1999 年版）收载的"红花子油"。傣族、彝族、德昂族、景颇族、阿昌族、藏族、蒙古族、朝鲜族、维吾尔族、壮族和苗族等也药用其花，除傣族用茎叶治黄疸性肝炎，维吾尔族用果实治咳嗽外，其余各族用花的主要用途同功效应用项。

化学成分参考文献

[1] Yadava RN, et al. *J Enzyme Inhib Med Chem*, 2008, 23(4): 543-548.

[2] Yadava RN, et al. *Internat J Chem Sci*, 2007, 5(2): 903-910.

[3] Lee JY, et al. *Arch Pharm Res*, 2002, 25(3): 313-319.

[4] Kwak JE, et al. *Han'guk Sikp'um Yongyang Kwahak Hoechi*, 2002, 31(3): 527-533.

[5] 马自超，等. 中国食品添加剂，2008, (2): 168-171.

[6] Kazuma K, et al. *Biosci Biotechnol Biochem*, 2000, 64(8): 1588-1599.

[7] Yoon HR, et al. *J Appl Biol Chem*, 2008, 51(4): 169-171.

[8] Jiang TF, et al. *J Separat Sci*, 2005, 28(11): 1244-1247.

[9] 李艳梅，等. 药学学报，1998, 33(8): 626-628.

[10] Zhou YZ, et al. *J Asian Nat Prod Res*, 2008, 10(5): 429-433.

[11] Lim SY, et al. *J Appl Biol Chem*, 2007, 50(4): 304-307.

[12] Yoon HR, et al. *J Appl Biol Chem*, 2007, 50(3): 175-178.

[13] Iizuka T, et al. *Nat Med*, 2005, 59(5): 241-244.

[14] 刘玉明，等. 中药材，2005, 28(4): 288-289.

[15] 李锋，等. 中国化学（英文版），2002, 20(7): 699-702.

[16] 张戈，等. 第二军医大学学报，2002, 23(1): 109-110.

[17] Suleimanov TA, et al. *Chem Nat Comp*, 2004, 40(1): 13-15.

[18] 尹宏斌，等. 中草药，2001, 32(9): 776-778.

[19] Hattori M, et al. *Phytochemistry*, 1992, 31(11): 4001-4004.

[20] Zhou YZ, et al. *Chem Pharm Bull*, 2006, 54(10): 1455-1456.

[21] Binder RG, et al. *Phytochemistry*, 1978, 17(2): 315-317.

[22] Binder RG, et al. *Phytochemistry*, 1975, 14(9): 2085-2086.

[23] Akihisa T, et al. *Phytochemistry*, 1997, 45(4): 725-728.

[24] Akihisa T, et al. *Phytochemistry*, 1994, 36(1): 105-108.

[25] 徐绥绪，等. 中药通报，1986, 11(2): 106-108.

[26] Zhou YZ, et al. *J Asian Nat Prod Res*, 2008, 10(9): 817-821.

[27] Zhou YZ, et al. *Helv Chim Acta*, 2008, 91(7): 1277-1285.

[28] 周玉枝，等. 中国药物化学杂志，2007, 17(6): 380-382.

[29] 姜建双，等. 中国中药杂志，2008, 33(24): 2911-2913.

[30] Jiang JS, et al. *J Asian Nat Prod Res*, 2008, 10(5): 447-451.

[31] Zhao G, et al. *Eur Neuropsychopharmacol*, 2009, 19(10):

749-758.

[32] Yin HB, et al. *J Nat Prod*, 2000, 63(8): 1164-1165.

[33] 霍贤，等．高等学校化学学报，2005, 26(9): 1656-1658.

[34] Takahashi Y, et al. *Acta Societatis Botanicorum Poloniae*, 1987, 56(1): 107-117.

[35] 郭美丽，等．植物资源与环境，1996, 5(4): 53-54.

[36] Yoo HH, et al. *Biosci Biotechnol Biochem*, 2006, 70(11): 2783-2785.

[37] Ahmed KM, et al. *Pharmazie*, 2000, 55(8): 621-622.

[38] Sato H, et al. *Agr Biol Chem*, 1985, 49(10): 2969-2974.

[39] Ichihara K, et al. *Agr Biol Chem*, 1975, 39(5): 1103-1108.

[40] 薛健，等．中国药学杂志，2005, 40(1): 74.

[41] Joshi SS, et al. *Proceedings of the National Academy of Sciences, Ind, Section A*, 1978, 48(3): 119-21.

[42] Bohlmann F, et al. *Chemische Berichte*, 1970, 103(9): 2853-2855.

[43] Rashwan O. *Bulletin of the Faculty of Pharmacy(Cairo University)*, 2002, 40(1): 79-83.

[44] Zhang HL, et al. *Chem Pharm Bull*, 1997, 45(12): 1910-1914.

[45] Zhang HL, et al. *Chem Pharm Bull*, 1996, 44(4): 874-876.

[46] Nagatsu A, et al. *Chem Pharm Bull*, 1998, 46(6): 1044-1047.

药理作用及毒性参考文献

[1] 黄正良，等．甘肃中医学院学报，1984, (1): 54-57.

[2] Zhang Y X, et al. *Biol Pharm Bull*, 1994, 17(2): 217-221.

[3] 徐绥绪，等．沈阳药学院学报，1983, 17(3): 48-50.

[4] 商宇，等．黑龙江医药科学，2010, 33(3): 21-22.

[5] 陆正武，等．中国药理学报，1991, 12(6): 537-542.

[6] 孙启祥，等．西北药学杂志，1986, 1(3): 13-16.

[7] 沈子龙，等．同位素，1988, 1(1): 48-49.

[8] 黄虹，等．中草药，1984, 15(5): 21-22.

[9] 刘发，等．药学学报，1992, 127(10): 785-786.

[10] 杨蕾，等．河北中医药学报，2004, 19(3): 26-29.

[11] 黄正良，等．中成药研究，1986, (7): 27-29.

[12] 郭协壎，等．上海中医药杂志，1964, (6): 1-6.

[13] 天津医药工业研究所．山西医药杂志，1980, (1): 2-8.

[14] 黄正良，等．甘肃中医学院学报，1985, (2): 59-61.

[15] 李路江，等．中草药，2007, 37(9): 1381-1383.

[16] 陈铎葆，等．中国药理学通报，2000, 16(5): 590-591.

[17] 李芳，等．哈尔滨医科大学学报，1999, 33(1): 9-11.

[18] 朴永哲，等．心肺血管病杂志，2002, 21(4): 25-28.

[19] 王鸿梅．齐鲁药事，2009, 28(10): 625-627.

[20] 金鸣，等．中草药，2009, 40(6): 924-930.

[21] 黄正良，等．甘肃中医学院学报，1985, (2): 59-61.

[22] 武汉市冠心病协作组．武汉新医药，1974, (2): 26-29.

[23] 山西省中医研究所冠心病实验室．新药学（神经系统疾病副刊），1977, 3(3): 179-182.

[24] 陈娟，等．中国民康医学，2011, 23(3): 263-265.

[25] 田京伟，等．中草药，2003, 34(8): 741-743.

[26] 张积青．辽宁医学院学报，2007, 28(4): 48-51.

[27] 朱海波，等．药学学报，2005, 40(12): 90-92.

[28] 田京伟，等．药学学报，2004, 39(10): 774-777.

[29] 武继彪，等．时珍国药研究，1996, 7(1): 17-18.

[30] 武继彪，等．时珍国药研究，1997, 6(3): 231-232.

[31] 齐文萱，等．兰州医学院学报，1987, (3): 57-60.

[32] 陈文梅，等．心肺血管病杂志，2001, 20(4): 201-240.

[33] 夏玉叶，等．中国药理学通报，2005, 21(11): 1400-1401.

[34] 贾菲菲，等．山西中医学院学报，2009, 10(3): 13-15.

[35] 蒋旭宏，等．中华中医药学刊，2010, 28(4): 832-934.

[36] 白娟，等．中国中西医结合杂志，2001, 21(基础理论研究特集): 79-81.

[37] 孙云帆，等．山东大学学报（医学版），2009, 47(8): 67-71.

[38] 王文杰．山西中医，2007, 23(6): 59-60.

[39] 何素芳，等．中国中药杂志，2009, 34(6): 795-797.

[40] 石学魁，等．中国中药杂志，2010, 35(2): 215-217.

[41] 梁颖，等．中医药学报，2011, 39(5): 32-35.

[42] 奚胜艳，等．中国中药杂志，2009, 34(5): 605-609.

[43] 奚胜艳，等．中国中药杂志，2010, 35(21): 2877-2881.

[44] 石米杨，等．中国中药杂志，1995, 20(3): 173-175.

[45] 杨东焱，等．甘肃中医学院学报，2000, 17(1): 15-17.

[46] 赵丕文，等．中国药学杂志，2007, 42(24): 1853-1855.

[47] 赵丕文，等．中国中药杂志，2007, 32(5): 436-438.

[48] 成龙，等．中国实验方剂学杂志，2006, 12(9): 25-27.

[49] 金鸣，等．中草药，2004, 35(6): 665-666.

[50] 金鸣，等．中国中药杂志，2004, 29(5): 447-449.

[51] 王岗，等．中国实验方剂学杂志，2010, 16(13): 159-166.

[52] 孙佳彬，等．中国老年学杂志，2004, 24(7): 650-65.

[53] 张明霞，等．中草药，2001, 32(1): 52-53.

[54] 彭其胜. 中国药房, 2011, 22(23): 2139-2141.

[55] 曹蔚, 等. 陕西中医学院学报, 2002, 25(1): 53-54.

[56] 杨志福, 等. 中药材, 2001, 24(10): 730-732.

[57] 杨志福, 等. 第四军医大学学报, 2001, 22(14): 1301-1303.

[58] 黄正良, 等. 甘肃医药, 1983, 24(4): 22-23.

[59] 武汉市冠心病协作组, 等. 武汉新医药, 1974, 9(2): 26-27.

[60] 林邦和, 等. 安徽中医学院学报, 1998, 17(4): 50-52.

129. 矢车菊属 Centaurea L.

多年生、二年生或一年生草本。茎直立或匍匐,极少无茎。叶不裂至羽状分裂。头状花序异型,小或大,多或少,在茎枝顶端排成圆锥花序、伞房花序或总状花序,极少仅有1个头状花序。总苞球形、卵形或短圆柱状、碗状、钟状等。总苞片多层,质地坚硬,形状不一,顶端具多数附属物,极少无附属物。花托有托毛。全部小花管状,花色各异。边花无性或雌性。花药基部附属物极短小。花柱分枝极短。瘦果无肋棱,被毛,极少无毛,果缘边缘有锯齿。冠毛2列,多层,白色或褐色,外列冠毛多层,极少无冠毛。

300-450种,主要分布于地中海地区及西南亚地区。我国有17种,野生种全部在新疆分布,2种药用。

分种检索表

1. 一年生或二年生草本。总苞椭圆状,直径1-1.5 cm。全部总苞片顶端有浅褐色或白色的附属物。边花增大,蓝色、白色、红色或紫色·················· **1. 矢车菊 C. cyanus**
1. 多年生草本。总苞卵状或碗状,直径2.5-3 cm。仅内层总苞片顶端有浅褐色的膜质附属物。全部小花黄色,边花不增大·················· **2. 欧亚矢车菊 C. ruthenica**

本属药用植物主要含有倍半萜和黄酮等类型化合物。从欧亚矢车菊(C. ruthenica)根亦得到炔醇类化合物。

1. 矢车菊(中国植物志) 蓝芙蓉(中国植物志),车轮花(河北)

Centaurea cyanus L., Sp. Pl. 911. 1753.(英 **Cornflower**)

一年生或二年生草本,高30-70 cm或更高,直立,分枝,稀不分枝。灰白色,被薄蛛丝状卷毛。基生叶及下部叶长椭圆状倒披针形或披针形,边缘全缘至大头羽状分裂,侧裂片1-3对。中部茎叶线形、宽线形或线状披针形,无叶柄,上部茎叶与中部茎叶同形,渐小。两面异色或近异色。头状花序在茎枝顶端排成伞房花序或圆锥花序。总苞椭圆状,直径1-1.5 cm,有稀疏蛛丝毛;总苞片约7层,全部总苞片由外向内椭圆形或长椭圆形,全部苞片顶端有浅褐色或白色的附属物。全部附属物沿苞片短下延,边缘具流苏状锯齿。边花增大,长于中央盘花,蓝色、白色、红色或紫色。瘦果椭圆形。冠毛白色或浅土红色,2列,外列多层,内列1层;全部冠毛刚毛毛状。花果期2-8月。

分布与生境 各地公园广为栽培。也分布于欧洲、俄罗斯(高加索及中亚、西伯利亚及远东地区)、北美等。

药用部位 全草及花。

功效应用 全草:清热解毒,消肿活血。用于痈肿疮毒。花:利尿,解热。

化学成分 花含黄酮类:3-O-(6-O-丁二酰基-β-D-葡萄糖基)-5-O-(β-D-葡萄糖基)花青素[3-O-(6-O-succinyl-β-D-glucosyl)-5-O-(β-D-glucosyl)cyanidin],芹菜素-4'-O-(6-O-丙二酰基-β-D-葡萄糖苷)-7-O-β-D-葡萄糖醛酸苷[apigenin-4'-O-(6-O-malonyl-β-D-glucoside)-7-O-β-D-glucuronide][1],花葵素-3-(3"-丁二酰葡萄糖苷)-5-葡萄糖苷[pelargonidin-3-(3"-succinylglucoside)-5-glucoside][2],芹菜素-4'-O-β-D-葡萄糖苷-7-O-β-D-葡萄糖苷酸(apigenin-4'-O-β-D-glucoside-7-O-β-D-glucosiduronate)[3];有机酸类:绿原

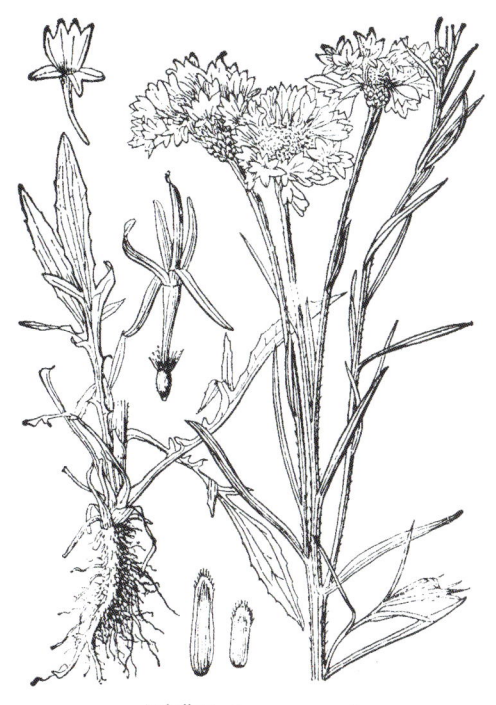

矢车菊 Centaurea cyanus L.
引自《中国高等植物图鉴》

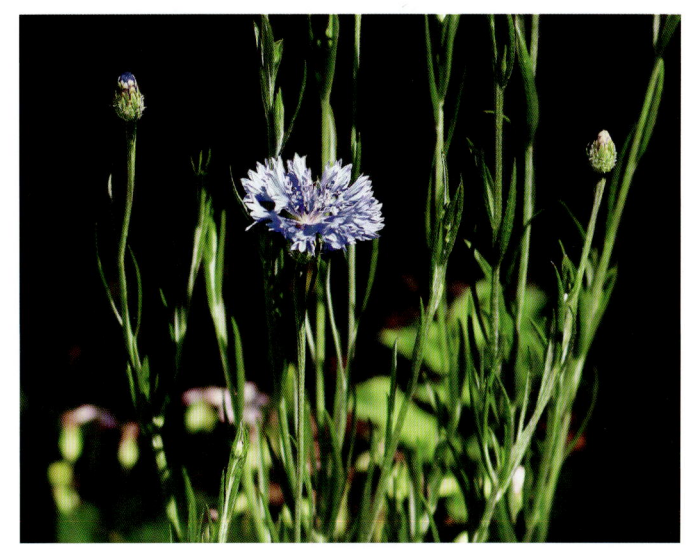

矢车菊 Centaurea cyanus L.
摄影：张英涛

酸，新绿原酸，咖啡酸[4]，苯甲酸，水杨酸，对羟基苯甲酸，香草酸，对羟基苯乙酸，丁香酸，邻羟基苯乙酸，阿魏酸，顺式-芥子酸，反式-芥子酸，对香豆酸[5]；糖类：葡萄糖，果糖，蔗糖，棉子糖(raffinose)[5]。

种子含木脂素类：勾儿茶醇▲(berchemol)，落叶松脂醇-4-O-β-D-吡喃葡萄糖苷(lariciresinol-4-O-β-D-glucopyranoside)[6]；生物碱类：香矢车菊胺▲(moschamine)，顺式-香矢车菊胺▲(cis-moschamine)，矢车菊碱▲(centcyamine)，顺式-矢车菊碱▲(cis-centcyamine)[7]。

地上部分含黄酮类：槲皮素，山柰酚，异鼠李素，芹菜素，木犀草素，粗毛豚草素(hispidulin)，棉花黄苷(quercimeritrin)，异鼠李素-7-O-β-D-葡萄糖苷，山柰酚-7-O-β-D-葡萄糖苷，芹菜素-4-O-β-D-葡萄糖苷，大波斯菊苷(cosmosiin)，菜蓟苷▲(cinaroside)，芹菜苷(apiin)，芹菜双糖苷(graveobioside)[8]；有机酸类：绿原酸，新绿原酸，异绿原酸，咖啡酸[8]；氨基酸类[8]。

药理作用 抗炎作用：矢车菊花序中提取的多糖具有抗炎作用[1]。

抗肿瘤作用：矢车菊乙醇提取物对人急性白血病 J-45.01 细胞具有显著细胞毒作用[2]。

化学成分参考文献

[1] Tamura H, et al. *Tetrahedron Lett*, 1983, 24(51): 5749-5752.

[2] Takeda K, et al. *Phytochemistry*, 1988, 27(4): 1228-1289.

[3] Asen S, et al. *Phytochemistry*, 1974, 13(7): 1219-1223.

[4] Murav'eva DA, et al. *Khim Prir Soedin*, 1986, (1): 107-108.

[5] Swiatek L, et al. *Technologia Alimentorum*, 1993, 422(25): 231-239.

[6] Shoeb M, et al. *Biochem Syst Ecol*, 2004, 32(12): 1201-1204.

[7] Sarker SD, et al. *Phytochemistry*, 2001, 57(8): 1273-1276.

[8] Litvinenko VI, et al. *Khim Prir Soedin*, 1988, (6): 792-795.

药理作用及毒性参考文献

[1] Garbacki N, *J Ethnopharmacol*, 1999, 68(1-3): 235-241.

[2] Wegiera M, et al. *Acta Pol Pharm*, 2012, 69(2): 263-268.

2. 欧亚矢车菊（中国植物志） 黄花漏芦（新疆中药名录），漏芦（新疆中草药）

Centaurea ruthenica Lam., Encycl. 1: 663. 1783.——*Centaurium ruthenicum* (Lam.) Cass.（英 Euro-asiatic Centaurea）

多年生草本，高 80–100 cm。茎直立，单生或簇生，无毛。基生叶与下部叶全形倒披针形，长 17 cm，羽状分裂，有长叶柄，基生叶的柄基内有稠密的白色绵毛；侧裂片 8–10 对，全部裂片边缘有锯齿或重锯齿，齿顶有白色短刺尖；中部及上部叶渐小，无叶柄。两面绿色，无毛。头状花序 2–3 个生茎枝顶端，或仅 1 个单生茎端。总苞卵状或碗状，直径 2.5–3 cm；总苞片约 6 层，向内层渐长，外层宽卵形；中层椭圆形或卵状椭圆形；内层或最内层长椭圆状披针形或披针形。全部苞片无毛，质地坚硬，中外层顶端无浅褐色的膜质附属物，仅内层顶端有浅褐色的膜质附属物。全部小花黄色，边花不增大。瘦果长椭圆形。冠毛 2 列，外列多层，向内层渐长，冠毛刚毛状，内列冠毛 1 层，冠毛刚毛膜片状。全部冠毛刚毛或膜片白色或浅褐色。花果期 7–9 月。

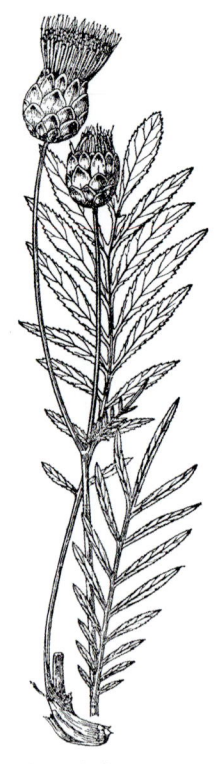

欧亚矢车菊 Centaurea ruthenica Lam.
王金凤 绘

分布与生境 产于新疆天山、准噶尔阿拉套山及阿尔泰山。生于海拔 200–1200 m 的山坡或山沟近水处。也分布于欧洲、阿富汗、哈萨克斯坦、吉尔吉斯斯坦、塔吉克斯坦、巴基斯坦、俄罗斯（高加索、西西伯利亚）。

药用部位 根。

功效应用 清热解毒，止血，排脓，消肿，下乳。用于痈肿疮毒，乳痈，乳汁不通。

化学成分 根含炔醇类：2,8-十碳二烯-4,6-二炔-1-醇(2,8-decadiene-4,6-diyn-1-ol)，2-氯-3,11-十三碳二烯-5,7,9-三炔-1-醇(2-chloro-3,11-tridecadiene-5,7,9-triyn-1-ol)，12,13-环氧-2,10-十三碳二烯-4,6,8-三炔(12,13-epoxy-2,10-tridecadiene-4,6,8-triyne)，2,4,10-十二碳三烯-6,8-二炔醛(2,4,10-dodecatriene-6,8-diynal)，12,13-环氧-10-十三碳烯-2,4,6,8-四炔(12,13-epoxy-10-tridecene-2,4,6,8-tetrayne)，2,10-十二碳二烯-4,6,8-三炔-1-醇(2,10-dodecadiene-4,6,8-triyn-1-ol)，1,7,9,15-十七碳四烯-11,13-二炔(1,7,9,15-heptadecatetraene-11,13-diyne)，2-氯-3-十三碳烯-5,7,9,11-四炔-1-醇(2-chloro-3-tridecene-5,7,9,11-tetrayn-1-ol)，3,11-十三碳二烯-5,7,9-三炔-1,2-二醇(3,11-tridecadiene-5,7,9-triyn-1,2-diol)，3,5,11-十三碳三烯-7,9-二炔-1,2-二醇(3,5,11-tridecatriene-7,9-diyn-1,2-diol)，5,7,9,11-十四碳四烯-1-醇(5,7,9,11-tetradecatetraen-1-ol)，2-十二碳烯-4,6,8,10-四炔醛(2-dodecene-4,6,8,10-tetraynal)，2-氯-1,3-十三碳二烯-5,7,9,11-四炔(2-chloro-1,3-tridecadiene-5,7,9,11-tetrayne)，2-十二碳烯-4,6,8,10-四炔-1-醇(2-dodecene-4,6,8,10-tetrayn-1-ol)[1]，1-氯-3-十三碳烯-5,7,9,11-四炔-2-醇(1-chloro-3-tridecene-5,7,9,11-tetrayn-2-ol)[2]，6-氯-4-(6-辛烯-2,4-二炔-1-亚基)-3-氧杂双环[3.1.0]己烷{6-chloro-4-(6-octene-2,4-diyn-1-ylidene)-3-oxabicyclo[3.1.0]hexane}[3]；酯类：5,7,9,11-十四碳四烯苯甲酸酯(5,7,9,11-tetradecatetraenyl benzoic acid ester)，乙酸癸酯(acetic acid decyl ester)，2-氯-3-十三碳烯-5,7,9,11-四炔-1-醇乙酸酯(2-chloro-3-tridecene-5,7,9,11-tetrayn-1-ol acetate)，3,11-十三碳二烯-5,7,9-三炔-1,2-二醇二乙酸酯(3,11-tridecadiene-5,7,9-triyn-1,2-diol diacetate)，3,5,11-十三碳三烯-7,9-二炔-1,2-二醇二乙酸酯(3,5,11-tridecatriene-7,9-diyn-1,2-diol diacetate)，3,11-十三碳二烯-5,7,9-三炔-1,2-二醇-2-乙酸酯 (3,11-tridecadiene-5,7,9-triyn-1,2-diol-2-acetate)，2-氯-3,11-十三碳二烯-5,7,9-三炔-1-醇乙酸酯(2-chloro-3,11-tridecadiene-5,7,9-triyn-1-ol acetate)[1]，3-甲基-5,7,9,11-十四碳四烯苯丁酸酯(3-methyl-5,7,9,11-tetradecatetraenyl butanoic acid ester)，3-甲基-6,8,10,12-十五碳四烯丁酸酯(3-methyl-6,8,10,12-pentadecatetraenyl butanoic acid ester)，3-甲基-6,8,10,12-十五碳四烯-2-丁酸酯(3-methyl-6,8,10,12-

pentadecatetraenyl 2-butenoic acid ester)，3-甲基-5,7,9,11-十四碳四烯-2-丁酸酯(3-methyl-5,7,9,11-tetradecatetraenyl-2-butenoic acid ester)，1-氯-3-十三碳烯-5,7,9,11-四炔-2-醇-乙酸酯(1-chloro-3-tridecene-5,7,9,11-tetrayn-2-ol acetate)[2]。

化学成分参考文献

[1] Bohlmann F, et al. *Chemische Berichte*, 1961, 94: 3179-3188.

[2] Bohlmann F, et al. *Chemische Berichte*, 1973, 106(7): 2140-2143.

[3] Bohlmann F, et al. *Justus Liebigs Annalen der Chemie*, 1971, 745: 176-192.

130. 白菊木属 Gochnatia (Kuncz.) A. L. Cabrera

灌木至小乔木。叶互生，全缘或有疏齿，背面被白色绒毛或无毛而具黏性分泌物。头状花序具同型小花，盘状，排成顶生伞房状、圆锥状或复头状花序，稀单生；总苞倒锥形或近卵形，总苞片多层，覆瓦状，外层短，卵形，向内各层较长，披针形或长圆形。花托平，无毛或被流苏状毛。花全部两性，结实，花冠管状；檐部5深裂；花药基部箭形，具毗连的长尾；花柱分枝略增厚，短而扁，顶端钝、圆。瘦果近圆柱形，具纵棱，被长毛，冠毛2层，外层略短，粗糙，刚毛状。

66种，分布于美洲和亚洲东南部。我国仅1种，产于云南，药用。

1. 白菊木（中国植物志） 枪花药（云南临沧、耿马），大叶理肺药（云南临沧）

Gochnatia decora (Kurz) Cabrera in Revista Mus. La Plata, Secc. Bot. 12: 131. 1971.——*Leucomeris decora* Kurz（英 **Common Leucomeris**）

落叶小乔木，高2–5 m。枝有条纹，幼时白色，被绒毛。叶片椭圆形或长圆状披针形，长8–18 cm，宽3–6 cm，基部阔楔形，两侧常不等，边缘浅波状，具疏的胼胝体状小齿，上面光滑，仅幼时被毛，下面被绒毛；中脉两面均凸起，侧脉8对；叶柄长1.5–4 cm，多少被毛，内侧腋芽被绢毛。头状花序近无梗或有短梗，通常8–12个或稀更多复聚成复头状花序；总苞倒锥形；总苞片6–7层，外层卵形，被绵毛，中层长卵形或卵状披针形，略被毛，最内层狭长圆形或线形，质薄，无毛；花先叶开放，白色，两性；花冠管状，5深裂。瘦果圆柱形，具纵棱，密被倒伏的绢毛。冠毛淡红色，长13–15 mm。花期3–4月。

分布与生境 产于云南南部至西部（北至大理）。生于海拔1100–1900 m的山地林中。也分布于越南、泰国、缅甸。

药用部位 树皮。

功效应用 清热止咳，凉血，止血。用于咳嗽，外伤。

注评 本种为国家二级保护植物。

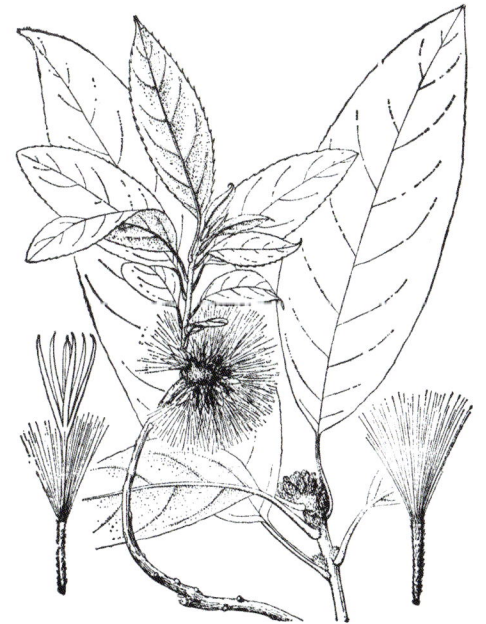

白菊木 *Gochnatia decora* (Kurz) Cabrera
引自《中国高等植物图鉴》

131. 帚菊属 Pertya Sch. Bip.

多年生草本或灌木、亚灌木。枝纤细，常有长枝和短枝之分。叶长枝上互生，短枝上簇生，具柄，全缘，具齿。头状花序无或具花序梗，腋生、顶生或生于簇生叶丛中，单生、双生、排成紧密的团伞花序或疏松的伞房花序，稀排成具叶的大圆锥花序，盘状，小花两性能育1至数朵，少有雌雄异株者。总苞钟形、狭钟形或筒状，总苞片少至多层，覆瓦状，草质或近革质，外层极短，向内各层渐次较长；花托小；无毛或被毛，花冠管状；花药基部箭形，具线形的长尾；花柱长，分枝极短。瘦果圆柱形、倒卵形或倒锥形，具5-10纵棱，被柔毛。冠毛1层，糙毛状，白色、污白色至褐色。

25种，全分布于亚洲（日本、阿富汗、泰国）。我国有18种，1变种，分布很广，1种药用。

1. 两色帚菊（中国高等植物图鉴）

Pertya discolor Rehder in J. Arnold Arbor. 10: 135. 1929.（英 **Bicolor Pertybush**）

灌木，高0.8-2 m。枝纤细，幼时被紧贴绢质长柔毛；叶互生和簇生，在长枝上叶互生，叶片线状披针形，长7-30 mm，顶端短尖，基部渐狭，全缘，上面亮绿色，下面银白色，被厚绢毛；叶柄短；腋芽卵形。顶端钝，为密被白色绢质长柔毛的鳞片所包；短枝上的叶3-4片簇生，叶片披针形或倒披针形。头状花序单生于簇生的叶丛中，通常仅有2花，总花梗纤细，密被紧贴的绢质长柔毛；总苞圆筒形；总苞片3层，背面密被白色绵毛，外层卵形，最内层狭椭圆形；花紫红色；雄花长约7 mm，裂片披针形，顶端被白色长毛；雌花长约7 mm，顶端被白色长毛。瘦果倒卵状长圆形或近圆柱形，具10枚，被贴生长柔毛。冠毛干时白色，粗糙。花期6-8月。

分布与生境 产于青海东部、四川北部（若尔盖）、甘肃中部及东南部及山西、宁夏南部。生于海拔1900-3100 m 的山顶或山坡针叶疏林中。

药用部位 花序。

功效应用 止咳平喘。用于咳嗽，气喘。

注评 本种藏族用花序花治气管炎、肺结核。

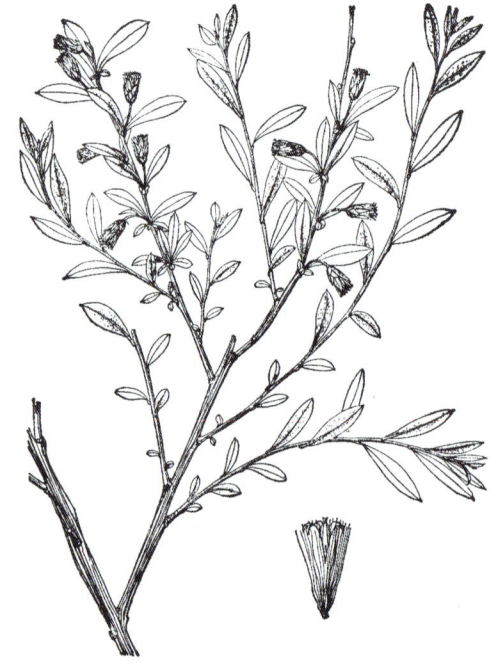

两色帚菊 Pertya discolor Rehder
引自《中国高等植物图鉴》

132. 兔儿风属 Ainsliaea DC.

多年生草本。分枝或不分枝。叶互生，或基生呈莲座状，或密集于茎的中部呈假轮生，叶片线状卵形、椭圆形或圆形，全缘、具齿或中裂，被毛，极少无毛。头状花序单个或多个或成束排成间断的穗状或总状花序式，有时组成伸长圆锥花序，同型，盘状。总苞狭，圆柱形；总苞片多层，覆瓦状，外层短，卵形，向内各层渐次较长，披针形或长圆形，顶端钝，略尖或长渐尖，花托小，无毛；全为两性能育的小花，每一头状花序常为4-5朵，少为1朵，花药基部具长尾，花柱分枝短。瘦果圆柱状，或两端稍狭而近纺锤形，具棱5-10，无毛或被毛。冠毛1层，等长，羽毛状或稀无冠毛。

约50种，分布于亚洲东南部。我国有35种，主要产于长江流域及其以南各省区，16种及2变种药用。

分种检索表

1. 茎不分枝；头状花序复组成顶生的穗状花序、总状花序或圆锥花序。
  2. 叶聚生于茎的基部，呈莲座状。
    3. 头状花序在茎顶复组成穗状花序，稀排成总状花序。
      4. 叶基部心形。
        5. 叶柄的翅宽达 5–12 mm，基部心形具 2 耳 ················· 1. 心叶兔儿风 A. bonatii
        5. 叶柄无翅。
          6. 叶顶端钝或中脉延伸具小凸尖，基出脉 5 条；头状花序复排成总状花序 ··· 2. 杏香兔儿风 A. fragrans
          6. 叶顶端短渐尖，尖头钝，基出脉 3 条；头状花序复排成穗状花序 ··· 3. 红脉兔儿风 A. rubrinervis
      4. 叶基部狭、钝圆、截平或缢缩下延于叶柄成翅。
        7. 叶柄有翅。
          8. 茎被绵毛，叶卵形或卵状披针形，基部下延于叶柄成宽翅，边缘有细齿 ··· 4. 宽叶兔儿风 A. latifolia
          8. 茎被柔毛，叶卵形或长圆形，基部楔状尖渐狭成翅柄，边缘具波状圆齿 ··· 5. 长穗兔儿风 A. henryi
        7. 叶柄无翅。
          9. 叶倒卵形或倒卵状圆形，叶柄近无或长 3–8 mm，稀达 15 mm ············ 6. 细穗兔儿风 A. spicata
          9. 叶卵形、卵状披针形或椭圆形，叶柄长 2–7.5 cm ············ 7. 云南兔儿风 A. yunnanensis
    3. 头状花序复组成顶生的圆锥花序。
      10. 叶近革质、心形或卵状心形，下面绿色，被白色厚绵毛 ············ 8. 秀丽兔儿风 A. elegans
      10. 叶纸质，长卵形至披针形，下面红色或紫红色，被褐色长硬毛 ············ 9. 红背兔儿风 A. rubrifolia
  2. 叶密集于茎的中部呈莲座状，或不呈莲座状而仅向茎的中部逐渐密聚，稀有在基部之上而又在中部以下处着生（互生）。
    11. 叶密集于茎的中部，呈莲座状或不呈莲座状而仅向茎的中部逐渐密聚。
      12. 头状花序复组成顶生的穗状花序或总状花序。
        13. 叶阔卵形至卵状披针形，叶两面绿色。
          14. 叶柄无翅；叶缘具芒状疏齿，花冠裂片与花冠管近等长 ··· 10. 灯台兔儿风 A. macroclinidioides
          14. 叶柄上部具狭翅；叶缘具粗齿或深波状，花冠裂片长约为花冠管之半 ··· 11. 粗齿兔儿风 A. grossedentata
        13. 叶卵形或卵状披针形，基部心形或近心形，下面紫红色或淡蓝色 ············ 12. 纤枝兔儿风 A. gracilis
      12. 头状花序于茎顶复组成圆锥花序，叶狭长圆形或线形，基部仅 1 脉 ············ 13. 华南兔儿风 A. walkeri
    11. 发育正常的叶在茎的基部之上，中部以下处均匀互生。
      15. 叶卵状披针形或长圆状披针形，干时上面非黑色，两面均无毛或稀上面被疏粗伏毛 ··· 14. 光叶兔儿风 A. glabra
      15. 叶阔披针形或卵状披针形，干时上面变黑色，上面被长柔毛，下面被绒毛 ··· 15. 穆坪兔儿风 A. lancifolia
1. 茎多分枝；头状花序单生于叶腋或 2–6 复组成腋生的总状花序 ············ 16. 腋花兔儿风 A. pertyoides

本属药用植物除含黄酮类化合物如木犀草素 (luteolin)、木犀草素 -7-O-β-D- 葡萄糖苷 (luteolin-

7-O-β-D-glucoside)、金圣草酚 (chrysoeriol)、金圣草酚-7-O-β-D-葡萄糖苷 (chrysoeriol-7-O-β-D-glucoside) 外，还含有愈创木烷型倍半萜内酯，如杏香兔儿风 (A. fragrans) 中含有中美菊素 (zaluzanin C，**1**)、葡萄糖基中美菊素 C (glucozaluzanin C，**2**)、11α,13-二氢葡萄糖基中美菊素 C (11α,13-dihydroglucozaluzanin C，**3**)、8α-羟基-1α,13-二氢中美菊素 C (8α-hydroxy-11α,13-dihydro-zaluzanin C，**4**)、8α-羟基-1α,13-二氢葡萄糖基中美菊素 C (8α-hydroxy-11α,13-dihydroglucozaluzanin C，**5**)、3α-羟基-11β,13-二氢-8α-O-β-D-葡萄糖基中美菊素 C (3α-hydroxy-11β,13-dihydro-8α-O-β-D-glucozaluzanin C，**6**)、3β-羟基-11β,13-二氢-8α-O-β-D-葡萄糖基中美菊素 C (3β-hydroxy-11β,13-dihydro-8α-O-β-D-glucozaluzanin C，**7**)，心叶兔儿风 (A. bonatii) 中含有兔儿风内酯 (ainsliaolide) A (**8**) 等。

本属植物多具有抗炎、抗菌、抗病毒等作用，主要有效成分为黄酮类化合物。

1. 心叶兔儿风（中国植物志） 大一枝箭（四川），兔儿风、小接骨丹（贵州），红毛三七（四川甘孜）

Ainsliaea bonatii Beauverd in Bull. Soc. Bot. Genève ser. 2, 1: 377. fig. 3, 1909.（英 **Cordateleaf Ainsliaea**）

多年生草本，高 15–95 cm。茎、叶及花序均被灰白色绵毛或后脱毛。根颈被灰白色绵毛；茎单生，花葶状。基生叶密集，莲座状，叶片圆形或阔卵形，长 5–11 cm，宽 4–10 cm，基部心形，常具 2 耳，边缘具细尖齿；中脉两面均凸起，侧脉 3–4 对；叶柄长 5–14 cm，具翅，宽达 5–10 mm；茎叶极少。头状花序具 3 朵花，少有 4 朵，通常 3–6 密集成束，再排成穗状花序式；近叶状苞叶具齿。总苞圆筒形，长 13–14 mm；总苞片 5–6 层，边缘带紫红色，干膜质，具 1–3 脉，外层卵形，中层近椭圆形，最内层线形。花全部两性，管状，檐部 5 深裂。瘦果近圆柱形，具 6 棱，被贴生的粗毛。冠毛 1 层，肉桂色，羽毛状。花期 10–11 月。

分布与生境 产于四川、云南和贵州。生于海拔 1200–1950 m 的山坡林下或阴湿的水沟边。

药用部位 根。

功效应用 清热利水，祛风除湿，舒筋止痛。用于风热咳嗽，水肿，风湿痹痛，肢体麻木，跌打损伤，关节脱臼复位，胃脘疼痛。

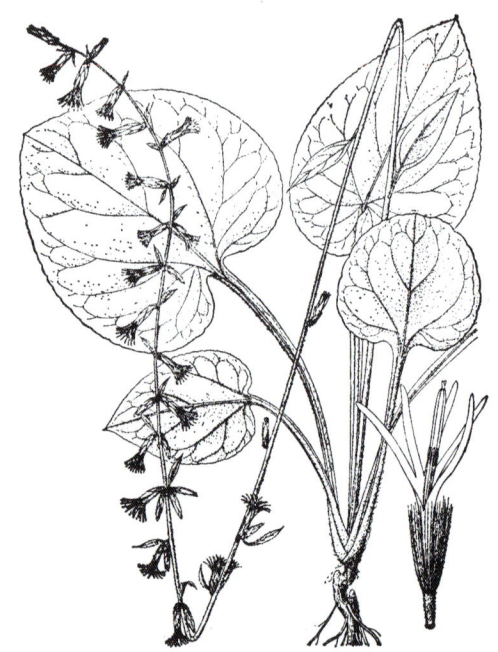

心叶兔儿风 **Ainsliaea bonatii** Beauverd
引自《中国高等植物图鉴》

化学成分 全草含黄酮类：木犀草素(luteolin)，金圣草酚(chrysoeriol)，芹菜素(apigenin)，木犀草素-7-O-β-D-葡萄糖苷(luteolin-7-O-β-D-glucoside)，金圣草酚-7-O-β-D-葡萄糖苷(chrysoeriol-7-O-β-D-glucoside)，芹菜素-7-O-β-D-吡喃葡萄糖苷(apigenin-7-O-β-D-glucopyranoside)，刺槐苷(acaciin)[1]；愈创木烷内酯型倍半萜类：兔儿风内酯▲A (ainsliaolide A)[2]；挥发油[3]等；三萜类：蒲公英萜醇▲(taraxasterol)[4]；

香豆素类：紫花前胡苷元(nodakenetin)，瑞香素(daphnetin)[4]；酚类：对二苯酚(1,4-benzenediol)[4]；甾体类：β-谷甾醇[4]。

注评 本种为"双股箭"的基源植物，药用其根。苗族也药用，全草治咳嗽。

化学成分参考文献

[1] 普建新，等. 中草药，2005, 36(6): 819-820.

[2] Pu JX, et al. *Chin Chem Lett*, 2004, 15(12): 1454-1456.

[3] 普建新，等. 云南大学学报（自然科学版），2004,

26(4): 345-347.

[4] 王微，等. 中国药学杂志，2013, 48(3): 174-176.

2. 杏香兔儿风（中国植物志） 金边兔耳（本草纲目拾遗），兔儿一支香（广西、贵州），兔儿一支箭（浙江、福建、江西、湖南），一支香（浙江、江西），急儿风（江苏），朝天一柱香（贵州），金边兔儿草（中国高等植物图鉴）

Ainsliaea fragrans Champ. ex Benth. in Hooker's J. Bot. Kew Gard. Misc. 4: 236. 1852.（英 **Fragrant Ainsliaea**）

多年生草本。根状茎，根颈被褐色绒毛。茎单生，花葶状，高 25–60 cm，被褐色长柔毛。叶聚生于茎的基部，莲座状或呈假轮生，叶片卵形、狭卵形或卵状长圆形，长 2–11 cm，宽 1.5–5 cm，顶端钝或中脉延伸具一小的凸尖头，基部深心形，下面被较密的长柔毛；基出脉 5 条；叶柄无翅，密被长柔毛。头状花序常有 3 小花，于花葶顶端排成间断的总状花序，花序轴被褐色的短柔毛，具钻形苞叶；总苞圆筒形；总苞片约 5 层，有纵纹，无毛，外 1–2 层卵形，中层近椭圆形，最内层狭椭圆形。花两性，白色，具杏仁香气，花冠管纤细。瘦果棒状圆柱形或纺锤形，栗褐色，具 8 纵纹，被密长柔毛。冠毛多数，淡褐色，羽毛状，基部联合。花期 11–12 月。

分布与生境 产于台湾、福建、浙江、贵州、安徽、江苏、江西、湖北、四川、湖南、广东、广西等省区。生于海拔 30–850 m 的山坡灌木林下或路边、沟边草丛中。也分布于日本。

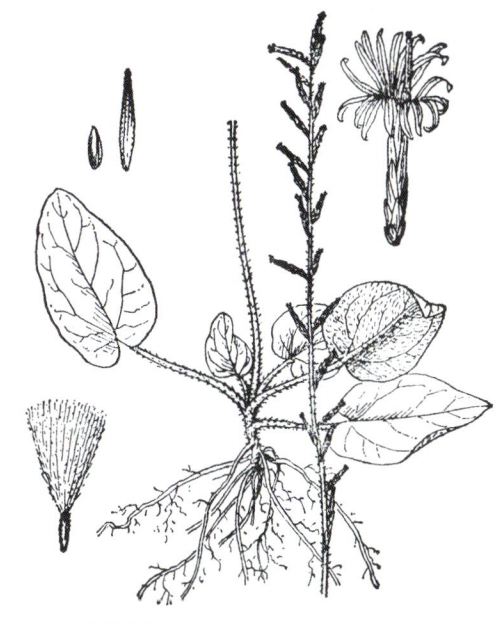

杏香兔儿风 **Ainsliaea fragrans** Champ. ex Benth.
引自《中国高等植物图鉴》

药用部位 全草。

功效应用 清热解毒，利湿，止咳，凉血止血，消食散结。用于虚劳骨蒸，肺结核咳血，崩漏，消化不良，小儿疳积，湿热黄疸，水肿，痈疽肿毒，瘰疬结核，跌打损伤，毒蛇咬伤。

化学成分 全草含黄酮类：芹菜素(apigenin)，木犀草素(luteolin)，柽柳素(tamarixetin)，木犀草素-7-O-β-D-葡萄糖苷(luteolin-7-O-β-D-glucoside)，柽柳素-3-O-β-D-葡萄糖苷(tamarixetin-3-O-β-D-glucoside)，柽柳素-5-O-β-D-葡萄糖苷(tamarixetin-5-O-β-D-glucoside)，柽柳素-7-O-β-D-葡萄糖苷(tamarixetin-7-O-β-D-glucoside)，槲皮素-5-O-β-D-葡萄糖苷(quercetin-5-O-β-D-glucoside)，山奈酚-3-O-β-D-葡萄糖苷(kaempferol-3-O-β-D-glucoside)[1]；倍半萜类：中美菊素C (zaluzanin C)，11α,13-二氢中美菊素C (11α,13-dihydrozaluzanin C)，4β,15-二氢中美菊素C (4β,15-dihydrozaluzanin C)，4β,15,11α,13-四氢中美菊素C (4β,15,11α,13-dihydrozaluzanin C)[2]，8α-羟基-11α,13-二氢中美菊素C (8α-hydroxy-11α,13-dihydro-zaluzanin C)[1-4]，葡萄糖中美菊素C (glucozaluzanin C)[1,3-4]，11α,13-二氢葡萄糖中美菊素C (11α,13-dihydroglucozaluzanin C)[3]，8α-羟基-11α,13-二氢葡萄糖中美菊素C (8α-hydroxy-

11α,13-dihydroglucozaluzanin C)[3-4]，3α-羟基-11β,13-二氢-8α-O-β-D-葡萄糖中美菊素C (3α-hydroxy-11β,13-dihydro-8α-O-β-D-glucozaluzanin C)，3β-羟基-11β,13-二氢-8α-O-β-D-葡萄糖中美菊素C (3β-hydroxy-11β,13-dihydro-8α-O-β-D-glucozaluzanin C)，2'-O-E-咖啡酰基-8α-羟基-11α,13-葡萄糖中美菊素C (2'-O-E-caffeoyl-8α-hydroxy-11α,13-dihydro-3β-O-β-D-glucozaluzanin C)[4]；奎宁酸衍生物类：5-对反式羟基肉桂酰奎宁酸(5-p-trans-hydroxycinnamoyl-quinic acid)，5-对反式香豆酰奎宁酸(5-p-trans-coumaroylquinic acid)[1]，绿原酸(chlorogenic acid)[5]，3,5-二咖啡酰奎宁酸(3,5-dicaffeoylquinic acid)，4,5-二咖啡酰奎宁酸(4,5-dicaffeoylquinic acid)[6]，1,3,4-三羟基-5-[3-(3-羟基苯基)-1-氧代-2-丙烯氧基]-(1α,3α,4α,5βE)环己烷羧酸{1,3,4-trihydroxy-5-[[3-(3-hydroxyphenyl)-1-oxo-2-propenyl]oxy]-[1α,3α,4α,5β (E)]cyclohexanecarboxylic acid)}[1]；三萜类：无羁萜(friedelin)，表无羁萜醇(epifriedelin; epifriedelanol)，羊齿烯醇(fernenol)[7]；其他类：对羟基苯甲醛(p-hydroxybenzaldehyde)，儿茶酚(catechol)，原儿茶醛(protocatechualdehyde)，原儿茶酸(protocatechuic acid)[5]，二十六醇(n-hexacosanol)，正三十二酸(n-dotriacontanoic acid)[7]等。

药理作用 抗炎作用：杏香兔儿风乙醇提取物灌胃，可抑制阴道内注射羟基橡胶乳诱导的子宫颈炎模型大鼠的炎症反应，降低 PGE_2 的早期表达，调整大鼠子宫颈部黏膜T淋巴细胞亚群；其丁醇萃取部分、倍半萜烯可体外抑制环氧酶-1、环氧酶-2的活性[1]。杏香兔儿风浸膏灌胃，可促进苯酚胶浆致宫颈炎模型大鼠宫颈黏膜组织表皮生长因子(EGF)的早期表达，调节T细胞亚群紊乱及早期降低宫颈黏膜 PGE_2 的表达水平[2]。

抗菌作用：杏香兔儿风水提取物、70%乙醇提取物、95%乙醇提取物均对金黄色葡萄球菌有抑制作用；其95%乙醇提取物、醋酸乙酯提取物均对白色念珠菌有抑制作用[3]。杏香兔儿风提取物对枯草杆菌、大肠埃希菌和沙门菌有抑菌作用[4]。杏香兔儿风乙醇提取物母液、乙酸乙酯萃取物、正丁醇萃取物对金黄色葡萄球菌、绿脓杆菌、溶血性乙型链球菌均有抑制作用[5]。

抗病毒作用：杏香兔儿风水提物体外对单纯疱疹病毒、脊髓灰质炎病毒和麻疹病毒均有抑制作用[6]。

注评 本种为江西（1996）和上海（1994）中药材标准收载"杏香兔儿风"的基源植物，药用其干燥全草；药材也称"金边兔耳"。瑶族、苗族、侗族也药用，主要用途同功效应用项。

化学成分参考文献

[1] 刘戈，等. 中国天然药物，2007, 5(4): 266-268.

[2] Bohlmann F, et al. *Phytochemistry*, 1982, 21(8): 2120-2122.

[3] Li XS, et al. *Magn Reson Chem*, 2008, 46(11): 1070-1073.

[4] Wang H, et al. *Chem Pharm Bull*, 2009, 57(6): 597-599.

[5] 张锐，等. 中草药，2006, 37(3): 347-348.

[6] Wang Y, et al. *Phytochem Anal*, 2007, 18(5): 436-440.

[7] 胡昌奇，等. 中草药，1983, 14(11): 486-488.

药理作用及毒性参考文献

[1] Wang H, et al. *Chem Pharm Bull*, 2009, 57(6): 597-599.

[2] 易剑锋，等. 江西中医学院学报，2007, 19(2): 72-73.

[3] 葛菲，等. 时珍国医国药，2009, 20(7): 1676-1677.

[4] 李桂兰，等. 中国医药指南，2010, 8(7): 45-47.

[5] 邱如意，等. 中国药业，2009, 18(11): 13-14.

[6] 蔡宝昌，等. 国外医学·中医中药分册，1997, 19(3): 31, 48.

菊科 COMPOSITAE

3. 红脉兔儿风（中国植物志） 青兔儿风（中国中药资源志要），走马胎（四川、贵州），罗汉草、土兔儿风、血筋草（四川中药志）

Ainsliaea rubrinervis C. C. Chang in Sinensia 4: 226. 1934.（英 **Rednerve Ainsliaea**）

多年生草本。根状茎，根颈密被褐色粗毛。茎单生，不分枝，花葶状，高 27-37 cm，密被褐色长柔毛。基生叶密集莲座状，卵形或卵状披针形，大小不等，大者长 5-11 cm，宽 2.5-4 cm，小者长 2.3-3 cm，宽 1.4-1.8 cm，顶端短渐尖，基部心形，具深褐色；基出脉 3 条；叶柄无翅，密被向下的褐色粗硬毛；茎叶 1-2，长圆状披针形，顶端短尖，基部非心形，两面被较密的毛且有缘毛，叶柄短，密被粗毛。头状花序具 3 花，单生或 2-3 簇生，于茎顶排成长 13-27 cm 的穗状花序，花序轴密被长硬毛。总苞圆筒形；总苞片 6 层，无毛，外 1-3 层卵形，中层长圆形或长椭圆形，最内层狭长圆形。花白色；花冠圆筒形。瘦果纺锤形，基部渐狭，密被毛。冠毛污白色，羽毛状。基部联合成环。花期 6-7 月。

分布与生境 产于四川灌县。生于海拔 800-1100 m 的林地或荒坡上。

药用部位 全草。

功效应用 祛风散寒，活血止痛，止咳。用于风寒咳嗽，头痛，牙痛，咽喉肿痛，疮痈肿毒，瘰疬，风寒湿痹，跌打损伤，毒蛇咬伤。

注评 本种为"青兔儿风"的基源植物，药用其干燥全草。

4. 宽叶兔儿风（中国高等植物图鉴） 倒赤伞（西藏常用中草药），天星地白子、毛叶香（贵州中草药），牛尾一枝箭、刀口药（昆明民间草药），宽穗兔儿风、三花兔儿风（中国高等植物图鉴），大叶一枝箭（云南），翅柄兔儿风（海南植物志）

Ainsliaea latifolia (D. Don) Sch. Bip. in Jahresber. Pollichia 18-19: 169. 1861.——*Liatris latifolia* D. Don, *A. pteropoda* DC., *A. triflora* (Buch.-Ham. ex D. Don) Druce（英 **Broadleaf Ainsliaea**）

多年生草本。根状茎，根颈密被污黄色或黄白色绵毛。茎直立，不分枝，高 30-80 cm，密被蛛丝状白色绵毛。叶聚生茎基部呈莲座状，卵形或狭卵形，大的长可达 10-11 cm，宽 5-6.5 cm，小的长仅 3 cm 长，宽 1-1.5 cm，顶端短尖或钝，基部缢缩下延于叶柄成阔翅；基出脉 3 条；叶柄与叶片几等长，具翅；上部叶卵形、披针形或近长圆形，长 2-2.5 cm，花序梗的叶更小，苞片状，无柄或具短柄。头状花序具 3 花，单个或 2-4 朵聚集于苞片状的叶腋内复组成间断的穗状花序，花序轴被蛛丝状绵毛；总苞圆筒形；总苞片约 5 层，背部多少被毛，外层卵形，中层长卵形，最内层椭圆形；花两性；管状。瘦果近纺锤形，具 8 条棱，密被倒伏的绢质长毛，冠毛棕褐色，羽片状，基部联合。花期 4-10 月。

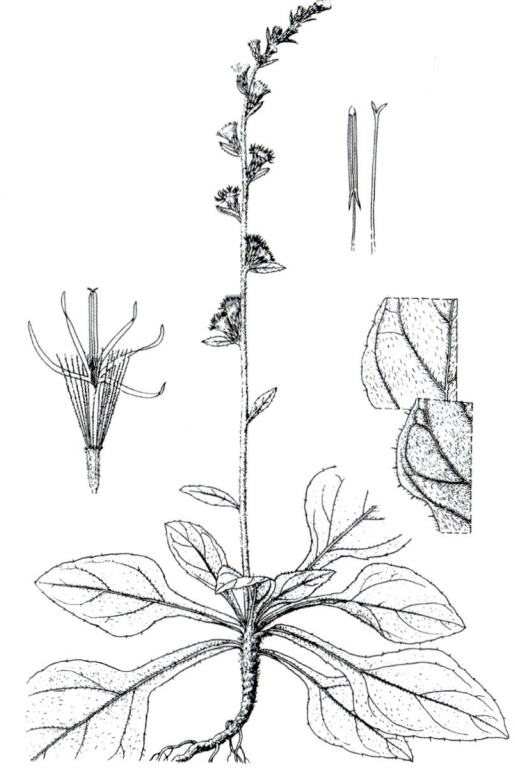

宽叶兔儿风 Ainsliaea latifolia (D. Don) Sch. Bip.
邓盈丰 绘

分布与生境 产于西藏、云南、湖北、四川、广东、广西、贵州、海南。生于海拔 1300-3500 m 的山地林下或路边。也分布于印度、尼泊尔、不丹、缅甸、泰国、越南、印度尼西亚。

药用部位 全草、叶。

功效应用 祛风散寒，止咳，止泻，活血消肿。用于风寒感冒，咳嗽，头痛，腰痛，痢疾，泄泻，肠炎，中耳炎，乳腺炎，跌打损伤，外伤出血，乳痈。

注评 本种为"倒赤伞"的基源植物，药用其全草。

5. 长穗兔儿风（中国高等植物图鉴） 镇桂兔儿风（云南种子植物名录），二郎剑（四川）

Ainsliaea henryi Diels in Bot. Jahrb. Syst. 29: 628. 1901.（英 **Henry's Ainsliaea**）

多年生草本。根状茎，根颈密被黄褐色绒毛。茎直立，高 40–80 cm，不分枝，呈暗紫色，被毛，后渐脱毛。基生叶，密集，莲座状，卵形或长圆形，长 3–8 cm，宽 2–3 cm，顶端钝短尖，基部楔状长渐狭成翅柄，中脉在上面平坦，下面稍凸起，侧脉常 3 对；叶柄长 2–5 cm，被柔毛，上部具阔翅，下部无翅；茎生叶极少而小，苞叶状，卵形，长 8–25 cm，被柔毛。头状花序含 3 花，常 2–3 聚集成小聚伞花序，于茎顶复排成长穗状花序，花序轴被柔毛；总苞圆筒形；总苞片约 5 层，外层卵形，最内层线形。花两性，管状。瘦果圆柱形，无毛，具纵棱。冠毛污白色至污黄色，羽毛状。花期 7–9 月。

分布与生境 产于云南、贵州、四川、湖北、湖南、广西、广东、海南、福建、台湾。生于海拔 700–2070 m 的坡地或林下沟边。

药用部位 全草。

功效应用 清热解毒，祛瘀止痛，凉血利湿，止咳平喘。用于小儿惊风，小儿疳积，毒蛇咬伤，肺热咳嗽，哮喘。

化学成分 全草含三萜类：24-亚甲基环木菠萝烷酮 (24-methylenecycloartanone)[1]；黄酮类：5,7-二羟基-3,6,8-三甲氧基黄酮(5,7-dihydroxy-3,6,8-trimethoxyflavone)[2]；倍半萜类：白菊木内酯▲(gochnatiolide)[3]。

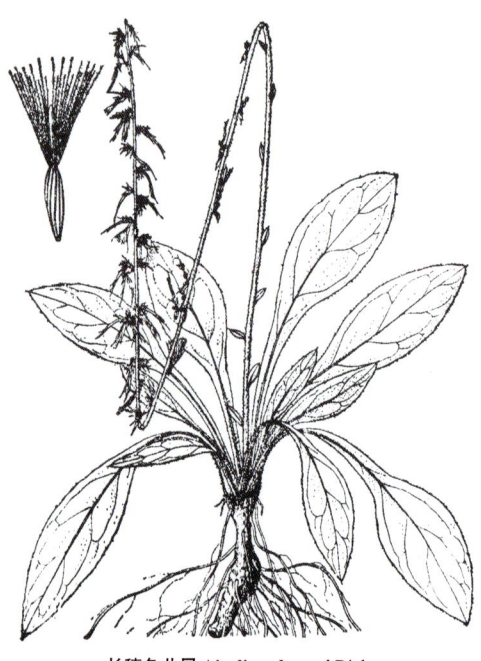

长穗兔儿风 **Ainsliaea henryi** Diels
引自《中国高等植物图鉴》

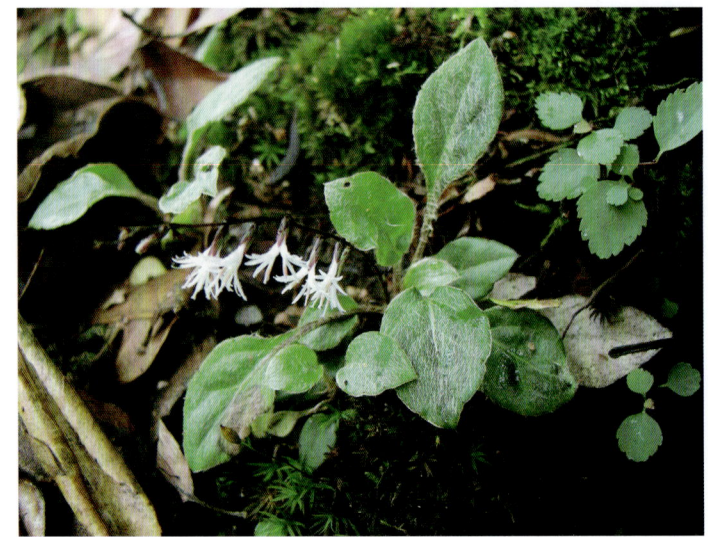

长穗兔儿风 **Ainsliaea henryi** Diels
摄影：张金龙

化学成分参考文献

[1] Xiong HP, et al. *Acta Crystallogr Sect E Struct Rep Online*, 2010, 66(2): o260-o261, So260/1-So260/10.

[2] Xiong HP, et al. *Acta Crystallogr Sect E Struct Rep Online*, 2009, 65(12): o3276-o3277.

[3] Xiong HP, et al. *Acta Crystallogr Sect E Struct Rep Online*, 2009, 65(11): o2847.

6. 细穗兔儿风（中国植物志）

Ainsliaea spicata Vaniot in Bull. Acad. Int. Géogr. Bot. 12: 117. 1903.（英 **Spicate Ainsliaea**）

多年生草本。根状茎颈部密被污白色或黄白色绒毛。茎直立，花葶状，高25-55 cm，被黄褐色丛卷毛。叶聚生于茎的基部，莲座状，倒卵形或倒卵状圆形，长3-10 cm，宽2-6 cm，两面被疏柔毛；叶柄近无或长3-8 mm，稀长达1.5 cm，无翅，多少被长柔毛；苞叶长圆形或钻状，无柄。头状花序具3花，单生或数个聚生，于花茎上部复排成疏松或间断的穗状花序，花序轴被长柔毛。总苞圆筒形；总苞片约6层，卵形，中层长圆形或近椭圆形，最内层狭椭圆形，无毛；花两性；管状。瘦果倒锥形，具10纵棱，密被白色粗毛。冠毛黄褐色，羽毛状，基部稍联合。花期4-6月及9-10月。

分布与生境 产于云南、贵州、四川、重庆、广西、广东及湖北。生于海拔1100-2000 m的草地、林缘或松林、杂木林中。也分布于印度、不丹、孟加拉、泰国。

药用部位 根。

功效应用 舒筋活络，止痛，消炎杀菌，利尿，杀虫，用于阿米巴痢疾、喉炎、脚气病、食欲不振、腹胀、筋骨病。现代用于急、慢性肾炎，膀胱炎，肺结核，感冒咳嗽，支气管炎，痢疾。

化学成分 全草含挥发油：含量较多的是倍半萜类[1]。

注评 本种拉祜族、彝族和哈尼族也药用，拉祜族全草治肾盂肾炎、急慢性肾炎、尿路感染、神经痛、寒痛，彝族用根治产后腹痛、小儿高热、呕吐，全草治急慢性支气管炎、肺结核咳血、咳嗽、产后腹痛，哈尼族用全草治流感、牙痛、肾炎、疟疾。

化学成分参考文献

[1] 罗艺萍，等. 云南化工, 2009, 36(4): 45-47.

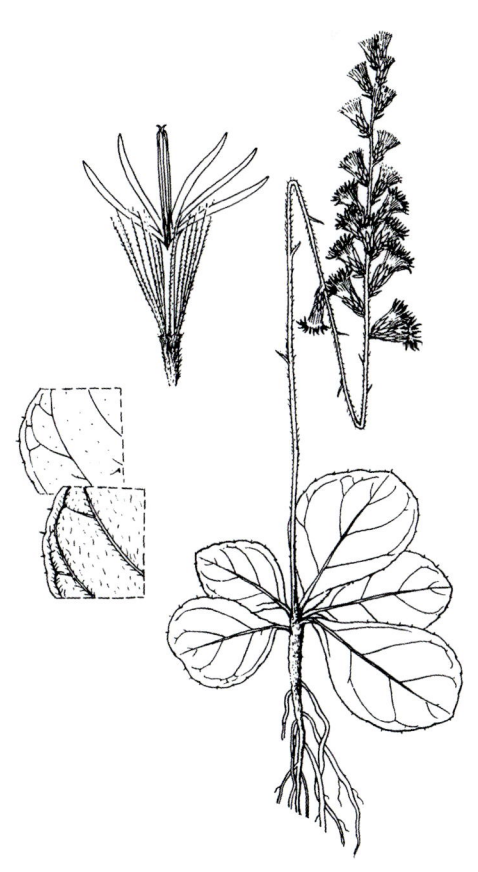

细穗兔儿风 Ainsliaea spicata Vaniot
邓盈丰 绘

7. 云南兔儿风（中国植物志） 燕麦灵（昆明民间常用草药），小一支箭（云南玉溪中草药），羊耳草（贵州），倒吊花、接骨一支箭（中药大辞典）

Ainsliaea yunnanensis Franch. in J. Bot. (Morot) 2: 70. 1888.（英 **Yunnan Ainsliaea**）

多年生草本。根状茎圆柱形，颈部密被绵毛；茎单生，不分枝，花葶状，高 20–60 mm，基部被绵毛。基生叶密集，莲座状，叶片卵形、卵状披针形或披针形，长 2–6 cm，宽 1–4 cm；中脉在下面明显凸起，侧脉 4–5 对；叶柄长 2–7.5 cm，无翅，被长柔毛，基部扩大；茎生叶与基生叶近同形，被毛，具短柄，或无柄。头状花序具 3 花，复作间断的穗状花序式排列。总苞圆筒形；总苞片 5–6 层，边缘和顶部带紫红色，被疏柔毛，外 1–3 层卵形，中层狭长圆形，最内层披针形。花淡红色，两性；花冠管向上略增大，长圆形。瘦果近纺锤形，密被白色长柔毛。冠毛黄白色，羽毛状，基部联合。花期 9 月至翌年 1 月。

分布与生境 产于云南、贵州及四川西南部。生于海拔 1700–2700 m 的林下、林缘或山坡草地上。

药用部位 全草。

功效应用 祛风湿，续筋骨，消积，驱虫。用于风湿痹痛，跌打损伤，骨折，疳积，虫积。

注评 本种为"燕麦灵"的基源植物，药用其全草。白族、彝族也药用，白族用根用于胃痛、食积腹胀、泄泻、骨鲠咽喉、脉管炎、风湿病、虫毒、蛇咬伤；彝族用全草治关节肿痛、劳伤腰痛、胃痛。

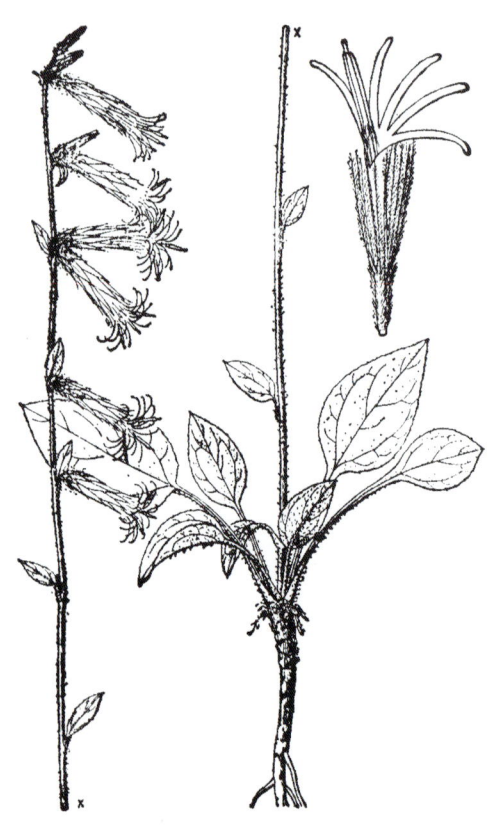

云南兔儿风 Ainsliaea yunnanensis Franch.
引自《中国高等植物图鉴》

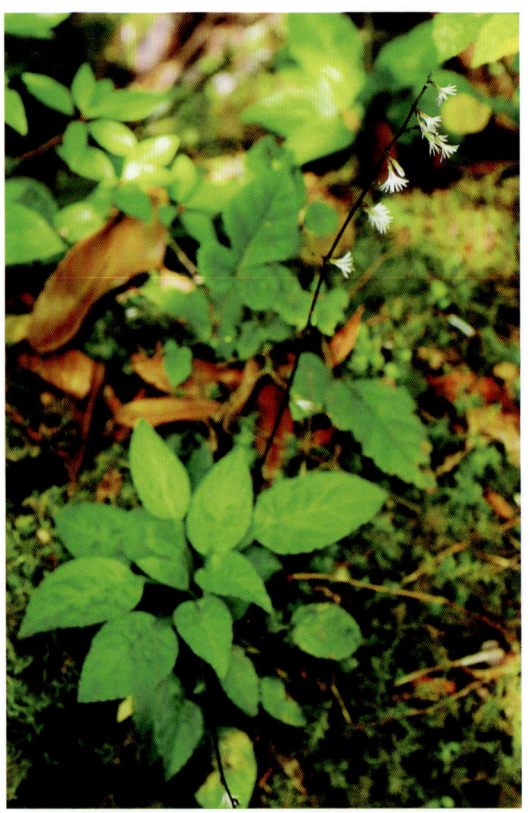

云南兔儿风 Ainsliaea yunnanensis Franch.
摄影：陈又生

8. 秀丽兔儿风（中国植物志） 背毛红草（广西靖西）

Ainsliaea elegans Hemsl. in Hooker's Icon. Pl. 28: 5. 2747. 1902.（英 **Elegant Ainsliaea**）

8a. 秀丽兔儿风（模式变种）

Ainsliaea elegans Hemsl. var. **elegans**

多年生草本。根状茎圆柱形，颈部密被黄褐色长柔毛。基生叶，密集，莲座状。叶心形或卵状心形，长 8-22 cm，宽 4.5-14 cm，顶端圆或短尖，稀有渐尖，上面幼时被糙伏毛，后脱毛，下面厚被白色绵毛和杂以黄褐色长柔毛；基出脉 5-7 条；叶柄无翅，密被黄褐色长柔毛。花葶直立，高 45-120 cm，通常无叶，密被黄褐色长柔毛。头状花序多数，具梗，具 2 花，少具 3 花，排成开展的圆锥花序，花序轴长 10-29 cm，分枝多数；总苞圆筒形；总苞片约 5 层，外 1-2 层卵形，内 4-5 层长圆形。花白色，两性，管状。瘦果圆柱形，密被白色刚毛。冠毛黄白色，羽毛状，基部稍联合。花期 12 月至翌年 3 月。

分布与生境 产于贵州南部和云南东南部。生于海拔 1000-1800 m 的林下石旁。

药用部位 全草。

功效应用 祛风除湿，止痛。用于风湿痹痛，肺结核。

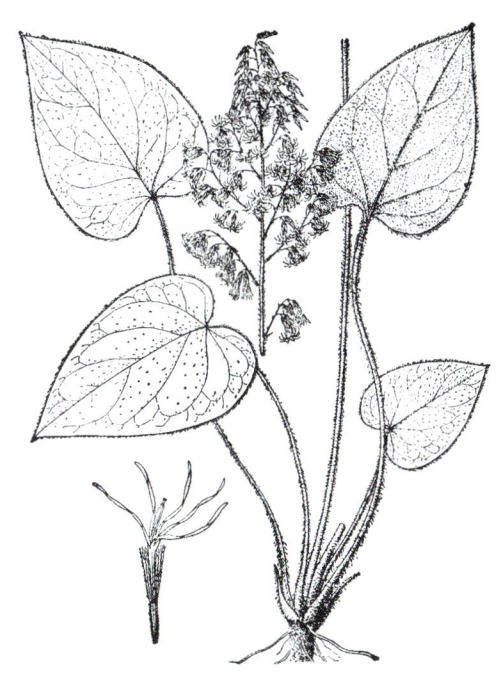

秀丽兔儿风 Ainsliaea elegans Hemsl. var. elegans
引自《中国高等植物图鉴》

8b. 红毛兔儿风（变种）（中国植物志） 红毛叶兔儿风、红毛叶马蹄香（云南药用植物名录），红毛叶、马蹄香、毛叶马蹄香（云南）

Ainsliaea elegans Hemsl. var. **strigosa** Mattf. in Notizbl. Bot. Gart. Berlin-Dahlem 11: 107. 1931.（英 **Strigosous Ainsliaea**）

本变种茎多叶，叶片较小，两面被糙伏毛，通常下面较密，但无白色绵毛与模式变种显然不同。

分布与生境 产于云南东南部及南部。生于海拔 1800-2900 m 的林下。也分布于越南北部。

药用部位 根、叶。

功效应用 清热利湿，止咳化痰。叶用于感冒发热，咳嗽痰喘，风湿痹痛。根用于风热咳嗽，小儿肺炎，头痛，消化不良，风湿头痛，跌打损伤。

9. 红背兔儿风（中国植物志） 红走马胎（四川）

Ainsliaea rubrifolia Franch. in J. Bot. (Morot) 8: 296. 1894.（英 **Redleaf Ainsliaea**）

多年生草本。根状茎粗短，颈部密被向上的粗长毛。茎直立，单生或双生，花葶状，高 17-40 cm，不分枝，被褐色长柔毛。基生叶密集，莲座状，叶片长卵形、卵状披针形或披针形，长 5-9 cm，宽 2.3-4.3 cm，基部心形，深褐色，上面绿色，具灰白的云石状斑纹，被贴伏的疏硬毛或脱落变无毛，下面紫红色，被褐色长硬毛；基出脉 3 条；叶柄长 3-11 cm，无翅，密被深褐色粗硬毛；茎生叶少而小，披针形，基部非心形，叶柄短，或近无柄。头状花序常具 3 花，于茎顶排成下部狭、上部开展、长 12-18 cm 的圆锥花序，花序轴和分枝均被长硬毛；总苞圆筒形，总苞片约 5 层，无毛，外层卵形至阔卵形，中层狭椭圆形至长圆形，最内层长圆形。花两性。瘦果纺锤形，具8棱，被疏柔毛。冠毛近等长，褐黄色，羽毛状，基部联合成环。花期5-6月及9-10月。

分布与生境 产于四川、陕西南部和甘肃东部。生于海拔1620-2100 m的坡地沟边或山地岩石上。

药用部位 全草。

功效应用 行气，除湿止痛，止咳化痰，活血止痛。用于风寒咳嗽，风湿痹痛，跌打损伤。

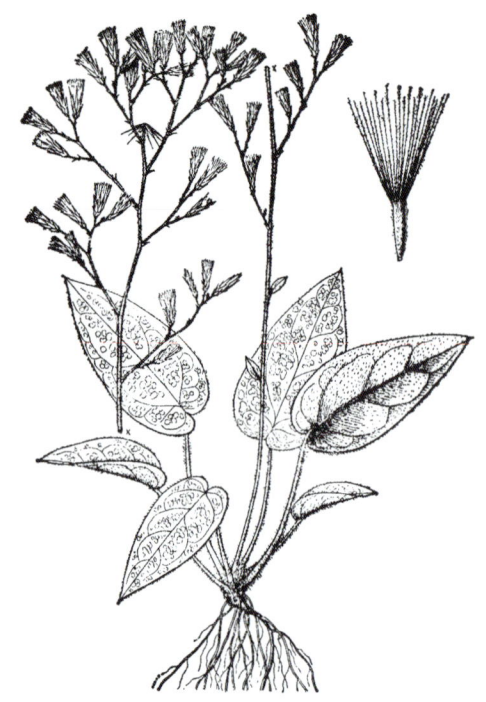

红背兔儿风 Ainsliaea rubrifolia Franch.
引自《中国高等植物图鉴》

10. 灯台兔儿风（中国植物志） 铁灯兔儿风（中国高等植物图鉴），永嘉兔儿风（安徽），灯台草（湖北），胡氏兔儿风（浙江药用植物志）

Ainsliaea macroclinidioides Hayata in J. Coll. Agric. Imp. Univ. Tokyo 25(19): 141. t. 22. 1908.——Ainsliaea hui Diels（英 Integrifolious Ainsliaea）

多年生草本。根状茎短，颈部密被深褐色绒毛；簇生。茎直立，单生，高25-65 cm，不分枝，下部无叶，密被长柔毛有时脱毛。叶聚生于茎的上部，莲座状，或在叶丛下面有数片散生，叶片阔卵形至卵状披针形，稀近椭圆形，长4-10 cm，宽2.5-6.5 cm，下面被疏长毛；基出脉3条；叶柄长3-8 cm，被长柔毛。头状花序具3花，无梗或有短梗，单生或2-5聚生，于茎的上部排成总状花序式排列；花序长15-40 cm，无毛，有1-2片苞叶；总苞圆筒形；总苞片约6层，无毛或内层顶端被毛，紫红色，外层卵形，中层卵状披针形至近长圆形，最内层狭长圆形。花两性，管状。瘦果近圆柱形，略被短柔毛。冠毛1层，污白色，羽毛状，基部联合。花期8-11月。

分布与生境 产于广西、广东、湖南、湖北（鹤峰）、江西、安徽、浙江、福建、台湾。生于海拔500-2010 m的山坡、河谷林下或湿润草丛中。也分布于日本。

药用部位 根、全草。

功效应用 清热解毒。根用于咳嗽，腰腿痛。全草用于鹅口疮。

药理作用 抗菌作用：灯台兔儿风水提取物、70%乙醇提取物、95%乙醇提取物体外均对金黄色葡萄

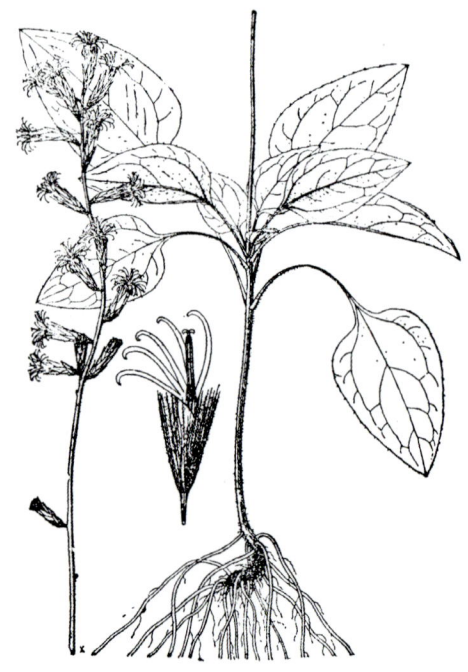

灯台兔儿风 Ainsliaea macroclinidioides Hayata
引自《浙江植物志》

菊科 COMPOSITAE

球菌有抑制作用；其95%乙醇提取物、醋酸乙酯提取物均对白色念珠菌有抑制作用[1]。

注评 本种为江西中药材标准（1996）收载"杏香兔儿风"的基源植物之一，药用其干燥全草。苗族也药用，全草治鹅口疮。

药理作用及毒性参考文献

[1] 葛菲，等. 时珍国医国药，2009, 20(7): 1676-1677.

11. 粗齿兔儿风（中国植物志） 灯台草、青菜果（贵州），光棍草（四川），灯盏七、一柱香（湖北）

Ainsliaea grossedentata Franch. in J. Bot. (Morot) 18: 297. 1894.（英 Largetoothed Ainsliaea）

多年生草本。根状茎圆柱形，颈部被疏粗毛或有时近无毛，茎直立，单生，不分枝，高25-60 cm。叶聚生于茎的中部之下离基7-16 cm，莲座状或两端1-2片疏离，叶片阔卵形、卵形或卵状披针形，长3-7 cm，宽2-5 cm，上面疏生硬毛，下面被疏长柔毛；基出脉3条；叶柄与叶片近等长，被疏长柔毛，上部具极狭的翅。头状花序具3花，具短梗，于茎顶排成稀疏的总状花序。总苞圆筒形；总苞片约6层，顶端紫红色，外1-3层阔卵形，长和宽近相等，中层椭圆形，最内层狭椭圆形；花两性，白色，管状。瘦果近纺锤形，近无毛。冠毛淡褐色，羽毛状，基部联合。花期7-10月。

分布与生境 产于四川、重庆、贵州、湖北、湖南西部、广西（融水、龙胜）和江西南部。生于海拔1200-2100 m的疏林或密林下。

药用部位 全草。

功效应用 清热利湿，祛湿止痛，活血凉血。用于惊痫，风热头痛，虚劳咳血，湿热黄疸，小便不利，水肿，淋巴结核，痈疽肿毒，刀枪出血。

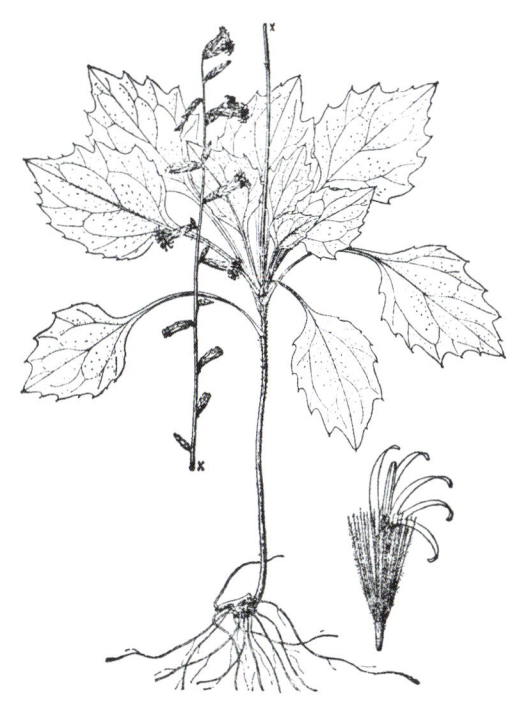

粗齿兔儿风 Ainsliaea grossedentata Franch.
引自《中国高等植物图鉴》

12. 纤枝兔儿风（中国植物志） 相思草（广西桂平）

Ainsliaea gracilis Franch. in J. Bot. (Morot) 8: 297. 1894.（英 Thin Ainsliaea）

多年生草本。根状茎短，头状，稀呈圆柱状，根颈无毛或被疏毛。茎直立，单一或双生，高20-60 cm，少有达1 m，被淡褐色疏密不一的长柔毛。叶聚生于茎的中下部，呈轮生状，叶片卵形或卵状披针形，长2-6 cm，基部心形或近心形，上面无毛，下面紫红色，被疏长柔毛；基出脉3条；叶柄纤细，长为叶片的2/3或近等长，多少被长柔毛。头状花序具3花，于茎顶总状花序式排列；总苞圆筒形；总苞片近7层，无毛，外1-3层卵形，中层长圆形或近椭圆形，最内层线状倒披针形；花两性，管状。瘦果近纺锤形。具10棱。冠毛淡红色，羽毛状，基部联合。花期9-11月。

分布与生境 产于四川、贵州、重庆、湖北、湖南、广东、江西。生于海拔400-1540 m的山地丛林或涧旁石缝中。

药用部位 全草。

功效应用 解毒消肿，通络止痛。用于跌打损伤，无名肿毒，咳血。

13. 华南兔儿风（中国植物志） 狭叶兔儿风（中国高等植物图鉴）

Ainsliaea walkeri Hook. f. in Bot. Mag. 102: t. 6225. 1876.（英 Walker's Ainsliaea）

多年生矮小草本。根状茎颈部无毛。茎直立，单一，高 20–40 cm，下部无毛，上部自叶丛生至花序轴略被短柔毛。叶聚生于茎的中下部，叶片狭长圆形或线形，长 3–7 cm，宽 3–7 mm，两面无毛；中脉两面均凸起；叶柄长 5–13 mm，无毛。头状花序被短梗，具 3 小花，稀为 2 朵，于茎顶作狭圆锥花序式排列；花序轴粗而坚挺，分枝短，基部具钻形的小苞叶。总苞圆筒形；总苞片约 5 层，无毛，外 1–2 层卵形，中层卵状披针形，最内层披针形。花全部两性，白色，管部纤细。瘦果圆柱形，密被粗毛。冠毛污白色，羽毛状，基部稍联合。花期 10–12 月。

分布与生境　产于广西南部、广东南部和福建西南部。生于海拔 700 m 以下的溪旁石上或密林下湿润处。

药用部位　全草。

功效应用　清热解毒，消积散结，止血，止咳。用于风热咳嗽。

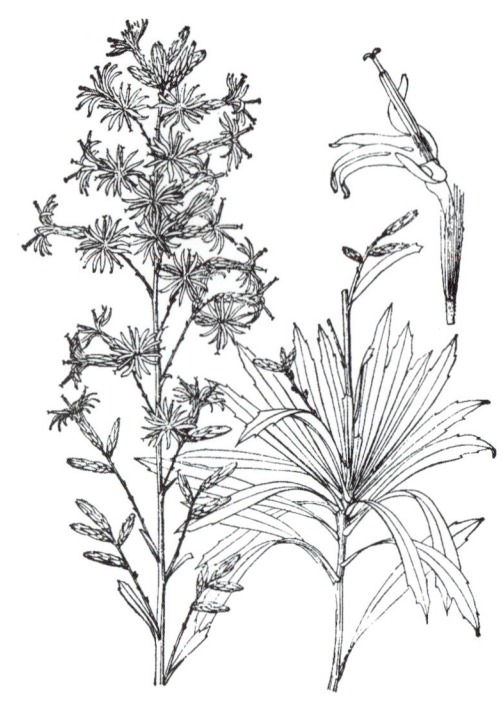

华南兔儿风 Ainsliaea walkeri Hook. f.
引自《中国高等植物图鉴》

14. 光叶兔儿风（中国植物志） 灯台草（贵州），光棍草、石凤丹、心肺草（四川）

Ainsliaea glabra Hemsl. in J. Linn. Soc., Bot. 23: 471. Pl. 14. 1888.（英 Glabrous Ainsliaea）

多年生草本。根状茎粗短，颈部被黄褐色绵毛。茎粗壮，直立，紫红色，高 45–80 cm，少有达 1 m，无毛。叶集生于茎的中部以下而呈互生，不呈莲座状。叶片卵状披针形、长圆状披针形或有时近椭圆形，长 10–20 cm，宽 5–9.5 cm，两面均无毛或稀上面被糙伏毛，下面于脉上呈紫色；叶柄紫红色，长 7–15 cm，无毛；上部叶小，叶柄短；花序上的叶苞叶状。头状花序具 3 花，小，于茎顶排成开展的长 25–35 cm 的圆锥花序，花序轴无毛。总苞圆筒形；总苞片约 5 层，无毛，外 1–2 层卵形，中层长圆形，最内层线形。花两性，细管状。瘦果纺锤形，干时黄褐色。冠毛黄白色，羽毛状，基部稍联合。花期 7–9 月。

分布与生境　产于四川中南部和云南东北部。生于海拔 800–1200 m 的林缘或林下阴湿草丛中。

药用部位　全草。

功效应用　养阴清肺，祛瘀止血。用于肺结核咯血，风湿痛，跌打损伤。

注评　本种为"兔儿风"的基源植物，药用其干燥全草。

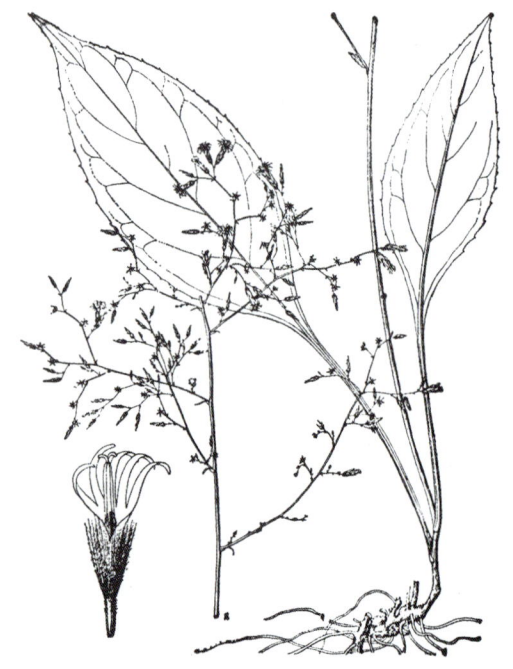

光叶兔儿风 Ainsliaea glabra Hemsl.
引自《中国高等植物图鉴》

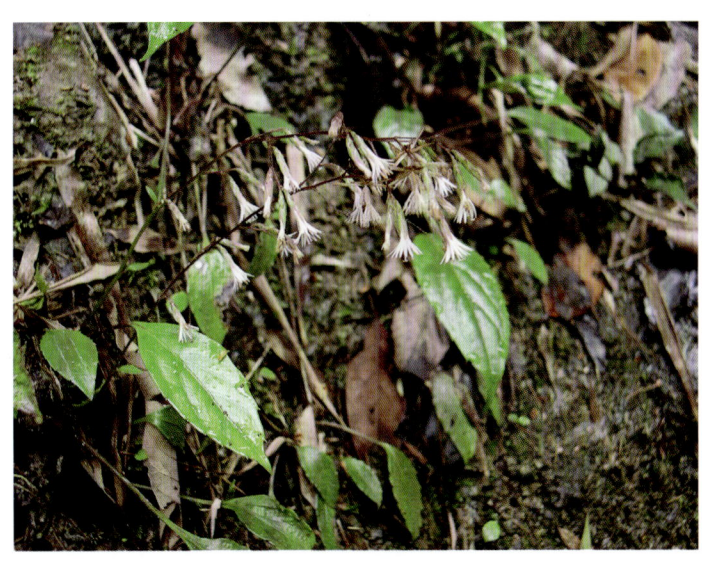

光叶兔儿风 Ainsliaea glabra Hemsl.
摄影：何顺志

15. 穆坪兔儿风（中国植物志） 披针叶兔儿风（四川中草药通讯），长叶兔儿风（云南种子植物名录），小血金丹、肺经草（四川）

Ainsliaea lancifolia Franch. in Nouv. Arch. Mus. Hist. Nat., sér. 2, 10: 41. 1887.（英 **Lanceolateleaf Ainsliaea**）

多年生草本。根状茎呈圆柱形，颈部被褐色绵毛。茎直立，单生，高 50-80 cm，干时变黑色，除基部和花序轴之外无毛。叶纸质，不呈莲座状，阔披针形、卵状披针形或稀有近椭圆形，长 8-19 cm，宽 3.5-7.5 cm，上面无毛，干时变黑色，下面幼时被毛，后无毛；叶柄长 10-18 cm，无毛；茎上部叶极小，叶片卵形或卵状披针形，上面常被疏长柔毛，下面被绒毛，叶柄短。头状花序具 3 花，于茎顶排成狭长的、长 28-40 cm 的圆锥花序，花序轴无毛，分枝及花序轴纤细，被粉状短柔毛。总苞圆筒形；总苞片 4 层，外 1-2 层卵形，中层长圆形，最内层线形；小花两性，管状。瘦果倒卵状纺锤形。冠毛黄白色，羽毛状，基部稍联合。花期 7-9 月。

分布与生境 产于四川、贵州和云南北部。生于海拔 1600-2400 m 的林下阴湿处或草丛中。
药用部位 全草。
功效应用 止血。用于肺痈，咯血，胃出血，咳嗽痰喘。
注评 本种为"披针叶兔儿风"的基源植物，药用其全草。

16. 腋花兔儿风（中国植物志） 牛毛细辛（贵州），地黄连、追风箭、白背兔儿风（云南）

Ainsliaea pertyoides Franch. in J. Bot. (Morot) 2: 70. t. 3. 1888.（英 **Pertybush-like Ainsliaea**）

16a. 腋花兔儿风（模式变种）

Ainsliaea pertyoides Franch. var. **pertyoides**

多年生草本。根状茎粗短，颈部密被黄褐色绒毛。茎直立，单生或数茎丛生，高 50-120 cm，被红褐色糙伏毛或微糙硬毛，多分枝，枝二列。叶互生，二列，茎生和枝生的形状相似而分大小，卵形或卵状披针形，生于茎上的叶长 6.5-11 cm，宽 3-5.5 cm，生于枝上的叶长 2.5-5 cm，宽 1-2.2 cm，基部心形，上面无毛，下面被淡褐色贴伏的长柔毛，基出脉 5 条。叶柄短，被红褐色糙伏毛。头状花序具 3 花，单生于叶腋或 2-6 复聚集成腋生的纤弱总状花序。总苞圆筒形；总苞片约 6 层，外层卵形，中层卵状披针形，最内层狭长圆形至长圆形。花两性，管状，白色。瘦果近纺锤形，密被绢毛。冠毛白色，羽毛状，基部联合。花期 3-6 月及 9-10 月。

分布与生境　产于云南、贵州及四川西南部。生于海拔 1500-2500 m 的山谷溪旁或林中湿润地。也分布于印度。

药用部位　全草。

功效应用　祛风除湿，化瘀止血，消肿散结。用于风湿痹痛，血瘀经闭，跌打损伤，骨折肿痛，外伤出血，瘰疬结核，风寒咳喘。

化学成分　全草含黄酮类：芦丁(rutin)[1]。

化学成分参考文献

[1] 李东海，等. 云南化工，2009, 36(2): 32-35.

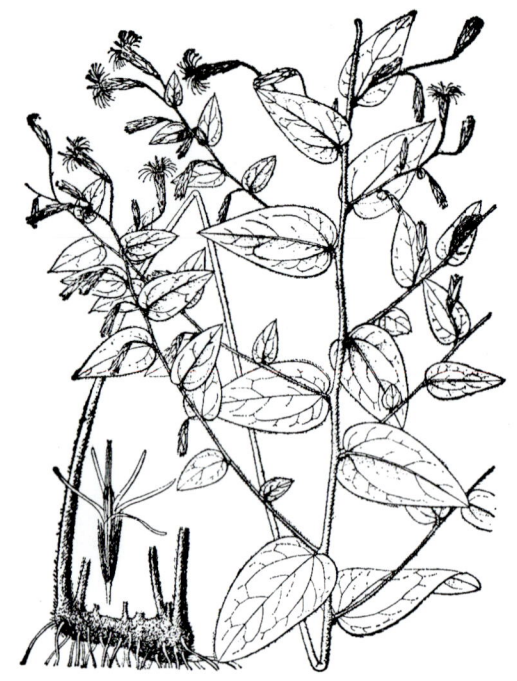

腋花兔儿风 Ainsliaea pertyoides Franch.
var. **pertyoides**
引自《中国高等植物图鉴》

16b. 白背兔儿风（变种）（中国植物志）　白背叶下花（中国高等植物图鉴），叶下花（昆明民间草药），追风箭（云南中草药），地黄连（云南思茅中草药），牛毛细辛（贵州）

Ainsliaea pertyoides Franch. var. **albotomentosa** Beauverd in Bull. Soc. Bot. Genève ser 2, 1: 384.1909.（英 Whitetomentose Ainsliaea）

本变种的叶背面被白色短绒毛，并多少杂以淡红色的长柔毛与模式变种相区别。花期 11 月至翌年 1 月及 3-6 月。

分布与生境　产于云南和四川西南部。生于海拔 1700-2500 m 的阔叶林下、疏林荫处或湿润的石缝中。

药用部位　全草。

功效应用　祛风除湿，化瘀止血，消肿散结，接骨。用于风湿痹痛，血瘀经闭，跌打损伤，骨折肿痛，外伤出血，瘰疬结核，风寒咳喘。

化学成分　全草含倍半萜类：$1\alpha H$-愈创木-4(15)-烯-6α-12-内酯-10α-O-β-D-吡喃葡萄糖苷[$1\alpha H$-guai-4(15)-en-6α-12-olide-10α-O-β-D-glucopyranoside][1]；挥发油[2]等。

注评　本种为云南药品标准（1996）收载"叶下花"的基源植物，药用其干燥全草。傈僳族、拉祜族、彝族、德昂族、阿昌族也药用全草或根，主要用途同功效应用项。

化学成分参考文献

[1] 毛仁初，等. 云南植物研究，1988, 10(4): 480-482.

[2] 李翔，等. 化学研究与应用，2006, 18(9): 1132-1134.

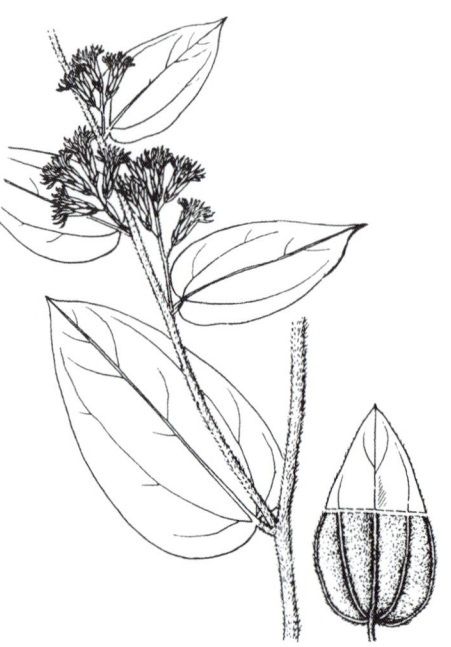

白背兔儿风 Ainsliaea pertyoides Franch. var.
albotomentosa Beauverd
邓盈丰　绘

菊科 COMPOSITAE

133. 大丁草属 Leibnitzia Cass.

多年生草本。叶莲座状，叶片全缘，羽状浅裂或大头羽状半裂，花葶 1-11。头状具苞片，头状花序单生，辐射状，小花异型，一年两次出现，唇型，叶通常能发育或无，密被白色蜘蛛状毛，头状花序较小，花全育，边花 1 层，雌性 2 唇形，无片倒卵形，外唇顶端具 3 齿，内唇 2 浅裂，裂片线形，中央小花两性，多数，管状二唇形，舌片退化，秋型，小花闭花受精，结实，边缘雌花 1 层，二唇形，舌状，外层顶端具 3 齿，均唇裂片明显退化，中央小花多数，两性，二唇，狭管状，裂片极短，花药基部具长尾，花柱分枝短，顶端圆至截形。瘦果纺锤形，有时具喙，具肋，被柔毛，冠毛细糙毛状。

6 种，分布于亚洲及中美洲，中国有 4 种，1 种药用。

本属植物大丁草有抗菌活性，近期还发现大丁草对肾有保护作用。

1. 大丁草（中国植物志） 鸡毛蒿（贵州），细叶火草（云南），烧全草（本草纲目），米汤菜（贵州草药），地丁（内蒙古中草药），见肿消（陕西），细叶火草（云南玉溪），小头草（吉林）

Leibnitzia anandria (L.) Turcz. in Schtscheglow, Ind. Pull. 8(1): 404. 1831.——*Tussilago anandria* L., *Gerbera anandria* (L.) Sch. Bip.（英 **Common Leibnitzia**）

多年生草本，植株分春秋二型。春型根状茎短，叶基生，莲座状，通常为倒披针形或倒卵状长圆形，长 2-6 cm，宽 1-3 cm。顶端圆钝，基部狭，截形，稀浅心形，边缘具齿，深波状或琴状羽裂，下面被蛛丝状绵毛，叶柄长 2-4 cm，被白色绵毛。花葶单生或数个丛生，高 5-20 cm，被蛛丝状毛，苞片线形至钻形。头状花序顶生，倒锥形，总苞片约 3 层，外层线形，内层线状披针形，顶端钝，被绵毛。雌花舌状，舌片长圆形，内唇 2 裂，裂片丝状，两性花管状，2 唇形，长 6-8 cm。瘦果纺锤形，被粗毛，冠毛污白色，糙毛状。秋季型植株较大，叶片大，头状花序外层雌花二唇形，无舌片。花果期春、秋二季。

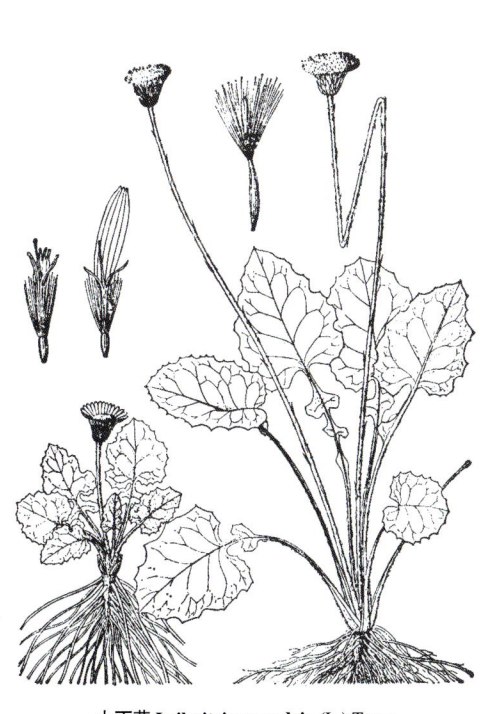

大丁草 Leibnitzia anandria (L.) Turcz.
引自《中国高等植物图鉴》

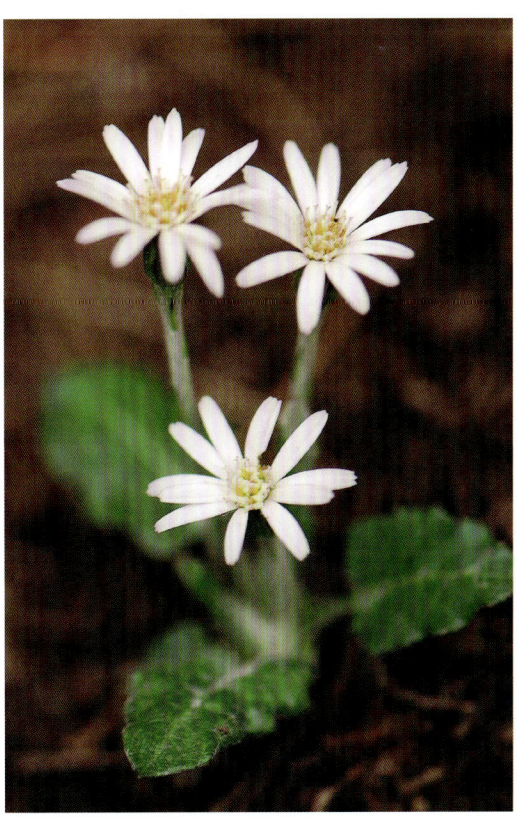

大丁草 Leibnitzia anandria (L.) Turcz.
摄影：周繇

1159

分布与生境　产于东起台湾，北达黑龙江、内蒙古、宁夏，南起广西、云南、贵州等省区。生于海拔 650–2580 m。也分布于俄罗斯、日本、朝鲜。

药用部位　根、全草。

功效应用　清热利湿，解毒消肿，止咳，止血。用于肺热咳嗽，湿热泻痢，小儿疳积，肠炎，痢疾，尿路感染，乳腺炎，风湿痹痛，痈疖肿毒，臁疮，虫蛇咬伤，烧烫伤，外伤出血。

化学成分　地上部分含香豆素类：4-β-D-吡喃葡萄糖氧基-5-甲基香豆素(4-β-D-glucopyranosyloxy-5-methylcoumarin)[1]；其他类：野黑樱苷(prunasin)[1]。

药理作用　抗细菌作用：大丁草浸膏、野黑樱苷口服对绿脓杆菌感染的小鼠有保护作用[1]。

改善肾功能作用：大丁草水煎液灌胃，对腺嘌呤所致慢性肾衰竭大鼠肾有保护作用[2]。

注评　本种为"大丁草"的基源植物，药用其全草或带根全草。

化学成分参考文献

[1] Imamura K, et al. *Shoyakugaku Zasshi*, 1985, 39(2): 173-176.

药理作用及毒性参考文献

[1] 冯玉书，等. 沈阳药学院学报，1981, (14): 39-42.

[2] 苗绪红，等. 南开大学学报（自然科学版），2009, 42(1): 101-106.

134. 火石花属 Gerbera Cass.

多年生草本，具根状茎，叶基生，莲座状，叶片倒披针形、长圆形、倒卵形或圆形，具齿、波状、羽状分裂，稀全缘，下面被绵毛或两面无毛，花葶单生，稀多数，无苞叶或具少数至多数苞片。头状花序单生花葶顶端，异型，辐射状或盘状。总苞倒锥形至宽钟形；总苞片多层，覆瓦状。花托平，或蜂窝状，无毛，无苞片，小花开花受精，全部结实，边缘小花雌，二唇形，外层雌花各种舌片，稀管状，外唇顶端具 3 小齿，内唇二深裂，裂片丝形，中央小花多数，两性，二唇，外唇顶端具 3 齿，内唇 2 深裂。花药基部具长尾，花柱二浅裂，花柱分枝短，顶端钝、圆或近尖，瘦果圆柱形或纺锤形，具肋，被微毛或无毛。冠毛糙毛状。

约 30 种，分布于非洲、亚洲及南美洲。中国 7 种，2 种药用。

分种检索表

1. 头状花序弯垂；花葶通常无苞叶或有时具 1-2 钻形苞叶；叶纸质，倒卵状匙形，羽状浅裂至深裂，下面被灰白色绵毛；瘦果无毛 ··· **1. 白背火石花 G. nivea**
1. 头状花序直伸，花葶下部具多数线状钻形苞叶，叶革质，披针形或长圆状披针形，干后黑色，下部被白色厚绵毛，边缘波状；瘦果被白色柔毛 ··· **2. 火石花 G. delavayi**

1. 白背火石花（云南植物志）　白背大丁草（中国高等植物图鉴），折茹草（云南）

Gerbera nivea (DC.) Sch. Bip. in Flora 27: 780. 1844.——*Oreoseris nivea* DC.（英 **White nerved Gerbera**）

多年生草本，根状茎为残存的叶基包围。叶基生，莲座状，纸质，倒卵状匙形，长 3.5–9 cm，宽 1–2.7 cm，羽状浅裂或深裂，上面无毛，密被白色腺点，下面被密灰白色绵毛，侧脉 5–7 对；叶柄长 1–4 cm，基部具鞘。花葶单生，长 15–25 cm，被蛛丝状绵毛，无苞叶或上部具 1–2 钻形苞叶。头状花序单生，弯垂。总苞钟形；总苞片 4 层，外层钻形，基部被绵毛，内层卵状披针形或披针形，最内层长圆状披针形。雌花 1 层，舌状，舌片长椭圆形，淡红色，退化雄蕊 5 枚，两性花管状，二唇形，外唇大，内唇 2 深裂，裂片线形。瘦果圆柱形，具纵肋，无毛。冠毛黄白色，糙毛状。花果期 8–9 月。

菊科 COMPOSITAE

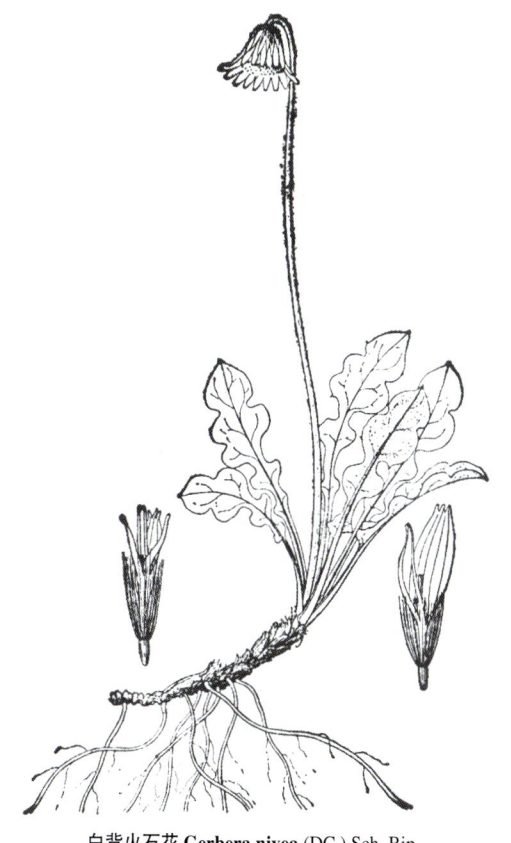

白背火石花 Gerbera nivea (DC.) Sch. Bip.
引自《中国高等植物图鉴》

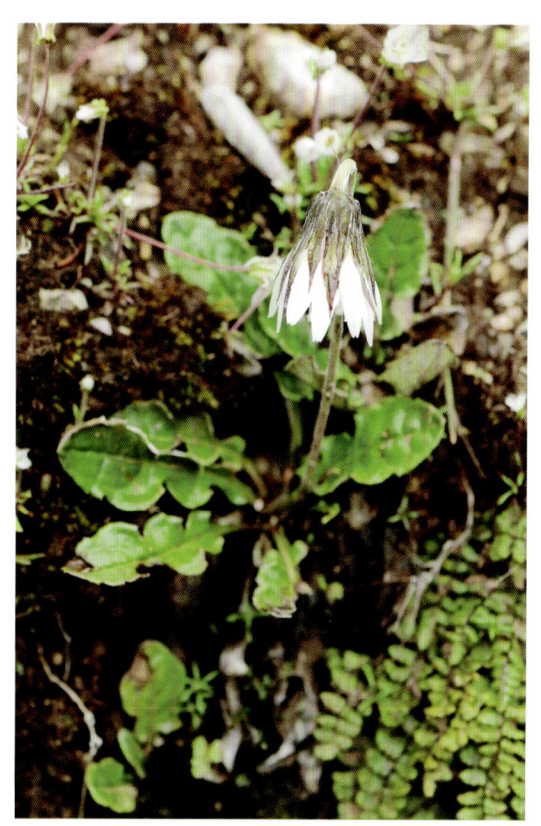

白背火石花 Gerbera nivea (DC.) Sch. Bip.
摄影：陈又生

分布与生境　产于西藏南部、云南西北部及四川西部。生于海拔 3300-4100 m 的高山草地或林缘。也分布于印度、尼泊尔、不丹。

药用部位　全草。

功效应用　清热解毒。用于痈肿疮疡。

注评　本种彝族用根治乳腺炎。

2. 火石花（云南植物志）　钩苞大丁草（中国高等植物图鉴），大火草、牛耳朵（云南），白地柴花（昆明民间常用草药），白头背（云南中草药选），钩苞狭郎花（云南种子植物名录）

Gerbera delavayi Franch. in J. Bot. (Morot) 2: 68. 1888.——*Gerbera uncinata* Beauverd（英 **Delavay's Gerbera**）

　　多年生草本。根状茎粗短，常为枯残叶鞘包围。叶基生，叶片厚，革质，披针形，干后变黑色，长 6-16 cm，宽 3-6 cm，边缘浅波状，上面有光泽，银灰色小腺点，下面被白色厚绵毛，侧脉 5-8 对，叶柄上部具窄翅，基部具鞘，长 3-7 cm，被蛛丝状绵毛。花葶丛生或单生，高 10-30 cm，被蛛丝状绵毛，有多数线状钻形苞叶。头状花序顶生，总苞陀螺状钟形，总苞片 4-5 层，顶端及边缘紫红色，外层小，卵状钻形，内层卵形，最内层披针形。雌花花冠舌状，淡红色，舌片长圆形或椭圆形，长 13-14 mm。两性花管状，二唇形，外唇大，内唇 2 深裂。瘦果圆柱形，具不明显 6 肋，被密白色柔毛。冠毛黄白色。花果期 11 月至翌年 2 月。

分布与生境　产于云南、四川和贵州。生于海拔 1800-3200 m 的旷野、荒坡或林缘草地。也分布于越南北部。

药用部位　根。

功效应用　清热化痰，消积杀虫。用于感冒发热，咳嗽痰多，痢疾，胃脘痛，消化不良，蛔虫病，乳蛾，扁桃体炎，外伤出血。

化学成分　全草含香豆素类：火石花素▲A_1 (gerdelavin A_1)，3-牻牛儿基-4-羟基-5-羟甲基香豆素 [3-geranyl-4-hydroxy-5-(hydroxylmethyl)coumarin]，环短枝菊香豆素▲(cyclobrachycoumarin)，去甲基短枝菊香豆素▲(norbrachycoumarin)，短枝菊香豆素▲(brachycoumarin)，环异短枝菊香豆素▲(cycloisobrachycoumarin)，2'-表环异青藓香豆素▲(2'-epicycloisobrachycoumarin)，花椒毒素 (xanthotoxin)，环短枝菊香豆素▲-3'-表异构体(cyclobrachycoumarin-3'-epimer)，4-牻牛儿酰氧基-5-甲基香豆素 (4-geranyloxy-5-methylcoumarin)，4-β-D-吡喃葡萄糖氧基-5-甲基香豆素(4-β-D-glucopyranosyloxy-5-methylcoumarin)[1]；色原酮类：火石花素▲B_1 (gerdelavin B_1)，短枝菊色原酮▲(brachychromone)[1]；苯丙素类：蛇床苷B (cnidioside B)，蛇床苷B甲酯(cnidioside B methyl ester)[1]。

注评　本种为"白地紫菀"的基源植物，药用其根。彝族、白族、纳西族、苗族也药用，根主治痢疾、胃疼、感冒咳嗽、气喘痰多、化不良、蛔虫症、疮疖，纳西族、白族和彝族还治风湿痛、跌打血瘀。

化学成分参考文献

[1] Liu SZ, et al. *Helv Chim Acta*, 2010, 93(10): 2026-2029.

135. 兔耳一枝箭属 Piloselloides (Less.) C. Jeffrey

多年生草本，叶基生，莲座状，倒卵形至长圆形，全缘。花葶1至多数，无苞片。花状花序顶生，葶状，辐射状，异形。总苞盘状，总苞片2层。花托平，蜂窝状，无毛。小花全部结实，边花2层，雌性，二唇形，外层雌花倒卵形，顶端具3小齿，内层2浅裂，裂片丝状，内层雌花管状，无倒卵形舌片，外唇顶端具3齿，中央小花多数，两性，二唇形，外唇顶端具3齿，内唇2深裂。花药基部具长尾，花柱顶端2裂，花柱分枝短。瘦果纺锤形，具长喙，具肋，被毛，冠毛糙毛状。

1种，分布于非洲、亚洲及澳大利亚。我国1种，可药用。

本属药用植物兔耳一枝箭 (P. hirsuta) 的根和根状茎含香豆素类化合物，特征性成分为二聚沟斜菊素▲(dibothrioclinin) Ⅰ (**1**)、Ⅱ (**2**)；亦含酚性化合物毛大丁草酮 (piloselloidone, **3**)、羟基毛大丁草酮 (hydroxypiloselloidone, **4**)。

本属植物兔耳一枝箭具有镇咳祛痰、抗肿瘤作用。

1. 兔耳一枝箭（本草纲目拾遗） 一枝香（名实图考），兔耳风（本草便方），金边兔耳（本草纲目拾遗），小一枝箭（云南种子植物名录），毛大丁草（中国植物志）

Piloselloides hirsuta (Forssk.) C. Jeffrey ex Cufod., Bull. Jard. Bot. Vall. Belg. 37. Suppl. 1180. 1967.——*Arnica hirsuta* Forssk.（英 **Hirstute Piloselloides**）

多年生草本，根状茎为残存的叶柄包围。叶基生，莲座状，倒卵形、倒卵状长圆形或长圆形，长 6–16 cm，宽 2.5–5 cm，顶端圆，全缘，上面脱毛，下面被密白色蛛丝状绒毛。边缘被缘毛，花葶单生或丛生，高 15–30 cm，无苞叶，密被绒毛。头状花序单生，顶生，辐射状。总苞盘状；总苞片 2 层，线形或线状披针形，外层长 8–11 mm，内层长 14–40 mm，边缘雌花 2 层，外层倒卵形，舌状，顶端具 3 小齿，内层 2 浅裂，裂片丝状，内层雌花花冠管状二唇形，外层具 3 细齿，内唇短 2 深裂，中央小花两性，冠檐扩大成二唇形，外层 3 裂，内层 2 深裂。瘦果纺锤形，具 6 纵肋，被细刚毛。冠毛橙红色至淡褐色，基部联合成环。花果期 2–12 月。

分布与生境 产于西藏、云南、四川、贵州、广西、海南、广东、湖北、湖南、江西、福建、江苏、浙江。生于海拔 900–2400 m 的林缘、草丛或旷野荒地。也分布于日本、印度、尼泊尔、缅甸、泰国、越南、老挝、印度尼西亚、澳大利亚及非洲。

药用部位 全草、根。

功效应用 祛风解表，解毒消肿，行气活血，止咳，止利。用于风寒咳嗽，咽喉肿痛，风湿痹痛，跌打损伤，泄泻，痢疾。

化学成分 根和根状茎含香豆素类：二聚沟斜菊素▲(dibothrioclinin) Ⅰ、Ⅱ[1]，沟斜菊素▲(bothrioclinin)，印度楝梓素(marmesin)，伞形花内酯(umbelliferone)[2]，毛大丁草醛(piloselloidal)[3]，印度楝梓苷(marmesinin)，瑞香素-8-β-D-吡喃葡萄糖苷(daphnetin-8-β-D-glucopyranoside)[4]；酚类：毛大丁草酮(piloselloidone)，羟基异毛大丁草酮(hydroxyisopiloselloidone)，羟基毛大丁草酮(hydroxypiloselloidone)，去氧去氢环毛大丁

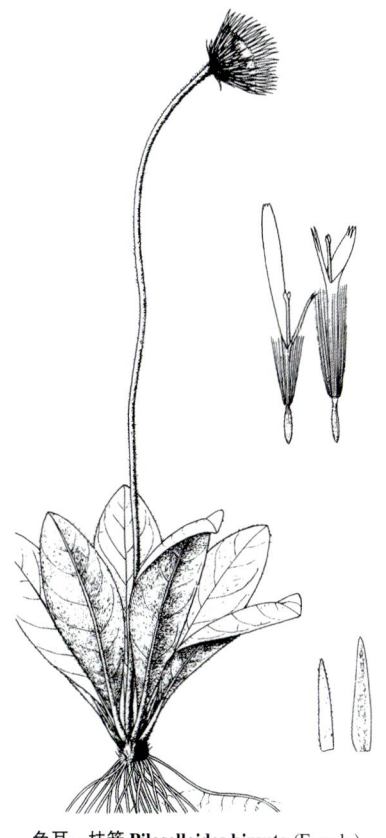

兔耳一枝箭 Piloselloides hirsuta (Forssk.)
C. Jeffrey ex Cufod.
邓晶发 绘

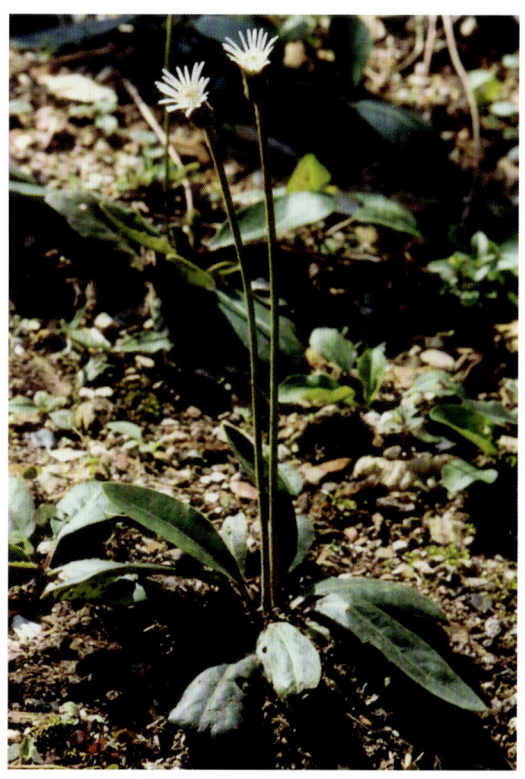

兔耳一枝箭 Piloselloides hirsuta (Forssk.)
C. Jeffrey ex Cufod.
摄影：徐克学

草酮(deoxodehydrocyclopiloselloidone)[3]，熊果苷(arbutin)，裸柄吊钟花苷▲(koaburaside)，葡萄糖丁香酸(glucosyringic acid)，2,6-二甲氧基-4-羟基苯酚-1-O-β-D-吡喃葡萄糖苷(2,6-dimethoxy-4-hydroxyphenol-1-O-β-D-glucopyranoside)[4]；色烯类：环毛大丁草酮(cyclopiloselloidone)[4]；醌类：氢醌(hydroquinone)[2]；异山柑子醇(isoarborinol)[2]；挥发油：粗糙鬼针草烯(berkheyaradulene)，α-愈创木烯，β-石竹烯，石竹烯氧化物等[5]；其他类：β-谷甾醇，琥珀酸[2]。

茎含挥发油：粗糙鬼针草烯，亚油酸，β-石竹烯，石竹烯氧化物等[5]。

叶含挥发油：粗糙鬼针草烯，亚油酸，β-石竹烯，石竹烯氧化物等[5]。

药理作用 镇咳祛痰作用：兔耳一枝箭水煎剂灌胃、香豆精苷腹腔注射，均可抑制氨水引起的小鼠咳嗽，增加小鼠气管酚红的排泌量[1]。兔耳一枝箭所含的熊果苷及氢醌腹腔注射可抑制氨水引起的小鼠咳嗽[2-3]。

抗肿瘤作用：兔耳一枝箭醇提取物体外可抑制人肝癌细胞 HepG2 增殖；腹腔注射可抑制荷瘤小鼠肝癌和 S_{180} 肉瘤生长[4]。

注评 本种为四川（1977、1987、2010）、贵州（1988）中药材标准收载"兔耳风"，云南中药材标准（1974、1996）收载"毛丁白头翁"和广西中药材标准（1990）收载"白眉草"的基源植物，药用其干燥全草。水族、侗族、苗族、彝族、畲族、景颇族、阿昌族、德昂族、傣族、崩龙族、白族、哈尼族和壮族也药用，除侗族和傣族用全草治赤白痢疾、肠胃炎外，其余民族的主要用途同功效应用项。

化学成分参考文献

[1] Xiao Y, et al. *Chem Pharm Bull*, 2004, 52(11): 1362-1364.

[2] 肖瑛，等. 中国中药杂志，2002, 27(8): 594-596.

[3] Bohlmann F, et al. *Chemische Berichte*, 1975, 108(1): 26-30.

[4] 肖瑛，等. 中草药，2003, 34(2): 109-111.

[5] 唐小江，等. 中山大学学报（自然科学版），2003, 42(2): 124-125.

药理作用及毒性参考文献

[1] 遵义医学院药理学组. 医药科技资料，1977, (9): 31-33.

[2] 李淑媛，等. 遵义医学院学报，1980, 3(3): 77-78.

[3] 李淑媛，等. 药学通报，1982, 17(12): 16-18.

[4] 唐小江，等. 中药药理与临床，2003, 19(2): 24-25.

136. 菊苣属 Cichorium L.

多年生、二年生或一年生草本植物。茎直立。基生叶莲座状，倒向羽裂或边缘有锯齿，基部渐狭成翼柄；茎生叶无柄，基部抱茎。头状花序同型，舌状，含多数（8–20 枚）小花，生于茎中部或上部叶腋中或单生茎枝顶端。总苞圆柱状；总苞片 2 层，外层披针形至卵形，下半部坚硬，上半部草质。花托平，蜂窝状，窝缘锯齿状、繸毛状或极短的膜片状。小花舌状，蓝色、紫色或淡白色。花药基部箭头形，顶端附属物钝三角形。花柱分枝细长。瘦果倒卵形、椭圆形或倒楔形，外层瘦果压扁，3–5棱形，有 3–5 条高起的棱。冠毛极短，2–3 层，膜片状。

约 6 种，产于欧洲、亚洲、北非，主要分布于地中海地区和西南亚。我国有 3 种，2 种药用。

分种检索表

1. 多年生草本；膜片状冠毛长 0.2–0.3 mm，被极稀疏长弯曲的糙毛或几无毛·················· **1. 菊苣 C. intybus**
1. 一年生或二年生草本；膜片状冠毛长 0.4–0.8 mm。全株，特别上部密被头状具柄的腺毛·· **2. 腺毛菊苣 C. glandulosum**

本属药用植物含有一系列愈创木烷型倍半萜类化合物，如莴苣素 (lactucin，**1**)，11β,13- 二氢

莴苣素 (11β,13-dihydrolactucin，**2**)，莴苣苦素 (lactucopicrin，**3**)，11β,13-二氢莴苣苦素 (11β,13-dihydrolactucopicrin，**4**) 等，**1 ~ 4** 对肿瘤细胞均具有细胞毒活性，**1** 对蛋白酪氨酸磷酸酶活性具有抑制作用，提示其对糖尿病可能具有治疗作用；**1** 和 **3** 还具有抗疟活性。此外，本属药用植物还含有黄酮等类型化合物。

本属植物腺毛菊苣具有保肝、抗氧化作用；菊苣具有降血脂、保肝、降血糖等作用，主要活性成分为黄酮、香豆素、倍半萜、糖类等成分。该属植物菊苣的降血脂、抗痛风活性为近年研究热点。

1. 菊苣（中国植物志） 欧洲菊苣（东北植物检索表），蓝菊（新疆中草药）

Cichorium intybus L., Sp. Pl. 813. 1753.（英 **Common Chicory**）

多年生草本，高 40-100 cm。茎直立，单生，分枝开展，茎枝绿色，被极稀疏的长而弯曲的糙毛或刚毛或几无毛。基生叶莲座状，花期生存，倒披针状长椭圆形，长 15-34 cm，宽 2-4 cm，基部渐狭成翼柄，大头状倒向羽状深裂或羽状深裂或不分裂而边缘有尖锯齿，侧裂片 3-6 对或更多，顶侧裂片较大，侧裂片镰刀形或不规则镰刀形或三角形。茎生叶少数，较小，卵状倒披针形至披针形，无柄，基部扩大半抱茎。两面被稀疏的多细胞长节毛。头状花序多数，单生或数个集生于茎顶或枝端，或 2-8 个排列成穗状花序。总苞圆柱状；总苞片 2 层，外层披针形，长 8-13 mm，上半部草质，有长缘毛，背面有稀疏头状具柄的长腺毛或单毛，下半部革质；内层总苞片线状披针形，长达 1.2 cm，上部边缘及背面有极稀疏头状具柄的长腺毛并杂有长单毛。舌状小花蓝色，长约 14 mm。瘦果倒卵状、椭圆状或倒楔形，外层瘦果压扁，3-5 棱，褐色，有棕黑色色斑。冠毛极短，2-3 层，膜片状，长 0.2-0.3 mm。花果期 5-10 月。

分布与生境 产于北京、黑龙江、辽宁、河北、河南、山东、山西、陕西、新疆、江西、台湾。生于海拔 500-1200 m 的滨海荒地、河边、水沟边或山坡。也分布于欧洲、亚洲、北非。

药用部位 地上部分或根。

功效应用 清肝利胆，健胃消食，利尿消肿。用于湿热黄疸，肝炎，胃炎，胃痛食少，水肿尿少，神经衰弱。现代用于肾炎水肿。

化学成分 根含倍半萜类：莴苣素(lactucin)，雅昆苦苣菜素▲(jacquinelin)，8-去氧莴苣素(8-deoxylactucin)，3,4-二氢莴苣苦素(3,4-dihydrolactucopicrin)，3,4-二氢莴苣素(3,4-dihydrolactucin)[1]，莴苣苦素(lactupicrin; lactucopicrin)，菊苣萜苷(cichorioside) B、C[2]，假还阳参苷B (crepidiaside B)，苦苣菜苷A (sonchuside A)，苦荬菜苷D (ixerisoside D)[3]，木兰属内酯(magnolialide)，11β,13-二氢莴苣素(11β,13-dihydrolactucin)，11β,13-二氢莴苣苦素(11β,13-dihydrolactucopicrin)，3,4β-二氢-15-去氢莴苣苦素(3,4β-dihydro-15-dehydrolactucopicrin)[4]；三萜类：蒲公英赛酮(taraxerone)，伪蒲公英甾醇▲(pseudotaraxasterol)，鲍尔山油柑烯醇▲乙酸酯(bauerenyl acetate)[2]，α-香树脂醇[5]；单萜类：黑麦草内酯(loliolide)[4]；甾体类：胡萝卜苷，β-谷甾醇[2]；聚乙烯类：西北蒿环氧化物(pontica epoxide)[6]；有机酸类：杜鹃花酸(azelaic acid)[2]，对羟基苯乙酸甲酯(p-hydroxyphenylacetic acid methyl ester)，4-羟基苯乙酸乙酯(ethyl 4-hydroxyphenylacetate)[4]，绿原酸，新绿原酸，异绿原酸[7]；生物碱类：1,2,3,4-四氢-β-咔啉-3-酸(1,2,3,4-tetrahydro-β-carboline-3-carboxylic acid)[2]；其他类：5-羟甲基-2-糠醛(5-hydroxymethyl-2-furfural)[2]。

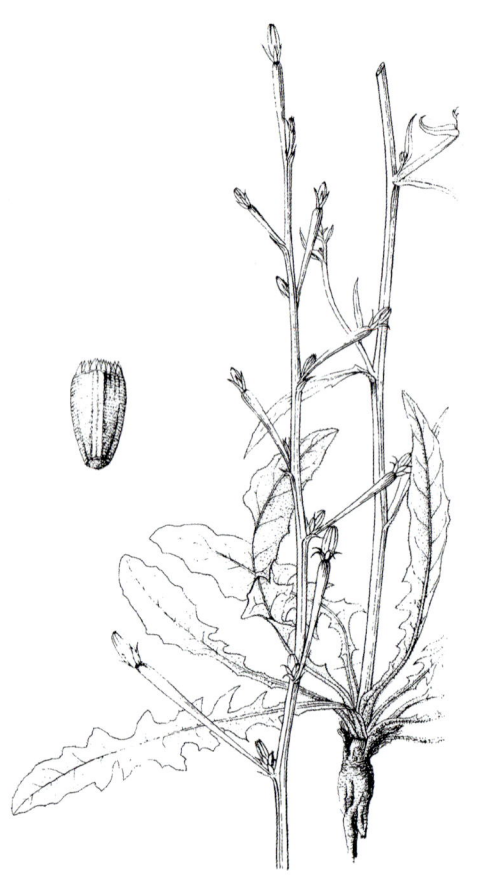

菊苣 Cichorium intybus L.
蔡淑琴 绘

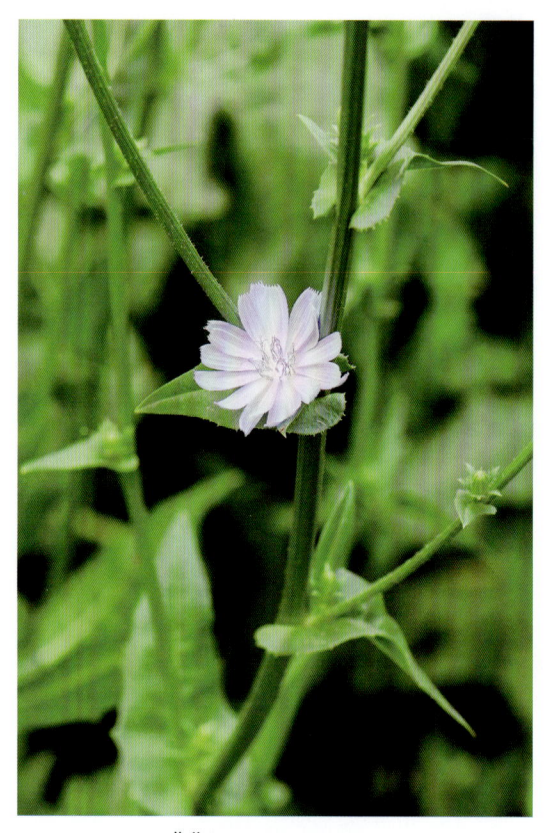

菊苣 Cichorium intybus L.
摄影：陈又生

叶含香豆素类：菊苣苷-6'-对-羟基苯基乙酸酯(cichoriin-6'-*p*-hydroxyphenyl acetate)[8]；倍半萜类：雅昆苦苣菜素▲(jacquinelin)，莴苣苦素，8-去氧莴苣苦素，莴苣苦素，假还阳参苷B，苦苣菜苷A，苦荬菜苷D，菊苣萜苷B，木兰属内酯，11β,13-二氢莴苣苦素，11β,13-二氢莴苣苦素(11β,13-dihydrolactucopicrin)[4]，蒿倍半萜素(artesin)[9]；单萜类：黑麦草内酯[4]；黄酮类：矢车菊素-3-*O*-β-(6-*O*-丙二酰基)-D-吡喃葡萄糖苷[cyanidin-3-*O*-β-(6-*O*-malonyl)-D-glucopyranoside][10]；有机酸类：对羟基苯乙酸甲酯(*p*-hydroxy-phenylacetic acid methyl ester)，4-羟基苯乙酸乙酸酯(ethyl-4-hydroxyphenyl acetate)[4]；甾体类：β-谷甾醇，豆甾醇，菜油甾醇(campesterol)[11]；其他类：腐胺(putrescine)，亚精胺(spermidine)[11]。

枝含黄酮类：芹菜素，木犀草素-7-*O*-β-D-葡萄糖苷，槲皮素，金丝桃苷(hyperin)，芹菜素-7-*O*-L-阿拉伯糖苷[12]。

花含黄酮类：飞燕草素-3,5-二-*O*-(6-*O*-丙二酰基-β-D-葡萄糖苷)[delphinidin-3,5-di-*O*-(6-*O*-malonyl-β-D-glucoside)]，飞燕草素-3-*O*-(6-*O*-丙二酰基-β-D-葡萄糖苷)-5-*O*-β-D-葡萄糖苷[delphinidin-3-*O*-(6-*O*-malonyl-β-D-glucoside)-5-*O*-β-D-glucoside]，飞燕草素-3-*O*-β-D-葡萄糖苷-5-*O*-(6-*O*-丙二酰基-β-D-葡萄糖苷)[delphinidin-3-*O*-β-D-glucoside-5-*O*-(6-*O*-malonyl-β-D-glucoside)]，飞燕草素-3,5-二-*O*-β-D-葡萄糖苷(delphinidin-3,5-di-*O*-β-D-glucoside)[13]；倍半萜类：莴苣苦素，莴苣苦素，8-去氧莴苣苦素[14]；香豆素类：菊苣苷(cichoriin)，七叶树苷(esculin)，6,7-二羟基香豆素，伞形花内酯，东莨菪内酯[15]；有机酸类：3-*O*-对香豆酰奎宁酸(3-*O*-*p*-coumaroylquinic acid)[13]。

种子含三萜类：菊苣二醇▲(cichoridiol)，菊苣醇内酯▲(intybusoloid)，羽扇豆醇，无羁萜，白桦脂酸(betulinic acid)，桦木酮(betulin)，桦木醛(betulinaldehyde)[16]；倍半萜类：菊苣替苷▲(cichotyboside)[17]；香

豆素类：6,7-二羟基香豆素[16]；有机酸类：丁香酸，香草酸[16]；甾体类：β-谷甾醇，豆甾醇[16]，菊苣甾醇▲(cichosterol)，豆甾烷-5(6)-烯-3-α-O-β-D-葡萄糖苷[stigma-5(6)-ene-3-α-O-β-D-glucopyranoside][18]；其他类：甲基-α-D-半乳糖苷(methyl-α-D-galactopyranoside)[16]。

地上部分含倍半萜类：葡萄糖中美菊素C (glucozaluzanin C)，苦荬菜内酯(ixerin) B、C、D、G、M、N、U，兔儿风属苷▲(ainsliaside) A、B，大托菊苷(macrocliniside) A、C，毛连菜苷(picriside) A、B、C，还阳参苷(crepiside) A、H、I，齿裂黄鹌菜苷▲(youngiaside) A、B，假还阳参苷(crepidiaside) A、B，菊苣内酯(cichoriolide) A、B、C，苦苣菜苷A、B、C，莴苣苦苷(lactucopicriside)，莴苣素，莴苣苦素，8-去氧莴苣素，11β,13-二氢莴苣素(11β,13-dihydrolactucin)，盘果菊苷▲A (prenantheside A)，8-表去乙酰菜蓟苦素-3-O-β-D-葡萄糖苷(8-epidesacylcynaropicrin-3-O-β-D-glucoside)[19]，去乙酰母菊素(desacetylmatricarin)[20]，3,4-二氢莴苣素(3,4-dihydrolactucin)[21]，11β,13-二氢莴苣苦素(11β,13-dihydrolactucopicrin)，菊苣内酯▲A(intybulide A)[22]，菊苣抗毒素▲(cichoralexin)[23]；三萜类：羽扇豆醇，羽扇豆醇乙酸酯[21]；香豆素类：七叶树内酯[20]，菊苣苷(cichoriin)，伞形花内酯[21]；蒽醌类：芦荟大黄素(aloeemodin)[20]；有机酸类：3,4-二羟基苯甲酸甲酯(3,4-dihydroxymethylbenzoate)，咖啡酸[20]，绿原酸，新绿原酸，3-阿魏酰奎宁酸(3-feruloylquinic acid)，3-对香豆酰奎宁酸(3-p-coumaroylquinic acid)，二咖啡酰酒石酸(dicaffeyltartaric acid)[24]；黄酮类：槲皮素[20]，山柰酚，异高黄芩苷(isoscutellarin)[21]；甾体类：β-谷甾醇，β-谷甾醇 3-O-葡萄糖苷[21]；聚乙烯类：西北蒿环氧化物(pontica epoxide)[6]；挥发油[25]。

药理作用 抗过敏作用：菊苣水提物灌胃，能抑制化合物 48/80、抗 - 二硝基苯酚 (DNP) IgE 单克隆抗体诱发的小鼠过敏反应，降低小鼠血浆组胺水平。菊苣水提取物体外可抑制由化合物 48/80、DNP IgE 激活的大鼠腹膜肥大细胞中组胺释放，增加细胞中的 cAMP 水平[1]。

抗痛风作用：菊苣水提取物给高嘌呤饮食诱导尿酸、脂代谢紊乱鹌鹑灌胃，能抑制血清尿酸水平升高；抑制鸟嘌呤脱氨酶活性升高[2]。

降血压作用：菊苣根水提物耳缘静脉注射，能降低麻醉家兔血压[3]。

抗心律失常作用：菊苣根醇提物可使离体蛙心的振幅和频率降低，具有奎尼丁样作用[4]。

降血脂作用：菊苣正己烷提取物灌胃，能降低高脂饲料喂养大鼠血清 TC、TG、LDL-C 含量[5]。菊苣醇提取灌胃，可减少由高脂饮食引起的高血脂模型小鼠肝脂质蓄积，抑制肝 TC、TG、NO、LPO 升高；抑制 SOD 活性降低[6]。菊苣水提取物给高嘌呤饮食诱导尿酸、脂代谢紊乱的鹌鹑灌胃，能抑制血清 TG、游离脂肪酸合成酶水平升高[2]。用添加菊苣根的饲料喂饲，能降低注射乙醇与投饲饱和脂肪餐的大鼠血浆、肝、心脏中 TG 含量[7]。

对血液流变性的影响：菊苣提取物，能改善单纯高尿酸血症、高尿酸合并高三酰甘油血症模型鹌鹑的血液流变性，降低血浆黏度、血细胞比容；改善红细胞变形性、聚集性[8]。

保肝作用：菊苣种子乙醇提取物的甲醇萃取部位灌胃，能抑制 CCl_4 致肝损伤大鼠血清 AST、ALT、ALP 升高、TP 降低，减轻肝损伤[9]。用添加菊苣的饲料喂饲，能抑制亚硝胺类化合物致肝损伤大鼠血清总胆固醇、胆红素、AST、ALT、ALP 升高；抑制血浆 GSH-Px、SOD、过氧化氢酶活性降低；抑制血清 GSH、总蛋白、白蛋白水平降低[10]。

降血糖作用：菊苣醇提物、正己烷提取物灌胃，均能抑制四氧嘧啶、链脲佐菌素致糖尿病模型小鼠的血糖升高[4,11-12]。菊苣多糖灌胃，能抑制链脲佐菌素致糖尿病模型大鼠的血糖升高，对链脲佐菌素致糖尿病肾病大鼠有保护作用[13-14]。

抗细菌作用：菊苣茎醇提物体外对金黄色葡萄球菌、枯草芽孢杆菌和大肠埃希菌有抑制作用[15]。

抗生育作用：菊苣种子醇提物灌胃，能使成年雌性大鼠黄体数、植入着床数减少[16]。

利尿作用：菊苣根水提物静脉注射，对家兔有利尿作用[3]。

致突变作用：菊苣体外能协同 1- 硝基芴、2- 硝基芴和 3- 硝基芴所致鼠伤寒沙门菌 TA98 的基因突变[17]。菊苣根对组氨缺陷型鼠伤寒沙门菌 TA98 有致突变活性[18]。

毒性及不良反应 菊苣叶水提物给大鼠腹腔注射 LD_{50} 为 2.244 g/kg[19]。

注评 本种为中国药典（1977、1985、1990、1995、2000、2005、2010 年版）收载"菊苣"的基源植物之一，药用其干燥地上部分。维吾尔族、蒙古族也药用，维吾尔族用全草治肾炎水肿、肝炎少食等症，蒙古族用根治胃热食少、胸腹胀闷。

化学成分参考文献

[1] Ripoll C, et al. *Nat Prod Commun*, 2007, 2(7): 717-722.

[2] 何轶，等. 中国中药杂志, 2002, 27(3): 209-210.

[3] Malarz Janusz, et al. *Zeitschrift fuer Naturforschung, C*, 2002, 57(11/12): 994-997.

[4] Kisiel W, et al. *Phytochemistry*, 2001, 57(4): 523-527.

[5] 杜海燕，等. 中国中药杂志, 1998, 23(11): 682-683.

[6] Ruecker G, et al. *Planta Med*, 1991, 57(1): 97-98.

[7] Kahl W, et al. *Dissertationes Pharmaceuticae et Pharmacologicae*, 1969, 21(5): 449-455.

[8] Kisiel W, et al. *Fitoterapia*, 2002, 73(6): 544-546.

[9] Lee KT, et al. *Biol Pharm Bull*, 2000, 23(8): 1005-1007.

[10] Bridle P, et al. *Phytochemistry*, 1984, 23(12): 2968-2969.

[11] Krebsky EO, et al. *Phytochemistry*, 1999, 50(4): 549-553.

[12] Dem'yanenko VG, et al. *Khim Prir Soedin*, 1973, 9(1): 119.

[13] Norbaek R, et al. *Phytochemistry*, 2002, 60(4): 357-359.

[14] Pyrek S. *Phytochemistry*, 1985, 24(1): 186-188.

[15] Dem'yanenko VG, et al. *Khim Prir Soedin*, 1971, 7(1): 115.

[16] Atta-ur-Rahman S, et al. *J Nat Prod*, 2008, 71(5): 910-913.

[17] Ahmed B, et al. *J Asian Nat Prod Res*, 2008, 10(3): 218-223.

[18] Ahmad B, et al. *Ind J Chem*, 2002, 41B(12): 2701-2705.

[19] Seto M, et al. *Chem Pharm Bull*, 1988, 36(7): 2423-2429.

[20] Aboul-Ela MA, et al. *Alexandria J Pharm Sci*, 2002, 16(2): 152-156.

[21] El-Lakany AM, et al. *Nat Prod Sci*, 2004, 10(2): 69-73.

[22] Deng YH, et al. *Zeitschrift fuer Naturforschung, B*, 2001, 56(8): 787-796.

[23] Monde K, et al. *Phytochemistry*, 1990, 29(11): 3449-3451.

[24] Dem'yanenko VG, et al. *Khim Prir Soedin*, 1972, (6): 796-797.

[25] Judzentiene A, et al. *Chemija*, 2008, 19(2): 25-28.

药理作用及毒性参考文献

[1] Kim HM, et al. *Pharmacol Res*, 1999, 40(1): 61-65.

[2] 杨红莲，等. 中国中医药信息杂志, 2009, 16(1): 46-47.

[3] 罗惠善. 中国实用医药, 2010, 5(29): 124-125.

[4] Balbaa SI, et al. *Planta med*, 1973, 24(2): 133-144.

[5] 郑红梅，等. 中国中医药信息杂志, 2000, 7(4): 38-39.

[6] 刘小青，等. 中药新药与临床药理, 2000, 11(6): 340-345.

[7] Narinder K, et al. *Med Sci Res*, 1988, 16(2): 91-92.

[8] 叶国华. 中药防治代谢性疾病研究 [学位论文]. 北京：北京中医药大学, 2004.

[9] AHmed B, et al. *J Ethnopharmacol*, 2003, 87(2-3): 237-240.

[10] Hassan HA, et al. *Food Chem Toxicol*, 2010, 48(8-9): 2163-2169.

[11] 高云艳，等. 北京中医药大学学报, 1999, 22(3): 43-44.

[12] 吴海燕，等. 养殖与饲料, 2010, (1): 32-34.

[13] 苏丹，等. 中国冶金工业医学杂志, 2011, 28 (1): 28-29.

[14] 苏丹，等. 辽宁医学杂志, 2011, 25 (1): 7-8.

[15] 吐尔逊娜依·迪力夏提，等. 食品科学, 2009, 30(11): 80-82.

[16] Keshri G, et al. *Contraception*, 1998, 57(5): 357-360.

[17] Tang X, et al. *Food Chem Toxicol*, 1997, 35(3-4): 373-378.

[18] Sivaswamy SN, et al. *Indian J Exp Biol*, 1991, 29(8): 730-737.

[19] Behnam-Rassouli M, et al. *Phytother Res*, 2010, 24(9): 1417-1421.

2. 腺毛菊苣（中国植物志） 毛菊苣（新疆中草药），菊苣（药典）

Cichorium glandulosum Boiss. et A. Huet in Diagn. Pl. Orient., ser. 2, 3: 87. 1856.（英 **Glandulose Chicory**）

一年生或二年生草本。茎高 30–60 cm，有分枝，上部密被头状具柄的长腺毛。基生叶早落；下部叶基部渐窄成翼柄；叶片长圆形，长 13.5–14.5 cm，宽 3–4 cm，羽状深裂，先端渐尖，边缘有锯齿；中部茎叶长圆形，基部无柄，半抱茎；上部叶渐小，圆耳状抱茎，边缘有刺齿或全缘。叶两面被长柔毛。头状花序单生或 2-3 个生于茎端或枝端，含 15 枚舌状小花。总苞钟状，总苞片 2 层，外层宽卵形，长 6-7.5 mm，下半部革质，内层披针形，长 9-10 mm，外面被头状具柄的长腺毛。舌状小花浅蓝色。瘦果 4-5 棱形。冠毛白色，膜片状，长近 1 mm，顶端细齿裂。花果期 6-10 月。

分布与生境 产于新疆（阿克苏、且末）。生于平原绿洲。也分布于高加索、土耳其。

药用部位 地上部分或根。

功效应用 清热解毒，清肝利胆，健胃消食。用于湿热黄疸，肝炎，胃热，胃痛食少，水肿，尿少。

化学成分 根含倍半萜类：莴苣素(lactucin)，莴苣苦素(lactupicrin; lactucopicrin)，$11\beta,13$-二氢莴苣素($11\beta,13$-dihydrolactucin)[1]；香豆素类：七叶树内酯(esculetin)[2]。

种子含多糖[3]和挥发油[4]。

地上部分含倍半萜类：莴苣素，莴苣苦素[5]；黄酮类：槲皮素-3-O-β-D-葡萄糖醛酸苷，山奈酚-3-O-β-D-葡萄糖醛酸苷，槲皮素，异槲皮素，异鼠李素[5]；香豆素类：菊苣苷(cichoriin)，七叶树内酯[5]；其他类：肌苷(inosine)，对羟基苯甲酸[5]。

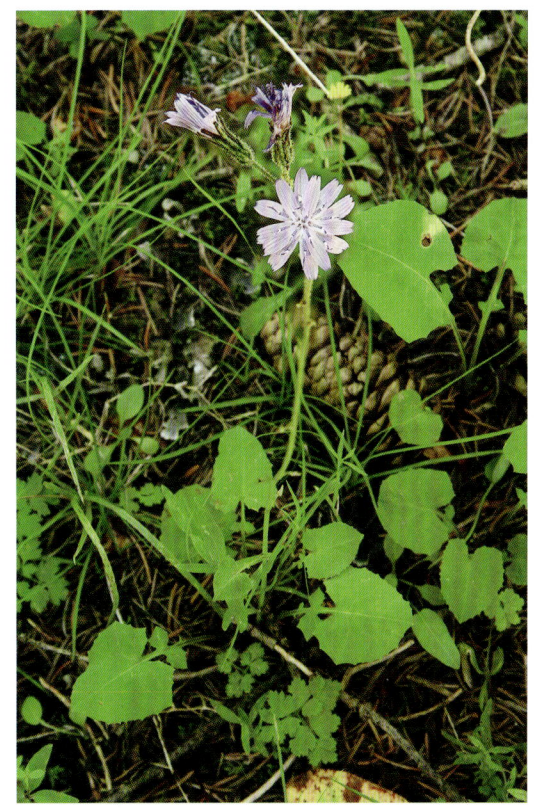

腺毛菊苣 *Cichorium glandulosum* Boiss. et A. Huet.
摄影：张英涛

药理作用 保肝作用：腺毛菊苣水提物、醇提物灌胃，均可抑制四氯化碳致急性肝损伤小鼠血清 ALT、AST 升高[1]。腺毛菊苣水溶性、脂溶性提取物灌胃，对小鼠急性酒精性肝损伤有保护作用[2]。腺毛菊苣根乙醇提取物灌胃，可抑制 D-半乳糖胺致急性肝损伤小鼠血清 ALT、AST、ALP 升高，对肝损伤有保护作用[3]。

抗氧化作用：腺毛菊苣根乙醇提取物体外对 DPPH 自由基、$O_2^-\cdot$ 和 NO 有清除作用[3]。

注评 本种为中国药典（1977、1985、1990、1995、2000、2005、2010 年版）收载"菊苣"的基源植物之一，药用其干燥地上部分；同属植物菊苣 *Cichorium intybus* L. 同等药用。

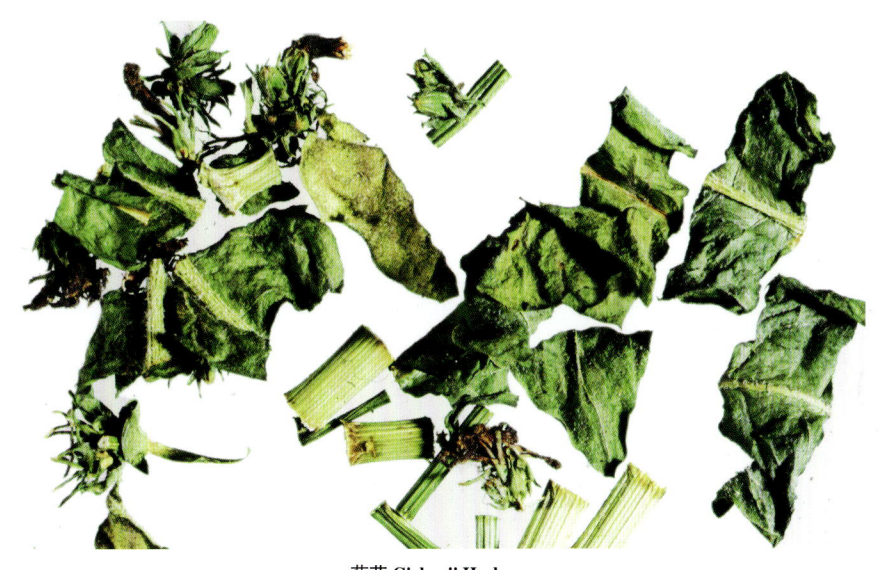

菊苣 *Cichorii Herba*
摄影：张继

化学成分参考文献

[1] Wu HK, et al. *J Chromatogr A*, 2007, 1176(1-2): 217-222.
[2] Wu HK, et al. *Chem Nat Comp*, 2007, 43(1): 109.
[3] Wu HK, et al. *Chem Nat Comp*, 2008, 44(1): 79-80.
[4] 吴汉夔, 等. 光谱实验室, 2005, 22(4): 694-696.
[5] 杨文志, 等. 中国天然药物, 2009, 7(3): 193-195.

药理作用及毒性参考文献

[1] 艾尼瓦尔·塔利甫, 等. 中药药理与临床, 2006, 22(5): 34-35.
[2] 秦冬梅, 等. 中国实验方剂学杂志, 2011, 17(7): 128-131.
[3] Upur H, et al. *Food Chem Toxicol*, 2009, 47(8): 2022-2030.

137. 鸦葱属 Scorzonera L.

多年生草本，稀半灌木或一年生。叶不分裂，或羽状半裂或全裂。头状花序，同型，单生茎顶或少数排成伞房花序，或聚伞花序，或沿茎排成总状花序。总苞圆柱状、长椭圆状或楔状。花托蜂窝状，无托毛。总苞片多层，覆瓦状，顶端无角状附属物或有角状附属物。舌状小花黄色，极少红色或两面异色，顶端截形，5齿裂。花药基部箭头形。花柱分枝细，顶端急尖或微钝。瘦果圆柱状或长椭圆状，无毛或被微柔毛或长柔毛，有多数纵肋，沿肋有或无脊瘤状突起，顶端截形，无喙。冠毛羽毛状，上部锯齿状，有超长冠毛3-10个，基部连合成环，整体脱落或不脱落。

约180种，分布于欧洲、西南亚及中亚，北非有少数种。我国有24种，主要分布于西北，12种药用。

分种检索表

1. 植株多分枝，形成半球状或帚状植丛。
  2. 茎基部无鞘状残迹；头状花序含4-5枚舌状小花 ················· 1. 拐轴鸦葱 **S. divaricata**
  2. 茎基部有纤维状撕裂鞘状残迹；头状花序含7-12枚舌状小花 ········ 2. 帚状鸦葱 **S. pseudodivaricata**
1. 植株不分枝、少分枝，不形成半球状或帚状植丛。
  3. 头状花序单生茎顶；莛状或近莛状草本或植株无茎或几无茎。
    4. 茎基部被鞘状残迹。被污白色蛛丝状短毛，头状花序下毛较密 ········ 3. 毛梗鸦葱 **S. radiata**
    4. 茎基部被纤维状撕裂的鞘状残迹。
      5. 瘦果光滑无毛。
        6. 植株矮小，高3-8 cm，无茎或几无茎 ················· 4. 小鸦葱 **S. subacaulis**
        6. 植株较高大，高5-63 cm；茎或花莛明显高出植丛。
          7. 基生叶宽卵形、宽披针形、倒披针形或长椭圆形，边缘明显皱波状 ······ 5. 桃叶鸦葱 **S. sinensis**
          7. 基生叶线形、线状披针形、线状长椭圆形或长椭圆形，边缘平或稍皱波状 ······················· 6. 鸦葱 **S. austriaca**
      5. 瘦果被稀疏或稠密长柔毛，叶边缘平，不为皱波状 ············ 7. 东北鸦葱 **S. manshurica**
  3. 头状花序生茎枝顶端，排成明显或不明显的花序；非莛状草本；有明显的茎及分枝。
    8. 瘦果无毛。
      9. 多年生草本；叶不分裂。
        10. 头状花序多数或少数，排成伞形花序；冠毛5根超长 ··········· 8. 华北鸦葱 **S. albicaulis**
        10. 头状花序成伞房总状花序；冠毛5-10根超长 ·············· 9. 北疆鸦葱 **S. iliensis**
      9. 二年生草本，叶羽状分裂 ··························· 10. 准噶尔鸦葱 **S. songarica**
    8. 瘦果被长柔毛。

11. 盐渍地植物；茎有对生的叶；叶基质地厚，肉质 ·· 11. **蒙古鸦葱 S. mongolica**
11. 非盐渍地植物；叶互生，质地薄 ··· 12. **剑叶鸦葱 S. ensifolia**

本属药用植物除含常见的三萜类、黄酮类、酚苷类外，还含有愈创木内酯型倍半萜类，如鸭葱(S. austriaca)含 3β,11α-二羟基-4β-甲基-愈创木-10(14)-烯-12,6α-内酯(3β,11α-dihydroxy-4β-methyl-guaia-10(14)-en-12,6α-olide，**1**)，鸭葱二聚内酯▲(biguaiascorzolide) A (**2**)、B (**3**)；寻状鸭葱(S. pseudodivaricata)含鸭葱素▲(scorzonerin，**4**)，奎宁酸衍生物如寻状鸭葱含 3,5-咖啡酰奎宁酸(3,5-caffeoylquinic acid，**5**)；拐轴鸦葱(S. divaricata)含阿魏酰柄球菊酸(feruloylpodospermic acid) A (**6**)、B (**7**)以及二氢二苯乙烯衍生物，如毛梗鸦葱(S. radiata)中含有鸭葱二氢二苯乙烯(scorzodihydrostilbene) A (**8**)、B (**9**)、C (**10**)、D (**11**)、E (**12**)等。

愈创木内酯型倍半萜具有多种生物活性，如抗菌、抗炎、抗肿瘤等活性；而奎宁酸衍生物如阿魏酰柄球菊酸▲(feruloylpodospermic acid) A 和 B 以及二氢二苯乙烯衍生物如鸭葱二氢二苯乙烯 A 和 E 则具有很好的抗氧化活性。

本属植物多具有抗炎、镇痛作用，部分植物还具有抗腹泻、保肝、抗肿瘤等作用。

1. 拐轴鸦葱（中国植物志） 叉枝鸦葱（中国高等植物图鉴），女苦奶（内蒙古中草（中国沙漠地区药用植物），紫花叉枝鸦葱（内蒙古植物志）

Scorzonera divaricata Turcz. in Bull. Soc. Imp. Naturalistes Moscou 5: 181. 1832.——*S. divaricata* Turcz. var. *sublilacina* Maxim.（英 **Divaricate Serpentroot**）

多年生草本，高 20–70 cm。茎直立，基部多分枝，被尘状短柔毛或脱毛，茎基部无残存的鞘状残遗物。叶线形或丝状，长 1–9 cm，宽 1–2 (3–5) mm，先端长渐尖，常卷曲成钩状，上部茎叶短小，两面被微毛或无毛。头状花序单生茎枝顶端，排成疏松的伞房状花序，具 4–5 枚舌状小花。总苞狭圆柱状，宽 5–6 mm；总苞片约 4 层，外层短，宽卵形或长卵形，长约 5 mm，中内层渐长，长椭圆状披针形或线状长椭圆形，长 1.2–2 cm，顶端急尖或钝，外面被尘状短柔毛。舌状小花黄色。瘦果圆柱状，长约 8.5 mm，有多数（约 10 条）纵肋，无毛。冠毛污黄色；其中 3–5 根超长。全部冠毛羽毛状，羽枝蛛丝状，上部细锯齿状。花果期 5–9 月。

分布与生境　产于内蒙古、河北、山西、陕西、甘肃、宁夏。生于荒漠地带干河床、沟谷中及沙地中的丘间低地、固定沙丘上。也分布于蒙古。

药用部位　根、全草。

功效应用　清热解毒，消肿散结。用于疗疮痈疽，乳痈，跌打损伤，劳伤，扁平疣。

化学成分　地上部分含奎宁酸衍生物：阿魏酰柄球菊酸▲(feruloylpodospermic acid) A、B，绿原酸(chlorogenic acid)[1]；黄酮类：芹菜素(apigenin)，异牡荆素-4'-*O*-葡萄糖苷(isovitexin-4'-*O*-glucoside)，异牡荆素-2'-*O*-木糖苷(isovitexin-2'-*O*-xyloside)，山奈酚-3-*O*-芸香糖苷(kaempferol-3-*O*-rutinoside)[1]；香豆素类：东莨菪内酯(scopoletin)[1]。

注评　本种为"苦葵鸦葱"的基源植物，药用其干燥根或全草。

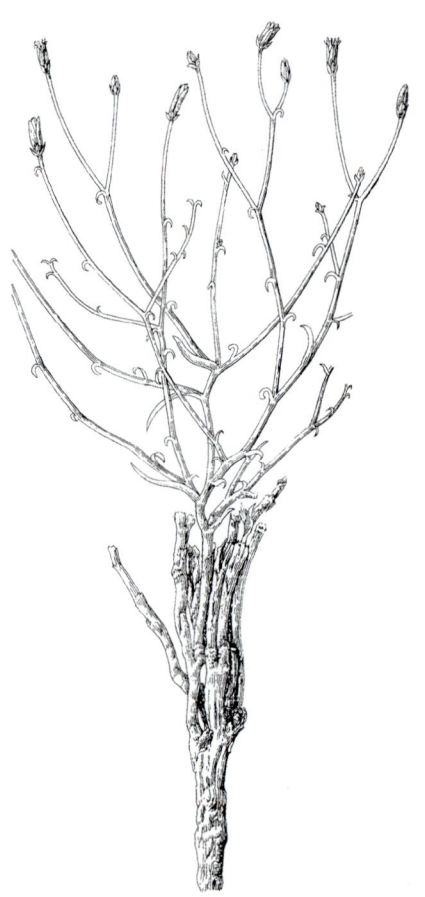

拐轴鸦葱 Scorzonera divaricata Turcz.
王金凤　绘

化学成分参考文献

[1] Tsevegsuren N, et al. *J Nat Prod*, 2007, 70(6): 962-967.

2. 帚状鸦葱（植物分类学报） 假叉枝鸦葱（中国植物志）

Scorzonera pseudodivaricata Lipsch. in Bull. Soc. Imp. Naturalistes Moscou 42(2): 158. 1933.——*S. divaricata* Turcz. var. *foliosa* Maxim.（英 **Virtgata Serpentroot**）

多年生草本，高 7–50 cm。中部以上分枝，分枝成帚状，稀不分枝；被尘状短柔毛或稀毛至无毛，茎基被纤维状撕裂的残鞘。叶互生或有对生的叶序，线形，长达 16 cm，宽 0.5–5 mm，向上的茎叶渐短或几成针刺状或鳞片状，基生叶的基部鞘状扩大，半抱茎，茎生叶的基部扩大半抱茎或稍扩大，顶端渐尖或长渐尖，有时外弯成钩状，两面被白色短柔毛或脱毛。头状花序多数，单生茎枝顶端，排成疏松的聚伞圆锥状花序，舌状小花 7–12 枚。总苞狭圆柱状，直径 5–7 mm；总苞片约 5 层，外层卵状三角形，中内层椭圆状披针形、线状长椭圆形或宽线形；顶端急尖或钝，外面被白色尘状短柔毛。舌状小花黄色。瘦果圆柱状，长达 8 mm，无毛，有多数纵肋，肋上有脊瘤状突起或无。冠毛污白色，羽毛状，顶端为锯齿状。花果期 5-8 (10) 月。

分布与生境 产于陕西、宁夏、甘肃、青海、内蒙古、新疆。生于海拔 1600-3000 m 的荒漠砾石地、干山坡、石质残丘、戈壁和沙地。也分布于中亚、蒙古。

药用部位 根。

功效应用 清热解毒。用于疔疮痈肿，五劳七伤。

化学成分 地上部分含倍半萜类：鸭葱素▲(scorzonerin)[1]；苯丙素类：3,5-咖啡酰奎宁酸(3,5-caffeoylquinic acid)[1]；黄酮类：木犀草素(luteolin)，木犀草素-5-葡萄糖苷(luteolin-5-glucoside)，木犀草素-7-葡萄糖苷(luteolin-7-glucoside)，异牡荆素-2″-O-木糖苷(isovitexin-2″-O-xyloside)[1]；香豆素类：东莨菪内酯(scopoletin)[1]；酚苷类：阔叶白桦苷▲(platyphylloside)，鸭葱酸▲(scorzoneric acid)[1]。

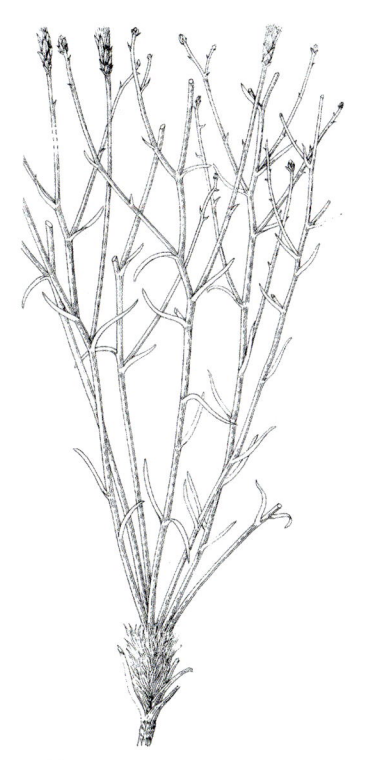

帚状鸦葱 Scorzonera pseudodivaricata Lipsch.
王金凤 绘

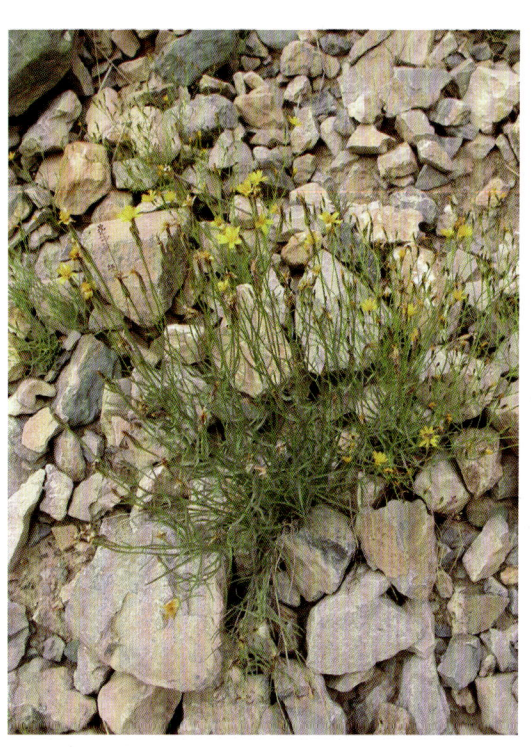

帚状鸦葱 Scorzonera pseudodivaricata Lipsch.
摄影：林秦文

化学成分参考文献

[1] Tsevegsuren N, et al. *J Nat Prod*, 2007, 70(6): 962-967.

3. 毛梗鸦葱（中国植物志） 狭叶鸦葱（东北植物检索表），草防风（东北）

Scorzonera radiata Fisch. in Ledeb., Fl. Altaic. 4: 160. 1833.（英 **Hairystalk Serpentroot**）

多年生近葶状草本，高 15-30 cm。茎直立，不分枝，单生或少数茎簇生，被污白色的蛛丝状短柔毛。茎基被残存的鞘状残迹。基生叶线形，长 5-15 cm，宽 3-4 mm，或线状披针形或线状长椭圆形，长 8-18 cm，宽 0.8-1.3 cm，渐狭成具翼的长或短柄，柄基鞘状扩大，半抱茎，顶端渐尖，3-5 出脉，侧脉稍明显；茎生叶 2-3 枚，线形或线状披针形，无柄，最上部茎叶披针形，有时成鳞片状。边缘全缘，两面光滑无毛。头状花序单生茎端。总苞圆柱状，直径 0.8-2.8 cm；总苞片约 5 层，外层卵状披针形，中层三角状披针形，内层披针状长椭圆形，外面被稀疏蛛丝状短柔毛或脱毛至无毛。舌状小花黄色。瘦果圆柱状，有多数纵肋，无毛，无脊瘤。冠毛污黄色，中下部羽毛状，上部为锯齿状，其中 5 根超长。花果期 5-7 月。

分布与生境　产于东北各省及内蒙古、新疆。生于海拔 950-1800 m 的山坡林缘、林下、草地及河滩砾石地。也分布于俄罗斯、西伯利亚、远东地区、哈萨克斯坦、乌兹别克斯坦、蒙古。

药用部位　根。

功效应用　祛风除湿，散寒止痛。用于风寒湿痹，风寒感冒，筋骨疼痛。

化学成分　地上部分含二氢二苯乙烯衍生物：鸦葱二氢二苯乙烯（scorzodihydrostilbene）A、B、C、D、E[1]。

注评　本种为"草防风"的基源植物，药用其干燥根。

化学成分参考文献

[1] Wang Y, et al. *J Nat Prod*, 2009, 72(4): 671-675.

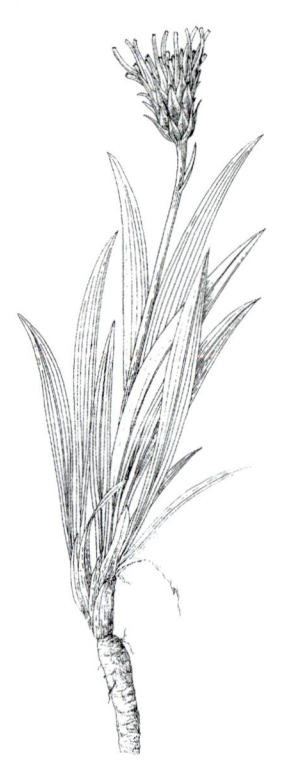

毛梗鸦葱 Scorzonera radiata Fisch.
王金凤　绘

4. 小鸦葱（中国植物志）　矮鸦葱（中国高等植物图鉴）

Scorzonera subacaulis (Regel) Lipsch. in Bull. Soc. Imp. Naturalistes Moscou 42(2): 160. 1933.——*S. austriaca* Willd. var. *subacaulis* Regel（英 **Low Serpentroot**）

多年生矮小草本，高 3-8 cm。茎极短，高达 4 cm，单生，不分枝。被密短柔毛或几无茎，茎基残鞘纤维状撕裂。基生叶多数，线形，宽 2-4 mm，铺展或斜立；超过头状花序或与头状花序等高，两面无毛或被稀疏的绢毛，3 出脉，基部鞘状扩大，半抱茎，顶端渐尖。茎生叶 1-2 枚，鳞片状，披针形或无茎叶。头状花序单生茎端或无茎而根颈顶端。总苞宽圆柱形，直径 1-1.5 cm。总苞片约 5 层，外层三角形或卵形，中内层长椭圆状披针形，顶端急尖，外面稍被短柔毛或无毛。舌状小花黄色，舌片脉纹暗红色。瘦果圆柱状，长达 8 mm，无毛，无脊瘤。冠毛污白色，大部羽毛状，上部为锯齿状或糙毛状。花果期 6-7 月。

分布与生境　产于新疆（精河、乌鲁木齐）。生于海拔 2600 m 以上的山地草坡。也分布于哈萨克斯坦、吉尔吉斯斯坦。

药用部位　根。

功效应用　消肿散结，补气生津。用于湿热泻痢，小便淋涩，痈肿疔毒，乳痈，乳汁不下。

注评　本种为"小鸦葱"的基源植物，药用其干燥根。

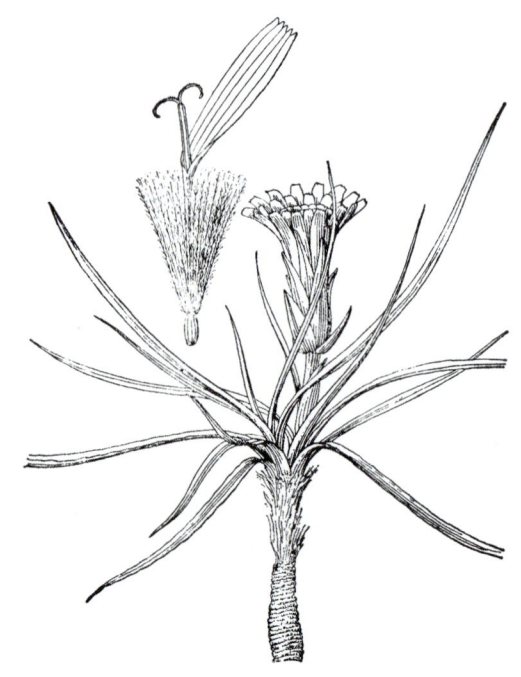

小鸦葱 Scorzonera subacaulis (Regel) Lipsch.
引自《中国高等植物图鉴》

5. 桃叶鸦葱（中国植物志） 老虎嘴（东北）

Scorzonera sinensis Lipsch. et Krasch., Fragm. Monog. Gen. Scorzonera 120. 1935.——*S. austriaca* Willd. subsp. *sinensis* Lipsch. et Krasch.（英 **Chinense Serpentroot**）

多年生草本，高 5-53 cm。茎直立，簇生或单生，不分枝，无毛；茎基被稠密的纤维状撕裂的鞘状残遗物。基生叶宽卵形、宽披针形、宽椭圆形、倒披针形、椭圆状披针形、线状长椭圆形或线形，长可达 33 cm，顶端急尖、渐尖或钝圆，柄基鞘状扩大，两面无毛，离基 3-5 出脉，边缘皱波状；茎生叶少数，鳞片状，披针形或钻状披针形，基部心形，半抱茎。头状花序单生茎顶。总苞圆柱状，直径约 1.5 cm。总苞片约 5 层，外层三角形或偏斜三角形，中层长披针形，内层长椭圆状披针形，外面无毛。舌状小花黄色。瘦果圆柱状，有多数纵肋，长 1.4 cm，无毛，无脊瘤。冠毛污黄色，长 2 cm，大部羽毛状，上端细锯齿状。花果期 4-9 月。

分布与生境 产于北京、辽宁、内蒙古、河北、山西、陕西、宁夏、甘肃、山东、江苏、安徽、河南。生于海拔 280-2500 m 的山坡、丘陵地、沙丘、荒地或灌木林下。也分布于蒙古。

药用部位 根。

功效应用 祛风除湿，理气活血，清热解毒，通乳，消肿。用于风热感冒，咽喉肿痛，乳痈，疔疮。

化学成分 全草含多糖[1]。

药理作用 镇痛作用：桃叶鸦葱浸膏灌胃，可减少醋酸诱发的小鼠扭体次数[1]。

抗炎作用：桃叶鸦葱浸膏灌胃，对醋酸所致小鼠腹腔毛细血管通透性增高、棉球致大鼠肉芽组织的增生和蛋清致大鼠的足肿胀均有抑制作用[1]。

注评 本种为"老虎嘴"的基源植物，药用其干燥根。

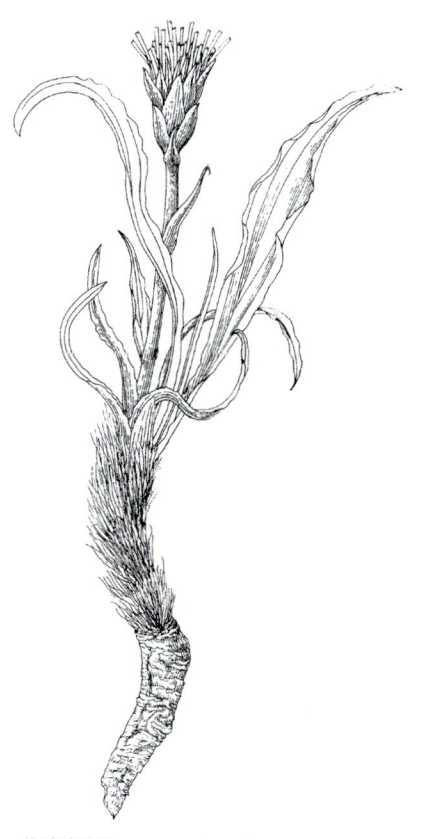

桃叶鸦葱 Scorzonera sinensis Lipsch. et Krasch.
王金凤 绘

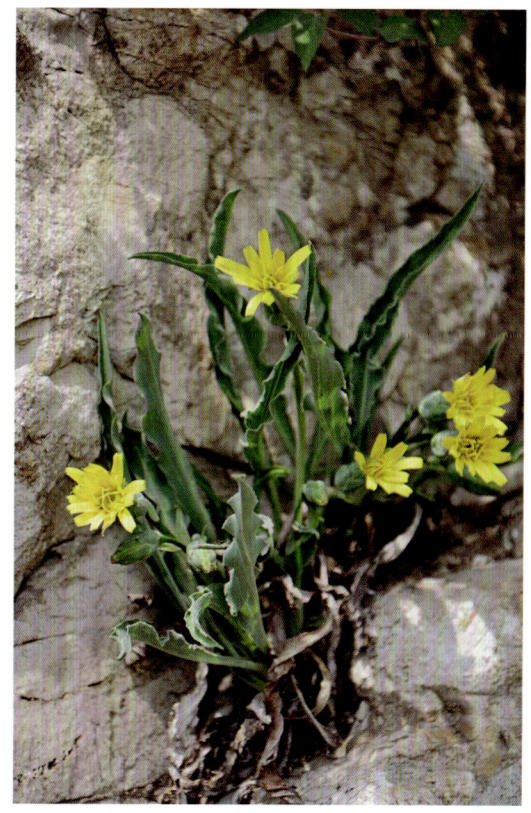

桃叶鸦葱 Scorzonera sinensis Lipsch. et Krasch.
摄影：赖阳均

化学成分参考文献

[1] 杨辉，等 . 河南工业大学学报（自然科学版），2010, 31(5): 59-61.

药理作用及毒性参考文献

[1] 曾春萍，等 . 天津中医药，2010, 27(6): 515-517.

6. 鸦葱（中国植物志） 罗罗葱（中药大辞典）

Scorzonera austriaca Willd., Sp. Pl. 3: 1498. 1803.——*S. ruprechtiana* Lipsch. et Krasch.

（英 **Common Serpentroot**）

多年生草本，高 10-42 cm。多数簇生，不分枝，无毛，茎基被稠密的棕褐色纤维状撕裂的鞘状残遗物。基生叶线形、狭线形、线状披针形或线状长椭圆形，长 3-35 cm，宽 0.2-2.5 cm，顶端渐尖，渐狭成具翼的长柄，柄基鞘状扩大，3-7 出脉，两面无毛或仅沿基部边缘有蛛丝状柔毛；茎生叶 2-3 枚，鳞片状，披针形或钻状披针形，基部心形，半抱茎。头状花序单生。总苞圆柱状，直径 1-2 cm。总苞片约 5 层，外层三角形或卵状三角形，中层偏斜披针形或长椭圆形，内层线状长椭圆形，外面无毛；舌状小花黄色，瘦果圆柱状，长 1.3 cm，有多数纵肋，无毛；无脊瘤。冠毛淡黄色，长 1.7 cm，大部为羽毛状，上部细锯齿状。花果期 4-7 月。

分布与生境 产于北京、黑龙江、吉林、辽宁、内蒙古、河北、山西、陕西、宁夏、甘肃、山东、安徽、河南。生于海拔 400-2000 m 的山坡、草滩及河滩地。也分布于欧洲中部、地中海沿岸地区、俄罗斯西西伯利亚、哈萨克斯坦及蒙古。

药用部位 根。

功效应用 清热解毒，祛风除湿，消肿散结，通乳，理气平喘。用于感冒发热，哮喘，五劳七伤，

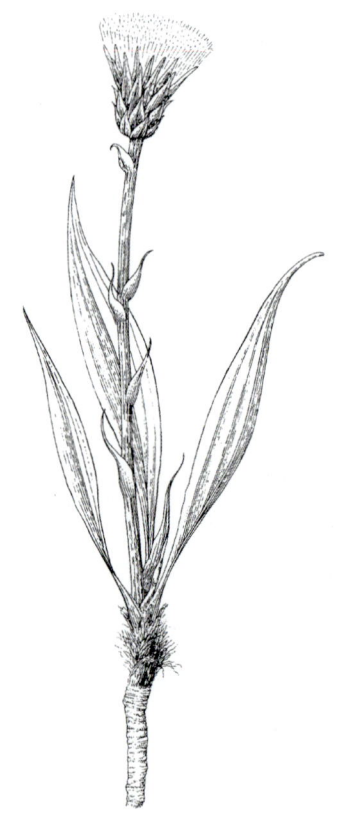

鸦葱 Scorzonera austriaca Willd.
王金凤 绘

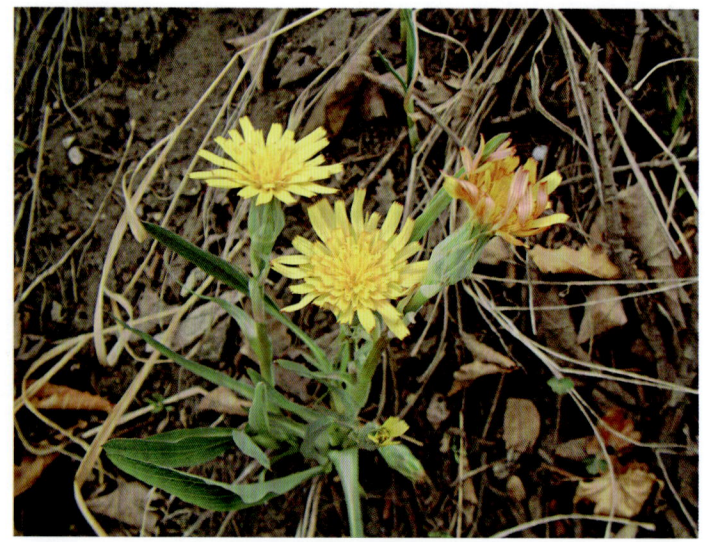

鸦葱 Scorzonera austriaca Willd.
摄影：于俊林

乳汁不足，妇女闭经，跌打损伤，乳腺炎，疔疮痈肿，风湿关节痛，带状疱疹，扁平疣，毒蛇和蚊虫咬伤。

化学成分 根含倍半萜类：3β,11α-二羟基-4β-甲基愈创木-10(14)-烯-12,6α-内酯[3β,11α-dihydroxy-4β-methyl-guaia-10(14)-en-12,6α-olide][1]，鸦葱二聚内酯▲(biguaiascorzolide) A、B[2]。

药理作用 抗炎作用：鸦葱口服液灌胃，对二甲苯所致小鼠耳肿胀、醋酸所致小鼠腹腔毛细血管通透性增高有抑制作用[1]。

止泻作用：鸦葱口服液灌胃，对蓖麻油、番泻叶致小鼠腹泻有抑制作用[1]。

抑制平滑肌作用：鸦葱口服液对兔离体十二指肠自发活动有抑制作用[1]。

保肝作用：鸦葱醇提取物灌胃，可抑制四氯化碳致急性肝损伤小鼠血清中 ALT 和 AST 的升高，具有保肝活性[2]。

注评 本种藏族用全草治疗牙龈炎、骨折、胸闷胀满；蒙古族治疗乳汁不下、肺结核、结核性淋巴腺炎、跌打损伤、虫蛇咬伤。

化学成分参考文献

[1] Li J, et al. *Chin Chem Lett*, 2004, 15(11): 1309-1310.

[2] Zhu Y, et al. *Food Chem*, 2009, 114(4): 1316-1320.

药理作用及毒性参考文献

[1] 李佩珍, 等. 中国药科大学学报, 1992, 23(6): 357-360.

[2] 李泉妙. 鸦葱中化学成分的研究及保肝药理活性的初探[学位论文]. 长春：吉林大学，2008.

7. 东北鸦葱（中国植物志）

Scorzonera manshurica Nakai in Rep. Inst. Sci. Res. Manchoukuo 1: 173. 1936.——*S. glabra* Rupr. var. *manshurica* (Nakai) Kitag. （英 **North-Eastern Serpentroot**）

多年生草本，高 12 cm。簇生于根颈顶端，不分枝，无毛，茎基被稠密褐色的纤维状撕裂的鞘状残遗物。基生叶线形，长达 8 cm，宽 3-4 mm，顶端急尖或长渐尖，基部鞘状扩大，鞘内被稠密的绵毛，边缘平，3-5 出脉，茎生叶，1-3 枚，鳞片状，褐色，边缘及内面有绵毛。头状花序单生。总苞钟状；总苞片约 5 层，外层三角形或卵状三角形，中层披针形或长椭圆形，内层长披针形，顶端被白色微毛。舌状小花背面带紫色，内面黄色。瘦果污黄色，圆柱状，有多数纵肋，无脊瘤，长柔毛，冠毛污黄色，长达 2 cm，羽毛状，上部细锯齿状。花果期 4-5 月。

分布与生境 产于黑龙江、辽宁。生于旱燥山坡。

药用部位 根。

功效应用 清热解毒，祛风除湿，活血消肿，平喘，通乳。用于感冒发热，哮喘，乳汁不足，乳腺炎，月经不调，跌打损伤，风湿关节痛，疔疮痈肿，带状疱疹，蛇虫咬伤。

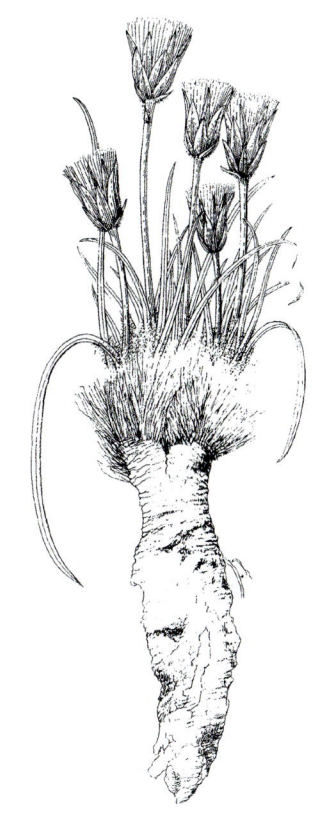

东北鸦葱 Scorzonera manshurica Nakai
王金凤 绘

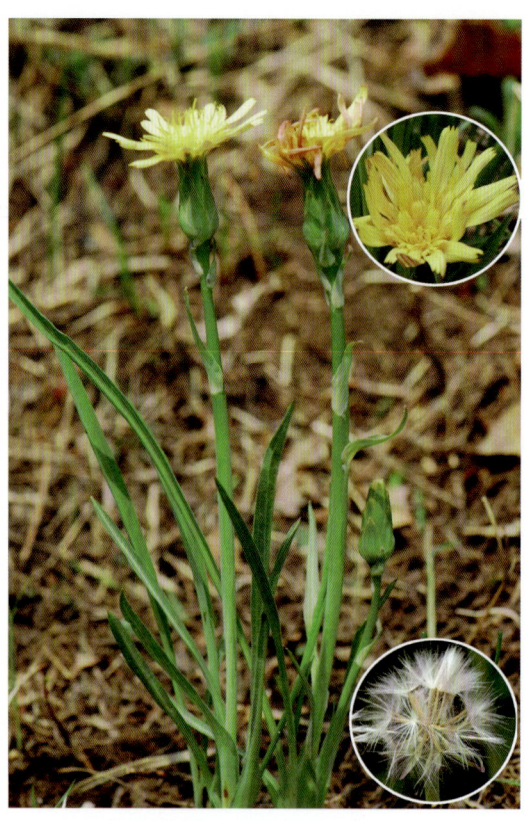

东北鸦葱 Scorzonera manshurica Nakai
摄影：周繇

8. 华北鸦葱（中国植物志） 笔管草（内蒙古植物志），白茎雅葱（中国高等植物图鉴），条参、仙茅参（陕西中草药），黄花地丁（江苏南京）

Scorzonera albicaulis Bunge in Mém. Acad. Imp. Sci. St.-Pétersbourg Divers Savans 2: 114. 1833.
（英 Whitesten Serpentroot）

多年生草本，高达 120 cm。茎单生或簇生，上部伞房状或聚伞花序状分枝，被白色绒毛，茎基被棕色的残鞘。基生叶与茎生叶同形，线形、宽线形或线状长椭圆形，宽 0.3-2 cm，边缘全缘，稀有浅波状微齿，两面无毛，3-5 出脉，基生叶基部鞘状扩大，抱茎。头状花序排成伞房花序。总苞圆柱状，总苞片约 5 层，外层三角状卵形或卵状披针形，中内层椭圆状披针形、长椭圆形至宽线形。全部总苞片被薄柔毛，舌状小花黄色。瘦果圆柱状，长 2.1 cm，有多数纵肋，无毛，无脊瘤，顶端喙状。冠毛污黄色，其中 3-5 根超长，大部羽毛状，上部细锯齿状，基部连合成环，整体脱落。花果期 5-9 月。

分布与生境 产于东北、华北、陕西、山东、江苏、安徽、浙江、河南、湖北、贵州、四川。生于海拔 250-2500 m 的山谷或山坡杂木林下或林缘、灌丛中或荒地、火烧迹或田间。也分布于蒙古、俄罗斯。

药用部位 根。

功效应用 清热解毒，祛风除湿，活血消肿，通乳，理气平喘。用于感冒发热，哮喘，五劳七伤，乳汁不足，妇女闭经，跌打损伤，疔疮痈肿，风寒湿痹，风湿关节痛，带状疱疹，扁平疣，蛇虫咬伤。

化学成分 根含挥发油：正十五酸，亚油酸，2-丙酰苯甲酸甲酯，棕榈酸甲酯，亚麻醇，邻苯二乙酸二乙酯，2,4-癸二烯醛[1]。

茎叶含挥发油：正十六酸，亚油酸，亚麻酸乙酯，亚油酸甲酯，正二十烷，2-丙酰苯甲酸甲酯和棕榈酸甲酯[1]。

花含挥发油：邻苯二甲酸二甲酯，对苯二甲酸二甲酯，邻苯二甲酸乙酯烯丙酯，间苯二甲酸二甲酯，正十七酸，硝呋妥因，十四甲基环七硅氧烷[1]。

菊科 COMPOSITAE

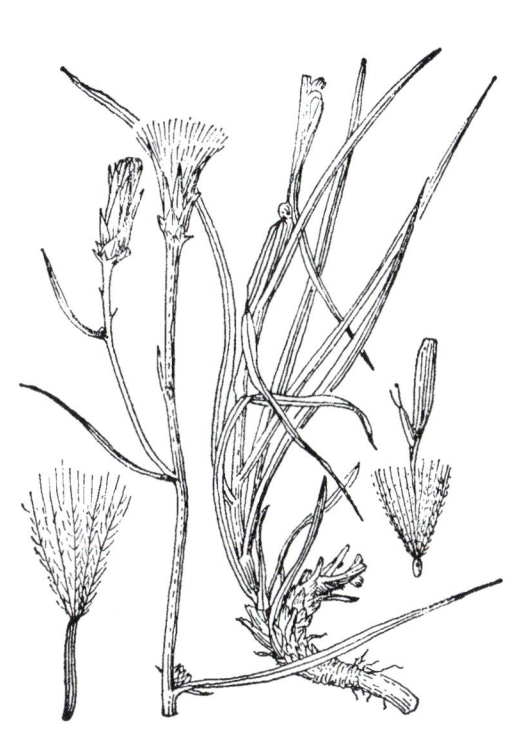

华北鸦葱 Scorzonera albicaulis Bunge
引自《中国高等植物图鉴》

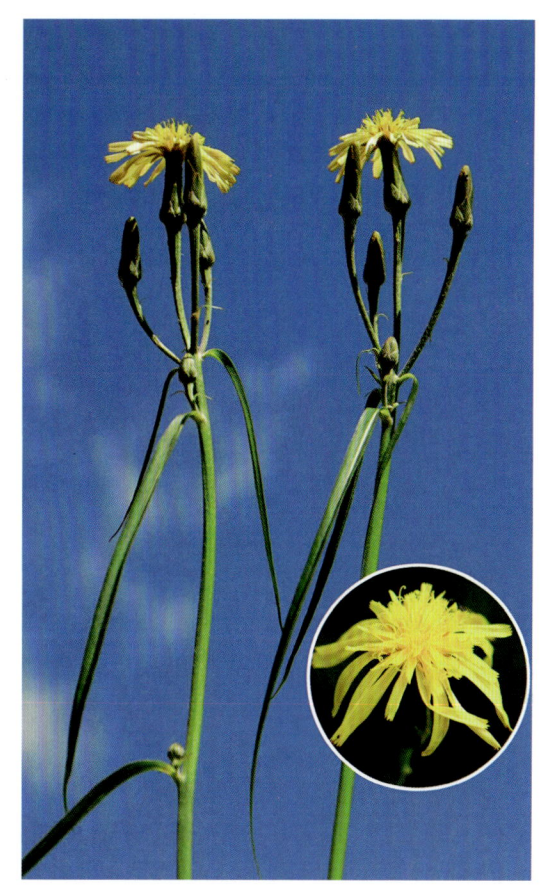

华北鸦葱 Scorzonera albicaulis Bunge
摄影：周䍿

注评　本种为"仙茅参"的基源植物，药用其干燥根。

化学成分参考文献

[1] 赵瑞建，等. 时珍国医国药, 2010, 21(8): 1891-1893.

9. 北疆鸦葱（中国植物志）伊犁鸭葱

Scorzonera iliensis Krasch. in Trudy Bot. Inst. Akad. Nauk S.S.S.R., Ser. 1, Fl. Sist. Vyssh. Rast. 1: 178. 1933.
（英 **Ilie Serpentroot**）

　　多年生草本，高 35-70 cm，茎单生或少数簇生，上部伞房状花序分枝，被卷毛，基部有鞘状残迹。基生叶线形或线状披针形，长 10-22 cm，宽 4-10 mm，边缘平，先端渐尖，基部鞘状扩大，3-5 脉，茎生叶线形，无柄，稍抱茎。头状花序多数排成不明显的伞房状总状花序。总苞圆柱形，径 5 mm；总苞片 4-5 层，外层三角形，中层卵状三角形，内层披针形，顶端渐尖。舌状小花黄色；瘦果圆柱形，长 10-15 mm，无毛。冠毛污白色，冠毛大部羽毛状，羽枝纤细，蛛丝毛状。花果期 7-8 月。

分布与生境　产于新疆北部。生于海拔 900 m 以上的灌丛中。也分布于哈萨克斯坦、吉尔吉斯斯坦、乌兹别克斯坦。

药用部位　根。

功效应用　清热解毒，活血消肿。用于痈肿疮疡。

10. 准噶尔鸦葱（中国植物志）

Scorzonera songarica (Kar. et Kir.) Lipsch. et Vassilcz. in Bot. Mater. Gerb. Bot. Inst. Komarova Akad. Nauk SSSR 22: 301. 1963.——*Popospermum laciniatum* (L.) DC. var. *songaricum* Kar. et Kir.（英 **Pinnate Serpentroot**）

二年生草本，无毛或被稀疏的蛛丝状柔毛。茎高 15-40 cm，茎基残鞘，不呈纤维状撕裂。基生叶长椭圆状线形或线形，羽状深裂或全裂，有时不裂，侧裂片少数，线形、线状披针形或长椭圆形，顶裂片长椭圆形、长椭圆状线形或线形；茎生叶线形或狭线形，基部无柄。头状花序多数，在茎枝顶端排成伞房花序。总苞圆柱状；总苞片椭圆状卵形或椭圆状披针形，顶端有角状附属物。舌状小花黄色。瘦果狭圆柱状，长 10-12 mm，有多数纵肋。冠毛污白色，大部羽毛状，上部锯齿状，脱落。

分布与生境　产于新疆塔城。生于海拔 1000 m 的草原。也分布于阿富汗、中亚地区。

药用部位　根。

功效应用　消肿散结，益气生津。用于气虚津亏。

11. 蒙古鸦葱（中国植物志）　羊角菜（内蒙古植物志），滇鸦葱、面条菜（江苏植物志）

Scorzonera mongolica Maxim. in Bull. Acad. Imp. Sci. Saint-Petersbourg 32(4): 492. 1888.——*S. mongolica* Maxim. var. *putjatae* C. Winkl.（英 **Mongolian Serpentroot**）

多年生草本，高 5-35 cm。茎直立或铺散，上部有分枝，无毛；基部被褐色或淡黄色的鞘状残遗物。基生叶长椭圆形、长椭圆状披针形或线状披针形，长 2-10 cm，宽 0.4-1.1 cm，顶端渐尖，基部鞘状扩大；茎生叶披针形、长披针形、椭圆形、长椭圆形或线状长椭圆形，无柄，不扩大抱茎，互生，质地厚，肉质，两面无毛，离基 3 出脉。头状花序单生于茎端，稀 2 枚，排成聚伞花序状。总苞狭圆柱状，宽约 0.6 mm；总苞片 4-5 层，外层小，卵形或宽卵形，中层长椭圆形或披针形，内层线状披针形；外面无毛或被蛛丝状柔毛。舌状小花黄色。瘦果圆柱状，长 5-7 mm，有多数纵肋，无脊瘤。冠毛白色，长 2.2 cm，羽毛状，仅顶端微锯齿状。花果期 4-8 月。

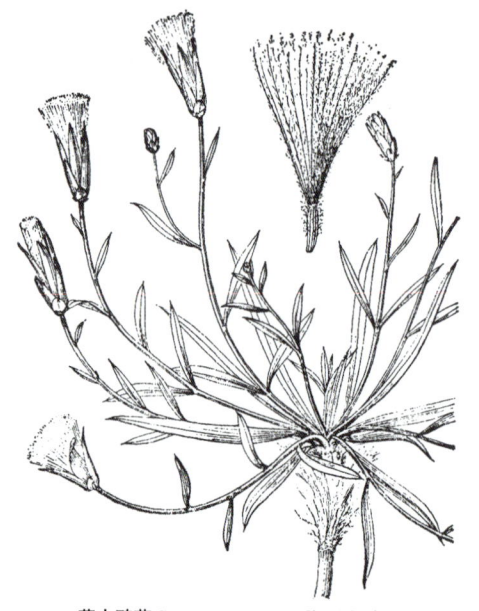

蒙古鸦葱 Scorzonera mongolica Maxim.
引自《中国高等植物图鉴》

分布与生境　产于辽宁、河北、山西、陕西、宁夏、甘肃、青海、新疆、山东、河南。生于海拔 50-2790 m 的盐化草甸、盐化沙地、盐碱地、干湖盆、湖盆边缘、草滩及河滩地。也分布于哈萨克斯坦及蒙古。

药用部位　根。

功效应用　清热解毒，利尿，通乳。用于疔疮痈疽，乳腺炎，尿浊，淋症，带下，骨折，齿龈炎。

化学成分　全草含倍半萜类：去氢木香内酯(dehydrocostus lactone)[1]；三萜类：3β-十四酰基-28-羟基-齐墩果-18-烯(3β-tetradecanoyl-28-hydroxylolean-18-ene)，3β-十二酰基-28-羟基-齐墩果-18-烯(3β-dodecanoyl-28-hydroxylolean-18-ene)[2]，羽扇豆醇、白桦脂醇、白桦脂酸、羽扇豆醇乙醇酯，23Z-3β-乙酰氧基大戟烷-7,23-二烯-25-醇(23Z-3β-acetoxyeuphan-7,23-diene-25-ol)[3]；黄酮类：木犀草素-5,3'-二甲醚(luteolin-5,3'-dimethyl ether)[1]；挥发油：主要为三十一烷和何帕-22(29)-烯-3β-醇[4]；无机元素：Ce、K、Al、Ca、Fe、La、Mg、Na、P、Ga、Mn、Ba、Zn、B、V、Cr、Cu、Ni、Pb、Th、As、Co、Se、Sr、Mo、Cd、Hg[4]；其他类：邻苯二甲酰二异丁酯(diisobutyl-*O*-phthalate)，邻苯二甲酸二丁酯(dibutylphthalate)，5α,8α-表二氧-(22*E*,24*R*)-甲基胆甾-6,22-二烯-3β-醇[5α,8α-epidioxy-(22*E*,24*R*)-ergosta-6,22-dien-3β-ol]，硬脂酰-1-甘油单酯，1-亚油酰甘油酯(glycerol-1-octadecanoate)，1-亚麻油酰甘油酯

菊科 COMPOSITAE

(1-linoloyglycerol)，硬脂酸，棕榈酸[1]等。

药理作用　抗肿瘤作用：蒙古鸦葱中分离的三萜类化合物羽扇豆醇、白桦脂醇、白桦脂酸、乙酰羽扇豆醇和 23Z-3β-acetoxyeupha-7,23-diene-25-ol 体外对人肺癌细胞 A-549 有细胞毒作用，化合物大戟烷 -8,24- 二烯 -3- 醇乙酸酯对人肝癌细胞 Bel-7402 有细胞毒作用 [1]。

注评　本种藏族用全草治疗骨折及齿龈炎。

化学成分参考文献

[1] 王斌，等 . 中国天然药物，2009, 7(4): 283-286.

[2] Wang B, et al. *Chin Chem Lett*, 2007, 18(6): 708-710.

[3] 王斌，等 . 中国药学杂志，2010, 45(10): 727-732.

[4] 王斌，等 . 时珍国医国药，2007, 18(10): 2364-2365.

药理作用及毒性参考文献

[1] 王斌，等 . 中国药学杂志，2010, 45(10): 727-732.

12. 剑叶鸦葱（中国植物志）

Scorzonera ensifolia M. Bieb., Fl. Taur.-Caucas. 2: 235. 1805.（英 **Arrowleaf Serpentroot**）

多年生草本，高 20-25 cm。茎单生，通常多数簇生，分枝或不分枝，被柔毛，稀无毛，茎基部被鞘状残遗，鞘内被灰褐色密长棉毛。基生叶披针状线形或线形，长 6-20 cm，宽 3-8 mm。向上渐狭至渐尖，基部鞘状扩大，离基 3-7 出脉；茎生叶多数，全部叶被疏短柔毛或近无毛。头状花序单生或 2-4 生于枝端。总苞圆柱状，直径 10-15 mm；总苞片约 4 层，外层披针形，顶端渐尖成外弯的刺尖，内层宽披针形，顶端尖刺状，被蛛丝状柔毛。舌状小花黄色。瘦果圆柱状，长约 10 mm，密被长柔毛。冠毛污黄色或棕黄色，长 2-3 cm，羽毛状，上部为细锯齿状。花果期 5-8 月。

分布与生境　产于新疆。生于海拔 550 m 的沙丘、荒地及沙质地。也分布于俄罗斯西伯利亚地区、哈萨克斯坦及欧洲。

药用部位　根。

功效应用　清热解毒，通乳利湿。用于疔疮痈疽，乳痈，乳汁不通。

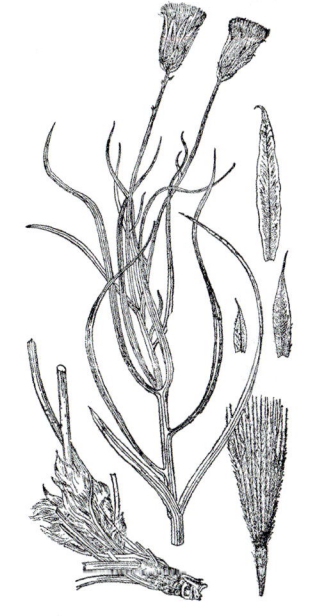

剑叶鸦葱 Scorzonera ensifolia M. Bieb.
陶明琴 蒋兆兰　绘

138. 婆罗门参属 Tragopogon L.

多年生或二年生草本，稀具有根状茎。根颈裸露或被有鞘状或纤维状撕裂的残遗物。茎直立，不分枝或少分枝，无毛或被蛛丝状毛。头状花序同型，含多数舌状小花，单生于茎顶或枝端，或有少数头状花序；花序梗膨大或不膨大。总苞圆柱状；总苞片 1 层，5-14 枚。花托蜂窝状，无毛。舌状小花两性，黄色或紫色，舌片顶端 5 齿裂。花柱分枝细长，花药基部箭头状。瘦果圆柱状，有 5-10 条纵肋，无或具瘤状突起，先端狭成短或长喙，稀无喙或喙极短。冠毛 1 层，羽毛状，污白色或黄色，基部连合成环，整体脱落，羽枝纤细，彼此纠缠，有蛛丝状毛环或无毛环，通常有 5-10 根超长的冠毛。

本属约 150 种，主要集中在地中海沿岸地区、中亚及高加索。我国有 19 种，集中分布于新疆，4 种药用。

分种检索表

1. 舌状小花黄色或舌片两面异色，内面黄色，外面带紫红色。
    2. 瘦果喙长 8–11 mm，喙顶不增粗·· **1. 婆罗门参 T. pratensis**
    2. 瘦果喙长 6–8 mm，喙顶稍增粗··· **2. 黄花婆罗门参 T. orientalis**
1. 舌状小花红色或紫红色。
    3. 花序梗在果期极膨大，中空；总苞片长于舌状花 ··························· **3. 蒜叶婆罗门参 T. porrifolius**
    3. 花序梗在果期不膨大；总苞片短于舌状花，叶边缘白膜质 ··············· **4. 膜缘婆罗门参 T. marginifolius**

本属药用植物含三萜苷、酚苷和异香豆素等类型化合物。归类为酚苷的联苯类化合物 5,4'- 二羟基 -3-α-L- 吡喃鼠李糖基 -(1→3)-β-D- 吡喃木糖氧基联苯 [5,4'-dihydroxy-3-α-L-rhamnopyranosyl-(1→3)-β-D-xylopyranosyloxybibenzyl，**1**] 和婆罗门参酸▲(tragopogonic acid，**2**)，以及归类为异香豆素类的甘茶酚▲C (thunberginol C，**3**) 和克里特鸦葱苷▲I (scorzocreticoside I，**4**) 对 DPPH 自由基发生系统的自由基具有捕捉活性，提示其具有抗氧化活性。

婆罗门参皂苷▲(tragopogonsaponin) A ~ R 的苷元皆为齐墩果烷型的刺囊酸 (echinocystic acid)，除婆罗门参皂苷 A 外，在糖基部分结合有苯丙酸 (phenylpropionic acid)。

本属植物蒜叶婆罗门参具有镇静、镇痛抗炎、抗疲劳、耐缺氧等药理作用。

1. 婆罗门参（中国高等植物图鉴） 草地婆罗门参（中国植物志）

Tragopogon pratensis L., Sp. Pl. 789. 1753.（英 **Meadow Salsity**）

二年生草本，高 25–100 cm。茎直立，不分枝或分枝，无毛。下部叶长，线形或线状披针形，基部扩大，半抱茎，向上渐尖，全缘，稀皱波状，中上部茎叶渐小。头状花序单生茎顶，花序梗在果期不增大。总苞圆柱状，长 2–3 cm，总苞片 8–10 枚，披针形或线状披针形，长 2–3 cm，先端渐尖。舌状小花黄色，干时蓝紫色。瘦果灰黑色或灰褐色，长约 1.1 cm，有纵肋，沿肋有疣状突起，向上急狭成细喙，喙长 0.8–1.1 cm，喙顶不增粗，与冠毛连接处有蛛丝状毛环。冠毛灰白色，长 1–1.5 cm。花果期 5–9 月。

分布与生境 产于新疆。生于海拔 1200–4500 m 的山坡草地及林间草地。也分布于欧洲、哈萨克斯坦、俄罗斯、蒙古。

药用部位 根。

功效应用 补肺降火，养胃生津。用于胃热津伤。

化学成分 全草含皂苷类：婆罗门参苷▲(tragopogonoside) A、B、C、D、E、F、G、H、I，婆罗门参皂苷▲(tragopogonsaponin) B、D、F、H，(2α,3β,16α)-2,3,16,19-四羟基熊果烷-12-烯-28-酸-β-D-吡喃葡萄糖酯苷[(2α,3β,16α)-2,3,16,19-tetrahydroxy-urs-12-en-28-oic acid-β-D-glucopyranosyl ester][1]。

化学成分参考文献

[1] Miyase T, et al. *Phytochemistry*, 1992, 31(6): 2087-2091.

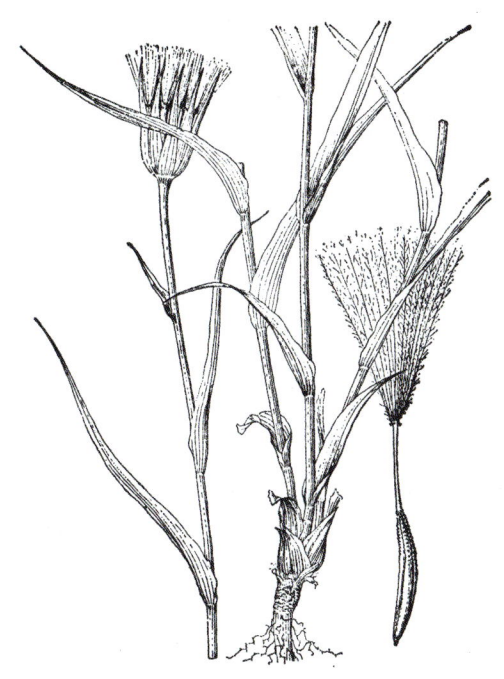

婆罗门参 Tragopogon pratensis L.
引自《中国高等植物图鉴》

2. 黄花婆罗门参（中国植物志） 东方婆罗门参（新疆植物志）
Tragopogon orientalis L., Sp. Pl. 789. 1753.（英 **Eastern Salsily**）

二年生草本，高 30-60 (90) cm，根圆柱状，根颈被残存的叶柄。茎直立，不分枝或分枝，无毛。基生叶及下部茎叶线形或线状披针形，长 10-25 (40) cm，宽 3-18 (34) mm，灰绿色，渐尖，全缘或皱波状，基部宽，半抱茎，中部和上部茎叶披针形或线形，长 3-8 cm，宽 3-10 mm。头状花序单生茎端或少数生于枝端。总苞圆柱形，长 2-3 cm，总苞片 8-10，披针形或线状披针形，长 1.5-3.5 cm，先端渐尖，边缘狭膜质，基部棕褐色。舌状花黄色。瘦果长纺锤形，褐色，长 1.5-2 cm，有纵肋，沿肋有疣状突起，上部渐狭成细喙，喙长 6-8 mm，顶端稍增粗，与冠毛连接处有蛛丝状毛环。冠毛淡黄色，长 1-1.5 cm。花果期 5-9 月。

分布与生境 产于新疆、内蒙古。生于海拔 1000-2100 m 的森林草地。也分布于哈萨克斯坦、蒙古、俄罗斯西伯利亚、高加索。

药用部位 根。

功效应用 补肺降火，养胃生津。用于胃热津伤。

化学成分 茎含苯丙素类：对二氢香豆酸甲酯(*p*-dihydrocoumaric acid methyl ester)[1]；木脂素类：1-羟基松脂酚-1-*O*-β-吡喃葡萄糖苷(1-hydroxypinoresinol-1-*O*-β-glucopyranoside)[1]；苯并呋喃内酯类：(*S*)-3-(4-β-吡喃葡萄糖氧基苯基)-7-羟基-5-甲氧基苯酞[(*S*)-3-(4-β-glucopyranosyloxybenzyl)-7-hydroxy-5-methoxyphthalide]，3-(4-甲氧基苯基)-5,7-二甲氧基苯酞[3-(4-methoxybenzyl)-5,7-dimethoxyphthalide][1]；苷类：α,β-二氢土大黄苷(α,β-dihydrorhaponticin)，6"-*O*-(7,8-二氢咖啡酰基)-α,β-二氢土大黄苷[6"-*O*-(7,8-dihydrocaffeoyl)-α,β-dihydrorhaponticin]，3'-*O*-甲基-α,β-二氢土大黄苷(3'-*O*-methyl-α,β-dihydrorhaponticin)[1]；酚酸类：根皮酸(phloretic acid)[1]，绿原酸，原儿茶酸，四季青素[2]；黄酮类：牡荆素(vitexin)，荭草苷(orientin)，异红草素(isoorientin)，木犀草素(luteolin)，芹菜素，槲皮素[2]。

化学成分参考文献

[1] Zidorn C, et al. *Phytochemistry*, 2006, 67(19): 2182-2188.

[2] Smolarz H, et al. *Acta Societatis Botanicorum Poloniae*, 1988, 57(1): 93-105.

3. 蒜叶婆罗门参（中国高等植物图鉴） 洋参婆罗门参（云南种子植物名录），土泡参（云南药用植物），绿芨（云南），土洋参（四川凉山）

Tragopogon porrifolius L., Sp. Pl. 789. 1753.（英 **Vegetable Oysber Salsily**）

一年生或二年生草本，根垂直。茎直立，基部分枝或不分枝，高 25-125 cm，无毛或被蛛丝状毛，叶线状披针形，长 6-18 cm，宽 3-6 mm，先端渐尖，基部宽，半抱茎，上部茎叶渐小。头状花序单生茎枝端，花序梗果期膨大。总苞圆柱状钟形，长 4-8 cm；总苞片 8，稀 5，披针形，长 3.5-5 cm，宽 4-6 mm，渐尖，外面略带蛛丝状柔毛。舌状小花红色或紫红色，瘦果黄褐色或淡黄色，长 0.8-1 cm，边缘瘦果有鳞片状疣形突起，上部渐狭成细喙，喙长 0.8-1 cm，喙顶不增粗，与冠毛连接处有蛛丝状毛环，冠毛污黄色，长 2.1-2.6 cm。花果期 5-8 月。

分布与生境 产于新疆（阿勒泰）、陕西（太白山）及云南。生于海拔 730-1900 m 的荒地、田野、荒漠及半荒漠地带。也分布于俄罗斯及欧洲。

药用部位 全草。

功效应用 健脾益气，抗疲劳，耐缺氧，催眠，消肿，祛痰，镇咳，增强记忆力。

化学成分 根含皂苷类：婆罗门参皂苷▲(tragopogonsaponin) A、B、C、D、E、F、G、H、I、J、K、L、M、N、O、P、Q、R[1]；酚类：婆罗门参醇▲(tragoponol)[2]。

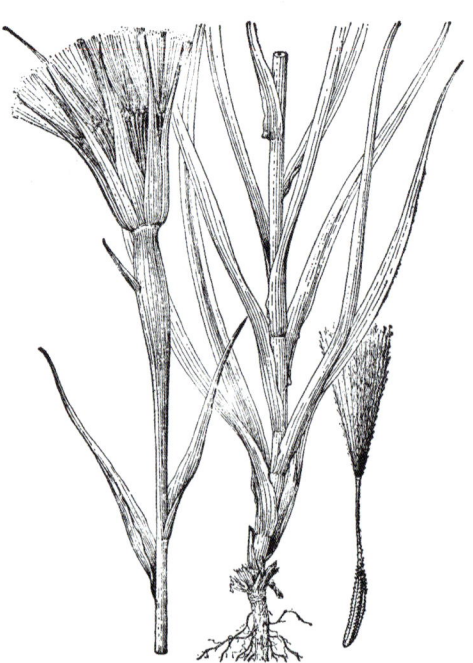

蒜叶婆罗门参 Tragopogon porrifolius L.
引自《中国高等植物图鉴》

种子油含氧化脂肪酸[3]。

地上部分含黄酮类：牡荆素(vitexin)，荭草苷(orientin)，异夏佛塔雪轮苷▲(isoschaftoside)[4]；香豆素类：东莨菪苷(scopoloside)[4]，甘茶酚▲C (thunberginol C)，6-O-甲基克里特鸦葱苷▲I (6-O-methylscorzocreticoside I)，克里特鸦葱苷▲I (scorzocreticoside I)[5]；酚酸类：绿原酸，4,5-二咖啡酰奎宁酸(4,5-dicaffeoylquinic acid)[4]；联苯类：5,4'-二羟基-3-α-L-吡喃鼠李糖基-(1→3)-β-D-吡喃木糖氧基联苯[5,4'-dihydroxy-3-α-L-rhamnopyranosyl-(1→3)-β-D-xylopyranosyloxybibenzyl]，2-羧基-3,4'-二羟基-5-β-D-吡喃木糖氧基联苯[2-carboxyl-3,4'-dihydroxy-5-β-D-xylopyranosyloxybibenzyl]，婆罗门参酸▲ (tragopogonic acid)[5]。

药理作用 镇静催眠作用：蒜叶婆罗门参水煎醇沉液和醇浸水沉液腹腔注射，均可缩短巴比妥类药引起小鼠睡眠的潜伏期及延长睡眠持续时间[1]。

镇痛作用：蒜叶婆罗门参水煎醇沉液和醇浸水沉液灌胃，均可减少醋酸致小鼠扭体次数、提高热板实验小鼠痛阈[1]。

抗炎作用：蒜叶婆罗门参水煎醇沉液和醇浸水沉液灌胃，均可抑制二甲苯致小鼠耳肿胀，角叉菜胶致大鼠足肿胀和棉球致大鼠肉芽肿[1]。

抗应激作用：蒜叶婆罗门参水煎醇沉液和醇浸水沉液灌胃，均能延长小鼠力竭游泳时间；醇浸水沉液腹腔注射，能延长常压缺氧大鼠、小鼠的存活时间，并能提高减压缺氧小鼠的存活率，有对抗异丙肾上腺素增加心肌耗氧量的作用，且对由 KCN 或 $NaNO_2$ 所致小鼠组织细胞缺氧和断头所致脑缺血性缺氧有保护作用[2]。

毒性及不良反应　蒜叶婆罗门参水煎醇沉液小鼠腹腔注射的 LD_{50} 为 (4.60 ± 0.23) g/kg，醇浸水沉液小鼠腹腔注射的 LD_{50} 为 (24.54 ± 1.51) g/kg[1]。

注评　本种为四川中药材标准（1992、2010）1987 年版增补本收载 "婆罗门参" 的基源植物，药用其叶和根入药。

化学成分参考文献

[1] Warashina T, et al. *Chem Pharm Bull*, 1991, 39(2): 388-396.

[2] Zidorn C, et al. *Tetrahedron Lett*, 2010, 51(10): 1390-1393.

[3] Chisholm MJ, et al. *Chemistry & Industry* (London, United Kingdom), 1959, 1154-1155.

[4] Sareedenchai V, et al. *Biochem Syst Ecol*, 2009, 37(3): 234-236.

[5] Zidorn C, et al. *Phytochemistry*, 2005, 66(14): 1691-1697.

药理作用及毒性参考文献

[1] 龙祥儒，等. 中药药理与临床，1985, (00): 172-173.

[2] 龙祥儒，等. 中国中药杂志，1990, 15(12): 37-38.

4. 膜缘婆罗门参（中国植物志）　近缘婆罗门参（中国中药资源志要）

Tragopogon marginifolius Pavlov in Bull. Soc. Imp. Naturalistes Moscou 47: 83. 1938.

（英 **Menbranous Marginelleaf Salsily**）

多年生草本。根粗，垂直直伸。茎直立，高 12–40 (60) cm，基部或中部分枝或不分枝，无毛或稀在头状花序之下有柔毛。基生叶和中下部茎叶宽披针形，皱波状，宽 1–2 (3) cm，中部以下最宽，半抱茎，边缘白膜质，先端渐尖；上部茎叶小渐小，与基生叶及中下部茎叶同形。头状花序单生茎顶或枝端，花序梗在果期不膨大。总苞圆柱状钟形，长 2–4 cm。总苞片 8 枚，披针形，先端渐尖。舌状小花紫色。边缘瘦果长 1.1–1.3 cm，有纵肋，有肋成翼状，沿肋有尖锐的鳞片，向上突然收缩成粗喙，喙长 7–9 mm。冠毛淡黄色或浅红褐色，长 2.5 cm。花果期 4–7 月。

分布与生境　产于新疆北部。生于海拔 850–1400 m 的荒漠砾石地。也分布于俄罗斯欧洲部分、哈萨克斯坦、乌兹别克斯坦。

药用部位　根。

功效应用　补肺降火，养胃生津。用于胃热津伤。

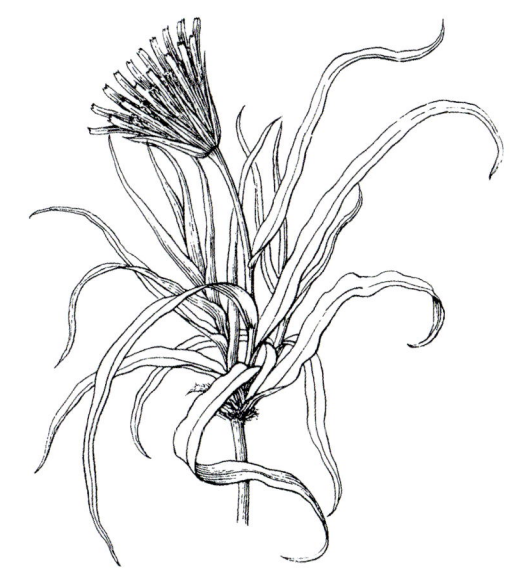

膜缘婆罗门参 Tragopogon marginifolius Pavlov
蔡淑琴　绘

139. 猫儿菊属 Achyrophorus Scop.

多年生草本，极少一年生。茎不分枝或少分枝，有基生的莲座状叶丛。头状花序大或中等大小，卵状、宽半球形或钟形，1–3个头状花序，单生茎顶或枝端，有多数舌状小花。总苞片多层，覆瓦状排列。花托平，托片长膜质，线形，基部包围舌状小花。小花舌状，两性，结实，黄色，舌片顶端5齿裂。花药基部箭形，花柱分柱纤细，顶端微钝。瘦果圆柱形或长椭圆形，有多条高起的纵肋，顶端有喙或无喙。冠毛羽毛状，1层。

约20种，分布于欧洲及亚洲。我国有2种，1种药用。

1. 猫儿菊（中国高等植物图鉴） 黄金菊（吉林中草药），大黄菊（吉林），高粱菊（全国中草药汇编），小蒲公英（河南）

Achyrophorus ciliatus (Thunb.) Sch. Bip. in Nov. Actorum Acad. Caes. Leop.-Carol. Nat. Cur. 21(1): 128. 1845.——*Hypochaeris ciliata* (Thunb.) Makino, *Arnica ciliata* Thunb.（英 **Common Achyrophorus**）

多年生草本。茎直立，高20–60 cm，不分枝，被密或稀疏的硬刺毛或无毛。基生叶椭圆形、长椭圆形或倒披针形，长9–21 cm，宽2–2.5 cm，顶端急尖或圆形，边缘有尖锯齿或微尖齿；下部茎生叶与基生叶同形，宽达5 cm；向上的茎叶椭圆形、长椭圆形、卵形或长卵形，较小，无柄，半抱茎。两面粗糙，被稠密的硬刺毛。头状花序单生于茎端。总苞宽钟状或半球形，直径2.2–2.5 cm；总苞片3–4层，外层卵形或长椭圆状卵形，顶端钝或渐尖，有缘毛，中内层披针形，顶端急尖，全部总苞片外面沿中脉被白色卷毛。舌状小花金黄色。瘦果圆柱状，浅褐色，长8 mm，无喙，有15–16条细纵肋。冠毛浅褐色，羽毛状，1层。花果期6–9月。

分布与生境 产于北京、黑龙江、吉林、辽宁、内蒙古、河北、山西及河南。生于海拔850–1200 m的山坡草地、林缘路旁或灌丛中。也分布于俄罗斯、西伯利亚、远东地区、蒙古、朝鲜。

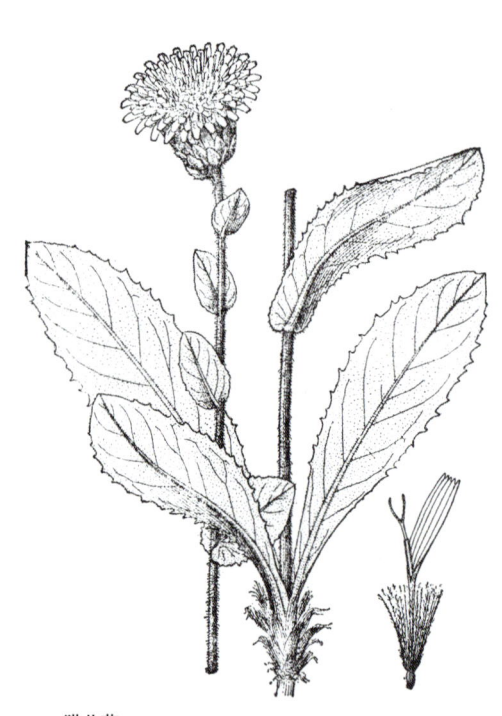

猫儿菊 Achyrophorus ciliatus (Thunb.) Sch. Bip.
引自《中国高等植物图鉴》

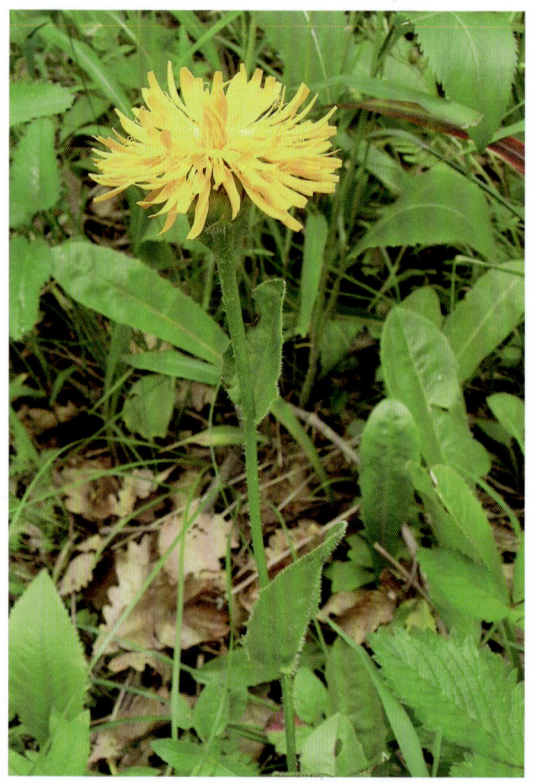

猫儿菊 Achyrophorus ciliatus (Thunb.) Sch. Bip.
摄影：于俊林

药用部位 根。

功效应用 利水消肿。用于水肿，腹水。

注评 本种蒙古族药用，根主治水肿，肿胀。

140. 毛连菜属 Picris L.

一年生、二年生或多年生草本。被钩状硬毛或硬刺毛。叶互生或基生，全缘或边缘有锯齿。头状花序同型，在茎枝顶端排成伞房花序或圆锥花序式。总苞钟状或坛状。总苞片约3层，覆瓦状。花托平，无托毛。小花舌状，黄色，舌片顶端截形，5齿裂，花药基部箭头形，花柱分枝纤细。瘦果椭圆形或纺锤形，有5-14条纵肋，顶端短收窄，无喙或喙极短。冠毛2层，外层短或极短，糙毛状，内层长，羽毛状，基部连合成环。

约50种，分布于欧洲、亚洲与北非地区。我国有7种，2种及1亚种药用。

分种检索表

1. 基生叶花期枯萎，脱落，茎生叶发达；头状花序多数，排成伞房状或伞房状圆锥花序，茎枝被分叉的钩状硬毛⋯⋯⋯1. **毛连菜 P. hieracioides**
1. 基生叶花期生存；茎生叶退化或近无；头状花序少数，单生茎端⋯⋯⋯⋯⋯⋯⋯⋯⋯2. **滇苦菜 P. divaricata**

本属药用植物滇苦菜 (P. divaricata) 全草含生物碱类化合物，而毛连菜 (P. hieracioides) 根和地上部分则含三萜类化合物，两者相差甚大。三萜类化合物特征性主要成分有毛连菜烯醇 (pichierenol，**1**)、异毛连菜烯醇 (isopichierenol，**2**)、伽马蜡-16-烯-3β-醇 (gammacer-16-en-3β-ol，**3**)、伽马蜡-16-烯-3α-醇 (gammacer-16-en-3α-ol，**4**)、伽马蜡-16-烯-3-酮 (gammacer-16-en-3-one，**5**) 等，这些三萜类化合物分布较窄。

1. 毛连菜（中国植物志） 日本毛连菜（云南种子植物名录），枪刀菜（浙江），毛柴胡，毛牛耳大黄（贵州草药）

Picris hieracioides L., Sp. Pl. 792. 1753.——P. japonica Thunb., P. hieracioides L. var. japonica Thunb.（英 **Japanese Oxtongue**）

1a. 毛连菜（模式亚种）

Picris hieracioides L. subsp. **hieracioides**

多年生草本，高30-120 cm。茎直立，上部伞房状或伞房圆锥状分枝，被稠密或稀疏的钩状硬毛。基生叶花期枯萎，脱落；下部茎叶倒披针形、椭圆状披针形或椭圆状倒披针形，长12-20 cm，宽1-3 cm，先端钝或急尖或渐尖，边缘有细尖齿或钝齿或浅波状，两面被分叉的钩状硬毛；中部叶披针形，无柄，基部稍抱茎；上部茎叶渐小，线状披针形。头状花序多数，排成伞房花序或伞房圆锥花序。总苞圆柱状钟形，总苞片3层，外层线形，长2.5-5 mm，内层长圆状披针形或线状披针形，长10-12 mm，边缘宽膜质，总苞片外面被黑色或近黑色的硬毛。舌状小花黄色。瘦果椭圆状，有纵肋。冠毛污白色，外层极短，糙毛状，内层长，羽毛状。花果期 6–10 月。

分布与生境　产于东北、华北、西北、山东、安徽、河南、四川、贵州、云南、西藏。生于海拔 650–3650 m 的山坡草地、林下、灌丛中或林间荒地或田边、河边、沟边或高山草甸。也分布于日本及俄罗斯、西伯利亚、远东地区。

药用部位　花序。

功效应用　理肺止咳，化痰平喘，宽胸。用于咳嗽痰多，咳喘，嗳气，胸腹闷胀。

化学成分　根含三萜类：齐墩果-12-烯-2β,3β,22α-三醇(olean-12-en-2β,3β,22α-triol)，齐墩果-12-烯-2β,3β,28-三醇(olean-12-en-2β,3β,28-triol)，熊果-12-烯-2β,3β,22α-三醇(urs-12-en-2β,3β,22α-triol)，熊果-12-烯-2β,3β,28-三醇(urs-12-en-2β,3β,28-triol)[1]，α-香树脂醇(α-amyrin)，β-香树脂醇(β-amyrin)，α-香树脂醇乙酸酯(α-amyrin acetate)，β-香树脂醇乙酸酯(β-amyrin acetate)，α-香树烯酮(α-amyrenone)，β-香树烯酮(β-amyrenone)，无羁萜(friedelin)，羽扇豆醇(lupeol)，羽扇豆醇乙酸酯(lupenyl acetate)，羽扇豆烯酮(lupenone)，毒莴苣醇▲(germanicol)，毒莴苣醇▲乙酸酯(germanicyl acetate)，毒莴苣酮▲(germanicone)，毛连菜烯醇(pichierenol)，异毛连菜烯醇(isopichierenol)，毛连菜烯酮(pichierenone)，丁酰鲸鱼醇(butyrospermol)，丁酰鲸鱼醇乙酸酯(butyrospermyl acetate)，蒲公英萜醇(taraxasterol)，蒲公英萜醇乙酸酯(taraxasteryl acetate)，蒲公英萜酮(taraxasterone)，ψ-蒲公英萜醇▲(ψ-taraxasterol)，ψ-蒲公英萜酮(ψ-taraxasterone)，ψ-蒲公英萜醇▲乙酸酯(ψ-taraxasterol acetate)，鲍尔山油柑烯醇▲(bauerenol)，鲍尔山油柑烯酮▲(bauerenone)，鲍尔山油柑烯醇▲乙酸酯(bauerenyl acetate)，异鲍尔山油柑烯醇▲(isobauerenol)，异鲍尔山油柑烯酮▲(isobauerenone)，异鲍尔山油柑烯醇▲乙酸酯(isobauerenyl acetate)，线叶杜鹃醇▲(neomotiol)，绿玉树▲-7,24-二烯-3β-醇(tirucalla-7,24-dien-3β-ol)，绿玉树▲-7,24-二烯-3β-醇乙酸酯(tirucalla-7,24-dien-3β-yl acetate)，羊毛甾-7,24-二烯-3β-醇乙酸酯(lanosta-7,24-dien-3-ol acetate)，獐牙菜三萜烯醇乙酸酯▲(swertenyl acetate)，獐牙菜烯醇▲(swertenol)，多花白树烯醇▲(multiflorenol)[2]，毛连菜烯醇乙酸酯(pichierenyl acetate)，异毛连菜烯醇乙酸酯(isopichierenyl acetate)[2-3]，伽马蜡-16-烯-3-酮

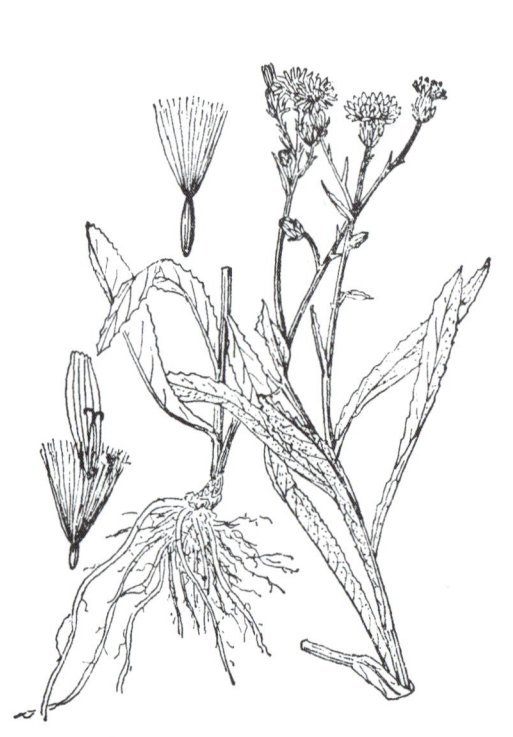

毛连菜 Picris hieracioides L. subsp. hieracioides
引自《中国高等植物图鉴》

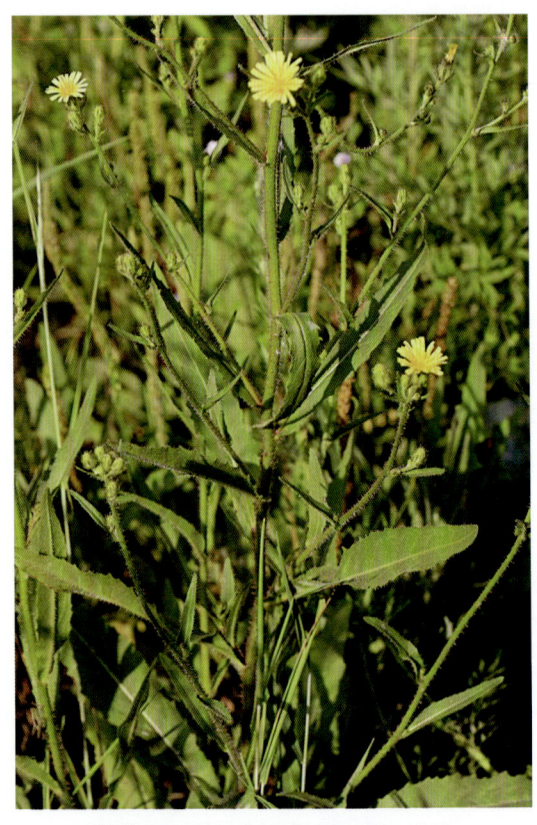

毛连菜 Picris hieracioides L. subsp. hieracioides
摄影：陈彬

(gammacer-16-en-3-one)，伽马蜡-16-烯-3β-醇乙酸酯(gammacer-16-en-3β-yl acetate)，伽马蜡-16-烯-3β-醇(gammacer-16-en-3β-ol)，伽马蜡-16-烯-3α-醇(gammacer-16-en-3α-ol)[2,4]。

地上部分含三萜类：α-香树脂醇，β-香树脂醇，羽扇豆醇乙酸酯，毒莴苣醇▲乙酸酯，α-香树脂醇乙酸酯，β-香树脂醇乙酸酯，蒲公英萜醇▲乙酸酯，ψ-蒲公英萜醇▲乙酸酯，降香烯醇，降香烯醇乙酸酯，异降香烯醇，异鲍尔山油柑烯醇▲乙酸酯，羽扇豆醇，毒莴苣醇▲，蒲公英萜醇▲[2]。

注评 本种为部颁药品标准·蒙药（1998）和内蒙古蒙药材标准（1987）收载"毛莲菜"的基源植物，药用其干燥地上部分；其根入药称"枪刀菜根"，花序也称"毛连菜"。蒙古族用其地上部分治疗瘟疫、流感、阵刺痛、"发症"、乳痈；侗族用全草治疗骨折。

化学成分参考文献

[1] Shiojima K, et al. *Chem Pharm Bull*, 1995, 43(10): 1640-1642.

[2] Shiojima K, et al. *Chem Pharm Bull*, 1995, 43(10): 1634-1639.

[3] Shiojima K, et al. *Tetrahedron Lett*, 1989, 30(49): 6873-6874.

[4] Shiojima K, et al. *Tetrahedron Lett*, 1989, 30(37): 4977-4980.

1b. 单毛毛连菜（亚种）（中国植物志） 褐毛毛连菜（中国高等植物图鉴），长褐毛毛连菜（云南种子植物名录），毛连菜（西藏常用中草药）

Picris hieracioides L. subsp. **fuscipilosa** Hand.-Mazz., Symb. Sin. 7: 1177. 1936.

（英 **Brownhairy Oxtongue**）

本亚种与模式亚种的区别是特别下部被密褐色或紫褐色的长硬毛，硬毛为单毛，不呈分叉的钩毛状。

分布与生境 产于四川、云南及西藏。生于海拔 2000–3500 m 的山坡草地及林下。

药用部位 花序。

功效应用 止咳化痰，平喘，宽胸。用于咳嗽痰多，气喘，胸腹闷胀。

注评 本种为"毛连菜"的基源植物之一，药用其干燥头状花序。同属植物毛连菜 Picris hieracioides L. 的干燥花序效用相同。

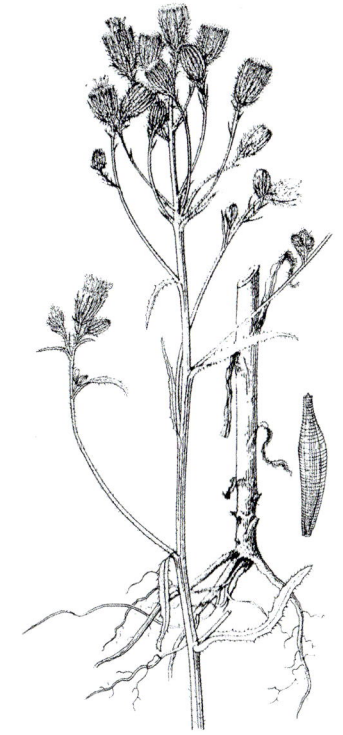

单毛毛连菜 Picris hieracioides L. subsp. fuscipilosa Hand.-Mazz.
蔡淑琴 绘

2. 滇苦菜（中国植物志） 蒲公英（云南药用植物名录），大刀苦马菜（云南）

Picris divaricata Vaniot in Bull. Acad. Int. Géogr. Bot. 12: 28. 1903.（英 Divaricate Oxtongue）

二年生草本，高 15-40 cm。茎直立，基部或下部有二叉状长分枝，被稠密或稀疏淡白色顶端分叉的钩毛状硬毛，或全株几无钩毛状硬毛。基生叶花期生存，倒披针状长椭圆形、长椭圆形或线状长椭圆形，长 3-10 cm，宽 5-20 mm，顶端急尖或钝或圆形，基部楔形渐狭成柄，两面，特别沿中脉及叶缘有长或短硬单毛并兼有钩锚状硬毛，边缘浅波状微尖齿或浅波状或全缘；茎生叶，极少或几无，宽线形、线状长椭圆形、倒披针状长椭圆形或椭圆形，无柄，半抱茎，两面有稀疏的长或短硬单毛。头状花序多数或少数，单生于二叉分枝顶端。总苞钟状，长 1 cm。总苞片 3 层，中外层小，线形或披针形，长 2-4 mm，内层线状披针形，长 1 cm，总苞片外面沿中脉有 1 行短硬毛。舌状小花黄色，舌片 5 齿裂。瘦果长椭圆形，红褐色，有 14 条纵肋，无喙，冠毛 2 层，外层短，糙毛状，内层长，长 6-7 mm，羽毛状，白色。花果期 4-11 月。

分布与生境 产于云南、西藏。生于海拔 1400-2540 m 的山坡草地、林缘及灌丛中。

药用部位 全草。

功效应用 疏风散热，清热解毒。用于风热感冒，五淋白浊，外用于毒蛇咬伤，刀伤，无名肿毒。

注评 本种为"尖刀苦马菜"的基源植物，药用其全草。

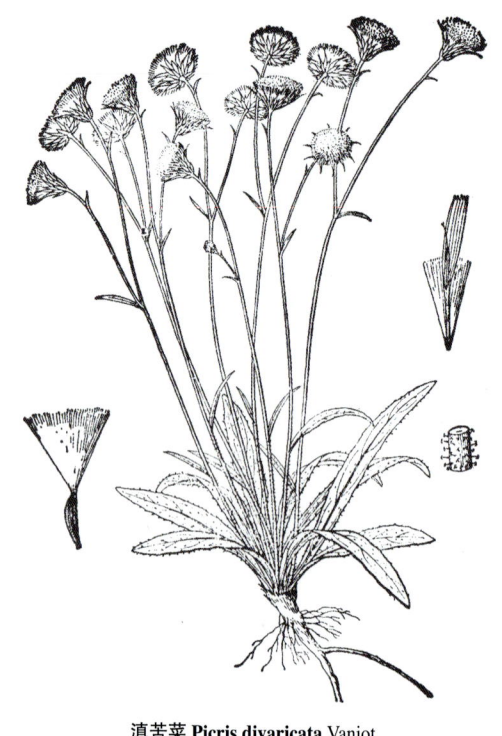

滇苦菜 Picris divaricata Vaniot
引自《中国高等植物图鉴》

141. 苦苣菜属 Sonchus L.

一年生、二年生或多年生草本。叶互生。头状花序稍大，同型，舌状，含多数舌状小花，在茎枝顶端排成伞房花序或伞房圆锥花序。总苞卵状、钟状、圆柱状或碟状，花后常下垂。总苞片 3-5 层，覆瓦状，草质，内层总苞片披针形、长椭圆形或长三角形，边缘常膜质。花托平，无托毛。舌状小花黄色，两性，结实，舌片顶端截形，5 齿裂，花药基部短箭头状，花柱分枝纤细。瘦果卵形或椭圆形，稀倒圆锥形，压扁或粗厚，有多数（达 20 条）或少数纵肋，常有横皱纹，顶端较狭窄，无喙。冠毛多数，细密、柔软且彼此纠缠，白色，基部连合成环或连合成组，脱落。

全属约 50 种，分布于欧洲、亚洲与非洲。我国有 8 种。6 种药用。

分种检索表

1. 瘦果无横皱纹。
 2. 瘦果每面各有 2 条细纵肋·· 1. 花叶滇苦菜 S. asper
 2. 瘦果每面各有 5 条纵肋··· 4. 沼生苦苣菜 S. palustris
1. 瘦果有横皱纹。
 3. 瘦果每面有 3 条细纵肋··· 2. 苦苣菜 S. oleraceus
 3. 瘦果每面有 5 条细纵肋。
  4. 总苞片外面沿中脉有 1 行头状具柄的腺毛··· 3. 苣荬菜 S. arvensis

4. 总苞片外光滑无毛。

    5. 叶的侧裂片披针形、长披针形或长三角状披针形·· 5. **长裂苦苣菜 S. brachyotus**

    5. 叶的侧裂片偏斜卵形、宽三角形或半圆形·· 6. **短裂苦苣菜 S. uliginosus**

本属药用植物含倍半萜类化合物，包括大牻牛儿内酯 (germacranolide) 型，如 15-O-β-D- 吡喃葡萄糖基 -11β,13- 二氢尤劳斯帕醛 A (15-O-β-D-glucopyranosyl-11β,13-dihydrourospermal A，**1**) 和 14-O- 甲基缩醛 -15-O-[6'-(对 - 羟基苯乙酰基)]-β-D- 吡喃葡萄糖基金子菊醛▲ A{14-O-methylacetal-15-O-[6'-(p-hydroxy-phenylacetyl)]-β-D-glucopyranosylurospermal A，**2**}；以及桉烷型，如苦苣菜苷 E (sonchuside E，**3**)，结构较复杂的倍半萜内酯莴苣苦素 (lactucin，**4**) 等。还含有香堇酮衍生物，如苦苣菜香堇酮苷▲ A (sonchuionoside A，**5**) 等。苣荬菜 (S. arvensis) 花含有天然较少见的 2'- 羟基黄酮类化合物苦苣菜黄酮苷 (sonchoside，**6**)。**4** 是蛋白酪氨酸磷酸化酶 (protein tyrosine phosphatase；PTP1B) 抑制剂，具有降血糖活性。

本属植物多具有抗菌、抗炎、抗氧化作用，部分植物还具有降血压、抗心律失常、利尿、保肝、降血糖和抗肿瘤等作用。

1. 花叶滇苦菜（中国植物志） 断续菊、白石头（中国高等植物图鉴），羊奶草、花叶滇苦菜（云南），滇苦菜（植物名实图考，云南药用植物名录），圆耳苦苣菜败酱菜（甘肃）

Sonchus asper (L.) Hill, Herbar. Brit. 1: 47. 1769.——*S. oleraceus* L. var. *asper* L.（英 **Prickly Sowthistle**）

一年生草本。茎单生或少数簇生。直立，高 20–50 cm，上部总状或伞房状花序分枝，无毛或上部及花梗被头状具柄的腺毛。中下部茎叶长椭圆形、倒卵形、匙状或匙状椭圆形，长 7–13 cm，宽 2–5 cm，顶端渐尖、急尖或钝，基部渐狭成翼柄，基部耳状抱茎；上部茎叶披针形，基部扩大，圆耳状抱茎。下部或全部茎叶羽状浅裂、半裂或深裂，侧裂片 4–5 对椭圆形、三角形、宽镰刀形或半圆形。边缘有尖齿刺，两面无毛。头状花序少数（5 个）或较多（10 个）在茎枝顶端排成稠密的伞房花序。总苞宽钟状，长约 1.5 cm；总苞片 3–4 层，覆瓦状，外层长披针形或长三角形，中内层长椭圆状披针形至宽线形，无毛。舌状小花黄色。瘦果倒披针状，褐色，压扁，两面各有 3 条细纵肋，肋间无横皱纹。冠毛白色，长达 7 mm，柔软，基部连合成环。花果期 5–10 月。

分布与生境 产于新疆、山东、江苏、安徽、浙江、江西、湖北、四川、云南、西藏。生于海拔 1550–3650 m 的山坡、林缘及水边。也分布于欧洲、西亚、俄罗斯西伯利亚及远东地区、哈萨克斯坦、乌兹别克斯坦、日本、印度、尼泊尔、巴基斯坦。

药用部位 全草。

功效应用 清热解毒，消炎止血，消肿止痛，祛瘀。用于带下病、白浊、痈肿、痢疾、肠痛、目赤红肿、产后瘀血、腹痛、肺结核、咳血、咳嗽、小儿气喘。

化学成分 根含倍半萜类：$11\beta,13$-二氢金子菊醛▲A ($11\beta,13$-dihydrourospermal A)，15-O-β-D-吡喃葡萄糖基-$11\beta,13$-二氢金子菊醛▲A (15-O-β-D-glucopyranosyl-$11\beta,13$-dihydrourospermal A)，15-O-β-D-吡喃葡萄糖基金子菊醛▲A (15-O-β-D-glucopyranosylurospermal A)，15-O-[6'-(对-羟基苯乙酰基)]-β-D-吡喃葡萄糖基金子菊醛▲A{15-O-[6'-(p-hydroxyphenylacetyl)]-β-D-glucopyranosylurospermal A}，14-O-甲基缩醛-15-O-[6'-(对-羟基苯乙酰基)]-β-D-吡喃葡萄糖基金子菊醛▲

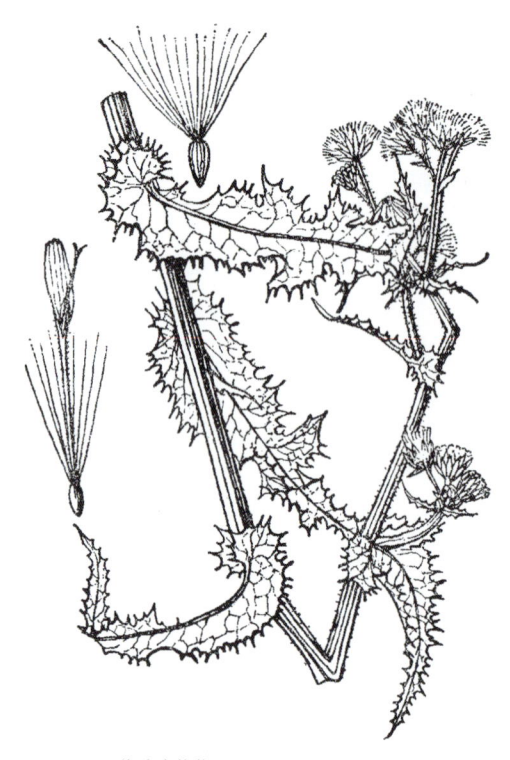

花叶滇苦菜 Sonchus asper (L.) Hill
引自《中国高等植物图鉴》

A{14-O-methylacetal-15-O-[6'-(p-hydroxyphenylacetyl)]-β-D-glucopyranosylurospermal A}，苦苣菜苷 (sonchuside) D、E、F、G、H、I[2]；香堇酮衍生物：苦苣菜香堇酮苷▲(sonchuionoside) A、B、C[2]，淫羊藿次苷 B_1(icariside B_1)[2]；黄酮类：芹菜素(apigenin)，木犀草素(luteolin)，芹菜素-7-葡萄糖醛酸苷(apigenin-7-glucuronide)，木犀草素-7-葡萄糖醛酸苷(luteolin-7-glucuronide)[3]；其他类：表无羁萜醇乙酸酯(epifriedelinol acetate)，豆甾醇[3]。

药理作用 抗氧化作用：花叶滇苦菜甲醇提取物灌胃，可通过降低肾的氧化应激，预防 CCl_4 所致大鼠肾毒性[1]。

注评 本种为"大叶苣荬菜"的基源植物，干燥全草或根。其全草在部分地区混作"败酱"使用，系败酱的伪品；参见败酱 Patrinia scabiosifolia Fisch. ex Trevir.。

化学成分参考文献

[1] Helal AM, et al. *Phytochemistry*, 2000, 53(4): 473-477.

[2] Shimizu S, et al. *Phytochemistry*, 1989, 28(12): 3399-3402.

[3] Vedantham TNC, et al. *Ind J Pharm Sci*, 1978, 40(6): 209.

药理作用及毒性参考文献

[1] Khan RA, et al. *Food Chem Toxicol*, 2010, 48(8,9): 2469-2476.

2. 苦苣菜（中国植物志） 滇苦荬菜（植物名实图考） 滇苦荬菜（云南种子植物名录），山鹅菜（云南药用植物名录），麻苦荬菜、败酱草（甘肃中草药手册），败酱（内蒙古中草药）

Sonchus oleraceus L., Sp. Pl. 794. 1753.（英 **Common Sowthistle**）

一年生或二年生草本。茎直立，高 40–150 cm，不分枝或上部有短的伞房花序状或总状花序式分枝，无毛，或上部花序分枝及花序梗被头状具柄的腺毛。中下部茎叶羽状深裂或大头状羽状深裂，全形椭圆形或倒披针形，长 3–12 cm，宽 2–7 cm，基部急狭成翼柄，翼狭窄或宽大，向柄基且逐渐加宽，

菊科 COMPOSITAE

柄基圆耳状抱茎，顶裂片与侧裂片等大或较大或大，宽三角形、戟状宽三角形或卵状心形，侧生裂片1–5对，裂片急尖，中下部茎叶分裂或不分裂而披针形或线状披针形，基部半抱茎；裂片边缘及抱茎小耳边缘有锯齿或大锯齿，两面无毛。头状花序少数排成紧密的伞房花序或总状花序或单生茎枝顶端。总苞宽钟状，长1.5 cm；总苞片3–4层；外层长披针形或长三角形，中内层长披针形至线状披针形；顶端长急尖，无毛或外层或中内层上部有少数头状具柄的腺毛。舌状小花多数，黄色。瘦果长椭圆形或长椭圆状倒披针形，长3 mm，压扁，每面各有3条细脉，肋间有横皱纹，无喙，冠毛白色。花果期5–12月。

分布与生境 产于辽宁、河北、山西、陕西、甘肃、青海、新疆、山东、江苏、安徽、浙江、江西、福建、台湾、河南、湖北、湖南、广西、四川、云南、贵州、西藏。生于海拔170–3200 m的山坡或山谷林缘、林下或平地田间、空旷处或近水处。几遍全球分布。

药用部位 全草、根、花序及果实。

功效应用 全草：清热解毒，凉血止血，祛风湿。用于急性黄疸，肠痈，乳痈，无名肿毒，口腔溃疡，咽喉肿痛，乳蛾，吐血，衄血，咯血，尿血，便血，崩漏，泄泻，痢疾，痔瘘，蛇咬伤。根：利小便。用于血淋。花序及果实：安心神。

化学成分 根含三萜类：熊果酸(ursolic acid)，羽扇豆醇(lupeol)[1]；倍半萜类：黑麦草内酯(loliolide)[1]；甾体类：胡萝卜苷[1]。

叶含挥发油：壬醛，癸烷，十六酸甲酯，植醇，二十五烷等[2]。

全草含黄酮类：木犀草素(luteolin)，芹菜素(apigenin)，山奈酚(kaempferol)，槲皮素(quercetin)，木犀草素-7-O-β-D-葡萄糖苷(luteolin-7-O-β-D-glucoside)，芹菜素-7-O-β-D-吡喃葡萄糖苷(apigenin-7-O-β-D-glucopyranoside)，黄芪苷(astragalin)，异槲皮苷(isoquercitrin)[3]，芹菜素(apigenin)，芹菜素-7-O-β-D-

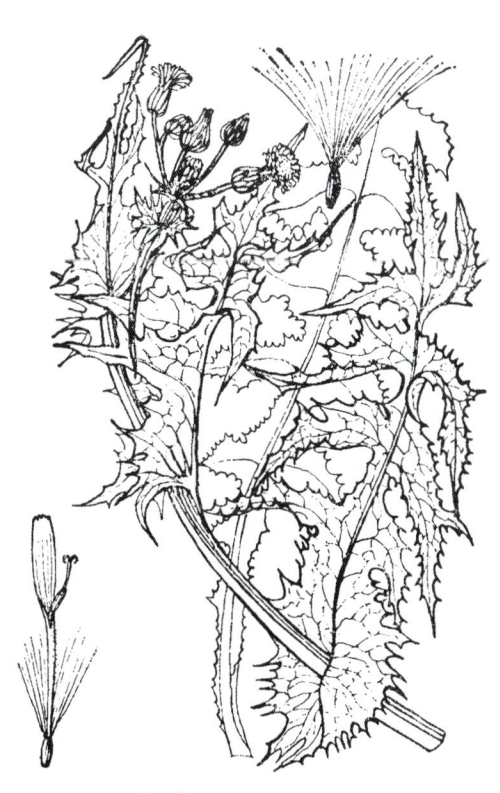

苦苣菜 Sonchus oleraceus L.
引自《中国高等植物图鉴》

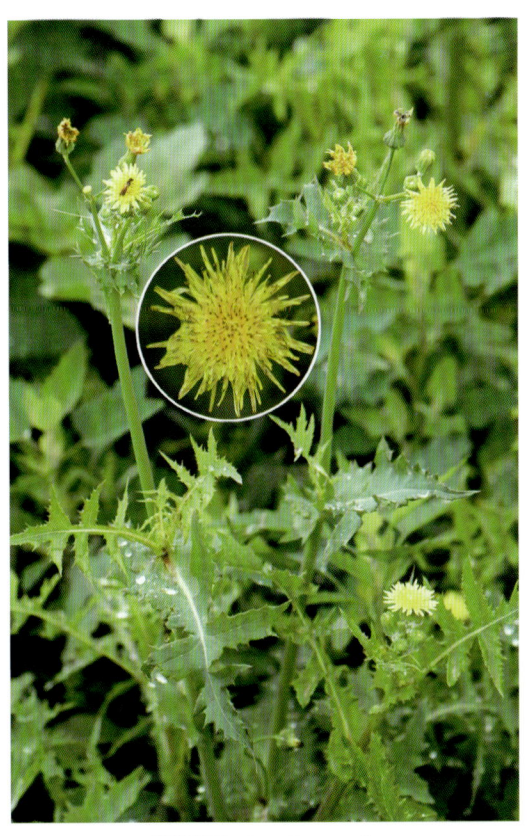

苦苣菜 Sonchus oleraceus L.
摄影：周繇

葡萄糖醛酸甲酯(apigenin-7-O-β-D-glucuronide methyl ester)，芹菜素-7-O-β-D-葡萄糖醛酸乙酯(apigenin-7-O-β-D-glucuronide ethyl ester)，芹菜素-7-O-β-D-葡萄糖醛酸(apigenin-7-O-β-D-glucopyranuronide)[4]，槲皮素-3-O-葡萄糖苷(quercetin-3-O-glucose)[5]；三萜类：羽扇豆醇，α-香树脂醇(α-amyrin)，β-香树脂醇(β-amyrin)，熊果酸，齐墩果酸(oleanolic acid)，白桦脂酸(betulinic acid)[6]，3β-古柯二醇(3β-erythrodiol)，β-蒲公英赛醇(β-taraxerol)[7]；倍半萜类：山地蒿酮▲(montanon)[7]；其他类：葡萄糖，木糖，半乳糖，阿拉伯糖，甘露糖，葡萄糖醛酸[8]，正二十六醇[4]，对甲氧基苯乙酸[(p-methoxyphenyl) acetic acid]，对羟基苯乙酸[(p-hydroxyphenyl) acetic acid][5]。

药理作用 抗抑郁作用：苦苣菜水醇提取物和二氯甲烷提取物灌胃，能对抗小鼠在高架迷宫实验和开场实验中的行为学改变[1]。

抗炎作用：苦苣菜提取物灌胃，可以抑制二甲苯致小鼠耳肿胀、腹腔注射醋酸所致的小鼠腹腔毛细血管通透性增加和角叉菜胶致大鼠足肿胀[2]。

调节免疫作用：苦苣菜水提物灌胃，可以增加幼龄鼠、成年鼠脾及胸腺的重量[3]。

解热作用：苦苣菜提取物灌胃，可以抑制内毒素致大鼠的发热[4]。

抗脑缺血作用：苦苣菜总黄酮灌胃，能延长小鼠双侧颈总动脉结扎后的存活时间和断头小鼠喘息时间，降低缺血缺氧小鼠脑毛细血管的通透性、降低脑组织 MDA 的含量、提高脑组织 SOD 的活性[5]。

抗凝血作用：苦苣菜醇提物灌胃，可延长小鼠断尾出血时间、试管法测定的家兔凝血时间以及玻片法和毛细玻管法测定的小鼠凝血时间[6]。

降血糖作用：苦苣菜醇提物和水提物灌胃，均能降低四氧嘧啶糖尿病小鼠的血糖、胰岛素和三酰甘油水平，提高胰岛素敏感指数和肝组织中 SOD 的活性[7-8]。苦苣菜的石油醚和乙酸乙酯提取物体外可抑制 α-葡萄糖苷酶活性[9]。

保肝作用：苦苣菜总黄酮灌胃，能抑制 CCl_4 肝损伤小鼠的 ALT、AST 升高，减轻肝组织的病理损害，也能抑制乙醇所致肝损伤小鼠的 ALT 升高，减轻肝 GSH 的耗竭[10]。

抗肿瘤作用：苦苣菜乙醇提取物对小鼠黑素瘤细胞有诱导分化活性，对胃癌细胞的生长也有抑制作用[11-12]。

利尿作用：苦苣菜根水提液灌胃，可使小鼠尿量增加[13]。

抗氧化作用：苦苣菜水提醇沉液灌胃，可使小鼠心、脑、肝、肾 MDA 的含量降低，SOD 的活性增加，体外亦可降低离体大鼠心、脑、肝、肾中 MDA 的含量[14]。苦苣菜甲醇和乙醇提取物体外具有清除羟自由基和 DPPH·的活性[13]。

注评 本种为甘肃中药材质量标准（1995）收载"北败酱"的基源植物，药用其干燥全草；其全草在部分地区混作"败酱"使用，系败酱的伪品；参见败酱 Patrinia scabiosifolia Fisch. ex Trevir.。"北败酱"原名"苦菜"，始载《神农本草经》，今仍有用原名"苦菜"者。傈僳族、彝族、白族、纳西族也药用其全草，主要用途同功效应用项；蒙古族用全草治疗"协日"热、口苦、口渴、发烧、不思饮食、泛酸、胃痛、嗳气。

化学成分参考文献

[1] Elkhayat E, et al. *Bull Pharm Sci*, 2009, 32(1): 189-197.

[2] 周向军，等. 资源开发与市场, 2009 25(11): 975-976.

[3] Yin J, et al. *J Appl Biol Chem*, 2008, 51(1): 57-60.

[4] 徐燕，等. 中国药科大学学报，2006, 36(5): 411-413.

[5] 胡佩卓，等. 西北植物学报，2005, 25(6): 1234-1237.

[6] 白玉华，等. 中国药科大学学报，2008, 39(3): 279-281.

[7] El-Seedi H, et al. *ACGC Chem Res Commun*, 2003, 16: 14-18.

[8] El-Aassar M, et al. *Bull Pharm Sci*, 2007, 30(1): 1-22.

药理作用及毒性参考文献

[1] Cardoso Vilela F, et al. *J Ethnopharmacol*, 2009, 124(2): 325-327.

[2] 卢新华，等. 中国中医药科技，2006, 13(4): 240-241.

[3] 卢新华，等. 中医研究，1999, 12(1): 11-12.

[4] Vilela, et al. *J Ethnopharmacol*, 2010, 127(3): 737-741.
[5] 卢新华，等. 时珍国医国药，2007, 18(2): 399-400.
[6] 卢新华，等. 实用中医药杂志，2007, 23(2): 71-72.
[7] 杨光，等. 中药材，2010, 33(7): 1132-1135.
[8] 李记争，等. 时珍国医国药，2011, 22(2): 419-421.
[9] 汪正祥. 科技资讯，2010, (29): 220-222.
[10] 卢新华，等. 中国现代医学杂志，2002, 12(3): 8-9.
[11] Hata K, et al. *Biol Pharm Bull*, 2000, 23(8): 962-967.
[12] Yin, et al. *Nutr Res Pract*, 2007, 1(3): 189-194.
[13] 卢新华，等. 郴州药学报，1999, 1(1): 32.
[14] 卢新华，等. 右江医学，2007, 35(2): 120-122.

3. 苣荬菜（植物名实图考） 裂叶苦荬菜（全国中草药汇编），牛舌头（四川中药志），败酱菜（华北、西北），野苦荬（广州植物志），山苦荬（广西中草药），苦菜（通称）

Sonchus arvensis L., Sp. Pl. 793. 1753.（英 Field Sowthistle）

多年生草本。茎直立，高 30-150 cm，上部有伞房状花序分枝，分枝与花序梗被稠密头状具柄的腺毛。基生叶与中下部茎叶全形倒披针形或长椭圆形，羽状或倒向羽状深裂、半裂或浅裂，全长 6-24 cm，高 1.5-6 cm，侧裂片 2-5 对，偏斜半椭圆形、椭圆形、卵形、偏斜卵形、偏斜三角形、半圆形或耳状，顶裂片稍大，长卵形、椭圆形或长卵状椭圆形；边缘有小锯齿或小尖头；上部茎叶披针形或线钻形，小或极小；叶基部渐窄成长或短翼柄，基部圆耳状扩大半抱茎，两面无毛。头状花序排成伞房状花序。总苞钟状，长 1-1.5 cm，基部有长或短绒毛。总苞片 3 层，外层披针形，中内层披针形；总苞片外面沿中脉有 1 行头状具柄的腺毛。舌状小花黄色。瘦果稍压扁，长椭圆形，长 3.7-4 mm，每面有 5 条细肋，肋间有横皱纹。冠毛白色，长 1.5 cm，柔软，基部连合成环。花果期 1-9 月。

分布与生境 产于陕西、宁夏、新疆、甘肃、福建、湖北、湖南、广西、四川、云南、贵州、西藏。生于海拔 300-2300 m 的山坡草地、林间草地、潮湿地或近水旁，村边或河边砾石滩。几遍全球分布。

药用部位 全草。

功效应用 清热解毒，消炎止痛，消肿化瘀，凉血止血。用于肠痈，乳痈，痔疮，痢疾，疮疖肿毒，

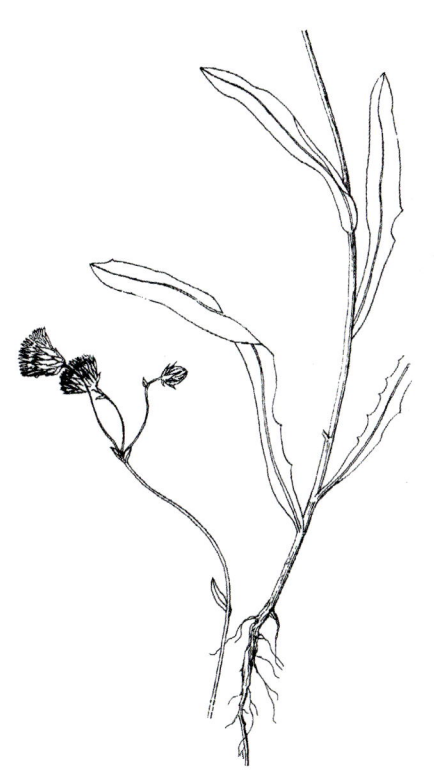

苣荬菜 Sonchus arvensis L.
王颖 绘

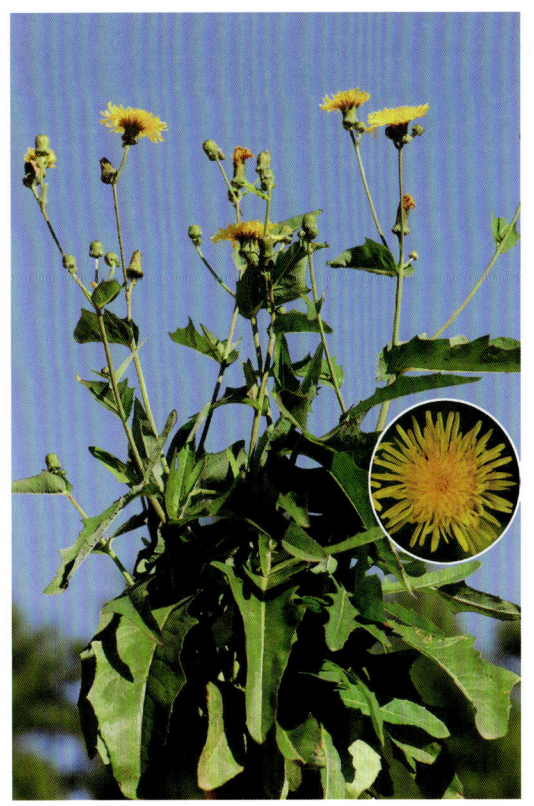

苣荬菜 Sonchus arvensis L.
摄影：周繇

口腔炎，鼻衄，风火牙痛，遗精，白浊，烧烫伤。

化学成分 花含黄酮类：苦苣菜黄酮苷(sonchoside)[1]。

地上部分含挥发油：二十一烷，二十醇，二十三烷[2]；三萜类：ψ-蒲公英萜醇▲(ψ-taraxasterol)，羽扇豆醇(lupeol)，β-香树脂醇(β-amyrin)，α-香树脂醇(α-amyrin)，α-毒莴苣醇(α-lactucerol)[3]；其他类：姜糖酯B (gingerglycolipid B)[4]。

全草含黄酮类：芹菜素(apigenin)，木犀草苷(luteoloside)[5]，木犀草素(luteolin)，异鼠李素(isorhamnetin)，刺槐素(acacetin)，金圣草酚(chrysoeriol)，山奈酚(kaempferol)[6]，棉花黄苷(quercimeritrin)，异鼠李素-3-O-D-葡萄糖苷(isorhamnetin-3-O-D-glucoside)[7]，醉鱼草黄酮醇糖苷(buddleoflavonoloside)[8]，异菜蓟苷(isocynaroside)[9]，山奈酚-3,7-α-L-二鼠李糖苷(kaempferol-3,7-α-L-dirhamnoside)，槲皮素-3-O-α-L-鼠李糖苷(quercetin-3-O-α-L-rhamnoside)[10]，芹菜素-7-O-β-D-吡喃葡萄糖苷(apigenin-7-O-β-D-glucopyranoside)，木犀草素-7-O-β-D-吡喃葡萄糖苷(luteolin-7-O-β-D-glucopyranoside)[11]；有机酸类：奎宁酸(quinic acid)[12]。

药理作用 降血压作用：苣荬菜水提取液静脉及腹腔注射，均可降低正常家兔的血压，腹腔注射可对抗肾上腺素的升压反应，对兔耳血管有直接扩张作用[1]。

抗心律失常作用：苣荬菜能缩短由 $BaCl_2$ 诱发大鼠心律失常持续时间；降低氯仿诱发小鼠室颤发生率；可对抗肾上腺素诱发心律失常；能延长离体兔左心房不应期[2]。

降血脂作用：苣荬菜水提取液灌胃，可降低小鼠食饵性及腹腔注射蛋黄乳所致的高胆固醇血症[1]。

保肝作用：苣荬菜水煎液灌胃，能抑制四氯化碳肝损伤小鼠的血清谷丙转氨酶升高，增加小鼠的肝糖原含量，并有促进小鼠胆汁分泌、促进肝再生作用，从而减轻肝细胞损伤[3]。

抗肿瘤作用：苣荬菜挥发油体外可抑制人白血病 Jurkat 细胞的增殖并诱导其凋亡[4]。

抗病原微生物作用：苣荬菜乙醇提取物体外对金黄色葡萄球菌、铜绿假单胞菌、大肠埃希菌、枯草芽孢杆菌、肺炎克雷白杆菌等均有抑制作用，腹腔注射还可抑制贝氏柯克斯体在小鼠体内的生长[5-6]。

抗氧化作用：苣荬菜醇提物体外具有清除 $CuSO_4$-VitC-H_2O_2-Phen 体系产生的羟自由基作用，对 $CuSO_4$-VitC-H_2O_2-Phen 体系产生的羟自由基引发的小牛胸腺 DNA 氧化损伤有保护作用[7]。

注评 本种为中国药典（2010 年版附录Ⅲ）和甘肃中药材标准（1995）收载"北败酱"，中国药典（1977 年版）、山西（1987）和内蒙古（1988）中药材标准收载"苣荬菜"的基源植物，药用其干燥全草；药材又称"牛舌头"。彝族、白族和佤族也药用其全草，主要用途同功效应用项。

化学成分参考文献

[1] Bondarenko V, et al. *Khim Prir Soedin*, 1978, (3): 403.

[2] Radulovic N, et al. *Nat Prod Commun*, 2009, 4(3): 405-410.

[3] Hooper S, et al. *Lipids*, 1982, 17(1): 60-63.

[4] Baruah P, et al. *Phytochemistry*, 1983, 22(8): 1741-1744.

[5] 渠桂荣，等. 中国中药杂志, 1993, 18(2): 101-102.

[6] 渠桂荣，等. 中草药, 1995, 26(5): 233-235.

[7] Bondarenko V, et al. *Khim Prir Soedin*, 1976, (4): 542.

[8] Bondarenko V, et al. *Flory BSSR Biofarm*, 1975, (4): 91-92.

[9] Bondarenko V, et al. *Khim Prir Soedin*, 1974, (5): 665.

[10] 渠桂荣，等. 中国中药杂志, 1996, 21(5): 292-2394.

[11] 蒋雷，等. 食品与药品, 2009, 11(3): 27-29.

[12] Xu Y, et al. *Food Chem*, 2008, 111(1): 92-97.

药理作用及毒性参考文献

[1] Kim Q. R, et al. *Cancer Lett*, 1998, 125(1,2): 199-207.

[2] 白建平，等. 中药药理与临床（特辑）, 1992, (8): 78.

[3] 郭月英，等. 沈阳药学院学报, 1994, 11(4): 278-281.

[4] 乔春燕，等. 中草药（增刊）, 2009, (40): 179-182.

[5] 刘巍，等. 陕西中医, 2007, 28(1): 111-112.

[6] 温博栋，等. 中国人兽共患病学报, 2011, 27(3): 222-224.

[7] 陈彪，等. 第三军医大学学报, 2004, 26(1): 88-89.

4. 沼生苦苣菜（中国植物志）

Sonchus palustris L., Sp. Pl. 793. 1753.（英 Mashy Sowthistle）

多年生草本。茎直立，高达 180 cm，上部伞房状或伞房圆锥状分枝，分枝及花序梗被稠密的头状具柄的腺毛。茎叶全形披针形，长 15-35 cm，宽 5-20 cm，无柄，基部箭头状抱茎，侧裂片 1-3 对，披针形，顶裂片三角形或三角状披针形；中部茎叶小，披针形，不分裂，顶端长渐尖，无柄，基部箭头状抱茎；上部叶线状披针形或线形，不分裂；边缘有针刺状锯齿或细密针刺，两面无毛。头状花序多数排成伞房或伞房圆锥状花序。总苞宽钟状，长达 1.5 cm；总苞片 3-4 层，外层卵状披针形，中内层长圆状披针形或披针形，顶端长急尖或稍钝，外面被稠密的头状具柄的腺毛。舌状小花黄色。瘦果椭圆状，长 3 mm，有 5 条纵肋，无横皱纹，顶端无喙。冠毛白色，容易脱落。花果期 6-9 月。

分布与生境 产于新疆。生于海拔 420-900 m 的水边或湖边。也分布于欧洲、地中海地区、哈萨克斯坦、吉尔吉斯斯坦、乌兹别克斯坦及俄罗斯西伯利亚。

药用部位 全草。

功效应用 清热解毒，活血祛瘀，消肿排脓。用于痈肿疮疡。

化学成分 地上部分含倍半萜类：莴苣素(lactucin)，菊苣素▲(intybin)，莴苣苦素(lactupicrin; lactucopicrin)[1]；生物碱类：肾上腺素(epirenamine)[1]。

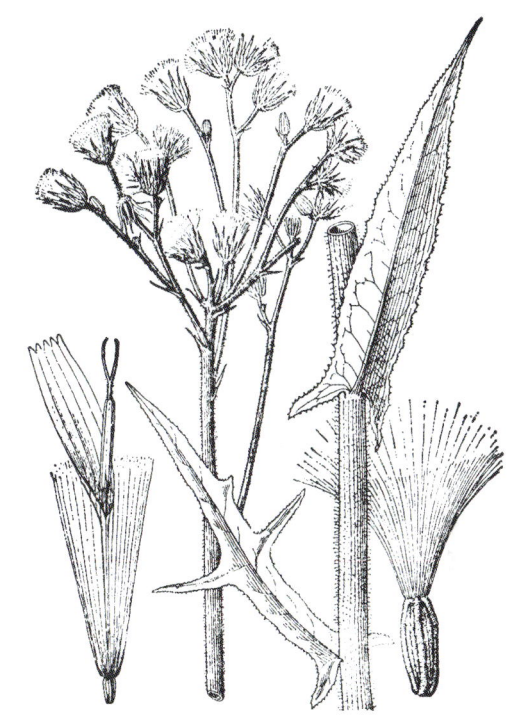

沼生苦苣菜 Sonchus palustris L.
引自《中国高等植物图鉴》

化学成分参考文献

[1] Schmitt A, et al. *Botanisches Archiv*, 1940, 40: 516-559.

5. 长裂苦苣菜（中国植物志） 苣荬菜（中药志），苦苦菜（甘肃中草药），小蓟（东北中草药），败酱（内蒙古中草药），野苦菜、曲麻菜（陕、甘、宁、青）

Sonchus brachyotus DC., Prodr. 7(1): 186. 1838.——*S. arvensis* L. subsp. *brachyotus* (DC.) Kitam.（英 Brachyote Sowthistle）

一年生草本，高 50-100 cm。茎直立，上部有伞房状花序分枝，无毛。基生叶与下部茎叶全形卵形、长椭圆形或倒披针形，长 6-19 cm，宽 1.5-11 cm，羽状深裂、半裂或浅裂，稀不裂，无柄或有短翼柄，基部圆耳状，半抱茎，侧裂片 3-5 对，线状长椭圆形、长三角形或三角形，顶裂片披针形，边缘全缘，有或无缘毛或缘毛状微齿，顶端急尖或钝或圆形；最上部茎叶宽线形或宽线状披针形，两面光滑无毛。头状花序少数排成伞房状花序。总苞钟状，长 1.5-2 cm；总苞片 4-5 层，最外层卵形，中层长三角形至披针形，内层长披针形，顶端急尖，外面无毛。舌状小花黄色。瘦果长椭圆状，褐色，稍压扁，长约 3 mm，每面有 5 条高起的纵肋，肋间有横皱纹。冠毛白色，纤细，柔软，长 1.2 cm。花果期 6-9 月。

分布与生境 产于黑龙江、吉林、内蒙古、河北、山西、陕西、山东。生于海拔 350-2260 m 的山地草坡、河边或碱地。也分布于日本、蒙古、俄罗斯远东地区。

药用部位 全草。

功效应用 清热解毒，消炎止痛，消肿化瘀，凉血止血。用于咽喉肿痛，口腔炎，疮疖肿毒，痔疮，

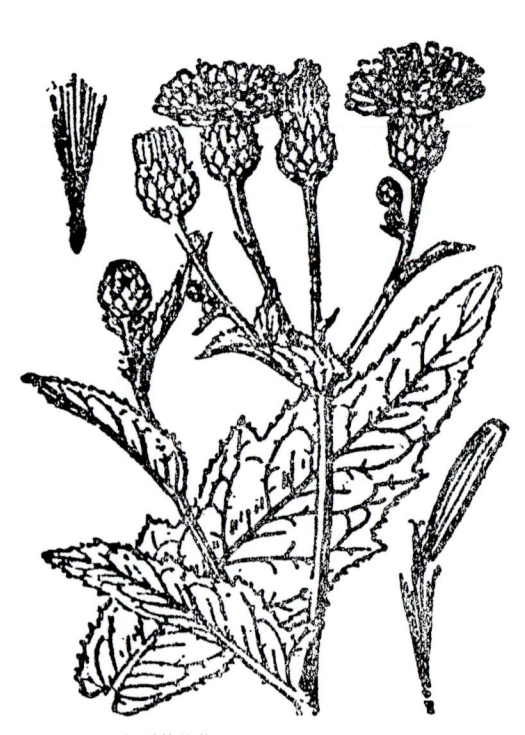

长裂苦苣菜 Sonchus brachyotus DC.
引自《北京植物志》

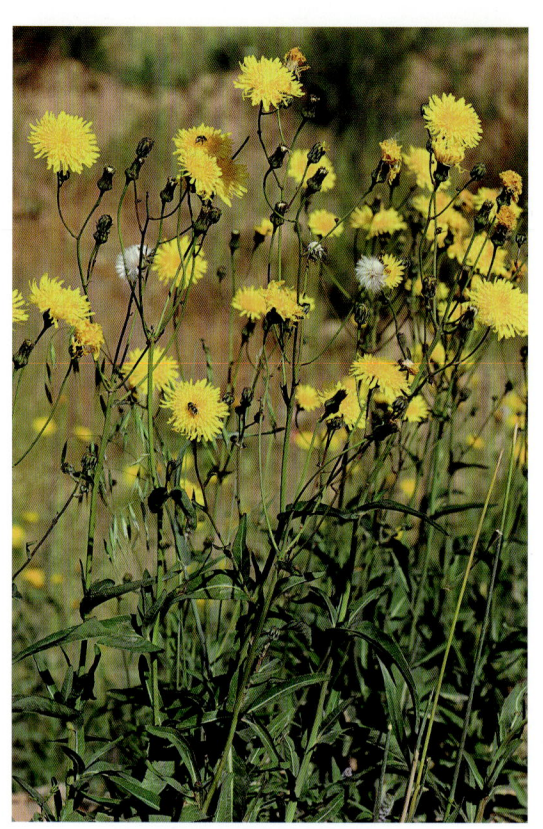

长裂苦苣菜 Sonchus brachyotus DC.
摄影：陈又生

痢疾，泄泻，肺痈，肠痈，吐血，衄血，咯血，尿血，便血，崩漏，遗精，白浊，乳腺炎，烫火伤。

化学成分 叶含常量和微量元素：Ca、K、Mg、P、Fe、Sr、Zn、Mn、Cu、Ba[1]。

地上部分含挥发油：软脂酸，酞酸丁酯，苯甲醇，苯甲醛，3-肉桂醛等[2]。

全草含黄酮类：芹菜素(apigenin)，木犀草素(luteolin)，木犀草素-7-O-β-D-葡萄糖苷(luteolin-7-O-β-D-glucoside)[3]；其他类：亚油酸，β-谷甾醇[3]。

药理作用 抗氧化作用：长裂苣荬菜乙醇提取物体外具有清除羟自由基和超氧阴离子自由基作用[1]。

注评 本种为吉林（1977）、宁夏（1993）中药材标准收载"苣荬菜"，甘肃（1995）和北京（1998）中药材标准收载"北败酱"或"北败酱草"的基源植物，药用其干燥全草。其全草在部分地区混作"败酱"使用，系败酱的伪品；参见败酱 Patrinia scabiosifolia Fisch. ex Trevir.。

化学成分参考文献

[1] 陈煦，等. 天津工业大学学报，2003, 22(4): 53-55.

[2] 李长国，等. 河南师范大学学报，2005, 33(2): 128-129, 132.

[3] 苗延青，等. 时珍国医国药，2010, 21(9): 2254-2255.

药理作用及毒性参考文献

[1] 戴凌燕，等. 黑龙江八一农垦大学学报，2008, 20(1): 1-5.

6. 短裂苦苣菜（中国植物志）

Sonchus uliginosus M. Bieb., Fl. Taur.-Caucas. 2: 238. 1808.（英 **Uliginose Sowthitle**）

多年生草本，高 30–100 cm。茎直立，上部有伞房状花序分枝，无毛。基生叶与中下部茎叶同形，全形长椭圆形、长倒披针形、长披针形或线状长椭圆形，全长 5–23 cm，宽 1–10 cm，羽状分裂，侧裂片 2–4 对，偏斜卵形、卵形、宽三角形或半圆形，顶裂片长三角形、长椭圆形或长披针形，边缘有锯齿，顶端急尖或渐尖，上部叶与中下部茎叶不裂，无柄，基部耳状抱茎。两面无毛。头状花序多数或少数排成伞房状花序。总苞钟状，长 1.5–2 cm；总苞片 3–4 层，覆瓦状，外层披针形或卵状披针形，中内层长披针形至线状披针形，顶端短渐尖或长急尖。舌状小花黄色。瘦果椭圆形，长 3 mm，有 5 条高起的纵肋，肋间有横皱纹。冠毛白色，单毛状，柔软，纤细，长 7 mm。花果期 6–10 月。

分布与生境　产于黑龙江、吉林、辽宁、内蒙古、河北、山西、陕西、甘肃、青海、新疆、江苏、浙江、河南、四川、云南、西藏。生于海拔 1150–3200 m 的田边、山坡、草地、湿地、荒地。也分布于俄罗斯、阿富汗、巴基斯坦、尼泊尔。

药用部位　全草。

功效应用　清热解毒，活血祛瘀，消肿排脓。用于痈肿疮疡。

化学成分　地上部分含挥发油：二十一烷，1-二十醇，二十三醇[1]。

全草含倍半萜类：$1\beta,6\alpha$-1,6,14-三羟基桉叶-3-烯-12-酸-γ-内酯[$1\beta,6\alpha$-1,6,14-trihydroxyeudesm-3-en-12-oic acid-γ-lactone]，$1\beta,6\alpha$-1,6,14-三羟基桉叶-3,11(13)-二烯-12-酸-γ-内酯[$1\beta,6\alpha$-1,6,14-trihydroxyeudesma-3,11(13)-dien-12-oic acid-γ-lactone]，$1\beta,6\alpha$-1,6-二羟基-14-O-[(4-羟苯基)乙酰基]桉叶-3,11(13)-二烯-12-酸-γ-内酯{$1\beta,6\alpha$-1,6-dihydroxy-14-O-[(4-hydroxyphenyl)acetyl]eudesma-3,11(13)-dien-12-oic acid-γ-lactone}[2]；其他类：丙基苯(propyl-benzene)，4-羟基-γ,3,5-三甲氧基苯丙醇(4-hydroxy-γ,3,5-trimethoxybenzenepropanol)，γ,3,4,5-四甲氧基苯丙醇(γ,3,4,5-tetramethoxybenzenepropanol)[2]。

化学成分参考文献

[1] Radulovic A, et al. *Nat Prod Communs*, 2009, 4(3): 405-410.

[2] Zhang Z, et al. *Helv Chim Acta*, 2006, 89(12): 2927-2934.

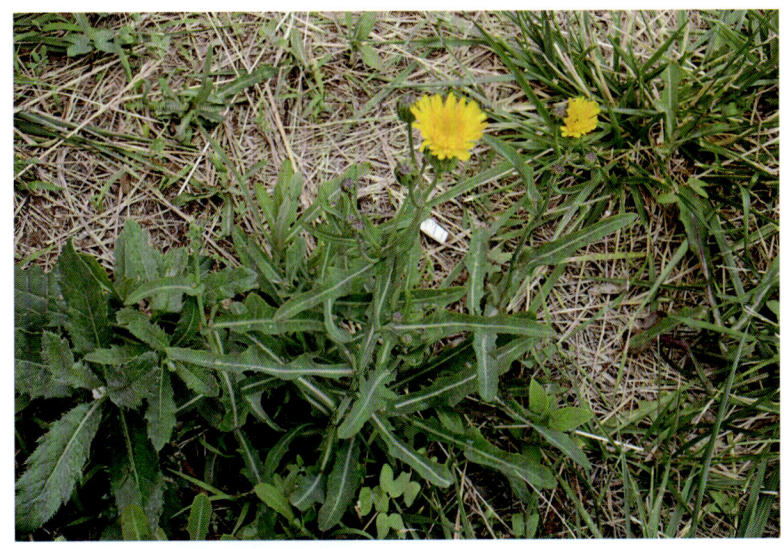

短裂苦苣菜 Sonchus uliginosus M. Bieb.
摄影：石硕

142. 山莴苣属 Lagedium Soják

多年生草本。叶互生，不分裂。头状花序中等大小，舌状，约含 20 枚舌状小花。总苞钟状或倒圆锥状；总苞片 3-4 层，外层短，内层长，不呈明显的覆瓦状排列，淡紫红色。舌状小花蓝色或蓝紫色，舌片顶端 5 齿裂。花托平，无托毛。花药基部箭头状，花柱分枝细。瘦果长椭圆形或椭圆形，褐色或橄榄色，压扁，长约 4 mm，有 4-7 条线形或线状椭圆形粗细不等的细肋，顶端短收窄，无喙，边缘加宽加厚成厚翅。冠毛白色，微锯齿状，不脱落。

单种属，分布于欧洲、亚洲。

1. 山莴苣（中国植物志） 北山莴苣（东北植物检索表），山苦菜（内蒙古）

Lagedium sibiricum (L.) Soják in Novit. Bot. Hort. Bot. Univ. Car. Prag. 34. 1961.——*Sonchus sibiricus* L., *Lactuca sibirica* (L.) Benth. ex Maxim.（英 **Common Lagedium**）

多年生草本，高 50-130 cm。茎直立，上部伞房状或伞房圆锥状花序分枝，无毛。中下部茎叶披针形、长披针形或长椭圆状披针形，长 10-26 cm，宽 2-3 cm，顶端渐尖、长渐尖或急尖，无柄，心形、心状耳形或箭头状半抱茎，边缘全缘或几全缘，具微锯齿或小尖头，向上叶渐小，两面无毛。头状花序含舌状小花约 20 枚，多数排成伞房花序或伞房圆锥花序；总苞片 3-4 层，不成明显的覆瓦状排列，淡紫红色，中外层三角形、三角状卵形，内层长披针形，顶端长渐尖，无毛。舌状小花蓝色或蓝紫色。瘦果长椭圆形或椭圆形，褐色或橄榄色，压扁，长约 4 mm，有 4-7 条线形或线状椭圆形不等粗的小肋，顶端短收窄，果颈长约 1 mm，边缘加宽加厚成厚翅。冠毛白色，2 层，冠毛刚毛纤细，锯齿状，不脱落。花果期 7-9 月。

分布与生境 产于黑龙江、吉林、辽宁、内蒙古、河北、山西、陕西、甘肃、青海、新疆。生于海拔

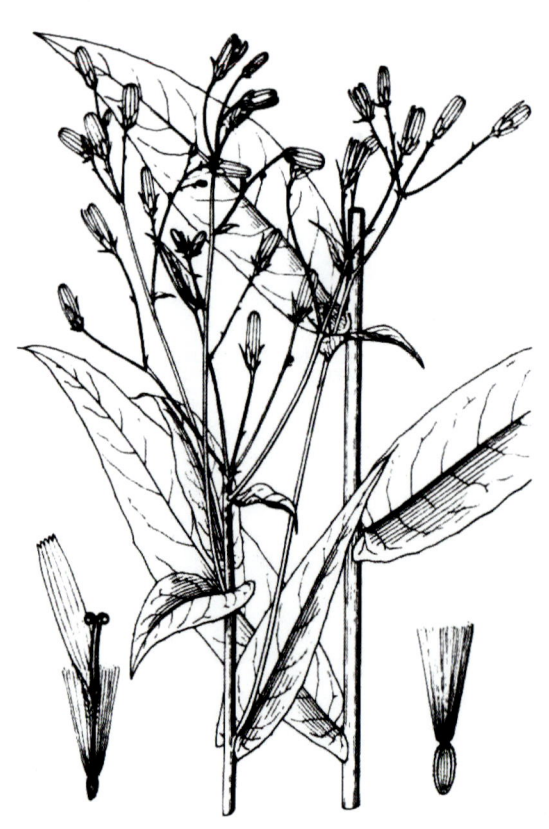

山莴苣 *Lagedium sibiricum* (L.) Soják
冀朝祯 绘

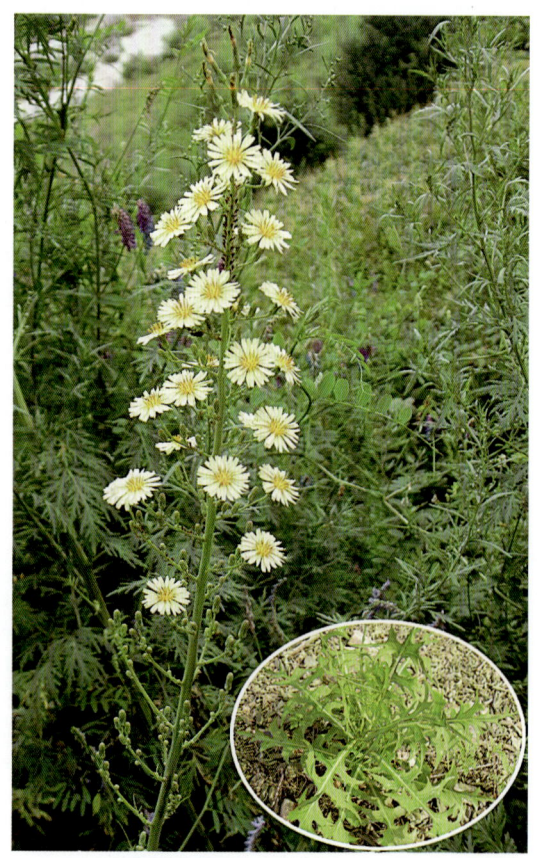

山莴苣 *Lagedium sibiricum* (L.) Soják
摄影：于俊林

1800–3160 m 的林缘、林下、草甸、河岸、湖地水湿地。也分布于欧洲、俄罗斯及日本、蒙古。

药用部位　根、全草。

功效应用　清热解毒，消肿止血。用于痈肿疮疡，损伤出血。

化学成分　根含倍半萜类：雅昆苦苣菜素▲(jacquinelin)，莴苣苷B (lactuside B)，8-去氧莴苣素(8-deoxylactucin)，曲折斑鸠菊苷(vernoflexuoside)，苦荬菜内酯F (ixerin F)，11β,13-二氢莴苣素(11β,13-dihydrolactucin)，大托菊苷A (macrocliniside A)，11β,13-二氢葡萄糖中美菊素C (11β,13-dihydroglucozaluzanin C)，假还阳参苷B (crepidiaside B)[1]。

地上部分含倍半萜类：8-去氧莴苣素，雅昆苦苣菜素，11β,13-二氢莴苣素，假还阳参苷B[2]；木脂素类：莴苣木脂素苷▲(lactucaside)，8α-羟基松脂醇-4α-O-β-(6-对甲氧基苯基乙酰基)-吡喃葡萄糖苷[8α-hydroxypinoresinol-4α-O-β-(6-p-methoxyphenylacetyl)-glucopyranoside]，8α-羟基松脂醇-4α-O-β-(6-对羟基苯基乙酰基)-吡喃葡萄糖苷[8α-hydroxypinoresinol-4α-O-β-(6-p-hydroxyphenylacetyl)-glucopyranoside][2]。

化学成分参考文献

[1] Michalska K, et al. *Acta Societatis Botanicorum Poloniae*, 2009, 78(1): 25-27.

[2] Kisiel W, et al. *Fitoterapia*, 2008, 79(4): 241-244.

143. 乳苣属 Mulgedium Cass.

一年生、二年生或多年生草本。叶分裂或不分裂。头状花序同型，舌状，多数，排成伞房或伞房圆锥花序或沿茎枝排成总状花序。总苞宽钟状或圆柱状，果期不为卵球状；总苞片3–5层，常带紫红色，覆瓦状或不成明显覆瓦状，内层渐长。花托平，无托毛。舌状小花蓝色或蓝紫色，多数，舌片，5齿裂，花药基部箭头形，花柱分枝细。瘦果稍粗厚，纺锤形，每面有5–7条高起的钝纵肋，顶端渐尖成喙。冠毛2层，纤细，微糙毛状。

全属约15种，分布于欧亚大陆。我国有5种，1种药用。

1. 乳苣（中国植物志）　蒙山莴苣、紫花山莴苣、苦菜（本草经集注），蒙山莴苣（中国高等植物图鉴），钩菜（尔雅），苦板（本草纲目），败酱（山西），败酱（山西）

Mulgedium tataricum (L.) DC., Prodr. 7: 248. 1838.——*Lactuca tatarica* (L.) C. A. Meyer., *Sonchus tataricus* L.（英 **Common Mulgedium**）

多年生草本，高 15–60 cm。茎直立，上部有圆锥状花序分枝，无毛。中下部茎叶长椭圆形或线状椭圆形，基部渐狭成短柄，长 6–19 cm，宽 2–6 cm，羽状浅裂或半裂或具锯齿，侧裂片2–5对，半椭圆形或三角形，全缘或有疏齿，顶裂片披针形或长三角形，全缘或具细锯齿；向上部叶渐小。两面无毛。头状花序约含20枚小花，多数，排成圆锥花序。总苞圆柱状或楔形，长 2 cm，宽约 0.8 mm，果期不为卵球形；总苞片4层，不成明显的覆瓦状，中外层较小，卵形至披针状椭圆形，内层披针形或披针状椭圆形，无毛，带紫红色，顶端渐尖或钝。舌状小花紫色或紫蓝色，有白色毛。瘦果长圆状披针形，稍压扁，灰黑色，长 5 mm，每面有5–7条高起的纵肋，顶端渐尖成长 1 mm 的喙。冠毛2层，纤细，白色，长 1 cm。花果期6–9月。

分布与生境　产于辽宁、内蒙古、河北、山西、陕西、甘肃、青海、新疆、河南、西藏。生于海拔 1200–4300 m 的河滩、湖边、草甸、田边、固定沙丘或砾石地。也分布于欧洲、俄罗斯、哈萨克斯坦、乌兹别克斯坦、蒙古、伊朗、阿富汗、印度西北部。

药用部位　全草、根。

功效应用　清热解毒，利胆退黄，活血祛瘀，排脓。用于湿热黄疸，痢疾，肠炎，阑尾炎，吐血，衄血，疮疖，痈肿，肺脓肿。

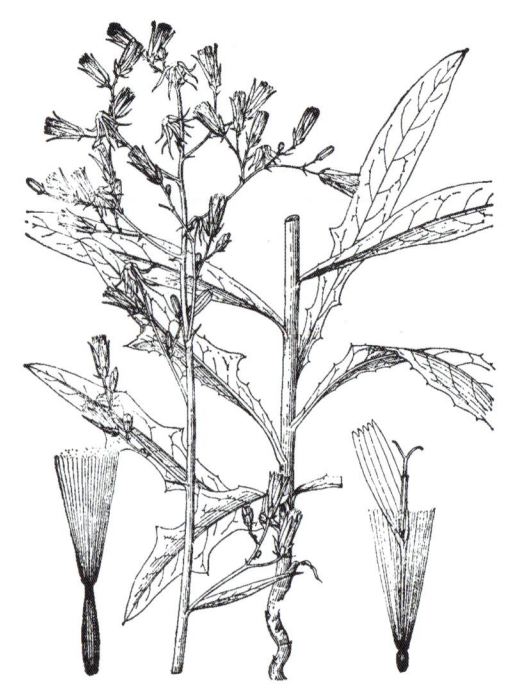

乳苣 Mulgedium tataricum (L.) DC.
引自《中国高等植物图鉴》

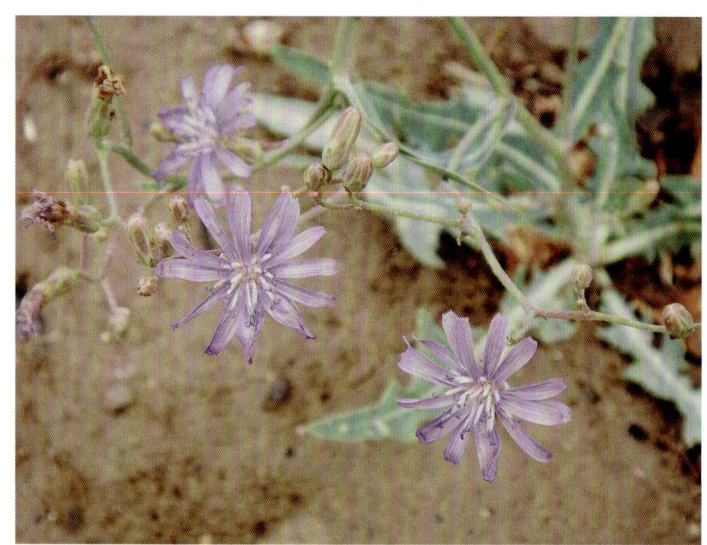

乳苣 Mulgedium tataricum (L.) DC.
摄影：肖启迪

化学成分　全草含三萜类：羊毛甾-9(11),23Z(24)-二烯-3β,25-二醇[lanost-9(11),23Z(24)-diene-3β,25-diol]，羊毛脂烷-9(11),25-二烯-3β,24β-二醇[lanost-9(11),25-diene-3β,24β-diol]，熊果-20-烯-3β,22α-二醇(urs-20-ene-3β,22α-diol)[1]；倍半萜类：4E,10E-3β,11β-二羟基大牻牛儿-4(5),10(1)-二烯-12,6α-内酯[4E,10E-3β,11β-dihydroxygermacra-4(5),10(1)-dien-12,6α-olide]，4E-1β-氢过氧-3β,11β-二羟基大牻牛儿-4(5),10(14)-二烯-12,6α-内酯[4E-1β-hydroperoxy-3β,11β-dihydroxygermacra-4(5),10(14)-dien-12,6α-olide]，莴苣素-8-O-对-甲氧基苯基乙酸酯(lactucin-8-O-p-methoxyphenyl acetate)[1]。

化学成分参考文献

[1] Wang XX, et al. *Planta Med*, 2006, 72(8): 764-767.

144. 厚喙菊属 Dubyaea DC.

　　多年生草本或一年生草本，茎伞房花序状分枝或不分枝而成葶状或葶状草本，有叶或几无茎叶，基生叶与下部茎叶常大头羽状分裂。头状花序下垂、下倾或直立，同型，舌状，通常含多数舌状小花，大，少数排成伞房花序，花序梗不等长或等长，排成密集伞房状，或头状花序单生茎端。总苞钟状或圆柱状；总苞片3-4层，覆瓦状，总苞片等长，干后黑色或黑绿色，外面沿中脉被黑色多细胞长节毛或糙硬毛，中内层外面被疏毛或几无毛。舌状花，紫红色或蓝色，舌片顶端截形，5齿裂，花药基部箭头状；花柱分枝细，略扁，顶端尖。瘦果棒状，纺锤状或椭圆状，稍扁，有8-17条不等粗的纵肋，无喙。冠毛黄色或棕褐色，2层，锯齿状，易断折。

　　约15种，分布于我国西南部和尼泊尔、缅甸、不丹及印度北部。我国有12种，1种药用。

1. 紫花厚喙菊（中国植物志）

Dubyaea atropurpurea Stebbins in J. Bot. 75: 51. 1937.——*Lactuca atropurpurea* Franch.
（英 **Darkpurple Dubyaea**）

多年生草本，高 30–100 cm。茎直立，上部或中部以上有长或短的聚伞房状或伞房状花序分枝，被黑色或黑褐色多细胞长节毛。基生叶及下部茎叶不裂，僧帽形、箭头状心形或卵状心形，长 13–14 cm，宽 14–16 cm，顶端钝、急尖或圆形，有长翼柄，基部心形，或叶大头羽状浅裂或深裂，常有宽翼柄，柄基鞘状扩大抱茎或半抱茎，顶端裂片卵状心形、箭头状心形、三角状心形或僧帽形，长 5–8 cm，基部心形或浅心形，侧裂片 1–3 对，下方的侧裂片渐小或不明显，半椭圆形、三角形或半圆形，中上部茎叶披针形或倒披针形，不裂，较小，无柄或有宽达 4 cm 的翼柄；全部叶及裂片与柄翼有疏密不均的锯齿，齿顶有小尖头或边缘无锯齿，两面被黑色或黑褐色多细胞长节毛，头状花序下垂或歪斜，3–7 枚排成伞房状或聚伞状花序。总苞宽钟状，总苞片 3–4 层，几等长，外层长椭圆状披针形，中内层披针形，中外层外面沿中脉被黑褐色多细胞长节毛。舌状小花 60–70 枚，紫红色。瘦果棒状，稍压扁，褐色，长 7.5 mm，有 6 条不等粗的纵肋。冠毛污黄色，2 层，细糙毛状，易断折。花果期 7–10 月。

分布与生境 产于四川、云南。生于海拔 3000–4100 m 的冷杉林缘、高山草甸及灌丛中。也分布于缅甸东北部。

药用部位 全草、花序。

功效应用 清热解毒，通脉。用于痈肿疮疡。

注评 本种藏族药用全株或花序治疗赤巴病、胆病、肝炎、筋脉痛。

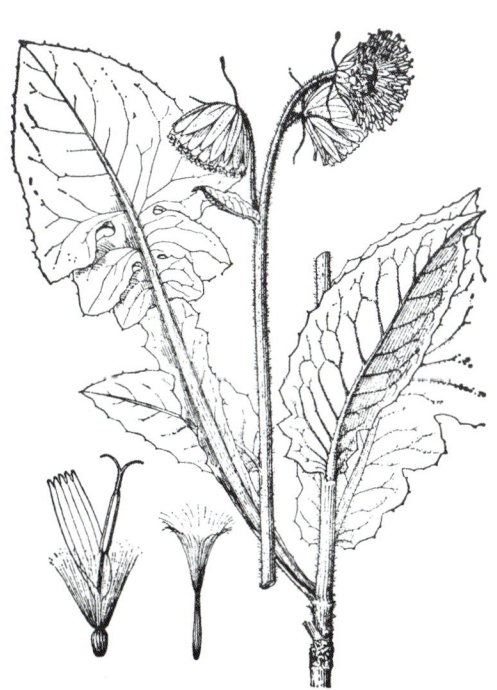

紫花厚喙菊 Dubyaea atropurpurea Stebbins
引自《中国高等植物图鉴》

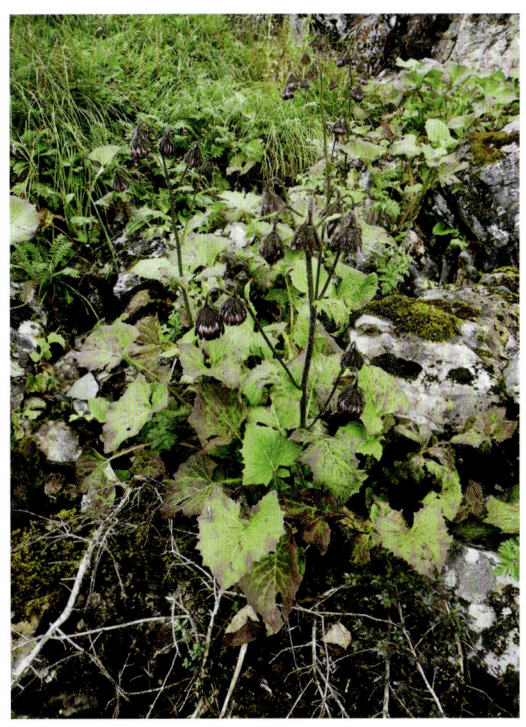

紫花厚喙菊 Dubyaea atropurpurea Stebbins
摄影：陈又生

145. 山柳菊属 Hieracium L.

多年生草本。茎单生或簇生，分枝或不分枝。叶不分裂，边缘有锯齿或全缘，有柄或无柄。头状花序同型，舌状，少数或多数排成圆锥花序、伞房花序或假伞形花序，稀单生茎端。总苞钟状或圆柱状。总苞片 3-4 层，覆瓦状。花托平，蜂窝状，有窝孔，孔缘有小齿或无小齿，或毛状。舌状小花多数，黄色，极少淡红色或淡白色，花柱分枝细，花药基部箭头形，舌片顶端 5 齿裂。瘦果圆柱形或椭圆形，有 8-14 条等粗的纵肋，顶端无喙。冠毛 1-2 层，污黄白色、污白色、淡黄色、白色或褐色，易折断。

全属大约 800 种，无融合生殖种约占一半，分为 250-260 群。分布于欧洲、亚洲、美洲与非洲山地。我国已知有 6 种，主要分布于新疆，2 种药用。

分种检索表

1. 植株被小刺毛、长单毛、头状具柄的腺毛或长刚毛、星状毛，叶披针形至狭线形，边缘具疏尖犬齿 ··· 1. 山柳菊 H. umbellatum
1. 植株全部光滑无毛，叶线形、宽线形或线状长椭圆形，边缘全缘 ················ 2. 全光菊 H. hololeion

1. 山柳菊（中国植物志） 伞花山柳菊（云南种子植物名录），柳菊蒲公英（甘肃中草药）

Hieracium umbellatum L., Sp. Pl. 804. 1753.——*H. sinense* Vaniot.（英 **Umbellate Hawkweed**）

多年生草本，高 30-100 cm。茎单生或簇生，上部伞房花序状或伞房圆锥花序状分枝，无毛或粗糙，被极疏的小刺毛，被白色的小星状毛，基生叶及下部茎叶花期脱落不存在；中上部茎叶多数或极多数，互生，无柄，披针形至狭线形，长 3-10 cm，宽 0.5-2 cm，全缘、几全缘或有稀疏的尖犬齿，上面无毛或被稀疏的蛛丝状柔毛，下面沿脉及边缘被短硬毛；向上的叶渐小。头状花序少数或多数，排成伞房花序或伞房圆锥花序，极少单生茎端，花序梗被稠密或稀疏的星状毛及较硬的短单毛。总苞黑绿色，钟状，长 8-10 mm，总苞片 3-4 层，外层及最外层披针形，最内层线状长椭圆形，有时基部

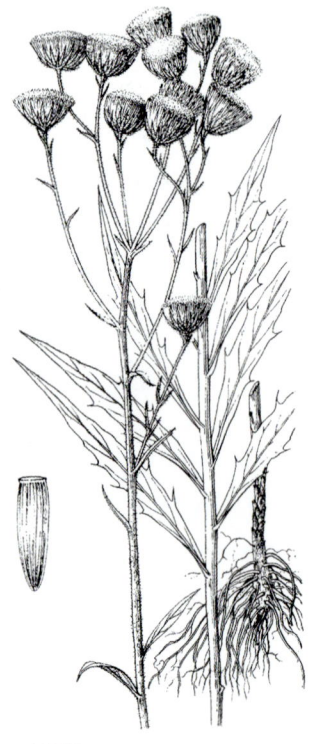

山柳菊 Hieracium umbellatum L.
蔡淑琴 绘

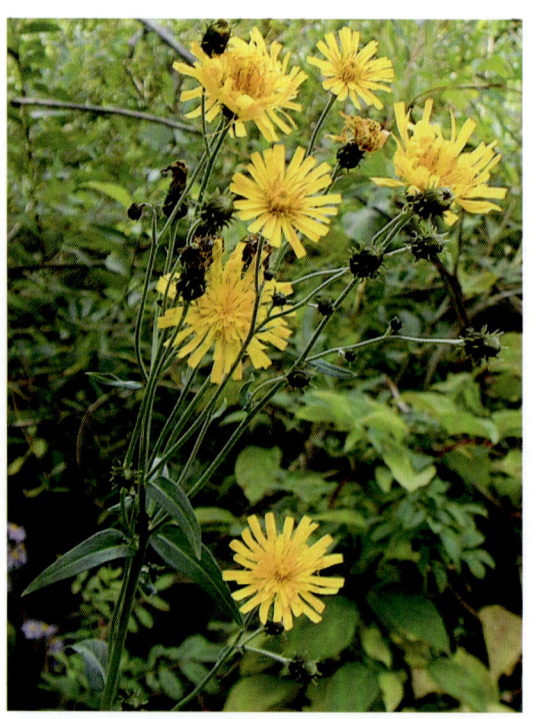

山柳菊 Hieracium umbellatum L.
摄影：于俊林

被星状毛。舌状小花黄色。瘦果黑紫色，圆柱形，顶端截形，有10条等粗的细肋，无毛。冠毛淡黄色，糙毛状。花果期7–9月。

分布与生境 产于黑龙江、辽宁、华北、陕西、甘肃、内蒙古、新疆、山东、江西、河南、湖北、湖南、四川、贵州、云南、西藏。生于海拔900–3400 m的山坡林缘、林下或草丛中、松林代木迹地及河滩沙地。也分布于日本、蒙古、伊朗、巴基斯坦、印度及俄罗斯、哈萨克斯坦、乌兹别克斯坦、欧洲和北美。

药用部位 根、全草。

功效应用 清热解毒，利湿，消积。用于疮痈疖肿，腹痛积块，小便淋痛，尿路感染，痢疾，气喘。

化学成分 地上部分含黄酮类：芹菜素(apigenin)，木犀草素(luteolin)，木犀草素-7-O-β-D-吡喃葡萄糖苷(luteolin-7-O-β-D-glucopyranoside)[1]。

注评 本种为"山柳菊"的基源植物，药用其根及全草。蒙古族主治痈疮疖肿、淋病、痢疾等。

化学成分参考文献

[1] Shelyuto VL, et al. *Khim Prir Soedin*, 1976, (5): 660.

2. 全光菊（中国高等植物图鉴） 全缘山柳菊（东北植物检索表）

Hieracium hololeion Maxim. in Mém. Acad. Imp. Sci. St.-Pétersbourg Divers Savans 9: 182. 1859.——*Hololeion maximowiczii* Maxim.（英 **Maximowicz's Hololeion**）

多年生草本。茎单生，高60–100 cm，上部伞房状或伞房圆锥状花序分枝，无毛。基生叶线形、线状长椭圆形或宽线形，长22–32 cm，宽1.5–2.5 cm，顶端急尖或渐尖，边缘全缘；中下部茎叶与基生叶同形，柄基不扩大，花序分叉处的叶最小，线钻形；两面无毛，全缘。头状花序12–25枚排成疏松的伞房状或伞房圆锥花序。总苞宽圆柱状，长10–13 mm；总苞片约4层，外层及最外层卵形、椭圆状披针形，中内层椭圆形或长椭圆形，无毛。舌状小花淡黄色。瘦果圆柱状，褐色，长6.3 mm，无喙，有15条等粗的细肋。冠毛污黄色。花果期7–9月。

分布与生境 产于吉林、内蒙古。生于海拔400–1600 m的草甸、沼泽草甸及近溪流低湿地。也分布于朝鲜、日本、俄罗斯远东地区。

药用部位 全草、根。

功效应用 利湿退黄。用于湿热黄疸。

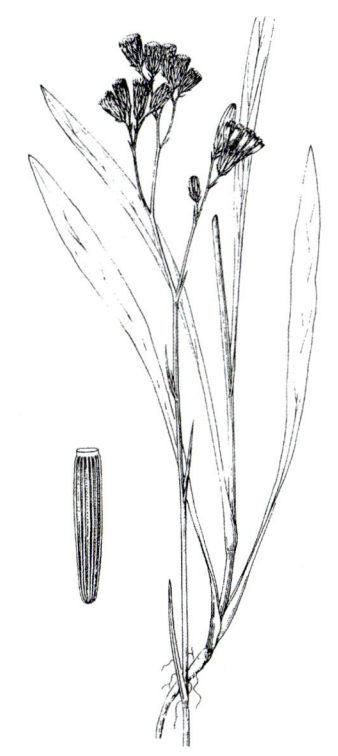

全光菊 Hieracium hololeion Maxim.
蔡淑琴 绘

146. 还阳参属 Crepis L.

多年生、二年生或一年生草本。茎生叶或无叶，叶羽状分裂或不裂，边缘有锯齿或无齿。头状花序同型，舌状，通常有多数舌状小花，排成伞房花序、圆锥花序或总状花序，或头状花序单生茎顶。总苞钟状或圆柱状；总苞片2-4层，外层及最外层短或极短，内层及最内层长或最长，外面被毛或无毛。花托平，蜂窝状，窝缘有短缘毛或流苏状毛或无毛。小花舌状，两性，结实，黄色，稀紫红色，舌片顶端5齿裂；花柱分枝细，花药基部有箭头状附属物。瘦果圆柱状或纺锤状，有10-20条等粗纵肋，沿脉有小或微刺毛或无毛，无喙或有喙状物或有长细喙。冠毛1层，白色，不脱落或脱落，基部连合成环或不连合成环，糙毛状。

全属约200余种，广布于欧、亚、非及北美大陆。我国有18种，8种药用。

分种检索表

1. 植株有偏斜或垂直的根状茎；总苞钟状，总苞片沿中脉被多细胞节毛·············· 1. **藏滇还阳参 C. elongata**
1. 植株无根状茎，仅有长或短的直根。
  2. 内层总苞片内面被贴生短糙毛；头状花序单生或2-4个排成不明显的伞房花序；总苞片沿中脉被头状具柄腺毛·· 2. **北方还阳参 C. crocea**
  2. 总苞片内面无毛，头状花序多数。
    3. 头状花序多数，沿茎或沿茎枝排成狭总状花序或狭圆锥状花序·············· 3. **芜菁还阳参 C. napifera**
    3. 头状花序多数，在茎枝端排成伞房状花序，或仅有2头状花序不成明显的花序状排列。
      4. 叶不分裂，基部或近基部叶小，极少，线状钻形，或苞片状。
        5. 中部茎叶披针形、椭圆形或长椭圆状披针形·············· 5. **万丈深 C. phoenix**
        5. 中部茎叶线形或狭线形。
          6. 叶质地柔软；瘦果肋上无毛·············· 4. **果山还阳参 C. bodinieri**
          6. 叶质地坚硬；瘦果肋上有微刺毛。
            7. 茎自上部或中部以上分枝，花序枝和总苞片基部或下部被白色绒毛·············· 6. **还阳参 C. rigescens**
            7. 茎自基部或中部以下分枝；花序梗先端和总苞片基部被褐色头状腺毛及短绒毛·············· 7. **绿茎还阳参 C. lignea**
      4. 叶羽状分裂；基部及下部茎叶倒披针形至倒披针状长椭圆形，羽状深裂·············· 8. **弯茎还阳参 C. flexuosa**

本属植物还阳参具有镇咳平喘作用；芜青还阳参具有抗胃溃疡作用。主要活性成分为倍半萜类化合物。

1. 藏滇还阳参（中国植物志） 长茎还阳参（云南种子植物名录），西藏还羊参（西藏植物志），天竺参万丈深、丝叶青独花蒲公英（滇南本草）

Crepis elongata Babc. in Univ. Calif. Publ. Bot. 14: 326. 1928.——*C. tibetica* Babc.（英 **Elongate Hawkbeard**）

多年生草本，根状茎短，偏斜或垂直。茎直立，高约40 cm，单生或3-6簇生，近基部被白色稀疏短柔毛或几无毛，不分枝或少分枝，被多细胞节毛，花序梗被稠密或稀疏的多细胞节毛或头状具柄的短腺毛，并兼被白色蛛丝状柔毛。基生倒披针形、长椭圆形、长椭圆状倒披针形或匙形，长3-16 cm，宽0.8-2 cm，羽状浅裂或半裂或边缘凹缺状锯齿或齿尖或边缘全缘或几全缘，侧裂3-6对，三角形，向下方的侧裂片渐小，最基部的侧裂片锯齿状；茎无叶或茎叶1-2片，上部的茎叶线形；两面及叶柄被白色稀疏短柔毛。头状花序 3-12 枚排成不规则的伞房花序或伞房圆锥花序。总苞钟状，长 7-9 mm；总苞片 4 层，外层披针形，内层及最内层长，长椭圆形或长椭圆状披针形，被稀疏的蛛丝状柔毛，沿中脉被稠密的多细胞节毛。瘦果纺锤形；长 5 mm，无喙，有 10 条等粗的纵肋。冠毛白色，长 4.2 mm。花果期 6-8 月。

分布与生境　产于云南、四川、西藏。生于海拔 2600-4200 m 的山坡草地、灌丛、林缘及草甸。也分布于不丹、尼泊尔和印度东北部。

药用部位　根。

功效应用　根：补肾壮阳，补益气血，健脾和胃。用于肾虚阳痿，神经衰弱，宫冷不孕，带下病，头晕，耳鸣，心悸，小儿消化不良及营养不良，胃脘痛。

2. 北方还阳参（中国植物志） 还羊参（中国高等植物图鉴），还阳参（内蒙古中草药），屠还阳参、驴打滚儿（内蒙古植物志）

Crepis crocea (Lam.) Babc. in Univ. Calif. Publ. Bot. 19: 400. 1941.——*Hieracium croceum* Lam., *C. turczaninowii* C. A. Mey. ex Turcz.（英 **Common Hawksbeard**）

多年生草本，高 8-30 cm。茎单生或 2-4 簇生，基部被残存的叶柄，不分枝或上部分枝，无叶或有少数 (1-3) 片茎叶，被极薄的蛛丝状毛，或上部被头状具柄的腺毛及短刚毛。基生叶倒披针形或倒披针状长椭圆形，柄长 2.5-10 cm，宽 1-2.5 cm，羽状浅裂或半裂，顶裂片三角形、长三角形或三角状披针形，顶端急尖，侧裂片多对，三角形、宽三角形或狭线状披针形，全缘，无锯齿或一侧边缘有 1 个锯齿；两面被薄蛛丝状毛或无毛，下面沿中脉被软刺毛或无刺毛。头状花序单生或 2-4。总苞钟状，长 10-15 mm；总苞片 4 层，外层及最外层短，线状披针形，内层及最内层长，长椭圆状披针形，内面无毛；外面被薄蛛丝状柔毛，沿中脉被刚毛及头状具柄的多细胞短腺毛。舌状小花黄色。瘦果纺锤状，顶端无喙，有 10-12 条等粗的纵肋，沿肋有小刺毛。冠毛白色。花果期 5-8 月。

分布与生境　产于北京、内蒙古、河北、山西、陕西、甘肃、青海。生于海拔 850-2900 m 的山坡、农田撂荒地、黄土丘陵地。也分布于蒙古、俄罗斯西伯利亚。

药用部位　全草。

功效应用　止咳平喘，健脾消食，补肾壮阳，益气血，下乳。用于老年性咳嗽痰喘，喘息性慢性支气管炎，肺结核性神经衰弱，妇女宫冷不孕，白带漏下，头晕耳鸣，心慌怔忡，小儿消化及营养不良，胃痛。

北方还阳参 Crepis crocea (Lam.) Babc.
引自《中国高等植物图鉴》

化学成分　地上部分含倍半萜类：8β-羟基-11β,13-二氢中美菊素C (8β-hydroxy-11β,13-dihydrozaluzanin C)，全缘叶雄菊素▲(integrifolin)，[3S-(3α,$3a\alpha$,4β,$6a\alpha$,9α,$9a\alpha$,$9b\beta$)]-八氢-4-羟基-3,9-二甲基-6-亚甲基-薁[4,5-b]呋喃-2,8(3H,4H)-二酮{[3S-(3α,$3a\alpha$,4β,$6a\alpha$,9α,$9a\alpha$,$9b\beta$)]-octahydro-4-hydroxy-3,9-dimethyl-6-methylene-azuleno[4,5-b]furan-2,8(3H,4H)-dione}[1]。

注评　本种为"驴打滚草"的基源植物，药用其全草。蒙古族用全草治疗肺结核、无名肿毒等。

化学成分参考文献

[1] Kisiel W, et al. *Phytochemistry*, 1994, 35(1): 269-270.

3. 芜菁还阳参（中国高等植物图鉴） 大一支箭（滇南本草），肉根还阳参（云南江河中草药），捕地风（曲靖中草药），丽江一支箭（云南种子植物名录），大地挡（贵州兴义）

Crepis napifera (Franch.) Babc. in Univ. Calif. Publ. Bot. 22: 629. 1947.——*Lactuca napifera* Franch.（英 **Turnipshaped Hawksbeard**）

多年生草本，根粗状，圆柱状或芜菁状。茎直立，高40–150 cm，不分枝或中部以上狭圆锥花序状分枝，被稠密或密厚或稀疏的长或短糙毛。基生叶莲座状，长椭圆形、倒披针形或倒卵形，长 7–26 cm，宽 2.5–6.5 cm，边缘圆浅裂、波状圆浅裂、浅波齿或全缘，侧裂片圆形或宽三角形，茎叶极少数，苞片状或线钻形；两面及叶柄被稠密或稀疏的短糙毛。头状花序多数，排成狭总状花序或狭总状圆锥花序。总苞圆柱状，长 7–9 mm；总苞片 4 层，外层及最外层短，不等长，披针形，内层及最内层长，线状披针形，无毛。舌状小花黄色。瘦果浅黑褐色，近圆柱状，长 4 mm，无喙，有 10 条几等粗的纵肋。冠毛污黄色。花果期 6–10 月。

分布与生境　产于四川、贵州、云南。生于海拔 1400–3300 m 的山坡及河谷林下。

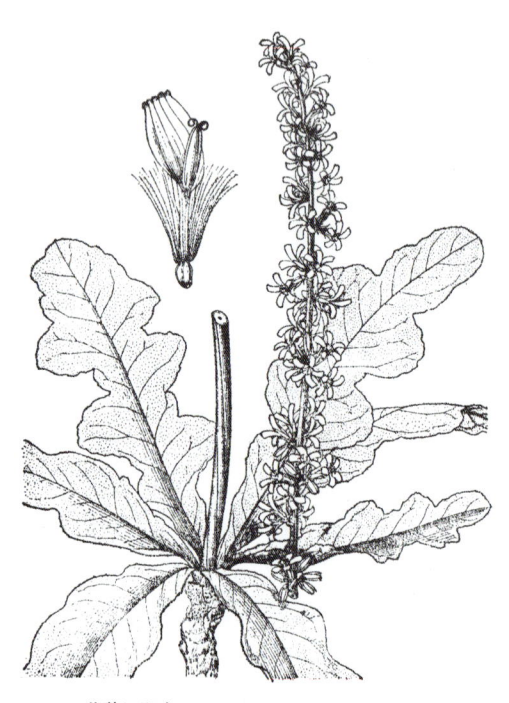

芜菁还阳参 Crepis napifera (Franch.) Babc.
引自《中国高等植物图鉴》

药用部位　根或全草。

功效应用　清肺止咳，养肝明目，消肿生肌，解毒消炎，健胃消食，祛寒，止血，接骨。用于肺热咳嗽，百日咳，夜盲，痰喘，顿咳，支气管炎，虚劳发热，小便不利，咳血，痈疖，疮毒。

化学成分　根含倍半萜类：蒲公英萜酸▲-1'-*O*-β-D-吡喃葡萄糖苷(taraxinic acid-1'-*O*-β-D-glucopyranoside)，11,13-二氢蒲公英萜酸▲-1'-*O*-β-D-吡喃葡萄糖苷(11,13-dihydrotaraxinic acid-1'-*O*-D-glucopyranoside)[1]，芜菁还阳参苷▲(napiferoside)[2]；三萜类：3β-羟基熊果-20(30)-烯-3-醇-乙酸酯[3β-hydroxyurs-20(30)-en-3-ol acetate][3]，蒲公英萜醇▲乙酸酯(taraxasterol acetate)[4]。

叶含三萜类：熊果-20-烯-3β-乙酰氧基-22α-醇(urs-20-en-3β-acetoxy-22α-ol)，3β-乙酰氧基香树脂醇(3β-acetoxyamyrin)，3β-乙酰氧基羽扇豆醇(3β-acetoxylupeol)，羽扇豆醇[5]。

药理作用　抗溃疡作用：芜青还阳参倍半萜类化合物蒲公英萜酸▲-1'-*O*-β-D-吡喃葡萄糖苷灌胃，能抑制阿司匹林诱发的大鼠胃溃疡[1]。

注评　本种为云南药品标准（1974、1996）收载"芜青还阳参"的基源植物，药用其干燥根；药材又称"肉根还阳参"。傈僳族、白族、普米族、苗族和彝族也药用其根或全草，各族用根治胃痛、支气管炎、咽喉炎、跌打损伤；傈僳族和白族还用全草外用治刀枪伤、开放性骨折。

化学成分参考文献

[1] 吴少华，等. 药学学报，2002, 37(1): 33-36.

[2] 赵爱华，等. 药学学报，2000, 35(6): 442-444.

[3] 梁聚中，等. 中草药，1982, 13(7): 8-10.

[4] 梁聚中，等. 药学通报，1982, 17(4): 242.

[5] Wu SH, et al. *Chin Chem Lett*, 2000, 11(8): 711-712.

药理作用及毒性参考文献

[1] 吴少华，等. 药学学报，2002, 37 (1): 33-36.

4. 果山还阳参（云南种子植物名录）

Crepis bodinieri H. Lév. in Bull. Acad. Int. Géogr. Bot. 25: 15. 1915.（英 **Bodinier's Hawksbeard**）

多年生草本，高 40-50 cm。根木质。茎直立，下部木质，上部伞房花序状分枝。基部茎叶极小，线钻形或苞片状，中上部叶质地柔软，线形或狭线形，长 2-14 cm，宽 0.1-1.5 cm，顶端急尖或渐尖，无柄，全缘，反卷，最上部茎叶及头状花序分枝处与花序梗上的叶小或极小，通常钻形，两面无毛。头状花序在茎枝顶端排成伞房状花序。总苞钟状，长 8-9 mm；总苞片 4 层，外层与最外层最小，线形或线状披针形，内层及最内层长披针形，顶端沿边缘有白色绒毛，外面被稀疏的蛛丝状毛或无毛。舌状小花黄色。瘦果纺锤状，无喙，褐色，有 12 条几等粗的纵肋。冠毛白色，长 4 mm。花果期 6-7 月。

分布与生境　产于云南、四川、西藏。生于海拔 1600-2900 m 的山坡林下或灌丛中。也分布于缅甸北部。

药用部位　根。

功效应用　清热解毒，消积理气，润肺，止咳，平喘，催乳。用于小儿疳积，病后体虚，咳嗽，百日咳，哮喘，胃脘痛，头痛，风湿痹痛，乳少，腹胀，泄泻。

5. 万丈深（中国植物志）　奶浆参（昆明民间常用草药），竹叶青、竹叶参（全国中草药汇编），马尾参（云南中草药），细防风、瘦地草（思茅中草药选）

Crepis phoenix Dunn in J. Linn. Soc., Bot. 35: 511. 1903.（英 **Phoenix Hawksbeard**）

多年生草本，高 15-70 cm。根垂直直伸。茎直立，上部伞房状花序分枝，被稀疏的短糙毛或无毛。下部茎叶小，三角形，长 0.5-2 mm，顶端尖，无柄；中部茎叶披针形、长椭圆形或长椭圆状披针形，长 2-8 cm，基部楔形，无柄；两面无或被稠密或稀疏短糙毛。头状花序少数或多数排成伞房状花序，花序梗被蛛丝状毛。总苞圆柱状，长 8-11 mm；总苞片 4 层，外层及最外层不等长，线形或线钻形，内层及最内层长，披针形，最内层苞片边缘宽膜质，内面无毛；外面沿中脉被长或短粗毛。舌状小花黄色。瘦果纺锤状，无喙，有 10 条几等粗纵肋，沿肋有微刺毛。冠毛白色。花果期 7-10 月。

分布与生境　产于云南。生于海拔 1500-2000 m 的山坡或路边草地。

药用部位　根、全草。

功效应用　补益肝肾，健脾利湿，清热解毒，祛风散寒，下乳。用于头晕目眩，腰膝酸软，水肿，带下，疳积，贫血，缺乳，跌打损伤，疮疖痈肿，肠风下血，咽喉肿痛，咳嗽，哮喘，筋骨痛，头晕体虚，视物模糊，四肢无力。现代用于感冒，上呼吸道感染，气管炎，肝炎，肺炎。

化学成分　地下部分含三萜类：α-香树脂醇乙酸酯(α-amyrin acetate)，β-香树脂醇乙酸酯(β-amyrin acetate)，α-香树脂醇(α-amyrin)，β-香树脂醇(β-amyrin)，β-表香树脂醇乙酸酯(β-epiamyrin acetate)，蒲公英赛醇(taraxerol)[1]；甾体类：β-谷甾醇，β-谷甾醇-3-O-β-D-(3,4-丙酮缩合)-吡喃葡萄糖苷[β-sitosterol-3-O-β-D-(3,4-acetonide)-pyranoglucoside][1]。

注评　本种为"奶浆柴胡"和"奶浆参"的基源植物，全草入药称"奶浆柴胡"，根入药称"奶浆参"。拉祜族用全草或根治产后乳汁少、乳汁不下、气管炎、支气管炎；景颇族用根治小儿消化不良、腹泻；傣族用根治黄水疮。

化学成分参考文献

[1] 钟海军，等. 云南植物研究，1999, 21(4): 531-534.

6. 还阳参（滇南本草） 川滇还阳参（中国高等植物图鉴），补肾参（丽江常用中草药），天竺参、竹叶青（滇南本草），万丈深（云南药用植物名录），独花蒲公英（中国中药资源志要）

Crepis rigescens Diels in Notes Roy. Bot. Gard. Edinburgh 5: 202. 1912.——*C. rigescens* Diels subsp. *lignescens* Babc.（英 **Rigescent Hawksbeard**）

多年生草本，高 20–60 cm。根木质。茎直立，基部木质，上部或中部以上分枝。基部叶极小，鳞片状或线钻形；中部叶线形，长 3–8 cm，宽 0.5–5 mm，质地坚硬，顶端急尖，无柄，全缘，反卷，两面无毛。头状花序多数或少数，排成伞房状花序。总苞圆柱状至钟状，长 8–9 mm；总苞片 4 层，外层及最外层小，不等长，线形或披针形，顶端急尖，内层及最内层披针形或椭圆状披针形，顶端急尖，边缘白色膜质，内面无毛；外面被白色蛛丝状毛或无毛。舌状小花黄色。瘦果纺锤形，无喙，有 10–16 条近等粗的纵肋，肋上被稀疏的小刺毛。冠毛白色，微粗糙。花果期 4–7 月。

分布与生境 产于四川、云南。生于海拔 1600–3000 m 的山坡林缘、溪边、路边荒地。

药用部位 根、全草。

功效应用 清热解毒，止咳平喘，健脾消积，下乳。用于小儿疳积，产后缺乳，吐血，衄血，尿血，崩漏，瘰疬，疔疮痈毒。现代亦用于支气管炎、肺结核。

药理作用 镇咳平喘作用：还阳参石油醚提取物灌胃，能减少氨水刺激引起的小鼠咳嗽次数，延长咳嗽潜伏期；正丁醇提取物灌胃，能延长组胺、乙酰胆碱致豚鼠哮喘的潜伏期[1]。

注评 本种傈僳族用根治疗小儿疳积、肺炎、肝炎等症。

药理作用及毒性参考文献

[1] 倪艳，等. 时珍国医国药，2007, 18(3): 519-520.

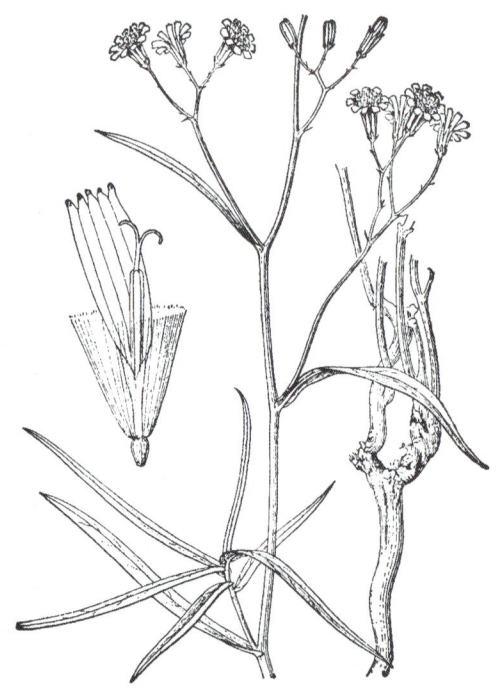

还阳参 Crepis rigescens Diels
引自《中国高等植物图鉴》

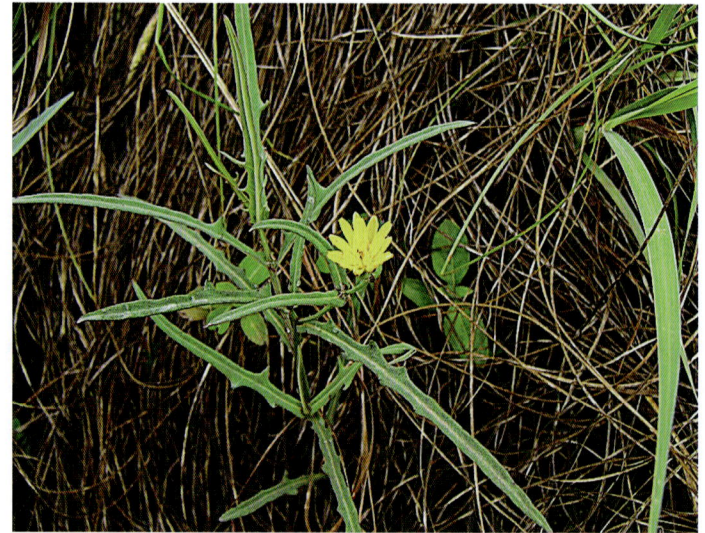

还阳参 Crepis rigescens Diels
摄影：何海

菊科 COMPOSITAE

7. 绿茎还阳参（云南种子植物名录） 万丈深（云南中草药选），细叶万丈深（昆明民间常用中草药），竹叶青（贵州），土麻黄（玉溪中草药），铁刷把（云南药用植物名录）

Crepis lignea (Vaniot) Babc. in Univ. Calif. Publ. Bot. 22: 644. 1947.——*Lactuca lignea* Vaniot, *C. chloroclada* auct. non Coll. et Hemsl.: Hand.-Mazz.（英 **Woody Hawksbeard**）

多年生草本，高 15–40 cm。根木质。茎直立，基部或下部木质，下部或基部伞房花序状分枝或帚状分枝，无毛或花序梗接头状花序处被蛛丝状毛。基生及下部茎叶不明显，三角形，苞片状，中部茎叶丝形，长达 3 cm，边缘全缘，最上部叶钻线形，苞片状；无毛。头状花序多数或少数排成伞房状花序。总苞钟状至圆柱状，长 7–9 mm，外面无毛或有稀疏蛛丝状毛或被少数头状具柄的腺毛；总苞片 4 层，外层及最外层短，内层及最内层长，披针形或长椭圆状披针形，边缘膜质。舌状小花黄色。瘦果纺锤形，纺锤状，长 5 mm，向顶端渐细成稍细的喙状物，喙状物长 1 mm，肋 12 条，近等粗，肋上有微刺毛。冠毛白色。花果期 4–8 月。

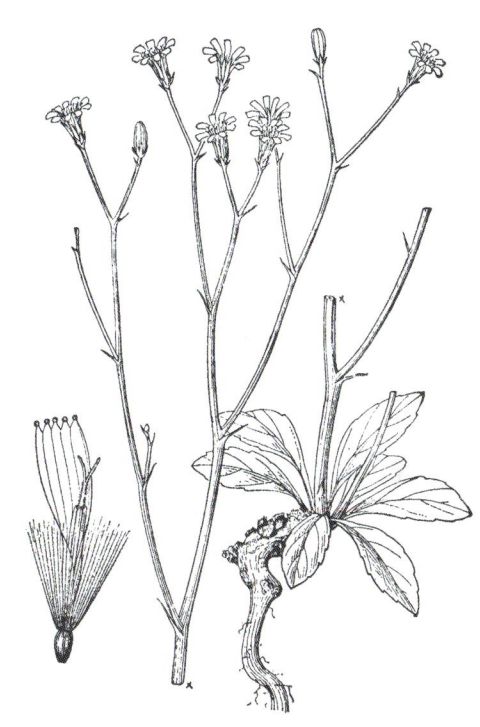

绿茎还阳参 Crepis lignea (Vaniot) Babc.
引自《中国高等植物图鉴》

分布与生境 产于四川、贵州、云南。生于海拔 1580–2700 m 的向阳山坡。也分布于老挝、越南、泰国。

药用部位 根、茎叶。

功效应用 根：健脾消食，清热解毒，祛风散寒，下乳。用于小儿疳积，水肿，缺乳，感冒，咽喉肿痛，咳嗽，痰喘，筋骨痛，结膜炎，体虚，头晕无力，支气管炎，肺炎，肝炎，白带过多，痈肿疮疖。茎叶：发汗解表。用于外感风寒，发热无汗，筋骨疼痛。

化学成分 地下部分含三萜类：3β-乙酰氧基熊果-13(18)-烯[3β-acetoxyurs-13(18)-ene]，羽扇豆醇乙酸酯(lupeol acetate)，α-香树脂醇乙酸酯(α-amyrin acetate)，齐墩果-12-烯-11α-甲氧基-3β-乙酸酯(olean-12-ene-11α-methoxy-3β-acetate)，羽扇豆醇-9(11)-烯-3β-乙酸酯[lupeol-9(11)-en-3β-acetate][1]；苯丙素类：4-羟基-3-甲氧基桂皮醛(4-hydroxy-3-methoxycinnamaldehyde)[1]，(Z)-2-甲基乙烯基-3-甲基琥珀酸 [(Z)-2-ethylidene-3-methylsuccinic acid][1]。

注评 本种为云南药品标准（1974、1996）收载"万丈深"的基源植物，药用其干燥根。彝族、景颇族、傣族、德昂族和阿昌族也药用其根，治疗支气管炎、肺炎、痈疽、小儿疳积、乳汁不足、结膜炎。

化学成分参考文献

[1] 华娟，等．天然产物研究与开发，2012, 24(6):761-763, 831.

8. 弯茎还阳参（中国植物志） 弯茎还羊参（中国中药资源志要）

Crepis flexuosa (Ledeb.) C. B. Clarke, Compos. Ind. 254. 1876.——*Prenanthes polymorpha* Ledeb. var. *flexuosa* Ledeb., *Barkhausia flexuosa* (Ledeb.) DC.（英 **Flexuose Hawksbeard**）

多年生草本，高 3–30 cm。茎自基部分枝。无毛。基生叶及下部茎叶倒披针形、长倒披针形、倒披针状卵形、倒披针状长椭圆形或线形，长 1–8 cm，宽 0.2–2 cm，叶柄长 0.5–1.5 cm，羽状深裂、半裂或浅裂，侧裂片 (1) 3–5 对，对生或偏斜互生，极少二回羽状分裂，一回为全裂或几全裂，二回为半裂，更少叶不分裂而边缘全缘或几全缘；中部与上部茎叶与基生叶及下部茎叶同形，无柄或有短叶柄；两面无毛。头状花序多数或少数排成伞房状花序或团伞状花序。总苞狭圆柱状，长 6–9 mm；总苞片4层，外层及最外层短，卵形或卵状披针形，内层及最内层长，线状长椭圆形，外面近顶端有不明显的鸡冠状突起或无，外面无毛。舌状小花黄色。瘦果纺锤状，顶端无喙，有11条等粗纵肋，沿肋有稀疏的微刺毛。冠毛白色，易脱落。花果期6-10月。

分布与生境 产于内蒙古、山西、宁夏、甘肃、青海、新疆、西藏。生于海拔1000-5050 m的山坡、河滩草地、砾石地、冰川河滩地、水边沼泽地。也分布于蒙古、俄罗斯西伯利亚、哈萨克斯坦。

药用部位 花序。

功效应用 清热，止血。现代用于肝炎，胃出血。

化学成分 全草含香豆素类：七叶树内酯(esculetin)[1]；酚类：对羟基苯甲酸(p-hydroxybenzoic acid)，对羟基苯甲酸乙酯(ethyl p-hydroxybenzoate)[1]；黄酮类：木犀草素-7-O-β-D-葡萄糖苷(luteolin-7-O-β-D-glucoside)，芹菜素(apigenin)，木犀草素(luteolin)[1]；三萜类：蒲公英烷-20(30)-烯-3β,21α-二醇[taraxast-20(30)ene-3β,21α-diol]，熊果酸(ursolic acid)，齐墩果酸(oleanolic acid)[1]；甾体类：胡萝卜苷[1]；脂肪酸及其酯类：二十八酸(octacosanoic acid)，二十五酸α单甘油酯(2',3'-dihydroxypropyl pentacosanoate)[1]。

化学成分参考文献

[1] 张永红，等. 应用与环境生物学报，2011, 17(4): 509-511.

弯茎还阳参 **Crepis flexuosa** (Leded.) C. B. Clarke
引自《中国高等植物图鉴》

147. 黄鹌菜属 Youngia Cass.

　　一年生或多年生草本。叶羽状分裂或不分裂。头状花序小，同型，舌状，具少数（5枚）或多数（25枚）舌状小花，多数或少数排成总状花序、伞房花序或圆锥状伞房花序。总苞圆柱状、圆柱状钟形、钟状或宽圆柱状。总苞片3-4层，外层及最外层短，内层及最内层长，外面顶端无鸡冠状附属物或有鸡冠状附属物。花托平，蜂窝状，无托毛。小花两性，黄色，1层，舌片顶端5齿裂；花柱分枝细，花药基部箭头形。瘦果纺锤形，顶端无喙，有10-15条粗细不等的椭圆形纵肋。冠毛白色，稀鼠灰色，1-2层，单毛状或糙毛状，易脱落或不脱落，有时基部连合成环，整体脱落。

　　全属约40种，主要分布于我国。日本、朝鲜、蒙古及俄罗斯（西伯利亚、远东地区）有少数种数。据记载，我国有37种，现知有31种，7种药用。

分种检索表

1. 头状花序自茎中部以上沿茎排成狭圆锥总状花序；总苞狭圆柱状，长8-9 mm；总苞片近顶端有角状附属物 ··· **1. 碱黄鹌菜 Y. stenoma**
1. 头状花序在茎枝端排成伞房状或伞房圆锥状花序。
    2. 总苞圆柱状，长8-10 mm，总苞片近顶端有角状附属物。
        3. 总苞片外面被白色疏弯曲的长绢毛；叶羽状全裂或深裂，侧裂片6-12对，长椭圆形、披针形或线状披针形 ··· **2. 细叶黄鹌菜 Y. tenuifolia**
        3. 总苞片外面无毛；叶羽状全裂，侧裂片5-6对，狭线形 ································· **3. 叉枝黄鹌菜 Y. tenuicaulis**
    2. 总苞片顶端无附属物。

菊科 COMPOSITAE

  4. 多年生草本，茎基部有残存叶柄，叶倒披针形或长椭圆形，大头羽状或倒向羽状浅裂至深裂，侧裂片 3-6 对 ·· 4. **川西黄鹌菜 Y. prattii**
  4. 一年生或二年生草本；茎基部无残存叶柄。
    5. 头状花序较大；总苞长 6-8 mm；舌状小花 11-25；瘦果顶端无喙 ······ 5. **异叶黄鹌菜 Y. heterophylla**
    5. 头状花序较小，总苞长 4-6 mm；舌状花 10-20。
      6. 茎裸露或几裸露，无茎叶或几无茎叶，根生叶大头羽状分裂；瘦果顶端不收窄成粗短的喙状物 ··· 6. **黄鹌菜 Y. japonica**
      6. 茎多分枝，茎叶多数，基生叶倒披针形，大头羽状全裂，瘦果红色，顶端渐窄成粗短的喙状物 ··· 7. **红果黄鹌菜 Y. erythrocarpa**

  本属植物黄鹌菜具有抗病原微生物、抗氧化、免疫调节、抗肿瘤活性。主要活性成分为黄酮类、萜类化合物等。

1. 碱黄鹌菜（中国植物志）

Youngia stenoma (Turcz.) Ledeb., Fl. Ross. 2: 837. 1845.——*Crepis stenoma* Turcz.（英 **Stenoma Youngia**）

  多年生草本，高 10-50 cm。茎直立，单生或簇生，无毛，不分枝或上部具短分枝。基生叶及下部茎叶线形、线状披针形或线状倒披针形，长 3-12 cm，宽 0.3-0.7 mm，全缘或浅波状锯齿或锯齿；中上部茎叶渐小，线形，无柄，全缘；两面无毛。头状花序稍小，含 11 枚舌状小花，沿茎上部排成总状花序或总状狭圆锥花序。总苞圆柱状，长 8-9 mm；总苞片 4 层，外层及最外层极短，卵形，顶端急尖或渐尖，内层及最内层长，长椭圆状披针形或披针形，外面近顶端有角状附属物，外面无毛。瘦果纺锤形，有 12-14 条不等粗的纵肋，肋上有小刺毛。冠毛白色，糙毛状。花果期 7-9 月。

分布与生境 产于内蒙古、甘肃、西藏。生于海拔 400-1800 m 的草原沙地及盐渍地。也分布于蒙古、俄罗斯东西伯利亚地区。

药用部位 全草。

功效应用 清热解毒，消肿止痛。用于疔疮肿毒。

注评 本种蒙古族用其全草主治疔疮肿毒。

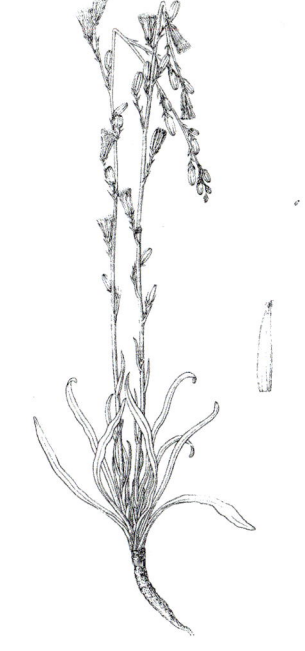

碱黄鹌菜 Youngia stenoma (Turcz.) Ledeb.
蔡淑琴 绘

2. 细叶黄鹌菜（中国植物志）

Youngia tenuifolia (Willd.) Babc. et Stebbins in Publ. Carnegie Inst. Wash. 484: 46. 1937, p. p.——*Crepis tenuifolia* Willd.（英 **Thinleaf Youngia**）

  多年生草本，高 10-70 cm。茎直立，单生或簇生，基部有褐色残存的叶柄，自下部或基部伞房状或伞房圆锥状分枝。无毛。基生叶多数或极多数，长 7-17 cm，宽 2-5 cm，羽状全裂或深裂，侧裂片 6-12 对，长椭圆形、披针形、线形或线状披针形，极少线状丝形，全缘或有稀疏的锯齿，两面无毛，叶柄基部稍扩大，内面有棕色或浅褐色的长绒毛；中上部茎叶向上渐小。头状花序直立、下垂，有 9-15 枚舌状小花，多数或少数排成伞房花序或伞房圆锥花序。总苞圆柱状，长 8-10 mm；总苞片 4 层，外层及最外层短小，长卵圆形，内层及最内层长，披针形，外面被白色稀疏长且弯曲的绢毛，近顶端有角状附属物。舌状小花黄色，瘦果纺锤形，无喙，有10-12条不等粗纵肋，肋上有小刺毛。冠毛白色，微粗糙。花果期7-9月。

分布与生境　产于我国东北、内蒙古、河北、新疆、西藏。生于海拔400-3000 m的山坡、高山与河滩草甸、水边及沟底砾石地。也分布于蒙古及俄罗斯。

药用部位　全草。

功效应用　清热解毒，消肿止痛。外敷用于水火烫伤。

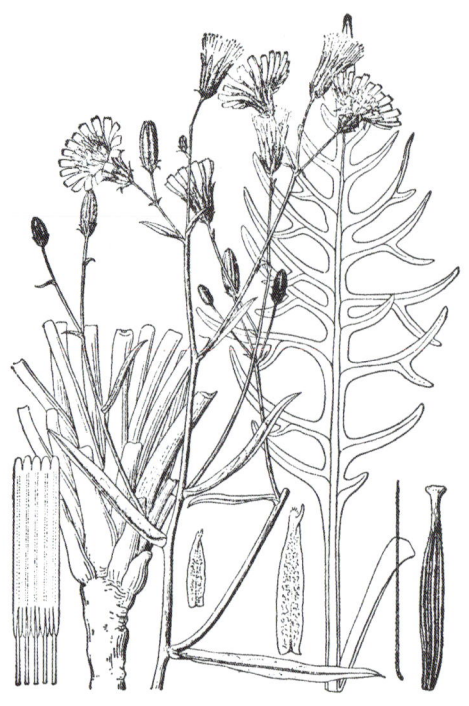

细叶黄鹌菜 Youngia tenuifolia (Willd.) Babc. et Stebbins
引自《中国高等植物图鉴》

3. 叉枝黄鹌菜（中国植物志）　细茎黄鹌菜（内蒙古植物志）

Youngia tenuicaulis (Babc. et Stebbins) Czerep. in Fl. URSS 29: 385. 1964.——*Y. tenuifolia* (Willd.) Babc. et Stebbins subsp. *tenuicaulis* Babc. et Stebbins.（英 **Thinstem Youngia**）

多年生草本，高25 cm。茎多数或极多数，自基部向上二叉式分枝，无毛。基生叶，全形倒披针形或长椭圆形，长3-10 cm，宽0.5-3 cm，羽状全裂，侧裂片5-6对，狭线形，边缘全缘，柄基扩大，腋处有时稠密的褐色绒毛。茎生叶不分裂，线形或线状丝形，最上部的茎生叶极小，两面无毛。头状花序多数，含10-12枚舌状小花，多数或极多数排成伞房花序或伞房圆锥状花序。总苞圆柱状，长8-9 mm；总苞片4层；外层及最外层长卵形或长椭圆状披针形，内层及最内层线状长椭圆形，外面无，顶端有角状附属物。舌状小花黄色。瘦果纺锤形，顶端无喙，有10-11条不等粗的纵肋，沿肋有小刺毛。冠毛白色。花果期7-9月。

分布与生境　产于内蒙古、河北、甘肃、新疆。生于海拔1400-4900 m的山坡草地、河滩砾石地。也分布于蒙古、俄罗斯西伯利亚。

药用部位　全草。

功效应用　清热解毒，消肿止痛。外敷用于水火烫伤。

化学成分　种子含脂肪酸类：棕榈酸，vanicol，亚油酸，油酸，二十二酸，月桂酸等[1]。

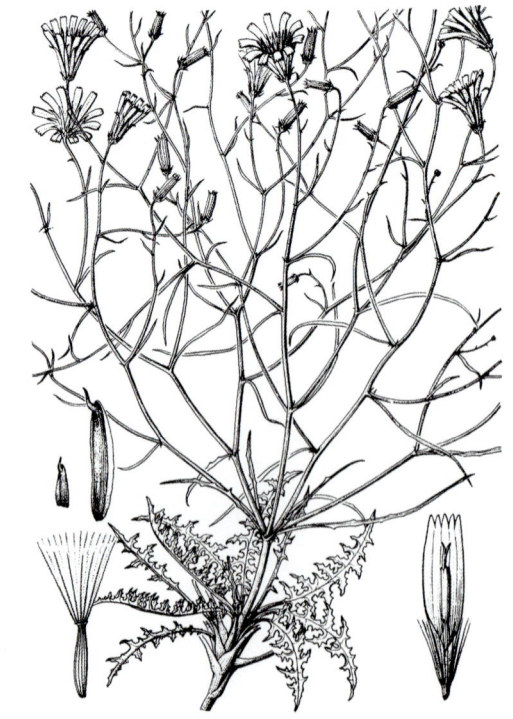

叉枝黄鹌菜 Youngia tenuicaulis (Babc. et Stebbins) Czerep.
张海燕　绘

化学成分参考文献

[1] Tsevegsuren N, et al. *Lipids*, 1999, 34(5): 525-529.

菊科 COMPOSITAE

4. 川西黄鹌菜（中国植物志） 黄苦麻菜（湖北）

Youngia prattii (Babc.) Babc. et Stebbins in Publ. Carnegie Inst. Wash. 484: 81. 1937.——*Crepis prattii* Babc.（英 **Pratt's Youngia**）

多年生草本，高 15-50 cm。茎单生，直立，茎基被褐色残存的叶柄，中部以上伞房状或伞房圆锥花序状分枝，无毛。基生叶全形倒披针形或长椭圆形，长 5.5-12.5 cm，宽 1-3 cm，基部渐狭成长或短翼柄，大头羽状或倒向羽状浅裂、半裂或深裂，顶裂片宽三角形、线状披针形或狭线形，顶端急尖或钝或长渐尖，侧裂片 3-6 对，卵形、三角形、线形、线状披针形或镰刀形，中上部茎叶狭线形，不分裂；花序分枝枝叉上的叶小，线形；两面无毛。头状花序多数或少数排成伞房花序或伞房圆锥花序，约含 11 枚舌状小花。总苞狭圆柱状，长 7-11 mm；外层及最外层卵形，内层及最内层披针形，外面无毛。舌状小花黄色。瘦果圆柱状，无喙，有 13 条粗细不等的纵肋，肋上有小刺毛。冠毛白色，微糙毛状。花果期 6-7 月。

分布与生境 产于山西、陕西、甘肃、河南、湖北、四川。生于海拔 1500-1700 m 的山坡灌丛或草地。

药用部位 全草。

功效应用 清热解毒，消肿止痛。外敷用于水火烫伤。

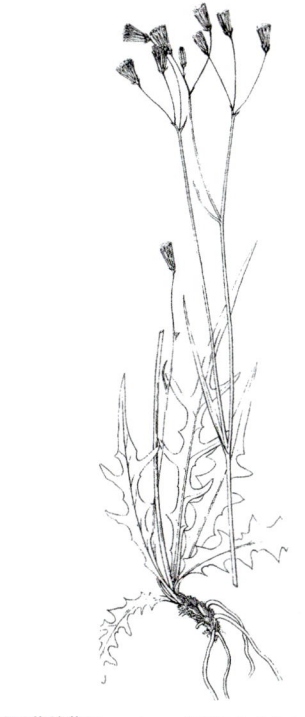

川西黄鹌菜 Youngia prattii (Babc.) Babc. et Stebbins
蔡淑琴 绘

5. 异叶黄鹌菜（中国植物志） 黄狗头（四川）

Youngia heterophylla (Hemsl.) Babc. et Stebbins in Publ. Carnegie Inst. Wash. 484: 87. 1937.——*Crepis heterophylla* Hemsl.（英 **Diversifolious Youngia**）

一年生或二年生草本，高 30-100 cm。茎直立，单生或簇生，上部伞房花序状分枝，有稀疏的多细胞节毛。基生叶椭圆形，顶端圆或钝，边缘有凹尖齿，全形椭圆形或倒披针状长椭圆形，大头羽状深裂或几全裂，长达 23 cm，宽 6-7 cm，顶裂片戟形、卵形或披针形，长约 8 cm，宽约 5 cm，全缘，侧裂片小，1-8 对，椭圆形或耳状，叶柄长 3.5-11 cm，叶柄及叶两面有稀疏的短柔毛；上部茎叶通常大头羽状三全裂或戟形，不裂；最上部茎叶披针形或狭披针形，不分裂；头状花序多数排成伞房花序，含 11-25 枚舌状小花。总苞圆柱状，长 6-7 mm；总苞片 4 层，外层及最外层小，卵形，内层及最内层披针形，外面无毛。舌状小花黄色。瘦果黑褐紫色，纺锤形，无喙，有 14-15 条粗细不等的纵肋，肋上有小刺毛。冠毛白色。花果期 4-10 月。

分布与生境 产于陕西、甘肃、江西、湖南、湖北、四川、贵州、云南。生于海拔 420-2250 m 的山坡林缘、林下及荒地。

药用部位 全草。

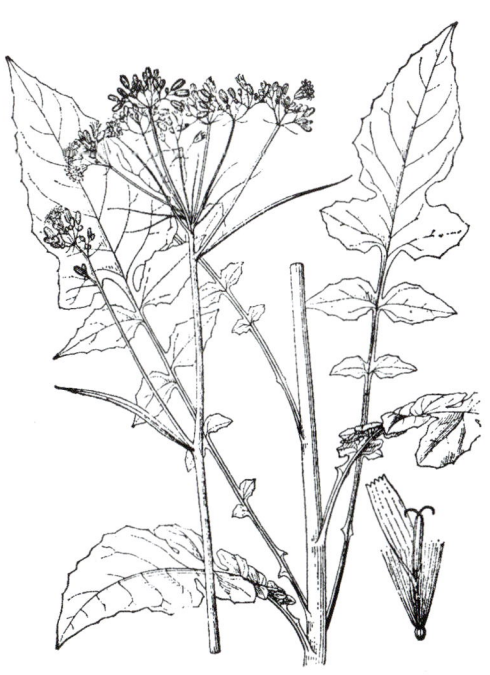

异叶黄鹌菜 Youngia heterophylla (Hemsl.) Babc. et Stebbins
引自《中国高等植物图鉴》

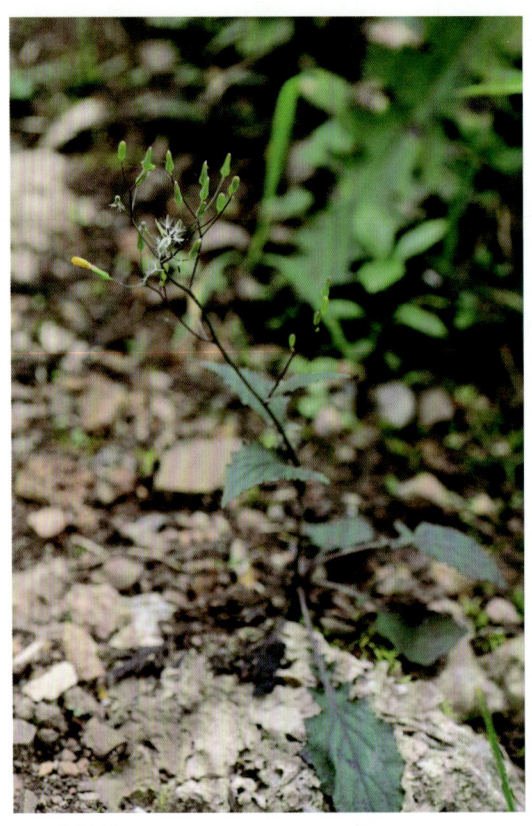

异叶黄鹌菜 Youngia heterophylla (Hemsl.) Babc. et Stebbins
摄影：陈又生

功效应用 清热解毒，消肿止痛。用于痈肿疮疡。

6. 黄鹌菜（中国植物志） 黄菜药（广西隆林），野芥菜（福建），黄花桂香草（广东潮仙）

Youngia japonica (L.) DC., Prodr. 7: 194. 1838.——Prenanthes japonica L., Crepis japonica (L.) Benth.（英 **Japanese Youngia**）

一年生草本，高 10-100 cm。茎直立，单生或簇生，顶端伞房花序状分枝或下部有长分枝，被稀疏的皱波状长或短柔毛。基生叶全形倒披针形、椭圆形、长椭圆形或宽线形，长 2.5-13 cm，宽 1-4.5 cm，大头羽状深裂或全裂，极少不裂，顶裂片卵形、倒卵形或卵状披针形，顶端圆形或急尖，边缘有锯齿或几全缘，侧裂片 3-7 对，椭圆形，向下渐小，最下方的侧裂片耳状，边缘有锯齿或细锯齿；无茎叶或极少有 1-(2) 枚茎生叶，皱波状长或短柔毛。头花序含 10-20 枚舌状小花，少数或多数排成伞房花序。总苞圆柱状，长 4-5 mm；总苞片 4 层，外层及最外层极短，宽卵形或宽形，内层及最内层长，披针形，顶端急尖，边缘白色宽膜质，外面无毛。舌状小花黄色。瘦果纺锤形，压扁，有 11-13 条粗细不等的纵肋，肋上有小刺毛。冠毛糙毛状。花果期 4-10 月。

分布与生境 产于北京、陕西、甘肃、山东、江苏、安徽、浙江、江西、福建、河南、湖北、湖南、广东、广西、四川、云南、西藏。生于海拔 800-3100 m 的山坡、山谷及山沟林缘、林下、林间草地及潮湿地、河边沼泽地、田间与荒地上。也分布于日本、中南半岛、印度、菲律宾、马来半岛、朝鲜。

药用部位 根或全草。

功效应用 清热解毒，利水消肿。用于感冒，咽痛，乳痈，疮疖肿毒，尿路感染，毒蛇咬伤，痢疾，淋浊，血尿，白带，风湿痹痛，跌打损伤。现代亦用于眼结膜炎，腹水，肾炎水肿。

化学成分 全草含倍半萜类：大海米菊素(grosshemin)，曲折斑鸠菊苷(vernoflexuoside)，还阳参苷(crepiside) D[1]、G[2]、I[1]，中美菊素C(zaluzanin C)，墨西哥蒿内酯酮▲(estafiatone)，黄鹌菜醇▲A (youngiajaponicol A)，黄

菊科 COMPOSITAE

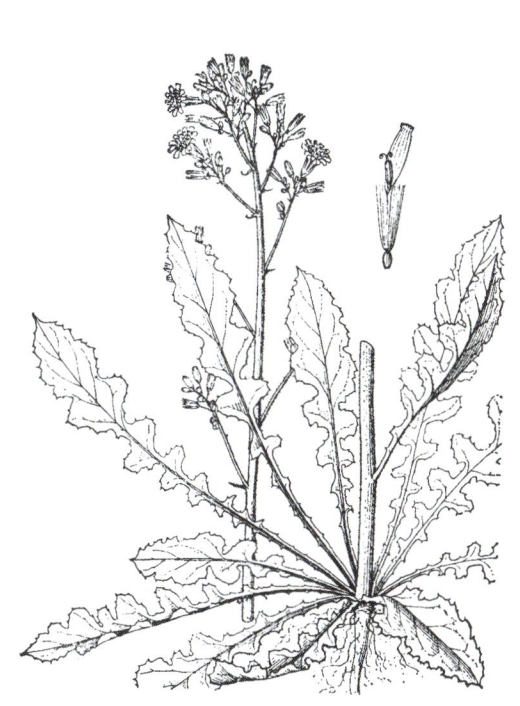

黄鹌菜 Youngia japonica (L.) DC.
引自《中国高等植物图鉴》

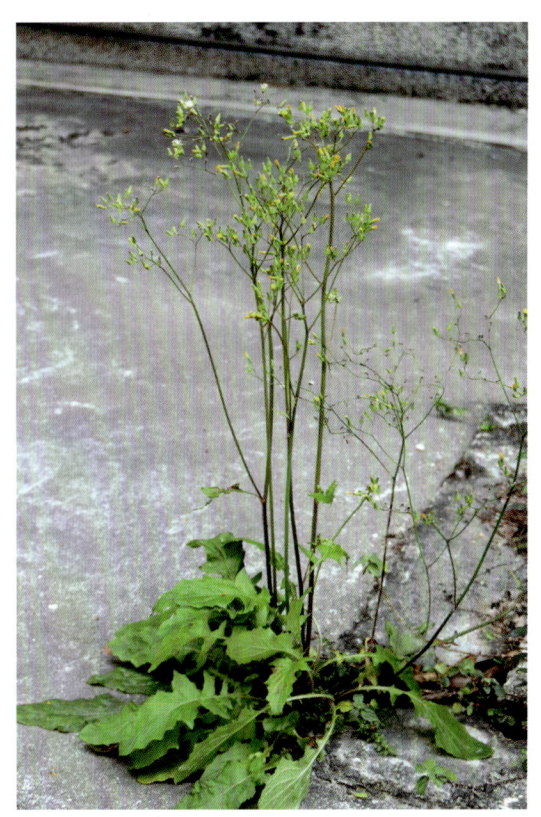

黄鹌菜 Youngia japonica (L.) DC.
摄影：李泽贤

鹌菜醇苷▲(youngiajaponicoside) A、B、C、D[2]，异利皮珀菊二醇▲(isolipidiol)，异珀菊内酯(isoamberboin)[3]；酚苷类：3-O-咖啡酰奎宁酸(3-O-caffeoylquinic acid)[1]，风毛菊苷▲B(saussureoside B)[2]，3,4-O-二咖啡酰奎宁酸(3,4-O-dicaffeoylquinic acid)，3,5-O-二咖啡酰奎宁酸(3,5-O-dicaffeoylquinic acid)[4]；三萜类：β-香树脂醇乙酸酯(β-amyrin acetate)，蒲公英萜醇▲(taraxasterol)，21α-氢过氧-蒲公英萜醇▲(21α-hydroperoxy-taraxasterol)，齐墩果酸(oleanolic acid)，熊果酸(ursolic acid)[5]，蒲公英萜醇乙酸酯(taraxasteryl acetate)[6]；甾体类：β-谷甾醇，豆甾醇，胡萝卜苷[6]；黄酮类：芹菜素(apigenin)[6]，木犀草苷(luteoloside)，木犀草素-7-O-β-D-葡萄糖苷(luteolin-7-O-β-D-glucuronide)[1]；有机酸类：菊苣酸[1]。

药理作用 调节免疫作用：黄鹌菜提取物中萜类成分对小鼠 T、B 淋巴细胞的增殖均有抑制作用[1]。

抗肿瘤作用：水提取液对前髓细胞性白血病细胞、慢性髓原白血病细胞 (K-562) 和小鼠 S_{180} 细胞的增殖有抑制作用。

抗菌作用：黄鹌菜中的木犀草素-7-O-β-D-葡萄糖苷、3,4-二咖啡酰奎宁酸及 3,5-二咖啡酰奎宁酸 3 种化合物对霍乱弧菌和副溶血性弧菌具有抑制作用[3]。

抗病毒作用：黄鹌菜乙醇提取液对喉表皮样癌 (HEp-2) 细胞株中的呼吸道合胞体病毒 (RSV) 有抗病毒活性[2]。黄鹌菜乙醇提取液中的 3,4-二咖啡酰奎宁酸 (3,4-dicaffeoylquinic acid) 及 3,5-二咖啡酰奎宁酸体外具有抗 RSV 活性。

抗氧化作用：黄鹌菜醇提物能抑制大鼠心、肝、肾匀浆自发性脂质过氧化、H_2O_2 诱发的肝匀浆脂质过氧化反应和 H_2O_2 所致的红细胞溶血，对 Fe^{2+}-H_2O_2 所产生的羟自由基亦有直接的清除作用[4]。黄鹌菜总黄酮对羟自由基有清除作用[5]。

其他作用：黄鹌菜醇提物灌胃或皮下注射，对眼镜蛇毒中毒小鼠有保护作用，对五步蛇毒中毒小鼠亦有局部抗毒作用[6-7]。

注评 本种傈僳族用其全草治咽炎、乳腺炎、牙痛、小便不利、肝硬化腹水，外用治疮疖肿毒。

化学成分参考文献

[1] Yae E, et al. *Chem Pharm Bull*, 2009, 57(7): 719-723.

[2] Chen WL, et al. *Planta Med*, 2006, 72(6): 578.

[3] Jang DS, et al. *Saengyak Hakhoechi*, 2000, 31(3): 306-309.

[4] Ooi LS, et al. *J Ethnopharmacol*, 2006, 106(2): 187-191.

[5] Lee WB, et al. *Yakhak Hoechi*, 2002, 46(1): 1-5.

[6] 谢青兰，等. 时珍国医国药，2006, 17(12): 2451-2452.

药理作用及毒性参考文献

[1] Chen W, et al. *Planta Med*, 2006, 72(2): 145-150.

[2] Ooi LS, et al. *J Ethnopharmacology*, 2004, 94(1): 117-122.

[3] Ooi LS, et al. *J Ethnopharmacology*, 2006, 106(2): 187-191.

[4] 管棣，等. 中药材，2007, 30(8): 1002-1005.

[5] 廖保宁，等. 微量元素与健康研究，2006, 17(12): 2451-2452.

[6] 药理学教研组蛇药蛇毒研究组. 福建医大，1976, (2): 9-12.

[7] 药理学教研组蛇药蛇毒研究组. 福建医大，1976, (2): 13-16.

7. 红果黄鹌菜（中国植物志）

Youngia erythrocarpa (Vaniot) Babc. et Stebbins in Publ. Carnegie Inst. Wash. 484: 102. 1937.——*Lactuca erythrocarpa* Vaniot（英 **Redfruit Youngia**）

一年生草本，高 50-100 cm。茎单生，多分枝，无毛。基生叶全形倒披针形，长 6 cm，宽 3 cm，大头羽状全裂，有长达 5 cm 的叶柄，顶裂片宽卵状三角形或三角状戟形，侧裂片 2-3 对或 1 对，顶端急尖，边缘有锯齿；茎生叶多数，长椭圆形；叶两面被稀疏的皱波状多细胞节毛或脱毛。头状花序多数或极多数，排成伞房圆锥花序，含 10-13 枚舌状小花。总苞圆柱状，长 4-6 mm；总苞片 4 层，外层及最外层极小，卵形或宽卵形，内层及最内层披针形，边缘白色狭膜质，外面无毛。舌状小花黄色。瘦果红色，纺锤形，向顶渐窄成粗短的喙状物。有 11-14 条粗细不等的纵肋。冠毛白色。花果期 4-8 月。

分布与生境 产于甘肃、陕西、安徽、江苏、浙江、福建、江西、湖北、四川、贵州。生于海拔 460-1850 m 的山坡草丛、沟地及平原荒地。

药用部位 全草。

功效应用 清热解毒，消肿止痛。用于痈肿疮疡。

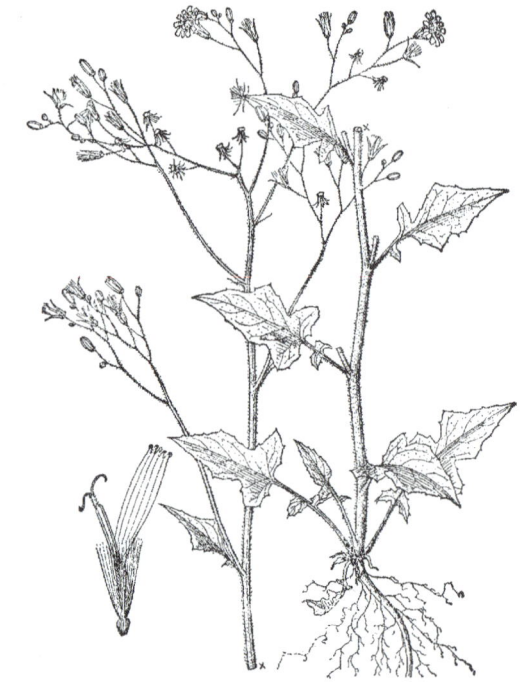

红果黄鹌菜 *Youngia erythrocarpa* (Vaniot) Babc. et Stebbins
引自《中国高等植物图鉴》

148. 栓果菊属 Launaea Cass.

体态各异。二年生或多年生草本或半灌木。叶不分裂或羽状浅裂或半裂，边缘有刺齿。头状花序同型，舌状，多数或少数排成伞房状花序、圆锥状花序或总状花序或头状花序单生。总苞圆柱状；总苞片 3-4 层，外层及最外层短或最短，内层及最内层最长，边缘膜质，不呈覆瓦状排列。花托平，无托毛。小花舌状，多数或少数，黄色或红紫色，舌片顶端截形，5 齿裂，花柱分枝细长，花药基部箭头状。瘦果同型，顶端截形，无喙，有 3-6 纵肋。冠毛极纤细，单毛状，白色，整体脱落或不脱落。

全属约 50 种，分布于非洲、南欧、西南亚及中亚。我国已知有 2 种，1 种药用。

1. 光茎栓果菊（中国植物志） 无茎栓果菊（中国高等植物图鉴），滑背草鞋（广西中草药），土蒲公英（广西植物名录），黄花地丁（广西北海民间草药）

Launaea acaulis (Roxb.) Babc. ex Kerr in Craib, Fl. Siam. 2: 299. 1936.——*Prenanthes acaulis* Roxb.（英 **Stemless Launaea**）

多年生草本，低矮，高 25-35 cm。无茎或几无茎，根颈或茎基发出少数花葶，中部以下或上部伞房花序状少分枝，无毛。基生叶多数，莲座状，匙形、长卵形、匙状倒长卵形、线形或线状倒披针形，长 5-14 cm，宽 0.5-1 cm，稍厚，顶端急尖、钝或圆形，边缘有细尖齿或浅波状细齿或近全缘；花序分枝枝叉上的叶极小，苞片状，两面无毛。头状花序多数或少数排成伞房状或不规则伞房状花序。总苞圆柱状，长 13-15 mm；总苞片 3-4 层，外层及最外层极小，卵形、三角形或披针形，内层及最内层披针形，外面无毛。小花黄色，约 14 枚。瘦果披针形或椭圆状披针形，压扁，有 6 条高起的细纵肋，无喙。冠毛纤细，白色，长 8 mm。花果期 4-5 月。

分布与生境 产于广西、海南、贵州、四川、云南。生于海拔 500-3600 m 的山坡旱田、山坡路旁、荒地、稀树草原。也分布于印度、阿富汗、巴基斯坦、不丹、缅甸、泰国。

药用部位 全草或根。

功效应用 清热解毒，利水。用于痛疽疔疮。现代亦用于尿路感染。

注评 本种为"滑背草鞋根"的基源植物，药用其全草。

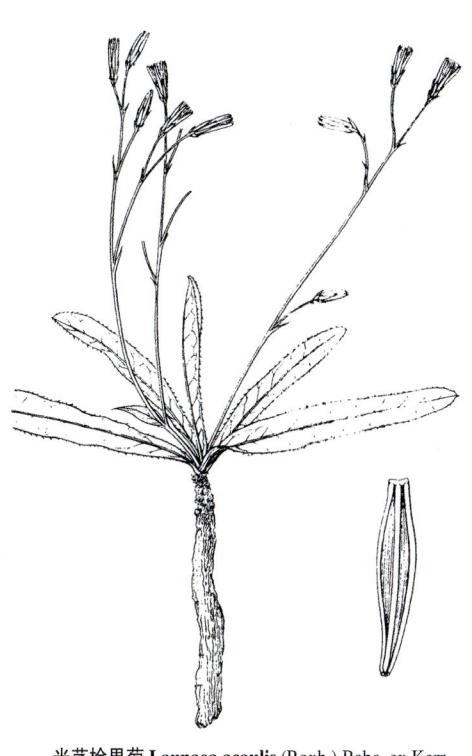

光茎栓果菊 Launaea acaulis (Roxb.) Babc. ex Kerr
蔡淑琴 绘

149. 花佩菊属 Faberia Sch. Bip.

多年生葶状草本。叶大头羽状分裂或不裂。头状花序同型，舌状，总苞钟状，压扁后成楔形；总苞片 3-5 层，自外层向中层渐长，覆瓦状排列，最内层最长，呈或不呈覆瓦状排列。花托平或稍突起，无托毛。小花紫红色或淡蓝色，两性，舌片顶端截形，5 齿裂或中裂片舌状顶端 3 齿裂，两侧各有 1 个全裂达基部的线形侧裂片；花药基部尖耳状或箭头形，花柱分枝细长。瘦果长椭圆形，扁压，每面有 7-10 条纵肋或脉纹，顶端截形，无喙。冠毛褐色、淡黄白色或红色，1-3 层，等长，糙毛状。

分布于我国云南、四川、贵州。我国有 7 种，现知 4 种，1 种药用。

1. 花佩菊（中国高等植物图鉴） 小霸王（四川峨眉）

Faberia sinensis Hemsl. in J. Linn. Soc., Bot. 23: 479. 1888.（英 **Chinese Faberia**）

多年生葶状草本，高 40-90 cm。花葶直立。上部伞房状花序分枝或少分枝，或不分枝，下部有稀疏或极稀疏的多细胞长节毛。基生叶簇生，大头羽状深裂，全长 4-40 cm，宽 5-7.5 cm，厚纸质，有长或短叶柄，被稀疏或稠密的多细胞长节毛；顶裂片椭圆状心形、长椭圆状心形、卵状心形、椭圆形或卵形，顶端渐尖，边缘有三角形大锯齿或圆锯齿，基部心形或圆形或稍平截；侧裂片 3-9 对，极小，两面异色，无毛，沿脉被棕色多细胞长节毛。头状花序稍多数或少数，排成疏松的伞房状花序，极少单生茎端。总苞钟状，长 1.5 cm；总苞片 5 层，覆瓦状，最外层披针形，最内层总苞片最长，线形或

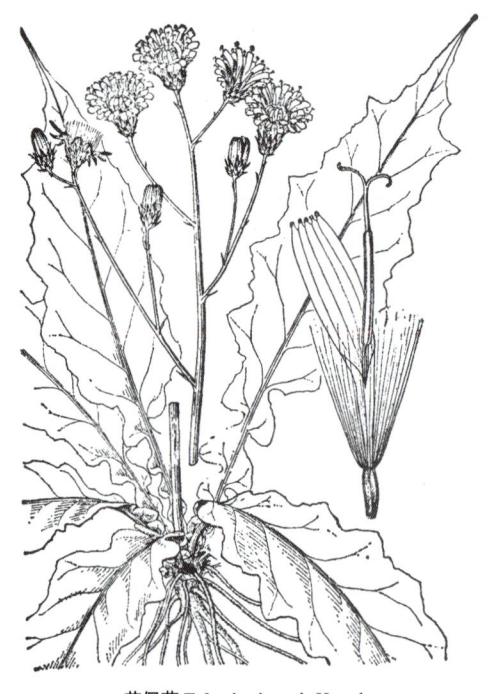

花佩菊 Faberia sinensis Hemsl.
引自《中国高等植物图鉴》

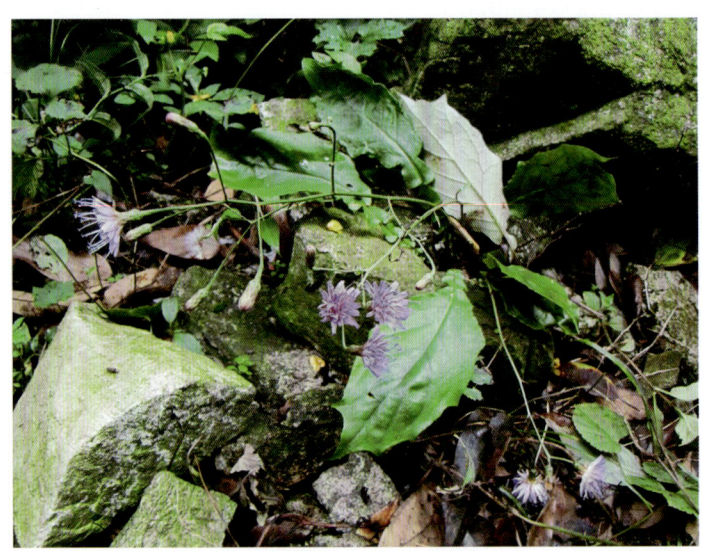

花佩菊 Faberia sinensis Hemsl.
摄影：李策宏

宽线形，外面或近顶端外面染紫色，无毛。舌状小花多数，紫色。瘦果长椭圆形，压扁，每面有5-7条细条纹。冠毛褐色，微糙毛状。花果期6-9月。

分布与生境　产于四川、云南。生于海拔600 m的山坡林缘、林下及岩下潮湿处。

药用部位　全草。

功效应用　活血祛瘀，疏风除湿，止痛。用于血瘀肿痛。

150. 假福王草属 Paraprenanthes Chang ex C. Shih

一年生或多年生草本。茎直立，上部伞房状或圆锥状花序分枝。叶不分裂或羽状分裂。头状花序小，同型，舌状，多数或少数排成圆锥状或伞房状花序。总苞圆柱状，总苞片3-4层，外层及最外层小，顶端急尖或钝，内层长。总苞片外面通常淡红紫色。花托平，无托毛。舌状小花红色或紫色，舌片顶端截形，5齿裂。花药基部箭头状。花柱分枝细。瘦果黑色，纺锤状，粗厚，不压扁，无喙或有不明显喙状物，每面有4-6条纵肋。冠毛2层，白色，微糙毛状。

分布于东亚及南亚。我国有15种，广布于长江、秦岭以南及西藏东部，2种药用。

分种检索表

1. 叶三角状戟形或卵状戟形，边缘波状锯齿，叶柄有翼或无翼···1. 林生假福王草 P. sylvicola
1. 叶大头羽状分裂，顶裂片宽三角状戟形、三角状心形或宽三角形，叶柄具狭或宽翼··
···2. 假福王草 P. sororia

1. 林生假福王草（中国植物志）

Paraprenanthes sylvicola C. Shih in Acta Phytotax. Sin. 26: 419. 1988.——*Lactuca diversifolia* auct. non Vaniot.（英 **Woodland Paraprenanthes**）

一年生草本，高50-150 cm。茎直立，上部总状圆锥花序状或狭圆锥花序状分枝，无毛。基生

菊科 COMPOSITAE

叶及中下部茎叶三角状戟形或卵状戟形，长 5.5-15 cm，宽 4.5-9 cm，顶端急尖或渐尖，边缘波状浅锯齿，基部戟形、心形或截形或叶柄长 5-9 cm，有翼或无翼；上部茎叶三角形或椭圆状披针形，有长 1.5-2.5 cm 的翼柄或无翼柄。两面无毛。头状花序多数或少数，排列成总状圆锥花序或狭圆锥花序。总苞片 4 层，外层及最外层最短，卵状三角形或长三角形，内层及最内层长，线状长椭圆形或宽线形，无毛。舌状小花约 11 枚，紫红色或紫蓝色。瘦果粗厚，纺锤状，微压扁，顶端白色，无喙，每面有 5-6 条不等粗的细肋。冠毛 2 层，白色，糙毛状。花果期 2-8 月。

分布与生境 产于陕西、浙江、福建、湖南、湖北、广东、广西、江西、四川、云南。生于海拔 909 m 的山谷、山坡林下潮湿地。

药用部位 带根的全草。

功效应用 清热解毒，止血。用于疮疖肿毒，外伤出血，毒蛇咬伤。

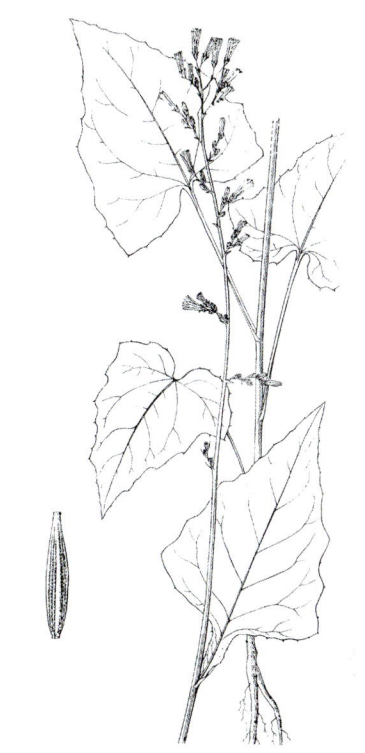

林生假福王草 Paraprenanthes sylvicola C. Shih
蔡淑琴 绘

2. 假福王草（中国植物志） 堆莴苣（中国高等植物图鉴）

Paraprenanthes sororia (Miq.) C. Shih in Acta Phytotax. Sin. 26: 422. 1988.——*Lactuca sororia* Miq.
（英 **Common Paraprenanthes**）

一年生草本，高 50-150 cm。茎直立，上部分枝，无毛。基生叶花期枯萎；下部及中部茎叶大头羽状半裂或深裂或几全裂，有长 4-7 cm 的狭或宽翼柄，顶裂片大，宽三角状戟形、三角状心形、三角形或宽卵状三角形，长 5.5-15 cm，宽 5.5-15 cm，边缘有大或小锯齿或重锯齿，基部戟形或心形或平截，上部茎叶小，不裂，戟形、卵状戟形、披针形或长椭圆形，有短翼柄或无柄；两面无毛。头状花序多数，沿茎枝顶端排成圆锥状花序。总苞圆柱状，长 1.1 cm；总苞片 4 层，外层及最外层短，卵形至披针形，内层及最内层长，线状披针形，顶端钝或圆形；外面无毛。舌状小花粉红色，约 10 枚。瘦果黑色，稍粗厚，纺锤状，每面有 5 条高起的纵肋。冠毛 2 层，白色，长 7 mm，微糙毛状。花果期 5-8 月。

分布与生境 产于江苏、安徽、浙江、江西、福建、台湾、湖北、湖南、广东、广西、四川、贵州、西藏。生于海拔 200-3200 m 的山坡、山谷灌丛、林下。也分布于日本、朝鲜、中南半岛。

药用部位 全草。

功效应用 清热解毒，润肺止咳，止泻。用于疮疖肿毒，肺结核咳嗽，骨结核，外伤出血。

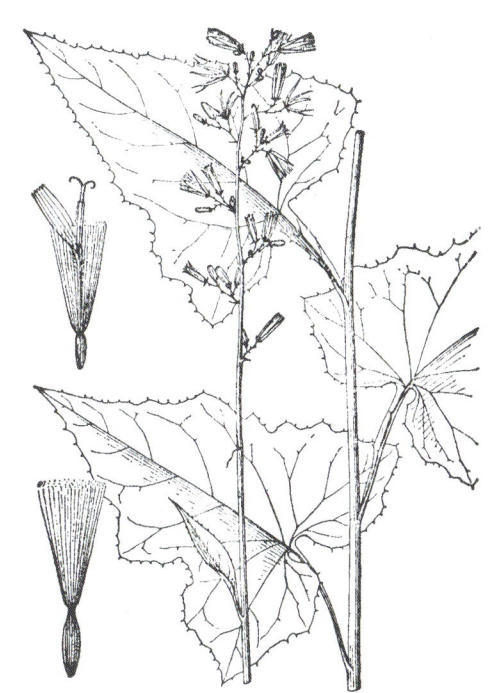

假福王草 Paraprenanthes sororia (Miq.) C. Shih
引自《中国高等植物图鉴》

151. 绢毛菊属 Soroseris Stebbins

多年生或一年生草本。茎直立，粗厚中空，或茎极短缩或无茎。叶沿茎螺旋状排列或在茎基排列成莲座状，羽状分裂或皱波状锯齿或不分裂，地下茎上的叶鳞片状，卵形或披针形，无色或白色。头状花序多数或极多数，排列成长或短圆柱花序或在茎基莲座状叶丛中排成半球状的团伞花序，含 4–6 枚舌状小花。总苞圆柱状；总苞片 2 层，外层 2 枚，线形，内层 4–5 枚，长椭圆形或披针形，近等长，基部黏合或结合。小花黄色。花柱分枝细，平凸状，顶端钝；花药基部短尾状。瘦果长圆柱状或长倒圆锥形，无喙，有多数（17–30 条）粗细不等的纵肋。冠毛 3 层，等长，细锯齿状，基部不连合成环，分散脱落。

全属约 6 种，主要分布于喜马拉雅山区及我国西部、西南部。我国 6 种，4 种药用。

分种检索表

1. 叶不分裂。
  2. 叶线舌形、椭圆形或线状长椭圆形 ·· **1. 空桶参 S. erysimoides**
  2. 叶匙形、卵圆形、宽椭圆形、近圆形或倒卵形 ····································· **2. 绢毛菊 S. glomerata**
1. 叶羽状或皱波状羽状分裂。
  3. 叶边缘平，绝不为皱波状，植株无毛 ··· **3. 金沙绢毛菊 S. gillii**
  3. 叶边缘不平整，皱波状羽状分裂，植株被疏或密长柔毛 ······· **4. 皱叶绢毛菊 S. hookeriana**

1. 空桶参（中国植物志）　糖芥绢毛菊（中国中药资源志要）

Soroseris erysimoides (Hand.-Mazz.) C. Shih in Acta Phytotax. Sin. 31: 444. 1993.——*Crepis gillii* S. Moore var. *erysimoides* Hand.-Mazz., *Soroseris hookeriana* Stebbins subsp. *erysimoides* (Hand.-Mazz.) Stebbins（英 **Erysimumlike Soroseris**）

多年生草本。茎直立，高 5–30 cm，圆柱状，不分枝，无毛或上部被稀疏或稍稠密的白色柔毛。叶多数，沿茎螺旋状排列，中下部茎叶线舌形、椭圆形或线状长椭圆形，长 4–11 cm，宽 0.2–1.5 cm，顶端圆形、钝或渐尖，边缘全缘，平或皱波状；上部茎叶及接团伞花序下部的叶与中下部叶同形，但渐小，两面无毛。头状花序多数，在茎端集成直径为 2.5–5 cm 的团伞状花序。总苞狭圆柱状，直径 2 mm；总苞片 2 层，外层 2 枚，线形，无毛或有稀疏长柔毛，内层 4 枚，披针形或长椭圆形，外面无毛或被稀疏的长柔毛。小花 4 枚，黄色。瘦果微压扁，近圆柱状，顶端截形，有 5 条粗细不等的细肋。冠毛鼠灰色或淡黄色，细锯齿状。花果期 6–10 月。

分布与生境　产于陕西、甘肃、青海、四川、云南、西藏。生于海拔 3300–5500 m 的高山灌丛、草甸、流石滩或碎石带。也分布于尼泊尔至不丹、印度。

药用部位　全草。

功效应用　清热解毒，润肺止咳，调经止血，利湿，止痛。用于肺结核咳血，咽喉肿痛，风湿痹痛，炎症，发热，跌打损伤。外用于湿疹，缠腰火丹，疔疮，毒蛇咬伤，目赤。

化学成分　地上部分含黄酮类：香叶木素(diosmetin)，异木犀草素(isoluteolin)[1]；芳香类：对甲氧基苯甲酸(*p*-methoxybenzoic acid)，异香草酸(isovanillic acid)，苯甲醇吡喃葡萄糖苷(phenylmethanol glucopyranoside)，香荚兰酚苷(vanilloloside)[1]；倍半萜类：3β,8β-二羟基愈创木-4(15),10(14),11(13)-三烯-12,6α-内酯[3β,8β-dihydroxyguaia-4(15),10(14),11(13)-trien-12,6α-olide]，10α-羟基-8-去氧-10,14-二氢去酰湾卷毛连菜内酯(10α-hydroxy-8-deoxy-10,14-dihydrodeacylcinaropicrin)，8-表去酰湾卷毛连菜内酯葡萄糖苷(8-epideacylcinaropicrin glucoside)，葡萄糖中美菊素C (glucozaluzanin C)，小苦荬内酯▲(dentalactone)，3β,8β-二羟基-11αH-愈创木-4(15),10(14)-二烯-12,6α-内酯[3β,8β-dihydroxy-11αH-guaia-4(15),10(14)-dien-12,6α-olide][1]；单萜类：(1*R*,4*R*,5*R*)-5-苯甲酰樟脑烷-2-酮(1*R*,4*R*,5*R*)-5-benzoyloxy-bornan-2-one)[1]；甾体类：

菊科 COMPOSITAE

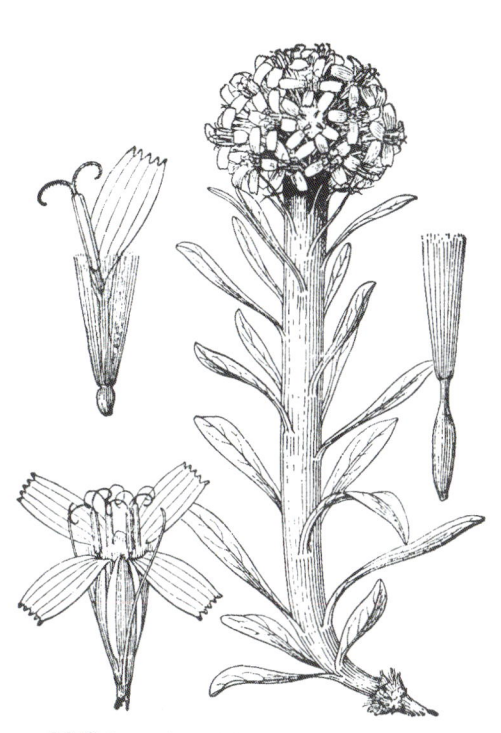

空桶参 Soroseris erysimoides (Hand.-Mazz.) C. Shih
引自《中国高等植物图鉴》

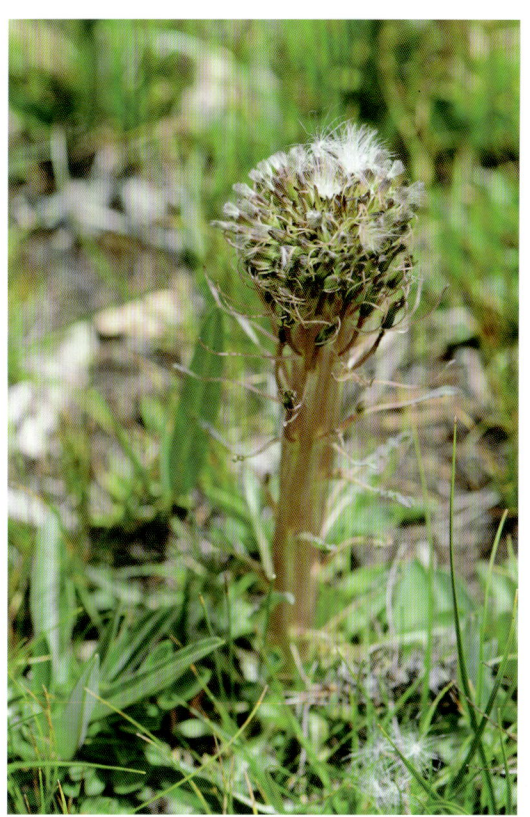

空桶参 Soroseris erysimoides (Hand.-Mazz.) C. Shih
摄影：陈又生

β-谷甾醇，胡萝卜苷[1]。

化学成分参考文献

[1] Meng JC, et al. *Planta Med*, 2000, 66(6): 541-544.

2. 绢毛菊（中国植物志） 莲状绢毛菊（全国中草药汇编），条参（云南）

Soroseris glomerata (Decne.) Stebbins in Mem. Torrey Bot. Club 19 (3): 33. 1940. ——*Prenanthes glomerata* Decne., *Crepes rosularis* Diels, *Soroseris rosularis* (Diels) Stebbins（英 **Glomerate Soroseris**）

多年生草本，高 3-20 cm。根直伸，分枝或不分枝。地下根状茎直立，被退化的鳞片状叶，鳞片状叶稀疏或稠密，卵形、长卵形或长披针形，长 0.7-1.5 cm，宽 3-5 mm；地上茎极短，被稠密的莲座状叶，莲座状叶匙形、宽椭圆形或倒卵形，顶端圆形，基部楔形渐狭成长或短的翼柄或柄，长 2-3.5 (7) cm，宽 0.4-1 cm，边缘全缘或有极稀疏的微尖齿或微钝齿，莲座状叶丛的叶或自地下茎发出的地上叶及其叶柄被白色长柔毛或无毛。头状花序多数，在莲座状叶丛中集成直径为 3-5 cm 的团伞花序。总苞狭圆柱状；总苞片 2 层，外层 2 枚，线状长披针或线形，被稀疏或稠密的长柔毛，内层 4-5 枚，长椭圆形，顶端钝、急尖或圆形，外面被稀疏或稠密的白色长柔毛。小花 4-6 枚，黄色，极少白色或粉红色。瘦果微扁，长圆柱状，有多数（20-30 条）粗细不等的细肋。冠毛灰色或浅黄色。花果期 5-9 月。

分布与生境　产于四川、云南、西藏。生于海拔 3200-5600 m 的高山流石滩及高山草甸。也分布于印度西北部、巴基斯坦、尼泊尔。

药用部位　根。

功效应用　清热解毒，补益气血，舒筋止痛。用于血虚，病后体虚，外感发热，虚热，咽喉肿痛，肢体疼痛。

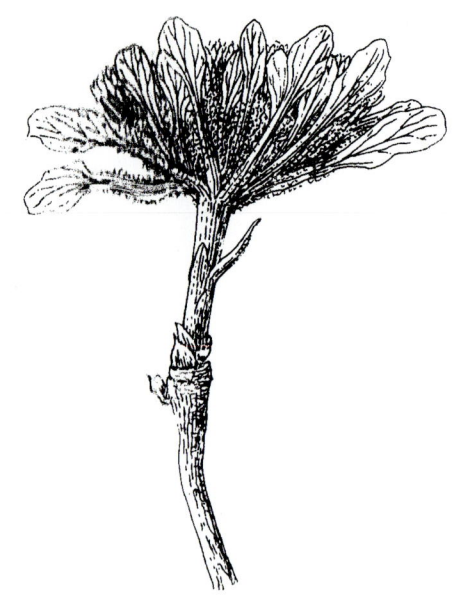

绢毛菊 Soroseris glomerata (Decne.) Stebbins
王金凤　绘

3. 金沙绢毛菊（中国高等植物图鉴）　绢毛菊（西藏植物志）

Soroseris gillii (S. Moore) Stebbins in Mem. Torrey Bot. Club 19(3): 41. 1940.——*Crepis gillii* S. Moore（英 **Gill's Soroseris**）

多年生草本。茎通常极短，中空，或几无茎呈莲座状草本。叶稀疏或稠密，沿茎螺旋状排列或由于茎极短或几无茎而叶在根颈或茎基顶端呈稠密的莲座状排列，全形倒披针形、倒披针状长椭圆形、线状长椭圆形或长椭圆形，长 2–8 cm，宽 0.5–2 cm，倒向或不规则倒向羽状深裂或羽状深裂，中部侧裂片较大，向两侧的侧裂片渐小，顶裂片三角形或椭圆形，顶裂圆形、急尖或渐尖，裂片边缘全缘或少锯齿，两面无毛，叶柄有狭翼或无翼。头状花序多数，团伞状，生于茎顶或根颈顶端的莲座状叶丛中，直径 7–12 cm。总苞狭圆柱状，宽 3 (4) mm；总苞片 2 层，外层 2 枚，线形，内层总苞片 4 枚，长椭圆形或披针状长椭圆形，无毛。小花 4 枚，黄色。瘦果微压扁，圆柱状，有多条（达 20 条）粗细不等的细肋。冠毛黄色或灰色，细锯齿状。花果期 7–9 月。

分布与生境　产于青海、四川、云南。生于海拔 3300–3400 m 的高山流石滩及草甸。

药用部位　全草。

功效应用　清热解毒，平肝止痛，凉血止血。用于肺热咳嗽，肺痈，头疮，胸腔积水和四肢黄水病。

化学成分　全草含黄酮类：异鼠李苷(isorhamnoside)，3-甲氧基木犀草素(3-methoxyluteolin)，异鼠李素-3-O-β-D-葡萄糖苷(isorhamnetin-3-O-β-D-glucoside)[1]；三萜类：鲍尔山油柑烯醇乙酸酯(bauerenyl acetate)，α-香树脂醇(α-amyrin)，β-香树脂醇(β-amyrin)，羽扇豆醇(lupeol)，齐墩果酸(oleanolic acid)，熊果酸(ursolic acid)[2]。

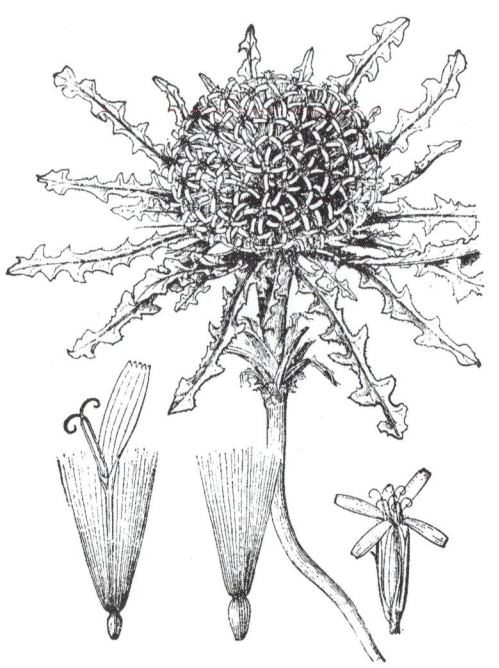

金沙绢毛菊 Soroseris gillii (S. Moore) Stebbins
引自《中国高等植物图鉴》

菊科 COMPOSITAE

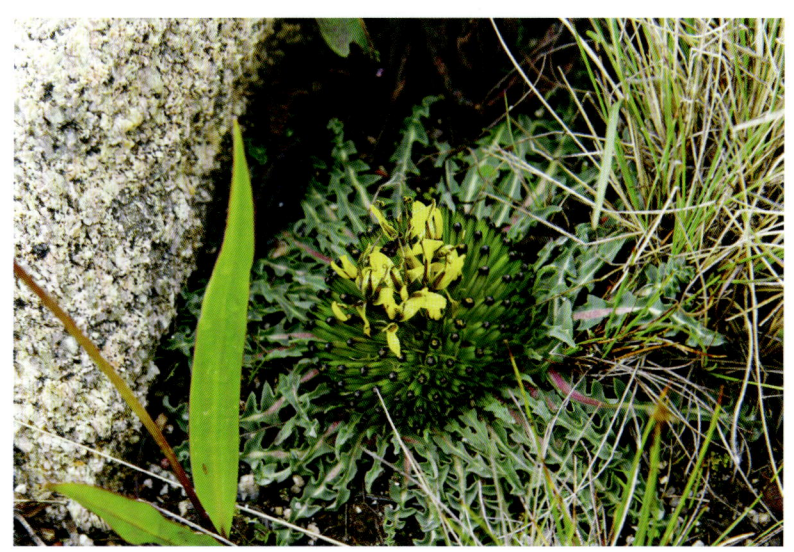

金沙绢毛菊 *Soroseris gillii* (S. Moore) Stebbins
摄影：张英涛

注评 本种为部颁药品标准·藏药（1995年版）、藏药标准（1979）收载"绢毛菊"的基源植物，药用其干燥全草；藏族用全草治食物中毒及其引起的发烧、头痛、头疮、胸腔和四肢黄水病。

化学成分参考文献

[1] 詹云静，等. 中药材，2008, 31(4): 530-532.

[2] 吕建炜，等. 中草药，2006, 37(3): 349-350.

4. 皱叶绢毛菊（中国植物志）

Soroseris hookeriana Stebbins in Mem. Torrey Bot. Club 19(3): 45. 1940.——*Crepis hookeriana* C. B. Clarke（英 **Hooker's Soroseris**）

多年生草本。根长。茎极短或几无茎，高 1-8 cm。叶稠密，集中排列在团伞花序下部，线形或长椭圆形，长 1-2 cm，宽 1-4 mm，皱波状羽状浅裂或深裂，叶柄宽扁，长达 1 cm，叶柄与叶片被稀疏或稠密的长硬毛。头状花序多数排成团伞状花序。总苞狭圆柱状，直径 2 mm；总苞片 2 层，外层 2 枚，线形，被稀疏的长或短硬毛；内层总苞片 4 枚，长椭圆形，外面有稀疏长柔毛或无毛。舌状小花 4 枚，黄色。瘦果长倒圆锥状，微压扁，有 17 条粗细不等的纵肋。冠毛鼠灰色或浅黄色。花果期 7-8 月。

分布与生境 产于甘肃、青海、陕西、四川、云南、西藏。生于海拔 4980-5450 m 的高山草甸、灌丛中或冰川石缝中。也分布于印度（锡金）、不丹、尼泊尔。

药用部位 全草。

功效应用 祛风除湿，润肺止咳，通经活血，强筋健骨。用于肺结核咳血，咽喉痛，风湿关节痛，发热；外用于湿疹，缠腰火丹，疔疮，毒蛇咬伤，目赤。

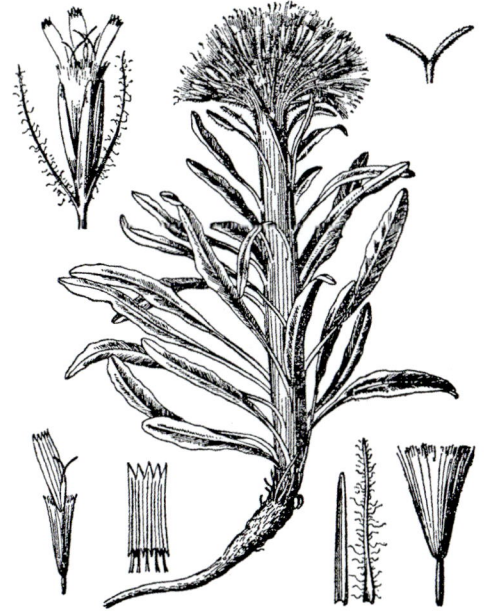

皱叶绢毛菊 *Soroseris hookeriana* Stebbins
钱存源 绘

注评 本种为藏药标准（1979）收载"绢毛菊"的基源植物之一，药用其干燥全草；藏族用全草治食物中毒及其引起的发烧、头痛、头疮、胸腔和四肢黄水病。

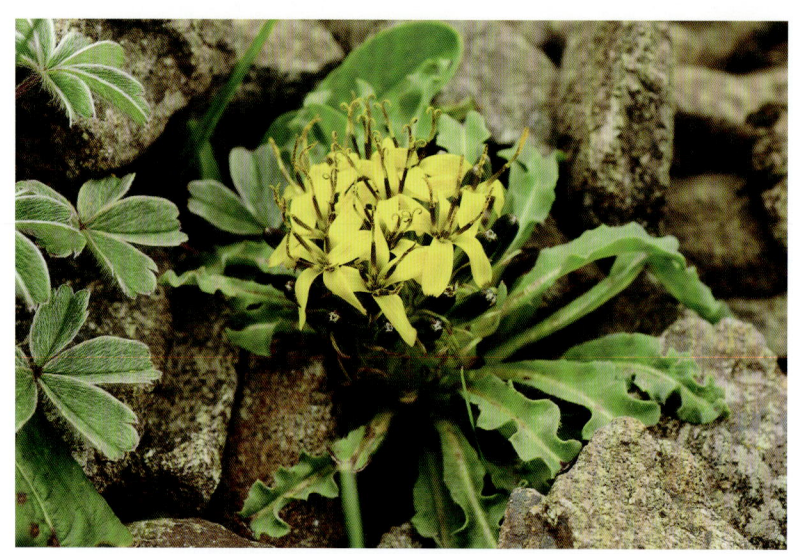

皱叶绢毛菊 Soroseris hookeriana (C. B. Clarke) Stebbins
摄影：陈又生

152. 合头菊属 Syncalathium Lipsch.

多年生或一年生草本。茎低矮或几无茎。头状花序同型，舌状，多数或少数，在茎端密集成团伞花序。总苞狭圆柱状；总苞片1层，3-5枚。舌状小花3-5枚，两性，紫色或紫红色，少黄色，舌片顶端截形，5齿裂。花托小，无托片，亦无托毛。花柱分枝细，平凸状，顶端钝。花药基部钝，耳状。瘦果椭圆形或椭圆状卵形，顶端收窄成极短的喙状物，通常无喙状物，每面有1-2条细肋或细脉纹。冠毛3层，细锯齿状或微糙毛状，外层基部稍粗，内层纤细，基部不连合成环，易脱落。

全属9种，我国有8种，分布于青藏高原及其周围地区，1种药用。

1. 合头菊（中国植物志）

Syncalathium kawaguchii (Kitam.) Y. Ling in Acta Phytotax. Sin. 10(3): 287. 1965.——*Lactuca kawaguchii* Kitam.（英 **Kawaguch's Syncalathium**）

一年生草本，高1-5 cm。茎叶及团伞花序下方莲座状叶丛的叶倒披针形或椭圆形，长0.5-1.8 cm，边缘有细浅齿或重锯齿，顶端圆形或钝，基部楔形渐窄成长1.5 cm宽5 mm的翼柄，两面无毛。头状花序少数或多数，排成直径为2-5 cm的团伞花序。总苞狭圆柱状，直径3 mm；总苞片1层，3枚，椭圆形或椭圆状披针形，长约7 mm，外面无毛。小花3枚，紫红色，舌片顶端截形，5微齿。瘦果长倒卵形，压扁，顶端圆形，无喙状物，有浅黑色的色斑，一面有1条而另一面有2条细脉纹。冠毛白色，糙毛状或微锯齿状。花果期6-10月。

分布与生境　产于青海、西藏。生于海拔3800-5400 m的山坡及河滩砾石地、流石滩。

药用部位　全草。

功效应用　疏风散热，解毒，消肿止痛。用于感冒发热，头晕头痛，跌打损伤。

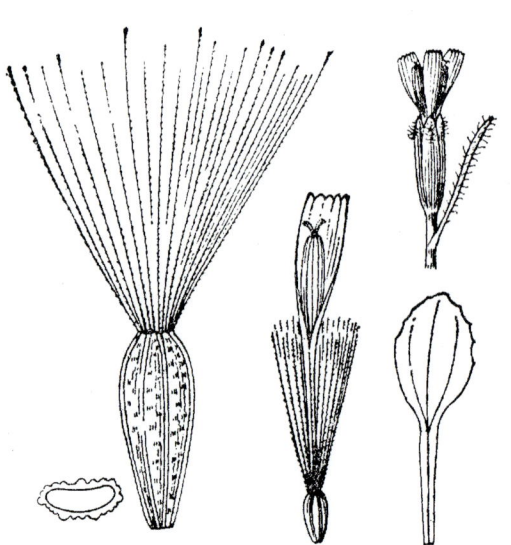

合头菊 Syncalathium kawaguchii (Kitam.) Y. Ling
王金凤　绘

菊科 COMPOSITAE

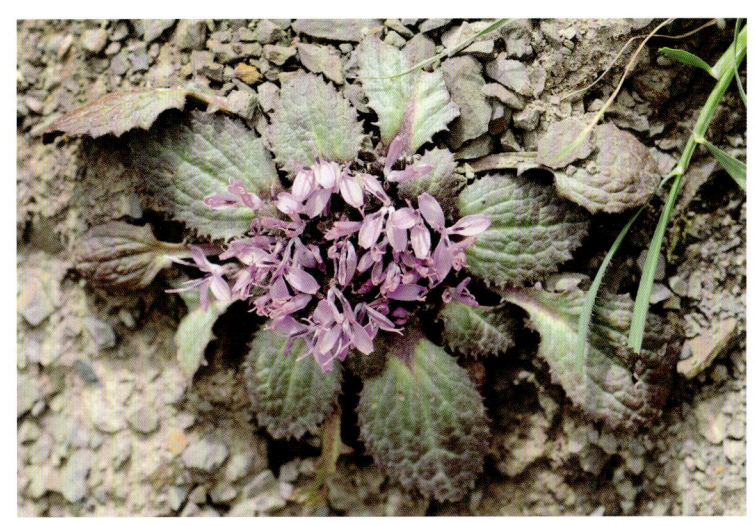

合头菊 Syncalathium kawaguchii (Kitam.) Y. Ling
摄影：陈又生

153. 肉菊属 Stebbinsia Lipsch.

多年生肉质植物，茎极短缩。叶基生，暗紫红色。头状花序同型，舌状，多数在茎端莲座状叶丛密集成团伞状花序，花序梗等长。总苞圆柱状；总苞片3层，近等长，10-15枚，长椭圆形。小苞片2枚，线形，舌状小花黄色，15-40枚。花柱分枝细，顶端钝，花药基部附属短尾状。瘦果近长圆柱状，棕黄色，长弧曲，顶端无喙，有14条粗细不等的纵肋。冠毛白色或浅棕黄色，细锯齿状，分散脱落。

单种属，分布于我国四川、云南及西藏，供药用。

1. 肉菊（中国植物志） 伞花绢毛菊（中国高等植物图鉴），条参、红条参（云南），雪条参（云南丽江）

Stebbinsia umbrella (Franch.) Lipsch. in 75th Anniv. Vol. Sukatsch. 362. 1956.——*Crepis umbrella* Franch., *Soroseris umbrella* (Franch.) Stebbins（英 **Umbrella Stebbinsia**）

多年生肉质草本，高3-15 cm。茎极短缩，无毛，直径约1 cm。叶稠密，莲座状，紫红色，外围的叶较大，近团伞花序下部的较小，卵形、卵圆形或卵状椭圆形，长3.5-8 cm，宽3-7 cm，顶端圆形，基部圆形或浅心形，叶柄宽厚，无翼或有狭翼，边缘有小尖头或细尖齿，两面及叶柄被稀疏棕黄色的长或短硬毛。头状花序多数，在茎顶莲座状叶丛中密集成团伞花序，含10-25枚舌状小花，花序梗粗，长2.5-4 cm，被稀疏的长或短硬毛，小苞片2枚，线形，边缘及外面被稀疏长硬毛，总苞圆柱状；总苞片3层，10-15枚，长1.4-1.6 cm，长椭圆形，顶端急尖或钝，外面或外面沿中脉被稠密或稀疏长硬毛。小花黄色，舌片顶端截形，5齿裂。瘦果近长圆柱状，棕黄色，常弯曲，无喙，长6 mm，有14条粗细不等的细纵肋。冠毛3-(4)层，细锯齿状。花果期7-9月。

分布与生境 产于四川、云南、西藏。生于海拔2600-4600 m的高山草甸及流石滩。也分布于不丹、印度。

药用部位 根。

功效应用 健脾益气，养阴生津。用于气血亏虚，身体虚弱，四肢无力，头晕目眩，少气懒言，乏力自汗，心悸失眠，疣，皮肤病。

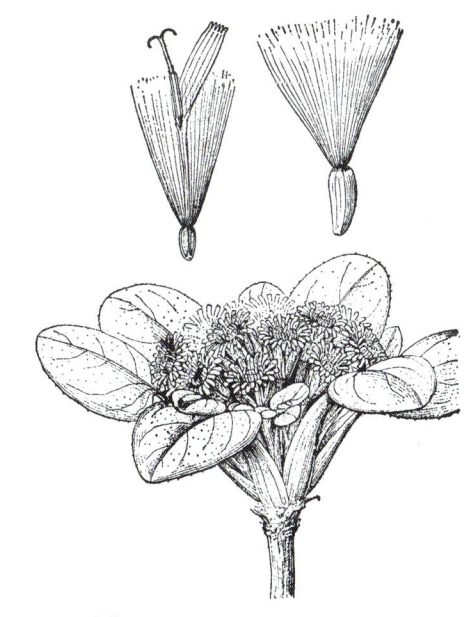

肉菊 Stebbinsia umbrella (Franch.) Lipsch.
引自《中国高等植物图鉴》

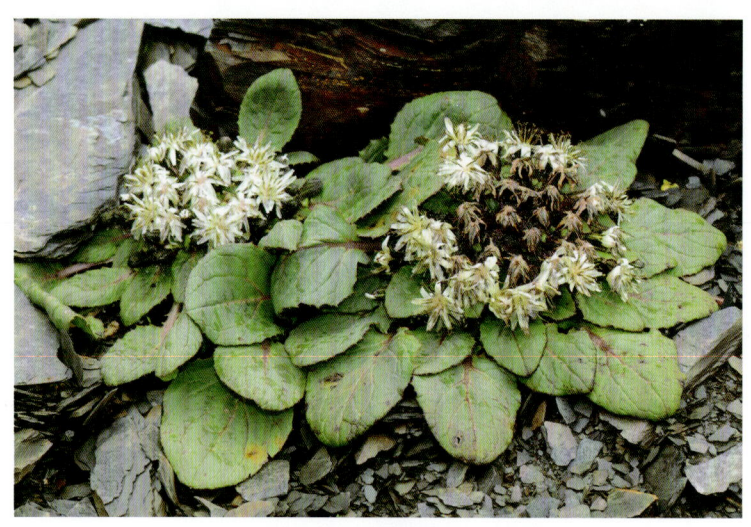

肉菊 **Stebbinsia umbrella** (Franch.) Lipsch.
摄影：陈又生

154. 稻槎菜属 Lapsana L.

一年生或多年生草本。叶有锯齿或羽状深裂或全裂。头状花序同型，舌状，小，含 8-15 枚舌状小花，排列成疏松的伞房状花序或圆锥状花序。总苞圆柱状钟形或钟形；总苞片 2 层，外层小，3-5 枚，卵形，内层长，线形或线状披针形。花托平，无托毛。舌状小花黄色，两性。瘦果稍压扁，长椭圆形、长椭圆状披针形或圆柱状，但稍弯曲，有 12-20 条细小纵肋，顶端无冠毛。

约 10 种，分布于欧亚温带地区及非洲西北部。我国 4 种，1 种药用。

1. 稻槎菜（中国植物志）

Lapsana apogonoides Maxim. in Bull. Acad. Imp. Sci. Saint-Petersbourg 18: 288. 1873.（英 **Apogonlike Lapsana**）

一年生矮小草本，高 7-20 cm。茎细，基部有簇生分枝及莲座状叶丛；被细柔毛或无毛。基生叶全形椭圆形、长椭圆状匙形或长匙形，长 3-7 cm，宽 1-2.5 cm，大头羽状全裂或几全裂，顶裂片卵形、菱形或椭圆形，边缘有疏小尖头，侧裂片 2-3 对，椭圆形，边缘全缘或有刺状小尖头；茎生叶少数，不裂。两面几无毛。头状花序小，果期下垂或歪斜，少数（6-8 枚）排列成疏松的伞房状圆锥花序。总苞椭圆形或长圆形，长约 5 mm；总苞片 2 层，外层卵状披针形，内层椭圆状披针形，先端喙状；外面无毛。小花黄色。瘦果扁，椭圆形或长椭圆状倒披针形，长 4.5 mm，有 12 条纵肋，顶端两侧各有 1 钩刺，无冠毛。花果期 1-6 月。

分布与生境 产于陕西、江苏、安徽、浙江、福建、江西、湖南、广东、广西、云南。生于海拔 20-780 m 的田野、荒地及路边。也分布于日本、朝鲜。

药用部位 全草。

功效应用 清热凉血，止血，消痈解毒，透疹。用于咽喉肿痛，声音嘶哑，痢疾，乳痈，疮疡肿毒，肿胀不消，蛇咬伤，麻疹透发不畅。

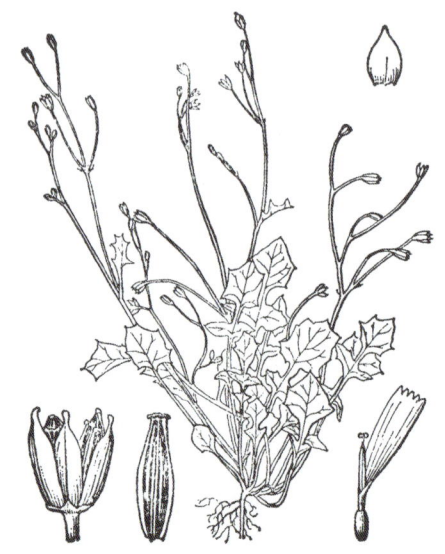

稻槎菜 **Lapsana apogonoides** Maxim.
引自《中国高等植物图鉴》

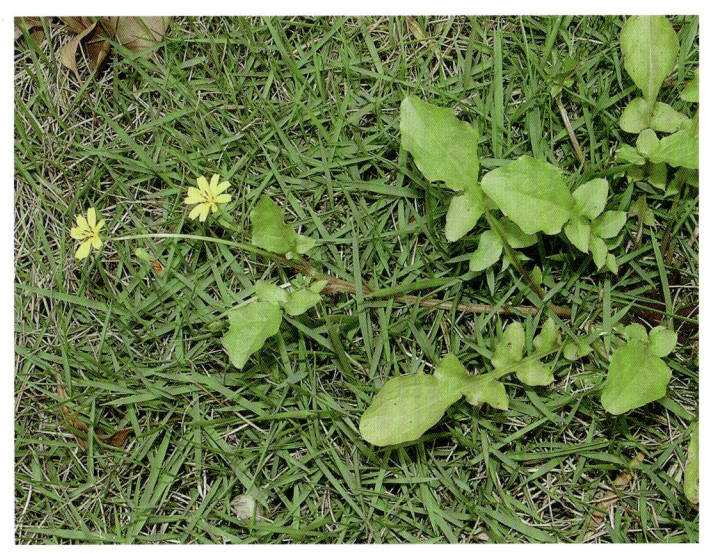

稻槎菜 **Lapsana apogonoides** Maxim.
摄影：陈彬

155. 紫菊属 Notoseris C. Shih

多年生草本。上部通常圆锥状花序分枝。叶分裂或不分裂，有柄或无柄。头状花序同型，舌状，有3-5枚舌状小花。总苞狭钟状。花托平，无托毛。总苞片3-(5)层，紫红色，中外层短或最短，内层最长，不呈覆瓦状排列，顶端钝、圆形或急尖。小花紫红色，舌片顶端5齿裂。花药基部箭头形。花柱分枝细。瘦果长倒披针形，压扁，紫色，顶端截形，无喙，每面有6-9条椭圆状的纵肋，被糙毛。冠毛2层，白色，纤细，微糙毛状，易脆折。

全属11种，分布于长江流域及秦岭以南，1种药用。

1. 多裂紫菊（中国植物志） 川滇盘果菜（中国高等植物图鉴），三角草（云南药用植物名录），异叶莴苣（秦岭植物志）

Notoseris henryi (Dunn) C. Shih in Acta Phytotax. Sin. 25: 202. 1987.——*Prenanthes henryi* Dunn（英 **Henry's Notoseris**）

多年生草本，高0.5-2 m。茎直立，单生，上部圆锥花序状分枝，无毛。中下部叶羽状深裂或几全裂，全形卵形，长12-22 cm，宽8-18 cm，有长10-17 cm的长叶柄，顶裂片椭圆形或不规则菱形，长6-15 cm，宽3-6.5 cm，边缘有浅圆齿或不等大的三角形锯齿，侧裂片2-3对，椭圆形、不规则菱形或倒卵形，长5-10 cm，上部侧裂片较大，下部的较小，边缘有小锯齿或羽状浅裂或深裂，上部茎与中下部茎叶同形；花序分枝上的叶线形，基部渐狭，无柄，两面粗糙，有短糙毛。头状花序多数排成圆锥状花序。总苞圆柱状，长1.5 cm；总苞片3层，中外层小，内层长椭圆形，无毛，紫红色。小花5枚，紫红色或粉红色。瘦果棕红色，压扁，倒披针形，无喙，每面有7条纵肋。冠毛白色，2层，细锯齿状。花果期8-12月。

分布与生境 产于湖北、四川、云南、湖南、贵州。生于海拔1325-2200 m的山坡林缘、林下。
药用部位 全草、根。
功效应用 清热解毒，止血。用于咳嗽，乳痈，疮痈肿毒，痔疮出血，外伤出血，毒蛇咬伤。
化学成分 全草含倍半萜类：紫菊内酯▲E (notoserolide E)[1]。

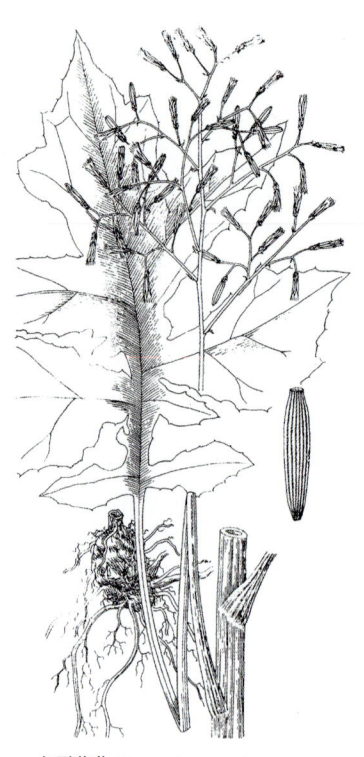

多裂紫菊 Notoseris henryi (Dunn) C. Shih
王金凤 绘

化学成分参考文献

[1] Liao ZX, et al. *Chin Chem Lett*, 2002, 13(8): 736-737.

156. 翅果菊属 Pterocypsela C. Shih

　　一年生或多年生草本。叶分裂或不分裂。头状花序同型，舌状，在茎枝顶端排成伞房花序、圆锥花序或总状圆锥花序。总苞卵球形；总苞片4-5层，覆瓦状，质地厚，绿色。花托平，无托毛。舌状小花9-25枚，黄色，稀白色，舌片顶端截形，5齿裂。花药基部箭头形。花柱分枝细。瘦果倒卵形、椭圆形或长椭圆形，边缘有宽厚或薄翅，顶端有粗短喙，极少有细丝状喙。冠毛2层，白色，细，微糙。

　　本属约7种，分布于东亚，6种药用。

分种检索表

1. 瘦果每面有3条脉纹。
    2. 叶不分裂，卵形、宽卵形、椭圆形、三角状卵形、三角形或椭圆形 ·························· **1. 高大翅果菊 P. elata**
    2. 叶羽状或大头羽状深裂，顶裂片大或较大或与侧裂片等大，三角形、卵状三角形、几菱形或卵状披针形
    ··· **2. 毛脉翅果菊 P. raddeana**
1. 瘦果每面有1条脉纹。
    3. 果喙粗短，长0.1-1.5 mm。
        4. 叶不分裂。
            5. 叶三角状戟形或宽卵状心形 ··· **3. 翼柄翅果菊 P. triangulata**
            5. 叶线形、线状长椭圆形、长椭圆形或倒披针状长椭圆形 ························· **4. 翅果菊 P. indica**

菊科 COMPOSITAE

4. 叶规则或不规则 2 回羽状分裂 ··· 5. 多裂翅果菊 P. laciniata

3. 果喙细长，细丝状，长 2–2.8 mm。叶羽状深裂或全裂或倒向羽状深裂或全裂 ··· 6. 台湾翅果菊 P. formosana

本属植物高大翅果菊中分离的化合物莴苣苷 B 具有抗大鼠脑缺血的作用。

1. 高大翅果菊（中国植物志） 剪刀草（浙江），高莴苣（中国高等植物图鉴），野苦麻（浙江），山莴苣（贵州、安徽），高株山莴苣（中药大辞典）

Pterocypsela elata (Hemsl.) C. Shih in Acta Phytotax. Sin. 26: 385. 1988.——*Lactuca elata* Hemsl., *Lactuca raddeana* Maxim. var. *elata* (Hemsl.) Kitam.（英 **Tall Pterocypsela**）

多年生草本。茎直立，高 80–200 cm，紫红色或带紫红色斑纹，有稀疏或稠密的多细胞节毛或脱毛而至无毛，上部分枝。中下部茎叶卵形、宽卵形、三角状卵形、椭圆形、长椭圆形或三角形，长 5–11 cm，宽 4–7.5 cm，基部楔形渐狭或急狭成宽或狭翼柄；向上的叶与中下部茎叶同形，或披针形，有宽短宽或几无翼柄；两面粗糙，沿脉有稀疏或稠密的多细胞节毛，边缘有锯齿或无齿。头状花序多数，排成狭圆锥花序或总状圆锥花序。总苞片 4 层，外层卵形，中内层长 1–1.1 cm。小花约 20 枚，黄色。瘦果椭圆形或长椭圆形，压扁，黑褐色，边缘有宽厚翅，每面有 3 条细脉纹，顶端急尖成长 0.5 mm 的粗喙。冠毛纤细，白色，微锯齿状。花果期 6–10 月。

分布与生境 产于吉林、陕西、甘肃、浙江、安徽、江西、福建、河南、湖北、湖南、广东、广西、四川、贵州、云南。生于海拔 1200–1900 m 的山谷或山坡林缘、林下、灌丛中或路边。也分布于俄罗斯远东地区、朝鲜及日本。

药用部位 全草或根。

功效应用 根：止咳化痰，祛风。用于风寒咳嗽，肺痈。全草：清热解毒，祛风，除湿，镇痛。用于风湿痹痛。

化学成分 根含倍半萜类：(4*S*)-11-甲氧基羰基-愈创木-1(10),5(6),7(11),8(9)-四烯-6,12-内酯[(4*S*)-11-methoxycarbonyl-guaiane-1(10),5(6),7(11),8(9)-tetraen-6,12-olide][1]，莴苣苷B (lactuside B)，

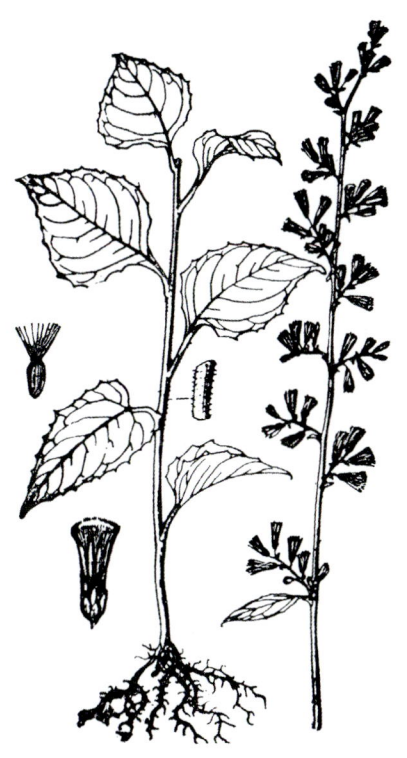

高大翅果菊 Pterocypsela elata (Hemsl.) C. Shih
引自《浙江植物志》

11β,13-二氢莴苣内酯乙酸酯(11β,13-dihydrolactucin acetate)[2]；三萜类：β-香树脂醇(β-amyrin)，齐墩果酸(oleanolic acid)[2]，酚酸类：3,3',4-三甲氧基鞣花酸(3,3',4-trimethoxyellagic acid)[2]；甾体类：β-谷甾醇，胡萝卜苷，(24*R*)-5α-豆甾-7,22(*E*)-烯-3α-醇[(24R)-5α-stigrnast-7,22(E)-dien-3α-ol][2]；脂肪酸类：二十六碳酸，硬脂酸[2]。

药理作用 抗脑缺血作用：高大翅果菊中的莴苣苷 B (lactuside B) 腹腔注射可降低不完全性脑缺血模型大鼠脑缺血后脑组织的含水量和 MDA 量，提高 SOD 活性[1]。

注评 本种为"水紫菀"的基源植物，药用其根。部分地区将其全草混作"山苦菜"使用，参见毛脉翅果菊 Pterocypsela raddeana (Maxim.) Shih。

化学成分参考文献

[1] Bai YX, et al. *Chin Chem Lett*, 2013, 24(1): 55-56.

[2] 詹合琴，等. 中草药，2010, 41(5): 692-696.

药理作用及毒性参考文献

[1] 詹合琴，等. 中草药，2010, 41(5): 692-696.

2. 毛脉翅果菊（中国植物志） 云柄山莴苣、毛脉山莴苣（东北植物检索表），山苦菜、老蛇药（全国中草药汇编）

Pterocypsela raddeana (Maxim.) C. Shih in Acta Phytotax. Sin. 26: 386. 1988.——*Lactuca raddeana* Maxim.（英 **Hairyvein Pterocypsela**）

二年生草本。茎直立，高 0.8-2 m，上部圆锥状或圆锥状伞房花序分枝，中下部常有稠密的长柔毛。中下部茎叶大，羽状分裂或大头羽状深裂或浅裂，长 5-11 cm，宽 2-8.5 cm，有长或短具宽翼或狭翼的叶柄，顶裂片大或较大，三角形、卵状三角形、几菱形或卵状披针形，边缘有不等大的三角形锯齿，侧裂片 1-3 对，椭圆形，边缘有小齿；向上的叶渐小，卵形、椭圆形、长椭圆形或卵状椭圆形，顶端急尖或渐尖，基部楔形收窄成宽短的翼柄，两面沿脉有长柔毛。头状花序排成狭圆锥花序或伞房状圆锥花序，含 15 枚舌状小花。总苞长卵球形，长约 1 cm。总苞片 4 层，外层短，三角形或宽三角形，中内层披针形或椭圆状披针形，淡紫红色。舌状小花黄色，9-10 枚。瘦果椭圆形、椭圆状披针形，黑色，压扁，每面有 3 条高起的细脉纹，边缘有宽厚翅。冠毛 2 层，白色，纤细。花果期 5-9 月。

分布与生境 产于吉林、河北、山西、甘肃、山东、安徽、江西、福建、河南、四川。生于海拔 380-2240 m 的山坡林缘、灌丛中或潮湿处及田间。也分布于俄罗斯远东地区、日本、朝鲜、中南半岛。

药用部位 全草或根。

功效应用 全草：清热解毒，祛风除湿，镇痛。用于风湿痹痛，痈肿疮疡，痧气腹痛，毒蛇咬伤。根：祛风，化痰，止咳。用于感冒，咳嗽痰多。

注评 本种为"山苦菜"的基源植物，药用其花或嫩叶；其根入药称"野洋烟根"。同属植物高大翅果菊 Pterocypsela elata (Hemsl.) C. Shih 的全草在产地亦混作"山苦菜"使用；福建地区将紫草科植物附地菜 Trigonotis peduncularis (Trevis.) Benth. ex Baker et S. Moore 的全草称"山苦菜"；而藏族和蒙古族所用"山苦菜"均为菊科植物中华小苦荬 Ixeridium chinense (Thunb.) Tzvelev 的全草或根；上述药材的功效不尽相同，应予区别。

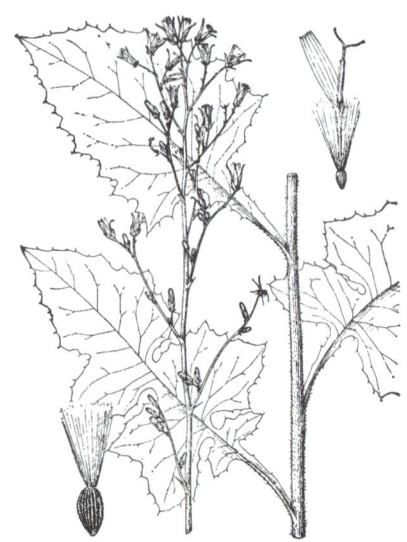

毛脉翅果菊 Pterocypsela raddeana (Maxim.) C. Shih
引自《中国高等植物图鉴》

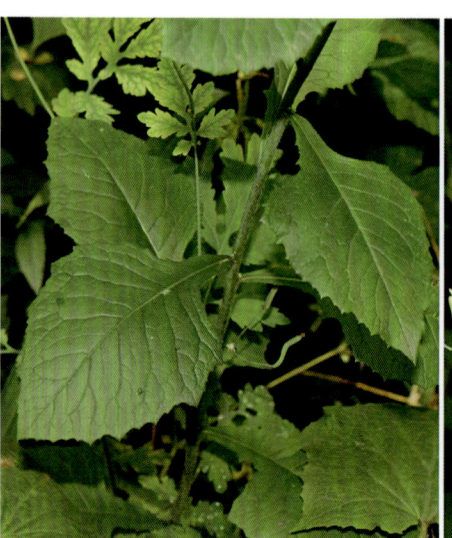
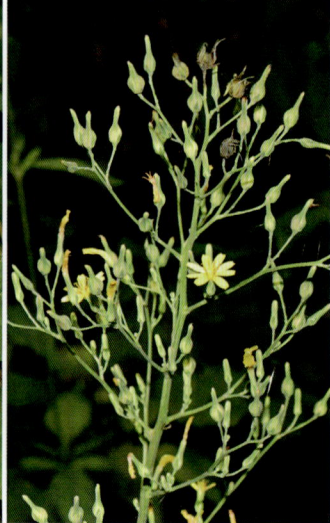

毛脉翅果菊 Pterocypsela raddeana (Maxim.) C. Shih
摄影：刘冰

3. 翼柄翅果菊（中国植物志） 翼柄山莴苣（中国高等植物图鉴）

Pterocypsela triangulata (Maxim.) C. Shih in Acta Phytotax. Sin. 26: 386. 1988.——*Lactuca triangulata* Maxim.（英 **Triangulate Pterocypsela**）

二年生草本或多年生草本。茎直立，紫红色，上部圆锥花序状分枝，无毛。中下部茎叶三角状戟形、宽卵形或宽卵状心形，长 8.5–13 cm，宽 9–16 cm，边缘有三角形锯齿，叶柄有狭或宽翼，柄基扩大或稍扩大，耳状半抱茎；向上的茎叶渐小，与中下部茎叶同形或柄基耳状或箭头状扩大半抱茎；两面无毛。头状花序多数，排列成圆锥花序。总苞果期卵球形，长 1.4 cm；总苞片 4 层，外层长三角形或三角状披针形，中内层披针形或线状披针形，紫色或边缘染红紫色。小花 16 枚，黄色。瘦果黑色或黑棕色，椭圆形，压扁，边缘有宽翅，每面有 1 细脉纹。冠毛 2 层，几单毛状，白色，长 7 mm。

分布与生境　产于黑龙江、吉林、河北、山西。生于海拔 700–1900 m 的山坡草地、林缘、路边。也分布于日本及俄罗斯远东地区。

药用部位　根、全草。

功效应用　清热解毒，消肿止血，健脾和胃，润肠通便。用于子宫颈炎，子宫出血，痈肿疮毒，疣瘤，脘腹不适，食减纳呆，大便溏稀，津枯肠燥，便秘。

化学成分　根含倍半萜类：莴苣苷▲C (lactuside C)，9α-羟基白叶蒿定▲(9α-hydroxyleucodin)，9α-羟基-11,13-去氢白叶蒿定▲(9α-hydroxy-11,13-dehydroleucodin)[1]。

注评　本种的全草和根在产区混作"山莴苣"使用。

化学成分参考文献

[1] Michalska K, et al. *Magn Reson Chem*, 2008, 46(12): 1185-1187.

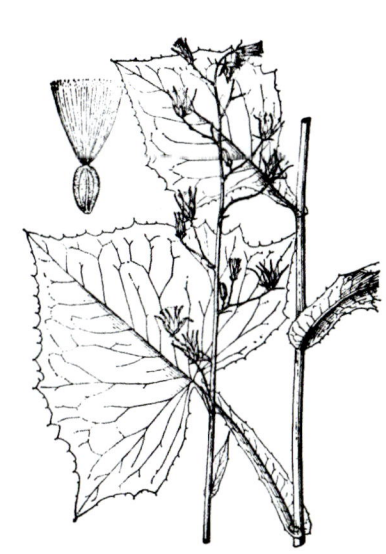

翼柄翅果菊 Pterocypsela triangulata (Maxim.) C. Shih
引自《中国高等植物图鉴》

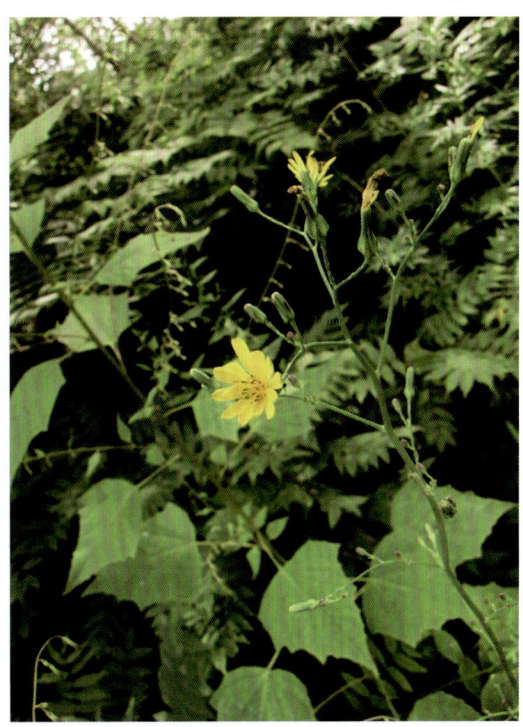

翼柄翅果菊 Pterocypsela triangulata (Maxim.) C. Shih
摄影：赵伟

4. 翅果菊（中国植物志） 山莴苣（救荒本草），苦莴苣（江西），野莴苣（海南植物志），鸭子食（东北植物检索表），猪人参（江苏），野大烟（河南中草药）

Pterocypsela indica (L.) C. Shih in Acta Phytotax. Sin. 26: 387. 1988.——*Lactuca indica* L.（英 **Common Pterocypsela**）

一年生或二年生草本。茎直立，高 0.4–2 m，上部圆锥状或总状圆锥状分枝，枝无毛。茎叶线形，中部茎叶长达 21 cm 或更长，宽 0.5–1 cm，边缘全缘或仅基部或中部以下有小尖头，全部茎叶线状长椭圆形、长椭圆形或倒披针状长椭圆形，中下部茎叶长 13–22 cm，宽 1.5–3 cm，边缘有稀疏的尖齿或几全缘或边缘有三角形锯齿或偏斜卵状大齿；无柄，两面无毛。头状花序卵球形，多数排成圆锥花序或总状圆锥花序。总苞长 1.5 cm；总苞片 4 层，外层卵形或长卵形，中内层长披针形或线状披针形，边缘染紫红色。小花 25 枚，黄色。瘦果椭圆形，长 3–5 mm，黑色，边缘有宽翅，每面有 1 条细纵脉纹。冠毛 2 层，白色。花果期 4–11 月。

分布与生境　产于北京、吉林、河北、陕西、山东、江苏、安徽、浙江、江西、湖北、湖南、广东、海南、四川、贵州、云南、西藏。生于海拔 330–1900 m 的山谷、山坡林缘及林下、灌丛中或水沟边、山坡草地或田间。也分布于俄罗斯东西伯利亚及远东地区、日本、菲律宾、印度尼西亚、印度西北部、越南、泰国有分布。

药用部位　全草、根。

功效应用　清热解毒，活血祛瘀。用于肠痈，乳痈，乳蛾，带下病，产后瘀痛，崩漏，痔疮下血，痈疮肿毒。

化学成分　地上部分含酚类：二-*E*-咖啡酰基-内消旋-酒石酸(di-*E*-caffeoyl-*meso*-tartaric acid)[1]，2-苯乙基-β-D-吡喃葡萄糖苷(2-phenylethyl-β-D-glucopyranoside)，苯甲酰基-β-D-吡喃葡萄糖苷(benzyl-β-D-glucopyranoside)，2-(3'-*O*-β-D-吡喃葡萄糖基-4'-羟苯基)-乙醇[2-(3'-*O*-β-D-glucopyranosyl-4'-hydroxyphenyl)-ethanol]，3-(β-D-氧甲基吡喃葡萄糖基)-2-(4-羟基-3-甲氧基苯基)-5-(3-羟基丙基)-7-甲氧基-二氢苯并呋喃[3-(β-D-glucopyranosyloxymethyl)-2-(4-hydroxy-3-methoxy-phenyl)-5-(3-

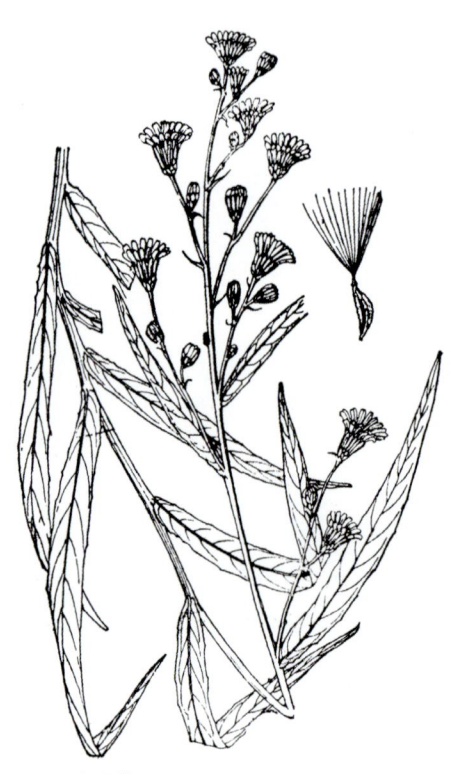

翅果菊 Pterocypsela indica (L.) C. Shih
引自《浙江植物志》

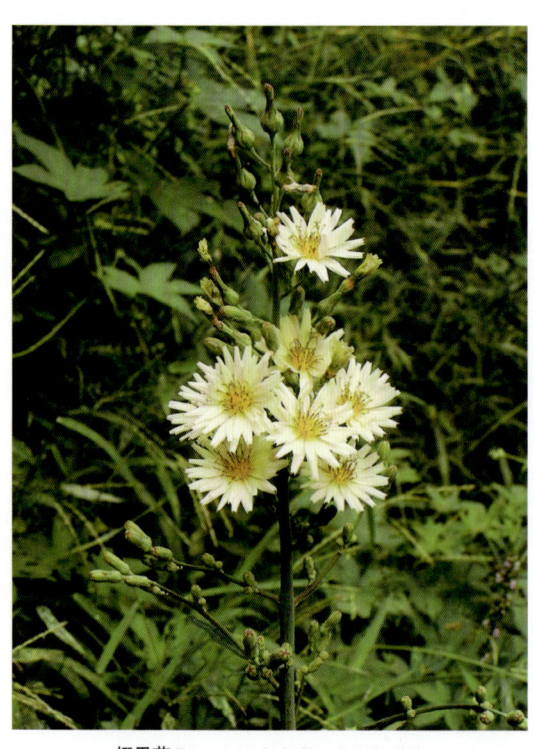

翅果菊 Pterocypsela indica (L.) C. Shih
摄影：刘冰

hydroxypropyl)-7-methoxy-dihydrobenzofuran]，(+)-蒲公英黄色素-B[(+)-taraxafolin-B][2]，3-O-咖啡酰奎宁酸(3-O-caffeoylquinic acid)，5-O-咖啡酰奎宁酸(5-O-caffeoylquinic acid)，5-O-香豆酰奎宁酸(5-O-coumaroylquinic acid)，4,5-二-O-咖啡酰奎宁酸(4,5-di-O-caffeoylquinic acid)，3,4-二-O-咖啡酰奎宁酸(3,4-di-O-caffeoylquinic acid)，3,5-二-O-咖啡酰奎宁酸(3,5-di-O-caffeoylquinic acid)，3,5-二咖啡酰粘奎宁酸(3,5-dicaffeoylmucoquinic acid)[3]；单萜类：1-羟基沉香基-6-O-β-D-吡喃葡萄糖苷(1-hydroxylinaloyl-6-O-β-D-glucopyranoside)[2]；倍半萜类：5,6-环氧-3-羟基-7-大柱香波龙烯-9-酮(5,6-epoxy-3-hydroxy-7-megastigmen-9-one)，(6S,9S)-长春花苷[(6S,9S)-roseoside]，11β,13-二氢莴苣素(11β,13-dihydrolactucin)，菊苣萜苷B (cichorioside B)[2]，莴苣苷▲D (lactuside D)[4]；二萜类：反式-植醇(trans-phytol)[2]；三萜类：3β-羟基欧洲桤木-5-烯(3β-hydroxyglutin-5-ene)[2]；黄酮类：槲皮素-3-O-α-L-吡喃鼠李糖基-(1→6)-β-D-吡喃葡萄糖苷(quercetin-3-O-α-L-rhamnopyranosyl-(1→6)-β-D-glucopyranoside)，槲皮素-3-O-β-D-吡喃葡萄糖苷(quercetin-3-O-β-D-glucopyranoside)，木犀草素-7-O-β-D-吡喃葡萄糖醛酸苷(luteolin-7-O-β-D-glucuronide)，槲皮素-5-O-β-D-吡喃葡萄糖苷(quercetin-5-O-β-D-glucopyranoside)，2'-羟基白杨素-7-葡萄糖醛酸苷(2'-hydroxychrysin-7-glucuronide)[3]；其他类：奎宁酸(quinic acid)[3]。

全草含三萜类：β-香树脂醇(β-amyrin)，齐墩果酸(oleanolic acid)，α-香树脂醇(α-amyrin)[5]；黄酮类：木犀草素(luteolin)，芹菜素(apigenin)，槲皮素，槲皮素-3-O-葡萄糖苷(quercetin-3-O-glucoside)，芹菜素-7-O-吡喃葡萄糖苷(apigenin-7-O-glucopyranoside)[5]；甾体类：β-谷甾醇，胡萝卜苷[5]；其他类：二十六醇，对羟甲基苯甲酸(p-hydroxymethylbenzoic acid)[5]。

注评 本种为"山莴苣"的基源植物，药用其全草；根亦供药用，称"白龙头"。蒙古族及彝族也药用，蒙古族用全草治咽喉肿痛、肠痈、疮疖肿痛、带下、崩漏、产后瘀血腹痛、痔疮出血，外用涂搽疣瘤；彝族用茎叶治疣瘤。

化学成分参考文献

[1] Kim KH, et al. *Nat Prod Sci*, 2010, 16(1): 6-9.

[2] Kim KH, et al. *Arch Pharm Res*, 2008, 31(8): 983-988.

[3] Kim KH, et al. *Bioorg Med Chem Lett*, 2007, 17(24): 6739-6743.

[4] Fan MS, *Asian J Chem*, 2006, 18(2): 1540-1542.

[5] 范明松，等. 中国中药杂志，2004, 29(12): 1146-1147,1148.

5. 多裂翅果菊（中国植物志）

Pterocypsela laciniata (Houtt.) C. Shih in Acta Phytotax. Sin. 26: 388. 1988.——*Prenanthes laciniata* Houtt.（英 **Pinuate Pterocypsela**）

多年生草本。茎高 0.6–2 m，上部圆锥状花序分枝，无毛。中下部茎叶全形倒披针形、椭圆形或长椭圆形，规则或不规则二回羽状深裂，长达 30 cm，宽达 17 cm，无柄，基部宽大，顶裂片狭线形，一回侧裂片 5 对或更多，中上部的侧裂片较大，向下的侧裂片渐小，全部茎叶或中下部茎叶极少一回羽状深裂，全形披针形、倒披针形或长椭圆形，长 14–30 cm. 宽 4.5–8 cm，侧裂片 1–6 对，镰刀形、长椭圆形或披针形，向上的茎叶渐小，与中下部茎叶同形。头状花序多数，圆锥花序。总苞卵球形，长 1.6 cm；总苞片 4–5 层，外层卵形、宽卵形或卵状椭圆形，中内层长披针形，顶端急尖或钝，边缘或上部边缘染红紫色。舌状小花 21 枚，黄色。瘦果椭圆形，压扁，棕黑色，边缘有宽翅，每面有 1 条细脉纹。冠毛 2 层，白色，长 8 层。花果期 7–10 月。

分布与生境 产于北京、黑龙江、吉林、河北、陕西、山东、江苏、安徽、浙江、江西、福建、河南、湖南、广东、四川、云南。生于海拔 300–2000 m 的山谷、山坡林缘、灌丛、草地及荒地。也分布于朝鲜、日本。

药用部位 全草、根。

功效应用 清热解毒，理气止痛。用于暑热痧气，脘腹胀痛，带下病，产后瘀血，无名肿毒，现代用于阑尾炎，扁桃体炎。

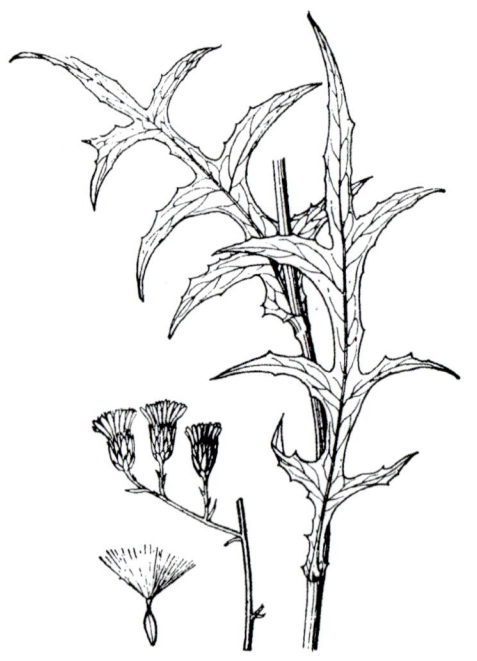

多裂翅果菊 Pterocypsela laciniata (Houtt.) C. Shih
引自《浙江植物志》

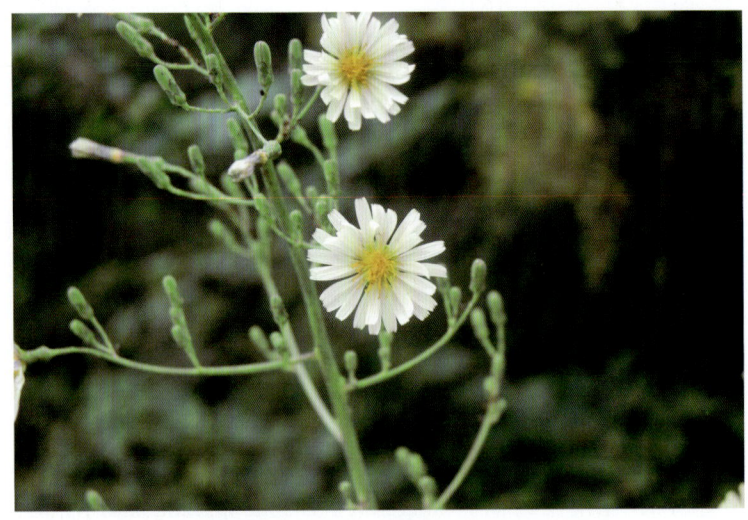

多裂翅果菊 Pterocypsela laciniata (Houtt.) C. Shih
摄影：刘宗才

6. 台湾翅果菊（中国植物志） 台湾山苦荬（台湾植物志），九刀参、椴木乳浆草（江苏）、台湾莴苣（全国中草药汇编）

Pterocypsela formosana (Maxim.) C. Shih in Acta Phytotax. Sin. 26: 389. 1988.——*Lactuca formosana* Maxim.（英 **Taiwan Pterocypsela**）

一年生草本，高 0.5-1.5 m。茎直立，上部伞房花序状分枝，上部有稠密或稀疏的长刚毛或脱毛而至无毛。下部及中部茎叶全形椭圆形、长椭圆形、披针形或倒披针形，羽状深裂或几全裂，有长达 5 cm 的翼柄，柄基稍扩大抱茎，顶裂片长披针形、线状披针形或三角形，侧裂片 2-5 对，椭圆形或宽镰刀状，上部侧裂片较大，下部侧裂片较小，边缘有锯齿；上部茎叶与中部茎叶同形，圆耳状扩大半抱茎；两面粗糙。头状花序多数，排成伞房状花序。总苞卵球形，长 1.5 cm；总苞片 4-5 层，最外层宽卵形，外层椭圆形，中内层披针形或长椭圆形。小花约 21 枚，黄色。瘦果椭圆形，长 4 mm，边缘有宽翅，顶端急尖成长 2.8 mm 的细丝状喙，每面有 1 条细脉纹。冠毛白色。花果期 4-11 月。

分布与生境 产于陕西、江苏、安徽、浙江、江西、福建、台湾、河南、河北、湖南、广东、广西、云南。生于海拔 140-2000 m 的山坡草地及田间、路旁。

药用部位 根、全草。

功效应用 清热解毒，祛风，活血。用于疔疮痈肿，毒蛇咬伤，疥癣。有小毒。

化学成分 地上部分含黄酮类：芹菜素(apigenin)，木犀草素(luteolin)，槲皮素-3-*O*-β-葡萄糖苷

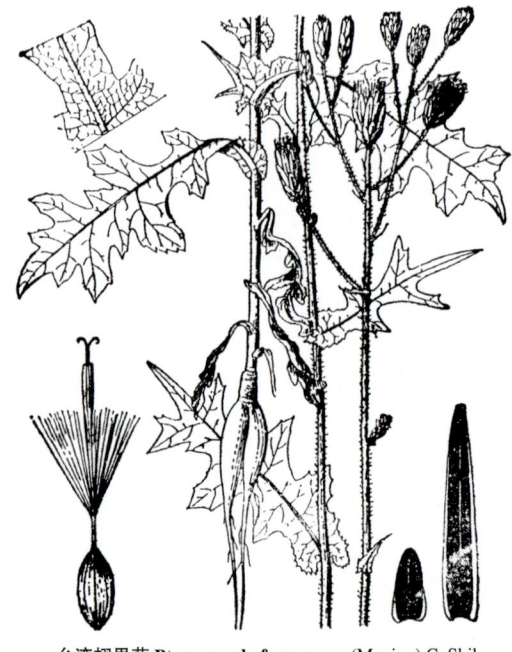

台湾翅果菊 Pterocypsela formosana (Maxim.) C. Shih
引自《浙江植物志》

(quercetin-3-*O*-β-glucoside)，芹菜素-7-*O*-β-葡萄糖醛酸苷(apigenin-7-*O*-β-glucuronide)，芹菜素-7-*O*-β-半乳糖醛酸苷(apigenin-7-*O*-β-galacturonide)，木犀草素-7-*O*-β-葡萄糖醛酸苷(luteolin-7-*O*-β-glucuronide)，木犀草素-7-*O*-β-半乳糖醛酸苷(luteolin-7-*O*-β-galacturonide)，木犀草素-7-*O*-β-葡萄糖苷(luteolin-7-*O*-β-glucoside)[1]；酚酸类：咖啡酸(caffeic acid)，3,5-二-*O*-咖啡酰奎宁酸(3,5-di-*O*-caffeoylquinic acid)[1]。

化学成分参考文献

[1] Lin LC, et al. *Chin Pharm J*, 2002, 54(3): 181-185.

157. 莴苣属 Lactuca L.

一年、二年或多年生草本。叶分裂或不分裂。头状花序同型，舌状，在茎枝顶端排成伞房花序或圆锥花序分枝。总苞果期长卵球形；总苞片3–5层，覆瓦状。花托平，无托毛。小花黄色，7–25枚，舌片顶端，5齿裂。花药基部箭头形，有急尖的小耳。花柱分枝细。瘦果褐色，倒卵形、倒披针形或长椭圆形，压扁，每面有3–10条细脉纹或细肋，稀每面有1条细脉纹，顶端急尖成细喙，喙细丝状，与瘦果等长或短于瘦果，但通常2–4倍长于瘦果。冠毛白色，纤细，2层，微锯齿状或几成单毛状。

本属约75种，主要分布于北美洲、欧洲、中亚、西亚及地中海地区。我国有7种，集中分布于新疆，少数见于云南横断山脉，2种药用。

分种检索表

1. 果喙等长于或短于瘦果。瘦果每面有6–7条细脉纹，叶不分裂，倒披针形、椭圆形或椭圆状倒披针形 ·· 1. **莴苣 L. sativa**
1. 果喙2倍或几2倍长于瘦果。瘦果每面有8–10条细脉或细肋，叶倒向羽状或羽状半裂或深裂，倒披针形或长椭圆形 ·· 2. **野莴苣 L. serriola**

本属药用植物中含有愈创木内酯型(guaianolide)倍半萜类、三萜类及其他类化合物。其中，莴苣素型愈创木内酯(lactucin-like guaianolide，**1**)被认为是该属植物化学成分的特征性结构，倍半萜类成分多为酯型，如15-对羟苯基-乙酰莴苣素-8-硫酸酯(15-*p*-hydroxyphenyl-acetyllactucin-8-sulfate，**2**)；同时倍半萜类化合物亦是该属植物的主要特征性成分，亦是其具有抗癌作用的主要有效成分。

1. 莴苣（中国植物志） 莴笋（滇南本草），莴菜（本草纲目），向苣（嘉祐本草），生菜、千层剥（植物名实图考）

Lactuca sativa L., Sp. Pl. 785. 1753.——*L. scariola* L., *L. sativa* L. var. *angustata* Irish. ex Bremer（英 **Garden Lettuce**）

一年生或二年草本，高25–100 cm。茎直立，上部圆锥状花序分枝。基生叶及下部茎叶大，不分裂，倒披针形、椭圆形或椭圆状倒披针形，长6–15 cm，宽1.5–6.5 cm，顶端急尖、短渐尖或圆形，基部心形或箭头状半抱茎，边缘波状或有细锯齿，向上的渐小，与基生叶及下部茎叶同形或披针形，圆锥花序分枝下部的叶及圆锥花序分枝上的叶极小，卵状心形，无柄，基部心形或箭头状抱茎，边缘全缘，两面无毛。头状花序多数或极多数，排成圆锥花序。总苞卵球形，长1.1 cm；总苞片5层，最外层宽三角形，中层披针形至卵状披针形，内层线状长椭圆形，无毛。小花约15枚。瘦果倒披针形，压扁，每面有6-7条细脉纹，喙细丝状，长约4 mm，与瘦果几等长。冠毛2层，纤细，微糙毛状。花果期2-9月。

分布与生境 全国各地栽培，亦有野生。

药用部位 茎叶和果实。

功效应用 茎叶：利水，通乳，清热解毒。用于小便不利，尿血，乳汁不通，虫蛇咬伤，肿毒。果实：通乳，利水，活血行瘀。用于阴肿，痔瘘下血，乳汁不通，小便不利，跌打损伤，瘀肿疼痛。

化学成分 根含倍半萜类：莴苣苷▲(lactuside) A、C，大托菊苷A (macrocliniside A)[1]。

花含芳香类：蒽(anthracene)，苯乙醛(benzeneacetaldehyde)；其他类：正十六酸(n-hexadecanoic acid)，十四酸(dodecanoic acid)，6,10,14-三甲基-2-十五烷酮(6,10,14-trimethyl-2-pentadecanone)，壬醛(nonanal)[2]。

种子含苯丙素类：丁香酚[3]；倍半萜类：莴苣宁素A (lettucenin A)，15-去氧莴苣素-8-硫酸酯(15-deoxylactucin-8-sulfate)，莴苣素-15-草酸酯(lactucin-15-oxalate)，8-去氧莴苣素(8-deoxylactucin)，8-去氧莴苣素-15-草酸酯(8-deoxylactucin-15-oxalate)，假还阳参苷B (crepidiaside B)，莴苣苦素-15-草酸酯(lactucopicrin-15-oxalate)[5]；三萜类：β-香树脂醇(β-amyrin)[5]；其他类：棕榈酸，肉豆蔻酸(myristic acid)[4]。

地上部分含倍半萜类：莴苣素(lactucin)，11β,13-二氢莴苣素(11β,13-dihydrolactucin)，莴苣苦素(lactupicrin; lactucopicrin)，3β,14-二氢-11β,13-二氢木香内酯(3β,14-dihydroxy-11β,13-dihydrocostunolide)[6]；三萜类：羽扇豆醇[6]；甾体类：胡萝卜苷[6]。

药理作用 镇静作用：莴苣种子提取的挥发油灌胃，可以延长硫喷妥钠诱导的小鼠睡眠时间[1]。

抗惊厥作用：莴苣种子提取的挥发油灌胃，可以拮抗戊四氮引起的小鼠惊厥反应[1]。

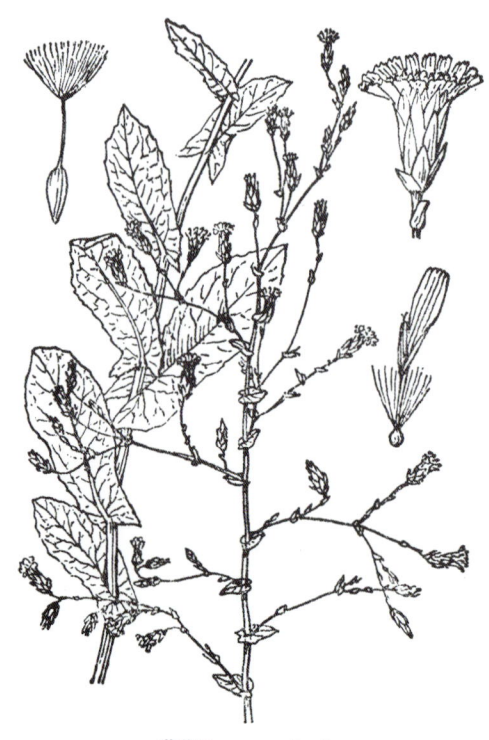

莴苣 Lactuca sativa L.
引自《中国高等植物图鉴》

镇痛作用：莴苣种子挥发油灌胃，可以抑制冰醋酸所致小鼠的扭体反应[1]。

兴奋平滑肌作用：莴苣叶鲜汁能兴奋离体家兔小肠平滑肌[2]。

调节血管作用：莴苣叶鲜汁能舒张离体家兔血管，减少血流阻力，降低动脉血压；对去氧肾上腺素所致的离体家兔血管平滑肌收缩有协同作用[2-3]。

抗肿瘤作用：莴苣水提物能够显著抑制 HL-60 白血病细胞及 MCF-7 乳腺癌细胞的生长，而乙酸乙酯提取物无此效应，其作用与 Chk2 的活化、p21 的诱导和 cyclin D1 的显著下调相关；莴苣乙酸乙酯提取物能够诱导 HL-60 白血病细胞的死亡，该作用与 α-tubulin 的乙酰化有关，而水提则无此效应[4]。

注评　本种为部颁中药材标准（1992 年版）、内蒙古中药材标准（1988）、内蒙古蒙药材标准（1986）收载"白巨胜"，吉林药品标准（1977）收载"巨胜子"和山西中药材标准（1987）收载"白巨胜子"的基源植物，药用其干燥成熟果实；其茎、叶入药称"莴苣"。蒙古族治阴肿、痔漏等，维吾尔族治疥疮、肝炎等。

化学成分参考文献

[1] Ishihara N, et al. *Chem Pharm Bull*, 1987, 35 (9): 3905-3908.

[2] 郭华，等. 质谱学报，2006, 27(2): 113-116.

[3] 顾维彰，等. 中药通报，1987, 12(11): 35-37,65.

[4] Said SA, et al. *Fitoterapia*, 1996, 67(3): 215-219.

[5] Sessa RA, et al. *J Biol Chem*, 2000, 275 (35): 26877-26884.

[6] Mahmoud ZF, et al. *Phytochemistry*, 1986, 25 (3): 747-748.

药理作用及毒性参考文献

[1] Said SA, et al. *Fitoterapia*, 1996, 67(3): 215-219.

[2] 杨君佑，等. 安徽中医学院学报，2002, 12(5): 286-287.

[3] 陈岳榕，等. 浙江中西医结合杂志，2003, 13(1): 26-27.

[4] Gridling M, et al. *Oncol Rep*, 2010, 23(4): 1145-1151.

2. 野莴苣（中国植物志）　银齿莴苣（秦岭植物志）

Lactuca serriola L., Cent. Pl. 2: 29. 1756.（英 **Wild Lettuce**）

一年生草本，高 50–80 cm。茎直立，无毛或有时有白色茎刺，上部圆锥状花序分枝或自基部分枝。中下部茎叶倒披针形或长椭圆形，长 3–7.5 cm，宽 1–4.5 cm，倒向羽状或羽状浅裂、半裂或深裂，稀不裂，宽线形，无柄，基部箭头状抱茎，顶裂片与侧裂大等大，三角状卵形或菱形，或侧裂片集中在叶的下部或基部而顶裂片较长，宽线形，侧裂片 3–6 对，镰刀形、三角状镰刀形或卵状镰刀形，裂片边缘有细齿或刺齿或细刺或全缘，下面沿中脉有刺毛，刺毛黄色。头状花序多数，排成圆锥状花序。总苞卵球形，长 1.2 cm；总苞片约 5 层，外层及最外层小，中内层披针形，顶端急尖，外面无毛。舌状小花 15–25 枚，黄色。瘦果倒披针形，压扁，每面有 8–10 条高起的细肋，喙长 5 mm。冠毛白色，微锯齿状。花果期 6–8 月。

分布与生境　产于新疆。生于海拔 502–1680 m 的荒地、路旁、河滩砾石地、山坡石缝中及草地。也分布于欧洲、俄罗斯（欧洲部分、西伯利亚）、高加索、伊朗、哈萨克斯坦、乌兹别克斯坦、印度北部及蒙古。

药用部位　全草、种子。

功效应用　清热解毒，活血祛瘀。用于痈肿疮疡，损伤肿痛。

化学成分　茎含三萜类：3β-O-α-L-吡喃鼠李糖基-30-去甲齐墩果烷-12,19-二烯-28-酸 28-O-[β-D-吡喃葡萄糖基-(1→4)-O-β-D-吡喃半

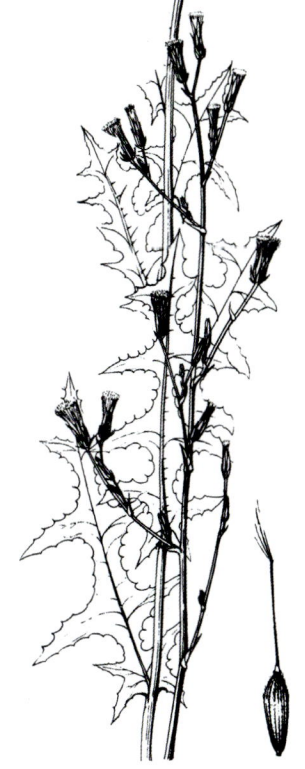

野莴苣 Lactuca serriola L.
谭丽霞 绘

乳糖基]-酯苷{3β-O-α-L-rhamnopyranosyl-30-norolean-12,19-dien-28-oic acid-28-O-[β-D-glucopyranosyl-(1→4)-O-β-D-galactopyranosyl]-ester}[1]。

根状茎含倍半萜类：莴苣素(lactucin)，雅昆苦苣菜内酯▲(jacquilenin)，莴苣苦素(lactupicrin; lactucopicrin)，8-去氧莴苣素(8-deoxylactucin)[2]。

地上部分含倍半萜类：莴苣素，雅昆苦苣菜内酯▲(jacquilenin)，去乙酰氧母菊素(desacetoxymatricarin)，8-去氧莴苣素，莴苣苦素，11β,13-二氢莴苣素(11β,13-dihydrolactucin)，莴苣苷▲A (lactuside A)；单萜类：黑麦草内酯(loliolide)[3]。

化学成分参考文献

[1] Yadava RN, et al. *Fitoterapia*, 2008,79(4): 245-249.

[2] St. Pyrek J, et al. *Rocz Chem*, 1977, 51(11): 2165-2170.

[3] Marco JA, et al. *Phytochemistry*, 1992, 31(7): 2539-40.

158. 苦荬菜属 Ixeris Cass.

一年生或多年生草本。基生叶花期生存。头状花序同型，舌状，含多数舌状小花（10-26 枚），多数或少数在茎枝顶端排成伞房状花序。总苞圆柱状或钟状，果期卵球形；总苞片 2-3 层，外层最短，内层最长。花托平，无托毛。舌状小花黄色，舌片顶端 5 齿裂。花柱分枝细，花药基部箭头形。瘦果压扁，褐色，纺锤形或椭圆形，无毛，有 10 条尖翅肋，顶端渐尖成细喙，喙细丝状。冠毛白色，2 层，纤细，微粗糙，宿存或脱落。

本属约 20 种，分布于东亚和南亚。我国有 4 种，2 种药用。

分种检索表

1. 叶匙状倒披针形或舌形，边缘有锯齿到羽状分裂，基部不扩大抱茎 ·············· 1. 剪刀股 I. japonica
1. 叶披针形或线形，全缘，稀有疏小尖头，基部扩大，箭头状半抱茎 ·············· 2. 苦荬菜 I. polycephala

1. 剪刀股（救荒本草） 沙滩苦荬菜（中国植物志），低滩苦荬菜（江苏植物志），何蒲公英（广州空军常用中草药手册），鸭舌草（广东惠阳中草药），鹅公菜（湖阳草药）

Ixeris japonica (Burm. f.) Nakai in Bot. Mag. (Tokyo) 40: 575. 1926.——*Lapsana japonica* Burm. f., *Ixeris debilis* (Thunb.) A. Gray（英 **Japanese Ixeris**）

多年生草本。茎基部平卧，高 12-35 cm，有匍匐茎。基生叶花期生存，匙状倒披针形或舌形，长 3-11 cm，宽 1-2 cm，基部渐狭成具狭翼的长或短柄，边缘有锯齿至羽状半裂或深裂或大头羽状半裂或深裂，侧裂片 1-3 对，偏斜三角形或椭圆形，顶端急尖或钝，顶裂片椭圆形、长倒卵形或长椭圆形，顶端钝或圆形；茎生叶少数，与基生叶同形，无柄或渐狭成短柄；花序分枝上的叶极小，卵形。头状花序 1-6 枚排成伞房花序。总苞钟状，长 14 mm；总苞片 2-3 层，外层极短，卵形，内层长，长椭圆状披针形或长披针形，顶端钝，外面顶端有小鸡冠状突起或无小鸡冠状突起。舌状小花 24 枚，黄色。瘦果褐色，几纺锤形，长 5 mm，有 10 条高起的尖翅肋，喙长 2 mm，细丝状。冠毛白色，纤细，微糙，长 6.5 mm。花果期 3-5 月。

分布与生境 产于东北、浙江、福建、河南、湖北、湖南、广东。生于路边潮湿地及田边。也分布于日本、朝鲜。

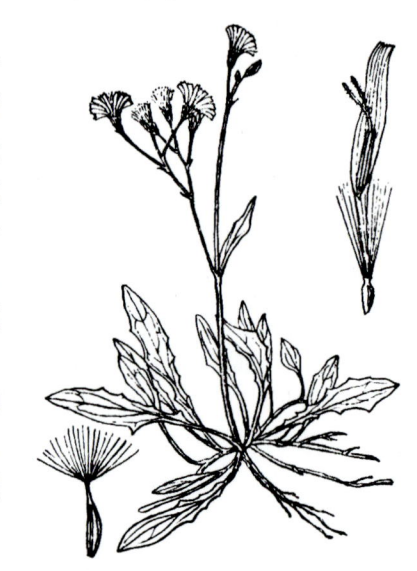

剪刀股 Ixeris japonica (Burm. f.) Nakai
引自《中国高等植物图鉴》

药用部位　全草。

功效应用　清热解毒，消肿止痛，凉血，利水。用于痈肿疮疡，目赤肿痛，淋证。

注评　本种为"剪刀股"的基源植物，药用其全草。瑶族用全草治感冒。

2. 苦荬菜（中国植物志）　多头莴苣（广州植物志），多头苦荬菜（中国高等植物图鉴），剪刀草（广东朝阳草药），剪子股（江苏），小鸭舌草（安徽），苦菜（湖北）

Ixeris polycephala Cass. in Dict. Sci. Nat. 24: 50. 1822.——*Lactuca polycephala* (Cass.) Benth.
（英 **Manyhead Ixeris**）

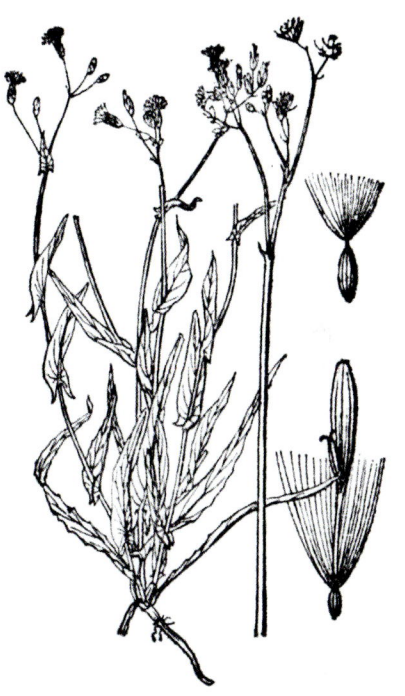

苦荬菜 Ixeris polycephala Cass.
引自《中国高等植物图鉴》

一年生草本。茎直立，高10-80 cm，上部伞房花序状分枝，无毛。基生叶花期生存，线形或线状披针形，长7-12 cm，宽5-8 mm，顶端急尖，基部渐狭成长或短柄；中下部茎叶披针形或线形，长5-15 cm，宽1.5-2 cm，顶端急尖，基部箭头状半抱茎，上部的叶渐小，基部箭头状半抱茎，两面无毛，边缘全缘，稀下部边缘有稀疏的小尖头。头状花序多数，排成伞房状花序。总苞圆柱状，长5-7 mm，果期扩大成卵球形；总苞片3层，外层及最外层极小，卵形，内层卵状披针形，外面近顶端有鸡冠状突起或无鸡冠状突起。小花黄色，稀白色，10-25枚。瘦果压扁，褐色，长椭圆形，有10条翅肋，顶端急尖成长1.5 mm的喙，喙细丝状。冠毛白色，纤细，微糙。花果期3-6月。

分布与生境　产于陕西、江苏、浙江、福建、安徽、台湾、江西、湖南、广东、广西、贵州、四川、云南。生于海拔300-2200 m的山坡林缘、灌丛、草地、田野路旁。也分布于中南半岛、尼泊尔、印度、克什米尔地区、孟加拉、柬埔寨、老挝、越南、缅甸、日本。

药用部位　全草。

功效应用　清热解毒，利湿消痞。用于肺热咽痛，痞块，疔疮肿毒，乳痈，肠痈，目赤肿痛，风疹。

化学成分　全草含倍半萜类：苦荬菜醇▲(ixerol) A、B[1]。

化学成分参考文献

[1] Han YF, et al. *Chin Chem Lett*, 2006, 17(7): 913-915.

159. 小苦荬属 Ixeridium (A. Gray) Tzvelev

多年生草本，有时有长根状茎。茎直立，上部伞房花序状分枝，或稀自基部分枝。叶羽状分裂或不分裂，基生叶花期生存，稀枯萎脱落。头状花序多数或少数，排成伞房状花序，同型，舌状。总苞圆柱状；总苞片2-4层，外层及最外层短，内层长。舌状小花(5) 7-27枚，黄色，稀白色或紫红色。花柱分枝细，花药基部箭头形。瘦果压扁或几压扁，褐色，有8-10条钝肋，上部通常有小硬毛，顶端急尖成细丝状的喙。冠毛白色或褐色，糙毛状。

约20-25种，分布于东亚及东南亚地区。我国有13种，7种药用。

分种检索表

1. 冠毛白色。
    2. 叶丝形或线形，全缘 ··· 1. 丝叶小苦荬 I. graminifolium
    2. 叶羽状分裂或植株至少有羽状分裂的叶。
        3. 头状花序较大，总苞长 7–11 mm；瘦果具长 2.5–4 mm 的喙。
            4. 茎生叶 2–4，基部扩大，耳状抱茎，总苞长 8–9 mm ················ 2. 中华小苦荬 I. chinense
            4. 茎生叶 1–2，基部不扩大；总苞长 7–8 mm ···················· 3. 窄叶小苦荬 I. gramineum
        3. 头状花序较小，总苞长 5–6 mm；瘦果具长不足 1 mm，叶向基部扩大，心形或耳状抱茎 ··· 4. 抱茎小苦荬 I. sonchifolium
1. 冠毛褐色。
    5. 叶线形、狭线形或线状椭圆形，边缘无锯齿 ···················· 5. 细叶小苦荬 I. gracile
    5. 叶长椭圆形、椭圆形或倒披针形，边缘有锯齿或羽状深裂。
        6. 叶边缘有凹齿或羽状深裂；舌状小花 10–11 ···················· 6. 褐冠小苦荬 I. laevigatum
        6. 叶不裂，无凹齿，中下部叶边缘有长缘毛；舌状小花 5–7 ········ 7. 小苦荬 I. dentatum

小苦荬属药用植物大部分含倍半萜、三萜和黄酮等类型化合物，但倍半萜类化合物更具特征性，多为愈创木烷型。如从小苦荬 (Ixeridium dentata) 分离得到的 8β- 羟基 -4β,15- 二氢中美菊素 C (8β-hydroxy-4β,15-dihydrozaluzanin C，**1**)、全缘叶雄菊素 (integrifolin，**2**)、苦荬菜内酯 N (ixerin N，**3**) 和 6'-O- 乙酰苦荬菜内酯 N (6'-O-acetylixerin N，**4**) 等，**1**、**2** 和 **4** 对人子宫癌 MES-SA、MES-SA 的多药耐药亚系 MES-SA/DX5、大肠腺癌 HCT-15 和 HCT-15 的多药耐药亚系 HCT15/CL02 等细胞株的增殖具有抑制作用。**1** 和 **2** 的半数有效浓度为 1.37–3.48 μmol/L；**3** 和 **4** 分别为大于 30 μmol/L 和 25.02–29.32 μmol/L。**2**~**4** 的母核相同，**3** 和 **4** 为 **2** 的葡萄糖基化衍生物，活性大幅降低；**4** 为 **3** 的乙酰化衍生物，对上述 4 种肿瘤细胞株增殖的抑制作用比 **3** 稍强。从小苦荬还分离得到了倍半萜氨基酸衍生物小苦荬胺▲ (ixerisamine) A (**5**)、B (**6**)，两者对上述 4 种肿瘤细胞株增殖抑制作用的半数有效浓度皆大于 30 μmol/L。这些结果提示 **1** 和 **2** 是有发展前景的先导化合物。小苦荬属药用植物含有的三萜类化合物多为蒲公英萜醇类型的五环三萜。从小苦荬地上部分分离得到的黄酮类化合物 5,7,3',4'- 四羟基黄酮 (5,7,3',4'-tetrahydroxyflavone，**7**)，5,7,3',4'- 四羟基黄酮 -7- 葡萄糖苷 (5,7,3',4'-tetrahydroxyflavone-7-glucoside，**8**) 选择性抑制单胺氧化酶 B 的活性，半数抑制浓度分别为 15.3 μmol/L 和 36.4 μmol/L，而对单胺氧化酶 A 活性无抑制作用。小苦荬作为药食两用植物，对人体健康有益。

7: R=H
8: R=glucopyranosyl

菊科 COMPOSITAE

1. 丝叶小苦荬（中国植物志） 丝叶苦荬（内蒙古植物志）

Ixeridium graminifolium (Ledeb.) Tzvelev in Fl. URSS 29: 392. 1964.——*Crepis graminifolia* Ledeb., *I. chinensis* (Thunb.) Nakai var. *graminifolia* (Ledeb.) H. C. Fu（英 **Graminileaf Ixeridium**）

多年生草本，高 10–20 cm。茎直立，自基部多分枝，基生叶丝形或线状丝形；茎叶极少，与基生叶同形，两面无毛，全缘。头状花序多数或少数，排成伞房状花序或单生枝端。总苞圆柱状，长 7–7.5 mm；总苞片 2–3 层，外层及最外层短，卵形，内层长，线状长椭圆形，外面无毛。舌状小花黄色，稀白色。小花 15–25 枚。瘦果褐色，长椭圆形，长 3 mm，有 10 条高起钝肋，肋上有小刺毛，喙细丝状，长 3 mm。冠毛白色，纤细，糙毛状。花果期 6–8 月。

分布与生境 产于吉林、辽宁、内蒙古、河北、陕西。生于路旁、田野、河岸、沙丘或草甸上，海拔 1200 m。也分布于俄罗斯东西伯利亚和蒙古。

药用部位 全草。

功效应用 清热解毒，凉血，排脓。用于疔疮疖肿。

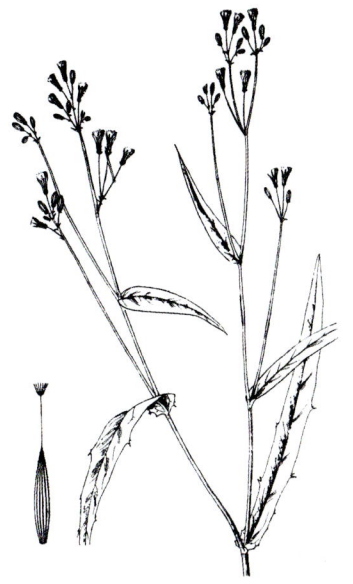

丝叶小苦荬 Ixeridium graminifolium
(Ledeb.) Tzvelev
王金凤 绘

2. 中华小苦荬（中国植物志） 山苦荬（中药志），苦菜（中国药典），苦麻菜（东北中草药），败酱草（宁夏、山东、河南、新疆），燕儿尾（内蒙古中草药），苦叶菊（甘肃中草药）

Ixeridium chinense (Thunb.) Tzvelev in Fl. URSS 29: 390. 1964.——*Prenanthes chinensis* Thunb., *Lactuca chinensis* (Thunb.) Makino, *Ixeris chinensis* (Thunb.) Nakai（英 **Chinese Ixeridium**）

多年生草本，高 5–47 cm。茎直立单生或少数茎成簇生，上部伞房花序状分枝。基生叶长椭圆形、倒披针形、线形或舌形，长 2.5–15 cm，宽 2–5.5 cm，顶端钝或急尖，基部渐狭成有翼的短或长柄，全缘，不分裂，或羽状浅裂、半裂或深裂，侧裂片 2–7 对，长三角形、线状三角形或线形，自中部向上或向下的侧裂片渐小，基部的侧裂片常为锯齿状，有时为半圆形。茎生叶 2–4 枚，稀无茎叶，长披针形或长椭圆状披针形，不裂，全缘，基部扩大，耳状抱茎或明显的耳状抱茎；两面无毛。头状花序排成伞房花序，含舌状小花 21–25 枚。总苞圆柱状，长 8–9 mm；总苞片 3–4 层，外层及最外层宽卵形，内层长椭圆状倒披针形。舌状小花黄色，干时带红色。瘦果褐色，长椭圆形，有 10 条高起的钝肋，肋上有小刺毛，喙细，丝状。冠毛白色，微糙。花果期 1–10 月。

分布与生境 产于黑龙江、河北、山西、陕西、山东、江苏、安徽、浙江、江西、福建、台湾、河南、四川、贵州、西藏。生于海拔 1000–3000 m 的山坡路旁、田野、河边灌丛或岩石缝隙中。也分布于俄罗斯远东地区及西伯利亚、日本、朝鲜。

药用部位 全草、根。

功效应用 清热解毒，消肿排脓，泻火，凉血，止血，调经，活血，祛腐排脓生肌，化瘀。用于无名肿毒，阴囊湿疹，风热咳嗽，泄泻，吐血，衄血，黄水疮，骨折，跌打损伤。

化学成分 全草含倍半萜类：10-羟基荒漠木-7(11)-烯-12,8α-内酯[10-hydroxyeremophil-7(11)-en-12,8α-olide]，3β,8α-二羟基-6β-当归酰荒漠木-7(11)-烯-12,8β-内酯[2β,8α-dihydroxyl-6β-angloxyeremophil-7(11)-en-12,8β-olide][1]，8-表去酰菜蓟苦素-3-*O*-β-D-葡萄糖苷(8-epidesacylcynaropicrin-3-*O*-β-D-glucoside)，苦荬菜内酯D (ixerin D)[2]，苦荬菜苷A (ixerisoside A)[2-3]，中华小苦荬倍半萜内酯(ixerochinolide)，中华小苦荬倍半萜内酯苷(ixerochinoside)，8β-羟基去氢中美菊素(8β-hydroxydehydrozaluzanin)，山莴苣素

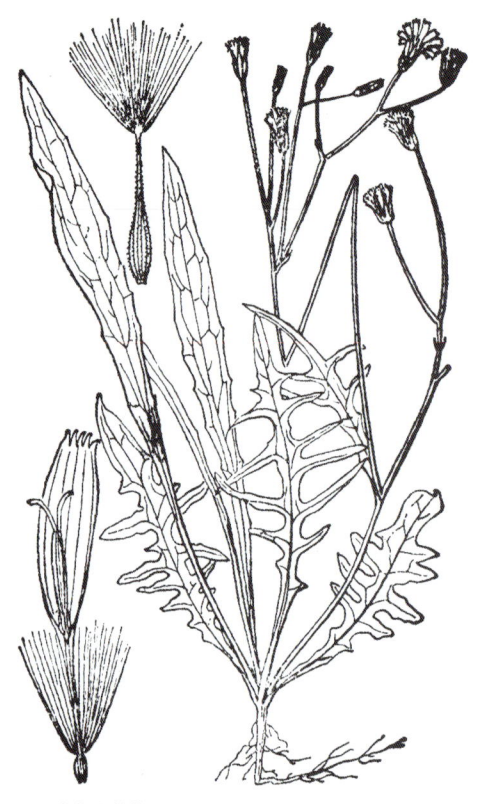

中华小苦荬 Ixeridium chinense (Thunb.) Tzvelev
引自《中国高等植物图鉴》

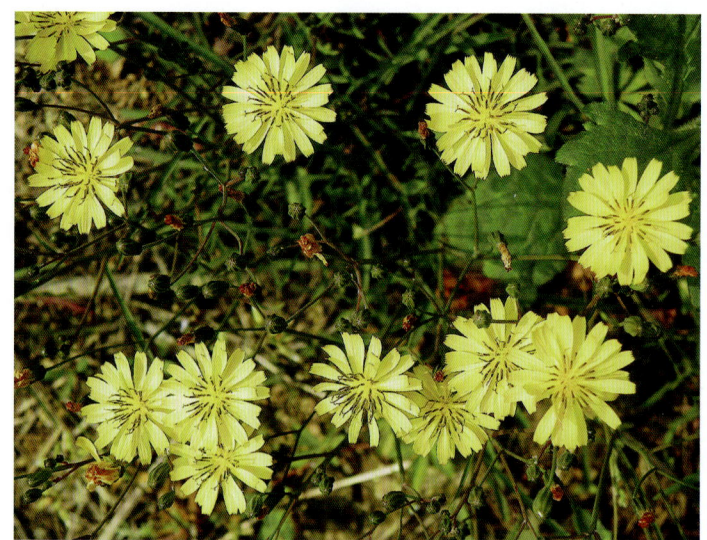

中华小苦荬 Ixeridium chinense (Thunb.) Tzvelev
摄影：朱仁斌

(lactucin)，10α-羟基-10,14-二氢-去酰菜蓟苦素(10α-hydroxy-10,14-dihydro-desacylcynaropicrin)[3]；三萜类：β-香树脂醇(β-amyrin)，3β-羟基-20(30)-蒲公英萜烯(3β-hydroxy-20(30)-taraxastene)，齐墩果-12-烯-3β-醇(olean-12-ene-3β-ol)，羽扇豆醇(lupol)，熊果-12,20(30)-二烯-3β,28-二醇[ursan-12,20(30)-dien-3β,28-diol]，熊果酸(ursolic acid)[1]。

新鲜全草含倍半萜类：中华小苦荬内酯(chinensioide) A、B、C[4]、D、E，(11S)-10α-羟基-3-氧代愈创木-4-烯-12,6α-内酯[(11S)-10α-hydroxy-3-oxoguaia-4-en-12,6α-lactone]，(11S)-10α-羟基-3-氧代-4βH-愈创木-12,6α-内酯[(11S)-10α-hydroxy-3-oxo-4βH-guaiano-12,6α-lactone]，中华小苦荬倍半萜内酯苷，8-去氧山莴苣素(8-deoxylactucin)[5]；三萜类：3β,21α-二羟基羽扇豆-18(19)-烯[3β,21α-dihydroxylupen-18(19)-ene]，3β,25-二羟基大戟-7,23(24)-二烯[3β,25-dihydroxytirucalla-7,23(24)-diene]，21α-羟基-19α-氢化蒲公英萜醇-20(30)-烯[21α-hydroxy-19α-hydrogentaraxasterol-20(30)-ene][6]。

附注：黄花中华小苦荬全草含倍半萜类：中华小苦荬内酯C、D、E、F，10α-羟基愈创木-12,6-内酯-3-酮(10α-hydroxyguaia-12,6-lactone-3-ketone)，中华小苦荬倍半萜内酯苷，3β,10α-二羟基愈创木-4(15),11(13)-二烯-12,6-内酯(3β,10α-dihydroxyguaia-4(15),11(13)-dien-12,6-lactone)，10α-羟基-11βH-愈创木-4(15)-烯-12,6-内酯(10α-hydroxy-11βH-guaia-4(15)-en-12,6-lactone)[7]；黄酮类：木犀草素-7-O-β-D-葡萄糖苷(luteolin-7-O-β-D-glucoside)[7]；酚类：6'-对羟基苯乙酰基-苦荬菜内酯D(6'-p-hydroxyphenylacetyl-ixerin D)，对羟基苯乙酸甲酯(methyl-p-hydroxyphenylacetate)，对羟基苯乙醇(methyl-p-hydroxyphenylethanol)，3,5-二甲氧基-4-羟基苯丙醇(3,5-dimethoxy-4-hydroxyphenylpropynol)[7]；甾体类：β-谷甾醇，葫芦卜苷[7]。

注评 本种为中国药典（2010年版）附录Ⅲ收载"苦菜"、部颁药品标准·藏药（1995年版）和内蒙古蒙药材标准（1986）收载"山苦荬"、藏药标准（1979）收载"苦荬菜"、山东中药材标准（1995）收载"北败酱草"、辽宁药品标准（1980）收载"菊败酱"、吉林药品标准（1977）收载"北败酱"的基源植物，药用其干燥全草；收载其异名 Ixeris chinensis (Thunb.) Nakai。

菊科 COMPOSITAE

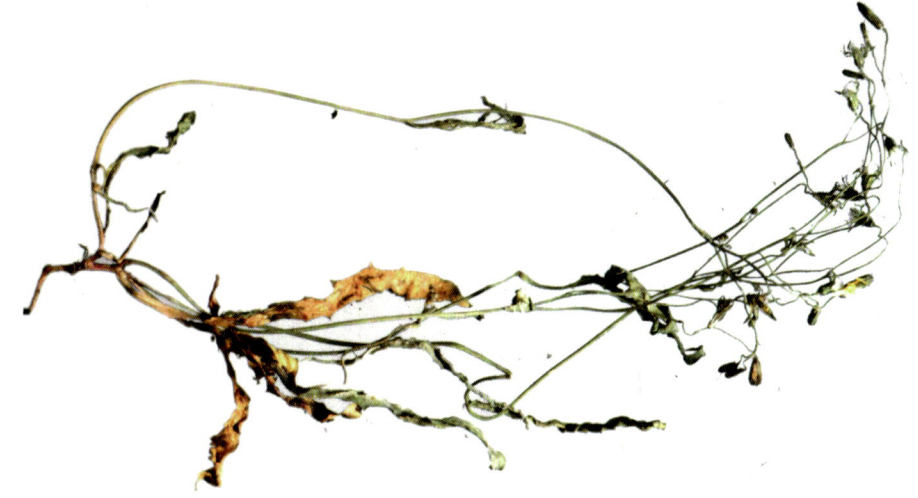

苦菜 Ixeris chinensis Herba
摄影：张继

化学成分参考文献

[1] 马雪梅，等．天然产物研究与开发，2011, 23(3): 440-442, 457.
[2] Lee SW, et al. *Heterocycles*, 1994, 38(8): 1933-1936.
[3] Khalil AT, et al. *Chem Pharm Bull*, 2005, 53(1): 15-17.
[4] Zhang SJ, et al. *J Nat Prod*, 2002, 65(12): 1927-1929.
[5] Zhang SJ, et al. *J Nat Prod*, 2006, 69(10): 1425-1428.
[6] Zhang SJ, et al. *Chin Chem Lett*, 2006, 17(2): 195-197.
[7] 张树军，等．中国药学杂志，2012, 47(1): 26-29.

3. 窄叶小苦荬（中国植物志） 剪刀甲（四川），飞天台（四川），颠倒菜（中国植物志），苦苣、野苣（嘉祐本草），东北苦菜（东北植物检索表），兔子菜（广州植物志），黄色山苦菜（云南种子植物名录）

Ixeridium gramineum (Fisch.) Tzvelev, Fl. URSS 29: 391. 1964.——*Prenanthes graminea* Fisch., *Ixeris chinensis* (Thunb.) Nakai subsp. *versicolor* (Fisch. ex Link) Kitam., *Lagoseris versicolor* Fisch. ex Link., *Lactuca versicolor* (Fisch. ex Link) Sch. Bip. ex Herb.（英 **Narrowleaf Ixeridium**）

多年生草本，高 6–30 cm。茎低矮，主茎不明显，基部多分枝，无毛。基生叶匙状长椭圆形、长椭圆形、长椭圆状倒披针形、披针形、倒披针形或线形，长 3.5–7.5 cm，宽 0.2–6 cm，不分裂或全缘或有尖齿或羽状浅裂或深裂，基部渐狭成长或短柄，侧裂片 1–7 对，中裂片较大，长椭圆形、镰刀形或狭线形，向两侧的侧裂片渐小，最上部或最下部的侧裂片常尖齿状；茎生叶少数，1–2 枚，较小，与基生叶同形，无柄，两面无毛。头状花序多数，排成伞房花序或伞房圆锥花序，含 15–27 枚舌状小花。总苞圆柱状，长 7–8 mm；总苞片 2–3 层，外层及最外层小，宽卵形，内层长，线状长椭圆形。小花黄色，极少白色或红色。瘦果红褐色，稍压扁，长椭圆形，有 10 条高起的钝肋，沿肋有小刺毛，喙细丝状，长 2.5 mm。冠毛白色，微粗糙。花果期 3–9 月。

分布与生境 产于黑龙江、吉林、内蒙古、河北、山西、陕西、甘肃、青海、新疆、山东、江苏、浙江、江西、福建、河南、湖北、湖南、广东、四川、贵州、云南、西藏。生于海拔 100–

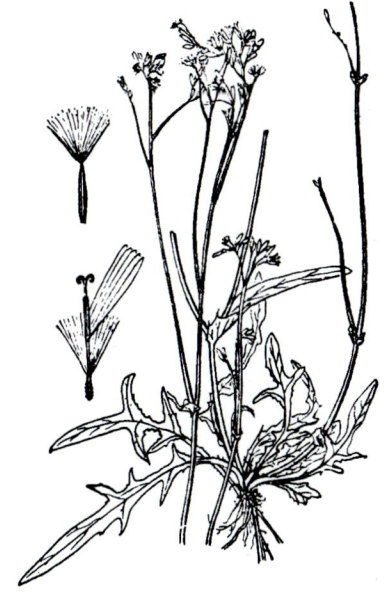

窄叶小苦荬 **Ixeridium gramineum**
(Fisch.) Tzvelev
引自《中国高等植物图鉴》

4000 m 的山坡草地、林缘、林下、河边、沟边、荒地及沙地上。也分布于朝鲜、蒙古、俄罗斯西伯利亚及远东地区。

药用部位　全草、根。

功效应用　清热解毒。用于疔疮疖肿，黄疸，痢疾，骨蒸劳热。

化学成分　全草含三萜类：蒲公英萜醇▲(taraxasterol)，蒲公英萜醇▲乙酸酯(taraxasterol acetate)，伪蒲公英萜醇▲(pseudotaraxasterol)，β-香树脂醇(β-amyrin)，3β-O-棕榈酰香树脂醇(3β-O-palmitoyl-β-amyrin)，毒莴苣醇▲(germanicol)，鲍尔山油柑烯醇▲(bauerenol)，鲍尔山油柑烯醇▲乙酸酯(bauerenyl acetate)[1]；黄酮类：木犀草素(luteolin)，木犀草素-7-O-β-D-葡萄糖苷(luteolin-7-O-β-glucoside)[1]；甾体类：β-谷甾醇，β-胡萝卜苷[1]；脂肪酸酯类：十六酸-1-单甘油酯(hexadecanoic acid 2,3-dihydroxypropyl ester)[1]。

化学成分参考文献

[1] 柳军玺，等. 中草药, 2006, 37(3): 338-340.

4. 抱茎小苦荬（中国植物志）　苦碟子（辽宁），苦荬菜（北方，中国高等植物图鉴），秋苦荬菜、盘尔草、鸭子食、败酱草（辽宁、山东），黄鼠草（陕西）

Ixeridium sonchifolium (Maxim.) C. Shih in Acta Phytotax. Sin. 31: 543. 1993.——*Youngia sonchifolia* Maxim., *Ixeris sonchifolia* (Maxim.) Hance, *Prenanthes sonchifolia* Bunge, *Ixeris denticulata* (Houtt) Stebbins subsp. *sonchifolia* (Maxim.) Stebbins（英 **Sowthistleleaf Ixeridium**）

多年生草本，高 15–60 cm。茎直立，上部伞房花序状或伞房圆锥花序状分枝，无毛。基生叶莲座状，匙形、长倒披针形或长椭圆形，长 3–15 cm，宽 1–3 cm，不分裂，边缘有锯齿，或大头羽状深裂，顶裂片大，近圆形、椭圆形或卵状椭圆形，顶端圆形或急尖，边缘有锯齿，侧裂片 3–7 对，半椭圆形、三角形或线形，边缘有小锯齿；中下部茎叶长椭圆形、匙状椭圆形、倒披针形或披针形，羽状浅裂或半裂，极少大头羽状分裂，心形或耳状抱茎；上部茎叶心状披针形，全缘，稀有锯齿或尖锯齿，基部心形或圆耳状抱茎；两面无毛。头状花序多数或少数，排成伞房花序或伞房圆锥花序，含舌状小花约 17 枚。总苞圆柱形，长 5–6 mm；总苞片 3 层，外层及最外层短，卵形或长卵形，内层长披针形，外面无毛。

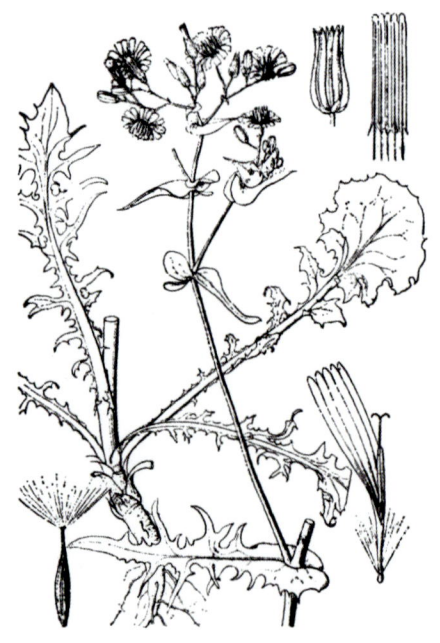

抱茎小苦荬 Ixeridium sonchifolium (Maxim.) C. Shih
引自《中国高等植物图鉴》

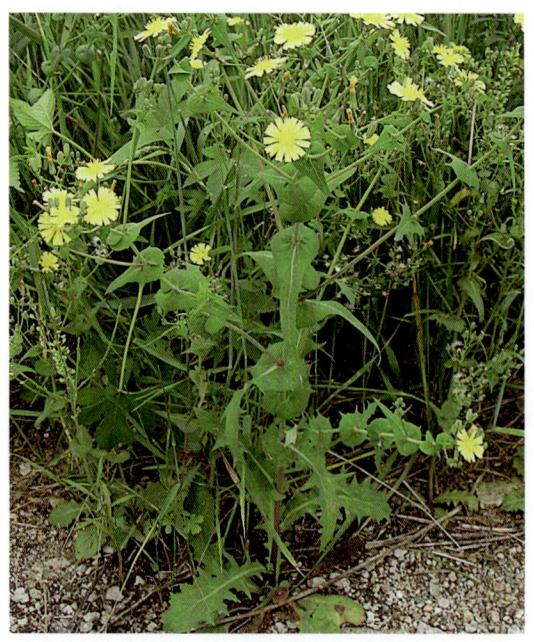

抱茎小苦荬 Ixeridium sonchifolium (Maxim.) C. Shih
摄影：于俊林

小花黄色。瘦果黑色，纺锤形，有10条高起的钝肋，上部沿肋有小刺毛，喙细丝状，长0.8 mm。冠毛白色，微糙毛状。花果期3–5月。

分布与生境　产于辽宁、河北、山西、内蒙古、陕西、甘肃、山东、江苏、浙江、河南、湖北、四川、贵州。生于海拔100–2700 m的山坡或平原路旁、林下、河滩地、岩石上或庭院中。也分布于朝鲜、日本。

药用部位　全草。

功效应用　清热解毒，收敛止血。现代用于肺结核咳血，支气管扩张咳血，胃溃疡出血，各种化脓性炎症。

注评　本种为部颁药品标准·蒙药（1998年版）和内蒙古蒙药材标准（1986）收载"抱茎苦荬菜"的基源植物，药用其干燥地上部分；收载其异名 Ixeris sonchifolia (Maxim.) Hance。其当年生幼苗入药又称"苦碟子"。

5. 细叶小苦荬（中国植物志）　纤细苦荬菜（中国植物志），蛇箭草（广西金秀），小舌片细辛（贵州），粉苞苣（西藏常用中草药）

Ixeridium gracile (DC.) C. Shih in Acta Phytotax. Sin. 31: 545. 1993.——*Lactuca gracilis* DC., *Ixeris gracilis* (DC.) Stebbins（英 **Gracilous Ixeridium**）

多年生草本，高10–70 cm。茎直立，上部伞房花序状分枝或自基部分枝，无毛。基生叶长椭圆形、线状长椭圆形、线形或狭线形，长4–15 cm，宽0.4–1 cm，基部有狭翼柄；茎生叶少数，狭披针形、线状披针形或狭线形，无柄；两面无毛，全缘。头状花序多数排成伞房花序或伞房圆锥花序，含6枚舌状小花。总苞极小，圆柱状，长6 mm；总苞片2层，外层少数且极小，2–3枚，卵形，内层长，线状长椭圆形。瘦果褐色，长圆锥状，有细肋或细脉10条，喙弯曲，长1 mm。冠毛褐色或淡黄色，微糙毛状。花果期3–10月。

分布与生境　陕西、甘肃、浙江、福建、江西、湖北、湖南、广西、广东、四川、贵州、云南、西藏。生于海拔800–3000 m的山坡或山谷林缘、林下、田间、荒地或草甸。也分布于尼泊尔、不丹及印度西北部和缅甸。

药用部位　全草。

功效应用　清热解毒，消肿止痛。现代用于黄疸型肝炎，结膜炎，疖肿，目赤肿痛。

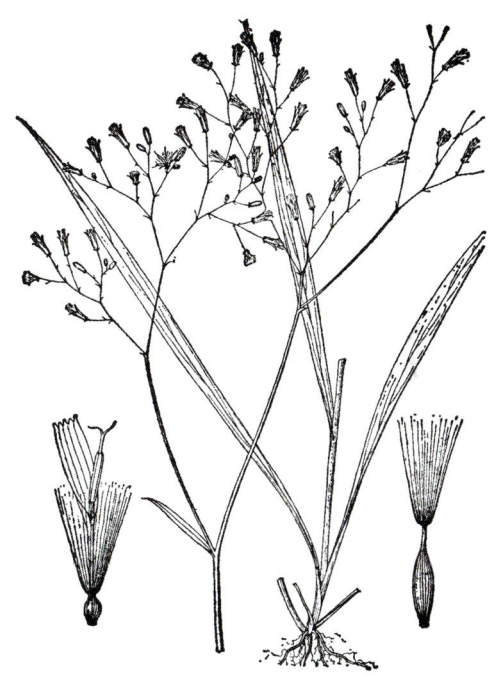

细叶小苦荬 Ixeridium gracile (DC.) C. Shih
引自《中国高等植物图鉴》

化学成分　全草含黄酮类：(3*R*)-7,2'-二羟基-3',4'-二甲氧基-异黄烷[(3*R*)-7,2'-dihydroxy-3',4'-dimethoxy-isoflavan]，山柰酚，槲皮素[1]，2α,3α-环氧-5,7,3',4'-四羟基黄烷-(4β→8)-表儿茶素[2α,3α-epoxy-5,7,3',4'-tetrahydroxy-flavan-(4β→8)-epicatechin]，5,7-二羟基黄烷酮(5,7-dihydroxyflavanone)，金丝桃苷(hyperin)，7-羟基黄烷酮(7-hydroxyflavanone)，7-甲氧基黄烷酮(7-methoxyflavanone)，反式-2',4'-二羟基查耳酮(*trans*-2',4'-dihydroxychalcone)，2',4'-二羟基二氢查耳酮(2',4'-dihydroxydihydrochalcone)，槲皮素-3-*O*-半乳糖苷(quercetin-3-*O*-galactoside)，木犀草素-7-*O*-葡萄糖苷(luteolin-7-*O*-glucoside)，5-羟基黄烷酮[(*S*)-5-hydroxyflavanone][2]；三萜类：熊果酸，齐墩果酸，丁子香萜甲酯(mairin methyl ester)，蒲公英萜醇▲棕榈酸酯(taraxasteryl palmitate)，荆芥定▲(nepetidin)，白桦脂酸(betulinic acid)，羽扇豆醇(lupeol)，β-香树脂醇(β-amyrin)，α-香树脂醇(α-amyrin)，达玛二烯醇(dammaradienol)，ψ-蒲公英萜醇，4-蒲公英萜醇▲(4-taraxasterol)[3]；香豆素类：伞形花内酯

(umbelliferone)，5,8-二羟基-7-甲氧基香豆素(5,8-dihydroxy-7-methoxycoumarin)[2]；甾体类：β-豆甾醇[3]。

注评　本种为部颁药品标准·藏药（1995年版）收载"苦荬菜"的基源植物，药用其全草；收载其异名 *Ixeris gracilis* (DC.) Stebbins。藏族用全草治赤巴病、脉病。

化学成分参考文献

[1] Zhang Yu, et al. *J Chromatogr Sci*, 2007, 45(9): 600-604.

[2] Ma XM, et al. *Chem Biodiv*, 2007, 4(9): 2172-2181.

[3] Ma XM, et al. *Chem Nat Comp*, 2008, 44(3): 399-401.

6. 褐冠小苦荬（中国植物志）　平滑苦荬菜（中国植物志）

Ixeridium laevigatum (Blume) C. Shih in Acta Phytotax. Sin. 31: 545. 1993.——*Prenanthes laevigata* Blume, *Ixeris laevigata* (Blume) Sch. Bip. ex Maxim.（英 **Smooth Ixeridium**）

多年生草本，高8-50 cm。茎单生或簇生，上部伞房或圆锥状花序分枝，无毛。基生叶椭圆形、长椭圆形、倒披针形或狭线形，长5-18 cm，宽0.3-3 cm，边缘有凹齿，齿顶有小尖头，极少全缘或羽状深裂，侧裂片1-4对，半圆形或偏卵形，顶端圆形或钝，有小尖头，边缘有稀疏的小缘毛，叶柄有狭翼，翼缘常有稀疏缘毛或小锯叶；茎生叶少数，不分裂，边缘有凹齿或尖齿，顶端尾状渐尖，基部无柄或有极短的叶柄；两面无毛。头状花序小，多数，排成伞房花序或圆锥状花序。总苞圆柱状，长5-6 mm；总苞片2层，外层小，卵状披针形，内层长，线状披针形，小花10-11枚，黄色。瘦果褐色，长圆锥状，有10条高起的钝肋，上部微刺毛，上部渐狭成长1.8 mm的细喙。冠毛褐色或麦秆黄色，微粗糙。花果期3-8月。

分布与生境　产于福建、台湾。生于海拔500-600 m的山坡林缘、林下或草丛中。也分布于日本、中南半岛、菲律宾、印度尼西亚。

药用部位　全草。

功效应用　清热解毒，消肿排脓，化瘀。用于肠痈、疔疮痈肿，痢疾，痔疮，产后瘀血腹痛。

化学成分　全草含黄酮类：芹菜素(apigenin)，芹菜素-7-*O*-β-葡萄糖糖苷(apigetrin)，木犀草素-7-*O*-葡萄糖苷 (luteolin-7-*O*-glucoside)[1]；三萜类：β-香树脂醇乙酸酯(β-amyrin acetate)，羽扇豆醇乙酸酯(lupeol acetate)，毒莴苣醇乙酸酯(germanicol acetate)[1]；香豆素类：七叶树内酯(esculetin)，七叶树苷(esculin)[1]；甾体类：β-谷甾醇，豆甾醇(stigmasterol)，菜油甾醇(campesterol)[1]。

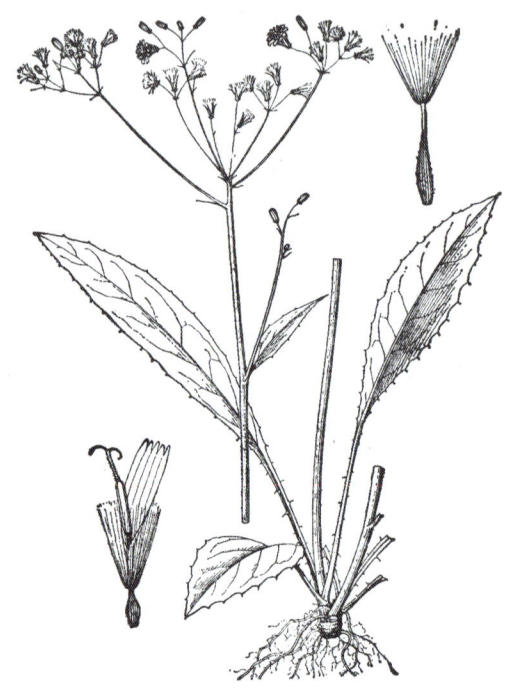

褐冠小苦荬 *Ixeridium laevigatum* (Blume) C. Shih
引自《中国高等植物图鉴》

化学成分参考文献

[1] Ho LK, et al. *Huaxue*, 1989, 47(2): 134-138.

7. 小苦荬（中国植物志）　黄绿苦荬菜（中国中药资源志要）

Ixeridium dentatum (Thunb.) Tzvelev in Fl. URSS 29: 392. 1964.——*Prenanthes dentata* Thunb., *Ixeris thunbergii* A. Gray, *Ixeris dentata* (Thunb.) Nakai（英 **Toothed Ixeridium**）

多年生草本，高10-50 cm。茎直立，上部伞房花序状分枝或自基部分枝，无毛。基生叶长倒披针

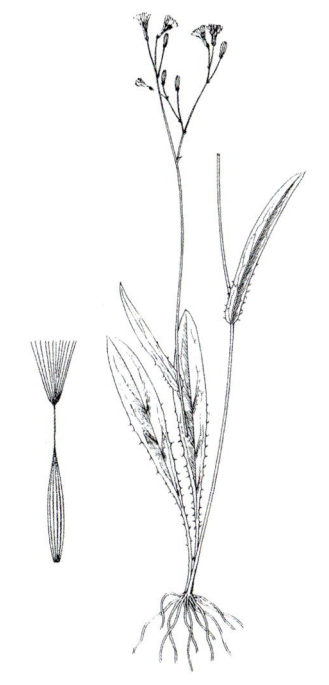
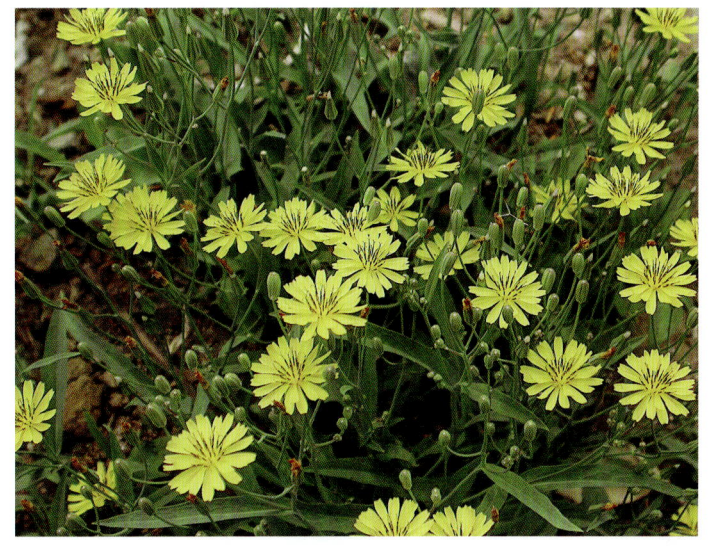

小苦荬 Ixeridium dentatum (Thunb.) Tzvelev
王金凤 绘

小苦荬 Ixeridium dentatum (Thunb.) Tzvelev
摄影：刘宗才

形、长椭圆形或椭圆形，长 1.5-15 cm，不分裂，顶端急尖或钝，中下部边缘或仅基部边缘有稀疏的缘毛状或长尖锯齿，基部渐狭成长或宽翼柄，稀羽状浅裂或深裂，侧裂片 1-3 对，线状长三角形或偏斜三角形；茎叶少数，披针形、长椭圆状披针形或倒披针形，不分裂，基部扩大耳状抱茎，边缘有缘毛状锯齿，两面无毛。头状花序多数，排成伞房状花序。总苞圆柱状，长 7-8 mm；总苞片 2 层，外层宽卵形，内层长，长椭圆形，舌状小花 5-7 枚，黄色，少白色。瘦果纺锤形，长 3 mm，稍压扁，褐色，有 10 条细肋或细脉，喙细丝状。冠毛麦秆黄色或黄褐色，微糙毛状。花果期 4-8 月。

分布与生境　产于江苏、浙江、福建、安徽、江西、湖北、广东。生于海拔 380-1050 m 的山坡、山坡林下、潮湿处或田边。也分布于俄罗斯远东地区、日本、朝鲜。

药用部位　全草。

功效应用　解毒，活血，止血，排脓。用于痈疮肿毒。

化学成分　全草含倍半萜类：苦荬菜内酯(ixerin) D[1]、H[1]、M、N[2-3]、U、V、W[1]，曲折斑鸠菊苷(vernoflexuoside)，10α-羟基-8-去氧-10,14-二氢去酰湾卷毛连菜内酯(10α-hydroxy-8-deoxy-10,14-dihydrodeacylcinaropicrin)，二氢葡萄糖中美菊素C (dihydroglucozaluzanin C)，毛连菜苷B (picriside B)[1]，苦荬菜内酯N-6'-O-乙酸酯(ixerin N-6'-O-acetate)，3β,8β-二羟基-愈创木-10(14)-烯-1α,4α,5α,6β,7α,11βH-12,6α-内酯[3β,8β-dihydroxy-guaia-10(14)-en-1α,4α,5α,6β,7α,11βH-12,6α-olide][2]，8-表-去酰湾卷毛连菜内酯葡萄糖苷(8-epi-deacylcinaropicrin glucoside)[1-2]，小苦荬胺▲(ixerisamine) A、B，8-表-去酰菜蓟苦素葡萄糖苷(8-epi-desacylcynaropicrin glucoside)，6-O-乙酰苦荬菜内酯N (6-O-acetyl ixerin N)[3]，全缘叶雄菊素▲(integrifolin; guaianolide)[1-3]，8β-羟基-4β,15-二氢愈创内酯C (8β-hydroxy-4β,15-dihydrozaluzanin C)，11βH-11,13-二氢全缘叶雄菊素(11βH-11,13-dihydrointegrifolin)，屋根草内酯苷▲(tectoroside)，苦荬菜苷A (ixerisoside A)，6'-O-乙酰苦荬菜苷A (6'-O-acetylixerisoside A)，8-表异利皮珀菊二醇▲(8-epiisolipidiol)[2-3]，小苦荬内酯苷▲(dentatin) A、B、C[4]，小苦荬内酯▲(dentalactone)[5]。

地上部分含黄酮类：5,7,3',4'-四羟基黄酮(5,7,3',4'-tetrahydroxyflavone)，5,7,3',4'-四羟基黄酮-7-葡萄糖苷(5,7,3',4'-tetrahydroxyflavone-7-glucoside)[6]；挥发油[6]。

化学成分参考文献

[1] Seto M, et al. *Chem Pharm Bull*, 1986, 34(10): 4170-6.
[2] Cha MR, et al. *Planta Med*, 2011, 77(4): 380-382.
[3] Cha MR, et al. *Bull Korean Chem Soc*, 2012, 33(1): 337-340.
[4] Chung HS, et al. *Arch Pharm Res*, 1994, 17(5): 323-326.
[5] Chung HS, et al. *Phytochemistry*, 1994, 35(6): 1583-1584.
[6] Chung HS. *Nutraceuticals and Food*, 2003, 8(2): 141-144.
[7] Kim MK, et al. *Han'guk Nonghwa Hakhoechi*, 1988, 31(4): 394-399.

160. 沙苦荬属 Chorisis DC.

多年生草本，无毛。茎匍匐，节生不定根。叶互生，有长柄，3-5掌状全裂。头状花序同型，舌状，有12-20枚舌状小花，单生或2-5个头状花序生自叶腋的短花序分枝上。总苞圆柱状，2-3层，外层小，卵形，内层长，线状长椭圆形。花托平，无托毛。舌状小花黄色，舌片顶端5齿裂。花柱分枝细，花药基部箭头形。瘦果褐色，圆柱状，稍压扁，有10条高起的钝肋，无毛，顶端渐窄成粗喙。冠毛2层，白色，微粗糙。

单种属，分布于俄罗斯远东地区、日本、朝鲜与我国，供药用。

1. 沙苦荬菜（中国植物志） 匍匐苦荬菜（中国植物志）

Chorisis repens (L.) DC., Prodr. 7: 178. 1838.——*Prenanthes repens* L., *Ixeris repens* (L.) A. Gray（英 **Creeping Ixeris**）

多年生草本，光滑无毛。茎匍匐，有多数茎节，向上生出具长叶柄的叶。叶有长柄，叶片1-2回掌状3-5浅裂、深裂或全裂，全形宽卵形，长1.5-3 cm，宽1.5-5 cm，裂片或末回裂片椭圆形、长椭圆形、圆形或不规则圆形，基部渐狭，有短翼柄或无翼柄，顶端圆形或钝，边缘浅波状或仅1侧有1大的钝齿或椭圆状大钝齿，两面无毛。头状花序单生叶腋，或2-5枚排成腋生的疏松伞房花序。总苞圆柱状，长1.4 cm；总苞片2-3层，外层与最外层小或较小，卵形或椭圆形，内层长，长椭圆状披针形，无毛。舌状小花12-60枚，黄色。瘦果圆柱状，褐色，稍压扁，长4 mm，无毛，有10条高起的钝肋，顶端渐窄成2 mm的粗喙。冠毛白色。花果期5-10月。

分布与生境 产于东北、河北、山东、浙江、福建、广东、台湾、澳门。生于海边沙地。也分布于俄罗斯远东地区、日本、朝鲜。

药用部位 全草。

功效应用 清热解毒，活血，排脓。用于痈疮肿毒。

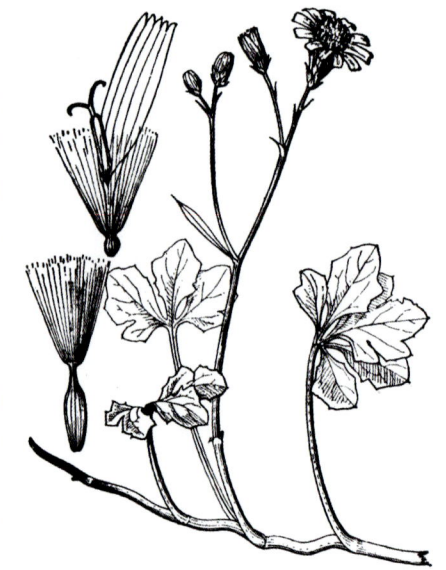

沙苦荬菜 Chorisis repens (L.) DC.
引自《中国高等植物图鉴》

161. 黄瓜菜属 Paraixeris Nakai

一年生或二年生草本。叶互生，不分裂或羽状分裂，基生叶花期枯萎，稀生存。头状花序同型，舌状，多数或少数，排成伞房花序或伞房状圆锥花序。总苞圆柱状，长4.5-9 mm；总苞片(2-) 3层，外层小，卵形，内层长，披针形、椭圆形、长椭圆形、披针状长椭圆形、长椭圆状线形、线状长椭圆形或长披针形，基部沿中脉海绵质增厚或无海绵质增厚。花托平，无托毛。舌状小花5-19枚，黄色或橘黄色。花柱分枝细，花药基部箭头状。瘦果黑色或褐色，椭圆形、长椭圆形或纺锤形，有 10-12 条纵肋，上部沿肋有小刺毛，顶端渐尖成粗喙。冠毛白色，糙毛状，1 层，易脱落。

约 8-10 种，分布于东亚、东南亚。中国有 6 种，3 种药用。

分种检索表

1. 叶不分裂，边缘有大锯齿或重锯齿 ·· 1. **黄瓜菜 P. denticulata**
1. 叶大头羽状分裂或羽状分裂。
　　2. 叶大头羽状分裂，顶裂片心状五角形或多角形 ······················ 2. **心叶黄瓜菜 P. humifusa**
　　2. 叶羽状深裂或半裂侧裂片 6 对，长线形 ······························ 3. **尖裂黄瓜菜 P. serotina**

1. 黄瓜菜（中国植物志） 苦荬菜（嘉祐本草），败酱菜（辽宁、河北、山东、青海），苦碟子、苦丁菜（烟台中草药），盘几草（陕西中草药），茎田头（江苏），秋苦荬菜（江苏植物志）

Paraixeris denticulata (Houtt.) Nakai in Bot. Mag. (Tokyo) 34: 156. 1920.——*Prenanthes denticulata* Houtt., *Ixeris denticulata* (Houtt.) Stebbins, *Lactuca denticulata* (Houtt.) Maxim., *Ixeris denticulata* (Houtt.) Stebbins subsp. *ramosissima* (Benth.) Stebbins（英 **Toothed Paraixeris**）

一年生或二年生草本，高 30-120 cm。茎直立，上部或中部伞房花序状分枝，无毛。基生叶及下部茎叶花期枯萎脱落；中下部茎叶卵形、琴状卵形、椭圆形、长椭圆形或披针形，不分裂，长 3-10 cm，宽 1-5 cm，有宽翼柄，基部圆形，耳部圆耳状扩大抱茎，或无柄，向基部稍收窄而基部突然扩大圆耳状抱茎，边缘大锯齿或重锯齿或全缘；上部及最上部茎叶渐小，边缘大锯齿或重锯齿或全缘，无柄，向基部渐宽，基部耳状扩大抱茎，两面无毛。头状花序多数，排成伞房花序或伞房圆锥状花序，含 15 枚舌状小花。总苞圆柱状，长 7-9 mm；总苞片 2 层，外层极小，卵形，顶端急尖，内层长，披针形或长椭圆形，无毛。小花黄色。瘦果长椭圆形，压扁，黑色或黑褐色，有 10-11 条钝肋，上部沿脉有小刺毛，向上渐尖成粗喙。冠毛白色，糙毛状。花果期 5-11 月。

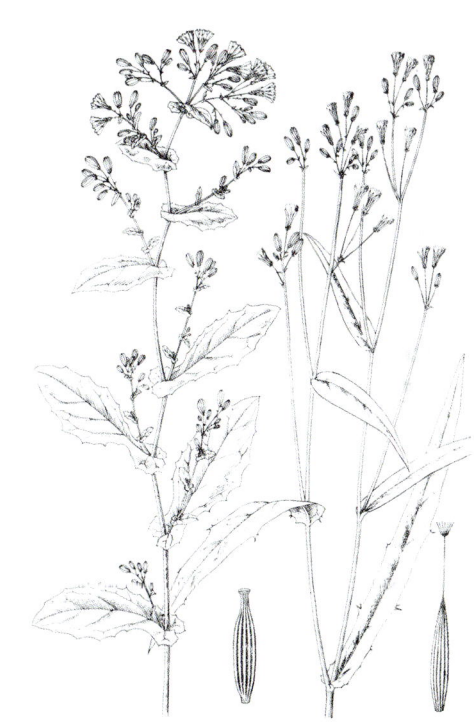

黄瓜菜 *Paraixeris denticulata* (Houtt.) Nakai
王金凤 绘

分布与生境 产于黑龙江、吉林、辽宁、河北、山西、山东、甘肃、江苏、安徽、浙江、江西、河南、湖南、湖北、广东、广西、四川、贵州、云南。生于海拔 300-2500 m 的山坡林缘、林下、田边、岩石上或岩石缝隙中。也分布于俄罗斯远东地区、蒙古、朝鲜、日本、越南。

药用部位 全草。

功效应用 清热解毒，消肿散结，祛瘀止痛，止血，止带。用于肺痈，乳痈，血淋，疔疮，跌打损伤，无名肿毒，蛇虫咬伤，白带过多。

2. 心叶黄瓜菜（中国植物志） 平卧苦荬菜（中国中药资源志要），蔓生苦荬菜（湖北）

Paraixeris humifusa (Dunn) C. Shih in Acta Phytotax. Sin. 31: 547. 1933.——*Lactuca humifusa* Dunn, *Ixeris humifusa* (Dunn) Stebbins（英 **Humifusa Ixeris**）

一年生或二年生草本。茎直立，单生，高 30 cm，有细长匍匐枝，上部有疏松的伞房花序状分枝，稀疏的多细胞节毛。基生叶花期生存，有长柄，大头羽状全裂，极少不分裂，顶裂片或叶片心状五角形至多角形，长 5 cm，宽 9 cm，侧裂片极小，1 对，对生或互生，卵形或锯齿状；中上部茎叶大头羽状深裂或不裂；最上部茎叶不分裂，披针形或圆状多角形，基部截形或宽楔形，叶柄较短；有多细胞节毛。头状花序少数，3-5 枚排成疏松的伞房花序，含 10 枚舌状小花。总苞圆柱状，长 7 mm；总苞片 3 层，外层及最外层小，卵形，内层长，长披针形，基部沿中脉海绵质加厚，外面无毛。舌状小花黄色。瘦果褐色，椭圆状，稍压扁，有 10 条高起的钝肋，上部沿肋有小刺毛，顶端急尖成粗喙。冠毛白色，微糙毛状。花果期 8-9 月。

分布与生境 产于湖北、重庆、云南。生于海拔 1650-1700 m 的山坡、林下。

药用部位 全草。

功效应用 清热解毒，消肿止痛。用于疔疮痈肿，跌打损伤。

3. 尖裂黄瓜菜（中国植物志） 猴尾草（河南），抱茎苦荬菜（东北植物检索表），秋抱茎苦荬菜（中药大辞典），晚抱茎苦荬菜（内蒙古植物志）

Paraixeris serotina (Maxim.) Tzvelev in Fl. URSS 29: 399. 1964.——*Youngia serotina* Maxim., *Ixeris sonchifolia* (Maxim.) Hance var. *serotina* (Maxim.) Kitag.（英 **Serotinous Ixeris**）

一年生草本，高 100 cm。茎直立，上部伞房花序状分枝，无毛。基生叶花期枯萎脱落；中下部茎叶长椭圆状卵形、长卵形或披针形，长 3-8 cm，宽 1.5-2.5 cm，羽状深裂或半裂，基部扩大圆耳状抱茎，侧裂片约 6 对，狭长，长线形或尖齿状，边缘全缘；上部叶渐小，卵状心形，向顶端长渐尖，基部心形扩大抱茎，全部叶两面无毛。头状花序多数，排成伞房状花序，含舌状小花 15-19 枚。总苞圆柱状，长 4.5-5.5 mm；总苞片 2-3 层，外层及最外层极短，卵形，内层长，长椭圆形或披针状长椭圆形，长 4.5-5.5 mm，顶端钝或急尖。舌状小花黄色。瘦果长椭圆形，长 2 mm，黑色，有 10 条高起的钝肋，上部沿肋有微刺毛，上部渐细成稍粗的喙，喙长 0.7 mm。冠毛白色，微糙毛状。花果期 5-9 月。

分布与生境 产于黑龙江、吉林、河北、山东、河南。生于海拔 850-1530 m 的山坡草地。也分布于俄罗斯远东地区、朝鲜。

药用部位 全草。

功效应用 清热解毒，消肿排脓，止痛。用于肠痈，痢疾，疔疮痈肿，各种化脓性感染，吐血，衄血，头痛，胸痛，腹痛，黄水疮，痔疮。

化学成分 全草含倍半萜类：莪术倍半萜内酯(zedoalactone) A、C，(7R,10S)-芹子-4,11(13)-二烯-3-酮-12-酸[(7R,10S)-selina-4,11(13)-dien-3-on-12-oic acid]，冬青叶豚草酸(ilicic acid)[1]；单萜类：黑麦草内酯(loliolide)[1]；黄酮类：木犀草素(luteolin)，芹菜素(apigenin)，小麦黄素(tricin)[1]；三萜类：无羁萜(friedelin)，无羁萜醇(friedelinol)[1]；酚类：3-甲氧基-4-羟基苯甲酸(3-methoxy-4-hydroxy-benzoic acid)，对羟基苯甲酸甲酯(methyl-*p*-hydroxybenzoate)，3,4-二羟基苯甲醛(3,4-dihydroxy-benzaldehyde)[1]；其他类：*β*-谷甾醇，二十酸甘油酯[1]。

化学成分参考文献

[1] 徐国熙，等. 中草药，2011, 42(6): 1079-1082.

162. 毛鳞菊属 Chaetoseris C. Shih

多年生草本。叶羽状分裂或不分裂。头状花序同型，舌状，多数或少数排成圆锥状花序、总状花序或伞房花序。总苞钟状、长卵状或圆柱状；总苞片 3-5 层，覆瓦状，外面沿中脉有 1 行扁刚毛或无毛。花托平，无托毛。舌状小花多数，10-40 枚，红色或蓝色，少黄色或白色。花柱分枝细，花药基部箭头形。瘦果黑色或褐色，椭圆形、长椭圆形或倒披针形，压扁，边缘加宽加厚，每面有 3-6 条纵肋，肋上或肋间有短毛，顶端急尖或渐尖成粗或细喙。冠毛 2 层，外层极短，糙毛状，内层长，白色，糙毛状、细锯齿状或髯毛状。

本属有 18 种，分布于中国西南部至印度（锡金）、不丹、尼泊尔，1 种药用。

1. 蓝花毛鳞菊（中国植物志） 蓝岩参菊（云南植物名录），蓝钩莎菊（中药大辞典），戟叶细钩莎菊（贵州中药名录），雪兰山菊（云南）

Chaetoseris cyanea (D. Don) C. Shih in Acta Phytotax. Sin. 29: 404. 1991.——*Sonchus cyaneus* D. Don, *Mulgedium cyaneum* (D. Don) DC., *Cicerbita cyanea* (D. Don) Beauverd（英 **Blueflower Chaetoseris**）

多年生草本，高 0.8-1.8 m。茎直立，上部总状或圆锥花序状分枝，被稠密的紫红色或褐色的头状具柄多细胞长刚毛或节毛。中部茎叶卵形、浅戟状卵形或三角形，长 5-8 cm，宽 3.5-6 cm，基部截形或浅戟形，顶端渐尖，柄长达 9.5 cm，有狭翼；上部茎叶与中部茎叶同形，渐小；两面沿脉被乳突状毛或长糙毛。头状花序多数，排成总状花序或圆锥状花序，含 11-14 枚舌状小花。总苞钟状，长 1.5 cm；总苞片 5 层，不明显覆瓦状排列，外层三角形，中层披针形，内层线状长椭圆形或线形，中外层外面沿中脉有 1 行长刚毛。小花紫红色。瘦果黑褐色，倒宽披针形，压扁，每面有 3-4 条高起细肋。外层冠毛极短，糙毛状，内层冠毛毛状，白色，微糙毛状。花果期 9-10 月。

分布与生境 产于四川、云南、贵州、西藏。生于海拔 2020-3900 m 的山坡灌中。也分布于尼泊尔、印度（锡金）。

药用部位 根。

功效应用 清热消肿，健脾和胃，行气止痛，利水消炎。用于胃痛，胃、十二指肠溃疡，肠胃炎，痢疾，泄泻，食积饱胀，水肿，湿疹。

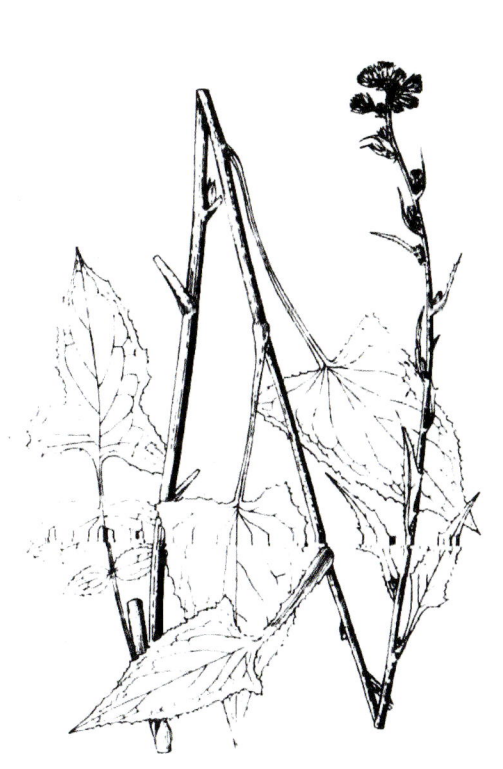

蓝花毛鳞菊 Chaetoseris cyanea (D.Don) C. Shih.
孙英宝 绘

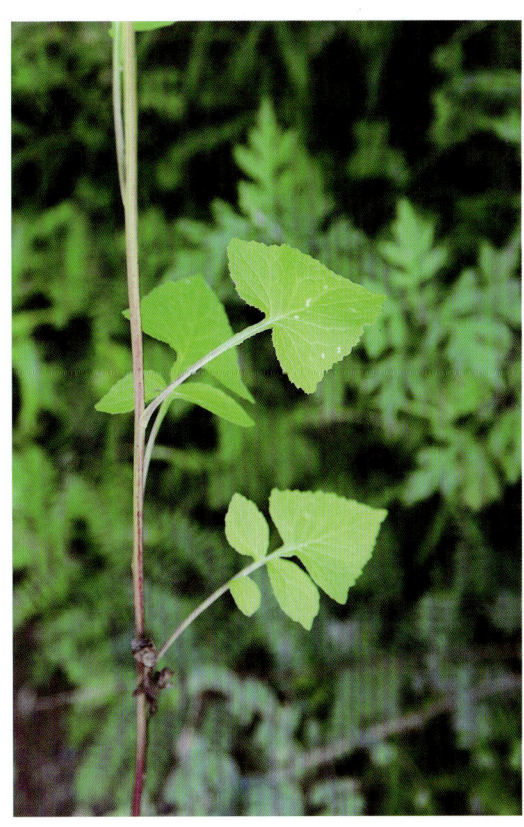

蓝花毛鳞菊 Chaetoseris cyanea (D. Don) C. Shih
摄影：陈又生

163. 蒲公英属 Taraxacum F. H. Wigg.

多年生葶状草本。茎花葶状。花葶1至数个，无叶状苞片叶，上部被蛛丝状柔毛或无毛。叶基生，莲座状，具柄或无柄，叶片匙形、倒披针形或披针形，羽状深裂或浅裂。头状花序单生花葶顶端。总苞钟状或狭钟状；总苞片数层，有时先端背部增厚或有小角，外层总苞片短，常有浅色膜质边缘，线状披针形至卵圆形，内层总苞片较长，线形；花序托平，无托片，稀少有托片；小花舌状，两性，结实，舌片黄色，稀白色、红色或紫红色，边缘花舌片背面常具暗色条纹；花药基部具尾；花柱细长，2裂，裂瓣线形。瘦果纺锤形或倒锥形，具纵沟，果体上部或几全部有刺状或瘤状突起，上端突然缢缩或逐渐收缩为圆柱形或圆锥形的喙基，喙细长，稀无喙；冠毛多层，毛状，易脱落。

约2000余种，主要分布于北半球温带至亚热带地区，少数产于热带南美洲。我国已知有70种及1变种，广布于东北、华北、西北、华中、华东及西南各省区，西南及西北地区最多，19种药用。

分种检索表

1. 舌状花舌片紫红色；总苞片黑绿色，外层总苞片无膜质边缘，伏贴……………… 1. 紫花蒲公英 T. lilacinum
1. 舌状花舌片黄色、亮黄色、黄白色或白色；总苞片有膜质边缘。
  2. 外层总苞片很宽，宽达3 mm。
    3. 外层总苞片宽卵形，有宽白色膜质边缘，先端无小角……………… 2. 白缘蒲公英 T. platypecidum
    3. 外层总苞片具窄膜质边缘。
      4. 外层总苞片干后黑色或墨绿色，具明显白色或淡褐色膜质边缘。
        5. 瘦果倒披针形，先端逐渐收缩成较长的喙基，喙基长约1 mm ……… 3. 大头蒲公英 T. calanthodium
        5. 瘦果倒卵状楔形，先端急收缩成短柱状喙基，喙基长不足0.8 mm ……… 4. 川甘蒲公英 T. lugubre
      4. 外层总苞片干后绿色，先端暗绿色，有明显的窄膜质边缘……………… 5. 东北蒲公英 T. ohwianum
  2. 外层总苞片较窄，宽不足3 mm。
    6. 外层总苞片披针形，花期常反折，背面先端被乳头状纤毛……………… 6. 阴山蒲公英 T. antungense
    6. 外层总苞片宽卵形或卵状披针形，花期伏贴。
      7. 总苞片暗绿色或黑色。
        8. 外层总苞片宽卵形，背面先端无小角；瘦果麦秆黄色或黄褐色……………… 7. 藏蒲公英 T. tibetanum
        8. 外层总苞片披针形，先端全部有小角，瘦果灰色或灰褐色………8. 灰果蒲公英 T. maurocarpum
      7. 总苞片绿色或淡绿色。
        9. 舌状花舌片白色，瘦果的喙粗壮……………… 9. 白花蒲公英 T. leucanthum
        9. 舌状花舌片黄色或淡黄色，稀白色，瘦果具纤细的喙或略粗壮。
          10. 总苞片先端背部具角。
            11. 花托有托片……………… 10. 芥叶蒲公英 T. brassicifolium
            11. 花托无托片。
              12. 叶上面有暗紫色斑点……………… 11. 斑叶蒲公英 T. variegatum
              12. 叶无紫色斑点。
                13. 舌状花舌片黄色；外层总苞片先端背部有小角……………… 12. 蒲公英 T. mongolicum
                13. 舌状花舌片白色或淡黄白色，外层总苞片先端背部具明显角状突起………………………… 13. 朝鲜蒲公英 T. coreanum
          10. 总苞片先端背部无小角或仅有稍增厚。
            14. 外层总苞片较内层总苞片狭窄，披针形，常带淡紫红色……………………………………………… 14. 窄苞蒲公英 T. bessarabicum
            14. 外层总苞片等宽或宽于内层总苞片，披针形至卵圆形，稀先端带紫色。

15. 瘦果先端急缢缩为 0.4–0.5 mm 的喙基，果喙纤细，长 4.5–6.5 mm ·· 15. **堆叶蒲公英 T. compactum**
15. 瘦果先端渐收缩为长 1–1.5 mm 的喙基，果喙长 3–5 mm。
  16. 外层总苞片卵形，先端背部无角状突起，不增厚或微增厚 ·· 16. **华蒲公英 T. borealisinense**
  16. 外层总苞片宽卵形、卵形或卵状披针形，先端背部具角状突起或增厚。
    17. 外层总苞片有较宽膜质边缘。
      18. 总苞长 8–13 mm，花葶全部被密蛛丝状毛，瘦果麦秆黄色或淡褐色，喙长 4.5 mm ·· 17. **多裂蒲公英 T. dissectum**
      18. 总苞长 16–20 mm，花葶顶端被疏蛛丝状毛或无毛，瘦果棕褐色，喙长 8.5–9 mm ·· 18. **光苞蒲公英 T. lamprolepis**
    17. 外层总苞片具窄或不明显的膜质边缘，瘦果体上部具较密的小刺，喙长 10 mm ·· 19. **异苞蒲公英 T. heterolepis**

  本属药用植物特征性化学成分为三萜和黄酮。前者的代表性成分如蒲公英萜醇▲ (taraxasterol，**1**) 和伪蒲公英萜醇▲ (pseudotaraxasterol，**2**) 等。后者的代表性成分如水韭素▲-7-β-吡喃葡萄糖基-2'-α-吡喃葡萄糖苷 (isoetin-7-β-glucopyranosyl-2'-α-glucopyranoside，**3**) 和水韭素▲-7-β-吡喃葡萄糖基-2'-α-吡喃阿拉伯糖苷 (isoetin-7-β-glucopyranosyl-2'-α-arabinopyranoside，**4**) 等。倍半萜类亦是本属药用植物特征性化学成分类群之一，如蒲公英酸-1'-*O*-β-D-吡喃葡萄糖苷 (taraxinic acid-1'-*O*-β-D-glucopyranoside，**5**)、蒙古蒲公英素 B (mongolicumin B，**6**)、蒲公英酮内酯▲ (taraxafolide，**7**) 等。蒲公英 (T. mongolicum) 中含有结构类型较新颖的木脂素类化合物蒙古蒲公英素 A (mongolicumin A，**8**) 和变红破布木脂素 (rufescidride，**9**) 等。**3**、**4** 和 **6** 对金黄色葡萄球菌等革兰阳性菌生长具有抑制作用；**5** 对人白血病 HL-60 细胞株增殖具有抑制作用。

  本属植物的生物活性广泛，主要集中在广谱抑菌、抗肿瘤、抗胃损伤、兴奋胃肠平滑肌、保肝、免疫调节和抗氧化等方面。

1. 紫花蒲公英（八一农学院学报）

Taraxacum lilacinum Schischk. in Bot. Mater. Gerb. Bot. Inst. Acad. Nauk SSSR 7: 4. 1937.

（英 Lilaceous Dandelion）

多年生草本。根状茎颈部有黑褐色残存叶基，叶基腋部被疏长曲毛。叶长椭圆形，长 3–10 mm，宽 5–15 mm。不分裂，全缘或羽状浅裂，无毛。花葶 1–2，较粗壮，长于叶，高 7–15 cm，无毛；头状花序径约 15–20 mm。总苞宽钟状；总苞片黑绿色，先端无角或稍加厚，外层总苞片卵状披针形至披针形，长 3–4 mm，宽 2–2.5 mm，伏贴或稍开展，几无膜质边缘；内层总苞片长为外层总苞片的 1.5–2 倍；舌状花紫红色，无毛；舌片长 10–11 mm，宽 1.5–2 mm，柱头干时黑色。瘦果淡黄褐色，长约 3 mm，顶端渐缩为 0.5–0.7 mm 的喙基，喙长 0.5–4 mm。冠毛白色。花果期 6–7 月。

分布与生境 产于新疆。生于海拔 2500 m 以上的高山草甸、草甸草原。也分布于哈萨克斯坦、吉尔吉斯斯坦。

药用部位 全草。

功效应用 清热凉血，通乳，益精。用于痈肿疮疡，乳痈。

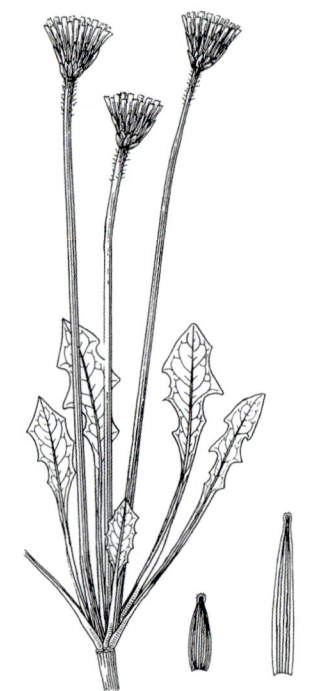

紫花蒲公英 *Taraxacum lilacinum* Schischk.
余汉平 绘

2. 白缘蒲公英（东北植物检索表） 热河蒲公英（中药志），高山蒲公英（全国中草药汇编），山蒲公英、河北蒲公英（中国植物志）

Taraxacum platypecidum Diels in Repert. Spec. Nov. Regni Veg. Beih. 12: 515. 1922.

（英 Dandelion）

多年生草本。根颈部有黑褐色残存叶柄。叶宽倒披针形或披针状倒披针形，长 10–30 cm，宽 2–4 cm，羽状分裂，侧裂片 5–8 片，三角形被疏蛛丝状柔毛或几无毛。花葶 1 至数个，高达 45 cm，上部密被白色蛛丝状绵毛；头状花序大，径约 40–45 mm。总苞宽钟状；长 15–17 mm；总苞片 3–4 层；外层宽卵形，中央有暗绿色宽带，具为宽白色膜质边缘，上端粉红色，被疏睫毛，内层总苞片长圆状线形或线状披针形，长为外层总苞片长的 2 倍；舌状花黄色，边缘花舌片背面有紫红色条纹。瘦果淡黑色，长约 4 mm，上部有刺状小瘤；冠毛白色。花果期 3–6 月。

分布与生境 产于东北、华北、陕西、河南、湖北、四川等省区。生于海拔 1900–3400 m 的山坡草地或路旁。也分布于朝鲜、俄罗斯、日本。

药用部位 全草。

功效应用 清热解毒，消肿散结，利水通淋。用于疔疮肿毒，乳痈，瘰疬，目赤，咽痛，肺痈，肠痈，湿热黄疸，热淋涩痛。现代用于感冒发热，急性扁桃体炎，急性支气管炎，胃炎，肝炎，胆囊炎，尿路感染。

化学成分 全草含酚酸类：咖啡酸 (caffeic acid)，绿原酸 (chlorogenic acid)[1]。

注评 本种的全草部分地区也作"蒲公英"药材使用。参见蒲公英 *Taraxacum mongolicum* Hand.-Mazz.。

化学成分参考文献

[1] 李喜凤，等. 中成药，2008, 30(10): 1553-1555.

菊科 COMPOSITAE

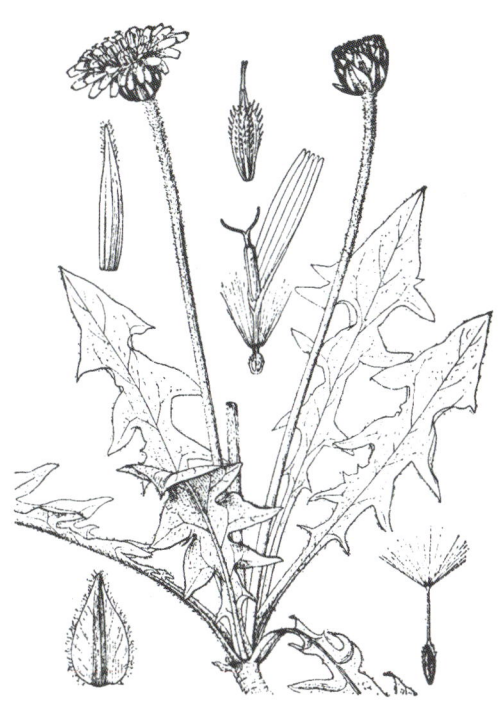

白缘蒲公英 Taraxacum platypecidum Diels
引自《中国高等植物图鉴》

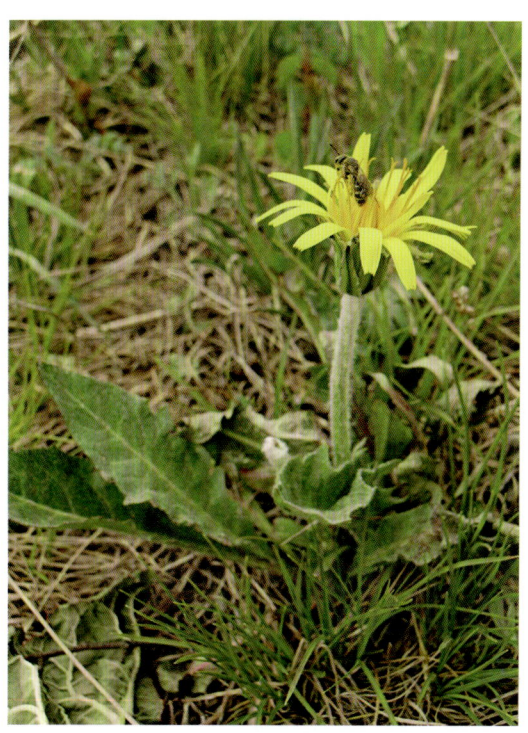

白缘蒲公英 Taraxacum platypecidum Diels
摄影：陈又生

3. 大头蒲公英（西藏植物志） 丽花蒲公英（中药志）

Taraxacum calanthodium Dahlst. in Acta Horti Gothob. 2: 150. f. 3, t. 1, f. 8-11. 1926.（英 **Largehead Dandelion**）

多年生草本。根颈部有褐色残存叶基。叶宽披针形或倒卵状披针形，长7-20 cm，宽1.2-3 cm，羽状深裂，顶裂片较大，戟状三角形或戟形，背面被疏蛛丝状长柔毛。花葶数个，高达25 cm，顶端多少密被蛛丝状柔毛；头状花序大，径50-60 mm；总苞大，长15-20 mm；总苞片干后黑色或墨绿色，有明显的白色或淡褐色膜质边缘；外层总苞片宽卵状披针形或卵形，宽(3-) 5-8 mm，先端具明显的短小角；内层总苞片宽线形，先端微具小角；舌状花黄色，舌片长12 mm，边缘花舌片背面具红紫色条纹。瘦果倒披针形，黄褐色。顶端逐渐收缩为圆锥形长约1 mm的喙基；冠毛淡污黄白色。花果期5-8月。

分布与生境 产于陕西西南部、甘肃南部、青海、四川西北部及西藏东部。生于海拔2500-4300 m的高山草地。

药用部位 全草，根。

功效应用 清热解毒，消肿散结，利水通淋。用于宿热，疔疮肿毒，乳痈，瘰疬，目赤，咽痛，肺痈，肠痈，喉炎，湿热黄疸，热淋涩痛。

注评 本种的全草部分地区也作"蒲公英"药材使用。参见蒲公英 Taraxacum mongolicum Hand.-Mazz.。

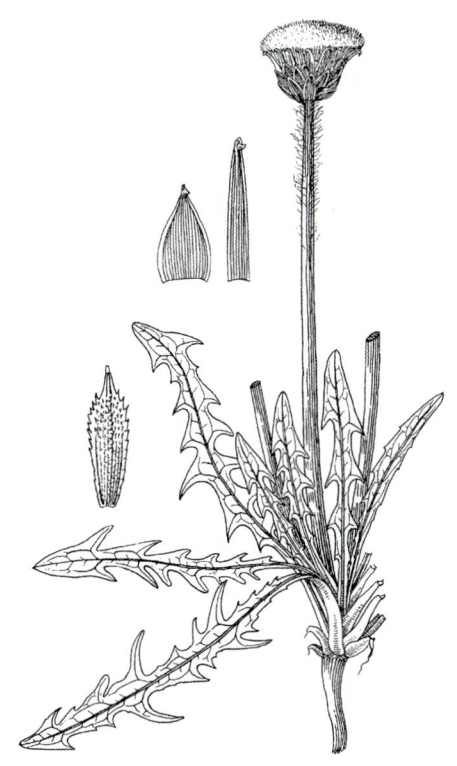

大头蒲公英 Taraxacum calanthodium Dahlst.
余汉平 绘

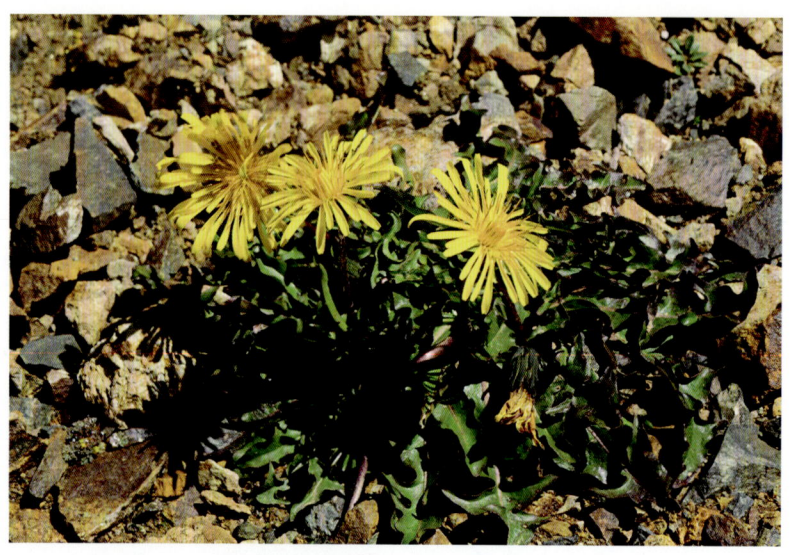

大头蒲公英 **Taraxacum calanthodium** Dahlst.
摄影：陈又生

4. 川甘蒲公英（中国高等植物图鉴）

Taraxacum lugubre Dahlst. in Acta Horti Gothob. 2: 148. t. 1, f. 4-7. 1926.（英 **Szechwankansu Dandelion**）

多年生草本。根垂直，根颈部具褐色残存叶基。叶线状披针形，长 10–25 cm，宽 2.5–3.5 cm，羽状深裂，侧裂片多数，短三角形或宽三角形，倒向，顶端裂片较大，背面被疏蛛丝状柔毛；叶柄长，常粉紫色。花葶数个，高达 25 cm，顶端被疏蛛丝状柔毛；头状花序径 35–55 mm。总苞长 15–20 mm，暗紫色；外层总苞片宽卵状披针形或卵形，先端无小角，具明显的白色膜质边缘；内层总苞片宽线形，长为外层总苞片的 2 倍，先端钝，舌状花黄色，麦秆黄色，长 4 mm，上部具小瘤，顶端突然缢缩为短柱状喙基，喙长 3–4 mm；冠毛白色。花果期 3–9 月。

分布与生境 产于甘肃南部、青海东南部、四川西北部及西藏东部。生于海拔 2800–4200 m 的高山草地。

药用部位 全草。

功效应用 清热解毒。用于高热，吐泻，肠痈。现代亦用于肝炎，胆囊炎。

注评 本种的全草部分地区也作"蒲公英"药材使用。参见蒲公英 Taraxacum mongolicum Hand.-Mazz.。

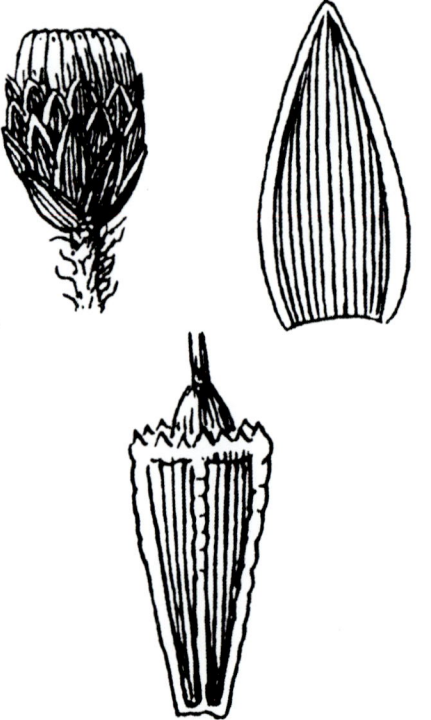

川甘蒲公英 **Taraxacum lugubre** Dahlst.
余汉平 绘

5. 东北蒲公英（东北植物检索表）

Taraxacum ohwianum Kitam. in Acta Phytotax. Geobot. 2: 124. 1933.——*T. junpeianum* Kitam.（英 **Manchurian Dandelion**）

多年生草本。叶倒披针形，长 10–30 cm，先端尖或钝，不规则羽状浅裂至深裂，侧裂片 4–5 片，全缘或边缘疏生齿，两面疏生短柔毛或无毛。花葶多数，高 10–20 cm，微被疏柔毛，近顶端密被白色蛛丝状毛；头状花序径 25–35 mm。总苞长 13–15 mm；外层总苞片花期伏贴，宽卵形，长 6–7 mm，暗紫色，具狭的膜质边缘，边缘生缘毛；内层总苞片线状披针形，长于外层总苞片的 2–2.5 倍，先端钝，无角状突起；舌状花黄色，边缘花舌片背面有紫色条纹。瘦果长椭圆形，麦秆黄色，上部有刺状突起，顶端略突然缢缩成圆锥至圆柱形长 0.5–1 mm 的喙基；喙纤细，长 2–11 mm；冠毛污白色，长 8 mm。花果期 4–6 月。

分布与生境　产于黑龙江、吉林、辽宁。生于低海拔地区山野或山坡路旁。也分布于朝鲜、俄罗斯远东地区。

药用部位　带根全草。

功效应用　清热解毒，消肿散结，利水通淋。用于疔疮肿毒，乳痈，瘰疬，目赤，咽痛，肺痈，肠痈，湿热黄疸，热淋涩痛。

化学成分　全草含黄酮类：水韭素▲-7-β-吡喃葡萄糖基-2'-α-吡喃葡萄糖苷(isoetin-7-β-glucopyranosyl-2'-α-glucopyranoside)，水韭素▲-7-β-吡喃葡萄糖基-2'-α-吡喃阿拉伯糖苷(isoetin-7-β-glucopyranosyl-2'-α-arabinopyranoside)[1]。

注评　本种的全草部分地区也作"蒲公英"药材使用。参见蒲公英 Taraxacum mongolicum Hand.-Mazz.。

化学成分参考文献

[1] 李峰，等. 发明专利申请公开说明书，2007, 17pp., CN 101016321 A 20070815; CAN 147: 350505;AN 2007: 919818.

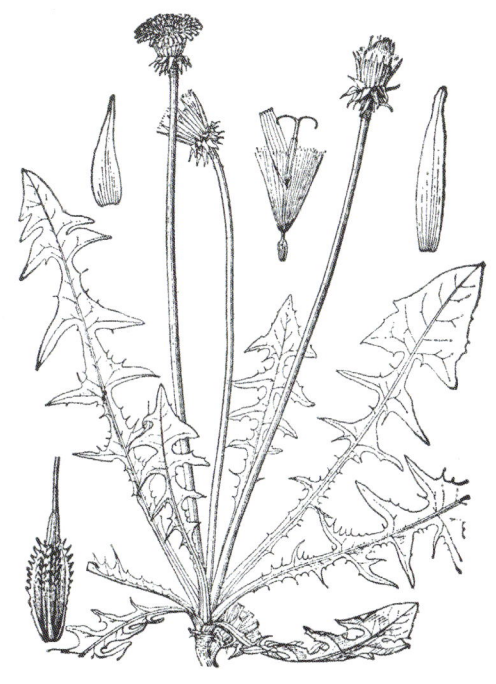

东北蒲公英 **Taraxacum ohwianum** Kitam.
引自《中国高等植物图鉴》

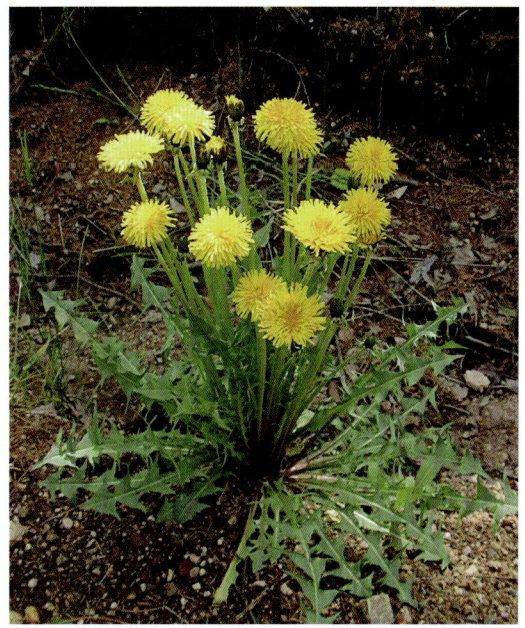

东北蒲公英 **Taraxacum ohwianum** Kitam.
摄影：于俊林

6. 阴山蒲公英（中国中药资源志要） 丹东蒲公英（辽宁植物志）

Taraxacum antungense Kitag. in J. Jap. Bot. 22: 173. 1948.——*T. yinshanicum* Z. Xu et H. C. Fu（英 **Dantung Dandelion**）

多年生草本。叶倒披针形，长 5–21 cm，宽 1.5–2 cm，羽状分裂或大头羽状分裂，基部下延至柄，呈狭翅，带紫红色，顶裂片阔三角形，侧裂片三角状披针形，全缘或疏具小尖齿。花葶与叶片近等长或长于叶，长 30–40 cm，无毛；头状花序径 25 mm。总苞长 13 mm；外层总苞片花期反卷，披针形，长约 7–10 mm，背部先端具乳头状纤毛；内层总苞片线状披针形，长 13–16 mm，具白色膜质边缘；舌状花淡黄色，边缘花舌片背面有紫色条纹。瘦果长圆状披针形，淡棕色，长 3 mm，上部具刺状突起，下部光滑或具稀疏的小瘤，顶端逐渐收缩为长 0.5 mm 的喙基，喙长 9 mm；冠毛白色，长 6 mm。

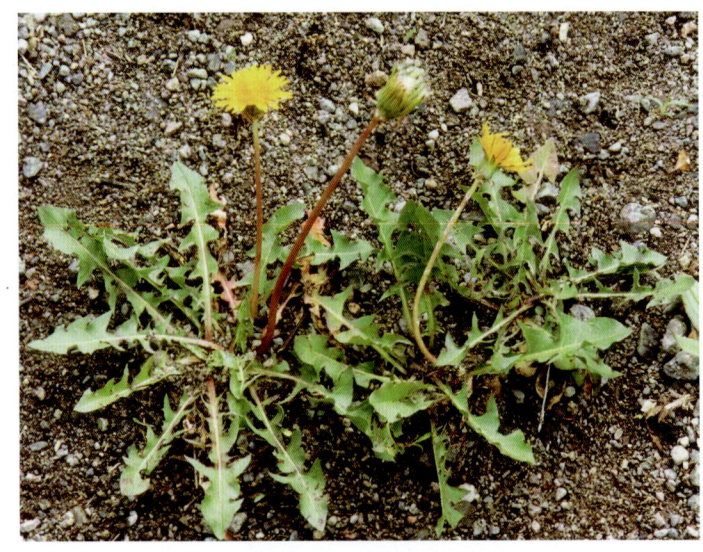

阴山蒲公英 Taraxacum antungense Kitag.
摄影：徐克学

分布与生境 产于辽宁。生于低海拔的山坡杂草地。

药用部位 全草。

功效应用 清热解毒，利尿通淋，消肿散结。用于疔疮肿毒，乳痈，瘰疬，热淋涩痛。

7. 藏蒲公英（云南种子植物名录） 西藏蒲公英（西藏植物志）

Taraxacum tibetanum Hand.-Mazz., Monogr. Tarax. 67. t. 2, f. 12. 1907.（英 **Xizang Dandelion**）

多年生草本。叶倒披针形，长 4–8 cm，宽 5–10 mm，羽状深裂，稀浅裂，侧裂片具 4–7 对；侧裂片三角形，近全缘。花葶或数个，高 3–7 cm，无毛或顶端有蛛丝状柔毛；头状花序径 28–32 mm；总苞钟形，长 10–12 mm，总苞片干后变墨绿色至黑色；外层总苞片宽卵形至卵状披针形，宽于内层总苞片，先端稍扩大，无膜质边缘或不明显；舌状花黄色，边缘花舌片背面有紫色条纹。瘦果倒卵状长圆形至长圆形，淡褐色，上部 1/3 具小刺，顶端常突然缢缩成约 0.5 mm 的圆锥形至圆柱形喙基，喙长 2.5–4 mm；冠毛长 6 mm，白色。

藏蒲公英 Taraxacum tibetanum Hand.-Mazz.
王金凤 绘

分布与生境 产于青海南部、四川西部、云南西北部及西藏中部和东部。生于海拔 3600–5300 m 的山坡草地、谷地及河边草地上。也分布于印度（锡金）、不丹。

药用部位 全草。

功效应用 清热解毒，消肿散结，利水通淋。用于疔疮肿毒，乳痈，瘰疬，目赤，咽痛，肺痈，肠痈，湿热黄疸，热淋涩痛。现代用于胃炎，胃溃疡，肝炎，胆囊炎，淋巴结炎，支气管炎，感冒发热，便秘，尿路感染，肾盂肾炎，阑尾炎，蛇虫咬伤。

注评 本种的全草部分地区也作"蒲公英"药材使用。参见蒲公英 Taraxacum mongolicum Hand.-Mazz.。藏族、傣族、彝族、鄂伦春族、侗族也药用，主要用途同功效应用项。

8. 灰果蒲公英（中国高等植物图鉴） 川藏蒲公英（中国植物志）

Taraxacum maurocarpum Dahlst. in Acta Horti Gothob. 2: 175. f. 12, t. 3, f. 16-18. 1926.（英 **Blackfruit Dandelion**）

多年生草本。叶狭披针形，7-12 cm，被疏柔毛或几无毛。羽状深裂，少数外叶近全缘。侧裂片(3-) 4-6 狭三角形或线状披针形，顶端裂片狭戟形或长圆状披针形。花葶长于叶，高 10-25 cm，无毛或上端有蛛丝状毛；头状花序径约 30 mm。总苞长 10-11 mm；总苞片干后淡墨绿色；外层总苞片披针形至卵状披针形，先端狭长，有小角，粉红色，具较狭的膜质边缘；内层总苞片线形，先端有小角；舌状花黄色，边缘花舌片背面有暗紫色条纹。瘦果倒卵状长圆形，黄色至灰褐色，顶端缢缩成长约 1 mm 的圆锥形喙基，喙长 4-8 mm；冠毛长 5-6 mm，淡污黄色。

分布与生境 产于青海、四川西部及西藏等省区。生于海拔 3000-4500 m 的山坡草地。
药用部位 全草。
功效应用 清热解毒。用于疔疮肿毒。
注评 本种的全草部分地区也作"蒲公英"药材使用。参见蒲公英 Taraxacum mongolicum Hand.-Mazz.。

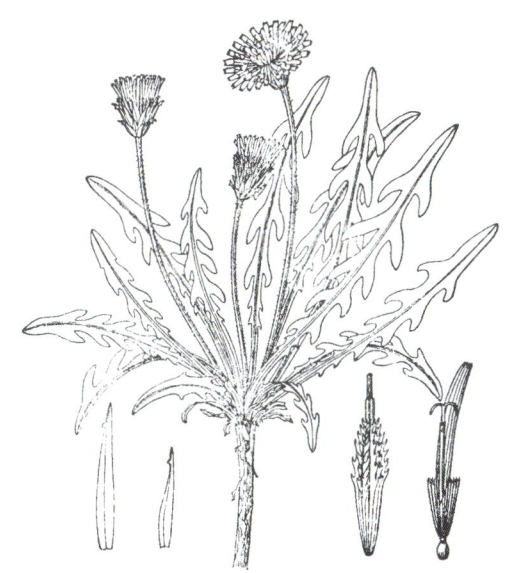

灰果蒲公英 Taraxacum maurocarpum Dahlst.
引自《中国高等植物图鉴》

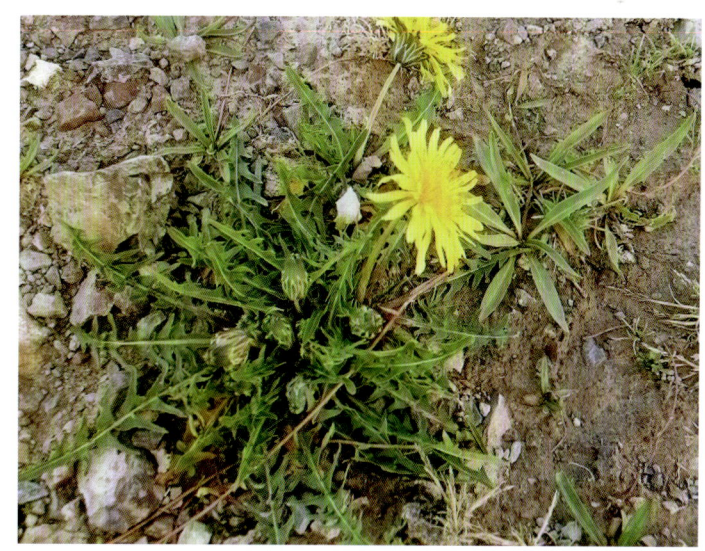

灰果蒲公英 Taraxacum maurocarpum Dahlst.
摄影：林秦文

9. 白花蒲公英（中国高等植物图鉴） 亚洲蒲公英、戟片蒲公英（中国高等植物图鉴），凸尖蒲公英（内蒙古植物志）

Taraxacum leucanthum (Ledeb.) Ledeb., Fl. Ross. 2: 815. 1846. p. p.——*Leontodon leucanthum* Ledeb., *Taraxacum asiaticum* Dahlst., *T. cuspidatum* Dahlst.（英 **Whiteflower Dandelion**）

多年生矮小草本。根颈部被大量黑褐色残存叶基，叶线状披针形，近全缘至浅裂，少有半裂，长 (2-) 3-5 (-8) cm，宽 2-5 mm，两面无毛。花葶至数个，长 2-6 cm，无毛或在顶端疏被蛛丝状柔毛；头状花序径 25-30 mm；总苞长 9-13 mm；总苞片干后变淡墨绿色或墨绿色，先端具小角或增厚；外层总苞片卵状披针形，具宽的膜质边缘；舌状花常白色，稀淡黄色，边缘花舌片背面有暗色条纹，柱头干时黑色。瘦果倒卵状长圆形，枯麦秆黄色至淡褐色或灰褐色，长 4 mm，顶端逐渐收缩为长 0.5-1.2 mm 的喙基，喙长 3-6 mm。冠毛长 4-5 mm，带淡红色或稀为污白色。花果期 6-8 月。

分布与生境 产于甘肃南部、青海、新疆、西藏等省区。生于海拔 2500-6000 m 的山坡湿润草地、沟

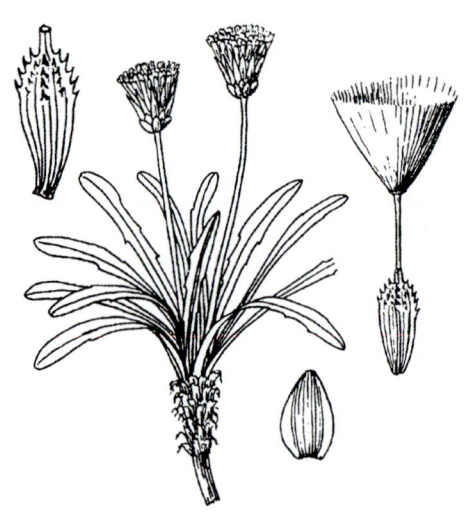

白花蒲公英 Taraxacum leucanthum (Ledeb.) Ledeb.
余汉平 绘

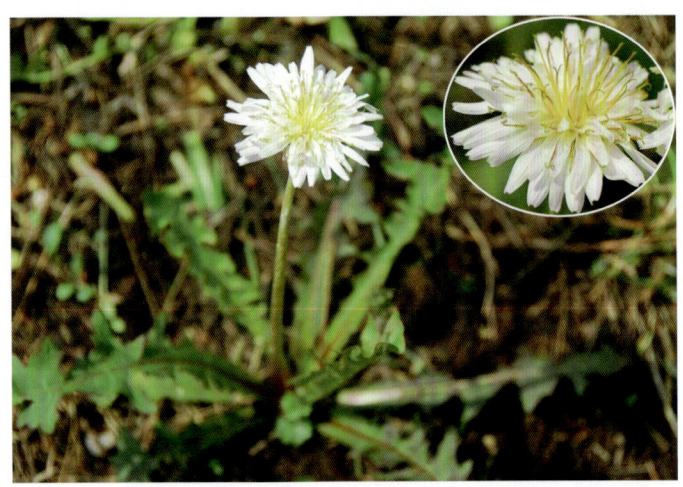

白花蒲公英 Taraxacum leucanthum (Ledeb.) Ledeb.
摄影：周繇

谷、河滩草地以及沼泽草甸处。也分布于印度西北部、伊朗、巴基斯坦、俄罗斯等国。

药用部位　全草。

功效应用　清热解毒，消肿散结，利尿通淋，催乳。用于疔疮肿毒，大头瘟，乳痈，咳嗽，瘰疬，目赤，咽痛，肺痈，肠痈，小便滞涩，尿频，少乳无乳。

注评　本种的全草部分地区也作"蒲公英"药材使用。参见蒲公英 Taraxacum mongolicum Hand.-Mazz.。

10. 芥叶蒲公英（东北植物检索表）

Taraxacum brassicifolium Kitag. in Rep. Inst. Sci. Res. Manchoukuo 2: 308. f. 4-5. 1938.（英 **Brassicaleaf Dandelion**）

多年生草本。叶宽倒披针形或宽线形，似芥叶，长 10–35 cm，宽 2.5–6 cm，羽状深裂或大头羽状半裂，基部渐狭成短柄，具翅；侧裂片正三角形或线形；顶端裂片正三角形。花葶数个，高 30–50 cm，疏被蛛丝状柔毛，后光滑，常为紫褐色；头状花序径达 55 mm。总苞宽钟状，基部圆形或截圆形，先端具短角状突起；外层总苞片狭卵形或丝状披针形；内层总苞片线状披针形，先端带紫色；花托有小的卵形膜质托片；舌状花黄色，边缘花舌片背面具紫色条纹。瘦果倒卵状长圆形，长约 4 mm，淡绿褐色，顶端具圆柱形喙基，喙长 10–15 mm；冠毛白色，长 7–9 mm。花果期 4–6 月。

分布与生境　产于黑龙江、吉林、辽宁、内蒙古东部、河北东部等。生于河边、林缘及路旁。

药用部位　全草。

功效应用　清热解毒，消肿散结，利水通淋。用于疔疮肿毒，乳痈，瘰疬，目赤，咽痛，肺痈，肠痈，湿热黄疸，热淋涩痛。

注评　本种的全草部分地区也作"蒲公英"药材使用。参见蒲公英 Taraxacum mongolicum Hand.-Mazz.。

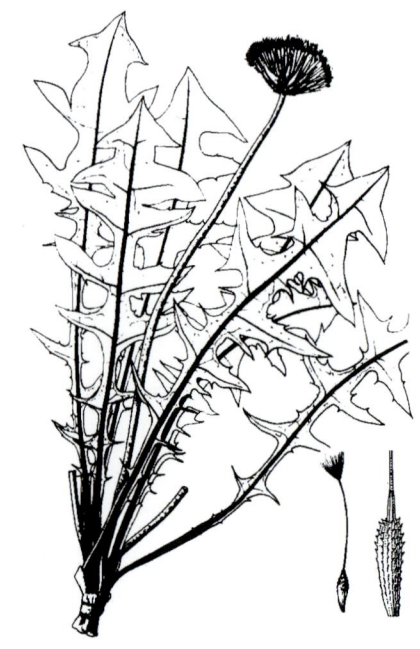

芥叶蒲公英 Taraxacum brassicifolium Kitag.
孙英宝 绘

菊科 COMPOSITAE

11. 斑叶蒲公英（东北植物检索表） 红梗蒲公英（中药志）

Taraxacum variegatum Kitag. in Rep. Inst. Sci. Res. Manchoukuo 2: 302. f. 1. 1938.——*T. erythropodium* Kitag.（英 **Lesser Dandelion**）

多年生草本。根粗壮，深褐色，圆柱形。叶倒披针形或长圆状披针形，近全缘，不分裂或倒向羽状深裂；倒裂片 4-5 对，两面多少被蛛丝状毛或无毛，叶面有暗紫色斑点，基部渐狭成柄。花葶上端疏被蛛丝状毛，高 5-15 cm；头状花序径 40 (-60) mm。总苞钟状，长 17-23 mm；外层总苞片卵形或卵状披针形，先端具短角状突起；内层总苞片线状披针形，先端具小角，边缘白色膜质；舌状花黄色，边缘花舌片背面具暗绿色宽带。瘦果倒披针形或短圆状披针形，淡褐色，上部有刺状突起，下部有小钝瘤。顶端有喙基，喙长达 10 mm；冠毛白色，长 5.5-8.5 mm。花果期 4-6 月。

分布与生境 产于黑龙江、吉林、辽宁、内蒙古东部及河北等地。生于山地草甸或路旁。

药用部位 全草。

功效应用 清热解毒，通乳，消肿散结，利尿通淋。用于疔疮痈肿，乳痈，瘰疬，肺痈，咽痛，目赤肿痛，湿热黄疸，热淋。

注评 本种为"蒲公英"的基源植物之一，药用其干燥全草。参见蒲公英 Taraxacum mongolicum Hand.-Mazz.。

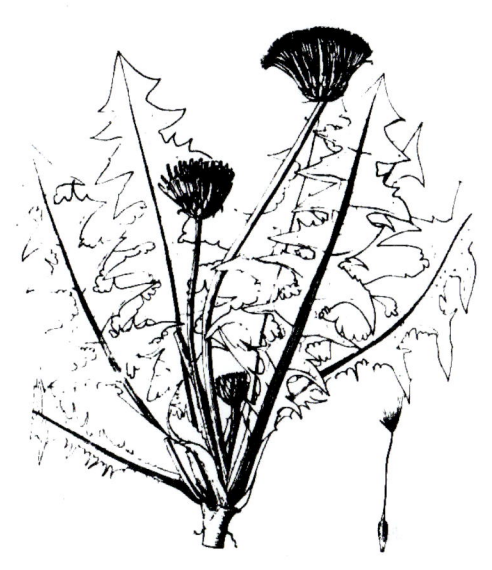

斑叶蒲公英 *Taraxacum variegatum*. Kitag
孙英宝 绘

12. 蒲公英（唐本草） 黄花地丁、蒲公丁（本草纲目），婆婆丁（滇南本草），蒙古蒲公英（湖北），姑姑英（内蒙古），地丁（本草衍义），茅萝卜（四川中药志），古古丁（江苏植物药志），乳汁草（湖南、福建、江西）

Taraxacum mongolicum Hand.-Mazz., Monogr. Tarax. 67. t. 2, f. 13. 1907. p. p.——*T. formosanum* Kitam., *T. liaotungense* Kitag.（英 **Mongolian Dandelion**）

多年生草本。根圆柱状，粗壮。叶倒卵状披针形、倒披针形或长圆状披针形，长 4-20 cm，宽 1-5 cm，边缘具波状齿或羽状深裂，顶端裂片较大，三角形或三角状戟形，基部渐狭成叶柄，叶柄及主脉常带红紫色，疏被蛛丝状白色柔毛或几无毛。花葶 1 至数个，高 10-25 cm，上部紫红色，密被蛛丝状白色长柔毛；头状花序径约 30-40 mm，总苞钟状，长 12-14 mm，淡绿色；总苞片 2-3 层，外层总苞片卵状披针形或披针形，长 8-10 mm，边缘宽膜质，基部淡绿色，上部紫红色，先端具角状突起；内层总苞片线状披针形，先端紫红色，具小角状突起；舌状花黄色，舌片长 8 mm，边缘花舌片背面具紫红色条纹。瘦果倒卵状披针形，暗褐色，上部具小刺，下部具小瘤，顶端具喙基，喙长 6-10 mm；冠毛白色，长约 6 mm。花果期 4-10 月。

分布与生境 产于黑龙江、吉林、辽宁、内蒙古、河北、山西、陕西、甘肃、青海、山东、江苏、安徽、浙江、福建北部、台湾、河南、湖北、湖南、广东北部、四川、贵州、云南等省区。广泛生于中、低海拔地区的山坡草地、路边、田野、河滩。也分布于朝鲜、蒙古、俄罗斯。

药用部位 全草。

功效应用 清热解毒，消肿散结，利水通淋。用于疔疮肿毒，乳痈，瘰疬，目赤，咽痛，肺痈，肠痈，湿热黄疸，热淋涩痛。现代用于胃炎，胃溃疡，肝炎，胆囊炎，淋巴结炎，扁桃体炎，支气管炎，感冒发热，便秘，尿路感染，肾盂肾炎，阑尾炎，蛇虫咬伤。

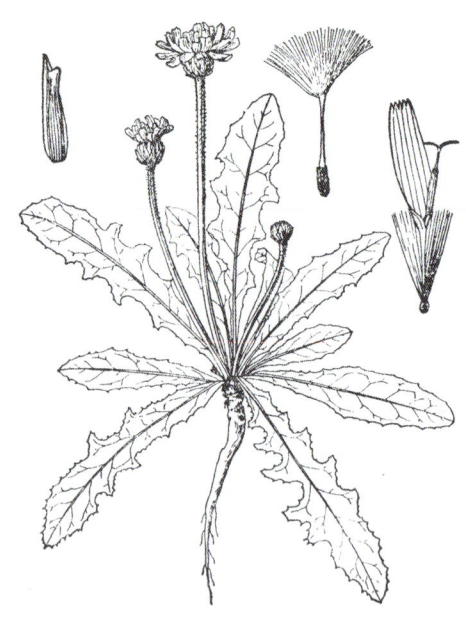

蒲公英 Taraxacum mongolicum Hand.-Mazz.
引自《中国高等植物图鉴》

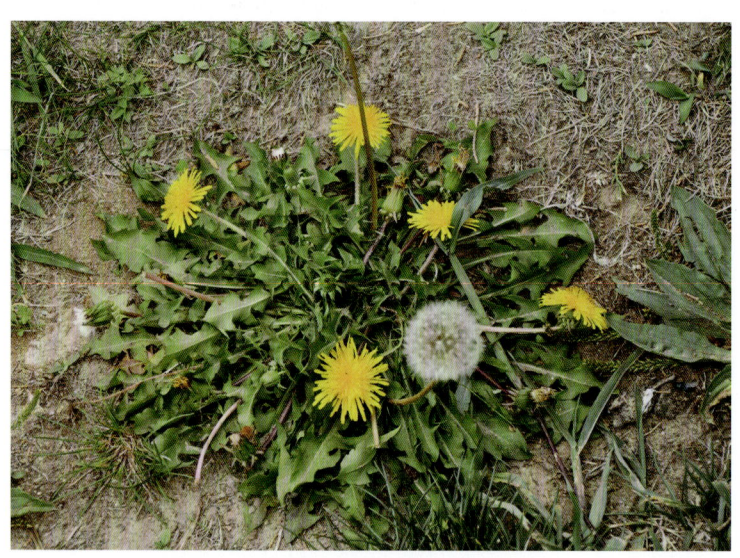

蒲公英 Taraxacum mongolicum Hand.-Mazz.
摄影：王聚乐

化学成分 根含倍半萜类：蒲公英酮内酯▲(taraxafolide)，蒲公英酸-β-D-吡喃葡萄糖酯苷(taraxinic acid-β-D-glucoside)[1]；生物碱类：β-吲哚醛(β-indolylaldehyde)，吲哚-3-羧酸甲酯(methyl indole-3-carboxylate)，3-甲酰吲哚(3-formyl indole)，烟酰胺(nicotinamide)[1]；酚、酚酸及其衍生物类：蒲公英苦素B (taraxacin B)[1]，阿魏酸甲酯(methyl ferulate)，4-羟基-3-甲氧基-反式-桂皮醛(4-hydroxy-3-methoxy-trans-cinnamaldehyde)，丁香酸甲酯(methylsyringate)，丁香醛(syringaldehyde)，丁香酸(syringic acid)，香草醛(vanillin)，香草酸(vanillic acid)，香草酸甲酯(methylvanillate)，4-羟基苯甲醛(4-hydroxybenzaldehyde)，4-羟基苯甲酸(4-hydroxybenzoic acid)，4-甲氧基苯甲酸(4-methoxybenzoic acid)，对羟基苯甲酸甲酯(methylparaben)[1]；甾体类：β-谷甾醇，豆甾醇[1]。

地上部分含生物碱类：蒲公英碱▲(taraxacine) A、B，3-羧基-1,2,3,4-四氢-β-咔啉(3-carboxy-1,2,3,4-tetrahydro-β-carboline)，1,2,3,4-四氢-1,3,4-三氧代-β-咔啉(1,2,3,4-tetrahydro-1,3,4-trioxo-β-carboline)，吲哚-3-羧酸(indole-3-carboxylic acid)，吲哚-3-甲醛(indole-3-carboxaldehyde)，13-羟基-(13-R)-脱镁叶绿素-b[13-hydroxy-(13-R)-pheophytin-b]，甲基脱镁叶绿素-b[methyl pheophorbide-b][2]；单萜类：(3R,6R,7E)-3-羟基-4,7-大柱香波龙-二烯-9-酮[(3R,6R,7E)-3-hydroxy-4,7-megastigma-dien-9-one]，2,6,6-三甲基-4-羟基-1-环己烯-1-醛(2,6,6-trimethyl-4-hydroxy-1-cyclo-hexene-1-carboxaldehyde)[2]；倍半萜类：蒙古蒲公英素B (mongolicumin B)[3]；三萜类：β-香树脂醇乙酸酯(β-amyrin acetate)，ψ-蒲公英萜醇▲乙酸酯(ψ-taraxasteryl acetate)[2]；香豆素类：七叶树内酯(esculetin)[2]；黄酮类：木犀草素-7-O-β-D-葡萄糖苷(luteolin-7-O-β-D-glucoside)，水韭素▲-7-O-葡萄糖基-2'-O-木糖苷(isoetin-7-O-glucosyl-2'-O-xyloside)[2]，水韭素▲-7-O-吡喃葡萄糖基-2'-O-α-L-吡喃阿拉伯糖苷(isoetin-7-O-β-D-glucopyranosyl-2'-O-α-L-arabinopyranoside)，水韭素▲-7-O-吡喃葡萄糖基-2'-O-α-D-吡喃葡萄糖苷(isoetin-7-O-β-D-glucopyranosyl-2'-O-α-D-glucopyranoside)[3-4]，蒿黄素(artemetin)，3',4',7-三甲氧基槲皮素(3',4',7-trimethoxyquercetin)[5]；木脂素类：蒙古蒲公英素A (mongolicumin A)[3]；酚类：蒲公英酚素▲(taraxafolin)，咖啡酸(caffeic acid)，阿魏酸(ferulic acid)，二氢丁香苷(dihydrosyringin)，苯甲酸(benzoic acid)，对羟基肉桂酸(p-hydroxycinnamic acid)，对羟基苯甲酸甲酯(methylparaben)，对羟基苯乙酸甲酯(p-hydroxy-phenyl acetic acid methyl ester)[2]；甾体类：β-谷甾醇，豆甾醇，胡萝卜苷，豆甾醇-3-O-葡萄糖苷[2]；氨基酸类：苯丙氨酸(phenylalanine)[2]。

全草含黄酮类：蒿黄素，槲皮素(quercetin)，木犀草素(luteolin)，木犀草素-7-O-β-D-葡萄糖苷，芫花素(genkwanin)，水韭素▲(isoetin)，槲皮素-3',4',7-三甲醚(quercetin-3',4',7-trimethyl ether)，木犀草素-7-O-β-D-半乳糖苷，橙皮苷(hesperidin)，芫花素-4'-O-β-D-芦丁糖苷(genkwanin-4'-O-β-D-rutinoside)，槲皮素-7-O-β-D-吡喃葡萄糖基-(1→6)-β-D-吡喃葡萄糖苷[quercetin-7-O-D-glucopyranosyl-(1→6)-β-D-glucopyranoside]，槲皮素-3,7-O-β-D-二吡喃葡萄糖苷(quercetin-3,7-O-β-D-diglucopyranoside)，水韭素▲-7-β-吡喃葡萄糖基-2'-α-吡喃阿拉伯糖苷，水韭素▲-7-O-β-吡喃葡萄糖基-2'-α-吡喃葡萄糖苷，水韭素▲-7-O-葡萄糖基-2'-O-木糖苷[6-7]，橙皮素(hesperetin)[6]，3',5'7-三羟基-4'-甲氧基黄烷酮(3',5'7-trihydroxy-4'-methoxyflavanone)[7]；酚酸类：咖啡酸，阿魏酸，对香豆酸，绿原酸，3,4-二-O-双咖啡酰奎宁酸(3,4-di-O-caffeoylquinic acid)，3,5-O-双咖啡酰奎宁酸(3,5-di-O-caffeoylquinic acid)，4,5-二-O-双咖啡酰奎宁酸(4,5-di-O-caffeoylquinic acid)[6,8]，咖啡酸乙酯，3,4-二羟基苯甲酸，3,5-二羟基苯甲酸，对羟基苯甲酸，没食子酸，丁香酸，没食子酸甲酯(gallicin)，3-O-咖啡酰奎宁酸(3-O-caffeoylquinic acid)[6]；香豆素类：七叶树内酯(esculetin)[6,8]；木脂素类：红毛破布木脂素▲(rufescidride)，蒙古蒲公英素A (mongolicumin A)[6,8]；倍半萜类：蒙古蒲公英素B (mongolicumin B)，香茶菜倍半萜素A▲(isodonsesquitin A)，蒲公英苦素(taraxacin)，倍半萜酮内酯(sesquiterpene ketolactone)[6]；三萜类：蒲公英萜醇乙酸酯(taraxasteryl acetate)，ψ-蒲公英萜醇▲乙酸酯(ψ-taraxasteryl acetate)，羽扇豆烯醇乙酸酯(lupenol acetate)[6]；甾体类：β-谷甾醇，豆甾醇[6]；其他类：棕榈酸，1-羟甲基-5-羟基苯基-2-O-β-D-吡喃葡萄糖苷(1-hydroxymethyl-5-hydroxyphenyl-2-O-β-D-glucopyranoside)[6]。

药理作用 调节免疫作用：蒲公英水提液灌胃，可对抗环磷酰胺致小鼠T淋巴细胞活性的降低、免疫器官相对重量的减轻、巨噬细胞吞噬功能的降低及迟发型变态反应，对小鼠免疫功能损害有恢复作用[1]。蒲公英提取物灌胃，可增加正常小鼠脾淋巴细胞增殖能力、NK细胞活性及巨噬细胞吞噬指数[2]。蒲公英多糖灌胃，可增加正常小鼠胸腺和脾的重量[3]。

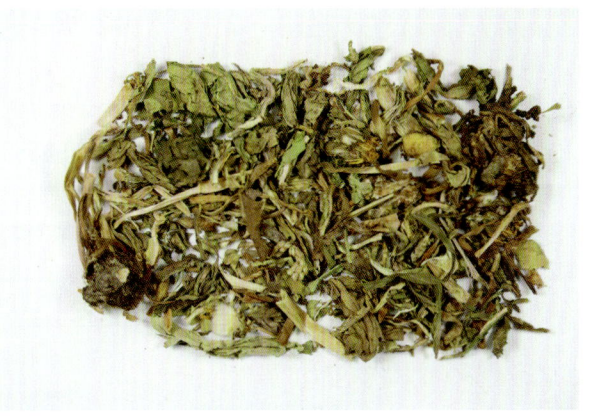

蒲公英 Taraxaci Herba
摄影：钟国跃

抑制心脏作用：蒲公英水煎液可抑制离体蛙心的心肌收缩[4]。

兴奋胃肠平滑肌作用：蒲公英醇提物的乙酸乙酯和正丁醇组分灌胃，均能促进小鼠胃肠运动[5]。蒲公英水煎剂可增强家兔离体胃、十二指肠平滑肌的收缩力[6]。

抗胃损伤作用：蒲公英水煎液灌胃，减轻无水乙醇所致小鼠胃黏膜损伤[7]。蒲公英水提醇沉液腹腔注射，可抑制清醒大鼠胃酸的分泌[8]。

保肝作用：蒲公英水提物体外对四氯化碳诱导的大鼠肝细胞损伤具有保护作用，增加琥珀酸脱氢酶活性和糖原含量，降低酸性磷酸酶活性[9]。蒲公英水煎剂灌胃，可降低四氯化碳致肝损伤大鼠的血清丙氨酸转氨酶，减轻肝细胞脂肪变性[10]。

抗细菌作用：蒲公英水煎液体外对葡萄球菌属细菌、肺炎链球菌、β-溶血性链球菌、肠球菌、大肠埃希菌、肺炎克雷伯菌、阴沟肠杆菌、枸橼酸杆菌、绿脓杆菌、流感嗜血杆菌、卡他布兰汉菌有抑制活性[11]。蒲公英水提醇沉提取物对溶血葡萄球菌、里昂葡萄球菌、人葡萄球菌和腐生葡萄球菌均有抑菌效果[12]。

抗突变作用：蒲公英水煎液灌胃，能抑制环磷酰胺引起的小鼠骨髓淋巴细胞染色体畸变率和微核率升高[13]。

抗肿瘤作用：蒲公英水提醇沉液在灌胃，可抑制小鼠荷瘤S_{180}实体瘤重，体外可抑制肝癌细胞、大肠癌Lovo细胞的增殖[14]。

抗氧化作用：蒲公英总黄酮提取物体外对由Fenton体系产生的·OH有清除作用[15]。其总黄酮提

取物还具有清除 $O_2^- \cdot$ 和抗 H_2O_2 诱导的红细胞溶血作用[16]。蒲公英总黄酮提取液灌胃，可提高 D-gal 衰老模型小鼠脑组织内的 SOD 活性，降低 MDA、LPO 含量和 MAO 活性[17]。

延缓衰老作用：蒲公英水煎剂灌胃，可降低 D-gal 衰老模型小鼠脑组织内 MAO 活性，提高去甲肾上腺素、多巴胺和 5-HT 含量[18]。

抗应激作用：蒲公英多糖灌胃，可增加小鼠力竭游泳时间和肝糖原含量，降低小鼠血清中尿素氮含量[19]。

注评　本种为历版中国药典、新疆（1980）和内蒙古（1986）蒙药材标准收载"蒲公英"的基源植物之一，药用其干燥全草。中国药典（2010年版）规定华蒲公英 Taraxacum borealisinense Kitam. 或同属数种植物干燥全草也作"蒲公英"使用。"蒲公英"原名"蒲公草"，始载《新修本草》,《本草纲目》以"蒲公英"作为正名收载，沿用至今。目前"蒲公英"商品的主流品种还有东北蒲公英 Taraxacum ohwianum Kitam.、异苞蒲公英 T. heterolepis Nakai et Koidz. ex Kitag. 或白缘蒲公英 T. platypecidum Diels ex H. Limpr.。主产于河北、山东、河南，野生或栽培。此外，斑叶蒲公英 T. erythropodium Kitag.、白花蒲公英 T. leucanthum (Ledeb.) Ledeb.、川甘蒲公英 T. lugubre Dahlst.、朝鲜蒲公英 T. coreanum Nakai、兴安蒲公英 T. falcilobum Kitag.、芥叶蒲公英 T. brassicifolium Kitag.、藏蒲公英 T. tibetanum Hand.-Mazz. 或台湾蒲公英 T. formosanum Kitam. 等在产区也作为"蒲公英"药材使用。藏族、苗族、彝族、傈僳族、土家族也药用，主要用途同功效应用项；傣族用其根治小儿黄瘦、老人体弱，彝族还用全草治疗久婚不孕。

化学成分参考文献

[1] Leu YL, et al. *Chem Pharm Bull*, 2005, 53(7): 853-855.
[2] Leu YL, et al. *Chem Pharm Bull*, 2003, 51(5): 599-601.
[3] Shi SY, et al. *Chin Chem Lett*, 2007, 18(11): 1367-1370.
[4] Shi SY, et al. *J Sep Sci*, 2008, 31(4): 683-688.
[5] Shi SY, et al. *J Chromatogr Sci*, 2009, 47(5): 349-353.
[6] 施树云，等. 中国中药杂志，2008, 33(10): 1147-1157.
[7] Shi SY, et al. *Biochem System Ecol*, 2008, 36(5-6): 437-440.
[8] Shi SY, et al. *Biochem System Ecol*, 2008, 36(9): 716-718.

药理作用及毒性参考文献

[1] 俞红，等. 贵阳医学院学报，1997, 22(2): 137-139.
[2] 吴小丽，等. 南京医科大学学报（自然科学版），2005, 25(3): 163-165.
[3] 陈福星，等. 动物医学进展，2008, 29(4): 10-12.
[4] 刘晓翠，等. 山地农业生物学报，2011, 30(3): 271-274.
[5] 吴艳玲，等. 延边大学学报，2005, 28(1): 23-25.
[6] 李玲，等. 中国中西医结合脾胃杂志，1998, 6(2): 107-108.
[7] 王月娇，等. 毒理学杂志，2009, 23(2): 143-145.
[8] 尤春来. 中药药理与临床，1994, (2): 23-26.
[9] 金政，等. 延边大学医学学报，2001, 24(2): 94-97.
[10] 施鹤高. 中医杂志，1979, (12): 55.
[11] 孙继梅，等. 中国误诊学杂志，2009, 9(11): 2542-2543.
[12] 宋振民，等. 中成药，2007, 29(4): 584-586.
[13] 朱蔚云，等. 癌变·畸变·突变，2003, 15(3): 164-167.
[14] 沈敬华，等. 内蒙古医学院学报，2005, 27(4): 300-302.
[15] 陆海峰，等. 广州化工，2009, 37(3): 101-103.
[16] 陈景耀，等. 南京师大学报（自然科学版），2005, 28(1): 84-87.
[17] 隋洪玉，等. 中成药，2009, 31(8): 1289-1290.
[18] 隋洪玉，等. 中成药，2007, 29(8): 1223-1224.
[19] 杨晓杰，等. 时珍国医国药，2008, 19(11): 2686-2687.

13. 朝鲜蒲公英（东北植物检索表） 白花蒲公英（中国植物志）

Taraxacum coreanum Nakai in Bot. Mag. (Tokyo) 46: 62. 1932.——*T. pseudo-albidum* Kitag.（英 **Korean Dandelion**）

多年生草本。根圆锥形，褐色或深褐色。叶倒披针形或线状披针形，长 7–15 cm，宽 2–5 cm，先端锐尖，基部渐狭成柄，羽状浅裂至深裂，顶裂片三角状线形，侧裂片狭三角形，叶面无毛，背面疏被毛。花葶数个，高 10–15 cm，顶端幼时密被白色绵毛；头状花序径 30–35 mm；总苞宽钟状；外层总苞片卵形或卵状披针形，先端具角状突起，带红紫色，边缘疏生缘毛；内层总苞片线状披针形，先端暗紫色，增厚或具小角状突起；舌状花白色，稀淡黄色，边缘花舌片背面有紫色条纹。瘦果褐色，长 3.5–5 mm。上部有刺状突起，中部以下具瘤状突起，顶端具喙基，喙长 4–10 m；冠毛白色，长 7–8 mm。花果期 4–6 月。

分布与生境 产于黑龙江、吉林、辽宁、内蒙古东部及河北。生于原野或路旁。也分布于朝鲜、俄罗斯。

药用部位 全草。

功效应用 清热解毒，消肿散结，利水通淋。用于疔疮肿毒，乳痈，瘰疬，目赤，咽痛，肺痈，肠痈，湿热黄疸，热淋涩痛，产后乳少。

化学成分 根含倍半萜类：蒲公英酸-1'-*O*-*β*-D-吡喃葡萄糖苷(taraxinic acid-1'-*O*-*β*-D-glucopyranoside)[1]。

注评 本种的全草部分地区也作"蒲公英"药材使用。参见蒲公英 Taraxacum mongolicum Hand.-Mazz.。

化学成分参考文献

[1] Choi JH, et al. *Biol Pharm Bull*, 2002, 25(11): 1446-1450.

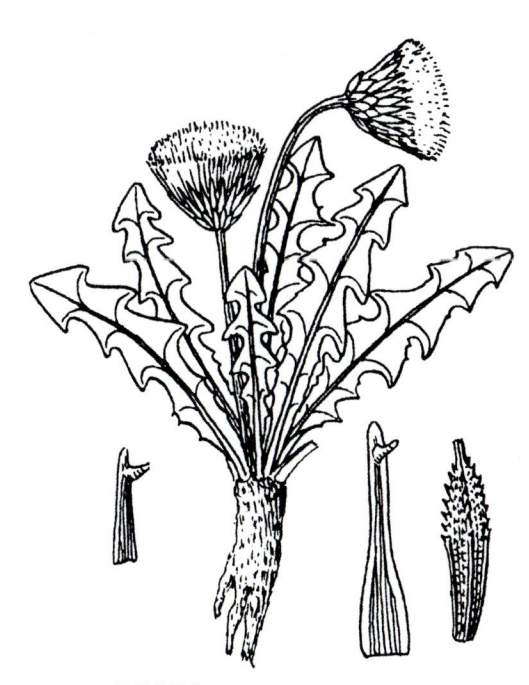

朝鲜蒲公英 Taraxacum coreanum Nakai
余汉平 绘

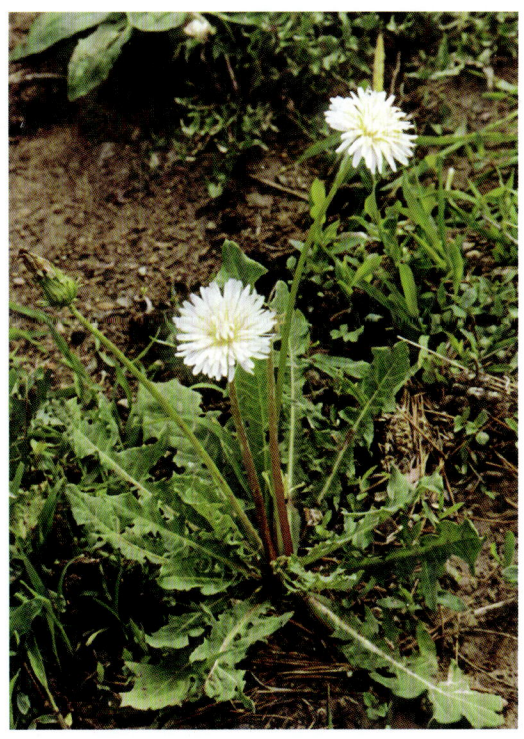

朝鲜蒲公英 Taraxacum coreanum Nakai
摄影：徐克学

14. 窄苞蒲公英（中国沙漠植物志） 厚叶蒲公英（中国植物志）

Taraxacum bessarabicum (Hornem.) Hand.-Mazz., Monogr. Tarax. 26. t. 1, f. 7. 1907.——*Leontodon bessarabicus* Hornem.（英 **Narrowbract Dandelion**）

多年生草本。根颈部密被黑褐色残存叶基。叶线形至狭倒披针形，长 4–16 cm，宽 (2–) 5–25 (–30) mm，不分裂、全缘，或具波状齿至羽状浅裂，稀几深裂；顶裂片三角形，侧裂片 4–8 对，三角形。花葶等长或稍长于叶，高 6–20 cm，有时带紫红色，顶端具少量蛛丝状短毛，稀无毛；头状花序径约 15–20 mm。总苞钟状；总苞片先端无角或有明显增厚，外层淡绿色，狭披针形至近线形，长 4–9 mm，伏贴或稍开展，边缘膜质，上部有缘毛，基部最宽处常等宽于内层总苞片，中部以上变窄；内层总苞片绿色，长为外层总苞片的 1.5–2 倍；舌状花黄色，边缘花舌片背面有紫色条纹，柱头黄色。瘦果淡褐色，长 4–5 mm，顶端具 3–5 mm 的喙基，喙长 3–5 mm。花果期 7–10 月。

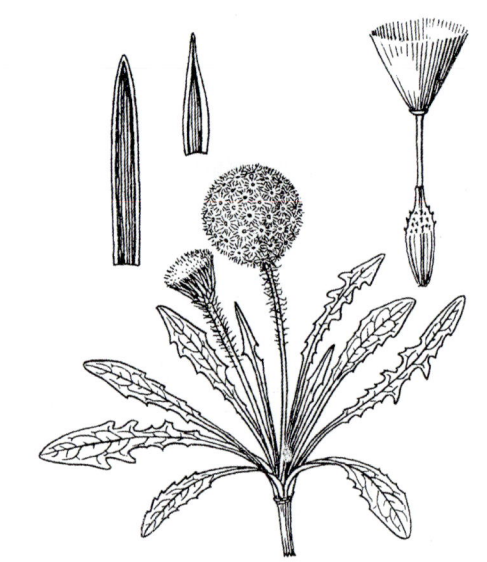

窄苞蒲公英 Taraxacum bessarabicum (Hornem.) Hand.-Mazz.
余汉平 绘

分布与生境 产于新疆北部。生于河滩草甸、盐碱地、农田水旁、路边。也分布于蒙古、哈萨克斯坦、伊朗及欧洲。

药用部位 全草。

功效应用 清热解毒，消肿散结。用于疔疮肿毒，乳痈，瘰疬。

化学成分 根含倍半萜类：母菊素(matricarin)，去乙酰母菊素(deacetylmatricarin)，去乙酰母菊素-β-吡喃葡萄糖苷(deacetylmatricarin-β-glucopyranoside)，9α-羟基-3-去氧愈创内酯C (9α-hydroxy-3-deoxyzaluzanin C)，苦荬菜内酯D (ixerin D)，苦苣菜苷A (sonchuside A)，菊苣萜苷C (cichorioside C)[1]；芳香类：二氢丁香苷(dihydrosyringin)，4'-羟苯乙酸(4'-hydroxyphenylacetic acid)[1]。

化学成分参考文献

[1] Kisiel W, et al. *Biochem System Ecol*, 2006, 34(4): 356-359.

15. 堆叶蒲公英（八一农学院学报） 密叶蒲公英（中国中药资源志要）

Taraxacum compactum Schischk. in Sist. Zametki Mater. Gerb. Krylova Tomsk. Gosud. Univ. Kuybysheva 1-2: 5. 1949.（英 **Compact Dandelion**）

多年生草本。根颈部被黑褐色残存叶基。叶狭倒披针形至长椭圆形，长 18–25 cm，宽 20–40 mm，不裂而具齿至大头羽状浅裂或深裂，顶裂片宽三角形，全缘，侧裂片 3–6 对，三角形，两面无毛。花葶 2–5，粗壮，高 10–35 cm，等长或稍长于叶，顶端密生蛛丝状毛。总苞宽钟状；总苞片无角，外层披针状卵形至披针形，无或具极窄的膜质边缘，与内层总苞片等宽；内层总苞片长为外层总苞片的 1.5–2 倍；舌状花黄色，舌片长 8–12 mm，边缘花舌片背面有紫色条纹。瘦果黄褐色，圆柱形，上部 1/3 有大量小刺，其余部分有或无小瘤状突起。喙基长 0.4–0.6 mm，喙长 4.5–6.5 mm；冠毛白色，长 5–6 mm。花果期 6–8 月。

分布与生境 产于新疆（北疆地区）。生于海拔 700–1700 m 的森林草甸、低山草原、荒漠草原带。也分布于哈萨克斯坦。

药用部位 全草。

功效应用 解毒，消肿，通乳。用于疔疮肿毒，乳痈。

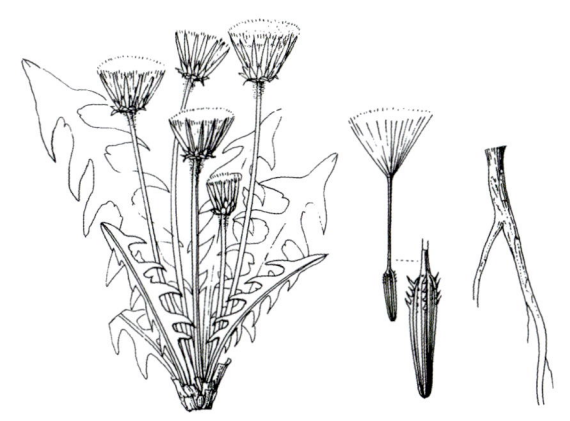

堆叶蒲公英 Taraxacum compactum Schischk.
张荣生 绘

16. 华蒲公英（中国高等植物图鉴） 碱地蒲公英（中国高等植物图鉴），扑灯儿（内蒙古）

Taraxacum borealisinense Kitam. in Acta Phytotax. Geobot. 31(1-3): 45. 1980.——*T. sinense* auct. non Poir. Dahlst.（英 **Northchina Dandelion**）

多年生草本。根颈部有褐色残存叶基。叶倒卵状披针形或狭披针形，稀线状披针形，长 4-12 cm，宽 6-20 mm，边缘叶羽状浅裂或全缘，具波状齿，内层叶倒向羽状深裂，顶裂片较大，长三角形或戟状三角形，侧裂片 3-7 片，狭披针形或线状披针形，全缘或具小齿，两面无毛。花葶 1 至数个，高 5-20 cm，长于叶，顶端被蛛丝状毛或近于无毛；头状花序径 20-25 mm。总苞小；总苞片 3 层，先端淡紫色，无增厚，亦无角状突起，或有时微增厚；外层总苞片披针形，长于外层总苞片的 2 倍；舌状花黄色，边缘花舌片背面有紫色条纹。瘦果倒卵状披针形，淡褐色，上部有刺状突起，下部有疏的钝小瘤，顶端有喙基，喙长 3-4.5 mm；冠毛白色，长 5-6 mm。花果期 6-8 月。

分布与生境 产于黑龙江、吉林、辽宁、内蒙古、河北、山西、陕西、甘肃、青海、河南、四川、云南等省区。生于海拔 300-2900 m 的稍潮湿的盐碱地或原野、砾石中。也分布于蒙古和俄罗斯。

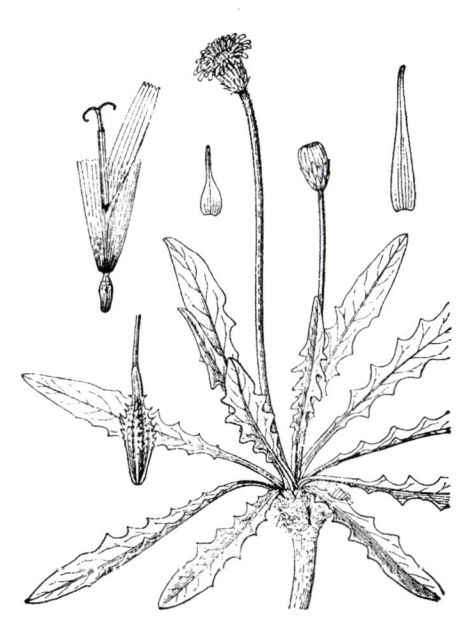

华蒲公英 Taraxacum borealisinense Kitam.
引自《中国高等植物图鉴》

药用部位 全草。

功效应用 清热解毒，消肿散结，利水，通乳。用于乳痈，疔疮疖肿，目赤肿痛，小便不利，瘰疬，蛇虫咬伤。现代亦用于胃炎，胃溃疡，肝炎，胆囊炎，淋巴结炎，支气管炎，尿路感染，阑尾炎。

注评 本种为中国药典（2010 版）收载"蒲公英"的基源植物之一，药用其干燥全草。参见蒲公英 Taraxacum mongolicum Hand.-Mazz.。

17. 多裂蒲公英（内蒙古植物志） 裂叶蒲公英（云南种子植物名录）

Taraxacum dissectum (Ledeb.) Ledeb., Fl. Ross. 2: 814. 1846. p. p.——*Leontodon dissectus* Ledeb.（英 **Dissect Dandelion**）

多年生草本。根颈部密被黑褐色残存叶基，叶线形，少为披针形，长 2-5 cm，宽 3-10 mm，羽状全裂，顶端裂片长三角状戟形，全缘，每侧裂片 3-7 片，裂片戟形，全缘，两面被蛛丝状短毛。花葶 1-6，长于叶，高 4-7 cm，花时常整个被丰富的蛛丝状毛；头状花序径 10-25 mm。总苞钟状，长 8-11 mm；总苞片先端紫红色，无角；外层总苞片卵圆形至卵状披针形，伏贴，中央部分绿色，具宽膜质边缘；内层总苞片长为外层总苞片的 2 倍；舌状花黄色，边缘花舌片背面有紫色条纹。瘦果淡灰褐色，中部以上具大量小刺，以下具小瘤状突起，顶端具喙基，喙长 4.5-6 mm；冠毛白色，长 6-7 mm。花果期 6-9 月。

分布与生境 产于新疆天山。生于海拔约 3600 m 的高山湿草甸。也分布于俄罗斯贝加尔湖地区。

药用部位 全草。

功效应用 清热解毒，消肿散结，利水通淋。用于疔疮肿毒，乳痈，瘰疬，目赤，咽痛，肺痈，肠痈，湿热黄疸，热淋涩痛。

化学成分 全草含酚酸类：咖啡酸(caffeic acid)[1]。

注评 本种的全草部分地区也作"蒲公英"药材使用。参见蒲公英 Taraxacum mongolicum Hand.-Mazz.。

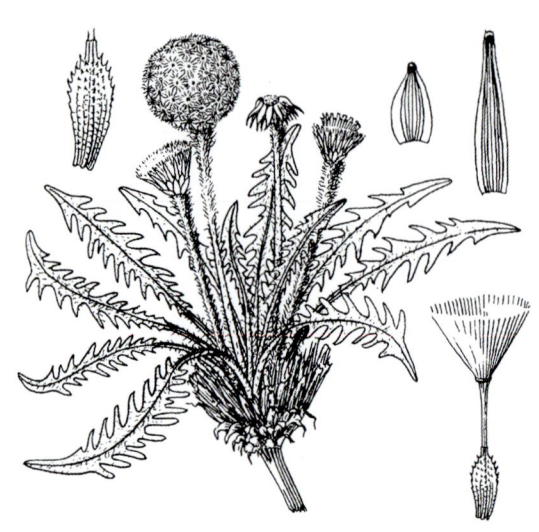

多裂蒲公英 Taraxacum dissectum (Ledeb.) Ledeb.
余汉平　绘

化学成分参考文献

[1] 刘红霞，等. 分析仪器，2009, (6): 9-11.

18. 光苞蒲公英（东北植物检索表）

Taraxacum lamprolepis Kitag. in Rep. Inst. Sci. Res. Manchoukuo 2: 306. f. 3. 1938.（英 **Glabrous Dandelion**）

多年生草本。叶倒披针形，长 5-10 cm，宽 8-15 mm，倒向羽状深裂，顶端裂片小，戟形、正三角形或狭卵形，裂片 6-8 对，长三角形或三角状披针形，花葶顶端疏被蛛丝状毛或无毛，高 10-25 cm；头状花序径 40 mm。总苞钟状，长 16-20 mm；外层总苞片广卵形或长卵形，先端渐尖，略增厚或具很短的角状突起，有黑绿色透明边缘，无毛或疏被蛛丝状毛；内层总苞片线形，先端多少具暗绿色短角状突起。舌状花黄色，边缘花舌片背面具暗色条纹。瘦果短圆状倒卵形，棕褐色，上部具刺状突起，下部多少具瘤状突起，顶端具圆柱形的喙基，喙长 8.5-9 mm；冠毛白色，长 6-8 mm。花果期 5-7 月。

分布与生境 产于黑龙江、吉林、辽宁及内蒙古东部（科尔沁右翼前旗）。生于山野向阳地。

药用部位 全草。

功效应用 清热解毒，消肿散结，利水通淋。用于疔疮肿毒，乳痈，瘰疬，目赤，咽痛，肺痈，肠痈，湿热黄疸，热淋涩痛。

注评 本种的全草部分地区也作"蒲公英"药材使用。参见蒲公英 Taraxacum mongolicum Hand.-Mazz.。

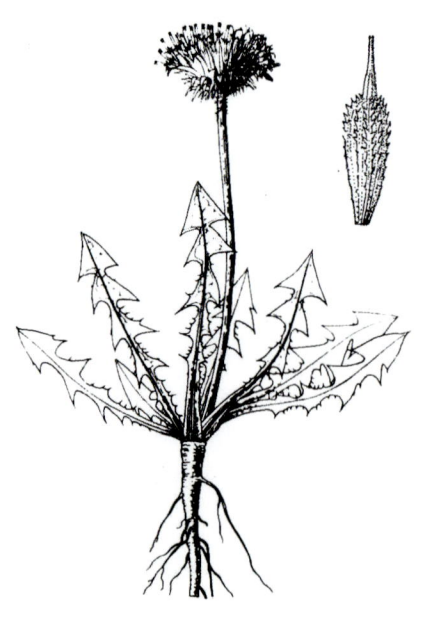

光苞蒲公英 Taraxacum lamprolepis Kitag.
张桂芝　绘

19. 异苞蒲公英（东北植物检索表） 细裂蒲公英（新华本草纲要）

Taraxacum heterolepis Nakai et Koidz. ex Kitag. in Bot. Mag.（Tokyo). 47: 829. f. 6, f. 10(8). 1933.——*T. multisectum* Kitag.（英 **Heterobract Dandelion**）

多年生草本。倒披针形至线形，长 10-25 cm，宽 5-30 mm，不规则羽状深裂，顶端裂片三角形，侧裂片三角形至线形，叶两面无毛。花葶高 10-15 cm，疏被白色蛛丝状绵毛；头状花序径 35 mm。总苞钟形，长 13 mm；外层总苞片披针形，先端尖，具窄的膜质边缘，具光滑或有极稀的缘毛，先端有模糊的红色，增厚或略具小角；内层总苞片线形，先端暗红色，多少增厚；舌状花黄色，边缘花舌片背面有模糊的颜色。瘦果倒圆锥形，褐色，长 4.5 mm，两面具 2 深沟，上面具刺状突起，下面光滑，顶端具圆柱形喙基，喙长 10 mm；冠毛白色至淡褐色，长 5-7 mm。花果期 4-6 月。

分布与生境 产于黑龙江、吉林、辽宁。生于山坡、路旁及湿地。

药用部位 全草。

功效应用 清热解毒，消肿散结，利水通淋。用于疔疮肿毒，乳痈，瘰疬，目赤，咽痛，肺痈，肠痈，湿热黄疸，热淋涩痛。现代用于急性乳腺炎，急性结膜炎，急性扁桃体炎，急性支气管炎，胃炎，肝炎，胆囊炎，尿路感染。

注评 本种的全草部分地区也作"蒲公英"药材使用。参见蒲公英 *Taraxacum mongolicum* Hand.-Mazz.。

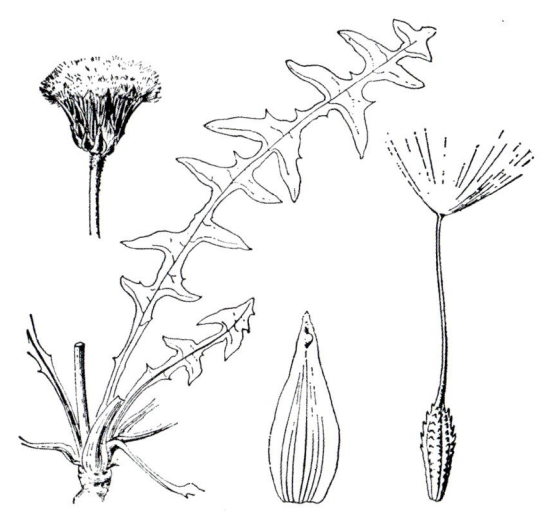

异苞蒲公英 Taraxacum heterolepis Nakai et Koidz. ex Kitag.
张桂芝 绘

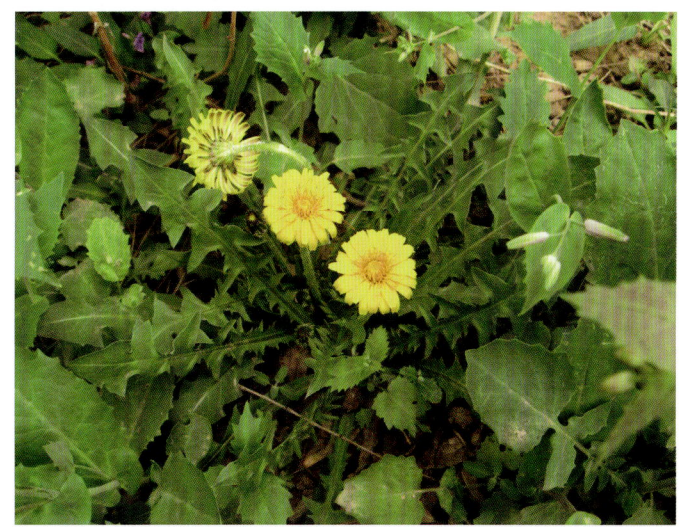

异苞蒲公英 Taraxacum heterolepis Nakai et Koidz. ex Kitag.
摄影：童毅华

药用植物中文名索引

（按汉语拼音字母顺序排列）

阿巴 1110
阿墩沙参 258
阿尔泰多榔菊 **818**
阿尔泰狗娃花 382, **383**
阿尔泰蓟 1087, 1102, **1103**
阿尔泰蓝盆花 172, **174**
阿尔泰忍冬 **79**
阿尔泰橐吾 874
阿尔泰紫菀 383
阿及艾 753
阿家蓼 204
阿勒泰橐吾 824, **874**
阿氏蒿 751
哀诺期 171
矮垂头菊 877, **880**
矮风铃草 234
矮鬼针草 652
矮蒿 721, **758**
矮火绒草 483, **493**
矮脚苦蒿 441
矮蓝刺头 981
矮青蒿 735
矮人陀 962
矮小蓝钟花 182
矮鸦葱 1174
艾 721, **753**, 758, 765, 772
艾菜 672
艾蒿 696, 753, 803
艾精 680
艾菊 696, 712
艾纳香 451, **456**
艾纳香属 293, **451**
艾特司拉力 304
艾叶 753, 757, 772, 773
艾叶火绒草 483, **487**
菴芦 760

菴闾 721, **760**
菴闾子 760
暗花金挖耳 563, **570**
暗绿蒿 723, **778**
八角乌 829, 909
八楞木 1023
八面风 554, 1023, 1040
八仙花 14, 15
巴东荚蒾 11, **31**
巴东忍冬 95
巴山橐吾 859
巴塘紫菀 395, **423**
芭菊 477
拔地麻 136, 144
拔毒散 637
拔拉蒿 800
拔子盖子 577
白艾 753, 761, 772
白艾蒿 726, 778
白苞蒿 723, 780, **782**
白背艾 932
白背大丁草 1160
白背火石花 **1160**
白背青 923
白背三七 965
白背鼠麴草 525
白背兔儿风 1157, **1158**
白背莩谷草 **557**
白背叶下花 1158
白背紫菀 410
白带冉 437
白党 204
白党参 203
白地柴花 1161
白地瓜 215, 217
白地木瓜 77

白杆子砂蒿 786
白鼓钉 343
白果七 51
白蒿 444, 488, 726, 733, 737, 740, 753, 763, 764, 769, 770, 772, 774, 778, 793, 809
白蒿子 766
白花艾 527, 782
白花白酱 127
白花白酒草 443
白花败酱 131
白花菜 392
白花臭草 335
白花除虫菊 700
白花春黄菊 660, 671
白花刺参 **155**
白花地胆草 319, **322**
白花鬼针草 **646**
白花蒿 782
白花九里明 452
白花桔梗 224
白花毛桃 312
白花蒲公英 1254, **1261**, 1266, 1267
白花树 54
白花小蓟 1099
白花蟹甲草 899
白花一枝蒿 668
白花泽兰 347
白脚威灵仙 312
白茎绢蒿 806, **809**
白茎雅葱 1178
白酒草 440, **443**
白酒草属 292, **440**
白菊花 686
白菊木 **1143**
白菊木属 299, **1143**

白莲蒿 720, **737**, 740, 791	白缘蒲公英 1254, **1256**, 1266	杯菊 **363**
白龙须 310	白子菜 961, **967**	杯菊属 292, **363**
白马刺 1098	白紫菀 852	北艾 722, **764**
白马桑 61	白紫苑 1029	北苍术 990, 993
白毛大将军 281	百根草 356	北大艾 456
白毛倒提壶 462	百能葳 **604**	北方还阳参 1206, **1207**
白毛地胆草 322	百能葳属 294, **604**	北方马兰 380
白毛蒿 769, 778	百日草 590	北鹤虱 577
白毛雪兔子 1015	百日菊 **590**	北疆风铃草 227, **229**
白面风 554	百日菊属 294, **590**	北疆鸦葱 1170, **1179**
白面猫子骨 554	百条根 411	北山莴苣 1200
白苗陈 492	百叶草 549	北虱草 577
白牛胆 554	摆子草 120	北橐吾 846
白糯米条子 22	败酱 118, 122, **124**, 131, 133, 1192, 1194,	北缬草 147
白蓬草 469	1197, 1198, 1201	北续断 162
白沙参 245	败酱菜 1195, 1251	北野菊 690
白沙蒿 786	败酱草 1192, 1243, 1246	北茵陈 793
白砂蒿 786	败酱属 111, **118**	贝加尔鼠曲草 523
白山蒿 719, **729**	斑花败酱 122	贝加尔鼠麴草 518, **523**
白山蓟 1080	斑鸠菊 304, 312, **314**	背毛红草 1153
白舌紫菀 394, **412**	斑鸠菊属 291, **303**	笔管草 1178
白升麻 122	斑鸠菊族 291	篦齿蒿 811
白石头 1191	斑鸠木 312	蝙蝠草 900, 905
白术 988, **994**	斑叶蒲公英 1254, **1263**, 1266	蝙蝠刺 1070
白头背 1161	板党 199	扁芒菊属 296, **706**
白头菜 361	半边莲 271, **274**, 277	变白沙参 258
白头蒿 511	半边莲属 180, **270**	变红风毛菊 1058
白头婆 338, **349**	半边旗 272	遍地红 624
白头婆三裂变种 350	半边月 60, **61**	杓儿茶 566
白头升麻 310	半蒿 800	彪蚌法 281
白头翁 347, 507, 519	半毛火绒草 491	滨海牡蒿 724, **798**
白头蟹甲草 894, **903**	邦子毒乌 169	滨蒿 791, 793
白菀 392	帮贝 113	冰片艾 456
白万年蒿 739	棒头斑鸠菊 315	波斯蒿 736
白仙草 392	苞壳菊 626	波斯菊 632
白仙茅 156	苞叶风毛菊 1059	波缘艾纳香 467
白香菊 812	苞叶山梗菜 271, **282**	薄苞风毛菊 1006, **1039**
白血皮菜 967	苞叶雪莲 1008, **1059**	薄蒿 801
白叶蒿 722, **769**	苞叶雪莲花 1059	薄香草 499
白叶火草 931	宝日-哄呼-其其格 265	薄雪草 489
白异钟花 270	保科参 258	薄雪火绒草 483, **489**
白茵陈 789	抱茎苦荬菜 1252	薄叶鸡蛋参 **217**
白鱼鳅草 368	抱茎小苦荬 127, 1242, **1246**	薄叶蓝刺头 979, **986**

薄叶荠苨 236, **239**
薄叶香青 506
补草根 183
补肺参 233
补肾参 1210
补血草 215
捕地风 1208
布荣黑 387
步步登高 590
菜蓟 1081, **1082**
菜蓟属 298, **1081**
菜蓟族 291, 297
菜木香 1028, 1107, **1111**
苍耳 **583**
苍耳属 294, **582**
苍耳子 583
苍山橐吾 823, **865**
苍术 988, 989, **990**
苍术属 298, **988**
藏大蓟 1093, 1097
藏滇还阳参 **1206**
藏飞廉 1116
藏花儿 712
藏木香 536
藏南党参 186, **205**
藏女蒿 708
藏蒲公英 1254, **1260**, 1266
藏沙蒿 723, **787**
藏橐吾 822, **841**
糙萼沙参 249
糙苏 166, 599
糙叶败酱 118, 127, **128**
糙叶斑鸠菊 303, **311**
糙叶地丁 557
糙叶千里光 936, 937, **951**
糙叶纤枝香青 517
糙叶香青 517
草苞蛇眼草 1031
草补药 182
草地风毛菊 1005, **1022**
草地婆罗门参 1182
草甸千里光 950
草甸雪兔子 1004, **1010**

草防风 1173
草海桐 286
草海桐属 **286**
草蒿 743, 745, 801
草红花 1132
草金沙 556
草金杉 557
草麻草 582
草威灵 552
草鞋底 320
草鞋根 320
侧蒿 723, **781**
叉花土三七 967
叉活活 63
叉枝黄鹌菜 1212, **1214**
叉枝鸦葱 1172
茶荚蒾 12, **40**
茶栾条 16
茶条树 54
察尔汪 805
察瓦龙忍冬 64, **68**
柴达木风毛菊 1026
柴党参 211
长白狗舌草 **925**
长白沙参 235, 246, **260**
长白山橐吾 823, **868**
长虫草 274
长萼狭叶山梗菜 282
长嘎 879
长梗风毛菊 1006, **1034**
长果牧根草 267, **268**
长褐毛毛连菜 1189
长花蓝钟花 181, **183**
长花忍冬 66, **102**
长茎飞蓬 427, **437**
长茎还阳参 1206
长距忍冬 65, **87**
长裂古苣 1102
长裂苦苣菜 127, 1191, **1197**
长毛风毛菊 1008, **1054**
长蕊石头花 224
长穗兔儿风 1145, **1150**
长序缬草 134, **140**, 147

长叶火绒草 484, **496**
长叶阔苞菊 474, **476**
长叶轮钟草 220
长叶毛花忍冬 **87**
长叶沙参 254
长叶天名精 563, **576**
长叶兔儿风 1157
长叶雪莲 1008, **1061**
长圆叶艾纳香 452, **466**
长柱垂头菊 877, **878**
长柱沙参 238, **263**
常绿荚蒾 12, **37**
朝天一柱香 1147
朝鲜艾 756, **757**, 769
朝鲜艾蒿 757
朝鲜苍术 988, **989**, 994
朝鲜荚蒾 12, **48**
朝鲜蒲公英 1254, 1266, **1267**
朝鲜一枝黄花 356
车九龙草 1089
车轮花 1140
车前状垂头菊 878, **885**
陈艾 753
橙舌狗舌草 925, **928**
秤杆草 349
秤杆升麻 343
匙花菜 958
匙叶艾 796
匙叶甘松 113
匙叶鼠曲草 527
匙叶鼠麹草 519, **527**
匙叶翼首花 **169**
齿裂千里光 923
齿叶风毛菊 1056
齿叶蓍 662, **669**
齿叶橐吾 822, **826**
赤术 990
翅柄兔儿风 1149
翅风毛菊 1054
翅果菊 1230, **1234**
翅果菊属 300, **1230**
翅珠菊 478
抽葶党参 186, **206**

臭鞭蓉 656
臭参 201, 214
臭党 211
臭党参 187, 201, **211**
臭根草 5
臭蒿 720, 728, **742**, 745, 760
臭蒿子 726
臭黄蒿 745
臭荚蒾 12, **38**
臭菊花 655
臭灵丹 469
臭录丹 471
臭威灵 1050
臭药 23
臭叶子 471
臭蚤草 557, **559**
除虫菊 629, 699, **700**, 705
滁菊 686
滁州鹤虱 572
雏菊 **371**
雏菊属 292, **370**
川北沙参 252
川藏风毛菊 1007, **1043**
川藏蒿 721, **764**
川藏蒲公英 1261
川藏沙参 238, 246, **263**
川党参 186, 197, **199**
川滇还阳参 1210
川滇女蒿 **707**
川滇盘果菊 1229
川滇紫菀 829
川断 163
川鄂党参 186, **204**
川鄂蒲儿根 919, **921**
川鄂橐吾 397, 823, **848**
川甘蒲公英 1254, **1258**, 1266
川木香 1028, 1107, **1108**
川木香属 298, **1106**
川陕风毛菊 1006, **1033**
川西风毛菊 1007, **1054**
川西黄鹌菜 1213, **1215**
川西火绒草 483, **490**
川西蓝钟花 182

川西沙参 **248**
川西小黄菊 699, **705**
川西雪莲 1014
川续断 159, **163**
川续断属 150, **159**
川紫菀 850
穿耳草 284
穿心莛子藨 **50**
垂花飞廉 1113
垂头菊属 297, **877**
垂枝双楯 59
春黄菊族 290, 295
刺苞斑鸠菊 303, **312**
刺苞菜蓟 1081, **1085**
刺参 152, **154**, 156
刺苍耳 583, **586**
刺打草 1114
刺儿菜 1087, 1100, **1101**
刺飞廉 1116
刺盖草 1090
刺疙瘩 1079, **1081**
刺红花 1132
刺甲盖 980
刺萝卜 1114
刺毛金银花 81
刺毛忍冬 81
刺梅球 162
刺头火绒草 980
刺续断 154
刺续断属 150, **152**
刺针草 639, 649
粗齿天名精 563, **575**
粗齿兔儿风 1145, **1155**
粗毛狗娃花 **386**
翠菊 **381**
翠菊属 292, **381**
翠雀叶蟹甲草 894, **906**
错那蒿 725, **805**
鞑靼狗娃花 382, **388**
鞑新菊 705
打火草 503, 520
打箭菊 705
打锣锤 1127

打蚊艾 456
大白顶草 957
大白蒿 726
大白茅香 514
大白叶火草 932
大斑花败酱 122
大苞雪莲花 1062
大波斯菊 632
大柴胡 409
大翅蓟 **1105**
大翅蓟属 298, **1105**
大刺儿菜 1097, 1101
大刺盖 1090
大刀苦马菜 1190
大地挡 1208
大丁草 **1159**
大丁草属 299, **1159**
大独叶草 838
大对月草 50
大鹅不食草 477
大萼党参 186, **205**
大耳叶风毛菊 1007, **1052**
大发散 314
大风草 401
大枫草 456
大果忍冬 66, **103**
大过山龙 312
大寒草 920
大旱菜 959
大蒿 778
大黑根 553
大黑蒿 460
大黑洋参 553
大黑药 471
大红草 466
大红花远志 314
大花半边莲 272
大花刺参 **156**
大花党参 211
大花金挖耳 563, **564**
大花金银花 100
大花囊苞花 151
大花青蒿 745

大花忍冬 66, 93, **100**	大蒔萝蒿 728	大紫胡 407
大花双参 150, **151**	大藤菊 314	袋果草 **269**
大花旋覆花 546	大头艾纳香 452	袋果草属 180, **269**
大黄 833	大头党参 214, 215	戴星草 **478**
大黄草 466	大头蒿 726	戴星草属 293, **478**
大黄菊 1186	大头毛香 499	丹东蒲公英 1260
大黄橐吾 822, **833**	大头蒲公英 1254, **1257**	单花橐吾 868
大火草 1161	大头青蒿 **745**	单毛毛连菜 551, **1189**
大蓟 1080, 1090, 1094, 1096, 1097, 1098, 1101, 1114	大头三裂叶绢蒿 810	单蕊败酱 122
大蓟根 982	大头橐吾 822, **828**	单头蒲儿根 919, **920**
大将军 281	大头续断 159, **168**	单头千里光 920
大金鸡菊 629	大网梢 286	单头橐吾 868
大金线吊葫芦 217	大威灵仙 553	单头紫菀 411
大金银花 88, 100, 105, 107	大吴风草 **820**, 912	单叶还魂草 941
大金盏花 975	大吴风草属 297, **820**	单叶佩兰 349
大救驾 141, 144, 850	大小蓟 1101	单叶蓍 665, 669
大菊 617	大雪兔子 1018	单支党 199
大开麻 460	大血草 4	淡红荚蒾 25
大开门 459	大烟锅草 564	淡红忍冬 65, **95**
大口袋花 985	大阳关 317	淡黄荚蒾 11, **35**
大狼杷草 633, **635**	大叶艾 753	淡黄香青 501, **504**
大老秃草 904	大叶艾纳香 454, 455	蛋黄黄 566
大理大将军 283	大叶白马骨 54	党参 186, **193**, 200, 206
大理菊 630	大叶白头翁 507	党参属 180, **185**
大理木香 1111	大叶斑鸠菊 304, **313**	刀口药 443, 1149
大理山梗菜 271, **283**	大叶党参 186, **202**	岛田鸡儿肠 376
大力王 554	大叶鸡菊花 313	倒赤伞 1149
大力子 1070	大叶金银花 98	倒吊花 1152
大丽花 **630**	大叶理肺药 1143	倒盖菊 572
大丽花属 295, **630**	大叶千里光 934	倒提壶 569
大路通 33	大叶青蒿 762	道拉基 221
大麻草 1036	大叶肉半边莲 272	稻槎菜 **1228**
大麻叶泽兰 338, 341, **342**	大叶橐吾 824, **870**	稻槎菜属 299, **1228**
大马蹄香 838	大叶咸虾花 309	灯花草 254
大矛香青 514	大叶一枝箭 1149	灯笼花 228, 254
大木花 1018	大叶银花 109	灯台草 1154, 1155, 1156
大木菊 315	大一支箭 1208	灯台兔儿风 1145, **1154**
大蓬蒿 948	大一枝箭 1146	灯盏花 428, 437
大坪风毛菊 1007, **1050**	大银花 98	灯盏七 1155
大青藤 33	大鱼鳅串 368	灯盏细辛 428
大山花 105	大泽兰 339, 348, 351	登云鞋 898
大舌花 869	大种半边莲 278	低滩苦荬菜 1240
	大籽蒿 719, **726**	滴丝草 289

滴血根 608
荻蒿 803
地朝阳 428, 569
地胆草 319, **320**
地胆草属 291, **319**
地胆头 320
地丁 1159, 1263
地顶草 428
地耳草 780
地膏药 519
地胡椒 362, 477, 814
地黄连 1157, 1158
地锦 816
地菊 463
地毛香 519
地棉花 1003
地麝香 829
地菘 577
地苋菜 361
滇川沙参 259
滇大蓟 1098
滇东合耳菊 **930**
滇东千里光 930
滇苦菜 1187, **1190**, 1191
滇苦荬菜 1192
滇缅斑鸠菊 304, **314**
滇南千里光 934
滇黔蒲儿根 919, **922**
滇西风毛菊 1040
滇小蓟 1100
滇鸦葱 1180
滇茵陈 788
颠倒菜 1245
点头菊 885, 888, 889
点叶莛苈 33
垫状女蒿 707, **708**
凋缨菊 318
凋缨菊属 291, **318**
吊钟花 228
吊钟黄 467
吊子银花 107
调羹草 368
蝶须 **481**

蝶须属 293, **481**
顶羽菊 **1077**
顶羽菊属 298, **1075**
东北苍耳 586
东北蛔蒿 806, **807**
东北碱蒿 735
东北金挖耳 570
东北苦菜 1245
东北牡蒿 724, **798**
东北蒲公英 1254, **1259**, 1266
东北鼠麴草 518, **525**
东北丝裂蒿 721, **751**
东北熊疏 862
东北鸦葱 1170, **1177**
东北茵陈蒿 793
东川蒿 788
东党参 199
东俄洛风毛菊 1006, **1040**
东俄洛沙蒿 **802**
东俄洛橐吾 822, **839**
东俄洛紫菀 394, **416**
东方风毛菊 1057
东方蒿 721, **763**
东方婆罗门参 1183
东方雪莲花 1057
东风菜 389, **390**
东风菜属 292, **389**
东风草 451, **452**, 465
东南蓝刺头 982
东南山梗菜 278
冬白术 994
冬风菜 958
冬红果 37
冬花 909, 914
冬葵花 573
都丽菊 301
都丽菊属 291, **301**
豆渣菜 637
豆渣草 637
毒根斑鸠菊 304, **315**
独根续断 169
独花蒲公英 1210
独脚莲 820

独叶灵 228
杜银花 109
肚拉 151
肚子银花 95
端午艾 773
短瓣蓍 662, **667**
短柄忍冬 65, **96**
短冠东风菜 389, **392**
短花盘沙参 235, **243**
短裂苦苣菜 1191, **1199**
短球莛苈 32
短舌匹菊 699, **702**
短舌紫菀 394, **413**
短葶飞蓬 426, **428**
短星火绒草 483, **494**
短序莛苈 11, **32**
短叶蒿 796
短叶绢蒿 806, **808**
短枝六道木 55
断续菊 1191
缎子花 655
堆莴苣 1221
堆心菊 **658**
堆心菊属 295, **658**
堆心菊族 290, 295
堆叶蒲公英 1255, **1268**
对叉草 642
对对参 151
对节白 277
对节木 43
对节子 41
钝苞雪莲 1008, **1067**
钝苞一枝黄花 353, **356**
钝叶千里光 936, **946**
多花蒿 723, **777**
多花苓菊 1002, **1003**
多花亚菊 711, **714**
多基鼠曲草 527
多茎鼠麴草 519, **527**
多榔菊 819
多榔菊属 296, **818**
多裂翅果菊 1231, **1235**
多裂蒲公英 1255, **1269**

多裂紫菊 **1229**	二郎剑 1150	伏花 409
多毛沙参 236, **243**	二色党参 214	芙蓉菊 **812**
多歧沙参 237, **255**	二色香青 502, **511**	芙蓉菊属 296, **812**
多舌飞蓬 426, **432**	二月菊 549	浮萍参 220
多头风毛菊 1006, **1035**	发罗海 838	福建六道木 55
多头苦荬菜 1241	发痧藤 315	福氏紫菀 401
多头莴苣 1241	法国冬青 29	福州荚蒾 47
多型马兰 376	番芫 622	辐冠党参 217
多须公 338, **347**	翻白叶 1029	妇奶参 256
多叶飞蓬 432, 433	方茎牛角刺 1114	附地菜 816, 1232
多叶狗娃花 385	方陷药 428	复序橐吾 823, **862**
多叶蓍 662	芳枝蒿 762	富民沙参 259
朵耳 583	防风 197	覆蒿 760
朵果刚拉 1021	飞机菜 959	覆花 549
朵七尔哇 889	飞机草 **330**	覆间 760
俄朵 885	飞廉 1093, 1112, **1113**, 1114	覆瓦蓟 1093
峨参叶蒿 783	飞廉属 298, **1112**	馥芳艾纳香 451, **459**
峨眉蒿 723, **783**	飞蓬 427, **436**	嘎 450
峨眉千里光 937, **945**	飞蓬属 292, **426**	嘎千里光 932
峨眉忍冬 109	飞天台 1245	嘎私 875
鹅不食草 477, 814	飞雉 1117	干萼忍冬 87
鹅公菜 1240	非洲戴星草 478, **481**	甘川紫菀 393, **405**
鹅掌风 463	肥猪草 596	甘菊 678, 683, **690**, 711
蛾药 487, 488	肥猪苗 653	甘菊花 975
额河千里光 936, **948**	肺经草 418, 1157	甘青蒿 722, **776**
额鲁存奈-哄呼-其其格 260	肺痨草 782	甘松 **113**, 116
恶背火草 980	肺痛草 415	甘松香 113
恶臭蒿 811	分枝火绒草 488	甘松属 **111**
恶鸡婆 1090	粉苞苣 1247	甘孜党 201
恶实 1070	粉果叶 33	甘孜沙参 235, **258**
鄂尔多斯蒿 788	粉团 11, **24**	疳积草 274
鄂贵紫菀 848	粪箕藤 325	赶山虎 5
耳柄蒲儿根 919, **923**	凤蒿 508	感冒草 592
耳飘草 572	风铃草属 181, **227**	刚布 706
耳挖草 972	风毛菊 1005, **1023**	刚毛忍冬 65, **81**
耳叶风毛菊 1007, **1051**	风毛菊属 298, **1004**	刚毛橐吾 822, **831**
耳叶兔儿伞 896	蜂斗菜 912, 913, 914, **915**	岗边菊 401
耳叶蟹甲草 894, **896**	蜂斗菜属 297, **913**	高大翅果菊 1230, **1231**, 1232
耳叶紫菀 394, **399**	蜂斗菜状蟹甲草 894, **905**	高地胆草 322
耳翼蟹甲草 894, **897**	蜂斗叶 915	高粱花 41
洱源橐吾 823, **863**	蜂窝菊 656	高粱菊 1186
二翅六道木 53, **54**	蜂仔草 309	高岭紫菀 414
二郎草 814	凤党 193	高山党参 214

高山蒿 761
高山金挖耳 569
高山蓝盆花 172, **173**
高山蒲公英 1256
高山沙参 **253**
高山著 662, **666**, 670
高山天名精 569
高山紫菀 394, **414**
高莴苣 1231
高原天名精 563, **569**
高株山莴苣 1231
疙瘩药 390
歌仙草 539
革命菜 958, 959
革叶风毛菊 1005, **1031**
革叶蒲儿根 919, **921**
格杂树 474
弓蹄当归 849
公道老 7
供蒿 738
贡山党参 186, **208**
贡山蓟 1087, **1097**
钩苞大丁草 1161
钩苞狭郎花 1161
钩菜 1201
狗蛋子 81
狗舌草 925, **926**
狗舌草属 297, **925**
狗舌头草 926
狗舌紫菀 395, **422**
狗头七 960, **962**
狗娃花 382, **387**
狗娃花千叶变种 **385**
狗娃花属 292, **382**
狗牙花 98
狗喳花 387
狗仔草 306
狗子菜 309
姑姑英 1263
菰腺忍冬 66, 93, **98**, 107
古古丁 1263
鼓锤草 163
鼓钉草 362

瓜叶菊 **973**
瓜叶菊属 297, **973**
拐轴鸦葱 1170, **1172**
关苍术 988, 994, 998, **999**
关东牡蒿 798
观音伞 908
管花党参 186, 197, **204**
管芽 453
管钟党参 186, **210**
管状花亚科 290
贯叶连翘 780
灌木小甘菊 709, **710**
光苞蒲公英 1255, **1270**
光棍草 1155, 1156
光果风毛菊 1043
光茎栓果菊 **1219**
光明草 948
光豨莶 596
光叶党参 187, **214**
光叶风毛菊 1043
光叶兔儿风 1145, **1156**
广东升麻 1121
广防风 599
广木香 1026
广西斑鸠菊 304, **317**
广西蒲儿根 919, **923**
归径草 471
鬼叉 637
鬼钗草 649
鬼吹哨 63
鬼吹箫 **62**
鬼吹箫属 1, **62**
鬼刺 637
鬼骨针 639
鬼炮仗 63
鬼针 637
鬼针草 633, **642**, 649
鬼针草属 295, **633**
鬼鍼草 642
贵州荛莶 19
贵州金丝桃 780
贵州忍冬 96
贵州天名精 563, **574**

贵州橐吾 823, **849**
果山还阳参 1206, **1209**
果香菊 **660**
果香菊属 295, **660**
过海龙 624, 625
过山龙 315, 438
哈丹–好恩好–其其格 249
孩儿参 707
孩儿菊 349
海艾 753
海定蒿 742
海肥千 1029
海哥斯梭刺 499
海南荛莶 12, **36**
海南牡蒿 **798**
海仙 60
海州蒿 720, **735**, 791
寒风参 420
汗苏麻 328
旱禾子树 35
旱荷叶 914
旱莲草 601
旱山菊 581
旱橐吾 863
旱子 601
杭菊 686
蒿 745, 769
蒿枝 777
蒿属 296, **719**
蒿子杆 670, **671**
豪菊 686
禾叶风毛菊 1006, **1037**
禾叶天 826
合耳菊属 297, **930**
合头菊 **1226**
合头菊属 300, **1226**
合轴荛莶 10, **22**
何蒲公英 1240
和尚菜 **579**
和尚菜属 294, **579**
和尚头 163, 985
河北蒲公英 1256
荷莲 1062

荷叶七 850	红花 **1132**	猴尾草 1252
荷叶三七 820	红花菜 1132	厚喙菊属 300, **1202**
褐冠小苦荬 1242, **1248**	红花除虫菊 699, 702, **705**	厚棉紫菀 394, **413**
褐花风毛菊 1067	红花忍冬 69	厚绒荚蒾 11, **35**
褐花雪莲 1008, **1067**	红花细辛 972	厚叶川木香 1028, 1107, **1110**
褐毛垂头菊 878, **889**	红花岩生忍冬 69	厚叶蒲公英 1268
褐毛毛连菜 1189	红花一枝香 306	厚叶沙参 253
褐毛橐吾 822, 831, **837**	红花属 299, **1131**	胡蓟 1082
褐毛紫菀 393, **404**	红黄草 655	胡椒草 361
褐沙蒿 785	红荚蒾 11, **25**	胡氏兔儿风 1154
鹤虱 577, 578	红菊 632	壶花沙参 265
黑薄七日根纳 522	红口锁 289	湖北蓟 1093
黑斗草 601	红蓝地花 437	湖北沙参 236, **244**
黑根 552	红蓝花 1132	湖北旋覆花 532, **542**, 551
黑根紫菀 413	红轮狗舌草 925, **929**	湖南连翘 603, 780
黑果荚蒾 12, **42**	红轮千里光 929	葫芦七 826, 846
黑蒿 772, 777	红马刺 1116	葫芦叶 579, 914, 915
黑继参 312	红脉兔儿风 1145, **1149**	槲叶雪莲花 1014
黑苦艾 656	红毛千里光 933	槲叶雪兔子 1005, **1014**
黑鳞黄腺香青 **514**	红毛三七 1146	蝴蝶花 15
黑鳞香青 514	红毛兔儿风 **1153**	蝴蝶荚蒾 24
黑毛雪兔子 1014	红毛叶 1153	蝴蝶树 24
黑沙蒿 723, **788**	红毛叶马蹄香 1153	蝴蝶戏珠花 **24**
黑升麻 311	红毛叶兔儿风 1153	虎须 909
黑水缬草 134, **136**, 147	红升麻 348	花刀药 967
黑桃子 19	红条参 1227	花蕉树 75
黑头草 351	红头草 461, 971	花佩菊 **1219**
黑威灵 552	红头垂头菊 878	花佩菊属 300, **1219**
黑紫风毛菊 1067	红头小仙 461	花叶滇苦菜 1190, **1191**
红背兔儿风 1145, **1153**	红细水草 624	花叶细辛 573
红背叶 971	红线忍冬 98	花柱草 **289**
红柄雪莲 1008, **1058**	红腺忍冬 93	花柱草属 **289**
红菜 965	红雪柳 277, 281, 283	华北风毛菊 1045
红陈艾 770	红缨合耳菊 930, **933**	华北蓝盆花 172, **178**
红凤菜 961, **965**	红缨尾药菊 933	华北忍冬 64, **75**
红根草 462	红子荚蒾 43	华北鸦葱 1170, **1178**
红根一枝花 282	红紫胡 409	华苍术 990
红梗草 348	红紫菀 829	华东蓝刺头 979, **982**, 986, 1129
红梗蒲公英 1263	红走马胎 1153	华东杏叶沙参 **242**, 246
红管药 406, 409	红足蒿 756	华火绒草 483, **488**
红果参 220	喉节草 267	华麻花头 1120, **1121**
红果黄鹌菜 1213, **1218**	喉头草 411	华南忍冬 65, **88**, 93, 107
红蒿枝 363	猴巴掌 828	华南兔儿风 1145, **1156**

华蒲公英 1255, 1266, **1269**
华西忍冬 64, **73**
华蟹甲 890, **892**
华蟹甲草 891
华蟹甲属 297, **890**
华泽兰 347, 780
华州漏芦 985
滑背草鞋 1219
化血丹 829, 838
桦叶荚蒾 12, 39, **41**
还魂草 939
还羊参 1207
还阳参 1206, 1207, **1210**
还阳参属 300, **1206**
荒地蒿 801
荒漠蒿 801
黄鹌菜 1213, **1216**
黄鹌菜属 300, **1212**
黄白火绒草 484, **497**
黄菜药 1216
黄俄风毛菊 1060
黄狗头 1215
黄瓜菜 **1251**
黄瓜菜属 301, **1250**
黄瓜菜 1251
黄冠菊 1078
黄蒿 793, 800
黄褐毛忍冬 66, 93, **99**, 107
黄褐珠光香青 **508**
黄花败酱 948
黄花菜 534
黄花草 356, 610, 624
黄花地胆头 462
黄花地丁 1178, 1219, 1263
黄花桂香草 1216
黄花蒿 720, **745**, 748
黄花苦菜 124
黄花莲 581
黄花龙牙 124
黄花漏芦 1142
黄花密菜 609
黄花墨菜 610
黄花婆罗门参 1182, **1183**

黄花忍冬 83
黄花三草 377
黄花一草光 625
黄花一条香 356
黄火草 522
黄荚蒾 35
黄金菊 1186
黄菊莲 924
黄菊仔 680
黄苦麻菜 1215
黄葵花 622
黄喇嘛 537
黄绿苦荬菜 1248
黄毛橐吾 822, **833**
黄帽顶 452
黄泥菜 607
黄盆花 172, **175**
黄色山苦菜 1245
黄鳝花 88
黄升麻 1123
黄鼠草 1246
黄菀 941
黄腺香青 502, **514**
黄香蒿 745
黄药 459
黄缨菊 **1078**
黄缨菊属 298, **1078**
黄钟花 181, **183**
黄帚橐吾 824, **875**
灰苞蒿 722, **766**
灰果蒲公英 1254, **1261**
灰蒿 805
灰蓟 1087, 1093, **1099**, 1103
灰莲蒿 **738**
灰绿白酒草 448
灰毛川木香 1028, **1110**
灰毛党参 187, 197, **212**
灰毛风铃草 228, **232**
灰毛蓝钟花 181, **182**
灰毛柔软紫菀 419
灰木紫菀 403
灰色树 33
灰头驴 1077

灰毡毛忍冬 93
灰粘毛忍冬 99, 100, **105**
灰枝紫菀 394, **403**
蛔蒿 578, 806, **808**
火艾 488, 489, 764
火把草 488
火草 488, 492
火火草 507
火媒草 1079, **1080**
火门艾 932
火绒草 484, 489, 498, **499**
火绒草属 293, **482**
火绒根子 985
火绒蒿 499
火烧叶 314
火石花 1160, **1161**
火石花属 299, **1160**
火炭树 314
火药草 448
火油草 455
火毡花 590
藿香蓟 332, **335**
藿香蓟属 291, **332**
饥荒草 959
鸡把腿 221
鸡菜 967
鸡肠草 814
鸡蛋参 187, **215**
鸡肚子 55
鸡儿肠 374, 406, 408
鸡公柴 40
鸡骨柴 61
鸡骨头 16, 56, 84
鸡骨头树 84
鸡脚艾 772
鸡脚刺 1098, 1099
鸡菊花 314
鸡壳肚花 55
鸡毛狗 1003
鸡毛蒿 1159
鸡肉参 231, 267
鸡树条荚蒾 12, **49**
鸡甜菜 782

鸡眼草 360
鸡眼菊 362
鸡腰参 217
鸡鹰瓜 652
鸡爪七 51
吉吉格-那布其特-达邻-哈力苏 72
吉利子树 73
急儿风 1147
疾痢草 627
疾疣草 680
瘠草 609
戟片蒲公英 1261
戟叶艾纳香 451, **461**
戟叶火绒草 483, **488**
戟叶兔儿伞 895
戟叶橐吾 857
戟叶细钩莎菊 1253
蓟 1086, **1090**, 1095, 1096, 1098, 1099, 1100, 1102, 1103
蓟属 298, 1086
加拿大蓬 444
加拿大一枝黄花 353
家艾 753
荚蒾 12, **44**
荚蒾属 1, **10**
甲各仗 462
假半边莲 271, **273**
假叉枝鸦葱 1172
假东风草 451, **453**
假福王草 1220, **1221**
假福王草属 300, **1220**
假拉药藤 54
假麦菜草 604
假蓬 443
假芹 588
假升麻 1123
假筒蒿 958
假咸虾 306
假向日葵 613
假泽兰 325
假泽兰属 291, **325**
尖刀草 609
尖裂黄瓜菜 1251, **1252**

尖佩兰 343
尖头风毛菊 1005, **1026**
尖叶橐吾 865
尖叶小蓟 1100
坚杆火绒草 483, **486**
坚荚树 37
剪刀草 1231, 1241
剪刀股 **1240**
剪刀甲 1245
剪花火绒草 498
剪子草 312, 642
剪子股 1241
碱地蒲公英 1269
碱蒿 719, **728**
碱黄鹌菜 1212, **1213**
见肝消 328
见霜黄 451, **462**
见肿消 962, 1159
剑叶金鸡菊 627, **629**
剑叶鸦葱 1171, **1181**
箭头风 120
箭叶垂头菊 877, **883**
箭叶橐吾 397, 823, 846, **866**
江南山梗菜 271, **284**
江松美多 413
江西腊 381
椒蒿 783
蛟艾 737
蛟子艾 739
接骨草 2, **5**, 348, 413, 608
接骨丹 849
接骨木 2, **7**
接骨木属 1
接骨一支箭 1152
接力草 635
节节高 590
节节红 452, **466**
节节花 277, 284
节节黄 466
节毛飞廉 1093, 1112, **1116**
结白蒿 739
结血蒿 739
姐妹花 545

解放草 351
芥叶蒲公英 1254, **1262**, 1266
蚧头草 122
金棒草 353
金边兔儿草 1147
金边兔耳 1147, 1163
金佛草 542, 549
金佛花 549
金佛山荚蒾 10, **19**
金花忍冬 65, **83**
金花旋覆花 560
金花蚤草 560
金黄花 630
金鸡菊属 295, **627**
金鸡舌 525
金寄奴 779
金龙胆草 441
金钮扣 **624**, 711
金钮扣属 294, **624**
金盘银盏 647
金枇杷 965
金钱豹 197, **219**
金钱豹属 180, **218**
金钱草 284
金沙斑鸠菊 311
金沙绢毛菊 1222, **1224**
金山荚蒾 19
金锁匙 652
金挖耳 563, 566, **572**, 578
金挖耳草 577
金仙草 557, **560**
金线吊葫芦 215
金线壶芦 215
金腰箭 **626**
金腰箭属 295, 626
金银花 90, 104
金银木 84
金银忍冬 65, **84**
金银藤 90
金盏花 **975**
金盏花属 297, **974**
金盏花族 291, 297
金盏菊 975

金盏银盘 633, 646, **647**
仅背红 948
锦带 60
锦带花 59, **60**
锦带花属 1, **59**
锦毛雪莲 1011
劲直蒿 796
劲直假蓬 441
近单一党参 205
近缘党参 202
近缘婆罗门参 1185
茎田头 1251
茎叶天葵 967
晶党 193
净花菰腺忍冬 **99**
九刀参 1236
九节风 7
九尽草 909
九里光 779
九里明 438, 452, 953
九里香 474
九灵光 409
九牛草 759
九头刺盖 1078
九头妖 1078
九转香 141
久苓菊 1003
灸草 753
酒药草 443
桔参 266
桔梗 **221**
桔梗属 180, **221**
菊 686
菊蒿 **696**
菊蒿属 295, 296, **696**
菊花 678, **686**
菊花暗消 392, 415
菊花参 707
菊花脑 680
菊苣 1164, **1165**, 1168, 1169
菊苣属 299, **1164**
菊苣族 291, 299
菊谱 622

菊芹 959
菊芹属 297, **959**
菊三七 946, 960, **962**
菊三七属 297, **960**
菊叶柴胡 796
菊叶千里光 936
菊叶三七 962
菊叶鱼眼草 **360**
菊芋 616, **622**
菊属 295, **678**
菊状千里光 936, **946**
巨花沙参 259
巨胜 162
苣荬菜 127, 1190, **1195**, 1197
具毛常绿荚蒾 **37**
距花忍冬 87
锯草 662, 666
锯齿草 666
锯齿沙参 236, **255**
锯叶合耳菊 930, **932**
锯叶蒙蒿 761
锯叶千里光 932
聚八仙 15
聚花艾纳香 466
聚花风铃草 **230**
聚头蓟 1088
聚叶沙参 237, **256**
绢蒿属 296, **805**
绢毛菊 1222, **1223**, 1224
绢毛菊属 300, **1222**
康定蟹甲草 902
康南党 206
棵棵兜 55
咳嗽草 267
刻叶刺儿菜 1101
空桶参 **1222**
空心树 54
空枝子 60
孔雀草 **655**
苦艾 491, 731, 757
苦板 1201
苦菜 124, 1195, 1201, 1241, 1243
苦菜根 221

苦草 284, 626
苦地胆 320
苦碟子 1246, 1251
苦丁菜 1251
苦蒿 441, 444, 731, 745, 769, 777
苦蒿尖 441
苦菊 630
苦苣 1245
苦苣菜 127, 1190, **1192**
苦苣菜属 299, **1190**
苦苦菜 1197
苦葵鸦葱 1172
苦蓝头菜 1103
苦郎头 1123
苦龙胆 441
苦麻菜 1243
苦荬菜 127, 1103, 1240, **1241**, 1246, 1251
苦荬菜属 300, **1240**
苦酸汤 24
苦糖果 65, **81**
苦莴苣 1234
苦叶菊 1243
苦斋 131
苦竹泡 81
裤裆花 70
块根紫菀 418
块蓟 1086, **1089**
宽翅香青 502, **510**
宽戟橐吾 397, 823, **855**
宽裂龙蒿 **785**
宽裂沙参 241
宽伞紫菀 **409**
宽舌橐吾 823, **864**
宽穗兔儿风 1149
宽叶甘松 113
宽叶还魂草 939
宽叶山蒿 756
宽叶鼠麴草 518, **519**
宽叶兔儿风 1145, **1149**
宽叶下田菊 **329**
款冬 **909**
款冬花 909
款冬属 297, **909**

葵花 617
葵花大蓟 1086, **1088**
魁疙针 639
魁蒿 722, 756, **773**
魁蓟 1086, **1087**
昆明沙参 247
昆明香青 508
阔苞菊 **474**
阔苞菊属 293, **474**
阔柄蟹甲草 894, **901**
阔叶垂头菊 889
阔叶沙参 260
阔叶缬草 140
拉毛果 159, **161**
拉萨风毛菊 1011
拉萨雪兔子 1004, **1011**
蜡毛香 554
辣菜 360
辣子草 653
来色木 62
癞蛤蟆草 577
籁箫 512
兰草 339
兰花参 217
兰牡丹 630
蓝刺头 979, **986**, 1129
蓝刺头属 297, **979**
蓝靛果 79
蓝芙蓉 1140
蓝钩莎菊 1253
蓝果忍冬 65, **78**
蓝花参 226
蓝花参属 180, **226**
蓝花毛鳞菊 **1253**
蓝花石参 231
蓝菊 1165
蓝盆花属 150, **172**
蓝岩参菊 1253
蓝钟花属 180, **181**
郎头花 1127
郎邪草 637
狼杷草 633, **637**
狼尾巴蒿 742

狼尾蒿 767
浪穹橐吾 863
老草艾 499
老虎合藤 97
老虎爪 1127
老虎嘴 1175
老君须 140, 141
老来红 655
老母鸡肉 238
老母猪耳朵 1070
老牛锤 1094
老牛堂 1114
老蛇药 1232
老鼠艾 527
老鼠愁 1070
老鼠筋 1117
老头草 497, 499
老鸦甲 828
老羊蒿 739
雷公菜 1114
雷公子 32
肋痛苦 415
冷饭子 38
冷蒿 720, **733**, 791
梨叶小舌菊 438
离根香 287
离根香属 286, **287**
离舌橐吾 823, **852**
里海旋覆花 532, **544**
里墨草 601
理党参 204
鳢肠 **601**
鳢肠属 294, **600**
丽花蒲公英 1257
丽江黄钟花 184
丽江蓝钟花 181, **184**
丽江续断 159, **169**
丽江一支箭 1208
利刺飞廉 1116
栎叶亚菊 711, **713**
荔枝草 365, 478
连萼锦带花 60
连花七 924

莲蓬草 820
莲叶橐吾 822, **836**
莲状绢毛菊 1223
莲座蓟 1086, **1093**
梁子菜 **959**
两面刺 1087, **1098**
两伞浆 906
两色金鸡菊 **627**
两色三七草 965
两色万年蒿 740
两色帚菊 **1144**
两似蟹甲草 894, **898**
两型沙参 258, 259
亮叶忍冬 **77**
辽东蒿 722, **769**
蓼子朴 531, **537**
了哥利 652
裂苞艾纳香 451, **454**
裂叶蒿 720, **741**
裂叶苦荬菜 1195
裂叶马兰 374, **378**, 780
裂叶蒲公英 1269
裂叶忍冬 73
裂叶翼首花 169, **171**
林地蒿 774
林地鼠麴草 519, **526**
林生风毛菊 1006, **1038**
林生假福王草 **1220**
林下艾 774
林荫千里光 937, **941**
林泽兰 338, **343**
鳞斑荚蒾 11, **33**
廪蒿 743
苓菊属 298, **1002**
铃铛花 221
铃儿草 266
铃铃香 505
铃铃香青 501, **505**
菱蒿 769
刘寄妈 380
刘寄奴 779
流尿蒿 796
流石风铃草 228, **233**

柳蒿 759
柳菊蒲公英 1204
柳兰叶风毛菊 1055
柳叶斑鸠菊 303, 310
柳叶菜风毛菊 1008, 1055
柳叶鬼针草 633, 634
柳叶蒿 721, 759, 770
柳叶菊亚蒿 712
柳叶忍冬 64, 74
柳叶绒背蓟 1089
柳叶沙参 253
柳叶旋覆花 531, 539, 551
柳叶亚菊 711, 712
六道木 53, 56
六道木属 1, 53
六耳棱 469
六耳铃 452, 467
六股筋 35
六角藤 39
六棱锋 469
六棱菊 468, 469
六棱菊属 293, 468
六六股筋 35
六条木 56
六叶七星剑 356
六月霜 779
六月雪 311, 347, 349
龙胆草 264
龙蒿 723, 783
龙江风毛菊 1008, 1056
龙须沙参 245
聋耳朵树 314
陇塞忍冬 70
蒌蒿 722, 761, 770, 780
漏芦 981, 982, 985, 986, 1127, 1142
漏芦属 299, 1127
漏盂 420
漏枪 403
漏紫多保 1057
卢汉 167
庐山藤 935
卤地菊 605, 609, 610
陆评 167

陆维多杰咸巴 263
陆英 5
鹿草 1127, 1130
鹿耳草 320, 469
鹿耳翎 469
鹿角草 652
鹿角草属 295, 651
鹿角蒿 730
鹿舌草 610
鹿蹄橐吾 397, 822, 829
路边草 376
路边菊 374, 610
路旁菊 386
驴打滚儿 1207
驴耳朵 545
驴耳朵菜 396
驴耳朵草 1022
驴耳风毛菊 1022
驴口菜 549
驴奶果 81
驴欺口 979, 984, 985, 1129
闾蒿 770
吕宋荚蒾 12, 47
绿花党参 187, 197, 214
绿芨 1184
绿蓟 1087, 1093, 1099
绿茎还阳参 1206, 1211
绿升麻 335
绿叶香青 505
绿钟党参 187, 215
孪花蟛蜞菊 605, 607
栾樨 474
卵叶半边莲 271, 272
卵叶橐吾 841
卵叶紫菀 408
轮蓟 1100
轮龙草 948
轮叶沙参 237, 246, 266
轮钟花 220
轮钟花属 180, 220
罗盖叶 47
罗汗草 1149
罗兰参 247

罗罗葱 1176
罗罗菊 318
罗马楷蓍米辣 660
萝卜根沙参 259
萝卜母 962
椤木乳浆草 1236
倮儿参 707
裸茎千里光 936, 948
裸菀 373
裸菀属 292, 373
裸柱菊 817
裸柱菊属 296, 817
骆驼蒿 751
麻布柴 61
麻花头 1120, 1123
麻花头属 299, 1120
麻苦荬菜 1192
麻腊干 479
麻配 72
麻婆娘 349
麻叶蟛蜞菊 605, 608
麻叶千里光 937, 939
马刺蓟 1093
马兰 373, 374, 408
马兰头 374
马兰属 292, 373
马鹿草 351
马尿树 84
马蹄草 831
马蹄当归 820, 829, 850
马蹄黄 826
马蹄细辛 829, 1046
马蹄香 141, 1153
马蹄叶 850
马尾参 1209
马鬃参 183
玛奴 534, 536
蚂蚱膀子 545
骂补神 284
麦朵刚拉 1018
脉花党参 187, 197, 211
满坡香 144
满山黄 356

满山香 144
蔓斑鸠菊 315
蔓黄菀 953
蔓茎蓝钟花 182
蔓三七草 969
蔓生苦荬菜 1251
芒尖宝绿 880
杧果菜 369
莽耳 583
猫儿菊 **1186**
猫儿菊属 299, **1186**
猫耳朵 924
猫屎果 47
猫腿姑 1089
猫消头 1103
毛败酱 131
毛瓣山梗菜 279
毛柄蒲儿根 919, **920**
毛柴胡 1187
毛大丁草 1163
毛地胆草 322
毛萼大将军 279
毛萼忍冬 65, **96**
毛萼山梗菜 271, **279**
毛萼石沙参 **249**
毛梗豨莶 592, **596**, 599
毛梗鸦葱 1170, **1173**
毛冠菊属 292, **425**
毛鬼针草 642
毛果小甘菊 709, **711**
毛果一枝黄花 353, **358**
毛果一枝黄花寡毛变种 358, 359, **360**
毛蒿 733
毛核木 **52**
毛核木属 1, **52**
毛花忍冬 65, **86**
毛华菊 678, **680**
毛鸡脚 264
毛接骨木 8, **9**
毛菊苣 1168
毛连菜 **1187**, 1189
毛连菜属 299, **1187**
毛莲蒿 720, **739**

毛裂蜂斗菜 913
毛裂蜂斗菜 **914**
毛鳞菊属 301, **1252**
毛鳞蓝刺头 986
毛脉翅果菊 1230, 1231, **1232**
毛脉山莴苣 1232
毛脉一枝蒿 415
毛牛耳大黄 1187
毛蕊马兰 407
毛麝香 335
毛头蓟 1097
毛头牛蒡 1069, **1074**
毛头雪莲花 1053
毛豨莶 596, 597
毛香 487
毛香火绒草 483, **487**
毛旋覆花 546
毛药忍冬 64, **71**
毛叶甘菊 **692**
毛叶红杆草 951
毛叶鸡蛋参 187, **217**
毛叶荚蒾 35
毛叶马蹄香 1153
毛叶香 1149
毛叶芸香草 566
毛叶子 399
毛泽兰 343
毛毡草 452, **463**
毛枝坚荚树 37
毛枝山白菊 407
毛枝紫菀 **407**
毛志药 522
毛柱金银花 102
茅草一枝蒿 668
茅萝卜 1263
茅术 990
玫花沙参 258
梅参 238
梅叶竹 62
美多类 420
美花风毛菊 1005, **1024**
美丽风毛菊 1055
美丽蓝钟花 181, **182**

美头火绒草 484, **495**
美形金钮扣 624, **625**
萌条香青 502, **511**
蒙古苍耳 583, 585, **586**
蒙古风毛菊 1007, **1045**
蒙古蒿 722, 756, **767**
蒙古荚蒾 10, **17**
蒙古久苓草 1003
蒙古马兰 374, **380**
蒙古蒲公英 1263
蒙古沙参 257
蒙古山萝卜 177
蒙古绣球花 17
蒙古鸦葱 1171, **1180**
蒙蒿 767
蒙疆苓菊 1002, **1003**
蒙菊 678, 686, **694**
蒙山莴苣 1201
蒙新久苓菊 1003
迷果芹 197
糜糜蒿 728
米甘草 325
米蒿 786
米米蒿 793
米曲 520
米汤菜 1159
密花艾纳香 451, **460**
密花合耳菊 930, **931**
密花千里光 931, 945
密毛白莲蒿 **739**
密毛变种 781
密毛奇蒿 **781**
密毛山梗菜 271, **281**
密毛紫菀 394, **402**
密伞千里光 945
密叶飞蓬 426, **433**
密叶蒲公英 1268
绵花娘子 577
绵毛风毛菊 1036, 1050
绵毛欧亚旋覆花 551
绵头雪莲花 1018
绵头雪兔子 1005, **1018**, 1065
绵茵陈 789, 793

棉苍狼 596, 597	奶腥菜花 254	牛舌头 1195
棉毛倒提壶 569	南苍术 990	牛尾参 215, 829
棉毛尼泊尔天名精 **569**	南川泽兰 338, **345**	牛尾党参 204
棉毛欧亚旋覆花 **549**	南方荚蒾 12, **47**	牛尾蒿 725, 742, 758, **803**
棉毛橐吾 822, **845**	南方六道木 53, **57**	牛尾一枝箭 1149
棉毛雪莲 1021	南瓜七 829	牛膝菊 **653**
棉毛紫菀 413	南瓜三七 915	牛膝菊属 295, **653**
棉头风毛菊 1007, **1053**	南刘寄奴 779	牛至 791
面条菜 1180	南路蛇头党 201	扭子菜 270
民国草 330	南牡蒿 725, **800**	女蒿属 296, **707**
闽粤千里光 936, **952**	南木香 1026	女金冉 608
明涧色尔布 559	南沙参 266	女苦奶 1172
膜苞垂头菊 878, **889**	南茼蒿 670, **673**	女菀 **392**, 434
膜缘川木香 1028, **1107**	南漳斑鸠菊 303, **306**	女菀属 292, **392**
膜缘婆罗门参 1182, **1185**	尼泊尔垂头菊 878, **885**	女贞叶忍冬 65, **76**
摩苓草 156	尼泊尔菊三七 961, **967**	糯米菜 1103
磨地胆 320	尼泊尔千星菊 369	糯米果 38
磨地莲 525	尼泊尔天名精 563, **568**	糯米条 41, 53, **54**
漠蒿 801	尼泊尔香青 501, **503**	糯米条子 43
墨菜 601	泥胡菜 **1103**	欧蓍 662
母菊 675, **676**	泥胡菜属 298, **1103**	欧亚矢车菊 1140, **1142**
母菊属 295, 296, **675**	泥鳞菜 361	欧亚旋覆花 **546**, 551
母猪油 596	泥鳅串 374	欧药菊 676
牡藏 796	拟大花忍冬 66, 89, 93, 105	欧洲菊苣 1165
牡蒿 724, 749, **796**, 800	拟蜡菊属 293, **528**	欧洲千里光 937, **956**
木耳菜 961, **965**	拟毛毡草 452, **464**	欧洲旋覆花 532, 549
木空菜 226	拟球蟹甲草 904	帕米尔橐吾 824, **874**
木里木香 1110	宁把把 708	攀倒甑 118, 127, **131**
木蒴藋 7	宁夏沙参 237, **260**	盘尔草 1246
木香 536, 1026, 1108, 1110	牛伴木 47	盘花垂头菊 877, **881**
木绣球 14	牛蒡 1068, **1070**	盘几草 1251
木泽兰 347	牛蒡叶橐吾 822, **838**	盘龙草 390
牧根草属 181, **267**	牛蒡属 298, **1068**	盘叶忍冬 66, 93, **109**
墓回头 127	牛鞭子草 309	泡参 203, 245, 247, 254, 258, 264
墓头回 118, **120**	牛戳口 1094	泡花荚蒾 29
穆坪兔儿风 1145, **1157**	牛耳朵 1161	泡沙参 237, 246, **254**
那猪草 461	牛芳草 900	泡桐七 901, 903
奶参 189, 219, 220	牛口刺 1093	佩兰 338, **339**, 342, 343
奶蓟 1117	牛蔓头 985	蓬蒿 726
奶浆参 1209	牛毛细辛 1157, 1158	蟛蜞花 610
奶浆草 274	牛奶草 226	蟛蜞菊 603, 605, **610**
奶浆根 220	牛舌草 322, 507	蟛蜞菊属 294, **605**
奶浆果 182	牛舌三七 962	披针叶荚蒾 12, **39**

披针叶兔儿风 1157	齐头蒿 796	青箭柱草 407
枇杷叶荚蒾 20	其半 386	青木香 534, 1026, 1110, 1112
啤酒蒿 731	奇蒿 723, 771, **779**, 781, 783	青牛舌头花 396
匹菊属 296, **699**	奇形风毛菊 1006, **1031**	青兔儿风 1149
偏秆草 284	歧茎蒿 721, **761**	青菀 396, 417
平滑果风毛菊 1043	祈艾 757	青羊参 151
平滑苦荬菜 1248	蕲艾 753, 757, 812	青竹标 1023
平卧菊三七 961, **969**	鳍蓟 1080	清明菜 504, 520
平卧苦荬菜 1251	荠苨 236, **238**, 246	清明草 503
平卧鼠曲草 528	千脖草 434	清山虎 306
平卧鼠麹草 **528**	千层剥 1237	蜻蜓饭 309
坡义草 463	千层塔 434	箐铁打 965
婆罗门参 1182	千花艾菊 714	琼花 15
婆罗门参属 299, **1181**	千花亚菊 714	秋抱茎苦荬菜 1252
婆婆丁 1263	千里光 936, **953**	秋分草 368
婆婆针 599, 633, **649**	千里光属 297, **936**	秋分草属 292, **367**
破坏草 351	千里光族 290, 296	秋蒿 745
破天菜 281, 282	千年艾 812	秋菊 686
破线草 692	千穷娃 889	秋苦荬菜 1246, 1251
破血丹 962, 1007, **1043**	千日草 564	秋鼠曲草 522
扑灯儿 1269	千条针 647	秋鼠麹草 518, **522**
匍地风毛菊 1009	千头艾纳香 451, **455**, 467	秋英 632
匍匐苦荬菜 1250	千叶蓍 662	秋英属 295, **631**
匍匐忍冬 65, **88**	千针草 1094	萩 512
匍枝蒲儿根 919, **924**	羌塘雪兔子 1005, **1012**	球果牧根草 267
葡润菊 581	枪刀菜 1187	球核荚蒾 10, **23**
蒲儿根 919, **924**	枪花药 1143	球花党参 186, 197, **201**
蒲儿根属 297, **919**	茄叶斑鸠菊 303, **312**	球花风毛菊 1024, 1061
蒲公丁 1263	茄叶一枝蒿 315	球花蒿 721, **761**
蒲公英 1190, 1254, 1256, 1257, 1258, 1259, 1260, 1261, 1262, **1263**, 1267, 1269, 1270, 1271	秦岭党参 187, 197, **215**	球花荚蒾 32
	秦岭蒿 722, **765**	球花雪莲 1008, **1061**
	秦岭沙参 236, **240**	球菊 **477**, 816
蒲公英叶风毛菊 1006, **1039**	秦州菴蒿子 782	球菊属 293, **477**
蒲公英属 299, **1254**	琴叶紫菀 393, **401**	球兰刺兰 986
普通千里光 956	青菜果 1155	球子草 814
七九花 909	青藏狗娃花 382, **386**	曲豆那绿 881
七星明 452, **465**	青刺蓟 1093, 1098	曲麻菜 1197
槭叶千里光 923	青钓鱼杆 452	曲头那绿 881
祁艾 753	青海刺参 152, **157**	驱虫斑鸠菊 303, **304**
祁连垂头菊 **887**	青海鳍蓟 1081	蛆头草 360
祁连风毛菊 1041	青海橐吾 837	去果搜花 1017
祁木香 534	青蒿 720, **743**, 748, 749, 758, 778, 783, 789, 799	全光菊 1204, **1205**
祁州漏芦 1127, 1129		全叶鸡儿肠 377

全叶马兰 373, **377**
全叶千里光 **941**
全缘山柳菊 1205
全缘囊吾 823, **869**
全缘叶蓝刺头 979, **987**, 1129
拳头草 477
犬通风毛菊 1032
缺花丝党参 218
缺裂千里光 **955**
雀斑党参 185, **192**
雀儿屎树 19
髯毛缬草 134, **137**
热河蒲公英 1256
热肖 875
忍冬 65, **90**, 93, 103
忍冬花 90
忍冬属 1, **64**
日本蓝盆花 172, **179**
日本毛连菜 1187
日本牡蒿 796
日本三叶沙参 246
日本珊瑚树 29
日本鼠麹草 525
日本续断 159, **162**, 166
日本茵陈 789
日候 875
绒背蓟 1086, **1089**
绒蒿 793
绒毛戴星草 478, **479**
绒线草 444
绒缨花 970
绒缨菊 **970**
柔垂缬草 134, **139**
柔毛艾纳香 451, **461**
柔软紫菀 395, 397, **418**
柔软紫菀灰毛变型 **419**
肉根还阳参 1208
肉桂草 287
肉荚草 269
肉菊 **1227**
肉菊属 300, **1227**
肉算盘 220
乳白香青 502, **514**

乳苣 **1201**
乳苣属 301, **1201**
乳腺草 608
乳汁菜 971
乳汁草 1263
蕊被忍冬 64, **76**
蕊帽忍冬 65, **77**
瑞苓草 1067
瑞香缬草 134, **138**
弱小火绒草 483, **494**
萨日伯格日-哄呼-其其格 261
塞地蒿 733
三百棒 967
三出叶荚蒾 35
三点花 478
三候蒿 773
三花兔儿风 1149
三角草 1229
三角叶党参 185, **203**
三角叶风毛菊 1005, **1029**
三角叶蟹甲草 893, **895**
三棱草 1023
三裂叶白头婆 350
三裂叶绢蒿 806, **810**
三轮蒿 511
三脉紫菀 394, **406**
三脉紫菀宽伞变种 409
三脉紫菀卵叶变种 408
三脉紫菀毛枝变种 407
三脉紫菀微糙变种 408
三脉紫菀小花变种 409
三脉紫菀异叶变种 408
三脉紫苑 551
三七草 962
三舌合耳菊 930, **933**
三舌千里光 933
三舌尾药菊 933
三十六样风 387
三叶鬼针草 642
三叶荚蒾 11, **35**
三叶泽兰 339
三褶脉紫菀 406
三指雪莲 1017

三指雪莲花 1017
三指雪兔子 1005, **1017**, 1065
伞把草 908
伞草 908
伞房荚蒾 11, **32**
伞房清明草 504
伞花绢毛菊 1227
伞花尼泊尔香青 **504**
伞花山柳菊 1204
散生千里光 937, **957**
散血草 573, 624
散药 399
桑氏紫菀 413
扫帚沙参 237, **257**
森林千里光 941
沙参 236, **245**, 257, 267
沙参（模式亚种）245
沙参属 181, **235**
沙地旋覆花 537
沙蒿 725, 785, 788, **801**
沙苦荬菜 **1250**
沙苦荬属 300, **1250**
沙漏芦 980
沙罗树 39
沙漠嘎 785
沙生风毛菊 1007, 1038, **1041**
沙生蜡菊 **529**
沙獭子 245
沙滩苦荬菜 1240
沙糖禾 27
沙小菊 582
沙旋覆花 537
砂蓝刺头 979, **980**
山艾 726
山艾叶 774
山白藏 554
山白菊 406, 408, 409
山败酱 128
山荸荠 220
山刺儿菜 1090
山道年蒿 808
山地囊吾 844
山东风 933

山鹅菜 1192	山茵陈 793	虱天蜈蚣 666, 668
山飞蓬 426, **427**	山银花 88, 96, 98	狮牙草状风毛菊 1007, **1043**
山风 459	山泽兰 339	狮子草 471
山钢盒 73	山芝麻 124	湿地蒿 720, **750**
山梗菜 271, **277**	山脂麻 60	湿地鼠麹草 522
山哈芦 390	山紫锤草 271, **285**	湿生鼠麹草 518, **522**
山海螺 189	山紫菀 846, 848, 850, 855, 857, 860, 863	湿鼠曲草 523
山蒿 721, **751**	珊瑚树 11, **27**	蓍 **662**, 666, 667
山红花 1100	闪毛党参 186, **199**	蓍草 668
山黄菊 551, **581**	陕西莴苣 10, **16**	蓍属 295, **661**
山黄菊属 294, **580**	烧蓝花 402	蓍状亚菊 712, **717**
山鸡儿肠 379	烧全草 1159	石艾 729
山尖菜 895	韶关大将军 278	石凤丹 1156
山尖子 894, **895**	少花风毛菊 1007, **1047**	石胡荽 **814**, 816
山芥花 122	少花莴苣 11, **27**	石胡荽属 296, **813**
山金银花 88	少花山梗菜 279	石灰菜 1103
山菊 692	少蕊败酱 118, **122**	石三七 967
山菊花 680, 690	舌状花亚科 291	石沙参 237, **249**
山苦菜 1200, 1232	蛇蒿 783	石生蝇子草 197
山苦荬 1195, 1243	蛇箭 1036	石生紫菀 394, **415**
山苦子 1023	蛇箭草 1247	石头草 965
山葵花 560	蛇接骨 969	食托菜蓟 1082
山柳菊 **1204**	蛇日菊 627	食用蓟 1093
山柳菊属 300, **1204**	蛇头草 915	莳萝蒿 719, **728**, 791
山柳树 54	蛇头党 201	矢车菊 **1140**
山萝卜 163, 178, 179, 1090	蛇头黄 356	矢车菊属 299, **1140**
山马兰 374, **379**	蛇头细辛 140	矢叶橐吾 823, **859**
山猫眼 537	蛇眼草 1036	矢镞叶蟹甲草 894, **900**
山牛蒡 1046, **1125**	蛇咬药 1030	瘦地草 1209
山牛蒡属 299, **1125**	深裂叶艾蒿 757	疏生香青 **513**
山蟛蜞菊 605, **608**	深山菊蒿 741	鼠耳 520
山枇杷 20	深山蟹甲草 894, **901**	鼠耳草 520
山蒲公英 1256	深紫续断 159, **167**	鼠麹草 518, **520**
山杞子 41	神灵草 564	鼠麹草属 293, **518**
山青菜 946	神仙菜 56	鼠麹风毛菊 1013
山萩 507	神仙豆腐 81	鼠麹火绒草 482, **484**
山沙参 254	神仙叶子 56	鼠麴雪兔子 1005, **1013**
山高蒿 632, 958	肾叶橐吾 850	鼠鼠愁 1070
山莴苣 **1200**, 1231, 1234	升麻 343, 1121, 1123	鼠粘草 1070
山莴苣属 300, **1200**	升麻根 982	鼠粘子 1070
山羊梅 369	生菜 1237	蜀西香青 502, **516**
山羊柿子 38	胜红蓟 335	术 990, 994
山野火绒草 484, **498**	虱草花 559	束花蓝钟花 181, **184**

束伞亚菊 712, **716**	水银花 102	蓑衣莲 374, 399
栓果菊属 300, **1218**	水泽兰 951	索人衣 649
双参 150, **151**	睡眠果 33	塔花山梗菜 271, **280**
双参属 150	蒴藋 5	塔拉音-哄呼-其其格 266
双盾木 **58**	丝带千里光 922	塔序橐吾 822, **843**
双盾木属 1, **58**	丝裂沙参 238, **264**	獭头参 217
双花华蟹甲 890, **891**, 893	丝绿草 582	胎盘草 328
双花千里光 933	丝毛艾纳香 464	台北艾纳香 451, **459**
双舌蟹甲草 891	丝毛飞廉 1093, 1112, **1114**	台参 193
双楯 58	丝毛蓝刺头 979, **981**	台东莴苣 11, **26**
水艾 770	丝叶蒿 751	台湾艾纳香 459
水八角草 924	丝叶苦荬 1243	台湾翅果菊 1231, **1236**
水白菜 277	丝叶青独花蒲公英 1206	台湾莴苣 43
水茶子 40	丝叶小苦荬 127, 1242, **1243**	台湾沙参 235, **259**
水朝阳草 540	思茅山梗菜 282	台湾山苦荬 1236
水朝阳花 540	四大天王 51	台湾莴苣 1236
水朝阳旋覆花 532, **540**, 551	四季菜 782	台湾泽兰 338, **346**
水臭草 139	四季青 26	台中莴苣 12, **43**
水橡子 63	四眼草 306	苔花蒿 726
水慈姑 626	四叶参 189	太白艾 713
水飞蓟 **1117**	四叶沙参 266	太白菊 418, 713
水飞蓟属 298, **1116**	松虫草 176	太白六道木 57
水飞雉 1117	松林风毛菊 1007, **1049**	太白小紫菀 848
水旱莲 601	松毛火绒草 483, **492**	太白紫菀 848
水蒿 770	松潘风毛菊 1043	太行菊 **695**
水禾 1117	松香草 557	太行菊属 295, **695**
水荷叶 852	松叶党参 218	太阳花 420
水红蒿 767	松叶鸡蛋参 187, **218**	汤饭子 40
水红木 11, **33**	松叶沙参 237, **250**	唐古特忍冬 64, **70**
水胡椒 328	苏尔公锡保 1009	唐古特雪莲 1008, **1057**
水葫芦 579, 1046	苏门白酒草 440, **446**	棠菊 317
水葵花 540, 601	苏南荠苨 239	糖芥绢毛菊 1222
水辣菜 796	素花党参 193, 197	桃色忍冬 82
水萝卜 892	素忍冬 73	桃叶鸦葱 1170, **1175**
水马桑 61	酸梅子 44	特异莴苣 35
水马蹄草 579	酸闷木 47	膝把树 81
水母雪莲花 1019	酸模叶橐吾 838, 841	藤菊 655, **934**
水母雪兔子 1005, **1019**, 1065	酸汤泡 47	藤菊属 297, **934**
水忍冬 66, 93, **102**	蒜叶婆罗门参 1182, **1184**	蹄叶橐吾 397, 823, **850**
水三七 959, 962	算盘果 219	天红草 306
水台 753	碎米果 38	天蓝沙参 235, 246, **259**
水苋菜 277	碎蚁草 522	天蔓青 577
水旋覆花 537	笋花蒿 781	天名精 563, **577**, 578

天名精属 293, **563**	莛子藨属 1, **50**	土沙参 231, 267
天目琼花 49	葶菊 **450**	土升麻 343
天青地白草 525	葶菊属 293, **450**	土田七 390, 967
天青地红 946, 948, 1043	通肠香 512	土兔儿风 1149
天山千里光 937, **944**	通梗花 53, **55**	土细辛 428
天山沙参 236, **244**	通经草 137	土烟叶 1127
天山鼠麹草 518, **524**	同蒿 673	土洋参 1184
天山橐吾 822, **844**	同蒿菜 673	土茵陈 793
天山雪莲 1062	同花母菊 675, **677**	土银花 88, 105, 109
天山雪莲花 1062	同钟花 **270**	土紫菀 846
天水蚊草 522	同钟花属 181, **270**	兔查干-阿荣 496
天王七 51	茼蒿 670, **672**, 673	兔打伞 828
天文草 624	茼蒿属 295, **670**	兔儿风 1146
天星地白子 1149	铜锤草 284, 625, 653	兔儿风蟹甲草 894, **899**
天竺参 1210	铜锤玉带草 271, **284**	兔儿风属 299, **1144**
天竺参万丈深 1206	铜盘枝香 926	兔儿伞 **908**
田艾 527	铜钱花 504, 505	兔儿伞属 297, **908**
田艾草 478	凸尖蒲公英 1261	兔儿一支箭 1147
田边菊 374, 386	秃果华千里光 924	兔儿一支香 1147
田基黄 365	秃毛土艾 452	兔耳风 1163
田基黄属 292, **365**	秃女子草 537	兔耳伞 906
田野千里光 937, **957**	屠还阳参 1207	兔耳一枝箭 **1163**
甜艾 753	土白前 392	兔耳一枝箭属 299, **1162**
甜党 204	土败酱 151	兔耳子草 496
甜桔梗 238	土冰片 456	兔毛蒿 717
甜叶菊 **324**	土参 226, 707	兔毛子 717
甜叶菊属 291, **323**	土柴胡 796	兔子菜 1245
条参 1178, 1223, 1227	土党参 201, 203, 217, 219, 220	团球火绒草 484, **498**
条党 199	土冬花 579	退水千 860
条蒿 741	土防风 982	脱力草 635
条叶垂头菊 878, **887**	土蒿枝 462	陀螺紫菀 394, **411**
条叶蓟 1100	土花 88	橐吾 820, 822, **846**
条叶旋覆花 545	土苦参 169	橐吾属 297, **821**
铁铲头 859	土连树 17	娃儿菜 226
铁灯兔儿风 1154	土栾树 16	娃儿草 1029
铁杆蒿 737, 738, 740	土麻黄 1211	挖耳草 566, 568, 572, 577
铁骨散 7	土木香 531, **534**, 536, 1028	挖耳子草 569
铁蒿 778	土牛膝 347	歪那 460
铁栏杆 280	土泡参 1184	弯齿风毛菊 1006, **1041**
铁凉伞 908	土蒲公英 1219	弯齿千里光 951
铁刷把 1211	土人参 219, 221, 231	弯茎还羊参 1211
铁楂子 77, 79	土忍冬 88	弯茎还阳参 1206, **1211**
莛子藨 50, **51**	土三七 782, 946, 958, 962	晚抱茎苦荬菜 1252

万把钩 1070
万年蒿 737, 738, 739
万年蓬 738, 739
万寿菊 655, **656**
万寿菊属 295, **654**
万丈深 1206, **1209**, 1210, 1211
王八骨头 84
网脉橐吾 824, **872**
望江南 828
威灵仙 552, 1050
微糙山白菊 408
微糙紫菀 **408**
伪泥胡菜 1120, **1123**
伪茵陈 728
苇谷草 **556**
苇谷草属 293, **556**
委陵菊 678, **693**
蔚 796
蝟菊 1079, **1080**, 1093
蝟菊属 298, **1079**
莴菜 1237
莴苣 **1237**
莴苣属 300, 301, **1237**
莴笋 1237
乌草根 552
乌金野烟 576
乌金钟 284
乌日图-套古日朝格图-哄呼-其其格 263
乌苏里风毛菊 1007, **1049**
乌酸木 44
乌藤菜 779
巫山党 199
无柄沙参 **247**, 254
无喙齿冠草 369
无茎栓果菊 1219
无毛牛尾蒿 **804**
无毛山尖子 **896**
无蓬草 1040
无心菜 816
无心草 523
芜菁还阳参 1206, **1208**
蜈蚣草 665, 666, 669

五瓣莲 655
五花草 514
五里香 144
五香草 508
五香花 511
五星草 622
五月艾 722, 756, 764, **772**, 773
五月菊 381
五转七 50
雾灵沙参 235, **262**
雾水草 519
西伯利亚败酱 118, **130**
西伯利亚接骨木 2, **9**
西伯利亚橐吾 846
西藏扁芒菊 **706**
西藏还羊参 1206
西藏蒲公英 1260
西藏忍冬 68
西藏三七草 965
西藏紫菀 417
西昌党参 204
西党 193
西番莲 630
西峰沙参 249
西南风铃草 228, **231**
西南牡蒿 724, **799**
西南牧根草 268
西南忍冬 66, **104**
西南山梗菜 271, **281**
西南蓍草 668
西南缬草 140
西香菊 655
西茵陈 793
息才尔 156
菥蓂 127
稀毛香青 505
锡林沙参 263
豨莶 **592**, 599
豨莶草 592, 597
豨莶属 294, **592**
媳妇菜 144
喜斑鸠菊 304, **317**
喜马拉雅垂头菊 877, **879**

喜马拉雅沙参 235, **252**
细苞忍冬 107
细齿风毛菊 1032
细萼沙参 **265**
细防风 1209
细红背叶 972
细火绒草 484
细茎黄鹌菜 1214
细茎橐吾 823, **848**
细裂蒲公英 1271
细裂野菊 690
细裂叶莲蒿 720, **740**, 791
细脉斑鸠菊 315
细米草 274
细绒忍冬 107
细鼠麴草 525
细穗兔儿风 1145, **1151**
细条党参 201
细须缬草 137
细叶艾 764
细叶刺参 154, 156
细叶黄鹌菜 1212, **1213**
细叶火草 1159
细叶火柴枝树 47
细叶蓟 1100, 1101
细叶菊艾 715
细叶沙参 257, **265**
细叶山萝卜 177
细叶鼠麴草 518, **525**
细叶万丈深 1211
细叶小苦荬 1242, **1247**
细叶亚菊 712, **715**
细毡毛忍冬 66, 93, **107**
细针果 608
细枝狗娃花 388
虾柑草 592
虾钳草 642
虾须草 **582**
虾须草属 294, **582**
狭苞马兰 **376**
狭苞橐吾 397, 823, **860**
狭苞紫菀 395, **422**
狭长花沙参 237, **257**

狭萼鬼吹箫 63	线叶菊 674, **717**	小白头翁 489
狭舌垂头菊 877, **880**	线叶菊属 296, **717**	小瓣子 396
狭舌多榔菊 818, **819**	线叶旋覆花 532, **545**, 551	小滨菊 **674**
狭舌毛冠菊 **425**	线叶紫菀 422	小滨菊属 295, **674**
狭头橐吾 857	腺背忍冬 76	小垂头菊 880
狭叶艾 757, 772	腺梗菜 579	小地松 492
狭叶垂头菊 878, **888**	腺梗豨莶 **592**	小儿还魂草 413
狭叶蒿 729, 767	腺梗豨签 595, **597**	小飞蓬 444
狭叶莛 38	腺毛菊苣 1164, **1168**	小风毛菊 1038
狭叶马兰 376	相思草 1155	小甘菊 709, **710**
狭叶牡蒿 724, **800**	香艾 459, 476	小甘菊属 296, **709**
狭叶青蒿 783	香艾纳 459	小鬼叉子 639
狭叶沙参 237, **253**	香草 144, 339	小鬼钗 639
狭叶山梗菜 271, **282**	香肠草 649	小鬼针 649
狭叶鼠曲草 527	香根芹 578	小果雪兔子 1005, **1016**
狭叶兔儿风 1156	香蒿 514, 737, 743, 745, 786, 789	小蒿子 770
狭叶鸦葱 1173	香菊 812	小黑升麻 315
下白鼠麹草 522	香苦草 745	小黑药 552
下江忍冬 64, **73**	香毛草 148	小红蒿 363
下田菊 328	香青 502, **512**	小红菊 678, **684**
下田菊属 291, **327**	香青属 293, **501**	小花刺参 157
夏古贝 1019	香茹 652	小花党参 186, **201**
仙白草 412	香丝草 440, **448**	小花鬼针草 633, **639**
仙草 564	香松 113	小花蒿 799
仙草根 193	香油罐 564	小花金钱豹 197, **220**
仙茅参 1178	香芸火绒草 483, **485**	小花金挖耳 563, **573**
纤杆蒿 724, **795**	香泽兰 330	小花蒙古蒿 769
纤花千里光 936, **943**	香泽兰属 291, **330**	小花牡蒿 799
纤细苦荬菜 1247	湘赣艾 721, **752**	小花忍冬 **83**
纤枝兔儿风 1145, **1155**	湘赣蒿 752	小花沙参 237, **251**
纤枝香青 502, **517**	向苴 1237	小花下田菊 **330**
咸虾花 303, **309**, 312	向日葵 616, **617**	小花亚菊 716
咸鱼汁树 37	向日葵属 294, **616**	小花紫菀 **409**
显脉莛 10, **21**	向日葵族 290, 294	小火草 491
显脉旋覆花 **552**	向阳花 617, 653	小火绒草 484
线齿沙参 264	项布美多露米 569	小急解锁 274
线党 205	小艾 363, 758	小蓟 1099, 1100, 1101, 1197
线萼山梗菜 271, **278**	小八里麻 899	小加蓬 448
线舌垂头菊 880	小霸王 1219	小接骨丹 1146
线叶垂头菊 887	小白蒿 733, 762, 789	小金挖耳 573
线叶风毛菊 1036, 1037	小白酒草 443	小金银花 96
线叶蓟 1087, 1093, **1100**	小白菊 448, 674, 702	小九月菊 690
线叶金鸡菊 629	小白棉 182, 183	小救驾 144

小苦荬 1242, **1248**
小苦荬属 300, **1241**
小蓝刺头 981
小雷公子 47
小亮苞蒿 724, **788**
小麻药 625
小馒头草 360
小毛香 489
小毛香艾 493
小矛香艾 499
小泡桐 63
小蓬 444
小蓬草 440, **444**
小蓬蒿 758
小蒲公英 1186
小窃衣 578
小球花蒿 721, **762**
小人参 214
小三楞草 270
小山艾 448
小芍药 1046
小舌菊 **438**
小舌菊属 292, **438**
小舌片细辛 1247
小舌紫菀 394, **410**
小铜锤 284, 624, 625
小头草 1159
小万寿菊 655
小香草 148
小缬草 134, **148**
小血金丹 1157
小血藤 608
小血转 162
小鸦葱 1170, **1174**
小鸭舌草 1241
小野艾 772
小野菊 406
小野烟 546
小叶艾 757
小叶党参 199
小叶六道木 53, **55**
小叶青 390
小叶忍冬 64, **72**

小一点红 970, **972**
小一支箭 1152
小一枝箭 1163
小鱼眼草 360, **362**
小针裂叶绢蒿 806, **809**
小蜘蛛香 139, 140
小钟沙参 258
小紫菀 848
小紫苑 818
楔叶菊 678, **685**
邪蒿 743
缬草 134, 136, 141, 143, **144**
缬草属 111, **134**
蟹甲草属 297, **893**
蟹钳草 642
心肺草 1156
心形叶橐吾 857
心叶风毛菊 1007, **1046**, 1049
心叶黄瓜菜 **1251**
心叶荚蒾 21
心叶沙参 238
心叶兔儿风 1145, **1146**
心叶缬草 141
心叶珠子参 187, **218**
新疆党参 187, 197, **208**
新疆风铃草 228, **233**
新疆蓝刺头 981, 1129
新疆木香 534
新疆千里光 937, **950**
新疆忍冬 65, **82**
新疆沙参 237, **244**
新疆缬草 134, **138**
新疆雪莲花 1062
新疆一支蒿 730
新疆一枝黄花 358
兴安蝶须 481
兴安一枝黄花 360
兴山绣球 23
星舌紫菀 395, **418**
星状雪兔子 1004, **1009**, 1016
杏香兔儿风 1145, **1147**
杏叶菜 238
杏叶沙参 236, **241**, 245

熊胆草 440, **441**
熊耳草 332, **333**
熊掌七 820
秀苞败酱 118, **131**
秀丽兔儿风 1145, **1153**
绣球 14
绣球花 14, 24
绣球荚蒾 10, **14**
锈毛忍冬 66, **97**
锈毛旋覆花 531, **538**
须弥垂头菊 879
续断 162, 163
玄果搜花 1014, 1019, 1021
旋覆花 532, 540, 546, 548, **549**, 581
旋覆花属 293, **531**
旋覆花族 291, 292
旋叶香青 501, **506**
雪果 52
雪荷兰 1062
雪兰山菊 1253
雪里藏珠 26
雪里伞 908
雪莲 1039, 1062
雪莲花 1008, 1013, 1014, 1015, 1017, 1019, 1020, 1021, 1053, **1062**
雪莓 52
雪球荚蒾 24
雪人参 707
雪条参 1227
雪兔子 1005, **1021**, 1053, 1065
血参 608
血当归 930, 962
血筋草 1149
血莲 1057
血满草 2, **4**
血莽草 4
血三七 962
压巴 1107
鸦葱 1170, **1176**
鸦葱属 299, **1170**
鸭脚艾 782
鸭舌草 1240
鸭子食 1234, 1246

牙根消 434	羊耳菊属 293, **551**	野黄菊 680
牙金药 310	羊耳三稔 467	野鸡尾巴 409
牙痛草 369	羊角菜 1180	野蓟 1087, 1093, **1094**
牙痛药 433	羊角天麻 899	野芥菜 1216
牙肿消 434	羊奶 189	野金银花 95
亚菊属 296, **711**	羊奶参 189	野菊 678, **680**, 691
亚洲蒲公英 1261	羊奶草 1191	野菊花 386, 680, 695
亚洲薯 662, **665**	羊尿泡 81	野苣 1245
烟袋草 566	羊乳 185, **189**, 197	野苦菜 1197
烟袋锅 577	羊蹄草 971	野苦麻 1103, 1231
烟管草 576	羊眼草 422	野苦荬 1195
烟管蓟 1087, 1093, **1096**	羊眼花 418, 531, **533**	野葵花 540, 569, 572
烟管荚蒾 10, **18**	杨叶风毛菊 1007, **1044**	野辣烟 314
烟管头草 563, **566**, 577, 578	洋艾 731	野芦柴 62
胭脂麻 131	洋参婆罗门参 1184	野麻菜 1121
岩败酱 118, **123**	洋甘菊 676	野马兰头 779
岩边香 139	洋蓟 1082	野马追 343
岩参 140	洋芍药 630	野木耳菜 958, 971
岩蒿 719, **730**, 751	洋生芫 622	野南瓜 915
岩葵 921	洋蓍草 662	野枇杷 20
岩兰花 231	洋芫 622	野芹 124
岩牛蒡子 1054	洋芋头 622	野芹菜 782
岩七 171	仰卧鼠曲草 528	野青菜 945, 946, 959
岩人参 208	仰卧鼠麹草 519	野塘蒿 448
岩生千里光 937, **951**	药菊 686	野茼蒿 958, 959
岩生忍冬 64, **68**	野艾 757, 761, 764, 773	野茼蒿属 297, **958**
岩天麻 872	野艾蒿 721, 756, **757**, 758, 769, 772, 773	野莴苣 1234, 1237, **1239**
岩穴大叶千里光 935	野白菊 377	野向阳花 569
岩穴千里光 935	野白菊花 406	野绣球 43
岩穴藤菊 934, **935**	野百合 780	野烟 281, 569, 576, 577
岩银花 107	野大烟 1234	野洋羡草 597
芫荽菊 816	野党参 201, 206	野叶子烟 281, 569
盐地风毛菊 1006, **1033**	野党参果 219	野益母艾 588
盐蒿 723, 728, **785**	野冬菊 415	野泽兰 339
燕草叶蟹甲草 906	野耳肠 408	叶藏花 109
燕儿尾 1243	野粉团儿 408	叶头风毛菊 1005, **1030**
燕麦灵 1152	野蒿 434, 446, 774	叶下红 971
羊蒡 1070	野红花 1101	叶下花 1158
羊脆骨 33	野红芹菜 782	夜叉头 637, 1070
羊耳草 1152	野红枣 27	夜吹箫 62
羊耳朵 1022	野胡萝卜 578	夜香牛 303, **306**
羊耳风 554	野花绣球 44	腋花兔儿风 1145, **1157**
羊耳菊 552, **554**	野黄花 124	一把伞 908

一包针 635, 637, 639, 642, 649
一点红 970, **971**, 973
一点红属 297, **970**
一年蓬 427, **434**
一铁箒 647
一碗水 831, 836
一叶蓬 820
一支蒿 151, 666, 668
一支箭 356
一支箭南蒿 662
一支香 1147
一枝蒿 662, 730, 800
一枝黄花 353, **356**
一枝黄花属 291, **353**
一枝香 411, 1163
一柱香 1155
伊朗蒿 720, **736**
伊犁绢蒿 **806**
医草 753
宜昌荚蒾 12, **43**
以木香 536
异苞蒲公英 1255, 1266, **1271**
异芒菊 604
异毛忍冬 **101**
异色风毛菊 1006, **1036**, 1037
异叶败酱 120
异叶黄鹌菜 1213, **1215**
异叶山白菊 408
异叶橐吾 824, **872**
异叶莴苣 1229
异叶亚菊 711, **713**
异叶泽兰 338, **348**
异叶紫菀 408
异钟花 270
缢苞麻花头 1120, **1122**
鹥子草 362
翼柄翅果菊 1230, **1233**
翼柄风毛菊 1008, **1054**
翼柄山莴苣 1233
翼柄紫菀 394, **409**
翼齿臭灵丹 471
翼齿六棱菊 468, **471**
翼茎羊耳菊 552, **553**

翼首草 169
翼首花属 150, **169**
阴地蒿 722, **774**
阴山蒲公英 1254, **1260**
阴山沙参 255
阴行草 780, 791
茵陈 446, 789
茵陈蒿 434, 446, 724, 733, 735, 743, 749, **789**, 793, 794, 796
荫地蒿 757
银背叶党参 187, **213**
银齿莴苣 1239
银胶菊 **588**
银胶菊属 294, **587**
银钮 443
银钱菊 399
银挖耳草 574
银叶蓝钟花 183
银紫胡 407
引线包 642
隐舌橐吾 822, **831**
印度山茴香 304
应刀绿 314
迎阳花 617
硬叶蓝刺头 979, **981**
永耳朵 1070
永嘉兔儿风 1154
油蒿 788
油砂蒿 786
油贴贴果 335
油头草 369
于术 994
鱼胆草 441
鱼鳞菜 604
鱼鳅串 374, 401
鱼尾菊 590
鱼眼草 360, **361**
鱼眼草属 291, **360**
榆古兴噶尔布 933
羽裂风毛菊 1040
羽裂千星菊 369
羽裂蟹甲草 892
羽裂雪莲 1015

羽裂雪兔 1065
羽裂雪兔子 1005, **1015**
羽裂粘冠草 368, **369**
羽叶鬼针草 633, **638**
羽叶马兰 380
羽叶千里光 948
雨过天晴 1036
雨伞菜 908
禹州漏芦 985
玉芙蓉 812
玉米托子花 408
玉枇杷 965
玉山沙参 259
鸢尾叶风毛菊 1006, **1036**
鸢子银花 101
元宝草 603, 780
圆苞紫菀 393, **398**
圆齿狗娃花 382, **386**
圆萼刺参 152, **156**
圆耳苦苣菜败酱菜 1191
圆耳紫菀 394, **401**
圆舌粘冠草 368, **369**
圆头蒿 723, **786**
圆柱斑鸠菊 312
缘毛紫菀 394, 397, **417**
月月红 975
越桔忍冬 68
越桔叶忍冬 64, **68**
越巂川木香 1028, **1107**
越西木香 1107
云柄山莴苣 1232
云木香 1005, **1026**
云南蕊帽忍冬 77, 79
云南沙参 237, 246, **258**
云南蓍 662, 667, **668**
云南双盾木 58, **59**
云南双楯 59
云南兔儿风 1145, **1152**
云南紫菀 395, **421**
云通 62
云状雪兔子 1005, **1011**
芸香草 566
蕴苞麻花头 1122

杂各尔手把 1019	浙术 994	重羽菊 1112
早禾树 27	针包草 637	重羽菊属 298, 1111
蚤草 557, **558**	针叶风铃草 234	帚菊木族 291, 299
蚤草属 293, **557**	针叶火绒草 491	帚菊属 299, **1144**
泽蒿 446	珍珠草 653	帚状鸦葱 1170, **1172**
泽兰 348, 349	珍珠蒿 779	皱叶荚蒾 10, **20**
泽兰属 291, **338**	珍珠花 38	皱叶绢毛菊 1222, **1225**
泽兰族 290, 291	珍珠荚蒾 **38**	皱叶忍冬 66, **105**
扎牙海 869	珍珠菊 782	珠草 597
窄苞蒲公英 1254, **1268**	珍珠香 144	珠儿参 217
窄不嘎蒿 785	真金草 456	珠光香青 501, **507**
窄头橐吾 823, **857**	镇桂兔儿风 1150	珠鸡斑党参 186, **207**
窄叶败酱 120	镇心丸 314	珠芽蟹甲草 894, **904**
窄叶鸡儿肠 376	知呗 148	珠子参 **217**
窄叶蓝盆花 172, **177**	织女菀 392	猪兜菜 1103
窄叶小苦荬 127, 1242, **1245**	蜘蛛草 899	猪肚子 892
窄叶旋覆花 545	蜘蛛香 134, **141**	猪耳 583
毡毛风毛菊 1060	直角荚蒾 **38**, 41	猪耳朵 920
毡毛马兰 373, **376**	直茎蒿 724, 791, **796**	猪耳朵叶 328
毡毛雪莲 1008, **1060**	直立鸡蛋参 217	猪耳风 554
粘冠草属 292, **368**	止咳草 267	猪脚杆树 35
粘蒿 811	止咳菊 707	猪毛草 626
粘合强子 597	止痢蚤草 557, **561**	猪毛蒿 724, 749, 791, **793**
粘湖草 592	止血草 556, 557	猪母柴 39
粘糊菜 592	止血丹 970	猪人参 1234
粘毛白酒草 440, **443**	止血药 573	猪蹄叉 1029
粘毛蒿 723, **778**	指叶蒿 803	蛛毛香青 501, **509**
粘毛假蓬 443	治症草 434	蛛毛蟹甲草 894, **902**
粘毛香青 501, **508**	栉叶蒿 **811**	竹叶艾 446
粘人草 642	栉叶蒿属 296, **811**	竹叶参 1209
粘头婆 583	中甸蓝钟花 182	竹叶青 1209, 1210, 1211
粘珠草 597	中华沙参 236, **248**	转日莲 617
展叶斑鸠菊 309	中华小苦荬 127, 1232, 1242, **1243**	壮观垂头菊 877, **884**
展枝斑鸠菊 304, **315**	中尾蒿 804	壮牛浪 554
展枝沙参 235, **261**	中亚苦蒿 720, **731**	追风箭 120, 1157, 1158
掌裂蟹甲草 894, **907**	中亚紫菀木 **424**	追骨风 985
掌叶橐吾 397, 823, **855**	肿柄菊 613	锥花橐吾 843
胀萼蓝钟花 181, **184**	肿柄菊属 294, **612**	准噶尔橐吾 822, **842**
沼沙参 236, **251**	种术 994	准噶尔鸦葱 1170, **1180**
沼生苦苣菜 1190, **1197**	重齿风毛菊 1006, **1032**	着色风铃草 232
肇东蒿 728	重齿沙参 258	籽蒿 786, 788, 811
折苞斑鸠菊 303, **311**	重冠紫菀 395, 397, **420**	紫斑风铃草 227, **228**
折茹草 1160	重皮冲 329	紫苞风毛菊 1066, 1067

紫苞雪莲 1008, **1066**
紫贝草 948
紫背菜 971
紫背草 948
紫背倒提壶 461
紫背鹿含草 948
紫背鹿衔草 948
紫背天葵 962
紫背叶 971
紫党 211
紫杆蒿 803
紫花叉枝鸦葱 1172
紫花党参 186, **208**
紫花地丁 312
紫花厚喙菊 **1203**
紫花蒲公英 1254, **1256**
紫花山莴苣 1201
紫花野菊 678, **692**

紫茎飞蓬 437
紫茎遂 437
紫茎泽兰 **351**
紫茎泽兰属 291, **350**
紫荆桠 54
紫菁 396
紫菊属 300, **1229**
紫鹿 864
紫毛华千里光 921
紫盆花 172, **176**
紫沙参 265
紫菀 383, 393, **396**, 416, 417, 418, 420, 826, 829, 850, 855, 860, 870, 872
紫菀莲 273
紫菀木属 292, **424**
紫菀千花 418
紫菀属 292, **393**
紫菀族 290, 291

紫星菊 1009, 1016
紫燕草 283
紫阳花 14
紫药红荚蒾 **26**
棕色铧头草 852
总花蓝钟花 183
总序蓟 1087, **1095**
总状蓟 1099
总状土木香 531, **536**, 1028
走马风 455, 463, 467
走马胎 454, 1149
走马须 923
钻裂风铃草 228, **234**
钻叶火绒草 483, **491**
钻子七 50
左转藤 88, 105
座地菊 817

药用植物拉丁名索引

（按字母顺序排列，正体字为正名，斜体字为异名）

Abelia R. Br. 1, **53**
    biflora Turcz. 53, **56**
    chinensis R. Br. 53, **54**
    dielsii (Graebn.) Rehder 53, **57**
    engleriana (Graebn.) Rehder 53, **55**
    macrotera (Graebn. et Buchw.) Rehder 53, **54**
    parvifolia Hemsl. 53, **55**
Absinthium lagocephalum Fisch. ex Besser 729
Achillea L. 295, **661**
    acuminata (Ledeb.) Sch. Bip. 662, **669**
    alpina L. 662, **666**, 670
    asiatica Serg. 662, **665**
    millefolium L. **662**, 667
        var. *mandshurica* Kitam. 665
    mongolica Fisch. ex Spreng. 666
    ptarmicoides Maxim. 662, **667**
    sibirica Ledeb. 666
        subsp. *wilsoniana* Heimerl ex Hand.-Mazz. 668
    wilsoniana (Heimerl ex Hand.-Mazz.) Heimerl 662, 667, **668**
Achyrophorus Scop. 299, **1186**
    ciliatus (Thunb.) Sch. Bip. **1186**
Acilepis squarrosa D. Don 312
Acmella Rich. 294, **624**
    calva (DC.) R. K. Jansen 624, **625**
    paniculata (Wall. ex DC.) R. K. Jansen **624**
Acroptilon Cass. 298, **1075**
    repens (L.) DC. **1077**
Adenocaulon Hook. 294, **579**
    adhaerescens Maxim. 579
    himalaicum Edgew. **579**
Adenophora Fisch. 181, **235**
    alpina Nannf. 253
    atuntzensis C. Y. Wu 258
    aurita Franch. 248
    biformifolia Y. Z. Zhao 255
    bockiana Diels. 254
    brevidiscifera D. Y. Hong 235, **243**
    bulleyana Diels 258
    capillaris Hemsl. 238, **264**
        subsp. capillaris **264**
        subsp. leptosepala (Diels) D. Y. Hong **265**
        subsp. paniculata (Nannf.) D. Y. Hong et S. Ge **265**
    coelestis Diels 235, 246, **259**
    confusa Nannf. 247
    dimorphophylla C. Y. Wu p. p. 258, 259
    diplodonta Diels 258
    divaricata Franch. et Sav. 235, **261**
    elata Nannf. 237, **257**
    forrestii Diels. 258
    gmelinii (Spreng.) Fisch. 237, **253**
    gracilis Nannf. 263
    himalayana Feer 235, **252**
        subsp. alpina (Nannf.) D. Y. Hong **253**
        subsp. himalayana **252**
    hunanensis Nannf. 241
        subsp. *huadungensis* D. Y. Hong 242
    jasionifolia Franch. 235, **258**
    khasiana (Hook. f. et Thomson) Collett et Hemsl. 237, 246, **258**
    lamarkii Fisch. 236, **244**
    leptosepala Diels 265
    liliifolia (L.) Besser 237, **244**
    liliifolioides Pax et K. Hoffm. 238, 246, **263**
    longipedicellata D. Y. Hong 236, **244**
    longisepala P. C. Tsoong 264
    megalantha Diels. 259
    micrantha D. Y. Hong 237, **251**
    microcodon C. Y. Wu 258
    morrisonensis Hayata 235, **259**
    ningxianica D. Y. Hong 237, **260**
    pachyphylla Kitag. 253

palustris Kom. 236, **251**
paniculata Nannf. 265
pereskiifolia (Fisch. ex Roem. et Schult.) G. Don 235, 246, **260**
petiolata Pax et K. Hoffm. **240**
　　subsp. huadungensis (D. Y. Hong) D. Y. Hong et S. Ge **242**, 246
　　subsp. hunanensis (Nannf.) D. Y. Hong et S. Ge 236, **241**, 246
　　subsp. petiolata 236, **240**
pinifolia Kitag. 237, **250**
polyantha Nakai 237, **249**
　　subsp. polyantha 249
　　subsp. scabricalyx (Kitag.) J. Z. Qiu et D. Y. Hong 249
　　　　var. *glabricalyx* Kitag. 249
　　　　var. *scabricalyx* Kitag. 249
potaninii Korsh. **254**
　　subsp. potaninii 237, 246, **254**
　　subsp. wawreana (Zahlbr.) S. Ge et D. Y. Hong 237, **255**
pubescens Hemsl. 243
pumila P. C. Tsoong 258
raphanorrhiza C. Y. Wu 259
remotiflora (Siebold et Zucc.) Miq. 236, **239**
　　f. *longifolia* Kom. 239
rotundifolia H. Lév. 245
rupincola Hemsl. 236, **243**
sinensis A. DC. 236, **248**
smithii Nannf. 252
stenanthina (Ledeb.) Kitag. 238, **263**
　　subsp. *angustilanceifolia* Y. Z. Zhao 263
　　subsp. *xifengensis* P. F. Tu et Y. S. Zhou 249
stenophylla Hemsl. 237, **257**
stricta Miq. 236, **245**
　　subsp. aurita (Franch.) D. Y. Hong et S. Ge **248**
　　subsp. confusa (Nannf.) D. Y. Hong 247
　　subsp. *henanica* P. F. Tu et G. J. Xu 247
　　subsp. sessilifolia D. Y. Hong 247, 254
　　subsp. stricta **245**, 267
suolunensis P. F. Tu et X. F. Zhao 251
tetraphylla (Thunb.) Fisch. 237, 246, **266**
trachelioides Maxim. 236, **238**
　　subsp. giangsuensis D. Y. Hong 239
　　subsp. trachelioides **238**, 246

tricuspidata (Fisch. ex Roem. et Schult.) A. DC. 236, **255**
triphylla (Thunb.) A. DC. var. japonica (Regel.) Hara 246
tsinlingensis Pax et K. Hoffm. 253
urceolata C. Y. Wu 265
wawreana Zahlbr. 255
　　var. *lancifolia* Y. Z. Zhao 255
wilsonii Nannf. 237, **256**
wulingshanica D. Y. Hong 235, **262**
xifengensis (P. F. Tu et Y. S. Zhou) P. F. Tu et Y. S. Zhou 249
Adenostemma J. R. et G. Forst. 291, **327**
　latifolium D. Don 329
　lavenia (L.) Kuntze **328**
　　var. latifolium (D. Don) Hand.-Mazz. **329**
　　var. lavenia **328**
　　var. parviflorum (Blume) Hochr. **330**
Ageratina Spach 291, **350**
　adenophora (Spreng.) R. M. King et H. Rob. **351**
Ageratum L. 291, **332**
　conyzoides L. 332, **335**
　houstonianum Mill. 332, **333**
　mexicanum Sims 333
Ainsliaea DC. 299, **1144**
　bonatii Beauverd 1145, **1146**
　elegans Hemsl. 1145, **1153**
　　var. elegans **1153**
　　var. strigosa Mattf. **1153**
　fragrans Champ. ex Benth. 1145, **1147**
　glabra Hemsl. 1145, **1156**
　gracilis Franch. 1145, **1155**
　grossedentata Franch. 1145, **1155**
　henryi Diels 1145, **1150**
　hui Diels 1154
　lancifolia Franch. 1145, **1157**
　latifolia (D. Don) Sch. Bip. 1145, **1149**
　macroclinidioides Hayata 1145, **1154**
　pertyoides Franch. 1145, **1157**
　　var. albotomentosa Beauverd **1158**
　　var. pertyoides **1157**
　pteropoda DC. 1149
　rubrifolia Franch. 1145, **1153**
　rubrinervis C. C. Chang 1145, **1149**
　spicata Vaniot 1145, **1151**

triflora (Buch.-Ham. ex D. Don) Druce 1149

walkeri Hook. f. 1145, **1156**

yunnanensis Franch. 1145, **1152**

Ajania Poljakov 296, **711**

achilloides (Turcz.) Poljakov ex Grubov 712, **717**

myriantha (Franch.) Y. Ling ex C. Shih 711, **714**

parviflora (Grüning) Y. Ling 712, **716**

quercifolia (W. W. Sm.) Y. Ling et C. Shih 711, **713**

salicifolia (Mattf. ex Rehder et Kobuski) Poljakov 711, **712**

tenuifolia (Jacquem ex DC.) Tzvelev 712, **715**

variifolia (C. C. Chang) Tzvelev 711, **713**

Allardia Decne. 296, **706**

glabra Decne. **706**

Amphirhapis albescens DC. 410

Anaphalis DC. 293, **501**

adnata Wall. ex DC. 519

araneosa DC. 509

aureopunctata Lingelsh. et Borza 502, **514**

var. atrata Hand.-Mazz. **514**

var. aureopunctata **514**

bicolor (Franch.) Diels 502, **511**

bodinieri Franch. 505

bulleyana (Jeffrey) C. C. Chang 501, **508**

busua (Buck.-Ham.) DC. 501, **509**

contorta (D. Don) Hook. f. 501, **506**

var. *pellucida* (Franch.) Y. Ling 506

flavescens Hand.-Mazz. 501, **504**

gracilis Hand.-Mazz. 502, **517**

var. aspera Hand.-Mazz. **517**

var. gracilis **517**

hancockii Maxim. 501, **505**

lactea Maxim. 502, **514**

latialata Ling et Y. L. Chen 502, **510**

margaritacea (L.) Benth. et Hook. f. 501, **507**

var. cinnamomea (DC.) Herder ex Maxim. **508**

var. margaritacea **507**

nepalensis (Spreng.) Hand.-Mazz. 501, **503**

var. corymbosa (Bureau et Franch.) Hand.-Mazz. **504**

var. nepalensis **503**

pterocaula (Franch. et Sav.) Maxim. 512

var. *surculosa* Hand.-Mazz. 511

var. *intermedia* Pamp. 514

sinica Hance 502, **512**

var. remota Ling **513**

var. sinica **512**

souliei Diels 502, **516**

surculosa (Hand.-Mazz.) Hand.-Mazz. 502, **511**

Anisomeles indica (L.) Kuntze 599

Anisopappus Hook. et Arn. 294, **580**

chinensis Hook. et Arn 551, **581**

Antennaria Gaertn. 293, **481**

cinnamomea DC. 508

contorta D. Don 506

dioica (L.) Gaertn. **481**

nana Hook. f. et Thomson 493

Anthemis nobilis L. 660

Aplotaxis deltoides DC. 1029

Aplotaxis fastuosa Decne. 1031

Aplotaxis gnaphalodes Royle 1013

Aplotaxis involucrata Kar. et Kir. 1062

Aplotaxis lappa Decne. 1026

Aplotaxis leontodontoides DC. 1043

Aplotaxis obvallata DC. 1059

Aplotaxis simpsoniana Fielding et Gardner 1016

Arctium L. 298, **1068**

lappa L. 1068, **1070**

tomentosum Mill. 1069, **1074**

Arenaria serpyllifolia L. 816

Arnica ciliata Thunb. 1186

Arnica hirsuta Forssk. 1163

Arnica japonica Thunb. 828

Artemisia L. 296, **719**

absinthium L. 720, **731**

achilloides Turcz. 717

adamsii Besser 721, **751**

amoena Poljakov 809

anethifolia Weber ex Stechm. 719, **728**

anethoides Mattf. 719, **728**, 791

angustissima Nakai 724, **800**

annua L. 720, **745**

f. *macrocephala* Pamp. 745

anomala S. Moore 723, 771, **779**, 783

var. anomala **779**

var. tomentella Hand.-Mazz. **781**

apiacea Hance 743, 748

var. *schochii* (Mattf.) Hand.-Mazz. 745

argyi H. Lév. et Vaniot 721, 753, 758, 765, 772
    var. argyi 753
    var. gracilis Pamp. 756, 757
atrovirens Hand.-Mazz. 723, 778
brachyloba Franch. 721, 751
brevifolia Wall. ex DC. 808
capillaris Thunb. 724, 735, 749, 789, 794
    var. *scoparia* (Waldst. et Kit.) Pamp. 793
carvifolia Buch.-Ham. ex Roxb. 720, 743, 748, 749
    var. carvifolia 743
    var. schochii (Mattf.) Pamp. 745
chinensis L. 812
cina Berg ex Poljakov 808
conaensis Y. Ling et Y. R. Ling 725, 805
demissa Krasch. 724, 795
desertorum Spreng. 725, 801
    var. desertorum 801
    var. tongolensis Pamp. 802
deversa Diels 723, 781
dracunculus L. 723, 783
    var. dracunculus 783
    var. turkestanica Krasch. 785
dubia Wall. ex Besser 725, 803
    var. dubia 803
    var. subdigitata (Mattf.) Y. R. Ling 804
edgeworthii N. P. Balakr. 724, 791, 796
emeiensis Y. R. Ling 723, 783
eriopoda Bunge 725, 800
fauriei Nakai 720, 735, 791
finita Kitag. 807
frigida Willd. 720, 733, 791
gilvescens Miq. 721, 752
gmelinii Weber ex Stechm. 720, 740, 791
halodendron Turcz. ex Besser 723, 785
hedinii Ostenf. 720, 742
igniaria Maxim. 721, 761
indica Willd. 722, 756, 772
integrifolia L. 721, 759
japonica Thunb. 724, 749, 796
    var. hainanensis Y. R. Ling 798
    var. japonica 796
    var. *manshurica* Kom. 798
juncea Kar. et Kir. 810

keiskeana Miq. 721, 760
lactiflora Wall. ex DC. 723, 780, 782
lagocephala (Fisch. ex Besser) DC. 719, 729
lancea Vaniot 721, 758
lavandulifolia DC. 721, 756, 757
leucophylla (Turcz. ex Besser) C. B. Clarke 722, 769
littoricola Kitam. 724, 798
macrosciadia Poljakov 810
maderaspatana L. 365
mairei H. Lév. 724, 788
manshurica (Kom.) Kom. 724, 798
matricarioides Less. 677
mattfeldii Pamp. 723, 778
messerschmidtiana Besser 739
    var. *incana* Besser 738
minima L. 814
mongolica (Fisch. ex Besser) Nakai 722, 756, 767
moorcroftiana Wall. ex DC. 721, 762
myriantha Wall. ex Besser 723, 777
ordosica Krasch. 723, 788
orientali-hengduangensis Y. Ling et Y. R. Ling 763
parviflora Buch.-Ham. ex Roxb. 724, 799
pectinata Pall. 811
persica Boiss. 720, 736
princeps Pamp. 722, 756, 773
qinlingensis Y. Ling et Y. R. Lin 722, 765
roxburghiana Wall. ex Besser 722, 766
rubripes Nakai 756
rupestris L. 719, 730
sacrorum Ledeb. 740
sacrorum Ledeb. 720, 737
    var. incana (Besser) Y. R. Ling 738
    var. messerschmidtiana (Besser) Y. R. Ling 739
    var. sacrorum 737
    var. *vestita* (Wall. ex Besser) Kitam. 739
schochii Mattf. 745
scoparia Waldst. et Kit. 724, 749, 791, 793
selengensis Turcz. ex Besser 722, 770, 780
sibirica (L.) Maxim. 717
sieversiana Ehrh. ex Willd. 719, 726
smithii Mattf. 721, 761
sphaerocephala Krasch. 723, 786
stolonifera (Maxim.) Kom. 756

  subdigitata Mattf. 804
  sylvatica Maxim. 722, **774**
  tainingensis Hand.-Mazz. 721, **764**
  tanacetifolia L. 720, **741**
  tangutica Pamp. 722, **776**
  terrae-albae Krasch. 809
  tournefortiana Rchb. 720, **750**
  transiliensis Poljakov 806
  verbenacea (Kom.) Kitag. 722, **769**
  vestita Wall. ex Besser 720, **739**
  vulgaris L. 722, **764**
    var. *leucophylla* Turcz. ex Besser 769
    var. *mongolica* Fisch. ex Besser 767
    var. *verbenacea* Kom. 769
  wellbyi Hemsl. et H. Pearson 723, **787**
Aster L. 292, **393**
  ageratoides Turcz. 394, **406**, 551
    subsp. *ageratoides* Grierson 406
    var. ageratoides **406**
    var. heterophyllus Maxim. **408**
    var. lasiocladus (Hayata) Hand.-Mazz. **407**
    var. laticorymbus Hand.-Mazz. **409**
    var. micranthus Ling **409**
    var. oophyllus Ling **408**
    var. *ovatus* Hand.-Mazz. 408
    var. scaberulus (Miq.) Ling **408**
  alatipes Hemsl. 394, **409**
  albescens (DC.) Hand.-Mazz. 394, **410**
  alpinus L. 394, **414**
  altaicus Willd. 383
    var. *hirsutus* Hand.-Mazz. 386
    var. *millefolius* (Vaniot) Hand.-Mazz. 385
  annuus L. 434
  asteroides (DC.) Kuntze 395, **418**
  auriculatus Franch. 394, **399**
  baccharoides (Benth.) Steetz 394, **412**
  batangensis Bureau et Franch. 395, **423**
  bowerii Hemsl. 386
  breviscapus Vaniot 428
  chinensis L. 381
  crenatifolius Hand.-Mazz. 386
  diplostephioides (DC.) C. B. Clarke 395, 397, **420**
  farreri W. W. Sm. et Jeffrey 395, **422**
  fastigiatus Fisch. 392
  flaccidus Bunge 395, 397, **418**
    f. *atropurpureus* Onno. 419
    f. flaccidus **418**
    f. griseo-barbatus Grierson **419**
  fordii Hemsl. 401
  fuscescens Bureau et Franch. 393, **404**
  heterochaeta Benth. ex C. B. Clarke 418
  hispidus Thunb. 387
  incisus Fisch. 378
  indicus L. 374
  integrifolius Franch. 377
  lasiocladus Hayata 407
  limitareus W. W. Sm. 417
  maackii Regel 393, **398**
  mairei H. Lév. 402
  marchandii H. Lév. 392
  millefolius Vaniot 385
  mongolicus Franch. 380
  oreophilus Franch. 394, **415**
  panduratus Nees ex Walp. 393, **401**
  picolii Hook. f. 373
  poliothamnus Diels 394, **403**
  prainii (Drumm.) Y. L. Chen 394, **413**
  pulchellus Willd. 414
  pulicaria (L.) Scop. 558
  sampsonii (Hance.) Hemsl. 394, **413**
  scaber Thunb. 390
  scaberulus Miq. 408
  senecioides Franch. 395, **422**
  smithianus Hand.-Mazz. 393, **405**
  souliei Franch. 394, 397, **417**
  sphaerotus Ling 394, **401**
  tataricus L. f. 393, **396**
  tongolensis Franch. 394, **416**
  trinervis D. Don subsp. *ageratoides* (Turcz.) Grierson 406
  turbinatus S. Moore 394, **411**
    var. chekiangensis C. Ling ex Ling **412**
    var. turbinatus **411**
  vestitus Franch. 394, **402**
  yunnanensis Franch. 395, **421**
Asteromoea indica var. *stenolepis* Hand.-Mazz. 376
Asteromoea mongolica (Franch.) Kitam. 380

Asteromoea pekinensis Hance 377

Asteromoea shimadai Kitam. 376

Asterothamnus Novopokr. 292, **424**

    centraliasiaticus Novopokr. **424**

Asyneuma Griseb. et Schenk 181, **267**

    chinense D. Y. Hong **267**

    fulgens (Wall.) Briq. 267, **268**

Atractylis chinensis (Bunge) DC. 990

Atractylis coreana Nakai 989

Atractylis japonica (Koidz.) Kitag. 999

Atractylis lancea Thunb. 990

Atractylis macrocephala (Koidz.) Nemoto 994

Atractylodes DC. 298, **988**

    chinensis (Bunge) Koidz. 990, 993

    japonica Koidz. ex Kitam. 798, 994, 998, **999**

    koreana (Nakai) Kitam. 988, 994, **989**

    lancea (Thunb.) DC. 988, **990**

        var. *chinensis* (Bunge) Kitam. 990

    macrocephala Koidz. 988, **994**

Aucklandia costus Falc. 1026

Aucklandia lappa Decne. 1026

Baccharis indica L. 474

Barkhausia flexuosa (Ledeb.) DC. 1211

Bellis L. 292, **370**

    perennis L. **371**

Bidens L. 295, **633**

    bipinnata L. 599, 633, **649**

    biternata (Lour.) Merr. et Sherff 633, **647**

    cernua L. 633, **634**

    frondosa L. 633, **635**

    maximowicziana Oett. 633, **638**

    parviflora Willd 633, **639**

    pilosa L 633, **642**

        var. pilosa **642**

        var. radiata Sch. Bip. **646**

    repens D. Don 637

    tripartita L. 633, **637**

        var. *repens* (D. Don) Sherff 637

Blainvillea Cass. 294, **604**

    acmella (L.) Philipson **604**

Blumea DC. 293, **451**

    amethystina Hance. 466

    aromatica DC. 451, **459**

    axillaris (Lam.) DC. 451, **461**

    balsamifera (L.) DC. 451, **456**

        var. *microcephala* Kitam. 456

    barbata DC. var. *sericans* Kurz. 464

    chinensis Walp. non DC. 463

    clarkei Hook. f. 452, **465**

    densiflora DC. 451, **460**

    fistulosa (Roxb.) Kurz 452, **466**

    formosana Kitam. 451, **459**

    glomerata DC. 466

    henryi Dunn 454

    hieracifolia (D. Don) DC. **463**

        var. *macrostachya* (DC.) Hook. f. 463

    hongkongensis H. Lév. et Vaniot 465

    lacera (Burm. f.) DC. 451, **462**

    laciniata (Roxb.) DC. 467

    lanceolaria (Roxb.) Druce 451, **455**

    leptophylla Hayata 459

    lessingi Merr. 465

    martiniana Vaniot 451, **454**

    megacephala (Randeria) Chang et Tseng 451, **452**

    mollis (D. Don) Merr. 461

    oblongifolia Kitam. 452, **466**

    okinawensis Hayata 467

    pterodonta DC. 471

    purpurea DC. 466

    riparia (Blume) DC. 451, **453**

        var. *megacephala* Randeria 452

    sagittata Gagnep. 451, **461**

    sericans (Kurz) Hook. f 452, **464**

    sinuata (Lour.) Merr. 452, **467**

    wightiana DC. 461

Boltonia lautureana Debeaux 379

Cacalia ainsliaeflora (Franch.) Hand.-Mazz. 899

Cacalia ambigua Ling 898

Cacalia auriculata DC. 896

Cacalia bicolor Roxb. ex Willd. 965

Cacalia bulbiferoides Hand.-Mazz. 904

Cacalia coccinea Sims 970

Cacalia cusimbua D. Don 965

Cacalia davidii (Franch.) Hand.-Mazz. 891

Cacalia delphiniifolia Siebold et Zucc. 906

Cacalia delphiniphyllus (H. Lév.) Hand.-Mazz. 906

Cacalia deltophylla (Maxim.) Mattf. 895
Cacalia farfarifolia Siebold et Zucc subsp. *petasitoides* (H. Lév.) H. Koyama 905
Cacalia hastata L. 895
　var. *glabra* Ledeb. 896
Cacalia latrpes (Franch.) Hand.-Mazz. 901
Cacalia leucanthema (Dunn.) Ling 899
Cacalia leucocephala (Franch.) Hand-Mazz. 903
Cacalia otopteryx Hand.-Mazz. 897
Cacalia palmatisectus (Jeffrey) Hand.-Mazz. 907
Cacalia procumbens Lour. 969
Cacalia profundorum (Dunn) Hand.-Mazz. 901
Cacalia sonchifolia L. 971
Cacalia tangutica (Maxim.) Hand.-Mazz. 892
Cacalia tsinlingensis Hand.-Mazz. 898
Cacalia volubilis Blume 934
Cacalia xanthotricha Grüning 833
Calendula L. 297, **974**
　officinalis L. **975**
Calimeris tatarica Lindl. ex DC. 388
Calistephus biennis Lindl. ex DC. 388
Calliopsis tinctoria (Nutt.) DC. 627
Callistephus Cass. 292, **381**
　chinensis (L.) Nees **381**
Calogyne R. Br. 286, **287**
　pilosa R. Br. **287**
Camchaya Gagnep. 291, **318**
　loloana Kerr **318**
Campanula L. 181, **227**
　albertii Trautv. 228, **233**
　aprica Nannf. 232
　aristata Wall. 228, **234**
　cana Wall. 228, **232**
　carnosa Wall. 269
　cephalotes (Fisch. ex Schrank) 230
　colorata Will. 231
　crenulata Franch. 228, **233**
　cylindrica (Pax et K. Hoffm.) Nannf. 234
　fulgens Wall. 268
　glauca Thunb. 221
　glomerata L. 227, **229**
　　subsp. cephalotes (Fisch. ex Schrank) D. Y. Hong 230
　　subsp. glomerata **229**

　　subsp. speciosa (Spreng.) Domin **230**
　gmelinii Spreng. 253
　grandiflorus Jacq. 221
　khasiana Hook. f. et Thomson 258
　lancifolia Roxb. 220
　liliifolia L. 244
　marginata Thunb. 226
　microcarpa C. Y. Wu 231
　pallida Wall. **231**
　pereskiifolia Fisch. ex Roem. et Schult. 260
　punctata Lam. 227, **228**
　purpurea (Wall.) Spreng. 208
　remotiflora Siebold et Zucc. 239
　stenanthina Ledeb. 263
　tetraphylla Thunb. 266
　tortuosa C. Y. Wu 232
　tricuspidata Fisch. ex Roem. et Schult. 255
Campanumoea Blume 180, **218**
　cordata (Hassk.) Miq. 219
　japonica Maxim. 220
　javanica Blume 197, **219**
　　subsp. japonica (Makino) D. Y. Hong 197, **220**
　　subsp. javanica **219**
　　var. *japonica* Makino 220
　labordei H. Lév. 219
　lanceolata Siebold et Zucc. 189
　lancifolia (Roxb.) Merr. 220
　maximowiczii Honda 220
　pilosula Franch. 193
　violifolia H. Lév. 201
Cancrinia Kar. et Kir. 296, **709**
　discoidea (Ledeb.) Poljakov ex Tzvelev 709, **710**
　lasiocarpa C. Winkl. 709, **711**
　maximowiczii C. Winkl. 709, **710**
Carduus L. 298, **1112**
　acanthoides L. 1093, 1112, **1116**
　coloratus Tamamsch. 1113
　crispus auct. non. L. 1116
　crispus L. 1093, 1112, **1114**
　leucophyllus Turcz. 1080
　lineare Thunb. 1100
　lomonosowii Trautv. 1080
　marianus L. 1117

nutans L. 1093, 1112, **1113**
songaricus Tamamsch. 1113
Carpesium L. 293, **563**
    abrotanoides L. 563, **577**
    atkinsonianum Hemsl. 572
    cernuum L. 563, **566**, 578
        var. *lanatum* Hook. f. et T. Thoms. ex C. B. Clarke 569
        var. *trachelifolium* C. B. Clarke 575
    divaricatum Siebold et Zucc. 563, **572**, 578
    eximum Winkl. 564
    faberi C. Winkl. 563, **574**
    hosokawae Kitam. 574
    kweichowense Chang 574
    lipskyi C. Winkl. 563, **569**
    longifolium F. H. Chen et C. M. Hu 563, **576**
    macrocephalum Franch. et Sav. 563, **564**
    manshuricum Kitam. 570
    minum Hemsl. **573**
    nepalense Less. 563, **568**
        var. lanatum (Hook. f. et Thomson ex C. B. Clarke) Kitam. **569**
        var. *nepalense* **568**
    pseudotrachelifolium Y. Ling 570
    thunbergianum Siebold et Zucc. 577
    trachelifolium Less. 563, **575**
    triste Maxim. 563, **570**
        var. *manshuricum* Kitam. 570
        var. *sinense* Diels 570
Carthamus L. 299, **1131**
    tinctorius L. **1132**
Cavea W. W. Sm. et J. Small 293, **450**
    tanguensis (J. R. Drumm.) W. W. Sm. et J. Small **450**
Centaurea L. 299, **1140**
    cyanus L. 1140, **1140**
    picris Pall. 1077
    repens L. 1077
    ruthenica Lam. 1140, **1142**
Centaurium ruthenicum (Lam.) Cass. 1142
Centipeda Lour. 296, **813**
    minima (L.) A. Braun et Asch. **814**
Chaetoseris C. Shih 301, **1252**
    cyanea (D. Don) C. Shih **1253**
Chamaemelum Mill. 295, **660**

    nobile (L.) All. **660**
Chlamydites prainii Drumm. 413
Chorisis DC. 300, **1250**
    repens (L.) DC. **1250**
Chromolaena DC. 291, **330**
    odorata (L.) R. M. King et H. Rob. **330**
Chrysanthemum L. 295, **678**
    caricinatum Schousb. 671
    chanetii H. Lév. 678, **684**
    coccineum Willd. 705
    coronaria L. 672
    delavayi (W. W. Sm.) Hand.-Mazz. 707
    hwangshanense Y. Ling 692
    indicum L. **680**, 683, 691
    jucundum Kitag. 690
    kennedyi (Dunn) Kitam. 708
    lavandulifolium (Fisch. ex Trautv.) Makino 678, 683, **690**
        var. lavandulifolium **690**
        var. tomentellum Hand.-Mazz. **692**
    ledebourianum Y. Ling 710
    linearis Matsum. 674
    mongolicum Y. Ling 678, **694**
    morifolium Ramat. 678, **686**
    naktongense Nakai 678, **685**
    parthenium (L.) Pers. 702
    parviflorum Grüning 716
    potentilloides Hand.-Mazz. 678, **693**
    segetum L. 673
    sinense Sabine 686
        var. *vestitum* Hemsl. 680
    taihangense Y. Ling 695
    tatsienense Bureau et Franch. 705
    variifolium C. C. Chang 713
    vestitum (Hemsl.) Stapf **680**
    vulgare (L.) Bernh. 696
    zawadskii Herbich 678, **692**
Cicerbita cyanea (D. Don) Beauverd 1253
Cichorium L. 299, **1164**
    glandulosum Boiss. et A. Huet 1164, **1168**
    intybus L. 1164, **1165**, 1169
Cineraria cruenta Masson ex L'Hér. 973
Cineraria fischeri Ledeb. 850
Cineraria macrophylla Ledeb. 870

Cineraria mongolica Turcz. 869
Cineraria thyrsoidea Ledeb. 843
Cirsium Mill. 298, **1086**
   belingshanicum Petr. ex Hand.-Mazz. 1090
   bolocephalum Petr. ex Hand.-Mazz. 1097
   botryodes Petr. ex Hand.-Mazz. 1099
   chienii C. C. Chang 1087
   chinense Gardner et Champ. 1087, 1093, **1099**
   chlorolepis Petr. ex Hand.-Mazz. 1087, 1093, **1098**
   eriophoroides (Hook. f.) Petr. 1087, 1093, **1097**
   esculentum (Siev.) C. A. Mey. 1086, **1093**
   faleatum Turcz. ex DC. 1096
   griseum H. Lév. 1087, 1093, **1099**
   hupehense Pamp. 1093
   incanum (S. G. Gmel.) Fisch. ex M. Bieb. 1087, 1102, **1103**
   japonicum DC. 1086, **1090**, 1095, 1096, 1098, 1099, 1100, 1102, 1103
     var. *ussuriense* (Regel) Kitam. 1094
   leducei (Franch.) H. Lév. 1093
   leo Nakai et Kitag. 1086, **1087**
   lineare (Thunb.) Sch. Bip. 1087, 1093, **1100**
   lyratum Bunge 1103
   maackii Maxim. 1087, 1093, **1094**
   monocephalum (Vaniot) H. Lév. 1093
   pendulum Fisch. ex DC. 1087, 1093, **1096**
   pinnatibracteatum Y. Ling 1087
   racemiforme Y. Ling et C. Shih 1087, **1095**
   salicifolium (Kitag.) C. Shih 1086, **1089**
   segetum Bunge 1101
   setosum (Willd.) M. Bieb. 1087, **1101**
   shansiense Petr. 1093
   souliei (Franch.) Mattf. ex Rehder et Kobuski 1086, **1088**
   viridifolium (Hand.-Mazz.) C. Shih 1089
   vlassovianum Fisch. ex DC. 1086, **1089**
     var. *salicifolium* Kitag. 1089
     var. *salicifolium* Kitag., p. p. 1089
Cissampelopsis (DC.) Miq. 297, **934**
   spelaeicola (Vaniot) C. Jeffrey et Y. L. Chen 934, **935**
   volubilis (Blume) Miq. 934
Cnicus carthamoides Willd. 1130
Cnicus eriophoroides Hook. f. 1097
Cnicus esculentus Siev. 1093
Cnicus souliei Franch. 1088
Cnicus uniflorus L. 1127
Codonopsis Wall. 180, **185**
   accrescenticalyx H. Lév. 204
   affinis Hook. f. et Thomson 186, **202**
   argentea P. C. Tsoong 187, **213**
   benthamii Hook. f. et Thomson 186, **205**
   bicolor Nannf. 214
   bulleyana Forrest ex Diels 186, **210**
   canescens Nannf. 187, 197, **212**
   cardiophylla Diels ex Kom. 187, **214**
   chlorocodon C. Y. Wu 187, **215**
   clematidea (Schrenk) C. B. Clarke 187, 197, **208**
   convolvulacea Kurz 187, **215**
     subsp. convolvulacea **215**
     subsp. forrestii (Diels) D. Y. Hong et L. M. Ma **217**
     subsp. vinciflora (Kom.) D. Y. Hong **217**
     var. *efilamentosa* (W. W. Sm.) L. D. Shen 218
     var. *forrestii* (Diels) Ballard 217
     var. *hirsuta* (Hand.-Mazz.) Nannf. 217
     var. *limprichtii* (Lingelsh. et Borza) Anthony 217
     var. *pinifolia* (Hand.-Mazz.) Nannf. 218
     var. *vinciflora* (Kom.) L. D. Shen 217
   cordata Hassk. 219
   cordifolia Kom. 219
   deltoidea Chipp 185, **203**
   efilamentosa W. W. Sm. 187, **218**
   foetens Hook. f. et Thomson 187, **211**
   forrestii Diels 217
     var. *hirsuta* P. C. Tsoong et L. D. Shen 217
   gombalana C. Y. Wu 186, **208**
   graminifolia H. Lév. 187, **218**
   handeliana Nannf. 199
   henryi Oliv. 186, **204**
   hirsuta (Hand.-Mazz.) D. Y. Hong et L. M. Ma 187, **217**
   javanica (Blume) Hook. f. et Thomson 219
     subsp. *japonica* (Makino) Lammers 220
   lanceolata (Siebold et Zucc.) Trautv. 185, **189**, 197
   limprichtii Lingelsh. et Borza 217
     var. *hirsuta* Hand.-Mazz. 217
     var. *pinifolia* Hand.-Mazz. 218
   macrantha Nannf. 211
   macrocalyx Diels. 205
     var. *coerulescens* Hand.-Mazz. 204

meleagris Diels 186, **207**
micrantha Chipp 186, **201**
modesta Nannf. 193
nervosa (Chipp) Nannf. 187, 197, **211**
    subsp. *macrantha* (Nannf.) D. Y. Hong et L. M. Ma 211
    var. *macrantha* (Nannf.) L. D. Shen 211
ovata Benth. var. *nervosa* Chipp 211
pilosa Chipp 204
pilosula (Franch.) Nannf. **193**, 200
    subsp. handeliana (Nannf.) D. Y. Hong et L. M. Ma 186, **199**
    subsp. pilosula 186, **193**
    subsp. tangshen (Oliv.) D. Y. Hong 186, **199**
    var. *handeliana* (Nannf.) L. D. Shen 199
    var. *modesta* (Nannf.) L. D. Shen 193, 197
purpurea Wall. 186, **208**
subglobosa W. W. Sm. 186, 197, **201**
subscaposa Kom. 186, **206**
subsimplex Hook. f. et Thomson 186, **205**
silvestris Kom. 193
tangshen Oliv. 197, 199
tsinglingensis Pax et K. Hoffm. 187, 197, **215**
tubulosa Kom. 186, 197, **204**
ussuriensis (Rupr. et Maxim.) Hemsl. 185, **192**
vinciflora Kom. 217
viridiflora Maxim. 187, 197, **214**
Conyza Less. 292, **440**
anthelmintica L. 304
axillaris Lam. 461
balsamifera L. 456
blanda Wall. 317
blinii H. Lév. 440, **441**
bonariensis (L.) Cronquist 440, **448**
canadensis (L.) Cronquist 440, **444**
cappa Buch.-Ham. ex D. Don 554
cinerea L. 306
crispata Vahl 471
dunniana H. Lév. 441
extensa Wall. 315
fistulosa Roxb. 466
japonica (Thunb.) Less 440, **443**
lacera Burm. f. 462
laciniata Roxb. 467
lanceolaria Roxb. 455
leucantha (D. Don) Ludlow et Raven 440, **443**
mollis H. Lév. 508
patula Dryand. 309
pinnatifida Franch. 441
pyrifolia Lamk. 438
rhizocephala (Schrenk ex Fisch. et C. A. Mey.) Rupr. 533
riparia Blume 453
saligna Wall. 310
salsoloides Turcz. 537
setschwanica Hand.-Mazz. 459
sumatrensis (Retz.) E. Walker 440, **446**
volkameriifolia Wall. 313
Coreopsis L. 295, **627**
biternata Lour. 647
lanceolata L. 627, **629**
tinctoria Nutt. **627**
Cosmos Cav. 295, **631**
bipinnatus Cav. **632**
Cotula anthemoides L. 816
Cotula chrysanthemifolia Blume 360
Crassocephalum Moench. 297, **958**
crepidioides (Benth.) S. Moore **958**
Cremanthodium Benth. 297, **877**
angustifolium W. W. Sm. 878, **888**
brunneopilosum S. W. Liu 878, **889**
decaisnei C. B. Clarke 877, **879**
discoideum Maxim. 877, **881**
    subsp. *ramosum* Y. Ling 887
ellisii (Hook. f.) Kitam. 878, **885**
    var. ellisii **885**
    var. ramosum (Y. Ling) Y. Ling et S. W. Liu 887
hookeri C. B. Clarke 848
humile Maxim. 877, **880**
lineare Maxim. 878, **887**
nepalense Kitam. 878, **885**
nobile (Franch.) Diels ex H. Lév. 877, **884**
plantagineum Maxim. 885
    f. *ellisii* (Hook. f.) Goad. 889
rhodocephalum Diels 877, **878**
sagittifolium Y. Ling et Y. L. Chen ex S. W. Liu 877, **883**
stenactinium Diels 878, **889**
stenoglossum Y. Ling et S. W. Liu 877, **880**

Crepes rosularis Diels 1223
Crepis L. 300, **1206**
  bodinieri H. Lév. 1206, **1209**
  chloroclada auct. non Coll. et Hemsl.: Hand.-Mazz. 1211
  crocea (Lam.) Babc. 1206, **1207**
  elongata Babc. **1206**
  flexuosa (Ledeb.) C. B. Clarke 1206, **1211**
  gillii S. Moore 1224
    var. *erysimoides* Hand.-Mazz. 1222
  graminifolia Ledeb. 1243
  heterophylla Hemsl. 1215
  hookeriana C. B. Clarke 1225
  japonica (L.) Benth. 1216
  lignea (Vaniot) Babc. 1206, **1211**
  napifera (Franch.) Babc. 1206, **1208**
  phoenix Dunn 1206, **1209**
  prattii Babc. 1215
  rigescens Diels 1206, **1210**
    subsp. *lignescens* Babc. 1210
  stenoma Turcz. 1213
  tenuifolia Willd. 1213
  tibetica Babc. 1206
  turczaninowii C. A. Mey. ex Turcz. 1207
  umbrella Franch. 1227
Crossostephium Less. 296, **812**
  chinense (L.) Makino **812**
Crotalaria sessiliflora L. 780
Cyananthus Wall. ex Benth. 180, **181**
  argenteus C. Marquand 183
  chungdianensis C. Y. Wu 182
  dolichosceles C. Marquand 182
  fasciculatus C. Marquand 181, **184**
  flavus C. Marquand 181, **183**
    var. *glaber* C. Y. Wu 183
  formosus Diels 181, **182**
  incanus Hook. f. et Thomson 181, **182**
    var. *decumbens* Y. S. Lian 182
    var. *parvus* C. Marquand 182
  inflatus Hook. f. et Thomson 181, **184**
  lichiangensis W. W. Sm. 181, **184**
  longiflorus Franch. 181, **183**
  mairei H. Lév. 210
Cyathidium taraxacifolium Lindl. ex Royle 1039

Cyathocline Cass. 292, **363**
  lyrata Cass. 363
  purpurea (Buch.-Ham. ex D. Don) Kuntze 363
Cyclocodon Griff. ex Hook. f. et Thomson **220**
  lancifolius (Roxb.) Kurz **220**
Cynara L. 298, **1081**
  cardunculus L. 1081, **1085**
  scolymus L. 1081, **1082**
Dahlia Cav. 295, **630**
  pinnata Cav. **630**
  variabilia (Willd.) Desf. 630
Daucus carota L. 578
Dendranthema chanetii (H. Lév.) C. Shih 684
Dendranthema erubescens (Stapf) Tzvelev 684
Dendranthema indica (L.) Des Moul. 680
Dendranthema lavandulifolium (Fisch. ex Trautv.) Kitam. 690
  var. *seticuspe* (Maxim.) C. Shih 690
  var. *tomentellum* (Hand.-Mazz.) Y. Ling et C. Shih 692
Dendranthema mongolicum (Y. Ling) Tzvelev 694
Dendranthema morifolium (Ramat.) Tzvelev 686
Dendranthema naktongense (Nakai) Tzvelev 685
Dendranthema potentilloides (Hand.-Mazz.) C. Shih 693
Dendranthema vestitum (Hemsl.) Y. Ling 680
Dendranthema zawadskii (Herbich) Tzvelev 692
Dichrocephala L'Hér. ex DC. 291, **360**
  auriculata (Thunb.) Druce 361
  benthamii C. B. Clarke 360, **362**
  bodinieri Vaniot 362
  chrysanthemifolia (Blume) DC. **360**
  integrifolia (L.) Kuntze 360, **361**
  leveillei Vaniot 369
Dipelta Maxim. 1, **58**
  floribunda Maxim. 58, **58**
  yunnanensis Franch. 58, **59**
Diplazoptilon Y. Ling 298, **1111**
  picridifolium (Hand.-Mazz.) Y. Ling **1112**
Diplopappus baccharoides Benth. 412
Diplopappus dysentericus Bluff. et Fingerh. 561
Diplopappus pulicaria (L.) Ledeb. 558
Dipsacus L. 150, **159**
  asper Wall. ex DC. 163, 166
  asper Wall. ex Henry 166
  asperoides C. Y. Cheng et T. M. Ai 159, **163**

atropurpureus C. Y. Cheng et Z. T. Yin 159, **167**
chinensis Batalin 159, **168**
japonicus Miq. 159, **162**, 166
lijiangensis T. M. Ai et H. B. Chen 159, **169**
sativus (L.) Honck. 159, **161**

Doellingeria Nees 292, **389**
marchandii (H. Lév.) Y. Ling 389, **392**
scabra (Thunb.) Nees 389, **390**

Dolomiaea DC. 298, **1106**
berardioidea (Franch.) C. Shih 1028, 1107, **1110**
denticulata (Y. Ling) C. Shih 1028, **1107**
edulis (Franch.) C. Shih 1028, 1107, **1111**
forrestii (Diels) C. Shih 1028, **1107**
souliei (Franch.) C. Shih 1028, 1107, **1108**
  var. *mirabilis* (Anth.) C. Shih 1028, **1110**
  var. *souliei* **1108**

Doronicum L. 296, **818**
altaicum Pall. **818**
stenoglossum Maxim. 818, **819**
wightii DC. 951

Dubyaea DC. 300, **1202**
atropurpurea Stebbins **1203**

Duhaldea DC. 293, **551**
cappa (Buch.-Ham.ex D. Don) Pruski et Anderb. 552, **554**
nervosa (Wall. ex DC.) Anderb. **552**
pterocaula (Franch.) Anderb. 552, **553**

Echinops L. 297, **979**
davuricus Fisch. ex Hornem. 984, **985**, 1129
gmelinii Turcz. 979, **980**
grijsii Hance 979, **982**, 986, 1129
integrifolius Kar. et Kir. 979, **987**, 1129
latifolius Tausch. 985
nanus Bunge 979, **981**
ritro L. 979, **981**, 1129
sphaerocephalus L. 979, **986**, 1129
tricholepis Schrenk ex Fisch. et C. A. Mey. 979, **986**
turczaninowii Trautv. 980

Eclipta L. 294, **600**
alba (L.) Hassk. 601
prostrata (L.) L. **601**

Elephantopus L. 291, **319**
mollis Kunth 322
scaber L. 319, **320**

tomentosus L. 319, **322**
Elichrysum nepalense Spreng. 503

Emilia Cass. 297, **970**
coccinea (Sims) G. Don **970**
flammea Cass. 970
prenanthoidea DC. 970, **972**
sagittata DC. 970
sonchifolia (L.) DC. 970, **971**, 973

Epaltes Cass. 293, **477**
australis Less. **477**, 816

Erechtites Raf. 297, **959**
hieraciifolius (L.) Raf. ex DC **959**

Erigeron L. 292, **426**
acer L. 427, **436**
alatum D. Don 469
annuus (L.) Pers. 427, **434**
bonariensis L. 448
breviscapus (Vaniot) Hand.-Mazz. 426, **428**
canadensis L. 444
consanguineus Kitam. et Hara ex Kitam. 427
crispus Pourr. 448
dielsii H. Lév. 428
elongatus Ledeb. 427, **437**
hieracifolium D. Don 463
japonicum Thunb. 443
kamtschaticus DC. var. *hirsutus* Ling 436
komarovii Botsch. 426, **427**
leucanthum D. Don 443
linifolius Willd. 448
mollis D. Don 461
multifolius Hand.-Mazz. 426, **433**
multiradiatus (Lindl.) Benth. 426, **432**
  var. *platyphyllus* Franch. et H. Lév. 432
panduratus Chang 401
praecox Vierh. et Hand.-Mazz. 428
sumatrensis Retz. 446
Erythrochaeta dentata A. Gray 826

Ethulia L. 291, **301**
angustifolia Bojer ex DC. 301
conyzoides L. **301**

Eupatorium L. 291, **338**
adenophorum Spreng. 351
asperum Roxb. 311

  caespitosum Miq. 339
  cannabinum L. 338, 341, **342**
    subsp. *asiaticum* Kitam. 346
  chinense L. 338, **347**, 780
    var. *simplicifolium* (Makino) Kitam. 349
    var. *tripartitum* Miq. 339
  coeleslinum auct. non L. 351
  cordatum Burm. f. 325
  crenatifolium Hand.-Mazz. 347
  formosanum Hayata 338, **346**
    var. *quasitripartitum* (Hayata) Kitam. 346
  fortunei Turcz. 338, **339**, 342
    var. *simplicifolium* (Makino) Nakai 349
    var. *triparticum* (Makino) Nakai 350
  heterophyllum DC. 338, **348**
  japonicum Thunb. 338, **349**
    var. *japonicum* 349
    var. *tripartitum* Makino **350**
  kirilowi Turcz. 343
  lindleyanum DC. 338, **343**
    f. *aureoreticulatum* Makino 343
  nanchuanense Y. Ling et C. Shih 338, **345**
  nodiflorum Wall. 342
  odoratum L. 330
  quasitripartitum Hayata 346
  rebaudianum Bertoni 324
  reevesii Wall. 347
  stoechadosmum Hance 339
  wallichii DC. var. *heterophyllum* (DC.) Diels 348
Euphorbia humifusa Willd. 816
Faberia Sch. Bip. 300, **1219**
  sinensis Hemsl. **1219**
Farfugium Lindl. 297, **820**
  japonicum (L.) Kitam. **820**, 912
Fedia scabiosifolia Fisch. 124
Filago leontopodioides Willd. 499
Filifolium Kitam. 296, **717**
  sibiricum (L.) Kitam. **717**
Galinsoga Ruiz et Pav. 295, **653**
  parviflora Cav. **653**
Gerbera Cass. 299, **1160**
  anandria (L.) Sch. Bip. 1159
  delavayi Franch. 1160, **1161**
  hederifolia Dümmer 920
  nivea (DC.) Sch. Bip **1160**
  uncinata Beauverd 1161
Glebionis Cass. **670**
  carinatum (Schousb.) Tzvelev 670, **671**
  coronaria (L.) Cass. ex Spach 670, **672**
  segetum (L.) Fourr. 670, **673**
Glossocardia Cass. 295, **651**
  bidens (Retz.) Veldkamp **652**
Glossocomia clematidea Fisch. 208
Glossocomia hortensis Rupr. 189
Glossocomia lanceolata Regel. 189
Glossocomia ussuriensis Rupr. et Maxim. 192
Glossogyne tenuifolia Cass. ex Less. 652
Gnaphalium L. 293, **518**
  adnatum (Wall. ex DC.) Kitam. 518, **519**
  affine D. Don 518, **520**
  andersonii (C. B. Clarke) Franch. 492
  arenarium L. 529
  artemisiifolium H. Lév. 487
  baicalense Kirp. 518, **523**
  bicolor Franch. 511
  busuum Buch.-Ham. ex D. Don 509
  confertum Benth. 522
  corymbosum Bureau et Franch. 504
  dedekensis Bureau et Franch. 488
  dioicum L. 481
  formosanum Hayata 519
  hypoleucum DC. 518, **522**
  japonicum Thunb. 518, **525**
  kasachstanicum Kirp. 518, **524**
  leontopodium L. var. *calocephalum* Franch. 495
  mandshuricum Kirp. 518, **525**
  margaritaceum L. 507
  multicaule Willd. 527
  multiceps DC. 520
  pellucidum Franch. 506
  pensylvanicum Willd. 519, **527**
  polycaulon Pers. 519, **527**
  pterocaula Franch. et Sav. 512
  sinense (Hemsl.) Franch. 488
  sinuatum Lour. 467
  subulatum Franch. 491

supinum L. 519, **528**
sylvaticum L. 519, **526**
tranzschelii Kirp. 518, **522**
uliginosum L. p. p. 523, 525
Gochnatia (Kuncz.) A. L. Cabrera 299, **1143**
  decora (Kurz) Cabrera **1143**
Grangea Adans. 292, **365**
  maderaspatana (L.) Poir. **365**
Gymnaster picolii (Hook. f.) Kitam. 373
Gymnostyles anthemifolia Juss. 817
Gynura Cass. 297, **960**
  bicolor (Willd.) DC. 961, **965**
  crepidioides Benth. 958
  cusimbua (D. Don) S. Moore 961, **965**
  divaricata (L.) DC. 961, **967**
  japonica (Thunb.) Juel 960, **962**
  nepalensis DC. 961, **967**
  nudibasis (H. Lév. et Vaniot) Lauener et D. K. Ferguson 967
  procumbens (Lour.) Merr. 961, **969**
  pseudochina (L.) DC. **962**
Gypsophila oldhamiana Miq. 224
Helenium L. 295, **658**
  autumnale L. **658**
Helianthus L. 294, **616**
  annuus L. 616, **617**
  tuberosus L. 616, **622**
Helichrysum Mill. 293, **528**
  arenarium (L.) Moench **529**
Hemistepta Bunge 298, **1103**
  carthamoides (Buch.-Ham.) O. Kuntze 1103
  lyrata (Bunge) Bunge **1103**
Heterochaeta asteroides DC. 418
Heterochaeta diplostephioides DC. 420
Heterocodon brevipes (Hemsl.) Hand.-Mazz. et Nannf. 270
Heteropappus Less. 292, **382**
  altaicus (Willd.) Novopokr. 382, **383**
    var. altaicus **383**
    var. hirsutus (Hand.-Mazz.) Ling **386**
    var. millefolius (Vaniot) W. Wang **385**
  boweri (Hemsl.) Grierson 382, **386**
  crenatifolius (Hand.-Mazz.) Grierson 382, **386**
  hispidus (Thunb.) Less. 382, **387**

  meyendorffii Kom. var. *tataricus* Ling et Wang 388
  sampsonii Hance. 413
  tataricus (Lindl.) Tamamsch. 382, **388**
Heterotrichum pulchellum Fisch. 1024
Hieracium L. 300, **1204**
  croceum Lam. 1207
  hololeion Maxim. 1204, **1205**
  sinense Vaniot 1204
  umbellatum L. **1204**
Hippa integrifolia L. 361
Hippolytia Poljakov 296, **707**
  delavayi (Franch. ex W. W. Sm.) C. Shih **707**
  kennedyi (Dunn) Y. Ling **707**, **708**
Hololeion maximowiczii Maxim. 1205
Homocodon D. Y. Hong 181, **270**
  brevipes (Hemsl.) D. Y. Hong **270**
Hypericum ascyron L. 603, 780
Hypericum japonicum Thunb. 780
Hypericum kouytchense H. Lév. 780
Hypericum perforatum L. 780
Hypericum sampsonii Hance 603, 780
Hypochaeris ciliata (Thunb.) Makino 1186
Ilex franchetiana Loes. 20
Inula L. 293, **531**
  britannica L. 532, **546**, 551
    f. *sublanata* (Kom.) Kitag. 549
    var. *britannica* **546**
    var. *japonica* (Thunb.) Franch. et Sav. 549
    var. *lineariifolia* Regel 545
    var. sublanata Kom. **549**, 551
  cappa (Buch.-Ham. ex D. Don) DC. 554
  caspica Blume 532, **544**
  chrysantha Diels 560
  dysenterica L. 561
  esquirolii H. Lév. 552
  helenium L. 531, **534**, 1028
  helianthus-aquatilis C. Y. Wu ex Y. Ling **540**, 551
    subsp. *hupehensis* Y. Ling 542
  hookeri C. B. Clarke 531, **538**
  hupehensis (Y. Ling) Y. Ling 532, **542**, 551
  indica L. 556
  indica L. hypoleuca Hand.-Mazz. 557
  japonica Thunb. 532, 540, 546, 548, **549**

linariifolia Turcz. 532, **545**, 551
nervosa Wall. ex DC. 552
pterocaula Franch. 553
pulicaria L. 558
racemosa Hook. f. 531, **536**
rhizocephala Schrenk ex Fisch. et C. A. Mey. 531, **533**
royleana C. B. Clarke 536
salicina L. 531, **539**, 551
salicina L. subp. *asiatica* (Kitam.) Kitag. 539
salsoloides (Turcz.) Ostenf. 531, **537**
serrata Franch. 540
yunnanensis J. Anthony 581

Ixeridium (A. Gray) Tzvelev 300, **1241**
chinense (Thunb.) Tzvelev 127, 1232, 1242, **1243**
chinensis (Thunb.) Nakai var. *graminifolia* (Ledeb.) H. C. Fu 1243
dentatum (Thunb.) Tzvelev 1242, **1248**
gracile (DC.) C. Shih 1242, **1247**
gramineum (Fisch.) Tzvelev 127, 1242, **1245**
graminifolium (Ledeb.) Tzvelev 127, 1242, **1243**
laevigatum (Blume) C. Shih 1242, **1248**
sonchifolium (Maxim.) C. Shih 127, 1242, **1246**

Ixeris Cass. 300, **1240**
chinensis (Thunb.) Nakai 1243, 1244
subsp. *versicolor* (Fisch. ex Link) Kitam. 1245
debilis (Thunb.) A. Gray 1240
dentata (Thunb.) Nakai 1248
denticulata (Houtt.) Stebbins 1251
subsp. *ramosissima* (Benth.) Stebbins 1251
subsp. *sonchifolia* (Maxim.) Stebbins 1246
gracilis (DC.) Stebbins 1247, 1248
humifusa (Dunn) Stebbins 1251
japonica (Burm. f.) Nakai **1240**
laevigata (Blume) Sch. Bip. ex Maxim. 1248
polycephala Cass. 127, 1240, **1241**
repens (L.) A. Gray 1250
sonchifolia (Maxim.) Hance 1246, 1247
var. *serotina* (Maxim.) Kitag. 1252
thunbergii A. Gray 1248

Jurinea Cass. 298, **1002**
berardioidea (Franch.) Diels 1110
forrestii Diels 1107
mirabilis Anth. 1110

mongolica Maxim. 1002, **1003**
multiflora (L.) B. Fedtsch. 1002, **1003**
picridifolia Hand.-Mazz. 1112
souliei Franch. 1108

Kalimeris Cass. 292, **373**
incisa (Fisch.) DC. 374, **378**, 780
indica (L.) Sch. Bip. 373, **374**
var. indica 374
var. stenolepis (Hand.-Mazz.) Kitam. **376**
integrifolia Turcz. ex DC. 373, **377**
lautureana (Debeaux) Kitam. 374, **379**
mongolica (Franch.) Kitam. 374, **380**
shimadai (Kitam.) Kitam. 373, **376**

Lactuca L. 300, 301, **1237**
atropurpurea Franch. 1203
chinensis (Thunb.) Makino 1243
denticulata (Houtt.) Maxim. 1251
diversifolia auct. non Vaniot 1220
elata Hemsl. 1231
erythrocarpa Vaniot 1218
formosana Maxim. 1236
gracilis DC. 1247
humifusa Dunn 1251
indica L. 1234
kawaguchii Kitam. 1226
lignea Vaniot 1211
napifera Franch. 1208
polycephala (Cass.) Benth. 1241
raddeana Maxim. 1232
var. *elata* (Hemsl.) Kitam. 1231
sativa L. **1237**
var. *angustata* Irish. ex Bremer 1237
scariola L. 1237
serriola L. 1237, **1239**
sibirica (L.) Benth. ex Maxim. 1200
sororia Miq. 1221
tatarica (L.) C. A. Meyer. 1201
triangulata Maxim. 1233
versicolor (Fisch. ex Link) Sch. Bip. ex Herb. 1245

Lagedium Soják 300, **1200**
sibiricum (L.) Soják **1200**

Laggera Sch. Bip. ex Hochst. 293, **468**
alata (D. Don) Sch. Bip. ex Oliv. 468, **469**

crispata (Vahl) Hepper et Wood 468, **471**

pterodonta (DC.) Benth. 471

Lagoseris versicolor Fisch. ex Link. 1245

Lappula myosotis V. Wolf 578

Lapsana L. 299, **1228**

    apogonoides Maxim. **1228**

    japonica Burm. f. 1240

Launaea Cass. 300, **1218**

    acaulis (Roxb.) Babc. ex Kerr **1219**

Lavenia parviflora Blume 330

Leibnitzia Cass. 299, **1159**

    anandria (L.) Turcz. **1159**

Leontodon bessarabicus Hornem. 1268

Leontodon dissectus Ledeb. 1269

Leontodon leucanthum Ledeb. 1261

Leontopodium R. Br. 293, **482**

    alpinum Cass. var. *campestre* Ledeb. 498

    alpinum Cass. var. *pusillum* Beauverd 494

    andersonii C. B. Clarke 483, **492**

    artemisiifolium (H. Lév.) Beauverd 483, **487**

    brachyactis Gand. 483, **494**

    calocephalum (Franch.) Beauverd 484, **495**

        var. *depauperatum* Y. Ling 495

        var. *uliginosum* Beauverd 495

    campestre (Ledeb.) Hand.-Mazz. 484, **498**

    conglobatum (Turcz.) Hand.-Mazz. 484, **498**

    dedekensii (Bureau et Franch.) Beauverd 483, **488**

    forrestianum Hand.-Mazz. 482, **484**

    franchetii Beauverd 483, **486**

    haplophylloides Hand.-Mazz. 483, **485**

    japonicum Miq. 483, **489**

    junpeianum Kitam. 496

    leontopodioides (Willd.) Beauverd 484, **499**

    linearifolium Hand.-Mazz. 496

    longifolium Ling 496

    nanum (Hook. f. et Thomson) Hand.-Mazz. 483, **493**

    ochroleucum Beauverd 484, **497**

    pusillum (Beauverd) Hand.-Mazz. 483, **494**

    sibiricum Cass. 499

        var. *conglobatum* Turcz. 498

    sinense Hemsl. 483, **488**

    stracheyi (Hook. f.) C. B. Clarke ex Hemsl. 483, **487**

    subulatum (Franch.) Beauverd 483, **491**

    wilsonii Beauverd 483, **490**

Leucanthemella Tzvelev 295, **674**

    linearis (Matsum.) Tzvelev **674**

Leucomeris decora Kurz 1143

Leycesteria Wall. 1, **62**

    formosa Wall. **62**

        var. formosa **62**

        var. stenosepala Rehder **63**

Liatris latifolia D. Don 1149

Ligularia Cass. 297, **821**

    achyrotricha (Diels) Y. Ling 822, **831**

    alpigena Pojark. 824, **874**

    altaica DC. 824, **874**

    deltoidea Nakai 862

    dentata (A. Gray) H. Hara 822, **826**

    dictyoneura (Franch.) Hand.-Mazz. 824, **872**

    duciformis (C. Winkl.) Hand.-Mazz. 822, **833**

    fargesii (Franch.) Diels 823, **859**

    fischeri (Ledeb.) Turcz. 397, 823, **850**

    franchetiana (H. Lév.) Hand.-Mazz. 822, **831**

    heterophylla Rupr. 824, **872**

    hodgsonii Hook. f. 397, 822, **829**

        var. *sutchuenensis* (Fisch.) H. Henry 829

    hookeri (C. B. Clarke) Hand.-Mazz. 823, **848**

    intermedia Nakai 397, 823, **860**

    jaluensis Kom. 823, **862**

    jamesii (Hemsl.) Kom. 823, **868**

    japonica (Thunb.) Less. 822, **828**

    kaempferi Siebold et Zucc. 820

    lankongensis (Franch.) Hand.-Mazz. 823, **863**

    lapathifolia (Franch.) Hand.-Mazz. 822, **838**

    latihastata (W. W. Sm.) Hand.-Mazz. 397, 823, **855**

    leesicotal Kitam. 841

    leveillei (Vaniot) Hand.-Mazz. 823, **849**

    macrophylla (Ledeb.) DC. 824, **870**

    mongolica (Turcz.) DC. 823, **869**

    narynensis (C. Winkl.) O. Fedtsch et B. Fedtsch 822, **844**

    nelumbifolia (Bureau et Franch.) Hand.-Mazz. 822, **836**

    platyglossa (Franch.) Hand.-Mazz. 823, **864**

    przewalskii (Maxim.) Diels 397, 823, **855**

    purdomii (Turrill) Chitt. 822, **837**

    rumicifolia (J. R. Drumm.) S. W. Liu 822, **841**

    sagitta (Maxim.) Mattf. ex Rehder et Kobuski 397, 823,

866
    sibirica (L.) Cass. 822, **846**
        var. *racemosa* (DC.) Kitam. 850
    songarica (Fisch.) Y. Ling 822, **842**
    stenocephala (Maxim.) Matsum. et Koidz. 823, **857**
    tanguhica (Maxim.) Mattf. 892
    thyrsoidea (Ledeb.) DC. 822, **843**
    tongolensis (Franch.) Hand.-Mazz. 822, **839**
    tsangchanensis (Franch.) Hand.-Mazz 823, **865**
    veitchiana (Hemsl.) Greenm. 823, **852**
    vellerea (Franch.) Hand.-Mazz. 822, **845**
    virgaurea (Maxim.) Mattf. ex Rehder et Kobuski 824, **875**
    wilsoniana (Hemsl.) Greenm. 397, 823, **848**
    xanthotricha (Grüning) Y. Ling 822, **833**

Lobelia L. 180, **270**
    alsinoides Lam. subsp. hancei (Hara) Lammers 273
    angulata G. Forst. 271, **284**
    begoniifolia (Wall.) Lindl. 284
    begoniifolia Wall. 284
    chinensis Lour. 271, **274**
    clavata E. Wimm. 271, **281**
    colorata Wall. 271, **282**
        var. *baculus* E. Wimm. 282
        var. *dsolinhoensis* E. Wimm. 282
    davidii Franch. 271, **284**
        var. *kwangsiensis* (E. Wimm.) Y. S. Lian 284
        var. *sichuanensis* Y. S. Lian 284
    erectiuscula Hara 284
    foliiformis T. J. Zhang et D. Y. Hong 271, **282**
    hancei Hara 273
    handelii E. Wimm. 279
    hybrida C. Y. Wu 283
    kwangsiensis E. Wimm. 284
    lobbiana Hook. f. et Thomson 272
    melliana E. Wimm. 271, **278**
    montana Reinw. ex Blume 271, **285**
    nummularia Lam. 284
    pleotricha Diels 271, **279**
        var. *cacumiflora* Y. S. Lian 279
        var. *handelii* (E. Wimm.) C. Y. Wu 279
    pyramidalis Wall. 271, **280**
    seguinii H. Lév. et Vaniot 271, **281**
    sessilifolia Lamb. 271, **277**

    succulenta Blume 272
        var. *lobbiana* (Hook. f. et Thomson) E. Wimm. 272
    taliensis Diels 271, **283**
    tibetica W. L. Zheng 284
    wallichiana Hook. f. et Thomson 280
    zeylanica L. 271, **272**
        var. *lobbiana* (Hook. f. et Thomson) Y. S. Lian 272

Lonicera L. 1, **64**
    acuminata Wall. 65, **95**
    bournei Hemsl. 66, **104**
    caerulea L. 65, **78**
        var. *altaica* Pall. 79
        var. *caerulea* 78
        var. *edulis* Turcz. ex Herd. 79
    calcarata Hemsl. 65, **87**
    chrysantha Turcz. 65, **83**
    confusa (Sweet) DC. 65, **88**, 93, 107
    crassifolia Batalin 65, **88**
    dasystyla Rehder 66, 93, **102**
    ferruginea Rehder 66, **97**
    fragrantissima Lindl. et Paxton subsp. standishii (Carr.) P. S. Hsu et H. J. Wang 81
    fulvotomentosa P. S. Hsu et S. C. Cheng 66, 93, **99**, 107
    gynochlamydea Hemsl. 64, **76**
    hildebrandiana Collett et Hemsl. **103**
    hispida Pall. ex Roem. et Schult. 65, **81**
    hypoglauca Miq. 66, 93, **98**, 107
        subsp. *hypoglauca* **98**
        subsp. *nudiflora* P. S. Hsu et H. J. Wang **99**
    japonica Thunb. 65, **90**, 103
    lanceolata Wall. 64, **74**
    ligustrina Wall. 65, **76**
        subsp. *ligustrina* **76**
        subsp. *yunnanensis* (Franch.) P. S. Hsu et H. J. Wang **77**
    longiflora (Lindl.) DC. 66, **102**
    maackii (Rupr.) Maxim. 65, **84**
    macrantha (D. Don) Spreng. 66, 93, **100**
        var. *heterotricha* P. S. Hsu et H. J. Wang **101**
        var. *macrantha* **100**
    macranthoides Hand.-Mazz. 66, 89, 93, 99, 100, **105**
    micrantha Trautv. et Regel. 83
    microphylla Willd. ex Roem. et Schult. 64, **72**
    modesta Rehder 64, **73**

myrtillus Hook. f. et Thomson 64, **68**
pampaninii H. Lév. 65, **96**
pileata Oliv. 65, **77**
pseudoproterantha Pamp. 81
reticulata Champ. 105
rhytidophylla Hand.-Mazz. 66, **105**
rupicola Hook. f. et Thoms. 64, **68**
    var. rupicola **68**
    var. syringantha (Maxim.) Zabel **69**
serreana Hand.-Mazz. 64, **71**
similis Hemsl. 66, 93, **107**
    var. *delavayi* (Franch.) Rehder 107
    var. omeiensis P. S. Hsu et H. J. Wang 109
    var. similis 107
syringantha Maxim. 69
tangutica Maxim. 64, **70**
tatarica L. 65, **82**
    var. micrantha Trautv. **83**
    var. tatarica **82**
tatarinowii Maxim. 64, **75**
tatsienensis Franch. 73
thibetica Bur. et Franch. 68
tomentella Hook. f. et Thomson var. tsarongensis W. W. Sm. **68**
tragophylla Hemsl. 66, 93, **109**
trichosantha Bureau et Franch. 65, **86**
    var. trichosantha **86**
    var. xerocalyx (Diels) P. S. Hsu et H. J. Wang 87
trichosepala (Rehder) Hsu 65, **96**
webbiana Wall. ex DC. 64, **73**

Matricaria L. 295, 296, **675**
    chamomilla L. 676, 677
    matricarioides (Less.) Porter ex Britton 675, **677**
    parthenium L. 702
    recutita L. 675, **676**

Microglossa DC. 292, **438**
    pyrifolia (Lamk.) Kuntze **438**

Mikania Willd. 291, **325**
    cordata (Burm. f.) B. L. Rob. **325**

Mirasolia diversifolia Hemsl. 613

Miyamayomena Kitam. 292, **373**
    piccolii (Hook. f.) Kitam **373**

Morina L. 150, **152**
    alba Hand.-Mazz. 155
    bulleyana G. Forrest et Diels 156
    chinensis Diels ex Grüning, Pax et K. Hoffm. 152, **156**
    delavayi Franch. 156
    kokonorica Hao 152, **157**
    nepalensis D. Don 152, **154**
        var. alba (Hand.-Mazz.) Y. C. Tang ex C. H. Hsing **155**
        var. delavayi (Franch.) C. H. Hsing **156**
        var. nepalensis **154**
    parviflora Kar. et Kir. 157

Mulgedium Cass. 301, **1201**
    cyaneum (D. Don) DC. 1253
    tataricum (L.) DC. **1201**

Myriactis Less. 292, **368**
    delavayi Gagnep. 368, **369**
    nepalensis Less. 368, **369**

Myriogyne miuta Less. 814

Nannoglottis Maxim. 292, **425**
    gynura (C. Winkl.) Ling et Y. L. Chen **425**

Nardosmia japonica Siebold et Zucc. 915

Nardostachys DC. **111**
    chinensis Batal. 113
    grandiflora DC. 113
    jatamansi (D. Don) DC. **113**

Neopallasia Poljakov 296, **811**
    pectinata (Pall.) Poljakov **811**

Notoseris C. Shih 300, **1229**
    henryi (Dunn) C. Shih **1229**

Olgaea Iljin 298, **1079**
    echinantha Y. Ling 1081
    leucophylla (Turcz.) Iljin 1079, **1080**
        var. *aggregata* Iljin 1080
        var. *jucunda* Iljin 1080
    lomonosowii (Trautv.) Iljin 1079, **1080**, 1093
    tangutica Iljin 1079, **1081**

Omalotheca supina (L.) Cass. 528

Onopordum L. 298, **1105**
    acanthium L. **1105**
    deltoides Aiton 1125

Opisthopappus C. Shih 295, **695**
    taihangensis (Y. Ling) C. Shih **695**

Oreoseris nivea DC. 1160

Origanum vulgare L. 791

Osmorhiza aristata (Thunb.) Makino et Yabe 578
Othonna sibirica L. 846

Paraixeris Nakai 301, **1250**
    denticulata (Houtt.) Nakai **1251**
    humifusa (Dunn) C. Shih **1251**
    serotina (Maxim.) Tzvelev 1251, **1252**

Paraprenanthes Chang ex C. Shih 300, **1220**
    sororia (Miq.) C. Shih 1220, **1221**
    sylvicola C. Shih **1220**

Parasenecio W. W. Sm. et J. Small 297, **893**
    ainsliaeflorus (Franch.) Y. L. Chen **899**
    ambiguus (Y. Ling) Y. L. Chen 894, **898**
    auriculatus (DC.) H. Koyama 894, **896**
    bulbiferoides (Hand.-Mazz.) Y. L. Chen 894, **904**
    delphiniifolius (Siebold et Zucc.) H. Koyama **906**
    delphiniphyllus (H. Lév.) Y. L. Chen 906
    deltophyllus (Maxim.) Y. L. Chen 893, **895**
    hastatus (L.) H. Koyama 894, **895**
        var. *glaber* (Ledeb.) Y. L. Chen **896**
        var. *hastatus* **895**
    latipes (Franch.) Y. L. Chen 894, **901**
    leucocephalus (Franch.) Y. L. Chen 894, **903**
    otopteryx (Hand.-Mazz.) Y. L. Chen 894, **897**
    palmatisectus (Jeffrey) Y. L. Chen 894, **907**
    petasitoides (H. Lév.) Y. L. Chen 894, **905**
    profundorum (Dunn) Y. L. Chen 894, **901**
    roborowskii (Maxim.) Y. L. Chen 894, **902**
    rubescens (S. Moore) Y. L. Chen 894, **900**

Parthenium L. 294, **587**
    hysterophorus L. **588**

Patrinia Juss. 111, **118**
    angustifolia Hemsl. 120
    dielsii Graebn. 131
    formosana Kitam. 122
    heterophylla Bunge 118, **120**, 127
        subsp. *angustifolia* (Hemsl.) H. J. Wang 120
    hispida Bunge 124
    jatamansi D. Don 113
    monandra C. B. Clarke 118, **122**
        var. *formosana* (Kitam.) H. J. Wang 122
        var. *sinensis* Batalin 122
    ovata Bunge 131
    punctiflora P. S. Hsu et H. J. Wang 122

        var. *robusta* P. S. Hsu et H. J. Wang 122
    rupestris (Pall.) Dufr. 118, **123**
        subsp. *scabra* (Bunge) H. J. Wang 128
    scabiosifolia Fisch. ex Trevir. 118, 122, 124, **133**, 1192, 1194, 1198
    scabra Bunge 118, 127, **128**
    serratulifolia (Trev.) Fisch. ex DC. 124
    sibirica (L.) Juss. 118, **130**
    sinensis (H. Lév.) Koidz. 131
    speciosa Hand.-Mazz. 118, **131**
    villosa (Thunb.) Juss. 118, 127, **131**
        var. *sinensis* H. Lév. 131

Pentanema Cass. 293, **556**
    indicum (L.) Y. Ling **556**
        var. *hypoleucum* (Hand.-Mazz.) Y. Ling **557**
        var. *indicum* **556**

Peracarpa Hook. f. et Thomson **269**
    carnosa (Wall.) Hook. f. et Thomson **269**

Pericallis D. Don 297, **973**
    hybrida B. Nord. **973**

Pertya Sch. Bip. 299, **1144**
    discolor Rehder **1144**

Petasites Mill. 297, **913**
    japonicus (Siebold et Zucc.) Maxim. 912, 913, **915**
    tricholobus Franch. 913, **914**

Phlomis umbrosa Turcz. 166, 599

Picris L. 299, **1187**
    divaricata Vaniot 1187, **1190**
    hieracioides L. **1187**, 1189
        subsp. fuscipilosa Hand.-Mazz. 551, **1189**
        subsp. hieracioides **1187**
        var. *japonica* Thunb. 1187
    japonica Thunb. 1187

Piloselloides (Less.) C. Jeffrey 299, **1162**
    hirsuta (Forssk.) C. Jeffrey ex Cufod. **1163**

Platycodon A. DC 180, **221**
    autumnalis Decaisne 221
    chinensis Lindl. et Paxton 221
    glaucus Nakai 221
    grandiflorus (Jacq.) A. DC. **221**
        var. *albus* Stubenrauch 224
        var. *glaucus* Siebold et Zucc. 221

Pluchea Cass. 293, **474**

bulleayana Jeffrey 508
eupatorioides Kurz 474, **476**
indica (L.) Less. **474**
Popospermum laciniatum (L.) DC. var. *songaricum* Kar. et Kir. 1180
Pratia angulata (G. Forster) Hook. f. 284
Pratia montana (Reinw. ex Blume) Hassk. 285
Pratia nummularia (Lam.) A. Br. et Asch. 284
Prenanthes acaulis Roxb. 1219
Prenanthes chinensis Thunb. 1243
Prenanthes dentata Thunb. 1248
Prenanthes denticulata Houtt. 1251
Prenanthes glomerata Decne. 1223
Prenanthes graminea Fisch. 1245
Prenanthes henryi Dunn 1229
Prenanthes japonica L. 1216
Prenanthes laciniata Houtt. 1235
Prenanthes laevigata Blume 1248
Prenanthes polymorpha Ledeb. var. *flexuosa* Ledeb. 1211
Prenanthes repens L. 1250
Prenanthes sonchifolia Bunge 1246
Ptarmica acuminata Ledeb. 669
Pterocephalus Vaill. ex Adans. 150, **169**
  bretschneideri (Batalin) E. Pritz. 169, **171**
  hookeri (C. B. Clarke) Diels 169, **169**
Pterocypsela C. Shih 300, **1230**
  elata (Hemsl.) C. Shih 1230, **1231**, 1232
  formosana (Maxim.) C. Shih 1231, **1236**
  indica (L.) C. Shih 1230, **1234**
  laciniata (Houtt.) C. Shih **1235**
  raddeana (Maxim.) C. Shih 1230, 1231, **1232**
  triangulata (Maxim.) C, Shih 1230, **1233**
Pulicaria Gaertn. 293, **557**
  chrysantha (Diels) Y. Ling 557, **560**
  dysenterica (L.) Gaertn. 557, **561**
  insignis Drumm. ex Dunn 557, **559**
  prostrata Asch. 558
  vulgaris Gaertn. 557, **558**
Pyrethrum Zinn. 296, **699**
  cinerariifolium Trevir. 699, **700**, 705
  coccineum (Willd.) Vorosch. 699, 702, **705**
  discoideum Ledeb. 710
  lavandulifolium Fisch. ex Trautv. 690

parthenium (L.) Sm 699, **702**
tatsienense (Bureau et Franch.) Y. Ling ex C. Shih 699, **705**
Rhaponticum carthamoides (Willd.) Iljin 1130
Rhaponticum uniflorum (L.) DC. 1127, 1129
Rhynchospermum Reinw. 292, **367**
  verticillatum Reinw. **368**
Sambucus L. 1, **1**
  adnata Wall. ex DC. 2, **4**
  buergeriana Blume 9
  chinensis Lindl. 2, **5**
  sibirica Nakai 2, **9**
  sieboldiana (Miq.) Blume var. *miquelii* (Nakai) Hara 9
  williamsii Hance 2, **7**
    var. miquelii (Nakai) Y. C. Tang 8, **9**
    var. williamsii **7**
Saposhnikovia divaricata (Turcz.) Schischk. 197
Saussurea DC. 298, **1004**
  acrophila Diels 1007, **1043**
  affinis Spreng ex DC. 1103
  alatipes Hemsl. 1008, **1054**
  amara (L.) DC. 1005, **1022**
  amurensis Turcz. 1008, **1056**
  arenaria Maxim. 1007, 1038, **1041**
  aster Hemsl. 1005, **1011**
  bodinieri H. Lév. 1040
  brunneopilosa Hand.-Mazz. 1006, **1036**, 1037
  chetchozensis Franch. 1007, **1050**
  cordifolia Hemsl. 1007, **1046**, 1049
  costus (Falc.) Lipsch. 1005, **1026**
  deltoidea (DC.) Sch. Bip. 1005, **1029**
  dolichopoda Diels 1006, **1034**
  dzeurensis Franch. 1007, **1054**
  edulis Franch. 1111
    β. berardioides Franch. 1110
  epilobiodides Maxim. var. *cana* Hand.-Mazz. 1055
  epilobioides Maxim. 1008, **1055**
  eriocephala Franch. 1007, **1053**, 1065
  erubescens Lipsch. 1008, **1058**
  fastuosa (Decne.) Sch. Bip. 1006, **1031**
  forrestii Diels 1031
  globosa F. H. Chen 1008, **1061**
  glomerata Poir. 1022
  gnaphalodes (Royle ex DC.) Sch. Bip. 1005, **1013**

gossypiphora auct. non. D. Don 1018
gossypiphora D. Don 1005, **1021**
graminea Dunn 1006, **1037**
hieracioides Hook. f. 1008, **1054**
incospicua Hand.-Mazz. 1039
involucrata (Kar. et Kir.) Sch. Bip. 1008, 1014, 1015, 1017, 1019, 1020, 1053, **1062**
iodostegia Hance 1008, **1066**
japonica (Thunb.) DC. 1005, **1023**
katochaete Maxim. 1006, **1032**
kingii C. E. C. Fisch. 1004, **1011**
laniceps Hand.-Mazz. 1005, **1018**, 1065
lanuginosa Vaniot 1050
lappa (Decne.) C. B. Clarke 1026, 1028
leiocarpa Hand.-Mazz. 1043
leontodontoides (DC.) Sch. Bip. 1007, **1043**
leptolepis Hand.-Mazz. 1006, **1039**
leucoma Diels 1005, **1015**, 1065
licentiana Hand.-Mazz. 1006, **1033**
longifolia Franch. 1008, **1061**
macrota Franch. 1007, **1052**
malitiosa Maxim. 1005, **1026**
medusa Maxim. 1005, **1019**, 1065
minuta C. Winkl. 1038
mongolica (Franch.) Franch. 1007, **1045**
neofranchetii Lipsch. 1007, **1051**
nigrescens Maxim. 1008, **1067**
obvallata (DC.) Edgew. 1008, **1059**
    var. *orientalis* Diels 1057
oligantha Franch. 1007, **1047**
otophylla Diels 1052
pachyneura Franch. 1006, **1040**
peguensis C. B. Clarke 1005, **1030**
phaeantha Maxim. 1008, **1067**
phyllocephala Collet et Hemsl. 1030
pinetorum Hand.-Mazz. 1007, **1049**
polycephala Hand.-Mazz. 1006, **1035**
poochlamys Hand.-Mazz. 1005, **1031**
populifolia Hemsl. 1007, **1044**
przewalskii Maxim. 1006, **1041**
pulchella (Fisch.) Fisch. 1005, **1024**
quercifolia W. W. Sm. 1005, **1014**
romuleifolia Franch. 1006, **1036**

salsa (Pall.) Spreng. 1006, **1033**
simpsoniana (Fielding et Gardner) Lipsch. 1005, **1016**
stella Maxim. 1004, **1009**
stoliczkae C. B. Clarke 1007, **1043**
sungpanensis Hand.-Mazz. 1043
superba J. Anthony f. pygmaea J. Anthony 1055
sylvatica Maxim. 1006, **1038**
tanguensis J. R. Drumm. 450
tangutica Maxim. 1008, **1057**
taraxacifolia (Lindl. ex Royle) Wall. ex DC. 1006, **1039**
thoroldii Hemsl. 1004, **1010**
tridactyla Sch. Bip. ex Hook. f. 1005, **1017**, 1065
trullifolia W. W. Sm. 1019
ussuriensis Maxim. 1007, **1049**
    var. *mongolica* Franch. 1045
velutina W. W. Sm. 1008, **1060**
villosa Franch. 1054
wellbyi Hemsl. 1005, **1012**
Scabiosa L. 150, **172**
alpestris Kar. et Kir. 172, **173**
atropurpurea L. 172, **176**
austroaltaica Bobrov 172, **174**
cochinchinensis Lour. 320
comosa Fisch. ex Roem. et Schult. 172, **177**
japonica Miq. 172, **179**
ochroleuca L. 172, **175**
tschiliensis Grüning 172, **178**
Scaevola L. **286**
sericea Vahl **286**
Scorzonera L. 299, **1170**
albicaulis Bunge 1170, **1178**
austriaca Willd. 1170, **1176**
    subsp. *sinensis* Lipsch. et Krasch. 1175
    var. *subacaulis* Regel 1174
divaricata Turcz. 1170, **1172**
    var. *foliosa* Maxim. 1172
    var. *sublilacina* Maxim. 1172
ensifolia M. Bieb. 1171, **1181**
glabra Rupr. var. *manshurica* (Nakai) Kitag. 1177
iliensis Krasch. 1170, **1179**
manshurica Nakai 1170, **1177**
mongolica Maxim. 1171, **1180**
    var. *putjatae* C. Winkl. 1180

  pseudodivaricata Lipsch. 1170, **1172**
  radiata Fisch. 1170, **1173**
  ruprechtiana Lipsch. et Krasch. 1176
  sinensis Lipsch. et Krasch. 1170, **1175**
  songarica (Kar. et Kir.) Lipsch. et Vassilcz. 1170, **1180**
  subacaulis (Regel) Lipsch. 1170, **1174**

Senecio L. 297, **936**
  achyrotrichus Diels 831
  ainsliaeflorus Franch. 899
  argunensis Turcz. 936, **948**
  asperifolius Franch. 936, 937, **951**
  bodinieri Vaniot 922
  cannabifolius Less. 937, **939**
    f. *pubinervis* Kitag. 939
    var. cannabifolius **939**
    var. integrifolius (Koidz.) Kitam. **941**
  cappa Buch.-Ham.ex D. Don 931
  chrysanthemoides DC. 946
  cruentus (Masson ex L'Hér.) DC. 973
  davidii Franch. 891
  delphiniphyllus H. Lév. 906
  deltophyllus Maxim. 895
  densiflorus Wall. ex DC. 931
  dianthus Franch. 933
  dictyoneurus Franch. 872
  divaricatus L. 967
  dryas Dunn 921
  duciformis C. Winkl. 833
  duclouxii Dunn 930
  eriopodus Cumm. 920
  erythropappus Bureau et Franch. 933
  euosmus Hand.-Mazz. 923
  exul Hance 937, **957**
  faberi Hemsl. 937, **945**
  fargesii Franch. 859
  flammeus Turcz. ex DC. 929
  franchetianus H. Lév. 831
  globigerus C. C. Chang 924
  goodianus Hand.-Mazz. 920
  graciliflorus DC. 936, **943**
  hieracifolius L. 959
  hoi Dunn 934
  jacobaea L. 937, **950**
  jamesii Hemsl. 868
  japonicus Thunb. 962
  kaschkarowii C. Winkl. 945
  kirilowii Turcz. ex DC. 926
  laetus Edgew. 936, **946**
  lankongensis Franch. 863
  lapathifolius Franch. 838
  latihastata W. W. Sm. 855
  latripes Franch. 901
  leucocephalus Franch. 903
  leveillei Vaniot 849
  nagensium C. B. Clarke 932
  narynensis C. Winkl. 844
  nelumbifolius Bureau et Franch. 836
  nemorensis L. 937, **941**
  nobiles Franch. 884
  nudicaulis Buch.-Ham. ex D. Don 936, **948**
  obtusatus Wall. ex DC. 936, **946**
  oldhamianus Maxim. 924
  oryzertorum auct.non Diels 957
  oryzetorum Diels 937, **957**
  palmatisectus Jeffrey 907
  palmatus (Pall.) Ledeb. var. *integrifolius* Koidz. 941
  petasitoides H. Lév. 905
  phaeantha Nakai 925
  pinnatifida (Lour.) DC. 962
  platyglossus Franch. 864
  profundorum Dunn 901
  przewalskii Maxim. 855
  pseudochina L. 962
  purdomii Turrill 837
  roborowskii Maxim. 902
  rubescens S. Moore 900
  rufus Hand.-Mazz. 928
  rumicifolius J. R. Drumm. 841
  sagitta Maxim. 866
  scandens Buch.-Ham.ex D. Don 936, **953**
    var. incisus Franch. **955**
    var. scandens **953**
  segetum (Lour.) Merr. 962, 964
  sonchifolia (L.) Moench 971
  songaricus Fisch. 842
  spelaeicola (Vaniot) Gagnep. 935

stauntonii DC. 936, **952**

stenocephalus Maxim. 857

Synura C. Winkl. 425

tangutica Maxim. 892

thianschanicus Regel et Schmalh. 937, **944**

tongolensis Franch. 839

triligulatus Buch.-Ham ex D. Don 933

tsangchanensis Franch. 865

veitchianus Hemsl. 852

vellereus Franch. 845

virgaureus Maxim. 875

vulgaris L. 937, **956**

wightii (DC.) Benth. ex C. B. Clarke 937, **951**

wilsonianus Hemsl. 848

winklerianus Hand.-Mazz. 923

Seriphidium (Besser ex Lessing) Fourreau 296, **805**

amoenum (Poljakov) Poljakov 806, **809**

brevifolium (Wall. ex DC.) Y. Ling et Y. R. Ling 806, **808**

cinum (Berg ex Poljakov) Poljakov 806, **808**

finitum (Kitag.) Y. Ling et Y. R. Ling 806, **807**

junceum (Kar. et Kir.) Poljakov 806, **810**

var. junceum **810**

var. macrosciadium (Poljakov) Y. Ling et Y. R. Ling **810**

terrae-albae (Krasch.) Poljakov **809**

transiliense (Poljakov) Poljakov **806**

Serratula L. 299, **1120**

amara L. 1022

centauroides L. 1120, **1123**

chinensis S. Moore 1120, **1121**

coronata L. 1120, **1123**

hsingenensis Kitag. 1123

incana S. G. Gmel. 1103

japonica Thunb. 1023

komarovii Iljin. 1123

multiflora L. 1003

salsa Pall. 1033

setosa Willd. 1101

strangulata Iljin 1120, **1122**

Sheareria S. Moore 294, **582**

nana S. Moore **582**

Sigesbeckia L. 294, **592**

formosana Kitam. 596

glabrescens (Makino) Makino 592, **596**, 599

orientalis L. **592**, 599

f. *angustifolia* Makino 592

var. *glabrescens* Makino 596

var. *pubescens* Makino 597

pubescens (Makino) Makino 592, 595, **597**

Silene tatarinowii Regel 197

Silybum Adans 298, **1116**

marianum (L.) Gaertn. **1117**

Sinacalia H. Rob.et Brettel 297, **890**

davidii (Franch.) H. Koyama 890, **891**, 893

tangutica (Maxim.) B. Nord. 890, 891, **892**

Sinosenecio B. Nord. 297, **919**

bodinieri (Vaniot) B. Nord. 919, **922**

dryas (Dunn) C. Jeffrey et Y. L. Chen 919, **921**

eriopodus C. Jeffrey et Y. L. Chen 919, **920**

euosmus (Hand.-Mazz.) B. Nord. 919, **923**

globigerus (C. C. Chang) B. Nord. 919, **924**

guangxiensis C. Jeffrey et Y. L. Chen 919, **923**

hederifolius (Dümmer) B. Nord. 919, **920**

oldhamianus (Maxim.) B. Nord. 919, **924**

subcoriaceus C. Jeffrey et Y. L. Chen 919, **921**

Siphonostegia chinensis Benth. 780, 791

Solidago L. 291, **353**

canadensis L. **353**

chinensis Osbeck. 610

dahurica (Kitag.) Kitag. ex Juz. 360

decurrens Lour. 353, **356**

pacifica Juz. 353, **356**

virgaurea L. 353, **358**

subsp. *coreana* Kitag. 356

var. *coreana* Nakai 356

var. dahurica Kitag. 358, 359, **360**

var. *leiocarpa* (Benth.) A. Gray 356

var. *pubescens* (Wall.) C. B. Clarke 356

var. virgaurea **358**

Soliva Ruiz et Pav. 296, **817**

anthemifolia (Juss.) Sweet **817**

Sonchus L. 299, **1190**

arvensis L. 127, 1190, **1195**

subsp. *brachyotus* (DC.) Kitam. 1197

asper (L.) Hill 1190, **1191**

brachyotus DC. 127, 1102, 1191, **1197**

cyaneus D. Don 1253

oleraceus L. 127, 1190, **1192**
    var. *asper* L. 1191
palustris L. 1190, **1197**
sibiricus L. 1200
tataricus L. 1201
uliginosus M. Bieb. 1191, **1199**

Soroseris Stebbins 300, **1222**
    erysimoides (Hand.-Mazz.) C. Shih **1222**
    gillii (S. Moore) Stebbins 1222, **1224**
    glomerata (Decne.) Stebbins 1222, **1223**
    hookeriana Stebbins 1222, **1225**
        subsp. *erysimoides* (Hand.-Mazz.) Stebbins 1222
    rosularis (Diels) Stebbins 1223
    umbrella (Franch.) Stebbins 1227

Sphaeranthus L. 293, **478**
    africanus L. **478**
    cochinchinensis Lour. 478
    hirsutus Willd. 479
    indicus L. 478, **479**
    lecomteanus O. Hoffm. et Muschl. 481
    microcephalus Willd. 478
    senegalensis DC. 478, **481**
    suberiflorus Hayata 478

Sphaeromorphaea australis (Less.) Kitam. 477
Sphallerocarpus gracilis (Besser ex Trevir.) Koso-Pol. 197
Spilanthes callimorpha A. H. Moore 625
Spilanthes calva DC. 625
Spilanthes paniculata Wall. ex DC. 624

Stebbinsia Lipsch. 300, **1227**
    umbrella (Franch.) Lipsch. **1227**

Stemmacantha Cass. 299, **1127**
    carthamoides (Willd.) Dittrich 1127, **1130**
    uniflora (L.) Dittrich 986, **1127**

Stenactis annua Cass. 434
Stenactis multiradiatus Lindl. ex DC. 432

Stevia Cav. 291, **323**
    rebaudiana (Bertoni) Hemsl. **324**

Stylidium Sw. ex Willd. **289**
    uliginosum Sw. **289**

Symphoricarpos Duham 1, **52**
    sinensis Rehder **52**

Syncalathium Lipsch. 300, **1226**
    kawaguchii (Kitam.) Y. Ling **1226**

Synedrella Gaertn. 295, **626**
    nodiflora (L.) Gaertn **626**

Syneilesis Maxim. 297, **908**
    aconitifolia (Bunge) Maxim **908**

Synotis (C. B. Clarke) C. Jeffrey et Y. L. Chen 297, **930**
    cappa (Buch.-Ham. ex D. Don) C. Jeffrey et Y. L Chen 930, **931**
    duclouxii (Dunn) C. Jeffrey et Y. L. Chen **930**
    erythropappa (Bureau et Franch.) C. Jeffrey et Y. L. Chen 930, **933**
    nagensium (C. B. Clarke) C. Jeffrey et Y. L. Chen 930, **932**
    triligulata (Buch.-Ham. ex D. Don) C. Jelffey et Y. L. Chen 930, **933**

Synurus L. 299, **1125**
    deltoides (Aiton) Nakai **1125**

Tagetes L. 295, **654**
    erecta L. 655, **656**
    patula L. **655**

Tanacetum L. 295, 296, **696**
    cinerariifolium (Trevir.) Sch. Bip., *Chrysanthemum cinerariifolium* (Trevir.) Vis. 700
    delavayi Franch. ex W. W. Sm. 707
    kennedyi Dunn 708
    myrianthum Franch. 714
    parthenium (L.) Sch. Bip. 702
    purpureum Buch.-Ham. ex D. Don 363
    quercifolium W. W. Sm. 713
    salicifolia Mattf. ex Rehder et Kobuski 712
    sibiricum L. 717
    tenuifolium Jacquem ex DC. 715
    vulgare L. **696**

Taraxacum F. H. Wigg. 299, 1254
    antungense Kitag. 1254, **1260**
    asiaticum Dahlst. 1261
    bessarabicum (Hornem.) Hand.-Mazz. 1254, **1268**
    borealisinense Kitam. 1255, 1266, **1269**
    brassicifolium Kitag. 1254, **1262**, 1266
    calanthodium Dahlst. 1254, **1257**
    compactum Schischk. 1255, **1268**
    coreanum Nakai 1254, 1266, **1267**
    cuspidatum Dahlst. 1261
    dissectum (Ledeb.) Ledeb. 1255, **1269**
    erythropodium Kitag. 1263

formosanum Kitam. 1263
heterolepis Nakai et Koidz. ex Kitag. 1255, 1266, **1271**
junpeianum Kitam. 1259
lamprolepis Kitag. 1255, **1270**
leucanthum (Ledeb.) Ledeb. 1254, **1261**, 1266
liaotungense Kitag. 1263
lilacinum Schischk. 1254, **1256**
lugubre Dahlst. 1254, **1258**, 1266
maurocarpum Dahlst. 1254, **1261**
mongolicum Hand.-Mazz. 1254, 1256, 1257, 1258, 1259, 1260, 1261, 1262, **1263**, 1267, 1269, 1270, 1271
multisectum Kitag. 1271
ohwianum Kitam. 1254, **1259**, 1266
platypecidum Diels 1254, **1256**, 1266
pseudo-albidum Kitag. 1267
sinense auct. non Poir. Dahlst. 1269
tibetanum Hand.-Mazz. 1254, **1260**, 1266
variegatum Kitag. 1254, **1263**, 1266
yinshanicum Z. Xu et H. C. Fu 1260

Tephroseris (Rchb.) Rchb. 297, **925**
flammea (Turcz. ex DC.) Holub 925, **929**
kirilowii (Turcz. ex DC.) Holub **926**
phaeantha (Nakai) C. Jeffrey et Y. L. Chen **925**
rufa (Hand.-Mazz.) B. Nord. 925, **928**

Thlaspi arvense L. 127

Tithonia Desf. ex Juss. 294, **612**
diversifolia (Hemsl.) A. Gray **613**

Torilis japonica (Houtt.) DC. 578

Tragopogon L. 299, **1181**
marginifolius Pavlov 1182, **1185**
orientalis L 1182, **1183**
porrifolius L. 1182, **1184**
pratensis L. **1182**

Trigonotis peduncularis (Trevis.) Benth. ex Baker et S. Moore 816, 1232

Trimorphea vulgaris Cass. 436

Triosteum L. 1, **50**
himalayanum Wall. **50**
pinnatifidum Maxim. 50, **51**

Triplostegia Wall. ex DC. **150**
glandulifera Wall. ex DC. 150, **151**
grandiflora Gagnep. 150, **151**

Turczaninovia DC. 292, **392**

fastigiata (Fisch.) DC. **392**

Tussilago L. 297, **909**
anandria L. 1159
farfara L. **909**
japonica L. 820

Valeriana L. 111, **134**
alternifolia Bunge. 144
amurensis P. Smirn. ex Kom. 134, **136**, 147
 f. *leiocarpa* Hara 136
barbulata Diels 134, **137**
 var. *gymnostoma* Hand.-Mazz. 137
chinensis Kreyer ex Kom. 144
coreana Briq. 144
daphniflora Hand.-Mazz. 134, **138**
delavayi Franch. 138
faberi Graebn. 139
fauriei Briq. 144, 147
fedtschenkoi Coincy 134, **138**
flaccidissima Maxim. 134, **139**
hardwickii Wall. 134, **140**, 147
 var. *arnottiana* Wight 140
 var. *hoffmeisteri* Klotzsch 140
 var. *leiocarpa* Miq. 140
harmsii Graebn. 141
helictes Graebn. 140
jatamansi Jones 134, **141**
mairei Briq. 141
nipponica Nakai ex Kitag. 144
nokozanensis Yamam. 139
officinalis L. 134, 136, 141, 143, **144**
 var. *incisa* Nakai ex Mori 136
 var. *latifolia* Briq. 144
rosthornii Graebn. 140
rupestris Pall. 123, 128
ruthenica Willd. 130
sibirica L. 130
stubendorfii Kreyer ex Kom. 144
tangutica Batalin 134, **148**
turczaninovii L. C. Chiu 138
villosa Thunb. 131
wallichii DC. 141

Verbesina acmella L. 604

Verbesina biflora L. 607

Verbesina chinensis L. 581

Verbesina lavenia L. 328

    var. *elatum* (D. Don) Kitam. 328

Verbesina nodiflora L. 626

Verbesina prostrata L. 601

Vernonia Schreb. 291, **303**

  abbreviata (Wall.) DC. 306

  andersonii auct. non C. B. Clarke : Forbes et Hemsl. 315

  anthelmintica (L.) Willd. 303, **304**

  aspera (Roxb.) Buch.-Ham. 303, **311**

  blanda (Wall.) DC. 304, **317**

  bracteata Wall. ex C. B. Clarke var. *nantcianensis* Pamp. 306

  chinensis Less. 309

  chingiana Hand.-Mazz. 304, **317**

  cinerea (L.) Less. 303, **306**

  cumingiana Benth. 304, **315**

  cylindriceps auct. non C. B. Clarke 315

  esculenta Hemsl. 304, **314**

  extensa (Wall.) DC. 304, **315**

  fortunei Sch. Bip. 312

  loloana Dunn ex Kerr 318

  martinii Vaniot 310

  nantcianensis (Pamp.) Hand.-Mazz. 303, **306**

  papillosa Franch. 314

  parishii Hook. f. 304, **314**

  patula (Dryand.) Merr. 303, **309**

  roxburghii Less. 311

  saligna (Wall.) DC. 303, **310**

  scandens sensu Merr. 315

  silhetensis (DC.) Hand.-Mazz. var. *nantcianensis* (Pamp.) Hand.-Mazz. 306

  solanifolia Benth. 303, **312**

  spelaeicola Vaniot 935

  spirei Gandog. 303, **311**

  squarrosa (D. Don) Less. 303, **312**

    var. *orientalis* Kitam. 312

  stibaliae Hand.-Mazz. 311

  subarborea Vaniot 315

  teres Wall. ex DC. 312

  volkameriifolia DC. 304, **313**

    var. *lanata* S. Y. Hu 314

Viburnum L. 1, **10**

  awabuki K. Koch 29

  betulifolium Batalin 12, 39, **41**

  brachybotryum Hemsl. 11, **32**

  chinshanense Graebn. 10, **19**

  corymbiflorum P. S. Hsu et S. C. Hsu 11, **32**

  cylindricum Buch.-Ham. ex D. Don 11, **33**

  dilatatum Thunb. 12, **44**

  erosum Thunb. 12, **43**

  erubescens Wall. 11, **25**

    var. erubescens **25**

    var. prattii (Graebn.) Rehder **26**

  foetidum Wall. 12, **38**

    var. ceanothoides (C. H. Wright) Hand.-Mazz. **38**

    var. foetidum **38**

    var. rectangulatum (Graebn.) Rehder **38**, 41

  fordiae Hance 12, **47**

  formosanum Hayata 12, **43**

  hainanense Merr. et Chun 12, **36**

  henryi Hemsl. 11, **31**

  ichangense Rehder 43

  inopinatum Craib 11, **35**

  koreanum Nakai 12, **48**

  lancifolium P. S. Hsu 12, **39**

  lutescens Blume 11, **35**

  luzonicum Rolfe 12, **47**

    var. *formosanum* (Hance) Rehder 43

  macrocephalum Fortune 10, **14**

    f. keteleeri (Carrière) Rehder **15**

    f. macrocephalum **14**

  melanocarpum P. S. Hsu 12, **42**

  mongolicum (Pall.) Rehder 10, **17**

  nervosum D. Don 10, **21**

  odoratissimum Ker Gawl. 11, **27**

    var. awabuki (K. Koch) Zabel ex Rumpler **29**

    var. odoratissimum **27**

  oliganthum Batalin 11, **27**

  opulus L. var. calvescens (Rehder) H. Hara **49**

  plicatum Thunb. 11, **24**

    var. plicatum **24**

    var. tomentosum Miq. **24**

  propinquum Hemsl. 10, **23**

  punctatum Buch.-Ham. ex D. Don 11, **33**

  rhytidophyllum Hemsl. 10, **20**

sargentii Koehne 49
schensianum Maxim. 10, **16**
sempervirens K. Koch 12, **37**
    var. *sempervirens* **37**
    var. *trichophorum* Hand.-Mazz. **37**
setigerum Hance 12, **40**
sympodiale Graebn. 10, **22**
taitoense Hayata 11, **26**
ternatum Rehder 11, **35**
utile Hemsl. 10, **18**
Vladimiria berardioidea (Franch.) Y. Ling 1110
Vladimiria denticulata Y. Ling 1107
Vladimiria edulis (Franch.) Y. Ling 1111
    f. *caulescens* Y. Ling 1111
Vladimiria forrestii (Diels) Y. Ling 1107
Vladimiria muliensis (Hand.-Mazz.) Y. Ling 1110
Vladimiria souliei (Franch.) Y. Ling 1108, 1109
    var. *cinerea* Y. Ling 1110
Vladimiria trachyloma (Hand.-Mazz.) Y. Ling 1110
Wahlenbergia Schrad. ex Roth 180, **226**
  brevipes Hemsl. 270
  clematidea Schrenk 208
  marginata (Thunb.) A. DC. **226**
  purpurea A. DC. 208
Waldheimia glabra (Decne.) Regel. 706
Wedelia Jacq. 294, **605**
  biflora (L.) DC. 605, **607**
  calendulacea (L.) Less. 610
  chinensis (Osbeck) Merr. 603, 605, **610**
  prostrata Hemsl. 605, **609**

urticifolia DC. 605, **608**
wallichii Less. 605, **608**
Weigela Thunb. 1, **59**
  florida (Bunge) A. DC. 59, **60**
  japonica Thunb. var. sinica (Rehder) L. H. Bailey **61**
Werneria ellisii Hook. f. 885
Xanthium L. 294, **582**
  indicum Klatt 583
  japonicum Widder 583
  mongolicum Kitag. 583, 585, **586**
  sibiricum Patrin ex Widder 583
  spinosum L. 583, **586**
  strumarium L. 583
Xanthopappus C. G. A. Winkl. 298, **1078**
  multicephalus Y. Ling 1078
  subacaulis C. Winkl. **1078**
Youngia Cass. 300, **1212**
  erythrocarpa (Vaniot) Babc. et Stebbins 1213, **1218**
  heterophylla (Hemsl.) Babc. et Stebbins 1213, **1215**
  japonica (L.) DC. 1213, **1216**
  prattii (Babc.) Babc. et Stebbins 1213, **1215**
  serotina Maxim. 1252
  sonchifolia Maxim. 1246
  stenoma (Turcz.) Ledeb. 1212, **1213**
  tenuicaulis (Babc. et Stebbins) Czerep. 1212, **1214**
  tenuifolia (Willd.) Babc. et Stebbins 1212, **1213**
    subsp. *tenuicaulis* Babc. et Stebbins 1214
Zinnia L. 294, **590**
  bidens Retz. 652
  elegans Jacq **590**

《中国药用植物志》科名分卷索引

（第 1 卷收载菌类、地衣、藻类、苔藓、蕨类、裸子植物；第 2~10 卷收载被子植物双子叶类群；
第 11~12 卷收载被子植物单子叶类群）

按科中文名汉语拼音字母顺序排列

科中文名	科拉丁名	卷号	科中文名	科拉丁名	卷号
安息香科	Styracaceae	8	唇形科	Lamiaceae (Labiatae)	9
八角枫科	Alangiaceae	7	刺孢多孔菌科	Bondarzewiaceae	1
八角科	Illiciaceae	2	刺革菌科	Hymenochaetaceae	1
芭蕉科	Musaceae	12	丛藓科	Pottiaceae	1
白齿藓科	Leucodontaceae	1	酢浆草科	Oxalidaceae	5
白发藓科	Leucobryaceae	1	脆柄菇科	Psathyrellaceae	1
白花菜科	Capparaceae	4	大风子科	Flacourtiaceae	6
白花丹科	Plumbaginaceae	8	大戟科	Euphorbiaceae	5
百部科	Stemonaceae	11	大血藤科	Sargentodoxaceae	3
百合科	Liliaceae	11	灯心草科	Juncaceae	11
柏桉藻科	Bonnemaisoniaceae	1	等片藻科	Diatomaceae	1
柏科	Cupressaceae	1	地卷衣科	Peltigeraceae	1
败酱科	Valerianaceae	10	地钱科	Marchantiaceae	1
坂氏齿菌科（烟白齿菌科）	Bankeraceae	1	地星科	Geastraceae	1
			钉菇科	Gomphaceae	1
蚌壳蕨科	Dicksoniaceae	1	冬青科	Aquifoliaceae	6
报春花科	Primulaceae	7	豆科	Fabaceae (Leguminosae)	5
闭鞘姜科	Costaceae	12	毒鼠子科	Dichapetalaceae	6
鞭枝藻科	Mastigocladaceae	1	杜鹃花科	Ericaceae	7
伯乐树科	Bretschneideraceae	6	杜英科	Elaeocarpaceae	6
草海桐科	Goodeniaceae	10	杜仲科	Eucommiaceae	2
侧耳科	Pleurotaceae	1	椴树科	Tiliaceae	6
叉蕨科	Aspidiaceae	1	多孔菌科	Polyporaceae	1
茶茱萸科	Icacinaceae	6	多毛藻科	Polyblepharidaceae	1
颤藻科	Oscillatoriaceae	1	鹅膏菌科	Amanitaceae	1
车前蕨科	Antrophyaceae	1	耳匙菌科	Auriscalpiaceae	1
车前科	Plantaginaceae	9	耳叶苔科	Frullaniaceae	1
柽柳科	Tamaricaceae	6	番荔枝科	Annonaceae	2
翅藻科	Alariaceae	1	番木瓜科	Caricaceae	6
翅子藤科	Hippocrateaceae	6	番杏科	Aizoaceae	2
虫草菌科	Cordycipitaceae	1	防己科	Menispermaceae	3
川续断科	Dipsacaceae	10	肺衣科	Lobariaceae	1

粉褶菌科	Entolomataceae	1	胡椒科	Piperaceae	3
凤梨科	Bromeliaceae	11	胡麻科	Pedaliaceae	9
凤尾蕨科	Pteridaceae	1	胡桃科	Juglandaceae	2
凤尾藓科	Fissidentaceae	1	胡颓子科	Elaeagnaceae	6
凤仙花科	Balsaminaceae	6	壶藓科	Splachnaceae	1
浮萍科	Lemnaceae	12	葫芦科	Cucurbitaceae	6
复囊菌科	Diplocystidiaceae	1	葫芦藓科	Funariaceae	1
干腐菌科	Serpulaceae	1	槲蕨科	Drynariaceae	1
橄榄科	Burseraceae	5	虎耳草科	Saxifragaceae	4
刚毛藻科	Cladophoraceae	1	虎皮楠科	Daphniphyllaceae	5
革菌科	Thelephoraceae	1	花耳科	Dacrymycetaceae	1
珙桐科	Davidiaceae	7	花蔺科	Butomaceae	11
沟繁缕科	Elatinaceae	6	花荵科	Polemoniaceae	8
古柯科	Erythroxylaceae	5	花柱草科	Stylidiaceae	10
谷精草科	Eriocaulaceae	11	桦木科	Betulaceae	2
骨碎补科	Davalliaceae	1	槐叶苹科	Salviniaceae	1
挂钟菌科	Cyphellaceae	1	黄眼草科	Xyridaceae	11
观音座莲科	Angiopteridaceae	1	黄杨科	Buxaceae	6
光柄菇科	Pluteaceae	1	灰藓科	Hypnaceae	1
鬼笔科	Phallaceae	1	火筒树科	Leeaceae	6
海带科	Laminariaceae	1	鸡油菌科	Cantharellaceae	1
海金沙科	Lygodiaceae	1	姬蕨科	Hypolepidaceae	1
海膜科	Halymeniaceae	1	蒺藜科	Zygophyllaceae	5
海桑科	Sonneratiaceae	7	夹竹桃科	Apocynaceae	8
海桐花科	Pittosporaceae	4	剑蕨科	Loxogrammaceae	1
海蕴科	Spermatochnaceae	1	江蓠科	Gracilariaceae	1
旱金莲科	Tropaeolaceae	5	姜科	Zingiberaceae	12
禾本科	Poaceae (Gramineae)	11	胶须藻科	Rivulariaceae	1
合囊蕨科	Marattiaceae	1	礁膜科	Monostromataceae	1
褐褶菌科	Gloeophyllaceae	1	酵母科	Saccharomycetaceae	1
黑粉菌科	Ustilaginaceae	1	金发藓科	Polytrichaceae	1
黑三棱科	Sparganiaceae	12	金虎尾科	Malpighiaceae	5
红豆杉科	Taxaceae	1	金莲木科	Ochnaceae	3
红菇科	Russulaceae	1	金缕梅科	Hamamelidaceae	4
红翎菜科	Solieriaceae	1	金粟兰科	Chloranthaceae	3
红毛菜科	Bangiaceae	1	金星蕨科	Thelypteridaceae	1
红木科	Bixaceae	6	金鱼藻科	Ceratophyllaceae	3
红盘衣科	Ophioparmaceae	1	堇菜科	Violaceae	6
红曲菌科	Monascaceae	1	锦葵科	Malvaceae	6
红树科	Rhizophoraceae	7	旌节花科	Stachyuraceae	6
红叶藻科	Delesseriaceae	1	景天科	Crassulaceae	4
红球藻科	Haematococcaceae	1	桔梗科	Campanulaceae	10
猴头菌科	Hericiaceae	1	菊科	Asteraceae (Compositae)	10

《中国药用植物志》科名分卷索引

蒟蒻薯科	Taccaceae	11	鹿蹄草科	Pyrolaceae	7
巨藻科	Lessoniaceae	1	轮藻科	Characeae	1
卷柏科	Selaginellaceae	1	罗汉松科	Podocarpaceae	1
绢藓科	Entodontaceae	1	萝藦科	Asclepiadaceae	8
蕨科	Pteridiaceae	1	裸子蕨科	Hemionitidaceae	1
蕨藻科	Caulerpaceae	1	落葵科	Basellaceae	2
爵床科	Acanthaceae	9	麻黄科	Ephedraceae	1
壳斗科	Fagaceae	2	马鞭草科	Verbenaceae	8
口蘑科（白蘑科）	Tricholomataceae	1	马齿苋科	Portulacaceae	2
苦槛蓝科	Myoporaceae	9	马兜铃科	Aristolochiaceae	3
苦苣苔科	Gesneriaceae	9	马钱科	Loganiaceae	8
苦木科	Simaroubaceae	5	马桑科	Coriariaceae	5
块菌科	Tuberaceae	1	马尾树科	Rhoipteleaceae	2
腊梅科	Calycanthaceae	2	马尾藻科	Sargassaceae	1
蜡伞科	Hygrophoraceae	1	买麻藤科	Gnetaceae	1
兰花蕉科	Lowiaceae	12	麦角菌科	Clavicipitaceae	1
兰科	Orchidaceae	12	满江红科	Azollaceae	1
蓝果树科	Nyssaceae	7	蔓藓科	Meteoriaceae	1
狸藻科	Lentibulariaceae	9	牻牛儿苗科	Geraniaceae	5
离褶伞科	Lyophyllaceae	1	毛茛科	Ranunculaceae	3
藜科	Chenopodiaceae	2	茅膏菜科	Droseraceae	3
里白科	Gleicheniaceae	1	铆钉菇科	Gomphidiaceae	1
丽口包科	Calostomataceae	1	梅衣科	Parmeliaceae	1
连香树科	Cercidiphyllaceae	3	美人蕉科	Cannaceae	12
莲叶桐科	Hernandiaceae	3	猕猴桃科	Actinidiaceae	3
楝科	Meliaceae	5	膜蕨科	Hymenophyllaceae	1
蓼科	Polygonaceae	2	蘑菇科（伞菌科）	Agaricaceae	1
列当科	Orobanchaceae	9	墨角藻科	Fucaceae	1
裂褶菌科	Schizophyllaceae	1	木耳科	Auriculariaceae	1
鳞毛蕨科	Dryopteridaceae	1	木兰科	Magnoliaceae	2
鳞始蕨科	Lindsaeaceae	1	木麻黄科	Casuarinaceae	2
灵芝科	Ganodermataceae	1	木棉科	Bombacaceae	6
菱科	Trapaceae	7	木通科	Lardizabalaceae	3
菱形藻科	Nitzschiaceae	1	木犀科	Oleaceae	8
领春木科	Eupteleaceae	3	木贼科	Equisetaceae	1
瘤足蕨科	Plagiogyriaceae	1	内枝藻科	Endocladiaceae	1
柳叶菜科	Onagraceae	7	泥炭藓科	Sphagnaceae	1
柳叶藓科	Amblystegiaceae	1	拟层孔菌科	Fomitopsidaceae	1
龙胆科	Gentianaceae	8	念珠藻科	Nostocaceae	1
龙脑香科	Dipterocarpaceae	3	牛肝菌科	Boletaceae	1
龙舌兰科	Agavaceae	11	牛毛藓科	Ditrichaceae	1
露兜树科	Pandanaceae	12	牛舌菌科	Fistulinaceae	1
卤蕨科	Acrostichaceae	1	牛栓藤科	Connaraceae	4

中文名	学名	数	中文名	学名	数
泡头菌科（膨瑚菌科）	Physalacriaceae	1	山榄科	Sapotaceae	8
皮叶苔科	Targioniaceae	1	山龙眼科	Proteaceae	2
苹科	Marsileaceae	1	山柚子科	Opiliaceae	2
瓶尔小草科	Ophioglossaceae	1	山茱萸科	Cornaceae	7
瓶口衣科	Verrucariaceae	1	杉科	Taxodiaceae	1
葡萄科	Vitaceae	6	杉叶藻科	Hippuridaceae	7
七叶树科	Hippocastanaceae	6	杉藻科	Gigartinaceae	1
七指蕨科	Helminthostachyaceae	1	珊瑚菌科	Clavariaceae	1
桤叶树科	Clethraceae	7	珊瑚藻科	Corallinaceae	1
槭树科	Aceraceae	5	珊瑚枝科	Stereocaulaceae	1
漆树科	Anacardiaceae	5	商陆科	Phytolaccaceae	2
歧裂灰包科	Pheloriniaceae	1	芍药科	Paeoniaceae	3
千屈菜科	Lythraceae	7	舌蕨科	Elaphoglossaceae	1
荨麻科	Urticaceae	2	蛇菰科	Balanophoraceae	2
钱苔科	Ricciaceae	1	蛇苔科	Conocephalaceae	1
茜草科	Rubiaceae	8	肾蕨科	Nephrolepidaceae	1
蔷薇科	Rosaceae	4	绳藻科	Chordaceae	1
茄科	Solanaceae	9	省沽油科	Staphyleaceae	6
清风藤科	Sabiaceae	6	十字花科	Brassicaceae (Cruciferae)	4
秋海棠科	Begoniaceae	6	石莼科	Ulvaceae	1
球盖菇科	Strophariaceae	1	石耳科	Umbilicariaceae	1
球盖蕨科	Peranemataceae	1	石花菜科	Gelidiaceae	1
球腔菌科	Mycosphaerellaceae	1	石榴科	Punicaceae	7
球子蕨科	Onocleaceae	1	石蕊科	Cladoniaceae	1
曲背藓科	Oncophoraceae	1	石杉科	Huperziaceae	1
曲尾藓科	Dicranaceae	1	石松科	Lycopodiaceae	1
忍冬科	Caprifoliaceae	10	石蒜科	Amaryllidaceae	11
韧革菌科	Stereaceae	1	石竹科	Caryophyllaceae	2
肉杯菌科	Sarcoscyphaceae	1	实蕨科	Bolbitidaceae	1
肉豆蔻科	Myristicaceae	2	使君子科	Combretaceae	7
肉座菌科	Hypocreaceae	1	柿科	Ebenaceae	8
乳牛杆菌科	Suillaceae	1	书带蕨科	Vittariaceae	1
瑞香科	Thymelaeaceae	6	鼠李科	Rhamnaceae	6
三白草科	Saururaceae	3	薯蓣科	Dioscoreaceae	11
三尖杉科	Cephalotaxaceae	1	树花科	Ramalinaceae	1
伞形科	Apiaceae (Umbelliferae)	7	双扇蕨科	Dipteridaceae	1
桑寄生科	Loranthaceae	2	双星藻科	Zygnemataceae	1
桑科	Moraceae	2	霜降衣科	Icmadophilaceae	1
沙菜科	Hypneaceae	1	霜霉科	Peronosporaceae	1
莎草蕨科	Schizaeaceae	1	水鳖科	Hydrocharitaceae	11
莎草科	Cyperaceae	12	水蕨科	Parkeriaceae	1
山茶科	Theaceae	3	水龙骨科	Polypodiaceae	1
山矾科	Symplocaceae	8	水马齿科	Callitrichaceae	8

《中国药用植物志》科名分卷索引

水麦冬科	Juncaginaceae	11	西番莲科	Passifloraceae	6
水玉簪科	Burmanniaceae	11	稀子蕨科	Monachosoraceae	1
睡菜科	Menyanthaceae	8	膝沟藻科	Gonyaulaceae	1
睡莲科	Nymphaeaceae	3	仙菜科	Ceramiaceae	1
丝膜菌科	Cortinariaceae	1	仙茅科	Hypoxidaceae	11
丝藻科	Ulotrichaceae	1	仙人掌科	Cactaceae	2
松节藻科	Rhodomelaceae	1	苋科	Amaranthaceae	2
松科	Pinaceae	1	线形虫草科	Ophiocordycipitaceae	1
松叶蕨科	Psilotaceae	1	香蒲科	Typhaceae	12
松藻科	Codiaceae	1	小檗科	Berberidaceae	3
苏铁科	Cycadaceae	1	小二仙草科	Haloragaceae	7
粟米草科	Molluginaceae	2	小菇科	Mycenaceae	1
桫椤科	Cyatheaceae	1	小皮伞科	Marasmiaceae	1
锁阳科	Cynomoriaceae	7	小球藻科	Chlorellaceae	1
塔藓科	Hylocomiaceae	1	绣球菌科	Sparassidaceae	1
檀香科	Santalaceae	2	须腹菌科	Rhizopogonaceae	1
炭角菌科	Xylariaceae	1	萱藻科	Scytosiphonaceae	1
桃金娘科	Myrtaceae	7	玄参科	Scrophulariaceae	9
藤黄科	Clusiaceae (Guttiferae)	3	悬铃木科	Platanaceae	4
提灯藓科	Mniaceae	1	旋花科	Convolvulaceae	8
蹄盖蕨科	Athyriaceae	1	鸭跖草科	Commelinaceae	11
天南星科	Araceae	12	亚灰树花菌科	Meripilaceae	1
田葱科	Philydraceae	11	亚麻科	Linaceae	5
铁钉菜科	Ishigeaceae	1	岩蕨科	Woodsiaceae	1
铁角蕨科	Aspleniaceae	1	岩梅科	Diapensiaceae	7
铁青树科	Olacaceae	2	眼子菜科	Potamogetonaceae	11
铁线蕨科	Adiantaceae	1	羊肚菌科	Morchellaceae	1
筒菌科	Tubiferaceae	1	杨柳科	Salicaceae	2
透骨草科	Phrymaceae	9	杨梅科	Myricaceae	2
碗蕨科	Dennstaedtiaceae	1	野牡丹科	Melastomataceae	7
万年藓科	Climaciaceae	1	衣藻科	Chlamydomonadaceae	1
网地藻科	Dictyotaceae	1	阴地蕨科	Botrychiaceae	1
网褶菌科	Paxillaceae	1	银耳科	Tremellaceae	1
微球黑粉菌科	Microbotryaceae	1	银杏科	Ginkgoaceae	1
卫矛科	Celastraceae	6	罂粟科	Papaveraceae	4
魏氏苔科	Wiesnerellaceae	1	硬皮马勃科	Sclerodermataceae	1
乌毛蕨科	Blechnaceae	1	疣冠苔科	Aytoniaceae	1
无患子科	Sapindaceae	6	榆科	Ulmaceae	2
梧桐科	Sterculiaceae	6	羽藓科	Thuidiaceae	1
蜈蚣衣科	Physciaceae	1	雨久花科	Pontederiaceae	11
五加科	Araliaceae	7	雨蕨科	Gymnogrammitidaceae	1
五味子科	Schisandraceae	2	玉蕊科	Lecythidaceae	7
五桠果科	Dilleniaceae	3	育叶藻科	Phyllophoraceae	1

科中文名	科拉丁名	卷号	科中文名	科拉丁名	卷号
鸢尾科	Iridaceae	11	珠藓科	Bartramiaceae	1
远志科	Polygalaceae	5	猪笼草科	Nepenthaceae	3
芸香科	Rutaceae	5	竹芋科	Marantaceae	12
泽泻科	Alismataceae	11	桩菇科	Tapinellaceae	1
栅藻科	Scenedesmaceae	1	紫草科	Boraginaceae	8
樟科	Lauraceae	2	紫金牛科	Myrsinaceae	7
真藓科	Bryaceae	1	紫茉莉科	Nyctaginaceae	2
中国蕨科	Sinopteridaceae	1	紫萁科	Osmundaceae	1
肿足蕨科	Hypodematiaceae	1	紫葳科	Bignoniaceae	9
轴腹菌科	Hydnangiaceae	1	棕榈科	Arecaceae (Palmae)	12
皱孔菌科	Meruliaceae	1	醉鱼草科	Buddlejaceae	9

按科拉丁名字母顺序排列

科拉丁名	科中文名	卷号	科拉丁名	科中文名	卷号
Acanthaceae	爵床科	9	Asclepiadaceae	萝摩科	8
Aceraceae	槭树科	5	Aspidiaceae	叉蕨科	1
Acrostichaceae	卤蕨科	1	Aspleniaceae	铁角蕨科	1
Actinidiaceae	猕猴桃科	3	Asteraceae (Compositae)	菊科	10
Adiantaceae	铁线蕨科	1			
Agaricaceae	蘑菇科（伞菌科）	1	Athyriaceae	蹄盖蕨科	1
Agavaceae	龙舌兰科	11	Auriculariaceae	木耳科	1
Aizoaceae	番杏科	2	Auriscalpiaceae	耳匙菌科	1
Alangiaceae	八角枫科	7	Aytoniaceae	疣冠苔科	1
Alariaceae	翅藻科	1	Azollaceae	满江红科	1
Alismataceae	泽泻科	11	Balanophoraceae	蛇菰科	2
Amanitaceae	鹅膏菌科	1	Balsaminaceae	凤仙花科	6
Amaranthaceae	苋科	2	Bangiaceae	红毛菜科	1
Amaryllidaceae	石蒜科	11	Bankeraceae	坂氏齿菌科（烟白齿菌科）	1
Amblystegiaceae	柳叶藓科	1			
Anacardiaceae	漆树科	5	Bartramiaceae	珠藓科	1
Angiopteridaceae	观音座莲科	1	Basellaceae	落葵科	2
Annonaceae	番荔枝科	2	Begoniaceae	秋海棠科	6
Antrophyaceae	车前蕨科	1	Berberidaceae	小檗科	3
Apiaceae (Umbelliferae)	伞形科	7	Betulaceae	桦木科	2
Apocynaceae	夹竹桃科	8	Bignoniaceae	紫葳科	9
Aquifoliaceae	冬青科	6	Bixaceae	红木科	6
Araceae	天南星科	12	Blechnaceae	乌毛蕨科	1
Araliaceae	五加科	7	Bolbitidaceae	实蕨科	1
Arecaceae (Palmae)	棕榈科	12	Boletaceae	牛肝菌科	1
Aristolochiaceae	马兜铃科	3	Bombacaceae	木棉科	6

Bondarzewiaceae	刺孢多孔菌科	1		Clusiaceae (Guttiferae)	藤黄科	3
Bonnemaisoniaceae	柏桉藻科	1		Codiaceae	松藻科	1
Boraginaceae	紫草科	8		Combretaceae	使君子科	7
Botrychiaceae	阴地蕨科	1		Commelinaceae	鸭跖草科	11
Brassicaceae (Cruciferae)	十字花科	4		Connaraceae	牛栓藤科	4
Bretschneideraceae	伯乐树科	6		Conocephalaceae	蛇苔科	1
Bromeliaceae	凤梨科	11		Convolvulaceae	旋花科	8
Bryaceae	真藓科	1		Corallinaceae	珊瑚藻科	1
Buddlejaceae	醉鱼草科	9		Cordycipitaceae	虫草菌科	1
Burmanniaceae	水玉簪科	11		Coriariaceae	马桑科	5
Burseraceae	橄榄科	5		Cornaceae	山茱萸科	7
Butomaceae	花蔺科	11		Cortinariaceae	丝膜菌科	1
Buxaceae	黄杨科	6		Costaceae	闭鞘姜科	12
Cactaceae	仙人掌科	2		Crassulaceae	景天科	4
Callitrichaceae	水马齿科	8		Cucurbitaceae	葫芦科	6
Calostomataceae	丽口包科	1		Cupressaceae	柏科	1
Calycanthaceae	腊梅科	2		Cyatheaceae	桫椤科	1
Campanulaceae	桔梗科	10		Cycadaceae	苏铁科	1
Cannaceae	美人蕉科	12		Cynomoriaceae	锁阳科	7
Cantharellaceae	鸡油菌科	1		Cyperaceae	莎草科	12
Capparaceae	白花菜科	4		Cyphellaceae	挂钟菌科	1
Caprifoliaceae	忍冬科	10		Dacrymycetaceae	花耳科	1
Caricaceae	番木瓜科	6		Daphniphyllaceae	虎皮楠科	5
Caryophyllaceae	石竹科	2		Davalliaceae	骨碎补科	1
Casuarinaceae	木麻黄科	2		Davidiaceae	珙桐科	7
Caulerpaceae	蕨藻科	1		Delesseriaceae	红叶藻科	1
Celastraceae	卫矛科	6		Dennstaedtiaceae	碗蕨科	1
Cephalotaxaceae	三尖杉科	1		Diapensiaceae	岩梅科	7
Ceramiaceae	仙菜科	1		Diatomaceae	等片藻科	1
Ceratophyllaceae	金鱼藻科	3		Dichapetalaceae	毒鼠子科	6
Cercidiphyllaceae	连香树科	3		Dicksoniaceae	蚌壳蕨科	1
Characeae	轮藻科	1		Dicranaceae	曲尾藓科	1
Chenopodiaceae	藜科	2		Dictyotaceae	网地藻科	1
Chlamydomonadaceae	衣藻科	1		Dilleniaceae	五桠果科	3
Chloranthaceae	金粟兰科	3		Dioscoreaceae	薯蓣科	11
Chlorellaceae	小球藻科	1		Diplocystidiaceae	复囊菌科	1
Chordaceae	绳藻科	1		Dipsacaceae	川续断科	10
Cladoniaceae	石蕊科	1		Dipteridaceae	双扇蕨科	1
Cladophoraceae	刚毛藻科	1		Dipterocarpaceae	龙脑香科	3
Clavariaceae	珊瑚菌科	1		Ditrichaceae	牛毛藓科	1
Clavicipitaceae	麦角菌科	1		Droseraceae	茅膏菜科	3
Clethraceae	桤叶树科	7		Drynariaceae	槲蕨科	1
Climaciaceae	万年藓科	1		Dryopteridaceae	鳞毛蕨科	1

Ebenaceae	柿科	8		Haloragaceae	小二仙草科	7
Elaeagnaceae	胡颓子科	6		Halymeniaceae	海膜科	1
Elaeocarpaceae	杜英科	6		Hamamelidaceae	金缕梅科	4
Elaphoglossaceae	舌蕨科	1		Helminthostachyaceae	七指蕨科	1
Elatinaceae	沟繁缕科	6		Hemionitidaceae	裸子蕨科	1
Endocladiaceae	内枝藻科	1		Hericiaceae	猴头菌科	1
Entodontaceae	绢藓科	1		Hernandiaceae	莲叶桐科	3
Entolomataceae	粉褶菌科	1		Hippocastanaceae	七叶树科	6
Ephedraceae	麻黄科	1		Hippocrateaceae	翅子藤科	6
Equisetaceae	木贼科	1		Hippuridaceae	杉叶藻科	7
Ericaceae	杜鹃花科	7		Huperziaceae	石杉科	1
Eriocaulaceae	谷精草科	11		Hydnangiaceae	轴腹菌科	1
Erythroxylaceae	古柯科	5		Hydrocharitaceae	水鳖科	11
Eucommiaceae	杜仲科	2		Hygrophoraceae	蜡伞科	1
Euphorbiaceae	大戟科	5		Hylocomiaceae	塔藓科	1
Eupteleaceae	领春木科	3		Hymenochaetaceae	刺革菌科	1
Fabaceae (Leguminosae)	豆科	5		Hymenophyllaceae	膜蕨科	1
Fagaceae	壳斗科	2		Hypnaceae	灰藓科	1
Fissidentaceae	凤尾藓科	1		Hypneaceae	沙菜科	1
Fistulinaceae	牛舌菌科	1		Hypocreaceae	肉座菌科	1
Flacourtiaceae	大风子科	6		Hypodematiaceae	肿足蕨科	1
Fomitopsidaceae	拟层孔菌科	1		Hypolepidaceae	姬蕨科	1
Frullaniaceae	耳叶苔科	1		Hypoxidaceae	仙茅科	11
Fucaceae	墨角藻科	1		Icacinaceae	茶茱萸科	6
Funariaceae	葫芦藓科	1		Icmadophilaceae	霜降衣科	1
Ganodermataceae	灵芝科	1		Illiciaceae	八角科	2
Geastraceae	地星科	1		Iridaceae	鸢尾科	11
Gelidiaceae	石花菜科	1		Ishigeaceae	铁钉菜科	1
Gentianaceae	龙胆科	8		Juglandaceae	胡桃科	2
Geraniaceae	牻牛儿苗科	5		Juncaceae	灯心草科	11
Gesneriaceae	苦苣苔科	9		Juncaginaceae	水麦冬科	11
Gigartinaceae	杉藻科	1		Lamiaceae (Labiatae)	唇形科	9
Ginkgoaceae	银杏科	1		Laminariaceae	海带科	1
Gleicheniaceae	里白科	1		Lardizabalaceae	木通科	3
Gloeophyllaceae	褐褶菌科	1		Lauraceae	樟科	2
Gnetaceae	买麻藤科	1		Lecythidaceae	玉蕊科	7
Gomphaceae	钉菇科	1		Leeaceae	火筒树科	6
Gomphidiaceae	铆钉菇科	1		Lemnaceae	浮萍科	12
Gonyaulaceae	膝沟藻科	1		Lentibulariaceae	狸藻科	9
Goodeniaceae	草海桐科	10		Lessoniaceae	巨藻科	1
Gracilariaceae	江蓠科	1		Leucobryaceae	白发藓科	1
Gymnogrammitidaceae	雨蕨科	1		Leucodontaceae	白齿藓科	1
Haematococcaceae	紅球藻科	1		Liliaceae	百合科	11

Linaceae	亚麻科	5	Nepenthaceae	猪笼草科	3
Lindsaeaceae	鳞始蕨科	1	Nephrolepidaceae	肾蕨科	1
Lobariaceae	肺衣科	1	Nitzschiaceae	菱形藻科	1
Loganiaceae	马钱科	8	Nostocaceae	念珠藻科	1
Loranthaceae	桑寄生科	2	Nyctaginaceae	紫茉莉科	2
Lowiaceae	兰花蕉科	12	Nymphaeaceae	睡莲科	3
Loxogrammaceae	剑蕨科	1	Nyssaceae	蓝果树科	7
Lycopodiaceae	石松科	1	Ochnaceae	金莲木科	3
Lygodiaceae	海金沙科	1	Olacaceae	铁青树科	2
Lyophyllaceae	离褶伞科	1	Oleaceae	木犀科	8
Lythraceae	千屈菜科	7	Onagraceae	柳叶菜科	7
Magnoliaceae	木兰科	2	Oncophoraceae	曲背藓科	1
Malpighiaceae	金虎尾科	5	Onocleaceae	球子蕨科	1
Malvaceae	锦葵科	6	Ophiocordycipitaceae	线形虫草科	1
Marantaceae	竹芋科	12	Ophioglossaceae	瓶尔小草科	1
Marasmiaceae	小皮伞科	1	Ophioparmaceae	红盘衣科	1
Marattiaceae	合囊蕨科	1	Opiliaceae	山柚子科	2
Marchantiaceae	地钱科	1	Orchidaceae	兰科	12
Marsileaceae	苹科	1	Orobanchaceae	列当科	9
Mastigocladaceae	鞭枝藻科	1	Oscillatoriaceae	颤藻科	1
Melastomataceae	野牡丹科	7	Osmundaceae	紫萁科	1
Meliaceae	楝科	5	Oxalidaceae	酢浆草科	5
Menispermaceae	防己科	3	Paeoniaceae	芍药科	3
Menyanthaceae	睡菜科	8	Pandanaceae	露兜树科	12
Meripilaceae	亚灰树花菌科	1	Papaveraceae	罂粟科	4
Meruliaceae	皱孔菌科	1	Parkeriaceae	水蕨科	1
Meteoriaceae	蔓藓科	1	Parmeliaceae	梅衣科	1
Microbotryaceae	微球黑粉菌科	1	Passifloraceae	西番莲科	6
Mniaceae	提灯藓科	1	Paxillaceae	网褶菌科	1
Molluginaceae	粟米草科	2	Pedaliaceae	胡麻科	9
Monachosoraceae	稀子蕨科	1	Peltigeraceae	地卷衣科	1
Monascaceae	红曲菌科	1	Peranemataceae	球盖蕨科	1
Monostromataceae	礁膜科	1	Peronosporaceae	霜霉科	1
Moraceae	桑科	2	Phallaceae	鬼笔科	1
Morchellaceae	羊肚菌科	1	Phelloriniaceae	歧裂灰包科	1
Musaceae	芭蕉科	12	Philydraceae	田葱科	11
Mycenaceae	小菇科	1	Phrymaceae	透骨草科	9
Mycosphaerellaceae	球腔菌科	1	Phyllophoraceae	育叶藻科	1
Myoporaceae	苦槛蓝科	9	Physalacriaceae	泡头菌科（膨瑚菌科）	1
Myricaceae	杨梅科	2	Physciaceae	蜈蚣衣科	1
Myristicaceae	肉豆蔻科	2	Phytolaccaceae	商陆科	2
Myrsinaceae	紫金牛科	7	Pinaceae	松科	1
Myrtaceae	桃金娘科	7	Piperaceae	胡椒科	3

Pittosporaceae	海桐花科	4	Salicaceae	杨柳科	2
Plagiogyriaceae	瘤足蕨科	1	Salviniaceae	槐叶苹科	1
Plantaginaceae	车前科	9	Santalaceae	檀香科	2
Platanaceae	悬铃木科	4	Sapindaceae	无患子科	6
Pleurotaceae	侧耳科	1	Sapotaceae	山榄科	8
Plumbaginaceae	白花丹科	8	Sarcoscyphaceae	肉杯菌科	1
Pluteaceae	光柄菇科	1	Sargassaceae	马尾藻科	1
Poaceae (Gramineae)	禾本科	11	Sargentodoxaceae	大血藤科	3
Podocarpaceae	罗汉松科	1	Saururaceae	三白草科	3
Polemoniaceae	花荵科	8	Saxifragaceae	虎耳草科	4
Polyblepharidaceae	多毛藻科	1	Scenedesmaceae	栅藻科	1
Polygalaceae	远志科	5	Schisandraceae	五味子科	2
Polygonaceae	蓼科	2	Schizaeaceae	莎草蕨科	1
Polypodiaceae	水龙骨科	1	Schizophyllaceae	裂褶菌科	1
Polyporaceae	多孔菌科	1	Sclerodermataceae	硬皮马勃科	1
Polytrichaceae	金发藓科	1	Scrophulariaceae	玄参科	9
Pontederiaceae	雨久花科	11	Scytosiphonaceae	萱藻科	1
Portulacaceae	马齿苋科	2	Selaginellaceae	卷柏科	1
Potamogetonaceae	眼子菜科	11	Serpulaceae	干腐菌科	1
Pottiaceae	丛藓科	1	Simaroubaceae	苦木科	5
Primulaceae	报春花科	7	Sinopteridaceae	中国蕨科	1
Proteaceae	山龙眼科	2	Solanaceae	茄科	9
Psathyrellaceae	脆柄菇科	1	Solieriaceae	红翎菜科	1
Psilotaceae	松叶蕨科	1	Sonneratiaceae	海桑科	7
Pteridaceae	凤尾蕨科	1	Sparassidaceae	绣球菌科	1
Pteridiaceae	蕨科	1	Sparganiaceae	黑三棱科	12
Punicaceae	石榴科	7	Spermatochnaceae	海蕴科	1
Pyrolaceae	鹿蹄草科	7	Sphagnaceae	泥炭藓科	1
Ramalinaceae	树花科	1	Splachnaceae	壶藓科	1
Ranunculaceae	毛茛科	3	Stachyuraceae	旌节花科	6
Rhamnaceae	鼠李科	6	Staphyleaceae	省沽油科	6
Rhizophoraceae	红树科	7	Stemonaceae	百部科	11
Rhizopogonaceae	须腹菌科	1	Sterculiaceae	梧桐科	6
Rhodomelaceae	松节藻科	1	Stereaceae	韧革菌科	1
Rhoipteleaceae	马尾树科	2	Stereocaulaceae	珊瑚枝科	1
Ricciaceae	钱苔科	1	Strophariaceae	球盖菇科	1
Rivulariaceae	胶须藻科	1	Stylidiaceae	花柱草科	10
Rosaceae	蔷薇科	4	Styracaceae	安息香科	8
Rubiaceae	茜草科	8	Suillaceae	乳牛杆菌科	1
Russulaceae	红菇科	1	Symplocaceae	山矾科	8
Rutaceae	芸香科	5	Taccaceae	蒟蒻薯科	11
Sabiaceae	清风藤科	6	Tamaricaceae	柽柳科	6
Saccharomycetaceae	酵母科	1	Tapinellaceae	桩菇科	1

Targioniaceae	皮叶苔科	1		Ulvaceae	石莼科	1
Taxaceae	红豆杉科	1		Umbilicariaceae	石耳科	1
Taxodiaceae	杉科	1		Urticaceae	荨麻科	2
Theaceae	山茶科	3		Ustilaginaceae	黑粉菌科	1
Thelephoraceae	革菌科	1		Valerianaceae	败酱科	10
Thelypteridaceae	金星蕨科	1		Verbenaceae	马鞭草科	8
Thuidiaceae	羽藓科	1		Verrucariaceae	瓶口衣科	1
Thymelaeaceae	瑞香科	6		Violaceae	堇菜科	6
Tiliaceae	椴树科	6		Vitaceae	葡萄科	6
Trapaceae	菱科	7		Vittariaceae	书带蕨科	1
Tremellaceae	银耳科	1		Wiesnerellaceae	魏氏苔科	1
Tricholomataceae	口蘑科（白蘑科）	1		Woodsiaceae	岩蕨科	1
Tropaeolaceae	旱金莲科	5		Xylariaceae	炭角菌科	1
Tuberaceae	块菌科	1		Xyridaceae	黄眼草科	11
Tubiferaceae	筒菌科	1		Zingiberaceae	姜科	12
Typhaceae	香蒲科	12		Zygnemataceae	双星藻科	1
Ulmaceae	榆科	2		Zygophyllaceae	蒺藜科	5
Ulotrichaceae	丝藻科	1				